G. Rosenberger, Krankheiten des Rindes

KRANKHEITEN DES RINDES

Herausgegeben von

GUSTAV ROSENBERGER

Dr. med. vet. habil., Dr. med. vet. h. c., o. Professor,
Direktor der Klinik für Rinderkrankheiten
der Tierärztlichen Hochschule Hannover

unter Mitarbeit von

G. Dirksen	H. D. Gründer	M. Stöber
Dr. med. vet.,	Dr. med. vet.,	Dr. med. vet.,
Abt.-Vorsteher und Professor,	Oberassistent,	Abt.-Vorsteher und Professor,
Klinik für Rinderkrankheiten,	Klinik für Rinderkrankheiten,	Klinik für Rinderkrankheiten,
Tierärztliche Hochschule Hannover,	Tierärztliche Hochschule	Tierärztliche Hochschule
seit 1968 Medizinische Tierklinik,	Hannover	Hannover
Universität München		

Mit 747 Abbildungen im Text und auf 28 Farbtafeln

1970

VERLAG PAUL PAREY · BERLIN UND HAMBURG
Verlag für Landwirtschaft, Veterinärmedizin, Gartenbau und Forstwesen
BERLIN 61, LINDENSTRASSE 44-47

Das Werk ist urheberrechtlich geschützt. Übersetzung, Nachdruck — auch von Abbildungen —, Vervielfältigung auf photomechanischem oder ähnlichem Wege oder im Magnetonverfahren, Vortrag, Funk- und Fernsehsendung sowie Speicherung in Datenverarbeitungsanlagen — auch auszugsweise — bleiben vorbehalten. Wird von dem Buch zum eigenen wissenschaftlichen Gebrauch ein Vervielfältigungsstück hergestellt, weil kein Exemplar beschafft werden kann, oder werden einzelne Seiten vervielfältigt (§ 54 UrhG), so ist, falls diese Vervielfältigungen gewerblichen Zwecken dienen, dafür an den Verlag die von ihm zu erfragende gesetzliche Lizenzgebühr zu zahlen. © Verlag Paul Parey, Berlin und Hamburg, 1970. Printed in Germany by Felgentreff & Co., 1 Berlin 61. Buchbinderei: Lüderitz & Bauer, 1 Berlin 61. Einband- und Umschlaggestaltung: *Christian Honig*, Neuwied/Rh.
ISBN 3 489 55716 6

Dem Gründer und Gestalter
der Klinik für Geburtshilfe und Rinderkrankheiten
der Tierärztlichen Hochschule Hannover,
dem großen Forscher und Lehrer der Buiatrik,

Prof. Dr. med. vet., Dr. med. vet. h. c.
RICHARD GÖTZE
* 12. 10. 1890
† 17. 12. 1955

in Dankbarkeit und Verehrung gewidmet

VORWORT

Nach der Herausgabe der „Klinischen Untersuchung des Rindes" im Jahre 1964, die offenbar einem dringenden Bedürfnis der tierärztlichen Praktiker und auch der Studenten entsprach, folgen nun die „Krankheiten des Rindes". Die bezüglich der Einteilung der Kapitel angestellten Überlegungen reiften in dem Entschluß, die aufzunehmenden Krankheiten entsprechend ihren Ursachen aufzugliedern in Organkrankheiten (nämlich die sogenannten „sporadischen" Leiden der einzelnen Organsysteme und Organe ohne spezifische Ätiologie), Infektionskrankheiten, Parasitosen, Stoffwechsel- und Mangelkrankheiten sowie Vergiftungen; bei letzteren sind auch die Allergosen, Sensibilitätsreaktionen, hämorrhagischen Diathesen und Schädigungen durch physikalische Reize eingereiht worden. Dabei erfuhren die einzelnen Krankheitsbilder eine etwa ihrer jeweiligen Bedeutung im europäischen Raum entsprechende mehr oder weniger ausführliche Schilderung. Die Bearbeitung stützt sich sowohl auf den über 40jährigen Erfahrungsschatz der hannoverschen Rinderklinik als auch auf das bis 1968 ausgewertete Schrifttum. Um die Abgrenzung der verschiedenen Leiden ähnlicher Symptomatologie voneinander zu erleichtern, wurden in den Abschnitten über Erkennung und Unterscheidung Seitenhinweise auf diejenigen Krankheiten eingefügt, die dabei in erster Linie differentialdiagnostisch in Betracht zu ziehen sind. Unter den zur Behebung der einzelnen Krankheiten geeigneten Behandlungsverfahren finden nicht nur die medikamentösen und diätetischen Maßnahmen, sondern gegebenenfalls auch die operativen Eingriffe Erwähnung, so daß Innere Medizin und Chirurgie Hand in Hand gehen. Therapeutische Verfahren und Arzneimittelgruppen, die zur Behandlung mehrerer Leiden angezeigt sind, wurden der besseren Übersicht halber am Schluß des Buches in einem alphabetisch geordneten Therapeutischen Index zusammengefaßt, auf den im Text jeweils durch den Vermerk T. I. verwiesen wird.

Auf eine Darstellung der Erkrankungen des männlichen und weiblichen Genitales sowie des Euters mußte verzichtet werden: einmal, weil der Gesamtumfang sonst jedes übliche Maß überschritten hätte, zum andern, weil über diese Gebiete der Buiatrik bereits wertvolle Fachbücher aus demselben Verlag vorliegen.*

Selbst bei dieser unvermeidlichen Themenbeschränkung konnte eine solche Aufgabe nur dank unermüdlicher Mithilfe sämtlicher Angehörigen der Klinik für Rinderkrankheiten gelöst werden, die Herausgeber und Mitarbeiter durch Übernahme zahlreicher Routineverpflichtungen entlasteten, unter ihnen vor allem der Akademische Rat Dr. G. Assmus. Höchster Dank gebührt den engeren Mitarbeitern M. Stöber, G. Dirksen und H. D. Gründer. M. Stöber hat sich außer durch die Übernahme eigener umfangreicher Kapitel durch Überarbeitung und Koordinierung aller Abschnitte sowie bei der Bildausstattung besonders verdient gemacht; das Sachregister wurde von ihm mit großer Sorgfalt zusammengestellt. An der Sichtung des Schrifttums und beim Entwurf mancher Kapitel haben sich des weiteren Dr. E. Hempel, Dr. W. Fischer und Dr. H. Scholz beteiligt. Das Schreiben der vielen Manuskripte hatten Frau M. Krohne sowie Fräulein H. Birnbaum übernommen. Die Zeichnungen wurden von Herrn G. Kapitzke, die klinikeigenen photographischen Aufnahmen von Frau E. Rademacher und Frau D. Müller angefertigt. Ihnen allen sei für ihre aufopferungsvolle Arbeit herzlich gedankt. Weiterhin bin ich allen Autoren zu größtem Dank verpflichtet, die durch Überlassen

---

* Richter/Götze: Tiergeburtshilfe, 2. Aufl., herausgegeben von G. Rosenberger und H. Tillmann, 1960; K. Eibl: Lehrbuch der Rinderbesamung, 1959; H. J. Heidrich und W. Renk: Krankheiten der Milchdrüse bei Haustieren, 1963.

von Bildmaterial bereitwillig zur Ausgestaltung des Werkes beigetragen haben und deren Namen im Fremd-Abbildungsverzeichnis gesondert auf Seite XXV im einzelnen aufgeführt sind. Die Farbenfabriken Bayer stellten eine größere Anzahl von Farbdruckstöcken zur Verfügung; hierfür sei dem Leiter der Vet.-Med. Abteilung, Dr. Dr. W. F. SCHAEFFLER, verbindlich gedankt.

Schließlich danken wir dem Verlag, insbesondere Herrn Dr. med. vet. h. c. FRIEDRICH GEORGI, sowie dem Leiter der Herstellungsabteilung, Herrn E. TOPSCHOWSKY, für die Berücksichtigung aller Wünsche und die ansprechende Ausstattung des Buches.

Das Fehlen eines umfassenden neuzeitlichen deutschsprachigen Werkes über die Rinderkrankheiten „im engeren Sinne" war in den letzten Jahren als immer spürbarer werdender Mangel empfunden worden. Alle Beteiligten hoffen, dazu beigetragen zu haben, daß die von praktizierenden Tierärzten und Studierenden der Veterinärmedizin gestellten Erwartungen mit diesem Buch erfüllt werden.

Hannover, im November 1969

G. ROSENBERGER

INHALT

Überblick über die Geschichte der Buiatrik (STÖBER) 1
Bedeutung und Aufgaben der Buiatrik (STÖBER) 4

Organkrankheiten

Einführung 8
Krankheiten des Haarkleides, der Haut und der Unterhaut (GRÜNDER) 9
    Krankheiten des Haarkleides 10
        Mangelhafte Behaarung (Hypo- et Atrichosis, Alopecia) 10
        Übermäßige Behaarung (Hypertrichosis) 12
        Pigmentveränderungen des Haarkleides (Hypo- et Achromotrichosis) 13
        Entzündung der Haarbälge und Talgdrüsen (Akne et Furunculosis) 14
    Krankheiten der Hautdrüsen 16
        Störungen der Schweißbildung (Anidrosis et Hyperidrosis) 16
        Störungen der Talgdrüsentätigkeit (Seborrhoea) 17
    Entzündungen der Haut 18
        Oberflächliche Hautentzündungen 18
            Idiopathischer Hautausschlag (Ekzema) 18
            Symptomatischer Hautausschlag (Exanthema) 21
        Tiefe Hautentzündung (Dermatitis) 23
    Hypertrophien und Neubildungen der Haut 27
        Störungen der Verhornung (Hyper- et Parakeratosis) 27
        Hauthornbildung (Cornu cutaneum) 28
        Geschwülste der Haut (Tumores cutis) 29
    Krankheiten der Unterhaut 32
        Unterhautemphysem (Emphysema subcutaneum) 32
        Unterhautödem (Oedema subcutaneum) 34
        Unterhautphlegmone 35
        Unterhautabszeß 37
        Haut- und Unterhautverhärtung (Induratio cutis, Sklerodermia) 39

Krankheiten der Hörner (ROSENBERGER) 40
    Abnorme Hornformen 40
    Wackelhörner 41
    Verlust der Hornscheide 41
    Hornzapfenbruch (Fractura processus cornualis) 42
    Geschwülste am Horn (Tumores cornu) 44
    Operative Eingriffe an den Hörnern 45
        Kürzen der Hörner (Resectio cornu) 45
        Enthornen (Amputatio cornu) 45

Krankheiten des Lymphapparates (STÖBER) 51
    Entzündung der Lymphknoten und der Lymphgefäße (Lymphadenitis, Lymphangitis) 51
    Leukotische Geschwulstkrankheiten der Lymphknoten 53
        Lymphatische Leukose erwachsener Rinder (Leukosis lymphatica enzootica bovis
            adulti) 54
            Monozytenleukose 73
        Lymphatische Leukose der Kälber und Jungrinder (Leukosis lymphatica sporadica
            bovis juvenilis) 74
        Lymphatische Hautleukose (Leukosis lymphatica cutanea bovis) 78
        Mastzellenretikulose (Mastocytoma et Mastocytosis bovis) 80
    Angeborene Verlegung der Lymphgefäße (Obstructio lymphangiorum congenita) 83

Krankheiten der Kreislauforgane, des Blutes und der Milz (Rosenberger und Gründer) 83
    Krankheiten des Herzbeutels und des Herzens ... 84
        Herzbeutelentzündung (Pericarditis, Hydro- et Pyopericardium) ... 84
        Bluterguß im Herzbeutel (Haemopericardium) ... 89
        Herzschwäche (Insufficientia cordis) ... 90
            Höhenkrankheit (Brisket disease) ... 94
        Störungen der Herzschlagfolge (Tachykardie, Bradykardie, Herzarrhythmie, Herzblock) ... 96
        Herzinnenhautentzündung und Herzklappenfehler (Endocarditis et Vitia cordis) ... 99
        Mißbildungen im Bereich des Herzens (Ectopia cordis, Foramen ovale aut interventriculare persistens, Coarctatio aortae) ... 103
        Geschwülste des Herzbeutels und des Herzens (Tumores pericardii et cordis) ... 105
    Krankheiten der Blutgefäße ... 106
        Kreislaufschwäche (Schock, Kollaps) ... 106
        Blutung (Haemorrhagia) ... 110
        Bluterguß (Haematoma) ... 112
        Entzündungen der großen Venen (Peri- et Thrombophlebitis) ... 115
        Nekrotisch-arrodierende Entzündung und Verstopfung der hinteren Hohlvene (Peri- et Thrombophlebitis arrosiva venae cavae caudalis) ... 118
        Arterienverstopfung (Thrombosis et Embolia arteriarum) ... 120
        Wandveränderungen, Geschwülste und Mißbildungen der Blutgefäße (Arteriosclerosis, Aneurysma, Varix et Tumores vasorum) ... 123
    Krankheiten des Blutes ... 125
        Verminderung oder Vermehrung der roten Blutkörperchen (Anämie, Polyzythämie, Hämokonzentration) ... 125
        Verminderung oder Vermehrung der weißen Blutkörperchen (Leukopenie, Leukozytose) ... 130
        Störungen in der Zusammensetzung des Blutplasmas (Hypo- und Hyperproteinämie; Dys- und Paraproteinämie) ... 133
    Krankheiten der Milz ... 135
        Eitrige Milzentzündung (Splenitis apostematosa) ... 136
        Vergrößerung, Zerreißung und Geschwülste der Milz (Splenomegalia, Ruptura splenis et Tumores lienales) ... 137

Krankheiten des Atmungsapparates (Rosenberger) ... 138
    Krankheiten der Nase und der Nasennebenhöhlen ... 138
        Verletzungen des Flotzmauls (Vulnera plani nasolabialis) ... 138
        Nasenbluten (Epistaxis, Rhinorrhagia) ... 140
        Entzündungen der Nasenschleimhaut (Rhinitis) ... 141
        Entzündung der Stirnhöhle (Sinusitis frontalis) ... 142
        Entzündung der Kieferhöhle (Sinusitis maxillaris) ... 144
        Geschwülste und infektiöse Granulome im Bereich der Nase oder der Nasennebenhöhlen (Tumores et Granulomae intra- aut paranasales) ... 145
    Krankheiten des Kehlkopfes und der Luftröhre ... 147
        Halbseitige Kehlkopflähmung (Hemiplegia laryngis) ... 147
        Kehlkopfödem (Oedema laryngis, Glottisödem) ... 147
        Katarrhalische Entzündung des Kehlkopfes und der Luftröhre (Laryngitis et Tracheitis catarrhalis) ... 149
        Diphtheroide Entzündung des Kehlkopfes (Laryngitis diphtheroidea) ... 150
        Fremdkörper im Kehlkopf oder in der Luftröhre ... 150
        Geschwülste und infektiöse Granulome im Bereich von Kehlkopf oder Luftröhre (Tumores et Granulomae intra- et perilaryngeales aut -tracheales) ... 151
    Nichtentzündliche Erkrankungen der Bronchien und der Lungen ... 152
        Atemstillstand der Neugeborenen (Asphyxia neonatorum) ... 152
        Lungenatelektase (Atelektasis pulmonum) ... 153
        Lungenblutung (Haemoptoe) ... 153
        Vermehrte Blutfülle und Ödem der Lungen (Congestio et Oedema pulmonum) ... 154
        Vermehrte Luftfülle der Lungen (Emphysema pulmonum) ... 155
            Akutes alveoläres Lungenemphysem (Emphysema pulmonum alveolare acutum) ... 156
            Chronisches alveoläres Lungenemphysem (Emphysema pulmonum alveolare chronicum) ... 156

Interstitielles Lungenemphysem (Emphysema pulmonum interstitiale) 157
Lungenödem und -emphysem der Weiderinder („Weideemphysem') 158
Entzündungen der Bronchien und der Lungen 160
Bronchialkatarrh (Bronchitis catarrhalis sporadica) 160
Katarrhalische Bronchopneumonie (Bronchopneumonia catarrhalis) 161
Fibrinöse Bronchopneumonie (Bronchopneumonia fibrinosa s. crouposa) 162
Eitrige und abszedierende Bronchopneumonie (Bronchopneumonia suppurativa et apostematosa) 163
Gangränöse Bronchopneumonie (Bronchopneumonia gangraenosa) 165
Chronische interstitielle Pneumonie (Pneumonia interstitialis chronica) 167
Geschwülste im Bereich der Bronchien oder der Lungen (Tumores bronchiales aut pulmonales) 169
Krankheiten des Brustfells und der Pleurahöhle 169
Verletzungen des Brustfells (Vulnera pleurae) 169
Entzündungen des Brustfells (Pleuritis) 170
Brustwassersucht (Hydrothorax) 171
Blutansammlung in der Brusthöhle (Haemothorax) 172
Luftansammlung in der Brusthöhle (Pneumothorax) 172
Geschwülste in der Brusthöhle (Tumores intrathoracales) 172

Krankheiten des Verdauungsapparates (DIRKSEN) 173
Krankheiten der Maulhöhle 174
Entzündungen der Maulschleimhaut (Stomatitis) 174
Entzündung der Zunge (Glossitis) 178
Zungenlähmung (Glossoplegia, Paralysis linguae) 181
Zungenspielen 182
Geschwülste der Maulschleimhaut und der Zunge (Tumores intraorales) 183
Krankheiten der Zähne (Störungen des Zahnwechsels, eingekeilte Fremdkörper, Unregelmäßigkeiten des Gebisses, Zahnfrakturen, Karies, Porodontie, Zahnfachentzündung, Mißbildungen und Tumoren) 184
Lähmung des Gesichtsnerven (Paralysis nervi facialis) 187
Krankheiten der Kiefer und Kaumuskeln 188
Backenabszeß 188
Kaumuskellähmung (Paralysis nervi trigemini aut rami mandibularis) 189
Kaumuskelkrampf (Trismus) 190
Bruch des Unterkiefers (Fractura mandibulae) 190
Kiefergelenkentzündung (Arthritis mandibularis) 192
Krankheiten der Kopfspeicheldrüsen 193
Entzündung der Ohrspeicheldrüse (Parotitis) 193
Entzündung der Unterkieferspeicheldrüse (Sialoadenitis mandibularis) 194
Entzündung der Unterzungenspeicheldrüse (Sialoadenitis sublingualis) 194
Verletzungen der Kopfspeicheldrüsen 195
Speichelfluß (Ptyalismus, Salivatio) 196
Krankheiten des Schlundkopfes 196
Rachenentzündung (Pharyngitis) 196
Verletzungen des Schlundkopfes (Vulnera aut Perforatio pharyngis) 197
Schlundkopflähmung (Paralysis pharyngis) 198
Entzündungen, infektiöse Granulome und Geschwülste der Kopflymphknoten sowie Neubildungen im Rachenbereich (Lymphadenitis, Granulomae et Tumores intra- et peripharyngeales) 199
Krankheiten des Schlundes 201
Entzündung des Schlundes (Oesophagitis) 201
Schlundverstopfung (Obstructio oesophagi) 202
Verletzung und Zerreißung des Schlundes (Vulnera et Perforatio oesophagi) 211
Verengerung des Schlundes (Stenosis oesophagi) 213
Erweiterung des Schlundes (Dilatatio et Diverticulum oesophagi) 214
Schlundkrampf (Oesophagospasmus) 215
Schlundlähmung (Paralysis oesophagi) 215
Geschwülste des Schlundes (Tumores oesophagi) 215

Krankheiten der Haube und des Pansens 216
    Von Erkrankungen der Hauben- und Pansenwand, der Magennerven oder von Passagebehinderungen ausgehende Indigestionen 217
        Traumatische Hauben-Bauchfell-Entzündung (Reticuloperitonitis traumatica) ... 217
        Nichttraumatische Hauben- und Pansenentzündung (Reticulitis et Ruminitis nontraumatica) 232
        Parakeratose des Pansens (Parakeratosis ruminis) 233
        Störungen der Vormagen- oder Labmagenmotorik infolge Schädigung des Nervus vagus (Laesiones nervi vagi, HOFLUND'sches Syndrom) 235
        Verlagerung des Netzmagens durch Zwerchfellslücken in die Brusthöhle, Zwerchfellzerreißung (Eventratio diaphragmatica reticuli, Ruptura diaphragmatis) .. 240
        Störungen der Vormagenpassage durch eingekeilte stumpfe Fremdkörper (Obstructio cardiae aut ostii reticulo-omasici) 243
        Verminderte Motorik von Haube und Pansen (Insufficientia motorica reticuli et ruminis) 244
        Haubenabschnürung und Pansendrehung 245
        Geschwülste und infektiöse Granulome in Haube und Pansen (Tumores et Granulomae reticuli et ruminis) 245
    Vom Pansen- und Haubeninhalt ausgehende Indigestionen 246
        Einfache Inaktivität der Mikrobenflora und -fauna der Haube und des Pansens (Insufficientia biochimica simplex ingestae reticuli et ruminis) 246
        Futterwechselbedingte Störungen der Pansen-Hauben-Verdauung 248
        Pansenalkalose (Alcalosis ingestae ruminis) 249
        Pansenfäulnis (Alcalosis et Putrefactio ingestae ruminis) 250
        Pansenazidose (Acidosis ingestae ruminis) 252
        Störungen der Pansen-Hauben-Verdauung infolge unzureichender physikalischer Struktur des Futters (Insufficientia physico-structuralis ingestae reticuli et ruminis) 259
        Indigestionen der Saug- und Absetzkälber (Indigestiones vitulorum) 260
    Akutes Aufblähen (Tympania ruminis acuta) 265
    Chronisch-rezidivierendes Aufblähen (Tympania ruminis chronica recidivaria) 273
    Erbrechen (Vomitus) 274
Krankheiten des Blättermagens 275
    ‚Psalterparese', Psalteranschoppung (Paresis et Spasmus omasi) 275
    Psalterentzündung (Omasitis) 280
    Erweiterung, Blähung, Verlagerung und Verdrehung des Psalters (Dilatatio, Tympania, Dislocatio et Torsio omasi) 280
    Verklebung und Fensterung der Psalterblätter, Psalterfistel 281
    Mißbildungen und Geschwülste des Psalters 281
Krankheiten des Labmagens 282
    Labmagenentzündung (Abomasitis) 282
    Labmagengeschwür (Ulcus abomasi) 285
    Einfache Labmagenerweiterung ohne und mit Futteranschoppung (Dilatatio abomasi simplex sine aut cum obstipatione) 289
    Linksseitige Labmagenverlagerung (Dislocatio abomasi sinistra, Dilatatio et Dislocatio abomasi ad sinistram) 291
    Rechtsseitige Labmagenverlagerung ohne und mit Drehung (Dislocatio abomasi dextra sine aut cum torsione, Dilatatio et Dislocatio abomasi ad dextram sine aut cum torsione) 302
    Spezifische Entzündungen, Geschwülste und Einschnürung des Labmagens 307
Pansen-, Labmagen- und Darmversandung (Geosedimentum ruminis, abomasi aut intestini) 308
Krankheiten des Darmes 311
    Nichtentzündliche Darmerkrankungen 311
        Darmeinschiebung (Invaginatio intestini) 311
        Abschnürung, Einklemmung und Kompression des Darmes (Strangulatio, Incarceratio et Compressio intestini) 318
        Darmverschlingung (Volvulus intestini) 320
        Darmscheibendrehung (Torsio mesenterialis intestini) 321
        Blinddarmerweiterung und -drehung (Dilatatio et Torsio caeci et ansae proximalis coli) 322

Innere Darmverlegung, Verstopfungsileus (Obstructio intestini) 327
Darmlähmung, paralytischer Ileus (Ileus paralyticus) 327
Darmkrampf (Spasmus intestini) 329
Darminfarkt, Thrombose der Gekrösarterien 329
Verletzungen des Darmes (Vulnera intestini) 330
After- und Mastdarmvorfall, After- und Mastdarmzwang (Prolapsus aut Tenesmus ani et recti) 334
Darmfisteln und andere seltenere Darmkrankheiten 338
Angeborener Verschluß des Enddarmes und andere Mißbildungen des Darmes ... 338
Geschwülste des Darmes (Tumores intestini) 340
Entzündliche Darmerkrankungen 340
   Akute katarrhalische Darmentzündung (Enteritis catarrhalis acuta) 341
   Chronische katarrhalische Darmentzündung (Enteritis catarrhalis chronica) 342
   Akute blutige Darmentzündung (Enteritis haemorrhagica acuta) 343
   Krupöse Darmentzündung (Enteritis pseudomembranacea) 344
   Erkennung und Unterscheidung der Darmentzündungen 344
   Behandlung und Vorbeuge der Darmentzündungen 345
   Stenosierende Hüftdarmentzündung (Ileitis terminalis) 348
   Darmentzündungen der Kälber und Jungrinder 348

Krankheiten des Gekröses und des Bauchfells (ROSENBERGER und DIRKSEN) 351
Fettgewebsnekrose (Liponecrosis) 351
Abszesse, Hämatome, Ödem, Emphysem und Geschwülste des Gekröses 353
Eitrige Netzbeutelentzündung und andere Bauchhöhlenabszesse (Bursitis omentalis purulenta, Abscessus intraperitonealis) 353
Bauchfellentzündung (Peritonitis) 358
Bauchwassersucht (Hydrops ascites) 361

Krankheiten der Leber und der Gallenwege (ROSENBERGER und GRÜNDER) 363
Gelbsucht (Icterus) 363
Akute nichteitrige Entzündung und Entartung der Leber (Hepatitis parenchymatosa aut Hepatosis acuta) 364
Chronische nichteitrige Leberentzündung (Hepatitis interstitialis chronica, Perihepatitis fibrosa et Cirrhosis seu Fibrosis hepatis) 367
Chronische Leberstauung (Stasis hepatis chronica) 368
Nekrotisierend-abszedierende Leberentzündung (Hepatitis necroticans et apostematosa) 369
Entzündungen der Gallenblase und der Gallengänge (Cholecystitis et Cholangitis) ... 370
Gallenstauung, Gallenkolik (Cholestasis) 372
Geschwülste der Leber und der Gallenwege (Tumores hepatis et ductus biliferi) 376

Krankheiten der Bauchspeicheldrüse (ROSENBERGER und GRÜNDER) 378
Steinbildung in der Bauchspeicheldrüse (Pancreolithiasis) 378
Entzündung, Entartung und Geschwülste der Bauchspeicheldrüse (Pancreatitis, Degeneratio et Tumores pancreatici) 379

Krankheiten des Harnapparates (GRÜNDER) 380
Krankheiten der Nieren 380
Störungen der Nierenfunktion 380
   Veränderungen der Harnzusammensetzung (Proteinurie, Hämoglobinurie, Hämaturie) 380
   Nierenversagen (Insufficientia renum) 382
   Harnvergiftung (Urämie) 383
Nierenentartungen (Degenerationes renum) 385
   Akute Nierenentartung (Nephrosis acuta) 385
   Amyloide Entartung der Nieren (Amyloidnephrose, Amyloidosis renum) 386
Nichteitrige Nierenentzündung (Nephritis nonpurulenta) 389
Metastatisch-eitrige Nierenentzündung (Nephritis purulenta, embolisch-pyämische Nierenentzündung) 390
Mißbildungen, Atrophie, Geschwülste und Verletzungen der Nieren 391
Krankheiten der Harnblase 393
Harnblasenentzündung (Cystitis vesicae urinariae) 394
Harnblasenlähmung (Paralysis vesicae urinariae) 396
Verlagerungen der Harnblase (Dislocationes vesicae urinariae) 396

Verletzungen und Zerreißung der Harnblase (Vulnera et Ruptura vesicae urinariae) 398
Harnblasengeschwülste (Tumores vesicae urinariae) 400
Krankheiten der ableitenden Harnwege 401
Harnsteinkrankheit (Urolithiasis) 401
Störungen des Harnabflusses infolge Verengerung, Erweiterung oder Verletzung der Harnleiter oder der Harnröhre 405

Maßnahmen zur Ausschaltung des Geschlechtstriebes sowie der Fruchtbarkeit (ROSENBERGER) 408
Kastration männlicher Rinder 409
Verfahren zur unblutigen Kastration von Bullen 410
Verfahren zur blutigen Kastration von Bullen 412
Sterilisierung männlicher Rinder 417
Haftpflichtfragen bei der Bullensterilisierung 420
Kastration weiblicher Rinder 421
Verfahren zur unblutigen Kastration weiblicher Rinder 421
Verfahren zur blutigen Kastration weiblicher Rinder 425

Krankheiten des Bewegungsapparates (DIRKSEN) 430
Krankheiten der Gliedmaßen 432
Krankheiten im Bereich der Schulter und des Oberarmes 432
‚Schulterlahmheit' 432
Entzündung des Schultergelenks (Omarthritis) 433
Verrenkung des Schultergelenks (Subluxatio et Luxatio articuli humeri) 434
Entzündung des Schleimbeutels unter der Ursprungssehne des zweiköpfigen Oberarmmuskels (Bursitis bicipitalis seu intertubercularis) 435
Verlagerung der Sehne des hinteren Grätenmuskels (Dislocatio tendinis musculi infra spinam) 435
Bruch des Schulterblattes (Fractura scapulae) 436
Lähmung des Oberschulternerven (Paralysis nervi suprascapularis) ... 436
Lähmung des Armgeflechts (Paralysis plexus brachialis) 436
Lähmung und Zerreißung der Schultergürtelmuskulatur (Paralysis nervi thoracici et Ruptura musculi serratus ventralis) 437
Verletzungen der Brust- und Oberarmmuskeln (Vulnera musculorum pectorales et brachii) 439
Bruch des Oberarmknochens (Fractura humeri) 439
Krankheiten im Bereich des Ellbogens und Unterarmes 441
Entzündung des Ellbogengelenks (Arthritis cubitalis) 441
Abriß der sehnigen Anheftung der Ankonäenmuskeln (Ruptura insertionis musculi anconaei) 442
Lähmung des Speichennerven (Paresis et Paralysis nervi radialis) ... 442
Lähmung des Ellen- und Mittelnerven (Paresis et Paralysis nervi ulnaris et mediani) 443
Bruch der Unterarmknochen (Fractura ossium antebrachii) 444
Krankheiten im Bereich der Vorderfußwurzel 445
Entzündung des Vorderfußwurzelgelenks und der benachbarten Gewebe (Carpitis et Pericarpitis, Carparthrosis) 445
Karpalbeule (Bursitis praecarpalis, ‚Knieschwamm') 447
Sehnenscheidenentzündungen, Knochenbrüche und Bänderrisse an der Vorderfußwurzel 449
Krankheiten im Bereich des Beckens 449
Unvollständige und vollständige Lähmung der Nachhand, ‚Festliegen' (Paresis et Paralysis posterior) 449
Bruch des Kreuzbeins (Fractura ossis sacrum) 453
Verrenkung des Kreuzdarmbeingelenks (Luxatio articuli sacroilici) .. 454
Beckenbrüche (Fracturae ossium pelvis) 455
Sprengung der Beckenfuge (Lysis et Fractura symphysis ossium pubis) 458
Entzündung des Schleimbeutels am Hüft- oder Sitzbeinhöcker (Bursitis tuberis coxae aut tuberis ischiadicum) 459
Quetschung der Beckennerven (Contusio nervi plexus lumbalis et sacralis) 459
Thrombose der großen Arterien der Nachhand 460
Krankheiten im Bereich der Hüfte 460
‚Hüftlahmheit' 460

Entzündungen und degenerative Veränderungen des Hüftgelenks (Coxitis et Coxarthrosis) 461
Entzündung des Schleimbeutels über dem großen Umdreher (Bursitis trochanterica) 463
Verrenkung des Hüftgelenks (Luxatio coxae sive ossis femoris) 463
Krankheiten im Bereich des Oberschenkels 466
Bruch des Oberschenkelknochens (Fractura ossis femoris) 466
Verlagerung und Zerreißung des zweiköpfigen Oberschenkelmuskels (Dislocatio aut Ruptura musculi biceps femoris) 467
Adduktorenzerreißung (Ruptura musculorum adductores, ‚Vergritten‘, ‚Vergrätschen‘) 468
Ischämische Nekrose der Oberschenkelmuskulatur 469
Nervenentzündungen und -lähmungen am Ober- und Unterschenkel 469
Entzündung des Hüftnerven (Neuritis ischiadici) 469
Lähmung des Hüftnerven (Paralysis nervi ischiadici) 470
Lähmung des Schienbeinnerven (Paralysis nervi tibialis) 470
Lähmung des Wadenbeinnerven (Paralysis nervi fibularis seu peronei) 471
Lähmung des Verstopfungsnerven (Paralysis nervi obturatorii) 472
Lähmung des Oberschenkelnerven (Paralysis nervi femoralis) 473
Krankheiten im Bereich des Knies 474
Entzündungen und degenerative Veränderungen des Kniegelenks (Gonitis, Gonarthrosis) 474
Liegebeule am Knie (Bursitis bicipitalis femoris) 478
Unvollständige und vollständige Verrenkung des Kniekehlgelenks (Subluxatio et Luxatio articuli femorotibialis) 478
Kniescheibenverrenkung (Luxatio patellae) 480
Luxatio patellae dorsalis 480
Luxatio patellae lateralis 482
Luxatio patellae medialis 483
Zerreißung der geraden Kniescheibenbänder 483
Fraktur der Kniescheibe 483
Krankheiten im Bereich des Unterschenkels 483
Bruch des Unterschenkelknochens und Lösung der Schienbeinepiphyse (Fractura et Epiphysiolysis tibiae) 483
Zerreißung des Wadenmuskels oder der Achillessehne (Ruptura musculi aut tendinis gastrocnemii) 485
Zerreißung des dritten Wadenbeinmuskels (Ruptura musculi fibularis seu peronei tertii) 487
Krankheiten im Bereich des Sprunggelenks 488
Entzündungen und degenerative Veränderungen des Sprunggelenks (Tarsitis, Tarsarthrosis) 488
Spat des Rindes (Tarsitis chronica deformans) 491
Periartikuläre Entzündung und Liegebeule am Sprunggelenk (Peritarsitis phlegmonosa et Bursitis tarsalis lateralis) 491
Entzündung des Schleimbeutels am Fersenhöcker (Bursitis calcanei, ‚Piephacke‘) 493
Verlagerung der oberflächlichen Beugesehne (Dislocatio tendinis musculi flexor digitalis pedis superficialis) 494
Entzündung der Sehnenscheide des tiefen Zehenbeugers (Tendovaginitis musculi flexor hallucis longus et tibialis posterior) 494
Bruch des Fersenbeins (Fractura calcanei) 495
Bruch des Rollbeins (Fractura tali) 496
Verrenkung des Sprunggelenks (Luxatio tarsi) 496
Muskel- und Sehnenanomalien an den Hintergliedmaßen 497
Spastische Parese der Hintergliedmaße (Paresis spastica posterior) 497
Krämpfigkeit (Paramyoklonia posterior) 500
Streukrampf, Zuckfuß (Tick) 503
Krankheiten im Bereich von Metakarpus, Metatarsus, Fesselgelenk und Fessel 503
Verletzungen am Mittelfuß (Vulnera metacarpalia aut metatarsalia) 503
Bruch des Mittelfußknochens (Fractura ossium metacarpalium aut metatarsalium) 505
Absprengt- und Impressionsfrakturen sowie Überbeine des Mittelfußknochens .. 507
Lösung der distalen Epiphyse des Mittelfußknochens (Epiphysiolysis distalis ossium metacarpalium aut metatarsalium) 507

Entzündung und Verstauchung des Fesselgelenks (Arthritis et Distorsio articuli metacarpo- aut metatarsophalangica) ... 509
Verrenkung des Fesselgelenks (Subluxatio et Luxatio metacarpo- aut metatarsophalangica) ... 511
Bruch des Fesselbeins (Fractura phalangis primae) ... 512
Stellungsanomalien im Fesselbereich ... 513
Vielörtliche Erkrankungen der Organe des Bewegungsapparates ... 515
   Vielörtliche Knocheneinschmelzung (Polyosteomyelitis bacterica) ... 515
   Vielörtliche Gelenk- und Sehnenscheidenentzündung (Polyarthritis et Polysynoviitis) ... 516
   Vielörtliche Entzündung und Entartung der Muskulatur (Polymyopathiae inflammatoriae et degenerativae) ... 520
      Myositis eosinophilica ... 522
      ROECKL'sches Granulom ... 522
      ‚Zitterkrankheit' der Kälber und Jungrinder ... 523
Mißbildungen im Bereich der Gliedmaßen ... 524
   Fehlende, überzählige und unvollständig ausgebildete Gliedmaßen ... 524
   Angeborene Verkrümmungen der Gliedmaßen ... 526
   Achondroplasie ... 530
   ‚Doppellendigkeit' (Hyperplasia musculorum congenita) ... 532
Geschwülste an den Gliedmaßen ... 534
Richtlinien für die Beurteilung und Behandlung von Knochenbrüchen im Gliedmaßenbereich ... 535
Richtlinien für die Erkennung, Beurteilung und Behandlung von Gelenk-, Sehnenscheiden- und Schleimbeutelerkrankungen ... 540

Krankheiten der Klauen ... 547
   Nichteitrige Klauenerkrankungen ... 547
      Formveränderungen und Zusammenhangstrennungen des Klauenschuhs ... 547
         Deformierungen des Klauenschuhs ... 547
         Hornsäule ... 552
         Hornspalt ... 552
         Hornkluft und zirkulärer Hornspalt ... 553
         Lose Wand ... 554
         Hohle Wand ... 554
         Frische Verletzungen im Klauenbereich ... 555
      Umschriebene nichteitrige Klauenlederhautentzündung (Pododermatitis circumscripta nonpurulenta) ... 556
      Ausgebreitete nichteitrige Klauenlederhautentzündung (Pododermatitis diffusa serofibrinosa nonpurulenta, ‚Klauenrehe') ... 558
      Zwischenklauenwulst (Limax) ... 563
      Verstauchung des Klauen- oder Krongelenks (Distorsio articuli phalangis tertiae aut secundae) ... 566
      Bruch des Klauen- oder Kronbeins (Fractura phalangis tertiae aut secundae) ... 567
      Nichteitrige Entzündung der gemeinsamen digitalen Beugesehnenscheide (Tendovaginitis flexorum digitalis [pedis] nonpurulenta) ... 570
   Eitrig-infizierte Klauenerkrankungen ... 572
      Umschriebene und ausgebreitete eitrige Klauenlederhautentzündung (Pododermatitis circumscripta et diffusa purulenta) ... 573
      Umschriebene chronische eitrig-nekrotisierende Sohlenlederhautentzündung (Pododermatitis solearis circumscripta purulenta et necroticans chronica, ‚RUSTERHOLZ'sches Sohlengeschwür') ... 576
      Zwischenklauennekrose (Necrosis interdigitalis [pedis], ‚Zwischenklauenpanaritium') ... 580
      Kronsaum- und Ballenphlegmone (‚Kronen'- und ‚Ballenpanaritium') ... 585
      Ballenhornfäule ... 587
      Klauenbeinnekrose ... 588
      Nekrose des Endes der tiefen Beugesehne sowie des Sesambeins ... 588
      Eitrige Entzündung der gemeinsamen digitalen Beugesehnenscheide und deren Sehnen (Tendovaginitis flexorum digitalis [pedis] et Tendinitis serofibrinosa infecta aut purulenta) ... 589

Eitrige Klauen- oder Krongelenkentzündung (Arthritis serofibrinosa infecta aut purulenta articuli phalangis tertiae aut secundae) 591
Neu- und Mißbildungen sowie infektiöse Granulome im Bereich der Klauen 594
Operative Eingriffe an Klauen und Beugesehnen 595
    Vorbereitende Maßnahmen 595
    Klauenverband 596
    Orthopädischer Klauenbeschlag 596
    Resektion des Endes der tiefen Beugesehne sowie des Sesambeins 599
    Hohe Resektion der tiefen Beugesehne 601
    Resektion des Klauengelenks 602
    Resektion des Klauenbeins 602
    Klauenamputation 603

Krankheiten des Halses, der Körperwand, des Zwerchfells und des Schwanzes 607
    Verletzungen am Hals 607
    Schiefhals (Torticollis, Caput obstipum) 608
    Entzündung der Widerristschleimbeutel (Bursitis cucullaris, „Jochgalle") 609
    Wirbelbruch (Fractura vertebrae) 610
    Rippenbruch (Fractura costae) 610
    Bruch des Brustbeins und Brustbeinfistel (Fractura sterni, Fistula sterni) 611
    Nabelentzündung und Nabelabszeß (Omphalitis) 612
    Nabelbruch (Hernia umbilicalis, Omphalocele) 615
    Bauchwandbruch und Abriß des geraden Bauchmuskels (Hernia ventralis seu abdominalis, Ruptura musculi recti abdominis) 619
    Leistenbruch, Hodensackbruch (Hernia inguinalis, Hernia scrotalis) 621
    Dammbruch (Hernia perinealis) 622
    Zwerchfellslähmung und Zwerchfellskrampf (Paralysis diaphragmatis, Singultus) ... 623
    Verletzungen und Wirbelbrüche am Schwanz (Vulnera caudae, Fractura vertebrae coccygicae) 624
    Eitrige Entzündungen am Schwanz (Furunculosis caudae, „Sterzwurm") 624
    Mißbildungen des Schwanzes 626
    Geschwülste am Schwanz (Tumores caudae) 627

Krankheiten des Nervensystems (STÖBER) 628
    Verletzungsbedingte Drucklähmungen des Gehirns oder des Rückenmarks (Commotio, Contusio et Compressio traumatica cerebri aut medullae spinalis) 629
    Zentrale Lähmung von After, Blase, Schwanz und Nachhand (Contusio, Compressio, Paresis et Paralysis nervi caudae equinae; „Hammelschwanz") 631
    Entzündungen der Hirn- und Rückenmarkshäute (Meningitis) 634
    Erweichung und Nekrose der Hirnrinde (Polioencephalomalacia, Necrosis cerebrocorticalis) 640
    Mißbildungen im Bereich des zentralen Nervensystems und angeborene Bewegungsstörungen 644
    Geschwülste im Bereich des zentralen Nervensystems 650
    Neurofibromatose 654

Krankheiten der Sinnesorgane (ROSENBERGER) 656
    Krankheiten der Augen 656
        Verletzungen und Entzündungen der Augenlider (Vulnera palpebrarum, Blepharitis) 657
        Erworbene Lidanomalien
            Ptosis, Lagophthalmus, Entropium, Trichiasis 658
        Entzündung der Bindehäute (Conjunctivitis)
            Conjunctivitis catarrhalis, — purulenta, — diphtheroidea, — follicularis 660
        Verletzungen der Hornhaut (Vulnera corneae) 662
        Entzündungen und Entartungen der Hornhaut
            Keratitis superficialis, — pannosa, — interstitialis, — posterior, Ulcus corneae, Keratomalazie 663
        Krankheiten der Regenbogenhaut, des Ziliarkörpers und der Aderhaut
            Verletzungen der Iris, Erweiterung der Pupille (Mydriasis), Verengerung der Pupille (Miosis), Entzündung der Regenbogenhaut und des Ziliarkörpers (Iridozyklitis), Entzündung der Aderhaut (Chorioiditis) 666

Krankheiten der Linse
  Trübungen der Linse (Cataracta lentis, grauer Star), Verlagerungen der Linse
  (Subluxatio et Luxatio lentis) 668
Krankheiten der Netzhaut und des Sehnerven
  Schönblindheit (Amaurosis, schwarzer Star), Entzündung der Netzhaut und der
  Sehnervenpapille (Papilloretinitis), Abhebung der Netzhaut (Ablatio retinae) ... 669
Krankheiten des Augapfels und der Augenhöhle
  Verletzungen und Verlagerungen des Augapfels, Entzündung des Augapfels (Panophthalmie), Exophthalmus, Enophthalmus, Glaukom, Hydrophthalmus, Schielen (Strabismus), Augenzittern und Augenrollen (Nystagmus) 670
Mißbildungen am Auge
  Mikrophthalmie, Flügelfell (Pterygium), Hautinsel (Dermoid), erbliche Hornhauttrübung (Leukoma corneae binoculare hereditarium), angeborenes Schielen (Strabismus convergens congenitus cum exophthalmo) 672
Geschwülste im Bereich des Auges und der Augenhöhle 674
  Krebsauge (Cancer eye) 675
Operative Eingriffe am Auge
  Exenteration des Bulbus, Enukleation des Augapfels, Eviszeration der Orbita ... 676

Krankheiten der Ohren 680
  Verletzungen der Ohrmuschel 680
  Bluterguß am Ohr (Othämatom) 681
  Entzündung des äußeren Gehörganges (Otitis externa) 682
  Entzündung des Mittelohrs (Otitis media) 683
  Entzündung des Innenohrs (Otitis interna, Labyrinthitis) 684
  Mißbildungen im Bereich des Ohrs 685
  Geschwülste am Ohr 685

Infektionskrankheiten

Einführung 687
Infektionskrankheiten der Haut, Unterhaut und Muskulatur (ROSENBERGER) 688
  Kuhpocken und ‚falsche Pocken' (Variola vaccina et Varicellae) 688
  Papillomatose der Haut und Schleimhäute (Papillomatosis) 691
  Hautknotenkrankheit (lumpy skin disease) 694
  Gasödeme und Gasphlegmonen 695
    Gutartige Gasödeme 695
    Malignes Ödem (Pararauschbrand) 696
    Rauschbrand (Gangraena emphysematosa) 699
  Aktinomykose und Aktinobazillose 700
  Dermatitis nodosa (skin lesions) 705
  Trichophytie (‚Glatzflechte') 707
  Streptotrichose (Dermatophilose) 712

Infektionskrankheiten des Lymphapparates (ROSENBERGER) 714
  Mykotische Lymphgefäß- und Lymphknotenentzündung (‚Hautwurm', ‚Hautrotz') 714
  Kokzidioidomykose (Oidiomykose) 716

Infektionskrankheiten des Atmungsapparates (ROSENBERGER) 717
  Enzootische Bronchopneumonien der Kälber (Parainfluenza-3 und andere Virusinfektionen) 717
  Enzootische Bronchopneumonie älterer Rinder 722
  Ansteckende Nasen-Luftröhrenentzündung (Rhinotracheitis infectiosa) 724
  Lungenseuche (Pleuropneumonia contagiosa) 726
  Pneumokokkose 728
  Pasteurellose (‚Wild- und Rinderseuche') 730
  Pneumonomykosen (Lungenverpilzung) 732
    Aspergillose der Lungen 732
    Mucormykose der Lungen 733
    Moniliasis (Candidiasis) der Lungen 733
    Kokzidioidomykose der Lungen 733
    Histoplasmose der Lungen 733

Infektionskrankheiten des Verdauungsapparates (ROSENBERGER) 734
  Ansteckende bläschenförmige Maulschleimhautentzündung (Stomatitis vesicularis) 734
  Ansteckende knötchenförmige Maulschleimhautentzündung (Stomatitis papulosa) 735
  Ansteckende geschwürige Maulschleimhautentzündung (Stomatitis ulcerosa) 736
  Ansteckende wuchernde Maulschleimhautentzündung (Stomatitis proliferativa) 737
  Kälberdiphtheroid (Stomatitis diphtheroidea) 738
  Mykose der Maulschleimhaut (Moniliasis, Candidiasis, ‚Soor') 739
  Flotzmaulkrankheit, Muzzle disease („Stomatitis mycotica') 740
  Blauzungenkrankheit (blue tongue) 741
  Virusdiarrhoe — Mucosal disease (Schleimhautkrankheit) 742
  Kolibazillose der Kälber (Koliruhr, Koliseptikämie) 746
  Salmonellose („Paratyphus') 752
  Paratuberkulose (JOHNE'sche Krankheit) 756
  Enterotoxämie (Clostridiose) 760
  Vibrionen-Enteritis (Winter-Dysenterie) 762
  Enteromykosen 763
Infektionskrankheiten des Harnapparates (ROSENBERGER) 764
  Bakterielle Nierenbecken- und Nierenentzündung (Pyelonephritis bacteritica bovis) .. 764
Infektionskrankheiten des Geschlechtsapparates (ROSENBERGER) 768
  Infektiöse pustulöse Vulvovaginitis („Bläschenausschlag') 768
  Genitale Vibriose (Vibrionenabort) 773
  Brucellose (seuchenhaftes Verkalben) 778
Infektionskrankheiten des Nervensystems (ROSENBERGER) 792
  Tollwut (Rabies) 792
  AUJESZKY'sche Krankheit (Pseudowut) 804
  Sporadische Hirn- und Rückenmarksentzündung (Buss-disease) 810
  Spring- und Drehkrankheit (Louping ill) 812
  Infektiöse thrombembolische Meningoenzephalitis („Sleeper syndrome') 814
  Botulismus (toxische Bulbärparalyse) 816
  Tetanus (Wundstarrkrampf) 820
  Listeriose 826
Infektionskrankheiten der Augen (ROSENBERGER) 832
  Infektiöse Keratokonjunktivitis (Weidekeratitis) 832
Infektionskrankheiten mit Beteiligung mehrerer Organsysteme oder des Gesamtorganismus
  (ROSENBERGER) 835
  Maul- und Klauenseuche (Aphthae epizooticae) 835
  Bösartiges Katarrhalfieber (Coryza gangraenosa bovum) 843
  Rinderpest (Pestis bovina) 848
  Rifttal-Fieber (enzootische Leberentzündung) 851
  Milzbrand (Anthrax) 852
  Tuberkulose 856
  Nocardiose 871
  Nekrobazillose 873
  Leptospirose (Leptospirosis bovum) 876
  Spirochätose 880
  Bazilläre Hämoglobinurie (Redwater disease) 881
  Melioidose („Pseudorotz') 882
  Rickettsiosen 883
    Herzwasser-Krankheit (Heartwater disease) 883
    Q-Fieber (Query- oder Queenslandfieber, Coxiellose) 885
    Zeckenfieber (tick-borne fever) 887
    Anaplasmose (Gallenseuche) 888
    Eperythrozoonose 889

Parasitäre Krankheiten

Einführung 891
Krankheiten durch Protozoen (GRÜNDER) 893
  Piroplasmosen 893
    Babesiose (Weidehämoglobinurie) 893
    Theileriose 897

Trypanosomosen (Surra, Nagana) 899
Kokzidiose (Dysenteria coccidiosa, Kokzidienruhr) 901
Trichomonadenseuche (Trichomoniasis bovis) 905
Toxoplasmose 909
Besnoitiose (Elefantenhautkrankheit) 910
Sarkosporidiose (MIESCHER'sche Schläuche) 911
Krankheiten durch Rundwürmer (GRÜNDER) 912
Krankheiten durch Gewebewürmer (Filariosen) 912
Lungenwurmkrankheit (Diktyokaulose, Bronchopneumonia verminosa) .. 914
Magendarmwurmkrankheit (Trichostrongylose, Gastroenteritis verminosa) 920
Zwergfadenwurmkrankheit (Strongyloidose) 932
Spulwurmkrankheit (Neoaskaridose) 933
Erkrankungen durch Augenwürmer (Thelaziose) 935
Krankheiten durch Plattwürmer (GRÜNDER) 937
Leberegelkrankheit (Fasziolose, Hepatitis et Cholangitis fasciolosa) 937
Lanzettegelkrankheit (Dikrozöliose) 946
Pansenegelkrankheit (Paramphistomose) 949
Pärchenegelkrankheit (Schistosomose) 950
Bandwurmkrankheit (Anoplozephalidose, Monieziose) 952
Krankheiten durch Bandwurmfinnen (Zystizerkose, Echinokokkose, Koenurose) 953
Krankheiten durch Gliederfüßler (GRÜNDER) 955
Räude (Skabies) 956
Haarbalgmilbenräude (Demodikose) 959
Zeckenbefall 961
Läusebefall (Pedikulose, Phthiriose) 965
Haarlingsbefall (Trichodektose) 967
Insektenplage (Dipterenbefall) 968
Fliegenmadenbefall (Myiasis) 973
Dasselbefall (Hypodermose) 975

Stoffwechsel- und Mangelkrankheiten

Einführung 983
Störungen des Mineralstoffwechsels (STÖBER) 985
Störungen des Phosphat- und Kalziumhaushaltes sowie der Versorgung mit Vitamin D 985
Stoffwechselbedingte Osteopathien 986
Knochenweiche („Rachitis') 988
Knochenerweichung (Osteomalazie) 995
Degenerative Osteoarthrose 1003
Osteodystrophia fibrosa 1007
Hypokalzämische Gebärlähmung (Milch- oder Kalbefieber) 1009
Störungen des Magnesiumhaushaltes (hypomagnesämische Tetanien) ... 1024
Weidetetanie 1024
Stalltetanie 1038
Transporttetanie 1039
Tetanie der Milchkälber 1042
Natriummangel („Kochsalzmangel') 1047
Kalium 1049
Schwefel 1050
Störungen des Kohlenhydratstoffwechsels (STÖBER) 1051
Azetonämie, Azetonurie (Ketose) 1051
‚Mania puerperalis' 1067
‚Puerperales Leberkoma' 1068
Paralytische Myoglobinurie 1069
Störungen des Wasserhaushaltes (STÖBER) 1070
Durst, Verdursten 1070
Tränkehämoglobinurie („Wasserintoxikation') 1072
Störungen im Auf- und Abbau des Hämoglobins (STÖBER) 1074
Porphyrie 1074
Puerperale Hämoglobinurie 1075

Spurenelementmangel (STÖBER) 1078
    Kupfermangel (Hypokuprose) 1079
    Zinkmangel (Parakeratose) 1083
    Manganmangel 1087
    Eisenmangel (Anämie der Milchkälber) 1089
    Kobaltmangel (Hypovitaminose B_{12}) 1091
    Selenmangel 1095
    Jodmangel (hypothyreoider Kropf der neugeborenen Kälber) 1095

Vitaminmangel (STÖBER) 1099
    Vitamin-A-Mangel 1100
    Mangel an Vitaminen des B-Komplexes 1107
    Vitamin C 1110
    Vitamin-D-Mangel 1112
    Vitamin-E-Mangel (Muskeldystrophie der Kälber) 1113
    Vitamin K 1119

Vergiftungen

Einführung 1120
Vergiftungen durch anorganische Stoffe (STÖBER) 1123
    Verätzungen durch Säuren oder Laugen 1123
    Vergiftungen durch Metalle und deren Salze (Metallosen) 1124
        Kupfervergiftung (Kuprismus) 1125
        Zinkvergiftung 1128
        Kadmiumvergiftung 1129
        Quecksilbervergiftung (Merkurialismus) 1130
        Aluminium (Alaunvergiftung) 1133
        Thalliumvergiftung 1133
        Bleivergiftung (Saturnismus) 1134
        Molybdänvergiftung (Molybdänose) 1140
        Mangan, Eisen, Kobalt 1143
    Vergiftungen durch Salze der Alkali- und Erdalkalimetalle 1144
        Natrium (Kochsalzvergiftung) 1145
        Kalium 1147
        Magnesium 1149
        Kalzium 1150
    Vergiftungen durch Halbmetalle und deren Verbindungen 1154
        Arsenvergiftung 1154
        Antimon (Brechweinstein) 1160
        Selenvergiftung (Selenose) 1161
    Vergiftungen durch Nichtmetalle und deren Verbindungen 1165
        Bor, Borate 1165
        Silizium, Silikate 1165
        ‚Nitrat'-Vergiftung 1165
        Nitrosegasvergiftung 1170
        Phosphor (gelber Phosphor, Zinkphosphid, Phosphate) 1171
        Schwefel (elementarer Schwefel, Schwefelwasserstoff, Sulfite, Sulfate) 1172
    Vergiftungen durch Halogene und deren Verbindungen 1175
        Fluor 1175
            Chronische Fluorvergiftung 1175
            Akute Fluorvergiftung 1181
        Chlor (Chlorgase, Chlorate) 1183
        Jod 1184

Vergiftungen durch organische Stoffe (STÖBER) 1186
    Schädlingsbekämpfungsmittel (Pestizide) 1186
        Insektizide und Akarizide 1187
            Chlorierte Kohlenwasserstoffe 1187
            Organische Phosphor- und Phosphonsäureester, Karbamate 1192

Rodentizide 1197
    Meerzwiebel (Scilla maritima) 1198
    ANTU (α-Naphthylthioharnstoff) 1198
    Kumarin- und Indandionderivate 1198
    Fluorazetate 1199
Molluskizide 1200
    Pentachlorphenolnatrium 1200
    Pentabromphenol 1200
    Metaldehyd 1200
Herbizide 1201
    Dinitroverbindungen 1201
    Wuchsstoffmittel („Pflanzenhormone') 1202
    Chlorazetate 1202
    Aminotriazine 1203
Fungizide und Konservierungsmittel 1204
    Triphenylzinnazetat 1204
    Thiokarbamate 1204
    Thiurame 1205
    Captan 1205
    Chlornaphthalinvergiftung 1205
Anthelmintika 1208
    Leberegelmittel 1209
        Tetrachlorkohlenstoff 1209
        Tetrachloräthylen 1210
        Tetrachlordifluoräthan 1211
        Hexachloräthan 1211
        Hexachlorophen 1212
        Bis-trichlormethyl-benzol 1213
        Menichlopholan 1213
        Tris-(chlorphenyl)-propionsäure-methylpiperazid-hydrochlorid ... 1213
    Magendarmwurmmittel 1214
        Phenothiazin 1214
        Piperazin 1216
        Methyridin 1216
        Haloxon 1217
        Thiabendazol 1218
        Tetramisol 1218
    Lungenwurmmittel 1219
        Askaridol 1219
        Diäthylkarbamazin 1219
        Zyanazethydrazid 1220

Arzneimittel und Wirkstoffe 1221
    Antibiotika 1221
    Sulfonamide 1223
    Nitrofurane 1224
    Kortisonderivate 1225
    Hypervitaminose A 1225
    Hypervitaminose D 1226
    Östrogene 1229
    Thyroxin 1230
    Thyreostatika 1231
    Tranquilizer 1231
    Narkotika 1232
    Babesizide und Trypanosomizide 1232

Äthylalkohol 1234
Natürliche und technische Kohlenwasserstoffe (Mineralöle, Leuchtpetroleum, Treibstoffe, Bitumen, Asphalt, Teer) 1235
Arylphosphate 1238
Futtermittelintoxikationen 1238
    Verdorbenes Futter 1239

Mykotoxikosen 1239
    Schimmel-, Rost- und Brandpilze 1240
    Aspergillotoxikose 1240
    Stachybotryotoxikose 1242
    Fusariotoxikose 1242
    Mutterkornvergiftung (Ergotismus) 1243
    ‚Schwingelgras-Lahmheit' (Fescue foot) 1244
    ‚Paspalum staggers' 1245
    ‚Süßkleevergiftung' 1246
    ‚Facial eczema' 1247
Harnstoff 1247
Trichloräthylenbehandeltes Sojaschrot 1249
Baumwollsaatkuchen 1250
Leinkuchen 1251

Pflanzliche Gifte 1252

Pflanzenbedingte Hauterkrankungen 1253
    Photosensibilisierende Pflanzen 1253
    Kartoffel (Solanum tuberosum) 1253
Pflanzenbedingte Schädigungen der Kreislauforgane, des Blutes oder der Blutbildung 1255
    Eibe (Taxus baccata) 1255
    Kohl (Brassica oleracea varr.) 1257
    Zwiebeln (Allium cepa) 1259
    Bingelkraut (Mercurialis spp.) 1260
    Adlerfarn (Pteridium aquilinum) 1260
Pflanzenbedingte Schädigungen der Atmung 1265
    Blausäurebildende Pflanzen 1265
Pflanzenbedingte Intoxikationen mit vorwiegender Auswirkung auf den Verdauungskanal 1268
    Hahnenfuß (Ranunculus spp.) 1268
    Raps (Brassica napus) 1269
    Senf (Sinapis spp.) 1271
    Meerrettich (Amoracia lampathifolia) 1272
    Kornrade (Agrostemma githago) 1272
    Herbstzeitlose (Colchicum autumnale) 1273
    Rizinussamen (Semen ricini communis) 1274
    Buchs (Buxus sempervirens) 1277
    Eichen (Quercus spp.) 1277
Mit Leberschädigung einhergehende Pflanzenvergiftungen 1279
    Lupinen (Lupinus spp.) 1279
    Jakobskraut und Kreuzkraut (Senecio jacobaea, S. vulgaris) . 1282
Pflanzenbedingte Intoxikationen mit Auswirkungen auf den Harnapparat 1283
    Oxalathaltige Pflanzen 1284
Pflanzenbedingte Vergiftungen mit vorwiegender Beeinflussung des Nervensystems .. 1284
    Blaugrünalgen (Cyanophyceae) 1284
    Schachtelhalme (Equisetum spp.) 1286
    Fleckschierling (Conium maculatum) 1287
    Gartenschierling (Aethusa cynapium) 1288
    Wasserschierling (Cicuta virosa) 1288
    Rebendolde (Oenanthe crocata) 1290
Pflanzenbedingte Beeinflussungen des Geschlechtsapparates 1291
    Östrogen wirkende Pflanzen 1291

Tierische Gifte 1293

Grassamen-Nematoden 1294
Raupen 1294
Zeckenparalyse 1295
Insektenstiche 1296
    Bienen, Hummeln, Wespen, Hornissen 1296
    Kriebelmücken 1297
Spinnen und Skorpione 1299
Giftschlangen 1301

Allergosen, Sensibilitätsreaktionen, hämorrhagische Diathesen und Schädigungen durch physikalische Reize (STÖBER) 1302
    Allergosen 1302
        Nesselfieber, Quaddelausschlag (Urticaria) 1305
        Blutfleckenkrankheit (Morbus maculosus) 1308
        Weideemphysem (allergisch-anaphylaktisches Lungenödem) 1308
        'Heuschnupfen' ('summer snuffles') 1309
        Allergische Klauenrehe (Pododermatitis serofibrinosa diffusa allergica) ... 1309
        Allergische Polyarthritis 1310
        Frühjahrsweidedurchfall 1310
        Polyarteriitis nodosa 1310
    Hämorrhagische Diathesen 1311
    Schädigungen durch übermäßige thermische Reize 1314
        Sonnenstich (Insolatio) und Hitzschlag (Siriasis) 1314
        Verbrennungen und Erfrierungen (Combustiones et Congelationes) ... 1315
    Schädigungen durch übermäßige akustische oder optische Reize (Schreckreaktionen) 1318
    Schädigung durch elektrische Reize (Unfälle durch elektrischen Strom oder Blitzschlag) .. 1320
    Strahlenschädigungen 1323
        Photosensibilitätsreaktionen (Dermatitis solaris, 'Sonnenbrand') 1323
        Schädigung durch Röntgenstrahlen 1327
        Unfälle durch radioaktive Strahlen 1328

Therapeutischer Index (GRÜNDER) 1334
Abführmittel (Laxantien) 1334
Aderlaß (Phlebotomie) 1334
Adrenokortikotropes Hormon (ACTH, Kortikotropin) 1334
Akridinfarbstoffe (Flavine) 1335
Anregung der Pansenverdauung (Pansenstimulantien) 1335
Antibiotika 1336
Antihistaminika 1338
Atropinsulfat 1339
Blutersatzmittel (Plasmaexpander) 1339
Blutstillende Mittel (Hämostyptika) 1340
Blutübertragung (Bluttransfusion) 1340
Desinfektionsmittel (Desinfizientien) 1341
Dimerkaprol (Dimerkaptopropanol, BAL) 1343
Einhüllende Mittel (Adsorbentien) 1343
Eisenpräparate 1343
Elektrolyttherapie 1344
Entzündungswidrige und schmerzlindernde Mittel (Antiphlogistika, Analgetika) 1345
Furanderivate 1345
Galletreibende Mittel 1346
Harntreibende Mittel 1346
Herzmittel (Kardiaka) 1346
Hirudoidpräparate 1347
Hustenmittel (Expektorantien) 1347
Hyaluronidase-Präparate 1347
Hyperämisierende Mittel 1347
Impfstoffe (Vakzinen und Seren) 1348
Kalziumsalzlösungen 1348
Kortikosteroide 1349
Krampflösende Mittel (Spasmolytika) 1350
Kreislaufmittel (Analeptika und Sympathomimetika) 1351
Künstliche Ernährung 1351
Leberegelmittel 1352
Leberschutztherapie 1352
Lungenwurmmittel 1353
Magendarmwurmmittel 1353
Magnesiumsalze 1353
Natriumthiosulfat 1354

Ruhigstellende Mittel (Tranquilizer, Neuroleptika) 1354
Stopfende Mittel (Styptika) 1355
Sulfonamide 1355
Unspezifische Reiztherapie 1356
Vitaminpräparate 1357
    Vitamin A (Axerophthol) 1357
    Vitamine des B-Komplexes 1358
    Vitamin C (Askorbinsäure) 1358
    Vitamin D (Kalziferol) 1358
    Vitamin E (Tokopherol) 1358
    Vitamin K 1359
    Multivitamin-Präparate 1359

Sachverzeichnis 1367

Quellennachweis der Fremdabbildungen

ADAM, E. A. (1961): Neoplasmen am Auge von Herefordrindern und ihre Behandlung mit Bayer E 39. Vet.-Med. Nachr. *1961*, 25-35.   Taf. 12 e, f

ADLER, J. H., & D. TRAININ (1960): A hyperestrogenic syndrome in cattle. Refuah Vet. *17*, 115-108.   Abb. 590, 591

AEHNELT, E., & H. MERKT (1958): Zur Bekämpfung der puerperalen Nekrobazillose beim Rind. Berl. Münch. Tierärztl. Wschr. *71*, 181-185.   Abb. 482

ANDRESEN, H. (Lima/Peru): unveröffentlicht.   Abb. 54

ASCHENBACH, G. (1957): Hauthorn (cornu cutaneum) bei einer Kuh. Dtsch. Tierärztl. Wschr. *64*, 571.   Abb. 13

BENESCH, F. (1960): Abb. 566 in RICHTER-GÖTZE: Tiergeburtshilfe. 2. Aufl., Paul Parey, Berlin u. Hamburg.   Abb. 12

BOLLE, W. (1956): Die große und die kleine Dasselfliege. Medizin & Chemie *5*, 523-535.   Abb. 521

BOLLE, W. (1958): Neue Wege zur Bekämpfung der Dermatobia hominis mit Neguvon und Asuntol. Vet.-Med. Nachr. *1958*, 193-206.   Abb. 520

BOLZ, W. (1964): Die klinische Wirkung der Röntgenstrahlen auf die Haut des Rindes. Zbl. Vet.-Med. A *11*, 343-357.   Abb. 604, 605

BOUCHER, W. B., & P. CRAIG (1965): Clinico-pathologic conference (calf rickets). J. Amer. Vet. Med. Ass. *147*, 396-408.   Abb. 523, 524

BOWNE, J. G. (1968): Bluetongue disease in cattle. J. Amer. Vet. Med. Ass. *153*, 662-668.   Abb. 459

BROWN, D. G., R. A. REYNOLDS & D. F. JOHNSON (1966): Late effects in cattle exposed to radioactive fallout. Amer. J. Vet. Res. *27*, 1509-1514.   Abb. 606, 607

BRÜGGEMANN, J., K. BARTH & H. KARG (1958): Versuche zum Einsatz von Sexualhormonen in der Rindermast. Zschr. Tierphysiol. Tierernährung Futtermittelk. *13*, 367-378.   Abb. 569

BÜCHERL, W. (1966): Gefährliche Skorpione und Spinnen. Blaue Hefte Tierarzt Nr. 32, 25-31.   Abb. 592, 593

CAPEN, C. C., C. R. HOLE und J. W. HIBBS (1966): The pathology of hypervitaminosis D in cattle. Pathol. Vet. *3*, 350-378.   Abb. 567

CHELI, R. (1966): Sul distacco epifisario metacarpo–metatarsale del bovino. Clin. Vet. *89*, 337 bis 345.   Abb. 294, 295, 296

DAHME, E., und E. WEISS (1968): Grundriß der pathologischen Anatomie der Haustiere. Enke, Stuttgart.   Abb. 496

DÄMMRICH, K. (1967): Rachitis und Osteodystrophia fibrosa generalisata. Zbl. Vet.-Med. A *14*, 597-627.   Abb. 525, 526

DJAKOV, L., und M. SCHÄFER (1965): Klinische und pathomorphologische Untersuchungen zum ROECKL'schen Granulom des Rindes. M.-hefte Vet.-Med. *20*, 161-165   Abb. 309

ECKERT, J., M. STÖBER und H. SCHMIDT (1964): Beobachtungen über das Vorkommen von Augenwürmern beim Rind in Nordwestdeutschland. Nord. Vet.-Med. *16*: Suppl. 1, 506-515.   Abb. 500, 501, 502

ECKERT, J., H. J. BÜRGER, G. KÖNIGSMANN, H.-J. CHEVALIER und M. S. A. RAHMAN (1968): Zur parasitären Gastroenteritis des Rindes. 1. Einmalige Infektion von Kälbern mit röntgenbestrahlten und unbestrahlten Ostertagia-Larven. Vet.-Med. Nachr. *1968*, 91-115. Abb. 495
EGGERT, M. J. (1960): Pulmonary aspergillosis in a calf. J. Amer. Vet. Med. Ass. *137*, 595-596. Abb. 455
EICH, K.-O. (1966): Durch Starkstrom getötete Rinder. Dtsch. Tierärztl. Wschr. *73*, 601. Abb. 601
EICHWALD, C., und H. PITZSCHKE (1967): Die Tollwut bei Mensch und Tier. Fischer, Jena. Abb. 466
FANKHAUSER, R., und H. LUGINBÜHL (1968): Zentrales Nervensystem und peripheres Nervensystem, in: JOEST, Handbuch der speziellen pathologischen Anatomie der Haustiere. 3. Aufl., herausgegeben von J. DOBBERSTEIN, G. PALLASKE und H. STÜNZI; Band III. Paul Parey, Berlin u. Hamburg. Abb. 408, 410, 412, 416
Farbenfabriken Bayer (Leverkusen): Vet.-Med. Bilderdienst. Taf. 19 b
Farbenfabriken Bayer (Leverkusen): Asuntol-Prospekt. Taf. 21 c
Farbwerke Hoechst (1959): Topographisch-anatomische Darstellungen für die Injektionstechnik an Gelenken, Sehnenscheiden und Schleimbeuteln (Rind). Abb. 347, 348
FAULKNER, L. C., M. L. HOPWOOD, J. F. MASKEN, H. E. KINGMAN und H. L. STODDARD (1967): Scrotal frostbites in bulls. J. Amer. Vet. Med. Ass. *151*, 602-605. Abb. 599
GARCKE, A. (in Vorbereitung): Illustrierte Flora von Deutschland. 23. Aufl., neu bearbeitet von K. VON DER WEIHE. Paul Parey, Berlin u. Hamburg. Abb. 575, 577, 578, 579, 580, 582, 583, 585, 586, 587, 588, 589
GRUNERT, E., und D. GRUNERT (1969): Beobachtungen von Bothrops-Schlangenbißverletzungen bei Rind und Pferd in Rio Grande do Sul/Brasilien. Vet.-Med. Nachr. *1969*, 217-232. Taf. 27 d, e
GRÜNBERG, W., und H. MAKART (1962): Knochenporphyrie in Verbindung mit Osteomyelosklerose beim Rind. Dtsch. Tierärztl. Wschr. *69*, 390-394. Abb. 544
HAKIOGLU, F., und M. ULUTAS (1968): Leptospiroseausbruch bei Rindern auf dem Staatsgut Karacabey (türkisch). Pendik Veteriner Kontrol Araştirma Enstitüsü Dergisi *1968*, 85-100. Abb. 483
HASSLINGER, M.-A., und T. HÄNICHEN (1968): Parasitologische Diagnostik (Teil III). Therapogen-Praxisdienst H. 4. Abb. 499
HOFMEYR, C. F. B. (1964): Hypertrophische Osteo-Arthropathie (Acropachia, MARIE's disease) bei einem Bullen. Berl. Münch. Tierärztl. Wschr. *77*, 319-321. Abb. 532
HUPKA, E. (1958): Tod von Rindern durch elektrischen Strom. Dtsch. Tierärztl. Wschr. *65*, 622. Abb. 602
JENSEN, R. A., W. DEEM und D. KNAUS (1956): Fescue lameness in cattle. 1. Experimental production of the disease. Amer. J. Vet. Res. *17*, 196-201. Abb. 571, 572
KERSJES, A. W., J. F. FRIK und C. C. VAN DE WATERING (1966): Bacteriële ostitis bij runderen. Tijdschr. Diergeneesk. *91*, 1537-1546. Abb. 305, 306
Klinik für Geburtshilfe und Gynäkologie des Rindes Hannover: unveröffentlicht. Abb. 203, 478
KRÁL, F., und R. M. SCHWARTZMAN (1964): Veterinary and comparative dermatology. Lippincott, Philadelphia & Montreal. Abb. 565, 594
KRUSE, H. (1960): Abb. 159 in: RICHTER/GÖTZE, Tiergeburtshilfe. 2. Aufl., Paul Parey, Berlin u. Hamburg. Abb. 535
LIESS, B., und W. PLOWRIGHT: unveröffentlicht. Taf. 17 a
LINDT, S. (1968): D-hypervitaminotische Calcinose bei verschiedenen Tieren. Wiener Tierärztl. Mschr. *35*, 148-164. Abb. 568
MARTIN, J. (1960): Zum Problem der sogenannten Periarteriitis nodosa bei den Haustieren. Berl. Münch. Tierärztl. Wschr. *73*, 404-409. Abb. 596
MATZKE, P., und E. WEISS (1967): Zur Weißmuskelkrankheit der Mastkälber. Berl. Münch. Tierärztl. Wschr. *80*, 244-246. Abb. 551, 552
Max-Planck-Institut Mariensee (Archiv): unveröffentlicht. Abb. 317
MERKEL, K., und E. MERKEL (Mettendorf): unveröffentlicht. Taf. 26 a, b, c
MONTI, F., und F. GUARDA (1967): Aspetti attuali di clinica e patologia del sistema nervoso centrale dei bovini. Relazione 21. Convegno Soc. Ital. Sci. Vet., Senigallia S. 47-207. Abb. 404, 405, 406, 480
OLSON, C. (1953): The transmission of proliferative stomatitis of cattle. J. Amer. Vet. Med. Ass. *123*, 419-426. Abb. 457
PALLASKE, G. (1955): Zur Stomatitis papulosa infectiosa bovum. Zbl. Vet.-Med. *2*, 507-521. Abb. 456

PALLASKE, G. (1967): Mykose beim Rind im Bereiche des Verdauungsapparates (zugleich ein Beitrag zur Differentialdiagnose der Tuberkulose). Dtsch. Tierärztl. Wschr. *74*, 27-33. Abb. 463

PALMER, A. C., und F. R. SPRATLING (1964): Schwannoma of the intracranial part of the right vagus nerve in a heifer. Brit. Vet. J. *120*, 105-109. Abb. 415

PEZZOLI, G., und A. LEOPOLD (1966): Il nanismo acondroplasico nella specie bovina, quadro radiologico. Nuova Vet. *42*, 3-19. Abb. 316

POHLENZ, J. (1969): Untersuchung über Wirbelsäulenveränderungen bei Besamungsbullen. Zuchthygiene *4*, im Druck. Abb. 530

PÜSCHNER, J. (1961): Neurofibromatose beim Rind. Dtsch. Tierärztl. Wschr. *68*, 236. Abb. 414

RADELEFF, R. D. (1964): Veterinary toxicology. Lea & Febiger, Philadelphia. Abb. 564

RIECK, W. (1932): Das Veterinärinstrumentarium im Wandel der Zeit. Jubil.-Katalog der Fa. H. Hauptner, Berlin. Abb. 2

ROJAS, M. A., I. A. DYER und W. A. CASSATT (1965): Manganese deficiency in the bovine. J. Animal Sci. *24*, 664-667. Abb. 548

RÜHM, W. (1969): Der Nachweis von Kriebelmücken (Simuliidae, Diptera) an Weidetieren und Brutstätten. Vet.-Med. Nachr. *1969*, 33-41. Taf. 27 a, b, c

SALI, G. (1969): Osteosarcoma osteogenetico falangeo in una bovina. Clin. Vet. *92*, 159-164. Abb. 360

Schlacht- und Viehhof der Landeshauptstadt Hannover (Archiv): unveröffentlicht.
Taf. 4 c, d; 8 d; 13 b; 15 e, f; 18 a, b, c, d

SCHULZ, L.-Cl. (1964): Über eine unter besonderen geographischen Bedingungen in Chile auftretende Arthrose bei Jungrindern. Nord. Vet.-Med. *16*: Suppl. 1, 284-291. Abb. 529

SEARCY, G. P., und T. J. HULLAND (1968): Dermatophilus dermatitis (streptotrichosis) in Ontario. 1. Clinical observations. Canad. Vet. J. *9*, 7-15. Abb. 452 a, b

Sharp & Dohme: Bilderdienst. Abb. 494, 497

SHUPE, J. L., W. BINNS, L. F. JAMES und R. F. KEELER (1967): Crooked calf syndrome, a plant-induced congenital deformity. Zuchthygiene *2*, 145-152. Abb. 584

SMITHCORS, J. F. (1963): The American veterinary profession, its background and development. Iowa State Univ. Press, Ames. Abb. 3

SONODA, M., R. NAKAMURA, K. TOO, A. MATSUHASHI, H. ISHIMOTO, R. SASAKI, K. ISHIDA und M. TAKAHASHI (1956): Clinical studies on mercury poisoning in cattle. Japan. J. Vet. Res. *4*, 5-16. Abb. 553

STEVENS, C. E., P. B. HAMMOND und N. O. NIELSEN (1959): Phlegmonous gastritis in cattle resulting from ruminatoric doses of tartar emetic. J. Amer. Vet. Med. Ass. *134*, 323-327. Abb. 556

STRAUB, O.-C. (1967): Die Rhinotracheitis und der Bläschenausschlag des Rindes. Vet.-Med. Nachr. *1967*, 253-263. Taf. 14 a, b, c, d; 16 c, d

THUMANN, E. (Wilster): unveröffentlicht. Abb. 600

UDALL, D. H. (1954): The practice of veterinary medicine. 6. Aufl., Eigenverlag, Ithaca/New York. Abb. 550

UNDERWOOD, E. J. (1962): Trace elements in human and animal nutrition. 2. Aufl., Academic Press, New York & London. Abb. 545, 549

VAUGHAN, L. (1966): An experimental study of peripheral nerve injuries in cattle. Ber. 4. Int. Tag. Welt-Ges. Buiatrik, Zürich S. 365-375. Abb. 257, 258

WACHENDÖRFER, G. (1967): Tollwut-Epidemiologie; Unterschiede auf dem europäischen und nordamerikanischen Kontinent. Blaue Hefte Tierarzt H. 34, 46-53. Abb. 467

WASS, W. M., und H. H. HOYT (1965): Bovine congenital porphyria, studies on heredity. Amer. J. Vet. Res. *26*, 654-658. Taf. 22 c, d, e

WEISS, E.: siehe DAHME, E., und E. WEISS Abb. 496

WEISS, E.: siehe HASSLINGER, M.-A., und T. HÄNICHEN Abb. 499

WEISS, E., P. BAUR und P. BLANK (1967): Die chronische Kupfervergiftung des Kalbes. Vet.-Med. Nachr. *1967*, 35-51. Taf. 24 b, c, d

WILKENS, H. (1964): Zur makroskopischen und mikroskopischen Morphologie der Rinderklaue mit einem Vergleich der Architektur von Klauen- und Hufröhrchen. Zbl. Vet.-Med. *A 11*, 163 bis 234. Abb. 324

WILKINSON, J. G. (1878): The manners and customs of the ancient Egyptians. Murray, London. Abb. 1

Abkürzungsverzeichnis

→	= verursacht oder zieht nach sich	μ	= Mikron (10^{-3} Millimeter)
<	= kleiner (weniger) als die nachfolgende Zahl	mäqu/l	= ein Tausendstel des Äquivalentgewichts (in g) pro Liter
>	= größer (mehr) als die nachfolgende Zahl	MD	= Mucosal disease
~	= entspricht (etwa, ungefähr)	M/E-Quotient	= zahlenmäßiges Verhältnis der myelopoetischen zu den erythropoetischen Zellen des Knochenmarks
⌀	= durchschnittlich (Mittelwert)		
%ig	= prozentig (g auf 100 ml)	mg	= Milligramm (10^{-3} g)
‰ig	= promillig (g auf 1000 ml)	mg%	= Milligramm auf 100 ml
AB.A	= Ausführungsbestimmungen A zum Fleischbeschaugesetz	μg	= Mikrogramm (10^{-6} g oder γ)
		Mikromol	= ein Tausendstel des Molekulargewichts (in g)
ACTH	= adrenokortikotropes Hormon		
AP	= alkalische Phosphatase	MKS	= Maul- und Klauenseuche
APF	= animal protein factor (Vitamin B_{12})	ml	= Milliliter (= Kubikzentimeter)
ARBO-Viren	= arthropod-borne viruses	mm	= Millimeter
BAVG	= Ausführungsvorschriften des Bundesrates zum Viehseuchengesetz	mm³	= Kubikmillimeter
		mμ	= Millimikron (10^{-6} Millimeter)
		OCT	= Ornithin-Carbamyl-Transferase
BGB	= bürgerliches Gesetzbuch		
BKF	= bösartiges Katarrhalfieber	OIE	= Office International des Épizooties (Internationales Tierseuchenamt)
C	= Celsius		
DAB	= Deutsches Arzneibuch		
DLG	= Deutsche Landwirtschafts-Gesellschaft	p.o.	= per os
		ppm	= pars pro million ($1 \cdot 10^{-6}$)
EKG	= Elektrokardiogramm	r	= Röntgen (Einheit der Bestrahlungsdosis)
erg	= Einheit der Energie (cm² · g · sec⁻²)		
		(R)	= Dosis für ein erwachsenes Rind von 500 kg Körpergewicht
FAO	= Food and Agriculture Organization (Ernährungs- und Landwirtschaftsorganisation der Vereinten Nationen)		
		rad	= radiation absorbed dose (Einheit der absorbierten Strahlendosis)
FG	= Fleischbeschaugesetz		
FS	= Frischsubstanz	REO-Virus	= respiratory enteric orphan-Virus
g	= Gramm		
g%	= Gramm auf 100 ml	S.	= Seite
(H)	= humanmedizinisches Präparat, das auch in der tierärztlichen Praxis Anwendung findet	SBE	= sporadische bovine Enzephalomyelitis
		s.c.	= subkutan
IBR	= infektiöse bovine Rhinotracheitis	SDH	= Sorbit-Dehydrogenase
		SGOT	= Serum-Glutamat-Oxalazetat-Transaminase
IE	= internationale Einheit(en)		
i.m.	= intramuskulär	T.I.	= therapeutischer Index (S. 1334 ff.)
i.p.	= intraperitoneal		
IPV	= infektiöse pustulöse Vulvovaginitis (Bläschenausschlag)	TS	= Trockensubstanz
		UV	= Ultraviolett
i.v.	= intravenös	VAVG	= viehseuchenpolizeiliche Anordnung zum Viehseuchengesetz
(K)	= Dosis für ein Kalb von 100 kg Körpergewicht		
kg	= Kilogramm	VD	= Virusdiarrhoe
KGW	= Körpergewicht	VG	= Viehseuchengesetz
LDH	= Laktatdehydrogenase	WHO	= World Health Organization (Weltgesundheitsorganisation der Vereinten Nationen)
m	= Meter		
m³	= Kubikmeter		

Überblick über die Geschichte der Buiatrik[1]
Vorgeschichtliche Zeit

Die Anfangsgründe eines primitiven Erfahrungsschatzes über Rinderkrankheiten und ihre Behandlung dürften mit dem Beginn der Nutzung des Rindes als Haustier zusammenfallen. Die erste sichere Kunde über eine solche Verwendung bringen in unseren Breiten *Felszeichnungen der Bronzezeit* aus Skandinavien und Italien.

Altertum

Die *Ägypter* (3500 bis 672 v. Chr.) waren im Umgang mit den bei ihnen auch kultisch verehrten großen Wiederkäuern sehr gewandt: Einfangen, Niederschnüren, Kastrieren, Enthornen, Schlachtopferuntersuchung sowie das Eingeben von Arzneimitteln an Rinder sind durch eindrucksvolle Bilder belegt; über Augenkrankheiten, Kolik und Meteorismus beim Rind berichtet der Papyrus von Kahun (um 1900 v. Chr.). Die im Alten Testament geschilderten Plagen (Ungeziefer, Pestilenz, Blattern sowie Schlagen der Erstgeburt) betrafen unter anderem auch Seuchen des Hausrindes.

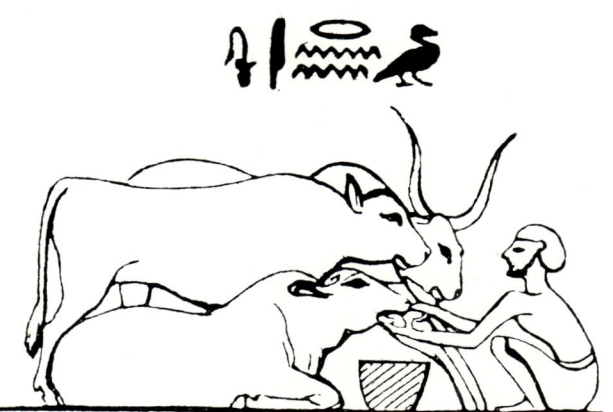

Abb. 1. Ägyptischer Hirte bei der Behandlung eines kranken Ochsen (WILKINSON, 1878)

Im *babylonischen* Codex Hammurabi (etwa 2200 v. Chr.) wird der ‚Arzt für Rinder' erstmals schriftlich erwähnt; in diesem Werk sind auch verschiedene Rinderkrankheiten sowie Strafbestimmungen für an Rindern oder durch solche entstehende Schäden aufgeführt.

Israeliten (1500 bis 722 v. Chr.), *Karthager* (900 bis 146 v. Chr.) und *Veden* (1900 bis 800 v. Chr.) beherrschten verschiedene Kastrationsmethoden für Bullen; ab 500 v. Chr. gab es in Indien sogar Heime für die barmherzige Pflege älterer und gebrechlicher Rinder.

Den *Griechen* (1200 bis 323 v. Chr.) waren Lungenseuche, Fieber, Erbrechen, Schlundverstopfung, Indigestion und Tympanie, Husten, Klauenleiden, Wunden, Abszesse, Räude, Läuse- und Dasselbefall beim Rind bekannt, doch hatten der Rinderhirt (βοῦ

---

[1] ‚Buiatrik' leitet sich vom Griechischen ab und bedeutet Rinderheilkunde (βοῦσ = Rind, ιατρική = Heilkunst).

κόλος) und der Rinderarzt (βοῦ ἰατρός) offenbar noch wenig Erfahrung über die Ursachen und die wirksame Behandlung dieser Krankheiten.

Der Zugochse (ἰταλός) war das Hauptarbeitstier im alten Rinderland *Italien* (500 v. Chr. bis 476 n. Chr.). Vom bubulcus (Rinderhirt) und vom medicus pecuarius (Rinderarzt) wurden Kenntnisse auf dem Gebiet der curae bovum (Rinderheilkunde) verlangt. Die Römer kannten bereits die Ansteckungsgefahr der als pestilentia, maleus, verago, morbus alienatus und ähnliches mehr bezeichneten Viehseuchen und rieten zur Abtrennung der kranken und ansteckungsverdächtigen Tiere von den gesunden. Ihre Schriftsteller nennen des weiteren Abmagerung, Schwäche, Fieber, Euterödem, Herzschmerzen, Freßunlust, Unverdaulichkeit, Aufblähen, Bauchschmerzen und Durchfall als sporadische Leiden des Rindes und empfehlen zu ihrer Behandlung unter anderem Diät sowie das Eingeben von Arzneien in Maul, Nase oder Ohr. Von den Parasiten der großen Wiederkäuer waren ihnen die Eingeweidewürmer, die Dassellarven und auch die Räude geläufig. Aus ihren Berichten geht hervor, daß seinerzeit sogar schon operative Eingriffe, nötigenfalls unter Zuhilfenahme einer machina oder eines tormentum (Zwangsstand), beim Rind vorgenommen wurden, wie Brennen, Schneiden, Vernähen von Wunden, Verbände oder Klauenbehandlungen, und daß die Rinderzucht allgemein in hohem Ansehen stand.

Mittelalter

Zwischen den Jahren 800 und 1700 verheerten wiederholt große *Seuchenzüge* (Rinderpest, Lungenseuche, Maul- und Klauenseuche, Milzbrand) die Rinderbestände Mitteleuropas und zogen oft schwere Hungersnot nach sich. Die Sorge für das kranke ‚Vieh' oblag damals fast ausschließlich den weniger angesehenen Ständen, nämlich den Hirten, Bauern, Schmieden, Abdeckern und Scharfrichtern. Die bei der Behandlung kranker Rinder gewonnenen Erfahrungen wurden teilweise in *Hausbüchern* gesammelt, die später Eingang in die *Bauernkalender* fanden. Neben primitiver Empirie beherrschten jedoch noch Mystik und Aberglaube die mittelalterliche Tierheilkunde; so waren Besprechen, Amulette, Notfeuer und Tieropfer zur Abwehr des als Krankheitsursache gefürchteten Hexenzaubers üblich. In abgeänderter Form wurden diese Bräuche später von der christlichen Kirche als Viehsegen, Bittprozessionen und Votivgaben übernommen.

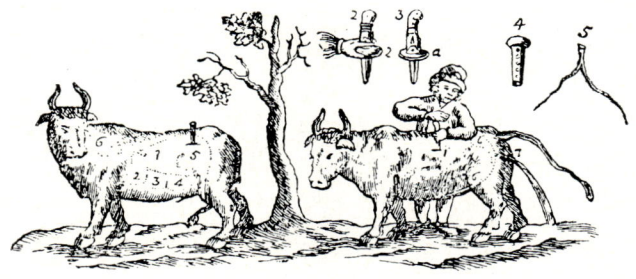

Abb. 2. Anleitung zur Behebung der Tympanie mit Hilfe des Trokars aus dem allgemeinen Bauernkalender des Jahres 1791 (RIECK, 1932)

Neuzeit

Wegen der unzureichenden Fähigkeiten der sich oft nur nebenberuflich oder im Umherziehen mit der ‚Kur' kranker Rinder befassenden ‚Kuhärzte' oder ‚ox-leeches' wurden nach dem 30jährigen Krieg in zunehmendem Maße auch Ärzte und Pfarrer zur Belehrung des Landvolks, insbesondere im Rahmen der Rinderpestbekämpfung, eingesetzt. Das Bedürfnis nach gründlich ausgebildeten Tierärzten, die sich auch in der Behandlung der Rinderkrankheiten auskannten, wurde immer dringender. Die Seuchen des ‚Rindviehs', vor allem aber die Rinderpest, waren somit neben dem Wunsch, fähige ‚Roßärzte' für die Armee heranzuziehen, der Hauptanlaß zur Gründung der *tierärztlichen Lehranstalten;* unter diesen widmeten sich die in Rinderzuchtgebieten gelegenen Ausbildungsstätten (zum Beispiel diejenigen in Toulouse und Bern) von Anbeginn an in erster Linie den Krankheiten des Rindes. Allerdings wurden kranke Rinder aus wirtschaftlichen Erwägungen, wegen des Fehlens geeigneter Stallungen und der Transportschwierigkeiten, zunächst nur in beschränkter Zahl in die Veterinärschulen eingestellt; in der Regel wurden sie im Rahmen der *externen* oder *ambulatorischen Klinik* untersucht und behandelt, welche sich daher in Stuttgart ‚Rindviehklinik' oder in Bern ‚Buiatrische Poliklinik' nannte.

In der 2. Hälfte des 19. Jahrhunderts setzte dank der unermüdlichen Arbeit der Leiter dieser ambulatorischen Kliniken und vieler in der an Bedeutung und Ansehen rasch zunehmenden Rinderpraxis tätigen Tierärzte eine intensive Entwicklung auf allen Teilgebieten der Buiatrik ein, welche ihren Niederschlag in den vielerorts neu aufkommenden *Fachzeitschriften* sowie in *Lehrbüchern* und *Monographien* fand. Unter den zahlreichen hervorragenden Vertretern der Rinderheilkunde seien hier nur einige genannt:

MATHIAS ANKER, Bern (1788 bis 1863)
WILLIAM CARTWRIGHT, Whitechurch (1801 bis 1882)
PIERRE CHARLIER, Reims (1815 bis 1893)
PIERRE BENJAMIN GELLÉ, Toulouse (1777 bis 1847)
GAUDENZIO GIOVANOLI, Bergell (1851 bis 1935)
RICHARD GÖTZE, Hannover (1890 bis 1955)
CARSTEN HARMS, Hannover (1830 bis 1897)
MICHAEL HARWARD, Cheshire (vor 1643 bis nach 1673)
EDUARD AUGUST VON HERING, Stuttgart (1799 bis 1881)
ERNST HESS, Bern (1860 bis 1920)
EDMUND HUPKA, Hannover (1888 bis 1967)
PIERRE AUGUSTIN LAFORE, Toulouse (1802 bis 1847)
HENRY LEPPER, Aylesbury (1851 bis 1937)
JOHANNES LIESS, Berlin/Hannover (1899 bis 1968)
GUSTAVE LÉOPOLDE MOUSSU, Alfort (1864 bis 1945)
THEODOR OPPERMANN, Hannover (1877 bis 1952)
LEOPOLD REISINGER, Wien (1872 bis 1940)
JOHANNES RICHTER, Leipzig (1878 bis 1943)
JOHANN JAKOB RYCHNER, Bern (1803 bis 1878)
MÅNS HARRY STÅLFORS, Stockholm (1867 bis 1938)
SIR STEWART STOCKMAN, London (1869 bis 1926)
ANTON TAPKEN, Varel (1852 bis 1918)
PAUL EWALD WEBER, Leipzig (1876 bis 1945)
JOHANN GOTTLIEB WOLSTEIN, Wien/Altena (1738 bis 1820)
ERNST WYSSMANN, Bern (1877 bis 1946)

Durch die Zunahme der Motorisierung verlor das Pferd im Verlauf der 1. Hälfte des 20. Jahrhunderts seine bis dahin überragende Bedeutung unter den Haustieren, während das Rind, dessen Leistungen innerhalb der letzten 200 Jahre erheblich gesteigert worden waren, an 1. Stelle rückte. Zugleich entfielen auch die Transportprobleme und die wirtschaftlichen Bedenken gegen die Einstellung und Behandlung kranker Rinder in besonderen, eigens für diese Tierart eingerichteten *Kliniken,* wie sie 1912 in Wien, 1925 in Hannover und 1927 in Stockholm gegründet wurden. Die buiatrische Forschung und die Unterrichtung der Studierenden am kranken Rind erfuhren hierdurch eine wesentliche Förderung.

In den letzten Jahrzehnten sind unsere Kenntnisse über die Krankheiten des Rindes bezüglich deren Ätiologie, Pathogenese, Symptomatologie, Diagnostik, Therapie und Prophylaxe in rascher Folge vertieft und erweitert worden. Nachdem das Hauptaugenmerk von Wissenschaft und Praxis sich zunächst zwangsläufig den verlustreichen

Seuchen dieser Tierart zugewandt hatte, entwickelten sich allmählich auch *klinische Untersuchungsmethoden*, die den Besonderheiten der großen Wiederkäuer gerecht wurden. Für die auf chirurgischem Wege zu behandelnden Krankheiten sind geeignete *Operationsverfahren* erarbeitet worden (Rumentomie, Klauenamputation, Darmresektion, Omentopexie zur Behebung der Labmagenverlagerung und andere mehr). Die den Menschen gefährdenden *Zoonosen* Tuberkulose und Brucellose sehen in Europa heute ihrer endgültigen Tilgung entgegen. Noch harren aber viele wichtige Aufgaben ihrer Lösung, auf welche im nächsten Kapitel eingegangen werden soll.

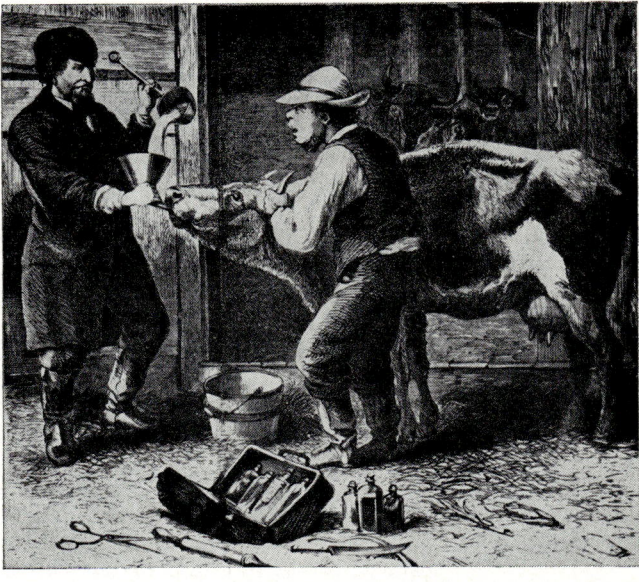

Abb. 3. Der ‚Cow-Doctor' aus der Pionierzeit der Vereinigten Staaten von Amerika (SMITHCORS, 1963)

Die 1962 erfolgte Gründung der *Welt-Gesellschaft für Buiatrik* stellt einen gewissen Abschluß, zugleich aber auch den Beginn einer neuen, erfolgversprechenden Phase in der geschilderten Entwicklung dieses Fachgebietes dar.

SCHRIFTTUM

BELITZ, W. (1927): Wiederkäuer und ihre Krankheiten im Altertum. Richter, Leipzig. — BRUNSING, H. (1961): Anfänge der Buiatrik. Diss. Gießen. — DIERNHOFER, K. (1962): Zur Gründung der Internationalen Gesellschaft für Buiatrik. Ber. 2. Int. Tag. Rinderkrankheiten, Wien. — FRÖHNER, R. (1932): Medicus pecuarius. Vet.-histor. Mitt. *12*, 86. — FRÖHNER, R. (1952/54): Kulturgeschichte der Tierheilkunde. Band 1 und 2. Terra, Konstanz. — GÖTZE, R. (1953): Die Klinik für Geburtshilfe und Rinderkrankheiten. Festschr. 175-Jahrfeier Tierärztl. Hochschule, Hannover; Oppermann, Hannover. — HAYTER, E. W. (1963/64): Livestock doctors, 1850-1890. The Veterinarian *1*, 145-152; *2*, 65-74. — HOWARD, M. (1962): The early domestication of cattle and the determination of their remains. Zschr. Tierzücht. Zücht.-biol. *76*, 252-264. — LIESS, J., G. ROSENBERGER & E. AEHNELT (1955): 30 Jahre Rinderklinik Hannover. Dtsch. Tierärztl. Wschr. *62*, 397-400. — NAZET, H. (1966): Lebensläufe einiger verdienter Buiatriker (fremdsprachiger Raum). Diss. Hannover. — RIECK, W. (1925): Ein schweizer Rinderarzneibüchlein. Richter, Leipzig. — RIECK, W. (1930): Buiatrik bei den Tamilen. Vet.-histor. Mitt. *10*, 58-64. — RIECK, W. (1953): Rückblick auf die Entwicklung einiger Hauptprobleme in der Buiatrik in den letzten 60 Jahren. Dtsch. Tierärztl. Wschr. *60*, 20-22. — RUBELI, TH. O. (1906): Die tierärztliche Lehranstalt zu Bern in den ersten Jahren ihres Bestehens. Haller, Bern. — SMITHCORS, J. (1958): Evolution of the veterinary art — a narration account to 1850. Baillière, Tindall & Cox, London. — STEINHOFF, K. P. (1965): Lebensläufe einiger verdienter Buiatriker (deutschsprachiger Raum). Diss. Hannover. — STÖBER, M. (1965): Überblick über die Geschichte der Buiatrik. Berl. Münch. Tierärztl. Wschr. *78*, 461-465. — WILKINSON, J. G. (1878): The manners and customs of the ancient Egyptians. Murray, London.

Bedeutung und Aufgaben der Buiatrik

Als Hauptlieferanten der wertvollen Nahrungsmittel Milch, Butter, Käse und Fleisch sowie des Ausgangsmaterials der Lederindustrie (Häute) stellen die manchenorts außerdem auch noch zur Zugarbeit unentbehrlichen großen Hauswiederkäuer bei einem Weltbestand von rund einer Milliarde Rindern und Büffeln[1] einen wesentlichen Faktor in der Land- und Volkswirtschaft dar (Übersicht 1); so entfällt in der BRD beinahe die Hälfte des jährlichen Aufkommens der Landwirtschaft auf Einnahmen für die vom Rind stammenden Produkte. In der Veterinärmedizin stehen die Boviden deshalb heute im Mittelpunkt des Interesses, wie unter anderem aus Statistiken der Arbeit praktizierender Tierärzte, den wissenschaftlichen Forschungsprogrammen und der zunehmenden Spezialisierung auf das Rind (durch Einrichtung besonderer Gesundheitsdienste oder Kliniken) hervorgeht. In den einzelnen Zuchtgebieten der Erde bestehen jedoch nicht nur große Unterschiede bezüglich des Zuchtstandards, der Fütterungsgrundlagen sowie der Haltungsweise und damit im Leistungsniveau, sondern auch im Gesundheitszustand der Rinderherden und in den diese bedrohenden Krankheiten. Außerdem ist die Zahl der zur Verfügung stehenden Tierärzte und deren Ausbildungsstand von Kontinent zu Kontinent sehr verschieden (Übersicht 2).

Da optimale Erträge nur von gesunden Tieren zu erzielen sind, ist die Betreuung der Rinderbestände mit eine der wichtigsten Aufgaben des tierärztlichen Berufs. In den folgenden Kapiteln wird des näheren auf die erheblichen unmittelbaren Schäden durch Tierverluste und auf die oft noch weit schwerwiegenderen mittelbaren Einbußen durch Nutzungsminderung hingewiesen, die aus den verschiedenen Rinderkrankheiten erwachsen. Hierbei spielen nicht nur die Herdenerkrankungen, etwa durch Infektionen, Parasitenbefall oder Ernährungsmängel, sondern auch die Summe gewisser, häufiger vorkommender folgenschwerer Krankheiten, wie zum Beispiel der traumatischen Retikuloperitonitis, der Klauenleiden oder der Euterentzündungen, eine beachtliche Rolle.

Die Stellung des Rindes als ausgesprochenes Wirtschaftstier erfordert, daß im Erkrankungsfall durch die tierärztliche Behandlung nicht nur versucht wird, das Leben des betroffenen Einzeltieres zu retten oder die Kopfzahl der befallenen Herde zu erhalten, sondern daß dabei auch ihre Nutzungsfähigkeit und Leistungskraft einschließlich der Fruchtbarkeit möglichst rasch und vollständig wiederhergestellt werden. Falls dies jedoch erfahrungsgemäß nicht, oder nur durch übermäßigen und daher unwirtschaftlichen Aufwand an Arzneimitteln, Operationen, Pflege oder Behandlungsdauer erreicht werden kann, ist im allgemeinen die bestmögliche Verwertung (umgehende Schlachtung oder Abmelken beziehungsweise Mast) vorzuziehen. Deshalb muß der buiatrisch tätige *Praktiker* vor allem sichere Diagnosen stellen und die Heilungsaussichten seiner Patienten klar beurteilen können; des weiteren wird von ihm nicht nur erwartet, daß er die wirksamen therapeutischen Maßnahmen beherrscht, sondern auch, daß er in der Lage ist, den Landwirt in der Prophylaxe der Rinderkrankheiten sowie bei allen Problemen zu beraten, welche die Haltung, Fütterung und Zucht seiner Rinder betreffen. Die buiatrische *Forschung* hat ihrerseits ständig bemüht zu bleiben, neue und vollkommenere diagnostische Vorbeuge- und Heilverfahren zu entwickeln, mit deren Hilfe sich auch zuvor aussichtslos oder unrationell erscheinende Leiden wirtschaftlich verhüten oder behandeln lassen. Der buiatrischen *Lehre* obliegt es schließlich, dem tierärztlichen Nachwuchs die jeweils neuesten Kenntnisse ihres Fachgebietes unter Mitberücksichtigung der theoretischen Grundlagen und der Erfordernisse der Praxis zu vermitteln.

Das Schwergewicht der praktischen buiatrischen Tätigkeit liegt in den einzelnen Ländern und Erdteilen, je nach der ortsüblichen Rinderhaltung (intensiv oder extensiv; vorwiegende Milch- oder reine Fleischnutzung; resistente native Rassen oder anfälligere importierte Hochleistungsrassen) und der Zahl der einsatzfähigen Tierärzte (Übersicht 2), mehr auf *kurativem* oder *präventivem* Gebiet. Im Rahmen der Förderungsmaßnahmen der FAO, des OIE und der WHO fallen somit der Buiatrik bei der Verstärkung der tierärztlichen Betreuung in den großen Rinderbeständen der noch weniger entwickelten Länder verantwortungsvolle Aufgaben von bisher nur annähernd zu übersehender Bedeutung zu. Nachdem die vernichtenden *Rinderseuchen* in gemäßigten Breiten getilgt oder durch wirksame veterinärpolizeiliche Maßnahmen und Schutzimpfungen zu beherrschen sind, gilt es, sie auch in den warmen Ländern unter Kontrolle

---

[1] Vergleichsweise betrug 1963 der Weltbestand für Pferde 64, für Esel und Maulesel 57, für Schweine 554, für Schafe 1006 und für Ziegen 354 Millionen (FAO Prod. Yearbook *18*, 1964).

Übersicht 1.

Rinderpopulationen und ihre Leistungen in den einzelnen Ländern und Erdteilen (entsprechend dem Stand von 1963; zusammengestellt nach FAO Prod. Yearbook *18*, 1964 und OEEC Stat. Bull. – Agric. Food Statistics 1959–63)

Erdteile und Länder	Gesamtzahl an Rindern (in Millionen)	Anzahl der Milchkühe[2] (in Millionen)	jährliche Milchproduktion (in Millionen kg)	durchschnittl. Jahresmilchleistung pro Kuh (in kg)	durchschnittl. Fettgehalt der Milch (in %)	jährliche Butterproduktion (in Millionen kg)	jährliche Käseproduktion (in Millionen kg)	jährl. Produkt. an Rind- u. Kalbfleisch (in Millionen kg)
Europa[1] (ohne UdSSR)	117,9	37,25	130,50	....	...	2244	2530	7730
Albanien	0,5	0,15	0,08	....	...	....	4	....
Belgien	2,8	1,04	3,99	3810	3,4	85	30	274
Bulgarien	1,6	(0,60)	0,80	1380	...	10	68	72
Dänemark	3,3	(1,41)	5,09	3590	4,2	149	121	273
Deutschland	17,9	7,58	26,27	3270	...	651	376	...
BRD	13,4	5,49	20,70	3500	3,65	486	334	1098
DDR	4,5	2,09	5,57	2650	...	165	42	...
Finnland	2,2	(1,20)	3,76	3170	...	103	34	88
Frankreich	20,3	10,03	25,34	2600	3,75	432	497	1661
Griechenland	1,1	(0,67)	0,42	920	...	12	12	35
Großbritannien	11,7	(5,00)	12,59	3660	3,6	48	106	966
Holland	3,7	1,75	7,01	4100	3,8	94	212	310
Irland	4,9	(1,78)	2,89	2360	3,5	60	11	295
Island	0,05	(0,04)	0,12	2870	...	2	1	2
Italien	9,2	3,38	8,55	2050	3,6	57	313	500
Jugoslawien	5,4	1,95	2,17	1120	...	18	146	231
Luxemburg	0,16	(0,07)	0,20	3400	3,4	5	1	14
Norwegen	1,1	0,59	1,67	2920	4,1	20	43	60
Österreich	2,4	1,14	3,05	2710	3,75	40	42	185
Polen	9,8	6,07	12,64	2080	...	154	166	443
Portugal	0,9	...	0,32	2270	3,5	2	3	47
Rumänien	4,6	(2,03)	2,54	1200	...	16	43	...
Schweden	2,4	1,15	3,78	3200	3,8	85	56	166
Schweiz	1,7	0,92	3,09	3370	3,9	35	70	111
Spanien	3,7	0,71	2,36	1380	...	3	23	172
Tschechoslowakei	4,5	2,06	3,54	1810	...	74	71	...
Türkei	12,6	4,03	2,35	590	...	70	.65	101
Ungarn	1,9	0,78	1,80	2310	...	18	24	149
Asien[1, 3] (ohne UdSSR)	323,0	...	17,35	420 bis 4500	...	...	...	1400
UdSSR	86,9	(37,90)	61,20	1690	...	874	218	...
Afrika[1, 3]	123,1	...	11,20	280 bis 1550	...	...	...	2090
Nordamerika	114,9	21,59	64,95	3350	...	823	822	8520
Kanada	11,2	2,91	8,35	2860	...	164	82	743
USA	103,7	18,68	56,60	3420	3,8	659	740	7886
Mittelamerika	45,5	...	6,15	620 bis 3490	...	...	...	900
Südamerika	166,5	...	15,70	700 bis 2500	...	...	...	5060
Argentinien	40,0	(15,83)	4,63	...	...	52	129	2430
Brasilien	79,0	...	5,50	...	...	22	36	1356
Chile	3,0	...	0,88	2500	...	5	10	142
Ozeanien	25,6	...	12,40	...	...	...	...	1290
Australien	18,5	4,16	6,89	2120	...	206	59	986
Neuseeland	6,7	2,08	5,46	2700	...	220	100	298
insgesamt	979,9	...	320,70	...	...	...	...	...

[1] einschließlich Büffel; [2] Werte in Klammern = sämtliche vorhandenen Kühe; [3] Unterlagen unvollständig; ... keine Angaben

Übersicht 2.

Anzahl der Tierärzte in den verschiedenen Erdteilen (1961) sowie deren Relation zur Rinderpopulation (1963)

Erdteil	Anzahl der Tierärzte[1]	Anzahl der Rinder pro Tierarzt (abgerundet)
Europa (ohne UdSSR)	51 100	2 600
Asien (mit UdSSR)	68 700	6 000
Afrika	1 900	65 000
Nordamerika	22 100	5 200
Mittelamerika	1 200	38 000
Südamerika	6 900	24 000
Australien und Neuseeland	1 500	17 000

[1] Gesamtzahl aller praktizierenden, beamteten sowie in Lehre, Forschung und Industrie tätigen Tierärzte mit zum Teil unterschiedlichem Ausbildungsstand

zu bekommen; dabei ist neu auftauchenden Epizootien („emerging diseases"), wie zum Beispiel der Maul- und Klauenseuche vom Typ SAT 1, wegen der großen Gefahr ihrer schnellen Verbreitung durch die modernen Transportmittel besondere Beachtung zu schenken. Auch bei einer Reihe anderer Infektionskrankheiten des Rindes, etwa der Tuberkulose, Brucellose und Leukose, sind die in einigen fortschrittlicheren Ländern eingeleiteten und teilweise schon recht erfolgreichen Bekämpfungsverfahren konsequent fortzuführen und auf andere Gebiete auszudehnen.

Mit der manchenorts überaus rasch betriebenen Intensivierung der Rinderhaltung erlangen *Stoffwechsel-* und *Mangelkrankheiten, Fütterungsfehler* und *Parasiteninvasionen* immer größere praktische Bedeutung. Die zunehmend enger werdende Verzahnung von Landwirtschaft und Industrie sowie der sich ständig mehrende Einsatz von Schädlingsbekämpfungsmitteln im Pflanzenbau geben heute weit häufiger als früher Anlaß zu mehr oder weniger schwerwiegenden *Vergiftungen* bei Weidetieren. Insbesondere auf diesen Gebieten liegt eine täglich wachsende Zahl von noch zu lösenden prophylaktischen und therapeutischen Aufgaben für die buiatrische Wissenschaft und Praxis.

SCHRIFTTUM

Dalling, Th. (1960): Vergleich der tierärztlichen Arbeit in den besser und in den weniger entwickelten Ländern. Dtsch. Tierärztl. Wschr. *67*, 1-4. — Dalling, Th. (1960): Internationale tierärztliche Aufgaben. Dtsch. Tierärztl. Wschr. *67*, 341-342. — Fritschi, E. (1962): Bedrohung Europas durch die MKS SAT 1. Schweizer Arch. Tierheilk. *104*, 565-568. — Gehring, R. (1964): Anteil der kurativen Praxis, insbesondere der Rinderpraxis, am Aufgabenbereich eines auf dem Land praktizierenden Tierarztes im Westerwald. Diss. Hannover. — Götze, R. (1953): Über die künftigen Aufgaben der veterinärmedizinischen Forschung und Lehre. Berl. Münch. Tierärztl. Wschr. *66*, 215-219. — Götze, R. (1954): Zukunftsfragen der tierärztlichen Wissenschaft und Praxis. Prakt. Tierarzt *35*, 293-300. — Gould, G. N. (1959): The role of the veterinarian in livestock development. Vet. Record *71*, 277-281. — Günther, W. (1947): Das Rind in der tierärztlichen Praxis. Diss. Hannover. — Herter, R. (1964): Zahl der Tierärzte in der Welt. Tierärztl. Umschau *19*, 308. — Jacob, H. (1960): Die Aufgaben des Tierarztes innerhalb der F. A. O. Blaue Hefte Tierarzt Nr. *3*, 273-279. — Meyer, H. (1967): Weltrinderzucht. Blaue Hefte Tierarzt Nr. *34*, 17-23. — Poser, P. (1946): Das Rind in der tierärztlichen Praxis. Diss. Hannover. — Schönherr, S., & H. Dobath (1968): Haustierbestand der Welt. Blaue Hefte Tierarzt Nr. *37*, 1-14. — Schumann, H. (1960): Nutzungs- und Lebensdauer beim Rind. Züchtungskunde *32*, 1-44. — Sihm, P. A. (1962): Veterinaere opgaver i det industrialiserede kvaegbrug. Medl. Danske Dyrlaegeforen. *45*, 449-454. — Talsma, D. (1964): De toekomst van de diergeneeskundige praktijk voor de grote huisdieren. Tijdschr. Diergeneesk. *89*, 1423-1429. — Trautwein, K. (1956): Tierarzt und präventive Medizin. Tierärztl. Umschau *11*, 272-275.

ORGANKRANKHEITEN

Neben den mikrobiell bedingten Infektionen, den Parasiteninvasionen sowie den Stoffwechselstörungen, Mangelschäden und Vergiftungen, also den mehr oder weniger gehäuft (*en-* oder *epizootisch*) auftretenden Krankheiten mit bestimmter, das heißt *spezifischer* Ursache, spielen die *unspezifisch* bedingten Organerkrankungen des Einzeltieres als sogenannte ‚*sporadische*' Leiden im Rahmen der täglichen buiatrischen Praxis eine wesentliche, mitunter sogar überragende Rolle. Da in der Behandlung solcher Fälle medikamentöse und operative Maßnahmen oft Hand in Hand gehen, wird die überlieferte Einteilung in *innere* Krankheiten einerseits und *chirurgisch* zu heilende Leiden andererseits den heutigen Erfordernissen nicht mehr gerecht. Die sporadischen Rinderkrankheiten werden deshalb im folgenden nach *Organsystemen* aufgegliedert und entsprechend der Reihenfolge des klinischen Untersuchungsganges abgehandelt. Dabei werden unter den einzuschlagenden therapeutischen Verfahren gegebenenfalls neben der arzneilichen und diätetischen Behandlung auch die jeweils geeigneten operativen Eingriffe geschildert; medikamentöse Heilmethoden, die bei mehreren Krankheiten Anwendung finden (zum Beispiel die Behandlung mit Antibiotika, Sulfonamiden oder Elektrolytlösungen), sind zur Vermeidung von Wiederholungen in einem *therapeutischen Index* am Schluß des Buches zusammengefaßt worden (S. 1334 ff.), auf den gegebenenorts durch den Vermerk (T. I.) verwiesen wird; er enthält neben den Präparatenamen auch Angaben zur Dosierung und Applikation.

Alle übrigen Krankheiten werden dagegen im Anschluß an die sporadischen Organleiden nach *ätiologischen* Gesichtspunkten geordnet in jeweils gesonderten Kapiteln besprochen (Infektionskrankheiten, S. 687; parasitäre Krankheiten, S. 891; Stoffwechsel- und Mangelkrankheiten, S. 983; Vergiftungen, S. 1120). Die hiermit getroffene Gliederung stellt eine bewußte Betonung der spezifischen Krankheitsursachen dar, weil die Grundlage einer gezielten (kausalen oder ätiotropen) Therapie und Prophylaxe nur die Kenntnis der differentialdiagnostisch zu klärenden Ätiologie des vorliegenden Leidens sein kann. In den Abschnitten über die *Erkennung* und *Unterscheidung* der einzelnen Organkrankheiten werden deshalb immer auch die wichtigsten symptomatologisch ähnlichen spezifischen Leiden erwähnt (mit Seitenvermerk); nach Feststellung einer Leberschädigung findet der Leser beispielsweise im Kapitel über die sporadischen Erkrankungen der Leber Hinweise auf diejenigen spezifisch bedingten Krankheiten, in deren Verlauf dieses Organ erfahrungsgemäß primär oder sekundär mitbeteiligt ist. Bezüglich der bei der *Untersuchung* der einzelnen Organsysteme anzuwendenden *Methoden* sei auf den 1. Band dieses Buches (Die klinische Untersuchung des Rindes) verwiesen.

Aus praktischen Erwägungen werden unter den sporadischen Organkrankheiten gegebenenorts auch die banalen *lokalen Infektionen* mit Eiter- und Nekroseerregern besprochen; die besonderen Eigenschaften dieser Keime sowie die durch sie verursachten spezifischen Leiden finden sich dagegen im Kapitel über die Infektionskrankheiten. Von einem gesonderten Kapitel über die angeborenen *Mißbildungen* und *Erbfehler* wurde abgesehen. Diese sind in erster Linie von geburtshilflichem oder tierzüchterischem Interesse; im Einzelfall ist auf Grund des Erscheinungsbildes solcher Anomalien außerdem oft nicht sicher zu entscheiden, ob es sich wirklich um einen hereditären, oder aber um einen infolge intrauteriner Fruchtschädigung erworbenen Fehler handelt, wodurch eine klare ätiologische Einteilung erschwert wird. Soweit derartige angeborene Defekte mit dem Weiterleben des betreffenden Kalbes vereinbar und daher von praktischer Bedeutung sind, werden sie bei den sporadischen Krankheiten der jeweils betroffenen Organe mit angeführt.

SCHRIFTTUM

BERGE, E., & M. WESTHUES (1969): Tierärztliche Operationslehre. 29. Aufl., Paul Parey, Berlin/Hamburg. — BLOOD, D. C., & J. A. HENDERSON (1968): Veterinary medicine. 3. Aufl., Baillière, Tindall & Cassell, London. — DALLING, TH., & A. ROBERTSON (1966): International encyclopedia of veterinary medicine. Green, Edinburgh. — FRANK, E. R. (1955): Veterinary surgery. 2. Aufl., Burgess, Minneapolis. — GIBBONS, W. (1963): Diseases of cattle. 2. Aufl., Amer. Vet. Publ. Inc., Wheaton. — HUTYRA, F. VON, J. MAREK, R. MANNINGER & J. MÓCSY (1954): Spezielle Pathologie und Therapie der Haustiere, Band 2 (Organkrankheiten). 10. Aufl., Fischer, Jena. — JENSEN, R., & D. R. MACKEY (1965): Diseases of feedlot cattle. Lea & Febiger, Philadelphia. — JOEST, E., J. DOBBERSTEIN, G. PALLASKE & H. STÜNZI (1967): Handbuch der speziellen pathologischen Anatomie der Haustiere. 3. Aufl., Paul Parey, Berlin/Hamburg. — JUBB, K. V. F., & P. C. KENNEDY (1963): Pathology of domestic animals. Academic Press, New York/London. — KOCH, P., H. FISCHER & H. SCHUMANN (1957): Erbpathologie der landwirtschaftlichen Haustiere. Paul Parey, Berlin/Hamburg. — KOLB, E. (1967): Handbuch der Physiologie der Haustiere. 2. Aufl., Fischer, Jena. — LAUVERGNE, J. J. (1968): Catalogue des anomalies héréditaires des bovins (Bos taurus L.). Bull. Techn. Dép. Génét. Anim. Inst. Nat. Rech. Zootechn. Nr. 1. — NEUMANN-KLEINPAUL, K., & J. DOBBERSTEIN (1955): Lehrbuch der gerichtlichen Tierheilkunde 11. Aufl., Paul Parey, Berlin/Hamburg. — NICKEL, R., A. SCHUMMER & E. SEIFERLE (1954/60): Lehrbuch der Anatomie der Haustiere. Paul Parey, Berlin/Hamburg. — NIEBERLE, K., & P. COHRS (1961): Lehrbuch der speziellen pathologischen Anatomie der Haustiere. 4. Aufl., Fischer, Jena/Stuttgart. — ROSENBERGER, G., G. DIRKSEN, H.-D. GRÜNDER & M. STÖBER (1964): Die klinische Untersuchung des Rindes. Paul Parey, Berlin/Hamburg. — SCHEUNERT, A., A. TRAUTMANN, J. BRÜGGEMANN, H. HILL, V. HORN, A. KMENT, J. MOUSTGAARD & H. SPÖRRI (1965): Lehrbuch der Veterinärphysiologie. 5. Aufl., Paul Parey, Berlin/Hamburg. — SIEGMUND, O. H., & L. G. EATON (1967): The Merck veterinary manual. 3. Aufl., Merck & Co., Rahway. — SILBERSIEPE, E., E. BERGE & H. MÜLLER (1965): Lehrbuch der speziellen Chirurgie für Tierärzte und Studierende. 14. Aufl., Enke, Stuttgart. — SPÖRRI, H., & H. STÜNZI (1969): Pathophysiologie der Haustiere. Paul Parey, Berlin/Hamburg. — SMITH, H. A., & TH. C. JONES (1966): Veterinary pathology. 3. Aufl., Lea & Febiger, Philadelphia. — TEUSCHER, R. (1964): Die wichtigsten Operationen des Tierarztes in der Praxis. 4. Aufl., Terra, Konstanz. — WEBER, E. (1937): Die Krankheiten des Rindes. 2. Aufl., Schoetz, Berlin. — WESTHUES, M., & R. FRITSCH (1960/61): Die Narkose der Tiere (Lokalanästhesie, Allgemeinnarkose). Paul Parey, Berlin/Hamburg. — WIESNER, E. (1965): Rinderkrankheiten. Dtsch. Landw.-Verlag, Berlin. — WIRTH, D., & K. DIERNHOFER (1950): Lehrbuch der inneren Krankheiten der Haustiere einschließlich der Hautkrankheiten sowie der klinischen Seuchenlehre. 2. Aufl., Enke, Stuttgart. — WRIGHT, J. G., & L. W. HALL (1961): Veterinary anaesthesia and analgesia. 5. Aufl., Baillière, Tindall & Cox, London.

Krankheiten des Haarkleides, der Haut und der Unterhaut

Unter den Hautkrankheiten des Rindes sind die durch *Infektionserreger* (Viren, Bakterien, Pilze) und *Parasitenbefall* verursachten am häufigsten und wichtigsten (siehe Infektionskrankheiten der Haut, S. 688; Besnoitiose, S. 910; Filariosen, S. 912; Räude, S. 956; Zecken-, Läuse oder Haarlingsbefall, S. 961, 965, 967; Myiasis, S. 973; Hypodermose, S. 975); ihnen gegenüber treten anderweitige Erkrankungen der Haut, von denen die Urtikaria bei den Allergosen (S. 1305), Verbrennungen und Erfrierungen dagegen bei den Schädigungen durch physikalische Reize (S. 1314 ff.) besprochen werden, im Vergleich zu anderen Tierarten an Bedeutung zurück.

Die Rolle der Rinderhaut als *Rohstoff für die Ledergewinnung* wird vielfach zu wenig beachtet; ein Teil der mit erheblichen wirtschaftlichen Verlusten einhergehenden Lederschäden ist nämlich auf Erkrankungen der Haut zurückzuführen. Im tierärztlichen Bereich konzentrieren sich die Möglichkeiten zur Verminderung solcher Schäden auf ihre Vorbeuge, also auf die Bekämpfung der auf, in oder unter der Haut lebenden Parasiten.

Der Zustand von Haarkleid und Haut stellt einen *Spiegel der Gesundheit* und damit ein wichtiges Erkennungsmerkmal vieler Krankheiten dar. Für das Auftreten von Hauterkrankungen sind Behaarung, Pigmentierung und Entwicklung der Haut, aber auch Ernährung und Haltung der Tiere von besonderem Einfluß. Ursache und Entstehung zahlreicher Hautkrankheiten können nur unter Berücksichtigung des Wechselspiels zwischen innerer Reaktionslage und Umwelteinflüssen erklärt werden; der dabei in der

Pathogenese des Einzelfalls überwiegende Faktor muß dann diagnostisch und therapeutisch berücksichtigt werden. Hautkrankheiten dürfen also nicht als isolierte lokale Veränderungen aufgefaßt werden. Umgekehrt kann auch die durch direkte äußere Reize (parasitärer, infektiöser, thermischer oder chemischer Art) verursachte primäre Hauterkrankung bei größerer Ausdehnung Auswirkungen auf den Gesamtorganismus haben. Die symptomatische oder sekundäre Hauterkrankung ist dagegen nur ein äußeres Symptom einer anderweitig lokalisierten inneren Primärkrankheit. In beiden Fällen können die Reaktionsformen der Haut und das klinische Bild gleich oder sehr ähnlich sein; hieraus ergeben sich die Schwierigkeiten einer ätiologischen Diagnose und die Notwendigkeit einer klinischen Allgemeinuntersuchung bei Hautkrankheiten.

SCHRIFTTUM

KRAL, F., & R. M. SCHWARTZMAN (1964): Veterinary and comparative dermatology. Lippincott, Philadelphia. — ROOK, A. J., & G. S. WALTON (1965): Comparative physiology and pathology of the skin. Blackwell, Scientific Publ., Oxford. — SCHINDELKA, H. (1908): Hautkrankheiten bei Haustieren. 2. Aufl., Braumüller, Wien. — STANKIEWICZ, W. (1966): Hautkrankheiten der Nutztiere (polnisch). Pánstw. Wyd. Naukowe, Warschau.

Krankheiten des Haarkleides

Mangelhafte Behaarung (Hypo- et Atrichosis, Alopecia)

Wesen: Die auf Fehlentwicklung oder Funktionsstörung der Haarbälge beruhende mangelhafte oder ausbleibende Behaarung der geweblich unveränderten Haut an normalerweise behaarten Körperstellen wird als Hypo- und Atrichose, die gleiche, auf Haarausfall zurückzuführende Erscheinung dagegen als Alopezie bezeichnet. Infolge Zerstörung der Haarbälge oder Abbrechens der Haare (Trichorrhexis) tritt außerdem im Zusammenhang mit Haarbalgs- und Hautentzündungen häufig symptomatischer Haarverlust auf (S. 14 und 18).

Vorkommen und Ursachen: Mangelhafte oder fehlende Behaarung wird als angeborener oder erworbener Zustand beobachtet, wobei die Veränderungen den ganzen Körper (Atrichia completa) oder nur einzelne Hautbezirke (A. areata) betreffen können. *Angeborene Behaarungsfehler* (A. adnata) kommen sowohl auf erblicher Grundlage als auch infolge von Fetopathien vor. Dabei sind folgende Formen zu unterscheiden:

Die *Hypotrichosis congenita* (Letalfaktor A_4) wird zuweilen beim schwarzbunten Niederungsrind beobachtet. Betroffene Kälber werden entweder tot geboren oder sterben innerhalb weniger Tage; sie sind mit Ausnahme der Sinushaare sowie einiger kleiner Hautbezirke an Kopf und Schwanz völlig haarlos. Diese rezessiv erbliche Mißbildung beruht auf einer Unterentwicklung der Haarfollikel bei gleichzeitiger Hypertrophie von Epidermis und Schweißdrüsen (MOHR und WRIEDT, 1928; EISELE, 1936). ELDRIDGE und ATKESON (1935) fanden außerdem beim schwarzbunten Niederungsrind in Verbindung mit einem geschlechtsgebundenen semidominanten Letalfaktor eine streifenförmig auftretende Haarlosigkeit.

Die *Hypotrichosis areata* (semi-hairlessness) wurde bei Herefordkälbern 1934 von CRAFT und BLIZZARD sowie 1953 von YOUNG festgestellt. Dieses Erbleiden tritt in Form von über den ganzen Körper verteilten haarlosen Stellen auf; es wird durch ein einfaches, rezessives Gen verursacht.

Über eine bei drei Bullenkälbern ermittelte, mit Anidrosis und Adontie einhergehende *Hypotrichose* hat DRIEUX (1950) berichtet. Die Tiere waren bei der Geburt haar- und zahnlos; später entwickelte sich ein feiner Haarflaum. Es handelt sich um einen geschlechtsgebundenen Erbfehler.

Nichtletale *selbständige Hypotrichose* ist bei Kälbern wiederholt beschrieben worden, wobei HUTT und SAUNDERS (1953) auch der Nachweis eines einfach-rezessiven Erbganges gelang. Solche Tiere sind bis auf einzelne feine Härchen an Lippen, Augenlidern und Rücken völlig haarlos, können sich aber normal entwickeln.

Über Vorkommen und Ursachen angeborener, auf *Fetopathien* oder *Mangelkrankheiten* zurückzuführender mangelhafter Behaarung ist beim Rind wenig bekannt. In Verbindung mit jodmangelbedingtem Kropf (S. 1095) ist vereinzelt Haarlosigkeit bei neugeborenen Kälbern festgestellt worden.

Bei *erworbenen Behaarungsstörungen* (Alopecia aquisita) handelt es sich meist nur um einen teilweisen und vorübergehenden Verlust der Haare, wobei die Haarlosigkeit ein Symptom verschiedenster Krankheitszustände darstellt und ätiologisch häufig ungeklärt bleibt. Die *Alopecia symptomatica areata* kann als Folge von schweren Organ- und Infektionskrankheiten (Maul- und Klauenseuche, S. 835; Darmentzündungen, S. 340; Salmonellose, S. 752; septische Mastitis) sowie als Vergiftungssymptom (Quecksilber, S. 1130; Jod, S. 1184; Selen, S. 1161) beobachtet werden. Das Vorkommen von endokrin bedingtem partiellem Haarausfall ist beim Rind nicht bekannt. Besonderen Einfluß auf die Beschaffenheit des Haarkleides, die chemische Zusammensetzung der Haare und das Auftreten von Alopezien kommt weiterhin bestimmten Ernährungsfehlern zu. Bei Kälbern führt die unzureichende Versorgung mit verschiedenen Vitaminen (B_2 oder B_3, S. 1107) zu partiellem Haarausfall; ein solcher kann auch bei Zinkmangel (S. 1083) auftreten. Nach Verfütterung bestimmter Milchaustauschfuttermittel konnte bei 2 bis 4 Wochen alten Kälbern experimentell eine partielle Alopezie erzeugt werden (GRÜNDER und MUSCHE, 1962); als Ursache dieses Leidens wurde eine Fettstoffwechselstörung infolge ungenügender fermentativer Spaltung milchfremder Fette (Sojaöl, Walfett) und deren teilweise Ausscheidung über die Talgdrüsen der Haut angenommen (Taf. 1 a). KRAL (1964) hat von Haarausfall und Hautveränderungen bei Kälbern nach Verfütterung verdorbenen Leinsamenmehles berichtet.

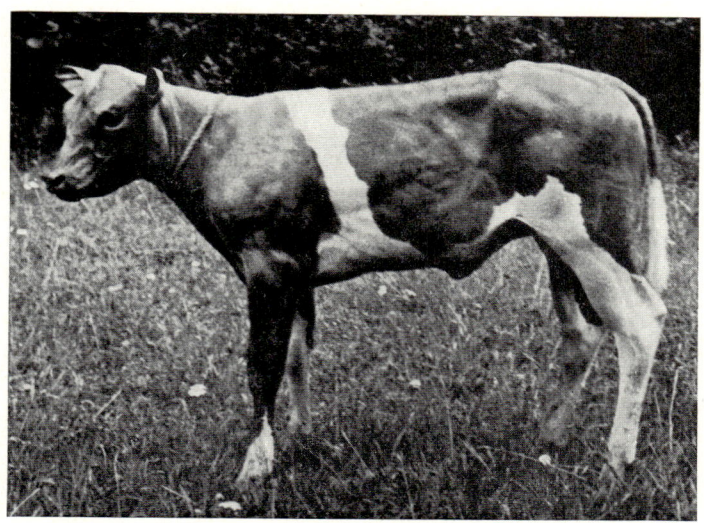

Abb. 4. Angeborene vollständige nichtletale Haarlosigkeit bei einem 11 Wochen alten schwarzbunten Kalb

Erscheinungen: Das Bild der Alopezie kann sehr unterschiedlich sein. Der Haarverlust betrifft entweder den ganzen Körper oder nur einzelne, oft symmetrisch liegende Hautgebiete. Zuweilen werden auch nur die pigmentierten oder ausschließlich die unpigmentierten Hautstellen haarlos. Zu Beginn lassen sich die Haare der betroffenen Hautbezirke lediglich leicht ausziehen, später fallen sie büschelweise von selbst aus. Die Haut ist dabei klinisch und histologisch unverändert; zuweilen tritt aber gleichzeitig vermehrte Schuppenbildung oder Fettigkeit auf (Seborrhoe, S. 17). Juckreiz fehlt vollständig. Das Allgemeinbefinden der Tiere bleibt in den meisten Fällen ungestört. Ausnahmen hiervon bilden die auf ein Letalgen zurückzuführenden angeborenen Formen, das plötzliche Auftreten von großflächigem Haarausfall und die durch Infektionen, Parasitenbefall oder Vergiftungen verursachten Alopezien.

Verlauf und Beurteilung: Bei den nichtletalen erblichen Behaarungsfehlern ist ein späteres Nachwachsen der Haare nicht oder nur in sehr geringem Ausmaß zu erwarten. Derartige Kälber sind gegenüber Kälteeinwirkung besonders empfindlich, können sich bei entsprechender Pflege aber normal entwickeln. Dauer und Verlauf der erworbenen symptomatischen Alopezien wechseln je nach ihrer Ursache. Während fütterungsbedingte Behaarungsstörungen nach Wechsel der Ernährung häufig verschwinden, können die nach schweren Allgemeinkrankheiten aufgetretenen Haarverluste monate- und jahrelang bestehen bleiben. Solche Tiere werden in der Regel wegen ihres unschönen Aussehens nach einiger Zeit zur Schlachtung abgegeben.

Erkennung und Unterscheidung: Da der Haarausfall mannigfaltige Ursachen haben kann, sind zu seiner ätiologischen Klärung neben der eingehenden Untersuchung von Haaren und Haut auch die Prüfung der Haltungs- und Fütterungsbedingungen sowie die Allgemeinuntersuchung des Patienten erforderlich. Eine erbliche Genese ist nur dann anzunehmen, wenn das Leiden angeboren ist und zwischen den Elterntieren verwandschaftliche Beziehungen bestehen. Im übrigen ist das Hauptaugenmerk auf parasitäre und infektiöse, vor allem aber auf mykotische und alimentäre Ursachen zu richten, wenn das Leiden in einem Bestand häufiger auftritt. Bei Einzelerkrankungen läßt sich die genaue Ursache oft nicht sicher nachweisen.

Behandlung und Vorbeuge: Voraussetzung für den Behandlungserfolg ist die Ermittlung und Abstellung der Ursache des Haarverlustes. Symptomatische lokale Maßnahmen bleiben in der Regel erfolglos. Versuchsweise können die Fütterungs- und Haltungsbedingungen geändert und gleichzeitig Vitamin A (bei Kälbern auch die Vitamine des B-Komplexes) und Spurenelemente sowie die unspezifische Reiztherapie angewandt werden (Eiweiß- oder Jodpräparate; T. I.). Bei erblichen Behaarungsfehlern müssen zuchthygienische Maßnahmen (Bullenwechsel) ergriffen werden.

Übermäßige Behaarung (Hypertrichosis)

Wesen: Die angeborene Hypertrichose stellt eine erbliche Anomalie dar, die mit der Ausbildung eines besonders langen, dichten Haarkleides und dem Ausbleiben des periodischen Haarwechsels einhergeht. Infolge der übermäßigen Behaarung leiden die Tiere in der warmen Jahreszeit an Störungen der Körpertemperaturregulation. Eine echte erworbene Hypertrichose ist beim Rind nicht bekannt; bei ganzjährig im Freien gehaltenen Rindern oder bei Störungen des Haarwechsels kann jedoch der Eindruck einer abnorm starken Behaarung entstehen.

Vorkommen und Bedeutung: Die angeborene Langhaarigkeit kommt als Rassemerkmal beim Schottischen Hochlandrind und als Fehlentwicklung in einigen Zuchtgebieten des Deutschen Schwarzbunten Rindes vor. Die Bedeutung dieses Erbfehlers liegt in der bei diesen Tieren erheblich erniedrigten ‚Behaglichkeitszone', so daß ihre respiratorische Temperaturregulation bereits bei Umgebungstemperaturen über 15° C einsetzt. Infolge des dadurch erhöhten Stoffwechsels und der verringerten Futteraufnahme magern sie dann ab, weisen eine schlechte Milchleistung auf und müssen deshalb meist im Alter von 3 bis 4 Jahren wegen Unwirtschaftlichkeit abgestoßen werden.

Ursache: Nach den Untersuchungen von W. MEIER (1946) handelt es sich um eine hereditäre Behaarungsanomalie, die dem dominanten Erbgang folgt.

Erscheinungen und Verlauf: Die mit diesem Erbfehler behafteten Kälber werden schon mit einem stark entwickelten Haarkleid geboren. Die deutliche Ausbildung der Langhaarigkeit und gewisser charakteristischer Körpermerkmale (starker Stirnschopf; kurzer breiter Kopf, auch bei weiblichen Tieren) erfolgt jedoch erst im Laufe des 1. Lebensjahres. Beginnend im Alter von 1 bis 2 Jahren zeigt die Mehrzahl dieser Tiere dann in warmer Umgebung eine zunehmende Störung der Temperaturregulation, die in häufigem Schweißausbruch und Kurzatmigkeit zum Ausdruck kommt. Der Haarwechsel im Sommer bleibt aus. Nach den Untersuchungen von WITTKE (1955) liegt die von der Außentemperatur abhängige Atemfrequenz bei langhaarigen Rindern etwa doppelt so hoch wie bei normal behaarten Tieren; bei Lufttemperaturen von mehr als 21° C steigt auch die Körpertemperatur an (Taf. 1 c).

Im Stadium der Hochträchtigkeit und Laktation sowie bei älteren Bullen nehmen die Erscheinungen der Polypnoe schon nach geringgradiger Anstrengung und bei warmer Witterung soweit zu, daß die Tiere einen schwerkranken Eindruck machen (keuchende Atmung, heraushängende Zunge) und infolge der geringen Futteraufnahme häufig abmagern. Nicht selten treten sekundäre Lungenerkrankungen (Bronchopnemonie, Emphysem; S. 160, 155) hinzu.

Beurteilung: Da die Hypertrichose eine selbst in gemäßigten Klimazonen störende erbliche Anomalie darstellt, welche die Wirtschaftlichkeit in Frage stellt, sind solche Tiere von der Zucht auszuschließen. Besondere Beachtung muß den mit diesem Fehler behafteten Jungbullen geschenkt werden.

Erkennung und Unterscheidung: Die erbliche Langhaarigkeit kann zuweilen schon bei jungen Kälbern, meist jedoch erst bei über 1jährigen Tieren und nur während der warmen Jahreszeit (Wärmepolypnoe, kein Haarwechsel) klar erkannt werden. Sie sollte nur bei familienweisem Auftreten diagnostiziert werden und ist von der durch rauhe Haltung, Ernährungsfehler oder Mangelkrankheiten bedingten Langhaarigkeit (verzögerter oder unvollständiger Haarwechsel) zu unterscheiden.

Behandlung: Nach Sonneneinwirkung stark überhitzte, langhaarige Rinder müssen an kühle, schattige Plätze gebracht oder aufgestallt werden; eine rasche Abkühlung wird durch Übergießen mit kaltem Wasser erreicht (siehe auch Hitzschlag, S. 1314). Durch Scheren kann den Tieren eine gewisse Erleichterung verschafft werden. In Anbetracht der Unwirtschaftlichkeit ist jedoch zur baldigen Verwertung zu raten. Bereits abgemagerte Tiere lassen sich in der kalten Jahreszeit bei Stalltemperaturen unter 15° C noch auffüttern.

Eine andere Behaarungsanomalie stellt die von KRONACHER (1924) beim Fleckvieh und von JOHANSSON (1942) bei schwedischen roten Rindern beschriebene *Haarkräuselung* (Karakulkälber) dar, die wahrscheinlich durch ein dominantes Gen verursacht wird und auch beim Deutschen Schwarzbunten Rind gelegentlich vorkommt, ohne jedoch klinische Bedeutung zu besitzen.

Pigmentveränderungen des Haarkleides (Hypo- et Achromotrichosis)

Wesen: Pigmentverluste des Haarkleides und seltener auch solche der Haut (Vitiligo) werden durch angeborene oder erworbene Störungen der Melaninbildung hervorgerufen; sie treten als weiße, graue oder bräunliche Verfärbung der Haare auf und haben zum Teil diagnostische Bedeutung (Taf. 1 b).

Vorkommen und Erscheinungen: Depigmentationen treten als *angeborene* erbliche Verlustmutationen in Form des beim Rind seltenen Albinismus, häufiger aber als mehr oder weniger scharf begrenzte weiße Flecken (Achromo- oder Leukotrichosis) oder als Entfärbung einzelner Haare (Stichelhaarigkeit) an sonst pigmentierten Hautstellen auf. Leukotrichia areata mit

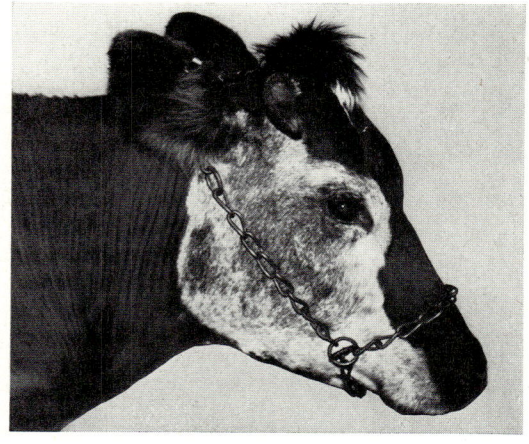

Abb. 5. Erworbener Pigmentverlust (Leukotrichosis areata) auf der Backe einer schwarzbunten Kuh

erhöhter Photosensibilität hat MEIJER (1966) bei Balirindern häufiger gefunden. Außerdem kommt beim Rind eine erbliche, schon bei der Geburt oder erst in späteren Lebensjahren in Erscheinung tretende Grauhaarigkeit (Hypochromotrichosis) vor. *Erworbene* Pigmentverluste werden häufig nach oberflächlichen oder tiefen Hautentzündungen (S. 18) beobachtet, während die durch Pigmentmangel hervorgerufene Aufhellung dunklerer Haare ein typisches Symptom krankhaft verzögerten Haarwechsels sowie bestimmter chronischer Mangelkrankheiten (Kupfer, S. 1079; Kobalt, S. 1091) oder Vergiftungen (Molybdänose, S. 1140) dargestellt. Die angeborene *Mehrfarbigkeit* wird als Heterochromie bezeichnet. Die Möglichkeit einer Zerstörung der pigmentbildenden Melanozyten durch Kälte (Kohlensäureeis, flüssiger Stickstoff) wird beim Rind als sogenanntes ‚*freeze-branding*' zu Kennzeichnungszwecken benutzt, da die hier nachwachsenden Haare weiß bleiben.

Erkennung und Unterscheidung: Erblich bedingte Pigmentveränderungen können durch die Überprüfung mehrerer verwandter Rinder erkannt werden. Zur ätiologischen Klärung anderer Pigmentierungsstörungen bedarf es einer genauen klinischen Untersuchung des Tieres, die unter Umständen durch zusätzliche chemische Untersuchungen zum Nachweis von Spurenelementmängeln oder Vergiftungen ergänzt werden muß.

Entzündung der Haarbälge und Talgdrüsen (Akne et Furunculosis)

Wesen: Durch bakterielle Infektionen verursachte multiple Entzündungen der Haarbälge (Follikulitis, Sykosis) und der Talgdrüsen werden als Akne bezeichnet. Beim Vordringen der Infektion in die tieferen Schichten der Lederhaut entsteht ein mit Gewebsnekrose und eitriger Einschmelzung einhergehendes Furunkel.

Vorkommen: Selbständige bakterielle Infektionen des Haarbalges werden nur selten beobachtet und haben keine größere Bedeutung. Die Akne kommt beim Rind vorwiegend am Schwanz (sogenannter Sterzwurm, S. 624) und an der Euterhaut vor; sie kann ebenso wie die Euterfurunkulose bestandsweise gehäuft auftreten.

Ursachen: Als Erreger der Akne und der Furunkulose kommen verschiedene Bakterien in Frage; in den meisten Fällen wird jedoch *St. pyogenes aureus* nachgewiesen. Häufig liegen auch Mischinfektionen vor. Die Bakterien werden durch Kontakt oder durch Stallgeräte (Putzzeug) übertragen. Eine massive Infektion kommt in der Regel aber nur bei gleichzeitiger Verminderung der Hautabwehrkraft zustande, die auf mechanischen (Scheuern, Reiben) oder medikamentösen Einflüssen (Desinfektionsmittel, Teer, Petroleum) sowie auf unhygienischen Haltungsbedingungen und mangelhafter Hautpflege beruhen kann.

Erscheinungen, Verlauf und Beurteilung: Bei der *Akne* kommt es nach dem Eindringen der Eitererreger zu einer Sekretverhaltung in Talgdrüsen und Haarbälgen sowie zur Ausbildung eines linsen- bis bohnengroßen Knötchens (Papula); dieses wandelt sich innerhalb weniger Tage in eine Eiterpustel um, deren weißgelber, zähschleimiger Inhalt sich schließlich nach außen entleert. Infolge Zerstörung der Haarbälge fallen in den erkrankten Bezirken die Haare aus. Beim Rind werden vorwiegend Schwanz- und Aftergegend betroffen.

Bei der *Furunkulose* entstehen multiple haselnuß- bis faustgroße, zunächst derbe, später aber fluktuierende schmerzhafte Knoten. Nach spontaner oder operativer Entleerung ihres nekrotisch-eitrigen Inhaltes bleibt eine granulierende Wundhöhle zurück. Betroffene Tiere zeigen oft starken Juckreiz (Unruhe, Scheuern, Schlagen mit dem Schwanz). Die Haut der erkrankten Körperteile ist derb verdickt, schmerzempfindlich und mit Sekret- oder Eiterkrusten bedeckt. Sekundär kann es zur eitrigen Dermatitis (S. 23) oder zur Abszeßbildung (S. 37) kommen. Lokale Phlegmonen oder Nekrosen (insbesondere am unteren Schwanzende) sowie septische Allgemeinreaktionen treten aber nur in Ausnahmefällen auf.

Die Krankheit nimmt einen subakuten bis chronischen Verlauf und ist durch das rezidivierende Aufschießen von Aknepusteln oder Furunkeln gekennzeichnet. Infolge weitgehender Zerstörung der Haarbälge und Hautdrüsen können umschriebene Hautbezirke selbst nach Abheilung der Infektion dauernd geschädigt bleiben.

Erkennung und Unterscheidung: Die Diagnose der *Akne* wird aufgrund der typischen multiplen Pustelbildung, erforderlichenfalls auch mit Hilfe einer bakteriologischen Untersuchung des Pustelinhaltes (Staphylokokken) gestellt. Verlauf und Lokalisation (Schwanz, Euter) geben meist weitere Anhaltspunkte. Die histologische Untersuchung ergibt Nekrosen der Haarbälge und Talgdrüsen sowie starke Leukozyteninfiltration. Bei der *Furunkulose* sind die Knoten größer und enthalten eitrig-nekrotische Massen.

Differentialdiagnostisch müssen spezifische Hautinfektionen (Trichophytie, S. 707; Dermatitis nodosa, S. 705) sowie parasitäre Krankheiten in Betracht gezogen werden, von denen die Demodikose (S. 959) mit multipler Follikulitis einhergeht.

Behandlung: Mit *Akne* behaftete Hautbezirke werden zweckmäßigerweise samt ihrer Umgebung geschoren, gründlich gereinigt und desinfiziert. Gut bewährt haben sich tägliches Waschen mit milden antiseptischen Lösungen (T. I.) und anschließendes Auftragen (nicht Einreiben!) gut haftender antibiotischer oder sulfonamidhaltiger Salben; am Schwanz kann die Behandlung mit antibiotischen Sprays vorteilhaft sein. Gegenüber Hautstaphylokokken haben sich Novobiozin, Erythromyzin und Chloramphenikol (T. I.) als besonders wirksam erwiesen, während andere Antibiotika wegen der Resistenz dieser Keime weniger brauchbar erscheinen.

Bei der *Furunkulose* tritt die chirurgische Behandlung (Hyperämisierung durch Auftragen von 20- bis 30%iger Ichthyolsalbe, Spaltung und Ausräumen von Nekrosen) in den Vordergrund. Zur Vermeidung einer Infektionsausbreitung ist eine gründliche Desinfektion des Wundgebietes notwendig.

Bei stark ausgedehnter Akne oder Furunkulose kann eine parenterale antibiotische Allgemeinbehandlung (T. I.) angezeigt sein.

Vorbeuge: Zur Vermeidung einer enzootischen Weiterverschleppung der Infektion sollten erkrankte Tiere isoliert werden, damit andere Rinder nicht mit ihnen und ihren eitrigen Sekreten in Berührung kommen. Darüber hinaus ist eine gründliche Desinfektion des Standplatzes sowie der Stallgeräte einschließlich des Putzzeuges notwendig und eine nachhaltige Fliegenbekämpfung (S. 969) vorzunehmen.

SCHRIFTTUM

ABEL, H. H. (1961): Atrichia areata. Dtsch. Tierärztl. Wschr. *68*, 410. — ANKE, M. (1966): Der Mengen- und Spurenelementgehalt des Rinderhaares als Indikator der Calcium-, Magnesium-, Phosphor-, Kalium-, Natrium-, Eisen-, Zink-, Mangan-, Kupfer-, Molybdän- und Kobaltversorgung. Arch. Tierernährung *16*, 57-75.

BACH, E. (1922): Alopezie beim Rind. Schweiz. Arch. Tierheilk. *64*, 431-432. — BARKEMA, R. M. (1963): Driekleurigheid bij het Nederlandse rund en de verklaring ervon. Tijdschr. Diergeneesk. *88*, 195-204. — BECKER, R. B., C. F. SIMPSON & C. J. WILCOX (1963): Hypotrichosis—a nonlethal character. J. Hered. *54*, 3-7. — BIANCHI, L. (1951): Sulla ipertricosi dei bovini. Profilassi *24*, 5-8. — BÜHLER, W. (1941): Beziehungen zwischen Haut und Haar beim Fleckvieh. Zschr. Tierzüchtung *50*, 241-272.

CRAFT, W. A., & W. L. BLIZZARD (1934): The inheritance of semihairlessnes in cattle. J. Hered. *25*, 385-391. — CVETKOVIĆ, A., & R. TODOROVIĆ (1958): Ein Fall von symptomatischer Alopezie beim Rind (serbokroatisch). Vet. Glasnik *12*, 375-376.

DANIELI, D. (1955): Atrichia congenita — Atrichia acquisita o sintomatica. Progr. Vet. *9*, 411-412. — DERLOGEA, V., T. PIRLEA, ST. ILEA & V. CATARIG (1966): Beobachtung einer neuen angeborenen Anomalie bei Rindern in unserem Lande — totale Haarlosigkeit (rumänisch). Lucrar. Stiint. Inst. Cercetari Zootehn. *22*, 483-490. — DREYER, J. H. (1966): A study of hair morphology in the family Bovidae. Onderstepoort J. Vet. Res. *1966*, 379-472. — DRIEUX, H., M. VIROGEAU & G. THIERY (1950): Hypotrichose congénitale avec anodontie acrie et macroglossie chez le veau. Rec. Méd. Vét. *76*, 385-388.

EISELE, F. (1936): Angeborene Haarlosigkeit bei Kälbern der schwarz-bunten Niederungszucht als Auswirkung eines Letalfaktors. Züchtungsk. *11*, 432-438. — ELDRIDGE, F. E., & F. W. ATKESON (1935): Streaked hairlessness in Holstein—Frisian cattle. A sex-linked letal character. J. Hered. *26*, 265-279.

FARRELL, R. K., L. M. KOFER & L. D. WINWARD (1966): Freezebranding of cattle, dogs and cats for identification. J. Amer. Vet. Med. Ass. *149*, 745-752.

GRÜNDER, H.-D., & R. MUSCHE (1962): Fütterungsbedingter Haarausfall beim Kalb. Dtsch. Tierärztl. Wschr. *69*, 437-442.

HEIDRICH, H. J. (1957): Akne der Euterhaut beim Rind. Berl. Münch. Tierärztl. Wschr. *70*, 411-412. — HELBIG, K. (1958): Untersuchungen über die wirtschaftliche Bedeutung und die Erblichkeit der Langhaarigkeit beim schwarzbunten Niederungsrind. Dtsch. Tierärztl. Wschr. *65*, 431-437. — HOL-

Mes, J. R., & G. B. Young (1954): Symmetrical alopecia in cattle. Vet. Record 66, 704-706. — Hutt, F. B., & L. Z. Saunders (1953): Viable genetic hypotrichosis in Guernsey cattle. J. Hered. 44, 3-12.

Johansson, J. (1942): Reduced phalanges and curly coat—two mutant characters in native Swedish cattle. Hereditas 28, 278-288.

Kliesch, J., & P. Horst (1960): Untersuchungen zur Frage Farbvererbung beim Rind. Z. Tierzücht. Züchtungsbiol. 74, 106-118. — Koetsfeld, E. E. van (1954): De invloed van de voeding op het haarkleed en de samenstelling van het haar. Tijdschr. Diergeneesk. 79, 405-416. — Küst, F. (1938): Beobachtungen über Akne beim Rind. Tierärztl. Rundschau 44, 847-849.

Lovas, G. (1964): Beobachtungen im Zusammenhang mit der sogenannten Schwanzerkrankung beim Rind (ungarisch). Magyar Allatorv. Lap. 19, 156-158. — Luginbühl, H., & H. Kupferschmied (1959): Follikulitis, symmetrische Alopezie und Hyperkeratose bei einem Rind. Schweiz. Arch. Tierheilk. 101, 588-596. — Lyne, A. G., & M. J. Heideman (1959): The prenatal development of skin and hair in cattle. Austral. J. Biol. Sci. 12, 72-95.

Meier, W. (1946): Untersuchungen über die Vererbung der Langhaarigkeit in Verbindung mit der Kurzatmigkeit beim Rinde in einem Hochzuchtsgebiet des schwarzbunten Niederungsviehs. Diss., Hannover. — Meijer, W. C. Ph. (1966): Pigmentverlust des Integumentes und die dermatologische Diagnose bei der Beurteilung von Pferden und Rindern. Dtsch. Tierärztl. Wschr. 73, 85-88. — Mohr, O. L., & C. Wriedt (1928): Hairless a new recessive lethal in cattle. J. Genetics 19, 315-321.

Neseni, R. (1968): Veränderungen im Mineralbestand der Rinderhaare, besonders zur Zeit der Geburt und bei Fruchtbarkeitsstörungen. Wien. Tierärztl. Mschr. 55, 206-220. — Nikov, S. (1964): Ein Fall von Alopecia universalis hyperchromica beim Rind (bulgarisch). Naučni Trudove. (Sofija) 12, 225-229. — Novazzi, G. (1963): Alopecia del vitello d'origine alimentare. Clin. Vet. 86, 327-329.

Rosenberger, G. (1939): Angeborene Haarlosigkeit (Hypotrichia adnata) bei einem Kalb. Dtsch. Tierärztl. Wschr. 47, 212-213.

Schoop, G. (1944): Ungleichmäßige Behaarung bei Rindern. Dtsch. Tierärztl. Wschr./Tierärztl. Rundschau 52/50, 124-125. — Schott, A. (1956): Angeborene Haarlosigkeit beim Kalb. Züchtungskd. 28, 333-337. — Shand, A., & G. B. Young (1964): A note on congenital alopecia in a Friesian herd. Vet. Record 76, 907-909. — Surrarrer, T. C. (1943): Bulldog and hairless calves. J. Hered. 34, 175-177.

Teichmann, O. (1934): Zwei Fälle von Haarlosigkeit beim Rinde. Dtsch. Tierärztl. Wschr. 42, 129 bis 133.

Weber, W., & J. J. Lauvergne (1964): Trois cas d'albinisme rencontrés en Suisse dans la race Brune des Alpes. Ann. Zootechn. 13, 151-154. — Wittke, G. (1955): Beobachtungen über die Wärmepolypnoe zweier langhaariger Rinder. Berl. Münch. Tierärztl. Wschr. 68, 356-360.

Yeates, N. T. M. (1958): Observations on the role of nutrition in coat shedding in cattle. J. Agric. Sci. 50, 110-112. — Young, J. G. (1953): A note on the occurrence of an epithelial defect in a grade Hereford herd. Austral. Vet. J. 29, 298-300.

Zacherl, M. K., & M. Weiser (1963): Über den Mineralstoffgehalt von Rinderhaaren. Wien. Tierärztl. Mschr. 50, 62-69. — Zeinert, L. (1935): Alopezia symptomatica nach Paratyphus. Berl. Tierärztl. Wschr. 51, 117-118.

Krankheiten der Hautdrüsen

Störungen der Schweißbildung (Anidrosis et Hyperidrosis)

Wesen: Bei diesen Funktionsstörungen der Schweißdrüsen entspricht die Schweißabsonderung nicht den Erfordernissen der physiologischen Temperaturregulation, sondern ist vermindert (Anidrosis, Hypoidrosis) oder vermehrt (Hyperidrosis).

Vorkommen und Ursache: Störungen der Schweißsekretion werden beim Rind selten beobachtet und haben dann nur symptomatische Bedeutung. Umfangreiche Untersuchungen von Taneja (1958 bis 1960) ergaben, daß die Schweißbildung beim Rind erhebliche individuelle Unterschiede aufweist und an dorsalen Körperteilen stets größer ist als an ventralen. Nach Beginn des Schwitzens bleibt die Schweißsekretion auch bei steigender Außentemperatur normalerweise über längere Zeit gleich groß.

Während ein Fehlen der Schweißdrüsen beim Rind als angeborene, mit Haarlosigkeit (S. 10) verbundene Mißbildung bekannt ist, wurde aus Indien und den USA über Anidrosis bei Hochleistungskühen infolge von Anpassungsstörungen an tropisches Klima berichtet. Übermäßige Schweißabsonderung am ganzen Körper (Hyperidrosis universalis) wird öfter bei Mastkälbern infolge hoher Flüssigkeits- und Kalorienaufnahme und bei Rindern mit erblicher Langhaarigkeit (S. 12) beobachtet. Auch kommt eine symptomatische Hyperidrose in Zusammenhang mit schweren Allgemeinerkrankungen, Mycolystrophie (S. 1113), schmerzhaften Lahmheiten und als pathognostisches Symptom bei Vergiftungen mit Menichlopholan (S. 1213) vor. Bei der ‚Schwitzkrankheit' afrikanischer Rinder handelt es sich um eine Zeckenbißintoxikation. Das

TAFEL 1

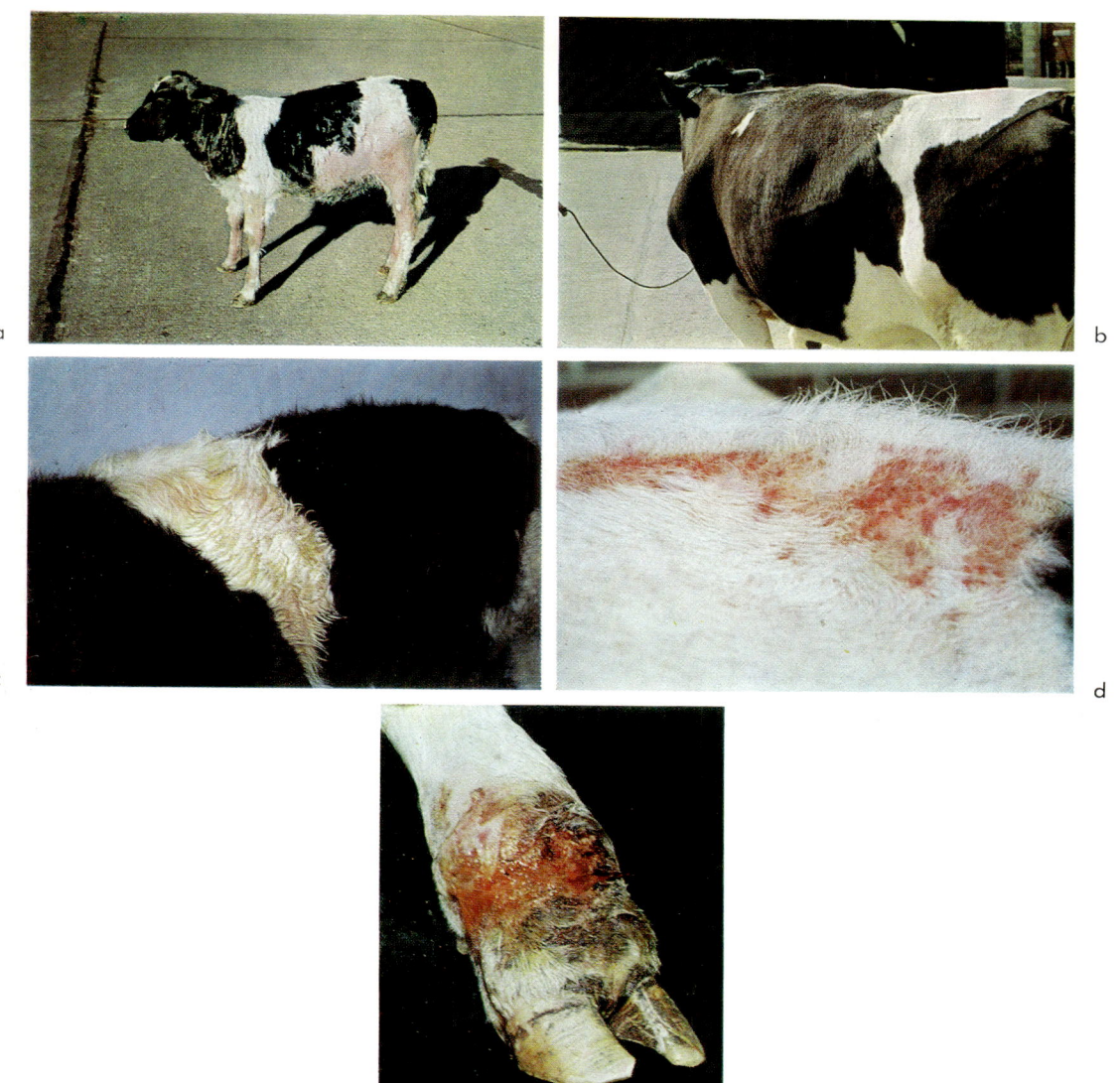

a. Ausgedehnter Haarausfall bei einem 4 Wochen alten Kalb nach Verfütterung eines walfetthaltigen Milchaustauschers (S. 11)
b. Kuh mit kupfermangelbedingter rostbrauner Verfärbung der sonst schwarzpigmentierten Haare im Bereich von Schulter und Brustwand (Hypochromotrichose; S. 13, 1079)
c. Schwitzen bei angeborener übermäßiger Behaarung (Hypertrichosis congenita; S. 12)
d. Akutes Rückenekzem (S. 18)
e. Hochgradige Dermatitis purulenta infolge sekundärer bakterieller Infektion eines fütterungsbedingten Exanthems am Gliedmaßenende („Schlempemauke'; S. 21, 1253)

sogenannte Blutschwitzen (Haematidrosis) wird in manchen Fällen von hämorrhagischer Diathese (S. 1311) beobachtet; es kommt durch Beimischung von Blut zum Sekret der Schweißdrüsen zustande.

Erscheinungen und Behandlung: Rinder mit Hyperidrosis zeigen trotz Stallruhe und mäßiger Außentemperatur ein stark durchfeuchtetes Haarkleid. An den Haaren sind bei genauer Betrachtung feine Flüssigkeitströpfchen sichtbar; mitunter sind sie auch durch den Schweiß verklebt. Der Zustand kann durch Beseitigung der Ursache oder, symptomatisch, durch Verbringen der Tiere in kühle Umgebung, Scheren der Haare oder Übergießen mit kaltem Wasser geändert werden. Fehlende oder mangelhafte Schweißsekretion läßt sich zuweilen durch Kochsalzzufütterung (S. 1048) beeinflussen.

Störungen der Talgdrüsentätigkeit (Seborrhoea)

Wesen: Die als Talg- oder Schmerfluß (Seborrhoe, Pityriasis) bezeichnete übermäßige Tätigkeit der Hauttalgdrüsen verursacht starke Schuppenbildung auf der Hautoberfläche und im Haarkleid (Seborrhoea sicca s. crustosa).

Vorkommen und Ursachen: Die Talgdrüsentätigkeit besitzt besondere Bedeutung für die Gesunderhaltung der Haardecke. Störungen ihrer Funktion sind daher häufig mit Veränderungen am Haarkleid verbunden. Die Seborrhoe kommt nur selten als selbständige Krankheit vor, bildet jedoch ein häufiges Symptom bei unter- oder mangelernährten Rindern und bei zahlreichen Hauterkrankungen. Die auslösenden Ursachen für eine gesteigerte Talgproduktion sind unbekannt, jedoch wird eine Hautstoffwechselstörung angenommen. Bei Mangel an Vitamin A, B_2 oder B_3 (S. 1100, 1107) sowie beim Fehlen essentieller Fettsäuren werden insbesondere an Kälbern ekzematöse Seborrhoen mit starker Schuppenbildung beobachtet. COLE und Mitarbeiter (1944) beschrieben bei Kälbern eine seborrhoische Dermatose, die mit erniedrigtem Askorbinsäurespiegel im Plasma einherging und durch Vitamin C-Gaben geheilt werden konnte (S. 1110). Seborrhoe wurde weiterhin bei Kälbern im Alter von 2 bis 4 Wochen im Zusammenhang mit partiellem Haarausfall (S. 10) nach Verabreichung aufgefetteter Milchaustauschpräparate gesehen (GRÜNDER und MUSCHE, 1962). Die Seborrhoea sicca ist eine häufige Nebenerscheinung bei Ektoparasitenbefall (S. 955 ff.), im Anfangsstadium von Hautmykosen (S. 707, 712) und bei bakteriellen Hautinfektionen (Akne, S. 14). Ein seborrhoisches Ekzem unbekannter Ursache tritt weiterhin nicht selten an den Schenkelinnenflächen und der Euterhaut frischmilchender Kühe (sogenannte ‚flexural seborrhoe') auf. Die Seborrhoe bildet außerdem ein Symptom des Jodismus (S. 1184).

Erscheinungen und Verlauf: Die ersten Anzeichen des Talgflusses bestehen in vermehrter Fettigkeit des Haarkleides. Später treten zwischen den Haaren zahlreiche hellgraue oder bräunliche Schuppen auf, die eine fettig-pappige Konsistenz aufweisen. Infolge der starken Schuppenbildung werden häufig Verklebungen und Krusten im Haarkleid beobachtet. In anderen Fällen können diese Erscheinungen fehlen; das Fell sieht dann eher stark verstaubt oder wie mit Kleie bestreut aus. Der Geruch einer solchen Haut ist fett- bis talgähnlich

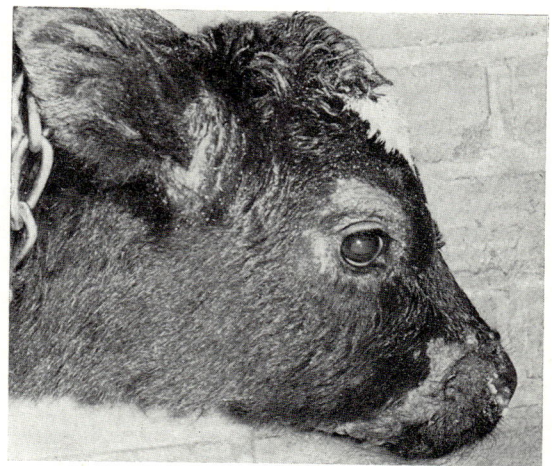

Abb. 6. Talgfluß (Seborrhoea crustosa) bei fütterungsbedingtem Haarausfall an Ohrgrund und Augenbogen sowie rings um Flotzmaul und Lippenspalte

oder ranzig. Juckreiz fehlt in der Regel. Mit der Schuppenbildung können Lockerung oder Ausfall der Haare und/oder entzündliche Hautveränderungen (Ekzeme, siehe unten) verbunden sein, die jedoch nicht als Folge des Talgflusses anzusehen sind.

Die Seborrhoe kann sich innerhalb einiger Tage entwickeln und über größere Hautbezirke verbreiten. Krankheitsverlauf und -dauer werden hauptsächlich vom Gang des meist chronischen Primärleidens bestimmt.

Beurteilung und Behandlung: Die Prognose des Talgflusses hängt in erster Linie von der Entwicklung des Grundleidens ab. Bei den seborrhoischen Dermatosen der Kälber tritt mit Umstellung auf Rauhfutter und Ausbildung der vollen Pansenfunktion meist Heilung ein.

Eine Lokalbehandlung der Seborrhoe verspricht wenig Erfolg, wenn nicht gleichzeitig ihre eigentlichen Ursachen angegangen werden. Deshalb muß zunächst das Vorliegen einer parasitären, mykotischen oder bakteriellen Infektion ausgeschlossen werden. Ernährungsmängel lassen sich im Einzelfall oft nur schwer nachweisen und analysieren; daher sollte bei Verdacht probehalber eine Futterumstellung vorgenommen werden. Bei der örtlichen Behandlung sind hautreizende Medikamente oder Waschungen zu meiden, da sie die Erkrankung nur verschlimmern. Erfolgversprechend sind lokale und allgemeine Anwendung von Polyvitamin- und Schwefelpräparaten (Ichthyol) sowie Lebertran und zuweilen auch Glukokortikoide (T.I.).

SCHRIFTTUM

Bianca, W. (1965): Sweating in dehydrated steers. Res. Vet. Sci. 6, 33-37. — Cole, C. L., R. A. Rasmussen & F. Thorp (1944): Dermatosis of the ears, cheeks, neck and shoulders in young calves. Vet. Med. 39, 204-206. — Findlay, J. D., & D. McEwan (1960): The morphology of bovine sweat glands and the effect of heat on the sweat glands of the Ayrshire calf. J. Agric. Sci. 55, 247-249. — Findlay, J. D., & D. M. Jenkinson (1964): Sweat gland function in the Ayrshire calf. Res. Vet. Sci. 5, 109-115. — Gründer, H.-D., & R. Musche (1962): Fütterungsbedingter Haarausfall beim Kalb. Dtsch. Tierärztl. Wschr. 69, 437-442. — Langer, A. (1951): Dermatitis seborrhoides des Saugkalbes als Mangelerscheinung. M.-hefte Vet.-Med. 6, 369-374. — McDowell, R. E., B. T. McDaniel, M. S. Barrada & K. H. Lee (1961): Rate of surface evaporation from the normal body surface and with sweat glands inactivated under hot conditions. J. Animal Sci. 20, 380-385. — Stewart, C. M. (1956): Dry coat or nonsweating in horses and cattle in India. Irish Vet. J. 10, 189-192, 208-210. — Taneja, G. C. (1958): Sweating in cattle. 1. Cutaneous evaporative losses in calves and its relationship with respiratory evaporative loss and skin and rectal temperatures. J. Agric. Sci. 50, 73-81. — Taneja, G. C. (1960): Sweating in cattle. 6. Density of sweat glands and its relationship with cutaneous evaporation. J. Agric. Sci. 55, 109-110.

Entzündungen der Haut

Das Entzündungsbild der Haut weicht ihres besonderen anatomischen Baues wegen wesentlich von dem anderer Gewebe ab. Einteilung, Benennung und Abgrenzung der Hautentzündungen stoßen daher auf gewisse Schwierigkeiten. Die Uneinheitlichkeit von Definition und Bezeichnung der einzelnen Entzündungsformen ist außerdem auf die wechselnde Berücksichtigung pathogenetischer und morphologischer Gesichtspunkte zurückzuführen. Die folgende vereinfachte Einteilung in oberflächliche (Ekzem und Exanthem) und tiefe Entzündungen der Haut (Dermatitis) berücksichtigt in erster Linie die klinisch-diagnostischen Möglichkeiten und die therapeutischen Erfordernisse.

Oberflächliche Hautentzündungen

Idiopathischer Hautausschlag (Ekzema)

Wesen: Unter Ekzem wird eine primäre, vorwiegend exsudative Entzündung der Haut verstanden, die sich auf die oberen (epidermalen) Kutisschichten beschränkt. Die Entstehung des Ekzems ist durch das Zusammenwirken prädisponierender innerer

Ursachen mit äußeren, auslösenden Reizen charakterisiert. Ätiologie und klinisches Bild des Ekzems sind äußerst vielfältig.

Vorkommen und Ursachen: Selbständige Hautausschläge kommen beim Rind relativ selten zur Beobachtung; sie treten an Häufigkeit und Bedeutung hinter den symptomatischen Erkrankungsformen (Exantheme, S. 21) zurück. Ihre Pathogenese ist als ein nur unvollständig gelöstes Problem anzusehen. Nach allgemeiner Auffassung gelten als Ursachen sowohl besondere innere (prädisponierende) Faktoren als auch auslösende äußere Reizeinwirkungen; über die Art der inneren Ekzembereitschaft (Allergie, Intoxikation oder Stoffwechselstörung) besteht aber nicht immer Klarheit. Sehr vielfältig sind die äußeren ekzematogenen Faktoren, zu denen mechanische, chemische, thermische und Strahlungs-Reize gerechnet werden. Zur experimentellen Auslösung eines Ekzems reichen letztere bei gesunden Tieren für sich allein jedoch nicht aus; nach genügend starker Reizeinwirkung entwickelt sich dann vielmehr eine tiefe Hautentzündung (Dermatitis, S. 23).

Beim Rind treten Ekzeme vorwiegend bei Jungtieren, und zwar meist im Zusammenhang mit allgemeinen Ernährungs- oder Haltungsschäden sowie im Gefolge chronischer Organkrankheiten und parasitärer Invasionen auf. Für die in der Regel bestandsweise gehäuft vorkommenden *Fütterungsexantheme* sind dagegen bestimmte Futterstoffe verantwortlich (S. 21). Die Ekzembereitschaft wird insbesondere durch Mangelernährung gefördert, wobei das Fehlen von Eiweiß, Vitamin A (bei Kälbern auch der Vitamine des B-Komplexes, S. 1107) und von Spurenelementen besondere Bedeutung hat. Gehäuft auftretende chronische krustöse Ekzeme wurden von GMELIN (1927) oder GMINDER (1931) bei Jungrindern im Zusammenhang mit einem gebietsweise auftretenden Mangelleiden (Wendener Krankheit) beobachtet. Über die Bedeutung genetischer, hormonaler und allergischer Faktoren für die Ekzementstehung fehlen beim Rind bislang noch genauere Untersuchungen.

Als äußere Ekzemursachen haben insbesondere unhygienische Haltungsverhältnisse (Schmutzmauke der Gliedmaßen) und anhaltende oder wiederholte Hautreizungen (Wundsekrete, ektoparasitär bedingter Juckreiz mit fortwährendem Scheuern, Einreibungen oder Waschungen mit irritierenden Arzneimitteln) Bedeutung. Im Einzelfall läßt sich die Pathogenese des Ekzems aber nicht immer klären.

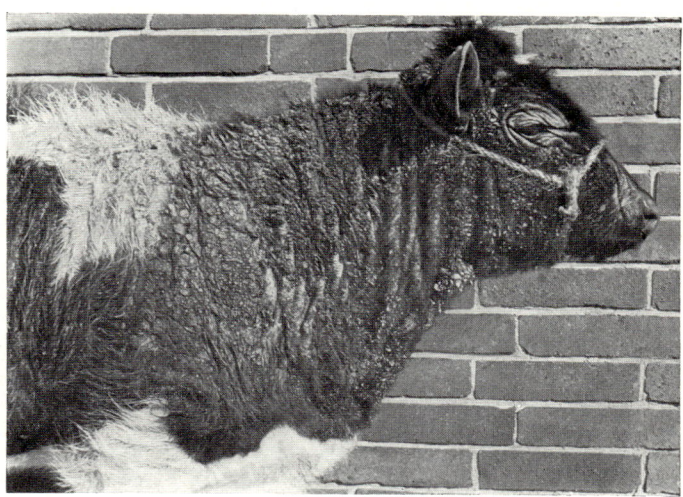

Abb. 7. Chronisches krustöses Ekzem an Kopf und Hals

Erscheinungen: Je nach der Krankheitsdauer werden akute und chronische Ekzeme unterschieden. Aufgrund des klinischen Erscheinungsbildes erfolgt die weitere Einteilung in Ekzeme, die mit Rötung (E. erythematosum) oder Bildung von Knötchen (E. papulosum), Bläschen (E. vesiculosum), Blasen (E. bullosum), Pusteln (E. pustulosum),

Exsudaten (E. madidans), Krusten (E. crustosum) oder Schuppen (E. squamosum) einhergehen. Mitunter treten die genannten Formen auch nach- oder nebeneinander auf (Taf. 1 d).

Die häufigsten Ekzemlokalisationen sind Schwanzansatz, Rücken, Hals und Kopf oder Gliedmaßen. Die erkrankten Hautbezirke treten durch den sekundären teilweisen oder völligen Haarverlust und die Bildung von Effloreszenzen (Bläschen, Pusteln, Knötchen, Schuppen, schmierige Beläge, harte Krusten) in Erscheinung. Hier verliert die Haut ihre glatte Oberfläche und elastische Beschaffenheit. In frischen Fällen finden sich alle Zeichen einer akuten Entzündung, wobei ausgeprägte Schmerzhaftigkeit allerdings meist fehlt. Oft ist Juckreiz vorhanden. Beim chronischen Ekzem treten reaktive Gewebszubildungen mit deutlicher Verdickung der oberen Hautschichten (Hyperkeratose, S. 27), borkige Auflagerungen und völliger Haarverlust in den Vordergrund. Außerdem können durch dauerndes Scheuern oder Belecken der erkrankten Stellen und durch bakterielle Infektionen noch sekundäre Hautveränderungen hinzukommen.

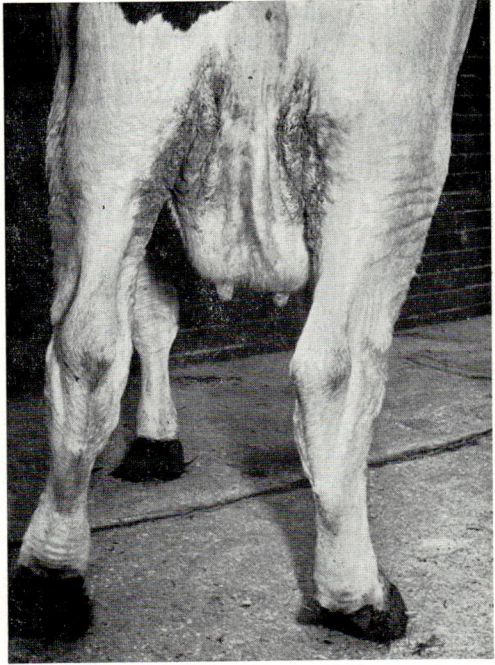

Abb. 8. Subakutes nässendes Ekzem an den Innenflächen der Hinterschenkel sowie seitlich am Euter

Der Krankheitsverlauf erstreckt sich meist über mehrere Wochen oder Monate. Fortschreitende Ausbreitung oder Rezidive werden häufig beobachtet. Ein Übergreifen der Entzündung auf tiefere Schichten der Kutis oder auch der Subkutis mit anschließender Infektion (eitrige Dermatitis, S. 23; Phlegmone, S. 35) kommt dagegen nur ausnahmsweise vor. Allgemeine Krankheitserscheinungen fehlen mit Ausnahme der juckreizbedingten Unruhe und einer dadurch mitunter verursachten Abmagerung oder Leistungsminderung. Die Abheilung erfolgt unter Abstoßung der erkrankten Hautschichten. Nach weitgehender Zerstörung der Hautdrüsen und Haarbälge bleibt die Haut dauernd verändert oder verdickt.

Beurteilung: Die Prognose hängt weitgehend von Dauer, Ausbreitung und Ursache des Ekzems ab. Spontanheilungen kommen nicht selten vor. Im Hinblick auf die unsicheren therapeutischen Erfolgsaussichten sind ausgedehnte und chronische Ekzeme prognostisch aber stets zweifelhaft zu beurteilen.

Erkennung und Unterscheidung: Infolge unklarer Abgrenzung gegenüber anderen Hautkrankheiten wird die Bezeichnung Ekzem häufig als Sammelbegriff für alle Hautveränderungen unbekannter Genese gebraucht; trotzdem sollte eine möglichst weitgehende Differenzierung angestrebt werden. Die Diagnose stützt sich auf die Anamnese (langsame Entwicklung und Ausbreitung), den lokalen Hautbefund (Effloreszenzen, Juckreiz), das Fehlen allgemeiner Krankheitserscheinungen (im Gegensatz zu spezifischen infektiösen Exanthemen) sowie die Prüfung der Fütterungs- und Haltungsverhältnisse (Mangelernährung, unzureichende Umwelthygiene). Die Form des Ekzems ergibt sich aus der Krankheitsdauer und den im Vordergrund stehenden örtlichen Symptomen.

Durch entsprechende Untersuchungen muß außerdem die ursächliche Beteiligung von Bakterien, Pilzen und Virusinfektionen (Hautgeschabsel, Übertragbarkeit, Allgemeinerkrankung), Parasiten (mehrmalige Entnahme von Hautgeschabseln) oder chemischen Giften (Störung des Allgemeinbefindens, weitere Vergiftungssymptome) ausgeschlossen werden. Die Abgrenzung gegenüber der Seborrhoe (Bildung fettiger Schuppen, keine Effloreszenzen; S. 17), der primären Alopezie (keine Hautveränderungen; S. 10) sowie von der Akne und Furunkulose (Übertragbarkeit, Erregernachweis; S. 14) dürfte in den meisten Fällen schon klinisch möglich sein. Dagegen kann die Unterscheidung von Exanthem (spezifische infektiöse oder toxische Ursache; siehe unten) und von der eigentlichen Dermatitis (tiefgreifende Lederhautveränderungen mit ausgeprägten Entzündungssymptomen; S. 18) aufgrund des klinischen Bildes allein zuweilen schwierig oder sogar unmöglich sein.

Behandlung: Die Schwierigkeiten der Ekzemtherapie ergeben sich aus der meist unklaren Genese und der unterschiedlichen lokalen und allgemeinen Reaktionslage des Organismus. Eine erfolgssichere Standardbehandlung kann deshalb nicht angegeben werden. *Allgemeine* Maßnahmen betreffen in erster Linie die Umstellung und Verbesserung der Fütterung (zusätzliche Eiweißgaben, Mineralstoff- und Spurenelementzulagen, Vermeidung einseitiger Futterrationen, Weidewechsel) sowie Änderung der Haltungsbedingungen (Auslauf, Weidegang). Die Verbesserung der Vitaminversorgung erfolgt zweckmäßigerweise durch Stoßbehandlung mit Polyvitaminpräparaten (Vitamin A, D und E, bei Kälbern auch die Vitamine des B-Komplexes). Daneben hat sich die unspezifische Reiztherapie mit Eigenblut, Yatrenkasein-Bayer und anderen eiweißhaltigen Stoffen bewährt (T.I.).

Gleichzeitig sind stets auch *lokale* therapeutische Maßnahmen angezeigt. Bei Behandlungsbeginn werden die erkrankten Hautbezirke gründlich geschoren und sorgfältig von anhaftenden Schmutz- oder Sekretkrusten gereinigt; häufige Waschungen sind jedoch zu unterlassen. Bei akutem Ekzem müssen insbesondere auch hautreizende Medikamente (Desinfektionsmittel, Teer, Schmierstoffe) und unlösliche Krusten bildende Zubereitungen (Streupuder) sowie wäßrige Lösungen vermieden werden. Zur Anwendung kommen deshalb vor allem spirituöse Lösungen, ölige Emulsionen, Salben und Pasten, von denen sich besonders die vitaminhaltigen (zum Beispiel Lebertransalbe) und leicht adstringierenden (zum Beispiel Salizylspiritus, Tanninsalben) sowie die zink- und schwefelhaltigen Zubereitungen (Zinkoxydsalbe, Ichthyolsalbe 5 bis 10 %ig) bewährt haben. Da Ekzeme stets als sekundär infiziert angesehen werden müssen, sind antibiotikahaltige Kombinationspräparate oft vorteilhaft. Eine rasche, aber wenig nachhaltige Wirkung entfalten kortikoidhaltige Salben, weshalb unter Umständen eine parenterale Kortisonbehandlung (T.I.) vorzuziehen ist.

Symptomatischer Hautausschlag (Exanthema)

Wesen: Exantheme sind symptomatische oberflächliche Hautentzündungen, die durch bestimmte infektiöse, toxische oder alimentäre Ursachen hervorgerufen werden und meist mit allgemeinen Krankheitserscheinungen einhergehen.

Vorkommen und Ursachen: Die beim Rind häufigen und klinisch-diagnostisch bedeutungsvollen, infektiösen Exantheme treten insbesondere bei einer Reihe von Viruskrankheiten (Rinderpest, S. 848; Maul- und Klauenseuche, S. 835; bösartiges Katarrhalfieber, S. 843; Mucosal disease, S. 742; Stomatitis vesicularis, S. 734; Kuhpocken, S. 688) aber auch nach Hautpilzinfektionen auf (Trichophytie, S. 707). Außerdem kommen toxische Exantheme nach Vergiftungen mit Arsen (S. 1154), Quecksilber (S. 1130) und Jod (S. 1184), sowie allergische Exantheme (Urtikaria, S. 1305) vor.

Bei den Fütterungsausschlägen handelt es sich um exanthematische Hautveränderungen, die nach anhaltender und meist einseitiger Verabreichung bestimmter Nahrungsstoffe als meist kennzeichnendes Symptom auftreten. Am häufigsten ist beim Rind die sogenannte Schlempemauke (Kartoffelausschlag, S. 1253), die vorwiegend bei Mastrindern nach längerer Verabreichung größerer Mengen von Kartoffelschlempe beobachtet wird; sie kommt besonders in landwirtschaftlichen Brennereibetrieben vor. Ihr Auftreten wechselt von Jahr zu Jahr in erheblichem Maße, was durch die unterschiedliche Zusammensetzung der Schlempe erklärt wird. Maukeähnliche Futtermittelexantheme wurden außerdem nach Verfütterung von Maisschlempe, Rübenpülpe, Trebern,

Reiskleie, Reismehl sowie verschiedenen Ölkuchen (Sesam, Sojabohnen, Kokosnuß, Baumwollsaat, Palmkern) gesehen. Die eigentlichen exanthemerzeugenden Substanzen und deren Wirkung sind bisher allerdings meist unbekannt geblieben. Auch ist noch ungeklärt, ob und wieweit diese Erkrankungen auf eine anhaltende Störung der Pansendigestion und deren Folgen (Störung der Vitaminsynthese) oder auf toxische Inhaltsstoffe der Futtermittel selbst zurückzuführen sind.

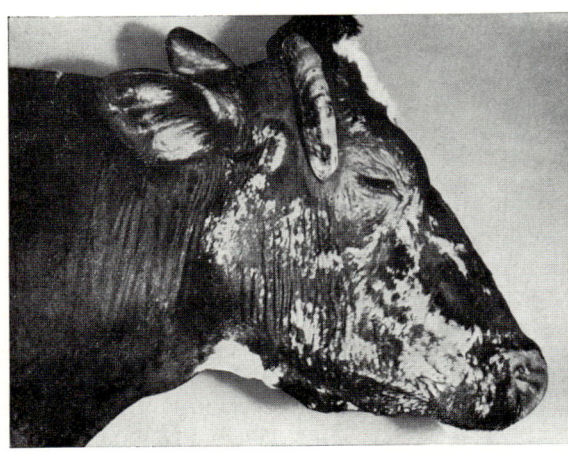
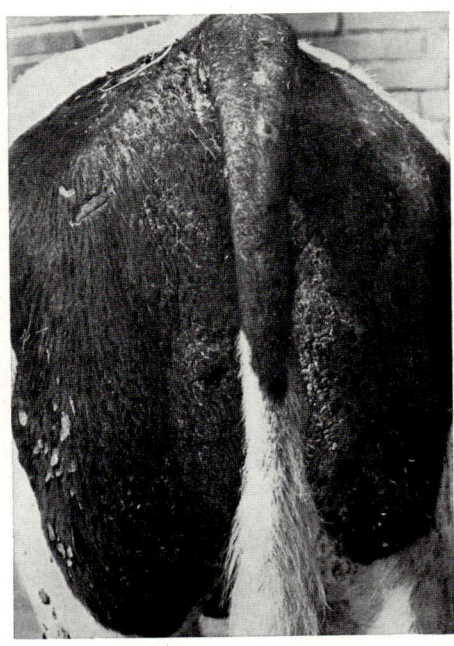

Abb. 9. Mit fleckförmigem Haarausfall und Pigmentverlust einhergehendes schuppendes Exanthem im Kopfbereich nach chronischer oraler Vergiftung

Abb. 10. Subakutes Exanthem nach einseitiger Schlempefütterung bei einem Mastbullen („Kartoffelausschlag")

Erscheinungen und Verlauf: Die Hautveränderungen treten in der Regel nur bei einseitiger Verfütterung der oben genannten Stoffe und auch dann erst nach längerer Zeit (1 bis 4 Wochen) auf. Sie beginnen gewöhnlich mit einem vesikulären Exanthem in den Fesselbeugen der Hintergliedmaßen. Beim Platzen der Bläschen entleert sich ihr seröser Inhalt nach außen und bildet nach einigen Tagen graubraune, schmutzige Krusten, die mit den Haaren verkleben. Das Exanthem kann die Haut vom Klauensaum bis zum Fesselgelenk erfassen. In späteren Krankheitsstadien sind die Haare hier gesträubt und teilweise ausgefallen; zwischen den Krusten entstehen dann infolge der Bewegung tiefe Risse (Rhagaden), auf deren Grund die entzündlich gerötete und leicht blutende Haut zum Vorschein kommt. Das Gliedmaßenende erscheint verdickt, vermehrt warm und empfindlich (Taf. 1 e). Das Klauenhorn kann sich entlang des Saumbandes und im Ballenbereich teilweise ablösen, was oft ausgedehnte Unterminierungen der Hornwand und -sohle (S. 558, 573) mit schweren Lahmheiten und Sekundärinfektionen zur Folge hat. Eine Ausbreitung der Exantheme auf andere Körperteile (Schenkelinnenflächen, Bauchwand, Euterhaut, Hals und Kopf) wird bei der Schlempemauke nur selten, bei anderen Futtermittelausschlägen dagegen häufiger beobachtet. Ausgeprägter Juckreiz fehlt. Grad und Ausmaß der Exantheme können innerhalb eines Bestandes bei gleich gefütterten Tieren erhebliche Unterschiede aufweisen. Gelegentlich bleiben einzelne Rinder sogar völlig verschont, während andere außer den örtlichen Veränderungen vorübergehend sogar deutliche Allgemeinsymptome mit Fieber und Durchfall zeigen. Bei stärker betroffenen Patienten können die Leistungsminderungen (mangelhafte Gewichtszunahmen, Milchrückgang) 20 bis 30 % betragen.

Beurteilung: Futtermittelexantheme heilen innerhalb einiger Wochen spontan ab, wenn die Verabreichung des ausschlagerzeugenden Futtermittels eingestellt oder wesentlich eingeschränkt wird. Beim Hinzutreten von Folgekrankheiten (Sekundärinfektionen,

Lahmheiten) richtet sich die Prognose nach deren Art und Grad. Tiere, die infolge hochgradiger Veränderungen an den Klauen (tiefe Nekrosen oder Ausschuhen) zum Festliegen kommen, können nur ausnahmsweise noch geheilt werden.

Folgekrankheiten: Gliedmaßenexantheme stellen gefährliche Eintrittspforten für bakterielle Sekundärinfektionen aller Art dar; daher treten in Zusammenhang mit ihnen häufig auch Phlegmonen, subkutane Abszesse oder eitrige Dermatitiden auf. Im Bereich des Saumbandes, am Ballen oder im Zwischenklauenspalt eindringende Eitererreger oder Sph. necrophorus verursachen nicht selten schwere Klauenerkrankungen (Interdigitalnekrose, S. 580, infizierte Pododermatitiden im Wand- und Sohlenbereich, S. 573), die bei Beteiligung mehrerer Klauen sogar zum Festliegen führen können.

Erkennung und Unterscheidung: Kennzeichnend für die Futtermittelausschläge ist ihr enzootisches Auftreten nach Verabreichung bestimmter Futterstoffe. Bei infektiösen und toxischen Exanthemen stehen die allgemeinen Krankheitserscheinungen im Vordergrund. Vom Ekzem unterscheidet sich das Exanthem nur durch die spezifische Krankheitsursache. In Einzelfällen kann die Abgrenzung der Futtermittelexantheme gegenüber den Dermatitiden Schwierigkeiten bereiten, zumal die Hautveränderungen, insbesondere bei der Schlempemauke, in späteren Stadien häufig auf tiefere Koriumschichten übergreifen und somit dann eine echte Dermatitis darstellen.

Behandlung und Vorbeuge: Die Futtermittelexantheme können nur durch Änderung der Ernährung geheilt werden. Zu ihrer Verhütung sollten ausschlagerzeugende Futterstoffe nur einen geringen Anteil der Ration ausmachen, wenn aus betrieblichen und wirtschaftlichen Gründen nicht völlig auf sie verzichtet werden kann. Zum Ausgleich ist vor allem eine Erhöhung der Rauhfuttergaben geeignet; da Schlempe von Rindern aber bevorzugt aufgenommen wird, kann es hierbei mitunter notwendig werden, das Heu zu häckseln und gut mit der Schlempe zu vermischen, um seinen Verzehr sicherzustellen. Mineralstoffzulagen können die Entstehung der Schlempemauke erfahrungsgemäß nicht verhindern.

Zur Verhütung von Sekundärinfektionen und Klauenkrankheiten ist auf größtmögliche Sauberkeit im Stall und auf reichliche Einstreu zu achten. Die symptomatische Lokalbehandlung muß sich auf das regelmäßige Auftragen von deckenden, nicht reizenden Salben (Vaseline, Lebertransalbe) beschränken. Durch Sekundärinfektionen entstandene Veränderungen (insbesondere an den Klauen) sind chirurgisch zu behandeln und zweckmäßigerweise unter Verband zu bringen.

Tiefe Hautentzündung (Dermatitis)

Wesen: Als tiefe Hautentzündung oder Dermatitis wird eine alle Kutisschichten erfassende lokale inflammatorische Reaktion bezeichnet, die im allgemeinen durch äußere, die Haut direkt treffende Schädlichkeiten hervorgerufen wird. Eine Dermatitis liegt auch dann vor, wenn Infektionserreger die Haut ausnahmsweise auf dem Blut- oder Lymphwege erreichen.

Vorkommen und Ursachen: Die entzündlichen Gewebsreaktionen hängen vornehmlich von Art und Intensität der auslösenden Schädlichkeit ab; sie umfassen alle Entzündungsgrade von der einfachen Hyperämie (Dermatitis erythematosa) bis zum Gewebstod (Dermatitis escharotica). Nach den Ursachen können folgende Formen der Hautentzündung unterschieden werden:

Die *traumatische Hautentzündung* (Dermatitis traumatica) ist die Folge oberflächlicher oder penetrierender Verletzungen, die durch Stoß (Hornstöße), Schlag, Quetschung, Abschürfung (harte Einstreu) oder Risse (Stacheldraht) entstehen. Besonders gefährdet ist die Haut der exponierten Körperteile (Hüfthöcker, Augenbögen, Schulter, Körperwand). Auf harten Liegeplätzen entwickelt sich durch den Druck des Körpergewichtes an bestimmten Hautpartien (Sternum, dorsal am Karpus, lateral am Tarsus) nicht selten eine chronische Dermatitis mit Gewebszubildung und Haarausfall (Hautschwiele oder Tylom). Derartige Hautveränderungen werden bei Rindern auch häufig als Folge ungeeigneter Anbindevorrichtungen und Standplätze in der Hals- und

Widerristgegend beobachtet. Der anhaltende Druck einer harten Unterlage kann bei festliegenden Rindern Ischämie einzelner Hautbezirke mit nachfolgender Entzündung und Nekrose verursachen (Dekubitus). Angeborene und meist letale Hautdefekte (Epitheliogenesis imperfecta neonatorum) kommen gelegentlich an Gliedmaßen, Ohrmuscheln und anderen Körperteilen in sehr verschiedener Ausdehnung vor; diese durch ein autosomales, rezessives Gen (A_2) hervorgerufene Mißbildung wurde beim Kalb zuerst von HADLY und COLE (1928) beschrieben. Eine wahrscheinlich gleichfalls rezessiv vererbbare Hautbrüchigkeit (Dermatosparaxie) und Bindegewebsschwäche ist von HANSET und ANSAY (1967) beim belgischen Rind beschrieben worden.

Hautentzündung infolge Einwirkung von Chemikalien (Dermatitis toxica) wird durch reizende oder gewebszerstörende Substanzen verursacht. Konzentrierte Mineralsäuren bewirken einen trockenen, festen Schorf; gefährlichere Hautschäden entstehen durch Ätzalkalien (Natronlauge, Ätzkalk; S. 1123), die auf der Haut lösliche Alkalialbuminate und schmierige Schorfe mit tiefer Gewebszerstörung bilden. Arzneimittel (Dermatitis medicamentosa) können, insbesondere bei falscher oder zu häufiger äußerer Anwendung, ebenfalls eine Hautentzündung verursachen; Einreibungen mit Scharfsalben (Blister) führen beim Rind nicht selten zu Hautnekrosen; Behandlungen parasitärer oder mykotischer Hauterkrankungen mit Mineralölen (Motorenöl, Petroleum; S. 1235), konzentrierten Desinfektionsmitteln (Phenole, Teer; S. 1237) oder auch anderen hierzu ungeeigneten Stoffen bilden ebenfalls mitunter die Ursache von Hautschädigungen. Relativ häufig entstehen Hautläsionen weiterhin durch fehlerhafte, subkutane oder paravenöse Injektionen gewebsunverträglicher Präparate (Kalziumchlorid, S. 1150; oder Chloralhydrat). An peripheren Körperteilen (Gliedmaßenenden, Ohren, Schwanz) treten Hautnekrosen und -gangrän bei chronischer Mutterkornvergiftung (S. 1243) und bei der Schwingelgraslahmheit (S. 1244) auf.

Eine durch *Strahlungsenergie* erzeugte Hautentzündung (Dermatitis actinica) kommt beim Rind nur selten vor. Der allein durch UV-Strahlen des Sonnenlichtes verursachte echte Sonnenbrand tritt im Gegensatz zu den auf Photosensibilisierung beruhenden entzündlichen Hautreaktionen (S. 1323) in gemäßigten Breiten beim Rind nicht auf. Angaben über Schädigungen der Haut durch Röntgenstrahlen (Röntgendermatitis) und radioaktiven Niederschlag finden sich auf den Seiten 1327 und 1328.

Thermische Hautschäden (S. 1315) kommen selten als Erfrierung (Congelatio) an Hodensack und Schwanz, häufiger aber als Verbrennung (Combustio) vor.

Viren, Bakterien und *Pilze* können ebenfalls Hautentzündungen verursachen, die zuweilen auch auf die Unterhaut übergreifen und zur Bildung von Knoten (Lumpy skin disease, S. 694; Tuberkulose, S. 856), eitrigen Granulomen (Dermatitis nodosa, S. 705; Aktinomykose, S. 700) oder Abszessen (Furunkulose, S. 14; Nekrobazillose, S. 873) Anlaß geben. Eine chronische mykotische Dermatitis stellen die tiefe Trichophytie (S. 707) und die Streptotrichose (S. 712) dar.

Parasitäre Dermatitiden sind beim Rind besonders häufig; sie können durch bestimmte Protozoen (Besnoitiose, S. 910), Hautwürmer (Stefanofilariose, S. 912), Wurmlarven (Strongyloidose, S. 932) und durch eine große Zahl verschiedener Ektoparasiten (S. 955 ff.) hervorgerufen werden.

Außerdem verursachen von der Unterhaut her ausgehende Entzündungsprozesse wie Phlegmonen (S. 35), Abszesse (S. 37) und chronische Hautindurationen (S. 39) sekundäre Entzündungen der Kutis. Auch am malignen Ödem (S. 696) und bei Rauschbrand (S. 699) ist stets die Haut beteiligt.

Erscheinungen: Die *akute Dermatitis* ist durch das Auftreten ausgeprägter Entzündungssymptome gekennzeichnet. Die Haut erscheint bei der Palpation verdickt, vermehrt warm und schmerzempfindlich. An ihrer Oberfläche kann es zu Exsudation und anschließender Krustenbildung kommen. Primäre oder sekundäre bakterielle Infektionen gehen mit eitriger Sekretion, geschwürigem Gewebszerfall oder intradermaler Abszedierung einher (Dermatitis purulenta). Nekrotische Hautbezirke (Hautbrand, Gangrän) erscheinen bei der Palpation verdickt, hart, kühl und pergament- oder lederartig. Nach einigen Tagen wird die abgestorbene Haut dann wellig und beginnt sich von der Unterlage abzulösen, wobei eine granulierende, von den Rändern her epthelisierende Wundfläche zurückbleibt, die unter Narbenbildung abheilt. Gleiches gilt auch für Hautwunden.

Die *chronische Dermatitis* ist durch entzündliche Infiltration und Gewebszubildung unter Zurücktreten anderer Entzündungssymptome charakterisiert. Die Haut wird hart und unelastisch; ihre Dickenzunahme kann dabei erhebliche Ausmaße annehmen (Schwielenbildung, hyperplastische Dermatitis). An der oft faltigen Oberfläche entstehen schuppige oder borkige Auflagerungen oder auch üppige Granulationen, zuweilen sogar harte, verhornte Platten.

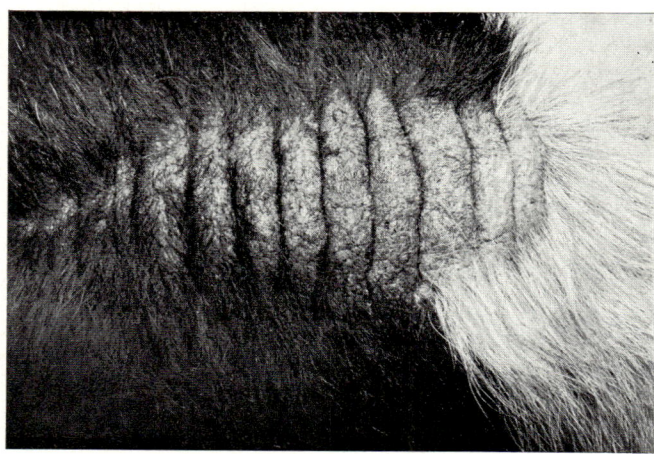

Abb. 11. Schwielenbildung (Dermatitis hyperplastica) am Übergang vom Hals zum Widerrist infolge Drucks und Scheuerns an der Anbindevorrichtung Ansicht von dorsal)

Allgemeine Krankheitserscheinungen treten meist nur bei großflächigen akuten Dermatitiden auf, insbesondere bei Verbrennungen (S. 1315), Photosensibilitätsreaktionen (S. 1323) und schwerwiegenden Infektionen (S. 688 ff.). In solchen Fällen werden meist fieberhafte Körpertemperatur, Atmungs- und Pulsbeschleunigung sowie Erscheinungen einer sekundären Indigestion oder Durchfall (Intoxikationssyndrom) beobachtet; gelegentlich kann es auch zur Pyämie mit Sepsis kommen.

Verlauf: Der Entzündungsablauf ist bei der Dermatitis intensiver und schneller als beim Ekzem. Nach Beseitigung der auslösenden Ursache hängt der weitere Verlauf vorwiegend von der Ausdehnung des Prozesses und dem Grad der Gewebsschädigung ab. Durchtrennte, eingeschmolzene oder abgestorbene Hautteile werden durch Granulationsgewebe ersetzt und vom Rande her epithelisiert, was bei großflächigen Hautverlusten längere Zeit (4 bis 6 Wochen und mehr) in Anspruch nimmt. Bei anhaltender Reizeinwirkung sowie bei sekundären mechanischen oder infektiösen Störungen des Heilungsverlaufes entwickelt sich aus der akuten eine chronische Hautentzündung mit geringer Heilungstendenz und Bildung überschüssiger Granulation (Caro luxurians). Nach chronischer, mit stärkerer Gewebszubildung verbundener Dermatitis bleibt die Hautstruktur häufig dauernd verändert.

Beurteilung: Die akute Dermatitis heilt bei Ausschaltung ihrer Ursache und entsprechender Behandlung fast immer aus; mitunter bleiben aber entstellende Narben oder haarlose Hautbezirke zurück. Großflächige Verätzungen, Verbrennungen oder Nekrosen (Dekubitus) können dauerhafte Hautveränderungen verursachen und unter Umständen lebensgefährliche, therapeutisch nicht zu beherrschende Komplikationen (Intoxikationen, Pyämie, Septikämie) nach sich ziehen. Chronische Hautentzündungen sind langwierig und in ihrem Verlauf oft nur schwer zu beeinflussen oder sogar unheilbar.

Nebenerscheinungen und Folgen: Ein Übergreifen der Entzündung von der Haut auf die Unterhaut hat meist eine weitere Ausbreitung des Prozesses zur Folge. Die häufigsten Komplikationen entstehen durch entzündliche subkutane Ödeme, Phlegmonen und

Abszedierungen. Ungenügende Abwehrkraft des Gewebes führt zum Übergang toxischer Eiweißbestandteile oder pathogener Mikroorganismen in den Kreislauf und zu allgemeinen Vergiftungs- und Infektionssyndromen. Infolge Arrosion von Blutgefäßen können auch größere Blutungen eintreten (S. 110).

Erkennung und Unterscheidung: Die Diagnose stützt sich auf die Feststellung örtlich begrenzter und nur ausnahmsweise diffuser oder multipler Hautveränderungen mit ausgeprägten akuten Entzündungssymptomen (akute Dermatitis) oder starker Gewebszubildung (chronische Dermatitis). Spezifische infektiöse und parasitäre Hautkrankheiten (siehe unter *Ursachen*) müssen durch entsprechende Untersuchung ausgeschlossen werden. Sie neigen ebenso wie die Exantheme zur Ausbreitung und zur Vervielfältigung; außerdem treten sie zuweilen enzootisch auf. Im Einzelfall kann die Unterscheidung der Dermatitis vom Ekzem schwierig oder unmöglich sein, zumal sich aus dem Ekzem eine echte Dermatitis entwickeln kann. Nur die ätiologische Klärung ermöglicht dann eine sichere Entscheidung. Ekzematöse Entzündungen bleiben auf die oberen Hautschichten beschränkt, sind weniger schmerzhaft und weisen besondere Effloreszenzen (Bläschen, Knötchen, Pusteln) auf (S. 18).

Behandlung: Entstehungsursache, Art und Ausmaß der Dermatitis müssen therapeutisch berücksichtigt werden. Bei *akuten Dermatitiden* traumatischer Genese wird man in vielen Fällen mit abdeckenden, infektionsverhütenden Mitteln auskommen (Abdeckpaste mit Zinkoxydlebertran, desinfizierende oder antibiotische Salben). Frische, nicht infizierte Hautwunden werden antibiotisch versorgt und genäht. Abgestorbene Hautbezirke sollten zunächst gut eingefettet werden (etwa mit Vaseline), um die lederartigen Hautnekrosen zu erweichen und eine Heilung ‚unter Schorf' zu erzielen. Das Anlegen von Schutzverbänden ist in der Regel nicht angezeigt und auch nur an manchen Körperstellen möglich. Abgelöste, tote Hautfetzen werden vorsichtig mit der Schere abgetragen und die darunterliegende granulierende Wundfläche mit antibiotischen, die Epithelisierung fördernden Mitteln wiederholt bestrichen (zum Beispiel Lebertran-Sulfonamidemulsion āā). Bei großflächigen, schlecht epithelisierenden Hautwunden kann eine Hauttransplantation notwendig werden, die beim Rind am besten mit der Epidermispfropfung nach AMMANN (1954) durchgeführt wird. Dabei werden mehrere, einige Millimeter große, mit einer scharfen Schere von der rasierten und desinfizierten gesunden Bauch- oder Innenschenkelhaut entnommene Oberhautstückchen mit Hilfe eines feinen Skalpells oberflächlich in die Granulationsfläche eingepflanzt. Die Transplantation gelingt nur an glatten, nicht stark sezernierenden Wunden.

Bei beginnendem Dekubitus müssen die Tiere zweckmäßig gelagert (Matratzenstreu) und häufiger umgelegt werden. Gefährdete Hautstellen werden täglich mit leicht hyperämisierenden Salben behandelt (zum Beispiel Ichthyolsalbe 10 %ig). Nach Einwirkung von Chemikalien hat sich die sofortige und 10 bis 20 Minuten anhaltende Wasserbehandlung (Berieseln, Abbaden) am besten bewährt. Anschließend erfolgt Berieselung der geschädigten Hautstellen mit einer 5 %igen Tanninlösung und Abdecken mit antibiotischen Salben oder Emulsionen zur Verhütung von Sekundärinfektionen. Bei Arzneimittel-Dermatitiden genügt in der Regel die schonende Entfernung der Substanzreste (Öle, Teere) von der Haut, unter Umständen mit Benzin oder Spiritus, und anschließendes Auftragen nicht reizender, abdeckender Mittel (Zinkoxydlebertran-Paste, Vaseline). Strahlungsschäden der Haut werden wie Verbrennungen (S. 1315) behandelt. Infektiöse und parasitäre Dermatitiden erfordern eine kausale auf den jeweiligen Erreger zu richtende Therapie.

Die Behandlung der *chronischen Dermatitis* bezweckt vorwiegend eine Aktivierung des Prozesses; starke Gewebszubildungen lassen sich aber meist nicht mehr beseitigen. Zur Anwendung kommen stark hyperämisierende Mittel (etwa Ichthyolsalbe 50 %ig). Schönheitsfehler darstellende Hautschwielen lassen sich zuweilen operativ entfernen (Exzision).

Neben den örtlichen Behandlungsmaßnahmen werden bei Störungen des Allgemeinbefindens Sulfonamide oder Antibiotika zur Infektionsvorbeuge oder -behandlung sowie ACTH oder Kortikoide gegen Intoxikationssymptome gegeben (T.I.). Die bei großflächiger Dermatitis mitunter eintretenden erheblichen Flüssigkeits- und Eiweißverluste müssen durch Verabreichung von Elektrolytlösungen (2 bis 4 Liter/Tag) oder Bluttransfusionen (2- bis 3mal täglich 500 ml Blut) ersetzt werden (T.I.). Bei schockartigen Zuständen werden Kalziumpräparate (100 bis 200 ml Kalziumboroglukonat), periphere Kreislaufmittel und Glukokortikoide intravenös verabreicht (T.I.).

Hypertrophien und Neubildungen der Haut
Störungen der Verhornung (Hyper- et Parakeratosis)

Wesen: Unter Hyperkeratose ist die beim Rind häufig vorkommende Verdickung des Stratum corneum durch übermäßige Verhornung zu verstehen; als Parakeratose wird seine gestörte Keratinisierung bezeichnet.

Vorkommen und Ursache: Eine angeborene Verhornungsstörung stellt die sogenannte Fischschuppenkrankheit (Ichthyosis congenita) der Kälber dar. Als Ursache wurde 1949 von TUFF und GLEDITSCH ein einfaches rezessives Letalgen (A_{28}) nachgewiesen; außerdem hat JULIAN (1960) das Auftreten einer nichtletalen partiellen Hyperkeratosis congenita bei schwarzbunten Kälbern beschrieben.

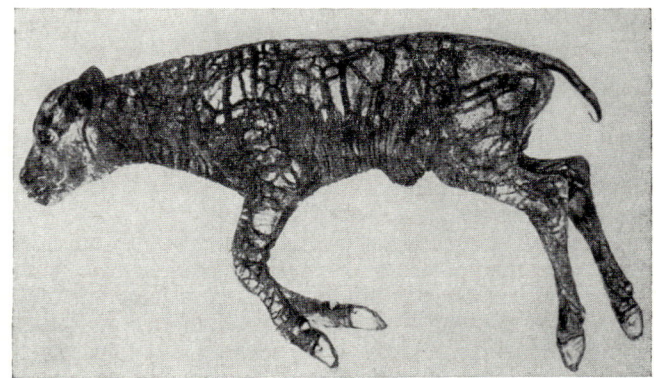

Abb. 12. Fischschuppenkrankheit (Ichthyosis congenita) bei einem neugeborenen Kalb (BENESCH, 1960)

Von den erworbenen Hyperkeratosen des Rindes haben die durch Räudemilben (S. 956) hervorgerufenen symptomatischen Formen und die chronische Chlornaphthalinvergiftung (X-Disease, S. 1205) die größte Bedeutung. Das Vorkommen von Hyperkeratosen steht beim Rind meist im Zusammenhang mit Vitamin A-Mangel. Eine sekundäre Hypertrophie der Epidermis kann sich bei zahlreichen, chronischen Hauterkrankungen entwickeln. Die mechanisch bedingte Hautschwiele (Tylom) geht in der Regel ebenfalls mit lokaler Hyperkeratose einher. Das Auftreten von Parakeratose ist bei Kälbern infolge überschüssiger Kalziumzufuhr (KRAL, 1962) und als wichtiges Symptom des Zinkmangels (S. 1083) bekannt.

Erscheinungen, Verlauf und Beurteilung: Die *angeborene Hyperkeratose* kann universell oder partiell ausgebildet sein; derartige Kälber überleben nur ausnahmsweise. Ihre hyperkeratotische Haut ist dabei stark verdickt, baumrindenartig gefurcht und mit dicken Hornschuppen bedeckt; Behaarung und Hautdrüsen sind nur spärlich vorhanden oder fehlen vollständig.

Bei *erworbener Hyperkeratose* bietet sich ein ähnliches Bild. Infolge Hypertrophie der Epidermis kommt es zu einer starken Verdickung der Haut mit ausgeprägter Faltenbildung. Die erkrankten Bezirke sind kahl, trocken und rissig, da Haarfollikel und Hautdrüsen weitgehend zerstört werden. Juckreiz fehlt. Entwicklung und Verlauf der Hyperkeratosen sind langsam. Das Leiden ist nur in Ausnahmefällen heilbar; ausgebreitete Formen enden wie angeborene in der Regel tödlich.

Die *Parakeratose* äußert sich dagegen durch schmierige Beläge, unter welchen die Haut sekundär entzündlich verändert und infiziert sein kann (S. 1083).

Erkennung und Unterscheidung: Aufgrund der typischen Hautveränderungen kann die Diagnose meist leicht gestellt werden. Zur Klärung der Ursache sollte stets eine Untersuchung der Abstammungsverhältnisse neugeborener Kälber oder der Haltungs- und Fütterungsbedingungen erfolgen. Parasitäre Hauterkrankungen müssen durch Untersuchung von Hautgeschabseln ausgeschlossen werden. In Zweifelsfällen lassen sich Hyper- und Parakeratose histologisch (Biopsieprobe) voneinander abgrenzen.

Behandlung und Vorbeuge: Das Vorkommen der Ichthyosis congenita verlangt zuchthygienische Maßnahmen (Ausmerzung der Anlageträger). Bei erworbenen Hyperkeratosen stehen die Abstellung der Ursachen und die Änderung der Haltungs- und Fütterungsbedingungen im Vordergrund (siehe auch S. 1205). Lokale keratolytische Behandlungsmaßnahmen (Salizylsäure 20 %ig, Schmierseife) versprechen nur wenig Erfolg. Die Parakeratose läßt sich durch Aufbesserung der Zinkversorgung beheben (S. 1086).

Hauthornbildung (Cornu cutaneum)

Wesen: Hauthörner sind geschwulstähnliche hornförmige Fehlbildungen der Haut, welche deren Oberfläche stark überragen. Sie bestehen aus einem Bindegewebskern, der von mehr oder weniger stark verhornter Epidermis umgeben ist.

Vorkommen und Ursache: Das Hauthorn ist meist ein Zufallsbefund bei älteren Rindern und in der Regel ohne klinische Bedeutung. Die meist ziemlich frei beweglichen Gebilde finden sich vornehmlich an Kopf, Hals oder Schulter; sie können bei jahrelanger Entwicklung eine erhebliche Größe und Länge erreichen, führen aber nur selten zu mechanischer Behinderung. Ihre Entstehungsursache ist unbekannt; als auslösende Faktoren werden wiederkehrende oder dauernde mechanische oder chemische Reize vermutet.

Gewisse Ähnlichkeit mit dem Hauthorn haben platten- oder krallenförmige harte Horngebilde, die gelegentlich im dorsalen Bereich des Rumpfes als Folge schwerer Photosensibilitätsreaktionen (S. 1323) oder nach dem Abheilen infizierter Dasselbeulen (S. 975) auftreten; sie können histologisch präkanzeröse Merkmale aufweisen.

Behandlung: Bei der unter Lokalanästhesie oder allgemeiner Sedierung erfolgenden operativen Exstirpation muß zur Vermeidung von Rezidiven auch die Basis des Hauthorns mit entfernt werden.

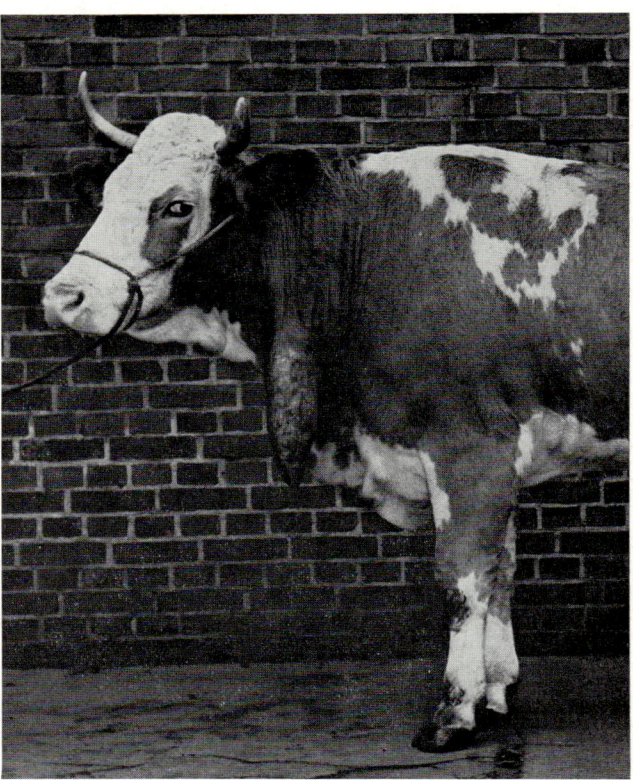

Abb. 13. Großes Hauthorn (32 cm lang, 13 cm Durchmesser) am Hals einer Fleckviehkuh (ASCHENBACH, 1957)

Auch bei flach aufsitzenden Hauthörnern ist mit stärkeren Blutungen zu rechnen (Ligatur).

Geschwülste der Haut (Tumores cutis)

Vorkommen: An der Haut des Rindes treten nicht so selten Tumoren des Epithel- und/oder Bindegewebes auf. Die größte praktische Bedeutung haben die durch Viruserreger hervorgerufenen, übertragbaren Papillome (S. 691). Außerdem werden Karzinome, Fibrome, Myxome, Fibrosarkome, Melanome, Hämangiome und Mastzellentumoren (S. 80) beobachtet. Die bei Jungrindern schwarzer Rassen (zum Beispiel Aberdeen-Angus) häufiger festzustellenden und nur langsam wachsenden Melanome sind überwiegend gutartiger Natur (Melanofibrome). SCHENKER und KRONBERGER (1960) exstirpierten an der Schulter eines Rindes ein fußballgroßes Melanom mit einem Gewicht von 18 kg, das sich im Laufe von 11 Jahren entwickelt hatte.

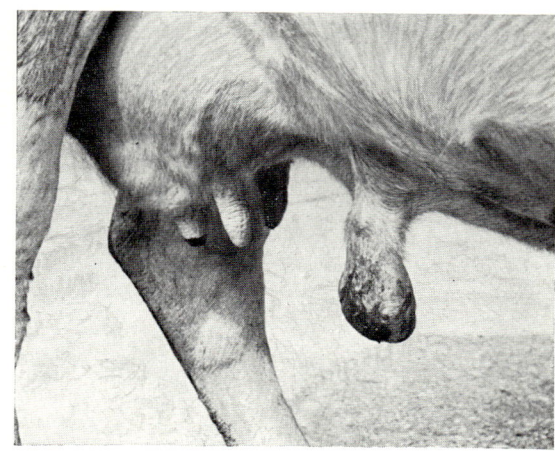

Abb. 14. Gestieltes Fibroma durum im Voreuterbereich einer Kuh

Leukotische Hautgeschwülste treten bei der seltenen lymphatischen Hautleukose (S. 78) auf. Außerdem sind hier noch die bei Rindern nicht seltenen Der-

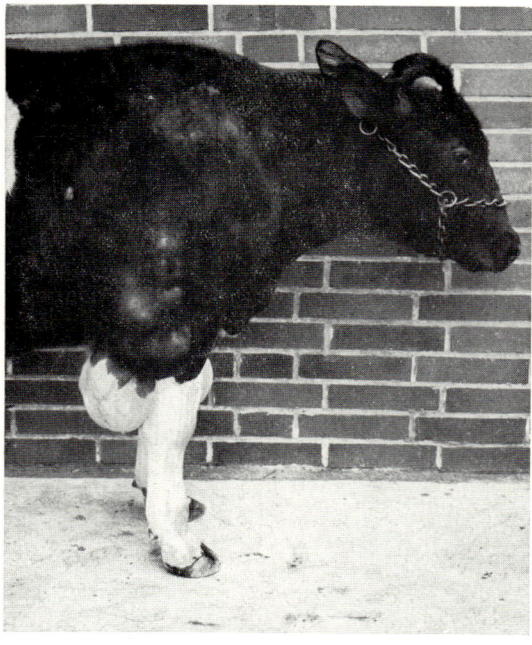

Abb. 15. Kindskopfgroßes Fibrosarkom in Höhe des rechten Ellbogenhöckers (mit Metastasen im Buglymphknoten der gleichen Seite)

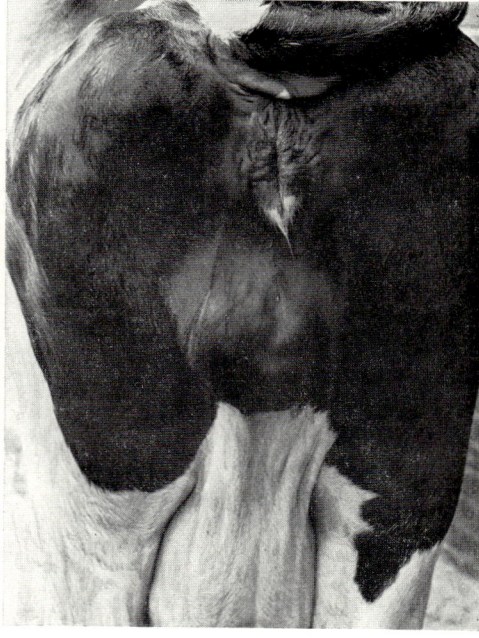

Abb. 16. Faustgroßes Spindelzellensarkom im Bereich des Euterspiegels einer Kuh

Organkrankheiten

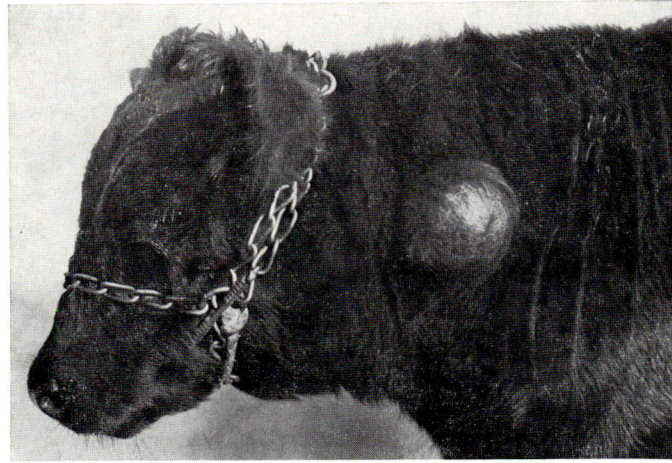

Abb. 17. Gänseeigroßes Melanom am Hals eines Aberdeen Angus-Bullen (Heilung durch Exstirpation der Geschwulst)

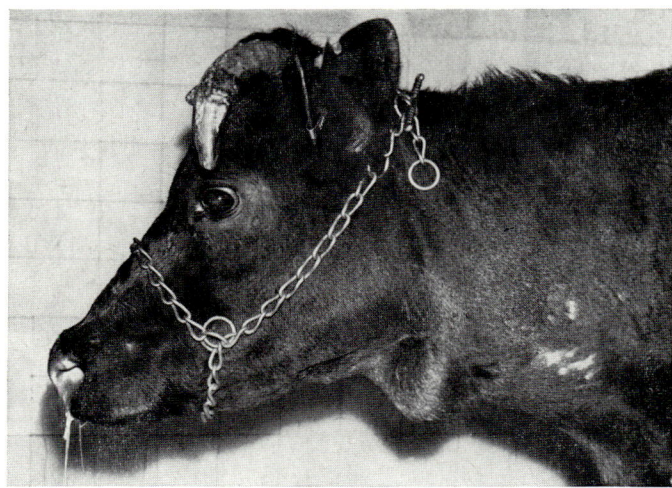

Abb. 18. Hühnereigroße Dermoidzyste am Übergang des Kehlganges zum Hals

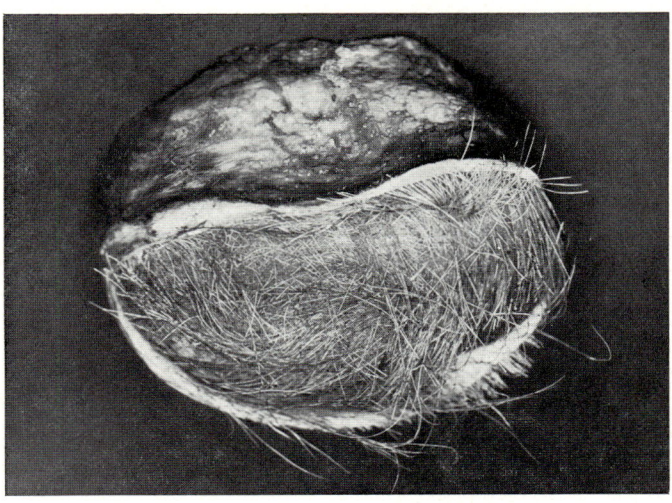

Abb. 19. Die operativ entfernte Dermoidzyste des Tieres von Abb. 18 (eröffnet)

moidzysten zu erwähnen, welche angeborene Mißbildungen darstellen; solche walnuß- bis faustgroßen Zysten sind meist im Halsbereich lokalisiert; ihr Inhalt besteht aus Haaren, verhornten Zellen und Hautdrüsensekreten.

Erkennung und Unterscheidung: Mit Ausnahme der durch ihr typisches Aussehen charakterisierten Papillome können die genannten Geschwülste in der Regel nur durch histologische Untersuchung einer Gewebsprobe sicher voneinander unterschieden werden. Bei bösartigen Tumoren können infiltratives Wachstum und Metastasen in den Lymphknoten diagnostische Hinweise geben. Differentialdiagnostisch müssen von der Unterhaut ausgehende Prozesse (Aktinobazillose, S. 700; Hämatome, S. 112; Abszesse, S. 37) abgegrenzt werden, bei denen die darüberliegende Haut nicht oder nur sekundär verändert ist.

Behandlung: Gutartige Hautgeschwülste und Dermoidzysten werden unter Lokalanästhesie und/oder allgemeiner Sedierung samt ihrer Basis operativ entfernt und die Wunde nach Möglichkeit durch Naht verschlossen. Bei malignen, metastasierenden oder leukotischen Tumoren kommt wegen des rezidivierenden oder systemischen Charakters der Erkrankung nur die alsbaldige Verwertung des betroffenen Tieres in Frage.

SCHRIFTTUM

Ammann, K. (1954): Hauttransplantation bei den großen Haustieren. M.-hefte Vet.-Med. 9, 470-474.
Berman, A., & R. Volcani (1955): Response of cows to different intensity of sun radiation. Refuah Vet. 12, 255-203. — Börnfors, S. (1958): Endokrinogena dermatoser hos huesdjuren. Medl. Sver. Vet. Förb. 10, 355-398. — Brown, M. H. V. (1935): Cornu cutaneum on the forehead of an ox. J. South African Vet. Med. Ass. 6, 133-135.
Cazieux, A., & J. Ereau (1964): La peau, prothèse biologique. Premiers résultats. Rev. Méd. Vét. 27, 644-660.
Desliens, L. (1959): Cystes dermoides de la region de la gorge sur les bovidés. Rec. Méd. Vét. 135, 797-805. — Dyrendahl, S. (1956): Epitheliogenesis imperfecta inom SRB-rasen. Nord. Vet.-Med. 8, 953 bis 958.
Eikmeier, H. (1956): Chemische Schädigungen, besonders Verätzungen der Haut und Augen bei Tieren. Tierärztl. Umschau 11, 400-402.
Frese, K. (1968): Statistische Erhebungen über die Hautgeschwülste der Haustiere. Zbl. Vet. Med. A 15, 448-459.
Glättli, H. R. (1968): Der Kohlensäurespray in der tierärztlichen Wundbehandlung. Schweiz. Arch. Tierheilk. 99, 149-154. — Gmelin, W. (1927): Das Ekzem des Jungrindes und seine wirtschaftliche Bedeutung. Zschr. Infekt. Krankh. Haustiere 31, 314-326. — Gminder, A. (1931): Eine eigenartige in Württemberg beobachtete Mangelkrankheit der Rinder. Arch. wiss. prakt. Tierhk. 63, 275-282. — Goldsberry, S., & M. L. Calhoun (1959): The comparative histology of the skin of Hereford and Aberdeen Angus cattle. Amer. J. Vet. Res. 20, 61-68. — Gruber, Ch., C. Messow & M. Stöber (1965): Histologische Untersuchungen der Heilungsvorgänge an Operationswunden beim Rind. Dtsch. Tierärztl. Wschr. 72, 49-53. — Grue, I. (1958): Epitheliogenesis imperfecta hos rödt Trönderfe. Medlemsbl. Norske Vet.-Förb. 10, 38-40.
Hadley, F. B., & L. J. Cole (1928): Inherited epithelial defects in cattle. Res. Bull. Agric. Exp. Stat. Univ. Wisconsin 86, 1-35. — Hanset, R., & M. Ansay (1967): Dermatosparaxie (peau déchirée), chez le veau: un défaut général du tissu conjonctif, de nature héréditaire. Ann. Méd. Vét. 111, 451-470. — Head, K. W., (1953): Skin diseases—neoplastic diseases. Vet. Record 65, 929. — Hupka, E. (1929): Über gehäufte exanthematische Hauterkrankungen nach Verfütterung von Reismehl bei Kühen. Dtsch. Tierärztl. Wschr. 37, 183-185. — Hupka, E. (1931): Über eine eigentümliche Hauthornbildung. Dtsch. Tierärztl. Wschr. 39, 256. — Hutt, F. B., & J. E. Frost (1948): Heriditary epithelial defects in Ayrshire cattle. J. Hered. 39, 131-137.
Julian, R. J. (1960): Ichthyosis congenita in cattle. Vet. Med. 55, 35-41.
Koch, P. (1934): Das Hauthorn, Cornu cutaneum, beim Rind. Dtsch. Tierärztl. Wschr. 39, 771-772. — Kraft, H. (1962): Moderne Antibiotikum-Applikationsform zur Behandlung von Hauterkrankungen beim Tier. Tierärztl. Umschau 17, 21-22. — Kral, F. (1955): Ein Beitrag zur Ätiologie der Hautkrankheiten unserer Haustiere aus innerer Ursache. Wien. Tierärztl. Mschr. 42, 807-815. — Kral, F. (1958): Recent experiences with therapeutic agents in veterinary dermatology. J. Amer. Vet. Med. Ass. 133, 119 bis 221. — Kral, F. (1962): Skin diseases. Adv. Vet. Sci. 7, 183-224.
Lombard, C., & L. Levesque (1964): Hémangiomatose hyperplastique cutanée des vaches Normandes. Ann. Anat. Pathol. 9, 453-462. — Lüps, P. (1963): Die Fischschuppenkrankheit (Ichthyosis universalis congenita), eine in Bayern beobachtete Erbkrankheit des Rindes. Berl. Münch. Tierärztl. Wschr. 76, 204 bis 206.
Maciolek, H. (1966): Beobachtungen bei der Behandlung starker Hautnekrosen durch Implantation von Haut- und Epidermislappen bei einer Färse (polnisch). Med. Weter. 22, 371-372. — Martini, M.

(1938): Di una curiosa dermopatia di natura dolosa. Clin. Vet. *61*, 504-509. — Mouwen, J. M. V. M., H. J. Wintzer, G. J. Binkhorst & J. C. L. Logger (1967): Terminal dry tissue gangrene in calves. Tijdschr. Diergeneesk. *92*, 1282-1294. — Mustakallio, E., & V. Veijola (1962): The bacteriostatic effect of wood tar. Acta Pathol. Microbiol. Scand., Suppl. 305.
O'Flaherty, F., & W. T. Roddy (1948): Animal skin diseases and their influence on leather. J. Amer. Vet. Med. Ass. *112*, 133-135.
Regan, W. M., S. W. Mead & P. W. Gregory (1935): An inherited skin-defect in cattle. The occurrence of a sub-lethal epithelial defect in a Jersey herd, and a plan for eliminating lethals genes. J. Hered. *26*, 357-362. — Rittenbach, P. (1961): Zum Problem der amniogenen Mißbildungen bei Haustieren. Ungewöhnlich große kongenitale Hautdefekte bei einem Kalb. M.-hefte Vet.-Med. *16*, 736 bis 739.
Schenker, U., & H. Kronberger (1960): Melanom der Haut eines Rindes. Berl. Münch. Tierärztl. Wschr. *73*, 209-211. — Schotterer, A. (1933): Vergleichende Hautuntersuchungen bei Rindern. Zschr. Züchtung *26*, 203-218. — Signol, J. (1951): Tumeurs mélaniques sur un veau. Rev. Méd. Vét. *102*, 223 bis 224. — Stather, F. (1952): Haut- und Lederfehler. 2. Aufl. Springer, Wien.
Tuff, P., & L. A. Gleditsh (1949): Ichthyosis congenita hos kalver. Nord. Vet.-Med. *1*, 619-627.
Witzigmann, J. (1939): Das Ekzem im Lichte neuer Forschung. Dtsch. Tierärztl. Wschr. *47*, 1-3.

Krankheiten der Unterhaut

Die im folgenden zu besprechenden Krankheiten umfassen die allgemein am Bindegewebsapparat ablaufenden Krankheitsprozesse. Sie kommen zwar vorwiegend in der Unterhaut vor, können jedoch in gleicher oder ähnlicher Form auch im submukösen, subfaszialen, intermuskulären oder subserösen Bindegewebe auftreten. Diese in der Regel örtlich begrenzten und entzündlichen Gewebsreaktionen stellen entweder selbständige, durch direkte äußere Ursachen hervorgerufene krankhafte Veränderungen dar, oder sind lediglich Symptom einer primär anderweitig bedingten Allgemeinerkrankung.

Unterhautemphysem (Emphysema subcutaneum)

Wesen: Diese Veränderung entsteht durch Ansammlung von Luft oder anderen Gasen in den Gewebsmaschen der Unterhaut.

Vorkommen und Ursachen: Das Unterhautemphysem ist beim Rind ziemlich häufig zu beobachten. Die subkutane Gasansammlung kommt dadurch zustande, daß atmosphärische Luft durch Hautwunden von außen her oder von innen, aus lufthaltigen Körperhöhlen oder Organen, in die Unterhaut eindringt (traumatisches Emphysem). Der erstgenannte Fall tritt insbesondere nach penetrierenden Hautverletzungen im Bereich von Vorbrust, Schulter, Ellbogen oder Kniefalte ein, wobei infolge der Körperbewegungen Luft durch die Wunde in die Unterhaut gesaugt und weitergepreßt wird. Unterhautemphyseme können außerdem nach operativer Eröffnung der Bauchhöhle (Pansenstich, Laparotomie) oder nach Anlegen eines artifiziellen Pneumoperitoneums (S. 336) entstehen, wenn die dabei in die Bauchhöhle eingeströmte Luft (oder Pansengas) durch eine verbliebene Bauchfellöffnung in die Unterhaut gelangt, ohne durch die vernähte oder verklebte Hautwunde nach außen entweichen zu können. Auf gleiche Weise entstehen Emphyseme bei perforierenden Verletzungen der Brustwand (Pneumothorax). Bei schwerem akutem Lungenemphysem (S. 157) kann die Luft dagegen von geplatzten Lungenalveolen aus im Interstitium subpleural über das Mediastinum in die Unterhaut der Vorbrust-, Schulter- oder Widerristgegend sowie unter das Bauchfell (subperitoneales Emphysem, S. 353) vordringen. Unterhautemphyseme entstehen außerdem nicht selten durch bakterielle Gasbildung im Zusammenhang mit gutartigen oder bösartigen Anaerobierinfektionen (S. 695, 696); sie gehen meist von kleineren verunreinigten Schleimhautverletzungen im vorderen Bereich des Verdauungskanales (Maulhöhle, Rachen), gelegentlich aber auch von einer Schlundperforation (S. 211) aus und sind in der Regel mit ödematösen oder phlegmonösen Veränderungen verbunden (Gasödem, Gasphlegmone).

Erscheinungen und Verlauf: Haut und Haare bleiben im Bereich des Unterhautemphysems unverändert. Bei starker Luft- oder Gasansammlung entsteht eine subkutan verschiebliche Umfangsvermehrung, deren Betastung puffige Konsistenz und Knistergeräusche ergibt. Bei den nicht bakteriell bedingten Emphysemen fehlen Entzündungserscheinungen und Schmerzhaftigkeit. Die Perkussion der Haut über der Gasansammlung verursacht einen hellen, tympanischen Schall. Unterhautemphyseme können von Fall zu Fall nur eine handtellergroße Fläche oder mehr (unter Umständen sogar den ganzen Rumpf vom Widerrist bis zur Schwanzwurzel und an den Gliedmaßen bis hinab zu den Fesselgelenken) umfassen, so daß die Tiere ein stark aufgedunsenes Aussehen erhalten (Abb. 78). Selbst derart ausgebreitete Emphyseme können innerhalb weniger Stunden entstehen. Der weitere Verlauf gestaltet sich langwierig, da Gase und Luftstickstoff nur langsam resorbiert werden; größere Emphyseme verschwinden daher erst innerhalb von 4 bis 6 Wochen. Lokale Entzündungssymptome (Phlegmone, S. 35) und allgemeine Krankheitserscheinungen treten aber nur bei bakteriell bedingten oder sekundär infizierten Unterhautemphysemen auf.

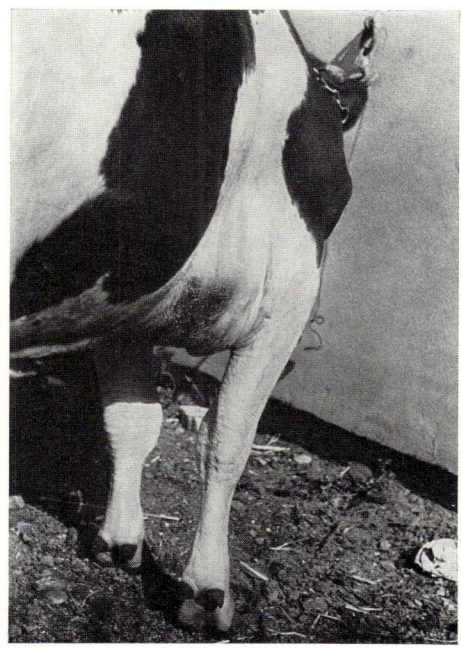

Abb. 20. Subkutanes Ansaugemphysem an Seitenbrust und Unterarm infolge perforierender Pfahlwunde neben dem rechten Ellbogenhöcker (siehe auch S. 439)

Beurteilung und Folgen: Solange die Wundemphyseme steril bleiben, ist ihre Prognose günstig. Durch primäre oder sekundäre bakterielle Infektionen können jedoch Komplikationen entstehen, die im lockeren Bindegewebe meist eine größere Ausdehnung erreichen und je nach den beteiligten Erregern (gut- oder bösartige Keime; S. 695, 696) und der Abwehrfähigkeit des Patienten (Demarkation, Durchbruch nach außen, Versackungsgefahr) vorsichtig bis ungünstig zu beurteilen sind.

Erkennung und Unterscheidung: Der charakteristische Palpations- und Perkussionsbefund ermöglicht nach Klärung der Entstehungsursache fast stets die sofortige Diagnose. In Zweifelsfällen ist unter sterilen Kautelen zu punktieren, wobei geruchloses (Luft) oder stinkendes Gas (bakterielle Infektion) entweicht. Vom einfachen Unterhautemphysem sind vor allem die gutartigen und bösartigen Gasphlegmonen abzugrenzen, die mit ausgeprägten lokalen Entzündungserscheinungen und oft auch mit deutlicher Allgemeinreaktion einhergehen (S. 695, 696). Die übrigen, mit Umfangsvermehrung verbundenen Krankheiten der Unterhaut (Ödeme, S. 34; Phlegmonen, S. 35; Hämatome, S. 112; Abszesse, S. 37) unterscheiden sich vom Emphysem durch den abweichenden Palpations-, Perkussions- und Punktatbefund.

Behandlung und Vorbeuge: Bei einfachen Unterhautemphysemen, die keine allgemeinen Krankheitserscheinungen verursachen, kann in der Regel auf eine Behandlung verzichtet werden; sie verschwinden infolge Resorption der Luft nach einiger Zeit von selbst. Eine Entleerung durch manuelles Auspressen nach Anlegen eines kleinen Hautschnittes oder vorübergehender Wiedereröffnung der Hautwunde gelingt meist nur unvollständig und ist stets mit der Gefahr einer Wundinfektion verbunden. Die Entstehung postoperativer Unterhautemphyseme kann in den meisten Fällen durch sorgfältigen, luftdichten Bauchfellverschluß oder durch Einlegen eines trockenen Gazedrains im dorsalen Winkel der Hautwunde bis 24 Stunden post operationem verhindert werden. Bei den mit Infektion verbundenen Emphysemen stehen keimhemmende Maßnahmen im Vordergrund der Therapie: Spaltung aller erweichenden Stellen, anschließend Spülung mit milden Desinfektionsmitteln (Akridinfarbstofflösungen), Drainage am tiefsten Punkt, örtliche und allgemeine Sulfonamid- oder Antibiotikagaben (T. I.).

Unterhautödem (Oedema subcutaneum)

Wesen: Subkutane Ödeme entstehen durch entzündlich oder nichtentzündlich bedingte Störungen der Blutzirkulation oder Blutzusammensetzung, welche eine Ansammlung von Gewebsflüssigkeit in der Unterhaut hervorrufen. Die infektionsbedingten und mit Emphysembildung verbundenen gut- oder bösartigen Gasödeme werden auf Seite 695 und 696 besprochen.

Vorkommen und Ursachen: Von den ätiologisch unterschiedlichen Ödemformen sind beim Rind die *entzündlich bedingten Ödeme* am häufigsten. Sie entstehen durch traumatische Einwirkungen (Schlag, Stoß) oder durch bakterielle Infektionen (kollaterales Ödem bei Phlegmonen) sowie in Verbindung mit Allergosen (Urtikaria, S. 1305). Auch nach subkutaner oder paravenöser Injektion gewebsunverträglicher Arzneimittel treten nicht selten entzündliche Ödeme auf. Ödembildungen im Zusammenhang mit Verletzungen und Operationswunden können durch entzündliche Reaktion bedingt sein (zum Beispiel Ödem im Bereich von Kastrationswunden), oder auf Zirkulationsstörungen (Serom oder Senkungsödem nach Operationen im ventralen Bauchwandbereich) beruhen. *Stauungsödeme* (kardiale Ödeme) treten dagegen bei schweren Herzerkrankungen (Perikarditis, S. 84; Herzleukose, S. 60; Brisket disease, S. 94) auf; sie sind an Triel, Vorbrust und Kehlgang lokalisiert. Durch Zirkulationsstörungen bedingte Gliedmaßenödeme werden nicht nur nach Abschnürung („Kettenhang'), sondern mitunter auch bei hochtragenden Kühen beobachtet; die im Bereich von Vulva, Perineum, Euter und Unterbauch häufig auftretenden physiologischen und pathologischen *Geburtsödeme* sind dagegen auf hormonelle Einflüsse (Östrogenwirkung) zurückzuführen. Andere endokrin bedingte myxödemähnliche Veränderungen infolge Störung der Schilddrüsenfunktion haben HIDIROGLOU und PREVOST (1958) beschrieben.

Schließlich sind beim Rind zuweilen osmotisch bedingte *hydrämische Ödeme,* insbesondere im Kehlgang und am Triel festzustellen, die durch Hypoproteinämie infolge allgemeiner Kachexie (Parasitosen, S. 891 ff.; Paratuberkulose, S. 756) oder Amyloidnephrose (S. 386) hervorgerufen werden.

Eine angeborene *generalisierte Ödembildung* (Anasarka, Hydrops universalis congenitus) wird gelegentlich als genetisch bedingte Mißbildung (Letalfaktor A_1 und A_{12}) beim Kalb beobachtet.

Erscheinungen und Verlauf: Ödematöse Umfangsvermehrungen oder Anschwellungen der Unterhaut sind von charakteristischer teigiger bis leicht schwappender Konsistenz; Fingereindrücke bleiben hier längere Zeit bestehen. Entzündliche Ödeme zeigen zusätzlich vermehrte Wärme, Rötung sowie Schmerzempfindlichkeit und fallen durch ihre rasche Entwicklung auf. Die anderen Ödeme entstehen dagegen meist langsam im Laufe mehrerer Tage und werden auch in der gleichen Zeit wieder resorbiert, wenn ihre Ursache beseitigt ist. Bei längerem Bestehenbleiben (mehrere Wochen) entwickelt sich jedoch eine reaktive Bindegewebszubildung, die zu fortschreitender Verhärtung des ödematisierten Gewebes führt (Induration, S. 39).

Beurteilung und Folgen: Ödeme der vorgenannten Genese bilden sich zurück, wenn ihre Ursache innerhalb einiger Tage bis weniger Wochen beseitigt werden kann. Andernfalls entstehen daraus chronische Ödeme mit irreversibler Bindegewebsvermehrung. Postoperative Wundödeme bedingen häufig eine Störung oder Verzögerung der Heilung und verringern die Festigkeit der Nähte. Bei sekundärer bakterieller Infektion des Ödems entwickelt sich eine Phlegmone (S. 35).

Erkennung und Unterscheidung: Die Diagnose stützt sich auf den charakteristischen Palpationsbefund; Probepunktionen sollten wegen der erhöhten Infektionsgefahr besser unterlassen werden. Zur Klärung der Ödemursache ist eine sorgfältige äußere und innere Untersuchung notwendig (Wunden, Injektionsstellen, Kreislauf, Geschlechtsapparat, Harnapparat). Differentialdiagnostische Bedeutung haben Phlegmonen (ausgeprägte örtliche Entzündungserscheinungen, derbere Konsistenz; s. unten), Gasödeme und -phlegmonen (hochgradige lokale und allgemeine Symptome, puffige Beschaffenheit; S. 695), unter Umständen auch Hämatome (deutliche Fluktuation, S. 112). Bei männlichen Rindern können nach Harnröhrenverletzungen (S. 405) ausgedehnte subkutane Harninfiltrationen am Unterbauch entstehen, die leicht mit Ödemen zu verwechseln sind; ihre Abgrenzung gelingt aufgrund der Lokalisation und des Vorberichtes (gestörter Harnabsatz).

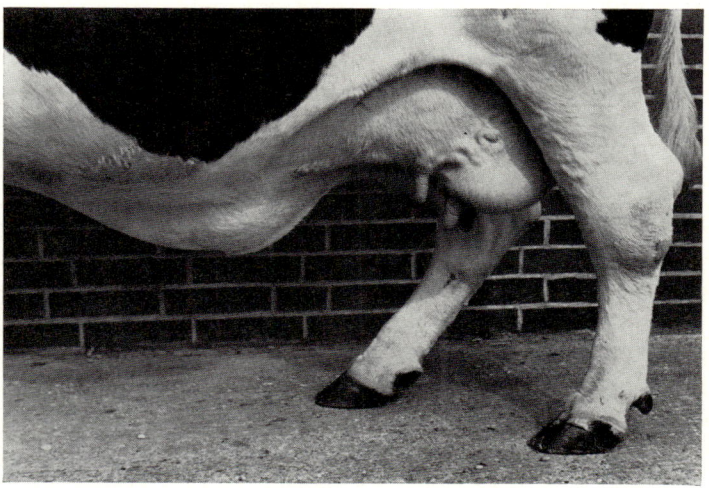

Abb. 21. Umfangreiches nichtentzündliches ‚Geburtsödem' am Euter und am Unterbauch einer Kuh

Behandlung: Nichtentzündliche Ödeme bedürfen nur bei ungewöhnlich starker Ausdehnung oder langer Bestehensdauer tierärztlicher Hilfe. Falls ihre Ursache nicht lebensbedrohend ist (Perikarditis, hochgradige Kachexie) und nicht beseitigt werden kann, handelt es sich um eine rein symptomatische Therapie, die zudem nur Aussicht auf vorübergehenden Erfolg hat. Die früher zur Behandlung empfohlenen physikalischen Maßnahmen (Bewegung, Massage, Wärme, Angießen mit essigsaurer Tonerde) sind seit der Einführung hochwirksamer, quecksilberfreier Diuretika überholt. Diese Präparate bewirken eine Hemmung der tubulären Rückresorption von Natrium und Chlor und damit eine allmähliche Ausschwemmung der Ödemflüssigkeit über die Nieren. Die Behandlung erfolgt am besten zuerst durch Injektion eines Sali-Diuretikums (T. I.) mit anschließender fortgesetzter oraler Applikation des gleichen Mittels in ein- oder zweitägigen Abständen bis zum Verschwinden des Ödems. Von den neueren Diuretika hat sich beim Rind das Furosemid (Lasix-Hoechst) als besonders stark harntreibend erwiesen, während Thiazide nur in hohen Dosierungen ausreichend wirksam sind. Zur Beseitigung entzündlicher Ödeme sind darüber hinaus antiphlogistische und infektionshemmende Maßnahmen erforderlich (siehe Phlegmonen).

Unterhautphlegmone

Wesen: Phlegmonen sind zellige Infiltrationen des subkutanen Bindegewebes, denen von Fall zu Fall eine akute eitrige, jauchige oder nekrotisierende Entzündung zugrunde liegt, die entweder durch Infektionserreger (septische Phlegmone) oder durch gewebsschädigende chemische Stoffe (aseptische Phlegmone) hervorgerufen wird.

Vorkommen und Ursachen: Septische Phlegmonen können Folgen einer lokalen oder allgemeinen bakteriellen Infektion sein, wobei Eiter- und Fäulniserreger oder spezifische Keime durch kleine, oft nicht mehr sichtbare Wunden eingedrungen sind. Derartige Prozesse kommen beim Rind besonders häufig im Kehlgang (Kehlgangsphlegmone,

Abb. 22), im ventralen Halsbereich (zum Beispiel nach Schlundperforation, S. 211) und an den Gliedmaßen, hier im Zusammenhang mit Erkrankungen der Klauen, Gelenke, Sehnenscheiden und Schleimbeutel vor (S. 547 ff.). Außerdem sind die postoperativen Phlegmonen (zum Beispiel Stumpfphlegmone nach Klauenamputation, S. 603); Hodensackphlegmone nach Kastration, S. 409) zu erwähnen.

Multiple oder metastasierende und später meist abszedierende Phlegmonen werden zuweilen im Zusammenhang mit schweren Bewegungsstörungen und bei festliegenden Tieren (Dekubitalphlegmonen) sowie bei Pyämie beobachtet. Gasbrandphlegmonen beruhen auf Infektion durch spezifische Anaerobier (S. 695 ff.).

Aseptische Phlegmonen kommen hauptsächlich nach versehentlicher oder fehlerhafter subkutaner und paravenöser Injektion gewebsreizender Arzneimittel (zum Beispiel Kalziumchlorid-, Chloralhydrat- oder Azetylmethioninlösung) im Bereich der großen Venen (Peri- und Thrombophlebitis, S. 115) sowie an Hals, Triel und Oberschenkel vor; gelegentlich können auch Insektenstiche solche Phlegmonen hervorrufen (S. 1296).

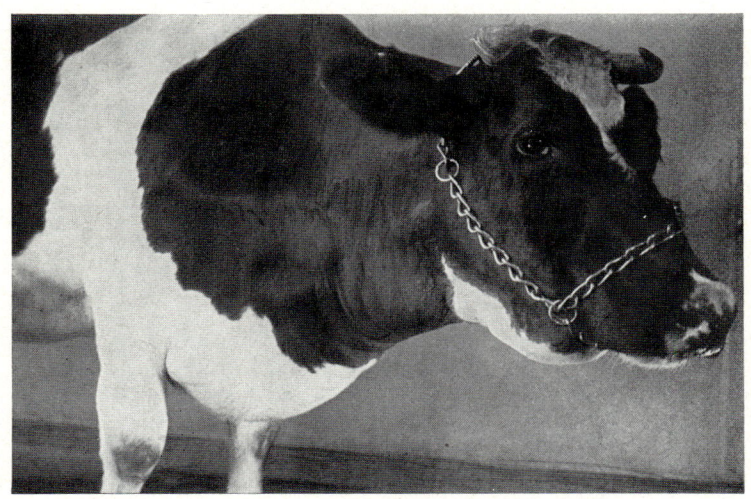

Abb. 22. Ausgedehnte septische Unterhautphlegmone im Kehlgang und am Hals nach durchdringender Verletzung der Rachenschleimhaut

Erscheinungen: Die Palpation ergibt eine mäßig derbe, wenig eindrückbare, nicht scharf abgegrenzte Umfangsvermehrung mit ausgeprägten akuten Entzündungssymptomen (deutlich vermehrte Wärme und starke Schmerzhaftigkeit); in der Peripherie besteht häufig mehr teigige Konsistenz (kollaterales Ödem, S. 34). Im Zentrum abszedierender Phlegmonen ist dagegen mehr oder weniger deutliche Fluktuation festzustellen. Bei putriden Phlegmonen kommt es zuweilen zur bakteriellen Gasbildung (gutartige Gasphlegmone, S. 695), die aber geringer ist und sich weniger rasch ausbreitet als bei den malignen Gasphlegmonen (S. 696). Das Allgemeinbefinden kann je nach Lokalisation und Größe der Phlegmone gering- bis hochgradig gestört sein; in vielen Fällen ist die Körpertemperatur aber nur vorübergehend fieberhaft erhöht.

Verlauf und Beurteilung: Je nach Ursache, Grad und Ausdehnung der Gewebsschädigung kommt es etwa innerhalb einer Woche zur Resorption der Entzündungsprodukte, zur Einschmelzung (Abszedierung) oder zur Abstoßung der abgestorbenen Gewebsteile (Demarkation). In ungünstig verlaufenden Fällen kann die eitrige oder jauchige Infektion in tiefere Gewebeschichten vordringen (subfasziale Phlegmone), in Synovialräume einbrechen oder auf seröse Körperhöhlen übergreifen. Der Übertritt der Erreger in Lymph- oder Blutbahnen führt zur Pyämie oder Sepsis (Metastasierung). Einen ungünstigen Verlauf nehmen in der Regel tiefgreifende jauchige Kopf- oder Halsphlegmonen, großflächig nekrotisierende Bauchwandphlegmonen, Gasbrandphlegmonen sowie die multiplen und metastasierenden phlegmonösen Prozesse. Chronische oder rezidivierende Phlegmonen haben meist starke Bindegewebszubildung zur Folge (Haut- und Unterhautverhärtung, S. 39).

Erkennung und Unterscheidung: Kennzeichnend für die Phlegmonen sind die schnelle Entstehung, die mit erheblicher Funktionsstörung einhergehenden ausgeprägten lokalen Entzündungserscheinungen und die in schweren Fällen hiermit verbundene fieberhafte Allgemeinstörung. Gasphlegmonen (S. 695 ff.) zeichnen sich außerdem bei der Palpation durch Knistergeräusche aus und verursachen meist hochgradige, oft tödlich verlaufende Allgemeinerkrankungen. Abzugrenzen sind weiterhin Ödeme (teigige Beschaffenheit, geringe Entzündungssymptome; S. 34) und fluktuierende Unterhautprozesse (Hämatome, S. 112; Abszesse, siehe unten).

Behandlung: Bei septischen Phlegmonen steht die parenterale Allgemeinbehandlung mit antibiotischen und sulfonamidhaltigen Präparaten (T. I.) an erster Stelle; der antibiotisch wirksame Blutspiegel muß bis zur Resorption oder Abgrenzung der Phlegmone aufrechterhalten werden. In allen Fällen ist eine unterstützende Lokalbehandlung angezeigt; hierfür kommen anfangs Azetatmischung und BUROW'sche Lösung, später aber hyperämisierende Salben (Ichthyol-, Kampfer- oder Jodsalben), warmes Abbaden oder Angußverbände zur Anwendung.

Jauchige oder abszedierende Phlegmonen werden nach Probepunktion an der tiefsten Stelle inzidiert, sobald deutliche Fluktuation auftritt. Bei nekrotisierenden Prozessen muß die spontane Demarkation abgewartet werden. Die Weiterbehandlung erfolgt durch tägliche antiseptische Spülungen (T. I.) und das Einbringen antibiotischer oder sulfonamidhaltiger Puder (Drainage). Von der Anwendung von Kälte und lokalen Injektionen sowie vorzeitiger operativer Eröffnung ist bei phlegmonösen Prozessen abzuraten.

Unterhautabszeß

Wesen: Diese krankhafte Veränderung besteht in der umschriebenen Ansammlung von eitrigen oder jauchigen Entzündungsprodukten, die von einer mehr oder weniger starken Bindegewebskapsel umgeben ist.

Vorkommen und Ursachen: Subkutane Abszeßbildungen von Walnuß- bis Fußballgröße werden beim Rind häufig an den verschiedensten Körperstellen beobachtet; sie können einzeln und multipel auftreten. Auch gibt es ein- und mehrkammrige Abszesse. Solche Prozesse entstehen durch eitrige, jauchige oder auch nekrotisierende Gewebseinschmelzung infolge bakterieller Infektionen. Als Erreger kommen gewöhnliche Eiter- und Nekrosebakterien (C. pyogenes, Streptokokken, Staphylokokken, Sph. necrophorus), ubiquitäre Fäulniskeime oder auch spezifische Keime (Actinobacillus lignièresi, Mykobakterien) infrage.

Vorzugslokalisationen der Abszesse sind beim Rind insbesondere Kopf (Backen- und Kehlgangsabszesse, S. 188), Brust- und Bauchwand (Nabel- und Voreuterabszesse, S. 612) sowie die distalen Gliedmaßenabschnitte (Karpus, Tarsus, Fessel und Klauen). Impfabszesse treten vornehmlich an Hals, Triel und Hinterschenkel auf. Abszesse entwickeln sich des weiteren häufig im Zusammenhang mit phlegmonösen Prozessen (S. 35), infizierten Hämatomen (S. 112) und Wunden aller Art, ferner nach dem Eindringen von Fremdkörpern. Multiple und metastasierende Abszesse entstehen im Gefolge bakterieller Allgemeininfektionen (Pyämie) und bei Dekubitus.

Erscheinungen und Verlauf: Der lokale Befund wechselt mit dem Alter des Abszesses. Frische Prozesse zeichnen sich durch undeutliche Abgrenzung, ausgeprägte kollaterale Entzündungserscheinungen (Phlegmone) und geringe Fluktuation aus. Ältere, sogenannte kalte Abszesse haben sich von der Umgebung durch Kapselbildung deutlich abgegrenzt und ähneln palpatorisch einem prall mit Flüssigkeit gefüllten Gummiball; sie sind meist weitgehend schmerzlos und weisen keine schwerwiegenden Entzündungserscheinungen mehr auf, zeigen aber oft eine zum Durchbruch neigende lokale Verdünnung ihrer Kapsel.

Bei der mit nicht zu englumiger Kanüle durchzuführenden Probepunktion entleert sich dünnflüssiger, mißfarbener, stinkender Inhalt oder dickflüssig-rahmartiger, zuweilen auch flockiger, häufig grünlichgelb gefärbter Eiter. Bei stark eingedicktem Abszeßinhalt findet sich nur an der Spitze der Punktionskanüle ein Eiterpropf. Im weiteren Verlauf kann der Inhalt an der Kuppe des Abszesses spontan nach außen durchbrechen. In vielen Fällen bleiben dickwandige Abszesse aber lange Zeit unverändert bestehen. Unterhautabszesse verursachen in der Regel keine allgemeinen Krankheitserscheinungen.

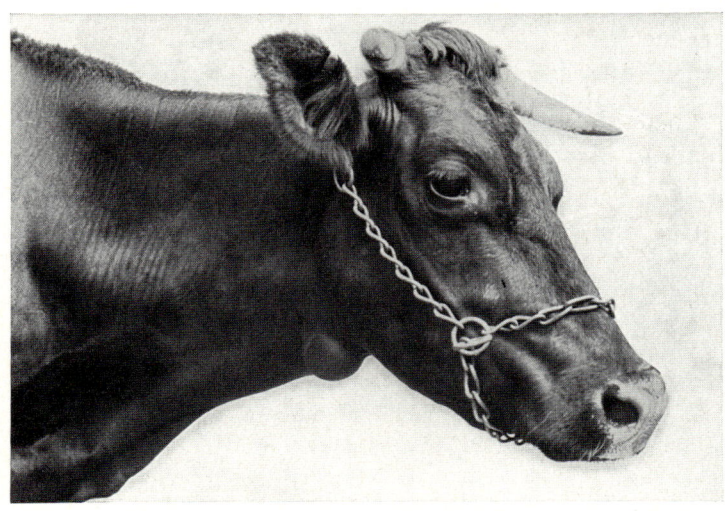

Abb. 23. Hühnereigroßer subkutaner Abszeß ventral am Hals

Beurteilung und Folgen: Die Heilungsaussichten sind günstig, mit Ausnahme multipler oder metastasierender Abszeßbildungen sowie spezifischer, mit Abszedierung verbundener Infektionen. Komplikationen können infolge Abszeßdurchbruches nach innen entstehen (Einbruch in seröse oder synoviale Höhlen).

Erkennung und Unterscheidung: Die Diagnose ist palpatorisch aufgrund der fluktuierenden, derbelastischen Umfangsvermehrung mit geringen oder fehlenden Entzündungserscheinungen nicht immer sicher zu stellen. Vor einem operativen Eingriff sollte daher stets eine Probepunktion durchgeführt werden, um Überraschungen zu vermeiden. Hämatome können in der Regel durch die schnelle Entstehung, die dünnere Wand sowie ihre weichere, mehr schwappende Fluktuation von Abszessen abgegrenzt werden und ergeben ein aus Blut oder hämolytischem Serum bestehendes Punktat (S. 112). Differentialdiagnostisch sind weiterhin andere, mit Umfangsvermehrung verbundene subkutane Veränderungen (Ödeme, S. 34; Phlegmonen, S. 35; Emphyseme, S. 32) zu berücksichtigen, die jedoch keine Fluktuation aufweisen. Im Bauchwandbereich müssen außerdem Hernien ausgeschlossen werden, die im Gegensatz zum Abszeß meist reponierbar sind (S. 619). Schwieriger wird die Diagnose, wenn Abszeß und Bruch unmittelbar aneinandergrenzen, wie es gelegentlich im Nabelbereich vorkommt (S. 612, 615).

Behandlung: Schlecht abgegrenzte Abszesse sind zunächst durch hyperämisierende Maßnahmen zur Reifung zu bringen. Nach Abscheren der Haare und Desinfektion der Haut wird der Abszeß dann im Bereich seiner deutlichsten Fluktuation (Punktionsstelle) in vertikaler Richtung mit dosiertem Schnitt eröffnet, der bei Bedarf unter Fingerkontrolle erweitert wird. Nach Abfluß des Inhaltes wird die Höhle mit einer antiseptischen Lösung gründlich ausgespült. Abschließend wird die Wundhöhle locker mit Jodoformgaze austamponiert; der Drain muß nötigenfalls durch ein Hautheft fixiert werden.

Die Nachbehandlung erfolgt je nach Größe und Lage des Abszesses durch mehrmaligen Tamponwechsel und Wiederholung der antiseptischen Spülung in Abständen von 1 bis 3 Tagen. Zur Anregung der Granulation hat sich die Anwendung hyperämisierender Bäder oder Salben (T. I.) bewährt.

Haut- und Unterhautverhärtung (Induratio cutis, Sklerodermia)

Wesen: Diese Veränderung besteht in einer Verdickung und Verhärtung der Haut und Unterhaut, welcher eine durch chronische Entzündungsreize hervorgerufene lokale Bindegewebszubildung zugrunde liegt; sie kann mitunter beträchtliche Ausmaße erreichen.

Vorkommen und Ursachen: Verhärtungen der Haut und Unterhaut kommen beim Rind verhältnismäßig häufig vor, haben aber keine große Bedeutung, da sie in der Regel nur Schönheitsfehler darstellen. Als Ursachen der Hautinduration kommen ständig sich wiederholende Druckeinwirkungen auf exponierte Körperteile (Unterbrust, Karpus, Tarsus) in Frage; gelegentlich kann sie an den Gliedmaßen auch durch langdauernde oder rezidivierende phlegmonöse und abszedierende Prozesse (S. 35) ausgelöst werden. Weiterhin geben chronische Ödeme (S. 34) und unvollständig resorbierte Hämatome (S. 112) Anlaß zu derartigen Bindegewebszubildungen.

Erscheinungen und Verlauf: Die Veränderung entwickelt sich schleichend und ist mit einer zunehmenden Umfangsvermehrung verbunden; der betroffene Hautbezirk erscheint derb und unempfindlich; er läßt die natürliche Elastizität und Verschiebbarkeit vermissen. Seine Haare sind gesträubt oder ausgefallen. In seltenen Fällen bildet sich die Verdickung mit der Zeit wieder geringgradig zurück; im allgemeinen bleibt die Induration dagegen jahrelang unverändert bestehen, verursacht in der Regel aber keine nennenswerten Beschwerden oder Bewegungsstörungen.

Erkennung und Unterscheidung: Die Hautinduration ist durch langsame Entstehung, derbe Gewebszubildung und das Fehlen akuter Entzündungserscheinungen gekennzeichnet. Im Unterschied zur chronischen Dermatitis (Hautschwiele, S. 23) ist die Haut infolge gleichzeitiger Verhärtung des Unterhautgewebes nicht mehr auf ihrer Unterlage verschiebbar.

Behandlung: Da die Haut- und Unterhautverhärtung meist keine Funktionsstörungen verursacht, wird auf ihre Behandlung im allgemeinen verzichtet. In besonderen Fällen kann eine Aktivierung des Prozesses durch kutanes Brennen und anschließende scharfe Einreibung (Kantharidensalbe) mit dem Ziel einer teilweisen Rückbildung des indurierten Gewebes versucht werden. Eine zwei- bis dreimalige intravenöse Verabreichung von Jodsalzen vermag diesen Vorgang zu unterstützen (siehe Aktinobazillose, S. 700).

SCHRIFTTUM

ANDERSON, R. S., & E. C. PICKERING (1964): Assessment of the action of acetazolamide and hydrochlorothiazide in the cow. Res. Vet. Sci. *5,* 100-108. — ARBEITER, K. (1956): Über zwei Fälle von Hautemphysemen nach konservativer Sectio caesarea bei der Kuh. Wien. Tierärztl. Mschr. *43,* 368-373. — BENTHIEN, H.-A., & M. MÜLLING (1962): Über die Behandlung von Ödemen verschiedener Genese insbesondere von Euterödemen mit dem Sali-Diuretikum Vetidrex. Prakt. Tierarzt *43,* 3-7, 45-48. — ELZE, K., & H. MÜLLER (1960): Ein Beitrag zum Hydrops universalis congenitus (Anasarka) beim Kalb und Ziegenlamm. M.-hefte Vet.-Med. *15,* 373-376. — ESPERSEN, G. (1961): Artifizielles Pneumoperitoneum und dessen therapeutischer Effekt bei rectalem und rectovaginalem Drängen beim Rind. Dtsch. Tierärztl. Wschr. *68,* 521-524. — FLÜCKINGER, U., & A. HOFER (1960): Die Bekämpfung ödematöser Zustände bei Nutztieren mit einem neuen Diureticum. Schweiz. Arch. Tierheilk. *102,* 27-33. — GORET, P., CH. PILET, F. DE CADORE & N. ALADAME (1956): Abcès multiples chez le veau, d'allure enzootique, dus à une association microbienne complexe. Bull. Acad. Vét. France *29,* 413-418. — GRÜNDER, H.-D., & G. BRÜNING (1966): Untersuchungen über die Wirkung neuerer Diuretika beim Rind. 1. Die Wirkung von Furosemid (Lasix-Hoechst). Berl. Münch. Tierärztl. Wschr. *79,* 81-83. — GRÜNDER, H.-D., & H. SCHOLZ (1967): Untersuchungen über die Wirkung neuerer Diuretika beim Rind. 2. Wirkungsvergleich von Acetazolamid, Hydrochlorothiazid und Benzylhydroflumethiazid. Berl. Münch. Tierärztl. Wschr. *80,* 121-124. — HIDIROGLOU, M., & R. PREVOST (1958): L'oedème des bovins en Guyane française. Rec. Méd. Vét. *134,* 221-228. — MALZE, A. (1962): Praxiserfahrungen mit Intolex ad us. vet. Tierärztl. Umschau *17,* 395-396. — MARTJANOW, Ss. N. (1960): Arteigene Besonderheiten des Reaktionsvermögens der Rinder in der chirurgischen Pathologie (russisch). Veterinarija *37:* 11, 60-64. — SNIDER, G. W. (1962): A new approach to edematous conditions of cattle. Canad. Vet. J. *3,* 150-155. — WAGNER, E. (1962): Die Behandlung der Euterödeme der Milchkühe mit Diamox. Tierärztl. Umschau *17,* 206-208. — WYSSMANN, E. (1919): Über traumatisches Hautemphysem. Schweiz. Arch. Tierheilk. *61,* 20-34.

Krankheiten der Hörner
Abnorme Hornformen

Ein- oder beiderseitige Anomalien der Form und Richtung oder der Größe des Hornes sind beim Rind nicht allzu selten zu beobachten. Sie werden von Fall zu Fall als ‚Senk'-, ‚Rund'-, ‚Henkel'- oder als ‚Korkenzieherhorn' bezeichnet. Derartige Abweichungen sind teils erblich bedingt (das gilt insbesondere für symmetrisch auftretende Stellungsanomalien), teils aber erworben (Verletzungen des Hornzapfens); mitunter scheint auch ein Zusammenhang mit hormonalen Dysfunktionen (Sterilität) zu bestehen. Die Anlage zur Entwicklung von drei oder mehr Hörnern (Multiplicitas cornu) ist hereditär; diese echten überzähligen Hörner unterscheiden sich durch ihren knöchernen, mit dem Stirnbein verbundenen Hornzapfen von den auch in anderen Körperregionen vorkommenden Hauthörnern (S. 28), die lediglich einen Bindegewebskern besitzen. Nach unsachgemäßer Enthornung (vor allem bei Unterdosierung der Ätzmittel; S. 46) entwickelt sich meist ein auffallend kleines, höckrig-mißgestaltetes ‚Krüppelhorn'.

Abnorm geformte Hörner erfordern nur dann tierärztliches Eingreifen, wenn sie bei fortschreitendem Wachstum mit ihrer Spitze das Auge, die Lider, die Haut oder die Schädelknochen des Tieres bedrohen (‚einwachsende' Hörner). In solchen Fällen genügt es meist, das Horn zu kürzen (S. 45). Führt die Veränderung dagegen auch zur Defor-

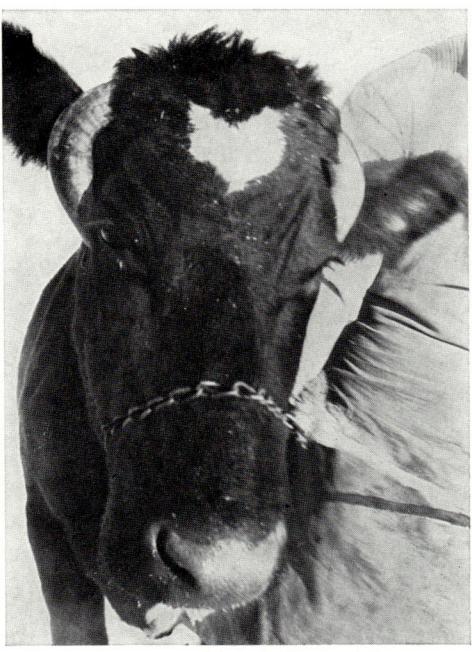

Abb. 24. ‚Senkhörner'

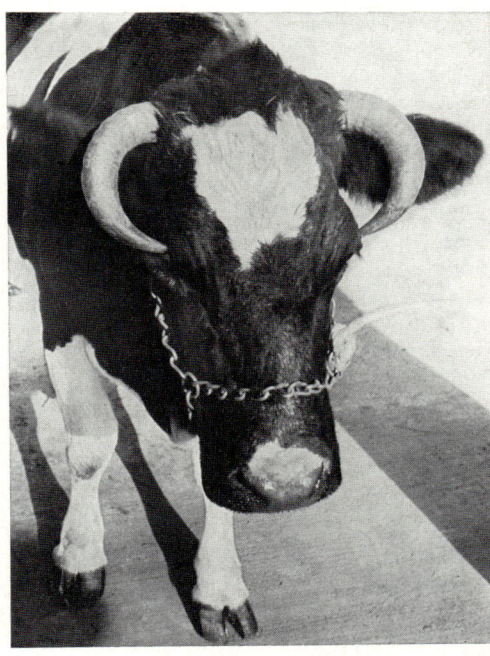

Abb. 25. In Richtung auf die Augenbögen zu vorwachsende ‚Henkelhörner'

mierung des Stirnbeins (Riesenhornbildung), so ist es mitunter ratsam, das betreffende Horn zu amputieren (S. 45).

Zur Vorbeuge des in abnormer oder ungewünschter Richtung erfolgenden Hornwachstums sind gegendweise, insbesondere für junge Zuchtbullen, sogenannte ‚Hornrichter' oder ‚Hornleiter' in Gebrauch, die aus einer entsprechend geformten Holzschale oder aus einem Metallbügel bestehen; sie werden mittels verstellbarer Riemen oder verschraubbarer Klammern an der Protuberantia intercornualis und den Hörnern befestigt. Die mit einer solchen Vorrichtung versehenen Tiere sollten gesondert aufgestallt und nicht in den gemeinsamen Laufstall verbracht werden (kein Freßgatter!).

SCHRIFTTUM

BRANDT, K. (1928): Die Entwicklung des Hornes beim Rinde bis zum Beginn der Pneumatisation des Hornzapfens. Diss., Hannover. — JORDAL, O. (1905): Kuh mit drei Hörnern. Berl. Tierärztl. Wschr. *18*, 761. — LÁSZLÓ, F. (1941): Pathologische Anatomie des Hornes. Dtsch. Tierärztl. Wschr. *49*, 183-185. — NÜTZEL, K. H., & J. PÜSCHNER (1962): Eine Kuh mit drei Hörnern. Berl. Münch. Tierärztl. Wschr. *75*, 234-235. — SCHIEL, O. (1962): Einseitige Riesenhornbildung bei einer Kuh. Dtsch. Tierärztl. Wschr. *69*, 481. — ZOBEL (1903): Einfluß der Geschlechtsdrüsen auf Körperform und Gestaltung der Hörner beim Rind. Berl. Tierärztl. Wschr. *16*, 529-530.

Wackelhörner

Als ‚Wackelhörner' werden solche Hörner bezeichnet, die mit ihrer Basis zwar der üblichen Stelle des Stirnbeins anhaften, aber nicht knöchern, sondern lediglich durch einen Hautschlauch und straffes Bindegewebe mit ihm verbunden und daher am Ansatzpunkt beweglich sind. Diese Anomalie tritt bei verschiedenen Rinderrassen, am häufigsten jedoch bei Kreuzungstieren, und fast immer beiderseits auf; das Merkmal wird als Entwicklungsmißbildung rezessiv vererbt. Betroffene Hörner hängen auf Grund ihres Gewichts bei normal gehaltenem Kopf senkrecht herab und erhalten während ihres Wachstums im Lauf der Zeit etwa die Form einer mit dem Stiel am Kopf sitzenden Banane (‚Bananenhörner').

Ähnliche Auswirkungen (passive, meist aber mit Schmerzhaftigkeit verbundene Beweglichkeit) kann auch die im Gefolge einer gedeckten Hornzapfenfraktur (S. 42) gelegentlich eintretende Pseudarthrose des Stirnzapfens haben. Für den Tierarzt bieten derartige Beobachtungen allenfalls Anlaß, den Besitzer über die Natur der Veränderung aufzuklären.

SCHRIFTTUM

ARENANDER (1901): Studien über das ungehörnte Rindvieh im nördlichen Europa. Berichte physiol. Labor Versuchsanst. Landwirtsch. Inst. Univ. Halle *3*, 545. — FISCHER, H. (1958): Loose horns in a Zebu cow in East-Java. Hemera Zoa *65*, 81. — KOCH, P. (1957): Die Vererbbarkeit des Wackelhorns beim Rind. Dtsch. Tierärztl. Wschr. *64*, 428. — KOSAIH, R. (1959): Observations on the structure of 'loose horns' in a Zebu cow. Commun. Vet. (Bogor) *3*, 107-119. — SIEGERT, M. (1955): Eine Studie über das Horn des Rindes und seine Genese mit eigenen Untersuchungen über den Bau und die Vererbung des Wackelhornes. Diss., F. U. Berlin.

Verlust der Hornscheide

Ursachen: Bei Weidetieren und auf Transporten kommt es verhältnismäßig häufig (im Stall dagegen nur selten) zur Ablösung der Hornscheide von ihrer Matrix infolge grober traumatischer Insulte (Sturz, Anstoßen gegen Hindernisse, Schlag, Verhaken im Freßgatter); ausnahmsweise können die gleichen Folgen auch nach vorausgegangener Entzündung der Hornlederhaut (etwa beim bösartigen Katarrhalfieber, S. 843) oder als ‚Aushornen' im Zusammenhang mit dem ‚Ausschuhen' der Klauen (S. 558) auftreten.

Erscheinungen: Durch das Abstreifen der Hornscheide wird die hellrote, mit Fibrinausschwitzungen bedeckte und leicht zu Blutungen neigende Lederhaut des Stirnzapfens freigelegt; später findet man diese mit dunkleren und meist auch verschmutzten Krusten bedeckt. Das Leiden wird vom Besitzer oft als geringfügig erachtet, so daß tierärztliche Hilfe in der Regel nur bei starker Blutung oder nach bereits eingetretener Lederhautvereiterung erbeten wird.

Behandlung, Verlauf: Da alle Manipulationen an der hochempfindlichen Lederhaut starke Abwehrreaktionen auslösen, empfiehlt es sich, zunächst den Nervus cornualis zu anästhesieren (S. 49) oder den Patienten allgemein zu sedieren (T. I.). Darauf werden sämtliche Verunreinigungen und Krusten mit einer lauwarmen mild-antiseptischen Lösung (Akridinfarbstoffe 1 %ig, Wasserstoffperoxyd 3 %ig) vorsichtig erweicht und entfernt, die Oberfläche des Hornzapfens antibiotisch versorgt (Spray, Salbe, Puder) und ein Hornverband angelegt, der in Achtertouren abwechselnd um das kranke und das gesunde Horn geführt und abschließend mit Holzteer bestrichen wird. Bei starker Verschmutzung oder bereits eingetretener purulenter Infektion ist es angezeigt, den Verband nach 5 bis 7 Tagen zu wechseln; sonst beläßt man ihn bis zum Abfallen. Binnen zwei Monaten entwickelt sich dann (in frisch mit einem Holzteeranstrich versorgten Fällen auch ohne Verband) eine neue widerstandsfähige Hornscheide, die allerdings kleiner, weniger glatt sowie etwas matter ist als die ursprüngliche und entsprechend weniger Hornringe aufweist.

Hornzapfenbruch (Fractura processus cornualis)

Wesen: Frakturen des knöchernen Hornzapfens sind teils offen, teils gedeckt, und meist (aber nicht immer) mit dem Verlust der betreffenden Hornscheide verbunden. Die Bruchlinie verläuft dabei in der Regel in Höhe des Hornansatzes, seltener dagegen durch den freien Stirnzapfen selbst oder sogar im Bereich des Stirnbeins. Da derartige Frakturen in der Mehrzahl der Fälle eine Eröffnung der Stirnhöhle bedingen, tritt als Folge oft eine eitrige Sinusitis frontalis (S. 142) ein.

Ursachen: Solche Unfälle ereignen sich vorwiegend auf der Weide und auf Transporten, gelegentlich aber auch im Laufstall, beim Anrennen kämpfender Tiere gegeneinander oder an feste Gegenstände, durch Aufschlagen des Kopfes beim Niederstürzen oder beim Niederschnüren für tierärztliche Eingriffe.

Erscheinungen und Verlauf: Hornzapfenfrakturen sind vielfach schon bei der äußeren Besichtigung am Fehlen der Hornscheide und/oder an der plötzlich veränderten Hornrichtung sowie am Blutaustritt im Bereich der Hornbasis zu erkennen. Bei sitzengebliebener Hornscheide und erhaltener Hornrichtung bedarf es dagegen der näheren Untersuchung, um die Diagnose stellen zu können (Prüfung auf abnorme Beweglichkeit und lokale Schmerzhaftigkeit, Scheren der Haare am Hornansatz und Sondierung etwaiger Verletzungen, unter Umständen auch Abraspeln oder Ausschneiden defekter Hornbezirke); wertvolle Hinweise bietet manchmal das bei massiver Hämorrhagie in die Stirnhöhle zu beobachtende einseitige Nasenbluten. Liegt die Bruchlinie im Bereich des Stirnbeins oder innerhalb der unbeschädigt gebliebenen Hornscheide, so wird der Besitzer oft erst durch die zusammen mit der Stirnhöhleninfektion auftretenden Allgemeinstörungen dazu veranlaßt, tierärztliche Hilfe in Anspruch zu nehmen; solche Patienten zeigen dann in fortgeschrittenen Fällen ein abgestumpftes, träges Verhalten, Freßunlust und Milchrückgang, gelegentlich auch gesenkte oder schiefe Haltung des Kopfes und einseitige Augenreizung (Tränenfluß, Konjunktivitis, leichter Exophthalmus; S. 143). Die Perkussion ihrer Stirnhöhlen ergibt auf der kranken Seite erhöhte Empfindlichkeit sowie deutlich gedämpften Schall. In unklaren Fällen läßt sich die Diagnose mitunter durch Scheren der Haare im Stirnbereich (zur Untersuchung der

Haut auf Druckstellen und Verletzungen), sonst aber durch die explorative Trepanation der Stirnhöhle sichern (S. 143).

Gedeckte Hornzapfenbrüche heilen nicht selten spontan ab; dann weicht das Horn später oft von der Frakturstelle an aus seiner normalen Richtung ab (‚Knickhorn'). Manchmal bildet sich hier lediglich eine bindegewebige Pseudarthrose (erworbenes ‚Wackelhorn').

Behandlung: In Fällen, bei denen die Stirnhöhle nicht eröffnet ist und die Blutgefäßversorgung des Knochenbruchstücks gesichert erscheint, kann versucht werden, die Frakturheilung durch Schienung zu unterstützen; hierzu bedient man sich entweder eines ‚Hornleiters' (S. 41) oder einer situationsgerechten, 10 bis 20 Zentimeter breiten spiraligen Umwicklung des kranken und des gesunden Hornes mit kräftigem Draht, der oberhalb des Stirnwulstes abwechselnd und brückenförmig von einer zur anderen Seite geführt und abschließend so mit selbstpolymerisierendem Kunstharz (S. 598) verstärkt wird, daß die erhärtende Masse die Kopfhaut nicht berührt (Gefahr von Drucknekrosen). Wenn mit dieser Fixation zugleich auch die Hornrichtung korrigiert werden soll, so ist dabei möglichst vorsichtig zu verfahren, da der distale Teil des Hornes sonst leicht vollständig abbricht. Die Schienenvorrichtung muß 6 bis 8 Wochen getragen und bei etwaiger Lockerung erneut befestigt werden; der Patient ist während dieser Zeit getrennt von anderen Tieren aufzustallen.

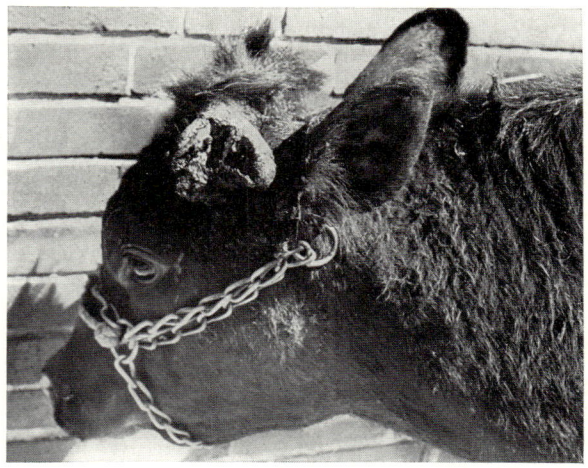

Abb. 26. Hornzapfenbruch bei einem Jungrind

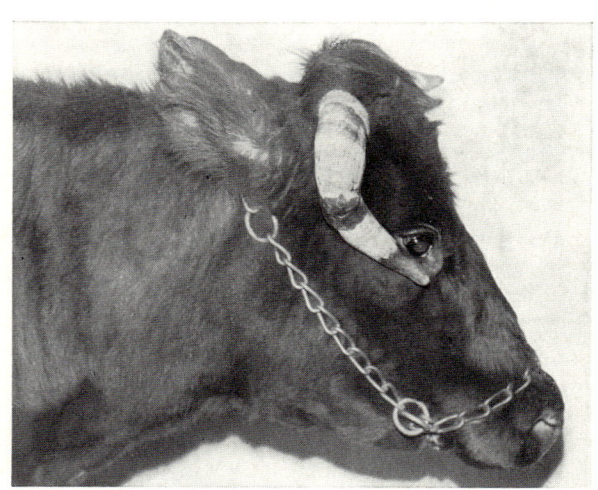

Abb. 27. Mit Richtungsanomalie der Hornspitze (auf das untere Augenlid hin) abgeheilter Hornzapfenbruch

Ist bei der Fraktur des Hornzapfens dagegen auch die bis in diesen hineinreichende *Stirnhöhle eröffnet* worden, so darf selbst in frisch zur Behandlung kommenden Fällen nur ausnahmsweise mit dem Wiederanwachsen des abgebrochenen Knochenendes gerechnet werden. Deshalb ist das betreffende Horn hierbei, ebenso wie bei allen schon durch eitrige Sinusitis frontalis komplizierten Stirnzapfenfrakturen, besser im gesunden Bereich abzusetzen oder (bei basisnahem Bruch) an seinem Ansatz mit der Drahtsäge zu amputieren (S. 49). Anschließend ist die Stirnhöhle von der Operationswunde aus antibiotisch zu versorgen; bei etwa bereits vorliegender Infektion muß sie zuvor mit einer milden desinfizierenden Lösung (T. I.) gründlich gespült und diese offene örtliche Behandlung in der Folgezeit alle 2 bis 4 Tage bis zur Abheilung wiederholt werden

(S. 143). Ein Verband empfiehlt sich nur bei Verlust der Hornzapfenspitze (Entwicklung eines Krüppelhornes) und unbeteiligter Stirnhöhle.

Im Bereich des Hornansatzes gelegene *verschleppte Defekte* neigen infolge der ständigen Irritation (Eiterung, Insektenbefall, Scheuern) in besonderem Maße zur malignen Entartung der beteiligten Gewebe (siehe unten).

Gedeckte *Frakturen des Stirnbeins* verlaufen zuweilen unerkannt und bedürfen meist keiner besonderen Behandlung; offene Brüche werden, soweit sie frisch sind, nach Entfernen der losen Knochensplitter antibiotisch versorgt und mit einem Klebeverband verschlossen. Oft ist dann aber wegen bereits eingetretener Infektion die Trepanation und Spülung der Stirnhöhle (nötigenfalls auch das Anlegen einer Gegenöffnung durch Enthornen der betreffenden Seite) nicht zu umgehen (S. 49).

Verheilte Stirnzapfenfrakturen, die zu einer *Stellungsanomalie des Hornes* geführt haben, können in Sonderfällen (wertvolle Ausstellungstiere) einer versuchsweisen Richtungskorrektur unterzogen werden. Hierzu wird der Hornzapfen an seiner Basis subkutan mit einer Drahtsäge durchtrennt (erforderlichenfalls ist an dieser Stelle auch ein keilförmiges Knochenstück zu exzidieren) und das Horn mit Hilfe einer Draht-Kunststoff-Brücke in der gewünschten Lage fixiert (Fritsch, 1966).

SCHRIFTTUM

Fritsch, R. (1966): Zur Behandlung von Affektionen des Stirnhorns beim Rind. Tierärztl. Umschau *21*, 216-219. — Glawischnig, E. (1963): Hochgradiger Läusebefall als Ursache einer traumatischen Stirnhöhlenentzündung bei zwei Zuchtstieren. Wien. Tierärztl. Mschr. *50*, 595-598. — Joshi, M. C. (1928): Hydropathic treatment of fracture of horn in cattle. Indian Vet. J. *5*, 52.

Geschwülste am Horn (Tumores cornu)

Bei den im Bereich der Hornbasis auftretenden Tumoren handelt es sich meist um Osteosarkome, Rundzellensarkome oder Karzinome ('Hornkrebs'), die mehr oder weniger schnell auf ihre Nachbarschaft (Haut, Muskeln, Ohrgrund, Stirnbein, Stirn-

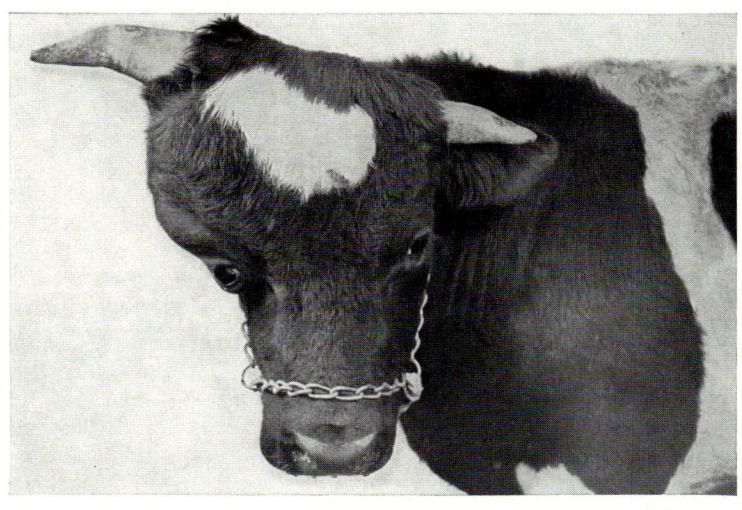

Abb. 28. Vom Hornzapfen ausgehendes auf die Orbita übergreifendes Osteosarkom bei einem Bullen

höhle) übergreifen und bei entsprechendem Umfang auch das Auge der betreffenden Seite verdecken können. Sie beruhen vielfach auf ständiger mechanisch-traumatischer Gewebsreizung und sind daher besonders häufig in tropischen Gebieten (Sumatra) bei älteren, in Jochanspannung arbeitenden Zugrindern sowie als Folge vernachlässigter Hornzapfenfrakturen zu beobachten. Heilungsaussichten bestehen nur in solchen Fällen, bei denen sich die Geschwulst unter gleichzeitiger Amputation des befallenen Hornes noch in toto im Gesunden entfernen läßt; sonst ist die Prognose in der Regel aussichtslos.

SCHRIFTTUM

Bulling, D. (1961): Die primären Knochengeschwülste der Haussäugetiere. Diss., H. U. Berlin. — Burggraaf, H. (1935): Kanker aan de basis van de hoorns bij Zebus ('Horn-core disease of cattle'). Tijdschr. Diergeneesk. 62, 1121-1136. — Naik, S. N., & V. Balakrishnan (1963): Horn cancer in bovines of Western India. Indian Vet. J. 40, 216-221. — Patra, B. N. (1959): Observations on horn cancer in cattle. Vet. Record 71, 844-846. — Priouzeau, M., & H. Drieux (1955): Epithélioma de la base de la corne chez un bovin. Rec. Méd. Vét. 131, 333-336. — Rosenberger, G. (1959): Osteosarkom zwischen Horngrund und Auge bei einem Jungbullen. Dtsch. Tierärztl. Wschr. 66, 97. — Rosenberger, G. (1960): Bösartige Geschwulst an der Hornbasis einer Kuh. Dtsch. Tierärztl. Wschr. 67, 131.

Operative Eingriffe an den Hörnern

Kürzen der Hörner (Resectio cornu)

Indikationen: Den häufigsten Anlaß für diesen Eingriff bieten Richtungsanomalien der Hörner, gelegentlich aber auch der Wunsch, besonders unruhige oder angriffslustige Rinder fügsamer und ungefährlicher zu machen.

Technik: Um eine Verletzung der sonst leicht blutenden und zur Infektion neigenden Matrix und des knöchernen Hornzapfens zu vermeiden, wird zunächst mit den abfühlenden Fingerspitzen geprüft, wie weit vom Körper entfernt dessen Wärme an der Hornscheide noch spürbar ist; danach wird die Spitze des betreffenden Hornes einige Zentimeter distal dieser Stelle mit Hilfe eines geeigneten Instrumentes glatt abgesetzt (Liess'sche Drahtsäge, Handsäge, Hornabschneidezange–Hauptner, Hornklipper–Keystone); beim erwachsenen Rind kann im allgemeinen mit einer 5 bis 10 Zentimeter langen stirnzapfenfreien Hornspitze gerechnet werden. Das Kürzen der Hörner erfordert keine Anästhesie; bösartige Tiere können hierzu nötigenfalls sediert werden (T. I.). Die scharfen Kanten der Schnittfläche werden abschließend zweckmäßigerweise mit einer Raspel abgerundet; sollte versehentlich die Spitze des Hornzapfens mit abgesägt worden sein (Schmerzreaktion, Blutaustritt), so ist das gekürzte Horn mit einem abdeckenden Holzteerverband (S. 42) zu versehen.

Enthornen (Amputatio cornu)

Indikationen: Die Herdenenthornung verfolgt den Zweck, alle Schäden (Hautverletzungen, Lederdefekte, Hämatome, Gewichtsverluste und traumatische Aborte) zu verhüten, die bei der Haltung horntragender Rinder auf engem Raum (Laufstall, Offenstall, Portionsweide, Transporte) fast zwangsläufig durch das Treiben und gegenseitige Stoßen der Tiere entstehen. Außerdem ist die Enthornung in Einzelfällen angezeigt bei Hornzapfenbruch (S. 42), Richtungsfehlern oder Mißbildungen der Hörner (S. 40) sowie zur Ruhigstellung bösartiger Vatertiere.

Geschichte: Das Entfernen der Hörner gehört zu den ältesten operativen Eingriffen am Rind; es wird überliefert, daß schon im Altertum vereinzelt Enthornungen bei Haustieren vorgenommen worden sind. Im 16. Jahrhundert mußten den Ochsen manchenorts die Hörner sogar auf behördliche Anordnung abgeschnitten werden. Der Wunsch nach ‚unbewaffneten' Rindern war unter anderem auch der Anlaß zur Züchtung und Haltung hornloser Rassen (Aberdeen Angus, Red Polls, Galloways, finnisches Gebirgsrind, norwegisches Ostlandrind, schwedisches Rödkullor-Rind, Fjällrind).

46   Organkrankheiten

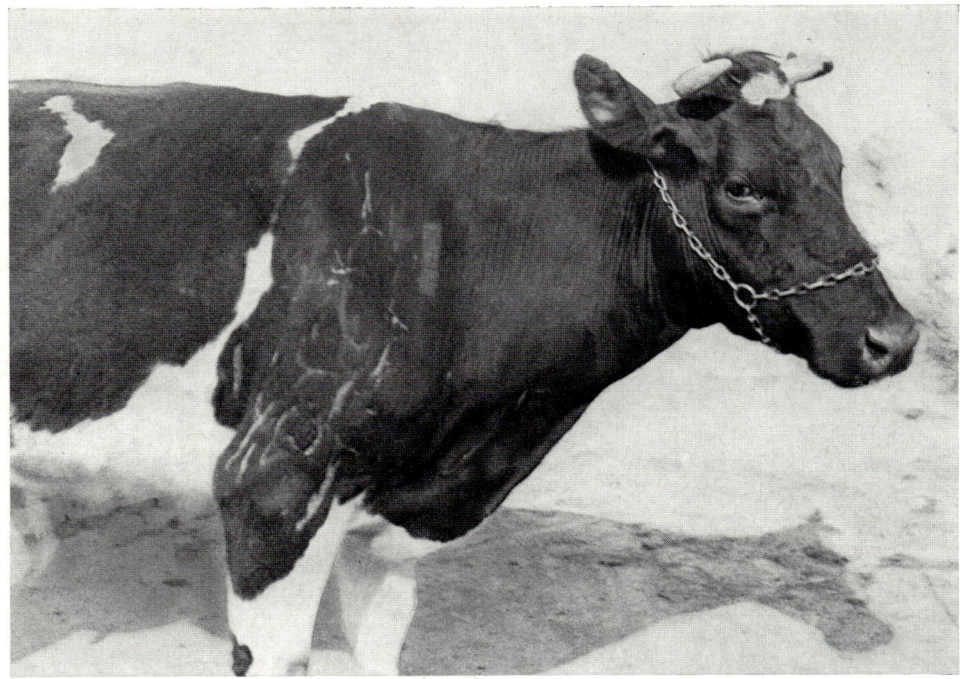

Abb. 29. Hornstoßbedingte Hautverletzungen, die den Wert der Haut für die Lederverarbeitung erheblich beeinträchtigen

Technik: Je nach dem Alter der zu enthornenden Tiere ist der Eingriff nach einer der folgenden Methoden vorzunehmen:

Enthornen von Kälbern: Da das Wachstum der Hörner von der Haut ausgeht und sich der knöcherne Hornzapfen erst sekundär bildet, genügt es bei bis zu 3 Monate alten Kälbern, die haarlose Hornanlage der Haut durch Ätzen, Brennen oder Ausstanzen zu zerstören oder zu beseitigen, um die Hornentwicklung wirksam zu verhindern:

Das *Ätzen* erfolgt mit Stiften (Kalium- oder Natriumhydroxyd; in verschlossenem Glasröhrchen aufbewahren!) sowie mit flüssigen oder pastenförmigen Zubereitungen, welche Salpetersäure, Trichloressigsäure, Antimontrichlorid oder Zinkchlorid enthalten; eine gebräuchliche Mischung besteht aus 28 % Antimonchlorid, 7 % Salizylsäure und 65 % Kollodium. Zunächst wird die Umgebung der Hornanlage geschoren und vor Anwendung flüssiger oder pastiger Mittel vorsichtshalber auch mit etwas Vaseline abgedeckt, um zu verhindern, daß das ätzende Präparat in die Augen fließt. Danach wird die Hornanlage bis zum Austreten von Blut mit dem Ätzstift unter leichtem Druck kreisförmig bestrichen oder mehrmals mit einem der flüssigen Mittel betupft beziehungsweise mit Ätzpaste bedeckt (Schutzhandschuhe!), die an Ort und Stelle zu belassen ist, bis sich der zerstörte Hautbezirk abstößt. Das für bis zu 3 Wochen alte Kälber brauchbare Ätzverfahren hat den Nachteil, daß seine Wirkung mitunter zu gering ist; dann kommt es zur Entwicklung mißgestalteter ‚Krüppelhörner'. Ausnahmsweise führt diese Methode auch infolge Überdosierung zu tiefgreifender, bis auf das Periost oder das Stirnbein reichender Nekrose.

Für das *Brennen* bedient man sich eines Thermokauters oder eines einfachen Brennstabes, dessen freies Ende eine der Hornanlage entsprechende kleine Höhlung aufweist (Elektrothermokauter ‚Utina'/Eutin oder ‚Elfab'/Stockholm). Das bis zur Kirschröte erhitzte Eisen wird zum Ausbrennen der Hornanlage in gleicher Weise gehandhabt wie die Ätzstifte, wobei jene unter langsamem Drehen des Instrumentes so lange kauterisiert wird, bis ihre Oberfläche gelbbraun erscheint und am Rande seröse Flüssigkeit austritt. Das Brennen liefert bei bis zu 6 Wochen alten Kälbern befriedigende Ergeb-

Hörner 47

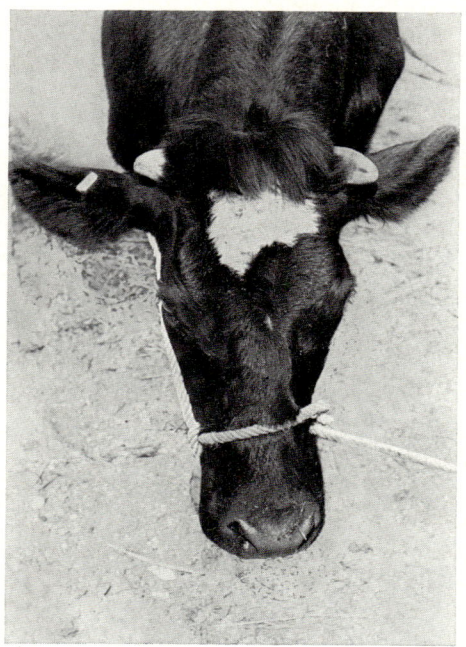

Abb. 30. Stummelhornbildung nach unvollständiger Zerstörung der Hornanlage mittels Ätzstiftes im Kälberalter

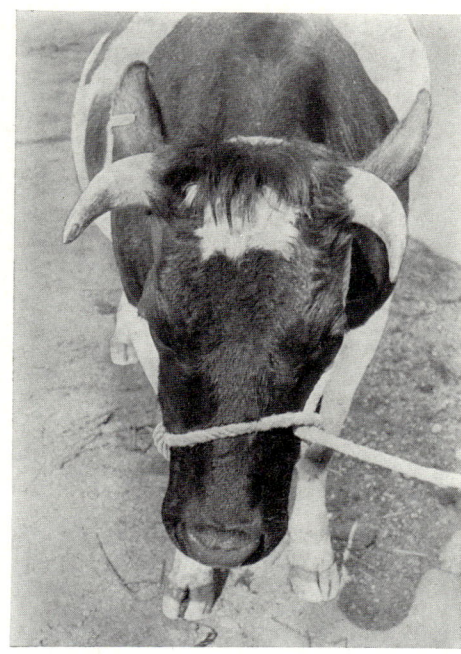

Abb. 31. Ein gleichaltriges nichtenthorntes Tier zum Vergleich

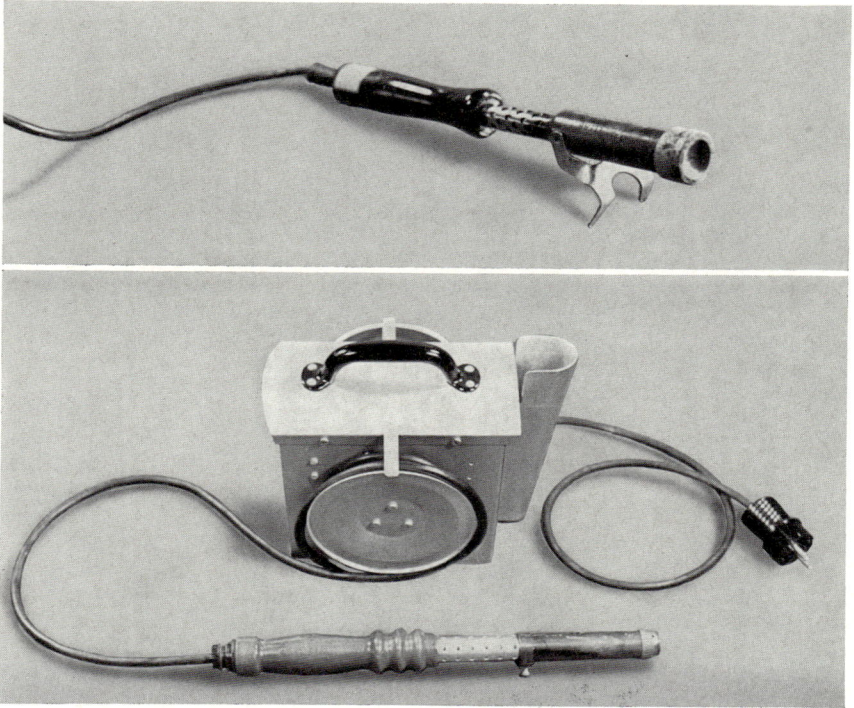

Abb. 32, 33. Elektrische Thermokauter zum Enthornen von Kälbern; oben: das Gerät der Firma Elfab-Stockholm, unten: dasjenige der Firma Utina-Eutin/Holstein (mit Schutztransformator)

Organkrankheiten

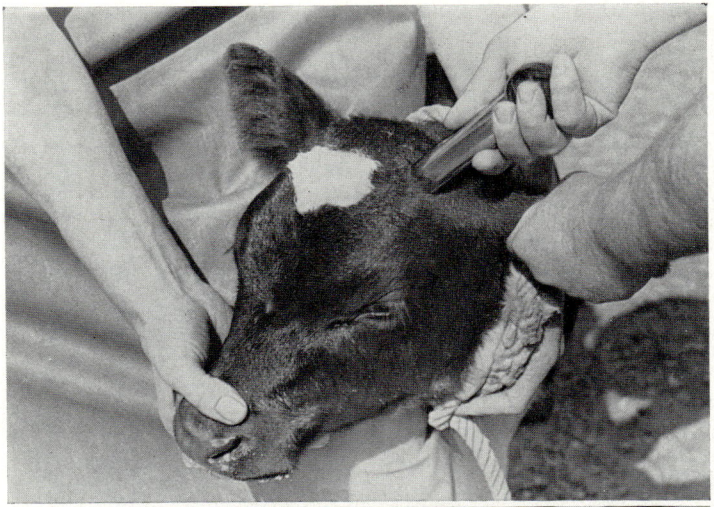

Abb. 34, 35, 36. Enthornen eines Kalbes mit dem Instrument nach ROBERTS

Abb. 34. Der Enthorner ist so angesetzt, daß die Hornanlage in der Mitte seiner kreisförmigen Schneide liegt

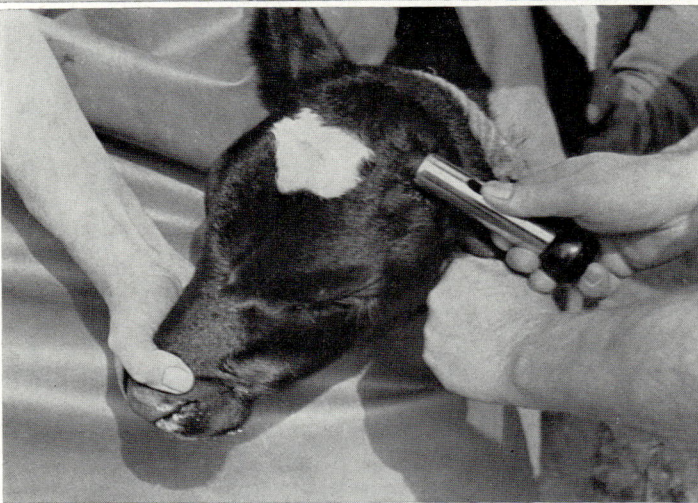

Abb. 35. Nach unter mäßigem Druck vorgenommenem drehendem Schnitt wird das Instrument tangential zur Stirn des Kalbes aufgesetzt, um das herausgestanzte Hautstück abzulösen

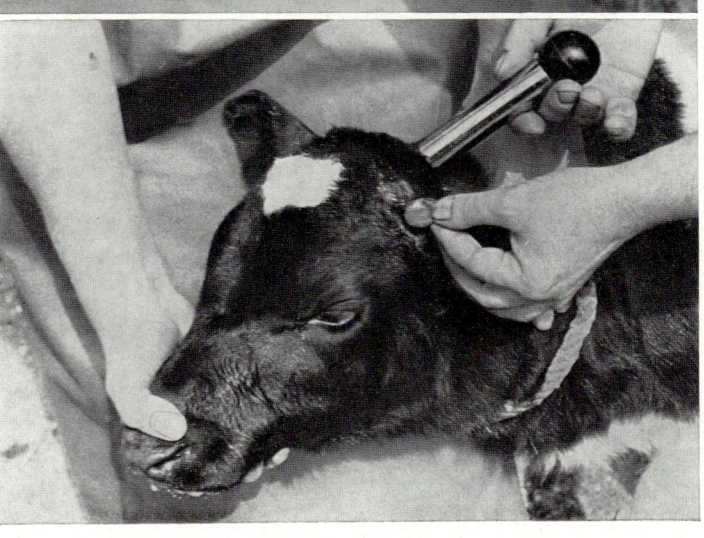

Abb. 36. Hornanlage entfernt

nisse; bei älteren Tieren ist seine Wirkung vielfach nicht ganz ausreichend (Stummelhornbildung); Komplikationen sind dabei kaum zu befürchten.

Im Vergleich zu den beiden vorgenannten Verfahren hat die *chirurgische Entfernung der Hornanlage* bei Benutzung geeigneter Instrumente den Vorzug, die Hornentwicklung in jedem Falle auf gefahrlose Weise sicher auszuschalten. Der bis zu einem Alter von 3 Monaten anwendbare Eingriff wird am besten mit dem trepanähnlichen Enthorner nach ROBERTS vorgenommen. Hierzu wird das zu enthornende Kalb rückwärts in eine Ecke gestellt und von einem Helfer an Kopf und Hals gut festgehalten. Der Operateur erfaßt dann das Ohr der betreffenden Seite mit der einen Hand und setzt mit der anderen das scharfe Ende des Enthorners so auf die zuvor geschorene und desinfizierte Haut der Hornanlage, daß sich deren Kuppe in der Mitte der kreisförmigen Schneide befindet. Nun wird durch einige unter leichtem Druck ausgeführte Drehungen des Instrumentes (um dessen Längsachse) eine etwa zweimarkstückgroße runde Hautscheibe samt der zentralen Hornanlage aus ihrer Umgebung herausgestanzt. Sie läßt sich dann mit Hilfe des um 90 Grad geneigten Enthorners leicht herausschaben oder mit einer Pinzette anheben und mit der gebogenen Schere von ihrer Unterlage abtrennen. Der dabei in der Haut entstandene Defekt wird abschließend mit einem desinfizierenden oder antibiotischen Wundpuder versorgt und heilt innerhalb von 3 bis 4 Wochen ab. Bei raschem und geübten Vorgehen ist eine Anästhesie meist entbehrlich; der Eingriff läßt sich aber durch vorherige Sedation des Kalbes erleichtern. Etwa auftretende Blutungen sind im allgemeinen unbedenklich; erforderlichenfalls werden sie durch Ligatur oder Brennen zum Stehen gebracht.

Enthornen älterer Rinder: Zur Entfernung der Hörner älterer Tiere sind die für das Kalb geschilderten Methoden nicht geeignet, weil hierfür dann das Absetzen des Hornes einschließlich des knöchernen Hornzapfens und eines schmalen Hautringes an der Hornbasis erforderlich ist. Dabei ist zu berücksichtigen, daß die Pneumatisation des Stirnzapfens etwa im 7. bis 8. Lebensmonat einsetzt und deshalb von diesem Zeitpunkt an bei einer Amputation des Hornes die Stirnhöhle eröffnet wird. Für diesen Eingriff sind, insbesondere zur Anwendung bei Massenenthornungen, verschiedene Spezialinstrumente entwickelt worden (Hornabschneidezange – Hauptner, Hornclipper – Keystone, elektrische Motorsägen mit versenkbarem Blatt); sie ermöglichen es zwar, eine größere Anzahl von Tieren in verhältnismäßig kurzer Zeit zu enthornen, sind aber auch mit gewissen Nachteilen und Gefahren behaftet (Stirnbeinfrakturen bei plötzlicher Abwehrreaktion, Stummelhornbildung bei versehentlicher unvollständiger Resektion des Hornsaumes). Hierzulande hat sich deshalb für Rinder bis zu 2 Jahren die Enthornung mit Gummiringen, für ältere Tiere dagegen die Amputation der Hörner mit der Drahtsäge eingebürgert.

Für das *Enthornen mittels Gummiring* werden kräftige enge Spezialgummiringe benutzt, die ursprünglich zur unblutigen Kastration und zum Schwanzkupieren bei Schaflämmern entwickelt worden sind. Sie lassen sich mit Hilfe einer besonderen ‚Elastrator'-Spreizzange (Hauptner), eines Metallhäkchens oder mit einem durchgezogenen Stück Bindfaden leicht über die Hornspitze ziehen und bis auf die zuvor geschorene und desinfizierte Haut der Hornbasis vorstreifen. Hier dringen sie auf Grund ihrer Retraktilität individuell verschieden rasch in die Tiefe vor und schnüren dabei nacheinander Haut, Periost und Hornzapfen durch; letzterer verknöchert dabei infolge der Endostreizung im gleichen Maße wie sich der Ring einschnürt, so daß die Stirnhöhle verschlossen ist, wenn das Horn 3 bis 8 Wochen später abfällt oder abgestoßen wird. Hierin liegt der besondere Vorteil dieses Verfahrens gegenüber der Enthornung mittels Sägen oder Zangen. Andererseits bereitet der Ring den Tieren während der ersten Tage zum Teil deutliche Schmerzen; außerdem ist er bei Hörnern von mehr als 5 Zentimeter Durchmesser nicht anwendbar.

Die *Hornamputation mit der Drahtsäge* erfordert die vorherige Anästhesie des Nervus cornualis. Hierzu wird dieser durch ein auf der Mitte zwischen lateralem Augenwinkel und Horngrund (dicht unterhalb des lateralen Stirnbeinrandes) gesetztes Depot von 10 bis 20 ml Lokalanästhetikum betäubt; er ist an der genannten Stelle nur von der Haut und dem dünnen Stirnhautmuskel bedeckt. Bei nichttragenden Rindern kann

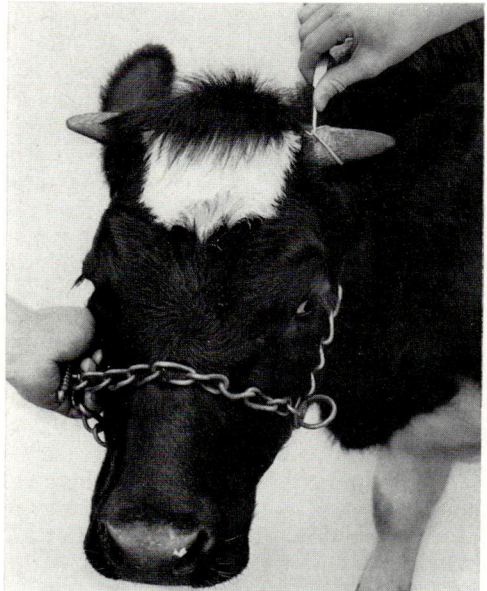
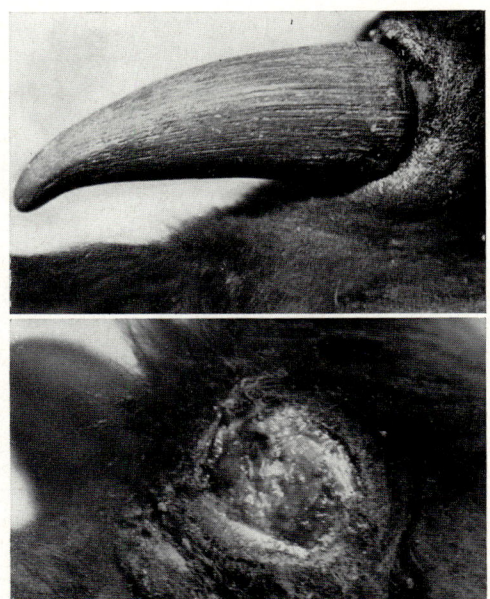

Abb. 37, 38, 39 (oben). Enthornen eines Jungrindes mit Hilfe von Elastrator-Gummiringen. Abb. 37. Das Aufziehen des Ringes mit einem Häkchen. Abb. 38. Eine Woche danach hat der Gummiring die Hornbasis deutlich eingeschnürt. Abb. 39. Fünf Wochen später ist das Horn abgefallen, ohne daß die Stirnhöhle dabei eröffnet wurde

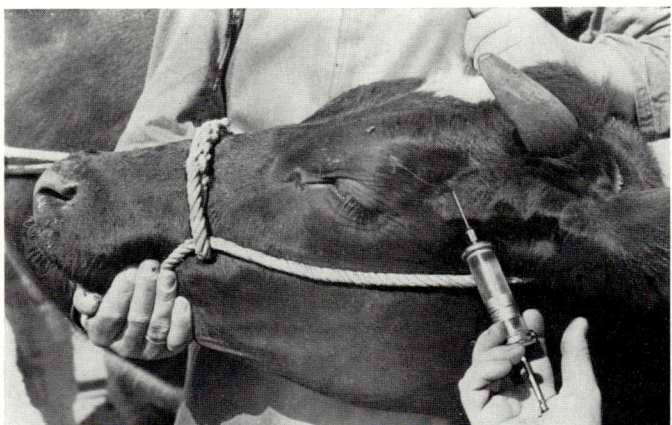

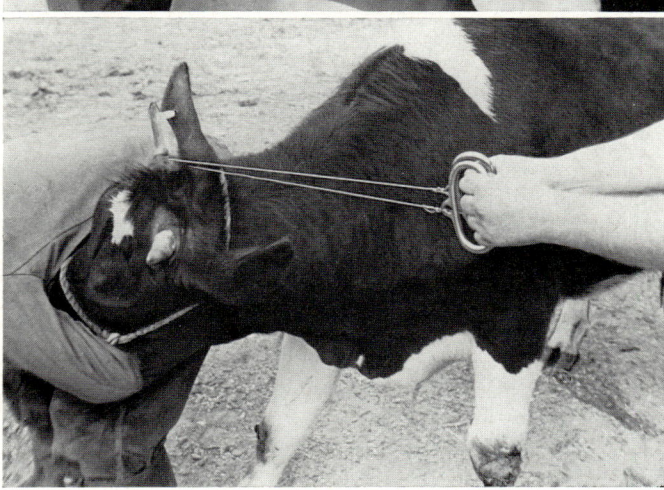

Abb. 40, 41 (links). Enthornung einer Kuh mit der Drahtsäge nach Liess. Abb. 40. Injektion zur Leitungsanästhesie des linken N. cornualis; Abb. 41. Absägen des rechten Hornes

die Schmerzausschaltung auch durch das gleichzeitig sedierende Xylazin erfolgen (0,2 bis 0,3 mg/kg Körpergewicht). Für den Eingriff selbst wird das Tier im Freßgatter oder mittels Halskette an einem Pfosten gut fixiert und zudem von einem Gehilfen am Kopf festgehalten (Nasenbremse). Nach Scheren und Desinfektion des Horngrundes wird dann das Horn einschließlich eines 1 Zentimeter breiten Hautringes abgesetzt; hierfür legt man die Sägeschlinge in entsprechender Weise um die Hornbasis und läßt zunächst in Richtung auf das gegenüberliegende Horn ansägen (bis der Draht den Knochen erfaßt) und steuert dann die weitere Schnittrichtung parallel zum Hornsaum durch entsprechendes Halten des Tierkopfes.

Blutende Gefäße (meist subkutane Arterien am oberen oder unteren Rand der Hautwunde) werden mit einer Klemme leicht vorgezogen und unterbunden; die Wundfläche wird mit Sulfonamidpaste oder antibiotischer Salbe bestrichen. In den bis zur Abheilung des die Stirnhöhle eröffnenden Knochendefekts folgenden 4 bis 8 Wochen ist dafür Sorge zu tragen, daß Verunreinigungen (staubiges Futter, Häcksel, Insekten) sowie Zugluft und Regen möglichst vermieden werden. Für das Enthornen ganzer Herden eignen sich besonders die Frühjahrs- und Herbstmonate (erforderlichenfalls Fliegenbekämpfung, S. 969). Etwaige postoperativ eintretende Stirnhöhlenkatarrhe lassen sich bei rechtzeitiger Spülung mit milden Desinfizientien (T. I.) und anschließender Instillation eines öligen oder salbenförmigen Antibiotikums meist leicht beherrschen.

Gewünschtenfalls kann die bei der Hornamputation entstehende Öffnung der Stirnhöhle im Rahmen der Operation durch einen Hautlappen verschlossen werden (ESPERSEN, 1962).

SCHRIFTTUM

BUTLER, W. F. (1967): Innervation of the horn region in domestic ruminants. Vet. Record 80, 490 bis 492. — CELISCEV, L. I. (1962): Die Enthornung der Kälber in frühem Lebensalter (russisch). Veterinarija 39: 1, 57-58. — ESPERSEN, G. (1962): Afhorning af voksent kvaeg. Nord. Vet.-Med. 14, 642-646. — HURLEY, J. D. (1967): Dehorning dairy cows. Irish Vet. J. 21, 48-51. — KAMAN, J., & C. CERVENY (1962): Anatomische Voraussetzungen für die Enthornung beim Rind (tschechisch). Vet. Časopis 11, 209-222. — KIRBY, B. (1962): Dehorning of cattle. Vet. Record 74, 126. — KRASNITZKIJ, A. JA., & N. S. POLIKARPOV (1962): Ein Elektrokauter für die Enthornung von Kälbern (russisch). Veterinarija 39: 7, 67-68. — LAUWERS, H., & N. R. DE VOS (1966): The nerve supply of the horn of the ox with regard to the course of the ophthalmic nerve. Vlaams Diergeneesk. Tijdschr. 35, 451-464. — MITCHELL, B. (1966): Local analgesia of the bovine horn and horn base. Vet. Record 79, 133. — ROSENBERGER, G. (1964): Die Enthornungsmethoden für Rinder. 2. Aufl. Schaper, Hannover. — ROZTOCIL, V. (1965): Experimentelle Bewertung der Enthornungsmethoden beim Rind (tschechisch). Sbornik Vysoke Skoly Zemedel. (Brünn) B 13, 197-209. — SAHU, S., & J. MOHANTY (1963): An improved method of horn amputation. Indian Vet. J. 40, 304-308. — SMID (1964): Die Enthornung des Rindes. Tierzüchter 16, 37-40. — UNGER, G. (1964): Erfahrungen bei der Rinderenthornung. Dtsch. Tierärztl. Wschr. 71, 487-491. — UNGER, G. (1966): Ein Beitrag zur Technik der Rinderenthornung. Prakt. Tierarzt 47, 4-5.

Krankheiten des Lymphapparates

Entzündung der Lymphknoten und der Lymphgefäße
(Lymphadenitis, Lymphangitis)

Wesen und Ursachen: Die Lymphknoten nehmen als Resorptions- und Abwehrzentren des Tierkörpers an allen entzündlichen und infizierten Krankheitsprozessen teil, die in ihrem Einzugsgebiet ablaufen. So kommt es zum Beispiel bei schwerwiegenden (phlegmonösen oder eitrig-abszedierenden) Stomatitiden, Glossitiden, Sialoadenitiden oder Pharyngitiden zu einer mehr oder weniger stark ausgeprägten Schwellung der zugehörigen Kopflymphknoten, bei hochgradigen infizierten Entzündungen im Gliedmaßenbereich zur Vergrößerung der Achsel- und Buglymphknoten beziehungsweise der Kniekehl-, Kniefalten- und inneren Darmbeinlymphknoten, bei Mastitiden zu Umfangsvermehrungen an den Lymphknoten der betroffenen Euterhälfte (mitunter auch der Lnn. ilici mediales der gleichen Seite) etc. Entsprechendes gilt für eine Reihe von

Infektionskrankheiten (Aktinomykose und Aktinobazillose, Tuberkulose, Paratuberkulose, Lymphangitis mykotica, Kokzidioidomykose und andere mehr), bei welchen die regionalen Lymphknoten der befallenen Organe fast immer miterkranken und dann nicht selten deutlich vergrößert und verändert sind. Vielfach erweisen sich dabei auch die vom primären Krankheitsherd zum zuständigen Lymphknoten ziehenden Lymphgefäße als vermehrt gefüllt und entzündlich verdickt.

Erscheinungen: Betroffene Lymphknoten sind im *akuten* Stadium der Lymphadenitis nicht nur vergrößert, sondern auch schmerzhaft und in der Regel etwas derber (prallgespannt) als normalerweise (schlaff-elastisch); ihre Palpation wird mitunter durch ein entzündliches perilymphonodales Ödem erschwert. In solchen Fällen sind häufig auch die zuführenden Lymphgefäße in der Subkutis, Submukosa oder Subserosa als mehr oder weniger auffallende, leicht geschlängelte Stränge zu sehen oder zu fühlen; bei ulzerierender mykotischer Lymphangitis können entlang ihrem Verlauf zudem offeneiternde Geschwüre auftreten (S. 714). Im *chronischen* Stadium geht die Schmerzempfindlichkeit der Lymphknoten allmählich zurück, während ihre Konsistenz meist zunehmend derber wird; die nach wie vor relativ oder absolut vergrößerten Lymphknoten erweisen sich dann oft als mit ihrer Umgebung verwachsen (also nicht mehr verschieblich) und können von Fall zu Fall zusätzliche Veränderungen aufweisen, welche für die vorliegende Infektion kennzeichnend sind (höckerige Knoten, eitrige Erweichungsherde, Abszedierung beziehungsweise Fistel- oder Geschwürsbildung, zentrale Nekrosen). Von praktischer Bedeutung sind vor allem die Entzündungen der Lymphknoten im Bereich von Kopf und Hals, weil sie zu Behinderungen der Futteraufnahme, des Kauens und Abschluckens beziehungsweise der Atmung führen können; sie werden deshalb im Abschnitt über die Krankheiten des Verdauungsapparates näher besprochen (S. 199). In ähnlicher Weise kann eine starke Größenzunahme der mediastinalen Lymphknoten nach Schädigung des Nervus Vagus rezidivierendes Aufblähen sowie das Syndrom der funktionellen Vormagenstenose verursachen (S. 235).

Erkennung und Unterscheidung: Akute reaktive Lymphknotenvergrößerungen lassen sich auf Grund des Palpationsschmerzes und des Vorliegens entzündlich-infizierter Veränderungen in ihrem Einzugsbereich ziemlich sicher von bösartigen Umfangsvermehrungen (Leukosen, S. 53) abgrenzen; die leukotischen Geschwülste neigen außerdem nur selten zum Durchbrechen der Lymphknotenkapsel und bleiben daher, im Gegensatz zu chronisch entzündeten Lymphknoten, in der Regel frei beweglich gegenüber ihrer Umgebung. Wenn die Überprüfung des Einzugsgebietes und der Palpationsbefund zur Sicherung der Diagnose nicht ausreichen, ist die Klärung durch Punktion des betroffenen Lymphknotens (Kontrolle des Aspirates) oder durch histologische Untersuchung einer bioptisch gewonnenen Gewebsprobe herbeizuführen. Bei Verdacht auf tumoröse Leukose ergeben sich oft wertvolle Anhaltspunkte aus der Palpation der übrigen Lymphknoten (einschließlich rektaler Exploration der Lnn. sublumbales aortici und ilici mediales) sowie aus dem weißen Blutbild des Patienten (S. 64).

Behandlung: Wenn die Lymphadenitis mit Funktionsstörungen verbunden ist, empfiehlt sich bei Erkrankung einzelner Lymphknoten deren operative Totalexstirpation. Bezüglich der Therapie der mit Lymphknotenbeteiligung einhergehenden lokalen oder allgemeinen Infektionen sei auf die betreffenden Kapitel verwiesen (Aktinomykose und Aktinobazillose, S. 700; Tuberkulose, S. 856; Paratuberkulose, S. 756; Kokzidioidomykose, S. 716; Lymphangitis mykotica, S. 714).

SCHRIFTTUM

Grau, H. (1965): Das Lymphgewebe des Organismus in neuer Sicht. Zbl. Vet. Med. *A 12*, 479-492. — Iannuzzi, L. (1964): Osservazioni sul comportamento della reazione attuale dei linfonodi di bovini. Ann. Fac. Med. Vet. Torino *14*, 231-243. — Kraus, H. (1959): Eine Betrachtung über die Bildung und Bewegung der Lymphe sowie über die Aufgabe des Lymphsystems im Gesamtkreislauf. Tierärztl. Umschau *14*, 116-123. — Lennert, K. (1961): Lymphknoten-Diagnostik in Schnitt und Ausstrich. Springer, Berlin/Göttingen/Heidelberg. — Nielsen, K., & S. Andresen (1967): Intestinal lymphangiectasia in cattle. Nord. Vet.-Med. *19*, 31-35. — Santa Riestra, M. R. de (1953): Pyogene Veränderungen an Lymphknoten von Rindern (spanisch). Rev. Med. Vet. *17*, 3-15.

Leukotische Geschwulstkrankheiten der Lymphknoten

Die Leukosen oder ‚Leukämien' stellen bösartige Wucherungen leukozytärer Zellen innerhalb ihrer Bildungsstätten (Knochenmark, Lymphknoten, Milz) und/oder in anderen Organen dar, welche sich solitär, primär multipel oder aber metastasierend entwickeln und vielfach (jedoch nicht immer) auch zu einer massiven Ausschüttung solcher Zellen in die Blutbahn führen, also mit ‚leukämischem' Blutbefund einhergehen. Die zu diesem Komplex gehörenden Krankheiten werden in der Buiatrik Europas entsprechend dem Vorschlag DOBBERSTEINS (1934) *Leukosen* genannt, weil sich dieser Begriff unter zusätzlicher Verwendung näherer Kennzeichnungen[1] zur unmißverständlichen Definierung ihrer sämtlichen Formen und Stadien besser eignet als der gleichbedeutende, aus der überlieferten humanmedizinischen Terminologie stammende Ausdruck Leukämie.

Beim Rind lassen sich heute je nach der betroffenen Altersstufe, der Häufigkeit und Verbreitung des Leidens sowie den Vorzugslokalisationen der leukotischen Geschwülste drei verschiedene Formen der lymphatischen Leukose voneinander abgrenzen: Die meist enzootisch auftretende und daher besonders verlustreiche *lymphatische Leukose erwachsener Rinder* (Leukosis lymphatica enzootica bovis adulti), die nur vereinzelt und sporadisch zu beobachtende *lymphatische Leukose der Kälber und Jungrinder* (Leukosis lymphatica sporadica bovis juvenilis) und die ebenfalls nur sporadisch vorkommende *lymphatische Hautleukose* (Leukosis lymphatica cutanea bovis). Die in den Tumoren und im Blut zu findenden krankhaft vermehrten Zellen der lymphatischen Leukosen weichen mitunter erheblich von der Morphologie normaler lymphatischer Elemente ab; Fälle, bei denen sie nicht von Monozyten zu unterscheiden sind, werden zum Teil als *Monozytenleukose* angesprochen.

Im Gegensatz zu anderen Haustierarten (Schwein, Fleischfresser, Geflügel) ist beim Rind bislang noch kein Fall von eindeutig gesicherter myeloischer Leukose nachgewiesen worden; die wenigen hierüber vorliegenden Mitteilungen berechtigen bei kritischer Prüfung vielmehr zu der Vermutung, daß es sich bei diesen Beobachtungen um die ziemlich seltene, mit leukämischer Ausschwemmung von Gewebsbasophilen verbundene *Mastzellenretikulose* gehandelt hat.

Häufigkeitsverteilung: Unter den Patienten der hiesigen Rinderklinik sind während der letzten 8 Jahre neben 300 Fällen von lymphatischer Erwachsenenleukose, 15 Fälle von lymphatischer Jungtierleukose, 1 Fall von lymphatischer Hautleukose und je 1 Fall von Mastzellenretikulose beziehungsweise Mastozytom beobachtet worden; in Dänemark betrug diese Relation zu Beginn des gegen die enzootische Leukose gerichteten Bekämpfungsverfahrens für die drei erstgenannten Krankheitsformen 3,1 : 0,5 : 0,1.

Obwohl die lymphatische Leukose des erwachsenen Rindes nach dem augenblicklichen Stand der Kenntnisse eher den Infektionskrankheiten zuzurechnen ist, soll sie im folgenden der Übersicht halber gemeinsam mit den übrigen ebengenannten Leukoseformen abgehandelt werden.

SCHRIFTTUM

COTCHIN, E. (1966): Some aetiological aspects of tumors in domesticated animals. Ann. Royal Coll. Surgeons *38*, 92-116. — JONES, T. C. (1961): Nomenclature and classification of leukaemia in animals. W. H. O. Conf. Comparat. Studies Leukaemias, Philadelphia, Rep. 25. — LOPPNOW, H. (1965): Retikulose- und Leukoseformen bei den Haussäugetieren. Berl. Münch. Tierärztl. Wschr. *78*, 408-415. — MARSHAK, R. R. (1961): Terminology, classification and haematology of animal lymphoid tumours. W. H. O. Conf. Comparat. Studies Leukaemias, Philadelphia, Rep. 15. — PALLASKE, G. (1958): Pathologische Anatomie der Säugetierleukosen. M.-hefte Vet.-Med. *13*, 65-72. — SQUIRE, R. A. (1964): Haematopoietic tumors of domestic animals. Cornell Vet. *54*, 97-150. — TRAUTWEIN, G., & M. STÖBER (1965): Leukämische Mastzellenretikulose beim Rind; ein Beitrag zum klinischen und histo-pathologischen Bild der nicht-lymphatischen Leukose des Rindes. Zbl. Vet.-Med. *A 12*, 211-231.

---

[1] Zum Beispiel: lymphatische, myeloische, monozytoide, enzootische, sporadische, leukämische, subleukämische beziehungsweise aleukämische, prätumoröse oder tumoröse *Leukose*.

Lymphatische Leukose erwachsener Rinder
(Leukosis lymphatica enzootica bovis adulti)

Wesen: Eine vorwiegend bestandsweise gehäuft auftretende, übertragbare und wahrscheinlich auf infektiöser Ursache beruhende, durch maligne Wucherungen reifen oder unreifen lymphatischen Gewebes in einzelnen oder mehreren Lymphknoten oder Organen gekennzeichnete systemartige Tumorkrankheit älterer Rinder, in deren Verlauf bei näherer Beobachtung meist 2 (beziehungsweise 3) aufeinanderfolgende Phasen zu unterscheiden sind: Das völlig inapparente und daher nur im Übertragungsversuch abgrenzbare Anlaufstadium („Inkubationszeit'), das bis auf lympholeukämische oder subleukämische Blutveränderungen ebenfalls symptomlose Vorstadium (tumorfreie Präleukose), und das über zunehmende geschwulstbedingte Funktionsstörungen regelmäßig zum Tode führende tumorös-leukämische Endstadium (klinisch manifeste Leukose). Mitunter kann das weiße Blutbild des Patienten im Vor- oder Endstadium jedoch zeitweilig normal sein (= vorübergehend aleukämische Fälle); gelegentlich bleibt eine krankhafte Vermehrung der Lymphozytenzahl im Blut sogar völlig aus (= echte aleukämische Fälle). Im veterinärmedizinischen Schrifttum des Auslandes wird die enzootische Rinderleukose unter anderem auch Lymphadenose, Lymphosarkomatose, maligne Lymphomatose, Lymphozytomatose oder Lymphoblastose genannt.

Geschichte: Nachdem VIRCHOW 1845 das Wesen der menschlichen Leukämien („Weißblütigkeit') als maligner Erkrankungen des hämopoetischen Systems erkannt hatte, folgten bald darauf tierärztliche Berichte über entsprechende Beobachtungen bei Haustieren, darunter in steigender Zahl auch solche über die lymphatische Leukose des erwachsenen Rindes (LEISERING, 1861; HOULDER, 1869; SIEDAMGROTZKY, 1876 bis 1878 und andere mehr); man grenzte aleukämische Fälle jedoch anfangs noch irrtümlicherweise als besondere Krankheit (sogenannte ‚Pseudoleukämie') von der ‚echten Leukämie' ab. Weil das Leiden damals vorwiegend im nordostdeutschen Raum auftrat, stammt die Mehrzahl dieser frühen Veröffentlichungen von deutschen Pathologen, Klinikern und Praktikern. 1916 bis 1920 erkannten KNUTH, DU TOIT und VOLKMANN, daß nicht nur die bereits tumorös erkrankten Rinder, sondern auch ein gewisser Teil der klinisch noch völlig gesund erscheinenden Tiere leukosebefallener Herden eine starke Vermehrung mehr oder weniger ausgereifter lymphatischer Zellen im Blut aufweisen. Ihrem Vorschlag, das weiße Blutbild als Hilfsmittel zur frühzeitigen Erkennung der Rinderleukose heranzuziehen, schlossen sich später auch WITTSTOCK (1922), DOBBERSTEIN und PAARMANN (1934), F. und H. SCHÖTTLER (1934), THORMÄHLEN (1935) sowie EGEHØJ (1945) an. Den Beweis, daß es sich bei der enzootischen lymphatischen Leukose erwachsener Rinder um eine Zweiphasenkrankheit handelt, erbrachten 1954 GÖTZE, ROSENBERGER und ZIEGENHAGEN aufgrund langjähriger Beobachtungen und regelmäßig wiederholter Blutuntersuchungen in leukosefreien und leukoseverseuchten Beständen sowie an Patienten mit tumoröser Leukose und solchen mit anderweitigen Erkrankungen. Ausgehend von der Tatsache, daß dem klinisch feststellbaren Tumorstadium in der Regel ein lediglich durch krankhafte Zunahme der Blutlymphozytenzahl gekennzeichnetes, sonst aber symptomloses Vorstadium vorausgeht, schufen sie den ersten zur Frühdiagnose des Leidens geeigneten ‚*Leukoseschlüssel*' (S. 64) und damit die Voraussetzungen für eine gezielte Leukosebekämpfung. Ihre Ergebnisse und Schlußfolgerungen wurden bald durch entsprechende Untersuchungen anderer Autoren bestätigt, welche den ursprünglichen Leukoseschlüssel mit Rücksicht auf den altersbedingten Rückgang des Blutlymphozytengehaltes gesunder Rinder abwandelten (WINQUIST, 1958; H.-J. BENDIXEN, 1958; TOLLE, 1965). Die bereits von DOBBERSTEIN und PIENING (1934) sowie von F. und H. SCHÖTTLER (1934) vertretene Meinung, daß die Ursache der enzootischen Rinderleukose in einem infektiösen Agens zu suchen sei, konnte zwar bislang noch nicht völlig stichhaltig bewiesen werden; positiv verlaufene Übertragungsversuche (ROSENBERGER, 1961/63; HOFLUND, THORRELL und WINQUIST, 1963; TRAPP, WEIDE, SANGER und GILMORE, 1966; THEILEN, DUNGWORTH, HARROLD und STRAUB, 1967) lassen aber ebenso wie die Befunde elektronenoptischer Untersuchungen zu Recht vermuten, daß ihr, ähnlich wie den Leukosen der kleinen Laboratoriumsnager und des Huhnes, ein ansteckender Faktor beziehungweise ein *onkogenes Virus* zugrunde liegt. Die Aussichten, dieses Agens nachzuweisen, verleihen dieser Form der Rinderleukose heute erhebliches Interesse als Modellfall für die vergleichende Geschwulstforschung.

Vorkommen, Bedeutung: Zur Zeit seines Bekanntwerdens konzentrierte sich das Leiden vor allem auf Ostpreußen, Pommern, Mecklenburg, Brandenburg und Sachsen (‚ostelbische Krankheit'). Von hier aus wurde es durch Tiertransporte, insbesondere aber durch die großen Flüchtlingstrecks gegen Ende des zweiten Weltkrieges in weiter westlich gelegene Gebiete verschleppt (Schleswig-Holstein, Niedersachsen). Außerdem hat die enzootische Rinderleukose inzwischen in allen an die Ostsee grenzenden Ländern eine beachtliche Verbreitung erlangt (Estland, Lettland, Litauen, Polen, Rußland, Dänemark, Schweden[1], Finnland) und scheint heute auch in bestimmten Staaten der USA ziemlich häufig vorzukommen (Pennsylvanien, Minnesota, Wisconsin, Kansas, Kalifornien). In anderen europäischen Ländern ist sie dagegen bislang relativ selten (England, Holland, Belgien, Nordfrankreich, Italien, Balkanstaaten[2]), während sie in Australien, Neuseeland und Südafrika fast unbekannt sein soll. In größeren, enzootisch leukoseverseuchten Beständen können bis 20 zu 50 % der erwachsenen Rinder lympholeukämische oder subleukämische Blutbefunde, das heißt Lymphozytenwerte im krankhaft erhöhten oder im fraglichen Bereich der Leukoseschlüssel (S. 64) aufweisen. Diese präleukotische Lymphozytose ist mit wenigen Ausnahmen anhaltender Natur und geht bei 10 bis 25 % solcher Tiere früher oder später in das tumoröse Stadium des Leidens über (= ‚multiple incidence herds'). Daneben kommen aber, vor allem in kleineren Betrieben, auch sporadisch erscheinende Fälle vor, bei denen ein enzootisches Krankheitsgeschehen nicht nachweisbar ist (= ‚single incidence herds'). Die Mehrzahl der Patienten weist beim Übergang in das Geschwulstadium schon ein fortgeschrittenes Alter auf; so ergab sich bei 300 tumorösen Fällen der hiesigen Klinik folgende Altersverteilung: 2 Jahre (2 %), 3 Jahre (8 %), 4 Jahre (11 %), 5 Jahre (24 %), 6 Jahre (21 %), 7 Jahre (11 %), 8 Jahre (12 %), 9 Jahre (7 %), 10 Jahre und älter (4 %). In stärker befallenen Herden belaufen sich die auf enzootische Leukose zurückzuführenden tödlichen Abgänge im jährlichen Durchschnitt auf 0,5 bis 2 % der erwachsenen Rinder. Die hierdurch bedingten volkswirtschaftlichen Verluste sind manchenorts recht erheblich: Sie können in schwer verseuchten Gebieten 0,1 bis 4 ‰ der Gesamtpopulation oder des Schlachtviehanfalles erreichen, während sie in anderen Regionen allenfalls 0,01 bis 0,02 ‰ betragen. In Leukosegegenden wird außerdem der Zucht- und Nutztierhandel nicht selten empfindlich geschädigt, da erfahrene Käufer eine Einschleppung der Krankheit in ihre Bestände befürchten.

Ursachen und Krankheitsgeschehen: Der ansteckende Charakter der lymphatischen Leukose erwachsener Rinder gilt auf Grund nachstehender Tatsachen als gesichert: Das Leiden tritt in einmal verseuchten Herden meist enzootisch gehäuft beziehungsweise in langjähriger Folge immer wieder auf. Außerdem kann es durch die Einstellung bereits tumorös erkrankter oder noch im lymphozytämischen Vorstadium befindlicher Tiere aus solchen Ursprungsbetrieben in bislang leukosefrei gebliebene Bestände eingeschleppt werden und sich unter den übrigen Rindern derselben weiterverbreiten. Umgekehrt ist es auch möglich, die enzootische Leukose durch folgende, konsequent durchgeführte Maßnahmen wirksam zu bekämpfen: Beschränkung der Aufzucht auf die von gesunden Kühen stammenden Kälber sowie Vermeidung jeglichen Kontaktes zwischen ihnen und den Nachkommen leukosekranker Mütter sowie den älteren Mitgliedern der Herde; Unterbindung aller Zukäufe aus Leukosebeständen; sofortige Absonderung und Ausmerzung sämtlicher mit leukotischen Geschwülsten oder persistierender Lymphozytose behafteten Tiere (S. 68). Diese sind daher als die Träger des Ansteckungsstoffes anzusehen.

---

[1] Ihr Einbruch in die südschwedischen Rinderbestände ist möglicherweise auf einen hier in den dreißiger Jahren eingesetzten ‚leukoseinfizierten' Piroplasmoseimpfstoff deutscher Herkunft zurückzuführen.

[2] Die Einschleppung nach Jugoslawien erfolgte offensichtlich durch den Massenimport dänischer Rinder.

Für die *Verbreitung* der enzootischen Rinderleukose kommen nach den Ergebnissen experimenteller Untersuchungen mehrere Wege in Betracht: Die *horizontale Übertragung* durch den unmittelbaren gegenseitigen Kontakt zwischen befallenen und gesunden Tieren, die *vertikale Übertragung* auf die nächste Generation durch intrauterine Ansteckung des Fetus (spätere Erkrankung isoliert aufgezogener Nachkommen leukosekranker Mütter) oder durch Aufnahme des leukoseauslösenden Agens mit dem Kolostrum (spätere Erkrankung der Nachkommen gesunder Kühe nach Verabreichung der Biestmilch von Leukosepatienten im Kälberalter), sowie die *iatrogene Übertragung* von kranken auf gesunde Rinder bei gewöhnlichen, ohne vorherigen Wechsel oder zwischenzeitliche Desinfektion der benutzten Kanüle vorgenommenen diagnostischen und therapeutischen Injektionen (Reihentuberkulinisierung, -impfung, -blutprobenentnahme, -behandlungen oder Blutübertragung); in praxi läßt sich der tatsächliche Infektionsweg allerdings meist nicht mehr sicher ermitteln. Leukosekranke Bullen scheinen das Leiden nach bisherigen Beobachtungen nicht auf die von ihnen belegten oder mit ihrem Sperma besamten weiblichen Tiere oder deren Kälber zu übertragen. Ob blutsaugende Parasiten (Insekten, Zecken, Magendarmwürmer und andere) in der Verschleppung der Rinderleukose eine ähnliche Vektorenrolle wie bei anderen, virusbedingten Krankheiten spielen, ist bislang weder erwiesen noch eindeutig auszuschließen; das auffallend häufige Vorkommen solitärer oder besonders umfangreicher leukotischer ‚Primär'-Geschwülste in der rechten Herzvorkammer und im Labmagen kann jedoch als Hinweis dafür gewertet werden, daß das pathogene Agens oft auf hämatogenem beziehungsweise gastroenteralem Wege in den Tierkörper eindringt; es spricht somit eher für als gegen die Möglichkeit einer Verbreitung des Leidens durch blutsaugende Schmarotzer.

Aus den bisherigen Versuchen, die enzootische Leukose künstlich auf gesunde Rinder zu übertragen, ist zu schließen, daß Saugkälber und jüngere Tiere ‚infektions'-anfälliger sind als erwachsene. Außerdem scheint jedes Rind eine individuelle Leukosedisposition oder -resistenz zu besitzen: Lympholeukämische Blutveränderungen sowie leukotische Geschwülste entwickeln sich nämlich immer nur bei einem Teil der in gleicher Weise experimentell ‚infizierten' Tiere, wobei die Dauer des Anlaufstadiums (bis zum Einsetzen der Blutlymphozytenvermehrung) und des hyperlymphozytämischen Vorstadiums (bis zum Auftreten der Tumoren) wiederum von Fall zu Fall unterschiedlich lang ist (mehrere Monate bis einige Jahre). Die Tatsache, daß auch unter Praxisbedingungen nicht alle Rinder enzootisch verseuchter Herden eine persistierende Lymphozytose entwickeln und daß von diesen später ebenfalls nur ein Teil an tumoröser Leukose erkrankt, ist offensichtlich auf solche, noch nicht näher definierbare Abwehrkräfte sowie darauf zurückzuführen, daß viele Tiere aus anderen Gründen vorzeitig abgeschafft werden. Für die Bekämpfung des Leidens muß jedoch von der Erfahrung ausgegangen werden, daß sich die tumorösen Fälle in stärker befallenen Beständen überwiegend (zu 80 bis 90 %) aus der Gruppe derjenigen Tiere rekrutieren, die schon zuvor über längere oder kürzere Zeit hinweg Blutbefunde im krankhaft erhöhten oder verdächtigen Bereich der Leukoseschlüssel gezeigt hatten; die Weiterhaltung oder Neueinstellung solcher Rinder beinhaltet daher immer auch die Gefahr von Neuerkrankungen beziehungsweise der Einschleppung der Leukose.

Bei Bullen ist die lymphatische Erwachsenenleukose wesentlich seltener zu beobachten als bei Kühen (Geschlechterverhältnis etwa 1 : 150). Dieser Umstand beruht zwar vor allem darauf, daß nur relativ wenige männliche Tiere das ‚geschwulstfähige' Alter erreichen; nach Erhebungen an der hiesigen Klinik wird das Wachstum der leukotischen Tumoren bei weiblichen Rindern aber offenbar durch die besonderen Belastungen gegen Ende der Trächtigkeit und zu Beginn der Laktation gefördert (STÖBER, 1969). Die geschwulstbedingten Funktionsstörungen setzen nämlich weit häufiger innerhalb des 4 Monate vor bis 2 Monate nach dem Kalben liegenden Zeitraumes ein als außerhalb desselben (Relation etwa 2 : 1). Im Einzugsbereich der Klinik ist die Frequenz der tumorösen Leukose außerdem in den Wintermonaten (November bis April) deutlich höher als im Sommer (Relation etwa 7 : 5); dieser Unterschied läßt sich wahrscheinlich aus dem engeren Kontakt der Tiere und ihrer intensiveren Fütterung während der Stallhaltungsperiode erklären.

Erscheinungen: Das *tumorfreie Vorstadium* der enzootischen Leukose wird lediglich durch eine mehr oder weniger ausgeprägte Vermehrung des Blutlymphozytengehaltes gekennzeichnet, die – abgesehen von mäßigen Schwankungen – meist anhaltender Natur ist; es verursacht keine anderweitigen Symptome und beeinträchtigt weder die Milchleistung noch die Fruchtbarkeit der betroffenen Tiere. Da diese somit völlig gesund erscheinen, stößt ihre im Rahmen der Leukosebekämpfung (S. 68) angeordnete Abschaffung nicht selten auf Ablehnung, vor allem bei Landwirten, denen das auf eine solche präleukotische Lymphozytose folgende Geschwulststadium nicht schon aus eigener Erfahrung bekannt ist.

Auch nach dem Übergang in das *tumoröse Stadium* bleiben nennenswerte Krankheitserscheinungen noch so lange aus, bis die allmählich oder rascher wachsenden leukotischen Geschwülste innerhalb mehrerer Wochen oder Monate einen Umfang erreicht haben, der zu deutlichen Funktionsstörungen Anlaß gibt. Da diese je nach der Lokalisation der Tumoren die verschiedensten Organsysteme betreffen können, ist das klinische Bild der Erwachsenenleukose beim Rind von Fall zu Fall außerordentlich mannigfaltig; wenn neben den unspezifischen geschwulstbedingten Ausfallserscheinungen keine für Leukose sprechenden pathognostischen Befunde vorliegen (zum Beispiel deutlich vergrößerte Lymphknoten, leukämisches Blutbild oder vorberichtliche Angaben über frühere leukosebedingte Verluste), ist ihre Erkennung und differentialdiagnostische Abgrenzung von anderen, ähnlich verlaufenden Krankheiten schwierig. Auf Grund der Mitteilungen des Schrifttumes und eigener Beobachtungen äußert sich das klinisch manifeste tumoröse Stadium des Leidens je nach Lage, Größe und Auswirkung der einzelnen Geschwülste meist in Form folgender, oft miteinander kombiniert auftretender Syndrome:

Lymphknotenleukose: Im Gegensatz zur Jungtierleukose (S. 74) sind die lymphadenotischen Veränderungen bei der Leukose des erwachsenen Rindes fast immer asymmetrisch angeordnet; sie betreffen außerdem in der Regel nur einen mehr oder weniger großen Teil der von Fall zu Fall unterschiedlich stark vergrößerten Lymphknoten (hühnerei-, faust-, kopf- bis medizinballgroß) und nur ausnahmsweise den gesamten Lymphapparat. In manchen Fällen ist selbst bei der Zerlegung des Tierkörpers keine makroskopisch erkennbare Beteiligung der Lymphdrüsen am Tumorgeschehen nachzuweisen; solche Patienten zeigen statt dessen meist leukotische Geschwülste an Labmagen, Herz, Rückenmarkshäuten, Gebärmutter oder anderen inneren Organen.

Übersicht 3.
Befallshäufigkeit der zugänglichen Lymphknoten bei der lymphatischen Leukose erwachsener Rinder (298 Fälle, Rinderklinik Hannover 1960–1967)

Äußere Lymphknoten[1]	Rektal palpierbare Lymphknoten[2]		
	sämtlich unverdächtig (30 %)	einzelne oder mehrere verdächtig (22 %)	einzelne oder mehrere tumorös (48 %)
sämtlich unverdächtig (34 %)	20 %	7 %	7 %
einzelne oder mehrere verdächtig (31 %)	6 %	9 %	16 %
einzelne oder mehrere tumorös (35 %)	4 %	6 %	25 %

[1] Lnn. mandibulares, parotidici, retropharyngeales, cervicales superficiales, subilici, supramammarici beziehungsweise inguinales superficiales.
[2] Lnn. sublumbales aortici und/oder ilici mediales.

Von den klinisch explorierbaren Lymphknoten werden die vom Mastdarm aus, im Bereich der Aortenteilung und an der Darmbeinsäule zu fühlenden häufiger tumorös verändert befunden als die der äußeren Betastung zugänglichen (siehe Übersicht 3). Der Palpationsbefund ist als leukoseverdächtig zu beurteilen, wenn der betreffende Lymphknoten relativ groß, prall bis mäßig derb oder unterteilt erscheint oder wenn neben ihm

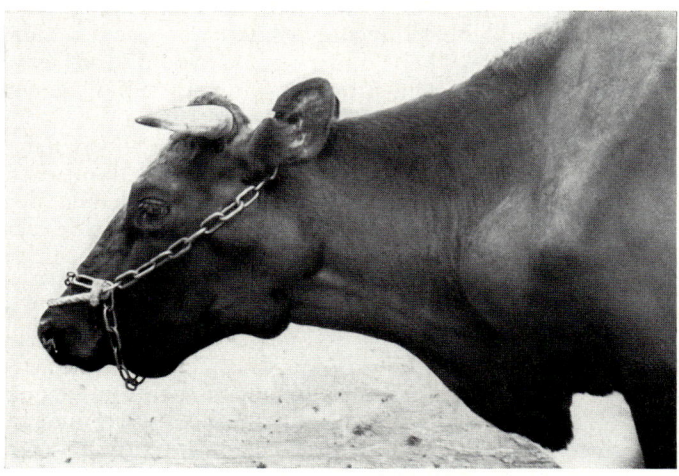

Abb. 42. Kuh mit tumoröser lymphatischer Leukose (Vergrößerung des Kehlgangs-, Unterohr-, Rachen- und Buglymphknotens); die Drosselvene ist wegen fortgeschrittener Herzleukose deutlich gestaut

noch weitere, akzessorische Knoten zu fühlen sind. Als tumorös vergrößert gelten Lymphknoten, die mehr als das Doppelte bis Dreifache ihres normalen Umfanges aufweisen; sie fühlen sich in der Regel auffallend prall bis ziemlich derb und oft auch höckerig an; manchmal kann ihre Konsistenz jedoch infolge intratumoral eingetretener Blutungen oder nekrotisierender Erweichungen mehr fluktuierend sein. In der überwiegenden Mehrzahl der Fälle sind die leukotischen Lymphknoten auf ihrer Unterlage (beziehungsweise unter der Haut) leicht verschieblich und schmerzlos; Verwachsungen mit der Umgebung, vermehrte Wärme und Schmerzempfindlichkeit sowie entzündlich-infizierte Prozesse im Einzugsgebiet des vergrößerten Lymphknotens sprechen dagegen nicht für tumoröse Leukose, sondern für das Vorliegen einer reaktiven oder infektbedingten Lymphadenitis (S. 51). Gelegentlich kann das leukotische Gewebe aber die Kapsel des Lymphknotens durchbrechen und in dessen Nachbarschaft einwuchern; das trifft vor allem für den Buglymphknoten und die Lymphknoten am Brusteingang zu; dann ist das

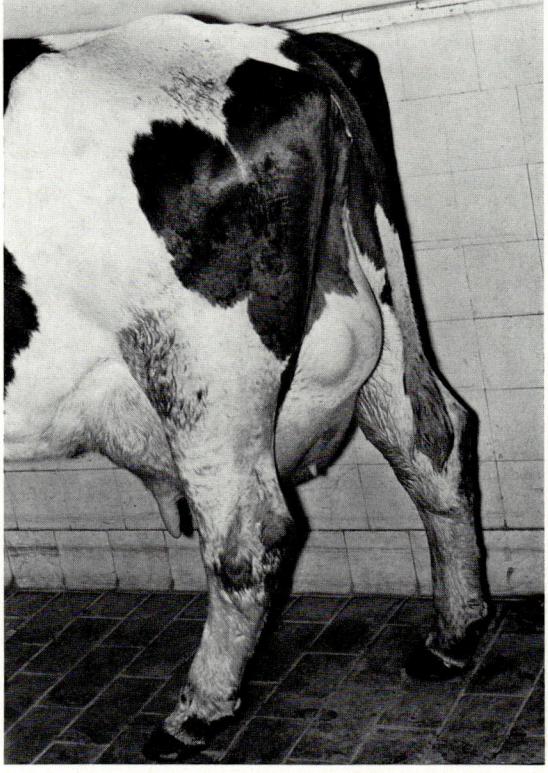

Abb. 43. Hochgradige lympholeukotische Verdickung beider Euterlymphknoten

Wesen der diffusen, schlecht abgrenzbaren Anschwellung schwieriger zu beurteilen, wenn nicht noch weitere Lymphdrüsen verändert sind.

Das Vorhandensein palpierbarer Hautlymphknoten (seitlich am Hals, an der Brust oder in der Flanke) ist für sich allein noch kein Beweis für das Vorliegen von tumoröser

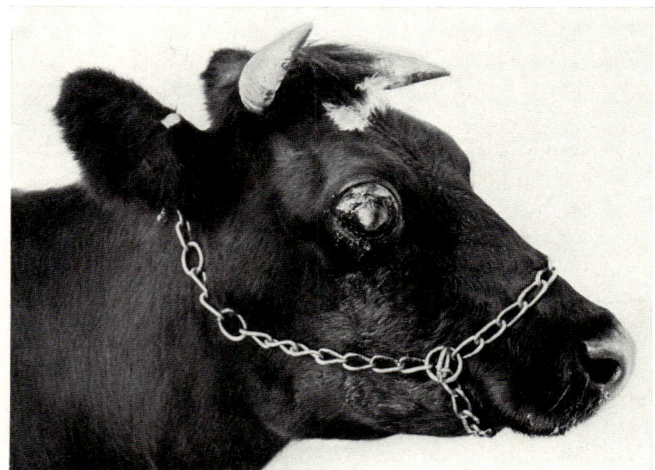

Abb. 44. Nekrose der Hornhaut und Panophthalmie bei ausgeprägtem leukosebedingtem Exophthalmus (wulstförmige Vorstülpung des Konjunktivalsacks rings um das Auge); außerdem tumoröse Vergrößerung des Kehlgangs- und des Unterohrlymphknotens

Leukose; es kann jedoch als leukoseverdächtiger Hinweis gewertet werden, wenn die Zahl solcher Gebilde mehr als 3 bis 5 beträgt oder ihre Größe diejenige einer Hasel- oder Walnuß überschreitet.

Im Gegensatz zu den leukotischen Geschwülsten innerer Organe verursachen die Lymphknotentumoren nur relativ selten erkennbare Beschwerden, von denen vor allem folgende bemerkenswert sind: Etwa 20 % der Patienten zeigen mehr oder weniger starken *Exophthalmus,* weil der Augapfel einer oder beider Seiten durch Wucherungen der retrobulbären Lymphfollikel aus der Orbita hervorgedrängt wird. In leichteren Fällen bleibt das Auge dabei unverändert (10 %). Wenn sich aber rings um den Bulbus herum eine charakteristische wallartige Vorstülpung des von Tumorgewebe unterminierten Bindehautsackes entwickelt, wird der Lidschlag behindert; dann kommt es im weiteren Verlauf nach Austrocknung und Zerfall der Hornhaut schließlich zu einer übelriechenden eitrig-nekrotisierenden Panophthalmie (10 %). Die Besitzer solcher Tiere sind oft irrigerweise der Meinung, das betreffende Auge sei durch einen Hornstoß oder ähnliches verletzt worden; bei traumatisch oder infektiös bedingten Panophthalmien (S. 670, 832) fehlt jedoch in der Regel der zirkuläre wulstige Vorfall der Konjunktiva. Von Stauungsödemen begleitete *Behinderungen des Blutabflusses in den großen Venen* sind meist auf Herzleukose (S. 60), in seltenen Fällen (∼ 1 %) aber auch auf Kompression der Gefäße durch umfangreiche leukotische Tumoren der im Brusteingang gelegenen Lymphknoten zurückzuführen. *Atemstörungen* sind bei etwa 15 % der Leukosepatienten zu beobachten: Extreme Vergrößerungen der mandibularen oder retropharyngealen Lymphknoten können zur Einengung des Rachenraumes oder des Kehlkopfes mit schnarchender oder röchelnder inspiratorischer Dyspnoe führen; starke Umfangsvermehrungen der im Brustraum gelegenen Lymphknoten bedingen dagegen gelegentlich eine gemischte, unter Umständen mit Lungenemphysem verbundene Atembeschwerde, mitunter auch eine perkutorische Dämpfung im ventralen Bereich des Lungenfeldes; oft trägt eine gleichzeitig vorliegende Anämie (S. 61) oder Herzleukose (S. 60) aber mit zur Belastung der Atemtätigkeit bei. Infolge tumoröser Veränderungen der Lymphknoten im Kehlgang, am Rachendach, im Brusteingang oder innerhalb des Mediastinums treten bei manchen Patienten (3 %) *Schlingbeschwerden* auf; sie äußern sich in wechselndem oder fehlendem Appetit, Priemen, Würgen oder Regurgitie-

Übersicht 4.

Häufigkeit tumoröser Veränderungen an den inneren Organen bei der lymphatischen

Organ:	Milz	Herz	Herzbeutel	Lungen	Brust-, Bauch- und Zwerchfell	Schlund	Vormagenwand
makroskopisch erkennbare tumorös-leukotische Veränderungen:	25 %	75—85 %	25 %	< 5 %	20 %	< 1 %	20 %
geschwulstbedingte Funktionsstörungen:	10 %[1] 2 %[2]	50—60 %		< 1 %	< 1 %	< 1 %	< 10 %

[1] perkutorisch nachweisbar; [2] Milzruptur

ren des abgeschluckten Futters und können auch mit rezidivierender oder anhaltender Tympanie einhergehen. *Behinderungen der Darmpassage* durch leukotisch vergrößerte Gekröslymphknoten sind ziemlich selten (< 1 %), obwohl sie bei einem Drittel der Patienten mehr oder weniger stark tumorös verändert sind. Ähnliches gilt für *Störungen des Geburtsablaufes* durch Lymphknotengeschwülste im Beckenbereich (~ 2 %).

Organleukose: Aus den Mitteilungen über die Befallsfrequenz der einzelnen Organe und über die Häufigkeit der hierdurch bedingten Ausfallserscheinungen ergeben sich etwa die auf Übersicht 4 aufgeführten Werte.

Im klinisch manifesten Stadium des Leidens sind also neben den Lymphknoten oft, aber nicht immer, mehrere der genannten Organe gleichzeitig tumorös verändert. Dabei können dann von Fall zu Fall folgende Symptome zu beobachten sein:

Milzleukose: Leukosebedingte Milzvergrößerungen geben sich als 1 bis 2 Hand breite perkutorische Dämpfung zwischen kaudaler Lungengrenze und dorsalem Pansenbereich zu erkennen, wenn sie mindestens das 3- bis 5fache des normalen Umfanges betragen. Schwerwiegendere Symptome treten jedoch meist erst dann auf, wenn die Splenomegalie extreme Ausmaße (5 bis 30 kg und mehr) erreicht hat; die Milz ist dann bei der Perkussion auch schmerzempfindlich und kann aus geringfügigem Anlaß platzen (Taf. 3 e). Derartige Milzrupturen führen in der Regel zu rascher Verblutung in die Bauchhöhle; gelegentlich verklebt der Riß aber zunächst wieder, so daß der Patient stark anämisch und allgemeingestört erscheint; meist folgt darauf bald eine erneute, letal endende Blutung. Die Milzleukose geht fast immer mit hochgradig leukämischem Blutbefund einher (30 000 bis über 500 000 Leukozyten pro mm^3, darunter 80 bis 99 % lymphatische Zellen). Dieser kann als Hilfsmittel zur Abgrenzung von anderen, mit Größenzunahme verbundenen Milzerkrankungen dienen (Splenitis purulenta, S. 136; Milzbrand, S. 852); bei piroplasmosebedingter Milzschwellung liegt zwar mitunter ebenfalls eine Lymphozytose im Blut vor, doch zeigen solche Tiere daneben oft Ikterus, Hämoglobinurie und Zeckenbefall (S. 893).

Herz- und Herzbeutelleukose: Bei manchen Patienten sind zwar trotz erheblicher leukotischer Herzveränderungen außer einer perkutorischen Dämpfung im ventralen Bereich des Lungenfeldes keine auffälligen krankhaften Befunde am Kreislauf zu erheben; über die Hälfte der Leukosefälle zeigt jedoch eine mehr oder weniger stark ausgeprägte Herzinsuffizienz, welche sich in der Regel wie folgt äußert: Erhöhte Herzfrequenz (90 bis 100 pro Minute und mehr); Herzschläge entweder pochend (Anämie), auffallend leise (Perikardleukose) oder unsauber abgesetzt (Herzmuskelbeteiligung, Klappeninsuffizienz), aber trotz leukotischer Tumoren am Endo-, Epi- oder Perikard

Leukose erwachsener Rinder

Labmagen	Darmwand	Leber	großes und kleines Netz	Nieren	Harnleiter	Harnblase	Harnröhre	Gebärmutter und Scheide	Euter	Rückenmarkshäute	Muskulatur
75—85%	40%	10%	60%	25%	20%	20%	<5%	30%	<1%	40%	30%[3] 15%[4]
60%	<1%	<5%	?	5—10%				?	<1%	15%	<1%

[3] bei der Zerlegung feststellbar; [4] Umfangsvermehrungen am lebenden Tier; ? Prozentsatz nicht bekannt

nur relativ selten deutliche endo- beziehungsweise perikardiale Nebengeräusche sowie nur vereinzelt Rhythmusstörungen oder Extrasystolien (Befall des Reizleitungssystemes); Herzdämpfung oft erheblich vergrößert, manchmal auch perkussionsempfindlich; vermehrte Füllung der Drosselvenen, positiver Venenpuls oder schwerwiegende Stauung der Vena jugularis mit Ödembildung am Triel, gelegentlich auch am Unterbauch; rasche Ermüdung nach leichter körperlicher Anstrengung. Beim Fehlen palpierbarer Lymphknotengeschwülste und leukämischer Blutveränderungen ist die sichere Abgrenzung dieser Symptome von einer traumatischen Perikarditis mitunter schwierig; letztere geht aber meist mit einer Vermehrung der Neutrophilen sowie Kernlinksverschiebung im Blutbild einher.

Zwerchfellsleukose: Leukotische Veränderungen im Zwerchfellsbereich sind nur ausnahmsweise so hochgradig, daß sie eine merkliche Behinderung der Atmung verursachen. Das gleiche gilt für den wesentlich selteneren Befall der *Lungen* mit leukotischen Tumoren.

Leukose der Vormagenwand kann in fortgeschrittenen Fällen zu Indigestion infolge funktioneller Magenstenose (HOFLUND'sches Syndrom, S. 235) führen; eine solche chronisch-rezidivierende Tympanie ist des weiteren bei der ungewöhnlich seltenen *Schlundleukose* zu beobachten, durch welche schließlich auch das Abschlingen der Nahrung behindert wird (Würgen, Regurgitieren).

Labmagenleukose: Mehr als die Hälfte aller an fortgeschrittener tumoröser Leukose leidenden Rinder zeigt eine meist intermittierende Verdauungsstörung, die durch verminderte Freßlust, bräunlich-schwarze Verfärbung (Meläna) des dabei oft auch übelriechenden und durchfälligen oder nur schlecht verdauten Kotes[1] sowie blasse Schleimhäute gekennzeichnet ist; sie geht mitunter ebenfalls mit Passagestörungen (hintere funktionelle Stenose, S. 236) einher. Ursache dieser Erscheinungen sind blutende Geschwüre der leukotisch veränderten Labmagenschleimhaut. Solche Tiere weisen anämische Blutbefunde mit Erythrozytenwerten zwischen 0,5 und 4,5 Millionen pro mm³ (oft auch unreife rote Blutzellen) auf und erscheinen je nach dem Grad des in manchen Fällen rasch tödlich verlaufenden Blutverlustes mehr oder weniger geschwächt (Apathie, vieles Liegen, teilweise Stöhnen, kalte Ohren, frequenter und pochender Herzschlag); bei stoßweiser Palpation oder kräftiger Perkussion ist dann in der rechten Unterrippengegend bei einem Teil der Patienten der Widerstand einer derben Masse, nämlich des hochgradig tumorösen Labmagens, zu fühlen.

[1] Die mit einer wäßrigen Kotaufschwemmung vorgenommene Benzidinprobe fällt dann in Verdünnungen bis zu mehr als 1 : 3000 positiv aus.

Leukotische Darmwandveränderungen geben offenbar nur selten Anlaß zu schwerwiegenden Digestionsstörungen.

Leberleukose: Nennenswerte Funktionsbeeinträchtigungen der Leber sind bei der Rinderleukose nur ausnahmsweise festzustellen, obwohl sich dieses Organ histologisch oft als leukotisch infiltriert erweist. Gegebenenfalls ist das Leberperkussionsfeld vergrößert, eventuell auch empfindlich; dann können im Harn auch vermehrt Abkömmlinge der Gallenfarbstoffe auftreten; die Bromsulphaleinprobe ergibt jedoch meist normale oder nur leicht erhöhte Werte. Etwa in einem Drittel aller Fälle enthält der Urin der Patienten allerdings Azetonkörper in geringer bis mäßiger Konzentration (sekundäre Azetonurie), was auf eine Beteiligung der Leber am Krankheitsgeschehen schließen läßt (S. 1051).

Leukose der Harnorgane äußert sich nur bei einem Teil der damit behafteten Tiere als Proteinurie ($\sim 20\,\%$) mit mehr oder weniger starker Trübung des Harnes; bei rund $5\,\%$ der Patienten verursachen die an Harnleiter, Blase, Harnröhre oder in deren unmittelbarer Umgebung gelegenen Tumoren Rückstauungen des Harnes in die Nieren mit Hydronephrose und sulzig-urinöser Infiltration des Nierenlagers (rektal als schwabbelige Masse dorsal vor dem Beckeneingang fühlbar) oder Miktionsstörungen (häufigerer Absatz kleinerer Urinportionen, Harnträufeln oder Verhalten des Harnes in der prall gefüllten und mitunter auffallend dickwandigen Blase; Abb. 198); sie können auch zu urogen aufsteigender Infektion (Pyelonephritis, S. 764) oder renaler beziehungsweise vesikaler Hämaturie (S. 380) führen.

Leukose der Geschlechtsorgane: Das *weibliche Genitale* zählt zu den bevorzugten Lokalisationen der leukotischen Geschwülste, welche gegebenenfalls bei der rektalen oder bei der vaginoskopischen Untersuchung im Bereich von Gebärmutter, Zervix oder Scheidenwand als grobknotige (karunkelartige) oder diffuse bis unförmige Massen (ähnlich einem mumifizierten Fetus) zu fühlen beziehungsweise als flächenhafte oder gestielte Knoten zu sehen sind. Diese Veränderungen bedingen bei nichttragenden Tieren meist, aber nicht immer, Sterilität; sie können gelegentlich auch zu Metritis oder zu blutiger Ulzeration der Scheidenschleimhaut führen. Während der Trächtigkeit einsetzende leukotische Wucherungen der Gebärmutter haben miunter den Tod der Frucht zur Folge (Abort); oft wird sie aber trotz umfangreicher Gebärmuttertumoren lebend ausgetragen, wenn das Muttertier nicht gegen Ende der Gravidität infolge anderweitiger Komplikationen (Herz-, Labmagen- oder Rückenmarksleukose) verendet. Durch hochgradige Zervix- oder Scheidenleukose kann der Geburtsvorgang behindert werden. Im Gegensatz zu den supramammären Lymphknoten wird das *Euter* selbst nur ausnahmsweise von palpatorisch erkennbaren leukotischen Veränderungen befallen: Subkutan oder im Drüsengewebe gelegene Knoten beziehungsweise diffuse derbelastische Konsistenz eines oder mehrerer Viertel; dabei ist die Milch meist grobsinnlich unverändert, weist aber einen erhöhten Zellgehalt (vorwiegend Lymphozyten) auf. Bullen mit Leukose der *Hoden, Nebenhoden, Samenleiter* oder *Samenblasen* zeigen in der Regel herabgesetzte Samenqualität oder sind völlig unfruchtbar.

Leukose der Rückenmarkshäute ist relativ häufig und betrifft fast immer den lumbosakralen Bereich der Meningen. Dabei kommt es infolge Kompression oder Infiltration der Cauda equina zu einer allmählich fortschreitenden symmetrischen Parese der Nachhand, die innerhalb einiger Tage bis weniger Wochen in vollständige Paralyse übergeht: Vorstellen der Hinterbeine unter den Leib; vermehrte Winkelung der Sprunggelenke und Überköten im Fesselgelenk beim ataktischen Gehen und Stehen; manchmal auch auffallend breitbeinige Haltung der Hintergliedmaßen; zunehmende Beschwerden beim Aufstehen und Niederlegen, außerdem teilweise auch beim Harn- und Kotabsatz; vieles Liegen und schließlich völliges Festliegen mit mehr oder weniger ausgeprägtem Hammelschwanz. Traumatisch bedingte zentrale Nachhandlähmungen (S. 631) unterscheiden sich hiervon zwar durch ihr plötzliches Auftreten; trotzdem ist die Rückenmarksleukose aber beim Fehlen nachweisbarer leukotischer Geschwülste und leukämischer Blutveränderungen meist schwer als solche zu erkennen oder von anderweitigen zentralen Paresen und Paralysen (Dassellarvenbefall oder Abszesse im Wirbelkanal, S. 975 beziehungsweise 629) abzugrenzen. Ausnahmsweise kann das Einwuchern der tumorösen Achsellymphknoten in den Plexus axillaris zu Lähmungen im Bereich einer Vordergliedmaße führen.

Muskelleukose betrifft außer dem Zwerchfell (S. 61) mitunter eine oder mehrere der folgenden Lokalisationen: Hals, Schulter, Oberarm, Zwischenrippenmuskulatur, Kruppe, Oberschenkel oder Bauchdecken. Solche Tumoren sind gelegentlich mit der unveränderten, in schweren Fällen aber deutlich ödematisierten Haut verwachsen. Sie geben nur selten Anlaß zu merklichen Bewegungsstörungen und sind, im Gegensatz zu entzündlich oder traumatisch bedingten Muskelanschwellungen, in der Regel nicht schmerzhaft.

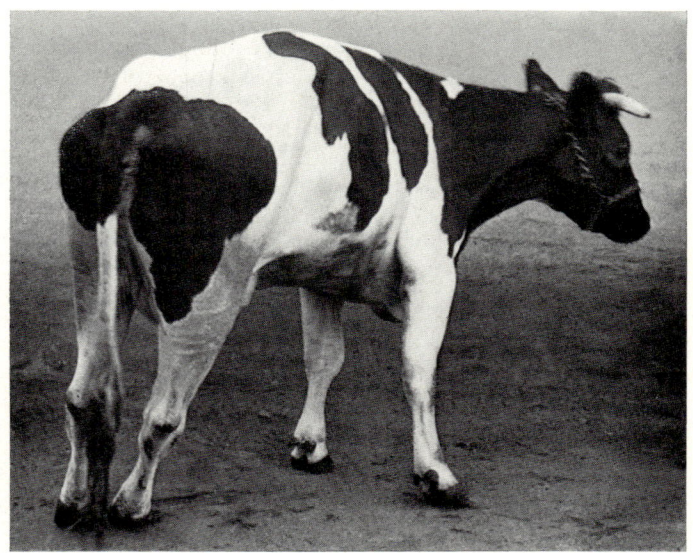

Abb. 45. Parese der Nachhand infolge lymphatischer Leukose der Rückenmarkshäute im Lumbosakralbereich (siehe auch Taf. 2 d)

Das *Allgemeinbefinden* der geschwulstkranken Leukosepatienten ist entsprechend den im Einzelfall vorliegenden Tumoren und den durch diese ausgelösten Funktionsstörungen mehr oder weniger stark getrübt, oft aber erst in der Endphase des Leidens deutlich beeinträchtigt. Viele Tiere erscheinen noch bis kurze Zeit vor ihrem Tode ‚gesund' und gut genährt, um dann ziemlich rasch träge-apathisch und hinfällig zu werden (Freßunlust, Milchrückgang, Abmagerung). Etwa ein Drittel aller Fälle (darunter auffallenderweise zwei Drittel der an Milzleukose erkrankten Rinder) zeigt im Endstadium eine zeitweilige oder auch anhaltende fieberhafte Erhöhung der Körpertemperatur; die Ursache hierfür ist wohl in der Resorption zerfallenden Geschwulstgewebes oder einer leukosebedingten Verminderung der körpereigenen Abwehrkräfte gegenüber banalen Infekten zu suchen (Bakteriämie, Pyämie).

Verlauf: Die klinisch manifeste Leukose führt ausnahmslos zum Tode, meist durch Versagen des Kreislaufes. Die offensichtliche Krankheitsdauer ist weitgehend von Sitz und Grad der tumorösen Veränderungen beziehungsweise deren Auswirkungen abhängig und beträgt von Fall zu Fall Tage, Wochen oder Monate; ausnahmsweise soll es zu vorübergehenden Spontanremissionen der Lymphknotengeschwülste kommen (Resorption intratumoraler Hämatome?). Obwohl das Leiden chronischer Natur ist, täuscht das klinische Erscheinungsbild nicht selten einen subakuten bis akuten, mitunter sogar einen perakuten Verlauf vor; so können insbesondere Patienten mit Labmagenleukose, Milzleukose oder Herzleukose völlig unerwartet, aus scheinbarer Gesundheit heraus verenden. Dem Vorbericht nach sind etwa zwei Drittel der Tiere beim Zuziehen des Tierarztes erst kurze Zeit (1 bis 14 Tage), die übrigen länger als 2 Wochen krank.

Zerlegungsbefund: An *tumoröser Leukose* gestorbene Rinder weisen nicht selten eine auffallende anämiebedingte Blässe des Muskelfleisches auf; bei schwerer Herzleukose ist der Tierkörper oft wäßrig und das Gekröse sulzig-ödematös. Leukotisch veränderte Lymphknoten zeigen auf der hervorquellenden grauweiß-speckigen Schnittfläche meist einen völligen Verlust ihrer normalen Struktur (keine Abgrenzung zwischen Rinde und Mark), gelegentlich auch unregelmäßig geformte Nekrose- oder Erweichungsherde (gelbkäsig beziehungsweise graurot-flüssig) oder intratumorale Blutungen (rotbraune Bezirke); die Lymphknotenkapsel wird vom Tumorgewebe aber nur selten durchbrochen. Bei Leukose der Milz kann diese extreme Ausmaße erreichen und ebenfalls Hämorrhagien (subkapsulär oder im Parenchym) sowie anämische Nekrosen enthalten; ihre Schnittfläche wölbt sich dann unterschiedlich stark vor, wobei sich die mitunter bis zu Erbsen- oder Haselnußgröße angeschwollenen grauweißen MALPIGHI'schen Körperchen deutlich von der dunkelbraunroten Pulpa abheben; in der Umgebung von Milzkapselrissen findet man in der Regel größere Mengen frisch koagulierten Blutes. Das Knochenmark erscheint bei fortgeschrittener leukosebedingter Anämie hellgraurot, ist aber nur ausnahmsweise selbst leukotisch verändert (grauweiße speckige Bezirke). An den bevorzugt befallenen Organen (S. 60) sind die leukotischen Geschwülste als grauweiße bis graugelbe weichspeckige Massen unterschiedlicher Ausdehnung und Dicke meist flächenhaft subserös (Pleura, Peritoneum, Vormägen, Darm, Gekröse, großes und kleines Netz im Ansatzbereich des Labmagens) beziehungsweise submukös (Labmagen, Darm, ableitende Harnwege, Gebärmutter, Scheide) lokalisiert; am Herzbeutel (inneres oder äußeres Blatt) und Herzen (subepi- und subendokardial) sowie in der Harnblase und im weiblichen Genitale (submukös) kommen aber auch knotige bis traubenförmige Wucherungen vor. Die Herzleukose betrifft vor allem die rechte Herzvorkammer; die übrigen Herzabteilungen sind zwar oft ebenfalls, in der Regel jedoch weniger stark verändert. Bei schwerem Befall des Labmagens sind fast immer blutende Schleimhautgeschwüre mit zernagtem Rand festzustellen, welche nicht selten sogar die spiraligen Falten perforieren; dabei erscheint der Labmageninhalt dunkelbraun verfärbt. Leukotisch veränderte Nieren weisen entweder bohnen- bis faustgroße, scharf vom normalen Parenchym abgesetzte grauweiße Knoten oder eine diffuse graugelbe Verfärbung des gesamten Organes auf (Taf. 2 e). Muskelleukose (Myokard, Schlund, Zwerchfell, Skelettmuskulatur) gibt sich in Form hellerer Streifen oder umschriebener graurot bis gelbgrauer Herde unterschiedlicher Ausdehnung zu erkennen. Das histologische Bild der leukotischen Geschwülste wird durch dichte Ansammlungen mehr oder weniger reifer, unter Umständen auch retikulär angeordneter lymphoider Zellen charakterisiert.

Im Stadium der geschwulstfreien *Präleukose* geschlachtete Tiere weisen bei der Zerlegung keine auf Leukose hinweisenden Veränderungen auf.

Fleischbeschau: Nach heutiger Auffassung entspricht die tumoröse Leukose des Rindes selbst dann nicht den Merkmalen von § 29, 3 d der Ausführungsbestimmungen A zum Fleischbeschaugesetz, wenn bei der Schlachtung nur ‚örtlich begrenzte' Geschwülste festzustellen sind, da bei dieser Systemkrankheit erfahrungsgemäß außer solchen leicht erkennbaren Tumoren praktisch immer noch weitere, weniger auffällige leukotische Veränderungen vorliegen. Somit ist der gesamte Tierkörper in jedem Falle gemäß § 32, 14 AB.A als genußuntauglich zu beurteilen; es wäre wünschenswert, daß diese Regelung bei einer Neufassung der AB.A klar zum Ausdruck käme.

Erkennung: Im *subklinischen Vorstadium* der lymphatischen Erwachsenenleukose sind die befallenen Tiere lediglich an ihren leukämischen oder subleukämischen Blutbefunden zu erkennen. Diese werden üblicherweise nach einem der vor allem für die Herdendiagnose entwickelten *Leukoseschlüssel* beurteilt (Übersicht 5).

Der *Morphologie der lymphatischen Blutzellen* kommt im Vergleich zu ihrer nach den Leukoseschlüsseln beurteilten Zahl nur untergeordnete diagnostische Bedeutung zu; der Prozentsatz auffallend unreifer oder abnorm erscheinender Elemente ist nämlich nur bei einem relativ geringen Teil der leukosekranken Rinder genügend groß, um eindeutige Rückschlüsse zu erlauben. Das vermehrte Vorkommen von Prolymphozyten, insbesondere aber von Lymphoblasten und Kernteilungsfiguren sollte jedoch stets als wichtiger Hinweis für das Vorliegen von Leukose gewertet werden (Taf. 2 a).

In *enzootisch leukoseverseuchten Beständen* (‚multiple incidence herds') sind mäßig erhöhte, vor allem aber krankhaft erhöhte Blutlymphozytenwerte, bei sonst gesund

TAFEL 2

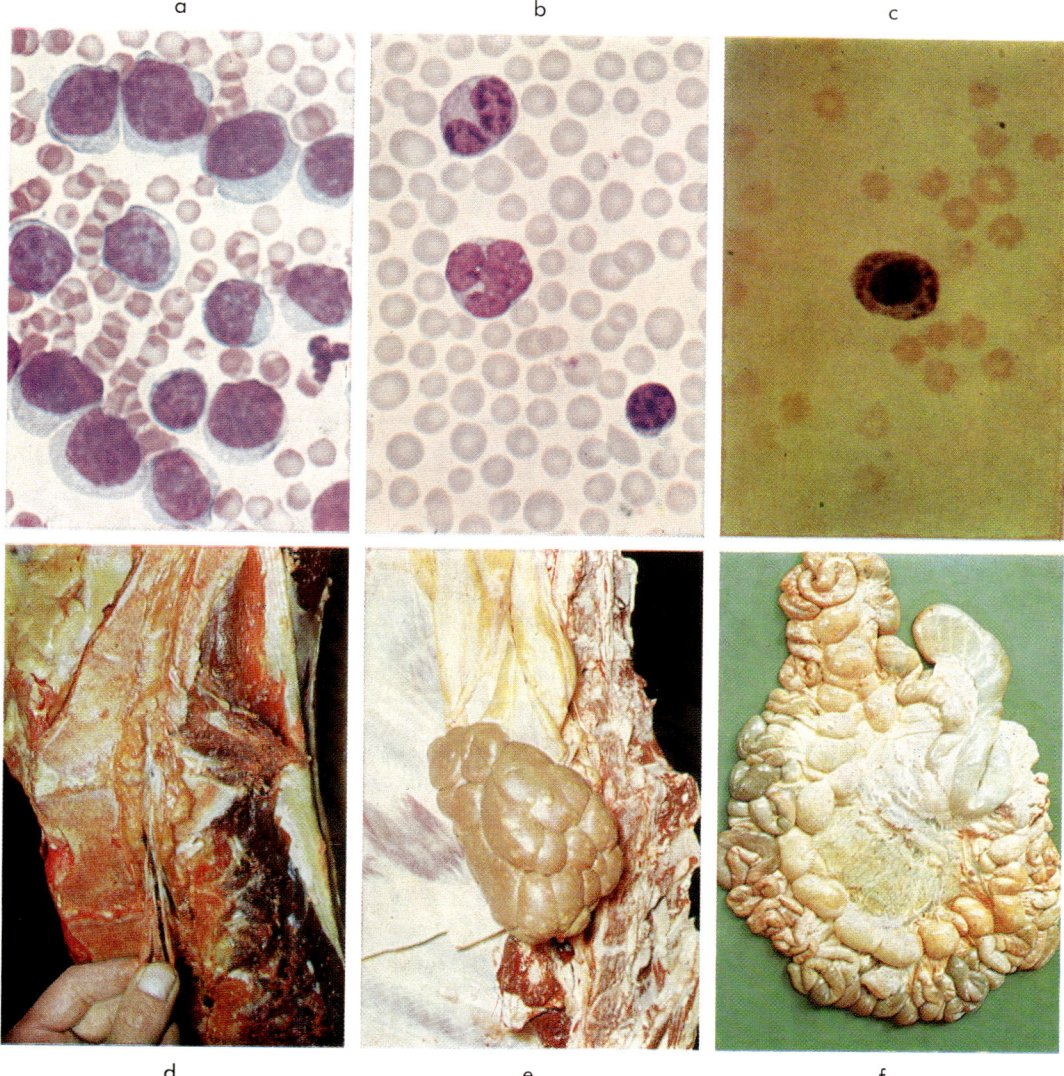

a. Blutausstrich einer leukosekranken Kuh mit zahlreichen unreifen lymphatischen Zellen (= leukämisches Blutbild; S. 65, May-Grünwald/Giemsa-Färbung, 1000fache Vergrößerung)
b. Zwei unreife monozytäre Zellen (oben) sowie ein Lymphozyt (unten) im Blutausstrich einer Kuh mit sogenannter ‚Monozytenleukose' (S. 73; May-Grünwald/Giemsa-Färbung, 1000fache Vergrößerung)
c. Gewebsmastzelle im peripheren Blut bei leukämischer Mastzellenretikulose (S. 80; May-Grünwald/ Giemsa-Färbung, 1000fache Vergrößerung)
d. Lympholeukotische Geschwulstmassen (orange) im lumbosakralen Bereich des Wirbelkanales einer hierdurch allmählich zum Festliegen gekommenen Kuh (S. 62, 449, 650)
e. Niere mit multiplen bohnen- bis haselnußgroßen lympholeukotischen Knoten (S. 64)
f. Hochgradige tumoröse Vergrößerung der Gekröslymphknoten bei einem an lymphatischer Jungtierleukose verendeten Kalb (S. 74)

kommen[1]. Derartige, teils vorübergehende, teils aber anhaltende reaktive Lymphozytosen sind am lebenden Tier allerdings meist nicht sicher von leukosebedingten lympholeukämischen Befunden abzugrenzen, weil die auslösenden Veränderungen ebenso wie manche leukotischen Geschwülste oft innerhalb des Tierkörpers versteckt liegen und nur mit unspezifischen Krankheitserscheinungen einhergehen. Die endgültige Beurteilung solcher Fälle ist deshalb in der Regel erst auf Grund des Zerlegungsbefundes möglich, der bei Rindern mit reaktiver Blutlymphozytenvermehrung durch die obengenannten Veränderungen und das Fehlen leukotischer Tumoren gekennzeichnet ist.

Bei *Einzeltieren*, über deren Herkunftsbestand keine näheren Angaben (leukosefrei, -verdächtig oder -verseucht) vorliegen, ist die Aussagekraft des nach einem der Leukoseschlüssel eingestuften Blutbildes aus den eben erläuterten Gründen relativ gering. Wenn das betreffende Tier keine klinisch nachweisbaren Geschwülste aufweist und auch keine für reaktive Lymphozytose sprechenden Symptome zeigt, gestattet der Blutbefund lediglich eine Vermutungsdiagnose.

Im *tumorösen Stadium* bietet die gründliche Untersuchung der explorierbaren *Lymphknoten*[2] in rund 60 % der Fälle sichere Anhaltspunkte für das Vorliegen von Leukose und bei weiteren 20 % der Patienten leukoseverdächtige Veränderungen; bei den übrigen Tieren erscheinen die zugänglichen Lymphknoten palpatorisch normal. Die einmalige *Blutuntersuchung* tumorös leukosekranker Rinder ergibt bei etwa zwei Dritteln von ihnen krankhaft erhöhte (= leukämische) –, bei einem Zehntel mäßig erhöhte (= subleukämische) –, und bei einem Viertel normale (= aleukämische) Lymphozytenwerte; bei wiederholter Blutkontrolle wird der Anteil letzterer etwas geringer. Da jedoch etwa die Hälfte der aleukämisch erscheinenden, aber von tumoröser Leukose befallenen Tiere tastbare Lymphknotengeschwülste, und ein weiteres Viertel von ihnen leukoseverdächtige Lymphknotenvergrößerungen aufweist, ist der Prozentsatz der bei gleichzeitiger Berücksichtigung der klinischen und hämatologischen Befunde unerkannt beziehungsweise unverdächtig bleibenden Fälle gering (siehe Übersicht 6).

Im Gegensatz zu den meist pathognostischen Geschwülsten der palpierbaren Lymphknoten (S. 57) sind die bei fortgeschrittener *Organleukose* auftretenden Funktionsstörungen in der Regel so unspezifisch, daß sie für sich allein nicht zur Sicherung der Diagnose ausreichen. Solche leukosebedingten Ausfallserscheinungen (S. 60 ff.) gestatten deshalb beim Fehlen eindeutiger Lymphknotenvergrößerungen allenfalls den Verdacht auf das Vorliegen von Leukose. Dieser ist vor allem dann begründet, wenn der Patient aus einem Leukosebestand stammt und/oder erhöhte Blutlymphozytenwerte zeigt. Bei besonders wertvollen Rindern kann dann zur Klärung eine explorative Laparotomie vorgenommen werden, welche positivenfalls leukotische Geschwülste an deren Vorzugslokalisationen (Labmagen, großes beziehungsweise kleines Netz, Gekröse oder Lymphknoten innerhalb der Bauchhöhle), sonst aber nicht selten anderweitige Veränderungen (Reticuloperitonitis traumatica, S. 217; funktionelle Magenstenose, S. 235; Leberabszesse, S. 369; peptische Labmagengeschwüre, S. 285 und ähnliches mehr) ergibt.

In Zweifelsfällen bietet die histologische Untersuchung von *Biopsieproben* aus verdächtig erscheinenden Lymphknoten beziehungsweise in toto entnommener vergrößerter Hautlymphknoten wertvolle Hilfe, wenn sich diese als lymphadenotisch erweisen; ein negativer Befund kann dagegen nicht als sicherer Beweis dafür angesehen werden, daß das betreffende Tier wirklich frei von Leukose ist.

Die Untersuchung von *Knochenmarksausstrichen* ist für die Diagnose der lymphatischen Leukose erwachsener Rinder von geringem Nutzen; meist ist das Myelogramm nämlich entweder normal oder es weist eine dem Grad der leukämischen Blutveränderungen entsprechende und auf Blutbeimengungen während der Aspiration zurück-

---

[1] In manchen außereuropäischen Gebieten sind diese reaktiven Lymphozytosen so häufig, daß eine Beurteilung der Rinderbestände nach den üblichen Leukoseschlüsseln nicht möglich ist.
[2] Dabei ist stets auch den rektal tastbaren Lymphknoten an der Aortenteilung und den Darmbeinsäulen besondere Beachtung zu schenken (S. 58).

Übersicht 6.
Untersuchungsbefunde und klinische Diagnose bei 276 erwachsenen Rindern mit tumoröser lymphatischer Leukose (Rinderklinik Hannover 1960–1968)

Untersuchungsbefunde			Klinische Diagnose		
äußere Lymphknoten	rektal palpierbare Lymphknoten	Anzahl der Lymphozyten pro mm³ Blut[1]	tumoröse Leukose	Leukose-verdacht[2]	kein Leukose-verdacht[3]
tumorös	tumorös	krankhaft erhöht	46		
		mäßig erhöht	8		
		normal	20		
	verdächtig	krankhaft erhöht	9		
		mäßig erhöht	3		
		normal	3		
	unverdächtig	krankhaft erhöht	8		
		mäßig erhöht	1		
		normal	1		
verdächtig	tumorös	krankhaft erhöht	34		
		mäßig erhöht	6		
		normal	4		
	verdächtig	krankhaft erhöht		20*	
		mäßig erhöht		1	
		normal		3	
	unverdächtig	krankhaft erhöht		6*	
		mäßig erhöht		3	
		normal		6	
unverdächtig	tumorös	krankhaft erhöht	13		
		mäßig erhöht	2		
		normal	5		
	verdächtig	krankhaft erhöht		12*	
		mäßig erhöht		1	
		normal		12	
	unverdächtig	krankhaft erhöht		26*	
		mäßig erhöht		7	
		normal			16
			163 (59 %)	97 (35 %)	16 (6 %)

[1] Beurteilt nach dem amtlichen Leukoseschlüssel.
[2] Gültig für die Beurteilung von Einzeltieren; in leukoseverseuchten Beständen sind auch die mit einem Sternchen gekennzeichneten Befunde beziehungsweise Untergruppen als leukosekrank einzustufen.
[3] Feststellung tumorös-leukotischer Veränderungen innerhalb des Tierkörpers bei der Schlachtung.

zuführende scheinbare Vermehrung der lymphatischen Zellen auf; echte Infiltrationen durch wucherndes leukotisches Gewebe sind dagegen nur sehr selten nachzuweisen (Tupfpräparat). Bei Patienten mit leukosebedingten Blutverlusten (Labmagengeschwüre, Milzruptur) erscheint die Erythropoese des Knochenmarks oft deutlich aktiviert; solche Tiere zeigen eine mehr oder weniger stark ausgeprägte Anämie mit Tendenz zu makrozytären und hyperchromen Erythrozytenbefunden sowie vielfach auch ein unreifes rotes Blutbild (Polychromasie, Retikulozyten, basophil getüpfelte Erythrozyten, Normoblasten).

Die Prüfung verschiedener *serologischer und biochemischer Blutuntersuchungsmethoden* (Agglutination, Präzipitation, Komplementbindung, Latextest, Serumelektrophorese, Eiweißlabilitätsproben, Aktivität der Serumfermente, Fluoreszenzmikroskopie, zytochemische Färbungen der weißen Blutkörperchen etc.) hat bislang ebenfalls keine für die Leukosediagnostik praktisch verwertbaren Ergebnisse erbracht. Das gleiche gilt für die Kontrolle des Zellgehaltes in der Milch.

Unterscheidung: Außer den bereits bei der Besprechung der klinischen Erscheinungen erwähnten Krankheiten (S. 57 ff.) sind von Fall zu Fall auch anderweitige Tumoren (Myome, Fibrome, Sarkome, Karzinome), Aktinobazillose (S. 700), Tuberkulose (S. 856) sowie Fettgewebsnekrose (S. 351) differentialdiagnostisch zu berücksichtigen, wenn kein systemartiger Befall des Lymphapparates mit leukotischen Geschwülsten und/oder keine leukämischen Blutbefunde vorliegen. Über diese Leiden ist angegebenenorts Näheres nachzulesen.

Behandlung: Bei Versuchen, die tumoröse Form der Leukose durch Zytostatika therapeutisch anzugehen, sind zwar gelegentlich vorübergehende Remissionen der leukämischen Blutbefunde oder des Geschwulstwachstums, aber keine dauerhaften Heilerfolge erzielt worden. Die hierzu erforderlichen hohen Dosen dieser Mittel führen außerdem leicht zu Schädigungen der Myelopoese (Leukopenie, Agranulozytose) und damit der Abwehrkräfte des Patienten gegenüber ubiquitären Krankheitserregern. In praxi verbietet sich eine derartige Behandlung nicht nur wegen der damit verbundenen Kosten, sondern auch wegen der Gefahr einer Weiterverschleppung des Leidens.

Vorbeuge (Leukosebekämpfung): In der Bundesrepublik Deutschland sind 1965 einheitliche *Richtlinien zur Bekämpfung der Rinderleukose* erlassen worden (ROJAHN, 1965). Das amtstierärztlich überwachte Verfahren beruht auf freiwilliger Grundlage und sieht regelmäßige Reihenblutuntersuchungen[1] aller über 2 Jahre alten Tiere[2] der angeschlossenen Betriebe vor; die Befunde werden nach dem amtlichen Leukoseschlüssel (S. 65) beurteilt. Fälle von tumoröser Leukose, welche bei der Schlachtung oder in Tierkörperverwertungsanstalten festgestellt werden, unterliegen der Anzeigepflicht. Im Rahmen des Verfahrens werden staatliche Beihilfen für die auszumerzenden beziehungsweise für die hämatologisch oder klinisch leukosekranken sowie für die an tumoröser Leukose verendenden Rinder gewährt. Voraussetzung hierfür ist die schriftliche Verpflichtung des Besitzers, folgende *Auflagen* einzuhalten:

Bei Totalausmerzung des Bestandes: Ausmerzung (Schlachtung) sämtlicher Rinder innerhalb der behördlich festgesetzten Frist (möglichst binnen eines Jahres); Reinigung und Desinfektion der Stallungen (2 %ige Natronlauge); Neueinstellungen nur aus leukoseunverdächtigen Beständen.

Bei Teilausmerzung (schrittweiser Sanierung) des Bestandes: Nachweisliche Ausmerzung (Schlachtung) der Rinder mit krankhaft erhöhten Lymphozytenwerten oder mit klinisch feststellbarer Leukose sowie deren Nachzucht innerhalb der behördlich festgesetzten Frist (möglichst binnen 6 Monaten); Reinigung und Desinfektion der Standplätze (2 %ige Natronlauge); Abgabe von Tieren nur zur Schlachtung (bis zum Abschluß der Sanierung); jährliche Durchführung von 2 Reihenblutuntersuchungen bei allen über 2 Jahre alten Rindern; Neueinstellungen nur aus leukoseunverdächtigen Beständen und erst nach Abschaffung sämtlicher auszumerzender Rinder.

Die Richtlinien enthalten außerdem Kriterien für die *amtliche Beurteilung der Rinderbestände:*

Danach gilt ein Bestand als *leukoseverseucht*, wenn innerhalb der letzten 3 Jahre bei einem beziehungsweise mehreren Tieren leukotische Tumoren (oder Infiltrationen) nachgewiesen und durch die Blutuntersuchung bei mindestens einem der über 2 Jahre alten Tiere ein krankhaft erhöhter Lymphozytenwert festgestellt worden ist –

oder bei einem beziehungsweise mehreren der über 2 Jahre alten Tiere anläßlich zweier im Abstand von 4 bis 6 Monaten vorgenommener Blutuntersuchungen stets krankhaft erhöhte Lymphozytenwerte ermittelt wurden.

---

[1] Dabei ist zur Entnahme der Blutproben wegen der Gefahr einer Übertragung des Leidens für jedes Tier eine gesonderte sterile Kanüle zu verwenden.
[2] Im Interesse der Praktikabilität des Verfahrens ist es vertretbar, das Untersuchungsalter auf 3 Jahre heraufzusetzen.

Ein Bestand gilt als *leukoseverdächtig,* wenn innerhalb der letzten 3 Jahre bei einem beziehungsweise mehreren Tieren leukotische Tumoren (oder Infiltrationen) nachgewiesen, aber durch die Blutuntersuchung bei keinem der über 2 Jahre alten Tiere ein krankhaft erhöhter Lymphozytenwert festgestellt worden ist –

oder bei mindestens einem der über 2 Jahre alten Tiere bei der Blutuntersuchung ein krankhaft erhöhter Lymphozytenwert ermittelt wurde und eine anderweitige Ursache dieser Lymphozytose auszuschließen ist.

Ein Bestand gilt als *leukoseunverdächtig,* wenn innerhalb der letzten 3 Jahre[1] nachweislich keine Tatsachen (tumoröse Fälle beziehungsweise krankhafte, erhöhte Lymphozytenwerte) bekannt geworden sind, die auf Leukose schließen lassen, und wenn innerhalb der letzten 12 Monate mindestens eine Reihenblutuntersuchung aller über 2 Jahre alten Tiere vorgenommen worden ist, ohne daß sich dabei krankhaft erhöhte Lymphozytenwerte ergaben. Die Einstufung als leukoseunverdächtiger Bestand wird aufrechterhalten, wenn die Blutuntersuchung innerhalb von 12 Monaten mit dem gleichen Ergebnis wiederholt wird und innerhalb dieses Zeitraumes keine auf Leukose hinweisenden Tatsachen bekannt werden sowie neuzugekaufte Rinder nur aus leukoseunverdächtigen Beständen eingestellt werden.

Um die durch dieses Bekämpfungsverfahren bereits erzielten Erfolge nicht zu gefährden, ist heute zu fordern, daß für sämtliche auf *Körungen, Ausstellungen* oder *Auktionen* verbrachte erwachsene Rinder eine amtstierärztliche Bescheinigung über die Leukosefreiheit des Ursprungsbestandes vorgelegt wird.

Gerichtliches: Vor dem Erwerb leukosekranker *Nutz-* und *Zuchtrinder* kann sich der Käufer weitgehend dadurch schützen, daß er nur Tiere aus amtlich leukoseunverdächtigen Beständen abnimmt. Für den Verkauf von *Schlachtrindern* ist in einer anstelle der nicht mehr zeitgemäßen kaiserlichen Verordnung vom 27. 3. 1899 geplanten neuen Verordnung vorgesehen, die tumoröse Leukose als Hauptmangel mit einer Gewährfrist von 14 Tagen aufzunehmen.

SCHRIFTTUM

AHRENS, G. (1965): Einige Gedanken zur fleischbeschaulichen Beurteilung der Leukose — eine Literaturstudie. M.-hefte Vet.-Med. 20, 921-925.
BAUER-SIČ, P. (1963): Zur Zytochemie der Leukozyten des Rindes — Normalbefunde und Beobachtungen bei einigen Leukosepatienten. Zbl. Vet.-Med. A 10, 365-380. — BEDERKE, G., & A. TOLLE (1964): Zur Übertragbarkeit der Rinderleukose durch das Blut und den Kontakt mit experimentell behandelten Tieren. Zbl. Vet.-Med. B 11, 433-445. — BEDERKE, G., A. TOLLE & H. LOPPNOW (1967): Übertragungsversuche mit leukotischem Tumormaterial beim Rind. Zbl. Vet.-Med. B 14, 32-48. — BEDERKE, G., A. TOLLE & F.-W. SCHMIDT (1968): Zur placentaren Übertragbarkeit der Rinderleukose. Zbl. Vet.-Med. B 15, 782-793. — BENDIXEN, H.-J. (1960/61): Untersuchungen über die Rinderleukose in Dänemark. 1. Vorkommen und Verbreitungsweise. 2. Pathogenese und Enzootologie der übertragbaren Rinderleukose. 3. Die klinischen Erscheinungen der übertragbaren enzootisch auftretenden und der sporadisch vorkommenden Krankheitsform. 4. Das derzeit angewandte Bekämpfungsverfahren. 5. Methoden und Ergebnisse der systematischen Bekämpfung der Rinderleukose in Dänemark. Dtsch. Tierärztl. Wschr. 67, 4-7, 57-63, 169-173, 257-262; 68, 100-104. — BENDIXEN, H.-J. (1963): Ergebnisse der Kontroll- und Tilgungsmaßnahmen der Rinderleukosebekämpfung. Berl. Münch. Tierärztl. Wschr. 76, 329-331. — BENDIXEN, H.-J. (1964): Kvaegleukose og kødkontrol. Nord. Vet.-Med. 16, 849-864. — BENDIXEN, H.-J. (1965): Studies of leukosis enzootica bovis. U. S. Dep. Health, Education, Welfare, Washington, No. 1422. — BINDRICH, H., & CH. GENSEL (1963): Ergebnisse virologischer Untersuchungen über die Rinderleukose. Rindertuberkulose, Brucellose und Leukose 12, 169-182. — BÖCKENFÖRDE, W. (1956): Zählung und Differenzierung der Leukozyten beim Rind mittels Fluoreszenzmikroskopie im Hinblick auf ihre Brauchbarkeit zur Leukosediagnose. Diss. Hannover. — BODIN, S., G. ENHÖRNING, H. OLSON & G. WINQUIST (1961): Die Anzahl der Lymphozyten im Blut von Rindern bei lymphatischer Leukose und Piroplasmose. Acta Vet. Scand. 2: Suppl. 2, 47-54. — BREUER, H.-J. (1962): Veränderungen der Skelettmuskulatur bei der Leukose des Rindes und ihre Bedeutung für die fleischbeschauliche Beurteilung. Schlacht- u. Viehhof-Ztg. 62, 365-369. — BRUNDIERS, H. (1955): Untersuchungen über Hautlymphknoten bei gesunden und kranken Rindern mit besonderer Berücksichtigung der Leukose. Diss. Hannover. — BÜCHNER, E. (1965): Die Beeinflussung der Leukose des Rindes durch das Zytostatikum Bayer E 39 solubile. Diss. H.-U. Berlin.

---

[1] Nach neueren Untersuchungen erscheint es vertretbar, die Sanierungsdauer auf etwa 2 Jahre zu verkürzen.

CHANDER, S. (1968): Das Myelogramm des erwachsenen Rindes bei tumoröser lymphatischer Leukose (mit vergleichender Berücksichtigung reaktiver und präleukotischer Lymphozytosen). Diss. Hannover. — CROSHAW, J. E., D. A. ABT, R. R. MARSHAK, W. D. HARE & J. SWITZER (1963): Pedigree studies in bovine lymphosarcoma. Ann. New York Acad. Sci. *108*, 1193-1202.

DOBBERSTEIN, J. (1934): Betrachtungen über die Lymphadenose des Rindes (Rinderleukose). Dtsch. Tierärztl. Wschr. *42*, 289-293. — DOBBERSTEIN, J. (1961): Zur Sektionsdiagnostik der Rinderleukose und Betrachtungen zur experimentellen Leukoseforschung. Dtsch. Akad. Landw.-Wiss., Tag.-Ber. *49*, 9-21. — DOBBERSTEIN, J., & E. PAARMANN (1934): Die sogenannte Lymphadenose des Rindes (Rinderleukose). Zschr. Inf.-krkh. Haustiere *46*, 65-109. — DOBBERSTEIN, J., & C. PIENING (1934): Über eine übertragbare Anämie des Rindes und ihre Beziehungen zur Rinderleukose. Berl. Münch. Tierärztl. Wschr. *50*, 449-452. — DUTCHER, R. M. (1965): Bovine leukaemia. Growth *29*, 1-5. — DUTCHER, R. M., I. E. SZEKELY, B. W. BARTÚ & J. W. SWITZER (1964): Attempts to demonstrate a virus for bovine lymphosarcoma. Zbl. Vet.-Med. *B 11*, 93-109. — DUTCHER, R. M., E. P. LARKIN, J. J. TRUBOWICZ, K. NAZERIAN, C. P. EUSEBIO, N. D. STOCK, G. B. GUEST & R. R. MARSHAK (1967): Evidence in support of a virus etiology for bovine leukaemia. Cancer *20*, 851-856.

EGEHØJ, J. (1945): Systematiske blodondersøgelser i kvaegbesaetninger med stationaer lymphocytomatose. Dansk. Maanedsskr. Dyrlaeg. *57*, 124-130.

FREEDLAND, R. A. (1963): Blood enzymes in bovine lymphosarcoma. Ann. New York Acad. Sci. *108*, 1313-1320.

GARD, S. (1965): The pathogenesis of bovine lymphomatosis. Pathol. Vet. *28*, 683-690. — GÖTZE, R. (1956): Über Ursachen und Bekämpfung der Leukose des Rindes. M.-hefte Vet.-Med. *11*, 169-173. — GÖTZE, R., G. ZIEGENHAGEN & H. MERKT (1953): Zur Diagnostik der Leukose des Rindes. M.-hefte Tierheilk. *5*, 201-211. — GÖTZE, R., G. ROSENBERGER & G. ZIEGENHAGEN (1954): Die Leukose des Rindes. M.-hefte Vet.-Med. *9*, 517-526. — GÖTZE, R., & G. ZIEGENHAGEN (1953): Zur Frage der Ursachen und der Bekämpfung der Rinderleukose. 1. Erblichkeit, züchterische Maßnahmen. Fortpfl., Haustierbesamung *3*, 55-59. — GÖTZE, R., G. ROSENBERGER & G. ZIEGENHAGEN (1955/56): Über Ursachen und Bekämpfung der Rinderleukose. 2. Weitere Bemerkungen zur Diagnose und zur Erblichkeit. 3. Ernährung und Haltung, kanzerogene Strahlen. 4. Übertragbarkeit. 5. Übertragungswege und Bekämpfungsvorschlag. Dtsch. Tierärztl. Wschr. *62*, 353-357; *63*, 85-89, 105-108, 121-125. — GRÜNDER, H.-D. (1956): Der Wert der sogenannten Leukoagglutination für die Diagnose der Rinderleukose. Diss. Hannover. — GUDAT, E., & W. VERTER (1967): Leukose des Eutergewebes bei einer Kuh. M.-hefte Vet.-Med. *22*, 702-705. — GUSTAVSSOHN, I., & G. ROCKBORN (1964): Chromosome abnormality in three cases of lymphatic leukaemia in cattle. Nature *203*, 990.

HANGLEITER, P. C. (1968): Messungen der Zell- und Kerndurchmesser von Lymphozyten in Rinderblutausstrichen (unter besonderer Berücksichtigung der lymphatischen Leukose und reaktiver Lymphozytosen). Diss. Hannover. — HANSEN, H.-J. (1965): Om bovin leukos. Medl.-bl. Sveriges Vet.-Förb. *17*, 216-223. — HARE, W. C. D., R. R. MARSHAK, D. A. ABT, R. M. DUTCHER & J. E. CROWSHAW (1964): Bovine lymphosarcoma — a review of studies on cattle in the Eastern United States. Canad. Vet. J. *5*, 180-198. — HARE, W. C. D., & R. A. McFEELY (1966): Chromosome abnormalities in lymphatic leukaemia in cattle. Nature *209*, 108. — HARTUNG, J. (1954): Papierelektrophoretische Untersuchungen am Blutserum gesunder und kranker Rinder unter besonderer Berücksichtigung der Leukose. Diss. Hannover. — HATZIOLOS, B. C., & S. C. CHANG (1963): A preliminary study on tissue cultures of bovine lymphosarcoma. Ann. New York Acad. Sci. *108*, 1214-1230. — HATZIOLOS, B. C., S. C. CHANG, M. C. STEVENSON & S. B. MOHANTY (1966): Bovine lymphosarcoma — the effect of inoculations on newborn calves and mice — first year of observation. Amer. J. Vet. Res. *27*, 489-502. — HEESCHEN, W. (1964): Versuche zur Anwendung eines modifizierten Latextestes in der serologischen Diagnose der Rinderleukose. Dtsch. Tierärztl. Wschr. *71*, 257-264. — HENRICSON, B., & H. OLSON (1961): Statistische Erhebungen über die Rinderleukose. Acta Vet. Scand. *2*: Suppl. 2, 55-62. — HERZOG, A. (1966): Morphologische Untersuchungen an Rindern mit für Leukose sprechenden und leukoseverdächtigen Blutbildern. Zbl. Vet.-Med. *A 13*, 573-579. — HJÄRRE, A. (1956): Über Leukosen bei Tieren mit besonderer Berücksichtigung der Verhältnisse beim Rind. Berl. Münch. Tierärztl. Wschr. *69*, 125-129. — HOFFERBER, O. (1955): Weitere Beobachtungen über die Behandlung der Lymphadenose des Rindes mit Triamelin (TEM). Dtsch. Tierärztl. Wschr. *62*, 420-421. — HOFLUND, S., B. THORRELL & G. WINQUIST (1963): Experimental transmission of bovine leukosis. Int. Symp. Comparat. Leukaemia Res., Hannover, III/2. — HUG, H.-O. (1957): Versuche über die Anwendungsmöglichkeit der Komplementbindungsreaktion bei der Rinderleukose. Diss. Hannover.

JARRETT, W. F. H. (1963): Chromosomes analysis of bovine lymphocytes. Int. Symp. Comparat. Leukaemia Res., Hannover, II/4. — JARRETT, W. F. H. (1964): Progress report on the status of lymphosarcoma in animals in Great Britain. Bull. Off. Int. Epizoot. *62*, 727-734. — JUNACK, M. (1932): Zum Vorkommen und zur makroskopischen pathologischen Anatomie der Lymphadenose der Rinder in Deutschland. Berl. Tierärztl. Wschr. *48*, 277-279.

KAISER, H. (1967): Untersuchungen über den Serumgehalt der Laktatdehydrogenase von Rindern in Leukosebeständen. Diss. Hannover. — KANEKO, J. J., W. S. TYLER, H. A. CARPER & J. LENGYEL (1963): Lymphocyte proliferation by normal and tumorous bovine lymph nodes. Ann. New York Acad. Sci. *108*, 1302-1312. — KARLSSON, A. G. (1942): Clinical and postmortem observations on lymphoblastoma of cattle. Thesis, Minnesota. — McKERCHER, D. G., E. M. WADA, O. C. STRAUB & G. H. THEILEN (1963): Possible viral etiology of bovine and equine leukaemia. Ann. New York Acad. Sci. *108*, 1163-1172. — KNOCKE, K.-W. (1964): Elektronenmikroskopische Befunde an Lymphozyten und Lymphoidzellen des peripherischen Blutes bei der Leukose des Rindes. Zbl. Vet.-Med. *B 11*, 1-10. — KNUTH, P., & O. VOLKMANN (1916): Untersuchungen über die Lymphozytomatose des Rindes. Zschr. Inf.-krkh. Haustiere *17*, 393-467. — KRÄMER, A. (1967): Zum Problem der Frühdiagnose der tumorösen Leukose des Rindes durch histologische Lymphknotenuntersuchung. Arch. Exp. Vet.-Med. *21*, 77-87. — KRAUS, H. (1961): Zur Untersuchung und Beurteilung der Leukose bei Schlachttieren. Dtsch. Schlacht- u. Viehhof-Ztg. *61*, 408-411. — KROLLPFEIFFER, H. (1959): Beobachtungen bei der Diagnostik der Rinderleukose. Dtsch. Tierärztl. Wschr. *66*, 246-247. — KROLLPFEIFFER, H. (1965): Beobachtungen bei der Auswertung von Schadensfällen infolge tumoröser Leukose. Berl. Münch. Tierärztl. Wschr. *78*, 125-126. — KRÜGER, A. (1962): Das Vorkommen der Leukose bei Schlachtrindern in der Bundesrepublik Deutschland auf Grund statistischer Angaben. Dtsch. Tierärztl. Wschr. *69*, 78-82. — KRÜGER, K.-E., & R. RABL (1965): Zur Pathologie der Leukose bei Rindern mit ausschließlich hämatologisch positivem Blutbild. Zbl. Vet.-Med. *A 12*, 161-170.

LABELLE, M. S., & G. H. CONNER (1964): Hemolymph node involvement in bovine leukaemia. J. Amer. Vet. Med. Ass. *145*, 1107-1111. — LEHNERT, E., G. WINQUIST & G. HUGOSON (1964): Vergleichende hämatologische und serologische Untersuchungen mit Lymphadenose behafteter und normaler Rinderbestände mittels leukosesensibilisierender Akrylplastikpartikeln. Nord. Vet.-Med. *16*: Suppl. 1, 448-463. — LIEBERMANN, H., D. URBANECK & W. WITTMANN (1965): Untersuchungen zur Ätiologie der Rinderleukose — Gewebekulturstudien. Arch. Exp. Vet.-Med. *19*, 1383-1404. — LOMBARD, CH. (1968): Les leucoses animales. Inst. Nat. Rech. Agr., Versailles. — LÜBKE, A. (1944): Zur Pathologie der Rinderleukose — ihre Stellung als Geschwulstkrankheit des retikuloendothelialen Gewebes. Virchows Arch. *312*, 190-229. — LÜBKE, A. (1939): Die Diagnostik der Rinderleukose durch histologische Lymphknotenuntersuchung — zugleich ein Beitrag zur Histologie der Lymphknotenveränderungen. Arch. wiss. prakt. Tierheilk. *74*, 345-347.

MARSHAK, R. R. (1961): Transmission of lymphosarcoma and leukaemia within the bovine species. Bovine lymphosarcoma and leukaemia with particular reference to clinical manifestations and pathologic alterations (individual and herd studies) and comparative aspects with human disease. W. H. O. Conf. Comparat. Studies Leukaemias, Philadelphia, Rep. 16, 17. — MARSHAK, R. R., W. C. D. HARE, D. A. ABT, J. E. CROWSHAW, J. W. SWITZER, I. IPSEN, R. M. DUTCHER & J. E. MARTIN (1963): Occurrence of lymphocytosis in dairy cattle herds with high incidence of lymphosarcoma. Ann. New York Acad. Sci. *108*, 1284-1301. — MARSHAK, R. R., D. A. ABT & D. COHEN (1965): Epidemiological aspects of leukaemia in animals. Wenner-Gren Center Int. Symp. Series *6*, 181-208; Pergamon Press, Oxford. — MATTHIAS, D. (1967): Experimentelle Untersuchungen zur Rinderleukose. M.-hefte Vet.-Med. *22*, 934 bis 938. — MATTHAEUS, W., & O.-C. STRAUB (1965): Serumelektrophoretische und hämatologische Befunde bei gesunden, an Leukose und MKS erkrankten Rindern. Berl. Münch. Tierärztl. Wschr. *78*, 421 bis 425. — MEINECKE, K. (1958): Untersuchungen über die Brauchbarkeit der Abderhaldenschen Abwehrfermentreaktion für die Diagnose der Rinderleukose. Diss., Hannover. — MEYER, H. (1964): Zur Frage der 'Leukosezellen' beim Rind. M.-hefte Vet.-Med. *19*:Sonderheft, 44. — MEYER, H., & G. STEINBACH (1964): Die Auswertung und Durchführung von Leukoseuntersuchungen in Rinderbeständen. Arch. Exp. Vet.-Med. *18*, 1225-1245. — MEYER, H., G. STEINBACH & K. WOHANKA (1964): Über die Notwendigkeit und Möglichkeiten eines organisierten Vorgehens gegen die Rinderleukose in der DDR. M.-hefte Vet.-Med. *19*, 681-686. — MEYER, H., & W. VERTER (1965): Zur Verbreitung und zum klinischen Erscheinungsbild der Leukose des Rindes in der Deutschen Demokratischen Republik. M.-hefte Vet.-Med. *20*, 482-488.

NAZERIAN, K., R. M. DUTCHER, E. P. LARKIN, J. J. TRUBOWICZ & C. P. EUSEBIO (1968): Electron microscopy of virus-like particles found in bovine leukaemia. Amer. J. Vet. Res. *29*, 387. — NEUMANN, H.-J., A. BRUNSTERMANN & M. STAIB (1964): Ergebnisse routinemäßiger Leukoseuntersuchungen. Tierärztl. Umschau *19*, 335-337. — NIEPAGE, H. (1949): Mikroskopische Untersuchungen von Blut und Tupfpräparaten der blutbildenden Organe einiger gesunder und kranker Rinder mit besonderer Berücksichtigung der Leukose. Diss., Berlin. — NOACK, E. (1964): Statistische Erhebungen über die Verbreitung der Leukose unter den Rindern in der DDR auf Grund der Ergebnisse der Schlachttier- und Fleischbeschau. Diss., H. U. Berlin.

OLSEN, R. E. (1963): Fluorescent staining for diagnosis of leukosis. Modern Vet. Pract. *44*:8, 65. — OLSEN, R. E., & J. SIMON (1967): Lymphocyte counts of lymphosarcoma-free Hereford cattle. J. Amer. Vet. Med. Ass. *151*, 1430-1434. — OLSON, H. (1961): Studien über das Auftreten und die Verbreitung der Rinderleukose in Schweden. Acta Vet. Scand. *2*:Suppl. 2, 13-46.

PAARMANN, E. (1965): Leukosestudien. 1. Ein Beitrag zur Pathologie der Rinderleukose. 2. Leukose und Lebensmittelhygiene. *20*, 374-376, 429-431. — PAYNE, B. J. (1965): Pathology of malignant lymphoma (lymphatic leukaemia) in cattle. Diss., Minnesota. — PETGEN, A. (1953): Fluoreszenzmikroskopische Untersuchungen des weißen Blutbildes bei gesunden und leukosekranken Rindern. M.-hefte Tierheilk. *5*, 356-360.

ROJAHN, A. (1965): Zur Bekämpfung der Rinderleukose. Dtsch. Tierärzteblatt *13*, 245-248. — ROJAHN, A. (1968): Staatliche Maßnahmen zur Bekämpfung der Rinderleukose. Zbl. Vet.-Med. *B 15*, 200 bis 205. — ROJAHN, A., & A. TOLLE (1963): Die Verwendung des elektronischen Partikelzählgerätes Coulter Counter (Modell D) zur hämatologischen Diagnostik der Leukose des Rindes. M.-hefte Tierheilk. *15*, 37-44. — ROJAHN, A., & A. TOLLE (1963): Zur Übertragbarkeit der Rinderleukose durch die künstliche Besamung. Berl. Münch. Tierärztl. Wschr. *76*, 429-431. — ROSENBERGER, G. (1961): Studies on bovine leukosis in Germany. 1. Haematology. 2. Occurrence and epizootology. 3. Transmission experiments. W. H. O. Conf. Comparat. Studies Leukaemias, Philadelphia, Rep. 18, 19, 20. — ROSENBERGER, G. (1963): Erfolgreiche Leukose-Übertragungsversuche an Rindern. Int. Symp. Comparat. Leukaemia Res., Hannover, III/1. — ROSENBERGER, G. (1963): Ergebnisse zwölfjähriger Leukose-Untersuchungen an der Rinderklinik Hannover. Dtsch. Tierärztl. Wschr. *70,* 410-417. — ROSENBERGER, G. (1968): Die wissenschaftlichen Grundlagen zur Bekämpfung der Rinderleukose. Zbl. Vet.-Med. *B 15,* 193-199.

SALOMON, S. (1936): Leukose beim Zuchtbullen. Berl. Tierärztl. Wschr. *52,* 376-377. — SIEDAMGROTZKY, O. (1878): Über die Leukämie bei den Haustieren. Pflugs Vorträge für Tierärzte *1*:10, 395 bis 433. — SCHMIDT, F.-W. (1968): Prüfung des Latextests zur serologischen Diagnose der Rinderleukose. Zbl. Vet.-Med. *B 15,* 174-184. — SCHMIDT, F.-W., & K. SCHADT (1967): Beziehungen zwischen hämatologischem Befund und der Entstehung der Tumoren bei der Leukose des Rindes. Zbl. Vet.-Med. *B 14,* 129-134. — SCHÖTTLER, F., & H. SCHÖTTLER (1934): Über die Ätiologie und Therapie der aleukämischen Lymphadenose des Rindes. Berl. Tierärztl. Wschr. *50,* 497-502, 513-517. — SEILS, H. (1963): Die Leukose des Rindes — Untersuchungen zur Ausbreitungstendenz und Vorschläge zur Bekämpfung. Tierzucht *17,* 407-412. — SEILS, H. (1964): Untersuchungen über die Leukose des Rindes — Die Nutz- und Zuchtleistung im Stadium der Präleukose. M.-hefte Vet.-Med. *19,* 168-173. — SEILS, H. (1964): Beitrag zur Frage der echten aleukämischen Leukose der Rinder. Tierärztl. Umschau *19,* 493-501. — SEILS, H. (1966): Hämatologische Untersuchungen bei der enzootischen Leukose des Rindes. Habil.-Schrift, H. U. Berlin. — SMITH, H. A. (1965): The pathology of malignant lymphoma in cattle—a study of 1113 cases. Pathol. Vet. *2,* 68-93. — SORENSEN, D. K., R. K. ANDERSON, V. PERMAN & J. H. SAUTTER (1961): Bovine lymphocytic leukaemia—epizootological studies. W. H. O. Conf. Comparat. Studies Leukaemias, Philadelphia, Rep. 26. — SORENSEN, D. K., R. K. ANDERSON & J. H. SAUTTER (1964): Studies of bovine leukaemia in Minnesota. Nord. Vet.-Med. *16*:Suppl. 1, 562-572. — SORENSON, G. D., & G. H. THEILEN (1963): Electron microscopic observations of bovine lymphosarcoma. Ann. New York Acad. Sci. *108,* 1231-1240. — STAMATOVIĆ, S. M. (1966): Die azurgranulierten Lymphozyten im Blut gesunder und kranker Rinder mit besonderer Berücksichtigung der lymphatischen Leukose. Zbl. Vet.-Med. *A 13,* 501-514. — STAMATOVIĆ, S. M., & B. DJUKIĆ (1964): Leukoseuntersuchungen bei nach Jugoslawien importierten Rindern. Nord. Vet.-Med. *16*:Suppl. 1, 431-437. — STÖBER, M. (1965): Zytomorphologische und zytochemische Blutuntersuchungen beim Rind im Hinblick auf ihre Brauchbarkeit für die Diagnose der lymphatischen Leukose. Habil.-Schrift, Hannover. — STÖBER, M. (1966): Über die Zytochemie der Leukozyten bei der Rinderleukose. Zbl. Vet.-Med. *A 13,* 320-328. — STÖBER, M. (1967): Vergleiche des Ausmaßes und der Lokalisation der Tumoren mit dem Blutbild bei der lymphatischen Rinderleukose. Zbl. Vet.-Med. *A 14,* 825-832. — STÖBER, M., F. SCHERK & H. ANDRESEN (1969): Befundauswertung bei 298 erwachsenen Rindern mit tumoröser lymphatischer Leukose. Zbl. Vet.-Med. *A 16,* 153-168. — STRAUB, O. C. (1965): Preliminary results in the study of vertical transmission of bovine leukaemia. Wenner-Gren Center Int. Symp. Series, 6, 239-244; Pergamon, Oxford. — STRAUB, O.-C. (1968): Zur Bedeutung der persistierenden Lymphozytose für Rückschlüsse auf die Ätiologie der Rinderleukose. Zbl. Vet.-Med. *B 15,* 156-162. — STRAUB, O. (1969): Versuche über die vertikale Übertragung der Rinderleukose. Dtsch. Tierärztl. Wschr. *76,* 365-368. — STRAUB, O. C., & A. LÜBKE (1965): The use of cytostatic compounds in bovine leukaemia. Wenner-Gren Int. Symp. Series 6, 251-256; Pergamon, Oxford.

THEILEN, G. H. (1961): Epidemiological studies in bovine lymphosarcoma. Evidence suggests infectious virus etiology of lymphosarcoma (leukaemia). W.H.O. Conf. Comparat. Studies Leukaemias, Philadelphia, Rep. 28, 29. — THEILEN, G. H., O. W. SCHALM & V. GILMORE (1961): Clinical and hematologic studies of lymphosarcoma in a herd of cattle. Amer. J. Vet. Res. *22,* 23-31. — THEILEN, G. H., & H. G. WIXON (1963): Bovine lymphosarcoma — a reportable disease in California. Int. Symp. Comparat. Leukaemia Res. Hannover, I/5. — THEILEN, G. H., R. D. APPLEMAN & H. G. WIXON (1964): Epizootology of lymphosarcoma in California cattle. Ann. New York Acad. Sci. *108,* 1203-1213. — THEILEN, G. H., D. L. DUNGWORTH, J. B. HARROLD & O. C. STRAUB (1967): Bovine lymphosarcoma transmission studies. Amer. J. Vet. Res. *28,* 373-386. — DU TOIT, P. J. (1917): Beitrag zur Morphologie des normalen und leukämischen Rinderblutes. Arch. wiss. prakt. Tierheilk. *43,* 145-203. — DU TOIT, P. J. (1920): Weitere Untersuchungen über die Lymphozytomatose des Rindes. Zschr. Inf.-krkh. Haustiere *20,* 320-350. — TOLLE, A. (1965): Zur Übertragbarkeit der Rinderleukose. Zbl. Bakteriol., Parasit.-kde, Inf.-krkh. Haustiere, Abt. I, *198,* 142-149. — TOLLE, A. (1965): Zur Beurteilung quantitativer hämatologischer Befunde im Rahmen der Leukose-Diagnostik beim Rind. Zbl. Vet.-Med. *B 12,* 281-290. — TOLLE, A., A. ROJAHN & G. HASSE (1963): Reihenuntersuchungen auf Rinderleukose in einem geschlossenen niedersächsischen Gebiet. Rindertuberkulose, Brucellose und Leukose *12,* 192-200. — TOLLE, A., & H.-D. JAHNKE (1965): Die Stabilisierung von Blutproben und ein Verfahren zur hämatologischen Reihenuntersuchung auf Rinderleukose. Zbl. Vet.-Med. *B 12,* 210-219. — TOLLE, A., H.-D. JAHNKE & G. HASSE (1965): Zur Diagnostik der Rinderleukose und ihrer Bekämpfung in Südniedersachsen. Zbl. Vet.-Med. *B 12,* 435-443. — TRAPP, A. L., K. D. WEIDE, V. L. SANGER & L. O. GILMORE (1966): Probable cell-free transmission of malignant bovine lymphoma. Amer. J. Vet. Res. *27,* 588-590.

UEBERSCHÄR, S. (1963): Elektronenoptische Untersuchungen an den Zellen der tumorösen Formen der Leukose des Rindes. Dtsch. Tierärztl. Wschr. *70,* 417-422. — UEBERSCHÄR, S. (1968): Zytologische Untersuchungen bei der Rinderleukose. Zbl. Vet.-Med. *B 15,* 163-173.

VERTER, W. (1961): Hämatologische Untersuchungen in leukosepositiven Rinderbeständen unter Anwendung der Leukoseschlüssel nach Götze und Bendixen. M.-hefte Vet.-Med. *16,* 576-582. — VERTER, W., & R. SWATON (1964): Die Aktivität der alkalischen und sauren Phosphatase im Blutserum von Rindern, Schafen und Kamelen unter besonderer Berücksichtigung der lymphatischen Leukose des Rindes. M.-hefte Vet.-Med. *19,* 384-390. — VERTER, W., & E. GEHRKE (1965): Die Ausbreitung der Leukose in Kuhfamilien — langfristige Untersuchungen in einer Rinderherde. M.-hefte Vet.-Med. *20,* 533-537. — VERTER, W., E. BÜCHNER & W. BERGMANN (1966): Zur Chemotherapie der Leukose des Rindes mit Bayer E 39 solubile und Trimitan. Arch. Exp. Vet.-Med. *20,* 465-476.

Weber, W. T. (1963): Haematologic aspects of bovine lymphosarcoma. Ann. New York Acad. Sci. *108*, 1270-1283. — Weber, W. T., & R. M. Marshak (1963): A correlative study of bone marrow and peripheral blood in bovine lymphosarcoma. Amer. J. Vet. Res. *24*, 515-524. — Weinhold, E. (1968): Untersuchungen über Riesenzellbildung, Zellphagozytose und Lymphozytenadsorption in der Kultur weißer Blutzellen des Rindes. Berl. Münch. Tierärztl. Wschr. *81*, 43-45. — Wiegand, D. (1967): Auswertung hämatologischer Untersuchungsergebnisse von Rinderblutproben im Hinblick auf die Leukosebekämpfung. Zbl. Vet.-Med. *B 14*, 569-584. — Wiesner, E. (1967): Die Leukosen des Rindes. 2. Aufl. Fischer, Jena. — Winquist, G. (1961): The haematology of bovine leukosis. The introduction of cattle from leukotic herds into an area with a very low incidence of leukosis. Some virological aspects of bovine leukosis. A transferrable lymphocytosis in cattle. The number of blood lymphocytes in cattle with piroplasmosis and leukosis. W. H. O. Conf. Comparat. Studies Leukaemias, Philadelphia, Rep. 4, 5, 6, 7, 8. — Winquist, G. (1963): Some haematological observations on bovine leukosis in Sweden during the years 1956—1963. Int. Symp. Comparat. Leukaemia Res., Hannover, II/1. — Wittmann, W. (1963): Der Nachweis unreifer Lymphozyten im peripheren Blut leukotischer Rinder durch Färbung mit Akridinorange. Arch. Exp. Vet.-Med. *17*, 557-561.

Ziegenhagen, G., & H. Döhmen (1955): Über den Wert der morphologischen Beurteilung der Leukozyten für die Diagnose der Rinderleukose. Dtsch. Tierärztl. Wschr. *62*, 532-534.

Monozytenleukose

Beim Rind sind bislang 5 Fälle von tumoröser Leukose beschrieben worden, die nach Meinung ihrer Untersucher als Monozytenleukämien anzusehen sind (Artioli, 1948; Miura und Mitarbeiter, 1960/61/67). Ähnliche Blutbefunde und histologische Veränderungen sind auch bei einem weiteren Tier (Agresti und Mastrangelo, 1965) sowie bei einem Patienten der eigenen Kasuistik festgestellt worden. Nach diesen Beobachtungen scheint die Monozytenleukose des Rindes sehr selten zu sein und nur sporadisch, ohne nachweisbaren Zusammenhang mit der enzootischen lymphatischen Leukose vorzukommen. Die betreffenden Tiere (1 Bulle und 6 Kühe) waren 3 bis 9 Jahre alt. Ihre Krankheitserscheinungen glichen weitgehend dem klinischen Bild der lymphatischen Leukose erwachsener Rinder (S. 54). Die leukotischen Geschwülste betrafen außer den Lymphknoten von Fall zu Fall auch Herz, Labmagen, Darm, großes und kleines Netz, die Nieren beziehungsweise die Rückenmarkshäute, und unterschieden sich makroskopisch (grauweiß-speckig/schmierig) kaum von lymphadenotischen Veränderungen. Mikroskopisch erwiesen sich meist auch Milz, Leber und Knochenmark als beteiligt. Das rote Blutbild der Patienten zeigte mit Ausnahme eines Tieres ausgeprägte Anämie mit unreifen Erythrozytenvorläufern. Unter den stets stark vermehrten Blutleukozyten (42 000 bis 420 000 pro mm^3) waren nur relativ wenig lymphatische Zellen (<1 bis 45 %), jedoch auffallend viele monozytoide oder ‚atypisch' erscheinende Elemente (45 bis 99 %) vertreten; letztere hatten im Endstadium des Leidens vorwiegend unreifen Charakter (Nukleolen) und zeichneten sich durch ihre zum Teil erhebliche Größe (12 bis 27 μ), den nieren-, hufeisen-, kleeblatt- oder schmetterlingsförmigen, oft sogar völlig bizarr gelappten und mitunter auch in Teilung begriffenen Kern, sowie ein relativ breites, schwach basophiles und mehr oder weniger deutlich azurophil bestäubtes oder vakuolisiertes Zytoplasma aus (Taf. 2 b). Da sich die genannten Zellen in den von Miura und Mitarbeitern untersuchten Fällen bei der Supravitalfärbung wie Monozyten und Monoblasten verhielten, werden sie von diesen Autoren als solche angesprochen. Dieser Klassifizierung ist auch nach eigener Ansicht durchaus zuzustimmen, wenn im Blutbild solcher Patienten keine Übergangsformen zwischen dem oben geschilderten Zelltyp und den lymphatischen Elementen anzutreffen sind. Andernfalls sollte man aber derartige, ‚monozytoid' erscheinende unreife Zellen besser noch solange als krankhafte lymphatische Formen (Paralymphoblasten) und das Leiden als lymphatische Leukose einstufen, als sich die Vertreter der monozytären Reihe noch nicht mittels spezifischer zytochemischer Methoden eindeutig von ihnen abgrenzen lassen. (Unvollständige amitotische Kernteilungen können bei abnormen Lymphoblasten nämlich extreme Kernlappungen hervorrufen, welche denen der Monozyten und Monoblasten sehr ähneln.)

SCHRIFTTUM

Agresti, A., & P. Mastrangelo (1965): Particolare aspetto citologico di un caso di leucosi linfatica dei bovini. Acta Med. Vet. *11*, 433-452. — Artioli, D. (1948): Leucosi monocitica in una vacca. Atti

Soc. Ital. Sci. Vet. *2*, 389-403. — Miura, S., & K. Oshima (1960): Monozytenleukämie beim Rind. 1. Zytologische Befunde in zwei Fällen (japanisch), Jap. J. Vet. Sci. *22*:Suppl., 516. — Miura, S., K. Oshima & S. Numakunai (1961): Monozytenleukämie beim Rind. 2. Pathologisch-anatomische Befunde in vier Fällen (japanisch), Jap. J. Vet. Sci. *23*:Suppl., 421. — Miura, S., & K. Oshima (1967): Monocytic leukaemia in cattle. 1. Cytological observations of two cases. Jap. J. Vet. Sci. *29*, 143-150. — Stöber, M., & D. Heubner (1967): Beitrag zur Unterscheidung der Monozyten von Lymphozyten im Blutausstrich vom Rind. Zbl. Vet.-Med. *A 14*, 554-569.

Lymphatische Leukose der Kälber und Jungrinder
(Leukosis lymphatica sporadica bovis juvenilis)

Wesen: Bei diesem Leiden handelt es sich zwar, ebenso wie bei der lymphatischen Leukose erwachsener Rinder (S. 54), um eine tödlich verlaufende bösartige lymphoneoplastische Erkrankung des retikulohistiozytären Systems; es betrifft jedoch ausschließlich Kälber und Jungrinder bis zum Alter von etwa 2 Jahren und unterscheidet sich von der enzootischen Erwachsenenleukose nicht nur durch sein sporadisches Auftreten, sondern auch durch die klinischen Erscheinungen beziehungsweise durch die Vorzugslokalisationen der leukotischen Geschwülste (generalisierter Befall der Lymphknoten und/oder tumoröse Veränderungen des Thymus). Deshalb ist die Jungtierleukose des Rindes nach dem Vorschlag von Lund (1936) und H.-J. Bendixen (1960) als selbständige Krankheit aufzufassen, deren Ätiologie und Pathogenese wahrscheinlich ebenfalls von der lymphatischen Erwachsenenleukose abweichen.

Vorkommen: Obwohl die erstmals von Gerlach (1869) beschriebene juvenile Leukose wesentlich seltener ist als die lymphatische Leukose des erwachsenen Rindes, gilt sie innerhalb der obengenannten Altersgruppe als eine der häufigsten Tumorkrankheiten, von welcher zum Beispiel in Dänemark 0,02 ‰ aller Kälber und Jungrinder befallen werden. Die bisherigen Beobachtungen lassen auf eine weltweite Verbreitung der Jungtierleukose schließen (Deutschland, Dänemark, Schweden, Großbritannien, Niederlande, Frankreich, Österreich, Jugoslawien, Italien, Rußland, Afrika, Neuseeland, USA, Kanada); dabei zeigt sich aber auch, daß sie über große Gebiete hinweg völlig gleichmäßig verteilt auftritt, also – im Gegensatz zur Erwachsenenleukose – keine Neigung zu regionaler Häufung aufweist. Abgesehen von einigen gleichzeitigen Erkrankungen bei Zwillingskälbern sind in den von juveniler Leukose betroffenen Herden stets nur Einzelfälle bekannt geworden; außerdem ließ sich bislang noch kein Fall ermitteln, bei dem die Eltern leukosekranker Kälber oder Jungrinder selbst an tumoröser Leukose oder persistierender Lymphozytose (S. 64) litten. Bis auf wenige Ausnahmen, die das Maß eines rein zufallsbedingten Zusammentreffens nicht überschreiten, erwiesen sich auch die Bestände, aus welchen die leukosekranken Jungtiere stammten, als frei von lymphatischer Erwachsenenleukose.

Von juveniler Leukose werden vorwiegend Kälber bis zum Alter von 6 Monaten (etwa 80 %) aller Beobachtungen) befallen; nicht selten wird das Leiden schon kurz nach ihrer Geburt beziehungsweise innerhalb der ersten 8 Lebenswochen erkannt (40 %). Die übrigen 20 % betreffen Jungrinder zwischen einem halben und 2 Jahren. Da sich das Leiden bei der erstgenannten Altersgruppe meist in generalisierten Lymphknotengeschwülsten (bei fehlender oder nur geringfügiger makroskopischer Beteiligung des Thymus) äußert, während bei der 2. Gruppe oft Tumoren des Thymus (ohne generalisierten Befall der Lymphknoten) im Vordergrund stehen, wird die Jungtierleukose von Theilen, Dungworth, Lengyel und Rosenblatt (1964) in eine ‚calf form' und eine ‚adolescent thymic form' unterteilt. Eine klare Abgrenzung beider Formen scheint aber nach den Erhebungen von Jarrett (1966) und Hugoson (1967) weder dem Alter noch den Zerlegungsbefunden nach immer möglich; sie werden deshalb im folgenden gemeinsam besprochen. Die juvenile Leukose ist bei männlichen und weiblichen Kälbern und Jungrindern gleich häufig; eine besondere Disposition bestimmter Rassen konnte bislang nicht nachgewiesen werden.

Ursachen: Da viele Patienten schon in den ersten Lebenswochen oder bei ihrer Geburt ausgeprägte tumoröse Veränderungen zeigen und die Frequenz der ‚calf form' mit zunehmendem Alter der Tiere rasch abfällt, ist anzunehmen, daß das Leiden bereits während der fetalen Entwicklung einsetzt. Diese Vermutung kann sich auch auf die Tatsache stützen, daß bei der Erkrankung von Zwillingskälbern stets beide Geschwister gleichzeitig befallen werden. Das sporadische und vom Vorkommen der lymphatischen Erwachsenenleukose unabhängige Auftreten der Jungtierleukose spricht für das Vorliegen eines besonderen geschwulstauslösenden Faktors spontaner Genese. Dieser scheint unter den üblichen Haltungsbedingungen nicht ansteckungsfähig zu sein, weil die zusammen mit den leukosekranken Jungtieren laufenden Altersgenossen nicht erkranken. Versuche, die Kälberleukose mit zellfreiem oder zellhaltigem Material nach Serienpassage über embryonierte Hühnereier auf gesunde Kälber zu übertragen, haben hämatologische und histologische Veränderungen erbracht, die auf ein onkogenes Agens hinweisen (MONTEMAGNO und Mitarbeiter, GENTILE, MARCATO); HUGOSON erzielte bei direkter Überimpfung von Tumorsuspensionen oder Blut jedoch negative Ergebnisse. Von PAPPARELLA (1959) wird ein im Rahmen der italienischen Untersuchungen gefundenes Virus beschrieben, welches er für den Erreger der Krankheit hält.

Erscheinungen: Nach einer unterschiedlich langen ungestörten Entwicklung äußern sich die ersten Symptome der juvenilen Leukose in allmählicher Größenzunahme der palpierbaren Lymphknoten und/oder des Thymus (‚calf form' beziehungsweise ‚thymic form'); oft werden diese Anschwellungen vom Tierhalter aber erst dann bemerkt, wenn sich noch weitere Krankheitszeichen, wie Wachstumshemmung, Abmagerung, allgemeine Schwäche oder Rückgang des Appetits eingestellt haben.

Kennzeichnend für die *Kälberleukose* ist der generalisierte und praktisch völlig symmetrische Befall sämtlicher explorierbarer Lymphknoten (oft einschließlich der bei lymphatischer Erwachsenenleukose nur selten stark vergrößerten Lnn. axillares, poplitei und sacrales externi); sie können dabei den Umfang von Hühner- oder Straußeneiern erlangen, was dem Kopf der Tiere mitunter ein unförmiges Aussehen verleiht. Meist sind auch mehrere Hautlymphknoten tastbar. Die nähere Untersuchung ergibt bei fortgeschrittener Erkrankung fast immer eine ausgeprägte Blässe der Schleimhäute, frequent-pochende Herztätigkeit (100 bis 130 pro Minute), schwachen Puls, leicht bis mäßig erhöhte Atemfrequenz sowie ein verbreitertes Leberperkussionsfeld. Bei fortlaufender Beobachtung zeigt die Mehrzahl der Patienten vorübergehende oder anhaltende fieberhafte broncho-pneumonische oder enteritische Erscheinungen, die auf das

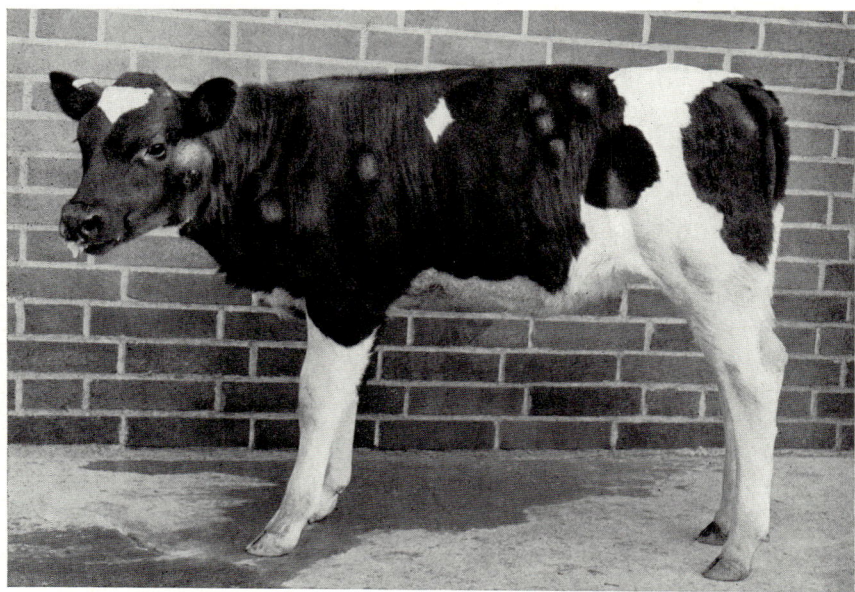

Abb. 46. Kalb mit generalisierter geschwulstförmiger lymphatischer Leukose sämtlicher Körperlymphknoten

leichte Haften banaler Infektionen zurückzuführen sind (Hemmung der Abwehrkräfte beziehungsweise der Myelopoese). Je nach Lokalisation und Größe der lymphadenotischen Veränderungen sind außerdem von Fall zu Fall gestreckte Haltung von Kopf und Hals, Schnarchen, Dyspnoe (Druck der tumorösen Kopflymphknoten), Tympanie (Vaguslähmung durch im Mediastinum gelegene Geschwülste), Bewegungsunlust (Schmerzen am leukotisch infiltrierten Periost) oder Ataxien (Befall des Wirbelendostes und der Cauda equina) festzustellen. Mitunter besteht auch Neigung zu spontanen Blutungen aus Nase oder Scheide (Thrombozytopenie infolge massiver Invasion des Knochenmarkes); beidseitiger Exophthalmus (Schwellung retrobulbärer Lymphfollikel) ist nur ausnahmsweise zu beobachten.

Jungrinder mit *Thymusleukose* zeigen dagegen in 75 % der Fälle eine ventral am Hals vor dem Brusteingang gelegene subkutane Geschwulst von Faust- bis Brotlaibgröße, die sich extremerweise bis zum Kehlgang erstrecken kann und meist ziemlich derb ist; bei den übrigen 25 % der Patienten beschränken sich die tumorösen Veränderungen auf den intrathorakalen Teil der Thymusdrüse. Je nach dem Ausmaß der Umfangsvermehrung kommt es früher oder später zu Behinderungen des Blutabflusses in den Drosselvenen mit Stauungsödemen an Triel und Hals sowie mehr oder weniger ausgeprägter Atembeschwerde (inspiratorische oder gemischte Dyspnoe, Röcheln, Stöhnen, Erstickungsanfälle; bei der Auskultation Rasselgeräusche, bei der Perkussion Dämpfung im ventralen Bereich des Lungenfeldes), gelegentlich auch zu Pansentympanie. Die erreichbaren Lymphknoten erscheinen dabei entweder normal oder erweisen sich nur zum Teil als leukotisch vergrößert (ausnahmsweise aber auch generalisiert). Die Herzschlagfolge ist in der Regel stark erhöht und mitunter mit peri- oder endokardialen Nebengeräuschen verbunden (Hydroperikard beziehungsweise Herzinsuffizienz). Die übrigen Symptome (Inappetenz, zeitweiliges Fieber oder Durchfall, Nachhandschwäche) ähneln denen der Kälberleukose; schwere Anämie ist jedoch seltener als bei dieser.

Das weiße Blutbild ist bei der *Jungtierleukose* in etwa der Hälfte aller Fälle leukämisch (2000 bis 150 000 Leukozyten pro mm^3, davon 55 bis 98 % Lymphozyten); es weist vielfach einen hohen Anteil unreifer oder abnormer lymphatischer Zellen mit stark gelapptem, nukleolenhaltigem Kern und breitem, zum Teil auch vakuolisiertem basophilen Zytoplasma auf. Die vor allem bei der ‚calf form' häufige makrozytäre Anämie ist aplastischer Natur (lympholeukotische Infiltration des Knochenmarks, die sich auch im Myelogramm widerspiegelt); sie stellt die Hauptursache der allgemeinen Schwäche dar und geht mit der Ausschüttung unreifer Erythrozytenvorläufer in die Blutbahn einher. Etwa die Hälfte der Patienten mit Kälberleukose zeigt zudem Thrombozytopenie.

Verlauf: Nach dem Einsetzen deutlicher Funktionsstörungen enden beide Formen der juvenilen Leukose meist schon innerhalb von 1 bis 4 Wochen (seltener erst binnen 2 bis 3 Monaten) tödlich. Dabei verfallen die immer teilnahmsloser werdenden Tiere der fortschreitenden Entkräftung (starke Abmagerung, Verweigern des Futters, vieles Liegen, zunehmende Kreislaufschwäche). Ihr Tod ist von Fall zu Fall auf die hochgradige Anämie (Herzversagen), auf eine interkurrente Bakteriämie oder Sepsis beziehungsweise auf Ersticken (extrem vergrößerter Thymus) zurückzuführen.

Zerlegungsbefund: Bei der *Kälberleukose* wird das Sektionsbild durch die tumorösen Veränderungen sämtlicher Fleisch- und Eingeweidelymphknoten bestimmt (Taf. 2 f). Diese sind von weicher Konsistenz; ihre Schnittfläche erscheint strukturlos, feucht-flüssig und zeigt eine grauweiße bis graugelbe, oft auch gleichmäßig oder streifig bis gescheckt erscheinende graurote Färbung. Die Leber ist fast immer deutlich vergrößert, stumpfrandig, diffus gelblichbraun oder marmoriert und von breiiger Beschaffenheit. Vielfach zeigt auch die Milz eine mäßige (seltener eine erhebliche) Größenzunahme sowie eine vorquellende himbeerfarbene Schnittfläche mit fehlender Struktur oder allenfalls hanfkorngroßen grauroten Follikeln innerhalb der ziemlich flüssigen Pulpa. In der Mehrzahl der Fälle sind im Knochenmark rot abgesetzte graugelbe Herde von sulzig-breiiger Konsistenz festzustellen; außerdem befinden sich an manchen Knochen, vor allem aber an den Rippen, subperiostal flächenhafte grauweiß-speckige Auflagerungen. Die makroskopischen Veränderungen an Nieren, Herz, Labmagen, Darmwand, Rückenmarkshäuten und Gebärmutter ähneln zwar denen der lymphatischen Erwachsenenleukose, sind aber wesentlich seltener als bei dieser und mit Ausnahme der Nierenläsionen stets so geringfügig, daß sie kaum Anlaß von schwerwiegenden Funktionsstörungen sein können. Das histologische Bild der Geschwülste wird in der Regel von auffallend jugendlich und groß erscheinenden lymphatischen Zellen beherrscht (ausnahmsweise gehören diese dem plasmazellulären oder histiozytären Typ an); in Lymph- und Hämalknoten, Leber und Milz sind mitunter extramedulläre erythro- und thrombozytopoetische Herde nachzuweisen.

Bei *Thymusleukose* steht die im präkardialen Mittelfellspalt und/oder vor der Brustapertur liegende, mehr oder weniger unförmige graugelbe, derbspeckige Geschwulst im Vordergrund der pathologischen Veränderungen; mitunter hüllt sie die Trachea von ventral und lateral her völlig ein und ist von einem ausgedehnten, unter Umständen in Organisation begriffenen Ödem umgeben. Daneben erweisen sich fast immer auch einige Lymphknoten (vor allem im Brusthöhlenbereich), in der Hälfte der Fälle auch das Knochenmark als beteiligt. Dagegen sind andere Organe noch seltener als bei der ‚calf form' befallen. Die Thymustumoren bestehen histologisch praktisch ausschließlich aus lymphoretikulärem Gewebe, in welchem neoplastische Zellen vom lymphozytären, lymphoblastösen oder retikulozytären Typ überwiegen.

Erkennung: Die *Kälberleukose* ist auf Grund der generalisierten Lymphknotentumoren meist leicht zu diagnostizieren und kaum mit anderen Krankheiten zu verwechseln. *Thymusleukose* im Bereich der Vorbrust läßt sich dagegen palpatorisch nicht sicher von einem Thymozytom unterscheiden, das zudem ebenfalls mit Metastasen einhergehen kann; (Klärung durch histologische Kontrolle einer Biopsieprobe, welche gegebenenfalls massenhaft epitheliale Zellen – Thymozyten – enthält). Völlig intrathorakal gelegene leukotische Thymusgeschwülste werden oft erst bei der Sektion erkannt.

Behandlung: Durch intensive und hochdosierte Prednisolongaben kann zwar eine gewisser Rückgang oder Stillstand des Tumorwachstumes, aber keine nennenswerte Verlängerung der Überlebenszeit oder gar Heilung der Patienten erzielt werden; eine solche Therapie ist auch wegen ihrer hohen Kosten und der Herabsetzung körpereigener Abwehrkräfte nur von theoretischem Interesse.

Vorbeuge: Das sporadische und ätiologisch wenig geklärte Auftreten der juvenilen Leukose läßt prophylaktische Maßnahmen von vornherein aussichtslos erscheinen. Die zuvor und später von den gleichen Elterntieren geborenen Kälber sowie deren Nachzucht sind nach bisherigen Beobachtungen stets leukosefrei. Es besteht also nach dem heutigen Stand der Kenntnisse kein Anlaß, die Jungtierleukose in das für die lymphatische Erwachsenenleukose des Rindes gültige Bekämpfungsverfahren miteinzubeziehen.

SCHRIFTTUM

Agresti, A., & P. Mastrangelo (1964): Un caso di leucosi linfatica del vitello a decorso subacuto. Acta Med. Vet. 9, 159-174. — Bendixen, H.-J. (1960): Untersuchungen über die Rinderleukose in Dänemark. 3. Die klinischen Erscheinungen der übertragbaren, enzootisch auftretenden, und der sporadisch vorkommenden Krankheitsform. Dtsch. Tierärztl. Wschr. 67, 169-173. — Cottereau, Ph., J. Oudar, N. van Haverbeke & Ch. Ricard (1962): À propos d'un cas de leucose bovine. Bull. Soc. Sci. Vét. Méd. Comp. 64, 445-450. — Cotchin, E. (1960): Tumors of farm animals: A survey of tumors examined at the Royal Veterinary College, London, during 1959—1960. Vet. Record 72, 816-822. — Drieux, H., & M. Priouzeau (1945): Les tumeurs du thymus chez les bovidés. Bull. Acad. Vét. 18, 137-153. — Dungworth, D. L., G. H. Theilen & J. Lengyel (1964): Bovine lymphosarcoma in California. 2. The thymic form. Pathol. Vet. 1, 323-350. — Gentile, G. (1967): Ricerche sulla trasmissibilità della leucosi bovina — rilievi ematomorfologici. Nuova Vet. 43, 355-372. — Gentile, G., & P. St. Marcato (1963): Ricerche sulla trasmissibilità della leucosi bovina — nota preventiva. Arch. Vet. Ital. 14, 543-553. — Gerlach, A. C. (1869): Drüsensarkome: Lymphosarkom (Sarcoma lymphomatodes) eines Kalbes. J.-Ber. Tierarzneischule Hannover 2, 123-125. — Hugoson, G. (1965): The epizootological pattern of calf leukemia. Comparat. Leukaemia Res. — Pergamon Press, Oxford 1966, S. 227-234. — Hugoson, G. (1967): Juvenile bovine leukosis: an epizootological, clinical, patho-anatomical and experimental study. Acta Vet. Scand., Suppl. 22. — Jarrett, W. F. H. (1966): Experimental studies of feline and bovine leukaemia. Proc. Royal Soc. Med. 59, 661-662. — Lund, L. (1936): Ein Beitrag zu den Leukosen der

Säugetiere. Dtsch. Tierärztl. Wschr. 44, 175-177. — MAMMERICKX, M. (1968): Un cas de leucose lymphoide aigue chez des veaux jumeaux — essai de transmission à deux veaux neufs. Ann. Méd. Vét. 112, 499-514. — MARCATO, P. ST., & G. GENTILE (1965): Ricerche sulla trasmissibilità della leucosi bovina — indagini ultrastrutturali sul tessuto linfatico. Arch. Vet. Ital. 16, 11-20. — MISDORP, W. (1965): Tumors in newborn animals. Pathol. Vet. 2, 328-343. — MONTEMAGNO, F. (1959): Di un raro caso di leucosi linfatica a decorso acuto in vitello. Acta Med. Vet. 5, 3-20. — MONTEMAGNO, F. (1958/63): Contributo allo studio dell'eziologia virale della leucosi linfatica dei bovini. 1. Trasmissione sperimentale in vitelli inoculati con materiale di coltura. 2. Potere leucocitogeno del plasma di bovini sperimentalmente leucemici. 3. Trasmissibilità in serie della leucosi linfatica sperimentale dei bovini. Acta Med. Vet. 4, 301-310, 501-504; 9, 151-158. — MONTEMAGNO, F., V. PAPPARELLA & G. CATELLANI (1957): Primi resultati di trasmissione sperimentale in uove embrionate di pollo ottenuti mediante inoculazione di filtrato di materiale proveniente da un vitello affetto di leucosi linfatica. Acta Med. Vet. 3, 185-192. — MONTEMAGNO, F., A. AGRESTI & P. MASTRANGELO (1965): Decorso clinico ed ematologico di un vitello inoculato con materiale di cultura. Acta Med. Vet. 11, 411-431. — OVERGOOR, G. H. A. (1963): Congenitale leucose bij een te vroeg geboren kalf. Tijdschr. Diergeneesk. 88, 664-666. — PAPPARELLA, V. (1959): Virus della leucemia linfatica dei bovini vista al microscopio elettronico. Zooprofilassi 14, 251-256. — PARODI, A., J. LECOANET & C. BLANCHET (1965): Observation d'un cas de leucose, à forme tumorale thymique, chez un jeun bovin. Rec. Méd. Vét. 141, 143-154. — RAMBELLI, A. (1964): Un caso di leucosi bovina. Nuova Vet. 40, 312-317. — STASNEY, J., & W. H. FELDMAN (1938): Leukemic lymphoblastoma in a calf—a hematologic and histologic study. Amer. J. Cancer. 34, 240-247. — THEILEN, G. H., D. L. DUNGWORTH, J. LENGYEL & S. ROSENBLATT (1964): Bovine lymphosarcoma in California. 1. Epizootological and hematologic aspects. Health. Lab. Sci. 1, 96-106. — THEILEN, G. H., & D. L. DUNGWORTH (1965): Bovine lymphosarcoma in California. 3. The calf form. Amer. J. Vet. Res. 26, 696-709. — WINQUIST, G., & G. HUGOSON (1968): Comparative electron microscopic studies on juvenile and adult bovine leukosis. Bibl. haematol. 30, 200-202.

Lymphatische Hautleukose (Leukosis lymphatica cutanea bovis)

Wesen: Maligne Neoplasie lymphatischen Typs, die durch multiple Geschwülste der Haut, Beteiligung einzelner oder aller Lymphknoten und ziemlich oft auch durch leukotische Tumoren in den gleichen Organen gekennzeichnet ist, welche bei der lymphatischen Erwachsenenleukose (S. 54) bevorzugt befallen werden.

Vorkommen: Seit der ersten Mitteilung über die kutane lymphatische Leukose des Rindes durch LIÉNAUX (1901) sind etwa 60 Fälle dieser Krankheit beschrieben worden. Die betroffenen Tiere waren fast alle weiblichen Geschlechts und meist zwischen 1 und 4 Jahren alt (80 %); vereinzelt sind gleichartige Erkrankungen aber auch bei jüngeren (darunter abortierte Feten und Neugeborene) oder älteren Rindern beobachtet worden. In den zugehörigen Herden war jeweils nur ein einzelnes Tier befallen; die übrigen Rinder solcher Bestände erwiesen sich stets als frei von tumoröser Leukose und von persistierender Lymphozytose (S. 64). Ebenso wie die Jungtierleukose (S. 74) scheint auch die Hautleukose keine Neigung zu gebietsweise gehäuftem Auftreten zu besitzen; in Dänemark kommt sie zum Beispiel ziemlich gleichmäßig verteilt mit einer jährlichen Frequenz von 0,0002 bis 0,0003 ‰ vor.

Ursache: Die Ätiologie der Hautleukose ist noch unbekannt; da sich das Leiden von der enzootischen Rinderleukose durch die auffallenden Hautveränderungen und das weit seltenere Auftreten grundlegend unterscheidet, wird es von dieser als besondere Krankheitsform eigener Pathogenese abgetrennt (H.-J. BENDIXEN, 1960; H.-J. BENDIXEN und FRIIS, 1965).

Erscheinungen und Verlauf: Mit Ausnahme der seltenen angeborenen Fälle bestehen die ersten Anzeichen in einem offenbar ziemlich plötzlich erfolgenden Aufschießen zahlreicher urtikariaähnlicher Hautverdickungen, vor allem an Hals, Schulter, Rücken, Kruppe, Flanke, Schwanzunterseite, Perineum und Euterspiegel, mitunter zusätzlich auch an der seitlichen Körperwand und dem Euter, aber nur ausnahmsweise am Unterbauch oder im distalen Gliedmaßenbereich. Diese rundovalen beetartigen Knoten sind anfangs pfennig- bis fünfmarkstückgroß, an unpigmentierten Hautstellen gerötet oder leicht zyanotisch, und können mit serösem Exsudat bedeckt sein; die Haare erscheinen hier zunächst gesträubt, um beim weiteren Anwachsen, Konfluieren oder zentralen Einsinken der dann maximal etwa handtellergroßen Veränderungen auszufallen und einem grauen asbestartigen Belag Platz zu machen; am Rande der Knoten und in den

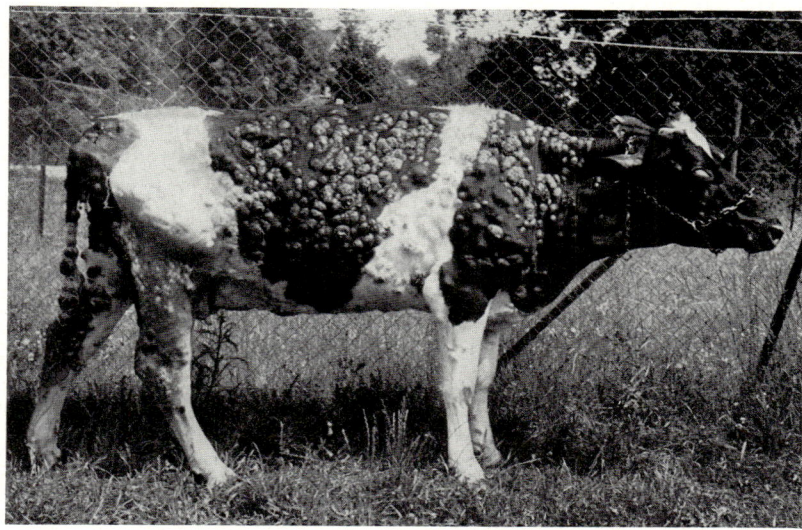
Abb. 47. Kuh mit ausgebreiteter lymphatischer Hautleukose

Furchen zwischen den einzelnen Läsionen befinden sich in diesem Stadium schmierige Massen. Die Konsistenz der nur anfangs etwas schmerzhaften Umfangsvermehrungen ist prall elastisch, später derb; beim Zusammendrücken platzen sie auf, zeigen in der Regel aber keine besondere Neigung zu stärkeren Blutungen oder schwerwiegenden Nekrosen. Allgemeinbefinden und Leistung der Patienten sind zu Beginn des Leidens praktisch ungestört; nach Wochen oder Monaten kommt es dann jedoch zu allmählicher Verschlechterung ihres Gesundheitszustandes, wobei in der Regel Symptome wie bei der lymphatischen Erwachsenenleukose (S. 57) zu beobachten sind: Diese bestehen in tumorösen Vergrößerungen einzelner oder mehrerer Körperlymphknoten sowie von Fall zu Fall auch in Funktionsstörungen infolge leukotischer Veränderungen am Herzen (venöse Stauung), Labmagen (Indigestion, Anämie), den Rückenmarkshäuten (Parese der Nachhand) oder den retrobulbären Lymphfollikeln (Exophthalmus, Panophthalmie). Bei manchen Tieren kann der Umfang der Geschwülste in der Haut und an den Lymphknoten zeitweilig stark zurückgehen, so daß sie unter Umständen sogar völlig geheilt erscheinen. Bei längerer Beobachtung treten aber spätestens innerhalb von 2 Jahren erneut Tumoren an den schon zuvor befallenen Lokalisationen und an inneren Organen auf, welche dann über kurz oder lang doch zum Tode führen. Das weiße Blutbild weist bei etwa einem Drittel der Patienten eine leukämische Vermehrung der Lymphozytenzahl (im Sinne der Leukoseschlüssel, S. 64), öfter aber unreife lymphoblastenähnliche Zellen, und im Spätstadium gelegentlich auch eine relative Eosinophilie auf; das rote Blutbild kann anämisch sein.

Zerlegungsbefund: An Lymphknoten und inneren Organen sind die gleichen makro- und mikroskopischen Veränderungen wie bei lymphatischer Erwachsenenleukose festzustellen (S. 63). Die Hauttumoren liegen meist im Papillarkörper und in den oberen Schichten des Koriums; sie zeigen eine graue Schnittfläche und histologisch eine massive Infiltration mit mehr oder weniger unreifen lymphoretikulären Rundzellen, daneben zum Teil auch eosinophile Granulozyten oder Plasmazellen, aber keine Gewebsmastzellen (siehe Mastzellenretikulose, S. 80). Im Bereich der Hautläsionen sind Haarfollikel, Haarbalgmuskeln und Hautdrüsen spärlich oder atrophiert; die epidermale Deckschicht ist hier nur sehr dünn.

Erkennung und Unterscheidung: Die charakteristischen Hautknoten gestatten, vor allem bei gleichzeitigem Vorliegen zugänglicher Lymphknotentumoren, meist eine sichere Diagnose; in Zweifelsfällen empfiehlt sich, die Klärung durch histologische

Kontrolle einer Gewebsprobe aus den veränderten Hautbezirken herbeizuführen. Im Frühstadium sind Verwechslungen mit der Urtikaria (S. 1305), später aufgrund der asbestähnlichen Beläge auch mit der Trichophytie (S. 707) möglich. Des weiteren kommen differentialdiagnostisch in Frage: Papillomatose (S. 691), Dermatitis nodosa (S. 705), Hautknotenkrankheit (S. 694), Hautwurm (S. 714) und Mastzellenretikulose (siehe unten); diese Krankheiten lassen sich ebenfalls durch die mikroskopische Untersuchung von bioptisch entnommenen Hautproben abgrenzen.

Beurteilung: Da die Erkrankung erfahrungsgemäß immer tödlich endet, erscheint aus Gründen des Tierschutzes und der Wirtschaftlichkeit die baldige Schlachtung der befallenen Tiere ratsam. Besondere Maßnahmen zur Bekämpfung der lymphatischen Hautleukose erübrigen sich jedoch, weil sie nach allen bisherigen Beobachtungen sehr selten und zudem nicht ansteckend ist.

SCHRIFTTUM

BENDIXEN, H.-J., & N. F. FRIIS (1965): Die Hautleukose bei Rindern in Dänemark. Wien. Tierärztl. Mschr. 52, 496-505. — CLEGG, F. G., & B. MOSS (1965): Skin leukosis in a heifer—an unusual clinical finding. Vet. Record 77, 271-272. — HERZOG, A. (1963): Kongenitale tumoröse Leukose eines Rinderfetus mit besonderer Lokalisation in der Haut. Rindertuberkulose, Brucellose und Leukose 12, 201-210. — HERZOG, A., & W. HOFMANN (1967): ‚Hautleukose' bei einem Jungbullen vom Typ des Retikulosarkoms. Dtsch. Tierärztl. Wschr. 74, 491-495. — HUGOSON, G. (1967): A case of congenital skin leukosis in a calf. Zbl. Vet.-Med. B 13, 748-757. — JOEST, E. (1908): Lymphosarcomatose der Haut beim Rinde. Dresdener Hochschulber. (N.F.) 3, 138-140. — LESBOUYRIES, BERTHELON & MARLOT (1936): Lymphosarcomatose cutanée chez une génisse. Bull. Acad. Vét. France 8, 359-364. — LIÉNAUX, E. (1901): Deux cas de lymphadénie dont un à détermination cutanée chez la vache. Ann. Méd. Vét. 50, 478-483. — LINZELL, J. L. (1943): Diffuse lymphoid leukosis of the skin in a dairy cow. Vet. Record 55, 19. — MARSHAK, R. R., W. C. D. HARE, R. M. DUTCHER, R. M. SCHWARTZMANN, J. W. SWITZER & K. HUBBEN (1966): Observations on a heifer with cutaneous lymphosarcoma. Cancer 19, 724-734. — WILKIE, B. N. H., & D. ERICKSON (1966): Lymphomatosis with cutaneous involvement in a heifer. Canad. Vet. J. 7, 132-133. — WYSSMANN, E. (1930): Über Lymphosarkomatose der Haut beim Rind. Schweiz. Arch. Tierheilk. 72, 231-237.

Mastzellenretikulose (Mastocytoma et Mastocytosis bovis)

Wesen: Lokalisierte oder systemartig generalisierte Neoplasie der Haut und/oder der Lymphknoten sowie bestimmter Organe (Muskulatur, Lungen, Serosen, Milz, Leber, Labmagen, Darm, Nieren, weibliches Genitale, Euter), welche sich durch die auffallende gelbgrüne Farbe der tumorösen Veränderungen auszeichnet; diese weisen histologisch Massenansammlungen von Gewebsmastzellen (= Gewebsbasophilen) auf, die meist in retikulärem Verband liegen (*Mastzellenretikulose*). Nach den bisherigen, teilweise recht unvollständigen Berichten läßt sich noch nicht beurteilen, ob die solitären Mastzellengeschwülste (*Mastozytome*) des Rindes wirklich gutartiger Natur sind, oder ob sie das Vorstadium der *Mastozytose* darstellen, welche auf Grund ihrer multipel-metastasierenden Tumorbildungen (mit Beteiligung des Knochenmarkes und anderer Provinzen des retikulohistiozytären Systems) eindeutig den bösartigen Neoplasien zuzurechnen ist; die Tatsache, daß Mastozytome nach chirurgischer Entfernung zu Rezidiven neigen, spricht eher für Malignität. Da es bei ausgebreitetem Tumorbefall auch zur Ausschwemmung von Gewebsmastzellen in die Blutbahn kommen kann, erscheint es gerechtfertigt, zumindest die generalisierende Mastozytose den Leukosen zuzurechnen (*Mastzellenleukose*). In unmittelbarer Nachbarschaft der Mastzellanhäufungen befinden sich in der Regel zahlreiche reife eosinophile Granulozyten; die zwischen ihnen liegenden Gewebsbasophilen sind nur nach Anwendung metachromatischer Färbungen sicher als solche zu erkennen; andernfalls kann bei der histologischen Untersuchung leicht der Eindruck entstehen, daß das Substrat der Geschwulst aus eosinophilen Zellen besteht. Eine kritische Durchsicht des Schrifttumes über Fälle von sogenannter ‚Eosinophilenleukose', ‚eosinophiler Myelose' oder ‚Chloroleukose' beim Rind hat ergeben, daß es sich bei ihnen offensichtlich um unerkannt gebliebene Mastzellenretikulose gehandelt hat

(TRAUTWEIN und STÖBER, 1965). Die bei diesen Patienten gesammelten Beobachtungen werden deshalb im folgenden mitberücksichtigt.

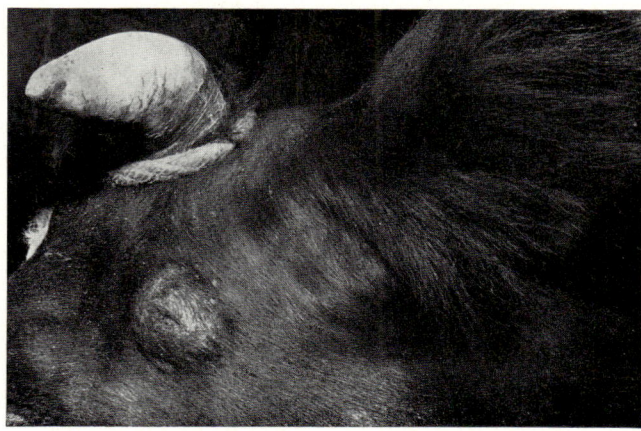

Abb. 48. Walnußgroßes intrakutanes Mastozytom

Vorkommen: Die Mastzellenretikulose des Rindes ist wesentlich seltener als diejenige des Hundes und erreicht allenfalls die Häufigkeit der lymphatischen Hautleukose (S. 78). Bei den befallenen Tieren handelte es sich fast ausschließlich um erwachsene weibliche Rinder, vereinzelt aber auch um Feten oder neugeborene Kälber. Die Erkrankungen treten völlig sporadisch auf und scheinen epizootologisch von den übrigen Formen der bovinen Leukose unabhängig zu sein.

Ursache: Die Ätiologie des Leidens ist noch unbekannt; die Mastzellenretikulose des Hundes hat sich als experimentell übertragbar erwiesen (zellfreies Filtrat).

Erscheinungen: In der bevorzugt, aber nicht immer befallenen Haut geben sich die Mastzellengeschwülste als vereinzelte oder multiple erbsen- bis hühnereigroße (ausnahmsweise auch noch größere) halbkuglig-erhabene bis pilzähnlich gestielte Umfangsvermehrungen von elastischer bis mäßig derber Konsistenz und meist nur geringfügiger Schmerzhaftigkeit zu erkennen; ihre Kuppe ist in der Regel haarlos und, vor allem bei den größeren oder mechanisch exponierten Knoten, auch blutig-geschwürig verändert. Die Prädilektionsstellen dieser Hautläsion sind die gleichen wie bei der lymphatischen Hautleukose (S. 78). Unabhängig vom Vorliegen oder Fehlen einer solchen Hautbeteiligung sind bei eingehender Palpation von Fall zu Fall Knoten unterschiedlicher Größe und mäßig derber Beschaffenheit in der Unterhaut (verschieblich) oder in der Skelettmuskulatur festzustellen; außerdem können sich einzelne oder mehrere explorierbare Lymphknoten als tumorös vergrößert erweisen. Gelegentlich finden sich zusätzlich auch knotige Veränderungen im Euterparenchym oder (solitär-isoliert) in der Zungenmuskulatur. Bei generalisierter Mastozytose kann die Milz stark vergrößert sein (perkutorische Dämpfung). Patienten mit multiplen Mastzellengeschwülsten an inneren Organen zeigen meist eine zunehmende Verschlechterung ihres Allgemeinbefindens mit wechselnder Freßlust, Indigestion, Durchfall (teilweise Meläna), Kreislaufinsuffizienz (unsauber abgesetzte Herztöne, positiver Venenpuls oder Venenstauung) und/oder Anämie (infolge Blutverlustes über die Hauttumoren oder ulzerierende Labmagengeschwülste).

Beurteilung und Verlauf: Tiere mit einzelnen Mastozytomen der Haut können möglicherweise längere Zeit hindurch voll genutzt werden (in einem kontrollierten Fall 5 Jahre lang). Bei metastasierender Mastozytose mit klinisch erkennbaren Funktionsstörungen bestehen jedoch keine Heilungsaussichten; solche Patienten verfallen der fortschreitenden Entkräftung und verenden über kurz oder lang, wenn sie nicht rechtzeitig geschlachtet werden.

Zerlegungsbefund: Mastozytome werden gelegentlich als Zufallsveränderungen bei der Schlachtung völlig gesund erscheinender Rinder gefunden. Bei generalisierter Mastozytose sind dagegen mehrere Organe, einschließlich Lymphknoten und Knochenmark (mit oder ohne Beteiligung der Haut), befallen. Das Innere der Mastzellentumoren gleicht zwar auf den ersten Blick den Geschwülsten bei lymphatischer Leukose, unterscheidet sich von diesen aber durch seine merkwürdige graugrüne bis gelbgrüne Färbung. Die Schnittfläche veränderter Lymphknoten fühlt sich seifig an; sie zeigt neben Verlust ihrer normalen Struktur ein buntes Bild, auf dem sich gelbgrüne Bezirke landkartenähnlich von grau- oder dunkelroten sowie grauspeckigen Herden und nekrotischen Zonen (zum Teil durch hyperämische Demarkationsstreifen) abheben. Vorkommendenfalls sind in Haut und Unterhaut, Muskulatur, Lungen, Leber, Nieren oder im Drüsengewebe des Euters gleichartige gelbgrüne Knoten enthalten, die nur eine dünne Kapsel besitzen. Etwaige Mastzellengeschwülste in der Wand von Labmagen, Darm oder Gebärmutter liegen dagegen mehr flächenhaft in der Submukosa und können mantelrohrartige Gestalt besitzen. Bei Befall der Milz erweist sich diese als vergrößert und hellorangebraun; ihre stark vorquellende Schnittoberfläche ist dann ohne erkennbare Struktur.

Erkennung und Unterscheidung: Wichtige Merkmale der Mastzellenretikulose sind neben der auffallenden Färbung der Neoplasien deren bevorzugtes Auftreten in Haut und Unterhaut, Muskulatur und Lungen, also Organen, die bei lymphatischer Erwachsenenleukose nur ausnahmsweise oder selten betroffen sind. Die Hautknoten weisen im Gegensatz zu denen der lymphatischen Hautleukose (S. 78) keine asbestähnlichen Beläge, aber eine Tendenz zu Blutungen und Nekrosen auf. Differentialdiagnostisch sind die bei der Hautleukose erwähnten Krankheiten (S. 80) in Betracht zu ziehen. Sie lassen sich durch histologische Untersuchung bioptisch entnommener Hautknoten ausschließen; die hiervon angefertigten Schnitte müssen zur Darstellung der Gewebsmastzellen metachromatisch gefärbt werden (Toluidinblau, Kresylviolett, Giemsa), da die typischen Granula der Gewebsbasophilen bei der üblichen Hämalauneosinfärbung nicht zu erkennen sind. Bei Mastzellenleukose lassen sich diese Zellen auch im Knochenmarksausstrich (bei leukämischen Fällen zudem im Blutausstrich) nachweisen. Sie unterscheiden sich von den basophilen Granulozyten (= Blutbasophilen) durch ihren unsegmentierten rundlich-ovalen Kern und die zur Zellperipherie hin an Dichte zunehmende dunkelviolett gefärbte Granulation; diese überdeckt mitunter auch den Kern und ist, im Gegensatz zu derjenigen der Blutmastzellen, nicht wasserlöslich und peroxydasenegativ, aber ebenfalls RNS- und PAS-positiv (Taf. 2 c).

Behandlung und Vorbeuge: Einzelne Mastozytome können zwar operativ exstirpiert werden; sie sollen jedoch zur Rezidivbildung neigen. Bei Rindern mit metastasierender Mastozytose sind bislang keine Behandlungsversuche vorgenommen worden; in Analogie zu den Verhältnissen beim Hund und beim Menschen scheinen therapeutische Maßnahmen auch völlig aussichtslos. Da die Ätiologie der Mastzellenretikulose noch ungeklärt ist und in betroffenen Rinderherden nach bisherigen Beobachtungen jeweils nur ein Einzeltier erkrankte, zeichnen sich auch keine brauchbaren prophylaktischen Vorkehrungen ab. Interessanterweise ist bei den übrigen Tieren solcher Bestände mitunter eine relative Eosinophilie des Blutes festzustellen, über deren Bedeutung allerdings noch nichts ausgesagt werden kann.

SCHRIFTTUM

Dodd, D. C. (1964): Mastocytoma of the tongue of a calf. Pathol. Vet. *1*, 69-72. — Groth, A. H., W. S. Bailey & D. F. Walker (1960): Bovine mastocytoma — a case report. J. Amer. Vet. Med. Ass. *137*, 241-244. — Hatziolos, B. C. (1960): A case report—lymphoblastic lymphoma in a bovine fetus. J. Amer. Vet. Med. Ass. *136*, 369-375. — Head, K. W. (1958): Cutaneous mast cell tumours in the dog, cat and ox. Brit. J. Dermatol. *70*, 389-408. — Heneberk, O. (1922): Ein Fall von allgemeiner Sarkomatose beim Rind. Wien. Tierärztl. Mschr. *9*, 215-219. — Hyde, J. L., J. M. King & J. Bentinck-Smith (1958): A case of bovine myelogenous leukemia. Cornell Vet. *48*, 269-276. — Lennert, K. (1961): Zur pathologischen Anatomie der „Mastozytosen" mit einigen Bemerkungen zur Zytochemie der Mastzellen. Arch. Klin. Exp. Dermatol. *213*, 602-624. — Mitrofanov, V. M. (1961): Seltener Leukämie-Fall beim Rind (russisch). Arkhiv. Patol. *35*:8, 73-76. — Monlux, A. W., W. A. Anderson & C. L. Davis (1956): A survey of tumors occuring in cattle, sheep and swine. Amer. J. Vet. Res. *17*, 646-677. —

Nieberle, K. (1929): Zur Kenntnis der chronischen Myelose des Rindes. Baum-Festschrift (Schaper/Hannover), S. 167-177. — Ostertag, H. G. (1958): Ein Fall von Chloroleukose beim Rind. M.-hefte Vet.-Med. *13*, 72-73. — Piening, C. (1936): Chronische Myelose beim Rinde. Berl. Tierärztl. Wschr. *52*, 504-505. — Selye, H. (1965): The mast cell. Butterworths, London. — Trautwein, G., & M. Stöber (1965): Leukämische Mastzellenretikulose beim Rind. — Ein Beitrag zum klinischen und histo-pathologischen Bild der nicht-lymphathischen Leukose des Rindes. Zbl. Vet.-Med. *A 12*, 211-231. — Thordahl-Christensen, A. (1952): To tilfaelde hos kvaeg af grøfarvede multipelt forekommende nydannelser. Nord. Vet.-Med. *4*, 755-770. — Weaver, C. H. (1921): Chloroma in a cow. J. Amer. Vet. Med. Ass. *59*, 766-768.

Angeborene Verlegung der Lymphgefäße
(Obstructio lymphangiorum congenita)

Diese auf Lymphstauung beruhende und durch intra- sowie subkutane ödematöse Anschwellungen gekennzeichnete *Mißbildung* ist bislang nur bei einigen Ayrshire-Linien in Finnland, Schottland, Australien, Neuseeland und den USA beobachtet worden; sie scheint einem einfach-rezessiven Erbgang zu folgen. Die Mütter betroffener Kälber leiden während des letzten Drittels der Trächtigkeit zum Teil an Eihautwassersucht. Ihre Feten werden in der Regel termingerecht, meist aber tot ober lebensschwach geboren; beim Vorliegen hochgradiger Veränderungen müssen sie durch Kunsthilfe (Zerstückelung) entwickelt werden. Die mit dieser Anomalie behafteten Kälber weisen mehr oder weniger stark ausgeprägte teigige Umfangsvermehrungen, vor allem im Kehlgang, um die Augen (Chemosis), an Ohren, Hals, Gliedmaßenenden und Schwanz auf; diese bleiben bei lebensfähigen Tieren auch in der Folgezeit bestehen. In schwerwiegenden Fällen hängen die unförmig verdickten Ohren, an denen sich mitunter zusätzliche lappige Gebilde befinden, schlaff herab. Als Ursache des Leidens wird eine zu Abflußstörungen führende Entwicklungshemmung der Lymphknoten und der zugehörigen Lymphgefäße angenommen. Bei der Zerlegung solcher Kälber sind Haut und Unterhaut an den genannten Stellen bis zu vier Finger stark ödematös-sulzig durchtränkt und später teilweise auch fibrös verhärtet; die Lymphknoten erscheinen auffallend klein und von flüssigkeitshaltigen Zysten durchsetzt; ihre zuführenden Lymphgefäße sind übermäßig erweitert, prall gefüllt und geschlängelt. Differentialdiagnostisch sich der hypothyreoide Kropf der Neugeborenen (S. 1095) sowie Achondrodysplasie („Bulldog'-Kälber, S. 530) in Betracht zu ziehen.

SCHRIFTTUM

Donald, H. P., D. W. Deas & A. L. Wilson (1952): Genetical analysis of dropsied calves in herds of Ayrshire cattle. Brit. Vet. J. *108*, 227-245. — Herrick, E. H., & F. E. Eldridge (1955): Hereditary edema in Ayrshire cattle. J. Dairy Sci. *38*, 440-441. — Korkman, N. (1940): Om forekomsten av vattensotkalvar hos Ayrshireboskapen i Finland. Nord. Jordbrugsforsk. *22*, 255. — Morris, B., D. C. Blood, W. R. Sidman, J. D. Steel & J. H. Whittem (1954): Congenital lymphatic oedema in Ayrshire calves. Austral. J. Exp. Biol. Med. Sci. *32*. 265-274.

Krankheiten der Kreislauforgane, des Blutes und der Milz

Die örtliche Unterbrechung der normalerweise durch das kreisende Blut aufrechterhaltenen Versorgung aller Teile des Körpers mit Sauerstoff, Wasser, Salzen und Nährstoffen führt innerhalb kurzer Zeit zu schwerwiegender Schädigung oder gar zum Absterben der betroffenen Gewebe; bei völligem Stillstand der Zirkulation tritt der Tod des Gesamtorganismus ein. Auch das partielle Versagen des Kreislaufs zieht über kurz oder lang Beeinträchtigungen der Funktionstüchtigkeit anderer Organe nach sich. Derartige pathologische Zustände beruhen entweder auf einer selbständigen, *primären* Erkrankung des Herzens, der Blutgefäße oder des Blutes, oder sie werden durch *sekundäre,* symptomatische Beeinflussungen derselben im Rahmen eines andernorts lokalisierten Grundleidens bedingt. Letzteres ist vor allem im Verlauf vieler, mit hochgradiger Störung des Allgemeinbefindens einhergehender Leiden der Fall, so daß dem Kreislaufbefund nicht nur oft erhebliche diagnostische, sondern vielfach auch entscheidende prognostische Bedeutung zukommt.

Die exakte Überprüfung der Kreislaufverhältnisse stützt sich auf eine Reihe spezieller Untersuchungsverfahren (Kontrolle des Blutdrucks, des Elektro- und des Phonokardiogramms sowie des Blut- und des Minutenvolumens); beim Rind haben diese Methoden aber bisher in Praxis und Klinik noch keine breitere Anwendung gefunden. Im allgemeinen stehen dem Tierarzt daher zur Klärung krankhafter Kreislaufsymptome nur die einfacheren, im ersten Band dieses Buches näher beschriebenen diagnostischen Hilfsmittel zur Verfügung (siehe ‚Die klinische Untersuchung des Rindes').

Krankheiten des Herzbeutels und des Herzens

Die frühzeitige Erkennung primärer Erkrankungen und irreparabler sekundärer Schädigungen des Herzens ist beim Rind insofern wichtig, als die meist damit verbundene bleibende Leistungsminderung sowie die Gefahr einer plötzlich eintretenden tödlichen Komplikation in der Regel zur baldigen Verwertung des betreffenden Tieres zwingen. Konservative Behandlungsmaßnahmen solcher Leiden treten bei dieser Tierart deshalb, mit Ausnahme leichter bis mäßiger symptomatischer Funktionsstörungen des Herzens, gegenüber wirtschaftlichen Erwägungen in den Hintergrund. Ähnliches gilt auch für chirurgische Eingriffe, wie sie in der Buiatrik bislang erst vereinzelt (zu Versuchszwecken oder bei besonders wertvollen Tieren) am Herzbeutel vorgenommen worden sind.

Herzbeutelentzündung (Pericarditis, Hydro- et Pyopericardium)

Wesen: Die mit der Ansammlung von serösen bis fibrinösen Exsudationsprodukten und/oder mit Gewebszubildung einhergehenden Entzündungen des Herzbeutels verursachen beim Rind meist eine durch vergrößerte Herzdämpfung, perikardiale Nebengeräusche und venöse Stauung gekennzeichnete zunehmende Störung der Herztätigkeit, die über kurz oder lang fast immer zu Herzschwäche (S. 90) und schließlich zu tödlichem Herzversagen führt; der Krankheitsverlauf wird häufig durch eine gleichzeitig vorliegende, bakteriell bedingte eitrig-jauchige Infektion des Herzbeutelinhalts sowie durch das Mitbetroffensein des Herzmuskels (Myokarditis, S. 90) kompliziert und beschleunigt. Im Vergleich zu den auf traumatischer oder hämatogener Infektion beruhenden Perikarditiden sind nichtentzündliche Vermehrungen der Herzbeutelflüssigkeit (Hydroperikard) beim Rind sehr selten.

Geschichte: Die ältesten überlieferten Hinweise auf die durch tiefsteckende Netzmagenfremdkörper ausgelöste traumatische Herzbeutelentzündung des Rindes finden sich im 18. Jahrhundert bei von Sind (1755), Erxleben (1771) und Barrier (1776). Nachdem 1815 Bouin und Tissot bereits einige Erscheinungen dieses Leidens beschrieben hatten, gab dann Greve (1818) den ersten ausführlichen Bericht über das dabei zu beobachtende Krankheitsbild. Behandlungsversuche an perikarditiskranken Rindern sind erstmals von Bastin (1878) und von Moussu (1906) vorgenommen worden.

Vorkommen, Ursachen und Bedeutung: Die unter den Hauswiederkäuern vor allem dem Rind eigene *traumatische Herzbeutelentzündung* (Pericarditis perforativa) ist eine nicht allzu seltene Komplikation der Fremdkörpererkrankung (Reticuloperitonitis traumatica, S. 217) und befällt daher ebenso wie diese vorwiegend erwachsene Tiere während der Stallhaltungsperiode. Bei den zu einer solchen Perikarditis führenden Gegenständen handelt es sich meist um langgestreckte und zudem besonders dünne, spitze Metallteile (Drahtstücke, Nadeln, Nägel), welche nacheinander und oft auch ziemlich rasch die Haubenwand, das Zwerchfell und den Herzbeutel durchstechen, so daß die kardialen Symptome in der Regel 1 bis 6 Wochen nach dem (mitunter unbemerkt gebliebenen) Netzmagentrauma einsetzen. Der Herzbeutelinhalt wird dabei fast immer durch pyogene, aus den Vormägen stammende Keime infiziert (Pyoperikard); gelegentlich wird der Herzmuskel selbst verletzt oder ausnahmsweise sogar durchstochen (→ Myo- oder Endocarditis traumatica). Über die Häufigkeit der fremdkörperbedingten Perikarditis liegen zwar keine statistischen Erhebungen vor; das weltweit verbreitete Leiden ist aber zweifelsohne von erheblichem volkswirtschaftlichem Interesse, da es so gut wie ausnahmslos zum Tode führt und daher zur Notschlachtung der betroffenen Tiere zwingt, wobei der Genußwert ihres Fleisches zudem infolge Wäßrigkeit oder Keimgehalt oft beeinträchtigt ist.

Durch *hämatogene Keimeinschleppung* verursachte Herzbeutelentzündungen sind beim Rind dagegen wesentlich seltener. In akuter serofibrinöser Form treten sie insbesondere als Begleiterscheinung bestimmter Infektionskrankheiten auf und bleiben dann wegen des Vorherrschens septikämischer Symptome oft unerkannt (Kolibazillose, S. 746; Pasteurellose, S. 730; Salmonellose, S. 752; Anaerobierinfektionen, S. 695 ff.). In tuberkuloseverseuchten Beständen ist bei herzkranken Patienten auch an das Vorliegen einer gegebenenfalls meist chronisch verlaufenden Herzbeuteltuberkulose zu denken (S. 86, 863).

Die *Herzbeutelwassersucht* kommt beim Rind bei schwerwiegender Kreislaufinsuffizienz (stauungsbedingt; zum Beispiel bei der Höhenkrankheit, S. 94), seltener bei hochgradig kachektischen Zuständen (hydrämisch bedingt) vor; als wenig spezifisches, vielfach erst anläßlich der Zerlegung festgestelltes Teilsymptom ist ein Hydroperikard ferner auch bei einigen Vergiftungen zu beobachten (chronische Intoxikation durch Kupfer oder Arsen, S. 1125, 1154; Nitrate, S. 1165; ANTU, S. 1198; Pflanzenhormone, S. 1202; Baumwollsaatmehl, S. 1250; Eicheln und grünes Eichenlaub, S. 1277; Kriebelmückenbefall, S. 1297).

Erscheinungen und Verlauf: Der *traumatischen Herzbeutelentzündung* gehen meist die Erscheinungen einer Fremdkörpererkrankung (S. 217) voraus, doch werden diese im Vorbericht nicht immer erwähnt oder richtig gedeutet. Am Kreislauf sind zunächst nur eine anhaltende Beschleunigung und Verstärkung des Herzschlags (Frequenz um 100 pro Minute), später dagegen eine zunehmende, mechanisch (Einengung, Stauung) und toxisch (zerfallende Entzündungsprodukte) bedingte Herzschwäche festzustellen. Der Patient wird apathisch, steht dabei aber viel und stellt seine Vordergliedmaßen zur Entlastung der Herz- und Atemtätigkeit durch Auswärtsdrehen der Ellbogen abblattend auseinander (Abb. 50). Vielfach sind auch ständiges Aufkrümmen des Rückens und Ankonäenzittern zu beobachten. Die erhebliche Störung des Allgemeinbefindens äußert sich des weiteren in wechselnder, leicht- bis hochfieberhafter Körpertemperatur. Der krankhaft vermehrte Inhalt des Perikards erschwert in der Folge die Herztätigkeit immer mehr, was dann früher oder später zu Stauungserscheinungen an den Körpervenen (positive Stauprobe an der mitunter bis kinderarmstark hervortretenden Vena jugularis, injizierte Episkleralgefäße, Zyanose der Schleimhäute) sowie zur Entwicklung kardialer Ödeme (Triel, Kehlgang oder gesamter Vorbrust- und Unterhalsbereich) führt. Schließlich wird der Herzspitzenstoß unfühlbar, während die Perkussion eine deutlich vergrößerte, absolute Dämpfung sowie Schmerzhaftigkeit in der Herzgegend ergibt. Am aufschlußreichsten ist in der Regel der Auskultationsbefund; dabei sind die hochfrequenten Herztöne (110 bis 140 Schläge pro Minute) nur noch schlecht oder gar nicht mehr trennbar. Je nach der Beschaffenheit des perikarditischen Ergusses sind sie entweder nur sehr leise, wie ‚aus der Ferne', zu hören (vorwiegend flüssiges Exsudat), oder es sind neben ihnen noch exokardiale Nebengeräusche zu vernehmen; diese haben oft reibenden, schabenden oder kratzenden Charakter (starke Fibrinausschwitzung, Kontakt zwischen Fremdkörperspitze und Herzoberfläche), können aber auch mehr plätschernd sein (Ansammlung von Fäulnisgasen oberhalb der eitrig-jauchigen Herzbeutelflüssigkeit; Pericarditis ichorosa, Pneumoperikard).

Zu den Begleiterscheinungen der Fremdkörperperikarditis gehören die beschleunigte, mit Verschärfung der Atemgeräusche verbundene Respiration sowie der starke

Rückgang der Futteraufnahme und der Verdauungsfunktion, weshalb das kranke Tier bald an Gewicht verliert. Im weiteren Verlauf kann es zwar infolge Herzversagens oder Verletzung eines größeren Herzgefäßes (Perikardtamponade, S. 89) plötzlich verenden; in der Mehrzahl der Fälle führt die eitrig-jauchige Infektion des Herzbeutels

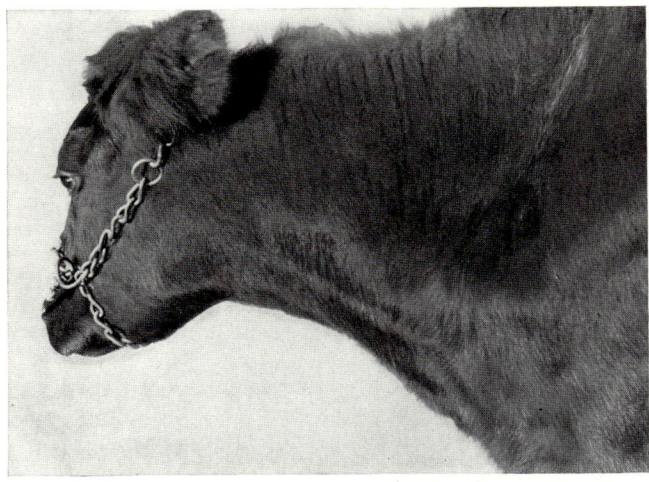

Abb. 49. Stauung der Drosselvene bei frischer Pericarditis traumatica

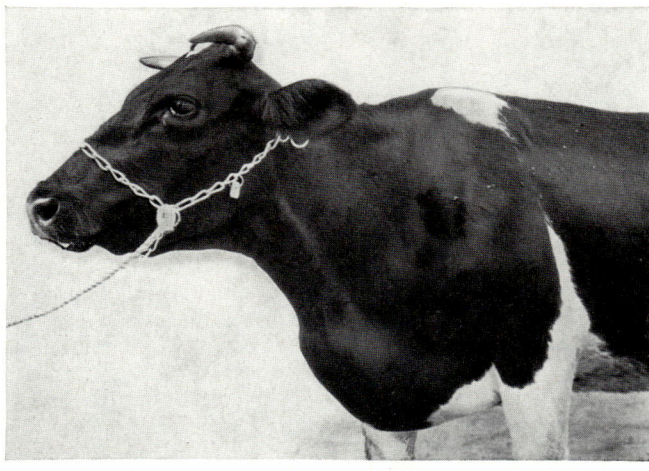

Abb. 50. Hochgradige Stauung der Vena jugularis mit Vorbrust- und Trielödem infolge fortgeschrittener fremdkörperbedingter Herzbeutelentzündung

aber unter rasch zunehmenden Anzeichen einer schweren Sepsis (hohes Fieber, Intoxikationssymptome, allgemeine Schwäche) entweder selbst unmittelbar zum Tode oder geht in einen therapeutisch nicht zu beeinflussenden subakuten bis chronischen pyämischen Krankheitszustand über, der durch fortschreitende Abmagerung und gelegentlich auch durch die Entwicklung von Metastasen in anderen Organen (zum Beispiel Polyarthritis, S. 516) gekennzeichnet ist.

Die *tuberkulöse Entzündung des Herzbeutels* nimmt den für dieses Leiden charakteristischen chronischen und meist fieberfreien Verlauf. Die sich hierbei nur langsam entwickelnde Einengung des Herzens führt zunächst nur zu weniger schwerwiegenden Abweichungen vom normalen Kreislaufbefund (leisere, frequenzmäßig oft nicht oder nur leicht erhöhte, oft aber arrhythmische Herztätigkeit; nicht immer auch perikardiale Reibegeräusche). Der Zustand wird deshalb einige Zeit lang bei lediglich geringfügig gestörtem Allgemeinbefinden ertragen, doch magern die Patienten trotz guten Appetits allmählich ab. Im Endstadium können wie bei der traumatischen Perikarditis mehr oder weniger starke Stauungserscheinungen auftreten.

Erkennung und Unterscheidung: Der frühzeitigen Diagnose der fremdkörperbedingten Herzbeutelentzündung kommt im Hinblick auf den bei umgehender Verwertung meist zu rettenden Schlachtwert des Tieres praktische Bedeutung zu; die im Anfangsstadium noch wenig ausgeprägten kennzeichnenden Symptome sind aber oft nur bei eingehender und erforderlichenfalls auch wiederholter Untersuchung sicher zu deuten. Dann lassen sich, neben der mittel- bis hochgradig fieberhaften Störung des Allgemeinbefindens und den fast regelmäßig vorliegenden Erscheinungen einer traumatischen Retikuloperitonitis, am Herzen gedämpfte oder leise, zuweilen nur auf einer Seite des Patienten deutlicher zu hörende frequente Herztöne, Schmerzempfindlichkeit im ventralen Bereich des Brustkorbes, eine absolute oder vergrößerte Herzdämpfung sowie beginnende Stauungssymptome (vermehrte Füllung der Jugularvenen, die sich bei der Stauprobe nur verzögert entleeren) nachweisen. Diese Befunde werden beim Vorliegen einer Perikarditis nach relativ geringer körperlicher Anstrengung des Tieres (Führenlassen, Atemhemmung) deutlicher. Je nach der zur Verfügung stehenden apparativen Ausrüstung lassen sich weitere wertvolle diagnostische Anhaltspunkte durch den ferromagnetischen (Metallsuchgerät) oder röntgenologischen Nachweis eines im Herzbeutelbereich lokalisierten Fremdkörpers, eventuell auch anhand bestimmter Abweichungen des Elektrokardiogramms gewinnen (welche das TR- und das ST-Intervall sowie die T- und R-Zacke betreffen). Im weiteren Krankheitsverlauf wird die Erkennung des Leidens durch das Hinzutreten der typischen perikardialen Nebengeräusche sowie das Zunehmen der venösen Stauung und der Herzschwäche (S. 90) erleichtert; auf die wegen der Gefahr einer Infektion der Brusthöhle nicht unbedenkliche diagnostische Herzbeutelpunktion (mit weitlumiger, in einem Interkostalraum am kaudoventralen Rand der Herzdämpfung nach kraniomedial einzustechender Kanüle) kann deshalb in diesem Stadium meist verzichtet werden.

Zur differentialdiagnostischen Abgrenzung leukosebedingter Herz- und Herzbeutelerkrankungen (S. 60) ist das weiße Blutbild von Nutzen, das hierbei vielfach eine ausgeprägte Lymphozytose, bei traumatischer Perikarditis dagegen oft eine durch Neutrophilie und Kernlinksverschiebung gekennzeichnete Leukozytose aufweist. Die Unterscheidung der mit Pleuraerguß oder Brustfellverwachsungen einhergehenden Lungenerkrankungen (S. 160 ff.) und der beim Rind ziemlich häufigen Endokarditis (S. 99) stützt sich auf die bei diesen Leiden zu erhebenden besonderen Perkussions- und Auskultationsbefunde.

Beurteilung: Während die selteneren septikämisch bedingten serofibrinösen Perikarditiden nach Überstehen des ihnen zugrunde liegenden Primärleidens unter allmählicher Resorption oder Schwartenbildung ausheilen können, führen traumatische und tuberkulöse Herzbeutelentzündungen beim Rind fast immer innerhalb von 1 bis 3 Wochen zum Tode. Ausnahmsweise bleiben Patienten mit einer Fremdkörper-Perikarditis längere Zeit am Leben; ihre Produktivität ist dann aber, ebenso wie nach etwaiger operativer Behandlung, stets dauerhaft beeinträchtigt. Wegen der Gefahr eines plötzlichen letalen Herzversagens sollte daher nach Sicherung der Diagnose mit der Schlachtung des Tieres nicht gezögert werden. Tuberkulöse Patienten sind auch aus seuchenhygienischen Gründen möglichst umgehend abzustoßen.

Zerlegungsbefund: Bei *traumatischer* Perikarditis ist außer den fremdkörperbedingten Bauchfellveränderungen meist ein bleistift- bis kleinfingerstarker, innen grauschwarz verfärbter eiternder Bindegewebskanal zu finden, der von der Haube aus durch das Zwerchfell zum Herzbeutel (manchmal sogar bis in den Herzmuskel hinein) führt und oft auch noch den krankmachenden Fremdkörper enthält; in besonders rasch verlaufenden Fällen beschränken sich die Adhäsionen der genannten Organe unter Umständen auf einen fibrinösen Verklebungsbezirk von wenigen Zentimetern Durchmesser, wobei gelegentlich auch das Epikard mit dem Perikard verlötet ist. Der fast immer deutlich vergrößerte Herzbeutel ist prall mit Entzündungsprodukten (bis zu 20 Liter) angefüllt, die von Fall zu Fall mehr aus Serum, Fibrin oder Eiter (eventuell auch aus Blutbeimengungen) bestehen; aufgrund der Besiedlung mit Eitererregern und Fäulniskeimen weisen sie einen widerlichen, jauchig-süßlichen Geruch und ein schmutzig-gelbes bis graugrünes Aussehen auf. Am eröffneten Herzbeutel treten die auf seiner Innenfläche und auf dem Epikard haftenden und diese oft weitgehend bis völlig bedeckenden fädig-zottigen fibrinösen Auflagerungen und/oder bindegewebig-schwartigen Wandverdickungen zutage.

Bei *tuberkulöser* Perikarditis besteht außer den kennzeichnenden perlen- bis blumenkohlartigen multiplen Knoten (mit käsigem oder verkalkendem Zentrum) nicht selten eine ausgedehnte dicke Verwachsung des Herzbeutels mit dem Epikard ('Panzerherz').

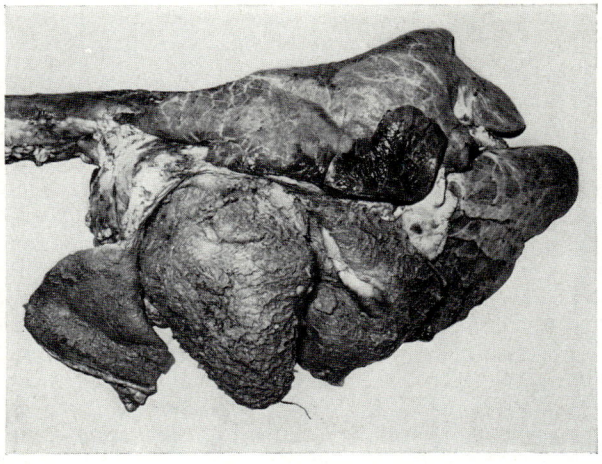

Abb. 51. Sektionsbefund bei ichorös-fibrinöser Pericarditis traumatica; an der Herzspitze ist der bis in das Myokard vorgedrungene Fremdkörper (Drahtstück) zu sehen

Bei der Beurteilung von Herzbeutelveränderungen ist zu berücksichtigen, daß bei etwa 75 % aller Schlachtrinder geringgradige epi- und perikardiale, rötlich gefärbte Rauhigkeiten (vor allem im Bereich der Kranzfurchen und am Abgang der großen Gefäßstämme) vorliegen, die als ‚filamentöse Nischen-Perikarditis' bezeichnet werden und offensichtlich keine Krankheitserscheinungen verursachen; ihre Ätiologie ist noch nicht geklärt.

Behandlung: Da konservative und medikamentöse Maßnahmen (Antibiotika, Herzmittel) bei traumatischer Perikarditis ohne nennenswerten Einfluß sind und auch chirurgische Eingriffe allenfalls eine vorübergehende oder anhaltende Besserung, in der Regel aber nicht die Wiederherstellung der vollen Nutzungsfähigkeit bewirken, kommen Therapieversuche hierbei in praxi nur sehr selten in Frage (Abwarten des Kalbetermins bei wertvollen Zuchttieren, Rettung des Schlachtwertes durch Beseitigung der ödematösen Durchtränkung des Fleisches). Gegebenenfalls ist der krankmachende Fremdkörper durch Rumentomie zu entfernen, der Herzbeutel durch wiederholte Punktionen (weitlumige Kanüle, Trokarhülse) zu entleeren, eventuell auch zu spülen (körperwarme physiologische Kochsalzlösung) und antibiotisch zu versorgen (wasserlösliche Präparate mit breitem Wirkungsspektrum). Die weitere Abmagerung des Patienten läßt sich auf diese Weise aber kaum verhindern; außerdem ist mit dem Übergreifen des jauchigen Prozesses auf die Pleurahöhle und/oder mit Metastasenbildung zu rechnen.

Die in neuerer Zeit verschiedentlich versuchsweise angewandte *Perikardiotomie* ist bislang ebenfalls nur als palliativer Eingriff anzusehen. Sie kann in rechter Seitenlage des Tieres nach Rippenknorpelresektion unter extrapleuralem Zugang (von ventral her) erfolgen; sie ist aber einfacher am stehenden Rind (bei vorgezogener linker Vordergliedmaße) und transpleuraler Eröffnung des Herzbeutels durchzuführen. Hierzu wird nach entsprechender Vorbereitung des vom 4. bis 7. Interkostalraums reichenden Operationsfeldes (Reinigung, Rasur, Desinfektion, Lokalanästhesie) das ventrale Ende der 5. oder 6. Rippe (unter Schonung des Periosts und des Brustfells) auf 15 bis 20 Zentimeter Länge mit der Drahtsäge reseziert. Danach ist durch zirkuläres Vernähen der Pleura mit dem Perikard ein möglichst dichter Verschluß der Brusthöhle anzustreben. Nach gründlichem Austamponieren der Wunde wird dann die Herzbeutelflüssigkeit über einen Trokar oder durch einen kleinen zentralen Einschnitt langsam (!) abgelassen. Jetzt ist das Perikard soweit zu spalten, daß die Fibrinmassen und der auslösende Fremdkörper entfernt werden können. (Falls letzteres nicht gelingt, muß seine Beseitigung durch Rumentomie nachgeholt werden.) Nach Spülung der Herzbeutelhöhle mit einem körperwarmen milden Desinfiziens (Akridinfarbstofflösung 1- bis 3%oig) werden Perikard sowie Hautmuskelwunde abschließend unter gleichzeitigem Einsetzen eines bleistift- bis fingerstarken Plastikschlauches (im ventralen Winkel) durch Naht verschlossen. Die postoperative Behandlung besteht in regelmäßigen (bei Bedarf täglich zu wiederholenden) Spülungen, örtlicher und allgemeiner Antibiose sowie in der Verarbeitung von Kardiaka (T. I.). Nach einem solchen Eingriff erholt sich der Patient zwar während der ersten Woche häufig recht gut; später treten jedoch meist schwerwiegende Komplikationen auf (Epi- und Myokarditis, Pleuritis purulenta, Sepsiserscheinungen und/oder metastatische Eiterungsprozesse), die zu chronischem Siechtum und zunehmender Herzinsuffizienz führen.

Vorbeuge: Bei fremdkörperkranken Rindern läßt sich die Frequenz der traumatischen Perikarditis durch rechtzeitige Rumentomie verringern. Noch wirksamer ist die prophylaktische Versorgung fremdkörpergefährdeter Bestände mit oral zu verabreichenden Dauermagneten (S. 228), wodurch das Auftreten der Retikuloperitonitis samt ihren Komplikationen auf ein Minimum reduziert wird.

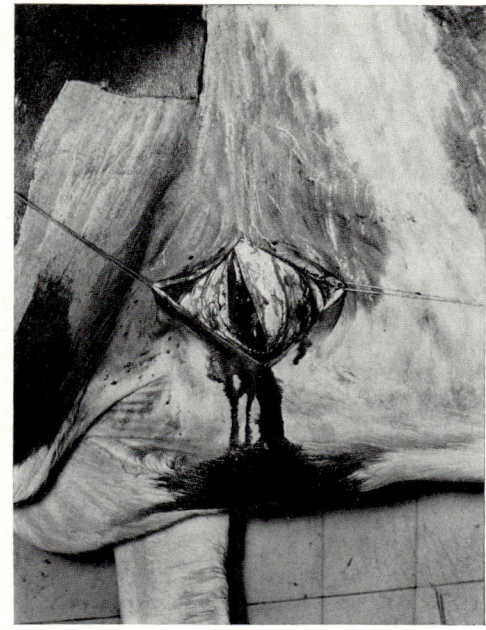

Abb. 52. Perikardiotomie am stehenden Rind; nach der unter Schonung der Pleura costalis erfolgten Rippenresektion (zentraler dunkler Spalt) ist das Brustfell zirkulär auf dem Herzbeutel angeheftet worden

Bluterguß im Herzbeutel (Haemopericardium)

Das beim Rind äußerst seltene Vorkommnis einer in den Herzbeutel hinein erfolgenden stärkeren Blutung kann auf der Verletzung oder Durchbohrung eines Herzgefäßes (meist durch weit vorgedrungene Netzmagenfremdkörper, seltener durch Stich von außen her oder durch stumpfe grobtraumatisch auf die Herzgegend gerichtete Insulte [Hornstoß, Verkehrsunfall]), ausnahmsweise auch auf einer Vorkammerruptur beruhen. Eine solche Hämorrhagie führt in der Regel durch Herzbeuteltamponade mit Herzstillstand zum sofortigen Tod. In leichteren Fällen entwickelt sich nach dem Aufhören der Blutung eine fibrinöse, bei gleichzeitiger Infektion aber eine eitrig-jauchige Perikarditis (S. 84). Die differentialdiagnostische Abgrenzung des nichtinfizierten Hämoperikards von der eitrigen Herzbeutelentzündung stützt sich auf die trotz deutlicher Reibegeräusche ziemlich geringfügig bleibenden Stauungserscheinungen und das bei fieberlosem Verlauf nur leicht gestörte Allgemeinbefinden des Patienten; der Blutverlust ist dabei in der Regel nicht so stark, um als Anämie in Erscheinung zu treten. Gegebenenfalls kann sich bei Ruhigstellung des Tieres und Verabreichung von Kardiaka bald Besserung einstellen. Mitunter bleibt aber eine ständige Beeinträchtigung der Nutzungsfähigkeit (rasche Ermüdung, langsame Abmagerung) zurück; dabei ist im weißen Blutbild manchmal eine ausgeprägte reaktive Lymphozytose zu beobachten (S. 65).

SCHRIFTTUM

BALAZS, K. (1967): Die operative Behandlung der Perikarditis des Rindes. Schweiz. Arch. Tierheilk. *109*, 192-210. — BLOOD, D. C., & D. R. HUTCHINS (1955): Traumatic pericarditis of cattle. Austral. Vet. J. *31*, 229-232. — BRUNNER, P., & A. KAST (1968): Die Bedeutung örtlich begrenzter perikarditischer Auflagerungen bei Schlachtrindern. Blaue Hefte Tierarzt, H. 38, 18-24. — DIERNHOFER, K. (1946):

Zur Frühdiagnose der traumatischen Herzbeutelentzündung des Rindes. Wien. Tierärztl. Mschr. *33*, 131 bis 133. — FISHER, E. W., & H. M. PIRIE (1965): Traumatic pericarditis in cattle: a clinical, physiological and pathological study. Brit. Vet. J. *121*, 552-567. — GRÜNER, S. (1929): Herzruptur bei der Kuh (russisch). Bjelor Vet. *6*, 17-19. — HOFMEYR, C. F. B. (1957): The diagnosis and differential diagnosis of traumatic reticulitis in the cow. J. Amer. Vet. Med. Ass. *130*, 183-186. — HOLMES, J. R. (1960): Some observations on traumatic pericarditis in cattle. Vet. Record *72*, 355-362. — HORNEY, F. D. (1960): Surgical drainage of the bovine pericardial sac. Canad. Vet. J. *1*, 363-365. — HUSKAMP, B. (1963): Ein Beitrag zur transpleuralen Pericardiotomie beim Rind. Berl. Münch. Tierärztl. Wschr. *76*, 67. — KOCH, T., O. DIETZ, E. NAGEL & R. BERG (1961): Die Topographie des Pericards und chirurgische Eingriffsmöglichkeiten am Herzbeutel des Rindes. Dtsch. Tierärztl. Wschr. *68*, 317-321. — KRUPSKI, A., & W. HOFMANN (1933): Zur Diagnose und Therapie der exsudativen Pericarditis und Pleuritis traumatica. Schweiz. Arch. Tierheilk. *75*, 240-248. — LEONHARDT, H. (1952): Zur Differentialdiagnose von Pericarditis und Pleuritis tuberculosa, Pericarditis traumatica, Leukose des Myo- und Pericards sowie einiger anderer Erkrankungen beim Rind. M.-hefte Tierheilk. *4*, 83-87. — MATTHIESEN, C. C. (1958): Fire tilfaelde af hjerteruptur. Medlemsbl. Danske Dyrlaegeforen. *41*, 73-74. — POINTNER, S. (1958): Der Kompressionsversuch (modifiz. Valsalva'sche Versuch) bei der Frühdiagnose einer Herztamponade beim Rind und bei der Pericarditis traumatica des Rindes. Wien. Tierärztl. Mschr. *45*, 364-377. — PRÖGER, K. (1920): Die Geschichte der Symptomatologie der Pericarditis und Carditis der Rinder. Diss., Dresden. — RAPIĆ, S., & V. GERES (1961): Die Röntgendiagnostik der traumatischen Pericarditis des Rindes. M.-hefte Vet.-Med. *16*, 799-804. — SATTLER, H.-G. (1966): Neue Instrumente zur operativen Therapie der Pericarditis traumatica des Rindes. Medizintechnik *6*, 24-27. — SATTLER, H.-G. (1968): Die Röntgenuntersuchung der Pericarditis traumatica des Rindes unter besonderer Berücksichtigung der Aufnahmetechnik. Arch. Exp. Vet. Med. *22*, 443-476. — SATTLER, H.-G. (1968): Zur Diagnose, Differentialdiagnose und Prophylaxe der Pericarditis traumatica des Rindes. M.-hefte Vet.-Med. *23*, 377-381. — SATTLER, H.-G. (1968): Therapeutische Probleme bei der Pericarditis traumatica des Rindes. Arch. Exp. Vet. Med. *22*, 747-775. — SCHLEITER, H., O. DIETZ & J. GRUNER (1958): Zur Diagnostik der Pericarditis des Rindes. Schweiz. Arch. Tierheilk. *100*, 123-134. — SCHNEIDER, E. (1933): Beitrag zur Kenntnis und Ursache der Herztamponade bei unseren Haustieren. Diss., Leipzig. — SCHULZ, L.-Cl., & W. DROMMER (1968): Serositis (Nischenpleuritis und Nischenpericarditis) im Thoraxbereich beim Rind. Dtsch. Tierärztl. Wschr. *75*, 185-188. — TOMAN, R. V. (1934): Niet-traumatische pericarditis bij het rund. Tijdschr. Diergeneesk. *61*, 237-241. — WEBER, E. (1925): Die Diagnostik der traumatischen Perikarditis des Rindes. Dtsch. Tierärztl. Wschr. *31*, 337-340.

Herzschwäche (Insufficientia cordis)

Wesen: Der Herzinsuffizienz liegt eine Verminderung der Leistungsfähigkeit oder der Kraftreserven des Herzmuskels zugrunde, als deren Folge das zur Aufrechterhaltung der normalen Blutzirkulation erforderliche Herzminutenvolumen entweder nur durch unökonomische Mehrarbeit (kompensierte Herzschwäche) oder aber nicht mehr (dekompensierte Herzschwäche) aufrecht erhalten werden kann. Das akut oder chronisch verlaufende Syndrom ist durch allgemeine Schwäche, verstärkte Herztätigkeit und Erhöhung des venösen Blutdrucks charakterisiert; das klinische Erscheinungsbild kann aber, je nach Grad und Ursache einer solchen Funktionsstörung, unterschiedlich sein.

Vorkommen, Formen und Bedeutung: Auch beim Rind wurden Zirkulationsstörungen früher fast ausschließlich als Herzinsuffizienz angesehen. Nach den Erkenntnissen der modernen Kreislaufphysiologie liegen diesen Zuständen aber weit häufiger Funktionsbeeinträchtigungen oder Erkrankungen des Blutgefäßsystems und des Blutes zugrunde (siehe Abb. 53), wobei das Herz selbst entweder gar nicht oder erst infolge dieser Störungen sekundär geschädigt wird. Eine sichere differentialdiagnostische Trennung der *primären* (myogenen) von den *sekundären* (ergogenen) Formen der Herzschwäche gelingt aber nicht in allen Fällen. Die Unterscheidung der relativen (Arbeitsinsuffizienz) von der absoluten (Ruheinsuffizienz) sowie die Abgrenzung einer links- und rechtsseitigen Insuffizienz des Herzens sind beim Rind von untergeordnetem klinischem Interesse. Dagegen weichen Symptombild und Verlauf der *akuten* Herzschwäche deutlich von der selteneren *chronischen* Form des Leidens ab.

Die praktische Bedeutung der kardialen Insuffizienz beruht auf der Tatsache, daß im Gefolge zahlreicher Infektionskrankheiten, Stoffwechselstörungen und Vergiftungen sowie von schwerwiegenderen Erkrankungen des Atmungs- und Bewegungsapparates eine sekundäre Herzschwäche eintritt, die oft wesentlich zur Verschlechterung des Allgemeinbefindens und zur Verringerung der Heilungsaussichten beiträgt.

Ursachen und Krankheitsgeschehen: Das Syndrom der Herzinsuffizienz kann durch eine Reihe verschiedenster Ursachen hervorgerufen werden, die im folgenden nach

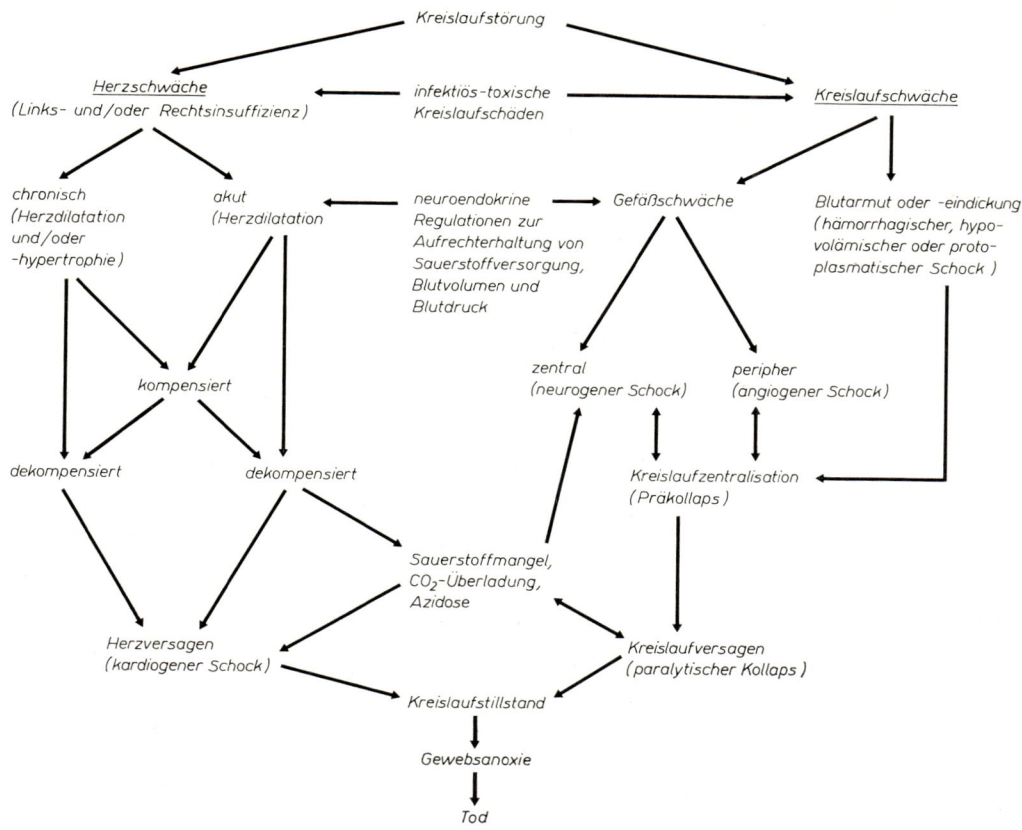

Abb. 53. Wesen und Wechselbeziehungen der Kreislaufstörungen

pathogenetischen Gesichtspunkten geordnet aufgeführt werden. Die wichtigste Rolle unter ihnen spielen *Herzmuskelschäden,* die zunächst eine systolische Kontraktionsschwäche (Restblutvermehrung) mit Blutüberfüllung des Herzens (tonogene Dilatation) und venöser Drucksteigerung bedingen, in höheren Graden dann aber zu pathologischer Herzerweiterung (myogene Dilatation) und Herzvergrößerung (Hypertrophie) mit deren Folgen (Klappeninsuffizienz, verminderte Kraftreserve) führen. Die Herzleistung (Minutenvolumen) kann dabei in jedem der vorgenannten Stadien durch bestimmte Regulationsmechanismen (Frequenzsteigerung, Tonuserhöhung) für kürzere oder längere Zeit den Anforderungen angepaßt werden (Kompensation), solange noch kein vollständiges Versagen der Herzfunktion (Kammerflimmern oder -flattern, Herzstillstand) eingetreten ist.

Derartige, zu Herzschwäche führende Myokardschädigungen werden einmal durch Überanstrengung (Erschöpfung bei Schwergeburt, mühsamen Aufstehversuchen, heftigem Treiben) oder durch traumatische Einwirkungen (Herzmuskelzerreißung, Stichverletzungen von außen her oder durch perforierende Haubenfremdkörper), zum anderen und weit häufiger aber durch metabolische oder infektiös-toxische Einflüsse ausgelöst. Störungen der Blutversorgung des Herzmuskels können durch die beim Rind allerdings nur äußerst selten vorkommenden Koronargefäßerkrankungen (Herzinfarkt), durch das plötzliche Eindringen von Luft, Eiter oder Thromben in das Herz (Embolie, pyogene Thrombose der Vena cava caudalis, S. 118), vor allem jedoch durch die mit Blutmangel und/oder ungenügendem venösem Blutzufluß verbundenen Zustände der peripheren Kreislaufschwäche (S. 106) verursacht werden. In der Pathogenese aller dieser

Fälle kommt der *mangelhaften Sauerstoffversorgung* des Herzmuskels die größte Bedeutung zu, was auch für die in Zusammenhang mit solchen Leiden auftretende Herzschwäche gilt, die die Atmung und den Gasaustausch behindern (hochgradige Bronchopneumonien, S. 160 ff.; Lungenödeme und -emphyseme, S. 154, 155; Anämien, S. 125; Methämoglobinämien, S. 1165, 1170, 1183). Dabei steigt der Druck im rechten Ventrikel an, und die anhaltende Hypoxie führt schließlich zur Vermehrung der zirkulierenden Blutmenge (Hypervolämie) sowie der Zahl der roten Blutkörperchen (Polyglobulie, S. 128).

Andere *metabolische Herzmuskelschädigungen* kommen weit seltener vor und werden hauptsächlich durch Störungen des Elektrolythaushaltes (Hypokalzämie, S. 1009; Hypomagnesämie, S. 1024 ff.) sowie Vitamin E-, Selen- oder Kupfermangel verursacht (Muskeldystrophie, S. 1113; falling disease, S. 1080).

Besondere klinische Bedeutung haben *infektiös-toxische Einwirkungen*, die Herzmuskel und Blutgefäße oft gleichzeitig schädigen. Allerdings weisen bestimmte Virusarten (Maul- und Klauenseuche, S. 835) und Bakterien (Pasteurellen, S. 730; Clostridien, S. 760, 820) eine spezifische Herzwirkung auf. Vom Epi- oder Endokard ausgehende, bakteriell infizierte Prozesse greifen gelegentlich auf die Herzmuskulatur über (eitrig-abszedierende oder nekrotisierende Myokarditis); ausnahmsweise kommen auch Tuberkulose (S. 856), Aktinobazillose (S. 700) oder Nocardiose des Herzmuskels vor. Während parasitäre Herzschädigungen (Sarkosporidiose, S. 911; Bandwurmfinnenbefall, S. 953) relativ selten sind, wird der Herzmuskel bei einer Reihe von Vergiftungen direkt angegriffen (Arsen, S. 1154; Selen, S. 1161; gossypolhaltiges Baumwollsaatschrot, S. 1250; Solanin, S. 1253; Rizinussamen, S. 1274; Eibe, S. 1255, etc.) und bei vielen anderen Intoxikationen allmählich sekundär in Mitleidenschaft gezogen.

Im Herzen selbst oder in seiner unmittelbaren Nachbarschaft lokalisierte *raumfordernde Prozesse* können seine diastolische Blutfüllung behindern und somit zu einer ausgeprägten und nur schwer oder nicht mehr kompensierbaren Herzschwäche führen; häufigster Anlaß hierfür sind im Herzbeutel oder in der Pleurahöhle gelegene Flüssigkeitsansammlungen entzündlicher oder nichtentzündlicher Art sowie Tumoren (Perikarditis, S. 84; Hämoperikard, S. 89; Hydrothorax, S. 171; Hämothorax, S. 172; Pleuritis, S. 170; Geschwülste, S. 105, 172).

Mißbildungen des Herzens, der Herzklappen und der großen Blutgefäßstämme (S. 103) erschweren ebenso wie erworbene Stenosen oder Insuffizienzen der Herzklappen (insbesondere Endokarditiden, S. 99) oder eine Herzerweiterung die systolische Entleerung des Herzens. Sie können durch verstärkte Herzarbeit oder Hypertrophie des Herzmuskels meist nur teilweise kompensiert werden; die Kraftreserve des Herzens ist dabei vermindert.

Störungen der Reizbildung und -leitung (S. 96) treten beim Rind ziemlich häufig in Zusammenhang mit Mineralstoffwechselstörungen (Hypokalzämie, S. 1009; Hypomagnesämie, S. 1024 ff.) auf; sie beeinträchtigen die Leistungsfähigkeit des Herzens zuweilen bis zur Insuffizienz und zum Herzversagen oder bilden die Ursache von Herzmuskelschäden; ähnliches gilt für die zu rasch erfolgende oder zu hoch dosierte intravenöse Verabreichung von Kalziumsalzen (S. 1150).

Erscheinungen und Verlauf: Entsprechend ihren vielfältigen Ursachen unterliegt das Symptombild der Herzschwäche gewissen Variationen, die in erster Linie von der auslösenden Primärkrankheit sowie von Art und Grad der Schädigung abhängen. Die nicht mehr kompensierte *akute* Herzinsuffizienz wird durch Anzeichen allgemeiner Körperschwäche charakterisiert; betroffene Tiere erheben und bewegen sich nur ungern und langsam. Bei höhergradiger Herzschwäche werden die Schulterblätter zur Erleichterung der Herz- und Atemtätigkeit häufig nach außen abgewinkelt (Abblatten, Abb. 231); später können solche Patienten zum Festliegen kommen. Charakteristisch sind die selbst im Ruhezustand ständig beschleunigte Herz- und Atemtätigkeit (Herzfrequenz 100 bis 140 pro Minute; Atemfrequenz 40 bis 60 pro Minute), ungleichmäßige Hauttemperatur (kühle Akren) und vermehrt gefüllte periphere (Skleralgefäße) und herznahe Venen; deutliche Schleimhautzyanose und Drosselvenenstauung können dagegen fehlen. Der Puls ist schwach und klein. Der Auskultationsbefund am Herzen wechselt mit dem Insuffizienzgrad. Die oft unregelmäßigen Herztöne (Arrhythmien, S. 96) können laut und pochend oder aber schlecht unterscheidbar, nur schwach zu hören und in ihrer Qualität mehr oder weniger stark verändert oder von Nebengeräuschen begleitet sein (Perikarditis, S. 84; Endokarditis, S. 99). Der arterielle Blutdruck ist vermindert, der venöse erhöht.

Neben den Kreislauffunktionen wird vor allem die Atemtätigkeit beeinflußt, weil die schlechten Zirkulationsverhältnisse (insbesondere durch Verlangsamung des Blutstromes) Sauerstoffmangel und CO_2-Anreicherung im Blut mit entsprechenden Gegenregulationen bedingen. Ungenügende Leistung des linken Ventrikels führt außerdem zu Stauungen im Lungenkreislauf und unter Umständen zur Entwicklung von Lungenödemen und -emphysemen (S. 154, 155). Bei längerem Bestehen der Herzinsuffizienz können Auswirkungen auf andere Organsysteme hinzutreten; sie äußern sich dann vor allem in stauungsbedingten Störungen der Leber- und Nierenfunktion (Leberstauung, S. 368; Proteinurie, S. 380).

Im weiteren Verlauf kann die Herzschwäche entweder durch Wiederherstellung der Leistungsfähigkeit des Herzmuskels überwunden oder durch verstärkte Herztätigkeit zeitweise kompensiert werden, woraufhin die Insuffizienzsymptome zurückgehen.

Eine *chronische* Herzinsuffizienz entwickelt sich beim Rind nur in Form der sogenannten Höhenkrankheit (S. 94), bei Herzleukose (S. 60), in seltenen Fällen auch im Zusammenhang mit Herzmißbildungen (S. 103), Perikarditiden (S. 84) und Endokarditiden (S. 99). Das Krankheitsbild wird dabei zusätzlich durch verminderte Futteraufnahme, allmähliche Abmagerung und durch venöse Stauungserscheinungen mit Ödembildungen an Triel, Unterhals und Kehlgang gekennzeichnet, die unter Umständen erhebliche Ausmaße annehmen.

Alle Formen der Herzschwäche können bei zusätzlichen Kreislaufbelastungen (Transporte, Aufstehversuche) oder bei weiterer Abnahme der Herzkraft zum plötzlichen *Herzversagen* mit völlig ungeordneter, tumultuarischer oder krampfartiger Herztätigkeit (Herzblock, Kammerflattern oder -flimmern, S. 97) führen und mit diastolischem Herzstillstand enden. Solche Patienten beginnen erst zu schwanken und brechen dann unter krampfartig gesteigerter Atemtätigkeit sowie tetanoiden Gliedmaßenbewegungen zusammen oder legen sich flach auf die Seite. Ihre Schleimhäute sind dabei trocken und stark bläulich verfärbt; Puls und Herzschlag werden bald unfühlbar, und innerhalb kurzer Zeit tritt der Tod ein.

Beurteilung: Eine ausgeprägte akute oder chronische Herzschwäche gibt beim Rind in der Regel Anlaß zur alsbaldigen Verwertung, da stets mit plötzlichem Herzversagen (Verlust des Schlachtwertes) gerechnet werden muß und die Mehrzahl der zur Insuffizienz führenden Grundleiden inkurabel ist. Gewisse Heilungsaussichten bestehen dagegen, wenn die Herzinsuffizienz auf Erschöpfungszustände, peripheres Kreislaufversagen, Stoffwechselentgleisungen oder Infektionskrankheiten zurückzuführen ist.

Erkennung und Unterscheidung: Mit den einfachen klinischen Untersuchungsmethoden lassen sich Art und Ursache einer Herzinsuffizienz nicht immer mit ausreichender Sicherheit feststellen. In erster Linie sollte, unter Umständen durch wiederholte Untersuchung, geklärt werden, ob eine primäre organische Herzkrankheit oder eine sekundäre symptomatisch-funktionelle Störung bestehen. Geringe Insuffizienzsymptome lassen sich zuweilen durch Kreislaufbelastung (Umherführen des Tieres, Atemhemmung) verstärken. Bei Vorhandensein entsprechender Einrichtungen können durch periphere und intrakardiale Blutdruckmessung, Aufnahme des Elektrokardiogramms und des Phonokardiogramms wertvolle diagnostische Anhaltspunkte erhalten werden (zum Beispiel Systolenverlängerung bei Hypokalzämie, S. 1009). Differentialdiagnostische Hinweise lassen sich aus dem Blutbild (Anämie, Neutrophilie, Lymphozytose) und aus der Bestimmung der Serummineralstoffgehalte (Kalzium, Magnesium, Natrium, Kalium) sowie verschiedener Serumfermentaktivitäten (S. 366) ableiten. Herzschwächezustände müssen insbesondere von der Kreislaufschwäche mit ihren verschiedenen Schock- oder Kollapsformen (S. 106) und von Lungenerkrankungen (S. 152 ff.) unterschieden werden.

Zerlegungsbefund: Außer Mißbildungen (S. 103) werden häufig krankhafte Veränderungen des Herzbeutels (S. 84), der Herzaußen- und -innenhaut sowie der Herzklappen (S. 99) festgestellt, die gelegentlich als eitrig-nekrotisierende Prozesse auch auf den Herzmuskel übergreifen oder diesen in Form von Metastasen befallen. Herzmuskelentzündung und -entartung (Myokarditis, Myokardose) zeigen sich durch schlaffe oder mürbe Konsistenz sowie fleckige bis streifenförmige (Tigerherz) oder großflächige lehmähnliche Verfärbungen an; außerdem können die Herzwände besonders dünn (Dilatation) oder dick (Hypertrophie) sein, doch ist die sichere Feststellung solcher Veränderungen nur durch genaue Messung und Wägung unter vergleichender Berücksichtigung des Körpergewichts des Tieres möglich. Alte abgeheilte Myokardprozesse sind an der bindegewebigen Vernarbung (Herzschwielen, Myokardfibrose) zu erkennen.

Behandlung und Vorbeuge: Bei den behandlungswürdig erscheinenden Formen der akuten dekompensierten Herzinsuffizienz bedürfen die Patienten vor allem völliger Ruhigstellung, was am besten durch Verbringen in einen nahegelegenen ruhigen und kühlen Einzelstall geschieht. Festliegende Tiere sind auf eine dicke Streu- und Mistmatratze zu lagern und durch Strohballen oder ähnliche Mittel in Brustlage zu halten. Neben der Therapie des Grundleidens (zum Beispiel Antibiotika bei bakterieller Infektion) werden zur Verbesserung der Herzleistung am besten Strophantinpräparate (T. I.) intravenös, zusammen mit 100 bis 200 g Traubenzucker in 20- bis 50%iger Lösung, oder in Form einer handelsüblichen Bienenhonigzubereitung (T. I.) verabreicht. Digitalispräparate (T. I.) wirken langsamer und weniger zuverlässig. Die parenterale Applikation größerer Flüssigkeitsmengen (Elektrolytlösungen) ist wegen der hierdurch bedingten zusätzlichen Herzbelastung zu vermeiden; in schweren, akuten Fällen kann dagegen ein Aderlaß vorgenommen werden. Diuretika und Glukokortikoide erweisen sich in dieser Indikation meist als wirkungslos.

SCHRIFTTUM

BREUKINK, H. J. (1968): Measurements of bloodvolume and cardiac output in cattle with various diseases of the circulatory system. Ber. 5. Int. Tag. Rinderkrankh., Opatija, S. 454-457. — DEHNER, O. (1953): Die Bedeutung der Herz- und Kreislaufschwäche bei Großtieren und ihre Therapie. Tierärztl. Umschau *8*, 109-113. — FISHER, E. W. (1966): Specialised techniques in the investigation of cardiovascular disease in cattle. Ber. 4. Int. Tag. Rinderkrkh., Zürich, S. 384-394. — GABRASCHANSKY, P. (1969): Über die diagnostische Bedeutung der P-Zacke und des RS-T-Intervalles des Elektrokardiogramms bei der Entwicklung der traumatischen Perikarditis beim Rind. Dtsch. Tierärztl. Wschr. *76*, 193-197. — GABRASCHANSKY P., ST. DIMITROW, I. SIMOW & N. LALOW (1958): Untersuchungen über die Herzkrankheit hochproduktiver Kühe. 1. Klinik und Pathogenese der Myocardose. M.-hefte Vet.-Med. *13*, 756-758. — GABRASCHANSKY, P., & S. DIMITROW (1960): Untersuchungen über Herzerkrankungen bei hochleistungsfähigen Kühen. 2. Klinik, Prophylaxe und Therapie der Myocarditis (bulgarisch). Nauc. Trud. Nezarazni Bolesti Zoodhigiena, Sofia *5*, 105-115. — GIBBONS, W. J. (1968): Cardiac hypertrophy and dilatation. Mod. Vet. Practice *49*:9, 81-82. — HAMMER, K. R. (1964): Myocardfibrose hos kvaeg; kasuistik meddelelse. Nord. Vet.-Med. *16*, 439-446. — NIELSEN, N. C. (1964): Tilfaelde af fibrosis cordis hos kvaeg; kliniske og elektrokardiografiske undersøgelser. Nord. Vet.-Med. *16*, 447-462. — PETROVIC, K. M., & B. L. JAKŠIĆ (1953): Plötzliche Herztodfälle bei Rindern (serbokroatisch). Vet. Glasnik *7*, 586-589. — SCHMIDT, D. (1956): Untersuchungen zur Frage der funktionellen Herzschädigung bei Maul- und Klauenseuche. Arch. exp. Vet.-Med. *10*, 175-188. — SPÖRRI, H. (1962): The study of cardiac dynamics and its clinical significance. Arch. Vet. Sci. *7*, 1-41.

Höhenkrankheit (Brisket disease)

Wesen: Die Höhenkrankheit stellt eine durch Sauerstoffmangel hervorgerufene subakute bis chronische Herzschwäche weidender Rinder im Hochgebirge dar, die mit Mattigkeit, venöser Stauung sowie Ödembildung einhergeht und häufig durch Herzversagen zum Tode führt. Andere Bezeichnungen: Bergkrankheit, mal de altura, high mountain disease.

Geschichte: Das in Colorado (USA) bereits seit 1889 bekannte Leiden wurde 1915 von GLOVER und NEWSOM erstmals näher beschrieben.

Vorkommen und Bedeutung: Die Höhenkrankheit tritt auf den über 2500 m hoch liegenden Gebirgsweiden der Rocky Mountains in Nordamerika sowie in den Anden

Südamerikas, und zwar hauptsächlich während der Herbst- und Wintermonate auf. Dabei erkranken einheimische Rinder seltener als eingeführte Tiere, von denen das Braunvieh widerstandsfähiger ist als andere Rassen (Herefords, Angus und Schwarzbunte). Die Morbidität beträgt etwa 1 bis 2 %; in manchen Herden erkranken jedoch 5 bis 10 % der Tiere. Betroffen werden vorzugsweise Jungrinder im Alter von 1½ bis 2 Jahren sowie über 5 Jahre alte Kühe. Außerdem wirken sich latente Blut- und Lungenschädigungen höhenkrankheitsfördernd aus. So stellte SEIFERT (1960) in Peru bei höhenkranken Rindern vor allem Befall mit Anaplasmen (S. 888) fest. Bestimmte, ebenfalls verdächtigte Giftpflanzen (Solanazeenarten) scheinen dagegen keine auslösende Rolle zu spielen.

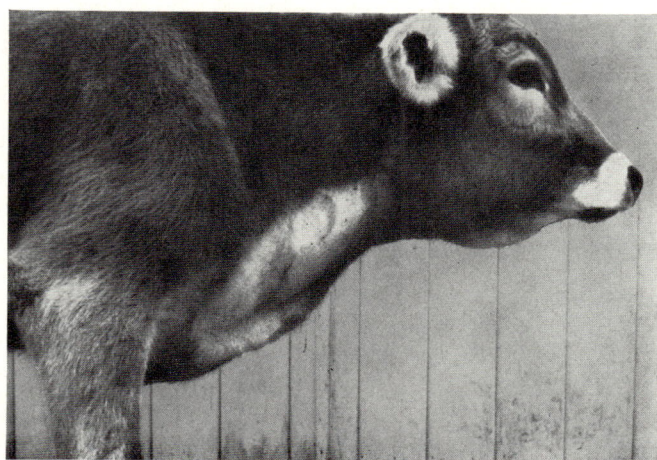

Abb. 54. Höhenkrankheit (Brisket disease) bei einem Braunvieh-Rind (ANDRESEN, 1968)

Ursachen und Entstehung: Dem in höheren Gebirgslagen bestehenden geringeren Sauerstoffgehalt der Luft paßt sich der Organismus durch Verstärkung der Atem- und Herztätigkeit, bei längerem Aufenthalt auch durch Vermehrung der Zahl der roten Blutkörperchen (Polyglobulie, S. 128) und des Hämoglobingehaltes an. Dabei entwickelt sich sekundär eine Erhöhung des Blutdrucks im kleinen Kreislauf, der beim Rind dann 50 bis 100 mm Hg (statt normalerweise etwa 25 mm Hg) beträgt und der zur Hypertrophie der Lungenarteriolen sowie zu einer erheblichen Mehrbelastung des rechten Ventrikels führt. Die dafür notwendige Leistungssteigerung wird durch tonogene Dilatation und Herzhypertrophie (S. 90) erzielt. Zusätzliche Belastungen (besondere Anstrengungen beim Weidegang, Lungen- und Blutkrankheiten) rufen unter den genannten Voraussetzungen aber leicht eine nicht mehr zu kompensierende Rechtsinsuffizienz (Cor pulmonale chronicum) hervor, wodurch die Sauerstoffversorgung des Organismus noch weiter und unter Umständen bis zum Herzversagen (S. 93) verschlechtert wird.

Erscheinungen, Verlauf und Beurteilung: Das klinische Bild der Höhenkrankheit ist durch die Symptome der chronischen Herzschwäche (S. 93) gekennzeichnet. Die Tiere sondern sich von der Herde ab und zeigen große Mattigkeit mit ‚Abblatten' der Vordergliedmaßen. Ihre Körpertemperatur bleibt im allgemeinen normal, während Atem- und Pulsfrequenz beschleunigt sind. Im weiteren Verlauf des Leidens rufen die chronischen Kreislaufstörungen zunehmende Stauungserscheinungen an den peripheren Venen (positiver Venenpuls) und in den Lungen (Lungenödem und -emphysem, S. 154, 155) sowie Stauungsödeme (S. 34) an Triel, Unterhals und Kehlgang hervor. Außerdem können unstillbarer stauungsbedingter, wäßriger Durchfall und eine chronische Leberstauung (S. 368) hinzutreten. Unter fortschreitender Abmagerung sterben die Patienten schließlich nach einer Krankheitsdauer von mehreren Wochen oder Monaten an Herzversagen. Das Verbringen höhenkranker Tiere auf Lagen von 2000 bis 1000 m oder niedriger führt dagegen in der Hälfte der Fälle zur Spontanheilung. Im fortgeschrittenen Stadium sind die Heilungsaussichten jedoch wesentlich geringer.

Erkennung und Unterscheidung: Das ausschließliche Auftreten des Leidens in ausgesprochenen Hochgebirgslagen und die typischen stauungsbedingten Symptome erleichtern zwar die klinische Diagnose; die Höhenkrankheit muß aber von anderweitigen, mit chronischer Herzschwäche einhergehenden Zuständen abgegrenzt werden (Perikarditis, S. 84; Herzgeschwülste, S. 105; Herzmißbildungen, S. 103; Lungenerkrankungen, S. 152 ff.).

Zerlegungsbefund: Neben allgemeiner Wäßrigkeit des Tierkörpers sowie umfangreichen Stauungsödemen in der Unterhaut und im Gekröse finden sich Flüssigkeitsansammlungen im Herzbeutel und in den großen Körperhöhlen. Infolge seiner Rechtshypertrophie weist das übermäßig große Herz eine rundovale, breit- oder doppelspitzige Form auf. Außerdem zeigen sich Stauungserscheinungen an Lungen (Blutfülle der erweiterten Gefäße, Ödematisierung) und Leber (Muskatnußzeichnung).

Behandlung: Heilungsaussichten bestehen nur bei Rindern, die schonend, unter Vermeidung zusätzlicher körperlicher Anstrengungen in tiefere Lagen verbracht werden können; dabei wirkt sich eine vorübergehende zusätzliche Beatmung mit Sauerstoff günstig aus. Die medikamentösen Maßnahmen bestehen in der kombinierten Verabreichung von Herzmitteln (Strophantin, Digitalis; T. I.) und Diuretika (T. I.). Besonderer Wert ist auf die gleichzeitige Behandlung etwaiger parasitärer oder bakterieller Blut- und Lungenkrankheiten zu legen.

Vorbeuge: Zur Vermeidung der Höhenkrankheit dürfen nur gesunde Rinder im Alter von 2 bis 5 Jahren auf Hochgebirgsweiden von über 2500 m Höhe aufgetrieben werden; gegendweise ist es ratsam, solche Grünflächen durch andere Tierarten (Schafe, Lamas) zu nutzen.

SCHRIFTTUM

ALEXANDER, A. F., & R. JENSEN (1959): Gross cardiac changes in cattle with high mountain (brisket) disease and in experimental cattle maintained at high altitudes. Amer. J. Vet. Res. 20, 680-689. — ALEXANDER, A. F., D. W. WILL, R. F. GROVER & J. T. REEVES (1960): Pulmonary hypertension and right ventricular hypertrophy in cattle at high altitude. Amer. J. Vet. Res. 21, 199-204. — ALEXANDER, A. F., & R. JENSEN (1963): Pulmonary vascular pathology of bovine high mountain disease. Amer. J. Vet. Res. 24, 1098-1122. — ALEXANDER, A. F., D. H. WILL & W. A. WOLFF (1965): Pulmonary vascular alterations during recovery from bovine high mountain disease. Amer. J. Vet. Res. 26, 1042-1046. — BLAKE, J. T. (1965): Certain hematopathologic conditions associated with brisket disease. Amer. J. Vet. Res. 26, 68-82. — BLAKE, J. T. (1968): Etiology of brisket disease. Cornell Vet. 58, 305-314. — EPLING, G. P. (1968): Electron microscopy of the bovine heart in congestive failure of high mountain disease. Amer. J. Vet. Res. 29, 97-109. — EUDUARDO-ZAPATA, G.-E. (1961): La mal des montagnes chez les animaux domestiques. Thèse, Alfort. — GLOWER, G. H., & J. E. NEWSOM (1915): Brisket disease. Colorado Agric. Exp. Station Bull. 204. — KRIPPL, J., P. MATZKE, P. MENDEZ & H. PATZ (1961): Höhenphysiologische Untersuchungen an Blut und Kreislauf des Rindes. Bayer. Landw. Jb. 38, 959-973. — PUNTRIANO, G. O. (1954): Physiological basis of 'brisket disease' in cattle. J. Amer. Vet. Med. Ass. 125, 327-329. — RYFF, J. F. (1957): Brisket disease syndrome. J. Amer. Vet. Med. Ass. 131, 425-430. — SCHINDLER, R. (1961): Chronischer Sauerstoffmangel bei Rindern in großer Höhe. Zbl. Vet.-Med. 8, 862-864. — SEIFERT, H. (1960): Die Bekämpfung eines ‚Rindersterbens' in der Cordillere Nordperus. Zbl. Vet.-Med. 7, 991-1015.

Störungen der Herzschlagfolge
(Tachykardie, Bradykardie, Herzarrhythmie, Herzblock)

Wesen und Bedeutung: Veränderungen der Herzschlagfolge stellen entweder Anpassungsvorgänge oder Störungen der Herzfunktion dar, die durch neurovegetative Beeinflussung oder infolge von Erkrankungen des durch Automatie gekennzeichneten Reizbildungs- und Erregungsleitungssystems des Herzens hervorgerufen werden. Diesen symptomatologisch verschiedenartigen und ätiologisch nicht immer sicher voneinander zu differenzierenden Zuständen kommt beim Rind nur teilweise klinische Bedeutung zu; manche pathogenetischen Zusammenhänge, insbesondere mit Ernährungs- und Stoffwechselstörungen (S. 983 ff.), bedürfen noch der weiteren Klärung.

Vorkommen, Erscheinungen und Beurteilung: Veränderungen der Herzschlagfolge sind beim Rind relativ häufig zu beobachten; dabei ist zwischen Störungen der Reizbildung und solchen der Erregungsleitung zu unterscheiden.

Reizbildungsstörungen betreffen die zeitliche und/oder die örtliche Impulsentstehung. Eine einfache Beschleunigung der Herzschlagfolge *(Sinustachykardie)* tritt vorübergehend bei allen mit Anstrengung, Erregung, Angst oder Schmerzen verbundenen Zuständen (Sympathikuserregung) sowie im Verlauf fieberhafter Erkrankungen auf. Anhaltende und stärkere Tachykardien sind ein Symptom bestimmter Kreislaufstörungen (siehe Abb. 53), insbesondere aber der mit Herz- oder Gefäßschwäche sowie Blutmangel einhergehenden Zustände (S. 126); sie stellen des weiteren eine häufige Begleiterscheinung von Erkrankungen des Atmungsapparates (S. 138 ff.) dar. Herz- und Pulsfrequenz steigen in solchen Fällen beim erwachsenen Rind auf 100 bis 160, seltener auch noch mehr, bei Kälbern auf über 120 pro Minute an. Bei längerdauernder hochgradiger Herzbeschleunigung kann das Minutenvolumen infolge verminderter diastolischer Füllung und ungenügender Herzmuskeldurchblutung bis zum Herzversagen absinken. Die durch heterotope Reizbildung hervorgerufene *paroxysmale Tachykardie* (anfallsweises Herzjagen) wurde beim Rind bisher nicht festgestellt.

Besondere klinische Bedeutung kommt der Herzverlangsamung *(Sinusbradykardie)* zu, die physiologischerweise im Ruhezustand eintritt und als krankhafter Befund beim Rind häufig im Zusammenhang mit vagotonen Reizzuständen beobachtet wird. Eine ausgeprägte Vagusbradykardie besteht beim HOFLUND'schen Syndrom (funktionelle Magenstenose, S. 235) und mitunter auch bei anderen, mit anhaltender Motilitätshemmung verbundenen Labmagen- und Darmerkrankungen (links- und rechtsseitige Labmagenverlagerung, S. 291, 302; Blinddarmerweiterung und -verdrehung, S. 322). Außerdem kommen bradykarde Zustände bei Phosphorsäureestervergiftungen (S. 1192), Urämie (S. 383) und vorübergehend auch nach der Verabreichung bestimmter Arzneimittel (zum Beispiel Kalziumsalze, S. 1150; Tranquilizer, S. 1231) vor. Die Herzfrequenz sinkt dabei unter Erhaltung eines ausreichenden Minutenvolumens auf 60 und weniger Schläge pro Minute ab. Von diesen Sinusbradykardien müssen die auf heterotoper Reizbildung und Störungen der Erregungsleitung beruhenden Verlangsamungen der Herzschlagfolge *(Extrasystolien, Herzblockaden)* unterschieden werden, was aber nur mit Hilfe des Elektrokardiogramms oder der Atropinprobe möglich ist. Für letztere werden 30 mg Atropin in 1%iger Lösung subkutan am Hals injiziert, wonach bei vagotoner Bradykardie innerhalb von 15 Minuten eine Frequenzsteigerung um mindestens 16 % eintritt.

Größere Schwierigkeiten bereitet die Unterscheidung der verschiedenen Formen der *Herzarrhythmie,* die mit Ausnahme der beim Rind nur leicht ausgeprägten und klinisch bedeutungslosen respiratorischen Sinusarrhythmie durch eine örtliche Verlagerung der Reizbildung (Heterotopie) zustande kommen. *Ersatzsystolen* können bei starker Vagusbradykardie auftreten und infolgedessen ebenso wie diese durch Atropininjektion vorübergehend aufgehoben werden. Sie entstehen ähnlich den *Extrasystolen* durch die vorzeitige Impulsgebung nachgeordneter Reizzentren (atriale und/oder ventrikuläre Extrasystolie). Derartige Unregelmäßigkeiten der Herzschlagfolge kommen im Zusammenhang mit verschiedenen Herzmuskelerkrankungen (S. 90) und Arzneimittelschädigungen (insbesondere nach der Überdosierung von Narkotika sowie nach der Gabe von Kalzium- und Digitalispräparaten) vor; dabei wird der Sinusrhythmus durch eine vorzeitige Systole mit nachfolgender kompensatorischer Pause gestört und das Schlagvolumen bei Häufung der Extrasystolen unter Umständen bis zur Unfühlbarkeit der Pulswelle vermindert; im letzteren Falle entsteht eine Differenz zwischen der Puls- und Herzfrequenz (Pulsdefizit). Formen und Ursachen der Extrasystolie können nur im Elektrokardiogramm unterschieden werden. Während einzelne Extrasystolen in der Regel ohne hämodynamische Wirkung bleiben und klinisch bedeutungslos sind, können hochgradige Rhythmusstörungen mit ausgesprochener Herzschwäche einhergehen und sogar zum *Herzflattern* oder *-flimmern* führen. Dabei vollführen die Herzvorkammern oder -kammern unabhängig voneinander hochfrequente Kontraktionen (Flattern) oder unkoordinierte Zuckungen (Flimmern), was im Elektrokardiogramm durch Auftreten von sogenannten F-Wellen (Flatter- oder Flimmerwellen) anstelle der P-Zacke oder des Kammerkomplexes zum Ausdruck kommt. Diese, oft nacheinander auftretenden Veränderungen werden auf heterotope Reizbildung zurückgeführt und haben eine völlige

Unregelmäßigkeit von Puls- und Herztätigkeit zur Folge (Delirium cordis, tumultuarische Herztätigkeit). Die Auswirkungen auf die Herzleistung sind beim Vorhofflattern oder -flimmern entsprechend der geringen Förderleistung der Vorkammern allerdings nur gering (somit hat der Ausfall der Vorhoffunktion weniger klinische Bedeutung); Kammerflattern oder -flimmern führt dagegen zum Herzversagen (S. 93) und in kurzer Zeit zum Tode. Kammerflimmern tritt bei schweren Myokardschädigungen (S. 91), nach Überdosierung verschiedener Arzneimittel (Kalziumsalze, S. 1150; Narkotika) sowie in der Agonie auf und läßt sich medikamentös nicht mehr beeinflussen.

Die als *Herzblock* bezeichneten *Störungen der Erregungsleitung* gehen zum Teil ebenfalls mit Unregelmäßigkeiten der Herzschlagfolge einher. Je nach der Lokalisation einer solchen Reizleitungsstörung sind atriale und ventrikuläre Herzblockaden zu unterscheiden, die ihrerseits wiederum unvollständig (I. und II. Grad; partieller Herzblock) oder vollständig (III. Grad; totaler Herzblock) sein können. Die verschiedenen Herzblockformen sind nur anhand des Elektrokardiogramms voneinander zu unterscheiden. Sie gehen teilweise mit Bradykardie, bei Asynchronizität der Kammerkontraktionen auch mit Spaltung oder Verdoppelung eines Herztones einher (Galopprhythmus).

Über *Vorkommen* und *Ursachen* solcher hauptsächlich auf Myokardschädigung beruhenden Störungen der kardialen Erregungsleitung ist beim Rind noch wenig bekannt; bislang sind erst einige Einzelfälle von Wenckebach'scher Periodik, Wolff-Parkinson-White-Syndrom und Adam-Stoke'schem Syndrom beschrieben worden.

Erkennung und Unterscheidung: Durch Vergleich der Puls- und Herzfrequenz sowie aufgrund des auskultatorischen Herzbefundes lassen sich Störungen der Herzschlagfolge in der Regel leicht feststellen. Die Klärung der Ursache (funktionell oder organisch bedingt) und die klinische Bedeutung dieser Veränderungen (Beeinflussung der Herzleistung) bereiten dagegen oft Schwierigkeiten. Unter Praxisverhältnissen kann eine einfache Herzbelastung (Umherführen oder Treiben des Tieres, kurzfristige Atemhemmung) gelegentlich näheren Aufschluß geben (Verstärkung leistungsmindernder Rhythmusstörungen). Eine genauere Differenzierung wird durch verschiedene herz- und hämodynamische Untersuchungsmethoden ermöglicht, welche jedoch entsprechende Spezialgeräte erfordern.

Behandlung: Soweit Störungen der Herzschlagfolge nicht rein symptomatischen Charakter aufweisen, sind sie therapeutisch (Chinin, Chinidin, Digitalis) meist nicht zu beeinflussen. Die Verabreichung von Herzmitteln (T. I.) ist nur bei Insuffizienzsymptomen indiziert und erfolgversprechend.

SCHRIFTTUM

Alfredson, B. V., & J. F. Sykes (1962): Elektrocardiographic studies in normal dairy cattle. J. Agric. Res. 65, 61-87. — Arsdel, W. C. van, & R. Bogart (1964): The W-P-W syndrome in a Hereford cow. Zbl. Vet.-Med. A 11, 57-69. — Börnert, D., & H. Seidel (1964): Ein neuer direktschreibender Transistor-Elektrokardiograph — sein Einsatz in der Veterinärmedizin. Arch. Exp. Vet.-Med. 18, 953 bis 965. — Börnert, D., H. Seidel & G. Börnert (1964): Drahtlos übertragene EKG-Ableitungen vom freibeweglichen Rind. Arch. Exp. Vet.-Med. 18, 701-712. — Börnert, G. (1967): Untersuchungen zur Phonokardiographie bei Rind, Schaf, Schwein, Hund und Katze. Diss., Leipzig. — Corticelli, D. (1953): Blocco atrio-ventricolare parziale con periodi di Luciani-Wenckebach in un bovino. Nuova Vet. 29, 228-233. — Czub, E. (1961): Die Herzfunktion unter dem Einfluß von Kalziumlösungen beim Rind; elektrokardiographische Untersuchungen unter besonderer Berücksichtigung der Rhythmusstörungen. Dtsch. Tierärztl. Wschr. 68, 298-301. — Diernhofer, M. (1960): Elektrokardiographische Untersuchungen am Rind unter besonderer Berücksichtigung der unipolaren Brustwandableitungen. Diss., Wien. — Dirksen, G., & H. Rantze (1968): Untersuchungen über die Brauchbarkeit der Atropinprobe für die Differentialdiagnose der Bradykardie beim Rind. Berl. Münch. Tierärztl. Wschr. 81, 171-174. — Dubois, M. (1961): Du choix des dérivations et d'une normalisation de l'électrocardiogramme chez quelques ongulés domestiques. Rec. Méd. Vét. 137, 425-447. — Dubois, M. (1961): Notes de cardiologie clinique. 1. Syndrome d'Adam-Stokes sur un bovin. Rec. Méd. Vét. 137, 943-949. — Dubois, M. (1962): Notes de cardiologie clinique. 4. Nouvelle observation d'une syndrome de Wolff-Parkinson-White en pathologie animale. Rec. Méd. Vét. 138, 595-605. — Dubois, M., & L. Cauchy (1963): Notes de cardiologie clinique. 7. Etude analytique des troubles cardiaques provoqués par la fièvre aphteuse. Rec. Méd. Vét. 139, 9-24. — Enhörning, G. (1962): Das Elektrokardiogramm der Rinder. Dtsch. Tierärztl. Wschr. 69, 242-246. — Gabraschansky, P. (1960): Zur Frage des totalen Herzblocks anläßlich eines beobachteten Falles mit neurogener Pathogenese bei einer Kuh. M.-hefte Vet.-Med. 15, 269-272. — Hapke, H.-J., R. Budden & H. Konermann (1968): Herz- und Kreislaufwirkungen von Kalziuminfusionen bei Wiederkäuern. Dtsch. Tierärztl. Wschr. 75, 2-7. — KARGE, E. (1964): Elektrokardiographische Untersuchungen bei leukosekranken Rindern. Diss., H. U. Berlin. — MONTI, F., & M. VENTUROLI (1956): La fibrillazione atriale del bovino. Nuova Vet. 32, 107-119. — PEDINI, B. (1952): Fibrillazione atriale nel bovino. Nuova Vet. 28, 183-187. — PEDINI, B. (1953): Dissociazione completa atrio-ventricolare in una vitella. Atti Soc. Ital. Sci. Vet. 6, 256-257. — SPÖRRI, H. (1941): Veränderungen der Systolendauer im Elektrokardiogramm von Rind und Meerschweinchen. Arch. wiss. prakt. Tierheilk. 76, 236-239. — SPÖRRI, H. (1944): Der Einfluß der Tuberkulose auf das Elektrokardiogramm. Untersuchungen an Meerschweinchen und Rindern. Arch. wiss. prakt. Tierheilk. 79, 1-57. — SYKES, J. F., J. W. THOMAS & C. A. MOORE (1952): Observations on the electrocardiograms of cattle fed thyroprotein. J. Animal Sci. 11, 693-699. — TOO, K., T. NAKAMURA & K. HIRAO (1958): Studies on applications of electrocardiogram in cattle. The lead method and electrocardiogram with special reference to configurations and measurements of waves in limb lead, bipolar chest lead I and II, and semi-unipolar chest leads. Jap. J. Vet. Res. 6, 230-244. — ZEROBIN, K., & W. LEEMANN (1965): Chinidinbehandlung beim Vorhofflimmern von Pferd und Rind. Schweiz. Arch. Tierheilk. 107, 435-456. — ZIJL, W. J. VAN (1952): Atrioventriculaire geleidingsstoornissen bij paard, rund en hond. Tijdschr. Diergeneesk. 77, 536-541.

Herzinnenhautentzündung und Herzklappenfehler
(Endocarditis et Vitia cordis)

Wesen: Herzklappenfehler treten beim Rind hauptsächlich als Folge bakteriell bedingter Entzündungen der Herzinnenhaut auf, können gelegentlich aber auch im Zusammenhang mit einer Herzdilatation (S. 91), kardialen Mißbildungen (S. 103) und Geschwülsten des Herzens (S. 105) vorkommen. Die thrombotisch-verrukösen oder -ulzerösen Endokardveränderungen verursachen Stenosen und/oder Insuffizienzen einer oder mehrerer Herzklappen, wodurch Herzschwäche mit Stauungserscheinungen in Venen, Lungen, Nieren oder Leber sowie embolisch-metastatische Infektionen anderer Organe hervorgerufen werden (siehe Abb. 55). Die nach kürzerer oder längerer Dauer zum Tode führende Krankheit geht mit Abmagerung, Fieberschüben und Störungen der Herztätigkeit einher; dabei wechselt das Symptombild jedoch entsprechend den verschiedenen Organmanifestationen.

Geschichte: In der ersten Beschreibung der Endokarditis bei einem Rind durch CARLISLE (1841) wird das Herzgeräusch mit dem einer Schwengelwasserpumpe verglichen; später haben GAMGEE (1857), MCFADEYEAN (1889) und andere eingehender über dieses Leiden berichtet.

Vorkommen und Bedeutung: Die Endokarditis ist beim Rind relativ häufig und wird in Sektionsstatistiken bei 1 bis 3 % der Tiere als Todesursache angeführt. Sie tritt unabhängig von der Jahreszeit auf und befällt fast nur über 1 Jahr alte Tiere, wobei mangelhafte Infektionsabwehrbereitschaft und postinfektionale allergische Zustände eine wesentliche prädisponierende Rolle spielen. Die wirtschaftliche Bedeutung des Leidens ist nicht unerheblich, weil seine Unheilbarkeit oft nicht oder nicht rechtzeitig genug erkannt wird, um den Schlachtwert des betroffenen Tieres noch zu retten.

Ursachen und Krankheitsgeschehen: Die Herzinnenhautentzündung wird durch verschiedene bakterielle Infektionserreger hervorgerufen, wobei es sich hauptsächlich um ubiquitäre Eiterbakterien handelt. In den meisten Fällen werden C. pyogenes oder hämolysierende Streptokokken, seltener auch Staphylokokken, E. coli oder Sph. necrophorus gefunden, während Rotlaufbakterien und Pilze bisher nur ausnahmsweise festgestellt wurden. Außerdem sind Entzündungen der Herzinnenhaut auch bei Lungenseuche (S. 726), Rauschbrand (S. 699) und Tuberkulose (S. 856) zu beobachten.

Der primäre Infektionsherd kann in nahezu allen Organen liegen, doch geht die septikämische, pyämische oder auch embolische Keimverschleppung zum Herzen besonders häufig von infizierten Entzündungen der puerperalen Gebärmutter, des Euters, der Klauen, Gelenke und Sehnenscheiden, des Bauchfells oder von Leberabszessen beziehungsweise von einer pyogenen Thrombose der hinteren Hohlvene (S. 118) aus. Gelegentlich wird das Leiden auch durch besonders dünne und spitze, tief perforierende Haubenfremdkörper hervorgerufen (Näh-, Stopfnadel, feiner Draht), welche die Herzinnenhaut selbst direkt verletzen und infizieren (Endocarditis traumatica).

Auf welche Weise die metastatische Infektion der Herzinnenhaut erfolgt, konnte bislang nicht sicher geklärt werden. Während nach Untersuchungen von DE BRUIN

(1953) etwa ²/₃ der Herzklappenentzündungen auf dem Weg über die Herzgefäße (Koronarembolie) entstehen sollen, sprechen das seltene Vorkommen von Myokardinfarkten und Myokardabszessen sowie die elektronenoptisch nachweisbaren breiten Spalten zwischen den Endothelzellen des Klappenendokards des Rindes eher für ein direktes Eindringen der Bakterien aus dem Herzblut. Auch die häufigere Erkrankung des rechten Herzens läßt sich so erklären (Filterwirkung der Lungen). Nach Entwicklung der bakteriellen Thrombendokarditis kann sich die Infektion durch embolisch-pyämische Keimverschleppung weiter ausbreiten, wobei je nach dem Sitz (in der rechten oder linken Herzhälfte) sowie dem Umfang und der Dauer des endokarditischen Prozesses verschiedene stromabwärts gelegene Organe betroffen werden (siehe Abb. 55). Bei Lokalisation in der rechten Herzhälfte treten vor allem metastatisch-eitrige Lungenentzündungen und Thrombosen der A.pulmonalis oder deren Äste, bei Endokarditis des linken Herzens dagegen in erster Linie Nierenveränderungen (hämorrhagische und anämische Infarkte, metastatisch-eitrige Nephritis) auf.

Erscheinungen und Verlauf: Die Endokarditis kann sich einer septikämisch oder metastasierend verlaufenden Infektion direkt anschließen und in einer plötzlichen Verschlechterung zum Ausdruck kommen; häufiger beginnt sie aber schleichend. Als erste Krankheitserscheinungen werden dann verminderter Appetit, bei Kühen auch Milchrückgang sowie allgemeine Mattigkeit beobachtet. Puls- und Atemfrequenz sind erhöht; außerdem tritt meist schubweise fieberhafte Körpertemperatur bis 41° C auf. Die Herzauskultation ergibt zunächst nur eine erhöhte Frequenz (100 bis 120 Schläge pro Minute) und verstärkte Intensität der Herztöne, seltener auch eine Störung der Herzschlagfolge (S. 96). Sobald die Endokardwucherungen eine gewisse Größe (hasel- bis walnußgroß) erreicht und zur Verengerung oder Verschlußunfähigkeit einer oder mehrerer Herzklappen geführt haben, treten in der Regel endokardiale Nebengeräusche und/oder Stauungserscheinungen (positiver Venenpuls, plastisches Hervortreten der V. jugularis, Triel- oder Kehlgangsödeme) auf. Mit zunehmender Herzschwäche (S. 90) verschlechtert sich der Zustand des Patienten weiter, der dann einen schwerkranken Eindruck macht. Futteraufnahme und Verdauungstätigkeit liegen jetzt fast ganz darnieder. In vielen Fällen wird das äußere Krankheitsbild von den Folgen metastatischer Organinfektionen beherrscht. So treten oft Anschwellungen an Gliedmaßen, Gelenken oder Sehnenscheiden mit entsprechender Lahmheit auf, die sich bis zum Festliegen (pyämische Polyarthritis, S. 516) steigert. Dyspnoeische Zustände entwickeln sich vor allem bei ausgebreiteter Lungenmetastasierung; sie können gelegentlich durch Hinzutreten eines Lungenödems und -emphysems (S. 154, 155) lebensbedrohliche Formen annehmen. Durch eine etwaige metastatisch-eitrige Nephritis (S. 390) werden dagegen nur weniger auffällige Symptome hervorgerufen.

Die bakterielle Endokarditis des Rindes verläuft meist subakut bis chronisch, zuweilen aber auch schubweise. Traumatisch bedingte Entzündungen der Herzinnenauskleidung und auf Endokarditis beruhende embolische Verstopfungen größerer Blutgefäße (vor allem der Lungen) nehmen dagegen in der Regel einen perakuten bis akuten Gang; solche Patienten sterben schon nach kurzer Zeit an Herzversagen.

Beurteilung: Die bakterielle Endokarditis führt beim Rind regelmäßig innerhalb weniger Wochen oder Monate unter fortschreitender Abmagerung zum Tode infolge Sepsis oder Herzversagens. Der Schlachtwert kann nur bei frühzeitiger Erkennung des Leidens und umgehender Verwertung gerettet werden, zumal nicht selten durch massive Embolie plötzlich der Tod eintritt.

Erkennung und Unterscheidung: Im Frühstadium kann aus den unbestimmten Krankheitserscheinungen (Leistungsminderung, Abmagerung, Fieber, Tachykardie) und gewissen Veränderungen der Blutzusammensetzung (Anämie mit 3 bis 5 Millionen Erythrozyten pro mm³, Leukozytose mit Kernlinksverschiebung, Dysproteinämie mit starker Vermehrung der Gammaglobuline) nur eine Verdachtsdiagnose abgeleitet werden. Solche Patienten sollten deshalb in kürzeren Abständen nachuntersucht werden.

Sichere diagnostische Anhaltspunkte ergeben sich erst beim Auftreten endokardialer Nebengeräusche (in 75 % aller Fälle). Die zuweilen schon palpatorisch (Schwirren), meist jedoch erst durch Auskultation des Herzens feststellbaren zischenden oder brau-

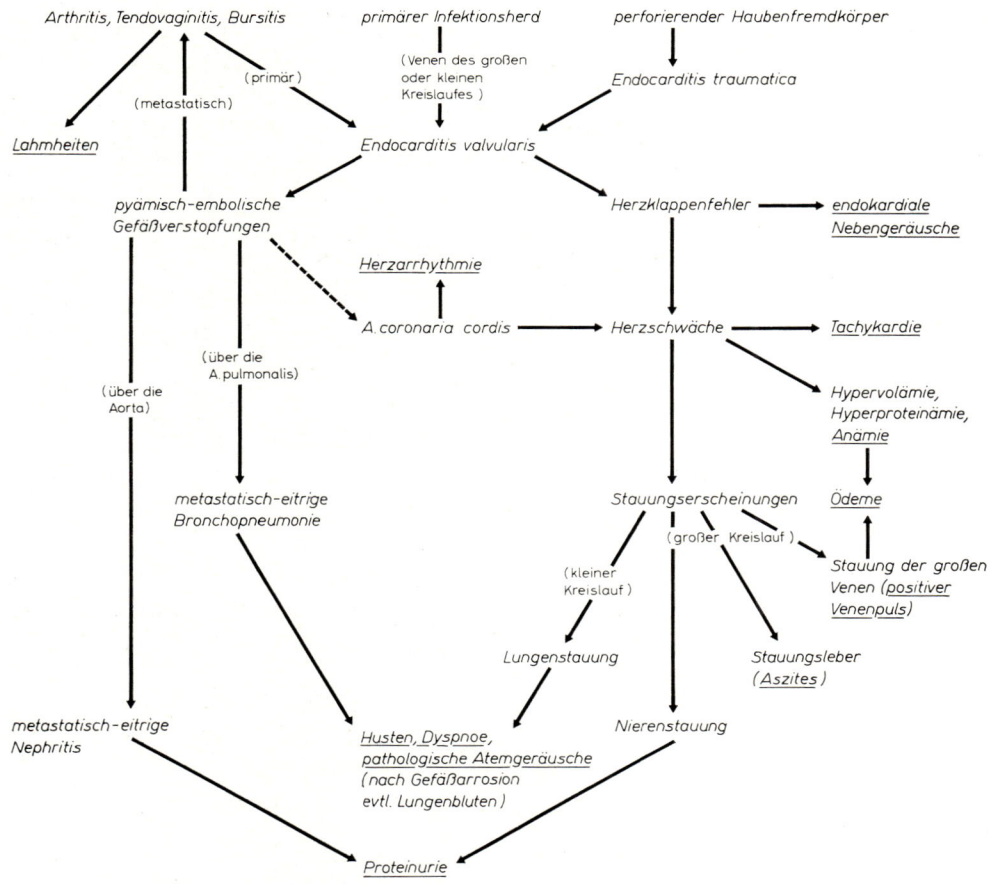

Abb. 55. Das Endokarditis-Syndrom beim Rind (in Anlehnung an WAGENAAR, 1963)

senden endokardialen Herzgeräusche gestatten aufgrund ihres synchronen Auftretens mit bestimmten Phasen der Herzaktion (systolisch oder diastolisch) und der Lokalisation (punctum maximum) beim Rind zwar gewisse Rückschlüsse auf Art und Sitz des ihnen zugrunde liegenden Herzklappenfehlers, doch können sich die durch gleichzeitige Stenose und Insuffizienz einer Klappe oder des Betroffenseins mehrerer Klappen entstehenden Turbulenzgeräusche auch gegenseitig überlagern. Grundsätzlich deuten aber systolische endokardiale Herzgeräusche auf Verschlußunfähigkeit der Atrioventrikularklappen oder Stenose der Semilunarklappen, diastolische und präsystolische Geräusche dagegen auf Stenose ersterer oder Insuffizienz letzterer hin. Die Puncta maxima der einzelnen Klappen liegen wie folgt: *Pulmonalklappen:* links, auf halber Höhe zwischen Schulter- und Ellbogengelenkhorizontale bei möglichst weit nach kranial zwischen vorgezogener Gliedmaße und Brustkorb eingeschobener Phonendoskopkapsel; *Aortenklappen:* links, wenig unterhalb der Horizontalen durch das Buggelenk, etwas kranial der Bikuspidalis; *Bikuspidalklappen:* links, wenig unterhalb der Schultergelenkhorizontalen im 5. Interkostalraum; *Trikuspidalklappen:* rechts, auf halber Höhe zwischen Bug- und Ellbogengelenk, soweit kranial wie möglich. Eine genauere Zuordnung endokardialer Herzgeräusche zu den betroffenen Klappen gelingt durch gleichzeitige elektroakustische (Phonokardiogramm) und elektrokardiographische Aufzeichnung.

Zur Erkennung einer Endokarditis können weiterhin Erscheinungen der Herzschwäche (S. 90) oder der Blutstauung an Venen (Jugularstauung, positiver Venenpuls), Lunge (S. 93), Nieren (Proteinurie) oder Leber (S. 368) sowie Anzeichen metastatischer Komplikationen (siehe *Verlauf*) beitragen. Differentialdiagnostisch muß aber berücksichtigt werden, daß Schädigungen dieser Organe auch selbständig auftreten und daß den Erscheinungen der Herzschwäche und Herzstauung zahlreiche andere Ursachen zugrunde liegen können (S. 90). Die Unterscheidung der endokardialen Geräusche von perikardialen (Perikarditis, S. 85) oder funktionellen Nebengeräuschen (anämische Herzgeräusche, S. 128; Geräusche bei Herzinsuffizienz, S. 92) bereitet in der Regel keine Schwierigkeiten. Dagegen müssen angeborene Klappenfehler und insbesondere Septumdefekte (S. 103) berücksichtigt werden, die oft ausgeprägte endokardiale Nebengeräusche hervorrufen, meist aber nicht mit Erscheinungen der Herzschwäche und Störung des Allgemeinbefindens einhergehen (kompensierter Herzfehler).

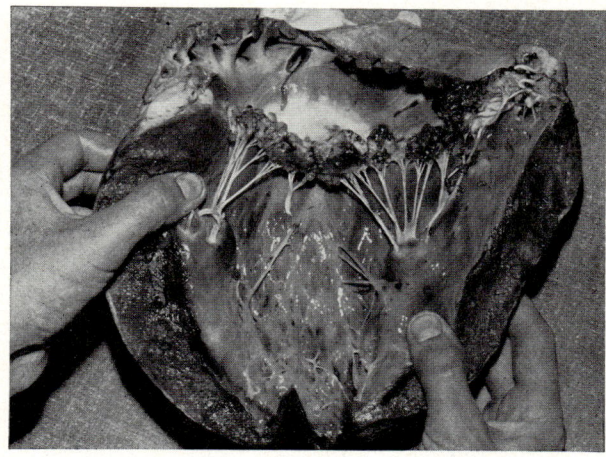

Abb. 56. Endocarditis valvularis der Trikuspidalklappen

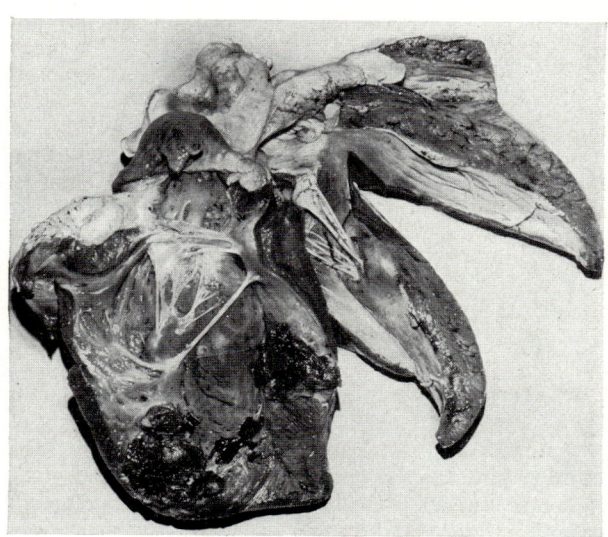

Abb. 57. Thrombotische Auflagerungen auf dem Wandendokard der rechten Herzkammer

Zerlegungsbefund: Außer allgemeiner Wäßrigkeit des Tierkörpers und Flüssigkeitsansammlungen in den serösen Höhlen werden venöse Stauungserscheinungen und/oder metastatische Infektionsherde in verschiedenen Organen (hauptsächlich in Lungen oder Nieren) gefunden. Der Herzbeutel zeigt nur bei traumatischer Endokarditis entzündliche Veränderungen an der Perforationsstelle des Fremdkörpers. Das Herz kann vergrößert (Hypertrophie) oder besonders dünnwandig (Dilatation) sein, weist aber nur selten Myokardveränderungen (Myokarditis, Herzinfarkt) auf. Nach sektionsgerechter Eröffnung des Herzens werden Klappen, Wandendokard und große Gefäßstämme auf das Vorhandensein der stecknadelkopf- bis hühnereigroßen, blumenkohlförmigen Wucherungen mit glatter oder zerklüfteter Oberfläche sowie auf etwaige Thrombenbildungen untersucht. Nach den Zerlegungsstatistiken sind bei 60 % der endokarditiskranken Rinder mehrere Herzklappen gleichzeitig befallen, wobei die Trikuspidalis (50 %) weit häufiger als die Mitral- und Pulmonal- (je 15 %) oder die Aortenklappen (10 %) betroffen werden. Auf Verkalkung beruhende rauhe bis trübe Veränderungen der Herzinnenhaut können auf Hypervitaminose D beruhen (S. 1226). Bindegewebige Verdickungen des Endokards haben keine klinische Bedeutung. Herzklappenzysten werden bei 75 % aller unter 3 Wochen alten Kälber gefunden.

Behandlung und Vorbeuge: Wegen der fehlenden Vaskularisation der thrombendokarditischen Wucherungen und ihrer embolischen Metastasen sowie der häufig vorliegenden Resistenz der beteiligten Erreger (C. pyogenes) verspricht eine Behandlung mit Antibiotika keine Heilungsaussichten; in nicht zu weit fortgeschrittenen Fällen können auf diese Weise aber eine vorübergehende Entfieberung und eine gewisse Besserung des Allgemeinzustandes erreicht werden. Bei Patienten mit lokalen, zur Metastasierung neigenden Eiterungsherden (puerperale Endometritis, eitrige Klauenkrankheiten) läßt sich die Entwicklung einer Herzinnenhautentzündung selbst durch wiederholte Antibiotikagaben nicht immer sicher verhindern.

SCHRIFTTUM

BEREGGI, G. (1938): Endocarditis in tuberculous cattle. Path. Comp. Tub. 4, 64-76. — BIERING, E., & U. SØRENSEN (1963): Om endocarditis incidensen hos kvæg og dens sæsonvariation. Nord. Vet.-Med. 15, 691-695. — DE BRUIN, J. J. H. (1953): Onderzoekingen over de endocarditis bij het rund. Diss., Utrecht. — COLOMBO, S., & A. CESTOLI (1967): Gli ispessimenti endocardici nel bovino. Atti Soc. Ital. Sci. Vet. 19, 388-392. — DIERNHOFER, K. (1946): Endocarditis traumatica beim Rind. Wien. Tierärztl. Mschr. 33, 261-270. — ERREBO-LARSEN, H. (1963): Kliniske tagttagelser ved endocarditis hos kvæg. Nord. Vet.-Med. 15, 645-667. — FISHER, E. W., & I. E. SELMAN (1968): Aortic stenosis in a cow. Vet. Record 82, 618-621. — HAMMER, D., & M. K. ENGLERT (1956): Torulopsis-Endocarditis bei einem Bullen. Tierärztl. Umschau 11, 47-51. — HUHN, J., & D. MÜLLER (1955): Zur Klinik der Endocarditis beim Rind. Berl. Münch. Tierärztl. Wschr. 68, 94-96, 109-110. — KERZEL-ANDERSEN, H. (1963): Undersøgelser over pathogenese, ætiologi og topografi ved kvægets endocarditis. Nord. Vet.-Med. 15, 668 bis 690. — REES-EVAN, T. E. (1957): Bacterial endocarditis in cattle. Vet. Record 69, 1190-1202. — STÜNZI, H. (1962): Zur Pathogenese der Endocarditis valvularis. Schweiz. Arch. Tierheilk. 104, 135-146. — WAGENAAR, G. (1963): De diagnostiek van de endocarditis bij het rund. Tijdschr. Diergeneesk. 88, 1760-1788. — WAGENAAR, G. (1964): Murmurs in cases of endocarditis in cattle. Nord. Vet.-Med. 16: Suppl. 1, 389-395. — WÜLFING-PUTEANUS, I. (1963): Zur Kasuistik der Rotlaufendocarditis beim Rind. Tierärztl. Umschau 18, 242-246.

Mißbildungen im Bereich des Herzens
(Ectopia cordis, Foramen ovale aut interventriculare persistens, Coarctatio aortae)

Vorkommen und Bedeutung: Obwohl etwa 1 % aller neugeborenen Kälber mit einer konnatalen Herzmißbildung behaftet ist, spielen diese in praxi keine größere Rolle, weil schwerwiegendere kardiale Anomalien in der Regel mit Lebensschwäche einhergehen und die Mehrzahl der davon betroffenen Tiere schon während der Geburt oder bald danach, bei den ersten Aufsteh- oder Tränkversuchen, infolge Herzversagens eingeht; solche Kälber liegen meist am Boden und schreien durchdringend („bawling disease'). Geringfügigere und daher zu kompensierende, also mit einer mehr oder weniger normalen Entwicklung des Kalbes zu vereinbarende angeborene Herzdefekte werden dagegen wegen des Fehlens offensichtlicher Krankheitserscheinungen oft übersehen und später entweder nur durch Zufall (Herzuntersuchung, Schlachtbefund) oder nach dem Hinzutreten von Insuffizienzsymptomen bei körperlicher Belastung (Treiben, Transport, Geburt) entdeckt; diese Tiere können nach besonderer Anstrengung ebenfalls an plötzlich einsetzendem Herzversagen verenden.

Wesen, Erscheinungen und Beurteilung: Die auffälligste, bereits von HERING (1849) beschriebene Mißbildung besteht in der *Verlagerung des Herzens* durch eine Brustbeinspalte nach außen (Ectopia cordis fissisternalis) oder unter die Haut vor der Brustapertur (Ectopia cordis cervicalis); Kälber mit der letztgenannten Anomalie können bei entsprechender Pflege mehrere Monate am Leben bleiben, zeigen jedoch eine verzögerte Entwicklung, zum Teil auch Schwierigkeiten beim Abschlucken der Nahrung oder bei der Rejektion des Wiederkaubissens.

Am häufigsten sind jedoch *angeborene Defekte des Herzseptums*, die nach den Untersuchungen von REGAN (1947) und BELLING (1962) in manchen Herden genetisch bedingt sein können. Beim Rind schließt sich die während der Fetalperiode zwischen den beiden Vorkammern bestehende offene Verbindung (Foramen ovale) normalerweise erst im Alter von 1/2 bis 1 1/2 Jahren; sie wird aber bei etwa 15 % der älteren Tiere noch angetroffen (Foramen ovale persistens), ohne krankhafte Symptome auszulösen. Ähnliches

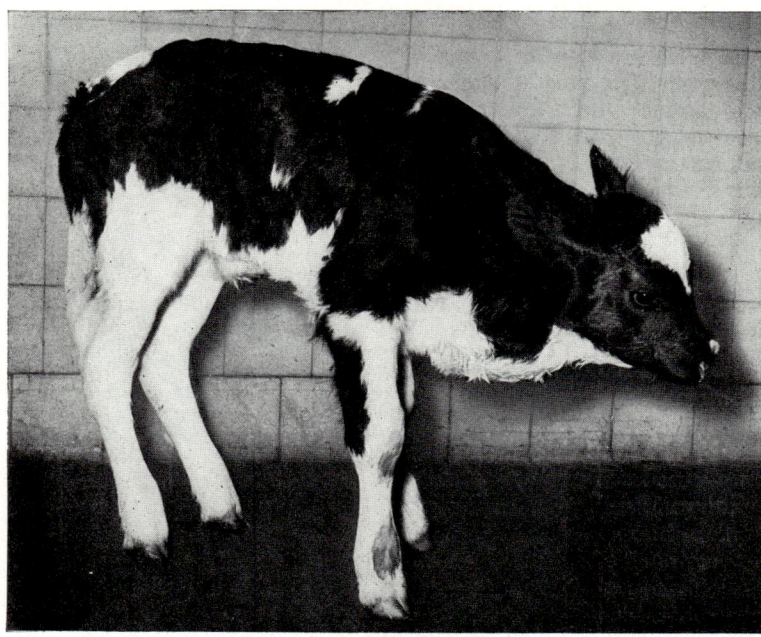

Abb. 58. Ektopia cordis cervicalis bei einem schwarzbunten Kalb

gilt auch für die *Persistenz des Ductus Botalli*. Die bei den gleichfalls nicht so seltenen Defekten der Kammerscheidewand (Foramen interventriculare persistens) auftretenden Funktionsstörungen richten sich nach der Lage und Größe der Kommunikationsöffnung; infolge des systolischen Kammerdruckunterschiedes tritt dabei während der Kontraktion des Herzens in der Regel Blut aus der linken in die rechte Kammer über (Links-Rechts-Shunt). Rinder mit nicht allzu großem unkompliziertem Defekt des Ventrikelseptums sind voll leistungsfähig, weisen aber bei der Herzauskultation rechts und links während der Systole lautrauschende endokardiale Nebengeräusche auf. Bei weitgehendem Fehlen der Herzscheidewand (Cor triloculare biatrium) stellen sich dagegen über kurz oder lang ausgeprägte Zirkulationsstörungen ein.

Die von anderen Haustierarten und vom Menschen her bekannten *komplexen Mißbildungen des Herzens* (FALLOT'sche Trilogie und Tetralogie, EISENMENGER-Komplex, Transposition großer Gefäßstämme) sind auch beim Rind verschiedentlich festgestellt worden. Die mit solchen Anomalien behafteten Tiere bleiben meist in ihrer Entwicklung deutlich zurück und weisen schon nach geringer körperlicher Anstrengung Symptome einer ausgesprochenen, mit Atemnot und Zyanose verbundenen Herzinsuffizienz (S. 90) auf; ihr roter Blutbefund ist vielfach polyzythämisch (S. 128). Die *angeborene Stenose der A. pulmonalis oder der Aorta* wird beim Rind dagegen nur selten beobachtet. Gleiches trifft auch für die *Persistenz des rechten* Aortenbogens zu, die eine Einengung des

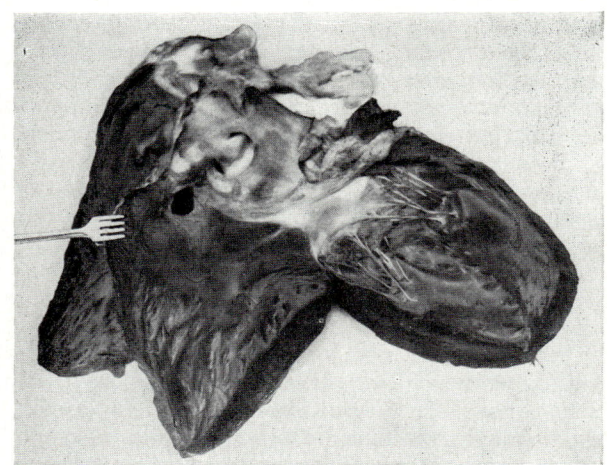

Abb. 59. Foramen interventriculare persistens

Schlundes und der Luftröhre bedingen und somit die klinischen Erscheinungen einer Ösophagusstenose (Würgen, Regurgitieren, rezidivierende Tympanie; S. 273) auslösen kann.

Erkennung und Unterscheidung: Während die Diagnose der Herzektopien ohne weiteres zu stellen ist, lassen sich kleinere, nicht mit Funktionsstörungen oder endokardialen Nebengeräuschen einhergehende Septumdefekte am lebenden Tier kaum feststellen. Die bei größerem persistierendem Foramen interventriculare auftretenden Nebengeräusche sind im Gegensatz zu endokarditischen Herzgeräuschen meist auf beiden Seiten hörbar. Die komplexen Herzanomalien lassen sich in der Regel nur durch vergleichende Aufzeichnung der Herzstrom- und der Herztonkurve sowie durch periphere und intrakardiale Blutdruckmessung analysieren und differenzieren.

Behandlung: Beim Rind kommt eine Therapie von Herzmißbildungen nicht in Betracht.

SCHRIFTTUM

ADAMESTEANU, C., & I. ADAMESTEANU (1968): Anomalies congénitales chez les veaux. Ber. 5. Int. Tag. Rinderkrankh. Opatija, S. 132-134. — AELLIG, A. (1930): Das Foramen interventriculare cordis persistens bei den Haustieren. Schweiz. Arch. Tierheilk. *72*, 509-525. — BELLING, H. (1962): Genetic effect of cardiac ventricular septal defect in Hereford cattle. Vet. Med. *57*, 965-968. — BOWEN, J. M., & R. W. ADRIAN (1962): Ectopia cordis in cattle. J. Amer. Vet. Med. Ass. *141*, 1162-1167. — BREUKINK, H. J., J. KRONEMAN & P. KREDIET (1965): A Fallot's tetralogy in a Friesian calf. Tijdschr. Diergeneesk. *90*, 1164-1176. — COLLET, P., & G. DALLÉRY (1961): Cardiopathie congénitale chez un jeune veau; communication interauriculo-ventriculaire. Bull. Soc. Vét. Méd. *63*, 379-386. — CORDY, D. R., & W. E. RIBELIN (1950): Six congenital cardiac anomalies in cattle. Cornell Vet. *40*, 249-256. — DUBOIS, M. (1962): Notes de cardiologie clinique. 2. Anomalie cardiaque congénitale chez un veau. Rec. Méd. Vét. *138*, 101-111. — FISHER, E. W., & H. M. PIRIE (1964): Malformations of the ventricular septal complex in cattle. Brit. Vet. J. *120*, 253-272. — FISHER, E. W., H. M. PIRIE & A. HECTOR (1962): An Eisenmenger complex in an Ayrshire heifer. Vet. Record *74*, 447-453. — GODGLÜCK, G. C. (1962): Mißbildungen des Herzens bei Tieren. Dtsch. Tierärztl. Wschr. *69*, 98-102. — HERING, E. (1849): Beschreibung eines Kalbes mit freiliegendem Herzen (Ektopia cordis). Rep. Tierheilk. *10*, 79-88. — HERZOG, A. (1961): Zur pathologischen Anatomie der Herzmißbildungen des Kalbes (Beitrag zur Frage der Herzmißbildungen bei Tieren). Diss., Gießen. — HERZOG, A. (1963): Über einen kombinierten angeborenen Herzfehler mit Klappenmißbildung beim Kalb. Berl. Münch. Tierärztl. Wschr. *76*, 138-140. — KJANDARJAN, K. A. (1960): Über eine halswärts gerichtete Verlagerung des Herzens beim Kalb (russisch). Izvest. Akad. Nauk Armjanskoj SSR. Biol. Nauki, Erevan *13*:11, 93-95. — LEATHERS, J. E., J. L. BENNETT, CH. EASTIN & J. REEVES (1965): Physiological and anatomic studies in congenital heart disease in the bovine. Case of origin of both great vessels from the right ventricle, pulmonary stenosis and aortico-pulmonary window. Arch. Pathol. Chicago *80*, 534-539. — MILLEDGE, R. D., CH. E. EASTIN & J. T. REEVES (1968): Physiologic and radiographic studies of cervical ectopia cordis in a calf. J. Amer. Vet. Med. Ass. *152*, 161-167. — NIE, C. J. VAN (1963): The ventral or apical ventricular septal defect in animals. Tijdschr. Diergeneesk. *88*, 998-1001. — NIE, C. J. VAN (1967): Vasculair rings; anomalies of the fourth aortic arch in the pig and the cow. Tijdschr. Diergeneesk. *92*, 308-319. — RITTENBACH, P. (1964): Ectopia cordis in Kombination mit mehrfachen weiteren Herzanomalien bei einem Kalb. M.-hefte Vet.-Med. *19*, 858-861. — ROBERTS, S. J., P. C. KENNEDY & D. D. DELEHANTY (1953): A persistent right aortic arch in a Guernsey bull. Cornell Vet. *43*, 537-542. — RUPPERTZ, P. R. (1961): Angeborene Herzfehler bei Kälbern. Diss. Gießen. — SCHMIDT, P., & C.-U. VON MICKWITZ (1964): Zur Häufigkeit u. Pathologie der kongenitalen Herzfehler bei Schwein und Rind. M.-hefte Vet.-Med. *19*, 541-546. — SEREN, E., & G. VACIRCA (1964): Contribution à la connaissance des malformations congénitales des bovins; un cas de ‹ectopia cordis cervicalis› chez une génisse. Nord. Vet.-Med. *16*:Suppl. 1, 530-532. — VACIRCA, G. (1964): Contribution clinico-radiologique à l'étude des cardiopathies congénitales des bovins; pentalogie de Fallot. Nord. Vet.-Med. *16*:Suppl. 1, 396-400. — VITUMS, A. (1964): Ectopic heart of a Shorthorn bull. Anatom. Anz. *114*, 48-61. — WAGENAAR, G., P. KREDIET & C. J. VAN NIE (1963): Enkele gevallen van aangeboren hartgebreken bij het rund. Tijdschr. Diergeneesk. *88*, 1298-1307. — WERNER, E. (1964): Ectopia cordis cervicalis beim Kalb. M.-hefte Vet.-Med. *19*, 183-187. — WILKENS, H. (1954): Ectopia cordis thoracalis fissisternalis beim Kalb. Tierärztl. Umschau *9*, 389-392.

Geschwülste des Herzbeutels und des Herzens
(Tumores pericardii et cordis)

Vorkommen und Bedeutung: Primäre Geschwülste des Herzbeutels oder des Herzens sind beim Rind zwar im Vergleich zum Menschen oder anderen Haustieren relativ häufig; derartige Tumoren werden jedoch nur ausnahmsweise am lebenden Tier diagnostiziert, sondern meist als Ursache plötzlicher Todesfälle oder von Nottötungen, gelegentlich auch als Nebenbefund bei der Normalschlachtung, festgestellt. Am Herzbeutel kommen in erster Linie Fibrome, Lipome und Endotheliome vor, an Herzmuskel und Herzinnenhaut auch Neurinome (S. 654), Sarkome, Rhabdomyome und Leiomyome. Wesentlich häufiger werden Sekundärgeschwülste gefunden, insbesondere Herzbeutel- und Herzmuskelleukose (S. 60).

Erscheinungen und Verlauf: Die Symptome hängen vor allem vom Sitz und vom Umfang des Tumors ab. Geschwülste des Herzbeutels führen bei größerer Ausdehnung zu Erscheinungen, die denen einer Perikarditis ähneln (leise Herztöne, Vergrößerung des Perkussionsfeldes, venöse Stauung, S. 85). Der Krankheitsverlauf ist oft schleppend; er wird von zunehmender Apathie und allmählicher Abmagerung begleitet. Bei den übrigen Herzgeschwülsten stehen meist Insuffizienzerscheinungen (S. 90) mit Atemnot im Vordergrund, die – insbesondere bei Neurinomen – mit Störungen der Herzschlagfolge (S. 96) oder mit endokardialen Nebengeräuschen (S. 100) einhergehen können. Betroffene Rinder verenden zum Teil an plötzlichem Herzversagen, wenn die Geschwulst zufällig zu mechanischer oder embolischer Verstopfung der Herzostien oder der großen Gefäßstämme führt.

Beurteilung: Obwohl Herzbeutel- und Herzgeschwülste mit Ausnahme leukotischer Veränderungen (Vergrößerung von Körperlymphknoten, Lymphozytose; S. 64) in der Regel nicht sicher als solche zu erkennen sind, weisen die bei größeren kardialen oder perikardialen Tumoren fast stets vorhandenen, mehr oder weniger bedrohlichen Erscheinungen der Herzstauung oder Herzschwäche auf die Notwendigkeit einer sofortigen Verwertung des Tieres hin.

SCHRIFTTUM

ALMEJEW, CH. S. (1965): Über Geschwülste im Herzen von Tieren. M.-hefte Vet.-Med. *20*, 348-351. — CHANDRASEKHARAN NAIR, K. P., & G. A. SASTRY (1954): Leiomyoma of the heart of a cow. Indian Vet. J. *30*, 313-315. — MACCHIONI, J. (1936): Rabdomioma (armatoblastoma) del cuore in bovino. Nuovo Ercolani *41*, 387-397. — MAGNUSSON, G.(1961):Primärtumoren im Herzen des Rindes. Dtsch. Tierärztl. Wschr. *68*, 405-409. — MOSSDORF, A. (1930): Geschwülste am Herzen. Zschr. Vet.-Kunde *42*, 409-414. — MONTRONI, L. (1938): Tumore neuroblastico del cuore di un bovino. Nuova Vet. *16*, 275 bis 281. — PALLASKE, G. (1939): Primäre maligne Herzbeutelgeschwulst beim Rind. Tierärztl. Rundschau *45*, 111-114. — PAMUKČU, A. M. (1957): Über einen Fall von Schwannom des Herzens bei einer Kuh. Berl. Münch. Tierärztl. Wschr. *70*, 65-66. — PINES, R. E. (1939): Myxoma of a bovine heart. Rev. Fac. Vet. Med. São Paulo *1*, 59-68. — TER SCHURE, A. F. R. (1962): Een tumor in een rundeshaart. Tijdschr. Diergeneesk. *87*, 1205-1206.

Krankheiten der Blutgefäße

Kreislaufschwäche (Schock, Kollaps)

Wesen: Der Kreislaufinsuffizienz liegt nach dem derzeitigen Wissenstand eine mit Verminderung des Blutdruckes und des Stromminutenvolumens verbundene Störung der normalen Blutversorgung (hämodynamische Homöostase) zugrunde, die durch krankhafte Erweiterung oder Verengerung der Gefäße und/oder durch Veränderungen von Blutmenge oder -zusammensetzung verursacht wird. Dabei entsteht ein Mißverhältnis zwischen dem Fassungsvermögen des Blutgefäßsystems und der verfügbaren Blutmenge. Das apoplektiform oder perakut verlaufende Syndrom des Kreislaufkollapses oder -schocks ist durch hochgradige Körperschwäche sowie ausgeprägte Zirkulationsstörungen (kühle Haut, Blässe, Zyanose der Schleimhäute, Tachykardie, mangelhafte Venenfüllung) gekennzeichnet und endet vielfach unter komatösen oder tetanoiden Erscheinungen tödlich.

Vorkommen und Bedeutung: Beim Rind stellt die Kreislaufschwäche die häufigste und wichtigste Störung der Hämodynamik dar; sie kann mit einer primären oder sekundären Herzschwäche verbunden sein (siehe Abb. 53). Derartige Schockzustände treten im Verlauf verschiedenster schwerer oder tödlich verlaufender Krankheiten auf;

sie sind nur bis zu einem gewissen Grade spontan reversibel oder therapeutisch beeinflußbar. Der nahende oder bereits eingetretene Kreislaufkollaps gibt in vielen Fällen Anlaß zur sofortigen Nottötung des betroffenen Tieres, da die auch dem Laien lebensbedrohlich erscheinenden Symptome oft als unheilbar angesehen werden. Obwohl der Kreislaufinsuffizienz große praktische Bedeutung zukommt, sind die Möglichkeiten einer Unterscheidung und Behandlung solcher gefährlichen Zustände beim Rind bisher erst wenig geprüft worden. Die auf diesem Gebiet beim Menschen und anderen Tierarten gewonnenen Erfahrungen lassen sich aber nur teilweise auf die Verhältnisse bei den großen Hauswiederkäuern übertragen.

Ursachen und Krankheitsgeschehen: Trotz weitgehender symptomatologischer Übereinstimmung der im folgenden zu besprechenden Schockformen können diese bezüglich ihrer Ätiologie und Pathogenese sehr unterschiedlich sein. In den meisten Fällen sind dabei mehrere Faktoren und Regulationsmechanismen im Spiel, die sich zudem wechselseitig beeinflussen können (siehe Abb. 53).

Der *neurogene Schock* wird durch das teilweise oder vollständige Versagen der die Blutverteilung regelnden Kreislaufzentren ausgelöst. Die nachfolgende, durch Vasokonstriktorenlähmung verursachte Gefäßerweiterung führt zu hämodynamischen Störungen, da die vorhandene Blutmenge das erweiterte Gefäßsystem nicht mehr auszufüllen vermag und die metabolischen Austauschvorgänge infolge der Stromverlangsamung behindert werden (Sauerstoffmangel, CO_2-Überladung, Azidose). Auch bei den übrigen Formen des zirkulatorischen Schocks tritt nach länger anhaltender ungenügender Blutversorgung des zentralen Nervensystems oft sekundär eine zentral bedingte Gefäßschwäche hinzu. Durch Ausfall kompensierender Regulationsmechanismen, die einen Minimalkreislauf aufrechterhalten (sogenannte Kreislaufzentralisation), wird schließlich der Übergang zum irreversiblen und daher tödlichen Kreislaufversagen vollzogen (paralytischer Schock). Die primär zentral bedingte Kreislaufschwäche kommt beim Rind demgegenüber relativ selten, im Zusammenhang mit schweren Erkrankungen des zentralen Nervensystems durch die Einwirkung von Hitze oder Elektrizität (S. 1320) oder durch Überdosierung von Narkotika sowie bei Zusammenbruch des Stoffwechsels (Leberkoma, S. 1068; Urämie, S. 383; Gebärparese, S. 1009), vielen Intoxikationen (zum Beispiel Botulismus, S. 816; toxische puerperale Endometritis), zahlreichen Infektionen (etwa Euterentzündungen durch E. coli und C. pyogenes) und bei der Verbrennungskrankheit (S. 1315) vor.

Der *angiogene Schock* beruht dagegen auf einer peripher bedingten Schwäche oder Lähmung der Gefäßmuskulatur, welcher oft eine anhaltende, zu metabolischen Störungen führende kompensatorische Vasokonstriktion vorangegangen ist. Hämodynamisch wirkt sich eine solche Blutgefäßerweiterung vor allem an den gefäßreichen Organen und in den physiologischerweise als Blutspeicher dienenden Gefäßsystemen (Haut, Lunge, Milz, Leber), insbesondere aber im Splanchnikusgebiet aus. Die damit der Zirkulation entzogenen und nicht sofort ersetzbaren größeren Blutmengen bewirken in den betroffenen Organgebieten eine mit Störungen des Stoffaustausches verbundene Blutstromverlangsamung, die eine vermehrte Durchlässigkeit der Gefäßwände und den Übertritt größerer Plasmamengen in das perivaskuläre Gewebe zur Folge haben (protoplasmatischer Schock). Der angiogene Kollaps kommt beim Rind häufig im Zusammenhang mit Ileuszuständen und plötzlichen Druckveränderungen im Bereich der Bauchhöhle (Flüssigkeits- beziehungsweise Gasentzug bei Eihautwassersucht, Aszites [S. 361], Tympanien und Überladung der Vormägen [S. 265, 273], des Labmagens [S. 289] oder des Darmes [S. 327]) sowie bei schwerer Entzündung des Bauchfells (S. 358), der Lungen (S. 160) oder des zentralen Nervensystems (S. 628 ff., 792 ff.) oder bei Wärmestauungen (S. 1314) vor. Dabei wird die Gefäßlähmung von Fall zu Fall durch verschiedene, teilweise noch unbekannte, toxisch oder allergen wirkende Stoffe ausgelöst (Bakterientoxine, Histaminkörper, Eiweißzerfallsprodukte).

Besondere Bedeutung kommt beim Rind den durch *Veränderungen der Blutmenge und -zusammensetzung* hervorgerufenen Schockformen zu, die meist auf eine Ruptur (hämorrhagischer Schock) oder auf vermehrte Durchlässigkeit von Blutgefäßen (hypovolämischer Schock) zurückzuführen sind. Ein solcher Verlust größerer Mengen von

Blut, Blutflüssigkeit oder Wasser (nach außen oder in die Körper- und Organhöhle hinein) hat eine wesentliche Abnahme des Blutvolumens zur Folge, die zunächst durch gefäßverengernde Kreislaufregulationen bei zwar reduziertem Herzminutenvolumen, aber unter Aufrechterhaltung eines ausreichenden Blutdruckes ausgeglichen werden kann. Das durch kompensatorische Blutverdünnung (Hydrämie, Anämie, S. 126) oder zwangsläufige Bluteindickung (Hämokonzentration, S. 127) bedingte Hinzutreten metabolischer Störungen (Sauerstoffmangel, Ansammlung von Kohlendioxyd und Stoffwechselschlacken) führt aber dann nach einiger Zeit zur Vasomotorenlähmung und damit zur weiteren Verschlechterung der Kreislaufverhältnisse. Die vorgenannten Schockformen treten beim Rind hauptsächlich nach starker Blutung (S. 110), bei schweren Blutkrankheiten (Anämie, S. 126; Hämoglobinämie, S. 127; Methämoglobinämie, S. 1165, 1170, 1183) und bei zahlreichen, mit Gefäßschädigung sowie größerem Flüssigkeitsverlust verbundenen Infektionskrankheiten (zum Beispiel bei der Salmonellose, S. 752) und Intoxikationen (etwa bei der Pansenazidose, S. 252) auf.

Erscheinungen und Verlauf: Das Krankheitsbild der Kreislaufschwäche wird hauptsächlich durch den Grad der Zirkulationsstörung, weniger aber durch deren Ursache bestimmt. Die ersten Anzeichen einer solchen Insuffizienz bestehen in verminderter Anteilnahme an der Umgebung und deutlichem Ruhebedürfnis (Somnolenz) sowie in unsicherem, schwankendem Gang; des weiteren sind ungleichmäßige Verteilung der Hauttemperatur, kühle Akren (Ohren, Hörner, Gliedmaßenenden, Schwanz) sowie eine beschleunigte und verstärkte Herztätigkeit zu beobachten. Die Verdauungs- und Ausscheidungsfunktionen sind eingeschränkt.

Mit zunehmender Verschlechterung der Kreislaufsituation verstärken sich die genannten Symptome rasch. Im ausgeprägten Schock werden die Tiere hochgradig apathisch, verharren in normaler Brustlage (häufig mit seitwärts an die Brustwand angelegtem oder am Boden aufgestütztem Kopf) und erheben sich nur mühsam oder gar nicht (Festliegen). Nach dem Auftreiben drängen sie nach vorn, taumeln oder brechen nach kurzer Zeit wieder zusammen. Die Körpertemperatur sinkt meist unter den Normalwert. Die Oberfläche kollabierter Rinder fühlt sich kühl und feucht an. Ihre Pupillen sind erweitert (Mydriasis). Die Schleimhäute erscheinen trocken, blaß, schmutziggrau oder zyanotisch. Nicht selten finden sich Symptome einer ausgeprägten Exsikkose (eingesunkene Augäpfel, verminderter Hautturgor). Am Herzen können infolge schlechter Sauerstoffversorgung sekundäre Insuffizienzerscheinungen (S. 92) auftreten; meist lassen sich hochfrequente (120 bis 140 Schläge pro Minute), schwache und undeutlich abgesetzte Herztöne feststellen, die gelegentlich von zischenden systolischen Nebengeräuschen begleitet werden. Der Puls ist klein, und die schlecht gefüllten, kaum zu stauenden Venen lassen sich nur schwer punktieren.

Durch die eingeschränkte Blutversorgung wird die Funktionstüchtigkeit fast aller Organapparate mehr oder weniger stark beeinträchtigt. Die Atmung ist im komatösen Stadium vertieft und verlangsamt; im übrigen bestehen Dyspnoe und Zeichen der Lungenstauung (S. 93). Die Verdauungstätigkeit ruht weitgehend, und auch die Harnproduktion ist stark gestört (Oligurie, S. 383; Proteinurie, S. 381). Diese Erscheinungen verstärken sich mit zunehmender Kreislaufzentralisation und sinkendem Blutdruck. Der irreversible, tödliche Kreislaufzusammenbruch tritt entweder unauffällig im tiefen Koma ein, oder er wird von generalisierten Streckkrämpfen begleitet. Die agonale Phase endet innerhalb kurzer Zeit durch Atemlähmung und Herzstillstand.

Beurteilung: Den Kreislaufverhältnissen kommt bei allen Allgemeinerkrankungen besondere prognostische Bedeutung zu. Die Feststellung einer beginnenden oder manifesten Kreislaufschwäche zwingt den Tierarzt stets, die noch bestehenden Heilungsaussichten gegenüber dem Risiko einer Weiterbehandlung abzuwägen. Bei dieser Entscheidung müssen die Ursache der Kreislaufinsuffizienz, der Schlachtwert des Tieres und der Wunsch des Tierbesitzers Berücksichtigung finden. Eine Stabilisierung des Kreislaufes gelingt am ehesten bei Jungtieren, beim Volumenmangelkollaps und beim Schock infolge Veränderung der Blutzusammensetzung; schwere toxisch-metabolische Schockzustände und der zentral bedingte Kreislaufzusammenbruch sind dagegen oft nicht mehr beeinflußbar. Im Schock befindliche Patienten sollten einem zur Behebung ihres Grundleidens erforderlichen operativen Eingriff erst nach vorheriger medikamentöser Kreislaufstärkung unterzogen werden.

Erkennung und Unterscheidung: Vorliegen und Grad einer Kreislaufinsuffizienz lassen sich klinisch aufgrund der typischen Symptomatik fast stets diagnostizieren. Zusätzliche Anhaltspunkte könnten die Hämatokritbestimmung (Anämie unter 30 %, Hämokonzentration über 40 %), rotes und weißes Blutbild (S. 125, 130) sowie die beim Rind allerdings bislang wenig gebräuchliche Blutdruckmessung ergeben. Weitere, unter Umständen ebenfalls diagnostisch verwertbare Veränderungen der Blutzusammensetzung bestehen in ausgeprägter Blutazidose (Verminderung der Alkalireserve), Hyperkaliämie und Hyponatriämie. Größere Schwierigkeiten kann jedoch die Unterscheidung der einzelnen Schockformen bereiten; dies gelingt meist eher durch Ermittlung der Krankheitsursache als aufgrund der klinischen Symptomatik. Im fortgeschrittenen Schockstadium und im Zustand der Kreislaufzentralisation werden die Erkennung der Primärkrankheit und die Feststellung von Form und Ursache des Kreislaufversagens allerdings oft sehr erschwert oder völlig unmöglich, weil dann sämtliche Organfunktionen weitgehend gestört sind. In derartigen Fällen sollte daher mit dem Rat zur Nottötung nicht gezögert werden.

Zerlegungsbefund: Da die dem Kollaps zugrundeliegenden Kreislaufstörungen vorwiegend funktioneller Natur sind, bietet die Sektion keine charakteristischen Veränderungen. In der Regel werden einzelne Organe oder Körperregionen besonders blutleer oder blutreich befunden; oft tritt die Kongestion im Splanchnikusgebiet durch die strotzende, schwarzrote Gefäßzeichnung besonders deutlich hervor. Nach Schädigung der Gefäßwände sind vielfach auch subseröse und submuköse punktförmige oder mehr flächenhafte Blutungen, vor allem am Herzen und hier oft mit Myokardläsionen (S. 94) vergesellschaftet, festzustellen.

Behandlung: Im Schock befindliche Tiere müssen unter größtmöglicher Schonung untersucht und behandelt werden (Vorsicht bei Venenstauung vor der intravenösen Infusion!); sie sollten möglichst wenig bewegt werden (Verbringen in Brustlage, Umstellen der gesunden Nachbartiere). An erster Stelle der Therapie stehen die auf die kreislaufgefährdende Primärkrankheit gerichteten Maßnahmen (zum Beispiel Antibiotikagaben bei Infektionen); etwaige operative Eingriffe müssen allerdings unter Umständen bis zur erfolgten Kreislaufstabilisierung verschoben werden. Das bei den verschiedenen Formen der Kreislaufschwäche indizierte therapeutische Vorgehen weist je nach Lage des Falles grundsätzliche Unterschiede auf. Die Einhaltung hierauf abgestimmter Richtlinien ist in praxi aber wegen der polyfaktoriellen Pathogenese der Kreislaufinsuffizienz und der häufig vorliegenden diagnostischen Schwierigkeiten nicht immer möglich, zumal die klinischen Erfahrungen in der Bekämpfung des Kreislaufschocks des Rindes noch begrenzt sind. Insgesamt gesehen werden zentral oder peripher angreifende Kreislaufmittel in der Rinderpraxis zu großzügig und oft unnötig oder in falscher Indikation angewandt, während die weit wirksamere, aber aufwendigere Kreislaufauffüllung eher vernachlässigt wird.

Die Behandlung des *neurogenen* Schocks mit zentral angreifenden Mitteln (Analeptika, wie Pentamethylentetrazol, Koffein; T. I.), wird beim Rind nur selten notwendig. Geeigneter hierfür sind die sowohl zentral als auch peripher kreislaufwirkenden Mittel (zum Beispiel Veriazol, Kardiazol-Ephedrin; T. I.), welche insbesondere bei infektiös-toxisch bedingter Kreislaufschwäche mit Aussicht auf Erfolg eingesetzt werden können, wenn die Dosierung ausreichend gewählt und die Behandlung rechtzeitig wiederholt wird. Die Beeinflussung der rein peripher bedingten Gefäßlähmung bereitet dagegen größere Schwierigkeiten, da die verfügbaren Medikamente infolge starker Nebeneffekte (Adrenalin) oder zu kurzer Wirkungsdauer (Noradrenalin) unter den Verhältnissen der Praxis kaum nutzbringend eingesetzt werden können. Den übrigen peripheren Kreislaufmitteln (Veritol, Ephedrin, Effortil; T. I.) kommt nur eine wenige Stunden anhaltende, begrenzte Wirksamkeit zu.

Der *angiogene* Kollaps wird daher in manchen Fällen ebenso wie der hypovolämische Schock nur durch eine ausreichende Kreislaufauffüllung erfolgreich bekämpft werden können. Dafür ist beim Rind die auch unter Praxisverhältnissen leicht durchführbare kleine *Bluttransfusion* (0,5 bis 1 Liter; siehe T. I.) geeignet, die bei guter Verträglichkeit im Bedarfsfalle innerhalb einiger Stunden mehrmals wiederholt oder als Dauertropfinfusion weitergeführt werden kann. Gleichzeitig sollten zur Gefäßabdichtung 100 bis 200 ml Kalziumboroglukonat intravenös verabreicht werden. Die bei reinem Volumenmangelkollaps ebenso wirksame Infusion von Blutplasma oder Blutersatzflüssigkeiten (Polyvinylpyrrolidon, Dextran; T. I.) verbietet sich beim Rind bisher wegen der Schwierigkeiten der Beschaffung beziehungsweise aus wirtschaftlichen Gründen. Letztlich können bei den mit Hämokonzentration einhergehenden Formen der Kreislaufschwäche auch geeignete *Elektrolytlösungen* (T. I.) eingesetzt werden, insbesondere, wenn bei schwerer Vormagen- oder Magen-Darm-Erkrankung mit der Resorption oral zugeführter Flüssigkeiten nicht zu rechnen ist. Solche Salzlösungen werden bei Kälbern intraperitoneal oder subkutan, bei erwachsenen Rindern dagegen intravenös und unter Umständen als Dauertropfinfusion in Mengen von 10 bis 20 ml pro kg Körpergewicht und Tag verabreicht. Die leicht hypotonen Elektrolytlösungen sollten neben geringen Mengen Traubenzuckers hauptsächlich Natrium- sowie gefäßabdichtende Kalziumionen enthalten.

Bei jeder Form der Kreislaufinsuffizienz muß das betroffene Tier, unter Umständen in mehrstündigen Abständen, wiederholt nachuntersucht und nachbehandelt werden, bis sich seine Blutzirkulation wieder anhaltend stabilisiert hat. Häufig ist auch eine Verbesserung der Stoffwechselsituation durch zusätzliche parenterale Verabreichung von ACTH, Kortikosteroiden (T. I.) oder Antihistaminika (T. I.) sowie die Bekämpfung der Blutazidose mit Hilfe von Natriumbikarbonat (T. I.) angezeigt.

Vorbeuge: Bei zahlreichen schweren Krankheiten und vor langwierigen, im Stehen durchzuführenden Operationen (zum Beispiel Behebung von Ileuszuständen, Vormagenüberladungen, Flüssigkeitsansammlungen) ist zur Vermeidung von Schwäche- oder Kollapszuständen eine rechtzeitige *Kreislaufstützung* angezeigt. Beim Rind hat sich hierfür insbesondere die gleichzeitige intravenöse Verabreichung von Kortikosteroiden (zum Beispiel 100 bis 150 mg Prednisolon), kleinen Traubenzuckermengen (100 bis 200 g in 10- bis 20%iger wäßriger Lösung) und Kalziumpräparaten (100 bis 150 ml Kalziumboroglukonat 24%ig) bewährt. Gelegentlich können zusätzlich auch Elektrolytlösungen (1 bis 2 Liter) oder die Transfusion kleiner Blutmengen nützlich sein. Schockgefährdete Rinder sollten nach Möglichkeit in einem gut eingestreuten, luftigen und kühlen Einzelstall untergebracht und entsprechend beaufsichtigt werden.

SCHRIFTTUM

BRASS, W. (1957): Die Therapie des Kreislaufkollapses. Tierärztl. Umschau *12*, 129-131. — HAPKE, H.-J. (1963): Therapeutische Anwendung und Wirkungsmechanismus der Sympathikomimetika. Dtsch. Tierärztl. Wschr. *70*, 208-214. — KANJUKA, O. (1965): Einfluß des Koffeins auf die Temperatur, den Puls und die Atmung der Kälber (ukrainisch). Tezy Dopovidej 21. Stud. Nauk. Konf. Didsumkam Naukovod. Roboty 1964. *1965*, 9-10. — KRAUSE, D. (1954): Die Kreislaufinsuffizienz und ihre Therapie. Tierärztl. Umschau *9*, 330-336.

Blutung (Haemorrhagia)

Wesen: Das Ausfließen von Blut durch die geschädigte oder verletzte Wand eines oder mehrerer Gefäße wird je nach deren Natur als arterielle, venöse oder kapilläre Blutung bezeichnet; die dabei der Zirkulation verlorengehende Blutmenge gelangt entweder in das benachbarte lockere Bindegewebe (Hämatom, S. 112), in Organ- oder Körperhöhlen (innere Blutung) oder aber an der Körperoberfläche nach außen (äußere Blutung). Eine solche Hämorrhagie tritt entsprechend dem Ausmaß der Gefäßläsion einfach oder multipel auf; sie kann je nach Ursache und Umfang des Blutverlustes (kurzfristige oder anhaltende Sicker- oder massive Blutung) ein mehr oder weniger schwerwiegendes Symptom verschiedenster Krankheiten sein.

Vorkommen und Ursachen: Mit Blutaustritt verbundene toxische Schädigungen der Gefäßwände sind als Begleiterscheinung bei einigen septikämischen Infektionskrankheiten zu beobachten (Rinderpest, S. 848; Milzbrand, S. 852; Pasteurellose, S. 730). Den meist durch multiple Blutungen gekennzeichneten hämorrhagischen Diathesen (S. 1311) liegen teils ebenfalls Permeabilitätsstörungen der Gefäße, teils aber Beeinträchtigungen des Blutgerinnungsvorganges zugrunde. Eitrig-nekrotisierende Prozesse können zur Arrosion benachbarter Blutgefäße führen (Lungenblutung, S. 153), wenn diese den Defekt nicht durch reaktive thrombotische Zubildungen verschlossen halten, oder völlig durch solche obliteriert werden (Tuberkulose, S. 856; pyogene Thrombose der Vena cava caudalis, S. 118). Flächenhafte kapilläre Blutungen treten bei hämorrhagischen Schleimhautentzündungen auf (Kokzidiose, S. 901; Salmonellose, S. 752; Pyelonephritis, S. 764; blutig-eitrige Zystitis, S. 394; Arsen- oder Rizinusvergiftung, S. 1154, 1274).

Hämorrhagien aus größeren Arterien oder Venen beruhen meist auf grob-traumatischen Einwirkungen (Gefäßverletzung) oder auf unzulänglicher Blutstillung bei chirurgischen Eingriffen (postoperative Blutung nach unterlassener Ligatur der durchtrennten Gefäße), seltener auch auf einer Spontanruptur (Aneurysma, S. 123). Beim Rind treten äußere Blutungen vor allem nach akzidenteller Eröffnung großer, am Unterbauch, Euter oder den Gliedmaßenenden gelegener Gefäße (Stacheldrahtriß), nach dem Enthornen (S. 45) oder nach einer Klauenamputation (S. 603), sowie nach Kastration männlicher Tiere (S. 412) auf. Über den Sitz innerer Hämorrhagien ergeben sich nur dann nähere Hinweise, wenn das Blut dabei aus bestimmten Körperöffnungen austritt. ‚Nasenbluten' kann sowohl aus der Nase selbst als auch aus den tieferen Abschnitten des Atmungsapparates stammen (S. 140, 153). Im Kot enthaltenes hell- bis dunkelrotes, frisches oder geronnenes Blut läßt auf Schleimhautläsionen im kaudalen Bereich des Verdauungsapparates (etwa infolge unsachgemäßer rektaler Untersuchung) schließen, während Blutungen des Labmagens oder des Dünndarmes den Fäzes eine dunkelbraune bis schwärzliche Färbung (Meläna) und üblen Geruch verleihen (S. 61, 285, 343). Blutaustritt aus der Scheide ist meist auf eine voraufgegangene Schwergeburt, gelegentlich aber auf eine Fehlbedeckung oder auf eine sadistische Verletzung zurückzuführen. Blutbeimengungen im Harn stammen entweder aus den Nieren oder aus den harnableitenden Wegen (S. 380). In die Körperhöhlen hinein erfolgende Hämorrhagien sind beim Rind sehr selten (Hämothorax, S. 172; Hämoperikard, S. 89; Hämoperitoneum, etwa infolge Ruptur der leukotischen Milz (Taf. 3 e), nach Ovariotomie oder Gelbkörperenukleation, S. 60, 425). Etwas häufiger kommt es dagegen zu umfangreicheren Blutungen in die Vormägen infolge Fremdkörpertraumas (wobei der stechende Gegenstand entweder ein größeres Gefäß direkt verletzt, oder dieses durch die von ihm ausgelöste nekrotisierende Eiterung arrodiert wird) oder nach mangelhafter Unterbindung der anläßlich einer Rumentomie durchschnittenen Pansenwandgefäße; tiefreichende Labmagengeschwüre (S. 285) und die oft mit ihnen vergesellschaftete Labmagenleukose (S. 61) können ebenfalls Anlaß zu schwerwiegendem Blutverlust geben.

Die durch stumpfe Gewalteinwirkung ausgelösten, innerhalb des umgebenden Gewebes abgefangenen Hämorrhagien führen zur Bildung von Hämatomen, die im nächsten Abschnitt gesondert besprochen werden (S. 112).

Erscheinungen und Verlauf: Die *örtlichen Symptome* sind je nach der Ursache des Leidens unterschiedlich; sie äußern sich von Fall zu Fall in punktförmigem bis flächenhaftem Blutaustritt aus den Schleimhäuten (Maul, Nase, Augen, Scheidenvorhof oder Vorhaut), in der Entleerung bluthaltiger Sekrete oder Exkrete (Blutschwitzen, S. 1313; Meläna, S. 343; Blutharnen, S. 382) oder im Auftreten einer oder mehrerer hämatombedingter Umfangsvermehrungen (S. 112), bei äußerer Blutung dagegen im Heraussickern (kapilläre Blutung) oder Ausfließen von dunkelrotem Blut (venöse Blutung) oder im pulssynchronen Hervorspritzen von hellrotem Blut (arterielle Blutung).

Innere (‚okkulte') Hämorrhagien machen sich oft erst durch das Einsetzen allgemeiner Erscheinungen bemerkbar, die – unabhängig von der Pathogenese des Blutverlustes – eintreten, sobald dieser 10 bis 20 % der Gesamtblutmenge erreicht oder überschreitet. Solche Patienten weisen eine mehr oder weniger ausgeprägte Anämie (Taf. 3 a), in schweren Fällen auch Anzeichen eines hämorrhagischen Schocks (S. 107) auf.

In der Mehrzahl der Fälle kommt die Blutung durch den natürlichen Gerinnungsvorgang innerhalb weniger Stunden spontan zum Stehen. Nach Verletzung größerer Gefäßstämme oder von Gefäßen, deren thrombotischer Verschluß mechanisch (durch ständige Bewegung) oder chemisch (unter dem koagulationshemmenden Einfluß der Körpersäfte) behindert wird, kann sie jedoch längere Zeit anhalten; das gleiche gilt für Patienten mit krankhafter Blutungsneigung (S. 1311). Unter solchen Voraussetzungen führt die Hämorrhagie unter Umständen durch Verbluten zum völligen Zusammenbruch des Kreislaufs (S. 106).

Beurteilung: Die Prognose hängt weitgehend von Ursache, Sitz und Ausmaß der Blutung ab. Bei Patienten mit massiver innerer Hämorrhagie wird das Wesen des Leidens oft zu spät erkannt; außerdem ist das betreffende Gefäß dann häufig nur operativ oder gar nicht zugänglich, so daß die Möglichkeiten einer Rettung beschränkt sind. Stärkeren, aus den natürlichen Körperöffnungen austretenden Blutungen liegt vielfach ein unheilbares Primärleiden zugrunde. Andererseits werden äußere Hämorrhagien, insbesondere von Laien, meist überbewertet, da die dabei verlorengegangene Blutmenge sich nur ungenau abschätzen läßt. Die Gefahr einer Verblutung besteht in der Regel nur nach der Verletzung größerer Gefäßstämme sowie bei anhaltender spritzender arterieller Blutung, wenn bereits mehr als 20 bis 30 % der Gesamtblutmenge (das entspricht etwa 15 bis 20 ml Blut je kg Körpergewicht) verlorengegangen sind.

Behandlung: Die zur Blutstillung geeigneten Maßnahmen sind der Ursache und der Lokalisation der Gefäßschädigung anzupassen. So steht bei infektiös und toxisch bedingten Blutungen die Bekämpfung des auslösenden Primärleidens im Vordergrund. Daneben können die vor allem bei anderweitigen Störungen der Gefäßpermeabilität und des Blutgerinnungsvorganges sowie bei unzugänglichen inneren Blutungen angezeigten gefäßabdichtenden (Kalziumboroglukonat, Vitamin C; T. I.), gerinnungsfördernden (Hämostyptika; T. I.) und kreislaufauffüllenden Mittel (Bluttransfusion; T. I.) angewandt werden, deren Wirksamkeit aber begrenzt und für sich allein häufig ungenügend ist. Bei äußerlicher oder operativ zugänglicher Hämorrhagie bietet die gezielte Unterbindung oder Massenligatur des blutenden Gefäßes die besten Erfolgsaussichten (dabei ist darauf zu achten, daß verletzte Venen sowohl an ihrem herzwärtigen als auch am herzfernen Ende unterbunden werden müssen); wo sich dieses nicht bewerkstelligen läßt, ist das Gefäß nach Möglichkeit abzuklemmen, abzudrehen oder zu quetschen; weitere Möglichkeiten bestehen in der vorübergehenden Abschnürung des betroffenen Körperteiles (ESMARCH'sche Blutleere), im Anlegen eines Druckverbandes oder in der Wundtamponade, bei schwächerer Blutung auch in der Kauterisation. Nach Stillung der Blutung ist der Kreislauf zu kontrollieren und bei Bedarf durch Blutübertragung oder Infusion von Plasma (notfalls auch Elektrolytlösung; T. I.) aufzufüllen. Der Patient ist von den übrigen Tieren abzusondern und unter Beobachtung ruhigzustellen, bis die Gefahr einer Nachblutung innerhalb von 3 bis 8 Tagen vorüber ist.

SCHRIFTTUM

BITARD, P. (1897): Rupture de la veine brachiale chez la vache. Progr. Vét. *10*, 525-527. — HOFMANN, W., & W. MESSERLI (1937): Ein Beitrag zur Therapie innerer Blutungen beim Rind. Schweiz. Arch. Tierheilk. *79*, 51-60. — RUBARTH, S. (1960): Plötzliche Todesfälle beim Rind infolge von Komplikationen bei traumatischen Reticulitiden. M.-hefte Vet.-Med. *15*, 662-667.

Bluterguß (Haematoma)

Wesen: Als Bluterguß oder ‚Blutbeule' wird die auf Gefäßläsion beruhende, mehr oder weniger umfangreiche extravasale Ansammlung von Blut im lockeren subkutanen, subserösen oder inter- und intramuskulären Bindegewebe bezeichnet; Blutungen in seröse oder synoviale Höhlen (Hämoperikard, S. 89; Hämothorax, S. 172; Hämoperitoneum; Hämarthros) fallen dagegen nicht unter den Begriff des Hämatoms.

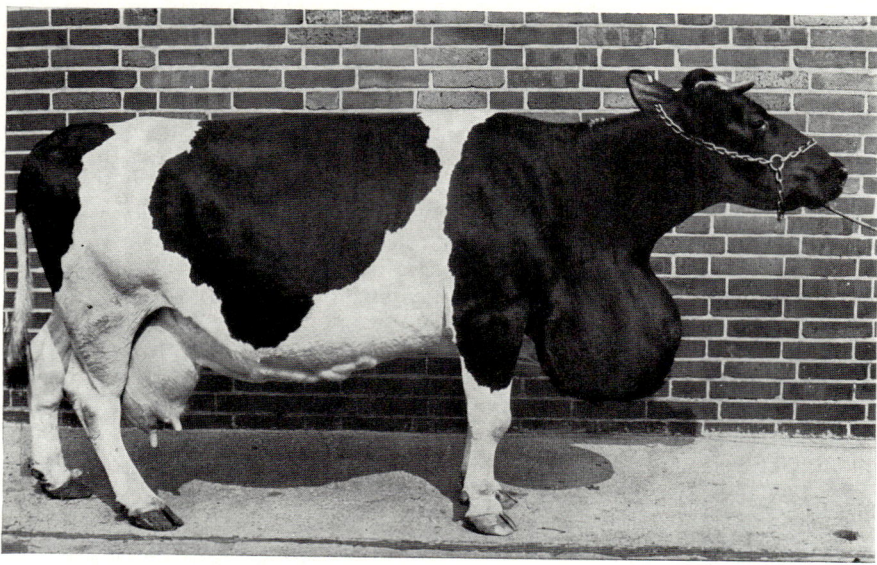

Abb. 60. Medizinballgroßes Hämatom am Triel

Ursachen und Vorkommen: In der *Unterhaut* gelegene Blutergüsse sind beim Rind meist traumatisch bedingt. Die auslösende grobe stumpfe Gewalteinwirkung besteht von Fall zu Fall in Hornstößen (Lauf- oder Offenstallhaltung auf engem Raum, Weidegang), im Anrennen gegen harte Gegenstände oder im Transportieren auf zu kurzer Ladefläche, gelegentlich auch in Stürzen, ‚Verfangen' oder Verkehrsunfällen. Das bestandsweise gehäufte Auftreten von Hämatomen aus geringfügigem oder nicht ersichtlichem Anlaß weist auf das Vorliegen einer abnormen Blutungsbereitschaft hin (siehe hämorrhagische Diathesen, S. 1311). Bevorzugte Lokalisationen der subkutanen Hämatome sind die seitliche Brust- und Bauchwand sowie der Oberschenkel. Die kräftige Schmerzperkussion löst insbesondere beim Treffen der Eutervene mitunter sogenannte ‚Klopfhämatome' am Unterbauch aus.

Subseröse Blutansammlungen treten gelegentlich im Zusammenhang mit Schwergeburten im Beckenraum, an den breiten Mutterbändern, in der Nierenkapsel (Nierenverletzungen, S. 391) oder im Gekröse (Darmquetschung, S. 330) auf. Blutungen in die

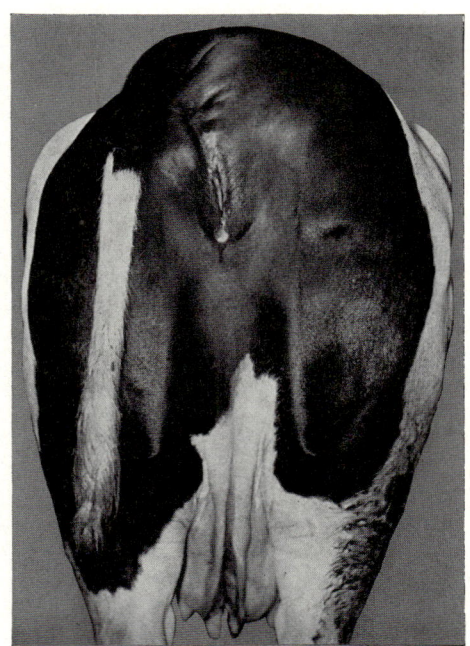

Abb. 61. Umfangreicher transportbedingter Bluterguß zwischen Schwanzwurzel und rechtem Sitzbeinhöcker

Muskulatur beruhen meist auf einer fibrillären Muskelzerreißung (S. 468, 485). Postoperative Wundhämatome sind in der Regel auf die ungenügende Versorgung der während des Eingriffs durchtrennten Gefäße zurückzuführen.

Erscheinungen und Verlauf: Der subkutane Bluterguß äußert sich als meist scharf abgegrenzte Umfangsvermehrung, die deutliche Fluktuation aufweist und bei entsprechender Größe einen sich bodenwärts verbreiternden, schwappenden Sack bildet. Haare und Haut bleiben in diesem Bereich zunächst unverändert; auch die Erscheinungen der akuten Entzündung (Schmerzhaftigkeit) sind beim frischen Hämatom nur geringgradig. In der Folge stellt sich jedoch mitunter ein kollaterales Ödem ein. Bei der nur in anamnestisch und symptomatologisch unklaren Fällen erforderlichen und stets unter völlig sterilen Kautelen durchzuführenden Punktion entleert sich im vollen Strahl frisches oder leicht fade riechendes hämolysiertes Blut von dunkelroter oder rötlichgelber Farbe; mehrere Monate alte Hämatome enthalten eine mehr viskose, honigähnliche Flüssigkeit.

Bei Patienten mit extrem großen oder multiplen Hämatomen können sich allgemeine Krankheitserscheinungen einstellen. Dabei entwickeln sich infolge des erheblichen Blutverlustes Symptome einer akuten Anämie (blasse Schleimhäute, Tachykardie, Erythropenie; S. 128); später sind mitunter apathisches Verhalten und bis zur Kachexie fortschreitende Abmagerung zu beobachten.

Blutergüsse, selbst solche größeren Umfanges, können sich innerhalb weniger Stunden entwickeln. Nicht selten vergrößert sich das Hämatom auch schubweise in mehrtägigen Abständen (Nachblutungen). Der weitere Verlauf hängt vornehmlich von der Größe des Blutergusses ab. Ist dieser nur klein (etwa bis kindskopfgroß), so tritt innerhalb von 2 bis 4 Wochen infolge Resorption der Blutbestandteile eine deutliche Verkleinerung und Schrumpfung bis zum völligen Verschwinden der Umfangsvermehrung ein. Größere Hämatome können dagegen wochenlang nahezu unverändert bestehen bleiben; schließlich erfolgt bindegewebige Organisation unter Ausbildung waschbrettartiger, bis zu mehrere Zentimeter hoher, derber Hautfalten (Hautinduration, S. 39).

Beurteilung und Folgen: Heilungsdauer und -aussichten richten sich nach Größe und Lage (mechanische Irritation) des Blutergusses. Bei bis zu mannskopfgroßen Hämatomen ist innerhalb von 4 bis 6 Wochen Spontanheilung zu erwarten. Größere (bis medizinballgroße) Extravasationen können unter entsprechender Behandlung im Verlauf von 2 bis 3 Monaten abheilen, doch besteht dabei zunächst die Gefahr von Nachblutungen. Bei bereits abgemagerten oder gar kachektischen Tieren mit großen oder multiplen Hämatomen gestaltet sich die Prognose dagegen ebenso wie bei waschwannengroßen Hämatomen im ventralen Bauchwandbereich und bei großen infizierten Blutergüssen ungünstig. Die bakterielle Infektion der großen Blutmenge stellt stets eine unangenehme Komplikation dar, da Fibrin und Serum einen vorzüglichen Nährboden für die Erreger darstellen, was Anlaß zu starken Eiterungen geben kann. Derartige Keimbesiedlungen sind entweder die Folge einer unsterilen Punktion, der operativen Spaltung oder eines spontanen Durchbruchs. Letzterer tritt vor allem dann ein, wenn die über dem Hämatom liegende Haut infolge seröser Durchtränkung oder der dauernden Einwirkung von Harn und Kot (besonders im Perinealbereich) erweicht und der übermäßigen mechanischen Beanspruchung nicht mehr gewachsen ist.

Erkennung und Unterscheidung: Die Diagnose wird aufgrund des Vorberichtes (Trauma, plötzliches Auftreten), des Palpationsbefundes und erforderlichenfalls auch anhand des Ergebnisses einer streng steril durchzuführenden Probepunktion gestellt. Frische Hämatome sollten wegen der Gefahr einer Nachblutung am besten im mittleren Drittel mit einer dünnen Kanüle angestochen werden (Punktionsdefekt zukleben oder durch ein intrakutanes Heft verschließen).

Differentialdiagnostisch können nach der Beschaffenheit des Punktats insbesondere infizierte Hämatome (übelriechende, flockige Flüssigkeit) und Abszesse (Eiterentleerung, meist dicke Kapsel; S. 37) erkannt werden. Im ventralen Bereich der Bauchwand ist außerdem das Vorliegen eines Bruches (Bauchwandhernie, S. 615, 619) auszuschließen, was bei großem Bruchsack zuweilen nur am niedergelegten Tier möglich ist.

Behandlung: Therapeutische Maßnahmen werden in der Regel nur bei größeren Hämatomen notwendig, während bei kleineren die spontane Rückbildung abgewartet werden kann. Das Vorgehen richtet sich nach dem Alter des Extravasates, weshalb der Zeitpunkt seiner Entstehung möglichst genau zu erfragen ist. Patienten mit frischem Bluterguß müssen so untergebracht werden, daß weitere traumatische Einwirkungen ausgeschlossen sind (Aufstallen und Anbinden). Bei hämatombedingter Anämie hat sich die ein- oder mehrmalige Bluttransfusion (T. I.) bewährt, die gleichzeitig gerinnungsfördernd wirkt. Nach Ablauf von 1 bis 2 Wochen kommen lokal hyperämisierende Behandlungsmaßnahmen (zum Beispiel wiederholtes warmes Abbaden, Ichthyolsalbe 30%ig) zur Anwendung; dabei muß auf Schonung der Haut im Bereich der Kuppe des Blutergusses geachtet werden. Die Spaltung des Hämatoms darf erst nach 6 bis 8 Wochen erfolgen, da andernfalls schwere, unter Umständen sogar lebensgefährliche Nachblutungen eintreten können. In solchen Fällen läßt sich das blutende Gefäß dann oft nicht auffinden und unterbinden, so daß nur eine Tamponade der Hämatomhöhle möglich ist. Die Nachbehandlung eröffneter Blutergüsse stützt sich auf wiederholte Spülungen mit leicht adstringierenden antiseptischen Lösungen (T. I.), antibiotische Versorgung und Drainage.

Bei Rindern mit besonders großen oder multiplen Hämatomen ist eine vollwertige, insbesondere aber eiweißreiche Fütterung von besonderer Bedeutung für den therapeutischen Erfolg.

Vorbeuge: Bei Lauf- und Offenstallhaltung läßt sich das Auftreten von stoßbedingten Blutergüssen durch die Enthornung der gesamten Herde (S. 45) wirksam vermeiden.

SCHRIFTTUM

Götze, R. (1941): Die Hämatomkrankheit (Haematomosis) bei Rindern. Dtsch. Tierärztl. Wschr. *49*, 9-10, 244-245. — Hughes, D., R. A. Moore & M. G. Fincher (1958): Massive hematomas. Mod. Vet. Practice *39*:7, 56-57.

Entzündungen der großen Venen (Peri- et Thrombophlebitis)

Wesen: Entzündungen der großen Venen betreffen entweder nur ihre Außenwand und deren nähere Umgebung (Periphlebitis) oder auch die endotheliale Innenauskleidung des erkrankten Gefäßes; in letztgenanntem Falle lösen die Intimaveränderungen in der Regel die Entwicklung eines mehr oder weniger umfangreichen wandständigen Blutgerinnsels aus (Thrombophlebitis).

Vorkommen: Peri- und Thrombophlebitiden sind beim Rind ziemlich häufig, vor allem an der Drosselvene (V. jugularis) und der Milchader (V. subcutanea abdominis), bei Kälbern dagegen am Nabel (Omphalophlebitis, S. 612) zu beobachten.

Ursachen: Die Phlebitiden sind meist auf die versehentliche paravenöse Infusion gewebsschädigender Medikamente (zum Beispiel Kalziumchlorid, Chloralhydrat, Azetylmethionin, Sulfonamide oder Jodsalzlösung), seltener auf eine unsachgemäße oder unsaubere Injektion örtlich verträglicher Präparate zurückzuführen. Gelegentlich können auch anderweitig bedingte entzündlich-infizierte Prozesse, die in der Nachbarschaft einer Vene lokalisiert sind, auf deren Wand übergreifen (infizierte Verletzungen; Phlegmonen, S. 35; Abszesse, S. 37; Nekrobazillose, S. 873; Thrombose der V. cava caudalis, S. 118).

Krankheitsgeschehen: Während sich die selteneren Periphlebitiden auf die Gefäßwand beschränken, kommt es bei der Thrombophlebitis auch zu Verdickungen der Intima (meist im Bereich des Kanüleneinstiches) und zu thrombotischen Auflagerungen. Die paravenösen Entzündungsherde neigen bei Infektion zu allmählicher Demarkation mit Nekrosebildung und Abszedierung; in schwereren Fällen wird dabei auch die arrodierte Vene selbst freigelegt und schließlich abgestoßen. Von der Oberfläche des im Venenlumen liegenden Thrombus losgerissene Partikel verursachen mitunter embolische Metastasen oder regelrechte Gefäßverstopfungen in den blutstromabwärts gelegenen Organen (vor allem in den Lungen, Abb. 65).

Erscheinungen und Verlauf: Die örtlichen Veränderungen der Periphlebitis bestehen anfangs in einer mehr oder weniger umschriebenen schmerzhaften Umfangsvermehrung von Hühnerei- bis Brotlaibgröße, die zentral ziemlich fest (phlegmonös), peripher aber mehr teigig (entzündliches Ödem) erscheint; bei hochgradiger Erkrankung der Drosselvene werden Kopf und Hals auffallend gestreckt gehalten. Später zieht sich die Anschwellung unter zunehmender Induration allmählich zusammen, worauf entweder unter derber Knotenbildung die Abheilung folgt, oder Erweichungsherde und eitrigfistelnde Hautdurchbrüche folgen; nach paravenöser Infusion reizender Arzneimittel kann es in der Umgebung der Eutervene zum flächenhaften Absterben und Loslösen der betroffenen Hautbezirke am Unterbauch kommen (trockenes oder feuchtes Gangrän, S. 24). Bei einer Thrombophlebitis ist das befallene Gefäß als dickwandiger derber Strang zu fühlen; selbst bei vollständiger Verlegung des Venenlumens bleiben nennenswerte Stauungen im peripheren Gefäßabschnitt aber wegen rascher Erweiterung kleinerer kollateraler Venen meist aus. Das Allgemeinbefinden der Patienten ist je nach dem Ausmaß der paravenösen Phlegmone mehr oder weniger stark gestört (Freßunlust, Abgeschlagenheit, Milchrückgang, zum Teil auch Fieber); metastatisch bedingte Komplikationen (Atembeschwerden infolge abszedierender Lungenentzündung, S. 163), sind jedoch selten.

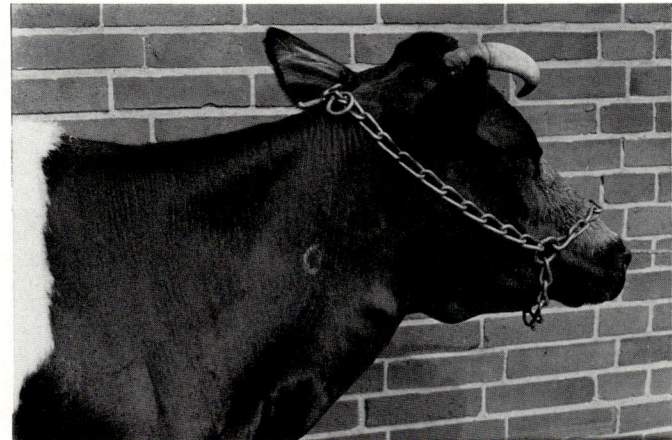

Abb. 62. Knotige Thrombophlebitis der rechten Drosselvene als Folge einer paravenösen Infusion

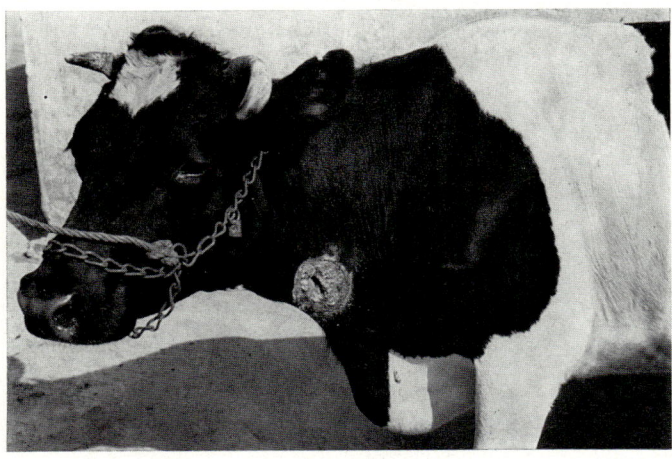

Abb. 63. In gangräneszierender Abstoßung begriffene Peri- et Thrombophlebitis jugularis nach versehentlicher extravasaler Einspritzung einer Kalziumchloridlösung

Beurteilung: Die Prognose der Peri- und Thrombophlebitiden ist für die V. jugularis im allgemeinen günstiger als für die V. subcutanea abdominis, weil am Unterbauch dem Abstoßen der gangränösen Haut oft schwerwiegende und langwierige Komplikationen (nekrotisierende Eiterung der Bauchdecken, Caro luxurians; Abb. 555) folgen. Im übrigen sind die Heilungsaussichten weitgehend vom Ausmaß der am betroffenen Gefäß und in seiner Umgebung vorliegenden örtlichen Veränderungen abhängig; metastatische Keimverschleppungen können aber gelegentlich selbst nach anfänglichem gutartigen Verlauf später noch zur Schlachtung zwingen.

Erkennung: Die örtlichen Befunde und die Begleitumstände (Anschwellung nach intravenöser oder paravenöser Infusion) gestatten in der Regel, eine klare Diagnose zu stellen. Differentialdiagnostisch ist an anderweitige Phlegmonen, Ödeme oder Abszesse im Hals- und Bauchbereich zu denken (S. 35, 34, 37).

Vorbeuge und Behandlung: Iatrogene Venenentzündungen lassen sich bei sachgemäßer Injektionstechnik ziemlich sicher vermeiden; hierbei sind zu beachten: richtige Fixation des Patienten; Überprüfen des Sitzes der bis zum Konus in die gut gestaute Vene eingeführten Kanüle (Ausströmen von Blut); erst nach Lösen der Stauvorrichtung injizieren oder infundieren und dabei die Kanüle samt Olivenende des Infusionsschlauches oder der Injektionsspritze gut festhalten, so daß sich erstere nicht aus dem Venenlumen heraus verlagert; in Zweifelsfällen (stockender Abfluß der Infusionslösung, Abwehr des Tieres) den Sitz der Injektionsnadel sofort erneut kontrollieren; bei Abschluß der Injektion sollte die Kanüle erst dann herausgezogen werden, nachdem sie durch leichtes Stauen der Vene mit einem kräftigen Blutstrahl von den in ihr verbleibenden Arzneimittelresten freigespült wurde. Anstelle der paravenös und subkutan stets stark reizenden Kalziumchloridlösungen empfiehlt sich die Anwendung des verträglicheren Kalziumglukonates oder des lokal praktisch ungefährlichen Kalziumboroglukonates. Nach versehentlicher paravenöser Applikation eines erfahrungsgemäß gewebsschädigenden Medikamentes sind umgehend Maßnahmen zur örtlichen Entzündungshemmung zu ergreifen. Hierfür eignet sich die nötigenfalls nach 12 bis 14 Stunden zu wiederholende gründliche subkutane Umspritzung des Gefäßes mit einem der üblichen Lokalanästhetika oder mit Kortisonpräparaten (Hydrokortison, Prednisolon, Fluorhydrokortison; T.I.), möglichst unter Zusatz von Hyaluronidase und Antibiotika (T.I.); die Haut des betroffenen Gebietes wird in den folgenden 3 bis 5 Tagen mit Hirudoidsalbe (T.I.) bestrichen. In verschleppten Fällen, bei denen bereits eine ausgeprägte Peri- oder Thrombophlebitis vorliegt, empfiehlt sich dagegen tägliches Abbaden der Schwellung mit warmem Wasser (30 Minuten lang) und anschließendes Auftragen von 20- bis 30%iger Ichthyolsalbe auf die abgetrocknete und geschorene Haut (bei hochgradigen Veränderungen zudem auch allgemeine antibiotische Behandlung); auf diese Weise läßt sich der Demarkationsprozeß beschleunigen, wobei es meist innerhalb von 2 bis 4 Wochen zur Abheilung (Resorption) oder aber zur Abszedierung nach außen kommt. Wegen der Blutungsgefahr ist es nicht ratsam, etwaige Erweichungsherde vor Ablauf von 3 Wochen zu spalten. Aus dem gleichen Grunde dürfen die im Verlauf der Eiterung mitunter nach außen tretenden nekrotisierenden Enden der Vene nicht durch Zug entfernt, sondern allenfalls nach vorheriger sorgfältiger Unterbindung (sowohl des herzfernen als auch des herznahen Gefäßabschnittes) im gesunden Bereich reseziert werden. Nach paravenöser Injektion auftretende größere Hautdefekte bedürfen gelegentlich, insbesondere am Unterbauch, einer chirurgischen Versorgung: Hierzu werden nach gründlicher Wundtoilette die aufgefrischten und von ihrer Unterlage lospräparierten Wundlippen mittels Kamm- und Entlastungsnaht bis auf eine 2 bis 3 Zentimeter lange Drainageöffnung im ventralen Wundwinkel verschlossen. In den dabei entstehenden Hohlraum wird ein antibiotisch oder mit Jodoformäther getränkter Gazestreifen eingebracht, dessen aus der Öffnung vorragendes Ende alle 2 bis 3 Tage etwas herausgezogen und gekürzt wird; die Hauthefte sind nach 10 bis 14 Tagen zu ziehen.

SCHRIFTTUM

Paget, E. (1956): Sur les thrombophlébitides. Rev. Méd. Vét. *107*, 437-447. — Paul, H. (1950): Neuartige Behandlung entzündlicher Infiltrationen und Thrombophlebitiden. Dtsch. Med. Wschr. *75*, 1083. — Vix, W. (1835): Über Phlebitis, Venenentzündungen oder sogenannte Aderlaßfisteln beim Rindvieh. Zschr. Tierheilk. Viehzucht *2*, 41-50. — Wyssmann, E. (1932): Thrombose der vorderen Hohlvene mit enormem Stauungsödem beim Rind. Schweiz. Arch. Tierheilk. *74*, 285-290.

Nekrotisch-arrodierende Entzündung und Verstopfung der hinteren Hohlvene
(Peri- et Thrombophlebitis arrosiva venae cavae caudalis)

Wesen: Der Einbruch zwerchfellsnah gelegener Abszesse in die hierauf durch Thrombenbildung reagierende hintere Hohlvene führt je nach der Geschwindigkeit der Gefäßarrosion, dem Umfang und der Lage des dabei an der Venenwand haftenden Gerinnsels sowie den von diesem aus in den Kreislauf gelangenden Fibrin- und Eitermengen zu einer perakut bis akut oder aber mehr protrahiert-rezidivierend verlaufenden Erkrankung, die von Fall zu Fall, je nach den dabei im Vordergrund stehenden Komplikationen, durch äußerst unterschiedliche Symptome gekennzeichnet sein kann.

Geschichte: Das bereits 1877 von SIEDAMGROTZKY beschriebene Leiden fand trotz zahlreicher Einzelmitteilungen erst seit seiner eingehenden Beschreibung durch RUBARTH (1942, 1960) allmählich mehr Beachtung.

Vorkommen: Obwohl die Vena cava caudalis gelegentlich schon im Jungtieralter durch omphalogene Leberabszesse arrodiert werden kann, bezieht sich die Mehrzahl der Beobachtungen auf erwachsene Rinder; in der hannoverschen Klinik sind etwa 0,2 % aller innerlich kranken Patienten von einer pyogenen Thrombose der hinteren Hohlvene betroffen (STÖBER, 1966). Dieser kommt somit zwar keine besondere wirtschaftliche Bedeutung zu; sie ist aber bei unerwarteten Todesfällen und bei lebensbedrohlicher Erkrankung oft von erheblichem differentialdiagnostischem Interesse.

Die *Ursache* ist meist in intrahepatischen, mitunter aber in perirenal-subphrenisch oder im Mittelfellraum lokalisierten Abszessen zu suchen, deren Wand in Kontakt mit derjenigen der hinteren Hohlvene steht. Sie kommen in der Regel durch hämato- oder lymphogene Keimeinschleppung vom Verdauungskanal her (Ruminitis, S. 232, 252), mitunter aber auch chologen (bei schwerwiegender eitriger Gallengangsentzündung, S. 370), per continuitatem (komplizierte infizierte Fremdkörpertraumen im vorderen Bereich der Bauchhöhle) oder metastatisch (von entfernter gelegenen Eiterherden aus) zustande. Die wichtigste Rolle unter den beteiligten Erregern spielen C. pyogenes und Sph. necrophorus, während Strepto- und Staphylokokken sowie E. coli meist nur mit ersteren vergesellschaftet festzustellen sind.

Krankheitsgeschehen: Der auslösende Abszeß kann das Lumen der V. cava caudalis schon vor der Arrosion ihrer Wand in unterschiedlichem Maße einengen. Später bricht er mehr oder weniger rasch in die sich reaktiv verdickende Adventitia dieses Gefäßes ein; gleichzeitig entwickelt sich auf der entsprechenden Stelle der Intima ein fibrinöser Thrombus. Im weiteren Verlauf kann das dann meist selbst auch schon infizierte Gerinnsel schubweise kleinere oberflächliche Partikelchen freigeben oder in toto abreißen, von innen her eitrig erweicht werden und/oder allmählich so an Umfang zunehmen, daß die hintere Hohlvene dadurch weitgehend oder völlig verlegt wird. Nach der Loslösung oder purulenten Einschmelzung des sich ausnahmsweise bis in das Herz hinein erstreckenden Thrombus entleert sich in selteneren Fällen ein Teil des Abszeßinhaltes direkt in die Gefäßbahn.

Erscheinungen und Verlauf der pyogenen Hohlvenenthrombose werden von den vorgenannten örtlichen Veränderungen bestimmt. Ein perakutes bis akutes Krankheitsbild mit raschem schockartigem tödlichem Ausgang ist zu beobachten, wenn ein größerer Thrombus abgeschwemmt wird oder wenn der Eiterherd plötzlich in die Vene hinein aufbricht (embolische Verstopfung des Herzens oder der Lungenarterien). Ähnliche, plötzlich letal endende Folgen kann auch das Abreißen kleinerer Thrombenteilchen haben, die zunächst aber nur zur Entwicklung multipler erbsen- bis walnußgroßer, metastatisch-eitriger Lungenherde führen; die spätere erneute massive Einschwemmung der gleichen Erreger (und/oder Toxine?) löst dann mitunter eine hochgradige Atemnot (Hustenanfälle, interstitielles Lungenemphysem, exspiratorische Dyspnoe) aus, der möglicherweise eine allergische Sensibilisierung zugrunde liegt. In anderen Fällen kommt es von den pulmonalen Abszessen aus zur Arrosion benachbarter Gefäße, wonach sich eine Weiterverschleppung infizierter Thromben bis in die Nieren (metastatische Nephritis purulenta, S. 390) oder eine dann oft als ‚Nasenbluten' angesehene Lungenblutung

(S. 153) einstellen kann, die sich – selbst nach vorübergehendem Stillstand – in der Regel so verschlimmert, daß der Patient verblutet oder erstickt (Taf. 4 b). In etwa 10 % aller Beobachtungen siedeln sich die vom Hohlvenenthrombus abgeschwemmten infizierten Fibrinteilchen außer in den Lungen auch auf der Innenwand des rechten Herzens oder dessen Klappen an (embolisch-thrombotische Endokarditis, S. 99).

Bei ungefähr einem Fünftel der Fälle erlangt das an der Wand der V. cava caudalis haftende Gerinnsel solche Ausmaße (Fingerstärke bis Faustgröße), daß es die Lichtung dieses Gefäßes erheblich einengt; eine derart schwerwiegende, in Höhe der Leber gelegene Thrombosierung zieht in der Regel eine Stauung der intrahepatischen Venen (Stauungsleber, S. 368) nach sich; sie bedingt aber nur dann auch eine Vermehrung der Bauchhöhlenflüssigkeit (Aszites, S. 361), wenn der Thrombus kranial der Leber lokalisiert ist (oder sich von dieser aus bis vor das Zwerchfell erstreckt) und mindestens die Hälfte des Hohlvenenlumens ausfüllt (andernfalls wird der Abfluß des venösen Blutes aus der Bauchhöhle von Kollateralgefäßen übernommen).

Erkennung, Unterscheidung und Beurteilung: Die beginnende Arrosion der V. cava caudalis ist entweder völlig symptomlos oder allenfalls von den Erscheinungen einer unspezifischen Indigestion begleitet (siehe Leberabszeß, S. 369). Später steht je nach den inzwischen eingetretenen Komplikationen das Bild des perakuten Kreislauf- und/oder Lungenversagens, eine rezidivierende eitrige Bronchopneumonie (gelegentlich in Verbindung mit Hämoptoe), eine Endocarditis valvularis, eine mit oder ohne Bauchwassersucht einhergehende Leberstauung, oder eine Nierenentzündung im Vordergrund. Die sichere Diagnose des Leidens ist daher am lebenden Tier oft ziemlich schwierig. Das gleichzeitige Vorliegen einer nicht offensichtlich auf anderer Ursache beruhenden Dyspnoe mit Leberfunktionsstörungen (Perkussionsfeld vergrößert und schmerzhaft, vermehrtes Auftreten von Gallenfarbstoffen in Blutserum und Harn) bietet zwar gewisse Anhaltspunkte, ist aber nur bei einem Teil der Patienten deutlich ausgeprägt. Das Hinzutreten einer Lungenblutung oder von Aszites weist mit hoher Wahrscheinlichkeit auf eine Thrombose der hinteren Hohlvene hin, da diesen meist eine solche zugrunde liegt. Eine derart bedingte Bauchwassersucht zeichnet sich dadurch aus, daß die Maulschleimhaut auffallend blaß, der Scheidenvorhof im Gegensatz hierzu aber rötlich-zyanotisch erscheint. Bei einer zur Klärung vorgenommenen Laparotomie ist in der Regel nur der in Nähe der V. cava caudalis gelegene auslösende Leberabszeß, nicht aber der Thrombus selbst zu fühlen; bei dieser Gelegenheit ist zudem auch ein im Anfangsstadium befindlicher (also äußerlich, an der Vermehrung des Leibumfanges noch nicht zu erkennender) Aszites festzustellen. Die Laborbefunde ergeben des weiteren häufig, aber nicht immer, Leukozytose und/oder Neutrophilie mit Kernlinksverschiebung, erhöhte Bromsulphalein-Retention, Proteinurie sowie Vermehrung des γ-Globulingehaltes im Serum.

Die sichere differentialdiagnostische Abgrenzung von symptomatologisch ähnlich verlaufenden Krankheiten (hochgradige eitrige Bronchopneumonie, anderweitige Lungenblutung, Endokarditis, schwere Nephritis sowie Aszites anderer Ätiologie, Kompression der V. cava caudalis durch paravenös gelegene Tumoren) ist vielfach erst bei der Schlachtung möglich; da die Entwicklungsstadien und Komplikationen der pyogenen Hohlvenenthrombose aber, ebenso wie die mit ihr zu verwechselnden Leiden, therapeutisch nicht zu beeinflussen und daher prognostisch als infaust zu beurteilen sind, kommt wegen der Gefahr des plötzlichen tödlichen Ausganges in jedem Falle nur die alsbaldige Verwertung des betroffenen Tieres in Frage.

Zerlegungsbefund: Bei der Sektion von Rindern, die plötzlich verendet sind oder nach einer unter den vorgeschilderten Symptomen verlaufenen Erkrankung geschlachtet wurden, ist der Zustand der hinteren Hohlvene möglichst schon vor Exenteration der Leber zu prüfen, da subphrenische Abszesse hierbei leicht eröffnet werden, so daß die kausalen Wechselbeziehungen der Veränderungen dann mitunter nur noch schwierig zu klären sind. Der gelblichrote, knollenförmige bis gestreckte und oberflächlich rauhe oder durch bindegewebige Organisation glatt und grauweiß erscheinende Thrombus selbst ist erst nach Längsspaltung der V. cava caudalis zu erkennen; er sitzt demjenigen Bereich der Gefäßwand auf, der mit dem auslösenden Abszeß verwachsen ist, und weist gelegentlich einen mit ihm kommunizierenden Kanal auf (Taf. 8 c). Außerdem

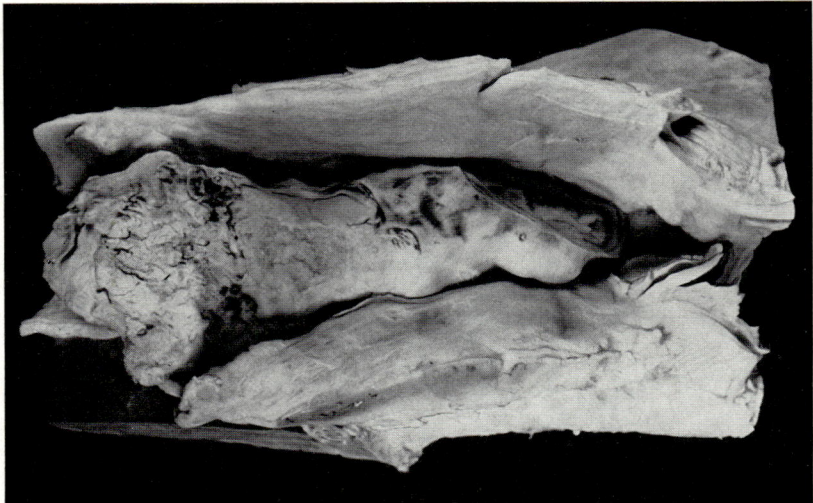

Abb. 64. Obliterierender infizierter wandständiger Thrombus innerhalb der hinteren Hohlvene nach nekrobazillärer Arrosion des Gefäßes von einem Leberabszeß her (Venenwand der Länge nach eröffnet)

finden sich beim weiteren Nachsuchen, je nach den bereits eingetretenen Komplikationen, mehr oder weniger ausgedehnte metastatische Absiedlungen an Herz, Lungen oder Nieren, Stauungsleber (Taf. 8 d) sowie sulzig-feuchte Durchtränkung des Gekröses (Aszites). Nach schockartigem Verlauf können dagegen ödematös-hyperämische bis -hämorrhagische Veränderungen (vor allem im Bereich der Brusthöhle und der Unterhaut) im Vordergrund des Sektionsbildes stehen (toxisch-allergisches Krankheitsgeschehen).

SCHRIFTTUM

Bongartz, G. (1957): Struktur und Funktion der Vena cava caudalis bei Rind, Schaf, Pferd, Schwein und Hund. Diss., München. — Dijkmann, K. E., J. H. H. van Gils & J. G. van Logtestijn (1963): Microörganismen in leverabcessen, in het bijzonder in Vena cavawandabcessen bij slachtrunderen, mede in verband met de uitvoeringsbepalingen van de vleeskeuringswet. Tijdschr. Diergeneesk. 88, 800-808. — Hofmann, W. (1969): Ein organisierter Thrombus der hinteren Hohlvene mit Sitz in der rechten Herzvorkammer beim Kalb. Dtsch. Tierärztl. Wschr. 76, 42-44. — Romboli, B., G. DelBono, N. Pellegrini, P. Pierotti & R. Emdin (1965): Trombosi della vena caudale e della vena epatica nel bovino e nell'agnello. Ann. Fac. Med. Vet. Pisa 18, 115-156. — Rubarth, S. (1942): Hepatogena och episphreniska abscesser med inbrott i V.cava caudalis hos nötkreatur. Skand. Vet.-Tidskr. 32, 78-104. — Rubarth, S. (1960): Leber- und subphrenische Abszesse bei Rindern mit Ruptur in die Vena cava caudalis. Acta Vet. Scand. 1, 363-382. — Stöber, M. (1966): Pyogene Thrombosen der Vena cava caudalis beim Rind. Schweiz. Arch. Tierheilk. 108, 613-621. — Wagenaar, G. (1963): Thrombosis of the vena cava posterior in the cow. Tijdschr. Diergeneesk. 88, 30-33. — Wyssmann, E. (1912): Über Leberabszesse und Thrombosen der hinteren Hohlvene beim Rind. Schweiz. Arch. Tierheilk. 54, 276-282.

Arterienverstopfung (Thrombosis et Embolia arteriarum)

Wesen: Die meist auf einer Schädigung der Innenauskleidung des betroffenen Gefäßes, seltener auf einer Störung der normalen Zusammensetzung oder der Zirkulation des Blutes beruhende Entwicklung intravasaler Blutgerinnsel, welche der Wand der Arterie mehr oder weniger fest anhaften und ihr Lumen partiell oder vollständig obliterieren, wird als Thrombose bezeichnet. Die Loslösung und Abschwemmung solcher Gerinnsel (oder Teile davon) führt zu deren Einkeilung in kleineren, blutstromabwärts gelegenen Gefäßästen (Embolie). In beiden Fällen wird die Durchblutung der von der befallenen Arterie versorgten Körperteile oder Organe beeinträchtigt, unter

Umständen sogar völlig aufgehoben; dieser Zustand bedingt schwerwiegende Funktionsstörungen, die nicht selten tödlich enden.

Vorkommen: Die bisherigen Kenntnisse über die Häufigkeit und das klinische Bild arterieller Thrombosen und Embolien beim Rind sind mangels systematischer Untersuchungen noch gering, obwohl PRÖGER 1876 bereits über die Schenkelarterienverstopfung bei einer Kuh berichtete und seitdem eine Reihe weiterer Einzelmitteilungen erschienen sind. Insgesamt gesehen scheint die Arterienthrombose beim Rind aber ziemlich selten zu sein, so daß ihr keine größere wirtschaftliche Bedeutung zukommt. Gegebenenfalls wird das Leiden am lebenden Tier oft nicht als solches erkannt; auch bei der Schlachtung werden die dadurch verursachten Veränderungen offenbar vielfach nicht richtig gedeutet. Die meisten Berichte beziehen sich auf Thrombosen der Bauchaorta und deren Äste, insbesondere der Aa. iliaca, femoralis und uterina media. Nach eigenen Beobachtungen können gelegentlich auch die Nierenarterien thrombosiert sein. Relativ häufig kommt es dagegen zur Verstopfung größerer oder kleinerer Lungenarterien.

Ursachen: Die Ursachen der *Arterienthrombose* sind mannigfaltig, für das Rind aber erst teilweise geklärt. Neben traumatischen (oder thermischen) Schädigungen der Intima können auch Verlangsamungen des Blutstromes (Stauungen) sowie eine auf infektiös-toxischer oder allergischer Grundlage beruhende erhöhte Neigung zur Blutgerinnung (Hyperkoagulabilität) intravasale Gerinnselbildung nach sich ziehen. Ausnahmsweise kann die Thrombose auch durch ein Aneurysma (S. 123) oder eine Blutgefäßgeschwulst hervorgerufen werden. Beim Rind tritt die Mehrzahl der arteriellen Gefäßverstopfungen in zeitlichem und kausalem Zusammenhang mit dem Kalben, unmittelbar post partum oder während des Puerperiums auf; dabei spielen unter den auslösenden Faktoren vor allem mechanische Einflüsse (Quetschungen der Becken- oder Gebärmutterarterien während der erschwerten oder verschleppten Geburt) sowie bakterielle Infektionen (eitrig-jauchige Metritis oder Mastitis) die wichtigste Rolle.

Embolische Arterienverstopfungen können von den vorgenannten arteriellen Thrombosen, von Phlebitiden (S. 115), Thrombenbildungen in der hinteren Hohlvene (S. 118) oder von einer Endokarditis (S. 99) ihren Ausgang nehmen. Die dabei abgeschwemmten Thromben gelangen von den großen Venen und vom rechten Herzen her in die A. pulmonalis und deren Äste (Lungenembolie), von übrigen großen Arterien und von der linken Herzhälfte aus dagegen in die Aufzweigungen des großen Kreislaufes (vor allem in die Nieren oder in die Gliedmaßen). Soweit die der Thrombenbildung zugrunde liegende Gefäßschädigung nichttraumatischer Natur ist, handelt es sich beim Rind meist um eitrig-nekrotisierende, in die Blutbahn einbrechende Prozesse (unter Beteiligung von C. pyogenes und/oder Sph. necrophorus), die von ihrem primären Sitz in Leber, Lungen, Vormägen, Herz, Gebärmutter oder Euter aus zu einfacher oder multipler pyämisch-metastatischer Embolie in anderen Organen führen.

Erscheinungen und Verlauf: Das klinische Bild der thrombotischen oder embolischen Arterienverstopfung hängt von deren Lokalisation sowie davon ab, ob die betroffenen Organe durch kollaterale Blutgefäße versorgt werden können. Meist führt die Thrombose oder Embolie zu einer plötzlichen Verschlechterung einer schon zuvor bestehenden Primärkrankheit. Durchblutungsstörungen im Bereich der Bauchaorta und deren Zweigen bedingen zunächst uncharakteristische Lahmheit mit Überköten oder unsicherem, schwankendem Gang („intermittierendes Hinken', das vor allem bei körperlicher Belastung deutlicher wird), in schweren Fällen dagegen Einknicken oder Zusammenbrechen der Hintergliedmaßen und schließlich völliges Festliegen (S. 460).

Die Verstopfung kleinerer Lungenarterien wird durch eine wenig kennzeichnende Atembeschwerde angezeigt, die sich bis zu zeitweiligen oder rezidivierenden Erstickungsanfällen (Unruhe, exspiratorisches Stöhnen) sowie Lungenbluten (S. 153) steigern kann. Bei Verlegung großer pulmonaler Gefäßstämme ist der Verlauf häufig apoplektiform, indem der Patient plötzlich niederstürzt und unter den Erscheinungen eines Kreislaufzusammenbruches (S. 106) innerhalb weniger Minuten verendet.

Erkennung und Unterscheidung: Der Verschluß zugänglicher Arterien läßt sich durch Palpation des derben, nicht pulsierenden Gefäßstranges (von außen, durch den Mastdarm oder von der Bauchhöhle aus) erkennen; dabei darf dieser nicht mit ge-

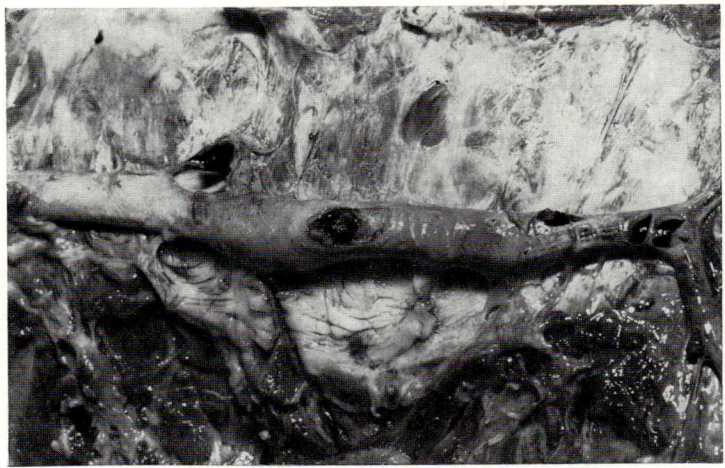

Abb. 65. Embolische Verlegung einer (im Bild freipräparierten) Lungenarterie, die wenige Tage nach dem Kalben zum plötzlichen Tod des Tieres führte

fäßähnlichen Gebilden (Harnleiter, entzündliche Bindegewebssträngen) verwechselt werden. Außerdem ist häufig auch die Pulslosigkeit des peripher der Verstopfung gelegenen Gefäßabschnittes und eine Funktionsstörung am zugehörigen Organ nachzuweisen. Die Obliteration arterieller Lungengefäße kann klinisch nicht mit Sicherheit von anderen schweren Lungenerkrankungen (S. 152 ff.) unterschieden werden.

Beurteilung: Die Verstopfung kleinerer Arterien hat die Ausbildung von thrombembolischen Infarkten (besonders häufig in den Lungen oder Nieren) zur Folge, die zum Teil keine nennenswerten Funktionsstörungen hervorrufen und später bindegewebig vernarben; da die verschleppten Thromben aber häufig infiziert sind, kann sich der Prozeß von hier durch erneuten Befall weiterer Gefäße früher oder später fortsetzen. Der Ausfall der Blutversorgung ganzer Organe oder Körperteile führt dagegen meist zu schwerer, therapeutisch kaum zu beeinflussender Erkrankung, die wegen der Gefahr fortschreitender Thrombosierung oder rezidivierender Embolien zur Verwertung des Tieres zwingt.

Zerlegungsbefund: Bei plötzlichem Tod infolge thrombotischen oder embolischen Gefäßverschlusses kann das Sektionsbild ziemlich unauffällig sein. Erst nach vollständiger Eröffnung der großen Arterien wird ein mit der Gefäßwand mehr oder weniger fest verbundenes und je nach Dauer der Verlegung rot-weiches oder weißgrau-derbes, manchmal auch eitrig-nekrotisch zerfallendes Blutgerinnsel gefunden. Der Verschluß kleinerer Gefäße ist an der oft scharf keilförmig abgegrenzten, auffallend hellen oder

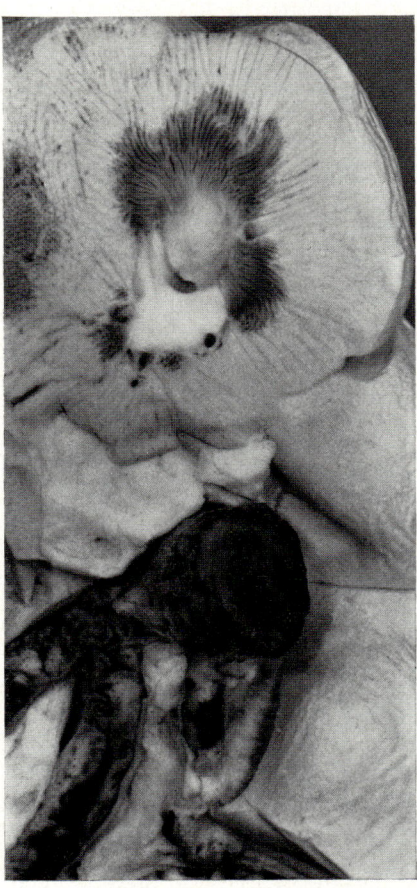

Abb. 66. Massive Embolie der Nierenarterie mit ausgedehntem anämischen Infarkt

dunklen Verfärbung des betroffenen Gewebsbezirkes (anämischer oder hämorrhagischer Infarkt; Taf. 3 c) erkennbar.

Behandlung und Vorbeuge: Beim Rind liegen über die Anwendung von thrombolytischen und gerinnungshemmenden Mitteln noch keine Erfahrungen vor.

SCHRIFTTUM

Cordy, R. (1966): Pigmentation and mineralization in bovine pulmonary embolism. Cornell. Vet. *56*, 251-259. — Dieckmann, W. (1967): Multiple hämorrhagische Infarzierungen in der Lunge von Schlachtrindern. Dtsch. Tierärztl. Wschr. *74*, 417-418. — Hoflund, S. (1936): Ein Beitrag zur Kenntnis des Symptomenbildes bei der Lungenembolie des Rindes. Münch. Tierärztl. Wschr. *87*, 54-56. — Kränzle (1914): Thrombose der linken Beckenarterie bei einer Kuh. Münch. Tierärztl. Wschr. *65*, 395. — Pröger (1876): Thrombose der Schenkelarterie bei einer Kuh. Ber. Vet.-Wes. Sachsen *21*, 108. — Schupp (1894): Obliteration der Oberschenkelarterie bei einer Kuh. Wschr. Tierheilk. Viehzucht *38*, 203-204. — Strebel, L. (1896): Paralyse der Hintergliedmaße infolge Thrombose der linken Beckenarterie. Schweiz. Arch. Tierheilk. *38*, 84-85. — Vogt (1947): Thrombosen bei Kühen. M.-hefte Vet.-Med. *2*, 212-214. — Weber, E. (1923): Drei Fälle von Thrombenbildung nach Retentio secundinarum beim Rind. Berl. Tierärztl. Wschr. *36*, 174-175. — Wyssmann, E. (1915): Über einen Fall von tödlicher Lungenblutung bei einer mit Thrombose der Lungenarterie behafteten Kuh. Schweiz. Arch. Tierheilk. *57*, 89-91.

Wandveränderungen, Geschwülste und Mißbildungen der Blutgefäße
(Arteriosclerosis, Aneurysma, Varix et Tumores vasorum)

Vorkommen und Ursache: Diese beim Rind nur selten zu beobachtenden Gefäßleiden haben nur geringe praktische Bedeutung. Sie sind zum Teil längere Zeit so gut wie symptomlos, zum Teil führen sie aber durch Verblutung oder Kreislaufversagen plötzlich zum Tode. Arterielle Gefäßwandveränderungen in Form diffuser Intimaverdickungen, fettiger Infiltrationen und plattenförmiger Verkalkungen (*Arteriosklerose*) kommen unabhängig von Alter und Geschlecht vor allem in der Aorta und in der Arteria pulmonalis sowie am Endokard vor. Nach den bisherigen Kenntnissen scheinen die Verkalkungen auf Unzulänglichkeiten der Ernährung (chronischer Magnesiummangel?), bei Kühen mitunter auf Vitamin D-Überdosierung (S. 1226) zu beruhen. Eine fütterungsbedingte Pathogenese ist auch für die 'Manchester wasting disease' (Arnold, 1954) und die 1965 von Lynd und Mitarbeitern auf Hawai beschriebene Naalehu disease anzunehmen. Andererseits sind Arterienverkalkungen beim Rind auch im Zusammenhang mit chronischen, zehrenden Infektionskrankheiten festgestellt worden (Paratuberkulose, S. 756; Tuberkulose, S. 856). Die Periarteriitis nodosa (S. 1310) wird dagegen als eine allergisch bedingte Gewebsreaktion aufgefaßt. Schließlich können Gefäßwandschädigungen auch durch bestimmte Parasiten verursacht werden (Schistosomen, S. 950; Filarien, S. 912).

Das mit Wandverdickung und lokaler spindel- oder sackförmiger Erweiterung des Arterienlumens verbundene *Aneurysma* entwickelt sich beim Rinde zumeist an der Bauchaorta oder an der Lungenarterie. Bei holländischen Jungrindern ist des weiteren eine autosomal-dominant vererbbare Entwicklungsanomalie der Aa. coeliaca et mesenterica cranialis mit Aneurysmabildung beschrieben worden (Schuringa-Sybesma, 1961). Als Kastrationsfolge kommen bei Ochsen gelegentlich Erweiterungen arteriovenöser Anastomosen durch Verwachsung der A. und V. spermatica interna vor (Varizenaneurysma, 'Sausebeutel').

Krankhafte Erweiterungen (*Phlebektasie*) und knotige Verhärtungen oder Schlängelungen venöser Gefäße (*Varizen*) sind beim Rind gelegentlich als Zufallsbefund am Schwanz und an den Schenkelinnenflächen (V. saphena) zu beobachten. Sie kommen durch Blutstauung und Überdehnung der Venenwand bei gleichzeitiger Störung der Venenklappenfunktion zustande. Bei Schlachttieren sind ferner gelegentlich *Verkalkungen der Hohlvenen* gefunden worden.

Blutgefäßgeschwülste kommen beim Rind sehr selten vor; dabei handelt es sich meist um kavernöse Angiome, Hämangioendotheliome oder um angioplastische Sarkome.

Durch benachbarte bösartige Geschwülste kommt es dagegen relativ oft zur Kompression oder zur infiltrativen Zerstörung von Blutgefäßen. *Gefäßmißbildungen* stellen ausgesprochene Raritäten dar; bei Kälbern sind angeborene Anastomosen zwischen der Aorta und der Vena cava cranialis, verschiedene Aortenanomalien (S. 103) sowie hautüberzogene Gefäßektopien beschrieben worden.

Erscheinungen und Beurteilung: Während Veränderungen der Gefäßwand meist symptomlos ertragen werden und nur in hochgradigen Fällen zu Kreislaufüberlastung mit Herzschwäche und Herzhypertrophie (S. 90) führen, besteht bei Gefäßerweiterungen (besonders beim Aneurysma) stets eine erhöhte Gefahr der Thrombosierung (S. 115) oder der Spontanruptur mit plötzlicher innerer Verblutung (S. 110). Blutgefäßgeschwülste neigen ebenfalls zu starken Blutungen. Die vorgenannten Gefäßkrankheiten sind nur zum Teil am lebenden Tier zu diagnostizieren. Das gilt vor allem für subkutan gelegene Varizen. Auch die der Palpation zugänglichen Aneurysmen und die Varizenaneurysmen lassen sich an der sackartigen Erweiterung und dem star-

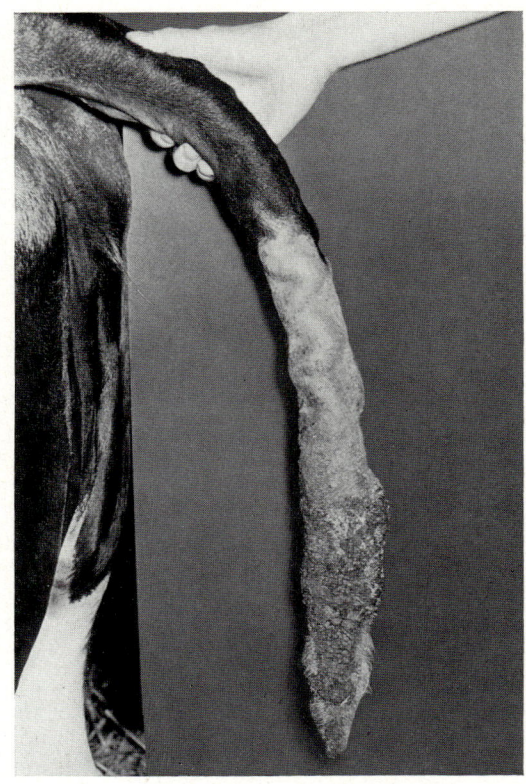

Abb. 67. Varizen am Schwanz einer mit ‚Sterzwurm' (S. 624) behafteten Kuh

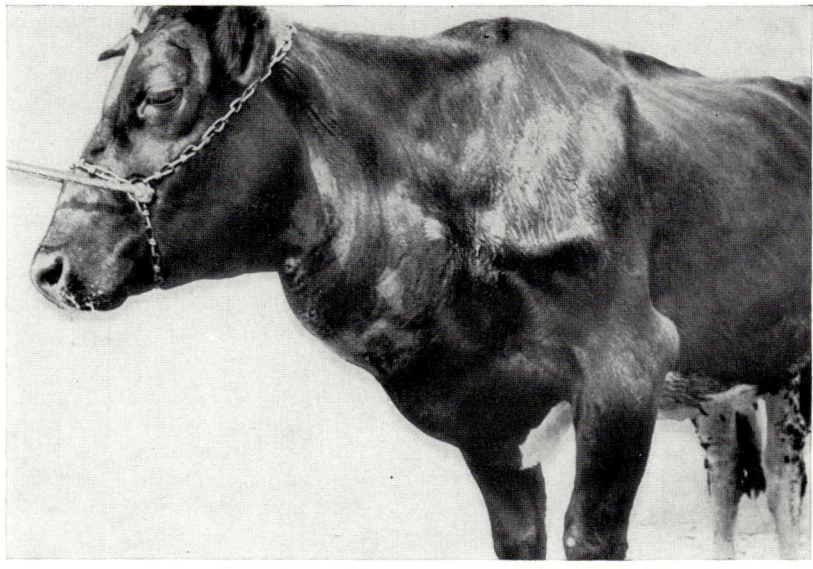

Abb. 68. Umfangreiches Hämangiom am Hals

ken Gefäßschwirren in der Regel leicht erkennen. Wegen der Komplikationsgefahr und der Unzulänglichkeit konservativer Maßnahmen ist in allen solchen Fällen besser zur Verwertung des betreffenden Tieres zu raten.

SCHRIFTTUM

ALIBASOGLU, M., H. W. DUNNE & S. B. GUSS (1962): Naturally occurring arteriosclerosis in cattle infected with Johne's disease. Amer. J. Vet. Res. *23*, 49-57. — ARNOLD, R. (1954): Manchester wasting disease; a disease of ruminants manifested by metastatic calification, especially of the cardiovascular system. West. Ind. Med. J. *3*, 1-8. — ARNOLD, R. M., & G. BRAS (1956): Observations on the morbid anatomy and histology of Manchester wasting disease of Cattle in Jamaica, and related conditions in other countries in the Americas. Amer. J. Vet. Res. *17*, 630-639. — BÄHR, H. (1967): Ektopia vasorum beim Kalb. Berl. Münch. Tierärztl. Wschr. *80*, 43-45. — CECHMISTRENKO, G. M., & I. S. DUDKO (1965): Aneurysma und Riß der Lungenarterie bei der Kuh (russisch). Veterinarija (Kiew) *4*, 144-145. — DEKKER, A., J. J. KRONEMAN, A. A. KNOOP & A. W. M. BROOIJMANS (1960): Congenital aortic-caval anastomosis in a newborn calf. Tijdschr. Diergeneesk. *85*, 983-998. — DUTT, B. (1966): Bovine arteriosclerosis due to high fat diet. Indian Vet. J. *43*, 403-406. — EGEHÖJ, J. (1928/29): Arteriosklerose og Atheromatose hos kvæg. Maanedsskr. Dyrlæger *40*, 321-335. — GAILIUNAS, P. (1958): Calcification of arteries in young cattle; case report. J. Amer. Vet. Med. Ass. *132*, 533. — HATTANGADY, S. R., & D. S. WADIA (1965): Aneurysmal varix in a bullock; case report. Indian Vet. J. *42*, 622-623. — LANGPAP, A. (1963): Arteriosklerose bei einer Kuh (Bildbericht). Prakt. Tierarzt *44*, 396. — LIKAR, I. N., & R. W. ROBINSON (1966): Bovine arterial disease. 1. Localization of lipids in the abdominal aorta in relation to bovine artheroesclerosis. Arch. Pathol., Chicago *82*, 555-565. — LYND, F. T., E. H. WILLERS, L. A. WEIGHT & P. W. GEBAUER (1965): Bovine arteriosclerosis in Hawaii. Amer. J. Vet. Res. *26*, 1344-1349. — MARCATO, A. (1939): Ricerche sulla sostanza cromotropa in casi di rottura spontanea e di aneurisma delle grosse arterie (aorta, arteria polmonare). Nuova Vet. *17*, 243-250. — MAROLT, J. (1966): Beiderseitige Varicen der V.Saphena bei einer 10jährigen Simmenthaler Kuh. Dtsch. Tierärztl. Wschr. *73*, 84. — MOROT, CH. (1889): Compression de la veine cave postérieure par une énorme tumeur sous-lombaire, thrombose consécutive et cachexie symptomatique chez une vache. Bull. Soc. Centr. Méd. Vét. *7*, 414 bis 417. — POLLOCK, N. F. (1928): Aneurism in the cow. Austral. Vet. J. *4*, 31-32. — REISINGER, L. (1934): Ein Aneurysma arteriovenosum im Gesicht einer Kuh. Wien. Tierärztl. Mschr. *21*, 344-345. — RENK, W. (1941): Über ein phlebogenes angioplastisches Sarkom in der Mündung der Vena cava caudalis einer Kuh. Arch. wiss. prakt. Tierheilk. *76*, 425-435. — SCHURINGA-SYBESMA, A. M. (1961): Aneurysma-vorming op erfelijke basis als oorzaak van intra-abdominale verbloeding bij runderen. Tijdschr. Diergeneesk. *86*, 1192-1197. — SELAN, M. (1907): Pulsadergeschwulst an der Schulter einer Kuh. Schweiz. Arch. Tierheilk. *49*, 272. — SIMPSON, CH. F. (1966): Electron microscopy of arteriosclerosis in cows with Johne's disease. Amer. J. Vet. Res. *27*, 1197-1204. — SKOLD, B. H., N. L. JACOBSON & R. GETTY (1967): Spontaneous atherosclerosis of bovine. J. Dairy Sci. *50*, 1712-1714. — VERMA, R. D. (1963): Haemangioendothelioma in a cow. Indian Vet. J. *40*, 685-690. — WILLERS, E. H., E. T. LYND, L. A. WEIGHT & A. Y. MIYAHARA (1965): Experimental studies of bovine arteriosclerosis in Hawaii. Amer. J. Vet. Res. *26*, 1350-1355. — WYSSMANN, E. (1939): Kiemenfurchen-Teratom (kavernöses Angiom) bei einem Kalb. Schweiz. Arch. Tierheilk. *81*, 18-26.

Krankheiten des Blutes

Krankhafte Veränderungen des Blutes können die Blutmenge, die Blutzellen, die Gerinnungsfaktoren oder Bestandteile des Blutserums treffen, wodurch dann hauptsächlich die hämodynamischen, sauerstoffübertragenden, nutritiven oder reaktiven Funktionen des Blutes gestört werden. Im folgenden finden vor allem die primären Blutkrankheiten Berücksichtigung, während die symptomatischen Abweichungen der Blutzusammensetzung entsprechend ihrer rein diagnostischen Bedeutung bei den betreffenden auslösenden Krankheiten angeführt werden.

Verminderung oder Vermehrung der roten Blutkörperchen
(Anämie, Polyzythämie, Hämokonzentration)

Wesen: Derartigen, akut oder chronisch auftretenden Zuständen liegt eine relative (Hydrämie beziehungsweise Hämokonzentration) oder absolute (Oligozythämie beziehungsweise Polyglobulie) Verminderung beziehungsweise Vermehrung der roten Blutkörperchen und des Hämoglubingehaltes im Blut zugrunde. Die verschiedenen Formen des Leidens werden durch Veränderungen des Blutvolumens (Blutungsanämien,

Hämokonzentration) sowie durch Störungen der Bildung oder des Abbaues der roten Blutkörperchen und des Blutfarbstoffes (Blutbildungs- und Blutauflösungsanämien beziehungsweise Polyzythämie) hervorgerufen. Die klinischen Erscheinungen sind durch blasse, ikterische oder schmutzigrote Verfärbung der nichtpigmentierten Haut- und der Schleimhäute sowie durch Kreislaufstörungen charakterisiert.

Formen, Vorkommen und Ursachen: Die krankhafte *Verminderung der roten Blutkörperchen* und/oder des Hämoglobingehaltes im strömenden Blut wird klinisch als Blutarmut (Anämie) bezeichnet. Auf Übersicht 7 sind die Ursachen der wichtigsten Anämien des Rindes aufgeführt, bei denen entsprechend ihrer Pathogenese 3 Hauptformen zu unterscheiden sind:

Übersicht 7.

Wesen und Ursachen der wichtigsten Anämien beim Rind

Wesen	Ursachen				
	sporadische Krankheiten	Infektionskrankheiten	parasitäre Krankheiten	Mangelkrankheiten	Vergiftungen
hypoplastische Anämien:	Porphyrie (S. 1074), Jungtierleukose (Knochenmarksinfiltration; S. 74)	Endokarditis (S. 99) und andere chronisch-pyämische Prozesse	Magendarmwurmkachexie (Knochenmarksatrophie; S. 920)	Eisenmangel (S. 1089), Kupfermangel (S. 1079), Kobaltmangel (S. 1091)	Molybdänose (S. 1140), chronische Bleivergiftung (S. 1134)
hämolytische Anämien:	Tränkehämoglobinurie (S. 1072), Bluttransfusionszwischenfälle (S. 1303)	bazilläre Hämoglobinurie (S. 881), Leptospirose (S. 876), Anaplasmose (S. 888)	Babesiose (S. 893), Theileriose (S. 897), Trypanosomose (S. 899)	—	Fütterungsbedingte Hämoglobinurie durch Rübenblatt (S. 1075), Kohl (S. 1257), Raps (S. 1269) oder Zwiebeln (S. 1259), Bingelkrautintoxikation (S. 1260), Kupfervergiftung (S. 1125)
hämorrhagische Anämien:	posttraumatische und postoperative Blutungen (S. 110)	lymphatische Leukose erwachsener Rinder (Labmagengeschwür, Milzruptur; S. 34), hämorrhagische Septikämien (zum Beispiel Pasteurellose, S. 730)	Kokzidiose (S. 901), Hämonchose (S. 920), hochgradiger Läuse- oder Zeckenbefall (S. 965, 961)	—	hämorrhagische Diathesen (S. 1311) einschließlich des Strahlensyndroms (S. 1328)

Die *hämorrhagischen oder Blutungsanämien* entstehen durch Verminderung der Gesamtblutmenge infolge Blutverlustes nach außen, in Organ- und Körperhöhlen oder in die Gewebe; als Ursachen spielen traumatische, toxische und geschwulstbedingte Gefäßschädigungen, blutsaugende Parasiten und Blutgerinnungsstörungen die Hauptrolle (siehe Blutung und hämorrhagische Diathesen, S. 110, 1311).

Den *hämolytischen oder Blutauflösungsanämien* kommt beim Rind besondere klinische Bedeutung zu; sie beruhen auf einem krankhaft gesteigerten intravasalen Erythrozytenzerfall (Hämolyse), der entweder auf Störungen der Blutisotonie, die Einwirkung bakterieller und im Futter enthaltener Giftstoffe oder auf Befall mit Blutparasiten zurückzuführen ist. Dabei gelangt der aus den zerstörten roten Blutkörperchen austretende Blutfarbstoff in das Blutplasma (Hämoglobinämie) und wird teilweise auch mit dem Harn ausgeschieden (Hämoglobinurie, S. 380).

Die *a- oder hypoplastischen* und auch als *Mangel- oder Blutbildungsanämien* bezeichneten Formen der Blutarmut werden entweder durch direkte Knochenmarkschädigung (Atrophie, Toxine, Strahlen, Malignome) oder durch eine angeborene oder mangelbedingte Störung der Hämoglobinbildung ausgelöst (S. 1079, 1089, 1091). Bei solchen Schädigungen des Knochenmarks wird oft auch dessen myelo- und thrombopoetische Funktion beeinträchtigt, so daß gleichzeitig eine Verminderung der Granulozyten und Thrombozyten im Blut vorliegt (Panzytopenie).

Im Gefolge verschiedener Formen der Blutarmut werden außerdem Bildung und Abbau der roten Blutkörperchen sekundär beeinflußt, wodurch unreife oder überalterte Erythrozytenformen, oder nach Größe, Form und Blutfarbstoffgehalt von der Norm abweichende rote Zellen im peripheren Blut auftreten. Entsprechend dem mittleren Volumen und der durchschnittlichen Hämoglobinkonzentration der roten Blutkörperchen sind somit mikrozytäre, normozytäre und makrozytäre sowie normochrome und hypochrome Anämien zu unterscheiden (siehe Übersicht 8).

Übersicht 8.
Zellgröße und Hämoglobingehalt der Erythrozyten bei den wichtigsten Anämien des Rindes

mittlerer Hämoglobingehalt der roten Blutkörperchen	mittleres Volumen der roten Blutkörperchen		
	$< 40\,\mu$ (= mikrozytäre Anämie)	40—60 μ (= normozytäre Anämie)	$> 60\,\mu$ (= makrozytäre Anämie)
$< 26\%$ (= hypochrome Anämie)	chronischer hämorrhagischer Blutverlust, starker Befall mit Läusen oder Zecken, Hämonchose, Molybdänose		Kupfermangel
26—34% (= normochrome Anämie)	Eisenmangel (Kalb)	Magendarmwurmkachexie, akute Adlerfarnvergiftung, Intoxikation mit trichloräthylenextrahiertem Sojaschrot, Strahlensyndrom	regenerative Erholungsphase nach akutem hämorrhagischem oder hämolytischem Blutverlust
		Stadium des akuten Blutverlustes vor dem Einsetzen der erythropoetischen Regeneration, Kobaltmangel	Porphyrie, chronische Bleivergiftung

Klinisch sind nach dem Grad der Blutarmut schließlich leichte (3,5 bis 4,5 Millionen Erythrozyten pro mm^3), mittelgradige (2,5 bis 3,5 Millionen pro mm^3) und schwere Anämien (unter 2,5 Millionen pro mm^3) voneinander abzugrenzen.

Eine scheinbare *Vermehrung der roten Blutkörperchen* tritt hauptsächlich bei Wassermangel (Verdursten, S. 1070), bei Behinderung der Wasseraufnahme (Schluckstörungen,

S. 198; Schlundverstopfung oder -perforation, S. 202, 211) und infolge von Resorptionsstörungen bei Erkrankungen der Vormägen oder des Darmes (Pansenazidose, S. 252; Enteritis, S. 340 ff.) auf. Diese auch als *Pseudoglobulie* bezeichnete relative Zunahme der Erythrozytenzahl und des Hämoglobingehaltes kommt durch Bluteindickung (Hämokonzentration, Anhydrämie) zustande.

Die echte, absolute Vermehrung der roten Blutkörperchen und des Hämoglobingehaltes (*Polyglobulie*) wird dagegen als genetisch bedingte Anomalie (Polycythaemia vera) und kompensatorisch bei chronischem Sauerstoffmangel beobachtet. Die letztgenannte Form tritt bei der Höhenkrankheit des Rindes (S. 94) sowie gelegentlich bei angeborenen oder erworbenen Herz- und Lungenkrankheiten (S. 92, 152) auf, welche die Sauerstoffversorgung längere Zeit wesentlich behindern.

TENNANT und Mitarbeiter (1967) haben eine *familiäre Polyzythämie* in einer Jersey-Inzuchtherde beschrieben.

Erscheinungen und Verlauf: Bei der Blutarmut wird das klinische Bild hauptsächlich von Ursache, Ausmaß und Dauer der Erythrozytenverminderung bestimmt. Während allgemeine Symptome bei *leichter Anämie* meist fehlen, tritt nach Absinken des Erythrozyten- oder Hämoglobingehaltes um mehr als 30 % in der Regel eine ausgeprägte Störung des Allgemeinbefindens auf. Solche Patienten sondern sich auf der Weide oder im Laufstall von der Herde ab, bewegen sich nur ungern oder langsam, liegen viel und weisen alle Zeichen der Körperschwäche auf. Bei laktierenden Kühen sinkt die Milchleistung merklich ab. Chronische Blutarmut führt außerdem zu herabgesetzter Futteraufnahme und entsprechend schlechtem Ernährungs- und Entwicklungszustand; das Haarkleid wird dann struppig-glanzlos und die Haut derb.

Ein typisches Zeichen der Blutarmut stellt die nur bei den hämolytischen Anämien auch mit Ikterus (S. 363) verbundene Blässe der unpigmentierten Haut (zum Beispiel an Euterspiegel, Zitzen oder Hodensack) und der Schleimhäute dar (Taf. 3 a). Gleichzeitig sind die Episkleralgefäße nur schwach gefüllt und daher undeutlich zu erkennen. Die anämiebedingte Kreislaufschwäche kommt in einer kompensatorisch beschleunigten (über 100 Schläge pro Minute) und verstärkten Herztätigkeit (pochende Herztöne) zum Ausdruck (S. 106). Die übrigen Krankheitserscheinungen (Fieber, Verdauungsstörungen, Hämoglobinurie und andere) werden von der auslösenden Ursache bestimmt und sind deshalb bei den einzelnen Formen der Anämie unterschiedlich.

Bei *schwerer Blutarmut* (Verminderung des Erythrozyten- und Hämoglobingehaltes um mehr als 50 %) verstärken sich die vorgenannten Symptome weiter, wobei das klinische Bild von der zunehmenden Insuffizienz oder dem beginnenden Versagen des Kreislaufs beherrscht wird (siehe Abb. 53). Apathie, kühle Haut, Untertemperatur, trockene, porzellanfarbene oder zitronengelbe Schleimhäute sowie hochfrequente, unregelmäßige oder von systolischen Nebengeräuschen begleitete Herztätigkeit kennzeichnen diesen lebensbedrohlichen Zustand. Dabei sind die sogenannten ‚anämischen' Nebengeräusche auf die erhöhte Turbulenz des nicht nur zellarmen, sondern auch in seiner Viskosität stark herabgesetzten Blutes im Herzen zurückzuführen.

Das durch *Bluteindickung* hervorgerufene Krankheitsbild unterscheidet sich zwar wesentlich vom Zustand der Blutarmut, doch besteht hierbei gleichfalls eine ausgeprägte Kreislaufschwäche (S. 106). Die typischen Begleiterscheinungen der Hämokonzentration sind eingesunkene Augäpfel, verminderter Hautturgor, vermehrter Durst, Fieber, injizierte Episkleralgefäße und schmutzigrote Schleimhäute. Außerdem sind Futteraufnahme, Verdauungsfunktionen und Harnbildung (Oligurie, S. 383) eingeschränkt oder aufgehoben. Das stark verminderte Blutvolumen und die vermehrte Viskosität des eingedickten Blutes führen zu fortschreitender, oft tödlich endender Kreislaufbelastung.

Als Erscheinungen der *angeborenen Polyglobulie* werden allgemeine Schwäche und mangelhafte Körperentwicklung, Fieber, Schleimhautzyanose, Dyspnoe infolge Lungenstauung sowie zum Teil auch rezidivierende Pansentympanie und tetanoide Zustände genannt. Die familiär bedingte Polyzythämie setzte im Verlauf des zweiten Lebensmonats ein.

Beurteilung: Verlauf und Entwicklung der *Blutarmut* hängen in erster Linie von deren Ursache ab. Während ernährungsbedingte Anämien meist geheilt werden können,

TAFEL 3

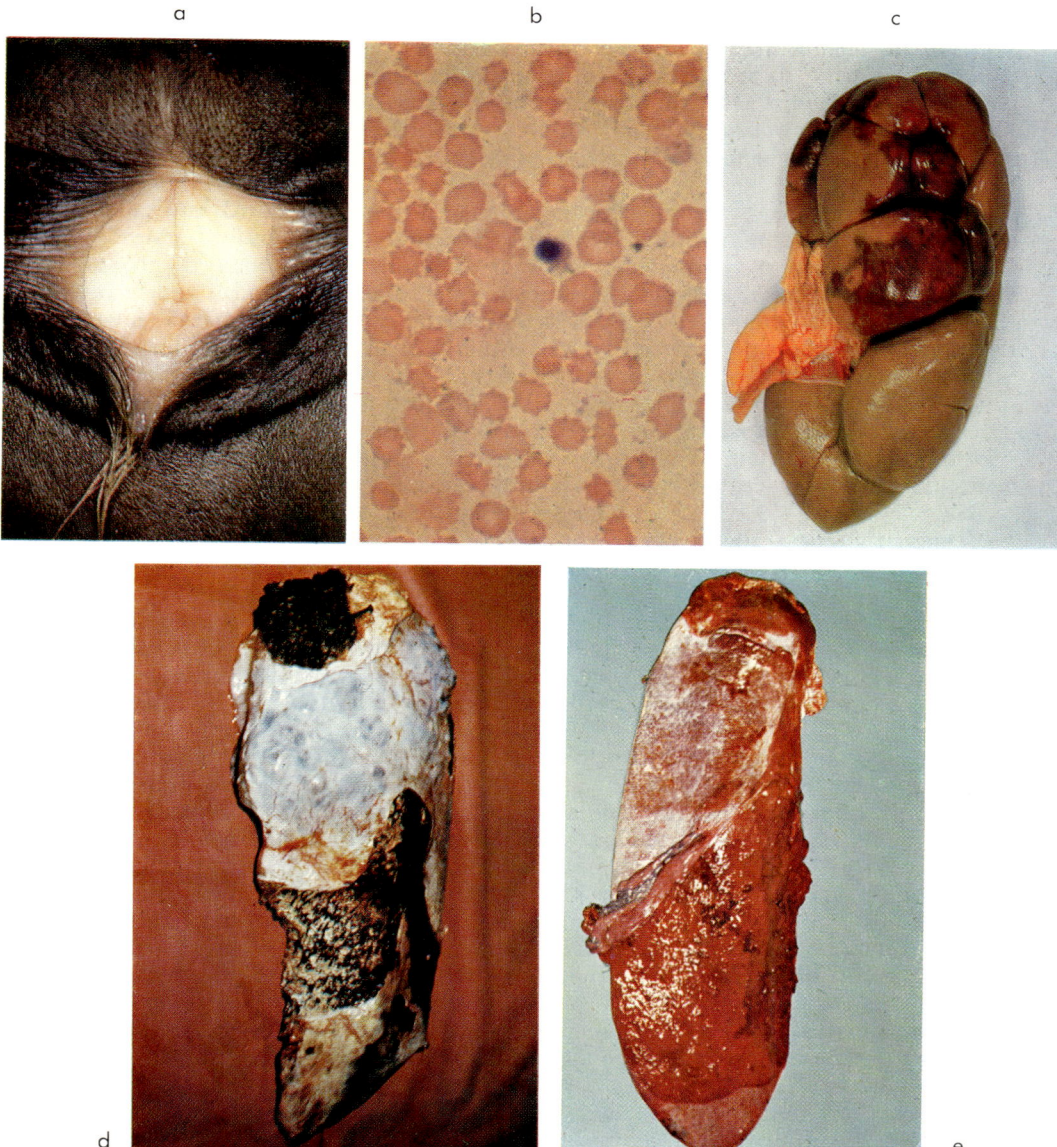

a. Ausgeprägte Blässe der Scheidenvorhofschleimhaut bei hochgradiger posthämorrhagischer Anämie (S. 110, 125)
b. Blutausstrich bei schwerer blutungsbedingter Anämie (S. 110, 125): Normoblast (Mitte), Aniso- und Poikilozytose, Stechapfelformen sowie Polychromasie (MAY-GRÜNWALD/GIEMSA-Färbung, 1000fache Vergrößerung)
c. Ausgedehnter embolisch bedingter hämorrhagischer Niereninfarkt (S. 120)
d. Splenitis traumatica apostematosa (S. 136, 222) nach Verletzung und Infektion der Milz durch tiefstechenden Netzmagenfremdkörper (Nagel am oberen Milzende)
e. Zerreißung der Milzkapsel infolge hochgradiger lympholeukotischer Splenomegalie (Gesamtlänge der Milz 65 cm, Tod durch innere Verblutung; S. 60, 110, 137)

ren Resorptionsstörungen müssen außerdem hypo- oder isotonische Lösungen parenteral, am besten intravenös (bei Kälbern auch intraperitoneal) zugeführt werden (siehe Elektrolyttherapie, T. I.). In manchen Fällen von Dehydration sowie bei absoluter Erythrozytenvermehrung kann durch Entzug einiger Liter Blut (Aderlaß) eine vorübergehende Besserung des Zustandes erreicht werden.

SCHRIFTTUM

BECKER, W. (1961): Die Anwendung von Myofer bei Kälbern. Blaue Hefte für den Tierarzt *1961*, 419-425. — BREMNER, K. C. (1966): The reticulocyte response in calves made anaemic by phlebotomy. Austral. J. Exp. Biol. Med. Sci. *44*, 251-258. — FOWLER, M. E., C. E. CORNELIUS & N. F. BAKER (1964): Clinical and erythrokinetic studies on a case of bovine Polycythemia vera. Cornell Vet. *54*, 153-160. — GORANOV, Z., O. NEICHEV, K. KOICHEV & TS. PEINIKOVA (1968): Some haematological and biochemical studies on abdominal operations in cattle and buffaloes. Ber. 5. Int. Tag. Rinderkrankh., Opatija, S. 218 bis 220. — HAECHEL, E. (1960): Das rote Blutbild des Kalbes und seine Beeinflussung durch parenterale Injektion eines Eisen-Dextran-Komplexes (Myofer). Diss., Gießen. — HIBBS, J. W., H. R. CONRAD, J. H. VANDERSALL & C. GALE (1963): Occurrence of iron deficiency anemia in dairy calves at birth and its alleviation by iron dextran injection. J. Dairy Sci. *46*, 1118-1124. — KANEKO, J. J., J. ZINKL, B. C. TENNANT & D. R. G. MATTHEEWS (1968): Iron metabolism in familial polycythemia of Jersey calves. Amer. J. Vet. Res. *29*, 949-952. — MORETTI, B. (1961): Anemia da carenza di ferro con ipercheratosi linguale nei vitelli. Atti. Soc. Ital. Sci. Vet. *15*, 677-687. — SCHNAPPAUF, HP., H. B. STEIN, C. R. SIPE & E. P. CRONKITE (1967): Erythropoietic response in calves following blood loss. Amer. J. Vet. Res. *28*, 275-278. — SEILS, H. (1962): Der Einfluß von Ernährung und Haltungshygiene auf das Blutbild des Rindes. M.-hefte Vet. Med. *17*, 118-121. — TAMMEMAGI, L. (1966): Iron-dextran in the treatment of anaemia associated with bovine Babesiosis. Austral. Vet. J. *42*, 260. — TENNANT, B., A. C. ASBURY, R. C. LABEN, W. P. C. RICHARDS, J. J. KANEKO & P. T. CUPPS (1967): Familial polycythemia in cattle. J. Amer. Vet. Med. Ass. *150*, 1493-1509. — THIJN, J. W. (1965): De ontwikkeling van het rode bloedbeeld bij kalveren. Tijdschr. Diergeneesk. *90*, 1382-1400. — WELS, A., & V. HORN (1966): Die Verwendung von Nomogrammen zur Beurteilung des roten Blutbildes von Pferd, Rind, Schaf und Ziege. Zbl. Vet.-Med. A *13*, 477-486.

Verminderung oder Vermehrung der weißen Blutkörperchen
(Leukopenie, Leukozytose)

Wesen: Unter Einwirkung verschiedener Noxen können die weißen Blutkörperchen im strömenden Blut zeitweise vermindert (Leukopenie) oder vermehrt (Leukozytose) sein, wovon je nach Art, Grad und Dauer der Schädigung einzelne Zellformen (eosinophile, neutrophile oder lymphatische Elemente) bevorzugt oder ausschließlich betroffen werden. Diesen rein symptomatischen Veränderungen kommt bei einigen Rinderkrankheiten diagnostische und prognostische Bedeutung zu.

Vorkommen und Ursachen: Beim ‚lymphatischen' Blutbild des Rindes treten *leukopenische Reaktionen* besonders häufig und ausgeprägt im Gefolge von Stresseinwirkungen auf. Eine vorübergehende Leukopenie ist zu Beginn vieler schwerwiegender Infektionskrankheiten und Intoxikationen zu beobachten. Die länger anhaltende Verminderung aller weißen Blutzellformen (Panleukopenie) kommt vor allem bei Virusinfektionen (Rinderpest, S. 848; Mucosal disease, S. 742; infektiöse Rhinotracheitis, S. 724), aber auch bei Rickettsiosen (Zeckenfieber, S. 887), bakteriellen Septikämien (Miliartuberkulose, S. 856) und gelegentlich bei eitriger Splenitis (S. 136) vor. Eine auffällige Verminderung der polymorphkernigen Leukozyten (Agranulozytose) ist außerdem bei den hämorrhagischen Diathesen (S. 1311) und Knochenmarksschädigungen festzustellen (siehe auch aplastische Anämien, Übersicht 7).

Nach den von ANDRESEN an der hannoverschen Klinik vorgenommenen Erhebungen zeigen rund 7 % der Patienten eine im Mittel 4 Tage anhaltende *Leukopenie*, wobei Rinder mit Stoffwechselstörungen oder Leberschäden (insbesondere bei Azetonämie sowie linksseitiger Labmagenverlagerung) und solche mit schweren Infektionskrankheiten (Mucosal disease, S. 742; Paratuberkulose, S. 756; Salmonellose, S. 752) oder Pyämie besonders häufig betroffen waren. Dabei handelte es sich um Neutropenien und Lymphopenien. Eine Verminderung der eosinophilen Granulozyten (Eosinopenie) wird außerdem bei einer Reihe schwerer akuter Krankheitszustände beobachtet.

Der stressbedingten initialen Leukopenie folgt bei abwehrfähigem Organismus innerhalb einiger Stunden oder Tage ein vermehrtes Auftreten jugendlicher neutrophiler Zellen (sogenannte *Kernlinksverschiebung*), der sich eine mehr oder weniger starke Vermehrung der neutrophilen Granulozyten (*Neutrophilie*) anschließt. Die Ursachen dieser leukozytären Reaktion sind sehr vielfältig und können bereits in einer größeren körperlichen Anstrengung bestehen (Treiben, Einfangen, Transport, Brunst oder Geburt). Eine ausgeprägte Vermehrung der weißen Blutzellen tritt aber hauptsächlich bei akuten und insbesondere bei bakteriellen Infektionskrankheiten sowie bei allen mit Gewebszerstörung und Eiterung einhergehenden Krankheiten auf. Beim Rind spielen dabei puerperale Erkrankungen (Nachgeburtsverhaltung), akute bakterielle Mastitiden (insbesondere Streptokokkeninfektionen), Fremdkörperperitonitiden, infizierte Klauen- und Gliedmaßenerkrankungen sowie metastasierende pyämische Prozesse die Hauptrolle. Nach dem Abklingen der Neutrophilie kann bei chronischen Leiden eine länger anhaltende Vermehrung der lymphatischen Zellformen einsetzen (sogenannte *reaktive Lymphozytose*). Nach Untersuchungen von STÖBER (1965) werden solche gutartigen Lymphozytenzunahmen hauptsächlich bei schweren Leberkrankheiten (chronische Hepatitis, Gallenstauung, Leberabszeß; S. 363 ff.), ausgebreiteten chronischen Bauchfellentzündungen traumatischer Genese (S. 358) sowie bei anderen, mit Eiterung einhergehenden Prozessen (Perikarditis, S. 84; Bronchopneumonie, S. 160 ff.; eitrige Nephritis, S. 390; Abszesse, S. 37; Mastitiden) und auch bei Babesiose (S. 893) beobachtet. Diese Veränderungen haben besondere differentialdiagnostische Bedeutung gegenüber der malignen persistierenden Lymphozytose der Rinderleukose (S. 64). Eine Vermehrung einzelner Leukozytenformen tritt weiterhin als *Eosinophilie* bei Haut- und Schleimhauterkrankungen, Allergosen (S. 1302) und verschiedenen Parasitosen (zum Beispiel bei Fasziolose, S. 937) auf. Ausgeprägte *Monozytose* kommt bei chronischer Reizung des retikulo-endothelialen Systems vor, was vor allem bei puerperalen Infektionen (zum Beispiel Brucellose, S. 778), ausgebreiteter Tuberkulose (S. 856) und multiplen Abszedierungen gelegentlich der Fall ist.

Das Auftreten *krankhafter Leukozytenformen* ist beim Rind als *Übersegmentierung der Granulozyten* (überalterte Zellformen bei mangelhafter Regenerationsfähigkeit) und als erworbene PELGER-HUET'*sche Anomalie* (OSBURN und GLENN, 1968) bekannt. Bei letzterer handelt es sich um eine gelegentlich im Rahmen akuter Infektionen und Intoxikationen festzustellende Kernreifungsstörung der Granulozyten (eingedellter, zwei- oder dreilappiger Kern), so daß diese an sich reifen Zellen leicht mit Jugendstadien verwechselt werden können. Die klinische Bedeutung dieser beim Menschen als erbliche Anomalie auftretenden krankhaften Leukozytenformen ist beim Rind noch ungeklärt. Dagegen geht das von PADGETT und Mitarbeitern (1962) bei Hereford-Rindern beschriebene rezessiv erbliche CHEDIAK-HIGASHI-*Syndrom* (nämlich das Auftreten vergrößerter, azurophiler Körnchen in den Granulozyten) mit Pigmentmangel, Lichtscheue und erhöhter Infektionsanfälligkeit einher, so daß die Mehrzahl der betroffenen Rinder bereits während der ersten Lebensjahre stirbt.

Krankheitsgeschehen und Verlauf: Die in ihrer Gesamtheit auch als Stress bezeichneten akut schädigenden Einwirkungen verursachen primär eine Reizung des neuroendokrinen Systems, in Sonderheit aber der Hypophyse und der Nebenniere. Die vermehrte Ausschüttung von Nebennierenrindenhormonen hat einen Abfall der Zahl der eosinophilen und lymphatischen Formen und eine Zunahme der neutrophilen Leukozyten zur Folge. Gewebsschädigungen bewirken gleichzeitig eine vermehrte Auswanderung von Granulozyten aus den Gefäßen. Innerhalb der ersten Stunden oder Tage nach dem auslösenden Ereignis entwickelt sich daher in der Regel zunächst eine Leukopenie, welche vom abwehrbereiten Organismus aber infolge der stressbedingten Anregung seiner Granulozytopoese schon in kurzer Zeit durch das vermehrte Auftreten jugendlicher Zellformen ausgeglichen wird. Die überschießende Bildung weißer Blutzellen führt nach einigen Tagen zur reaktiven Leukozytose, deren Ausmaß von Art, Grad und Dauer der Reizeinwirkung abhängt. Mit der Überwindung des akuten Krankheitszustandes (Ausheilung oder Übergang zur Chronizität) klingt die Granulozytenvermehrung ab und kann dann von einer lang anhaltenden Zunahme der Lymphozyten, Monozyten und/oder Eosinophilen abgelöst werden.

Beurteilung: Die quantitativen und qualitativen Veränderungen des weißen Blutbildes haben in vielen Fällen klinisch-prognostische Bedeutung. Im Zusammenhang mit schweren Erkrankungen auftretende stärkere und mehrere Tage anhaltende *leukopenische Reaktionen* weisen, insbesondere bei gleichzeitigem Fehlen jugendlicher Zellformen, auf eine allgemeine Abwehrschwäche oder auf eine toxisch bedingte Knochenmarksinsuffizienz hin, die den Ausgang des Leidens zweifelhaft oder ungünstig erscheinen lassen. Nach den Beobachtungen an der hannoverschen Klinik haben Patienten mit anhaltender und ausgeprägter Leukopenie deutlich schlechtere Heilungsaussichten; ANDRESEN stellte bei solchen Tieren eine fast doppelt so hohe Abgangsrate wie bei den übrigen Rindern der gleichen Krankheitsgruppen fest.

Eine starke *Kernlinksverschiebung* und/oder *Leukozytose* weist dagegen auf die Abwehrfähigkeit des Tieres, andererseits aber auch auf die Schwere der Reizeinwirkung hin. Mit anhaltender hochgradiger Leukozytose oder *reaktiver Lymphozytose* einhergehende Eiterungsprozesse bieten daher überwiegend ungünstige Heilungsaussichten. Ein ‚reaktionsloses' weißes Blutbild hat dagegen wenig prognostische Aussagefähigkeit, da beim Rind auch schwere und tödliche Krankheitszustände (zum Beispiel generalisierte Bauchfellentzündungen, S. 358) nicht selten ohne wesentliche Veränderungen der zellulären Zusammensetzung des Blutes verlaufen.

Erkennung und Unterscheidung: Die Beurteilung der Schichtdicke der weißen Blutkörperchen nach der Zentrifugation (sogenannte Speckhaut oder buffy coat) ergibt nur unsichere quantitative Anhaltspunkte, so daß zur Erkennung leukopenischer und leukozytotischer Zustände eine mikroskopische Zellzählung, zur Unterscheidung der verschiedenen Reaktionsformen aber auch die Auszählung der einzelnen Zellarten im gefärbten Blutausstrich (Differentialblutbild) unumgänglich sind. Bei der Beurteilung des weißen Blutbildes muß bedacht werden, daß die beschriebenen Veränderungen überwiegend unspezifisch sind und beim Rind im Gegensatz zu anderen Tierarten nicht immer regel- oder gesetzmäßig eintreten. Die normale Zahl der weißen Blutkörperchen nimmt mit dem Alter des Rindes ab (unter 2 Jahre 8000 bis 12 000 pro mm^3, erwachsene Rinder 5000 bis 10 000 pro mm^3); außerdem ist der normale Lymphozytenanteil beim neugeborenen Kalb niedriger und beim Jungrind höher als beim erwachsenen Tier (siehe ‚Leukoseschlüssel', S. 64). Die Grenzwerte für Leukopenie, Leukozytose und Lymphozytose verschieben sich daher mit dem Alter. Ein relativer Anteil der Eosinophilen unter 4 %, der Neutrophilen unter 25 % oder der Lymphozyten unter 40 % gilt als relative Verminderung; Werte über 10 %, 50 % beziehungsweise 65 % sind als krankhaft erhöht zu beurteilen. Liegt dabei gleichzeitig die Gesamtleukozytenzahl unter beziehungsweise über der Norm, so handelt es sich um eine absolute Verminderung beziehungsweise Vermehrung der betreffenden Zellart. Von den unreifen neutrophilen Granulozyten treten beim gesunden Rind nur Stabkernige (1 bis allenfalls 3 %), beim kranken neben einem höheren Prozentsatz von Stabkernigen von Fall zu Fall aber auch Jugendformen, nämlich Metamyelozyten, ausnahmsweise sogar Myelozyten, auf (= ‚Kernlinksverschiebung').

Behandlung: In der Regel ist bei den vorgenannten Zuständen ohnehin eine besondere kausale Therapie des auslösenden Grundleidens notwendig. Rein symptomatisch kann bei ausgeprägter Leukopenie eine Substitutionsbehandlung mit Hilfe von Bluttransfusion (T.I.) oder eine Anregung der Granulopoese durch unspezifische Eiweißtherapie (T.I.) versucht werden.

SCHRIFTTUM

ANDRESEN, H. (1969): Persönliche Mitteilung. — BROWN, J. M., B. W. KINGREY & B. D. ROSENQUIST (1959): The hematology of chronic bovine reticuloperitonitis. Amer. J. Vet. Res. 20, 255-264. — CARPER, H. A., & P. OEHLER (1965): Pseudo-PELGER neutrophils in the cow. Vet. Med. 60, 997—998. — CATELLANI, G., & R. CHELI (1955): Richerche sulla funzionalita myeloide nel corso delle tubercolosi polmonari e pleuriche del bovino. Haematologica 38, 1083-1107. — DESLIENS, L., & R. DESLIENS (1964): Maladies diverses vue d'ensemble des applications de la viscosimétrie sanguine. Bull. Acad. Vét. France 37, 37-41. — JAIN, N. C., O. W. SCHALM, E. J. CARROLL & J. LASMANIS (1968): Experimental mastitis in leukopenic cows. Amer. J. Vet. Res. 29, 2089-2097. — KRAFT, W. (1965): Die weißen Blutzellen des

Rinderfetus. Berl. Münch. Tierärztl. Wschr. *78*, 301-304. — NIEPAGE, H. (1955): Die Neutrophilen im Blutbild des Rindes bei akuter Entzündung. M.-hefte Vet.-Med. *10*, 361-364. — NIEPAGE, H. (1961): Untersuchungen über das Differentialblutbild des Rindes. Zbl. Vet.-Med. *8*, 282-301, 305-322. — NORDSTRÖM, G., & S. E. OTTERLIN (1967): Lymphatic leukaemia in cattle—a study of the value of the blood picture in diagnosis. Acta Agric. Scand. *7*, 298-310. — OSBURN, B. I., & B. L. GLENN (1968): Acquired PELGER-HUËT anomaly in cattle. J. Amer. Vet. Med. Ass. *152*, 11-16. — PADGETT, G. A. (1967): Neutrophilic function in animals with the CHEDIAK-HIGASHI syndrome. Blood *29*, 906-915. — PADGETT, G. A. (1968): The CHEDIAK-HIGASHI syndrom. Adv. Vet. Sci. *12*, 239-284. — PADGETT, G. A., R. W. LEADER, J. R. GORFAM & C. C. O'MARY (1964): The familial occurrence of the CHEDIAK-HIGASHI syndrom in mink and cattle. Genetics *49*, 505-512. — PENNY, R. H. C. (1967): The blood picture as an aid to diagnosis. Vet. Record *81*, 181-190. — PROKOPANOV, A., & C. PEJNIKOVA (1964): Einige hämatologische und biochemische Veränderungen im Blut von Kühen mit Gebärmutterentzündungen nach der Geburt und ihre klinische Bedeutung (bulgarisch). Naučni trudove, Sofija *13*, 295-305. — RADEMACHER, R., & A. ANTALOVSKY (1963): Hämatologische Befunde bei akuten und chronischen Euterentzündungen (tschechisch). Veterinářství *13*, 111-115. — RAVIVARMA HEDGE, V. (1963): A study on the effect of stress and strain of journey on blood values in Jersey breed of cattle. Indian Vet. J. *40*, 763-769. — SCHALM, O. W. (1966): Clinical significance of the eosinophil leukocyte. Calif. Vet. *20*, 29-30. — STÖBER, M. (1965): Zytomorphologische und zytochemische Blutuntersuchungen beim Rind im Hinblick auf ihre Brauchbarkeit für die Diagnose der lymphatischen Leukose. Habil.-Schrift, Hannover. — STRAUB, O. C., O. W. SCHALM, J. P. HUGHES & G. H. THEILEN (1960): Effect of parturition and retention of fetal membranes on blood morphology. J. Amer. Vet. Med. Ass. *135*, 618-622.

Störungen in der Zusammensetzung des Blutplasmas
(Hypo- und Hyperproteinämie; Dys- und Paraproteinämie)

Wesen: Unter den krankhaften Veränderungen der Blutplasmabeschaffenheit haben Abweichungen von der normalen quantitativen und qualitativen Zusammensetzung der Bluteiweißkörper besondere klinische Bedeutung. Diese Veränderungen können die Blutgerinnungsfaktoren (hämorrhagische Diathesen, S. 1311), den Gesamteiweißgehalt (Hypo- oder Hyperproteinämie) oder die Serumeiweißfraktionen (Dysproteinämie) betreffen oder im Auftreten blutfremder Eiweißkörper bestehen (Paraproteinämie). Die quantitativen Verschiebungen der übrigen Inhaltsstoffe des Blutplasmas werden bei denjenigen Krankheiten besprochen, für welche sie pathognostisch sind.

Vorkommen und Ursachen: Stärkere Veränderungen im Gesamteiweißgehalt des Blutserums werden in der Regel von Konzentrationsänderungen der Serumproteinfraktionen begleitet; so geht die Verminderung des Gesamteiweißgehaltes meist mit Abnahme der Albumine, seine Vermehrung dagegen oft mit Zunahme der Globuline einher. Eine Verminderung des Serumproteingehaltes *(Hypoproteinämie)* wird vor allem bei Jungtieren beobachtet, die längere Zeit quantitativ oder qualitativ mangelhaft ernährt wurden (S. 988) oder infolge chronischer und zehrender Krankheiten (Enteritis, S. 340 ff.; Magen-Darm-Wurmbefall, S. 920) stärker an Entwicklungs- und Ernährungsstörungen leiden. NIELSEN (1966) hat als zu Hypoproteinämie führende Verluste von Bluteiweiß in den Darmkanal (protein loosing diarrhoe) vor allem die verminöse Abomasitis (Ostertagiose, S. 920) und die Paratuberkulose (S. 756) herausgestellt. Darüber hinaus können Hypoproteinämien nach starkem Blutverlust (Hydrämie, S. 125; Hämatomosis, S. 1311), bei mangelernährten Hochleistungskühen sowie bei schwerer Leber- oder Nierenerkrankung auftreten. Letztere bewirken Störungen der Eiweißsynthese in der Leber beziehungsweise größere Eiweißverluste über den Harn (Proteinurie, S. 380). Die bei der Amyloidnephrose des Rindes (S. 386) fast regelmäßig zu beobachtende und oft stark ausgeprägte Hypoproteinämie muß dagegen sowohl auf anhaltenden renalen als auch auf enteralen Proteinverlust zurückgeführt werden.

Eine Vermehrung des Gesamteiweißgehaltes im Blutserum *(Hyperproteinämie)* wird beim Rind seltener und dann vor allem im Zusammenhang mit chronischen Entzündungsvorgängen festgestellt, unter denen als wichtigste langwierige Eiterungen und pyämisch-metastasierende Prozesse zu nennen sind.

Zusammen mit den aufgeführten Veränderungen im Gesamteiweißgehalt des Blutserums oder auch ohne diese kommt es häufig zur *Dysproteinämie,* also zur Verschiebung des relativen Anteiles der elektrophoretisch auftrennbaren Serumeiweißfraktionen; sie kann in Hypalbuminämie und Hypergammaglobulinämie, Hypo- oder A-Gammaglobulinämie sowie in entsprechenden Veränderungen des α- und β-Globulingehaltes bestehen. Abweichend von den beim Menschen und anderen Tierarten gesetzmäßig auftretenden Serumkonstellationstypen zeichnen sich beim Rind lediglich einige Reaktionsweisen ab, die im Zusammenhang mit bestimmten Krankheiten zwar häufiger, aber keineswegs regelmäßig festzustellen sind. In Anlehnung an SCHOTMAN (1962) sind dabei folgende 4 Verhaltenstypen zu unterscheiden:

Typ 1: Die normale Serumeiweißverteilung kommt außer bei gesunden Rindern auch bei Patienten mit bestimmten Stoffwechselkrankheiten (zum Beispiel Azetonämie, S. 1051) vor.

Typ 2: Eine leichte Verminderung der Albumine und geringe Vermehrung der α- und γ-Globuline tritt bei Tieren mit Indigestion, HOFLUND'schem Syndrom, Labmagenverlagerung und einigen Enteritisformen sowie bei tumoröser lymphatischer Leukose auf.

Typ 3: Ausgeprägte Dysproteinämie mit Hypalbuminämie sowie Vermehrung der α- und/oder γ-Globuline wird bei traumatischer Indigestion und Peritonitis, Lungenentzündung, schwerer Fasziolose, Paratuberkulose sowie bei eitrigen Klauen- und Gliedmaßenerkrankungen gefunden.

Typ 4: Eine besonders hochgradige Verminderung der Albumine mit leichter Vermehrung der α-Globuline und starker Zunahme der γ-Globuline ist bei schwerer Mastitis, eitriger Leber- und Nierenerkrankung, insbesondere aber bei pyämisch-metastasierenden Prozessen (eitrig abszedierende Lungenentzündung, Hohlvenenthrombose, Endokarditis) festzustellen.

Beim neugeborenen Kalb besteht regelmäßig eine A-Gammaglobulinämie, die normalerweise nach Aufnahme der die Immunlaktoglobuline enthaltenden Kolostralmilch innerhalb von 2 bis 3 Tagen überwunden wird. Bei kolostrumfrei aufgezogenen Kälbern und solchen, deren Globulinresorptionsvermögen aus bislang noch unbekannten Gründen gestört ist, bleibt der γ-Globulinspiegel im Serum dagegen krankhaft erniedrigt und hat eine erhöhte Anfälligkeit gegenüber Infektionen (zum Beispiel mit E.coli) zur Folge.

Über das Vorkommen blutfremder Eiweißkörper im Serum *(Paraproteinämie)* liegen beim Rind noch keine genauen Kenntnisse vor. Bei der Amyloidose (S. 386) besteht neben einem Rückgang des Gesamteiweißgehaltes im Serum und einer Verschiebung der Eiweißfraktionen (Albuminverminderung, Vermehrung der α- und β-Globuline) wahrscheinlich auch eine Paraproteinämie, wobei lösliche Vorstufen des in den Geweben abgelagerten Amyloids zeitweise im Blut kreisen. Als Paramyloid bezeichnete abnorme Eiweißkörper wurden außerdem in den Gefäßwänden bei Periarteriitis nodosa (S. 1310) und bei der Virusdiarrhoe — Mucosal disease (S. 742) festgestellt (TRAUTWEIN, 1965); der Nachweis dieser Eiweißkörper im Blutserum steht jedoch noch aus. Gleiches gilt für die von PEDINI und ROMANELLI (1955) bei einem Jungrind beschriebene maligne Plasmazellwucherung, welche mit Ausscheidung von BENCE-JONES-Eiweißkörpern im Harn einherging (Paraproteinurie).

Beurteilung: Veränderungen in Gehalt und Zusammensetzung der Serumeiweißkörper treten als weitgehend unspezifisches und zudem nur unregelmäßig zu beobachtendes Symptom bei verschiedenen Krankheiten des Rindes auf. Die Feststellung einer Dysproteinämie erlaubt daher nur gewisse Hinweise auf den Gesundheitszustand des Tieres und bestenfalls auf das Vorliegen akuter oder subakuter bis chronischer Entzündungsvorgänge (α-Globulinvermehrung beziehungsweise γ-Globulinvermehrung). Die diagnostische und prognostische Bedeutung dieser Veränderungen wird außerdem durch die bei älteren Rindern sehr häufigen subklinisch verlaufenden infektiösen und parasitären Entzündungsprozesse (zum Beispiel chronische Mastitiden oder leberegelbedingte Gallengangsentzündungen) weiter eingeschränkt.

Erkennung: Das Elektropherogramm der Serumproteine wird auch als Serumeiweißbild bezeichnet. Die Bestimmung des Gesamtproteingehaltes im Blutserum (Normalgehalt 6 bis 8 g%) erfolgt elektrophoretisch oder mit der Biuretmethode, während der Anteil der Serumeiweißfraktionen durch Mikro- oder Papierelektrophorese ermittelt wird. Die mikroelektrophoretische Auftrennung der im elektrischen Feld verschieden schnell wandernden Proteinfraktionen ergibt beim Rind jedoch weniger deutlich abgesetzte Diagrammgipfel als beim Menschen und anderen Tierarten, so daß nur der Anteil der Hauptfraktionen (Albumine, α-, β- und γ-Globuline) mit ausreichender Genauigkeit festgestellt werden kann. Der Gesamteiweiß- und der γ-Globulingehalt steigen mit dem Lebensalter an. Beim erwachsenen Rind ist ein relativer Albumingehalt von weniger als 20 %, eine Vermehrung der α- und β-Globulinfraktion auf über 20 % und eine solche der γ-Globuline auf mehr als 45 bis 50 % als krankhaft zu werten.

Für den Nachweis von Störungen der Serumeiweißzusammensetzung stehen neben den genannten, an ein Labor gebundenen Untersuchungsverfahren auch verschiedene als Eiweißlabilitätsproben bezeichnete Schnelltests zur Verfügung. Von diesen eignen sich beim Rind vor allem die Formolgelprobe nach GATÉ und PAPACOSTAS (im positiven Fall Gelbildung des Serums nach Zusatz von 2 Tropfen neutralisierter 40%iger Formaldehydlösung) und die LUGOL-Probe nach MALLEN (im positiven Falle Ausflockung des Serumtropfens nach Vermischung mit einem Tropfen LUGOL'scher Lösung), deren Ausfall dem γ-Globulinspiegel im Serum weitgehend parallel geht.

SCHRIFTTUM

AALUND, O. (1961): A rapid test for the estimation of the gamma-globulin levels in bovine serum. Nord. Vet.-Med. *13*, 96-103. — ACHMEDOV, A. M., & S. I. TAGIZADE (1962): Elektrophoretische Untersuchungen der Blutserumeiweißfraktionen beim Kälberparatyphus (russisch). Veterinarija *39*:4, 78-80. — ALOSI, C., & E. BIONDI (1958): Sulle modificazioni elettroforetiche delle proteine seriche nei bovini affetti da tubercolosi. Zooprofilassi *8*, 233-253. — BISPING, W. (1958): Papier-elektrophoretische Untersuchungen des Blutserums gesunder, bruccelloseinfizierter und gegen Brucellose schutzgeimpfter Rinder. Zbl. Vet.-Med. *5*, 493-504. — BOGUTH, W. (1954): Papierelektrophoretische Serumuntersuchungen bei Haussäugetieren. Zbl. Vet.-Med. *1*, 168-187. 311-329. — CZERNICKI, B. (1957): Elektrophoretische Untersuchungen an Rinderserum. Zbl. Vet.-Med. *6*, 588-602. — EMDE, H. (1963): Untersuchungen über die diagnostische Verwendbarkeit der Lugolprobe beim Rind. Diss., Hannover. — FEY, H. & A. MARGADANT (1962): Zur Pathogenese der Kälber-Colisepsis. 4. Agammaglobulinämie als disponierender Faktor. Zbl. Vet.-Med. *9*, 653-663. — GANCARZ, B., A. KRÓLICZEK & T. KWIATKOWSKI (1964): Schwankungen im Gehalt an Gesamteiweiß und den Eiweißfraktionen des Blutserums bei Kälbern während des Wachstums (polnisch). Med. Weter. *20*, 235-236. — GORIŠEK, J., V. SERTIĆ & F. ZDELAR (1964): Serumlabilitätsreaktionen und Serumeiweißzusammensetzung bei verschiedenen Krankheiten des Rindes; eine Schnellmethode zur γ-Globulinbestimmung im Rinderserum. Dtsch. Tierärztl. Wschr. *71*, 313-321. — HOJOVCOVA, M., & D. PRAVDA (1967): Beitrag zum Studium der Bluteiweißkörper und des Hämoglobingehaltes bei Unterernährung des Rindes während der Trächtigkeit und nach dem Kalben (tschechisch). Veterinární Med. *13*, 93-99. — JURENKOVA, G., & D. POPOVICI (1966): Schwankungen des Gesamteiweißes und der Eiweißfraktionen im Kälberblutserum (rumänisch). Cercetări Zootehn. *24*, 173-190. — MERIC, I. (1959): Die Formolgelreaktion beim Rind und ihr Wert für die Diagnostik. Diss., Hannover. — NEUMANN, B. B. (1969): Mikroelektrophoretische Serumeiweißuntersuchungen an erwachsenen Rindern mit tumoröser lymphatischer Leukose. Diss., Hannover. — NIELSEN, K. (1967): Gastrointestinal protein loss in cattle; a clinical and pathophysiological study. Mortensen, Kopenhagen. — PEDINI, B. (1954): Proteinura di BENCE JONES in una vitella. Atti. Soc. Ital. Sci. Vet. *8*, 676-681. — PEDINI, B., & V. ROMANELLI (1955): Il plasmocitoma negli animali domestici; osservazioni e considerazioni su di un caso riscontrato nel vitello. Arch. Vet. Ital. *6*, 193-224. — PROSTJAKOV, A. P., V. A. FORTUŠNYJ & M. S. KOVYNDIKOV (1961): Veränderungen des Serumeiweißbildes bei trächtigen Kühen und Jungkälbern (russisch). Ukrainskij Biochim. Zurnal, Kiew *33*, 505-513. — SCHOTMAN, A. J. H. (1962): Het serumeiwitspectrum van normale en zieke runderen bepaald met behulp van de papierelektroforese. Tijdschr. Diergeneesk. *87*, 804-825. — SOKOL, A. (1957/58): Hypo- und Agammaglobulinämie bei landwirtschaftlichen Haustieren (tschechisch). Folia Vet. *2*, 73-94. — TIMM, D. (1969): Mikroelektrophoretische Serumeiweißuntersuchungen an Rindern mit entzündlich-infizierten Krankheitsprozessen. Diss., Hannover. — TRAUTWEIN, G. (1965): Vergleichende Untersuchungen über das Amyloid und Paramyloid verschiedener Tierarten. Pathol. Vet. *2*, 297-327, 493-513. — WEHMEYER, P. (1954): Die Veränderung der Blutzusammensetzung bei Kühen nach Flüssigkeitsentzug, Wasseraufnahme und nach Hungern. Acta Pathol. Microbiol. Scand. *34*, 518-520. — WUHRMANN, F., & CH. WUNDERLY (1952): Die Bluteiweißkörper des Menschen. 2. Aufl. Schwabe, Basel.

Krankheiten der Milz

Als immunisatorisches Abwehrorgan ist die Milz bei Infektions- und Invasionskrankheiten fast regelmäßig krankhaft verändert. Diese, durch Überfunktion bedingten Milzschwellungen (Hypersplenie) haben jedoch nur geringe klinische Bedeutung. Selbständige Krankheiten der Milz sind beim Rind dagegen relativ selten zu beobachten.

Eitrige Milzentzündung (Splenitis apostematosa)

Wesen: Die eitrig-jauchige oder eitrig-abszedierende Splenitis wird durch das Vordringen tiefstechender Hauben- oder Pansenfremdkörper zur Milz oder durch hämatogene bakterielle Infektionen hervorgerufen; sie kann infolge Verblutung oder Sepsis in kurzer Zeit zum Tode führen. Bei vorübergehender Abgrenzung der Eiterungsprozesse entwickelt sich ein subakuter oder chronischer Krankheitszustand, der mit wenig kennzeichnenden Erscheinungen (Abmagerung, Milchrückgang, fieberhafte Verdauungsstörungen, Blutarmut) einhergeht und erst nach Wochen oder Monaten durch septische oder pyämisch-metastatische Ausbreitung tödlich endet.

Geschichte, Vorkommen und Ursachen: Die ersten Beschreibungen der traumatisch-eitrigen Splenitis haben KNOLL (1892), BORN (1897), OPPENHEIM (1900) und WYSSMANN (1904) gegeben. Das Leiden tritt als relativ seltene Komplikation der Fremdkörpererkrankung (S. 217) auf. Während sie an der hannoverschen Klinik nur in etwa 2 % der Fälle gefunden wird, haben andere Untersucher bei 7 bis 14 % der Fremdkörperpatienten traumatisch bedingte eitrige Milzkomplikationen festgestellt. Der perforierende Fremdkörper dringt meist von der Haube aus, gelegentlich aber auch vom Pansen her zur Milz vor, wobei männliche Rinder infolge ihrer relativ weit nach ventral (bis in die Regio xyphoidea) reichenden Milz besonders häufig betroffen werden. Von der echten traumatischen Splenitis sind die im Milzbereich ablaufenden und nur mit *Perisplenitis* verbundenen Peritonitiden abzugrenzen.

Die *hämatogene eitrige Milzentzündung* kommt im Zusammenhang mit septikämischen oder pyämischen Krankheitszuständen vor, die hauptsächlich durch bakterielle Nabel- und Jungtierinfektionen, septische Entzündungen der Gebärmutter oder des Euters oder durch Nekrobazillose ausgelöst werden. In seltenen Fällen sind auch tuberkulöse und aktinobazilläre Infektionen der Milz festgestellt worden (S. 856, 700). Infolge der blutreichen und schwammartigen Beschaffenheit der Milz gelingt die Abkapselung der durch einen Fremdkörper oder auf hämatogenem Wege eingeschleppten Eiter-, Nekrose- oder Fäulniserreger (hauptsächlich C.pyogenes und/oder Sph.necrophorus) meist nur unvollständig und vorübergehend, so daß sich die Infektion früher oder später septikämisch ausbreitet oder pyämisch-metastatisch in andere Organe (besonders in Leber, Lungen und Nieren) verschleppt wird.

Erscheinungen und Verlauf: Das Krankheitsbild der eitrigen Milzentzündung weist keine besonderen Kennzeichen auf und verläuft je nach Umfang und Abgrenzung der Eiterungsprozesse verschieden. Ein perakuter Verlauf wird nach Verletzung oder Zerstörung größerer Milzgefäße mit Einbruch von Eitermassen und deren embolischer Verschleppung oder auch beim Durchbruch größerer Eitermengen zur freien Bauchhöhle hin beobachtet. Solche Patienten zeigen aus scheinbarer Gesundheit heraus plötzlich schwere Krankheitserscheinungen (hohes Fieber oder Untertemperatur, Kreislaufschwäche, Versagen der Futteraufnahme, Kolik, Darniederliegen der Verdauungstätigkeit, Intoxikationssymptome) und verenden innerhalb weniger Stunden oder Tage (bei septikämischem Verlauf) unter Versagen des Kreislaufes.

Bei rechtzeitiger und ausreichender Abkapselung der Infektionsherde kann die eitrige Milzentzündung dagegen für kürzere oder längere Zeit nahezu symptomlos oder unter unbestimmten Allgemeinerscheinungen ertragen werden. Das klinische Bild besteht dann in Leistungsrückgang, langsamer Abmagerung, verminderter Lebhaftigkeit, schubweise fieberhafter Körpertemperatur (bis 40,5° C) sowie mehr oder weniger deutlichen Anzeichen einer Fremdkörpererkrankung. Darüber hinaus werden meist struppiges Haarkleid und wechselnde, insgesamt aber herabgesetzte Futteraufnahme, Klopfschmerzempfindlichkeit in der Milzgegend sowie mäßige Blutarmut mit 3 bis 4 Millionen Erythrozyten pro mm^3 und ausgeprägte Leukozytose mit deutlicher Kernlinksverschiebung festgestellt. Infolge gleichzeitiger metastatisch-eitriger Erkrankung anderer Organe treten außerdem nicht selten Atembeschwerden und Husten (bei metastatisch-eitriger Bronchopneumonie) und/oder Harnveränderungen (bei metastatisch-eitriger Nephritis) auf. Das Leiden geht dann nach oft monatelangem Verlauf in der Regel plötzlich in eine akute, tödlich endende Sepsis über.

Beurteilung: Die Feststellung einer eitrigen Milzentzündung zwingt wegen der Unheilbarkeit des Zustandes zur Verwertung des Tieres. In Verdachtsfällen muß von Fall zu Fall zwischen sofortiger Schlachtung oder vorheriger Abklärung durch diagnostische Laparotomie entschieden werden.

Erkennung und Unterscheidung: Bei perakutem oder akutem tödlichen Verlauf wird die eitrige Milzentzündung fast immer erst postmortal festgestellt, weil das schwere septikämische Krankheitsbild jeden operativ-diagnostischen Eingriff verbietet. In protrahiert verlaufenden Fällen kann aus den klinischen Erscheinungen (Abmagerung, Fremdkörperverdachtssymptome, Klopfschmerz im Milzbereich, Blutarmut) bestenfalls die Vermutung abgeleitet werden, daß eine Splenitis apostematosa vorliegt, welche dann möglichst durch eine explorative Laparotomie oder Rumentomie abzuklären ist. Bei der Betastung der Milz von der Bauchhöhle und/oder vom Pansen aus lassen sich die meist multiplen walnuß- bis faustgroßen fluktuierenden Eiterherde ziemlich sicher feststellen und von perilinealen peritonitischen Prozessen unterscheiden. Gelegentlich gibt auch der Sitz des perforierenden Fremdkörpers weitere Hinweise. Andere diagnostische Verfahren (Milzperkussion und -punktion) zeitigen nur selten klare Ergebnisse oder bergen erhebliche Komplikationsgefahren in sich.

Zerlegung: Bei traumatischer eitriger Splenitis werden im Bereich von Haube, Zwerchfell, Milz und ventralem Pansensack regelmäßig peritonitische Veränderungen beobachtet. Nach Eröffnung der Vormägen läßt sich meist ein in das Milzgewebe führender, bleistift- bis kleinfingerdicker Fistelkanal feststellen, während der ursächliche Fremdkörper nur in manchen Fällen noch in der Tiefe des jauchig-zerfallenden, graugrünlich verfärbten und übelriechenden Milzgewebes aufzufinden ist. Bei eitrig-abszedierender Splenitis sind in der mehr oder weniger stark vergrößerten Milz meist multiple haselnuß- bis apfelgroße fluktuierende Herde mit gelblich-weißem, rahmigem oder bröckeligem Inhalt und dünner bindegewebiger Kapsel vorhanden (Taf. 3 d). Nicht selten sind dabei auch Arrosionen und Thrombosen der V. linealis festzustellen.

Behandlung: Therapieversuche haben bei eitriger Milzentzündung keine Erfolgsaussichten; auch durch Verabreichung von Antibiotika läßt sich in der Regel keine Entfieberung oder vorübergehende Besserung des Zustandes herbeiführen.

Vergrößerung, Zerreißung und Geschwülste der Milz
(Splenomegalia, Ruptura splenis et Tumores lienales)

Vorkommen und Ursachen: Als *Splenomegalie* wird die Vergrößerung der Milz auf ein Mehrfaches ihrer normalen Größe bezeichnet. Diese Veränderung tritt beim Rind hauptsächlich in Form der Milzleukose (S. 60), aber auch bei Blutparasitosen (Babesiose, S. 893; Theileriose, S. 897; Trypanosomose, S. 899) und bestimmten bakteriellen Infektionen auf (zum Beispiel Milzbrand, S. 852; Anaplasmose, S. 888); sie ist stets mit der Gefahr einer *spontanen Milzruptur* verbunden. *Traumatische Milzzerreißungen* durch stumpfe Gewalteinwirkung oder perforierende Bauchwandverletzungen kommen demgegenüber nur äußerst selten vor. Gleiches gilt für nichtleukosebedingte *Milzgeschwülste;* bei diesen handelt es sich entweder um Hämangiome oder um metastatische Tumoren (Sarkome, Karzinome).

Erscheinungen, Verlauf und Erkennung: Die im Zusammenhang mit einer schweren Allgemeinerkrankung auftretende Splenomegalie verursacht außer einer mehr oder weniger deutlichen Dämpfung und/oder Schmerzhaftigkeit bei der Perkussion der Milzgegend keine besonderen Krankheitserscheinungen; die Milzleukose geht allerdings oft mit einer ausgeprägten Lymphozytenvermehrung im Blut einher (30 000 bis über 500 000 Leukozyten pro mm^3 mit 80 bis 99 % Lymphozyten).

Die Milzzerreißung führt infolge Verblutens in die Bauchhöhle unter den Erscheinungen des Kreislaufversagens (S. 106) schnell zum Tode (Taf. 3 e). Tumoren der Milz können längere Zeit symptomlos bleiben und werden daher in der Regel nur als Zufallsbefund bei der Laparotomie oder erst nach der Schlachtung entdeckt.

Eine *Behandlung* der genannten Krankheiten kommt wegen ihrer unheilbaren Ursache oder des raschen tödlichen Verlaufes nur ausnahmsweise in Betracht; gelegentlich wird jedoch auch beim Rind aus therapeutischen, öfter aber aus experimentellen Gründen, eine operative Entfernung der Milz vorgenommen.

Die *Splenektomie* erfolgt von der linken Flanke aus unter Narkose am liegenden Tier, einfacher aber unter Lokalanästhesie am stehenden Rind. Die Schnittlinie liegt bei Jungtieren dicht hinter der letzten Rippe und unterhalb der Querfortsätze der Lendenwirbel; bei erwachsenen und insbesondere bei schwereren Rindern ist die Teilresektion der letzten Rippe zu empfehlen. Nach Eröffnung der Bauchhöhle wird die Milz von ihrer ventralen Spitze her unter Schonung der dorsal am Hilus lienis gelegenen Gefäße stumpf-manuell abgelöst. Das freie Milzende wird danach soweit als möglich durch die Bauchwunde nach außen gezogen, der verbliebene Gefäßstiel schließlich abgeklemmt und unterbunden oder mit einem Kettenekraseur abgesetzt. Bauchwandverschluß und antibiotische Versorgung beenden die Operation.

SCHRIFTTUM

Blood, D. C., & D. R. Hutchins (1955): Traumatic splenitis and hepatitis of cattle. Austral. Vet. J. *31*, 233-236. — Briet, J. (1958): Contribution à l'étude de la rupture de la rate chez les animaux. Thèse, Lyon. — Gates, D. W. (1953): The technique employed in splenectomy of bovine animals. J. Amer. Vet. Med. Ass. *122*, 94-98. — Kankoh, A. G. (1967): Untersuchung über Hämosiderin in der Milz vom Rind. Diss., Hannover. — Küng, W. (1922): Über eitrige Milzentzündung beim Rinde. Diss., Bern. — Meyer, Friedrich (1927): Zwei klinisch- und pathologisch-anatomisch interessante Fälle: Milzruptur und Abscedierung der Milz bei Rindern. Tierärztl. Rundschau *33*, 764-765. — Natscheff, B., & Iw. Simoff (1968): Beitrag zur traumatischen Milz- und Leberentzündung beim Rinde. Dtsch. Tierärztl. Wschr. *75*, 506-508. — Peacock, R., & V. J. A. Manton (1963): An improved technique for the splenectomy of cattle. Veterinarian *1*, 131-133. — Raynaud, J.-P. (1961): Une méthode de splénectomie des bovins adultes par résection de la 12e côte gauche. Rev. Elevage Méd. Vét. Pays. Trop. *14*, 321-327. — Schaumburg, B. (1966): Erkrankungen der Milz bei Haustieren (eine literarische Studie). Diss., Gießen. — Söderlind, O. (1958): Die pathologische Anatomie bei traumatischen Splenitiden des Rindes. M.-hefte Vet.-Med. *13*, 737-741. — Storch (1919): Zur Diagnostik der Splenitis suppurativa et ichorosa des Rindes. Dtsch. Tierärztl. Wschr. *27*, 141-144. — Thornton, D. A. K. (1963): Ununsual splenic lesions in twin calves. Vet. Record *75*, 325-326. — Waller, T., & S. Rubarth (1967): Haemangioendothelioma in domestic animals. Acta Vet. Scand. *8*, 234-261.

Krankheiten des Atmungsapparates

Krankheiten der Nase und der Nasennebenhöhlen

Verletzungen des Flotzmauls (Vulnera plani nasolabialis)

Flotzmaul und Nasenflügel des Rindes werden nur verhältnismäßig selten von nennenswerten Traumen betroffen; gegebenenfalls handelt es sich meist um *Riß- oder Schnittwunden* (Hängenbleiben an Haken oder Nägeln, Anrennen gegen Glasscheiben oder scharfkantige Blechteile). Die reichliche Blutgefäßversorgung der dabei betroffenen Gewebe schafft günstige Bedingungen für eine rasche Heilung, vorausgesetzt, daß tiefere Verletzungen innerhalb der ersten 12 bis 24 Stunden sachgemäß gereinigt, vorsichtig desinfiziert (Akridinfarbstofflösung 3‰ig, antibiotische Salben), erforderlichenfalls auch situationsgerecht reseziert und sorgfältig vernäht werden (am besten mit kräftigem chromierten Catgut). Abschließend ist ein gut haftendes Wundpflaster aufzukleben oder eine abdeckende Paste (Zinkoxydlebertran-, Airolpaste) aufzutragen. In verschleppten Fällen ist die Wiederherstellung durch die inzwischen eingetretene Infektion, bei Beteiligung von Knorpelgewebe (Nasenscheidewand, Flügelknorpel) gelegentlich auch durch Fistelbildung erschwert; dann sollte zunächst die Ausgranulierung unter wiederholter lokaler Behandlung (Spülung mit milden Desinfizientien, Bestreichen mit antibiotischen

Salben) abgewartet werden (3 bis 6 Wochen), bevor der Defekt nach Auffrischung und Exstirpation etwaiger Fisteln durch Naht verschlossen wird.

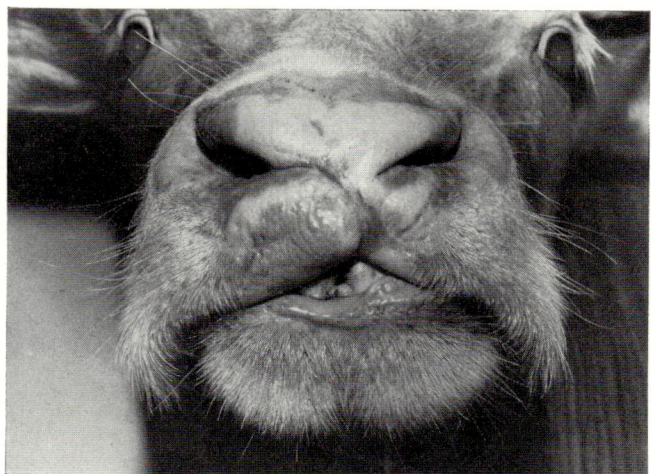

Abb. 69. Durch Wundresektion und situationsgerechte Naht geheilte komplizierte Verletzung von Flotzmaul, Nasenloch und Unterlippe (entstanden durch Anrennen gegen eine zersplitternde Glasscheibe)

Die gelegentlich bei besonders unleidigen Bullen durch *Ausreißen des Nasenrings* entstehenden, quer über das Flotzmaul laufenden Verletzungen sind insofern bedeutungsvoll, als das betreffende Tier ohne Nasenring nicht weiter zur Zucht gehalten werden kann. Derartige Wunden lassen sich in frischem Zustand nach entsprechender Sedation (am besten mittels Rompun-Bayer, sonst durch Tranquilizer kombiniert mit lokaler Infiltrationsanästhesie) ebenfalls mit guten Erfolgsaussichten vernähen (U-Knopfhefte in Abständen von 0,5 bis 1,0 cm entlang der gesamten Rißlinie einschließlich der medialen Nasenlochwand), wobei etwaige Unebenheiten zuvor mit dem Skalpell zu begradigen sind. Der Patient sollte in den ersten Tagen nach dem Eingriff möglichst nur weiches Schlappfutter erhalten und aus dem Eimer (nicht aus der Selbsttränke) getränkt werden. Liegt das Ausreißen des Nasenrings bereits länger als 24 Stunden zurück, so muß vor der Operation das Abgranulieren des Defekts abgewartet werden (siehe oben). 8 bis 12 Wochen nach der Naht ist das inzwischen gebildete

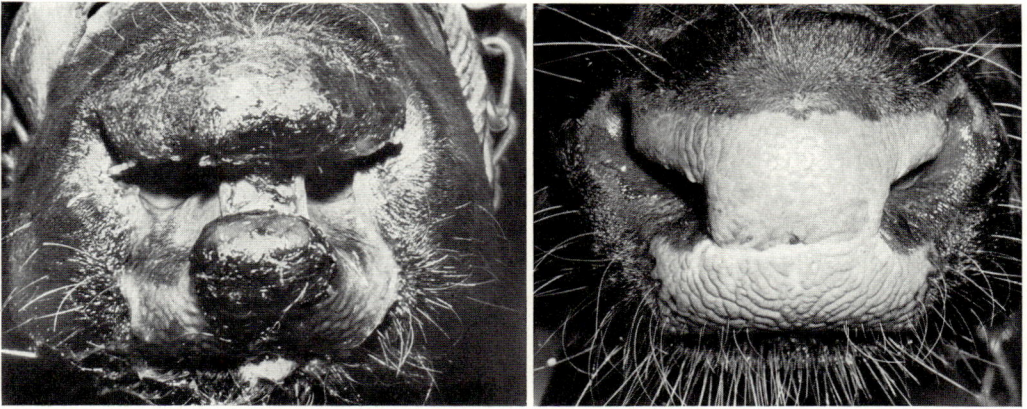

Abb. 70, 71. Links: vollständige, bis auf das Nasenseptum reichende Transversalruptur des Flotzmauls nach Ausreißen des Nasenrings bei einem Bullen; rechts: die Nase des gleichen Tieres nach per primam abgeheilter Rhinoplastik

Narbengewebe dann in der Regel so widerstandsfähig, daß ein neuer Nasenring eingesetzt werden kann (Abb. 71). Bei ausbleibender Heilung läßt sich dieser zur Not auch schräg durch den verbleibenden Teil des Nasenspiegels hindurch einziehen.

Nasenbluten (Epistaxis, Rhinorrhagia)

Wesen: Unter Nasenbluten im engeren Sinne sind nur solche tropfenweisen (Epistaxis) oder stärkeren Blutungen (Rhinorrhagie) zu verstehen, die ihren Ursprung in der Nase selbst haben. In vielen Fällen stammt das aus den Nasenlöchern tretende Blut jedoch aus anderen Abschnitten des Atmungsapparates.

Ursachen: Das Leiden beruht zum Teil auf traumatischen Einwirkungen (grober Nasengriff, unsachgemäßes Einführen der Nasenschlundsonde, Hornstöße, Schläge oder Gabelstich im Nasenbereich, Nasenbeinfrakturen), teils auf entzündlicher oder stauungsbedingter Hyperämie der Nasenschleimhaut (S. 141), intranasalen Granulomen, Geschwüren oder Tumoren (S. 145); zeitweiliges oder fortgesetztes Nasenbluten ist des weiteren ein Begleitsymptom einiger Infektionskrankheiten (Milzbrand, S. 852; bösartiges Katarrhalfieber, S. 843) sowie der hämorrhagischen Diathesen (S. 1311 ff.). ‚Falsches Nasenbluten' beruht in der Regel auf Haemoptoe (S. 153).

Erscheinungen: Das bei raschem Abfluß hellrot, sonst dunkelrot erscheinende Blut ergießt sich bei intranasalen Läsionen (im Bereich der Nasenschleimhaut, der Nasenmuscheln, des Siebbeins oder der Nasennebenhöhlen) in der Regel nur aus dem Nasenloch der betroffenen Seite; beiderseitiges Nasenbluten läßt auf einen tiefergelegenen Sitz der auslösenden Veränderungen (in Choanen, Rachen, Kehlkopf, Luftröhre, Bronchien oder Lungen) schließen, kann aber auch auf einer gleichzeitigen Schädigung beider Nasenhälften beruhen. In leichteren Fällen tritt das Blut nur bei gesenktem Kopf und tropfenweise oder mit dem Nasensekret vermischt hervor; sonst entleert es sich in Form mehr oder weniger ausgeprägter straßenartiger Rinnsale. Je nach Ursache und Grad können Epistaxis oder Rhinorrhagie schon nach kurzer Zeit von selbst zum Stehen kommen, wiederholt rezidivieren oder länger anhalten. Nur im letztgenannten Falle machen sich dann innerhalb mehrerer Stunden oder einiger Tage auch anämiebedingte Störungen des Allgemeinbefindens (Mattigkeit, Inappetenz, hohe Puls- und Atemfrequenz, blasse Schleimhäute) bemerkbar, wenn dieses nicht schon zuvor, im Rahmen des zum Nasenbluten führenden Primärleidens getrübt war.

Erkennung und Unterscheidung: Bei Patienten, deren Vorbericht keine eindeutigen Hinweise auf eine Nasenverletzung oder anderweitige intranasale Veränderungen enthält, kann die Klärung des Sitzes und der Ätiologie der Blutung erhebliche Schwierigkeiten bereiten. Als sehr wertvoll erweist sich dann die Rhinoskopie mit einem geeigneten Endoskop. Sonst kann die Passierbarkeit der Nasengänge auch mit Hilfe der weichen Nasenschlundsonde geprüft werden, die beim Vorliegen traumatisierender Fremdkörper sowie von Granulomen oder Tumoren auf Widerstand stößt; an ihrem wieder zurückgezogenen Ende haften bei intra-

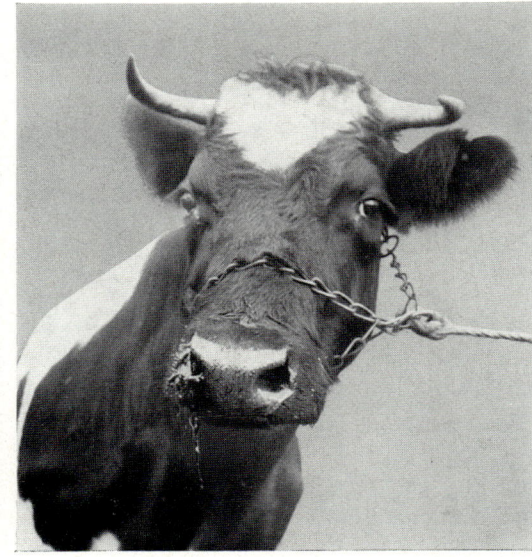

Abb. 72. Traumatisch bedingtes Nasenbluten (Epistaxis) aus dem rechten Nasenloch

nasaler Lokalisation der Blutung dann oft Blutkoagula und/oder nekrotische Gewebsfetzen. Beruht das ‚Nasenbluten' dagegen auf einer weiter lungenwärts gelegenen Gefäßläsion, so tritt das Blut vielfach (aber nicht immer) in Form von Bläschen oder Schaum aus beiden Nasenlöchern und gelegentlich zudem auch aus dem Maul aus; in solchen Fällen sind (insbesondere bei Lungenblutung, S. 153) in der Regel noch weitere respiratorische Störungen festzustellen (Dyspnoe, auskultierbare Rasselgeräusche), auf die deshalb differentialdiagnostisch zu achten ist.

Beurteilung: Die Prognose ist bei geringgradiger, aus den oberen Luftwegen stammender Blutung meist verhältnismäßig günstig; bei ‚Rhinorrhagien' ungeklärter Herkunft sind die Heilungsaussichten dagegen wesentlich geringer.

Behandlung: Als erste Maßnahme ist der Patient ruhigzustellen (gegebenenfalls aufstallen und anbinden); außerdem ist bei stärkerer Blutung zu versuchen, das lädierte Gefäß zu ligieren. Andernfalls muß die betroffene Nasenhöhle, möglichst nach vorheriger Betäubung ihrer Schleimhaut (Betupfen oder Besprühen mit einem geeigneten Oberflächenanästhetikum), tamponiert werden; der Tampon ist ebenfalls vorteilhafterweise nicht nur mit einem Adstringens (etwa Tanninlösung 1- bis 2 %ig, Suprarenin 1 %₀ig), sondern auch mit dem Anästhetikum zu tränken, da er das Tier sonst beunruhigt und unter Umständen herausgeprustet wird. Als letztes Mittel kann bei anderweitig nicht zu beherrschender Rhinorrhagie das tamponierte Nasenloch zugenäht und ein Tracheotubus (S. 148) eingesetzt werden. Zusätzliche Medikationen bestehen in der parenteralen Verabreichung von Kalziumboroglukonat, Vitamin C (S. 1110) und/oder K (S. 1119) sowie von Glukokortikoiden oder ACTH (T. I.); bei stärkerem Blutverlust sollte mit der Bluttransfusion (T. I.) nicht gezögert werden, da hierdurch nicht nur der Kreislauf aufgefüllt, sondern auch die Blutgerinnungsfähigkeit gefördert wird.

Entzündungen der Nasenschleimhaut (Rhinitis)

Wesen: Unter den Rhinitiden ist je nach der Art der Veränderungen und des Sekretes zwischen katarrhalischen, eitrigen, krupösen und nekrotisierenden Entzündungen der Nasenschleimhaut zu unterscheiden, die teils selbständig, häufiger aber im Rahmen einer Erkrankung weiterer Abschnitte des Respirationsapparates auftreten.

Ursachen: Primäre nichtinfektiöse Rhinitiden beruhen in der Regel auf der Einatmung reizender Gase, Rauche, Dämpfe oder Stäube; sie können auch allergischer Natur sein (‚Heuschnupfen' mit gleichzeitiger Konjunktivitis, S. 1309) oder einen infolge Pathogenwerdens ubiquitärer saprophytärer Keime komplizierten Verlauf zeigen. Symptomatische Entzündungen der Nasenschleimhaut treten im Rahmen verschiedener bakteriell- oder virusbedingter Infektionskrankheiten (bösartiges Katarrhalfieber, S. 843; Rhinotracheitis, S. 724; Virusdiarrhoe-Mucosal disease, S. 742; Rinderpest, S. 848; Pasteurellose, S. 730; Pneumokokkose, S. 728) und auch als Begleiterscheinung anderweitiger Bronchopneumonien (S. 160 ff.) auf.

Erscheinungen: Bei einfacher nichtinfektiöser katarrhalischer Rhinitis bleibt das Allgemeinbefinden des Patienten ungestört; meist besteht nur seröser bis schleimiger Ausfluß aus beiden Nasenlöchern, deren Umgebung infolgedessen mehr oder weniger stark verschmiert und verkrustet erscheint, während der nichtpigmentierte Bereich der Nasenschleimhaut deutlich gerötet ist (Taschenlampe). Die purulente sowie die krupöse und die nekrotisierende Rhinitis können mit Abgeschlagenheit, mangelnder Freßlust und Fieber einhergehen; aus der Nase solcher Tiere entleert sich schleimig-eitriges Sekret oder fibrinös-bröckliges Exsudat, das vor allem bei nekrotisierender Entzündung einen üblen Geruch aufweist. Je nach dem Grad der Verlegung der Nasengänge sind auch Stenosengeräusche (Schniefen) zu hören.

Der *Verlauf* kann bei allen genannten Formen des Leidens akut, subakut oder chronisch sein. Während die Rhinitis catarrhalis meist komplikationslos abheilt, kann die eitrige, krupöse oder nekrotisierende Entzündung der Nasenschleimhaut in schwerwiegenden Fällen auch auf Nachbarorgane übergreifen (sekundäre Sinusitis, S. 142; Laryngitis, S. 149; Tracheitis, S. 160 oder Bronchopneumonie, S. 161).

Erkennung, Unterscheidung: Die symptomatologische Diagnose der Rhinitis ist zwar in der Regel leicht zu stellen; ihre ätiologische Klärung kann jedoch beim Fehlen eindeutiger anamnestischer Hinweise Schwierigkeiten bereiten. Von differentialdiagnostischer Bedeutung ist vor allem die Abgrenzung der auf die Nasenschleimhaut beschränkten Entzündungen von Erkrankungen, bei denen auch noch weitere Abschnitte des Respirationsapparates mitbeteiligt sind; in solchen Fällen liegen dann zudem meist Husten und Dyspnoe vor. Bei bestandsweise gehäuft auftretender Rhinitis sind zur Ermittlung etwaiger spezifischer Ursachen Tupferproben des Nasensekrets zur bakteriologischen und/oder virologischen Untersuchung einzusenden.

Beurteilung: Die sporadische katarrhalische Nasenschleimhautentzündung hat eine günstige Prognose; die purulente oder nekrotisierende Rhinitis ist dagegen oft hartnäckig und therapeutisch nur schlecht oder langsam zu beeinflussen.

Behandlung: Die Patienten sind in zugfreier, aber gutbelüfteter und angemessen temperierter Umgebung aufzustallen; Streuen und Füttern sollten möglichst ohne Staubentwicklung erfolgen. Bei stenosierender Verschwellung der Nasenschleimhaut oder starker und übelriechender Exsudation sind wiederholte Nasenspülungen (Spülkanne und Schlauch) bei tiefgehaltenem Kopf angezeigt; hierzu eignen sich milde Desinfizientien (Akridinfarbstoffe in 1‰iger, Alaun oder Kaliumpermanganat in 0,5%iger Lösung). Da eitrige und nekrotisierende Rhinitiden in der Regel sekundär bakteriell infiziert sind, erscheinen zu ihrer Behebung im Anschluß an das Spülen auch antibiotische Besprühungen der Nasenhöhlen geeignet (Tetrazyklinspray, T. I.). Die parenterale Allgemeinbehandlung mit Antibiotika und Sulfonamiden ist nur bei fieberhaftem Krankheitsverlauf nötig. Auf Hypersensibilisierung beruhende Fälle erfordern dagegen die Verabreichung von Antiallergika und Antihistaminika (S. 1306; T. I.).

Entzündung der Stirnhöhle (Sinusitis frontalis)

Wesen, Vorkommen: Katarrhalische bis eitrige Inflammationen der Stirnhöhlenschleimhaut treten beim Rind zwar im allgemeinen nur sporadisch auf, sind insgesamt gesehen aber wesentlich häufiger als gleichartige Erkrankungen der Kieferhöhle (S. 144) und als die wegen ihrer Seltenheit praktisch bedeutungslosen Entzündungen im Bereich der Gaumen-, Tränenbein- oder Keilbeinhöhle.

Ursachen: Der Sinusitis frontalis liegt in vielen Fällen eine Fraktur des vom 7. Lebensmonat an pneumatisierten und daher in direkter Verbindung mit der Stirnhöhle stehenden knöchernen Hornzapfens (also eine Eröffnung und anschließende Infektion des Sinus) zugrunde (S. 42); die gleichen Folgen können sich gelegentlich auch im Anschluß an die Enthornung älterer Rinder (S. 45) einstellen. Wesentlich seltener ist das Leiden dagegen auf das Übergreifen einer Entzündung der ebenfalls mit dem Sinus frontalis kommunizierenden Nasenhöhle oder auf metastatische Keimeinschleppung zurückzuführen.

Erscheinungen und Verlauf: Meist erkrankt nur eine Seite der durch eine mediane Knochenlamelle in zwei Hälften geteilten Stirnhöhle, wobei im Einzelfall je nach der Dauer der Entzündung und der Art des Exsudats zwischen der akuten katarrhalischen oder eitrig-jauchigen und der chronisch-eitrigen Sinusitis frontalis zu unterscheiden ist. Während das Allgemeinbefinden bei katarrhalischer Stirnhöhlenreizung nur selten merklich gestört ist und sich die örtlichen Veränderungen dabei oft nur in vermehrtem bis schubweisem und meist einseitigem schleimig-serösem Nasenausfluß zu erkennen geben, sind die Erscheinungen bei akuter eitrig-jauchiger Sinusitis frontalis wesentlich schwerwiegender; in der Regel besteht dann mißfarbener übelriechender Ausfluß aus einem Nasenloch, völlige Inappetenz und leichtes bis mittelgradiges Fieber neben mehr oder weniger stark ausgeprägten zentralnervösen Symptomen (Benommenheit, sture Teilnahmslosigkeit, seltener auch anfallsartige Erregungszustände), die auf eine Mitbeteiligung der Hirnhäute oder gar des Gehirnes selbst hinweisen. Die chronische Form des Leidens tritt fast immer als massive Eiteransammlung (Stirnhöhlenempyem) auf, bei welcher das Allgemeinbefinden des Patienten teils weniger (wechselnde Freßlust und

Anteilnahme an der Umgebung), teils mehr (Apathie, Schiefhalten des Kopfes) in Mitleidenschaft gezogen ist; je nach dem Ausmaß des auslösenden Traumas und der Ausdehnung des infiziert-entzündlichen Prozesses können zudem im Bereich der Stirn, des Horngrundes, der Ohrbasis oder der Orbita mäßigderbe bis knochenharte Auftreibungen vorliegen (Taf. 4 a).

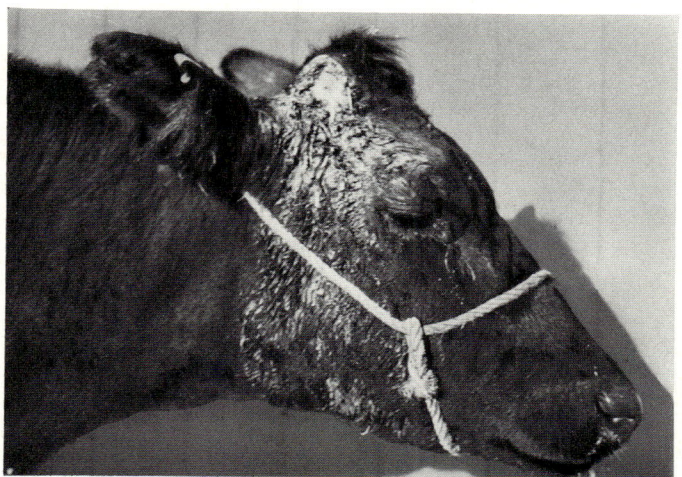

Abb. 73. Eitrige Stirnhöhlenentzündung nach Hornzapfenbruch

Erkennung: Vielfach liefern die eingehende Besichtigung und Palpation des Kopfes unter besonderer Berücksichtigung der Hörner schon eindeutige Hinweise; bei eitriger Sinusitis zeigt sich zudem oft auch das Auge der betroffenen Seite als beteiligt (Tränenfluß, Photophobie, Lidschwellung, Injektion der Episkleralgefäße, leichter Exophthalmus). Bei längerer Beobachtung (oder nach dem Vorbericht) ist meist schubweiser einseitiger Nasenausfluß festzustellen. Die vergleichende Perkussion beider Stirnhöhlenhälften (mit dem stumpfen Ende des kleinen Perkussionshammers) ergibt Schmerzhaftigkeit und deutliche Dämpfung auf der erkrankten Seite, wenn sich größere Exsudatmengen angesammelt haben (Empyem). Bei begründetem Verdacht bringt die diagnostische Eröffnung der Stirnhöhle (Trepanation oder Absetzen des betreffenden Hornes) Klärung.

Beurteilung: Die akute eitrig-jauchige Sinusitis frontalis neigt gelegentlich trotz Behandlung zu rascher Verschlimmerung (Beteiligung bösartiger Keime?); die Prognose der übrigen Formen des Leidens ist dagegen im allgemeinen günstig.

Behandlung: Bei nach Hornzapfenfraktur eingetretener akuter katarrhalischer bis eitriger Stirnhöhlenentzündung empfiehlt es sich, das gebrochene *Horn an seiner Basis abzusetzen* (S. 49); dann können von der Amputationswunde her, ebenso wie bei einer nach der Enthornung aufgetretenen Sinusitis frontalis, *Spülungen* mit milden Desinfizientien (Akridinfarbstofflösung 1- bis 3‰ig) vorgenommen werden. Dabei ist darauf zu achten, daß die Spülflüssigkeit durch mehrfaches kräftiges Drehen und Wenden des Kopfes (so daß die geschaffene Stirnhöhlenöffnung abwechselnd nach unten beziehungsweise nach oben zeigt) jeweils wieder vollständig entfernt wird; abschließend ist ein Breitspektrumantibiotikum (400 bis 600 mg in öliger Form) in die erkrankte Stirnhöhle zu instillieren. Diese Spülbehandlung ist alle 2 bis 3 Tage zu wiederholen, bis sich der örtliche Befund (Geruch, Sekretion) normalisiert; das Abfließen der in den Sinus frontalis eingebrachten Flüssigkeit aus der Nase zeigt die Wiederherstellung der freien Kommunikation zwischen beiden an, die anfangs in der Regel zugeschwollen ist. Der Patient sollte bis zur Ausheilung in einem ruhigen, staubfreien Stall mit gedämpftem Licht untergebracht werden. Falls Störungen des Allgemeinbefindens vorliegen, ist stets auch eine parenterale Sulfonamid- oder Antibiotika-Therapie durchzuführen.

Die *Trepanation der Stirnhöhle* ist bei Verhaltung des Exsudats und schwerwiegendem Empyem angezeigt. Sie wird 2 bis 3 cm seitlich der Medianen unmittelbar aboral einer Verbindungslinie durch die beiden lateralen Augenwinkel vorgenommen. Nach

Rasur, Reinigung und Desinfektion des Operationsfeldes wird dieses auf einer Länge von 6 bis 8 cm subkutan anästhesiert (10 bis 15 ml eines zur örtlichen Betäubung geeigneten Mittels) und die Haut auf gleicher Strecke paramedian gespalten; die Wundränder werden mittels zweier Haken oder Haltezügel gespreizt. Anschließend wird auch das Periost durchtrennt, mit einem Schaber vom Knochen gelöst und ebenfalls zur Seite gezogen. Nunmehr wird der Trepan mit vorstehender Spitze angesetzt und das Stirnbein durch Hin- und Herdrehen angesägt; nach Schaffung eines kleinen zentralen Loches ist die Spitze zurückzuschieben und der Trepan so lange drehend weiterzusägen, bis sich die umschnittene kreisförmige Knochenlamelle lockert; sie wird anschließend durch Eindrehen der Knochenschraube (in das zentrale Loch) erfaßt und entfernt. Diese Eröffnung trifft in der Regel die Grenze zwischen der aboralen und der oralen Abteilung der Stirnhöhle, die schließlich durch vorsichtiges Herausbrechen (Linsenmesser, Knochenzange, Meißel) etwaiger Querleisten beide Abfluß erhalten. (Erfolgte die Trepanation aus diagnostischen Gründen und erwies sich der Sinus frontalis dabei als nicht erkrankt, so kann der geschaffene Defekt nach örtlicher antibiotischer Versorgung durch Vernähen von Periost und Haut sofort wieder verschlossen werden). Bei Vorhandensein von trocken-bröckeligem Inhalt ist es meist ratsam, die Öffnung durch 1 bis 2 weitere Trepanationen unmittelbar aboral und oral der ersten sowie Entfernen der unterteilenden Knochenvorsprünge auf einen etwa 5 bis 6 cm langen und 2 cm breiten Spalt zu erweitern. Die regelmäßig zu wiederholende Spülbehandlung (siehe S. 143) erfolgt dann entweder von hier oder von der Amputationswunde des gleichzeitig abgesetzten Hornes aus; zwischenzeitlich wird der Trepanationsdefekt durch lockere Hauthefte vorübergehend verschlossen.

Entzündung der Kieferhöhle (Sinusitis maxillaris)

Wesen, Ursachen: Katarrhalische und eitrige Inflammationen der Kieferhöhle entstehen durch das Übergreifen entzündlicher Veränderungen im Bereich der Nasenhöhle oder durch das Einbrechen aktinomykotischer Prozesse des Oberkiefers in diesen Hohlraum, gehen jedoch nur selten von Alveolarperiostitiden der Backenzähne (S. 186), ausnahmsweise auch von hämato- oder lymphogen eingeschleppten Keimabsiedlungen aus.

Erscheinungen und Verlauf: Beim Rind stellt die Sinusitis maxillaris im allgemeinen ein chronisches Leiden dar; dabei tritt aufgrund der gegenseitigen Kommunikation zwischen Kiefer- und Nasenhöhle einseitiger Nasenausfluß auf, der schleimig, schleimig-eitrig oder eitrig, gelegentlich aber auch blutig-fibrinös sein kann. Außerdem sind mitunter Auftreibungen im Bereich der lateralen Kieferhöhlenwand, Vorwölbungen des harten Gaumens in die Maulhöhle, Deviationen der Backenzahnreihe, Einengungen des Nasenganges und/oder leichter Exophthalmus zu beobachten. Die Schallperkussion des betroffenen Sinus ist meist wenig aufschlußreich; dagegen besteht in der Unteraugengegend oft deutliche Klopfempfindlichkeit.

Erkennung: Die geschilderten Erscheinungen gestatten vielfach nur die Verdachtsdiagnose einer Kieferhöhlenerkrankung. Endgültige Klarheit verschafft daher oft erst die Trepanation, welche gegebenenfalls zugleich die entscheidende therapeutische Maßnahme darstellt.

Beurteilung: Die Prognose ist je nach dem Ausmaß der primären und sekundären Veränderungen (Knochen- und/oder Zahnbeteiligung) günstig bis wenig aussichtsreich zu stellen.

Behandlung: Die Trepanation der Kieferhöhle wird oberhalb der Angesichtsleiste, etwa in der Mitte einer Verbindungslinie zwischen medialem Augenwinkel und Tuber malare vorgenommen. Nach üblicher Vorbereitung und lokaler Betäubung des Operationsfeldes (6 bis 15 ml Lokalanästhetikum subkutan) wird die Haut an der genannten Stelle durch zwei etwa 3 cm lange, in rechtem Winkel aufeinanderzulaufende und sich ungefähr 1 bis 2 cm oberhalb der Angesichtsleiste treffende Schnitte so gespalten, daß ein dreieckiger Hautlappen hochgeklappt werden kann; anschließend ist mit dem

Periost in gleicher Weise zu verfahren und der Knochen, wie schon bei der Sinusitis frontalis (S. 143) geschildert, zu trepanieren; dabei genügt es aber in der Regel, eine Öffnung zu schaffen. Anschließend erfolgen regelmäßige Spülbehandlung und antibiotische Versorgung wie bei der Stirnhöhlenentzündung. Liegt der Kieferhöhlenerkrankung eine Zahnfachverletzung oder -eiterung zugrunde, so muß der betreffende Molar extrahiert werden, was sich meist leichter bewerkstelligen läßt als beim Pferd; dann ist allerdings mit dem späteren Vorwachsen seines Antagonisten und mit Kaubehinderungen zu rechnen, falls dieser Zahn nicht regelmäßig durch Beraspeln gekürzt wird.

Geschwülste und infektiöse Granulome im Bereich der Nase oder der Nasennebenhöhlen (Tumores et Granulomae intra- aut paranasales)

Wesen, Vorkommen, Ursachen: Beim Rind sind echte Neoplasmen (Fibrome, Osteome, Sarkome oder Karzinome) in der Nase und deren Nebenhöhlen selten; ihr Sitz ist meist einseitig, ihre Ätiologie bislang noch unbekannt (traumatisch-irritative Genese?). Aus der Gruppe der infektiösen Granulome sind die teils flach-ulzerierenden, teils polypenartig in den Nasenraum vorragenden tuberkulösen Läsionen (S. 856) sowie die relativ häufige Aktinobazillose der Nasenschleimhaut zu nennen, die mit Aktinomykose der benachbarten Knochen (Nasen-, Stirnbein, Oberkiefer) vergesellschaftet sein kann (S. 700). In den USA sind bei Mastrindern verschiedentlich spezifische Nasengranulome beschrieben worden (Maduromykose, Rhinosporidiose), die vermutlich durch Pilze (Rhinosporidium seeberi und/oder Helminthosporium sp.) verursacht werden.

Erscheinungen: Die durch derartige tumoröse oder granulomatöse Zubildungen ausgelösten klinischen Symptome sind von der Lokalisation und vom Ausmaß der Veränderungen abhängig. Sitzen sie im Bereich der Nasenöffnung, so lassen sie sich leicht erkennen; außerdem kann dann ohne Schwierigkeiten eine Biopsieprobe für die histologische Untersuchung gewonnen werden. Kleinere Umfangsvermehrungen der Nasenschleimhaut bedingen meist keine nennenswerte Behinderung der Atmung, während größere den Nasenraum ein- oder beidseitig einengen und dann vor allem inspiratorische (Schniefen), zum Teil aber auch exspiratorische Stenosengeräusche (Schnauben) verursachen. Intranasale Tumoren (insbesondere solche des Siebbeins) führen mitunter zu unstillbarem oder rezidivierendem Nasenbluten (S. 140). Äußerlich erkennbare oder in den Rachenraum hinein vorragende Knochenauftreibungen sind bei den vorgenannten Granulomen und Geschwülsten nur selten festzustellen.

Erkennung: Falls die raumfordernde Veränderung nicht schon von der Nasenöffnung her sichtbar ist (Taschenlampe), können sich bei der vergleichenden Schallperkussion beider Nasenhöhlen (stumpfes Ende des kleinen Perkussionshammers) und bei der vorsichtigen Überprüfung der Nasenpassage mit der weichen Nasenschlundsonde Hinweise

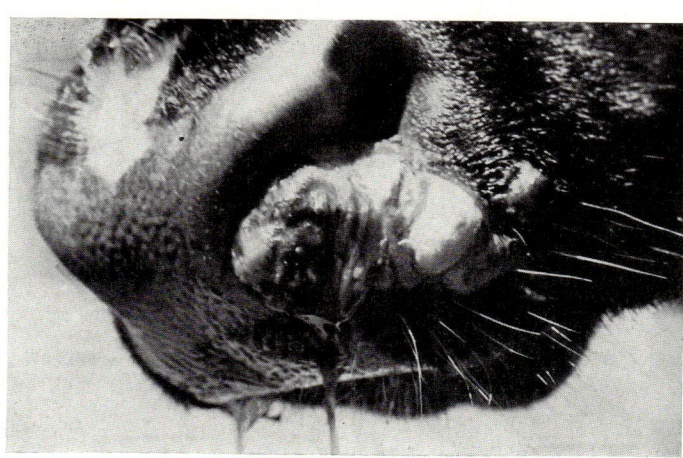

Abb. 74. Pilzförmiges Aktinobazillom im Eingang des linken Nasenlochs (Heilung durch Exstirpation und Jodbehandlung)

146 Organkrankheiten

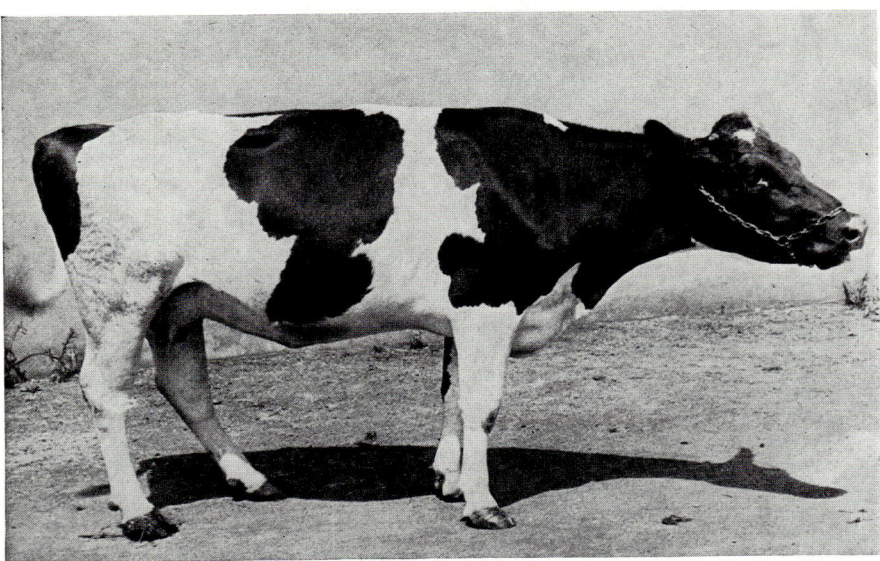

Abb. 75. Hochgradige inspiratorische Dyspnoe (Maulatmen) infolge Verlegung der oberen Luftwege durch ein Siebbeinkarzinom

für das Vorliegen eines Hindernisses ergeben. Ein wertvolles diagnostisches Hilfsmittel ist die Rhinoskopie mit einem geeigneten Endoskop. Um das Wesen des obstruierenden Prozesses klären zu können, ist nach Möglichkeit eine Probe des kranken Gewebes (für die histologische und bakteriologische Prüfung) zu entnehmen und einzusenden.

Behandlung: Für bösartige Geschwülste und tuberkulöse Läsionen kommen Therapieversuche im allgemeinen nicht in Betracht; die alsbaldige Verwertung ist des weiteren auch in allen Fällen mit schwerwiegender Atemstörung oder ausgeprägter Beeinträchtigung des Allgemeinbefindens angezeigt. Bei Aktinobazillose und Aktinomykose ist je nach Lage und Umfang der Veränderungen nur medikamentös (Jodsalze, Streptopenizillin) oder operativ-medikamentös vorzugehen (siehe S. 704). Die in den USA beobachteten Nasengranulome haben sich dagegen als jodresistent erwiesen; um ihrer Weiterverbreitung Einhalt zu gebieten, werden dort alle befallenen Tiere der Schlachtung zugeführt.

SCHRIFTTUM

Bone, J. F. (1963): Management of infected frontal sinus in cattle. Mod. Vet. Pract. 44:9, 61. — Bridges, C. H. (1960): Maduromycosis of bovine nasal mucosa (nasal granuloma of cattle). Cornell Vet. 50, 468-484. — Brixner (1931): Zur Behandlung des Nasenblutens beim Rind. Münch. Tierärztl. Wschr. 82, 253-255. — Cavanaugh, J. L. (1935): Empyema of the frontal sinus of the ox. Vet. Med. 30, 203-204. — Chatuphale, V. K. (1940): Foreign body in the forehead of a cow. Indian Vet. J. 16, 330-331. — Creech, G. T., & F. W. Miller (1933): Nasal granuloma in cattle. Vet. Med. 28, 279-284. — Gibbons, W. J. (1966): Bovine sinusitis. Mod. Vet. Pract. 47:13, 84. — Glawischnig, E. (1963): Hochgradiger Läusebefall als Ursache einer traumatischen Stirnhöhlenentzündung bei zwei Zuchtstieren. Wien. Tierärztl. Mschr. 50, 595-598. — Hore, D. E. (1966): Nasal granuloma in Victorian dairy cattle. Austral. Vet. J. 42, 273-278. — Hug, J. (1905): Nasenbluten beim Rind. Schweiz. Arch. Tierheilk. 47, 66-68. — Magnussen, H. (1916): Endemische Geschwülste im Siebbein. Zschr. Inf.-Krkh. Haust. 17, 329-344, 355-392. — Noack, P. (1956): Die Geschwülste der oberen Atmungswege bei den Haussäugetieren. Diss., H. U. Berlin. — Roberts, E. D., H. A. McDaniel & E. A. Carbrey (1963): Maduromykosis of the bovine nasal mucosa. J. Amer. Vet. Med. Ass. 142, 42-47. — Sastry, A., & R. Padmanabha (1964): Carcino-sarcoma in a bullock. Indian Vet. J. 41, 16-17. — Schürmann, E. (1934): Über eine primäre chronisch-eitrige Entzündung der Nase und Nasennebenhöhlen beim Rinde. Zschr. Fleisch-Milchhyg. 44, 185-188. — Tapken (1899): Ätiologie des Nasenblutens. Dtsch. Tierärztl. Wschr. 7, 429 bis 430. — Völkel, W. C. E. (1938): Die Beeinflussung der Gerinnungszeit des Rinderblutes durch

Vitamin C (Ascorbinsäure). Diss., Hannover. — WILKENS, H. (1958): Zur Topographie der Nasenhöhle und der Nasennebenhöhlen beim Rind. Dtsch. Tierärztl. Wschr. *65*, 580-585, 632-637. — WILSON, G. (1927): Notes on an outbreak of chronic nasal catarrh in cattle. Vet. Record *7*, 824. — WYSSMANN, E. (1944): Nasenbluten beim Rind. Schweiz. Arch. Tierheilk. *86*, 112-119.

Krankheiten des Kehlkopfes und der Luftröhre

Halbseitige Kehlkopflähmung (Hemiplegia laryngis)

Wesen, Vorkommen, Ursachen: Entsprechend der halbseitigen Kehlkopflähmung des Pferdes sind, allerdings wesentlich seltener, auch beim Rind Lähmungen des M. cricoarytenoideus dorsalis zu beobachten, die auf einer Schädigung des gleichseitigen N. recurrens durch in seinem Verlauf (insbesondere im Bereich des For. lacerum aborale) gelegene raumfordernde entzündliche oder tumoröse Prozesse beruhen.

Erscheinungen und Verlauf: Das klinische Bild ist das einer durch röchelndes Atmen und vorwiegend inspiratorische Dyspnoe gekennzeichneten Kehlkopfstenose. Während der Futteraufnahme oder des Wiederkauens kann anfallsartiger Husten auftreten; in manchen Fällen sind zudem die Rejektion der Wiederkaubissen und ihre Rumination deutlich behindert (gestreckte Haltung von Kopf und Hals, gelegentlich auch trompetenstoßähnliches Stöhnen). Mitunter wird sogar Futter aus Maul und/oder Nase ausgeworfen (S. 274). Diese Beschwerden können eine Aspirationspneumonie (S. 165) verursachen.

Erkennung und Unterscheidung: Durch äußere Palpation sowie Exploration der Maul- und Rachenhöhle ist gelegentlich die zur Rekurrenslähmung führende raumfordernde Veränderung zu fühlen. Wertvollere Hinweise liefert die direkte Besichtigung des Kehlkopfes durch das Röhrenspekulum (Taschenlampe) oder mit dem Endoskop; dabei zeigt sich gegebenenfalls eine deutliche Asymmetrie des Kehlkopfeingangs. Differentialdiagnostisch ist auf Verschwellungen der Rachenschleimhaut (S. 196), Ödem oder Entzündung des Kehlkopfes (S. 147, 149), Kehlgangsphlegmone (S. 211) sowie auf tuberkulöse, aktinobazilläre und leukotische Umfangsvermehrungen der Kopflymphknoten (S. 856, 700, 57) zu achten.

Beurteilung: An Kehlkopflähmung leidende Rinder sind wegen der geringen Erfolgsaussichten eines chirurgischen Eingriffs (analog der beim Pferd üblichen ‚Kehlkopfpfeifer'-Operation) alsbald zu verwerten.

Kehlkopfödem (Oedema laryngis, Glottisödem)

Wesen: Dieses meist entzündlich, gelegentlich aber auch allergisch bedingte Leiden ist durch die Ansammlung von Flüssigkeit in der lockeren Submukosa des Kehldeckels sowie dessen Umgebung gekennzeichnet; es entwickelt sich in der Regel sehr rasch und führt infolge Verschwellung des Kehlkopfeingangs zu hochgradiger Atemnot, mitunter sogar zur Erstickung.

Ursachen: Auslösender Anlaß eines solchen Glottisödems können laryngeale, pharyngeale oder ösophageale Schleimhautverletzungen, im gleichen Bereich festsitzende Fremdkörper, die Einatmung von stark reizendem Rauch, Gas oder Staub oder das Eindringen von Kriebelmücken (S. 1297) in den Rachenraum sein. Allergische Ödeme der oberen Luftwege gehören des weiteren zu den wichtigsten Erscheinungen der Urtikaria (S. 1305) und des Weideemphysems (S. 158). Außerdem können Kehlkopfödeme auch im Verlauf bestimmter Infektionskrankheiten (Milzbrand, S. 852; Rauschbrand, S. 699; Gasphlegmonen, S. 695, 696; Pasteurellose, S. 730) auftreten.

Erscheinungen und Verlauf: Das Leiden äußert sich je nach dem Grad der Einengung der Atemwege (wobei außer dem Kehlkopf häufig gleichzeitig auch der Pharynx betroffen ist) in einer mehr oder weniger schwerwiegenden und vorwiegend inspiratorischen (nach Entwicklung eines Lungenemphysems aber auch exspiratorischen, also gemischten) Dyspnoe mit deutlichen Stenosengeräuschen (Röcheln, Pfeifen, Schnarchen). Bei besonders starker Behinderung der Respiration sind zudem Maulatmen und

Backenblasen zu beobachten. Von Fall zu Fall zeigen sich des weiteren Schweißausbruch, Pulsschwäche und zyanotische Verfärbung der Schleimhäute. Diese oft lebensbedrohlichen Symptome können sich vor allem bei allergischer Genese des Ödems innerhalb kürzester Zeit (wenige Minuten bis 1/2 Stunde) entwickeln und rasch zum Tode führen.

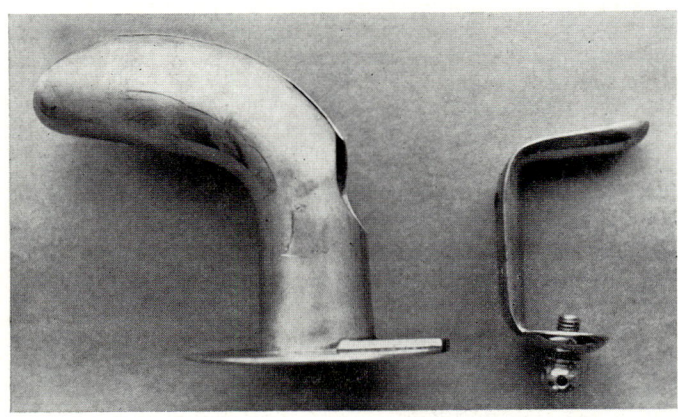

Abb. 76   Tracheotubus (auseinandergenommen)

Erkennung: Die Verschwellung des Kehlkopfes ist bei noch nicht allzu hochgradiger Atemnot durch Besichtigung des Kehlkopfes (Röhrenspekulum, Taschenlampe) leicht zu erkennen; sonst zeigt sich, daß die Dyspnoe bei kräftiger Larynxpalpation deutlich zunimmt. Für die ätiologische Klärung sind die anammestisch zu erhebenden Angaben sowie die gründliche Untersuchung des Atmungsapparates, erforderlichenfalls auch anderer Organsysteme von Bedeutung. Falls sich dabei Anhaltspunkte für das Vorliegen einer Allgemeinerkrankung oder für eine allergische Genese des Leidens ergeben, sind diese prognostisch und therapeutisch mit zu berücksichtigen.

Beurteilung: Die Prognose ist vom Ausmaß der primären und begleitenden Veränderungen abhängig, im allgemeinen aber vorsichtig zu stellen.

Behandlung: Das allergisch bedingte Glottisödem spricht in der Regel auf die beim Nesselfieber (S. 1306) geschilderten medikamentösen Maßnahmen rasch an; außerdem ist nach Möglichkeit die auslösende Ursache zu ermitteln und abzustellen. Gefäßabdichtende und entzündungshemmende Mittel (Kalziumboroglukonat, Antihistaminika, Glukokortikoide; T. I.) sind aber auch bei Kehlkopfödemen anderer Genese angezeigt. Bei Erstickungsgefahr sowie zur Erleichterung der örtlichen Behandlung etwaiger ödemauslösender Verletzungen und Ulzerationen oder der Beseitigung im Kehlkopf sitzender Fremdkörper empfiehlt sich das *Einsetzen eines Tracheotubus.* Dieser Eingriff erfolgt je nach den Umständen am stehenden oder aber am niedergeschnürten Tier (das Ablegen kann eine weitere Beeinträchtigung der Atemtätigkeit zur Folge haben). Nach Vorbereitung des knapp handbreit kaudal des Kehlkopfes ventral am Hals gelegenen Operationsfeldes (Rasur, Reinigung, Desinfektion, subkutane Infiltration mit 10 bis 15 ml eines bewährten Lokalanästhetikums) wird hier in der Medianen ein 6 bis 8 cm langer Schnitt durch die dann mit Wundhaken oder Arterienklemmen seitwärts zu ziehende Haut, den dünnen Hautmuskel sowie den M. sternohyoideus gelegt, so daß die Luftröhre über mehrere Trachealringe hinweg freiliegt. Da das Einsetzen eines Tracheotubus beim Rind nur als vorübergehende palliative Maßnahme sinnvoll ist, wird die Luftröhre ohne Substanzverlust eröffnet (Durchtrennung von 2 bis 3 Trachealringen ventral und quer zu deren Verlauf); die Wunde wird sogleich mit einem Spreizhaken offengehalten, um das Einschieben des Tracheotubus (notfalls genügt ein Plastikschlauch entsprechender Stärke) zu erleichtern. Abschließend ist dieser mit 1 oder 2 Heften an der Haut zu fixieren, die Wunde antibiotisch zu versorgen und die geschaffene Hautöffnung erforderlichenfalls ober- oder unterhalb des Tubus durch Naht zu verkleinern. Da sich das Lumen des Tracheotubus beim Rind relativ rasch mit fibrinösem Exsudat zusetzt, muß er alle 2 bis 3 Tage herausgenommen, gereinigt und wieder eingesetzt werden. Er wird dann bis zum Abheilen der Kehlkopfverschwellung belassen. Zur Vermeidung einer Infektion der Luftröhre und der Lungen empfiehlt es sich, die regelmäßige Reinigung des Tubus mit parenteralen Gaben von Antibiotika oder Sulfonamiden zu verbinden.

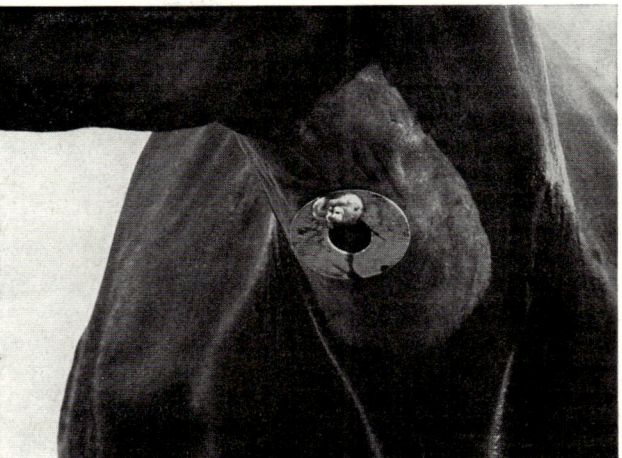

Abb. 77. In die Luftröhre eingesetzter Tracheotubus

Katarrhalische Entzündung des Kehlkopfes und der Luftröhre
(Laryngitis et Tracheitis catarrhalis)

Wesen, Ursachen: Katarrhalische Affektionen der Kehlkopf- und Luftröhrenschleimhaut infolge von Erkältungen oder nach Inhalation reizender Stoffe kommen beim Rind als selbständiges Leiden nur selten vor und sind dann oft nicht leicht vom Bronchialkatarrh (S. 160) abzugrenzen. Dagegen erkranken diese Abschnitte des Respirationsapparates fast regelmäßig im Verlauf einiger spezifischer Infektionskrankheiten, die sich in der Regel noch auf weitere Atmungsorgane erstrecken (infektiöse Rhinotracheitis, S. 724; bösartiges Katarrhalfieber, S. 843; Pasteurellose, S. 730, und andere mehr).

Erscheinungen und Verlauf: Das Allgemeinbefinden der von Laryngotracheitis catarrhalis sporadica betroffenen Patienten ist meist nicht oder nur wenig gestört; ihre Körpertemperatur ist nur selten fieberhaft erhöht. Fast immer ist jedoch Husten zu beobachten; sonst läßt er sich durch die Atemhemmung oder durch leichten Druck auf Kehlkopf und Luftröhre auslösen. Außerdem liegt zuweilen seröser bis schleimiger Nasenausfluß vor, oder es sind laryngeale Stenosengeräusche (inspiratorisches Röcheln) zu vernehmen. Die Kehlgangslymphknoten können leicht bis mäßig geschwollen sein. Bei der Perkussion und Auskultation der Lungen sind dagegen keine krankhaften Befunde zu erheben. Das Leiden kann akut, subakut oder chronisch verlaufen, doch pflegen die katarrhalischen Veränderungen meist schon in kurzer Zeit abzuheilen.

Erkennung, Unterscheidung: Die genannten Symptome bedürfen zur Sicherung der Diagnose der endoskopischen Betrachtung des Kehlkopfes (Röhrenspekulum, Taschenlampe), dessen Schleimhaut sich dabei gegebenenfalls als mehr oder weniger stark gerötet und geschwollen erweist. Bei den differentialdiagnostisch in Betracht zu ziehenden aktinobazillären, tuberkulösen oder nekrobazillären Affektionen der Kehlkopfschleimhaut liegen neben solchen entzündlichen Veränderungen auch knötchen- bis pilzförmige granulomatöse Zubildungen (Aktinobazillose, S. 700; Tuberkulose, S. 856) oder nekrotisierende Ulzera mit festhaftenden graugelben Belägen und rotem Rand (Nekrobazillose, S. 873) vor. Bronchopneumonien sind durch abnormen Lungenbefund gekennzeichnet, während bei den mit symptomatischer Laryngotracheitis einhergehenden Infektionskrankheiten des Atmungsapparates (siehe *Ursachen*) das Allgemeinbefinden in der Regel hochgradig gestört ist.

Beurteilung: Die Prognose des auf Kehlkopf und Luftröhre beschränkten Katarrhs ist in der Regel günstig.

Behandlung: In leichteren Fällen genügt die wiederholte Verabreichung von Expektorantien (T. I.), vorzugsweise kombiniert mit der einmaligen Gabe von Vitamin A (S. 1103). In hartnäckigen und schwereren Fällen wirkt sich die Aerosolbehandlung mit hierfür geeigneten Antibiotika oder Sulfonamiden hemmend auf eine etwaige bakterielle Besiedlung aus. Außerdem ist für eine gute, aber zugfreie Belüftung des Stalles zu sorgen.

Diphtheroide Entzündung des Kehlkopfes (Laryngitis diphtheroidea)

Wesen: Im Gegensatz zum Kehlkopfkatarrh zeichnet sich die diphtheroide Laryngitis durch charakteristische, der Schleimhaut anhaftende Beläge aus, die mitunter einen geschwürigen Untergrund bedecken.

Ursachen: Die auslösenden Faktoren sind oft die gleichen wie bei der Laryngitis catarrhalis (S. 149), doch bedarf es zur Auslösung einer diphtheroiden Schleimhautentzündung in der Regel besonders heftiger oder auch traumatischer Reizeinwirkungen; beim Kalb greift gelegentlich auch die durch Sph. necrophorus ausgelöste spezifische Stomatitis diphtheroidea auf den Kehlkopf über (S. 738).

Erscheinungen: Schon zu Beginn des Leidens sind Anzeichen einer Kehlkopfstenose (inspiratorische Dyspnoe, röchelnd-pfeifender Stridor laryngealis) sowie trockenheiserer und mitunter krampfhaft-anfallsweise sich steigernder Husten zu beobachten. Nach 3 bis 5 Tagen kommt es zur Absonderung und zum Auswurf von Fibrinfetzen und Pseudomembranen, worauf in nicht durch Besiedlung mit Sph. necrophorus bedingten Fällen (nekrotisierendes Ulkus im Kehlkopfbereich) meist deutliche Besserung und baldige Genesung eintritt. Bei hochgradiger Erkrankung kann der Patient allerdings auch relativ rasch durch Ersticken zum Exitus kommen; gelegentlich stellen sich auch schwerwiegende Komplikationen in Form von Bronchopneumonien (S. 160 ff.) ein.

Die *Behandlung* ist prinzipiell die gleiche wie beim Kehlkopfkatarrh (S. 149); nekrobazilläre Veränderungen sind durch vorsichtiges Ablösen der Beläge (Röhrenspekulum, Kornzange) und regelmäßiges Betupfen mit Jodtinktur anzugehen. Bei lebensbedrohlicher Atemnot ist ein Tracheotubus einzusetzen (S. 148).

Fremdkörper im Kehlkopf oder in der Luftröhre

Wesen, Ursachen: In der Regel können Fremdkörper (wie Nahrungsbestandteile, Medikamente, tierärztliche Instrumente) nur dann in die oberen Luftwege eindringen, wenn eine Störung des Schlingvermögens vorliegt oder wenn bei Eingriffen innerhalb von Maul und Rachen (Exploration, Eingabe von Arzneien) Fehler unterlaufen oder nicht vorherzusehende Zufälle (Abwehr, Abbrechen des Pillengebers oder Luftröhrenschleimfängers) eintreten.

Erscheinungen: Das betroffene Tier wird unmittelbar nach dem auslösenden Ereignis auffallend unruhig (Hin- und Hertreten, Würgen, Auf- und Niedergehen) und zeigt mehr oder weniger stark ausgeprägte Atemnot sowie anfallsartigen heftigen Husten. Stenosengeräusche sind dabei nicht immer festzustellen.

Erkennung: Vorbericht und klinisches Bild geben oft wertvolle Hinweise; intralaryngeal festsitzende Fremdkörper sind durch Exploration des Rachens oder Endoskopie des Kehlkopfes (Röhrenspekulum, Taschenlampe) meist leicht nachzuweisen. In der Luftröhre befindliche Objekte lassen sich beim palpatorischen Zusammendrücken der Trachea kaum eindeutig ermitteln und sind daher nur röntgenologisch sicher zu diagnostizieren.

Beurteilung und Behandlung: Im Kehlkopf lokalisierte Fremdkörper sind (erforderlichenfalls nach vorheriger Sedation des Patienten) fast immer manuell oder instrumentell (Kornzange, lange Arterienklemme oder ähnliches) zu entfernen; die weitere

Prognose richtet sich nach den etwa beim Eindringen oder bei der Extraktion des Gegenstands gesetzten Läsionen, die dann nach den üblichen Regeln lokal zu behandeln sind. Das mit Ausnahme der Speichel- oder Futteraspiration (S. 165) ungewöhnlich seltene Vorkommnis eines intratracheal befindlichen Fremdkörpers ist allenfalls nach röntgenologischer Klärung seines Sitzes durch Luftröhrenschnitt zu beheben; meist zwingt es zur Schlachtung.

Geschwülste und infektiöse Granulome im Bereich von Kehlkopf oder Luftröhre
(Tumores et Granulomae intra- et perilaryngeales aut -tracheales)

Wesen, Vorkommen: In oder am Kehlkopf oder der Luftröhre lokalisierte echte Geschwülste (Karzinome, Fibrome, Lipome, Papillome) sind beim Rind sehr selten; etwas häufiger sind die aktinobazillären und die tuberkulösen Granulome.

Erscheinungen und Verlauf werden vom Ausmaß der Umfangsvermehrung bestimmt; kleinere Knoten können unter Umständen symptomlos ertragen werden und erst bei der Schlachtung als Zufallsbefund zutage treten. Intralaryngeale oder -tracheale Zubildungen von mehr als Haselnußgröße verursachen jedoch in der Regel nicht nur Behinderungen der Atmung, sondern im Zusammenhang damit auch eine deutliche Beeinträchtigung des Allgemeinbefindens (Unruhe oder Apathie, Inappetenz, fortschreitende Abmagerung). Die Respirationsstörung äußert sich bei nennenswerter Einengung der Kehlkopf- oder Luftröhrenpassage in vorwiegend inspiratorischer, gelegentlich aber auch gemischter Dyspnoe mit erhöhter Atemfrequenz und häufigem Husten. Vielfach sind außerdem laryngeale oder tracheale Stenosengeräusche zu vernehmen (Röcheln beziehungsweise Brummen oder Pfeifen); mitunter wird auch die Stimme des Patienten heiser oder geht völlig verloren. Atembeschwerde und Stridor lassen sich bei durch Kompression des palpatorisch meist unverändert erscheinenden Kehlkopfes oder des betroffenen Luftröhrenabschnittes deutlich verstärken.

Erkennung: Die Diagnose der genannten tumorösen oder granulomatösen Veränderung des Kehlkopfes stützt sich vor allem auf dessen Besichtigung (Röhrenspekulum, Taschenlampe) sowie auf seine digitale Austastung von der Maul- und Rachenhöhle her; für die ätiologische Klärung ist meist die histologische Untersuchung einer bioptisch entnommenen Gewebsprobe erforderlich. Im Halsteil der Luftröhre entstandene raumfordernde Prozesse lassen sich durch vergleichende Auskultation entlang der Unterseite des Halses im Bereich des deutlichsten Stenosengeräusches lokalisieren; ihr Wesen kann dagegen am lebenden Tier oft nicht sicher geklärt werden.

Beurteilung und Behandlung: Das Leiden hat je nach Art, Sitz, Größe und Auswirkung der Umfangsvermehrungen eine vorsichtige, ungünstige oder aussichtslose Prognose. Ähnlich wie bei den intrapharyngealen Granulomen und Geschwülsten (S. 201) können im Kehlkopf gelegene gestielte gutartige Umfangsvermehrungen zwar zum Teil mit Hilfe einer Drahtsägenschlinge abgesetzt werden; dieser Eingriff erfordert jedoch wegen der räumlich beengten Verhältnisse besondere Geschicklichkeit und in der Regel auch das vorherige Einsetzen eines Tracheotubus (S. 148), der bis zum Abheilen der Operationswunde sitzengelassen wird. Außerdem lassen sich die dabei eintretenden Blutungen nicht immer leicht beherrschen. Bei nicht allzu ausgedehnten aktinobazillären Veränderungen der Kehlkopfschleimhaut kann die kombinierte Verabreichung von Jodsalzen und Streptopenizillin (S. 704) Besserung bringen. Intratracheale Granulome und Tumoren zwingen dagegen fast immer zur Schlachtung, wenn sie mit nennenswerten Beeinträchtigungen der Atmung oder des Allgemeinbefindens verbunden sind.

SCHRIFTTUM

BERTELLOTTI, H. (1942): Su di una localizzazione tracheale del l'actinobacillosi bovina. Nuova Vet. 20, 208-211. — CHARTERIS, J. H. H. (1961): Temporary tracheotomy in a calf. Austral. Vet. J. 37, 318-319. — DALHOFF, E. (1934): Zur Technik der Rhino-Laryngoskopie beim Rinde. Diss., Hannover. — DIRKSEN, G. (1962): Einfache Pharyngo- und Laryngoskopie beim Rind. Dtsch. Tierärztl. Wschr. 69,

592-593. — Gorlin, R. J., C. N. Barron, A. P. Chaudhry & J. J. Clark (1959): The oral and pharyngeal pathology of domestic animals; a study of 487 cases. Amer. J. Vet. Res. 20, 1032-1061. — Harms, C. (1876/77): Verengung der Luftröhre. J.-Ber. Tierarzneischule Hannover 10, 98. — Harms, C. (1880/82): Geschwulst im Kehlkopf einer Kuh. J.-Ber. Tierarzneischule Hannover 14, 127-128. — Irwin, D. H. G. (1962): Some surgical aspects of post-nasal respiratory stridor in cattle. J. South African Vet. Med. Ass. 33, 59-63. — Lawrence, J. A. (1967): Laryngeal abscesses in calves. Vet. Record 81, 540 bis 541. — Moor, A. de, & F. Verschooten (1968): Surgical treatment of laryngeal roaring in calves. Vet. Record 83, 262-264. — Sali, G. (1963): La laringite granulomatosa dei bovini: terapia iodo-idrazidica. Clin. Vet. 86, 9-11. — Seawright, D., & J. Doyle (1960): A case of laryngeal obstruction in the calf. Vet. Record 72, 904. — Strouhal, F. (1935): Ein interessanter Fall von einem Fremdkörper bei einer Kuh (serbokroatisch). Vet. Glasnik 15, 178. — Wood, J. G. P. (1968): ‚Roaring' in cattle. Vet. Record 83, 446-447.

Nichtentzündliche Erkrankungen der Bronchien und der Lungen

Atemstillstand der Neugeborenen (Asphyxia neonatorum)

Wesen: Als Asphyxie (besser aber Hypoxie) oder Scheintod wird das unvollständige Einsetzen oder völlige Ausbleiben der Atmung des Neugeborenen bei noch unbeeinträchtigter oder bereits gestörter Herztätigkeit bezeichnet; ohne Hilfeleistung führt dieser Zustand vielfach zum Tode.

Ursachen: Verzögerungen des Geburtsablaufes, vorzeitige Lösung der Nachgeburt oder entzündliche Veränderungen der Eihäute behindern ebenso wie das Einklemmen der Nabelschnur die Sauerstoffversorgung des Fetus, in dessen Blut sich dann CO_2 anreichert. Infolge der dadurch ausgelösten Erregung des Atemzentrums kommt es zu verfrühten Atembewegungen, wobei Fruchtwasser oder Schleim aspiriert werden kann. Bei weiterer Erhöhung des CO_2-Blutspiegels tritt schließlich eine Lähmung des Respirationszentrums ein, so daß das betreffende Kalb entweder schon in den Geburtswegen erstickt oder lebensschwach geboren wird.

Erscheinungen: Bei *leichterer* Asphyxie setzen die Gliedmaßen des Patienten ihrer passiven Bewegung noch einen gewissen Widerstand entgegen, da Muskeltonus und Reflexerregbarkeit dabei teilweise erhalten sind. Außerdem treten in unregelmäßigen Intervallen Atembewegungen auf, die von röchelnden oder rasselnden Geräuschen begleitet werden. Das Herz schlägt kräftig und rhythmisch, aber mit erhöhter Frequenz. Die sichtbaren Schleimhäute sind zyanotisch verfärbt. In *schwerwiegenderen* Fällen sind Muskeltonus und Reflexbewegungen dagegen weitgehend erloschen; die Atmung ruht mit Ausnahme vereinzelter schnappender Inspirationen völlig; die Herztätigkeit ist nur noch schwach und zeitweilig aussetzend, beschleunigt oder verlangsamt, die Farbe der Schleimhäute bläulich-weiß.

Beurteilung: Die Prognose entspricht dem Grad der asphyktischen Erscheinungen; wenn Kälber trotz längerdauernder Hypoxie überleben, bleiben sie infolge der dabei eingetretenen Parenchymschädigung oft ‚Kümmerer' und/oder neigen in vermehrtem Maße zu Säuglingsinfektionen.

Behandlung und Vorbeuge bestehen in Tieflagerung des Vorderkörpers unmittelbar nach der Geburt, Ausdrücken etwa aspirierten Fruchtwassers oder Schleimes aus der Nase (mit sauberen Händen), Öffnen des Maules und Hervorziehen der Zunge, Übergießen des Tieres mit kaltem Wasser und sofortigem kräftigen Trockenreiben mit Tüchern oder sauberen Strohwischen; einige Schläge mit der flachen Hand auf den Brustkorb oder kurze Berührungen mit dem elektrischen Treibstab können sich ebenfalls als wirksam erweisen.

Bleiben diese Maßnahmen ohne Erfolg, so ist sofort ein Analeptikum (zum Beispiel Lobelin 20 mg intramuskulär, Pentomethyltetrazol 50 mg intramuskulär oder intravenös), notfalls aber ein Kreislaufmittel (Adrenalin 2 bis 4 mg intrakardial) zu verabreichen und künstliche Beatmung des Patienten einzuleiten: Rückenlagerung bei tief liegendem Kopf und Vorderkörper, Erfassen der jederseits vom Oberarm zum Brustkorb führenden Muskeln sowie Vornahme gleich- und regelmäßiger kräftiger, abwechselnd zusammendrückender und wieder auseinanderziehender Bewegungen; diese Belebungsversuche sind 5 bis 15 Minuten lang fortzusetzen und können durch künstliche Sauerstoffzufuhr (Oxyparat-Allihn/München oder Sauerstoffgerät-Hauptner/Solingen) wirksam unterstützt werden. Nach Einsetzen der Spontanatmung sind zur Vorbeuge einer Aspirationspneumonie Antibiotika oder Sulfonamide parenteral zu geben.

Lungenatelektase (Atelektasis pulmonum)

Wesen, Ursache: Die Atelektase ist durch Luftleere oder Luftarmut der nicht oder nur mangelhaft entfalteten (angeborene A.) oder aber zusammengefallenen Alveolen (erworbene A.) in einzelnen, zu bestimmten Bronchien gehörenden Abschnitten oder in der gesamten Lunge gekennzeichnet. Sie beruht auf Verlegung der jeweiligen luftzuführenden Äste des Bronchialbaumes durch Verstopfung (Obturations- oder Resorptions-A. bei Ansammlung von bronchopneumonischem Exsudat) oder durch Druck von außen (Kompressionsatelektase infolge tumoröser oder anderweitiger raumfordernder Prozesse [pleuritisches Exsudat, Hydrothorax]).

Erscheinungen und Verlauf sind je nach der auslösenden Primärerkrankung und dem Ausmaß der atelektatischen Bezirke unterschiedlich. Pneumoniebedingte Atelektasen kleineren Umfanges (bis zu Hühnerei- oder Faustgröße) bleiben vielfach unerkannt, da sie von den Symptomen des Grundleidens überdeckt werden. Ausgedehntere Atelektasen verursachen dagegen ausgeprägte gemischte Dyspnoe, mitunter auch Maulatmen mit vorgestreckter Zunge. Der betroffene Lungenbereich ergibt bei der Perkussion gedämpften Schall; auskultatorisch sind die Atemgeräusche (insbesondere das Vesikuläratmen) hier stark abgeschwächt oder fehlend, während das Bronchialatmen bei wieder durchgängig gewordenem zuführendem Bronchus verstärkt sein kann. In schwerwiegenderen Fällen führt das Leiden zu rasch fortschreitender Abmagerung; außerdem neigen solche Patienten zu sekundären Pneumonien beziehungsweise zur Verschlimmerung einer etwaigen primären Lungenaffektion.

Beurteilung: Die Heilungsaussichten der atelektatischen Veränderungen werden weitgehend von der auslösenden Ursache und von ihrer Ausdehnung innerhalb der Lungen bestimmt. Umfangreiche Kompressionsatelektasen sind prognostisch als ungünstig bis infaust anzusehen. Kleinere bis mäßig große, bronchopneumonisch bedingte Atelektasen können dagegen ebenso wie die unzulängliche Entfaltung der Neugeborenenlunge ausheilen.

Behandlung: Die Therapie der erworbenen Atelektase hat sich auf das ihr zugrunde liegende Primärleiden zu richten. Die angeborene Atelektase des Kalbes erfordert künstliche Beatmung unmittelbar nach der Geburt (siehe Asphyxia neonatorum, S. 152).

Lungenblutung (Haemoptoe)

Wesen, Ursachen: Das Austreten von Blut in die Äste des Bronchialbaumes und von hier auch durch die oberen Luftwege nach außen beruht beim Rind nur selten auf grobtraumatisch bedingten Verletzungen der Lungengefäße (Stoß, Stich, Sturz, Verkehrsunfall, Rippenfraktur, Schußwunde). In der Mehrzahl der Fälle wird die Lungenblutung durch eitrig-nekrotisierende Gefäßwandarrosionen im Rahmen abszedierender oder jauchiger Lungengewebseinschmelzungen ausgelöst (Lungenabszesse, S. 163; purulente Lungenmetastasen bei pyogener Thrombose der Vena cava caudalis, S. 118; Lungengangrän, S. 165). Gelegentlich kommt es auch im Verlauf hämorrhagischer Diathesen (S. 1311), bei hochgradigem akutem Lungenödem (S. 154) oder aus geringfügigerem Anlaß (starke Hustenanfälle) zu mehr oder weniger starkem Bluteintritt in die Lungen. Da das auffälligste äußere Symptom der Hämoptoe oft in der Entleerung von Blut aus den Nasenlöchern besteht, wird das Leiden vielfach fälschlich als ‚Nasenbluten' angesehen.

Erscheinungen und Verlauf: Beim Lungenbluten ergießt sich das Blut im Gegensatz zu Hämorrhagien, die im kranialen Bereich der Atemwege (oberhalb von Kehlkopf und Rachen) lokalisiert sind, in der Regel aus beiden Nasenöffnungen, mitunter – insbesondere beim Husten – auch aus dem Maul (Taf. 4 b). In leichteren Fällen gelangt es allerdings nicht immer nach außen, sondern verbleibt im Bronchialbaum. Sonst sind Blutpunkte oder -streifen im Nasensekret oder regelrechte Blutstraßen und -ströme zu beobachten; in besonders schweren Fällen entleeren sich aus beiden Nasenlöchern hellrote, fein- bis grobschaumige Massen. Das Ausmaß des hämoptoeischen Blutverlustes läßt sich an den ausgetretenen (in der Krippe oder auf dem Boden befindlichen) Blutmengen nicht sicher beurteilen, da – vor allem bei stärkerer Hämorrhagie – ein mehr oder weniger großer Teil des Blutes (bis zu 1 Eimervoll und mehr) in die Vormägen abgeschluckt wird. Bei traumatisch bedingtem Lungenbluten kann sich das Blut außerdem über den Lungendefekt in die Pleurahöhle ergießen (Hämothorax, S. 172). Daher sollte in jedem Falle zur Sicherung der Diagnose und Prognose nicht nur der Atmungs-, sondern auch der Zirkulationsapparat eingehend untersucht werden. An ersterem ergeben sich (abgesehen von den durch das auslösende Primärleiden verursachten Symptomen) im Gegensatz zur Epistaxis und Rhinorrhagie (S. 140) mehr oder weniger ausgeprägte keuchend-dyspnoeische Erscheinungen, ventrale Dämpfung und später auch kaudale Erweiterung (sekundäres Emphysem) des Lungenperkussionsfeldes sowie feuchte Rasselgeräusche (später auch marginales Knistern) bei der Auskultation. Am Kreislauf sind bei fortgeschrittener Anämie folgende Befunde festzustellen: Hochfrequente pochende (sub finem sogar tumultuarische) Herztätigkeit, kleiner harter Puls, Blutleere der Episkleralgefäße und (zyanotische) Blässe der Schleimhäute. Die Störungen des Allgemeinbefindens entsprechen ebenfalls dem Ausmaß des Blutverlustes und äußern sich in hochgradigen Fällen in Inappetenz, Unruhe, Zittern oder Taumeln sowie zunehmender Schwäche, die bei ausbleibender Besserung rasch zum Festliegen und zum Tode infolge Herzversagens oder Erstickens führt.

Beurteilung: Die Prognose ist vom Grad der Blutung und davon abhängig, ob diese bald zum Stehen kommt, oder anhält beziehungsweise rezidiviert (Gefäßarrosionen). Heilversuche sollten unter Hinweis auf die unsicheren Erfolgsaussichten und Komplikationsmöglichkeiten (Bronchopneumonie, Unwirtschaftlichkeit des Tieres) nur bei gering- bis mittelgradiger Hämoptoe vorgenommen werden. Patienten mit schwerwiegenderer Lungenblutung sowie solche mit deutlicher Beeinträchtigung von Atmung, Kreislauf und Allgemeinzustand sind dagegen in der Regel besser umgehend zu schlachten, da dem Leiden dann meist ein unheilbarer Zustand zugrunde liegt.

Behandlung: Erste und wichtigste Maßnahme ist die sofortige Ruhigstellung des Tieres. Da das blutende Lungengefäß selbst nicht zugänglich ist, muß sich die Therapie auf die Übertragung von Blut (500 bis 1000 ml, erforderlichenfalls wiederholt; T. I.) sowie auf die Verabreichung gefäßabdichtender und blutgerinnungsfördernder Mittel beschränken (100 bis 200 ml Kalziumboroglukonat, je zur Hälfte intravenös und subkutan; Kreislaufmittel; Vitamin C und K; T. I.) beschränken.

Vermehrte Blutfülle und Ödem der Lungen
(Congestio et Oedema pulmonum)

Wesen: Eine übermäßige Blutfülle der Lungen führt infolge gleichzeitiger Schwäche oder Überlastung ihrer Gefäße zum Austritt von zellfreier seröser Flüssigkeit aus den Kapillaren in die interalveolären Gewebsspalten sowie, je nach dem Grad der auslösenden Schädigung, auch in das Lumen der Alveolen und von hier in die Bronchien.

Ursachen: Entsprechend der Pathogenese ist zwischen dem stauungsbedingten, dem entzündlichen und dem allergischen Lungenödem zu unterscheiden. Das *pulmonale Stauungsödem* beruht in der Regel auf Insuffizienz der linken Herzhälfte bei noch relativ guter Funktionstüchtigkeit der rechten; dieser Zustand löst eine Stase in den Lungenvenen mit Transsudation aus, welche durch längeres Liegen auf einer Seite oder besondere körperliche Anstrengungen noch gefördert werden kann. Das *entzündliche Lungenödem* ist entweder die Folge der Inhalation reizender Rauche, Gase oder Stäube (Brandfolge, S. 1315; Nitrosegase, S. 1170; Schwefelwasserstoff, S. 1173; Schwefeldioxyd, S. 1173; Chlor, S. 1183) oder eine komplikative Begleiterscheinung akuter Bronchopneumonien (S. 160) sowie verschiedener Infektionskrankheiten (Milzbrand, S. 852;

Pararauschbrand, S. 696; Enterotoxämie, S. 760). Die Ätiologie des auf aerogener Sensibilisierung beruhenden *allergischen Lungenödems* ist unter den Allergosen (S. 1308) und beim ‚Weideemphysem' (S. 158) nachzulesen.

Erscheinungen: Die kardial bedingte Lungenkongestion zeichnet sich durch chronischen – das entzündliche Lungenödem dagegen durch akuten bis subakuten – und das Oedema pulmonum allergicum durch perakuten Krankheitsverlauf aus. Dabei sind je nach dem Ausmaß der serösen Flüssigkeitsanschoppung sowie etwaiger primärer Veränderungen und/oder sekundärer Komplikationen neben entsprechend gestörtem Allgemeinbefinden (ängstliche Unruhe, breitbeinige Stellung der Vordergliedmaßen) und Kreislaufbeteiligung folgende Symptome zu beobachten: Zunehmende gemischte Dyspnoe mit erhöhter Frequenz der pumpenden und keuchend-stöhnenden Atmung; mehr oder weniger stark ausgeprägte Zyanose; ventrale Dämpfung (bald auch emphysembedingte kaudale Erweiterung) des Lungenperkussionsfeldes; auskultatorisch verschärftes bronchiales Atmen, Abschwächung des Vesikuläratmens und Auftreten feuchter Rasselgeräusche im ventralen Bereich der Lungen. Bei hochgradigem Lungenödem entleert sich aus den Nasenlöchern (und dem mit vorgestreckter Zunge geöffnetem Maul) weißlich-seröser bis leicht geröteter Schaum. Die Körpertemperatur ist bei einfachem Lungenödem meist normal, bei entzündlicher Genese desselben (Bronchopneumonie) aber zum Teil fieberhaft erhöht.

Neben- und Folgekrankheiten: In der Mehrzahl der Fälle wird das Lungenödem von einem Lungenemphysem (S. 158) begleitet, das durch Überdehnung des nicht serös angeschoppten Lungengewebes zustande kommt und seinerseits zur Verschlimmerung der Atemnot beiträgt. Im Anschluß an das Lungenödem entwickelt sich zudem nicht allzuselten eine kruppöse Bronchopneumonie (S. 162), deren Anfangsstadien leicht übersehen werden können.

Beurteilung: Die kardiale Lungenkongestion läßt sich nur in leichteren Fällen und dann auch meist nur vorübergehend (durch Digitalis-Behandlung) beheben. Beim entzündlich oder allergisch bedingten Lungenödem ist stets eine vorsichtige Prognose zu stellen, da etwaige komplikative Bronchopneumonien in ihrem Verlauf zunächst nur schlecht vorauszusagen sind.

Zerlegungsbefund: Auffallend große, schwere und blasse Lunge von teigiger, fingerdruckabzeichnender Konsistenz mit gelblich-gelatinöser Infiltration des Interstitiums (oft auch emphysemhaltig; Taf. 4 d). In den Bronchien ist reichlich feinblasiger Schaum enthalten; aus der Schnittfläche des Lungengewebes entleert sich seröse Flüssigkeit.

Behandlung: Sofortige Ruhigstellung (Aufstallung) des Patienten unter Vermeidung jeglicher unnötigen Aufregung und Anstrengung (kein Fußmarsch). Die weiteren Maßnahmen richten sich auf die Entlastung des kleinen Kreislaufes (Aderlaß von 2 bis 3 Litern), auf die Abdichtung der Lungengefäße (100 bis 200 ml Kalziumboroglukonat intravenös und/oder subkutan) und die Austrocknung der Bronchien (0,03 g Atropinsulfat subkutan). Antihistaminika (T. I.) sind ebenfalls, insbesondere aber bei allergisch bedingtem Lungenemphysem, angezeigt, das zudem eine Kontrolle der Umgebungsverhältnisse und der Fütterung erfordert, um das auslösende Allergen ausschalten zu können (siehe ‚Weideemphysem', S. 158). Zur Vorbeuge einer anschließenden Bronchopneumonie sind stets auch Antibiotika oder Sulfonamide (T. I.) parenteral zu verabreichen.

Vermehrte Luftfülle der Lungen (Emphysema pulmonum)

Übermäßiger Luftgehalt der Lungen befindet sich entweder in den dabei stark erweiterten Lungenbläschen (alveoläres Lungenemphysem) oder, nach Sprengung der Alveolarwände, im lockeren inter- und intralobulären pulmonalen Bindegewebe (interstitielles Lungenemphysem). Von dieser Veränderung können entweder ein mehr oder weniger großer Teil oder aber die ganze Lunge betroffen sein (partielles beziehungsweise generalisiertes Lungenemphysem); außerdem kann die Luft bei schwerem Emphysema pulmonum interstitiale auch in die lockeren Maschen des Mittelfells und der Unterhaut sowie retroperitoneal weiterwandern oder nach dort gedrängt werden (Abb. 78).

Akutes alveoläres Lungenemphysem (Emphysema pulmonum alveolare acutum)

Wesen: Abnorme Luftansammlung in den überdehnten Lungenalveolen, deren elastische Retraktilität dabei vorübergehend vermindert ist, um nach Ausheilung wiederzukehren.

Vorkommen, Ursachen: In seiner *idiopathischen* Form ist das akute alveoläre Lungenemphysem beim Rind offenbar sehr selten; in der Mehrzahl der Fälle scheint es nämlich mit Eindringen von Luft in das interalveoläre Bindegewebe (interstitielles Emphysem) vergesellschaftet zu sein. Als auslösende Faktoren spielen übermäßige Anstrengungen und Erregungszustände (Schwergeburt, Hetzen durch Hunde, schwere Arbeitsleistung, Verfangen in der Anbindevorrichtung oder in Weidegräben) eine Rolle. Das *symptomatische* alveoläre Lungenemphysem tritt als sogenanntes ‚vikariierendes' Emphysem in der Nachbarschaft schlecht beatmeter bronchopneumonischer oder atelektatischer Lungenbezirke auf, weil diese Teile dann stellvertretend in vermehrtem Maße zur Atmung herangezogen werden (inspiratorische Überdehnung); es neigt ebenfalls dazu, auf das Interstitium überzugreifen.

Erscheinungen und Verlauf: Das akute alveoläre Lungenemphysem tritt plötzlich, in unmittelbarem zeitlichem Zusammenhang mit der auslösenden Ursache auf und äußert sich je nach seiner Ausdehnung in mehr oder weniger lebensbedrohlichen Symptomen: gemischte bis vorwiegend exspiratorische und mitunter von Unruhe, Breitstellen der Vorderbeine oder Stöhnen begleitete Dyspnoe, seltener auch matter Husten; Erweiterung des Lungenperkussionsfeldes nach kaudal; auskultatorisch je nach den Begleitveränderungen abgeschwächtes oder aber verstärktes Vesikuläratmen; Zyanose der Schleimhäute und erhöhte Herzfrequenz. In besonders schweren Fällen treten früher oder später die Erscheinungen des interstitiellen Lungenemphysems (S. 157) hinzu beziehungsweise in den Vordergrund.

Beurteilung: Die Prognose richtet sich nach der Ausdehnung des Emphysems und der Art des ihm etwa zugrunde liegenden Primärleidens; sie ist nur bei einfachem alveolärem Emphysem günstig, sonst aber vorsichtig bis fraglich zu stellen. Das auf körperlicher Anstrengung oder Erregung beruhende Emphysem pflegt nach Abstellen der Ursache bei sachgemäßer Behandlung bald wieder abzuklingen. Gleiches gilt für das vikariierende Lungenemphysem, wenn sich die auslösende Bronchopneumonie therapeutisch beheben läßt; andernfalls geht es leicht in das chronische Stadium oder in ausgedehntes interstitielles Emphysem über.

Zerlegungsbefund: Die Lungen erscheinen im emphysemhaltigen Bereich oder insgesamt vergrößert, hellrosa bis gelblich weiß und zeigt bei der Betastung eine puffigknisternde Konsistenz; ihre Schnittfläche ist – mit Ausnahme etwaiger bronchopneumonischer Herde – trocken.

Behandlung: Absolute Ruhigstellung, gegebenenfalls Verbringen des Patienten (im Fahrzeug!) an einen kühlen und luftigen Ort; nach Möglichkeit auch künstliche Sauerstoffzufuhr (Oxyparat-Allihn/München oder Sauerstoffgerät-Hauptner/Solingen). Die medikamentösen Maßnahmen richten sich auf das Grundleiden und umfassen des weiteren Atropinsulfat (0,02 bis 0,03 g subkutan), Antihistaminika, Glukokortikoide sowie Kalziumboroglukonat (intravenös oder subkutan), bei bronchospastisch bedingtem Emphysem (etwa infolge von Weidetetanie, S. 1024) auch Spasmolytika (T. I.). Zur Vermeidung einer sekundären bakteriellen Infektion und in ausgeprägten Fällen sind außerdem stets Antibiotika oder Sulfonamide angezeigt.

Chronisches alveoläres Lungenemphysem
(Emphysema pulmonum alveolare chronicum)

Wesen: Die chronische Form des alveolären Emphysems ist durch eine bleibende Volumenzunahme der Lungenbläschen und ausgeprägten Elastizitätsverlust des pulmonalen Bindegewebes gekennzeichnet.

Ursachen: Als isoliertes Leiden ist das chronische alveoläre Lungenemphysem bei Zugrindern zu beobachten, die längere Zeit übermäßig schwere Arbeit zu leisten hatten. Sekundär-symptomatisch ist es gelegentlich bei Patienten mit schwerer chronischer respiratorischer Erkrankung (zum Beispiel Kehlkopfstenose, S. 149; Lungenabszesse, S. 163; Bronchopneumonia verminosa, S. 914) festzustellen.

Erscheinungen: Im Stande der Ruhe zeigt das kranke Tier meist nur leichte bis mäßige exspiratorische Dyspnoe; nach relativ geringfügiger körperlicher Belastung stellt sich aber ähnlich wie bei der ‚Dämpfigkeit' des Pferdes deutliche Atemnot mit erschwerter, doppelschlägiger Exspiration ein. Das Lungenfeld erweist sich bei der Perkussion als nach kaudal verbreitert und ergibt einen auffallend lauten bis subtympanischen Perkussionsschall. Auskultatorisch erscheint das Vesikuläratmen abgeschwächt; außerdem können trockene oder feuchte Rasselgeräusche zu vernehmen sein.

Beurteilung und Behandlung: Das Leiden gilt als unheilbar und zwingt deshalb im allgemeinen zur Verwertung des Tieres, wenn nicht Aussichten bestehen, die auslösende Primärerkrankung (siehe *Ursachen*) zu beheben und damit eine Linderung des Zustandes herbeizuführen.

Interstitielles Lungenemphysem (Emphysema pulmonum interstitiale)

Wesen: Diese, beim Rind am häufigsten zu beobachtende Form des Lungenemphysems ist durch das Eindringen von Luft in die Interalveolarsepten der Lungen gekennzeichnet.

Ursachen: Das interstitielle Lungenemphysem kann aus dem akuten alveolären Emphysem hervorgehen oder schon primär durch die gleichen Faktoren wie dieses ausgelöst werden (S. 156). Außerdem stellt es eines der wichtigsten Symptome des allergisch bedingten ‚Weideemphysems' dar (S. 158).

Erscheinungen: Das Emphysema pulmonum interstitiale verläuft in der Regel akut und braucht zu seiner Entwicklung oft nur eine Viertelstunde bis wenige Stunden. Das Allgemeinbefinden der Patienten ist deshalb schon bald stark gestört. Ihre hochgradige Atemnot äußert sich in schwerer exspiratorischer Dyspnoe, die oft mit Vorstrecken der

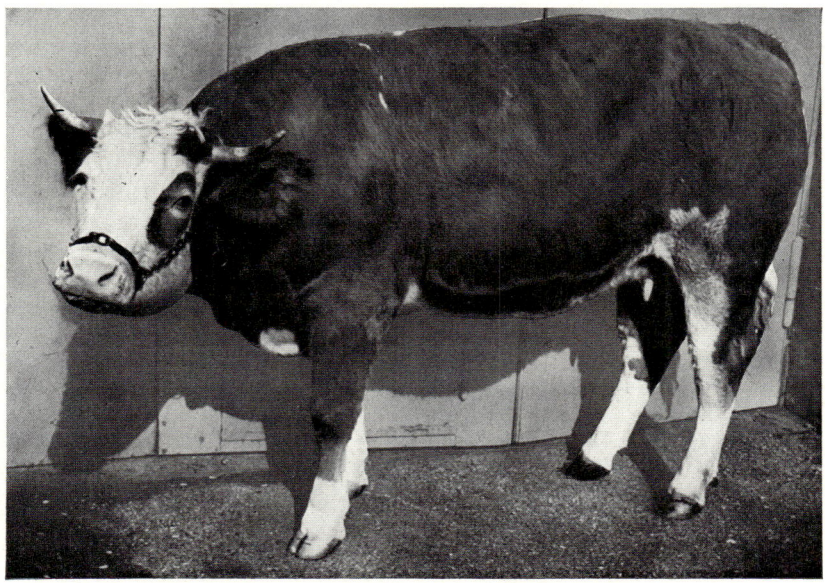

Abb. 78. Vom Kopf (Kehlgang) bis zum Rumpf (ventrolaterale Brust- und Bauchwand) reichendes subkutanes Emphysem als Komplikation eines schweren bronchopneumoniebedingten interstitiellen Lungenemphysems

Zunge, Maulatmung, langgezogenem exspiratorischen Stöhnen, Breitstellung der Vorderbeine, Doppelschlägigkeit und anfallsweisem Husten verbunden ist. Das Lungenfeld zeigt bei der Perkussion eine deutliche Erweiterung nach kaudal, vielfach auch eine Einengung der Herzdämpfung; bei der Auskultation sind neben abgeschwächtem bronchialen Atmen mehr oder weniger deutliche Knistergeräusche (vor allem marginal) festzustellen. In hochgradigen Fällen wird die im Interstitium der Lunge befindliche Luft durch die forcierte Exspiration und das Husten bis in das Mediastinum und von hier in die Unterhaut des Rückens sowie zwischen parietales Bauchfellblatt und das subperitoneale Fett weitergepreßt, so daß umfangreiche subkutane (Widerrist, Brusteingang, Thoraxwand, Lendenbereich) und retroperitoneale Emphyseme (puffiges Knistern bei der rektalen Untersuchung) auftreten können.

Beurteilung: Leicht bis mäßig erkrankte Patienten können bei rechtzeitigem tierärztlichen Eingreifen vollständig ausheilen; das hochgradige interstitielle Lungenemphysem kann zum plötzlichen Ersticken führen oder in chronisches Siechtum (komplikative Bronchopneumonie) übergehen.

Behandlung: Die therapeutischen Maßnahmen sind die gleichen wie beim ‚Weideemphysem' (siehe folgenden Abschnitt).

Lungenödem und -emphysem der Weiderinder (‚Weideemphysem')

Wesen, Vorkommen: Dieses sporadisch bis enzootisch auftretende Leiden ist durch ein plötzlich einsetzendes Lungenödem gekennzeichnet, das von universellem interstitiellem Lungenemphysem begleitet wird. Es befällt nur erwachsene Rinder, und zwar fast ausschließlich Tiere, die während der Herbstmonate auch über Nacht auf bestimmten, oft im Nebel gelegenen Weiden laufen; bei Stallhaltung ist ein gleichartiges Krankheitsbild nur sehr selten, vor allem nach der Verfütterung von besonders frischem oder pollenhaltigem Grün sowie nach Verabreichung von staubigen oder pilzbefallenen Futtermitteln zu beobachten.

Ursachen und Krankheitsgeschehen: Die Ätiologie des Weideemphysems ist zwar noch nicht endgültig geklärt, doch liegt ihm nach allgemeiner Ansicht eine Sensibilisierung gegenüber bestimmten Inhaltsstoffen der Atemluft oder der Nahrung, also eine allergische Pathogenese zugrunde (siehe S. 1308). Die erneute Auseinandersetzung mit dem auslösenden Allergen verursacht dann eine im Atmungsapparat ablaufende überschießende Abwehrreaktion, bei der es – möglicherweise nach initialem Bronchospasmus – zu meist schwerwiegender Ödembildung und zur Entwicklung eines interstitiellen Emphysems kommt (Taf. 4 d)). Bei gleichzeitiger Exposition gegenüber demselben schädlichen Agens können unter Umständen bis zu 50 % der betroffenen Tiere kurz nacheinander erkranken.

Erscheinungen und Verlauf: Rinder, die am Abend zuvor noch völlig gesund waren, werden am folgenden Morgen entweder bereits verendet oder mit allen Anzeichen einer oft lebensbedrohlichen Atemnot auf der Weide vorgefunden: hochgradige gemischte, bald aber vorwiegend exspiratorische Dyspnoe mit gestrecktem Kopf und Hals, geöffneter Maulspalte und vorstehender Zunge, breitbeiniger Stellung sowie kennzeichnendem, bei jeder (doppelschlägigen) Exspiration zu vernehmendem langgezogenen keuchenden Stöhnen; außerdem zeigt sich kurzer matter Husten, nach welchem sich der Lufthunger jeweils deutlich verschlimmert, sowie nicht selten auch feinschaumiger grauweißer oder rosafarbener Ausfluß aus Nase und Maul. Die Perkussion des Lungenfeldes ergibt lauten bis überlauten Schall sowie eine Erweiterung nach kaudal, während sein ventraler Bereich eine ödembedingte Dämpfung aufweisen kann; bei der Auskultation sind dorsal Knistergeräusche, ventral aber Röhrenatmen und/oder großblasiges feuchtes Rasseln (später auch trockene Rasselgeräusche) festzustellen. Futteraufnahme, Wiederkauen, Vormagenmotorik und Kotabsatz liegen völlig darnieder. Die Kreislaufbeteiligung äußert sich in frequent-pochender bis tumultuarischer Herztätigkeit, injizierten Episkleralgefäßen und zyanotischen Schleimhäuten sowie in mehr oder weniger ausgeprägter venöser Stauung. Die Körpertemperatur kann anfangs fieberhaft erhöht sein, um bei eintretender Besserung zur Norm zurückzukehren; der letale Ausgang kündigt sich dagegen durch Abfall der Körperwärme in den hypothermen Bereich an.

Differentialdiagnostisch sind schwerwiegende akute Bronchopneumonien (S. 160 ff.), Entzündungen und Stenosen des Kehlkopfes (S. 149) sowie die Nitratvergiftung (S. 1165) und die respiratorische Form der Rapsintoxikation (S. 1269) in Betracht zu ziehen.

Beurteilung: Bis zu 30 % der Patienten sterben innerhalb von 6 Stunden bis zu 3 Tagen nach Beginn der Erkrankung; deshalb ist die Prognose selbst bei sofortigem tierärztlichem Eingreifen stets vorsichtig zu stellen.

Behandlung: Die betroffenen Tiere sind unverzüglich in einen ruhigen, gut belüfteten Stall oder an einen ähnlichen hierfür geeigneten Ort zu transportieren (kein Fußmarsch). Nach Möglichkeit sollten sie zuvor schon auf der Weide medikamentös behandelt werden. Hierzu eignen sich vor allem parenterale Gaben von Antihistaminika und Kalziumboroglukonat mit Traubenzuckerzusatz (50 bis 100 g in 20%iger Lösung) sowie Glukokortikoide, Kreislaufmittel (T. I.) oder Atropinsulfat (alle 2 bis 4 Stunden je 0,05 bis 0,1 g subkutan). Sehr nützlich ist auch die künstliche Sauerstoffzufuhr. Bei rechtzeitiger Einleitung dieser Maßnahmen bessert sich der lebensbedrohliche Zustand der Patienten oft schon nach wenigen Stunden. Zur Vermeidung sekundärer bakterieller Lungeninfektionen sollten abschließend stets auch 2 bis 3 Tage lang Antibiotika oder Sulfonamide (vorzugsweise intravenös) verabreicht werden.

Vorbeuge: Die übrigen Tiere der betroffenen Herde sind in der Folgezeit sicherheitshalber über Nacht aufzustallen und bei besonders feucht-nebligem Wetter besser auch tagsüber nur in der Nähe des Gehöftes (unter Aufsicht) zu weiden.

SCHRIFTTUM

ADDISON, A. W. (1965): Acute pulmonary emphysema in cattle. Mod. Vet. Pract. 46:2, 78. — BEGG, H., & W. A. WITHEFORD (1948): Acute interstitial pulmonary emphysema of bovines. Vet. Record 60, 135. — BELLEFLAMME, M., & H. SCHIJNS (1935): L'emphysème des regains chez la bête bovine. Ann. Méd. Vét. 80, 508-512. — BREUER, G. (1963): Allergische Lungenemphyseme beim Rind. Tierärztl. Umschau 18, 182, 187-189. — BRILLOT, M. J. (1962): Réanimation des veaux nouveau-nés par oxygénation. Bull. Mens. Soc. Vét. Prat. France 46, 250-251. — CRANE, M. R. (1962): Oxygen therapy unit for agricultural practice. Vet. Med. 57, 696-699. — DERZELLE, E. (1962): L'emphysème des regains. Ann. Méd. Vét. 106, 42-45. — DICKINSON, E. O., G. R. SPENCER & J. R. GORHAM (1967): Experimental induction of an acute respiratory syndrome in cattle resembling bovine pulmonary emphysema. Vet. Record 80, 487-489. — O'DONOGHUE, J. G. (1960): Bovine pulmonary emphysema. Canad. Vet. J. 1, 482-484. — GIBBONS, W. J. (1962): Bovine pulmonary emphysema. Mod. Vet. Pract. 43:8, 34-38. — GIBBONS, W. J. (1963): Pulmonary emphysema of Cattle. Mod. Vet. Pract. 44:7, 77. — GILS, J. H. J. VAN (1951): Acuut longenemphyseem bij het rund. Tijdschr. Diergeneesk. 76, 833-839. — GOODMAN, A. A. (1956): Bovine asthma. North Amer. Vet. 37, 850-852. — HOPF, K. H. (1960): Zur Verwendung von Carbogen und reinem Sauerstoff bei der Therapie des postnatalen Atmungsstillstandes. Prakt. Tierarzt 41, 168 bis 170. — HOPF, K. H. (1960): Behandlung neugeborener asphyktischer Kälber mit dem Sauerstoffgerät ‚Oxyparat'. Tierärztl. Umschau 15, 94-96. — JOHNSTON, R. W. (1961): Treatment of pulmonary oedema in the cow with hydrochlorothiazide. Vet. Record 73, 344. — JONG, J. J. (1955): Behandeling van asphyxie bij het pasgeboren kalf door toediening van zuurstof. Tijdschr. Diergeneesk. 80, 444-446. — KOENEN, P. (1959): Therapie der Asphyxia neonatorum mit Hilfe eines Sauerstoff-Kohlendioxyd-Gemisches unter besonderer Berücksichtigung der Trächtigkeitsdauer der Muttertiere. Diss., Hannover. — KOLL, H. W. (1962): Zur Behandlung des Lungenemphysems beim Rind mit Vitamin C. Dtsch. Tierärztl. Wschr. 69, 360-362. — MAKI, L. R. (1962): Acute pulmonary emphysema of cattle. 2. Etiology. Amer. J. Vet. Res. 23, 824-826. — MAKI, L. R., & J. O. TUCKER (1967): Bovine pulmonary emphysema associated with forage change. J. Amer. Vet. Med. Ass. 150, 195. — MOULTON, J. E., C. E. CORNELIUS & B. I. OSBURN (1963): Acute pulmonary emphysema in cattle. J. Amer. Vet. Med. Ass. 142, 133-137. — MÜLLER, G. (1953): Über die Anwendung des Antihistaminikums ‚Soventol' in der Großtierpraxis. Prakt. Tierarzt 7, 125-126. — POWELL, W. D. (1962): Novel method for treatment of pulmonary emphysema. Mod. Vet. Pract. 43:10, 72-75. — PRIOUZEAU, M. (1954): La broncho-pneumonie emphysémateuse des bovidés. Rec. Méd. Vét. 80, 222-231. — PULLES, H. A. (1957): Der Gebrauch von Sauerstoff bei Asphyxie des Neugeborenen. Prakt. Tierarzt 38, 214-215. — RAY, J. D. (1929): Pulmonary edema of cattle. Vet. Med. 24, 517-518. — SCHOFIELD, F. W. (1948): Acute pulmonary emphysema of cattle. J. Amer. Vet. Med. Ass. 112, 254-259. — TUCKER, J. O., & L. R. MAKI (1962): Acute pulmonary emphysema of cattle. Amer. J. Vet. Res. 23, 821-826.

Entzündungen der Bronchien und der Lungen

Im Krankheitsgeschehen der meisten Bronchopneumonien spielen mikrobielle Erreger eine primäre (auslösende) oder aber sekundäre (komplikative) Rolle. Die durch spezifische Keime (Bakterien, Viren, Mykoplasmen, Pilze) oder bestimmte Parasiten (zum Beispiel Lungenwürmer) verursachten Affektionen der Bronchien und der Lungen sind zwar in der Regel durch typische Syndrome gekennzeichnet, die entsprechend ihrer Ätiologie bei den Infektionskrankheiten des Atmungsapparates (S. 717 ff.) beziehungsweise bei den Parasitosen (S. 891 ff.) besprochen werden; nicht allzu selten wird der Verlauf dieser spezifisch bedingten Leiden aber durch die zusätzliche Besiedlung mit Sekundärbakterien (Eiter-, Nekroseerreger, Schmutzkeime) mehr oder weniger stark beeinflußt, so daß sich Abweichungen vom üblichen klinischen Bild ergeben.

Bronchopneumonien können des weiteren auch im Rahmen einiger sich auf mehrere Organsysteme oder den Gesamtorganismus erstreckender Infektionskrankheiten (S. 835 ff.) auftreten und dann je nach Lage des Falles im Vordergrund der Erscheinungen stehen oder aber von anderen Symptomen überdeckt sein.

In den folgenden Abschnitten sollen die unspezifischen oder ‚sporadischen' Erkrankungen der Bronchien und der Lungen geschildert werden, deren Ursachen meist in schädigenden Umweltfaktoren (Fehler der Fütterung und Haltung, Nässe, Kälte, Wind, anstrengender Transport, Inhalation reizender oder toxischer Stoffe, Aspiration von Nahrungsbestandteilen oder Arzneien) oder einer anderweitigen Schwächung der betroffenen Tiere liegen, in deren Gefolge ubiquitäre, pyogene oder nekroseauslösende Keime günstige Vermehrungsbedingungen finden und sich daher ihrerseits pathogen auswirken können. Je nach den dabei in den Bronchien und den Lungenalveolen auftretenden Entzündungsprodukten sowie den begleitenden Gewebsveränderungen wird herkömmlicherweise zwischen katarrhalischen, fibrinösen, eitrigen, abszedierenden und gangränösen Bronchopneumonien unterschieden, die (per)akut, subakut oder chronisch verlaufen können. Die klinische Abgrenzung dieser nach pathologisch-anatomischen Kriterien definierten Formen der Lungenentzündung gelingt allerdings oft nur unter Berücksichtigung aller Begleitumstände sowie eingehender Untersuchung des gesamten Atmungsapparates. Bei gleichzeitiger Erkrankung mehrerer Tiere ist außer in offensichtlich unspezifisch bedingten Fällen stets auch die Möglichkeit in Betracht zu ziehen, daß es sich um eine spezifische Infektion oder Invasion handelt und zu versuchen, die ätiologische Klärung durch die bakteriologische, virologische, mykologische oder parasitologische Untersuchung geeigneter Proben herbeizuführen.

Bronchialkatarrh (Bronchitis catarrhalis sporadica)

Wesen: Bei diesem Leiden besteht eine Entzündung der Tracheal- und Bronchialschleimhaut mit serös-schleimiger Sekretion und Exsudation, ohne daß das Lungengewebe selbst beteiligt ist.

Vorkommen, Ursachen: Als selbständige idiopathische Erkrankung ist der Bronchialkatarrh beim Rind ziemlich selten, etwa infolge umweltbedingter aerogener Irritationen (Zugluft, Erkältung, Transport, Aspiration von Futterteilchen oder oral verabreichten Arzneien, Inhalation von Rauch, Staub oder Nebel) zu beobachten; dabei kommt es vielfach zur sekundären Besiedlung der Schleimhäute mit mehr oder weniger pathogenen Keimen. Wesentlich häufiger tritt ein symptomatischer Katarrh der Luftröhre und der Bronchien im Zusammenhang mit spezifisch oder unspezifisch bedingten Bronchopneumonien auf; außerdem ist er eine Teilerscheinung der leichteren Form der infektiösen Rhinotracheitis.

Erscheinungen und Verlauf: Bei sporadischem Bronchialkatarrh ist das Allgemeinbefinden des Patienten in der Regel nur wenig bis mäßig gestört. Neben leichtem serösem bis trübem Nasenausfluß sind erhöhte Atemfrequenz und fieberhafte Körpertemperatur festzustellen; Typ und Rhythmus der Atembewegungen sind entweder normal oder im Sinne einer gering- bis mittelgradigen inspiratorischen Dyspnoe verändert. Der Per-

TAFEL 4

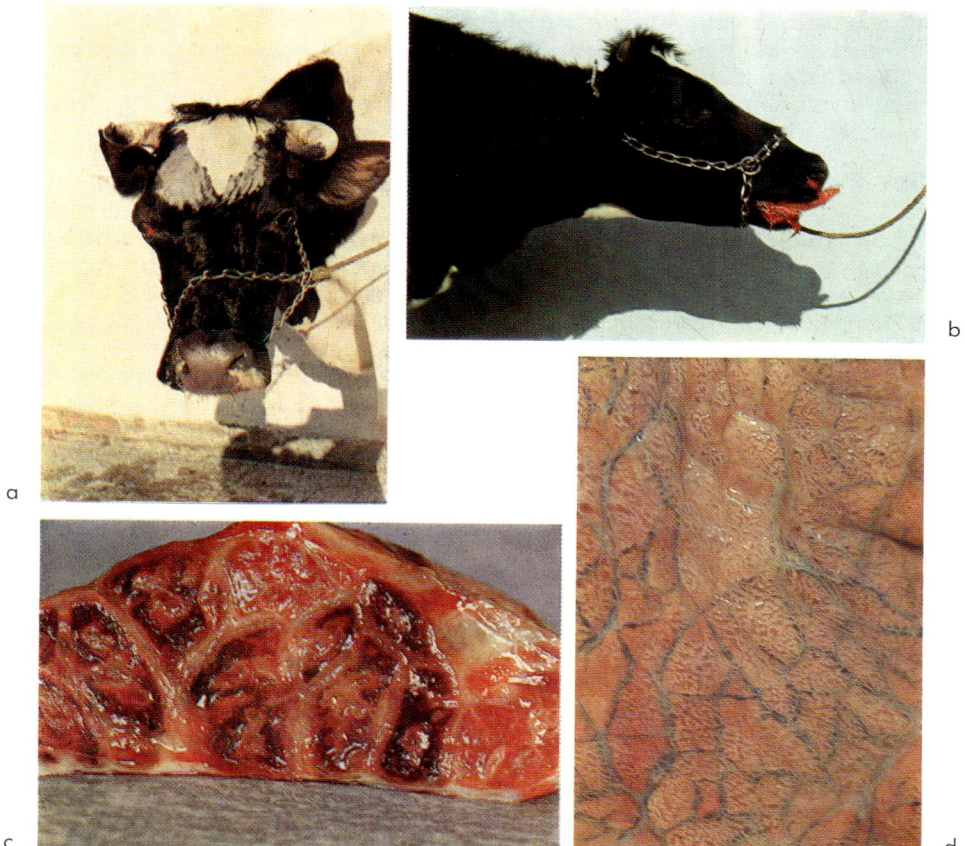

a. Eitrige Entzündung der rechten Stirnhöhle (Sinusitis frontalis, S. 142) mit Auftreibung im Bereich zwischen Horn und dem sekundär beteiligten Auge (Exophthalmus, S. 671; Konjunktivitis, S. 660) sowie schleimig-purulentem Nasenausfluß auf der betroffenen Seite
b. Lungenbluten (S. 153) nach eitrig-nekrotisierender Arrosion eines größeren Lungengefäßes als Folge pulmonaler Metastasen einer pyogenen Thrombose im lebernahen Abschnitt der hinteren Hohlvene (S. 118)
c. ,Marmorierte' Schnittfläche der Lunge bei krupöser Bronchopneumonie (S. 163; *Schlacht- und Viehhof*, Hannover)
d. Hochgradiges Ödem und interstitielles Emphysem der Lunge bei akutem Weideemphysem (S. 154, 158, 1308; *Schlacht- und Viehhof*, Hannover)

Beurteilung: Die Prognose ist bei Kälbern und Jungrindern vorsichtig bis ungünstig zu stellen, da sie erfahrungsgemäß leicht zu bakteriell bedingten eitrigen Sekundäraffektionen der Lungen neigen, die dann nur schwer zur vollständigen Abheilung zu bringen sind. Bei erwachsenen Tieren sind die Heilungsaussichten in akuten Fällen meist besser; sonst ist mit ähnlichen Komplikationen wie bei jüngeren Rindern zu rechnen (eitrige bis gangränesziierende Sekundärveränderungen), die mitunter zu ständiger Unwirtschaftlichkeit führen.

Behandlung: Außer der zugluft- und staubfreien Aufstallung in einem gut belüfteten, wohltemperierten Stall empfehlen sich als allgemeine Maßnahmen das Auflegen einer Wolldecke oder das Anbringen eines PRIESSNITZ-Umschlages um den Brustkorb, Gaben von Vitamin A sowie schmackhafte und vielseitige Fütterung. Die früher bei dieser Indikation viel geübte unspezifische Reiztherapie mit Eiweißpräparaten (T. I.) hat heute gegenüber der mehrere Tage lang konsequent fortzusetzenden Verabreichung von Antibiotika oder Sulfonamiden an Bedeutung verloren. Diese zielen auf die fast immer vorliegenden Sekundärerreger; um das wirksamste Mittel auswählen zu können, empfiehlt es sich, bei bestandsweise gehäuft auftretender Erkrankung Lungengewebe eines unbehandelt geschlachteten Tieres zur Resistenzbestimmung der Keime einzusenden und die Therapie nach Eintreffen des Ergebnisses entsprechend zu modifizieren. Die Applikation der Antibiotika und Sulfonamide mittels eines Aerosolgerätes (Inhalation) bietet bei manifester katarrhalischer Bronchopneumonie keine nennenswerten Vorteile gegenüber ihrer intratrachealen Injektion (wasserlösliche Präparate), vor allem wenn diese mit der intravenösen Gabe des gleichen oder eines ähnlichen Mittels kombiniert wird. In frischen Fällen haben sich zur Hemmung der entzündlichen Reaktion auch Glukokortikoide (parenteral) bewährt, doch dürfen sie wegen der dadurch bedingten Minderung der körpereigenen Abwehrreaktionen nur unter entsprechend hohem antibiotischem Schutz angewandt werden. Bei etwaiger Herzschwäche sind außerdem auch Kardiaka (T. I.) und Traubenzuckerlösung (intravenös) zu verabreichen.

Fibrinöse Bronchopneumonie (Bronchopneumonia fibrinosa s. crouposa)

Wesen: Die kruppöse Lungenentzündung zeichnet sich durch einen meist typischen akuten Verlauf aus, wobei die betroffenen Alveolen und kleinen Bronchien auf der Höhe der Erkrankung mit vorwiegend aus Fibrin und Zellen bestehenden gerinnenden Entzündungsprodukten gefüllt sind. Falls Komplikationen ausbleiben, sind im einzelnen folgende, innerhalb von 7 bis 10 Tagen nacheinander ablaufende Krankheitsstadien zu unterscheiden: Anfangs besteht hochgradige kongestive Hyperämie der Lungen (*Anschoppung*), wonach sich in den Lungenbläschen und den anschließenden Bronchioli ein fibrinreiches, rote und weiße Blutkörperchen enthaltendes Exsudat ansammelt (*rote Hepatisation*); darauf dringen emigrierende Leukozyten in die Fibrinmassen ein (*graue Hepatisation*), welche durch die aus ersteren freiwerdenden proteolytischen Enzyme teilweise aufgelöst und endlich resorbiert oder expektoriert werden (*Lysis*).

Ursachen: Das in seiner idiopathischen Form relativ seltene Leiden beruht meist auf schwerwiegenden inhalationsbedingten Reizungen des Lungengewebes (Gas-, Rauch- oder Staubeinwirkung), mitunter auch auf der Aspiration von flüssigen Nahrungsbestandteilen oder Medikamenten; möglicherweise spielen bei seinem Zustandekommen auch allergische Sensibilisierungsvorgänge (hämo- beziehungsweise lymphogene Keim- oder Toxineinschleppung) eine Rolle. Außerdem ist die fibrinöse Bronchopneumonie eines der wichtigsten Symptome der pektoralen Form der Pasteurellose sowie der Pleuropneumonie.

Erscheinungen und Verlauf: Die Krankheit entwickelt sich sehr rasch, wobei das Allgemeinbefinden der Patienten schon von Anbeginn an erheblich gestört ist (apathisches Verhalten, Verweigerung des Futters, starker Milchrückgang). Die zunächst oft auf 41 bis 42° C erhöhte Körpertemperatur kehrt erst im Stadium der Lysis zur Norm zurück oder fällt dann sogar vorübergehend auf hypotherme Werte ab. Der anfangs rein seröse Nasenausfluß kann im Stadium der Anschoppung feine Blutstriemen aufweisen; später erscheint er rotbraun (rote Hepatisation), um schließlich graugelb-schleimig zu werden (graue Hepatisation). Der matte und kraftlose Husten wird mitunter von gequältem Stöhnen begleitet. Die Atmung ist beschleunigt und angestrengt (gemischte Dyspnoe, zum Teil mit offenem Maul, vorgestreckter Zunge und Backenblasen, bei etwaigem sekundärem Lungenemphysem auch vorwiegend abdominales Atmen). Bei der Perkussion geben sich die angeschoppten und hepatisierten Herde als eine meist ventral lokalisierte Dämpfung zu erkennen. Anfangs ist in diesem Bereich verschärftes Vesikuläratmen, später vorwiegend oder ausschließlich Bronchialatmen zu hören, dem sich je nach Menge und Beschaffenheit des Exsudates auch wechselnde Rasselgeräusche (insbesondere trockenen Charakters, wie Brummen, Giemen oder Pfeifen) zugesellen. Fast immer ist auch der Kreislauf sekundär deutlich gestört (pochendes Herz, Frequenz bis zu 120 pro Minute, Injektion der Episkleralgefäße, Rötung der Schleimhäute). In der Regel tritt bei sachgemäßer Behandlung nach 8 bis 10 Tagen eine augenfällige Besserung des Allgemeinbefindens sowie Rückgang des Fiebers ein, die zur Heilung führen. Verlauf und Ausgang des Leidens können jedoch durch unspezifische bakterielle Infektionen kompliziert werden, die unter Umständen eine eitrige oder gangränöse Pneumonie auslösen.

Erkennung: Die typische Symptomatologie der krupösen Pneumonie gibt zwar wertvolle diagnostische Hinweise, doch ist ihre sichere Abgrenzung von der katarrhalischen und der eitrigen Bronchopneumonie nicht immer einfach; die Unterscheidung gelingt dann zum Teil aufgrund der Veränderungen des Nasenausflusses und des Verlaufs. Von den spezifischen Bronchopneumonien sind differentialdiagnostisch die Pasteurellose (S. 730), in tropischen und subtropischen Gebieten auch die Lungenseuche (S. 726) zu beachten.

Zerlegungsbefund: Die oft nebeneinander zu findenden verschiedenen Entwicklungsstadien der fibrinösen Pneumonie verleihen vor allem den ventrokranialen Bezirken der Lungen ein marmoriertes Aussehen, wobei das Interstitium stellenweise deutlich sulziggelb verbreitet ist (Taf. 4 c).

Beurteilung: Wegen der in etwa 40 % der Fälle eintretenden Komplikationen ist die Prognose zunächst stets zweifelhaft; sie wird erst dann besser, wenn sich durch den Fieberabfall der typische Krankheitsverlauf und der Eintritt der Lysis zu erkennen geben.

Behandlung: Die zur Behebung der krupösen Lungenentzündung geeigneten allgemeinen und medikamentösen Maßnahmen sind im wesentlichen die gleichen wie bei der katarrhalischen Bronchopneumonie (S. 162). Im Anfangsstadium können sich außerdem ein Aderlaß (2 bis 3 Liter Blut) sowie die intravenöse Injektion einer kleinen Dosis von Kalziumboroglukonat günstig auswirken. Die Patienten sollten wegen der Gefahr einer plötzlich einsetzenden Verschlimmerung bis zu Beginn des Lösungsstadiums unter ständiger Überwachung durch das Pflegepersonal bleiben.

Eitrige und abszedierende Bronchopneumonie
(Bronchopneumonia suppurativa et apostematosa)

Wesen: Bei diesem Leiden kommt es infolge aero-, hämato- oder lymphogener Einschleppung und Absiedlung unspezifischer Keime zu schleimig-eitriger Exsudation der Bronchialschleimhäute und/oder zu abszedierender Einschmelzung des Lungengewebes, wobei der Krankheitsprozeß von ersteren auf letzteres (oder aber in umgekehrter Reihenfolge) übergreifen kann; nach bronchogener Infektion sind vor allem die stärker beatmeten kranioventralen Bereiche der Lungen befallen, während das Lungengewebe bei metastatischer Infektion entweder nur in seinen Randbezirken oder ziemlich gleichmäßig verteilt multiple Eiterherde enthält.

Ursachen: Eine derartige purulente Bronchopneumonie ist vielfach die Folge einer durch schwerwiegende sekundäre bakterielle Besiedlung komplizierten (oft auch verschleppten), primär unspezifischen oder spezifischen (virusbedingten) katarrhalischen oder krupösen Entzündung der Bronchien und Alveolen; dabei spielen vor allem Eitererreger (C. pyogenes, Strepto- und Staphylokokken) eine krankmachende Rolle. Bestimmte Keime neigen auch dazu, nach aero- oder hämatogener Infektion von vornherein purulente oder abszedierende Veränderungen auszulösen; das ist unter anderen bei der Tuberkulose (S. 856), Aktinobazillose (S. 700), Nocardiose (S. 871) sowie bei der Kokzidioidomykose (S. 716) und dem ‚Hautwurm' (S. 714) der Lungen der Fall. Ubiquitäre pyogene Bakterien können des weiteren nach der Aspiration kleinerer Futter- oder Arzneimengen, nach perforierender Verletzung der Brustwand (Stoß, Stich, Schuß) oder des Zwerchfells (traumatische Retikuloperitonitis) eine dann meist abszedierende Eiterung des Lungengewebes verursachen. Die gleichen Erreger (darunter vor allem C. pyogenes, Sph. necrophorus und verschiedene Kokkenarten) gelangen beim Rind außerdem relativ häufig von einem andernorts gelegenen primären Infektionsherd aus auf dem Blut-(oder Lymph-)wege in die Lungen, um dort embolisch-metastatische Eiterungen, Nekrosen oder Abszesse auszulösen; das gilt insbesondere für eitrig-jauchige, thrombosierende oder nekrotisierende Affektionen im Bereich des Herzens (Endocarditis valvularis tricuspidalis oder semilunaris pulmonalis, S. 99), der Leber (Nekrobazillose oder Pyogenesbazillose mit Einbruch in kleine Lebervenen oder in die Vena cava caudalis selbst, S. 118), der Bauchhöhle (komplizierte fremdkörperbedingte eitrige Peritonitis, S. 217), der großen Venen (Thrombophlebitis der Drossel- oder Eutervene, S. 115), der Bewegungsorgane (S. 430 ff.) sowie für eitrig-infizierte Entzündungen von Gebärmutter und Euter; ähnliche sekundäre Lungenmetastasen können sich bei Kälbern auch als Komplikation einer purulenten Nabelentzündung (S. 612) sowie im Rahmen der Jungtierseptikämien (S. 728, 746, 752, 826) entwickeln.

Erscheinungen und Verlauf werden vom Ausmaß der eitrigen oder abszedierenden Veränderungen sowie vom Vorliegen primärer Prozesse an anderen Organen und dem etwaigen Eintritt von Komplikationen (Einbruch in Lungenvenen → thrombembolische Absiedlungen in der linken Herzhälfte oder in den Nieren; nekrotisierende Arrosion größerer Lungengefäße → Lungenbluten) bestimmt. Kleinere intrapulmonal abgekapselte Eiterherde können unter Umständen lange Zeit symptomlos bleiben. Die *bronchogene* Vereiterung größerer Lungenbezirke führt meist zu schwerwiegender Bronchopneumonie mit ausgeprägter Störung des Allgemeinbefindens (Niedergeschlagenheit, Inappetenz, erhöhte Puls- und Atemfrequenz sowie fieberhafte, bei chronischem Verlauf aber oft nur zeitweilig deutlich hypertherme Körpertemperatur). Die Lungenperkussion ergibt mehr oder weniger ausgedehnte Dämpfungsfelder, über denen auskultatorisch entweder trockene Rasselgeräusche oder fehlende Beatmung festzustellen sind. Wenn die Eiterung die Bronchien selbst betrifft oder mit diesen in offener Verbindung steht, kann beiderseitiger schleimig-eitriger Nasenausfluß (übler Geruch) und beim relativ matten Husten Auswurf gleicher Beschaffenheit zu beobachten sein. Der Einbruch größerer *Abszesse* in den Bronchialbaum kann zu plötzlicher Verschlimmerung (Atemnot, schwere Allgemeinstörung, Entleerung eitriger Massen aus Nase und Maul) führen. Größere, nur teilweise mit purulenten Entzündungsprodukten gefüllte, sonst aber lufthaltige Kavernen verleihen dem Perkussionsschall sowie den zu auskultierenden Atemgeräuschen einen metallischen Beiklang. Bei *hämatogener* Absiedlung

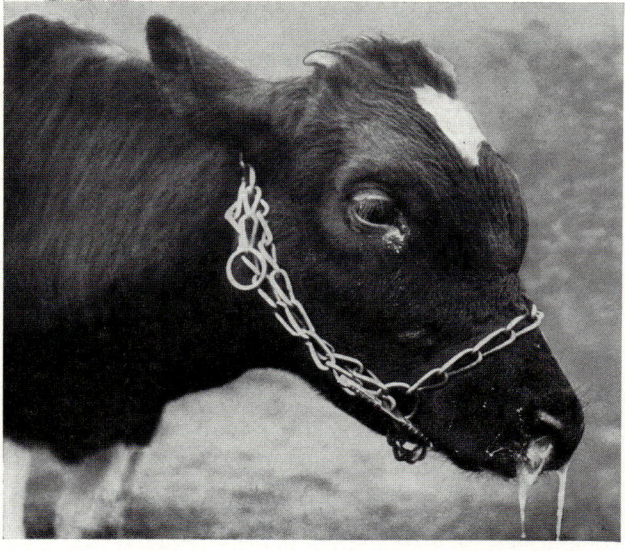

Abb. 79. Schleimig-eitriger Nasenausfluß bei purulenter Bronchopneumonie

von Eiter- oder Nekroseerregern führt der plötzliche Befall der Lungen mit mehreren bis zahlreichen thrombembolischen Streuungsherden (vor allem im Wiederholungsfall) oft zu (per)-akut und aus scheinbarer Gesundheit heraus einsetzender schwerer Atemnot, die dann nicht selten mit (sensibilisierungsbedingtem?) Ödem und interstitiellem Emphysem der Lungen (S. 154, 157) einhergeht (hochgradige gemischte, später auch vorwiegend exspiratorische Dyspnoe mit Schaumaustritt aus Nase und Maul, Erweiterung des Lungenperkussionsfeldes und ausgeprägter Kreislaufbeteiligung).

Erkennung und Unterscheidung: Die Mannigfaltigkeit des klinischen Bildes erschwert die sichere Diagnose der suppurativen und der abszedierenden Bronchopneumonie sowie ihre Abgrenzung von ähnlichen, nichteitrigen Affektionen der Lungen. Die auf einen bestimmten Ort des Lungenfeldes (meist ventral oder marginal) lokalisierten und auch ihrer Klangqualität nach über längere Zeit hinweg gleichbleibenden trockenen Rasselgeräusche geben zwar wertvolle Anhaltspunkte, sind aber nur beim Vorliegen eitrigen Nasenflusses oder beim Nachweis des purulenten oder nekrotisierenden Primärherdes als beweisend anzusehen. Des weiteren läßt auch der Mißerfolg der üblichen Behandlungsverfahren auf das Vorliegen einer pyogenen Lungenaffektion schließen. Trachealschleimproben ergeben nur bei offener Kommunikation des Eiterherdes mit den Bronchien in der bakteriologischen Untersuchung ein starkes Überwiegen der einleitend genannten Erreger. Dabei ist differentialdiagnostisch zu beachten, daß die eitrige Lungenentzündung aus einer unspezifischen oder spezifischen katarrhalischen oder krupösen Bronchopneumonie hervorgegangen sein kann (siehe *Ursachen*).

Beurteilung: Falls das lebensbedrohliche Krankheitsbild nicht zur sofortigen Verwertung zwingt, ist trotz (kostspieliger) Behandlung stets mit unbefriedigender Heilung zu rechnen. Mit Ausnahme besonders günstig gelagerter Fälle bleibt die Mehrzahl der an manifester eitriger oder abszedierender Bronchopneumonie leidenden Patienten in ihrer weiteren Entwicklung und Leistung hinter den gesunden Nachbartieren zurück und magert in der Folge auch laufend ab (unwirtschaftliche ‚Kümmerer').

Behandlung: Aus vorstehenden Gründen kommen Therapieversuche in der Regel nur im Anfangsstadium sowie bei besonders wertvollen Patienten in Betracht, wenn keine Anzeichen für das Vorliegen eines anderweitigen schwerwiegenden Primärherdes oder von Komplikationen bestehen. Sie bestehen außer in den bereits bei der katarrhalischen Bronchopneumonie angeführten allgemeinen Maßnahmen in der unter Umständen 1 bis 2 Wochen lang konsequent fortzusetzenden Verabreichung hoher Dosen moderner keimhemmender Mittel, wobei vorteilhafterweise alle 2 bis 3 Tage zwischen Breitspektrum-Antibiotika und Sulfonamiden (am besten intravenös gegeben) zu wechseln ist (T. I.); falls sich dabei ein bestimmtes Präparat als besonders wirksam erweist, so sollte es für die weitere Behandlung bevorzugt werden. Es ist jedoch zu bedenken, daß in vielen Fällen das therapieresistente C. pyogenes (oder Sph. necrophorus) am Krankheitsgeschehen beteiligt ist. Deshalb kommt auch der Stärkung der Widerstandskräfte des kranken Tieres besondere Bedeutung zu (Schonung, vielseitige Fütterung, Zulagen von Mineralsalzen und Spurenelementen, Gaben von Vitamin A); außerdem ist der Kreislauf zu kontrollieren und erforderlichenfalls durch Kardiaka zu stützen.

Gangränöse Bronchopneumonie (Bronchopneumonia gangraenosa)

Wesen: Nach dem Fehlschlucken verschiedenster, meist für den Verdauungskanal bestimmter flüssiger, breiiger oder fester Stoffe in die Luftröhre und in die Lungen kommt es nach anfänglicher Entzündung und sekundärer Infektion zu jauchig-fauliger Zersetzung eines mehr oder weniger großen Teiles des pulmonalen Gewebes. (Andere Krankheitsbezeichnungen: Lungenbrand, Gangraena pulmonum, Aspirations-, Einguß-, Schluck-, Verschluck- oder Fremdkörperpneumonie.)

Vorkommen, Ursachen: Seitdem es in der Buiatrik üblich ist, oral zu applizierende Arzneimittel entweder mit dem Pilleneingeber (Kapseln, Boli) oder mit der Nasenschlundsonde (Flüssigkeiten, Aufschwemmungen) zu verabreichen, und auch den meisten Tierbesitzern die Gefahren des Eingießens mit der Flasche bekannt sind, ist die Eingußpneumonie beim Rind heute seltener als früher; wegen ihrer schwerwiegenden Folgen hat sie jedoch nach wie vor praktische Bedeutung. Im Einzelfall liegt ihr in der Regel eines der folgenden Vorkommnisse zugrunde: Unsachgemäßes Eingeben von Medikamenten (unter Zwang bei zu hoch gehaltenem Kopf) mit der Flasche, wobei das Verschlucken besonders dann leicht zustande kommt, wenn es sich um widerlich schmeckende oder örtlich reizende Stoffe handelt; Tränken von Kälbern aus zu kleinen oder zu hoch angebrachten Behältern beziehungsweise zu hastige Aufnahme der flüssigen Nahrung bei täglich nur 2maligem Tränken; Eindringen von Futterbestandteilen in die Luftröhre bei Störungen des Schlingaktes (Kehlkopflähmung, S. 147; Verletzung oder Lähmung des Schlundkopfes, S. 197, 198; Verstopfung, Stenose oder Erweiterung des Schlundes, S. 202, 213, 214; Erbrechen, S. 274), die gelegentlich auch auf einer anderweitigen schwerwiegenderen Störung des Allgemeinbefindens oder einer Narkose (Hemmung des Schluckreflexes) beruhen können; zu gefährlicher Infektion des Lungengewebes führende Perforation der Brustwand (Stoß, Stich, Rippenbruch, Schuß) oder des Zwerchfells (tiefsteckender Netzmagenfremdkörper) = traumatische Lungengangrän.

Erscheinungen und Verlauf: Das klinische Bild der gangränösen Pneumonie wird durch das Ausmaß des betroffenen Gewebebezirks sowie durch die in die Lungen eingebrachten Substanzen und Erreger (Strepto- und Staphylokokken, Anaerobier, E. coli, C. pyogenes, Schimmelpilze) bestimmt. Sie entwickelt sich jedoch in der Regel sehr rasch und ist bereits 3 bis 4 Tage nach dem auslösenden Ereignis voll ausgeprägt. Dabei erfahren Allgemeinbefinden, Ernährungszustand, Freßlust und Milchleistung schon innerhalb kurzer Zeit eine deutliche Verschlechterung. Der Patient ist abgeschlagen bis hinfällig, seine Körpertemperatur anfangs deutlich erhöht; später kann sie jedoch zur Norm zurückkehren. Im Vordergrund der Symptome steht eine oft hochgradige Atemnot mit gemischter (nach Hinzutreten eines sekundären interstitiellen Lungenemphysems aber vorwiegend exspiratorischer) Dyspnoe, mitunter auch Vortreten der Zunge bei geöffnetem Maul (Backenblasen) sowie gestrecktem Kopf und Hals. Die Kreislaufbeteiligung äußert sich in frequent-pochender Herztätigkeit und injiziert-verwaschenen Episkleralgefäßen. Kennzeichnend ist der nach Einsetzen der gangränösen Lungenveränderungen den beiden Nasenlöchern entströmende süßlich-faulige bis aashafte Geruch; in schweren Fällen besteht außerdem mißfarbener, übelriechender Nasenausfluß. Die Perkussion ergibt meist im ventralen Lungenbereich eine ausgedehnte Dämpfung, bei Vorliegen eines Emphysems zudem Verschiebung der hinteren Lungengrenze nach kaudal. Auskultatorisch sind dorsal verstärktes Vesikuläratmen (zum Teil auch Knistern), in der Mitte und ventral dagegen lautes Röhrenatmen sowie von Fall zu Fall anfangs feuchte, später aber auch trockene Rasselgeräusche (bei Einschmelzung größerer Bezirke zudem das Klingen des ‚gesprungenen Topfes') zu vernehmen. Etwaige septikämische Komplikationen können zu Durchfall, Leber- oder Nierenschädigung oder zu metastatischer Polyarthritis führen; nach der Arrosion von Lungengefäßen kann es zu Hämoptoe (S. 153) kommen.

Erkennung: Die Diagnose stützt sich auf die Angaben des Vorberichtes, eine etwaige Schlingstörung, die ausgeprägten Lungenerscheinungen und auf das pathognostische Symptom des fauligen Zersetzungsgeruches der Ausatmungsluft. Differentialdiagnostisch sind anderweitige, mit übelriechendem Exspirium einhergehende Leiden durch eingehende Untersuchung auszuschließen (Nekrosen der Nasenschleimhaut, S. 141; eitrige Zahnfachentzündung, S. 186).

Beurteilung: Die gangränöse Pneumonie gilt prognostisch meist als ungünstig bis aussichtslos, vor allem in mit septischen Komplikationen verbundenen Fällen. Behandlungsversuche sollten deshalb in der Regel auf Patienten mit nicht zu schwerwiegenden Erscheinungen beschränkt bleiben (sonst umgehende Verwertung).

Behandlung: Neben den bereits bei der katarrhalischen Bronchopneumonie geschilderten palliativen Maßnahmen sind Breitspektrumantibiotika und Sulfonamide (im Wechsel oder kombiniert) in hoher Dosierung sowie möglichst gleichzeitig intravenös und intratracheal (in wasserlöslicher Form, pro Tier je nach Größe 20 bis 50 ml) anzuwenden. Diese Therapie ist je nach Lage des Falles bis zu eine Woche und länger konsequent fortzusetzen.

Vorbeuge: Um derartige Unfälle zu vermeiden, sollte die Verabreichung größerer Mengen flüssiger Arzneimittel stets durch den Tierarzt und mittels der Nasenschlundsonde erfolgen, deren richtiger Sitz (im Pansen) vor Applikation der Medikamente zu überprüfen ist. Das Eingeben mit der Flasche an mit einer Schluckstörung behaftete Patienten ist als Kunstfehler anzusehen. Soll die Behandlung durch den Tierhalter oder das Pflegepersonal vorgenommen werden, so sind diese darauf hinzuweisen, daß der Kopf des Tieres dabei nicht unphysiologisch hoch gehalten und das Mittel mit der Flasche nur schluckweise in die Bakkentasche eingeflößt werden darf (wiederholtes Absetzen, insbesondere beim Eintreten von Unruhe oder Husten). Bei tierärztlichen Eingriffen im Bereich der Maul-

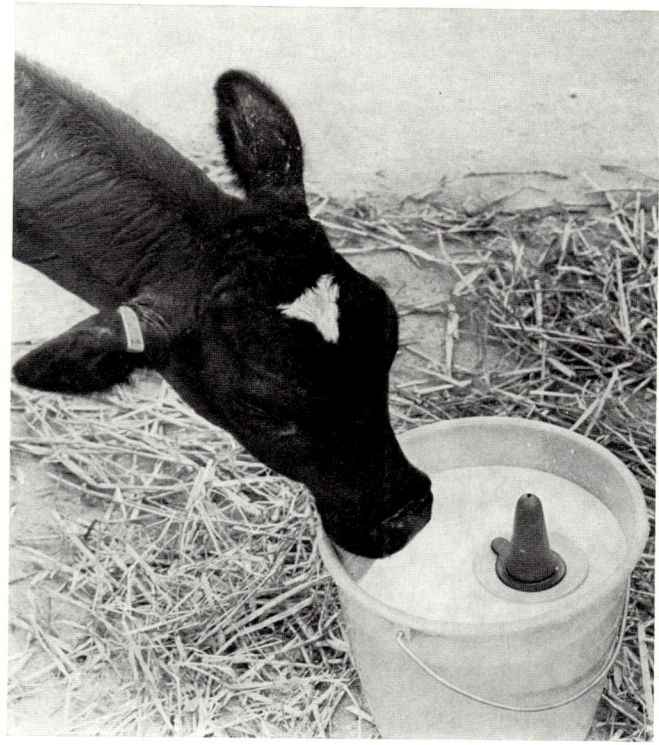

Abb. 80. Schwimmender Saugschnuller für Kälber zur Verhinderung des Verschluckens infolge zu hastiger Tränkeaufnahme

höhle, des Rachens oder Schlundes (zum Beispiel Beseitigung einer Schlundverstopfung, S. 202) ist stets darauf zu achten, daß nicht etwa durch Fixations- oder Behandlungsmaßnahmen einer Aspirationspneumonie Vorschub geleistet wird. Die spontanen Schluckpneumonien der Saugkälber lassen sich weitgehend dadurch verhüten, daß die Tiere mindestens 3mal täglich (also nicht in zu großen Einzelmengen) getränkt werden. Besonders gierig saufende Kälber können durch das Einlegen eines oben auf der Tränke schwimmenden sauberen Holzstückes daran gehindert werden, ihre Nase zu tief in den Eimer zu stecken; den gleichen Dienst erweisen auch Saugschnuller, deren Form derjenigen einer Zitze entspricht.

Chronische interstitielle Pneumonie (Pneumonia interstitialis chronica)

Wesen, Vorkommen: Bei diesem schubweise und fieberhaft, mit Husten, Atemnot und krankhaften Lungengeräuschen verlaufendem Leiden, das in bestimmten Gebieten der Schweiz vorwiegend bei 2- bis 3jährigen Rindern und Kühen während der kalten Jahreszeit beobachtet worden ist, handelt es sich um eine Pneumonie, die durch entzündliche Veränderungen im Interstitium der Lungen gekennzeichnet ist (FANKHAUSER und LUGINBÜHL, 1960).

Ursachen: Die Ätiologie der chronischen interstitiellen Pneumonie ist noch ungeklärt; spezifische Erreger ließen sich nicht nachweisen; Übertragungsversuche auf andere Rinder verliefen negativ.

Erscheinungen und Verlauf: Das Allgemeinbefinden der an einer solchen Pneumonie leidenden Patienten ist in unterschiedlichem Maße gestört, doch bleiben sie dabei meist lebhaft. Ihre Futteraufnahme läßt nur während der akuten Schübe nach; mit fortschreitender Dauer der Erkrankung gehen Nährzustand und Milchleistung zurück. Fieber besteht nur im Anfangsstadium und zur Zeit der Rezidive; dabei liegt die Körpertemperatur zwischen 39,5 und 40,5° C. Gleichzeitig beträgt die Atemfrequenz 50 bis 90 pro Minute. Fast stets ist auch anfallsweise auftretender kräftiger trockener Husten vorhanden, dessen Schwere und Häufigkeit im Verlauf des Leidens wechseln (Abnahme oder völliges Verschwinden während der Erholungsphasen; verstärktes Auftreten beim Rückfall). In der Weidezeit heilen die Tiere scheinbar aus; nach der Aufstallung setzt der Husten jedoch erneut ein. Dann sind bei nahezu sämtlichen Tieren betroffener Bestände auskultatorisch folgende Abweichungen festzustellen: verstärktes Vesikuläratmen, Rasseln, Giemen oder ‚sägende' Geräusche. Manchmal treten schon in der ersten akuten Phase (vermutlich infolge Entwicklung eines Lungenemphysems) bedrohliche Symptome auf, die zur Notschlachtung zwingen; andere Tiere zeigen nach vorübergehender Besserung die erwähnten Rückfälle; bei einem Teil von ihnen entwickeln sich auch bakterielle Sekundärinfektionen (durch Pasteurellen, C. pyogenes, Sph. necrophorus), so daß im allgemeinen über kurz oder lang die Verwertung (wegen schwerer Erkrankung oder Unwirtschaftlichkeit) angezeigt ist. Heilungen sind dagegen nur selten zu beobachten.

Zerlegungsbefund: Bei relativ kurzer Krankheitsdauer (akutes bis subakutes Stadium) sind die Spitzen-, Herz- und Anhangslappen pneumonisch verändert; daneben besteht ein ausgeprägtes interstitielles Emphysem. Ober- sowie Schnittfläche der Lunge sehen durch die konsolidierten und hellen lufthaltigen Läppchen wie gescheckt aus. In fortgeschrittenen Fällen fühlt sich das pneumonische Gewebe fleischig bis fibrös an und sieht rosa bis graurot aus; Lappenteile und Läppchengruppen sind dann durch breite Septen mit riesigen Luftblasen voneinander getrennt; pleuritisches Exsudat und Verklebungen fehlen jedoch. Histopathologisch liegt im Frühstadium das Bild einer akuten bis subakuten nichteitrigen Pneumonie vor, die durch hyaline Membranen, Ödem und Fibrinabscheidung, interstitielle Infiltrate und Emphysem gekennzeichnet ist. Nach längerem Verlauf ist eine chronische interstitielle Pneumonie vorherrschend, der sich lobuläre Adenomatose und Fibrosierung der betroffenen Lungenbezirke hinzugesellen.

Beurteilung, Behandlung und Vorbeuge: Wirksame therapeutische oder prophylaktische Maßnahmen sind nicht bekannt. Daher ist die Prognose stets vorsichtig bis ungünstig. Versuchsweise können die beim Lungenkatarrh genannten Maßnahmen Anwendung finden (S. 162).

SCHRIFTTUM

Assmus, G. (1967): Erfahrungen mit der Aerosoltherapie bei bakteriell bedingten Bronchopneumonien des Rindes. Schweiz. Arch. Tierheilk. *109*, 67-75. — Blood, D. C. (1962): Atypical interstitial pneumonia of cattle. Canad. Vet. J. *3*, 40-47. — Charles, G. (1950): Chronic foreign body pneumonia: a peculiar case in a bull. Vet. Bull. *20*, 36. — Charlier, M. (1936): Un cas d'abcédation pulmonaire chez une vache. Bull. Acad. Vét. France *9*, 53. — Cohrs, P. (1960): Das Wesen und die pathologische Anatomie der interstitiellen Pneumonie der Tiere. Arch. Exp. Vet.-Med. *14*, 1097-1101. — Cvetković, A., B. Mihajlović & R. Durdević (1965): Contribution to the treatment of respiratory diseases in beef cattle (serbokroatisch). Vet. Glasnik *19*, 627-628. — Ehret, W. J., & J. G. Pienaar (1967): An outbreak of atypical interstitial pneumonia of cattle. J. South African Vet. Med. Ass. *38*, 407-413. — Fankhauser, R., & H. Luginbühl (1960): Chronische interstitielle Pneumonie mit Adenomatose beim Rind im Kanton Uri. Schweiz. Arch. Tierheilk. *102*, 47-58. — Friedemann, N., & E. Schürmann (1933): Ein seltener Fall von Fremdkörperpneumonie des Rindes mit Kavernenbildung und sekundärer Nasen- und Maulblutung. Berl. Tierärztl. Wschr. *35*, 552-554. — Giovanoli, G. (1921): Bronchitis fibrinosa der Rinder. Schweiz. Arch. Tierheilk. *63*, 15-22. — Hentscher, H. (1958): Ein Beitrag zur Pneumoniebehandlung. Tierärztl. Umschau *13*, 152-155. — Höner, F. H. (1964): Die Heilungsaussichten der unspezifischen Lungenentzündung des Rindes nach Verabreichung antibakterieller Präparate in verschiedenen Anwendungsformen. Diss., Hannover. — McIntyre, W. I. M. (1964): Bovine pneumonias predominantly proliferative. J. Amer. Vet. Med. Ass. *145*, 563. — Jarrett, W. F. H. (1956): The pathology of some types of pneumonia and associated pulmonary diseases of the calf. Brit. Vet. J. *112*, 431-452. — Kowalewa, W. N. (1962): Die nichtansteckenden Pneumonien der Kälber (russisch). Veterinarija *39*:12, 42-45. — Löffler, R. (1958): Ein Beitrag zur pathologischen Histologie der interstitiellen Pneumonien bei Tieren. Diss., Leipzig. — Lotschkarew, W. A. (1962): Tetrazyklin bei der Bronchopneumonie der Kälber (russisch). Veterinarija *39*:11, 72. — Luginbühl, H. (1960): Chronisch-interstitielle Pneumonie mit Adenomatose im Kanton Uri. Schweiz. Arch. Tierheilk. *102*, 146-161. — MOHTADI, H. (1938): La suppuration du poumon. Thèse, Alfort. — OMAR, A. R., & D. A. KINCH (1966): Atypical interstitial pneumonia, a condition resembling fog fever, in young calves. Vet. Record *78*, 766-768. — SCHIEFER, B. (1962): Chronische interstitielle Pneumonie des Rindes mit Transformation des Alveolarepithels. Berl. Münch. Tierärztl. Wschr. *75*, 421-423. — SCHIGAILOW, L. C. (1955): Die intratracheale Penicillinbehandlung bei der Bronchopneumonie der Kälber (russisch). Veterinarija *32*:10, 67-68. — SUNDERMANN, A., & G. PANZRAM (1958): Lungenkrankheiten (Sammelreferat). Münch. Med. Wschr. *100*, 1670-1673. — WAGENAAR, G. (1966): De diagnostiek van longafwijkingen. Tijdschr. Diergeneesk. *91*, 1637-1648.

Geschwülste im Bereich der Bronchien oder der Lungen
(Tumores bronchiales aut pulmonales)

Gelegentlich sind in der Lunge des Rindes Lipome, Adenome, Adenokarzinome, Fibrome oder Mastozytome gefunden worden; lympholeukotische Tumoren betreffen häufiger die mediastinalen und/oder bronchialen Lymphknoten (S. 57), aber nur ausnahmsweise die Lungen selbst. Während einzelne kleinere (bis hühnerei- oder faustgroße) Geschwülste bei günstiger Lage oft keine nennenswerten Auswirkungen auf Allgemeinbefinden und Atmung haben, können sich beim Vorliegen multipler oder umfangreicher Neoplasien infolge Einengung der Alveolaroberfläche, der Bronchien oder der Luftröhre Atemstörungen einstellen, die dann meist allmählich an Intensität zunehmen und von umschriebener perkutorischer Dämpfung, lokalem Ausfall des Vesikuläratmens oder aller Atemgeräusche, mitunter auch von Hustenanfällen, sekundärem interstitiellem Emphysem, Stauung der Jugularvenen oder Metastasenbildung in anderen Organen begleitet werden. Gegebenenfalls liefern letztere wertvolle Hinweise für die sonst lediglich durch Gewebspunktion und histologische Untersuchung des Probematerials zu sichernde Diagnose. Eine Behandlung der meist mehr oder weniger rasch abmagernden Patienten ist aussichtslos.

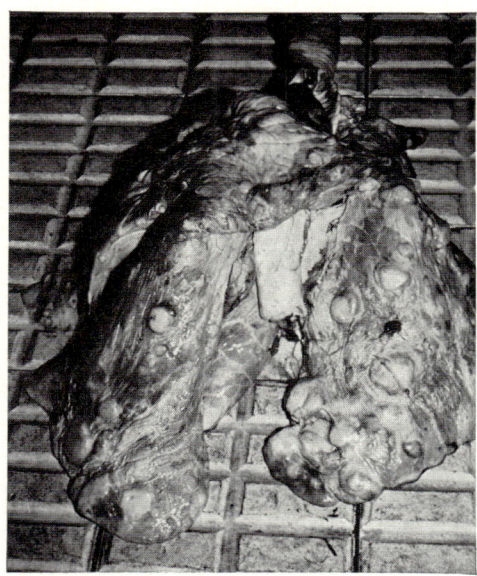

Abb. 81. Multiple Mesothelsarkom-Metastasen in den Lungen des gleichen Tieres, dessen Baucheingeweide auf Taf. 7 f dargestellt sind

Bezüglich der in Bronchien und Lungen vorkommenden *infektiösen Granulome* sei auf die Abschnitte über Tuberkulose (S. 856), Aktinobazillose (S. 700) und Nocardiose (S. 871) verwiesen.

SCHRIFTTUM

PERIĆ, J. (1968): Bronchial adenocarcinoma of the lung in cattle. Vet. Arhiv *38*, 39-42.

Krankheiten des Brustfells und der Pleurahöhle

Verletzungen des Brustfells (Vulnera pleurae)

Wesen, Vorkommen, Ursachen: Zusammenhangstrennungen des parietalen, mediastinalen oder pulmonalen Brustfells sind beim Rind – mit Ausnahme der fremdkörperbedingten Perforationen des pleuralen Zwerchfellüberzuges (siehe S. 217) sowie der unter anderem auf solche zurückzuführenden Zwerchfellsrupturen (siehe S. 240) – sehr selten. Gegebenenfalls handelt es sich meist um mediastinale Defekte, die auf einer gleichzeitigen Schlundperforation (siehe S. 202, 211) beruhen. Gelegentlich kommt es aber auch infolge grober äußerer Insulte (Stoß, Stich, Verkehrsunfall, Rippenfraktur) zu einer entweder nur bis in die Pleurahöhle oder aber bis in das Lungengewebe hineinreichenden Durchtrennung der Brustwand einschließlich ihres serösen Überzuges. Die weiteren Ausführungen beschränken sich auf das letztgenannte Vorkommnis, da die zuvor erwähnten Brustfellverletzungen im Rahmen anderer Krankheiten mitbesprochen werden.

Erscheinungen: Oft ist das Allgemeinbefinden des Patienten unmittelbar nach dem auslösenden Ereignis deutlich beeinträchtigt (Unruhe, mäßige oder zunehmende Atemnot, später unter Umständen Apathie und Schwäche oder Festliegen). Am Ort der traumatischen Einwirkung ist von Fall zu Fall eine kleine oder größere Zusammenhangstrennung der Haut der Brustwand festzustellen, von welcher aus sich bei vorsichtigem Sondieren die Brusthöhle erreichen läßt und aus der bei Mitbetroffensein der Lunge schaumiges Blut hervortritt. Der gleichseitige Lungenflügel ist außer bei kleinen rasch verklebenden Wunden infolge Eindringens von Luft in die Pleurahöhle (Pneumothorax, S. 172) meist weitgehend kollabiert (tympanischer Perkussionsschall, auskultatorisch keine Atemgeräusche wahrnehmbar).

Verlauf und Beurteilung: In frischen, nicht oder nur oberflächlich verunreinigten Fällen mit kleiner glattrandiger Wunde kann mit einiger Aussicht auf Erfolg versucht werden, die Heilung durch sachgemäße Versorgung herbeizuführen. Umfangreiche oder verschleppte Verletzungen (Infektionsgefahr) zwingen jedoch ebenso wie das Vorliegen lebensbedrohlicher Dyspnoe in der Regel zur sofortigen Schlachtung.

Behandlung: Nach vorsichtiger äußerer Desinfektion und Reinigung (Tupfen!) des Defektes wird die Pleurahöhle durch eine in die Wunde eingeschobene Knopfkanüle antibiotisch versorgt (500 bis 1000 mg eines wasserlöslichen Präparates mit breitem Wirkungsspektrum); anschließend sind Muskulatur (chromiertes Catgut) und Haut (Seide oder Kunststoffaden) situationsgerecht dicht zu vernähen. Bezüglich etwaiger gleichzeitig vorliegender Rippenfrakturen wird auf Seite 610 verwiesen. In der Folgezeit sollte der Patient noch 2- bis 4mal mit Sulfonamiden oder Antibiotika allgemein behandelt werden und zunächst unter guter Beobachtung im Stall gehalten werden. Die im Pleuraraum befindliche Luft wird dann allmählich wieder resorbiert.

Entzündungen des Brustfells (Pleuritis)

Wesen, Vorkommen, Ursachen: Inflammationen des pleuralen Überzugs der Lungen, der Brustwand und des Zwerchfells sind beim Rind als primäre selbständige Krankheit sehr selten. Meist handelt es sich dabei vielmehr um Begleiterscheinungen einer schwerwiegenden unspezifischen oder spezifischen Bronchopneumonie; unter letzteren sind hier vor allem die Pasteurellose (S. 730) und die Pleuropneumonie (S. 726) sowie die Pleuritis tuberculosa ('Perlsucht', S. 863) zu nennen, die auch bei fehlender oder geringfügiger Lungenbeteiligung auftreten kann. Äußere und innere Verletzungen des Brustfells (perforierende Traumen des Zwerchfells, des Thorax oder des Mediastinums; S. 223, 169, 211) führen ebenfalls fast immer zu einer mehr oder weniger stark ausgeprägten und in der Regel mit Eitererregern infizierten Pleuritis. Im Einzelfall ist je nach dem Charakter des Exsudates zwischen Pleuritis fibrinosa (s. sicca), – purulenta und – ichorosa (selten) zu unterscheiden.

Erscheinungen und Verlauf: Das klinische Bild der sich teils akut, teils subakut oder chronisch entwickelnden Brustfellentzündung wird oft von den Symptomen des auslösenden Primärleidens überdeckt. In typischen Fällen geht die akute Pleuritis stets mit hochgradiger Störung des Allgemeinbefindens einher; dabei sind Atem- und Pulsfrequenz deutlich erhöht, die Körpertemperatur hoch fieberhaft. Die Atembewegungen sind meist oberflächlich und abdominal. Die Lungenperkussion ergibt bei reichlicher Exsudation Dämpfungen unterschiedlicher Ausdehnung, deren dorsale Grenze nach Ansammlung flüssiger Entzündungsprodukte (beim Rind selten) unabhängig von der Stellung des Patienten stets horizontal verläuft; außerdem löst das Beklopfen der Brustwand fast immer deutliche Schmerzreaktion sowie vielfach auch matten Husten aus. Der Auskultationsbefund besteht bei fibrinöser Pleuritis in schabenden bis knarrenden Reibegeräuschen, die mit der Atmung, in der Nachbarschaft des Herzens mitunter aber auch mit der Herzfrequenz synchron gehen (‚pleuroperikardiales' Reibegeräusch). Das Reiben fehlt, wenn die fibrinösen Massen schon zu Verklebungen zwischen der pulmonalen und der thorakalen Serosa geführt haben oder wenn es sich um flüssiges Exsudat handelt. Aus einem ichorösen pleuritischen Erguß kann sich Gas entwickeln, so daß dann unter Umständen Plätschergeräusche zu vernehmen sind. Die leichtere akute fibrinöse Pleuritis kann in relativ kurzer Zeit ausheilen. Schwerwiegendere Erkrankungen, welche durch die Ansammlung größerer Exsudatmengen, hochgradige Atemnot und schwere Allgemeinstörung gekennzeichnet sind, führen – soweit die Entzündungsprodukte überhaupt zur Resorption gebracht oder durch Punktion entfernt werden können – praktisch stets zu umfangreichen pleuritischen Verwachsungen (Schwartenbildung, Pleuritis chronica sicca), wodurch die Atmung dauerhaft behindert wird; solche Tiere werden deshalb in der Regel unwirtschaftlich (‚Kümmerer').

Erkennung: Im Verlauf ausgeprägter Bronchopneumonien ist immer das Vorliegen einer symptomatischen Pleuritis mit in Betracht zu ziehen. Ihre differentialdiagnostische Abgrenzung von einer frischen Perikarditis kann mitunter schwierig sein, doch treten bei letzterer meist bald weitere Ausfallserscheinungen am Kreislauf auf (Venenstauung, Trielödem, S. 34). Über die Beschaffenheit des pleuritischen Exsudates kann die Punktion der Brusthöhle (wenig lateral der Eutervene im 5. oder 6. Interkostalraum) Klarheit verschaffen; dabei läßt sich auch ein etwaiger Hydrothorax (siehe unten) erkennen. Bei bestandsweise gehäuft auftretender Erkrankung ist zudem an Pasteurellose (S. 730), in wärmeren Klimazonen auch an Lungenseuche (S. 726) zu denken.

Beurteilung: In bezug auf das Überleben ist die Prognose der fibrinösen Pleuritis zwar relativ günstig, doch bleibt die weitere Nutzungsfähigkeit der Patienten oft beeinträchtigt. Die eitrige, insbesondere aber die eitrig-jauchige Brustfellentzündung hat dagegen kaum Heilungsaussichten.

Behandlung: Die allgemeinen therapeutischen Maßnahmen entsprechen den für die katarrhalische Bronchopneumonie empfohlenen Vorkehrungen. Außerdem sind Antibiotika (mit breitem Wirkungsspektrum) sowie Sulfonamide (im Wechsel oder kombiniert) zu verabreichen, im Frühstadium eventuell auch entzündungshemmende Kortikoide (unter antibiotischem Schutz). Das Ablassen des Exsudates durch Brusthöhlenpunktion stößt selbst bei Anwendung einer weitlumigen Kanüle oft auf Schwierigkeiten, da es beim Rind vielfach fibrinösen Charakter hat; immerhin kann auf diesem Wege dann aber die Brusthöhle antibiotisch versorgt werden (wasserlösliche Präparate). Trotz allem bleiben in der Folge häufig Verklebungen oder Verwachsungen zwischen Lungen und Brustkorb zurück.

Brustwassersucht (Hydrothorax)

Wesen, Vorkommen: Der beim Rind nur äußerst selten zu beobachtende Hydrothorax stellt die abnorme Ansammlung eines klaren, gelblichen bis rötlichgelben flüssigen Transsudates in der Brusthöhle dar, wobei die Pleura selbst primär unverändert ist.

Ursachen: Das Leiden wird durch schwerwiegende akute oder chronische Stauungszustände im kleinen Kreislauf ausgelöst, die ihrerseits idiopathisch oder symptomatisch bedingt sein können.

Erscheinungen und Erkennung: Bei anderweitig kaum oder nur leicht gestörtem Allgemeinbefinden (kein Fieber) fällt die allmählich immer mehr erschwerte, pumpende Atmung auf. Bei der Perkussion des Thorax ist beiderseits ventral eine ausgeprägte Dämpfung festzustellen, deren dorsale Begrenzungslinie rechts und links in gleicher Höhe sowie, unabhängig vom Höher- oder Tieferstellen des Vorderkörpers, stets horizontal verläuft. Die Brusthöhlenpunktion ergibt im Gegensatz zur Pleuritis (S. 170) eine allenfalls mit feinen Fibrinflocken durchsetzte geruchlose Flüssigkeit von geringem Eiweißgehalt und niedrigem spezifischem Gewicht.

Behandlung: Etwaige Heilversuche haben sich in erster Linie auf das auslösende Primärleiden zu richten; die einmalige oder wiederholte Entfernung des Transsudates hat allenfalls unterstützende Wirkung, da es sich bei Fortbestehen der Grundkrankheit in der Regel erneut ansammelt.

Blutansammlung in der Brusthöhle (Haemothorax)

Wesen, Ursache, Erscheinungen: Das Einströmen von Blut in die Pleurahöhle beruht in der Regel auf der grobtraumatischen Zerreißung von Gefäßen der Brustwand oder der Lungen einschließlich deren serösen Überzuges (Hornstoß, Sturz, Verkehrsunfall, Rippenbruch, Schlundperforation). Dabei kommt es infolge Einengung der Lungen zu einer unmittelbar nach dem auslösenden Ereignis einsetzenden, mehr oder weniger hochgradigen fieberlosen Dyspnoe und zu ausgeprägter Beeinträchtigung des Allgemeinbefindens; stärkerer intrathorakaler Blutverlust führt außerdem zu deutlicher Anämie. Im Verdachtsfalle kann die Punktion der Brusthöhle (S. 171) Klarheit bringen.

Beurteilung, Behandlung: Da nur kleinere Blutmengen komplikationslos resorbiert werden können (sonst Erstickungsgefahr oder Organisation mit anschließender Pleuritis), ist das Leiden prognostisch meist vorsichtig bis ungünstig zu beurteilen. Bei bedrohlichem Krankheitsbild oder zunehmender Verschlechterung kommt daher nur die umgehende Verwertung in Frage. In weniger schwerwiegenden Fällen kann versucht werden, die Heilung durch Ruhigstellung, ein- oder mehrmalige Bluttransfusion sowie durch die Verabreichung von Kalziumboroglukonat, Kreislaufmitteln, Vitamin K und/ oder C zu erreichen (T. I.).

Luftansammlung in der Brusthöhle (Pneumothorax)

Wesen, Ursachen: Das Eindringen von Luft in den Brustraum ist von Fall zu Fall auf perforierende Verletzungen der Brustwand (S. 169, 610) oder der Lungen (im Zusammenhang mit einer Perforation des Schlundes, nach dem Platzen von Echinokokkenblasen, ausnahmsweise auch durch einen tief steckenden Netzmagenfremdkörper; S. 211, 953, 217) zurückzuführen; operative Eingriffe am Herzbeutel (bei traumatischer Perikarditis, S. 88) führen ebenfalls leicht zum Pneumothorax. Dabei fällt die Lunge der betroffenen Seite infolge Fehlens des intrathorakalen Unterdrucks zusammen.

Erscheinungen: Beiderseitiger Pneumothorax führt zu kollapsartiger Erstickung. Bei Betroffensein nur einer Brusthöhlenhälfte besteht hochgradige Atemnot (gemischte Dyspnoe, später auch sekundäres interstitielles Emphysem auf der gesunden Seite); die Perkussion der kranken Seite ergibt überlauten, tympanischen bis metallischen Klang, die Auskultation das völlige Fehlen von Atemgeräuschen.

Beurteilung und Behandlung: Heilversuche sind nur bei einseitigem, durch äußeres Trauma verursachtem Pneumothorax angebracht (siehe S. 170), wonach die eingedrungene Luft in günstig verlaufenden Fällen allmählich resorbiert wird. Beruht das Leiden dagegen auf einer inneren Verletzung der Lungen, so ist im allgemeinen die baldige Verwertung des Tieres zu empfehlen.

Geschwülste in der Brusthöhle (Tumores intrathoracales)

Neoplasien des Brustfells sind beim Rind sehr selten. Unter anderem sind Mesotheliome, Fibrosarkome, Karzinome (meist Metastasen primärer Lungen- oder Gallengangstumoren) sowie lympholeukotische Geschwülste beobachtet worden. Die Mesotheliome und Karzinome können bei der Zerlegung Ähnlichkeit mit der ‚Perlsucht'

(= Pleuratuberkulose) aufweisen; die differentialdiagnostische Abgrenzung der verschiedenen Neoplasien ist oft nur histologisch möglich.

Die genannten bösartigen Umfangsvermehrungen verursachen je nach ihrer Zahl, Lage und Größe mehr oder weniger deutliche Behinderungen der Atmung (Dyspnoe, Dämpfung, Ausfall der Atemgeräusche), des Kreislaufs (Venenstauung, Trielödem) sowie des Allgemeinbefindens (Apathie, Inappetenz, Gewichts- und Leistungsrückgang). Ihre Erkennung ist beim Fehlen von Metastasen an äußerlich zugänglichen Körperregionen oder Organen meist erst nach der Schlachtung möglich. Eine Behandlung kommt nicht in Frage.

SCHRIFTTUM

BLAHA, H. (1957): Zum Stande der Behandlung des Pleuraempyems. Med. Klin. *52*, 794-795. — CATELLANI, G. (1954): Contributo allo studio dei mesoteliomi pleurici nella specie bovina. Riv. Med. Vet. Zootecn. *6*, 323-334. — CORSICO, G. (1956): Contributo alla conoscenza della pleurite cronica ossificante nel bovino. Clin. Vet. *79*, 1-7. — DEKKER, N. D. M. (1957): Borstholtetumoren bij het rund. Tijdschr. Diergeneesk. *82*, 721-727. — DEKKER, N. D. M. (1964): Pleuritis exsudativa. Tijdschr. Diergeneesk. *89*, 855-861. — DURIEUX, M., & J. DURIEUX (1960): Pneumothorax d'origine abdominale chez la vache. Bull. Acad. Vét. France *33*, 99-101. — GIBBONS, W. J. (1968): Chronic Pleuritis. Mod. Vet. Pract. *49*:4, 89-93. — LASCH, FR. (1957): Über die intrapleurale Prednisolonbehandlung bei der exsudativen Pleuritis. Med. Klin. *52*, 1876-1878. — LOTAN, E. (1960): Pneumothorax in a calf. Refuah Vet. *17*, 212. — MILL, J., & H. PRANGE (1968): Das Röntgenbild, ein diagnostisches Hilfsmittel bei Erkrankungen im Bereich des Brustraumes, und seine Bedeutung in der Großtierklinik. M.-hefte Vet.-Med. *23*, 382-389. — MORETTINI, B., & N. COMODO (1966): Pneumotorace spontaneo nel bovino (Descrizione di due casi). Nuova Vet. *42*, 31-36. — SCHULZ, L.-CL., & W. DROMMER (1968): Serositis (Nischenpleuritis und Nischenpericarditis) im Thoraxbereich beim Rind. Dtsch. Tierärztl. Wschr. *75*, 185-188. — SCHWARTZ, W. (1951): Fibrosarkom in der Brusthöhle einer Kuh. Dtsch. Tierärztl. Wschr. *58*, 183. — STÜNZI, H., & P. ENGELI (1958): Zur pathologischen Anatomie der perlsuchtähnlichen Geschwülste des Brust- und Bauchfelles des Rindes. Schweiz. Arch. Tierheilk. *100*, 15-22.

Krankheiten des Verdauungsapparates

Die Wiederkäuer unterscheiden sich von den übrigen Haustierarten vor allem durch die anatomischen und physiologischen Eigenheiten ihrer Digestionsorgane, unter welchen dem hochspezialisierten Vormagen-Labmagen-System eine besonders wichtige Rolle zukommt. Diese Tatsache spiegelt sich in der erheblichen praktischen Bedeutung der primär am Verdauungsapparat angreifenden Krankheiten des Rindes wider; außerdem kommt sie darin zum Ausdruck, daß Freßlust, Wiederkauen und Vormagenmotorik sowie gastrointestinale Resorption auch bei schwerwiegenderen Leiden anderweitiger Lokalisation fast immer sekundär mehr oder weniger stark in Mitleidenschaft gezogen werden. Da optimale Mast- und Milcherträge aber in erster Linie von der normalen Funktionstüchtigkeit des Magendarmtraktes abhängen, gehören die sichere Erkennung der mannigfaltigen Verdauungsstörungen des Rindes und ihre sachgemäße, auch die Vorbeuge weiterer Erkrankungen (also unter anderem die Beratung über eine wiederkäuer- und leistungsgerechte Fütterung) mitumfassende Behandlung zu den interessantesten und dankbarsten Aufgaben des praktizierenden Tierarztes.

Die Kenntnisse von den in diesem Kapitel zu besprechenden Leiden sind während der letzten 2 bis 3 Jahrzehnte durch eine Fülle grundlegender experimenteller Arbeiten auf dem Gebiet der Ernährungsphysiologie, insbesondere aber dem der komplexen Vormagendigestion, sowie durch eine Reihe wertvoller klinisch-diagnostischer und -therapeutischer Beiträge wesentlich bereichert worden. Diese Forschungen haben unter anderem zu einer ätiologisch-differenzierten Einteilung der früher gemeinhin als ‚Indigestionen' zusammengefaßten motorischen und fütterungsbedingten Funktionsstörungen von Haube, Pansen und Blättermagen geführt; sie haben des weiteren zur Klärung der heute vor allem bei Hochleistungstieren immer häufiger zu beobachtenden Erweiterungs- und Verlagerungszustände des Labmagens und Darmes beigetragen, für deren Behebung praxisnahe Operationsverfahren entwickelt wurden. Die Erkennung und Unterscheidung der verschiedenen, den Verdauungsapparat betreffenden Krankheiten stützt sich auf die gründliche Prüfung aller seiner Organe und Funktionen; nähere Einzelheiten hierüber sind dem 1. Band dieses Buches (Die klinische Untersuchung des Rindes) zu entnehmen.

SCHRIFTTUM

Becker, M., & K. Nehring (1965/67): Handbuch der Futtermittel. Paul Parey, Hamburg & Berlin. — Dougherty, R. W. (1965): Physiology of digestion in the ruminant. Butterworths, London. — Kellner, O., & M. Becker (1959): Grundzüge der Fütterungslehre. Paul Parey, Hamburg & Berlin. — King, J. O. L. (1961): Veterinary dietetics. Baillière, Tindall & Cox, London. — Lagerlöf, N. (1930): Untersuchungen über die Topographie der Bauchorgane beim Rinde und einige klinische Beobachtungen und Bemerkungen im Zusammenhang damit. Fischer, Jena. — Lenkeit, W., K. Breirem & E. Crasemann (1968/70): Handbuch der Tierernährung — a handbook of animal nutrition. In 2 Bänden. Paul Parey, Hamburg & Berlin. — Pankrath, M. (1963): Wasserbedarf landwirtschaftlicher Nutztiere. Hirzel, Leipzig. — Rosenberger, G., G. Dirksen, H.-D. Gründer & M. Stöber (1964): Die klinische Untersuchung des Rindes. Paul Parey, Berlin & Hamburg. — Seiden, R., & W. H. Pfander (1957): The handbook of feedstuffs. Springer, New York.

Krankheiten der Maulhöhle

Entzündungen der Maulschleimhaut (Stomatitis)

Wesen: Bei den Entzündungen der Maulschleimhaut des Rindes handelt es sich teils um selbständige, auf diesen Bereich lokalisierte Krankheitszustände, teils aber um Neben- oder Hauptsymptome verschiedener Allgemeinerkrankungen; in beiden Fällen kann dem Leiden eine spezifische oder unspezifische Ursache zugrunde liegen. Die spezifischen (örtlichen oder allgemeinen), mit Stomatitis einhergehenden Infektionen werden im Kapitel der Infektionskrankheiten ausführlich besprochen (S. 734 ff.); die bei Vergiftungen, Allergosen, Mangelkrankheiten und anderen inneren Leiden auftretenden Affektionen der Maulschleimhaut werden ebenfalls im Zusammenhang mit den betreffenden Krankheitsbildern abgehandelt.

Nach den pathologisch-anatomischen Schleimhautveränderungen sind katarrhalische oder katarrhalisch-erosive, vesikuläre, aphthöse, proliferative (papulöse, verruköse), ulzeröse, membranöse (diphtheroide), ödematös-plegmonöse sowie phlegmonös-emphysematöse *Stomatitiden* zu unterscheiden. Als *Gingivitis* wird die umschriebene Entzündung des Zahnfleisches, als *Glossitis* diejenige der Zunge bezeichnet.

Vorkommen und Bedeutung der Maulschleimhautentzündungen sind je nach deren Ätiologie verschieden; besondere Beachtung verdienen die bestandsweise gehäuft auftretenden kontagiösen und toxisch bedingten Stomatitiden.

Ursachen: Die Stomatitis catarrhalis s. erosiva kann als *selbständiges* Leiden infolge verschiedenster mechanisch-traumatischer, chemisch-toxischer, thermischer oder spezifisch-mikrobieller Reize auftreten. Sie wird zum Beispiel beobachtet nach Verletzungen durch Instrumente (Maulring, -keil, -gatter, Pilleneingeber, Schlundrohr), spitze Zähne oder scharfkantige Fremdkörper, nach Irritation der Schleimhaut durch bestimmte Futtermittel (heiße Schlempe; sperriges, verschimmeltes oder raupenbefallenes Futter; Gersten- und Grasgrannen; Wolfsmilchgewächse), nach versehentlicher oraler Verabreichung ätzender Drogen und Chemikalien (Formalin, Salzsäure, konzentrierte Essigsäure, Chloralhydrat, Schwefelkohlenstoff, Silbernitrat, Natronlauge, Düngemittel) oder nach dem Ablecken von Scharfsalben; eine vorwiegend auf die Maulschleimhaut beschränkt bleibende erosive Entzündung stellt die ‚Flotzmaulkrankheit' (S. 740) dar. Die katarrhalisch-erosive Stomatitis ist außerdem als Begleiterscheinung festzustellen bei einer Reihe spezifischer Infektionskrankheiten (Mucosal disease-Virusdiarrhoe, S. 742; bösartiges Katarrhalfieber, S. 843; Rinderpest, S. 848) sowie bei einigen Vergiftungen (Quecksilber, S. 1130; Arsen, S. 1154; Hahnenfuß, S. 1268; Raps, S. 1269; Senf, S. 1271); sie kann auch durch Übergreifen einer benachbarten Entzündung (Sialoadenitis, S. 193 ff.) zustande kommen oder in Zusammenhang mit primären alimentären Indigestionen (S. 246 ff.) auftreten.

Die bläschenförmige Maulschleimhautentzündung ist eines der Hauptsymptome der Maul- und Klauenseuche (Stomatitis aphthosa, S. 835) sowie der ebenfalls virusbedingten Stomatitis vesicularis (S. 734). Ähnliche Veränderungen sollen gelegentlich auch gewisse reizende Futtermittel (Rapsrückstände, Brennesseln, Schwedenklee, verpilztes Heu, angekeimte Kartoffeln) hervorrufen können (Stomatitis vesiculosa simplex).

Als Vertreter der proliferativen Stomatitis sind die selbständig oder mit der Hyperkeratose (S. 1205) vergesellschaftet auftretende virusbedingte Stomatitis papulosa (S. 735) und die gleichfalls ansteckende verrukös-wuchernde Maulschleimhautentzündung (S. 737) zu nennen.

Eine ulzerative Stomatitis kann sich nach schwerwiegenderer Schädigung der Maulschleimhaut (Verletzung, Verätzung) entwickeln, wenn die betroffenen Stellen sekundär von Eitererregern befallen werden. Das ist insbesondere bei rauhfutterbedingten Maulaffektionen der Kälber der Fall, die sich leicht mit C. pyogenes infizieren. Die ansteckende Stomatitis ulcerosa (S. 736) beruht auf einer bislang nur in den USA beobachteten Virusinfektion. Außerdem treten geschwürige Entzündungen der Maulschleimhaut gelegentlich auch als Komplikation bei schlechter Abheilung der blasenbedingten Defekte im Verlauf der Maul- und Klauenseuche (S. 835) oder der Stomatitis vesicularis (S. 734) und im fortgeschrittenen Stadium der Blauzungenkrankheit (S. 741) auf. Vergiftungen führen dagegen selten zu derartigen Veränderungen (Quecksilber, S. 1130).

Die Stomatitis diphtheroidea s. membranacea ist das Kennzeichen des sogenannten ‚Kälberdiphtheroids' (S. 738), einer hartnäckigen Infektion oberflächlicher Schleimhautverletzungen durch Sph. necrophorus; mit der Ausbildung von diphtheroiden Belägen gehen auch die pilzbedingte ‚Soorkrankheit' der Saugkälber (S. 739), außerdem das fortgeschrittene Stadium des bösartigen Katarrhalfiebers (S. 843) und der Rinderpest (S. 848) einher.

Ödematös-phlegmonöse und phlegmonös-emphysematöse Stomatitiden beruhen auf der Infektion oberflächlicher oder tiefreichender Schleimhautläsionen mit unspezifischen oder spezifischen Gasödemerregern (gutartige Gasödeme, S. 695; Pararauschbrand, S. 696) und begleiten auch die Aktinobazillose der Weichteile sowie die Kieferaktinomykose (S. 700).

Erscheinungen: Die äußeren Symptome der genannten Stomatitiden sind sich weitgehend ähnlich; sie variieren lediglich graduell, je nach Form und Ausdehnung der Entzündung. Zunächst fällt auf, daß die Patienten trotz mitunter noch erhaltenen Appetits vor allem ihr Rauhfutter nur zögernd aufnehmen und behutsam-zögernd kauen; oft wird auch die Futter- und Tränkeaufnahme nach den ersten lebhaften Bissen oder Schlucken gänzlich unterbrochen, um nach kurzer Pause von neuem einzusetzen. Während des teilweise ‚leer' erfolgenden Kauens zeigen die Tiere unphysiologische, kurz hackende oder rollende Kieferbewegungen bei leicht geöffneter Lippenspalte (‚als hätten sie eine heiße Kartoffel im Maul') sowie auffälliges Vorstrecken und Einrollen der Zungenspitze. Diese Symptome sind weniger Zeichen einer mechanischen Behinderung als vielmehr der erhöhten Empfindlichkeit und Schmerzhaftigkeit der Maulhöhlenschleimhaut; deshalb wird trotz vermehrten Durstes selbst die Tränke oft nur in kleinen Portionen aufgenommen, wodurch die Patienten zunehmend austrocknen. Zum Teil geht diese Dehydrierung auch auf den dabei regelmäßig vermehrten Speichelfluß zurück, der verschieden stark sein kann und entweder dünnflüssig-wäßrig ständig abläuft oder, bei mehr blasig-schaumiger Konsistenz, an den Lippenrändern und -winkeln hängenbleibt, wodurch beim Öffnen der Kiefer ein typisch schmatzendes Geräusch entsteht. Je nach der im Einzelfall vorliegenden Stomatitisform verbreiten die Tiere außerdem mit ihren Maulausdünstungen und über die Ausatmungsluft einen mehr oder weniger üblen, faden bis faulig-stinkenden Geruch (Foetor ex ore).

An *örtlichen Veränderungen* sind bei katarrhalischer Stomatitis umschriebene oder diffuse Rötung, vermehrte Wärme, Empfindlichkeit und Durchsaftung sowie Glanzlosigkeit und Schwellung der Schleimhaut zu beobachten; daneben sind zuweilen

Beläge, Aufrauhungen und Wucherungen am Zungenepithel ("Bürstenzunge"), eingespießte Grannen, Verletzungen oder Erosionen, gelegentlich auch entzündliche Anschwellungen der Kopflymphknoten und/oder der Speicheldrüsen festzustellen. Außerdem treten bei der **bläschenförmigen Stomatitis**, und zwar vorzugsweise an den nur mit dünner Schleimhaut bedeckten Stellen (Zungenspitze, Seiten- und Unterfläche der Zunge, Innenfläche der Lippen), manchmal aber auch auf dem Zungenrücken (Maul- und Klauenseuche), den Außenflächen der Lippen, an Flotzmaul, hartem Gaumen und Nasenöffnungen, linsengroße Bläschen und bis zu über fünfmarkstückgroße Blasen auf, die außen an den Lippen zur Verschorfung neigen, in der Maulhöhle selbst aber nach ihrem Platzen dunkelrote epithelfreie Erosionen hinterlassen. An den gleichen Stellen entwickeln sich bei **papulöser Stomatitis** zunächst kleine rote Knötchen (Papeln) und oberflächliche Epithelnekrosen mit zackigem Rand, die später in gelblichgraue, rot eingefaßte herdförmig erhabene Wucherungen mit Auflagerungen übergehen.

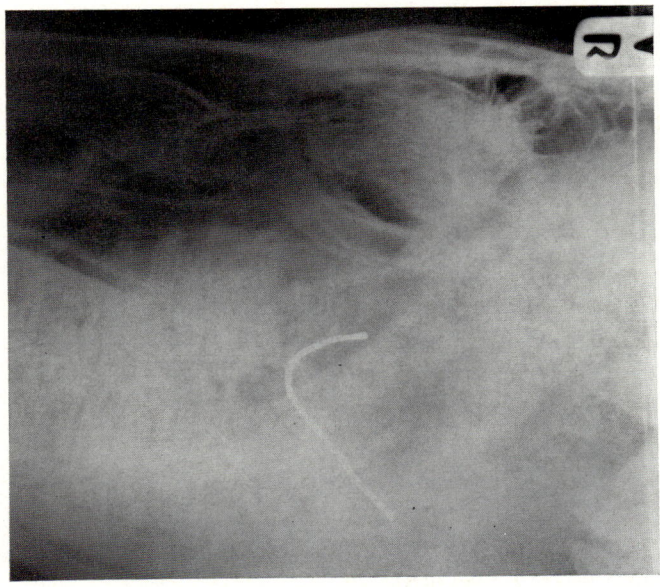

Abb. 82. Röntgenaufnahme des Kopfes einer Kuh (Ansicht von links) mit Stomatitis phlegmonosa traumatica infolge Verletzung und Infektion der Backenschleimhaut durch tiefsteckenden Fremdkörper (Drahtende vor dem Winkel des linken Unterkiefers)

Die **geschwürige Stomatitis** der Kälber gibt sich durch mehr oder weniger tiefreichende, von bläulichrotem Granulationsgewebe ausgekleidete eiternde Defekte zu erkennen, die gewöhnlich an der Backenschleimhaut oder lateral an der Zunge (in Höhe der Molaren) lokalisiert sind; sonst finden sich die Ulzera in allen Teilen der Maulhöhle, vorwiegend aber in ihrem apikalen Bereich. Käsige, weißlich- bis graugelbe, manchmal auch mehr graugrünliche, pappig-bröckelige Beläge mit rotem Hof in der Gegend des Zungengrundes und Rachens kennzeichnen die **diphtheroide Stomatitis**. Sie hinterläßt nach Abheben der Auflagerungen leicht blutende Erosionsflächen (Kälberdiphtheroid); in anderen Fällen sind dagegen umschriebenere, festhaftende schmierige Beläge bei sonst wenig veränderter Schleimhaut (Soor) oder eitrige Massen und Epithelnekrosen innerhalb hochgradig entzündeter Bezirke festzustellen. Die **ödematösphlegmonösen** und **phlegmonös-emphysematösen Stomatitiden** sind oft schon äußerlich an der im Kehlgang, an den Lippen und Backen gelegenen oder sogar den ganzen Kopf und Hals erfassenden Umfangsvermehrung von derber bis puffigknisternder oder fluktuierender Konsistenz, dem bei etwaiger Gasansammlung hohl erscheinenden Perkussionsschall und der aus dem Maul hervortretenden geschwollenen Zunge zu erkennen. Die Schleimhaut der Maulhöhle zeigt dabei eine örtlich begrenzte oder mehr diffus-derbe, schmerzhaft-heiße Schwellung, die gelegentlich mit übelriechender Geschwürsbildung oder mit jauchiger Abszedierung einhergeht.

Das *Allgemeinbefinden* der Patienten ist bei den selbständigen Stomatitiden in Abhängigkeit von Art, Schwere und Dauer der Erkrankung sowie etwa vorliegender Komplikationen (Sekundärinfektion, Übergreifen auf die Umgebung, Aspirationspneumonie, Rachenstenose) verschieden stark in Mitleidenschaft gezogen. In der Regel führen aber auch weniger schwerwiegende Entzündungen der Maulschleimhaut nach einiger Dauer zumindest zur Exsikkose und Abmagerung. Bei den symptomatischen Stomatitiden können die Erscheinungen des Primärleidens das Krankheitsbild beherrschen. Chronische Inflammationen der Maulschleimhaut zeigen dagegen einen wesentlich symptomärmeren Verlauf.

Beurteilung: Wenn es gelingt, Sekundärinfektionen und andere Komplikationen zu vermeiden, nehmen die selbständigen unspezifischen Stomatitiden meist einen gutartigen Verlauf, während der Ausgang der symptomatischen Maulschleimhautentzündungen im wesentlichen durch das Primärleiden bestimmt wird. Bezüglich der Prognose der selbständigen spezifischen Erkrankungen der Maulhöhle sei auf die entsprechenden Abschnitte im Kapitel der Infektionskrankheiten (S. 734 ff.) verwiesen.

Erkennung und Unterscheidung: Die symptomatische Diagnose ‚Stomatitis' läßt sich gewöhnlich anhand des örtlichen Befundes leicht stellen, während die Ursachenklärung mitunter schwierig sein kann. Verhältnismäßig einfach sind die bei Maul- und Klauenseuche, bösartigem Katarrhalfieber, Mucosal disease und Rinderpest seuchenhaft auftretenden unselbständigen Stomatitiden aufgrund der damit einhergehenden fieberhaften Allgemeinstörung, der typischen und auch an anderen Körperstellen (Augen, Vagina, Präputium, Zitzen, Klauen) auftretenden Veränderungen, des gehäuften oder an Schafkontakt (BKF) gebundenen Auftretens und ihres Verlaufs zu erkennen. Auch bestimmte selbständige Entzündungen der Maulschleimhaut lassen sich durch ihre typischen pathologisch-anatomischen Veränderungen sowie durch die Übertragbarkeit und die enzootische Verbreitung meist eindeutig voneinander abgrenzen (Stomatitis vesicularis, S. 734; Stomatitis papulosa, S. 735; Stomatitis diphtheroidea, S. 738; Soor, S. 739). Ähnliches gilt für die charakteristischen Anschwellungen der phlegmonösen Stomatitis. In anderen Fällen erfordert die Klärung der Ätiologie jedoch eingehende Erhebungen über die Fütterung (Pilzbefall, Pflanzenhaare, Grannen, Rapsrückstände, heiße Schlempe, Anwendung von Spritz- oder Konservierungsmitteln, Qualität und Herkunft des Trinkwassers, selbstzubereitete Mineralstoffmischungen, Fütterungstechnik) und Haltung der Tiere (Stall: Wandanstriche, Desinfektionsmaßnahmen, handwerkliche Arbeiten; Weide: Düngung, Flugstaubimmission, Industrieabfälle), vorangegangene Arzneimedikationen und andere Eingriffe, die Verbreitung des Leidens im Bestand sowie der Verlauf. Notfalls sind Laboruntersuchungen (Futterproben: botanisch, chemisch; Sekrete, Blaseninhalt, Eiter, Beläge: bakteriologisch, virologisch; Blut: serologisch; Gewebsproben: histologisch) oder Übertragungsversuche einzuleiten.

Behandlung: Zunächst versucht man, die Ursache, soweit bekannt und möglich, abzustellen, und läßt den Tieren neben frischem klarem Wasser weiche schleimhautschonende Nahrung, zum Beispiel Schrot-, Kleie- oder Schleimtränke, Grünfutter, Grummet, fein geschnitzelte Rüben oder Treber reichen oder ernährt sie vorübergehend mit Hilfe der Magensonde (T. I.). Ungeachtet der Ätiologie kommen bei allen Entzündungen für die *örtliche Behandlung* Maulhöhlenspülungen mit lauwarmen mildantiseptischen, leicht adstringierenden und desodorierenden Lösungen in Betracht, wobei man die Flüssigkeit aus einer Spülkanne mittels seitlich eingeführtem Schlauch am gesenkt gehaltenen Kopf in die Backentasche rieseln läßt. Als Spülflüssigkeit kann je nach Befund und beabsichtigter Wirkung eine der folgenden Lösungen gewählt werden: 2 Eßlöffel Essig und 1 Eßlöffel Kochsalz auf 1 Liter Wasser; Salbei- oder Kamillenabkochung; Essigwasser 0,5 %ig; schwache Kernseifenbrühe; Borwasser (3 %ig); Wasserstoffperoxyd (0,5- bis 3 %ig); Kaliumpermanganat (0,1- bis 1 %ig); Natriumbikarbonat (5 %ig); Akridinfarbstoffe (1- bis 3 ‰ig); handelsübliche Desinfizientien, vorzugsweise in schaumförmiger Zubereitung (T. I.). Einspießende Fremdkörper (Grannen, Holzsplitter, Drahtstücke) sowie nekrotische Beläge werden mit langer anatomischer Pinzette oder Arterienklemme vorsichtig entfernt, Nekrosen und Geschwürsbildungen ausgekratzt und die Wunde mit Jodtinktur (1 : 3 verdünnt), Jod-Glyzerin

(1 : 10), Kupfersulfat (10%ig), Silbernitrat (10%ig) oder Silberproteinat betupft oder antibiotisch versorgt (durch Auffüllen der Wundhöhle mit Puder oder Salbe, Einführen kleiner Stäbchen, Boli oder Kapseln oder durch wiederholten Antibiotika-Spray). Tiefere Defekte versieht man mit einem keimhemmenden Gazetampon (Jodoform, Kupfersulfat, Antibiotika), der je nach Befund in 1- bis 3tägigen Abständen zu erneuern ist. Einschmelzungsprozesse werden von der Maulhöhle aus (mittels Fingermesser am gesenkt gehaltenen Kopf) oder von außen her auf der Kuppe der Fluktuation gespalten, gespült (milde Desinfizientien, T. I.) und drainiert. Bei umschriebenen Phlegmonen kann die perifokale Antibiotika-Injektion vorteilhaft sein, sonst ist bei tiefreichenden Entzündungen in jedem Fall eine mindestens 3tägige therapeutische oder prophylaktische Allgemeinbehandlung mit Breitspektrumantibiotika und/oder Sulfonamiden angezeigt (T. I.). In schweren oder hartnäckigen Fällen können zur Unterstützung auch Antiphlogistika, die Vitamine A und C, unspezifische Reiztherapeutika (Eiweiß- oder Jodsalzlösungen, T. I.), bei katarrhalischer und allergischer Stomatitis außerdem Antihistaminika oder Glukokortikoide (T. I.) verabreicht werden. Die Nebennierenrindenhormone sind dabei stets unter hohem antibiotischem Schutz anzuwenden bei eitriginfizierten Stomatitiden und phlegmonösen Prozessen erscheinen sie kontraindiziert. Der Austrocknung der Patienten begegnet man durch orale (Magensonde) und parenterale Zufuhr von ausbalanzierten Elektrolytlösungen (T. I.).

SCHRIFTTUM

BANKOWSKI, R. A., R. W. WICHMANN & E. E. STUART (1956): Stomatitis of cattle and horses due to yellow bristle grass (Setaria lutescens). J. Amer. Vet. Med. Ass. *129*, 149-152. — HANSEN, A. A. (1929): Mechanical plant injuries. North Amer. Vet. *10*, 30-33. — KUMSSIJEW, SCH. A. (1958): Fragen der Stomatologie der Haustiere (russisch). Veterinarija *35*:11, 37-41. — NICKEL, C. J. (1954): Vesicular diseases. Vet. Med. *49*, 141-146. — PRITCHARD, W. R., R. M. CLAFLIN, D. P. GUSTAFSON & M. RISTIĆ (1958): An infectious ulcerative stomatitis of cattle. J. Amer. Vet. Med. Ass. *132*, 273-278. — PRITCHARD, W. R., & P. W. WASSENAAR (1959): Studies of a syndrome called mycotic stomatitis of cattle. J. Amer. Vet. Med. Ass. *135*, 274-277.

Entzündung der Zunge (Glossitis)

Die Zungenschleimhaut wird zwar im Verlaufe fast aller Stomatitiden mehr oder weniger stark in Mitleidenschaft gezogen, doch können bestimmte Entzündungen ausschließlich hier lokalisiert sein:

Als ‚traumatisches Zungenrückengeschwür' (Glossitis ulcerosa) wird ein auf einspießende Futterteile, namentlich Grannen, zurückzuführender geschwürsartiger Schleimhautdefekt im Bereich der unmittelbar vor dem Zungenwulst gelegenen Zungenrückengrube (‚Futterloch') bezeichnet. Hieran erkranken vorzugsweise ältere Tiere während der Stallhaltung, seltener auch beim Weidegang; in bestimmten Gegenden sind 10 bis 30 % der erwachsenen Rinder befallen. Als prädisponierende Umstände für die Entstehung dieses Leidens sind der anatomische Bau der Zunge (grubenförmige Vertiefung), das ständige Öffnen und Schließen der Grube beim Vorstrecken und Zurückziehen der Zunge während der Nahrungsaufnahme und die Beschaffenheit des Futters (Grannen, Pflanzenhaare, Holzsplitter) verantwortlich zu machen; diese Umstände führen zu lokaler Reizung, aus der nach Hinzutreten von Bakterien chronische Entzündungsvorgänge in der Submukosa eingeleitet werden, die mit Nekrose der oberflächlichen Gewebsschichten verbunden und meist spezifischer Natur sind. Histopathologisch handelt es sich größtenteils (nach DEDERDING [1934] sogar in 99 % der Fälle) um aktinobazilläre Prozesse, vereinzelt aber auch um Tuberkulose oder unspezifische eitrig-nekrotisierende Infekte. Die Erscheinungen bestehen in Kaustörungen, Speicheln und allmählicher Abmagerung sowie in örtlicher Schwellung, Verhärtung und Ulkusbildung. Die Beurteilung des Zungenrückengeschwürs ist im allgemeinen günstig; in verschleppten Fällen kann sich die Entzündung aber auf die ganze Zunge ausdehnen und zu chronischer Induration führen. Die Behandlung besteht in der vorsichtigen Entfernung des einspießenden Futters einschließlich des zerfallenen Gewebes (Kornzange, scharfer Löffel) am sedierten Patienten und wiederholter Jodierung des Defekts. Bei tiefgehenden Prozessen und bei Gefahr einer Ausbreitung der Entzündung empfiehlt sich eine systemische Therapie mit Jodsalzen (siehe Aktinobazillose, S. 700).

Zungenaktinobazillose: Die Glossitis actinobacillosa stellt eine ausgebreitete spezifische Entzündung größerer Teile oder der gesamten Zunge dar, bei welcher sie sich nach einem durch diffuse Schwellung gekennzeichneten Anfangsstadium entweder in toto verhärtet oder in Form multipler, teilweise konfluierender und abszedierender derber Herde induriert („Holzzunge"). Die vielfach durch ein Zungenrückengeschwür (S. 178) ausgelösten Erscheinungen bestehen während der akuten Phase in raschem oder ganz plötzlichem Rückgang der Futteraufnahme, Speicheln, Kaubeschwerden („Priem" in der Backentasche) und zeitweiligem bis ständigem Vorstrecken der deutlich vergrößerten Zunge, die besonders im Bereich ihres Körpers vermehrt warm, schmerzhaft und von prall-gespannter Konsistenz erscheint (Glossitis serosa diffusa); die Schleimhaut des Maulhöhlenbodens, des Zungengrundes und das lockere perilaryngeale Gewebe sind dabei meist ebenfalls ödematös verschwollen (Atembeschwerde!), die retropharyngealen und mandibularen Lymphknoten mäßig verdickt. Schwer erkrankte Patienten werden oft schon in kurzer Zeit exsikkotisch. Im weiteren Verlauf geht die nicht in allen Fällen zu beobachtende akute Schwellung dann in mehr oder weniger diffuse bindegewebige Verhärtung über, wobei die Zunge ihre normale Beweglichkeit verliert und in der Regel auch die für die Aktinobazillose typischen Knotenbildungen, Abszeßdurchbrüche und pilzförmigen Wucherungen auftreten. In diesem Stadium ist das Leiden aufgrund der eindeutigen adspektorischen und palpatorischen Befunde meist ohne besondere Schwierigkeiten zu erkennen. Differentialdiagnostisch sind akute Zungenentzündungen allergischen Ursprungs (S. 1304), traumatisch bedingte Zungenphlegmonen (Stomatitis phlegmonosa, S. 175) sowie die ungewöhnlich seltene Sarkosporidiose der Zunge (S. 911) zu berücksichtigen. Die prognostische Beurteilung richtet sich nach dem Ausmaß der aktinobazillären Veränderungen und der hierdurch hervorgerufenen Funktionsstörung; im allgemeinen sind die Heilungsmöglichkeiten im akuten Stadium und bei abgegrenzter, die aktive Beweglichkeit der Zunge nicht nennenswert einschränkender chronischer Induration günstig, sonst fraglich, bei bereits eingetretener vollständiger Verhärtung dagegen aussichtslos; in verschleppten Fällen können die Prozesse auf Speicheldrüsen, Lymphknoten sowie andere benachbarte Gewebe übergreifen und zu fortschreitender, bis zur Kachexie reichender Abmagerung führen (Behinderung der Nahrungsaufnahme). Einzelheiten über die Behandlung (Jodsalze und Streptopenizillin) sind beim Abschnitt über die Aktinobazillose (S. 704) nachzulesen.

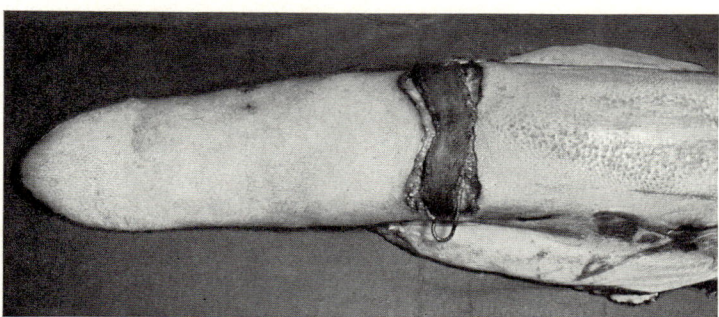

Abb. 83. Tiefe Nekrose des Zungenrückens in Höhe des ‚Futterlochs' durch quer eingespießtes Drahtstück

Zungenverletzungen (Glossitis traumatica) sind beim Rind nicht allzu selten zu beobachten. Sie kommen zustande durch einstechende oder schneidende Fremdkörper (Futtergrannen, Holzsplitter, dornige Zweige, Nadeln, Drahtstücke, Blechteile, Glasscherben) und Einbisse (scharfkantige Backenzähne, Niederstürzen auf den Unterkiefer,

Zungenlähmung), ausnahmsweise auch durch gewaltsames Hervorziehen der Zunge über den Rand der Schneidezähne hinweg sowie durch Hunde- oder Pferdebiß. Die Patienten zeigen plötzlich vermehrten und vielfach auch mit Blut vermischten Speichelfluß, Unruhe und Beschwerden bei der Futteraufnahme sowie verschiedengestaltige Zusammenhangstrennungen des Zungengewebes (frische, mit ödematöser Schwellung verbundene Schleimhautdefekte oder bis in den Muskel hineinreichende Wunden; Fehlen der Zungenspitze; in verschleppten Fällen aber eitrige und nekrotisierende Läsionen). Die Prognose der Zungenverletzungen ist bei rechtzeitiger Behandlung meist günstig;

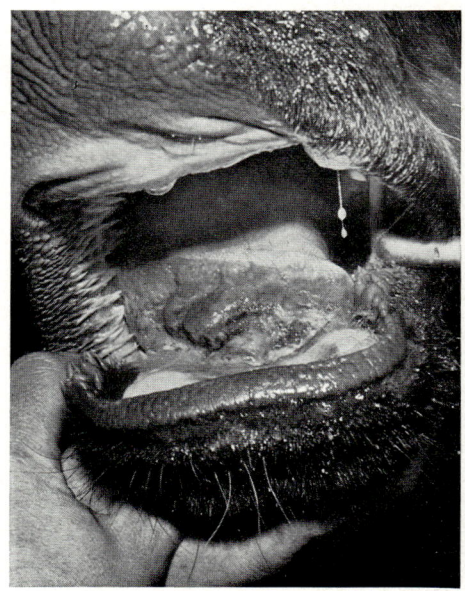

Abb. 84. Verlust der Zungenspitze nach Aufnahme einer scharfkantigen Flaschenscherbe

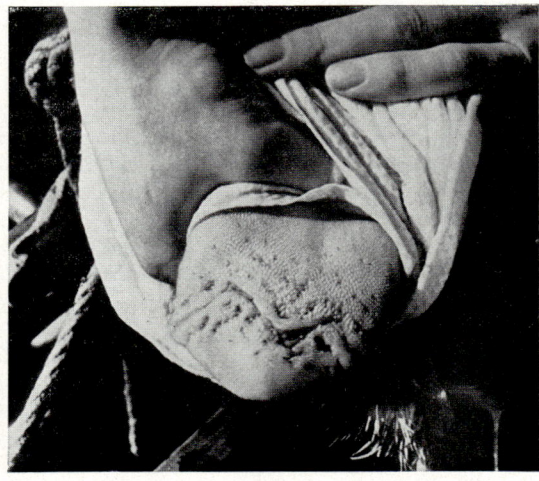

Abb. 85. Situationsgerechte Naht einer durch Konservendosenblech verursachten tiefen Schnittverletzung der Zungenspitze (Heilung per primam)

bei erwachsenen Rindern kann selbst der Verlust von 8 Zentimetern der Zungenspitze (beim Kalb bis zu 4 Zentimeter) ohne nennenswerte bleibende Funktionsstörung abheilen. Die Behandlung stützt sich bei oberflächlichen und verschleppten Wunden auf konservative Maßnahmen: mehrtägige parenterale Antibiose, wiederholte Maulspülungen mit milden Desinfizientien (T. I.), Verabreichung von Weichfutter, erforderlichenfalls auch vorübergehende künstliche Ernährung (T. I.); einstechende Fremdkörper werden vorsichtig entfernt und die Wundfläche entweder mit Jodtinktur betupft oder mit einer antibiotischen Lösung besprüht. Die gelegentlich zu beobachtende starke ödematöse Wundschwellung soll sich durch Leitungsanästhesie der Nervi sublinguales verringern lassen. Tiefreichende Verletzungen der Zungenspitze sind in frischem Zustand ziemlich leicht durch Naht zu vereinigen. Hierfür wird nach allgemeiner Sedierung des Patienten proximal der Wunde ein vierkantiges Gummiband als ESMARCH-Ligatur (Blutstillung) um die vorgezogene Zunge gelegt und diese distal davon durch Infiltration anästhesiert; dann werden die mitunter ziemlich zackigen Ränder des Defektes mit dem Skalpell begradigt und mittels chromierten Catguts, bei größeren Verletzungen in zwei Etagen, vernäht. Abschließend wird mit dem dünnen Ansatzstück einer ‚Eutertube' etwas antibiotische Salbe zwischen die Hefte appliziert. Die Fäden lösen sich mit der Zeit auf und brauchen deshalb nicht gezogen zu werden.

Allergische Zungenödeme sind vereinzelt dann beobachtet worden, wenn Rinder nach überstandener Maul- und Klauenseuche oder nach immunisierender MKS-Vakzination später mit einem anderen Typ dieses Virus infiziert oder geimpft wurden. In solchen Fällen beginnt die Zunge schon wenige Stunden nach der auslösenden Infektion oder Vakzination steif zu werden und zentimeterweise aus der Maulspalte hervorzuschwellen, bis sie mitunter das Doppelte ihrer normalen Größe erreicht und die Maulhöhle völlig verlegt. Infolgedessen können Futter und Tränke nicht mehr aufgenommen werden; auch ist die Atmung oft deutlich behindert. Zuweilen sind bei dieser Glossitis allergica serosa gleichzeitig ödematöse Schwellungen der Augenlider und der Vulva festzustellen. Derartige allergische Reaktionen ähneln somit der Urtikaria und sind auch ebenso zu behandeln (siehe S. 1306). In manchen Ländern ist differentialdiagnostisch an die Blauzungenkrankheit (S. 741) zu denken.

SCHRIFTTUM

Andres, J. (1938): Zungenamputation bei einem Rind durch Pferdebiß. Schweiz. Arch. Tierheilk. 80, 287-289. — Beck, W., & P. Cohrs (1953): Allergische seröse Glossitis des Rindes bei Maul- und Klauenseuche. Dtsch. Tierärztl. Wschr. 60, 65-67. — Beck, W., & Th. Zimmermann (1954): Allergie bei MKS-Virusinfektionen. Berl. Münch. Tierärztl. Wschr. 67, 101-104, 122-125. — Dederding, E. (1934): Zur Ätiologie und Pathogenese des sogenannten traumatischen Zungenrückengeschwürs beim Rinde. Diss., Leipzig. — Del Bono, G. (1964): L'ulcera linguale traumatica del bovino. Clin. Vet. 87, 342-344. — Gelbrecht (1941): Eine Amputation der Zungenspitze. Zschr. Vet.-Kunde 53, 271-278. — Goranow, S., N. Bodurow & Z. Gigow (1958): Wunden und Beschädigungen der Zunge bei Tieren und die Bedeutung der Novocain-Blockade für deren Behandlung (bulgarisch). Wiss. Arb. Vet.-Med. Inst. Prof. Dr. G. Pawlow (Sofia) 5, 161-173. — Heatley, T. G. (1937): Two cases of obstructions by twigs. Vet. Record 49, 1598-1599. — Steger (1939): Zungenamputation. Berl. Tierärztl. Wschr. 55, 657. — Zwicker, S. (1936): Zungengeschwür bei Rindern. Prag. Tierärztl. Arch. 16, 201-203.

Zungenlähmung (Glossoplegia, Paralysis linguae)

Wesen, Ursachen: Selbständige Lähmungen der Zunge kommen beim Rind nur sehr selten vor; gegebenenfalls beruhen sie auf einer peripheren oder zentralen Schädigung der motorischen Nerven, insbesondere des Nervus hypoglossus. Auslösende Anlässe können schwerwiegende Zerrungen und Quetschungen oder entzündliche Prozesse im Nervenverlauf sein; gelegentlich ist die Glossoplegie auch als Herdsymptom bei lokalen zentralen Läsionen (thrombembolische Meningoenzephalitis, Schädeltraumen; S. 814, 629) zu beobachten. Als *Begleiterscheinung* tritt die Zungenlähmung vor allem bei Botulismus (S. 816), Tollwut (S. 792), Aujeszky'scher Krankheit (S. 804) und anderen infektiös, toxisch (verdorbenes Futter, weiße Runkeln?) oder metabolisch bedingten Bulbärparalysen auf.

Erscheinungen: Bei vollständiger Lähmung hängt die Zungenspitze unbeweglich-schlaff aus der Maulspalte heraus und läßt beim weiteren Hervorziehen sowie beim Betasten keinerlei Muskelkontraktion erkennen; bei partieller Glossoplegie weist sie dagegen noch eine gewisse Eigenspannung und aktive Motilität auf; die einseitige Lähmung führt zur Abweichung der Zungenspitze nach der gesunden Seite hin. Da das mit den Lippen aufgenommene Futter im Maul nicht oder nur schlecht bewegt werden kann, sammeln sich hier unzerkaute Bissen an; mitunter ragen auch Heu- oder Strohbüschel aus der Maulspalte hervor. Bei erhaltenem Kauvermögen kommt es zudem leicht zu Selbstverletzungen durch Einbiß vorn oder seitlich an der Zunge.

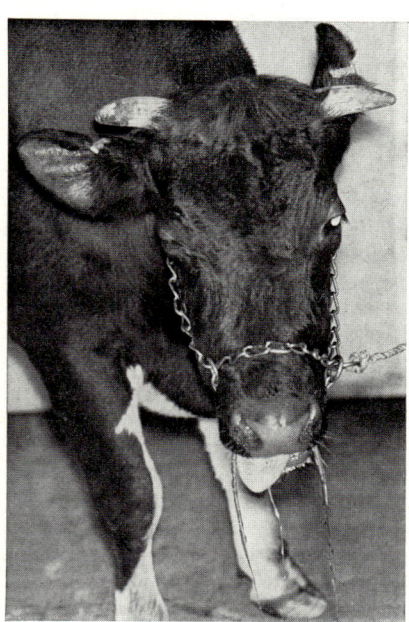

Abb. 86. Vorfall der Zunge infolge zentral bedingter Lähmung des N. hypoglossus; außerdem Paralyse des rechten N. facialis

Beurteilung und Behandlung: Heilungsaussichten bestehen im allgemeinen nur dann, wenn sich die Ursache der Glossoplegie (Entzündung, Trauma, Intoxikation) rasch beseitigen läßt; andernfalls kommt nach erfolgloser versuchsweiser konservativer Therapie lediglich die baldige Verwertung infrage (bei partieller Lähmung spätestens nach 4 bis 6 Wochen). Zur Unterstützung der ätiotropen Maßnahmen sind Stimulantien (Kalziumboroglukonat, ACTH), die Vitamine des B-Komplexes, Glukokortikoide und unspezifische Reizmittel (Eiweißpräparate, Jodsalze; T. I.) geeignet. Falls auch kein Schlappfutter mehr aufgenommen werden kann, ist der Patient einige Tage lang mit der Magensonde (in Sonderfällen auch via Pansenfistel, S. 239) künstlich zu ernähren. Etwaige Läsionen der Zunge sind nach chirurgischen Regeln zu versorgen (S. 180).

Zungenspielen

Wesen, Vorkommen: Diese, auch als Zungenschlagen, Koppen oder Luftschnalzen bezeichnete Verhaltensstörung besteht in der Neigung zu anfallsweisen oder ständigen, eigenartig und triebhaft verspielt erscheinenden unphysiologischen Zungenbewegungen, bei welchen manche damit behafteten Tiere zugleich auch Luft abschlucken. Das Leiden ist namentlich in Süddeutschland, in der Schweiz sowie in Österreich, und zwar vor allem bei Höhenrindern, vereinzelt aber auch andernorts bei Angehörigen verschiedenster Rassen beobachtet worden. Es kann Rinder aller Altersklassen während der Stallhaltung oder des Weidegangs befallen und insbesondere in moorigen Gebieten sowie nach Mangeljahren familiär, herdenweise oder sogar regional gehäuft auftreten. Unter günstigen Umständen pflegt das Zungenspielen während der sommerlichen Weideperiode bei einem Teil der betroffenen Tiere nachzulassen oder zu verschwinden, während des Winters im Stall aber früher oder später erneut wiederzukehren.

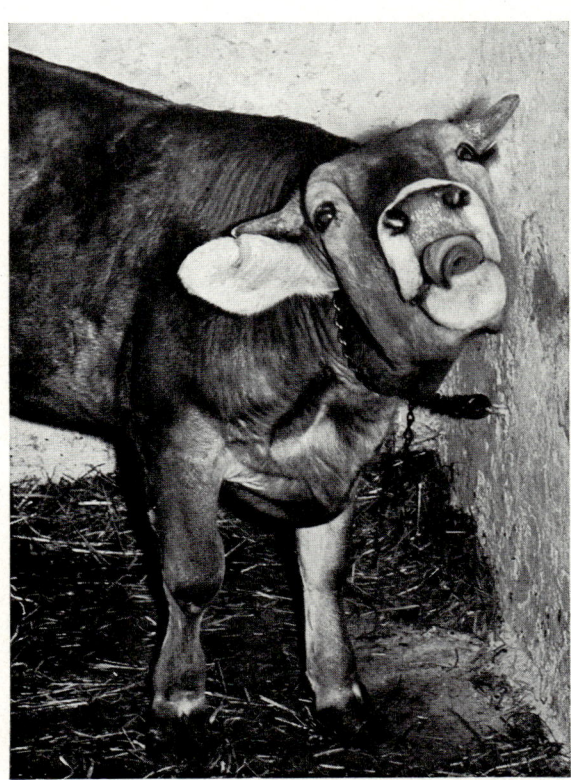

Abb. 87. Zungenspielendes Braunvieh-Rind

Ursachen: Die Ätiologie ist nicht abschließend geklärt. Nachdem das Zungenschlagen früher als eine lediglich durch den Spieltrieb ausgelöste Untugend betrachtet wurde, deuten neuere Befunde (erniedrigter Kupfer- und/oder Kobaltgehalt des betriebseigenen Grün- und Trockenfutters; ähnliche Symptome bei experimentellem Manganmangel) darauf hin, daß ihm Mangelzustände zugrunde liegen. Sein vermehrtes Auftreten in der Nachzucht bestimmter Vatertiere spricht allerdings auch für eine gewisse hereditäre Disposition. Außerdem scheint die Verbreitung dieser Angewohnheit innerhalb betroffener Bestände durch den Nachahmungstrieb gefördert zu werden. Das Leiden wird daher heute allgemein für eine Erb-Umweltkrankheit gehalten.

Erscheinungen: ,Zungenspielende' Rinder führen bei hochgerecktem Kopf und geöffnetem Maul mit der vorgestreckten Zunge merkwürdige schleudernde, schlängelnde und rollende Bewegungen aus, wobei gelegentlich unter gurgelndem Geräusch (mit oder ohne Aufsetzen des Kopfes) auch Luft und Speichel abgeschluckt werden. Während des manchmal stundenlang betriebenen Zungenspiels vernachlässigen sie die Futteraufnahme, so daß Leistung und Nährzustand zurückgehen.

Beurteilung: Die Prognose ist stets vorsichtig zu stellen, da nur etwa 75 % der Patienten zu heilen sind und das Leiden nach vorübergehender Besserung erfahrungsgemäß leicht rezidiviert.

Die *Behandlung* muß vor allem Bodenbeschaffenheit, Düngung und Zusammensetzung des Futters, insbesondere dessen Gehalt an Mineralien und Spurenelementen (P, Na; Cu, Co, Mn) sowie Vitaminen (D, A) berücksichtigen, um etwaige Mängel durch gezielte Ergänzung der Nahrung abstellen zu können. Läßt sich über die Versorgung keine Klarheit gewinnen, so sind versuchsweise Salzgemische zu verabreichen, welche alle ursächlich verdächtigen Elemente enthalten. Zum rascheren Wirkungseintritt werden Polyvitamingemische (A, D und E) sowie Spurenelementlösungen parenteral appliziert. Zur symptomatischen Therapie sind früher sogenannte ,Zungenspielergeschirre', ,Koppbügel' oder maulkorbähnliche Vorrichtungen verwandt worden, von denen nur der besonders wirksame ,Zungenspielerring' nach STRUB größere Verbreitung gefunden hat: Er wird mit einer Spezialzange an der seitlich nach oben hervorgezogenen Zunge in der Mitte des Frenulum linguae so tief eingesetzt, daß er die Vorderkante des Zungenbändchens leicht einbuchtet. Infolge des dann beim Vorstrecken der Zunge ausgelösten Druckschmerzes verliert sich die Untugend bei etwa 80 % der Patienten nach einiger Zeit. Erfolglos operierte Rinder können versuchsweise mit einem zweiten Ring versehen werden. Unheilbare Zungenspieler sollte man rechtzeitig ausmerzen, bevor ihr Beispiel unter den übrigen Tieren des Bestandes Schule macht.

Die *Vorbeuge* des Leidens besteht, abgesehen von einer vielseitigen und vollwertigen Ernährung, in der Ausschaltung derartig veranlagter Rinder von der Zucht.

Forensische Beurteilung: Das Zungenspielen ist als ein erheblicher und zeitweise verborgener Fehler anzusehen. Verschiedene Zuchtverbände garantieren für Auktionstiere das Freisein vom Zungenschlagen mit unterschiedlichen Gewährsfristen, treten zum Teil aber nur bei erwiesener Beeinträchtigung des Nährzustandes hierfür ein. Tiere mit eingezogenen Zungenbandringen oder davon herrührenden Narben werden zu den Auktionen dieser Verbände nicht zugelassen. In einer neugeplanten Verordnung über Hauptmängel und Gewährsfristen beim Tierkauf wird das Zungenschlagen bei Nutz- und Zuchtrindern voraussichtlich als Hauptmangel mit einer Gewährsfrist von 14 Tagen aufgenommen werden.

SCHRIFTTUM

BAUER, H. (1955): Das Zungenschlagen der Rinder als Erbfehler. Fortpfl. Zuchthyg. Haustierbesamung 5, 140-143. — STRUB, H. (1921): Die operative Heilung des Zungenspielens beim Rinde. Diss., Bern.

Geschwülste der Maulschleimhaut und der Zunge (Tumores intraorales)

Tumoröse Neubildungen im Bereich des Maules sind beim Rind ziemlich selten; meist handelt es sich um Fibrome oder Sarkome (Fibro-, Spindelzellen-, Rundzellen- und Chondrosarkome); ferner sind Lipome, Leiomyome, Karzinome und Papillome nachgewiesen worden. Prozentual verteilen sich diese Geschwülste auf die einzelnen Regionen der Maulhöhle wie folgt: Zunge 34,8 %, Zahnfleisch 26,1 %, Gaumen 17,4 % Backen 15,2 %, Lippen 6,5 % (LINDNER, 1960). Sie verursachen in der Regel allmählich zunehmende Kaustörungen, Speicheln, Gewichts- und Milchverlust, gelegentlich auch Atembehinderungen und intermittierende Hämorrhagien, ausnahmsweise sogar unstillbare Blutung mit schwerer Anämie. Ihre Diagnose ist durch visuelle und manuelle Maulhöhlenuntersuchung, in ätiologischer Hinsicht aber nur aufgrund der histopathologischen Befunde von Gewebsproben zu stellen. Therapeutisch kommt bei gestielten sowie bei gut abgegrenzten Tumoren die Exstirpation infrage; sonst ist die Verwertung des Tieres anzuraten, wenn Aufnahme und Zerkleinerung der Nahrung bereits gestört sind.

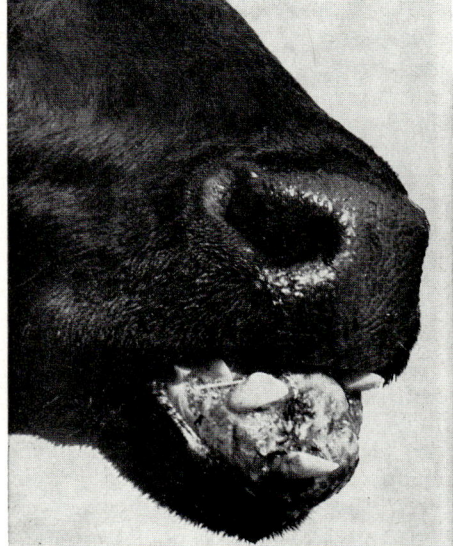
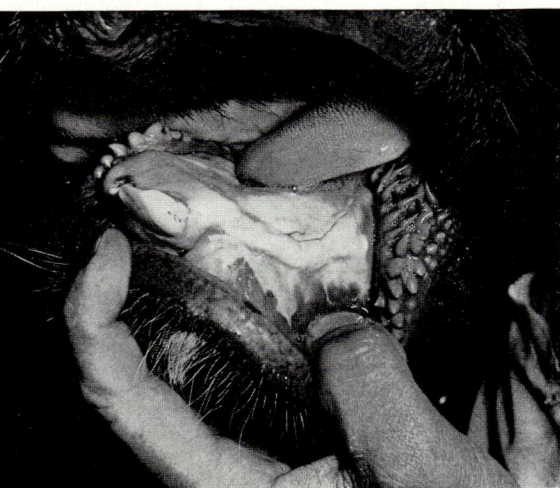

Abb. 88, 89. Links: kleinzelliges Rundzellensarkom des Schneidezahnfleisches und eines Teiles der Unterkiefersymphyse (maligne Entartung einer stoßbedingten Verletzung); rechts: Zustand nach Resektion der erkrankten Gewebe und abgeschlossener Heilung

SCHRIFTTUM

LINDNER, H. (1960): Die Geschwülste der Mund- und Rachenhöhle unserer Haussäugetiere. Diss., H.U. Berlin. — LOMBARD, CH. (1960): Contribution à l'étude des tumeurs des joues, des lèvres, de la langue et du maxillaire inférieur, chez les mammifères domestiques. Rev. Méd. Vét. 23, 783-800. — RUPP, R. (1937): Leiomyoma in der Mundhöhle einer Kuh (polnisch). Przegl. Weter. 52, 551-553. — TIVOLLIER, A. (1939): Le cancer des lèvres et le cancer de la langue chez les animaux domestiques. Thèse, Lyon. — WYSSMANN, E. (1909): Ein Fall von Epulis myxomatosa beim Rind. Schweiz. Arch. Tierheilk. 51, 185-187.

Krankheiten der Zähne

Obgleich Zahnerkrankungen und Gebißanomalien bei der systematischen Kontrolle von Schlachtrindern verhältnismäßig oft festgestellt werden, sind dadurch bedingte Funktionsstörungen und Krankheitsfälle beim Rind ziemlich selten; diese Tatsache erklärt sich wohl aus dem derzeitigen geringen Durchschnittsalter der großen Hauswiederkäuer sowie aus ihrer besonderen Verdauungsphysiologie. Eine Ausnahme hiervon bilden lediglich die auf chronischer *Fluorose* (S. 1175) beruhenden Schmelzdefekte, die bei starker Fluorexposition herden- oder gebietsweise gehäuft auftreten und dann zu übermäßiger oder unregelmäßiger Abnutzung des Gebisses (gelegentlich auch zu Kaubeschwerden) führen können. Aus der großen Zahl der sporadisch zu beobachtenden Zahnleiden sollen im folgenden nur die wichtigsten besprochen werden:

Störungen des Zahnwechsels begegnet man in der buiatrischen Praxis ab und an in Form des ‚reitenden' Backenzahnes bei zwei- bis vierjährigen Rindern, wenn ein Prämolar des Milchgebisses beim Zahnwechsel vom nachschiebenden Ersatzzahn nicht ausgestoßen wird, sondern mit seinen Wurzeln auf ihm verkeilt sitzen bleibt (scheinbare Polyodontie). Solche Tiere erscheinen unruhig und machen eigentümliche Zungenbewegungen, um den Störenfried zu entfernen; später zeigen sie Kaubeschwerden, Rückgang im Nährzustand und in der Leistung, Beeinträchtigung des Wiederkauens, mitunter auch Verletzungen der Backenschleimhaut. Nach Ermittlung der Ursache durch Besichtigung oder Austastung der Maulhöhle läßt sich der reitende Zahn mit den Fingern, erforderlichenfalls aber mit einer kräftigen PÉAN-Klemme oder der ALBRECHTSEN'schen Zange leicht entfernen. Verzögerungen im Wechsel der Schneidezähne haben dagegen in der Regel keine nennenswerten Funktionsstörungen zur Folge.

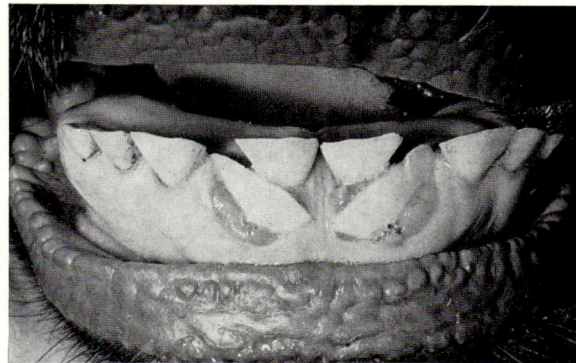

Abb. 90. Verzögerter Ausfall der Milchzangen

Zwischen den Zähnen, insbesondere aber in Zahnlücken *eingekeilte Fremdkörper* können nicht nur zu den gleichen Symptomen führen wie der ‚reitende' Backenzahn, sondern unter Umständen auch eine Alveolarperiostitis verursachen (S. 186). Daher ist nach ihrer Entfernung stets zu prüfen, ob noch weitere therapeutische Maßnahmen (Wundversorgung; Zahnextraktion; Jodbehandlung zur Vorbeuge der Kieferaktinomykose, S. 704) notwendig sind.

Unregelmäßigkeiten des Gebisses, die auf ungleichmäßiger Abnutzung, unterschiedlicher Härte oder Stellung der Zähne, gelegentlich auch auf Einschränkungen der Kieferbewegungen beim Kauen beruhen, sind beim Rind (mit Ausnahme von Fluorgebieten) zwar weit seltener als beim Pferd; die zu beobachtenden Anomalien sind bei beiden Tierarten jedoch im Prinzip die gleichen: Wellen-, Treppen-, Scherengebiß, überlange Zähne (Exsuperantia dentis) bei fehlendem, zu klein gebliebenem, abgebrochenem oder übermäßig rasch abgenutztem Antagonisten, glattes Gebiß infolge seniler Exkavation (vom 14. Lebensjahr an), Zahnlücken oder seitlich verschobene Zähne (nach Zahnfraktur, Alveolarperiostitis oder Kieferaktinomykose), abnorme Abreibung (mit Untugenden behaftete oder lecksüchtige Tiere), scharfkantiges Gebiß. Die Folgen solcher Veränderungen können Kau- und Verdauungsstörungen, manchmal aber auch Verletzungen und Infektionen des Zahnfleisches, der Backen- oder Zungenschleimhaut sowie der Kiefer sein. Ihre Behandlung erfolgt nach chirurgischen Grundsätzen mit dem Ziel, die Kauflächen in ihrer Gesamtheit zu normalisieren, was sich bei schwerwiegenden Veränderungen oder Zahnverlust aber oft nur teilweise verwirklichen läßt. Dabei ist stets auch das etwaige Grundleiden (Fluorose, Aktinomykose, Mineralstoff- oder Spurenelementmangel) prognostisch und therapeutisch mit zu berücksichtigen und die Frage der Wirtschaftlichkeit zu bedenken. In den USA ist zur Verbesserung der Futteraufnahme empfohlen worden, die Schneidezähne bei vorzeitiger Abnutzung mit entsprechend geformten Kappen aus nichtrostendem Stahl zu überkronen.

Zahnfrakturen sind nur zum Teil auf zu schwache Struktur oder Erkrankungen der Zähne, meist aber auf heftige Traumen zurückzuführen (Aufschlagen des Unterkiefers → Schneidezahnbruch; Kieferfraktur → Zersplitterung der beteiligten Backenzähne). Gebrochene Schneidezähne sollten zur Verhütung einer sonst leicht in Aktinomykose oder sogar in maligne Entartung (Abb. 88) übergehenden Zahnfachentzündung gezogen und die dabei entstandene Höhle bis zur Ausgranulation wiederholt jodiert oder mit einem kleinen Jodoformgazedrain tamponiert werden. Das gleiche gilt für zersplitterte Backenzähne, wenn dabei nicht gleichzeitig ein Kieferbruch vorliegt, dessen Therapie auf Seite 191 beschrieben ist.

Zahnkaries ist beim Rind relativ selten; hierunter ist eine fortschreitende, chemisch und/oder bakteriell bedingte Zerstörung des Zahnbeins nach vorausgegangener Entmineralisierung des Schmelzes zu verstehen. Die sich dabei bildenden, mit Futterresten gefüllten kariösen Höhlen erweitern sich bis in die Pulpa, von wo der Infekt dann auf die Zahnwurzel übergreift und zur abszedierenden Alveolarperiostitis, in manchen Fällen sogar zu geschwürigem Durchbruch am Zahnfleisch oder einem Kieferhöhlenempyem führt. Das Leiden löst meist erst in fortgeschrittenen Stadien klinische Erscheinungen aus, die in vorsichtiger Aufnahme des Futters und der Tränke (kaltes Wasser!), zögerndem oder leerem Kauen, Speicheln, üblem Maulgeruch, Zahndefekten, entzündlicher Schwellung des Zahnfleisches und bei schwerwiegendem Wurzelabszeß auch in Lockerung des betreffenden Zahnes bestehen. Dieser ist bei der versuchsweisen Behandlung zu ziehen; seine Wurzelhöhle wird in der Folgezeit wie bei der Zahnfraktur versorgt.

Porodontie: Die spontane Eröffnung der Pulpa ist vereinzelt an den Schneidezähnen als Folge mangelhafter Ersatzdentinbildung nach primärer Pulpitis festgestellt worden.

Zahnfachentzündung: Den beim Rind verhältnismäßig oft vorkommenden Alveolarperiostitiden (Parodontitis) liegt meist ein Trauma mit anschließender aktinomykotischer Infektion, aber nur selten eine unspezifische Eiterung oder Nekrose zugrunde. Die Heilungsaussichten dieses Leidens sind bei Entfernung des betroffenen Zahnes nur im Bereich der Inzisiven günstig; bei Befall von Molaren liegen dagegen häufig schon schwerwiegendere Knochenveränderungen vor, die ebenso wie die möglichen Folgen der Zahnextraktion (Einwachsen des Antagonisten) eine vorsichtige bis ungünstige Prognose bedingen. Falls eine Behandlung versucht werden soll, ist hierzu wie bei der Aktinomykose (S. 704) zu verfahren.

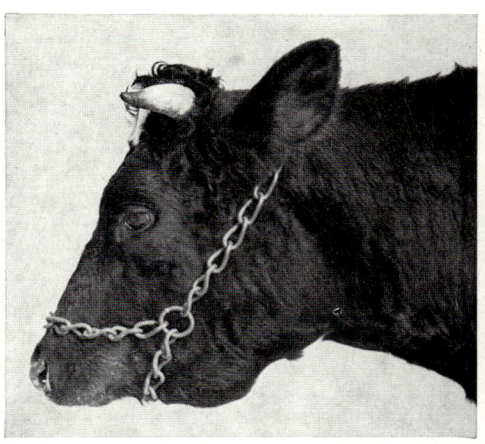
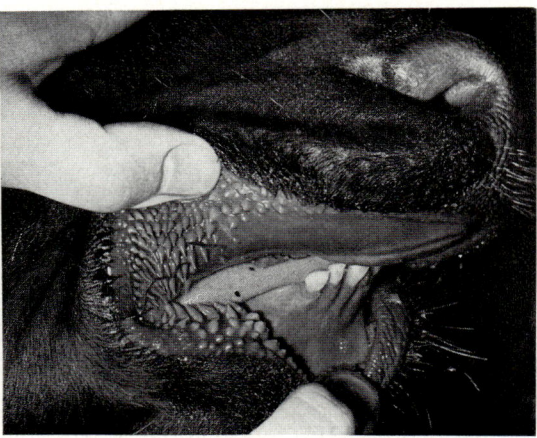

Abb. 91. Fortgeschrittene eitrig-nekrotisierende Alveolarperiostitis mit Auftreibung des linken Unterkiefers durch Einspießen einer Stecknadel in ein Backenzahnfach

Abb. 92. Brachygnathia inferior (Karpfengebiß) bei einem Jungrind

Mißbildungen und Tumoren: Angeborene Verkürzungen des Unter- oder Oberkiefers (Brachygnathia inferior aut superior, Abb. 92, 428) führen in ausgeprägten Fällen dazu, daß die Schneidezähne bei geschlossenen Kiefern hinter der Dentalplatte auf den harten Gaumen, beziehungsweise vor dieser auf die Oberlippe treffen oder sogar frei hervorragen (Karpfen- beziehungsweise Hechtgebiß); solche Kälber eignen sich lediglich zur Milchmast.

Echte Polyodontie oder Hyperodontie ist durch das Auftreten überzähliger Zähne gekennzeichnet und beruht entweder auf einer atavistischen Vermehrung der Zahnanlagen im Sinne der Primitivform des Säugetiergebisses oder aber auf zusätzlichen, durch Abspaltung entstandenen Zahnkeimen. Als echte Oligo- oder Anodontie wird die Unterdrückung der Entwicklung einzelner oder aller Zähne, als Pseudoligodontie dagegen das Zurückhalten des Zahnes im Kiefer bezeichnet. Sofern diese seltenen Mißbildungen nur geringgradige Störungen bei der Aufnahme und Zerkleinerung der Nahrung bedingen, lohnt es sich, die betroffenen Tiere aufzuziehen; sie sollten wegen der Gefahr einer Vererbung des Leidens jedoch nicht zur Zucht benutzt werden.

Ähnliches gilt für kongenitale Hypoplasien der Schmelzeinstülpungen, Dentinfehler (Odontoporose) sowie angeborene Anomalien der Form, Größe und Stellung der Zähne (Doppelbildungen, Verdrehung, Dislokation, Heterotopie). Die rezessiv-erbliche Porphyrie (S. 1074) führt zu braun-roter Verfärbung der dabei funktionstüchtig bleibenden Zähne.

An Geschwülsten sind in Einzelfällen Adamantinome (Wucherungen der Schmelzzellen im Kiefer) festgestellt worden.

SCHRIFTTUM

BERGSTEN, M. L. (1963): Unusual dental problem in a cow. Vet. Med. 58, 897. — BOLEY, L. T. (1962): Bovine tooth capping can build profits for your clients. Mod. Vet. Practice 43:8, 47-49. — BURCH, C. W. (1956): Dental examination of show steers. J. Amer. Vet. Med. Ass. 129, 81-82. — CHABASSE, Y. (1954): Epithéliome adamantin de la mâchoire supérieure chez un taureau. Rev. Méd. Vét. 17, 205-210. — CHRISTOFFERSON, P. V., & M. B. WEISS (1958): Technique for dental radiography in cattle. J. Amer. Vet. Med. Ass. 133, 496-499. — GARLICK, N. L. (1954): The teeth of the ox in clinical diagnosis. 1. Developmental anatomy. 2. Gross anatomy and physiology. 3. Developmental anomalies and general pathology. Amer. J. Vet. Res. 15, 226-231; 385-394; 500-508. — HAAS, W. (1935): Ein Beitrag zur Kenntnis der odontologischen Abnormitäten beim Rind. Prag. Tierärztl. Arch. 15, 129-141, 151-163. — IWANOFF, X. (1935): Über einen Fall von Adamantinoma beim Rinde. Dtsch. Tierärztl. Wschr. 43, 567-569. — JONDES, N. D., & L. E. ST. CLAIR (1957): The cheek teeth of cattle. Amer. J. Vet. Res. 18, 536-542. — KOSTYRA, J. (1965): Dentition status in cattle based on examination of slaughtered animals in Lublin (polnisch). Med. Weter. 21, 453-458. — LÁSZLÓ, F. (1935): Porodontia der Schneidezähne eines Rindes. Dtsch. Tierärztl. Wschr. 43, 278-279. — NEWCOMB, W. C. (1961): Bovine dental crowns introduce new professional service. Vet. Med. 56, 56-57. — NOBEL, T. A., & F. NEUMANN (1962): Two adamantinomas — in a mule and in a cow. Refuah Vet. 19, 221-220. — PROELL, F. (1937): Vererbung von Zahn- und Kieferleiden. Fortschr. Erbpathol. 1, 121. — SACCHI, A. (1930): Impedita ruminazione ed emissione del bolo mericio dovuta a corpi estranei infissi fra i denti in due bovine. Nuova Vet. 8, 23-25. — SCHELER, W. (1953): Anomalien am Rindergebiß. Diss., Berlin. — SIMON, CHR. (1929): Untersuchungen über den Bau der Zähne beim Rind und Altersbestimmung unter besonderer Berücksichtigung der Gebißanomalien. Kühn-Arch. 22, 59-135. — SOLDANI, S. (1931): Mezzo pratico per la cura delle irregolarità dentarie. Clin. Vet. 54, 392-395. — STUHLENMILLER, M. (1931): Einfluß des Zahnwechsels beim Rind auf dessen Nahrungsaufnahme und Kautätigkeit. Münch. Tierärztl. Wschr. 82, 355-356. — TULLOH, N. M. (1962): A study of the incisor teeth of beef cattle. Austral. J. Agr. Res. 13, 350-361.

Lähmung des Gesichtsnerven (Paralysis nervi facialis)

Wesen, Ursachen: Der Verlauf des Nervus facialis ist beim Rind durch die Hörner wesentlich besser vor traumatischen Insulten geschützt als beim Pferd; deshalb sind seine Lähmungen bei den großen Wiederkäuern weit seltener als bei den Einhufern. Vorkommendenfalls handelt es sich meist um zentral (innerhalb der Schädelhöhle oder des Canalis facialis) lokalisierte Monoplegien, seltener um periphere Paralysen und Paresen oder um beiderseitige Lähmungen. In selbständiger Form wird die zentrale Fazialisparalyse vorwiegend durch raumfordernde extradurale, intrameningeale oder im Gehirn selbst gelegene Veränderungen ausgelöst, zum Beispiel thrombembolische Abszesse, Blutungen, Fissuren und Frakturen im Felsenbeinbereich oder Tumoren; als Teilsymptom komplexer Nervenlähmungen tritt sie im Verlauf der Tollwut, des Botulismus, der AUJESZKY'schen Krankheit, seltener auch bei tuberkulöser Basilarmeningitis oder infolge von Vergiftungen auf. Periphere Lähmungen des Gesichtsnerven können durch aktinobazilläre oder aktinomykotische Prozesse, Parotitis oder Abszesse in seiner engeren Nachbarschaft, gelegentlich aber auch durch Quetschungen (zu enger Hornstrick) zustande kommen. Nach Massenbehandlung frei laufender Herdentiere sind sogar gehäufte Erkrankungsfälle beobachtet worden, die offenbar auf groben stumpfen Traumen (wilde Abwehrreaktion in ungeeigneten Zwangsständen) und deren Folgen (Infektion und Nekrose der verletzten Schädelteile) beruhen.

Erscheinungen: Bei zentraler Monoplegie des N. facialis hängen Ohr und oberes Augenlid der betroffenen Seite gelähmt herab (Ptosis, mangelhafter Lidschluß); außerdem wirkt das Flotzmaul durch gleichseitiges Überhängen der gefühllosen Oberlippe und der Backentasche sowie Verengerung des Nasenloches ‚schief' (Abb. 93); zuweilen wird auch der Kopf schiefgehalten und/oder der Patient läuft im Kreise (Mitbeteiligung des N. statoacusticus). Bei peripherer Fazialisparalyse bleiben Ohr und Augenlid dagegen unbetroffen. Das meist nur mühsam aufgenommene oder wiedergekaute Futter fällt entweder aus dem gelähmten Maulwinkel heraus oder sammelt sich als wurstförmiger Priem in der Backentasche der kranken Seite an, auf welcher des weiteren Speichelfluß besteht. Das Trinken bereitet den Patienten ebenfalls deutliche Schwierigkeiten, weshalb sie ihr Maul dabei tief eintauchen.

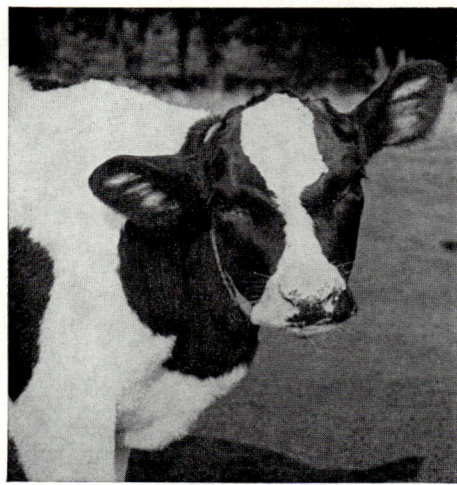

Abb. 93. Rechtsseitige zentrale Fazialislähmung bei einem Kalb (Herabhängen des Ohres, des oberen Augenlids und der Oberlippe)

Erkennung: Die Diagnose des Leidens fällt aufgrund seiner kennzeichnenden Symptome im allgemeinen leicht; die Ursache ist jedoch am lebenden Tier oft nur schwer oder gar nicht zu klären. Periphere Lähmungen des Gesichtsnerven können allenfalls mit Kieferfrakturen verwechselt werden, die sich aber anhand der abnormen Beweglichkeit und der lokalen Auftreibung des Knochens oder durch eine Röntgenaufnahme abgrenzen lassen (S. 190).

Verlauf, Beurteilung: Einseitige, periphere Fazialisparesen können nach 4 bis 6 Wochen allmählich abklingen; zentrale Mono- und Paraplegien dieses Nerven sind gewöhnlich unheilbar.

Behandlung: Therapeutische Maßnahmen kommen (versuchsweise) nur bei der peripheren Fazialisparese in Frage; sie bestehen in örtlicher Massage, hyperämisierenden Einreibungen, Kurzwellenbestrahlung, Verabreichung der Vitamine des B-Komplexes (S. 1107) und bei Verdacht auf Vorliegen eines infizierten Prozesses auch in hoher parenteraler Antibiose.

SCHRIFTTUM

DESHPANDE, K. S., & P. E. KULKARNI (1967): Complete unilateral facial paralysis in a bullock. Indian Vet. J. *44*, 893-895. — JACKSON, J. J. (1956): Facial paralysis in bovines, J. South African Vet. Med. Ass. *27*, 61-62.

Krankheiten der Kiefer und Kaumuskeln

Backenabszeß

Bei diesem fast ausschließlich an Kälbern zu beobachtenden Leiden entwickelt sich, wahrscheinlich von geringfügigen Verletzungen der Backenschleimhaut ausgehend, eine meist auf C. pyogenes (allein oder zusammen mit anderen Eitererregern) zurückzuführende herdförmige Infektion, die nach anfänglicher, nur mäßig umschriebener phlegmonöser Anschwellung der betroffenen Backe zur Abszedierung und später zum Durchbruch nach außen neigt. Die Patienten weisen dabei seitlich an der Backe, am Unterkiefer oder im Kehlgang eine, seltener auch 2 oder 3 walnuß- bis apfelgroße halbkugelige Umfangsvermehrungen auf, die je nach dem Reifegrad des Abszesses mehr oder weniger prall fluktuieren und schmerzhaft erscheinen. Bei der Probepunktion entleert sich schleimig-dickflüssiger, graugelber bis graugrüner Eiter von oft üblem Geruch. Solche

Abszesse können die Futteraufnahme erheblich beeinträchtigen, gehen aber in der Regel nicht mit schwerwiegenden fieberhaften Allgemeinstörungen einher. Die differentialdiagnostische Unterscheidung des Backenabszesses von der Aktinomykose und der Aktinobazillose (S. 700) sowie von entzündlichen Anschwellungen der Kopflymphknoten oder Speicheldrüsen (S. 199, 193) bereitet wegen seiner Lokalisation, des Palpationsbefundes und der Beschaffenheit des Punktats kaum besondere Schwierigkeiten. Die Behandlung besteht zunächst in hyperämisierenden Maßnahmen (wiederholtes Bestreichen mit 20- bis 30 %iger Ichthyol- oder Kampfersalbe), nach Abkapselung des Prozesses aber in Spaltung der Haut (möglichst weit ventral), Spülung (milde Desinfizientien) oder Offenhalten der Wunde, bis die Höhle ausgranuliert ist (Jodoformgazedrain, regelmäßiges Abbaden mit warmem Seifenwasser). Zur Vorbeuge von Backenabszessen sollte darauf geachtet werden, daß das den Kälbern verabreichte Rauhfutter nicht zu derb und sperrig ist.

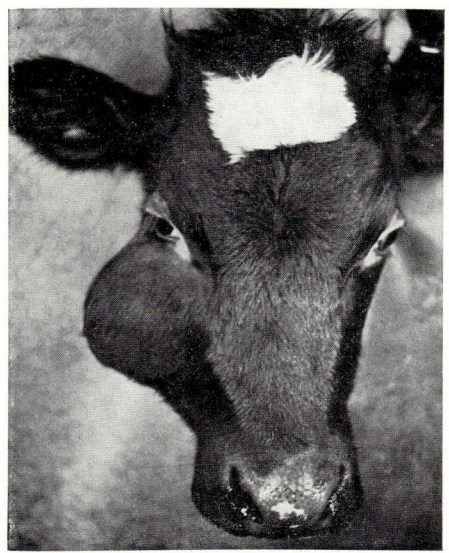

Abb. 94. Faustgroßer Backenabszeß bei einem Jungrind

Kaumuskellähmung (Paralysis nervi trigemini aut rami mandibularis)

Wesen, Ursachen: Die Kaumuskeln werden vom Ramus mandibularis des Nervus trigeminus innerviert, dessen Funktion zentral oder peripher, ein- oder beidseitig, mitunter auch zusammen mit derjenigen des N. facialis, unterbrochen sein kann. Die Ätiologie seiner Lähmungen ist im wesentlichen die gleiche wie bei der Fazialisparalyse (S. 187).

Erscheinungen: Die äußerst seltene einseitige Lähmung der Kaumuskeln führt zu Schiefstellung der Lippenspalte, Kaustörungen und Futteransammlung („Priemen') auf der entsprechenden Seite der Maulhöhle, nach einiger Zeit auch zu Atrophie des betroffenen Masseters. Bei der meist zentral bedingten beidseitigen Trigeminusparalyse hängt der Unterkiefer herab und kann aktiv nicht angehoben werden; hierdurch werden Futter- und Tränkeaufnahme hochgradig behindert oder völlig unmöglich; außerdem zeigen die Patienten ständigen Speichelfluß.

Verlauf und Behandlung: Das Leiden ist meist irreversibel und deshalb ungünstig zu beurteilen. Für eine versuchsweise Therapie kommen die gleichen Maßnahmen wie bei der Fazialislähmung in Betracht (S. 188); dabei ist es zudem erforderlich, das Tier künstlich zu ernähren (T. I.).

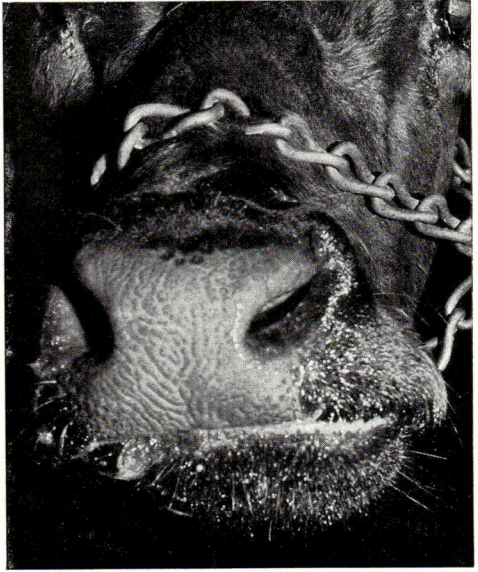

Abb. 95. ‚Schiefes Maul' (Verschiebung des Unterkiefers nach links) infolge rechtsseitiger Kaumuskellähmung

Organkrankheiten

Kaumuskelkrämpfe (Trismus) kommen bei Starrkrampf (S. 820), den Tetanien (S. 1024 ff.), bei Herderkrankungen des Gehirns (Listeriose, S. 826; Meningoenzephalitis, S. 634; Enzephalomalazie, S. 640) sowie in Form hackender Kieferbewegungen bei der Bleivergiftung (S. 1134) vor. Dieser als selbständiges Leiden praktisch unbekannte Zustand darf nicht mit der Widersetzlichkeit gegen das Öffnen der Kiefer bei Entzündungen der Maulschleimhaut oder anderen schmerzhaften Leiden im Bereich der Maulhöhle verwechselt werden.

Bruch des Unterkiefers (Fractura mandibulae)

Wesen, Ursachen: Brüche des Unterkiefers sind meist an dessen zahnlosem Teil oder im Bereich der Backenzähne, manchmal aber an der Symphisis mandibulae oder der Pars incisiva, dagegen nur selten am Unterkieferast, seiner Gelenkwalze oder am Muskelfortsatz lokalisiert. Derartige, hin und wieder vorkommende Frakturen ereignen sich gewöhnlich beim Niederstürzen auf harten Boden, beim Anschlagen an feste Hindernisse (Transportunfälle), ausnahmsweise auch infolge unsachgemäßer Zwangsmaßnahmen; in Verbindung mit Zahnfach- oder Knochenerkrankungen (Aktinomykose oder Tumoren) kann der Unterkiefer gelegentlich sogar aus relativ geringfügigem Anlaß brechen.

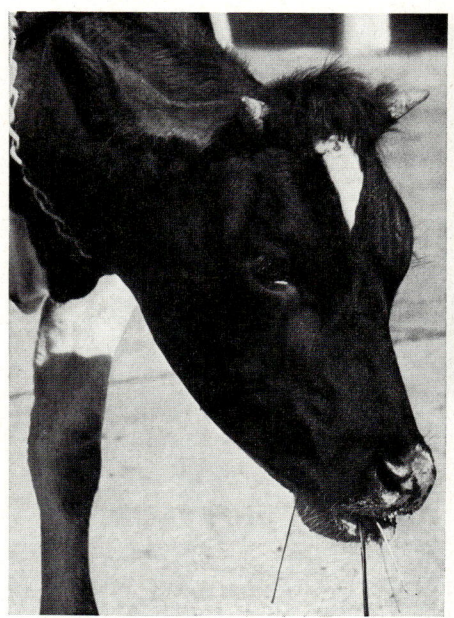
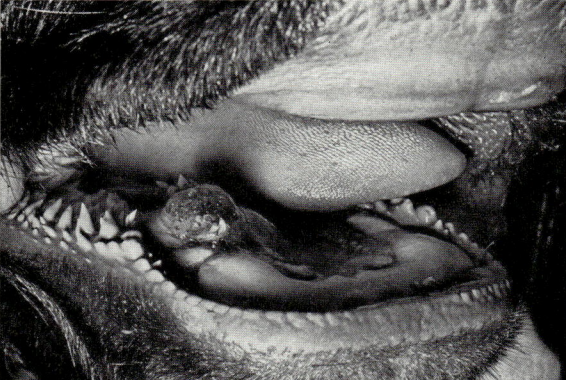

Abb. 96, 97. Links: Rind mit doppelseitiger, im Bereich des zahnlosen Randes gelegener Unterkieferfraktur; oben: die Bruchenden des rechten Unterkiefers haben die Maulschleimhaut durchstoßen

Erscheinungen: Als auffälligstes Zeichen tritt neben vermehrtem Speichelfluß plötzlich eine mittel- bis hochgradige Kaustörung ein; dabei sind manche Patienten zwar noch in der Lage, Grün- oder Rauhfutter in die Maulspalte zu ziehen, verharren dann aber, ohne mit dem Kaugeschäft zu beginnen; andere halten die Lippen unter ständigem Speicheln leicht geöffnet und strecken die Zunge hervor. Bei näherer Betrachtung sind in einem Teil der Fälle Umfangsvermehrungen am Unterkieferrand, im Backenbereich oder an einer anderen Stelle der Mandibeln erkennbar. Die örtliche Untersuchung ergibt Schmerzhaftigkeit beim passiven Seitwärtsbewegen des Unterkiefers sowie Schwellung und Schmerzhaftigkeit, manchmal auch eine perforierende Verletzung (hervorragende Knochensplitter) des Zahnfleisches oder der Schleimhaut des Maulhöhlenbodens; abnorme Beweglichkeit ist dagegen nicht immer, und deutliche Krepitation nur selten feststellbar. Das Herabhängen der gesamten Unterlippe deutet auf vollständige Fraktur beider Unterkieferkörper hin.

Erkennung, Unterscheidung: Wichtige diagnostische Hinweise ergeben sich aus dem Vorbericht, den Schmerzen und der Widersetzlichkeit bei der Maulhöhlenuntersuchung, etwaigen druckempfindlichen Verdickungen des Unterkiefers sowie dem Fehlen von Stomatitis (S. 174), Glossitis (S. 178), Sialoadenitis (S. 193), Zahnerkrankungen (S. 184), Schlundkopflähmung (Botulismus, S. 816) und Tetanussymptomen (S. 820). Der Verdacht einer Unterkieferfraktur wird dann durch die Feststellung abnormer Beweglichkeit oder von Krepitationsgeräuschen erhärtet und läßt sich auch durch das Röntgenbild bestätigen.

Verlauf, Beurteilung: Da Selbstheilungen nur ausnahmsweise vorkommen, magern unbehandelte Tiere meist bis zur allgemeinen Erschöpfung ab. Die Aussichten sind bei einseitigen gedeckten Brüchen im Bereich des

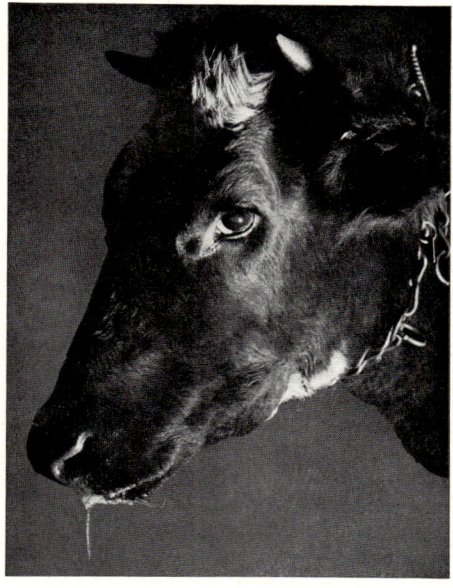

Abb. 98. Kuh mit Bruch des linken Unterkieferkörpers in Höhe der Backenzähne und sekundärer eitriger Alveolarperiostitis

zahnlosen Teils des Unterkiefers und der Symphyse vorsichtig, bei offener oder beiderseitiger Fraktur, Mitbeteiligung der Backenzahnfächer oder gelenknah verlaufender Bruchlinie dagegen ungünstig bis aussichtslos zu beurteilen. Stehen die Bruchstücke in Verbindung mit der Maulhöhle, so läßt sich ihre Infektion (Osteomyelitis, eitrige Alveolarperiostitis) kaum vermeiden.

Behandlung: Vor etwaigen Therapieversuchen ist die Frage der Wirtschaftlichkeit zu prüfen, da bei solchen Patienten immer mit erheblichem Gewichtsverlust gerechnet werden muß. Die chirurgischen Maßnahmen verfolgen das Ziel, frühzeitig eine stabile Osteosynthese herzustellen, die zur baldigen Wiederaufnahme des Kaugeschäftes bei kallusarmer Heilung führt. In Anpassung an Lage und Art des Bruches kamen hierfür bislang folgende Verfahren zur Anwendung: Bei Querbrüchen des Unterkieferkörpers die Druckplattenosteosynthese (FISCHER und EPPENBERGER, 1966); Umschlingung der Knochenenden mit rostfreiem Stahl- oder Aluminiumbronzedraht bei langen Schrägfrakturen des Corpus mandibulae und bei Symphysenbrüchen, bei letzteren auch kombiniert mit zusätzlicher Verschraubung; Marknagelung des Unterkieferhalses (AMMANN, 1952); brauchbar erscheint auch die perkutane Osteosynthese nach BECKER. Bei Fraktur des Muskel- oder Gelenkfortsatzes ist dagegen die Resektion des verlagerten Knochenteiles angezeigt. Bei Splitterbrüchen im Bereich des Alveolarfortsatzes, des Schneidezahnteiles und des Unterkieferrandes kann ebenfalls die Entfernung von Knochensplittern oder der im Frakturbereich sitzenden und mitbeschädigten Zähne erforderlich werden. In den ersten Tagen nach der Frakturbehandlung ist der Patient möglichst mit der Magensonde oder über eine Pansenfistel künstlich zu ernähren (T. I.); später gibt man Kleietränke sowie Weichfutter und geht nur ganz allmählich zu Rauhfutter (weiches Heu) über.

SCHRIFTTUM

AMMANN, K. (1952): Über die Fixation von Unterkieferfrakturen bei den großen Haustieren. Tierärztliche Umschau *7*, 355-357. — BECKENHAUER, W. M. (1956): Fractured mandibular symphysis in a cow. J. Amer. Vet. Med. Ass. *129*, 103-104. — FAIR, A. E. (1964): Fracture of the symphysis mandibulae in a Jersey bull. J. South African Vet. Med. Ass. *35*, 389. — FISCHER, R., & W. EPPENBERGER (1966):

Stabile Druckplattenosteosynthese bei Unterkieferfraktur des Rindes. Schweiz. Arch. Tierheilk. *108*, 198-203. — FREUDENBERG, F. (1957): Beitrag zur Kenntnis von den Kieferbrüchen der Großtiere. Dtsch. Tierärztl. Wschr. *64*, 525-529. — IRWIN, D. H. G. (1960): Bilateral mandibular fracture in a bovine. J. South African Vet. Med. Ass. *31*, 303-306. — LAWSON, D. D. (1963): Modern trends in animal health and husbandry. The management of fractures in domestic animals. Brit. Vet. J. *119*, 492-511. — NEUHOFF, G. (1940): Die Resektion des Unterkiefers beim Pferd und Rind. Wien. Tierärztl. Mschr. *27*, 273-281. — SIEGERT, H., & J. GRUNER (1958): Ein Beitrag zur perkutanen Osteosynthese am Unterkiefer bei Pferd und Hund. Berl. Münch. Tierärztl. Wschr. *71*, 206-211. — STEUER, H. (1953): Zur Chirurgie der doppelseitigen Fraktur der Unterkieferäste beim Kalb infolge Geburtshilfe mit der Kieferschlinge. M.-hefte Vet.-Med. *8*, 229-230. — STEVENSON, R. B. (1957): Fracture of the symphysis of the mandible in a cow. Vet. Record *69*, 397.

Kiefergelenkentzündung (Arthritis mandibularis)

Ursachen: Entzündungen des Kiefergelenks entstehen vorwiegend traumatisch (Stöße, Verletzungen, Halfterdruck) sowie im Anschluß an Brüche des Gelenk- oder Muskelfortsatzes, oder durch das Übergreifen benachbarter Krankheitsprozesse (Aktinomykose, Abszesse, Phlegmonen).

Erscheinungen, Verlauf: Der Patient steht mit gestrecktem Kopf, ist beim Öffnen des Maules widersetzlich und nimmt sein Futter, wenn überhaupt, nur zögernd auf; die Körpertemperatur kann im akuten Stadium erhöht sein. Örtliche Symptome, wie Schwellung, Schmerz, vermehrte Wärme und Fluktuation, sind im Bereich des betroffenen Kiefergelenkes nicht immer mit Sicherheit festzustellen; dagegen lassen frische, mit Synoviaaustritt verbundene Verletzungen oder eiternde Fisteln, in deren Tiefe das Gelenk sondierbar ist, das Leiden eindeutig erkennen. Als Folgeerscheinungen zeigen sich Milchrückgang, Abmagerung und Rauhwerden des Haarkleides.

Erkennung: Der Verdacht einer Arthritis mandibularis besteht, wenn sich eine Unterkieferfraktur trotz Vorliegens von Kaustörungen und Schmerzhaftigkeit bei der passiven Bewegung des Kiefers weitgehend (notfalls röntgenologisch) ausschließen läßt und Erscheinungen von Maulhöhlen- oder Muskelerkrankungen fehlen. Genaueren Aufschluß ergeben die örtlichen Veränderungen und das Punktat des am kaudoventralen Rand des Jochbogens zugänglichen Gelenks (S. 540).

Beurteilung: Die Prognose der eitrigen und chronisch-aseptischen Kiefergelenkentzündungen ist ungünstig; akute aseptische Arthritiden können dagegen vollständig ausheilen.

Die *Behandlung* erfolgt nach den üblichen Grundsätzen der Gelenktherapie (S. 541). Erfahrungen mit der intra- oder periartikulären Applikation von keimhemmenden Mitteln oder von Glukokortikoiden liegen für das Kiefergelenk allerdings bislang noch nicht vor. Ob bei eitriger, eventuell mit Fistelbildung verbundener Arthritis mandibularis die

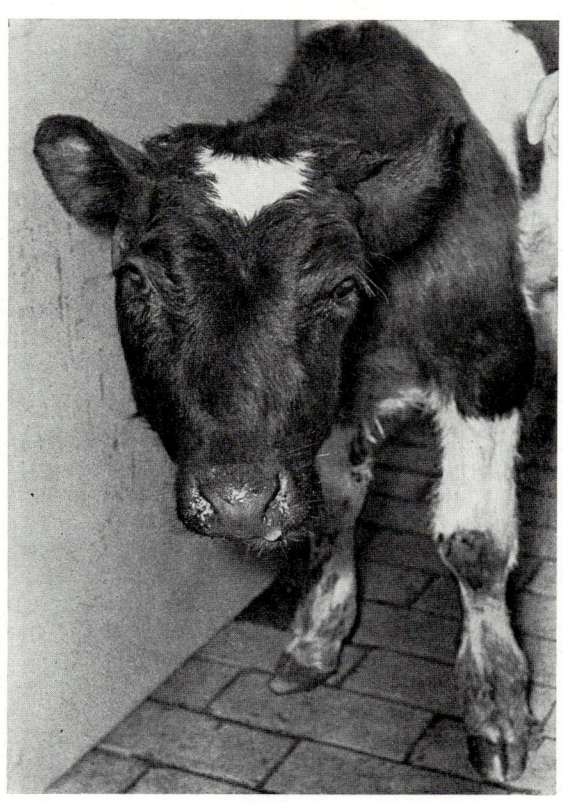

Abb. 99. Jungrind mit hochgradiger Entzündung des rechten Kiefergelenks

Gelenkresektion angezeigt ist, hängt beim Rind wesentlich von der Frage der Wirtschaftlichkeit ab, da die Futteraufnahme danach zunächst noch stärker eingeschränkt wird als vorher und der Dauererfolg fraglich ist. Bezüglich der Behandlung von Frakturen des Gelenkfortsatzes wird auf Seite 191 verwiesen.

SCHRIFTTUM

Hess, E. (1896): Beitrag zur Symptomatologie der Entzündung des Hinterkiefergelenks beim Rinde. Schweiz. Arch. Tierheilk. *38*, 220-222.

Krankheiten der Kopfspeicheldrüsen
Entzündung der Ohrspeicheldrüse (Parotitis)

Wesen, Ursachen, Vorkommen: An der Ohrspeicheldrüse sind primäre und sekundäre, spezifische und unspezifische, diffus-parenchymatöse und eitrig-abszedierende, sowie akute und chronische Entzündungen zu unterscheiden. Primäre unspezifische Parotitiden entstehen gewöhnlich durch das Einwandern von Eitererregern über den Speichelgang; sie werden oft durch hier eindringende Grannen oder andere kleine Fremdkörper ausgelöst. Spezifische Infektionen (Aktinobazillose, Tuberkulose, virale Infekte) kommen auch auf dem Lymph- oder Blutweg zustande. Das Leiden ist zwar im allgemeinen selten; seine selbständig-spezifische, vermutlich dem ‚Mumps' des Menschen entsprechende Form (Virusinfektion) kann jedoch ausnahmsweise seuchenhaft gehäuft auftreten. Sekundäre Erkrankungen der Parotis werden durch das Übergreifen benachbarter Entzündungsprozesse (Abszesse, Phlegmonen, Aktinomykose oder Aktinobazillose) auf das Drüsengewebe bedingt.

Erscheinungen, Verlauf: Die *akute* Parotitis äußert sich in einer meist einseitigen, seltener auch beidseitigen, umschriebenen oder diffusen, vermehrt warmen und schmerzhaften Schwellung im Bereich der Ohrspeicheldrüse, in Umfangsvermehrung der zugehörigen Lymphknoten, mehr oder weniger gestreckter Kopfhaltung, vermindertem Appetit sowie in Speicheln und Fieber (vor allem bei Virusinfektionen), bei Mitbeteiligung der Nachbargewebe auch in Schluck- und Atembeschwerden (Einengung des Rachenraumes). Eitrige Einschmelzungen (Fluktuation) oder zur Speichelfistelbildung führende Durchbrüche werden im Gefolge der akuten Ohrspeicheldrüsenentzündung beim Rind, ebenso wie hieraus resultierende Lähmungen des N. facialis oder andere Komplikationen, nur selten gesehen; ihr Verlauf ist vorwiegend gutartig.

Bei *chronischer* Parotitis findet man eine derbe und oft uneben-höckrige, mehr oder weniger schmerzhafte Umfangsvermehrung, die sich durch multiple Abszeßdurchbrüche oft als Drüsenaktinobazillose zu erkennen gibt; weit seltener wird sie durch Speichelsteine oder andere Ursachen hervorgerufen.

Die *Erkennung* des Leidens bereitet aufgrund der örtlichen Veränderungen meist keine Schwierigkeiten; bei schlecht

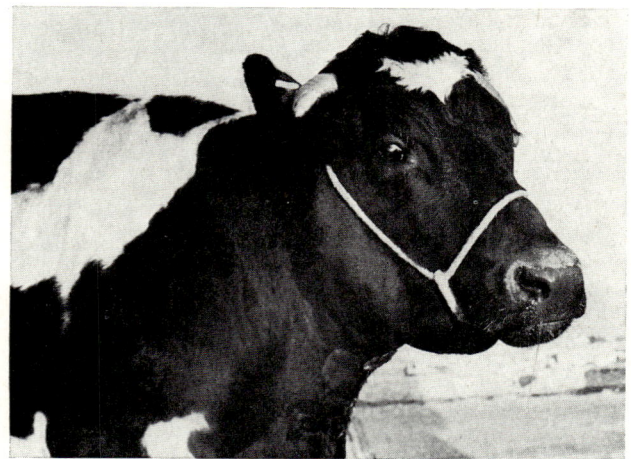

Abb. 100. Entzündliche Anschwellung der rechten Ohrspeicheldrüse (Parotitis)

abgesetzter diffuser Schwellung sollte jedoch phlegmonöse Stomatitiden (S. 174), Entzündungen oder Verletzungen des Rachens (S. 196, 197) sowie Erkrankungen der retropharyngealen Lymphknoten (S. 199) durch gründliche äußere und innere Untersuchung ausgeschlossen werden. In Kliniken kann zur Klärung der Diagnose die Sialographie (mit Jodipin 10 %ig) herangezogen werden (LAJTNER, 1962).

Behandlung: In jedem Falle empfiehlt sich die wiederholte parenterale Verabreichung von Sulfonamiden oder Antibiotika (T. I.); sofern das enzootische Auftreten nicht eindeutig für eine Virusinfektion spricht, wird zweckmäßigerweise auch die Jod-Therapie wie bei Aktinobazillose (S. 704) durchgeführt. Außerdem sind als unspezifischer Reiz Eiweißpräparate indiziert (T. I.). Zur Unterstützung werden äußerlich hyperämisierende und resorptionsfördernde Umschläge, Einreibungen oder Salbenanstriche angewandt (T. I.). Etwaige Abszesse werden gespalten, mit milden Desinfizientien gespült und bei Bedarf tamponiert (Jodoformgazedrain); Teilexstirpationen chronisch veränderter Drüsenteile sind möglich (cave Blutung!); bezüglich der aktinobazillären Parotitis wird auf Seite 704 verwiesen.

Entzündung der Unterkieferspeicheldrüse (Sialoadenitis mandibularis)

Ursache: Das Leiden wird gewöhnlich durch sialogene, über den Ausführungsgang der Drüse aufsteigende Infektionen mit Eitererregern, seltener auch durch das Übergreifen benachbarter Entzündungsprozesse (Stomatitis, Glossitis) oder aktinobazillärer Herde ausgelöst.

Erscheinungen: In Höhe der Kieferwinkel ist in der Tiefe des Kehlganges (einseitig oder symmetrisch) neben dem meist ebenfalls geschwollenen Mandibularlymphknoten eine längliche schmerzhafte Umfangsvermehrung festzustellen; außerdem zeigen die Patienten verminderten Appetit, Kaubeschwerden, Speicheln, Foetor ex ore, mitunter sogar eine abnorme Haltung des Kopfes. Oftmals läßt sich bei nach apikal fortschreitendem Entlangstreichen über den Maulhöhlenboden mit dem drückenden Finger aus der neben dem Zungenbändchen gelegenen Caruncula sublingualis ein kleiner Eiterpropf herausmassieren. Dagegen dürften die zuweilen zu beobachtende längliche glasig-ödematöse Schwellung seitlich des Zungenkörpers (Ranula inflammatoria) sowie die manchmal am oralen Ende der Umfangsvermehrung auftretende Abszeßbildung eher auf Mitbeteiligung der Unterzungendrüsen beruhen. Der *Verlauf* der Sialoadenitis mandibularis ist meist gutartig.

Erkennung: Verwechslungen mit Erkrankungen der Mandibularlymphknoten (Leukose, S. 54; Tuberkulose, S. 856; Aktinobazillose, S. 700) sind durch eingehende palpatorische Untersuchung möglichst auszuschließen.

Die *Behandlung* entspricht der Therapie der Parotitis. Abszeßbildungen werden von der Maulhöhle aus (am gesenkten Kopf mit dem Fingermesser) oder von außen her gespalten und wie üblich versorgt. Bei Aktinobazillose der Glandula mandibularis wurden vereinzelt Erfolge mit lokalen Streptopenizillin-Injektionen sowie durch totale Exstirpation der Drüse (Blutung!) erzielt.

Entzündung der Unterzungenspeicheldrüse (Sialoadenitis sublingualis)

Wesen: Von den beiden unter der Zunge gelegenen Speicheldrüsen erkrankt bevorzugt die Glandula sublingualis major (= monostomatica), deren Ausführungsgang zusammen mit dem der Gl. mandibularis an der Caruncula sublingualis im apikalen Bereich des Maulhöhlenbodens mündet, so daß diese beiden Drüsen nicht selten sogar zugleich betroffen werden. Dagegen sind Entzündungen der in zahlreiche Läppchen mit getrennten Ausführungsgängen unterteilten Gl. sublingualis minor (= polystomatica) seltener.

Die *Erscheinungen* bestehen in einer meist einseitigen umschrieben-strangförmigen, teils mehr oral, teils mehr aboral gelegenen glasig-ödematösen Umfangsvermehrung im Bereich des seitlichen Maulhöhlenbodens (Ranula inflammatoria), Speicheln, üblem Mundgeruch, Kehlgangsödem und Appetitstörung. Im fortgeschrittenen Stadium bilden sich hier dann mitunter bis zu hühnereigroße fluktuierende Einschmelzungsherde, die sich zum Teil von selbst zur Maulhöhle hin öffnen, andernfalls aber gespalten und

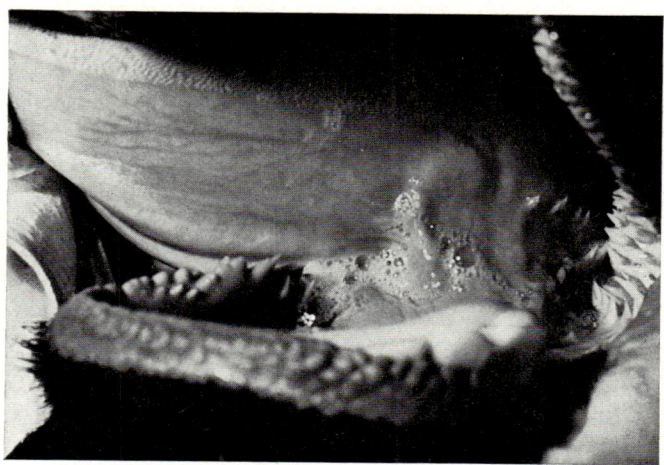

Abb. 101. Ranula inflammatoria (knotige Verdickung neben und hinter dem Zungenbändchen) bei Sialoadenitis sublingualis monostomatica

gespült werden müssen. Zu Beginn des Leidens hat die Infiltration mit 3 %iger Jodoxylanlösung vereinzelt zur Heilung geführt. Im übrigen gelten für die *Behandlung* die gleichen Regeln wie für die Parotitis (S. 194).

Verletzungen der Kopfspeicheldrüsen

Bei Traumen im Bereich des Kopfes kann gelegentlich auch der Körper oder der Ausführungsgang einer Speicheldrüse mitbetroffen werden. Solche Verletzungen ereignen sich zum Teil durch äußere Gewalteinwirkung (Stoß, Schlag, Sturz, Riß), teils aber beim Durchbrechen oder bei der Spaltung benachbarter Abszesse; sie haben dann nicht selten eine permanente Speichelfistel, manchmal sogar eine infizierte Sialoadenitis zur Folge.

Wenn die Wunde nicht spontan verheilt, kann nach dem Abklingen der akuten entzündlichen Reaktion versucht werden, den Verschluß des Defekts durch Brennen, Ätzen oder, nach Auffrischen der Wundränder, durch Vernähen herbeizuführen. Bei frischer Durchtrennung des Ductus parotidicus hat auch die Primärnaht des perikanalären Gewebes oder des Speichelganges selbst (mittels besonderer Nahtmaschine) Erfolg gebracht. Als letzte Möglichkeit bleibt sonst die Verödung der betroffenen Drüse durch Instillation reizender Mittel (20 bis 30 ml LUGOL'sche Lösung, 1 : 3 verdünnte Jodtinktur, Alkohol oder 15 %ige Kupfersulfatlösung) oder durch Druckwirkung (Injektion von auf 40° C erhitztem Paraffin oder von Vaseline) in den anschließend zu unterbindenden Ausführungsgang.

SCHRIFTTUM

BERGE, E. (1929): Vergleichende Betrachtung der Speicheldrüsenerkrankungen bei Pferd, Rind und Hund. Berl. Tierärztl. Wschr. *45*, 37-42. — GORKOV, M. P. (1964): Das Anlegen einer Tantalnaht am Ausführungsgang der Ohrspeicheldrüse mit der Gefäßnahtmaschine (russisch). Veterinarija *41*:1, 80-81. — LAJTNER, S. (1962): Sialographie beim Rind (serbokroatisch). Vet. Arhiv 32, 92-96. — LORENZ, W. (1933): Drei Fälle von Ranula inflammatoria beim Rind. Tierärztl. Rundschau *39*, 280. — MOINE, G. (1933): Inflammation aigue de la glande sublinguale chez les bovidés. Rec. Méd. Vét. *109*, 286-287. — NEWEY, R. M. (1965): Parotid fistula in a cow. Vet. Record 77, 909. — RENG, G. (1965): Bezoare und ähnliche Bildungen. Vet.-Med. Nachr. *1965*, 171-192.

Speichelfluß (Ptyalismus, Salivatio)

Unter Ptyalismus wird nicht nur die (äußerlich oft nicht sichtbare) erhöhte Sekretion, sondern vor allem das vermehrte Abfließen von Speichel aus der Maulhöhle verstanden. Die Sialorrhoe tritt in der Regel nicht selbständig, sondern meist als Begleiterscheinung verschiedener Krankheiten auf. An örtlichen Ursachen kommen in Frage: Maulhöhlen-, Zungen-, Rachen- oder Speicheldrüsenentzündungen, Zahnerkrankungen, eingekeilte Fremdkörper, Schlundkopflähmungen sowie Schlundverstopfungen (Unvermögen den Speichel abzuschlucken). Unter den mit vermehrtem Speichelfluß (infolge Nervenreizung oder Schluckstörung) einhergehenden Allgemeinkrankheiten sind vor allem Tollwut, AUJESZKY'sche Krankheit, Botulismus, verschiedene Vergiftungen (Quecksilber, Blei, Arsen, Phosphorsäureester, Mykotoxikosen) sowie die mit Stomatitis verbundenen Allgemeininfektionen (Maul- und Klauenseuche, bösartiges Katarrhalfieber, Mucosal disease-Virusdiarrhoe) zu nennen. Ferner soll auch die Aufnahme bestimmter Futtermittel (bitterstoffhaltige Pflanzen, verunreinigte saure Silage und ähnliches mehr) zur Steigerung des Speichelflusses führen. Künstlich läßt sich die Salivation durch Injektion von Karbamincholin, Pilokarpin, Azetylcholin und anderen parasympathikuserregenden Mitteln auslösen.

Die *Therapie* besteht im Abstellen der auslösenden Ursache beziehungsweise in der Behandlung des zu Salivation führenden Grundleidens; zur vorübergehenden (symptomatischen) Sekretionshemmung kann Atropinsulfat (30 bis 80 mg subkutan) injiziert werden.

SCHRIFTTUM

KAUFMANN, W., & A. ORTH (1966): Untersuchungen über Einflüsse des Futters und der Pansenfermentation auf die Speichelsekretion. Zschr. Tierphysiol., Tierernähr. Futtermittelk. *21*, 83-130. — MEYER, R. M., E. E. BARTLEY, J. L. MORRILL & W. E. STEWART (1964): Salivation in cattle. 1. Feed and animal factors affecting salivation and its relation to bloat. J. Dairy Sci. *47*, 1339-1345. — SOMMERS, M. (1957): Saliva secretion and its function in ruminants. Austral. Vet. J. *33*, 297-301.

Krankheiten des Schlundkopfes

Rachenentzündung (Pharyngitis)

Wesen, Vorkommen, Ursachen: Nach den örtlichen Veränderungen sind katarrhalische, erosive, diphtheroide, ulzeröse, ödematös-phlegmonöse und phlegmonös-emphysematöse Entzündungen des Rachens zu unterscheiden. Als selbständige Krankheit kommt die Pharyngitis nicht so selten nach mechanischen Insulten durch Fremdkörper, zu harte Nasen-Schlundsonden, Pilleneingeber (mit harten Kanten), Schlundrohre und andere Instrumente, ferner auch infolge der Einwirkung thermischer und chemischer Reize zustande (heiße Schlempe, zerkaute Pillen mit ätzenden Medikamenten, Rauch, mit Düngemitteln verunreinigtes oder pilzbefallenes Futter, Formalindämpfe, Chlorgas und ähnliches mehr). Des weiteren können gewisse bakterielle Infektionen (Kälberdiphtheroid, S. 738; Tuberkulose, S. 856; Aktinobazillose, S. 700) oder der Befall mit bestimmten Parasiten (Kriebelmücken, S. 1297; Nasenbremsen) zu einer Entzündung der Rachenschleimhaut führen. Außerdem ist die Pharyngitis eine Begleiterscheinung des bösartigen Katarrhalfiebers (S. 843), der Mucosal disease (S. 742) und einer Reihe anderer Allgemeininfektionen, zuweilen aber auch die Folge von aus der Nachbarschaft her übergreifenden entzündlichen Prozessen.

Erscheinungen: Betroffene Tiere zeigen im *akuten* Stadium Verminderung oder völliges Sistieren der Futter- und zum Teil auch der Tränkeaufnahme, gestreckte Haltung von Kopf und Hals, eine ödematöse, phlegmonöse oder auch puffige, auf Druck schmerzhafte Umfangsvermehrung zwischen sowie hinter den Unterkieferwinkeln und -ästen, Schwellung der Kopflymphknoten, Speicheln, Schluckbeschwerden, seltener auch Leerkauen, Husten und Stenosengeräusche sowie wechselnd Fieber und mehr oder weniger stark gestörtes Allgemeinbefinden. Durch die manuelle Pharynxexploration sind dabei je nach Art der Entzündung leicht blutende Erosionen, Auflagerungen, Schleimhautschwellung, tiefgehende Defekte, erhöhte Empfindlichkeit und gegebenenfalls der auslösende Fremdkörper festzustellen; mit einem oral eingeführten Röhrenspekulum, Spezialmaulgatter oder mit dem Laryngoskop lassen sich die Schleimhautveränderungen auch besichtigen. Bei *chronischer* Pharyngitis treten vornehmlich Schluck- und Atembeschwerden in Erscheinung, während die örtliche Umfangsvermehrung meist nur geringfügig ist.

Die *Beurteilung* richtet sich nach Ursache und Grad der Rachenentzündung; sie ist bei den einfachen katarrhalischen und erosiven Pharyngitiden günstig, sonst aber vorsichtig bis ungünstig. Als Komplikation können sich Glottisödem, Schluckpneumonie, Erstickung oder Sepsis, ausnahmsweise auch Verblutung einstellen.

Erkennung und Unterscheidung: Die Diagnose bereitet meist keine Schwierigkeiten, wenn die äußere und innere Betastung sowie die Besichtigung des Rachens nicht unterlassen werden. Differentialdiagnostisch kommt vor allem die Parotitis (S. 193) in Betracht, bei der die vorgeschilderten inneren Veränderungen jedoch gewöhnlich fehlen. Ebenso läßt sich die Schlundkopflähmung (S. 198) durch eine gründliche lokale Untersuchung ausschließen. Für eine symptomatische Pharyngitis sprechen gleichzeitig vorliegende Entzündungen an anderen Schleimhäuten, der Verlauf sowie die sonstigen Befunde der Allgemeinuntersuchung.

Behandlung: Neben der Umstellung auf Weichfutter (Kleietrank, weiche Silage, geschnitzelte Rüben, Grummetheu) oder künstlicher Ernährung mit Hilfe der Nasen-Schlundsonde (T. I.) kommen bei leichten Rachenentzündungen örtlich hyperämisierende Umschläge oder Salbenanstriche (Ichthyol 30%ig) sowie Injektionen von unspezifischen Reizmitteln (T. I.) in Betracht. Außerdem ist bei etwaiger Infektion sowie in allen Fällen von tiefgehenden entzündlichen Läsionen eine Allgemeinbehandlung mit Antibiotika oder/und Sulfonamiden einzuleiten. Wegen der meist rasch einsetzenden Austrocknung und Abmagerung des Patienten sollte aber mit seiner Verwertung nicht gezögert werden, wenn sich Allgemeinbefinden und Futteraufnahme nicht bald sichtlich bessern.

Verletzungen des Schlundkopfes (Vulnera aut Perforatio pharyngis)

Wesen, Ursachen: Die mehr oder weniger tiefreichende Durchbohrung der Rachenwand ist beim Rind ein verhältnismäßig häufiges Vorkommnis. Derartige Verletzungen können durch das Einführen einer zu wenig flexiblen Nasenschlundsonde, falsche Handhabung des Pilleneingebers oder Schlundrohres sowie durch schadhafte Instrumente, nicht selten aber auch von Laienhand ausgelöst werden (etwa beim Versuch, eine Schlundverstopfung mit Hilfe eines Peitschen- oder Gabelstieles, eines Stockes oder ähnlicher starrer Geräte zu beheben); ausnahmsweise beruht ein solches Trauma dagegen auf einem stechenden oder einschneidenden Fremdkörper (Drahtende, Blechstück, Glasscherbe, zertrümmerte scharfkantige Gelatinekapsel).

Erscheinungen: Als auffallendes und kennzeichnendes Symptom macht sich meist schon bald nach der Perforation des Schlundkopfes eine phlegmonös-emphysematöse Umfangsvermehrung seitlich und ventral in der Rachengegend bemerkbar, die auf Lufteintritt in das lockere peripharyngeale Gewebe und/oder der Infektion mit gasbildenden Keimen (S. 695 ff.) beruht. Die Anschwellung fühlt sich puffig-knisternd an und ergibt bei der Perkussion hohlen Schall; sie geht anschließend in eine halsabwärts, auf die Brustapertur hin fortschreitende, subkutan und intramuskulär gelegene Gasphlegmone über und ist in schwerwiegenden Fällen nicht nur mit Schlingstörungen, sondern auch mit Atembehinderungen verbunden. Bei der manuellen Exploration ist die meist am Pharynxdach gelegene Wunde mit dem vorsichtig suchenden Finger zu finden.

Verlauf: Kleine Perforationsdefekte des Rachens können zwar unter günstigen Voraussetzungen manchmal von selbst abheilen; vielfach entwickelt sich in der Folge aber eine mit erheblicher Beeinträchtigung des Allgemeinbefindens einhergehende Verjauchung der befallenen Gewebe (Fluktuation), die zur Abszedierung neigt, wenn das betroffene Tier nicht schon zuvor wegen Lebensgefahr oder Unwirtschaftlichkeit geschlachtet wird.

Behandlung: In frischen Fällen von nicht allzu umfangreicher Pharynxverletzung (nur fingerstarke Wunde) versucht man, den Eintritt einer Infektion durch Diätfütterung (siehe Pharyngitis, S. 197) sowie mehrtägige hochdosierte kombinierte Gaben von Breitspektrumantibiotika und Sulfonamiden so lange zu verhindern, bis sich die Öffnung geschlossen hat. Bei bereits vorliegender ausgebreiteter Gasphlegmone (S. 695 ff.) kommt dagegen im allgemeinen nur die umgehende Verwertung infrage.

Schlundkopflähmung (Paralysis pharyngis)

Wesen, Ursachen: Lähmungen der am Schluckakt beteiligten Pharynxmuskeln und -nerven (insbesondere des Nervus glossopharyngicus) kommen beim Rind mitunter als Begleiterscheinung einiger Allgemeinkrankheiten, aber nur selten als selbständiges Leiden vor; dabei ist die Lähmung von Fall zu Fall zentral oder peripher bedingt und entweder vollständig (Paralyse) oder partiell (Parese).

Die *selbständige* Schlundkopflähmung kann durch periphere Unterbrechung des Nervus glossopharyngicus (Tumoren, Abszesse, Frakturen) und gelegentlich möglicherweise durch bestimmte Futtermittel (Fäulnis- oder Pilztoxine, Wicken, gewisse Bohnenarten, weiße Rüben) oder Mangelzustände verursacht werden. Bei den letztgenannten Formen handelt es sich allerdings zum Teil eher um *symptomatische* Paresen und Paralysen, wie sie vor allem im Verlauf spezifischer und unspezifischer Hirnerkrankungen auftreten (Botulismus, S. 816; Tollwut, S. 792; AUJESZKY'sche Krankheit, S. 804; sporadische und enzootische Gehirn- und Hirnhautentzündungen, S. 634, 814; Herdsymptom bei intrazerebralen oder meningealen Tumoren, Abszessen, Parasitosen oder Schädeltraumen) und auch bei Vergiftungen (Bleivergiftung, S. 1134; Mykotoxikosen, S. 1239 ff.) sowie vorübergehend bei Stoffwechselstörungen vorkommen (hypokalzämische Gebärlähmung, S. 1009); nervöse Form der Azetonurie, S. 1051).

Erscheinungen und Verlauf: Die *idiopathische* Schlundkopflähmung entwickelt sich mitunter allmählich, so daß zunächst nur das Rauhfutter, später aber auch Kurzfutter und Flüssigkeiten (Schlempe, Wasser, Speichel) nicht mehr abgeschluckt werden können (Parese → Paralyse). Dabei ist der Kauakt ebenfalls mehr oder weniger stark gestört, da die Zunge fast regelmäßig in Mitleidenschaft gezogen wird und zuweilen auch die Kaumuskeln gelähmt sind. Deshalb fallen aufgenommene Nahrung und/oder Wiederkaubissen aus dem Maul heraus; erfaßte Heubüschel werden nur träge bewegt und ragen aus der Lippenspalte hervor; mühsam aufgesaugtes Wasser fließt entweder sofort zurück oder ergießt sich bald danach wieder aus Maul und Nase (Regurgitation). Ausnahmsweise sind auch Würgen oder schnarchende Atmung festzustellen. Bis zum Eintritt der Exsikkose besteht zudem auffälliger Speichelfluß. Das Allgemeinbefinden des Patienten ist bei selbständiger Pharynxparalyse anfangs nur wenig beeinträchtigt; nach wenigen Tagen machen sich aber neben zunehmender Austrocknung auch Milchrückgang, Pansenleere und Abmagerung, schließlich Schwanken und andere Anzeichen der allgemeinen Erschöpfung bemerkbar.

Bei den *unselbständigen* Schlundkopflähmungen wird das Krankheitsbild gelegentlich von den Symptomen des Grundleidens soweit beherrscht, daß die Erscheinungen der Pharynxparalyse dahinter zurücktreten.

Erkennung und Unterscheidung: Für die Stellung der Diagnose genügen im allgemeinen die bei der Futter- und Tränkeaufnahme äußerlich festzustellenden Funktionsstörungen; die bei etwaigem Tollwutverdacht (S. 792) gefährliche manuelle Exploration des Pharynx (Überprüfung des Schluckreflexes) ist deshalb nicht immer erforderlich. In Zweifelsfällen empfiehlt es sich, hierfür widerstandsfähige Gummihandschuhe zu benützen, weil es dabei meist weniger auf das Ertasten struktureller Veränderungen als auf die Kontrolle der Kontraktionsfähigkeit des Rachens ankommt. Differentialdiagnostisch sind Stomatitiden (S. 174), Pharyngitiden (S. 196), Entzündungen und Lähmungen der Zunge (S. 178, 181), Unterkieferfrakturen (S. 190), Zahnerkrankungen (S. 184) sowie Schlundverstopfungen (S. 202) zu berücksichtigen.

Beurteilung: Die Heilungsaussichten des Leidens sind in der Regel sehr gering; gewisse Chancen bestehen bei unvollständiger *idiopathischer* Schlundkopflähmung, wenn es gelingt, die auslösende Ursache frühzeitig zu beseitigen und den Patienten bis zum Eintritt der Heilung künstlich zu ernähren. Bei *symptomatischer* Pharynxparalyse wird der Ausgang vor allem durch das jeweilige Grundleiden bestimmt. Als Komplikation kann sich leicht eine Aspirationspneumonie (S. 165) einstellen.

Behandlung: Verdächtig erscheinende Futtermittel sind umgehend abzusetzen, ertorderlichenfalls auch durch Ausräumen des Pansens oder Verabreichung von Abführmitteln und Adsorbentien (T. I.) aus dem Magendarmkanal zu entfernen. Örtlich erkennbare Ursachen werden, falls möglich, operativ angegangen (Abszeßspaltung, Tumorexstirpation). Zur Anregung der Nerventätigkeit werden versuchsweise kleine Dosen von Kalziumboroglukonat intravenös infundiert und/oder die Vitamine des B-Komplexes parenteral gegeben (S. 1107). Außerdem ist für künstliche Ernährung zu sorgen (T. I.). Bei symptomatischer Pharynxlähmung sind des weiteren die bei den einzelnen Grundleiden indizierten therapeutischen Maßnahmen zu berücksichtigen.

Entzündungen, infektiöse Granulome und Geschwülste der Kopflymphknoten sowie Neubildungen im Rachenbereich
(Lymphadenitis, Granulomae et Tumores intra- et peripharyngeales)

Wesen: Im Rahmen dieses Abschnittes sollen entzündlich-infizierte oder tumoröse Erkrankungen einzelner oder mehrerer Kopflymphknoten (Lnn. retropharyngeales, mandibulares, parotidici oder pterygoidei) sowie die aus gleicher Ursache entstandenen intra- beziehungsweise peripharyngealen Umfangsvermehrungen besprochen werden, welche zu mehr oder weniger starker Behinderung der Atmung und/oder der Futteraufnahme sowie des Kauens oder Abschluckens der Nahrung führen können.

Vorkommen: Solche Veränderungen werden vor allem bei jüngeren Rindern im Alter von 3 Monaten bis zu 3 Jahren beobachtet.

Ursachen, Krankheitsgeschehen: Die meist im Gefolge leichterer Verletzungen in die Weichteile der Maulhöhle oder des Rachens eingedrungenen beziehungsweise aus dem lymphatischen Rachenring zugeführten ubiquitären oder spezifischen Keime bedingen entzündliche Schwellungen, mitunter auch eitrige Einschmelzungen einzelner oder mehrerer Kopflymphknoten oder des peripharyngealen Gewebes, wodurch von Fall zu Fall entweder rein mechanisch oder durch Übergreifen der Entzündung auf die Nachbarschaft Atem- und/oder Schlingbeschwerden ausgelöst werden können. In gleicher Weise wirken sich umfangreichere tumoröse Neubildungen aus. Als Ursachen kommen unspezifische Eitererreger (Strepto- und Staphylokokken, C. pyogenes), spezifische Infekte (Aktinobazillose, Tuberkulose) und echte Geschwülste (meist Leukose, seltener Fibrome, Sarkome und Karzinome), ausnahmsweise auch Zungen-

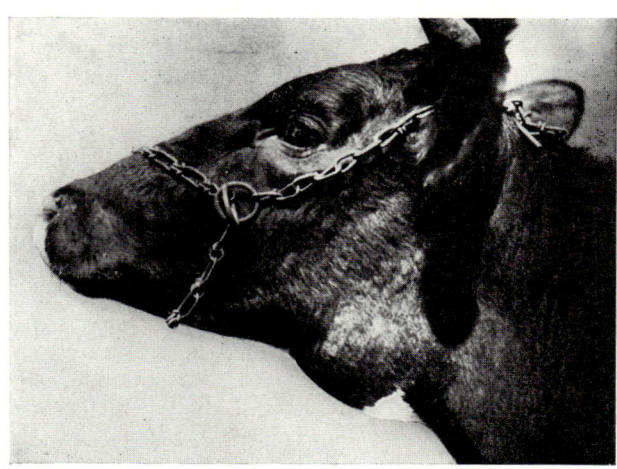

Abb. 102. In Abszedierung begriffene Lymphadenitis mandibularis purulenta

grund- und Dermoidzysten (Hemmungsmißbildung, embryonale Keimversprengung) in Frage.

Erscheinungen: Zunächst fallen oft nur Schnarchgeräusche bei der Atmung, Husten während der Futteraufnahme, Dyspnoe, in schwereren Fällen auch Maulatmen, später zudem Appetit-, Gewichts- und Leistungsrückgang, mitunter jedoch Schluckbeschwerden auf, die allmählich oder rasch an Intensität zunehmen (Würgen, Regurgitieren). In anderen Fällen sind örtlich von Anfang an mehr oder weniger scharf umschriebene derbe bis teigige Umfangsvermehrungen an den betroffenen Kopflymphknoten oder im übrigen Rachenbereich festzustellen; bei entzündlicher Genese, nicht aber bei den echten Geschwülsten, sind diese Anschwellungen auch vermehrt warm und schmerzhaft; in fortgeschritteneren Stadien können sie eitrige Abszeßdurchbrüche oder Fistelbildungen zeigen.

Verlauf und Beurteilung hängen weitgehend von der Ursache und vom Grad der Veränderungen ab; so gelten Tuberkulose und Leukose als aussichtslos, Aktinobazillose als fraglich, Abszesse dagegen meist als günstig. Allerdings können sich aber auch bei den erfahrungsgemäß als gutartig anzusehenden Veränderungen mitunter schwerwiegende Komplikationen, wie Glottisödem, Erstickungsanfälle, Lungenemphysem oder Aspirationspneumonie einstellen.

Erkennung und Unterscheidung: Beim Vorliegen respiratorischer Stenosengeräusche ist zunächst der Sitz der Behinderung zu ermitteln; dies geschieht durch vergleichendes Überprüfen (mit beiden Handrücken) des aus den Nasenlöchern austretenden exspiratorischen Luftstromes sowie durch abwechselnde Kompression des Rachens, des Kehlkopfes und der Luftröhre von außen mit den gestreckten Fingern beider Hände; dabei wird darauf geachtet, auf welcher Seite der Luftstrom schwächer ist, beziehungsweise an welcher Stelle die Geräusche zunehmen; gleichzeitig werden die Kopflymphknoten und der gesamte Pharynxbereich gründlich abgetastet. Durch anschließende manuelle Exploration der Rachenhöhle (allgemeine Sedation, Maulring oder -gatter) und deren Besichtigung (Röhrenspekulum, Taschenlampe) lassen sich Lokalisation, Größe, Form (breit aufsitzend oder gestielt), Konsistenz und Oberflächenbeschaffenheit der Umfangsvermehrung feststellen. Erforderlichenfalls kann hierbei auch eine Gewebsprobe (mittels Kornzange, Fingermesser oder Fingerkürette) oder ein Punktat gewonnen werden, um im Verein mit den nachfolgend genannten Befunden eine ätiologische Klärung herbeizuführen.

So sind *Abszesse* meist auf einen Kopflymphknoten beschränkt und durch Kapselbildung, pralle Fluktuation sowie ein übelriechendes, schleimig-eitriges Punktat gekennzeichnet, in welchem Eitererreger nachweisbar sind; außerdem neigen sie zum allmählichen Durchbrechen nach außen oder innen und zeigen dann (oder nach Spaltung) eine glatte, nur wenig oder überhaupt nicht gekammerte Wandauskleidung. *Tuberkulome* treten nicht selten an mehreren Kopflymphknoten zugleich auf, aber ohne deren Nachbarschaft mitzubefallen; ihr Punktat oder die sich nach Eröffnung aus dem höckerigen Hohlraum entleerende mehr oder weniger käsig erscheinende Masse enthält Tuberkelbakterien (Tendenz zu Spontandurchbrüchen besteht nur bei zusätzlicher Eiterinfektion); bei solchen Patienten fällt die Tuberkulinprobe in der Regel positiv aus (S. 866); sie bedingt außerdem meist eine vorübergehende Zunahme der Anschwellung (Fokalreaktion) und damit eine Verstärkung der Atem- oder Schlingbeschwerden. Von *aktinobazillären Veränderungen* werden fast immer auch die benachbarten Gewebe (Haut, Unterhaut, Muskeln, Schleimhaut; bei Aktinomykose auch die Knochen) mitergriffen; die Umfangsvermehrungen neigen außerdem zu multipler eiternder Fistelbildung sowie zu oberflächlich granulierenden Vorwölbungen, welche im Rachenbereich vielfach pilzartig gestielt sind; ihr graugelber Eiter enthält kennzeichnende feine derbe Körnchen; das Exstirpat gibt sich bei der histologischen Untersuchung als spezifisches Granulom zu erkennen (S. 700). Bei den ziemlich seltenen *Mischinfektionen* mit unspezifischen und spezifischen Keimen liegen im Bereich der Anschwellung nebeneinander Erscheinungen wie bei den Abszessen, der Tuberkulose und/oder der Aktinobazillose vor. *Lymphatische Leukose* zeichnet sich dadurch aus, daß meist nur die Lymphknoten selbst vergrößert, oft aber zusätzlich auch andere explorierbare Lymphknoten mitbeteiligt sind; das Blutbild weist dabei in der Mehrzahl der Fälle leukämische Veränderungen auf (S. 54). Differentialdiagnostisch sind des weiteren noch die *Entzündungen der Speicheldrüsen* mit in Betracht zu ziehen (S. 193).

Behandlung: Tuberkulöse und leukosekranke Tiere sind alsbald zu verwerten; das gleiche gilt für Patienten mit anderweitigen umfangreichen, nicht exstirpierbaren Tumoren. Abszesse werden je nach Lage und Erweichung entweder von außen her oder (am gesenkten Kopf) von der Rachenhöhle aus mit dem Finger oder dem Fingermesser eröffnet, gespült (milde Desinfizientien, T. I.) und nötigenfalls auch tamponiert (in Jodoformäther oder 10%iger Kupfersulfatlösung getränkter Gazestreifen); etwa vorhandenes lockeres Granulationsgewebe wird zuvor mit dem Finger herausgelöst. Wegen der postoperativ einsetzenden, gewöhnlich aber innerhalb von 30 Minuten abklingenden Blutung und der nachfolgenden Wundschwellung muß der Patient anschließend unter Beobachtung bleiben und für den Notfall eine Tracheotomie (S. 148) oder eine Blutübertragung (T. I.) vorgesehen werden. In das Pharynxlumen hineinragende gestielte Umfangsvermehrungen werden mit einer oral einzuführenden Drahtsägenschlinge abgesetzt, deren freie Enden durch ein dünnes Metallrohr oder einen kräftigen Kunststoffschlauch nach außen laufen (wie beim Röhrenembryotom). Näheres bezüglich der Beurteilung und Behandlung der Aktinobazillose ist auf Seite 704 nachzulesen. Auch bei unklarer Genese der vorliegenden Umfangsvermehrung empfiehlt es sich, abschließend die kombinierte Jod-Sulfonamid- oder Jod-Antibiotika-Therapie, zumindest aber eine dreitägige keimhemmende Allgemeinbehandlung vorzunehmen (Infektionsabwehr).

Zur *Vorbeuge* der hier besprochenen Krankheitszustände ist die Fütterungshygiene im Jungtieralter (weiches Heu) zu beachten.

SCHRIFTTUM

AANES, W. A. (1961): A mechanical aid for pharyngeal and laryngeal examination of cattle. J. Amer. Vet. Med. Ass. *138*, 324-325. — BERGE, E., & H. TILLMANN (1941): Zungengrundzyste beim Rind. Berl. Münch. Tierärztl. Wschr. *57*, 518-519. — DIETZ, O. (1959): Zum Vorkommen und zur Therapie der Aktinomykose des Rindes. M.-hefte Vet.-Med. *14*, 741-746. — DIRKSEN, G. (1962): Einfache Pharyngo- und Laryngoskopie beim Rind. Dtsch. Tierärztl. Wschr. *69*, 592-593. — GORLIN, R. J., C. N. BARRON, A. P. CHAUDHRY & J. J. CLARK (1959): The oral and pharyngeal pathology of domestic animals. A study of 487 cases. Amer. J. Vet. Res. *20*, 1032-1061. — LINDNER, H. (1960): Die Geschwülste der Mund- und Rachenhöhle unserer Haussäugetiere. Diss., H. U. Berlin.

Krankheiten des Schlundes

Entzündung des Schlundes (Oesophagitis)

Wesen, Ursachen: Die selteneren selbständigen Ösophagitiden werden durch die Aufnahme reizender Futter-, Arznei- oder Giftstoffe (heiße Schlempe, Formalin, Salzsäure, ätzende Salben, Desinfektions- oder Düngemittel), durch lokale Infektion (banale Eiterungen, Nekrobazillose, Aktinobazillose, Tuberkulose) oder Parasitenbefall (Hypodermose, S. 975; Sarkosporidiose, S. 911; Zystizerkose, S. 953), mitunter aber auch traumatisch bedingt (schadhaftes Schlundrohr, spitze oder längere Zeit eingekeilte stumpfe Fremdkörper). Als Begleiterscheinung tritt die Entzündung des Schlundes bei Mucosal disease – Virusdiarrhoe (S. 742), bösartigem Katarrhalfieber (S. 843), Rinderpest (S. 848), Maul- und Klauenseuche (S. 835) und anderen Allgemeininfektionen sowie durch das Übergreifen benachbarter Entzündungsherde auf (periösophageale Abszesse, Phlegmonen oder Lymphadenitiden); in den meisten Fällen sind dann gleichzeitig auch Maulhöhle und Rachen, gelegentlich zudem die Mägen und der Darm betroffen.

Erscheinungen: Während die oberflächliche Ösophagitis mit Ausnahme einer gewissen Verminderung der Freßlust symptomarm ist, zeigen Patienten mit tiefreichender Entzündung des Schlundes Speicheln sowie Würgen, Schmerzäußerungen und Beschwerden beim Abschlingen, Rülpsen und Rejizieren des Wiederkaubissens; nicht selten sind auch rezidivierende Schlundverstopfungen (siehe unten), Empfindlichkeit und Unruhe beim Einführen der Magensonde, Regurgitation oder echtes Erbrechen (S. 213, 274) mit schleimig-blutigem oder eitrig-nekrotischem Auswurf, gelegentlich sogar Stenosenerscheinungen mit rezidivierender Tympanie und Abmagerung zu beobachten.

Verlauf: Leichtere Ösophagitiden klingen innerhalb von ein bis zwei Wochen wieder ab; schwerwiegendere Entzündungen können zur Perforation des Schlundes oder, nach narbiger Abheilung, zur Striktur seines Lumens (S. 213) führen. Die beim Einwandern der Larven der kleinen Dasselfliege (S. 975) in das periösophageale Gewebe (mitunter bestandsweise gehäuft) ausgelösten entzündlichen Verschwellungen der Schlundwand fallen hierzulande vorzugsweise in die Monate Juli bis November und verlaufen in der Regel chronisch.

Erkennung und Unterscheidung: Die Diagnose des Leidens stützt sich auf den Vorbericht, das Auftreten von Schling- und Wiederkaubeschwerden bei meist gleichzeitig vorliegender Stomatitis, im Verbreitungsgebiet von Hypoderma lineatum auch auf das jahreszeitlich gebundene Einsetzen der Erkrankung sowie auf den Befund der Schlundsondierung, die zur Klärung der Schleimhautbeschaffenheit nötigenfalls mit einer gazeumwickelten Gummisonde wiederholt wird. Differentialdiagnostisch ist an partielle Verstopfung (S. 204), an Verengerung (S. 213), Erweiterung (S. 214) oder Verletzung des Schlundes (S. 211) und weitere, mit Würge- oder Brechreiz (S. 274) einhergehende Krankheiten zu denken.

Beurteilung: Die Prognose ist wegen der möglichen Komplikationen und Spätschäden stets vorsichtig zu stellen.

Die *Behandlung* der Schlundentzündung besteht in der Beseitigung der auslösenden Ursache, vorübergehender Verfütterung von weicher bis flüssiger Nahrung (Schrottränke, Hafer- oder Leinsamenschleim mit Pansensaft, zartes junges Gras) sowie in der Verabreichung entzündungshemmender, schmerzlindernder und spasmolytischer Präparate (T. I.) unter mehrtägigem hohen keimhemmenden Schutz (Antibiotika, Sulfonamide). Etwaiger starker Exsikkose wird durch parenterale Zufuhr elektrolythaltiger Lösungen begegnet (T. I.).

Schlundverstopfung (Obstructio oesophagi)

Wesen: Partielle oder vollständige Verlegung des Schlundes an seinen mechanischen oder funktionellen Engpässen durch das Steckenbleiben relativ oder absolut zu großer ungenügend zerkauter Futterteile, seltener auch infolge sich stauender kleinerer Nahrungspartikel oder echter Fremdkörper. (Bezüglich der Kompression des Ösophagus ist auf den Abschnitt über die Verengerung des Schlundes, Seite 213, zu verweisen.)

Vorkommen: Schlundverstopfungen sind beim Rind wegen seiner gierigen Nahrungsaufnahme besonders häufig; ihre Frequenz ist jedoch in Abhängigkeit von der Fütterung regional verschieden. Jahreszeitlich tritt das Leiden vor allem im Herbst (während der Apfel- oder Rübenernte) und im Winter (rübenkopfhaltige Silage), gelegentlich aber auch während des Weideganges auf, wenn die Tiere Beifutter, wie Kohlstrünke, frisch geköpftes Rübenblatt, Rübenblattsilage, Äpfel oder Kartoffeln, erhalten oder zufällig aufnehmen (Obstgartenweide). Dabei bleibt der obstruierende Nahrungsbestandteil öfter im Halsteil als im Brustabschnitt des Schlundes stecken.

Ursache, Krankheitsgeschehen: Der an seinem oralen Ende dorsal von Kehlkopf und Luftröhre gelegene Ösophagus senkt sich in der Mitte des Halses auf die linke Seite der Trachea und befindet sich in Höhe des Brusteingangs wieder oberhalb von dieser, um ihr so bis zur Bifurkation zu folgen und innerhalb des Mediastinums zum Hiatus oesophagicus des Zwerchfells zu ziehen; von dort aus erstreckt er sich noch ein kurzes Stück zwischen den muskulösen Pfeilern des Diaphragmas bis zur Kardia der Vormägen. Die drei *anatomischen Engpässe* des Schlundes liegen unmittelbar hinter dem Schlundkopf, vor der Brustapertur und kurz vor seinem Durchtritt durch das Zwerchfell; hier können sich unzerkleinerte oder ungenügend zerkaute Kartoffeln, Äpfel,

Rübenstücke oder -köpfe, Kohlstrünke oder Brotreste, seltener auch angestaute Massen kleinerer Futterteile und ausnahmsweise sogar rejizierte Bezoare oder andere echte Fremdkörper (Holzstücke, Glasscherben, Blechteile, Knochen) festsetzen; in Rübenbaugebieten ist zu beobachten, daß die weicheren Rübenköpfe des Gärfutters offenbar leichter und häufiger zu einer Schlundverstopfung führen als die frisch verabfolgten festeren Rübenkopfabschnitte. Bestimmte Beobachtungen (Festsitzen des Hindernisses in Halsmitte, Spontanheilungen, Abgleiten des obstruierenden Futterstückes nach Trokarierung oder Verabreichung von Spasmolytika; mehrfach rezidivierende Schlundverstopfung beim gleichen Tier) weisen jedoch darauf hin, daß das Zustandekommen einer solchen Verlegung nicht nur von Art, Form und Größe des festsitzenden Futterteiles, sondern in nennenswertem Maße auch vom Eintreten eines Schlundkrampfes abhängt (*funktioneller Engpaß*). Bei mehrmals in kurzen Intervallen erkrankenden Patienten scheint eine erhöhte Krampfbereitschaft vorzuliegen; mitunter sind aber auch anderweitige Funktionsstörungen (Lähmung, Entzündung, Verengerung oder Erweiterung des Schlundes) der Anlaß hierzu, insbesondere jedoch für die Anschoppung von Rauh- oder Kraftfutter. Im Rahmen der Pathogenese der Schlundverstopfung dürfte außerdem der Umstand, daß die Muskularis des Ösophagus beim Rind in dessen ganzer Länge aus quergestreifter Muskulatur besteht, eine Rolle spielen.

Im Gegensatz zu Tieren mit einhöhligem Magen wirkt sich die (vollständige) Verlegung des Schlundes beim Wiederkäuer nicht nur in einer Unterbrechung der Nahrungspassage, sondern vor allem auch in der Behinderung des Abgangs der Pansengase und der dadurch bedingten Aufblähung aus, die ihrerseits wiederum ganz augenscheinlich zum Anhalten des Schlundspasmus beiträgt. Der durch das eingekeilte Futterstück auf die Schlundwandung ausgeübte Druck zieht Schmerzen sowie lokale Durchblutungsstörungen und damit Entzündung, Nekrose, mitunter auch weitere komplikative Folgen nach sich (siehe *Verlauf*).

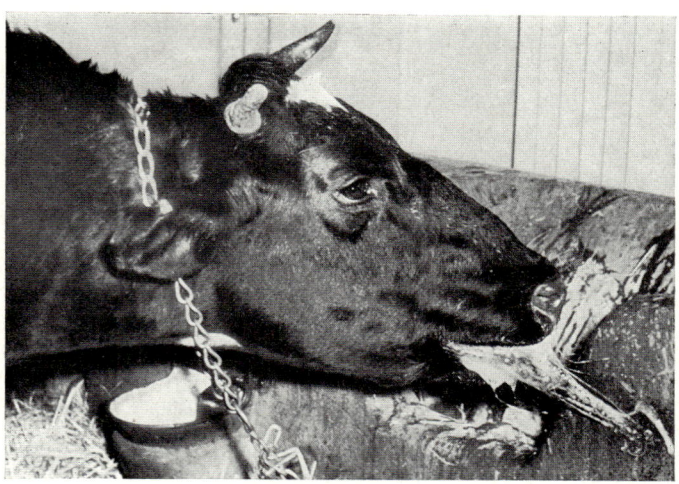

Abb. 103. Schlundverstopfung (Speicheln, Würgen, Husten)

Erscheinungen: Bei *vollständiger* Verlegung des Ösophagus verweigert der Patient plötzlich die Futter- und Tränkeaufnahme, tritt mit gestrecktem Kopf und Hals von der Krippe zurück, zeigt Würgen, Brechreiz und leeres Kauen, Vorstrecken der Zunge sowie starken Speichelfluß, der sich, insbesondere bei Hustenstößen, mitunter auch schwallartig aus Maul und Nase ergießt. Oft steigert sich der Husten anfallsweise bis zu Erstickungserscheinungen; außerdem sind der ängstliche Blick und das zeitweilig zu beobachtende Stöhnen oder Brüllen auffällig. Seltener kommt es auch zur abrupten Regurgitation von nachträglich noch aufgenommenem Futter und Wasser oder zu ausgeprägter kolikartiger Unruhe. Bei aktiver Gärung des Vormageninhaltes entwickelt sich schon bald eine rasch zunehmende Tympanie mit dorsaler Gasblase, die zu gefährlichem Vordrängen des Zwerchfells mit schwerer Atem- und Kreislaufstörung und schließlich zum Tode führen kann.

Das klinische Bild der *partiellen* Schlundverstopfung ist weniger eindrucksvoll und bedrohlich, da Flüssigkeiten (Speichel, Wasser) und Vormagengase den Ösophagus dabei meist noch passieren können, so daß Speichelfluß, Regurgitieren sowie Tympanie schwächer ausgeprägt sind oder sogar fehlen; in manchen Fällen bemerkt der Tierbesitzer deshalb lediglich die anhaltende Inappetenz.

Die *lokalen* Befunde bestehen bei den im Halsteil lokalisierten Verstopfungen in einer mehr oder weniger deutlichen, anfangs derben, später aber leicht ödematösen und dann auch schmerzhaften Umfangsvermehrung im Bereich der Drosselrinne. Im Brustabschnitt des Schlundes gelegene Obstruktionen lassen sich dagegen nur durch Überprüfen seiner Durchgängigkeit mit einer Sonde (Nasenschlundsonde aus Gummi, Maulsonde aus Plastik oder Drahtspiralsonde) ermitteln.

Verlauf: Folgen und Ausgang der Schlundverstopfung sind je nach der Beschaffenheit des festsitzenden Futterstückes, der Stärke und Dauer des Schlundkrampfes sowie dem Grad einer etwaigen Tympanie und anderer Begleitumstände sehr unterschiedlich. So tritt mitunter schon im ersten Stadium durch die anfangs besonders kräftigen Würge- und Schluckbewegungen, gelegentlich auch in Zusammenhang mit Stellungsänderungen, Transport oder Ablenkung des Tieres, Spontanheilung durch Abschlucken, Abgleiten, Auswürgen oder ‚Aushusten' des Schlundfremdkörpers ein. Ab und an kann es auch noch in der hierauf folgenden Phase der Beruhigung und Ermattung des Patienten durch allmähliches Erweichen des eingekeilten Futterteils (silierter Rübenkopf, harter Brotknust oder dergleichen) und/oder Nachlassen des Schlundspasmus zur selbständigen Lösung der Verstopfung kommen. In manchen Fällen verendet das Tier dagegen ziemlich rasch unter Erstickungserscheinungen (infolge hochgradiger Tympanie oder Kompression von Kehlkopf und Luftröhre durch einen größeren Fremdkörper) oder an Kreislaufversagen (Druckreizung des Nervus vagus). Tritt weder Heilung noch akute Verschlechterung des Zustandes ein, so verläuft das Leiden bei ausbleibender Behandlung mehr protrahiert mit langsam fortschreitender Drucknekrose der Schlundwand, Hals- oder Mediastinalphlegmone, allgemeiner Austrocknung und zunehmendem Verfall des Patienten. Die rechtzeitige Entfernung des Schlundfremdkörpers führt jedoch gewöhnlich zu alsbaldiger Erholung, wenn sich dabei nicht infolge unvorhergesehener Zwischenfälle oder unsachgemäßen Eingreifens noch Komplikationen (Drucknekrose, Schlundverletzung, S. 211; Aspirationspneumonie, S. 165; Trokarierungsperitonitis, S. 269, 358) einstellen oder Anlaß zu Spätschäden (Narbenstriktur, S. 213; Divertikelbildung, S. 214) geben.

Erkennung: In typischen Fällen bereitet die Diagnose der Schlundverstopfung zwar keine Schwierigkeiten; die dabei im einzelnen vorliegenden Veränderungen sowie das Bestehen einer unvollständigen Verlegung sind aber erst durch nähere Untersuchung zu klären. Wenn das obstruierende Futterstück nicht schon von außen her als im Halsbereich gelegene Umfangsvermehrung sichtbar und fühlbar ist, läßt sich sein genauer Sitz nur bei im oberen Halsdrittel gelegener Verstopfung durch tiefe, vom Rachen aus erfolgende manuelle Exploration ermitteln; sonst ist hierfür die Sondierung des Schlundes mit einer über Nase oder Maul einzuführenden Gummi- oder Weichplastiksonde oder mit einem besonderen Schlundrohr (etwa demjenigen nach THIRO) erforderlich. Bei partieller Verlegung sowie bei mehr oder weniger tiefgreifender Zusammenhangstrennung der Schlundwand können dünnere Sonden allerdings ausnahmsweise an dem (unter Umständen schon zum Teil oder völlig in einen solchen Defekt eingebetteten) Fremdkörper vorbeigleiten und so den irrigen Eindruck einer freien Passage vermitteln. In schwierigeren Fällen bietet dann an entsprechend eingerichteter Klinik auch die Röntgenuntersuchung des mit Hilfe von Kontrastmitteln gut darstellbaren Schlundes wertvolle Dienste.

Um sich vor etwaigen mißliebigen Schlußfolgerungen und unberechtigten Regreßansprüchen zu schützen, kommt es für den zu einer Schlundverstopfung zugezogenen Tierarzt jedoch nicht nur darauf an, bei der Untersuchung des Patienten Sitz, Grad, Ursache und Dauer der Verlegung (frisch: bis zu 6 Stunden; verschleppt: länger als

12 bis 24 Stunden) zu klären; er hat hierbei sein besonderes Augenmerk auch darauf zu richten, eine möglicherweise schon vor Beginn seiner Behandlung vorliegende und gegebenenfalls oft durch vorherige laienhafte Eingriffe verursachte Verletzung oder Durchstoßung der Schlundwand rechtzeitig zu erkennen und den Tierbesitzer hierüber vorsorglich zu informieren. Deshalb sind Hals und Brusteingang bereits vor der Sondierung des Ösophagus durch kurzes Betasten und Beklopfen auf das Vorhandensein ödematös-phlegmonöser oder phlegmonös-emphysematöser Veränderungen (auffallend derb gespannter und verdickter Hals beziehungsweise puffig-knisternde, tympanisch klingende Anschwellung) zu prüfen sowie die Herztöne und Atemgeräusche zu auskultieren. Bei der anschließenden vorsichtig-orientierenden Sondierung des Schlundes ist auf außergewöhnliche Abwehrreaktionen beim Einführen des Instrumentes zu achten; in Zweifelsfällen wird das Sondenende zuvor mit etwas Gaze umwickelt und beim Hervorziehen eingehend auf etwa anhaftendes Blut, frische oder nekrotische Schleimhautfetzen sowie Eiter untersucht. Da derartige Blutspuren aber auch von Verletzungen der Maulschleimhaut herrühren können, sollte man sich durch eine zusätzliche genaue Überprüfung von Maulhöhle und Rachen vor voreiligen Fehlschlüssen bewahren.

Unterscheidung: Vereinzelt sind zwar gewisse mit starkem Speichelfluß einhergehende Allgemeinerkrankungen, wie Tollwut (S. 792), Bleivergiftung (S. 1134) und Botulismus (S. 816), mit der Schlundverstopfung verwechselt worden; meist dürfte die differentialdiagnostische Abgrenzung dieser Leiden aber aufgrund der hierbei zusätzlich vorliegenden zentralnervösen Symptome sowie der anamnestischen Angaben über den bisherigen Verlauf der Krankheit möglich sein. Sonst ist im Hinblick auf die bei Tollwut gegebene Infektionsgefahr auf die manuelle Exploration der Rachenhöhle zu verzichten und zunächst unter Benutzung von Gummihandschuhen die Durchgängigkeit des Schlundes mit der Sonde zu prüfen. Schlundkopflähmung (S. 198), Erweiterung und Verengerung des Ösophagus (S. 214, 213) sowie anderweitig bedingtes Regurgitieren (S. 213) sind im Gegensatz zur Verlegung des Schlundes durch ihre langsame Entwicklung, den wechselhaften Verlauf und das Fehlen bedrohlicher Allgemeinerscheinungen gekennzeichnet. Bei der Ösophagitis (S. 201) löst das Einführen der Sonde zwar auch Schmerzen und Abwehr, gelegentlich sogar Regurgitation oder Erbrechen aus; der Schlund ist dabei jedoch passierbar und außerdem liegen dann meist noch ähnliche Schleimhautveränderungen in der Maulhöhle vor. Die primäre Vormagentympanie (S. 265) läßt sich ebenfalls auf dem Wege der Sondierung (Abgang der überschüssigen Gase) abtrennen.

Beurteilung: Da selbst bei frühzeitiger und sachgemäßer Behandlung je nach Art der Schlundverstopfung etwa 5 bis 10 % der Fälle wegen nicht vorauszusehender Komplikationen einen mehr oder weniger ungünstigen Ausgang nehmen, sollten die Heilungschancen stets zurückhaltend beurteilt werden. Im allgemeinen verschlechtert sich die Prognose des Leidens mit der Dauer der Obstruktion und dem Einsetzen oder Fortschreiten der Tympanie; solange noch keine schwerwiegenden Nekrosen oder Verletzungen des Schlundes vorliegen, sind jedoch sogar verschleppte und erfolglos vorbehandelte Fälle nicht als aussichtslos anzusehen.

Behandlung: Im Laufe der Jahrzehnte ist eine große Zahl verschiedener Verfahren zur Behebung der Schlundverstopfung des Rindes angewandt und empfohlen worden; viele von ihnen erwiesen sich aber als wenig befriedigend oder sogar als gefährlich. In letzter Zeit hat der kombinierte Einsatz neuartiger krampflösender und beruhigender Medikamente (ROSENBERGER, 1949) sowie geeigneter Instrumente zu einer weitgehenden Vereinheitlichung der Therapie dieses Leidens geführt. Aus den dabei gesammelten Erfahrungen haben sich außerdem gewisse *Richtlinien* für das zweckmäßigste und sicherste Vorgehen entwickelt, deren Einhaltung (oder Mißachtung) oft von entscheidender Bedeutung für die forensische Beurteilung etwaiger Schadensfälle ist (S. 209):

So gilt als erstes der Grundsatz, daß bei jeder Schlundverstopfung (ob mit oder ohne Tympanie verbunden) *unverzüglich* versucht werden muß, das obstruierende Futterstück so rasch und risikolos wie möglich *aktiv zu entfernen.* Unnötiges konservatives Abwarten kann dem behandelnden Tierarzt unter Umständen als Verletzung seiner

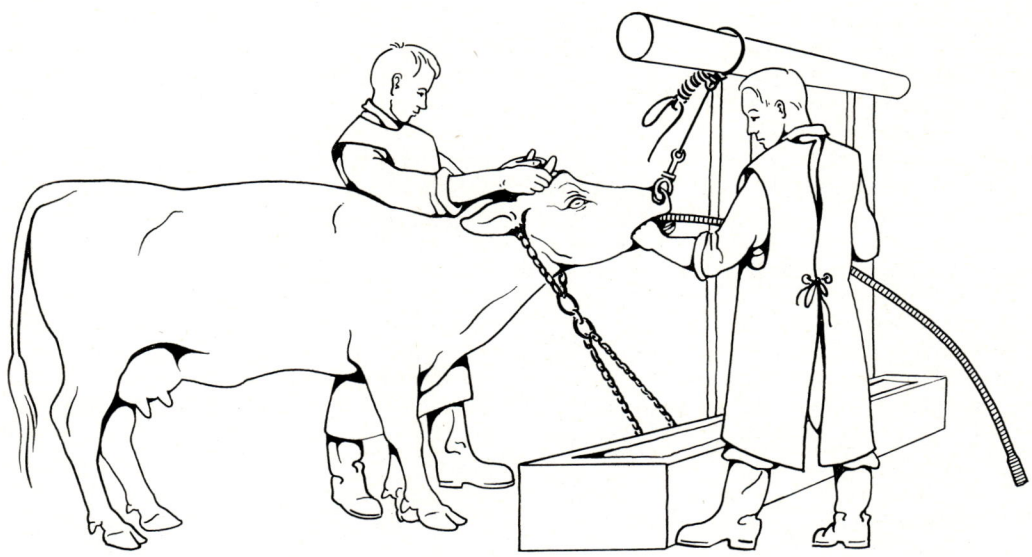

Abb. 104. Fixationsmaßnahmen für die Behandlung der Schlundverstopfung

Sorgfaltspflicht ausgelegt werden, insbesondere wenn er dabei mehr als 12 Stunden untätig verstreichen läßt.

Eine weitere und oft nicht genügend berücksichtigte Voraussetzung für alle zur kunstgerechten Beseitigung der Verlegung erforderlichen manuellen und instrumentellen Eingriffe ist die sachgemäße *Fixation des Patienten*, um ihn, das Hilfspersonal und sich selbst vor abwehrbedingten Unfällen zu bewahren. Hierzu wird dem mit der Halskette angebundenen und am seitlichen Ausweichen behinderten Tier eine mit starkem Strick versehene Nasenbremse aufgesetzt; ihr Strick wird dann derart um einen waagerechten Balken (Freßgatter), einen festverankerten Haken oder einen ähnlichen, hierfür geeigneten Gegenstand geschlungen, daß Kopf und Hals des Patienten dadurch mäßig gestreckt gehalten werden. Der Kopf darf dabei aber nicht zu weit nach oben gezogen werden, da sonst erhöhte Gefahr der Speichelaspiration mit nachfolgender Schluckpneumonie besteht. Das freie Ende des Strickes wird entweder von einem Gehilfen festgehalten oder so auf Schlipp gesetzt, daß es nötigenfalls durch einen raschen Zug sofort gelöst werden kann. Um Verdrehungen des Halses oder ein seitliches Abbeugen des Kopfes während des Eingriffes zu verhindern, umfaßt ein Helfer die Hörner (oder Ohren) des Tieres mit festem Griff von hinten.

Die *Trokarierung des geblähten Pansens* ist wegen der damit verbundenen Gefahr einer schwerwiegenden Peritonitis, die nach DIERNHOFER (1949) in 5 bis 10 % aller trokarierten Fälle eintritt, möglichst zu umgehen. Selbst bei bedrohlich erscheinender Tympanie bleibt erfahrungsgemäß meist noch so viel Zeit, um vor dem andernfalls unumgänglichen Pansenstich wenigstens noch einen Versuch zur manuellen oder instrumentellen Entfernung des Schlundfremdkörpers vorzunehmen. Außerdem sei darauf hingewiesen, daß das Ablassen der Pansengase über den Trokar keineswegs als gängiges Verfahren zur Behebung der Schlundverstopfung gelten kann; ein solches Vorgehen ist außer bei lebensgefährlich aufgeblähten Patienten nur dann angezeigt, wenn alle üblichen anderen Maßnahmen bereits wiederholt erfolglos versucht worden sind und von der Verminderung des Pansenbinnendrucks ein Nachlassen des Schlundspasmus zu erwarten steht.

Da sich ein Teil der Obstruktionen ohne vorherige Anwendung von *Medikamenten* beseitigen läßt, werden sie oft erst dann verabreicht, wenn die ersten Versuche einer manuellen oder instrumentellen Behandlung fehlschlagen. In derartigen Fällen gehört es zur Sorgfaltspflicht des Tierarztes, vor weiteren, den Patienten sowie das Hilfspersonal unnötig ermüdenden oder gefährdenden Maßnahmen, ein geeignetes Mittel (vorzugsweise intravenös) zu verabreichen und zunächst dessen krampflösende, schmerzstillende und/oder beruhigende Wirkung abzuwarten, die in der Regel nach 5 bis 10 Minuten eintritt. Hierfür eignen sich die auf Pyrazolonbasis beruhenden (zum Teil auch atropin- oder papaverinartige Zusätze enthaltenden) handelsüblichen Spasmolytika (T. I.); ihr antispasmodischer Effekt auf den Schlund des Rindes (quergestreifte Muskulatur!) dürfte allerdings vorwiegend auf die analgetische Komponente zurückzuführen sein. Als besonders wertvoll haben sich in den letzten Jahren die als Tranquilizer oder Neuroplegika bekannten Phenothiazinabkömmlinge und ähnliche Präparate erwiesen (T. I.); sie wirken nämlich nicht nur zentral erregungshemmend, sondern zudem erschlaffend auf die quergestreiften Muskeln und sind daher vor allem auch bei ungewöhnlich unruhigen, anderweitig nur schwer oder gar nicht zu bändigenden Patienten angezeigt. Die früher zur Behebung der Schlundverstopfung mitunter gebrauchten Brechmittel sind wegen ihrer drastischen, den Speichelfluß und die Peristaltik stark anregenden Wirkung heute durch die vorgenannten Verbindungen entbehrlich geworden; falls ihre nicht ganz unbedenkliche Anwendung (Gefahr der Speichelaspiration) ausnahmsweise nicht zu umgehen sein sollte, kann hierfür versuchsweise auf Veratrin (0,04 bis 0,1 g subkutan), Strychninnitrat (0,05 bis 0,1 g subkutan), Arekolin (0,04 g subkutan), Pilokarpin (0,03 g subkutan), Eserin (0,05 g subkutan) oder Karbamincholin (0,04 bis 0,06 g subkutan) zurückgegriffen werden. Als wenig geeigneter Weg, eine Erschlaffung des obstruierten Ösophagus zu erzielen, ist auch die Allgemeinnarkose (zum Beispiel durch Chloralhydrat) zu beurteilen, weil sie Atmung und Kreislauf des kranken Tieres zusätzlich belastet und die Gefahr einer Verschluckpneumonie wesentlich erhöht.

Die im Einzelfall für die Entfernung des festsitzenden Futterstückes zu wählenden *manuellen* oder *instrumentellen Maßnahmen* richten sich vor allem nach dem Sitz des verlegenden Hindernisses sowie der in den verschiedenen Methoden erlangten persönlichen Übung und Erfahrung. Bei im Halsteil des Schlundes lokalisierter Verstopfung wird man zweckmäßigerweise zunächst versuchen, den Fremdkörper maulwärts herauszubefördern, während er bei einer im Brustabschnitt des Ösophagus gelegenen Obstruktion vorzugsweise in Richtung auf die Kardia abgeschoben wird. In verschleppten Fällen ist es aber mitunter selbst bei weit magenwärts sitzendem Fremdkörper einfacher, ihn nach vorn zu extrahieren, als ihn in die Vormägen zu bewegen; diese Tatsache erklärt sich offenbar daraus, daß der orale Teil des Schlundes dann durch Speichel eingeschleimt und daher schlüpfriger ist als sein obstruierter und somit trockener hinterer Abschnitt.

Innerhalb des *Schlundkopfes* oder im *oberen Halsdrittel des Ösophagus* eingeklemmte Futterstücke lassen sich manchmal rasch und einfach mit den beiderseits von außen angesetzten flachen Händen oder den geballten Fäusten, notfalls auch unter Zuhilfenahme einer Spezialzange (zum Beispiel der Rollenzange nach BECKER-Bevensen) in den Rachen schieben und anschließend von dort aus manuell entfernen, wenn sie dann nicht durch Husten und Würgen spontan ausgestoßen werden. Falls die Massage nicht auf Anhieb zum Erfolg führt, sollte zunächst eines der krampflösenden Medikamente injiziert werden, da sonst auch bei diesem Vorgehen durch übermäßigen Druck Beschädigungen des Schlundes verursacht werden können. Eine besonders gute allgemeine Sedierung (und Fixation!) ist vor allem dann vonnöten, wenn der weit vorn im Schlund sitzende Fremdkörper direkt vom Rachen aus manuell extrahiert werden soll. Hierbei versucht der Tierarzt nach Einsetzen eines Maulringes, -keiles oder -gatters das gleichzeitig durch einen geschickten Gehilfen von außen her oralwärts gedrückte Hindernis vom Pharynx aus zu umfassen und, nötigenfalls nach vorherigem Wenden oder Drehen, hervorzuziehen. Da die Finger unter den beengten Verhältnissen und wegen der schleimigen Oberfläche des Fremdkörpers an diesem nur wenig festen Ansatz finden, sind zur Erleichterung der Extraktion verschiedene Instrumente entwickelt worden; davon sind alle korkenzieher-, haken- oder trepanartigen Geräte wegen der mit ihrer Anwendung verbundenen Gefahr einer Schlundverletzung abzulehnen, während sich Zangen aus räumlichen Gründen kaum sicher bedienen und ansetzen lassen; die schlingenförmigen Instrumente sind dagegen von außen her einfacher und risikoloser anzuwenden. Es ist auch zu bedenken, daß die eingeführte Hand die Atmung des Patienten stark behindert oder völlig unterbricht; bei länger ausgedehntem Extraktionsversuch muß deshalb damit gerechnet werden, daß das Tier im Erstickungsanfall niederstürzt, wobei es dem Haltepersonal oder dem Tierarzt Schaden zufügen kann. Die Möglichkeit, das im oberen Halsbereich des Schlundes sitzende Futterstück durch Auslösen von Hustenreiz (vorübergehende Atemhemmung durch Verschluß der Nasenlöcher und des Flotzmaules mit Hilfe des Atembeutels oder der Hände) herauszubefördern, ist ebenso wie der bereits erwähnte medikamentell bewirkte Brechreiz wegen der erhöhten Gefahr einer Speichelaspiration nicht zu empfehlen.

Liegt der verstopfende Fremdkörper in den *unteren Halsdritteln des Schlundes* oder in seinem *Brustabschnitt*, so ist es zwar ebenfalls üblich und zulässig, ohne vorherige Verabreichung eines spasmolytisch wirkenden Mittels zunächst mit Hilfe eines geeigneten Schlundrohres (etwa demjenigen nach THIRO, THYGESEN, WEINGART, BECKER oder EISENHUT), notfalls auch mit einem dicken Gartenschlauch, seine Verschieblichkeit zu prüfen und ihn gegebenenfalls abzuschieben oder zu extrahieren; viele Kollegen ziehen es jedoch aus Gründen der Zeitersparnis und der Arbeitserleichterung vor, in jedem Fall von vornherein ein solches Präparat zu verabreichen. Um das Abgleiten des Futterstückes in die Vormägen zu erreichen, genügt mitunter schon ein leichter bis mäßiger Druck; gelegentlich ist aber zu beobachten, daß erst das bis zu einer Minute lang fortgesetzte schwache Andrücken gegen den unbeweglich erscheinenden Fremdkörper zum Erfolg führt, weil hierbei offenbar die Starre des Schlundkrampfes durch reflektorische Würgebewegungen gelöst wird. Sobald ein deutliches Nachgeben des Widerstandes zu fühlen ist, empfiehlt sich ein gleichmäßiges Nachschieben der Sonde, um zu verhindern, daß sich das Hindernis vor dem Passieren der Kardia erneut festsetzt. Bei Benutzung eines Extraktors wird das Instrument unter langsamem Drehen um seine Längsachse so weit eingeführt, daß sein löffelartiger Bügel oder die Schlinge an dem obturierenden Nahrungsteil vorbeigleitet; bei dem dann unter erneutem leichten Drehen erfolgenden Zurückziehen des Extraktors ist an dem Widerstand und der damit ausgelösten Unruhe des Patienten zu erkennen, ob die Schleife gefaßt hat; das Instrument sollte dann, ohne zu rucken, kontinuierlich vorgezogen werden, damit der im Bügel eingeklemmte Fremdkörper auf seinem Wege zum Rachen hin nicht wieder verloren geht.

Stellt sich heraus, daß die Schlundverstopfung unter alleinigem Einsatz von Instrumenten nicht mit der nötigen Vorsicht behoben werden kann, so muß mit weiteren Versuchen ausgesetzt und zunächst eines der zuvor genannten *Medikamente* injiziert werden. Obwohl es manchmal vorkommt, daß der Schlundfremdkörper nach der Verabreichung eines solchen krampflösenden Präparates ohne weiteres Zutun abgleitet, ist es keinesfalls vertretbar, tatenlos auf diesen relativ seltenen Zufall zu warten. Die Bestrebungen, das Hindernis mit Hilfe geeigneter Sonden zu beseitigen, sind vielmehr unbedingt konsequent fortzusetzen, zumal das weitere Vorgehen für den Patienten, das Hilfspersonal und den Tierarzt nach dem Wirkungseintritt des Mittels wesentlich erleichtert ist und sich die Mehrzahl der Fremdkörper dann ohne besondere Schwierigkeiten entfernen läßt. Erfahrungsgemäß bleiben dann nur wenige Fälle, bei denen alle genannten Maßnahmen fehlschlagen; nur dann sollte die Behandlung für 2 bis 4 Stunden ausgesetzt und darauf ein erneuter Versuch vorgenommen werden. Vielfach läßt sich hierbei die Trokarierung des noch weiter aufblähenden Pansens (S. 269) nicht mehr umgehen, die aber, wie schon erwähnt, mitunter die Behebung des Leidens erleichtert. Falls sich der Fremdkörper trotz mehrmals wiederholter Bemühungen nicht beseitigen läßt, bleiben hierfür noch folgende Möglichkeiten:

Anästhesie des Schlundes: Bei anhaltendem Spasmus des Ösophagus kann versucht werden, diesen durch vorsichtige Umspritzung mit Lokalanästhetika zur Erschlaffung zu bringen; dabei besteht allerdings die Gefahr, gleichzeitig auch den hier verlaufenden Nervus vagus zu lähmen, was unter Umständen zu bedrohlicher Herzbeschleunigung oder sogar zum Tod des Tieres führt. Deshalb scheint für diesen Zweck die Injektion von 80 bis 120 ml eines örtlichen Betäubungsmittels in die Gegend des 5. bis 6. Halswirbels besser geeignet zu sein (MUSSILL, 1939).

Direkte Schlundmassage und Schlundschnitt kommen nur bei im Halsteil gelegener Verstopfung in Frage. Hierzu wird am stehenden oder liegenden Patienten die linke Halsseite in der Umgebung des Fremdkörpers gesäubert, rasiert, desinfiziert und durch subkutane Infiltration anästhesiert. Nach Anlegen eines etwa fingerbreit unterhalb und parallel zur Drosselvene verlaufenden Hautschnittes arbeitet man sich möglichst stumpf und unter Schonung der großen Gefäße sowie der Nerven auf den Ösophagus vor. Dann kann man zunächst versuchen, das Futterstück durch Umfassen des freipräparierten Schlundes behutsam oralwärts zu massieren oder es von einer kleinen Öffnung aus mit Hilfe eines geknöpften Tenotomes vorsichtig zu zerkleinern und dann abschlucken zu lassen. Wenn das nicht gelingt oder den Umständen nach nicht ratsam erscheint, wird knapp unter- oder oberhalb der Obturation ein Längsschnitt durch den Ösophagus gelegt und der Fremdkörper unter Vermeidung von Verunreinigungen (Austamponieren der Umgebung) mit einer Zange langsam herausgezogen. Anschließend wird zunächst die Schleimhaut durch submuköse Knopfhefte (Chromcatgut) so vereinigt, daß sie bei möglichst weit erhaltenem Schlundlumen einen Kamm nach innen bildet; darauf werden unter gleichzeitiger antibiotischer Versorgung Muskularis sowie Adventitia mit Einzelheften (Chromcatgut, Seide) sorgfältig vernäht und schließlich auch die Hautmuskelwunde verschlossen (Seide, kräftiger Kunststoffaden). In den ersten auf die Operation folgenden Tagen erhält das Tier flüssige Nahrung und Pansensaft, später allmählich auch Schlappfutter, zartes Gras oder weiches Heu. (Das früher übliche Offenlassen der Schlundwunde entspricht nicht mehr den heutigen chirurgischen Möglichkeiten und Erkenntnissen; es führt zwar innerhalb von 4 bis 6 Wochen zur allmählichen Abheilung des perforierenden Defektes, ist aber mit der Gefahr schwerwiegender Komplikationen verbunden, die sich von Fall zu Fall als Halsphlegmone, Fistelbildung oder narbige Induration sowie Striktur des Ösophagus äußern, und geht meist mit starker Abmagerung des Tieres einher.)

Bei hartnäckiger und anderweitig nicht zu beseitigender Obstruktion im Brustabschnitt des Schlundes kann die Heilung durch *Rumentomie* und Eingehen von der Kardia aus versucht werden; das gleiche Verfahren läßt sich auch anwenden, wenn der Schlundschnitt umgangen werden soll. Dabei benutzt man zur Entfernung des Fremdkörpers entweder eine Bechersonde (Abschieben nach vorne) oder ein Schlingeninstrument (Extraktion in den Pansen).

DIETZ und NAGEL (1966) haben das verstopfende Futterstück in zwei besonders schwierigen Fällen am intubierten Patienten nach einseitiger Eröffnung des Brustraumes und Durchstoßen der gleichseitigen Pleura mediastinalis manuell in die Vormägen massiert.

Vorbeuge: Das regelmäßige gründliche Zerkleinern der erfahrungsgemäß leicht zu Schlundverstopfung führenden Futtermittel vermag die Erkrankungsrate zwar wesentlich zu verringern, schließt wegen der dem Rind eigenen gierigen Art der Futteraufnahme das Auftreten des Leidens aber nicht sicher aus. Beim Verfüttern frischer Rüben ist sogar zu beobachten, daß sie in unzerhacktem Zustand seltener zur Obstruktion führen (weil sie vor dem Verzehr vom Tier benagt und zerbissen werden müssen) als bei Zerstückelung auf Faustgröße. Nach Beseitigung einer Schlundverstopfung sollte das gefährdende Futter bei dem betroffenen Rind zunächst für einige Tage abgesetzt werden, um Rezidive zu verhüten. Bei Neigung zu wiederholtem Festsetzen bestimmter Nahrungsbestandteile ist es entweder ganz zu vermeiden oder das Tier ist zu verwerten.

Gerichtliches: Wenngleich die Mehrzahl der bei der Beseitigung von Schlundverstopfungen auftretenden Verletzungen und Perforationen des Ösophagus auf Nichtbeachtung der geschilderten Behandlungsgrundsätze zurückzuführen ist, lassen sich solche Schadensfälle selbst bei kunstgerechtem Vorgehen doch nicht völlig vermeiden. Die Beurteilung der Schuldfrage hängt daher stets auch von den im Einzelfall vorliegenden besonderen Begleitumständen ab (ungewöhnlich heftige und nicht vorherzusehende Abwehrreaktionen, extrem starker Schlundkrampf, verminderte Widerstandsfähigkeit der Ösophaguswand und ähnliches mehr). Die Schlundverstopfung gehört aber erfahrungsgemäß zu den Krankheiten, bei welchen der Tierarzt nicht nur darauf bedacht sein muß, keinen Kunstfehler zu begehen, sondern auch stets darauf achten sollte, daß ihm etwaige, schon zuvor von Laienhand gesetzte Schäden nicht angelastet werden (S. 205, 211).

SCHRIFTTUM

AMBRONN, G. (1960): Die Beseitigung von Schlundverstopfungen beim Rinde unter besonderer Berücksichtigung der Verwendung von Neo-Octinum. Prakt. Tierarzt *41*, 385-389.
BECKER, E. (1952): Beitrag zur Behandlung der Schlundverstopfung beim Rind (zwei neue Instrumente). Tierärztl. Umschau 7, 337-338. — BERRI, M. (1931): De l'emploi de l'ésérine dans le traitement de l'obstruction oesophagienne chez les bovins. Thèse, Alfort. — BOSCH, K. (1960): Eine neue Kombination von einem Schlundrohr mit einer modifizierten Fremdkörperschlinge. Tierärztl. Umschau *15*, 17-19.
CARTNELL, W. B. (1956): The use of chlorpromazine hydrochloride. Vet. Record *68*, 214. — CHARLIER (1936): Obstruction de l'oesophage chez une vache par un égagropile. Bull. Acad. Vét. France 9, 240. — CHOCHLOV, A. L., G. M. GOLOVATYJ & K. N. STRELKOV (1965): Die Behandlung der Schlundverstopfung des Rindes (russisch). Veterinarija *42*:8, 66-69.
DIERNHOFER, K. (1949): Zur Behandlung der Schlundverstopfung des Rindes. Wien. Tierärztl. Mschr. *36*, 646-650. — DIETZ, O., & E. NAGEL (1966): Zur Diagnostik, Prognostik und Therapie intrathorakaler Oesophagealstenosen beim Rind. M.-hefte Vet.-Med. *21*, 673-678.
ELZÉN, S. (1942): Om främmande kropp i foderstrupen hos nöt kreatur. Svensk. Vet.-Tidskr. *47*, 29-30.
FRITZ, G. (1934): Ein Beitrag zur manuellen Schlundfremdkörperentfernung beim Rinde. Tierärztl. Rundschau *40*, 855-856.
GAEMMERER (1935): Die Entfernung des Fremdkörpers aus dem Schlund des Rindes. Tierärztl. Rundschau *41*, 570. — GEHRT (1928): Zur Entfernung von Fremdkörpern aus dem Schlunde des Rindes. Berl. Tierärztl. Wschr. *44*, 367. — GÖCKE, H. (1932): Instrumentelle Entfernung von Fremdkörpern aus dem Schlund des Rindes. Diss., Hannover. — GÖTZE, R. (1950): Aus dem Gebiete der Rinderchirurgie. Dtsch. Tierärztl. Wschr. *57*, 274-275. — GOLDMANN, T. (1939): Experimenteller Beitrag zum Schlundschnitt des Rindes. Diss., München. — GOÓTS, L. (1963): Therapie der Ösophagotomie bei Rindern durch Kombinierung mit einer Pansenfistel (ungarisch). Magyar Allatorv. Lap. *18*, 478-479. — GRÜNDAHL, H. (1957): Zur Behandlung der Schlundverstopfung beim Rind. Tierärztl. Umschau *12*, 222-223. — GUSSARSSON, S. (1928): Användande av oesophageal borr. Svensk. Vet.-Tidskr. *33*, 260-262.
HALTENHOFF, R. (1934): Erfahrungen mit Lentin (Merck) in der Praxis bei Pferden, Rindern, Schweinen, Ziegen und Hunden. Berl. Tierärztl. Wschr. *50*, 17-21. — HERMANN (1935): Beitrag zur Beseitigung von Fremdkörpern aus dem Schlunde des Rindes. Tierärztl. Rundschau *41*, 746.
IVÁNYI, T. (1960): Oesophagotomie beim Rind (ungarisch). Magyar Allatorv. Lap. *15*, 231.
KARPINSKI, Z. (1935): Beiträge zur Wundheilung des Rinderschlundes (polnisch). Przegl. Weter. *48*, 357-377. — KEYSER, W. (1930/31): Schlundschnitt bei Wiederkäuern. Tierärztl. Rundschau *36*, 887; *37*, 150-151. — KEYSER, W. (1932): Zur Behandlung des Schlundfremdkörpers bei Rindern mittels intravenöser Veratrininjektionen. Berl. Tierärztl. Wschr. *38*, 772-773. — KORKISCH, H. (1933): Die Entfernung von Fremdkörpern aus dem Schlunde des Rindes. Prag. Arch. Tiermed. *13*, 11-12. — KOSTOV, P. (1961): Entfernen eines Fremdkörpers aus dem Schlund des Rindes durch Sondieren durch die Cardia (bulgarisch). Vet. Sbirka (Sofija) *58*, 22-23. — KOVANDA, B. (1930): Oesophagotomie bei einer Kuh (tschechisch). Zveřol. Obzor. *23*, 164-166. — KRÜGER, A. (1933): Behebungen von Schlundverstopfungen mittels Wasserdruck. Dtsch. Tierärztl. Wschr. *41*, 86-87. — KURZWEG, W. (1963): Betrachtungen und Bemerkungen zur Therapie und Prognose der Schlundverstopfung beim Rind. M.-hefte Vet.-Med. *18*, 567-573.
LAHOGUE, M. (1963): Les spasmolytiques de synthèse dans le traitement de l'obstruction oesophagienne. Thèse, Alfort. — LAMB, E. M. (1935): Operation for removal of an obstruction in the oesophagus at the diaphragm in a cow. Vet. Record *15*, 34-35. — LEBRETON, A. J. M. (1965): Contribution à l'étude d'un traitement mixte de l'obstruction oesophagienne des bovins associant le 3828 R. P. au refoulement instrumental. Thèse, Toulouse. — LIENERT, E. (1951): Ist die Methode des Zuwartens bei Verstopfungen des Schlundes mit vegetabilen Fremdkörpern angezeigt? Wien. Tierärztl. Mschr. *38*, 159-168. — LÜTZRODT, W. (1948): Die Therapie der Schlundverstopfung beim Rind und Beobachtungen über das Verhalten des Pansens vor und nach der Entfernung des Fremdkörpers. Diss., Hannover.
MARTIN, T. D. M., B. SIMPSON & J. H. REICH (1958): Some observations on the use of chlorpromazine hydrochloride in ruminants. Vet. Record *70*, 16. — MODIG, M. (1942): Om behandling av främmande kropp i foderstrupen hos nöt kreatur. Svensk. Vet.-Tidskr. *47*, 337-339. — MOLINAN, P. (1934): Über die Sperre der Speiseröhre durch Rüben. Tierärztl. Rundschau *40*, 376. — MORGAN, J. P. (1965): Esophageal obstruction and dilatation anterior to the diaphragm. J. Amer. Vet. Med. Ass. *147*, 411-412. — MÜNICH, J. (1927): Zum Schlundschnitt beim Rinde. Tierärztl. Rundschau *33*, 974-975. — MURAI, G. (1935): Schlund- und Hernienoperationen in der Praxis (ungarisch). Magyar Allatorv. Lap. *58*, 308-310. — MUSAFAROW, K. F. (1955): Die Beseitigung einer Verstopfung der Speiseröhre (Obstructio) durch Einpumpen von Luft (russisch). Veterinarija *32*:11, 72-73. — MUSSILL, J. (1939): Die Behandlung der Schlundverstopfung beim Rind. Wien. Tierärztl. Mschr. *26*, 205-206.

NIEUHOFF, G. A. R. (1929): Bijzonderheid bij obstructio oesophagi bij twee runderen. Tijdschr. Diergeneesk. 56, 806-809.
POMANOV, G. (1960): Infiltrations-Anästhesie mit Procain (Novocain) bei Schlundverstopfung der Rinder (bulgarisch). Veterinarna Sbirka (Sofija) 57: 9/10, 33. — PUISSÉGUR, J. A. (1963): Über einen Fall von Schlundverstopfung beim Rinde (spanisch). Gac. Vet. (Buenos Aires) 25, 257-258.
RADULPHE, R. (1926): Sur le traitement de l'obstruction de l'oesophage chez les bovidés par la seule punction du rumen. Thèse, Alfort. — RASINI, A. (1936): Contributo alla terapia delle ostruzioni esofagee nei bovini. Clin. Vet. 59, 629-634. — REETZ (1960): Ergänzung zum Artikel von Dr. AMBRONN „Zur Beseitigung von Schlundverstopfungen beim Rind". Prakt. Tierarzt 42, 48-50. — ROSENBERGER, G. (1949): Instrumentelle Behandlung der Schlundverstopfung des Rindes nach Krampflösung durch Novalgin. Dtsch. Tierärztl. Wschr. 56, 257-258. — ROSENBERGER, G. (1955): Einige Hinweise zur Behandlung der Schlundverstopfung des Rindes. Berl. Münch. Tierärztl. Wschr. 68, 177-180. — ROSENBERGER, G. (1958): Die medikamentös-instrumentelle Behandlung der Schlundverstopfung des Rindes unter Verwendung von Melufin. Vet.-Med. Nachr. 1958, 9-12. — ROSENTHAL (1931): Entfernung von Fremdkörpern aus dem Schlunde des Rindes. Tierärztl. Rundschau 37, 6-7. — RUHNAU, I. (1952): Die Wirkungen des Novalgins auf das autonome Nervensystem. Dtsch. Tierärztl. Wschr. 59, 38-39.
SCHÖTTLER, H. (1934): Zur Entfernung von Fremdkörpern aus dem Schlunde beim Rinde. Berl. Tierärztl. Wschr. 50, 246. — SCHOUPPÉ, K. (1949): Über die Behandlung der Speiseröhrenverstopfung beim Rind durch Pansenstich. Wien. Tierärztl. Mschr. 36, 406-408. — SCHULTZ, H. (1949): Über die manuelle Erfassung von Fremdkörpern aus dem Schlunde des Rindes. Tierärztl. Umschau 4, 136. — SLEZIĆ, M. (1940): Weisen die äußeren Zeichen einer Speiseröhrenverstopfung jedesmal auf diese Erkrankung hin? (serbokroatisch) Vet. Glasnik 20, 263. — STÖBER, M., & TH. RIEGER (1959): ‚Tranquilizer' (Megaphen, Combelen und Decentan) bei der Behandlung der Schlundverstopfung des Rindes. Dtsch. Tierärztl. Wschr. 66, 38-41.
THYGESEN, J. P. N. (1939): Schlundsonde mit Extraktor. Tierärztl. Rundschau 45, 565. — TRÄGER, H. (1948): Beitrag zur Behandlung der Schlundverstopfung mit Novalgin. Diss., Hannover.
VELPS, J. (1939): Fremdkörperentfernung aus der Speiseröhre. Dtsch. Tierärztl. Wschr. 47, 753-755. — VUILLEMIN, P. (1930): Du traitement mixte de l'obstruction oesophagienne chez les bovins. Thèse, Alfort.
WEINGART, H. (1953): Beitrag zur instrumentellen Behandlung der Schlundverstopfung des Rindes. Tierärztl. Umschau 8, 8-11. — WILKENS, H., & G. ROSENBERGER (1957): Betrachtungen zur Topographie und Funktion des Oesophagus hinsichtlich der Schlundverstopfung des Rindes. Dtsch. Tierärztl. Wschr. 64, 393-396. — WITTE, F. (1959): Beitrag zur instrumentellen Entfernung von Fremdkörpern aus dem Schlund des Rindes. Tierärztl. Umschau 14, 77. — WURST, R. (1943): Die Behandlung der Speiseröhrenverstopfung der großen Haustiere mit Novalgin. Berl. Münch. Tierärztl. Wschr. 59, 406-408.

Verletzung und Zerreißung des Schlundes
(Vulnera et Perforatio oesophagi)

Wesen: Bei den traumatischen Läsionen des Schlundes ist zwischen solchen, die nur die Mukosa oder lediglich die Muskularis betreffen, und anderen zu unterscheiden, bei denen beide oder alle drei Wandschichten (einschließlich der Adventitia) zugleich perforiert sind; in der Folge kommt es stets zur Infektion, die je nach Tiefe des Defekts örtlich begrenzt bleibt oder rasch auf die benachbarten Gewebe übergreift.

Ursachen: Derartige Verletzungen ereignen sich meist im Zusammenhang mit Schlundverstopfungen, wobei sie von Fall zu Fall durch zu gewaltsames Vorgehen bei der Beseitigung des Hindernisses, schadhafte oder ungeeignete Instrumente (Peitschen- oder Forkenstiel), plötzliche Abwehrreaktionen oder Ausweichbewegungen des Patienten sowie als Folge von Drucknekrosen zustande kommen. In seltenen Fällen sind sie auch auf die Aufnahme spitzer oder scharfer Fremdkörper zurückzuführen (Blechstücke, Nägel, Drahtenden, Glasscherben, Holzsplitter, ausgefallene Backenzähne oder dergleichen).

Erscheinungen, Verlauf: Nicht allzu umfangreiche *oberflächliche* Traumen und Druckschäden können manchmal ohne auffallende Symptome unbemerkt abheilen; ausgedehnte Schleimhautdefekte lösen dagegen innerhalb von 4 bis 8 Tagen zunehmende Freßunlust, Speicheln, Schlingbeschwerden, Regurgitieren, eitrigen Auswurf, rezidivierende Tympanie und andere Digestionsstörungen aus. Sofern dabei allein die Muskelschicht betroffen ist, kann sich hieraus allmählich eine Aussackung des Schlundes (S. 214) entwickeln.

Bei *vollständiger Perforation* des Ösophagus sind Allgemeinbefinden und Futteraufnahme dagegen meist schon binnen kurzem erheblich gestört. Liegt die Zerreißung im Halsbereich, so stellt sich örtlich ziemlich rasch eine schmerzhafte und ödematösgespannte, bald danach aber phlegmonös-emphysematöse Schwellung ein, wobei sich das auf die Gasproduktion unspezifischer Fäulniskeime (S. 695 f.), seltener auch auf eingedrungene Pansengase oder angesaugte Luft zurückzuführende Unterhautemphysem mitunter vom Kehlgang bis zur Schulter erstreckt. Perforationen des intrathorakalen Schlundabschnittes bedingen ausgeprägte Atemnot infolge Einengung der Lungen (Mediastinalphlegmone und -emphysem, Pleuritis, Pneumothorax), langgezogenes exspiratorisches Stöhnen, überlauten Perkussionsschall und Erweiterung des Lungenfeldes sowie fortschreitende schwere Kreislaufstörung mit tödlichem Ausgang (Taf. 5 a).

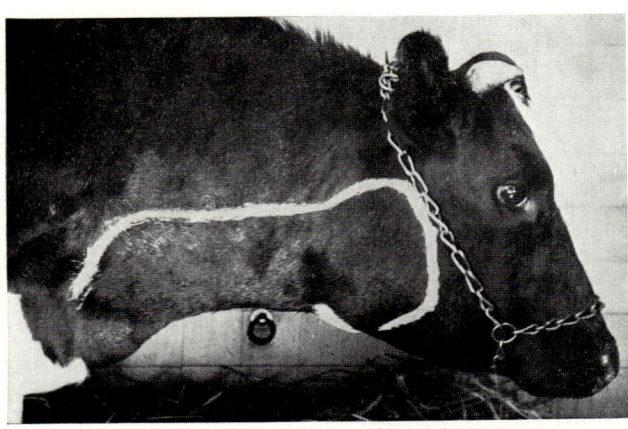

Abb. 105. Kuh mit periösophagealer Gasphlegmone nach Schlundperforation; die eingezeichnete weiße Linie begrenzt den palpatorisch und perkutorisch als emphysemhaltig befundenen Bereich

Wenn der zur Verletzung führende Fremdkörper ausnahmsweise in die perforierende Schlundwunde eingekeilt ist oder die traumatisierende Sonde ihren Weg im intramediastinalen Fettgewebe nach dorsal genommen hat, können sich die vorgenannten Symptome langsamer entwickeln und deshalb zunächst weniger eindrucksvoll sein.

Erkennung, Unterscheidung: Eine nach vorausgegangener Schlundverstopfung einsetzende schwere Allgemeinstörung sollte den Verdacht stets auf eine Perforation des Ösophagus lenken, während weniger schwerwiegende Erscheinungen Schleimhautdefekte vermuten lassen. Weitere Hinweise ergeben sich aus den örtlichen Veränderungen am Hals und aus der Sondierung des Schlundes; bei letzterer sind gegebenenfalls Schmerzäußerungen, Behinderungen der Passage (deren Sitz und Grad mitunter wechselnd sind) sowie am zurückgezogenen Ende der Sonde zuweilen Blutspuren, nekrotische Gewebsfetzen oder übler Geruch feststellbar. Etwa im Ösophagus eingespießte metallische Fremdkörper lassen sich zum Teil mit Hilfe des Metallsuchgerätes, sonst aber röntgenologisch nachweisen. Differentialdiagnostisch ist das gelegentlich ebenfalls mit ausgedehntem Unterhautemphysem einhergehende schwere interstitielle Lungenemphysem (S. 157) auszuschließen.

Beurteilung und Behandlung: Perforationen des Schlundes sind im allgemeinen als prognostisch aussichtslos anzusehen und zwingen deshalb zur schnellstmöglichen Verwertung des Tieres, falls sich nicht ausnahmsweise der erst frisch im Halsbereich in die Ösophaguswand eingedrungene Fremdkörper durch Schlundschnitt (S. 209) entfernen und die von ihm gesetzte Verletzung unter antibiotischer Versorgung vernähen läßt. Oberflächliche Läsionen des Ösophagus (insbesondere aber die reinen Schleimhautrisse) heilen dagegen nicht selten unter mehrtägiger keimhemmender Allgemeinbehandlung (Antibiotika, Sulfonamide, T. I.) und entsprechenden diätetischen Maßnahmen ab (flüssige Nahrung, Schlappfutter, erforderlichenfalls Ernährung über eine temporäre Pansenfistel, parenterale Flüssigkeitszufuhr). Etwaige, nach verschleppter Schlundverletzung auftretende Halsabszesse sind zu spalten und offen zu behandeln; sie stehen zum Teil mit dem Lumen des Ösophagus in offener Verbindung und führen dann zu nur langsam abheilenden Futterfisteln.

Verengerung des Schlundes (Stenosis oesophagi)

Wesen, Vorkommen: Während Einengungen des Schlundlumens durch narbige Einziehungen (Strikturen) oder durch Umfangsvermehrungen der Wand (Obturationsstenosen) äußerst selten sind, werden die durch periösophageal gelegene raumfordernde Veränderungen bedingten Kompressionsstenosen beim Rind etwas häufiger beobachtet.

Ursachen, Krankheitsgeschehen: Narbige Kontrakturen des Schlundes können auf Druckschädigungen (Schlundverstopfung), Verletzungen, Verätzungen oder voraufgegangenen operativen Eingriffen (Ösophagotomie, S. 209) beruhen; Obturationsstenosen kommen durch ösophageale Abszesse, Nekrobazillose, Geschwülste (insbesondere Papillome, seltener auch Polypen oder Leukose), Tuberkulose sowie gegendweise durch Wanderlarven der kleinen Dasselfliege zustande. Als Ursache der Kompression des Schlundes spielen vor allem leukotische oder tuberkulöse Vergrößerungen der mediastinalen und bronchialen Lymphknoten, in der Nachbarschaft des Ösophagus lokalisierte anderweitige Tumoren oder Abszesse, Veränderungen im Zwerchfellsbereich (Phrenitis, Perihepatitis etc.), ausnahmsweise auch ein persistierender rechter Aortenbogen eine Rolle. Das Leiden entwickelt sich je nach der ihm zugrunde liegenden Läsion mehr oder weniger rasch, meist jedoch allmählich, wobei Nahrungspassage und/oder Abgang der Pansengase anfangs nur in größeren Zeitabständen, später aber regelmäßig bis dauernd behindert sind.

Erscheinungen: Die Symptome variieren entsprechend dem Grad und der Ursache der Schlundverengerung. Allen Formen der Ösophagusstenose ist jedoch gemeinsam, daß die Tränkeaufnahme nicht oder nur wenig gestört erscheint, wohingegen festeres Futter mit wechselhaftem oder immer schlechter werdendem Appetit verzehrt und abgeschluckt wird; dabei treten dann mehr oder weniger deutlich ausgeprägte Schlingbeschwerden und Schmerzäußerungen (Unruhe, Stöhnen), mitunter auch rezidivierendes Speicheln und Würgen oder Verstopfungen des Schlundes (S. 202), öfters auch Auswerfen des im Ösophagus angestauten Futters (= Regurgitieren), dagegen nur selten echtes Erbrechen (= Vomitus, S. 274) auf. Bei den Kompressionsstenosen ist die Futteraufnahme oft weniger, der Ruktus jedoch stärker gestört, weshalb die ständig wiederkehrende Tympanie dann in der Regel mehr in den Vordergrund tritt als bei den strikturbedingten und obturativen Stenosen. Das Aufblähen solcher Patienten beruht allerdings nicht immer (nur) auf der Einengung ihres Schlundes durch umfangreiche periösophageale Veränderungen; diese Prozesse können nämlich infolge Druckschädigung des N. vagus (S. 235) auch eine echte funktionelle Vormagenstenose verursachen, die ebenfalls durch chronische Tympanie gekennzeichnet ist.

Verlauf: Später entwickelt sich vor allem unmittelbar kranial der Narbenstenosen eine sekundäre, meist nach ventral und lateral gerichtete Erweiterung der Speiseröhre (S. 214), in welcher sich zerkautes und mit der Zeit zersetzendes Futter ansammelt, das bei übermäßiger Anschoppung hin und wieder ausgeworfen wird (= scheinbares ‚Erbrechen', S. 274). Solche Patienten magern dann wegen der gestörten Nahrungsversorgung bald ab.

Erkennung und Unterscheidung: Außer dem Vorbericht (Schlundverstopfung) und etwaigen im Halsbereich vorliegenden Veränderungen gibt die Sondierung des Schlundes oft insofern brauchbare Hinweise, als in seinem Verlauf beim Einführen einer dickeren Gummi- oder Drahtspiralsonde ein deutlicher Engpaß zu spüren ist, während das Abschieben dünnerer Sonden wenig oder gar nicht behindert ist; dabei läßt sich durch Anlegen des bis zum Erreichen der Stenose benötigten Sondenteiles außen am Tier auch der Sitz der Einengung ermitteln. Mehr allmählich und ohne ersichtlichen Anlaß, vornehmlich bei jüngeren Rindern auftretende Schlingbeschwerden lassen im Verbreitungsgebiet der kleinen Dasselfliege auf Befall des Schlundes mit einwandernden Larven dieses Parasiten schließen (Hypodermosis oesophagi), wenn die Symptome in die diesem Entwicklungsstadium entsprechende Jahreszeit (hierzulande Juli bis November) fallen, insbesondere aber, wenn dabei mehrere Tiere kurz nacheinander an derartigen Störungen erkranken (S. 975). Bei Tuberkulose (S. 856) der Mediastinallymphknoten löst die zur Klärung angesetzte und positiv ausfallende Tuberkulinprobe im Rahmen der Fokalreaktion mitunter eine deutliche Verschlimmerung des Leidens (vor allem der rezidivierenden Tympanie) aus. Tumoröse Leukose dieser Lymphknoten läßt sich dagegen in vielen Fällen durch gleichzeitig vorliegende anderweitige lymphadenotische Geschwülste und/oder das leukämische Blutbild erkennen (S. 54). Das Wesen äußerlich zugänglicher komprimierender Umfangsvermehrungen im Halsbereich ist bei fluktuierender Beschaffenheit (Abszeß, Schlunddivertikel, Hämatom) durch Punktion, bei soliden Zubildungen dagegen durch Entnahme einer Gewebsprobe und deren histologische Untersuchung (Tumor, Aktinobazillose oder dergleichen) zu klären. Die Nekrobazillose (S. 873) des Schlundes ist durch akute fieberhafte Allgemeinstörung gekennzeichnet. Kardianah gelegene Stenosen können durch Rumentomie und explorative Austastung des magenwärtigen Ösophagusendes, in Zweifelsfällen auch röntgenologisch ermittelt werden.

Behandlung und Beurteilung: Bei der durch Dassellarven bedingten Einengung des Schlundes tritt in nicht zu schwerwiegenden Fällen nach der Verabreichung systemisch wirkender Phosphorsäureester (S. 980) sowie vorübergehender Umstellung auf weichbreiige oder flüssige Nahrung allmähliche Heilung ein. Erreichbare periösophageale Abszesse werden nach ihrer Reifung gespalten, vorsichtig gespült (Schonung der Gefäße und der Schlundwand) und tamponiert oder drainiert. In allen übrigen Fällen ist eine wirksame Behandlung kaum möglich, falls es sich nicht ausnahmsweise um gestielte Papillome oder Polypen handelt, die sich vom eröffneten Pansen her oder (im Halsbereich) nach Schlundschnitt operativ entfernen lassen.

Erweiterung des Schlundes (Dilatatio et Diverticulum oesophagi)

Wesen, Ursachen: Mehr oder weniger lange, allseitig-zirkuläre Erweiterungen des Schlundlumens werden als Dilatation, einseitige umschriebene Ausbuchtungen dagegen als Divertikel bezeichnet. Die Dilatationen entwickeln sich gewöhnlich durch das wiederholte Anschoppen der abgeschluckten Nahrung unmittelbar kranial einer mechanischen Stenose des Ösophagus (S. 213), aber nur selten infolge einer Störung seiner Innervation (Schlundlähmung, S. 215; funktionelle Kardiastenose, S. 237). Divertikelbildungen kommen beim Rind dagegen meist in Form von Schleimhautaussackungen (Pulsionsdivertikel) nach in Zusammenhang mit einer Schlundverstopfung eingetretener Überdehnung oder Ruptur der Muskelschicht zustande; dabei stülpt sich die Schleimhaut entweder durch einen schlitzförmigen Defekt der Muskularis als ballonartiges, futtergefülltes Gebilde nach außen vor, oder es entwickelt sich infolge flächenhaften Auseinanderweichens der fibrillär zerrissenen Muskelfasern eine mehr spindelförmige Ausweitung der Mukosa. Die im Verlauf von Vernarbungen oder bei periösophagealen Abszessen durch einseitigen, auf alle drei Wandschichten des Ösophagus ausgeübten Zug bedingten Traktionsdivertikel sind beim Rind äußerst selten.

Erscheinungen: Da die zirkulär-allseitigen Dilatationen meist als Folge einer weiter magenwärts lokalisierten Einengung des Schlundes verursacht werden, zeigen solche Patienten in der Regel auch das bei den Stenosen beschriebene Krankheitsbild (S. 213). Kennzeichnend für die Schlunddivertikel ist das Regurgitieren der Nahrung, wobei das Tier nach lebhafter Futteraufnahme plötzlich verharrend innehält und den eben gekauten, nur mit Speichel vermischten Futterbrei bei gestrecktem Kopf und Hals nach mehrmaligen kranialwärts laufenden Wellen der Schlundperistaltik wieder auswirft (= scheinbares ‚Erbrechen', S. 274); außerdem ist auch der Wiederkauakt mehr oder weniger stark behindert. In anderen Fällen sind lediglich langsamere Nahrungsaufnahme, Abmagerung, vereinzelt zudem rezidivierende Tympanie sowie bei Ausweitungen des thorakalen Ösophagusabschnittes Herz- und Atemstörungen, seltener auch Symptome einer Vagusschädigung (S. 235) zu beobachten. Sitzt die Erweiterung dagegen im Halsbereich, so findet man in der Regel vor der Brustapertur und hier meist in der linken Drosselrinne eine umschriebene, knetbare, manchmal aber auch fluktuierende

Umfangsvermehrung, deren Inhalt verschieblich ist. Sobald er durch äußerlich sichtbare antiperistaltische Kontraktionen des Schlundes nach aufwärts gebracht und ausgeworfen wird, verschwindet die Schwellung zwar, stellt sich jedoch nach erneuter Speichel- und Futteransammlung alsbald wieder ein.

Verlauf: Gewöhnlich ist das Leiden progressiv und führt zu immer häufiger und stärker werdenden Schlingstörungen sowie zu fortschreitender Abmagerung. Als Folgekrankheiten können sich Aspirationspneumonien (S. 165) oder Schleimhautnekrosen mit anschließender Perforation (S. 211) einstellen.

Erkennung: Das sich wiederholende Regurgitieren ergibt wertvolle Anhaltspunkte, die beim Vorliegen einer zervikal gelegenen Erweiterung des Schlundes palpatorisch, sonst aber durch Sondierung zu bestätigen sind. Dabei trifft die weiche Gummisonde zunächst vielfach auf ein elastisch und nicht passierbar erscheinendes Hindernis, um nach leichtem Zurückziehen und erneutem Vorschieben unvermutet ohne alle Schwierigkeiten in den Pansen zu gleiten. Das gleiche Phänomen ist mitunter auch bei der (vorsichtigen!) Kontrolle der Ösophaguspassage mit einer Spiraldrahtsonde zu beobachten, vor allem wenn sie, nach Erreichen des Widerstandes und kurzem Zurückholen, vor dem erneuten Vorführen um 180 Grad gedreht wird. In Kardianähe lokalisierte Erweiterungen lassen sich erforderlichenfalls durch manuelle Exploration des Schlundes vom operativ eröffneten Pansen her diagnostizieren; in entsprechend ausgerüsteten Kliniken bietet auch die röntgenologische Untersuchung der mit Kontrastbrei gefüllten Speiseröhre wertvolle Hilfe.

Behandlung: Der Zustand läßt sich zwar durch symptomatische Maßnahmen (Diätfütterung, Massage im Halsbereich) etwas lindern; sein progredienter Verlauf ist aber meist nicht wesentlich zu beeinflussen; deshalb ist in der Regel die baldige Verwertung des Tieres angezeigt. In besonders günstig gelagerten Fällen (stenosierender, zu Divertikelbildung führender Wulst oder Polypen in der Kardia) kann es gelingen, die Heilung durch Resektion des Hindernisses mit Hilfe einer Drahtschlinge herbeizuführen (ADLER und Mitarbeiter, 1961; eigene Beobachtung).

Schlundkrampf (Oesophagospasmus)

Ein anfallsweise auftretender Schlundkrampf soll vereinzelt nach Aufnahme von besonders kaltem Wasser beobachtet worden sein (Unruhe, Angst, leere Schlingversuche, gestreckter Kopf). Sonst treten solche Spasmen fast regelmäßig in Verbindung mit dem Dehnungsreiz bei Schlundverstopfungen, vereinzelt und auf neurogener Basis auch als deren primäre Ursache auf. Symptomatische Krämpfe des Ösophagus begleiten Tetanus (S. 820), Tollwut (S. 792), Ösophagitis (S. 201) und Schlundstenosen (S. 213). Therapeutisch kommen für den idiopathischen Ösophagospasmus die bei der Schlundverstopfung gebräuchlichen Medikamente in Frage (S. 206).

Schlundlähmung (Paralysis oesophagi)

Lähmungen der Speiseröhre kommen in Verbindung mit Paralysen des Schlundkopfes (S. 198) sowie aus lokalem Anlaß vor. Sie äußern sich in umschriebener oder die ganze Länge des Schlundes umfassender Futteranschoppung und sind an der wurstförmigen knetbaren Umfangsvermehrung im Bereich der linken Drosselrinne erkennbar.

Geschwülste des Schlundes (Tumores oesophagi)

Im Schlund sind vor allem Papillome, ferner Fibrome (besonders in der Submukosa), Spindelzellensarkome, Myxome, Lipome, Leiomyome und Endotheliome gefunden worden, die in der Regel Stenosensymptome (S. 213) verursachen. Bei der Leukose ist der Ösophagus nur ausnahmsweise beteiligt.

SCHRIFTTUM

Adler, J. H., M. Lustig, D. Krumholz & S. Shaham (1961): Surgical intervention in a case of oesophageal diverticulum in a cow. Refuah Vet. *18*,157-156. — Hess, E. (1879): Verengung des Schlundes bei einer Kuh durch ein submuköses Fibro-Sarkom und Zusammenstellung der in den Zeitschriften bekannt gemachten Fälle von Schlundverengung. Schweiz. Arch. Tierheilk. *21*, 111-114. — Hess, E. (1890): Stenose des Ösophagus bei einer Kuh durch ein Fibrom. Schweiz. Arch. Tierheilk. *32*, 214-215. — Jaartsveld, W. A. B. (1966): Gesteeld papilloom in de oesophagus als oorzaak van chronische recidiverende tympanie. Tijdschr. Diergeneesk. *91*, 186-187. — Lombard, Ch. (1962): Sur un cas de papillomatose oesophagienne de la vache. Bull. Acad. Vét. France *35*, 71-74. — Lorenz, W. (1938): Beitrag zur Kenntnis der Papillomatose der Speiseröhre beim Rind. Diss., Hannover. — Plowright, W. (1955): Malignant neoplasia of the oesophagus and rumen of cattle in Kenya. J. Comp. Pathol. Therap. *65*, 108-114. — Sampson, S. E., & Wm. Tweed (1927): Tuberculosis of the oesophagus in a cow. Vet. Record *7*, 497-498. — Stolpe (1927): Tuberkulose der Speiseröhre beim Rind. Zschr. Fleisch-Milchhyg. *73*, 118-119.

Krankheiten der Haube und des Pansens

Unter den im Verdauungsapparat des Rindes lokalisierten Leiden kommt den *Indigestionen* der beiden ersten Vormägen, welche bezüglich ihrer motorischen und biochemischen Aufgaben eine funktionelle Einheit (Retikulorumen) bilden, aus verschiedenen Gründen besondere Bedeutung zu. Da der Abbau des im Hauben-Pansen-Raum befindlichen Futters allein auf mikrobiell-fermentativem Wege erfolgt, wird mit jeder diese Mägen betreffenden Erkrankung nicht nur die Bildung der für die Energieversorgung der Wiederkäuer unentbehrlichen flüchtigen Fettsäuren (siehe S. 1052) beeinträchtigt oder unterbrochen, sondern auch eine Reihe anderer spezifischer Leistungen der Vormagenmikroflora und -fauna mehr oder weniger stark eingeschränkt (Synthese bestimmter Vitamine sowie essentieller Aminosäuren etc.). Die überragende Rolle solcher Digestionsstörungen beruht des weiteren auch auf ihrer Häufigkeit; die Vormägen werden nämlich im Rahmen fast aller schwerwiegenden anderweitigen Organ- oder Allgemeinerkrankungen in Mitleidenschaft gezogen. Derartige, somit als *sekundäre Indigestionen* zu bezeichnende Krankheiten von Pansen und Haube äußern sich in Hemmung ihrer Motorik und – infolge nachlassender Futteraufnahme – auch in Verminderung der biochemischen Verdauungsaktivität; sie klingen zwar nach Beseitigung des auslösenden Primärleidens im allgemeinen bald wieder ab; bei längerer Dauer können sie aber die Rekonvaleszenz erheblich verzögern oder sogar weitreichende Folgen nach sich ziehen (Leistungsminderungen, Stoffwechselstörungen). Die im Rahmen dieses Kapitels zu besprechenden *primären Indigestionen* nehmen ihren Ausgang dagegen von verschiedenen, im Hauben-Pansen-Raum selbst gelegenen krankhaften Zuständen und Vorgängen. Dabei handelt es sich teils um unmittelbar die Vormagenwand oder ihre Nervenversorgung betreffende Krankheiten sowie um Behinderungen der Futterpassage, also vorwiegend um Störungen der motorischen Mechanik, teils aber um in erster Linie vom Inhalt des Retikulorumen bedingte Störungen der biochemischen Digestion. Eine scharfe Trennung von Ursache und Wirkung ist jedoch nicht immer ohne weiteres möglich, da sich jede motorische Insuffizienz sekundär auch auf die mikrobiellen Fermentations- und Syntheseprozesse schädigend auswirkt (siehe Läsionen des Nervus vagus, S. 235), während umgekehrt jede alimentär bedingte biochemische Insuffizienz der dabei aus ihrem normalen Aktivitätsgleichgewicht gebrachten Kleinlebewelt von Haube und Pansen über kurz oder lang auch Störungen der Motorik, mitunter sogar Schädigungen der Wand dieser Vormägen nach sich zieht (siehe Pansenazidose, S. 252; Tympanie mit schaumiger Gärung, S. 265). Andere, hier lokalisierte Leiden können sowohl auf motorischer als auch auf biochemischer Leistungsschwäche beruhen (siehe akute Tympanie mit dorsaler Gasblase, S. 265; chronisch-rezidivierendes Aufblähen, S. 273). Mit der im folgenden getroffenen Einteilung der Indigestionen soll versucht werden, diesen pathogenetischen Gegebenheiten Rechnung zu tragen.

SCHRIFTTUM

Annison, E. F., & D. Lewis (1959): Metabolism in the rumen. Methuen, London; Wiley, New York. — Barnett, A. J. G., & R. L. Reid (1961): Reactions in the rumen. Arnold, London. — Hungate, R. E. (1966): The rumen and its microbes. Academic Press, New York & London. — Orth, A., & W. Kaufmann (1961): Die Verdauung im Pansen und ihre Bedeutung für die Fütterung der Wiederkäuer. Paul Parey, Hamburg & Berlin. — Rosenberger, G. (1963): Die Indigestionen des Rindes in neuer Sicht. Vet.-Med. Nachr. *1963*, 112-126. — Seren, E. (1958/59/60): Diagnostica e terapia delle malattie degli stomaci dei bovini. Veterinaria *7*, 51, 126, 164, 221; *8*, 40, 81, 132, 177, 225, 280; *9*, 34, 76, 135, 232. — Stöber, M. (1967): Der diagnostische Wert der explorativen Laparo-Rumentomie beim Rind. Vet.-Med. Nachr. *1967*, 191-214.

Von Erkrankungen der Hauben- und Pansenwand, der Magennerven oder von Passagebehinderungen ausgehende Indigestionen

Traumatische Hauben-Bauchfell-Entzündung
(Reticuloperitonitis traumatica)

Wesen: Als ‚traumatische Indigestionen' werden die durch das Einstechen spitzer Fremdkörper ausgelösten Vormagenerkrankungen bezeichnet. Sie gehen mit einer örtlichen Entzündung der verletzten Magenwand sowie – nach deren Perforation – auch mit einer mehr oder weniger weit ausgebreiteten purulenten Infektion des angrenzenden viszeralen und parietalen Bauchfells einher und führen in der Regel zu einer mit Störung des Allgemeinbefindens einhergehenden Beeinträchtigung der Vormagentätigkeit. Zudem werden oft weitere Organe primär oder sekundär in Mitleidenschaft gezogen. Andere Bezeichnungen dieses Leidens sind: Fremdkörperindigestion, Fremdkörpererkrankung, innere Verwundung, Haubenzwerchfellentzündung, Gastrophrenitis traumatica, traumatic gastritis, hardware disease, indigestion par corps étranger.

Geschichte: Obwohl anzunehmen ist, daß in den Vormägen der großen Hauswiederkäuer schon seit jeher gelegentlich traumatisierende Fremdkörper vorgekommen sind, finden sich schriftliche Hinweise auf diese Krankheit erst in der zweiten Hälfte des 18. Jahrhunderts. So beschreibt von Sind 1755 erstmals eine gemeinsame Affektion von Magen und Herz, die Erxleben dann 1771 genauer als Herzbeutelentzündung bezeichnet und mit dem ‚Magenweh' des Rindes in Verbindung bringt. Auch Barrier soll bereits 1776 Fremdkörper in den Herzen großer Wiederkäuer festgestellt und Huzard schon 1789 operative Eingriffe zur Beseitigung stechender Fremdkörper vorgenommen haben. Im Jahre 1823 ist die Pathogenese des Leidens soweit bekannt, daß Gemmerern empfiehlt, die kranken Tiere vorn hochzustellen, um das Zurücktreten des Corpus alienum zu fördern. 1842 berichten sowohl Epple als auch Horsburgh über die Entfernung solcher traumatisierender Objekte durch Pansenschnitt; letzterer fixierte dabei schon die Pansenwundlippen an der Haut. 1863 gibt Obich eine ausführliche Darstellung der von ihm zu diesem Zweck entwickelten Flankenlaparotomie am stehenden Rind. Die ersten wissenschaftlich exakten Angaben über Formen, Symptome, Verlauf und Diagnose der fremdkörperbedingten Indigestion stammen offenbar von Harms (1885); er führt den Begriff der traumatischen Magen-Zwerchfell-Entzündung ein und nennt auch die hierauf zurückzuführenden Komplikationen: Peritonitis, Perikarditis, Hepatitis traumatica etc. Erst verhältnismäßig spät werden Diagnostik und Therapie in eingehenden Untersuchungen weiter ausgebaut, von denen vor allem folgende hervorzuheben sind: Hofmann-Alsfeld, 1920: Rumentomie in der linken Flanke; Kübitz, 1922: Operation vom Schaufelknorpel aus am liegenden Tier und 1926 Resektion der 11. Rippe, Schmerzperkussion; Bardwell und Udall, 1927: Verwendung einer Ringmanschette; Götze, 1934: extraperitoneale Pansenversorgung und systematische Diagnostik. Spätere Arbeiten befassen sich vor allem mit speziellen Untersuchungsverfahren (Röntgendiagnostik, Head'sche Zonenprobe, Metallsuchgerät etc.) und verfeinerten Operationstechniken; in jüngster Zeit gewinnt auch die Prophylaxe durch oral verabreichte Dauermagneten zunehmend an Bedeutung (siehe Schrifttumsverzeichnis).

Vorkommen und Bedeutung: Während bei Jungtieren nur relativ selten Vormagenfremdkörper gefunden werden, können erwachsene Rinder gegendweise bis zu 90 %

damit behaftet sein. Zum Beispiel ergab eine Erhebung am Schlachthof Hannover folgenden Fremdkörperbefall: 1 bis 1 1/2 Jahre – 1,7 %, 2 Jahre – 26,5 %, 3 Jahre – 52,3 %, 4 Jahre – 63,6 %, 5 Jahre und älter – 76,9 %; diese altersmäßige Verteilung der Frequenz war bei männlichen und weiblichen Tieren annähernd gleich (HONEBEIN, 1931). Außerdem wird die Häufigkeit des Leidens beeinflußt durch die Haltungsweise (Fremdkörper sind auf der Weide seltener als im Stall), die Art des Stallbaues (Drähte von Stroh- und Reetdächern, Nägel von Holzverschalungen), die landwirtschaftlichen Verhältnisse (starker Drahtanfall in Hopfenbaugebieten, vermehrter Einsatz von Kraftfutter bei Leistungstieren, Kuhhaltung in gewerblichen Kleinbetrieben, schadhafte Einzäunungen, Haarnadeln tragendes weibliches Personal) sowie durch die Jahreszeit und die Witterung (höhere Frequenz während der Stallperiode, Verfütterung von Kehricht oder stärkeres Abweiden in futterknappen Zeiten), mitunter auch durch besondere regionäre Bedingungen (Verfütterung von Industrieabfällen).

Die trotz aller Vorbeugungsmaßnahmen durch die Fremdkörpererkrankung noch immer verursachten wirtschaftlichen Schäden sind außerordentlich groß und stehen hinter den auf seuchenhaften Krankheiten beruhenden Verlusten nicht zurück. Dabei ist zu berücksichtigen, daß im Gefolge der traumatischen Indigestion neben den sichtbaren Einbußen durch Totalabgang oder geringeren Schlachterlös nicht unerhebliche Ausfälle infolge schlechterer Futterverwertung und verminderter Milchleistung sowie durch Beeinträchtigung der Mast- und Zuchtfähigkeit erwachsen. Hinsichtlich etwaiger kausaler Beziehungen zu Leberschädigungen stellte FREDERICK (1943) in den USA fest, daß von 2042 mit Leberabszessen behafteten zur Schlachtung abgegebenen Milchkühen 1697 Tiere Vormagenfremdkörper aufwiesen; davon lagen bei 1077 innere Verletzungen vor.

Ursachen: Für das Zustandekommen der traumatischen Hauben- und Hauben-Bauchfellentzündung sind neben anderen Faktoren vor allem folgende von Bedeutung: Die Exposition, die arteigentümliche Besonderheit der Nahrungsaufnahme und Verdauung, der anatomische Bau und die Funktion des Rindermagens, die Form des aufgenommenen Fremdkörpers sowie die topographischen Verhältnisse in der Bauchhöhle. Schon die Erfordernis, verhältnismäßig große Mengen verschiedenster, zum Teil sehr voluminöser und grober Futtermittel zu verzehren, bringt das Rind hinsichtlich der Fremdkörperaufnahme in erhöhte Gefahr. Durch besondere Umstände (Industrieabfälle, schadhafte Dächer oder Zäune, Verlegen von elektrischen Leitungen, schlecht gereinigtes Kraftfutter etc.) wird diese Exposition noch vermehrt. Für das Abschlucken der Fremdkörper spielt ganz offensichtlich auch die Tatsache eine Rolle, daß das Rind seine Nahrung relativ schnell aufnimmt und zunächst nur grob zerkaut, da die weitere Zerkleinerung erst während des Wiederkauaktes erfolgt. Ein begünstigender Einfluß wird des weiteren den nach hinten gerichteten Schleimhautpapillen der Zunge zugesprochen. Die wabenförmige Struktur der Netzmagenschleimhaut, die starke und schnelle Verkleinerung der sich kontrahierenden Haube sowie die Beschaffenheit des aufgenommenen Fremdkörpers selbst spielen ebenfalls eine wichtige pathogenetische Rolle. Der Einfluß seiner Form und Größe geht aus Übersicht 9 hervor, deren Angaben auf Untersuchungen an Patienten der hannoverschen Klinik beruhen (DÖBEL, 1962).

Danach neigen lange, dünne und gerade Fremdkörper mit spitzem Ende leichter dazu, in die Haubenwand einzustechen als kürzere, dicke, gekrümmte und stumpfe. Da ein erheblicher Teil der lose im Netzmagen vorhandenen fremden Körper aber der Gestalt nach den traumatisierenden völlig gleicht und somit fakultativ ebenfalls in der Lage sein müßte, die Magenwand zu durchstechen, ist anzunehmen, daß sie sich entweder noch nicht lange genug innerhalb der Haube befinden oder daß beim Zustandekommen der inneren Verletzungen außer den aufgezählten Voraussetzungen von Tier zu Tier noch andere, bislang erst wenig geklärte Umstände und Zufälle im Spiele sind; so wirkt zum Beispiel die Einengung der Digestionsorgane während der Hochträchtigkeit und der Geburtswehen sowie nach Überfütterung oder bei Transporten ohne Zweifel prädisponierend für das Netzmagentrauma.

Krankheitsgeschehen: Meist fallen abgeschluckte Fremdkörper nach Passieren der Kardia direkt in die Haube, wo sie aufgrund ihres Gewichtes auf deren Boden sinken; nur ausnahmsweise scheinen sie mit dem Futterstrom in den Pansen gerissen zu werden,

Übersicht 9.
Art, Form, Größe und Beschaffenheit der im Netzmagen des Rindes zu findenden Fremdkörper

Fremdkörper	steckend (1016)	lose (351)
Drahtenden und Nägel:	98,3 %	81,2 %
Schrauben und Blechstücke:	1,0 %	18,8 %
Nadeln:	0,7 %	—
gerade oder leicht gebogen:	88,3 %	69,7 %
stark gekrümmt oder unregelmäßig geformt:	11,7 %	30,3 %
Länge:	⌀ 51,1 mm (15–142 mm)	⌀ 30,2 mm (15–85 mm)
Dicke:	⌀ 1,9 mm (0,2–4,5 mm)	⌀ 2,3 mm (0,5–7,9 mm)
ein oder zwei Enden spitz:	96,4 %	78,1 %
alle Enden stumpf:	3,6 %	21,9 %
ferromagnetisch (Eisen, Stahl):	98,4 %	94,1 %
Kupfer, Messing, Holz, Aluminium oder Blei:	1,6 %	5,9 %

vor allem wenn sie ungewöhnlich lang oder leicht sind. Die wabenförmigen Schleimhautfalten und die kräftigen ruckartigen Kontraktionen des Netzmagens bedingen, daß sich spitze oder scharfkantige und dabei nicht zu kurze Gegenstände, wie Nägel, Drähte, Nadeln, Krampen, Blechstücke, Piassavabesenborsten und dergleichen, in den Haubenleisten verhaken und mit jeder folgenden Kontraktion weiter in die Tiefe der Magenwand getrieben werden. Offenbar wird ihr fortschreitendes Einbohren durch Änderungen der intraabdominalen Druck- und Raumverhältnisse, etwa während der Zwerchfellsbewegungen, der Hochträchtigkeit oder des Kalbens, bei Pansenüberladung oder -tympanie, Transporten, Sprüngen sowie abnormer Magen-Darm-Tätigkeit, begünstigt. Lieblingssitz der traumatisierenden Fremdkörper ist die kranioventrale Haubenwand, insbesondere deren rechte Hälfte; nur selten spießen sie sich in kaudaler Richtung (vor allem bei Vatertieren?) oder im dorsalen Bereich der Haube (Holzsplitter, Borsten) ein.

Die leichteste, durch vordringende Fremdkörper gesetzte Verwundung betrifft nur die Schleimhaut und die Muskularis der Haube, deren Wand dabei nicht vollständig perforiert wird: *Reticulitis traumatica simplex.* Hieraus entwickelt sich eine lokale, palpatorisch an der Verdickung und dem schleimigen Überzug der Haubenleisten erkennbare, bis an die Serosa heranreichende Entzündung der Netzmagenwand, die mit schwachem bis mäßig deutlichem örtlichem Schmerz und mehr oder weniger ausgeprägten Zeichen der traumatischen Indigestion einhergeht. Gleitet der nur oberflächlich steckende Fremdkörper wieder in das Haubenlumen zurück, so heilt diese Verletzung bald ab. Der Fremdkörper kann dann harmlos liegen bleiben und allmählich aufgelöst werden; in einem Teil der Fälle geht er auch per vias naturales ab (Ausscheidung über den Darm oder bei der Rejektion des Wiederkaubissens). Vielfach lädiert er aber die Haubenwand über kurz oder lang an einer anderen Stelle aufs neue.

Bei dem nächstschwereren und zugleich häufigsten Grad der Fremdkörpererkrankung wird die gesamte Magenwand einschließlich Serosa vorübergehend oder anhaltend durchstochen. Damit dehnt sich die Entzündung – teils durch die mechanische Reizung, teils wegen der Bakterienverschleppung – auch auf Haubenserosa und parietales Bauchfell aus, welche zufolge der dem Rind eigenen reaktiven Fibrinausschwitzung alsbald um die Perforationsstelle herum miteinander verlöten: *Reticuloperitonitis traumatica circumscripta adhaesiva.* Sofern der Fremdkörper nicht wesentlich über das Niveau der Magenwand hinaus vordringt und rechtzeitig entfernt wird oder allmählich von selbst zurücktritt, können auch solche Verwundungen noch verhältnismäßig gutartig verlaufen. Dabei bildet sich am Entzündungsort, unter gleichzeitiger Abkapselung etwa entstandener Abszesse, zunächst eine fibröse Verwachsung, die später zu einem beweglichen bindegewebigen Strang ausgezogen wird. Allerdings vergeht dann meist geraume Zeit, bis die Haube ihre volle Bewegungsfreiheit wiedererlangt; mitunter bleibt auch eine dauerhafte Motilitätsbehinderung zurück, die sich in einer Störung der Sortierungsfunktion von Pansen und Haube auswirkt (HOFLUND, 1955). Schließlich können selbst kleinere Adhäsionen bei entsprechender Lage zur Lähmung von Bauchvaguszweigen führen (S. 235).

Im ungünstigsten Falle dringt der Fremdkörper schon bei der ersten Durchbohrung oder aber mehr allmählich in das Zwerchfell, die Leber, die Milz, den Herzbeutel, die Lunge oder andere benachbarte Organe vor: *Reticulophrenitis, -hepatitis, -lienitis, -pericarditis, -pleuropneumonia, -abomasitis, -omentitis traumatica.*

Schlanke, glatte und beiderseits zugespitzte Fremdkörper nehmen mitunter ihren Weg in die freie Bauchhöhle, wo sie meist in kaudaler Richtung weiterwandern und dabei *diffus-adhäsive* oder, je nach Art der verschleppten Erreger, auch *generalisierende serös-jauchige Peritonitiden* verursachen. Während Organverwundungen (abgesehen von Ausnahmen, bei denen metallische Gegenstände selbst in der Lunge unschädlich abgekapselt wurden) im allgemeinen über kurz oder lang zum Tode führen, können Bauchhöhlenfremdkörper schließlich unter Bildung eines Abszesses durch die Bauchwand nach außen durchbrechen (*Peritonitis chronica*). Im kranialen und rechten Nachbarschaftsbereich des Netzmagens gelegene *peritoneale Abszesse* führen dagegen oft zu funktionell (Vaguslähmungen) oder mechanisch bedingten Motilitäts- und Passagestörungen (S. 235, 243).

Infolge der Resorption von Eiter- und Fäulniserregern sowie deren Produkten kommt es im Verlauf der akuten oder akut rezidivierenden Retikuloperitonitis neben der Verdauungsstörung auch zur fieberhaften Allgemeinerkrankung; chronisch abszedierende Fälle nehmen dagegen mitunter einen schleichend-pyämischen oder metastasierenden Verlauf. Ausnahmsweise sind Fremdkörperpatienten nach der in Zusammenhang mit dem inneren Trauma erfolgten Arrosion größerer Gefäße sogar ins Körperinnere verblutet (Taf. 5 b).

Erscheinungen: Das Krankheitsbild der traumatischen Indigestion ist sehr unterschiedlich, je nach Form, Umfang, Stadium und Lokalisation der Entzündung, dem schnellen oder langsamen Vordringen des Fremdkörpers, dem etwaigen Vorliegen von Komplikationen (Kreislaufbeteiligung, Intoxikation, Betroffensein von Nachbarorganen etc.) sowie dem Temperament des Tieres und anderen Begleitumständen. Daher können die Symptome selbst bei unkomplizierter *Reticuloperitonitis traumatica circumscripta acuta* von Fall zu Fall wechseln. Nach dem *Vorbericht* bestehen die ersten Anzeichen häufig darin, daß das Tier plötzlich aus voller Gesundheit heraus sein Futter verweigert und leichte Pansenblähung, Kotverhaltung sowie Milchrückgang aufweist. Oftmals bessern sich diese Erscheinungen mit Ausnahme der Milchleistung bis zum folgenden Morgen – so daß der Besitzer schon an Genesung glaubt –, um nach der Futteraufnahme in voller Stärke wiederzukehren; dieser Rhythmus setzt sich manchmal sogar über mehrere Tage fort. In anderen Fällen, und zwar insbesondere bei *Reticulitis traumatica simplex*, beginnt das Leiden mit allmählich zunehmender wechselhafter Appetitstörung und von Tag zu Tag sinkendem Milchertrag.

Bei der *tierärztlichen Untersuchung* ist zunächst die Änderung in der Körperhaltung und im Verhalten auffällig: Kopf und Hals erscheinen mehr gestreckt als sonst, die Augen klagend, der Brustrücken leicht aufgebogen, die Rippen nach auswärts gedreht, die Bauchdecken aufgeschürzt und gespannt. Oft sind auch Ankonäenzittern und Zuckungen im Bereich des M. quadriceps sowie der Kniefalte zu beobachten; dagegen kommt es nur selten zu Zähneknirschen, kolikartiger Unruhe oder Festliegen. Eine weitere und wohl die wichtigste Ausdrucksform des Fremdkörperschmerzes ist das kennzeichnende ächzende Stöhnen. Die Atmung ist im akuten Anfall oftmals frequent, oberflächlich und überwiegend kostal; hin und wieder zeigt sich kurzer trockener Husten. Ebenso kann der Kreislauf schon zu Anfang sekundär in Mitleidenschaft gezogen sein, was sich in beschleunigter pochender, manchmal auch unregelmäßiger Herztätigkeit, injizierten

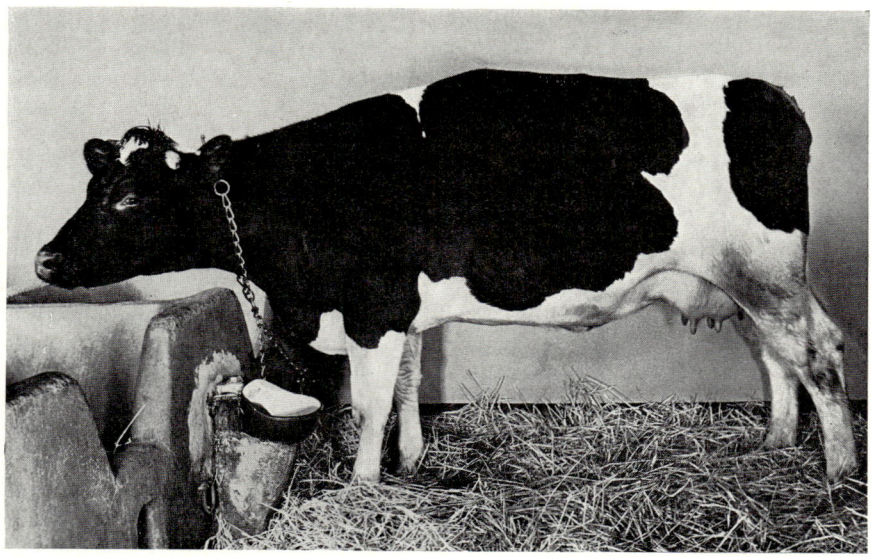

Abb. 106. Kuh mit akuter traumatischer Retikuloperitonitis (aufgekrümmter Rücken, gespannte Bauchdecken, steife Haltung der Gliedmaßen, Bewegungsunlust)

Skleralgefäßen und verwaschenen Schleimhäuten äußert; in anderen Fällen ist der Zirkulationsapparat kaum beeinflußt. Die Körpertemperatur wechselt zwischen fieberhaften (bis 40,5° C) und normalen Werten. Die Tätigkeit der Verdauungsorgane ist weitgehend herabgesetzt, zumindest aber sehr wechselnd: Vormagenbewegungen, Wiederkauen und Ruktus sind unterdrückt oder zeitweise ganz aufgehoben, so daß sich die Gärungsgase im dorsalen Pansensack ansammeln und das Bild einer leichten rezidivierenden Tympanie entsteht. Sind noch Pansenkontraktionen vorhanden, so erscheint ihre Intensität herabgesetzt und die Qualität der Geräusche verändert. Die Rektaluntersuchung ergibt bei unkomplizierter Hauben-Bauchfell-Entzündung meist keine pathologischen Befunde, jedoch findet man den Kot zu Beginn der Erkrankung meist trocken, geformt, dunkel gefärbt, von einer glänzenden Schleimschicht (ausnahmsweise auch von Blutspuren) überzogen und schlecht verdaut. Kot und Harn werden meist nur in kleinen Mengen und zum Teil unter Schmerzäußerungen abgesetzt. Alle Bewegungen der Patienten sind langsam und vorsichtig, ihre Schritte kurz und gespannt. Das Aufstehen erfolgt nur widerwillig und kann ebenso wie das Niederlegen, kurze Wendungen oder der Versuch, sich zu dehnen und zu strecken, von Klagelauten begleitet sein. Das für den Fremdkörperschmerz typische Stöhnen ist ein kurzes, stimmhaftes Ächzen, bei dessen Äußerung die Exspiration kurz unterbrochen wird. Derartige spontane Schmerzbekundungen kommen außer unter den vorgenannten Umständen nicht selten auch durch die großen, sich alle 40 bis 60 Sekunden wiederholenden Haubenkontraktionen sowie durch die Rejektionsbewegungen des Netzmagens als sogenanntes ‚reticular grunt' zustande (LAGERLÖF, GÖTZE, WILLIAMS). Sie lassen sich ferner durch verschiedene Manipulationen (Probefütterung, Bergabführen) sowie mit Hilfe der *Fremdkörper-Schmerzproben* (Rückengriff, Stabprobe, Schmerzperkussion, Injektion von Peristaltika) zu diagnostischen Zwecken provozieren und dann vor allem bei gleichzeitiger Palpation oder Auskultation des Kehlkopfes gut wahrnehmen. Mit Hilfe der sogenannten *Zonenprobe* (KALCHSCHMIDT) wird dagegen lediglich die etwaige Hyperalgesie eines infolge des Eingeweideschmerzes sensibilisierten Hautsegmentes am Widerrist geprüft (HEAD'sche Zone). Durchführung und Beurteilung dieser Proben sind im 1. Band dieses Buches ausführlich beschrieben (siehe: Die klinische Untersuchung des Rindes). Als inkonstantes und vorübergehendes Symptom tritt in frischen Fällen von traumatischer Retikuloperitonitis an der ventralen Bauchwand örtlich (Regio xyphoidea, Nabelgegend) oder in ganzer Ausdehnung ein auffallend überlauter Perkussionsschall auf (sogenannter

Schachtelton), der dann im Verlauf einiger Tage nach kaudal fortschreitend verschwindet (EKELUND, STÅLFORS, NIKOW). Im Harn ist zu Beginn der Erkrankung nicht selten Eiweiß nachweisbar; das Blutbild ergibt in vielen Fällen neutrophile Leukozytose mit mehr oder weniger deutlicher Kernlinksverschiebung.

Bei der *Reticuloperitonitis traumatica circumscripta chronica*, die sich dann entwickelt, wenn der verletzende Fremdkörper nur langsam weiter vordringt oder kurze Nägel, Drähte oder Krampen über längere Zeit stecken bleiben, sind die vorgenannten Symptome weniger deutlich ausgeprägt. Insbesondere fehlen dabei meist die spontanen Schmerzäußerungen; das Stöhnen ist dann auch durch die Fremdkörperproben nur undeutlich und mit verhältnismäßig großem Kraftaufwand, unter Umständen erst nach vorangehender Sensibilisierung durch Atemhemmung, mehrmaligen Rückengriff oder Probefütterung, auslösbar. Allerdings kann die Reaktion infolge Aktivierung der Entzündung durch Transporte, Hochträchtigkeit, Geburt, Niederschnüren und dergleichen trotzdem auffallend positiv sein. Im übrigen beobachtet man langes, oft monatelanges Kränkeln, dazwischen mitunter scheinbare Besserungen oder in größeren Pausen sich wiederholende Krankheitsphasen („akute Schübe'), die durch Appetitstörung, mangelhaftes Wiederkauen, herabgesetzte Vormagentätigkeit, leichtes rezidivierendes Aufblähen, Obstipation oder Durchfall sowie Rückgang des Nährzustandes und der Milchleistung gekennzeichnet sind. Der Kreislauf bleibt normal oder wird nur unwesentlich in Mitleidenschaft gezogen (sekundäre Beteiligung). Das Blutbild ist teils wenig verändert, teils entspricht es dem einer chronischen Entzündung mit Leukozytose (Granulo- oder Lymphozytose). Albuminurie besteht hierbei nur selten.

Nebenerscheinungen und Folgekrankheiten: In den mit Organ- oder Bauchhöhlenkomplikationen einhergehenden Fällen ändern sich die Symptome in verschiedener Weise, nicht selten sogar derart, daß das klinische Bild eines Organleidens (Herz, Leber, Lunge, Milz etc.) in den Vordergrund tritt. Gemeinsam ist diesen Formen der Fremdkörpererkrankung jedoch die sekundäre oder primäre Mitbeteiligung des Kreislaufs und das verhältnismäßig stark gestörte Allgemeinbefinden.

Bei *generalisierter Retikuloperitonitis* sowie bei *traumatischer Retikulo-Omentitis, Retikulo-Abomasitis, Retikulo-Splenitis* und *Retikulo-Hepatitis* ist die Herzfrequenz erhöht (über 80 Schläge/Minute); die Herztöne sind pochend, meist aber regelmäßig, klar voneinander abgesetzt und ohne Nebengeräusche, solange keine Endokarditis besteht. Der Arterienpuls erscheint härter als sonst; die Skleralgefäße sind injiziert und in ihren feineren Aufzweigungen nicht mehr ganz scharf konturiert. An den Jugularvenen können sich zwar geringgradige Stauungserscheinungen zeigen, doch fällt die Stauprobe meist negativ aus (sekundäre oder symptomatische Kreislaufbeteiligung). Dazu bestehen bei *diffuser Peritonitis* außer den Erscheinungen der akuten oder subakuten Indigestion beschleunigte Atmung, fieberhafte Körpertemperatur und Schmerzhaftigkeit am ganzen Leib. Die Bauchdeckenspannung ist nur zu Anfang deutlich erhöht, späterhin aber nicht selten normal. Bei serös-jauchigem, mit Gasbildung einhergehenden peritonitischen Exsudat erscheint die rechte Flankengrube mitunter aufgetrieben; dann hört man bei der Schwingauskultation (S. 294) Schwappen und Plätschern. Solche Tiere kommen häufig unter schnell zunehmender Kreislauf- und Allgemeinstörung (Septikämie) zum Festliegen, bis sie infolge Herzversagens verenden. Sobald sich die Peritonitis nach kaudal, insbesondere aber nach kaudodorsal ausgedehnt hat, ist vom Rektum aus anfangs eine verminderte Glätte des Bauchfells zu spüren, ein Befund, der treffend als ‚Schneeballknirschen' zu bezeichnen ist. Später findet man bei der rektalen Exploration Verklebungen oder Verwachsungen von Eingeweideteilen, peritonitische Auflagerungen, Einengung des Mastdarmes, Vermehrung der Bauchhöhlenflüssigkeit sowie fehlenden intraabdominalen Unterdruck (abnorm freie Bewegungsmöglichkeit der Hand).

Tiere mit *traumatischer Splenitis* zeigen neben der Trübung des Allgemeinbefindens einen stark gekrümmten Rücken, hohes Fieber und sehr deutliche Schmerzreaktionen, vor allem bei der Perkussion im Milzbereich. Für Milzabszesse spricht eine außergewöhnlich starke Vermehrung der Leukozyten auf 20 000 bis 45 000 pro mm^3, meist in Form einer mit ausgeprägter Kernlinksverschiebung einhergehenden Granulozytose (Taf. 3 d).

Bei *Hepatitis traumatica* ist der Allgemeinstatus ebenfalls stark in Mitleidenschaft gezogen, während die Perkussionsempfindlichkeit bei solchen Patienten besonders entlang dem rechten Rippenbogen deutlich ist. Weitere Zeichen sind erhöhte Temperatur, in schweren Fällen auch Ikterus sowie pastös-klebriger, gelblicher bis gelbbrauner, äußerst übelriechender Kot.

Bei *Reticulo-Pleuropneumonia traumatica* beeindruckt die schwere Atemstörung mit fortwährendem exspiratorischem Stöhnen, Husten sowie anderen Symptomen einer eitrigen oder eitrig-jauchigen und therapeutisch nicht mehr beeinflußbaren Lungenentzündung.

Im Falle einer Fremdkörpererkrankung mit primärer Beteiligung des Kreislaufs infolge Verletzung des Herzbeutels oder des Herzens (*Pericarditis* oder *Myopericarditis traumatica*) wird das klinische Bild im ersten Stadium von der mit einer meist fieberhaften Indigestion verbundenen akuten Zirkulationsstörung bestimmt. Dabei ist die Herztätigkeit beschleunigt, der Herzschlag pochend bis tumultuarisch und unregelmäßig; die Herztöne erscheinen unscharf abgesetzt, singend oder metallisch und werden bald von ektokardialen Schabe- oder Reibegeräuschen, später auch von Plätschern begleitet; endokardiale Nebengeräusche kommen hierbei nur selten vor. An den Arterien ist harter, frequenter und kleinwelliger Puls, an den Venen fühl- oder sichtbare Stauung sowie spürbare Erhöhung des venösen Druckes festzustellen; bei der Stauprobe kollabiert die Vena jugularis herzwärts der Kompressionsstelle nicht. An der Brustapertur sind ihre Undulation und der Vorkammervenenpuls deutlicher als sonst. Die Herzperkussion ist meist schmerzhaft, das Perkussionsfeld vergrößert und der Schall absolut gedämpft. Oft werden auch die Vorderbeine breit auseinandergestellt und die Ellbogen abgewinkelt. Im weiteren Verlauf zeigen sich Ödeme an der Vorbrust, im Kehlgang und längs des Halses. Sobald das Herz von Exsudatmassen eingepackt ist, sind seine Töne auffallend leise und mitunter von rechts besser als von links zu vernehmen; der Herzspitzenton ist dann kaum noch zu spüren. Die Schmerzsymptome sind im chronischen Stadium oftmals auffällig gering; Bauchdeckenspannung kann dabei vollständig fehlen (Abb. 49, 50).

Verlauf: Einfache Retikulitiden und zirkumskripte Retikuloperitonitiden können nach Zurücktreten des Fremdkörpers binnen 5 bis 8 Tagen ausheilen; nicht selten folgt jedoch nach Wochen bis Monaten ein Rezidiv. Mit Komplikationen verbundene Fremdkörpererkrankungen führen in der Regel binnen Tagen, Wochen oder Monaten zum Tode, wenn nicht, wie mitunter bei Bauchhöhlenabszessen, der Fremdkörper ausnahmsweise durch die Bauchwand nach außen tritt.

Erkennung: Die Schwierigkeiten der Diagnose des inneren Traumas bestehen zum einen darin, daß verschiedene Allgemein- und Organerkrankungen (zum Beispiel Lungen- und Leberleiden) ein ähnliches Erscheinungsbild mit gleichstarken Schmerzreaktionen und Vormagenstörung hervorrufen können, und daß zum anderen die Krankheitszeichen bei einfacher Haubenentzündung, bei verschleppter Retikuloperitonitis (insbesondere wenn der Fremdkörper in den oberen Netzmagenteilen steckt) sowie bei großen schweren Vatertieren und Ochsen mitunter ziemlich undeutlich sind. Daher kommt es zu allererst darauf an, alle möglichen Ursachen für eine *sekundäre* Vormagenstörung aufgrund einer eingehenden klinischen Untersuchung auszuschließen und somit zur Diagnose *primäre Indigestion* zu kommen. Enthält der Vorbericht keinen Hinweis auf Fütterungsfehler, so ist dann der Verdacht auf eine Fremdkörpererkrankung berechtigt. In Zweifelsfällen lassen sich *primäre alimentäre Indigestionen* anhand einer Pansensaftuntersuchung abgrenzen. Im weiteren ist der Patient dann mit Hilfe der Fremdkörper-Schmerzproben und der Zonenprobe systematisch auf Vorhandensein und Lokalisation eines etwaigen Bauchhöhlenschmerzes zu prüfen. Die Kontrolle der ventralen Brust- und Bauchwand mit einem Metallsuchgerät kann ebenfalls von Nutzen sein; dabei ist jedoch zu berücksichtigen, daß nichtferromagnetische Metalle nur von wenigen Geräten mitangezeigt werden und daß außer metallischen Fremdkörpern gelegentlich auch spitze Gegenstände aus Holz, Glas, Kunststoff und dergleichen ein inneres Trauma auslösen können (siehe Übersicht 9). Schließlich versagt die Anzeige mitunter bei sehr kleinen Gegenständen, wie Steck- und Nähnadeln, oder bei ungewöhnlich hoch sitzenden Fremdkörpern, während Eisenteile sowie eisenhaltige Steinchen auch dann einen positiven Befund ergeben, wenn sie noch nicht zu einem inneren Trauma geführt haben. Deshalb darf das durch das Suchgerät ermittelte positive oder negative Resultat stets nur zusammen mit dem Ergebnis der Schmerzproben und dem übrigen Symptombild beurteilt werden. Von weiteren Hilfsmethoden sind die Röntgenuntersuchung und das Ruminogramm den hierfür eingerichteten Kliniken vorbehalten, während die Bauchhöhlenpunktion auch unter Praxisbedingungen ohne weiteres durchführbar ist; sie kommt jedoch vor allem für die Erkennung generalisierter Peritonitiden in Frage. Das Blutbild ist als Diagnostikum der Fremdkörpererkrankung ebensowenig verläßlich wie die Harnuntersuchung auf Eiweiß und die Prüfung des Urin-Kalziumgehalts mit dem SULKOWITCH-Test; das gleichzeitige Vorliegen einer Phosphat-, Albumin- und Indikanurie bei der ersten oder bei der zweiten Prüfung (nach 2 bis 5 Tagen) scheint jedoch einen positiv zu wertenden Hinweis zu geben (BIANCARDI und SALI, 1968).

Für die *Diagnose* ‚traumatische Indigestion' darf daher niemals ein einzelner Befund, sondern immer nur das gesamte Krankheitsbild maßgeblich sein. Hinsichtlich Prognose und Therapie ist es außerdem besonders wichtig, am Ende der Untersuchung entscheiden zu können, ob eine *Mitbeteiligung des Kreislaufs* vorliegt, und gegebenenfalls auch, ob diese sekundärer oder primärer Natur ist.

Unterscheidung: Im Anfangsstadium befindliche *Lungenentzündungen,* bei denen zwar schon Kurzatmigkeit, Husten, Brustwandschmerz und Stöhnen ähnlich wie bei Fremdkörpererkrankung, aber noch keine auskultatorisch feststellbaren Nebengeräusche vorhanden sind, werden verhältnismäßig häufig mit der Reticuloperitonitis traumatica acuta verwechselt. Gewöhnlich ändert sich aber der Organbefund binnen 24 Stunden schon soweit, daß die Lungenerkrankung erkannt werden kann; auch nimmt die Dyspnoe dabei dann eher zu, während sich die Atmung fremdkörperkranker Tiere bis zum folgenden Tag meist wieder beruhigt. Ein positiver Ausfall der Fremdkörperproben kann auch durch *Lebererkrankungen* (S. 363 ff.) bedingt sein; hierbei ist der Perkussionsschmerz jedoch vielfach mehr entlang dem rechten Rippenbogen und im rechten oberen Hypochondrium lokalisiert; außerdem ist die Leberdämpfung oft verbreitert und in schweren Fällen auch Ikterus festzustellen. Bei der digestiven Form der *Azetonurie* (S. 1054) scheint ebenfalls der Leberschmerz der Grund für Fehldiagnosen zu sein, sofern die Harnuntersuchung auf Ketonkörper unterlassen wird. Die Azetonämie bereitet aber vor allem deshalb differentialdiagnostische Schwierigkeiten, weil sie manchmal durch eine Reticuloperitonitis traumatica ausgelöst wird; die Enddiagnose ergibt sich dann jedoch meist aus dem Verlauf, weil nach sachgemäßer Behandlung bei primärer Ketose binnen weniger Tage dauerhafte Genesung eintritt, während die sekundäre Azetonämie sich hierauf nur vorübergehend bessert. *Primäre alimentäre Indigestionen* (S. 246 ff.) können anhand des Vorberichts und einer Pansensaftprobe ausgeschlossen werden. *Funktionelle Magenstenosen* (Vaguslähmungen, S. 235) lassen sich aufgrund der Dilatation und Hypermotorik des Pansens, der rezidivierenden Tympanie sowie der Bradykardie abgrenzen. *Primäre Psalterparesen* (S. 275) sind oft erst nach diagnostischer Laparotomie zu erkennen; sonst geben verminderter Absatz von eingedicktem Kot, vergrößertes Perkussionsfeld, gelegentlich auch Kolik, Hinweise auf dieses Leiden. Die Unterscheidung der *Labmagenverlagerung* (S. 291, 302) gründet sich auf den Nachweis der typischen Geräusche sowie bei Dislocatio abomasi dextra auf das Ergebnis der Rektaluntersuchung. Bei *Abomasitis* (S. 282) liegen die Schmerzen mehr im rechten und mittleren Bereich des Unterbauches; das perforierende Labmagengeschwür (S. 285) führt zu schwerer Allgemeinstörung mit den Anzeichen der Peritonitis. Die fortgeschrittene *Osteomalazie* (S. 995) ist ebenso wie die *Fluorose* (S. 1175) mit Schmerzen im gesamten Skelettsystem verbunden; Tiere mit *latenter Tetanie* (S. 1024), deren Körperhaltung (gekrümmter Rücken, aufgeschürzter Bauch) an ein inneres Trauma denken läßt, zeigen neben gespanntem Gang auch erhöhte Erregbarkeit sowie erniedrigten Magnesiumgehalt in Serum und Harn. *Zystitiden* (S. 394) und *Pyelonephritiden* (S. 764) sind durch die Harnuntersuchung abzutrennen.

Behandlung und Beurteilung: Eine Therapie der traumatischen Indigestion ist in allen Fällen angezeigt, in denen Aussicht besteht, daß dadurch die volle Nutz- und

TAFEL 5

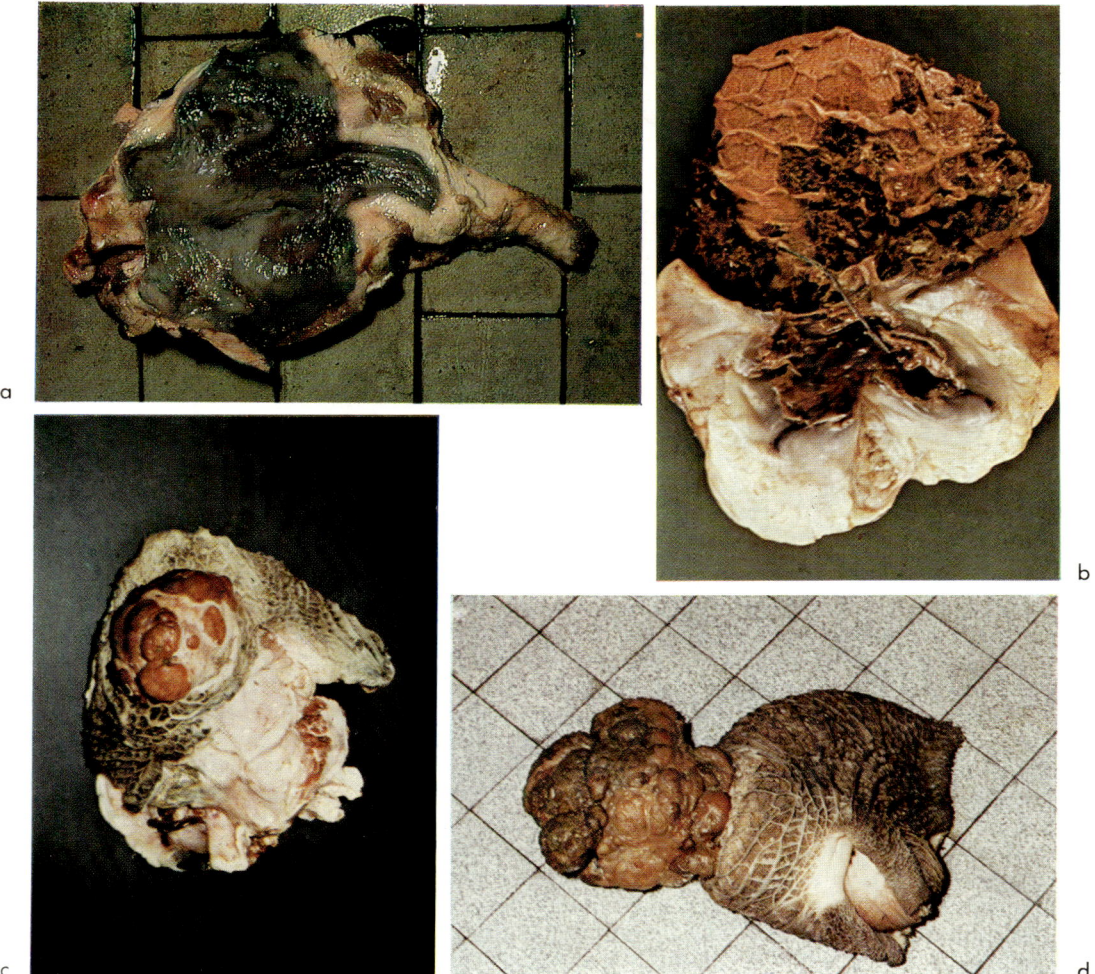

a. Schlundperforation mit verjauchender periösophagealer Phlegmone (Schlachtbefund; S. 211)
b. Fremdkörperbedingte Arrosion eines Netzmagengefäßes (Verblutung in die Vormägen; S. 220)
c. Aktinobazillom der Haube (S. 245, 700)
d. Papillom der Netzmagenschleimhaut (S. 245, 691)

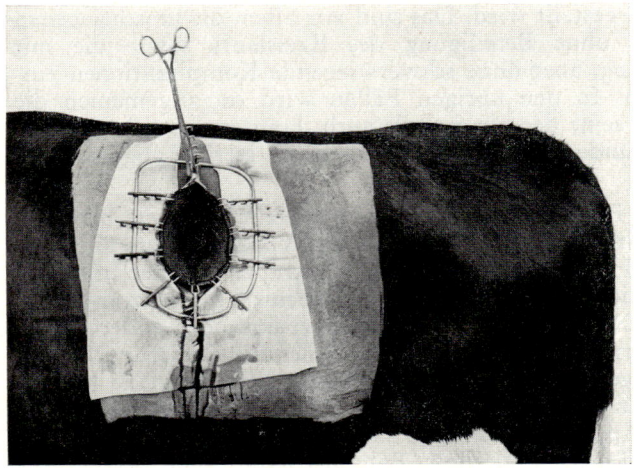

Abb. 107. Rumentomie nach WEINGART: Vorlagerung des eröffneten Pansens (über einer Abdeckfolie) mit Hilfe des Metallrahmens und der Fixationshaken

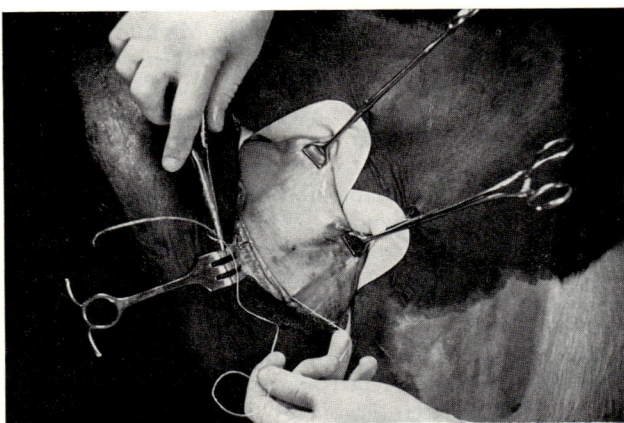

Abb. 108. Rumentomie nach GÖTZE (ohne Assistenz): Extraperitonealisierung des mittels zweier Faßzangen nach BLENDINGER vorgezogenen Pansens durch fortlaufende Zirkulärnaht

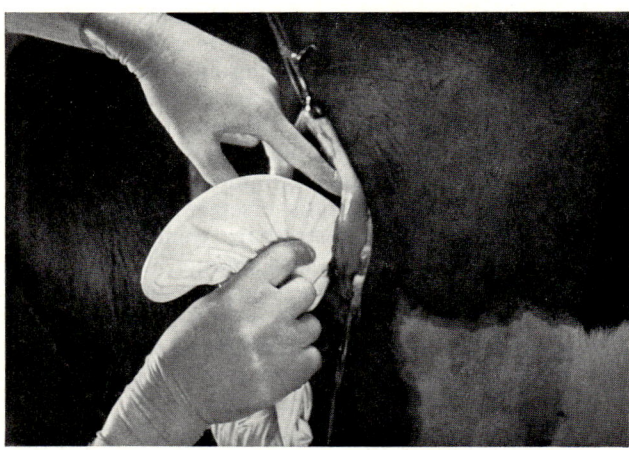

Abb. 109. Rumentomie nach GÖTZE (ohne Assistenz): Nach Eröffnung des durch Zirkulärnaht angehefteten Pansens wird die Ringmanschette eingesetzt

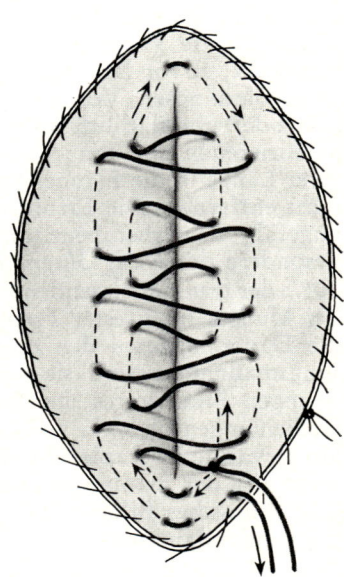

Abb. 110. Verschluß der Pansenwunde durch doppelte fortlaufende LEMBERT-Matratzennaht (schematisch)

Methoden nach ihrer Schnittführung, der Wundnaht und dem Instrumentarium variieren, sind im Grunde doch nur 2 Haupt-Techniken zu unterscheiden:

Bei der *Rumentomie mit abschließender Versenkung des vernähten Pansens in die Bauchhöhle* wird die Magenwand nach Laparotomie herausgezogen und der eröffnete Pansen mit Hilfe besonderer Haltevorrichtungen fixiert. ANDRES benutzt dazu einen seitlich der Flankenwunde befestigten galgenförmigen Metallstab, DIERNHOFER einen Ring, WEINGART einen Metallrahmen mit krallenartigen Häkchen und Klemmen; BLENDINGER verwendet Pansenfaßzangen, die auf der umgebenden Haut eingehakt werden, während WRIGHT die Pansenwundränder durch einen Gehilfen mit Klemmen festhalten läßt. McLINTOCK (1949) bedient sich dagegen einer Ringmanschette mit sehr steifem Ring, der so in den hervorgezogenen und knapp eröffneten Pansenteil eingeführt wird, daß er das Zurückgleiten des Magens in die Bauchhöhle verhindert. Nach Beendigung des Eingriffs wird die Pansenwunde durch fortlaufende, rückläufige LEMBERT-Matratzennaht (2 Etagen) oder durch LEMBERT-Knopfhefte verschlossen (Catgut oder Kunststoffaden) und der vernähte Pansen unter gleichzeitiger antibiotischer Versorgung wieder in die Bauchhöhle zurückversenkt. Anschließend werden Bauchfell, Faszie, Muskeln und Haut in getrennten Schichten oder gemeinsam zusammengenäht, wobei für letztere kräftiges Nahtmaterial (Kunststoff-, Seidenfaden) zu wählen ist; die Hauthefte sind nach Ablauf von 10 bis 14 Tagen zu ziehen.

Bei der *Rumentomie mit extraperitonealer Versorgung des Pansens* nach GÖTZE werden nach Durchtrennung der Bauchwand die Ränder der Bauchfell- und Faszienwunde so an den noch uneröffneten Pansen mit Catgut oder synthetischem Faden angeheftet (fortlaufend), daß eine breitovale handgroße Fläche der Pansenwand von dieser Zirkulärnaht umrahmt wird; dabei ist darauf zu achten, daß die derart extraperitonealisierte Pansenfläche völlig locker und entspannt ist. Erst nachdem die Bauchhöhle auf diese Weise ringsherum gut abgeschlossen ist, wird der Pansen selbst eröffnet und zur Abdeckung eine sterile Ringmanschette in seine Schnittwunde eingelegt. Diese wird nach beendigtem Eingriff ebenfalls mit fortlaufender rückläufiger Matratzennaht vereinigt. Die zirkuläre Bauchfellanheftung bleibt liegen, so daß die Pansenwunde extraperitoneal abheilen kann. Muskulatur und äußere Haut werden wie üblich vernäht. Diese, ursprünglich einen Gehilfen zur Fixation der vorgezogenen Pansenwundränder erfordernde Methode wurde später von DIRKSEN (1956) durch die Anwendung von hakentragenden Faßzangen so modifiziert, daß der gesamte Eingriff normalerweise auch ohne Assistenz durchführbar ist.

Jede der beiden geschilderten Techniken hat ihre *Vor- und Nachteile:* Der Fortfall der Zirkulärnaht erbringt bei den erstgenannten Methoden (Versenkung des Pansens) keinen wesentlichen Zeitgewinn, da Peritoneum und Faszie dabei abschließend doch vernäht werden müssen; der postoperative Wundschmerz scheint bei diesen Verfahren allerdings etwas geringer zu sein. Sie werden jedoch den schwierigen Situationen, die sich bei Eingriffen am stehenden Rind nicht allzuselten ergeben (Unruhe des Tieres, Übertreten von Panseninhalt), und auch den aus den jeweils vorliegenden Veränderungen resultierenden Notwendigkeiten (Ausräumen von verdorbenem Vormageninhalt, eingehende explorative Palpation der Nachbarorgane, Massage und Spülung des Psalters, Spaltung von Bauchhöhlenabszessen etc.) nicht in dem Maße gerecht wie die Rumentomie mit extraperitonealer Versorgung des Pansens; diese bietet daher auch dem chirurgisch noch weniger Erfahrenen wesentlich mehr Sicherheit vor intra- und postoperativen Komplikationen. Außerdem ist das letztgenannte Verfahren in allen Fällen unumgänglich, die das Anlegen einer temporären Pansenfistel (S. 239) erfordern.

Das operative Vorgehen hat gegenüber den konservativen Behandlungsmethoden nicht nur den großen Vorteil, den traumatisierenden Fremdkörper direkt manuell angehen zu können, sondern beinhaltet auch die nach Möglichkeit stets zu nutzende wertvolle Gelegenheit, die *übrigen Bauchhöhlenorgane* von den Vormägen aus *abzutasten* und so wichtige Hinweise für die Erweiterung der Diagnose und die Sicherung der Prognose zu gewinnen. Ausgewanderte Fremdkörper können dabei – sofern sie noch nicht fibrös abgekapselt sind – aus der Bauchhöhle entfernt, peritoneale Abszesse

228 Organkrankheiten

notfalls vom Pansen aus eröffnet werden. Die Erfolgsaussichten der Fremdkörperoperation dürften heute für frische unkomplizierte Fälle über 95 % betragen.

Von den *postoperativen Komplikationen* ist die aus nichtunterbundenen Gefäßen in den Pansen hinein erfolgende *Nachblutung* durch Tachykardie, Anämie, Polypnoe, Muskelzittern, Abgeschlagenheit, schwarzrot gefärbten Vormageninhalt und Meläna gekennzeichnet; in solchen Fällen sind therapeutisch Blutübertragungen, Hämostyptika und Kreislaufmittel (T. I.) zu verabreichen, falls der Zustand nicht eine unverzügliche Relaparotomie zur Ligatur des oder der Gefäße nötig macht. Postoperative *Tympanien* versucht man durch Ablassen des Gases mit der Nasenschlundsonde sowie durch Antizymotika zu beseitigen (S. 270); als letzter Ausweg bleibt das Einlegen eines Trokars in die extraperitonealisierte Pansenwunde. Pansenblähungen können *Dehiszenzen* der Pansennaht zur Folge haben, die vor allem dann gefährlich werden, wenn der vernähte Pansen in die Bauchhöhle versenkt worden ist (Peritonitis). *Wundinfektionen* bekämpft man durch Allgemeinbehandlung mit Antibiotika und Sulfonamiden sowie lokale hyperämisierende Salbenanstriche; abszedierende Prozesse werden gespalten, gespült und drainiert. Desgleichen werden *lokale oder generalisierte Peritonitiden* mit parenteral sowie intraabdominal verabfolgten Antibiotika und Sulfonamiden angegangen. In der unmittelbaren Umgebung der Laparotomiewunde auftretende *Unterhautemphyseme* haben gewöhnlich keine Bedeutung; umfangreiche subkutane Luftansammlungen können das Allgemeinbefinden aber erheblich stören. In solchen Fällen muß die Luft durch kleine Hauteinschnitte vorsichtig herausmassiert werden (cave Wundinfektion!). *Postoperative Pansenfisteln* lassen sich bei guter Entspannung der extraperitonealisierten Pansenfläche und sorgfältiger zweischichtiger Pansenverschlußnaht vermeiden.

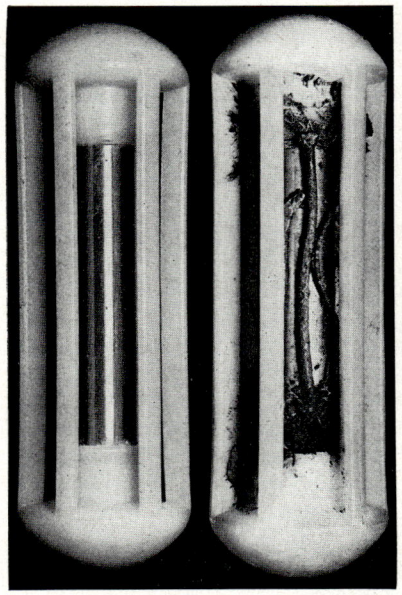
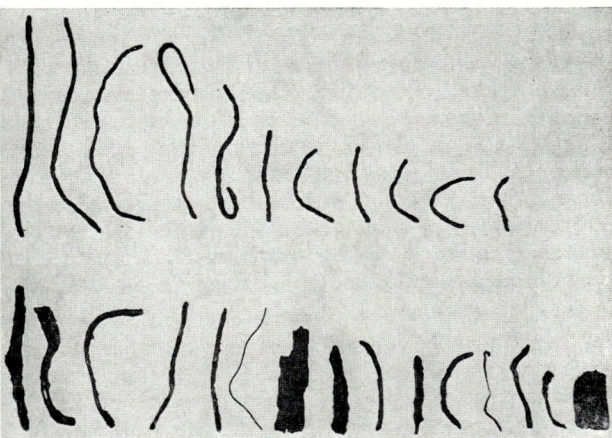

Abb. 111, 112. Links: Käfig-Magnet (Modell Rinderklinik Hannover; $^2/_3$ der natürlichen Größe) vor dem Eingeben (leer) und nach 2jährigem Verbleib im Netzmagen einer Kuh (mit Fremdkörpern besetzt); rechts: Drahtenden und Blechstücke ($^1/_2$ der natürlichen Größe), die sich innerhalb eines solchen Käfig-Magneten bei einem Besamungsbullen im Verlauf von $1^1/_2$ Jahren (obere Reihe) sowie bei einer wertvollen Milchkuh nach $3^1/_2$ Jahren angesammelt hatten (untere Reihe)

Vorbeuge: Das Hauptaugenmerk der Prophylaxe der Reticuloperitonitis traumatica hat sich zwar darauf zu richten, alle Möglichkeiten der Fremdkörperaufnahme weitgehendst auszuschalten; dieser Forderung läßt sich durch entsprechende Sorgfalt bei der Fütterung und Haltung aber erfahrungsgemäß nie völlig gerecht werden. Auch das von den Kraftfutterherstellern praktizierte Verfahren, die losen Futtermittel vor ihrer Verpackung über große und besonders kräftige Elektromagneten laufen zu lassen, vermag nicht immer alles darin enthaltene ferromagnetische Material sicher zu erfassen und zu beseitigen. Es wird sich daher trotz aller Bemühungen nie ganz vermeiden lassen, daß gefährliche Fremdkörper von Rindern aufgenommen werden. Obwohl es theoretisch möglich wäre, die aus ihnen erwachsenden Schäden durch regelmäßig und bestandsweise durchgeführtes Absuchen der Vormägen mit Hilfe von Magnetsonden (siehe *Behandlung*) zu vermindern, hat ein solches Vorgehen wegen des damit verbundenen Zeit- und Arbeitsaufwandes keine praktische Bedeutung erlangt. Die Vorbeuge der Fremdkörpererkrankung verlagerte sich daher in den letzten Jahren mehr und mehr auf oral einzugebende abgerundete Dauermagneten, die in etwa 98 % der Fälle zeitlebens im Netzmagen der damit versorgten Tiere verweilen und hier alle etwa abgeschluckten eisenhaltigen Metallteile an ihrer Oberfläche anlagern. Aus den ursprünglich zu diesem Zweck entwickelten ‚nackten' Magneten (COOPER, 1954; CARROLL, 1955/56) kann dabei mit der Zeit ein igelartig bewehrtes Gebilde entstehen, das seinerseits zu Irritationen der Magenschleimhaut Anlaß gibt. Dieser Nachteil ist durch den *Käfigmagneten* (Modell Rinderklinik Hannover, Gummi-Bertram) behoben worden, bei welchem die vom Magneten angezogenen Eisenteile zu 93 % in den umgebenden mantelförmigen Plastikkäfig hineingezogen und somit in einer für das Tier völlig unschädlichen Form festgehalten werden (STÖBER, 1963). Da die überwiegende Mehrzahl der in den Vormägen des Rindes vorkommenden Fremdkörper ferromagnetisch ist (siehe Übersicht 9), bietet der mit Hilfe des Pilleneingebers leicht zu applizierende Käfigmagnet bei prophylaktischer Anwendung somit eine auf rund 90 % zu beziffernde Sicherheit vor traumatischen Indigestionen.

SCHRIFTTUM

ABELEIN (1930): Beitrag zur ‚Inneren Verwundung' des Rindes und ihrer Behandlung. Münch. Tierärztliche Wschr. *74*, 273-276, 287-290, 299-303. — ANDERSON, L. G. (1947): Cintel metal detector. Vet. Record *59*, 138. — ANDRES, J. (1941): Die Fremdkörperoperation beim Rind (Flankenschnitt; Verzicht auf die extraperitoneale Pansennaht). Schweiz. Arch. Tierheilk. *83*, 317-338.
BARCH, H. (1950): Fremdkörperoperation mit horizontaler Panseneröffnung. Tierärztl. Umschau *5*, 172. — BARDWELL, R. H., & D. H. UDALL (1927): The diagnosis and treatment of traumatic gastritis in cows. Cornell Vet. *17*, 302-314. — BABONI, N. (1937): Dei corpi estranei nei prestomaci dei bovini; osservazioni e indagini sulle ragioni della loro ingestione; considerazioni nei riguardi del decorso e della prognosi. Profilassi *10*, 150-153. — BAYER, O. (1950): Über die Ursache von Mißerfolgen bei der Fremdkörperoperation. Tierärztl. Umschau *5*, 257-259. — BEGG, H. (1923): The significance of grunting as subjective sign of disorder in cattle and other matters of interest. Vet. Record *3*, 847-853. — BIANCARDI, G., & G. SALI (1968): Diagnostischer und prognostischer Wert chemischer Harnuntersuchungen bei der Fremdkörper-Erkrankung des Rindes. Ber. 5. Int. Tag. Rinderkrankh., Opatija. S. 224-227. — BLASER, E. (1954): Die intraperitoneale Therapie der Fremdkörpererkrankung beim Rind mit Antibiotika. Schweiz. Arch. Tierheilk. *96*, 244-251. — BLASER, E. (1963): Hat sich die intraperitoneale Injektionsbehandlung der traumatischen Reticulitis bewährt? Tierärztl. Umschau *18*, 534-537. — BLENDINGER, W. (1950): Die Fremdkörperoperation am Rind im Wechselschnitt. Tierärztl. Umschau *5*, 452-453. — BLENDINGER, W. (1952): Die Naht des Bauchfells. Tierärztl. Umschau *7*, 278-279. — BLENDINGER, W. (1954): Die Fremdkörperoperation mit Fixationszangen ohne Assistenz im Wechselschnitt. Tierärztl. Umschau *9*, Bildbericht zwischen S. 278 und 279. — BLENDINGER, W. (1955): Rückengriff oder Zonenprobe? Tierärztl. Umschau *10*, 392-394. — BLOOD, D. C., & D. R. HUTCHINS (1955): Traumatic reticular perforation of cattle, with particular reference to the efficiency of conservative treatment. Austral. Vet. J. *31*, 113-123. — BODUROV, N. (1961): Über die Behandlung der chronischen Indigestionen und die Diagnostik der traumatischen Reticuloperitonitis beim Rind durch UKW-Bestrahlung (bulgarisch). Naucni trudove (Sofia) *9*, 191-206. — BOLBECHER, K. (1950): Untersuchung der HEAD'schen Fremdkörperzone, Fehlergrenzen und Fehlerquellen, diagnostische und prognostische Auswertungsmöglichkeiten. Diss., München. — BOLLENRATH, E. (1939): Beitrag zur klinischen Diagnose des Haubentraumas beim Rinde, unter besonderer Berücksichtigung der Kehlkopf-Auskultation. Diss., Berlin. — BOSSHART, J. K. (1926): The early diagnosis and treatment of traumatic gastritis (peritonitis) in cattle. Cornell Vet. *16*, 257-268. — BROWN, J. M., B. W. KINGREY & B. D. ROSENQUIST (1959): The hematology of chronic bovine reticuloperitonitis. Amer. J. Vet. Res. *20*, 255-264. — BUNGE, W. (1944): Geschichtliche Untersuchungen über die Fremdkörpererkrankungen beim Rinde. Diss., Hannover. — BUNS, A. (1931): Untersuchungen über die Tätigkeit und die Auskultation der Haube des Rindes. Diss., Hannover.
CARROLL, R. E. (1955): Magnets in the control of traumatic gastritis. J. Amer. Vet. Med. Ass. *127*, 311-312. — CARROLL, R. E. (1956): The use of magnets in the control of traumatic gastritis in cattle. J. Amer. Vet. Med. Ass. *129*, 376. — CARROLL, R. E., & R. R. ROBINSON (1958): The differential leukocyte counts in the diagnosis and prognosis of bovine traumatic gastritis. J. Amer. Vet. Med. Ass. *132*, 248-249. — COOPER, H. K. (1954): A proposed procedure for controlling traumatic gastritis. J. Amer. Vet. Med. Ass. *125*, 301-302.

DEKKER, N. D. M. (1955): Een onderzoek naar de bruikbaarheid van de SULKOWITCH test als diagnosticum bij traumatische gastritis. Tijdschr. Diergeneesk. *80*, 656-661. — DEKKER, N. D. M. (1956): De HEAD'sche zoneproef als diagnostisch hulpmiddel bij traumatische gastritis. Tijdschr. Diergeneesk. *81*, 96-106. — DIERNHOFER, K. (1927): Operation nach HOFMANN bei einer Kuh mit traumatischer Gastritis. Wien. Tierärztl. Mschr. *14*, 129-131. — DIERNHOFER, K. (1959): Vormagenerkrankungen des Rindes, Probleme und Erfahrungen. Dtsch. Tierärztl. Wschr. *66*, 141-149. — DIERNHOFER, M., & G. DIRKSEN (1962): Behandlung und Prognose von Bauchhöhlenabszessen beim Rind. Dtsch. Tierärztl. Wschr. *69*, 471-474. — DIRKSEN, G. (1956): Ein Weg zur Rumentomie beim Rind mit extraperitonealer Pansenversorgung nach GÖTZE ohne Assistenz. Tierärztl. Umschau *11*, 88-91. — DÖBEL, W. (1962): Erhebungen über Art, Größe und Form der Netzmagenfremdkörper beim Rind als Beitrag zur Prophylaxe der Reticuloperitonitis traumatica mit Hilfe von Dauermagneten. Diss., Hannover. — DOUGHERTY, R. W. (1939): Induced cases of traumatic gastritis and pericarditis in dairy cattle. J. Amer. Vet. Med. Ass. *94*, 357-362.

EGGERT, O. K. (1954): Neues Instrumentarium für die Fremdkörperoperation beim Rind. Prakt. Tierarzt *35*, 118. — ERPENBECK, J. (1955): Hauthyperalgesien bei der Fremdkörpererkrankung und anderen differentialdiagnostisch interessierenden Krankheiten des Rindes. Diss., Hannover.

FABICH, H. (1954): Topographisch-anatomische und verdauungsmotorische Untersuchungsergebnisse der ruminalen Palpation beim Rind. Wien. Tierärztl. Mschr. *41*, 328-349. — FREDERIK, G. H. (1960): Über die Grenzen der Röntgendiagnostik, dargestellt an Haubenaufnahmen beim Rind. Berl. Münch. Tierärztl. Wschr. *73*, 261-263. — FREDERIK, G. H., & H. J. WINTZER (1959): Die röntgenologische Darstellung metallischer Gegenstände in der Haube des Rindes und ihre Bedeutung für die Fremdkörperdiagnostik. Dtsch. Tierärztl. Wschr. *66*, 406-411. — FREDERICK, L. P. (1943): The economic and nutritional importance of bovine hepatic disturbances. J. Amer. Vet. Med. Ass. *102*, 338-345. — FREI, J. A. (1949): Ein Beitrag zur elektro-akustischen Diagnostik der Reticulitis traumatica des Rindes mit dem ‚Cintel Metal Detector'. Diss., Zürich. — FREI, J. A. (1955): Die Fremdkörperoperation beim Rind unter Benützung der Operationsgurte. Tierärztl. Umschau *10*, 13-14. — FUHRIMANN, H. (1966): Ergebnisse von Prophylaxe und Therapie bei der traumatischen Indigestion des Rindes. Schweiz. Arch. Tierheilk. *108*, 190-198.

GEISER, K. J. (1954): Ist der SULKOWITCH-Test zur Fremdkörper-Diagnose verwertbar? Dtsch. Tierärztl. Wschr. *61*, 317-319. — GERES, V. (1963): Röntgendiagnostik bei intrathorakalen Komplikationen der traumatischen Indigestion der Rinder. Ber. 17. Welt-Tierärzte-Kongr., Hannover *2*, 1339-1340. — GÖTZE, R. (1926): Zur Fremdkörperoperation beim Rind. Dtsch. Tierärztl. Wschr. *34*, 877-882. — GÖTZE, R. (1934): Die Fremdkörperoperation beim Rind praxisreif durch extraperitoneale Pansennaht. Dtsch. Tierärztl. Wschr. *42*, 353-357, 374-379. — GÖTZE, R. (1950): Aus dem Gebiet der Rinderchirurgie. Dtsch. Tierärztl. Wschr. *57*, 274-277. — GÖTZE, R., & H. MERKT (1953): Rumentomie beim Rind mit extraperitonealer Versorgung des Pansens nach GÖTZE. Filmbeiheft Klinik für Geburtshilfe und Rinderkrankheiten, Hannover; Institut für den wissenschaftlichen Film, Göttingen. — GÖTZE, R., E. AEHNELT, R. LÖSCH & U. FREESE (1953): Die Rumentomie beim Rind unter antibiotischem Schutz. Prakt. Tierarzt *34*, 144-147.

HARMS, C. (1871): Die Krankheitszustände, die durch aufgenommene fremde Körper beim Rind entstehen. Mag. Ges. Tierheilk. *37*, 449-498. — HAUSWIRTH, B. (1940): Die Entwicklung der Fremdkörperoperation beim Rinde und deren heutige Anwendung. Diss., Bern. — HJERPE, C. A. (1961): Studies on acute bovine traumatic reticuloperitonitis. 3. Hematology. J. Amer. Vet. Med. Ass. *139*, 233-235. — HOFMANN (1928): Fremdkörperoperation beim Rind. Tierärztl. Rundschau *34*, 478-479. — HONEBEIN, J. (1931): Statistische Untersuchungen über das Vorkommen von Fremdkörpern in der Haube bei Schlachtrindern. Diss., Hannover.

INGEMANN ENSLER, H. (1964): Kronisk traumatisk indigestion hos kvaegt. En wurdering of diagnostiske undersøgelsesmetoder. Nord. Vet.-Med. *16*, 744-761. — IVANOV, I. (1962): Untersuchungen über die Veränderungen der ersten Pansenkontraktion bei traumatischer Retikuloperitonitis beim Rind (bulgarisch). Naucni Trud. (Sofija) *10*, 315-320. — IVANOV, I. (1964): Die Feststellung der Ursache für die Veränderungen in der ersten Pansenkontraktion bei akuter Retikuloperitonitis des Rindes (bulgarisch). Naucni trudove. Viss. Vet. Med., Prof. Dr. G. PAVLOV' (Sofija) *13*, 165-170.

JOST, K.-E. (1954): Diagnostischer und prognostischer Wert der Zonenprobe nach KALCHSCHMIDT bei der Fremdkörpererkrankung des Rindes. Diss., Hannover.

KALCHSCHMIDT, H. G. (1948): Die ‚Fremdkörperzone', eine HEAD'sche Zone beim Rind. Tierärztl. Umschau *3*, 305-308. — KALCHSCHMIDT, H. G. (1950): Zur Fremdkörpererkrankung des Rindes; Untersuchungen der Erfolgsmöglichkeit konservativer Behandlung. Schweiz. Arch. Tierheilk. *92*, 423-437. — KALCHSCHMIDT, H. G. (1954): Eine HEAD'sche Zone als diagnostisches Hilfsmittel bei der Fremdkörpererkrankung des Rindes. Wien. Tierärztl. Mschr. *41*, 531-550. — KALCHSCHMIDT, H. G., & H. J. WINTZER (1956): Die Hauttemperaturverhältnisse am Thorax und im Lendenbereich des klinisch gesunden Rindes und ihre Eignung zum Nachweis HEAD'scher Zonen. Tierärztl. Umschau *11*, 365-370. — KINGREY, B. W. (1955): Experimental bovine traumatic gastritis. J. Amer. Vet. Med. Ass. *127*, 477-482. — KOLL, H. (1932): Laparoskopie in der Regio epigastrica des Rindes. Diss., Hannover. — KÖSTER, TH. (1936): Untersuchungen über das Vorkommen von Fremdkörpern und durch Fremdkörper hervorgerufener Veränderungen im Magen bei Schlachtrindern. Diss., Hannover. — KÜBITZ (1926): Die Fremdkörperoperation beim Rinde. Tierärztl. Rundschau *32*, 185-187. — KÜBITZ (1926): Zur Diagnose der inneren Verwundung der Rinder. Tierärztl. Rundschau *32*, 857-859.

LEUE, P. (1957): Die Bedeutung des Fremdkörpereingriffs nach KÜBITZ. Prakt. Tierarzt *38*, 99-100. — LIESS, J. (1937): Die Diagnose der operablen Haubenfremdkörpererkrankung (Reticuloperitonitis traumatica) des Rindes. Dtsch. Tierärztl. Wschr. *45*, 16-20. — LØJE, K. (1944): Indigestio traumatica bovis. Mortensen, Kopenhagen.

MANIKOWSKI, G. (1939): Hat das differenzierte weiße Blutbild des an ‚innerem Trauma' erkrankten Rindes einen diagnostischen oder prognostischen Wert? Diss., Berlin. — MERKT, G. (1951): Rumentomie mit extraperitonealer Versorgung und mit Versenkung des Pansens in die Bauchhöhle. Dtsch. Tierärztl. Wschr. *58*, 317-320. — MICHAEL, S. J., & R. E. MCKINLEY (1954): Rumentomy simplified. J. Amer. Vet. Med. Ass. *124*, 26-27. — MÜLLER, C. (1952): Über die inneren Befunde der Haube und ihrer Nachbarorgane bei der Rumentomie des Rindes. Diss., Hannover. — MÜLLER, E. (1959): Zur Diagnostik, Indikation, Therapie und Prognose der Fremdkörpererkrankung des Rindes bei konservativer Behandlung. Berl. Münch. Tierärztl. Wschr. *72*, 187-191. — MÜLLER, L. F. (1943): Versuche über den Nachweis von Fremdkörpern im Haubenmagen des Rindes mit Hilfe des Siemens-Metallsuchers. Diss., Berlin. — MUSSILL, J. (1942): Zur konservativen Behandlung der traumatischen Peritonitis. Wien. Tierärztl. Mschr. *29*, 568-570.

NATSCHEFF, B. (1960): Differentialdiagnose der Vormagenerkrankungen des Rindes. M.-hefte Vet.-Med. *15*: Sonderh. *1*, 43-45. — NESIĆ, P. (1958): Das weiße Blutbild bei der Fremdkörperoperation des Rindes vor und nach der Operation. Dtsch. Tierärztl. Wschr. *65*, 429-431. — NIKOW, SW. (1955): Untersuchungen über die traumatische Reticuloperitonitis beim Rind. M.-hefte Vet.-Med. *10*, 385-391.

OPPERMANN, TH. (1917): Diagnose und Therapie der Gastrophrenitis traumatica des Rindes. Dtsch. Tierärztl. Wschr. *25*, 217-219.

PAATSAMA, S., & S. TALANTI (1955): Röntgenologische Untersuchungen bei experimentell hervorgerufener Reticuloperitonitis bei kleinen Wiederkäuern. Dtsch. Tierärztl. Wschr. *62*, 412-416. — PÁPAI, L. (1930): Die pathologische Bedeutung der Fremdkörper in den Vormägen der Wiederkäuer (ungarisch). Allatorv. Közlöny *27*, 25-30. — POINTNER, S. (1958): Der ‚Kompressionsversuch' (modifizierte VALSALVA'sche Versuch) bei der Frühdiagnose einer Herztamponade beim Rind und bei der Pericarditis traumatica des Rindes. Wien. Tierärztl. Mschr. *45*, 364-377.

RAPIĆ, S., & B. ILIJAŠ (1955): Röntgendiagnostik der traumatischen Indigestionen beim Rind (serbokroatisch). Vet. Arhiv *25*, 365-384. — RAPIĆ, S., & V. GEREŠ (1961): Die Röntgendiagnostik der traumatischen Perikarditis des Rindes. M.-hefte Vet.-Med. *16*, 799-804. — REBESKO, B., & F. KOVAC (1965): Einige Erfahrungen bei der Diagnostik der traumatischen Retikulitis des Rindes (serbokroatisch). Veterinaria *14*, 107-117. — REINER, R. U. (1957): Untersuchungen über die Brauchbarkeit von Hauttemperaturmessungen für die Fremdkörper-Diagnose beim Rind. Diss., Hannover. — RIEGER, H. (1956): Experimentelle Untersuchungen über den Wert des Metallsuchgerätes in der chirurgischen Diagnostik. Tierärztl. Umschau *11*, 97-99. — ROSENBERGER, G., & M. STÖBER (1958): Beurteilung der Behandlung und Vorbeuge der Fremdkörpererkrankung des Rindes mittels Magnetinstrumenten. Dtsch. Tierärztl. Wschr. *65*, 57-61, 98-101. — RUBARTH, S. (1960): Plötzliche Todesfälle beim Rind infolge von Komplikationen bei traumatischen Retikulitiden. M.-hefte Vet.-Med. *15*, 662-667. — RUTKOWIAK, B. (1967): Die intraoperative Röntgenographie des Netzmagenbereiches beim Rind und ihre Anwendung bei der Reticuloperitonitis traumatica. M.-hefte Vet.-Med. *22*, 453-460.

SAGNER, G. (1955): Hauttemperaturmessungen an Rindern in der HEAD'schen Zone (nach KALCHSCHMIDT). Berl. Münch. Tierärztl. Wschr. *68*, 297-298. — SCHENK, R. (1968): Beitrag zur Diagnostik extragastraler Fremdkörper beim Rind. M.-hefte Vet.-Med. *23*, 181-185. — SCHLEITER, H. (1962): Zur Diagnostik der traumatisch bedingten Reticuloperitonitis des Rindes. Tierärztl. Umschau *17*, 257-260. — SCHMUTZER, A., & E. ROSENMAYR (1959): Magnetsonde, Fremdkörperoperation, konservative Therapie. Tierärztl. Umschau *14*, 164-168. — SCHÖTTLE, E. (1924): Beiträge und Kritik der operativen Behandlung der traumatischen Magen-Zwerchfell-Entzündung beim Rinde. Diss., Hannover. — SCHREIBER, J. (1954): Methoden zur Feststellung HEAD'scher und MACKENZIE'scher Zonen bei den großen Haustieren. Wien. Tierärztl. Mschr. *41*, 550-553. — SIEGFRIED, J. P. (1960): Betrachtungen zur Fremdkörperbehandlung mit dem Metallevaquator ‚System Eisenhut'. Tierärztl. Umschau *15*, 125-128. — SLANINA, L., & T. GDOVIN (1963): Neue Erkenntnisse in der Diagnostik der Vormagenkrankheiten beim Rind. Ber. 17. Welt-Tierärztekongr. Hannover 2, 1269-1276. — STÖBER, M. (1961): Beitrag zur Diagnose der Reticuloperitonitis traumatica des Rindes; die Betastung der Luftröhre als einfaches Hilfsmittel zur Feststellung des schmerzhaften Stöhnens bei den Fremdkörperproben. Dtsch. Tierärztl. Wschr. *68*, 497-498. — STÖBER, M. (1963): Käfig-Magnet (Modell Rinderklinik Hannover) zur Vorbeuge der traumatischen Indigestion des Rindes. Dtsch. Tierärztl. Wschr. *70*, 3-6. — STÖBER, M. (1967): Der diagnostische Wert der explorativen Laparo-Rumentomie beim Rind. Vet.-Med. Nachr. *1967*, 191-214. — STÖBER, M., & CL. CLAUSEN (1966): Welche Erfolgsaussichten bietet die Behandlung fremdkörperkranker Rinder mit oral verabreichten Dauermagneten? Tierärztl. Umschau *21*, 391-398.

TARKIEWICZ, ST. (1963): Schwierigkeiten bei der Frühdiagnose der traumatischen Haubenentzündung beim Rind. Ber. 17. Welt-Tierärzte-Kongr. Hannover 2, 1255-1256. — TILLMANN, H. (1950): Vergleichende Betrachtungen zur Laparorumentomie am Rind unter Berücksichtigung des postoperativen Heilungsverlaufes. M.-hefte Vet.-Med. *5*, 162-166. — TILLMANN, H. (1955): Über die Voraussetzungen für eine günstige Operationsprognose beim Rind unter Berücksichtigung der traumatischen Retikulitis. Berl. Münch. Tierärztl. Wschr. *68*, 436-439. — TILLMANN, H. (1956): Klinische Probleme der Fremdkörpererkrankung des Rindes. Tierärztl. Umschau *11*, 169-172. — TSCHUMI, H. (1934): Zur Diagnose und operativen Behandlung der Fremdkörperindigestion. Schweiz. Arch. Tierheilkd. *76*, 223-241.

WEHNER, W. (1967): Zur Geschichte der Fremdkörpererkrankung des Rindes. Tierärztl. Umschau *22*, 101. — WEINGART, H. (1948): Zur Fremdkörperoperation beim Rind mit einem Beitrag zur Operationstechnik mit 16 Abbildungen. Tierärztl. Umschau *3*, 385-392. — WENGER, E. (1910): Gastritis traumatica beim Rind. Diss., Bern. — WESTHUES, M., & H. RIEGER (1953): Über den Schmerz und die HEAD'sche Zone bei der Fremdkörpererkrankung des Rindes. Berl. Münch. Tierärztl. Wschr. *66*, 101-105.

— WILLIAMS, E. I. (1955): A study of reticulo-ruminal motility in adult cattle in relation to bloat and traumatic reticulitis with an account of the latter condition as seen in a general practice. 1. A study of reticuloruminal motility in adult cattle with reference to the eructation of ruminal gases and bloat. 2. A survey of sixty-four cases of traumatic reticulitis diagnosed by the ‚reticular grunt' method. Vet. Record 67, 907-911, 922-927. — WILLIAMS, E. I. (1966): Some diagnostic procedures for traumatic reticuloperitonitis and traumatic pericarditis in cattle. Ber. 4. Int. Tag. Rinderkrankh., Zürich, S. 426-432.

Nichttraumatische Hauben- und Pansenentzündung
(Reticulitis et Ruminitis nontraumatica)

Wesen, Ursachen: Häufigster Anlaß zu einer solchen teils akut, teils chronisch verlaufenden Vormagenentzündung ist heute – im großen gesehen – die Pansenazidose, die jedoch als primär mikrobiell bedingte und mit kennzeichnendem Symptombild einhergehende Indigestion gesondert besprochen wird (S. 252). Des weiteren können Hauben-Pansen-Entzündungen zustande kommen durch die orale Aufnahme oder Verabreichung ätzender Substanzen (Formalin und andere scharfe Desinfizientien, Brechweinstein, Düngemittel, reizende Pflanzen etc.), durch die Verfütterung zu heißer Schlempe sowie infolge hier lokalisierter Eiterungen und spezifischer Infektionen (C. pyogenes, Nekrobazillose, Aktinobazillose, Tuberkulose, Mykosen; bei Saugkälbern auch Kolibazillose). Die Mehrzahl derartiger infektbedingter Erkrankungen scheint sich jedoch erst nach vorheriger mechanischer oder chemisch-toxischer Schädigung der Schleimhaut (Eintrittspforten der Erreger) zu entwickeln, wie zum Beispiel die auf die Pansenazidose folgende nekrobazilläre Ruminitis necroticans und die Mukormykose der Vormägen. Außerdem können mykotische Ruminitiden offenbar auch durch eine vorherige orale Antibiotikabehandlung gefördert oder ausgelöst werden. Schließlich kommen Entzündungen von Haube und/oder Pansen als Begleitsymptome bestimmter Allgemeininfektionen vor (Maul- und Klauenseuche, bösartiges Katarrhalfieber, Rinderpest etc.).

Erscheinungen: Das klinische Bild wird durch Umfang und Tiefe der entzündlichen und mitunter nekrotisierenden Veränderungen bestimmt. Es äußert sich bei *akutem* Verlauf in verschiedengradiger Inappetenz, herabgesetzter Vormagentätigkeit und Schmerzhaftigkeit des Unterbauches, seltener auch in Unruhe oder regelrechter Kolik, Durchfall, Austrocknung und ausgeprägten Intoxikationserscheinungen. Nach gleichzeitiger Verätzung von Haube und Schlund können Schlingbeschwerden und Erbrechen auftreten. Die *chronische* Ruminitis bedingt verminderte bis wechselhafte Futteraufnahme, unterdrückte Rumination und Pansenmotorik, rezidivierende Tympanie (mitunter Vomitieren) sowie Durchfall, Exsikkose und fortschreitende Abmagerung. Bei ausgedehnter Haubenaktinobazillose sind neben gelegentlichem, vor allem nach der Nahrungsaufnahme einsetzendem Erbrechen fehlendes oder schmerzhaftes Wiederkauen und rezidivierendes Aufblähen zu beobachten, das zum Teil rein mechanisch, zum Teil aber durch Schädigung des Nervus vagus bedingt zu sein scheint.

Erkennung: Wenn sich aus dem Vorbericht keine eindeutigen auf eine Vormagenentzündung hinweisenden Anhaltspunkte (Fütterung, Laienbehandlung) ergeben, ist die Diagnose meist nur durch eine explorative Rumentomie zu stellen. Dabei sind *akut* entzündete Bezirke palpatorisch an der geschwollenen, teilweise auch schmerzhaften, mit einem glitschigen

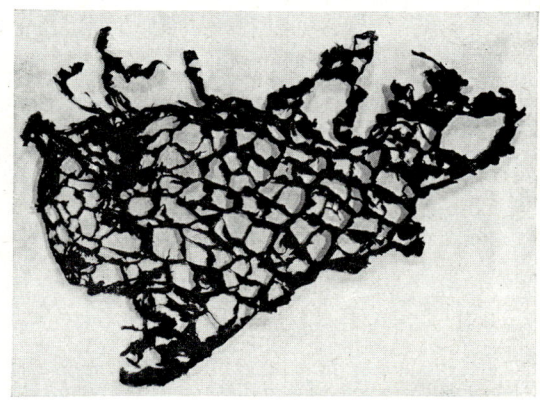

Abb. 113. Abgelöste Netzmagenschleimhaut (Operationsbefund) bei schwerer nekrotisierender Retikulitis nach Verabreichung von unverdünntem Formalin mit der Nasenschlundsonde

Belag überzogenen Schleimhaut zu erkennen, die unter Umständen auch Erosionen aufweist. Die *chronische* Ruminitis ist dagegen durch zottenfreie Stellen, Indurationen, nekrotisierende derbe Auflagerungen und Geschwürsbildung gekennzeichnet. Die genannten Veränderungen beschränken sich entweder auf den ventralen Bereich von Pansen und/oder Haube oder sind hier am stärksten ausgeprägt.

Unterscheidung, Folgekrankheiten: Ohne operative Eröffnung des Pansens ist die *akute* Retikuloruminitis meist nicht sicher von der traumatischen Retikuloperitonitis (S. 217) abzugrenzen. Die *chronische* Ruminitis hat zwar eine gewisse Ähnlichkeit mit der vorderen funktionellen Magenstenose, doch zeichnet sich diese durch eine Reihe weiterer differentialdiagnostisch wertvoller Symptome aus (S. 235). Tiefgreifende Entzündungen der Haubenwand können allerdings auch ihrerseits zu einer Läsion des Nervus vagus und damit zur Entwicklung des HOFLUND'schen Syndroms führen. Weitere Komplikationsmöglichkeiten des Leidens sind perforative Peritonitiden (S. 358) und lympho- oder hämatogene metastatische Leberabszesse (S. 369).

Behandlung, Beurteilung: Bei umfangreichen Schleimhautdefekten sowie ausgebreiteten Ulzerationen ist die Schlachtung vorzuziehen. Sonst gibt man einhüllende, entzündungslindernde Mittel (Leinsamen- oder Haferschleim mit Pansensaft, DIERNHOFER'sche Mischung) und injiziert 3 bis 5 Tage lang täglich Sulfonamide zur Infektionsprophylaxe. Daneben ist für Diätfutter (Gras, weiches Heu, mäßige Mengen von Getreideschroten und Wurzelfrüchten) Sorge zu tragen. Ein Behandlungserfolg muß sich spätestens nach 2 bis 3 Wochen zu erkennen geben; bei Ausbleiben einer Besserung hat weiteres Abwarten dann meist keinen Sinn mehr.

SCHRIFTTUM

ANONYM (1967): Clinical pathological conference. Cornell Vet. *57*, 308-322. — DAVIES, G. O. (1930): Corynebacterium pyogenes as the cause of polypoid lesions in the reticulum of an ox. J. Comp. Pathol. Therap. *43*, 147-150. — GEIGER, W., & B. OTTE (1958): Die Stellung der Pansenveränderungen in der Pathogenese der Maul- und Klauenseuche des Rindes. Zbl. Vet.-Med. *5*, 431-442. — GILKA, F. (1965): Beitrag zur Kenntnis der Vormagenschleimhautveränderungen bei Kälbern (tschechisch). Veterinární Med. *10*, 127-132. — LAGERLÖF, N. (1927): Durch Aktinomykose verursachte Hauben-Labmagenfistel beim Bullen. Arch. wiss. prakt. Tierheilk. *56*, 178-193. — MATTHIAS, D. (1941): Soor des Pansens bei einem Kalbe. Tierärztl. Rundschau *47*, 477-478. — MILLS, J. H. L., & R. S. HIRTH (1967): Systemic candidiasis in calves on prolonged antibiotic therapy. J. Amer. Vet. Res. *150*, 862-870. — NASSAL, J. (1956): Cardia-Tuberkulose beim Rind. Dtsch. Tierärztl. Wschr. *63*, 108-111. — OPPEL, R. (1938): Maul- und Klauenseucheveränderungen am Pansen des Rindes (Morphologie und Histogenese). Arch. wiss. prakt. Tierheilk. *74*, 1-24. — OYAERT, W., & E. MUYLLE (1965): Rumenitis. Vlaams Diergeneesk. Tijdschr. *34*, 136-141. — LOUGHLIN, D. (1954): The disease complex of the bovine stomach. Irish Vet. J. *8*, 66-72. — SMITH, H. A. (1944): Ulcerative lesions of the bovine rumen and their possible relation to hepatic abscesses. Amer. J. Vet. Res. *5*, 234. — SPRATLING, F. R., D. S. H. SPARROW & S. W. NIELSEN (1968): Mycotic ruminitis in a cow. Vet. Record *80*, 282-284. — STEVENS, C. E., P. B. HAMMOND & N. O. NIELSEN (1959): Phlegmonous gastritis in cattle, resulting from ruminatoric doses of tartar emetic. J. Amer. Vet. Med. Ass. *134*, 323-327.

Parakeratose des Pansens (Parakeratosis ruminis)

Wesen: Dieses Leiden ist durch eine übermäßige Anhäufung kernhaltiger schuppiger Hornschichten auf den Pansenpapillen (Akanthose, Hyper- und Parakeratose) gekennzeichnet, die dadurch bei grobsinnlicher Prüfung dunkler gefärbt, verdickt und derber als normal sowie verklumpt bis verfilzt erscheinen; die klinische Bedeutung derartiger Veränderungen ist erst teilweise bekannt.

Vorkommen, Ursachen: Die Parakeratose der Pansenzotten ist vor allem bei Jungtieren (Mastkälbern), aber auch bei erwachsenen männlichen und weiblichen Rindern beobachtet worden. Ihre Ätiologie ist noch nicht völlig geklärt, doch scheint offensichtlich ein kausaler Zusammenhang mit der vorwiegenden oder ausschließlichen Verabreichung von pelletiertem Futter oder von Getreideschrot zu bestehen. Die Entwicklung der parakeratotischen Läsionen wird dabei weniger auf mechanische als auf biochemischfermentative Einflüsse zurückgeführt. Letztere beruhen möglicherweise auf einer durch die feine Zerkleinerung der pelletierten Nahrung und die bessere Aufschließung des Futters oder durch den hohen Gehalt an leichtverdaulichen Kohlenhydraten im Getreideschrot bedingten Zunahme in der Gesamtmenge der bei der Vormagenverdauung anfallenden flüchtigen Fettsäuren und der Verschiebung ihrer Mengenanteile (Zunahme des Anteiles der Propion- und Buttersäure bei gleichzeitiger Verminderung des Essigsäuregehaltes); vielleicht ist auch die damit in Verbindung stehende Senkung des pH-Wertes im Vormageninhalt von Bedeutung. Die ebenfalls als auslösender Faktor in Betracht gezogenen mechanischen Irritationen der Pansenschleimhaut werden neuerdings auf die in bestimmten Futtermitteln enthaltenen kurzen Pflanzenhaare und -grannen sowie auf die von derart rohfaserarm ernährten Kälbern gierig abgeleckten Haare (des eigenen Körpers oder von Nachbartieren) zurückgeführt, die sich dann nicht wie sonst zu Bezoaren zusammenballen, sondern (infolge der herabgesetzten Vormagenmotorik?) der Pansenschleimhaut unmittelbar anlegen und mit deren Zotten innig verfilzen (FELL und Mitarbeiter, 1968). Inwieweit es sich dabei um die primäre Krankheitsursache oder einen Folgezustand handelt, muß weiteren Untersuchungen vorbehalten bleiben, doch lassen die Befunde keinen Zweifel darüber, daß die in das Epithel und auch in die tieferen Schichten der Schleimhaut vordringenden Grannen und Haare nicht unerhebliche (über die bislang bekannten Verhornungsstörungen hinausgehende) Veränderungen hervorrufen können (Hyperämie, intraepitheliale Leukozyteninfiltration, Verdickung des subepithelialen Bindegewebes infolge Zellinfiltration sowie Faserzubildung und anderes mehr). Die bei der akuten Pansenazidose auftretenden Schleimhautveränderungen lassen sich im makroskopischen und mikroskopischen Bild von denen der Parakeratose eindeutig unterscheiden. Über die Beziehungen zum Vitamin-A-Mangel besteht bislang keine Klarheit.

Erscheinungen: Die Patienten zeigen verminderte Resorption der flüchtigen Fettsäuren, Leistungsabfall, Rückgang des Milchfettgehalts und Hunger nach Rauhfutter, oft auch gegenseitiges Belecken. Bei den übrigen, zum Teil noch als zur Parakeratose gehörig beschriebenen Symptomen (Tympanie, Nekrose der Vormagenschleimhaut, Sekundärinfekte) dürfte es sich eher um komplikative Folgen (Ruminitis-Leberabszeß-Komplex) gehandelt haben.

Behandlung und Vorbeuge: Solange die Ätiologie des Leidens noch nicht abschließend geklärt ist, kann zu seiner Behebung und Verhütung nur die Zugabe von langfaserigem Heu oder Stroh zum Mast- und Kraftfutter empfohlen werden.

SCHRIFTTUM

BROWNLEE, A. (1956): The development of rumen papillae in cattle fed on different diets. Brit. Vet. J. *112*, 369-375. — BULL, L. S., L. J. BUSH, J. D. FRIEND, B. HARRIS & E. W. JONES (1965): Incidence of ruminal parakeratosis in calves fed different rations and its relation to volatile fatty acid absorption. J. Dairy Sci. *48*, 1459-1466. — COHRS, P. (1942): Hyperkeratose des Pansens, A-Avitaminose und Kälberruhr. Berl. Münch. Tierärztl. Wschr. *58*, 209-212. — CULLISON, A. E. (1961): Effect of physical form of the ration on steer performance and certain rumen phenomena. J. Animal Sci. *20*, 478-483. — FELL, B. F., M. KAY, F. G. WHITELAW & R. BOYNE (1968): Observations on the development of ruminal lesions in calves fed on barley. Res. Vet. Sci. *9*, 458-466. — GARRETT, W. N., J. H. MEYER, G. P. LOFGREEN & J. B. DOBIE (1961): Effect of pellet size and composition on feedlot performance, carcass characteristics and rumen parakeratosis of fattening steers. J. Animal Sci. *20*, 833-838. — GILKA, F. (1965): Beitrag zu Affektionen der Vormägenschleimhaut bei Kälbern (tschechisch). Veterinární Med. *10*, 127-132. — GILLILAND, R. L., L. J. BUSH & J. D. FRIEND (1962): Relation of ration composition to rumen development in early weaned dairy calves with observations on ruminal parakeratosis. J. Dairy Sci. *45*, 1211-1217. — HARRIS, B. JR. (1965): Studies on ruminal parakeratosis in dairy calves. Diss. Abstr. *26*, 1260 (Oklahoma State Univ.). — HINDERS, R. C., & F. G. OWEN (1965): Relation of ruminal parakeratosis development to volatile fatty acid absorption. J. Dairy Sci. *48*, 1069-1073. — JENSEN, R., J. C. FLINT, R. H. UDALL, A. W. DEEM & C. L. LEGER (1958): Parakeratosis of the rumens of lambs fattened on pelleted feed. Amer. J. Vet. Res. *19*, 277-282. — VIDAC, G., & G. M. WARD (1960): Parakeratosic condition of rumen epithelium produced by an allconcentrate ration. J. Dairy Sci. *43*, 875. — WARD, G. M. (1962): Ruminal parakeratosis and other feed induced lesions. Feedstuffs 26. — WOODS, W., S. W. THOMPSON & F. RAMSEY (1963): Characteristics of rumen pigment in lambs fed pelleted rations. Proc. Soc. Exp. Biol. Med. *113*, 152-155.

Störungen der Vormagen- oder Labmagenmotorik infolge Schädigung des Nervus vagus (Laesiones nervi vagi, Hoflund'sches Syndrom)

Wesen: Diese Indigestionen sind durch Behinderungen der Futterbreipassage zwischen Netz- und Blättermagen (vordere funktionelle Magenstenose) oder am Ausgang des Labmagens (hintere funktionelle Magenstenose) gekennzeichnet, die auf partieller oder vollständiger Lähmung einzelner oder mehrerer Zweige des Nervus vagus beruhen; die dadurch ausgelöste motorische Insuffizienz und Fehlleistung der betroffenen Mägen äußert sich klinisch gewöhnlich in chronisch-fortschreitender Verdauungsstörung mit zunehmender Überladung der vor dem funktionellen Engpaß gelegenen Magenabteilungen sowie in leichter bis mäßiger rezidivierender Tympanie. Ältere Bezeichnungen für diesen Krankheitskomplex sind ‚chronische Pansendilatation', ‚Vormagenverstopfung', ‚Labmagenverstopfung'.

Geschichte: Das klinische Bild des Leidens ist zwar bereits im älteren Schrifttum mehrfach recht treffend beschrieben, in Unkenntnis seiner wahren Ätiologie aber mit rein symptomatischen Definitionen belegt worden. 1927 berichteten Mangold und Klein über die bei kleinen Wiederkäuern nach experimenteller Unterbrechung bestimmter Vaguszweige auftretenden Motilitätsstörungen der Mägen. Ihre Befunde veranlaßten Lagerlöf und Hoflund 1936 zu der Vermutung, daß die beim Rind als Pansendilatation, rezidivierende Tympanie, Labmagenverstopfung und ähnliches mehr benannten Krankheitsfälle im Grunde Folgezustände einer primären Vagusschädigung sein müßten. Diese Annahme konnte Hoflund 1940 anhand eingehender klinischer und postmortaler Untersuchungen solcher Patienten beweisen und damit die Pathogenese des seitdem nach ihm benannten Syndroms aufklären.

Vorkommen und Bedeutung: Im hannoverschen Krankengut sind unter 100 traumatischen Indigestionen durchschnittlich etwa 4 bis 6 ausgeprägte funktionelle Magenstenosen festzustellen. Neben diesen wegen irreversibler Lähmung des Nervus vagus meist prognostisch ungünstig bis aussichtslos zu beurteilenden Fällen, kommen sicher wesentlich häufiger auch leichtere Funktionsstörungen der Magenmotorik infolge geringfügigerer und ebenfalls meist fremdkörperbedingter Vagusläsionen vor, bei denen Futterverwertung und Leistung der betroffenen Tiere mehr oder weniger stark beeinträchtigt werden, ohne daß die Ursache solcher subklinischer Indigestionen offenbar wird. Das Gesamtausmaß der durch Vagusschädigungen beim Rind verursachten wirtschaftlichen Verluste ist deshalb zahlenmäßig kaum genau zu erfassen, obwohl es ohne Zweifel recht beträchtlich ist.

Ursachen: Die überwiegende Mehrzahl der Vagusverletzungen beruht auf traumatischer Retikuloperitonitis (S. 217). Dabei ist für das Zustandekommen der Nervenlähmung weniger der Umfang der hierdurch gesetzten krankhaften Veränderungen als vielmehr deren Ort maßgeblich. So neigen vor allem die rechts kranioventral am Netzmagen, in der Nische zwischen Magenrinne, Psalter, Leber und Zwerchfell gelegenen Prozesse dazu, über kurz oder lang die Leitfähigkeit des rechten (oder ventralen) Bauchvagus zu beeinträchtigen (siehe *Krankheitsgeschehen*); dagegen sind nur etwa 40 % der traumatisch bedingten funktionellen Vormagenstenosen auch mit Abszeßbildung verbunden. Wesentlich seltener sind als Ursache der Vagusschädigung anderweitige, den Hauben- oder Zwerchfellbereich betreffende pathologische Läsionen festzustellen (Abszesse im linken Leberlappen, S. 369, Verlagerungen des Netzmagens durch Zwerchfelldefekte, S. 240; Aktinobazillose oder Leukose der Haube, S. 245; schwerwiegende Labmagenentzündung, S. 282; Geschwülste oder Fettgewebsnekrose in Nachbarschaft der Magenstraße beziehungsweise im großen oder kleinen Netz, S. 353, 351). Gelegentlich kann der Nervus vagus auch zwischen Herz und Zwerchfell, ausnahmsweise sogar in seinem präkardialen Verlauf von umgebenden Entzündungsvorgängen in Mitleidenschaft gezogen, durch raumfordernde Prozesse komprimiert oder von benachbarten Tumoren infiltriert werden (Tuberkulose oder Leukose der mediastinalen Lymphknoten, S. 856, 54; Periösophagitis und paraösophageale Abszesse, S. 201; Schlunddivertikel, S. 214; Pleuritis, S. 170; etc.). Ob der Nerv auch bei Vitaminmangel oder Stoffwechselstörungen in seiner Funktiontüchtigkeit beeinträchtigt werden kann, ist bislang nicht geklärt, zumindest aber wenig wahrscheinlich.

Krankheitsgeschehen: Zum Verständnis der Pathogenese der funktionellen Magenstenosen soll zunächst kurz auf *Topographie und Funktion* des N. vagus eingegangen werden. Er versorgt auf seinem Wege von der Medulla oblongata zur Kardia zunächst Schlundkopf, Kehlkopf, Speiseröhre sowie Herz und Lungen. In Höhe der Luftröhrengabelung teilen sich rechter und linker Brustvagus in je einen dorsalen und ventralen Ast, die nach ihrer Vereinigung zum dorsalen und ventralen Stamm den Schlund bis durch das Zwerchfell begleiten. An der Durchtrittstelle durch den Hiatus oesophagicus sind somit ein dorsaler (mehr links eintretender) und ein ventraler (mehr rechts gelegener) Nervenstamm zu unterscheiden. Der dorsale Bauchvagus innerviert in erster Linie den Pansen und gibt nur einige unbedeutende Zweige an Netz-, Blätter- und Labmagen ab; deshalb bezeichneten ihn MANGOLD und KLEIN als den „Pansennerven". Der ventrale Bauchvagus ist schon in Höhe des Zwerchfells in einzelne Äste für die drei übrigen Mägen aufgeteilt und wurde daher „Hauben-Psalter-Labmagennerv" genannt. Eine Reizung der Bauchvagi oder ihrer verschiedenen Zweige löst Kontraktionen der von ihnen innervierten Magenabteilungen aus. Partielle oder vollständige Unterbrechungen der Leitfähigkeit

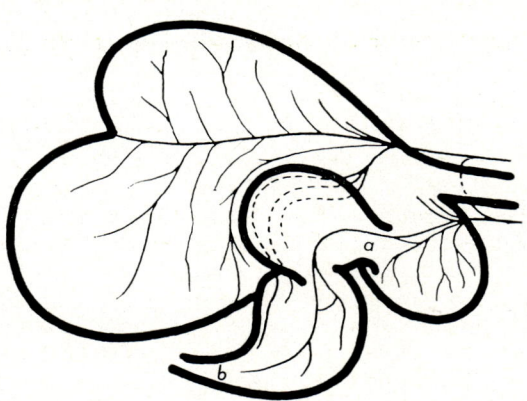

Abb. 114. Innervation der Wiederkäuermägen durch den dorsalen und ventralen Bauchvagus (schematisch, Ansicht von rechts); a = Haubenpsalteröffnung (Ort der vorderen funktionellen Magenstenose), b = Pylorus (Ort der hinteren funktionellen Magenstenose)

des N. vagus verursachen dagegen motorische Insuffizienzen und Fehlleistungen, von denen jeweils diejenigen Magenabteilungen betroffen werden, deren Nervenäste geschädigt sind. Entsprechend der Lokalisation der dadurch ausgelösten Passagebehinderung sowie den klinischen und pathologisch-anatomischen Begleitumständen unterscheidet HOFLUND *vier verschiedene Formen der funktionellen Magenstenosen:*

„Vordere" funktionelle Stenose zwischen Netz- und Blättermagen –

mit Atonie von Haube und Pansen: Diese Form des Leidens ist nach gleichzeitiger Unterbrechung beider Bauchvagusstämme zu beobachten; dabei kommt es zur akuten Tympanie mit dorsaler Gasblase bei normaler Schichtung des Panseninhalts, unter Umständen auch zu Erbrechen und starkem Speicheln; HOFLUND sah nur einen Fall dieser Art, der durch einen tuberkulösen Abszeß im Ln. mediastinalis caudalis bedingt war.

mit erhaltener (oder verstärkter) *Motorik des Pansens und der Haube* (oder Atonie des Netzmagens): Diese Form ist am häufigsten zu beobachten; sie wird durch den Ausfall sämtlicher zum Psalter und Labmagen ziehender Vaguszweige, möglicherweise auch der den Netzmagen versorgenden Nervenäste verursacht. Dabei ist im stark erweiterten und überladenen Pansen sowie in der Haube durchmischtes dünnbreiiges bis flüssig-schaumiges, dunkelbraungrünes Futter zu finden; der Psalter ist dagegen klein, weich und ebenso wie der Labmagen nahezu frei von Inhalt.

„Hintere" funktionelle Stenose in Höhe des Pylorus mit oder ohne Atonie des Netzmagens –

dauerhaft: Diese Form tritt nach Schädigung mindestens zweier zum Labmagen ziehender Hauptzweige des N. vagus auf; hierbei sind Labmagen und Psalter in der Regel stark dilatiert und mit grobem Futter angefüllt. Im fortgeschrittenen Stadium können Pansen und Haube sekundär ebenfalls erweitert und überladen sein; ihr Inhalt ist dann jedoch weniger lose als bei der vorderen funktionellen Stenose.

rezidivierend: Diese Form beruht auf der Schädigung mehrerer den Labmagen versorgender kleinerer Nervenäste; dabei sind die Symptome der funktionellen Pylorusstenose nur periodenweise zu beobachten.

Bei vorderer funktioneller Stenose ist die in Höhe der Haubenpsalteröffnung stagnierende Nahrungspassage nach Hoflund auf den Ausfall der ansaugenden Kraft des Blättermagens („Psalterpumpe") zurückzuführen; diese Ansicht wird durch die klinischen und palpatorischen Befunde bei solchen Patienten weitgehend bestätigt. Bezüglich der hinteren funktionellen Stenose vermuteten Mangold und Klein, daß sie auf einem infolge vagaler Lähmung nicht mehr gehemmten, sympathikotonisch gesteuerten Pylorusspasmus beruhe; Hoflund hält dagegen eine Hemmung des Öffnungsreflexes aufgrund des Absinkens der Azidität im Pylorusteil des Labmagens für möglich.

Als Sonderform der vorderen funktionellen Stenose hat Slanina (1963) die *Kardiastenose* beschrieben; er versteht hierunter eine durch präkardiale Vagusläsion ausgelöste Störung des Öffnungsreflexes der Kardia bei gleichzeitigem Spasmus im magenwärtigen Teil des Ösophagus.

Erscheinungen: Wenngleich sich die Syndrome der vier genannten Formen der funktionellen Magenstenose in einigen Punkten unterscheiden, stimmen sie doch in einer Reihe von kennzeichnenden Symptomen weitgehend überein. Da die mit Atonie von Haube und Pansen einhergehende vordere funktionelle Stenose sowie die rezidivierende hintere funktionelle Stenose außerdem sehr selten sind, kann sich die nachfolgende Schilderung des klinischen Bildes auf die beiden übrigen Formen des Leidens, insbesondere auf dasjenige der vorderen funktionellen Stenose mit erhaltener Motorik von Pansen und Haube beschränken.

Der *Vorbericht* nennt bei an Vagusschädigung leidenden Patienten meist eine schleichende, schon mehrere Wochen andauernde Erkrankung mit fortschreitender Inappetenz und Abmagerung; nur selten setzt die Krankheit mehr akut bei noch recht gutem Nährzustand ein. Weitere anamnestische Angaben weisen auf immer wiederkehrendes leichtes bis mäßiges Aufblähen, mangelhaftes oder fehlendes Wiederkauen, allmähliche Zunahme des Leibumfanges sowie Veränderungen der Menge und der Beschaffenheit des Kotes hin. Zuweilen ist auch zu erfahren, daß schon früher vorübergehend Indigestionserscheinungen beobachtet wurden.

Im Rahmen der *allgemeinen Untersuchung* des Tieres zeigt sein Leib bei Betrachtung von hinten in der Regel einen kennzeichnenden Umriß (Abb. 115): Dabei ist die ganze linke Seite einschließlich der Hungergrube mehr oder weniger stark aufgetrieben, während der Bauchumfang rechterseits nur im ventralen Bereich sichtbar vermehrt ist; in ausgeprägten Fällen besteht zudem eine leichte Krümmung der Brust und Lendenwirbelsäule nach links. Das Verhalten des Patienten ist träge und schlapp. Die Körpertemperatur liegt meist im normalen oder leicht subnormalen Bereich.

Die *spezielle Untersuchung* ergibt in den selteneren akut einsetzenden Fällen kaum Veränderungen der äußeren Decke; dagegen ist das Haarkleid bei schon länger andauernder ausgeprägter Vagusschädigung glanzlos, mitunter auch struppig, und die Haut unelastisch-trocken. Wenn das Leiden nicht mit tumoröser Leukose verbunden ist, weisen die erreichbaren Lymphknoten meist keine Besonderheiten auf. Die Atemfre-

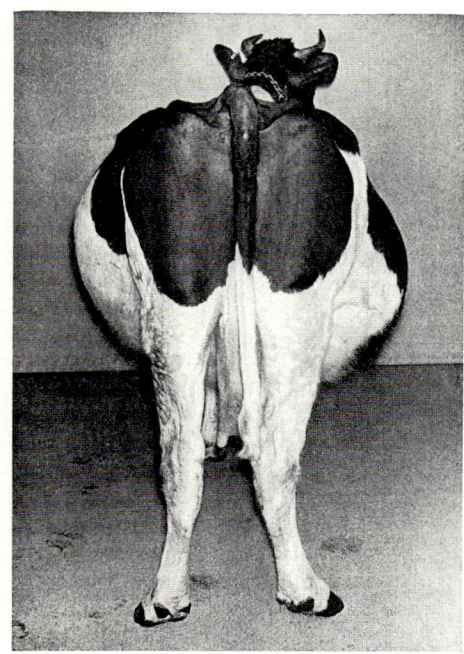

Abb. 115. Kuh mit ausgeprägter vorderer funktioneller Magenstenose (Erweiterung und Überladung von Pansen und Haube) infolge fremdkörperbedingter Schädigung des ventralen Bauchvagus

quenz kann erhöht, normal oder auffällig verringert sein. Bei Prüfung des Kreislaufs ist neben der gelegentlich vorliegenden Blässe der Schleimhäute oft eine ausgesprochene Bradykardie mit einer auf weniger als 65, manchmal sogar bis auf 30 Schläge pro Minute verminderten Herztätigkeit festzustellen; diese Pulsverlangsamung ist zwar ein sehr wichtiges, aber keineswegs spezifisches Symptom der (postkardial lokalisierten) Vagusläsionen, da sie manchmal auch als Begleiterscheinung anderer Verdauungsstörungen auftritt; außerdem ist die vagusbedingte Bradykardie mitunter nur vorübergehender Natur, weil die Herzschlagfolge mit zunehmender Intoxikation wieder ansteigen kann.

Die den *Digestionsapparat* betreffenden Erscheinungen sind naturgemäß am deutlichsten. Unter ihnen ist die meist schon äußerlich an der Zunahme des Leibumfangs, sonst aber bei der rektalen Untersuchung erkennbare Erweiterung und Überladung des Pansens beinahe regelmäßig am auffälligsten; wegen der häufig zusätzlich vorliegenden Behinderung des Ruktus entwickelt sich außerdem fast immer eine mäßige chronisch-rezidivierende Tympanie, die vielfach auch mit einer Störung des Wiederkaugeschäftes einhergeht. Nur in seltenen Fällen ist die Pansendilatation weniger deutlich, etwa bei noch nicht voll ausgeprägter vorderer Stenose oder im Anfangsstadium der hinteren Magenstenose. Bei solchen Patienten kann der Vormageninhalt noch physiologisch geschichtet sein, während er bei fortgeschrittener Erkrankung gleichmäßig durchmischt ist und eine breiartige bis schaumig-flüssige Konsistenz aufweist und zum Teil nur grob zerkleinertes Fasermaterial enthält. Die nach experimenteller Schädigung des rechten Bauchvagus zu beobachtende erhöhte Bewegungsaktivität des Pansens ist zwar bei spontaner vorderer funktioneller Stenose wegen der dünnen Beschaffenheit seines Inhalts nicht immer klar festzustellen; auskultatorisch fällt aber gewöhnlich der polternde oder plätschernde Charakter der Vormagengeräusche auf. Der Kotabsatz ist infolge des gestörten Nahrungsdurchgangs meist vermindert; die Farbe der Ausscheidungen ist oft dunkelbraungrün bis schwärzlich, ihre Konsistenz schmierig-schleimig, gelegentlich aber auch mehr fest geballt; besteht ausnahmsweise Durchfall, so sind im flüssigen Darminhalt vielfach besonders große unverdaute Futterpartikel enthalten.

Bei der *rektalen Exploration* beeindruckt die starke Erweiterung und Spannung des dorsalen Pansensacks; außerdem ist meist auch der ebenfalls dilatierte, auffallend weit nach rechts und vom Bauchhöhlenboden her bis zur halben Höhe der rechten Abdominalhöhlenhälfte nach oben reichende ventrale Pansensack als nach dorsal halbkugelig gerundetes und mäßig gespanntes flüssigkeits- oder breigefülltes Gebilde palpierbar. Diese ‚Blase' läßt sich als zum Pansen gehörig erkennen, wenn man – erforderlichenfalls bei angehobenen Bauchdecken – mit der explorierenden Hand die rechte Pansenlängsfurche aufsucht, also den Übergang zwischen dorsalem und ventralem Pansensack feststellt. Das Anheben des Bauches ist vor allem auch dann von Nutzen, wenn sich dabei rechts kranioventral auf dem Bauchhöhlenboden der infolge hinterer funktioneller Stenose mit festerem Futter angeschoppte Labmagen gerade noch ertasten läßt. Solche Fälle sind allerdings selten, so daß die hintere funktionelle Magenstenose auf diese Weise nur schwierig zu diagnostizieren ist. Die perkutorische Ermittlung der hiermit verbundenen Vergrößerung des Labmagen- und Psalterfeldes ist unsicher und läßt sich nur bei entsprechender praktischer Erfahrung eindeutig beurteilen. Pylorusstenosen werden daher meist erst dann erkannt, wenn sich aus ihnen retrograd eine Pansendilatation oder zusätzlich eine vordere funktionelle Stenose entwickelt hat.

Erkennung: Das charakteristische Syndrom, nämlich Pansendilatation und -überladung verbunden mit Hypermotorik und rezidivierender Tympanie, Bradykardie, vermindertem Kotabsatz und/oder Labmagendilatation mit -anschoppung, macht die Diagnose des Leidens relativ leicht. Über das Wesen einer etwa vorliegenden Herzverlangsamung kann die *Atropinprobe* weitere Hinweise geben: Nach mehrmaliger Prüfung der Herzfrequenz, wobei jede Beunruhigung des Tieres zu vermeiden ist, werden 40 mg Atropinsulfat subkutan injiziert; hierauf wird nach Ablauf von 5, 10 und 15 Minuten die Schlagzahl erneut kontrolliert. Wenn die Herzfrequenz dabei nach 15 Minuten um mehr als 16 % zugenommen hat, liegt sehr wahrscheinlich eine Vagusschädigung, sonst eine Vagotonie anderen Ursprungs vor (S. 96 ff.).

Als weitere Hilfsprobe wurde empfohlen, dem Patienten zur Auslösung des *Schlundrinnenreflexes* eine Salzlösung (zum Beispiel 1 bis 2 Liter 10 %ige Natriumsulfat- oder Magnesiumsulfatlösung vermischt mit einem Farbstoff oder Carbo medicinalis) langsam mit der Flasche einzugeben und anschließend den Nahrungsdurchgang nach 2 bis 3 Minuten durch Labmagenpunktion zu prüfen (SLANINA und GDOVIN, 1963). Genaueren Aufschluß gibt die *Röntgenuntersuchung* (DIETZ und NAGEL, 1965). In der Praxis lassen sich Zweifelsfälle am besten durch die *diagnostische Rumentomie* klären; dabei sind je nach der vorliegenden Passagestörung die Dilatation und Überladung von Netzmagen und Pansen, die schlaff-weite Haubenpsalteröffnung und der kleine, weiche Blättermagen (vordere funktionelle Stenose) oder die Anschoppung von Labmagen und Psalter (hintere funktionelle Stenose) palpatorisch eindeutig festzustellen.

Unterscheidung: Rein anatomisch bedingte Magenstenosen (Neubildungen im Bereich der Kardia, am Foramen reticuloomasicum oder am Pylorus des Labmagens [Leukose]) sind ebenso wie Verlegungen dieser Engpässe durch Steine, Bezoare, Nachgeburtsteile oder andere Fremdkörper (S. 243) nur bei der explorativen Laparorumentomie sicher richtig zu diagnostizieren und abzugrenzen. Die rechtsseitige Labmagenverlagerung (S. 302) sowie die Erweiterung und Drehung des Blinddarmes (S. 322) können wegen der Ähnlichkeit der rektalen Befunde mitunter differentialdiagnostische Schwierigkeiten bereiten; sie gehen jedoch nicht mit Pansendilatation einher; außerdem geben dabei die typischen Labmagengeräusche oder die vom Mastdarm aus palpierbare Blinddarmspitze in der Regel eindeutige Hinweise. Auch bei der linksseitigen Labmagenverlagerung (S. 291) ist der Auskultationsbefund des dislozierten Organs entscheidend. Die auf Inaktivität der Vormagenflora beruhende chronische Erweiterung des Pansens (S. 244) ist anhand des Vorberichtes, der relativ geringgradigen Allgemeinstörung und einer Pansensaftprobe (inaktiv, aber nicht verdorben) zu unterscheiden. Die Abtrennung weiterer, durch Vergrößerung des Leibumfanges gekennzeichneter Leiden (Eihautwassersucht; Aszites, S. 361; unförmige intraabdominale Tumoren, S. 353; generalisierte Peritonitis, S. 358) ist gewöhnlich auf dem Wege der rektalen Untersuchung zu erreichen.

Verlauf und Beurteilung: Die vollständige und dauerhafte vordere oder hintere funktionelle Magenstenose führt in der Regel nach tage- bis wochenlangem Siechtum infolge Inanition und Intoxikation zum Tode. Dagegen scheint in manchen Fällen von partieller vorderer oder rezidivierender hinterer Stenose bei entsprechender Therapie oder auch spontan langsame Besserung und Heilung eintreten zu können.

Behandlung: Therapieversuche kommen nur bei wertvollen und noch nicht zu stark geschwächten Tieren in Frage, sofern bei nur mäßiger Magendilatation der Tonus der Hauben-Psalteröffnung sowie normale Füllung und feste Konsistenz des Blättermagens noch weitgehend erhalten sind. Einen wichtigen Anhaltspunkt für die Abgrenzung der Indikation gibt ferner der Vormageninhalt, der keinesfalls schon schaumig durchmischt oder verdorben sein darf, sondern noch annähernd normale Struktur und Schichtung aufweisen sollte. Die Behandlung besteht dann in der Beseiti-

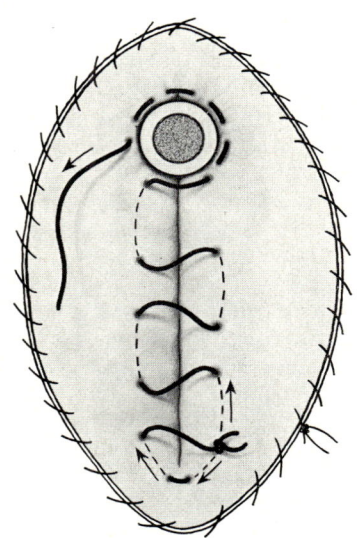

Abb. 116. Einsetzen einer temporären Pansenfistel (Schlauch) im dorsalen Winkel der durch Zirkulärnaht nach GÖTZE (S. 227) abgesicherten Rumentomiewunde (als Palliativmaßnahme bei funktioneller Magenstenose, zur Erleichterung der künstlichen Ernährung und für die Nachbehandlung chirurgisch behobener akuter Tympanien); das durch Tabaksbeutelnaht abgedichtete Schlauchstück wird abschließend mit einem tangential durch seine Wand geführten Heft der Hautmuskelnaht in der Bauchwand fixiert und je nach Bedarf 2 bis 4 Wochen später durch Ziehen des Heftes wieder entfernt

gung der Ursache (Entfernung des traumatisierenden Fremdkörpers, S. 227; Spaltung peritonealer Abszesse, S. 356; etc.) und dem Anlegen einer *temporären Pansenfistel* durch Einnähen eines waagerecht einzusetzenden weitlumigen steifen Gummi- oder Plastikschlauches von etwa 20 mm Durchmesser im oberen Wundwinkel (Abb. 116); Voraussetzung hierfür ist die Rumentomie mit Extraperitonealisierung der Pansenwunde (S. 227). Wiederholte Übertragungen von 2 bis 3 Litern gesunden Pansensaftes (durch die Fistel) können den Heilverlauf fördern. Sofern sich danach innerhalb einer zwei- bis vierwöchigen Beobachtungszeit keine deutliche Besserung zeigt (Normalisierung des Appetits, der Vormagenmotorik und des Kotabsatzes), ist die Schlachtung anzuraten.

SCHRIFTTUM

CLARK, C. H. (1953): Clinical signs of vagal nerve injuries in ruminants. Vet. Med. 48, 389-391. — DIETZ, O., & E. NAGEL (1965): Zur Differenzierung fremdkörperbedingter, mit sog. funktionellen Stenosen (HOFLUND-Syndrom) einhergehender Haubenkomplikationen beim Rind. Wien. Tierärztl. Mschr. 52, 329-344. — DIRKSEN, G., & M. STÖBER (1962): Beitrag zu den durch Schädigung des Nervus vagus bedingten Funktionsstörungen des Rindermagens — HOFLUND'sches Syndrom. Dtsch. Tierärztl. Wschr. 69, 213-217. — DIRKSEN, G., & W. RANTZE (1968): Untersuchungen über die Brauchbarkeit der Atropinprobe für die Differentialdiagnose der Bradykardie beim Rind. Zugleich ein Beitrag zur Diagnostik des HOFLUND'schen Syndromes. Berl. Münch. Tierärztl. Wschr. 81, 171-174. — GÖTZE, R., & E. AEHNELT (1949): Die Pansenfistel zur Behebung von Vormagenstörungen beim Rind. Dtsch. Tierärztl. Wschr. 56, 55-58. — GROSSKOPF, J. F. W. (1965): Die Nervi vagi van die herkouer met spesiale verwysing na die abdominale vertakkings en die funksies met betrekking not herkouervertering. J. South African Vet. Med. Ass. 36, 83-92. — HABEL, R. E. (1956): A study of the innervation of the ruminant stomach. Cornell Vet. 46, 555-628. — HOFLUND, Sv. (1940): Untersuchungen über Störungen in den Funktionen der Wiederkäuermagen durch Schädigungen des Nervus vagus verursacht. Svensk Vet. Tidskr. 45, Suppl. — LAGERLÖF, N., & Sv. HOFLUND (1936): Störungen besonderer Art in den Funktionen der Wiederkäuermägen (vermutlich verursacht durch Beschädigungen am N. vagus). Münch. Tierärztl. Wschr. 87, 233-238, 259-263. — MANGOLD, E., & W. KLEIN (1927): Bewegungen und Innervation des Wiederkäuermagens. Thieme, Leipzig. — SLANINA, L., & T. GDOVIN (1963): Neue Erkenntnisse in der Diagnostik der Vormagenkrankheiten beim Rind. Ber. 17. Welt-Tierärzte-Kongr., Hannover 2, 1269-1276.

Verlagerung des Netzmagens durch Zwerchfellslücken in die Brusthöhle, Zwerchfellszerreißung
(Eventratio diaphragmatica reticuli, Ruptura diaphragmatis)

Wesen: Angeborene oder erworbene Zwerchfellsdefekte führen infolge des intrathorakal herrschenden Unterdrucks zum partiellen oder vollständigen Übertreten benachbarter Bauchorgane in die Brusthöhle. Hiervon wird beim Rind in der überwiegenden Mehrzahl der Fälle der Netzmagen betroffen; im Leberbereich lokalisierte Diaphragmalücken führen in der Regel nur zu pilzförmigem Vorwuchern des Lebergewebes (Hypertrophia globosa e vacuo); nach größerer Zwerchfellsruptur ist ausnahmsweise auch das Eindringen der Milz, der Dünndärme oder (zusammen mit der Haube) des Psalters in den Brustraum beobachtet worden. Da bei solchen Vorkommnissen außer dem sehnigen Teil des Diaphragmas fast immer auch dessen peritonealer und pleuraler Überzug mitzerrissen ist, sind die damit verbundenen Organverlagerungen nicht als Bruch (Hernie), sondern als Eventration zu bezeichnen.

Bevorzugte Lokalisation erworbener Zwerchfellsrisse ist beim Rind der rechte ventrale Quadrant (rund 70 %/0 aller Fälle), während Rupturen im linken unteren Quadranten (etwa 20 %/0) oder in der Nähe des Speiseröhrenschlitzes (etwa 10 %/0) wesentlich seltener sind. Entsprechend dem Umfang des dabei in die Brusthöhle vorgetretenen Haubenabschnittes ist zwischen kleinen (bis faustgroßen), mittleren (bis kindskopfgroßen), großen (den gesamten Netzmagen umfassenden) und übergroßen Eventrationen (in welche noch andere Vormagenteile miteinbezogen sind), außerdem zwischen frischen (adhäsionsfreien oder nur mit fibrinösen Verklebungen verbundenen) und älteren Haubenverlagerungen (mit fibrösen Verwachsungen zu den Nachbarorganen) zu unterscheiden. Die Eventration des Netzmagens zieht je nach Lage und Umfang der

Zwerchfellslücke entweder überhaupt keine auffälligen Gesundheitsstörungen nach sich oder verläuft teils chronisch-schleichend unter dem klinischen Bild einer Vagusschädigung, teils aber auch perakut mit suffokatorischen und/oder kolikartigen Erscheinungen (großer Zwerchfellsriß).

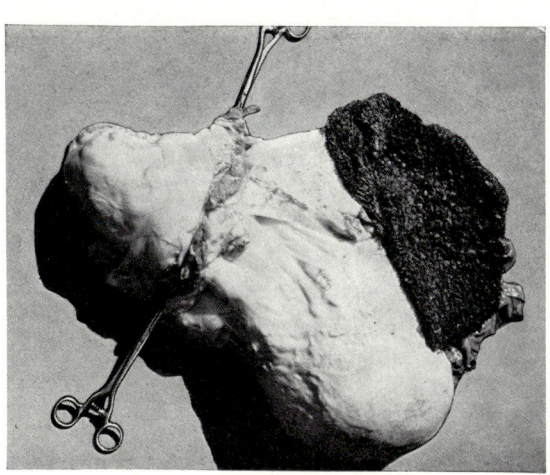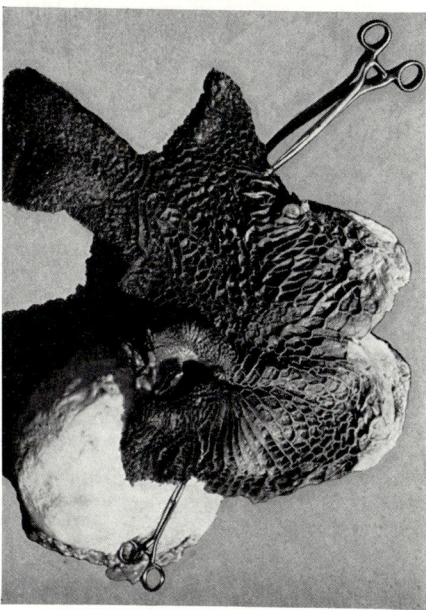

Abb. 117, 118. Links: Verlagerung eines kindskopfgroßen Abschnittes der Haube durch einen knapp spannenlangen senkrechtovalen Zwerchfellsdefekt in die Brusthöhle (Ansicht von links); die Verbindungslinie der beiden Arterienklemmen zeigt den Verwachsungsbereich des eventrierten Netzmagenteiles mit dem Zwerchfell an. Rechts: An der eröffneten Haube ist kranial ihrer diaphragmatischen Einschnürung (welche auch die Magenstraße betrifft → funktionelle Magenstenose, S. 235) die durch den intrathorakalen Unterdruck bedingte Dehnung an der Erweiterung der Schleimhautwaben zu erkennen

Vorkommen: Verlagerungen der Haube in den Brustraum sind beim Rind ziemlich selten, obgleich sie gegebenenfalls häufig nicht als solche erkannt werden; im Krankengut der hannoverschen Klinik ist im Mittel eine derartige Beobachtung auf etwa 200 bis 300 traumatische Indigestionen enthalten. Das Leiden ist bei Rindern beiderlei Geschlechts sowie verschiedenster Rassen und aller Altersstufen festgestellt worden; es befällt jedoch bevorzugt ältere weibliche Kühe (Durchschnittsalter der eigenen Patienten 6 bis 7 Jahre).

Ursachen: Der zugrunde liegende Zwerchfellsdefekt ist offenbar nur ausnahmsweise angeboren, weil überzeugende Befunde dafür sprechen, daß auch die mit umfangreichen bindegewebigen Verwachsungen vergesellschafteten Fälle häufig auf einem nach der Geburt erworbenen Diaphragmariß beruhen. Er kommt bei männlichen und jüngeren Rindern wahrscheinlich meist durch stumpfe äußere Gewalteinwirkungen zustande (Weideunfall, Stoß, Sturz, Überschlagen, Hängenbleiben auf festen Hindernissen etc.). Bei älteren Tieren sind hierfür dagegen vor allem intraabdominale Drucksteigerungen verantwortlich zu machen (starke Wehen beim Kalben, schwere Zugarbeit, Tympanie oder Vormagenüberladung); dabei dürften gleichzeitige Verletzungen des Zwerchfells durch im Netzmagen steckende spitze Fremdkörper oftmals eine wichtige auslösende Rolle spielen. In seltenen Fällen scheint sich der Defekt im Diaphragma auch infolge allmählicher eitriger Einschmelzung (Fremdkörperabszeß) entwickelt zu haben.

Erscheinungen und Erkennung: Das Krankheitsbild ist von Lage, Umfang und Alter der Netzmageneventration abhängig. Bei *frischem ausgedehntem Zwerchfellsriß* setzt unmittelbar nach dem auslösenden Ereignis plötzlich eine hochgradige Störung des Allgemeinbefindens ein, die mit schwerer Atemnot, lautem Stöhnen, Flankenschlagen,

Tachykardie, mehr oder weniger deutlicher Venenstauung, ausgedehnter Dämpfung im ventralen Bereich des Lungenperkussionsfeldes sowie auskultatorischen Plätschergeräuschen, zum Teil auch mit kolikartiger Unruhe oder Festliegen einhergeht und aufgrund der bedrohlichen Symptome oft schon vor eingehender Untersuchung des Tieres zur Notschlachtung zwingt. Die *frische kleinere Eventration* verläuft ebenso wie die kleine bis mittelgroße *verschleppte linksseitige Haubenverlagerung* entweder klinisch inapparent oder unter den Erscheinungen einer (dann oft auch damit verbundenen) traumatischen Indigestion (S. 217). *Ältere, mehr rechts ventral gelegene Netzmageneventrationen* führen dagegen durch Einklemmung des rechten Bauchvagus meist zu einer vorderen oder hinteren funktionellen Magenstenose (HOFLUND'sches Syndrom, S. 235). Bei allen mittelgroßen bis großen Haubenverlagerungen ist im ventralen Bereich des Lungenfeldes (rechts und/oder links) ein durch die in diesem Magenabschnitt ablaufenden Futterbewegungen hervorgerufenes brodelndes, rauschendes oder plätscherndes Geräusch auskultierbar, dem aber nur dann diagnostische Bedeutung zukommt, wenn es auch in unmittelbarer Nähe des Herzens zu hören ist; die Vormagengeräusche sind nämlich vor allem bei Überladung von Pansen und Haube ohnehin ziemlich weit kranial zu vernehmen. In manchen Fällen ist hier außerdem ein kennzeichnendes Klatschen oder Quatschen, ähnlich dem regelmäßigen Schlagen mit einem nassen Handtuch, zu auskultieren, welches durch das Anstoßen des arbeitenden Herzens an den verlagerten Netzmagenabschnitt verursacht wird und sich je nach dessen Füllung zeitweise etwas ändert. Weitere auf eine Haubeneventration hinweisende unspezifische Symptome sind: Beschwerden bei Ruktus und Rumination, auffallende Unruhe bei Vornahme der Stabprobe im vorderen Bauchbereich, Husten bei der Schmerzperkussion, Dämpfung oder tympanischer Perkussionsschall im ventralen Bereich des Lungenfeldes, einseitig fehlende oder verminderte Atemgeräusche und/oder Herztöne bei gleichzeitiger Verstärkung der Geräusche auf der anderen Seite, ausnahmsweise auch Erbrechen.

Aufgrund der klinischen Untersuchung ergeben sich daher in der Regel nur mehr oder weniger eindeutige *Verdachtsmomente* für das Vorliegen einer Netzmageneventration. Sofern nicht aus wirtschaftlichen Erwägungen (lebensbedrohliches Krankheitsbild oder fortgeschrittene Vagusschädigung) die Schlachtung vorzuziehen ist, empfiehlt es sich, zur Sicherung der Diagnose eine *explorative Rumentomie* vorzunehmen; dabei erscheint die Haube gegebenenfalls durch eine in Höhe des Zwerchfelldefektes gelegene sanduhrförmige Einschnürung in zwei hintereinandergeschaltete Abteilungen getrennt. Der in die Brusthöhle verlagerte kraniale Abschnitt des Netzmagens ist in den meisten Fällen mit den Rändern des Zwerchfellrisses fest verwachsen und außerdem auch mit dem Pleuraüberzug der Lunge, dem Mediastinum und/oder dem Perikard verlötet; er enthält oft Steinchen, Sand oder metallische Fremdkörper und gestattet dem Operateur vielfach, das schlagende Herz unmittelbar zu palpieren. Die Eröffnung des Pansens gibt des weiteren Auskunft über die genaue Lage des Zwerchfelldefektes sowie über etwaige Begleitkomplikationen (Reticuloperitonitis traumatica, S. 217; funktionelle Magenstenose, S. 235) und ermöglicht so eine klare Prognosestellung (siehe *Beurteilung*). In entsprechend ausgerüsteten Tierkliniken kann die Diagnose des Leidens auch mit Hilfe der Röntgenuntersuchung gesichert werden.

Unterscheidung: Bei plötzlich einsetzenden suffokatorischen Erscheinungen läßt sich das akute interstitielle Lungenemphysem (S. 157) anhand des nach kaudal vergrößerten Lungenperkussionsfeldes, ein etwaiger Lungenriß (S. 153) aufgrund des dabei zu beobachtenden Austritts von blutigem Schaum aus Nase und Maul abgrenzen. Mit Kolik einhergehende frische Zwerchfellsrupturen können durch rektale Untersuchung, erforderlichenfalls auch durch explorative Laparotomie, von symptomatologisch ähnlichen Passagebehinderungen des Digestions- oder Harnapparates unterschieden werden (Ileus, S. 311, 318, 320; Gallenkolik, S. 372; Urolithiasis, S. 401). Die auslösenden Ursachen anderweitiger Schädigungen des Bauchvagus (S. 235) sind meist nur durch Proberumentomie aufzuklären. Die Abtrennung chronischer alimentärer Indigestionen (S. 246 ff.) stützt sich auf den Vorbericht (Fütterung), den Pansensaftbefund, das Resultat einer versuchsweisen diätetischen Behandlung sowie nötigenfalls auch auf die diagnostische Eröffnung des Pansens.

Verlauf und Beurteilung: Patienten mit großer frischer Zwerchfellsruptur kommen meist unter rasch zunehmender Dyspnoe und Kreislaufinsuffizienz binnen weniger Stunden oder Tage zum Exitus. Kleine bis mittelgroße linksseitig gelegene Netzmageneventrationen können dagegen ebenso wie kleinere, in Nähe des Hiatus oesophagi lokalisierte Haubenverlagerungen zeitlebens ohne besondere nachteilige Folgen bestehen bleiben, während die rechtsseitige Eventratio diaphragmatica reticuli gewöhnlich früher oder später zu Vagusschädigungen, also zu fortschreitender Abmagerung und Entkräftung führt.

Behandlung: Der operative Verschluß *frischer* Zwerchfellsdefekte kommt nur für kleinere (bis zu handspannenlange) Rupturen in Frage, da das Allgemeinbefinden der mit einer größeren Eventratio diaphragmatica behafteten Patienten meist keinen erfolgversprechenden chirurgischen Eingriff mehr gestattet; gegebenenfalls versucht man, den Zwerchfellsriß am seitlich oder in Rückenlage niedergeschnürten Tier von der Regio xyphoidea aus anzugehen und vernäht ihn nach Reposition des Netzmagens situationsgerecht mit kräftigem Kunststoffaden oder verdeckt ihn durch ein gut verankertes feinmaschiges Plastiknetz. In *älteren* Fällen, bei denen die Ränder der Zwerchfellslücke bereits mit der verlagerten Haube fibrös verwachsen sind, ist zwischen Patienten mit und solchen ohne Lähmung des Bauchvagus zu unterscheiden. Letztere bedürfen keiner Behandlung; bei größerer, insbesondere aber bei rechtsseitiger Eventration ist der Tierbesitzer jedoch darauf hinzuweisen, daß sich später hieraus noch eine funktionelle Magenstenose entwickeln kann. Näheres über Beurteilung und Behandlung der Vagusläsionen ist auf Seite 239 nachzulesen.

SCHRIFTTUM

Bakema, R. I., & A. J. Munnik (1963): Een geval van hernia diafragmatica bij een koe op stal. Tijdschr. Diergeneesk. *88*, 719-720. — Dietz, O., & E. Nagel (1962): Über den operativen Zugang zur unteren Zwerchfellshälfte des Rindes unter Berücksichtigung der ‚Zwerchfellshernie'. Wien. Tierärztl. Mschr. *49*, 921-928. — Espinasse, J., & J. Tournut (1966): Sur un cas de hernie diaphragmatique du réseau chez un bovin. Rev. Méd. Vét. *29*, 695-701. — Hall, R. F. (1963): Repair of diaphragmatic hernia in a cow. Vet. Med. *58*, 328. — Horney, F. D., & J. Cote (1961): Congenital diaphragmatic hernia in a calf. Canad. Vet. J. *2*, 422-424. — Krediet, P., & E. L. M. J. Wiertz-Hoessels (1966): De ontwikkeling van het pericardium en het diafragma. Tijdschr. Diergeneesk. *91*, 943-949. — Mieth, K. (1959): Netzmagenverlagerung durch eine Zwerchfellslücke in die Brusthöhle und gleichzeitige Neubildung in der Haube bei einem Zuchtbullen. Tierärztl. Umschau *14*, 202-207. — Schebitz, H., & O. Dietz (1955): Die Hernia diaphragmatica beim Rind. Dtsch. Tierärztl. Wschr. *62*, 353-355. — Stöber, M. (1957): Die Verlagerung des Netzmagens durch Zwerchfellslücken in die Brusthöhle (Eventratio diaphragmatica reticuli) beim Rinde. Dtsch. Tierärztl. Wschr. *64*, 566-570; Diss., Hannover (1958). — Wagenaar, G. (1961): Hernia diaphragmatica bij een kalf. Tijdschr. Diergeneesk. *86*, 1359-1366. — Wisniewski, I., & J. Novicke (1965): Zwerchfellshernie bei einer Kuh (polnisch). Med. Weter. *21*, 306.

Störungen der Vormagenpassage durch eingekeilte stumpfe Fremdkörper
(Obstructio cardiae aut ostii reticuloomasici)

Wesen, Ursachen: Derartige, nur äußerst selten zu beobachtende mechanische Behinderungen des Vormagendurchgangs sind entweder in der Haubenpsalteröffnung oder im magenwärtigen Teil der Kardia lokalisiert; sie beruhen auf partieller oder vollständiger Verlegung durch Haarbälle (Phyto- oder Zoobezoare), Futterkonglomerate, Steine, Aststücke, Nachgeburtsteile, Tuchreste, Bindegarn, metallische Fremdkörper oder dergleichen mehr.

Erscheinungen: Die Verstopfung der Kardia löst akute Tympanie mit dorsaler Gasblase, Unruhe sowie Würgen und Speicheln ähnlich wie bei der Schlundverstopfung aus. Bei Obturation des *Ostium reticuloomasicum* ist das klinische Bild davon abhängig, ob diese Öffnung nur teilweise oder vollständig verlegt ist. In beiden Fällen kommt es jedoch ziemlich rasch zu einer sekundären Überladung des Pansens mit vorwiegend flüssigem Inhalt; da infolge der Behinderung der Futterpassage auch die Wasserresorption aus dem Psalter nachläßt, die Pansenwand aber nur relativ wenig Wasser aufnimmt, trocknet der Patient dabei trotz reichlicher Tränkeaufnahme zunehmend aus. Bei vollständiger Verstopfung des Haubenpsalterüberganges setzen außerdem innerhalb von 1 bis 3 Tagen Ileussymptome ein, die von einer rasch fortschreitenden Verschlechterung des Allgemeinbefindens begleitet werden; sie äußern sich zunächst in plötzlicher Inappetenz, Muskelzittern, herabgesetzter Vormagentätigkeit und Durst, dann in zunehmender Füllung und völligem Sistieren der Motorik des Pansens, leichter Tympanie, steigender Pulsfrequenz sowie fehlendem Kotabsatz und schließlich in ausgeprägter Kolik mit Tobsuchts- und Krampfanfällen, progressiver Apathie, Schwäche und Festliegen.

Behandlung: Die akute Verlegung der *Kardia* ist unter Zuhilfenahme krampflösender Mittel (Spasmolytika, Tranquilizer, S. 207 und T. I.) am besten mit dem Schlundrohr zu beheben; von der früher hierbei angewandten Veratrininjektion (Auslösung von Brechreiz) sollte man wegen der damit verbundenen Belastung des Patienten absehen. Das in die Vormägen abgeschobene Hindernis kann allerdings in der Folge zu erneuter Obstruktion Anlaß geben und muß dann unter Umständen durch Rumentomie entfernt werden. Bei Verstopfung der *Haubenpsalteröffnung* stellt der zur Extraktion des krankmachenden Gegenstandes frühzeitig vorzunehmende Pansenschnitt die einzige erfolgversprechende Therapie dar, gleichgültig ob die Passage dabei nur partiell oder aber völlig behindert ist.

SCHRIFTTUM

Hupka & Timmke (1927): Zur Diagnostik der Verstopfung der Haubenpsalteröffnung durch Fremdkörper beim Rinde. Dtsch. Tierärztl. Wschr. *35,* 420-421.

Verminderte Motorik von Haube und Pansen
(Insufficientia motorica reticuli et ruminis)

Wesen, Ursache: Das Nachlassen oder völlige Sistieren der Hauben-Pansenbewegungen ist in der Regel keine selbständige Krankheit, sondern entweder ein Symptom der primären Indigestionen (Störungen der biochemischen Digestion, Schädigungen der Magenwand oder der Magennerven) oder eine sekundäre Begleiterscheinung verschiedener Organ- oder Allgemeinerkrankungen. Von selbständiger Pansenatonie oder Pansenparese könnte man allenfalls dann sprechen, wenn eine elektive und begleitsymptomfreie Lähmung der Vormagentätigkeit durch bestimmte, direkt auf die Magenwand wirkende Futterinhaltstoffe vorläge. Ob es solche Zustände in praxi überhaupt gibt, ist nicht sicher erwiesen; meist sind mit der Pansenlähmung (etwa nach Aufnahme atropin- oder blausäurehaltiger Pflanzen oder von Substanzen mit ähnlicher Wirkung) auch resorptiv bedingte Auswirkungen verbunden, so daß derartige Pansenparesen nur als Teilerscheinung des betreffenden Vergiftungsbildes anzusprechen sind. Auch von dem als Ursache von Vormagenlähmungen oft verdächtigten Histamin, das unter bestimmten und selbst noch unter physiologischen Bedingungen in relativ großen Mengen in den Pansen gelangen oder in dessen Inhalt entstehen kann, ist bislang nur eine resorptive Wirkung bekannt. Die Unterdrückung der Pansentätigkeit nach Aufnahme von besonders kaltem Wasser (Wester, 1926) hält nur kurze Zeit an und ist deshalb praktisch ohne Bedeutung; das gleiche gilt für die hemmende Beeinflussung der Vormagenmotorik durch psychische Einflüsse. Es ist vorerst auch noch ungeklärt, ob bei Versandungen von Haube und Pansen deren Peristaltik durch mechanische Behinderung, Reizung der Magenwand, Irritationen des Labmagens und Darmes oder infolge anderer Ursache herabgesetzt wird.

Behandlung: Diernhofer (1953, 1959) fällt das Verdienst zu, darauf hingewiesen zu haben, daß der Stillstand von Haube und Pansen im Verlauf primärer Indigestionen als eine Schutzmaßnahme des Organismus aufzufassen ist, welche das Übergreifen der Schädigung auf die empfindlicheren Darmabschnitte verhindert und dem Körper Zeit zur Anpassung, Abwehr und Kompensation gibt. Eine Anregung der Vormagentätigkeit mit drastischen Mitteln (Brechweinstein, Nieswurzpulver, Karbamincholinchlorid und dergleichen mehr) ist daher beim Vormagenstillstand nicht angezeigt, sondern eher schädlich (zum Beispiel bei Pansenazidose, S. 252, Ruminitis, S. 232, und ähnlichen Leiden). In den buiatrischen Kliniken werden Präparate dieser Wirkungsgruppe deshalb schon seit langem nicht mehr zur Behandlung von Vormagenparesen benutzt. Die Therapie dieser motorischen Störungen richtet sich vielmehr gezielt darauf, die physiologischen Verhältnisse durch Beseitigung des im Einzelfall vorliegenden Grundleidens wiederherzustellen. Auch symptomatisch, nämlich zur Anregung des Appetits bei sekundären Indigestionen, sind stark wirkende Peristaltika nicht indiziert. Statt dessen sind vorzugsweise mehrmals 3 bis 5 und mehr Liter Pansensaft gesunder Rinder auf den Patienten zu übertragen und Stomachika (zum Beispiel 10 bis 20 g Radix Gentianae, 30 bis 50 g Herba Absinthii oder 50 ml Tinctura amara) zu verabreichen sowie 100 bis 150 g einer vielseitigen, spurenelementhaltigen Mineralstoffmischung oder 50 bis 100 g Natriumpropionat dazuzugeben. Ebenso empfehlenswert ist die kombinierte orale Behandlung mit Pansensaft und Präparaten, die neben Stomachika oder Propionat noch Antipyretika (Azetanilid, Pyrazolonderivate, Natriumsalizylat) enthalten; gut bewährt haben sich in dieser Indikation die DIERNHOFER'sche Mischung (T. I.), Hydrodigest-Hydro Chemie und Bykodigest-Byk Gulden. In gleicher Weise ist auch vorzugehen, wenn sich die Ursache der motorischen Vormagenstörung trotz gründlicher klinischer Untersuchung nicht ermitteln läßt.

SCHRIFTTUM

CLARK, R. (1950): A review of our present knowledge of factors and drugs influencing ruminal motility. J. South African Vet. Med. Ass. 21, 49-57. — DIERNHOFER, K. (1953): Diagnose und Behandlung der Indigestionen des Rindes. Wien. Tierärztl. Mschr. 40, 531-547. — DIERNHOFER, K. (1959): Vormagenerkrankungen des Rindes, Probleme und Erfahrungen. Dtsch. Tierärztl. Wschr. 66, 141-149. — DIRKSEN, G. (1964): Die Motorik der Vormägen des Wiederkäuers. Zschr. Tierphysiol., Tierernährg., Futtermittelk. 19, 13-24. — SLANINA, L., & L. KRÁLIK (1967): Wirkung einiger Medikamente (die in den Pansen und in den Labmagen appliziert wurden) auf die motorische Tätigkeit des Pansens (tschechisch). Veterinární Med. 39, 119-126. — WESTER, J. (1926): Die Physiologie und Pathologie der Vormagen beim Rinde. Schoetz, Berlin. — WESTER, J. (1938): Neuere Untersuchungen über die Physiologie der Vormagen bei den Wiederkäuern. Ber. 13. Int. Tierärztl. Kongr. 2, 1321.

Haubenabschnürung und Pansendrehung

Über den sehr seltenen Fall einer Abschnürung des Netzmagens durch einen fingerstarken, von der ventralen Bauchwand nach dorsal ziehenden Gewebsstrang berichtet KARNBACH (1957). NEAL und EDWARDS (1963) beschreiben die Rotation des Pansens bei einem 4 Monate alten Kalb mit gleichzeitiger (primärer?) rechtsseitiger Labmagenverlagerung.

SCHRIFTTUM

KARNBACH, G. (1957): Seltene Ursache einer schweren Indigestion beim Rind. M.-hefte Vet.-Med. 12, 475-476. — NEAL, P. A., & G. B. EDWARDS (1963): Rotation of the rumen in a Friesian calf. Vet. Record 75, 672-674.

Geschwülste und infektiöse Granulome in Haube und Pansen
(Tumores et Granulomae reticuli et ruminis)

Wesen: Gut- und bösartige Neubildungen kommen vorwiegend im Netzmagen, mitunter aber auch im Pansen vor; in ungefährer Reihenfolge ihrer Häufigkeit handelt es sich dabei um Papillome, Aktinobazillose, Myxome, Myxofibrome, Myxoepitheliome, Fibrome, Sarkome oder Karzinome, in leukoseverseuchten Gebieten gelegentlich auch um lympho-leukotische Wandverdickungen. Die bevorzugte Lokalisation dieser Neoplasien im ventralen Bereich der Haube und an der Kardia läßt auf eine traumatisch-irritative Genese schließen (Taf. 5 c, e).

Erscheinungen: Solche Tumoren und Granulome rufen meist eine zunehmende chronisch-schleichende Indigestion sowie je nach ihrer Lage, Form und Größe auch Vagusschädigungen (funktionelle Magenstenose, S. 235), Ventil-, Obturations- oder Kompressionsstenosen der Kardia (Tympanie, Schluck- und Wiederkaustörungen, ausnahmsweise auch Erbrechen), seltener aber mechanische Behinderungen der Futterpassage am Haubenpsalterübergang (S. 243) hervor.

Erkennung: Sitz und Größe der Neubildung lassen sich nur durch explorative Rumentomie, ihre Natur in der Regel nur durch histologische Untersuchung einer Gewebsprobe diagnostizieren.

Behandlung: Therapieversuche sind bei größeren, breit aufsitzenden Neoplasien aussichtslos (baldige Verwertung des Tieres angezeigt); beim Vorliegen gestielter Papillome oder Fibrome ist dagegen verschiedentlich durch Absetzen mittels Ekraseur oder einer Drahtschlinge Heilung erzielt worden. Bezüglich der Behandlung aktinobazillärer Granulome wird auf Seite 704 verwiesen.

SCHRIFTTUM

BENSON, J. A. (1957): Ruminal fibromata as a cause of tympany. Vet. Record 69, 412. — DAMODARAN, S. (1959): Carcinoma of the rumen in a cow. Indian Vet. J. 36, 490-491. — DUDZUS, G. (1943): Die Geschwülste des Magens bei den Haussäugetieren. Diss., Berlin. — LOMBARD, CH. (1963): Contribution à l'étude des tumeurs du réseau, du feuillet et de la caillette des bovidés. Bull. Acad. Vét. France 36, 131-137. — PLOWRIGHT, W. (1955): Malignant neoplasia of the oesophagus and rumen of cattle in Kenya. J. Comparat. Pathol. Therap. 65, 108-114. — TEUSCHER, E., & W. KÜNG (1954): Vormagenpolypen als Ursache chronischer Verdauungsstörungen. Schweiz. Arch. Tierheilk. 96, 154-158. — WOOD, C., S. JENNINGS & W. I. MCINTYRE (1959): Squamouscell carcinoma of the rumen in a cow. Vet. Record 69, 1066-1067.

Vom Pansen- und Haubeninhalt ausgehende Indigestionen

Einfache Inaktivität der Mikrobenflora und -fauna der Haube und des Pansens (Insufficientia biochimica simplex ingestae reticuli et ruminis)

Wesen: Unter vorstehendem Begriff sind diejenigen Störungen der mikrobiell gesteuerten Vormagenverdauung zu verstehen, bei denen einzelne oder sämtliche biochemischen Zerlegungsprozesse und/oder Synthesevorgänge quantitativ vermindert oder sogar völlig aufgehoben sind, ohne daß zugleich eine auffällige Fehlgärung vorliegt.

Vorkommen, Ursachen: Eine derartige Hemmung der Verdauungsaktivität in Haube und Pansen tritt vor allem bei Tieren ein, deren Nahrung zu wenig Eiweiß und leichtverdauliche Kohlenhydrate enthält; das ist zum Beispiel dann der Fall, wenn Rinder wegen Futterknappheit lediglich Stroh und Futterrüben erhalten oder mehrere Tage lang hungern; das gleiche gilt für die orale Verabreichung therapeutischer Dosen keimhemmender Medikamente (Antibiotika, Sulfonamide, Desinfizientien). Ähnlich wirken sich möglicherweise auch Futtermittel aus, die bestimmten industriellen Immissionen ausgesetzt waren. Des weiteren haben Engpässe der Mineralstoff- oder Spurenelementversorgung (P, S, Cu, Co, Mn, Mo etc.) einen aktivitätsmindernden Einfluß auf die Vormagendigestion; dabei führt insbesondere Kobaltmangel zu einer Verringerung der Zahl und des Artenreichtums der Pansenbakterien, wodurch die Synthese von Vitamin B_{12} (Zyanokobalamin, S. 1107) gebremst oder aufgehoben wird. Für die in bestimmten Gegenden Schwedens nach Verfütterung eines von phosphatarmen Böden stammenden Heues zu beobachtenden Mangelsymptome ist offenbar ebenfalls eine verminderte biochemische Leistungsfähigkeit der Vormagenflora verantwortlich zu machen. Umgekehrt scheint die Zellulosedigestion in vitro aber auch durch einen Überschuß an Mangan oder Kupfer gehemmt zu werden.

Krankheitsgeschehen: Nach den Erkenntnissen der modernen Pansenforschung werden Keimzahl und Artenreichtum der Vormagenflora und damit die in Pansen und

Haube ablaufenden Verdauungsprozesse in entscheidendem Maße durch die anteilmäßige Zusammensetzung des Futters an Grundnährstoffen, Mineralien und Wirkstoffen bestimmt. Diese Bakterien leben in enger gegenseitiger Symbiose, weshalb das Aussterben einer bestimmten Art zwangsläufig ernste Rückwirkungen auf die übrigen Keimarten hat. So wird zum Beispiel Eiweiß nur dann zufriedenstellend abgebaut und verwertet, wenn die Ration gleichzeitig eine Mindestmenge an leichtverdaulichen Kohlenhydraten enthält (und umgekehrt); für die optimale Spaltung der Zellulose ist ebenfalls ein bestimmter Gehalt leicht zu zerlegender Kohlenhydrate mit entsprechender spezifischer Pansenflora erforderlich. Daher geht beim Fehlen von Eiweiß und Zucker oder Stärke in der Ration sowohl die Gesamtmenge der Bakterien als auch die Zahl der vorhandenen Arten zurück; außerdem sterben dann auch die Panseninfusorien allmählich aus; infolgedessen wird das Futter nur mangelhaft aufgeschlossen. Eine derartige Aktivitätsminderung kann sich je nach ihrer Ursache entweder auf sämtliche Verdauungsprozesse erstrecken (etwa nach Verabreichung von gehaltlosem Futter, unterbrochener Futteraufnahme oder schwerwiegender Keimhemmung) oder nur bestimmte Digestionsvorgänge schädigen (Eiweißverdauung, Vitamin- oder Aminosäuresynthese). Infolge des verzögerten und unvollständigen Futterabbaues wird dann einerseits der Körper unzureichend mit Nähr- und Wirkstoffen versorgt (was nicht selten zu fütterungsbedingter Azetonämie führt, S. 1061); zum anderen ist dabei auch der Abtransport der Ingesta aus den Vormägen verlangsamt. Durch die schwache Säuerung, die geringe Zahl normaler Bakterien und die lange Verweildauer des Futters im Pansen werden schließlich das Einwachsen und die Vermehrung pathogener Keime begünstigt (Pansenfäulnis, S. 250).

Erscheinungen: Bei Milchtieren kann das erste Anzeichen einer solchen Aktivitätsminderung das Absinken des Milchfettgehaltes (infolge reduzierter Essigsäurebildung) bei sonst noch guter Freßlust sein; später gehen auch Milchmenge und Nährzustand zurück. Bei Vatertieren ist neben Gewichtsverlust eine Verschlechterung der Spermaqualität festzustellen. Da das unter anderem auch von der Blutzusammensetzung abhängige Hungergefühl der Patienten wegen des gehemmten Nahrungsabbaues trotz gefüllter Vormägen nicht gestillt wird und daher weiterhin Freßlust besteht, der Abtransport der Ingesta in den Psalter wegen der unzulänglichen Verdauung aber verzögert ist, kommt es allmählich zur Pansenüberladung und -dilatation mit leichter rezidivierender Tympanie. Die Vormagenbewegungen erscheinen dabei schwächer als normal, ihre Geräusche mehr plätschernd bis gurgelnd; in fortgeschrittenen Stadien sind hochgradige Abmagerung, glanzloses rauhes Haar, Lecksucht, Hypoproteinämie, Anämie sowie gestörte Leberfunktion festzustellen. Außerdem erweist sich der Panseninhalt solcher Tiere bei der Palpation und Perkussion der linken Flanke (oder bei der Rumentomie) nicht mehr als normal geschichtet (oben Gas, in der Mitte der faserhaltige Futterbrei, unten der flüssige Pansensee), sondern als locker durchmischt; dabei fällt auf, daß das in ihm enthaltene Heu und Stroh verhältnismäßig langfaserig ist. Abgesaugte Pansensaftproben zeigen folgende Befunde: indifferenter bis leicht muffiger Geruch, relativ wäßrige Konsistenz, graubraune Farbe, pH-Wert um den Neutralpunkt oder leicht alkalisch, geringe Blasenbildung und Flotation, schnelle Sedimentation, wenig oder keine Infusorien, geringe oder ausbleibende Gasbildung bei der Glukosevergärung, Nitrit- und Methylenblaureduktion deutlich verlangsamt, Gesamtmenge der flüchtigen Fettsäuren stark reduziert. Im Harn der Patienten ist nicht selten ein vermehrter Gehalt an Ketonkörpern nachweisbar.

Erkennung: Wenn in Kuhbeständen wiederholt ein auffälliges Absinken des Milchfettgehaltes, Gewichtsverluste sowie zunehmendes Auftreten von Azetonämie und Mangelerscheinungen beobachtet werden, so ist an eine Inaktivität der Vormagenflora zu denken und die Diagnose durch Pansensaftuntersuchung, Futterwertberechnung und Futteranalyse zu sichern. In gleicher Weise ist auch zu verfahren, wenn Jungrinder Magerkeit, rezidivierende Tympanie und Pansendilatation zeigen, oder wenn sich Patienten nach keimhemmender oraler Medikation schlecht erholen.

Unterscheidung: Differentialdiagnostisch sind Pansenazidose (S. 252), Pansenalkalose (S. 249) sowie Pansenfäulnis (S. 250) anhand der Pansensaftuntersuchung und der

Fütterungsanamnese leicht auszuschließen. Die im äußeren Krankheitsbild sehr ähnlich erscheinenden funktionellen Magenstenosen (Vaguslähmungen, S. 235) bieten mit der Bradykardie, der Hypermotorik des Pansens und dem Verlauf der Atropinprobe im allgemeinen genügend Merkmale für eine Unterscheidung; erforderlichenfalls bringt die diagnostische Laparo-Rumentomie Klarheit. Auch die Abgrenzung einer chronischen traumatischen Retikuloperitonitis (S. 217) ist oft nur auf dem Wege der Operation möglich. Mit Abmagerung und anhaltender Indigestion einhergehende Parasitosen sind dagegen meist anhand des parasitologischen Kotbefundes aufzuklären.

Behandlung: Leichtere Störungen der Verdauungsaktivität lassen sich durch Umstellen der Patienten auf gehaltvolleres Futter mit ausreichenden Anteilen an Eiweiß und leicht verdaulichen Kohlenhydraten sowie durch regelmäßige Verabreichung einer guten, spurenelementhaltigen Mineralstoffmischung noch ziemlich einfach beseitigen. Dabei ist vielfach auch die mehrmalige Gabe von Trocken-, Bäcker- oder Bierhefe (100 bis 500 g) oder von Wuchsstoffpräparaten (sogenannte Pansenstimulantien, T. I.) von Nutzen. In schweren Fällen, besonders aber bei bereits eingetretener Vormagendilatation, ist neben der Korrektur der Fütterung die mehrmalige Übertragung von 3 bis 5 Litern Pansensaft unumgänglich; dieser muß allerdings gut und aktiv sein, also von gesunden Spendertieren entnommen werden; er ist nach Aufbewahrung bei Zimmertemperatur (etwa 20° C) noch 8 bis 12 Stunden nach seiner Gewinnung therapeutisch brauchbar. Zeigen diese Behandlungsmaßnahmen keinen Erfolg, so bleibt als letzte Möglichkeit noch das Anlegen der von GÖTZE (1929) hierfür empfohlenen temporären Pansenfistel; dieser Eingriff wird dann zweckmäßigerweise mit der Ausräumung des verdorbenen Panseninhalts verbunden (Ersatz durch Einfüllen von gutem Heu, gesundem Pansensaft und Leinsamenschleim).

Vorbeuge: Verfütterung einer ausbalanzierten Ration, deren Zusammensetzung dem Bedarf an Eiweiß, leicht verdaulichen Kohlenhydraten sowie an Mengen- und Spurenelementen entspricht. Nach oraler Verabreichung von keimhemmenden Mitteln ist die Rekonvaleszenz der hierbei geschädigten Vormagenflora durch Pansensaftübertragungen zu unterstützen.

Futterwechselbedingte Störungen der Pansen-Hauben-Verdauung

Wesen, Ursachen: Da beim Wiederkäuer jede Form der Fütterung zum optimalen Aufschluß ihrer einzelnen Bestandteile auch eine auf ihre Zusammensetzung abgestimmte Mischung der Vormagenmikroflora erfordert, die Anpassung letzterer bei Änderungen der Ernährung aber je nach den Umständen (Art und Mengenverhältnisse der neu zugeführten oder abgesetzten Futterstoffe) mehrere Tage bis einige Wochen dauert, können bei plötzlichem Wechsel der Ration erhebliche Digestionsstörungen auftreten (siehe auch Inaktivität der Vormagenflora, S. 246). Diese Gefahr ist vor allem dann gegeben, wenn der Anteil des Eiweißes und/oder der leichtverdaulichen Kohlenhydrate zu rasch gesteigert wird, wie es bei der Umstellung der Fütterung um die Zeit des Kalbens, beim Weideaustrieb oder beim Übergang auf Zuckerrübenblatt häufig geschieht.

Erscheinungen: Derartige Indigestionen treten je nach der auslösenden Ursache bestandsweise gehäuft oder nur bei einzelnen unsachgemäß gefütterten Tieren der Herde auf. Sie äußern sich in verminderter Freßlust, Gewichtsrückgang, Absinken des Milchfettgehaltes, Durchfall, Leberschwellung und anderen Intoxikationssymptomen, bei Weiderindern auch in abnormer Zusammenballung des Vormageninhalts; außerdem neigen die Patienten in vermehrtem Maße zu Stoffwechselstörungen (Azetonämie, S. 1051; Tetanie, S. 1024; hypokalzämische Gebärlähmung, S. 1009) oder zu wachsartiger Muskeldegeneration (S. 1113).

Behandlung, Vorbeuge: Therapeutisch gilt es, die Ration durch Zulagen des fehlenden Nährstoffes (vielfach mangelt es an Rohfaser) zu ergänzen und den kranken Tieren Pansensaft von bereits an die geänderte Ernährung adaptierten Rindern zu übertragen.

Bei Milchkühen lassen sich derartige Anpassungsstörungen durch allmähliche Gewöhnung an die neue Fütterung (Umstellung der Ration über 10 bis 14 Tage) und das Einhalten eines Rohfaserminimums von 18 bis 20 % in der Gesamt-Trockensubstanz weitgehend verhüten.

Pansenalkalose (Alcalosis ingestae ruminis)

Wesen: Dieses Leiden ist durch eine subakut bis chronisch verlaufende primäre alimentäre Indigestion gekennzeichnet, bei welcher der pH-Wert des Panseninhalts infolge einseitigem Überwiegen der Eiweißverdauung und gleichzeitiger Reduktion der Kohlenhydratfermentation relativ hoch, in den per Sonde entnommenen Proben gewöhnlich im alkalischen Bereich liegt; im Vergleich zur Pansenfäulnis sind die in den Vormägen befindlichen Ingesta hierbei zwar noch nicht offensichtlich verdorben, doch ist der Übergang zur Fäulnis fließend.

Vorkommen, Ursachen: In Leistungsbeständen tritt die Pansenalkalose vor allem bei stark milchtreibender Fütterung auf; ähnliches gilt für Vatertiere, die durch hohe Kraftfuttergaben rasch in gute Kondition für den Verkauf, eine Ausstellung oder für das Deckgeschäft gebracht werden sollen. Der krankmachende Faktor ist dabei im übermäßigen Eiweißgehalt der Ration bei relativ zu geringem Anteil an leichtverdaulichen Kohlenhydraten zu suchen; die gleichen Folgen können auch nach der Verabreichung zu großer Mengen nichteiweißartiger Stickstoffverbindungen (Harnstoff, Ammoniumkarbonat, S. 1247) sowie nach plötzlichem Futterwechsel eintreten.

Krankheitsgeschehen: Die Pathogenese entspricht im Prinzip derjenigen der Inaktivität der Vormagenflora (S. 246).

Erscheinungen: Bei Milchkühen sind neben Verminderung des Milchfettgehaltes mitunter pareseähnliche Zustände (Schwanken, häufigeres Liegen) festzustellen. Bullen zeigen nachlassenden Appetit, herabgesetzte Rumination und Vormagenmotorik, mäßige rezidivierende Tympanie und zeitweise auch Durchfall. Der Pansensaft solcher Patienten weist bei alkalischem pH-Wert kaum noch Infusorien auf und kann in extremen Fällen nach Ammoniak riechen.

Erkennung, Unterscheidung: Die Diagnose des Leidens gründet sich auf die erforderlichenfalls durch eine chemische Analyse zu kontrollierende Futterwertberechnung, die Pansensaftuntersuchung sowie die klinischen Erscheinungen und den Verlauf. Differentialdiagnostisch sind Pansenfäulnis (schwerwiegendere klinische Symptome, verdorbenes Futter, fauliger Panseninhalt; S. 250), Pansenazidose (Nahrung überreich an leicht verdaulichen Kohlenhydraten, Pansensaft reagiert deutlich sauer; S. 252) und auf einfacher Inaktivierung der Vormagenflora beruhende Indigestionen auszuschließen (wäßrig-inaktiver, aber unverdorbener Pansensaft; S. 246).

Behandlung: HOFLUND (1959) empfiehlt, den Patienten einige Tage lang zweimal täglich 50 g Natriumpropionat, -laktat oder -azetat per os zu geben, oder ihnen einmal 50 bis 70 ml Milchsäure in 8 bis 10 Liter Wasser, dünnem Leinsamen- oder Haferschleim gelöst mit der Nasenschlundsonde zu verabreichen und anschließend mehrmals 2 bis 5 Liter Pansensaft gesunder Rinder zu übertragen. Ferner ist auch versucht worden, den Vormageninhalt durch Essigsäure (0,5 Liter 80%ig mit 10 bis 15 Liter Wasser verdünnt) oder mit Glutaminsäuregranulat (100 g per os) anzusäuern. Etwaige Paresen werden durch parenterale Injektionen von glukosehaltigen Kalzium-Magnesium-Lösungen, Leberschutzpräparaten und Antihistaminika (T. I.) behandelt. Zur Sicherung einer dauerhaften Heilung ist es außerdem unabdingbar, den Anteil der Ration an leichtverdaulichen Kohlenhydraten durch entsprechende Zulagen von Melasse, Gehaltsrüben, Getreideschrot, gutem Heu oder dergleichen zu erhöhen sowie erforderlichenfalls auch die Eiweißmenge zu reduzieren.

Die *Vorbeuge* der Pansenalkalose besteht in ausgewogener leistungs- und wiederkäuergerechter Ernährung (siehe Prophylaxe der Azetonämie, S. 1061).

Pansenfäulnis (Alcalosis et Putrefactio ingestae ruminis)

Wesen: Diese Indigestion ist durch faulige Zersetzung des dabei deutlich alkalisch reagierenden Vormageninhaltes charakterisiert; sie beruht auf einer Überwucherung der normalen Pansenflora durch Keime vom Coli-Proteus-Typ und entwickelt sich oft aus einer vorausgehenden Pansenalkalose (S. 249).

Vorkommen, Ursachen: Derartige Störungen der Vormagenverdauung treten bei extrem eiweißreicher und zugleich relativ kohlenhydratarmer Ration sowie nach Verabreichung von verdorbenem oder verschmutztem Futter auf (zum Beispiel fehlgegorene oder verfaulte Silage mit einem pH-Wert von 5 bis 7, havariertes oder überlagertes Getreide, schlecht gelagertes Heu, verfaulte Rüben, Kartoffeln oder Brauereiabfälle, Abwasser-Rieselgras und dergleichen mehr). Die gleichen Folgen können sich ferner bei mangelhafter Tränkehygiene (unsauberes Wasser, Tränken aus Schweinetrögen, halbsaure Magermilch) einstellen. Die Pansenfäulnis kommt sowohl bei erwachsenen Rindern als auch schon bei 1- bis 2monatigen Kälbern vor und wird ausnahmsweise auch als Begleiterscheinung der nach Pansenazidose (S. 252) einsetzenden chronischen Ruminitis beobachtet.

Krankheitsgeschehen: Normalerweise werden die zwar regelmäßig, aber gewöhnlich nur in geringer Zahl mit dem Futter und der Tränke in die Vormägen gelangenden Fäulnisbakterien durch die gesunde antibiotika-produzierende Pansenflora und das von dieser gesteuerte Milieu (pH-Wert, Redoxpotential etc.) an einer überschießenden Vermehrung gehemmt (Hoflund und Mitarbeiter, 1957). Ein mäßiger Gehalt an E. coli-Keimen zählt sogar zu den integrierenden Bestandteilen der ungestörten Mikrobenwelt der Vormägen, da sie für die Ausnutzung von Nitraten und Nitriten von Bedeutung sind (Holtenius, 1957). Wenn die Fäulnisbakterien aber besonders günstige Wachstumsbedingungen finden (Ansteigen des Vormagen-pH in den alkalischen Bereich infolge übermäßiger Eiweißgaben bei gleichzeitig zu geringem Kohlenhydratanteil der Nahrung) oder mit verdorbenem, verunreinigtem Futter (beziehungsweise mit der Tränke) wiederholt in großen Mengen aufgenommen werden, nehmen sie innerhalb der Pansenflora überhand und führen zu fauliger Zersetzung der Ingesta; dabei werden toxische Abbauprodukte gebildet und unter anderem auch die Synthese der Vitamine des B-Komplexes (S. 1107) sowie von Vitamin K (S. 1119) behindert oder unterdrückt.

Erscheinungen: Das klinische Bild der Pansenfäulnis ist recht unterschiedlich. Manchmal sind lediglich verminderter oder wechselhafter Appetit und ein Rückgang des Milchfettgehaltes, mitunter zudem auch der Milchmenge festzustellen. In anderen Fällen besteht jedoch ausgeprägte Indigestion mit rezidivierender, teilweise durch schaumige Gärung bedingter Tympanie sowie intermittierender Durchfall. Infolge Toxinresorption kommt es des weiteren zur Kreislaufbeteiligung, schmerzhafter Leberschwellung, Parese- oder Krampfzuständen und zum Festliegen des Patienten. Betroffene Jungbullen weisen auch rachitisähnliche Gelenkaffektionen sowie Ödeme und krustöse Ekzeme an den Extremitäten auf. Deckbullen zeigen schlechte Spermaqualität, während in Milchkuhbeständen gehäuft E. coli- und Klebsiellen-Mastitiden (nach Verfütterung klebsiellenhaltiger Maische), Nachgeburtsverhaltungen, Endometritiden und Konzeptionsstörungen beobachtet werden. Pansensaftproben solcher Tiere haben folgende Merkmale: schwarzgrüne Farbe, wäßrige bis schaumige Konsistenz, faulig-jauchiger Geruch, pH-Wert 7,5 bis 8,5, Infusoriengehalt deutlich reduziert, vermehrte Gasentwicklung (zum Teil auch Schaumbildung) bei der Glukosegärprobe, Nitritreduktion verzögert, Gesamtmenge der flüchtigen Fettsäuren vermindert (mit Zunahme des relativen Anteils der Buttersäure und Abnahme desjenigen der Propionsäure), vermehrter Ammoniakgehalt sowie Anstieg der Zahl an koliformen Keimen und von Proteus-Bakterien verschiedenen Typs.

Erkennung: In charakteristischen Fällen genügt schon die makroskopische Prüfung einer Pansensaftprobe, um das Leiden zu diagnostizieren (siehe ‚Die klinische Untersuchung des Rindes'). Weitere Anhaltspunkte ergeben sich aus den anamnestischen Angaben über die qualitative und quantitative Zusammensetzung der Ration (die erforderlichenfalls durch eingehende Analysen der Nahrung zu ergänzen sind), aus Milieukontrollen der Fütterungs- und Tränkehygiene sowie aus der feineren biochemischen und bakteriologischen Untersuchung des Pansensaftes in einem Speziallabor.

Unterscheidung: Bei Pansenalkalose (S. 249) ist der Vormageninhalt nicht offensichtlich verdorben; außerdem sind die klinischen Erscheinungen dabei weniger schwerwiegend und Futter sowie Tränke von guter Qualität. Klinisches Bild und Pansensaftbefunde der funktionellen Magenstenosen (S. 235) ähneln zwar weitgehend den bei der Pansenfäulnis festzustellenden Veränderungen, doch sind die Vagusläsionen meist aufgrund der Bradykardie, des Atropintests, der Dilatation und Hypermotorik des Pansens sowie an der Erfolgslosigkeit aller versuchsweise vorgenommenen therapeutischen Maßnahmen zu erkennen.

Behandlung: Bei *geringgradiger* pansenfäulnisbedingter Indigestion kann die Heilung oft schon durch Korrektur der Fütterung und/oder der Tränkehygiene, kombiniert mit ein- oder mehrmaliger Ansäuerung des Vormageninhalts herbeigeführt werden. Hierfür sind die zur Therapie der Pansenalkalose genannten Mittel brauchbar; den gleichen Dienst leistet auch ein unmittelbar vor ihrer Verabreichung (mittels Nasenschlundsonde) anzufertigende Mischung aus 50 g Askorbinsäure, 20 ml Kupfersulfat 10%ig und 500 ml Wasserstoffsuperoxyd 3%ig. Für *schwere* Fälle empfiehlt Hoflund (1961) die orale Gabe von täglich 5 bis 10 g Streptomyzin über 2 bis 3 Tage; statt dessen sind auch Tetrazykline (Supramyzin-Konzentrat – Grünenthal, Aureomycin-Cyanamid, Terramycin-Pfizer; 1 bis 2 Tage lang je 5 bis 10 g) geeignet; nach ihrer Anwendung muß dem Patienten aber durch mehrmalige Pansensaftübertragung (jeweils 2 bis 5 und mehr Liter) wieder eine gesunde Vormagenflora zugeführt werden. Neben dieser in jedem Falle indizierten Überimpfung von Pansenbakterien und -infusorien ist es während der Rekonvaleszenz der Patienten auch angezeigt, den Kohlenhydratgehalt ihrer Tagesration durch die Zulage von 200 bis 400 g Melasse zu ergänzen. Bei *hochgradiger akuter* sowie *fortgeschrittener subakuter* Pansenfäulnis kann ebenso wie nach Versagen der oralen Therapie das vollständige Ausräumen des Pansens mit anschließendem Ersatz des verdorbenen Inhalts durch feinzerrupftes Heu, Leinsamenschleim und nach Möglichkeit auch durch Vormageningesta gesunder Rinder lebensrettend sein.

Vorbeuge: Zur Verhütung der Pansenfäulnis ist auf die Zusammenstellung einer qualitativ und quantitativ ausgeglichenen Futterration zu achten, der zweckmäßigerweise kleine Mengen von Melasse zuzugeben sind; verunreinigte oder verfaulte Futtermittel sollten ebenso wie unhygienische Tränke tunlichst vermieden werden.

SCHRIFTTUM

Akkad, J. El., & P. N. Hobson (1966): The effects of antibiotics on the growth of some rumen and intestinal bacteria. Zbl. Vet.-Med. *A 13,* 700-708. — Brambilla, E., E. Melgrati & G. Pagani (1968): Kalium- und Procain-Penicillin G per os und die Produktion von Fettsäuren bei mit Heu gefütterten Rindern. Ber. 5. Int. Tag. Rinderkrankh., Opatija; Referate und Beiträge, S. 433-435. — Broberg, G. (1956): Våmförskämmung som primär sjukdomsorsak. Nord. Vet.-Med. *8,* 935-952. — Bronsch, K., & K. Drepper (1958): Über die sogenannte Eiweißvergiftung. (Zur Frage der Eiweißüberfütterung beim Rind und Schwein.) Tierärztl. Umschau *13,* 297-302. — Diernhofer, K. (1953): Verabreichung von Panseninhalt bei Verdauungsstörungen der Wiederkäuer. Wien. Tierärztl. Mschr. *40,* 398-402. — Diernhofer, K. (1953): Diagnose und Behandlung der Indigestionen des Rindes. Wien. Tierärztl. Mschr. *40,* 531-547. — Diernhofer, K. (1959): Vormagenerkrankungen des Rindes. Probleme und Erfahrungen. Dtsch. Tierärztl. Wschr. *66,* 141-149. — Dirksen, G., & L. Wolf (1963): Wie lange und bei welcher Aufbewahrungstemperatur ist Pansensaft nach der Entnahme für diagnostische und therapeutische Zwecke brauchbar? Tierärztl. Umschau *18,* 282-285. — Dirksen, G., & W. Kaufmann (1966): Azetonämie und Fütterung. Tierärztl. Umschau *21,* 514-522. — Forenbacher, S., B. Jezić, F. Zdelar, Z. Vinovrski & O. Carević (1967): Über die Beziehungen zwischen dem Verdauungsprozeß und dem Stoffwechsel beim Rind unter den Bedingungen der alimentären Indigestion. 1. Verdauungs- und Stoffwechselstörungen bei den Milchkühen unter dem Einfluß der unrationellen Fütterung mit gewöhnlichen Futterarten (serbokroatisch). Vet. Arhiv *37,* 1-33. — Forenbacher, S., F. Zdelar, Sl. Pavlović & Z. Vinorski (1967): Über die Beziehungen zwischen dem Verdauungsprozeß und dem Stoffwechsel beim Rind unter den Bedingungen der alimentären Indigestion. 3. Veränderungen im Panseninhalt und im Blut des Mastrindes mit besonderer Rücksicht auf die Anpassungsfähigkeit der Verdauungsprozesse und das Stoffwechselgleichgewicht (serbokroatisch). Vet. Arhiv *37,* 85-98. — Fulghum, R. S., B. B.

BALDWIN & P. P. WILLIAMS (1968): Antibiotic susceptibility of anaerobic ruminal bacteria. Applied Microbiol. *16*, 301-307. — GÖTZE, R. (1929): Das Anlegen einer Pansenfistel als therapeutische Maßnahme. BAUM-Festschrift, S. 101-105. — GÖTZE, R., & E. AEHNELT (1949): Die Pansenfistel zur Behebung von Vormagenstörungen beim Rind. Dtsch. Tierärztl. Wschr. *56,* 55-58. — HOFLUND, S. (1955): Die Bedeutung des Rauhfutters für die Funktion der Wiederkäuermägen. Dtsch. Tierärztl. Wschr. *62,* 403-408. — HOFLUND, S. (1959): Durch Störungen der Pansenverdauung verursachte Krankheiten. Dtsch. Tierärztl. Wschr. *66,* 577-582. — HOFLUND, S. (1961): Wasserverunreinigungen als Krankheitsursache in Rinder- und Schafbeständen. Dtsch. Tierärztl. Wschr. *68,* 97-100. — HOFLUND, S. (1961): Digestionsstörungen beim Bullen, welche die Zuchttauglichkeit beeinflussen. Dtsch. Tierärztl. Wschr. *68,* 345-349. — HOFLUND, S. (1965): Einige Ratschläge und Anweisungen für die Praxis betreffs Futtervergiftung. Wien. Tierärztl. Mschr. *52,* 377-385. — HOFLUND, S., & J. HOLMBERG (1951): Fetthalssänkning i mjölken på grund av utfodringfel. 6. Nord. Vet.-Mötet, S. 321-334. — HOFLUND, S., P. ANDERSSON, G. BROBERG & L. HÄSSLER (1957): Produceras antibiotika av den aktiva våmfloran? Nord. Vet.-Med. *9,* 257-273. — HOLTENIUS, P., G. BJÖRCK & S. HOFLUND (1959): Die Untersuchung von Pansensaftproben. Dtsch. Tierärztl. Wschr. *66,* 554-558. — HORSTMANN, G. (1956): Untersuchungen des Pansensaftes gesunder Rinder bei Weidegang und bei Stallfütterung sowie nach Behandlung mit antibiotischen Mitteln. Diss., Hannover. — JURTSHUK, J. R., R. N. DOETSCH, J. J. MCNEILL & J. C. SHAW (1954): In vitro studies of the effect of aureomycin and terramycin on mixed suspensions of bovine rumen bacteria. J. Dairy Sci. *37,* 1466. — KÖPPEN, W. D. (1964): Untersuchungen über die Wirksamkeit eines ‚Pansenstimulans' (Bengen) beim Rind. Diss., Hannover. — MCNEILL, J. J., R. N. DOETSCH & J. C. SHAW (1954): Some nutritional requirements of bovine rumen bacteria. J. Dairy Sci. *37,* 81-88. — MINETT, F. C., G. H. WOOLDRIDGE & A. L. SHEATHER (1934): An experimental inquiry concerning so-called sewage poisoning in cattle. Vet. Record *14,* 147-155. — MUSSILL, J. (1961): Differentialdiagnose und Therapie der alimentären Intoxikationen des Rindes. Wien. Tierärztl. Mschr. *48,* 785-790. — NEŠIĆ, P., & M. IBROVIĆ (1962): Wirkung von Sulfadimidin, Sulfaguanidin und Nitrofurazon auf die fermentative Aktivität der Mikroorganismen in den Vormägen der Wiederkäuer. Berl. Münch. Tierärztl. Wschr. *75,* 403-407. — ORTH, A., & W. KAUFMANN (1961): Die Verdauung im Pansen und ihre Bedeutung für die Wiederkäuer. Paul Parey, Berlin & Hamburg. — ORTH, A., W. KAUFMANN & K. ROHR (1966): Beitrag zur Frage des Einflusses höherer und verschiedenartiger Fettgaben auf die Leistung von Milchkühen und auf die Verdauungsvorgänge im Pansen. Zschr. Tierphysiol., Tierernährung, Futtermittelk. *21,* 83-96. — PUGH, L. P., A. W. STABLEFORTH & G. D. LANDER (1934): Sewage: is it a source of poisoning in animals? Vet. Record *14,* 155-166. — SAITO, K., & M. UMEZU (1959): Present situation of studies of nutritional disorders of dairy cows in Japan. Ber. 16. Welt-Tierärztekongr. Madrid, Add. — SCHUMACHER, E. (1962): Über die Wirkung einiger Sulfonamide und Antibiotika auf die Infusorien und die Gärgasbildung im Panseninhalt des Rindes. Schweiz. Arch. Tierheilk. *104,* 401-417, 491-518. — STÖBER, M., & B. TIEFENBACH (1958): Pansensaftgewinnung und Vormagenentleerung zu therapeutischen Zwecken — Prüfung der Brauchbarkeit von drei Instrumenten. Dtsch. Tierärztl. Wschr. *65,* 11-16. — STUHLMILLER, M. (1930): Gesundheitsschädlicher Einfluß des Tränkwassers auf den Viehbestand. Münch. Tierärztl. Wschr. *74,* 314-315. — ZORITA, E., & M. L. CALVO DE ZORITA (1956): Über den Einfluß eines Antibiotikums auf die Pansenmikroorganismen und die bakterielle Zersetzung der Zellulose im Pansen. Zschr. Tierphysiol., Tierernährung, Futtermittelk. *11,* 370-386.

Pansenazidose (Acidosis ingestae ruminis)

Wesen: Unter dem Begriff der Pansenazidose werden vorerst diejenigen alimentär bedingten Störungen der Vormagenverdauung zusammengefaßt, die durch das Absinken des pH-Wertes im Pansen-Hauben-Inhalt unter 6,0 bis 4,0 gekennzeichnet sind. Solche Indigestionen äußern sich je nach dem Grad und der Dauer dieser Übersäuerung entweder nur in vorübergehender Inappetenz oder aber in mäßigen bis schweren gastroenteralen Symptomen mit unterschiedlich starker Beeinträchtigung des Allgemeinbefindens.

Geschichte: Das klinische Bild des Leidens ist zwar bereits im älteren Schrifttum verschiedentlich geschildert worden; in Unkenntnis seiner wahren Ätiologie erhielt es dabei jedoch vielfach nur symptomatische Bezeichnungen (Rübenblattintoxikation, Schrotüberladung, akuter Magen-Darm-Katarrh, Äpfelvergiftung, Ruminotoxämie, acute overeating), die erst in neuerer Zeit durch treffendere Benennungen abgelöst wurden (acid indigestion, rumen acidosis). 1938 trennte WESTER diese Krankheit von den übrigen Indigestionen des Rindes ab; die Grundlagen für die Klärung ihrer eigentlichen Ursache schufen 1942 PHILLIPSON und MCANALLY durch ihre Untersuchungen über die Herkunft der im Pansen entstehenden Säuren.

Vorkommen, Bedeutung: Die Pansenazidose befällt sowohl das Rind als auch kleine Wiederkäuer; Voraussetzung für ihr Zustandekommen ist allerdings, daß die Tiere sich bereits von der jugendlichen Milchnahrung auf Rauhfutter umgestellt haben und über eine vollentwickelte mikrobielle Vormagendigestion verfügen. An zellulose- oder eiweißreiche Ernährung angepaßte Rinder neigen dann im allgemeinen eher dazu, an Pansenübersäuerung zu erkranken, als Tiere, deren Fütterung ohnehin ständig einen hohen Zucker- oder Stärkeanteil aufweist. Aufgrund seiner besonderen Pathogenese tritt das Leiden vor allem in Zuckerrübenbaugebieten (Blattperiode) sowie in Mastbeständen (Übergang zur Getreideverfütterung) auf und ist hier von erheblicher wirtschaftlicher Bedeutung.

Ursachen: Die Indigestion wird durch überreichliche Aufnahme von Futtermitteln ausgelöst, die einen hohen Gehalt an leichtverdaulichen Kohlenhydraten (Zucker, Stärke) aufweisen, wie zum Beispiel Zuckerrüben oder deren Spitzen, Zuckerrübenblatt mit den Rübenköpfen, Gehaltsrüben, Kartoffeln oder Kartoffelschalen, Getreideschrote, Mais, Obst, Treber, Brot oder Bäckereiabfälle und ähnliches mehr. Bei *sporadischen* Krankheitsfällen enthält der Vorbericht oft den Hinweis, daß das betreffende Tier kürzlich losgekommen ist und sich freien Zugang zu einem der genannten Nährstoffe verschafft hat. Der Anlaß für bestandsweise gehäuft auftretende Erkrankungen liegt dagegen vielfach in der zu raschen Umstellung auf das neue (kohlenhydratreichere) Futter, etwa von der Grasweide auf Zuckerrübenblatt, oder in einer plötzlichen Erhöhung der zucker- und stärkereichen Ration. Unter besonderen Umständen kann sich die Pansenazidose auch nach allmählicher Gewöhnung an die neue Nahrung oder bei Verabreichung von normalerweise verträglichen Futtermengen entwickeln; das gilt vor allem dann, wenn der Rohfaseranteil der Ration vermindert wird oder von vornherein zu niedrig gehalten wurde. Die Zusammensetzung der Vormagenflora ändert sich nämlich, sobald der Gehalt der Nahrung an leichtverdaulichen Kohlenhydraten stärker zunimmt, in der Weise, daß erheblich mehr Säuren als sonst gebildet werden; dabei ist in der ersten Phase die Produktion von Fettsäuren, später aber der Anfall von Milchsäure vorherrschend. Außerdem können im Vormageninhalt gleichzeitig auch größere Mengen von Histamin und Tyramin entstehen; vereinzelt sind auch abnorm hohe Ammoniakwerte beobachtet worden.

Krankheitsgeschehen: Nach Verzehr größerer Portionen eines unverhältnismäßig zucker- und/oder stärkereichen Futters vermehren sich innerhalb der Panseningesta anfangs sowohl die grampositiven als auch die gramnegativen Mikroorganismen. Dann beginnt sich das mikroskopische Bild des Pansensaftausstriches aber eindeutig zugunsten der grampositiven Flora zu verschieben; dabei überwiegen zunächst grampositive Kokken (Str. bovis?), während später Kurz- und Langstäbchen (verschiedene Laktobazillenstämme) vorherrschen. Gleichzeitig wird die normale Vormagenflora und -fauna weitgehend gehemmt und abgetötet. Außerdem beginnt schon bald nach der Überfütterung die Säurekonzentration in den Ingesta anzusteigen, während ihr pH auf Werte unter 6,0, in extremen Fällen sogar bis unter 4,0 absinkt. Die biochemischen Umsetzungsprozesse im Pansen entwickeln sich mit fallendem pH mehr und mehr zu einer reinen Milchsäuregärung, wobei L- und D-Milchsäure zu etwa gleichen Teilen anfallen (BOND, 1959); die bis zu 3 % betragende maximale Konzentration der Milchsäure wird nach einmaliger Überladung mit kohlenhydratreichem Futter innerhalb von 12 bis 24 Stunden erreicht.

Die Überschwemmung des Vormageninhalts mit Säuren läßt seinen osmotischen Druck weit über die Norm ansteigen, was zu einer Hemmung der Wasserresorption aus dem Pansen führt. Außerdem versucht der Organismus, der Azidose dadurch zu begegnen, daß er in vermehrtem Maße Speichel (Pufferwirkung) und über die Pansenwand auch Körperflüssigkeit in die Ingesta einbringt. Einzelne Patienten zeigen dabei zwar erhöhten Durst; im allgemeinen ist ihre Tränkeaufnahme jedoch vermindert. Als Folge des gestörten Konzentrationsgefälles kommt es daher einerseits zu einer Verflüssigung des Inhalts der beiden ersten Vormägen, andererseits aber zu Anhydrämie (Hämokonzentration mit erhöhtem Hämatokrit), Exsikkose und Oligurie, die bis zur urämischen Anurie (S. 383) fortschreiten kann. Während oder schon vor dieser Verschiebung des Gleichgewichts der Körperflüssigkeiten beginnt außerdem die gastrointestinale Resorption der Milchsäure und anderer toxischer Abbauprodukte; daher steigen Milchsäure-, Brenztraubensäure- und Glukosespiegel im Blut an, wohingegen die Alkalireserve (Standard-Bikarbonat) und der Thiamingehalt absinken (BROBERG, 1960). In direktem oder indirektem Zusammenhang mit der Azidose der Vormägen und des Blutes nimmt des weiteren auch der Gehalt des Serums an Gesamteiweiß, anorganischem Phosphor, Reststickstoff und Gesamtbilirubin sowie die Aktivität der Serumglutamatoxalazetat-Transaminase zu, während (vor allem bei protrahiertem Krankheitsverlauf) der Blutspiegel an Kalzium, Magnesium und Chloriden bei gleichzeitig schwankenden Kaliumwerten abfällt. Die örtliche Reizwirkung der Säuren (und des Histamins?) führt schon bald nach dem Einsetzen der Azidose zu entzündlichen Reaktionen im gesamten Magen-Darm-Kanal; die dadurch noch geförderte Resorption toxischer Stoffe führt zu degenerativen und inflammatorischen Veränderungen an den parenchymatösen Organen (Leber, Herz, Nieren). Für die akuten klinischen Symptome des Leidens sind vor allem die Azidose und Eindickung des Blutes, die Histamintoxikose sowie die Gastroenteritis verantwortlich zu machen.

Erscheinungen: Das Krankheitsbild der Pansenazidose ist je nach Grad und Dauer der Übersäuerung verschieden:

In *leichten* Fällen zeigen sich vorübergehende Inappetenz, herabgesetzte Pansentätigkeit, verminderte Tagesmilchleistung sowie eine mehr graue Färbung und schmierig-pastöse Konsistenz des Kotes. Mitunter verläuft die Übersäuerung auch subklinisch, das heißt ohne bemerkenswerte Appetitstörung (= *protrahierte, latente* oder *kompensierte Pansenazidose*); sie äußert sich dann lediglich im Absinken des Fettgehaltes der Milch (bis auf 0,8 %) und deren Menge, in geringerer Gewichtszunahme, der Geburt lebensschwacher Kälber sowie in vermehrtem Auftreten von Azetonämie (S. 1051) und möglicherweise in plötzlichem Übergang zu tetanischen Symptomen (S. 1024). Gelegentlich sind als weitere Begleiterscheinungen einer solchen latenten Vormagenazidose auch wechselnde Lahmheiten, chronisch-rezidivierende Klauenrehe mit Zusammenhangstrennungen oder Formveränderungen des Hornschuhs (zirkuläre Hornspalten, Ringbildungen, Reheklauen; S. 558) und hieraus resultierende Pododermatitiden zu beobachten.

Bei *mittelgradiger* Erkrankung besteht 12 bis 24 Stunden nach der azidoseauslösenden Überfütterung bereits eine schwere Indigestion mit Intoxikation. Dann ist zunächst das plötzliche Aussetzen der Futter- und Trinkwasseraufnahme, das schlagartige Versiegen der Milchsekretion und das veränderte Verhalten der Tiere auffällig. Die Patienten erscheinen meist träge-apathisch und matt, neigen zu ständigem Liegen und stöhnen mitunter oder knirschen mit den Zähnen. Andere Tiere zeigen dagegen Unruhe, Muskelzittern, schmerzhaftes Anziehen der Gliedmaßen oder, in 20 % der Fälle, auch Kolikerscheinungen, wie Schlagen nach dem Leib, Schweißausbruch, Drängen, Niederwerfen, Wälzen und dergleichen. Außerdem tritt meist schon bald eine schwere Diarrhoe mit gelbgrünen, wäßrig-schaumigen, zuweilen sogar mit Blut vermischten Ausscheidungen auf; selten besteht Verstopfung. Der Harnsabsatz ist merklich reduziert. Im Urin können je nach Schwere und Phase der Erkrankung mehr oder weniger starke Gehalte an Eiweiß, Bilirubin, Ketonkörpern und/oder Zucker nachzuweisen, im Sediment auch Blasen- und Nierenepithelien enthalten sein. Der pH-Wert des Harns liegt im sauren Bereich; sein spezifisches Gewicht nimmt im Verlauf des Leidens allmählich zu. Mit zunehmender Intoxikation steigt die Herzfrequenz auf 90 bis 100 und mehr Schläge pro Minute; die Schleimhäute nehmen eine verwaschen-rote Farbe an; die Skleralgefäße sind deutlich injiziert. Die Atemfrequenz ist dagegen nicht immer erhöht, vereinzelt sogar auffallend niedrig (Azidose!). Die Körpertemperatur liegt gewöhnlich zwischen 38,5 und 39,5° C. Der Hautturgor geht zurück. Ist die Indigestion mit einer Pansenüberladung verbunden, so läßt sich anfangs von der Flanke her und vom Mastdarm aus noch festes Futter ertasten; später wird dann an der weich-schwappenden Bauchwand die Verflüssigung des Vormageninhalts erkennbar. In etwa 10 bis 15 % der Fälle besteht zudem geringe bis mäßige Tympanie. Die Vormagentätigkeit ruht gänzlich. Bei der Rumentomie ist festzustellen, daß die Pansenmukosa in dieser Phase diffus gerötet, mit Schleim bedeckt und oftmals stellenweise deutlich ulzeriert ist; manchmal lösen sich selbst bei vorsichtigem Explorieren größere Schleimhautbezirke unter der tastenden

Hand. In der Bewegung zeigen die Patienten unsicheren, schwankenden Gang und gelegentlich auch rehebedingte Klauenlahmheit.

Besonders *schwer erkrankte* Tiere kommen nach raschem Durchlaufen des zweiten Krankheitsstadiums in komatösem Zustand zum Festliegen. Ihre Haltung und das Verhalten erinnern dabei an hypokalzämische Gebärlähmung (S. 1009). Infolge der hochgradigen Intoxikation ist der Kreislauf gewöhnlich stark in Mitleidenschaft gezogen: Die Herzfrequenz schwankt zwischen 100 und 140 in der Minute; Muskel- und Klappenton sind kaum voneinander getrennt. Die Körpertemperatur hält sich auch bei den festliegenden Patienten zunächst noch im normalen oder leicht erhöhten Bereich; später tritt in der Agonie ein Abfall auf hypotherme Werte ein. Ohne Behandlung kann dann binnen 12 Stunden durch Versagen des Kreislaufs der Tod eintreten.

Verlauf, Folgekrankheiten: Latente Übersäuerungen des Vormageninhalts, die sich lediglich in vermindertem Milchfettgehalt und abgeschwächter Pansenmotorik manifestieren, können wochenlang ohne wesentliche Änderung des klinischen Bildes anhalten. Wenn die schädliche Fütterung hierbei oder bei leichterer klinischer Erkrankung rechtzeitig umgestellt wird, gewinnen die Tiere gewöhnlich schon innerhalb weniger Tage ihren vollen Appetit zurück. Die ursprüngliche Milch- und Fettmenge wird jedoch frühestens nach einer Woche wieder erreicht. Bei mittelgradig, besonders aber bei schwer betroffenen Patienten entscheiden Zeitpunkt und Art der Behandlung über den weiteren Verlauf. Allgemeinzustand und Milchleistung bessern sich aber in solchen Fällen selbst bei rechtzeitiger und intensiver Therapie oft nur langsam. Mitunter entwickelt sich daraus nach anfänglicher Besserung eine chronische, mit rezidivierender Tympanie einhergehende Indigestion. Die Ursache solcher Komplikationen ist dann meist eine mit fauliger Zersetzung des Inhalts verbundene ulzerierende Ruminitis (Taf. 6 c, d); derartige, vorwiegend auf dem Pansenboden lokalisierte Geschwüre infizieren sich leicht mit Sph. necrophorus (S. 873). Sie können zur Perforation der Vormagenwand und zu Peritonitis führen. Als weitere Komplikationen der Pansenazidose sind zu nennen: Herzmuskel-, Leber- und Nierenschäden, lympho- oder hämatogene nekrobazilläre Lebermetastasen (S. 369), Früh-, Fehl- und Totgeburten, Nachgeburtsverhaltung, Meteorismus und Torsio caeci (S. 322), linksseitige Labmagenverlagerung (S. 291), Azetonämie (S. 1051), Polyarthritis (S. 516) und chronisches Ausschuhen der Klauen (S. 558).

Erkennung: Die Diagnose stützt sich auf den Vorbericht (Fütterungsanamnese), die klinischen Erscheinungen und vor allem auf die Pansensaftuntersuchung. Sofern kein spezielles Instrument zur Entnahme des Vormageninhaltes (zum Beispiel die Sonde nach SØRENSEN und SCHAMBYE) vorhanden ist, läßt sich die für seine Beurteilung notwendige Menge auch mit einer Nasenschlundsonde gewinnen, da kleinere Quantitäten infolge der starken Verdünnung der Ingesta oft schon ohne weiteres Zutun abfließen. Gewöhnlich ist die Übersäuerung dann an dem weit unter 6,0 liegenden pH-Wert leicht zu erkennen. Allerdings kann der pH bei mäßiger Azidose schnell wieder in den Normalbereich ansteigen, weshalb in solchen Fällen auch auf die grobsinnlich wahrnehmbaren Veränderungen der Probe besonders zu achten ist. Dabei ist folgender Befund charakteristisch: milchige grüngraue bis -braune Farbe, Verminderung oder Fehlen der festen Partikel, keine Gärgasbildung (Bläschen), keine Flotation, wenig Sediment, herabgesetzte Viskosität, saurer Geruch; mikroskopisch sind meist keine lebenden Infusorien mehr feststellbar; im gefärbten Ausstrich überwiegen grampositive Kokken und Stäbchen (Taf. 6 a, b). Bei der biochemischen Prüfung erweist sich die Glukosegärprobe meist als negativ und die Nitritreduktion als stark verzögert; unter den flüchtigen Fettsäuren können bestimmte Anteile anfangs erhöht sein, während später die Gesamtmenge der flüchtigen Fettsäuren abfällt und der Milchsäuregehalt vorübergehend stark vermehrt ist.

Unterscheidung: Beim Vorliegen von Kolik werden statt einer Pansenazidose häufig Ileuszustände (Darminvagination, S. 311; Volvulus, S. 320; Blinddarmdrehung, S. 322; Labmagendrehung, S. 302; etc.) vermutet. Diese Leiden können aber durch die rektale Untersuchung sowie anhand des Pansensaftbefundes relativ einfach und sicher ausgeschlossen werden. Bei post partum festliegenden Tieren sind hypokalzämische Gebärlähmung (S. 1009) und puerperales Leberkoma (S. 1068) zu berücksichtigen; sie lassen sich jedoch durch Besichtigung des Vormageninhaltes ebenfalls leicht von der Pansenübersäuerung unterscheiden. Aus anderer Ursache festliegende Tiere zeigen üblicherweise keine derart schwerwiegende, mit Intoxikation und Diarrhoe einhergehende Allgemeinstörung. Die Abgrenzung der Pansenazidose von Indigestionen anderer Ätiologie ist nicht nur wichtig für das schnellstmögliche Einleiten der kausalen Therapie, sondern auch um zu vermeiden, daß eines der früher bei den verschiedensten Verdauungsstörungen angewandten säurehaltigen Ruminatorien versehentlich in den hyperaziden Vormageninhalt gegeben wird und damit zur Verschlimmerung des Leidens führt. Das Erscheinungsbild der Ruminitis ulcerosa chronica ähnelt dem des HOFLUND'schen Syndroms (vordere funktionelle Magenstenose infolge Vaguslähmung, S. 235), doch fehlt dabei die Dilatation des Pansens.

Beurteilung: Sind bei der Exploration des Pansens bereits großflächige Ablösungen und Nekrosen der Schleimhaut festzustellen, so ist die alsbaldige Verwertung des Tieres angeraten; das Vorliegen kleinerer Defekte schließt dagegen die völlige Wiederherstellung des Patienten nicht aus. Wegen der Gefahr komplikativer Folgen sind aber alle mit mittelgradigen oder schweren klinischen Erscheinungen verbundenen Fälle von Vormagenazidose prognostisch vorsichtig zu beurteilen; ihre Heilungsaussichten werden weitgehend vom Zeitpunkt und von der Art der Behandlung bestimmt. Bei schon mit hochgradiger Allgemeinstörung festliegenden Tieren entscheidet der Kreislaufbefund darüber, ob ein Therapieversuch noch angezeigt ist; wenn solche Patienten nicht binnen 12 Stunden aufstehen und keine wesentliche Besserung des Krankheitsbildes eintritt, ist im allgemeinen ebenfalls die unverzügliche Schlachtung vorzuziehen.

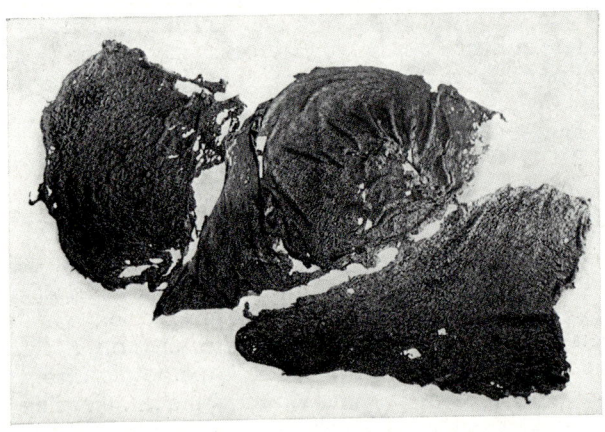

Abb. 119. Fast vollständige Ablösung der Schleimhaut des Pansenbodens bei hochgradiger Azidose des Vormageninhalts infolge übermäßiger Aufnahme von kohlenhydratreichem Kraftfutter (Rumentomiebefund, Ansicht von der Epithelseite her)

Zerlegungsbefund: Die eindrucksvollsten makroskopischen Veränderungen betreffen gewöhnlich die Pansenschleimhaut. Sie weist während der akuten Phase der Vormagenazidose anfangs diffuse Hyperämie mit ödematöser Schwellung ihrer Zotten und schleimige Exsudatauflagerungen, später Blutungen sowie umschriebene Nekrosen, zuletzt sogar großflächige und mehr oder weniger tiefgreifende Gewebsablösungen auf. Die subakute und die chronische Ruminitis necroticans sind durch oberflächliche bis tiefreichende, manchmal sogar perforierende Ulzerationen der Vormagenschleimhaut gekennzeichnet, auf denen sich abgestorbene, infizierte Gewebspfröpfe und -platten neben grauweißen, in Reepithelisierung begriffenen Zotten befinden; nach Abheilung dieser Defekte bleiben glatte pigmentlose Narbenbezirke zurück (Taf. 6 c, d).

Außerdem sind noch folgende, von Fall zu Fall unterschiedlich stark ausgeprägte grobsinnliche Alterationen festzustellen: Schwellung, hellere Verfärbung und mürbe Konsistenz der Leber; entzündliche Hyperämie des Psalters, Labmagens und Darmes, dessen Gefäße vermehrt gefüllt sind; Blutfülle oder blasse Schwellung der Nieren; hämorrhagische Entzündung der Harnblase; subepi- und subendokardiale Blutungen

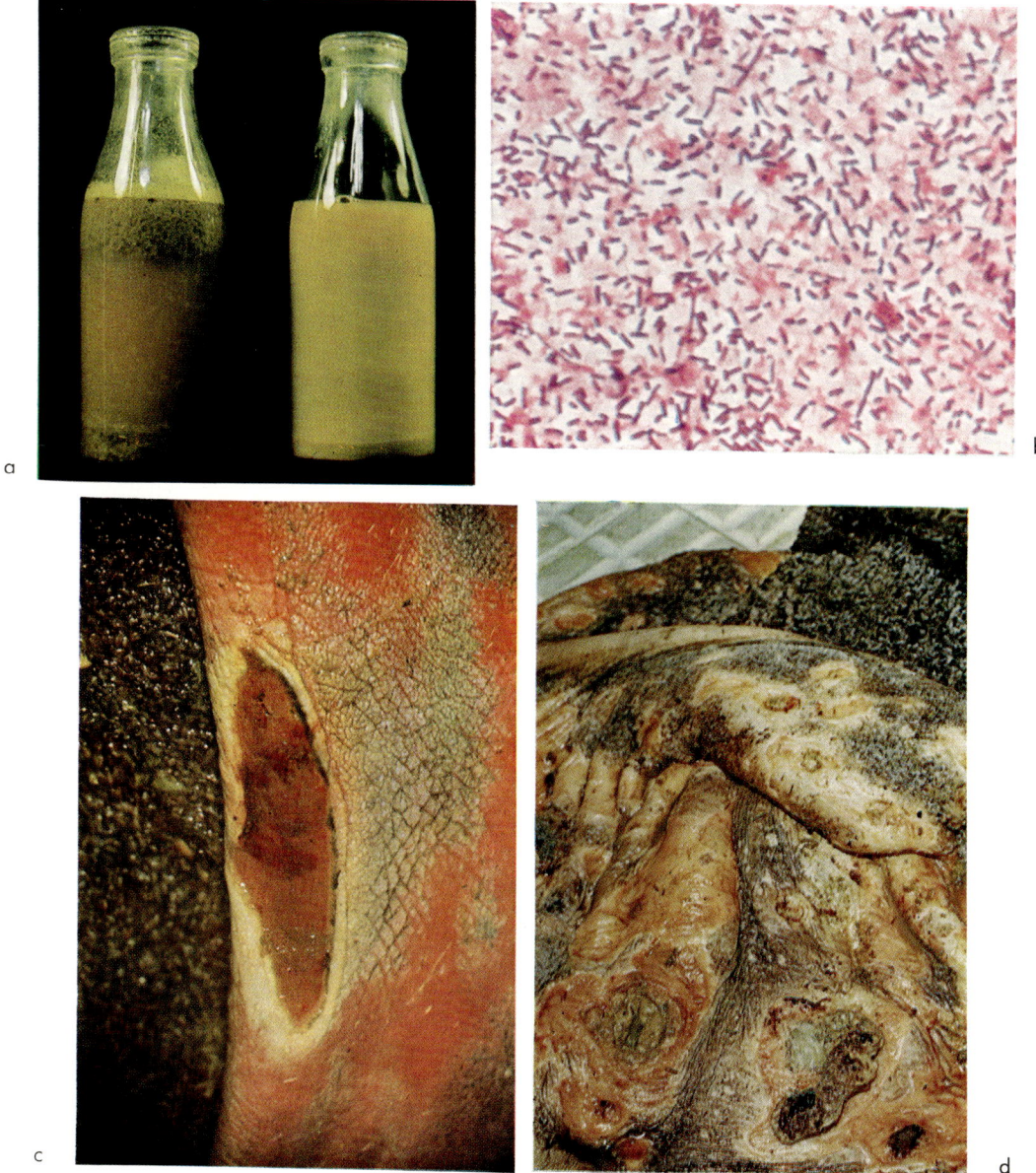

Pansenazidose (S. 252)

a. Links: normaler Pansensaft; rechts: Pansensaft bei akuter Azidose infolge übermäßiger Verfütterung leichtverdaulicher Kohlenhydrate (milchiggraue Farbe, keine Gasbildung, fehlende Flotation und Sedimentation)
b. Pansensaftausstrich bei akuter Übersäuerung des Vormageninhalts (GRAM-Färbung, 1500fache Vergrößerung): gramnegative Flora weitgehend von grampositiven Bakterien überwuchert
c. Durch Pansenazidose bedingtes Geschwür am hinteren Pansenpfeiler; intensive Rötung der umgebenden Schleimhaut als Zeichen der Ruminitis (Rumentomiebefund am lebenden Tier)
d. Ruminitis chronica mit tiefreichenden Ulzerationen und Nekrosen nach abgelaufener Vormagenazidose (Schlachtbefund)

beiden ersten Vormägen durch Einführen der Nasenschlundsonde, besser aber mit Hilfe eines großlumigen Plastikschlauches (lichter Durchmesser 30 mm, Wandstärke 4 mm) oder eines besonderen Absauginstrumentes weitmöglichst abzuheben; dabei kann durch abwechselndes Einbringen und Wiederabsaugen von lauwarmem Wasser (jeweils 10 bis 20 Liter), eventuell unter gleichzeitigem Einführen zweier Sonden (für Zufuhr und Abgang), eine Vormagenspülung vorgenommen werden. Anschließend erhält der Patient 1 bis 2 kg Bäcker- oder Bierhefe sowie 5 bis 10 g eines Tetrazyklins per os (erforderlichenfalls am folgenden Tag nochmals das Gleiche). Außerdem sind nach dem Vorschlag BROBERG's (1960) den stärker betroffenen Tieren 2 bis 4 g Thiamindichlorid (Aneurin) in 20 ml Wasser gelöst je zur Hälfte intravenös und intramuskulär sowie ein Antihistaminikum (T. I.) in hoher Dosis parenteral zu injizieren.

Zur Bekämpfung der Azidose, der Anhydrämie und des Elektrolytverlustes empfiehlt sich die in der Folgezeit nach Bedarf zu wiederholende subkutane und/oder intravenöse Verabreichung (oder Dauertropfinfusion) von 2 Litern physiologischer Kochsalzlösung oder einer ausbalancierten laktatfreien Elektrolytlösung (T. I.); den gleichen Dienst leistet auch die Übertragung von Blut gesunder Spendertiere (bis zu 4 bis 5 Liter). Zur Erhöhung der Alkalireserve kommt des weiteren die langsame (!) intravenöse Infusion von 1 bis 2 Litern isotonischer Natriumbikarbonatlösung (1,4%ig) in Betracht (HYLD-GAARD-JENSEN und SIMESEN, 1966). Bei fortgeschrittenen oder protrahiert verlaufenden Fällen ist schließlich noch die subkutane Injektion von Kalzium-Magnesium-Salzlösungen angezeigt.

Vorbeuge: Zur Verhütung der Pansenazidose ist eine wiederkäuergerechte Fütterung mit ausreichendem Rohfasergehalt der Gesamtration einzuhalten, der für Milchtiere 18 bis 20 %, für Mastrinder 14 bis 17 % der Trockensubstanz nicht unterschreiten sollte. Außerdem sind alle plötzlichen Umstellungen der Ernährung sowie übermäßige Gaben von kohlenhydratreichen Futtermitteln tunlichst zu vermeiden; die Umgewöhnung der Tiere sollte sich durch allmähliche Steigerung der verabreichten Mengen über mindestens 14 Tage hinziehen. Im angelsächsischen Schrifttum wird des weiteren die prophylaktische Zufütterung von gemahlenem Kalkstein und Natriumbikarbonat empfohlen; ersterer sollte aber nur bei ausgeglichener Phosphorversorgung angewandt werden (S. 986 ff.).

SCHRIFTTUM

AHRENS, F. W. (1965): Histamine, lactic acid and hypertonicity as factors in the development of rumenitis. M. S. Thesis, Cornell Univ., Ithaca. — BEHRENS, H. (1955): Die Rumenotoxämie beim Schaf. Dtsch. Tierärztl. Wschr. 62, 83-86. — BENDIXEN, H. C. (1958): Kliniske erfaringer vedrørende visse ernaeringssygdomme hos melkekøer med saerlig henblik pa danske forhold. 8. Nord. Vet.-Mötet, Helsingfors. — BOND, H. E. (1959): A study on the pathogenesis of acute indigestion in sheep. Ph. D. Thesis, Cornell Univ., Ithaca. — BROBERG, G. (1960): Acute overeating with cereals in ruminants. Nya tryckeri, Lovisa. — DAIN, J. A., A. L. NEAL & R. W. DOUGHERTY (1955): The occurrence of histamine and tyramine in rumen ingesta of experimentally over-fed sheep. J. Animal Sci. 14, 930. — DIRKSEN, G. (1965): Über die Pansenazidose des Rindes. Vet.-Med. Nachr. 1965, 79-108; Rumen acidosis in cattle. Vet.-Med. Rev. 1965, 98-125. — DIRKSEN, G. (1967): Beitrag zur Biochemie der Pansenazidose. Schweiz. Arch. Tierheilkd. 109, 28-34. — DUNLOP, R. H. (1961): A study of factors related to the functional impairment resulting from loading the rumen of cattle with high carbohydrate feeds. Ph. D. Thesis, Univ. of Minnesota, Minneapolis. — FORENBACHER, S., J. BOZENAJ, F. ZDELAR, Z. VINOVRSKI & SL. PAVLOVIĆ (1967): Über Beziehungen zwischen dem Verdauungsprozeß und dem Stoffwechsel beim Rind unter den Bedingungen der alimentären Indigestion. 2. Durch Essig- oder Milchsäure als Silagezusatz verursachte Pansenazidose (serbokroatisch). Vet. Arhiv 37, 66-84. — FORENBACHER, S., F. ZDELAR, S. PAVLOVIĆ & Z. VINOVRSKI (1967): Über Beziehungen zwischen dem Verdauungsprozeß und dem Stoffwechsel beim Rind unter den Bedingungen der alimentären Indigestion. 3. Veränderungen im Panseninhalt und im Blut des Mastrindes mit besonderer Berücksichtigung der Anpassungsfähigkeit der Verdauungsprozesse und des Stoffwechselgleichgewichtes (serbokroatisch). Vet. Arhiv 37, 85-98. — GIBBONS, W. J. (1964): Toxic Indigestion. Mod. Vet. Pract. 45:4, 74-76. — HUNGATE, R. E., R. W. DOUGHERTY, M. B. BRYANT & R. M. CELLO (1952): Microbiological and physiological changes associated with acute indigestion in sheep. Cornell Vet. 42, 423. — HYLDGAARD-JENSEN, J., & M. G. SIMESEN (1966): Grutforgiftning hos kvæg. Nord. Vet.-Med. 18, 73-94. — JENSEN, R., H. M. DEANE, L. J. COOPER, V. A. MILLER & W. R. GRAHAM (1954): The rumenitis-liver abcess complex in beef cattle. Amer. J. Vet. Res. 15, 202-216. — JUHÁSZ, B., & B. SZEGEDI (1968): Pathogenesis of rumen overload in sheep. Acta Vet. Acad. Sci. Hungar. 18, 63-80. — KROGH, N. (1959/60/61): Studies on alterations in the rumen fluid of sheep, especially concerning the microbial composition when readily available carbohydrates are added to the food. 1. Sucrose, 2. Lactose, 3. Starch, 4. Identification of the gram-positive flora developing during the feeding experiments. Acta Vet. Scand. *1*, 74-97, 383-410; *2*, 103-119, 357 bis 374. — KROGH, N. (1963): Clinical and microbiological studies on spontaneous cases of acute indigestion in ruminants. Acta Vet. Scand. *4*, 27-40. — KROGH, N. (1963): Identification of the gram-positive rumen flora of cattle and sheep on clinical cases of acute indigestion. Acta Vet. Scand. *4*, 41-51. — LIPPMANN, R. (1968): Alimentäre Indigestionen als Herdenkrankheiten bei Schafen. M.-hefte Vet.-Med. *23*, 700-706. — MACKENZIE, D. D. S. (1967): Production and utilization of lactic acid by the ruminant—a review. J. Dairy Sci. *50*, 1772-1786. — NIELSEN, KR. (1957): Vomoverfyldning med korn eller kraftfoder hos kvæg behandlet med blodtransfusion. Medl. Danske Dyrlægeforen. *40*, 152-154. — ORTH, A., & W. KAUFMANN (1961): Die Verdauung im Pansen und ihre Bedeutung für die Fütterung der Wiederkäuer. Paul Parey, Berlin & Hamburg. — PHILLIPSON, A. T. (1942): The fluctuation of pH and organic acids in the rumen of sheep. J. Exp. Biol. *19*, 186-198. — PHILLIPSON, A. T., & R. A. McANALLY (1942): Studies on the fate of carbohydrates in the rumen of the sheep. J. Exp. Biol. *19*, 199-214. — PRESTON, T. R. (1963): Acute overeating with cereals in ruminants. Vet. Record *75*, 125-126. — RYAN, R. K. (1962): A study of the phenomenon of adaptation by sheep to gradual increases in grain intake as an approach to an understanding of the pathogenesis of grain engorgement in sheep. Thesis, Cornell Univ., Ithaca. — SANFORD, J. (1963): Formation of histamine in ruminal fluid. Nature *199*, 829-830. — SCARISBRICK, R. (1954): Acid indigestion in a sheep fed on mangolds. Vet. Record *66*, 131-132. — SJAASTAD, O. V., & H. STORMORKEN (1963): Diet and histamine in the ruminant. Nature *197*, 907-908. — SLANINA, L. (1966): Alimentäre Acidosis bei Rindern (serbokroatisch). Vet. Glasnik *20*, 933-937. — SMITH, H. A. (1944): Ulcerative lesions of the bovine rumen and their possible relation to hepatic abscesses. Amer. J. Vet. Res. *5*, 234-242. — STÖBER, M., & B. TIEFENBACH (1958): Pansensaftgewinnung und Vormagenentleerung zu therapeutischen Zwecken — Prüfung der Brauchbarkeit von drei Instrumenten. Dtsch. Tierärztl. Wschr. *65*, 11-16. — STRAFUSS, A. C., & W. S. MONLUX (1966): A central-nervous-system reaction to disturbances in ruminant digestion. Cornell Vet. *56*, 128-141. — TURNER, A. W., & V. E. HODGETTS (1949/1953): Toxicity of large rations of wheat. Commonwealth Sci. Industr. Res. Org., Ann. Rep., Australia.

Störungen der Pansen-Hauben-Verdauung infolge unzureichender physikalischer Struktur des Futters
(Insufficientia physicostructuralis ingestae reticuli et ruminis)

Wesen, Ursachen: Der mit steigender Milchleistung zunehmende Nährstoffbedarf hochlaktierender Kühe läßt sich nur im Rahmen ihres Futteraufnahmevermögens decken, das somit, trotz der geräumigen Vormägen, einen wichtigen produktionsbegrenzenden Faktor darstellt. Zur Umgehung dieser Schwierigkeiten ist es daher schon seit langem üblich, einen Teil des voluminösen Rauhfutters durch Konzentrate zu ersetzen. Darüber hinaus ist verschiedentlich auch versucht worden, den biochemischen Aufschluß und die Ausnutzung der Futterstoffe dadurch zu verbessern und zu beschleunigen, daß diese weitgehend zerkleinert oder sogar gemahlen wurden. Solche Experimente haben jedoch ebenso wie die praktische Erfahrung immer wieder gezeigt, daß die Nahrung der Wiederkäuer, unabhängig von ihrer chemischen Zusammensetzung, als unentbehrliche Voraussetzung für eine geordnete Vormagenfunktion auch ein Mindestmaß an physikalischer Struktur aufweisen muß. Dabei bedarf es insbesondere einer bestimmten Rauhigkeit, Härte und Größe der Futterpartikel, um die hierfür erforderlichen mechanischen Reize an die in der Schleimhaut gelegenen Rezeptoren zu liefern, von denen aus die Motorik von Pansen und Haube sowie der Speichelfluß angeregt werden. Ob darüber hinaus auch ein gewisses Maß an Faserstruktur und an Fiberelastizität der Nahrung für die Aufrechterhaltung der normalen Vormagentätigkeit notwendig ist, läßt sich bislang noch nicht sicher beurteilen. Daher bleibt vorerst auch noch ungeklärt, ob die beim Wechsel von der Stallfütterung zum Weidegang auf sehr jungem Gras mitunter eintretende Verfilzung und Zusammenballung des festeren Vormageninhalts auf dessen unzureichender physikalischer Struktur (zu geringe Elastizität) oder auf einer mangelhaften Anpassung der Vormagenflora an die neue Nahrung beruht. Ein Mindestgehalt an faserigem Rauhfutter (am besten von gutem Heu) in der Ration ist aber zweifellos in mehrfacher Hinsicht von Vorteil. So fällt dem vor dem Netzmagenausgang gelegenen Fasergeflecht unter anderem die Aufgabe zu, die noch nicht ‚psalterreifen' Nahrungspartikel abzufangen und somit einen Teil der Sortierungsfunktion der Haube zu erfüllen. Ferner wird auch vermutet, daß die auf dem flüssigen Vormageninhalt schwimmende faserhaltige Futterschicht einen besonders günstigen Nährboden für die lebenswichtigen zellulosespaltenden Bakterien darstellt.

Erscheinungen: Nach Verabreichung einer nur aus gemahlenem Heu und Kraftfutter bestehenden Ration nehmen Intensität und Frequenz der Pansenbewegungen ab; auch das Wiederkauen sowie der Ruktus erfolgen dann seltener als sonst und unregelmäßig. Außerdem geht früher oder später die Futteraufnahme zurück; dabei zeigen die Tiere Neigung, etwa erreichbares Holz aufzunehmen und sich gegenseitig zu belecken. In der Folge ist verhältnismäßig oft Tympanie zu beobachten; mitunter tritt sogar Psalterverstopfung auf, wenn die zerkleinerte Nahrung einen hohen Zelluloseanteil besitzt (‚Kurzfutterkrankheit', S. 275).

Vorbeuge: Zur Verhütung der genannten Störungen ist eine wiederkäuergerechte Fütterung einzuhalten (siehe Pansenazidose, S. 252).

SCHRIFTTUM

Cole, H. H., & S. W. Mead (1943): Physical deficiency in the ration of ruminants. Science *98*, 543. — Colvin, H. W., & L. B. Daniels (1965): Rumen motility as influenced by physical form of oat hay. J. Dairy Sci. *48*, 935-941. — Dirksen, G. (1964): Die Motorik der Vormägen des Wiederkäuers. Zschr. Tierphysiol., Tierernährung, Futtermittelkde. *19*, 13-24. — Frens, A. M. (1960): Die Struktur des Rauhfutters als wichtiger Faktor bei der Pansenverdauung. Schriftenreihe Max-Planck-Inst. Tierzucht, Tierernährung, Mariensee; Nr. 6. — Hoflund, Sv. (1955): Die Bedeutung des Rauhfutters für die Funktion der Wiederkäuermagen. Dtsch. Tierärztl. Wschr. *62*, 403-408. — Kaufmann, W. (1964): Mikrobieller Futterabbau im Pansen in Abhängigkeit von der Fütterungszeit und der Struktur des Futters. Zschr. Tierphysiol., Tierernährung, Futtermittelkde. *19*, 66. — Kaufmann, W., & A. Orth (1966): Untersuchungen über Einflüsse des Futters und der Pansenfermentation auf die Speichelsekretion. Zschr. Tierphysiol., Tierernährung, Futtermittelkde. *21*, 110-120.

Indigestionen der Saug- und Absetzkälber (Indigestiones vitulorum)

Wesen, Ursachen: Das größte Eingeweideorgan des neugeborenen Kalbes ist nicht der Pansen, sondern der Labmagen; falls die Tiere Zugang zu Rauhfutter erhalten, beginnt der Pansen jedoch bald zu wachsen, so daß sein Volumen sich zu demjenigen des Labmagens nach 4 Wochen wie 0,5 : 1, nach 8 Wochen wie 1 : 1 und nach 12 Wochen wie 2 : 1 verhält. Diese Größenzunahme und das Wachstum seiner Muskelschicht scheinen im wesentlichen durch mechanische, vom Futter ausgehende Reize induziert zu werden; für die Entwicklung der Pansenzotten ist dagegen die biochemische Stimulation, vor allem durch Butter- und Propionsäure, maßgeblich. Die ersten Pansenbewegungen sowie kurze Wiederkauphasen sind schon im Alter von 2 bis 3 Wochen, die typischen Vormagenkontraktionen etwa von der 8. Woche an feststellbar. In den ersten Lebenstagen setzt außerdem bereits die mikrobielle Besiedlung des Pansen-Hauben-Raumes ein; dabei sind, offenbar bedingt durch den Rückfluß von Milch aus dem Labmagen, zunächst vor allem E.coli, koliforme Keime und Cl.welchii, bald darauf aber auch milchzuckerspaltende Laktobazillen sowie amylolytische und zelluloseabbauende Bakterien nachweisbar. Mit zunehmendem Verzehr von festem Futter steigt dann der pH-Wert des Panseninhalts an, während die typische, vorwiegend aus Zellulosespaltern bestehende anaerobe Vormagenflora die Oberhand gewinnt; sie wird offenbar von erwachsenen Wiederkäuern direkt oder mittelbar auf die Kälber übertragen. Bei einem pH-Wert von mehr als 6,0 finden schließlich auch die Infusorien geeignete Lebensbedingungen für ihre Ansiedlung. In der 4. bis 6. Lebenswoche kann der zum Zelluloseabbau befähigte Pansen-Hauben-Raum des Kalbes schon ziemlich große Mengen fester Nahrung enthalten; das ist vor allem dann der Fall, wenn der Übergang zur mikrobiellen Pansenverdauung durch frühzeitiges Absetzen von der Milch beschleunigt wurde (early weaning). Umgekehrt läßt sich die Entwicklung der Vormägen durch langfristiges Vorenthalten des Rauhfutters und ausschließliches Verfüttern von Milch erheblich verzögern.

Das Außerachtlassen dieser physiologischen Bedingungen kann bei Zucht- und Mastkälbern zu schweren, mit ausgeprägter Beeinträchtigung des Allgemeinbefindens einhergehenden Indigestionen führen. Das gilt vor allem für die übermäßige und zu rasche Aufnahme von Milch während der ersten Lebenswochen (insbesondere wenn diese einen hohen Gehalt an Kaseolyten aufweist) sowie für den abrupten Übergang von Süßmilch auf Milchaustauscher. Außerdem kommt es bei Kälbern auch bei allzu plötzlicher Umstellung von der Milchnahrung auf zu grobes Rauhfutter sowie in Zusammenhang mit Labmagen-Darm-Infektionen relativ leicht zu Störungen der Vormagenverdauung.

Krankheitsgeschehen: Wenn das junge Saugkalb pro Mahlzeit mehr als 2 Liter Milch erhält, wird der pH-Wert seines Panseninhalts 1 bis 2 Stunden lang deutlich gesenkt; diese Säuerung kommt durch das Zurückfließen eines Teiles der aufgenommenen Tränke aus dem überfüllten Labmagen in die Vormägen zustande (TRAUTMANN und SCHMIDT, 1933). Werden größere Milchmengen verfüttert, so reicht ihre Verweilzeit im Labmagen (vor dem Rückfluß) nicht aus, um die miteingebrachten Kaseolyten (Bact. proteus) und andere Milchkeime (E.coli) durch die Salzsäure abzutöten; außerdem kann das Kasein dann nicht vollständig zur Gerinnung gebracht werden. Infolgedessen nimmt der Eiweißgehalt im Pansen abnorm zu, wonach sein Inhalt der bakteriellen Kaseolyse verfällt und der pH-Wert innerhalb der Vormägen ziemlich rasch in den alkalischen Bereich ansteigt. Die vorherige Pasteurisierung der Milch kann diesen Vorgang insofern noch fördern, als dabei zwar die Milchsäurebakterien, nicht aber die sporenbildenden Fäulniskeime vernichtet werden. Nach Verabreichung von nichtpasteurisierter Milch ist zwar das Eintreten einer Milchsäuregärung im Pansen möglich; soweit bekannt, bringt sie aber keine wesentlichen Nachteile mit sich. Schließlich gelangen Fäulniserreger mitunter auch infolge mangelhafter Tränkehygiene (auf verschmutztem Fußboden stehende Tröge) in außergewöhnlich großer Zahl in den Pansen und nehmen dann hier überhand.

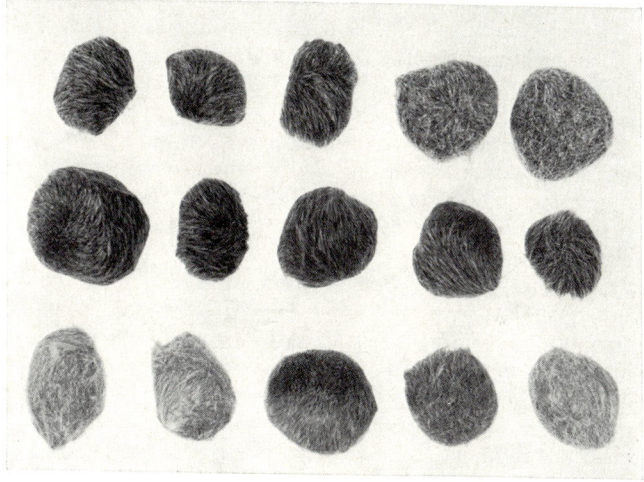

Abb. 120. Zootrichobezoare aus dem Labmagen zweier nur mit Milchaustauschern gefütterter Mastkälber; die Haarbälle der beiden oberen Reihen stammen aus einem schwarzbunten, die der unteren Reihe aus einem Braunvieh-Kalb (¹/₅ der natürlichen Größe)

Eine andere Form der Kälberindigestion tritt in Zusammenhang mit Abomasitis und Labmagengeschwüren (Reizung und Verletzungen der zarten Schleimhaut durch harte und spitze, nicht wiedergekaute oder schlecht verdaute Futterteile sowie durch die bei reiner Milch- oder Milchaustauschernahrung mitunter in großen Mengen abgeleckten und abgeschluckten Haare, die sich im Labmagen zu Zoobezoaren verfilzen) und bei infektionsbedingten Gastroenteritiden (Kolibazillose, ‚Dyspepsie') auf. In solchen Fällen wird schon nach der Aufnahme normaler Milchmengen und auch ohne zeitlichen Zusammenhang mit dem Füttern der saure, mit Kaseinkoagula durchsetzte Inhalt aus dem Labmagen in den Pansen zurückgeworfen und dessen pH-Wert dadurch tiefer sowie anhaltender gesenkt als gewöhnlich.

Schließlich birgt auch der Übergang von Süßmilch auf Milchersatzmittel die Gefahr von Verdauungsstörungen in sich, und zwar besonders dann, wenn dem Magermilchpulver Hafer- oder Leinsamenmehl beigemischt ist (HOFLUND, 1957). Das Mehl gelangt nämlich aufgrund des durch die Milch ausgelösten Schlundrinnenreflexes in den Labmagen (statt in den Pansen), wo es in die Kaseingerinnsel miteingeschlossen wird. Hierin kann offenbar ebenfalls eine Ursache für Abomasitiden liegen, als deren Folge dann ein Zurückfließen von mehlhaltigen Kaseinklumpen in den Pansen beobachtet wurde.

Erscheinungen und Verlauf: Das klinische Bild der vorgenannten Kälberindigestionen ist zwar je nach Typ und Dauer verschieden, doch lassen sich die einzelnen Syndrome vorerst noch nicht eindeutig und vollständig voneinander abgrenzen. Oft äußert sich das Leiden im Alter von 4 bis 6 Wochen zunächst in unbefriedigender Entwicklung, Abmagerung, Rauhwerden des Haarkleides sowie anhaltendem Durchfall bei normaler Atmung, Pulsfrequenz und Körpertemperatur. Dann wird der Pansen durch mangelhaft verdautes Futter allmählich ausgedehnt und in seinen Bewegungen gehemmt; Reizungen der Labmagenschleimhaut können ebenfalls zu motorischen Störungen führen, die im Zusammenwirken mit den abnormen Digestionsprozessen eine zeitweilig hochgradige, rezidivierende Tympanie bedingen. Das Einführen der Schlundsonde löst bei solchen Patienten manchmal Erbrechen aus. Ihr Kot ist dünner als normal, verhältnismäßig dunkel und übelriechend. In schweren und fortgeschrittenen Fällen tritt bei gleichzeitig vorliegender Labmagenentzündung alsbald nach dem Tränken eine von Mal zu Mal zunehmende Unpäßlichkeit auf, die durch aufgetriebenen Leib, beschleunigte Atmung, langausgestrecktes Liegen, Tympanie, Koliksymptome sowie Drängen auf Kot und Harn gekennzeichnet ist. Nach längerer Hungerpause erholen sich die betroffenen Kälber zwar, doch erkranken sie regelmäßig erneut, wenn die Ernährung wieder in gleicher Weise fortgesetzt wird. Im Zusammenhang mit derartigen Indigestionen können sich schließlich auch tetanische Erscheinungen (leere Kaubewegungen, Zähneknirschen, schäumendes Speicheln, Konvulsionen), Muskeldegenerationen, Deformierungen des Skeletts und andere Mangelsymptome entwickeln (siehe: Kälbertetanie, S. 1042; Myodystrophie, S. 1113; Enzephalomalazie, S. 640).

Pansensaftproben der Patienten riechen und reagieren entweder deutlich sauer (pH 6 bis 5 und darunter) oder weisen Befunde ähnlich wie bei der Pansenfäulnis erwachsener Rinder auf. Im letztgenannten Falle liegt ihr pH zwischen 7 und 8; dabei ist die Fähigkeit zur Zellulosedigestion deutlich vermindert und die Gasbildung bei der Glukosevergärung erhöht, während weder Infusorien noch Pilze oder jodophile Kokken nachweisbar sind (HOFLUND, 1957). Die Untersuchung des Blutes solcher Kälber ergab Anämie, Leukopenie, Hyperglykämie und einen verminderten anorganischen Phosphorgehalt im Serum.

Erkennung und Unterscheidung: Bei Kälbern, die an akuter oder chronischer, mit Durchfall, Pansendilatation und rezidivierender Tympanie einhergehender fieberloser Verdauungsstörung leiden, ist das Vorliegen einer der zuvor geschilderten Indigestionen sehr wahrscheinlich. Weitere wertvolle diagnostische Schlußfolgerungen lassen sich aus der genauen Fütterungsanamnese und aus der Untersuchung einer (allerdings nicht immer leicht zu gewinnenden) Pansensaftprobe ziehen. Differentialdiagnostisch ist die Dilatatio abomasi (S. 289) nur selten anhand der rechterseits vorgewölbten Leibwand sicher abzugrenzen; auch die Unterscheidung von anderweitig verursachten, ausschließlich oder vorwiegend im Labmagen selbst lokalisierten Krankheiten (Abomasitis, Verstopfung, stumpfe Fremdkörper; S. 282) bereitet oft erhebliche Schwierigkeiten, doch sind diese wesentlich seltener als die unter Mitbeteiligung der Vormägen ablaufenden Dyspepsien. Lediglich der bei Boxenhaltung kaum in Frage kommende Magenwurmbefall (S. 920) ist durch die parasitologische Kotuntersuchung leicht feststellbar. Andere mit Magen-Darm-Tympanie und Kolikanfällen verbundene Leiden, wie Verlagerungen und Drehungen des Labmagens oder Darmes, sind beim Jungtier oft nur durch explorative Laparotomie eindeutig zu diagnostizieren. Bezüglich der Erkennung der schon bei der Besprechung des klinischen Bildes erwähnten Mangelkrankheiten sei auf die betreffenden Abschnitte verwiesen.

Beurteilung: Die Diagnose ist bei ausgeprägter Erkrankung stets vorsichtig zu stellen; die durch sauren Vormageninhalt verursachten Fälle sind oft therapieresistent.

Behandlung: Zur Therapie der mit fauliger Zersetzung des Vormageninhalts (alkalischer pH-Wert) einhergehenden Kälberindigestionen hat sich die orale Verabreichung von Tetrazyklinen (1- bis 2mal täglich 500 mg über 3 Tage) oder von Streptomyzin (3 bis 4 Tage lang je 1 g) bewährt; bei der rezidivierenden Tympanie der Absetzkälber haben diese Antibiotika ebenfalls, und zwar kombiniert mit Vitaminen (A, D, E) und Spurenelementen (Kobalt, Eisen, Kupfer), allerdings oft erst nach längerer Applikation, zum Erfolg geführt. Die unmittelbar nach dem Tränken einsetzende (per)akute Tympanie erfordert das Ablassen des Gases mit Hilfe der Schlundsonde; wenn diese Maßnahme keine Hilfe bringt, läßt sich der Zustand oft durch die parenterale Injektion von Spasmolytika (Pyrazolonderivate, T. I.) beheben. Über die Brauchbarkeit oral zu verabreichender Fermentpräparate (Pepsin, Anticolin-Veterinaria/Zürich und andere) sowie natürlichen Pferdemagensaftes (2- bis 3mal täglich 30 bis 50 ml, jeweils 10 bis 20 Minuten vor dem Tränken) liegen bislang erst spärliche Erfahrungen vor.

Die medikamentöse Behandlung ist stets mit diätetischen Maßnahmen zu verbinden: Bei leichter Indigestion läßt man die Kälber 24 Stunden lang hungern und gibt ihnen während dieser Zeit 2 bis 5 Liter abgekochte physiologische Kochsalzlösung körperwarm oral, zur Vermeidung der Exsikkose auch 500 bis 1000 ml einer ausbalanzierten Elektrolytlösung (T. I.) parenteral. Vom nächsten Tag an wird wieder Milch in allmählich steigenden Mengen verfüttert. Nach Abschluß der antibiotischen Therapie sind zur Anregung der Vormagendigestion mehrmals 0,5 bis 1 Liter Pansensaft von gesunden erwachsenen Spendertieren mit der Magensonde zu verabreichen oder einige Wiederkaubissen zu übertragen; außerdem sollte den Patienten zu diesem Zweck etwas gutes weiches Heu (Öhmd, Grummet), 100 bis 150 g Kraftfutter pro Tag und eine kobalthaltige Spurenelementmischung angeboten werden.

In besonders schweren Fällen empfiehlt sich, ebenso wie nach dem Versagen der genannten medikamentösen und diätetischen Therapie, das Anlegen einer *temporären Pansenfistel*. Hierfür kann im Rahmen einer Rumentomie mit extraperitonealer Pansenversorgung im dorsalen Wundwinkel ein fingerstarker und spannenlanger Gummi- oder Plastikschlauch eingenäht werden (GÖTZE und AEHNELT, 1949; Abb. 116); das hat den Vorteil, daß dabei auch der verdorbene Vormageninhalt ausgeräumt und durch 1 bis 2 Liter Schleim, einige Hände voll zerrupftes gutes Heu sowie 1 bis 2 Liter Pansensaft oder Vormagenbrei gesunder Rinder ersetzt werden kann; der mit einem Heft der Hautmuskelnaht an der Bauchwand fixierte Fistelschlauch sichert nicht nur den Abgang der Pansengase, sondern erleichtert auch die später erforderlichenfalls zu wie-

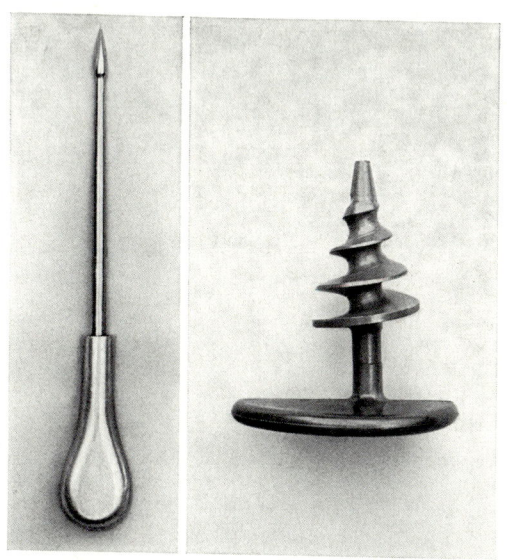
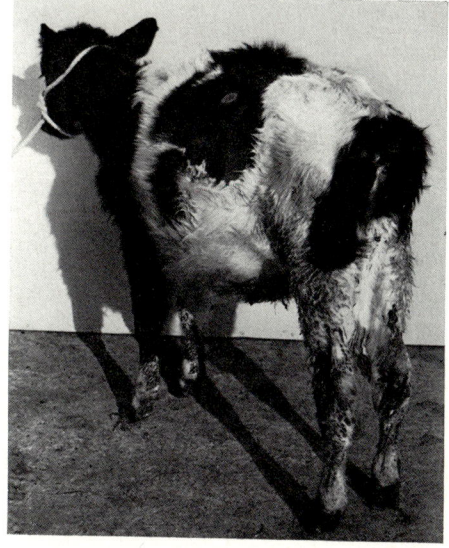

Abb. 121, 122. Links: Stilett und Plastikhülse des Schraubtrokars nach BUFF (²/₅ der natürlichen Größe); rechts: Kalb, dem zur Behebung einer rezidivierenden Tympanie (Jungtierindigestion) ein solcher Trokar eingesetzt worden ist

derholende Pansensaftübertragung; er wird nach 2 bis 4 Wochen entfernt, worauf sich die Fistel bald wieder schließt. Weniger aufwendig ist der für den gleichen Zweck entwickelte Plastik-Schraubtrokar nach Buff (Hersteller Gummi-Bertram/Hannover), der nach Reinigen und Desinfizieren der linken Hungergrube 2 bis 3 Fingerbreiten kaudal der letzten Rippe und ebensoweit ventral der Lendenwirbelquerfortsätze eingedreht wird (kleiner Hautschnitt); Vorausbedingung dafür, daß sich dieser Dauertrokar dabei mit seinem antibiotisch versorgten Gewinde auch richtig in den Pansen hineinschraubt und ihn dann an der Trokarierungsstelle fest an die Bauchwand drückt, ist ein hoher Binnendruck der Vormägen; falls der Pansen zum Zeitpunkt des Eingriffes nicht stark tympanisch ist, muß er daher vor dem Einsetzen des Buff'schen Trokars mit Hilfe der Schlundsonde prall aufgeblasen werden. Das unmittelbar nach dem Eindrehen entweichende Gas zeigt den richtigen Sitz des Instrumentes an, das dann je nach Bedarf 2 bis 4 Wochen und länger sitzen gelassen wird. Bei etwaiger Verstopfung kann es mit einem Draht wieder durchgängig gemacht werden. Zur Entfernung wird dieser Trokar entweder nach einem kurzen achsennahen Hautschnitt herausgedreht oder lediglich seine der Flanke aufliegende äußere Platte mit einer Zange abgekniffen; der danach in den Pansen fallende Gewindeteil stört die Vormagentätigkeit offenbar nicht und wird zum Teil später beim Wiederkauen ausgeworfen.

Vorbeuge: In der Kälberfütterung sind übermäßige Milchgaben und zu rasche Aufnahme der Tränke grundsätzlich zu vermeiden; die flüssige Nahrung sollte auch stets eine angemessene Temperatur (30 bis 35° C) aufweisen. Milchaustauschermehle sind stets so sorgfältig anzurühren, daß sich keine Klümpchen bilden (Zubereitungsvorschriften des Herstellers genau beachten). Der groben Verklumpung der Milch innerhalb der Mägen und dem Überhandnehmen der Kaseolyten kann durch vorheriges Beimpfen mit Milchsäurebakterien oder Zusätze von konzentrierter Essigsäure (50 ml auf 50 Liter Tränke → pH 4,8 bis 5,0), Zitronensäure oder Zitretten vorgebeugt werden. Die Umstellung auf Rauhfutter läßt sich durch allmählich steigende Gaben von gutem weichen Heu (Öhmd, Grummet) sowie durch das Übertragen von Wiederkaubissen oder Pansensaft erwachsener Rinder erleichtern.

SCHRIFTTUM

Andersson, P. (1956): Über die Behandlung der volkswirtschaftlich wichtigsten Kälbererkrankungen Schwedens (Septikämie durch Escherichia coli, Kälberruhr und Pansenindigestion) mit Aureomycin und Pansensaft. Dtsch. Tierärztl. Wschr. 63, 361-363. — Buff, B. (1966): Persönliche Mitteilung. — Bongert, J. (1912): Über die Entstehung und sanitätspolizeiliche Beurteilung des Ulcus pepticum bei Kälbern. Zschr. Fleisch-Milchhyg. 22, 333-337. — Bryant, M. P., N. Small, C. Bouma & J. Robinson (1958): Studies on the composition of the ruminal flora and fauna of young calves. J. Dairy Sci. 41, 1747-1767. — Chivers, W. H. (1952): Clinical use of aureomycin in some bovine and equine infections. J. Amer. Vet. Med. Ass. 120, 31-34. — Eberdobler, H., J. Gropp & H. Zucker (1968): Die physiologische Verträglichkeit der Milchaustauscher in Abhängigkeit von Qualität und Quantität ihrer Komponenten. Mitt. Tierhaltung (Cyanamid) 1968:116. — Fedij, J. M. (1962): Die Rolle der Vormägen der Jungrinder bei der Verdauung (russisch). Visnyk Sil'škogospodarškoi Nauky (Kiew) 5, 103-104. — Giesecke, D. (1967): Die funktionelle Vormagenentwicklung des Wiederkäuers. Tierärztl. Umschau 22, 398-403. — Götze, R., & E. Aehnelt (1949): Die Pansenfistel zur Behebung von Vormagenstörungen beim Rind. Dtsch. Tierärztl. Wschr. 56, 55-58. — Hall, A. (1962): Gastric dyspepsia in calves. Vet. Record 74, 814-816. — Harbers, L. H., J. M. Prescott & C. E. Johnson (1961): Activities of dried rumen microorganisms in vitro. J. Animal Sci. 20, 6-9. — Hibbs, J. W., W. D. Pounden & H. R. Conrads (1953): A high roughage system for raising calves based on the early development of rumen function. J. Dairy Sci. 36, 717-727. — Hiessl, J. (1961): Nutrivet zur wirksamen Bekämpfung der rezidivierenden Tympanie der Absetzkälber. Wien. Tierärztl. Mschr. 48, 949-950. — Hoflund, Sv. (1957): Digestive disorders and hygiene in the feeding of calves. OEEC-Rep. 345, 113-140. — Hoflund, Sv. (1959): Kälberkrankheiten in Mastviehbeständen. Dtsch. Tierärztl. Wschr. 66, 373-377. — Lower, H. C. (1950): Aureomycin in the treatment of infectious diseases of bovines. North Amer. Vet. 31, 800-805. — Michell, A. R. (1967): Physiological principles in the management of alimentary dysfunction. Vet. Record 80, 375-379. — Pounden, W. D., J. W. Hibbs & H. R. Conrad (1955): Rumen contents in young calves. Vet. Med. 50, 435-440. — Pounden, W. D., N. A. Frank, V. L. Sanger & N. B. King (1960): Feedlot bloat associated with ruminitis and esophagitis. J. Amer. Vet. Med. Ass. 137, 503-506. — Smirnow, A. M. (1961): Akute, nichtinfektiöse Magen- und Darmerkrankungen bei Kälbern (russisch). Veterinarija 38:2, 57-61. — Trautmann, A., & J. Schmitt (1933): Beiträge zur Physiologie des Wiederkäuermagens. 4. Über den regelmäßigen Rückfluß von Milch aus dem Labmagen in die Vormägen bei jugendlichen Wiederkäuern. Arch. Tierernährung, Tierzucht 9, 11-18.

Akutes Aufblähen (Tympania ruminis acuta)

Wesen: Unter akutem Aufblähen versteht man die rasche übermäßige Ausdehnung des Pansens und der Haube infolge abnormer Ansammlung von Gärungsgasen. Dabei ist zwischen der *akuten Tympanie mit dorsaler Gasblase* und der *akuten Tympanie mit Durchmischung von Gas und Futter* (= schaumige Gärung) zu unterscheiden; bei ersterer befinden sich die angehäuften Gasmassen oberhalb des festen Futterbreis der Vormägen, während sie bei letzterer zusammen mit den Ingesta einen feinblasigen stabilen Schaum bilden. Andere Bezeichnungen dieses Leidens sind: akutes Aufblähen, Trommelsucht, Meteorismus, bloat, météorisation aigue und timpanismo.

Geschichte: Schriftliche Angaben über die akute Tympanie der Wiederkäuer sind bereits im 1. Jahrhundert n. Chr. bei Plinius Secundus und Columella zu finden. Die Krankheit erlangte aber erst mit dem Anbau von Kleemonokulturen seit Mitte des 18. Jahrhunderts größere praktische Bedeutung. 1771 empfiehlt HAUK zu ihrer Behebung den Pansenstich mit Hilfe eines einfachen Trokars; 1775 konstruierte RIEM den ersten aus Dorn und Hülse bestehenden Trokar, der seinerzeit große Verbreitung fand. In seiner ‚Buiatrik' gibt RYCHNER 1835 bereits eine recht genaue Darstellung der Ursachen, des Erscheinungsbildes und der Behandlung der ‚Blähsucht' des Rindes. Zahlreiche spätere Arbeiten anderer Autoren befassen sich vornehmlich mit Einzelfragen der Ätiologie, der Therapie und der Prophylaxe der Durchmischungsgärung (siehe Schrifttumsverzeichnis).

Vorkommen, Bedeutung: Die *akute Tympanie mit dorsaler Gasblase* ist zwar nicht gerade selten, kann aber als verhältnismäßig harmlos angesehen werden. Dagegen führt die *schaumige Gärung* wegen ihres rascheren und meist schwerwiegenderen Verlaufs und des nicht selten herdenweise gehäuften Auftretens sowie wegen der Schwierigkeiten ihrer Behandlung zu erheblichen wirtschaftlichen Verlusten; der von ihr verursachte Schaden wird in den USA auf jährlich 40 bis 50 Millionen Dollar geschätzt (DOUGHERTY, 1956). Das weltweit verbreitete Leiden scheint in Australien, Großbritannien, Kanada, Indien, Neuseeland, Südafrika, USA und in Deutschland besonders häufig zu sein. Es befällt sowohl die Haus- als auch die Wildwiederkäuer, und zwar vor allem erwachsene Tiere. Jahreszeitliche Zunahmen seiner Frequenz fallen mit der Ernte oder dem Abweiden der zu übermäßiger Gärung führenden Pflanzen (‚pasture bloat') beziehungsweise mit der Umstellung auf intensive Mast zusammen (‚feedlot bloat'). Dann sind meist mehrere Tiere der Herde gleichzeitig betroffen, wobei gute Mast- und Leistungsrinder sowie Tiere, die zu gieriger Nahrungsaufnahme neigen oder durch die Fütterungsgewohnheiten hierzu veranlaßt werden, in der Regel zuerst und am schwersten erkranken. Gewisse, trotz gleicher Ernährung zu beobachtende Unterschiede in der Veranlagung zur schaumigen Gärung beruhen möglicherweise auf einer besonderen erblichen Disposition.

Die *akute Tympanie mit dorsaler Gasblase* tritt fast nur sporadisch und vorzugsweise während der Stallhaltung auf. Bezüglich des *Aufblähens der Kälber* sei auf Seite 260 verwiesen.

Ursachen: Die früher vertretene Ansicht, daß die *akute Tympanie mit dorsaler Gasblase* im wesentlichen auf exzessiver Bildung von Gärgasen beruhe, ist heute weitgehend widerlegt. Schafe sind nämlich, wie vermutlich auch andere Wiederkäuer, im Experiment befähigt, erheblich mehr Gas (bis zu 2 Liter pro Minute) durch den Ruktus auszustoßen, als selbst bei intensiver Fermentation der Vormageningesta produziert wird (CLARK und QUIN, 1945). Außerdem ist die bei einer tympanieauslösenden Ernährung anfallende Gasmenge ebenso groß wie bei anderen, nicht meteorisierenden Rationen, obwohl bestimmte Futtermittel, wie zum Beispiel Luzerneheu, eine vergleichsweise stärkere Gasentwicklung bewirken. Die dem Leiden zugrunde liegende übermäßige Ansammlung von Pansengasen wird daher heute in erster Linie auf dynamische oder mechanische Störungen der Eruktation zurückgeführt. Hierfür kommen im einzelnen folgende Ursachenfaktoren in Betracht: Verlegung der Kardia durch Vormageninhalt nach zu hastiger Aufnahme von Futter oder (kaltem) Trinkwasser oder bei hochgestelltem Hinterkörper; Reflexhemmung infolge verschiedenster abdominaler Reize, zum Beispiel Enukleation eines Gelbkörpers, Ovariotomie, intraperitoneale Injektion irritierender Medikamente, Erweiterung des Labmagens oder des Blinddarms, Reticuloperitonitis traumatica; Änderungen der Blutzusammensetzung (Alkalose, angstbedingte Adrenalinausschüttung bei starker Beunruhigung); Verletzungen des Nervus vagus (S. 235); Hemmung der Vormagenmotorik oder des Rülpsreflexes durch pflanzliche oder im Pansen gebildete Toxine (Atropin, Blausäure, Histamin etc.). Eine Tympanie mit dorsaler Gasblase kann ferner auch sekundär, als Folge von Obstruktions- oder Kompressionsstenosen des Schlundes (Verstopfung durch Fremdkörper, S. 202; dassellarvenbedingte Ösophagitis, S. 201; Divertikel, Stenosen, Tumoren oder Abszesse, S. 214, 213, 215) oder der Kardia eintreten (Bezoare, Papillome, krankhaft erhöhter Tonus der Zwerchfellspfeiler und dergleichen).

Die Ätiologie der *akuten Tympanie mit schaumiger Durchmischung von Gas und Futter* ist trotz umfangreicher Forschungen, die bereits zahlreiche neue Erkenntnisse lieferten, heute noch nicht bis ins letzte geklärt. Es steht jedoch fest, daß die schaumige Gärung nur nach der Aufnahme bestimmter rohfaserarmer Futtermittel eintritt, die sich durch einen hohen Gehalt an leichtverdaulichen Kohlenhydraten und Eiweiß auszeichnen. Hierzu zählen grüne, raschgewachsene Leguminosen vor ihrer Blüte (Klee, Luzerne, Esparsette, Wicken etc.), Knollenfrüchte (Kartoffeln, Zucker- und Gehaltsrüben), Rückstände aus Brauereien und der Zuckerindustrie (Schlempe, Treber, Naßschnitzel, Malzkeime), mit Eiweißkonzentraten angereichertes Getreide (feedlot-System der USA), seltener auch anderweitiges junges Grünfutter, Rübenblatt, auskeimendes Getreide und ähnliches mehr. Besonders gefährlich sind Futterstoffe mit hohem Wassergehalt (der auch auf Regen, Tau oder Rauhreif beruhen kann) sowie das Tränken der Tiere unmittelbar nach dem Weidegang oder dem Füttern; angefrorene, angewelkte und der Selbsterhitzung unterlegene Pflanzen führen ebenfalls relativ leicht zu schaumiger Gärung. Das Risiko ist dagegen wesentlich geringer, wenn die genannten Leguminosen langsam gewachsen oder schon älter, und damit faserreicher geworden sind. Ohne die offensichtlich entscheidende Rolle des Futters für die Pathogenese der Durchmischungstympanie in Frage zu stellen, besteht aber Übereinstimmung darin, daß außer ihm auch noch andere, in der Vormagendigestion und im Tier selbst zu suchende Umstände an der Entstehung des Leidens beteiligt sind. Aufgrund experimenteller Beobachtungen und praktischer Erfahrungen wird nachstehenden Teilfaktoren eine ursächliche Bedeutung innerhalb des komplexen Krankheitsgeschehens beigemessen:

Im *Futter* scheint unter anderem besonders der Gehalt an bestimmten löslichen Zytoplasmaproteinen, an Polysacchariden (gewisse Polymere der Stärke, des Pektins und der Zellulose), an Saponinen und fettragenden schaumzerstörenden Chloroplasten sowie an pektinspaltendem Ferment ausschlaggebend zu sein; letzteres, die vor allem in Leguminosen enthaltene Pektin-Methyl-Esterase, führt durch Demethylierung von Pektinen zur Bildung von Polygalakturonsäure, welche die Viskosität des Vormageninhalts erhöht und in Gegenwart von Kalziumionen zur Gelentwicklung neigt (NICHOLS, 1962).

Innerhalb der *Vormagendigestion* scheint sich neben anderen noch unbekannten Einflüssen der Anteil an besonderen Kleinlebewesen auf die kolloidchemische Beschaffenheit des Panseninhalts und die Gärgasproduktion auszuwirken; unter ihnen sind vor allem die muzinolytischen Bakterien (welche die tympaniehemmenden Eigenschaften des Speichelmuzins aufheben), schleimbildende Mikroorganismen sowie verschiedene, feinste Gasbläschen ausstoßende Protozoenarten zu nennen.

Im *Tier* selbst begründete Hilfsfaktoren: Die Tatsache, daß bei gleicher Fütterung und Haltung manche Rinder eher an schaumiger Gärung erkranken als andere, ist offenbar auf eine individuelle Disposition zurückzuführen, da sowohl die Nachkommen bestimmter Vatertiere als auch einzelne in Parallelversuchen geprüfte Zwillingspaare häufiger und hochgradiger aufblähten als die Kontrollrinder oder -paare. Außerdem haben Menge und Zusammensetzung des Speichels beim einzelnen Tier insofern eine tympaniehemmende oder -fördernde Bedeutung, als das in ihm enthaltene Muzin schaumniederschlagend wirkt und die Speichelsekretion bei rohfaserarmer, aber wasserreicher Fütterung mehr oder weniger stark nachläßt.

Somit ist die mit schaumiger Durchmischung der Ingesta einhergehende Tympanie als Folge des komplexen Zusammenwirkens einer übermäßigen Gasproduktion mit mehreren exo- und endogenen Faktoren aufzufassen, welche die Bildung und Stabilisierung von Schaum innerhalb der Vormägen fördern oder seine Brechung hemmen.

Krankheitsgeschehen: Die *Tympanie mit dorsaler Gasblase* beginnt offenbar damit, daß der Ruktus seltener wird oder ganz ausfällt, so daß sich die im Verlauf des fermentativen Aufschlusses der Vormageningesta kontinuierlich freiwerdenden Gase oberhalb der festen Futtermassen ansammeln. Dagegen scheinen Patienten mit *schaumiger Gärung* zu Beginn des Leidens häufiger als sonst zu rülpsen, während gleichzeitig auch die Frequenz ihrer Pansenkontraktionen zunimmt. Trotzdem wird die Pansenfüllung dabei rasch und zusehends stärker, weil sich das im Übermaß gebildete Gas nicht zu einer eruktierbaren Blase vereinigt, sondern aufgrund der krankhaft erhöhten Viskosität und Oberflächenspannung des Pansensaftes in unzählige kleine Bläschen eingeschlossen bleibt und somit den gesamten flüssigen sowie festen Vormageninhalt in einen stabilen feinbreiigen Schaum verwandelt. Dieser dehnt sich beim Fortschreiten der mit abnorm starker Gasproduktion verbundenen Gärung wie ein aufgehender Kuchenteig immer weiter aus und füllt schließlich den ganzen Pansen-Hauben-Raum mit Ausnahme einer kleinen, noch freies Gas enthaltenden dorsalen Kuppel. Die beiden hochgradig erweiterten ersten Vormägen drängen dann das Zwerchfell nach kranial und komprimieren auch die großen Venen, wodurch Atmung und Kreislauf in steigendem Maße behindert werden. Diese oft bald bedrohlich werdende Störung der Respiration und der Zirkulation wird wahrscheinlich noch durch den Übertritt von Pansengasen in das Blut verstärkt (CO_2-Überladung).

Erscheinungen und Verlauf: Neben der steigenden Füllung und Spannung der linken Hungergrube sind die ersten Anzeichen der akuten Tympanie das Aussetzen der Futteraufnahme, ängstlicher Blick, häufigeres Umsehen nach dem Bauch sowie leichte Aufkrümmung des Rückens bei gestrecktem Kopf und Hals. Der Ruktus kann zunächst noch vermehrt sein (*schaumige Gärung*) oder von Anfang an völlig sistieren (*dorsale*

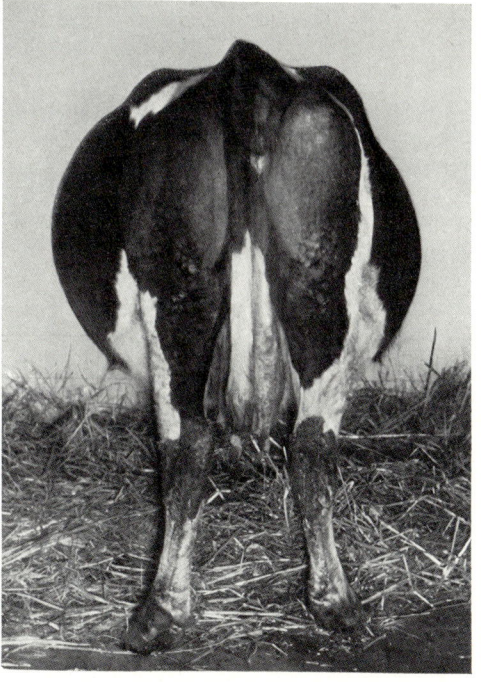 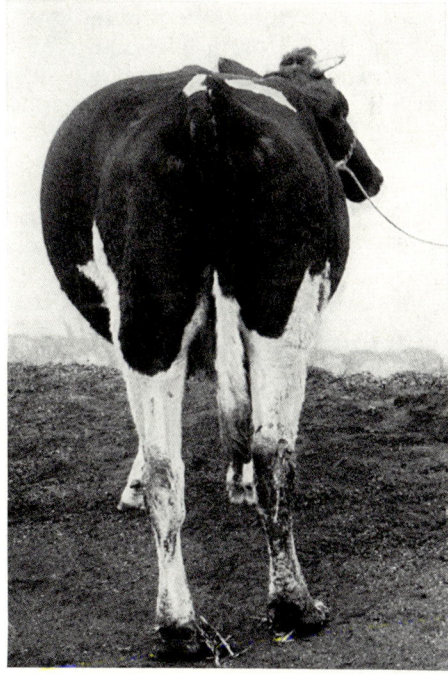

Abb. 123, 124. Links: akutes Aufblähen infolge schaumiger Durchmischungsgärung; rechts: akute Tympanie mit dorsaler Gasblase

Gasblase). Während der Umfang des Leibes besonders linksseitig rasch zunimmt, so daß sich die Flanke schließlich bis über das Niveau der Rückenwirbel und des Hüfthöckers prall vorwölbt, zeigt der Patient Unruhe, häufigen Kot- und Harnabsatz, kolikartiges Schlagen mit den Beinen gegen den Bauch sowie Auf- und Niedergehen, Schweißausbruch und exspiratorisches Stöhnen. Das besonders bei Durchmischungstympanie zu beobachtende ständige Schlucken, Würgen und leere Kauen bringt meist keine Erleichterung. Die Frequenz der Pansenbewegungen scheint sich anfangs etwas zu steigern; bald werden sie aber immer oberflächlicher und kommen endlich ganz zum Erliegen; deshalb verschwinden die zu Beginn des Leidens abnorm polternd, schwirrend oder sausend klingenden Pansengeräusche bis auf ein durchmischungsbedingtes feines Knistern. Die Perkussion der linken Bauchwand ergibt einen bis weit nach ventral reichenden überlauten tympanischen Schall (,Trommelsucht'). Mit fortschreitender Erkrankung wird die Atmung rein kostal, kurz und oberflächlich, die Herztätigkeit frequent und pochend sowie der Puls klein und hart, bis das Tier bei schwerem und perakutem Verlauf nach etwa 1 bis 2 Stunden schließlich niederstürzt und unter asphyktischen Krämpfen verendet. Gelegentlich wird der Eintritt des Todes durch Ruptur des Pansens oder des Zwerchfells (S. 240) noch beschleunigt. Mitunter ertragen die Patienten aber sogar eine verhältnismäßig starke Tympanie mehrere Stunden lang; manchem von ihnen gelingt es auch (vor allem bei dorsaler Gasblase und in leichteren Fällen von schaumiger Gärung), sich nach und nach selbst von den überschüssigen Vormagengasen zu befreien.

Erkennung und Unterscheidung: Das akute Aufblähen ist durch seinen raschen und stürmischen Verlauf gekennzeichnet. Sein sporadisches Auftreten bei einzelnen, im Stall gehaltenen und normal ernährten Tieren spricht für *Tympanie mit dorsaler Gasblase;* die gleichzeitige Erkrankung mehrerer, auf der Weide gehender oder in der Mast stehender Rinder nach reichlicher Aufnahme der zu gefährlicher Gärung neigenden Futtermittel weist dagegen ziemlich eindeutig auf *Durchmischungstympanie* hin. Außerdem läßt sich die Natur der vorliegenden Gasansammlung durch Sondierung des Pansens ermitteln; bei schaumiger Gärung entweicht dann nur wenig oder gar kein Gas, und das magenwärtige Sondenende füllt sich mit charakteristischem feinblasigem Schaum. Auf diese Weise wird gleichzeitig auch die Durchgängigkeit des Ösophagus geprüft und eine etwaige Schlundverstopfung (S. 202) als Ursache der Tympanie ausgeschlossen. Die gelegentlich ebenfalls mit stärkerer Gasansammlung einhergehende Überladung des Pansens mit kohlenhydratreichen Nährstoffen (Azidose, S. 252) ist palpatorisch (feste bis flüssige, aber nicht schaumig-breiige Konsistenz des Vormageninhalts unterhalb der Gasblase), perkutorisch (ventrale Dämpfung) und am sauren pH-Wert einer Pansensaftprobe zu erkennen. Chronisch-rezidivierende Tympanien (S. 235, 273) entwickeln sich mehr schleichend und erreichen nur ausnahmsweise den gleichen bedrohlichen Grad wie das akute Aufblähen. Über das Vorliegen eines auf traumatischer Retikuloperitonitis (S. 217) beruhenden Meteorismus der Vormägen geben die nach Ablassen des Gases vorzunehmenden Schmerzproben Auskunft.

Beurteilung: Die Heilungsaussichten sind je nach Art, Grad und Dauer der Aufblähung sowie dem Zeitpunkt der Behandlung verschieden. Die *Tympanie mit dorsaler Gasblase* hat im allgemeinen eine günstigere Diagnose als die *schaumige Gärung,* welche wegen ihres rascheren Verlaufs und der Komplikationsgefahren stets vorsichtig zu beurteilen ist. Im Einzelfall kann die Voraussage auch durch andere Umstände verschlechtert werden, welche die körperliche Widerstandskraft des Patienten schwächen.

Zerlegungsbefund: Das Sektionsbild ist wenig spezifisch, wenn sich nicht aus dem auffallend stark geblähten und mit Schaum gefüllten Pansen oder aus einem intra vitam oder postmortal entstandenen subkutanen Emphysem besondere Anhaltspunkte ergeben. Sonst finden sich Kongestion der Muskulatur und der Lymphknoten im Bereich von Kopf, Hals und Schulter, Hämorrhagien an Trachea, Epikard und in den Buglymphknoten, Hyperämie des ventralen Pansensacks sowie des Labmagen-Darm-Traktes und der Nieren, aber Blutleere in den Hintervierteln.

Behandlung: Das Ziel der Therapie ist bei *Tympanie mit dorsaler Gasblase* die Entfernung des Gases, bei *Durchmischungsgärung* dagegen die Entschäumung des Panseninhalts. Vielenorts werden die im Wesen der beiden Blähsuchtformen begründeten

Unterschiede in der Behandlung schon bei den noch vor Ankunft des Tierarztes von Laienhand getroffenen Maßnahmen berücksichtigt; so ist es den meisten Tierhaltern bekannt, daß die Anregung des Ruktus durch Pansenmassage, Begießen des Leibes mit kaltem Wasser, Berganführen, Einbinden eines geknoteten oder geteerten Strohseiles in das Maul, Reizungen der Rachenwand oder das Einsetzen eines Ruktators nur zweckdienlich sind, wenn die Tympanie auf einer *Ansammlung von freiem Gas* beruht. In solchen Fällen kommt für die tierärztliche Intervention das Einführen einer Schlundsonde (aus Gummi oder Weichplastik) oder eines besonderen Schlundrohrs (nach Nuesch, Kröll, Madsen, Eisenhut, Kaltenböck, Thiro oder Thygesen) in Betracht; hierzu wird, um die Gasblase in Kardianähe zu verlagern und das magenwärtige Ende des Schlundes über das Niveau der Panseningesta anzuheben, das Tier mit dem Vorderkörper hochgestellt und außerdem seine linke Flanke gründlich massiert. Diese Therapie, für die man seinerzeit eine als ‚englische Röhre' bezeichnete Spiraldrahtsonde benutzte, hat übrigens Rychner bereits 1835 beschrieben. Die bei Tympanie mit dorsaler Gasblase vereinzelt beobachteten Erfolge nach Eingabe von Ruminatorien oder Antizymotika dürften ebenfalls großenteils auf die damit bewirkte Freispülung der Kardia zurückzuführen sein. Im allgemeinen bringt die Verabreichung von Arzneien während des akuten Stadiums jedoch nur geringen Nutzen. Die parenterale Applikation ruktusfördernder Mittel (wie Karbamincholinchlorid, Arekolin, Yohimbin-Veratrin) kann unter Umständen sogar nachteilhaft sein. Als letzte Möglichkeit kommt bei einem für diese Form der akuten Tympanie sprechenden bedrohlichen Krankheitsbild die Trokarierung des Pansens in Frage, von der man jedoch nur im äußersten Notfall Gebrauch machen sollte, wenn die Versuche fehlschlagen, das Gas mit der Sonde abzulassen; trotz Einhaltung aller Vorsichtsmaßregeln lassen sich beim Pansenstich nämlich spätere Komplikationen (Wundinfektion, Peritonitis, Unterhautemphysem) nicht immer vermeiden. Erforderlichenfalls wird – soweit dies der Zustand des Patienten noch erlaubt – die Punktionsstelle (drei Fingerbreiten hinter der letzten Rippe und handbreit lateral der Lendenwirbelquerfortsätze) geschoren, gereinigt und desinfiziert sowie ein kleiner Hautschnitt angelegt. Dann sticht man, auf der rechten Seite des Tieres stehend, den Trokar in Richtung auf den rechten Ellbogenhöcker bis zum Anschlagstück in den Pansen ein, zieht das Stilett heraus und läßt das Gas fraktioniert (!) ab. Weil hierbei Gefahr besteht, daß das Hülsenende aus dem kollabierenden Pansen in die freie Bauchhöhle gleitet, muß das Instrument eine ausreichende Länge haben (wie zum Beispiel der Trokar nach Götze: 28 cm lang, 0,5 cm weit). Soll die Trokarhülse einige Zeit liegenbleiben, so wird sie nach antibiotischer Versorgung des Stichkanals (‚Eutertube' mit

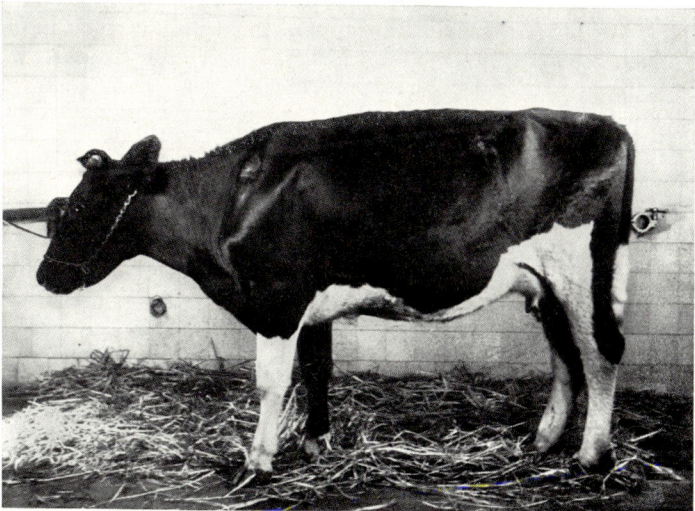

Abb. 125. Kuh mit frischer Trokarierungsperitonitis

spitzem Ansatz) mit einem Knopfheft an der Haut fixiert. Zum Entfernen der Hülse schiebt man zuerst den Dorn wieder ein und zieht dann unter gleichzeitigem Andrücken der Haut beide Teile des Instrumentes gemeinsam heraus. Anschließend werden Trokarierungswunde sowie Bauchhöhle antibiotisch versorgt und bei Bedarf zur Sicherheit auch eine mehrtägige Peritonitisprophylaxe durch antibakterielle Allgemeinbehandlung vorgenommen. Zur Behebung etwaiger, während oder bald nach dem Ablassen der Pansengase auftretender Schockerscheinungen sind peripher wirkende Kreislaufmittel, eine Transfusion von Blut (oder Plasma) sowie intravenöse Gaben von Glukokortikoiden (T. I.) angezeigt.

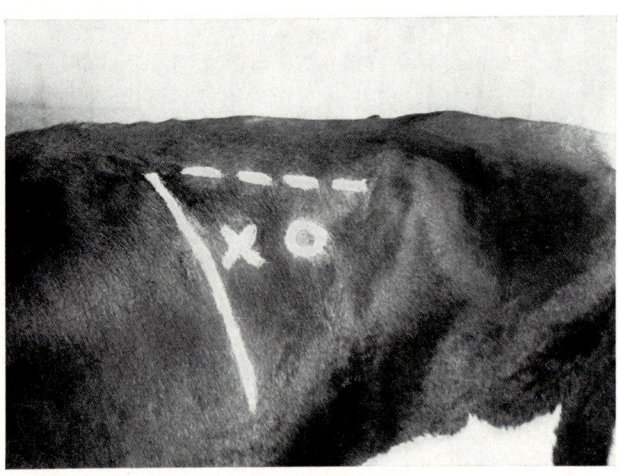

Abb. 126. Flanke der Kuh von Abb. 125 mit der zu weit kaudal gewählten Trokarierungsstelle (Kreis) und dem durch ein Kreuz markierten richtigen Ort für den Einstich des Trokars; die gestrichelte Linie entspricht den Enden der Lendenwirbelquerfortsätze, die durchgezogene Linie der letzten Rippe

Bei *Tympanie mit Durchmischung von Gas und Futter* bringt der Pansenstich meist mehr Schaden als Nutzen, es sei denn, daß dabei durch die Trokarhülse schaumzerstörende Mittel appliziert werden; für diesen Zweck sind aber lange dünne Kanülen weit besser geeignet und praktisch ungefährlich. Auch das Einführen von Schlundsonden verspricht bei der Gärungstympanie nur dann durchgreifenden Erfolg, wenn es mit der Eingabe schaumniederschlagender Arzneien kombiniert wird. Hierfür erscheinen solche Sonden besonders geeignet, die eine gute Verteilung des Medikamentes im Futterbrei sicherstellen (zum Beispiel die kreisförmige Sonde nach KALTENBÖCK, 1964). Die Brauchbarkeit des mit einer überlangen und seitlich mehrfach perforierten Hülse ausgerüsteten dänischen Spezialtrokars läßt sich bislang noch nicht ausreichend beurteilen. Die Therapie der Wahl ist heute die *Schaumbrechung*, für welche eine Reihe von oberflächenaktiven Präparaten verschiedener Zusammensetzung zur Verfügung stehen: hochpolymerisierte Silikone (Sicaden – Byk, Tympan – Ferrosan, Rumenosil – Cela, Antaphron – Heyden), Azetylbutylat (Blo-trol – Pfizer), Polyrizinat (Avlinox – ICI), Poloxalkol (Poloxalen – Smith – Kleine & French). Von technischen Detergentien ist abzuraten, doch kann man notfalls gezwungen sein, auf solche Mittel zurückzugreifen. Weiterhin sind seit alters her und zum Teil als Hausmittel pflanzliche sowie tierische Öle und Fette im Gebrauch, zum Beispiel Erdnußöl (250 ml), Lebertran (250 ml), Olivenöl (1000 ml), emulgiertes (!) Sojaöl, Schweineschmalz (200 g), Milch (1 Liter) oder ähnliches; den gleichen Dienst leistet auch Paraffinum liquidum. Das schon 1835 von RYCHNER empfohlene Terpentinöl (100 ml mit der gleichen Menge Leinöl vermischt; Vorsicht: starker, dem Fleisch anhaftender Geruch!) wirkt nicht als Gärungshemmer, sondern ebenfalls aufgrund seiner Oberflächenaktivität (CLARK, 1948). Das gleiche dürfte wahrscheinlich auch für andere sogenannte *Antizymotika* (oder deren Lösungsmittel und Emulgatoren) sowie für einige Stoffe gelten, die in früherer oder neuerer Zeit mit mehr oder weniger befriedigendem Erfolg zu diesem Zweck angewandt wurden: Äthylalkohol (300 bis 400 ml 50- bis 60 %ig), Thymol (20 bis 30 g in etwas Alkohol gelöst und mit 1 bis 2 Liter Wasser verdünnt), Valvanol-Asid (30 bis 50 g in 2 bis 3 Liter Wasser), Butylalkohol (mit Äthanol āā, 20 bis 30 ml), Natriumbenzoat (30 bis 90 g in 0,5 bis 1 Liter Wasser), Kaliumpermanganat (500 ml 1 %ig), Formalin (2 bis 3 Liter 0,3 %ig). Die von FEDDERSEN (1965) vorgeschlagene Insufflation des Pansens mit Sauerstoff bedarf noch der weiteren Prüfung.

Bleibt die erste medikamentöse Behandlung ohne Erfolg, so empfiehlt es sich, sie nach 15 bis 45 Minuten mit dem gleichen, besser aber mit einem anderen Entschäumer zu wiederholen. Bei akuter Lebensgefahr ist der letzte Ausweg die sofortige *Rumentomie*. Dabei sollte der Pansen vor seiner Eröffnung nach Möglichkeit durch eine extraperitonealisierende Zirkulärnaht nach GÖTZE (1934) an Bauchfell und Faszie geheftet werden, um eine Verunreinigung der Abdominalhöhle durch die austretenden Ingesta zu vermeiden; in Notfällen kann man sich zunächst auf das Anlegen der Naht im ventralen Wundbereich beschränken. Ist diese Sicherheitsmaßnahme wegen der gebotenen Eile nicht mehr zu verwirklichen, so werden die Lippen der Pansenöffnung während des sturzbachartigen Ausströmens seines schaumigen Inhalts mit den Fingern jederseits an die Bauchwand gedrückt; beim Nachlassen des Pansendrucks werden die sich entspannenden Wundkanten mit Halteklemmen nach außen vorgezogen. Um Pansen und Haube anschließend ohne besondere Gefahr vollständig ausräumen und mehrmals ausspülen zu können, empfiehlt es sich, die anfangs etwa unterlassene Zirkulärnaht jetzt nachzuholen. Dabei wird nämlich die inzwischen in der Regel mit Futter verschmutzte seröse Pansenoberfläche extraperitonealisiert (zur Verhütung einer sich ausbreitenden Peritonitis) und auch die Möglichkeit geschaffen, eine temporäre Schlauchfistel einzusetzen (S. 239). Vor Verschluß des entleerten Pansens werden 1 bis 2 Eimer Leinsamenschleim, ein schaumhemmendes Mittel und mehrere Hände voll gutes Heu in die Vormägen gegeben. Ferner sollten die Patienten zur Regeneration ihrer normalen Pansenflora möglichst bald und wiederholt 3 bis 5 Liter Pansensaft eines gesunden Rindes erhalten (durch die Schlundsonde oder durch die Fistel). In den folgenden 8 Tagen ist auf eine rohfaserreiche Diät (gutes Heu) zu achten.

Vorbeuge: Der *schaumigen Gärung* kann durch *Erhöhung des Rohfaseranteiles der Nahrung* ziemlich wirksam vorgebeugt werden; dieses Ziel wird erreicht, indem nur ältere Pflanzen verfüttert, Leguminosen und Gras gemischt ausgesät oder während des Weidegangs sowie der Intensivmast zusätzlich Heu und Stroh angeboten werden. Hierfür kann das auch zur Verhütung der Pansenazidose empfohlene Rohfaserminimum (18 % beziehungsweise 14 % der Gesamt-Trockensubstanz für Milchkühe beziehungsweise für Mastrinder) als Richtschnur dienen. Außerdem sind die gärungsfördernden Fehler der Weideführung und der Ernährung (nasses, angewelktes, gefrorenes oder fauliges Futter; Tränken unmittelbar nach Rückkehr von der Weide) zu vermeiden.

Ein anderer, bislang vor allem in den angelsächsischen Ländern praktizierter Weg ist die prophylaktische *Zufütterung von schaumhemmenden Mitteln oder von Antibiotika*. Wie in zahlreichen Versuchen nachgewiesen wurde, ist nämlich eine ganze Reihe der therapeutisch eingesetzten pflanzlichen sowie tierischen Öle und Fette auch vorbeugend wirksam. So hat sich in Neuseeland das Besprühen der Weideparzellen mit Erdnußöl gut bewährt; 50 bis 100 g Fett vermögen eine Kuh etwa 3 Stunden lang vor schaumiger Gärung zu schützen (McDOWALL, REID und PATCHELL, 1957). Tierisches Muzin, Fermenthemmer (Alkylarylsulfonat; NICHOLS, 1943) und andere im Experiment brauchbar erscheinende Substanzen haben noch keine praktische Bedeutung erlangt. Besondere Hoffnungen werden auf Poloxalen (ein Polyoxyäthylen-polyoxypropylen – Blockpolymer; BARTLEY und Mitarbeiter, 1965) gesetzt; hiervon werden je nach Futterart und Körpergröße des Tieres täglich 2mal 5 bis 25 g mit dem Kraftfutter oder in Form von Futterbriketts laufend verabreicht. Unter den Antibiotika ist Prokain-Penizillin nach oraler Gabe von 50 000 bis 100 000 IE pro Tier in der Lage, die Tympaniehäufigkeit 1 bis 3 Tage lang zu reduzieren; bei kontinuierlicher Anwendung verliert es seine Wirksamkeit aber nach 10 bis 14 Tagen (vermutlich infolge Entwicklung resistenter Bakterienstämme). Mit anderen antibiotischen Mitteln verhält es sich zwar ähnlich, doch kann bei Wechsel der Präparate oder Anwendung von Antibiotikagemischen auch eine längerdauernde Prophylaxe durchgeführt werden; eine Mischung aus Penizillin, Erythromyzin, Tylosin und Streptomyzin ist zum Beispiel 8 Wochen lang mit Erfolg eingesetzt worden (van Horn und Mitarbeiter, 1963).

SCHRIFTTUM

Bartley, E. E. (1965): An analysis of the bloat complex and progress toward its prevention. J. Amer. Vet. Med. Ass. *147*, 1397-1402. — Bartley, E. E., & I. S. Yadava (1961): Bloat in cattle. 4. The role of bovine saliva, plant mucilages and animal mucins. J. Animal Sci. *20*, 648-653. — Bartley, E. E., H. Lippke, H. B. Pfost, R. J. Nijweide, N. L. Jacobson & R. M. Meyer (1965): Bloat in cattle. 10. Efficacy of poloxalene in controlling Alfalfa bloat in dairy steers and in lactating cows in commercial dairy herds. J. Dairy Sci. *48*, 1657-1662. — Behrens, H. (1957): Die Behandlung der schaumigen Gärung des Schafes mit oberflächenaktiven Substanzen. Prakt. Tierarzt. *38*, 213-214. — Blake, J. T., N. L. Jacobson & R. S. Allen (1957): Effectiveness of various measures in bloat therapy and prophylaxis and the resulting influence on rumen fluid characteristics. Amer. J. Vet. Res. *18*, 756-760. — Boda, J. M., P. D. Cupps, H. Colvin & H. H. Cole (1956): The sequence of events preceding death of a cow in acute experimental bloat on fresh Alfalfa tops. J. Amer. Vet. Med. Ass. *128*, 532-535. — Bryant, M. P., B. F. Barrentine, J. F. Sykes, I. M. Robinson, C. V. Schawver & L. W. Williams (1960): Predominant bacteria in the rumen of cattle on bloat-provoking Ladino clover pasture. J. Dairy Sci. *43*, 1435-1444.

Clark, R. (1948): The effect of some commonly used antifermentatives on the in-vitro formation of gas in ruminal ingesta and its bearing on the pathogenesis of bloat. Onderstepoort J. Vet. Res. *23*, 389 bis 393. — Clark, R., & J. J. Quin (1945): Studies on the alimentary tract of Merino sheep in South Africa. 13. The role of prussic acid in the aetiology of acute bloat. Onderstepoort J. Vet. Res. *20*, 209 bis 212. — Cole, H. H., & J. M. Boda (1960): Continued progress towards controlling bloat, a review. J. Dairy Sci. *43*, 1585-1614. — Cole, H. H., C. F. Huffmann, M. Kleiber, T. M. Olson & A. F. Schalk (1945): A review of bloat in ruminants. J. Animal Sci. *4*, 183-236. — Colvin, H. W., P. T. Cupps & H. H. Cole (1958): Efficacy of oat hay as a legume bloat preventive in cattle. J. Dairy Sci. *41*, 1557 bis 1564.

Dougherty, R. W. (1956): Animal Diseases. Yearbook of Agric., US Dept. Agric. — Dougherty, R. W., C. D. Meredith & R. B. Barrett (1955): Physiological effects of insufflation of the stomach of sheep. Amer. J. Vet. Res. *16*, 79-90. — McDowall, F. H., C. S. Reid & M. R. Patchell (1957): Bloat in cattle. 6. Effects of ingestion of linseed oil, soybean oil, mixed beef and mutton tallow and peanut oil on production and properties of milk and butterfat. New Zealand J. Sci. Technol. *38 A*, 1054.

Elam, C. J., J. Gutiemez & R. E. Davis (1960): Increased feedlot bloat from feeding soybean oil in a mixed ration to steers. J. Animal Sci. *19*, 1089-1097. — Emery, R. S., C. K. Smith & C. F. Huffmann (1958): Feeding penicillin for control of bloat in grazing cattle and its effect on milk production Proc. 4. Conf. Rumen Funct., Chicago, 9. — Emery, R. S., C. K. Smith, C. W. Duncan & H. M. Sell (1960): Bloat versus no bloat in identical-twin cows fed identical rations. J. Dairy Sci. *43*, 568-569. — Essig, H. W., C. B. Shawver & V. D. Godsey (1966): Poloxalene for bloat. Feedstuffs *38*:68, 70. — Evans, W. Ch., & E. F. Evans (1949): Relation of a clover juice factor causing paralysis of smooth muscle to bloat in ruminants. Nature *163*, 373-375.

Feddersen, K. S. (1965): Vorläufiger Bericht über die Behandlung der sogenannten ‚Schaumigen Gärung der Rinder' mit dem Oxyparat. Prakt. Tierarzt. *46*, 10. — Feuerstein, G. (1955): Alte und neue Methoden zur Behandlung der schaumigen Gärung bei Wiederkäuern. Tierärztl. Umschau *10*, 334 bis 336. — Fina, L. R., C. A. Hay, E. E. Bartley & B. Mishra (1961): Bloat in cattle. 5. The role of rumen mucinolytic bacteria. J. Animal Sci. *20*, 654-658.

Gegenmantel, R. (1922): Beiträge zur Geschichte der Ätiologie und Therapie der akuten Tympanie der Wiederkäuer. Diss., Dresden/Leipzig. — Gremmler, H. (1959): Experimentelle Untersuchungen zur schaumzerstörenden Wirkung silikonhaltiger Antitympanica. Berl. Münch. Tierärztl. Wschr. *72*, 435-439. — Grosskopf, J. F. W. (1965): Advances in research on acute frothy bloat in ruminants. J. South African Vet. Med. Ass. *35*, 169-178. — Gupta, J., & R. E. Nichols (1962): A possible enzymatic cause of viscid ruminal contents—its relationship to legume bloat. Amer. J. Vet. Res. *23*, 128-133.

Helmer, L. G., E. E. Bartley & R. M. Meyer (1965): Bloat in Cattle. 9. Effect of poloxalene, used to prevent legume bloat, on milk production, feed intake, health, reproduction and rumen fermentation. J. Dairy Sci. *48*, 575-579. — Hoflund, Sv., & G. Nordström (1958): Nagra synpunkter pa betestrumsjukans etiologi och behandling. Medl. Sver. Vet.-Förb. *10*, 193-196. — Horn, H. H. van, & E. E. Bartley (1961): Bloat in cattle. 1. Effect of bovine saliva and plant mucin on frothing rumen contents in alfalfa bloat. J. Animal Sci. *20*, 85-87. — Horn, H. H. van, N. L. Jacobson, P. A. Hartman, A. D. McGillard & J. V. DeBarthe (1963): Effects of a combination of antibiotics administered for prevention of pasture bloat. J. Animal Sci. *22*, 399-409. — Hupka, E. (1940): Die Therapie der akuten Tympanie des Rindes. Dtsch. Tierärztl. Wschr. *48*, 544-545.

Johns, A. T. (1959): Preventing and treating bloat in dairy cows. New Zealand J. Agric. *99*, 2-9. — Johns, A. T., J. L. Mangan & C. S. W. Reid (1958): Animal factors in the aetiology of bloat. Proc. New Zealand Soc. Animal Prod. *18*, 21. — Johnson, R. H., P. A. Hartmann, L. R. Brown, H. H. van Horn & N. L. Jacobson (1959): Sustained prevention of bloat by antibiotics in rotation or in combination. J. Animal Sci. *18*, 1500-1501. — Johnson, R. H., R. S. Allen, N. L. Jacobson, W. R. Woods & D. R. Warner (1960): An emulsified soybean oil for bloat therapy. J. Dairy Sci. *43*, 1341-1342.

KALTENBÖCK, K. (1964): Über die Behandlung der Schaumgärung im Pansen der Rinder mit Hilfe einer kreisförmigen Sonde. Wien. Tierärztl. Mschr. *51*, 767-774. — KNAPP, B., A. L. BAKER & R. W. PHILIPPS (1943): Variations in the occurrence of bloat in the steer progeny of beef bulls. J. Animal Sci. *2*, 221-225. — KODRAS, R. (1966): Gas bubble production by rumen protozoa from cattle bloating on feedlot rations. Amer. J. Vet. Res. *27*, 629-632. — KOLB, E. (1957): Ein Beitrag zum Tympanieproblem. Berl. Münch. Tierärztl. Wschr. *70*, 242-246. — KRÖLL (1939): Das Doppelschlundrohr. Berl. Münch. Tierärztl. Wschr. *55*, 522.

LIENERT, E., & G. KIENEL (1957): Das Problem der Pansentympanie vom Typus schaumige Gärung. 1. Schaumbildner und Schaumstabilisatoren (Pathogenese). 2. Schaumzerstörer (Therapie). 3. Schaumverhüter (Prophylaxe). Dtsch. Tierärztl. Wschr. *64*, 30-32, 70-79, 100-102.

MADSEN, K. F. (1956): En universaltympan. Nord. Vet.-Med. *8*, 446-453. — MANGAN, J. L. (1959): Bloat in cattle. 11. The foaming properties of proteins, saponins and rumen liquor. New Zealand J. Agric. Res. *2*, 47. — MEYER, R. M., E. E. BARTLEY, J. L. MORRILL & W. E. STEWART (1964): Salivation in cattle. 1. Feed and animal factors affecting salivation and its relation to bloat. J. Dairy Sci. *47*, 1339-1345. — MILLER, W. M., & D. R. JACOBSEN (1962): Mode of action of penicillin in the prevention of uncomplicated legume bloat. J. Dairy Sci. *45*, 994-998. — MULLENAX, C. H., W. B. BUCK, R. F. KEELER & W. BINNS (1966): Stimulating eructation and vomition in normal and bloated ruminants with alkaloidal extracts from Veratrum spp. Amer. J. Vet. Res. *27*, 211-222.

NICHOLS, R. E. (1957): Frothy tympanites: Its causes and control. North Amer. Vet. *38*, 168-171. — NICHOLS, R. E. (1962): An enzymatic cause of viscid ruminal contents—its relation to bloat. Canad. Vet. J. *3*, 84-89. — NICHOLS, R. E. (1963): The control of experimental legume bloat with an enzyme inhibitor (Alkylavyl-sulfonate sodium). J. Amer. Vet. Med. Ass. *143*, 998-999. — NICHOLS, R. E., & D. C. DEESE (1966): Bloat producing capacity and pectin methyl esterase activity of Alfalfa stands of various moisture levels. Amer. J. Vet. Res. *27*, 623-627. — NICHOLS, R. E., R. D. DILLON, K. PENN, J. B. BRYANT & J. SCHREIBER (1957): Effects of various surface active agents on the surface tension and other properties of pouch fluid. Vet. Med. *52*, 285-288.

PALATKA, Z., & M. PADÁNYI (1959): Behandlungsversuche mit Atympan bei Tympanie der Wiederkäuer (ungarisch). Magyar Allatorv. Lap. *14*, 219-223. — POUNDEN, W. D. (1960): Feedlot bloat. J. Amer. Vet. Med. Ass. *137*, 503-506. — PRESSEY, R., S. H. SYNHORST, R. S. ALLEN, N. L. JACOBSON & C. P WILSIE (1963): Pectic substances in forages and their relationship to bloat. J. Agric. Food Chem. *11*, 396-399. — PROSS, E. (1961): Beitrag zur therapeutischen Beeinflussung der akuten Tympanie vom Typ der schaumigen Gärung beim Rind. Tierärztl. Umschau *16*, 274-278.

QUIN, A. H., J. A. AUSTIN & K. RATCLIFF (1949): A new approach to the treatment of bloat in ruminants. J. Amer. Vet. Med. Ass. *114*, 313-314.

REDDY, M. C., R. BASSETTE, G. WARD, I. R. DUNHAM & E. E. BARTLEY (1967): Effects of feeding poloxalene on milk flavor. J. Dairy Sci. *50*, 35-39. — RIES, H. (1958): Das Tympanieproblem beim Rinde mit Berücksichtigung der Wirkungsgrundlagen des Oliven- und Erdnußöls. Diss., Zürich.

SCHULZE, W., & TH. HIEPE (1957): Beitrag zur Therapie der akuten Tympanie (schaumige Gärung) der Wiederkäuer mit hochpolymerisierten Methylsilikonen. M.-hefte Vet.-Med. *12*, 282-283. — SCHUMACHER, E. (1958/59): Zur Frage der Bekämpfung des Schaumzustandes im Panseninhalt des Rindes durch Silikon. 1. Schaumhemmungsversuche mit Modellösungen und Pansensaft. 2. Schaumzerstörungs- und Gärversuche an Pansensaft. Schweiz. Arch. Tierheilk. *99*, 446-461; *100*, 98-103. — SHONE, D. K. (1965): Poloxalene as a prophylactic and therapeutic agent for bloat in cattle fed on high concentrate. J. South African Vet. Med. Ass. *35*, 373-375.

TOČEV, V. (1961): Das Kaliumpermanganat bei der Behandlung der akuten Tympanie bei Wiederkäuern (bulgarisch). Veterinarna Sbirka (Sofia) *58*:12, 15, — TÖLGYESI, G. (1958): Über die bei Aufblähen mit schaumiger Gärung anwendbaren Arzneimittel (ungarisch). Magyar Allatorv. Lap. *13*, 348-351.

VINTAN, A., M. MOLDOVAN, F. SEICIU, D. MIHAI & M. PITEI (1957): Der Wert von Natrium benzoicum in der Behandlung der akuten Tympanie der großen Wiederkäuer (rumänisch). Probl. Vet. *1957*: 2, 9-15.

WALKER, D. (1960): Bloat in cattle. Field observations and post-mortem findings in beef and dairy cattle. Austral. Vet. J. *36*, 17-20. — WEISS, K. E. (1953): Reflex salivation in relation to froth formation and bloat. Onderstepoort J. Vet. Res. *26*, 241-250.

Chronisch-rezidivierendes Aufblähen
(Tympania ruminis chronica recidivaria)

Dieses Syndrom äußert sich klinisch in vorübergehender, aber ständig wiederkehrender Ausdehnung des Pansens durch Gase und/oder durch schaumige Ingesta, wobei die Blähung gewöhnlich nur einen mäßigen Grad erreicht. Die chronisch-rezidivierende Tympanie ist keine selbständige Krankheit, sondern lediglich das auffallendste Symptom einer Reihe von Indigestionen verschiedenster Ätiologie, insbesondere der auf Vagusschädigung beruhenden funktionellen Magenstenosen (S. 235), aber auch der Ruminitis chronica (S. 232) und der chronischen traumatischen Retikuloperitonitis (S. 217), der Pansenfäulnis (S. 250), der einfachen Inaktivität der Vormagenflora und

-fauna (S. 246) sowie partieller Kardiaverlegungen (S. 243); sie tritt außerdem häufig als Begleiterscheinung der primären alimentären Kälberindigestionen (S. 260) sowie als Folge aktinobazillärer papillomatöser und tumoröser Neubildungen innerhalb der Vormägen auf (S. 245). Schließlich kann sie auch durch Obturations- oder Kompressionsstenosen des Schlundes (S. 213) ausgelöst werden. Bei wiederholt aufblähenden Patienten muß deshalb versucht werden, das Grundleiden anhand des ausführlichen Vorberichts und der eingehenden Untersuchung (einschließlich Schlundsondierung, Pansensaftprüfung, erforderlichenfalls auch der explorativen Rumentomie) zu erkennen und, falls möglich, sachgemäß zu behandeln. Nähere Einzelheiten hierüber sind in den vorgenannten Abschnitten nachzulesen.

Erbrechen (Vomitus)

Wesen: Unter Erbrechen im engeren Sinne ist die krankhafterweise und meist aktiv erfolgende Entleerung von Vormageninhalt durch Maul und/oder Nase nach außen zu verstehen. Von diesem *echten Vomitieren* ist das bei Wiederkäuern weit häufiger vorkommende scheinbare Erbrechen zu unterscheiden, bei welchem das im Schlund angeschoppte Futter wieder ausgeworfen wird, ohne zuvor bis in die Vormägen gelangt zu sein; dieser Vorgang ist richtiger als *Regurgitieren* zu bezeichnen. Nach WESTER (1931) ist das Erbrechen des Rindes, im Gegensatz zum Wiederkauen, durch folgende Merkmale gekennzeichnet: Der Vomitus erfolgt unter Einsatz der Bauchpresse bei ruhender Vormagenmotorik sowie gestrecktem Kopf und Hals; außerdem werden dabei in der Regel größere Ingestamengen ausgestoßen, die vor dem Auswerfen mitunter erst mehrmals im Schlund auf- und abwärts fließen.

Ursachen, Vorkommen: Das *echte Erbrechen* kann Folge einer Erregung des Brechzentrums (zentralbedingter Vomitus bei bestimmten Vergiftungen; Sonnenstich, S. 1314; nervöser Form der Azetonämie, S. 1051; etc.) und/oder einer Reizung sensibler, im Verdauungskanal gelegener Rezeptoren (peripherbedingtes Vomitieren) sein. *Akutes* Erbrechen ist beim Rind nach dem Verzehr folgender Pflanzen und Futtermittel beobachtet worden: Blätter der Alpenrose oder anderer Rhododendrongewächse (enthalten Andromedatoxin), Maiglöckchen (Convallaria majalis), Nieswurz (Veratrum album), vom Siloboden stammende verdorbene oder ungewöhnlich saure Silage; gehäufte Erkrankungen sind nach der Verabreichung von Gras- und Maissilage (USA), in Mastbeständen (feedlots) auch bei enzootischer Gastroenteritis (vermutlich infolge Pansenazidose, S. 252) sowie im Zusammenhang mit verschiedenen anderen pflanzlichen oder chemischen Intoxikationen (akute Kupfer- oder Arsenvergiftung; S. 1125, 1154) aufgetreten. In meist *chronisch-rezidivierender* Form ist Vomitus außerdem bei Aktinobazillose oder Tumorbildungen der Haube (S. 245), Verlagerung des Netzmagens durch Zwerchfellslücken (S. 240), Läsionen des Nervus vagus (S. 235), Papillomatose oder Fremdkörpereinheilung in der Schlundrinne (S. 245), chronischer und insbesondere ulzerierender Retikulitis oder Ruminitis (S. 217, 232), schaumiger Gärung des Vormageninhalts (S. 265) sowie bei Ileuszuständen (S. 309 ff.) und ähnlichem mehr festgestellt worden. Das *scheinbare Erbrechen* (Regurgitieren) beruht meist auf einem Divertikel oder einer Ektasie des Schlundes (S. 214), manchmal auch auf einer traumatischen oder chemischen Reizung des Ösophagus (S. 201). Obwohl somit mannigfaltige Ursachen zum Erbrechen führen können, ist es in praxi beim Rind relativ selten. Künstlich läßt sich der Vomitus unter anderem durch die Injektion von Veratrin auslösen.

Erscheinungen: Vor dem *echten Erbrechen* werden die Tiere meist unruhig, legen sich nieder, um sogleich wieder aufzustehen, stellen die Hinterbeine unter den Leib und atmen bei aufgekrümmtem Rücken tief ein, worauf unter einer sich kräftig kontrahierenden Bauchpresse bei gestrecktem Kopf und Hals plötzlich eine mitunter bis zu 20 Liter betragende Menge durchmischten Vormageninhalts aus Maul und/oder Nase entleert wird. Wie aus dem Würgen, dem ängstlichen Blick und den hervorquellenden Augen der Patienten zu erkennen ist, bereitet der Brechakt dem Rind offenbar erhebliche Anstrengungen und Unannehmlichkeiten.

Das *Regurgitieren* (scheinbares Erbrechen) verläuft dagegen in der Regel weniger vehement. Hierbei nimmt das infolge des sich ständig oder zeitweilig wiederholenden Vorganges hungrige und durstige Tier zunächst gierig Futter und Tränke auf, hält jedoch abrupt darin inne, verharrt dann einen Augenblick mit gestrecktem Hals und wirft nach kurzem Würgen durch antiperistaltische, ohne gleichzeitige Bauchpresse erfolgende Kontraktionen des Schlundes einen mehr oder weniger großen Teil der eben gekauten und nur mit Speichel vermischten Nahrung wieder aus. Mitunter ist vorher am Schlund eine mehrmals kopfwärts laufende zusammenschnürende Welle zu beobachten.

Als *Folge* des Erbrechens kann sich eine Aspirationspneumonie (S. 165) einstellen.

Erkennung: Der plötzlich und aus voller Gesundheit heraus auftretende Vomitus läßt auf akute Futterschädlichkeiten oder eine Vergiftung schließen; chronisch-rezidivierendes Erbrechen und Regurgitieren spricht dagegen meist für ein unheilbares organisches Leiden im Bereich des Schlundes oder der Vormägen (siehe *Ursachen*). Während oder kurz nach der Nahrungsaufnahme einsetzendes Auswerfen von Futter deutet auf Erkrankung des Schlundes hin; wenn es nicht mit auffälliger Unruhe verbunden ist, liegt ihm meist eine Erweiterung des Ösophagus zugrunde. Die nähere Prüfung der ausgewürgten Massen ergibt wertvolle Hinweise über ihre Herkunft: Sind diese nur wenig zerkleinert und lediglich mit Speichel vermengt, so stammen sie aus dem Schlund *(Regurgitation, scheinbares Erbrechen)*; erscheinen sie aber feinzerkaut, mit olivfarbenem Pansensaft vermischt und weisen sie dessen typischen Geruch auf, so handelt es sich um Vormageninhalt (*Vomitus, echtes Erbrechen*). Mitunter enthält das Erbrochene auch Teile des schädlichen Futters, nekrotische Gewebsfetzen und Eitermassen (Ruminitis chronica necroticans, Schlundulzeration, in die Speiseröhre eingebrochene Mittelfellabszesse etc.) oder Blut (Schlund- oder Vormagenverletzung). Zur sicheren ätiologischen Klärung des Erbrechens ist mit Ausnahme der einwandfrei fütterungsbedingten Fälle die eingehende Sondierung des Schlundes, gelegentlich auch eine explorative Rumentomie erforderlich.

Beurteilung und Behandlung: Das vergiftungsbedingte Erbrechen ist als eine Schutzmaßnahme des Tierkörpers aufzufassen, die nötigenfalls durch das Auswaschen des Pansens (S. 257) oder durch das im Rahmen einer Rumentomie erfolgende manuelle Ausräumen des Vormageninhalts (S. 257) unterstützt werden sollte. Die anläßlich des operativen Eingriffs vorzunehmende Exploration von Pansen und Haube gibt auch Aufschluß über etwaige Schädigungen ihrer Wand (zum Beispiel bei Pansenazidose) und damit wertvolle Hinweise für die bei den übrigen Tieren der Herde einzuschlagende Therapie (Antazida, Antiphlogistika, einhüllende Mittel, Futterumstellung und so fort). Bei noch nicht allzu ausgedehnter Haubenaktinobazillose kann mitunter die kombinierte parenterale Verabreichung von Jodsalzen und Sulfonamiden oder Antibiotika (S. 704) Heilung bringen. Im übrigen richten sich Prognose und Therapie nach dem im Einzelfall vorliegenden Grundleiden, das sich bei chronisch-rezidivierendem Erbrechen allerdings nur selten wirksam beseitigen läßt.

SCHRIFTTUM

Bardin, H. (1933): Contribution à l'étude du vomissement chez les grands ruminants. Thèse, Lyon. — Hofmann, W. (1930): Über Erbrechen mit besonderer Berücksichtigung der Verhältnisse beim Rind. Arch. wiss. prakt. Tierheilk. 61, 373-404. — Lloyd, Tr. (1961): An unusual condition in a Friesian calf and its surgical treatment. Vet. Record 73, 1000. — Wester, J. (1931): Das Erbrechen bei Wiederkäuern. Berl. Tierärztl. Wschr. 47, 337-340.

Krankheiten des Blättermagens

‚Psalterparese', Psalteranschoppung (Paresis et Spasmus omasi)

Wesen: Unter dem Begriff der ‚Psalterparese' werden bislang alle diejenigen Verdauungsstörungen zusammengefaßt, die mit Verhärtung und Schmerzhaftigkeit, zum Teil auch mit Vergrößerung des Blättermagens sowie mit Austrocknung seines Inhalts verbunden sind. Dabei ist zwischen einer selbständigen, idiopathischen oder *primären* Form der Psalteranschoppung und der symptomatischen oder *sekundären* Parese des Buchmagens zu unterscheiden, welche als Begleit- oder Folgekomplikation verschiedener anderweitiger Organ- oder Allgemeinkrankheiten einsetzt; letztere beeinflußt allerdings die Erscheinungen und den Verlauf des auslösenden Grundleidens oft in entscheidendem Maße. Beide Formen können *leicht* oder *schwer* auftreten, wobei das klinische Bild dann entweder dem einer subakuten Indigestion gleicht oder einem akuten Ileus ähnelt (AEHNELT, 1952). Andere Bezeichnungen dieser wichtigsten Erkrankung des dritten Vormagens sind Löserdürre, Blättermagenverstopfung, Kurzfutterkrankheit, Psalteraustrocknung, omasal impaction, fardel bound, dry bible, parésie du feuillet, paresia de librillo.

Geschichte: Die ‚Löserdürre' ist schon 1833 von RYCHNER beschrieben worden; bezüglich ihrer Ätiologie weist BORNHAUSER bereits 1881 auf die Gefährlichkeit zu kurz geschnittenen Häcksels hin. 1952 hat AEHNELT erstmals versucht, die verschiedenen Formen dieses Leidens zu differenzieren und als wirksame Therapie die Massage des verhärteten Psalters empfohlen.

Vorkommen: Es liegen Berichte über die Psalteranschoppung aus Kanada, den USA, Südafrika und Australien sowie aus mehreren europäischen Ländern vor. Im allgemeinen scheinen die nach der derzeitigen Definition als primäre selbständige Psalterparese anzusprechenden Fälle, insbesondere aber solche mit schwerem Verlauf und tödlichem Ausgang, selten zu sein, obwohl ihre Frequenz, ebenso wie bei der insgesamt weit häufigeren sekundären Form, regionär unterschiedlich ist. Das Leiden tritt vor allem, möglicherweise sogar ausschließlich, bei erwachsenen Rindern und hierzulande vorwiegend während der winterlichen Stallfütterung auf; die von manchen Beobachtern geäußerte Vermutung, daß unmittelbar vor oder nach dem Kalben stehende Kühe eher von Psalteranschoppung betroffen werden als andere, ist noch nicht hinreichend erwiesen.

Ursachen: Seit alters her wird für die ‚Löserdürre' die reichliche Verfütterung von (zu) kurz gehäckseltem Stroh oder Heu sowie von Dreschabfällen (Haferspreu, Spelzen, leere Ähren und dergleichen) oder von ‚Heublumen' (= aus dem Heu ausgeschüttelte beziehungsweise auf dem Heuboden zurückbleibende zartere Blätter, Stengelteile und Samen) verantwortlich gemacht, worauf auch der Name ‚Kurzfutterkrankheit' hinweist. Diese Ansicht erhält neuerdings insofern eine gewisse Stütze, als nach experimenteller Verabreichung von mehlförmigem zellulosereichem Futter (fein zermahlenes künstlich getrocknetes Gras oder ebensolche Luzerne) ebenfalls Psalterverstopfungen eintraten; allerdings zeigte sich dabei eine recht unterschiedliche individuelle Empfindlichkeit der Versuchstiere gegenüber dieser abnormen physikalischen Struktur der Nahrung (FRENS, 1960; siehe auch S. 259 f.). Außerdem kommt das Leiden auch ohne Kurzfutter zustande und ist andererseits in vielen Betrieben trotz stark häckselhaltiger Rationen unbekannt. Deshalb werden daneben oder als alleinige Ursache der ernährungsbedingten *primären* Psalteranschoppung noch folgende Faktoren in Betracht gezogen: schwer verdauliches, grobes und gehaltloses Futter (Stroh und ähnliches), plötzliche Umstellung der Ration, angefrorene oder anderweitig verdorbene Nahrungsmittel, toxische Inhaltsstoffe oder Abbauprodukte des Futters, nasses abgestorbenes Gras (Alaska), vertrocknetes Junigras, Sand und Hornfliegen (Ottawa), Mängel in der Eiweiß-, Vitamin- und/oder Spurenelementversorgung sowie ungenügende, unregelmäßige oder in zu großen Pausen verabreichte Tränke.

Die *sekundäre* Psalterparese tritt vor allem im Zusammenhang mit Hämoglobinämie (S. 893 ff., 1075, 1257 ff.), akuten Leberleiden (S. 363 ff.), hypokalzämischer Gebärlähmung (S. 1009) und anderen an das Puerperium gebundenen Krankheiten, bei fieberhaften Allgemeininfektionen (bösartiges Katarrhalfieber, S. 843; Rinderpest, S. 848), Botulismus (S. 816) sowie, fast regelmäßig, bei schwerwiegenden und besonders schmerzhaften intraabdominalen Verlagerungszuständen und Passagestörungen auf (Gallenkolik, S. 372; Ileus, S. 311 ff.; hochgradige Abomasitis, S. 282); sie ist mitunter auch als Begleiterscheinung der traumatischen Retikuloperitonitis (S. 217) festzustellen, insbesondere wenn der Fremdkörper die Netzmagenwand an einer ungewöhnlichen Stelle verletzt (Speiserinne, Haubenpansenfalte).

Krankheitsgeschehen: Die Pathogenese des Leidens ist noch weitgehend unklar. So wird die *primäre* Psalteranschoppung teils auf eine mechanische Reizung, Entzündung oder Verlegung des Blättermagens, teils aber auf überschießende biochemische Umsetzungen der zu kleinen und daher zu rasch und nur in mangelhaft aufgeschlossenem Zustand in den Buchmagen übertretenden Futterteilchen zurückgeführt. Für letztere Annahme spricht unter anderem die Tatsache, daß bei der Psalterverstopfung im Pansen und Blättermagen makroskopisch ähnliche dunkle Schleimhautveränderungen gefunden wurden, wie sie auch bei der Parakeratose der Vormägen (S. 233) auftreten. Eine andere Meinung geht dahin, daß die motorische Tätigkeit des paretischen Buchmagens durch die direkte Einwirkung toxischer Stoffe auf die Muskeln und/oder Nerven seiner Wand oder infolge reflektorischer beziehungsweise zentralbedingter Nervenlähmung gehemmt wird; da die wasserresorbierende Funktion des Psalters dabei erhalten bleibt, kommt es zur Austrocknung seines Inhalts. Diese Erklärung dürfte insbesondere für die *sekundäre* Psalterverstopfung zutreffen, die jedoch ebenso wie die primäre Form des Leidens offenbar nicht immer auf einer Atonie (echte Parese), sondern vielfach auf einem spastisch-kontrahierten Zustand (Psalterkrampf) zu beruhen scheint (STÖBER, 1967). Schließlich wird die Austrocknung des Blättermagens von manchen Autoren auch lediglich auf Wassermangel oder unzweckmäßiges Tränken zurückgeführt.

Erscheinungen: Im Vorbericht der an *leichter* Psalteranschoppung erkrankten Patienten werden meist schlechte oder wechselnde Freßlust, Verstopfung, geringgradiges Aufblähen, spontane Schmerzäußerungen (Stöhnen) und Milchrückgang genannt. Ihre nähere Untersuchung ergibt – sofern das Bild nicht durch ein anderes Leiden verdeckt oder kompliziert wird – eine schwache bis mäßige Störung des Allgemeinbefindens mit Mattigkeit und leicht abgestumpftem Sensorium, Frequenzerhöhung des pochenden Herzens auf 80 bis 100 Schläge pro Minute, vielfach auch vermehrte und verschärfte Atmung, gering- bis mittelgradig herabgesetzte Pansentätigkeit sowie mehr oder weniger deutlich positive Reaktionen bei den Fremdkörper-Schmerzproben. Neben Leberschwellung ist zuweilen eine Vergrößerung der Psalterdämpfung und eine nicht immer einwandfrei abzugrenzende Schmerzhaftigkeit (Druckempfindlichkeit) in der Psaltergegend (Mitte des 7. bis 9. Interkostalraumes) zu ermitteln; bei kräftiger Stoßpalpation ist in der rechten Unterrippengegend mitunter auch der Gegenschlag des verhärteten Blättermagens zu fühlen. Solche Befunde sind jedoch, ebenso wie die auskultatorisch festzustellenden Abweichungen (Abschwächung oder Fehlen der Psaltergeräusche), diagnostisch nur mit Vorsicht verwertbar. Das gleiche gilt für das Ergebnis der Buchmagenpunktion: Eine in Höhe des Buggelenks im 9. Zwischenrippenraum eingestochene 15 bis 18 cm lange Nadel führt bei Psalterparese nicht die normalerweise zu beobachtenden unregelmäßig rotierenden Bewegungen aus. Der Mastdarm des kranken Tieres enthält in der Regel nur kleine Mengen hart-geformten und schleimüberzogenen dunklen Kotes neben grau-weißlichem pappigem Schleim.

Die *schwere* Form der Psalterparese setzt ganz plötzlich ein; sie ist mit völligem Sistieren des Kotabsatzes und nicht selten auch mit auffallender Unruhe verbunden, so daß die Anamnese außer gelegentlichen Hinweisen auf Stöhnen und leichtes Drängen oft den Verdacht einer Darmverlegung enthält. Das Allgemeinbefinden der Patienten ist mittel- bis hochgradig gestört. Sie sind teilnahmslos, schlapp, bewegen sich nur ungern und neigen dazu, sich unter Ächzen niederzulegen; das Liegen auf der rechten Seite bereitet ihnen offenkundig Schmerzen. Vielfach sind auch anfallsweise auftretende Kolikerscheinungen, wie Umschauen nach rechts, Anziehen und Zucken der Hintergliedmaßen, manchmal zudem Schweißausbruch zu beobachten. Infolge der starken Schmerzen und der futterstasebedingten Intoxikation werden Atmung und Kreislauf zunehmend in Mitleidenschaft gezogen: Puls über 100 bis 140 pro Minute, Herztöne laut pochend und schlecht abgesetzt, Schleimhäute verwaschen schmutzig-rot, Atemfrequenz mehr oder weniger erhöht. Die von RAINEY (1956) beschriebene Pulsverlangsamung war in den eigenen Fällen nicht festzustellen. Auffällig ist ferner das vollständige Darniederliegen der Nahrungsaufnahme, der Pansenmotorik und der Defäkation; nur selten werden kleine Mengen schwärzlichen, übelriechenden und schleimüberzogenen pastösen bis geballten Kotes entleert. Die Schmerzreaktionen auf die Fremdkörperproben fallen wegen der fortschreitenden Apathie und Indolenz oft nur schwach positiv aus. Bei der rektalen Untersuchung ist anstelle von Kot grau-weißer pappiger Schleim zu finden, der keine Blutbeimengungen enthält; die Mastdarmschleimhaut erweist sich dabei als klebrig-trocken, der Pansen als mehr oder weniger stark mit vorwiegend festerem Futter gefüllt. Ausnahmsweise kann auch der angeschoppte Psalter im kranioventralen Bereich der Bauchhöhle als fast knochenhartes kugelförmiges Gebilde zu ertasten sein (Bauchdecken anheben lassen); mitunter sind die Dünndarmschlingen leicht gebläht.

Verlauf: Schwere, mit Entzündung und Nekrose der Buchmagenblätter einhergehende Fälle von Psalterparese sowie die spastischen Zustände des Blättermagens führen oft innerhalb von 2 bis 6 Tagen rasch zum Festliegen und zum Tod im Koma. Leichtere Erkrankungen können sich bis zu 8 Tage und länger hinziehen; sie gehen zum Teil in Spontanheilung über.

Zerlegungsbefund: Der Psalter erscheint bei der Sektion deutlich härter und oft, aber nicht immer, auch größer als normalerweise; nach besonders schwerer Erkrankung sind ferner mitunter umschriebene oder ausgedehnte entzündliche Veränderungen seines peritonealen Überzuges und des benachbarten parietalen Bauchfells sowie Druckschäden an den benachbarten Eingeweiden festzustellen. Beim schwarzbunten Rind deutet ein Umfang des Buchmagens von mehr als 130 cm und ein mit derber Konsistenz verbundenes Gewicht von über 20 kg stets auf eine Anschoppung hin. Dabei ist der zwischen seinen Blättern befindliche Inhalt auffallend trocken oder teilweise sogar zu regelrechten harten Platten geformt, die beim Herauslösen zerbrechen. Der Trockensubstanzgehalt der Psalteringesta betrug in dem von Swarbrick und Wilkins (1967) geprüften Fall 44 %/o (normalerweise dagegen nur 15 bis 33 %/o). Die Psalterblätter erweisen sich zwar vielfach als sehr dünn, zundrig-nekrotisch und nicht selten auch als fensterartig durchbrochen; eindeutige histologische Veränderungen sind dabei jedoch nicht immer nachweisbar. Die Auswirkungen des zugrunde liegenden Primärleidens lassen sich oft an Leber, Milz, Herz, Nieren, Darm oder anderen Organen erkennen.

Erkennung: Selbst nach sorgfältiger Untersuchung aller Organsysteme läßt sich auf dem Wege des Ausschlusses allenfalls die Vermutungsdiagnose ‚Psalterparese' stellen. Wichtige Verdachtsmomente ergeben sich vor allem dann, wenn Futteraufnahme, Vormagentätigkeit und Kotabsatz trotz Beseitigung eines der erfahrungsgemäß häufig mit Blättermagenanschoppung einhergehenden Primärleiden (siehe *Ursachen*) nicht wieder in Gang kommen. Sicheren Aufschluß über das Vorliegen einer solchen Störung ergibt

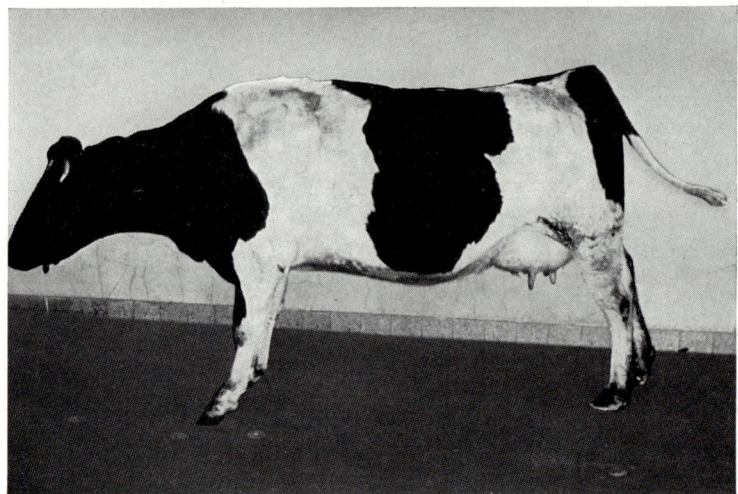

Abb. 127. Kuh mit Kolik infolge schwerer sekundärer Psalterparese (Spasmus omasi) bei Verlegung des Ductus choledochus (S. 372)

nur die manuelle Abtastung des Psalters im Rahmen einer diagnostischen Laparo- oder Rumentomie. Im Hinblick auf die erhebliche physiologische Schwankungsbreite der Größe des Buchmagens ist hierbei vor allem auf seine Konsistenz, Schmerzhaftigkeit und etwaige entzündliche Veränderungen (fibrinöse Ausschwitzungen und Verklebungen; bei von rechts ventrolateral erfolgendem Zugang auch Gefäßinjektion oder diffuse Rötung) zu achten. Die explorative Überprüfung der übrigen Bauchhöhlenorgane ergibt bei sekundärer Psalterparese zudem meist Klarheit über das auslösende Primärleiden und bietet dann oft die Gelegenheit, dieses in die therapeutischen Maßnahmen mit einzubeziehen.

Unterscheidung: Die *leichte* Form der Psalteranschoppung kann aufgrund ihrer einer traumatischen Indigestion (S. 217) ähnelnden Symptome leicht mit dieser verwechselt werden, zumal sich eine Netzmagenverletzung auch bei negativem Metallsuchgerät-Befund nicht sicher ausschließen läßt. Primäre alimentäre Indigestionen (S. 246 ff.) sind dagegen meist mit Hilfe der Pansensaftuntersuchung abzugrenzen. Das Vorliegen einer chronischen Peritonitis (S. 358) oder eines peritonealen Abszesses (S. 353) ist bei negativem Resultat der rektalen Exploration in der Regel nur im Rahmen einer Probelaparotomie zu klären, obwohl sich mitunter schon aus dem weißen Blutbild oder dem Bauchhöhlenpunktat wertvolle Hinweise ergeben. Die auf Verletzung der für den Psalter zuständigen Vaguszweige beruhende Lähmung des Blättermagens (vordere funktionelle Stenose, S. 235) ist jedoch anhand ihres kennzeichnenden Erscheinungsbildes fast immer eindeutig zu diagnostizieren.

Die *schwere* Form der Psalterparese ist von der Dünndarminvagination (S. 311) dadurch zu unterscheiden, daß bei ersterer der reichlich im Mastdarm vorhandene Schleim niemals Blut enthält und palpierbare Darmveränderungen in der Regel fehlen. In diesem Punkt weicht die Anschoppung des Blättermagens auch von den übrigen, differentialdiagnostisch zu berücksichtigenden Ileuszuständen ab (Darmstrangulation, S. 318; Erweiterung und Drehung des Blinddarms, S. 322; Dünndarmverschlingung, S. 320; Labmagentorsion, S. 302), die allerdings ebenso wie die meist mit Ikterus verbundene Gallenkolik (S. 372) ihrerseits häufig mit einer *sekundären* Parese oder spastischen Kontraktion des Buchmagens einhergehen.

Beurteilung: In schweren und akut verlaufenden Fällen ist die Prognose selbst bei frühzeitiger intensiver Behandlung stets vorsichtig zu stellen; die Heilungsaussichten der leichten Form des Leidens sind dagegen im allgemeinen als günstig anzusehen. Bei der sekundären Psalterparese ist der Ausgang davon abhängig, ob das auslösende Primärleiden erkannt wird und sich beheben läßt.

Behandlung: Um die Entleerung des angeschoppten Blättermagens und die Anregung seiner Motorik auf *konservativem* Wege zu erreichen, kommen folgende Mittel und Maßnahmen in Betracht: wiederholte Gaben größerer Wassermengen (mit oder ohne Kochsalzzusatz), die Verabreichung von dünnem Leinsamenschleim zusammen mit 200 bis 300 g Natrium- oder Magnesiumsulfat oder die orale Applikation von 1 Liter Paraffinum liquidum; knappe Diät und Umstellung der Ration auf Weichfutter (Gras, Rüben, Silage etc.). Drastisch wirkende Stoffe, wie Pilokarpin, Arekolin, Physostigmin, Eserin, Bariumchlorid, Tinctura veratri oder Brechweinstein, sind in dieser Indikation heute nicht mehr in Gebrauch.

Die Therapie der Wahl ist das *operative* Vorgehen, wobei der verhärtete Psalter im Rahmen einer rechtsseitigen Laparotomie oder einer Laparo-Rumentomie (am stehenden Tier) 10 bis 15 Minuten lang manuell massiert wird. Erfolgt der Zugang durch den Pansen, so ist der eingetrocknete Inhalt des Blättermagens zunächst durch eine Berieselung mit lauwarmem Wasser oder die Infusion von 0,5 bis 1 Liter Paraffinöl zu erweichen (Spülkanne und Schlauch); dabei läßt sich das Eingehen in die Haubenpsalteröffnung durch vorheriges Auslösen des Schlundrinnenreflexes erleichtern. Danach wird der indurierte Buchmagen vom Pansen aus mit der geballten Faust oder mit der flachen Hand (nicht aber mit den Fingerspitzen: Perforationsgefahr!) gründlich, aber vorsichtig durchgeknetet. Anschließend werden Mittelsalze, gesunder Pansensaft (3 bis 5 Liter) und DIERNHOFER'sche Mischung (T. I.) in den Pansen gegeben oder mit der Nasenschlundsonde verabreicht. Zur Unterstützung dieser Maßnahmen empfiehlt sich außerdem die parenterale Injektion von Kalziumboroglukonat, Glukokortikoiden und eines Polyvitaminpräparates (T. I.); erforderlichenfalls sind auch Kreislaufmittel und eine Bluttransfusion angezeigt. Davis (1965) und Blenkhorn (1966) eröffneten den Blättermagen in je einem Fall nach rechtsseitiger ventrolateraler Laparotomie, um seinen trocken-verhärteten Inhalt (zusammen mit einigen nekrotisch erscheinenden Psalterblättern) weitmöglichst zu entfernen; beide Tiere zeigten etwa 48 Stunden nach dem Eingriff den 1. Kotabgang und entwickelten sich in der Folge zufriedenstellend.

Vorbeuge: Zur Verhütung der *primären* Anschoppung des Blättermagens sind die unter ihren Ursachen aufgezählten Faktoren, soweit möglich, zu meiden. Die Prophylaxe der *sekundären* Psalterparese entspricht derjenigen der auslösenden Grundleiden.

Psalterentzündung (Omasitis)

Wesen, Vorkommen, Ursachen: Entzündungen des Blättermagens sind als *selbständiges* Leiden sehr selten; sie beruhen dann zum Teil auf einem in seiner Wand steckenden spitzen oder in seinem Lumen eingekeilten stumpfen Fremdkörper, zum Teil aber auf lokaler Infektion mit Nekrose- oder Aktinobazillose-Erregern; die letztgenannten Infektionen entwickeln sich jedoch meist erst aus einer voraufgegangenen Schädigung der Schleimhaut (bei Maul- und Klauenseuche, bösartigem Katarrhalfieber, Mucosal disease etc.). Die bei der Psalterparese (S. 275) zu beobachtende Omasitis ist vermutlich nicht die Ursache, sondern vielmehr eine Folge- oder Begleiterscheinung dieses Leidens. *Symptomatische* Entzündungen des Buchmagens treten des weiteren auch bei einigen Verdauungsstörungen auf, welche den gesamten Vormagenkomplex oder den ganzen Magen-Darm-Kanal betreffen (Gastritiden, Gastroenteritiden), etwa nach Aufnahme reizender Nahrung (pilzbefallenes oder mit Düngemitteln verunreinigtes Futter, zu heiße Schlempe und dergleichen) oder bei schwerer Pansenazidose (S. 252). Sie können auch durch die Fortleitung benachbarter inflammatorischer Prozesse zustande kommen (traumatische Retikuloperitonitis, S. 217; Hepatitis und Perihepatitis, S. 364 ff.; Leberabszesse, S. 369; und ähnliches mehr).

Erscheinungen: Das klinische Bild der Blättermagenentzündung ist recht unterschiedlich. Bei primärer Omasitis können die Symptome denen der Psalterparese (S. 275) oder der Verstopfung des Haubenpsalterübergangs (S. 243) ähneln; in den durch Gastroenteritis hervorgerufenen Fällen sind sie im Syndrom des Hauptleidens mit eingeschlossen oder werden von diesem überdeckt. Bei der von Begg (1962) beschriebenen ulzerativen Perforation des Buchmagens entwickelte sich in der Folge eine mit Pneumoperitoneum einhergehende generalisierte Peritonitis.

Erkennung: Das Leiden ist nur auf dem Wege der explorativen Rumentomie sicher zu diagnostizieren.

Behandlung: Für selbständige Omasitiden kommt die Therapie (mit Ausnahme der Psalteranschoppungen) gewöhnlich zu spät; im übrigen entsprechen die zu ergreifenden Maßnahmen dem bei nichttraumatischer Ruminitis (S. 232) angezeigten Vorgehen.

Erweiterung, Blähung, Verlagerung und Verdrehung des Psalters
(Dilatatio, Tympania, Dislocatio et Torsio omasi)

Anläßlich einer zur Behebung traumatischer oder anderer Indigestionen vorgenommenen Rumentomie wird in selteneren Fällen ein außergewöhnlich großer, dabei aber nicht verhärteter, sondern eher weicher als normal anzufühlender Blättermagen festgestellt, der somit den Eindruck einer *Psalterdilatation* erweckt. Es ist jedoch vorläufig noch nicht zu entscheiden, ob derartigen Befunden tatsächlich klinische Bedeutung zukommt. Ähnliche schlaffe Erweiterungen des Buchmagens kommen auch bei fortgeschrittener funktioneller Pylorusstenose (S. 235) nach retrograder Überladung der Vormägen vor.

Eine ungewöhnliche Seltenheit ist die bei zwei erwachsenen schwarzbunten Kühen des hannoverschen Krankenguts beobachtete *Psaltertympanie,* die möglicherweise auf einer

Dilatation beruhte. Diese Patienten zeigten neben mäßig gestörtem Allgemeinbefinden etwa das klinische Bild einer akuten traumatischen Indigestion; bei ihrer rektalen Untersuchung ließ sich jedoch rechts kranioventral der ballonartige, geblähte und stark gespannte Psalter mit den Fingerspitzen ertasten. Zudem war äußerlich eine auffällige Vorwölbung der rechten Bauchwand zu erkennen. Die Behandlung erfolgte in beiden Fällen durch Laparotomie von rechts, Punktion des Blättermagens mittels einer an einen Schlauch angeschlossenen dicklumigen Kanüle (zur Entfernung des Gases) und anschließende Massage. Während sich eines der Tiere darauf rasch wieder erholte, genas das andere erst, nachdem es am folgenden Tage rumentomiert und dabei der Inhalt des Pansens sowie des Psalters weitgehend ausgeräumt und durch Schleim, Pansensaft, zerrupftes Heu sowie DIERNHOFER'sche Mischung ersetzt worden war. Zusätzlich erhielten diese Patienten ACTH, Elektrolytlösung, Kalziumboroglukonat und ein Polyvitaminpräparat parenteral.

Die *Psalterverdrehung* kommt vermutlich nicht als selbständige Krankheit, sondern nur in Verbindung mit der rechtsseitigen Verlagerung und Torsion des Labmagens (S. 302) vor; ebenso ist bei der Dislocatio abomasi sinistra (S. 291) regelmäßig eine gewisse *Mitverlagerung des Blättermagens* in Richtung auf oder bis unter den Schleudermagen festzustellen.

Verklebung und Fensterung der Psalterblätter, Psalterfistel

BROWNLEE und ELLIOT (1960) stellten bei 36,3 % von 576 normalen Schlachtrindern eine *Verklebung* zweier oder mehrerer Psalterblätter fest, wobei sich zwischen den verklebten Stellen ihrer Oberfläche trockenes, dunkelgefärbtes Futter befand; 47,9 % dieser Tiere zeigten einen unterschiedlich stark ausgedehnten Schwund der Blättermagenpapillen, 15,9 % eine mehr oder weniger ausgeprägte *Fensterung* der Buchmagenblätter.

Eine von SABHARWAL (1955) bei einem 2jährigen Bullen beobachtete, vermutlich geschwürsbedingte *Psalterfistel* heilte nach operativer Lösung der damit verbundenen Verwachsungen sowie Naht des Blättermagens und der Bauchwand komplikationslos ab.

Mißbildungen und Geschwülste des Psalters

Der im hannoverschen Krankengut enthaltene seltene Fall einer nahezu vollständigen *Aplasie der Psalterblätter* ist insofern von besonderem Interesse, als sich das betroffene Rind bis zum Ende des 2. Lebensjahres normal entwickelt hatte und dann plötzlich an einer akuten Tympanie mit schaumiger Durchmischung des Vormageninhalts erkrankte, die aber offensichtlich nicht in ursächlichem Zusammenhang mit dieser Anomalie stand.

COHRS und SCHNEIDER (1940) beschrieben die relativ häufig vorkommende, aber nicht als krankhaft anzusehende *Hyperkeratose der Papillen am Buchmageneingang*, die vor allem den freien Rand der Anfangsleisten und der großen Blätter betrifft. Andere Mitteilungen berichten über das Auftreten eines *Papillomes* sowie über *polypapilläre Hydatiden* im Blättermagen.

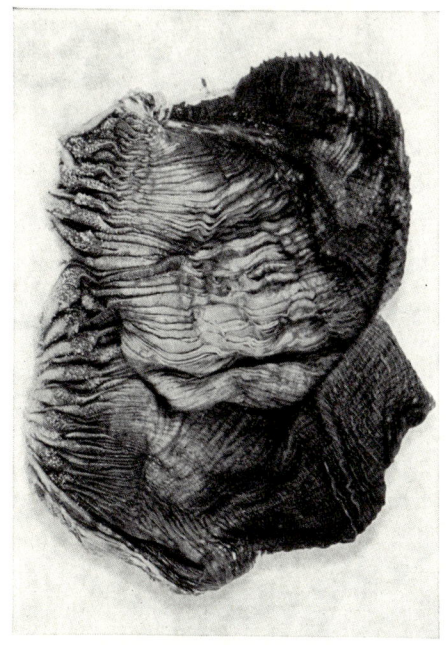

Abb. 128. Hochgradige Hypoplasie der Psalterblätter (Färse)

SCHRIFTTUM

AEHNELT, E. (1952): Zur Psalteratonie des Rindes. Dtsch. Tierärztl. Wschr. *59*, 49-52. — ALBERT, TH. F., & D. B. RAMEY (1965): Bovine omasal impaction. J. Amer. Vet. Med. Ass. *147*, 617-619. — BEHREND, CL. (1935): Untersuchungen über das Gewicht, die Größe und den Inhalt des Psalters von Schlachtkühen. Diss., Hannover. — BEGG, T. B. (1962): Perforation of the omasum and ulceration of the abomasum in a cow. Vet. Record *74*, 1039-1040. — BLAMPIED, P. H., D. A. LECHEMINANT & I. M. HARVEY (1964): A case of bovine omasal impaction. Vet. Record *76*, 533-534. — BLENKHORN, G. W. (1966): Omasal impaction in a steer. Vet. Record *78*, 319-320. — BROWNLEE, A. (1966): Omasitis in barley-fed cattle. Vet. Record *78*, 606. — BROWNLEE, A., & J. ELLIOT (1960): Studies on the normal and abnormal structure and function of the omasum of domestic cattle. Brit. Vet. J. *116*, 467-473. — COHRS, P., & B. SCHNEIDER (1940): Hyperkeratose der Psalterpapillen des Rindes. Berl. Münch. Tierärztl. Wschr. *56*, 398-400. — DAVIES, R. C., & L. BUZZARD (1965): A case of bovine omasal impaction. Vet. Record *77*, 368-369. — DIERNHOFER, K. (1959): Vormagenerkrankungen des Rindes, Probleme und Erfahrungen. Dtsch. Tierärztl. Wschr. *66*, 141-149. — DIETZ, O., & K. ARCULARIUS (1956): Ein weiterer Beitrag zur Psalter-Atonie des Rindes. Berl. Münch. Tierärztl. Wschr. *69*, 483-485. — DUNNING, F. J. (1931): Impaction of the omasum, or fardel bound. Vet. J. *87*, 332-334. — FERGUSON, T. H. (1930): Indigestion in dairy cows. Vet. Med. *25*, 52-53. — FRENS, A. M. (1960): Die Struktur des Rauhfutters als wichtiger Faktor bei der Pansenverdauung. Schriftenreihe Max-Planck-Inst. für Tierzucht und Tierernährung, Mariensee, *6*, 1-14. — FROMME (1923): Zur Diagnose der sogenannten Psalterverstopfung beim Rinde. Dtsch. Tierärztl. Wschr. *31*, 211-213. — HORTIG, H. R. (1961): Dilatation of the omasum and abomasum. Canad. Vet. J. *12*, 416-418. — HUGHES, W. A., & J. R. CARTWRIGHT (1962): A case of distension of the omasum. Vet. Record *74*, 676-677. — JOHANN, L. (1933): Über die Möglichkeit der inneren Untersuchung des Labmagens und Psalters beim lebenden Rinde durch die Haubenpsaltereröffnung hindurch mit der Hand. Berl. Tierärztl. Wschr. *49*, 490. — LEONI (1911): Contributo alla statistica dei casi di ostruzione del terzo stomaco guariti colle iniezioni ipodermiche di pilocarpina ed eserina. Nuovo Ercolani *16*, 69. — MAY (1950): Behandlung der Psalterverstopfung. Tierärztl. Umschau *5*, 430. — MEZRICKY, K. (1930): Ein Beitrag zur Diagnose und Therapie der primären Psalteratonie. Prager Arch. Tiermed. A *10*, 15-18. — MOUTAUX (1937): Coliques chez les bovidés. Rec. Méd. Vét. *113*, 340-341. — NEMECEK, L., & M. NECHVÁTAL (1961): Papillom im Blättermagen der Kuh (tschechisch). Veterinařství *11*, 112-113. — ORIOT, F. (1944): L'indigestion du feuillet. Thèse, Alfort. — PRIOUZEAU, M. T., M. PRIOUZEAU, G. THIERY & H. DRIEUX (1953): Hydatide polypapillaire de feuillet des bovidés. Rec. Méd. Vét. *129*, 26-33. — RAINEY, J. W. (1956): Clinical observations on the bovine omasum. Vet. Record *68*, 642-644. — RAINEY, J. W. (1963): Atony of the bovine fore-stomachs in the southern hemisphere. Vet. Record *75*, 951-953. — RYCHNER, J. J. (1832): Beobachtung einer idiopathischen Verstopfung des Lösers und daraus entstandenen sympathischen Gehirnentzündung bei einem Rind. Schweiz. Arch. Tierheilk. *6*, 237-243. — SABHARWAL, K. B. (1955): Omasal fistula in a bull calf. Indian Vet. J. *31*, 438. — SALMIN, I. P. (1962): Die reflektorischen Grundlagen in der Pathogenese der Atonie und des Meteorismus der Vormägen bei Wiederkäuern (russisch). Veterinarija *39*:4, 61-63. — SCHEIDT (1913): Vergrößerung des dritten Magens. Münch. Tierärztl. Wschr. *57*, 518. — SCHNEIDER, B. (1941): Über Hyperkeratosen der Papillen an der Hauben-Psalteröffnung des Rindes. Diss., Hannover. — SCHÖN, F. (1953): Untersuchungen am Psalter von Schlachtrindern. Diss., Hannover. — SLANINA, L. (1959): Beitrag zur klinischen Diagnostik und Therapie der Krankheiten des Buchmagens beim Rind (tschechisch). Vet. Casopis *8*, 313-329. — SLANINA, L., & N. ROSSOW (1963): Zur Therapie und Prophylaxe einiger Erkrankungen des Vormagen-Labmagen-Komplexes. M.-hefte Vet.-Med. *18*, 930-933. — SLANINA, L., & N. ROSSOW (1964): Zur speziellen Diagnostik einiger Erkrankungen des Vormagen-Labmagen-Komplexes. M.-hefte Vet.-Med. *19*, 282-291. — STARK, H. (1928): Chirurgische Eingriffe zur Feststellung von Fremdkörpern und zur Behandlung von gastrischen Störungen beim Rinde. Wien. Tierärztl. Mschr. *15*, 792-794. — STÖBER, M. (1967): Der diagnostische Wert der explorativen Laparo-Rumentomie beim Rind. Vet.-Med. Nachr. *1967*, 191-214. — SWARBRICK, O., & D. B. WILKINS (1967): Omasal impaction in a dairy cow. Vet. Record *80*, 298-304. — TAYLOR, H. (1926): Some remarks on the diseases of the stomachs of cattle. Vet. Record *6*, 585-592. — WEIDLICH, N. (1959): Aktinomykose des Blättermagens bei einer vierjährigen Kuh. Berl. Münch. Tierärztl. Wschr. *72*, 269. — WILKENS, H., & G. DIRKSEN (1964): Beitrag zur Topographie der Dislocatio abomasi sinistra. Berl. Münch. Tierärztl. Wschr. *77*, 66-69. — WYSSMANN, E. (1936): Über Psalter- und Labmagenverstopfungen. Schweiz. Arch. Tierheilk. *78*, 297-319.

Krankheiten des Labmagens

Labmagenentzündung (Abomasitis)

Wesen, Vorkommen: Nachdem bislang auch die nicht mit entzündlichen Veränderungen der Labmagenschleimhaut verbundenen Sekretions- und Motilitätsstörungen des vierten Magens fälschlich dem klinischen Begriff der ‚Abomasitis' zugerechnet wurden, scheint sich neuerdings eine klarere Abgrenzung anzubahnen. Entsprechend dem Sektionsbild sind zwar katarrhalische, seröse oder ödematöse, fibrinöse, hämorrhagische und hyperplastische Abomasitiden sowie die im nächsten Abschnitt gesondert berücksichtigten Labmagengeschwüre zu unterscheiden; das klinische Bild gestattet jedoch oft nur die Differenzierung von akuten und chronischen Entzündungen. Dabei handelt es sich meist um Leiden, bei denen zugleich auch die Vormägen und/oder der Darm miterkrankt sind (Gastroenteritiden, Abomasoenteritiden), oft auch um Begleiterscheinungen einer Allgemeininfektion oder -intoxikation; selbständige Abomasitiden sind dagegen ziemlich selten.

Ursachen, Krankheitsgeschehen: Bei *Kälbern* kommt es unter folgenden Voraussetzungen relativ leicht zu einer Entzündung des Labmagens, die dann oft von Vormagenstörungen (S. 260) begleitet wird: wiederholte hastige Aufnahme überreichlicher Milchmengen, zu heiße oder zu kalte Tränke, seltener auch bei Umstellung von Süßmilch auf Milchaustauscher, dagegen recht häufig nach allzu frühem oder zu rasch erfolgendem und unsachgemäßem Übergang auf Rauhfutter (Verzehr von hartem, stark verholztem Heu oder von Streustroh, Benagen von Holz); dabei gelangen die sperrigen Nahrungsbestandteile wegen der erst unzulänglich entwickelten Vormagenverdauung fast unzerkleinert in den sich hiermit anschoppenden Labmagen. Ausnahmsweise können sich seiner Schleimhaut auch die in vermehrtem Umfang vom eigenen Körper oder von Nachbartieren abgeleckten Haare anlagern und zu Irritationen oder Obturationen führen. Abomasitiden infolge Aufnahme ätzender Stoffe sind im Kälberalter relativ selten; den häufigsten Anlaß zu Labmagenentzündungen bieten in dieser Entwicklungsphase die Magen-Darm-Infektionen (Kolibazillose, S. 746), bei Jungtieren dagegen der Magen-Darm-Wurmbefall (S. 920).

Bei *erwachsenen Rindern* kann die *selbständige* Abomasitis durch nachstehende Ursachen ausgelöst werden: Behinderung der Sortierungsfunktion des Netzmagens infolge dauerhafter peritonitischer Verlötung seines Bodens mit der Bauchwand (HOFLUND, 1955), orale Verabreichung oder spontane Aufnahme stark reizender Arznei- und Desinfektionsmittel (Salzsäure, Brechweinstein, Formalin, Natronlauge etc.), Anhäufung stumpfer Gegenstände im Labmagen (Steinchen, Sand, Holzstücke und dergleichen), nur selten aber Verletzung oder gar Perforation seiner Wand durch einen spitzen Fremdkörper (Abomasitis – beziehungsweise Abomasoperitonitis traumatica); ausnahmsweise kommen auch aktinobazilläre oder tuberkulöse Entzündungen und, bei hochgradigem Magenwurmlarvenbefall (S. 920), chronisch-hyperplastische Abomasitiden vor. Schwerwiegende Diätfehler, wie die Verabreichung von zu heißer Schlempe, von angefrorenem, verschimmeltem oder anderweitig verdorbenem Futter und die Überladung mit leichtverdaulichen Kohlenhydraten (Pansenazidose, S. 252) wirken sich in der Regel auf alle Magenabteilungen zugleich schädigend aus.

Die *symptomatische* Abomasitis kann verschiedene Infektionskrankheiten (Rinderpest, bösartiges Katarrhalfieber, Mucosal disease, Pasteurellose, Salmonellose), kongestive Herz-, Lungen- und Leberleiden sowie eine Reihe von Vergiftungen begleiten; auch der verlagerte Labmagen (S. 291, 302) weist mitunter entzündliche Veränderungen auf.

Die aufgezählten Reize scheinen an der Schleimhaut des Labmagens zunächst Hyperämie und Exsudation, später aber zelluläre Infiltration und bei länger andauernder Irritation auch Gewebszubildung zu bewirken; über die mit solchen inflammatorischen Prozessen verbundenen sekretorischen und motorischen Störungen ist bislang jedoch erst wenig bekannt.

Erscheinungen: Das klinische Bild der Abomasitis variiert zwar je nach der auslösenden Ursache sowie der Art und dem Ausmaß der Entzündung; insgesamt ist es aber nur wenig spezifisch. So können schwere akute Inflammationen des Labmagens (etwa infolge Verätzung) binnen kurzem zu erheblicher Störung des Allgemeinbefindens mit folgenden Symptomen führen: Apathie, schmerzhaftes Stöhnen, völlige Inappetenz, vermehrter Durst, verminderte oder aufgehobene Vormagentätigkeit, Tympanie, Erbrechen, Kolik, Verstopfung oder Durchfall, Versiegen der Milch sowie als Anzeichen der Intoxikation frequent pochender Herzschlag, injizierte Skleralgefäße, verwaschene Schleimhäute und erhöhte Körpertemperatur. Auch das vielfach mit Abomasitis verbundene Syndrom der sogenannten ‚Milchindigestion' der Saugkälber (S. 260) ist zuweilen recht bedrohlich. Häufiger entwickelt sich das Leiden jedoch mehr allmählich: Abstumpfung, Mattigkeit, Gewichtsverlust, lecksüchtiges Verhalten, Durst, anhaltender Durchfall oder wechselnde Beschaffenheit des Kotes, seltener auch leichtes rezidivierendes Aufblähen oder Erbrechen; dabei sind Puls, Atmung, Körperwärme und Vormagenmotorik anfangs nur wenig beeinträchtigt. Die von NIELSEN und AALUND (1961) bei chronischer Abomasoenteritis ermittelten Blutveränderungen bestanden zuweilen in Azidose und Anhydrämie, erniedrigtem Gesamteiweißgehalt im Serum (Verminderung des Anteiles an Albuminen, α- und β-Globulinen); außerdem stellten sie regelmäßig Leukopenie bei annähernd normalem Kalzium-, Phosphor-, Natrium- und Kaliumspiegel fest.

Verlauf und Beurteilung: Akut erkrankte Patienten können sich nach Abstellen der zu Abomasitis führenden Ursache verhältnismäßig schnell wieder erholen; an schwerer Labmagen- oder Labmagen-Darm-Entzündung leidende Tiere gehen dagegen nach wochen- bis monatelangem Siechtum meist an Intoxikation und Erschöpfung zugrunde.

Erkennung und Unterscheidung: Die sichere Diagnose der Abomasitis kann erhebliche Schwierigkeiten bereiten. Sie ist bei *Milch- und Absetzkälbern* vor allem dann in Betracht zu ziehen, wenn nach dem Tränken plötzlich Unwohlsein mit Tympanie und Kolik (oder Erbrechen beim Einführen der Schlundsonde) auftritt; das gleiche gilt für Tiere, die sich bei anhaltendem, nicht infektiös bedingtem Durchfall (keine Salmonellen-Enteritis) nur unbefriedigend entwickeln. Bei schlecht gedeihenden *Jungrindern* gibt die parasitologische Kotuntersuchung Aufschluß über einen etwaigen Magen-Darm-Wurmbefall (S. 920); dabei ist allerdings zu berücksichtigen, daß die parasitär bedingte Labmagenentzündung in schweren Fällen auch noch nach erfolgreicher Entwurmung (negativer Kotbefund) fortbestehen kann. Bei an Abomasitis leidenden *erwachsenen Rindern* ist mitunter durch tiefe Palpation oder kräftige Perkussion örtliche Schmerzempfindlichkeit in der rechten Unterrippengegend nachweisbar; mit Rücksicht auf die vielfältigen Ursachenmöglichkeiten abdominaler Sensibilität sind solche Befunde jedoch stets mit großer Vorsicht zu beurteilen. An Patienten mit einer größeren Sandansammlung im Labmagen (S. 308) kann im Bereich zwischen Schaufelknorpel und Nabel (bei relativ dünner und weicher Bauchwand) manchmal krepitierendes ‚Schneeballknirschen' zu fühlen sein; das Geosediment soll sich dabei zuweilen auch perkutorisch abgrenzen lassen (SVENDSEN, 1966). Weitere diagnostische Hinweise können sich aus dem selbst bei fehlender Labmagenblutung vielfach auffallend dunkelgefärbten und schmierigen Kot ergeben, wenn sich andere hierfür infrage kommende Ursachen (Pansenazidose, S. 252; Pansenfäulnis, S. 250; Ruminitis chronica, S. 232; Salmonellose, S. 752; Paratuberkulose, S. 756) aufgrund der Untersuchung von Pansensaft-, Kot- und/oder Blutproben ausschließen lassen. Die röntgenologische Erkennung der Abomasitis ist vorerst noch schwierig und zudem in der Praxis kaum durchführbar; auch über die diagnostische Brauchbarkeit des Labmagenpunktates liegen bislang nur wenig Erfahrungen vor. In Fällen, die sich nach versuchsweiser Behandlung nicht bessern, ist die sichere Klärung daher oft nur durch explorative Laparo- oder Rumentomie mit direkter oder indirekter Palpation des Abomasus herbeizuführen. Näheres bezüglich der dabei differentialdiagnostisch noch zu berücksichtigenden Leiden ist in den Abschnitten über Geschwüre (S. 285), Leukose (S. 61) und Erweiterung des Labmagens (S. 289) nachzulesen.

Behandlung: Für Milch- und Absetzkälber kommen zunächst die gleichen Maßnahmen wie bei den Indigestionen dieser Altersstufe (S. 260) in Betracht; bei Verdacht auf Labmagenversandung ist die auf Seite 309 geschilderte Therapie einzuschlagen. Andernfalls, oder zur zusätzlichen Unterstützung, sind bei selbständiger Abomasitis Ersatz der Tränke durch Leinsamen- oder Haferschleim sowie orale Gaben folgender Mittel (möglichst nach vorheriger Auslösung des Schlundrinnenreflexes) angezeigt: Antazida (täglich 100 bis 300 g Natriumbikarbonat oder Magnesiumoxyd für erwachsene Rinder), Adstringentien (Bismutum subnitricum: 3mal 3,5 g in Kamillentee für Kälber, bis 25 g in Öl für erwachsene Tiere) und/oder Adsorbentien (Carbo medicinalis, Bolus alba); oft erweist sich auch die Verabreichung der in Schleim suspendierten DIERNHOFER'schen Mischung als nützlich. Zur Vermeidung einer folgenschweren Exsikkose ist die parenterale Flüssigkeitszufuhr in Form ausbalanzierter Elektrolytlösungen (T.I.) wichtig. In

Einzelfällen sind nach Versagen der konservativen Behandlung eindrucksvolle Heilerfolge durch operative Eröffnung des Labmagens und Ausräumung seines reizenden Inhalts erzielt worden; die technischen Einzelheiten dieses Eingriffs sind auf Seite 309 f. angegeben.

SCHRIFTTUM

ANOCHIN, B. M., & A. N. TRUSOV (1965): Elektrogramme des Labmagens bei Dyspepsien der Kälber (russisch). Veterinarija *42*:12, 52-54. — BERESTOV, A. V. (1962): Eiweißhydrolysate bei der Dyspepsie neugeborener Kälber (russisch). Veterinarija *39*:3, 71-72. — CAMPBELL, D. (1950): Traumatic abomasitis. Vet. Record *49*, 761-763. — DIETZ, O. (1968): Die diagnostische endoomasale und endoabomasale Exploration unter Beachtung des Schlundrinnenreflexes beim erwachsenen Rind und ihre therapeutische spezifische Verwertbarkeit. 5. Int. Tag. Rinderkrkh., Opatija; Referate und Beiträge, S. 182-195. — DIETZ, O., & E. NAGEL (1966): Zur Klinik der Abomasitis (Dilatatio abomasi simplex, Geosediment-Abomasitis, Abomasitis traumatica). Ber. 4. Int. Tag. Rinderkrkh., Zürich; S. 440-456. — GILKA, F. (1964): Schäden an der Labmagenschleimhaut bei Kälbern, die im postnatalen Stadium an toxischer Dyspepsie erkrankt waren (tschechisch). Veterinární Med. *9*, 35-38. — HALL, S. A. (1962): Gastric dyspepsia in calves. Vet. Record *74*, 814-816. — NAGEL, E. (1966): Zur Problematik der Röntgenographie des Labmagens erwachsener Rinder. Arch. Exp. Vet.-Med. *20*, 609-654, 655-700. — NIELSEN, K. (1962): Abomasitis hyperplastica. Paperelectrophoretic studies of abomasal digesta. Nord. Vet.-Med. *14*, 761-769. — NIELSEN, K. (1962): Gastroenteropati med proteinal til tarmlumen. Nord. Vet.-Med. *14*, 807-821. — NIELSEN, K., & O. AALUND (1961): Some biochemical aspects of abomasoenteritis chronica. Nord. Vet.-Med. *13*, 388-409. — PAPP, E., & B. SHOTTS (1968): Bovine phycomycosis; its identification and experimental reproduction. 5. Int. Tag. Rinderkrkh., Opatija; Referate und Beiträge, S. 482-484. — PRIOUZEAU, M. (1955): Gastrite oedémateuse des bovidés. Rec. Méd. Vét. *130*, 377-380. — SORENSEN, J. (1959): Erkrankungen des Labmagens beim Rind. Ber. 16. Int. Tierärztl. Kongr., Madrid *2*, 147-149. — STÖBER, M. (1961): Die Technik der Labmageninjektion beim Rind. Dtsch. Tierärztl. Wschr. *68*, 72-75. — SCHMOLDT, P. (1966): Erhebungen zum Vorkommen und zur Klinik der Abomasitis des Rindes. Diss., H. U. Berlin. — TAROCCO, C. (1964): Contributo alla conoscenza della patologia dell'abomaso nel bovino. Studio anatomo-clinico di un caso di stenosi pilorica associata ad occlusione intestinale. Vet. Ital. *13*, 427-443. — WYSSMANN, E. (1912): Ein Fall von primärer traumatischer Labmagenentzündung und sekundärer zirkumskripter Enteritis bei einer Kuh. Schweiz. Arch. Tierheilk. *54*, 434-437.

Labmagengeschwür (Ulcus abomasi)

Wesen: Das Labmagenulkus ist ein wahrscheinlich auf Selbstverdauung der örtlich geschädigten Schleimhaut zurückzuführender und von Fall zu Fall mehr oder weniger tiefreichender Substanzverlust der Magenwand (*peptisches* Geschwür); es bleibt klinisch meist inapparent, doch können nach Arrosion von Blutgefäßen, Bauchfellreizung oder perforativem Durchbruch in die Peritonealhöhle auch schwerwiegende Krankheitserscheinungen ausgelöst werden. Die im Verlauf entzündlich-nekrotisierender Prozesse (Fremdkörperverletzung, Tuberkulose, Mykosen) oder tumoröser Labmagenerkrankungen (Leukose, Karzinome etc.) auftretenden Ulzerationen werden als *nichtpeptische* Geschwüre angesprochen; kleine oberflächlichere Defekte werden als *Erosionen* bezeichnet.

Vorkommen: Die Frequenz der Labmagengeschwüre ist während der ersten 3 Lebensmonate am höchsten, wobei sich bestimmte, vermutlich fütterungs- und haltungsbedingte regionale Unterschiede der Morbiditätsrate abzeichnen; diese sinkt später mit zunehmendem Alter der Tiere unter gewissen saisonalen Schwankungen deutlich ab, während die Zahl der Erosionen steigt. Das perforierende Labmagenulkus ist am häufigsten bei erstgebärenden Kühen zu beobachten und tritt bei ihnen vorwiegend während der auf das Kalben folgenden 4 Wochen (mit Maximum in der ersten Woche) sowie mit jahreszeitlichen Frequenzzunahmen im April und November auf (HEMMINGSEN, 1966). Auch bei Mastrindern sind Labmagenulzera, insbesondere nach längerem und anstrengendem Transport, keine Seltenheit. Während sich Geschwüre und Erosionen bei Kälbern vorwiegend auf den Pylorusbereich des Abomasus konzentrieren, sind erstere bei erwachsenen Rindern annähernd gleichmäßig auf beide Abschnitte des Labmagens verteilt, die Erosionen dagegen hauptsächlich im Fundusteil lokalisiert; perforierende Ulzerationen befinden sich vorwiegend in der Pars fundica in Nähe der großen Kurvatur (HEMMINGSEN, 1966; Dänemark).

Ursachen, Krankheitsgeschehen: Die Ätiologie des Leidens ist noch nicht völlig aufgeklärt. Beim Kalb wird die Entstehung der Labmagengeschwüre zwar nach wie vor auf die Umstellung von der Tränkeernährung auf Rauhfutter zurückgeführt, doch ist die früher vorherrschende Annahme einer primären traumatisch-mechanischen Genese (Verletzung der Schleimhaut durch grobe, mangelhaft zerkleinerte Pflanzenteile) heute umstritten. Nach anderer Ansicht sind die ulkusauslösenden Momente in abomasaler Hyperazidität, in örtlichen Störungen der Blutversorgung (entzündliche oder tumorbedingte Gefäßkompression oder -embolie) sowie in nervösen Beeinflussungen der Motorik, Sekretion und Zirkulation, oder im Zusammenwirken dieser Faktoren zu suchen. Bei Kühen wird ferner dem zeitlichen Zusammentreffen mehrerer Stressoren (Abkalbung, Hochlaktation, Umstellung auf hohe Kraftfuttergaben) besondere pathogenetische Bedeutung zugemessen. Direkte Schadwirkungen können bei infektiös oder chemisch-toxischer Abomasitis eine auslösende oder fördernde Rolle spielen. Ob die in Labmagengeschwüren verschiedentlich nachgewiesenen Pilze ursächliche Bedeutung haben oder sich erst sekundär auf den Ulzera ansiedeln, bedarf noch weiterer Prüfung.

Im einzelnen läuft die Entwicklung des Labmagenulkus nach derzeitiger Auffassung so ab, daß die Schleimhaut des betroffenen Bezirks nach örtlicher Vitalitätsminderung der Verdauung durch den Magensaft anheimfällt und dieser Prozeß, je nach dem Zeitpunkt und dem Ausmaß der Demarkations- und Reparationsvorgänge, von Fall zu Fall (unter Umständen schubweise rezidivierend) auch in tiefere Schichten hinein, gelegentlich bis an die größeren Blutgefäße oder an die Serosa heran, fortschreitet. Bei etwaiger Perforation der Labmagenwand kommt es zur lokalen oder allgemeinen Bauchfellentzündung, manchmal auch zum Einbruch in benachbarte Organe oder zum Durchbruch nach außen, ausnahmsweise sogar zur Ruptur des Abomasus.

Erscheinungen und Verlauf: Obgleich sich die beginnende Geschwürsbildung der klinischen Diagnose meist entzieht und viele Labmagenulzera überhaupt inapparent zu verlaufen scheinen, deuten verschiedene eingehendere Beobachtungen doch darauf hin, daß mitunter schon im Anfangsstadium des Leidens unspezifische Indigestionserscheinungen auftreten können, nämlich wechselnder Appetit, mäßige rezidivierende Tympanie, Bauchschmerz, leichte Unruhe, manchmal auch Erbrechen, außerdem Abmagerung, Milchrückgang und Abweichungen der Kotbeschaffenheit. In anderen Fällen wird bei gestörtem Allgemeinbefinden lediglich eine vorübergehende (ein- bis mehrtägige) oder intermittierende (mehrwöchige)

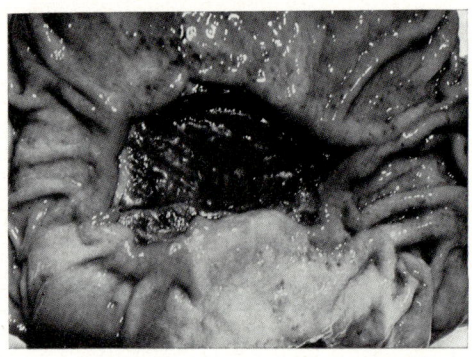

Abb. 129. Tiefes Labmagengeschwür mit ‚ausgestanztem' Rand

Schwarzfärbung des Kotes bemerkt, die zuweilen mit verminderter Futteraufnahme und Milchleistung sowie mit leichter Anämie der Schleimhäute einhergeht. Die übrigen Symptome und der weitere Verlauf sind davon abhängig, ob nur kleinere oder auch große Blutgefäße arrodiert werden sowie ob und an welcher Stelle eine Perforation der Labmagenwand eintritt:

Perakut und innerhalb weniger Stunden tödlich verlaufende Fälle beruhen in der Regel auf der ulkusbedingten Arrosion verhältnismäßig großer Gefäße mit anschließender *Verblutung in Labmagen und Dünndarm.* Solche Patienten zeigen daher das Bild einer plötzlichen Blutungsanämie: ängstlicher Blick, Muskelzittern, allgemeine Schwäche, kühle Körperoberfläche, rasch zunehmende Kurzatmigkeit sowie steigende Frequenz (bis über 150 pro Minute) des immer schwächer und schließlichlich unfühlbar werdenden Pulses, pochende, zuletzt kaum noch voneinander abgesetzte Herztöne mit anämischen Insuffizienzgeräuschen, porzellanweiße Schleimhäute, durch Stauprobe nicht mehr zu füllende Venen; schließlich tritt nach agonalem Festliegen infolge Asphyxie der Tod ein. Bei der Sektion enthalten Labmagen und Dünndarm große Mengen geronnenen Blutes; im Mastdarm ist dagegen nur bei verzögertem Verlauf Blut zu finden.

Die *geschwürige Perforation des Labmagens* führt ebenfalls perakut (binnen 24 Stunden) zum Exitus, wenn dabei größere Ingestamengen in die freie Bauchhöhle austreten; gleiches gilt für den weit selteneren Einbruch eines mit dem Zwerchfell verhafteten abomasalen Ulkus in den Pleuralraum. Im erstgenannten Falle werden die Symptome durch die rasch einsetzende diffuse Peritonitis und die damit verbundene schockartige Intoxikation geprägt: Der Patient setzt plötzlich mit dem Fressen aus, neigt zum Niederlegen oder liegt fest, zeigt vermehrte Atmung mit exspiratorischem Stöhnen, erhöhte Bauchdeckenspannung und kühle Haut; seine Pulsfrequenz steigt bald auf 120 bis 130 pro Minute an, wobei die Herztöne pochend werden. Die Schleimhäute erscheinen blaß oder injiziert und verwaschen. Vom Mastdarm aus ist das durch anhaftende Futterpartikel aufgerauhte Bauchfell zu fühlen (,Schneeballknirschen'); das Bauchhöhlenpunktat enthält neben den Produkten der entzündlichen Reaktion auch Bestandteile des Labmageninhalts. Nach etwaiger in den Brustraum eingetretener Geschwürsperforation stehen die respiratorischen Symptome im Vordergrund des klinischen Bildes: schwere gemischte oder vorwiegend exspiratorische Dyspnoe, Dämpfung im ventralen Bereich des Lungenfeldes.

Bei langsam, aber anhaltend blutendem Ulkus (Verletzung kleinerer Gefäße) oder nach Übertritt geringer Futtermengen in die Peritonealhöhle vergehen bis zum tödlichen Ausgang 2 bis 4 Tage (*akuter* Verlauf). Dabei sind allmählich zunehmende Anämie mit Blässe sowie steigender Atem- und Pulszahl, häufigeres Liegen, schmierigschwarzer Kot (Meläna) und zuweilen auch Kolik oder Symptome einer in Ausbreitung begriffenen Peritonitis ventralis festzustellen: Muskelzittern, schmerzhaft gespannte Bauchdecken, beiderseitige Auftreibung der Flanken (Pneumoperitoneum), klingende und plätschernde Geräusche bei der Perkussions- und Schwingauskultation, Durchfall und später dunkle, übelriechende Fäzes, subnormale oder fieberhaft erhöhte Körpertemperatur. Peritonitische Veränderungen sind dabei vom Rektum aus zwar nicht immer zu palpieren; die auffällige freie Bewegungsmöglichkeit der explorierenden Hand deutet jedoch auf das Fehlen des intraabdominalen Unterdrucks hin; dieser Befund läßt sich durch eine Punktion des Peritonealraumes von der rechten Hungergrube aus bestätigen (positivenfalls strömt Gas aus, das mitunter jauchig riecht).

Subakute oder *chronische* Erkrankungen entwickeln sich nach peritonitischer Abkapselung des nur allmählich und in kleiner Menge ausgetretenen Labmageninhalts (bei langsamem Fortschreiten der Bauchfellentzündung) sowie nach Durchbruch des Geschwürs in die Bursa omentalis, das Fettgewebe des Netzansatzes, die Haube, den Blättermagen, zur Milz, zur Leber oder durch die Bauchwand nach außen. Die hiermit verbundenen klinischen Erscheinungen sind wechselhaft: chronische bis rezidivierende Indigestion; Abmagerung; Milchrückgang; vorsichtiger Gang; Schmerzhaftigkeit bei tiefer Palpation und Perkussion der Bauchdecken, vor allem im Labmagenbereich; Durchfall oder verminderter Kotabsatz; bei Durchbruch nach außen auch phlegmonöse Schwellung der Bauchwand und Fieber sowie nach Entwicklung der Fistel Ausfließen von Ingesta und fortschreitende Exsikkose. Die übrigen Befunde entsprechen der Lokalisation und dem Umfang der jeweils vorliegenden ulkusbedingten Prozesse.

Erkennung und Unterscheidung: Obwohl sich aus dem schwarz gefärbten Kot (der bei der Benzidinprobe in Verdünnungen von mehr als 1 : 3000 positiv reagiert), dem verminderten Erythrozyten- und Hämoglobingehalt des Blutes sowie der Zusammensetzung des Labmagenpunktats wertvolle Anhaltspunkte ergeben können, ist die sichere Diagnose des Labmagengeschwürs in der Regel sehr schwierig. Perforierende Ulzera sind nach Durchbruch der Bauchdecken am ausfließenden sauren Magensaft (pH-Wert 2 bis 4) leicht als solche zu erkennen; in anderen Fällen ist oft lediglich die umschriebene oder generalisierte und gelegentlich mit Beeinträchtigung anderer Organe einhergehende Peritonitis festzustellen; ihre Ursache läßt sich dann meist nur durch explorative Laparotomie eindeutig klären, falls keine Möglichkeit zur Röntgenuntersuchung besteht.

Unter den differentialdiagnostisch zu berücksichtigenden Leiden steht hierzulande die häufig ebenfalls mit Geschwürsbildung und Meläna verbundene Labmagenleukose (S. 61) an erster Stelle; in vielen Fällen liegen dann gleichzeitig auch tumoröse Veränderungen an den erreichbaren Lymphknoten und/oder leukämische Blutbefunde vor; sonst ist die sichere Abgrenzung nur im Rahmen einer diagnostischen Eröffnung der Bauchhöhle möglich. Die direkte Palpation des Labmagens und seine (nach Rumentomie) von der Haubenpsalteröffnung her erfolgende manuelle Exploration gestatten zudem die Unterscheidung von anderen krankhaften Veränderungen (Erweiterung und Futteranschoppung, S. 289; hintere funktionelle Magenstenose, S. 235; Versandung, S. 308; Abomasitis catarrhalis, S. 282), während die Verlagerungen des Labmagens nach links (S. 291) oder rechts (S. 302) in der Regel schon vor dem chirurgischen Eingriff aufgrund kenzeichnender Erscheinungen eindeutig festzustellen sind. Darminvagination (S. 311), Volvulus intestini (S. 320), Darmstrangulation (S. 318) und andere Ileuszustände lassen sich meist anhand ihrer (beim Ulcus abomasi nur selten zu beobachtenden) Koliksymptome, des mengenmäßig verminderten und dabei blutigschwarzen, aber vorwiegend schleimigen (oder völlig fehlenden) Kotes sowie des auffälligen Rektalbefundes abgrenzen. Die akute traumatische Retikuloperitonitis (S. 217) geht zwar manchmal ebenfalls mit Meläna, im Gegensatz zum Labmagengeschwür jedoch fast immer mit ausgeprägter, auf den Haubenbereich lokalisierten Perkussionsschmerz einher. Die post partum einsetzenden perakuten und akuten Verlaufsformen des peptischen Labmagenulkus können Anlaß zur Verwechslung mit der hypokalzämischen Gebärlähmung (S. 1009) geben, sprechen aber auf die übliche Milchfiebertherapie nicht an.

Beurteilung: Da Erosionen und Ulzerationen der Labmagenschleimhaut einerseits bei Schlachtrindern sehr häufig festzustellen sind, andererseits aber schwerwiegende klinische Auswirkungen solcher Veränderungen bei den betroffenen Tieren offenbar nur relativ selten konstatiert werden, müssen die Heilungsaussichten des Leidens im allgemeinen als günstig angesehen werden. Dagegen ist die Prognose der stark blutenden und der perforierenden Labmagengeschwüre schlecht bis aussichtslos, falls sie nicht umgehend chirurgisch versorgt werden.

Behandlung: Bei rechtzeitiger Erkennung und bei Verdacht auf Ulcus abomasi sind in prognostisch aussichtsreich erscheinenden Fällen folgende *konservativen* Maßnahmen angezeigt: Umstellung der Ration auf mäßige und ausgewogene Mengen leichtverdaulicher Nährstoffe, bei Kälbern unter Umständen vorübergehendes Absetzen des Rauhfutters; wiederholte Bluttransfusionen kombiniert mit parenteralen Gaben von Kalziumboroglukonat, Vitamin C und K (keine Glukokortikoide oder ACTH!); orale Verabreichung von Antazida (100 bis 300 g Natriumkarbonat oder Magnesiumoxyd für erwachsene Rinder) sowie von Emollentien und Adstringentien (3mal 3,5 g Bismutum subnitricum in Kamillentee für Kälber; Tanninlösung löffelweise), die möglichst mit der Flasche und zusammen mit schlundrinnenreflex-auslösenden Salzen zu applizieren sind; zur Vorbeuge bakterieller Sekundärinfektionen wird die einige Tage lang fortzuführende intravenöse Injektion von Sulfamethazin oder Sulfabrommethazin empfohlen.

Bei manifesten Ulkusbeschwerden ist das *operative* Vorgehen wesentlich aussichtsreicher; wegen des damit verbundenen Aufwandes eignet es sich allerdings nur zur Behandlung wertvoller Patienten. Der Eingriff wird am sedierten und in Rückenlage niedergeschnürten Tier vorgenommen, dessen Bauchhöhle hierzu rechts paramedian (zwischen Linea alba und Rippenbogen) eröffnet wird. Die am vorgelagerten Labmagen schon an der umschriebenen entzündlichen Rötung der Serosa oder palpatorisch (Wandverdünnung) erkennbaren Ulzera werden exzidiert; die Wunde ist anschließend durch einfache Tabaksbeutelnaht, besser aber durch fortlaufende Schleimhaut- und gesonderte doppelte (einstülpende) Muskel-Serosa-Naht zu verschließen. Liegt der abomasalen Blutung die Arrosion eines in einer Schleimhautfalte verlaufenden Gefäßes zugrunde, so kann sie durch halbkreisförmiges Abnähen des freien Faltenrandes zum Stehen gebracht werden. Lockere Verklebungen zwischen Labmagen und parietalem Peritoneum oder benachbarten Organen sind vorsichtig zu lösen (Gefahr der Magenruptur).

Etwaige nach außen hin erfolgende Fisteldurchbrüche werden nach Eintritt der bindegewebigen Verwachsung durch ellipsenförmige Exzision des Fistelmundes, Verschluß des hervorgezogenen Labmagens und anschließendes Vernähen der Laparotomiewunde geheilt. Falls sich eine solche Operation nicht lohnt, kann der Fistelgang zur Vermeidung des Elektrolytverlustes und der Exsikkose bis zur Abschaffung des Tieres durch eine passende Pelotte verschlossen werden.

In allen mit fortschreitender Peritonitis, profuser Blutung oder anderen schwerwiegenden Befunden einhergehenden Fällen kommt gewöhnlich jede Behandlung zu spät.

SCHRIFTTUM

ALBERT, TH., & D. B. RAMEY (1967): Abomasal torsion and ulceration in two calves. J. Amer. Vet. Med. Ass. *150*, 408-411. — BARTLETT, M. P., & M. G. FINCHER (1956): Ulcer in the abomasum with fatal hemorrhage. North Amer. Vet. *37*, 942. — DUKES, T. W. (1966): Perforation of an abomasal ulcer through the diaphragm of a cow. Canad. Vet. J. *7*, 88-90. — FOX, F. H. (1965): Abomasal disorders. J. Amer. Vet. Med. Ass. *147*, 383-388. — GITTER, M., & P. K. C. AUSTWICK (1957): The presence of fungi in abomasal ulcers of young calves; a report of seven cases. Vet. Record *69*, 924-928. — HEMMINGSEN, I. (1966): Erosiones et ulcera abomasi bovis. Nord. Vet.-Med. *18*, 354-365. — HEMMINGSEN, I. (1967): Ulcus perforans abomasi bovis. Nord. Vet.-Med. *19*, 17-30. — HOFLUND, S. (1940): Untersuchungen über Störungen in den Funktionen der Wiederkäuermagen, durch Schädigung des N.vagus verursacht. Svensk Vet.-Tidskr. *45*:Suppl. — IDE, P. R., & J. H. HENRY (1964): Abomasal abnormalities in dairy cattle: a review of 90 clinical cases. Canad. Vet. J. *5*, 46-55. — JAEGER, W. (1934): Ein Beitrag zum peptischen Labmagengeschwür beim erwachsenen Rinde. Tierärztl. Rundschau *40*, 307-308. — KRONBERGER, H. (1956): Über das Vorkommen und die Bedeutung des Magengeschwüres (Ulcus pepticum ventriculi) beim Menschen und bei den Tieren. Diss., Leipzig. — LUEDKE, A. J., J. F. HOKANSON & H. W. DUNNE (1956): Perforating abomasal ulcer in a calf. J. Amer. Vet. Med. Ass. *128*, 206-208. — MÜLLER, F. (1931): Das peptische Labmagengeschwür beim ausgewachsenen Rinde. (Ulcus pepticum, s.rotundum, s.ventriculi.) Diss., Zürich. — PAPP, E., & B. SHOTTS (1968): Bovine phycomycosis: its identification and experimental reproduction. 5. Int. Tag. Rinderkrkh., Opatija; Referate und Beiträge, S. 482-484. — REVESZ, A. (1926): Beitrag zur Pathologie der Magengeschwüre der Kälber (ungarisch). Közlem. Összehas. Kortán Köreböl *20*, 5-14. — ROONEY, J. R., D. F. WATSON & W. G. HOAG (1956): Abomasal ulceration and perforation. North Amer. Vet. *37*, 750-752. — SALVISBERG, A. (1915): Zur Symptomatologie der Labmagengeschwüre des Rindes. Schweiz. Arch. Tierheilk. *57*, 457-461. — SÁNCHEZ-BOTIJA, R. (1951): Contribución al conocimiento de las micosis gastricas. An. Fac. Vet. (Madrid) *3*, 341-350. — SHORT, C. E. (1963): Gastrointestinal ulcers in calves. Mod. Vet. Pract. *44*:10, 52. — TANTZ, A. (1912): Beitrag zum Vorkommen, zur Ätiologie und zur fleischbeschaulichen Beurteilung des Ulcus pepticum beim Rinde. Diss., Gießen. — TASKER, I. B., S. I. ROBERTS, F. H. FOX & C. E. HALL (1958): Abomasal ulcers in cattle—recovery of one cow after surgery. J. Amer. Vet. Med. Ass. *133*, 365-368. — TUTT, I. B., & D. I. JULL (1955): Gastric ulcers in adult cattle. Brit. Vet. J. *111*, 456-460. — TUTT, I. B., M. A. RICHARD & T. B. YARROW (1959): Surgical correction of a displaced bovine abomasum associated with peptic ulceration. Vet. Record *71*, 620-621.

Einfache Labmagenerweiterung ohne und mit Futteranschoppung
(Dilatatio abomasi simplex sine aut cum obstipatione)

Wesen, Ursachen: Im Gegensatz zu den ebenfalls mit Dilatation einhergehenden Dislokationen des Abomasus (S. 291, 302) werden unter dem Begriff der einfachen Labmagenerweiterung vorerst alle krankhaften Dilatationszustände des vierten Magens zusammengefaßt, die nicht mit einer seitlichen Verlagerung dieses Organs (nach rechts oder links) verbunden sind.

Bislang lassen sich drei verschiedene Formen der Dilatatio abomasi simplex unterscheiden: Eine von Futteranschoppung begleitete einfache Erweiterung des Labmagens tritt infolge Schädigung von Hauptästen oder nach Ausfall mehrerer kleiner Zweige des rechten (ventralen) Bauchvagus als dauerhafte beziehungsweise als rezidivierende *funktionelle Pylorusstenose* auf (S. 235). Die überladungsbedingte Dilatation des Abomasus kann aber auch auf partieller oder vollständiger *mechanischer Verlegung* des Magenausgangs durch stumpfe Fremdkörper (Haarbälle, Steine, Nachgeburtsteile, Bindfäden und dergleichen), unverdaut-verfilztes Rauhfutter, Tumoren (meist Leukose) oder peritonitische Verwachsungen beruhen. Schließlich sind noch Erweiterungen des Labmagens bekanntgeworden, die nicht mit einer übermäßigen Anhäufung von Ingesta, vereinzelt jedoch mit Tympanie einhergingen; sie wurden besonders häufig bei gut gehaltenen 4 bis 8 Wochen alten Kälbern beobachtet und scheinen auf *Störungen der Magen-Darm-Flora* bei unsachgemäßer oder zu lang anhaltender oraler Verabreichung keimhemmender Mittel (Antibiotika, Sulfonamide), oder auf fütterungsbedingte Dysbakterien zurückzuführen zu sein (Fox, 1965); bei den Labmagentympanien der Milchkälber sind ursächlich des weiteren auch Störungen im physiologischen Entleerungsmechanismus für die sich in der Funduskuppe regelmäßig ansammelnde Luft in Betracht zu ziehen. Die Ansammlung größerer Sandmengen im Labmagen (S. 308) führt in der Regel nicht zu abnormer Dilatation.

Erscheinungen: Die Anfangssymptome des Leidens sind wechselhaft und wenig spezifisch. Später zeigen betroffene *Kälber* unbefriedigende Entwicklung, Abmagerung, allgemeine Austrocknung und anhaltende leichte Diarrhoe; in ausgeprägten Fällen läßt der meist schlaff bleibende Leib eine Vorwölbung der rechten unteren Bauchwand erkennen, in deren Bereich bei tiefer Palpation ein fester Widerstand zu fühlen ist.

Von den bei *erwachsenen Rindern* zu beobachtenden Krankheitsbildern ist dasjenige der *funktionellen Pylorusstenose* in Zusammenhang mit den Läsionen des Nervus vagus beschrieben worden (S. 235). Die *mechanisch bedingten Verlegungen* des Labmagens haben hiermit insofern große Ähnlichkeit, als deutlichere Symptome auch bei ihnen oft erst nach sekundärer retrograder Anschoppung der Vormägen auftreten. Im übrigen beginnen sie mit allmählichem Nachlassen des Appetits bei gleichbleibendem oder vermehrtem Durst und zurückgehendem Kotabsatz. Innerhalb von 4 bis 5 Tagen zeigt sich dann eine deutliche Zunahme des Leibumfanges, die zum Teil durch die Labmagenerweiterung, vor allem aber durch die breiig-flüssige und nicht selten mit rezidivierender Tympanie verbundene Überladung des Pansens hervorgerufen wird. Bei Patienten mit dünner und weicher Bauchwand läßt sich der angeschoppte Labmagen unterhalb des rechten Rippenbogens palpieren, wenn sie nicht gerade hochtragend sind; zuweilen ist das auf dem Boden der Abdominalhöhle liegende stark erweiterte Organ auch vom Mastdarm aus mit den explorierenden Fingerspitzen erreichbar (Bauchdecken anheben lassen). Während die Schallperkussion meist keine verläßlichen Befunde ergibt, sind bei flüssiger Überladung mittels rechtsseitiger Schwingauskultation Plätschergeräusche auslösbar. Die Fäzes erscheinen im Endstadium des Leidens dunkelgefärbt, schmierig-trocken und schleimüberzogen.

Über die Symptome der *Labmagenerweiterung ohne Überladung* besteht bislang noch keine Klarheit.

Erkennung und Unterscheidung: Falls sich nicht aus einer Röntgenuntersuchung (Klinik) genauere Anhaltspunkte ergeben, läßt sich zu Beginn der Erkrankung bei umschriebener Vorwölbung der rechten unteren Bauchwand und deutlichem palpatorischen Befund allenfalls die Verdachtsdiagnose einer Labmagenerweiterung stellen. Lähmungen des Bauchvagus sind dann im weiteren Verlauf an ihren charakteristischen Symptomen, unter Umständen auch mit Hilfe der Atropinprobe (S. 238) zu erkennen; ihre sichere Unterscheidung von der mechanisch bedingten Magenstenose ist jedoch ebenso wie die Abgrenzung der differentialdiagnostisch mit zu berücksichtigenden Leiden (Psalterparese, S. 275; Pansendilatation infolge inaktiver Vormagenflora, S. 246; Vormagenversandung, S. 308) meist nur im Rahmen einer Probelaparotomie möglich. Gegebenenfalls ist hierfür die linksseitige Laparo-Rumentomie der Exploration von der rechten Flanke her vorzuziehen; sie gestattet nämlich nicht nur die Überprüfung des Tonus der Haubenpsalteröffnung sowie der Größenverhältnisse und des Inhalts der Vormägen, wodurch Erkennung und Beurteilung einer etwaigen vorderen funktionellen Magenstenose (S. 235) oder anderer Indigestionen erleichtert werden, sondern bietet auch (wie der operative Zugang von rechts) Gelegenheit, den Labmagen zu explorieren und zu entleeren. Bei Kälbern empfiehlt es sich dagegen, die Bauchhöhle bei begründetem Verdacht auf eine mechanische Verlegung wegen der beengten anatomischen Verhältnisse von ventral her zu eröffnen, um nach Bestätigung der Diagnose auch gleich therapeutisch vorgehen zu können.

Beurteilung und Folgekrankheiten: Dauerhafte funktionelle Pylorusstenosen sind als unheilbar anzusehen (chronisches Siechtum, Unwirtschaftlichkeit). Vollständige mechanische Verstopfungen des Labmagens führen in kurzer Zeit zum Tode, wenn nicht rechtzeitig chirurgisch eingegriffen wird. Partielle Verlegungen und nicht mit Überladung verbundene Dilatationen des Abomasus können längere Krankheit bedingen, unter entsprechender Behandlung aber gelegentlich auch abheilen. Bei heftiger Bewegung des Patienten (Ausgleiten und Niederstürzen) kann der stark angeschoppte Labmagen zerreißen (→ generalisierende Peritonitis mit schockartigem Exitus).

Behandlung: Für Tiere mit *vollständiger Pylorusstenose* (Vaguslähmung) kommt nur die alsbaldige Verwertung infrage. Bei *rezidivierender Labmagenstenose* sind dagegen versuchsweise folgende Maßnahmen angezeigt: Einsetzen einer temporären Pansenfistel (S. 239 f.), knappe Diät, wiederholte Übertragung von gesundem Pansensaft, Laxantien sowie parenterale Gaben von Antisympathikotonika (Ganglioplegika) und den Vitaminen des B-Komplexes (T.I.); wenn hierbei innerhalb von 2 bis 3 Wochen keine deutliche Besserung eintritt, sollte die Schlachtung vorgezogen werden.

Bei *Kälbern* mit *Labmagenanschoppung* ist im Frühstadium mitunter auf konservativem Wege Heilung zu erzielen: Diätregelung, milde Abführmittel, Absetzen etwaiger Dauermedikationen mit Antibiotika oder Sulfonamiden, mehrmalige orale Verabreichung von aktivem Pansensaft oder von Wiederkaubissen. Später bringt nur die Entleerung des Labmagens durch Abomasotomie Abhilfe, falls dieser nicht schon irreversibel überdehnt ist. Die operative Eröffnung und Ausräumung des Labmagens oder seine gründliche Ausspülung vom Pansen her (siehe S. 306) bietet auch bei *erwachsenen Patienten* Aussicht auf Erfolg, wenn die *Anschoppung mechanisch* bedingt ist (Steine, verfilztes Futter und dergleichen) und noch keine allzu starke Dilatation vorliegt; zu diesem Eingriff wird man sich vor allem dann entschließen, wenn konservative Behandlungsversuche (kräftige körperliche Bewegung, Laxantien, parenterale Gaben von Parasympathikomimetika und Elektrolytlösungen, T.I.) fehlschlagen.

SCHRIFTTUM

BAKER, G. J., & M. R. W. LEWIS (1964): A case of abomasal impaction and its surgical correction. Vet. Record 76, 416-418. — BROBERG, G. (1964): Löpmagsförstoppning. Nord. Vet.-Med. 16, 275-278. — CAKALA, S. (1966): The technique of abomasocentesis in cattle (polnisch). Med. Weter. 21, 532-534. — DIETZ, O. (1968): Die diagnostische endoomasale und endoabomasale Exploration unter Beachtung des Schlundrinnenreflexes beim erwachsenen Rind und ihre therapeutische spezifische Verwertbarkeit. 5. Int. Tag. Rinderkrkh., Opatija; Referate und Beiträge, S. 182-195. — DIETZ, O., & E. NAGEL (1966): Zur Klinik der Abomasitis (Dilatatio abomasi simplex, Geosediment-Abomasitis, Abomasitis traumatica). Ber. 4. Int. Tag. Rinderkrkh., Zürich, S. 440-456. — FOX, F. H. (1953): Abomasotomy in the calf. Proc. Book Amer. Vet. Med. Ass. 388-390. — FOX, F. H. (1965): Abomasal disorders. J. Amer. Vet. Med. Ass. 147, 383-388. — NAGEL, E. (1966): Zur Problematik der Röntgenographie des Labmagens erwachsener Rinder. Arch. Exp. Vet.-Med. 20, 609-654, 655-700. — POPE, D. C. (1961): Abomasal impaction of adult cattle. Vet. Record 73, 1174-1177. — RAO, S. V. (1966): Abomasotomy in the bovine. Indian Vet. J. 43, 67-76. — SORENSEN, J. (1959): Erkrankungen des Labmagens beim Rind. Ber. 16. Int. Tierärztl. Kongr., Madrid, 2, 147-149. — SPRATLING, F. R. (1962): Abomasal impaction. Vet. Record 74, 642. — STINSON, O. (1927): Gastrotomy in the calf. Vet. Record 7, 873-874. — STÖBER, M. (1961): Die Technik der Labmageninjektion beim Rind. Dtsch. Tierärztl. Wschr. 68, 72-75. — TAROCCO, C. (1964): Contributo alla conoscenza della patologia dell'abomaso nel bovino. Studio anatomo-clinico di un caso di stenosi pilorica associata ad occlusione intestinale. Vet. Ital. 13, 427-443. — WATERING, C. C. VAN DE, F. NEMETH & H. J. BREUKINK (1965): Een geval van lebmaagdilatatie en dislokatie naar craniaal. Tijdschr. Diergeneesk. 90, 1478-1482.

Linksseitige Labmagenverlagerung
(Dislocatio abomasi sinistra, Dilatatio et Dislocatio abomasi ad sinistram)

Wesen: Dieses Leiden ist durch eine partielle oder vollständige Verlagerung des erweiterten Labmagens zwischen Pansen und linke Bauchwand gekennzeichnet, wobei sich das dislozierte Organ infolge Gasansammlung mehr oder weniger weit nach kaudodorsal ausdehnt; das klinische Erscheinungsbild wird durch eine subakut bis chronisch verlaufende und oft mit Azetonämie verbundene Verdauungsstörung geprägt. Andere Bezeichnungen der Dislocatio abomasi sinistra sind: left displacement of the abomasum, déplacement de la caillette à la gauche, displazamiento del cuajar hacia la izquierda.

Geschichte: Im Schrifttum wird über die linksseitige Labmagenverlagerung erstmals im Jahre 1950 von BEGG aus England berichtet. MOORE, RILEY, WESTCOTT und CONNER

(1954) war sie in den USA seit 1948 bekannt; 1953 wurde in Deutschland der erste Fall von H. MÜLLER festgestellt. Möglicherweise ist das früher sicher sehr seltene Leiden aber schon 1879 von SAAKE beobachtet worden, der damals einen ‚chronischen Labmagenkatarrh' des Rindes beschrieb.

Vorkommen und Bedeutung: Die Dislocatio abomasi sinistra tritt am häufigsten und offensichtlich mit steigender Frequenz in Gebieten mit intensiver Rinderzucht und -haltung auf; außerdem sind in fast sämtlichen Teilen der Welt auch Einzelfälle ermittelt worden. Die Krankheit ist zwar nicht geschlechtsgebunden, befällt aber in erster Linie erwachsene weibliche Tiere, und zwar vor allem die Hochleistungskühe der Milchrassen (Schwarzbunte, Jerseys, Guernseys, Rote Dänen und andere mehr). Kälber können erst nach Erreichen des 3. Lebensmonats an typischer linksseitiger Verlagerung des Labmagens erkranken, sobald ihr Pansen dessen Größe überschreitet. Im übrigen werden Rinder aller Altersstufen, bevorzugt jedoch ältere laktierende Kühe betroffen. Eine Konzentration der Morbiditätsrate ist ausgangs des Winters, insbesondere während der Monate März und April festzustellen; dabei ereignet sich die Dislokation bei etwa 80 % der Patienten innerhalb des Zeitraumes von 3 Wochen vor – bis 4 Wochen nach dem Kalben. Zwischen ihrem Auftreten und bestimmten Bodenformationen oder Wirtschaftsformen waren bislang keine Wechselbeziehungen nachweisbar.

Ursachen und Krankheitsgeschehen: Normalerweise tritt der auf dem Bauchhöhlenboden liegende Labmagen mit seinem Fundusteil nach kaudal ziehend links nur teilweise unter Schleudermagen und Pansen, kreuzt dann, den Psalter umrundend, die Mittellinie und folgt mit dem Pylorusteil dem rechten Rippenbogen nach aufwärts; kranial ist der Abomasus an der Psalter-Labmagen-Verbindung ziemlich starr fixiert, während seine beiden kaudalen Drittel aufgrund ihres langen Gekröses (großes und kleines Netz) relativ leicht beweglich sind. Im Verlauf der Hochträchtigkeit wird der Labmagen nach kranial verschoben und sein Fundusabschnitt nach links abgedrängt.

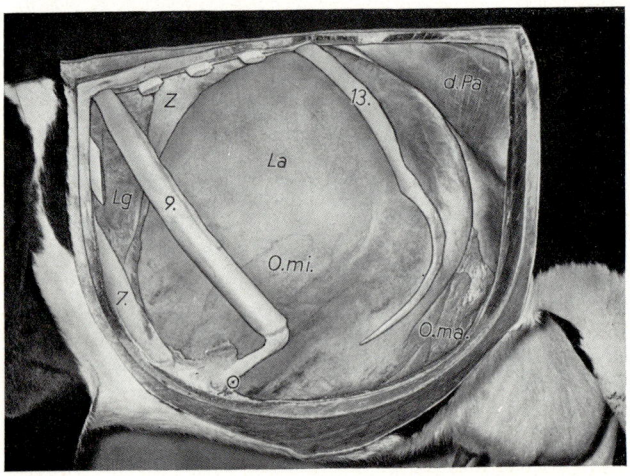

Abb. 130. Bauchsitus einer Kuh mit hochgradiger Dilatatio et Dislocatio abomasi sinistra (Ansicht von links am stehenden Tier);
7., 9., 13. = siebte, neunte und letzte Rippe;
Z = Rest des bis auf seine Kuppel abgetragenen Zwerchfells;
Lg = Zwerchfellslappen der linken Lunge;
La = Labmagen;
O. mi. und O. ma. = kleines und großes Netz;
⊙ = Pylorus;
d. Pa = dorsaler Pansensack

Von Bedeutung für die Entwicklung der linksseitigen Verlagerung ist die Tatsache, daß das Ostium omasoabomasicum nicht auf der Kuppe des Fundusteils, sondern seitlich in den Labmagen mündet; das zusammen mit dem Vormageninhalt übertretende Gas kann also nur teilweise durch den Psalter entweichen und sammelt sich deshalb in der Labmagenkuppel an. Die Gasblase wird dann zum Ausgangspunkt der Verlagerung, indem sie zunächst unter dem Schleudermagen hindurch auf die linke Seite tritt und schließlich den Labmagen mit zunehmender Gasfüllung wie die Glocke eines Gasbehälters allmählich zwischen Pansen und Bauchwand in die Höhe zieht (Abb. 130). Versuche, die Dislokation durch Einblasen von Luft in den Labmagen experimentell zu erzeugen, haben jedoch gezeigt, daß sie nur bei gleichzeitiger Dilatation oder Erschlaffung zustande zu bringen ist. Die wichtigste pathogenetische Voraussetzung ist somit das gleichzeitige Auftreten einer Gasanhäufung mit einer Erweiterung des Labmagens. Letztere wird dadurch begünstigt, daß die Wand des Fundusteils nur wenig Muskulatur, aber viel lockeres Bindegewebe enthält und daher nur eine schwache Bewegungsaktivität entfaltet.

Die Entstehungsweise der Labmagendilatation ist noch nicht völlig geklärt; gleiches gilt auch für die Frage, ob die Gasansammlung allein dem Versagen der abomasalen Motorik zuzuschreiben ist, oder ob außerdem noch Veränderungen vorliegen, die eine abnorm starke Gaszufuhr oder -bildung bedingen. Soweit bislang zu übersehen ist, scheint sich die Pathogenese des Leidens vor allem auf folgende drei Ursachengruppen zu stützen, die wechselseitig voneinander abhängig sind und von Fall zu Fall in unterschiedlichem Maße zum Zustandekommen der linksseitigen Labmagenverlagerung beitragen: Fütterung, Belastungen (Stress) und Störungen des Stoffwechsels sowie Erschöpfung des Tieres infolge anderweitiger Organ- oder Allgemeinkrankheiten. Der Schwerpunkt dieser Faktoren ist offenbar in der *Ernährung*, und zwar in der Stallration zu suchen; dabei wird nicht nur der Menge und Zusammensetzung (Eiweiß- und Fettgehalt) des Kraftfutters Bedeutung beigemessen, sondern auch dem Verhältnis der Konzentrate zum Rohfasergehalt, der Vorbereitungsfütterung und ihrer Umstellung beim Übergang von der Trockenperiode zur Laktation sowie der Zahl der täglich verabreichten Mahlzeiten und anderem mehr. Der fördernde Einfluß besonderer *Belastungen des Stoffwechsels* geht daraus hervor, daß das Leiden vor allem bei Hochleistungstieren vorkommt, wobei metabolische Störungen (Azetonurie, hypokalzämische Gebärlähmung, Tetanie) der Labmagendislokation nicht selten vorausgehen oder als deren Begleitkrankheit auftreten. Es ist sogar sehr wahrscheinlich, daß die Ketose nicht nur eine komplikative Folge, sondern auch die auslösende Ursache der Atonie und Verlagerung des Labmagens sein kann, da beide in ihrer Pathogenese weitgehend übereinstimmen (siehe S. 1052 ff.). Ähnliche Auswirkungen können schließlich offenbar noch *Erschöpfungszustände* haben, da bei manchen an Dislocatio abomasi sinistra leidenden Kühen kein Zusammenhang mit den vorgenannten Faktoren oder dem Kalbetermin, statt dessen aber eine anderweitige schwerwiegende Krankheit nachzuweisen ist, der demnach augenscheinlich kausale Bedeutung (Stresseffekt) zukommt; dabei handelt es sich meist um Leberschädigungen, Endometritis, traumatische Retikuloperitonitis, chronische Klauenleiden, Leukose und dergleichen mehr. Dagegen scheinen *mechanische Einwirkungen* (Druck der graviden Gebärmutter, Preßwehen während der Geburt, Umfang und Spannung der Leibeswand, transportbedingte Erschütterungen oder das Wälzen über den Rücken) nur eine untergeordnete Rolle zu spielen, die beim Zusammentreffen mit den übrigen Voraussetzungen allerdings bedeutungsvoll werden kann. Über eine etwaige hereditäre Disposition zur Labmagenverlagerung ist bisher wenig bekannt; da die Anlage zu hoher Milchleistung aber bekanntlich in gewissem Umfange erblich verankert ist, wäre zumindest ein indirekter Einfluß des Genotyps denkbar.

Erscheinungen: Die unkomplizierte Dislocatio abomasi sinistra beginnt gewöhnlich mit verminderter und wechselhafter, zuweilen auch völlig aussetzender Futteraufnahme, Rückgang der Tagesmilchleistung sowie Gewichtsverlust. Die Mehrzahl der Patienten befindet sich entweder im Puerperium oder steht kurz vor dem Kalben; oft äußert der Besitzer, daß die Kuh seit dem Partus schlecht frißt. Haltung und Verhalten des kranken Tieres weichen meist nur wenig von der Norm ab; mitunter sind seine Bauchdecken jedoch leicht aufgeschürzt und seine Aufmerksamkeit nicht so rege wie sonst; Koliksymptome (Unruhe, Trippeln) fehlen jedoch fast immer. Die Untersuchung von Haar, Haut, Unterhaut, des Lymphapparates sowie der Respirations- und Zirkulationsorgane ergibt in den nicht durch Begleit- oder Folgekrankheiten komplizierten Fällen keine Besonderheiten, mit Ausnahme einer bei etwa 25 % der Patienten festzustellenden Bradykardie (60 bis 40 Herzschläge pro Minute); auch die Körpertemperatur ist in der Regel normal.

Die auffälligsten Erscheinungen betreffen den Verdauungsapparat: Bei mittelgradiger, insbesondere aber bei hochgradiger Labmagendislokation zeigt der von vorn oder hinten betrachtete Leib des Tieres linkerseits eine Ausweitung im Bereich der letzten Rippen, manchmal sogar eine auffällige gleichsinnige Asymmetrie. Die linke Hungergrube ist dagegen vielfach deutlich eingefallen, wenn sich der extrem erweiterte Labmagen nicht ausnahmsweise bis in den kranialen Teil der Flanke ausgedehnt hat und hier als halbkugelförmige, die letzte Rippe mehr oder weniger weit nach kaudal überragende gashaltige Vorwölbung sichtbar und palpierbar wird. Rumination und Vormagenmotorik sind stark wechselnd. Von pathognostischer Bedeutung ist der Auskultationsbefund des Pansens: Während seine Kontraktionen normalerweise nicht nur in der linken Hungergrube, sondern auch noch weiter vorn, im rippengestützten Abschnitt der Bauchwand, zu hören sind, können sie im letztgenannten Bereich bei einer Labmagenverlagerung nicht mehr vernommen werden, da der Pansen hierbei nach medial abgedrängt ist. Statt dessen sind an dieser Stelle in Abständen von mehreren Sekunden bis einigen Minuten vereinzelte helle, hochklingende und ziemlich laute Töne zu auskultieren, deren Klang dem Eintröpfeln von Flüssigkeit in einen halb mit Wasser gefüllten Krug ähnelt. Die gleichen metallischen Plätschergeräusche lassen sich, oft in noch ausgeprägterer Form, auch künstlich hervorrufen, indem man die Bauchwand während des Auskultierens mit der Faust in Schwingungen versetzt (Schwingauskultation; Abb. 131), oder sie mit dem Stiel des Perkussionshammers, den Fingerknöcheln oder den schnippenden Fingerspitzen rings um den Phonendoskopkopf herum leicht beklopft (Perkussionsauskultation oder ‚Steelband-Effekt'; Abb. 132). Die Schallperkussion ergibt im Bereich des verlagerten Labmagens einen sich von kranioventral nach kaudodorsal erstreckenden ovalen tympanischen Bezirk unterschiedlicher Größe (anstelle der hier normalerweise vorliegenden Dämpfung; Abb. 133); bei kräftigerem Klopfen bekundet das Tier nicht selten auch leichten Schmerz. Vom Mastdarm aus ist der dislozierte Labmagen nur bei außergewöhnlich starker Dilatation (in etwa 2 %/o der Fälle) links vor dem Becken als prall mit Gas gefüllter Ballon zu palpieren; sonst bietet mitunter der zur Mitte hin abgedrängte Pansen und/oder die rechts von ihm zu fühlende straff gespannte kaudale Kante des großen Netzes Anhaltspunkte. Wenn der Labmagen schon einige Zeit lang verlagert ist, erscheinen die Fäzes vielfach dunkelgefärbt und von schmierig-pastöser Konsistenz; bei einem Viertel der Patienten sind sie jedoch normal. Ungefähr 90 %/o der kurz vor oder nach dem Kalben erkrankten Tiere weisen im Harn einen geringen bis starken Gehalt an Ketonkörpern auf; Bilirubin, Eiweiß und Indikan sind im Urin dagegen nur selten in abnormen Mengen nachweisbar. Gelegentlich finden sich bei der Blutuntersuchung Anämie, Anhydrämie, Bilirubinämie oder Elektrolytverschiebungen.

Verlauf: Bei ausbleibender Behandlung zieht sich das Leiden unter fortschreitender Abmagerung über mehrere Wochen, ausnahmsweise auch über einige Monate hin, bis der Patient an hochgradiger Erschöpfung verendet oder geschlachtet wird. Oft wird der Ausgang aber durch Komplikationen (azetonämiebedingte Leberdegeneration, perforierendes oder stark blutendes Ulkus, Labmagenruptur, Abomasitis, Peritonitis, Nekrose der Psalterblätter und ähnliches mehr) oder durch interkurrente Erkrankungen (traumatische Retikuloperitonitis, Metritis, Mastitis, Leukose und dergleichen) erheblich beschleunigt. Eine Anpassung des Tierkörpers an den Verlagerungszustand ist sehr selten; im Anfangsstadium kommt es aber wohl häufiger zur spontanen Reposition des Labmagens als bisher angenommen wurde. Der Anteil solcher Selbstheilungen beläuft sich im Krankengut der hannoverschen Rinderklinik auf 4 bis 5 %/o; in der Landpraxis dürfte er noch etwas höher liegen.

Zerlegungsbefund: Das Sektionsbild hängt im wesentlichen Maße von der Dauer der Erkrankung, etwaigen Komplikationen sowie von den mit der Tötung und Eröffnung des Tierkörpers verbundenen Manipulationen ab. Mit Ausnahme der bereits durch peritonitische Adhäsionen komplizierten Fälle ist der Labmagen nämlich nur dann noch in verlagerter Position zu finden, wenn das Tier unmittelbar nach Eintritt des Todes in Rückenlage seziert wird, ohne zuvor stark bewegt (gewälzt, transportiert) worden zu sein. Gegebenenfalls zieht das mehr oder weniger erweiterte, gasgefüllte und zweischenklig abgeknickte Organ zwischen der nach dorsal abgedrängten Haube, dem nach links mitverlagerten kleinen, weichen Psalter und dem ventralen Anfangsblindsack des Pansens hindurch zur linken Körperwand, während das Duodenum von dem ebenfalls links oder in der Mittellinie gelegenen Pylorus aus quer über den Bauchhöhlenboden

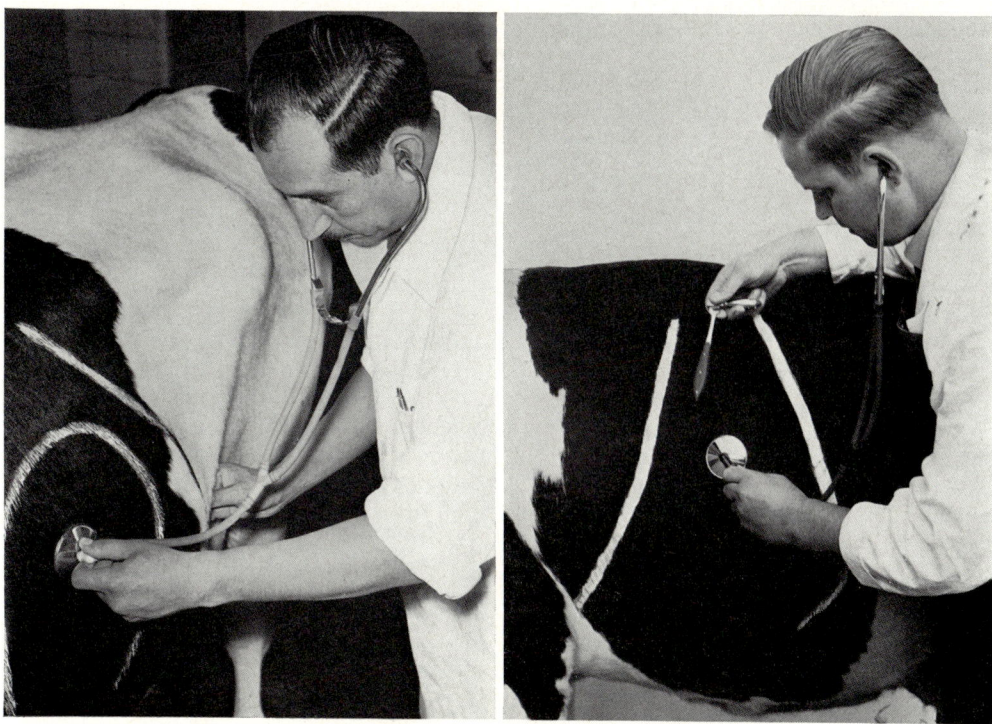

Abb. 131, 132. Links: ‚Schwingauskultation' der klingenden Töne bei linksseitiger Labmagenverlagerung; rechts: Perkussions-Auskultation zur Ermittlung des ‚Steelband-Effekts'

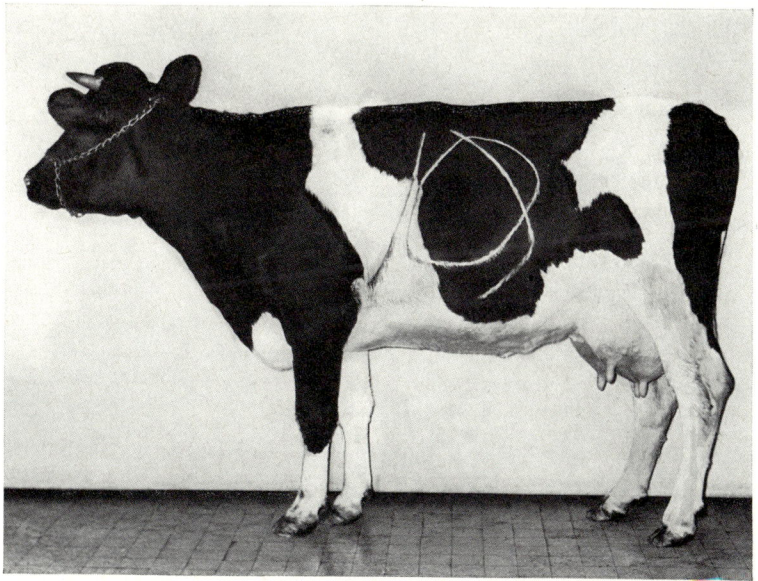

Abb. 133. Kaudale Lungengrenze (vordere Linie), tympanisches Perkussionsfeld des Labmagens (Mitte) und Rippenbogen (geknickte Linie) bei hochgradiger, in der linken Flanke als halbkugelförmige Vorwölbung in Erscheinung tretender Dislocatio abomasi sinistra

hinweg nach rechts verläuft. Die am Labmagen selbst festzustellenden Veränderungen sind wenig spezifisch (Dilatation, wenig und vorwiegend flüssiger Inhalt, Rötung und Ödematisierung der Fundusschleimhaut, der Serosa und des Netzansatzes, manchmal auch Erosionen und Ulzerationen unterschiedlichen Ausmaßes in der pars pylorica); stärkere Reizungen und Stauungen im Anfangsteil des Duodenums sowie umschriebene entzündliche Auflagerungen am parietalen Bauchfell der linken Seite können dagegen wertvolle Hinweise geben. Vielfach liegen zudem noch krankhafte Läsionen anderer Organe, insbesondere der Leber, vor.

Erkennung und Unterscheidung: Die Diagnose der Dislocatio abomasi sinistra wird nicht selten dadurch erschwert, daß Komplikationen oder anderweitige interkurrente Leiden ihr typisches Krankheitsbild überdecken oder zumindest verwischen. Daher ist die Prüfung auf eine etwaige Labmagenverlagerung (Doppelauskultation des Pansens in Höhe der rippengestützten Bauchwand *und* in der Hungergrube, Schwing- und Perkussionsauskultation) heute bei allen Allgemeinstörungen des Rindes grundsätzlich in den regulären Untersuchungsgang miteinzubeziehen. Dabei muß allerdings berücksichtigt werden, daß ähnliche hoch und metallisch klingende Töne auch bei ruhendem leeren Pansen, bei Pneumoperitoneum (etwa post operationem, infolge jauchiger Peritonitis oder im Zusammenhang mit Aszites), bei an der linken Bauchwand gelegenem peritonealen Abszeß sowie ausnahmsweise auch durch verlagerte und stark gasgefüllte Darmteile (Blinddarm) hervorgerufen werden können. Diesen Klingel- oder Plätschergeräuschen fehlt zwar häufig die glockentonähnliche Resonanz; außerdem bleibt ihre Tonhöhe gewöhnlich konstant, während sie bei Labmagenverlagerung im Verlauf der Auskultation abwechselnd ansteigt und abfällt; diese Merkmale reichen jedoch für die eindeutige Unterscheidung der vorgenannten Zustände nicht immer aus. Die Diagnose der Dislocatio abomasi sinistra kann daher nur bei gleichzeitigem Nebeneinander von hellen Tönen (rippengestützte Bauchwand) und von Pansengeräuschen (Hungergrube)

Übersicht 10.
Differentialdiagnostische Beurteilung der bei Verdacht auf Dislocatio abomasi sinistra an der linken Bauchwand zu erhebenden Auskultationsbefunde und die Möglichkeiten ihrer Klärung

Auskultationsstelle und -befund		Beurteilung (Ursache)	zur differentialdiagnostischen Klärung heranzuziehende Hilfsuntersuchungen
rippengestützte Bauchwand	Hungergrube		
Pansengeräusche	Pansengeräusche	keine Dislocatio abomasi sinistra	—
metallisch klingende Töne	Pansengeräusche	Dislocatio abomasi sinistra	—
metallisch klingende Töne	Ruhe	entweder gering- bis mittelgradige Dislocatio abomasi sinistra bei ruhendem Pansen, oder ruhender leerer Pansen	beidseitige Schwing- und Perkussionsauskultation, Lufteinblasen durch die Nasenschlundsonde bei gleichzeitiger Auskultation, rektale Bauchhöhlenexploration, Injektion von Karbaminchlorid zur Anregung der Pansenbewegungen und anschließende Doppelauskultation, Nachuntersuchung nach 24 Stunden, Labmagen- und/oder Bauchhöhlenpunktion, Laparoskopie, Probelaparotomie, (technische Einzelheiten im Text, S. 297).
metallisch klingende Töne	metallisch klingende Töne	entweder hochgradige Dislocatio abomasi sinistra, oder ruhender leerer Pansen, oder Pneumoperitoneum (Peritonitis, Aszites, Zustand nach Laparotomie), oder verlagerte Darmteile, oder intraperitonealer Abszeß	

als gesichert gelten; in allen anderen Fällen sind dagegen weitere Untersuchungen erforderlich. Die gemäß dem jeweiligen Befund zur Klärung heranzuziehenden Maßnahmen werden in der Folge im einzelnen aufgeführt sowie in Übersicht 10 zusammengefaßt dargestellt:

Nachuntersuchung nach 24 Stunden: Bis dahin haben oftmals die Vormagenbewegungen wieder eingesetzt, so daß bei der Doppelauskultation des Pansens ein eindeutiger Befund erhoben werden kann.

Subkutane Injektion von Karbaminchlorid zur Anregung der Pansentätigkeit und Wiederholung der Doppelauskultation nach dem Einsetzen der Kontraktionen (5 bis 10 Minuten post injectionem).

Wiederholtes Einblasen von Luft in den Pansen per Nasenschlundsonde bei gleichzeitiger auskultatorischer Kontrolle; dabei ist darauf zu achten, ob die Lautstärke der gluckernden Geräusche in dem eventuell von der Bauchwand abgedrängten Bereich des Pansens und in der Hungergrube auffällig differiert.

Beidseitige Schwing- und Perkussionsauskultation: Falls hierbei sowohl linker- als auch rechterseits metallisch klingende Töne feststellbar sind, kann ein Pneumoperitoneum, eine ausgeprägte Magen-Darm-Leere mit Hohlraumbildung im dorsalen Bauchhöhlenbereich oder eine enterale Gasansammlung vorliegen.

Rektale Bauchhöhlenexploration: Es ist zu prüfen, ob der Pansen, wie bei einer fortgeschrittenen Dislocatio abomasi sinistra, nach rechts abgedrängt und der kaudale Rand des großen Netzes vermehrt gespannt ist, oder ob sogar die Kuppe des hochgradig verlagerten Labmagens links zwischen Pansen und Bauchwand palpiert werden kann. Peritonitische Adhäsionen, Flüssigkeitsansammlung (Aszites, Peritonitis), fehlender intraabdominaler Unterdruck (kenntlich an der abnormen freien Bewegungsmöglichkeit der eingeführten Hand), ein wenig gefüllter (gespannter) Pansen mit dorsaler Gasblase oder gasgefüllte Darmteile lassen vermuten, daß die (dann oft auf gleicher Klanghöhe bleibenden) metallischen Geräusche nicht von einem dislozierten Labmagen herrühren.

Diagnostische Punktion des verlagerten Labmagens oder Bauchhöhlenpunktion: Erstere wird am ventralen Rand des bei der Perkussion tympanisch erscheinenden Bezirks in einem der letzten Interkostalräume mit einer etwa 12 cm langen Kanüle vorgenommen; positivenfalls entweicht dann entweder säuerlich-fad riechendes Gas oder Labmagensaft (eventuell nach Aspiration mit der Spritze), der einen pH-Wert zwischen 1,5 und 2,5 aufweist (der pH-Wert des Pansensafts beträgt dagegen 6 bis 7). Bei Verdacht auf Vorliegen eines Pneumoperitoneums wird eine weitlumige Kanüle in der rechten oder linken Flanke eingeführt und mit Hilfe einer Streichholzflamme, von Zigarettenrauch, einem vorgehaltenen Spiegel oder ähnlichem geprüft, ob Luft angesaugt wird (= normaler Befund), Druckgleichheit besteht oder etwa süßlich-fad stinkendes Gas ausströmt (jauchige Peritonitis oder peritonealer Abszeß); Dickdarmgas hat dagegen einen mehr fäkalen Geruch.

Laparoskopische Untersuchung des Spaltes zwischen Pansen und linker Bauchwand. Hierzu wird nach Anlegen eines Pneumoperitoneums (Einströmenlassen von Luft durch eine an der üblichen Trokarierungsstelle in die Bauchhöhle eingestochene Hohlnadel oder durch einen 2 cm langen, durch alle Schichten der Bauchwand geführten Hautschnitt) eine etwa 12 mm weite Trokarhülse im Winkel zwischen letzter Rippe und Lendenwirbelquerfortsätzen eingeführt; der Spalt zwischen Bauchwand und Pansen läßt sich dann unter Zuhilfenahme eines dünnen Leuchtstabes (Hauptner) oder eines eingeführten Endoskopes besichtigen.

Probelaparotomie: Nach Ausschöpfung aller genannten diagnostischen Möglichkeiten bleiben nur noch Einzelfälle übrig (weniger als 1 %), bei denen zur Klärung der vorliegenden Veränderungen eine diagnostische Laparotomie notwendig wird.

Die Röntgenuntersuchung kann in entsprechend ausgestatteten Kliniken wertvollen Aufschluß geben.

Die der linksseitigen Labmagenverlagerung im äußeren Erscheinungsbild ähnelnde Reticuloperitonitis traumatica subacuta (S. 217) läßt sich mit Hilfe der Fremdkörperschmerzproben nur unsicher unterscheiden, da nach eigenen Beobachtungen mehr als die

Hälfte der an Labmagendislokation leidenden Patienten hierbei ebenfalls mehr oder weniger deutlich positiv reagiert; die Abgrenzung eines Haubentraumas kann also nur durch Ausschluß der Dislocatio abomasi sinistra erfolgen. Das gilt auch für die Erkennung der primären Azetonämie (S. 1051) und der primären alimentären Indigestionen (S. 246 ff.), die im übrigen aufgrund der Fütterungsanamnese sowie der Pansensaftprüfung zu diagnostizieren sind. Über eine etwaige Labmagenleukose (S. 61) ergeben sich Hinweise aus der Palpation der erreichbaren Lymphknoten und dem weißen Blutbild; Leberschädigungen (S. 363 ff.) gehen zwar oft mit entsprechenden Funktionsstörungen einher, sind aber nicht selten auch Begleiterscheinung einer linksseitigen Labmagenverlagerung. Bei Dislocatio abomasi dextra (S. 302) sind die typischen, metallisch klingenden Geräusche von der rechten Flanke aus zu hören; in fortgeschrittenen Fällen ist der dislozierte Labmagen dabei außerdem vom Mastdarm aus zu fühlen. Bei Torsio caeci et ansae proximalis coli (S. 322) liefert die rektale Untersuchung ebenfalls den entscheidenden Befund.

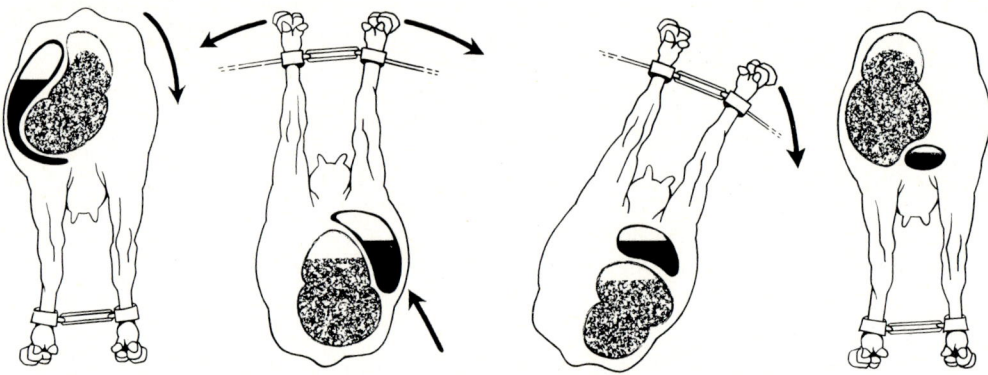

Abb. 134. Wälzmethode zur konservativen Behandlung der linksseitigen Labmagenverlagerung (schematisch); von links nach rechts: Niederschnüren des Patienten in Rückenlage, wiederholtes Umwälzen von der halbrechtsseitigen in die halblinksseitige Rückenlage unter gleichzeitiger Massage der linken Flanke in Richtung auf die Linea alba (unterer Pfeil), Weiterrollen in linke Seitenlage und Aufstehenlassen

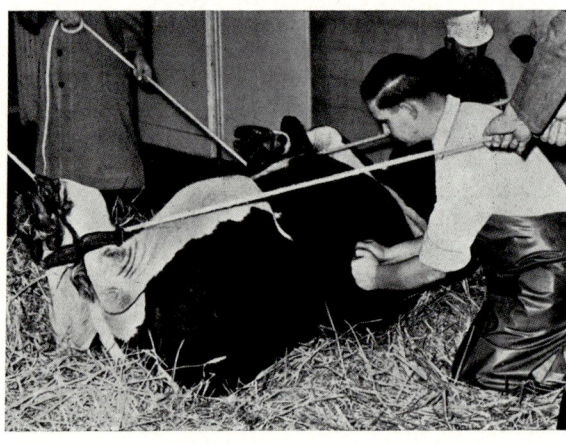

Abb. 135. Wälzen einer Kuh zur Beseitigung der Dislocatio abomasi sinistra

Behandlung und Beurteilung: Die von BEGG (1950) vereinzelt vorgenommene *Hungertherapie* (zweitägiger Entzug aller festen und flüssigen Nahrung) wird wegen der damit verbundenen Schwächung der Patienten und der geringen Erfolgsaussichten heute kaum noch angewandt. Die von BEGG und WHITEFORD (1956) beschriebene *Wälzbehandlung* ist dagegen in bestimmten Indikationen nach wie vor gebräuchlich. Hierzu wird das Tier mehrmals von der halbrechtsseitigen in die halblinksseitige Rückenlage gewälzt und seine Bauchwand dabei jeweils entlang dem linken Rippenbogen in Richtung auf den Nabel kräftig massiert (Aufstehenlassen: aus linker Seitenlage auf die

Brust wälzen; siehe Abb. 134). Dabei gelingt die Reposition des Labmagens zwar fast immer, doch tritt nur bei 20 % der schon länger erkrankten Patienten echte Dauerheilung, bei den übrigen dagegen innerhalb kurzer Zeit ein Rezidiv (erneute Verlagerung nach links, ausnahmsweise aber auch nach rechts) ein. Daher erscheint die (ein- bis zweimalige) Wälzbehandlung unter den gegenwärtigen Bedingungen nur als Versuch bei frischer Dislokation und in solchen Fällen indiziert, bei denen sich ein operativer Eingriff aus besonderen Gründen verbietet. Die Nachbehandlung ist die gleiche wie nach der chirurgischen Intervention (siehe unten).

Die *chirurgische Behandlung* gilt heute als Methode der Wahl; sie sollte mit einer wirksamen Rezidivvorbeuge verbunden werden, da sich gezeigt hat, daß bei einfacher operativ-manueller Reposition ebenfalls ziemlich oft Rückfälle auftreten. Je nach der gewählten prophylaktischen Fixationsmethode erfolgt der Zugang von der linken oder rechten Flanke her oder von der ventralen Bauchwand aus; für das Bewerkstelligen der Rückverlagerung ist er ohne wesentliche Bedeutung. Zur Vorbeuge von Rezidiven sind bislang folgende Verfahren versucht worden: Nach *Laparotomie in der linken Hungergrube* das Ablösen des großen Netzes vom Pansen (JENNINGS, 1957), die ventrale Ruminopexie (HANSEN und Mitarbeiter, 1957), die linksseitige ventrolaterale Omentopexie (STÖBER, 1962), die ventrale Omentopexie (LAGERWEIJ und NUMANS, 1962/68) sowie Eröffnung und Naht des Labmagens (STEINER, 1960); nach *ventraler oder ventrolateraler Eröffnung der Bauchhöhle* die Ruminopexie (STEERE und NEALY, 1958) und die Abomasopexie (STRAITON und McINTEE, 1959); *nach Zugang von der rechten Flanke* die Anheftung des großen oder kleinen, in Pylorusnähe erfaßten Netzes an die Bauchwand (ROSENBERGER und DIRKSEN, 1957; WOOD, 1957; WOOD und ALLISON, 1957; NUMANS, 1961) sowie die kaudoventrale Omentopexie (DIRKSEN, 1961/67).

Das letztgenannte, an der *hannoverschen Rinderklinik* entwickelte und geübte *Verfahren* gestaltet sich folgendermaßen: Der Operateur geht nach rechtsseitiger Laparotomie mit der linken Hand kaudal um das Darmkonvolut herum sowie kaudodorsal über den Pansen hinweg bis zur Kuppe des verlagerten Labmagens vor und sticht an deren höchstem Punkt eine Kanüle ein, die mit einem nach außen führenden Schlauch verbunden ist; nach dem Ablassen des Gases wird die Punktionsnadel entfernt. Darauf wird mit der Hand erneut, und zwar in kranioventraler Richtung der rechten Bauch-

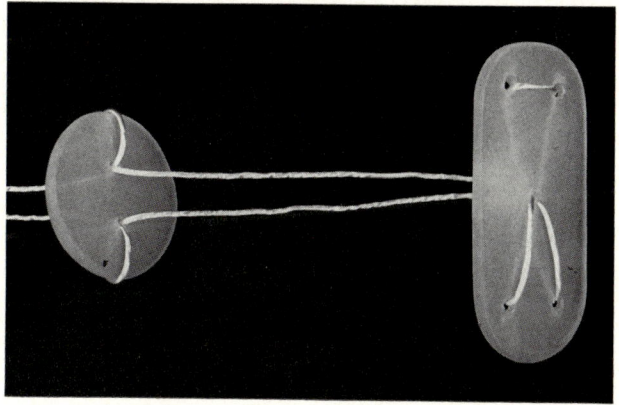

Abb. 136. Perlonscheibe (rechts) und Perlonknopf (links) mit Fadenführung für die Omentopexie zur Rezidivprophylaxe nach operativer Reposition der linksseitigen Labmagenverlagerung

wand entlang, eingegangen, um alle rechts des Pansens gelegenen lockeren Eingeweideteile nach rechts dorsal zu schieben; dabei wird zwangsläufig auch der über großes und kleines Netz mit dem Darmkonvolut verbundene Labmagen in die normale Lage zurückgezogen; seine Reposition wird durch Anheben des Psalters und Ziehen am großen Netz vervollständigt. Letzteres wird für die nun folgende Omentopexie so weit aus der Operationswunde hervorgezogen, daß die auf Abbildung 136 dargestellte mehrfach perforierte Perlonscheibe (Gummi-Bertram/Hannover) etwa eine Handbreit vom Pylorus entfernt mit Hilfe eines kräftigen Kunststoffadens in ihm verankert wer-

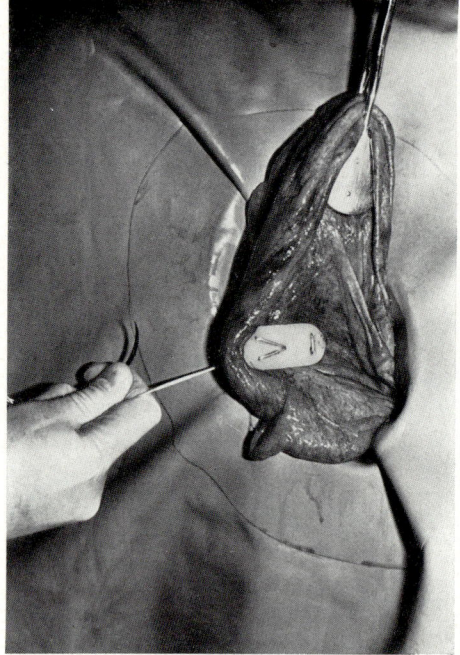
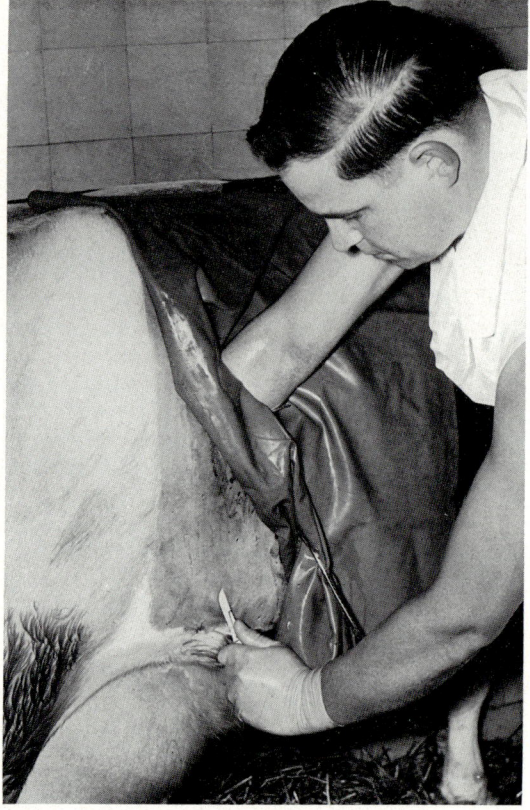
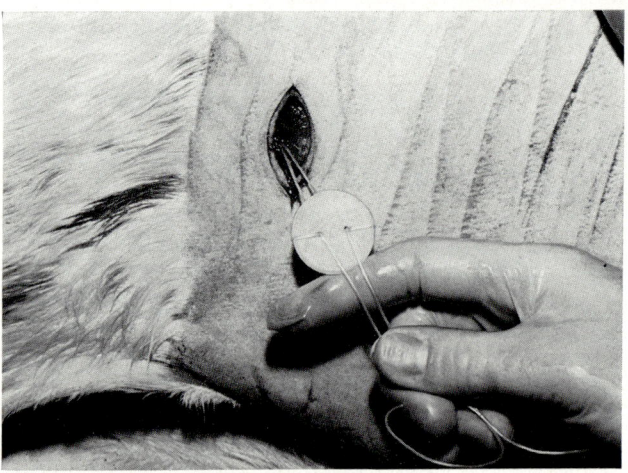

Abb. 137, 138, 139. Omentopexie zur Rezidivprophylaxe der linksseitigen Labmagenverlagerung: Links oben: Die im hervorgezogenen großen Netz des Patienten verankerte Perlonscheibe samt Faden und Nadel; rechts oben: Das Anlegen des für die Aufnahme des Perlonknopfes bestimmten Hautschnittes oberhalb der Kniefalte (rechte Hand des Operateurs mit Nadel und Faden in der Bauchhöhle zur Markierung der Schnittstelle von innen her); unten: Die subkutane Fixation des durch die Bauchwand nach außen geführten Fadens mit Hilfe des Knopfes

den kann. Die beiden freien Enden des Fadens werden nunmehr wenig oberhalb der rechten Kniefalte (kurzer Hautschnitt) durch die Bauchwand nach außen gestochen, durch einen zweiten Perlonknopf geführt, straff angezogen und verknotet; der Knopf wird subkutan versenkt (2 Hauthefte). Bei der folgenden Kontrolle der Eingeweide müssen großes Netz und innere Perlonscheibe jetzt engen Kontakt mit der Bauchwand haben; das Gekröse soll mäßig gespannt sein. Nach abschließender antibiotischer Versorgung der Bauchhöhle wird die Laparotomiewunde in der üblichen Weise durch Zwei- oder Dreischichtennaht verschlossen. Dabei empfiehlt es sich, die während des Eingriffes in die Peritonealhöhle eingedrungene Luft durch Anhebenlassen der Bauchdecken (gegen Ende der Naht und bis zu deren Abschluß) oder durch Absaugen mit Kanüle, Schlauch und Saugpumpe (nach dem Verknoten der Naht) so weit wie möglich zu entfernen, um den intraabdominalen Unterdruck wiederherzustellen; es hat sich nämlich gezeigt, daß die Verdauungstätigkeit bei Unterlassung dieser Maßnahme mitunter nur verzögert einsetzt oder unzulänglich bleibt.

Bei der *Utrechter Methode* erfolgt die Omentopexie dagegen nach linksseitiger Eröffnung, wobei etwas weiter ventral eingeschnitten wird als für die Rumentomie. Danach durchsticht der Operateur zunächst mehrmals das in Nähe der großen Kurvatur des Labmagens erfaßte große Netz und führt die beiden freien Enden des Kunststofffadens (nach Reposition des Organs) etwa 15 cm kranial des Nabels in der Mittellinie durch die Bauchwand nach außen, um sie hier auf der Haut zu verknoten. Zur Erleichterung der intraperitonealen Manipulationen werden die auf die Fadenenden aufgezogenen Heftnadeln vor dem Eingehen in die Bauchhöhle mit ihrer Spitze in kleine Gummistopfen eingestochen. Das äußerlich zugängliche Fixationsheft wird nach 10 Tagen entfernt.

Nach dem operativen Eingriff wird der Patient auf rauhfutterreiche Kost gesetzt; bei Bedarf erhält er außerdem gesunden Pansensaft (3 bis 5 Liter) und Karminativa (10 bis 20 g Radix gentianae, DIERNHOFER'sche Mischung, Anamas-Jacobi oder dergleichen) per os verabreicht. Außerdem sind roborierende Mittel und Stimulantien des vegetativen Systems (ACTH, Glukokortikoide, Kalziumboroglukonat, Phosphatsalzlösungen, Polyvitaminpräparate; T. I.) sowie Leberschutzmaßnahmen (Traubenzucker, Azetylmethionin, Vitamin B_{12}) und Korrekturen etwaiger erkennbarer Veränderungen der Blutzusammensetzung angezeigt (Bluttransfusion bei Anämie, parenterale Flüssigkeitszufuhr in Form von Elektrolytlösungen bei Anhydrämie).

Die *Heilungsquote* beträgt für operable Fälle bei Anwendung eines geeigneten chirurgischen Behandlungsverfahrens mehr als 90 %. Ein Teil der Patienten muß allerdings wegen schwerwiegender, oft auf zu späte Erkennung des Leidens zurückzuführender Komplikationen (Leberschädigung, periabomasale Bauchfellentzündung und ähnliches mehr) unbehandelt verwertet werden. Falls sich der reponierte Labmagen trotz der getroffenen Fixationsmaßnahmen früher oder später (insbesondere nach dem folgenden Partus) wieder verlagert, ist die nochmalige Operation durchaus indiziert.

Vorbeuge: Eine sichere Prophylaxe der Dislocatio abomasi sinistra ist zwar noch nicht bekannt; im Hinblick auf die bisherigen Kenntnisse ihrer Pathogenese erscheint es aber zweckmäßig, folgende Punkte zu beachten: Fütterung der Milchkühe vor und nach dem Kalben entsprechend ihrem Bedarf beziehungsweise ihrer Leistung (zum Beispiel gemäß den Normen der DLG); vielseitige, vor allem aber wiederkäuergerechte Zusammensetzung der Ration (mit 18 bis 20 % Rohfaser in der Gesamt-Trockensubstanz); allmähliche, etwa 14 Tage vor dem Kalbetermin beginnende Umstellung der Ernährung, wobei die prozentualen Anteile an Rohfaser, leichtverdaulichen Kohlenhydraten und verdaulichem Eiweiß schon vor dem Partus etwa denjenigen im späteren Leistungsfutter entsprechen sollten, ohne daß dabei der Bedarf für trockenstehende Kühe überschritten wird; der Fettgehalt des bei gefährdeten hochproduktiven Kühen möglichst auf 3 bis 4 Mahlzeiten zu verteilenden Kraftfutters sollte nicht mehr als 5 bis 6 % (in der Gesamtration maximal 800 g) betragen. Außerdem sind alle ungewöhnlichen Belastungen (Transport, Stallwechsel und dergleichen) während der Hochträchtigkeit und der beginnenden Laktation tunlichst zu vermeiden; für die während dieses Zeitraumes am niedergeschnürten Tier vorzunehmenden tierärztlichen Eingriffe sollte stets die linke Seitenlage gewählt werden.

SCHRIFTTUM

Aare Jensen, E., & P. Malling Olsen (1965): Om hyppighed, forløb og terapi ved venstresidig løbedislokation. Medl. Danske Dyrlægeforen. *48*, 763-765. — Albert, T. F., & D. B. Ramey (1968): Apparent asymptomatic left abomasal displacement in a cow. J. Amer. Vet. Med. Ass. *152*, 1125-1130. — Breuking, H. J., & J. Kroneman (1963): The 'steelband-effect', a new diagnostic aid in inspection of the cow concerning the presence of abomasal dilatation and/or dislocation. Tijdschr. Diergeneesk. *88*, 282-291. — Dirksen, G. (1961): Die Erweiterung, Verlagerung und Drehung des Labmagens beim Rind. Zbl. Vet.-Med. *8*, 934-1015. — Dirksen, G. (1967): Gegenwärtiger Stand der Diagnostik, Therapie und Prophylaxe der Dislocatio abomasi sinistra des Rindes. Dtsch. Tierärztl. Wschr. *74*, 625-633. — Exel, G. A., van (1969): De niet-operatieve behandeling van de lebmaag-dislocatie bij het rund. Tijdschr. Diergeneesk. *94*, 267. — Fox, F. H. (1965): Abomasal disorders. J. Amer. Vet. Med. Ass. *147*, 383-388. — Holcombe, R. B. (1963): Konservative Behandlung bei Erweiterung und Dislokation des Labmagens vom Rind. Tierärztl. Umschau *18*, 130-137. — Lagerweij, E., & S. R. Numans (1962): Die operatieve behandlingsmethoden van en gedisloceerde lebmaag bij het rund. Tijdschr. Diergeneesk. *87*, 328-337. — Lagerweij, E., & S. R. Numans (1968): Die operatieve behandeling van le lebmaag-dislocatie bij het rund volgens de ‚Utrechtse methode'. Tijdschr. Diergeneesk. *93*, 366-376. — Nagel, E. (1964): Zur Problematik der Röntgenographie des Labmagens erwachsener Rinder. Arch. Exp. Vet. Med. *20*, 609-700. — Neal, P. A. (1964): Some clinical observations on the etiology of displacement of the abomasum in the dairy cow. Nord. Vet. Med. *16*: Suppl. 1, 361-366. — Pinsent, P. J. N., P. A. Neal & H. E. Ritchie (1961): Displacement of the bovine abomasum: A review of 80 clinical cases. Vet. Record *73*, 729-735. — Poulsen, I. S. D. (1967): Dilatatio et dislocatio ad sinistram abomasi bovis; a clinical-biochemical study. Nord. Vet.-Med. *19*, 313-345. — Robertson, J. M. (1966): Left displacement of the bovine abomasum: An epidemiologic and clinical study. Thesis, Univ. Pennsylvania. — Sack, W. O. (1968): Abdominal topography of a cow with left abomasal displacement. Amer. J. Vet. Res. *29*, 1567-1576. — Svendsen, P. (1966): Dilatatio et dislocatio abomasi ad sinistram. Nord. Vet.-Med. *18*, 108-114. — Wilkens, H., & G. Dirksen (1964): Beitrag zur Topographie der Dislocatio abomasi sinistra. Berl. Münch. Tierärztl. Wschr. *77*, 66-69.

Rechtsseitige Labmagenverlagerung ohne und mit Drehung
(Dislocatio abomasi dextra sine aut cum torsione,
Dilatatio et Dislocatio abomasi ad dextram sine aut cum torsione)

Wesen: Dieses Leiden beruht auf einer rechtsseitigen Verlagerung (Dislocatio) des erweiterten, stark mit Gas und Flüssigkeit gefüllten Labmagens (Dilatatio), wobei dieser zwischen Darmscheibe und rechte Bauchwand tritt und sich in einem Teil der Fälle zusätzlich um die Achse der Psalter-Labmagen-Verbindung dreht (Torsio); seine Drehung kann dabei nach rechts oder links erfolgen und extremerweise bis zu 450° betragen. Das äußere klinische Bild der torsionsfreien rechtsseitigen Labmagenverlagerung ist durch eine subakute Verdauungsstörung, dasjenige der mit Drehung verbundenen Dislokation dagegen durch bedrohliche Ileussymptome gekennzeichnet. Die fremdsprachigen Bezeichnungen dieser Krankheit sind: displacement of the abomasum to the right with or without torsion, déplacement de la caillette à la droite avec ou sans torsion, deplazamiento del cuajar hacia la derecha con o sin torsion.

Die Torsio abomasi des Kalbes unterscheidet sich von derjenigen erwachsener Rinder dadurch, daß die Drehung dabei auch ohne vorherige Verlagerung des Labmagens nach rechts eintreten kann.

Vorkommen: Das Leiden ist in Dänemark wesentlich häufiger als in anderen europäischen Ländern und wurde in überseeischen Gebieten bislang erst selten beobachtet. Im hannoverschen Krankengut stehen rechts- und linksseitige Dislokationen des Labmagens seit 10 Jahren in einem konstanten kasuistischen Zahlenverhältnis von 1 : 10. Die Verteilung der Fälle auf beide Geschlechter, Rassen, Altersstufen und Jahreszeiten entspricht weitgehend den bei der Dislocatio abomasi sinistra (S. 291) zu beobachtenden Korrelationen, doch nimmt das Rote Dänische Milchvieh bezüglich der Häufigkeit die erste Stelle ein; der vielfach festzustellende zeitliche Zusammenhang mit dem Kalbetermin ist ebenfalls beiden Krankheiten eigen. Die rechtsseitige Labmagenverlagerung tritt jedoch öfter als die linksseitige auch bei Kälbern und Färsen auf.

Ursachen und Krankheitsgeschehen: Nach Espersen (1964) ist die Verlagerung des Labmagens nach rechts nur zum Teil analog der Dislocatio abomasi sinistra auf eine primäre Atonie und Dilatation des Organes zurückzuführen; in den übrigen Fällen soll

Abb. 140, 141, 142. Lagebeziehungen des Labmagens bei Discolatio abomasi dextra (schematisch umgezeichnet nach ESPERSEN, 1961)

Abb. 140. Dislocatio abomasi dextra sine torsione;
1 = Blättermagen;
2 = der bis in die rechte Flanke aufgestiegene erweiterte Labmagen;
3 = Pylorus;
4 = Duodenum;
5 = großes Netz;
6 = Leber;
7 = rechte Niere;
8 = letzte Rippe;
9 = das bis auf seine Kuppel resezierte Zwerchfell

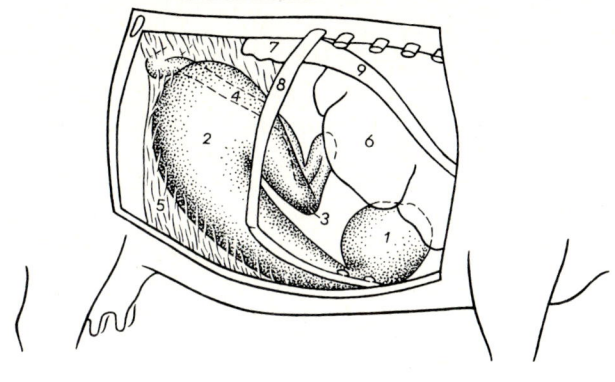

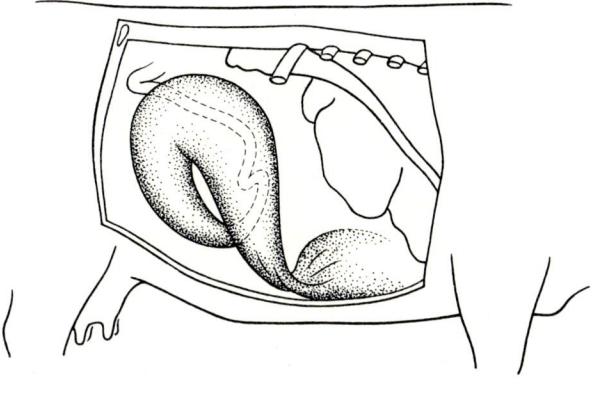

Abb. 141. Dislocatio abomasi dextra cum torsione sinistra um 180 Grad

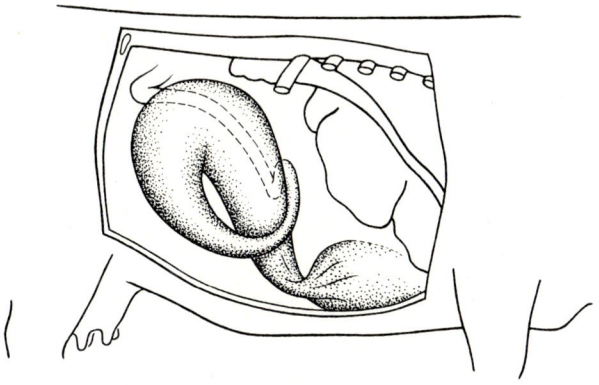

Abb. 142. Dislocatio abomasi dextra cum torsione dextra um 180 Grad (auf Abb. 141 und 142 befindet sich die Drehstelle in Höhe der Psalter-Labmagen-Öffnung)

dagegen eine mechanische Pylorusstenose infolge Sand- und Futteranschoppung oder eine Geschwürsbildung der Anlaß für die folgende Magenerweiterung sein. Nach eigenen Beobachtungen scheint der Labmagen dabei anfangs vorwiegend Gas zu enthalten, während später erhebliche Flüssigkeitsmengen (bis zu 60 Liter) anzutreffen sind. Vermutlich spielt aber auch die Gasblase eine wichtige, wenn nicht sogar ausschlaggebende Rolle für das Zustandekommen der Dislokation; die anschließende Drehung ist aus der Verschiebung des Gleichgewichtes zwischen den beiden Labmagenschenkeln im Zusammenwirken mit äußeren mechanischen Einflüssen zu erklären. Als tiefere Ursachen werden die gleichen Faktoren wie für die Entstehung der Dislocatio sinistra, und zwar vor allem die Stallfütterung mit ihren Folgen (Abomasitis, Versandung, Ulzeration) und Futterwechsel verantwortlich gemacht. Die in Dänemark festzustellende starke Häufung des Leidens ist bislang ungeklärt (regionäre Ernährungsbedingungen?, Rassendisposition?).

Erscheinungen: Zuweilen geht der klinisch manifesten Erkrankung ein unspezifisches Prodromalstadium von unterschiedlicher Dauer voraus. Im Einzelfall variiert das Krankheitsbild, je nachdem wie schnell sich die Dislokation entwickelt, und auch nach Zeitpunkt, Grad und Richtung einer etwa hinzukommenden Drehung.

Die *einfache (torsionsfreie) Dislocatio abomasi dextra* pflegt zwar ähnlich der Verlagerung nach links mit Verminderung der Freßlust, der Milchleistung und des Nährzustandes zu beginnen; das Allgemeinbefinden ist dabei jedoch schon binnen weniger (2 bis 10) Tage mittelgradig oder erheblich gestört und die Futteraufnahme vollständig unterbrochen. Die Bauchdecken der Patienten sind mäßig gespannt; im Verhalten wirken sie leidend und apathisch; ihre Körpertemperatur liegt im normalen oder subnormalen Bereich. Ob die einfache Verlagerung schon mit Kolikerscheinungen (Unruhe, Trippeln, Schlagen mit den Hinterbeinen und dergleichen) verbunden sein kann, ist nicht sicher erwiesen. Bereits nach kurzer Krankheitsdauer kann sich an der unelastischen Haut und den tiefliegenden Augen der Tiere eine zunehmende Austrocknung zeigen. Die Herzfrequenz ist nicht selten auf 100 Schläge pro Minute und mehr erhöht, ausnahmsweise aber erniedrigt; der Respirationsapparat bietet meist keine besonderen Befunde. Wiederkauen und Vormagentätigkeit sind hochgradig herabgesetzt; zuweilen besteht auch mäßige (rezidivierende) Tympanie. An spezifischen Symptomen sind bei der Untersuchung der Verdauungsorgane eine Aufbiegung der rechten abdominalen Rippen und eine Vorwölbung der Bauchwand festzustellen; außerdem wird die Labmagenkuppe bei hochgradiger Dilatation kaudal der letzten Rippe in der rechten Hungergrube sichtbar und palpierbar. Die Schallperkussion der rechten Leibeswand ergibt hinter

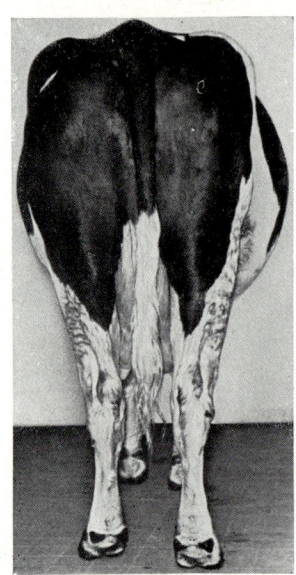

Abb. 143. Rechtsseitige Vorwölbung des Bauches und des Rippenbogens bei Dislocatio abomasi dextra

dem verkleinerten Leberfeld dorsal tympanischen Schall und ventral einer durch die letzte Rippen-Knorpelverbindung verlaufenden horizontalen Linie absolute Dämpfung. Oft bekunden die Tiere bei der Perkussion zudem leichten Schmerz. Während die im oberen Bereich der letzten rechten Rippen und der Flanke zu suchenden, hell und hoch klingenden spontanen Labmagengeräusche nur äußerst selten auskultierbar sind, lassen sich hier mit Hilfe der Schwing- und Perkussionsauskultation (S. 294) regelmäßig klingende Plätschergeräusche oder metallische Töne künstlich auslösen. Diese Geräusche bieten zwar wertvolle Hinweise, sind aber keinesfalls pathognostisch (!). In vielen Fällen liefert die rektale Bauchhöhlenexploration einen weiteren wichtigen (aber ebenfalls nicht beweisenden) Befund, wenn dabei der erweiterte Labmagen in Form eines gespannten Ballons im rechten dorsalen Bauchhöhlenquadranten, manchmal aber auch mehr ventral vor dem Becken palpierbar ist. Der Kot nimmt im fortgeschrittenen Stadium pastösschmierige Konsistenz und schwarzgrüne Färbung an oder wird in kleinen, geformten und schleimüberzogenen Ballen abgesetzt; seine Menge ist in der Regel auffällig vermindert. Bei kurz vor oder nach dem Kalben erkrankten Patienten kann der Harn abnorme Mengen von Ketonkörpern enthalten.

Die *Dislocatio abomasi dextra cum torsione* unterscheidet sich von der einfachen Verlagerung durch ihren rascheren Verlauf und die schwerwiegenderen Erscheinungen; das gilt insbesondere für Drehungen über 180 Grad. Solche Patienten wirken sehr geschwächt und leidend, stöhnen mitunter und knirschen mit den Zähnen. Im ersten

Stadium können abdominale Schmerzsymptome, wie Unruhe und Trippeln, oder sogar heftige Kolikerscheinungen (Schlagen mit den Hinterbeinen zum Bauch, Auf- und Niedergehen) zu beobachten sein. Später folgt offenbar eine Phase der Indolenz und der resorptiven Intoxikation; dabei steigt die Pulszahl auf 120 bis 160 pro Minute, das Herz wird pochend und die Schleimhäute erscheinen verwaschen-injiziert. Der Leib ist dann deutlich aufgetrieben. Die erheblich verkleinerte Leberdämpfung liegt bei beginnender Drehung wie eine Insel zwischen Lungengrenze und dem kaudal anschließenden tympanischen Schallbereich; bei ausgeprägter Torsion des Labmagens ist die Leber dagegen nicht mehr perkutierbar. Bei der Schwingauskultation (S. 294) sind deutliche Plätschergeräusche zu vernehmen; vom Mastdarm aus ist der nunmehr hochgradig dilatierte Labmagen stets zu palpieren. Das Rektum enthält nur zähen, grauen Schleim oder Spuren eines schwarzen, gelegentlich mit Blut vermischten Kotes.

Verlauf: Die einfache rechtsseitige Verlagerung des Labmagens führt bei ausbleibender Behandlung gewöhnlich zu rascher Abmagerung, Intoxikation und Tod durch Erschöpfung, aber nur selten zu chronischem Siechtum oder zu spontaner Genesung. Torsionen nehmen meist einen akuten, nach Labmagenruptur auch perakuten Verlauf mit raschem letalen Ausgang.

Erkennung: Im Anfangsstadium lenken die im Bereich der rechten Bauchwand auskultierbaren hohen Labmagentöne zusammen mit der Appetitstörung, den veränderten Ausscheidungen und den anamnestischen Angaben (Geburt, Fütterung) den Verdacht auf eine Dislocatio abomasi dextra. Um sich vor Fehldiagnosen zu schützen, muß man jedoch bedenken, daß in der rechten Flanke noch häufiger als in der linken Hungergrube (S. 296) Geräusche zu hören sein können, die den Labmagentönen zwar ähneln, aber auf anderer Ursache beruhen, zum Beispiel auf einem Pneumoperitoneum (postoperative Peritonitis), auf Aszites, gasgefüllten Darmteilen oder ähnlichem mehr. Eine sichere Diagnose ist daher vielfach nur durch Punktion oder Laparoskopie (analog zur Dislocatio abomasi sinistra, S. 297) möglich, wenn man nicht warten will, bis sich der Labmagen soweit ausgedehnt hat, daß er rektal palpierbar wird. Ein (per)akuter, mit Kolikerscheinungen verbundener Verlauf spricht für Torsio abomasi, die durch Probelaparotomie zu bestätigen ist.

Unterscheidung: Während ihrer Anfangsphase kann die rechtsseitige Labmagenverlagerung mit der linksseitigen Dislokation (S. 291), mit einer traumatischen oder alimentären Indigestion (S. 217, 246 ff.) oder mit primärer Azetonämie (S. 1051) verwechselt werden. Die Dislocatio abomasi sinistra ist an den linkerseits anstelle der Pansengeräusche hörbaren Labmagentönen zu erkennen; primäre traumatische oder alimentäre Indigestionen sind aufgrund der Fremdkörperproben oder der Pansensaftuntersuchung und der Fütterungsanamnese diagnostizierbar; primäre Azetonurien lassen sich durch den Ausschluß interkurrenter, ebenfalls mit positivem Ketonkörpertest einhergehender Leiden abgrenzen. Mit Gas- und/oder Flüssigkeitsansammlung in der Bauchhöhle, im Darm oder Uterus verbundene Krankheiten (Gastroenteritis, S. 282; Peritonitis, S. 358; Aszites, S. 361; Eihautwassersucht) können zum Teil anhand des Fehlens einer klingenden Resonanz der rechts hörbaren Geräusche, durch Rektaluntersuchung sowie Bauchhöhlenpunktion, teils jedoch nur durch Laparoskopie oder explorative Eröffnung der Bauchhöhle abgeklärt werden. Die größten differentialdiagnostischen Schwierigkeiten bereitet die Dilatatio et torsio caeci et ansae proximalis coli (S. 322); oft ist eine sichere Differenzierung aber aufgrund der vom Mastdarm zu ertastenden brotlaibähnlichen Blinddarmspitze möglich. Während eine Eihautwassersucht im Rahmen der rektalen Untersuchung gewöhnlich unschwer zu erkennen ist, gelingt die sichere Identifizierung des erweiterten und nach rechts verlagerten ventralen Pansensackes (zum Beispiel bei funktioneller Magenstenose, S. 235) nur, wenn dabei die mediale Pansenlängsfurche und damit die Verbindung des ventralen zum dorsalen Sack für die rektal explorierende Hand erreichbar ist (Bauchdecken anheben lassen). Den nur ausnahmsweise vom Mastdarm aus zu palpierenden dilatierten Psalter (S. 280) kann man oft nur nach Laparotomie eindeutig als solchen erkennen. Über andere, meist mit Kolik verbundene mechanische Ileuszustände (Darminvagination, S. 311;

Volvulus, S. 320; Darmscheibendrehung, S. 321) gibt der Rektalbefund im allgemeinen hinreichenden Aufschluß.

Zerlegungsbefund: Der erweiterte, stark mit Flüssigkeit gefüllte, ödematisierte und zuweilen auch infarzierte Labmagen ist bei der Sektion nicht zu übersehen. Nähere Einzelheiten über die hiermit verbundenen Veränderungen sind den Arbeiten von EMSBO (1943) und ESPERSEN (1961) zu entnehmen.

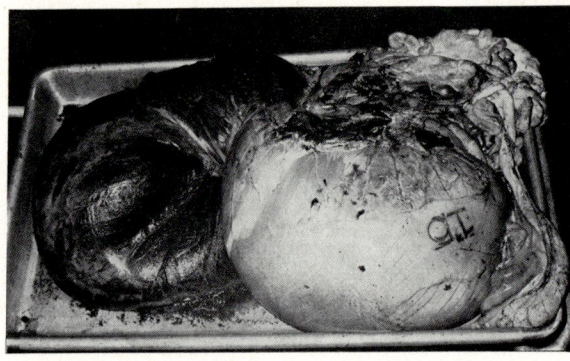

Abb. 144. Zerlegungsbefund bei Dislocatio abomasi dextra cum torsione dextra; links der infarzierte Labmagen

Behandlung und Beurteilung: Die von POULSEN (1954) vorgeschlagene versuchsweise *konservative* Therapie besteht in folgenden Maßnahmen: Die in Rückenlage gebrachte Kuh wird in seitlich schaukelnde Bewegungen versetzt, während der Tierarzt den Labmagen vom Rektum aus in Richtung Nabel drückt oder die Bauchwand in entsprechender Weise von außen her massiert; anschließend wird ein peristaltikanregendes Mittel (zum Beispiel Karbamincholinchlorid) subkutan injiziert. HOLCOMBE (1963) sah Erfolge nach zweitägigem Futterentzug bei freiem Tränkezugang verbunden mit dem Hochstellen des Vorderkörpers um 25 cm und parenteralen Injektionen von Spasmolytika (Pyrazolonderivate), Tranquilizern (Methopromazin) und Glukokortikoiden (Prednisolon); die Fütterung wurde vom 3. Tage an allmählich wieder aufgenommen.

Die *chirurgische Behandlung am stehenden Rind* (LOJE, 1945; BISCHOFF, 1950; ESPERSEN, 1961/64) erfolgt durch Entleerung und Reposition des Labmagens nach Laparotomie in der rechten Flanke. Nach Inzision parallel zur letzten Rippe und vorsichtiger Durchtrennung des parietalen Peritoneums versucht man durch manuelle Exploration der Bauchhöhle, die Lage des Organes und gegebenenfalls auch Grad und Richtung seiner Drehung zu ermitteln. Laufen die Torsionsfalten zwischen Psalter und Labmagen im Sinne eines Rechtsgewindes, so hat sich sein Fundus (vom Labmagen her gesehen) entgegen dem Uhrzeigersinn gedreht; seine (nach der Entleerung vorzunehmende) Retorsion muß dann rechtsherum erfolgen, bei linksgewundener Verdrehung aber entgegengesetzt (ESPERSEN, 1961). Vorher werden in die Labmagenwand 2 konzentrische Tabaksbeutelnähte eingezogen und deren einander gegenüberliegende Enden einem Gehilfen zum Halten übergeben. Nun schiebt man durch einen kleinen Einschnitt (im Zentrum der inneren Naht) sofort einen relativ starken Gummischlauch (Nasenschlundsonde oder ähnliches) in den Labmagen ein und verknotet den angezogenen inneren Faden. Nach Abhebern des flüssigen Inhaltes wird die Punktionsstelle mit der zweiten Tabaksbeutelnaht provisorisch verschlossen und darauf möglichst noch durch eine Lembertnaht überdeckt. Anschließend folgen Reposition des Labmagens, Psaltermassage (S. 279) und Verschluß der Laparotomiewunde. – Ist die Eröffnung der Bauchhöhle bei unklarer Diagnose von links vorgenommen worden, so kann man im Falle einer einfachen Verlagerung versuchen, den angestauten Labmageninhalt mit einer vom Pansen aus durch die Hauben-Psalteröffnung eingeführten Sonde abzuheben und durch wechselnde Warm- und Kaltwasserfüllung den Tonus des Labmagens zu steigern (DIETZ, 1968; Technik siehe S. 309).

Bei *Operation am liegenden Patienten* wird paramedian von ventral her eingegangen und eine Abomasopexie ausgeführt (Fox, 1965).

Postoperativ erhalten die Tiere gegen die oft vorliegende Hypochlorämie und Alkalose mehrere Liter Kochsalzlösung intraperitoneal, subkutan und intravenös sowie Traubenzucker- und Azetylmethioninlösung als Leberschutztherapie intravenös, ferner je nach Befund Peristaltika oder Styptika sowie Kreislaufmittel.

Die *Heilungsaussichten* sind bei der rechtsseitigen Labmagenverlagerung immer sehr vorsichtig zu beurteilen und bei geringer Kontraktionsbereitschaft des Labmagens, starker Versandung, Ödematisierung, örtlicher Peritonitis, Tympanie oder anderen Komplikationen sogar als ungünstig anzusehen. Wenn das Allgemeinbefinden des kranken Tieres bereits stark gestört erscheint, ist im allgemeinen die umgehende Schlachtung vorzuziehen.

SCHRIFTTUM

Albert, T. F., & D. B. Ramey (1964): Right-sided abomasal displacement in cattle. J. Amer. Vet. Med. Ass. *145,* 553-557. — Bischoff, P. (1950): Torsio abomasi bovis with special reference to aetiology and pathogenesis. Proc. Int. Vet. Congr., Stockholm *1,* 1040; *2,* 384. — Breukink, H. J., & J. Kroneman (1963): The ‚steelband-effect‘, a new diagnostic aid in inspection of the cow concerning the presence of abomasal dilatation and/or dislocation. Tijdschr. Diergeneesk. *88,* 282-291. — Dietz, O. (1968): Die diagnostische endoomasale und endoabomasale Exploration unter Beachtung des Schlundrinnenreflexes und der Schlundrinnenfunktion beim erwachsenen Rind und ihre therapeutische spezifische Verwertbarkeit. Ber. 5. Int. Tagung Rinderkrankh., Opatija, S. 182-195. — Dirksen, G. (1961): Die Erweiterung, Verlagerung und Drehung des Labmagens beim Rind. Zbl. Vet.-Med. *8,* 934-1015. — Emsbo, P. (1943): Løbetorsion hos kvaeget. Medl. Danske Dyrlaegeforen. *26,* 81-106. — Espersen, G. (1961): Dilatatio et dislocatio ad dextram abomasi bovis. Nord. Vet.-Med. *13:* Suppl. 1. — Espersen, G. (1964): Dilatation and displacement of the abomasum to the right flank and dilatation and dislocation of the caecum. Vet. Record *76,* 1423-1431. — Fox, F. H. (1965): Abomasal disorders. J. Amer. Vet. Med. Ass. *147,* 383-388. — Holcombe, R. B. (1963): Konservative Behandlung bei Erweiterung und Dislokation des Labmagens vom Rind. Tierärztl. Umschau *18,* 135-137. — Huskamp, B. (1965): Die Darmscheiben- und Labmagendrehung, zwei ätiologisch verwandte Erkrankungen beim Kalb. Dtsch. Tierärztl. Wschr. *72,* 38-41. — Loje, K. (1945): Torsio abomasi hos kvaeget. Mskr. Dyrlaeg. *57,* 85-98. — Poulsen, H. (1954): Metode til behandling af løbetorsion. Medl. Danske Dyrlaegeforen. *37,* 116-118.

Spezifische Entzündungen, Geschwülste und Einschnürung des Labmagens

Von 2181 im Jahre 1955 in Berlin untersuchten Schlachtrindern wiesen 4 eine *Tuberkulose* des Labmagens und 39 tuberkulöse Veränderungen der abomasalen Lymphknoten auf (Hölling, 1955). *Aktinobazilläre* Affektionen sowie *Karzinome, Sarkome* und *Adenome* des vierten Magens sind nur sehr selten beobachtet worden; in Gebieten mit starker Verbreitung der enzootischen Leukose kommt dagegen den *lympholeukotischen Tumoren* des Labmagens praktische Bedeutung zu, da dieser bei rund 80 % der leukosekranken Rinder Geschwülste aufweist, die bei etwa 60 % der Patienten auch zu klinischen Erscheinungen führen (siehe S. 61); in der Mehrzahl der Fälle erweist sich dabei auch der Lymphapparat als erkennbar beteiligt, während das weiße Blutbild nicht immer leukämisch ist. Der tumorbefallene Labmagen ist nur ausnahmsweise bei angehobenen Bauchdecken vom Mastdarm aus mit den Fingerspitzen erreichbar; mitunter verursacht er aber bei kräftiger Perkussion oder tiefer Palpation einen in der rechten Unterrippengegend lokalisierten derben Widerstand beziehungsweise Gegenstoß. Die mit den vorgenannten Veränderungen meist einhergehenden Ulzerationen der Labmagenschleimhaut bedingen als äußerlich auffallendes Symptom anhaltende oder intermittierende Schwarzfärbung des durchfälligen, pastösen oder schlechtverdauten Kotes (Meläna, S. 287). In anderweitig nicht eindeutig zu klärenden oder von einem einfachen Labmagengeschwür (S. 285) abzugrenzenden Fällen kann die Diagnose durch eine explorative Laparotomie gesichert werden.

Cordes (1963) beschreibt die sehr seltene Beobachtung einer sanduhrförmigen *Einschnürung des Labmagens* durch entzündlich-fibröse Gewebszubildungen bei einem 15 Wochen alten Aberdeen-Angus-Kalb, das an allgemeiner Erschöpfung starb. Ebenso außergewöhnlich ist die bislang erst einmal festgestellte *Einstülpung des Labmagens in den Psalter* (Robert und Meriguet, 1942).

SCHRIFTTUM

Cordes, D. O. (1963): A case of inflammatory abomasal constriction in a calf. New Zealand Vet. J. *11,* 149-151. — Hölling, E. (1955): Über die Häufigkeit des Vorkommens der Labmagentuberkulose bei Rindern und ihre fleischbeschauliche Beurteilung. Diss., Berlin. — Pötting (1909): Über Magen-

und Darmversandung beim Rindvieh. Berl. Tierärztl. Wschr. *25*, 461-462. — ROBERT & MERIGUET (1942): Invagination chez un bovin, de la caillette dans le feuillet. Rec. Méd. Vét. *118*, 203. — ZUCCHINI, O. (1931): Contributo allo studio dei tumori primitivi dello stomaco degli animali domestici. Nuova Vet. *9*, 328.

Pansen-, Labmagen- und Darmversandung
(Geosedimentum ruminis, abomasi aut intestini)

Wesen: Dieses Leiden besteht in einer abnormen Anhäufung von Sand, die entweder den gesamten Magen-Darm-Kanal oder nur einen seiner Abschnitte, nämlich Pansen und Haube, Labmagen oder Darm, betrifft; klinisch äußert sich eine solche Versandung meist in subakuten bis chronischen Verdauungsstörungen, seltener auch als (per)-akuter Darmverschluß.

Vorkommen, Ursachen: Beim Rind sind derartige Sandansammlungen vor allem während der Stallhaltung (Oktober bis Mai) mit einer Häufung im März und April zu beobachten. Dabei werden vorwiegend ältere Tiere betroffen, die über längere Zeit hinweg stark mit Erde verunreinigtes Futter erhielten (Rübenblatt, Blatt- oder Maissilage, Knollenfrüchte, Überschwemmungsgras und -heu); in trockenen, futterknappen Jahren oder beim Tränken aus seichten, versandeten Gewässern wird das Leiden gelegentlich aber auch während des sommerlichen Weidegangs beobachtet. Ein Teil der Fälle beruht schließlich offenbar auf der bei unzureichender Mineralstoff- oder Spurenelementversorgung mitunter festzustellenden lecksüchtigen Aufnahme von Erde und Sand (Geo- oder Arenophagie).

Nach den übereinstimmenden Ergebnissen der Untersuchungen verschiedener Autoren kann eine übermäßige Versandung des Labmagens nur auf der Grundlage einer vorangegangenen abomasalen Affektion (Entzündung, Geschwürsbildung, reflektorische Hemmung bei schwerer Allgemeinerkrankung) mit dadurch ausgelöster langdauernder motorischer Störung zustande kommen. Ob die Versandung der Vormägen und/oder des Darmes auf ähnlichen Voraussetzungen beruht, ist noch nicht geklärt; bezeichnenderweise gehen aber die fortgeschrittenen funktionellen Magenstenosen (S. 235) häufig auch mit Sandablagerungen in Pansen oder Haube einher; vielleicht kommt es in der Pathogenese der Geosedimententwicklung auch zur wechselseitigen Beeinflussung der einzelnen Abschnitte des Verdauungskanales. Die 35tägige experimentelle Verabreichung von bis zu 10 kg Sand pro Tier und Tag wurde von gesunden Rindern ohne nachteilige Folgen vertragen (SVENDSEN, 1965).

Über die Häufigkeit des Leidens liegen bislang nur für die Versandung des Labmagens Angaben von SORENSEN (1959) vor, der während der Jahre 1939 bis 1957 auf Seeland (Dänemark) bei 175 von 8854 sezierten Rindern ein abomasales Geosediment als Todesursache ermittelte; die dabei im Labmagen vorgefundenen Sandmengen variierten von 0,95 bis 15 kg.

Erscheinungen: In Zusammenhang mit der *Versandung der Vormägen* sind allmählich zurückgehende Freßlust, Nachlassen der Pansentätigkeit, rezidivierende Tympanie, Speicheln und leeres Kauen, leichter Durchfall, sandhaltiger Kot sowie Ruminitis beobachtet worden. Mit Rücksicht auf die erwähnten neueren Erkenntnisse über die Pathogenese der abomasalen Sandablagerungen erscheint es allerdings fraglich, ob es sich hierbei wirklich um die Folgen und nicht vielleicht um die Ursachen der Geosedimentbildung gehandelt hat.

Auch die *Labmagenversandung* entwickelt sich langsam unter fortschreitender Indigestion, Abmagerung und Exsikkose sowie zeitweilig oder ständig sandhaltig und zuweilen auch dunkelgefärbt erscheinendem Kot; Puls, Atmung und Körpertemperatur der Patienten sind anfangs kaum beeinflußt. Die Schwingauskultation (S. 294) ergibt in der rechten Flanke nicht selten plätschernde oder gurgelnde Geräusche. SVENDSEN (1966) nennt als Hauptsymptome die zwischen Schaufelknorpel und Nabel palpatorisch sowie perkutorisch feststellbare Krepitation, Druckempfindlichkeit und Dämpfung sowie Veränderungen im Röntgenbild. DIETZ und NAGEL (1966) fanden bei der Mehrzahl ihrer röntgenologisch untersuchten Patienten Anzeichen einer hyperplastischen Abomasitis mit hypertonischer Peristaltik, aber nur bei einem kleinen Teil der Fälle Merkmale einer Hypotonie des Labmagens.

Die Sandanschoppung im Darm betrifft vorwiegend Jejunum sowie Ileum und nimmt meist einen akuten, durch Ileuserscheinungen gekennzeichneten Verlauf mit plötzlicher Inappetenz, leichter bis mäßiger, aber anhaltender Kolik, herabgesetzter Vormagentätigkeit, vermindertem oder fehlendem Kotabsatz oder Abgang von verklumptem Sand.

Erkennung und Unterscheidung: Wenn bei stark mit Erde oder Sand verunreinigter Fütterung chronische Indigestionen mit mäßigem Durchfall und Abmagerung auftreten und die Fäzes der Tiere auffallend viel Sand enthalten, ist an eine *Geosedimentbildung in den Vormägen oder im Labmagen* zu denken; die Versandung des Kotes ist wegen der großen Sandtoleranz des Rindes diagnostisch allerdings nur mit Vorsicht verwertbar. Auch eine im Bereich der rechten Regio hypochondriaca feststellbare Schmerzempfindlichkeit und die hier etwa vorliegende umschriebene perkutorische Dämpfung sind stets mit Zurückhaltung zu beurteilen. Die palpatorisch, vor allem bei Patienten mit dünner Bauchwand, zu ermittelnde Sandkrepitation („Schneeballknirschen') ist dagegen eher geeignet, die Diagnose zu stützen. Bei *Darmversandung* ist die angeschoppte harte wurstförmige Darmschlinge zuweilen vom Mastdarm aus fühlbar; gelegentlich enthält auch das Rektum selbst anstelle von Kot nur zusammengebackenen knirschenden Sand. In allen anderweitig nicht sicher zu klärenden Fällen ergibt die explorative Laparo- oder Rumentomie eindeutige Befunde.

Beim Fehlen einer ausgeprägten sandbedingten Krepitation (in Labmagen oder Darm) sind die differentialdiagnostisch in Frage kommenden chronischen traumatischen sowie nichttraumatischen Entzündungen der Vormägen (S. 217, 232) und/oder des Bauchfells (S. 358) klinisch kaum von der Vormagenversandung zu unterscheiden. Gleiches gilt für die Abgrenzung der Labmagenulzera (S. 285) und der Abomasitiden (S. 282) von der Versandung des Labmagens, zumal erstere nicht selten als Begleit- oder Folgekrankheiten der Sedimentablagerung auftreten. Auf anderer Ursache beruhende Darmverschlüsse (S. 311 ff.) lassen sich dagegen meist aufgrund kennzeichnender rektaler Befunde ohne weiteres erkennen.

Beurteilung: Sofern sich an den beteiligten Organen infolge des Geosedimentes noch keine irreversiblen Veränderungen entwickelt haben, kann bei Vormagen- oder Labmagenversandung nach dem Absetzen des verschmutzten Futters allmählich Selbstheilung eintreten; andernfalls sterben die Patienten nach längerem Siechtum an Erschöpfung und Intoxikation. Der Sandileus führt dagegen schon binnen kurzem zu schwerer Autointoxikation mit allen Konsequenzen.

Behandlung: Bei Vormagen- oder Labmagenversandung wird zunächst versucht, das Geosediment *konservativ* durch die wiederholte orale Verabreichung von Abführmitteln (täglich 100 bis 200 g Natrium- oder Magnesiumsulfat in etwas Schleim, oder 1 Liter Paraffinum liquidum) unter gleichzeitiger parenteraler Injektion von peristaltikanregenden Medikamenten (Karbamincholinchlorid, Pilokarpin, Veratrin oder dergleichen) auf natürlichem Wege zum Abgang zu bringen (Kontrolle der Ausscheidungen). Wenn diese Therapie versagt oder das Leiden rezidiviert, empfiehlt sich die baldige Rumentomie, bei welcher der angesammelte Sand *manuell ausgeräumt* oder mittels Wasser und Schlauch *ausgespült* wird. Um das abomasale Sediment von den operativ eröffneten Vormägen aus zu beseitigen, werden zwei Nasenschlundsonden durch die Haubenpsalteröffnung in den Labmagen eingeführt, von denen dann eine zur Infusion von lauwarmem Wasser, die andere zum Absaugen des dabei aufgeschwemmten Sandes dient; das Passieren des Ostium reticulo-omasicum läßt sich durch gleichzeitiges Auslösen des Schlundrinnenreflexes erleichtern (Dietz und Nagel, 1966). Zum Entfernen gröberen Inhalts (Steinchen, zusammengeballte Ingesta) ist es besser, sich auf eine weitlumige Sonde zu beschränken, durch welche abwechselnd Wasser zugeführt und wieder abgehebert wird.

Eine andere Möglichkeit, den versandeten (oder anderweitig angeschoppten) Labmagen auszuräumen, besteht in der *Abomasotomie*. Hierzu wird der entsprechend vorbereitete Patient (Tranquilizer und Lokalanästhesie oder Narkose) in linker Seitenlage fixiert, seine Bauchhöhle rechts paramedian hinter dem Schaufelknorpel auf etwa 20 bis 25 cm Länge geradlinig (Fox, 1965; SVENDSEN, 1966) oder im Wechselschnitt eröffnet

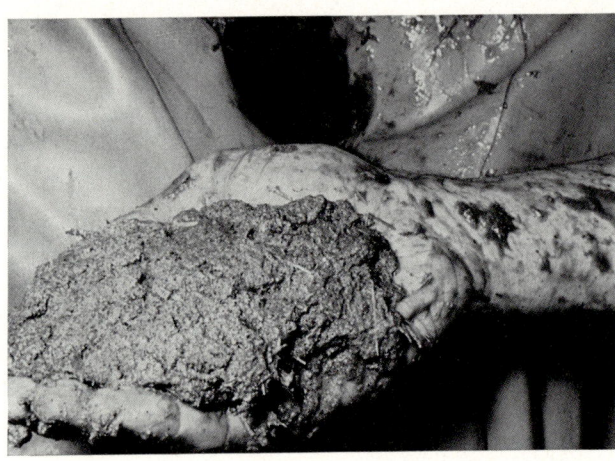

Abb. 145. Ausräumen des Sandes aus Pansen und Haube bei Geosedimentum ruminis et reticuli

(DIETZ und NAGEL, 1966) und der Labmagen vorgelagert. Nach der unter weitmöglichster Schonung seiner spiraligen Schleimhautfalten (Nekrosegefahr) entlang der großen Kurvatur erfolgenden Abomasotomie wird der Mageninhalt vorsichtig manuell und durch Spülung (Irrigator mit Schlauch) entfernt. Anschließend wird zunächst die Mukosa mit fortlaufender SCHMIEDEN'scher Naht (Chromcatgut) und darauf Muskularis mit Serosa in fortlaufender rückläufiger LEMBERT-Matratzennaht (dünnes Perlon) vereinigt. Nach Reinigung, antibiotischer Versorgung und Rücklagerung des Labmagens wird die Laparotomiewunde in drei Schichten verschlossen (Chromcatgut oder Perlon für Bauchfell und Muskulatur, kräftige Seide für die Haut).

Wird bei rechtsseitiger Laparotomie eine Sandanschoppung im Labmagen festgestellt, so kann (vor dem Entschluß zur Abomasotomie) zunächst versucht werden, das Sediment durch vorsichtige *Massage* wenigstens teilweise in den Darm zu befördern; falls dies gelingt, sind anschließend einhüllende und/oder abführende Mittel in das Lumen des Duodenums zu injizieren (100 g Natrium- oder Magnesiumsulfat in 500 ml lauwarmem Wasser, 500 ml Leinsamenschleim oder Paraffinöl). Auch bei einer im Darm gelegenen Sandobstipation erfolgt die Behandlung erst durch vorsichtiges Massieren des verstopften Darmabschnittes, bevor man – nach Mißlingen dieses Versuchs – zur Enterotomie oder zur Resektion schreitet (siehe S. 314).

Nach dem Eingriff erhält der Patient allmählich zunehmende Mengen einer ausgewogenen und vielseitigen Ration sowie mehrmals Pansensaft gesunder Spendertiere (3 bis 5 Liter); außerdem sind Bluttransfusionen und parenterale Gaben von handelsüblichen Elektrolytlösungen oder Kalziumboroglukonat sowie Kreislaufmittel angezeigt.

Die *Vorbeuge* des Leidens besteht in der Vermeidung von übermäßig mit Erde oder Sand verschmutztem Futter, insbesondere bei bereits an Verdauungsstörungen oder anderen inneren Krankheiten leidenden Tieren.

SCHRIFTTUM

BISCHOFF, P. (1957): Sand i loben — vomsnit. Medl. Danske Dyrlaegeforen. *40*, 237-238. — DIETZ, O., & E. NAGEL (1966): Zur Klinik der Abomasitis (Dilatatio abomasi simplex, Geosediment-Abomasitis, Abomasitis traumatica). Ber. 4. Int. Tag. Rinderkrkh., Zürich, S. 440-456. — Fox, F. H. (1965): Abomasal disorders. J. Amer. Med. Vet. Ass. *147*, 383-388. — PÖTTING (1909): Über Magen- und Darmversandung beim Rindvieh. Berl. Tierärztl. Wschr. *25*, 461-462. — SORENSEN, J. (1959): Diseases of the abomasum in cattle. Ber. 16. Int. Tierärztl. Kongr., Madrid 2, 147-149. — SVENDSEN, P. (1965):

Geosedimentum abomasi bovis. Nord. Vet.-Med. *17*, 500-515. — SVENDSEN, P. (1966): Geosedimentum abomasi bovis. Ber. 4. Int. Tag. Rinderkrkh., Zürich; S. 433-439.

Krankheiten des Darmes

Die auf spezifischer Ursache beruhenden Darmleiden des Rindes werden entsprechend der ätiologischen Einteilung dieses Buches im Rahmen der Infektionskrankheiten (S. 742 ff.), der Parasitosen (S. 920 ff.) sowie der Vergiftungen (S. 1120 ff.) besprochen. Die insgesamt gesehen selteneren sporadischen Darmerkrankungen sind im folgenden in Affektionen nichtentzündlicher Natur und in die verschiedenen Erscheinungsformen der Enteritis aufgegliedert worden.

Nichtentzündliche Darmerkrankungen

Darmeinschiebung (Invaginatio intestini)

Wesen: Das teleskopartige Ineinanderschieben zweier benachbarter Darmabschnitte bedingt in der Regel eine vollständige Verlegung der Darmpassage (Ileus), die mit Erscheinungen einer schweren akuten Allgemeinstörung einhergeht und bei ausbleibender operativer Behandlung fast immer tödlich endet. Dabei ist zwischen absteigenden (orthograden) und aufsteigenden (retrograden) Invaginationen zu unterscheiden; bei ersteren schiebt sich der orale Darmteil (Invaginat, Intussuszept) in den aboralen (Invaginans, Intussuszipiens), während letztere auf dem umgekehrten Vorgang beruhen (diese Form ist beim Rind aber bislang nicht beobachtet worden). Meist befindet sich die Darmeinschiebung beim Rind am Ende des Leerdarmes (Invaginatio jejunalis), insbesondere an dessen Übergang in den Hüftdarm (I. jejunoilealis), dagegen nur selten in weiter kranial gelegenen Abschnitten des Dünndarmes. Koloninvaginationen gehören bei den Boviden wegen der relativ starren Befestigung des Grimmdarmes innerhalb der Darmscheibe zu den Ausnahmen; Einstülpungen des Blinddarmes (I. caecalis, I. caecocolica) sind ebenfalls sehr ungewöhnlich.

Vorkommen: Das Leiden betrifft sowohl weibliche als auch männliche Rinder, und zwar vorzugsweise solche der Altersgruppe von 1 bis 3 Jahren; es ist hauptsächlich während der Stallhaltung, aber nur selten während des Weideganges zu beobachten. Unter dem Einfluß besonderer Umweltbedingungen (Fütterung, Haltung, Darmwurmbefall) kann es zu regionär gehäuftem Auftreten von Darmeinschiebungen kommen.

Ursachen, Krankheitsgeschehen: Ätiologie und Pathogenese der Darminvagination beruhen zwar nach allgemeinen Ansichten in Störungen der Peristaltik; die Meinungen über ihren genauen Entstehungsmechanismus sind jedoch verschieden. So wurde die Einscheidung teils auf Erschlaffung des betreffenden aboralen Darmsegments (I. paralytica), teils auf spastische Kontraktionen des oralen Abschnittes (I. spasmodica), teils aber auch auf eine Fehlsteuerung des Zusammenspiels zwischen Ring- und Längsmuskulatur zurückgeführt. Letztere soll sich dabei dergestalt auswirken, daß die nach kaudal laufende Peristaltik des aboralen Darmteiles an einem spastischen Schnürring, einer entzündlichen Schleimhautverdickung oder einer anderweitigen krankhaften Veränderung der Darmwand (Hämatom, Polypen, Zyste, Tumor) beziehungsweise an einem eingeklemmten Fremdkörper oder Parasiten einen Angriffspunkt findet, an welchem sie das Intussuszept analwärts zieht und massiert (wobei die nachdrängenden Ingesta einen gleichsinnigen Einfluß ausüben); es wird aber auch vermutet, daß sich das Invaginans aktiv in oraler Richtung über das Invaginat schieben kann.

Bei an Darminvagination leidenden Rindern werden außer den zuvor erwähnten und in Zusammenhang hiermit nur selten zu beobachtenden örtlichen Darmveränderungen ziemlich häufig multiple und oft auch verhältnismäßig große (zum Teil sogar im Darmlumen pendelnde) Oesophagostomenknötchen im Bereich der Einscheidung (vielfach ganz am Ende des Intussuszeptes) gefunden; diesen kommt daher auch nach eigener

Ansicht eine wichtige invaginationsauslösende Rolle zu. Im übrigen waren bei gegend- oder herdenweise gehäuftem Auftreten des Leidens vor allem Phytobezoare (aus bestimmten, zur Verfilzung neigenden Pflanzen) als Anlaß festzustellen. Des weiteren sind von einigen Autoren auch der Verabreichung von trockenem gehaltlosem Futter (Stroh) oder zu kalter Tränke, zugluftbedingten Abkühlungen sowie verschiedenen zentralen oder peripheren nervösen Reiz- und Lähmungszuständen ursächliche Bedeutung beigemessen worden. Dagegen haben die Besonderheiten der Gefäßversorgung an dem beim Rind in erster Linie von Invaginationen betroffenen Jejunumende (wo sich die Endzweige der A. mesenterica cranialis mit denen des Ramus iliacus der A. ileocaecalis treffen) in den ätiologischen Erörterungen bislang kaum Beachtung gefunden.

Örtlich kommt es nach Eintritt der Invagination infolge Abschnürung des miteingeschobenen Gekröses und seiner Gefäße zur Blutstauung, Ödematisierung und Schwellung des Invaginats, wodurch dieses immer fester eingeklemmt und sein Lumen meist bald völlig verschlossen wird. Später stellen sich Transsudation, Blutungen, Gangrän und zunehmende Durchlässigkeit für Bakterien samt ihren Folgen ein (umschriebene, später ausgebreitete Bauchfellentzündung mit fibrinösen Verklebungen, Autointoxikation, Sepsis, Kreislaufversagen und Tod).

Zerlegungsbefund: Die Invaginationsstelle ist wegen der halskrausenartigen Aufhängung des Leerdarmes und dem hierdurch bedingten einseitigen Zug des miteingeklemmten Gekröses meist schneckenförmig gewunden und dabei von fleischig-derber Konsistenz sowie von bläulich-roter, später aber mehr schwarzroter Farbe. An der Eintrittsstelle bildet das äußere Darmrohr einen festeren Ring, der sich am Invaginat in Form einer zirkulären, hell-anämischen Zone abzeichnet. Die Länge des eingeschobenen Darmstückes kann wenige Zentimeter bis zu 2 Meter betragen.

Erscheinungen und Verlauf: Bei der Darminvagination des Rindes sind gewöhnlich drei Krankheitsphasen zu unterscheiden. Im ersten, 2 bis 6, längstens aber 12 Stunden dauernden Stadium zeigen die Tiere je nach Temperament und Ausmaß der Einstülpung aus voller Gesundheit heraus plötzlich Koliksymptome unterschiedlichen Grades: Unruhe, Trippeln, Hin- und Hertreten, Umschauen zum Leib, Schlagen mit dem Schwanz oder Auf- und Niedergehen, Wälzen, krampfartiges Anziehen und Ausschlagen der Hinterbeine, Schweißausbruch, ächzendes Stöhnen, Zähneknirschen, Pressen auf Kot und Harn und ähnliches mehr. Ihr Blick ist ängstlich-starr, Kopf und Hals sind gestreckt, die Bauchdecken deutlich gespannt; Futter wird ganz verschmäht, Tränke gewöhnlich noch aufgenommen. Puls und Atmung sind vermehrt; die Körpertemperatur bewegt sich im normalen Bereich. Im Rektum ist im Anfangsstadium zwar oft noch normaler, aus den kaudal der Abschnürungsstelle gelegenen Darmabschnitten stammender Kot vorhanden; vielfach ist die Invaginationsstelle aber bei der rektalen Exploration als vor dem Becken gelegenes, bewegliches kinds- bis mannskopfgroßes, derb-wurstförmiges oder spiralig gewundenes und mitunter schmerzhaftes Gebilde feststellbar, neben dem sich gespannte Gekrösstränge befinden. Bei Hochträchtigkeit und bei den sehr seltenen weiter oral gelegenen Einschiebungen können derartige palpierbare Veränderungen allerdings fehlen (Bauchdecken anheben lassen).

In der folgenden und etwa bis zum 4. Tag anhaltenden 2. Phase, dem ‚Stadium des fehlenden Kotabsatzes‘, tritt in der Regel völlige Beruhigung oder ausgesprochene Apathie ein; gleichzeitig geht die Bauchdeckenspannung zurück. Manchmal setzen vorübergehend wieder schwache Pansenkontraktionen ein; ab und an wird sogar etwas Futter aufgenommen. Das Wiederkauen bleibt jedoch trotz gefüllter Vormägen weiter unterdrückt. Im ganzen machen die Patienten nun einen abgeschlagenen, erheblich gestörten Eindruck und rühren sich aktiv kaum von der Stelle. Ihr Rektum enthält jetzt nur pappigen, anfangs grauweiß erscheinenden, später aber mit schwarzrotem Blut vermischten Schleim, der selbst bei sonst negativem Befund auf einen Darmverschluß hinweist.

Vom 3. bis 4. Krankheitstag an stellen sich im letzten Stadium (Infarzierung) Erscheinungen der zunehmenden Intoxikation und Sepsis ein: Körpertemperatur, Atem- und Pulsfrequenz steigen an; die Herztöne werden zunächst pochend, später dagegen schwach und undeutlich getrennt; die Skleralgefäße sind jetzt stark injiziert und ebenso wie die Schleimhäute verwaschen. Der Puls wird klein und weich; schließlich ist er kaum noch zu fühlen. Körperoberfläche, Hörner und Ohren sind kalt, die Augen eingefallen, das Flotzmaul trocken. Zuletzt kommen die Tiere in milchfieberähnlicher Haltung zum Festliegen, bis sie nach 8 (maximal 14) Tagen im Koma sterben. Ausnahmsweise setzt schon innerhalb von 48 Stunden ein tödlich verlaufender Schock ein.

An Blutveränderungen sind vereinzelt Hyperglykämie, im fortgeschrittenen Stadium auch hypokaliämische und hypochlorämische Alkalose nachgewiesen worden; im Harn der Patienten wurde ein vermehrter Gehalt an Eiweiß, Gallenfarbstoffen und Indikan festgestellt.

Erkennung: Auch in Fällen, bei denen die invaginierten Darmteile nicht vom Rektum aus palpierbar sind, bietet das oft bedrohlich erscheinende Krankheitsbild meist genügend Anhaltspunkte, um zumindest den Verdacht auf Darmverschluß zu erheben und die unverzügliche Entscheidung zur Laparotomie (sei es zur explorativen Klärung, sei es zur chirurgischen Behebung des Leidens) treffen zu können; dieser Entschluß gründet sich dabei auf die Kolik, den fehlenden Kotabsatz, den schleimig-blutigen Mastdarminhalt und die schwere Störung des Allgemeinbefindens. Aus der Bauchhöhlenpunktion (ventral: Feststellung etwaiger Entzündungsprodukte; in der Flanke: Prüfung auf das Vorliegen eines Pneumoperitoneums) sind dann meist keine wesentlichen diagnostischen Hinweise mehr zu erwarten; in weit fortgeschrittenen Fällen ergibt sich allerdings aus der deutlichen Geruchsabweichung des Punktats die Unheilbarkeit des Zustandes. Dieser läßt sich dann jedoch in der Regel auch bei der rektalen Untersuchung erkennen (ausgedehnte peritonitische Adhäsionen). Die Vaginotomie mit anschließender manueller Austastung der Bauchhöhle bietet kaum Vorteile, da sich dieser Eingriff nicht mit der chirurgischen Behebung der Darminvagination verbinden läßt.

Unterscheidung: Die Darmeinschiebung kann mit einer Reihe anderer Krankheiten verwechselt werden, die ebenfalls mit Kolik, kolikähnlichen Symptomen und/oder abnormem rektalem Befund einhergehen.

Extraenteral bedingte Koliken lassen sich mit wenigen Ausnahmen dadurch abgrenzen, daß die Darmpassage dabei nicht unterbrochen ist und vom Mastdarm aus keine Veränderungen am Darm festzustellen sind. Hierfür kommen im einzelnen folgende Leiden in Betracht: Gallenkolik (schmerzhafte und vergrößerte Leber, Ikterus, Bilirubinämie und -urie; S. 372), ‚Sonnenbrand' (entzündliche Veränderungen der weißen Hautstellen, die meist auf hepatogener Photosensibilisierung beruhen und oft mit Gallenstauung sowie sekundärer Psalterparese verbunden sind; S. 1323), Nierenkolik (vergrößerte und empfindliche Niere, deren Renkuli undeutlich abgesetzt erscheinen; zum Teil auch Verdickung des Harnleiters; Harnveränderungen; S. 401), Blasenkolik (hochgradig gestaute Harnblase, fehlender oder behinderter Harnabsatz, Harnveränderungen; S. 401), Gebärmutterverdrehung (hochtragendes Tier; spiralige Falten an Scheide, Zervix und/oder Gebärmutterkörper; zur Gegenseite hin ziehendes, straff gespanntes breites Mutterband).

Von den im *prästomachalen* und *abomasalen* Bereich verursachten kolikartigen Zuständen sind vor allem folgende von differentialdiagnostischem Interesse: atypisch verlaufende (per)akute traumatische Retikuloperitonitiden (Fremdkörper-Schmerzproben positiv; S. 217), Pansenazidose (Fütterungsanamnese, Pansensaftprüfung; S. 252), Verlegung der Haubenpsalteröffnung (flüssige Überladung von Pansen und Haube, Exsikkose; S. 243), Psalteranschoppung (Mastdarmschleim grau, Schmerz in der rechten Unterrippengegend, Perkussionsfeld des Blättermagens vergrößert; S. 275), rechtsseitige Labmagentorsion (gespannter Ballon rechts in der Bauchhöhle, auskultatorisch Klingelgeräusche; S. 302) sowie steckende Labmagen-Fremdkörper (Klärung durch explorative Laparotomie).

Die im *Darm* selbst lokalisierten und anhand ihres charakteristischen Rektalbefundes zu erkennenden anderweitigen Ileuszustände sind im Abschnitt über die Unterscheidung der Blinddarmerweiterung und -drehung differentialdiagnostisch beschrieben (S. 324 f.).

Beurteilung: Bei ausbleibender Behandlung endet die Darminvagination gewöhnlich tödlich; kleinere Einschiebungen können sich in der Anfangsphase ausnahmsweise spontan wieder lösen. Ob auch im fortgeschrittenen Stadium gelegentlich noch Selbstheilungen (organisierte Verwachsung von Intussuszept und Intussuszipiens im Bereich der Einstülpungsstelle und anschließende Abstoßung des abgestorbenen Invaginates per vias naturales) eintreten können, ist nach wie vor umstritten, nach praktischer Erfahrung aber sehr unwahrscheinlich. Bei frühzeitigem kunstgerechten therapeutischen Eingreifen sind die Heilungsaussichten dagegen im allgemeinen günstig.

Behandlung: Bei noch im Kolikstadium befindlichen Patienten sind zwar vereinzelt Erfolge nach Injektion von Peristaltika (Karbamincholinchlorid in kleinen Dosen) beobachtet worden; dieses Vorgehen erscheint bei manifester Invagination aber kontraindiziert. Die Methode der Wahl ist die *Resektion* des betroffenen Darmabschnittes, die allerdings nur bei noch entsprechend gutem allgemeinen und lokalen Befund (Kreislauf, Bauchfellveränderungen) erfolgversprechend ist; die Zeitspanne, nach welcher sich die Chancen des operativen Eingriffs rapide verschlechtern, liegt gewöhnlich bei einer Krankheitsdauer von 4 bis 5 Tagen.

Nach Eröffnung der Bauchhöhle in der rechten Flanke des stehenden, örtlich betäubten Patienten wird der veränderte Darmteil vorgelagert. Dann kann in günstig (noch nicht infarziert) erscheinenden Fällen zunächst versucht werden, das Invaginat durch vorsichtige (!), vom Invaginans her erfolgende manuelle Druckmassage (ohne nennenswerten Zug am Intussuszept) zu lösen; falls dies gelingt, wird anschließend die Vitalität des befreiten Darmstückes geprüft (Farbe, Durchblutung, Wärme, Wandbeschaffenheit) und je nach Befund entschieden, ob es nicht doch erforderlich ist, den geschädigten Abschnitt zu resezieren. Meist ist die Lösung jedoch nicht möglich, oder es zeigen sich schon Nekrosen am Mesenterium und am Darm; dann ist die Resektion unverzüglich vorzunehmen. Hierfür hat sich folgendes, an der hannoverschen Rinderklinik seit einem Jahrzehnt geübte Verfahren der *End-zu-End-vereinigung* gut bewährt: Oberflächenanästhesie des Gekröses mit 1%igem Pantokain (außerdem je nach Bedarf ein analgetisch wirkendes Spasmolytikum in üblicher oder ein Tranquilizer in kleiner (!) Dosis intravenös); kontinuierliche, halbkreisförmig um das zu resezierende Darmstück geführte Unterbindung des Gekröses mit den darin verlaufenden Gefäßen (perforierte KOCHER-Sonde anstelle einer Nadel; Einzelknopfhefte mit Catgut Nr. 4 in Abständen von jeweils 2 bis 3 cm; Enden der 20 bis 30 cm langen Ligaturfäden nach dem Knüpfen

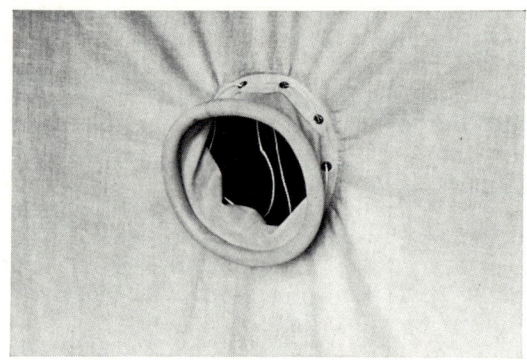

Abb. 146. Modifizierte Ringmanschette mit verschnürbarer Öffnung zur Fixation des für die Enterektomie vorgelagerten Darmabschnittes

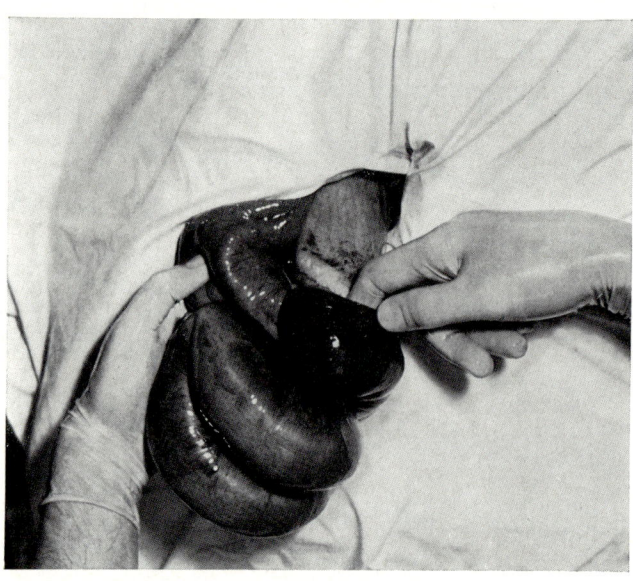

Abb. 147. Vorgelagerte Dünndarmschlingen mit der in Infarzierung begriffenen Invaginationsstelle (Zeigefinger)

Abb. 148 bis 151. Resektion des invaginierten Dünndarmteiles

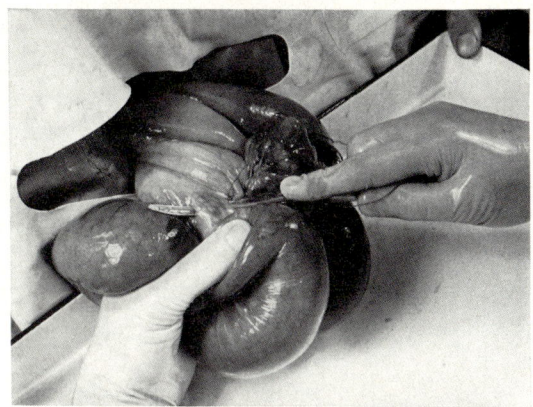

Abb. 148. Anlegen der Gekrösligaturen mit der gelochten KOCHER-Sonde; die Finger der linken Hand leiten die Spitze der Sonde so, daß Verletzungen der auf der anderen Seite des Mesenteriums liegenden Darmschlingen vermieden werden

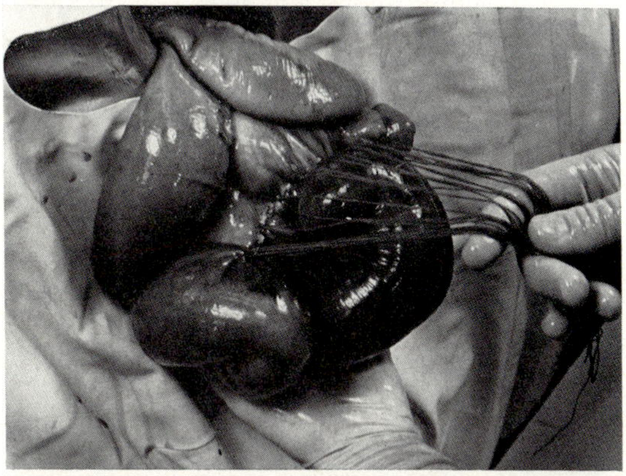

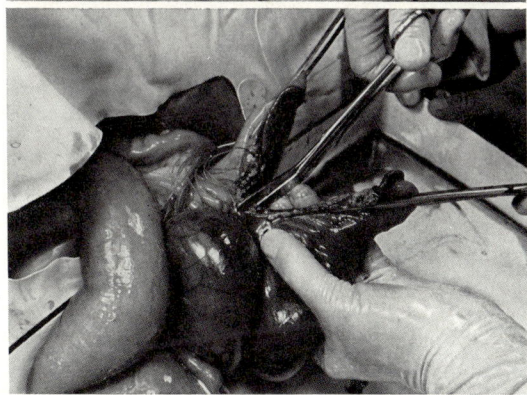

Abb. 149. Raffen der Ligaturenden vor dem Absetzen des invaginierten Darmteiles; die Gekrösligaturen laufen in einem lückenlosen halbkreisförmigen Bogen um das zu resezierende Darmstück

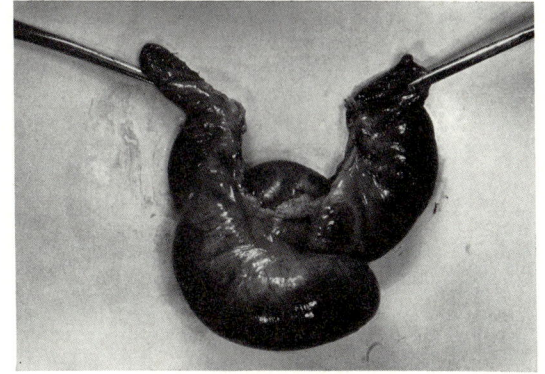

Abb. 150. Nach dem Ansetzen der Darmklemmen wird der kranke Darmabschnitt reseziert; die Schnittlinie verläuft im Gekröse wenig darmwärts der Ligaturen und parallel zu diesen

Abb. 151. Das im gesunden Bereich enterektomierte Darmstück

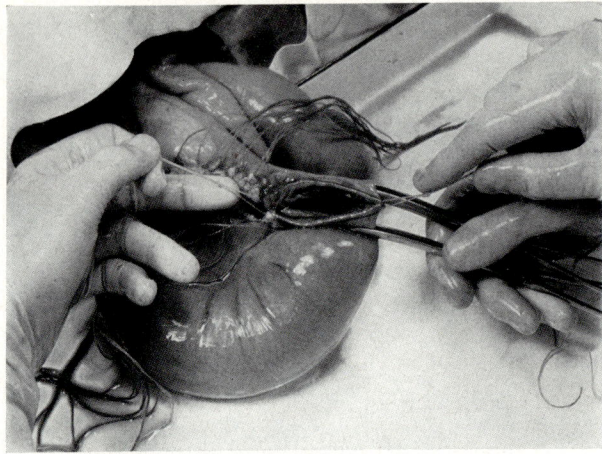

Abb. 152 bis 155. End-zu-Endvereinigung des Darmes (nach der Enterektomie)

Abb. 152. Lagerung der Darmenden für die End-zu-End-Anastomose; mesenterialer und antimesenterialer Zügelfaden werden von einem Helfer leicht gespannt gehalten, um eine möglichst weitlumige Kommunikation des Darmes sicherzustellen

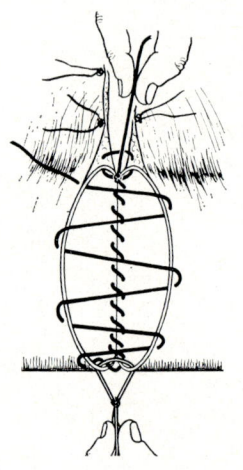 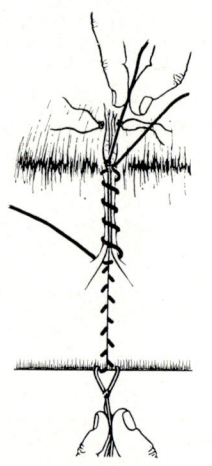

Abb. 153. Nahtführung (schematisch). Links die fortlaufende perforierende Vereinigungsnaht aller drei Darmschichten mit dem freien Ende des mesenterialen Haltezügels, die an der dem Operateur abgewandten Seite des Darmes als Kürschner-, vorn dagegen als SCHMIEDEN'sche Naht gelegt wird; rechts die abschließende fortlaufende LEMBERT-Naht der Darmserosa zur Abdeckung der ersten Naht

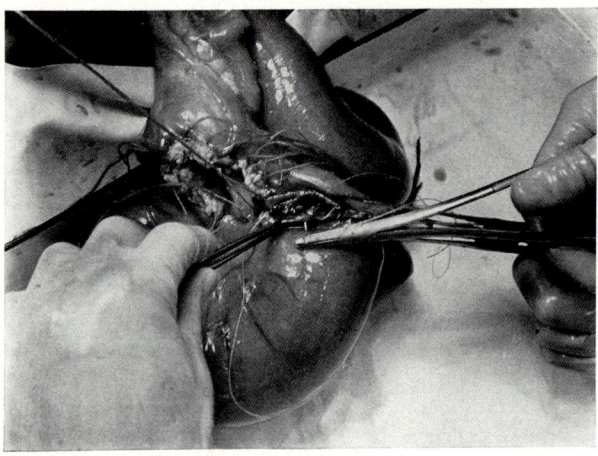

Abb. 154. End-zu-End-Vereinigung des Darmes am Patienten (SCHMIEDEN'sche Naht der Vorderwand)

nicht abschneiden); Verschluß des veränderten Darmteiles durch Aufsetzen von 2 Arterienklemmen (vor beziehungsweise hinter der Invaginationsstelle und schräg, das heißt in Verlängerung des Verlaufs der Gekrösligaturen); Anlegen der weichen Darmklemmen (je 2 Fingerbreiten oral- beziehungsweise analwärts und parallel zu den Arterienklemmen im gesunden Bereich); Absetzen des Darmstücks (schräg zwischen den beiderseits liegenden Klemmen hindurch und wenig darmwärts der Ligaturen) unter gleichzeitiger Berieselung mit körperwarmer 1 %₀iger Akridinfarbstofflösung. Nach Abtupfen der freien Darmenden Beginn der Darmnaht mit Catgut Nr. 0 vom Darmlumen aus zwischen den Blättern des Gekrösansatzes (dabei dient das überstehende Ende des Fadens als Haltezügel; Abb. 153 links); Einziehen eines zweiten Haltefadens durch die Wand

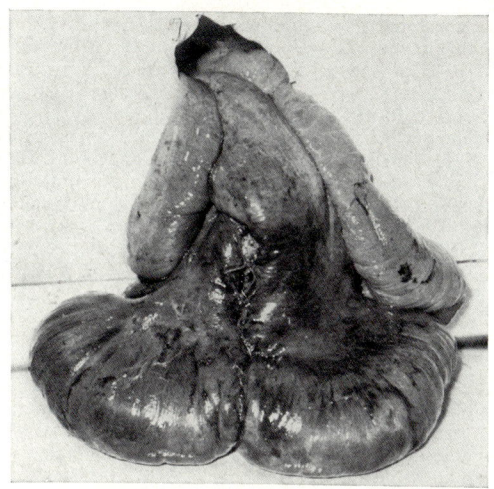

Abb. 155. Zustand bei Abschluß der Anastomose vor Rückverlagerung der Darmschlingen in die Bauchhöhle; der Gekrösdefekt ist durch Verknoten der freien Ligaturenden verschlossen worden

beider Darmenden gegenüber dem Mesenterium; Fortsetzung der perforierenden umlaufenden Dreischichtennaht (dabei wird die dem Operateur abgewandte Seite des Darmes als Kürschnernaht, die ihm zugewandte als SCHMIEDEN'sche Naht ausgeführt); Überdecken dieser ersten Vereinigungsnaht durch eine fortlaufende Serosanaht mit feinem Kunststoffaden (Abb. 153 rechts); Verschluß des Gekrösschlitzes durch gegenseitiges Verknoten der überstehenden Ligaturfadenenden; antibiotische Versorgung des Darmes und der Bauchhöhle sowie Adhäsionsprophylaxe durch intraperitoneale Applikation von 100 mg Prednisolonazetat. Vor Verschluß der Laparotomiewunde ist zu prüfen, ob eine Psalterparese (S. 275) vorliegt; falls sich der Buchmagen bei der Palpation als verhärtet und schmerzhaft erweist, muß er gründlich massiert werden, da sonst die Verdauung trotz einwandfreier Operationstechnik nicht oder nur verzögert wieder einsetzt. Nach dem Eingriff erhalten die Patienten 100 IE ACTH intramuskulär, Leberschutzmittel parenteral sowie bei Schockgefahr Bluttransfusionen oder Elektrolytlösung intravenös. Ihre Ration sollte während der nächsten Tage knapp bemessen werden und nach Möglichkeit auch Wurzelfrüchte enthalten.

Die Technik der beim Rind ebenfalls anwendbaren, aber relativ umständlichen *Seit-zu-Seitvereinigung der Darmenden* wird ausführlich von FONTENEAU (1957) beschrieben.

SCHRIFTTUM

BAUMANN, M. (1959): Über Peristaltik nach Laparotomien und ihre Anregung. Münch. Med. Wschr. *101*, 1508. — BONTZ, R. (1935): Zur Behandlung der Darminvagination. Berl. Tierärztl. Wschr. *51*, 101. — BOSHART, J. K. (1930): Telescoped intestines in cattle. Cornell Vet. *20*, 55-58. — BOUCKAERT, J. H., W. OYAERT & A. DE MOOR (1963): Darminvaginatie met subacuut verloop bij een rund. Vlaams Diergeneesk. Tijdschr. *32*, 237-243. — DIRKSEN, G. (1959): Dünndarmresektion beim Rind. Dtsch. Tierärztl. Wschr. *66*, 197-201. — DIRKSEN, G. (1959): Beitrag zur Technik der Dünndarmresektion beim Rind. Ber. 16. Int. Tierärztekongr., Madrid 2, 179-181. — DIRKSEN, G., & Y. HOUWISHI (1963): Untersuchungen über die Verhütung postoperativer Bauchfellverwachsungen mit Prednisolon und Fluorhydrocortison. 2. Versuche am Rind. Dtsch. Tierärztl. Wschr. *69*, 592-593. — EILMANN (1924): Der Scheidenschnitt als Explorativoperation zu wissenschaftlichen und praktischen Zwecken beim Rind. Arch. wiss. prakt. Tierheilk. *51*, 123-138. — FONTENEAU, M. (1956): Sur le traitement chirurgical des occlusions intestinales des bovidés. Bull. Acad. Vét. France *29*, 319-320. — FONTENEAU, M. (1957): Sur le traitement chirurgical de l'occlusion intestinale, chez les bovidés. Rev. Méd. Vét. *20*, 503-516. — GUITHARD, J. (1898): L'invagination ne se manifeste pas toujours de la même manière. Progrès Vét. *11*, 481-484. — HAMMOND, P. B., H. E. DZUIK, E. A. USENIK & C. E. STEVENS (1964): Experimental intestinal obstruction in calves. J. Comp. Pathol. Therap. *74*, 210-222. — HEINISCH, H.-M. (1960): Tierexperimentelle Untersuchungen über den Entstehungsmechanismus der passageren und der pathologischen Darminvagination. Münch. Med. Wschr. *102*, 1572-1575. — HOFLUND, Sv. (1933): Skidsnitt som diagnostisk och terapeutiskt hjälpmedel vid sjukliga tillstånd i bukhalan hos nötkreaturen. Svensk. Vet.-Tidskr. *38*, 181-190. — HOFLUND, Sv. (1948): Kolik hos idisslare. Finsk Vet.-Tidskr. *54*, 1-14. — HOFMANN, W., & E. LANZ (1966): Über die Klinik und Therapie der Verlagerungen im Magen-Darmtraktus beim Rind. Schweiz. Arch. Tierheilk. *108*, 686-695. — HUSKAMP, B. (1969): Ein Beitrag zur Differentialdiagnose bei der Kolik des Kalbes aus chirurgischer Sicht. Dtsch. Tierärztl. Wschr. *76*, 33-35. — JÖHNK, M. (1911): Die Darminvagination des Rindes. Diss., Zürich. — JÖHNK, M. (1911): Die Darminvagination des Rindes und deren operative Behandlung. Arch. wiss. prakt. Tierheilk. *37*, 547-590. — JULIAN, R. J., & T. W. HAWKE (1963): Cecalcolic intussusception in a calf. Canad. Vet. J. *4*, 54-55. — KNEPPER, R. (1963): Das pathogenetische Problem der Darminvagination. Dtsch. Tierärztl. Wschr. *70*, 452-454. — KRONEMAN, J. (1960): The results of gastro-intestinal disturbances in big domestic animals. Tijdschr. Diergeneesk. *85*, 84-93. — MOOR, A. DE, J. H. BOUCKAERT & W. OYAERT (1962): Acute darmobstructies bij het rund. Vlaams Diergeneesk. Tijdschr. *31*, 193-210. — OSBORNE, H. (1958): Ileal intussusception causing multiple losses in sheep. Austral. Vet. J. *34*, 42-43. — RÉHAULT, F. (1938): Les coliques d'invagination chez les bovidés. Thèse, Alfort. — ROSENBERGER, G., & G. DIRKSEN (1959): Darmresektion beim Rind. Film-Beiheft C 787; Inst. Wiss. Film, Göttingen; Klinik für Rinderkrankheiten, Tierärztl. Hochschule, Hannover. — SCHEUHAMMER, F. (1946): Über die Heilbarkeit der Dünndarminvagination des Rindes im Kolikstadium durch Lentin. Wien. Tierärztl. Mschr. *33*, 500-506. — SCHIAVELLI (1911): Invaginazione del intestino crasso nel bovino. Nuovo Ercolani *16*, 369. — SCHIEL, H. (1923): Die Pathologie und Therapie der Dünndarminvagination des Rindes. Schoetz, Berlin. — WALLACE, N. M., & M. D. WILLET (1959): Intussusception of the colon in a cow. New Zealand Vet. J. *7*, 53. — WEISSENBERG, Y., & A. TADMOR (1967): Experimental anastomosis of the small intestine in ruminants; a comparsion of two methods. Refuah Vet. *24*, 49-43.

Abschnürung, Einklemmung und Kompression des Darmes
(Strangulatio, Incarceratio et Compressio intestini)

Wesen: Unter einer Inkarzeration ist die Einklemmung von Darmteilen (beim Rind in der Regel des Dünndarmes) in angeborenen oder erworbenen Öffnungen der Bauchwand (Hernien, perforierende Verletzungen), des Gekröses oder des Netzes (sogenannte ‚innere Brüche', Taf. 7 a) zu verstehen; die Abschnürung des Darmes durch Gewebsstränge verschiedenster Genese wird dagegen besser als Strangulation bezeichnet. Diese Begriffe werden allerdings nicht immer streng definitionsgemäß angewandt. Die Kompression des Darmes beruht auf einer mehr flächenhaften Einengung seines Lumens durch die Druckwirkung benachbart gelegener raumfordernder Prozesse. Die Folge aller vorgenannten Zustände ist ein partieller oder vollständiger Ileus.

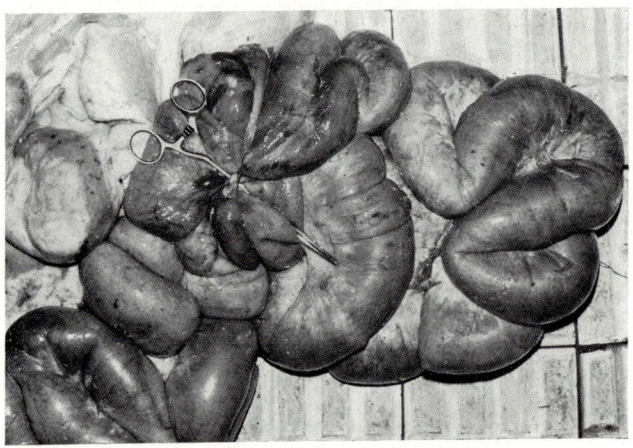

Abb. 156. Strangulation des Dünndarmes durch einen straffen, quer über die daruntergelegte Arterienklemme verlaufenden peritonitischen Bindegewebsstrang; die betroffenen Darmschlingen sind gelähmt und hochgradig erweitert

Vorkommen, Ursachen: Früher war der häufigste Anlaß für einen solchen Darmverschluß der sogenannte ‚Überwurf' des Ochsen (Strangulatio ductospermatica), nämlich das Durchtreten von Dünndarmschlingen durch Risse im Gekröse des Samenleiters. Derartige Spalten in der Plica ductus deferentis kamen vor allem beim Abreißen oder Abdrehen des Samenstrangs durch Laienkastrierer zustande; ähnliche Auswirkungen hatte auch das Zurückschnellen des Ductus deferens in die Bauchhöhle, wenn dessen

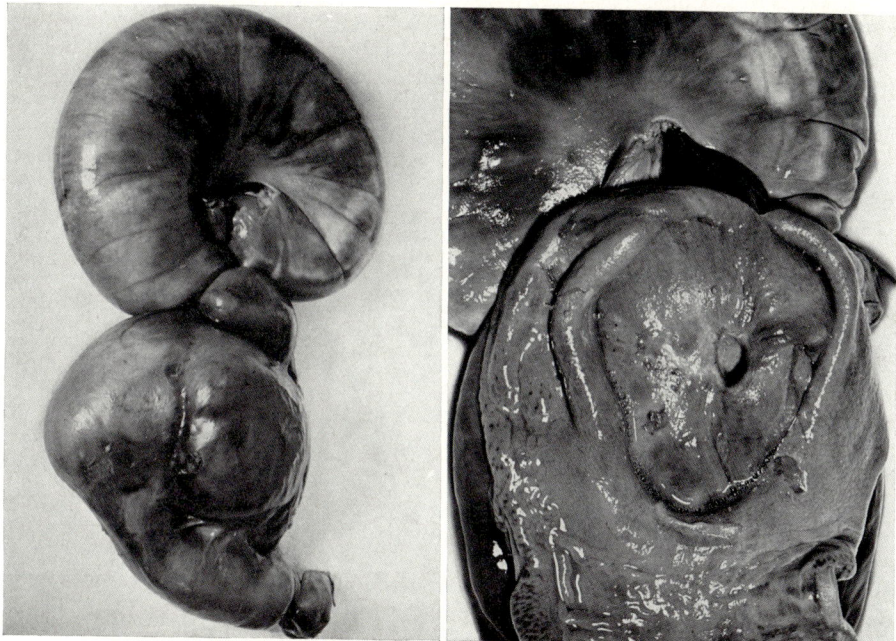

Abb. 157, 158. Dünndarmstenose infolge narbiger peritonitischer Striktur. Links das operativ entfernte Darmstück mit der Einschnürungsstelle (Mitte); rechts der eröffnete Darm, der sich oral der bleistiftstarken Stenose unter gleichzeitiger Hypertrophie seiner Muskelschicht sackförmig erweitert hat

freies Ende dann mit Nachbarorganen zu einer offenen Schlinge verklebte. Heute sind die meisten Darmstrangulationen auf peritonitisch bedingte Bindegewebsstränge zurückzuführen, die sich zwischen zwei Baucheingeweiden erstrecken oder von einem abdominalen Organ zur Bauchwand ziehen. Sie werden in Fasziolosegebieten oft von den durch die freie Peritonealhöhle wandernden Leberegelstadien verursacht; in anderen Fällen handelt es sich um die Folgen von Perimetritiden, Quetschungen des Darmes beim Kalben, Fremdkörpertraumen oder voraufgegangenen operativen Eingriffen. Anderweitige Einklemmungen oder Abschnürungen des Darmes kommen nur sehr selten zur Beobachtung, etwa in der Bruchpforte einer echten Bauchwandhernie, im Foramen epiploicum, in Rissen des Gebärmutterbandes, des Netzes, des Gekröses oder einer Harnleiterfalte; das gleiche gilt für die Strangulation durch Reste des Urachus oder der Nabelarterien. Darmkompressionen rühren gewöhnlich von im Mesenterium gelegenen Neubildungen her (Fettnekrose, Abszesse, Tumoren), können ausnahmsweise aber auch durch den Druck der hochtragenden Gebärmutter oder des stark gefüllten Pansens zustande kommen.

Erscheinungen und Verlauf gleichen im wesentlichen denen der Darminvagination (S. 311), doch kommen partielle Passagestörungen hierbei häufiger als bei den Einschiebungen des Darmes vor. Daher zieht sich das Leiden mitunter längere Zeit (Tage bis Wochen) mit anhaltender leichter oder rezidivierender mäßiger Kolik hin, wobei der Kotabgang zwar oft vermindert, aber keineswegs immer völlig unterbrochen ist. Vom Mastdarm aus fühlt man dann vor dem Becken oder andernorts in der Bauchhöhle (Abdomen erforderlichenfalls anheben lassen) meist ein aus geblähten oder angeschoppten Dünndarmschlingen bestehendes Konvolut; außerdem ist dabei nicht selten auch die Schnürstelle mit dem gespannten einengenden Strang, dem Gekrösesschlitz oder ähnlichen auslösenden Veränderungen palpierbar. Bei vollständigem Verschluß enthält der Mastdarm pappigen Schleim, aber nur selten Blut. Bei der durch mesenteriale Neubildungen verursachten Darmkompression sind in der Tiefe der Bauchhöhle vielfach harte oder sehnig-derbe Knoten unterschiedlicher Größe zu ertasten, während der Darm selbst meist keine sinnfälligen Veränderungen aufweist.

Erkennung und Unterscheidung: Die mit Kolik verbundene starke Störung des Allgemeinbefindens gibt unter Berücksichtigung des rektalen Befundes zumindest Anhaltspunkte für eine Verdachtsdiagnose; diese läßt sich bei der explorativen Laparotomie klären, welche in günstig gelagerten Fällen zudem die Möglichkeit zur Behebung des Leidens bietet. Bezüglich der differentialdiagnostisch zu berücksichtigenden Krankheiten sei auf die betreffenden Ausführungen in den Abschnitten über die Darmeinschiebung (S. 311) und die Blinddarmerweiterung (S. 322) verwiesen.

Behandlung: Versuche, den Schnürstrang vom Rektum aus zu zerreißen oder den eingeklemmten Darm auf diesem Wege zu befreien, haben kaum Aussicht auf Erfolg, bergen aber erhebliche Gefahren in sich (Komplikationen, Rezidive, Gefäßzerreißung). Daher ist zweckmäßigerweise das chirurgische Vorgehen zu wählen (rechtsseitige Laparotomie am stehenden Tier). Nach sorgfältiger Exploration der Bauchhöhle und Klärung der ileusbedingenden Ursache werden etwaige einschnürende Bindegewebsstränge mit der Schere, einem geknöpften Tenotom oder stumpf (mit dem Fingernagel oder einem Seidenfaden) durchtrennt und ihre freien Enden weitmöglichst reseziert. Eingeklemmte Darmteile lassen sich zum Teil durch vorsichtigen Zug, manchmal aber erst nach Erweiterung des umgebenden Gewebsspaltes reponieren; der betreffende Gekrösdefekt sollte zur Verhütung einer erneuten Inkarzeration möglichst vernäht werden. Das befreite Darmstück ist vor Verschluß der Bauchhöhle auf seine Lebensfähigkeit zu prüfen; bei schwerwiegender Veränderung empfiehlt sich die Resektion des erkrankten Abschnittes (S. 314). Bei einer auf Gekröseabszessen, Tumoren oder Fettnekrose beruhenden Kompressionsstenose des Darmes ist in der Regel die Schlachtung des Tieres angezeigt.

SCHRIFTTUM

Anreiter, J. (1951): Über die Strangulatio ductospermatica. Wien. Tierärztl. Mschr. *38,* 359-366. — Dierick, E. (1921): Beitrag zur Ätiologie des sogenannten inneren Bruches des Ochsen. Diss., Hannover. — Diernhofer, K. (1951): Zu dem vorstehenden Artikel über die Strangulatio ductospermatica. Wien. Tierärztl. Mschr. *38,* 366-374. — Duhaut, R. (1937): La réduction par voie rectale. Méthode de choix chez la bête bovine pour le traitement des obstructions dues à l'enserrement d'une portion intestinale par une artère ombilicale. Ann. Méd. Vét. *82,* 57-63. — Huskamp, B. (1969): Beitrag zur Differentialdiagnose bei der Kolik des Kalbes aus chirurgischer Sicht. Dtsch. Tierärztl. Wschr. *76,* 33-35. — Loman, S. (1949): Darmafsluiting door lipo-fibroom bij een rund. Hemera Zoa *56,* 240. — McGowan, G. R. (1955): A case report on surgical relief of a colonic torsion involving an ureter in the bovine. Canad. J. Comparat. Med. Vet. Sci. *19,* 373-374. — Newcomb, R. (1964): Complete occlusion of the bovine spiral colon. Vet. Record *76,* 395. — Puget, E., & A. Cazieux (1962): Occlusion intestinale par coudure sur un vestige de l'artère ombilicale, chez les bovidés. Rev. Méd. Vét. *113,* 10-21. — Radicke, H., & F. K. Pierau (1961): Operative Behandlung einer Strangulatio intestini bei einer Kuh durch einen Bindegewebsgefäßstrang. Tierärztl. Umschau *16,* 345-346. — Schneider, H. (1922): Die Geschichte des Überwurfs beim Ochsen. Diss., Dresden/Leipzig. — Swarbrick, O. (1962): Intestinal herniation in a cow. Vet. Record *74,* 1377-1378. — Villers, J. (1936): Un cas de volvulus intestinal; réduction par voie rectale; guérison. Ann. Méd. Vét. *81,* 473-474. — Wyssmann, E. (1907): Beitrag zur Ätiologie der Kolik des Rindes. Schweiz. Arch. Tierheilk. *49,* 255-264.

Darmverschlingung (Volvulus intestini)

Wesen, Ursachen: Mit Ausnahme der anschließend gesondert zu besprechenden Darmscheibendrehung kommen Darmverschlingungen beim Rind allenfalls am Jejunum und am Ileum vor. Sie sind in ihrer Mehrzahl auf darmnahe, meist quetschungsbedingte Gekrösrisse zurückzuführen, durch welche dann benachbarte Darmschlingen hindurchgleiten und so den von seinem Mesenterium losgelösten Darmabschnitt in seiner Längsachse oder in anderer Richtung mehrfach umschlingen. Einfache Verdrehungen des kurzen Dünndarmgekröses um seinen Ansatz (Volvulus mesenterialis, Torsio jejuni) sind besonders selten.

Die *Erscheinungen* der Darmverschlingung ähneln denen der Darminvagination; die Kolik ist jedoch fast immer sehr heftig und hält verhältnismäßig lange an; andererseits treten Autointoxikation und Peritonitis meist schon früher als bei der Darmeinschiebung ein, so daß der Verlauf im ganzen rascher ist als bei dieser. Die rektale Untersuchung

TAFEL 7

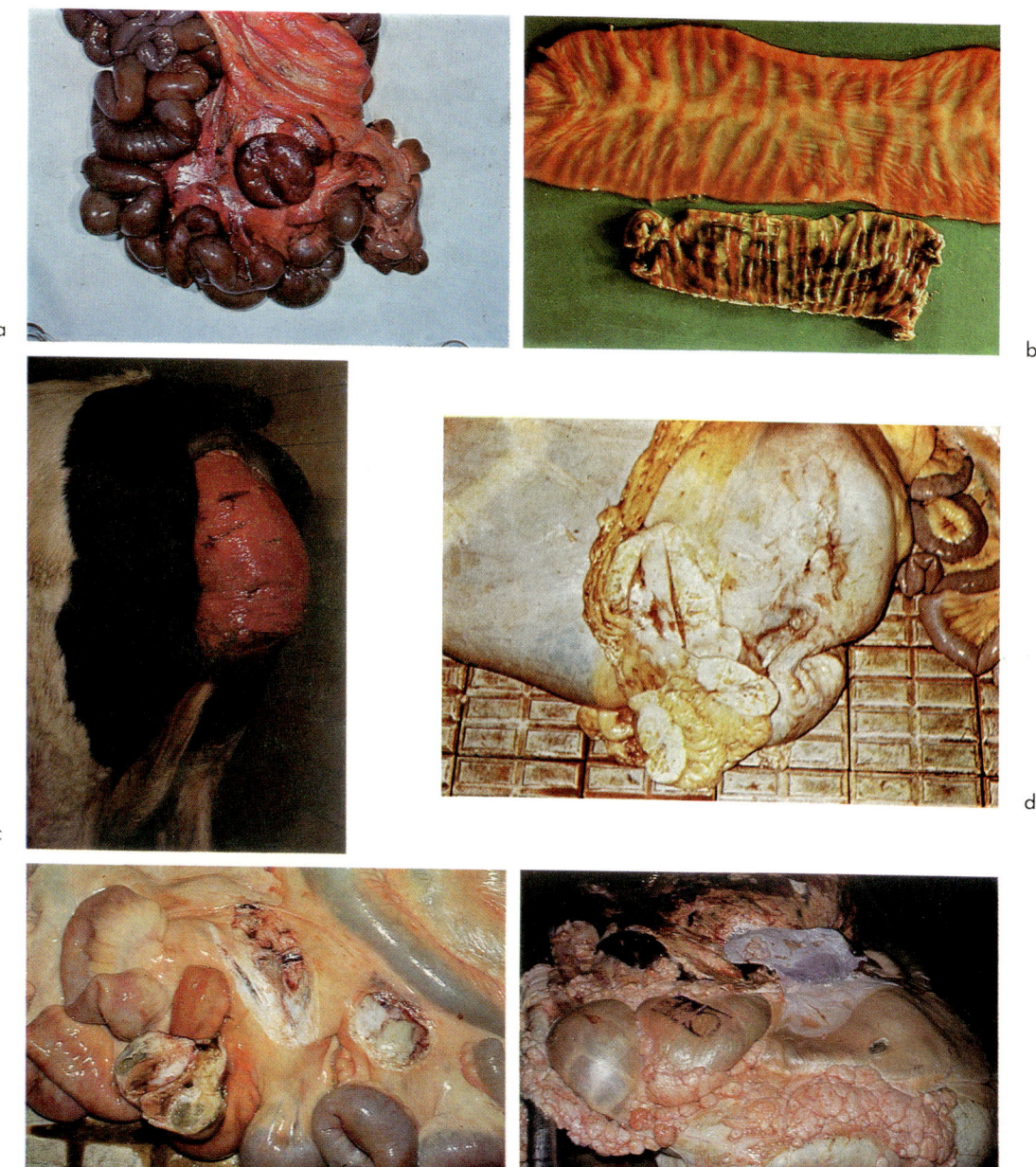

a. Gekrösbruch mit inkarzerierter Dünndarmschlinge beim Kalb (S. 318)
b. Enteritis cruposa: oben die entzündete Darmschleimhaut, darunter der zugehörige fibrinöse Darmausguß (S. 344)
c. Umfangreicher frischer Mastdarmvorfall bei einer Kuh (S. 334)
d. Grobknotige Fettgewebsnekrose im großen Netz (S. 351)
e. Stenosierendes Adenokarzinom des Dünndarmes (rezidivierende kolikhafte Indigestion) mit Metastasen in den mesenterialen Lymphknoten (S. 340; siehe auch Abb. 192)
f. Ausgebreitetes Mesothelsarkom des Bauchfells (S. 353; außerdem Metastasen in den Lungen, siehe Abb. 81)

schlechterung des Allgemeinzustandes weisen zusammen mit dem nur bei erwachsenen Patienten zu erhebenden Rektalbefund auf eine Darmscheibendrehung hin. Weitere Anhaltspunkte können sich aus den an der gesamten rechten Bauchwand auskultatorisch zu vernehmenden hellklingenden Geräuschen und dem in diesem Bereich festzustellenden tympanischen Perkussionsschall ergeben. Die differentialdiagnostisch in Frage kommenden Leiden und die Möglichkeiten ihrer Abgrenzung werden bei der Darminvagination (S. 313) geschildert.

Behandlung, Beurteilung: Wenn der Zustand des Patienten (Kreislaufbefund, Stehvermögen) einen chirurgischen Eingriff noch gestattet, erfolgt der Repositionsversuch nach Laparotomie von rechts. Orientierung und Rücklagerung sind wegen der Vielzahl gasgefüllter Darmschlingen oft sehr schwierig und erst nach vielfachen Punktionen (Gasablassen), erforderlichenfalls auch erst nach Zökotomie und Entleerung des Blinddarmes (S. 325) möglich. Der Kollapsgefahr wird durch die gleichen prä- und postoperativen Vorkehrungen wie bei der Behandlung der Blinddarmtorsion (S. 326) begegnet.

SCHRIFTTUM

CLARENS, L. (1929): Sur quelques cas d'occlusion intestinale par volvulus chez les animaux de l'espèce bovine. Rev. Vét. *81,* 554-558. — BODUROW, N. (1960): Ein Fall von Darmverlagerung mit Drehung beim Kalb (bulgarisch). Wiss. Arb. Tierärztl. Hochschule „Prof. Dr. G. Pawlow" (Sofia) *8,* 355-357. — HUSKAMP, B. (1965): Die Darmscheiben- und Labmagendrehung, zwei ätiologisch verwandte Erkrankungen beim Kalb. Dtsch. Tierärztl. Wschr. 72, 38-41. — HUSKAMP, B. (1969): Beitrag zur Differentialdiagnose bei der Kolik des Kalbes aus chirurgischer Sicht. Dtsch. Tierärztl. Wschr. 76, 33-35. — LANSADE, P. (1962): Entérectomie large pour torsion du côlon, sur une vache. Rev. Méd. Vét. *25,* 765-767. — LOJE, K. (1943): Volvulus mesenterialis beim Kalb. Maanedskr. Dyrlaeg. *55,* 31-34. — MÜLLER, H. (1953): Volvulus et torsio intestini bei einem Bullen. Tierärztl. Umschau *8,* 152-154. — NUMANS, S. R. (1961): Erfahrungen mit der operativen Reposition von Lageveränderungen des Labmagens und im Dickdarmkomplex des Rindes. Dtsch. Tierärztl. Wschr. *68,* 12-17. — PEARSON, H. (1963): Dilatation and torsion of the bovine caecum and colon. Vet. Record *75,* 961-964. — SIUTS (1956): Über einen Fall von Achsendrehung des Dickdarmes bei einer Kuh und deren Heilung durch Laparotomie, Reposition und Punktion des Darmes. Prakt. Tierarzt *37,* 254-257.

Blinddarmerweiterung und -drehung
(Dilatatio et Torsio caeci et ansae proximalis coli)

Wesen: Dieses Leiden ist durch eine Erweiterung, Verlagerung und Drehung des Blinddarmes einschließlich der Anfangsschleife des Grimmdarmes gekennzeichnet, die mit teilweiser oder vollständiger Verlegung der Darmpassage sowie Erscheinungen eines akut, seltener auch perakut oder mehr protrahiert verlaufenden Ileus einhergehen.

Bei Betrachtung von der rechten Bauchwand her sind im wesentlichen *drei Formen* von Lageveränderungen des dilatierten Blinddarmes zu unterscheiden (Abb. 160):

Die mit *Verlagerung,* aber nur mit *geringgradiger Drehung* (nach links oder rechts) verbundene *Erweiterung;* hierbei liegt das Zökum mit nach ventral gerichteter Konvexität auf dem Bauchhöhlenboden, während seine Spitze vor dem Beckeneingang nach dorsal aufgebogen oder zur Seite hin gewandt ist.

Die mit deutlicher *Drehung nach rechts* verbundene *Dilatation;* in diesem Falle liegt eine Rotation des gesamten Blinddarmes (um seinen Ursprung) im Uhrzeigersinne vor, so daß sein nunmehr nach kranial gerichtetes Ende inner- oder außerhalb des Recessus intestinalis unmittelbar hinter das Zwerchfell zu liegen kommt.

Die mit ausgeprägter *Drehung nach links* verbundene *Erweiterung;* dabei hängt die Krümmung des Corpus caeci ventral durch, während sein Apex je nach dem Grad der Torsion nach vorn-oben oder -unten weist.

Bei besonders starker Dilatation und Verlagerung kommen mitunter noch andere, kompliziertere Stellungen vor.

Vorkommen: Das insgesamt gesehen ziemlich seltene Leiden tritt weder geschlechts-, noch rassen- oder altersgebunden auf, befällt aber offensichtlich bevorzugt erwachsene

Rinder. Es ist mehr im Winter (Stallhaltung) als im Sommer (Weidegang), außerdem während der Wochen um den Kalbetermin häufiger als außerhalb dieses Zeitraumes zu beobachten.

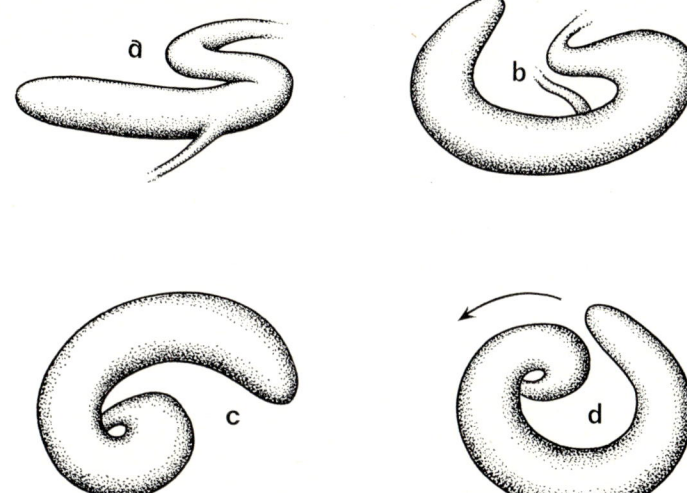

Abb. 160. Erweiterung und Drehung des Blinddarmes (schematisch, Ansicht von rechts):
a = normale Situation;
b = Erweiterung und beginnende Verlagerung;
c = Rechtsdrehung des erweiterten Zökums;
d = Linksdrehung

Ursachen und Krankheitsgeschehen: Die Lageveränderung des Zökums ist offenbar die Folge einer atonischen Erweiterung und gleichzeitigen Überladung mit breigflüssigen Ingesta sowie Gas. Der dabei immer schwerer werdende Blinddarm sinkt dann auf den Boden der Bauchhöhle ab, dessen konkave Form ihn ebenso wie der Zug des kurzen Ligamentum ileocaecale schließlich zur Rotation zwingen. Vermutlich können auch mechanische Einwirkungen (beim Niederlegen, gegenseitigen Bespringen, Verladen oder Transport) eine plötzliche Verdrehung des dilatierten Blinddarms bedingen. Als tiefere auslösende Faktoren scheinen, wie bei den Erweiterungs- und Verlagerungszuständen des Labmagens, gewisse Einflüsse der Ernährung sowie des Stoffwechsels, seltener vielleicht auch lokale (parasitär bedingte?) Veränderungen der Darmwand, eine auslösende Rolle zu spielen. Dagegen sind Fälle wie die von JONES und Mitarbeitern (1957) beobachtete, mit Hemmungsbildung des Gekröses verbundene Blinddarmdrehung oder die Strangulation des Zökums durch Bindegewebsstränge als seltene Ausnahmen anzusehen.

Erscheinungen und Verlauf: Der Gang des Leidens ist im allgemeinen akut, mitunter aber perakut oder protrahiert (8 Tage und länger); dementsprechend kann auch das klinische Bild variieren. Meist beginnt die Erkrankung mit plötzlicher oder rasch zunehmender Verweigerung des Futters, Milchrückgang und vermindertem Kotabsatz. Vielfach, aber nicht immer, zeigt der Patient schon von Anfang an vorübergehend oder ständig leichte bis ausgeprägte Koliksymptome, wie Unruhe, Scharren und Trippeln, in schweren Fällen auch Schlagen mit den Hinterbeinen, Auf- und Niedergehen (dabei zeitweiliges Verharren auf den Karpalgelenken) oder ähnliches mehr. Gelegentlich ist zudem eine sägebockartige Körperhaltung sowie eine Vorwölbung im Bereich der rechten Leibwand auffällig. Weitere Anzeichen der mittel- bis hochgradigen Störung des Allgemeinbefindens sind der ängstlich-starre Blick, die Apathie und zeitweiliges klagendes Stöhnen; die Körpertemperatur bewegt sich anfangs im Bereich der Norm.

Im fortgeschrittenen Stadium ergibt die eingehende Untersuchung an den Kreislauforganen zunehmende Intoxikationserscheinungen (Herzfrequenz 80 bis 100 und mehr pro Minute, Injektion der Skleralgefäße), hin und wieder aber deutliche Bradykardie. Die Atemzahl ist meist normal, zuweilen jedoch erniedrigt; oft ist die kaudale Grenze der rechten Lunge um eine bis mehrere Fingerbreiten nach kranial eingeengt. Vormagenbewegungen sind nur ausnahmsweise feststellbar (leichtere Erkrankung). Die

Bauchdeckenspannung ist deutlich erhöht; vereinzelt zeichnet sich an der rechten Leibwand sogar der dilatierte Blinddarm als walzenförmige oder gewundene Vorwölbung ab. Perkutorisch läßt sich rechterseits ein bis in das ventrale Drittel reichender Bezirk tympanischen Schalls ermitteln, der sich ab und zu bis an das dabei oft verkleinerte Feld der Leberdämpfung ausdehnt; in diesem Bereich ist gelegentlich auch Druckempfindlichkeit nachweisbar. Bei der Schwingauskultation sind hier teils mehr plätschernde Flüssigkeitsgeräusche, teils mehr hochklingende Töne zu hören, die denen bei rechtsseitiger Labmagendislokation ähneln. Den wichtigsten Befund liefert die rektale Exploration der Bauchhöhle, weil dabei der erweiterte Blinddarm im rechten dorsalen Quadranten des Abdomens als kaudalwärts gerundeter, länglich-gespannter Ballon von 15 bis 25 cm Durchmesser mit den Fingerspitzen zu ertasten ist (Abb. 161); mitunter läßt sich auch die rundlich-brotlaibähnliche Blinddarmspitze vor dem Becken palpieren und das aufgeblähte Gebilde somit eindeutig als Blinddarm identifizieren. Der im Mastdarm enthaltene Kot ist kleingeformt, dunkel und mit Schleim überzogen, seltener auch mit Blut vermischt. Im Harn schwerkranker Patienten ist ein vermehrter Gehalt an Eiweiß, Gallenfarbstoffen, Indikan und/oder Ketonkörpern festzustellen; sein spezifisches Gewicht schwankt zwischen 1005 und 1036.

Zerlegungsbefund: Der Blinddarm weist schon bei einer nicht mit nennenswerter Verlagerung verbundenen Erweiterung Stauungserscheinungen auf (Hyperämie, Ödem); bei stärkerer Drehung kommen Anzeichen der Strangulation hinzu (starke Ödematisierung, hämorrhagische Infarzierung, Blutaustritt in das Darmlumen, fibrinöse Verklebung und ähnliches mehr).

Erkennung: Wenn neben Inappetenz, Kolik sowie sistierendem Kotabsatz eine Vorwölbung in der rechten Flanke zu bemerken ist, läßt sich eine Blinddarmerweiterung und -drehung zumindest vermuten; den entscheidenden Befund liefert dann die rektale Untersuchung. Bei geringgradiger Dilatation und Dislokation des Zökums kann die Diagnose anfangs schwierig sein; eine Nachkontrolle des Patienten nach Ablauf von 24 Stunden bringt dann jedoch meist Klarheit. Erforderlichenfalls ist die explorative Eröffnung der Bauchhöhle aufschlußreicher als die Laparoskopie und bietet zugleich die Gelegenheit zur operativen Behebung des Leidens.

Unterscheidung: Differentialdiagnostisch sind vor allem anderweitige, mechanisch oder paralytisch bedingte Ileuszustände zu berück-

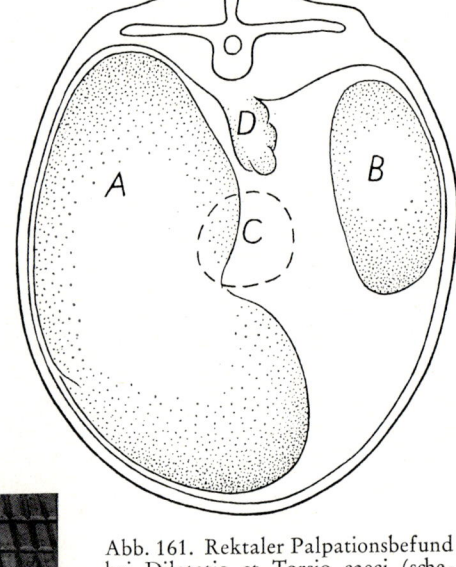

Abb. 161. Rektaler Palpationsbefund bei Dilatatio et Torsio caeci (schematisch, Ansicht von kaudal):
A = Pansen;
B = Blinddarmkörper oder Anfangsschleife des Kolons;
C = inkonstant zu fühlende Blinddarmspitze vor dem Becken;
D = linke Niere

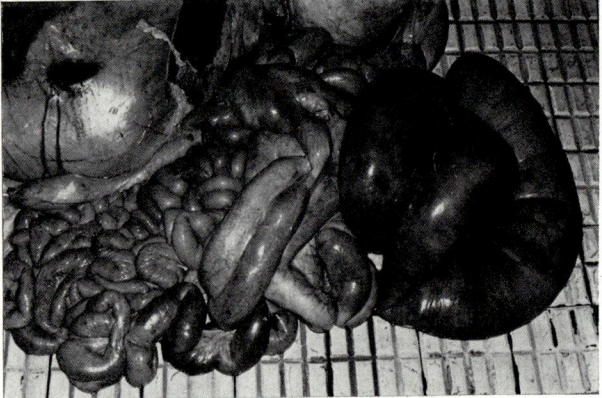

Abb. 162. Zerlegungsbefund bei hochgradiger Erweiterung und Verlagerung des Blinddarmes (rechts)

sichtigen, die mit ähnlichen äußeren Erscheinungen und/oder mit gleichartigen rektalen Befunden einhergehen; ihre Abgrenzung von der Erweiterung und Drehung des Blinddarmes stützt sich in der Regel auf bestimmte, bei der Mastdarmexploration feststellbare Unterschiede im Bauchhöhlenbereich: Dünndarminvagination (schneckenförmig gewundene, nur kinderarmstarke und dabei derb-elastisch bis fleischig erscheinende, meist links vor dem Becken gelegene Dünndarmschlingen, gelegentlich auch völlig negativer Rektalbefund mit Ausnahme des im Mastdarm enthaltenen grauweißen oder schwarzroten Schleimes; S. 311); Volvulus oder Strangulation des Dünndarmes (in der rechten Hälfte der Bauchhöhle zahlreiche gasgefüllte Dünndarmschlingen und straffgespannte Gekröseestränge; unter Umständen statt dessen fleischig-derbes, mehr oder weniger stark peritonitisch verklebtes Konvolut; S. 320, 318); rechtsseitige Labmagenverlagerung (oft nur schwierig mit Sicherheit zu unterscheiden: großer gespannter und gasgefüllter Ballon im rechten dorsalen Quadranten der Bauchhöhle, auf dessen Oberfläche mitunter der wulstförmige Netzansatz, in seltenen Fällen auch Längsrillen, entsprechend den Plicae spirales, zu fühlen sind, während die Blinddarmspitze nicht palpierbar ist; S. 302); Darmscheibendrehung (mehrere, in parallelen Bögen verlaufende, innerhalb der Darmscheibe gelegene geblähte Dickdarmschlingen; vielfach außerdem auch gasgefüllte Dünndarmteile sowie straffe Gekrössstränge; S. 321).

Beurteilung: Bei rechtzeitiger Operation sind die Heilungsaussichten gewöhnlich als günstig anzusehen; Rezidive treten bei sachgemäßer Behandlung nur ausnahmsweise auf. In verschleppten Fällen besteht dagegen Neigung zu raschem Kollaps, der deshalb therapeutisch stets mit zu berücksichtigen ist.

Behandlung: In leichteren Fällen, bei denen die Wand des erweiterten Blinddarmes nur wenig gespannt erscheint, kann zunächst versucht werden, seine Entleerung durch die in Abständen von 12 Stunden 2- bis 3mal zu wiederholende Injektion von peristaltikanregenden Medikamenten (Karbamincholinchlorid oder Pilokarpin subkutan) und gleichzeitige orale Verabreichung von Abführmitteln (100 bis 200 g Natriumsulfat) auf *konservativem* Wege zu erzielen. Bei bereits fortgeschrittener Erkrankung sollte jedoch mit dem chirurgischen Eingriff nicht mehr gezögert werden.

Die Operation erfolgt am stehenden, örtlich betäubten Patienten, wobei die Bauchhöhle von der rechten Hungergrube her mit schräg kranioventraler Schnittführung eröffnet wird (Ringmanschette einlegen). Darauf wird zunächst eine manuelle Exploration der Bauchhöhle vorgenommen, um Lage und Zustand des Blinddarmes sowie der übrigen Eingeweide zu ermitteln. Ist der Darm infolge Ansammlung von Gas stark gespannt, so empfiehlt es sich, dieses durch Punktion zu entfernen (Kanüle mit angeschlossenem Schlauch). Sodann wird das Zökumende extraperitoneal gelagert und sein Inhalt durch Inzision der nach unten hängenden Blinddarmspitze entleert; dabei wird es mit Hilfe zweier Faßzangen von einem Helfer so gehalten, daß die verdorbenen Ingesta frei abfließen können. Anschließend geht der Operateur mit dem linken Arm hinter dem vorgelagerten Zökum in die Bauchhöhle ein und massiert auch den Inhalt

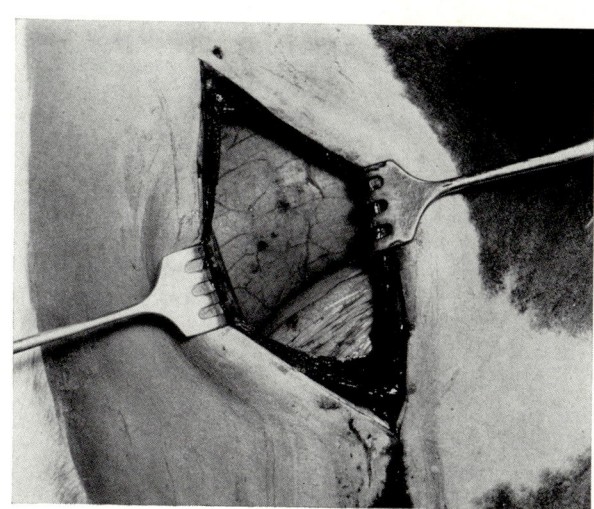

Abb. 163. Dilatatio et Torsio caeci dextra; nach Eröffnung der Bauchhöhle von der rechten Flanke her ist in der Operationswunde oben der mit seiner Spitze nach kranial gerichtete und stark erweiterte Blinddarm, unten der kaudale Rand des großen Netzes zu sehen

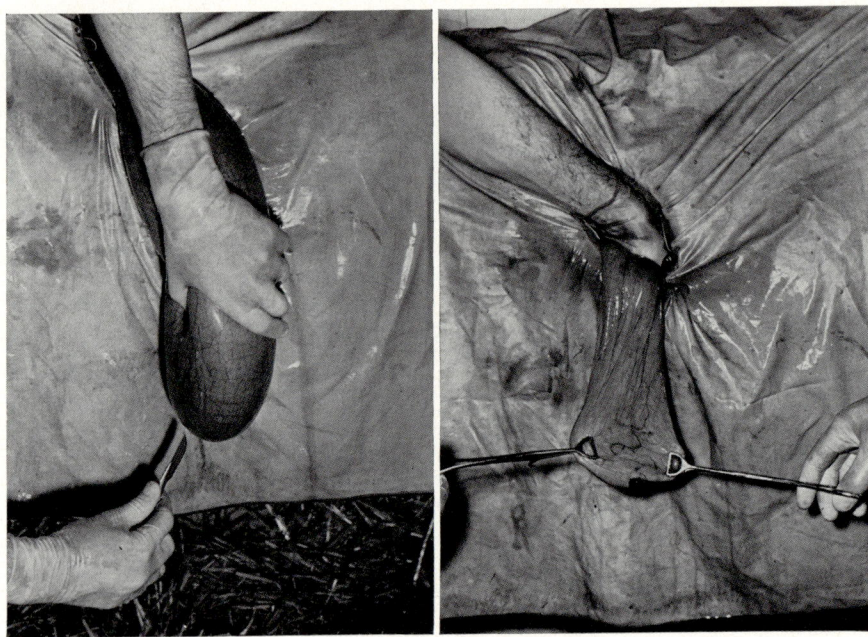

Abb. 164, 165. Zökotomie zur Entleerung des angeschoppten flüssigen bis dünnbreiigen Darminhalts. Links: Inzision der vorgelagerten Blinddarmspitze. Rechts: Während der Operateur mit der linken Hand auch den Inhalt des innerhalb der Bauchhöhle verbliebenen Blinddarmabschnittes und der Ansa proximalis coli weitmöglichst herausmassiert, wird die eröffnete Blinddarmspitze von einem Helfer mittels Faßzangen gehalten

des intraabdominal befindlichen Blinddarmabschnittes sowie der Anfangsschleife des Kolons heraus (insgesamt etwa 10 bis 20 Liter dunkelbraune dünnbreiige bis flüssige, blasenhaltige Massen). Die Zökumspitze wird hierauf mit einem milden körperwarmen Desinfiziens (1‰ige Akridinfarbstofflösung) abgespült, die Enterotomiewunde mit Hilfe einer Darmklemme provisorisch verschlossen und dann mittels fortlaufender, rückläufiger LEMBERT-Matratzennaht vereinigt (dünner Kunststoff- oder Catgutfaden). Bei starker Verschmutzung oder Nekrose ist die Blinddarmspitze oder das gesamte Zökum zu resezieren. Nach antibiotischer Versorgung wird der Darm reponiert und die Laparotomiewunde in 2 Etagen vernäht.

Im Rahmen der *prä- und postoperativen medikamentösen Therapie* verdient der Kreislauf besondere Beachtung, da schon während der Entleerung und vor allem nach der Rückverlagerung des erweiterten und gestauten Blinddarms erhöhte Gefahr eines schockartigen Kollapses besteht. Daher ist es in jedem Falle ratsam, vor dem Eingriff ein intravenös applizierbares Glukokortikoid (100 mg Prednisolon oder 10 mg Dexamethason) zu injizieren und Kreislaufmittel sowie Blutersatzstoffe bereitzuhalten. Bei etwa eintretendem Schock werden dann 2 bis 4 mg Strophantin zusammen mit gefäßkontrahierenden Präparaten (T. I.) gegeben und der Kreislauf durch Bluttransfusion oder einem geeigneten Ersatz (Plasma, Elektrolytlösung; T. I.) aufgefüllt. Sonst erhalten die Patienten nach dem Eingriff 100 IE ACTH intramuskulär sowie 100 ml Kalziumboroglukonat, 500 ml 10- bis 20 %ige Traubenzuckerlösung und 70 ml 26 %ige Azetylmethioninlösung intravenös. Die Fütterung bleibt in den folgenden Tagen auf mäßige Mengen einer ausgewogenen Ration beschränkt; erforderlichenfalls können auch milde Laxantien angewandt werden.

SCHRIFTTUM

DIRKSEN, G. (1962): Die Blinddarmerweiterung und -drehung beim Rind. Dtsch. Tierärztl. Wschr. *69*, 409-416. — ESPERSEN, G. (1960): Dilatatio et Dislocatio caeci. Nord. Vet.-Med. *12*, 669-690. —

Huskamp, B. (1969): Beitrag zur Differentialdiagnose bei der Kolik des Kalbes aus chirurgischer Sicht. Dtsch. Tierärztl. Wschr. 76, 33-35. — Jones, E. W., L. Johnson & C. C. Moore (1959): Torsion of the bovine caecum. J. Amer. Vet. Med. Ass. *130*, 167. — Pearson, H. (1963): Dilatation and torsion of the bovine caecum and colon. Vet. Record 75, 961-964. — Rines, M. P. (1958): Studies relative to torsion of bovine caecum. Thesis, Michigan State Univ. — Sattler, H. G. (1963): Zur Blinddarmerweiterung beim Rind. Wien. Tierärztl. Mschr. *50*, 497-514.

Innere Darmverlegung, Verstopfungsileus (Obstructio intestini)

Wesen, Vorkommen, Ursachen: Die vom Darmlumen her erfolgende plötzliche Verlegung der intestinalen Passage ist beim Rind im großen und ganzen sehr selten, kann unter bestimmten Voraussetzungen aber regionär gehäuft auftreten (zum Beispiel in Australien infolge Phytobezoarbildung nach Aufnahme der Blätter des ‚Zwiebelgrases', Romulea bulbocodium [Johnston, 1962]). In Rübenanbaugebieten gilt das gleiche für Sandanschoppungen nach Geosedimentbildung in den Vormägen oder im Labmagen (S. 308). In mehreren Fällen wurden Steine, Holzstücke, Bindfadenknäuel, Nachgeburtsreste, Hämatome, Geschwüre oder Tumoren der Darmwand und ähnliches mehr als Ursache einer solchen Obturation gefunden.

Erscheinungen, Verlauf: Betroffene Tiere zeigen anfangs neben plötzlich einsetzender Inappetenz mehrere Stunden lang anhaltende Koliksymptome, an den darauffolgenden 2 bis 3 Tagen aber fehlenden Kotabsatz, Zunahme des Leibumfangs, fortschreitende Apathie, tiefliegende Augen und andere Zeichen der Exsikkose, flüssige Überladung des Pansens und zum Teil eine sekundäre Psalterparese (S. 275). Ihr Mastdarm enthält Schleim, mitunter auch Blut; vom Rektum aus sind erweiterte und hauptsächlich mit Flüssigkeit (weniger mit Gas) gefüllte Darmschlingen, zuweilen sogar der obturierte Darmabschnitt selbst zu fühlen. Die Auskultation ergibt Plätschergeräusche im Bereich der rechten Bauchwand. Später machen sich Intoxikations- und Schockerscheinungen bemerkbar, die unter allmählicher oder rascher Verschlechterung des Allgemeinbefindens spätestens innerhalb von 7 bis 10 Tagen zum Tode führen.

Erkennung: Wenn die Verschlußstelle nicht vom Mastdarm aus fühlbar ist, läßt sich die Diagnose nur im Rahmen einer Probelaparotomie sichern. Die differentialdiagnostisch in Frage kommenden Leiden werden im Abschnitt über die Darminvagination (S. 311) und die Magen-Darm-Versandung (S. 308) besprochen.

Die *Behandlung* erfolgt entweder durch Entfernen des obturierenden Fremdkörpers auf dem Wege der Enterotomie oder (bei Vorliegen von Drucknekrosen, Ulzeration, Tumoren etc.) durch Resektion des veränderten Darmstückes (S. 314).

SCHRIFTTUM

Glawischnig, E. (1957): Seltener Fall eines Darmverschlusses bei einer Kuh. Wien. Tierärztl. Mschr. *44*, 435-436. — Johnston, D. E. (1962): The diagnosis and surgical treatment of an intestinal obstruction in several cows and a horse. Austral. Vet. J. *38*, 294-298. — Smythe, R. H. (1928): Colic in cattle: some further cases treated surgically. Vet. Record *8*, 547. — Wyssmann, E. (1907): Beitrag zur Ätiologie der Kolik des Rindes. Schweiz. Arch. Tierheilk. *49*, 255-264.

Darmlähmung, paralytischer Ileus (Ileus paralyticus)

Wesen: Das Leiden besteht in einer auf bestimmte Abschnitte begrenzten oder den gesamten Darm betreffenden Hemmung seiner Motorik; diese Lähmung ist gewöhnlich mit einer Darmdilatation sowie mit vermehrter Ansammlung von Gas und/oder Flüssigkeit verbunden.

Vorkommen, Ursachen: Derartige Darmlähmungen scheinen beim Rind zwar etwas häufiger aufzutreten, als sie erkannt werden, insgesamt gesehen sind sie jedoch selten. Als auslösende Faktoren sind offenbar lokale oder zentralbedingte Störungen der neurovegetativen Regulation, etwa starker Befall des Darmes mit Knötchenwürmern wie bei dem auf Abbildung 166 dargestellten Bullen, oder Dysfunktionen der biochemischen

Verdauung in Betracht zu ziehen. In anderen Fällen haben augenscheinlich örtliche Reizungen und Verklebungen des Zwölffingerdarmes (nach rechtsseitiger Laparotomie) oder krankhafte Gekrösveränderungen (Abszesse, Hämatome, Fettnekrose, in der Darmwand eingespießte Fremdkörper) zum Zustandekommen des paralytischen Ileus beigetragen. Möglicherweise liegt auch der Dilatatio et torsio caeci (S. 322) und der Torsio intestini (S. 321) primär eine Darmlähmung zugrunde. Die Entstehungsweise der perakut verlaufenden und mit starkem Meteorismus verbundenen Darmatonie der Mastkälber ist bislang ungeklärt.

Erscheinungen, Verlauf: Im Gegensatz zu dem mit heftigen Symptomen beginnenden mechanischen Ileus zeigt die Darmlähmung meist eine langsame Entwicklung, die sich über mehrere Tage hinzieht: Appetitrückgang, herabgesetzte Pansentätigkeit, verminderter Kotabsatz, allmähliche Zunahme des Leibumfangs sowie Plätschergeräusche bei der Schwingauskultation in der rechten Flanke. Atmung, Puls und Körpertemperatur sind zunächst kaum beeinflußt; später macht sich an ihnen aber die fortschreitende Autointoxikation bemerkbar. Vom gewöhnlich ebenfalls deutlich erschlafften Mastdarm aus sind mäßig bis stark gefüllte, gashaltige und dabei relativ wenig bewegliche oder gespannt erscheinende Dünn- und Dickdarmschlingen zu fühlen; manchmal sind außerdem auch lokale Adhäsionen oder Gekrösveränderungen palpierbar.

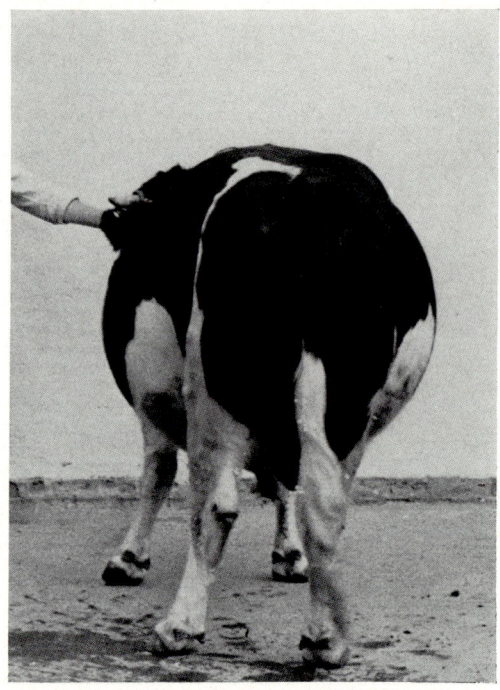

Abb. 166. Bulle mit hochgradigem, therapeutisch nicht mehr zu beeinflussenden paralytischen Ileus

Seltener ist bei derartigen, mit Aufgasung der Därme einhergehenden Erkrankungen dagegen ein (per)akuter, durch Kolik und raschen Verfall gekennzeichneter Verlauf zu beobachten.

Behandlung, Beurteilung: Im Anfangsstadium sind versuchsweise peristaltikanregende Mittel (Karbamincholinchlorid) sowie vegetativ-stimulierende Präparate (Kalziumboroglukonat in kleinen Dosen, ACTH oder Glukokortikoide, Bluttransfusion; T. I.) parenteral zu verabreichen; Hypophysenhinterlappenhormone und Bepanthensäure erscheinen ebenfalls indiziert. Die Erfolgsaussichten eines solchen konservativen Vorgehens sind allerdings meist gering. Vereinzelt ist nach Probelaparotomie und eingehender manueller Bauchhöhlenexploration Genesung beobachtet worden (unspezifi-

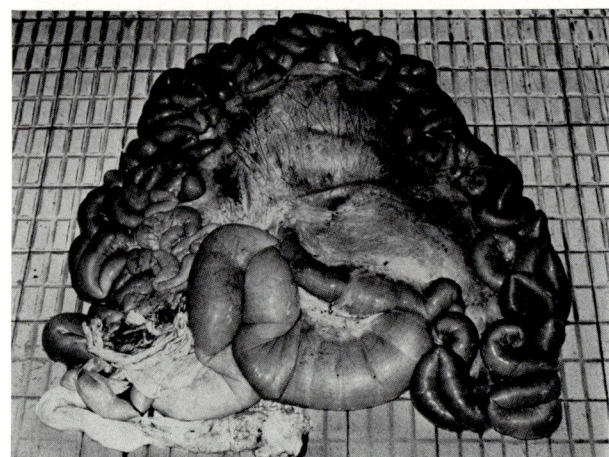

Abb. 167. Darmscheibe des Patienten von Abb. 166 mit den stark aufgegasten und injizierten Darmschlingen, die einen erheblichen Wurmknötchenbefall aufwiesen

sche Reizwirkung?). Bei starker Aufgasung ließ sich die Heilung mitunter durch die Punktion möglichst vieler geblähter Darmschlingen (Kanüle mit angeschlossenem Schlauch), also durch weitgehende Entfernung des Gases erreichen; gleichzeitig können auch milde Desinfizientien und/oder Laxantien in das Darmlumen injiziert werden. In fortgeschrittenen Fällen (schwere Intoxikation und Kreislaufbeteiligung) ist ebenso wie beim Vorliegen erheblicher krankhafter Veränderungen am Gekröse die umgehende Verwertung ratsam.

SCHRIFTTUM

Berning, H. (1962): Über die Pathogenese, Klinik und Therapie des paralytischen Ileus. Med. Klin. 57: Sonderh. Internistenkongreß, 727-733. — Berning, H. (1967): Die Diagnose des paralytischen Ileus. Dtsch. Med. Wschr. 92, 1235-1238. — Frazer, J. W., B. H. Flowe & W. G. Anlyan (1959): Management of paralytic ileus with D-pantothenyl alcohol. J. Amer. Med. Ass. 169, 1047-1051. — Keil, H. R. (1964): Zur Behandlung der postoperativen Darmatonie und des paralytischen Ileus. Münch. Med. Wschr. 106, 2109-2112. — Ludvigsen, J. (1958): Et bidrag til den paralytiske ileus, pathogenese og behandling. Medl. Danske Dyrlaegeforen. 41, 312-318. — Nielsen, J. B. (1958): Kasuistisk bidrag til en medicinsk behandling af den paralytiske ileus. Medl. Danske Dyrlaegeforen. 41, 735-736. — Schulte, F. J. (1957): Die Wirkung des Bepanthen auf Tonus und Motilität des Darmes nach chirurgischen Eingriffen. Dtsch. Med. Wschr. 82, 1188-1191.

Darmkrampf (Spasmus intestini)

Wesen, Ursachen, Vorkommen: Bei dieser Krankheit werden einzelne Darmabschnitte (möglicherweise vorwiegend des Dünndarmes) von kurzdauernden spastischen Kontraktionen betroffen, die mit mehr oder weniger ausgeprägten Kolikerscheinungen verbunden sind. Als auslösende Momente sind Irritationen und akute Katarrhe des Darmes nach Aufnahme reizender Futterstoffe oder zu kalter beziehungsweise in übermäßiger Menge verabreichter Tränke, Witterungsumschläge, Erkältungen sowie nervale Störungen im Gefolge krankhafter Veränderungen der Darmwand oder des Gekröses und ähnliches mehr verantwortlich gemacht worden. Außerdem erscheint es auch möglich, daß das insgesamt seltene Leiden gelegentlich auf einer angeborenen oder erworbenen Disposition beruht.

Erscheinungen, Verlauf, Erkennung: Von Darmkrampf befallene Patienten zeigen bei sonst nur wenig beeinträchtigtem Allgemeinbefinden plötzliche Unruhe oder regelrechte Kolik, die mehrere Minuten anhält und gewöhnlich nach kürzerer oder längerer beschwerdefreier Pause wiederkehrt. Meist verschwinden die Anfälle jedoch binnen 1 bis 3 Stunden; manchmal tritt die Heilung auch unter gleichzeitigem Ausscheiden von dünnbreiigem oder wäßrigem Kot ein. Im klinisch manifesten Stadium ist vom Rektum aus mitunter ein versteifter Darmabschnitt zu fühlen. Andernfalls kann das Abklingen der Symptome nach versuchsweiser Verabreichung von Analgetika oder Spasmolytika gewisse diagnostische Anhaltspunkte geben; dabei ist jedoch zu berücksichtigen, daß sich solche Medikamente bei Gallengangs- oder Harnröhrenverschluß sowie bei zufälligen Reizungen des Bauchfells oder des Gekröses mitunter ebensogünstig auswirken. Bezüglich des Ausschlusses anderer Kolikursachen wird auf Seite 313 und 324 f. verwiesen.

Die *Behandlung* besteht in der Applikation krampflösender und schmerzstillender Mittel (Pyrazolonderivate, Tranquilizer; T. I.) oder von Atropinsulfat (50 bis 100 mg subkutan) beziehungsweise von papaverinhaltigen Präparaten. Gegebenenfalls kann es auch angezeigt sein, den reizenden Darminhalt durch milde Abführmittel zu entfernen (100 bis 200 g Natrium- oder Magnesiumsulfat per os). Unterkühlte Tiere sind warm einzudecken.

Darminfarkt, Thrombose der Gekrösarterien

Ein solches Vorkommnis ist bislang beim Rind nur vereinzelt beobachtet worden. In dem von de Moor, Bouckaert und Oyaert (1962) beschriebenen Fall zeigte der

Patient eine drei Tage lang anhaltende Kolik, Inappetenz, ruhende Pansenmotorik, Exsikkose, Untertemperatur (37,6° C) sowie erhöhte Pulsfrequenz (120 pro Minute). Vom Mastdarm aus war rechts vor dem Becken ein zylinderförmiges hartes Gebilde zu fühlen. Bei darmnah gelegener Thrombose käme therapeutisch die Resektion des betreffenden Darmabschnittes in Frage; in anderen Fällen bleibt nur die umgehende Verwertung.

SCHRIFTTUM

Moor, A. de, J. H. Bouckaert & W. Oyaert (1962): Acute darmobstructies bij het rund. Vlaams Diergeneesk. Tijdschr. *31*, 193-210.

Verletzungen des Darmes (Vulnera intestini)

Wesen, Vorkommen, Ursachen: Darmverletzungen betreffen beim Rind hauptsächlich den Dünndarm, seltener den Blind- oder Mastdarm (wenn man bei letzterem von den durch die rektale Untersuchung ausgelösten unbedeutenden Schleimhautläsionen absieht). Der häufigste Anlaß für derartige Vorkommnisse ist die Einklemmung von Darmteilen kalbender Tiere zwischen Fetus und Beckenring, insbesondere während des Auszugs einer in Hinterendlage eingetretenen Frucht bei erstgebärenden gut genährten Rindern; dabei wirken sich neben der nach hinten hin abschüssigen Lagerung des Muttertieres möglicherweise auch regionale oder rassenbedingte Umstände fördernd aus. Im Rahmen von Schwergeburten werden mitunter außer Scheide und Damm auch After und/oder Mastdarm verletzt. Außerdem können intestinale Traumen durch einspießende Fremdkörper, Bauchwandperforationen (Hornstoß, Pfählwunden, Frontlader- und Gabelstaplerunfälle), Fehlbedeckungen und sadistische Handlungen (Einstoßen spitzer Gegenstände in Scheide und After) zustandekommen. Im Einzelfall ist dann außer der Lokalisation je nach Umfang und Art der Schädigung zwischen nichtdurchdringenden (also nur die Schleimhaut und eventuell auch die Muskelschicht, nicht aber den serösen Überzug des Darmes erfassenden) und perforierenden Verletzungen sowie dem Abriß ganzer Darmabschnitte vom Gekrösansatz zu unterscheiden; dabei liegen teils scharfe

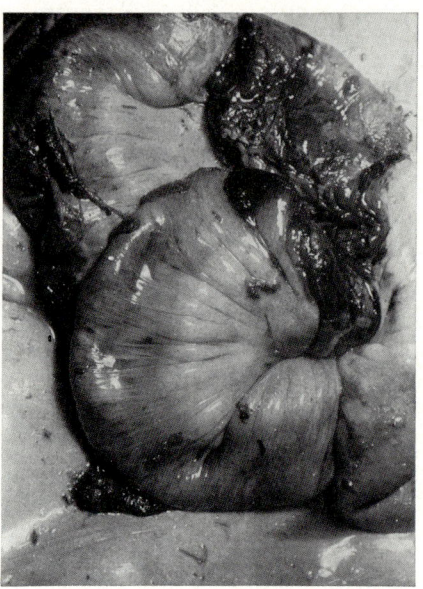 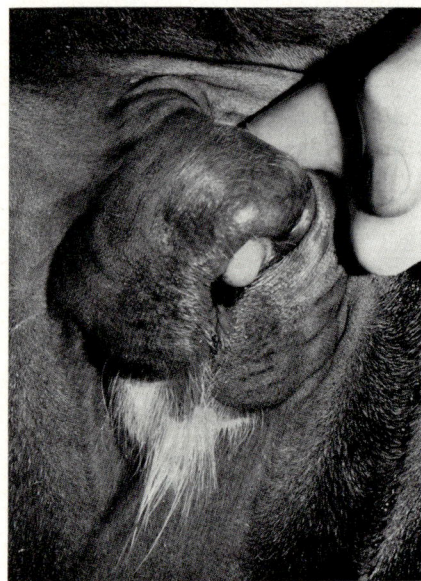

Abb. 168, 169. Links: frische schwergeburtsbedingte Quetschung und Zerreißung des Dünndarms einer Färse mit Kotaustritt in die Bauchhöhle (Schlachtbefund); rechts: alte vernarbte Scheidenmastdarmfistel (Folge einer Geburtsverletzung)

Durchtrennungen, teils grobfetzige Rupturen, teils aber mehr flächenhafte Quetschungen vor.

Erscheinungen, Verlauf: Nichtperforierende Dünndarmquetschungen gehen mit mäßiger Beeinträchtigung des Allgemeinzustandes und leichten Schmerzäußerungen, bei stärkeren Insulten dagegen mit Symptomen eines paralytischen Ileus (S. 327) sowie mit Peritonitis (S. 358) einher. Liegen die Verletzungen im kaudalen Bereich des Mastdarmes, so sind Blutaustritt aus dem After, Abhalten des Schwanzes und ständiges rektales Drängen (S. 334), mitunter auch ein durchdringender Mastdarmscheidenriß zu beobachten. Bei Ruptur des intraperitonealen Rektumabschnittes lassen sich ein oder mehrere Finger in die verschwollene Perforationsstelle des dann meist nur noch wenig oder gar nicht mehr beweglichen Darmrohres einführen. Die Zerreißung des Dünn- oder Blinddarmes äußert sich in besonders rasch zunehmender Allgemeinstörung, völliger Inappetenz, Muskelzittern, zeitweiliger leichter Kolik, Aufblähen des Pansens und/oder Pneumoperitoneum (Pseudotympanie), erhöhter Bauchdeckenspannung, aufgekrümmtem Rücken sowie in Neigung zum Hinlegen oder gar in milchfieberähnlichem Festliegen; Puls- und Atemfrequenz sind dabei stark erhöht und die Augen eingefallen; Körperoberfläche, Ohren und Hörner fühlen sich kühl an, während vom Rektum aus auf dem rauh erscheinenden Bauchfell Kotpartikel und sulzige Verklebungen zu ertasten sind.

Infolge der schweren peritonitisbedingten Intoxikation und Sepsis führen Zerreißungen des Dünn- oder Blinddarmes zuweilen schon innerhalb von 18 bis 24 Stunden zum Tode, während sich der Krankheitsverlauf bei intraabdominaler Mastdarmruptur meist über mehrere Tage hinzieht. Mastdarmscheidenrisse lösen eine mehr oder weniger stark ausgeprägte phlegmonöse Entzündung und Nekrose des benachbarten lockeren Bindegewebes aus und heilen dann oft unter Hinterlassung einer vernarbten Fistel ab.

Perforationen der Darmwand durch spitze Fremdkörper (Drahtstücke, Nadeln, Borsten von Piassavabesen, Glassplitter und dergleichen) ereignen sich vorwiegend im Dünndarm und rufen das Bild einer akuten Bauchfellentzündung (Enteroperitonitis traumatica) hervor; diese ist anfangs oft mit einer sekundären Psalterparese verbunden. Wenn sich der Defekt nicht abkapselt, ist manchmal vom Rektum aus das fibrinös-sulzig verklebte Darmkonvolut im rechten ventralen Quadranten der Bauchhöhle palpierbar.

Erkennung, Unterscheidung: Nichtperforierende Verletzungen sind mit Ausnahme der im Mastdarm lokalisierten Traumen ohne Probelaparotomie und gründliche Bauchhöhlenexploration sowie Hervorlagerung und Besichtigung des gesamten Darmes kaum sicher zu erkennen. Bei Zerreißung des Darmes geben dagegen die schwere Allgemeinstörung und die hochgradigen Peritonitissymptome zusammen mit dem Rektalbefund meist genügend Anhaltspunkte für die Diagnose; erforderlichenfalls ist eine Bauchhöhlenpunktion (rechts vor dem Becken und hinter dem Brustbein) der Klärung dienlich. Während des Partus eingetretene Darmrupturen können mit hypokalzämischer Gebärlähmung (S. 1009) verwechselt werden; die Kalziuminfusion bewirkt bei ihnen jedoch eher eine Verschlechterung als eine Besserung des Zustandes; außerdem sind solche Patienten bei energischem Antreiben oft noch zum Aufstehen zu bewegen. Traumatische Retikuloperitonitiden (S. 217) nehmen selbst dann nicht einen derart vehementen Verlauf wie die perforierenden Darmläsionen, wenn der Fremdkörper zur Bauchhöhle hin ausgewandert ist; bei den nicht auf

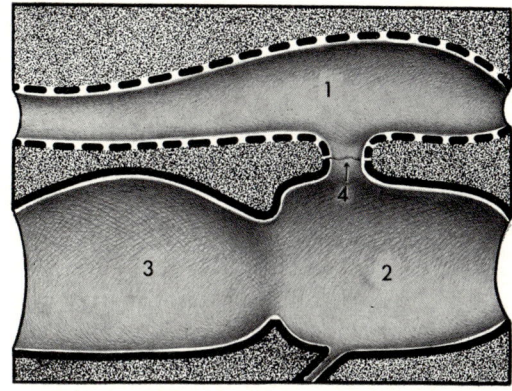

Abb. 170. Abgenarbte Scheidenmastdarmfistel im Längsschnitt (schematisch). Mastdarmschleimhaut gestrichelt; Scheidenschleimhaut ausgezogen; 1 = Rektum; 2 = Scheidenvorhof; 3 = Scheidengewölbe; 4 = Vereinigungsstelle von Mastdarm- und Scheidenvorhofsschleimhaut im Fistelring

Darmruptur beruhenden generalisierten Peritonitiden (S. 358) sind rektal außerdem zwar ebenfalls Verklebungen, aber keine Kotpartikel zu fühlen. Scheiden- und Gebärmutterrisse lassen sich durch örtliche Untersuchung ausschließen.

Behandlung, Beurteilung: Therapeutisch kommt sowohl bei den perforierenden als auch bei der Mehrzahl der nichtdurchdringenden Verletzungen des Dünn- oder Blinddarmes gewöhnlich nur die Resektion des geschädigten Darmabschnittes infrage (S. 314, 325); sie muß im Falle einer Ruptur aber innerhalb der ersten Stunden vorgenommen werden, um noch Aussicht auf Erfolg zu haben. Etwa schon ausgetretener und dann meist mit Fibrin verklumpter Darminhalt ist, soweit irgend möglich (erforderlichenfalls unter zusätzlicher Spülung mit körperwarmer physiologischer Kochsalzlösung), aus der Bauchhöhle zu entfernen und diese anschließend hochdosiert antibiotisch zu versorgen; zur Schockprophylaxe wird des weiteren die intraperitoneale Infusion von 2 bis 5 Litern physiologischer Kochsalzlösung sowie die parenterale Applikation von bis zu 300 mg Prednisolon empfohlen (Huskamp, 1960/62). Die keimhemmende Behandlung wird durch wiederholte intraabdominale und parenterale Antibiose fortgesetzt. Zur Stützung des Allgemeinzustandes werden Leberschutzpräparate und Herzmittel verabreicht (T.I.). Falls sich jedoch innerhalb von 12 Stunden nach der Operation keine Besserung zeigt, ist ebenso wie bei allen schon verschleppt zur Vorstellung gelangenden Fällen oder bei starker Verunreinigung der Bauchhöhle die umgehende Schlachtung anzuraten.

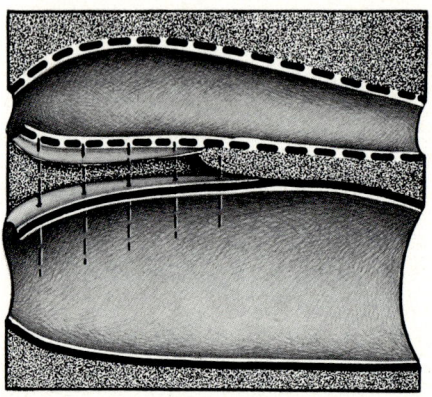
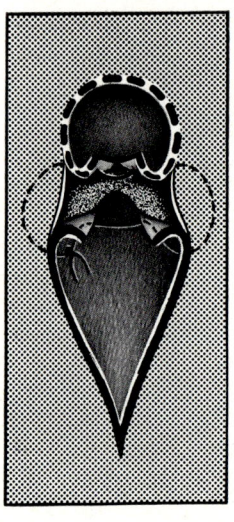

Abb. 171, 172. Rektovaginalnaht bei frischem vollständigem Dammriß und bei operativ nach kaudal gespaltener vernarbter Mastdarmscheidenfistel (schematisch). Links im Längsschnitt; rechts in der Ansicht von kaudal

Bei *frischer Mastdarmperforation* wird unter kleiner extraduraler Sakralanästhesie versucht, den Defekt nach Ausräumen des Kotes vom Rektum her durch Anlegen eines oder mehrerer (notfalls auch perforierender) U-Hefte oder mittels fortlaufender Lembert-Naht zu verschließen. Wegen der durch die beengten Raumverhältnisse bedingten technischen Schwierigkeiten eines solchen Verschlusses schlägt Huskamp (1960) für perforierende Mastdarmverletzungen, die nicht allzuweit kranial des Afters liegen, folgendes Vorgehen vor: Anlegen einer Kloake durch senkrechtes Spalten des Dammes (ohne Eröffnung der Excavatio rectouterina!) und Vernähen der Wunde unter Sicht (in zwei Schichten) am hervorgezogenen, mit zwei Faßzangen gehaltenen Darm; anschließend wird das gespaltene Perineum mit einer Dammrißnaht nach Götze (1952) wieder vernäht (Abb. 171, 172, 176). Wenn die Extraduralanästhesie oder Sedierung mit einem Tranquilizer zur Beseitigung des Drängens und Pressens bei *nichtperforierenden Mastdarmverletzungen* nicht ausreicht, läßt es sich durch Schaffung eines künstlichen Pneumoperitoneums ausschalten (Espersen, 1960/61; S. 336); im übrigen bedürfen derartige Läsionen im allgemeinen keiner weiteren Behandlung.

Ist ein *Scheidenmastdarmdurchbruch* bereits *älter als 12 Stunden,* so überläßt man ihn der Abnarbung zur Fistel, die dann frühestens nach 4 Wochen in der von GÖTZE (1952) angegebenen Weise operativ beseitigt wird (Abb. 173 bis 175): Wenn Damm und Afterschließmuskel dabei noch erhalten geblieben sind, wird die Schleimhaut der Fistel von der Scheide aus nach kranial und kaudal in Richtung des größten Durchmessers des Defektes gespalten und je nach dem Ausmaß der zu schließenden Öffnung auf 3 bis 5 cm Breite abpräpariert; auch um die Fistel herum ist die Vaginalmukosa auf einige Zentimeter so dünn wie möglich von ihrer Unterlage loszulösen (Abb. 174); hierzu sind die Schamlippen durch Faßzangen zu spreizen und vorzuziehen. Nach dieser Auffrischung des Defektes erfolgt seine Vernähung von der Scheide her; dabei darf die Mastdarmschleimhaut nicht durchstochen werden (Abb. 175). Besteht der übriggebliebene Damm dagegen nur noch aus einer knapp fingerstarken Brücke (Abb. 169), so

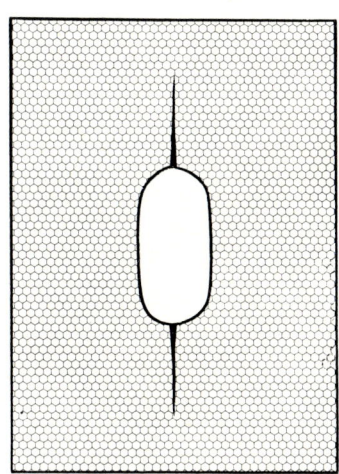 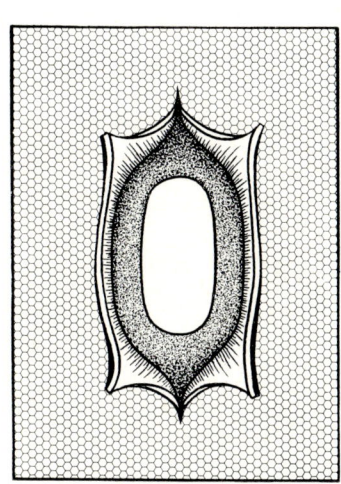

Abb. 173, 174. Vorbereitung der vernarbten Mastdarmscheidenfistel zur Naht (schematisch; Ansicht vom Scheidenvorhof her). Links: Schnittführung zur Spaltung der Vorhofschleimhaut; rechts: Schleimhaut rings um die Fistel abpräpariert

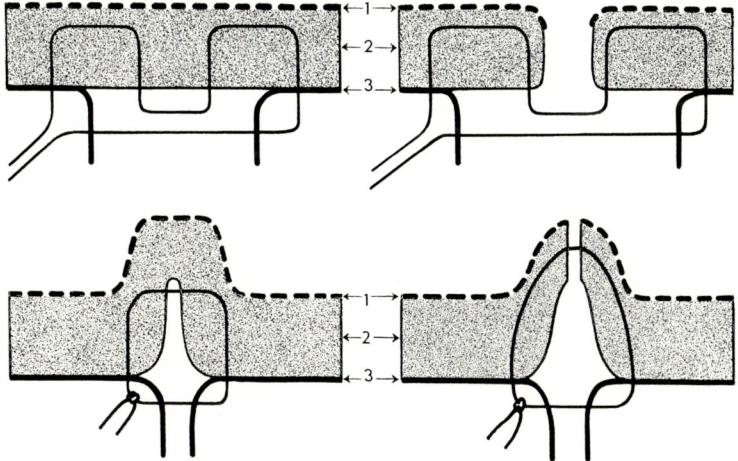

Abb. 175. Fadenführung zur Naht der freipräparierten Mastdarmscheidenfistel (schematisch; Querschnitt). Links im Bereich des Gesunden; rechts im Bereich der Fistel. Oben: Legen der Hefte; unten: Verknoten der Hefte. 1 = Mastdarmschleimhaut; 2 = lockeres periproktales und perivaginales Bindegewebe; 3 = Vorhofschleimhaut

kann diese durchtrennt und nach dem Auffrischen der Fistelränder wie bei einem vollständigen Dammriß vorgegangen werden (Fadenführung entsprechend Abb. 171 und 172). Die hiernach noch zwischen Anus und dorsaler Kommissur der Scham klaffende äußere Haut wird durch Kammnaht mit doppelter Durchstechung und seitlicher Knüpfung verschlossen (Perinealnaht, Abb. 176).

Vorbeuge: Um geburtsbedingte Quetschungen und Zerreißungen des Dünndarmes zu vermeiden, empfiehlt es sich (insbesondere bei Hinterendlage der Frucht), das Muttertier vorübergehend aufzutreiben, wenn es sich vor dem Auszug des Fetus schon längere Zeit in Seitenlage befand. Während des Ausziehens des Kalbes sollte das gebärende Tier nicht nach hinten abschüssig liegen (erforderlichenfalls Beckenhochlagerung vornehmen).

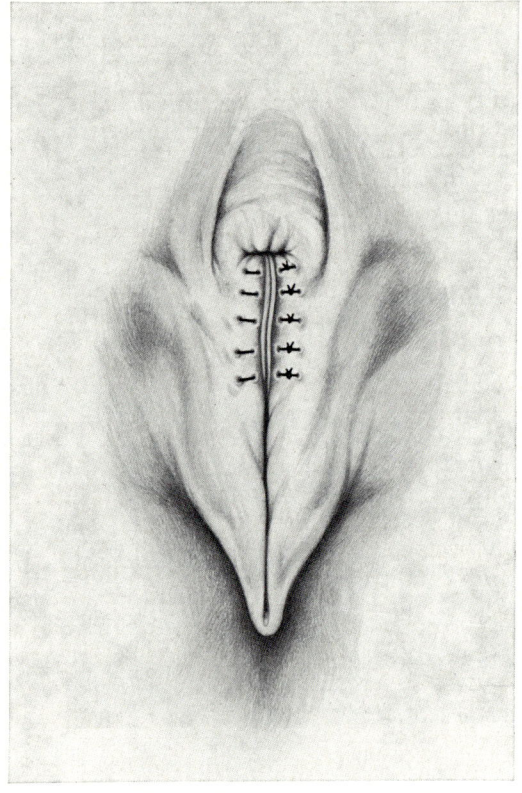

Abb. 176. Abschluß der Dammrißoperation durch Perinealnaht

SCHRIFTTUM

Baumann, M. (1959): Über Peristaltik nach Laparotomien und ihre Anregung. Münch. Med. Wschr. *101*, 1508. — Bizet, E. (1961): Traitement chirurgical des ruptures du rectum chez les bovins. Rec. Méd. Vét. *137*, 259-262. — Bouckaert, J. H., W. Oyaert, A. de Moor & F. Verschooten (1965): Vuijf gevallen van perforerende verwondingen van buikorganen als gevolg van de verlossing bij runderen. Vlaams Diergeneesk. Tijdschr. *34*, 85-89. — Broussard, J. R. (1956): Practical field surgery. J. Amer. Vet. Med. Ass. *128*, 528-529. — Calisti, V. (1942): Über Ruptur des Dünndarmes bei einer Kuh mit Torsio uteri (italienisch). Clin. Vet. *65*, 303-305. — Chappat, P. (1966): Lésions intestinales consécutives au part chez la vache. Bull. Mens. Soc. Vét. Prat. France *50*, 309-324. — Danelius, G. (1941): Rupture of the rectum in connection with calving in a heifer. Cornell Vet. *31*, 393-394. — Götze, R. (1952): Dammrißnaht, Plastik der Vulva und des Scheidenvorhofes bei Stuten und Kühen. 4. Aufl., Schaper, Hannover. — Huskamp, B. (1960): Beitrag zur Diagnose und Therapie der beim Rind durch die Geburt entstandenen Darmverletzungen. Diss., München. — Huskamp, B. (1962): Die Behandlung der Perforationsperitonitis des Rindes am Beispiel der Darmzerreißung. Berl. Münch. Tierärztl. Wschr. *75*, 282-283. — Jensen, J. C., & K. Olsen (1964): Tyndtarmsruptur hos ko. Medl. Danske Dyrlaegeforen. *47*, 499-500. — Könemann, A. (1953): Darmquetschungen bei Rindergeburten. Tierärztl. Umschau *8*, 397-398. — Kruiningen, H. J. van, F. H. Fox & W. T. Weber (1961): Rupture of the rectum. Cornell Vet. *51*, 557-558. — Lacan (1949): Plaie rectale traumatique chez un bovidé. Rev. Méd. Vét. *100*, 350. — Mia, de (1921/22): Strage di bovini da peritonite perferite attraverso il rette. J.-Ber. Vet. Med. *41/42*, 206. — Palvarini, A. (1934): Contributo alla presenza dei corpi estrani nell'apparato digerente dei bovini. Profilassi *7*, 172-173. — Steiner, H. (1962): Beitrag zur Darmresektion nach Darmverletzungen bei Rindergeburten. Dtsch. Tierärztl. Wschr. *69*, 362-364. — Tapken, A. (1910): Darmrupturen infolge der Geburt. M.-hefte prakt. Tierheilk. *21*, 238-242. — Vogt (1930): Seltsamer Weg eines Fremdkörpers. Dtsch. Tierärztl. Wschr. *38*, 247-248. — Zanni, L. (1934): Sulle ferite traumatiche del retto. Clin. Vet. *57*, 835-838.

After- und Mastdarmvorfall, After- und Mastdarmzwang
(Prolapsus aut Tenesmus ani et recti)

Wesen: Dauernder Vorfall der After- oder der After- und Mastdarmschleimhaut oder (invaginationsähnliche) Ausstülpung eines weiter oral gelegenen Rektumabschnittes durch den After. Als After- oder Mastdarmzwang (Tenesmus) wird der fortwährende Drang zur Kotentleerung bezeichnet.

Ursachen: After- und Mastdarmvorfälle ereignen sich vor allem im Zusammenhang mit dem Kalben und werden durch den Druck des Fetus auf das kotgefüllte Rektum, möglicherweise auch durch die Quetschung und Lähmung einzelner Mastdarmsegmente ausgelöst, wobei sich dann der ungeschädigte kraniale Abschnitt in den betroffenen kaudalen Teil einschiebt. Nicht selten beruht der post partum einsetzende Prolaps von Anus und/oder Rektum auch auf einer geburtsbedingten Verletzung des Afters, der Scheide oder der Zervix. Dabei scheinen sich Schwäche des Sphinkter ani und des periproktalen Bindegewebes (,bandloses Becken') sowie starker Fettansatz prädisponierend auszuwirken. In anderen Fällen liegt dem After- oder Mastdarmvorfall eine schwere Enteritis oder Proktitis (zum Beispiel Kokzidiose) zugrunde. Von besonderer Bedeutung ist die Tatsache, daß der bei Tollwut bestehende krankhafte Kot- und Harndrang ebenso wie der bei AUJESZKY'scher Krankheit oft vor allem im perinealen Bereich lokalisierte starke Juckreiz vielfach ebenfalls zum Prolaps des Afters oder Mastdarmes führen.

Erscheinungen, Verlauf und Beurteilung: Aus dem After des Patienten ragt ein hell- bis dunkelrotes, später schwarzrot gefärbtes und mit Schleim, Blut, Fibrin, Streu- sowie Kotpartikeln, gelegentlich auch schon mit abgestorbenen Gewebsteilen überzogenes kugel- oder wurstförmiges (bis zu 50 cm langes) Gebilde heraus, an dessem Ende eine trichterförmige Öffnung in das Darmlumen führt (Taf. 7 c). Das Tier steht mit gestrecktem Hals und aufgekrümmtem Rücken, zeigt kaum Appetit und drängt ständig (Bauchpresse). Beim Niederlegen kann es durch das Aufstoßen des vorgefallenen Rektums auf sperrige Einstreu oder infolge Scheuerns auf der rauhen Liegefläche, sonst beim Darauftreten eines Nachbartieres oder nach Einklemmen und Reiben an der Stallwand oder dem Boxengestänge zur Ruptur kommen, worauf zuweilen Dünndarmteile durch den Mastdarmdefekt austreten. Nach länger anhaltender weitgehender Ausstülpung verfällt das Rektum der Nekrose, die mitunter selbst noch nach gelungener Reposition des Prolaps zum Durchbruch und damit zur Peritonitis führt. In verschleppten Fällen sind die Heilungsaussichten daher vorsichtig, sonst aber ziemlich günstig zu beurteilen, wenn der Vorfall nicht sogar auf Tollwut oder AUJESZKY'scher Krankheit beruht.

Erkennung, Unterscheidung: Wenn Tenesmus und Prolaps nicht offensichtlich auf eine andere Ursache zurückzuführen sind, ist stets die Möglichkeit in Betracht zu ziehen, daß Tollwut oder AUJESZKY'sche Krankheit vorliegen. Die zum Ausschluß dieser Leiden vorzunehmende gründliche Untersuchung (einschließlich Prüfung der Futter- und Wasseraufnahme sowie des Zungentonus) sollte daher unter entsprechenden Vorsichtsmaßregeln (Gummikittel- und -handschuhe) erfolgen. Der Verdacht wird durch das Auftreten weiterer kennzeichnender Symptome (Aggressivität, Hydrophobie, Brüllen, fortschreitende Lähmung der Nachhand: Tollwut, S. 792; ungewöhnlich starker Juckreiz bei zunächst noch erhaltenem Schluckvermögen: Pseudowut, S. 804) bestärkt; das gleiche gilt für das Fortbestehen des Drängens trotz kleiner sakraler Extraduralanästhesie und/oder Anlegen eines Pneumoperitoneums.

Behandlung: Tritt der Prolaps während des Partus ein, so läßt man den Darm, der dabei meist leicht zu reponieren ist, von einem Gehilfen mit einem zusammengedrehten Tuch zurückhalten und beendet die Geburt möglichst schonend unter kleiner Sakralanästhesie. Wenn die Rückverlagerung des Mastdarmes nicht ohne weiteres gelingt, wird dieser zunächst in geeigneter Form abgedeckt (Plastikbeutel, Binden, Tuch) und seine Reposition erst nach der Entwicklung des Kalbes vorgenommen. Hierzu ist ebenso wie bei einem unabhängig vom Partus eingetretenen Rektumvorfall eine gut sitzende kleine sakrale Extraduralanästhesie (vorzugsweise mit relativ hoher Konzentration des gewählten Anästhetikums) unerläßlich. Dann werden Mastdarm und Umgebung mit kaltem (!) Wasser und Seife, besser aber mit 1- bis 3 ‰iger Akridinfarbstofflösung vorsichtig gereinigt, desinfiziert sowie mit Schleim, Öl oder antibiotischer Salbe schlüpfrig gemacht und hierauf die Einstülpung vorgenommen; bei größeren Vorfällen wird hierzu vorteilhafterweise im afternahen Bereich, nötigenfalls unter gleichzeitigem Tiefstellen des Vorderkörpers (am liegenden Tier: Beckenhochlagerung), begonnen. Um Beschädigungen des Darmes zu vermeiden, empfiehlt es sich, ihn dabei in ein feuchtes Tuch einzuschlagen und nicht mit den Fingerspitzen, sondern mit der flachen Hand zu arbeiten. Hält das Drängen nach der Reposition weiter an, so kann die Darmschleimhaut durch Bestreichen mit 0,25 %iger Pantokainlösung oder einem ähnlichen Mittel betäubt werden. Wesentlich wirksamer ist das von ESPERSEN (1960/61) vorgeschlagene Anlegen eines *künstlichen Pneumoperitoneums:* Von der rechten oder linken Flanke her wird mittels weitlumiger Kanüle und der für die Euterinsufflation üblichen Luftpumpe (S. 1018), notfalls aber mit einer 200 ml fassenden Injektionsspritze, solange Luft in die freie Bauchhöhle gedrückt, bis beide Hungergruben verstrichen sind. Außerdem erhält der Patient schmerzlindernde und beruhigende Medikamente parenteral (Analgetika, Tranquilizer; T.I.).

Wenn auch diese Maßnahmen zur Behebung der Drängens und zur Vermeidung eines Prolapsrezidivs nicht ausreichen, empfiehlt es sich, den After *künstlich zu verengern;* dies geschieht entweder durch eine Tabaksbeutelnaht (dicke Seide) oder besser durch ein zirkulär-subkutan um die Analöffnung eingezogenes Scheidenverschlußband nach BÜHNER, das mit Hilfe einer GERLACH-Nadel so gelegt wird, daß seine beiden Enden dorsal mit einer je nach Bedarf enger oder weiter einzustellenden Schleife verknüpft werden können. In den folgenden Tagen ist die Durchgängigkeit des Afters zu kontrollieren und nötigenfalls für leichten Kotabgang zu sorgen (Saftfutter, milde Laxantien). Nach dem Abklingen der Vorfallgefahr wird diese Naht wieder gezogen.

Bei Vorliegen schwerwiegender Veränderungen (tiefgreifende Nekrose, Ruptur) kommt ebenso wie nach erfolglosen Repositionsversuchen als letzte Möglichkeit noch die *Amputation* des vorgefallenen Rektumabschnittes in Frage. Vor diesem Eingriff ist durch Palpation, unter Umständen auch durch Punktion, zu prüfen, ob etwa Dünndarmschlingen in den ausgestülpten Mastdarmsack eingetreten sind; gegebenenfalls müssen diese erst zurückgedrängt werden. Danach kann man eines der folgenden Verfahren einschlagen: Das mehrfache sternförmige Durchstechen des gründlich gereinigten prolabierten Darmes etwa eine Fingerbreite hinter dem Analring mit kräftigem chromiertem Catgut, Absetzen des Vorfalls 1 bis 2 cm distal hiervon, Hervorziehen der lang belassenen Fäden aus dem Darmlumen, zentrales Durchschneiden der Hefte und abschließendes Verknüpfen ihrer freien Enden (BAYER, MÖLLER und FRICK) hat den Nachteil, daß im Vereinigungsbereich anfangs ein verhältnismäßig hoher Ringwulst entsteht, der die Rektumpassage einengt. BERGE und WESTHUES (1961) empfehlen, durch die obere Hälfte des vorgefallenen Mastdarmteiles zunächst genügend weit vom After entfernt einen Querschnitt anzulegen, die dabei freigelegten aufeinanderliegenden Serosakanten zu vernähen (feines Catgut) und dann Muskularis sowie Mukosa in gleicher Weise zu vereinigen (Seide), um anschließend mit der unteren Hälfte des (Doppel-)Darmrohres entsprechend zu verfahren. Bei einer anderen Methode werden zu Beginn Schleimhaut und Muskelschicht des äußeren Rohres durch einen 2 bis 3 Fingerbreiten hinter dem Anus verlaufenden zirkulären Schnitt bis auf die Serosa durchtrennt, der freie Rand der genannten Gewebsschichten einschließlich des peritonealen Überzuges des Außenrohres mit der Serosa des Innenrohres vernäht, das vorragende Darmende anschließend gänzlich abgesetzt und nunmehr alle Schichten beider ineinandergelegener Rohrenden wenig peripher der ersten Naht vereinigt (SHAW, 1963). Schließlich ist es auch möglich, das äußere Darmrohr unmittelbar am Analring zu durchtrennen, den inneren Mastdarmabschnitt bis in den gesunden Bereich vorzuziehen und hier in Zweischichtennaht (Serosanaht; Absetzen; Naht von Muskularis und Mukosa) am Umschlag der Schleimhaut in die äußere Haut zu verankern. Vor und während der Operation ist der Kreislauf des Patienten medikamentell zu stützen (Schockprophylaxe, S. 326).

Ein heute kaum noch geübtes Verfahren bestand darin, den Vorfall über einem in den Mastdarm eingeschobenen, ringförmig eingekerbten Holzrohr entsprechenden Kalibers straff abzubinden; nach dem Absetzen des überstehenden Rektumabschnittes blieb das Rohr dann solange liegen, bis es von selbst abgestoßen wurde.

Verdauungsapparat 337

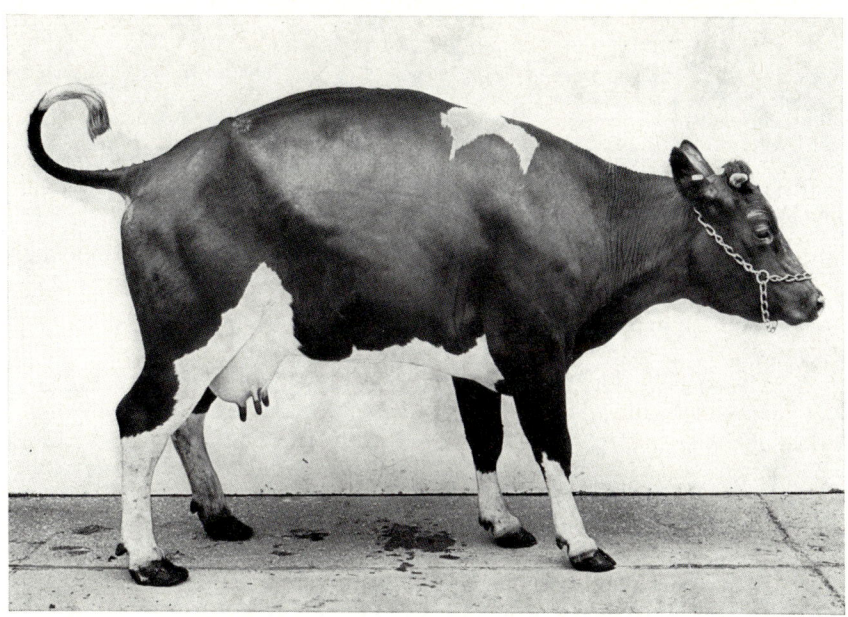

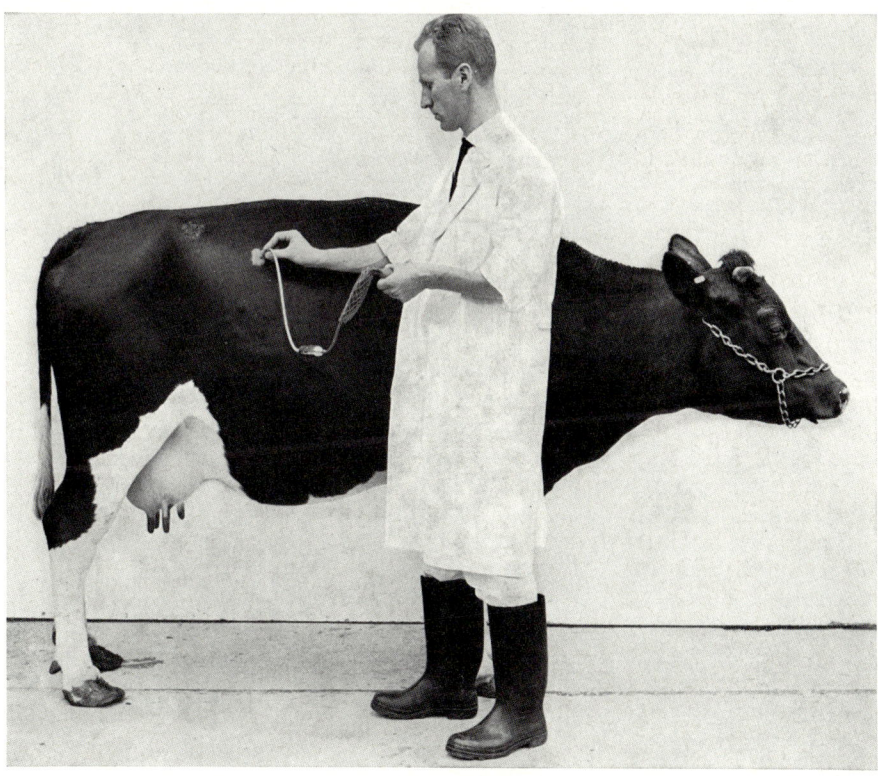

Abb. 177, 178. Anlegen eines künstlichen Pneumoperitoneums zur Beseitigung des rektovaginalen Drängens. Oben: vor der Behandlung; unten: gegen Abschluß des Lufteinpumpens in die Bauchhöhle

SCHRIFTTUM

Espersen, G. (1960): Artificielt pneumoperitoneum og dets terapeutiske effekt ved rektale og rektovaginale traengninger hos kvaeget. Nord. Vet.-Med. *12*, 691-700. — Espersen, G. (1961): Artifizielles Pneumoperitoneum und dessen therapeutischer Effekt bei rektalem und rektovaginalem Drängen beim Rind. Dtsch. Tierärztl. Wschr. *68*, 521-524. — Espersen, G. (1962): Artifizielles Pneumoperitonaeum gegen Tenesmen beim Rinde. Wien. Tierärztl. Mschr. *49*, 825-829. — Svendsen, P. (1966): Artificiel Pneumotoperitonaeum. Aetiologi og behandling af tenesmus rectalis et recto-vaginalis bovis. Nord. Vet.-Med. *18*, 226-235. — Shaw, D. C. (1956): Correction of rectal prolapse in the bovine. Vet. Record *68*, 262. — Shaw, A. (1963): Correcting rectal prolapse: a simplified technic. Mod. Vet. Pract. *44*:7, 52-55. — Zelischtschew, L. I. (1956): Resektion des Mastdarmes bei Tieren (russisch). Veterinarija *33*:11, 56.

Darmfisteln und andere seltenere Darmkrankheiten

Nach perforierenden Verletzungen der Bauchwand (Hornstoß, Pfählwunden, Frontlader- oder Gabelstaplerunfälle) sowie nach dem Durchbrechen von Abszessen (nach außen beziehungsweise in den Darm) können *Darmfisteln* entstehen. Soweit diese nach außen münden, sind sie leicht als solche zu erkennen; ihre Behandlung entspricht derjenigen der Labmagenfistel (S. 288 f.). Patienten mit einer Dünndarm-Harnblasen-Fistel setzen Urin ab, der mit Darminhalt vermischt ist (Heilung durch Laparotomie und Trennen der zuvor gut ligierten Verbindung nur bei nicht allzu ausgedehnten gegenseitigen Verwachsungen möglich). Bei offener Kommunikation zwischen Kolon und tragender Gebärmutter sind im abfließenden Fruchtwasser Kotteilchen enthalten. Weitere, äußerst seltene Vorkommnisse stellen die *Invagination des* Meckel'*schen Divertikels* (Bader, 1924) oder die Entwicklung *multipler falscher Pulsionsdivertikel am Darm* (Hoflund, 1933) dar.

SCHRIFTTUM

Bader, F. (1924): Über die Invagination des Meckel'schen Divertikels: Beschreibung eines Falles beim Rind. Diss., Bern. — Boissieras, P. (1951): Abouchement vésico-intestinal sur un bœuf. Rev. Méd. Vét. *102*, 164-165. — Doktor, J., & J. Strecha (1965): Operation der Darmfistel bei einer Kuh (tschechisch). Veterinařství *15*, 567. — Habersang (1928): Seltenere Krankheitsfälle beim Rinde. 9. Uterus-Darmfisteln nach Darmverschluß. Fröhner-Festschrift; Enke, Stuttgart, S. 133-134. — Hoflund, S. (1933): Tarmstenos med multipla falska pulsionsdivertiklar i tunntarm hos ko. Skand. Vet.-Tidskr. *23*, 185-193. — Nida, von (1933): Duodenum-Blasenfistel bei einem Rind. Berl. Tierärztl. Wschr. *49*, 229-230.

Angeborener Verschluß des Enddarmes und andere Mißbildungen des Darmes

Wesen, Vorkommen, Ursachen: Die häufigsten Mißbildungen des Darmes bestehen entweder nur in einem Verschluß des Afters (Atresia ani) oder im Fehlen der Analöffnung und des Mastdarmendes (Atresia ani et recti), eines Rektumabschnittes (Atresia recti) oder von Teilen des Grimmdarmes (Agenesia coli); vom Mastdarm zur Scheide führende Fisteln oder Kloakenbildungen (bei weiblichen Kälbern) sowie offene Verbindungen zwischen Rektum und Harnblase oder Harnröhre (bei männlichen Tieren) sind wesentlich seltener. Derartige Anomalien sind in verschiedenen Rinderrassen beobachtet worden; sie treten mitunter in der Nachkommenschaft bestimmter Bullen vermehrt auf. Für die gelegentlich auch mit Mißbildungen des zentralen Nervensystems oder des Bewegungsapparates (S. 524 ff., 644) vergesellschaftete Atresie des Afters und des Mastdarmes wird eine hereditäre Genese angenommen; das Fehlen des Kolonendes beruht dagegen in Analogie experimenteller Untersuchungen am Hund möglicherweise auf einer mangelhaften mesenterialen Durchblutung des betreffenden Darmabschnittes während der intrauterinen Entwicklung.

Erscheinungen, Verlauf: Von Atresie des Afters oder Agenesie eines Darmteiles betroffene Kälber zeigen während ihrer ersten 2 Lebenstage oder noch länger gute Trinklust, beginnen dann aber die Nahrungsaufnahme zu verweigern und unter klagendem Blöken auf den Kot zu drängen, ohne daß solcher entleert wird. Etwa vom 3. bis 6. Tage an machen sich dann zunehmende Allgemeinstörungen bemerkbar

(Apathie, Umfangsvermehrung und Spannung des Bauches), bis die Tiere nach längstens 8 bis 10 Tagen sterben (Autointoxikation, Entkräftung, Festliegen, Kreislaufversagen). Bei der örtlichen Untersuchung ist in einem Teil der Fälle anstelle des Afters die unversehrte Haut zu finden, die sich bei bloßer Atresia ani meist kuppelförmig vorwölbt, bei Atresia ani et recti aber keine Besonderheiten aufweist; in anderen Fällen treffen die in den (vorhandenen) After eingeführte weiche Sonde oder der explorierende Finger in etwa 10 bis 20 cm Tiefe auf einen elastischen Widerstand (Atresia recti, Agenesia coli).

Erkennung: Bei Atresia recti läßt sich durch Kontrastfüllung des analen Mastdarmabschnittes und Röntgenaufnahme genauerer Aufschluß über das Ausmaß der Veränderungen erhalten.

Behandlung: Wegen der Gefahr einer Weitervererbung des Leidens sollten Heilversuche nur an solchen Tieren vorgenommen werden, bei denen sichergestellt ist (Kennzeichnung), daß sie lediglich zur Mast Verwendung finden. Die operative Technik richtet sich nach den im Einzelfall vorliegenden Befunden: Bei Atresia ani wird die Haut im Bereich des (fehlenden)

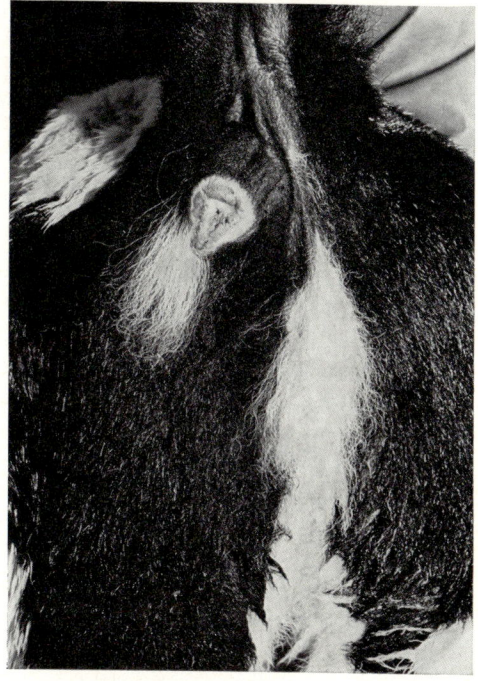

Abb. 179. Atresia ani congenita bei einem Kalb; Vorwölbung der im Analbereich nicht pigmentierten und ventral mit einem weißen Haarbüschel besetzten Haut

Afters zunächst gespalten und in Markstückgröße ausgeschnitten; dann wird versucht, die vorgewölbte Kuppe des Darmendes stumpf freizupräparieren und vor ihrer Eröffnung ringsum mit der Haut zu vernähen; während der folgenden Tage ist für leichten Kotabgang (Schleimklistiere) zu sorgen. Bei Atresia ani et recti wird zunächst in gleicher Weise vorgegangen; das blinde Rektumende läßt sich jedoch nicht immer von der geschaffenen Analöffnung her erreichen oder bis in diese hineinziehen. Dann kommt ebenso wie bei der Agenesia coli das von Bayer (1956) empfohlene Anlegen eines Anus praeternaturalis in der rechten Flanke, besser aber im Kniefaltenbereich in Frage; hierzu wird die Blinddarmspitze oder die Anfangsschleife des Kolons in die hinreichend weite Laparotomiewunde gezogen, der Darm möglichst in zwei Zirkularnähten erst mit dem parietalen Bauchfell, dann mit der Haut vernäht und schließlich eine runde Öffnung aus seiner Wand ausgeschnitten. Weiter kaudal gelegene Kolonabschnitte lassen sich nur selten so weit vorlagern, um damit den künstlichen After zu bilden; auch das atretische Grimmdarmende kann nur ausnahmsweise sachgemäß mit dem Rektum verbunden werden (MacLellan und Martin, 1956).

Vorbeuge: Homozygote Merkmalsträger sind von der Zucht auszuschließen; die erneute Paarung ihrer heterozygoten Elterntiere ist tunlichst zu vermeiden.

Sonstige Mißbildungen des Darmes: Außer den vorgenannten Entwicklungsstörungen sind vereinzelt Agenesien des Dünndarmes oder lediglich des Hüftdarmes (rezessiver Letalfaktor: Nihleen und Eriksson, 1958), partielle Verdoppelung des Leerdarmes sowie Duplikation des Blinddarmes beobachtet worden.

SCHRIFTTUM

Baier, W. (1956): Über den angeborenen Darmverschluß des Kalbes. Tierärztl. Umschau *11*, 75-77. — Günther, H. (1965): Über zwei seltene Mißbildungen beim Rind. M.-hefte Vet.-Med. *20*, 326-329. — Hänichen, T. (1965): Angeborene Atresie des Dünndarmes beim Kalb. Dtsch. Tierärztl. Wschr. *72*,

375. — KERNKAMP, H. C. H., & J. E. LEGATES (1961): Duo-caecum — an intestinal anomaly in calves. J. Amer. Vet. Med. Ass. *139*, 1207. — MCLELLAN, M., & J. A. MARTIN (1956): Congenital atresia of the large intestine in a calf: successful surgical correction. Vet. Record *68*, 458-459. — MULLENAX, C. H. (1962): Congenital abnormalities of the bovine digestive tract. J. Amer. Vet. Med. Ass. *141*, 950-951. — NIHLEEN, B., & K. ERIKSSON (1958): A heriditary lethal defect in calves — atresia ilei. Nord. Vet.-Med. *10*, 113-127. — OSBORNE, J., & J. E. LEGATES (1963): Six cases of bovine intestinal anomaly. J. Amer. Vet. Med. Ass. *142*, 1104. — SCHÜTZ, W. (1958): Anlegen einer Colonfistel in der Leistengegend bei einem afterlosen Kalb. Tierärztl. Umschau *13*, 157. — SCHLOTTHAUER, C. F. (1955): Congenital atresia of the colon in a calf. J. Amer. Vet. Med. Ass. *127*, 339. — SHARRATT, R. K. (1966): The surgical correction of a case of anorectal agenesis in a calf. Vet. Record *79*, 108-110. — SKEWES, A. R. (1962): Bovine intestinal anomaly. Vet. Med. *57*, 133-134.

Geschwülste des Darmes (Tumores intestini)

An Tumoren wurden im Darm Sarkome, Leiomyome, Fibrosarkoleiomyome, Fibroadenome, Fibrolipome, Karzinome (Taf. 7 e), lymphatische Leukose und andere festgestellt. Sie waren teils Anlaß für partielle oder vollständige Darmverlegungen, teils für Darminvaginationen. Einen papillären Schleimhautpolypen im Rektum hat WYSSMANN (1939) operativ entfernt und dadurch Heilung erzielt.

SCHRIFTTUM

BARILE, C. (1942): Contributo allo studio dei tumori intestinali nei bovini ed ovini. Concomitanza di invaginazione e di dilatazione intestinale. Profilassí *15*, 54-65. — DŽUVIĆ, A. (1969): Sekundäres Adenokarzinom der Leber beim Rind. Dtsch. Tierärztl. Wschr. *76*, 204-207. — KRIEG, K. (1964): Darmsarkome bei Tieren. Zbl. Vet.-Med. *A 11*, 151-162. — PAYTON, J. (1954): Perforating duodenal sarcoma and intussusception in a cow. J. Amer. Vet. Med. Ass. *124*, 351-353. — RENSBURG, S. VAN (1931): Resection of the bowel in a cow. J. South African Vet. Med. Ass. *2*, 146-147. — WYSSMANN, E. (1939): Über Schleimhautpolypen im Rectum des Rindes. Schweiz. Arch. Tierheilk. *81*, 547-549.

Entzündliche Darmerkrankungen

Der klinische Begriff der ‚Enteritis' umfaßt bislang nicht nur die pathologisch-anatomisch durch entzündliche Schleimhautveränderungen entsprechend gekennzeichneten Leiden des Darmes, sondern praktisch auch alle anderen mit Durchfall einhergehenden Störungen seiner Sekretion (einschließlich der Anhangsdrüsen), Resorption und Motorik. Bei den *selbständigen* (idiopathischen) Enteritiden des Rindes, deren Ursachen im Darmtrakt selbst liegen, handelt es sich größenteils um *spezifische*, infektions- oder invasionsbedingte (also durch Viren, Bakterien oder Pilze beziehungsweise durch Helminthen oder Protozoen ausgelöste) Entzündungen; sie werden im Kapitel der Infektionskrankheiten (S. 742 ff.) und bei den betreffenden Parasitosen (S. 920 ff.) besprochen. Der Anteil der *selbständigen unspezifischen* Darmkrankheiten ist demgegenüber nach heutiger Ansicht relativ gering, da die Mehrzahl der früher auf alimentäre Noxen zurückgeführten Diarrhöen im Grunde Begleit- oder Folgeerscheinungen einer Vormagenstörung (S. 246 ff.) darstellen; dabei werden vielfach Vormagen, Labmagen und Darm gemeinsam und gleichermaßen von derselben Schädigung betroffen (Gastroenteritis). *Unselbständige* (symptomatische) Enteritiden treten des weiteren nicht allzu selten auch im Verlauf verschiedenster Allgemeinerkrankungen (Infektionen, Vergiftungen, Mangelkrankheiten) sowie in Verbindung mit schwerwiegenden Organleiden (Nieren, Leber, Herz und andere) auf.

Während das pathologisch-anatomische und histologische Bild der Darmentzündungen äußerst mannigfaltig ist, lassen sich *klinisch* aufgrund der im Einzelfall vorliegenden Kotveränderungen *katarrhalische*, *hämorrhagische* sowie *pseudomembranöse* (*krupöse*) und, je nach der Krankheitsdauer, *akute* oder *chronische* Enteritiden unterscheiden. Diese werden im folgenden bezüglich ihrer Besonderheiten getrennt abgehandelt, während Erkennung und Unterscheidung sowie Behandlung und Vorbeuge der Darmentzündung abschließend gemeinsam besprochen werden (S. 344, 345).

Akute katarrhalische Darmentzündung (Enteritis catarrhalis acuta)

Wesen, Vorkommen: Dieses je nach Fütterung und Haltung sowie weiteren äußeren Begleitumständen vereinzelt oder gehäuft auftretende Leiden ist klinisch durch die Vermischung der Darmausscheidungen mit einem teils mehr serös-wäßrigen, teils mehr serös-schleimigen Exsudat gekennzeichnet, wobei pathologisch-anatomische Veränderungen der Darmschleimhaut (aktive Hyperämie, Rötung, Schwellung, Epitheldesquamation, Leukozytenemigration, Lymphangiektasie) und/oder Schwellung der Gekröslymphknoten nicht immer feststellbar sind.

Ursachen: Selbständige, unspezifische Darmkatarrhe können entstehen, wenn mechanisch, chemisch, toxisch oder thermisch reizende Stoffe ihre Hauptwirkung im Darm entfalten, sei es, weil sie erst in diesem gebildet werden, sich hier anhäufen, oder weil sie zu schnell aus den Mägen in ihn übertreten, um zuvor auch schon dort einen schädlichen Effekt auszuüben. Hierfür kommen unter anderem in Frage: Sand und Steinchen (Magendarmversandung, S. 308), stark verschmutzte, verfaulte oder angefrorene Futtermittel (Schädigungen durch fehlgegorene Silage beziehungsweise durch verdorbenes Futter, S. 248), verpilzte Nahrungsbestandteile (Mykotoxikosen, S. 1239) und darmwirksame Giftpflanzen (S. 1268 ff.); in vielen Fällen verläuft das auf diese Weise ausgelöste Krankheitsbild aber auch als gleichzeitige Störung der Vormagen- und Darmverdauung (*symptomatische* Enteritis). Ähnliches gilt von Fall zu Fall für die Überdosierung oder die ungewollte übermäßige Aufnahme von Abführmitteln sowie anderer darmlöslicher und intestinal reizender Medikamente oder Chemikalien, für die langdauernde Verabreichung von frischem Rübenblatt oder von Rübenblattsilage in großen Mengen (mehr als 50 kg pro Tier und Tag, vor allem bei gleichzeitigem Rohfasermangel oder starker Verunreinigung), für die hastige Aufnahme zu kalter Tränke bei schwüler Witterung, für unspezifische Störungen der Zusammensetzung der Darmflora (enterale Dysbakterie, Dysbiose, Überwuchern bestimmter Keime, unter Umständen nach vorheriger oraler antibiotischer Behandlung); möglicherweise kann sich auch die Aufnahme antigen wirkender Nahrungseiweißbestandteile (S. 1303, 1310) allergisierend auf die Darmschleimhaut auswirken.

Spezifisch bedingte, akute katarrhalische Darmentzündungen kommen beim Rind vor in Form der Mucosal disease-Virusdiarrhoe (S. 742), der Salmonellose (S. 752), der Enterotoxämie (S. 760) sowie im Verlauf der Trichostrongylose (S. 920) und anderer intestinaler Parasitosen.

Als *Begleitsymptom* tritt eine mehr oder weniger stark ausgeprägte Enteritis catarrhalis acuta ferner unter anderem im Verlauf folgender Krankheiten auf: Pansenalkalose, -fäulnis und -azidose (S. 249, 250, 252), Ruminitiden (S. 232), Abomasitiden (S. 282), Labmagenverlagerung (S. 291, 302), bösartiges Katarrhalfieber (S. 843), bakterielle Septikämie, viele Vergiftungen (S. 1120 ff.) und einige Mangelkrankheiten (S. 983 ff.). Der sogenannte ‚Weidedurchfall' ist ebenfalls als symptomatische Darmstörung anzusehen, die auf primärem oder sekundärem Kupfermangel (S. 1079), im Frühjahr aber möglicherweise auf einer rohfasermangel-bedingten Indigestion (S. 259), eventuell gleichzeitig auch auf einer allergischen Sensibilisierung (S. 1310) beruht. Außerdem wird der Darm nicht selten durch abgegrenzte oder generalisierte Bauchfellentzündungen (S. 358), gelegentlich auch durch Krankheiten des Gekröses (S. 353) in Mitleidenschaft gezogen.

Erscheinungen: Beim leichteren Darmkatarrh, der besser als Durchfall zu bezeichnen ist, lassen sich bei akutem Verlauf außer den Kotveränderungen oft keine auffälligen Abweichungen feststellen; insbesondere kann der Appetit des Patienten noch erhalten sein. Bei schwerwiegenderer Erkrankung gehen Futteraufnahme, Wiederkauen und Milchleistung dagegen deutlich zurück; solche Tiere zeigen dann träges Verhalten sowie vermehrten Durst und geben im ganzen eine mehr oder weniger starke Allgemeinstörung zu erkennen; bei der speziellen Untersuchung sind verminderter Hautturgor, Injektion der Episkleralgefäße und angestrengte, mitunter bradykarde, meist aber beschleunigte Herztätigkeit, Empfindlichkeit bei der Leberperkussion, zuweilen auch erhöhte Bauchdeckenspannung sowie vermehrte Darmperistaltik und (bei rechtsseitiger

Schwingauskultation) Plätschergeräusche zu ermitteln. Die Körpertemperatur kann mäßig erhöht, normal oder – wegen mangelhaften Afterschlusses – auch subnormal sein. Hauptsymptom ist die Diarrhoe, welche gelegentlich erst nach vorhergehender Kotverhaltung einsetzt und durch eine dünnbreiig-suppige bis wäßrige Beschaffenheit der mit Schleim, schlechtverdauten Futterpartikeln, teilweise auch mit den krankmachenden Schadstoffen, aber nur selten oder zeitweilig mit Epithelfetzen und/oder Blutstriemen vermengten, gewöhnlich auch übelriechenden und blasenhaltigen Fäzes gekennzeichnet ist. Umgebung des Afters sowie Schwanz sind kotverschmutzt, der Anus bisweilen geschwollen und vorgewölbt, bei anhaltendem Drängen manchmal sogar vorgefallen. Im Harn sind mitunter Indikan, Gallenfarbstoffe und/oder Eiweiß in vermehrter Menge nachweisbar. Besonders schwer erkrankte Tiere erscheinen abgeschlagen, schwanken beim Gehen und neigen zu häufigerem Liegen; außer eingesunkenen Augäpfeln weisen sie noch andere Zeichen hochgradiger Erschöpfung, Austrocknung und Intoxikation auf.

Verlauf und Folgekrankheiten: Die leichteren unspezifischen Darmkatarrhe nehmen meist einen gutartigen Fortgang und heilen nach Abstellen der Ursache innerhalb von 2 bis 5 Tagen aus. Das Fortbestehen der auslösenden Noxe bedingt dagegen den Übergang der akuten Entzündung in das chronische Stadium und führt zu Verschlimmerung der Allgemeinstörung. Den schweren, tödlich endenden Erkrankungen liegt meist eine spezifische Ursache, ein anderweitig lokalisiertes Primärleiden oder eine erhebliche Komplikation der Enteritis (Herz-, Leber- oder Nierenschädigung, Keimverschleppung) zugrunde.

Erkennung und Unterscheidung: siehe Seite 344.

Behandlung und Vorbeuge: siehe Seite 345.

Chronische katarrhalische Darmentzündung (Enteritis catarrhalis chronica)

Wesen, Ursachen: Während die bei chronischem Darmkatarrh zu beobachtenden Veränderungen der Kotbeschaffenheit denen der akuten Form des Leidens (S. 341) ähneln, sind die dabei festzustellenden Alterationen der Darmschleimhaut meist ausgeprägter. Sie äußern sich in blaßgrauer, bei Blutstauung auch bläulich- bis bräunlichroter Färbung, schleimigem Überzug und streckenweiser diffuser oder herdförmiger Verdickung der Mukosa (Enteritis hypertrophicans); das histologische Bild zeigt Drüsenschwund. In fortgeschrittenem Stadium kann die Schleimhaut infolge Bindegewebsschrumpfung dünner werden (E. atrophicans).

Die *selbständige unspezifische* Enteritis catarrhalis chronica entwickelt sich aus der im vorigen Abschnitt besprochenen akuten Darmentzündung, wenn eine der dort genannten Ursachen über längere Zeit hinweg anhält und irreversible Schadwirkungen hinterläßt. Die Mehrzahl der chronischen Enteritiden des Rindes ist jedoch auf *spezifische* Infektionen (Paratuberkulose, S. 756; Tuberkulose, S. 856; chronische Salmonellose, S. 752; Enteromykose, S. 763) oder auf Schmarotzerbefall (Gastroenteritis parasitaria, S. 920) zurückzuführen. Ziemlich häufig ist anhaltender Durchfall auch eine *Begleiterscheinung* chronischer Nierenleiden (Ausscheidung harnpflichtiger Substanzen über den Darm, S. 382, Abb. 194), anhaltender alimentärer Indigestionen (S. 246) und anderer Vormagenstörungen (zum Beispiel der Ruminitis chronica, S. 232) oder verschleppter Peritonitiden (S. 358), während Leber-, Herz- und Lungenleiden hierfür nur relativ selten eine auslösende Rolle spielen.

Erscheinungen und Verlauf: Mit chronischem Darmkatarrh behaftete Patienten setzen entweder dauernd oder periodisch-rezidivierend dünnbreiig-suppigen bis wäßrig-schaumigen, übelriechenden Kot ab. Infolge der gestörten Darmverdauung sowie des Nährstoff-, Wasser- und Salzverlustes zeigen sie fortschreitende Abmagerung, Exsikkose und Erschöpfung bis zur Kachexie. Freßlust und Futteraufnahme können dabei noch verhältnismäßig lange erhalten bleiben; der Durst ist in manchen Fällen deutlich vermehrt. Die bei chronischer Abomasoenteritis festzustellenden Blutveränderungen bestehen in Leukopenie bei annähernd normalem Gehalt an Kalzium, Kalium, Natrium und anorganischem Phosphor sowie von Fall zu Fall in Azidose, Hämokonzentration oder Verminderung der α- und β-Globulinfraktion des Serums (NIELSEN und AALUND, 1961).

Erkennung und Unterscheidung: siehe Seite 344.

Behandlung und Vorbeuge: siehe Seite 345.

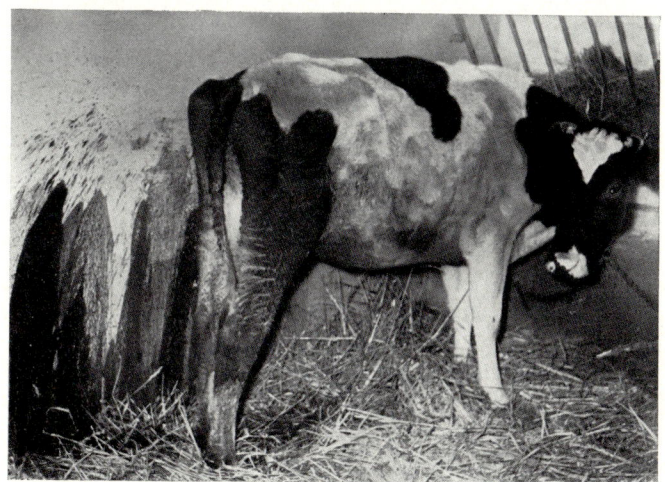

Abb. 180. Kuh mit chronischer katarrhalischer Enteritis

Akute blutige Darmentzündung (Enteritis haemorrhagica acuta)

Wesen: Bei der hämorrhagischen Enteritis ist dem meist auch noch anderweitig veränderten Kot frisches oder in fauliger Zersetzung begriffenes Blut beigemengt; die Darmschleimhaut solcher Patienten zeigt neben schweren entzündlichen Alterationen deutliche hämorrhagische Infiltration (braunrote bis schwarzrote Verfärbung) und stellenweisen oder flächenhaften Blutaustritt. Von den weiter oral gelegenen Abschnitten des Verdauungstraktes ist in solchen Fällen meist auch der Labmagen mitbetroffen, so daß die blutige Darmentzündung oft die Teilerscheinung der Abomasoenteritis darstellt. Im Gegensatz hierzu sollten Blutverluste, die aus anderweitigen Läsionen der Darmwandgefäße (Traumen, Geschwüre) stammen oder auf eine hämorrhagische Diathese (S. 1311) zurückzuführen sind, besser als *Darmblutung* (Enterorrhagie) bezeichnet werden.

Vorkommen, Ursachen: Das mitunter herdenweise gehäuft, meist aber sporadisch auftretende Leiden wird in seiner *selbständigen unspezifischen* Form zum Teil durch die schon bei der katarrhalischen Enteritis (S. 341) erwähnten reizenden Futterinhaltsstoffe und Gifte bedingt, die dann jedoch in der Regel in größeren Mengen aufgenommen wurden. Daher ist die blutige Darmentzündung vielfach *Teilsymptom* einer Allgemeinvergiftung, zum Beispiel durch Quecksilber (S. 1130), Kupfer (S. 1125), Arsen (S. 1154), salpeterhaltige Düngemittel (S. 1165), Chlorate (S. 1183), Teerprodukte (S. 1235) oder bestimmte Pflanzen (S. 1268) sowie mancher Mykotoxikosen (S. 1239); sie tritt des weiteren im Gefolge der Pansenazidose (S. 252) sowie bei Milzbrand (S. 852), Mucosal disease-Virusdiarrhoe (S. 742), bösartigem Katarrhalfieber (S. 843) und Pasteurellose (S. 730), als *selbständiges* Leiden außerdem bei Kokzidiose (S. 901), Enterotoxämie (S. 760), Salmonellose (S. 752) oder als Vibrionenenteritis (S. 762) auf.

Erscheinungen, Verlauf: Die mit der Enteritis haemorrhagica regelmäßig verbundene Intoxikation bedingt im Verein mit den Folgen des Durchfalls fast immer eine erhebliche Allgemeinstörung mit entsprechender Beeinträchtigung des Kreislaufs und anderer Organsysteme (insbesondere der Leber und der Nieren). Die Patienten sind daher sehr abgeschlagen, stöhnen, schwanken oder liegen fest und lassen nach stärkerem intestinalem Blutverlust auch deutliche Anämie erkennen. Hell- bis dunkelrot gefärbte und dabei flüssig oder koaguliert erscheinende, oft mehr der Oberfläche des Kotes anhaftende

Blutbeimengungen stammen in der Regel aus den hinteren Darmabschnitten; diffuse, bräunlich bis braunschwarze Verfärbungen der Fäzes, die bei massiver Hämorrhagie sogar eine teerartige Beschaffenheit annehmen, lassen auf Blutungen im Dünndarm und/oder Labmagen schließen. In Zweifelsfällen ist der Hämoglobinnachweis mit Hilfe der Benzidinprobe zu führen (siehe ‚Die klinische Untersuchung des Rindes'). Die schweren hämorrhagischen Enteritiden nehmen oft einen tödlichen Ausgang; leichtere Fälle pflegen dagegen nach Abstellen der Ursache auszuheilen. Bei erheblich kreislaufgeschädigten oder bereits festliegenden Tieren ist die rechtzeitige Schlachtung ratsam.

Erkennung und Unterscheidung: siehe unten.

Behandlung und Vorbeuge: siehe Seite 345.

Krupöse Darmentzündung (Enteritis pseudomembranacea)

Wesen: Diese, auch als fibrinöse oder mukomembranöse Darmentzündung bezeichnete Enteropathie ist durch das Abstoßen von schleim- und fibrinhaltigen, zu Pseudomembranen erstarrenden Exsudatmassen gekennzeichnet und geht mit Durchfall sowie Allgemeinstörungen unterschiedlichen Grades einher. Die dabei festzustellenden makro- und mikroskopischen Veränderungen der Darmschleimhaut entsprechen etwa denen der akuten katarrhalischen Enteritis.

Vorkommen: Das Leiden tritt gewöhnlich sporadisch, und zwar vorwiegend bei erwachsenen Rindern, seltener bei Jungtieren oder Kälbern, sowie mit einer gewissen jahreszeitlichen Häufung im Frühjahr oder Herbst, aber nur ausnahmsweise seuchenhaft (bei spezifischer Infektion) auf.

Ursachen: Diese Form der Darmentzündung kann bei akuter Salmonellose (S. 752), Mucosal disease - Virusdiarrhoe (S. 742) oder schwerwiegender chemisch - toxischer Schleimhautschädigung (drastische Laxantien und dergleichen) vorliegen und möglicherweise auch auf allergischer Ursache beruhen. Ihre genaue Pathogenese ist noch nicht abschließend geklärt; wahrscheinlich spielt dabei aber die Tatsache eine Rolle, daß das Rind im Rahmen entzündlicher Reaktionen zu einer relativ starken Fibrinausschwitzung neigt (‚fibrinöser Entzündungstyp').

Erscheinungen, Verlauf: Meist kommt es erst nach wenig charakteristischen und von Fall zu Fall wechselnden Initialsymptomen (Inappetenz, Milchrückgang, Kolik, Verstopfung, Drängen), mitunter aber auch ganz unvermittelt, zu profus-wäßrigem, gelbgrauem stinkendem Durchfall, in dessen Verlauf dann früher oder später der Abgang elastisch-weicher, bis zu 2 cm dicker und unregelmäßig geformter schleimig-fibrinöser Membranfetzen oder das Ausstoßen von bis zu 16 m langen Darmausgüssen festzustellen ist (Taf. 7 b). Das Allgemeinbefinden ist mehr oder weniger stark, bisweilen sogar fieberhaft (39,5 bis 40,0° C) gestört; Puls und Atmung sind beschleunigt, die Skleralgefäße injiziert; ab und an ist die Nachhand geschwächt. In sporadischen Fällen geht die Krankheit oft innerhalb von 3 bis 6 Tagen in Heilung über; seuchenhafter Verlauf (Salmonellose) führt bei ausbleibender Behandlung dagegen meist zum Tode.

Erkennung und Unterscheidung der Darmentzündungen

Die symptomatische Diagnose katarrhalische, hämorrhagische oder krupöse Enteritis läßt sich anhand der typischen Kotveränderungen gewöhnlich ohne weiteres stellen; die Aufklärung der Ursachen sowie des Vorliegens einer selbständigen oder einer symptomatischen Darmentzündung bereitet jedoch nicht selten gewisse Schwierigkeiten. Wenn nicht schon der Vorbericht genauere Angaben über die auslösende Noxe enthält, sollte in sporadischen Fällen zunächst durch gründliche Untersuchung des Verdauungsapparates zu klären versucht werden, ob die Enteritis nicht etwa nur eine Begleiterscheinung eines anderweitig lokalisierten (Primär-)Leidens ist. Dabei hat sich das besondere Augenmerk auf die biochemischen Störungen der Vormagendigestion zu richten, welche mit Hilfe der Pansensaftuntersuchung nachzuweisen oder auszuschließen sind (S. 246 ff.). Im Rahmen der weiteren Differenzierung sind für die Ermittlung der selbständigen, spezifisch bedingten Enteropathien wichtig: die bakteriologische (auf unspezifische Keime, Salmonellen, Paratuberkulosebakterien oder Clostridientoxine gerichtete), virologische, mykologische und parasitologische (auf Magen-Darm-Schmarotzer gerichtete) Kotuntersuchung, die serologische Blutuntersuchung (auf Salmonellose, Paratuberkulose, Virusinfekte), die (simultane) Tuberkulin- oder die Johnin-Probe (S. 866, 867) und die Blutbildkontrolle (Leukose, S. 54). In allen unklaren Fällen, insbesondere aber bei herdenweise gehäuft auftretenden Erkrankungen, ist ferner auch das Futter einer grobsinnlichen Prüfung zu unterziehen und bei begründetem Verdacht eine Probe der verdorbenen oder giftig erscheinenden Nahrungsbestandteile zur Qualitätsbeurteilung und/oder zur Ermittlung etwaiger schädlicher Beimengungen an ein mit solchen Untersuchungen vertrautes Institut einzusenden (siehe auch S. 1120 ff.). Wenn Silageverderbnis zu vermuten ist, kann die pH-Messung mit Testpapierstreifen aufschlußreich sein (gute Silagen haben Werte unter 4,5 bis 5, fehlgegorene zwischen 5 und 6, verfaulte dagegen bis über 7). Falls sich die Vermutungen auf eine bestimmte toxische Substanz oder eine kleine Gruppe von Giften konzentrieren, ist es oft auch sinnvoll und aussichtsreich, eine chemische Analyse des betreffenden Futters, des Magen- beziehungsweise Darminhalts oder anderer Proben (Blut, Harn, Organe) einleiten zu lassen. Schließlich können Sektionsbefunde und histo-pathologisches Bild der Veränderungen ebenfalls zur Ursachenklärung beitragen.

Behandlung und Vorbeuge der Darmentzündungen

Entsprechend der außerordentlich mannigfaltigen Ätiologie der Enteritiden sollte sich ihre Therapie zwar möglichst auf die im Einzelfall zugrunde liegende(n) Ursache(n) richten, um die besten Erfolgsaussichten zu haben; wegen der mitunter vorliegenden differentialdiagnostischen Schwierigkeiten läßt sich ein solches ätiotropes Vorgehen aber nicht immer gleich verwirklichen. Da der Zustand der Patienten in der Regel sofortiges Handeln erfordert, ist der Tierarzt häufig gezwungen, sich solange auf allgemeine symptomatische Maßnahmen zu beschränken oder gemäß seiner Verdachtsdiagnose zu behandeln, bis das Untersuchungsergebnis der zur Klärung eingesandten Proben vorliegt.

Dabei kommt es zunächst darauf an, die als schädlich erkannten oder vermuteten Futtermittel sofort abzusetzen und eine gewisse Diätfütterung einzuhalten; diese sollte für das Rind vorzugsweise aus ausgewogenen Mengen von gutem, nicht zu hartem Heu (2. Schnitt), Trockenblatt, Trockenschnitzeln, Getreideschroten, Leinsamenmehl, Wurzelfrüchten, Trockenhefe und Zulagen eines vitaminisierten Mineralstoffgemisches sowie anderer, der Lage des Falles angepaßter reizloser Nährmittel bestehen. Wenn der Patient bereits einige Tage unter Inappetenz litt, empfiehlt es sich, die inzwischen inaktiv gewordene Vormagenflora durch die Übertragung von gesundem Pansensaft zu beleben (T.I.). Dem sogenannten ‚Rübenblattdurchfall' läßt sich teilweise durch kontinuierliche Zufütterung von Adsorbentien und Styptika (Bolus alba, Kohle, Basex-W. d. T., Betasal-Zimmermann; T.I.), am besten zusammen mit phosphathaltiger Mineralsalzmischung (Antilaxol-Schaumann), begegnen. Schleimige Mittel (Leinsamen: 0,5 kg auf 4 Liter Wasser, 10 Minuten kochen lassen; Haferschleim [kontraindiziert bei Pansenazidose]; Parachlorgel-W.d.T. oder Viscogela-Marienfelde und ähnliche mehr) können ebenfalls reizlindernd wirken.

Abgesehen von den zuvor erwähnten Problemen steht einer gezielten Darmbehandlung beim Rind die Tatsache entgegen, daß alle mit dem Futter oder per Nasenschlundsonde verabreichten Arzneien zunächst in den Pansen gelangen und hier meist eine erhebliche Verdünnung erfahren, bevor sie mehr oder weniger rasch in den Labmagen übertreten; zum Teil besitzen sie außerdem unerwünschte Nebenwirkungen auf die Vormagenflora. Daher ist zu versuchen, die für den Darm bestimmten Therapeutika unter Umgehung der Vormägen in den Labmagen zu leiten. Dies kann einmal geschehen durch Eingeben des Medikamentes per Flasche oder Spritzpistole nach vorheriger Anregung des Schlundrinnenreflexes mit einer Salzlösung (200 ml Natriumchlorid oder -jodid 1 %ig, Natriumsulfat oder -bikarbonat 5- bis 10 %ig; bis 100 ml Kupfersulfat 5 %ig; 300 bis 1000 ml Traubenzucker 10 %ig), durch Mischung der oral zu applizierenden Arznei mit dem Reflexstimulans oder auch durch direkte Injektion des Medikamentes in den Labmagen (Einstich in der Linea alba wenig vor der Mitte zwischen Schaufelknorpel und Nabel; die Kanüle sitzt richtig, wenn das Probepunktat einen deutlich sauren pH-Wert von 2 bis 4 aufweist). Außerdem ist von Fall zu Fall zu entscheiden, ob es

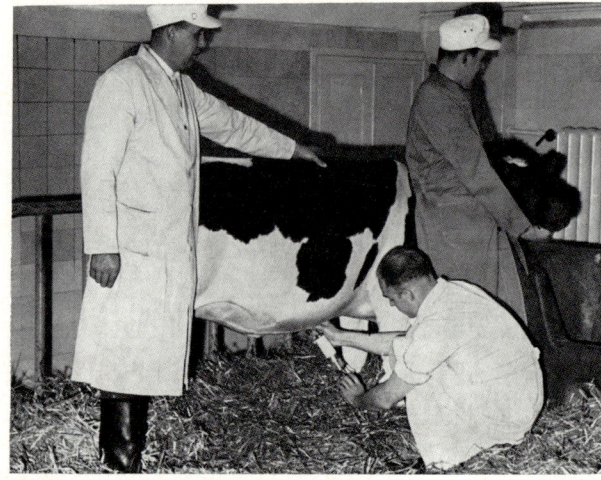

Abb. 181. Intraabomasale Injektion zur direkten Verabreichung von Arzneimitteln in den Labmagendarmkanal (Umgehung der Vormägen)

angezeigt erscheint, den schädlichen Darminhalt vor der eigentlichen Behandlung durch milde Laxantien (100 bis 200 g der Mittelsalze) zu entfernen. Sonst eignen sich zur Entgiftung und Ruhigstellung des Darmes unspezifische Adsorbentien und Styptika, wie Kohlepulver 200 bis 500 g, Bolus alba 500 bis 1000 g und mehr, Eichenrindenpulver 100 bis 400 g, Tannalbin 10 bis 15 g, Stullmisan-Stulln 1 bis 2 O. P., Hydropermeal-Hydro Chemie 200 g, Farostip-Rentschler 100 bis 150 g, Al-365-Aubing 150 g oder mehr, und ähnliche Mittel. Zur Darmdesinfektion wurden früher Kreolin-Kreolinwerke, Karboxol-W.d.T., Therapogen-Therapogenwerk oder Valvanol-Asid verwandt, wobei jeweils 30 bis 50 ml in 2 bis 3 Liter Wasser per os beziehungsweise mit der Nasenschlundsonde eingegeben wurden; heute sind statt dessen Nitrofurane, Sulfonamide (darunter vor allem die schwerlöslichen Verbindungen Sulfaguanidin, Sulfasuxidin, Sulfathalidin, Sulfaquinoxalin) und Antibiotika (Tetrazykline, Neomyzin, Streptomyzin und andere) sowie verschiedene aus Sulfonamiden, Antibiotika und Vitaminen bestehende Kombinationspräparate in Gebrauch. Beim Rind hat Streptomyzin nach HOFLUND den Vorteil, daß es die lebenswichtigen Vertreter der Vormagenflora verhältnismäßig wenig störend beeinflußt. Als unspezifisch wirksame Enteritismittel sind ferner ebenfalls günstig beurteilt worden: Diphenoxylat (0,5 bis 1 mg/kg KGW und Tag mehrere Tage lang; MARSBOOM und Mitarbeiter, 1962), Senfölbildner (2-Thion-3,5-dibenzyl-1,3,5-tetrahydro-thiadiazin, bis zu 50 g in 500 bis 2000 ml 10 %iger Rohrzuckerlösung 1- bis 2mal nach Auslösung des Schlundrinnenreflexes oral appliziert; J. A. SCHULZ, 1965) sowie Othromin-Weidner (Rhodanwasserstoffsäure mit Hexamethylentetramin) und ähnliche mehr. Außerdem ist über Erfolge mit lumbaler Grenzstrangblockade (40 ml Novokain 2 %ig) oder mit der intraperitonealen Applikation von Novokain (2,5 bis 5 mg/kg KGW in 0,25- bis 0,5 %iger Lösung) berichtet worden.

Bei jeder Enteritisbehandlung ist besonderer Wert auf die reichliche parenterale Zufuhr von Elektrolytlösungen (T.I.) zu legen. Des weiteren sind gefäßabdichtende (Kalziumboroglukonat, Vitamin C) und antitoxisch wirkende Präparate (ACTH, Glukokortikoide, Antitox-W. d. T.) sowie Leberschutz- und gegebenenfalls auch Kreislaufmittel angezeigt (Bluttransfusion bei hämorrhagischer Enteritis).

Sobald sich aufgrund zusätzlicher Untersuchungen oder des Verlaufs das Vorliegen einer spezifischen Krankheitsursache oder eines anderweitigen Primärleidens herausstellt, ist die Therapie naturgemäß auch auf die in den einschlägigen Abschnitten dieses Buches genannten ätiotropen Maßnahmen auszudehnen.

SCHRIFTTUM

Aranez, I. B. (1954): Formalin for diarrhea in horses and cattle. J. Amer. Vet. Med. Ass. *124*, 389-390. — Avramov, K. K. (1960): Die Anwendung von Novocain bei Magen-Darm-Erkrankungen landwirtschaftlicher Nutztiere (ukrainisch). Vestnik Sel'skochozjajstv. Nauki (Kiew) *3*, 67-70. — Baumgärtel, T. (1954): Über die Darmflora als Darmschutz. Milchwiss. *9*, 148-149. — Baumgärtel, T. (1955): Was ist Dysbakterie? Med. Klin. *50*, 1713-1714. — Beier, G. (1956): Durchfall bei Haustieren und seine Behandlung im Praxisbereich Dorfen. Diss., München. — Bockemühl, R. (1956): Praktische Erfahrungen mit Enterosal zur Behandlung von Durchfällen bei Großtieren und Kälbern. Tierärztl. Umschau *11*, 343-344. — Brockmann, F. (1944): Mefarol als innerliches Desinfiziens bei Pferden und Rindern. Diss., Hannover. — Brouwer, E., & E. J. v. Weerden (1956): Osmotic pressure in the intestine of the cow. Nature *178*, 211. — Brune, H. (1957): Spezifische physiologische Wirkungen bei Verfütterung von Futtermitteln der Zuckerrübenpflanze. Dtsch. Tierärztl. Wschr. *64*, 488-491.

Chapron, H. (1928): Forme spéciale d'entérite hémorragique chez les bovins. Rec. Méd. Vét. *104*, 399-405. — Chautl, H. (1953): Über das Vorkommen einer Trichomonas sp. im Darm des Rindes bei chronischen Durchfällen. Tierärztl. Umschau *8*, 205-208. — Cori, G. (1963): Entéropathie mucomembraneuse des bovins. Thèse, Alfort.

Dreux, G. (1962): Entérocolites mucomembraneuses, paralysies gastriques et intestinales des ruminants; diagnostic et traitement par les catalyseurs biologiques. Rec. Méd. Vét. *138*, 113-121.

Fey, H. (1955): Coliprobleme bei Mensch und Tier. Schweiz. Arch. Tierheilk. *97*, 118-132. — Fincher, M. G. (1955): Treatment of winter dysentery in cattle. North Amer. Vet. *36*, 837-838.

Glättli, H. (1957): Die Verwendung ionaldispers-wirksamer Lösungen (Elektrosolen) in der Therapie der Kälberruhr, der Blutazidose und bei Serumkalium-Defizit. Schweiz. Arch. Tierheilk. *99*, 275-278. — Glättli, H. (1959): Über Erfahrungen mit Formo-Cibazol. Schweiz. Arch. Tierheilk. *101*, 245-251. — Grünberger, A. H. M. (1955): Antibiotica en resistentie van de darmflora. Tijdschr. Diergeneesk. *80*, 406-407.

Haenel, H. (1956): Zur Problematik der Darmflora. Pharmazie *11*, 781-786. — Hallermann, F. J. (1958): Entero-Colitis necroticans nach antibiotischer Therapie. Med. Klin. *53*, 310-314. — Hammer, D. (1954): Die Enteritis gravis des Rindes. Dtsch. Tierärztl. Wschr. *61*, 378-382. — Hartenbach, W. (1954): Zur präoperativen Beeinflussung der Darmflora mit einem neuen schwerlöslichen Sulfonamid. Med Klin. *49*, 2071-2074. — Hausmann, J.-G. (1954): Behandlungsversuche mit Darmisan bei diarrhöischen Erkrankungen von Rindern. Diss., Hannover. — Hütten, H., & K. Uhlenbruck (1952): Untersuchungen über den Kalzium- und Phosphorspiegel im Rinderblutserum während der Rübenblattfütterung und bei Zufütterung von ‚Basex'-Bengen. Dtsch. Tierärztl. Wschr. *59*, 5-9.

Ikegami, T., Ch. Kaneuchi & Y. Ochi (1963): Studies on the microflora of the digestive tract of domestic animals. 1. Microflora in portions of the digestive tract of cattle fed various diets. NIBS Bull. Biol. Res. (Tokio) *7*, 48-60.

Jäger, R. (1951): Darmisan, ein Antidiarrhoicum für die tierärztliche Praxis. Berl. Münch. Tierärztl. Wschr. *64*, 120.

Kludas, M. (1954): Die Dysbakterie und ihre Bedeutung für die Klinik. Med. Klin. *49*, 2063-2064. — Kludas, M. (1955): Untersuchungen zur Frage Eubakterie-Dysbakterie. Med. Klin. *50*, 1777-1779. — Kuhlmann, F. (1954): Störungen der Darmflora. Med. Klin. *49*, 1194-1196.

MacPherson, L. W. (1957): Winter dysentery in cattle. Canad. J. Comparat. Med. Vet. Sci. *21*, 184-192. — Marsboom, R., C. Hofkens, J. Mortelmans & J. Vercruysse (1962): Diphenoxalate a useful drug in the symptomatic treatment of acute and chronic diarrhoe in domestic and wild animals. Vet. Record *74*, 1043-1046. — Meiendres, J. (1957): ‚Hydropermeal' in der Behandlung der diarrhoischen Darmerkrankungen des Rindes. Dtsch. Tierärztl. Wschr. *64*, 239-240. — Merriman, G. M. (1953): Winter dysentery in dairy cattle. Vet. Med. *48*, 51-52. — Michell, A. R. (1967): Body fluids and alimentary disease. Vet. Record *81*, 2-9. — Middeldorf (1927): ‚Therabolan' gegen Durchfall der Haustiere. Berl. Tierärztl. Wschr. *43*, 155-156. — Mieth, H. (1962): Untersuchungen über das Vorkommen von Enterokokken bei Tieren und Menschen. 3. Die Enterokokkenflora in den Faeces von Rindern. Zbl. Bakteriol., Parasitenk., Infektionskrankh. Hyg., I. Abt. (Orig.) *185*, 47-52. — Mitsuoka, T., T. Sega & S. Yamamoto (1956): Eine verbesserte Methodik der qualitativen und quantitativen Analyse der Darmflora von Menschen und Tieren. Zbl. Bakteriol. Parasitenk., Infektionskrankh. Hyg, I. Abt. (Orig.) *195*, 455-469.

Nielsen, K. (1961): Some biochemical aspects of abomasoenteritis chronica. Nord. Vet.-Med. *13*, 388-409. — Nielsen, K. (1964): Untersuchungen über Darmentzündung bei Rindern. Nord. Vet.-Med. *16*: Suppl. 1, 369-374.

Penntzell, H. (1950): ‚Darmisan', ein neues Antidiarrhoicum in der tierärztlichen Praxis. Berl. Münch. Tierärztl. Wschr. *63*, 265. — Plaas (1950): Der Rübenblattdurchfall des Rindes. Dtsch. Tierärztl. Wschr. *57*, 345-348. — Poser, P. (1961): Die Behandlung von Vormagen-, Magen- und Darmerkrankungen des Rindes mit Novocain. M.-hefte Vet.-Med. *16*, 763-768.

Rabl, F. R. (1956): Auftreten von Koliken bei Rindern nach Verfütterung von havariertem Futter. Wien. Tierärztl. Mschr. *43*, 617-622. — Reinecke, W. (1956): Diarrhoe-Behandlung mit Enterosal in der täglichen Praxis. Prakt. Tierarzt *39*, 33-35. — Rode, C. P. (1961): Erfahrungen mit dem Breitenantidiarrhoicum Enterosal in der Rinderpraxis. Prakt. Tierarzt *44*, 119-126. — Rolle, M., & H. Mayer (1955): Experimentelle Studien über die Entwicklung von Meerschweinchen und die Änderung ihrer Darmflora nach Verabreichung von Aureomycin. Zbl. Vet.-Med. *2*, 693-699. — Rolle, M., W. Mundt, & G. Zintz (1955): Vibrio jejuni als Enteritiserreger beim Rind. Tierärztl. Umschau *10*, 391-392. —

Rott, F. (1948): Die therapeutische Verwendung der Rhodanwasserstoffsäure; zugleich eine vorläufige Mitteilung über ihre Antihistamin-Wirkung. Therapie der Gegenwart 7, 154-156.
Sakazaki, R., Sh. Namioka & Sh. Miura (1956): Enteric bacteria in apparently healthy animals. Jap. J. Vet. Res. *4*, 51-56. — Schaaf, A. van der (1966): The resistance of the intestinal canal against enterogenic infections. Tijdschr. Diergeneesk. *91*, 1613-1618. — Schmidt-Hoensdorf, H. (1963): Combelen bei Magen-Darm-Erkrankungen. Vet.-Med. Nachr. *1963*, 35-40. — Schönherr (1958): Die Problematik bakteriologischer Untersuchungen bei Darmfloraexperimenten. Zschr. Tierphysiol. Tierernährung Futtermittelk. *13*, 309. — Schulz, J. A. (1965): Zur Behandlung akuter und chronischer therapieresistenter Gastroenteritiden bei landwirtschaftlichen Nutztieren. Medicamentum *6*, 78-81. — Seewald, A. (1952): Klinischer Beitrag über die Wirkung des Esmodil ‚Bayer' auf den Verdauungstrakt gesunder und verdauungsgestörter Rinder und über die Beeinflussung des nicht graviden Uterus. Vet.-Med. Nachr. *1952*, 118-122. — Seidel, J. (1951): Vergleichende Behandlung von Darmkatarrhen bei Wiederkäuern und Ferkeln mit Otrhomin, Endosept und Kreolin. Diss., Hannover. — Stöber, M. (1961): Die Technik der Labmageninjektion beim Rind. Dtsch. Tierärztl. Wschr. *68*, 72-75.
Uebach, L. W. (1963): Versuche zur Behandlung der nichtparasitären Gastroenteritis des Rindes durch intraabomasale Injektion von Dihydrostreptomycinsulfat-Bayer und Enterosal-Knoll. Diss., Hannover.
West, L. (1957): Treatment for anal hemorrhage in feeder cattle. North Amer. Vet. *38*, 383. — Westfechtel, A. (1955): Untersuchungen über den Einfluß von Aureomycin auf die Darmflora des Rindes. Diss., Hannover. — Wille, R. (1951): Die Laxierperioden des Rindes und ihre Verhütung durch rationelle Futterbewirtschaftung. M.-hefte Vet.-Med. *4*, 73-76. — Wyssmann, E. (1907): Darmblutung infolge diphtheritischer Darmgeschwüre bei einem Rind. Schweiz. Arch. Tierheilk. *49*, 129-135.
Zayed, E., & El. D. Ibrahim (1963): A contribution to the pathogenesis of diarrhea in cattle. Tijdschr. Diergeneesk. *88*, 892-899. — Zintz, G. (1955): Über das Vorkommen der Vibrionen und Spirillen im Verdauungstraktus bei Tieren. Diss., München.

Stenosierende Hüftdarmentzündung (Ileitis terminalis)

Vereinzelt ist von uns beim Rind, und zwar vornehmlich bei Mastbullen, eine *terminale Ileitis* beobachtet worden, die möglicherweise in Analogie zur gleichnamigen Krankheit des Menschen und des Schweines steht. Wesen und Ursache des stets schwerwiegenden Leidens sind bislang nicht erforscht.

Darmentzündungen der Kälber und Jungrinder

Ursachen, Wesen: Es wäre zwar wünschenswert, bei den Jungtieren – ähnlich wie beim erwachsenen Rind (S. 340 ff.) – zwischen unselbständigen (symptomatischen) und selbständigen (idiopathischen), unter letzteren zudem zwischen spezifischen und unspezifischen Enteritiden zu unterscheiden; eine übersichtliche Gliederung der während der jugendlichen Entwicklung auftretenden und mit Durchfall einhergehenden Krankheiten bereitet jedoch gewisse Schwierigkeiten, weil über die *Pathogenese* verschiedener Enteropathien des Kalbes zur Zeit noch keine vollständige Klarheit besteht. So sind die als ‚Kälberruhr', ‚Kälberdyspepsie', ‚toxische Dyspepsie' und dergleichen bezeichneten Diarrhoen der Neugeborenenphase nicht nur den verschiedenen Erscheinungsformen der E.coli-Infektion, sondern mitunter auch der mehr oder weniger vorherrschenden Besiedelung des Darmes mit folgenden bakteriellen Erregern zugeschrieben worden: Proteus vulgaris, P.mirabilis, Pseudomas aeruginosa (Bact. pyocyaneum), enterotoxische Staphylokokken, Diplokokken, hämolysierende Streptokokken, Pasteurellen, Shigellen, Klebsiellen, C.pyogenes und andere mehr. Solange sich die Bedeutung solcher Befunde nicht eindeutig beurteilen läßt, erscheint es zweckmäßig, derartige Darmstörungen ebenso wie die sogenannten ‚Dysbakterien' der neugeborenen Kälber in Zusammenhang mit dem Komplex der ‚Koli-Ruhr' (S. 746) zu betrachten.

Als *selbständige spezifische* Darmleiden der Kälber und Jungrinder lassen sich jedoch Mucosal disease-Virusdiarrhoe (S. 742), Salmonellose (S. 752), Enterotoxämie (S. 760), Enteromykosen (S. 763), Kokzidiose (S. 901), Trichostrongylose (S. 920) sowie Strongyloidose (S. 932) und Neoaskaridose (S. 933) abgrenzen, während das Vorkommen einer idiopathischen Virusenteritis beim Jungtier noch in Frage steht. Die im Verlauf der infektiösen Rhinotracheitis (S. 724) sowie zu Beginn der Lungenwurminvasion (S. 914) mitunter zu beobachtenden Durchfälle sind dagegen ebenso wie die in Zusammenhang mit den Indigestionen der Saug- und Absetzkälber (S. 260) oder bei Labmagenentzündungen (S. 282) auftretenden Darmstörungen eher als *Begleiterscheinungen* anzusprechen.

Zu den bislang noch *nicht klar* in dieses Schema *einzuordnenden* Dysbiosen der Darmflora gehört offenbar auch eine Reihe von Durchfallerkrankungen, die auf einen oder mehrere der folgenden schädlichen Einflüsse zurückzuführen sind: längerdauernde orale Antibiotikabehandlung, zu schneller Futterwechsel, Verabreichung von ansaurer Milch oder von hitzegeschädigtem Milcheiweiß beziehungsweise Übertreten mangelhaft denaturierten Proteins in den Darm infolge gestörter Labgerinnung, zu hohe Konzentration oder Verklumpung des Milchaustauschers infolge von Anrührfehlern oder auch ungleichmäßige Verteilung der Fettpartikel bei Nichteinhalten der vorgeschriebenen Zubereitungstemperatur, zu reichlich, zu hastig oder zu kalt aufgenommene Tränke (siehe auch S. 260), zu wenige oder unregelmäßige Mahlzeiten, mangelhafte Tränkehygiene, Verzehr von havariertem Futter, Haltungsfehler und anderes mehr.

Es verbleiben dann noch solche *selbständigen unspezifischen* Jungtierenteritiden, für deren Entstehung primär mechanische, thermische, chemische oder toxische Noxen verantwortlich zu machen sind: zu hoher Fett- oder Laktosegehalt der Milch oder der Milchersatzpulver, quantitativ oder qualitativ unverträgliche Beimengungen in der Austauschmilch (wie bestimmte Öle, Fette, Suspensionsvermittler und dergleichen), in die Muttermilch übertretende toxische Futterinhaltsstoffe, zu heiße Tränke, Ablecken von Reinigungs-, Desinfektions- oder Arzneimitteln und ähnliches. Dabei ist aber zu berücksichtigen, daß die primär abakteriellen Schadwirkungen im weiteren Verlauf ebenfalls Verschiebungen in der Keimbesiedlung nach sich ziehen können. Schließlich wird es auch für möglich gehalten, daß sich manche gastrointestinalen Störungen des Kalbes (Durchfall, Schleimhautschwellungen, Blutungen) auf allergischer Grundlage (S. 1303) entwickeln, wenn zum Beispiel lösliche Milchproteine oder andere Eiweiße, die von der Labgerinnung nicht oder nur unzureichend erfaßt wurden, in geringer Menge ungespalten aus dem Darm resorbiert werden und als sensibilisierendes Allergen wirken. So konnten schon eine Woche nach der Verfütterung eines mit 10 % Sojamehl versetzten Milchaustauschers spezifische Antikörper im Blutserum und später auch in der Darmschleimhaut nachgewiesen werden (van Adrichem, 1967); möglicherweise sind nichteiweißartige Stoffe (Suspensionsvermittler) gelegentlich ebenfalls als Ursache solcher allergisch-bedingter Kälberdurchfälle in Betracht zu ziehen.

Die Einteilung in katarrhalische, hämorrhagische und die beim Jungtier seltenen krupösen Darmentzündungen erfolgt wie bei den Durchfällen erwachsener Rinder anhand der kennzeichnenden Kotveränderungen.

Erscheinungen, Verlauf: Die selbständigen unspezifischen Jungtierenteritiden verlaufen von Fall zu Fall akut, subakut oder chronisch und gehen teils ohne, teils mit Intoxikation oder Allgemeinstörung einher. Neben Durchfall unterschiedlicher Konsistenz und Farbe zeigen die Patienten wechselnd Trinkunlust, Mattigkeit, wiederkehrende Pansentympanie, Austrocknung, rauhes Haarkleid, Stillstand in der Entwicklung und je nach dem Grad der Intoxikation vermehrte Herztätigkeit, Respiration und Temperatur. Sehr schwer betroffene Tiere können binnen weniger Tage infolge Kreislaufschwäche verenden, leichter erkrankte erholen sich unter entsprechender Therapie, bleiben jedoch oftmals in der Gewichtszunahme hinter den Altersgenossen zurück. Nicht selten ist ein unspezifischer Durchfall Wegbereiter für spezifische Infektionen.

Erkennung, Unterscheidung: Zur Diagnose der Jungtierenteritiden finden die für die Erkennung von Durchfällen der erwachsenen Rinder genannten Richtlinien sinngemäße Anwendung (S. 344 f.). Besonderes Augenmerk ist bei Erkrankungen von Kälbern auf Zusammensetzung und Zubereitung etwa verfütterter Milchaustauschpräparate zu richten, ferner auf die Art und Weise der Tränkung sowie auf die übrigen Umweltverhältnisse. Im weiteren sollte zur Feststellung von Dysbakterien (mitunter gramnegative Fäulnisflora im Kot) ebenso wie zur differentialdiagnostischen Abklärung der spezifischen Enteritiden die mikrobiologische und parasitologische Kotuntersuchung, insbesondere bei bestandsweise gehäuft auftretenden oder therapieresistenten Erkrankungen, keinesfalls unterlassen werden, um bei positivem Ergebnis möglichst rechtzeitig Vorbeugemaßnahmen für die übrigen Tiere einleiten zu können; außerdem sind auf diese

Weise auch die nach unkontrollierter Anwendung von Antibiotika vorkommenden und dann gewöhnlich unheilbaren Enteromykosen (S. 763) eher zu erkennen. Große Bedeutung kommt schließlich bei Herdenerkrankungen der weitestmöglichen Auswertung des fast immer anfallenden Sektionsmaterials zu.

Behandlung: Bei den *leichteren unspezifischen Kälberdurchfällen* führen nach dem Abstellen der ursächlichen Ernährungsfehler oft schon einfache diätetische Maßnahmen, wie die vorübergehende Reduktion der Tränkemenge oder notfalls der ein- bis zweitägige Ersatz der Milch durch Kamillen-, Pfefferminz- oder Schwarztee, durch physiologische Kochsalzlösung (eventuell mit Traubenzuckerzusatz) oder auch durch dünnen Leinsamenschleim (entsprechend der Größe des Tieres bis zu 2 l pro Mahlzeit), zum Erfolg. Anschließend erhalten die Patienten zunächst reine, nicht zu fettreiche Kuhmilch oder die in der Konzentration herabgesetzte Austauschmilch in allmählich steigenden Quantitäten, eventuell auch im Wechsel mit den vorgenannten Tränken. Diätetisch günstig kann sich unter geeigneten Voraussetzungen auch die natürliche oder künstliche Sauerlegung der Trinkmilch (50 ml konzentrierte Essigsäure auf 50 l; Zusatz von Zitronensäure oder Zitretten) auswirken; andere Maßnahmen zur Normalisierung der Darmflora, wie die Verabreichung von entrahmter Milch mit gefriergetrockneten Laktobazillen, von Nährsalzlösungen, verdünnten Säuren und ähnlichem, sind bisher über das Versuchsstadium nicht hinausgekommen, während dem Einsatz der erwiesenermaßen nützlichen Fermentpräparate (z. B. Anticolin-Veterinaria/Zürich) ihr relativ hoher Preis beziehungsweise der Mangel von speziell für die Anwendung am Kalb entwickelten Zubereitungen hinderlich ist.

In *schwereren* Fällen oder bei Versagen der vorgenannten Therapie kommen zusätzlich die schon für die Behandlung von Durchfällen der erwachsenen Rinder aufgeführten unspezifischen Styptika in entsprechend geringerer Dosis, bei Verdacht auf infektiöse Genese oder hochgradige Dysbakterie auch die orale und parenterale (unter Umständen sogar intraperitoneale) Applikation keimhemmender Kombinationspräparate (Antibiotika, Sulfonamide, Nitrofurane etc.; T. I.) in Betracht, neben denen dann die bei der Koli-Ruhr geschilderten Hygienemaßnahmen (S. 749 f.) einzuhalten sind. Auch hat bei allen stärkeren Durchfällen die parenterale Flüssigkeitszufuhr (Elektrolyttherapie; T. I.) erhebliche Bedeutung für die Wiederherstellung der Patienten; daneben können unterstützend auch Bluttransfusionen, kohlenhydrat- und aminosäurenhaltige Infusionslösungen, Glukokortikoide, die Vitamine A, E und C sowie unspezifische Reizmittel (T. I.) zur Anwendung kommen.

Bei enteritiskranken *Jungrindern* mit schon entwickelter Vormagenflora gestaltet sich die Behandlung ähnlich wie bei den Jungtierindigestionen (S. 262 ff.) oder wie bei den Darmentzündungen der erwachsenen Rinder (S. 345).

Vorbeuge: Zur Verhütung der selbständigen unspezifischen Kälberenteritiden sind zunächst die gleichen allgemeinen Vorkehrungen zur Steigerung der körpereigenen Abwehrkräfte und zur optimalen Gestaltung der Umwelt (gleichmäßige Stalltemperatur von 16° bis 18° C, relative Luftfeuchtigkeit von 70 bis 80 %, zugfreie Be- und Entlüftung, trockene, saubere Boxen etc.) zu bedenken, die auch zur Prophylaxe der Koli-Ruhr (S. 749 f.) genannt werden. Besondere Beachtung verdient die Einhaltung der Tränkregeln (regelmäßige körperwarme Tränke von 38° bis 39° C in nicht zu großer Menge aus gereinigten und desinfizierten Gefäßen) sowie die Vermeidung der einleitend unter den Ursachen genannten Ernährungsfehler. Die Umstellung auf ein neues Futter darf keinesfalls plötzlich, sondern muß unbedingt schrittweise über wenigstens 3 bis 4 Tage erfolgen; sie sollte bei Verwendung von Milchersatzpulvern nicht zu hohen Fettkonzentrationen (nicht über 14 bis 16 %) begonnen werden. Aufzuchtkälber sollten von Anfang an bestes weiches Heu, Kraftfutter und Wasser zur freien Verfügung haben, um die Pansenfunktion frühzeitig in Gang zu bringen (early weaning = Frühentwöhnung). Auch für Mastkälber hat sich die Bereitstellung von faserigem Futter, zum Beispiel in Form von Stroh aus der Einstreu, als diätetisch günstig und geeignet erwiesen, um das bei rauhfutterfrei ernährten Tieren zur Befriedigung des instinktiven Verlangens nach fester strukturierter Nahrung fast regelmäßig auftretende Haarlecken und die daraus resultierende Bezoarbildung sowie andere Folgen (Reizung der Magenschleimhaut, Tympanie etc.) zu verhindern. Den auf unzureichender Labgerinnung beruhenden Darmstörungen wird unter anderem durch Zugabe sogenannter Gerinnsalze (leicht lösliche Magnesium- oder Kalziumsalze wie Kalziumchlorid) zum Milchaustauscher zu begegnen versucht.

SCHRIFTTUM

Adrichem, P. W. M. van (1967): Sojaeiweiß, ein alimentäres Antigen bei Mastkälbern. Z. Tierphysiol., Tierernährung Futtermittelk. 23, 34-38. — Amich-Gali, J. (1967): Problemas fisiopatologicos de la lactancia artificial de los terneros. Ber. 18. Welt-Tierärztekongr., Paris 1, 259. — Barta, O. (1967): Die Großbetriebe für Kälberaufzucht und ihre veterinärmedizinische Problematik. Tierärztl. Umschau 22, 502-506. — Baumgärtel, T. (1955): Was ist Dysbakterie? Med. Klin. 50, 1713-1714. — Bockemühl, R. (1956): Praktische Erfahrungen mit Enterosal zur Behandlung von Durchfällen bei Großtieren und Kälbern. Tierärztl. Umschau 11, 343-344. — Boogaerdt, J., & E. E. van Koetsveld (1961): Konstmatige kalvermelk en voedingsanafylaxie. Tijdschr. Diergeneesk. 86, 1287-1294. — Buff, B. (1962): Perorale Davosin-Medikation in der Kälberpraxis. Prakt. Tierarzt 43, 178-180. — Eberdobler, H., J. Gropp & H. Zucker (1968): Die physiologische Verträglichkeit der Milchaustauscher in Abhängigkeit von Qualität und Quantität ihrer Komponenten. Mitt. Tierhaltung (Cyanamid) H. 116. — Edgson, F. H. (1964): Enteric infections. Vet. Record. 76, 1351-1358. — Fey, H. (1955): Coliprobleme bei Mensch und Tier. Schweiz. Arch. Tierheilk. 97, 118-132. — Frens, A. M., J. van der Grift & J. Dammers (1961): Voedingsanafylaxie bij mestkalveren. Tijdschr. Diergeneesk. 86, 255-263. — Glättli, H. (1957): Die Verwendung ionaldispers-wirksamer Lösungen (Elektrosolen) in der Therapie der Kälberruhr. Schweiz. Arch. Tierheilk. 99, 275-278. — Glättli, H. (1959): Über Erfahrungen mit Formo-Cibazol. Schweiz. Arch. Tierheilk. 101, 245-251. — Götze, R., & H. Merkt (1953): Zur Prophylaxe und Therapie der Infektionen der Kälber im Säuglingsalter. Dtsch. Tierärztl. Wschr. 60, 348-351. — Gullickson, T. W., F. C. Fountaine & J. B. Fritsch (1942): Various oils and fats as substitutes for butterfat in the rations of young calves. J. Dairy Sci. 25, 117-127. — Janovsky, M., J. Bilck & B. Hynek (1956): Parenterale Dehydration bei den Kälbern. M.-hefte Vet.-Med. 11, 205-207. — Konermann, H., & W. Abou el Fadle (1966): Zur Bedeutung von Karotin und Vitamin A für die Darmerkrankungen der Saugkälber. Dtsch. Tierärztl. Wschr. 73, 543-546. — Matzke, P. (1968): Die Kälbermast aus der Sicht des Tierarztes. Mitt. Tierhaltung (Cyanamid), Sonderh. ‚Aktuelle Fragen zur Kälbermast'. — Michell, A. R. (1967): Physiological principles in the management of alimentary dysfunction. Vet. Record 80, 375-380. — Michell, A. R. (1967): Body fluids and alimentary disease. Vet. Record 81, 2-8. — Radostits, O. M. (1965): Clinical management of neonatal diarrhea in calves, with special reference to pathogenesis and diagnosis. J. Amer. Vet. Med. Ass. 147, 1367-1376. — Smirnow, A. M. (1961): Akute nichtinfektiöse Magen- und Darmerkrankungen bei Kälbern (russisch). Veterinarija 38:2, 57-61. — Walt, K. van der (1959): Supportive treatment in calf enteritis. J. South African Vet. Med. Ass. 30, 155-158. — Watt, J. G. (1965): The use of fluid replacement in the treatment of neonatal diseases in calves. Vet. Record 77, 1474-1482. — Watt, J. G. (1967): Fluid therapy for dehydration in calves. J. Amer. Med. Vet. Ass. 150, 742-750. — Weiss, E., P. Bauer & B. Schiefer (1967): Pathologisch-anatomische und histologische Untersuchungen von unterschiedlich gefütterten Milchaustausch-Mastkälbern. Mitt. Tierhaltung (Cyanamid), H. 106, 1-7.

Krankheiten des Gekröses und des Bauchfells

Fettgewebsnekrose (Liponecrosis)

Wesen: Bei diesen, auch als ‚Fettverhärtung' (englisch ‚lipomatosis') bezeichneten Veränderungen handelt es sich um lipolytische Prozesse, bei denen die Fettsäuren in Form ihrer Kalziumsalze ausgefällt werden (akute kleinherdige Fettnekrose), wonach sich um die als Fremdkörper wirkenden Fällungsprodukte reaktive Bindegewebszubildungen entwickeln (chronische grobknotige Fettnekrose). Klinische Folgen, die sich vorwiegend in gastrointestinalen Störungen äußern, sind bislang nur bei der chronischen Fettgewebsnekrose beobachtet worden.

Vorkommen: Als Zufallsbefund sind derartige Fettveränderungen ab und zu bei Schlachtrindern aller Rassen und Altersstufen festzustellen; als Ursache klinisch manifester Erkrankungen scheinen sie jedoch vor allem bei älteren erwachsenen Tieren mit relativer Häufung im männlichen Geschlecht eine Rolle zu spielen. Bevorzugt befallene Lokalisationen sind das Darmgekröse, das Netz, das Fett des Nierenlagers sowie das periproktale Beckengewebe; die Fettpartien des Brustraumes oder der Unterhaut werden dagegen beim Rind nur ausnahmsweise betroffen. Das meist sporadisch auftretende Leiden hat vereinzelt auch eine herdenweise vermehrte Frequenz gezeigt.

Ursachen: Die Ätiologie der Liponekrose ist bislang ungeklärt. Da sie beim erwachsenen Menschen hauptsächlich in Zusammenhang mit Entzündungen und Verletzungen des Pankreas sowie bei Stauungen und Rupturen des Ductus pancreaticus auftritt, wird angenommen, daß hierbei fett- und eiweißspaltende Fermente der Bauchspeicheldrüse auf dem einen oder anderen Wege in das Fettgewebe gelangen und dort lipolytische Prozesse auslösen. Da bei mit Fettnekrose behafteten Rindern bislang jedoch nur selten pathologische Veränderungen am Pankreas nachweisbar waren, werden von der Mehrzahl der Untersucher andere Ursachen vermutet: Gefäßkrankheiten oder anderweitig (durch fieberhafte Primärleiden, Peritonitis, Enteritis oder Allergose) bedingte Zirkulationsstörungen (mangelhafte Durchblutung); alimentäre Faktoren (Verfütterung von rohen Sojabohnen, Sojakuchen oder von Nahrungsmitteln mit hohem Gehalt an gesättigten langkettigen Fettsäuren); erbliche Veranlagung; hormonale Einflüsse und anderes mehr.

Krankheitsgeschehen: Im Anschluß an die zunächst nur kleinherdig-weichen Veränderungen des Fetts kommt es infolge fortschreitender Verkalkung und bindegewebiger Vernarbung zur Entwicklung haselnuß- bis faustgroßer Knoten, die dann je nach ihrer Lage die Magen-Darm-Tätigkeit und den Nahrungsdurchgang mechanisch oder auf nervalem Wege behindern können (Taf. 7 d).

Erscheinungen: Es ist noch nicht geklärt, ob auch die akute kleinherdige Fettnekrose schon mit erkennbaren Symptomen einhergehen kann. Das Krankheitsbild der chronischen grobknotigen Liponekrose variiert zwar je nach dem Sitz und dem Ausmaß der im Einzelfall vorliegenden Veränderungen; die Erscheinungen deuten jedoch fast immer auf eine gastrointestinale Störung hin. Meist beginnt die Erkrankung mit teils rasch, teils mehr allmählich zunehmender Inappetenz und Gewichtsverlust, bei erwachsenen Bullen zudem möglicherweise mit einem Nachlassen der Spermaqualität und der Libido. Später kann sich Durchfall mit Blutabgang, Verstopfung, seltener auch intermittierende Kolik hinzugesellen, während die Ausscheidungen mancher Patienten völlig normal bleiben. Die Vormagentätigkeit ist gewöhnlich unterdrückt, die Atmung ohne Besonderheiten, die Herzfrequenz leicht erhöht, seltener aber erniedrigt. Bei etwaiger Bradykardie ist ebenso wie beim Auftreten einer rezidivierenden Tympanie zu prüfen, ob nicht eine Lähmung von Bauchzweigen des Nervus vagus vorliegt (S. 235). Die Körpertemperatur bewegt sich meist im Normalbereich. Die vereinzelt beobachteten Blutveränderungen bestanden in Zunahme des β_2-Globulingehaltes bei erniedrigter Albuminfraktion (HOFLUND und Mitarbeiter, 1953), vermindertem Cholesterinspiegel und mäßiger Leukozytose.

Verlauf, Beurteilung: Die im Netz oder Darmgekröse lokalisierten Fettnekrosen scheinen gewöhnlich progressiv zu sein und nach kürzerer oder längerer Dauer zu klinisch manifesten Auswirkungen zu führen; die periproktal gelegenen und vermutlich durch Geburtstraumen verursachten Knoten können dagegen jahrelang ohne nachteilige Folgen bestehen bleiben. Sobald die ersten nennenswerten Funktionsstörungen auftreten, ist mit rasch oder allmählich zunehmender Verschlechterung des Allgemeinzustandes oder späterem tödlichen Ausgang (infolge Intoxikation oder Erschöpfung) zu rechnen.

Erkennung, Unterscheidung: Bei etwa zwei Drittel der Patienten sind perirenal, periproktal, im Gekröse des Mastdarmes oder im rechten ventralen Bauchhöhlenquadranten haselnuß- bis faustgroße, harte und uneben-höckerige Neubildungen zu palpieren; andernfalls läßt sich die Diagnose nur durch Probelaparotomie sichern.

Differentialdiagnostisch kommen allenfalls verkalkte tuberkulöse Mesenteriallymphknoten in Betracht; leukotische Tumoren oder abgekapselte Abszesse haben in der Regel eine glattere Oberfläche und derb-elastischere Konsistenz.

Behandlung: Eine wirksame Therapie der Fettgewebsnekrose ist nicht bekannt. Ein Patient mit rezidivierender Tympanie (ohne Vagusläsion) konnte durch Anlegen einer temporären Pansenfistel (2 bis 3 Monate) noch fast ein Jahr lang bei gutem Allgemeinzustand gehalten werden. EDGSON (1952) glaubt eine Verkleinerung der Knoten nach subkutaner Implantation von 1 g Stilböstrol gesehen zu haben (1 Fall).

SCHRIFTTUM

Dirksen, G. (1965): Klinische Beobachtungen über die Fettgewebsnekrose beim Rind. Wien. Tierärztl. Mschr. *52*, 517-525. — Edgson, F. A. (1952): Bovine lipomatosis. Vet. Record *64*, 449. — Hoflund, Sv., J. Holmberg & H. Nihlén (1953): On the aetiology, pathogenesis and clinical picture of fat necrosis in cattle. Ber. 15. Int. Tierärztl. Kongreß, Stockholm *1*:1, 616. — Papp, E., D. J. Williams & D. E. Tyler (1968): Bovine lipomatosis; progressive fat necrosis. 5. Int. Tag. Rinderkrankh., Opatija; Referate und Beiträge, S. 487-491.

Abszesse, Hämatome, Ödem, Emphysem und Geschwülste des Gekröses

Abgekapselte *Eiterherde*, *Blutergüsse*, *Lipome* oder *Tumoren* (lymphatische Leukose, Karzinome, Mesotheliome) kommen im Gekröse des Rindes nur selten vor. Gegebenenfalls verursachen sie ähnlich wie die Fettgewebsnekrose (S. 351) mechanische oder nerval bedingte Störungen der Darmtätigkeit; gestielte Lipome oder Geschwülste können auch zur Darmstrangulation (S. 318) führen. Wenn der Rektalbefund über das Vorliegen derartiger Veränderungen keinen eindeutigen Aufschluß gibt, ist ihre Erkennung nur durch explorative Laparotomie möglich. Mit Ausnahme der Resektion gut abgesetzter oder gestielter Neubildungen ist in der Mehrzahl der Fälle keine Behandlung möglich (Taf. 7 f).

Ein *Gekrösödem* kann sich bei venöser Stauung im Bereich der hinteren Hohlvene oder der Pfortader, bei Leberzirrhose oder Herzinsuffizienz sowie als Begleiterscheinung der Kachexie und der Enteritis entwickeln; es ist mitunter mit einer Vermehrung der Bauchhöhlenflüssigkeit (Aszites, S. 361) verbunden. Die äußeren Symptome bestehen meist in ausgeprägter Allgemeinstörung, Inappetenz, Durchfall oder vermindertem Kotabsatz, zuweilen auch in Kolik; vom Mastdarm her sind in ausgeprägten Fällen die sulzig-schwabbelig verdickten Gekrösstränge zu fühlen. Die Behandlung derartiger mesenterialer Ödeme richtet sich nach dem allerdings vielfach inkurablen Grundleiden.

Während das bei der rektalen Palpation an seiner puffig-knisternden Konsistenz leicht zu erkennende *Gekrös-* und/oder *Bauchfellemphysem* beim Rind in Verbindung mit schwerem interstitiellen Lungenemphysem relativ häufig festzustellen ist, kommen Veränderungen, die dem *Luftblasengekröse* des Schweines ähneln, bei dieser Tierart nur ausnahmsweise vor; ihre Ätiologie ist bislang noch nicht geklärt.

Eitrige Netzbeutelentzündung und andere Bauchhöhlenabszesse
(Bursitis omentalis purulenta, Abscessus intraperitonealis)

Wesen: Bei dieser besonderen Form der Peritonitis handelt es sich um solitäre (seltener auch um multiple) Ansammlungen von meist übelriechendem dünnflüssig-jauchigen Exsudat oder von rahmartigem gelben bis gelbgrünen Eiter zwischen dem parietalen und viszeralen Blatt des Bauchfells oder innerhalb des Netzbeutels (zwischen dessen beiden Blättern oder zwischen parietalem Blatt und der Pansenserosa), wobei die infizierten Massen durch eine mehr oder weniger dicke, anfangs fibrinöse, später aber fibröse Kapsel von der übrigen Bauchhöhle abgegrenzt sind.

Ursachen: Derartige Veränderungen gehen in erster Linie von traumatisch bedingten Bauchfellinfektionen (oft durch C. pyogenes) infolge perforierend steckender oder auswandernder Netzmagen- oder Pansenfremdkörper aus; seltener beruhen sie auf einem ulzerativen Durchbruch der Vormagen- (Ruminitis necroticans nach Pansenazidose) oder Labmagenwand, einer vorausgegangenen Laparotomie oder einer Trokarierung des Pansens, einer durchdringenden Verletzung des Labmagens, des Darmes, der Gebärmutter beziehungsweise der Blase, oder auf Leberabszessen.

Krankheitsgeschehen: Vermutlich läuft die intraperitoneale Abszeßentwicklung so ab, daß die infizierten Serosablätter zunächst flächenhaft miteinander verkleben, worauf es im Zentrum dieser Adhäsion zur Einschmelzung des fibrinösen Exsudates und gelegentlich auch zur Gasbildung kommt. Bei den postoperativ im dorsolateralen Pansenbereich auftretenden abdominalen Abszessen scheinen die beiden entzündeten Bauchfellagen dagegen von Anfang an zentral getrennt zu bleiben, während peripher eine immer fester werdende zirkuläre Verwachsung eintritt. In dem dabei entstehenden Hohlraum sammelt sich dann dünnflüssiger bernsteingelber, fibrin- und gashaltiger Inhalt an (schaumige Massen, oft auch dorsale Gasblase). In allen Fällen bildet sich im weiteren Verlauf eine abgrenzende Kapsel unterschiedlicher Dicke, die innen von einer rauhen pyogenen Membran ausgekleidet ist. In gleicher Weise führen auch die zwischen die beiden Blätter des Netzbeutels gelangenden purulenten Infektionen zu intrabursaler Entzündung, Exsudat- und Eiteransammlung (bis zu 30 Liter) und peripherer Abkapselung.

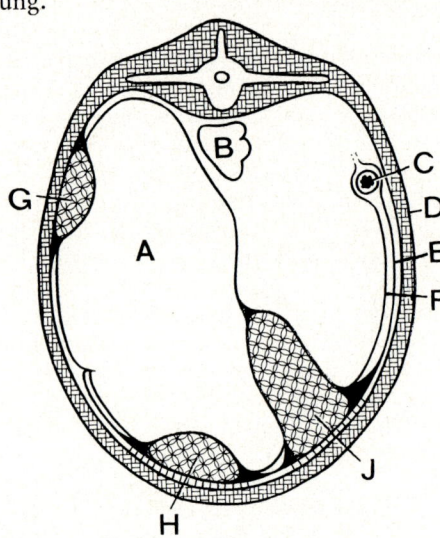

Abb. 182. Lage und Nachbarschaftsbeziehungen intraperitonealer Abszesse beim Rind (schematisch; Ansicht von kaudal)

A = Pansen;
B = Niere;
C = Duodenum;
D = Bauchwand;
E, F = parietales und viszerales Blatt des großen Netzes (Bursa omentalis);
G = Abszeß im dorsolateralen Pansenbereich (nach Trokarierung oder Rumentomie)
H = Abszeß im ventralen Pansenbereich (meist fremdkörperbedingt);
J = Bursitis omentalis mit Ansammlung jauchig-eitriger Massen innerhalb des Netzbeutels (infolge traumatischer Retikuloperitonitis oder perforierenden Magengeschwürs)

Vorkommen: Nach der Kasuistik der hannoverschen Rinderklinik sind etwa 4 % der meist traumatisch bedingten Retikulo- und Ruminoperitonitiden mit einer solchen Abszeßbildung verbunden; dazu kommt noch die relativ kleine Zahl der aus anderer Ursache entstandenen Bauchhöhlenabszesse. Nach ihrer Lokalisation ist im wesentlichen zwischen Abszessen im Hauben- und solchen im Pansenbereich, bei letzteren außerdem zwischen dorsolateral und ventral gelegenen zu unterscheiden (Abb. 182). Die meist im Anschluß an eine Laparo-Rumentomie oder eine Trokarierung entstehenden dorsolateralen Pansenabszesse erlangen häufig so große Ausmaße, daß sie sich links dorsal zwischen Pansen und Bauchwand vom Zwerchfell bis zum Beckeneingang erstrecken; die im ventralen Pansen- sowie im Haubenbereich liegenden Abszesse variieren von Walnuß- bis zu Medizinballgröße. Die zahlenmäßige und topographische Verteilung der Netzmagen- und Pansenbauchfellabszesse geht aus Übersicht 11 hervor. Die vergleichsweise wesentlich selteneren Vereiterungen innerhalb des Netzbeutels sind vor

Übersicht 11.
Lokalisation von 143 im Bereich von Haube und Pansen gelegenen Bauchhöhlenabszessen (DIERNHOFER, M., und DIRKSEN, 1962)

Abszesse im Haubenbereich (113)		Abszesse im Pansenbereich (30)	
rechts	63	dorsolateral	9
kranial	11	(davon 3 nach Laparotomie und 7 nach Trokarierung	
links	15	entstanden)	
kaudal	16	ventral	21
ventral (Mitte)	8	(meist vom Netzmagen ausgehend)	

allem in solchen Gegenden und Beständen zu beobachten, in denen fütterungsbedingte Labmagen- oder Pansengeschwüre (S. 285, 252) vorkommen.

Erscheinungen: Entsprechend ihren klinischen Symptomen lassen sich die mit Bauchhöhlenabszessen behafteten Rinder in 2 Gruppen einteilen; eine davon bietet das Bild einer Lähmung des Bauchvagus (HOFLUND'sches Syndrom, S. 235); die andere, auf welche sich die folgende Schilderung bezieht, zeigt dagegen vorwiegend Erscheinungen einer subakuten bis chronischen Peritonitis oder Retikuloperitonitis, wobei das klinische Bild aber stark variiert und keineswegs immer dem Ausmaß und dem Entwicklungsstadium der Abszeßbildung entspricht. Allen Patienten gemeinsam ist eine schon mehr oder weniger lange andauernde Störung des Appetits, neben welcher von Fall zu Fall auch zeitweiliges Stöhnen, Milchrückgang, Durchfall oder Verstopfung, rezidivierende Tympanie, Aufkrümmen des Rückens und Abmagerung festzustellen sind. Die spezielle Untersuchung ergibt: teils normale, teils aber erhöhte oder erniedrigte Herzfrequenz (bei 56, 34 beziehungsweise 10 %) der Tiere); in 74 % der Fälle herabgesetzte, sonst aber nur wenig beeinträchtigte Pansentätigkeit; normale, mäßig oder stark erhöhte Bauchdeckenspannung (18, 68 beziehungsweise 13 %); undeutliche, mittelgradige oder ausgeprägte Schmerzreaktion bei den Fremdkörperproben (35, 48 beziehungsweise 17 %). Die Körpertemperatur ist nur bei einem Teil der betroffenen Patienten fieberhaft erhöht (39 bis 40° C), sonst aber normal bis subnormal. Der Kot ist gelegentlich schleimig-schmierig und schlecht verdaut oder mehr dünnbreiig-suppig; im Harn kann der Gehalt an Eiweiß und Gallenfarbstoffen krankhaft vermehrt sein. Das Blut zeigt vielfach eine Leukozytose (meist Neutrophilie, seltener relative oder absolute Lymphozytose [chronische, gut abgekapselte Fälle]); besonders hohe Leukozytenwerte sind bei Mitbeteiligung der Milz zu beobachten. Bei Vorliegen einer Netzbeutelvereiterung sind ähnliche Symptome, mitunter aber auch Kolik, Schwanken oder Festliegen und, bei der Schwingauskultation, Plätschergeräusche an der rechten Bauchwand festzustellen (KJAERSGAARD, 1969); in fortgeschrittenen Fällen ist mitunter bei der rektalen Untersuchung (Bauchdecken anheben lassen) ventral, wenig vor dem Beckeneingang, der bis auf Armstärke wulstartig verdickte, derbe oder fluktuierend erscheinende und mit dem Bauchhöhlenboden verwachsene kaudale Umschlagsrand des Netzbeutels zu fühlen.

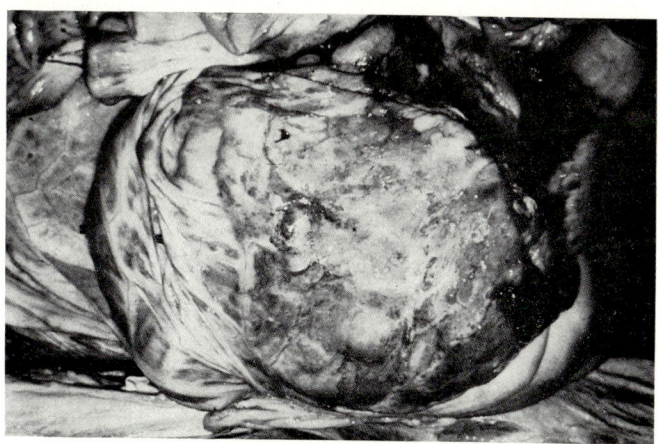

Abb. 183. Zerlegungsbefund bei Bursitis omentalis purulenta; waschwannengroßer Abszeß zwischen parietalem und viszeralem Blatt des großen Netzes

Verlauf, Beurteilung: Kleinere Abszesse können sich vollständig abkapseln und ohne nennenswerte Auswirkungen toleriert werden. Größere intraperitoneale Eiterherde führen dagegen bei ausbleibender Behandlung über kurz oder lang infolge Abmagerung, Erschöpfung und schleichender Intoxikation, Pyämie oder Sepsis zur Notschlachtung oder zum Tode, falls nicht ausnahmsweise Selbstheilung durch spontane Entleerung des Abszeßinhaltes (in das Vormagenvolumen hinein oder durch die Bauchwand nach außen) eintritt; außerdem sind auch Einbrüche in größere Gefäße mit plötzlicher innerer Verblutung oder schockartiger letaler Pyämie beobachtet worden. Der ungünstige Ausgang des Leidens kann jedoch bei gegebener Indikation in vielen Fällen durch rechtzeitige Spaltung des Abszesses abgewendet werden. Die eitrige Netzbeutelentzündung läßt sich dagegen nur selten zur Ausheilung bringen.

Erkennung: Die fast immer links gelegenen dorsalen Pansen-Bauchfellabszesse lassen sich einfach und schnell durch Punktion der dabei oft etwas vorgewölbten linken Hungergrube oder in einem der hinteren Interkostalräume diagnostizieren (Ausströmen von übelriechendem Gas sowie von dünn- oder dickflüssigem, stinkendem Exsudat). Für die andernorts lokalisierten Abszesse kann die ventrale Bauchhöhlenpunktion wichtige Hinweise geben, sei es, daß die Kanüle zufällig die infizierte Bursa omentalis trifft (jauchiges Punktat), sei es, daß die Bauchhöhlenflüssigkeit peritonitische Veränderungen aufweist (vermehrte Menge, Trübung, graugelbe bis gelbgrüne Verfärbung, übler Geruch, erhöhtes spezifisches Gewicht und vermehrter Zellgehalt). Mitunter ist auch die rektale Untersuchung aufschlußreich (Einengung von Bauchorganen durch eine mäßig derbe bis fluktuierende Umfangsvermehrung, abgegrenzte Verwachsungen). Im Klinikbetrieb kann sich außerdem die Röntgenuntersuchung als nützlich erweisen. In vielen Fällen ist die sichere Klärung aber erst bei der explorativen Laparo-Rumentomie zu erzielen (fluktuierende Umfangsvermehrung in der Bursa omentalis oder an anderer Stelle, peripher verwachsene Vorwölbung der Pansen- oder Haubenwand in das Vormagenlumen hinein, Abdrängung der Darmscheibe nach dorsal).

Unterscheidung: Bei verschiedenen chronisch verlaufenden Leiden, insbesondere aber solchen der Vormägen, kann sich ein ähnliches Erscheinungsbild wie bei den intraperitonealen Abszessen ergeben; deshalb sind differentialdiagnostisch vor allem die chronische Retikuloperitonitis (S. 217), die Ruminitis chronica (S. 232) und Netzmagentumoren (S. 245), außerdem auch Lebererkrankungen (S. 363 ff.), Fettgewebsnekrose (S. 351) und Leukose (S. 54) in Betracht zu ziehen.

Behandlung: Aufgrund der an einem größeren Material gesammelten Erfahrungen (siehe Übersicht 12) empfiehlt es sich, nach folgenden Grundsätzen vorzugehen:

Die *Spaltung* eines *Hauben-* oder *ventralen Pansenabszesses* ist angezeigt, wenn sich der umschriebene Eiterherd in fester Verbindung mit den Vormägen befindet, auf seiner Vorwölbung zum Magenlumen eine deutliche zentrale Fluktuation aufweist und das Allgemeinbefinden des Patienten noch nicht stark beeinträchtigt ist. Um Verunreinigungen seiner Hand durch den ausströmenden Inhalt des Abszesses zu vermeiden, trägt der Operateur bei dessen Eröffnung tunlichst einen Gummiarmschutz mit Handschuh. Auch wenn die Rumentomie ohne zirkuläre Pansen-Bauchfellnaht vorgenommen wurde, ist außerdem das Einlegen einer Ringmanschette zur Wundabdeckung vorteilhaft. Zur Spaltung wird ein Skalpell (unter Fingerschutz) in die betroffene Vormagenabteilung eingeführt und auf der Kuppe der nach innen ragenden Vorwölbung ein genügend langer Schnitt angelegt. Danach werden die in der zuweilen gekammerten und verzweigten Höhlung befindlichen Fibringerinnsel vorsichtig mit den Fingern ausgeräumt. Eine nach etwaigem spontanem Durchbruch entstandene Fistelöffnung ist ebenfalls weit zu spalten und der Abszeßhohlraum vollständig zu entleeren. In diesen können anschließend Sulfonamid- oder Antibiotikastäbe eingelegt werden, doch dürfte einer solchen medikamentösen Versorgung keine besondere Bedeutung zukommen. Der in die Abszeßhöhle eindringende Vormageninhalt stört die Heilung anscheinend nicht; dagegen kann die Entleerung grö-

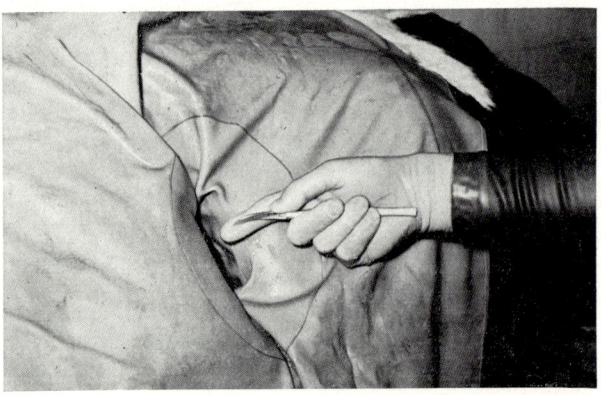

Abb. 184. Einführen des spitzen gebogenen Tenotoms in die Vormägen zur Spaltung eines intraperitonealen Abszesses (Gummihandschuh)

ßerer Eitermassen in das Vormagenlumen gelegentlich zu vorübergehender Indigestion und/oder Durchfall führen.

Übersicht 12.
Behandlung und Ausgang bei 144 Bauchhöhlenabszessen im Hauben- und Pansenbereich (DIERNHOFER, M., und DIRKSEN, 1962)

Wegen Aussichtslosigkeit einer Heilung sofort geschlachtet (64)		Spaltung des Abszesses den Umständen nach indiziert und vorgenommen (59)		Spaltung wegen zu kleiner Ausmaße, zu dicker Wand oder Unzugänglichkeit des Abszesses nicht indiziert und daher unterlassen (21)	
mit funktioneller Vormagenstenose	30	geheilt	53	ungestörtes Allgemeinbefinden bei Nachkontrolle nach	
				1 Jahr	7
mit generalisierter Peritonitis	10	nicht geheilt	6	2 Jahren	5
mit ungewöhnlich lokalisiertem oder übermäßig großem Abszeß oder stark gestörtem Allgemeinbefinden	24			3—4 Jahren	6
				ungünstig verlaufen	3

Nach der Operation ist das *Allgemeinbefinden* des Patienten *wiederholt zu kontrollieren*. Eine sichtliche Besserung beginnt gewöhnlich erst am 3. bis 4. Tag nach der Operation einzusetzen. Bei verzögerter Heilung und/oder Anstieg der Körpertemperatur ist eine mehrtägige parenterale Behandlung mit Sulfonamiden oder Breitspektrumantibiotika angezeigt. Falls Anzeichen einer starken Bauchfellreizung vorliegen oder die Gefahr einer Generalisierung der Peritonitis besteht, empfiehlt es sich, über die prophylaktisch verabfolgte Menge hinaus mehrmals hohe Antibiotikadosen intraabdominal zu injizieren.

Die *Eröffnung wird dagegen besser unterlassen*, wenn der Abszeß zu klein, sehr derb (dickwandig) oder schwer zugänglich ist und wenn keine hinreichend feste Verbindung mit Haube oder Pansen besteht. Bei gutem Allgemeinbefinden ist die Rumentomie dann lediglich zu Ende zu führen und der Heilungsverlauf abzuwarten.

Zur *Schlachtung* ist zu raten, wenn der Abszeß bereits eine funktionelle Magenstenose hervorgerufen hat. Gleiches gilt für intraperitoneale Eiterherde von absolut zu großem Ausmaß, bei Milz- und Leberabszessen, multipler Abszeßbildung, bei mechanischer Einengung der Hauben-Psalteröffnung, umfangreicher Bursitis omentalis purulenta mit Verwachsungen sowie bei allen Netzbeutelvereiterungen infolge Labmagen- oder Pansenperforation. Außerdem ist die Verwertung auch dann angebracht, wenn Anzeichen einer generalisierten Peritonitis vorliegen oder eine hochgradige Allgemeinstörung besteht.

Ventral gelegene Hauben- oder Pansenabszesse und *Netzbeutelvereiterungen*, welche die Bauchwand bereits eingeschmolzen haben und *im Begriff* sind, *nach außen durchzubrechen*, werden von außen her eröffnet und drainiert. Dabei ist zu beachten, daß die Gefahr von Eingeweidevorfällen besteht.

Abszesse im dorsolateralen Pansenbereich lassen sich ebenfalls meist von außen, von der linken Hungergrube aus, eröffnen. Ihr Inhalt wird dann teils mit der Hand ausgeräumt, teils mit einer milden antiseptischen Lösung (T. I.) herausgespült. Anschließend ist die mitunter sehr umfangreiche Abszeßhöhle mit Sulfonamidpuder oder einem geeigneten anderen Mittel (Nitrofurane, Antibiotika) zu beschicken. Die weitere Behandlung (erneute Spülung und örtliche keimhemmende Versorgung) erfolgt zunächst alle 2 bis 3 Tage, später in größeren Intervallen, und wird so lange fortgesetzt, bis sich die große Abszeßhöhle durch Verwachsung des Pansens mit der Bauchwand geschlossen hat. Die Ausheilung dauert oft mehrere Wochen.

SCHRIFTTUM

Diernhofer, M., & G. Dirksen (1962): Behandlung und Heilungsaussichten von Bauchhöhlenabszessen beim Rind. Dtsch. Tierärztl. Wschr. 69, 471-474. — Hemmingsen, I. (1966): Erosiones et ulcera abomasi bovis. Nord. Vet.-Med. 18, 354-365. — Kjaersgaard, P. (1969): Bursitis omentalis bovis. Nord. Vet.-Med. 21, 203—208.

Bauchfellentzündung (Peritonitis)

Wesen: Die Entzündung des parietalen und viszeralen Blattes der serösen Auskleidung der Bauchhöhle stellt einen traumatisch und/oder bakteriell, seltener auch parasitär oder chemisch-medikamentös bedingten, durch Alteration, Proliferation und Exsudation gekennzeichneten herdförmigen oder ausgebreiteten Inflammationsprozeß dar, der von Fall zu Fall akut oder chronisch sowie mit oder ohne Intoxikation beziehungsweise Beeinträchtigung des Allgemeinbefindens verläuft.

Vorkommen, Bedeutung: Entgegen der weitverbreiteten Meinung, daß das Bauchfell des Rindes relativ unempfindlich sei, sind Peritonitiden bei dieser Tierart keineswegs selten; dabei kommt es jedoch in der Regel ziemlich rasch zu einer kräftigen Ausschwitzung von Fibrin, wodurch der entzündliche Prozeß infolge Verklebung und anschließender fibröser Verwachsung der serösen Häute häufiger als beim Menschen und bei anderen Tierspezies auf seinen ursprünglichen Herd begrenzt bleibt. Derartige lokalisierte Bauchfellentzündungen *(Peritonitis circumscripta)* betreffen beim Rind besonders häufig den Netzmagenbereich (Reticuloperitonitis traumatica, S. 217), die Umgebung von Leber und Gallenblase (Hepatitis apostematosa, S. 369; Gallenstauung, S. 372) sowie den Beckenraum (perforierende Verletzungen der weichen Geburtswege oder des Mastdarmes, S. 330), während andere Lokalisationen – mit Ausnahme der im vorigen Abschnitt besprochenen intraperitonealen Abszeßbildungen (S. 353) – nur relativ selten peritonitische Veränderungen aufweisen. Die Folgen der örtlich begrenzt bleibenden Peritonitis bestehen teils nur in geringfügiger bis mäßiger Verminderung der Leistungsfähigkeit, teils aber in erheblicher Störung der Magen-Darm-Tätigkeit, die sich vielfach in Form des Hoflund'schen Syndroms (S. 235) äußert. Je nach den Begleitumständen (massive Infektion, mangelhafte Abwehrbereitschaft des Tierkörpers) kann die umschriebene Entzündung des Bauchfells gelegentlich auch in allgemeine oder generalisierte Peritonitis *(P. diffusa)* übergehen, die in der Regel zum Tod oder zumindest zur Unwirtschaftlichkeit des Patienten führt.

Ursachen und Krankheitsgeschehen: Beim Rind sind *primäre* Bauchfellentzündungen im Gegensatz zu den *sekundär,* im Anschluß an einen anderweitigen Primärprozeß entstehenden Peritonitiden relativ selten. In der Pathogenese letzterer spielen fast immer bakterielle Erreger (Streptokokken, Staphylokokken, C. pyogenes) eine auslösende Rolle, die entweder direkt (perforierendes Trauma) oder auf dem Blut- beziehungsweise Lymphwege an das Bauchfell herangebracht werden.

Häufigster Anlaß der Peritonitis ist die Fremdkörperverletzung der Haube (S. 217). An zweiter Stelle sind die in Zusammenhang mit Störungen der Trächtigkeit, des Geburtsablaufes oder der Nachgeburtsphase auftretenden Bauchfellentzündungen zu nennen; sie werden unter anderem im Verlauf einer Extrauteringravidität, bei Mazeration des Fetus, nach Torsio uteri sowie nach Verletzungen und Vorfällen der Scheide oder der Gebärmutter beobachtet. Die gleichen Folgen haben auch perforierende Wunden der Bauchwand, des Darmes (S. 330) und der Harnblase (S. 398) sowie in die Peritonealhöhle einbrechende Vormagen- oder Labmagengeschwüre (S. 232, 285). Gefürchtet sind des weiteren die postoperativ (nach Trokarierung des Pansens, Laparo-

oder Rumentomie) eintretenden Peritonitiden. Parasitär bedingte Bauchfellreizungen beruhen hierzulande vor allem auf massivem Befall mit den Wanderstadien des großen Leberegels (S. 937). Schließlich sind im Verlauf bestimmter Infektionskrankheiten mitunter spezifische Peritonitiden festzustellen (Tuberkulose, S. 856; Pasteurellose, S. 730; Milzbrand, S. 852).

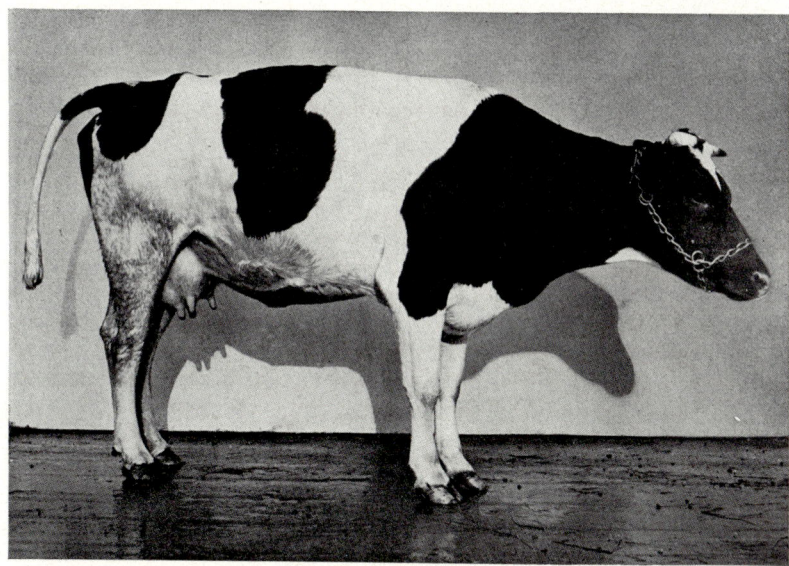

Abb. 185. In Ausbreitung begriffene akute Peritonitis bei einer Kuh mit geburtsbedingter, bis in die Bauchhöhle reichender Scheidenverletzung

Erscheinungen: Die auf Perforation der Bauchwand, des Darmes oder Ruptur eines intraabdominalen Abszesses (zum Beispiel der Leber) zurückzuführende *diffuse Bauchfellentzündung* nimmt fast stets einen *akuten Verlauf* mit schwerwiegenden Symptomen, wobei angestrengter Kreislauf (über 100 Herzschläge pro Minute, kleiner und kaum fühlbarer Puls, injiziert verwaschene Skleralgefäße), Muskelzittern und rasch zunehmende allgemeine Hinfälligkeit im Vordergrund des äußeren Erscheinungsbildes stehen. Die Patienten setzen entweder keinen Kot ab (Lähmung der Darmperistaltik) oder zeigen profusen Durchfall (Septikämie). Der Leib erscheint aufgetrieben (perkutorisch beiderseits dorsal deutlich tympanischer Schall); die Bauchdecken sind stark gespannt, später infolge Kräfteverfalls mitunter schlaff. Der rektale Befund ist zunächst mit Ausnahme einer ‚klebrigen' Beschaffenheit des Peritoneums und fehlenden intraabdominalen Unterdrucks oft negativ; später sind je nach den Begleitumständen rauhe Kotpartikel oder beginnende Verklebungen der Eingeweide festzustellen. In unbehandelten Fällen führt diese Form der Peritonitis meist innerhalb von 2 bis 5 Tagen zum Tode.

Bei mehr *protrahiertem Verlauf* bedingt die *diffuse Peritonitis* zwar ein Ansteigen der Körpertemperatur, doch werden dabei nur selten Werte über 40° C erreicht. Futteraufnahme und Wiederkauen kommen weitgehend oder völlig zum Erliegen. Milchkühe gehen in ihrer Leistung rasch zurück. Die Bauchdecken der Patienten sind fast immer gespannt, nicht selten auch druckempfindlich, während der Rücken aufgekrümmt ist. Zur Schmerzentlastung dient des weiteren die vielfach festzustellende kostale Atmung. Häufig ist spontanes Stöhnen (insbesondere beim Hin- und Hertreten sowie beim Aufstehen und Niederlegen) zu beobachten. Das Sistieren der Vormagen- und Darmmotorik bedingt nicht selten eine leichte Tympanie. Bei der rektalen Untersuchung sind auf dem rauhen bis knirschenden Bauchfell oft mehr oder weniger deutliche fibrinöse Auflagerungen oder Verklebungen der Bauchorgane (Pansen, Niere, Gebärmutter, Därme) untereinander oder mit der Bauchwand zu fühlen.

Bei *akut verlaufender Peritonitis circumscripta* besteht ebenfalls deutliche Bauchdeckenspannung und Aufkrümmung des Rückens. Außerdem kommt es je nach dem Ausmaß der örtlichen Veränderungen zu mehr oder weniger starker Beteiligung des

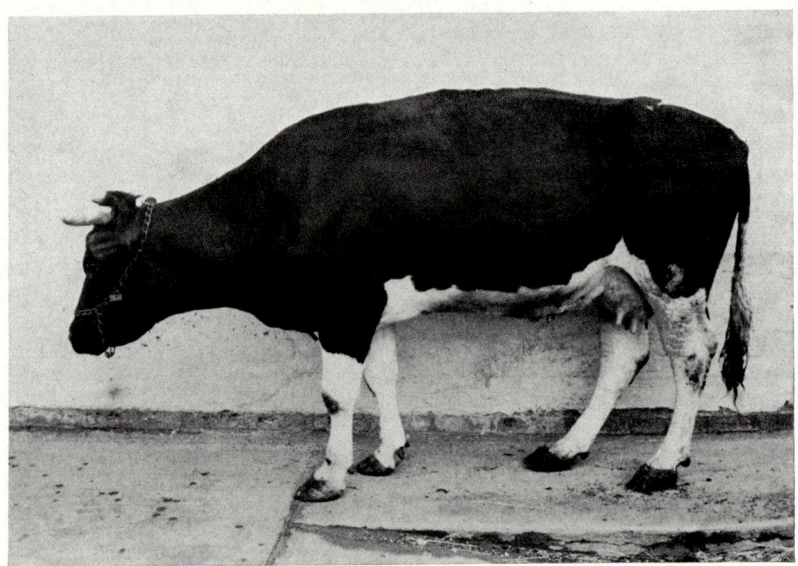

Abb. 186. Fortgeschrittene generalisierte Bauchfellentzündung infolge länger zurückliegenden Fremdkörpertraumas des Netzmagens

Kreislaufs (erhöhte Frequenz und Intensität des Herzschlags) und zu deutlichen Indigestionserscheinungen. Die Körpertemperatur ist hierbei meist nur leicht oder gar nicht erhöht. Kot und Harn werden zum Teil häufiger als normal und unter Schmerzäußerungen (Stöhnen, Ächzen) abgesetzt. Die Fremdkörperschmerzproben fallen zwar in der Regel mäßig bis stark positiv aus, gestatten aber nicht immer eine genaue Lokalisation des Prozesses. Liegt dieser im Bereich des Beckens (Parametritis, Periproktitis oder Perizystitis), so sind hier bei der rektalen Exploration Rauhigkeiten am peritonealen Überzug der betroffenen Organe oder fibrinöse Verklebungen zu palpieren.

Bei *subakutem bis chronischem Verlauf der umschriebenen Bauchfellentzündung* geht der Nährzustand der Patienten allmählich zurück; außerdem bestehen ständig oder zeitweilig-rezidivierend unbestimmte Verdauungsstörungen (Freßunlust, herabgesetzte Vormagenmotorik, oft auch leichte Tympanie). Spontane Schmerzäußerungen, Bauchdeckenspannung und Fieber fehlen dagegen oft oder sind nur wenig ausgeprägt. In der Mehrzahl der Fälle läßt sich jedoch durch die Schmerzperkussion ein mehr oder weniger deutlich umschriebener Bezirk erhöhter Sensibilität nachweisen.

Die peritonitisbedingten Veränderungen des *weißen Blutbildes* sind beim Rind oft nicht sehr eindrucksvoll; eine nennenswerte, mit Kernlinksverschiebung verbundene Leukozytose ist vor allem bei schwerwiegenden akuten oder in Ausbreitung begriffenen Prozessen zu beobachten.

Erkennung: Bei entsprechenden vorberichtlichen Hinweisen (voraufgegangene Trokarierung, Schwergeburt, operativer Eingriff in der Bauchhöhle) und eindeutigem klinischen Befund ist die Diagnose meist leicht zu stellen. Wenn die rektale Untersuchung und das Peritonealpunktat dagegen keinen klaren Aufschluß geben, ist bei wertvollen Tieren eine explorative Eröffnung der Bauchhöhle angezeigt.

Zerlegungsbefund: In frischen Fällen erscheint das gereizte Peritoneum lediglich gerötet-injiziert, trübe und stumpf bis rauh. In späteren Stadien sind neben herdförmigen oder ausgedehnten fibrinösen Verklebungen und/oder fibrösen Verwachsungen der Bauchfellblätter und Organe je nach dem Charakter der vorliegenden Entzündung serofibrinöse, fibrinöse, purulente oder ichoröse Exsudationen festzustellen. Bei hochgradiger Peritonitis ist die Leber zudem vielfach fettig degeneriert.

Beurteilung und Behandlung: Die bereits mit erheblichen Kreislaufstörungen sowie Verweigerung der Futter- und Tränkeaufnahme verbundene *akute diffuse Bauchfellentzündung* ist prognostisch als aussichtslos anzusehen; trotz sofortiger Schlachtung ist dann allerdings damit zu rechnen, daß sich der Tierkörper wegen hochgradiger Geruchs- und Geschmacksabweichung oder starken Keimgehalts als für den menschlichen Genuß untauglich erweist. Solange schwerwiegende Allgemeinstörungen noch fehlen, empfiehlt sich die kombinierte parenterale und intraperitoneale Verabreichung von Antibiotika und/oder Sulfonamiden; dabei haben sich die Tetrazykline sowie Streptomyzin-Penizillin-Gemische (1000 bis 2000 mg wirksame Substanz oder 5 bis 10 Millionen IE pro Tier und Tag) besonders bewährt. In fraglichen, wenig Erfolg versprechenden Fällen und bei ausbleibender Besserung sollte jedoch die rechtzeitige Verwertung vorgezogen werden.

Bei *akuter umschriebener Peritonitis* ist die Prognose der vorgeschilderten Behandlung günstiger zu beurteilen. *Subakute und chronische lokalisierte Bauchfellentzündungen* sind dagegen auf diese Weise nur noch wenig zu beeinflussen, obwohl dabei die klinischen Erscheinungen erfahrungsgemäß allmählich mehr und mehr zurückzugehen pflegen; die volle Leistungsfähigkeit dürfte allerdings nur in einem geringen Teil der Fälle wieder erreicht werden. Es empfiehlt sich daher, die Entscheidung über die weitere Nutzung des Patienten vom Verlauf (Freßlust, Vormagenmotorik, Nährzustand, Milchproduktion, Fruchtbarkeit) abhängig zu machen.

Vorbeuge: In der Bauchhöhlenchirurgie des Rindes hat sich die postoperative Adhäsionsprophylaxe durch einmalige intraperitoneale Instillation von 100 bis 300 mg Prednisolonazetat unter hohem örtlichem antibiotischem Schutz bewährt.

SCHRIFTTUM

BLASER, M. (1954): Traitement intrapéritonéal de la réticulite traumatique des bovins par les antibiotiques. Schweiz. Arch. Tierheilk. 96, 244-248. — DIRKSEN, G., & Y. HOUWISHI (1963): Untersuchungen über die Verhütung postoperativer Bauchfellverwachsungen mit Prednisolon und Fluorhydrocortison. Dtsch. Tierärztl. Wschr. 70, 239-242. — HARMS, C. (1899): Zur Bauchfellentzündung. Dtsch. Zschr. Tiermedizin 15, 119-125. — HUSKAMP, B. (1962): Die Behandlung der Perforationsperitonitis des Rindes am Beispiel der Darmzerreißung. Berl. Münch. Tierärztl. Wschr. 75, 282-283. — IVANOV, I. T. (1962): Zum klinischen Bild der diffusen Peritonitis des Rindes (bulgarisch). Naucni Trud. Vet. Med. Inst. Sofia 1962, 305-314. — KÖVES, I., P. RONAY & J. CSENGODY (1960): Behandlung der diffusen eitrigen Peritonitis mittels Anwendung von Antibiotika in der Bauchhöhle. Zbl. Chir. 85, 647-654. — MESSOW, C. (1959): Fibrinogen und Fibrinolyse; neue Erkenntnisse bei der Entzündung. Dtsch. Tierärztl. Wschr. 66, 401-405. — PLENDERLEITH, R. W. (1963): Peritonitis following uterine rupture in a heifer. Vet. Record 75, 517-518. — VOGLER, G. (1965): Der Versorgung des Uterus und der Bauchhöhle nach Uterusruptur beim Rind. Wien. Tierärztl. Mschr. 52, 923.

Bauchwassersucht (Hydrops ascites)

Wesen: Dieses meist erworbene, gelegentlich aber auch angeborene Leiden ist durch die Ansammlung abnormer Flüssigkeitsmengen nichtentzündlichen Ursprungs in der freien Bauchhöhle gekennzeichnet.

Vorkommen, Ursachen: Die Bauchwassersucht ist sowohl beim Kalb als auch beim Rind ausgesprochen selten; bei Feten wird sie in der Regel in Verbindung mit allgemeiner Wassersucht (Hydrops universalis congenitus) beobachtet. Als auslösendes Moment kommen bei erwachsenen Tieren vor allem Stauungen des venösen Blutabflusses aus den Baucheingeweiden in Frage, wie sie im Verlauf pyogener Thrombosen der Vena cava caudalis (S. 118), von Verlegungen der Pfortader, bei Leberzirrhose (S. 368) sowie infolge rechtsseitiger Herzinsuffizienz (S. 90) zustande kommen können; im letztgenannten Falle ist der Aszites meist mit Hydrothorax (S. 171) und Hydroperikard (S. 84) vergesellschaftet. Die wesentlich selteneren, in Zusammenhang mit fortgeschrittener Amyloidnephrose (S. 386) zu beobachtenden und oft nicht so stark ausgeprägten Fälle von Bauchwassersucht beruhen offenbar auf der mit diesen Leiden verbundenen Hypoalbuminämie (Störung des onkotischen Gleichgewichts).

Erscheinungen und Verlauf sind je nach dem Grad der Erkrankung unterschiedlich. Nach allmählicher Zunahme des Leibumfanges erscheinen die Flanken leicht eingefallen oder verstrichen, der Unterbauch bei Betrachtung von hinten aber mehr oder weniger stark symmetrisch-birnenförmig aufgetrieben; die Bauchdecken sind nur in extremen Fällen gespannt, sonst schlaff. Die Palpation ergibt deutliche Fluktuation (vor allem rechterseits); bei der Schwingauskultation sind beiderseits Plätschergeräusche festzustellen. Die durch Perkussion zu ermittelnde waagerechte Dämpfungslinie behält auch beim Höher- oder Tieferstellen des Hinterkörpers des Patienten ihren horizontalen Verlauf. Die des weiteren zu beobachtenden Störungen entsprechen etwa der Menge der vorliegenden Flüssigkeitsansammlung. So treten vor allem bei unförmiger Zunahme des Leibes Freßunlust, Nachlassen von Wiederkauen und Vormagenmotorik, erschwerte Atmung sowie pochend-frequente Herztätigkeit in Erscheinung. In fortgeschrittenen Fällen kann der Zustand als Reiz auf das Bauchfell wirken und zu sekundärer steriler Peritonitis führen (Ausschwitzung oder Ausfällung von gelatinösen bis fibrinösen Massen).

Erkennung und Unterscheidung: Der bei ventraler Umfangsvermehrung des Bauches gerechtfertigte Verdacht eines Aszites läßt sich durch die rektale Untersuchung bestätigen, bei welcher die Därme in der Regel auf der Peritonealflüssigkeit schwimmend gefunden werden. In weniger stark ausgeprägten Fällen sind die Bauchdecken hierzu anheben zu lassen; entscheidende Hinweise ergibt auch die Punktion der Bauchhöhle in der Regio hypochondriaca dextra: Das Punktat stellt positivenfalls eine serumartige, klare bis leicht getrübte und geruchlose Flüssigkeit dar, die in unkomplizierten Fällen nur einen geringen Eiweißgehalt und ein spezifisches Gewicht unter 1015 aufweist (Transsudat); nach Eintritt einer sekundären Bauchfellreizung nehmen Proteingehalt und spezifisches Gewicht infolge Exsudatbeimengung zu. Bei der differentialdiagnostisch in Betracht zu ziehenden Eihautwassersucht befindet sich die abnorme Flüssigkeitsansammlung in der tragenden Gebärmutter; die Abgrenzung erfolgt durch die Rektalexploration. Diese ergibt bei einer etwaigen Harnblasenruptur (S. 398) eine leere Blase, die unter Umständen mit ihrer Umgebung peritonitisch verklebt ist; außerdem besteht das Bauchhöhlenpunktat hierbei aus Urin. In anderweitig nicht sicher zu deutenden Fällen schafft die explorative Laparotomie Klärung.

Beurteilung, Behandlung: Da der Bauchwassersucht in der Regel unheilbare Primärleiden zugrunde liegen, ist im allgemeinen die umgehende Schlachtung des betroffenen Tieres anzuraten. Symptomatische Maßnahmen (Diuretika, Kreislaufmittel, Ablassen der Flüssigkeit mittels weitlumiger Hohlnadel) bringen nur vorübergehende Erleichterung, da sich in kurzer Zeit neues Transsudat ansammelt.

SCHRIFTTUM

Magnier, M. (1963): Sur un cas d'ascite chez la vache. Bull. Mens. Soc. Vét. Prat. France *47*, 246-247. — Scheferhoff, F. (1933): Untersuchungen über die Beschaffenheit der Bauchhöhlenflüssigkeit bei Schlachtrindern. Diss., Hannover. — Stöber, M. (1966): Pyogene Thrombosen der Vena cava caudalis beim Rind. Schweiz. Arch. Tierheilk. *108*, 613-621. — Tarkiewicz, S. (1955): Zur Kenntnis der Bauchflüssigkeit von Rindern (ungarisch). Magyar Allatorv. Lap. *10*, 340-342. — Tarkiewicz, S. (1960): Vergleichende zytologische Untersuchungen der Peritonealflüssigkeit und des peripheren Blutes beim gesunden Rinde (polnisch). Ann. Univ. Mariae Curie Sklodowska, Sect. DD *13*, 113-132. — Thraenhardt, O. (1964): Angeborener Ascites bei einem Kalb. Dtsch. Tierärztl. Wschr. *71*, 67. — Valach, Z. (1962): Die Untersuchung des intraperitonealen Punktates beim gesunden und kranken Rinde (tschechisch). Veterinářství, *12*, 272-274.

Krankheiten der Leber und der Gallenwege

Die Leber nimmt im Stoffwechsel eine zentrale Stellung mit vielfältigen Funktionen ein. Zusätzliche metabolische Belastungen dieses Organs treten beim Hochleistungsrind während der Intensivmast sowie in der Hochträchtigkeit und -laktation auf. Schädigungen des Leberparenchyms können durch zahlreiche Stoffwechselstörungen, Mangelkrankheiten, Vergiftungen sowie Infektions- und Invasionserreger hervorgerufen werden. Je nach Art und Grad dieser Einwirkungen wird dann ein mehr oder weniger großer Teil der Leberzellen durch Speicherung (*Infiltration*), Entartung (*Degeneration*) oder Zerstörung (*Nekrose*) verändert und in seiner Funktion gestört, wobei Reaktionen des interstitiellen Bindegewebes (*Fibrose, Zirrhose*) hinzutreten oder nachfolgen können. Eine klinisch erkennbare Störung der Leberfunktion entwickelt sich wegen der großen Anpassungs- und Regenerationsfähigkeit des Lebergewebes nur bei schweren und ausgebreiteten Parenchymschädigungen. Für die klinische Erkennung und Unterscheidung der Leberkrankheiten des Rindes ergeben sich durch ihre uneinheitliche Ätiologie und das meist wenig kennzeichnende Symptombild, das häufige Fehlen nachweisbarer Funktionsstörungen sowie die je nach Krankheitsgrad und -stadium wechselnden morphologischen Veränderungen besondere Schwierigkeiten.

Gelbsucht (Icterus)

Wesen: Als Gelbsucht wird eine an der unpigmentierten Haut und den sichtbaren Schleimhäuten erkennbare Gelbfärbung bezeichnet, die bei bestimmten Krankheiten des Blutes, der Gallenwege oder der Leber durch vermehrten Übertritt von Gallenfarbstoffen aus dem Blut in die Gewebe ausgelöst wird. Gelbsucht ist also keine selbständige Krankheit sondern ein Symptom, dem die verschiedensten, mit primärer oder sekundärer Leberbeteiligung einhergehenden Krankheitszustände zugrunde liegen können.

Vorkommen und Ursachen: Der aus verbrauchten oder zerstörten Erythrozyten stammende rote Blutfarbstoff wird beim Rind im retikulohistiozytären System, wahrscheinlich über Verdoglobin, zu Biliverdin abgebaut und nach Koppelung an Glukuronsäure als Sterkobilinogen mit der Galle in den Darm (und über die Nieren mit dem Harn) ausgeschieden. Bei einem Mißverhältnis zwischen der Gallenfarbstoffbildung und -ausscheidung kann die Farbstoffkonzentration im Blut und in den Geweben soweit ansteigen, daß Gelbsucht auftritt. Dabei sind entsprechend der Pathogenese drei Formen des Ikterus zu unterscheiden:

Der beim Rind häufige *hämolytische Ikterus* (Superfunktionsikterus) entsteht infolge plötzlicher Zerstörung einer größeren Zahl von Erythrozyten, wobei der Blutfarbstoffabbau vom retikulohistiozytären System nicht mehr bewältigt werden kann. Deshalb häufen sich dann Hämoglobin sowie dessen Abbauprodukte im Blut an (Hämoglobinämie, S. 381) und werden teilweise auch mit dem Harn ausgeschieden (Hämoglobinurie, S. 380). Eine solche massive Hämolyse kann durch Blutparasiten (S. 893 ff.), Futterschädlichkeiten (S. 1255 ff.), übermäßige Wasseraufnahme (S. 1072), Unverträglichkeit von Transfusionsblut (S. 1303), Infektionserreger (Leptospirose, S. 876; bazilläre Hämoglobinurie, S. 881) sowie verschiedene chemische und pflanzliche Stoffe (Kupfer, S. 1125; Kohl, S. 1257; Zwiebeln, S. 1259; und viele andere) hervorgerufen werden.

Der *Verschluß-Ikterus* (Stauungs- oder Resorptionsikterus) ist beim Rind weit seltener als der hämolytische Ikterus; er wird durch Gallenstauungen verursacht, welche eine Rückresorption von Gallenfarbstoffen aus der gestauten Gallenflüssigkeit und damit deren Anhäufungen im Blut zur Folge haben (S. 372; Taf. 8 a).

Der *hepatozelluläre Ikterus* (Retentionsikterus) tritt beim Rind im Gegensatz zu anderen Tierarten nur bei hochgradiger Leberparenchymschädigung auf, wenn Umbildung und Ausscheidung der Gallenfarbstoffe über die Leber nicht mehr in genügendem Umfang gewährleistet sind. Bei leichter parenchymatöser Lebererkrankung steigt der beim Rind physiologischerweise sehr niedrige Serumspiegel der Gallenfarbstoffe (unter

0,3 mg⁰/o) dagegen nicht so weit an, daß eine ikterische Verfärbung der Schleimhäute eintritt. Deutliche Gelbsucht ist nämlich meist erst bei einem Gesamtbilirubingehalt des Serums von 2,0 mg⁰/o und mehr zu beobachten.

Erscheinungen und Verlauf: Die von einem leichten zitronenfarbenen Schimmer bis zu kräftigem Gelborange reichende diffuse Verfärbung wird nur an der unpigmentierten äußeren Haut (Euter, Zitzen), an der Maul- und Scheidenvorhofsschleimhaut sowie an den Skleren sichtbar. Die mit Gelbsucht einhergehenden Krankheiten verursachen fast stets eine Störung des Allgemeinbefindens; die beim Rind im Blut (Serumgesamtbilirubin bis 15 mg⁰/o) und in den Körpergeweben auftretenden Gallenfarbstoffkonzentrationen selbst haben aber keine direkten Schädigungen zur Folge. Die Hyperbilirubinämie bewirkt jedoch eine vermehrte Ausscheidung von Gallenfarbstoffen über die Nieren, wodurch der im übrigen klar erscheinende Harn ein dunkelgelbes bis rotbraunes (‚teefarbenes') Aussehen erhält; bei stärkerer Hämolyse wird gleichzeitig unverändertes Hämoglobin mitausgeschieden (klarer, kaffeefarbener Harn; Hämoglobinurie, S. 380). Nach Normalisierung der Gallenfarbstoffbildung und -ausscheidung geht die Gelbsucht innerhalb von wenigen Tagen wieder zurück.

Erkennung: Die ikterische Gelbfärbung ist am besten bei diffusem Tageslicht zu erkennen, während gelblich oder bräunlich gefärbtes Kunstlicht ihre sichere Beurteilung erschwert. Wichtig und unter Umständen schwierig ist die Unterscheidung von rassebedingten gelben oder gelbbräunlichen Haut- und Schleimhautpigmentierungen (Fleckvieh, Jersey), welche häufig auch die Skleren betreffen. In Zweifelsfällen gibt die Ermittlung des Gesamtbilirubingehaltes im Serum genaue Anhaltspunkte über Vorliegen und Grad der Gelbsucht (erkennbarer Ikterus bei etwa 2 mg⁰/o und mehr; Iktotest positiv!).

Die *Unterscheidung* der drei Ikterusformen gelingt in den meisten Fällen aufgrund der besonderen Begleiterscheinungen. Kennzeichnend für den hämolytischen Ikterus sind Hämoglobinurie und Anämie (S. 381), beim Verschlußikterus dagegen Kolikerscheinungen oder photosensibilitätsbedingte Hautveränderungen (S. 372), während schwache Gelbfärbung bei nur mäßig erhöhtem Serumbilirubingehalt (unter 3 mg⁰/o) für Retentionsikterus spricht.

Beurteilung und Behandlung sind bei den einzelnen Gelbsuchtformen verschieden; sie hängen wesentlich von der Ursache der zugrundeliegenden Krankheit ab, weshalb hierfür auf die folgenden Abschnitte verwiesen wird.

Akute nichteitrige Entzündung und Entartung der Leber
(Hepatitis parenchymatosa aut Hepatosis acuta)

Wesen: Das mit Inappetenz, Abmagerung sowie unbestimmten Verdauungsstörungen einhergehende und akut oder subakut verlaufende Leiden ist durch Vergrößerung, Druckempfindlichkeit und Funktionsstörungen der Leber gekennzeichnet. Derartige primäre oder sekundäre Leberschädigungen können durch verschiedene metabolische, toxische oder infektiöse Ursachen bedingt sein und unterschiedliche morphologische Veränderungen bedingen. Da die einzelnen Krankheitsformen klinisch aber nicht sicher voneinander abgrenzbar sind und auch ätiologisch häufig ungeklärt bleiben, werden sie unter dem Begriff der akuten parenchymatösen Hepatitis oder Hepatose zusammengefaßt, worunter auch die als Leberatrophie, -dystrophie und -degeneration bezeichneten Zustände fallen.

Vorkommen und Bedeutung: Akute parenchymatöse Lebererkrankungen kommen beim Rind im Zusammenhang mit verschiedenen Allgemeinerkrankungen zwar häufiger vor, treten aber wegen ihres symptomarmen und meist anikterischen Verlaufs sowie der großen Rückbildungsfähigkeit der Leber klinisch oft nicht stärker in Erscheinung. Ein solcher, meist als ‚Leberbeteiligung' oder ‚Leberschaden' bezeichneter Zustand läßt sich in den leichteren Graden diagnostisch nur schwer nachweisen; in vielen Fällen kann deshalb lediglich der Verdacht einer Miterkrankung des Leberparenchyms ausgesprochen werden. Primäre Leberschädigungen treten vorwiegend bei intensiv gefütterten

Mastkälbern oder -rindern sowie bei Hochleistungsmilchkühen, bei letzteren vorzugsweise während der Hochträchtigkeit und -laktation auf.

Ursachen: Am häufigsten kommen Leberparenchymschäden im Zusammenhang mit Stoffwechselstörungen (Gebärparese, S. 1009; Tetanien, S. 1024 ff.; Azetonämie, S. 1051; ‚puerperales Leberkoma', S. 1068; puerperale Hämoglobinurie, S. 1075), seltener bei Mangelkrankheiten (S. 1078 ff.) vor. Fütterungsfehler und daraus entstehende alimentäre Indigestionen und Intoxikationen (S. 246 ff.), insbesondere aber die Pansenazidose (S. 252), können schwere toxische Leberschäden hervorrufen, wie sie auch durch zahlreiche chemische und pflanzliche Giftstoffe (Kupfer, S. 1125; Phosphor, S. 1171; Arsen, S. 1154; Antimon, S. 1160; Tetrachlorkohlenstoff, S. 1209) entstehen. Letztlich führen auch verschiedene Viruserkrankungen (zum Beispiel Rifttal-Fieber, S. 851) und schwere bakterielle Infektionskrankheiten, vor allem aber Darmentzündungen (etwa Salmonellose, S. 752) sowie Euter- und Puerperalinfektionen, nicht selten zu sekundärer Leberschädigung. Überwiegend mechanisch bedingte Parenchymzerstörungen werden durch die Wanderstadien des großen Leberegels hervorgerufen (S. 937). Eine physiologische Leberverfettung tritt in der Hochträchtigkeit auf (siehe Azetonämie, S. 1051).

Erscheinungen und Verlauf: Die parenchymatösen Leberentzündungen und -entartungen gehen mit ziemlich einheitlichen und nur graduell unterschiedlichen, aber wenig kennzeichnenden allgemeinen Krankheitserscheinungen einher. Die meist gut genährten Tiere lassen plötzlich in der Futteraufnahme und Milchleistung nach und zeigen unbestimmte Verdauungsstörungen (Vormagenindigestion, S. 246; zeitweilig flüssiger oder weicher, nur selten auch abnorm gefärbter Kot); in schweren Fällen kommt die Verdauungstätigkeit fast vollständig zum Erliegen (Absatz von wenig schleimüberzogenem, geballtem Kot) und die Tiere magern innerhalb kurzer Zeit erheblich ab. Ihr Verhalten wird dabei zunehmend apathisch; sie erheben sich nurmehr ungern, haben einen schwankenden unsicheren Gang und kommen im Endstadium oft zum Festliegen. Körpertemperatur, Herz- und Atmungsfrequenz sind nicht regelmäßig erhöht. Die meisten Leberparenchymschäden verlaufen anikterisch; nur in schwereren, mit Leberzellnekrosen einhergehenden Fällen tritt leichter, ausnahmsweise auch stärkerer Retentionsikterus auf (S. 363), der meist von intoxikationsbedingten Schleimhautveränderungen begleitet wird (injizierte, verwaschene Gefäße). Der Harn der Patienten ist durch vermehrte Gallenfarbstoffausscheidung (Sterkobilinogenurie, S. 364) dunkler gefärbt als normal. Endstadien schwerer Leberparenchymerkrankungen bieten das Bild eines vollständigen Stoffwechselzusammenbruchs mit hochgradiger Schwäche, fieberhafter oder bereits subnormaler Körpertemperatur, frequenter Herz- und Atemtätigkeit sowie vollständigem Sistieren von Futteraufnahme und Verdauung (Leberinsuffizienz). Zuweilen können Kaukrämpfe, tetanoide Zustände mit plötzlichem Zusammenbrechen, oder echte Tetanien (Stalltetanie, S. 1038), auch zentralnervöse Erscheinungen in Form von Gleichgewichtsstörungen, vorübergehenden Aufregungszuständen oder ausgeprägter Trübung des Bewußtseins (Leberkoma) hinzutreten.

Beurteilung: Während die leichte Form des Leidens meist in vollständige Heilung übergeht, bleibt die Leistungsfähigkeit des Patienten bei schwerer Leberveränderung oft dauernd beeinträchtigt. Geringe Heilungsaussichten bestehen in Fällen mit stärkerem Retentionsikterus, bei Hinzutreten von Krampf- und Aufregungszuständen oder nach Übergang in das komatöse Stadium sowie bei rezidivierender, in Zusammenhang mit Stoffwechselstörungen stehender Erkrankung.

Erkennung und Unterscheidung: Die Feststellung akuter parenchymatöser Lebererkrankungen wird durch das wenig kennzeichnende Symptombild und die Unsicherheit der einfachen klinischen Untersuchungsmethoden (Palpation, Perkussion) erschwert, so daß die Klärung häufig nur durch zusätzliche und zum Teil aufwendige oder eingreifende diagnostische Verfahren erzielt werden kann. In manchen Fällen läßt sich der Verdacht einer solchen Leberschädigung aber trotz Anwendung aller zur Verfügung stehenden Hilfsmittel nicht erhärten.

Die fast immer vorliegende Vergrößerung und vermehrte Empfindlichkeit der akut erkrankten Leber kann in einem Teil der Fälle durch die *Schall- und Schmerzperkussion* (Vergrößerung des Perkussionsfeldes auf 5 bis 8 Fingerbreiten, deutliche Abwehrreaktion) nachgewiesen werden; Retentionsikterus (S. 363) ist dabei jedoch nur unregelmäßig und meist nur bei hochgradiger Leberschädigung festzustellen. Gute diagnostische Anhaltspunkte geben der Nachweis einer stark vermehrten Gallenfarbstoffausscheidung im Harn (Methylenblauprobe), eines erhöhten Gallenfarbstoffgehaltes im Blutserum (Methylenblauprobe, Iktotest oder Gesamtbilirubinbestimmung) sowie der krankhaft gesteigerten Aktivität verschiedener Serumfermente (photometrische Bestimmung; siehe Übersicht 13). Darüber hinaus hat sich die Leberfunktionsprüfung mit Bromsulphthalein (Bromthalein-Merck: 2 mg/kg Körpergewicht intravenös) zur Feststellung der akuten parenchymatösen Hepatitis bewährt (siehe ,Die klinische Untersuchung des Rindes').

Übersicht 13.

Normale und pathologische Aktivitäten der wichtigsten diagnostisch verwertbaren Serumfermente beim Rind

Serumferment	Normalgehalt im Blutserum IE (Mikromol/Minute/ml)	Aktivität krankhaft erhöht	
		auf	bei
Serumglutaminoxalessigsäuretransaminase (SGOT)	10—50	100—500 IE	akuter parenchymatöser Hepatitis und insbesondere bei Leberzellnekrosen
		100—1000 IE	akuten Herz- und Skelettmuskeldegenerationen (Weißmuskelkrankheit, Tetanien, Festliegen post partum)
alkalische Phosphatase (AP)	10—25 (über 2½ Jahre alt) 15—40 (1—1½ Jahre alt) 30—70 (unter 1 Jahr alt)	30—100 IE	akuter parenchymatöser Hepatitis aber auch bei Skeletterkrankungen (Rachitis, Osteomalazie, chronische Fluorose)
Milchsäuredehydrogenase (LDH)	800—1600	2000—5000 IE	akuter parenchymatöser Hepatitis, aber auch bei Weißmuskelkrankheit und bei generalisierten Geschwulstkrankheiten (insbesondere Leukose)
Sorbitdehydrogenase (SDH)	0—5	10—35 IE	akuter parenchymatöser Hepatitis
Arginase	0,1—1,8	> 2 IE	Leberzellnekrosen
Ornithincarbamyltransferase (OCT)	1—10	15—90 IE	akuter parenchymatöser Hepatitis, insbesondere bei fettiger Degeneration der Leber

Bei Vorliegen ,leberverdächtiger' Krankheitserscheinungen (wie Inappetenz, Verdauungsstörungen, positive Schall- und Schmerzperkussion) zeigt das positive Ergebnis von 2 oder mehr der genannten Untersuchungsverfahren mit großer Sicherheit eine akute Leberparenchymerkrankung an. Blutbild, Bluteiweißbild (prozentuale Anteile der elektrophoretisch analysierten Serumeiweißkörper) und die Serumlabilitätsproben (LUGOL-, Formolgelprobe) geben dagegen beim Rind nur selten sichere leberdiagnostische Hinweise. In Sonderfällen und zur Unterscheidung von chronischen oder eitrig-abszedierenden Lebererkrankungen (S. 367 und 369) kann auch die Leberbiopsie (in Form der Blindpunktion nur zum Nachweis diffuser degenerativer Prozesse geeignet), die Laparoskopie, insbesondere aber die Probelaparotomie (vor allem zur Feststellung zirrhotisch-atrophischer oder abszedierender Prozesse) herangezogen werden. Operative

Eingriffe werden von Rindern mit fortgeschrittenen degenerativen Leberschäden aber häufig schlecht vertragen!

Zerlegungsbefund: Makroskopisch weist die degenerierte oder entzündete Leber fast regelmäßig Schwellung mit abgerundeten, stumpfen Rändern und weiche oder brüchige Beschaffenheit (besonders bei Fettleber, Taf. 8 b) sowie oft deutlicher hervortretende Läppchenzeichnung und graubraune bis graugelbe, auf der Schnittfläche auch orangegelbe Verfärbungen auf. Histologisch können parenchymatöse Degeneration (trübe Schwellung), einfache oder degenerative Fettinfiltration sowie nekrobiotische Prozesse und Zellnekrosen (Hämolysenekrosen), seltener auch Amyloidose (S. 386) vorliegen.

Behandlung und Vorbeuge: Bei den verschiedenen Formen der akuten parenchymatösen Hepatitis oder Hepatose steht die *kausale Therapie* im Vordergrund, worunter das Absetzen schädlicher Futtermittel, Ergänzung der Futterration, Behandlung von Stoffwechselstörungen und die Bekämpfung von Infektions- oder Invasionserregern fallen. Da eine direkte medikamentöse Beeinflussung der funktionsgestörten Leberzellen nicht möglich ist, wird im übrigen eine weitgehend empirische und symptomatische Behandlung durchgeführt, die häufig bereits beim Erkrankungsverdacht oder vorbeugend als sogenannte *Leberschutztherapie* (T. I.) angewandt wird. Zur Verbesserung der Leberzellfunktionen werden in erster Linie verschiedene Zucker (Traubenzucker, Fruchtzucker, Invertzucker), Eiweißkörper (in Form von Bluttransfusionen, Plasmainfusionen, Eiweißhydrolysaten) und verschiedene Aminosäuren (insbesondere Azetylmethionin) meist intravenös und auch als Dauertropfinfusion (S. 1061) verabreicht. Daneben kommen Vitamine (B-Komplex, vor allem Vitamin B_{12}), cholinhaltige Spezialpräparate und Glukokortikoide sowie das adrenokortikotrope Hormon (ACTH) zur Anwendung. Für schwere und komatöse Lebererkrankungen ist auch der Entzug von mehreren Litern Blut (Aderlaß) empfohlen worden. Zusätzliche Maßnahmen betreffen die Behandlung der begleitenden Verdauungsstörungen, insbesondere derjenigen des Pansens (S. 246), sowie Diätfütterung mit gutem Wiesenheu und geringen Saftfuttergaben.

Chronische nichteitrige Leberentzündung
(Hepatitis interstitialis chronica, Perihepatitis fibrosa et Cirrhosis seu Fibrosis hepatis)

Wesen: Chronische nichteitrige Leberentzündungen verlaufen bei geringer Ausdehnung symptomlos. Bei Betroffensein größerer Gewebsbezirke können infolge Einschränkung der Leberfunktion unbestimmte Ernährungsstörungen mit Abmagerung und anhaltenden oder wiederkehrenden Verdauungsstörungen auftreten, die zuweilen von akuten Krankheitsschüben (progressive Leberzirrhose) unterbrochen werden, oder schleichend bis zur Leberinsuffizienz (S. 365) führen. Der Krankheit können Bindegewebsreaktionen im Interstitium (*Hepatitis interstitialis chronica*), an der Leberkapsel (*Perihepatitis fibrosa*) und/oder Umbauvorgänge im Lebergewebe (*Cirrhosis hepatitis*) zugrunde liegen.

Vorkommen, Bedeutung und Ursachen: In Leberegelgebieten kommen bei Weiderindern mehr oder weniger ausgedehnte cholangitisch bedingte Leberzirrhosen nahezu regelmäßig vor; die chronischen Entzündungsprozesse erreichen dabei aber nur nach massiver Invasion mit großen Leberegeln (S. 937) ein derartiges Ausmaß, daß offensichtliche Krankheitserscheinungen auftreten. Mit Ausnahme dieser parasitär bedingten Formen werden Leberzirrhosen beim Rind nur selten, im Zusammenhang mit Leberstauung (S. 368), Gallenstauung (S. 372), chronischer Lebertuberkulose und nach anhaltenden Futterschädlichkeiten, insbesondere nach der Aufnahme chemischer (Selen, S. 1161) oder pflanzlicher Gifte (S. 1279), beobachtet.

Krankheitsgeschehen: Infolge der genannten Einwirkungen kommt es primär zu einer entzündlichen Bindegewebsreaktion oder zur Zerstörung von Leberzellen, die nachfolgend über bindegewebige Narbenbildung und/oder Regeneration von Leberparenchym zum vollständigen Umbau der Leberstruktur führen kann.

Erscheinungen, Verlauf und Beurteilung: Die Mehrzahl der chronischen Leberentzündungen verläuft symptomlos, weil der normale Stoffwechsel noch von einem Drittel des

Leberparenchyms aufrechterhalten werden kann. Die eingeschränkte Leberfunktion macht sich aber meist in besonderer Anfälligkeit bei zusätzlichen Belastungen (Neigung zu Stoffwechselstörungen, Empfindlichkeit gegenüber bestimmten Futtermitteln oder Medikamenten) und beim Fortschreiten der Krankheit (progressive Zirrhose) durch unter Umständen wiederholtes Auftreten akuter Leberentzündungsphasen (S. 364) oder chronischer Ernährungsstörungen bemerkbar. Die Tiere gehen in Milchleistung und Ernährungszustand zurück; ihr Haarwechsel ist häufig verzögert; sie sind außerdem weniger lebhaft und leiden oft unter wechselnden bis anhaltenden dünnbreiigen Durchfällen oder anderen Verdauungsstörungen mit zeitweise herabgesetztem Appetit. Schwerwiegendere chronische Lebererkrankungen verlaufen von Anfang an schleichend oder werden von akuten Krankheitsschüben unterbrochen und enden durch plötzliches Leberversagen (S. 365), falls die Tiere nicht wegen ungenügender Leistungsfähigkeit vorzeitig abgegeben werden.

Zerlegungsbefund: Bei Leberegelbefall werden mehr oder weniger ausgedehnte Bindegewebszubildungen entlang der großen Gallengänge (besonders am linken Leberlappen) gefunden, die als weiße bis grauweiße, derbe und bei der Betastung knirschende Stränge hervortreten. Nach massiver Leberegelinvasion können große Leberbezirke oder ganze Leberlappen zirrhotisch verändert sein, die dann durch ihre derb-speckige, grauweiße oder graurote Beschaffenheit oder durch besonders deutliche Läppchenzeichnung hervortreten. Chronische Entzündungen der Leberkapsel (Perihepatitis fibrosa) gehen mit grauweißer Verfärbung, schwielig-speckigen Veränderungen und starker Verdickung einher, wobei nicht selten auch das benachbarte Lebergewebe betroffen ist. Außerdem wird beim Rind mitunter auch eine großknotige, hypertrophische Zirrhose (Höckerleber) gefunden.

Erkennung und Unterscheidung: Die unbestimmten Symptome werden von den Tierbesitzern häufig falsch eingeschätzt; deshalb wird tierärztliche Hilfe oft erst bei plötzlicher Verschlechterung durch akute Entzündungsprozesse oder im fortgeschrittenen Stadium des Leidens eingeholt. Die chronisch kranken, merklich abgemagerten Tiere weisen dann meist uncharakteristische Verdauungsstörungen auf. Ihre spezielle Untersuchung ergibt außerhalb akuter Krankheitsphasen keine ikterische Verfärbung der Schleimhäute und nur selten einen eindeutig krankhaften Leberperkussionsbefund. Der Gallenfarbstoffgehalt im Harn und Blutserum sowie die Aktivität der Serumfermente sind dabei im Unterschied zur akuten parenchymatösen Hepatitis (S. 364) nicht oder nur geringfügig vermehrt, dagegen ist die Bromsulphthaleinretention meist erhöht. In Zweifelsfällen und zur Abgrenzung von eitrig-nekrotisierenden Leberentzündungen (S. 369) oder anderen differentialdiagnostisch wichtigen Krankheiten (insbesondere von der chronischen Fremdkörperperitonitis, S. 217) kann eine Probelaparotomie mit eingehender Palpation der Leber von Bauchhöhle und Pansen aus wertvollen Aufschluß über Grad und Ausmaß der Leberveränderungen geben; die Leberbiopsie liefert dagegen nur bei diffuser Entzündung (Pflanzenvergiftungen) diagnostisch und prognostisch verwertbare Ergebnisse.

Behandlung und Vorbeuge: Da eine Beeinflussung der chronischen Entzündungsprozesse und Umbauvorgänge nicht möglich ist, lohnt ein Behandlungsversuch nur bei akuten Krankheitsschüben (S. 367), solange die Leberveränderungen noch nicht zur Unwirtschaftlichkeit des Tieres geführt haben. Größere Bedeutung kommt daher der Erkennung und Beseitigung der Ursache der Leberschädigung zu (Verhütung von Futterschädlichkeiten; Leberegelbekämpfung, S. 943 ff.).

Chronische Leberstauung (Stasis hepatis chronica)

Anhaltende, mit Stauung verbundene Abflußstörungen des Lebervenenblutes stellen keine selbständige Krankheit dar, sondern kommen nur im Zusammenhang mit verschiedenen, beim Rind allerdings selteneren und meist unheilbaren Erkrankungszuständen der Leber (Zirrhose, S. 367; Geschwülste, S. 376; Abszesse, S. 369; Echinokokkose, S. 953), der hinteren Hohlvene (komprimierende paravenöse Abszesse, obstruierende

TAFEL 8

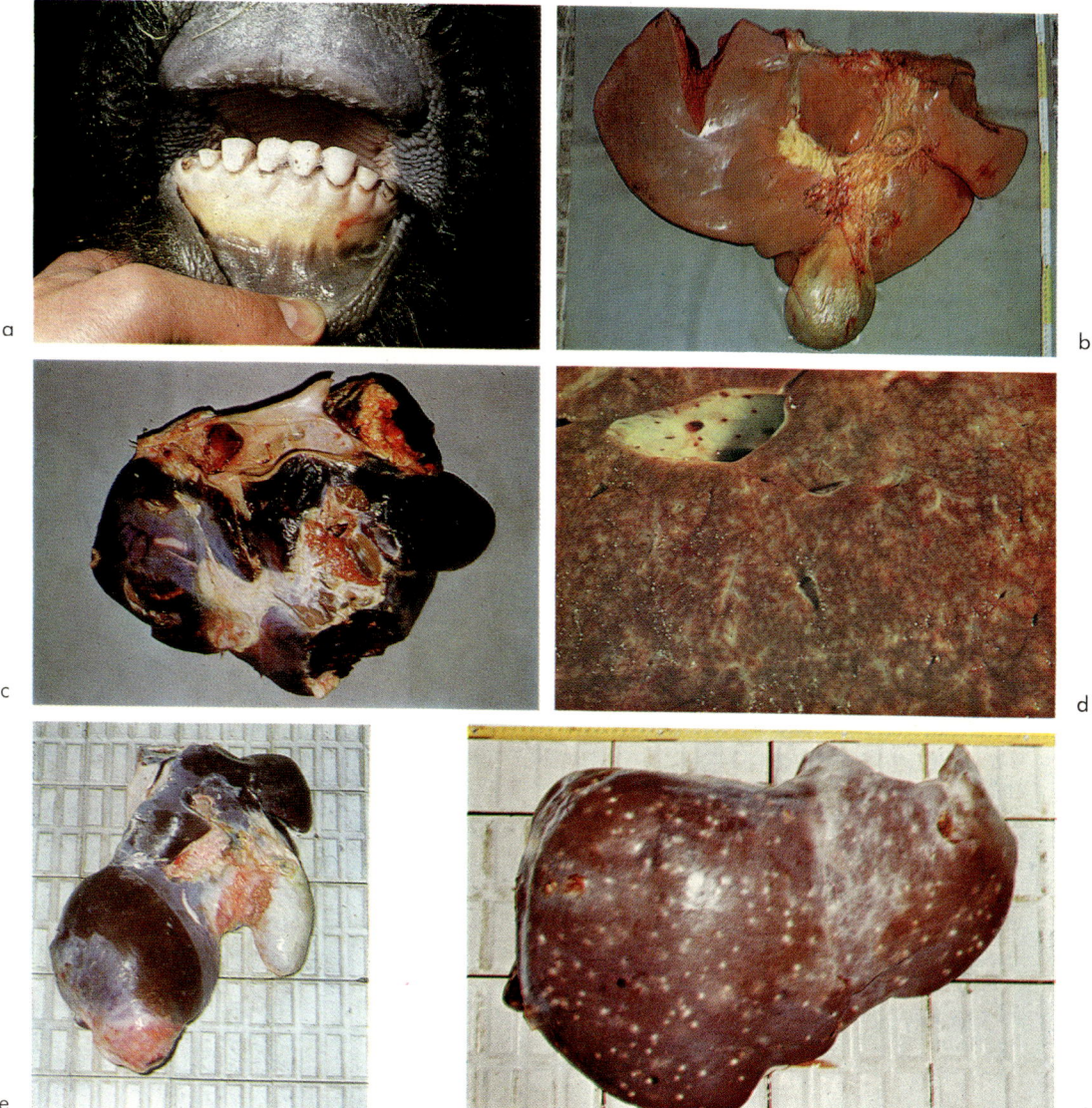

a. Ikterische Maulschleimhaut bei Gallenstauung (S. 363, 372); außerdem fluorosebedingte vorzeitige Abnutzung der Eckzähne (S. 1175)
b. Hochgradige fettige Leberdegeneration bei verschleppter Azetonämie (S. 364, 1051)
c. Pyogene Thrombose der im Bild eröffneten Vena cava caudalis (S. 118) mit hierdurch bedingter Stauungsleber (S. 368)
d. Muskatnußzeichnung der Leberschnittfläche bei chronischer Stauungsleber (S. 368; *Schlacht- und Viehhof, Hannover*)
e. Faustgroßer Pyogenes-Abszeß am freien Rand des linken Leberlappens eines Kalbes (S. 369)
f. Disseminierte Nekrobazillose der Leber (S. 369, 118, 873)

chend unter langsamer Abmagerung mit unbestimmten oder rezidivierenden Verdauungsstörungen und nicht selten auch mit lokalen peritonitischen Reizerscheinungen (insbesondere bei traumatischen Leberabszessen). Durchbruch und Entleerung von Leberabszessen zur freien Bauchhöhle hin führen entweder zu lokalisierter Peritonitis oder, bei größeren Abszessen, zu plötzlichem Tode unter schockartigen Erscheinungen. Faust- bis mannskopfgroße, an die Vormägen grenzende Leberabszesse bilden eine häufige Ursache für Schädigungen des ventralen Bauchvagus mit chronischen Störungen der Vormagenmotorik (HOFLUND'sches Syndrom, S. 235).

Beurteilung: Je nach Umfang und Abkapselung der Veränderungen im Lebergewebe wird der Zustand kürzere oder längere Zeit ertragen. In vielen Fällen ist die Leistungsfähigkeit dieser Tiere aber vermindert. Bei Feststellung größerer oder multipler Nekroseherde oder Abszesse ist stets die Verwertung angezeigt, weil solche Patienten unwirtschaftlich sind und die Gefahr eines plötzlichen tödlichen Ausgangs durch Einbrechen des Eiters in die Blutbahn oder in die Bauchhöhle besteht.

Erkennung und Unterscheidung: Da allgemeine Krankheitserscheinungen fehlen oder uncharakteristisch bleiben (Leistungsrückgang, Abmagerung, Fieber, Verdauungsstörungen) und die Leberfunktion der Patienten nur in fortgeschrittenen oder mit Leberversagen (S. 365) verbundenen Fällen deutlich gestört ist, lassen sich nekrotisierend-abszedierende Leberprozesse oft nur schwer diagnostizieren. Gewisse unspezifische Hinweise können sich aus dem Blutbild (im akuten Stadium Leukozytose mit Kernlinksverschiebung; später ausgeprägte Lymphozytose, lympholeukämoides Blutbild!) und einer starken Zunahme des Gamma-Globulingehaltes (über 45 %) im Blutserum ergeben. Im übrigen ist die Krankheit nur durch eine Probelaparotomie und explorative Palpation der Leber von der Bauchhöhle und/oder den Vormägen aus mit Sicherheit festzustellen. Die Leberveränderungen sind dann fast immer als derbe, körnige bis knotige oder fluktuierende Gebilde palpierbar; sie werden in ihrer Ausdehnung allerdings leicht unterschätzt. Die Probelaparotomie ermöglicht außerdem die Unterscheidung von anderen, mit chronischen Verdauungsstörungen einhergehenden Zuständen, die durch Erkrankungen des Bauchfells (Reticuloperitonitis traumatica chronica, S. 217), der Vormägen (S. 216 ff.), durch chronische nichteitrige Leberentzündungen (S. 367), Fasziolose (S. 937) oder durch Echinokokkose (S. 953) hervorgerufen werden.

Zerlegungsbefund: Die Leber kann mehr oder weniger stark vergrößert und an ihrer Oberfläche durch fibrinöse oder bindegewebige Auflagerungen verändert sein. Die meist multipel auftretenden Nekroseherde bilden erbsen- bis walnußgroße, gelbbraune oder graubraune, derbe kugelige Knoten, die oberflächlich oder in der Tiefe des Lebergewebes gelegen sind ('Nußschokoladenleber') und einen trocken-krümeligen oder speckigen, später aber körnig-käsigen Inhalt aufweisen. Kleinere hirsekorn- bis pflaumengroße Leberabszesse treten gleichfalls multipel, größere (bis mannskopfgroße) dagegen meist einzeln auf, wobei die Leberoberfläche in der Regel vorgewölbt und die unter Umständen bis zu mehreren Zentimetern dicke grauweiße Bindegewebskapsel sichtbar wird. Beim Anschneiden dieser Herde treten grünlicher, rahmiger Eiter, bröckelig-krümelige Massen oder jauchig-körniger Inhalt hervor (Taf. 8 e, f).

Behandlung und Vorbeuge: Therapeutische Maßnahmen bieten kaum Erfolgsaussichten. Für Rindermastbestände ist bei gehäuftem Auftreten von Leberabszessen die prophylaktische Zufütterung von Antibiotika (insbesondere von Tetrazyklinen, 70 mg pro Tier und Tag) empfohlen worden.

Entzündung der Gallenblase und der Gallengänge
(Cholecystitis et Cholangitis)

Wesen: Die akut oder chronisch verlaufenden Schleimhaut- und Wandentzündungen der großen Gallengänge sowie der Gallenblase können zuweilen fieberhafte, mit Verdauungsstörungen verbundene Krankheitszustände oder stauungsbedingte Gallenkoliken (S. 372) hervorrufen. Sie werden hauptsächlich durch Parasitenbefall und bakterielle Infektionen verursacht.

Vorkommen, Bedeutung und Ursache: Entzündungen der Gallenwege treten beim Rind recht häufig auf; den ohne Gallenstauung ablaufenden Formen kommt jedoch wegen ihres symptomlosen oder -armen Verlaufes nur wenig klinische Bedeutung zu. Mit vielen Lebererkrankungen ist eine Störung des Gallenflusses verbunden, wobei die vermindert (akute Hepatitis) oder vermehrt gefüllte Gallenblase (zum Beispiel bei hämolytischen Zuständen) auch verzögert entleert wird, was zu katarrhalischen Schleimhautveränderungen führen kann. Größere Bedeutung haben allerdings bakterielle, enterochologene oder hämatogene Infektionen der Gallenwege vor allem mit Salmonellen (S. 752), Koli- und Proteusbakterien sowie mit Eiter- oder Nekroseerregern. Sekundär-eitrige Gallenwegsinfektionen treten vor allem im Gefolge von Gallenstauungen (S. 372) auf; sie können zu jauchig-fibrinösen Gallengangs- und Gallenblasenentzündungen führen (Gallenblasenempyem). Die häufigste Ursache chronischer, mit Bindegewebswucherung und Konkrementbildungen verbundener und zuweilen auch eitriger Gallengangsentzündungen bildet die Besiedlung mit Leberegeln (S. 937).

Erscheinungen und Verlauf: Während leichte katarrhalische und chronische leberegelbedingte Gallenwegsentzündungen keine besonderen Krankheitserscheinungen verursachen, gehen eitrige oder abszedierende Infektionen (cholangitische Leberabszesse, S. 369) nicht selten mit fieberhaften Verdauungsstörungen einher. Behinderungen des Gallenabflusses durch Leberegelkonkremente, fibrinöse oder eitrige Entzündungsprodukte, Schleimhautnekrosen und ausnahmsweise auch durch Gallensteine führen zuweilen zu vorübergehenden kolikähnlichen Unruheerscheinungen, während vollständiger Verschluß der Hauptgallenwege schwere, mit heftiger Kolik und Stauungsikterus verbundene Krankheitssymptome zur Folge hat (Gallenkolik, S. 372). Bei länger bestehendem, unvollständigem Verschluß des Ductus choledochus entwickeln sich sekundär häufig chologen aufsteigende bakterielle Infektionen, die unter dem Bild einer hochgradigen Intoxikation (Apathie und allgemeine Schwäche, stark injizierte ikterische Schleimhäute, Herzschwäche, Sistieren der Verdauung) verlaufen.

Erkennung und Unterscheidung: Die oft fehlenden oder wenig kennzeichnenden und je nach Krankheitsursache recht mannigfaltigen klinischen Erscheinungen erschweren die Diagnose. Parasitäre Cholangitiden verlaufen meist subklinisch und verursachen keine konstanten Veränderungen des Blutbildes, der Serumeiweißzusammensetzung oder der Leberfunktion, so daß ihre Feststellung vielfach nur im Rahmen einer Probelaparotomie durch Palpation möglich ist (verdickte, derbe, knirschende Stränge auf der Viszeralfläche der Leber und/oder verdickte Gallenblasenwand). Auch die sichere Erkennung eitrig-abszedierender Cholangitiden und ihre Unterscheidung von nekrotisierend-abszedierenden Leberentzündungen (S. 369) gelingt nur auf diesem Wege. Dagegen lassen sich die mit Gallenstauung verbundenen Entzündungen der Gallenwege in der Regel aufgrund des durch Ikterus und Kolik charakterisierten Symptombildes (S. 372) diagnostizieren.

Zerlegungsbefund: Die akut katarrhalisch oder purulent entzündeten Gallenwege sind vermehrt gefüllt und enthalten trübe, schleimig-eitrige oder jauchige Gallenflüssigkeit. Die Schleimhautveränderungen reichen von Schwellung und Rötung bis zur Nekrose; sie gehen meist mit starker Wandverdickung und der Ausschwitzung von Fibrin (Fladen oder Pfröpfe) einher. Chronische Gallengangsentzündungen sind durch erhebliche Bindegewebszunahme (fingerdicke derbe, weißgraue Stränge), die Bildung von Konkrementen (Kalkröhren, Cholelithen) und zuweilen auch durch polypöse Schleimhautveränderungen gekennzeichnet.

Behandlung: Die Bekämpfung der bakteriellen und/oder parasitären Erreger erfolgt mit gut gallengängigen Sulfonamiden (zum Beispiel Sulfadimethyloxazol oder Methylsulfathiazin; T. I.) oder Antibiotika (insbesondere mit Tetrazyklinen, Chloramphenikol und Oleandomyzin; T. I.) sowie mit fasziloziden Präparaten (S. 943 f.). Gleichzeitig wird auf Diätfütterung übergegangen; unter Umständen sind zusätzlich auch krampflösende und gallentreibende Mittel (T.I.) zu verabreichen.

Gallenstauung, Gallenkolik (Cholestasis)

Wesen: Durch fibrinös-eitrige Entzündungsprodukte, Konkremente oder Gewebszubildungen hervorgerufene Störungen des Gallenflusses innerhalb der *intrahepatischen* Gallengänge verursachen keine von den Symptomen der Gallenwegsentzündung (S. 370) abweichenden Erscheinungen. Der weitgehende oder vollständige Verschluß der *extrahepatischen* Gallenwege führt dagegen zu schweren akuten bis rezidivierenden Krankheitszuständen, die durch heftige Kolikerscheinungen (Gallenkolik), mit Verstopfung verbundene Verdauungsstörungen und zunehmenden Ausfall der Leberfunktion (Stauungsikterus, Gallenfarbstoffausscheidung im Harn, Photosensibilisierung) gekennzeichnet sind und bei anhaltender Obstruktion zur Gallenblasenzerreißung mit nachfolgender tödlicher, gallig-jauchiger Bauchfellentzündung führen können.

Vorkommen und Bedeutung: Durch extrahepatischen Gallenwegsverschluß verursachte Gallenkoliken treten fast ausschließlich bei erwachsenen Rindern und vorwiegend in Leberegelgebieten auf. Im Krankengut der hannoverschen Rinderklinik wird eine solche Gallenstauung bei etwa einem Prozent der innerlich kranken Patienten diagnostiziert, wobei eine jahreszeitliche Häufung nicht festzustellen ist. Im Sommerhalbjahr entsteht in Zusammenhang hiermit bei Weiderindern jedoch infolge Anhäufung von Phylloerythrin im Blut eine schwere sekundäre Photosensibilitätsreaktion (hepatogene Dermatitis solaris, S. 1323), die das Krankheitsbild völlig beherrschen kann. Die wirtschaftliche Bedeutung der Gallenstauung ergibt sich aus den nicht seltenen perakuten Todesfällen, aus langdauernden oder bleibenden Leistungsminderungen (hochgradigen Leberveränderungen) und den mitunter irreparablen entzündungsbedingten Hautschädigungen.

Ursachen und Entstehung: Gallenkoliken beruhen auf einer zeitweisen oder dauernden vollständigen Verstopfung oder Verlegung des Ductus choledochus (meist im Bereich der Papilla duodeni), seltener auch auf einer solchen des Ductus cysticus oder hepaticus. Derartige Abflußstörungen werden in den meisten Fällen durch das Einkeilen von im Abgehen begriffenen, fasziolosebedingten Kalkkonkrementen und größeren Fibrin- oder Eiterklumpen hervorgerufen; dabei wirkt sich die bei solchen Patienten meist vorliegende entzündliche Verschwellung der Schleimhaut der Gallenwege meist obstruktionsfördernd aus; reflektorische Spasmen der Muskulatur der größeren Gallengänge scheinen in der Pathogenese des Leidens dagegen allenfalls eine untergeordnete Rolle zu spielen. Die Mehrzahl dieser Gallenstauungen löst sich nach Abgang der Hindernisse spontan, doch kommen später relativ häufig Rezidive infolge erneuter Ausschwemmung von Kalkkonkrementen oder Fibrinfladen aus den infizierten Gallenwegen vor. Nur in seltenen Fällen machen Größe oder Lage des Verstopfungshindernisses eine Passage zum Duodenum vollständig und dauernd unmöglich. Stauungen durch eingeklemmte Gallensteine, vom Darm her vorgedrungene Fremdkörper (Sand, Futterteile) oder Kompression der Hauptgallengänge (durch Abszesse, S. 369; Geschwülste, S. 376; peritonitische Verwachsungen, S. 367) kommen beim Rind dagegen nur ausnahmsweise vor.

Erscheinungen und Verlauf: Die Krankheit beginnt meist plötzlich mit heftigen, sich anfallsweise steigernden *Kolikerscheinungen* (Unruhe, Schlagen mit den Hinterbeinen, Auf- und Niedergehen; Abb. 127), die unter Umständen nur Stunden anhalten und deshalb gelegentlich unbemerkt bleiben können. Das Allgemeinbefinden der Patienten ist in kolikfreien Intervallen zunächst nur wenig gestört; bei vermehrtem Durst wird gelegentlich noch etwas Futter aufgenommen; der Zustand verschlechtert sich jedoch mit zunehmender Dauer immer mehr. Später nehmen die Tiere kaum noch Anteil an ihrer Umgebung; dann sind Herz- und Atemfrequenz beschleunigt. Infolge der peritonealen Reizung im Gallenwegsbereich tritt außerdem meist eine reflektorische Magen-Darm-Lähmung (mit Psalterparese) ein. Die damit verbundene Verstopfung wird durch den Absatz geringer Mengen fest geballten, schleimüberzogenen, grauschwarzen Kotes angezeigt; sie hält bis zur Lösung der Gallenstauung an. Die Untersuchung der Leber ergibt meist eine deutliche Vergrößerung des Perkussionsfeldes auf 4 bis 8 Fingerbreiten und eine anfangs starke, später aber zum Teil wieder abnehmende Schmerzhaftigkeit der Bauchwand im Leber- und Gallenblasenbereich. Schon 24 Stunden nach Eintritt des Gallengangsverschlusses setzt deutlicher Stauungsikterus ein (S. 363); danach weisen die Schleimhäute eine ausgeprägte zitronen- bis orangegelbe Verfärbung auf. Mit dem Anstieg des Serumgehaltes an Gallenfarbstoffen und deren zunehmender Ausscheidung über die Nieren nimmt der im übrigen klare Harn eine immer dunklere, gelbbraune bis gelbrotbraune (tee- oder kognakähnliche) Färbung an. Nach drei- bis fünftägiger Dauer der Gallenstauung wird das durch zunehmende Intoxikationserscheinungen gekennzeichnete *Depressionsstadium* erreicht. Die Patienten sind dann apathisch und liegen meist; sie können jetzt nur mit Mühe und später gar nicht mehr zum Aufstehen veranlaßt werden. Verwaschene, stark hervortretende Skleralgefäße, bläulich-gelbe Schleimhautfarbe und frequente, pochende Herztätigkeit zeigen die fortschreitende Verschlechterung der Kreislaufverhältnisse an, welche hauptsächlich durch die schwere eitrig-jauchige Gallenwegsinfektion und später auch durch eine sich von der Gallenblase her ausbreitende Bauchfellentzündung (Cholezystoperitonitis) hervorgerufen wird. Bei etwaiger Gallenblasenzerreißung kommen die Patienten plötzlich zum Festliegen und sterben im Koma oder im Schock infolge Übertretens der infizierten Gallenflüssigkeit in die Bauchhöhle (gelegentlich auch an der damit verbundenen intraabdominalen Blutung).

Beurteilung: Die Mehrzahl der Gallenstauungen löst sich spontan oder kann durch entsprechende Behandlung beseitigt werden; während der Weideperiode treten jedoch oft schwere komplizierende, photosensibilitätsbedingte Hautschädigungen hinzu (S. 1323). Außerdem lassen sich Umfang und Grad der auslösenden Leber- und Gallenwegsveränderungen ohne explorative Laparotomie nur unsicher abschätzen, so daß bei 25 bis 30 % der deutlich erkrankten Patienten mit Rezidiven (erneute Kolik) oder bleibender Leberschädigung (Unwirtschaftlichkeit) gerechnet werden muß. Schlechte Heilungsaussichten bestehen bei schwerer eitrig-abszedierender Gallenwegsinfektion, zusätzlichem Leberabszeß oder rezidivierender Kolik sowie bei Tieren mit fortgeschrittenen gallenstauungsbedingten Folgekrankheiten (pseudomembranöses Gallenblasenempyem, ausgebreitete Cholezystoperitonitis).

Erkennung und Unterscheidung: Im Frühstadium der Gallenstauung bestehen außer heftiger Kolik nur wenig kennzeichnende Symptome; später ist der Zustand durch völliges Sistieren der Verdauungstätigkeit mit geballtem, dunklem und schleimhaltigem Kot, Schmerzempfindlichkeit im Leber- und Gallenblasenbereich, teerfarbenem Harn sowie ausgeprägtem Ikterus eindeutiger charakterisiert. Der aus diesen Erscheinungen zu folgernde Gallenstauungsverdacht kann durch den Nachweis einer hochgradigen Leberfunktionsstörung gesichert werden; hierzu dienen die Prüfung der Gallenfarbstoffausscheidung mit dem Harn (Methylenblauprobe stark positiv), der stark erhöhte Serumbilirubingehalt (5 bis 15 mg%; Iktotest stark positiv) und eine hochgradig pathologische Bromphthaleinretention (30 bis 70 % nach 25 Minuten). Die Blutbildveränderungen sind dagegen weniger spezifisch; sie äußern sich in einer mit der Krankheitsdauer zunehmenden Leukozytose (10 000 bis 25 000 Leukozyten/mm³) und deutlicher Kernlinksverschiebung. Bei mehrtägiger Dauer der Gallenstauung wird das Krankheitsbild mitunter durch zunehmende Intoxikationssymptome oder septische Nebenerscheinungen verschleiert; etwaiger ‚Sonnenbrand' (S. 1323) ist dann aber stets als Hinweis auf das Vorliegen einer Gallenstauung zu werten, wenn er sich nicht eindeutig auf andere Ursachen zurückführen läßt. In Zweifelsfällen kann die rechtsseitige Probelaparotomie mit palpatorischer Kontrolle der entzündeten und gestauten Gallenblase und Gallenwege die Verhältnisse klären. Differentialdiagnostisch müssen zunächst anderweitige, mit Kolik einhergehende Krankheiten (Pansenwand- und Hauben-Bauchfellentzündung, S. 217; Psalterparese, S. 275; Darmverschluß, S. 311 ff.; Pyelonephritis, S. 764; Gebärmutterverdrehung) berücksichtigt werden, welche jedoch alle ohne Ikterus verlaufen. Die Unterscheidung der Gallenkolik von den anderen Gelbsuchtformen (S. 363) gelingt meist aufgrund der fehlenden Anämie (hämolytischer Ikterus) und der auffallend starken Gallenfarbstoffretention (Stauungsikterus). Endstadien einer Gallenstauung können zuweilen mit anderen toxisch-septischen, auf Leberinsuffizienz beruhenden Zuständen (S. 365), einer Urämie (S. 383), oder mit schweren Entzündungen von Bauchfell, Euter oder Gebärmutter verwechselt werden.

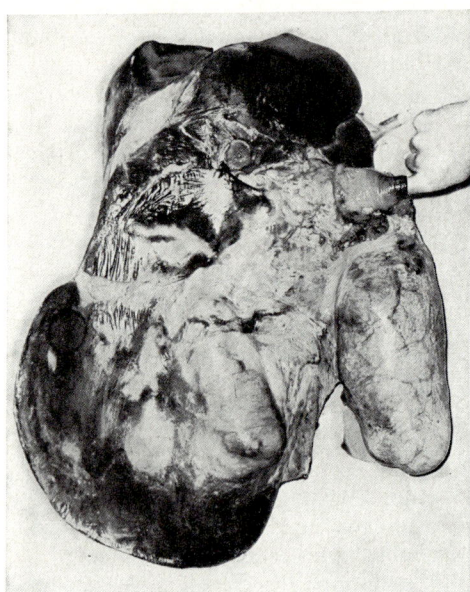

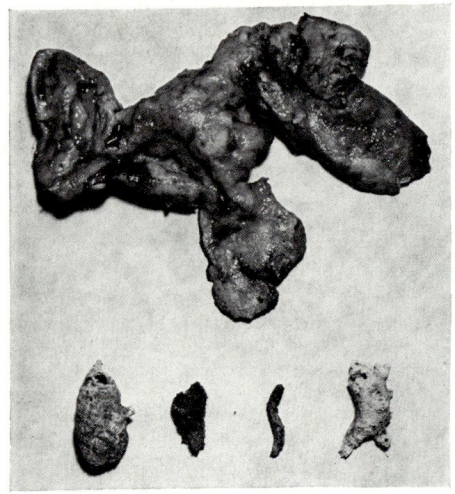

Abb. 187. Hochgradige Gallenstauung (mit chologen aufsteigender Infektion der Gallengänge) infolge Verlegung des Duct. choledochus durch ein aus der pseudomembranös entzündeten Gallenblase ausgeschwemmtes Fibringerinnsel; die Spitze des Zeigefingers befindet sich in der Duodenalmündung des Hauptgallenganges

Abb. 188. Oben das aus dem Duct. choledochus der Leber von Abb. 187 entfernte und auseinandergefaltete Fibringerinnsel; unten die in der Gallenblase des gleichen Falles vorgefundenen, auf chronische Cholangitis fasciolosa zurückzuführenden röhrenförmigen Kalkausgüsse der Gallengänge ($^2/_3$ der natürlichen Größe)

Zerlegungsbefund: Neben der hochgradigen Gelbfärbung des Tierkörpers und der unter Umständen bereits eingetretenen gallig-jauchigen Pericholezystitis oder -hepatitis sind eine mehr oder weniger starke Schwellung der Leber sowie die stauungsbedingte Vergrößerung und Ausweitung der Gallenwege festzustellen. Nach Durchtrennung der in der Regel stark entzündlich verdickten, zuweilen auch schon nekrotisierenden Gallenblasenwand entleeren sich größere Mengen flockig-eitriger oder jauchiger Gallenflüssigkeit, nicht selten auch flächige Fibrinfetzen oder abgestorbene Schleimhautteile. Bei weiterer Eröffnung der mehr oder weniger stark entzündlich veränderten und infizierten Gallenwege lassen sich dann Lokalisation und Ursache der meist am Ende des Ductus choledochus (Papilla duodeni) gelegenen Verstopfung feststellen (Abb. 187, 188). In rezidivierenden Fällen werden zusätzlich häufig multiple Abszedierungen oder zirrhotische Leberveränderungen angetroffen. Etwaige Rupturen der Gallenblase sind meist im Halsbereich lokalisiert und von blutdurchsetzten peritonitischen Verklebungen umgeben.

Behandlung: Am wichtigsten ist die schnelle Wiederherstellung des Gallenabflusses, was in frischen Fällen zu Beginn des Kolikstadiums manchmal durch gleichzeitige Verabreichung gallentreibender Mittel (T.I.) und eines intravenös injizierbaren Spasmolytikums (T.I.) erreicht werden kann. Diese Behandlung muß erforderlichenfalls nach 12 Stunden nochmals wiederholt werden. Die Lösung der Gallenstauung zeigt sich dann durch rasche Besserung des Allgemeinbefindens, Einsetzen der Vormagen- und Darmperistaltik, Normalisierung der Harnfarbe und Rückgang des Ikterus an. Gelingt die Beseitigung der Stauung auf konservativem Wege nicht innerhalb von 1 bis 2 Tagen oder treten Rezidive auf, so sollte eine palpatorische Überprüfung der Leber- und

Abb. 189, 190, 191. Cholezystoduodenostomie zur Behebung der Gallenkolik beim Rind (nach HOFMEYR)

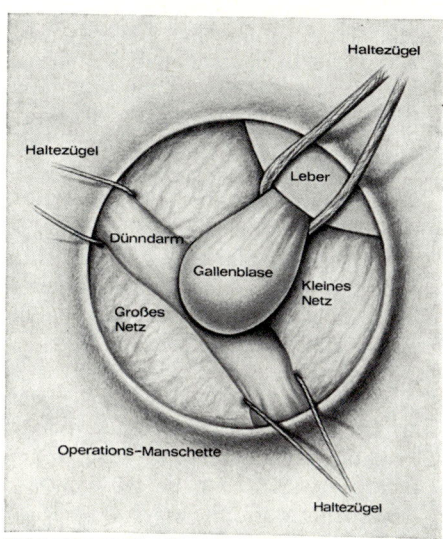

Abb. 189. Operationssitus zu Beginn des Eingriffs: Bauchhöhle geöffnet, Ringmanschette eingesetzt, Dünndarm durch Haltezügel an den Fundus der überladenen Gallenblase herangeführt

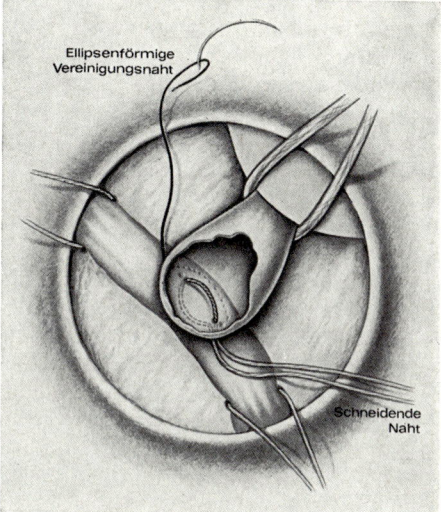

Abb. 190. Nach Beendigung der dem Operateur abgewandten Hälfte der ellipsenförmigen Vereinigungsnaht wird mittels dünner Seide ein perforierender Stich durch die Wand der Gallenblase (schematisch eröffnet) und des Darmes gelegt (= ‚schneidende' Naht)

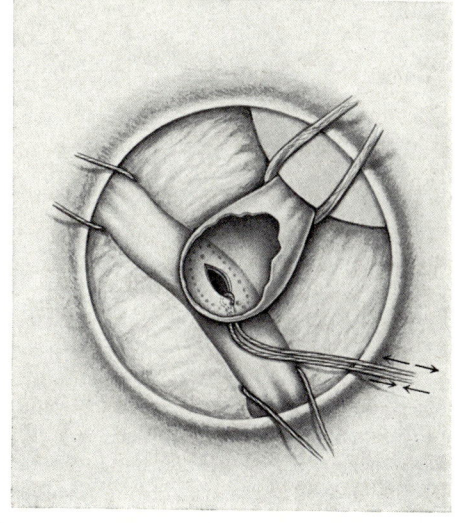

Abb. 191. Nach Abschluß der Vereinigungsnaht wird durch abwechselnden, sägenden Zug an den beiden Enden der ‚schneidenden' Naht (Pfeile) die künstliche Kommunikationsöffnung zwischen Gallenblase und Dünndarm geschaffen

Gallenwegsveränderung nach rechtsseitigem Flankenschnitt erfolgen, falls nicht die umgehende, nutzbringende Verwertung des Tieres vorgezogen wird, die wegen des Ikterus aber meist in Frage gestellt ist. Aufgrund des Palpationsbefundes können prognostisch aussichtslose Fälle erkannt und von der Weiterbehandlung ausgeschieden werden. Bei den behandlungswürdig erscheinenden Patienten läßt sich das verstopfende Hindernis mitunter manuell beseitigen (vorsichtig mit den Fingerspitzen zerdrücken oder ausmassieren); außerdem können im Verlauf der Operation eine Psaltermassage und eine Punktion der Gallenblase (zur Beurteilung der Gallenflüssigkeit und/oder zur Entleerung der Gallenblase) vorgenommen werden. Läßt sich die Obstruktion jedoch nicht beseitigen oder liegen schwerwiegende, zu rezidivierender Verlegung der Hauptgallengänge neigende Veränderungen der Gallenblase vor, so bleibt zur Rettung wertvollerer Patienten noch die Möglichkeit, Gallenblase und Duodenum durch eine künstliche Anastomose miteinander zu verbinden. Diese, auf HOFMEYR (1961) zurückgehende *Cholezystoduodenostomie* wird nach eigener Erfahrung am besten am niedergelegten Patienten durchgeführt (linke Seitenlage; Rasur, Desinfektion und Lokalanästhesie der kaudoventral am Rippenbogen gelegenen Operationsstelle). Nach Einlegen einer Gummimanschette in die Bauchwunde werden die zuvor notfalls teilentleerte Gallenblase vorgelagert, die pars cranialis des Duodenums aufgesucht und mit 2 Leitzügeln fixiert. Die Anastomosierung zwischen Duodenum und Gallenblase erfolgt durch eine ellipsenförmige, fortlaufende und nicht perforierende Vereinigungsnaht, in deren Mitte vor ihrer Vollendung eine alle Schichten von Gallenblasen- und Dünndarmwand umfassende ‚schneidende Naht' aus Seide gelegt wird. Nach Beendigung der etwa eine fünfmarkstückgroße Fläche umkreisenden Vereinigungsnaht wird durch abwechselnden Zug an diesem Seidenfaden die Kommunikationsöffnung zwischen Gallenblase und Dünndarm geschaffen und die Operation nach Rücklagerung der Anastomose sowie antibiotischer Bauchhöhlenversorgung durch eine Bauchfell- und Hautmuskelnaht der Bauchwunde beendet (Abb. 189, 190, 191).

Das konservative oder operative Vorgehen sollte in jedem Fall durch eine umfassende medikamentöse *Allgemeinbehandlung* unterstützt werden. Dazu gehören Vorbeuge und Bekämpfung bakterieller Gallenwegsinfektionen mit gallengängigen Antibiotika (S. 371), Leberschutztherapie einschließlich Glukokortikoid- oder ACTH-Gaben (T.I.) sowie die Förderung der Verdauungstätigkeit durch orale Verabreichung von 3 bis 5 Litern Leinsamenschleim und gesundem Pansensaft bei mehrtägiger Heudiät. Photosensibilitätsreaktionen werden zusätzlich allgemein und lokal mit Antihistaminika (S. 1326; T. I.) behandelt.

Eine *gewisse Vorbeuge* der Gallenstauung ist durch planmäßige Leberegelbekämpfung (S. 943 f.) möglich.

Geschwülste der Leber und der Gallenwege
(Tumores hepatis et ductus biliferi)

Vorkommen: In der Leber treten beim Rind nicht allzu selten primäre oder metastatische Geschwülste auf, während die extrahepatischen Gallenwege nur ausnahmsweise von ihnen betroffen werden. Von den gutartigen Blastomen sind gelegentlich Hämangiome, Leberzell- und Gallengangsadenome sowie Papillome und Leiomyome der Gallenblase zu beobachten. Bösartige Lebergeschwülste sind häufiger, vor allem Karzinome, die von Leberzellen (Carcinoma hepatocellulare), seltener auch vom Gallenwegsepithel (Carcinoma cholangiocellulare) ausgehen können. Gallenblasenkrebs ist bei älteren Kühen ebenfalls verschiedentlich beschrieben worden. In der Mehrzahl der Fälle handelt es sich um Zufallsbefunde bei Schlachttieren.

Erscheinungen und Verlauf: Besonders große (mannskopf- bis fußballgroße) oder multiple und dann meist auch metastasierende Lebergeschwülste verursachen in späten Wachstumsstadien gelegentlich unbestimmte Krankheitszustände, die in der Regel subakut oder chronisch verlaufen und mit Abmagerung und Verdauungsstörungen, aber bis auf eine mehr oder weniger deutlich ausgeprägte Vergrößerung des Leberperkussionsfeldes fast immer ohne deutliche Erscheinungen einer Lebererkrankung verlaufen. Die Diagnose kann daher nur aufgrund des Explorationsbefundes nach Laparotomie gestellt werden. Geschwülste der Gallenblase können gelegentlich Anlaß zu Gallenstauung (S. 372) geben.

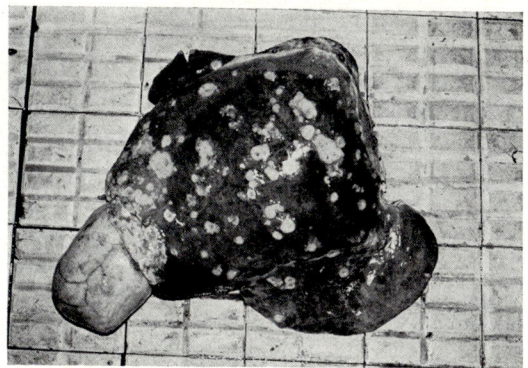

Abb. 192. Multiple hasel- bis walnußgroße Adenokarzinome in der Leber (Metastasen des Darmkarzinoms von Taf. 7 e)

SCHRIFTTUM

ANDERSON, W. A., A. W. MONLUX & C. L. DAVIS (1958): Epithelial tumors of the bovine gallbladder, a report of eighteen cases. Amer. J. Vet. Res. *19*, 58-65. — BLASER, E. (1961): Lebererkrankungen beim Rind. Schweiz. Arch. Tierheilk. *103*, 445-461. — BLASER, E. (1962): Die Behandlung des Leberkomas beim Rinde. Berl. Münch. Tierärztl. Wschr. *75*, 381-382. — BLASER, E. (1964): Behandlung, Verlauf und Besprechung einiger typischer Fälle von Leberschäden beim Rind. Schweiz. Arch. Tierheilk. *106*, 725 bis 736. — BLOOD, D. O., & D. R. HUTCHINS (1958): Traumatic splenitis and hepatitis of cattle. Austral. Vet. J. *31*, 233-237. — BUCK, W. B., L. F. JAMES & W. BINNS (1961): Changes in serum transaminase associated with plant and mineral toxicity in sheep and cattle. Cornell Vet. *51*, 568-585. — CARNAT, G. (1920): Zur Kenntnis der Metastasenverteilung bösartiger Geschwülste bei Haustieren. Diss., Bern. — DEHNER, O. (1960): Diagnostik der Krankheiten von Leber, Pankreas und Magen-Darmtraktus. Zbl. Vet.-Med. *7*, 122-132. — Es, L. VAN, L. L. CONTWELL, H. M. MARTIN & J. KRAMER (1929): On the nature and cause of the ‚Walking disease' of Northwestern Nebraska. Bull. Nebraska Agric. Exp. Station *43*. — FORD, E. J. H. (1957): Liver changes in parturient cattle. Vet. Record, *69*, 1443-1444. — FORD, E. J. H. (1965): The ruminant liver. Vet. Record *77*, 1507-1511. — FRENKEL, H. S. (1929): Über primäre epitheliale blutbildende Lebergewächse bei Schaf und Rind (Adenoma und Adenocarcinoma hepatocellulare haematoplasticum). Virchows Arch. *273*, 611-656. — GAVEZ, E., & F. SUDARIĆ (1960): Krebsartige Cirrhose (Fasciolose) beim Rind (serbokroatisch). Veterinaria *9*, 317-318. — GÖTZE, R., E. AEHNELT & E. FREESE (1953): Zur Methionintherapie bei Stoffwechsel- und Lebererkrankungen des Rindes. Berl. Münch. Tierärztl. Wschr. *66*, 219-222. — GREGOROVIĆ, V., F. SKUŠEK, L. ŠENK & I. JAZBEČ (1962): Erste Fälle des puerperalen Leberkomas (Coma hepaticum) bei hochlaktierenden Kühen (serbokroatisch). Vet. Glasnik *12*, 1259-1264. — GRÜNDER, H.-D. (1961): Der diagnostische Wert einiger Leberuntersuchungsmethoden beim Rind unter besonderer Berücksichtigung der Serumtransaminasenbestimmung. Dtsch. Tierärztl. Wschr. *68*, 677-682. — HANSEN, M. A. (1964): An outbreak of toxic liver injury in ruminants. Nord. Vet.-Med. *16*, 323-342. — HOFMEYR, C. F. B. (1961): Die Obstruktion des Ductus choledochus communis beim Rind, ihre Symptomatologie und Therapie (Gallenchirurgie). M.-hefte Vet.-Med. *16*, 829-835. — HOLTENIUS, P., & S.-O. JACOBSSON (1966): Ornithinecarbamyl transferase (OCT) activity in ruminants. Cornell Vet. *56*, 187-195. — HOOGLAND, H. J. M. (1962): Het primaire levercarcinom bij de dieren. Diss., Utrecht. — HUHN, J. E. (1961): Die Brauchbarkeit einiger Laboruntersuchungen zur Leberdiagnostik beim Rind. Berl. Münch. Tierärztl. Wschr. *74*, 308-312. — JENSEN, R. J. (1954): Experimental hepatic necrobacillosis in beef cattle. Amer. J. Vet. Res. *15*, 5-14. — JOHNSTON, TH. (1933): Tumour of the gallbladder in a bullock. J. Comp. Pathol. Therap. *46*, 129-130. — KALTENBÖCK, K. (1933): Adenokarzinom der Gallenblase beim Rind. Wien. Tierärztl. Mschr. *20*, 369-372. — KELLER, H. (1937): Über einen seltenen Fall eines Leberkarzinoms beim Rind. Zschr. Fleisch.-Milchhyg. *47*, 243. — KONRÁD, J. (1968): Hämatologische Studien bei der Cirrhosis hepatis fasciolosa bovum im Vergleich zu der Zdarer Leberzirrhose der Pferde. Tierärztl. Umschau *23*, 108-115. — LUND, L. (1924): Primäres Spindelzellensarkom mit sekundärer schleimiger Metamorphose (Sarcoma myxomatosum) in der Leber einer Kuh. Arch. wiss. prakt. Tierheilk. *50*, 422-427. — MACHIN, S. H. (1949): A bacteriologic study of bovine liver abscesses. Vet. Med. *44*, 248-251. — MATHEWS, F. P. (1933): Poisoning of cattle by species of groundsel. Bull. Texas Agric. Exp. Station No. *481*. — MESSOW, C. (1952/53): Die Lebertumoren unserer Haussäugetiere. Wiss. Zschr. Humboldt-Univ., Berlin *2*, 121 bis 152. — NICOLAU, A., J. MAYR & J. ROSCA (1959): Klinischer und hämatologischer Beitrag zum Leberabszeß des Rindes. M.-hefte Vet.-Med. *14*, 535-538. — PALLASKE, G. (1932): Zur Kasuistik seltener Geschwülste bei den Haustieren. Zschr. Krebsforschung *36*, 342-353. — PIETSCH, M. (1959): Zur Pathologie der Gallenblase des Rindes unter besonderer Berücksichtigung der Distomatose und des Keimgehaltes der Galle. Diss., Leipzig. — RITTENBACH, P., D. URBANEK & N. ROSSOW (1966): Klinischbioptische und funktionelle Untersuchungen der Leber bei verschiedenen Erkrankungen des Rindes. M.-hefte Vet.-Med. *21*, 205-211. — ROSSOW, N. (1966): Differentialdiagnostische Betrachtungen zur Kolik des Rindes. M.-hefte Vet.-Med. *21*, 508-514. — ROSSOW, N., & D. URBANEK (1962): Untersuchungen zur Beurteilung des Verlaufes von Leberparenchymschäden beim Rind. M.-hefte Vet.-Med. *17*, 175 bis 179. — RUBARTH, Sv. (1960): Abszesse innerhalb der Leber oder in der Nachbarschaft des Zwerchfells mit Einbruch in die Vena cava caudalis beim Rind. Acta Vet. Scand. *1*, 363-382. — SCHLEGEL, M. (1912): Leberkrebs bei fünf Kühen und einem Reh. Zschr. Tiermed. *16*, 361-363. — SCHLEGEL, M. (1933): Zur Kenntnis der Geschwülste der Gallenblase bei Tieren. Berl. Tierärztl. Wschr. *49*, 147-148. — SCHOTMAN, A. J. H. (1963): The importance of clinical-chemical investigation for the veterinary practice. Tijdschr. Diergeneesk. *88*, 1640-1661. — SCHULZ, J. A. (1960): Die Leberbiopsie beim Rind als diagnostische Untersuchungsmethode. Zbl. Vet.-Med. *7*, 134-138. — SIMON, P. C. (1966): The role of Spherophorus necrophorus in bovine hepatic abscesses. Canad. Vet. J. *7*, 141. — STILINOVIĆ, Z. (1961): Dreifacher intravenöser Glukosetoleranztest bei trächtigen Kühen (serbokroatisch). Vet. Archiv. *31*, 98 bis 108. — STÖBER, M. (1961): Die Gallenkolik des Rindes. Dtsch. Tierärztl. Wschr. *68*, 608-612, 647-651. — STÖBER, M. (1968): Die operative Behandlung der Gallenkolik des Rindes durch die Cholezystoduodenostomie nach HOFMEYR. Dtsch. Tierärztl. Wschr. *75*, 532-537. — TROTTER, A. M. (1911): Malignant diseases in bovines. J. Comp. Pathol. Therap. *24*, 1-20. — URBANEK, D., & N. ROSSOW (1962): Untersuchungen zur formalen Pathogenese der sogenannten Hämolysennekrosen in der Leber des Rindes. M.-hefte Vet.-Med. *17*, 941-949. — WILHELMI, A. (1903): Zwei Fälle von primärem Lebercarcinom beim Rindvieh. Schweiz. Arch. Tierheilk. *45*, 156-160. — WITH, T. K. (1968): Bile pigments. Chemical, biological and clinical aspects. Academic Press, New York und London. — WOELKE, G. (1965): Untersuchungen über Leberschäden bei Trächtigkeit, puerperalen Störungen und Eutererkrankungen des Rindes mittels Bromsulphalein-Test, Bilirubinprobe und Transaminasenaktivitäten (SGOT und SGPT) im Serum. Diss., Hannover. — ZELLHUBER (1902): Über die Zottengeschwülste der Gallenblase beim Rind. M.-hefte Tierheilk. *13*, 97-120.

Krankheiten der Bauchspeicheldrüse

Steinbildung in der Bauchspeicheldrüse (Pancreolithiasis)

Vorkommen und Ursachen: Pankreassteine wurden beim Rind bisher nur als Zufallsbefunde bei Schlachtungen oder Sektionen festgestellt. LAXEN, SALOMON, WYPYCHOWSKI und KRÜGER beobachteten bei insgesamt 149 000 Rinderschlachtungen nur in 9 Fällen Steinbildungen in der Bauchspeicheldrüse. 1968 hat VÉRINE über weitere 9, auf dem Schlachthof in Lyon ermittelte Rinder mit Pankreassteinen berichtet; die betroffenen Tiere waren meist 5 bis 10 Jahre alt. Über Ursachen und Entstehung der Pankreolithiasis ist nichts genaues bekannt, jedoch wird angenommen, daß die Steine in Zusammenhang mit chronischen Entzündungen des Ausführungsganges sowie Sekretstauungen und -eindickungen entstehen; bakterielle Infektionen können hinzutreten.

Erscheinungen und Erkennung: Inwieweit die von BAER (1893) beobachteten Symptome, wie Abmagerung und zeitweiliger Durchfall bei ungestörter Freßlust, von den nach der Schlachtung gefundenen Pankreassteinen ausgelöst wurden, ist fraglich. Spätere Untersucher haben bei den Steinträgern keine klinischen Erscheinungen festgestellt, so daß eine Diagnose am lebenden Tier bisher nicht möglich ist.

Zerlegungsbefund: Die Bauchspeicheldrüse kann durch Hyperplasie des erhaltengebliebenen Drüsengewebes vergrößert, bindegewebig induriert oder geschrumpft sein; der Pankreasgang ist in der Regel stark erweitert. Beim Durchtasten wird die Steinbildung fühlbar. Meist handelt es sich um Hunderte von sandkorn- bis erbsengroßen, weißen Konkrementen von unregelmäßiger, sphärischer oder polyedrischer Form. Die Steine können zusammen bis zu 260 g wiegen; sie bestehen überwiegend aus Kalziumkarbonat und enthalten nur geringe Mengen von Kalziumphosphat sowie organische Substanz.

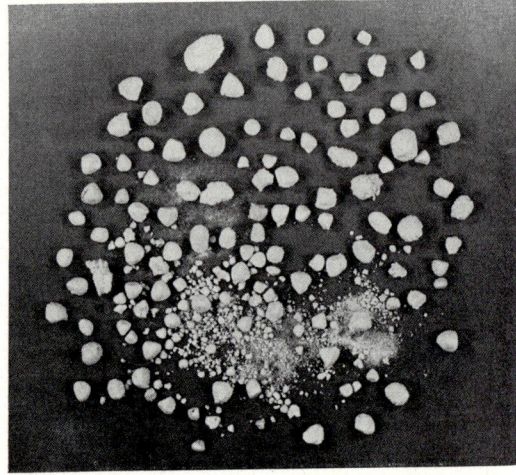

Abb. 193. Pankreassteine aus der Bauchspeicheldrüse einer klinisch völlig gesunden Kuh (²/₃ der natürlichen Größe)

Entzündung, Entartung und Geschwülste der Bauchspeicheldrüse
(Pancreatitis, Degeneratio et Tumores pancreatici)

Die *entzündlichen* und *degenerativen Veränderungen* der Bauchspeicheldrüse des Rindes haben bislang nur wenig klinische Beachtung und Bearbeitung gefunden. Es sind lediglich einzelne Fälle beschrieben worden, bei denen solche erst nach dem Tode des Tieres festgestellt werden konnten. Ungeklärt ist auch noch die ätiologische Bedeutung von Pankreaserkrankungen bei der Fettgewebsnekrose des Rindes (S. 351), da nur bei einem von BEIJERS (1956) beschriebenen Patienten gleichzeitig Pankreasveränderungen (Fehlen der LANGERHANS'schen Inseln) festgestellt werden konnten. Die beim Rind sehr seltene Zuckerharnruhr (Diabetes mellitus) wird durch degenerative Veränderungen des Inselorgans (hydropische Degeneration und Lymphozyteninfiltration) verursacht, wobei die Bauchspeicheldrüse makroskopisch normal erscheinen kann. Das Leiden verläuft klinisch unter dem Bild einer Azetonurie (S. 1051), von der es sich jedoch durch den erhöhten Blutzuckergehalt (anhaltende Hyperglykämie über 100 mg^0/o) und die konstante Glukoseausscheidung mit dem Harn (Harnzuckergehalt 1 bis 4 ^{0}/o, feststellbar durch Glukotest-Boehringer) unterscheidet. Vereinzelt kommen weiterhin eitrig-abszedierende oder jauchige Pankreatitiden (infolge von Fremdkörperverletzungen) sowie tuberkulöse Infektionen der Bauchspeicheldrüse vor. Über eine parasitäre Besiedlung der Pankreasgänge des Rindes wird aus Südostasien (Dicrocoelium pancreaticum) und Südamerika (Thysanosoma actinoides) berichtet.

Geschwülste der Bauchspeicheldrüse treten beim Rind ebenfalls nur selten auf; neben leukotischen Tumoren sind Sarkome, Adenome und Karzinome beschrieben worden.

Klinisch sind die Funktionsstörungen der Bauchspeicheldrüse beim Rind nur schwer zu erkennen; eine gewisse diagnostische Bedeutung kommt dem Nachweis einer starken Aktivitätserhöhung der α-Amylase und der Lipase im Blutserum zu.

SCHRIFTTUM

BAER, M. (1893): Pankreassteine bei einer Kuh. Dtsch. Tierärztl. Wschr. *1*, 347. — BARILE, C. (1936): Contributo allo studio dei blastomi primitivi del pancreas insulare nei bovini. Nuovo Ercolani *41*, 153-163. — BEIJERS, J. A. (1940): Vermeerdering von onze kennis omtrent enkele inwendige ziekten der groote huisdieren. Tijdschr. Diergeneesk. *67*, 53-70. — BEIJERS, J. A. (1956): Vetverharding of vetnecrose. Tijdschr. Diergeneesk. *81*, 199-207. — CALHOUN, M. C. (1962): Serum insulin-like activity of normal, fasting, and ketotic cattle. J. Dairy Sci. *45*, 421-426. — CENTRA (1894): Contributo della litiasi pancreatica dei bovini. Clin. Vet. *18*, 244. — CHARVET, R. (1969): La lithiase pancréatique des bovins; étude de 102 cas. Thèse, Lyon. — CHRISTENSEN, N. O., & P. SCHAMBYE (1950): Om diabetes mellitus hos kvaeg. Nord. Vet.-Med. *2*, 863-900. — DRAWER, K. (1967): Lithiasis pancreatica beim Rind. Prakt. Tierarzt *48*, 199. — GIANELLI, F. (1951): Contributo alla conoscenza delle calcolosi pancreatiche dei bovini. Atti. Soc. Ital. Sci. Vet. *5*, 218-224. — GRAAF, DE C. (1932): Pancreaskonkrementen bij het rund. Tijdschr. Diergeneesk. *59*, 1333-1335. — HORVATH, Z. (1962): Mit Diabetes mellitus verbundene hochgradige Ketose bei einer Kuh. Ber. 2. Int. Tag. Rinderkrkh., Wien; S. 23-24. — JUNGERS (1894): Pankreassteine beim Rind. Berl. Tierärztl. Wschr. *10*, 54. — KAST, A. (1962): Pancreolithiasis beim Rind. Berl. Münch. Tierärztl. Wschr. *75*, 265-266. — LANGPAP, A. (1968): Lipomatose des Pankreas bei einem Kalb. Prakt. Tierarzt *49*, 116. — LAXEN, B. (1911): Über Pancrealithiasis. Diss., Hannover. — MAREK, J. (1897): Die Fettgewebsnekrose des Pankreas. Dtsch. Zschr. Tiermed. *22*, 408-414. — MEHLS, H. (1967): Untersuchungen über Feststellung und Bedeutung der Glucosurie bei gesunden und kranken Rindern. Diss., Hannover. — MESSNER, E. (1909): Notiz über multiple Pankreasadenome beim Rind. Dtsch. Tierärztl. Wschr. *16*, 396-397. — MONTRONI, L. (1958): Insuloma di un bovino. Zooprofilassi *13*, 451-452. — NESENI, R. (1933): Pankreassteine beim Rind. Zschr. Fleisch-Milchhyg. *43*, 348. — SALOMON, S. (1933): Primäres, solitäres Karzinom des Pankreas eines Rindes. Berl. Tierärztl. Wschr. *49*, 230. — SANTIC, I. (1961): Pankreaserkrankungen bei Tieren. (Eine literarische Studie). Diss., Gießen. — SCHLEGEL, M. (1920): Epitheliale Tumoren des Pankreas beim Rind und Hund. Berl. Tierärztl. Wschr. *36*, 529-531. — SLAVIN, G. (1935): Beiträge zur Pathologie der Bauchspeicheldrüse. Diss., Leipzig. — TOKARNIA, C. H. (1961): Islet cell tumor of the bovine pancreas. J. Amer. Vet. Med. Ass. *138*, 541-547. — VÉRINE, H. (1968): Recherches sur la lithiase bovine. Ber. 5. Int. Tag. Rinderkrkh., Opatija; S. 204. — WINKELHAUS, F. (1964): Vergleichende Untersuchungen der alkalischen und sauren Phosphatase sowie der α-Amylase im Serum gesunder und kranker Rinder mit kolorimetrischen und Schnelltestmethoden. Diss., Hannover.

Krankheiten des Harnapparates

Erkrankungen des Harnapparates sind beim Rind relativ selten; sie machen im Krankengut der hannoverschen Klinik etwa 2 bis 3 % der innerlich kranken Patienten aus. Krankheiten oder Funktionsstörungen eines harnbildenden oder harnableitenden Organs führen vielfach früher oder später auch zu einer Mitbeteiligung anderer Abschnitte des Harnapparates. Infektionen der Harnwege können ab- oder aufsteigend verlaufen. Bei deszendierender Infektion gelangen die Krankheitskeime auf dem Blut- oder Lymphwege (hämatogen oder lymphogen) in die Nieren, wo sie nach entsprechender Vermehrung in die Harnkanälchen eindringen und mit dem Harn alle weiteren Teile des Kanalsystems passieren. Aszendierende, von der äußeren Harnröhrenmündung ausgehende (urogene) Infektionen werden durch die kurze Harnröhre der weiblichen Tiere sowie durch Harnabflußstörungen begünstigt.

Krankheiten der Nieren

Nierenschäden kommen zum überwiegenden Teil als Sekundärerkrankungen im Gefolge verschiedener Organ-, Stoffwechsel- oder Infektionskrankheiten vor und werden hierbei diagnostisch und therapeutisch meist vernachlässigt. Diese sekundär auftretenden Nierenfunktionsstörungen werden im einzelnen bei den entsprechenden Primärerkrankungen besprochen, während im folgenden nur die primären Störungen der Nierenfunktion renaler und extrarenaler Genese geschildert werden.

Störungen der Nierenfunktion

Störungen der Nierentätigkeit werden durch Parenchymerkrankungen, Ausscheidung pathologischer Blutbestandteile oder ungenügende Blutversorgung hervorgerufen und kommen in abnormer Zusammensetzung des sezernierten Harnes und/oder in der Anhäufung harnpflichtiger Substanzen im Blut zum Ausdruck.

Veränderungen der Harnzusammensetzung
(Proteinurie, Hämoglobinurie, Hämaturie)

Farbe und spezifisches Gewicht des Urins stehen in enger Beziehung zur ausgeschiedenen Harnmenge. Eine Verminderung (Oligurie) oder Vermehrung (Polyurie) der täglichen Urinausscheidung läßt sich beim Rind unter den Verhältnissen der Praxis aufgrund folgender Harntypen erkennen:

Normalharn: Farbe strohgelb, Menge abhängig von der Wasseraufnahme, spezifisches Gewicht 1020 bis 1040.

Verdünnter Harn: Farbe hellgelb bis wasserhell, Ausscheidungsmenge vermehrt, niedriges spezifisches Gewicht (unter 1020); Vorkommen: bei erhöhter Wasseraufnahme (vermehrter Durst), Stoffwechselstörungen (zum Beispiel Azetonurie) oder Niereninsuffizienz.

Konzentrierter Harn: Farbe dunkelgelb bis dunkelrotbraun, Gesamtmenge vermindert, hohes spezifisches Gewicht (über 1040). Vorkommen: bei herabgesetzter Wasseraufnahme und bei Erkrankungen mit stark gestörtem Allgemeinbefinden, insbesondere aber bei fieberhaften Leiden.

Besondere *Farbveränderungen* des Urins ergeben sich beim Auftreten von gelösten körpereigenen (Hämoglobin, S. 381; Myoglobin, S. 1069; Gallenfarbstoffe, S. 364) oder körperfremden Farbstoffen (zum Beispiel Arzneimittel); in diesen Fällen bleibt die klare durchsichtige Harnbeschaffenheit erhalten. Diffuse, fein- oder grobflockige *Trübungen* können durch ungelöste (oder ausfallende) anorganische (Salzkristalle), organische (Eiweiß) oder zelluläre Bestandteile (Epithelien, Erythrozyten, Leukozyten) entstehen; ihre Unterscheidung gelingt durch eine mikroskopische Untersuchung des Harnsedimentes (siehe ‚Die klinische Untersuchung des Rindes').

Der *pH-Wert des Rinderharnes* liegt unter normalen Fütterungsbedingungen im schwach alkalischen Bereich (pH 7,5 bis 8,0). Nierenkrankheiten bedingen in der Regel keine wesentlichen Abweichungen; bei bakteriellen Harnwegsinfektionen (Pyelonephritis, S. 764; Zystitis, S. 394) tritt jedoch infolge Ammoniakbildung (fermentative Harnstoffspaltung) eine stark alkalische Reaktion ein. Abweichungen nach der sauren Seite finden sich dagegen im Hungerzustand.

Veränderungen der *chemischen Harnzusammensetzung* haben nur beim Auftreten solcher Stoffe klinische Bedeutung, die normalerweise nicht oder nur in Spuren im Urin vorkommen; die quantitative Bestimmung physiologischer Harnbestandteile hätte sonst nämlich die analytische Untersuchung der gesamten Tagesharnmenge zur Voraussetzung.

Proteinurie (Eiweißharnen): Normaler Rinderharn enthält nur Spuren von Eiweiß (unter 0,2 ‰), die mit den üblichen Methoden nicht nachweisbar sind. Die quantitative Harneiweißbestimmung (Biuret-Reaktion) findet beim Rind selten Anwendung, da die HELLER'sche Ringprobe oder Teststreifen (zum Beispiel Albustix-Merck) eine für klinische Belange ausreichende semiquantitative Bewertung gestatten (siehe ‚Die klinische Untersuchung des Rindes'). Das Harneiweiß kann entweder aus den Nieren (renale Proteinurie) oder aus den abführenden Harnwegen (extrarenale Proteinurie) stammen. Spontan abgesetzter Harn kann außerdem eiweißhaltige Beimengungen aus der Scheide oder dem Präputium enthalten. Die Proteinurie hat von Fall zu Fall verschiedene Ursachen:

Die Belastungsproteinurie (sogenannte physiologische Proteinurie) kann bei sonst ungestörtem Allgemeinbefinden als Folge übermäßiger Eiweißfütterung, nach längeren stärkeren Anstrengungen (Transporten) oder nach Aufenthalt in großer Kälte (Kälteproteinurie) einsetzen. Der Harn enthält dann infolge einer zeitweisen glomerulären Funktionsstörung vorübergehend geringe Eiweißmengen ($\pm$ bis + = 0,3 bis 1,0 ‰). Über das Vorkommen einer solchen Belastungsproteinurie ist beim Rind wenig bekannt.

Die symptomatische oder funktionelle Proteinurie entsteht durch eine im Verlauf von Allgemeinerkrankungen sekundär eintretende Störung der Nierenfunktion oder der Nierendurchblutung. Dabei ist der Harneiweißgehalt in der Regel niedrig (+ bis selten + + = 0,5 bis 1,0 ‰, nur ausnahmsweise auch höher). Der Übergang der funktionellen zur renalen Proteinurie ist fließend, da zu ersterer nicht selten sekundäre Nierenschäden hinzutreten. Eine langanhaltende symptomatische Proteinurie ist prognostisch als ungünstiges Zeichen zu werten.

Besondere klinische Bedeutung besitzt die renale Proteinurie. Hierbei beruht die Eiweißausscheidung auf einer mit glomerulären oder tubulären Funktionsstörungen verbundenen Nierenerkrankung. Der Eiweißgehalt des Harnes ist bei Nierendegenerationen und eitrigen Nierenentzündungen in der Regel sehr hoch (+ + bis + + + = über 1,0 ‰), während nichteitrige Nierenentzündungen häufig nur mit mäßiger oder geringer Proteinurie einhergehen. Prognostische Schlüsse lassen sich aus dem Grad der renalen Proteinurie aber nicht ziehen.

Die akzidentielle (postrenale) Proteinurie wird durch die Beimischung eiweißhaltiger Entzündungsprodukte oder von Zellen zu einem primär eiweißfreien Nierenharn innerhalb der abführenden Wege bedingt. In Zweifelsfällen kann zur Unterscheidung die Sedimentuntersuchung herangezogen werden, da entzündliche Harnwegserkrankungen in der Regel mit einer starken Beimengung entsprechender Zellen (Harnwegsepithelien) einhergehen.

Hämoglobinurie (Blutfarbstoffharnen): Das bei plötzlichem stärkerem Erythrozytenzerfall freiwerdende Hämoglobin wird als serumfremder Eiweißkörper über die Nieren ausgeschieden. Der dann klar-durchsichtig und rotweinfarben bis schwarzrot (lackfarben) erscheinende hämoglobinhaltige Harn ergibt daher stets eine positive Eiweißprobe. Eine solche intravasale Hämolyse tritt bei bestimmten Infektionskrankheiten (Piroplasmosen, S. 893; Clostridiose, S. 881; Leptospirose, S. 876), Stoffwechselerkrankungen (‚puerperale Hämoglobinurie', S. 1075; alimentäre Hämoglobinurien, S. 1255 ff.) und Störungen der Blutosmolarität (Tränkehämoglobinurie, S. 1072) auf. Im Gefolge schwerer Hämoglobinurien können durch Blutfarbstoffablagerungen degenerative Nierenschäden hervorgerufen werden (Hämoglobinnephrose, S. 385).

Hämaturie (Blutharnen): Unter Hämaturie versteht man die Ausscheidung von Blut in toto mit dem Harn, der damit Blutzellen (Erythrozyten und Leukozyten) und Blutplasma (Eiweiß) enthält. Geringe Blutmengen lassen sich nur durch die mikroskopische Untersuchung des Sediments feststellen (Mikrohämaturie); stärkerer Blutgehalt des Urins wird dagegen schon durch die trübe, rötliche oder blutrote (deckfarbene) Harnbeschaffenheit oder das Auftreten von Blutflocken und -klümpchen (Makrohämaturie) angezeigt. Nach mehrstündigem Stehenlassen wird bluthaltiger Harn infolge Sedimentation der Blutzellen wieder hell. Die Hämaturie wird von Fall zu Fall entweder durch Blutungen innerhalb der Nieren (renale Hämaturie) oder in den abführenden Harnwegen (akzidentielle oder extrarenale Hämaturie) hervorgerufen, wie sie bei schweren Allgemeinerkrankungen (Septikämie, S. 730; hämorrhagische Diathese, S. 1311) oder Nierenkrankheiten (Nierenquetschung, S. 391; Pyelonephritis, S. 764) sowie bei Harnblasen- (S. 393) oder Harnsteinleiden (S. 401) auftreten können. Eine besondere Form der Hämaturie ist das beim Rind durch längere Aufnahme von Adlerfarn bedingte sogenannte ‚Stallrot' (Haematuria vesicalis bovis chronica, S. 1260). Spontan entleerter Harn kann auch Blutbeimischungen aus der Umgebung oder von Nachbarorganen (Gebärmutter, Scheide) erhalten, wodurch dann mitunter eine Hämaturie vorgetäuscht wird.

Weitere Veränderungen der Harnzusammensetzung kommen bei einer Reihe von Organ- und Stoffwechselkrankheiten vor, ohne daß der Harnapparat dabei selbst direkt betroffen oder erkrankt ist; sie äußern sich in der über die Nieren erfolgenden Elimination blutfremder oder überschüssiger Stoffe (Indikan; Gallenfarbstoffe, S. 364; Azetonkörper, S. 1058) und sind meist von besonderer diagnostischer Bedeutung.

Nierenversagen (Insufficientia renum)

Wesen: Infolge funktionellen oder organischen Versagens der Nieren kann ihre Ausscheidungs- und/oder Konzentrationsleistung soweit eingeschränkt werden, daß eine Vermehrung harnpflichtiger Stoffe in Blut und Geweben sowie Störungen im Wasser- und Elektrolythaushalt mit allgemeinen Krankheitserscheinungen eintreten. Der Übergang in eine Harnvergiftung (Urämie, S. 383) wird dabei zunächst noch durch verschiedene Kompensationsmechanismen (Stoffwechselreduktion, Polyurie) für kürzere oder längere Zeit aufgehalten.

Vorkommen: Da die Nieren über große funktionelle Reserven verfügen, wird eine Niereninsuffizienz beim Rind nur in Verbindung mit schweren akuten Krankheitszuständen (prärenale Azotämie mit starker Austrocknung und/oder Kreislaufinsuffizienz bei Pansenazidose, S. 252; Salmonellose, S. 752) oder im Endstadium von Nierenkrankheiten (Amyloidnephrose, S. 386; Pyelonephritis, S. 764) beobachtet, bei denen mehr als 75 % der renalen Parenchymmasse ausgefallen sind.

Erscheinungen und Verlauf: Die Allgemeinerscheinungen der Niereninsuffizienz sind wenig kennzeichnend. Bei vermindertem Appetit und in der Regel vermehrter Wasseraufnahme zeigen die Patienten meist ein träges, abgestumpftes Verhalten. Ihre Herztöne sind hart und pochend; ob sich beim Rind auch eine Blutdrucksteigerung einstellt, ist bisher nicht untersucht. Renale Ödeme treten meist nicht auf. Dagegen sind in der Mehrzahl der Fälle Störungen der Verdauungstätigkeit zu beobachten (Durchfall wechselnder Stärke, Abb. 194).

Die eingeschränkte Funktionsleistung der Nieren wirkt sich vor allem in verminderter Konzentrationsfähigkeit aus, so daß große Mengen (Polyurie) eines hellen Harnes mit niedrigem spezifischen Gewicht (um 1010) ausgeschieden werden müssen, um die harnpflichtigen Stoffe zu eliminieren (Hyposthenurie). Bei extrarenal bedingter Niereninsuffizienz (verminderte Filtrationsleistung) werden dagegen nur geringe Harnmengen mit höherem spezifischen Gewicht ausgeschieden (Oligurie). Nach Verbesserung der Nierenfunktion können sich relativ rasch wieder normale Verhältnisse einstellen; anderenfalls magern die Tiere langsam ab. Die fortschreitende Verschlechterung der Nierenleistungsfähigkeit führt dann früher oder später zur Harnvergiftung (siehe unten).

Erkennung: Zur Sicherung der Diagnose ist die Blut- und Harnuntersuchung unerläßlich, die erforderlichenfalls durch eine Prüfung der Nierenfunktionstüchtigkeit zu ergänzen ist. Der Nachweis der im Blut retinierten harnpflichtigen Substanzen erfolgt durch Bestimmung des Reststickstoffes und seiner Fraktionen (Harnstoff, Kreatinin, Indol, Kresol, Phenol sowie Aminosäuren und Kreatin) im Plasma oder Serum; der Normalwert für Reststickstoff (oder Harnstoff) liegt beim Rind zwischen 20 und 45 mg%. Für klinisch-diagnostische Belange wird der Harnstoffgehalt im Serum zweckmäßigerweise enzymatisch, unter Praxisverhältnissen auch mit Teststreifen (Urastrat-Gödecke oder Azostix-Merck) bestimmt. Bei Niereninsuffizienz steigt der Serumharnstoffgehalt auf 60 bis 100 mg% und darüber an. Außerdem kommt es zu einer Azidose (Verminderung der Alkalireserve im Blut) und zu Veränderungen der Elektrolytzusammensetzung im Blutserum (Ca, Na und Cl vermindert; K, Sulfate sowie organische Säuren vermehrt), die sich zwar diagnostisch kaum verwerten lassen, aber therapeutisch mit berücksichtigt werden müssen.

Die Harnuntersuchung bietet für den Nachweis einer Niereninsuffizienz nur wenige Anhaltspunkte, da eine Bestimmung der Tagesausscheidungsquote an harnpflichtigen Bestandteilen und Elektrolyten beim Rind in der Regel zu aufwendig ist. Von diagnostischer Bedeutung wären der Nachweis der Polyurie und des von der Wasseraufnahme unabhängigen, gleichbleibend niedrigen spezifischen Harngewichts (unter 1020; Hyposthenurie).

Nierenfunktionsprüfungen haben beim Rind bisher keine größere praktische Bedeutung erlangt. Clearance-Methoden (direkte oder indirekte Ermittlung der Nierenausscheidungsgeschwindigkeit bestimmter Stoffe) finden wegen ihrer Umständlichkeit und der Schwierigkeit einer quantitativen Harngewinnung in der Praxis keine Anwendung. Dagegen sind einfache Nierenbelastungsproben (Konzentrationsversuch nach VOLHARD, Belastung mit Phenolrot oder Methylenblau) in Einzelfällen brauchbar. Der VOLHARD'sche Versuch ist auch unter Praxisverhältnissen durchführbar, wobei das spezifische Harngewicht nach 12- bis 24stündigem Dursten bei normaler Nierenfunktion auf Werte zwischen 1030 bis 1050 ansteigt, während insuffiziente Nieren zu einer solchen Konzentrationsleistung nicht mehr fähig sind.

Behandlung: Die rein symptomatischen Maßnahmen richten sich unter Berücksichtigung des Grundleidens auf eine Verbesserung und Unterstützung der Nierenleistung. Versuche zur Regulierung der Verdauungstätigkeit sind meist erfolglos; auch die Verabreichung von Diuretika bringt keine Vorteile, weil die insuffizienten Nieren ohnehin schon ihre Maximalleistung vollbringen. Neben der Sicherstellung einer uneingeschränkten Wasseraufnahme und leicht verdaulicher, nicht zu eiweißreicher Fütterung können parenteral isotone oder leicht hypotone Salz- und Glukoselösungen (zum Beispiel 5%ige Traubenzuckerlösung mit 0,4% Kochsalz oder fertige Elektrolytlösungen in Mengen von 2 bis 4 l pro Tag; T. I.) zugeführt werden. Die Azidose wird mit Natriumbikarbonat (40 g in 500 ml aqua dest. intravenös) oder Natriumlaktat bekämpft. Durch Anregung des Kreislaufs (T. I.) kann die Nierenfunktion unter Umständen ebenfalls günstig beeinflußt werden.

Harnvergiftung (Urämie)

Wesen: Die Harnvergiftung stellt ein Autointoxikationssyndrom infolge Anhäufung harnpflichtiger Stoffe in den Geweben und im Blut (Toxämie) dar.

Vorkommen und Ursachen: Eine Harnvergiftung kann durch verschiedene Krankheitszustände ausgelöst werden, wobei zwischen prärenal, renal und postrenal bedingten Urämien zu unterscheiden ist. Die Pathophysiologie des urämischen Syndroms ist nur unvollständig geklärt. Es beruht keineswegs allein auf einer einfachen Harnstoffvergiftung; die bei Urämie zu beobachtenden klinischen Erscheinungen müssen vielmehr auf die tiefgreifenden Veränderungen der Blutzusammensetzung zurückgeführt werden, welche durch gleichzeitige Störungen im Eiweißstoffwechsel, im Elektrolythaushalt und im Säure-Basen-Gleichgewicht des Organismus bedingt werden, wenn die regulierende Nierenfunktion nicht ausreicht oder ganz ausfällt (Niereninsuffizienz) oder wenn die Ausscheidung des produzierten Harnes unterbleibt (Harnstauung). Die Störungen im Elektrolythaushalt bestehen nach SARRE in einer Transmineralisation zwischen Blutplasma und Geweben (Übertritt von Kalium-, Sulfat- und Phosphat-Ionen ins Plasma und Abwanderung von Natrium, Chlor und Kalzium ins Gewebe). Alle urämiebedingten Funktionsstörungen sind weitgehend reversibel.

Die *prärenalen* und *renalen* Urämien treten als Folge einer fortgeschrittenen Niereninsuffizienz in deren Endstadium auf und können auf die gleichen Ursachen wie diese zurückgeführt werden (S. 382). Klinische Bedeutung haben dabei hochgradige Austrocknungszustände (Dehydration infolge langanhaltender Behinderung der Wasseraufnahme oder starker extrarenaler Wasserverluste) und Nierenkrankheiten. Die *postrenale* Urämie entsteht durch Rückresorption des von den Nieren zwar in ausreichender Menge produzierten, infolge von Erkrankungen der abführenden Harnwege aber nicht ausgeschiedenen Urins. Die Nierenfunktion wird bei einer Verlegung der ableitenden Harnwege (S. 401 ff.) nicht sofort geschädigt, da die muskulösen Harnleiter in der Lage sind, den Harn selbst noch bei erheblicher intravesikaler Drucksteigerung auszutreiben, was sogar Anlaß zu Harnblasen- oder Harnröhrenrupturen geben kann (S. 398, 405).

Erscheinungen und Verlauf: Die Urämie geht mit einer schweren Störung des Allgemeinbefindens einher; Futter- und Wasseraufnahme sind stark eingeschränkt oder sistieren völlig. Die Patienten machen einen apathischen oder völlig benommenen Eindruck (urämisches Koma); nicht selten treten auch fibrilläre Muskelzuckungen auf. Die Körpertemperatur ist normal, in fortgeschrittenen Fällen aber erniedrigt. Bei prärenaler Urämie können ausgeprägte Austrocknungserscheinungen vorhanden sein (eingesunkene Augäpfel, verminderter Hautturgor). Am Kreislaufapparat finden sich Anzeichen einer Allgemeinintoxikation (injizierte Skleralgefäße; verwaschene, graurote Schleimhäute; frequent pochende, schlecht abgesetzte Herztöne). Die Atmung ist oft verlangsamt. In der Regel bestehen ausgeprägte Verdauungsstörungen mit Sistieren der Vormagentätigkeit und wäßrigem bis dünnbreiigem Durchfall (Ausscheidung harnpflichtiger Substanzen über den Darm).

Kennzeichnend für die Urämie sind der fehlende (Anurie) oder verminderte Harnabsatz (Oligurie). Die Harnzusammensetzung wechselt im übrigen je nach der Ursache der Harnvergiftung und weist keine charakteristischen Besonderheiten auf. Bei postrenaler Urämie bestehen daneben Anzeichen der abdominalen oder subkutanen Harnretention (S. 403).

Die Harnvergiftung verläuft beim Rind in der Regel akut, seltener subakut, weshalb die Symptome der chronischen Urämie (Ekzeme, Schleimhautveränderungen, Anämien, Osteoporose) bei dieser Tierart meist nicht zur Ausbildung kommen. Wenn Nierenfunktion und Harnausscheidung nicht innerhalb weniger Tage wieder in Gang kommen, führt das Leiden zu tödlichem Ausgang.

Erkennung: Die Urämie ist aufgrund der allgemeinen Intoxikationssymptome, des fehlenden oder stark eingeschränkten Harnabsatzes und der hochgradigen Retention harnpflichtiger Stoffe im Blut (Rest-N- und Harnstoffgehalt im Serum über 100 mg^0/o, Kreatinin über 3 mg^0/o) meist leicht festzustellen.

Die *Unterscheidung* vom Zustand der Niereninsuffizienz stützt sich auf die bei dieser ausbleibenden schweren Intoxikationserscheinungen, die erhaltene oder sogar gesteigerte Harnausscheidung sowie die geringere Retention harnpflichtiger Substanzen im Blut (S. 383).

Beurteilung und Behandlung: Die Heilungsmöglichkeiten richten sich zunächst nach dem urämiebedingenden Grundleiden, wobei das Bestehen einer ausgeprägten Harnvergiftung die Prognose allerdings stets ungünstig erscheinen läßt. Renale Urämien sind beim Rind in der Regel keiner Behandlung mehr zugänglich, während bei postrenalen

Erkrankungen durch sofortiges chirurgisches Vorgehen (Urethrotomie, Harnblasennaht; S. 404, 399) zuweilen noch Heilungschancen bestehen. Ein Behandlungsversuch ist aber bei urämischen Patienten immer vertretbar, wenn wenigstens noch gewisse Aussichten auf vorübergehende Besserung des Zustandes bestehen, da diese Tiere sonst im allgemeinen keinen Schlachtwert mehr besitzen. Die einzuschlagenden therapeutischen Maßnahmen sind rein symptomatisch und bezwecken eine schnelle Entgiftung, Regulierung des Elektrolythaushaltes und Bekämpfung der bestehenden Azidose; dabei ist wie bei der Niereninsuffizienz zu verfahren (S. 383). Zusätzlich können Bluttransfusionen (T. I.), bei erträglichen Kreislaufverhältnissen eventuell nach vorherigem Aderlaß, angewandt werden. Extrarenale Entschlackungsmethoden kommen beim Rind nicht in Betracht.

Nierenentartungen (Degenerationes renum)

Nierendegenerationen kommen beim Rind im Zusammenhang mit verschiedenen Allgemeinerkrankungen vor. Pathogenetisch handelt es sich dabei um primäre Stoffwechselstörungen der Nieren, deren Zellen durch Degeneration oder Speicherung verändert werden. Morphologisch werden Glomerulo- und Tubulonephrosen unterschieden, während klinisch nur akute und chronische Formen der Nierenentartung voneinander abzugrenzen sind. Als chronische Nephrose ist beim Rind nur die Nierenamyloidose bekannt.

Akute Nierenentartung (Nephrosis acuta)

Wesen: Akute Nephrosen sind durch das ausschließliche oder überwiegende Auftreten degenerativer Veränderungen an den Nierengefäßen und -epithelien gekennzeichnet. Zwischen Nierendegenerationen und Nierenentzündungen (S. 389, 390) gibt es aber infolge sekundär ablaufender entzündlicher oder degenerativer Prozesse zahlreiche Übergänge.

Vorkommen und Bedeutung: Die klinische Bedeutung der akuten Nephrosen als sekundärer Organschädigungen liegt beim Rind noch weitgehend im Dunkeln, obwohl derartige Veränderungen relativ häufig vorkommen. Sie werden vor allem im Gefolge schwerer alimentärer Intoxikationen und Stoffwechselkrankheiten (Hypokalzämie, Azetonämie) sowie in Verbindung mit Leberdegenerationen beobachtet; das Leiden tritt außerdem bei schwerer Hämoglobinurie als direkte Folge der Blutfarbstoffausscheidung durch die Nieren auf (Hämoglobinnephrose). Unter den exogenen Vergiftungen werden vor allem diejenigen durch Schwermetalle (Blei, S. 1134; Kupfer, S. 1125; Quecksilber, S. 1130), Arsen (S. 1154) und chlorierte Kohlenwasserstoffe (S. 1187) häufig von nephrotischen Nierenschäden begleitet.

Erscheinungen und Verlauf: Die Erscheinungen der akuten Nierendegeneration werden in den meisten Fällen weitgehend durch die Symptome der Primärkrankheit überdeckt; auch die spezielle Untersuchung des Harnapparates ergibt selten sichere Anhaltspunkte, solange keine Niereninsuffizienz vorliegt (S. 382). Im Harnsediment finden sich reichlich Nierenepithelien, wenige Leukozyten und zuweilen auch Harnzylinder. Ein großer Teil dieser Nierenschäden heilt mit der Zeit spontan ab, ohne jemals erkannt zu werden, da sich das geschädigte Nierenepithel weitgehend regenerieren kann; der Ausgang in eine nephrotische Schrumpfniere (Nierenzirrhose) wird beim Rind nicht beobachtet.

Zerlegungsbefund: Die kranken Nieren haben eine glatte Oberfläche und sind nicht oder nur mäßig vergrößert, aber in der Regel von blasser, hellbrauner bis hellgrauer Farbe; ihre Kapsel ist leicht ablösbar. Die endgültige Diagnose kann nur aufgrund einer histologischen Untersuchung gestellt werden. Ein besonderes makroskopisches Aussehen bedingt die Hämoglobinnephrose, bei welcher Oberfläche und Schnittfläche der Nieren zahlreiche hirsekorngroße, dunkelbraun bis schwarz gefärbte Hämoglobinablagerungsherde aufweisen. Hiervon zu unterscheiden sind die bei Fuszinnephrose mehr oder weniger diffus schwarzgefärbten Nieren (sogenannte Melanose), wie sie zuweilen bei Weiderindern angetroffen werden, offenbar aber keine klinischen Erscheinungen verursachen.

Behandlung: Erfahrungen über zur Behebung der Nephrosen des Rindes geeignete Maßnahmen liegen nicht vor.

Amyloide Entartung der Nieren (Amyloidnephrose, Amyloidosis renum)

Wesen: Die Nierenamyloidose ist beim Rind als häufigste klinisch hervortretende Teilerscheinung der allgemeinen Amyloidose aufzufassen, die durch Störungen des Eiweißstoffwechsels, insbesondere aber der Immunkörperbildung verursacht wird. Das klinische Syndrom der Amyloidnephrose ist durch chronische profuse Diarrhoe, Nierenvergrößerung und starke Proteinurie gekennzeichnet.

Vorkommen und Bedeutung: Bereits zu Beginn der dreißiger Jahre haben PRIMGAARD, HJÄRRE und ANDERSSON die ersten Untersuchungen über Nierenamyloidose bei Schlachtrindern durchgeführt; das Leiden wurde jedoch in den folgenden Jahrzehnten nur selten klinisch diagnostiziert. Im Krankengut der hannoverschen Rinderklinik wird die Amyloidnephrose seit mehreren Jahren regelmäßig bei etwa 0,2 % der innerlich kranken Patienten festgestellt; dabei sind fast ausschließlich ältere Kühe während der Hochträchtigkeit oder im Puerperium betroffen.

Ursachen und Entstehung: Die Amyloidose wird durch chronische Eiterungsprozesse, insbesondere Streptokokken- und Pyogenesmastitiden, Fremdkörperperitonitiden oder durch Abszeßbildungen in Leber und Lungen ausgelöst; bei einem Teil der erkrankten Rinder sind jedoch nach der Schlachtung keine entsprechenden Veränderungen mehr nachweisbar. Infolge der glomerulären Amyloidablagerungen kommt es zunächst zu Permeabilitätsstörungen mit starker Proteinurie und durch Rückresorption des Amyloids zu nephrotischen Veränderungen in den Tubulusepithelien; diese Vorgänge enden schließlich mit der völligen, irreparablen Veröldung des Nephrons. Die Krankheit beginnt daher mit wochenlanger starker Proteinurie, der sich als direkte Folgen Hypoproteinämie und Dysproteinämie, Darmwandödeme (mit sogenannter ‚Proteindiarrhoe') und profuser Durchfall anschließen, wobei die zunehmenden, über Harn und Kot erfolgenden Plasmaeiweiß-Verluste vom Organismus nicht mehr kompensiert werden können. Erscheinungen der Niereninsuffizienz (S. 382) treten erst im Endstadium hinzu, wenn die Mehrzahl der Glomerula infolge Zirkulationsbehinderung ausgefallen ist.

Erscheinungen: Das Symptombild der Amyloidnephrose zeichnet sich, abgesehen von der Krankheitsdauer entsprechenden graduellen Abweichungen, durch weitgehende Einheitlichkeit aus. Das Leiden wurde bisher nur bei erwachsenen Rindern beobachtet, bei denen es mit langsamer Abmagerung sowie trägem Verhalten einhergeht. Körpertemperatur, Atem- und Herzfrequenz liegen im Normalbereich. Äußerlich fallen in der Regel das stumpfe, struppige Haarkleid und die als Folge der chronischen Diarrhoe eintretende Kotverschmutzung von Aftergegend und Schwanz auf. In schweren fortgeschrittenen Fällen sind zudem Zeichen der Dehydration (Exsikkose) sowie Unterhautödeme im Kehlgang und am Triel vorhanden. Die Verdauungstätigkeit ist stets in Mitleidenschaft gezogen; insbesondere sind vermehrter Durst, herabgesetzte Futteraufnahme und Pansentätigkeit sowie wäßriger Kot (ohne besondere farbliche oder geruchliche Abweichungen) zu beobachten.

Die linke Niere wird bei der rektalen Palpation in der Regel mehr oder weniger stark vergrößert und von auffallend derber Konsistenz befunden. Am makroskopisch unveränderten oder nur leicht diffus getrübten, auffallend schäumenden Harn läßt sich häufig neben konstant niedrigem spezifischen Gewicht (unter 1020; Hyposthenurie, S. 382) ein starker bis sehr starker Eiweißgehalt nachweisen, während andere pathologische Bestandteile meist fehlen. Das Harnsediment ist nur gering; es enthält stark degenerierte Nierenepithelien und vereinzelt Harnzylinder. Länger erkrankte Tiere weisen regelmäßig eine leichte Erythropenie (3,5 bis 4,9 Millionen Erythrozyten/mm^3), Azotämie (über 50 mg% Reststickstoff) sowie Hypoproteinämie (3 bis 5 g%) und Dysproteinämie auf (Verminderung der Albumine, Vermehrung der α_2- und β-Globuline).

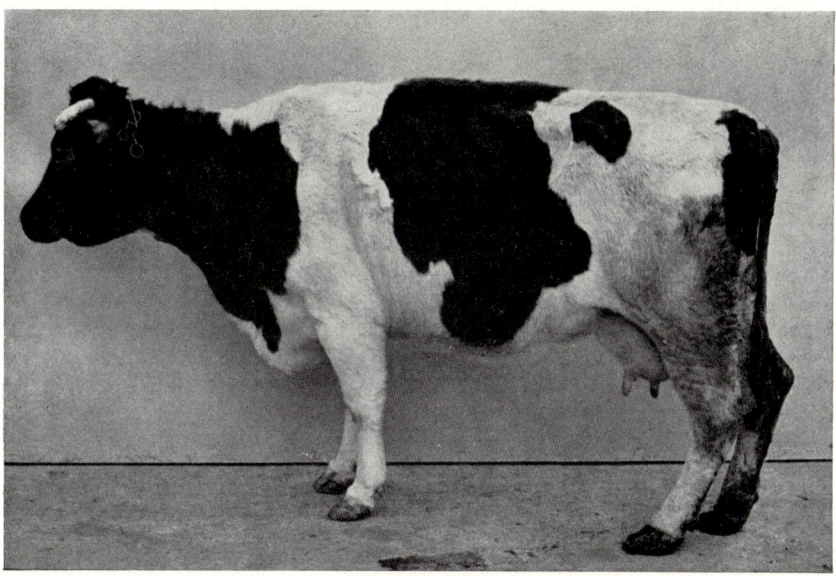

Abb. 194. 10jährige Kuh mit fortgeschrittener Amyloidnephrose (reduzierter Nährzustand, hydrämische Ödeme im Kehlgang und am Triel, chronischer wäßriger Durchfall)

Verlauf und Beurteilung: Das klinische Syndrom der Amyloidnephrose entwickelt sich innerhalb von 1 bis 2 Monaten, wobei zuerst Proteinurie und Diarrhoe auftreten. Erst im Endstadium tritt infolge der dann einsetzenden Niereninsuffizienz auch eine zunehmende Störung des Allgemeinbefindens hinzu, die schließlich unter fortschreitender Abmagerung zu Urämie und zum Tode führt, falls die Tiere nicht schon vorher geschlachtet werden.

Erkennung und Unterscheidung: Aufgrund der typischen Symptome einer chronischen, mit Nierenvergrößerung einhergehenden Diarrhoe und des makroskopisch wenig veränderten, eiweißhaltigen Harnes kann die Amyloidnephrose klinisch meist erkannt und von anderen Nierenerkrankungen abgetrennt werden (siehe Übersicht 14). Diagnostische Schwierigkeiten bestehen allenfalls im Frühstadium (keine erkennbare Nierenvergrößerung, keine Azotämie oder Ödembildung); sie können nur durch erneute Untersuchung des Patienten nach Ablauf von ein bis zwei Wochen überwunden werden. Differentialdiagnostisch sind anderweitige chronische Enteritiden (S. 342), insbesondere aber die Paratuberkulose (S. 756) sowie Leukose (S. 54) und eitrige Nierenentzündungen (S. 390) zu berücksichtigen; letztere werden jedoch durch ein septisches oder pyämisches Krankheitsbild und den makroskopisch stark veränderten Harn gekennzeichnet.

Zerlegungsbefund: Meist ist der gesamte Tierkörper stark wäßrig und die Bauchhöhlenflüssigkeit vermehrt. Darmwand und Gekröse erscheinen ödematös durchtränkt. Die zuweilen gleichfalls sulzig veränderte Nierenkapsel läßt sich leicht abziehen, wonach die auf das Zwei- bis Dreifache der Norm vergrößerten, weißgrauen oder lehmfarbenen Nieren sichtbar werden, deren granulierte Oberfläche mit zahlreichen stecknadelkopfgroßen, teils grauweißen und glasigen, teils gelblichweißen und trüben Rindenherden durchsetzt ist. Der Amyloidnachweis muß durch die histologische Un-

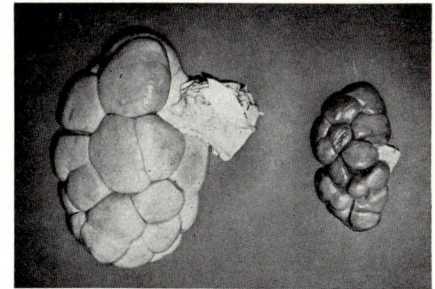

Abb. 195. Links: amyloidnephrotische Niere des Patienten von Abb. 194; daneben zum Vergleich die Niere einer gesunden Kuh

Übersicht 14. Vorkommen, Verlauf und Symptombild der wichtigsten Nierenerkrankungen beim Rind

Nierenerkrankung		eingeschränkt		kompensiert-insuffizient		dekompensiert-insuffizient (Urämie)	
		Vorkommen, Verlauf	Symptombild	Vorkommen, Verlauf	Symptombild	Vorkommen, Verlauf	Symptombild
nicht-eitrige	Nephritis (S. 389)	häufig, auf toxisch-infektiöser Grundlage, akut bis chronisch (subklinisch oder symptomarm)	AB: je nach Primärkrankheit gestört H: leichte Trübung, Proteinurie	selten, Spätstadien	AB: mittel- bis hochgradig gestört, unstillbarer wäßriger Durchfall, Azotämie (Serumharnstoffgehalt 50 bis 100 mg%) Bradykardie, Erythropenie, selten auch Ödeme	selten, akut bis subakut	AB: hochgradig gestört, kein Fieber, Apathie und Somnolenz, Intoxikationssymptome, Durchfall oder Sistieren des Kotabsatzes, Azotämie (Serumharnstoffgehalt über 100 mg%)
	akute Nephrosen (S. 385)	im Zusammenhang mit Intoxikationen und Stoffwechselkrankheiten, akut-subakut	AB: je nach Primärkrankheit gestört H: starke Proteinurie	selten, akut			H: Oligurie oder Anurie
	Amyloidnephrose (S. 386)	ältere Tiere mit anderweitig lokalisierten Eiterungsprozessen, chronisch	AB: gering- bis mittelgradig gestört, Abmagerung und chronische Diarrhoe N: groß und derb H: klar oder diffus getrübt, starke Proteinurie	häufig, chronisch	H: wasserhell, diffus getrübt, Hyposthenurie (spezifisches Gewicht unter 1020)		
eitrige	metastatisch-eitrige Nephritis (S. 390)	im Puerperium und bei Pyämien, akut	AB: mittel- bis hochgradig gestört, hohes Fieber mit septischen oder pyämischen Erscheinungen N: knotig oder körnig, Kapsel sulzig H: flockig getrübt, Pyurie, starker Keimgehalt	selten, akut	AB: wie oben, jedoch auch rezidivierende Kolik H: stark flockig, getrübt, bluthaltig, stinkend, pH über 8, Hyposthenurie (spezifisches Gewicht unter 1020)	selten, da die Tiere meist vorher verwertet werden (Endstadium), chronisch	wie oben
	Pyelonephritis (S. 764)	nach Schwergeburten oder Genitalerkrankungen, subakut bis chronisch (schubweise)	AB: geringgradig gestört, zuweilen Kolik und Strangurie, chronische Zystitis H: Hämaturie, pH über 8, C. renale	häufig, subakut			

AB: Allgemeinbefinden
N: rektaler Nierenpalpationsbefund
H: Harnbefund

tersuchung erfolgen; in manchen Fällen kann er außerdem auch in Leber und Nebennieren geführt werden.

Die *Behandlung* der Amyloidnephrose verspricht keinen Erfolg.

Nichteitrige Nierenentzündung (Nephritis nonpurulenta)

Wesen: Die klinische Einteilung der Nierenentzündungen des Rindes kann sich auf die Abgrenzung der nichteitrigen von den eitrigen Erkrankungsformen beschränken (siehe Übersicht 14), da eine Aufteilung in hämatogene und urogene sowie in überwiegend glomerulär oder interstitiell ablaufende Entzündungsformen klinisch nicht möglich ist. Unter den Begriff der nichteitrigen Nierenentzündung fallen daher alle ohne wesentliche Beteiligung von neutrophilen Granulozyten ablaufenden Nephritiden. Beim Rind gehören hierzu die hämatogenen herdförmigen Glomerulonephritiden und die interstitiellen Nephritiden, welche auf infektiös-toxischer Grundlage als sekundäre Organkrankheit entstehen und klinisch durch einen symptomarmen, akuten oder chronischen Verlauf gekennzeichnet sind.

Vorkommen und Bedeutung: Die nichteitrigen Nierenentzündungen kommen bei Rindern jeden Alters verhältnismäßig häufig vor. Da sie aber meist keine auffälligen Erscheinungen bedingen, werden sie klinisch nur selten diagnostiziert und deshalb oft erst bei der Schlachtung als Nebenbefund festgestellt.

Ursachen: Nichteitrige Nierenentzündungen werden durch bestimmte Infektionskrankheiten (Leptospirose, S. 876; Milzbrand, S. 852; Rauschbrand, S. 699; Theileriose, S. 897, und andere mehr) hervorgerufen, treten aber häufig auch im Zusammenhang mit unspezifischen, septischen oder eitrigen Prozessen auf (zum Beispiel Mastitis, Metritis oder Peritonitis, S. 358). Die bei 1 bis 4 % der Mastkälber zu beobachtenden sogenannten ‚weißen Flecknieren' (Nephritis fibroplastica) werden durch E.coli-Infektionen im Neugeborenenalter verursacht (S. 746). Außerdem können Nephritiden durch eine Reihe chemischer und pflanzlicher Gifte (Kupfer, S. 1125; Eichenlaub, S. 1277) sowie durch verschiedene Arzneimittel (zum Beispiel Sulfonamide, S. 1223; Tetrachlorkohlenstoff, S. 1209) entstehen. Eine sekundäre interstitielle Nephritis kann im Gefolge der Harnsteinerkrankung (S. 401) auftreten. Inwieweit allergische Zustände (Sensibilisierung durch Streptokokken) auch beim Rind als Ursache von Nierenentzündungen infrage kommen, bedarf noch weiterer Untersuchungen.

Erscheinungen und Verlauf: Das klinische Bild der nichteitrigen Nephritis wird in der Regel durch die auslösende Primärkrankheit überdeckt. Bei den weitgehend selbständigen Nierenentzündungen ist das Allgemeinbefinden dagegen nicht oder nur geringgradig gestört, da selbst die beiderseitigen, aber herdförmigen Entzündungen eine zwar eingeschränkte, jedoch noch ausreichende Nierenfunktion zulassen und daher nur selten auch Erscheinungen einer Niereninsuffizienz (S. 382) oder Urämie (S. 383) hinzutreten.

Die diagnostisch verwertbaren Symptome betreffen ausschließlich die Nierenfunktion und die Harnzusammensetzung; bei der rektalen Untersuchung der Nieren sind dagegen in der Regel keine auffälligen Veränderungen festzustellen. Die Einschränkung der Nierenfunktion kommt in herabgesetzter Filtrationsleistung und verzögerter Farbstoffausscheidung zum Ausdruck (Nierenfunktionsprüfung, S. 383). Die Harnbeschaffenheit kann im Laufe der Erkrankung und bei den verschiedenen Formen der nichteitrigen Nephritis erhebliche Unterschiede aufweisen; in der Regel bestehen aber schwache diffuse Trübung und mäßige Proteinurie. Bei der Untersuchung des Harnsedimentes sind erhöhter Zellgehalt (Nierenepithelien) und gelegentlich Harnzylinder (beim Rind ziemlich selten) zu finden. Die nichteitrige Nierenentzündung endet auch ohne Behandlung häufig mit vollständiger klinischer Heilung; über das Vorkommen von Rezidiven ist wenig bekannt. Bei progressivem Verlauf geht die Nephritis später in den Zustand der Niereninsuffizienz über, aus dem sich dann eine zum Tod führende Urämie entwickeln kann (S. 383).

Erkennung und Unterscheidung: Aufgrund des rektalen Nierenpalpationsbefundes und der einfachen Harnuntersuchung können nur fortgeschrittene Fälle von nichteitriger Nierenentzündung sicher erkannt werden. Von den damit verbundenen Veränderungen des Harnes lassen sich vor allem seine diffuse Trübung, die anhaltende Proteinurie und der Sedimentbefund diagnostisch verwerten (siehe Übersicht 14).

Die Unterscheidung der nichteitrigen Nephritis von purulenten Nierenentzündungen gelingt aufgrund des Fehlens fieberhafter Allgemeinreaktionen sowie der bei letzteren vorliegenden charakteristischen Harnveränderungen (starke, grobflockige Trübung; hoher pH-Wert; großes Sediment mit hohem Leukozytenanteil). Die klinische Abtrennung der nichteitrigen Nierenentzündungen von den Nephrosen ist zwar schwierig, doch kann die Amyloidnephrose aufgrund typischer Symptome in der Regel sofort erkannt werden (S. 386).

Zerlegungsbefund: Die genaue pathologisch-anatomische Diagnose ist meist nur durch eine histologische Untersuchung der Nieren möglich. Am häufigsten werden beim Rind die sogenannten großen, blassen Nieren mit feingranulierter Oberfläche gefunden, denen eine Glomerulonephritis, eine chronische interstitielle Nephritis oder eine Amyloidnephrose zugrunde liegen können (Taf. 9a). Ähnliche, durch Leukose bedingte Veränderungen sind meist nicht auf dieses Organ beschränkt (S. 62).

Behandlung: Eine Therapie der nichteitrigen Nephritis kommt nur in seltenen Fällen infrage, da sie meist nur in weit fortgeschrittenem Stadium diagnostiziert wird, wenn bereits irreparable Organveränderungen eingetreten sind. Solche Tiere sind in der Regel unwirtschaftlich und werden deshalb am besten baldmöglichst verwertet. Die mit geringen Symptomen verlaufenden Nierenentzündungen heilen dagegen häufig spontan aus. Eine wirksame Behandlung ist beim Rind bisher nicht bekannt. Versuchsweise können Kortikosteroide in Verbindung mit Antibiotika angewandt werden. Das Hauptaugenmerk sollte stets auf die Behandlung des nephritisauslösenden Primärleidens gerichtet werden.

Metastatisch-eitrige Nierenentzündung
(Nephritis purulenta, embolisch-pyämische Nierenentzündung)

Wesen: Zu den eitrigen Nierenerkrankungen des Rindes gehören die bei den Infektionskrankheiten besprochene *Pyelonephritis bacteritica bovis* (S. 764) und die metastatisch-eitrige Nephritis. Letztere stellt eine hämatogene, herdförmig-eitrige Nierenentzündung dar, die vorwiegend durch pyogene Keime verursacht wird; sie ist klinisch durch ein schweres, akut und hochfieberhaft verlaufendes, mit palpierbaren Nierenveränderungen sowie stark flockiger Trübung des Urins einhergehendes Krankheitsbild gekennzeichnet. Die abführenden Harnwege einschließlich des Nierenbeckens sind dabei nicht beteiligt.

Vorkommen und Bedeutung: Die metastatisch-eitrige Nierenentzündung kommt beim Kalb und beim weiblichen Rind relativ häufig im Gefolge schwerer septischer oder pyämischer Infektionskrankheiten vor; zuweilen wird sie auch durch thromboembolische Prozesse (Endokarditis, Endometritis) verursacht, wobei *C. pyogenes* die Hauptrolle unter den beteiligten Erregern spielt. Als wichtigste, zu pyämischer Nephritis führende Primärkrankheiten kommen infrage: Kälberinfektionen (insbesondere purulente Nabel- und Urachusaffektionen), fortschreitende fremdkörperbedingte Organinfektionen (Perikarditis, Leberabszesse), eitrige Lungenentzündungen, schwere septische Gelenk- und Klauenleiden sowie Puerperalinfektionen. Von den spezifischen Infekten sind weiterhin die Nierentuberkulose und die sehr seltene Nierenaktinobazillose zu nennen.

Erscheinungen und Verlauf: Die an *erwachsenen Rindern* bei metastatischer Nierenentzündung zu beobachtenden Gesundheitsstörungen bewegen sich zunächst im Rahmen der auslösenden septikämischen oder pyämischen Infektion. Der Beginn der Niereninfektion macht sich im Verlaufe des Primärleidens häufig durch eine plötzliche, auffällige Verschlechterung des Allgemeinzustandes mit wechselnden, zum Teil hochfieberhaften Körpertemperaturen (bis 41,5° C) bemerkbar; der Appetit ist dabei stark herabgesetzt oder fehlt ganz; außerdem sind meist auch Kreislauf, Atmung und Verdauungstätigkeit in entsprechendem Maße in Mitleidenschaft gezogen. Die hämatogene Entstehung des Leidens bedingt stets den gleichzeitigen Befall beider Nieren. Bei nicht zu fetten Tieren lassen sich durch die rektale Untersuchung an der linken Niere Vergrößerung, sulzige Beschaffenheit der Kapsel und höckrige Oberfläche mit undeutlicher Renkulistruktur sowie Schmerzempfindlichkeit feststellen. Der strohfarbene oder dunkelgelbe Urin weist dabei eine ausgeprägte feinflockige Trübung auf; außerdem bestehen starke Proteinurie und nicht selten auch leichte Hämaturie. Im stark vermehrten Harnsediment finden sich dabei neben Erythrozyten und Nierenepithelien massenhaft Leukozyten und Bakterien (Pyurie). Veränderungen der Urinmenge und des spezifischen Harngewichtes lassen auf eine starke Ausbreitung der Eiterungsprozesse in den Nieren schließen.

Der Verlauf der metastatischen Nephritis ist akut bis subakut; häufig kommt es zu schubweisem Fortschreiten der Erkrankung mit wechselnder Besserung und Verschlechterung des Zustandes sowie rascher Abmagerung. Oft endet das Leiden infolge Sepsis oder Urämie tödlich, wenn das betroffene Tier nicht vorher geschlachtet wird.

Über das klinische Bild der metastatischen Nephritis des *Kalbes* ist nur wenig bekannt. Die hiermit verbundenen Allgemeinstörungen werden wahrscheinlich durch die Symptome der auslösenden Primärinfektion (Septikämie, Durchfall, Abmagerung) verdeckt. Da die Nieren des Kalbes einer direkten palpatorischen Untersuchung nicht zugänglich sind, lassen sich nur die Veränderungen der Harnzusammensetzung (Proteinurie, Zellvermehrung und Bakterien im Sediment) diagnostisch verwerten.

Erkennung und Unterscheidung: Die rechtzeitige Diagnose der metastatischen Nierenentzündung ist von wesentlicher Bedeutung für das weitere Vorgehen; sie gründet sich auf das Vorliegen einer mit den genannten Nieren- und Harnveränderungen einhergehenden, schweren fieberhaften Allgemeinerkrankung. Die Pyelonephritis (S. 764) unterscheidet sich von der purulenten Nephritis durch einen langsameren, mehr chronischen Verlauf, die durch rektale Exploration festzustellende Mitbeteiligung der abführenden Harnwege (Harnleiter, Harnblase) und das Auftreten von C. renale im Harn. Nichteitrige Nierenentzündungen (S. 389) und Nephrosen (S. 385) entwickeln sich dagegen ohne schwere hochfieberhafte Allgemeinstörung (siehe Übersicht 14).

Zerlegungsbefund: Die Nieren sind meist vergrößert (kindskopf- bis mannskopfgroß). Ihre Kapsel läßt sich im Bereich der veränderten Renkuli nicht glatt abziehen. Die Nierenoberfläche ist von einer Vielzahl meist gruppenweise angeordneter miliarer gelbweißer Herde durchsetzt, die in frischen Fällen von einem roten Hof umgeben sind. Auf der Schnittfläche treten keilförmige hellere Streifen hervor, die von der Oberfläche her mehr oder weniger weit in die Markzone hineinziehen. Die Nierenkonsistenz ist vor allem in den stärker veränderten Teilen auffallend derb (Taf. 9 b).

Behandlung: Die metastatisch-eitrige Nephritis läßt sich beim Rind nur ausnahmsweise heilen, da die in den Nieren gelegenen Eiterherde durch parenteral gegebene Bakteriostatika kaum vollständig erreicht werden und die beteiligten Erreger (insbesondere C. pyogenes) oft nur wenig antibiotikaempfindlich sind. Bei Patienten mit schwer gestörtem Allgemeinbefinden und septischer Körpertemperatur oder mit Anzeichen einer beginnenden Niereninsuffizienz kann der Zustand jedoch in vielen Fällen durch eine hochdosierte antibiotische Allgemeinbehandlung (T. I.) wenigstens vorübergehend soweit gebessert werden, daß ihr Schlachtwert erhalten bleibt.

Mißbildungen, Atrophie, Geschwülste und Verletzungen der Nieren

Vorkommen und Erscheinungen: Angeborene Mißbildungen, Atrophien (Zystennieren, Hydronephrose) und Tumoren der Nieren (Adenome; Sarkome; Nierenleukose, S. 62) haben beim Rind nur geringe klinische Bedeutung. Nierenatrophie wird beim Rind allerdings häufiger als Nebenbefund bei der Schlachtung angetroffen; sie entsteht durch angeborene oder erworbene, in den Nierenkelchen oder Harnleitern lokalisierte Störungen des Harnabflusses (S. 405), wodurch infolge Harnrückstauung eine Ausweitung der betroffenen Harnwege und Druckatrophie des Nierengewebes verursacht werden. Im Endstadium der Atrophie kann die Niere dann nur noch einen funktionslosen, flüssigkeitsgefüllten gekammerten Bindegewebssack darstellen; zuweilen sind aber auch nur einzelne Renkuli atrophisch.

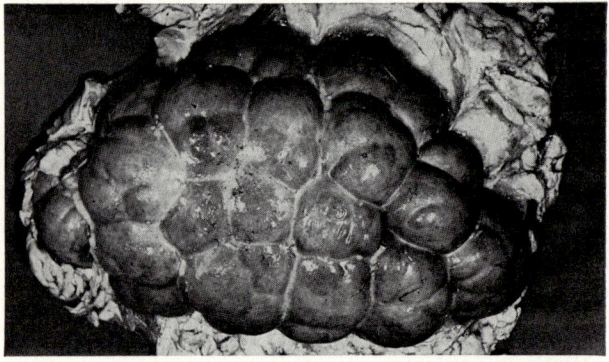

Abb. 196. Angeborene Hydronephrose (Zystenniere) eines Jungrindes (Länge der Niere 48 cm, Querdurchmesser 27 cm)

In seltenen Fällen werden *traumatisch* bedingte Nierenschäden (Nierenquetschung, Nierenzerreißung) beobachtet, die durch Schlag, Einklemmung, Sturz, Stich- oder Trokarierungsverletzung entstanden sind. Die Nierengegend weist dabei in der Regel Hautveränderungen und eine besondere Schmerzempfindlichkeit bei der Perkussion auf. Die Patienten zeigen Rückenkrümmung und steifen Gang, bei Behinderung des Harnabflusses auch Kolikerscheinungen. Eine häufige Folge renaler Traumen sind Blutungen, die als Nierenkapselhämatome (rektale Untersuchung) oder als Blutbeimengungen zum Harn (Hämaturie) in Erscheinung treten. Starke und anhaltende Blutungen können zu allgemeiner Anämie (blasse Schleimhäute, frequenter Puls) oder zu innerer Verblutung führen (Nierenzerreißung).

Eine *Behandlung* ist bei den besprochenen Nierenkrankheiten nicht möglich und zum Teil auch nicht notwendig. Bei schwerer traumatischer Blutung sollte mit der Verwertung des Tieres nicht gezögert werden. Bei nicht lebensbedrohlicher Nierenhämorrhagie können Bluttransfusionen (T. I.) zur Kreislaufauffüllung und Blutstillung zweckmäßig sein.

SCHRIFTTUM

BIAVATI, S. T., & F. FACCINCANI (1967): Contributo alla conoscenza dei nefroblastomi negli animali domestici. Nuova Vet. *43*, 107-113. — BLACHSER, S. (1961): Le gros rein blanc chez les animaux domestiques. Rec. Méd. Vét. *137*, 589-605.

CORSICO, G. (1955): Su due nuovi casi de xantinosi renale del vitello. Clin. Vet. *78*, 225-234. — CORSICO, G., & G. MANDELLI (1962): Morfologia delle nefropatie inflammatorie spontanee del bovino. Atti Soc. Ital. Sci. Vet. *16*, 29-171.

DELLEN, W. (1965): Bestimmung des pH-Wertes des spezifischen Gewichtes und der Zellzahlen im 24-Stunden-Harn gesunder und kranker Rinder. Diss., Hannover. — DIEDRICH, H. P. (1968): Der Kreatin- und Kreatiningehalt im Serum gesunder und kranker Rinder. Diss., Hannover.

FLIR, K. (1954): Zur vergleichenden Pathologie der Nierengeschwülste. Dtsch. Tierärztl. Wschr. *61*, 147-150. — FRISCHBIER, A. (1948): Nachweis weiterer Formen der akuten, diffusen Glomerulonephritis beim Rind. Tierärztl. Umschau *3*, 1-6. — FRISCHBIER, A. (1948): Der embolisch-eitrige Prozeß und seine Auswirkung auf Niere und Leber beim Rind. Tierärztl. Umschau *3*, 354-356. — FUHRIMANN, H. (1957): Zur Physiologie der Flecknierenbildung (Nephritis fibroplastica) bei Kälbern. Schweiz. Arch. Tierheilk. *99*, 208-217.

GEORGIEV, R. (1964): Clearance des Nierenkreatins beim Rind (bulgarisch). Izvest. Akad. Vet. Med. nauki, Sofia *1*, 37-41. — GRÜNDER, H.-D. (1963): Möglichkeiten einer klinischen Einteilung der Nierenerkrankungen des Rindes (Untersuchungen an 80 Erkrankungsfällen). Tierärztl. Umschau *18*, 426, 435-443. — GRÜNDER, H.-D., & G. TRAUTWEIN (1965): Das klinische und pathologisch-anatomische Bild der Amyloidnephrose des Rindes. Dtsch. Tierärztl. Wschr. *72*, 442-447. — GRUNICKE, W. (1937): Der Rest-N und seine Fraktionen in ihrer Bedeutung für die Diagnose und Prognose von Leber- und Nierenkrankheiten. Diss., Berlin.

HAHN, G. (1968): Prüfung verschiedener Schnelltests auf Eiweiß, Blut, Bilirubin, Ketonkörper und pH-Wert im Rinderharn. Diss., Hannover. — HOFMANN, W. (1955): Untersuchungen über die Ursachen und die geographische Verbreitung der ‚weißen Fleckniere' des Kalbes. Diss., München. — HORVATH, Z., & F. KARSAI (1962): Fraktionierte Nierenclearance-Bestimmung ohne Harnuntersuchung mittels einer Injektion von Phenolrot (ungarisch). Magyar Allatorv. Lap. *17*, 223-226.

IBRISCHIMOV, N. (1960): Untersuchungen über den Mengengehalt von Indikan, Harnstoff und Xanthoproteinverbindungen im Blute gesunder und kranker Kühe (russisch). Nautsch. Frud. WVMJ (Sofia) *8*, 125-131.

JOHANNSEN, U. (1964): Untersuchungen zur Brauchbarkeit der Paraaminohippursäure (PAH-Totalclearance) beim Rind. Diss., Leipzig.

KARDEVAN, A. (1964): Aus Bowmann'schen Kapseln gebildete Nierenzysten bei Rindern (ungarisch). Magyar Allatorv. Lap. *19*, 444-446. — KETZ, H.-A. (1960): Untersuchungen zur Nierenfunktion und renalen Elektrolytausscheidung beim Kalb und Rind. Arch. Exp. Vet.-Med. *14*, 321-335. — KNUDSEN, E. (1960): Electrolyt excretion in the cow as influenced by variations in the urine flow. Acta Vet. Scand. *1*, 305-323. — KRUSE, O. (1937): Untersuchungen über die Glomerulonephritis des Rindes. Ein Beitrag zur Frage: Nephritis oder Amyloidnephrose. Diss., Leipzig. — KUCHLING, E. (1957): Die hämatogenen Nierenentzündungen des Rindes. Diss., H. U. Berlin.

LANG, K. (1953): Zum Problem der petechialen Nierenblutungen des Rindes. Dtsch. Tierärztl. Wschr. *60*, 206-209. — LEINATI, L. (1966): Die interstitiellen Nierenentzündungen des Rindes. Wien. Tierärztl. Mschr. *53*, 394-397, 454-465.

MAIR, L. (1953): Harnstoffbestimmung im Blutserum und im Harn bei gesunden und kranken Tieren. Diss., München. — MC'FADYEAN, J. (1929): Nephritis in animals. J. Comp. Path. Therap. *42*, 58-71, 141-162, 231-241. — METHNER, H. (1951): Über Blutharnstoffbestimmung bei Tieren mit dem Urometer nach KOWARSKI. Diss., München. — MEURS, H. (1968): Der VOLHARD'sche Konzentrationsversuch als Nierenfunktionsprobe beim Rind. Diss., Hannover. — MEYER, H., & J. RUSTIGE (1959): Über den Einfluß der Fütterung auf den Reststickstoffgehalt im Blut des Rindes. Zbl. Vet.-Med. *6*, 872-880. — MIXNER, J. P., & R. R. ANDERSON (1958): Phenolsulfonphthalein fractional clearance in dairy cattle as a measure of renal function. J. Dairy Sci. *41*, 306-313.

PFENNIGER, W. (1962): Experimentelle Beiträge zur Genesis der Fleckniere. Arch. wiss. prakt. Tierheilk. *68*, 214-231. — POULSEN, E. (1957): Renal clearance in the cow. Studies on the excretion of inulin, endogenous kreatin, thiosulphate, urea, diodrast, penicillin, sulphathiazole et sulphadimidin. Nord. Vet.-Med. *9*, 222-225. — POULSEN, E. (1959): Renale Exkretion von Sulfathiazol und Sulfamethazin. Zbl. Vet.-Med. *6*, 127-137.

RADOSTITS, O. M., & N. PALMER (1965): Renal amyloidosis and hypoproteinemic edema in a steer. Canad. Vet. J. *6*, 208. — ROMAGNOLI, A. (1959): Elektrophoretische Untersuchungen der Harneiweißstoffe bei normalen Kühen und Kühen, die an Eiweißharnen erkrankt sind. Ber. 16. Int. Tierärztl. Kongr., Madrid *2*, 261-263. — ROZIER, J., H. DRIEUX & C. SERAIN (1964): A propos de petit kystes, généralement multiples, observés dans le rein des bovins à l'abattoir. Bull. Acad. Vét. France *37*, 73-78.

SAGOVAČ, Z. (1942): Zur Nierenfunktionsprüfung beim Rind. Diss., Wien. — SELLERS, A. F., W. R. PRITCHARD, A. F. WEBER & J. H. SAUTTER (1958): Renal function studies on normal dairy cattle and those with postparturient albuminuria. Amer. J. Vet. Res. *19*, 580-584. — SHORT, CH. E., R. G. CRAGLE, W. H. STONE, CH. F. ZUKOSKI & E. W. SWANSON (1967): Techniques for successful renal transplants in cattle. Amer. J. Vet. Res. *28*, 1799-1804. — SKYSGAARD, J. M. (1964): Renal sodium and potassium excretion in diseased cattle estimated without measurement of the urine volume. Acta Vet. Scand. *5*, 123-132. — STAMATOVIĆ, S. M., & A. CVETKOVIĆ (1957): Beitrag zur Harnansäuerung beim Rind (serbokroatisch). Vet. Glasnik *11*, 1054-1060. — STAMATOVIĆ, S. M., & A. CVETKOVIĆ (1957): Die Verwendung der Methylenblauprobe zur Prüfung der Nierenfunktion bei Rindern (serbokroatisch). Vet. Glasnik *11*, 1141-1147. — SVENKERUD, R. (1960): Melanosis renum bovis. Acta Vet. Scand. *1*, 161-187.

TEPLY, G. (1957): Beitrag zur Frage der Patho- und Histogenese der sogenannten weißen Fleckniere des Kalbes unter besonderer Berücksichtigung ihres Verhältnisses zur interstitiellen Herdnephritis des Rindes. Diss., Leipzig.

UVAROV, O. (1956): Some aspects of renal diseases—with special reference to diagnosis. Vet. Record *68*, 1005-1013, 1033-1038.

VLOTEN, J. M. VAN (1937): Onderzoekingen over de pathogenese van de ‚groote, bleeke nieren' van het rund. Tijdschr. Diergeneesk. *64*, 281-286.

WESTER, J. (1935): Chronische nierenstekingen bij het rund. Tijdschr. Diergeneesk. *62*, 62-67, 128-138. — WILKE, E. (1951): Beitrag zur Frage der petechialen Nierenblutungen bei Schlachttieren. Diss., Gießen.

ZONTINE, W. J. (1957): The kidney in health and disease. J. Amer. Vet. Med. Ass. *130*, 355-359.

Krankheiten der Harnblase

Selbständige Erkrankungen der Harnleiter kommen beim Rind nicht vor; sie werden daher bei den Krankheiten der ableitenden Harnwege mit besprochen (S. 401). Auf die Harnblase beschränkte Leiden sind dagegen häufiger zu beobachten; infolge der funktionellen Einheit des Harnapparates können dabei jedoch auch Rückwirkungen auf seine übrigen Abschnitte auftreten.

Harnblasenentzündung (Cystitis vesicae urinariae)

Wesen: Bei den Zystitiden handelt es sich um Entzündungen der Harnblasenschleimhaut, die durch Beimischung von Entzündungsprodukten zu einer deutlichen flockigen Trübung des Harnes führen; Muskularis und peritonealer Überzug der Harnblase sind dabei nur selten mitergriffen (Perizystitis). Beim Rind werden drei Formen der Blasenentzündung unterschieden: Der Harnblasenkatarrh (Cystitis catarrhalis), die blutig-eitrige Harnblasenentzündung (Cystitis purulenta s. haemorrhagica) und die chronische hypertrophierende Harnblasenentzündung (Cystitis hypertrophicans s.polyposa).

Vorkommen und Ursachen: Der am häufigsten zu beobachtende *Harnblasenkatarrh* verläuft akut bis subakut und tritt vorwiegend bei weiblichen Tieren (kurze Harnröhre) auf. Als Ursachen kommen verschiedenartige Reizungen der Harnblasenschleimhaut, insbesondere aber die Einschleppung von Bakterien aus dem Kot oder aus dem Genitale infrage (aszendierende Infektion). Auch beim Katheterisieren werden leicht Keime in die Harnblase eingeschleppt oder diese mechanisch gereizt, wodurch nicht selten ein Blasenkatarrh ausgelöst wird. Beim Kalb kann die Harnblaseninfektion auch über eine vesiko-umbilikale Fistel (Urachus patens, S. 612) erfolgen. Katarrhalische Zystitiden entstehen außerdem fast regelmäßig bei Störungen der Harnblasenfunktion (Festliegen, Lähmungen der Nachhand; S. 449) oder des Harnabflusses (Harnröhrenstrikturen, Harnkonkremente; S. 405, 401).

Die *blutig-eitrige Harnblasenentzündung* kommt beim Rind nicht so oft vor wie der Blasenkatarrh. Das akut verlaufende Leiden kann sich aus einem Harnblasenkatarrh entwickeln, wird jedoch häufiger als Folge von Schleimhautverletzungen (Quetschungen beim Kalben, bei Gebärmutter-, Scheiden- oder Blasenvorfall sowie Fehlbedeckungen und Katheterisierungsschäden), anhaltenden Harnstauungen (Urolithiasis, S. 401) und schweren bakteriellen Harnwegs-, Nieren- (Pyelonephritis, S. 764) oder Puerperalinfektionen (Metritis, Vaginitis) gesehen. Als Infektionserreger kommen vor allem Korynebakterien und E. coli in Frage. Aktinobazilläre Affektionen der Harnblase sind ungewöhnlich selten. Die purulente Zystitis kann außerdem zu aszendierender Pyelonephritis führen oder, umgekehrt, infolge absteigender Infektion aus einer solchen entstehen.

Länger andauernde toxische Einflüsse sowie bakterielle oder mechanische Reize (Pyelonephritis bacteritica, S. 764; Urolithiasis, S. 401) bilden die Ursachen der *chronisch-hypertrophierenden oder polypösen Harnblasenentzündung*. Diese kann sich aber auch aus den beiden vorgenannten Entzündungsformen entwickeln, wenn deren auslösende Faktoren nicht beseitigt werden und somit die Abheilung verhindern.

Erscheinungen und Verlauf: Das Hauptsymptom aller Harnblasenentzündungen stellen Veränderungen der Harnbeschaffenheit dar. Allgemeine Krankheitserscheinungen werden nur in schweren Fällen, und zwar vorwiegend bei der blutig-eitrigen Form angetroffen. Der *Harnblasenkatarrh* verläuft ohne wesentliche Störung des Allgemeinbefindens; in akuten Fällen können jedoch vorübergehend fieberhafte Körpertemperaturen (um 40° C) auftreten. Der Harnabsatz ist nicht erschwert, erfolgt aber häufiger und in kleineren Portionen als normal.

Die *blutig-eitrige Harnblasenentzündung* verläuft dagegen unter dem Bilde einer fieberhaften Allgemeinstörung. Die Patienten machen häufig einen schwerkranken Eindruck; ihr Appetit ist herabgesetzt. Das Krankheitsbild wird des weiteren durch anhaltende hochfieberhafte Körpertemperaturen (bis 41° C) mit entsprechenden Auswirkungen auf Kreislauf und Atmung sowie Erscheinungen einer sekundären Indigestion bestimmt. Die rektale Untersuchung der Harnblase ergibt nur ausnahmsweise deutliche palpierbare Veränderungen (Verdickung, starre Wandbeschaffenheit) oder erhöhte Schmerzhaftigkeit. Der Harnabsatz erfolgt auffallend häufig, nicht selten unter Schmerzäußerung und besonders starker Aufkrümmung des Rückens bei weit abgehaltenem Schwanz; anschließend pressen die Tiere noch einige Zeit (Strangurie).

Die bei solchen Zystitiden durch Beimischung von Entzündungsprodukten und bakterielle Zersetzung entstehenden Harnveränderungen haben besondere diagnostische

Bedeutung. Der frische, mit dem Katheter entnommene Urin ist flockig getrübt und weist einen faden, nicht selten auch stechenden oder widerlich stinkenden Geruch auf. Am Boden des Sedimentationsgefäßes setzen sich Eiterflocken, Blutkoagula oder schleimig-gallertige Massen ab. Die Harnfarbe ist dunkelgelb, bei Blutbeimischung aber schmutzig rosa bis blutrot, der pH-Wert infolge mikrobieller Ammoniakbildung stark alkalisch (pH 8,0 bis 9,0). Der Harn enthält stets größere Mengen Eiweiß (über 3 ‰) und häufig auch Hämoglobin (aus zerfallenden Erythrozyten); sein stark vermehrtes Sediment besteht aus Leukozyten, Erythrozyten (in wechselnder Menge), Plattenepithelien und zahlreichen Salzkristallen sowie Bakterien. Die Harnveränderungen wechseln nach Art und Grad der Blasenentzündung; eine Unterscheidung der einzelnen Zystitisformen ist aber anhand des Urinbefundes allein nicht immer möglich.

Beurteilung: Blasenkatarrhe haben beim Rind keine besondere Neigung zur Chronizität und heilen häufig spontan aus. Schwere *blutig-eitrige Zystitiden* führen dagegen ohne ausreichende Behandlung zu erheblichen Veränderungen der Blasenschleimhaut, die dann die Grundlage einer durch rektale Exploration feststellbaren, *chronisch-hypertrophierenden Harnblasenentzündung* mit geringer Heilungstendenz bilden können. Der Verlauf symptomatischer Zystitiden wird hauptsächlich vom Ausgang des Primärleidens bestimmt.

Erkennung und Unterscheidung: Die Diagnose stützt sich in erster Linie auf die veränderte Harnbeschaffenheit (Trübung, Farbveränderung, Sedimentbefund); außerdem bietet auch der in Verbindung mit der fieberhaften Allgemeinstörung zu beobachtende häufigere, unter Umständen erschwerte und schmerzhafte Harnabsatz diagnostische Hinweise.

Die klinische Abgrenzung der einzelnen Zystitisformen ergibt sich aus dem Fehlen (katarrhalische und chronische Harnblasenentzündung) oder dem Vorhandensein von Allgemeinstörungen (blutig-eitrige Zystitis) und dem Harnbefund. Näheren Aufschluß über die im Einzelfall vorliegenden Schleimhautveränderungen (Rötung, Auflagerungen, Falten- und Zottenbildung) kann eine endoskopische Untersuchung der Harnblase (Zystoskopie) geben (siehe ‚Die klinische Untersuchung des Rindes'). Differentialdiagnostisch müssen die Haematuria vesicalis chronica infolge chronischer Adlerfarnvergiftung (S. 1260) sowie bestimmte Nierenkrankheiten berücksichtigt werden, welche entweder zusammen mit einer Harnblasenentzündung vorkommen (Pyelonephritis, S. 764; Urolithiasis, S. 401) oder die alleinige Ursache der Harnveränderungen darstellen (nichteitrige und eitrige Nephritis, S. 389, 390; Nephrose, S. 385). Sichere Anzeichen einer Nierenerkrankung sind der von der Norm abweichende rektale Palpationsbefund und die Erscheinungen einer Niereninsuffizienz (S. 382) oder Urämie (S. 383); außerdem sprechen Veränderungen der Menge, des spezifischen Gewichts sowie diffuse Trübung des Harnes und das Vorkommen von Nierenepithelien oder Zylindern im Sediment für einen Nierenschaden.

Zerlegungsbefund: Bei katarrhalischer Zystitis ist die Blasenschleimhaut von geröteter, rauher und trüber Beschaffenheit, während die blutig-eitrige Urozystitis durch purulente oder nekrotische Beläge gekennzeichnet ist; die Mukosa erscheint dabei geschwollen, schmutzigrot oder blaurot verfärbt und mit zahlreichen hämorrhagischen Herden durchsetzt. Die chronisch-polypöse Zystitis weist ein charakteristisches Bild mit hirnwindungsartigen Schleimhautfalten (Reliefbildung) oder erbsen- bis bohnengroßen zottigen Anhängen sowie punkt- oder herdförmigen Blutungen auf (Taf. 9 c).

Behandlung: Therapeutische Maßnahmen sind bei Harnblasenentzündungen stets angezeigt, da sonst die Gefahr einer aufsteigenden Infektion besteht. Bei den sekundären Zystitiden hat die Behandlung mehr oder weniger symptomatischen Charakter. Empfehlenswert sind vor allem Harnblasenspülungen mit warmen, nichtreizenden, desinfizierenden Lösungen (zum Beispiel Akridinfarbstoffe 1,5‰ig) und anschließende Instillation von sulfonamidhaltigen oder antibiotischen Präparaten (T. I.), am besten nach vorheriger kleiner Extraduralanästhesie (um den möglichst langen Verbleib der Medikamente in der Harnblase sicherzustellen).

Jede Katheterisierung der kranken Harnblase sollte unter strenger Einhaltung der Asepsis erfolgen, um Superinfektionen zu vermeiden. Bei schwerer Erkrankung muß die Spülung in 1- bis 2tägigen Abständen mehrmals wiederholt werden. Die zusätzliche parenterale Verabreichung von Sulfonamiden oder Antibiotika ist bei fieberhafter Allgemeinstörung angezeigt und bei männlichen Tieren überhaupt die einzig mögliche Maßnahme. Chronisch-hypertrophierende Harnblasenentzündungen lassen sich therapeutisch kaum noch beeinflussen; in solchen Fällen hat deshalb die Erkennung und Abstellung der die Entzündung unterhaltenden Ursachen besondere Bedeutung.

Harnblasenlähmung (Paralysis vesicae urinariae)

Wesen: Als Harnblasenlähmung werden funktionell bedingte Störungen der Harnblasenentleerung bezeichnet, die zu übermäßiger Harnansammlung in der Blase führen (Retentio urinae).

Vorkommen und Ursachen: Das Leiden kommt beim Rind nur selten isoliert vor; es ist aber eine häufige Teilerscheinung der After-Blasen-Schwanzlähmung (S. 631) sowie von Nachhandlähmungen (S. 449) und tritt mitunter auch bei aus anderweitigen Gründen festliegenden Tieren sowie bei Hämoglobinurien (S. 381) auf. Die eigentliche Ursache besteht in einer meist traumatisch bedingten Lähmung der Harnblasenmuskulatur (M. detrusor urinae) infolge Ausfalls ihrer im Lendenmark gelegenen Innervationszentren; vereinzelt können auch Quetschungen oder Überdehnungen der Harnblase vorliegen (Schwergeburtsfolgen).

Erscheinungen und Verlauf: Allgemeine Krankheitserscheinungen werden durch die Blasenlähmung selbst zunächst nicht verursacht, da der Harn passiv abfließt, sobald die Blase einen gewissen Füllungsstand erreicht hat; anstatt in normaler Weise abgesetzt zu werden, läuft der Harn dabei mehr oder weniger kontinuierlich aus der Harnröhrenmündung. Anspannungen der Bauchmuskulatur (Pressen, Husten) oder Körperbewegungen (Aufstehen, Niederlegen) können den Harnfluß zeitweise verstärken oder schwallartigen Harnabgang auslösen. Bei der rektalen Untersuchung wird eine stark gefüllte, durch mäßigen Druck entleerbare Harnblase vorgefunden. Anhaltende Harnblasenlähmungen führen infolge Harnzersetzung allmählich zu Schleimhautreizungen und Harnblasenentzündungen (S. 394), später zum Teil auch zu aszendierender urogener Infektion.

Erkennung und Unterscheidung: Die Diagnose der Harnblasenlähmung bereitet im allgemeinen keine Schwierigkeiten; der Zustand muß jedoch von anderen Abflußstörungen des Harnes (S. 405) abgegrenzt werden. Bei letzteren wird dieser in kleineren Schüben oder tropfenweise, aber unter häufigem angestrengtem Anstellen zum Urinieren (Strangurie) und dauernden Kontraktionen der Harnröhrenmuskulatur abgesetzt. Die bei der rektalen Untersuchung solcher Patienten ebenfalls stark gefüllt erscheinende Harnblase läßt sich durch Druck entweder gar nicht oder nur sehr langsam entleeren.

Behandlung: Die Harnblasenlähmung ist einer Behandlung in der Regel nicht zugänglich, so daß sich etwa zu ergreifende Maßnahmen auf die Infektionsvorbeuge oder -bekämpfung durch Harnblasenspülungen und Einbringen bakteriostatisch wirkender Präparate (S. 395) beschränken müssen. Bei ausbleibender Besserung ist meist die baldige nutzbringende Verwertung des Tieres angezeigt.

Verlagerungen der Harnblase (Dislocationes vesicae urinariae)

Wesen: Krankhafte Lageveränderungen der Harnblase können von Fall zu Fall in Abknickung (*Retroflexio vesicae urinariae*), Umstülpung (*Inversio vesicae*) oder Vorfall des Organs (*Prolapsus vesicae*) bestehen.

Vorkommen und Ursachen: Aus anatomischen Gründen ist eine längerwährende, wesentliche Abknickung der Harnblase normalerweise nicht möglich; eine solche Dislokation kommt daher nur im Zusammenhang mit einer Bruchsackbildung am Beckenboden (Hernia perinealis, S. 622) oder mit Scheiden- und Gebärmuttervorfällen vor, wobei die anfangs nur mäßig gefüllte Blase zunächst unter dorsokaudaler Abwinkelung in den betreffenden Hohlraum eintritt und bei Zunahme ihres Füllungszustandes im Bruchsack eingeklemmt werden kann; in verschleppten Fällen treten später auch peritonitische Verklebungen und Verwachsungen hinzu. Die *Retroflexion* der Harnblase ist bei Kühen mit vollständigem Scheidenvorfall häufiger festzustellen und kann auch im Zusammenhang mit einer Perinealhernie auftreten (Abb. 397).

Eine *Umstülpung* der Harnblase ist nur bei weiblichen Tieren möglich; dabei tritt die eingestülpte Harnblasenwand mit nach außen gekehrter Schleimhaut durch die kurze und sehr erweiterungsfähige Harnröhre hindurch in den Scheidenvorhof oder sogar aus der Schamspalte hervor (*Inversio et Prolapsus vesicae*). Diese Veränderung wird beim Rind nur selten und stets im Zusammenhang mit Schwergeburten oder Geburtsverletzungen gesehen.

Ein besonders seltenes Vorkommnis stellt der eigentliche Harnblasenvorfall (*Prolapsus vesicae sine inversione*) dar; dabei handelt es sich um das Hindurchtreten der Harnblase durch perforierende Verletzungen der ventralen Bauchwand oder der Scheide.

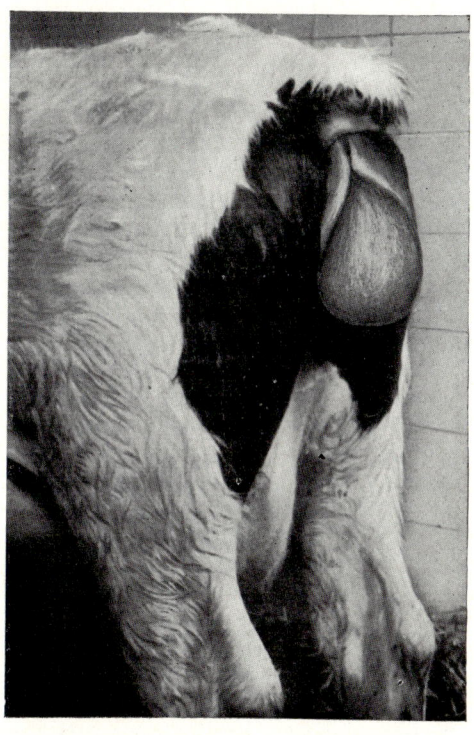

Abb. 197. Frischer Vorfall der umgestülpten Harnblase (nach Schwergeburt)

Erscheinungen: Alle vorgeschilderten Verlagerungen der Blase bedingen erhebliche Miktionsstörungen; daher entleeren die Patienten entweder längere Zeit überhaupt keinen Harn oder urinieren immer nur in kleinen Schüben bis tropfenweise (*Inversio*).

Die retroflexierte Harnblase kann Inhalt eines Bruches oder Vorfalles sein; sie läßt sich dann als kopfgroßes, prall fluktuierendes Gebilde palpieren; auf Druck entleert sich getrübter Urin aus der Harnröhrenmündung. Die umgestülpte Harnblase erscheint als apfel- bis kindskopfgroßes, pralles rotes Gebilde im Scheidenvorhof oder auch außerhalb der Schamspalte (*Inversio et Prolapsus*); je nach der Dauer ihrer Inversion ist die außen gelegene Harnblasenschleimhaut dabei blutig durchtränkt oder bereits mit blutig-fibrinösen Ausschwitzungen und nekrotischen Schorfen belegt. Aus den mitunter sichtbar werdenden Harnleitermündungen entleert sich der Urin tropfenweise oder im feinen Strahl. Bei vaginaler Untersuchung ist der im Bereich der äußeren Harnröhrenmündung liegende Stiel des vorgefallenen Gebildes zu erkennen. Beim *Prolapsus vesicae sine inversione* tritt die Blase durch eine im Beckenbereich entstandene, perforierende Verletzung hervor; in den meisten Fällen erscheint sie dann in der Scheide. Ihre nähere Untersuchung ergibt ein faust- oder kindskopfgroßes Gebilde mit glattem serösem oder aber schon entzündlich aufgerauhtem Überzug, das sich durch Druck unter gleichzeitigem Abfließen von Harn aus der Harnröhrenmündung verkleinern läßt.

Beurteilung und Verlauf: Bei Verlagerungen der Harnblase sind Spontanheilungen nicht zu erwarten. Soweit nicht bereits schwere Schleimhautveränderungen (Nekrosen), ausgedehnte Wandquetschungen, perforierende Verletzungen oder Rupturen eingetreten sind, kann die normale Harnblasenfunktion nur durch die Reposition des dislozierten Organs wiederhergestellt werden. Bei schon länger bestehenden Knickungen oder Vorfällen ist eine Rücklagerung infolge peritonitischer Verwachsungen mitunter nicht mehr möglich. Bei verschleppter Inversion wird die Harnblasenwand innerhalb weniger Tage nekrotisch; der Patient kommt dann unter fortschreitender infiziert-toxischer Peritonitis und Urämie zum Exitus.

Erkennung und Unterscheidung: Harnblasenverlagerungen bereiten keine besonderen diagnostischen Schwierigkeiten, da das Organ dabei in den meisten Fällen der äußeren, rektalen oder vaginalen Untersuchung zugänglich ist; außerdem liegt stets auch eine Miktionsstörung vor. Die Einführung eines Katheters scheitert an der Unzugänglichkeit der Harnröhrenmündung oder an der Abbiegung der Urethra. In Zweifelsfällen muß die Harnblase zur Klärung mit einer dünnen Kanüle punktiert werden; positivenfalls entleert sich aus dieser dann Urin. Zu Verwechslungen können Anlaß geben; Abszeßbildungen (eitriges Punktat), Darmschlingen als Bruchinhalt (Punktion ergibt Darminhalt) und partielle Scheidenvorfälle (Abgrenzung durch vaginale Untersuchung).

Behandlung: Bei allen Verlagerungen der Harnblase ist eine umgehende und schonende Reposition anzustreben. Gelingt die Rücklagerung nicht (Verwachsungen) oder ist die Harnblasenwand schon in größerer Ausdehnung zerrissen oder abgestorben, so bleibt nur die Verwertung des Tieres.

Zu Beginn der manuellen Untersuchung oder Behandlung sollte eine kleine sakrale Extraduralanästhesie (6 bis 8 ml eines 1%igen Lokalanästhetikums) gesetzt werden. Danach werden alle vorgefallenen Organteile mit einer lauwarmen, nichtreizenden desinfizierenden Lösung gründlich gereinigt. Bei *Retroflexion* und bei *Prolapsus sine inversione* muß die Lageberichtigung der Harnblase in der Regel den übrigen Maßnahmen (Reposition des Scheidenvorfalles) vorangehen. Nach möglichst weitgehender Entleerung der Blase (Ausdrücken oder Punktion) wird von außen her ein stetiger kräftiger Druck auf das Organ ausgeübt, bis es von selbst in die Bauchhöhle zurückgleitet. Die *invertiert prolabierte Harnblase* wird zunächst eingehend auf etwaige perforierende Verletzungen geprüft, die gegebenenfalls durch Naht zu verschließen sind. Vor ihrer Reposition wird die Blase dann mit kalter physiologischer Kochsalzlösung berieselt, ihre Schleimhaut anschließend in ganzer Ausdehnung mit einem öligen Antibiotikum bestrichen und das Organ dann unter kräftigem Druck mit der flachen Hand durch die Harnröhre zurückgepreßt. Rezidiven kann durch eine nur leicht anzuziehende Tabaksbeutelnaht an der Harnröhrenmündung vorgebeugt werden. Zur Erleichterung der Reposition wird auch das Aufschneiden der Harnröhre mit der Schere (Fingerkontrolle) und anschließende Knopfnaht (nach erfolgter Rücklagerung) empfohlen. Den Abschluß der Behandlung bilden mit Ausnahme vernähter Perforationen die Spülung und die zur Vorbeuge von Infektionen erforderliche antibiotische Versorgung der reponierten Blase (T. I.).

Verletzungen und Zerreißung der Harnblase
(Vulnera et Ruptura vesicae urinariae)

Wesen: Von Fall zu Fall ist zwischen Schleimhautverletzungen, Quetschungen der Harnblasenwand und perforierenden Verletzungen einschließlich der Harnblasenruptur zu unterscheiden.

Vorkommen und Ursachen: Verletzungen der Harnblasenschleimhaut werden bei weiblichen Rindern häufig durch urethrale oder vaginale Fremdkörpertraumen (zum Beispiel bei Sadismus), durch Fehlbedeckung, unvorsichtiges Katheterisieren oder versehentliches Einführen von Besamungspipetten in die Harnröhre ausgelöst; bei Verlagerungen der Harnblase (S. 396) wird ihre Schleimhaut ebenfalls leicht verletzt. Die gleichen Umstände können auch die wesentlich seltener vorkommende perforierende Verletzung der Blase verursachen. Quetschungen der Harnblasenwand entstehen vorwiegend bei Schwergeburten oder unsachgemäßer Geburtshilfe. Rupturen der Harnblase werden vor allem bei Bullen und Ochsen im Zusammenhang mit Harnabflußstörungen (S. 405) beobachtet, wobei die Zerreißung meist am Blasenscheitel erfolgt.

Erscheinungen: Nichtperforierende Verletzungen der Schleimhaut oder der Harnblasenwand bedingen in der Regel kurzdauernde Schmerzsymptome (kolikartige Erscheinungen, Schlagen mit den Hinterbeinen) und wiederholten Harndrang, wobei unter starker Aufkrümmung des Rückens kleine und oft mit Blut vermischte Harnportionen abgesetzt werden. In der Harnblase verbliebene Fremdkörper lassen sich bei entsprechender Größe mit dem Katheter oder Finger sondieren und meist auch rektal oder vaginal palpieren.

Nach *Perforation oder Ruptur* der Harnblase tritt nur geringer Schmerz, meist aber eine rasch zunehmende Störung des Allgemeinbefindens mit apathischem Verhalten, Verweigerung der Futter- und Wasseraufnahme sowie aufgetriebenen, gespannten Bauchdecken auf, während Harnabsatz völlig fehlt. Bei der Rektaluntersuchung ist die dann ständig leere Harnblase in der Regel nicht palpierbar.

Beurteilung und Verlauf: Nichtperforierende Harnblasenverletzungen heilen oft spontan aus, können aber auch eine katarrhalische oder blutig-eitrige Zystitis zur Folge haben (S. 394). In der Harnblase verbliebene Fremdkörper geben zu langwierigen Entzündungen oder zu späterer Perforation Anlaß. Nach Blasenperforation oder -ruptur entwickeln sich erst innerhalb mehrerer Tage auf Urämie und Peritonitis zurückzuführende allgemeine Intoxikationserscheinungen; die Erkrankung endet dann vielfach in kurzer Zeit tödlich; kleinere Perforationsöffnungen können jedoch verkleben und spontan abheilen. In seltenen Fällen entwickeln sich nach perforierender Harnblasenverletzung Verklebungen oder Verwachsungen mit Nachbarorganen (Darm, Scheide), aus denen sich später mitunter Fisteln bilden.

Erkennung und Unterscheidung: Die unverzügliche Abgrenzung der nichtperforierenden von den perforierenden Harnblasenverletzungen ist prognostisch und therapeutisch von besonderer Bedeutung. Bei nichtperforierender Läsion der Harnblasenschleimhaut oder Quetschung der Harnblasenwand fehlen stärkere Allgemeinstörungen, und der Harn ist blutig verfärbt oder getrübt; bei der rektalen Untersuchung solcher Patienten wird eine mäßig gefüllte, schmerzempfindliche Harnblase festgestellt. Bei Perforationsverdacht kann etwa 1 Liter angewärmte physiologische Kochsalzlösung in die Harnblase infundiert oder etwas Luft durch die Urethra eingeblasen werden; falls diese dann weder durch den Katheter zurückfließen noch binnen kurzem spontan ausgeschieden werden, ist auf eine Ruptur der Blase zu schließen. In der Harnblase befindliche Fremdkörper lassen sich durch rektale und vaginale Untersuchung oder Harnblasensondierung feststellen. Wertvolle Befunde über Art und Grad einer Harnblasenverletzung oder etwa vorhandene Fremdkörper ergibt auch die allerdings nur bei weiblichen Tieren mögliche Zystoskopie.

In frischen Fällen, insbesondere aber bei männlichen Rindern, kann die Erkennung der Harnblasenperforation oder -ruptur schwierig sein, wenn sich aus dem Vorbericht keine Verdachtsmomente ergeben (Kolik, Störung des Harnabsatzes). Diagnostisch verwertbar sind dann nur der fehlende Harnabsatz (Anurie) und die bei wiederholter rektaler Untersuchung stets leer befundene (also nicht fühlbare) Harnblase. In fortgeschrittenen Fällen wird die Diagnose durch das zusätzliche Auftreten einer schweren, mit Intoxikationserscheinungen verbundenen Allgemeinstörung (Urämie) und die Ansammlung von Flüssigkeit in der Abdominalhöhle erleichtert. Dann läßt sich durch Bauchhöhlenpunktion urinös riechende Flüssigkeit gewinnen (siehe ‚Die klinische Untersuchung des Rindes'), aus der sich auf dem Objektträger beim Verdampfen mit einem Tropfen rauchender Salpetersäure rhombische Harnstoffkristalle bilden.

Differentialdiagnostisch sind die mit Hämaturie einhergehenden Zystitiden und Nierenkrankheiten zu berücksichtigen (S. 390, 394).

Behandlung: Bei nichtperforierender Harnblasenverletzung beschränken sich die therapeutischen Maßnahmen auf die Infektionsvorbeuge durch parenterale oder lokale Verabreichung von antibiotischen Präparaten und Sulfonamiden oder auf die Behandlung einer etwa schon bestehenden Zystitis durch die gleichen Mittel (S. 395). Harnblasenrupturen und -perforationen sind nicht mehr heilbar, wenn sie bereits zu Urämie und Peritonitis geführt haben; in frischen Fällen kann jedoch ein Heilungsversuch durch Harnblasennaht vorgenommen werden. Die chirurgische Versorgung der Harnblasenwunde ist beim weiblichen Tier mitunter nach kleiner Extraduralanästhesie und vorsichtiger manueller Umstülpung der Harnblase nach außen (durch die Harnröhre) möglich. Anderenfalls bleibt nur die Laparotomie übrig; hierfür ist die Schnittlinie bei weiblichen Rindern median und bei männlichen paramedian (neben dem Penis) unmittelbar vor dem Schambeinkamm zu wählen. Nach Eröffnung der Bauchhöhle am niedergeschnürten Patienten wird dann die Harnblase hervorgezogen und mit einer LEMBERT-Naht verschlossen. Bei andauernden Harnabflußstörungen (S. 405) ist eine Drainage der Harnblase mit einem durch die ventrale Bauchwand geführten bleistiftdicken, an seinem blasenwärtigen Ende pilzförmig verdickten Kunststoffschlauch bis zu der 6 bis 8 Wochen später erfolgenden Schlachtverwertung des Tieres möglich (TILLMANN und OEHME, 1964).

Die Entfernung von Fremdkörpern aus der Harnblase kann bei weiblichen Rindern unter kleiner Extraduralanästhesie und Fingerkontrolle mit einer geeigneten Zange (PÉAN-Klemme, Kornzange) versucht werden. Größere Fremdkörper oder Pipettenteile lassen sich eventuell von der Scheide aus mit der Hand erfassen und durch die Harnröhre zurückdirigieren (Vorsicht: Perforationsgefahr!). Im retroperitonealen Bindegewebe gelegene penetrierende Blasenfremdkörper können unter Umständen von rektal her so mit der Hand durch das paravaginale Gewebe zurückgeschoben werden, daß ihre Spitze neben der Scham subkutan fühlbar wird, und dann durch einen Hautschnitt herausgezogen werden. Dabei besteht eine gewisse Gefahr, größere Blutgefäße zu verletzen, außerdem kann sich postoperativ eine Beckenphlegmone entwickeln (hohe örtliche und allgemeine Antibiose). Hat der Fremdkörper die Harnblase dagegen zur Bauchhöhle hin perforiert, so ist seine Entfernung nur noch durch Laparotomie möglich; dabei ist dann auch der Harnblasendefekt sachgemäß zu übernähen.

Harnblasengeschwülste (Tumores vesicae urinariae)

Wesen, Ursachen: Die praktische Bedeutung der Harnblasentumoren des Rindes ist wegen ihrer Seltenheit gering; dabei handelt es sich fast ausschließlich um Epithelgeschwülste (Karzinome und Papillome), gelegentlich aber auch um lymphatische Leukose (Abb. 198). Nach DOBBERSTEIN entfallen beim Rind 2,4 % aller Karzinome auf die Harnblase. Durch intramukosale Injektion von Rinderpapillomvirus konnte OLSON Harnblasenpapillome (S. 691) künstlich erzeugen. Vereinzelt ist auch über gehäuftes Vorkommen von Harnblasentumoren nach Aufnahme kanzerogener Stoffe berichtet worden. Bei der chronischen vesikalen Hämaturie treten Hämangiome der Harnblasenschleimhaut auf, die zur malignen Entartung neigen (S. 1260). Außerdem werden auch im Zusammenhang mit chronischen Harnblasenentzündungen nicht selten geschwulstähnliche papillomatöse Hyperplasien beobachtet (Cystitis chronica polyposa, S. 394).

Die klinischen *Erscheinungen* beschränken sich in den meisten Fällen auf anhaltende Hämaturie; mit zunehmender Größe der Geschwulst können Harnabflußstörungen hinzutreten, die meist eine sekundäre Zystitis bedingen. Diagnostisch verwertbar sind der Harnbefund (Hämaturie, Tumorzellen im Sediment) und das Ergebnis der rektalen Untersuchung, bei weiblichen Rindern auch das zystoskopische Bild.

Eine *Behandlung* der Harnblasengeschwülste kommt in der Regel wegen Aussichtslosigkeit nicht in Frage.

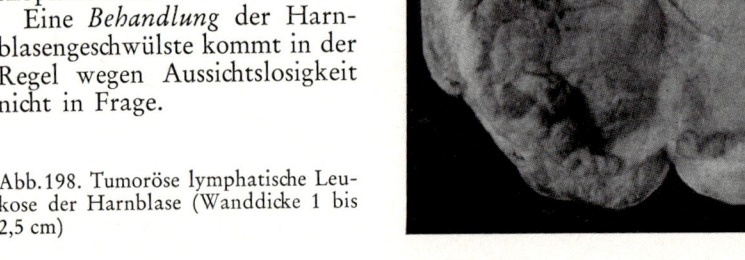

Abb. 198. Tumoröse lymphatische Leukose der Harnblase (Wanddicke 1 bis 2,5 cm)

TAFEL 9

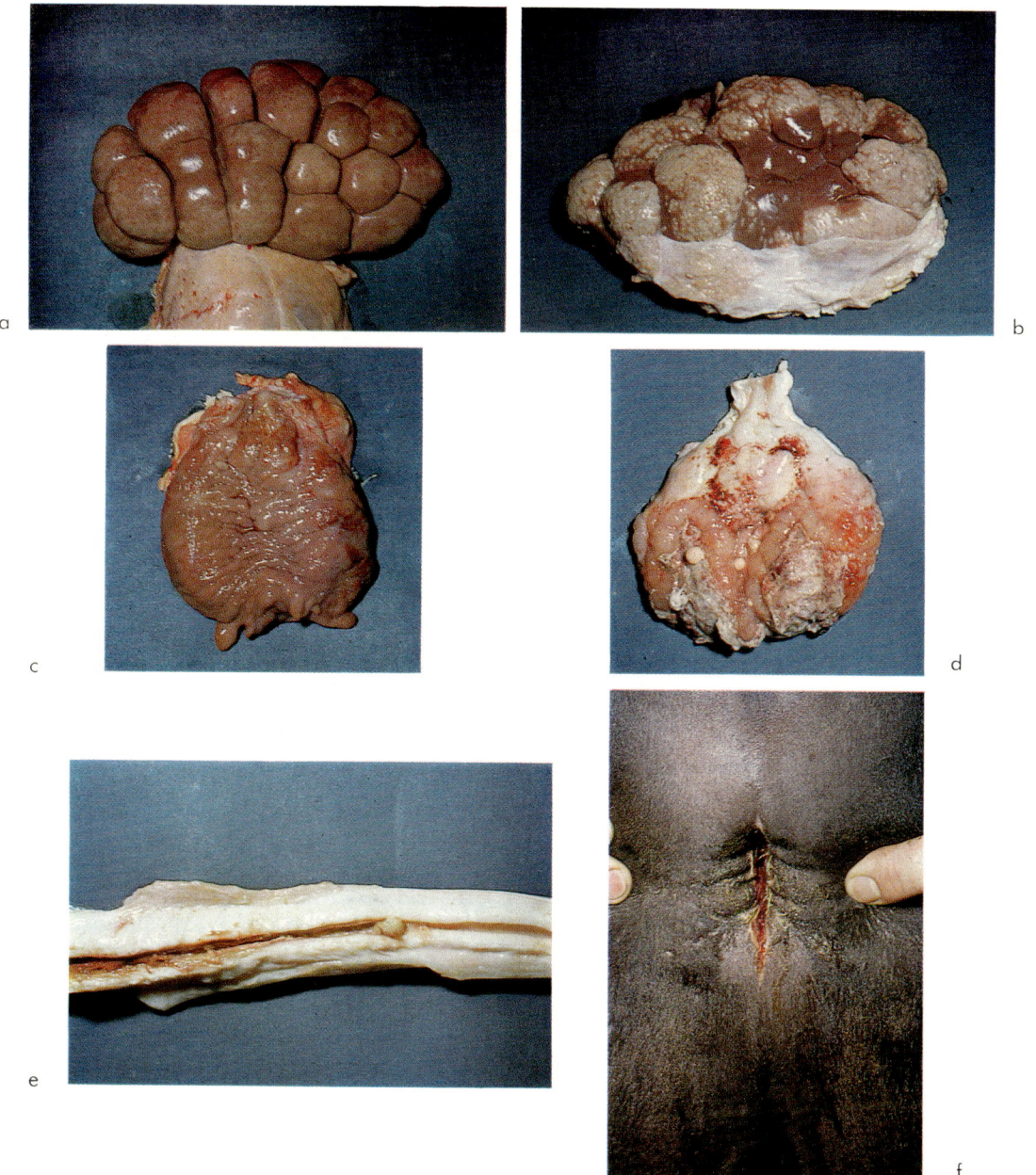

a. Nichteitrige Nierenentzündung (S. 389)
b. Metastatisch bedingte Nephritis purulenta (S. 390)
c. Chronische polypöse Zystitis urinaria bei einer Kuh (S. 394)
d. Harnsteine in der eröffneten, hämorrhagisch bis nekrotisch entzündeten Harnblase eines Jungbullen (S. 401)
e. Obstruierender Harnröhrenstein in der Urethra eines Mastbullen (S-förmige Schleife des Penis gestreckt; S. 401)
f. Operativ angelegte Harnröhrenfistel bei einem an Urolithiasis urethralis leidenden Bullen (S. 404)

in bestimmten begrenzten Gebieten und vor allem im Winterhalbjahr (Oktober bis März) auf. In solchen Beständen liegt die Morbidität zwischen 0 und 10 %, die Letalität bei 3 %, während 75 bis 80 % aller aus ihnen stammenden Schlachtochsen Harnsteine aufweisen. Die Konkremente kommen meist gleichzeitig im Nierenbecken und in der Harnblase (60 %), seltener nur in einem dieser beiden Organe vor. Untersuchungen in Europa ergaben ein erheblich geringeres Vorkommen von Harnsteinen bei Schlachtrindern (2 %). Unter 22 014 Rinderschlachtungen fand WESELY in Wien 1924 sogar nur bei 0,2 % der Tiere Harnkonkremente; davon lagen 90 % im Nierenbecken, die übrigen in der Harnblase; in diesem Material waren Kühe häufiger betroffen als Ochsen (0,7 beziehungsweise 0,1 %).

Ursachen und Entstehung: Beim Rind werden in der Regel zahlreiche, meist aber nur kleine Harnsteine gefunden (1 bis 5 mm Durchmesser, sogenannter Harngrieß); auch größere Konkremente erreichen nur selten einen Durchmesser von mehr als 1 bis 2 Zentimeter. Die Oberfläche der Steine ist in der Regel rauh und porös (maulbeerartig), seltener glatt und glänzend. Jeder Harnstein besteht aus einer organische Substanzen enthaltenden Matrix, die sekundär mit anorganischem Material inkorporiert ist; dadurch erhält er entweder eine lamelläre Struktur (Schalenstein) oder einen granulären Aufbau mit eingebetteten kleinen Steinen, die wiederum amorph oder lamellär aufgebaut sind. Farbe (weiß, gelb, grau oder braun) und Härtegrad wechseln je nach der chemischen Zusammensetzung erheblich; sie sind im wesentlichen von der Fütterung abhängig. Bei der chemischen Untersuchung von Rinderharnkonkrementen finden sich die verschiedensten anorganischen und organischen Bestandteile; am häufigsten kommen folgende Harnsteintypen vor:

Silikatsteine (hauptsächlich bei Weiderindern) bestehen überwiegend aus reiner Kieselsäure (65 %) mit wechselndem Gehalt an Kalziumoxalat oder Kalziumkarbonat sowie 12 bis 20 % organischer Substanz.

Karbonatsteine enthalten neben ihrer organischen Matrix vor allem Kalziumkarbonat und/oder Magnesiumkarbonat, zuweilen auch Eisenkarbonat.

Phosphatsteine (besonders bei Getreidemastrindern) setzen sich aus Magnesium-Ammonium-Phosphat (Tripelphosphat) oder Kalziumphosphat zusammen und enthalten daneben geringe Mengen Kalziumoxalat sowie Karbonate.

Bei vielen Urolithen handelt es sich auch um Mischformen; reine Oxalatsteine und völlig organisch aufgebaute Konkremente (Uratsteine, Xanthinsteine) kommen dagegen weit seltener vor.

Die genauen *Ursachen der Harnsteinbildung* sind bislang noch unbekannt; als Ausgangspunkt werden veränderte Löslichkeitsverhältnisse durch Störungen im kristalloid-kolloiddispersen System des Harns angesehen. Während die gesunden Tubulusepithelien der Nieren normalerweise nur geringe Mengen mukopolysaccharid-(Hexosen, Pentosen) haltiger Mukoproteide produzieren, werden bei noch nicht näher geklärten Störungen der Tubulusfunktion größere Mengen pathologisch veränderter Mukoproteide mit dem Harn ausgeschieden. Diese auch als Steinmatrix bezeichneten kolloidalen Substanzen bilden dann zusammen mit Kationen (zum Beispiel Kalzium, Magnesium) unlösliche Komplexverbindungen, die das Ausfallen weiterer Kristalloide fördern. Der Mechanismus der Steinbildung geht nun in 3 Phasen vor sich: Zuerst entwickeln sich aus mehreren Kolloidkügelchen (Mizellen) sogenannte Kolloidkörperchen, aus denen wiederum durch Anlagerung charakteristisch aufgebaute Sphärolithen entstehen. Diese stellen den Kristallisationskern für den weiteren schichtweisen Aufbau aus Kolloiden und Kristalloiden zum Mikrolithen dar, der schließlich mit der Zeit zum makroskopisch sichtbaren Harnstein heranwächst.

Beim Rind wird die Entwicklung der Harnsteine in erster Linie durch das Zusammentreffen besonderer Fütterungs- und Haltungsbedingungen ausgelöst (nichtentzündliche Urolithogenese); primäre Nierenkrankheiten, Harnabflußstörungen, Harnwegsinfektionen oder Schleimhautschäden stellen dagegen nur ausnahmsweise die Ursache der Steinbildung dar (entzündlich bedingte Harnsteine). Der Urinbeschaffenheit allein (Menge und Konzentration, pH-Wert, Gehalt an einzelnen Anionen oder Kationen) kommt aber keine ausschlaggebende Bedeutung für die Lithogenese zu; gleiches gilt auch für den Mineralstoff- und Silikatgehalt der Futterration, die Vitamin-A-Versorgung und Einschränkungen der Wasseraufnahme.

Als prädisponierende Faktoren für die Harnsteinbildung sind dagegen die zu vermehrter Mukoproteidausscheidung führende Verfütterung hochkonzentrierter Mastrationen (Getreideschrote) und die Verabreichung von Östrogenen anzusehen (UDALL, 1959; CORNELIUS, 1961). Besonders häufig wird der durch Urolithen bedingte Harnröhrenverschluß außerdem bei früh kastrierten Mastochsen beobachtet, deren Harnröhre ein besonders enges Lumen aufweist. Bei Zuchtbullen können Harnsteine zu Unfruchtbarkeit infolge ausbleibenden oder verzögerten Ejakulatabflusses führen (KRAUSE, 1963).

Erscheinungen und Verlauf: Harnkonkremente verursachen beim Rind meist nur dann offensichtliche Krankheitserscheinungen, wenn sie in einen Harnleiter oder in die Urethra eingeschwemmt werden und hier steckenbleiben. Bedingt durch die anatomischen Verhältnisse erfolgt diese Einklemmung am häufigsten in der *männlichen Harnröhre* an den Engpässen der S-förmigen Krümmung (Flexura sigmoidea) und in der Penisspitze (Processus urethralis). Vorübergehende Verlegungen der Urethra können auch durch kleinere scharfkantige Harnsteine zustande kommen, welche das Lumen zwar ohne weiteres passieren könnten, infolge eines Spasmus der Harnröhrenmuskulatur aber festgehalten werden. Der vollständige Verschluß der Urethra entsteht entweder durch das Einkeilen eines größeren Steins oder zahlreicher kleinerer bis grießähnlicher Urolithen, die ihr Lumen auf einer Länge von mehreren Zentimetern verstopfen. Innerhalb der Präputialöffnung gelegene Harnsteinagglomerate geben dagegen nur selten Anlaß zu einer nennenswerten Obstruktion des Harnabsatzes.

Das Leiden setzt fast immer ganz plötzlich ein. Dabei stehen zunächst heftige, anhaltende oder sich wiederholende Kolikanfälle (Unruhe, Schlagen mit den Hinterbeinen gegen den Leib, Auf- und Niedergehen) im Vordergrund; die Patienten stellen sich häufig zum Urinieren an (Rückenkrümmung, Schwanzheben, Pressen), wobei am Sitzbeinausschnitt schwirrende Kontraktionen der Harnröhrenmuskulatur fühlbar sind. Der Harn kann entweder überhaupt nicht (Präputialhaare trocken) oder nur tropfenweise abgesetzt werden (Präputialhaare mit Salzkristallen verklebt). In kurzer Zeit kommt es dann zu starker Füllung und Überdehnung der Harnblase, da die muskulösen Ureteren ständig weiter Harn in diese hineinpressen. Bei der rektalen Untersuchung erscheint die Harnblase deshalb als bis zu medizinballgroßes, prall gefülltes, vor dem Schambeinkamm liegendes Gebilde.

Im weiteren Verlauf der Erkrankung kann bei vollständiger Verlegung nach 1 bis 2 Tagen eine Harnblasenruptur mit den sich anschließenden schweren Folgen (S. 398) oder eine Zerreißung der Harnröhre eintreten, wenn deren Wand im Bereich der Obstruktion durch den Steindruck nekrotisch geworden ist. Als Folge der Harnröhrenruptur entsteht eine waschwannenförmige, ödemähnlich eindrückbare und kalte, subkutane Harninfiltration an der ventralen Bauchwand („waterbelly") sowie im Schenkelspalt. Solche Patienten zeigen schon nach wenigen Tagen ein zunehmend gestörtes Allgemeinbefinden mit völlig apathischem Verhalten; sie nehmen dann kein Futter mehr auf, zuweilen aber noch Wasser. Ihre Harnblase bleibt trotz der Harnröhrenruptur vermehrt gefüllt. In der Folge entwickelt sich eine rasch fortschreitende Intoxikation und die Tiere gehen innerhalb einer Woche an Urämie (S. 383) zugrunde.

Beurteilung: Bei längerer Krankheitsdauer sowie bei etwa bereits eingetretener Ruptur von Harnleiter, Harnblase oder Harnröhre sind die Heilungsaussichten stets ungünstig, bei hinzukommender Peritonitis (S. 358) dagegen aussichtslos. In frischen Fällen läßt sich die Verlegung zuweilen noch beseitigen oder der Harnabfluß durch Harnröhrenschnitt wiederherstellen. Solche Tiere sind dann zur weiteren Mast geeignet; bei ihnen besteht aber immer die Gefahr von Rezidiven und aszendierenden Infektionen der Harnwege.

Erkennung und Unterscheidung: Solange noch keine Miktionsstörungen auftreten, läßt sich das Vorhandensein von Harnsteinen beim Rind nur selten sicher feststellen; ausnahmsweise können aber größere Blasensteine oder Blasengrieß bei eingehender rektaler Untersuchung der leeren Blase palpierbar sein. Die mit Harnleiter- oder Harnröhrenverschluß verbundene akute Erkrankung ist aufgrund der ausgeprägten Kolikerscheinungen, des fehlenden Harnabsatzes und der rektal fühlbaren Harnleiterveränderungen oder der starken Blasenfüllung meist leicht zu diagnostizieren. Die Einklemmungsstelle (oft in Höhe der distalen Peniskrümmung) kann durch vorsichtige Sondierung der Harnröhre (mit Glyzerin bestrichener Bleidraht, Gummi- oder Plastikkatheter) am sedierten und anästhesierten Patienten (Extraduralanästhesie, Streckung des vorgezogenen Penis), manchmal sogar durch Palpation von außen her ermittelt werden.

Eine etwaige Ruptur von Harnleiter, Harnblase oder Harnröhre gibt sich durch stärkere Allgemeinstörungen und urämische Intoxikationssymptome (S. 383) sowie durch Flüssigkeitsansammlung in der Bauchhöhle (Zunahme des Leibumfanges, rektale Untersuchung) oder in der Subkutis zu erkennen.

Differentialdiagnostisch müssen im Kolikstadium Darm-, Gallen- und Nierenkoliken, insbesondere aber auch die Pyelonephritis (S. 764) in Betracht gezogen werden. Die Abgrenzung von diesen Leiden gelingt aufgrund der rektalen Untersuchung (Harnblasenfüllung) und durch den Nachweis von Harnabflußstörungen. Nach Harnröhrenruptur entstandene subkutane Harninfiltrationen können unter Umständen mit entzündlichen Prozessen (Phlegmonen, S. 35; entzündliche Ödeme, S. 34); Hämatome, S. 112) verwechselt werden; in Zweifelsfällen ist die Klärung durch eine Probepunktion herbeizuführen.

Zerlegungsbefund: Die ableitenden Harnwege sind in ganzer Länge aufzuschneiden und einer genauen Untersuchung auf Harnsteine zu unterziehen. An den Nieren findet sich dann häufig eine chronische interstitielle Nephritis (S. 389). Einzelne Renkuli können dabei sklerotisch geschrumpft oder hydronephrotisch erweitert sein. Nierensteine liegen entweder in den Nierenkelchen oder frei im Nierenbecken, dessen Wand entzündlich verändert ist. Schon länger in der Harnblase liegende Steine bedingen entzündliche Verdickungen, mitunter auch polypöse Wucherungen ihrer Schleimhaut (Taf. 9 d). Im Harnleiter oder in der Harnröhre eingeklemmte Urolithen verursachen blutige bis nekrotische Schleimhautveränderungen (Taf. 9 e). Bei der Eröffnung subkutaner Harninfiltrationen tropft urinös riechende Flüssigkeit ab, die sich auch in erheblicher Menge aus dem gelblichen, sulzig-gallertig erscheinenden Gewebe auspressen läßt. In länger bestehenden Infiltraten finden sich außerdem Gewebsnekrosen oder Zeichen beginnender Verjauchung und Demarkation (Abb. 200).

Behandlung: Bei bestandsweise gehäuftem Auftreten von Harnsteinerkrankungen muß die Vorbeuge (S. 405) im Vordergrund stehen, weil die manifeste Urolithiasis beim Rind nicht oder nur schwer heilbar ist. Sie macht häufig eine Behebung von Harnabflußstörungen (Entfernung eingeklemmter Harnsteine) erforderlich. Hierzu wird im Kolikstadium zunächst ein rasch wirkendes, intravenös applizierbares Spasmolytikum oder ein Tranquilizer (T. I.) gegeben, um den Krampf zu lösen und den Stein unter Umständen zum spontanen Abgang zu bringen. Falls dieser nicht erfolgt, muß versucht werden, den Urolithen im Harnleiter oder in der Harnröhre von rektal beziehungsweise von außen her zu erreichen und weiterzumassieren oder vorsichtig zu zerquetschen; dabei sind Schleimhautverletzungen möglichst zu vermeiden. In vielen Fällen können Harnröhrensteine am vorgezogenen oder vorgefallenen Penis durch sachgemäße Sondierung gelöst oder mittels einer mit einem Fangkorb versehenen Spezialsonde (Harnleiter-Steinfänger, Gummi-Bertram, Hannover) erfaßt und entfernt werden (OEHME, 1968). Wenn die Beseitigung des eingeklemmten Harnsteines mit wiederholten konservativen Maßnahmen nicht innerhalb von 12 bis 18 Stunden gelingt, so muß chirurgisch eingegriffen werden.

Für das *operative Vorgehen bei Harnröhrensteinen* ist der durch rektale Untersuchung zu klärende Füllungszustand der Harnblase ausschlaggebend. Bei Gefahr einer Harnblasenruptur darf mit dem Harnröhrenschnitt nicht gezögert werden, falls nicht die sofortige Schlachtung vorgezogen wird (ausgemästete Tiere oder gut genährte Zuchtbullen). Der *Harnröhrenschnitt* (Urethrotomie) wird unter Extraduralanästhesie am stehenden oder niedergelegten Tier ausgeführt. Nach vorbereitender Reinigung, Rasur und Desinfektion des Operationsfeldes werden Haut, Unterhaut und Faszie gut handbreit unterhalb des Sitzbeinausschnittes in der Mittellinie vorsichtig mit dem Skalpell durchtrennt. Danach präpariert man sich bis an die Harnröhre heran und spaltet ihre Muskularis und Schleimhaut zunächst auf einer Länge von 3 bis 5 Zentimetern; durch die dabei entstehende Öffnung wird sofort ein geeigneter Gummikatheter bis in die Harnblase vorgeschoben, um den Harn abzuleiten. Anschließend wird die Harnröhrenschleimhaut im ventralen Wundwinkel vollständig quer durchtrennt und durch einige Knopfhefte gut mit der äußeren Haut vernäht, um eine Harninfiltration der Subkutis zu vermeiden (Taf. 9 f).

Eine *Operationsmethode zur Entfernung des eingeklemmten Steines* haben CELLA (1950) und BRAN (1958) angegeben. Dabei wird die S-förmige Penisschleife von einem 8 bis 12 Zentimeter langen Hautschnitt aus stumpf freigelegt, hervorgezogen und die Urethra unmittelbar über dem eingeklemmten Stein eröffnet. Die Harnröhrenwunde ist nach Überprüfen der Durchgängigkeit der Urethra mit einigen Catgut-Knopfheften oder mit synthetischen Gewebeklebern zu verschließen, während der Hautschnitt offen bleibt. Diese Methode ist besonders bei Zuchtbullen angezeigt, deren Zuchtfähigkeit erhalten bleiben soll.

Für die Behandlung der bereits mit Urethranekrose und Infektion des Corpus cavernosum penis verbundenen Steineinklemmung haben TILLMANN und OEHME (1964) die *Amputation des Penis* vorgeschlagen, wobei dieser nach Durchtrennung der Afterpenismuskeln durch einen 10 bis 12 Zentimeter oberhalb des Skrotums angelegten Hautschnitt hervorgezogen, proximal der Einklemmungsstelle abgesetzt und sein Stumpf mit der Hautwunde vernäht wird.

Harnleitersteine lassen sich mitunter nach Vaginotomie oder Laparotomie von der Bauchhöhle her manuell abschieben oder chirurgisch freilegen und entfernen.

Postoperativ müssen zur Verhütung von Harnwegsinfektionen Antibiotika, am besten Tetrazykline (T. I.), und zur Diuresesteigerung Glukoselösungen (täglich 1 Liter 5- bis 10%ig intravenös) oder Diuretika (T. I.) über mehrere Tage verabreicht werden.

Die bei bereits eingetretener Harnblasenruptur zu ergreifenden Maßnahmen werden auf Seite 398 besprochen.

Vorbeuge: Da die Ergebnisse der geschilderten und teilweise recht aufwendigen Behandlungsverfahren nicht immer voll befriedigen, kommt der Prophylaxe der Urolithiasis in häufiger betroffenen Beständen besondere Bedeutung zu. In solchen Fällen ist stets eine Umstellung der Ernährung zu empfehlen, wobei vor allem der Anteil der konzentrierten Futtermittel zugunsten des Saft- und Rauhfutters gekürzt werden sollte. Die Harnsteinbildung läßt sich durch Ansäuerung des Urins und Steigerung der Diurese sogar völlig verhindern; hierzu eignet sich nach UDALL (1959) die Vermischung des Kraftfutters mit Kochsalz (optimal 5 %) oder Ammoniumchlorid (0,5 %). Eine günstige vorbeugende Wirkung ist mitunter auch durch Gaben von Vitamin A und D zu erzielen (T. I.).

Störungen des Harnabflusses infolge Verengerung, Erweiterung oder Verletzung der Harnleiter oder der Harnröhre

Wesen: Außer durch Harnsteine (S. 401) können Störungen des Harnabflusses auch durch angeborene oder erworbene Verengerungen oder Erweiterungen im Bereich der Harnleiter, insbesondere bei männlichen Tieren aber auch durch solche der Harnröhre verursacht werden. Außerdem kann die Miktion durch Quetschung oder Zerreißung dieser Organe behindert sein.

Vorkommen und Ursachen: Angeborene oder durch Quetschung, Verletzung und Narbenbildung entstandene partielle oder weitgehende Verlegung eines *Harnleiters* kann zu allmählicher Nierenatrophie (Hydronephrose, S. 391) führen, wobei in der Regel keine auffälligen Krankheitserscheinungen auftreten. Dagegen kommt es bei plötzlicher ein- oder beidseitiger vollständiger Verlegung der Harnleiter zu schweren Harnabflußstörungen, die nicht selten sogar Harnleiterrupturen verursachen. Behinderungen der Miktion kommen außerdem infolge von Kompressionsstenosen, Strikturen und/oder Divertikelbildungen im Bereich der *Harnröhre,* und zwar vor allem bei männlichen Tieren vor. Sie beruhen meist auf Verletzungen, nekrotisierender Entzündung oder operativen Eingriffen (Urethrotomie) mit nachfolgender Narbenbildung, seltener aber auf Kompression von außen durch Geschwülste, Abszesse oder Hämatome. Harnröhrenrupturen werden nicht nur nach vollständiger Verlegung durch Steine, sondern auch nach schwerer Quetschung beobachtet, wie sie zum Beispiel bei fehlerhafter unblutiger Zangenkastration beobachtet worden ist. *Mißbildungen* der männlichen Harnröhre kommen nur selten vor; sie sind dann mitunter mit Fehlentwicklungen der Geschlechtsorgane kombiniert. In einem derartigen Falle endete die Urethra in Höhe des Sitzbeinausschnittes und ging hier in eine bis zum Hodensackhals reichende schleimhauttragende Harnrinne über (Hypospadie; Abb. 202).

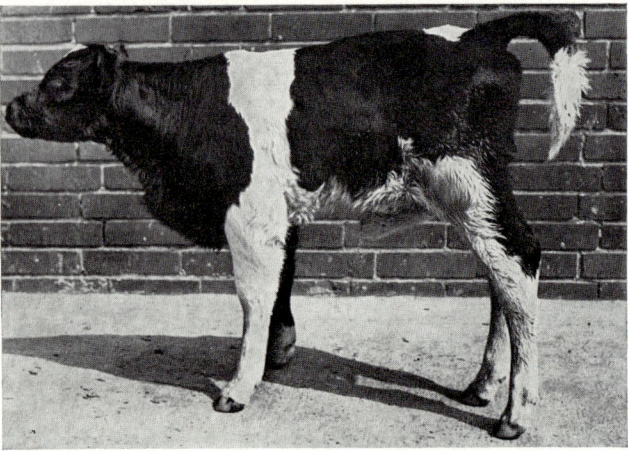

Abb. 199. Bullenkalb mit Miktionsbeschwerden (Anheben des Schwanzes, Drängen) infolge Quetschung und Zerreißung der Harnröhre; subkutane Harninfiltration im Präputialbereich und am Triel

Erscheinungen und Verlauf: Bei plötzlicher weitgehender oder vollständiger Unterbindung des Harnabflusses in den Ureteren oder in der Urethra treten äußerst schmerzhafte, krampfartige Kontraktionen ihrer Wandmuskulatur auf, die dann heftige, aber meist nur wenige Stunden lang andauernde Kolikerscheinungen verursachen (Schlagen mit Schwanz und Hintergliedmaßen, Auf- und Niedergehen, starke Unruhe); nach Beseitigung der Passagestörung oder Zerreißen von Harnleiter, Harnblase (S. 398) oder Harnröhre tritt Beruhigung ein.

Die bei männlichen Tieren durch Harnröhrenveränderungen (Striktur, Divertikel) bedingten *partiellen Behinderungen des Harnabflusses* verlaufen dagegen im allgemeinen ohne Störung des Allgemeinbefindens. Klinisch tritt nur eine Erschwerung des Harnabsatzes (Dysurie) in Erscheinung, die durch häufigeres angestrengtes Urinieren in feinem Strahl oder dauerndes Harntröpfeln zum Ausdruck kommt. Urethradivertikel repräsentieren sich als faust- oder kindskopfgroße, manuell ausdrückbare fluktuierende Anschwellungen in der Perinealregion. Der Zustand kann längere Zeit bestehen; nicht selten treten aber Komplikationen durch Harnblasenentzündung oder plötzlichen Harnröhrenverschluß auf.

Erkennung und Unterscheidung: Abflußhindernisse im Bereich der Harnleiter sind klinisch nur dann zu diagnostizieren, wenn bei der Rektaluntersuchung Wandverhärtungen oder Erweiterungen palpierbar sind oder wenn hierbei eine hydronephrotisch veränderte Niere (Vergrößerung, Fluktuation) festgestellt wer-

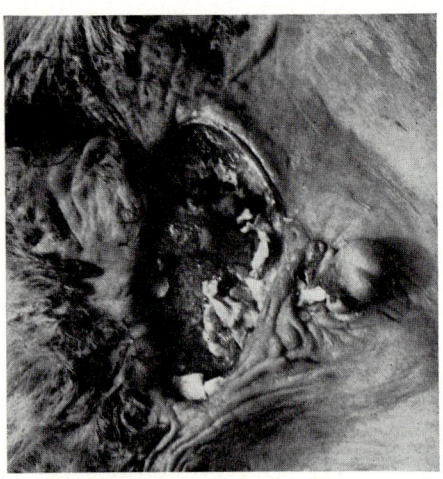

Abb. 200. Nekrotischer Durchbruch von Haut und Unterhaut zwischen Vorhaut (links) und Skrotum (rechts) bei dem Patienten von Abb. 199 (14 Tage nach palliativer Urethrotomie in Höhe des Sitzbeinausschnittes; Ansicht von ventral)

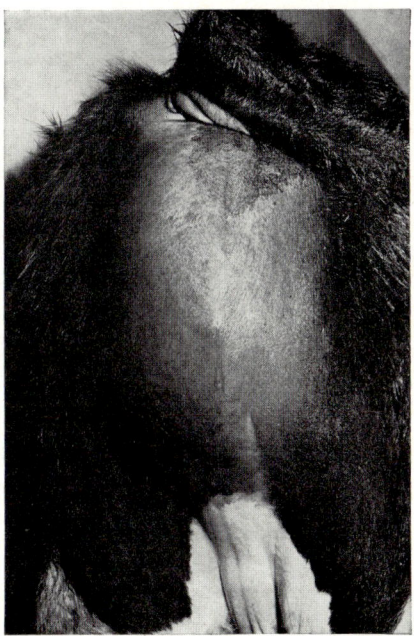 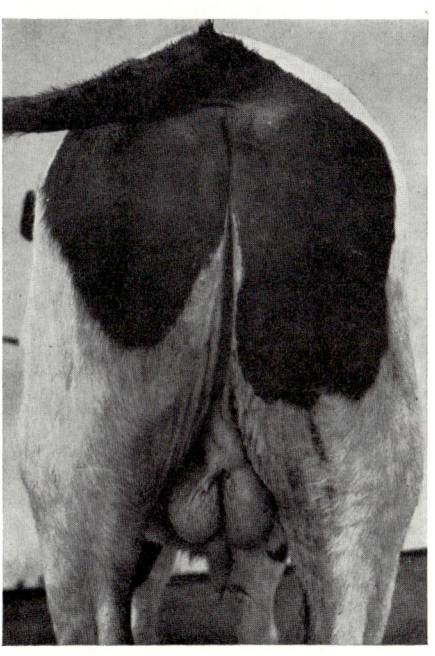

Abb. 201. Hochgradige Harnröhrenerweiterung bei einem Mastbullen (fluktuierende Umfangsvermehrung zwischen Sitzbeinausschnitt und Hodensackhals)

Abb. 202. Vollständige Hypospadie (gespaltene Harnröhre) bei einem jungen Mastbullen

den kann. Passagebehindernde Harnröhrenerkrankungen können aufgrund des gestörten Harnabsatzes (Harntröpfeln, Strangurie), der vermehrt gefüllten Harnblase und/oder einer Probesondierung erkannt werden. Bei allen Harnabflußstörungen muß an die Möglichkeit einer bereits eingetretenen Zerreißung der ableitenden Harnwege gedacht werden, die durch Harnansammlung in der Bauchhöhle (Harnleiter- und Harnblasenruptur, S. 398) oder in der Unterhaut (Zerreißung der männlichen Harnröhre) und durch urämische Erscheinungen (S. 383) gekennzeichnet ist. Differentialdiagnostisch sind weiterhin die Pyelonephritis (S. 764) und anderweitige Harnblasenerkrankungen (S. 393 ff.) zu berücksichtigen.

Behandlung: Zur Wiederherstellung des Harnabflusses kommen die gleichen konservativen und operativen Maßnahmen in Frage wie bei der Urolithiasis (S. 404).

SCHRIFTTUM

Bailey, C. B. (1963): Silica urolithiasis in beef cattle. 5. Effect of controlling urine pH on the incidence and composition of urinary calculi in calves. Canad. J. Animal Sci. *43*, 150-155. — Beam, F. M. (1952): Rupture of the urethra due to faulty emasculation. Vet. Med. *47*, 256-257. — Bezeau, L. M., C. B. Bailey & S. B. Slen (1961): Silica urolithiasis in beef cattle. 4. The relationship between the pH and buffering capacity of the ash of certain feeds, pH of the urine, and urolithiasis. Canad. J. Animal Sci. *41*, 49-54. — Bran, L. (1958): Tratamentul operator al cîtorva cazuri de calculi uretrali la bovine. Probl. Zootehn. Vet. *3*, 43-46.

Cella, F. (1950): L'uretrotomia retroscrotale transversa nel bue. Nuova Vet. *26*, 90-94. — Connell, R. F., F. Whiting & S. A. Forman (1959): Silica urolithiasis in beef cattle. Canad. J. Comp. Vet. Med. Sci. *23*, 41-46. — Cornelius, C. E., J. E. Moulton & B. McGowan (1959): Ruminant urolithiasis. Amer. J. Vet. Res. *20*, 863-871. — Cornelius, C. E., & J. A. Bishop (1961): Ruminant urolithiasis. 3. Comparative studies on the structure of urinary concretions in several species. J. Urol. *85*, 842-848.

Elam, C. L., W. E. Ham & J. A. Dyer (1959): An attempt to induce urinary calculi formation in steers with the effects on certain blood and urine constituents. J. Animal. Sci. *18*, 383-391.

Fabisch, H. (1968): Bericht über die operative Entfernung von Harnleitersteinen bei Kühen. Wien. Tierärztl. Mschr. *55*, 409-414. — Fischer, W. (1967): Vorfall des Diverticulum suburethrale nach der Geburt. Prakt. Tierarzt *48*, 308. — Forman, S. A., F. Whiting & R. Connell (1959): Silica urolithiasis

in beef cattle. 3. Chemical and physical composition of the uroliths. Canad. J. Comp. Vet. Med. Sci. *23*, 157-162. — FRANK, F. W., W. A. MEINERSHAGEN, R. R. BARON, L. H. SCRIVNER & F. B. KEITH (1961): Urolithiasis. 1. Incidence of bladder calculi, urine properties and urethral diameters in feedlot steers. Amer. J. Vet. Res. *22*, 899-901.
HAWKINS, W. W., R. D. ROMANOWSKI, F. L. METCALF, D. H. HASTINGS, F. W. OEHME & H. TILLMANN (1965): Symposium on urolithiasis. J. Amer. Vet. Med. Ass. *147*, 1321-1339. — HUDSON, G. B. (1964): Urethral obstruction in a cow. Vet. Record *76*, 575. — HUMPHREYS, V. J. (1967): Control of urolithiasis in cattle. Mod. Vet. Practice *48*:5, 72-74.
JENSEN, H. E. (1946): Urinary calculi. North Amer. Vet. *27*, 159-161.
KEELER, R. F. (1960): The internal structure and composition of silicious calculi of bovine origin. Amer. J. Vet. Res. *21*, 428-436. — KEELER, R. F., & S. A. LOVELACE (1961): The effect of urinary silicon concentration on the formation of silicious deposits on bladder implants in steers. Amer. J. Vet. Res. *22*, 617-619. — KRAUSE, D. II (1963): Störung der Fruchtbarkeit beim Bullen durch Harnkonkremente. Dtsch. Tierärztl. Wschr. *70*, 14-16.
MARSH, H., & G. W. SAFFORD (1957): Effect of deferred castration on urethral devolopment in calves. J. Amer. Vet. Med. Ass. *130*, 342-344. — MATHAMS, R. H., & A. K. SUTHERLAND (1951): Silicious renal calculi in cattle. Austral. Vet. J. *27*, 68-69.
NOORDSY, J. L., & D. M. TROTTER (1963): Cystostomy and catheterization in the treatment of urolithiasis in steers. Vet. Med. *58*, 422-426.
OEHME, F. (1968): An urinary calculi retriever for non-surgical treatment of urolithiasis in bulls. Vet. Med. *63*, 53-57.
ROBERTS, S. (1950): Possible congenital anomaly and rupture of the ureter in a yearling bull. Cornell Vet. *40*, 256-258.
SCHEEL, E. H., & I. M. PATON (1960): Urinary calculi in feedlot cattle. J. Amer. Vet. Med. Ass. *137*, 665-667. — SKVORCOV, F. F. (1965): Über die Nierensteinkrankheit des Rindes (russisch). Veterinarija *42*:7, 60-62. — SWINGLE, K. F. (1953): The chemical composition of urinary calculi from range steers. Amer. J. Vet. Res. *14*, 493-498. — SWINGLE, K. F., & H. MARSH (1953): The relation of limited water consumption to the development of urinary calculi in steers. Amer. J. Vet. Res. *14*, 16-18. — SWINGLE, K. F., & H. MARSH (1956): Vitamin A deficiency and urolithiasis in range cattle. Amer. J. Vet. Res. *17*, 415-424.
THARP, V. L., & W. G. VENZKE (1954): Dilatation of the urethra in a bull. J. Amer. Vet. Med. Ass. *124*, 269. — TILLMANN, H., & F. W. OEHME (1964): Harnsteine beim männlichen Rind. Berl. Münch. Tierärztl. Wschr. *77*, 61-66.
UDALL, R. H. (1959): Studies on urolithiasis. 3. The control by force feeding sodium chloride. Amer. J. Vet. Res. *20*, 423-429. — UDALL, R. H. (1959): Studies on urolithiasis. 4. The effect of the ration on the predisposition as measured by the urinary mucoproteins. Amer. J. Vet. Res. *20*, 426-429. — UDALL, R. H., & R. JENSEN (1958): Studies on urolithiasis. J. Amer. Vet. Med. Ass. *133*, 514-516. — UDALL, R. H., C. L. SEGER & FU-HO CHEN CHOW (1965): Studies on urolithiasis. 6. The mechanism of action of sodium chloride in the control of urinary calculi. Cornell Vet. *55*, 198-203. — UDALL, R. H., & FU-HO CHEN CHOW (1965): Studies on urolithiasis. 7. The effects of sodium, potassium, or chloride ions in the control of urinary calculi. Cornell Vet. *55*, 538-544.
WEAVER, A. D. (1964): Nephrectomy and cystotomy in a bull. Vet. Record *76*, 191-193. — WESELY (1924): Rinderharnkonkremente. Diss., Wien. — WHITING, F., R. CONNELL & S. A. FORMAN (1958): Silica urolithiasis in beef cattle. Canad. J. Comp. Vet. Med. Sci. *22*, 332-337.

Maßnahmen zur Ausschaltung des Geschlechtstriebes sowie der Fruchtbarkeit

Wesen, Indikationen: Die künstliche Unterbindung der Libido und/oder der Fertilität hat bei männlichen und weiblichen Rindern teils gleiche, teils aber verschiedene Gründe. *Bullen* werden schon seit alters her kastriert, um sie als Zugtiere umgänglicher zu machen oder um während der gemeinsamen Mast mit weiblichen Tieren (Weidegang, Laufstallhaltung) störende Beunruhigungen letzterer sowie unerwünschte Trächtigkeiten zu verhüten. Dabei wird allerdings in Kauf genommen, daß Ochsen weniger frohwüchsig sind als Bullen und deshalb eine längere Mastzeit benötigen als jene. Bei *weiblichen Mastrindern* läßt sich durch die Ausschaltung der Brunst nicht nur die sonst in Zusammenhang damit periodisch wiederkehrende lästige Unruhe und die Konzeption verhindern, sondern auch eine etwas raschere Gewichtszunahme erreichen. An *Kühen* mit nicht zu behebenden Eierstocksleiden (zystische Entartung, Abb. 203; Geschwulstbildung) dient die Kastration dagegen in erster Linie therapeutischen Zwecken; mit der dadurch bewirkten Ruhigstellung sind außerdem gewisse wirtschaftliche Vorteile verbunden, die in längerer Laktationsdauer und besserer Mastfähigkeit bestehen sollen.

Bei der sowohl die Fertilität als auch die Libido aufhebenden *Kastration* werden die Keimdrüsen (Hoden beziehungsweise Eierstöcke) durch einen chirurgischen Eingriff entfernt oder durch Unterbindung ihrer Blutgefäßversorgung verödet. Der Ausschaltung des Geschlechtstriebes dient des weiteren die sogenannte ‚*hormonale Kastration*‘, während bei der Sterilisierung das keimableitende Gangsystem (Samenleiter oder Nebenhodenkanal beziehungsweise Eileiter) unterbrochen, also bei erhaltener Libido (beziehungsweise unbehinderter Brunst) lediglich die Fruchtbarkeit aufgehoben wird. Bislang ist das letztgenannte Verfahren in praxi nur bei Bullen, nicht aber bei weiblichen Rindern angewandt worden.

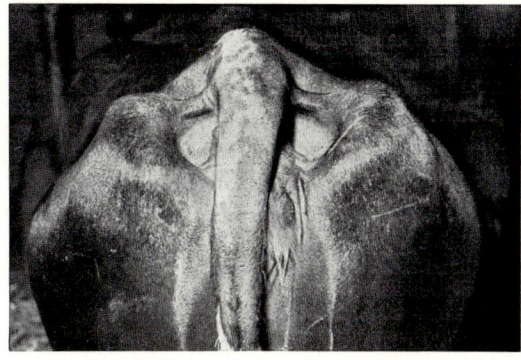

Abb. 203. ‚Bandlose‘ nymphomane ‚Brüller‘-Kuh mit zystischer Entartung der Eierstöcke (Klinik für Geburtshilfe und Gynäkologie des Rindes, Hannover)

Als Folge der Kastration fallen die primären Sexualfunktionen dauerhaft aus; außerdem bilden sich dann die sekundären Geschlechtsmerkmale um (hochbeiniger, zu vermehrtem Fettansatz neigender Körperbau der Kastraten). Nach der Sterilisierung bleiben Keimdrüsentätigkeit und Geschlechtscharakter (männlicher beziehungsweise weiblicher Typ, weniger stark mit Fettgewebe durchsetztes Fleisch) zwar erhalten, doch sind derart behandelte Tiere dauernd unfruchtbar.

Die ‚*hormonale Kastration*‘ hemmt die Keimdrüsentätigkeit und schaltet somit den Geschlechtstrieb aus. Im Gegensatz zur chirurgischen Kastration wird dabei jedoch keine vollständige und irreversible Zerstörung der Keimdrüsen erzielt; ihre Funktionstüchtigkeit kann hierbei vielmehr, je nach Wirkungsart und -dauer der angewandten Präparate, früher oder später wiederkehren. Die ‚hormonale Kastration‘ wäre deshalb treffender als ‚hormonale Ausschaltung des Geschlechtstriebes oder der Brunst‘ zu bezeichnen. Zu diesem Zweck waren und sind manchenorts vor allem *synthetische Östrogene* (Stilbene) in Gebrauch, die entweder mit dem Futter gegeben, parenteral injiziert oder subkutan implantiert werden. Sie werden meist mit dem Ziel angewandt, Mastbullen sexuell ruhigzustellen und ihren Fleischansatz zu verbessern (siehe S. 1229). In den USA werden östrogene Stoffe vielfach auch an Ochsen verabreicht, um ihre kastrationsbedingte langsamere Gewichtszunahme zu verbessern. In der BRD wurde die Verabfolgung von östrogen wirksamen Substanzen an Rinder durch § 4, b, 2 des Lebensmittelgesetzes verboten, da der endgültige Beweis dafür noch aussteht, daß das Fleisch derart behandelter Tiere für menschlichen Genuß unbedenklich ist. Nach neueren Untersuchungen scheinen auch einige *Gestagene* geeignet zu sein, Ovulation und Brunst weiblicher Rinder über längere Zeit wirksam zu verhindern; Erfahrungen an einem größeren Tiermaterial stehen bislang jedoch noch aus. Der allgemeinen Anwendung dieser Hormone würden sich wahrscheinlich die gleichen Bedenken wie bei den Östrogenen entgegenstellen.

Kastration männlicher Rinder

Betäubung: Nach dem Tierschutzgesetz von 1933 müssen über 9 Monate alte Bullen zur Kastration anästhesiert werden; das gilt sowohl für die unblutigen als auch für die blutigen Kastrationsmethoden. Dabei bleibt die Art der im Einzelfall zu wählenden Schmerzausschaltung dem Operateur überlassen. Da männliche Rinder im allgemeinen im Stehen kastriert werden, kommen hierfür vor allem solche Formen der Lokalanästhesie in Frage, welche die Standfähigkeit des Tieres nicht beeinträchtigen. Die zusätzliche Verabreichung eines Tranquilizers (T. I.) bietet zwar durch die damit erzielte Beruhigung oft gewisse Vorteile; die alleinige Anwendung solcher Mittel stellt jedoch keine Betäubung im Sinne des Tierschutzgesetzes dar (siehe ‚Die klinische Untersuchung des Rindes').

Die *kleine sakrale Extraduralanästhesie* mit 6 bis 10 ml eines bewährten Lokalanästhetikums bewirkt zwar keine vollständige Unempfindlichkeit im Bereich des Hodensackes; sie reicht aber meist für die unblutigen Kastrationsverfahren aus. Erforderlichenfalls kann sie mit einer der folgenden Betäubungsmethoden kombiniert werden.

Für die Betäubung des Samenstranges zur blutigen Kastration gibt es zwei Möglichkeiten: Bei der *direkten Samenstranganästhesie* erfolgt die Injektion von je 10 ml Anästhetikum mit einer etwa 6 cm langen, kurz angeschliffenen Kanüle, die proximal am Hodensackhals durch Haut und gemeinsame Scheidenhaut nacheinander in die beiden Samenstränge eingestochen wird. Für die *indirekte Samenstranganästhesie* wird am distalen Pol des Hodensacks jederseits der Raphe scroti ein kleiner Einschnitt durch Haut und gemeinsame Scheidenhaut gemacht; danach werden mit Hilfe einer nacheinander in diese beiden Öffnungen eingeführten, zwischen gemeinsamer Scheidenhaut und Hoden bis in Höhe des Skrotumhalses vorgeschobenen 15 cm langen Knopfkanüle auf jeder Seite 10 bis 15 ml Anästhetikum instilliert. Die Betäubung tritt nach 6 bis 8 Minuten ein.

Bei der für die Schmerzausschaltung zur Kastration ebenfalls geeigneten *intratestikulären Anästhesie* wird eine weitlumige Hohlnadel (Kanüle zur intravenösen Infusion) bis in das Zentrum des Hodengewebes eingestochen, durch welche dann jederseits 10 ml Anästhetikum injiziert werden. Für das bei den blutigen Kastrationsverfahren übliche Absetzen der distalen Kuppe des Hodensacks empfiehlt sich die *subkutane Infiltration der Schnittlinie* mit 10 bis 15 ml Anästhetikum.

Verfahren zur unblutigen Kastration von Bullen

Kastration durch straffe Gummiring-Ligatur: Junge Kälber können mit den gleichen Gummiringen kastriert werden, wie sie zur Enthornung von Jungrindern in Gebrauch sind (S. 49). Hierzu wird der mit Hilfe einer Elastrator-Spreizzange gedehnte Ring auf den Hodensackhals aufgesetzt (Abb. 204). Die starke Kontraktilität des Ringes führt zu einer sofortigen Unterbrechung der Blutzufuhr der Hoden und des Skrotums; beide werden deshalb bald nekrotisch und fallen nach einigen Wochen unter Hinterlassung einer kleinen vernarbenden Wunde zusammen mit dem Gummiring ab. Dieses einfache Verfahren wird nur für bis zu 1 Woche alte Kälber empfohlen; es beinhaltet bei mangelhafter Sauberkeit oder Stallhygiene allerdings eine gewisse Gefahr des Auftretens von Wundstarrkrampf (S. 820). Bei älteren Bullenkälbern ist dagegen nach dem Anlegen des Ringes mit starken Schmerzen und Beeinträchtigung des Allgemeinbefindens zu rechnen.

Kastration mit der BURDIZZO-*Zange*: Dieser Eingriff erfolgt am stehenden, von einer kräftigen Person am Kopf gut fixierten Tier, dessen Schwanz entweder ausgebunden oder von einem weiteren Gehilfen zur Seite gehalten wird. Der Operateur erfaßt sodann von hinten her den Hodensackhals des Kastranden und drückt den jeweils zu quetschenden Samenstrang nach lateral gegen die Wand des Skrotums. Nun wird mit der anderen Hand die geöffnete BURDIZZO-Zange unmittelbar unterhalb der den Samenstrang festhaltenden Finger von der Seite her über den Hodensackhals geschoben und mit Hilfe des Kniebügels vollständig geschlossen (Abb. 205); dabei ist darauf zu achten, daß der Funiculus spermaticus während des etwa 1 Minute dauernden Quetschvorganges zwischen den Backen des Instrumentes verbleibt. Anschließend wird mit dem Samenstrang der anderen Seite ebenso verfahren. Bei Kastration mit einer Zange ohne Kniebügel ist diese von einer Hilfskraft zusammenzudrücken, während der Operateur die Fixation der Samenstränge übernimmt. Die Zuverlässigkeit des BURDIZZO-Verfahrens kann zwar durch zusätzliches Ansetzen der Zange etwa 1 Fingerbreit distal der ersten Kompressionsstelle erhöht werden; im allgemeinen gilt sein Erfolg aber als

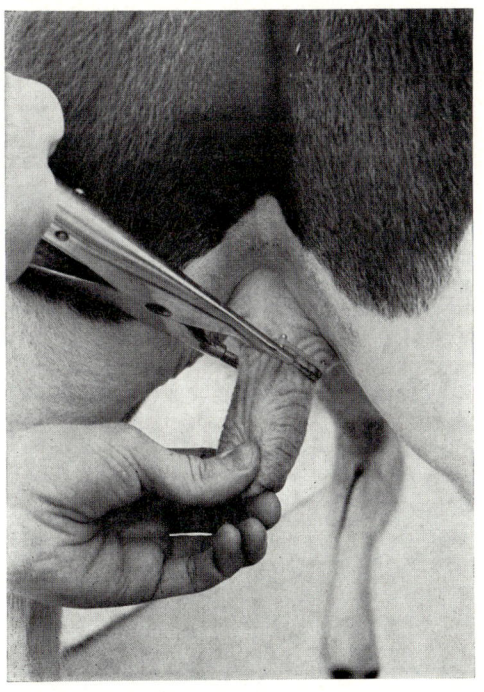

Abb. 204. Aufsetzen des Gummiringes mit der Elastrator-Spreizzange auf den Hodensackhals eines Bullenkalbes

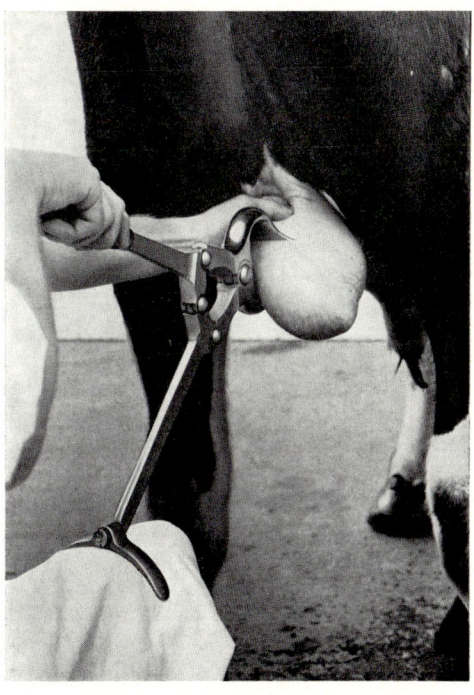

Abb. 205. Kastration eines Jungbullen mit Hilfe der auf den Samenstrang des linken Hodens aufgesetzten BURDIZZO-Zange

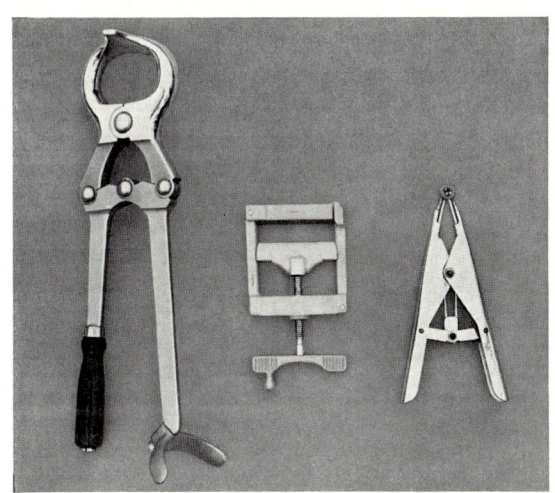

Abb. 206. Instrumente zur unblutigen Kastration männlicher Rinder; von links nach rechts: BURDIZZO - Zange mit Kniebügel, Universalkastrator nach BLENDINGER (geschlossen) und Elastrator-Spreizzange mit aufgesetztem Gummiring

sichergestellt, wenn bei der abschließenden Palpation der Samenstränge jederseits eine deutliche Quetschfurche zu fühlen ist.

Durch das geschilderte Zusammenpressen des Samenstranges wird lediglich die Blutgefäßversorgung der Hoden unterbunden, während die Samenleiter weiterhin durchgängig bleiben; das gleiche gilt auch für die im nächsten Abschnitt beschriebene Technik mit dem Instrument nach BLENDINGER. An den auf einen derartigen Eingriff folgenden Tagen setzt zunächst eine vorübergehende leichte Anschwellung und dann eine allmählich fortschreitende indurative Atrophie der Hoden ein, die etwa nach 8 bis 10 Wochen abgeschlossen ist. Obwohl bei gelungener Kastration bereits nach wenigen

Tagen im Ejakulat solcher Tiere keine lebenden Spermien mehr vorhanden sind, empfiehlt es sich, die Kastraten noch solange von weiblichen Rindern getrennt zu halten, bis eine deutliche Schrumpfung der Hoden eingetreten ist (Kontrollpalpation nach 4 bis 6 Wochen).

Kastration mit dem Universalkastrator nach BLENDINGER: Dieses für alle großen Haustiere brauchbare Instrument besteht aus einem rechteckigen Metallrahmen, in welchem ein keilförmiger Quetschbalken mit Hilfe einer in einem Kugeldrucklager laufenden Schraubspindel vor- und zurückgedreht werden kann. Der dem Quetschbalken gegenüberliegende Rahmenteil ist mit einer elastischen Kunststoffeinlage versehen; ein Seitenstück des Rahmens ist schwenkbar angeordnet (Abb. 206). Das geöffnete Instrument wird mit zurückgedrehter Spindel von der Seite her über den Hodensackhals gelegt und durch Einklappen des Seitenschenkels geschlossen. Hierauf wird der Quetschbalken durch Andrehen der Spindel solange in Richtung auf den kunststofftragenden Teil des Rahmens vorgedrückt, bis das zwischen beiden liegende Gewebe nicht

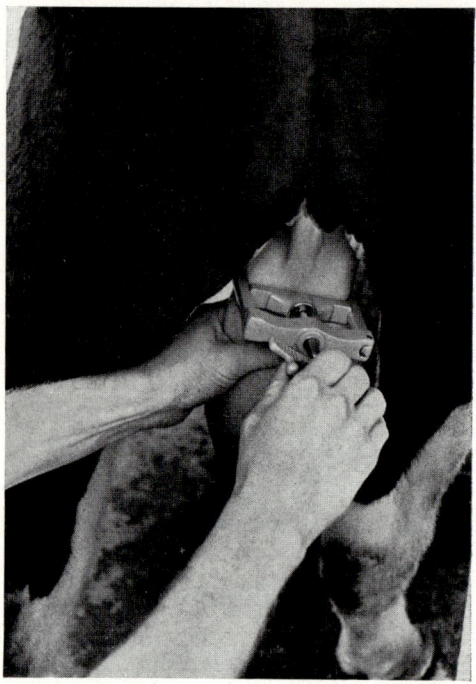

Abb. 207. Kastration eines jungen Bullen mit dem Universalkastrator nach BLENDINGER

mehr nachgibt (Abb. 207). Sobald dabei ein stärkerer Widerstand spürbar wird, empfiehlt es sich, mit dem Weiterdrehen vorübergehend innezuhalten. Ein Herausgleiten der Samenstränge aus den Backen dieses Instrumentes wird durch die Seitenteile des Rahmens verhindert; zu starker Druck, der zu Hautnekrosen führen könnte, wird durch die elastische Kunststoffeinlage verhütet. Der Universalkastrator ist nach 1- bis 2minütigem kräftigen Quetschen abzunehmen. Bezüglich seiner Wirkung und des Verhaltens der Kastraten gilt dasselbe wie für das Kastrieren mit der BURDIZZO-Zange.

Verfahren zur blutigen Kastration von Bullen

Nach scharfem Durchtrennen der zuvor gründlich gereinigten und desinfizierten Haut des Hodensackes können Hoden samt Nebenhoden unter Zuhilfenahme bestimmter Instrumente entweder zusammen mit der uneröffneten Scheidenhaut oder ohne diese (also nach vorheriger Durchschneidung der Tunica vaginalis communis) entfernt werden. Der Eingriff erfolgt in der Regel ebenfalls am stehenden und gut fixierten (nötigenfalls beiderseitiger Kniefaltengriff) sowie je nach Lebensalter auch anästhesierten Tier (S. 409).

Kastration mit Emaskulatoren oder Ligatur: Zu Beginn der blutigen Kastration wird bei Bullen im allgemeinen ein reichlich 5markstückgroßes Hautstück des hierzu mit zwei Fingern erfaßten und nach distal angespannten Hodensackendes durch einen quer zur Skrotumachse verlaufenden raschen Schnitt entfernt; danach treten die noch von der Tunica vaginalis communis bedeckten Hoden von selbst mehr oder weniger weit aus dieser Wunde hervor.

Für die Kastrationsverfahren *ohne Eröffnung der Scheidenhaut* wird die Haut des Skrotums dann nacheinander über den einen und den anderen Hoden soweit in Richtung auf den Hodensackhals vorgeschoben, daß der dabei von der Tunica vaginalis

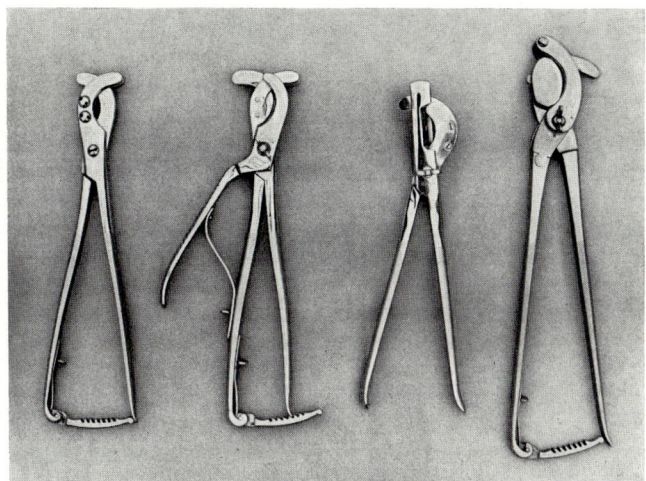

Abb. 208. Instrumente zur blutigen Kastration männlicher Rinder; von links nach rechts: Kastrierzange (Emaskulator) nach SAND, REIMERS, HAUSMANN und BERTSCHY

communis bedeckt bleibende Samenstrang zugänglich wird. Er ist dann proximal des zugehörigen Hodens mit einem der hierzu üblichen Instrumente (Abb. 208) abzusetzen. Beim Anlegen des Emaskulators muß darauf geachtet werden, daß seine schneidende Seite hodenwärts, die Klemmbacken aber bauchwärts zu liegen kommt; das ist der Fall, wenn das Ende der die beiden Zangenschenkel verbindenden Schraube (oder deren Flügelmutter) zum Hoden hin gerichtet ist. Da die ziemlich elastische A. spermatica interna bei Anwendung der gleichzeitig quetschenden und schneidenden Instrumente (Emaskulator nach HAUSMANN, Kastrierzange nach BERTSCHY, SERRA-Zange oder ähnliche) mitunter vorzeitig zurückschnellt und somit der wirksamen Kompression entgeht, können hierbei gelegentlich stärkere Nachblutungen eintreten. Daher ziehen es manche Tierärzte vor, mit der SAND'schen Zange zu arbeiten, die nur Quetsch-, aber keine Schneidbacken besitzt. Im letztgenannten Falle wird der Samenstrang nach 2- bis 3minütigem Quetschen wenig distal der noch aufgesetzt bleibenden Zange mit dem Skalpell, einer Schere oder mit Hilfe eines zusätzlich angelegten Emaskulators durchtrennt.

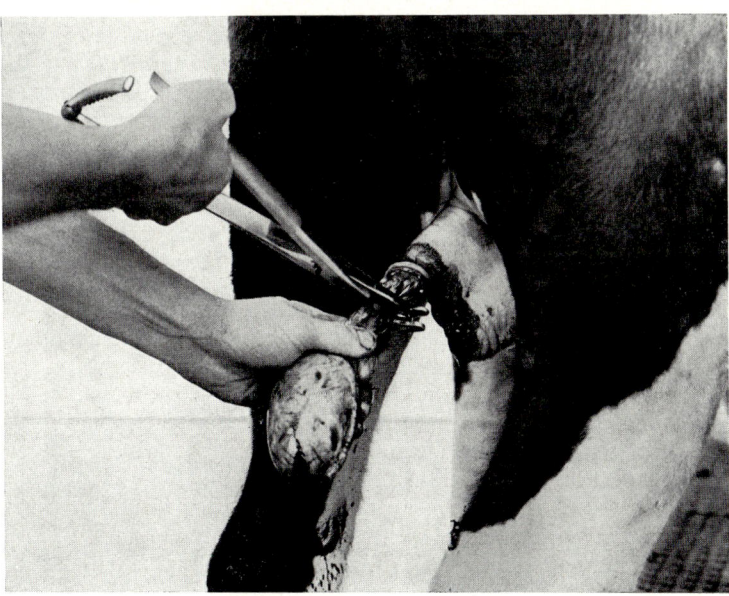

Abb. 209. Kastration eines Bullen bei eröffneter Scheidenhaut mit Hilfe der SAND'schen Zange

Bei Bullen bietet die Kastration ohne Durchtrennung der Tunica vaginalis communis keine nennenswerten Vorteile gegenüber derjenigen mit Eröffnung der Scheidenhaut, da die wichtigeren Komplikationsmöglichkeiten (Nachblutung, Netz- oder Darmvorfall, Infektion) beiden in etwa gleichem Maße gemein sind. Blutungen sind nach ersterer sogar erfahrungsgemäß etwas häufiger als nach unmittelbarer Quetschung des durch Spalten der Scheidenhaut freigelegten Samenstranges. Für männliche Rinder wird deshalb vielfach die Kastration *mit Eröffnung der Scheidenhaut* bevorzugt. Hierbei wird zunächst ebenfalls die Hautkuppe am distalen Ende des Hodensackes entfernt, danach aber die Tunica vaginalis communis jederseits der Raphe scroti soweit durchtrennt, daß der (nunmehr nicht mehr von ihr bedeckte Hoden) hervortreten oder herausgedrückt werden kann. Der Hodensack wird dann samt Scheidenhaut soweit bauchwärts geschoben, bis das dünne Mesorchium sichtbar ist. Es wird mit dem Zeigefinger durchstoßen und anschließend das hierdurch isolierte Lig. inguinale testis mit der Schere durchschnitten. Nunmehr können Skrotum und Tunica vaginalis communis weiter nach proximal geschoben, der Emaskulator oder besser die SAND'sche Zange im dünnen Bereich der Samenstränge angelegt und die Hoden wie oben beschrieben abgesetzt werden (Abb. 209).

Tritt trotz sachgemäßer Operation ausnahmsweise eine *Nachblutung* ein, so ist der dann meist schon weit bauchwärts zurückgezogene Samenstrangstrumpf unter Kontrolle des explorierenden Fingers mit einer PÉAN-Klemme zu erfassen, vorsichtig hervorzuziehen und erneut zu quetschen oder mit einem kräftigen Perlonfaden zu unterbinden.

Anstelle der Kompression mit dem Emaskulator oder einer Kastrierzange können die Samenstranggefäße auch durch eine *Ligatur* mit starkem Catgut- oder Perlonfaden unterbunden werden. Dieser wird hierzu üblicherweise in Form einer ‚Kastrierschlinge' angelegt (Abb. 210). Eine solche Unterbindung eignet sich zwar sowohl für die Verfahren mit – als auch für diejenigen ohne Eröffnung der Scheidenhaut; bei letzteren ist es jedoch erforderlich, die angelegte Ligatur vor dem Absetzen der Hoden durch ein oder zwei mit ihren freien Fadenenden quer durch den bedeckten Samenstrang geführte Hefte zu verankern, um zu verhindern, daß er anschließend innerhalb der Tunica vaginalis communis zurückgleitet. Dann werden die Samenstränge 1 bis 2 cm distal der Unterbindung durchschnitten. Mit Hilfe der Kastrierschlinge lassen sich postoperative Blutungen, bei Miteinbeziehung der Scheidenhaut auch Vorfälle des Netzes oder Darmes ziemlich sicher verhüten, während sich die Gefahr einer Infektion (Samenstrangfistel) dabei etwas erhöht.

Kastration mit Holzkluppen: Kluppen werden stets auf die von der gemeinsamen Scheidenhaut bedeckten Samenstränge aufgesetzt; auf diese Weise wird nicht nur Blutungen und Vorfällen, sondern auch Infektionen (und zwar durch die auf der Quetschfläche der beiden Kluppenhälften befindliche antiseptische ‚Kluppenmasse', bestehend aus Kupfersulfatpulver, Mehl und Essig) mit einem hohen Grad von Sicherheit vorgebeugt. Für die Kluppenkastration wird zunächst am distalen Pol des Skrotums ein im Abstand von etwa 2 cm parallel zur Raphe verlaufender Hautschnitt angelegt, der nur so groß sein sollte, daß der betreffende Hoden herausgedrückt werden kann. Hierzu ist die Hodensackhaut durch Aufwärtsschieben (bei gleichzeitigem Abwärtspressen des Hodens) soweit nach proximal von der uneröffnet bleibenden Tunica vaginalis communis zu lösen, daß der von ihr bedeckte Samenstrang zugänglich wird. Dann werden 2 schon an einem ihrer Enden miteinander verbundene und somit am anderen Ende auseinanderklaffende Kluppenhälften auf den Samenstrang gelegt, mit Hilfe der Kluppenschraube (Abb. 211) oder der Kluppenzange kräftig zusammengedrückt und mit einem reißfesten Bindfaden verschlossen (Kastrierschlinge, Abb. 210). Die Kluppe sollte dabei entlang der Medianeebene (nicht quer zu ihr) liegen, um Behinderungen des Tieres beim Laufen zu vermeiden. Der zugehörige Hoden wird nun etwa fingerbreit unterhalb der Kluppe, keinesfalls aber näher an dieser, mittels Skalpell, Schere oder Emaskulator abgesetzt, weil die Kluppe sonst abrutschen könnte. Anschließend wird auf der anderen Seite ebenso vorgegangen (Abb. 212).

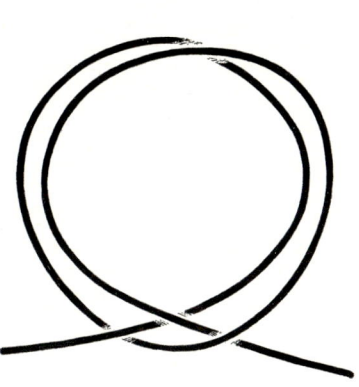

Abb. 210. Fadenführung für das Anlegen der ‚Kastrierschlinge' auf den bedeckten oder unbedeckten Samenstrang oder auf das freie Ende der Holzkluppen

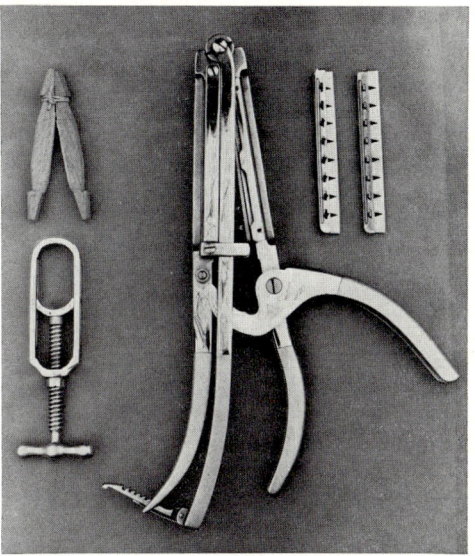

Abb. 211. Instrumente zur Kluppenkastration männlicher Rinder; links: Holzkluppe und Kluppenschraube, rechts: Orbi-Kastrierzange nach SCHECKER mit zugehörigem Metallkluppenpaar

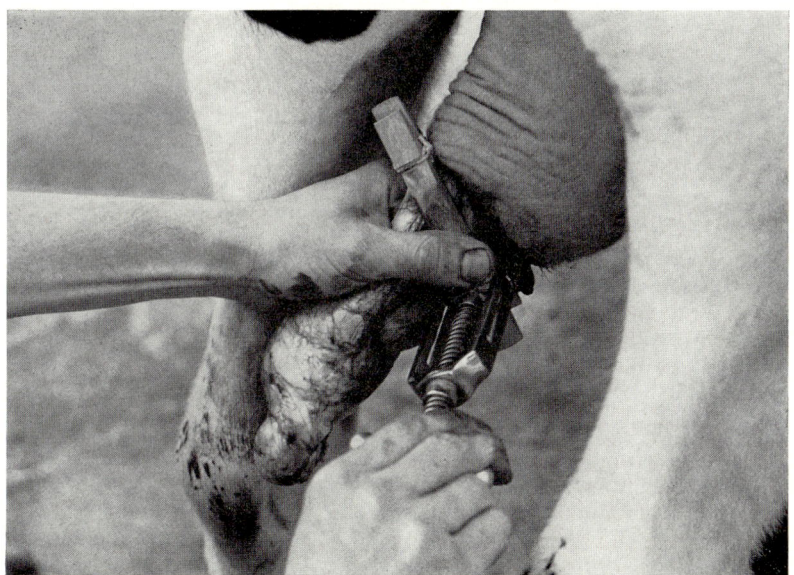

Abb. 212. Bullenkastration mit Holzkluppen bei nichteröffneter Scheidenhaut; Zusammenpressen der beiden Kluppenhälften mit der Kluppenschraube

Falls die Kluppen nicht bis zum Abfallen liegen gelassen werden, sind sie nach 3 bis 4 Tagen durch Zerschneiden ihrer Ligaturen abzunehmen. Das von ihnen gequetschte, inzwischen pergamentartig vertrocknete Gewebe demarkiert sich in der Folge von selbst.

Abkluppen der Samenstränge mit der Orbi-Kastrierzange nach SCHECKER: Die diesem Verfahren eigene Metallkluppe besteht aus zwei schmalen Blechstreifen, von denen einer Schlitze, der andere dagegen dreieckige Zacken aufweist; letztere fügen sich beim Ansetzen des Klammerpaares in die entsprechenden Aussparungen der Gegenseite ein; beim Zusammendrücken mit der zugehörigen Orbi-Kastrierzange werden ihre scharfkantigen Spitzen so umgerollt, daß beide Blechstreifen dann fest miteinander vernietet sind. Anstelle von ‚Kluppenmasse' wird in die Längsrille der Klammerstreifen ein Sublimatfaden eingelegt. Die Orbi-Kastrierzange setzt sich aus einem starren und zwei diesem gegenüber durch Scharniere beweglich angeordneten Armen zusammen (Abb. 211); die bauchwärts anzusetzenden schmalen Backen der Zange dienen der Fixation der Samenstränge, die hodenwärtigen der Aufnahme und dem Zusammenpressen der vor dem Einsetzen (in die entsprechende Nute) leicht der Länge nach zu biegenden Blechstreifen. Für das Kastrieren mit der Orbi-Zange werden zunächst beide Hoden in gleicher Weise wie bei der Holzkluppen-Kastration, also ohne Eröffnung der Scheidenhaut, so weit aus dem Skrotum hervormassiert, daß das Instrument auf beide von der Tunica vaginalis communis bedeckten Samenstränge zugleich aufgesetzt werden kann. Hierauf wird erst der Fixationsteil der Zange zusammengedrückt und dann der zum beweglichen kluppentragenden Arm gehörende Hebel kräftig umgelegt, wobei sich die Metallklammer schließt und jetzt fest auf den beiden Samensträngen sitzt. Nach dem Abnehmen des Instrumentes wird die Klammer mit der Hand S-förmig gebogen, um Irritationen der Haut an der Schenkelinnenfläche zu verhüten. (Zur Vermeidung überschießender Granulationen in der Umgebung der Klammer sollten die zum Herauspressen der Hoden erforderlichen Hautschnitte möglichst klein gehalten werden.) Abschließend sind die Samenstränge wenig unterhalb der Metallkluppe abzusetzen (Skalpell oder Schere). Die Klammer stößt sich dann in der Regel im Verlauf von 1 bis 2 Wochen von selbst ab.

Kastration nach BAIBURTZJAN: Bei diesem in Rußland entwickelten und zunächst stark propagierten Verfahren wird das Parenchym beider Hoden weitgehend entfernt, während ein Teil ihres bindegewebigen Stützgerüstes sowie Hodenhüllen und Nebenhoden im Tier verbleiben. BAIBURTZJAN glaubte, hierdurch die Samenproduktion der Keimdrüsen ohne nennenswerte Störung ihrer endokrinen Funktion auszuschalten, bei aufgehobener Fruchtbarkeit also den Geschlechtscharakter und die gute Mastfähigkeit derart behandelter Bullen erhalten zu können. Dabei wird im einzelnen wie folgt vorgegangen: Nach Hautdesinfektion wird das Skrotum mit der einen Hand so umfaßt und straff angespannt, daß der auszuräumende Hoden fest gegen die Wand des Hodensackes gedrückt wird. Auf der Kuppe der dabei entstehenden Vorwölbung wird dann ein Skalpell 1,5 bis 2 cm tief in das Hodengewebe eingestochen, mehrmals um 90 bis 180° um seine Achse gedreht und wieder hervorgezogen, ohne daß sich die perforierten Schichten (Haut, Unterhaut, Tunica vaginalis communis, Scheidenhautüberzug des Hodens) dabei gegeneinander verschieben. Nunmehr wird das auf diese Weise gelockerte Hodenparenchym durch massierendes Pressen mit den Fingern weitmöglichst aus der Stichöffnung herausgedrückt. Anschließend ist mit dem zweiten Hoden ebenso zu verfahren. Die verbleibenden kleinen Wunden sollen in der Folge rasch und ohne Beeinträchtigung des Allgemeinbefindens abheilen. Die Methode nach BAIBURTZJAN ist nur für 1 bis 3 Monate alte Bullenkälber geeignet; später ist die Entfernung des dann fester gewordenen Hodenparenchyms schwieriger und mit erhöhter Blutungsgefahr verbunden.

Die seit seinem Bekanntwerden im Jahre 1962 von mehreren anderen Untersuchern vorgenommenen Nachprüfungen dieses Verfahrens ergaben, daß derart operierte Tiere zwar bessere Mastzunahmen erreichen als solche, die nach den herkömmlichen Methoden, also unter vollständiger Entfernung der Hoden und Nebenhoden kastriert wurden; im Gegensatz zu den Berichten BAIBURTZJAN's bleiben sie aber in ihrer Entwicklung deutlich hinter den unkastrierten sowie den durch Nebenhodenschwanz-Resektion sterilisierten Kontrollbullen zurück. Die an das Auspressen des Hodengewebes gestellten Erwartungen gingen offenbar von falschen Voraussetzungen aus, da die Hauptproduktion der den Geschlechtscharakter bestimmenden männlichen Sexualhormone im Hodenparenchym, nicht aber in den Nebenhoden oder in den akzessorischen Drüsen des Genitales erfolgt (Moskov, 1967). Daher dürfte das von Baiburtzjan entwickelte Verfahren in Zukunft selbst dort an Bedeutung verlieren, wo es zunächst in größerem Umfange praktiziert worden ist.

Sterilisierung männlicher Rinder

Wie bereits eingangs dieses Kapitels erwähnt (S. 408), wird bei der Sterilisierung lediglich das samenableitende Gangsystem des männlichen Genitales unterbrochen, während die Keimdrüsen, im Gegensatz zur Kastration, erhalten und funktionstüchtig bleiben. Die Sterilisierung von Bullen hat im wesentlichen 2 Gründe: Einmal lassen sich auf diese Weise *Such-* oder *Probierbullen* schaffen, welche die brünstigen weiblichen Rinder innerhalb der Herde (Weidegang) sicherer und früher herausfinden als der Tierhalter, so daß sie zum richtigen Zeitpunkt besamt werden können. Zum anderen wirft die *Mast* sterilisierter Bullen, ihrer Frohwüchsigkeit und des weniger stark fetthaltigen Fleisches wegen, höhere Gewinne ab als die Ochsenmast. Die Gefahr unerwünschter Befruchtungen der mit solchen Bullen zusammen laufenden weiblichen Tiere wird durch die Sterilisierung jedoch verhindert. Der Eingriff kann zwar bei Bullen jeden Alters vorgenommen werden; in praxi wird er aber meist für über 6 Monate alte Jungbullen verlangt.

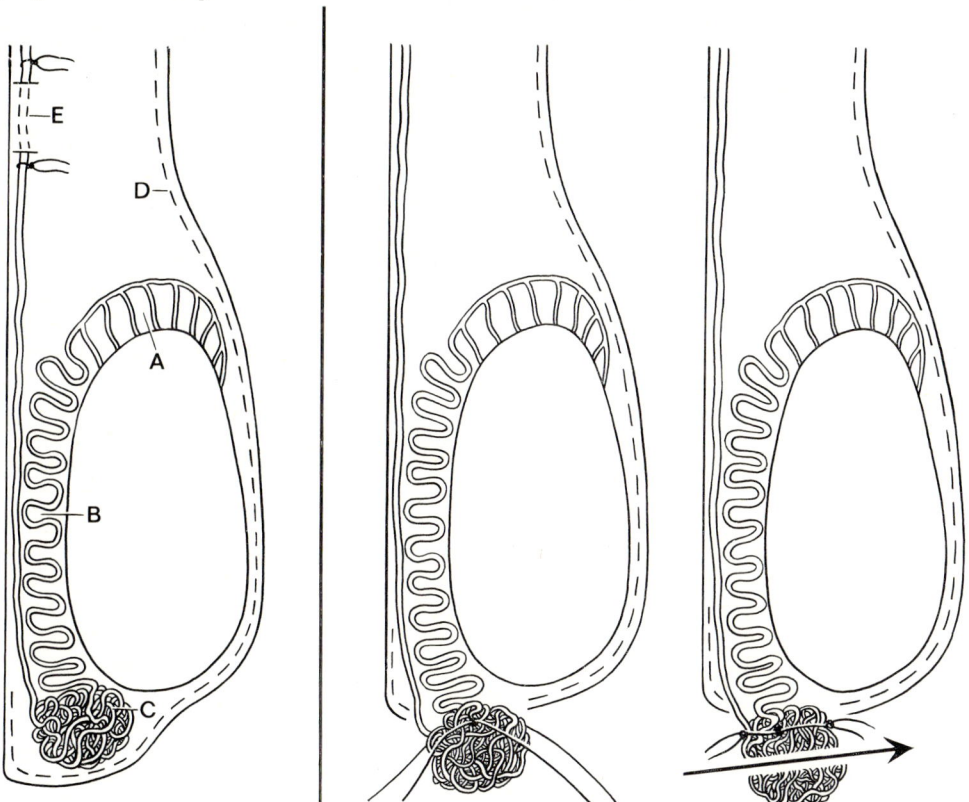

Abb. 213. Bullensterilisierung durch Resektion des Samenleiters in Höhe des Skrotumhalses (Vasektomie nach Tharp oder Weinsheimer; schematisch): A = Nebenhodenkopf, B = Nebenhodenkörper, C = Nebenhodenschwanz, D = Tunica vaginalis communis, E = zu resezierendes Stück des Ductus deferens
Abb. 214. Bullensterilisierung durch doppelte Ligatur und partielle Resektion des Nebenhodenschwanzes (Caudepididymektomie nach Rosenberger; schematisch); links: Fadenführung für die Unterbindung; rechts: Absetzen der Kuppe des Nebenhodenschwanzes nach Knüpfen der Ligaturen

Sterilisierung durch Unterbindung und Teilresektion der Samenleiter (Vasektomie):
Für die Unterbrechung der Ductus deferentes sind verschiedene Methoden entwickelt worden. Mit Rücksicht auf die Sicherheit des Operationserfolges ist von ihnen jedoch nur die doppelte Unterbindung und chirurgische Entfernung eines Stückes beider Samenleiter in Höhe des Hodensackhalses zu empfehlen, wie sie von Tharp (1955) und von Weinsheimer (1955) beschrieben wurde (Abb. 213). Dabei erscheint es unwesentlich, daß einer dieser Autoren für die hierzu erforderlichen Einschnitte die Vorderfläche des Skrotumhalses (Tharp), der andere dagegen die Hinterseite desselben vorzieht (Weinsheimer). Im übrigen gestaltet sich der Eingriff wie folgt: Der zu sterilisierende Bulle wird nach großer sakraler Extraduralanästhesie oder nach Sedierung mit Rompun-Bayer (T. I.) niedergeschnürt und in Rückenlage gebracht. Nach kopfwärtigem Ausbinden beider Hinterbeine wird der Hodensackhals gereinigt, desinfiziert und im Bereich der gewählten Schnittlinie (kranial beziehungsweise kaudal) rasiert. Dann erfaßt ein Gehilfe den Hoden der zuerst zu operierenden Seite und zieht ihn leicht nach kaudal beziehungsweise kranial, um Skrotum und Samenstrang anzuspannen. Hierauf wird die Haut etwa 2 Fingerbreiten distal des Hodensackansatzes (kranial beziehungsweise kaudal) in einer Länge von ungefähr 3 bis 4 cm parallel zur Raphe scroti gespalten, der Ductus deferens samt dem ihn bedeckenden M. cremaster externus stumpf freipräpariert, etwas aus der Wunde hervorgezogen und dann möglichst weit proximal mit einer Péan-Klemme fixiert. Nun wird die Tunica vaginalis communis auf der medialen, nicht vom M. cremaster verdeckten Seite mit einer Pinzette erfaßt und durch Scherenschlag eröffnet. Dann ist der je nach dem Alter des Tieres stopfnadel- bis strohhalmstarke weiße und derbe Samenleiter erkennbar, der jetzt aus dem Scheidenhautschnitt herausgezogen, möglichst weit proximal und distal mit Catgut Nr. 0 oder Perlonfaden umstochen und kräftig abgebunden wird (Kastrierschlinge, Abb. 210). Aus dem zwischen den beiden Ligaturen befindlichen Abschnitt des Duct. deferens ist ein 2 bis 3 cm langes Stück herauszuschneiden. Nach antibiotischer Versorgung der Wunde wird die Klemme entfernt und die Haut durch 2 Knopfhefte verschlossen. Hiernach wird auf der anderen Seite in gleicher Weise verfahren.

Bei einiger Übung bietet die Teilresektion der Samenleiter zwar keine besonderen Schwierigkeiten und gewährleistet auch den gewünschten Erfolg; die Notwendigkeit, am liegenden Tier zu arbeiten, gestaltet dieses Verfahren jedoch umständlicher als die Resektion der Nebenhodenschwänze. Außerdem sind im Anschluß an die Vasektomie verschiedentlich umfangreiche lokale entzündliche Schwellungen sowie eiternde Fisteln beobachtet worden.

Sterilisierung durch Resektion der Nebenhodenschwänze (Caudepididymektomie):
Für dieses 1956 veröffentlichte Verfahren wird am stehenden unbetäubten Tier nach Reinigung und Desinfektion des Hodensackendes jederseits, unmittelbar neben und senkrecht zur Raphe ein 1,5 bis 2 cm langer Schnitt durch die Haut und die gemeinsame Scheidenhaut des distalen Hodenpoles gelegt. Dabei ist es zweckmäßig, die Haut durch Herabdrücken des Hodens der zu operierenden Seite über dem sich hierdurch plastisch vorwölbenden Nebenhodenschwanz anzuspannen. Dieser tritt dann nach dem Durchtrennen der Tunica vaginalis communis hervor und wird nun mit einem Scherenschlag teilweise oder vollständig abgesetzt (Abb. 215). Zur Sicherheit sollte man durch nähere Betrachtung prüfen, ob es sich bei dem resezierten Gewebe tatsächlich um solches des Nebenhodenschwanzes handelt, das an seinen zahlreichen feinen geschlängelten Kanälchen zu erkennen ist, aus welchen bei geschlechtsreifen Bullen zudem rahmartige Samenflüssigkeit austritt (Abb. 216). Kleinere, durch den Eingriff verursachte Blutungen stehen gewöhnlich bald von selbst. Da auch die Wunden in der Regel rasch verkleben, ist keine Naht oder Nachbehandlung erforderlich. Postoperative Infektionen und anderweitige Komplikationen sind nach diesem Eingriff nur äußerst selten zu beobachten. In der Folge entwickeln sich im Resektionsbereich (zwischen distalem Hodenpol und Skrotum) gewöhnlich erbsen- bis walnußgroße knotige Verhärtungen; sie bestehen aus derbem Narbengewebe, das im Inneren Blut oder nekrotische Herde,

bei geschlechtsreifen Bullen aber auch eingedickte Samenflüssigkeit mit abgestorbenen Spermien enthält (Spermatozele).

Eingehende Nachkontrollen derart behandelter Bullen ergaben, daß sich Zahl und Bewegungsfähigkeit der von ihnen mit dem Ejakulat abgegebenen Spermien nach dem Eingriff bald verringern, so daß dieses am 10. Tag post operationem nur noch einzelne Samenzellen enthält, welche lediglich Ortsbewegung zeigen. Vom 12. bis 13. Tage an lassen sich dann nur noch ganz vereinzelte, unbewegliche und meist auch deformierte Spermien nachweisen. Daher empfiehlt es sich, frisch sterilisierte Bullen nicht vor Ablauf von 10 Tagen mit weiblichen Rindern zusammenzubringen.

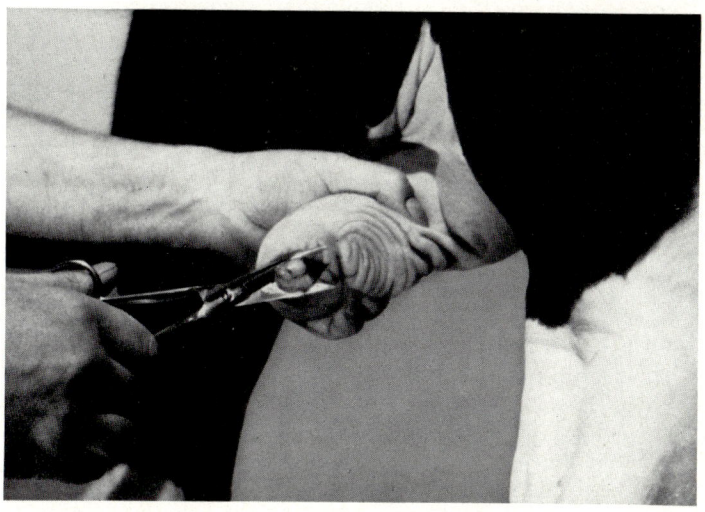

Abb. 215. Resektion des durch Eröffnen des Skrotums sowie der gemeinsamen Scheidenhaut freigelegten und durch Druck auf den Hoden vorgelagerten linken Nebenhodenschwanzes

Bei sachgemäßer Durchführung war die mit dem vorstehend beschriebenen Verfahren erzielte Erfolgssicherheit zwar hoch, doch wurden ab und zu einzelne Bullen ermittelt, die trotz offensichtlich kunstgerechten Operierens weiterhin befruchtungsfähig blieben oder ihre Potentia generandi später wiedererlangten. Obwohl noch keine eindeutige Erklärung für eine derartige Rekanalisierung des durch den Eingriff unterbrochenen Gangsystems innerhalb des Nebenhodenschwanzes gefunden werden konnte, ist die ursprüngliche Methode 1964 zur Sicherstellung des erwünschten Resultates dahingehend abgewandelt worden, daß vor der Resektion des Nebenhodenschwanzes an seiner Basis zwei straffe Ligaturen angelegt werden, welche den Zu- und Abfluß des Samens unterbinden. Bei diesem daher als *Bullensterilisierung mit 3facher Sicherung des Erfolges* bezeichneten Verfahren wird im einzelnen wie folgt vorgegangen (Abb. 214): Der aus dem eröffneten Skrotum hervorgedrückte Nebenhodenschwanz wird in Hodennähe und ungefähr auf der Mitte zwischen Nebenhodenkörper

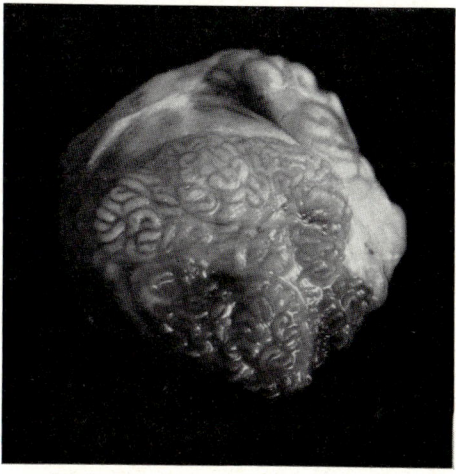

Abb. 216. Das resezierte Stück des Nebenhodenschwanzes; auf der Schnittfläche sind die zahlreichen Windungen des Nebenhodenkanales zu sehen

und Samenleiter mit einer feinen gebogenen Nadel durchstochen, die einen etwa 40 cm langen Perlonfaden (zum Beispiel Filovet extra stark – W. d. T.) trägt; dieser ist zuvor so einzufädeln, daß seine beiden Enden gleich lang sind. Nach dem Durchstechen des Nebenhodenschwanzes wird der Faden mittels Scherenschlags von der Nadel getrennt und so in zwei Teile zerlegt. Nunmehr wird je eine der beiden Fadenhälften nach medial beziehungsweise nach lateral um den proximalen Abschnitt des Nebenhodenschwanzes herumgeführt und stramm verknotet; hierdurch wird sowohl das zuführende als auch das ableitende Kanalsystem abgeschnürt (= 1. und 2. Sicherung). Abschließend wird wenig unterhalb der Ligaturen noch die distale Kuppe des Nebenhodenschwanzes reseziert (= 3. Sicherung).

Das modifizierte Verfahren ist zwar technisch nicht ganz so einfach und rasch wie die zuvor geschilderte ligaturfreie Resektion der Nebenhodenschwänze; es benötigt zudem einen Gehilfen, der den Skrotumhals des Tieres umgreift und die Hoden nach distal drängt, so daß der Nebenhodenschwanz während des Eingriffes ständig vorgelagert bleibt; um die Unfruchtbarmachung sicherzustellen, sollte die alte Methode aber zugunsten derjenigen mit zusätzlichen Ligaturen verlassen werden. Seit ihrer Einführung sind bei derart behandelten Bullen auch tatsächlich keine weiteren Mißerfolge im Sinne einer erhaltengebliebenen oder wiedererlangten Fruchtbarkeit bekannt geworden.

Sterilisierung durch Veröden der Nebenhodenschwänze: Für dieses, 1957 von Dorn empfohlene Verfahren werden entsprechend der Größe des betreffenden Bullen je 1 bis 3 ml des sklerotherapeutischen Mittels Dondren-Knoll mittels scharf angeschliffener dünner Kanüle in beide, durch Haut und gemeinsame Scheidenhaut hindurch angestochene Nebenhodenschwänze injiziert. Während des Einspritzens ist die Hohlnadel langsam zurückzuziehen, um eine möglichst gleichmäßige, sperrgürtelartige Verteilung des aus aromatischen, in Paraffinöl gelösten Verbindungen bestehenden Präparates zu gewährleisten; es infiltriert in der Folge von hier aus auch das benachbarte Gewebe und regt eine entzündliche, bindegewebig-vernarbende Reaktion an. Sie soll dann zur Verödung und Verlegung des Nebenhodenschwanzkanales führen. In praxi sind nach Anwendung dieser Methode jedoch zahlreiche Mißerfolge (erhaltene Fruchtbarkeit) vorgekommen, die vermutlich darauf beruhen, daß sich der Verbleib der injizierten Flüssigkeit nicht sicher steuern und kontrollieren läßt. Die Sklerosierung des Nebenhodenschwanzes kann deshalb nicht als geeignetes oder zuverlässiges Verfahren zur Bullensterilisierung angesehen werden.

Haftpflichtfragen bei der Bullensterilisierung

Wenn vermutet oder behauptet wird, daß unerwünschte Trächtigkeiten auf einen sterilisierten Bullen zurückgehen, sollte im allseitigen Interesse versucht werden, unter Heranziehung folgender Angaben und Befunde bald eine Klärung herbeizuführen:

Aufnahme des Vorberichts: Tag, Ort und Technik der Sterilisierung; Zeitpunkt des Weideauftriebs des (oder der) verdächtigten Bullen sowie sonstiger Möglichkeiten seines (ihres) Zusammenkommens mit den betreffenden weiblichen Tieren.

Kontrolle der angeblich gedeckten Rinder auf das Vorliegen einer Trächtigkeit, deren Dauer möglichst genau zu bestimmen ist.

Überprüfung der Identität des (oder der) als fruchtbar angesehenen Bullen: Um spätere Verwechslungen ausschließen zu können, ist es ratsam, die Kennzeichen, zumindest aber die Ohrmarken-Nummer, aller sterilisierten Bullen schon am Tage des Eingriffs zu notieren.

Untersuchung des Hodensackes des (oder der) Bullen am lebenden Tier: Besichtigung des distalen Skrotumpoles auf Hautnarben im Bereich der Operationsstelle; Betastung der Nebenhodenschwänze und deren Umgebung auf knotig-indurierende Veränderungen.

Kontrolle der Befruchtungsfähigkeit des (oder der) Bullen: grobsinnliche und mikroskopische Untersuchung eines mit der künstlichen Scheide gewonnenen Ejakulates.

Überprüfung der Nebenhoden und des Samenleiters des (oder der) Bullen nach blutiger Kastration oder Schlachtung: In der Regel gibt hierbei schon die grobsinnliche Betrachtung Aufschluß darüber, ob die Nebenhodenschwänze sachgemäß reseziert worden sind oder nicht. Im erstgenannten Falle sind in dem von ihnen noch verbliebenen Gewebsbezirken derbe Samenstauungsherde (Spermatozelen) sicht- und fühlbar, aus denen sich beim Anschneiden graugelbe eingedickte Flüssigkeit und/oder bröckelige Massen entleeren. Außerdem sind nach erfolgreichem Eingriff in den durch Auspressen der präparativ isolierten Samenleiter gewonnenen Tröpfchen nur noch ganz vereinzelte unbewegliche und deformierte (aus der Zeit vor der Resektion stammende) oder gar keine Spermien mehr vorhanden. Besteht der Inhalt eines oder beider Samenleiter dagegen aus Sperma mit zahlreichen Samenzellen, so wurde der zugehörige Nebenhodenschwanz entweder überhaupt nicht reseziert, oder es ist seit der Operation eine Rekanalisierung eingetreten. In unklar bleibenden Fällen kann zwar die histologische Untersuchung mitherangezogen werden; sie vermag die Prüfung des lebenden Tieres auf seine Befruchtungsfähigkeit (Ejakulatkontrolle) aber nicht zu ersetzen.

Vaterschaftsnachweise durch Blutgruppenkontrolle: Wenn nach Lage der Dinge noch Zweifel an der Urheberschaft der unerwünschten Konzeptionen bestehen, sollten Blutproben aller hierfür in Frage kommenden Vatertiere, der als tragend befundenen weiblichen Rinder sowie der von ihnen geborenen Kälber an ein mit Blutgruppenbestimmungen vertrautes Labor eingesandt werden (Tierärztliches Institut der Universität Göttingen oder Blutgruppenlabor der Tierzuchtforschung an der Universität München).

Kastration weiblicher Rinder

Weibliche Rinder sind vor dem Kastrieren durch rektale und nötigenfalls auch vaginale Untersuchung auf das Vorliegen einer dem Tierbesitzer möglicherweise nicht bekannten Trächtigkeit, auf etwaige Genitalaffektionen (ungenügende puerperale Involution der Gebärmutter, Endometritis, infizierte Scheidenverletzungen) und Mißbildungen (Zwitter) sowie auf peritoneale Entzündungen und Verwachsungen zu untersuchen. Wenn sich dabei Veränderungen der genannten Art feststellen lassen, ist – ebenso wie bei an deutlicher Allgemeinerkrankung leidenden Tieren – so lange von der Kastration abzusehen, bis sich wieder normale Befunde eingestellt haben. Bei allen von der Scheide her erfolgenden Kastrationsverfahren ist die Scham des Tieres vor dem Eingriff gründlich zu reinigen und zu desinfizieren; bei den blutigen Methoden sollte vor der Schmerzausschaltung auch eine Spülung der Scheide mit einem milden Desinfiziens (zum Beispiel Akridinfarbstofflösung 1- bis 3 °/₀₀ig) erfolgen.

Betäubung: Bei älteren weiblichen Rindern und Kühen wird die Kastration im allgemeinen am stehenden Tier vorgenommen. Um dessen Standsicherheit nicht zu beeinträchtigen, wird dabei für die vaginalen Methoden meist eine kleine sakrale Extraduralanästhesie mit 6 bis 10 ml eines hierfür bewährten Mittels gesetzt. Da diese Maßnahme jedoch keine völlige Unempfindlichkeit im Bereich der Eierstöcke bewirkt, ist oft die zusätzliche Verabreichung eines Tranquilizers oder von Xylazin in niedriger Dosis angezeigt (T. I.). Falls ausnahmsweise weibliche Kälber oder Jungrinder kastriert werden sollen, was in der Regel am liegenden Tier erfolgt, empfiehlt sich die Schmerzausschaltung durch Xylazin in höherer Dosierung (T. I.) oder eine Allgemeinnarkose (siehe ‚Die klinische Untersuchung des Rindes'); dann wird abweichend von den im folgenden beschriebenden Techniken besser von der Linea alba aus (zwischen Schambeinkamm und Nabel) in die Bauchhöhle eingegangen, um die Ovarien zu erreichen.

Verfahren zur unblutigen Kastration weiblicher Rinder

Bei nachstehenden Methoden wird die Ausschaltung der Keimdrüsentätigkeit entweder durch Abschnüren der Blutgefäßversorgung der Eierstöcke oder durch chemische Verödung ihres Parenchyms mit örtlich reizenden Substanzen erreicht.

Kastration mit dem Effeminator nach HUSTIN *(paravaginale Ovariopexie)*: Dieses, von HUSTIN entwickelte und von GRÜNDER (1964) sowie STEINER (1964) geprüfte und empfohlene Verfahren bedient sich eines besonderen Instrumentariums, mit dessen Hilfe die vom Rektum aus manuell gegen das Scheidengewölbe gedrückten Eierstöcke samt den miteinbezogenen Wandbezirken der Vagina durch straffe, von der Scheide her angelegte Ligaturen zum Absterben gebracht werden (Abb. 219, 220). Der Eingriff läßt sich am Standplatz des zu kastrierenden Tieres vornehmen. Obwohl HUSTIN eine Betäubung für entbehrlich hält, erleichtert die kleine sakrale Extraduralanästhesie nach den an der hannoverschen Klinik gemachten Beobachtungen die Operation wesentlich, wenn darauf geachtet wird, daß keine Luft in den Mastdarm eindringt; andernfalls spannt sich die Wand des Rektums nämlich ballonartig an, wodurch das Erfassen der Eierstöcke erschwert, wenn nicht sogar unmöglich werden kann. Da das Aufsetzen der Ligaturen dem Tier erhebliche Schmerzen bereitet, sollte zusätzlich auch eine leichte Sedierung (Tranquilizer oder Xylazin; T. I.) erfolgen.

Zur Vorbereitung des Instrumentes wird zunächst durch zwei der Gummiringe je eine Rundschnur gezogen und mit Hilfe des Hakens eine Metallhülse aufgestreift (Abb. 217 rechts unten). Hierauf ist der Ligaturhalter durch Einhaken eines Rundschnurendes in die eingeschobene Spannstange und Zurückziehen derselben bis zur Arretierungskerbe zu spannen. Anschließend wird die Schnabelzange in den Dorn des Ligaturhalters eingesetzt und der Gummiring durch kräftiges Hochziehen mit dem Haken auf das geschlossene Zangenmaul aufgestreift. Der gebrauchsfertig zusammengesetzte Effeminator (Abb. 218) wird dann in einem mit Desinfektionslösung gefüllten Eimer abgelegt.

Für den Eingriff wird das gut gleitfähig gemachte Instrument unter leichter Neigung des Zangenmaules zur Seite des zu erfassenden Ovars hin mit der rechten Hand tief in die Scheide eingeführt. Dann erfassen 2 Finger der linken Hand das Eierstocksgekröse vom Rektum her (wie zur Palpation des Eierstockes), ziehen das zugehörige Ovar in die Excavatio rectouterina und drücken es samt der sich dabei entsprechend vorwölbenden Scheidenwand in das geöffnete Zangenmaul. Dieses wird jetzt mit der rechten Hand sofort geschlossen und die Zange in dieser Stellung arretiert (Abb. 219). Anschließend ist der Bandhalter durch Rückwärtsziehen auszuhaken, vorzuschieben und die Spannstange mit der rechten Hand unter gleichzeitigem Gegenhalten mit der linken kräftig anzuziehen. Nun wird die Schnabelzange geöffnet und aus der Scheide herausgenommen. Darauf wird die Ligatur nachgespannt und ihre Metallhülse durch Herunterdrücken des rechten Bandhaltergriffes zusammengepreßt. Nach nochmaligem, während des Lösens der Arretierung erfolgendem Zug an der Spannstange wird auch der Bandhalter aus der Scheide genommen, die Rundschnur ausgehakt und entfernt. Der gleiche Vorgang wiederholt sich dann zur Abschnürung des anderen Eierstockes. Abschließend ist durch rektale Nachkontrolle zu prüfen, ob beide Ovarien von den Ligaturen richtig erfaßt sind, ohne daß dabei außer der Scheidenwand noch anderes Gewebe (etwa Mastdarmwand) miteinbezogen wurde.

Im Anschluß an die Operation äußert das Tier meist mehr oder weniger starke Schmerzen (Brummen, Abhalten des Schwanzes, unruhiges Hin- und Hertreten, Pressen, Niedergehen, Liegen mit seitwärts ausgestreckten Beinen), die im allgemeinen aber nach 1 bis 3 Stunden abklingen. Futteraufnahme und Milchleistung sind in der Regel am 1. Tag nach dem Eingriff, mitunter aber auch einige Tage lang, vermindert. Manche Rinder zeigen einige Wochen nach einer solchen Kastration schleimigen Scheidenausfluß, der von dem ligierten, sich abstoßenden Gewebe herrührt. Die Eierstöcke sowie die miterfaßten Abschnitte des Scheidengewölbes (Abb. 220) lösen sich zusammen mit der Ligatur innerhalb von 1 bis 3 Wochen nach der Operation von ihrer Umgebung ab. In der Scheide bleiben dann 2 etwa fingerkuppengroße Narben zurück, die durch feste Verwachsungen mit den bleistift- bis fingerstarken fibrösen Mesovarien verbunden sind.

Das HUSTIN'sche Verfahren erfordert einige Übung, da der Eingriff bei langsamem Arbeiten erschwert oder infolge Anspannung der Mastdarmwand unmöglich werden kann. Bei Färsen sowie bei Kühen mit enger Scheide gelingt es mitunter nicht, den 2. Eierstock in das Zangenmaul zu bringen. Diese Schwierigkeit kann außer auf Schei-

Abb. 217 bis 220. Kastration weiblicher Rinder nach HUSTIN

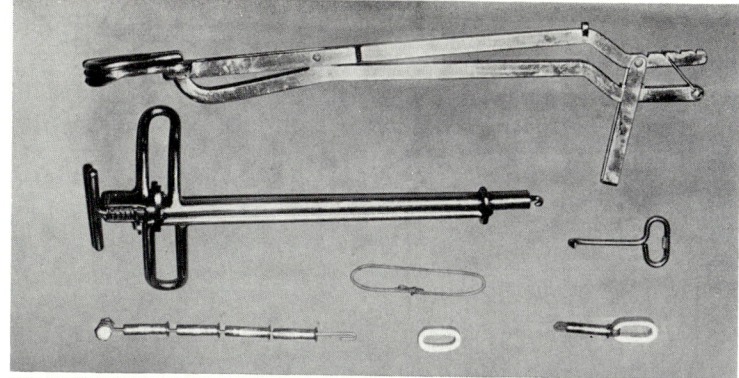

Abb. 217. Das auseinandergenommene Instrumentarium: oben die Schnabelzange zum vaginalen Erfassen und Fixieren der Eierstöcke; in der Mitte der Ligaturhalter (mit Spannstange) zum Aufstreifen und Spannen der Gummiligatur sowie der Metallhaken zum Aufziehen der Metallhülse und Vorspannen der Ringe; unten die Kastrationsligaturen, bestehend aus Gummiringen, Metallhülsen und Rundschnur

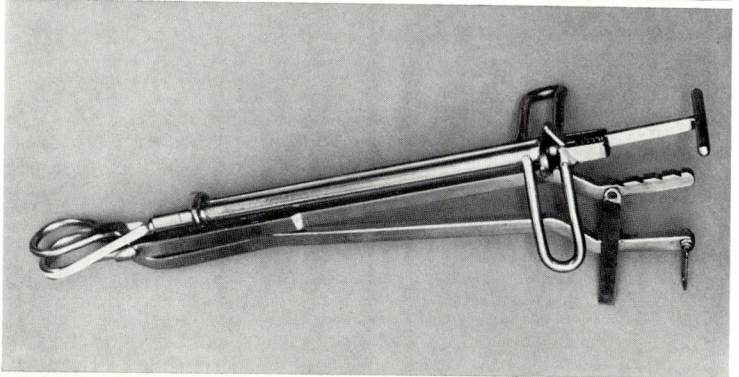

Abb. 218. Das gebrauchsfertig zusammengesetzte Instrument mit aufgestreifter Eierstocksligatur (weiß: von der unteren Backe der Schnabelzange zum Haken des Bandspanners ziehend)

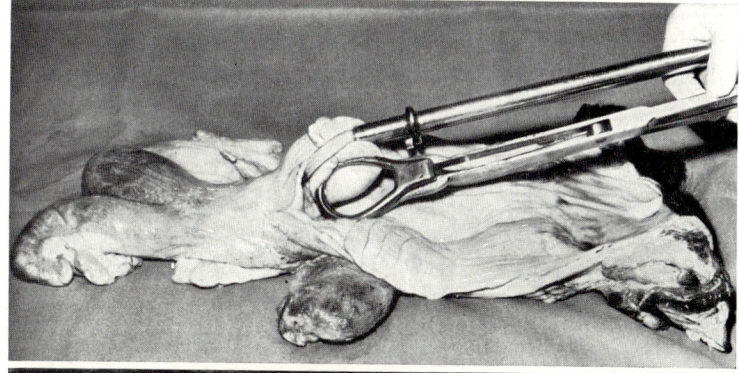

Abb. 219. Aufstreifen der Gummiligatur auf das Gekröse des zuvor vom Mastdarm aus gegen das Scheidengewölbe gedrückten und samt der Scheidenwand von den Backen der Schnabelzange erfaßten rechten Eierstockes

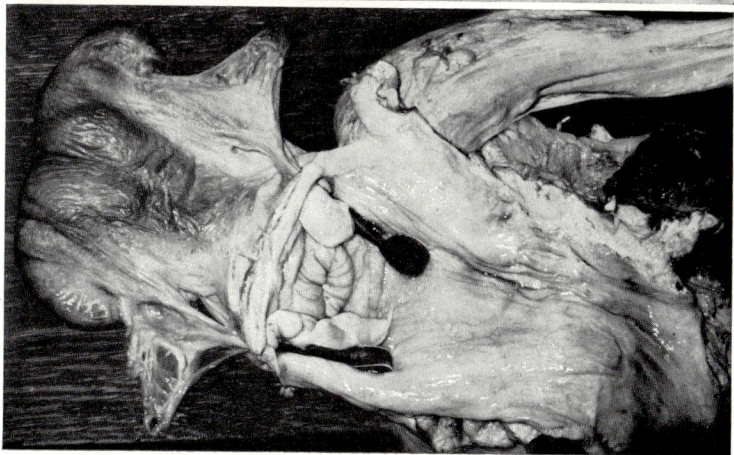

Abb. 220. Genitale einer 8 Wochen nach der Kastration geschlachteten Kuh: beide Ovarien innerhalb der Ligaturen nekrotisiert, Eierstocksbänder mit der in Abstoßung begriffenen Scheidenwand verwachsen

denenge (gespannte Scheidenwand nach Ligierung des 1. Ovars) auch auf folgenden Umständen beruhen: unbeabsichtigtes Abdrücken von Follikeln, Zysten oder Gelbkörpern; besonders kleine oder weiche und daher nur schlecht zu fassende Eierstöcke; Unruhe und Pressen des Tieres bei verzögertem Operationsablauf. Bei juvenilen oder anderweitig scheidenengen Rindern muß man sich daher zunächst mit der einseitigen Kastration begnügen und den Eingriff am anderen Eierstock einige Wochen später nachholen. Jungrinder unter 1 Jahr können auf diese Weise nicht kastriert werden, da sich das Instrument bei ihnen nicht in die Scheide einführen läßt. Im Vergleich zu den blutigen Kastrationsverfahren ist die Methode nach HUSTIN mit einem wesentlich geringeren Risiko behaftet, da Blutungen und Bauchhöhleninfektionen hierbei so gut wie ausgeschlossen sind. Bei sachgemäßem Arbeiten und abschließender rektaler Überprüfung des richtigen Sitzes der Ligaturen sowie der freien Beweglichkeit des Mastdarmes sind keine postoperativen Komplikationen zu erwarten. Vereinzelte Mißerfolge dieser Technik können dadurch bedingt sein, daß sich ein Ovar aus der Abschnürung herauszieht, oder daß sich eine Ligatur löst; gegebenenfalls muß der Kastrationseffekt dann durch einen erneuten Eingriff sichergestellt werden.

Kastration durch Veröden der Ovarien: 1958 berichtete BROSIG über ein unblutiges Verfahren zur Kastration weiblicher Rinder durch intraovariale Injektion des sklerosierend wirkenden Dondren-Knoll (S. 420). Die Einspritzung in die vom Rektum aus manuell fixierten Eierstöcke erfolgt dabei mit Hilfe einer durch einen Zervixkatheter vorzuschiebenden 55 cm langen und 1 mm starken Kanüle unter Durchstechung des Scheidengewölbes in der Medianen, 2 bis 3 cm oberhalb der Portio; in jedes Ovar werden so 1 bis 2 ml des genannten Mittels appliziert. Nach eingehender Überprüfung dieser an sich recht einfachen Methode stellten ERNST (1961) und SCHREIBER (1961) übereinstimmend fest, daß hierdurch meist nur ein kleiner Teil des Keimdrüsengewebes zerstört wird, während das übrige Parenchym danach weiterhin funktioniert. Der beabsichtigte Kastrationseffekt wird also nicht erreicht. Inwieweit entsprechendes auch für die von CHATTERJEE und KAR (1967) empfohlene intraovariale Injektion von Kadmiumchlorid gilt, bleibt noch abzuwarten.

Kastration mit dem Instrumentarium nach BLENDINGER: Das Prinzip dieses 1964 von W. BLENDINGER beschriebenen Eingriffes besteht in der Unterbindung der Blutgefäßversorgung der Ovarien mit dünnem Draht, welcher unter rektaler Kontrolle mit Hilfe eines durch das Scheidengewölbe einzustechenden Trokars und eines besonderen Ligaturführers um das Eierstockband gelegt und stramm zusammengedreht wird (Abb. 221, 222). Der 1 cm starke Trokar ist 60 cm lang. Etwa 5 cm hinter dem Vorderende trägt die Trokarhülse eine kleine Nase, die das Zurückgleiten aus der Bauchhöhle verhindern soll. Der stabförmige Ligaturführer läuft in eine federnde Gabel aus; in ihre beiden Enden wird eine Schlinge aus nichtrostendem chirurgischem Stahl eingesetzt, die als Ligatur für das Mesovar dient.

Vor dem Eingriff sollte das zu kastrierende Tier einen Tag gehungert haben. Der Trokar wird mit der rechten Hand, ähnlich wie eine Besamungspipette, in die Scheide eingeführt; dabei ist darauf zu achten, daß die Spitze des Stiletts innerhalb der Hülse verdeckt bleibt. Sie wird erst dann vorgeschoben, wenn das Instrument etwa 2 fingerbreit dorsal der Portio in der Medianen am Scheidengewölbe angesetzt ist, das nun unter mäßigem Druck und leichtem Drehen des Trokars um seine Längsachse langsam und vorsichtig perforiert wird; während dieses Vorganges muß die im Mastdarm befindliche Hand des Operateurs jenen so abhalten, daß er dabei nicht verletzt wird (Abb. 221). Nach vollständiger Perforation des Scheidengewölbes (Schleimhaut, Muskelschicht und Bauchfellüberzug) wird das Stilett etwas zurückgezogen, seine Hülse aber so weit vorgeschoben, bis sich ihre Nase in der Bauchhöhle befindet. Jetzt ist das Stilett zu entfernen (wonach bei richtigem Sitz des Trokars das Einströmen von Luft in die Peritonealhöhle zu hören ist) und der mit einem Draht versehene Ligaturführer in die Hülse einzuschieben. Hierauf wird mit der im Mastdarm befindlichen Hand ein Eierstock (am besten zwischen Zeige- und Mittelfinger) erfaßt und der Schlingenführer

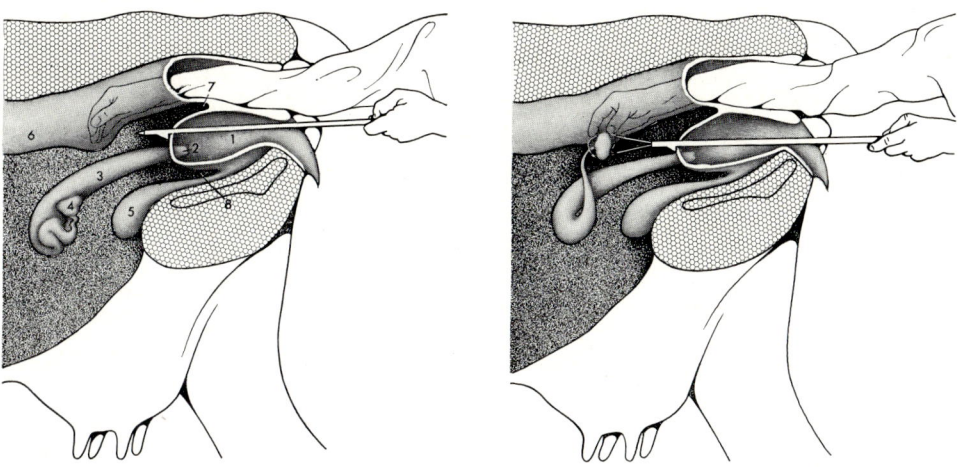

Abb. 221, 222. Kastration mit dem Scheidentrokar und dem Ligaturführer nach BLENDINGER (schematisch). Links: Durchstoßen des Scheidengewölbes mit dem vorgeschobenen Stilett des Trokars unter schützender Kontrolle der im Mastdarm befindlichen Hand; rechts: Einführen des Eierstockes zwischen die federnden Enden des Ligaturführers und die Drahtschlinge, welche dann durch Drehen des Ligaturführers um seine Längsachse über dem Mesovar zusammengeschnürt wird; 1 = Scheide, 2 = Mutterzapfen, 3 = Gebärmutter, 4 = linker Eierstock, 5 = Harnblase, 6 = Mastdarm, 7 = Excavatio rectouterina, 8 = Excavatio uterovesicalis

gleichzeitig mit der anderen Hand vollständig eingeschoben; seine Gabel spreizt sich beim Eindringen in die Bauchhöhle, so daß das Ovar jetzt manuell zwischen die Enden der Gabel und die Drahtschlinge eingebracht werden kann (Abb. 222). Beim darauffolgenden Zurückziehen des Ligaturführers bis in die Trokarhülse schließt sich die Gabel; das Eierstockband ist somit eng vom Draht umschlossen. Vor dem Andrehen der Drahtschlinge sollte noch überprüft werden, ob auch wirklich das ganze Ovar durch die Schlinge hindurchgetreten ist. Dann wird der Draht durch schraubendes Drehen des Schlingenführers um seine Längsachse unter leichtem Gegendruck auf die Trokarhülse allmählich immer straffer um das Mesovar herum zusammengeschnürt, bis die freien Enden der Schlinge endlich abbrechen. Nach dem Herausnehmen des benutzten Ligaturführers wird anschließend mit dem zweiten Schlingenträger am anderen Eierstock ebenso verfahren. Der Eingriff ist dann nach dem Herausziehen der Trokarhülse beendet. Die dabei im Scheidengewölbe gesetzte kleine Wunde schließt sich bald von selbst. Nach der Abschnürung atrophiert das Keimdrüsengewebe allmählich; der Kastrationseffekt tritt jedoch sofort ein, da die Ligaturen den Übertritt von Ovarialhormonen in die Blutbahn verhindern.

Diese Kastrationsmethode erfordert chirurgische Fertigkeit und Übung, die man sich nach dem Vorschlag BLENDINGER's am besten durch vorherige Versuche an isolierten Organen sowie an Schlachttieren aneignet. Das Verfahren hat gegenüber demjenigen nach HUSTIN den Vorzug, daß es auch bei Rindern mit enger Scheide anwendbar ist. Trotz guter Beherrschung der Technik können gelegentlich Mißerfolge dadurch eintreten, daß die Drahtligatur vorzeitig abbricht oder sich später etwas lockert.

Bei der 1964 von F., H. und J. BLASCHKE beschriebenen *Elektrovariotomie* wird in ähnlicher Weise wie bei der Kastration nach BLENDINGER die Glühdrahtschlinge eines Spezialinstrumentes (Elotom) um die Eierstocksbänder gelegt, welche dann elektrokaustisch durchtrennt werden; der Verschluß der Blutgefäße erfolgt dabei durch sterile Hitzekoagulation.

Verfahren zur blutigen Kastration weiblicher Rinder

Bis Mitte des vorigen Jahrhunderts wurden weibliche Rinder ausschließlich nach Laparotomie von der rechten Flanke her kastriert. Im Jahre 1850 führte CHARLIER eine auf vaginalem Zugang beruhende Methode ein, welche seitdem meist vorgezogen wird. Enge Raumverhältnisse in der Scheide sowie eitrig-infizierte Genitalaffektionen zwingen jedoch mitunter zur aufwendigeren Flankentechnik. Bei der blutigen Kastration ist zwischen Verfahren zu unterscheiden, durch welche die Eierstöcke entfernt werden (Ovariotomie), und solchen, bei denen das Keimdrüsengewebe durch Unterbinden seiner Blutgefäße zum Absterben gebracht wird.

Zur *Kastration von der Flanke* wird die Bauchhöhle nach Rasur sowie gründlicher Reinigung und Desinfektion des Operationsfeldes unter örtlicher Betäubung (Infiltrationsanästhesie) durch einen etwa in der Mitte der Hungergrube und 1½ handbreit unterhalb der Lendenwirbelquerfortsätze beginnenden Schnitt eröffnet, der entweder senkrecht nach ventral oder leicht nach kranioventral geführt wird; seine Länge richtet sich nach der Armdicke des Operateurs. Nach Spaltung des Bauchfells werden die Eierstöcke mit der Hand aufgesucht; dabei orientiert man sich von der auf dem Beckenboden liegenden Gebärmutter ausgehend und tastet sich ihren beiden Hörnern entlang bis zum Eileiter sowie zum Mesovarium vor. Zum Absetzen der Eierstöcke oder zur Unterbindung ihres Gekröses können die gleichen Instrumente wie für die vaginalen Methoden benutzt werden (siehe folgenden Abschnitt). Hiernach wird die Bauchhöhle antibiotisch versorgt und die Laparotomiewunde durch fortlaufende Bauchfellnaht sowie 3 bis 4 Hautmuskelhefte (mit doppelter Durchstechung und seitlicher Knüpfung) verschlossen.

Für die *Kastration von der Scheide* her sind seit ihrer Einführung vor 120 Jahren zahlreiche Instrumente und Techniken zur Perforation des Scheidengewölbes sowie zum Entfernen oder Abschnüren der Eierstöcke entwickelt worden. Die Mehrzahl von ihnen konnte sich jedoch nicht durchsetzen, so daß sie heute weitgehend bedeutungslos geworden sind. Im folgenden sollen deshalb als Beispiele nur 2 Verfahren näher geschildert werden, die heute – neben den bereits beschriebenen unblutigen Methoden nach Hustin und Blendinger (S. 422, 424) — in praxi wohl am geläufigsten sind:

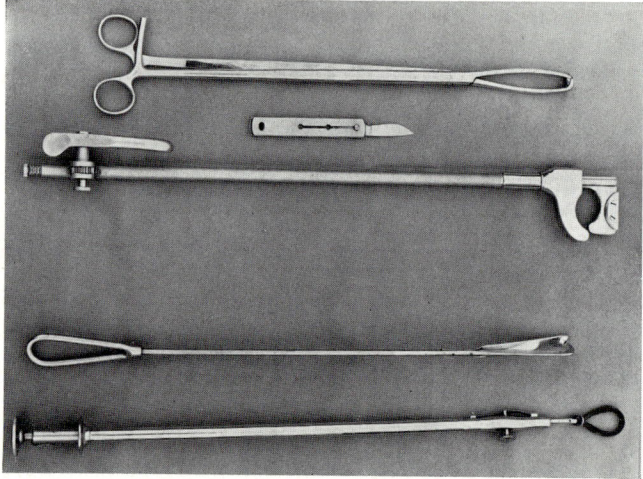

Abb. 223. Instrumente zur blutigen Kastration weiblicher Rinder; von oben nach unten: Zervixzange nach Albrechtsen (modifiziert nach Götze), verdecktes Messer nach Günther (vorgeschoben), Effeminator nach Reisinger (modifiziert nach Richter), Hakenmesser nach von Höne und Ligaturführer nach von Höne mit aufgesetztem Gummiring

Kastration mit dem verdeckten Messer nach Günther *und dem Effeminator nach* Richter/Reisinger (Abb. 223): Der Operateur geht mit gründlich desinfizierter und schlüpfrig gemachter linker Hand in die zuvor gespülte Scheide (S. 421) ein und kontrolliert hier das mit der anderen Hand erfolgende Ansetzen der Albrechtsen'schen Zange ventral an der Portio vaginalis uteri. Danach wird die linke Hand herausgezogen, um die Zervixzange zu übernehmen und mit ihrer Hilfe das Scheidengewölbe leicht nach kaudal anzuspannen; mit der Rechten wird das zunächst verdeckt bleibende und zweckmäßigerweise mit einem langen Faden zu versehende Messer eingeführt, nach Erreichen des Scheidengewölbes geöffnet und dieses dann etwa 2 fingerbreit dorsal der Portio in kranialer Richtung durchstoßen. Der Schnitt hat zügig zu erfolgen, damit

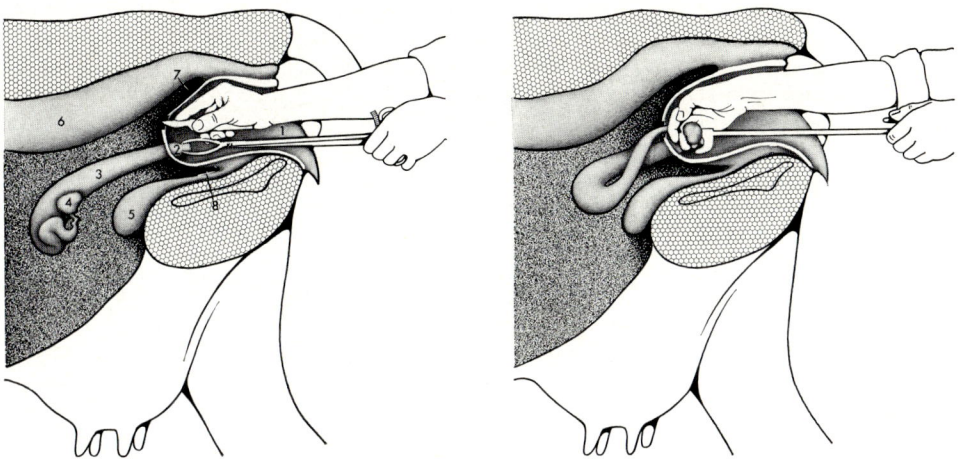

Abb. 224, 225. Kastration mit dem Effeminator nach RICHTER/REISINGER (schematisch). Links: Perforation des durch Hervorziehen der Zervix gespannten Scheidengewölbes mit dem vorgeschoben verdeckten Messer; rechts: Absetzen des in die Backen des Effeminators eingeführten Eierstockes (Zeichenerklärung wie auf Abb. 221)

sichergestellt ist, daß dabei der peritoneale Überzug der Scheide durchtrennt wird; gleichzeitig wird der Mastdarm mit dem aufgekrümmten Handrücken nach dorsal gedrängt, um Verletzungen seiner Wand zu vermeiden (Abb. 224). Beim Zurückziehen des Messers ist der gesetzte Schnitt gleich etwas auf die Portio hin zu verlängern, da sich die geschaffene Öffnung sonst mit dem explorierenden Finger nachher unter Umständen nicht mehr auffinden läßt (was gegebenenfalls eine erneute Perforation erfordert). In der Scheide wird das Messer dann sofort wieder in seinen Griff eingeschoben (also verdeckt) und dann ebenso wie die Portiozange entfernt. Hierauf ist die Perforationswunde im Scheidengewölbe so lange stumpf mit Zeige- und Mittelfinger zu erweitern, bis sie für mindestens 3 Finger (erforderlichenfalls sogar für die ganze Hand) passierbar ist. Nun übernimmt die geübtere Hand des Operateurs nach partiellem oder vollständigem Eindringen in die Bauchhöhle das Aufsuchen und Heranholen der Eierstöcke; hierzu setzt man Ring- und kleinen Finger am besten auf die Bifurkation der Gebärmutter (um diese damit nach kaudal zu schieben) und erfaßt mit den übrigen Fingern das Ovar, um es nach Möglichkeit durch die Perforationsöffnung bis in die Scheide hereinzuziehen. Jetzt wird der geschlossene Effeminator mit der anderen Hand bis an den Eierstock herangeschoben, hier durch Drehen seiner Bedienungsschraube geöffnet und das fixierte Ovar dann so in sein Maul hineingebracht, daß die Quetschbacken des Instrumentes dabei zum Mesovar, seine Schneidbacken aber zum Eierstock hin gerichtet sind. Nunmehr ist der Effeminator mit der freien Hand durch Andrehen der Schraube vollständig zu schließen (Abb. 225); seine kräftig zusammengedrückten Quetschbacken bleiben dann noch 2 bis 3 Minuten auf dem Eierstockgekröse sitzen, bevor das Instrument wieder geöffnet und zusammen mit dem abgesetzten Ovar aus der Scheide genommen wird. Mit der in der Vagina befindlichen Hand ist zu prüfen, ob die mesovarialen Gefäße nachbluten. Mit dem 2. Eierstock wird anschließend in gleicher Weise verfahren. Die Bauchhöhle ist sicherheitshalber antibiotisch zu versorgen. (Wenn es ausnahmsweise nicht gelingt, die Ovarien in die Scheide hereinzubekommen, muß das Absetzen innerhalb der Bauchhöhle erfolgen; in solchen Fällen empfiehlt es sich, die hierfür erforderliche verhältnismäßig große Scheidenwunde abschließend durch 1 oder 2 Hefte zu vernähen, was sonst nicht notwendig ist.)

Der bei dieser Kastrationsmethode angewandte *dorsale Scheidenschnitt* hat gegenüber dem ventralen den Vorteil, daß Blut, Wund- und Scheidensekret danach nicht so leicht in die Bauchhöhle gelangen. Die Perforation des Scheidengewölbes ist der schwierigste Teil der Operation. Wenn das Durchstechen mit dem Messer zu zaghaft erfolgt, kann es vorkommen, daß sich das hier nur locker mit der Scheide verbundene parietale Bauchfell von ihr löst, ohne gespalten zu werden; beim Eingehen mit dem suchenden Finger besteht dann wegen des in der Bauchhöhle herrschenden Unterdruckes die Gefahr, daß das Peritoneum noch weiter von seiner Unterlage abgehoben wird und nun gar nicht mehr oder nur mühsam durchstoßen werden kann. (Gegebenenfalls müßte der Eingriff dann nach Flankenschnitt vorgenommen werden.) Außerdem neigen die dabei entstehenden tiefen Gewebstaschen in erhöhtem Maße zu postoperativen Infektionen (Peritonitis). Andererseits darf die Perforation der Scheide auch nicht zu ruckartig erfolgen, weil sonst unter Umständen das Rektum oder der Dünndarm verletzt wird. Für den in dieser Form der Kastration noch ungenügend Geübten empfiehlt es sich daher, vor dem Eingriff für Druckausgleich zwischen Bauchhöhle und Außenwelt zu sorgen; hierzu wird in der linken Flanke etwa 3 fingerbreit hinter der letzten Rippe und ebensoweit unterhalb der Lendenwirbelquerfortsätze eine kräftige Hohlnadel (wie zur intravenösen Infusion) bis in die Peritonealhöhle eingestochen. Das Einströmen der Luft ist dann an dem zischenden Geräusch zu erkennen, das den richtigen Sitz der Kanüle anzeigt. Nach dieser Vorbereitung lassen sich Scheidenwand und Bauchfell leichter durchstoßen; außerdem wird hierdurch die Gefahr einer Darmverletzung verringert.

Kastration mit dem Hakenmesser und dem Ligaturführer nach VON HÖNE: Bei diesem 1934 durch VON HÖNE entwickelten Verfahren wird nach den üblichen Vorbereitungen (S. 421) eine ALBRECHTSEN'sche Zange in die Scheide eingeführt und die mit ihr erfaßte Portio so weit nach kaudal vorgezogen, bis sich dorsal im Scheidengewölbe eine in der Medianlinie verlaufende Falte bildet; sie ist dann meist 2 bis 3 fingerbreit oberhalb des Mutterzapfens deutlich zu fühlen. Auf diese, mit Daumen und Zeigefinger einer Hand festgehaltene Duplikatur der Scheidenwand und ihrer Serosa wird nun das mit hakenförmiger Schneide und gegenständiger Blattfeder ausgerüstete Hakenmesser (Abb. 223) so aufgesetzt, daß sich die Falte zwischen dem Messer und der elastischen Feder befindet. Dabei ist darauf zu achten, daß die Spitze des Messers mindestens 1 cm weit über die Umschlagstelle des parietalen Bauchfellüberzuges der Scheide hinaus vorgeschoben wird. Anschließend wird die Blattfeder mit den Fingern der in der Scheide befindlichen Hand kräftig auf die Spitze des Hakenmessers gedrückt (wodurch die Scheidenwand bis in die Bauchhöhle hinein punktförmig perforiert wird) und dieses darauf kräftig nach kaudal gezogen; dabei werden Scheidenwand und Peritoneum durchschnitten. Die stumpfe Erweiterung der geschaffenen Öffnung und das Aufsuchen der Ovarien gestalten sich dann wie bei der zuvor geschilderten Methode. Die Eierstöcke werden bei diesem Verfahren nicht entfernt, sondern durch eine am Mesovar anzusetzende Ligatur abgeschnürt, wonach sie atrophieren. Hierzu bedient man sich eines Führrohres und des in dieses einzuschiebenden Ligaturhalters (Abb. 223). Er trägt an seinem Vorderende ein Häkchen zur Befestigung des Gummiringes (samt Metallplättchen) und läuft in eine eingekerbte Zugstange aus. Das Führrohr weist am Hinterende eine Rückschlagfeder (welche in die Kerben der Zugstange eingreift) und vorne eine Abschneidevorrichtung (für den gespannten Gummiring) auf. Nach dem Einführen des entsprechend vorbereiteten Instrumentes wird zunächst ein Eierstock durch den Gummiring gesteckt und die Zugstange danach fest angezogen, wobei sich der Ring immer weiter durch das (sein Rückrutschen blockierende) Metallplättchen hindurchzieht und so immer enger um das Mesovar schließt. Der im Führrohr befindliche Teil des Gummiringes wird nun durch Druck auf die Abschneidevorrichtung hinter dem Metallplättchen abgesetzt. Anschließend ist das Instrument herauszunehmen, mit einem neuen Gummiring zu versehen und in gleicher Weise zur Ligierung des anderen Ovars anzuwenden.

Die sinnreiche Anordnung des Hakenmessers gestattet es, die Scheidenwand samt Bauchfell unter Kontrolle und zudem in kaudaler Richtung zu durchtrennen, so daß die Gefahr einer Verletzung anderer Eingeweideteile weitgehend ausgeschlossen wird. Außerdem sind im Gegensatz zum chirurgischen Absetzen der Eierstöcke keine Blutungen zu befürchten (Gummiligatur).

Sowohl nach der Ovariotomie als auch nach der Unterbindung der Eierstockbänder gehen manche Tiere nieder und bekunden durch wiederholtes Aufstehen und Wiederhinlegen sowie durch Aufkrümmen des Rückens deutliche Schmerzen; diese lassen jedoch meist nach $^1/_2$ bis 2 Stunden nach. Abschließend ist festzuhalten, daß es zwar eine ganze Reihe unterschiedlicher, für die Praxis geeigneter Methoden zur Kastration weiblicher Rinder gibt; Erfolgssicherheit sowie etwaige spätere Komplikationen sind jedoch nicht nur von der angewandten Technik, sondern in erheblichem Maße auch von *keimfreiem Arbeiten* sowie von der *Kunstfertigkeit* und der *persönlichen Erfahrung* des Operateurs abhängig.

SCHRIFTTUM

ALEKSEEW, P. A. (1963): Ovarioektomie bei Kühen (russisch). Veterinarija 40:10, 40-41. — ANDISIO, S. N. (1963): La castracion de vacas viejas, tecnica e importancia economica. Gac. Vet. 25, 28-30. — ANDREJEWSKI, W. JA. (1955): Vasektomie von Bullen und Schafböcken nach einem neuen Verfahren (russisch). Veterinarija 32:12, 64-65.
BAIBURTZJAN, A. A. (1960): Die Kastration von Schafen unter Belassung der Nebenhoden und der bindegewebigen Grundlage der Hoden (russisch). Veterinarija 37:6, 48-51. — BAIBURTZJAN, A. A. (1962): Eine neue Kastrationsmethode bei Tieren. Int. Zschr. Landwirtschaft 1962:2, 65-70. — BERTSCHY, M. (1906): Über die Ovariotomie beim Rind. Schweiz. Arch. Tierheilk. 48, 149-159, 219-222. — BIERSCHWAL, C. J., & E. F. EBERT (1961): Clinical applications of a sclerotherapeutic agent. Vet. Med. 56, 323-332. — BITTNER (1939): Die unblutige Kastration bei Rindern und Pferden. Berl. Münch. Tierärztl. Wschr. 55, 181-182. — BLASCHKE, F., H. BLASCHKE & I. BLASCHKE (1964): Elektroovariotomie von Großtieren (Elotom-Verfahren). Berl. Münch. Tierärztl. Wschr. 77, 300-302. — BLENDINGER, W. (1952): Ein neues, universal verwendbares Kastrationsinstrument. Tierärztl. Umschau 7, 428. — BLENDINGER, W. (1964): Die Ovariotomie des Rindes nach einer neuartigen unblutigen Operationsmethode. Vet.-Med. Nachr. 1964, 74-88. — BORELLI, G. (1956): La deferentectomia per la sterilizzazione del vitellone del torello. Veterinaria 7, 103-107. — BOUCKAERT, J. H., W. OYAERT & G. VERMAUT (1961): Kastratie en sterilisatie bij mannelijke huisdieren. Vlaams Diergeneesk. Tijdschr. 30, 69-78. — BROSIG, W. (1958): Unblutige Kastration von Kühen mit Dondren. Tierärztl. Umschau 13, 243.
CHARLIER (1850): De la castration des vaches. Rec. Méd. Vét. 27, 244. — CHATTERJEE, S. N. (1966): Sterilization of scrub cows by intra-ovarian injection of cadmium chloride; a preliminary study. Indian Vet. J. 43, 331-338. — CHATTERJEE, S. N., & A. B. KAR (1967): Sterilization of scrub cows with cadmium chloride. Vet. Record 80, 569-573.
DÖBÖRHEGYI, F., I. LENGVÁRY & B. NYALL (1959): Die Kastration zuchtunfähiger Bullen durch Inanspruchnahme einer neuen Methode der Vasektomie (ungarisch). Magyar Allatorv. Lap. 14, 181-183. — DONALDSON, L. E. (1968): Temporary sterilisation of beef cattle by progestational compounds. Austral. Vet. J. 44, 499-506. — DORN, H. J. (1957): Die Sterilisation männlicher Wiederkäuer durch Dondren-Injektion. Berl. Münch. Tierärztl. Wschr. 70, 127-130. — DORN, H. J. (1958): Zur Sterilisation der Bullen durch Dondren-Injektion. Berl. Münch. Tierärztl. Wschr. 71, 250. — DORN, H. J. (1959): Zur Frage der Sterilisation männlicher Wiederkäuer mit Dondren. Tierärztl. Umschau 14, 27. — DORN, H. J. (1959): Zusammenfassende Betrachtungen über Erfahrungen mit der Sterilisation männlicher Wiederkäuer im Bereich des Nebenhodenschwanzes. Tierärztl. Umschau 14, 45-47. — DUGDALE, R. S. (1958): Castration by the rubber-ring method. Vet. Record 70, 291-292. — DUSSEL, A. G. (1965): Castracion por el flanco de hembras en la especie bovina. Gac. Vet. 27, 146-163.
ERNST, K. (1961): Versuche zur Sklerotisierung des Rinderovars mit Dondren. Berl. Münch. Tierärztl. Wschr. 74, 148-150. — ESCHINI, E. (1927): Pince à castration du Dr. ESCHINI, brévetée et primée pour la castration non sanglante des équins, bovins et ovins au moyen de l'écrasement du cordon testiculaire. Ann. Méd. Vét. 72, 32-35.
FENTON, B. K. (1960): The elastrator-method of castration. Vet. Record 72, 55-56.
GEVE, T. (1965): Kastration mit Zurücklassen der Nebenhoden und mit teilweisem Zurücklassen des Bindegewebes der Hoden (ungarisch). Magyar Allatorv. Lap. 20, 568-570. — GÖBEL, F. (1953): Die Kastration des Ebers und Bullen mit der ‚ORBI-Kastrierzange'. Tierärztl. Umschau 8, 427-430. — GOLDMANN, D. (1953): Über die unblutige Kastration der Haustiere insbesondere des Hengstes mit einer neuen Kastrierzange, Leipziger Modell. Diss., Leipzig. — GRESELIN, E. (1962): The sterilization of the bull, a review of the literature. Canad. J. Comparat. Med. Vet. Sci. 26, 84-86. — GRÜNDER, H.-D. (1964): Die unblutige Kastration weiblicher Rinder mit dem Effeminator nach HUSTIN. Nord. Vet.-Med. 16: Suppl. 1, 495-505.
HÄUSSLER, D. (1966): Hormonale Sterilisation von Jungbullen mit dem Östrogenpräparat ‚Foloestrol T'. Diss., Leipzig. — HÖNE VON, H. (1934): Die Kastration von Kühen mit elastischer Ligatur. Tierärztl. Rundschau 40, 71-74. — HÖNE VON, H. (1934): Eine neue Scheidenschnitt-Methode zur Kastration von Kühen. Tierärztl. Rundschau 40, 559-561. — HOOYBERG, Z. (1955): Ovariotomie bij runderen met behulp van de zogenaamde ‚castratiesnoertjes'. Tijdschr. Diergeneesk. 80, 555-557.
JOHARI, M. P., & P. C. GANGWAR (1961): The technique of vasectomy (vasoligation) in cattle and buffaloes. Brit. Vet. J. 117, 366-367.
KASA, F. (1961): Untersuchungen über den Spermiengehalt in den Samenleitern bei normalen und durch Resektion der Nebenhodenschwänze sterilisierten Bullen. Diss., Hannover. — KMENT, A. (1951):

Die physiologischen Grundlagen der ‚hormonalen Kastration'. Wiener Tierärztl. Mschr. *38*, 440-461. — KOLLER, R. (1963): Das Problem der medikamentellen (unblutigen) Sexualhemmung bei den Haustieren; Beitrag zur Frage sexualaktiver Stoffe (Sammelbericht). Zuchthyg., Fortpflanzungsstör., Besam. Haustiere *7*, 254-269. — KOSTNER, M. (1951): Die Kastration der Kalbin. Wiener Tierärztl. Mschr. *38*, 516-519.

LEIDL, W., & K. ERNST (1967): Hormonale sexuelle Ruhigstellung von Jungtieren während der Mast. Tierärztl. Umschau *22*, 290, 293-294.

MEINECKE, C. F., & L. E. McDONALD (1961): The effects of exogenous testosterone on spermatogenesis of bulls. Amer. J. Vet. Res. *22*, 209-215. — MEISSNER, R., O. LEMKE, H. SAJONSKI & A. SMOLLICH (1967): Vergleichende Untersuchungen zur Kastration nach BAIBURTZJAN und Sterilisation nach ROSENBERGER beim Rind unter Berücksichtigung der Mastergebnisse sowie der histologischen Befunde am Hoden und Nebenhoden. M.-hefte Vet.-Med. *22*, 483,491. — MILETIC, D. (1963): Über den Einfluß der Vasektomie auf den Masterfolg beim Rind (serbokroatisch). Vet. Glasnik *17*, 695-697. — MILJKOVIC, V., M. TADIC & V. KREJAKOVIC (1958): Die Ovariektomie der Kühe in der Praxis (serbokroatisch). Vet. Glasnik *8*, 621-625. — MOSKOW, M. (1967): Bemerkungen zur neuen Kastrationsmethode BAIBURTZJAN's. M.-hefte Vet.-Med. *22*, 792-793.

NOBEL, T. A., Y. FOLMAN & R. VOLCANI (1961): A histo-pathological study of the genital organs of diethylstilboestrol (DES)-implanted bullcalves. Refuah Vet. *18*, 57-54.

OEHME, F. W. (1968): Resection of the bovine epididymis. Vet. Med. *63*, 603-606.

PASTERNIAK-WINTARSKI, Z. (1956): Die Kastration von jungen Bullen und Ebern durch subkutanes Abbinden der Samenstränge (polnisch). Med. Weter. *12*, 681-682. — PLASCHKE, W. (1964): Zur Kastrationsmethode nach A. A. BAIBURTZJAN. M.-hefte Vet.-Med. *19*, 659-663.

REISINGER, L. (1906): Über Kastration von Kühen. Tierärztl. Zbl. *29*, 86-90, 105-111. — RICHTER, J. (1936): Der Einfluß der Kastration auf die Milch- und Fleischleistung der Kühe. Berl. Tierärztl. Wschr. *49*, 277-280, 293-298. — ROSENBERGER, G. (1956): Sterilisierung der Bullen durch Resektion der Nebenhodenschwänze. Dtsch. Tierärztl. Wschr. *63*, 359-361. — ROSENBERGER, G. (1958): Hinweis zur Frage der Sterilisierung der Bullen durch Resektion der Nebenhodenschwänze. Dtsch. Tierärztl. Wschr. *65*, 246. — ROSENBERGER, G. (1959): Zur Frage der Erfolgssicherheit der Bullensterilisierung. Tierärztl. Umschau *14*, 191-193. — ROSENBERGER, G. (1960): Weiterer Beitrag zur Frage der Erfolgssicherheit bei der Bullensterilisierung durch Resektion der Nebenhodenschwänze. Tierärztl. Umschau *15*, 374-375. — ROSENBERGER, G. (1964): Bullen-Sterilisierung mit dreifacher Sicherung des Erfolgs. Dtsch. Tierärztl. Wschr. *71*, 654-656. — ROSENBERGER, G., & D. KRAUSE (1959): Über die Erfolgssicherheit der Bullensterilisierung durch Resektion der Nebenhodenschwänze. Dtsch. Tierärztl. Wschr. *66*, 233-237.

SILBERSIEPE, E., & H. TRILK (1955): Ein Beitrag zur Kastration des Hengstes mit der ‚Orbi-Kastrierzange'. Berl. Münch. Tierärztl. Wschr. *68*, 174-177. — SIVIERI, M., & R. PEZZELLA (1958): Sterilizzazione del vitellone e del torello mediante l'asportazione della coda dell epididimo. Clin. Vet. *81*, 143-148. — SCHAETZ, F., & O. DIETZ (1959): Kurze Stellungnahme zu den Veröffentlichungen von H. J. DORN: ‚Zur Frage der Sterilisation männlicher Wiederkäuer mit Dondren' (Tierärztl. Umschau *1*, 27 [1959]) und ‚Zusammenfassende Betrachtung über Erfahrungen mit der Sterilisation männlicher Wiederkäuer im Bereich des Nebenhodenschwanzes' (Tierärztl. Umschau *2*, 45 [1959]). Tierärztl. Umschau *14*, 132-133. — SCHECKER, H. (1952): Ein neues Instrument zur Kastration der männlichen Haustiere, seine Entstehung und Anwendung. Tierärztl. Umschau *7*, 332-337. — SCHMIDT, ST. S. (1966): Technics and complications of elective vasectomy, the role of spermatic granuloma in spontaneous recanalization. Fertility Sterility *17*, 467-481. — SCHREIBER, K. (1961): Untersuchungen über die Durchführung und Erfolgssicherheit der unblutigen Kastration von Kühen mit Dondren nach W. BROSIG. Diss., Hannover. — STEINER, H. (1964): Die unblutige Kastration von Rindern mit dem Effeminator nach HUSTIN. Prakt. Tierarzt *45*, 436-439. — STÖBER, M., D. KRAUSE II & F. KASA (1961): Beitrag zur Beurteilung des Operationserfolges bei der Bullensterilisierung. Dtsch. Tierärztl. Wschr. *68*, 703-705. — STOLZ, G. (1941): Unblutige Kastration von Bullenkälbern. Diss., Hannover.

TAUSK, M. (1955): Hormonale castratie. Tijdschr. Diergeneesk. *80*, 3. — THARP, V. L. (1955): Vasectomy in the bull. J. Amer. Vet. Med. Ass. *126*, 96. — TOUREILLES, J. F. (1966): Note clinique: de la vasectomie chez le taureau. Rev. Méd. Vét. *117*, 213-215.

VOLCANI, R., & Y. FOLMAN (1960): The effect of diethylstiloestrol-implantation on the reproduction organs and on the potential sterilization of intact bull-calves. Refuah Vet. *17*, 165-154.

WEINSHEIMER, P. A. (1955): Sterilisierung beim Bullen. Dtsch. Tierärztl. Wschr. *62*, 216-218.

ZIMBELMAN, R. G. (1966): Effects of progestagens on ovarian and pituitary activities in the bovine. J. Reprod. Fert. *7*:Suppl. 1, 9-19.

Krankheiten des Bewegungsapparates

Unter den ‚sporadischen' Leiden des Rindes spielen die Krankheiten der Lokomotionsorgane eine nicht zu unterschätzende Rolle; neuzeitliche Methoden der Haltung (einstreulose Schwemmentmistung, Spaltenböden) und Fütterung (Intensivmast) sowie die Vernachlässigung der regelmäßigen Klauenpflege tragen dazu bei, daß Erkrankungen der Klauen und Gliedmaßen samt ihren Folgen heute eher häufiger sind als früher. Auch im Verlauf einiger im Zunehmen begriffener Stoffwechsel- und Mangelkrankheiten (zum Beispiel der hypokalzämischen Gebärparese, S. 1009) und bei Schwergeburten wird die neuromotorische Funktionstüchtigkeit des Bewegungsapparates oft in Mitleidenschaft gezogen, was nicht allzu selten Anlaß zu schwerwiegenden traumatischen Komplikationen im Bereich der Extremitäten bietet.

Regionär sind die Krankheiten des Lokomotionssystems zwar je nach den haltungs-, ernährungs- und rassebedingten Gegebenheiten verschieden stark vertreten; insgesamt haben sie an den Gesundheitsstörungen des Rindes jedoch einen beträchtlichen Anteil. Dieser ist von WYSSMANN (1942) in der Schweiz nach 30jährigen Beobachtungen auf 10 % geschätzt worden. In 2 Milchviehherden der Universität Illinois machten die Lahmheiten während einer 6jährigen Kontrolle (1957 bis 1963) 9 % aller tierärztlich zu behandelnden Fälle aus (SMITH und Mitarbeiter, 1964), während nach Erhebungen in Großbritannien jährlich fast 4 % der dortigen Milchkühe an Bewegungsstörungen leiden (LEECH und Mitarbeiter, 1960). Noch höhere Frequenzen wurden bei Schlachttieren (in Schottland 14 %; WEAVER, 1964), für Klinikpatienten sowie unter den Schadensfällen von Tierversicherungen ermittelt (etwa 13,9 % nach SCHÖNHERR, 1958). Soweit solche Übersichten nach dem Sitz der Erkrankungen aufgegliedert sind, stimmen sie darin überein, daß ungefähr 75 % aller Lahmheiten von den Klauen (einschließlich der gemeinsamen digitalen Beugesehnenscheide) ausgehen, und rund 25 % die übrigen Extremitätenabschnitte (von der Fessel an aufwärts) sowie den Beckenring betreffen.

Selbst Lahmheiten und Lähmungen leichteren Grades können, insbesondere während des Weideganges, die Produktivität des betroffenen Tieres einschränken. Außerdem verschlechtern sich die Heilungsaussichten der meisten hier zu besprechenden Krankheiten oft erheblich, wenn tierärztliche Hilfe erst im fortgeschrittenen Stadium zugezogen wird, oder wenn ihre Behandlung in unsachgemäßer Weise erfolgt. Bei vielen Landwirten besteht über die *wirtschaftliche Bedeutung* der Klauen- und Gliedmaßenleiden aber keine richtige Vorstellung, weil diese verhältnismäßig selten zu Totalverlusten führen und zudem häufig schleichend verlaufen, dem Tierbesitzer also bezüglich ihrer Auswirkungen mehr oder weniger lange verborgen bleiben. Die materiellen Einbußen beruhen in solchen Fällen dann hauptsächlich auf verminderter Milchleistung, Gewichtsrückgang, schlechterer Futterverwertung, vorzeitiger Abschaffung sowie geringerem Schlachterlös. Diese Verluste werden oft gar nicht mit der Lahmheit in Zusammenhang gebracht; sie lassen sich daher auch kaum zahlenmäßig erfassen. Zweifellos gehen der Landwirtschaft auf diese Weise aber alljährlich erhebliche Summen verloren.

Im Rahmen des folgenden Kapitels werden Erkrankungen des Bewegungsapparates, deren Sitz oberhalb der Fessel liegt, als *Gliedmaßenkrankheiten* (S. 432 ff.), die distal hiervon lokalisierten Leiden dagegen als *Klauenkrankheiten* (S. 547 ff.) zusammengefaßt. Die im Bereich von *Mittelfuß* (Metakarpus beziehungsweise Metatarsus), *Fessel und Fesselgelenk* der Vorder- und Hintergliedmaßen vorkommenden Krankheiten werden gemeinsam besprochen (S. 503 ff.), weil sie sich bei entsprechendem anatomischen Sitz (am Vorder- beziehungsweise Hinterbein) auch bezüglich ihrer Ursachen, Erscheinungen und Behandlungsmöglichkeiten weitgehend gleichen. Die *angeborenen Bewegungsstörungen des Kalbes* beruhen meist auf Defekten innerhalb des zentralen Nervensystems; sie werden deshalb zusammen mit den Mißbildungen des Gehirns und des Rückenmarks (S. 644 ff.) abgehandelt.

Da Krankheiten im Klauenbereich beim Rind wesentlich häufiger sind als solche an den rumpfnäheren Extremitätenabschnitten, sollte die betroffene Gliedmaße stets in aufsteigender Reihenfolge, also von distal nach proximal fortschreitend, untersucht werden. Dabei gilt als Faustregel, daß sich die unterhalb des Vorderfußwurzel- und Sprunggelenks lokalisierten sogenannten ‚tiefen Lahmheiten' meist als *Stützbeinlahmheit,* die ‚hohen', im Bereich der Schulter, des Beckens oder der Hüfte gelegenen Bewegungsstörungen dagegen vorwiegend als *Hangbeinlahmheit,* Erkrankungen der mittleren Gliedmaßenteile jedoch in der Regel als *gemischte Lahmheit* (mit Beeinträchtigung sowohl der Stützbein- als auch der Hangbeinphase) äußern. Nähere Einzelheiten über die Untersuchung des Bewegungsapparates und die hierfür geeigneten Fixationsmaßnahmen sind dem Buch ‚Die klinische Untersuchung des Rindes' zu entnehmen.

Nach Abhandlung der die Gliedmaßen und Klauen betreffenden Leiden werden im

Rahmen des nachstehenden Kapitels auch die *Krankheiten im Bereich des Halses, der Körperwand, des Zwerchfells und des Schwanzes* besprochen (S. 607 ff.). Bezüglich der Erkrankungen der Wirbelsäule sei auf das Kapitel Zentrales Nervensystem (S. 628 ff.) verwiesen.

SCHRIFTTUM

Amstutz, H. E. (1965): Cattle lameness. J. Amer. Vet. Med. Ass. *147*, 333-344. — Bolz, W., O. Dietz, H. Schleiter & R. Teuscher (1968): Lehrbuch der speziellen Veterinärchirurgie. Fischer, Jena. — Dietz, O., & G. Prietz (1968): Zum Vorkommen, zur Art und zur Therapie der Gliedmaßenerkrankungen beim Rind. M.-hefte Vet.-Med. *23*, 126-135. — Frank, E. R. (1960): Veterinary surgery. Burbess, Minneapolis. — Frauchiger, E., & W. Hofmann (1941): Die Nervenkrankheiten des Rindes. Huber, Bern. — Hess, E., & E. Wyssmann (1931): Klauenkrankheiten. 3. Aufl. Urban und Schwarzenberg, Berlin/Wien. — Hickman, J. (1964): Veterinary orthopaedics. Oliver und Boyd, Edinburgh/London. — Kovács, A. (1960): Über die Klauenkrankheiten der Rinder und ihre Behandlung (ungarisch). Magyar Allat. Lap. *15*, 380-387. — Leech, F. B., M. E. Davies, W. D. Macrae & F. W. Withers (1960): Disease, wastage and husbandry in the British dairy herd. H. M. Stationary office, London. — Mieth, K., & W. Riebe (1959): Die Klauenerkrankungen der Rinder. M.-hefte Vet.-Med. *14*, 717-724. — Moser, E., & M. Westhues (1950): Leitfaden der Huf- und Klauenkrankheiten. 2. Aufl. Enke, Stuttgart. — Otto, H. (1965): Untersuchungen über Häufigkeit, Vorkommen, Lokalisation und Ursachen von Gliedmaßenerkrankungen beim Rind am Krankengut der Klinik für Rinderkrankheiten in den Jahren 1961/62/63. Diss., Hannover. — Schönherr, S. (1958): Wiederaufnahme der Schadensstatistik in der Tierversicherung. Berl. Münch. Tierärztl. Wschr. *71*, 270-274. — Searles, G. W. (1949): Lameness in the bovine. Vet. Record *61*, 705-707. — Silbersiepe, E., E. Berge & H. Müller (1965): Lehrbuch der speziellen Chirurgie für Tierärzte und Studierende. 14. Aufl. Enke, Stuttgart. — Smith, A. R., J. L. Albright, E. E. Ormiston, L. E. Boley, O. B. Brodie, R. D. Hatch & J. C. Thurnan (1964): Six-year compilation of dairy cattle practice. Illinois Vet. *7*, 26-28. — Trautwein, K. (1968): Probleme der Hygiene und Tiergesundheit im modernen Rinderstall. Tierärztl. Umschau *23*, 571-584. — Vaughan, L. C. (1964): Peripheral nerve injuries—an experimental study in cattle. Vet. Record *76*, 1293-1301. — Weaver, A. D. (1964): Some aspects of bovine foot disease. Nord. Vet.-Med. *16*:Suppl. 1, 258-265. — Wester, J. (1922): Lahmheiten bei Kühen. Dtsch. Tierärztl. Wschr. *30*, 425-428. — Wintzer, H.-J. (1962): Lahmheiten und Röntgenuntersuchung beim Rind. Berl. Münch. Tierärztl. Wschr. *75*, 341-343. — Wood, C. (1960): Diseases of the bovine foot. Vet. Record *72*, 1220-1228. — Wyssmann, E. (1942): Gliedmaßenkrankheiten des Rindes. Orell Füssli, Zürich. — Zeeb, K. (1968): Beobachtungen und ethologische Überlegungen bei stallbedingten Schäden in einigen Rinderbeständen. Dtsch. Tierärztl. Wschr. *75*, 630-632.

Krankheiten der Gliedmaßen

Krankheiten im Bereich der Schulter und des Oberarmes

‚Schulterlahmheit'

Der Begriff ‚Schulterlahmheit' stellt eine rein *symptomatische* Diagnose für verschiedene Krankheitszustände im Schulterbereich dar, welche sich durch die klinische Untersuchung zunächst nicht eindeutig lokalisieren und definieren lassen. Einer derartigen Lahmheit können krankhafte Veränderungen im Schultergelenk selbst, aber auch in den umgebenden Knochen, Sehnen, Bändern, Muskeln, Nerven oder Lymphknoten (Tuberkulose, Leukose, Neurofibromatose) zugrunde liegen. Beim Rind scheinen Quetschungen und Zerrungen der Schultermuskulatur sowie des Schultergelenks die häufigste Ursache zu sein (Wyssmann, 1942). Die mit der ‚Schulterlahmheit' verbundene Bewegungsstörung betrifft gewöhnlich die Hangbeinphase (verkürzter Schritt mit zögerndem Anheben des Vorderbeines), kann sich aber auch als gemischte Lahmheit äußern. Wenn sich Sitz und Art des Leidens aufklären lassen, sollte die vorläufige Diagnose ‚Schulterlahmheit' durch die dem Fall zukommende exakte *pathologisch-anatomische Krankheitsbezeichnung* ersetzt werden.

SCHRIFTTUM

Garnier, J. (1928): Contribution à l'étude du traitement des boiteries des régions supérieures des membres. Thèse, Alfort. — Heuze, L. (1902): De l'effort de l'épaule chez la bête bovine. Ann. Méd. Vét. *51*, 92-93.

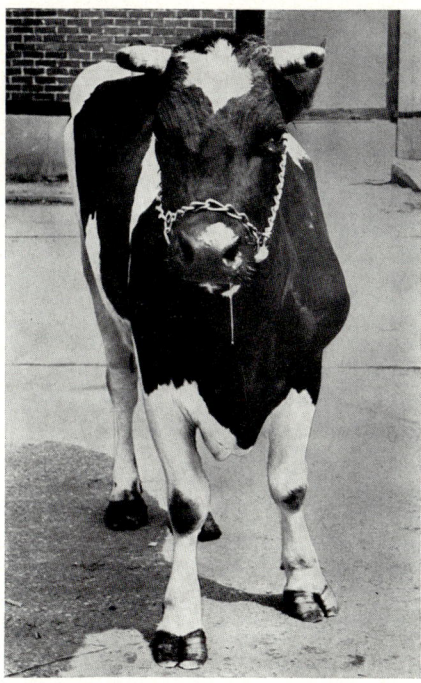 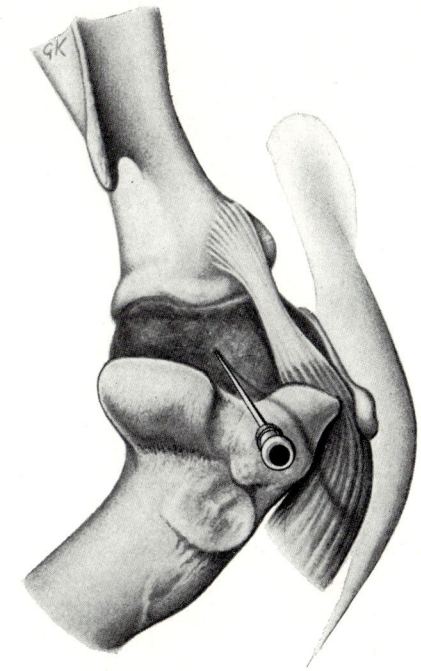

Abb. 226. Hochgradige akute Entzündung des linken Buggelenks   Abb. 227. Punktion des rechten Schultergelenks

Entzündung des Schultergelenks (Omarthritis)

Wesen, Ursachen: Die beim Rind nur selten zu beobachtende Omarthritis beruht meist auf akuter aseptischer Entzündung des Buggelenks und ist in der Regel auf Zerrungen, Verstauchungen oder Quetschungen zurückzuführen; solche kommen vor allem beim Bespringen brünstiger Tiere (seitliches Abgleiten), beim Ausrutschen und übermäßigen Grätschen der Vordergliedmaßen auf schlüpfrigem Boden sowie durch äußere Gewalteinwirkung (Anrennen gegen Pfosten) zustande. Ein Teil der eitrigen Schultergelenkentzündungen geht von penetrierenden Verletzungen aus; außerdem ist vereinzelt auch über pyämische, früher zudem über tuberkulöse Omarthritiden berichtet worden.

Erscheinungen: Bei akuter Omarthritis ist örtlich eine mehr oder weniger deutliche Umfangsvermehrung, außerdem Druckempfindlichkeit und vermehrte Wärme, bei chronischer Entzündung dagegen zunehmende Atrophie der Schultermuskeln festzustellen. Die Lahmheit ist im akuten Stadium gemischt; in leichteren Fällen sowie bei chronischer Schultergelenkentzündung kann jedoch reine Hangbeinlahmheit vorliegen. Die betroffene Gliedmaße wird beim Gehen nur wenig angehoben und zögernd vorgeführt, wobei die Klauenspitzen über den Boden schleifen können. Beim Rückwärtstreten ist das Nachschleppen der kranken Extremität typisch.

Erkennung: Die Diagnose stützt sich auf die äußerlich erkennbaren Veränderungen (vergleichende Adspektion und Palpation der rechten und linken Schulter), den bei passiver Bewegung (vor allem durch Abduktion des Beines) ausgelösten Schmerz, die Art der Lahmheit und das Verhalten beim Rückwärtsgehen; außerdem ist der Patient meist kaum in der Lage, einen 30 bis 40 Zentimeter über dem Boden gehaltenen Stab zu überschreiten. In unklaren Fällen empfiehlt sich die nach den üblichen Grundsätzen (S. 540) vorzunehmende diagnostische Punktion und Anästhesie des Schultergelenks: Einstich von lateral in der Delle zwischen Tuberculum majus craniale und caudale (unmittelbar am Knochenrand) schräg in Richtung auf den gegenüberliegenden Ellbogen oder unmittelbar vor der Endsehne des Musculus infra spinam fingerbreit proximal des T. majus caudale mit etwa um 40° nach medioventral gerichteter Kanüle; diese trifft dann in 7 bis 8 Zentimeter Tiefe auf das Gelenk (Abb. 227).

Verlauf und Beurteilung: Unter sachgemäßer Behandlung heilen leichte aseptische Omarthritiden innerhalb von 8 Tagen, schwerere in 4 bis 6 Wochen aus; manche Fälle gehen jedoch in das kaum mehr zu beeinflussende chronische Stadium über. Die Prognose eitriger Schultergelenkentzündungen ist ungünstig bis aussichtslos.

Behandlung: Ruhigstellung des Tieres; die übrigen Maßnahmen sind den allgemeinen Richtlinien für die Gelenkbehandlung (S. 540) zu entnehmen.

SCHRIFTTUM

BRUCHMANN, W. (1965): Untersuchungen über die Punktionsmöglichkeiten am Schulter-, Ellbogen- und Hüftgelenk des Rindes. Diss., Hannover. — KRAJC, J. (1960): Technik der intraartikulären Injektion am Schultergelenk beim Rind (tschechisch). Sborník Vysoké Školy Zeměd. Brně *8*, 111-114. — LEICHT (1907): Stützbeinlahmheit bedingt durch Tuberkulose. Wschr. Tierheilk. Viehzucht *51*, 465. — ZNINIEWICZ, V. (1908): Beiträge zur Anatomie und Mechanik des Schultergelenks bei Pferd und Rind. Diss., Bern.

Verrenkung des Schultergelenks (Subluxatio et luxatio articuli humeri)

Ursachen, Erscheinungen: Verrenkungen des Schultergelenks kommen beim Rind nur selten vor; gegebenenfalls sind sie meist auf grobe Gewalteinwirkung (Stoß, Sturz) zurückzuführen. Bei vollständiger Luxation tritt plötzlich hochgradige Hangbeinlahmheit mit verkürzter, bei passiver Ab- und Adduktion abnorm beweglicher Gliedmaße auf, die mit örtlicher Umfangsvermehrung, unter Umständen auch seitlichem Hervortreten des Humeruskopfes einhergeht. Unvollständige Verrenkungen zeichnen sich ebenfalls durch starke Hangbeinlahmheit, Abduktion der betroffenen Extremität sowie lokale Formveränderungen und Schmerzhaftigkeit aus.

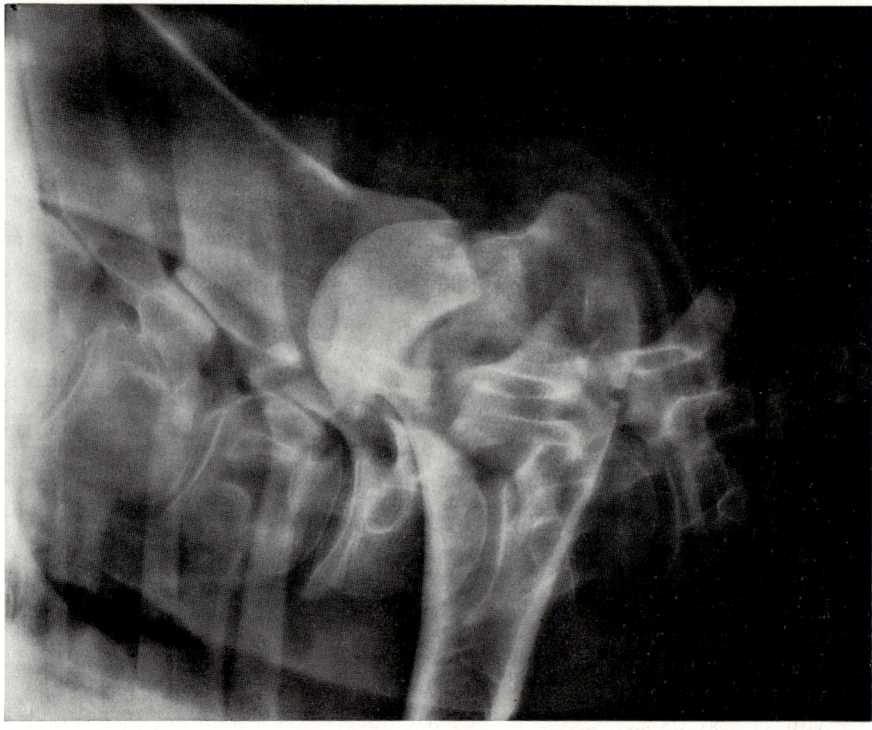

Abb. 228. Luxation des rechten Schultergelenks (Röntgenaufnahme); der Humeruskopf liegt lateral des dadurch verdeckten distalen Schulterblattendes

Behandlung, Beurteilung: Am stehenden oder liegenden Tier wird durch Vorziehen der gestreckten Gliedmaße unter gleichzeitigem kräftigem Druck auf den Humeruskopf (von der Seite her) und Vorschieben des Ellbogengelenks ein Repositionsversuch vorgenommen. Eine andere Möglichkeit besteht darin, das kranke Bein mit einem um die Fessel geschlungenen Seil über das Horn der gleichen Seite gut nach vorn und oben zu ziehen, dort zu fixieren und das Tier dann anzutreiben; dabei soll die Einrenkung von selbst erfolgen. Anderenfalls kann noch versucht werden, die Gliedmaße von unten her stark nach hinten und oben zu beugen (Helfer) und gleichzeitig kräftig am Humerus nach distal und kaudal zu drücken (Operateur). Bei frühzeitiger Behandlung sollen sich sogar vollständige Luxationen des Schultergelenks wieder reponieren lassen, doch kann eine chronische Lahmheit zurückbleiben; letzteres gilt insbesondere auch für verschleppte Fälle.

SCHRIFTTUM

Holmes, J. W. H., & E. P. Nelson (1964): Discolation of a shoulder in a heifer. Vet. Record 76, 395-396. — Kralj, J. (1958): Transthorakale Röntgenographie des Schultergelenks beim Rind (serbokroatisch). Vet. Arhiv 24, 140-144. — Niederreuther, G. (1897): Luxation des Buggelenkes bei einer Kuh. Wschr. Tierheilk. Viehzucht 41, 170-171. — Piper, G. A. (1953): Dislocation of the shoulder in a cow. Vet. Med. 48, 167. — Schebitz, H., & H. Wilkens (1965): Zur röntgenologischen Untersuchung des Schultergelenkes beim Pferd. Tierärztl. Umschau 20, 486-487.

Entzündung des Schleimbeutels unter der Ursprungssehne des zweiköpfigen Oberarmmuskels (Bursitis bicipitalis seu intertubercularis)

Die im Sulcus intertubercularis des Oberarmbeines gelegene Bursa bicipitalis kann nach Quetschung in aseptische, seröse bis serofibrinöse Entzündung verfallen, seltener auch durch penetrierende Verletzungen oder pyämisch-metastatisch infiziert werden. Das betroffene Bein wird im Stehen zurückgestellt und nur wenig belastet, in der Bewegung anfangs zögernd mit nach vorn verkürztem Schritt vorgeführt (Hangbeinlahmheit); später besteht gemischte Lahmheit, teilweise schwersten Grades. Beim erzwungenen Zurücktreten wird die Gliedmaße ohne Beugung der distalen Gelenke über den Boden schleifend nachgezogen. Örtlich ist kranioproximal am Humerus, zwischen Tuberculum majus und minus, eine druckempfindliche Anschwellung mit mehr oder weniger deutlicher Fluktuation zu fühlen. Kennzeichnend für das Leiden sind die Abwehrreaktionen des Patienten beim passiven Rückwärtsziehen des kranken Beines. Auf diese Weise läßt sich eine Schultergelenkentzündung (S. 433) differentialdiagnostisch meist ausschließen; andernfalls kann die Klärung durch Anästhesieren des Schultergelenks herbeigeführt werden (Fortbestehen der Lahmheit bei Bursitis bicipitalis). Die Prognose ist bei eitriger sowie bei chronisch-aseptischer Bursitis fast aussichtslos; eine Behandlung kommt deshalb im allgemeinen nur für die Fälle von leichterer akuter nichtinfizierter Entzündung dieses Schleimbeutels in Frage; sie erfolgt nach den üblichen Grundsätzen (S. 540) und erfordert eine mehrwöchige Ruhigstellung des Patienten.

Verlagerung der Sehne des hinteren Grätenmuskels
(Dislocatio tendinis musculi infra spinam)

Bei diesem ungewöhnlich seltenen Leiden gleitet die an der Facies musculi infra spinam ansetzende Sehne des hinteren Grätenmuskels nach Zerreißung eines fibrösen Haltebandes hinter das Tuberculum majus humeri, wo sie mehr oder weniger dauerhaft festhakt. Dadurch wird der genannte Knochenhöcker unmittelbar unter der Haut fühlbar, dahinter die angespannte luxierte Sehne. Die damit verbundene, unterschiedlich stark ausgeprägte Lahmheit besteht in zeitweiligem oder anhaltendem Unvermögen, die betroffene Gliedmaße vollständig zu strecken, und in Abblatten des Schultergelenks. Differentialdiagnostisch ist an Lähmung des Nervus suprascapularis (S. 436) oder des N. radialis (S. 442) zu denken. Durch lokale Hyperämisierung (S. 541) kann innerhalb mehrerer Wochen Heilung erzielt werden. Die operative Behandlung besteht in der

Tenotomie der vom Musculus teres minor aus von kaudal her an das T. majus und die Sehne des M. infra spinam heranziehenden Sehnenplatte.

SCHRIFTTUM

Pezzoli, G., & L. Bignozzi (1956): La desmotomia trochanterica (operazione del Mensa) a cura della lussazione del tendine lungo dell'infraspinato nel bovino. Vet. Ital. *7*, 976-985.

Bruch des Schulterblattes (Fractura scapulae)

Schulterblattbrüche sind beim Rind sehr selten. Nach Bruch des *Schulterblatthalses* besteht hochgradige Hangbeinlahmheit mit abnormer passiver Beweglichkeit der Gliedmaße, vor allem in transversaler Richtung; deutliche Krepitation ist dabei jedoch nicht immer nachzuweisen. Prognostisch sind Kollumfrakturen im allgemeinen ungünstig zu beurteilen, da trotz Abheilung des Bruches oft eine chronische Lahmheit (infolge Nervenlähmung) zurückbleibt. Für eine versuchsweise Behandlung kommen Ruhigstellung und Anlegen einer Thomas-Schiene (S. 537) in Frage. Frakturen der *Schulterblattgräte* verursachen nur Bewegungsstörungen geringeren Grades und verlaufen ziemlich harmlos. Vereinzelt ist auch über Bruch und Hypertrophie oder über Nekrose des *Schulterblattknorpels* sowie über Tuberkulose der Skapula berichtet worden.

SCHRIFTTUM

Levens, H. (1920): Fraktur und Hypertrophie der Cartilago scapulae beim Rinde. Tierärztl. Rundschau *26*, 197. — Stange, G. (1922): Ein Fall von Skapulafraktur beim Rinde. Berl. Tierärztl. Wschr. *35*, 304-305.

Lähmung des Oberschulternerven (Paralysis nervi suprascapularis)

Wesen, Ursachen: Der vom Armgeflecht kommende N. suprascapularis tritt zwischen M. subscapularis und M. supra spinam hindurch auf die laterale Seite der Vordergliedmaße, wobei er um den Schulterblatthals herum zum vorderen und hinteren Grätenmuskel zieht. An seiner Umschlagstelle liegt er in der Incisura scapulae unmittelbar dem Knochen auf; hier ist er mechanischen Insulten zwar relativ leicht ausgesetzt, doch sind Lähmungen dieser Nerven beim Rind selten. Sie bedingen Ausfall der Schultergelenkstrecker, also Stützbeinlahmheit mit ruckartigem Abblatten des Schultergelenks im Augenblick der Belastung bei mangelhafter Streckung der weiter distal gelegenen Gelenke. Später atrophieren die beiden Grätenmuskeln, so daß die Schulterblattgräte deutlich hervortritt.

Beurteilung: Die Prognose ist stets vorsichtig zu stellen; eine vollständige Ausheilung kann Wochen bis Monate dauern. Bei ausgeprägtem Muskelschwund ist jedoch keine Besserung mehr zu erwarten.

Behandlung: Hyperämisierende Einreibungen (S. 541), örtliche Massage sowie passive, von der 3. bis 4. Woche an auch aktive Bewegung der Gliedmaße; parenterale Injektionen von Vitamin B_1 (S. 1107), Elektrisieren, versuchsweise auch wiederholte Blockade des Ganglion stellatum in der Technik nach Dietz (1957).

SCHRIFTTUM

Dietz, O. (1957): Zur Grenzstrangblockade beim Tier. Arch. exp. Vet.-Med. *11*, 310-330, 349-385. — Stanić, M. N., & D. T. Palić (1960): Experimentelle Untersuchung der Dysfunktion der motorischen Nerven der Gliedmaßen bei Pferden und Rindern. 1. N. suprascapularis. Wien. Tierärztl. Mschr. *47*, 688 bis 695. — Vaughan, L. C. (1964): Peripheral nerve injuries—an experimental study in cattle. Vet. Record *76*, 1293-1304.

Lähmung des Armgeflechts (Paralysis plexus brachialis)

Derartige Lähmungen können gelegentlich infolge heftiger Verletzungen oder durch den Druck tumoröser Neubildungen (leukotische oder tuberkulöse Lymphknoten, Sar-

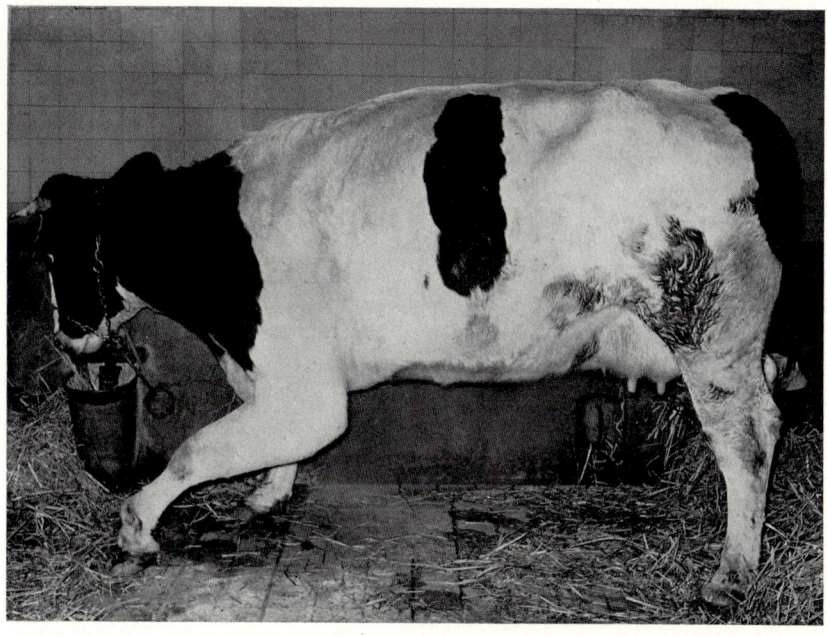
Abb. 229. Unvollständige Lähmung des Plexus brachialis der linken Vordergliedmaße

kome) im Bereich von Schulter oder Achsel zustande kommen; das Rankenneurom des Plexus brachialis führt jedoch nur in einem Teil der Fälle zu offensichtlicher Lahmheit (S. 654). Bei Ausfall des *gesamten Armgeflechts* besteht vollständige motorische und sensible Lähmung der Gliedmaße; das betroffene Vorderbein ist gefühllos und hängt schlaff herab. Bei *unvollständiger Lähmung* sind die Erscheinungen vom Ausmaß der Schädigung der einzelnen Teile des Armplexus abhängig; meist ähnelt das klinische Bild dann demjenigen der Radialislähmung (S. 442). In einem Fall sind Muskelatrophie und herabgesetzte Sensibilität bei nur wenig behindertem Gang sowie Heilung innerhalb von drei Monaten beobachtet worden. Eine völlige Regeneration der geschädigten Nerven ist jedoch nur bei teilweiser Lähmung und Beseitigung der Ursache zu erwarten. Für Behandlungsversuche empfehlen sich die gleichen Maßnahmen wie bei Lähmung des Oberschulternerven.

SCHRIFTTUM

Duracher (1905): Chronisches Lahmgehen bei einer Kuh, bedingt durch hochgradige Tuberkulose der Achseldrüse. Wschr. Tierheilk. Viehzucht *49*, 570-571. — Raschke, R. (1919): Rankenneurome am Armgeflecht des Rindes. Berl. Tierärztl. Wschr. *35*, 12-13. — Schyns, H. (1927): Paralysie de l'épaule gauche chez une vache. Ann. Méd. Vét. *72*, 309-311. — Wester, J. (1901): Paralyse des N. radialis und des Plexus brachialis beim Rind. Tijdschr. Diergeneesk. *28*, 442.

Lähmung und Zerreißung der Schultergürtelmuskulatur
(Paralysis nervi thoracici et Ruptura musculi serratus ventralis)

Lähmungen des ventralen gezähnten Muskels sind beim Rind vereinzelt als Folge des Ausfalls der Nervi thoracici nach anstrengenden Fußmärschen und Bahntransporten beobachtet worden. Dabei kommt es zum Absinken des Brustkorbes zwischen den Vordergliedmaßen und zum Hervortreten eines oder beider Schulterblätter über der Rückenlinie. Der Gang des Patienten ist mühsam-schwankend, kann aber auch fast normal sein. Unter Umständen tritt nach mehreren Monaten vollständige Ausheilung ein. Gelegentlich wurde auch über *Rupturen des M. serratus ventralis* berichtet, wobei das klinische Bild dem vorgenannten völlig glich. Gesicherte Zerlegungsbefunde über

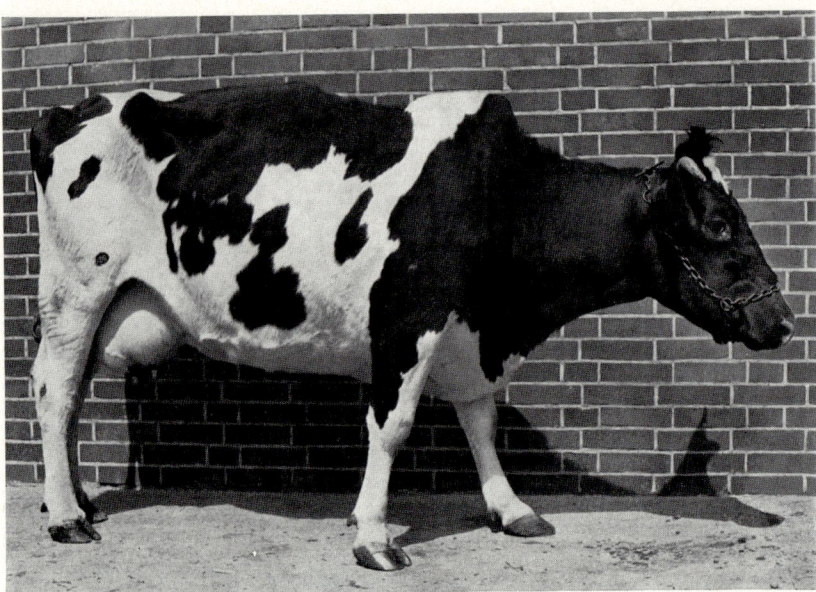

Abb. 230. Ruptur des rechten M. serratus ventralis; das Schulterblatt der kranken Seite überragt den Widerrist um mehr als Handbreite

das Vorkommen derartiger fibrillärer Zerreißungen stehen bislang zwar noch aus; wenn der Patient aber subkutan zwischen Brustkorb und Oberarm eine deutliche sulzige Umfangsvermehrung zeigt, die ein blutigseröses Punktat ergibt, ist eine Verletzung des unteren gezähnten Muskels durchaus wahrscheinlich.

Die sogenannte ‚lose Schulter' (Abblatten oder Laffenständigkeit) wird auf Erschlaffung der zwischen Brustkorb und Vordergliedmaßen verkehrenden Muskeln, insbesondere der Einwärtszieher (Mm. pectorales), zurückgeführt. Als Ursache ihrer Gewebsschwäche sollen vorgerücktes Alter, schlechte Fütterung, hohe Milchleistung, mangelnde Bewegung und zehrende Krankheiten (Tuberkulose, Leukose und andere mehr) in Frage kommen; des weiteren wird auch eine rassebedingte oder individuelle Disposition vermutet. Der Zustand bessert sich zwar mitunter während des Weideganges; es besteht jedoch Neigung zu Rezidiven und zur Verschlimmerung mit zunehmendem Alter.

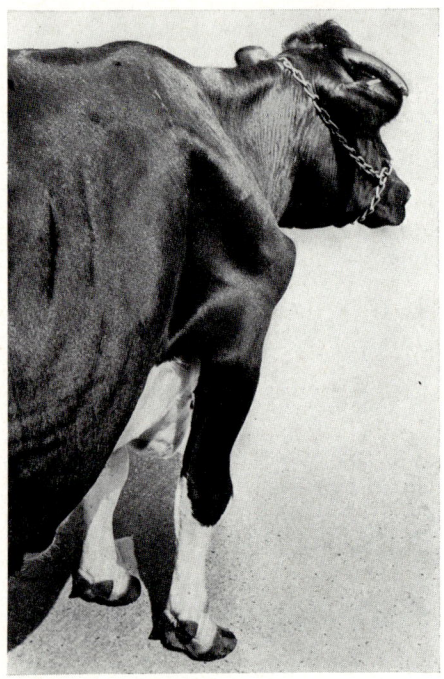

Abb. 231. ‚Lose Schulter' (= ‚Abblatten' oder ‚Laffenständigkeit')

SCHRIFTTUM

Giovanoli, G. (1909): Lähmung der Muskulatur des Schultergürtels eines Rindes. Schweiz. Arch. Tierheilk. *51*, 116–121. — László, F. (1930): Über die pathologische Anatomie der Muskelentzündung nach Überanstrengung (ungarisch). Allat. Lapok *53*, 279–281. — Leopold, A. (1963): Sulla rottura del musculo gran dentato nella bovina. Nuova Vet. *39*, 29–34. — Moraw, T. (1931): Beiderseitige Lähmung des M. serratus ventralis bei einer Kuh (polnisch). Przegl. Weter. *44*, 81. — Ossberger, H.-J. (1934): Zur Laffenständigkeit. Tierärztl. Rundschau *40*, 677. — Schaaf, W. (1910): Beitrag zur Kasuistik der

Lähmungen von Schultergürtelmuskeln beim Rind. Schweiz. Arch. Tierheilk. *52*, 42-47. — Venzke, W. G., & V. L. Tharp (1954): Bilateral paralysis of the serratus thoracis in a heifer. J. Amer. Vet. Med. Ass. *124*, 117-119.

Verletzungen der Brust- und Oberarmmuskeln
(Vulnera musculorum pectorales et brachii)

Schwerwiegendere penetrierende Traumen der Brust- und/oder Armmuskulatur sind vor allem bei Weidetieren nicht allzu selten; sie ereignen sich meist beim Überspringen und Hängenbleiben auf scharfkantigen oder spitzen Hindernissen (Stacheldraht, Pfosten) oder beim Anrennen gegen Fahrzeuge. Trotz der mitunter ziemlich weit von ventral her zwischen Brustkorb und Oberarm oder Schulterblatt hinein reichenden Zusammenhangstrennungen zeigen solche Patienten gewöhnlich nur leichte bis mäßige Hangbeinlahmheit. Verletzungen der lockeren Haut in der Umgebung des Ellbogenhöckers führen gelegentlich zu einem umfangreichen subkutanen Ansaugemphysem (Abb. 20). Frische Wunden werden zunächst vorsichtig mit 1- bis 3 $^0/_{00}$iger Akridinfarbstofflösung gespült, dann mit einem antibiotisch getränkten Gazestreifen beschickt und abschließend bis auf eine 3 bis 5 Zentimeter lange Drainageöffnung im ventralen Winkel vernäht; der hier etwas hervorragende Drain wird im Laufe der folgenden Tage stückweise vorgezogen, gekürzt und endlich völlig entfernt. Eitrig-infizierte Verletzungen werden dagegen offen behandelt (wiederholte Wundtoilette, örtliche Antibiose).

Ausnahmsweise sind auch Entzündungen und durchdringende Verletzungen der Hals- oder Schultermuskeln beobachtet worden, welche auf Fremdkörper zurückzuführen waren, die ihren Weg von der Maul- oder Rachenhöhle her genommen hatten.

SCHRIFTTUM

Ghisleni (1905): Große Rißwunde bei einer Kuh — Heilung (italienisch). Clin. Vet. *27*, 37. — Rheinheimer (1907): Merkwürdiger Sitz eines Fremdkörpers. Berl. Tierärztl. Wschr. *20*, 123.

Bruch des Oberarmknochens (Fractura humeri)

Ursachen, Wesen: Brüche des Oberarmbeines entstehen meist beim wilden Überspringen von Gräben und Zäunen oder beim Abspringen von Verladerampen, mitunter auch durch abruptes Drehen des laufenden Tieres auf der fest aufgesetzten Vordergliedmaße oder bei Verkehrsunfällen; bei der Osteomalazie (S. 995) kann es zu ‚Spontanfrakturen' aus relativ geringfügigem Anlaß kommen. Am häufigsten sind die Diaphysenbrüche; seltener treten Brüche der Epiphyse, darunter Absprengfrakturen am Tuberculum majus, oder Fissuren auf. Bei Kälbern und Jungrindern machen die Humerusfrakturen etwa ein Fünftel aller Gliedmaßenbrüche aus.

Erscheinungen, Erkennung: Bei vollständiger Fraktur zeigen sich hochgradige gemischte Lahmheit, Umfangsvermehrungen und Schmerzhaftigkeit am Oberarm sowie abnorme Beweglichkeit und Krepitation bei der Ab- und Adduktion oder Beugung der Gliedmaße. Fissuren verursachen ebenso wie Frakturen am Tuberculum majus meist Hangbeinlahmheit unterschiedlichen Grades und lokalen Druckschmerz (‚Schulterlahmheit', S. 432). Differentialdiagnostisch kommen Entzündungen des Schulter- oder Ellbogengelenks (S. 433, 441), Phlegmonen (S. 35) und Muskelquetschungen in Betracht. An Kliniken bietet die Röntgenuntersuchung wertvolle Hilfe.

Beurteilung, Behandlung: Die Heilungsaussichten der Schaftbrüche sind bei jungen Rindern wesentlich besser als bei älteren (schweren) Tieren; Splitterfrakturen und komplizierte (offene) Brüche sind als aussichtslos anzusehen. Unter günstigen Voraussetzungen kann nach dem Verbringen des Patienten in eine weiche, nicht zu große Laufboxe und nötigenfalls Verabreichung von phosphorhaltigen Mineralsalzgemischen (S. 1001) sowie 1- bis 2maliger Gabe von Vitamin D (S. 1001) Spontanheilung eintreten; es ist jedoch mit einer gewissen Verkürzung des erkrankten Beines, gelegentlich auch mit blei-

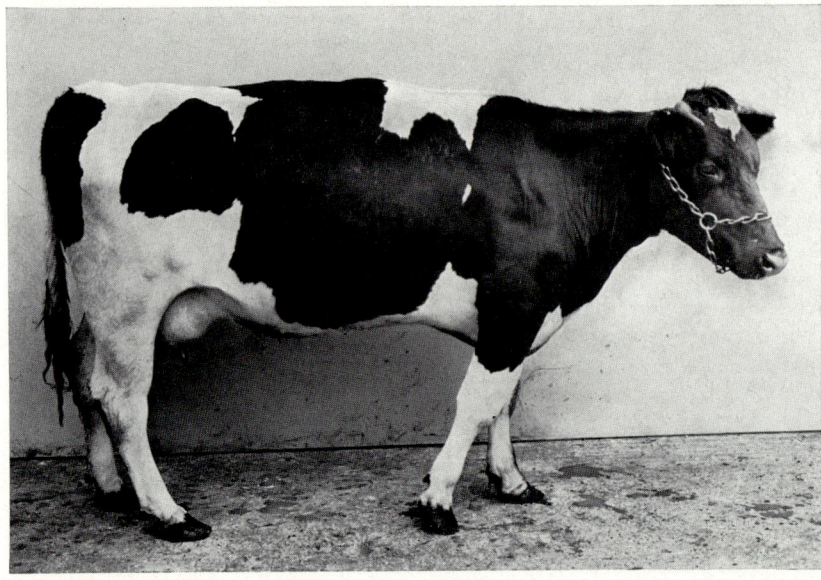

Abb. 232. Bruch des rechten Oberarmbeines; hochgradige gemischte Lahmheit sowie auffallend kurzer Abstand zwischen Buggelenk und Ellbogenhöcker infolge Verschiebung der Bruchenden in Längsrichtung

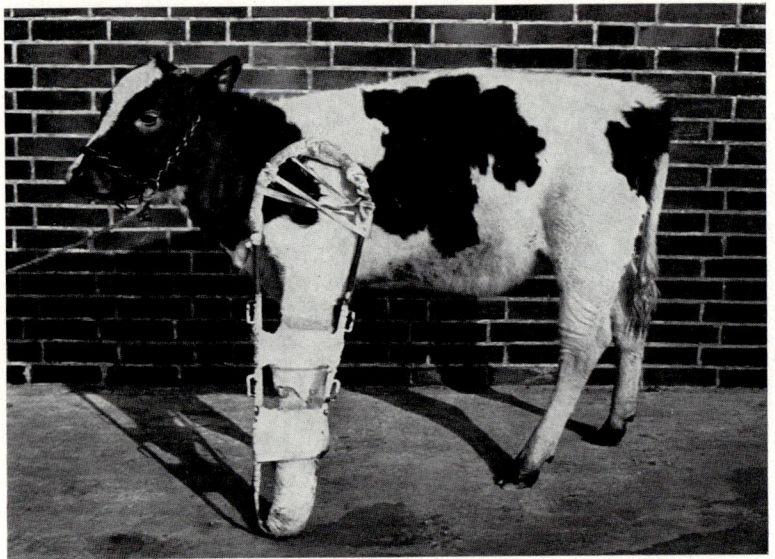

Abb. 233. Jungrind mit angelegter Thomas-Schiene zur Behandlung einer Humerusfraktur

bender Lahmheit infolge Beteiligung von Gelenken oder Nerven zu rechnen. Von den bislang geprüften chirurgischen Behandlungsverfahren erscheint die sachgemäße Fixation und Entlastung der Bruchenden mit Hilfe der Thomas-Schiene relativ einfach und erfolgversprechend; die der Größe des Patienten angepaßte Schiene sollte unter ständiger Kontrolle ihres Sitzes 4 bis 6 Wochen lang getragen werden (S. 537).

SCHRIFTTUM

Braun (1908): Armbeinfraktur beim Ochsen. Wschr. Tierheilk. Viehzucht 52, 190-191. — Choquard, F. (1919): Guérison d'une fracture de l'humerus chez un taurillon. Schweiz. Arch. Tierheilk. 61, 386-387.

— Kolusov, N. P., & G. E. Pecatkin (1966): Das Verwachsen von Brüchen des Humerus und Femur beim Jungvieh (russisch). Veterinarija 43:7, 74-75. — Oberwegner (1917): Armbeinbruch. Münch. Tierärztl. Wschr. 68, 684-685.

Krankheiten im Bereich des Ellbogens und Unterarmes

Entzündung des Ellbogengelenks (Arthritis cubitalis)

Wesen, Ursachen: Aseptische und infizierte Arthritiden des Ellbogengelenks sind beim Rind ziemlich selten. Erstere werden gewöhnlich durch Prellungen, Zerrungen oder Verstauchungen, letztere durch penetrierende Kapselverletzungen oder durch das Übergreifen von Eiterungen der periartikulären Gewebe (nach Gabelstich oder ähnlichem) ausgelöst. Bei Kälbern kann das Ellbogengelenk ausnahmsweise im Rahmen einer Pyämie erkranken; früher sind bei erwachsenen Rindern vereinzelt auch tuberkulöse Arthritiden am Ellenbogen beobachtet worden.

Erscheinungen, Erkennung: Die erkrankte Gliedmaße wird im Stand unter leichter Beugung des Karpalgelenks nur mit der Zehenspitze aufgesetzt, bei starken Schmerzen auch ab und zu angehoben; in der Bewegung besteht gemischte Lahmheit leichteren bis schweren Grades (Abb. 322). Der Gelenkbereich ist besonders bei eitriger Arthritis geschwollen, vermehrt warm und druckempfindlich; dabei kann auch das Allgemeinbefinden gestört sein. Fehldiagnosen beruhen meist auf entzündlichen Umfangsvermehrungen in der Umgebung des Ellbogengelenks (Quetschungen; Hämatome, S. 112; Abszesse, S. 37; Phlegmonen, S. 35). Genauen Aufschluß über Vorhandensein und Art der Arthritis ergibt die relativ einfache Punktion des Gelenks (S. 540): Schräg auf den Vorderfuß der Gegenseite gerichteter Einstich mit 12 Zentimeter langer Kanüle zwei Fingerbreiten oberhalb der Verbindungslinie zwischen Tuber olecrani und Epicondylus lateralis humeri (senkrecht über der ‚Spitze' des letzteren) in die laterale Ausbuchtung des Gelenksackes, oder waagerechtes Einführen einer 6 Zentimeter langen Hohlnadel zwischen lateralem Seitenband und der Ursprungsebene des M. extensor carpi ulnaris (Abb. 234).

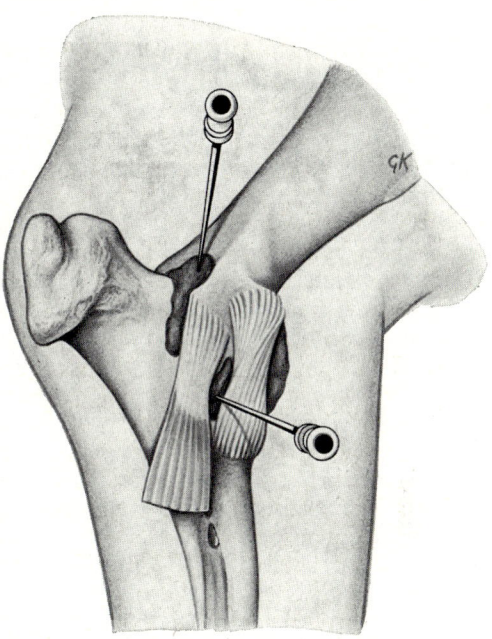

Abb. 234. Punktion des rechten Ellbogengelenks

Beurteilung und Behandlung: Für die aseptische Ellbogengelenkentzündung liegen günstige Erfahrungen mit der lokalen Applikation von Glukokortikoiden vor (S. 542); das Leiden kann jedoch in chronisch-deformierende Arthritis übergehen. Durchdringende Verletzungen und infizierte Arthritiden haben dagegen nur in frischen Fällen noch einige Aussicht auf Heilung (intraartikuläre Antibiotikainjektion, S. 544; Verband); sonst ist die baldige Verwertung des Tieres vorzuziehen.

SCHRIFTTUM

Bruchmann, W. (1965): Untersuchungen über die Punktionsmöglichkeiten am Schulter-, Ellbogen- und Hüftgelenk des Rindes. Diss., Hannover. — Hess, E. (1888): Tuberkulose des Ellenbogengelenkes beim Rinde. Schweiz. Arch. Tierheilk. 30, 260-262. — Wyssmann, E. (1905): Tuberkulose des Ellenbogengelenkes beim Rinde. Wschr. Tierheilk. Viehzucht 49, 113-115.

Abriß der sehnigen Anheftung der Ankonäenmuskeln
(Ruptura insertionis musculi anconaei)

Im Verlauf der Osteomalazie (S. 995) sind früher mitunter auch Lösungen der Endsehne der Ankonäenmuskeln vom Ellbogenhöcker beobachtet worden. Dabei ähneln die örtlichen Erscheinungen und der Zerlegungsbefund den beim Abriß der Achillessehne vom Fersenhöcker (S. 485) festzustellenden Veränderungen. Eine Heilung ist naturgemäß nicht möglich; zur Vermeidung weiterer derartiger Schädigungen und Verluste sollte die Mineralstoffversorgung der übrigen Rinder des Bestandes überprüft werden (S. 1001).

SCHRIFTTUM

FLATTEN (1895): Zwei Fälle spontan entstandener Sehnenzerreißungen bei Stieren. Berl. Tierärztl. Wschr. *11*, 49-50. — VOGT, L. (1915): Sehnenabreißungen bei Rindern infolge von Osteomalazie. Berl. Tierärztl. Wschr. *28*, 14-16.

Lähmung des Speichennerven (Paresis et Paralysis nervi radialis)

Wesen, Ursachen: Der N. radialis innerviert mit proximalen Zweigen die Strecker des Ellbogengelenks und zieht dem Humerus aufliegend im Sulcus spiralis auf die laterale Seite des Armes; seine distalen Äste versorgen die Strecker des Karpalgelenks und der Zehen. Lähmungen des Speichennerven sind beim Rind ziemlich häufig; dabei handelt es sich meist um einseitige periphere Lähmungen (nach Quetschung im Sulcus spiralis), aber nur selten um zentral bedingte Paresen oder vollständige, unter Umständen auch beidseitige Paralysen. Die Schädigung des Nerven beruht in der Regel auf übermäßigem Druck infolge längeren seitlichen Liegens auf harter Unterlage (während der Geburt oder bei operativen Eingriffen am liegenden Tier), mitunter auf komprimierenden Geschwülsten und ausnahmsweise auch auf Tumoren des Nervengewebes selbst (Neurofibromatose, S. 654); in Einzelfällen ist eine myogene Entstehung des Leidens vermutet worden.

Erscheinungen: Bei vollständiger zentraler Radialislähmung zeigt der Patient im Stand ein weit geöffnetes Schultergelenk sowie Herabsinken des Ellbogens und läßt die dadurch abnorm lang erscheinende Gliedmaße mit gebeugten Gelenken herabhängen; hierbei berührt die dorsale Klauenwand den Boden („Kußhandstellung'). In der Bewegung wird die kranke Gliedmaße passiv, mit dem Zehenrücken über den Boden schleifend nachgezogen. Nach erzwungenem Vorführen fußt das vorgestellte Bein zwar mit leicht gebeugten Karpal- und Zehengelenken; im Augenblick der Belastung bricht es jedoch im Ellbogengelenk zusammen. Die durch Quetschung im Sulcus spiralis verursachte vollständige periphere Lähmung gleicht weitgehend der zentralen Paralyse des N. radialis; die Tiere sind dabei aber noch in der Lage, das Ellbogengelenk zu strecken (Abb. 235). Sie können deshalb, wenn das betroffene Bein beim Gehen mit Hilfe eines um die Fesselbeuge gelegten Strickes bei jedem Schritt während der Hangbeinphase nach vorn gezogen wird, abstützen und verlieren ihren Halt erst beim Überschreiten der Senkrechten (Einknicken im Karpalgelenk). Auf diese Weise lassen sich die von peripherer Radialislähmung befallenen Patienten schonend in den Stall führen. Bei unvollständiger Lähmung ist die Belastung im Stehen normal, doch tritt in der Bewegung während der Stützbeinphase Unsicherheit oder Stolpern auf.

Erkennung: Auf Grund der kennzeichnenden Symptome bereitet die Diagnose meist keine besonderen Schwierigkeiten. Bei vollständiger zentraler Radialislähmung ist differentialdiagnostisch auch an den Ausfall des gesamten Plexus brachialis (S. 436) zu denken; sonst sind allenfalls noch die Humerusfrakturen (S. 439), die Luxation der Sehne des M. infra spinam (S. 435) und die Ellbogengelenkentzündung (S. 441) mit in Betracht zu ziehen.

Beurteilung: Leichtere periphere Lähmungen klingen häufig schon innerhalb einiger Minuten oder Stunden ab; schwere Radialisschädigungen heilen dagegen mitunter erst

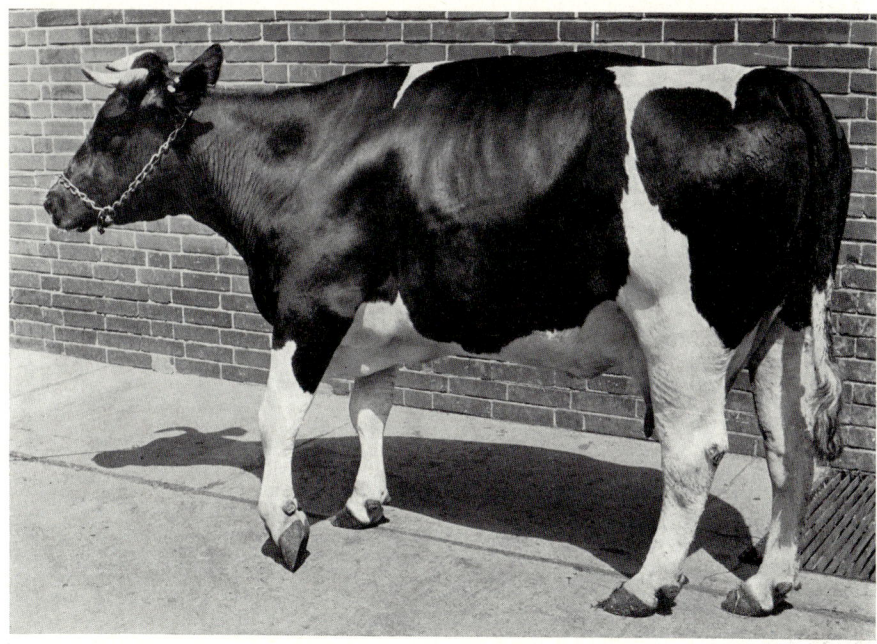
Abb. 235. Periphere Lähmung des N. radialis

nach Wochen oder Monaten, oft aber gar nicht aus. Deshalb ist eine ungünstige Prognose zu stellen, wenn nach 2 bis 3 Wochen noch keine Besserung eingetreten ist. Zentral bedingte Lähmungen sind von vornherein vorsichtig bis aussichtslos zu beurteilen. Im Verlauf längerdauernder Erkrankungen kommt es nicht selten zu sekundären Komplikationen (Abschürfungen am Fesselkopf, Phlegmonen, Dekubitalstellen sowie Muskelatrophien im Schulter- und Oberarmbereich).

Behandlung: Patienten in Laufboxe mit nicht zu hoher Einstreu, aber weichem Lager und ausreichender Bewegungsmöglichkeit verbringen; Polsterverband vom Kronsaum bis über das Fesselgelenk. Kräftige Massagen der gelähmten Muskulatur; wiederholtes warmes Abbaden und anschließende hyperämisierende Einreibungen oder Salbenanstriche (Ichthyolsalbe 30%ig) seitlich am Oberarm. Versuchsweise auch parenterale Gaben von Vitamin B_1 (S. 1107) oder Ganglion stellatum-Blockade (siehe Dietz, 1957).

SCHRIFTTUM

Bach, E. (1922): Radialislähmung bei einem Rinde. Schweiz. Arch. Tierheilk. *64*, 180. — Churward, R. E. (1939): Radial paralysis in a bovine. Austral. Vet. J. *15*, 75-76. — Dietz, O. (1957): Zur Grenzstrangblockade beim Tier. Arch. exp. Vet.-Med. *11*, 310-330, 349-385. — Doll, A. (1907): Radialislähmung beim Rinde. Mitt. Ver. Bad. Tierärzte *7*, 38. — Körber (1912): Ein seltener Fall von Stützbeinlahmheit. Münch. Tierärztl. Wschr. *56*, 577-578. — Langer, P., & R. Nickel (1953): Nervenversorgung des Vorderfußes beim Rind. Dtsch. Tierärztl. Wschr. *60*, 307-309. — Lungwitz (1900): Radialislähmung beim Rinde. Ber. Vet.-Wesen Sachsen *45*, 48. — Schönburg, H. (1906): Radialislähmung bei einer Kuh. Dtsch. Tierärztl. Wschr. *41*, 431. — Stanić, M. N., & D. T. Palić (1962): Experimentelle Untersuchungen der Dysfunktion der motorischen Nerven der Gliedmaßen bei Pferden und Rindern. 2. N. radialis. Wien. Tierärztl. Mschr. *49*, 360-369. — Wyssmann, E. (1904): Zur Radialislähmung des Rindes. Wschr. Tierheilk. Viehzucht *48*, 645-649. — Wyssmann, E. (1905): Ein Fall von anscheinend doppelseitiger Radialislähmung bei einer Kuh. Wschr. Tierheilk. Viehzucht *49*, 417-421.

Lähmung des Ellen- und Mittelnerven
(Paresis et Paralysis nervi ulnaris et mediani)

N. medianus und N. ulnaris innervieren die Beuger des Karpalgelenks sowie den oberflächlichen und den tiefen Zehenbeuger. Lähmungen dieser Nerven kommen praktisch kaum vor, es sei denn zusammen mit Läsionen des gesamten Achselgeflechts (S. 436). Die gleichzeitige Unterbrechung beider Nerven bewirkt Hyperextension der distalen Gelenke und Vorführen des derart gestreckten Beines im ‚Gänseschritt'; dabei ist die Sensibilität der Haut volar vom Ellbogen bis zur Krone aufgehoben.

SCHRIFTTUM

VAUGHAN, L. C. (1964): Peripheral nerve injuries—an experimental study in cattle. Vet. Record 76, 1293-1304.

Bruch der Unterarmknochen (Fractura ossium antebrachii)

Wesen: Beim Rind sind Unterarmbrüche ein ziemlich seltenes Vorkommnis; von solchen Frakturen werden meist Elle und Speiche betroffen, da beide knöchern miteinander verwachsen sind; ausnahmsweise bricht einer dieser Knochen allein oder der Processus olecrani der Ulna.

Erscheinungen: Sie bestehen in hochgradiger gemischter Lahmheit, einer schmerzhaften Umfangsvermehrung am Unterarm, abnormer Beweglichkeit des Beines sowie mehr oder weniger deutlicher Krepitation; infolge der starken Schmerzen ist mitunter auch das Allgemeinbefinden gestört. Bei alleiniger Fraktur der Ulna sind neben Stützbeinlahmheit ebenfalls örtliche Schwellung, Schmerz und vermehrte Wärme, aber keine Krepitation festzustellen. Olekranonfrakturen äußern sich in abnormer Beweglichkeit des Ellbogenhöckers.

Beurteilung und Behandlung: Brüche des Unterarmes oder des Radius können bei jüngeren Tieren nach Absonderung des Patienten, Gaben von Vitamin D und phosphor-

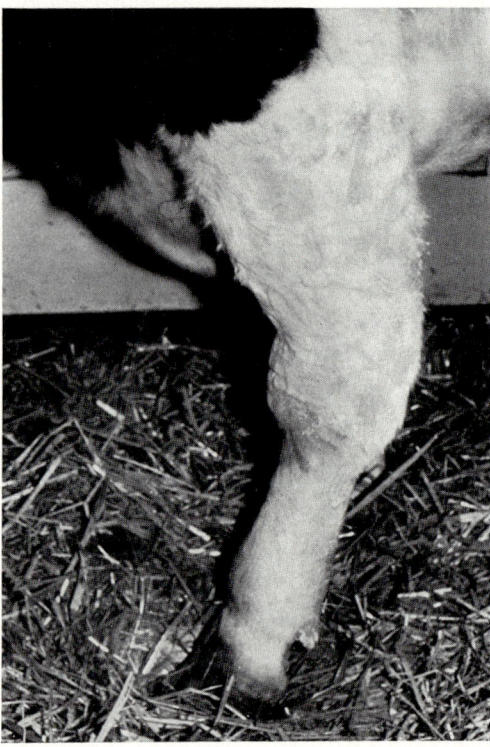

Abb. 236. Bruch von Speiche und Elle unmittelbar oberhalb des Karpalgelenks

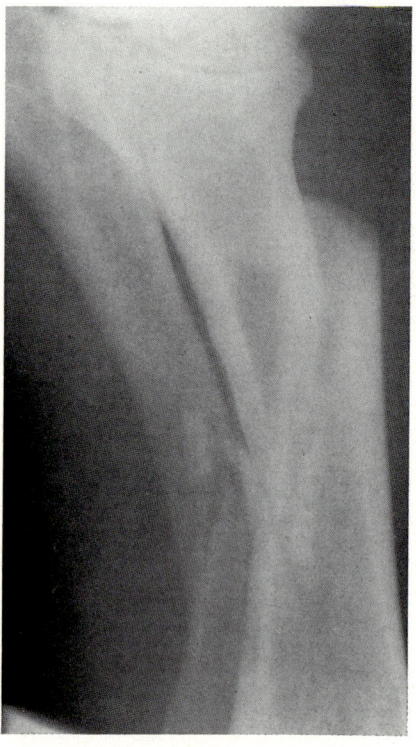

Abb. 237. Schrägfraktur von Radius und Ulna im Bereich der Diaphyse

haltigen Mineralsalzgemischen (S. 1001) gelegentlich ohne weitere Behandlung abheilen. Da die Frakturenden aber relativ gut zugänglich sind, sollte auf ihre chirurgische Versorgung nicht verzichtet werden. Ein Behandlungsversuch lohnt sich auch bei wertvollen älteren Tieren. Bislang sind Heilerfolge erzielt worden durch Gipsverband mit Holz- oder Metallverstärkung, mittels perkutaner Transfixition (STEINMANN-Stifte) und beiderseits angeschraubte Metallschienen, durch unmittelbar auf die knöchernen Bruchenden aufgeschraubte Metallplatten und mit Hilfe der Marknagelung (S. 539). Brüche der Ulna können innerhalb von 4 bis 6 Wochen spontan ausheilen, wenn die frakturierten Knochenteile am Radius fixiert geblieben sind. Zur Behandlung der Olekranonbrüche vereinigt man die Fragmente durch Verschrauben und stellt das Bein in einer THOMAS-Schiene ruhig (S. 537).

SCHRIFTTUM

BOWER, D., & R. WEBB (1963): Successful repair of a double fracture in a calf. Vet. Med. *58*, 651-654. — FERWERDER (1905): Ein Fall von Splitterfraktur der Ulna bei einem Rinde. Tijdschr. Diergeneesk. *31*, 162. — HAAG (1911): Unterarmbruch bei einem Jungrind. Münch. Tierärztl. Wschr. *55*, 55. — HERMANS, F. (1906): Fracture du radius et du cubitus chez une génisse en gestation. Ann. Méd. Vét. *55*, 154-156. — HOFFMAN, P. E. (1956): Radial fracture repair in a heifer. J. Amer. Vet. Med. Ass. *128*, 159-160. — KENDRICK, J. W. (1951): Treatment of tibial and radial fractures in large animals. Cornell Vet. *41*, 219 bis 230. — THEILER, A. (1895): Frakturen des Ellenbogenbeines. Schweiz. Arch. Tierheilk. *37*, 29-30. — Voss, H.-J. (1961): Marknagelung am Unterarm einer Kuh. Dtsch. Tierärztl. Wschr. *68*, 134-136.

Krankheiten im Bereich der Vorderfußwurzel

Entzündung des Vorderfußwurzelgelenks und der benachbarten Gewebe
(Carpitis et Pericarpitis, Carparthrosis)

Wesen, Ursachen: Obwohl die Vorderfußwurzel des Rindes mechanisch-traumatischen Insulten (wie Prellungen und Quetschungen beim Niederlegen und Aufstehen, insbesondere bei zu kurzer Anbindung hinter hoher Krippe und unzureichender Einstreu) in besonderem Maße ausgesetzt ist, sind Erkrankungen des Karpalgelenkes selbst verhältnismäßig selten. Dabei handelt es sich meist um eitrige Arthritiden, die entweder durch perforierende Verletzungen, infolge Übergreifens perikarpaler Infekte (Abszesse, Phlegmonen), oder aber auf dem Blutwege (metastatisch) entstanden sind; sie betreffen gewöhnlich den proximalen Gelenkspalt. Vereinzelt kommen auch aktinomykotische Karpitiden zur Beobachtung. Brucellosebedingte und tuberkulöse Entzündungen des Vorderfußwurzelgelenks waren früher hierzulande ziemlich häufig. Neuerdings werden in Bullen-Mastbetrieben in zunehmendem Maße auch Arthrosen des Karpalgelenks festgestellt, die manchmal sogar bestandsweise gehäuft auftreten. Die Ätiologie dieser degenerativen Veränderungen ist noch nicht völlig geklärt; teils werden sie primär auf mechanische Faktoren, teils auf mineralmangelbedingte Osteopathien zurückgeführt (S. 986 ff.).

Erscheinungen und Erkennung: Bei *akuter Karpitis* wird die betroffene Gliedmaße in schweren Fällen mit leicht gebeugtem Vorderfußwurzelgelenk angehoben gehalten und nur mit den Klauenspitzen aufgesetzt. In der Bewegung besteht zumeist mittel- bis hochgradige Stützbeinlahmheit. Örtlich ist eine spindelförmige, von lateral und von vorn besonders deutliche Anschwellung des Karpus sichtbar, die sich bei der Betastung als heiß und derb erweist. Druck und passive Bewegung bereiten dem Tier merklichen Schmerz. Oftmals sind die akuten Karpitiden mit einer Periarthritis und/oder Tendovaginitis verbunden, wodurch die Erkennung der Gelenkbeteiligung erschwert wird. Dann bringt die Punktion des proximalen Gelenkspaltes Aufschluß: Horizontaler, 2 bis 3 Zentimeter tiefer Einstich von dorsolateral her zwischen der Sehne des M. extensor carpi radialis und dem medialen Seitenband des Karpus, am besten am gebeugten Gelenk (Abb. 241). Zusätzliche diagnostische Hinweise ergeben sich aus dem weiteren Verlauf des Leidens.

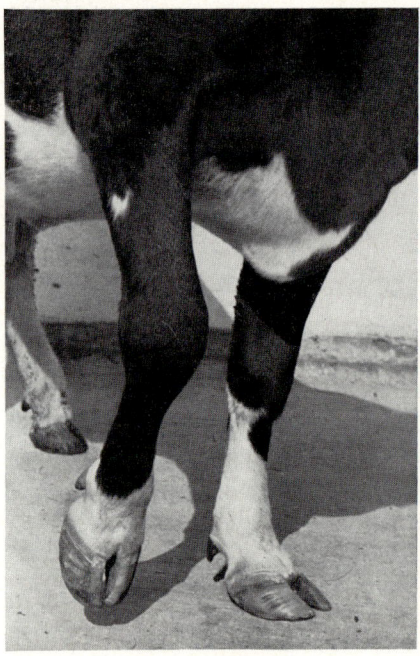

Abb. 238. Akute serofibrinöse Entzündung des rechten Vorderfußwurzelgelenks bei einer Kuh

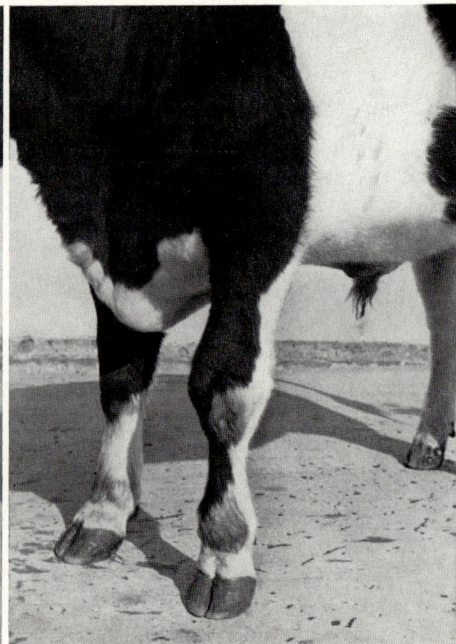

Abb. 239. Carpitis chronica deformans bei einem Mastbullen

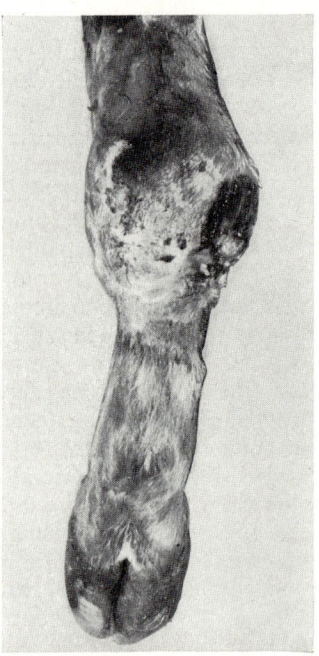

Abb. 240. Eitrige Entzündung des rechten Karpalgelenks nach grober penetrierender Verletzung

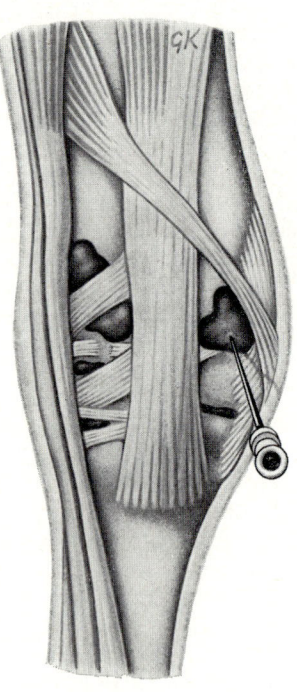

Abb. 241. Punktion des rechten Vorderfußwurzelgelenks (Ansicht von vorn)

Die sehr seltenen *chronischen Karpitiden* sind durch Stützbeinlahmheit unterschiedlichen Grades, Beugungsschmerz, eine mäßig harte Umfangsvermehrung lateral und medial an der Vorderfußwurzel, zuweilen auch durch Atrophie der zugehörigen Muskeln gekennzeichnet.

Bei der *Karpalgelenkarthrose* der Mastbullen sind außer unterschiedlich starker Vorbiegigkeit im Karpus und Auswärtsdrehung der Zehe meist keine auffälligen Krankheitszeichen zu erheben. Die örtliche Untersuchung auf Druck- oder Bewegungsschmerz verläuft gewöhnlich negativ; die Konturen des Gelenks, insbesondere seine Bandhöcker, erscheinen aber im Vergleich zu anderen Tieren stärker modelliert. Deshalb ergibt sich die genaue Diagnose oft erst bei der Sektion.

Beurteilung: Die Prognose ist sowohl bei akuter als auch bei chronischer aseptischer Karpitis stets fraglich, bei infizierter Entzündung des Vorderfußwurzelgelenks jedoch meist ungünstig bis aussichtslos.

Behandlung: Ruhigstellung des Patienten auf weichem Lager; die übrigen Maßnahmen entsprechen den Grundsätzen der Gelenkbehandlung (S. 540). Karparthrosen verlaufen oft gutartig, wirken sich mitunter aber nachteilig auf die Gewichtszunahme aus.

SCHRIFTTUM

Bischoff, O. (1938): Über gehäuftes Auftreten von akuten Gelenkerkrankungen beim Rinde, verursacht durch Brucella abortus (Bang). Dtsch. Tierärztl. Wschr. *46*, 260-262. — Fankhauser, R. (1945): Pathologisch-anatomische und histologische Veränderungen bei einer nichtrachitischen Osteoarthritis der Jungrinder. Diss., Bern. — Fischer, E. (1925): Die chronische Carpitis der Rinder. Diss., Budapest. — Hess, E. (1886): Tuberkulose und Aktinomykose des Vorderkniegelenks. Schweiz. Arch. Tierheilk. *28*, 71-72. — Margulies, V. (1960): Traitement d'une arthro-tendinite traumatique antérieure gauche chez un taureau à l'aide de la deltahydrocortisone. Bull. Mens. Soc. Vét. Prat. France *44*, 160-161. — Reisinger, L. (1910): Chronische Erkrankungen des Karpalgelenkes bei Rindern. Münch. Tierärztl. Wschr. *54*, 557-562. — Schlichting, H. (1965): Untersuchungen über die Verträglichkeit antibiotischer Präparate im Karpal- und Tarsalgelenk des Rindes. Diss., Hannover. — Schöll, G. (1967): Osteoarthrosis deformans der Karpalgelenke bei Bullen. Diss., München.

Karpalbeule (Bursitis praecarpalis, ‚Knieschwamm')

Wesen, Ursachen: Außer den an Zahl überwiegenden chronisch-serösen bis -serofibrinösen Bursitiden kommen auch akute seröse sowie eitrige Entzündungen des präkarpalen Schleimbeutels vor. Während die drei erstgenannten meist auf wiederholte Quetschungen zurückzuführen sind, beruhen letztere entweder auf penetrierenden und infizierten Verletzungen oder entstehen durch das Aufbrechen praller aseptischer Karpalbeulen. In brucelloseverseuchten Gebieten scheint B. abortus bovis eine erhebliche (primäre oder sekundäre?) Rolle in der Genese solcher Bursahygrome zu spielen.

Erscheinungen, Beurteilung: Die akute seröse und serofibrinöse Bursitis ist an der heißen, schmerzhaften und fluktuierenden Umfangsvermehrung dorsal am Karpus erkennbar. Bei eitriger Entzündung des Schleimbeutels besteht zudem meist eine parabursale Phlegmone; außerdem sind dann Schwierigkeiten beim Aufstehen und gemischte Lahmheit, aber nur selten auch Störungen des Allgemeinbefindens zu beobachten. Die chronisch-aseptische Karpalbeule hat nur dann klinische Bedeutung, wenn sie das Tier infolge erheblicher Ausmaße (kinds- bis mannskopfgroß und mehr) im Gehen und Liegen mechanisch behindert; andernfalls ist sie lediglich als Schönheitsfehler anzusehen. Ältere Bursahygrome zeigen oft eine übermäßige zerklüftete Verhornung der Haut dorsal am Karpus; sie können zur Wandverknöcherung neigen.

Behandlung: Akute aseptische Bursitiden lassen sich durch Punktion und anschließende Glukokortikoidinjektion (S. 542) rasch zur Abheilung bringen. Bei eitriger Schleimbeutelentzündung sind Spaltung (distal) und wiederholte desinfizierende Spülungen bei offener Drainage zu empfehlen. Für die Beseitigung der chronischen Bursahygrome kommt außer sauberer, durch gute Bandage abgedeckter Drainierung (Verbandswechsel alle 8 Tage, Heilung innerhalb von 4 bis 6 Wochen) vor allem das opera-

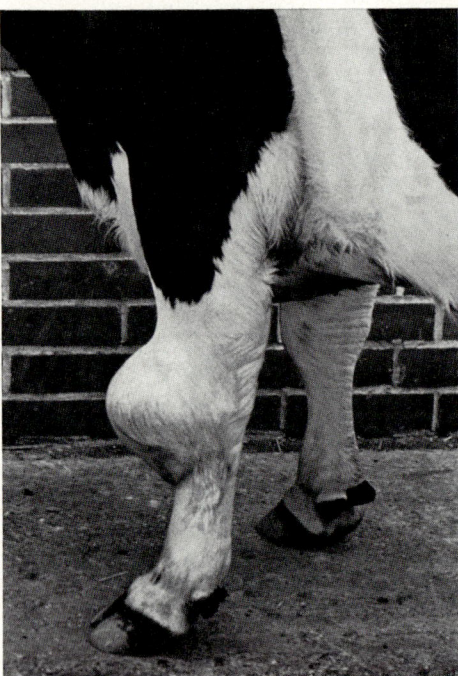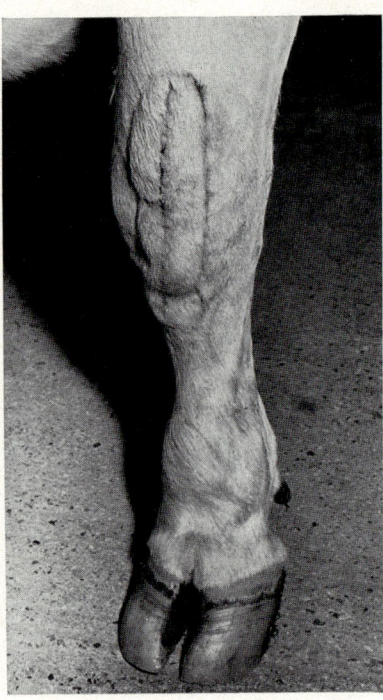

Abb. 242, 243. Bursitis praecarpalis serofibrinosa chronica („Knieschwamm'); links: Zustand bei Vorstellung des Patienten, rechts: 4 Wochen nach Totalexstirpation des präkarpalen Schleimbeutels (fortgeschrittene Abheilung)

tive Herausschälen der gesamten Bursa (eventuell nach vorheriger Verödung, S. 543) in Frage, da die bloße Punktion, wegen der mitunter vorliegenden Kammerung, nicht immer zur Entleerung führt. Der Eingriff erfolgt am liegenden Tier (Prämedikation mit Tranquilizern, Lokalanästhesie durch Infiltration unmittelbar distal des um den Unterarm gelegten Esmarch-Schlauches) an der gestreckten Gliedmaße: Bogenförmiger Hautschnitt von dorsoproximal über lateral nach dorsodistal (wahlweise kann die Eröffnung der Haut auch halbkreisförmig am distalen Pol der Beule erfolgen); vorsichtiges Herauspräparieren des Schleimbeutels, ohne diesen oder das Karpalgelenk zu eröffnen. Die überstehenden Hautlappen werden nur so weit gekürzt, daß noch ein gut zweifingerbreiter Hautkamm verbleibt; dieser wird nach antibiotischer Versorgung der Wundhöhle mittels Einzelheften (an seiner Basis) und einer fortlaufenden Naht (am freien Rand) verschlossen. Endlich wird der Wundkamm zur Vermeidung von Drucknekrosen über eine flache Watterolle zur Seite geklappt und der gesamte Karpus unter reichlicher Polsterung straff verbunden (elastische Binden). Wiederholte Verbandswechsel je nach Funktion und Heilverlauf; die Basishefte werden nach 6 bis 8 Tagen gezogen, die Kammnaht nach 12 bis 14 Tagen entfernt. Dabei adaptiert sich der Kamm von selbst. Etwa auftretende Wundhämatome sind durch vorsichtige Punktion zu entleeren.

SCHRIFTTUM

Coid, C. R., & L. C. Vaughan (1957): Incidence of carpal hygromas in dairy cattle infected with Br. abortus and maintained in an isolation compound. J. Comparat. Pathol. Therap. 67, 53. — Gac, J. (1936): Riesengroße Karpalbeule bei einer Kuh (polnisch). Przegl. Weter. 49, 112-113. — Hartog, J. H. (1938): Die Behandlung der Kniebeule durch die sekundäre Kapselexstirpation. Wien. Tierärztl. Mschr. 25, 651-652. — Knese, H. (1925): Die holländische Aufstallung der Rinder als Ursache des Hygroms und dessen operative Behandlung. Diss., Berlin. — Magnusson, H. (1933): Le bacille de l'avortement de Bang et les hygromas des bovidés. Rev. Gén. Méd. Vét. 42, 465-485. — Mörkeberg, A. W. (1934): Entzündung im subkutanen Schleimbeutel an der Vorderfläche des Vorderknies (Bursitis praecarpea, Knieschwamm). Münch. Tierärztl. Wschr. *85*, 429-432, 441-445, 451-454. — Peters, W. (1923): Beiträge zur Geschichte der Karpalbeule des Rindes. Diss., Leipzig. — Pineteau, R. (1933): Contribution à la thérapeutique de l'hygroma du genou chez les bovidés. Rev. Vét. *85*, 386-388. — Roy, H., J. Guesdon & J. Brillot (1963): Traitement chirurgical de l'hygroma du genou chez les bovins. Bull. Mens. Soc. Vét. Prat. France *47*, 426-428. — Salvisberg, A. (1913): Die operative Behandlung der Kniebeule des Rindes. Schweiz. Arch. Tierheilk. *55*, 15-21. — Schlegel, M. (1921): Bursitis et Parabursitis ossificans nebst Keratosis cutanea und Ankylose des Karpalgelenks beim Rind. Berl. Tierärztl. Wschr. *34*, 421-422. — Stadelhofer, K. (1959): Ein Beitrag zur Ätiologie und Therapie der Bursitis praecarpalis des Rindes. Diss., Zürich. — Strebel, M. (1900): Das Hygrom am Vorderknie des Rindes. Schweiz. Arch. Tierheilk. *42*, 164-169. — Vaughan, L. C. (1960): Orthopaedic surgery in farm animals. Vet. Record *72*, 399-403. — Zehl, A. (1903): Die Karpalbeule des Rindes und ihre Behandlung. Diss., Bern.

Sehnenscheidenentzündungen, Knochenbrüche und Bänderrisse an der Vorderfußwurzel

Tendovaginitiden am Karpus betreffen vorkommendenfalls meist die Sehnenscheide des M. extensor carpi radialis (dorsomedial am Vorderfußwurzelgelenk), des M. flexor carpi radialis (medial) oder des M. extensor digitalis communis (dorsal). Sie sind in der Regel metastatisch (seltener traumatisch) bedingt und eitriger oder serofibrinöser Natur; gegendenweise beruhen sie mitunter auf tuberkulöser oder brucellöser Infektion. Die befallene Sehnenscheide erweist sich als wulstförmig verdickt, heiß, schmerzhaft und mehr oder weniger deutlich fluktuierend; der Patient zeigt gemischte Lahmheit mittleren oder starken Grades. Die diagnostische Punktion sowie die versuchsweise Behandlung erfolgen nach den üblichen Grundsätzen (S. 540).

Frakturen der Karpalknochen sind ebenso wie *Bandzerreißungen* und *Luxationen am Vorderfußwurzelgelenk* äußerst seltene Vorkommnisse. Sie bedingen meist die gleichen Erscheinungen wie die Carpitis acuta (S. 445), aber nur zum Teil außerdem auch Abweichungen des Gliedmaßenendes von der normalen Achse und/oder Krepitation. Vielfach ist die sichere Klärung nur durch eine Röntgenaufnahme möglich. Therapeutisch wäre die Ruhigstellung unter Gips- oder Schienenverband (S. 536 f.) zu versuchen, doch sind die Heilungsaussichten gering.

SCHRIFTTUM

Funk, K. (1966): Röntgenanatomische Untersuchungen am Karpalskelett des Rindes. Diss., Hannover. — Späth (1903): Komplizierte Fraktur des Karpus und Metakarpus bei einem Kalbe. Mitt. Ver. Bad. Tierärzte *3*, 87. — Strebel, M. (1901): Der Sehnenscheidenrheumatismus des Vorderknies beim Rinde. Schweiz. Arch. Tierheilk. *43*, 173-177.

Krankheiten im Bereich des Beckens

Unvollständige und vollständige Lähmung der Nachhand, ‚Festliegen'
(Paresis et Paralysis posterior)

Wesen: Bewegungsstörungen der Nachhand, welche durch eine mehr oder weniger deutlich ausgeprägte motorische Schwächung beider Hintergliedmaßen gekennzeichnet sind, werden beim Rind als Haupt- oder Nebenerscheinung zahlreicher Krankheiten verschiedenster Ätiologie beobachtet. In leichteren Fällen ist dabei das Steh- und Gehvermögen zwar behindert, aber nicht aufgehoben. In schweren Fällen unternehmen die Patienten zwar gelegentlich noch unbeholfene Aufstehversuche, brechen dann aber bald kraftlos zusammen (‚downer cow'); zum Teil gelingt es ihnen, mit Hilfe der Vordergliedmaßen eine hundesitzige Stellung einzunehmen oder mühsam vorwärts zu kriechen (‚creeper cow'); andere Tiere erscheinen dagegen praktisch bewegungsunfähig und lassen sich selbst durch Antreiben oder Aufheben allenfalls zu Abwehrreaktionen (Schlagen, Zucken, Stöhnen), aber nicht zum Stehen bringen (völliges Festliegen). Dabei ist zwischen dem mit Trübung des Bewußtseins verbundenen Festliegen (wie bei typischer hypokalzämischer Gebärparese) und demjenigen mit freiem Sensorium (‚alert downer cow') zu unterscheiden, außerdem zwischen Fällen mit und ohne Störung des Allgemeinbefindens.

Die *Ursachen* solcher Paresen und Paralysen der Nachhand sind äußerst mannigfaltig, weil das Stehvermögen des Patienten bei vielen Rinderkrankheiten, zumindest im Endstadium des Leidens, beeinträchtigt wird oder verloren geht. Das gilt vor allem für eine Reihe von Allgemeinerkrankungen mit vorwiegender Beteiligung des zentralen Nervensystems (Tollwut, Botulismus, AUJESZKY'sche Krankheit und andere spezifische oder unspezifische Entzündungen von Gehirn und Rückenmark), aber auch für schwerwiegende Schädigungen des Kreislaufes (Kollaps, Herzinsuffizienz, Anämien) oder des Verdauungsapparates (Pansenazidose oder -alkalose) sowie für verschiedene Allgemeininfektionen (Rinderpest, Milzbrand, Rauschbrand) und zahlreiche Vergiftungen; eine besonders wichtige Rolle unter den Ursachen der Nachhandlähmung spielen die Stoffwechselkrankheiten (hypokalzämische Gebärparese, hypomagnesämische Tetanie, nervöse Form der Azetonurie, Leberkoma, Osteomalazie, Muskeldystrophie der Kälber, paralytische Myoglobinurie). Auch durch Darmquetschungen, Endometritis puerperalis, Mastitis paralytica, Klauenrehe, ausgedehnte Peritonitis oder andere abdominale Schmerzzustände kann die Stehfähigkeit des Patienten gemindert oder aufgehoben werden. Während bei den ebengenannten Krankheiten das Grundleiden aber im allgemeinen an den charakteristischen Begleiterscheinungen (bei Gebärparese zum Beispiel an der schlaffen Lähmung bei getrübtem Bewußtsein, bei den Tetanien an der Krampflähmung und der Exzitation) zu erkennen ist und man sich bei ihnen daher nur ausnahmsweise mit der symptomatischen Diagnose ‚Festliegen' behelfen muß, bereitet die Ursachenklärung bei den vorzugsweise um die Geburt, zuweilen aber auch ohne jeglichen Zusammenhang mit dem Kalben auftretenden Nachhandlähmungen mit freiem Sensorium und ohne wesentliche Störung des Allgemeinbefindens (Festliegen im engeren Sinne) mitunter erhebliche Schwierigkeiten. Dieser Form von Bewegungsstörungen können Kalzium- und/oder Phosphormangelzustände (atypisches Milchfieber, S. 1015) sowie lokale traumatische Schädigungen, wie Muskel- und Sehnenläsionen (Adduktoren-, Wadenmuskel-, Achillessehnenzerreißung, Muskeldegeneration, ischämische Nekrosen), Knochenbrüche (Becken, Kreuzbein, Oberschenkel), Hüftgelenk- oder Kreuzdarmbeinluxationen oder Nervenlähmungen (Cauda equina, N. ischiadicus, N. obturatorius, N. tibialis, N. fibularis) zu Grunde liegen. Ob außer den vorgenannten Stoffwechselkrankheiten noch weitere metabolische Störungen (Hypokaliämie, Hypoglykämie) zur Verminderung der Nervenleitfähigkeit oder zur Beeinträchtigung der Muskelfunktionen führen, bedarf der weiteren Klärung. Schließlich kann auch bei hochgradiger allgemeiner Schwäche oder bei Widersetzlichkeit (‚psychogene Immobilität') der Eindruck einer Parese oder Paralyse entstehen.

Erscheinungen: Das klinische Bild der unvollständigen Nachhandlähmung besteht in unsicherem Gang mit schwankenden Hinterbeinen, Einknicken der Sprung- und Fesselgelenke, Überköten und/oder Schleifen der Klauenspitzen über den Boden. Bei vollständiger hinterer Paralyse liegen die Tiere entweder auf der Brust oder flach auf der Seite und machen beim Antreiben nur erfolglose Versuche auf die Beine zu kommen, oder sie verhalten sich völlig refraktär.

Neben diesen *unspezifischen Symptomen* sind von Fall zu Fall, aber nicht immer, auch *kennzeichnende örtliche und/oder allgemeine Erscheinungen* festzustellen, welche nach eingehender Überprüfung gewisse Rückschlüsse auf das der Bewegungsstörung zugrunde liegende Primärleiden gestatten: Lokale Umfangsvermehrungen, Schmerzhaftigkeit oder Gefühllosigkeit; Ausfall bestimmter Reflexe; abnorme passive Beweglichkeit, Krepitation, auffallende Abweichungen der Haltung, Stellung oder Motorik der Gliedmaßen; seitwärts eingeschlagener Kopf, Opisthotonus; Blindheit; Erregungszustände, tonische oder klonische Krämpfe, Lähmungen anderer Körperteile, Apathie, Somnolenz, Koma; Anämie, Ikterus; charakteristische Veränderungen von Harn, Kot oder Blut und anderes mehr.

Unterscheidung: Als Voraussetzung für die Beurteilung der Heilungsaussichten und der Komplikationsgefahren sowie für eine wirksame ätiotrope Behandlung ist eine möglichst rasche Klärung der die Parese oder Paralyse auslösenden Ursache anzustreben

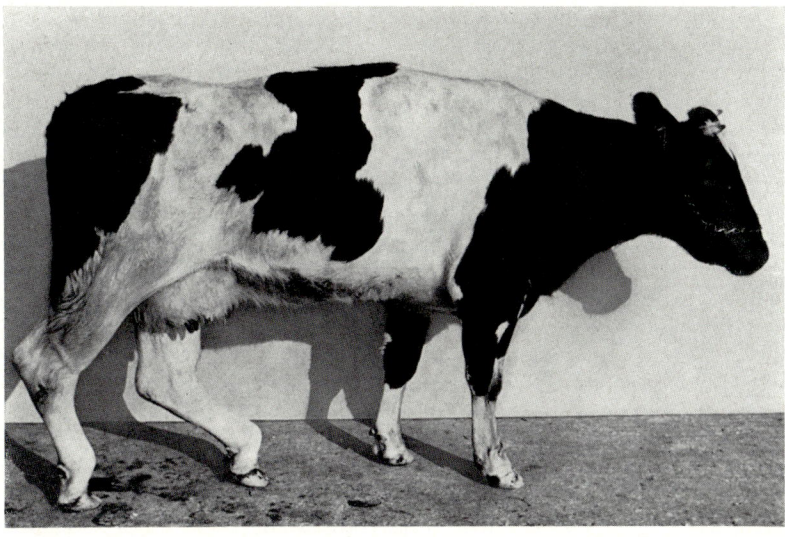

Abb. 244. Zentral bedingte symmetrische Parese der Nachhand mit übermäßiger Winkelung der Sprunggelenke und Überköten in den Fesselgelenken

und die zunächst gestellte *symptomatische Diagnose* ‚unvollständige Lähmung der Nachhand' beziehungsweise ‚Festliegen' dann durch die dem Leiden zukommende *exakte pathologisch-anatomische Krankheitsbezeichnung* zu ersetzen. Hierzu ist eine gründliche Untersuchung des Patienten unter Einbeziehung aller verfügbaren diagnostischen Hilfsmittel meist unerläßlich. Wertvolle Hinweise ergeben sich oft schon aus der *anamnestischen Befragung* des Tierhalters nach Zeitpunkt und Verlauf der letzten Abkalbung (Schwergeburt?), Milchleistung, Trächtigkeitsstadium und Deckakt, nach Fütterung und Haltung, etwaigen Transporten oder Unfällen, den zu Beginn der Erkrankung beobachteten Erscheinungen sowie über gleichartige Vorkommnisse bei anderen Tieren des Bestandes. Bei Patienten mit unvollständiger Lähmung sind Hintergliedmaßen, Beckenring und Wirbelsäule anschließend im Stande der Ruhe und der Bewegung durch Adspektion, Palpation (einschließlich rektaler Exploration), Perkussion und Sensibilitätskontrolle (Nadelstichprobe) auf das Vorliegen *traumatischer Veränderungen* oder bestimmter *Nervenlähmungen* (siehe *Ursachen*) zu untersuchen. Völlig paralysierte Tiere werden zu diesem Zweck nacheinander in rechte und linke Seitenlage verbracht; das jeweils oben liegende Hinterbein wird dann von

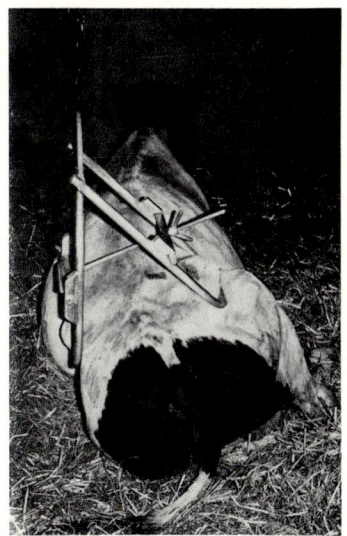

Abb. 245. Beginn des Aufhebens einer festliegenden Kuh mit dem Hebegerät nach BAGSHAW zur anschließenden Untersuchung der Nachhand auf die Ursache der Paralyse

einem Helfer abwechselnd gebeugt, gestreckt, ab- und adduziert sowie kreisförmig rotiert; dabei kontrolliert man die Reaktion des Patienten, die Beschaffenheit und Beweglichkeit der einzelnen Gliedmaßenabschnitte und achtet zudem auf etwaige fühl- oder hörbare Krepitation (am besten unter Zuhilfenahme des Phonendoskopes). Die Untersuchung der Bewegungsorgane läßt sich wesentlich erleichtern, wenn das festliegende Tier hierzu mit Hilfe einer über beide Hüfthöcker gelegten Klammer (Abb. 245) und eines Flaschenzuges vorübergehend hochgehoben wird (BAGSHAW's cattle hoist – Arnold/London; erhältlich bei Hauptner/Solingen); auf diese Weise sind dann Stellung und Haltung der Hinterbeine (zum Beispiel das Grätschen bei Adduktorenlähmung oder -zerreißung, das Einknicken bei Gastroknemiusruptur etc.), Asymmetrien der Nachhand und Veränderungen im oder am Becken (zum Beispiel das Einsinken des luxierten Kreuzbeines zwischen den medialen Darmbeinwinkeln und anderes mehr) besser zu erkennen und zu beurteilen als am liegenden Patienten. Wenn diese Bemühungen keine sicheren Anhaltspunkte für die Ursache der Bewegungsstörung geben, muß ihr durch *eingehende Untersuchung der übrigen Organapparate* weiter nachgegangen werden. Dabei sind Analysen der Körperflüssigkeiten, insbesondere des Harnes (auf etwa enthaltene Azetonkörper, Hämoglobin oder Gallenfarbstoffe) und des Blutserums (auf seinen Gehalt an Kalzium, anorganischem Phosphor und Magnesium), oft recht aufschlußreich. Bei gleichzeitiger Erkrankung mehrerer Tiere ist auch die Möglichkeit von *Fütterungsfehlern* (hochgradige alimentäre Indigestion, Enzephalomalazie oder ähnliches), einer *Infektion* (AUJESZKY'sche Krankheit, Listeriose etc.) oder einer *Vergiftung* (zum Beispiel Botulismus oder Schädlingsbekämpfungsmittel) in Betracht zu ziehen; die Klärung läßt sich dann mitunter nur durch den Zerlegungsbefund bereits umgestandener Patienten und durch die Einsendung geeigneten Probematerials für histologische, bakteriologische, virologische oder toxikologische Untersuchungen herbeiführen.

Da es nicht möglich ist, sämtliche bei Paresen und Paralysen der Nachhand *differentialdiagnostisch* in Frage kommenden Krankheiten hier samt ihren pathognostischen Erscheinungen aufzuführen, sei zur eingehenderen Information vor allem auf folgende Kapitel dieses Buches verwiesen: Krankheiten des Beckens und der Hintergliedmaßen (S. 453 ff.), Polyarthritis (S. 516), hypokalzämische Gebärlähmung (S. 1009), hypomagnesämische Tetanien (S. 1024, 1042), nervöse Form der Azetonämie (S. 1051), Myodystrophie der Kälber (S. 1113) sowie die sporadischen und infektiösen Erkrankungen des zentralen Nervensystems (S. 628 ff., 792 ff.). Wenn sich im Einzelfall jedoch Hinweise für das Vorliegen eines anderen, ebenfalls zu Nachhandparese oder zum Festliegen führenden Leidens (zum Beispiel einer bestimmten Vergiftung) ergeben, so empfiehlt es sich, im entsprechenden Abschnitt (siehe Sachregister) nachzulesen, durch welche besonderen Symptome sich die betreffende Krankheit auszeichnet. Falls das Festliegen ausnahmsweise durch störrische Widersetzlichkeit, Angst oder ungewohnte Umgebung bedingt ist, steht das Tier nach einiger Zeit von selbst wieder auf, ohne weitere Störungen im Bereich des Bewegungsapparates zu zeigen.

Beurteilung: Paresen und Paralysen der Nachhand, bei denen trotz sachgemäßer Untersuchung und Behandlung nicht innerhalb von spätestens 10 bis 14 Tagen eine merkliche Besserung eintritt, sind in der Regel als unheilbar anzusehen; nicht selten zwingen aber erhebliche Beeinträchtigungen des Allgemeinbefindens oder sekundäre Komplikationen (Dekubitus, Phlegmonen, Sepsis, Muskelrisse, völlig Inappetenz, rasche Abmagerung, Verschlechterung des Kreislaufes und ähnliches mehr) schon früher zur Verwertung des kranken Tieres, das deshalb regelmäßig überwacht werden sollte.

Die *Behandlung* besteht in allgemeinen, konservativ-palliativen Maßnahmen, die für jeden Fall Gültigkeit haben, und in der Verabreichung spezifisch wirkender Medikamente, deren Indikation sich nach dem vorliegenden Grundleiden richtet. Zu ersteren gehören das Verbringen des Patienten in eine reichlich eingestreute Einzelboxe (nötigenfalls mit Hilfe einer Schleppmatte), Anlegen eines Vergrittungsgeschirres (Abb. 254), wiederholtes Umbetten, bei kalter Witterung auch Zudecken des Tieres, sowie das Anbieten schmackhaften Futters und einwandfreier Tränke, unter Umständen auch vorübergehende künstliche Ernährung; abgesehen von den frakturbedingten Fällen dient tägliches kurzfristiges Aufheben des Patienten (für 5 bis 10 Minuten) einmal der erneuten Überprüfung des Standvermögens und etwa eingetretener Komplikationen, zum anderen wird das Tier dadurch angeregt, sich im Gebrauch seiner Gliedmaßen zu üben. Außerdem sind zur allgemeinen Stärkung oft noch angezeigt: Anregen der Vormagenverdauung (durch Pansensaftübertragungen und orale Gaben von Mineral- oder Spurenelementsalzmischungen), Leberschutzbehandlung (T.I.), Bluttransfusionen, stimulierende und roborierende Mittel (Analeptika, Kreislaufstützung, traubenzuckerhaltige organische Kalzium-Magnesium- oder Phosphatsalzlösungen beziehungsweise ausbalanzierte natrium- und/oder kaliumhaltige Elektrolytlösungen, ACTH oder Glukokortikoide), bei Verdacht auf traumatische Schädigungen auch Analgetika und Antiphlogistika. Bezüglich der bei den verschiedenen Primärleiden anzuwendenden spezifischen Medikamente sei auf die entsprechenden Abschnitte dieses Buches verwiesen; grundsätzlich brauchbar erscheinen: Kalzium-Magnesium-Traubenzuckerlösungen und Vitamin D bei Verdacht auf Hypokalzämie (S. 1009), Gaben von Vitamin E bei Anzeichen einer Muskelschädigung, zur Behandlung von Nervenläsionen dagegen Vitamin B_1 oder sämtliche Vitamine des B-Komplexes (S. 1107).

SCHRIFTTUM

BOTTARELLI, F. (1965): Contributo all'eziopatogenesi e alla terapia delle sindromi paraplegiche delle bovine da latte. Nuova Vet. 41, 226-230, 265-275. — BREAZILE, J., & E. WILLIAMS (1968): The role of cations in neuromuscular functions. Ber. 5. Int. Tag. Rinderkrankh., Opatija, S. 413-415. — GALABINOV, G. (1966): Zur Ätiologie, Pathogenese und Klinik des Festliegens nach der Geburt bei Kühen. M.-hefte Vet.-Med. 21, 601-606. — GIANTURCO, R. (1967): Treatment of hypokalemia in dairy cows. Mod. Vet. Practice 48:7, 54. — GIBBONS, W. J. (1957): Paraplegia. North Amer. Vet. 38, 297-300. — HESS, E. (1905): Über Gebärparese, Puerperalseptikämie und Festliegen nach der Geburt. Schweiz. Arch. Tierheilk. 47, 229-255, 277-304. — JOHNSON, D. L. (1965): Follow-up on the creeper cow. Mod. Vet. Pract. 46:8, 60. — KRAFT, W., & W. HOFMANN (1967): Hypophosphorämie bei festliegenden Rindern. Dtsch. Tierärztl. Wschr. 74, 638-641. — KRONFELD, D. S. (1964): Potassium therapy for downer cow. Mod. Vet. Pract. 45:11, 64. — PANICHI, G. (1965): Paresi gravidica e ipofosfatemia nella bovina. Veterinaria 14, 142. — PEHRSON, B., & G. JÖNSSON (1968): Studien über das Syndrom des Festliegens bei Milchkühen. Ber. 5. Int. Tag. Rinderkrankh. Opatija; S. 411-412. — REBESKO, B. (1963): Festliegen vor und nach der Geburt bei den Kühen (serbokroatisch). Vet. Glasnik 17, 181-187. — SWART, F. W. J. (1963): Nontypical milk fever. Tijdschr. Diergeneesk. 88, 34-38. — WEHNER, W. (1964): Zum Festliegen des Rindes und der Calcium-Magnesium-Therapie. Tierärztl. Umschau 19, 563-565.

Bruch des Kreuzbeins (Fractura ossis sacrum)

Ursachen: Fissuren und Frakturen des Kreuzbeins entstehen hauptsächlich beim Bespringen brünstiger Tiere auf der Weide, beim Bedecken durch einen schweren Bullen oder infolge übermäßiger Zugleistung bei Schwergeburten, seltener auch durch Stürze, beim Ausbrechen aus festen Einzäunungen oder nach anderen Gewalteinwirkungen (Schläge). Das Leiden ist daher bei weiblichen geschlechtsreifen Rindern wesentlich häufiger als bei männlichen; Kühe mit tiefliegendem ‚eingekerbtem' Schwanzansatz scheinen eine besondere Disposition zu Verletzungen im Kreuzbeinbereich zu haben.

Erscheinungen: Das Krankheitsbild wird vom Sitz der Fraktur und von deren Auswirkungen auf das Rückenmark oder die Spinalnerven bestimmt. Infolge vorübergehender oder anhaltender Einengung des Wirbelkanales (Knochenverschiebungen, Blutungen, Ödembildung) wird die im Kreuzbein verlaufende Cauda equina meist in unterschiedlicher Ausdehnung geschädigt: Kranial am Kreuzbein gelegene Brüche können zu plötzlicher Parese oder Paralyse der gesamten Nachhand führen, die dann in der Regel mit einer Lähmung von After, Mastdarm, Harnblase und Schwanz verbunden ist (S. 631). In günstigeren Fällen (Fraktur im kaudalen Kreuzbeinabschnitt) ist dagegen lediglich der Schwanz betroffen (sogenannter ‚Hammelschwanz').

Erkennung: Bei Lähmungszuständen der Nachhand ist stets auch eine Kreuzbeinfraktur mit in Betracht zu ziehen und der Knochen durch kräftigen Druck von oben sowie durch rektale Palpation auf abnorme Beweglichkeit und Schmerzhaftigkeit zu prüfen. Dabei findet man im Bereich der Bruchlinie mitunter (aber nicht immer) eine umschriebene schmerzende Schwellung. In Kliniken bietet die Röntgenkontrolle mit Hilfe einer in den Mastdarm eingelegten flexiblen Kassette diagnostische Vorteile. Bezüglich der Unterscheidung der Kreuzbeinfraktur von anderweitigen Läsionen der Cauda equina sei auf die Afterblasenschwanzlähmung (S. 631) verwiesen.

Behandlung: Sie kommt nur versuchsweise, und zwar in solchen Fällen in Frage, wo Kot- und Harnabsatz sowie das Stehvermögen des Patienten noch nicht nennenswert beeinträchtigt sind; die hierfür geeignet erscheinenden therapeutischen Maßnahmen sind auf Seite 633 beschrieben. Die Lähmung ist jedoch gewöhnlich progressiv. Deshalb sind schwerwiegendere Fälle von vornherein als aussichtslos anzusehen.

SCHRIFTTUM

EBERSBERGER (1915): Zwei Fälle von Frakturen des Kreuzbeines. Münch. Tierärztl. Wschr. *66*, 572. — MÜLLER, J., & J. BECK (1931): Schwanz-Sphinkterenlähmung (Neuritis caudae equinae) bei Kühen. Dtsch. Tierärztl. Wschr. *39*, 609-616. — RHEINHEIMER (1907): Autofraktur am Os sacrum. Berl. Tierärztl. Wschr. *20*, 123.

Verrenkung des Kreuzdarmbeingelenks (Luxatio articuli sacroilici)

Wesen, Vorkommen: Die vollständige oder weitgehende Lösung der zwischen Kreuzbeinflügel und Darmbeinschaufel gelegenen straffen Gelenkverbindung wird als Luxation, im Dauerzustand auch als Diastase bezeichnet; geringgradige unvollständige Trennungen des Zusammenhanges der genannten Knochen gelten dagegen als Subluxationen oder Distorsionen. Letztere gehen mit weniger auffälligen örtlichen Veränderungen einher als erstere und werden deshalb trotz ebenso häufigen Vorkommens weit seltener erkannt. Sowohl die leichte als auch die schwere Form des Leidens kann ein- oder beidseitig auftreten.

Ursachen: Zerrungen und Zerreißungen des Kreuzdarmbeingelenks beruhen meist auf einer voraufgegangenen Schwergeburt; sein Zusammenhalt wird dabei nicht nur durch das seitliche Auseinanderdrängen der Beckenhälften, sondern auch durch die in kaudaler Richtung am Beckenring angreifenden Kräfte belastet. Starker Druck von dorsal auf das Kreuzbein, etwa beim Besprungenwerden auf der Weide oder beim Deckakt, kann ebenfalls zu Distorsionen oder Luxationen der Kreuzdarmbeinverbindung führen. Dabei scheinen Osteomalazie (S. 995) und die Erschlaffung des Bandapparates im Zuge der Geburtsvorbereitungen als begünstigende Momente zu wirken, auf welche möglicherweise auch die sogenannten ‚Spontanluxationen' dieses Gelenks zurückzuführen sind.

Erscheinungen: Das Bild der *akuten* Distorsion und Luxation, insbesondere aber der Grad der damit verbundenen Bewegungsstörung, wechseln von Fall zu Fall. Bei leichterer Verstauchung und Verrenkung bestehen lediglich Zittern oder Unsicherheit und Schwanken der Nachhand, gelegentlich auch Überköten im Fesselgelenk (Tibialislähmung). Schwerer betroffene Patienten liegen dagegen fest, vor allem wenn sie an beidseitiger Luxation leiden. Sie versuchen zwar meist noch, aus eigener Kraft aufzustehen, sinken aber nach halbem Erheben des Hinterkörpers wieder nieder. Bringt man sie durch Unterstützung zum Stehen, so können sie allerdings zum Teil noch unter starkem Zittern mit kurzen, schleifend-tappenden Schritten mehr oder weniger gut laufen. Örtlich ist bei *Subluxationen* im Stehen und Gehen bei genauer Betrachtung allenfalls eine leichte Vertiefung zwischen den Dornfortsätzen des Kreuzbeines und dem inneren Darmbeinwinkel der erkrankten Seite sowie ein Heben und Senken dieses Bezirkes zu beobachten; mitunter ist hier beim Umtreten oder Laufen des Tieres auch Krepitation zu fühlen oder zu hören. Schonendes Beklopfen dieser Stelle löst in manchen Fällen deutliche Schmerzreaktionen aus; rektal läßt sich zudem mitunter ein periartikuläres Hämatom oder Ödem palpieren. Die *vollständigen* und vor allem die *beidseitigen Luxationen* sind leicht zu erkennen: Kreuzbein und Lendenpartie erscheinen eingesunken, Schwanzansatz und Schwanz dagegen angehoben; neben der über dem tiefliegenden Kreuzbein befindlichen Rinne stehen die medialen Darmbeinschaufeln dorsal vor und bewegen sich beim Gehen des Tieres abwechselnd auf und ab; auch rektal läßt sich die durch das Absinken des Kreuzbeines bedingte Ein-

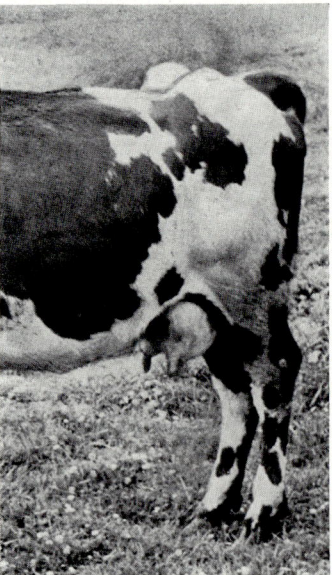

Abb. 246. Hochgradige beiderseitige Diastase des Kreuzdarmbeingelenks

engung des Beckenringes unschwer fühlen. Manche Patienten zeigen außer den eben genannten Symptomen auch ein merkwürdiges Anziehen und Strecken des Hinterbeines der betroffenen Seite („Streukrampf", S. 503). Außer diesen plötzlich auftretenden traumatisch verursachten Verstauchungen und Verrenkungen sind hin und wieder auch *allmählich* entstehende Kreuzdarmbeindiastasen beobachtet worden, die sich ohne nachweisbare Gewalteinwirkung im Laufe mehrerer Tage, teilweise schon vor dem Kalben entwickelten.

Erkennung: Distorsionen sind nur unter Ausschöpfung aller genannten Untersuchungsverfahren, einschließlich der Perkussion und der rektalen Palpation, einigermaßen sicher zu diagnostizieren. Das Vorliegen einer vollständigen Luxation ist dagegen meist ohne besondere Schwierigkeiten festzustellen. Da die Kreuzbeinsenkung am liegenden Tier jedoch unter Umständen kaum wahrzunehmen ist, kann es nötig werden, den Patienten zu diesem Zweck anzuheben (S. 451).

Beurteilung: Die Heilungsaussichten sind nicht ungünstig, solange sich das betroffene Tier noch aus eigener Kraft erheben kann. Distorsionen und Luxationen können innerhalb mehrerer Wochen oder einiger Monate vollständig zurückgehen; allerdings bleibt mitunter eine gewisse Kreuzbeinsenkung bestehen, oder die Milchleistung läßt nach. Da bei Kühen mit derart eingeengtem Beckenring mit Behinderungen der späteren Geburten zu rechnen ist, sollten sie von der weiteren Zucht ausgeschlossen werden. Bereits festliegende Patienten sind wegen der Gefahr von Dekubitalinfektionen möglichst rechtzeitig zu schlachten.

Behandlung: Das kranke Tier ist in eine Einzelboxe (vorzugsweise Tiefstall) mit weicher Einstreu zu verbringen. Bei festliegenden oder bewegungsunsicheren Patienten sollte geprüft werden, ob sich das Stehvermögen nicht durch das Anlegen eines Vergrittungsgeschirrs (Abb. 254) bessern läßt. In jedem Fall empfehlen sich reichliche Gaben phosphathaltiger Mineralsalzmischungen sowie die Verabreichung von Vitamin D und E. Zur Schmerzstillung sind Butazolidinpräparate (intramuskulär) sowie wiederholte Einreibungen der Haut über dem Kreuzdarmbeingelenk mit Dimethylsulfoxyd (DMSO) geeignet; dagegen scheint die Hyperämisierung dieses Bereiches nur von zweifelhaftem Wert. Mit Aufstehversuchen sollte nicht zu früh begonnen werden.

SCHRIFTTUM

BACH, E. (1924): Senkung der Wirbelsäule beim Darm-Kreuzbeingelenk. Schweiz. Arch. Tierheilk. *66*, 678-679. — D'ANNIBALE, A. (1966): Di un non frequente caso di diastasi sacro-iliaca nella bovina. Clin. Vet. *89*, 108-111. — DERIVAUX, J. (1955): À propos de la desmorexie sacro-iliaque chez la bête bovine. Ann. Méd. Vét. *99*, 285-292. — DESLIENS, L. (1954): La luxation sacro-iliaque sur la vache. Bull. Acad. Vét. France *27*, 201-205. — GUILLEBEAU, A. (1887): Ein Fall von Verrenkung der Darmbeine bei der Kuh infolge einer Schwergeburt. Schweiz. Arch. Tierheilk. *29*, 155-158. — HAMOIR, J. (1921): La desmorexie sacroiliaque cause de paraplégie post partum chez la vache. Rev. Gén. Méd. Vét. *30*, 121-131. — HEIDRICH (1917): Verrenkung des Kreuzdarmbeingelenkes bei einer Kuh. Ber. Vet.-Wesen Sachsen *62*, 95. — KOGER, L. M. (1965): Cows with sacro-iliac luxation treated with DMSO. J. Amer. Med. Vet. Ass. *147*, 345. — MESSERLI, W. (1961): Ein Fall von Diastase der Kreuz-Darmbeingelenke beim Rind. Schweiz. Arch. Tierheilk. *103*, 151-152. — SCHENING (1903): Zerrung und Lockerung des Kreuzdarmbeingelenkes bei einer Kuh. Wschr. Tierheilk. Viehzucht *47*, 213.

Beckenbrüche (Fracturae ossium pelvis)

Wesen, Vorkommen, Ursachen: Beckenbrüche können die verschiedensten Teile des knöchernen Beckens betreffen, wobei einfache Querfrakturen, Splitterbrüche und multiple Frakturen zu unterscheiden sind; oft sind sie mit Gefäßzerreißungen verbunden, die dann in der Regel zu retroperitonealen Hämatomen, gelegentlich aber auch zu Blutungen in die freie Bauchhöhle führen. Trotz Rückganges der osteomalaziebedingten Brüche sind Beckenfrakturen auch heute noch relativ häufig und machen etwa 40 % aller im Gliedmaßenbereich vorkommenden Knochenbrüche aus. Sie werden meist durch grobe traumatische Insulte ausgelöst, die sich teils im Stall, teils auf der Weide ereignen

(Sturz, Ausrutschen in Froschlage, heftiges Springen, Aufreiten anderer Tiere, Deckakt, übermäßige Zugleistung beim Kalben etc.); dabei wirken sich Mängel der Mineralstoffversorgung (vor allem an Phosphat; S. 986 ff.) und hohes Körpergewicht sowie Fluorose (S. 1175) als frakturfördernde Faktoren aus.

Erscheinungen, Beurteilung und Behandlung: Die am gebrochenen Becken auftretenden Formveränderungen sowie die damit einhergehenden Funktionsstörungen sind von der Lage und vom Ausmaß der Fraktur abhängig. Um die hierbei zu beobachtenden Symptombilder richtig deuten zu können, ist davon auszugehen, daß am Beckenring 2 einander entgegengesetzte Kräfte angreifen, nämlich der am Kreuzbein ansetzende Zug des Rumpfgewichtes nach unten und der sich beiderseits im Azetabulum auswirkende Druck der Gliedmaßensäule nach oben; auch die von den einzelnen Beckenabschnitten entspringenden Muskeln üben einen gewissen verlagernden Einfluß auf die Knochenfragmente aus.

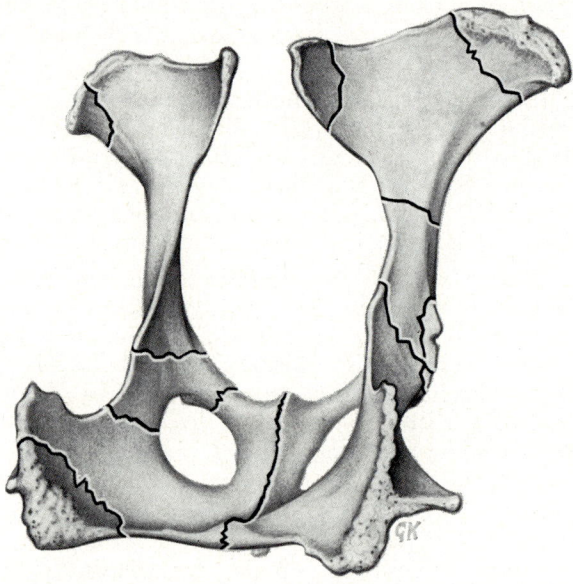

Abb. 247. Verlauf der verschiedenen Frakturlinien am Becken des Rindes

Demzufolge bleibt die Statik des Beckenringes beim *Bruch des lateralen Darmbeinwinkels* (= Hüfthöckerfraktur) unbeeinträchtigt, so daß der Patient im Gehen und Stehen nicht oder nur geringgradig, im Sinne einer leichten Hangbeinlahmheit behindert ist. Bei *gedeckten Frakturen* ist lediglich das Absinken des betroffenen Hüfthöckers auffällig ('Einhüftigkeit'); im akuten Stadium bestehen dabei zudem lokale Umfangsvermehrung und Schmerzhaftigkeit bei der Druckpalpation. Gewöhnlich heilen derartige Brüche ohne weiteres Zutun binnen mehrerer Wochen; das lose Knochenfragment wird dabei jedoch infolge Zuges der Bauchmuskeln meist verkantet oder sogar nach distal verlagert und kann so den Zusammenhang mit dem Darmbein völlig verlieren. *Offene* Brüche des Tuber coxae (Abb. 248) sind dagegen wesentlich vorsichtiger zu beurteilen, weil die hervorragenden Knochenspitzen sich bald infizieren (Osteomyelitis purulenta) und das Verheilen der Hautwunde verhindern; außerdem kann es dabei leicht zu Sekretversackungen entlang des Knochens oder der Faszien kommen. Deshalb sollten solche Patienten möglichst rechtzeitig chirurgisch behandelt werden, bevor sie abzumagern beginnen. Hierzu werden nach Säuberung und Desinfektion des Hautdefektes alle losen Knochensplitter sorgfältig entfernt und dann der vorstehende Teil des Hüfthöckers mit Hilfe der Drahtsäge unterhalb des Niveaus der umgebenden Haut (im gesunden, nichtinfizierten Bereich des Knochens) glatt reseziert; um einer erneuten Verunreinigung der Wunde vorzubeugen, wird die Haut (nötigenfalls nach seitlichem Abpräparieren von ihrer Unterlage) über dem Defekt, mit Ausnahme einer je nach den Umständen extra zu schaffenden oder zu verlängernden Drainageöffnung im ventralen Wundwinkel, mit kräftigen Entspannungsheften verschlossen. Abschließend folgen antibiotische Versorgung des Hohlraumes, Einlegen eines Gazedrains und Aufkleben eines Beetverbandes; bis zur endgültigen Überdeckung des Knochens mit Haut ist der Wundverlauf zunächst alle 3 bis 5 Tage, später in größeren Abständen zu kontrollieren.

Eine *Fraktur des medialen Darmbeinwinkels* ist äußerlich am einseitigen Absinken des Kreuzbeines samt dem ihm anhaftenden abgebrochenen Darmbeinteil und am deutlichen dorsalen Hervortreten des lateralen Bruchendes zu erkennen. Außerdem bestehen örtlich eine mehr oder weniger stark ausgeprägte Schwellung sowie Druck- und Perkussionsschmerz. Das Stehvermögen solcher Tiere ist meist gut, ihr Gang etwas gespannt oder normal. Die Diagnose läßt sich durch rektale Palpation der Bruchkanten oder der sulzigen (mitunter auch krepitierenden) Umfangsvermehrung seitlich des Promontoriums sichern; in unklaren Fällen ist auch eine einseitige Luxation des Kreuzdarmbeingelenks (S. 454) mit in Betracht zu ziehen. Die Heilungsaussichten hängen vom Ausmaß der lokalen Veränderungen ab.

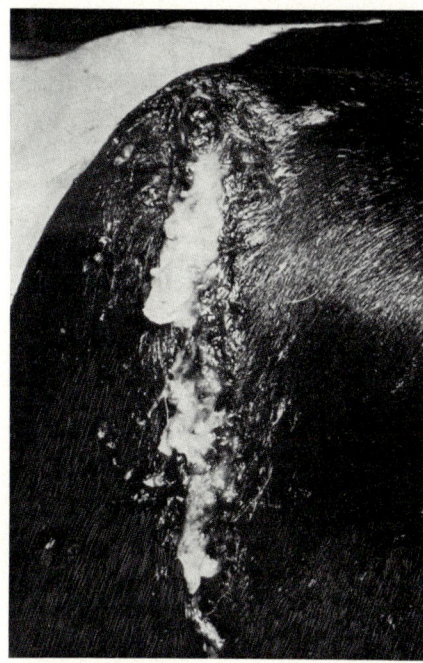

Abb. 248. Ungedeckte eitrig-nekrotisierende Fraktur des linken Hüfthöckers

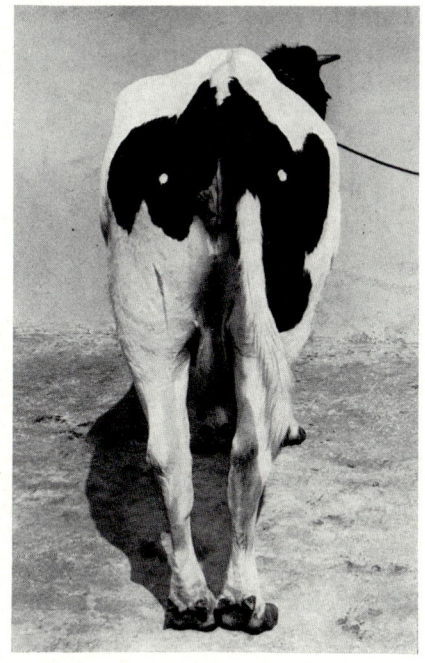

Abb. 249. Bruch der rechten Darmbeinsäule vor dem Azetabulum; Absinken der Hüfte auf der kranken Seite bei gleichhoch vom Boden entfernt bleibenden (mit weißen Punkten gekennzeichneten) Sitzbeinhöckern

Bei *Fraktur der Darmbeinsäule* (oberhalb des Azetabulums) können sich die betroffenen Tiere zwar noch erheben; sie zeigen aber Neigung zu ständigem Liegen. In der Bewegung besteht deutliche Hangbeinlahmheit. Das Becken der Patienten sinkt auf der erkrankten Seite ab und erscheint daher von hinten gesehen schief; dabei verläuft die Verbindungslinie der beiden Hüfthöcker nicht mehr parallel zu derjenigen der Sitzbeinhöcker; letztere befinden sich jedoch beide auf gleicher Höhe (Abb. 249). Die Glutäenmuskulatur der befallenen Seite ist geschwollen und schmerzhaft; Krepitation ist wegen der meist eintretenden Parallelverschiebung der Frakturenden nur selten feststellbar. Bei rektaler und vaginaler Betastung des Beckenringes sind an der gebrochenen Darmbeinsäule fast immer rauhe Knochenvorsprünge und/oder sulzige Auflagerungen, in der Bewegung vielfach auch das Verschieben der Bruchkanten gegeneinander zu fühlen. Solche Frakturen können zwar innerhalb mehrerer Wochen allmählich abheilen, doch muß mit bleibender Einengung des Beckens durch die zum Teil erhebliche Kallusbildung gerechnet werden. Manchmal entwickelt sich an ihrer Stelle nur eine dicke Schicht fibrösen Gewebes, welches zu keiner festen Vereinigung der Knochenenden führt.

Querbrüche durch das Azetabulum bedingen Schiefhängen des gesamten Beckens einschließlich der Sitzbeinhöcker (Absinken auf der betroffenen Seite), Hervortreten des luxierten Trochanter femoris sowie hochgradige Lahmheit oder Festliegen. Rektal sind in der Nachbarschaft des Hüftgelenks Knochenzacken und sulzige Massen, gelegentlich auch Hämatome palpierbar. Sofern nur der Pfannenkamm des Azetabulums ausgebrochen ist, kommt es zur einfachen Luxatio femoris supraglenoidalis (S. 464); dann ergibt die rektale Untersuchung einen negativen Befund. In beiden Fällen ist die alsbaldige Schlachtung anzuraten.

Brüche durch die beiden Pfannenäste des Scham- und Sitzbeines (quer durch das Foramen obturatum) scheinen beim Rind selten zu sein. Dabei sind gewöhnlich starke gemischte Lahmheit sowie Krepitation festzustellen, oder der Patient liegt fest. Die Bruchlinien sind rektal oder vaginal gut zu fühlen. Eine Ausheilung solcher Frakturen erscheint möglich.

Für die ebenfalls relativ seltenen *Brüche des Sitzbeinhöckers* gilt bezüglich der Erscheinungen, Beurteilung und Behandlung sinngemäß das gleiche wie für die Hüfthöckerfrakturen.

Bei *allen Behandlungsversuchen* empfiehlt es sich, den an Beckenbruch leidenden Patienten in eine ruhige Boxe mit weichem Lager zu verbringen und die Kallusbildung durch reichliche Versorgung mit phosphathaltigen Mineralstoffmischungen sowie durch Gaben von Vitamin D zu unterstützen.

SCHRIFTTUM

BIERMANN (1905): Beckenbruch bei einer hochträchtigen Kuh. Zschr. Vet.-kunde *17*, 503-504. — FEDRIGO, G. (1941): Frattura del bacino in una vacca. Nuovo Ercol. *46*, 33-41. — HOLTERBACH, H. (1908): Darmbeinbruch bei einer Kuh. Mitt. Ver. Bad. Tierärzte *8*, 185-187. — ILIJAS, B., F. SANKOVIĆ & K. BINEV (1968): A contribution to the X-ray diagnosis of pelvico-femoral bone lesions in large domestic animals. Zbl. Vet.-Med. A *15*, 322-328. — JIRINA, K. (1961): Fraktur der Darmbeinsäule beim Rind. Wien. Tierärztl. Mschr. *68*, 820-822. — MAIER (1893): Lähmungen und Lahmheiten infolge von Beckenbrüchen. Dtsch. Tierärztl. Wschr. *1*, 265-266. — NOACK (1902): Nekrose des Körpers des linken Sitzbeines. Ber. Vet.-Wesen Sachsen *47*, 68. — PODGORNY, W. I. (1960): Die Methodik der Röntgenographie und der anatomische Röntgenbefund des Beckens bei Rindern (russisch). Veterinarija *37*:5, 34-36. — TAPKEN, W. (1894): Beckenbrüche beim Rind infolge der Geburt. M.-hefte prakt. Tierheilk. *5*, 300. — TARENZI (1896): Un caso di frattura degli ilei in una vacca. Clin. Vet. *19*, 469. — VINCENT, P. (1923): Severe pelvic fracture and coxo-femoral luxation in a cow. Vet. J. *79*, 55. — WEICHMANN (1912): Beckenbruch. Münch. Tierärztl. Wschr. *56*, 790-791. — WEILER (1924): Doppelseitiger Beckenbruch bei einer Kuh. Mitt. Ver. Bad. Tierärzte *24*, 36.

Sprengung der Beckenfuge (Lysis et Fractura symphysis ossium pubis)

Wesen, Ursachen: Lockerungen und vollständige Lösungen der Beckensymphyse sind hauptsächlich nach Schwergeburten zu beobachten; außerdem kommen hierfür die gleichen auslösenden Traumen und prädisponierenden Faktoren wie für die Beckenbrüche (S. 455) in Frage.

Erscheinungen und Erkennung: Die Symptome hängen vom Grad des Auseinanderweichens der beiden Beckenhälften und von den etwa zusätzlich vorhandenen oder hinzukommenden Verletzungen, wie Muskelrissen oder Nervenquetschungen, ab. Sofern die Öffnung der Beckenfuge nur gering ist, sind die Tiere, wenn auch mit einiger Mühe, imstande aufzustehen und zu gehen: Ihr Gang ist unsicher und schwankend, der Schritt mitunter auch kurz und tappend, wobei die Hintergliedmaßen leicht abduziert werden. Drückt man vom Mastdarm aus mit der flachen Hand auf die Symphyse, so ist beim Hin- und Hertreten des Patienten oder im Gehen das wechselseitige Heben und Senken der beiden Schambeinhälften zu fühlen. Klaffen deren Kanten jedoch um mehr als zwei Fingerbreiten auseinander oder haben sich die beiden Knochenenden gar übereinander geschoben, so kommt das Tier mit gegrätschten Hintergliedmaßen zum Festliegen. Behinderungen des Stehvermögens und der Motorik bei nur geringgradiger Lösung der Symphyse dürften deshalb meist auf Komplikationen (Adduktorenrisse, Quetschung der Beckennerven oder andere Verletzungen) beruhen. Differentialdiagnostisch ist vor allem die Lähmung des N. obturatorius (S. 472) zu berücksichtigen. Mitunter soll von den Umstehenden bei Sprengungen der Beckenfuge während des Kalbens ein dumpfes Krachen oder Knacken vernommen worden sein; dabei treten solche Geräusche aber gelegentlich auch aus weniger schwerwiegendem Anlaß auf.

Beurteilung und Behandlung: Unkomplizierte Sprengungen der Beckenfuge können binnen 4 bis 6 Wochen ohne schädliche Folgen für kommende Geburten ausheilen. Es ist aber ratsam, den Patienten in eine gut gestreute, nicht allzu große Einzelboxe zu verbringen und ihm zur Vermeidung von Komplikationen ein Vergrittungsgeschirr (Abb. 254) anzulegen. Unterstützend wirken Vitamin D (parenteral) und der Versorgungslage angepaßte Mineralsalzgaben (per os). Ein Führen des Tieres auf glattem, schlüpfrigem Boden sollte wegen der Gefahr seitlichen Ausgleitens unbedingt vermieden werden.

SCHRIFTTUM

Hanninger (1881): Trennung der Beckenfuge beim Rinde. Mitt. Ver. Bad. Tierärzte 16, 151. — Maria, L. de (1930): Contributo alla casistica della così detta lussazione della sinfisi del pube. Boll. Vet. Ital. 26, 1349-1351. — Zimmerer, G. (1902): Zerreißung der Beckenfuge bei einer Kuh. Wschr. Tierheilk. Viehzucht 46, 475-476.

Entzündung des Schleimbeutels am Hüft- oder Sitzbeinhöcker
(Bursitis tuberis coxae aut tuberis ischiadicium)

Erkrankungen des subkutanen Schleimbeutels am Sitzbeinhöcker (ein- oder beidseitig) sind häufiger als solche der lateral auf dem Hüfthöcker befindlichen Bursa. Sie entstehen ebenso wie die an den gleichen Stellen mitunter zu beobachtenden Drucknekrosen der Haut durch wiederholte Kontusionen (Anstoßen an Wand oder Pfosten bei beengter Aufstallung oder beim Transport auf zu kleinem Fahrzeug) und beeinträchtigen die Funktionstüchtigkeit der betreffenden Hintergliedmaße nicht. Deshalb wird ihre aseptische Entzündung gewöhnlich als belangloser Schönheitsfehler angesehen. Örtlich ist bei seröser bis serofibrinöser Bursitis eine anfangs vermehrt warme und druckempfindliche, später aber indolente kastanien- bis faustgroße, ausnahmsweise sogar brotlaibgroße Anschwellung festzustellen; die Fluktuation ist dabei am Sitzbeinhöckerschleimbeutel in der Regel deutlicher ausgeprägt als an der Bursa tuberis coxae, da letztere vorwiegend Fettgewebe enthält (Bursitis lipomatosa). Die an denselben Orten vorkommenden Hämatome lassen sich durch Probepunktion abgrenzen. Eine Behandlung wird meist nur für die prall fluktuierenden dickwandigen eitrig-infizierten Bursitiden dieser Schleimbeutel verlangt. Sie besteht in Eröffnung am tiefsten Punkt der Umfangsvermehrung, vorsichtigem Ausräumen des Inhalts, desinfizierender Spülung und Einlegen eines alle 2 bis 3 Tage zu erneuernden Drains (Jodoformgaze). Wenn die benachbarte Haut keine Nekrosen aufweist und der unterliegende Knochen unbeteiligt geblieben ist, darf mit komplikationsloser Heilung gerechnet werden. Bei Übergreifen des Prozesses auf den Sitzbein- oder Hüfthöcker ist wie bei offener Fraktur des Tuber coxae (S. 456) zu verfahren. Aseptisch entzündete Bursen können gewünschtenfalls, am besten nach vorheriger Verödung (S. 543), in toto exstirpiert werden (lokale Antibiose, Hautnaht).

SCHRIFTTUM

László, F. (1939): Beiträge zur pathologischen Anatomie der Schleimbeutel des Rindes. Dtsch. Tierärztl. Wschr. 47, 358-359. — Römer (1897): Hygrome (chronischer Hydrops) der an den Sitzbeinhöckern gelegenen Bursa subcutanea beim Rinde. Dtsch. Tierärztl. Wschr. 5, 37. — Simader (1902): Hygrome am Sitzbeinhöcker beim Rinde. Wschr. Tierheilk. Viehzucht 46, 109-110. — Storch (1905): Bursitis am Sitzbeinhöcker der Rinder. Berl. Tierärztl. Wschr. 18, 765.

Quetschung der Beckennerven (Contusio nervi plexus lumbalis et sacralis)

Bei Kühen kommen nach Schwergeburten gar nicht so selten vorübergehende oder dauerhafte Lähmungen der Nachhand vor, die sich nur durch ein- oder beiderseitige

Quetschungen mehrerer durch das Becken ziehender Nerven des Lenden- und Kreuzgeflechts erklären lassen (Einklemmung zwischen Kalb und Beckenknochen des Muttertieres). Dabei können der N. femoralis (S. 473), der N. obturatorius (S. 472) oder der Plexus ischiadicus betroffen sein. Solche Patienten sind dann nach dem Kalben nicht in der Lage aufzustehen oder erheben sich nur mühsam-schwerfällig und zeigen Unsicherheit im Stehen und Gehen. Häufig fühlt sich ihr Beckenbindegewebe bei der rektalen Palpation sulzig an. Derartige Paresen und Paralysen klingen teilweise schon nach wenigen Stunden wieder ab, teils halten sie aber auch länger an. Bei der Zerlegung erweist sich die Umgebung des betroffenen Nervs als blutig durchtränkt; letzterer zeigt histologisch perineurale Ödematisierung, hämorrhagische und zellige Infiltration sowie degenerative Veränderungen. Differentialdiagnostisch ist die hypokalzämische Gebärparese (S. 1009) in Betracht zu ziehen, welche aber meist auf eine komplikationslose Geburt folgt und in typischen Fällen auch mit einer Trübung des Bewußtseins einhergeht. Ähnliche klinische Erscheinungen können des weiteren durch eine Kreuzbeinfraktur (S. 453), Kontusionen der Cauda equina (S. 631) oder durch raumfordernde Prozesse innerhalb des Wirbelkanales (S. 634, 650) ausgelöst werden; letztere setzen jedoch in der Regel allmählich ein und stehen nur selten in unmittelbarem zeitlichem Zusammenhang mit dem Kalben. Als Behandlungsmaßnahmen sind weiches Lager, Anlegen eines Vergrittungsgeschirres (Abb. 254), regelmäßiges Umbetten und versuchsweise Injektionen von Kalzium- oder Phosphatsalzlösungen, Antiphlogistika sowie der Vitamine des B-Komplexes zu nennen. Parenterale Gaben von Veratrin oder Strychnin werden dagegen heute kaum noch angewandt. Wenn das betroffene Tier sein Stehvermögen nicht innerhalb von 8 bis 14 Tagen wiedererlangt, ist zur Schlachtung zu raten.

Thrombose der großen Arterien der Nachhand

Thrombotische Verlegungen der Endaufzweigungsäste der Aorta kommen beim Rind nur sehr selten vor (S. 120); ursächlich liegt solchen Vorkommnissen anscheinend meist eine Schwergeburt oder eine Metastasierung (ausgehend von Endokarditiden, Gebärmutterentzündungen oder fremdkörperbedingten Peritonitiden) zugrunde. Die Erkrankung äußert sich in anfallsweisem oder ständigem Zittern beziehungsweise in Schwäche der betroffenen Hintergliedmaße oder der gesamten Nachhand, unter Umständen auch in völligem Festliegen. Die Diagnose läßt sich mitunter durch rektale Betastung des verstopften Gefäßes sichern, welches sich als derbe, schwirrende oder pulslose Anschwellung unterhalb der Lendenwirbel (Aortenteilung), entlang der Darmbeinsäule (A. iliaca) oder am Übergang zum Schenkelkanal (A. femoralis) zu erkennen gibt; gelegentlich ist auch die vergleichende Pulsprüfung an den Aa. metatarsicae beider Hinterbeine aufschlußreich (Pulsation an der kranken Gliedmaße vermindert oder aufgehoben). Die Prognose des Leidens ist ungünstig, da es keine Möglichkeiten für eine wirksame Behandlung bietet.

Krankheiten im Bereich der Hüfte

‚Hüftlahmheit‘

Als ‚Hüftlahmheit‘ werden, ähnlich wie bei der ‚Schulterlahmheit‘ (S. 432), Bewegungsstörungen der Nachhand bezeichnet, die durch krankhafte Veränderungen im Bereich des Hüftgelenks oder dessen näherer Umgebung ausgelöst werden, deren Wesen sich wegen des versteckten Sitzes des Leidens jedoch zunächst nicht eindeutig bestimmen läßt. Solche Funktionsstörungen der Hintergliedmaßen äußern sich vorwiegend als Hangbeinlahmheit, teilweise aber auch als gemischte Lahmheit. Sobald die genaue Ursache einer derartigen Erkrankung feststeht, ist die symptomatische Diagnose ‚Hüftlahmheit‘ durch eine ätiologisch und pathologisch-anatomisch *definierte Krankheitsbezeichnung* zu ersetzen oder zu ergänzen.

Entzündungen und degenerative Veränderungen des Hüftgelenks
(Coxitis et Coxarthrosis)

Wesen, Vorkommen, Ursachen: Hüftgelenkentzündungen sowie primär degenerative Koxarthrosen sind beim Rind im großen und ganzen selten, wenngleich letztere unter bestimmten Voraussetzungen bestandsweise oder sogar regionär gehäuft auftreten können. Ätiologisch sind die Koxitiden vornehmlich auf grobe Traumen, Stürze auf der Weide, Verstauchungen und dergleichen, seltener auf Infekte (meist metastatischer Art) zurückzuführen. Degenerative Erkrankungen des Hüftgelenks werden bei älteren Tieren, vor allem bei Zugrindern, als Abnutzungserscheinungen angesehen (S. 1003); bei jüngeren Rindern werden hierfür dagegen in erster Linie Stoffwechselstörungen (Rachitis, S. 988; Osteomalazie, S. 995) verantwortlich gemacht; auch die Fluorose (S. 1175) kann zu arthrotischen Gelenkveränderungen führen. Bei den Arthrosen der Mastrinder spielen aber neben Ernährungsmängeln möglicherweise auch erblich-dispositionelle Faktoren eine Rolle (S. 1003). Neuerdings wird vereinzelt auch über *Hüftgelenkdysplasien* und *Knorpelerosionen am Femurkopf* beim Rind berichtet. Die bisherigen Beobachtungen gestatten jedoch noch keine endgültige Beurteilung der Ätiologie und der Pathogenese solcher Veränderungen; sie werden deshalb am Ende dieses Abschnittes gesondert besprochen.

Erscheinungen: Die *akute Koxitis* wird von einer plötzlich auftretenden und meist mittel- bis hochgradigen gemischten Lahmheit begleitet; bei leichteren und *chronischen* Fällen wird aber auch reine Hangbeinlahmheit beobachtet. Das Rückwärtstreten bereitet den Patienten Schwierigkeiten; durch passives Bewegen der betroffenen Gliedmaße, besonders durch die Abduktion, wird Schmerz ausgelöst. Im Bereich des erkrankten Hüftgelenks ist bei jüngeren oder mageren Rindern, weniger dagegen bei gut genährten Tieren, eine Umfangsvermehrung wahrzunehmen, die sich bei Druckpalpation oder vorsichtiger Hammerperkussion manchmal als sensibel erweist. In chronischen Fällen tritt diese Gelenkschwellung nach Atrophie der Glutäenmuskulatur wesentlich deutlicher hervor.

Koxarthrosen bedingen eine allmählich zunehmende Gangstörung, wobei die Tiere im Gehen und Stehen Empfindlichkeit zeigen, im Liegen aber schmerzfrei sind. Im fortgeschrittenen Stadium sind über dem befallenen Hüftgelenk Krepitationsgeräusche festzustellen, falls sich die bewegungsunlustigen Patienten noch vorwärts treiben lassen. Meist tritt das Leiden beidseitig-symmetrisch auf; dabei sind dann oft auch die Knie- und Sprunggelenke mitbetroffen (S. 491). Wenn die Beschwerden anwachsen, gehen Futteraufnahme, Leistung und Nährzustand schließlich zurück.

Erkennung: Die Diagnose der *Koxitis* kann bei muskulösen oder fetten Tieren ziemlich schwierig sein und ergibt sich bisweilen erst aus dem Verlauf. Anhaltspunkte hierfür bieten die Art der Lahmheit, die Reaktion auf passive Bewegung, die örtliche Umfangsvermehrung im Bereich des Hüftgelenks und das Fehlen krankhafter Veränderungen an den übrigen Gliedmaßenteilen sowie die Beschaffenheit der Synovia (S. 540). Die Punktion des Hüftgelenks erfolgt am stehenden Tier (nach dessen Ruhigstellung mit einem Tranquilizer und Lokalanästhesie der Einstichstelle) mit 20 Zentimeter langer Kanüle am kranialsten Punkt des Trochanter major in leicht nach kaudoventral geneigter Richtung (Abb. 250); die Hohlnadel trifft dann in etwa 13 Zentimeter Tiefe auf das Gelenk. Differentialdiagnostisch sind vor allem die Subluxatio und Luxatio coxae (S. 463) sowie die Bursitis trochanterica (S. 463) zu berücksichtigen.

Bei Verdacht einer *Koxarthrose* sind Nutzungszweck, Alter und Fütterung des Tieres (einschließlich Versorgung mit Phosphaten, Spurenelementen und Vitamin D; S. 1001) in Betracht zu ziehen und das gleichzeitige Betroffensein beider Hüftgelenke sowie eine etwaige Beteiligung der Knie- und Tarsalgelenke zu berücksichtigen.

Beurteilung: Akute aseptische Koxitiden können binnen zweier Wochen ausheilen; nicht selten gehen sie aber in chronisch-deformierende Arthritis über. Infizierte Hüftgelenkentzündungen sind selbst bei frühzeitiger Behandlung wenig aussichtsreich; auch bei den Koxarthrosen empfiehlt sich baldige Schlachtung.

Die *Behandlung* der Koxarthritis erfolgt nach den auf Seite 540 geschilderten üblichen Grundsätzen. Bei Arthrosen läßt sich zwar durch kombinierte Anwendung von Glukokortikoiden (intraartikulär oder allgemein) und Analgetika (Natriumsalizylat per os oder Butazolidinpräparate intramuskulär) vorübergehende Schmerzfreiheit erzielen; die Aussichten für eine dauerhafte Heilung sind jedoch sehr gering. Sofern schon erhebliche Gelenkveränderungen zu vermuten sind, ist deshalb von Therapieversuchen abzusehen. Zur Behandlung von Hüftgelenkverstauchungen wird auch die Hautabschnürung wie bei der Luxatio femoris (S. 465) empfohlen.

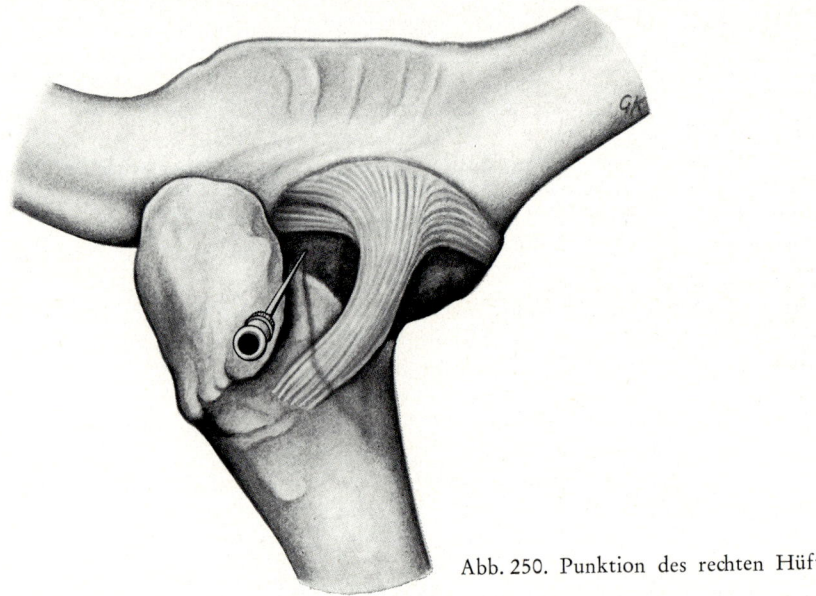

Abb. 250. Punktion des rechten Hüftgelenks

Hüftgelenkdysplasie (Coxa plana): Die hier einzuordnenden Fälle von DIPLOCK (1962), WEAVER (1966) sowie CARNAHAN und Mitarbeitern (1968) betrafen fast ausschließlich junge, gut genährte Mastbullen im Alter von 6 bis 12 Monaten. Das klinische Bild entsprach einer beidseitigen Hüftlahmheit mit steifen kleinen Schritten. In der Bewegung war über den Hüftgelenken Krepitation, zum Teil sogar leichtes Auf- und Abwärtsrutschen des Trochanters bei der Be- beziehungsweise Entlastung der Gliedmaßen (Subluxation, S. 463) festzustellen; außerdem erwiesen sich Hinterbacken- und Kruppenmuskulatur als atrophisch. Die Sektion ergab stets Veränderungen an beiden Hüftgelenken: Die Synovia war gelegentlich vermehrt, manchmal aber auch vermindert, die Gelenkkapsel erweitert, ihre Synovialis verdickt; das Lig. teres erschien entweder verlängert oder fehlte. Die Pfanne des Azetabulums war immer auffallend flach. An ihrer Knorpelfläche sowie derjenigen des ebenfalls abgeflachten Femurkopfes bestanden ausgedehnte Erosionen, mitunter sogar Knochenusuren. Die Ätiologie dieser nicht sicher als primäre Dysplasie einzustufenden Veränderungen ist möglicherweise in erblicher Veranlagung zu suchen; mit größerer Wahrscheinlichkeit ist das Leiden aber auf eine allzu rasche, mastbedingte Gewichtszunahme der Jungtiere zurückzuführen, mit welcher Entwicklung und Belastungsfähigkeit ihres Skelettes und Bandapparates nicht schritthalten (siehe auch Rachitis, S. 988, und Osteoarthrose, S. 995).

SCHRIFTTUM

BRUCHMANN, W. (1965): Untersuchungen über die Punktionsmöglichkeiten am Schulter-, Ellbogen- und Hüftgelenk des Rindes. Diss., Hannover. — CARNAHAN, D. L., M. M. GUFFY, C. M. HIBBS, H. W. LEIPOLD & K. HUSTON (1968): Hip dysplasia in Hereford cattle. J. Amer. Vet. Med. Ass. *152*, 1150-1157. — CARNE, H. R., L. H. LARSEN, M. C. FRANKLIN & L. N. LOOMIS (1964): Lameness in beef cattle.

Austral. Vet. J. *40*, 382-384. — Diplock, P. T. (1962): Legg-Perthes disease (coxa plana) in cattle. J. Amer. Vet. Med. Ass. *141*, 462-463. — Eder (1909): Coxitis tuberculosa. Münch. Tierärztl. Wschr. *53*, 899. — Fethers, G. (1962): Wastage in beef bulls. Pastoral Rev. *72*, 979-980. — Mayer (1910): Eitrige Hüftgelenkentzündung beim Rind. Münch. Tierärztl. Wschr. *54*, 490. — Neher, G. M., & W. J. Tietz (1959): Observations on the clinical signs and gross pathology of degenerative joint diseases in aged bulls. Lab. Invest. *8*, 1218-1222. — Schulz, L.-Cl. (1964): Über eine unter besonderen geographischen Bedingungen in Chile auftretende Arthrose bei Jungrindern. Nord. Vet.-Med. *16*: Suppl. 1, 284-291. — Shupe, J. L. (1961): Arthritis in cattle. Canad. Vet. J. *2*, 369-375. — McTaggart, H. S. (1959): ‚Milk lameness'—an aphosphorosis of heavy milking cows. Vet. Record *71*, 709-715. — Vaughan, L. C. (1960): Osteoarthritis in cattle. Vet. Record *71*, 534-538. — Weaver, A. D. (1966): Hip dysplasia in young bulls—a preliminary communication. Ber. 4. Int. Tag. Rinderkrkh., Zürich, S. 489-503.

Entzündung des Schleimbeutels über dem großen Umdreher
(Bursitis trochanterica)

Der auf dem Trochanter major gelegene und von den Glutäenmuskeln bedeckte Schleimbeutel kann sich gelegentlich schon infolge mäßiger wiederholter Quetschungen (Anstoßen im Melkstand oder ähnliches) entzünden. Gegebenenfalls entwickelt sich dann eine seröse bis serofibrinöse Bursitis, die sich als wenig scharf umschriebene, flachhalbkugelige, bei der Palpation schmerzende und fluktuierende bis knirschende Anschwellung in Höhe des großen Umdrehers zu erkennen gibt. Die Patienten zeigen dabei einen eigentümlichen ‚schiefen' Gang mit nach vorn verkürztem Schritt, aber weit unter den Leib gesetztem Bein; in Zweifelsfällen gestattet diese Bewegungsstörung die Abgrenzung eines Hüftgelenkleidens. Akute Entzündungen des Schleimbeutels können bei entsprechender Schonung spontan abklingen; besser ist es aber, den Heilverlauf durch örtliche Azetatanstriche (anfangs) oder hyperämisierende Einreibungen (später) zu unterstützen. Bei chronischem Bursahygrom können versuchsweise Glukokortikoide intrasynovial verabreicht werden (S. 542).

SCHRIFTTUM

László, F. (1939): Beiträge zur pathologischen Anatomie der Schleimbeutel des Rindes. Dtsch. Tierärztl. Wschr. *47*, 358-359. — Leuthold, A. (1933): Muskelerkrankungen im Zusammenhang mit Bursitis. Tierärztl. Rundschau *39*, 639-643.

Verrenkung des Hüftgelenks (Luxatio coxae sive ossis femoris)

Wesen, Vorkommen, Ursachen: Bei Hüftgelenkverrenkungen kann sich der verlagerte Femurkopf vor (präglenoidal), oberhalb (supraglenoidal), hinter (postglenoidal) oder unterhalb des Azetabulums (infraglenoidal) befinden; außerdem sind auch Zwischenstellungen möglich (zum Beispiel Luxatio femoris supraglenoidalis anterior oder – posterior). Die vollständige Luxation ist stets mit Zerreißung des Ligamentum teres und der Gelenkkapsel verbunden; Subluxationen wurden verschiedentlich in (ursächlichem?) Zusammenhang mit Dysplasien oder Arthrosen des Hüftgelenks (S. 461) beobachtet. Im Krankengut der hannoverschen Rinderklinik sind etwa ein Sechstel aller Verrenkungen Hüftgelenkluxationen, von denen vor allem erwachsene weibliche Tiere betroffen werden. Als Grund des relativ häufigen Auftretens solcher Erkrankungen beim Rind wird eine anatomische Prädisposition des Hüftgelenkes vermutet (vergleichsweise flaches Azetabulum mit eingekerbter Oberkante, nur schwach gewölbter Femurkopf, Fehlen des Ligamentum accessorium). Auslösende Faktoren sind meist seitliches Ausrutschen, schwere Stürze auf der Weide (Gräben) oder bei Transporten, Bespringenwerden oder Aufreiten auf brünstigen Tieren, vielfach auch Unfälle während oder nach der Geburt, vor allem in Zusammenhang mit der hypokalzämischen Gebärparese (S. 1009) und mit Nervenquetschungen (S. 469 ff.).

Erscheinungen: Unmittelbar nach Eintritt der Luxation besteht gewöhnlich hochgradige gemischte Lahmheit, hin und wieder liegen die Patienten auch fest. Gewöhnlich sind sie jedoch noch in der Lage, sich zu erheben, und können nach Abklingen des ersten Schmerzes mitunter sogar erstaunlich gut laufen. Die passive Beweglichkeit der betroffenen Gliedmaße hängt vom Sitz des verrenkten Femurkopfes ab und ist in einer Richtung erhöht, in der entgegengesetzten aber eingeschränkt; Krepitation läßt sich dabei nur vereinzelt nachweisen. Gliedmaßenstellung, Lahmheit und örtliche Veränderungen sind ebenfalls, je nach Lage des Femurkopfes, verschieden:

Bei *Luxatio femoris supraglenoidalis* erscheinen das kranke Bein verkürzt und sein Trochanter im Vergleich zu dem der Gegenseite nach oben verschoben, während sich die betroffene Beckenhälfte nach unten neigt (Abb. 251). Die leicht adduzierte Gliedmaße wird mit nur wenig gebeugtem Sprunggelenk vorgeführt. Im Augenblick ihrer Be- und Entlastung ist die Auf- beziehungsweise Abwärtsbewegung des Trochanters zu sehen oder zumindest mit der flach aufgelegten Hand deutlich zu fühlen.

Bei der *Luxatio femoris praeglenoidalis* liegt der Femurkopf gewöhnlich ventral oder ventrolateral der Darmbeinsäule an. Der Trochanter der erkrankten Seite ist somit weiter vorn und etwas tiefer als sein

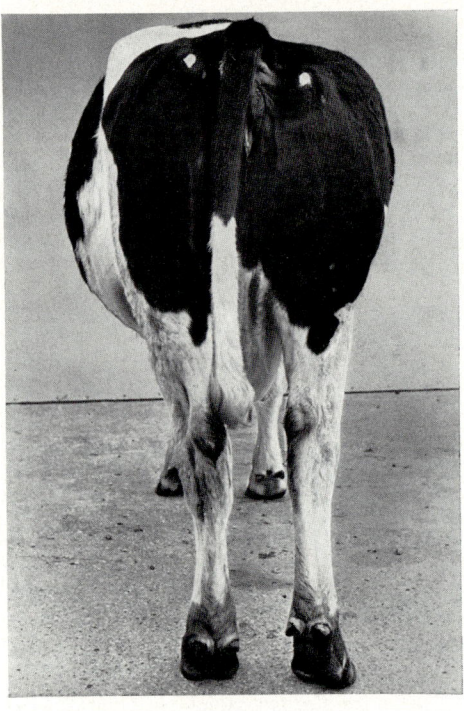

Abb. 251. Luxatio femoris supraglenoidalis rechts; Absinken der Hüfte und des Sitzbeinhöckers auf der zudem angeschwollenen kranken Seite (Sitzbeinhöcker durch weiße Punkte markiert)

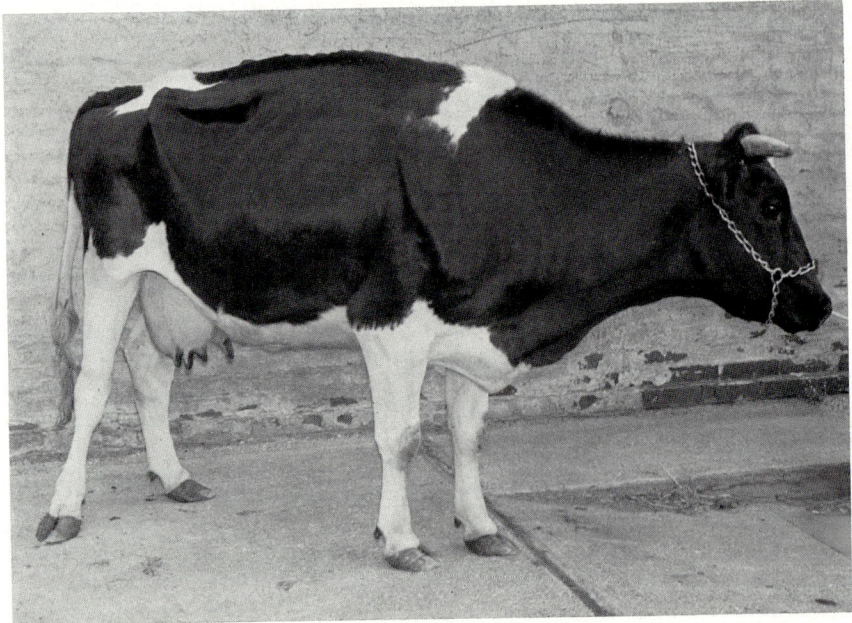

Abb. 252. Luxatio femoris praeglenoidalis rechts; Abduktion, Streckung und Auswärtsdrehung des länger erscheinenden kranken Beines

Gegenüber palpierbar; außerdem erscheint das betroffene Bein geringgradig länger als das gesunde. Neben der Abduktion und Streckung fällt besonders die Auswärtsdrehung (Supination) der luxierten Gliedmaße auf, welche auch im Laufen beibehalten wird (Abb. 252). Dabei beschreibt diese einen Kreisbogen nach innen und wird immer nur bis in Höhe des anderen Hinterbeines vorgezogen. Im Gegensatz zur Luxatio femoris supraglenoidalis liegt die kranke Beckenhälfte eher etwas höher als die gesunde.

Bei *Luxatio femoris infraglenoidalis* gleitet der Femurkopf unter das Schambein oder in das Foramen obturatum, wodurch deutliches Absinken des Trochanters, ‚Längerwerden' und Abduktion der befallenen Gliedmaße sowie Beckenhochstellung auf der kranken Seite bedingt werden; liegt der Femurkopf dabei im Foramen obturatum, so ist er vom Rektum aus fühlbar.

Die *Luxatio femoris postglenoidalis* ist mit Verlagerung des Trochanters nach kaudal verbunden. Das betroffene Bein scheint dabei meist nach innen (Pronation) gedreht zu sein, wenngleich auch das Gegenteil (Supination) vorkommen soll. Die Hüfte der erkrankten Seite ist häufig gesenkt, seltener höher als auf der anderen Seite.

Subluxationen des Hüftgelenks sollen mit erheblichem Schmerz, starker Lahmheit, aber nur geringen örtlichen Formveränderungen einhergehen; das Rückwärtstreten ist dabei zwar erschwert, die aktive Bewegung des Beines sonst aber nur wenig behindert.

Verlauf: Unter Umständen kann sich zwischen dem verlagerten Femurkopf und dem mit ihm in Berührung stehenden Beckenknochen (Pfannenast des Darmbeines oder Sitzbeines) im Verlauf mehrerer Wochen eine Pseudarthrose bilden, die es dem kranken Tier dann erlaubt, sich bei mäßiger Lahmheit leidlich gut fortzubewegen. Die damit verbundenen Knochendeformationen sowie unbefriedigende Entwicklung oder Leistung und die chronische Lahmheit zwingen aber in der Regel früher oder später zur Schlachtung.

Erkennung, Unterscheidung: Die Diagnose ist im allgemeinen einfach; Schwierigkeiten ergeben sich allenfalls bei sehr fetten und stark bemuskelten Patienten. Differentialdiagnostisch lassen sich Femurhalsfrakturen (S. 466) aufgrund der abnormen, in keiner Richtung eingeschränkten passiven Beweglichkeit des Beines unterscheiden, während Beckenbrüche (S. 455) meist an den kennzeichnenden Deformationen des Beckenringes und den rektal fühlbaren Knochenveränderungen zu erkennen sind. Das Ausbrechen des Pfannenkammes (verbunden mit Luxatio femoris supraglenoidalis) ist dagegen meist erst post mortem sicher von einer einfachen Hüftgelenkverrenkung abzugrenzen.

Behandlung: Trotz mehrerer Berichte über anscheinend leicht und mit dauerhaftem Erfolg durchgeführte Repositionen gilt die Therapie der Hüftgelenkluxation nach wie vor als problematisch. *Einrenkungsversuche* sollten so früh wie möglich, und zwar am niedergelegten und narkotisierten oder mit Tranquilizern und großer Extraduralanästhesie ruhiggestellten Tier vorgenommen werden. Dabei wird das Becken mit Hilfe eines durch den Schenkelspalt geführten, außen über den Hüfthöcker und hinten über den Sitzbeinhöcker laufenden Seiles an einem Pfosten oder einem anderen festen Objekt fixiert; an der oben liegenden luxierten Gliedmaße wird dann ein Flaschenzug angelegt, mit dem man das Bein durch Hilfspersonen vorsichtig strecken läßt. Während dieses Vorganges versucht man, mit einem oberhalb des Tarsus aufgebundenen Querholz sowie durch steuernden Druck auf den Trochanter dem Gelenkkopf des Oberschenkelbeines die gewünschte Richtung zu geben. Bei Luxatio femoris obturatoria läßt sich die Rücklagerung durch gleichzeitigen, vom Rektum aus auf den Femurkopf ausgeübten Druck unterstützen. Das Einrasten des Hüftgelenkes ist mitunter an einem spür- oder hörbaren leichten Knacken und an der Wiederkehr der normalen passiven Beweglichkeit des Beines zu erkennen. Übermäßige Kraftanwendung beim Strecken des Beines mit dem Flaschenzug beinhaltet dagegen die Gefahr weiterer traumatischer Schädigungen des Hüftgelenks.

Da wegen der Zerreißung des runden Bandes die Luxation trotz geglückter Reposition beim Wiederbelasten der Nachhand leicht rezidiviert, ist es ratsam, anschließend zusätzlich eine *Hautabschnürung* im Bereich des Hüftgelenks vorzunehmen; mit diesem

Verfahren sollen sich nach HEINRICH (1920) manche Hüftluxationen auch ohne vorherige Einrenkung heilen lassen. Hierzu wird die Haut in der Umgebung des Trochanters rasiert, gereinigt und desinfiziert; dann wird 6 Zentimeter unterhalb des dorsalen Randes und 2 Zentimeter hinter der kranialen Kante des Umdrehers mittels einer Flachzange eine 3 bis 4 Zentimeter hohe und parallel zur Gliedmaßenachse verlaufende Hautfalte kräftig aufgezogen; an ihrer Basis wird dann unter Zuhilfenahme einer FLESSA-Nadel ein 10 Zentimeter langer und 3 bis 4 Millimeter dicker Eisenstift (Nagel) mit stumpf abgefeilten Enden quer zur Falte durchgeführt. Daraufhin winden zwei Gehilfen eine 3 Meter lange Rebschnur in straffen Kreistouren um die vorstehenden Nagelenden; hierbei wird in der Mitte der Schnur begonnen und abwechselnd eines ihrer freien Enden angespannt gehalten, das andere aber mehrmals um die beiden Stiftenden geschlungen. Beim Wickeln und Anstrammen der Schnur ist darauf zu achten, daß ihre einzelnen Windungen anfangs möglichst unter die vorhergehenden (später auch daneben) zu liegen kommen, so daß immer neue Hautbezirke gerafft und in den Zug miteinbezogen werden; dieser ist erst dann ausreichend, wenn dadurch eine zweite Hautfalte entsteht, welche mit der ersten ein Kreuz bildet. Schließlich werden die beiden Enden der Schnur miteinander verknotet und die vorstehenden Nagelabschnitte mit Werg oder Heftpflaster gepolstert. Die derart behandelten Patienten bekunden zwar während der auf die Abschnürung folgenden 4 bis 6 Stunden vermehrten Schmerz; ihre Lahmheit soll sich jedoch schon am folgenden Tage bessern und innerhalb von 1 bis 2 Wochen (Stallruhe!) ganz verschwinden. Die erfaßte Haut stirbt allmählich ab und wird etwa nach einem Monat unter Hinterlassung einer Narbe abgestoßen.

ADAMS (1957) durchbohrte nach Reposition des luxierten Hüftgelenks Trochanter, Femurkopf und Azetabulum von außen her und ersetzte das Ligamentum teres dann durch einen innen am Becken und lateral am Os femoris verankerten *Spezialdraht*.

SCHRIFTTUM

ADAMS, O. R. (1957): Preliminary report on repair of coxofemoral luxation and coxofemoral subluxation in cattle. J. Amer. Vet. Med. Ass. *130*, 515-519. — BITARD, P. (1900): Luxation coxo-fémorale chez la vache pendant le part. Progrès Vét. *13*, 227-232. — CAMPBELL (1924): Luxation of the femur in a cow. Vet. Record *4*, 931. — CARY, C. A. (1930): Luxation of head of femur in a cow. J. Amer. Vet. Med. Ass. *77*, 105-106. — EHLERS, W. (1900): Verrenkung des Oberschenkels und Zerreißung der Hüftgelenkkapsel sowie des Lig. teres. Dtsch. Tierärztl. Wschr. *8*, 74. — GIOVANOLI, G. (1904): Verstauchung des Hüftgelenkes einer Kuh. Schweiz. Arch. Tierheilk. *46*, 83-86. — GREENOUGH, P. R. (1960): Dislocation of the hip in the cow. Vet. Record *72*, 180-181. — HARMS, C. (1879/80): Die inkomplette Luxation des Hüftgelenkes beim Rind. J.-Ber. Tierarzneischule Hannover *13*, 77-79. — HARMS, C. (1871): Die komplette Luxation des Hüftgelenkes beim Rinde. Mag. ges. Tierheilk. *37*, 141-146. — HART, C. B. (1950): Dislocated hip in the cow. Vet. Record *62*, 227. — HEINRICH, O. (1922): Die Behandlung von Hüftgelenksleiden beim Rind. Dtsch. Tierärztl. Wschr. *30*, 378-379. — ILIJAS, B., F. SANKOVIĆ & K. BINEV (1968): A contribution to the X-ray diagnosis of pelvico-femoral bone lesions in large animals. Zbl. Vet.-Med. *A 15*, 322-328. — LEWIS, E. F. (1960): The formation of a pseudarthrosis in a cow following luxation of the hip joint. Vet. Record *72*, 340-341. — LOUIS, A. (1909): Luxation coxo-fémorale chez une vache. Rec. Méd. Vét. *86*, 369-370. — M'CORRY, P. A. (1929): Dislocation of the hip. Vet. Record *9*, 308. — PERL (1925): Zur Therapie der Luxatio femoris. Tierärztl. Rundschau *31*, 562. — RAINEY, J. W. (1955): Post-parturient rupture of the round ligament (ligamentum teres) of the hip joint in cows. Austral. Vet. J. *31*, 107-109. — RAPIĆ, S., B. ILIJAS, V. GERES & J. MAROLT (1964): Radiographie des Hüftgelenkes bei großen Haustieren (serbokroatisch). Vet. Arhiv *34*, 119-122. — REES, H. G. (1964): Coxo-femoral dislocation in dairy cattle. Vet. Record *76*, 362-364. — RHAM, G. (1959): Reduction of a dislocated coxo-femoral articulation in a cow. Vet. Record *72*, 948. — WICKHAM, R. A. (1964): An unusual dislocation of the hip and femoral fracture in the cow. Vet. Record *76*, 836.

Krankheiten im Bereich des Oberschenkels

Bruch des Oberschenkelknochens (Fractura ossis femoris)

Wesen, Vorkommen, Ursachen: Brüche des Oberschenkelbeines betreffen meist die Diaphyse, seltener die Epiphysen, den Trochanter, Femurhals oder Femurkopf. Solche Frakturen sind bei erwachsenen Tieren, insbesondere bei Kühen, häufiger als bei Kälbern oder Jungrindern und machen etwa 15 bis 20 %/o aller Knochenbrüche im Gliedmaßenbereich (einschließlich des Beckens) aus. Das Leiden wird in der Regel durch grobe Traumen (Sturz, Ausrutschen) oder abnorme Belastungen ausgelöst; Osteomalazie (S. 995) und Fluorose (S. 1175) wirken prädisponierend und können zu ‚Spontanbrüchen' aus relativ geringfügigem Anlaß führen.

Erscheinungen, Erkennung: Brüche des Femurschaftes bedingen hochgradige gemischte Lahmheit sowie abnorme Beweglichkeit, Krepitation und Umfangsvermehrung des Oberschenkels (infolge blutig-sulziger Durchtränkung); beim Liegen in Brustlage ist das gebrochene Bein oft unphysiologisch nach außen abgeknickt. Bei Trochanterfrakturen bestehen Hangbeinlahmheit, Abduktion der Gliedmaße, Krepitation und örtliche Schwellung, später auch Atrophie der Glutäen sowie Hypertrophie der langen Sitzbeinmuskeln. Das klinische Bild des Femurhalsbruches gleicht dem der Luxatio femoris supraglenoidalis (S. 464), während die Symptome der Epiphysenlösung am Caput ossis femoris denen der Hüftgelenkarthrose (S. 461) ähneln.

Beurteilung, Behandlung: Trochanterbrüche heilen gewöhnlich von selbst; Femurhalsfrakturen sind dagegen, zumindest beim erwachsenen Rind, vorerst als aussichtslos anzusehen. Die Therapie der Diaphysenbrüche ist bislang ebenfalls noch wenig erfolgversprechend, wenn auch unter günstigen Umständen, vornehmlich bei jungen und leichten Tieren, Spontanheilungen binnen 4 bis 8 Wochen möglich sind. Unterstützend wirken Gaben phosphorreicher Mineralsalzgemische und von Vitamin D sowie Unterbringung in einer weichen Laufboxe. Von den fragmentfixierenden Maßnahmen (S. 535) scheint das Anlegen einer THOMAS-Schiene die besten Chancen zu bieten; mit operativen Methoden (Verschraubung, Nagelung, perkutane Osteosynthese) sind bislang keine besseren Ergebnisse erzielt worden.

SCHRIFTTUM

BERG, V. (1896): Brud af den store omdrejerudvoekst hos en kvie. Maanedsskr. Dyrlaeg. *8*, 293. — BURI, R. (1913): Verheilte Femurfraktur bei einem argentinischen Ochsen. Schweiz. Arch. Tierheilk. *55*, 611-613. — BÜRKI, F. (1918): Femurfraktur beim Kalb während der Geburt. Schweiz. Arch. Tierheilk. *60*, 430-431. — CHRÉTIEN (1925): Ancienne fracture du fémur chez un bœuf. Rec. Méd. Vét. *101*, 8. — GIOVANOLI, G. (1930): Splitterbruch und Trennung des großen Umdrehers. Schweiz. Arch. Tierheilk. *72*, 93-94. — ILIJAS, B., F. SANKOVIĆ & K. BINEV (1968): Contribution to the X-ray diagnosis of pelvicofemoral bone lesions in large domestic animals. Zbl. Vet.-Med. *A 15*, 322-328. — PRICE, D. A. (1957): An improvised THOMAS splint for a bull. J. Amer. Vet. Med. Ass. *131*, 419-420. — SALVISBERG, A. (1914): Beitrag zur Behandlung von Frakturen der Extremitätenknochen großer Haustiere. Schweiz. Arch. Tierheilk. *56*, 2-8. — SJÖLUND (1926): Zwei Fälle von Femurbruch mit spontaner Heilung beim Rind (finnisch). Finsk Vet.-tidskr. *32*, 45. — WICKHAM, R. A. (1964): An unusual dislocation of the hip and femoral fracture in the cow. Vet. Record *76*, 236.

Verlagerung und Zerreißung des zweiköpfigen Oberschenkelmuskels
(Dislocatio aut Ruptura musculi biceps femoris)

Beim Rind ist in einzelnen Fällen ein *Festhaken des oberen,* normalerweise weiter kranial gelegenen *Wirbelkopfes des M. biceps femoris* hinter dem Trochanter major beobachtet worden. Dabei verharrt das betroffene Bein in Streckstellung, etwa wie bei der Luxatio patellae dorsalis (S. 480), und wird auch ähnlich wie bei dieser vorgeführt (Hangbeinlahmheit); das passive Beugen der Gliedmaße bereitet starken Schmerz oder ist überhaupt nicht möglich. Die Behandlung des Leidens erfolgt durch subkutane oder offene Myotomie dieses Muskels 8 bis 10 Zentimeter unterhalb des Trochanters; vollständige Ausheilung innerhalb von 1 bis 2 Wochen.

Bislang ist nur ein Fall einer *Zerreißung des vorderen Kopfes des M. biceps femoris* beschrieben worden (WESTER, 1922); das Kniegelenk des Patienten wurde in der Bewegung stark gebeugt und der Mittelfuß dabei nach innen gedreht, so daß sich die vorgeführte Gliedmaße bei jedem Schritt hinter dem Standbein verhakte oder gegen dieses schlug.

SCHRIFTTUM

FRÖHLICH (1883): Dislokation des äußeren Kreuzsitzbeinmuskels beim Rindvieh als Ursache von Lahmheiten. Gesund.-zust. Haustiere Elsaß-Lothringen *1881/82*, 94. — HARMS, C. (1871): Ruptur des geraden Schenkelmuskels am rechten Hinterschenkel einer Kuh. J.-Ber. Tierarzneischule Hannover *4*, 43-44. — HARMS, C. (1874): Zur Dislokation des dreiköpfigen Muskels beim Rinde. J.-Ber. Tierarzneischule Hannover *7*, 83-84. — WESTER, J. (1922): Lahmheiten bei Kühen. Dtsch. Tierärztl. Wschr. *30*, 425-428.

Adduktorenzerreißung
(Ruptura musculorum adductores, ‚Vergritten', ‚Vergrätschen')

Vorkommen, Ursachen: Beim Rind stehen Muskelrisse im Bereich der Einwärtszieher der Hintergliedmaßen (Mm. sartorius, gracilis, pectineus et adductor) den Rupturen des M. gastrocnemius (S. 485) an Häufigkeit nur wenig nach. Man findet solche Läsionen fast nur bei Kühen, vornehmlich bei älteren, und zwar meist kurz vor oder nach dem Kalben. Sie werden in der Regel durch heftiges Ausrutschen mit gegrätschten Hinterbeinen ausgelöst; prädisponierend wirken kuhhessige Stellung, schlüpfriger Boden, hohes Körpergewicht, fortgeschrittenes Alter, Hochleistung, Erschöpfungszustände, degenerative Muskelveränderungen, vor allem aber Nachhandparesen (S. 449), hypokalzämische Gebärlähmung (S. 1009) und schmerzhafte Klauenleiden (unbeholfene Bewegungen beim Aufstehen und Gehen).

Erscheinungen: Kennzeichnend für dieses Leiden ist das plötzliche Festliegen des Tieres mit ein- oder beidseitig schräg nach vorn gestreckten Hintergliedmaßen (‚Froschlage'; Abb. 253). Bei einseitiger Adduktorenzerreißung wird das kranke Bein beim Aufstehversuch mehr oder weniger gestreckt und schräg nach außen oder mehr nach vorn und außen gesetzt; im Augenblick der Belastung gleitet es dann zur Seite. Beiderseits erkrankte Patienten sind nur mit Unterstützung zum Stehen zu bringen und sinken, sich selbst überlassen, wieder in die Froschlage zurück. Beim Umrollen auf die andere Seite gelingt es nur schwer, die betroffene Gliedmaße passiv anzuwinkeln und unter den Leib des Tieres zu schieben. Örtliche Veränderungen im Adduktorenbereich, wie Schwellung, Schmerzhaftigkeit, prallgespannte Haut, Hämatome oder Ödematisierung, sind insbesondere bei fetten Tieren nicht immer eindeutig feststellbar.

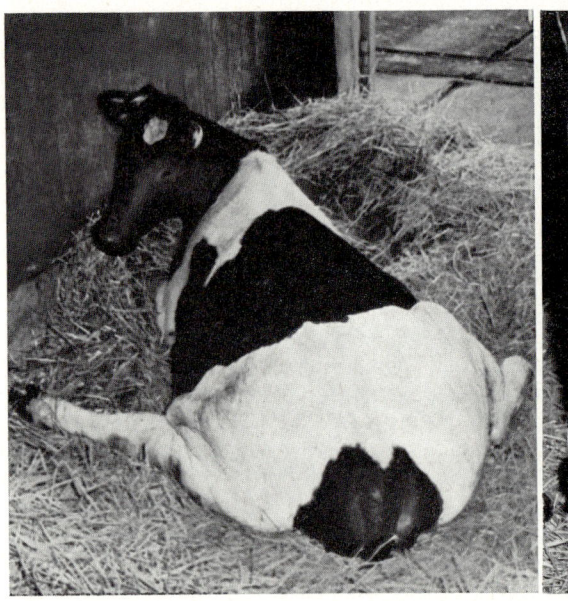
Abb. 253. Infolge beiderseitiger Adduktorenruptur in ‚Froschlage' festliegende Kuh

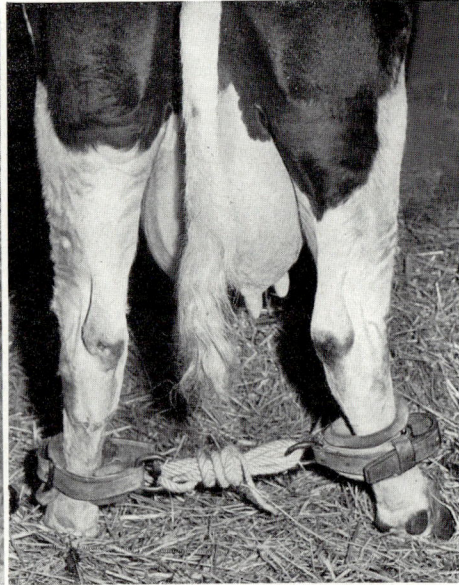
Abb. 254. Angelegtes Vergrittungsgeschirr

Erkennung, Unterscheidung: Maßgeblich für die Diagnose ist die typische Haltung der Gliedmaße am liegenden oder aufgehobenen Patienten. Dabei ist jedoch zu berücksichtigen, daß außerdem gleichzeitig auch noch Nervenlähmungen (S. 449, 469, 631), eine Beckenfraktur (S. 455) oder eine Kreuzdarmbeinluxation (S. 454) und ähnliches mehr vorliegen können. Am ehesten ist die Adduktorenruptur mit Lähmungen des N. obturatorius (S. 472), Femurfrakturen (S. 466) oder Hüftgelenkluxationen (S. 463) zu verwechseln. Zur Sicherung der Diagnose ist deshalb eine gründliche Untersuchung einschließlich Rektalexploration und Aufhebeversuch unerläßlich.

Beurteilung: Vollständige Rupturen der genannten Muskeln mit großen Hämatombildungen oder anderweitigen Komplikationen haben eine ungünstige Prognose (Gefahr der ausgedehnten Muskelnekrose, Toxämie und Pyämie); leichtere Fälle können dagegen binnen 2 bis 3 Monaten völlig ausheilen.

Für die *Behandlung* hat BOLLIGER (1923) ein einfaches und sehr wirksames Verfahren empfohlen, das nach eigener Erfahrung auch bei anderen Nachhandparesen nützlich ist. Es besteht im Zusammenbinden beider Hintergliedmaßen mit einem 3 bis 5 Zentimeter breiten Lederriemen oder mittels gepolsterter Fesseln und eines Strickes, so daß die Beine etwa 30 bis 40 Zentimeter voneinander entfernt, aber nicht weiter gespreizt werden können (Abb. 254); dieses ‚Vergrittungsgeschirr' sollte mindestens 2 Wochen lang getragen werden. Die örtlichen Anschwellungen werden mit zerteilenden Salben hyperämisiert und der Patient in eine weiche, aber nicht zu tief eingestreute Laufbox verbracht. Während der ersten Tage sind vorsichtige Aufstehversuche vorzunehmen, damit das Tier seine Standsicherheit wiedergewinnt.

SCHRIFTTUM

ASSMUS, G. (1967): Diagnose und Behandlung von Gastroknemius- und Adduktorenrupturen. Fortbildungs-Lehrgang Tierärztl. Hochschule Hannover. — BOLLIGER, A. (1923): Über Muskelrisse der Adduktoren beim Rind, sogenanntes Vergritten, und deren Behandlung. Diss., Bern.

Ischämische Nekrose der Oberschenkelmuskulatur

Das ältere Schrifttum enthält einzelne Berichte über Nekrosen im Bereich der Adduktoren, des M. quadratus femoris, obturator externus, semimembranaceus und anderer Muskeln des Oberschenkels, bei denen als Ursache eine längerdauernde Kompression der Arteria femoralis profunda (Thrombose?) während des Kalbens angenommen wurde. Das mit ödematöser Schwellung des Oberschenkels, Festliegen auf der Seite mit steif ausgestrecktem Bein und rascher Verschlechterung des Allgemeinbefindens einhergehende Leiden zwang infolge Absterbens und Verjauchens der betroffenen Muskeln (mitunter auch der darübergelegenen Haut) stets innerhalb von 3 bis 14 Tagen zur Notschlachtung des kranken Tieres. Es scheint heute äußerst selten zu sein oder aber unter anderen Bezeichnungen (Muskelrupturen beziehungsweise -degenerationen) eingestuft zu werden.

SCHRIFTTUM

GRÄUB, E. (1907): Ischämische Nekrose der Oberschenkelmuskulatur infolge der Geburt bei der Kuh. Diss., Bern.

Nervenentzündungen und -lähmungen am Ober- und Unterschenkel

Entzündung des Hüftnerven (Neuritis ischiadici)

Dieses in der Schweiz früher offenbar häufiger beobachtete Leiden soll auf örtliche Abkühlung oder dauernden Druck im Bereich des Ischiadikusstammes hinter dem Hüftgelenk zurückzuführen sein. Die Erscheinungen bestehen in plötzlich einsetzender hochgradiger gemischter Lahmheit, Beugehaltung der gesamten Gliedmaße im Stehen sowie fortwährendem langsamem Anziehen und Strecken des kranken Beines; später kommt es zur Muskelatrophie. Im Verlauf des Nerven ist Druckschmerz auslösbar; außerdem kann das Allgemeinbefinden leicht gestört sein. Bei Behandlung (scharfe Einreibungen über dem Hüftgelenk, Butazolidinpräparate oder Glukokortikoide parenteral) scheint sich der Zustand innerhalb von 3 bis 4 Tagen zu bessern und nach 2 bis 3 Wochen auszuheilen.

SCHRIFTTUM

Giovanoli, G. (1891): Die Entzündung des Hüftnerven beim Rindvieh. Schweiz. Arch. Tierheilk. *33*, 181-186.

Lähmung des Hüftnerven (Paralysis nervi ischiadici)

Der N. ischiadicus tritt in Höhe der Incisura ischiadica aus dem Becken an den Oberschenkel und zieht, tief in dessen Muskeln eingebettet, zwischen Trochanter und Tuber ischiadicum nach distal, wo er sich in den N. tibialis und den N. fibularis teilt. Er innerviert unter anderem alle Beuger und Strecker des Sprunggelenkes sowie der Zehe. Lähmungen des Hüftnerven sind beim Rind sehr selten. Ursachen können Quetschungen und Zerrungen des Nerven bei Femurfrakturen, Hüftgelenkluxationen oder Beckenbrüchen und Kompressionen durch Geschwülste, Abszesse und ähnliches mehr sein. In dem dann zu beobachtenden Krankheitsbild sind die Symptome der Tibialis- und Fibularislähmung miteinander vereinigt: Das betroffene Bein hängt mit gestrecktem Knie- und Sprunggelenk sowie gebeugter Zehe völlig schlaff herab; in der Bewegung schleift die dorsale Klauenwand auf dem Boden. Die Hautsensibilität ist nahezu an der gesamten Gliedmaße aufgehoben. Im allgemeinen wird in solchen Fällen nur die Verwertung in Frage kommen; sonst sind die auch bei anderen Nervenlähmungen üblichen therapeutischen Maßnahmen (S. 460) zu versuchen.

SCHRIFTTUM

Kritzer (1902): Linksseitige Ischiadikuslähmung bei der Kuh. Wschr. Tierheilk. Viehzucht *46*, 573 bis 574. — Pfister (1884): Lähmung des Hüftnerven bei einer Kuh. Schweiz. Arch. Tierheilk. *26*, 18-19. — Vaughan, L. C. (1964): Peripheral nerve injuries—an experimental study in cattle. Vet. Record *76*, 1293-1304.

Lähmung des Schienbeinnerven (Paralysis nervi tibialis)

Wesen, Ursachen: Der N. tibialis läuft bis zur Kniekehle in bindegewebiger Verbindung mit dem N. fibularis und innerviert dann die Beckenköpfe der langen Sitzbeinmuskeln, die Mm. gastrocnemius, soleus, flexor digitalis superficialis und profundus sowie popliteus, die Haut kaudolateral am Unterschenkel bis zur Fessel und auch medial am Tarsus und Metatarsus. Lähmungen des Nerven sollen durch Quetschungen im oberen Bereich, zwischen Trochanter femoris und Tuber ischiadicum, zustande kommen, und zwar vornehmlich im Zusammenhang mit dem Kalben; im großen ganzen ist die Tibialislähmung beim Rind aber selten.

Die *Erscheinungen* werden durch den Ausfall der genannten Sprunggelenkstrecker und Zehenbeuger bestimmt. Am stehenden Tier erscheint der Fersenhöcker dann herabgesunken, während die Fessel überkötet (Abb. 255). In der Bewegung fällt das Vorführen des Beines mit übermäßig gebeugtem Tarsus und das Einknicken bei der Belastung auf.

Unterscheidung: Differentialdiagnostisch ist vor allem die fibrilläre Gastroknemiuszerreißung (Abb. 270) zu berücksichtigen, von welcher sich die Tibialislähmung klinisch nur dadurch unterscheidet, daß örtliche Veränderungen im Bereich des Wadenmuskels bei letzterer fehlen und die hintere Kontur des Unterschenkels deshalb besser erhalten

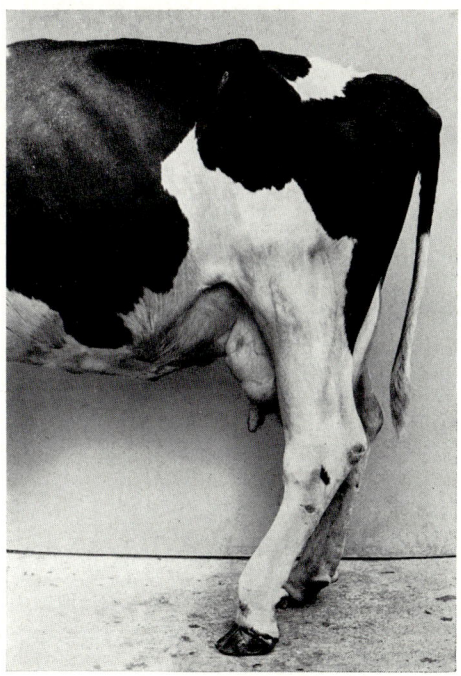
Abb. 255. Lähmung des N. tibialis links; Fersenhöcker herabgesunken, Überköten im Fesselgelenk

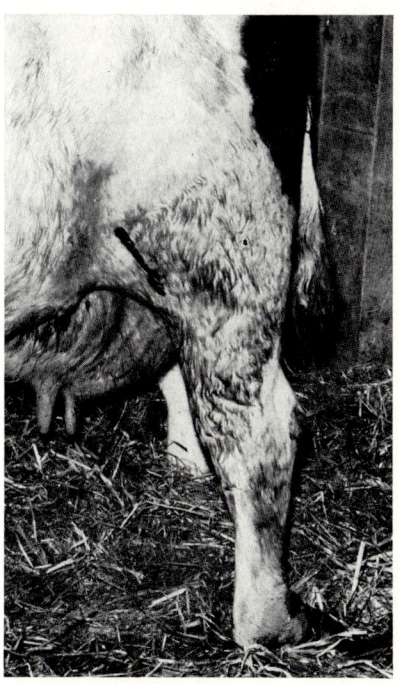
Abb. 256. Lähmung des N. fibularis links; Sprunggelenk gestreckt, Fußen auf dem Fesselkopf

ist. Die Hautsensibilität ist in Spontanfällen meist nicht herabgesetzt, während nach experimenteller Tibialisneurektomie Analgesie an der Hinterfläche des Metatarsus eintritt. In der Gliedmaßenstellung besitzen auch die bei Stoffwechselstörungen (S. 1056) oder Rückenmarksschädigung (S. 629, 631) zu beobachtenden Nachhandparesen eine gewisse Ähnlichkeit mit der Tibialislähmung, doch sind außer dem beidseitig-symmetrischen Auftreten der Bewegungsstörung meist genügend weitere Unterscheidungsmerkmale vorhanden.

Beurteilung: Die Prognose des Leidens ist im allgemeinen nicht ungünstig, zumal der Patient durch die Lähmung nur wenig behindert wird und daher selbst eine längerdauernde Heilung abgewartet werden kann.

Die *Behandlung* besteht in versuchsweiser Hyperämisierung (S. 541) im Bereich der vermuteten Quetschstelle, Injektionen von Kalzium-, Phosphat- und/oder Vitamin B-Komplex-Lösungen sowie zunehmender Bewegung des Tieres beziehungsweise Weidegang.

SCHRIFTTUM

Dijkstra, J. M. (1935): Lähmungen des N. tibialis beim Rinde. Münch. Tierärztl. Wschr. *86*, 99 bis 102. — Schulz (1901): Tibialislähmung bei einer Kuh. Arch. wiss.-prakt. Tierheilk. *17*, 306. — Vaughan, L. C. (1964): Peripheral nerve injuries—an experimental study in cattle. Vet. Record *76*, 1293-1304.

Lähmung des Wadenbeinnerven (Paralysis nervi fibularis seu peronei)

Wesen, Ursachen, Vorkommen: Der N. fibularis versorgt die Beuger des Sprunggelenks und die Strecker der Zehe. Auf seinem Weg nach distal kreuzt er, nur von der Haut bedeckt, dicht unterhalb der rudimentären Fibula das Schienbein und ist hier äußeren Insulten leicht zugänglich. Solchen Verletzungen wird beim Rind zudem durch verschiedene Umstände (Standplatz mit harten Kanten, Schwergeburten in Seitenlage auf hartem Boden und ähnliches mehr) Vorschub geleistet. Im Krankengut der hannoverschen Rinderklinik betreffen daher etwa 19 % aller Lähmungen den N. fibularis; die tatsächliche Frequenz des Leidens dürfte eher noch höher liegen.

Erscheinungen: Kennzeichnend für die Fibularislähmung sind die fehlende Beugung des Sprunggelenks und die mangelhafte Zehenstreckung. Im Stand fußen die Patienten bei gestrecktem Tarsus auf dem Fesselkopf (Abb. 256); beim Vorführen bleibt das Bein gestreckt, während die Klauen auf dem Boden schleifen. Wird die Zehe passiv in Extensionsstellung gebracht, so tritt im Augenblick der Belastung starkes Überköten oder völliges Umknicken ein. Nach experimenteller Neurotomie des N. fibularis fehlt die Hautsensibilität dorsal am Tarsus und Metatarsus.

Erkennung: Die Diagnose des Leidens bereitet auf Grund der charakteristischen Gliedmaßenhaltung keine besonderen Schwierigkeiten; im äußeren Bild besteht eine gewisse Ähnlichkeit mit der Luxatio patellae dorsalis (Abb. 267), doch fehlt die straffe Fixation des Beines im Knie- und Sprunggelenk.

Beurteilung: Fibularislähmungen haben keine allzu günstige Prognose, da sich ziemlich bald Dekubitalschäden im Fesselbereich und weitere Komplikationen einstellen können.

Bei der versuchsweisen *Behandlung* ist daher besonders auf Schutz des Fesselkopfes durch gepolsterten Streckverband oder Eingipsen des Gliedmaßenendes (S. 536) sowie auf weiche Einstreu zu achten. Unterstützend wirken Massage und hyperämisierende Einreibungen (S. 541) im Bereich der Fibula, Injektionen von Kalzium- oder Phosphatsalzlösungen und von Vitaminen des B-Komplexes (S. 1107).

SCHRIFTTUM

BEDEL (1909): Paralysie des muscles tibiales chez un veau. J.-Ber. Vet.-Med. *29*, 161. — FILLIKES (1896): Lähmung des N. peroneus. J.-Ber. Vet.-Med. *16*, 92. — VAUGHAN, L. C. (1964): Peripheral nerve injuries—an experimental study in cattle. Vet. Record *76*, 1293-1304. — WINTZER, H. J. (1955): Zur Ursache der Peronäuslähmung beim Rind. Dtsch. Tierärztl. Wschr. *62*, 364-366.

Lähmung des Verstopfungsnerven
(Paralysis nervi obturatorii)

Der N. obturatorius entspringt im Lendengeflecht und versorgt nach Verlassen des Beckens durch das Foramen obturatum die Adduktoren der Hintergliedmaßen. In seinem Beckenverlauf liegt er großenteils dem Knochen auf und ist hier deshalb dem Druck des durchtretenden Kalbes ausgesetzt. Quetschungen und Lähmungen dieses Nerven sind daher, vor allem nach Schwergeburten, gar nicht so selten. Bei einseitiger Schädigung des Verstop-

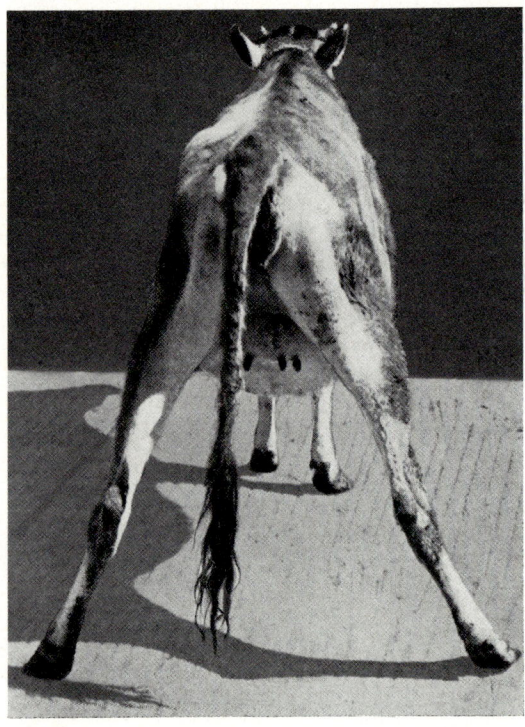

Abb. 257. Beiderseitige Lähmung des N. obturatorius (VAUGHAN, 1966): Unvermögen, die manuell abduzierten Hinterbeine wieder anzuziehen

fungsnerven wird das betroffene Bein im Stehen leicht abduziert gehalten und im Gehen mit einer steifen halbkreisförmigen Auswärtsbewegung nach vorn geführt; auf schlüpfrigem Boden besteht Neigung zum grätschenden Ausrutschen. Die Adduktion der passiv seitwärts abgezogenen Gliedmaße macht dem Tier große Mühe. Die beidseitige Lähmung des N. obturatorius bedingt Festliegen in Froschhaltung mit gegrätschten, im Gegensatz zur Adduktorenzerreißung (S. 468) aber angewinkelten Hinterbeinen; im Stand und in der Bewegung ähnelt das Krankheitsbild dann dem der Symphysensprengung (S. 458).

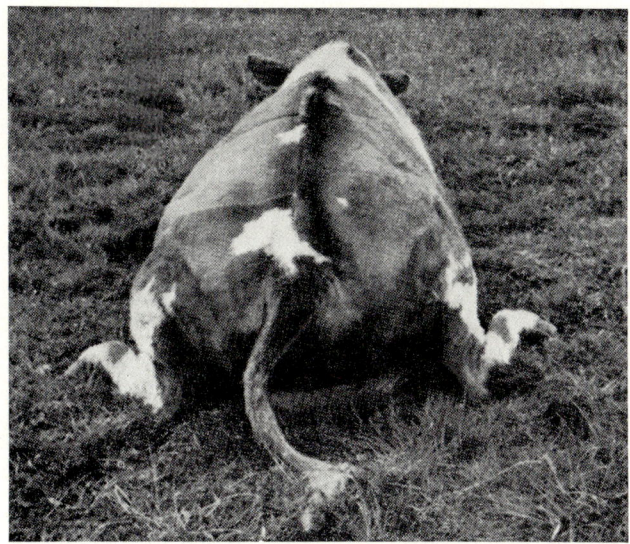

Abb. 258. Festliegen in Froschlage mit angewinkelten Hinterbeinen bei beiderseitiger Obturatorius-Lähmung (VAUGHAN, 1966)

Für die Beurteilung und Behandlung des Leidens gilt das gleiche wie für die Quetschung der Beckennerven (S. 459).

SCHRIFTTUM

SMITHCORS, J. F. (1966): Obturator paralysis in cattle. Mod. Vet. Practice 47:8, 26. — VAUGHAN, L. C. (1964): Peripheral nerve injuries—an experimental study in cattle. Vet. Record 76, 1293-1304.

Lähmung des Oberschenkelnerven (Paralysis nervi femoralis)

Wesen, Ursachen: Der zunächst entlang der Darmbeinsäule verlaufende N. femoralis entläßt nach Versorgung der Strecker des Kniegelenks (Quadrizepsgruppe) den N. saphenus, der den M. sartorius sowie die Haut an der Innen- und Vorderfläche des Tarsus innerviert. Die sehr seltene Femoralislähmung soll bei erwachsenen Rindern vornehmlich durch Überdehnungen des Nerven beim Ausgleiten, durch den Druck benachbarter Hämatome oder Geschwülste und durch Beckenfrakturen ausgelöst werden; bei Kälbern kommen hierfür vor allem Quetschungen und Zerrungen des Nerven während einer Schwergeburt in Frage.

Erscheinungen: Da der Quadrizeps ausfällt, bricht das betroffene Bein im Augenblick der Belastung im Kniegelenk zusammen; im Stehen wird die Gliedmaße leicht gebeugt gehalten und nur mit den Klauenspitzen aufgesetzt (Abb. 259). Bei Kälbern mit hochgradiger Schädigung des N. femoralis wird das kranke Bein im Stand der Ruhe mit stark gebeugtem Knie- und Sprunggelenk, nach hinten-abwärts gerichtet, mehr oder weniger schwebend gehalten und beim Gehen kaum noch benutzt, so daß der Patient auf der Nachhand zur gesunden Seite hin schwankt oder umfällt. Auffällig ist ferner die nach 2 bis 3 Wochen eintretende Muskelatrophie am Oberschenkel (Quadrizeps). Bei jüngeren Tieren läßt sich außerdem die Kniescheibe ohne besondere Anstrengung passiv nach lateral luxieren, wenn nicht ohnehin schon eine permanente Dislokation der Patella nach außen vorliegt.

Erkennung: Differentialdiagnostisch ist die primäre Luxatio patellae lateralis (S. 482) zu berücksichtigen. Die Femoralislähmung müßte sich von ihr aber aufgrund der medial bis zum Tarsus reichenden Analgesie, des ausgefallenen Patellarreflexes und der starken Muskelatrophie abgrenzen lassen.

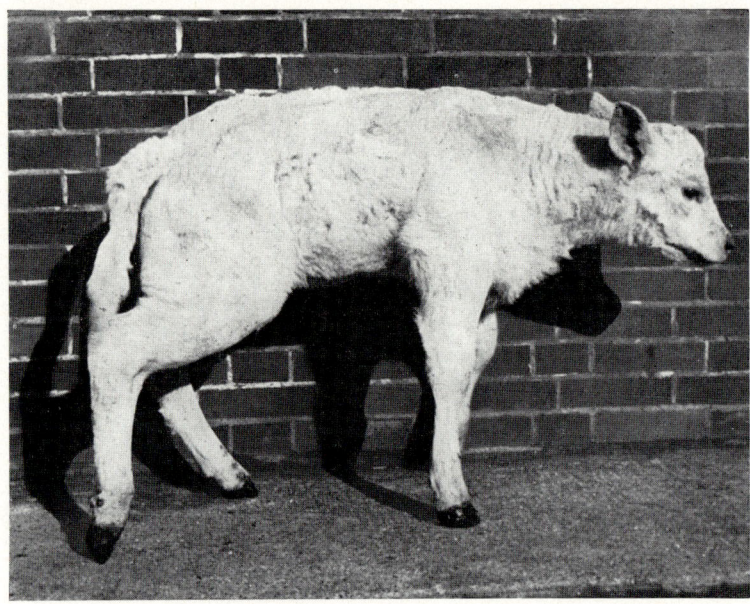

Abb. 259. Charolais-Kalb mit Lähmung des N. femoralis und Luxatio patellae lateralis rechts; nach hinten schwebende Haltung des in Knie- und Sprunggelenk stark gebeugten Beines

Behandlung, Beurteilung: Im Anfangsstadium können versuchsweise die gleichen Maßnahmen wie bei anderen Nervenlähmungen (S. 460, 1107) angewandt werden; die Prognose ist jedoch wenig aussichtsreich. Kälber lassen sich nach Anlegen eines Vergrittungsgeschirrs (S. 469) meist noch ausmästen.

SCHRIFTTUM

Grunth, P. (1904): Ein Fall von Lähmung des N. cruralis bei einer Kuh. Berl. Tierärztl. Wschr. *17*, 93-94. — Jöhnk, M. (1949): Über Kniescheibenverrenkung und Lähmung der Kniescheibenstrecker beim Rind. Berl. Münch. Tierärztl. Wschr. *62*, 119-120. — Vaughan, L. C. (1964): Peripheral nerve injuries—an experimental study in cattle. Vet. Record *76*, 1293-1304.

Krankheiten im Bereich des Knies

Entzündungen und degenerative Veränderungen des Kniegelenks
(Gonitis, Gonarthrosis)

Vorkommen, Wesen: Der Anteil der Gonitiden und Gonarthrosen umfaßt beim Rind über 50 % aller entzündlichen und degenerativen Arthropathien; das ist nach der Kasuistik der hannoverschen Rinderklinik etwa ein Siebtel sämtlicher Erkrankungen im Gliedmaßenbereich. Der Vergleich der diesbezüglichen Statistiken zeigt, daß die genannte Verteilung in den letzten 50 Jahren konstant geblieben ist; sie scheint auch weitgehend unabhängig von Rasse, Fütterung und besonderen regionalen Bedingungen zu sein. Die meisten Kniegelenkerkrankungen sind *entzündlicher* Natur, wobei die akuten eindeutig überwiegen; außerdem sind die aseptischen Gonitiden offenbar zahlreicher als die infizierten. Daneben wird seit langem über vornehmlich bei älteren Vatertieren auftretende *Kniegelenkarthrosen* berichtet; sie sind jedoch weit seltener als die entzündlichen Affektionen dieses Gelenks. Obgleich strenggenommen zwischen Entzündungen des Kniekehlgelenks und solcher des Kniescheibengelenks unterschieden werden müßte, kann auf eine solche Trennung im allgemeinen verzichtet werden, da beide

Gelenke infolge ihrer weiten gegenseitigen Verbindung in der Regel auch gemeinsam erkranken; das gleiche gilt für den lateralen und den medialen Kniekehlgelenksack und für die Ausbuchtung in den Sulcus muscularis tibiae. Bei etwa 20 % der Rinder besteht zudem auch eine Kommunikation zwischen dem Kniekehlgelenk und der Bursa bicipitalis (S. 478).

Ursachen: Die akuten aseptischen Gonitiden sind zum größten Teil auf Überbelastungen und Traumen (Stoß, Sturz, Deckakt), nicht allzu selten auch auf intraartikuläre Bandzerreißungen (S. 478) zurückzuführen, gegenüber denen das Kniegelenk wegen seiner Größe und seines komplizierten anatomischen Baues besonders gefährdet ist; es soll auch bei kuhhessiger Gliedmaßenstellung für mechanische Insulte prädisponiert sein. Haltungsweise (Kurzstand, schlüpfriger oder Spalten-Boden), mangelhafte Klauenpflege, Stoffwechselstörungen und ähnliches mehr spielen von Fall zu Fall eine Rolle als begünstigende Faktoren. Daneben gibt es offensichtlich auch akute aseptische Gonitiden nichttraumatischer Ätiologie, deren Entstehung aber bislang noch nicht eindeutig zu beurteilen ist; im älteren Schrifttum und von WYSSMANN (1942) werden als Ursache solcher Fälle ‚rheumatische Faktoren‘ genannt, die nach heutiger Ansicht vermutlich unter den toxisch-allergischen Noxen zu suchen sind (S. 516 ff.). Die *chronischen aseptischen Entzündungen* gehen im allgemeinen aus den akuten hervor oder entwickeln sich allmählich infolge fortwährender mechanischer Reize, zum Beispiel nach Ruptur des Lig. decussatum laterale (S. 478). *Kniegelenkinfektionen* kommen entweder von außen her (Gabelstich, Stacheldrahtriß, Bißverletzung, Übergreifen einer periartikulären Phlegmone) oder auf metastatischem Wege (ausgehend von einer Endometritis, Mastitis, Omphalophlebitis beziehungsweise im Rahmen tuberkulöser und brucellöser Infektionen) zustande. Für die Entstehung der *Gonarthrosen* werden verschiedene Gründe genannt: Abnutzungsvorgänge mit örtlichen Ernährungsstörungen am Gelenkknorpel, ständige Mikrotraumen infolge starker Belastung des Gelenks oder bei Stellungsanomalien, erbliche Disposition etc. (S. 1003).

Erscheinungen: Akute Gonitiden rufen eine erhebliche gemischte Lahmheit hervor. Sehr schwer erkrankte Tiere setzen das betroffene Bein leicht angebeugt nur mit der Klauenspitze auf, andere belasten es mit überkötender Fessel. Passive Bewegung löst Schmerzen aus. Bei *chronischer Kniegelenkentzündung* ist mehr die Hangbeinphase gestört; zudem können Abweichungen der Gliedmaßenstellung fehlen, doch fällt die Atrophie der Glutäen- und Oberschenkelmuskulatur auf. Die *örtlichen Veränderungen* bestehen in umschriebenen, mehr oder weniger prall fluktuierenden Umfangsvermehrungen an den Gelenkausbuchtungen (Abb. 260), zu denen sich bei akuter und infizierter Gonitis nicht selten noch periartikuläre Phlegmonen und Ödeme gesellen, die eine diffuse Anschwellung im gesamten Kniebereich bedingen. Bei *Gonarthrosen* ist im fortgeschrittenen Stadium durch Auflegen der flachen Hand oder Auskultieren Krepitation im Gelenk festzustellen; oftmals sind dann gleichzeitig auch die Hüftgelenke, seltener zudem die Sprunggelenke arthrotisch verändert (S. 491). Das *Allgemeinbefinden* des Patienten wird je nach dem Grad der Erkrankung verschieden stark in Mitleidenschaft gezogen (Inappetenz, erhöhte Pulsfrequenz und Körpertemperatur, Milchrückgang, Abmagerung).

Erkennung: Erste Hinweise ergeben sich aus der Art der Lahmheit und der Umfangsvermehrung am Knie; weiteren Aufschluß bringt die Palpation der Gelenkausbuchtungen: Während beim Umfassen des mittleren geraden Kniescheibenbandes mit Daumen, Zeige- und Mittelfinger normalerweise beiderseits von diesem eine etwa 1 Zentimeter tiefe Rinne zu fühlen ist, bestehen hier am krankhaft gefüllten Gelenk deutlich fluktuierende Vorwölbungen, insbesondere medial; eine zweite kennzeichnende fluktuierende Anschwellung entwickelt sich im Sulcus muscularis tibiae (Abb. 260). Der unterschiedliche Umfang des Kniegelenks der kranken und der gesunden Seite läßt sich auch durch gleichzeitiges Umfassen beider Gelenke von hinten her beurteilen. Die Diagnose der im Einzelfall vorliegenden Arthritisform ist, außer bei penetrierenden Traumen, nur durch *Gelenkpunktion* und Prüfung der Synovia möglich (Abb. 263). Hierfür ist das Kniescheibengelenk zugänglich zwischen mittlerem und medialem gera-

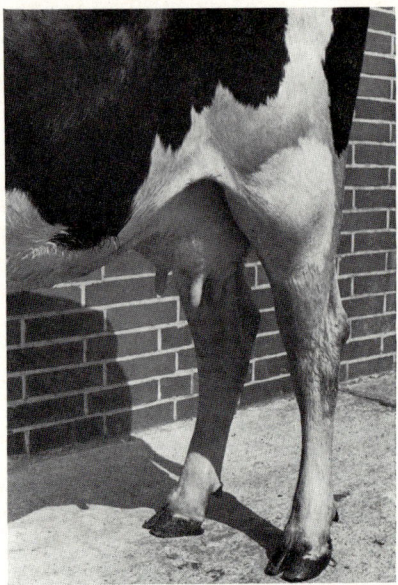

Abb. 260. Akute serofibrinöse Entzündung des linken Kniegelenks

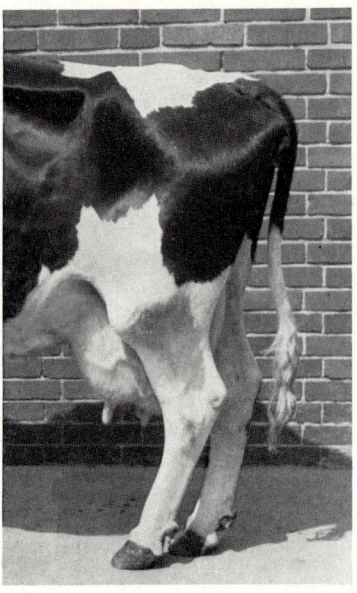

Abb. 261. Hochgradige Gonitis serofibrinosa chronica mit Inaktivitätsatrophie des M. quadriceps

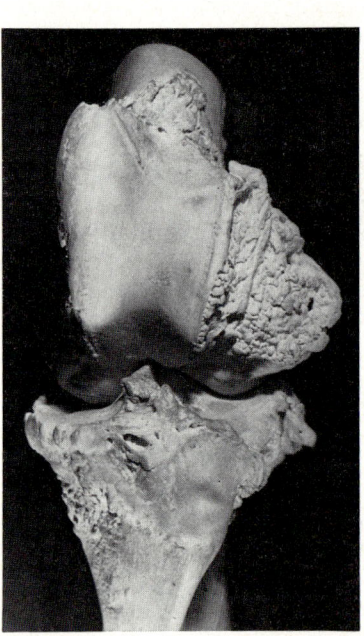

Abb. 262. Gonitis chronica deformans; ausgeprägte blumenkohlartige Knochenauftreibungen im periartikulären Bereich des Os femoris und der Tibia (Mazerationspräparat des linken Knies eines alten Deckbullen)

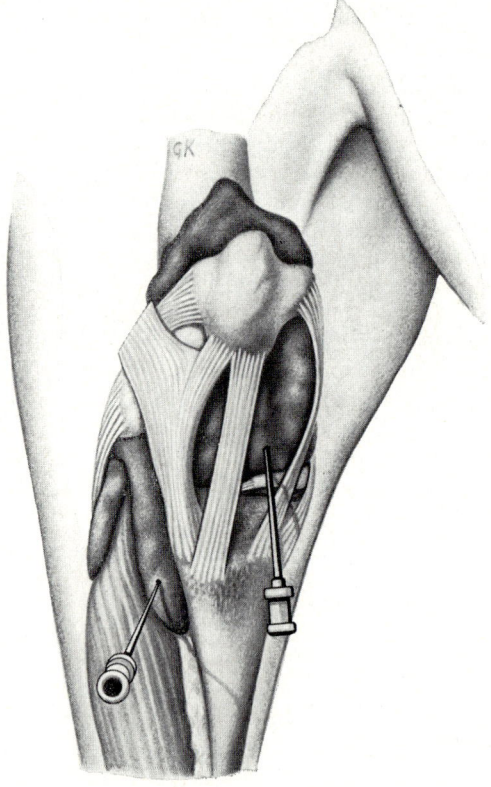

Abb. 263. Punktion des rechten Kniescheiben- und Kniekehlgelenks (obere beziehungsweise untere Kanüle)

dem Kniescheibenband bei proximal gerichtetem, 4 bis 8 Zentimeter tiefem Einstich (mit 12 Zentimeter langer Hohlnadel) 2 Fingerbreiten oberhalb des distalen Bandansatzes. In das Kniekehlgelenk gelangt man durch Punktion seiner in der Muskelrinne des Schienbeines gelegenen Aussackung mit 6 Zentimeter langer Kanüle bei nach proximal gerichtetem Einstich auf der Höhe der Fluktuation medial oder lateral des M. extensor digitalis pedis longus. Die Beurteilung des Punktates erfolgt nach den üblichen Grundsätzen (S. 540 f.).

Unterscheidung: Periartikuläre Ödeme und Phlegmonen sowie subfasziale Hämatome verursachen diffuse Anschwellungen bei fehlendem oder nur geringgradigem Gelenkerguß. Bei Bursitis bicipitalis femoris (S. 478) besteht eine umschriebene fluktuierende Umfangsvermehrung lateral am Knie (Abb. 264), die ohne oder nur mit leichter Lahmheit einhergeht; infolge gegenseitiger Kommunikation können Kniegelenk und Bursa bicipitalis allerdings auch gemeinsam erkranken. Subluxationen des Kniekehlgelenks infolge Zerreißung eines Kreuzbandes (S. 478) sind durch ein knackendes Geräusch und rotierende oder transversale Verschiebung der Gelenkenden im Augenblick der Belastung gekennzeichnet. Die Luxatio patellae lateralis (S. 482) zeichnet sich durch eine typische Lahmheit aus, bei welcher die Kniescheibe lateral zu fühlen und passiv reponierbar ist und das mittlere gerade Band schräg nach auswärts gezogen erscheint. Luxationen des Kniekehlgelenks (S. 478) und Lösungen der proximalen Tibiaepiphyse (S. 483) äußern sich in hochgradiger Formveränderung.

Beurteilung: Gonitiden jeglicher Ätiologie haben wegen der Größe und der Belastung dieses Gelenks stets eine zweifelhafte Prognose. Als verhältnismäßig günstig sind nur die akuten traumatisch-aseptischen Kniegelenkentzündungen der Jungtiere anzusehen; bei erwachsenen Rindern geht hieraus dagegen nicht selten eine chronische Arthritis hervor, oder das Leiden rezidiviert, insbesondere, wenn schon Fibrinergüsse vorhanden sind. Für infizierte Gonitiden besteht allenfalls bei frühzeitiger und intensiver Behandlung noch eine gewisse Aussicht auf Heilung; die meisten Fälle zwingen jedoch zur Schlachtung. Gonarthrosen gelten von vornherein als unheilbar.

Behandlung: Für aseptische (akute und chronische) Gonitiden scheint die intraartikuläre Glukokortikoidinjektion heute am aussichtsreichsten zu sein. Nach Ablassen der überschüssigen Synovia wird jeweils die Hälfte der Gesamtdosis an den beiden auf Abbildung 263 bezeichneten Stellen appliziert; zur Sicherung des Erfolges sind gewöhnlich 2 bis 3 Behandlungen erforderlich. Für infizierte Kniegelenkentzündungen empfiehlt es sich, lokale Antibiotikagaben mit der allgemeinen Verabreichung von Sulfonamiden zu kombinieren; dem Antibiotikum können im Frühstadium zur Steigerung der Wirkung kleine Glukokortikoidmengen zugesetzt werden. Bei Gonarthrosen läßt sich der Schmerz zwar durch fortgesetzte parenterale Injektionen von Glukokortikoiden und Analgetika lindern und damit die Nutzungsdauer des Patienten verlängern; Dauerheilungen dürfen jedoch nicht erwartet werden. Weitere Einzelheiten sind dem Abschnitt über die Behandlungsmaßnahmen bei Gelenkerkrankungen (S. 540) zu entnehmen.

SCHRIFTTUM

Botarelli, F. (1963): Gonite nei bovini — terapia con cortisonici. Clin. Vet. *86*, 169-172. — Gibbons, J. (1964): Stifle lameness in dairy cattle. Mod. Vet. Practice *45*:3, 66. — Groh, H. (1965): Die Behandlung der Kniegelenksarthrose. Münch. Med. Wschr. *107*, 2180-2183. — Harms, C. (1889): Zu der durch unbekannte Ursachen hervorgerufenen Entzündung des Hinterkniegelenkes. Dtsch. Zschr. Tiermed. *14*, 238-239. — Heinz, W. (1921): Die aseptische chronisch-deformierende Gonitis des Rindes. Diss., Leipzig. — Hess, E. (1896): Entzündung des Hinterkniegelenkes beim Rind. Schweiz. Arch. Tierheilk. *28*, 71. — Hübscher, A. (1919): Die chronische Hinterkniegelenksentzündung beim Rind. Schweiz. Arch. Tierheilk. *61*, 275-285. — Ivanov, V. P. (1965): Röntgenographie des Kniegelenkes beim erwachsenen Rind (russisch). Veterinarija *42*:3, 70-71. — Karnetzky (1914): Über die traumatisch-aseptische Kniegelenksentzündung des Rindes. M.-hefte prakt. Tierheilk. *25*, 385-444. — Kendrick, J. W., & K. Sittmann (1966): Inherited osteoarthritis of dairy cattle. J. Amer. Vet. Med. Ass. *149*, 17-21. — Laurisson, J. (1938): Die Kommunikationen der einzelnen Kniegelenkhöhlen untereinander und die Schleimbeutel der Kniegegend (estnisch). Eesti Loomarstlik Ringvaade *14*, 237-249. — Reinsfeld, R. (1932): Die Mechanik des Kniegelenkes vom Rind. Diss., München. — Roncali, R. (1959): Trattamento delle goniti dei bovini mediante idrazide dell'azido isonicotinico. Clin. Vet. *82*, 290-294. — Trachsel, K. (1910): Zur Anatomie und allgemeinen Pathologie des Kniegelenkes des Rindes. Diss., Bern. — VAUGHAN, L. C. (1960): Osteoarthritis in cattle. Vet. Record 72, 534-538. — VAVŘÍK, J., J. UDATNÝ & A. HAMPL (1960): Morphologische Struktur der inneren Oberfläche der Synovialis des Kniegelenkes beim Rind (tschechisch). Sborník Vysoké Školy Zeměděl. Brné B 8, 33-37. — VLADUCIU, O., E. POLL & M. MARINESCU (1966): Untersuchungen über die Osteoarthrosen bei Rindern (rumänisch). Arch. Vet. Bukarest 3, 109-123. — WYSSMANN, E. (1929): Klinische Beobachtungen über Gonitis und Eiterbandtherapie beim Rind. Schweiz. Arch. Tierheilk. 71, 57-72.

Liegebeule am Knie (Bursitis bicipitalis femoris)

Wesen: Nach LAURISSON (1938) kommuniziert der auf dem lateralen Kondylus des Oberschenkelbeines unter dem kranialen Bizepsast gelegene Schleimbeutel bei 20 % der Rinder mit der lateralen Abteilung des Kniekehlgelenks. Bei diesen Tieren wird die Bursa bicipitalis daher in Entzündungen des Kniegelenks (S. 474) mit einbezogen. Andernfalls kann es vorkommen, daß der Schleimbeutel für sich allein erkrankt.

Erscheinungen, Erkennung: Eine sich in leichter Hangbeinlahmheit äußernde Bewegungsstörung ist nur bei akuter, insbesondere aber bei der selteneren infizierten Bursitis bicipitalis festzustellen. Örtlich besteht lateral des Knies eine anfangs heiße, umschriebene und fluktuierende Anschwellung (ausnahmsweise auch parabursale Phlegmone oder Ödem), die sich später in eine chronisch-indurierte Liegebeule umwandelt (Abb. 264) oder abszediert. In Zweifelsfällen verschafft die Punktion des Schleimbeutels Klärung (S. 540). Differentialdiagnostisch sind Luxatio patellae lateralis (harte, reponierbare Umfangsvermehrung; S. 482), Gonitis (fluktuierende Schwellung im Sulcus muscularis tibiae; S. 474), Hämatome, Phlegmonen und Abszesse zu berücksichtigen.

Behandlung: In frischen Fällen sind intrabursale Glukokortikoidinjektionen oder äußerliche Azetatanstriche, später dagegen lokale Hyperämisierung (S. 541) angezeigt. Chronische Bursitiden lassen sich therapeutisch nur schwer beeinflussen. Vereiterte Schleimbeutel werden gespalten, gespült und drainiert (S. 545). Vorbeugend wirkt die Beseitigung der auslösenden Ursachen (hartes Lager oder ähnliches).

SCHRIFTTUM

LAURISSON, J. (1938): Die Kommunikationen der einzelnen Kniegelenkhöhlen untereinander und die Schleimbeutel der Kniegegend (estnisch). Eesti Loomarstlik Ringvaade 14, 237-249. — WIDMER, E. (1907): Die Liegebeule des Rindes. Schweiz. Arch. Tierheilk. 49, 69-129.

Unvollständige und vollständige Verrenkung des Kniekehlgelenks
(Subluxatio et Luxatio articuli femorotibialis)

Wesen, Vorkommen, Ursachen: Grobtraumatisch bedingte *vollständige Luxationen* des Kniekehlgelenks sind beim Rind, offenbar wegen des starken Bandapparates und der das Knie umgebenden kräftigen Muskeln, ziemlich selten. Dagegen scheinen *Subluxationen* des Femorotibialgelenks in letzter Zeit häufiger als früher vorzukommen; sie entstehen meist durch Zerreißung des Lig. decussatum laterale genu. Die Ätiologie solcher Kreuzbandrupturen ist in abnormen mechanischen Belastungen des Kniegelenks (Fehltritte, Ausrutschen) zu suchen. Mehr als die Hälfte der von uns beobachteten Fälle trat in den Monaten Mai und Juni, also bald nach dem Weideauftrieb auf; zwei Drittel der meist älteren weiblichen Patienten waren hochtragend oder hatten kurz zuvor gekalbt. Bei Bullen kann es augenscheinlich während des Deckaktes zur Zerreißung des genannten Bandes kommen.

Erscheinungen, Erkennung: Das Symptombild der *vollständigen Kniekehlgelenkverrenkung* besteht in hochgradiger Lahmheit, ähnlich, aber stärker als bei der Luxatio patellae lateralis (S. 482); örtlich sind erhebliche Formveränderungen (Hervortreten des Tibiakopfes kranial oder lateral am Knie) festzustellen; das mittlere gerade Kniescheibenband zieht schräg nach kaudal. Das Leiden kann leicht mit der Lösung der

Bewegungsapparat 479

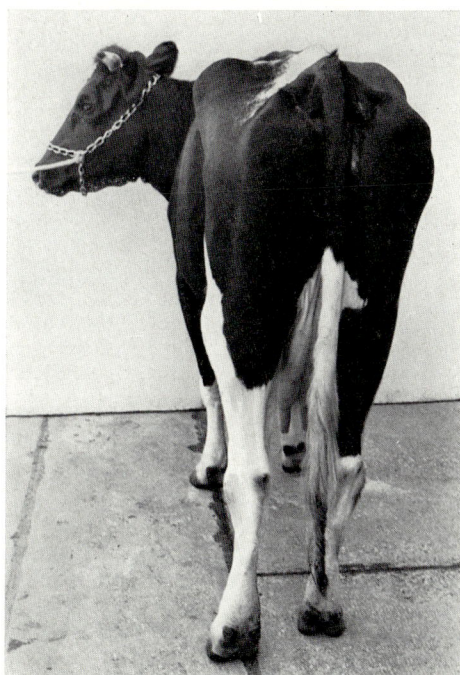

Abb. 264. Liegebeule am linken Knie (Bursitis bicipitalis femoris)

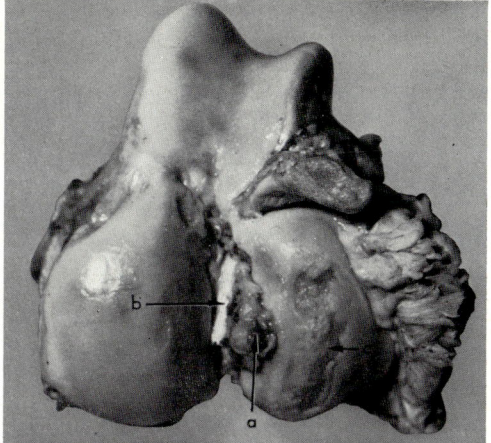

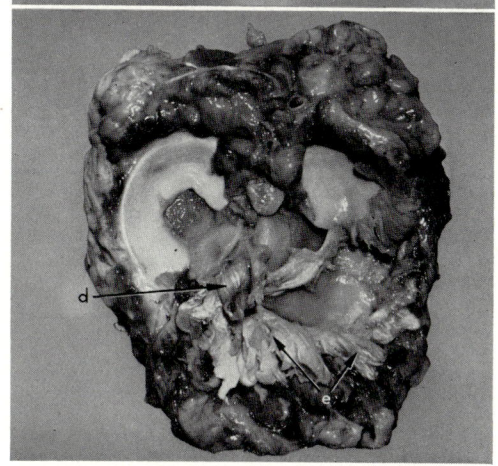

proximalen Tibiaepiphyse (S. 483) verwechselt werden; die sichere Unterscheidung ist oft nur röntgenologisch möglich.

Bei Patienten mit *Subluxatio femorotibialis* ist oft schon während des Umtretens, sonst aber beim Gehen, im Augenblick der Belastung ein knackendes Geräusch zu hören und gleichzeitig fühlt man mit der flach auf das Kniegelenk aufgelegten Hand, daß sich die Gelenkknorren des Femur ruckartig gegenüber dem proximalen Tibiaende nach auswärts drehend oder nach lateral verschieben. Dieses Knacken läßt sich auch passiv, durch plötzliches Einwärtsdrehen des am Fersenbeinhöcker erfaßten Unterschenkels auslösen. Ein Schubladenphä-

Abb. 265, 266. Zerreißung des Lig. decussatum laterale des linken Kniekehlgelenks eines Bullen mit Arthritis serofibrinosa, umfangreichen Knorpelusuren am lateralen Gelenkknorren des Oberschenkelbeins und Auffaserung des lateralen Meniskus

a = proximaler Stumpf des gerissenen und blutig infiltrierten Lig. decussatum laterale,
b = proximaler Stumpf des bei der Eröffnung des Gelenks durchtrennten Lig. decussatum mediale,
c = Knorpelusur,
d = distaler Stumpf des lateralen gekreuzten Bandes,
e = Reste des aufgeriebenen lateralen Meniskus

nomen (passive Beweglichkeit der Gelenkenden in der Längsrichtung) war bei den eigenen Fällen von unvollständiger Kniegelenkluxation allenfalls angedeutet. Im übrigen zeigen die Tiere anfangs das Bild einer akuten traumatischen Gonitis, später dagegen Erscheinungen der Gonarthrose (S. 474); das Punktat der Synovia ist zu Beginn blutig-rot gefärbt.

Beurteilung und Behandlung: Therapieversuche kommen nur bei frischer, leichterer, unvollständiger Kniegelenkverrenkung und vornehmlich bei jungen Tieren in Betracht, wenn die Symptome vermuten lassen, daß lediglich eines der beiden Ligamenta decussata gerissen ist und keine schwerwiegende Entzündung oder gar schon eine Arthrose des Kniegelenks vorliegt. Voraussetzung für die Heilung ist dann weitestgehende Ruhigstellung des Patienten für 6 bis 8 Wochen, möglichst mittels THOMAS-Schiene (S. 537); Versuche, die Haut am Kniegelenk ähnlich wie bei der Hüftgelenkluxation durch Abschnürung zu raffen (S. 465), blieben bislang erfolglos.

SCHRIFTTUM

DIRKSEN, G. (1967): Subluxatio et luxatio femorotibialis genu (Ruptura ligamenti decussatum laterale genu). Ber. 18. Welt-Tierärztekongr. Paris 2, 815. — FRITSCH, R. (1965): Kreuzbandruptur beim Rind. Berl. Münch. Tierärztl. Wschr. 78, 366-368. — GIBBONS, J. (1964): Stifle lameness in dairy cattle. Mod. Vet. Practice 45:3, 66. — ZIMMERMANN, A. (1933): Zur vergleichenden Anatomie des Kniegelenkes. Gegenbaurs Jahrb. 71, 589-596.

Kniescheibenverrenkung (Luxatio patellae)

Bei den Verlagerungen der Kniescheibe ist zwischen solchen nach *oben* (Luxatio patellae dorsalis), nach *außen* (Luxatio patellae lateralis) oder *innen* (Luxatio patellae medialis), zwischen *habituellen* (= wiederkehrenden, momentanen) und *permanenten* (= bleibenden, stationären) Verrenkungen sowie zwischen *vollständigen* und *unvollständigen* Luxationen zu unterscheiden.

Luxatio patellae dorsalis

Wesen, Vorkommen, Ursachen: Bei diesem Leiden hakt die Kniescheibe oder ihr inneres gerades Band im gleichen Moment hinter dem medialen Rollkamm des Femur fest, in dem das Kniegelenk gebeugt werden soll; es handelt sich somit eher um eine Dislokation als um eine echte Luxation. Im Krankengut der hannoverschen Rinderklinik sind etwa 3 %/o aller Gliedmaßenerkrankungen und rund 40 %/o sämtlicher Verrenkungen Kniescheibenluxationen nach oben. Die Verlagerung der Patella ist dabei gewöhnlich kurzdauernd und wiederkehrend (also habituell) und betrifft meist nur eine, seltener auch beide Hintergliedmaßen. Die Mehrzahl der eigenen Fälle tritt während der Stallperiode, insbesondere in den Frühjahrsmonaten auf. Die tiefere Ursache liegt beim Rind wahrscheinlich in Ernährungsmängeln und Stoffwechselstörungen (Osteomalazie, S. 995), welche eine Schwächung des Bandapparates bedingen und damit der Überdehnung der Kniescheibenbänder Vorschub leisten; Trächtigkeit, vorgerücktes Alter und hohes Körpergewicht spielen aber offensichtlich ebenfalls eine begünstigende Rolle. Des weiteren sind erbliche Faktoren verdächtigt, aber bislang nicht sicher nachgewiesen worden. Äußere Einwirkungen (gewaltsames Überstrecken des Knies, Stürze und Fehltritte) scheinen dagegen von untergeordneter Bedeutung für die Entstehung des Leidens zu sein.

Erscheinungen: Beim Hin- und Hertreten oder im Gehen werden Knie- und Sprunggelenk plötzlich in Streckstellung blockiert (Abb. 267); das betroffene Bein wird daher in der Bewegung steif wie ein Stock nachgezogen oder im Halbkreis nach außen vorgeführt, wobei die Zehenwand über den Boden schleift. Im Falle einer habituellen Luxation hält diese Starre nur kurze Zeit, einen oder mehrere Schritte lang, an und löst sich dann ruckartig mit hörbarem Knacken, um bald darauf oder erst nach einiger Zeit wiederzukehren (sogenannte ‚Kugelschnapper'). Örtlich fühlt man die Kniescheibe in der Phase der Fixation auf dem medialen Rollkamm des Oberschenkelbeines festsitzend und ihre geraden Bänder stramm gespannt; in diesem Stadium ist das kranke Bein selbst unter Anwendung großer Kraft passiv nicht zu beugen.

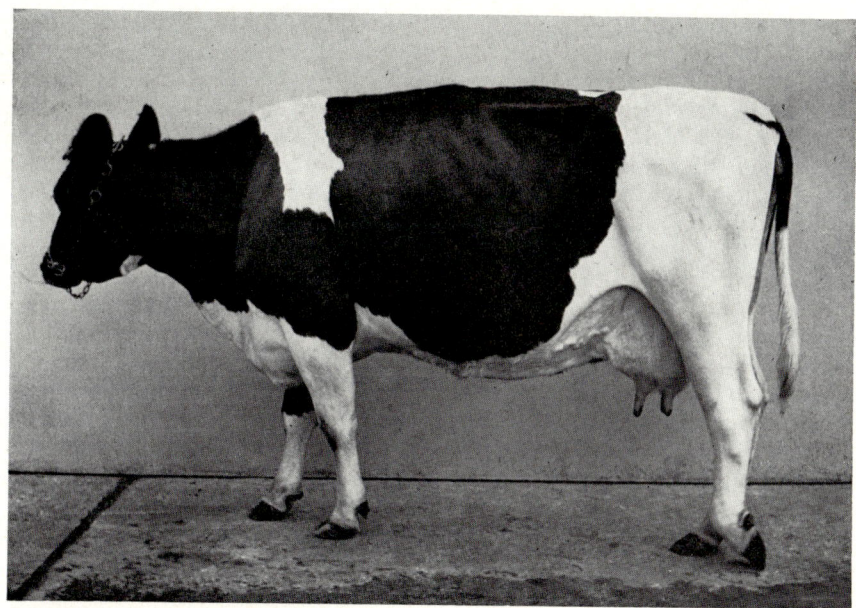

Abb. 267. Luxatio patellae dorsalis links; Knie- und Sprunggelenk in Streckstellung blockiert, Zehenrücken beim Vorführen der Gliedmaße über den Boden schleifend

Erkennung, Unterscheidung: Die Luxatio patellae dorsalis ist an Hand der kennzeichnenden Lahmheit leicht zu diagnostizieren. Bei der auf den ersten Blick ähnlich aussehenden spastischen Parese (S. 497) läßt sich die befallene Gliedmaße passiv beugen; differentialdiagnostisch sind auch die Lähmung des N. fibularis (S. 471) und die Verlagerung des M. biceps femoris (S. 467) zu berücksichtigen.

Beurteilung: Bei habitueller Verrenkung der Kniescheibe nach oben tritt mitunter nach Futterwechsel, Weidegang oder dem nächsten Kalben Besserung ein; vollständige Spontanheilungen sind jedoch selten. Stationäre Luxationen nach dorsal lösen sich mitunter beim plötzlich erzwungenen Rückwärtstreten des Patienten. Bei kunstgerechter chirurgischer Behandlung ist die Prognose in jedem Falle günstig.

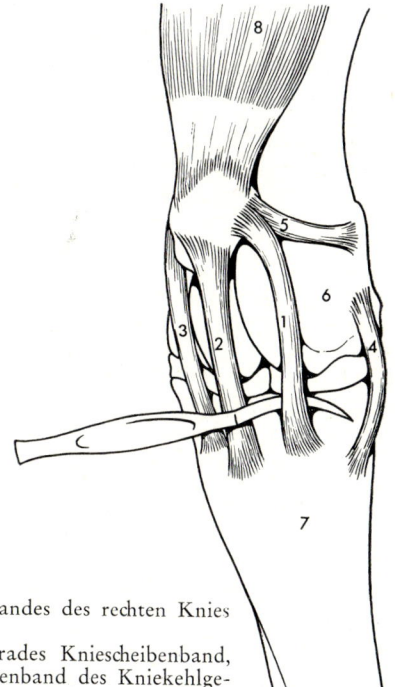

Abb. 268. Tenotomie des medialen geraden Kniescheibenbandes des rechten Knies zur Behebung der Luxatio patellae dorsalis (schematisch)
1 = mediales gerades Kniescheibenband, 2 = mittleres gerades Kniescheibenband, 3 = laterales gerades Kniescheibenband, 4 = mediales Seitenband des Kniekehlgelenks, 5 = Lig. femoropatellare mediale, 6 = Os femoris, 7 = Tibia, 8 = M. quadriceps femoris

Behandlung: Die operative Beseitigung der Verrenkung erfolgt einfach und wirksam durch Tenotomie des medialen geraden Kniescheibenbandes am stehenden, mit der Halskette kurz angebundenen Tier; um ein seitliches Ausweichen zu verhindern, stellt man den Patienten mit der gesunden Seite an die Wand; ein Mann hält den Kopf, ein zweiter spannt die Kniefalte des erkrankten Beines (Kniefaltengriff). Nach Reinigung und Desinfektion der Haut werden medial und lateral des genannten Bandes, 1 bis 2 Fingerbreiten oberhalb seines Ansatzes an der Tibia etwa 20 ml eines Lokalanästhetikums injiziert. Dann führt man ein spitzes, gebogenes Tenotom von kranial her unter Kontrolle eines palpierenden Fingers unmittelbar am Band vorbei (zwischen diesem und dem Kniekehlgelenk hindurch) horizontal so ein, daß die Schneide des Instrumentes nach distal gerichtet ist; sobald die Spitze des Tenotomes hinter dem Lig. rectum patellae mediale fühlbar ist, wird es mit der Schneide nach medial gerichtet, das Band mit wiegendem Schnitt vorsichtig subkutan durchtrennt und das Instrument aus der Einstichstelle herausgezogen. Nach gelungener vollständiger Durchschneidung ist statt des medialen Seitenbandes eine deutliche Delle zu fühlen und die Lahmheit beseitigt; wenn sich etwa undurchtrennt gebliebene Bandreste nicht durch kurzes, rasches Treiben des Tieres zum Zerreißen bringen lassen, müssen sie ebenfalls tenotomiert werden. Der Stichkanal wird mit antibiotischer Salbe versorgt und erforderlichenfalls durch ein Hautheft verschlossen. Komplikationen (Nachblutungen, Infektionen) sind bei sachgemäßer Ausführung des Eingriffes selten.

Luxatio patellae lateralis

Wesen, Vorkommen, Ursachen: Die Verlagerung der Kniescheibe auf die Außenfläche der Trochlea ist seltener als ihre Dislokation nach oben. Der Anteil derartiger Luxationen beläuft sich im Krankengut der hannoverschen Rinderklinik auf etwa 1 % der Gliedmaßenerkrankungen oder auf 14 % aller Verrenkungen. Beim erwachsenen Rind wird die Luxatio patellae lateralis vermutlich traumatisch ausgelöst und ist meist mit einer Überdehnung oder Zerreißung des medialen Kniescheibenbandes verbunden. Daneben gibt es bei Kälbern offenbar auch sekundäre (vollständige oder unvollständige) Verrenkungen der Kniescheibe nach außen infolge Lähmung des M. quadriceps beziehungsweise des N. femoralis (S. 473).

Erscheinungen, Erkennung: Durch die Lateralverlagerung der Patella wird der normalerweise als Strecker des Knies funktionierende M. quadriceps femoris zum Beuger dieses Gelenks. Charakteristisch für eine solche Luxation sind daher das Vorführen und Abstützen der Gliedmaße mit relativ stark gebeugtem Knie- und Sprunggelenk (Abb. 259). Bezüglich der Fußung ähnelt das klinische Bild somit dem der Femoralislähmung (S. 473); örtlich findet man aber lateral am Knie eine deutlich umschriebene Umfangsvermehrung, welche sich palpatorisch als die verrenkte Kniescheibe erweist. Sie läßt sich zwar gewöhnlich ohne besonderen Kraftaufwand reponieren, doch rezidiviert die Luxation meist schon nach wenigen Schritten wieder. Differentialdiagnostisch ist des weiteren auch die Gonitis (S. 474) in Betracht zu ziehen; außerdem können die adspektorisch erkennbaren Veränderungen auf den ersten Blick denen der Bursitis bicipitalis (S. 478) gleichen.

Beurteilung: Beim erwachsenen Rind ist die Prognose des Leidens zweifelhaft bis ungünstig; in Sonderfällen (Hochleistungstiere, fortgeschrittene Trächtigkeit) kann der Patient noch beschränkte Zeit genutzt werden. Die sekundäre (nach Femoralislähmung eintretende) Verrenkung der Kniescheibe nach außen bessert sich bei Jungtieren mitunter bei entsprechender Pflege (Vergrittungsgeschirr) allmählich soweit, daß sie gemästet oder sogar geweidet werden können.

Behandlung: Mäßig befriedigende Resultate wurden durch wiederholtes Einrenken sowie subkutane Injektionen von 20 ml Kantharidentinktur oder 2,5%iger Jodtinktur seitlich am Knie erzielt. IGARASHI (1958) berichtet über Heilung nach Tenotomie des lateralen Kniescheibenbandes. Versuchsweise ist auch die Hautabschnürung in Höhe der verlagerten Kniescheibe zu empfehlen (S. 465).

Luxatio patellae medialis

Die Symptome dieses sehr seltenen Leidens bestehen in hochgradiger Lahmheit und dem Unvermögen, die kranke Gliedmaße zu strecken; die luxierte Kniescheibe ist dabei medial ihres normalen Sitzes fühlbar. Die Reposition durch Strecken des Beines und gleichzeitigen Druck auf die Patella kann zur Dauerheilung führen.

Zerreißung der geraden Kniescheibenbänder

Die Erscheinungen bei diesem ungewöhnlichen Vorkommnis entsprechen denen der Lähmung des N. femoralis (S. 473); außerdem fehlt die Verankerung der Kniescheibe am proximalen Ende der Tibia. Solche Fälle sind als aussichtslos anzusehen.

Fraktur der Kniescheibe

Brüche der Patella sind beim Rind ebenfalls äußerst selten; gegebenenfalls führen sie zu praktisch unheilbarer hochgradiger Lahmheit mit starker lokaler Schwellung und Schmerzhaftigkeit.

SCHRIFTTUM

BODIN, L. (1922): Subluxation double de la rotule chez la vache. Rec. Méd. Vét. 98, 336. — CALDERWOOD (1924): Traumatic dislocation of the patella from the trochlea. Vet. Record 4, 728. — CHAPELLIER, M. (1906): Sur la luxation de la rotule en pathologie bovine et l'opération de BASSI. Rec. Méd. Vét. 83, 525-528. — CURTIS, R. A. (1961): Momentary upward fixation of the patella in a cow, and treatment by patellar desmotomy. Canad. J. Comparat. Med. Vet. Sci. 25, 314-316. — DESLIENS, L. (1956): Accrochement rotulien — desmotomie rotulienne sur les bovidés et les équidés. Rev. Méd. Vét. 107, 757-761. — DIJKSTRA, J. M. (1934): Luxatio patellae beim Rinde. Münch. Tierärztl. Wschr. 85, 477 bis 480. — FORSSELL, G. (1914): Några operativt behandlade fall af patella — luxation. Svensk Vet.-Tidskr. 19, 1-5. — GÖTZE, R. (1939): Luxatio patellae dorsalis habitualis beim Rind. Dtsch. Tierärztl. Wschr. 47, 123-124. — HAMOIR, J. (1909): La crampe ou accrochement de la rotule dans les espèces bovine et chevaline et sa cure chirurgicale. Ann. Méd. Vét. 58, 137-150. — HARTOG, J. H. (1938): Die operative Behandlung der Luxatio patellae dorsalis (Tenotomie des medialen geraden Kniescheibenbandes). Wien. Tierärztl. Mschr. 25, 653. — IGARASHI, Y., T. KADOKURA & C. NAGASAKA (1958): Die orthopädische Operation für die laterale Luxation der Patella beim Kalb (japanisch). J. Japan. Vet. Med. Ass. 11, 162-163. — JÖHNK, M. (1949): Über Kniescheibenverrenkung und Lähmung der Kniescheibenstrecker beim Rind. Berl. Münch. Tierärztl. Wschr. 62, 119-120. — KELLER, M. (1924): Die Behandlung der Kniescheibenluxation nach oben und außen mit Kantharidentinktur in subkutaner Anwendung. Diss., München. — MACLACHLAN, E. E. (1924): Complete inward luxation of the patella in the ox. Vet. Med. 19, 158. — MEYNER, R. (1892): Luxation der Kniescheibe (nach außen) beim Rinde. Berl. Tierärztl. Wschr. 7, 75. — MIYAZAWA, M. (1961): Studies on so-called habitual suprapatellar dislocation—a suggested terminology of vertical patellar dislocation. J. Japan. Vet. Med. Ass. 14, 91. — NUMANS, S. R. (1966): Retentio en luxatio patellae bij paard en rund. Tijdschr. Diergeneesk. 91, 1524-1528. — PATRA, B. N. (1954): Recurrent luxation of patella in cattle and its treatment by patellar desmotomy. Ind. Vet. J. 30, 507-512. — RAO, S. V. (1965): Hey-Grove's knife for patellar desmotomy in the bovine. Nord. Vet.-Med. 17, 172-173. — RAO, S. V. (1966): A simple technique of patellar desmotomy in the bovine. Ind. Vet. J. 43, 261-268. — SHAWEROSS, C. F. (1931): Treatment of lateral luxation of the patella in equines. Vet. J. 87, 534-535. — THOMSON, A. P. (1963): Upward fixation of the patella in a Friesian cow. Vet. Record 75, 780-781. — VAUGHAN, L. C. (1960): Orthopaedic surgery in farm animals. Vet. Record 72, 399-403. — VIOLET, T. (1885): De l'arrêt de la rotule chez les grands ruminants. J. Méd. Vét. 36, 281 bis 294. — VOIGTLÄNDER (1863): Zerreißung der Kniescheibenbänder bei einer Kuh. Ber. Vet.-Wesen Sachsen 8, 56-57. — WITTEVEEN, J. S., & A. VAN GASTEL-JANSEN (1968): Luxatio patellae mediale in a cow. Tijdschr. Diergeneesk. 93, 841-846.

Krankheiten im Bereich des Unterschenkels

Bruch des Unterschenkelknochens und Lösung der Schienbeinepiphyse
(Fractura et Epiphysiolysis tibiae)

Vorkommen, Ursachen: Obwohl Brüche der Tibia in manchen Kasuistiken einen verhältnismäßig hohen Anteil haben, scheinen sie im allgemeinen selten zu sein. Sie werden meist durch Weide- und Transportunfälle, seltener auch durch Stürze im Stall ausgelöst, wobei sich osteomalazische Knochenveränderungen fördernd auswirken können.

Erscheinungen: Die Patienten zeigen hochgradige gemischte Lahmheit, abnorme Beweglichkeit und Krepation im Bereich des Unterschenkels; das betroffene Bein hängt mit gestrecktem Sprunggelenk schlaff herab. In der Umgebung der Fraktur stellt sich früher oder später eine schmerzhaft sulzige Umfangsvermehrung, bei Splitterbrüchen mitunter auch ein ausgedehntes Hämatom ein.

Als Sonderfall ist die Lösung der proximalen Tibiaepiphyse anzusehen, die wir bei einem zweijährigen hochtragenden Rind beobachteten. Das Tier war beim Hineinführen in den Stall unter Grätschen der Hintergliedmaße ausgeglitten und ging darauf hochgradig lahm. Das kranke Bein ließ sich knapp unterhalb des Knies abnorm bewegen, doch fehlte die bei einer Fraktur zu erwartende Krepitation; im Kniebereich bestand lateral eine deutliche

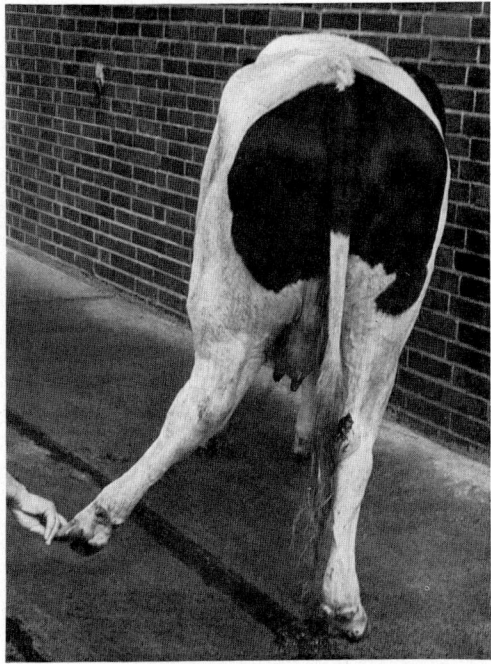

Abb. 269. Unterschenkelfraktur infolge Lösung der proximalen Tibiaepiphyse bei einer Färse

Auftreibung (Abb. 269). Die Röntgenaufnahme ergab, daß sich Epi- und Diaphyse des Schienbeines voneinander gelöst und seitlich gegeneinander verschoben hatten.

Beurteilung, Behandlung: Ungedeckte Tibiafrakturen sind in der Regel schon infiziert und haben deshalb nur geringe oder gar keine Heilungsaussichten. Die Prognose unkomplizierter Brüche ist bei jungen und leichteren Tieren günstiger als bei alten und schweren Patienten. Der einfache, bis zum Kniegelenk reichende Gips- oder Kunstharzverband verspricht nur bei Jungrindern mit distal gelegenem Bruch Erfolg; bei älteren Tieren ist eine geeignete Verstärkung des Verbandes durch Metallschienen (Duraluminium, Moniereisen) oder Holz erforderlich. Ebenso geeignet und auch unter Praxisbedingungen anwendbar ist die Fixation des Unterschenkels mit Hilfe einer THOMAS-Schiene (S. 537). Verfahren zur operativen Vereinigung der Frakturenden (S. 538 f.) erfordern meist eine besondere instrumentelle Ausrüstung.

SCHRIFTTUM

BECKENHAUER, W. H. (1958): A practical large animal splint. J. Amer. Vet. Med. Ass. *132*, 284-288. — FLEISCHER, K. M. (1904): Geheilter Bruch des Unterschenkelbeines bei einer Kuh. Dtsch. Tierärztl. Wschr. *12*, 210-211. — GISH, J. G. (1941): Successful treatment of tibial fractures in cattle. Vet. Med. *36*, 319-320. — KENDRICK, J. W. (1949): Treatment of two cases of fracture of the tibia in the bovine. Cornell Vet. *39*, 335-338. — KENDRICK, J. W. (1950): Fracture of the tibia in a cow. Cornell Vet. *40*, 287. — KENDRICK, J. W. (1951): Treatment of tibial and radial fractures in large animals. Cornell Vet. *41*, 219-230. — KRÁL, E., & L. NEMEČEK (1964): Beitrag zur Ätiologie der Knochenbrüche bei Bullen (tschechisch). Veterinářství *14*, 21-23. — LOVČEVIĆ, I. (1966): Spontanheilung einer Tibiafraktur bei einer Färse (serbokroatisch). Vet. Glasnik *20*, 297-298. — MAGNUSSON, A. (1922): Ett fall av spontan läkning av komplicerat skenbensbrott hos tjur. Svensk Vet.-Tidskr. *27*, 57-58. — MARLOW, C. H. B. (1961): Successful treatment of a multiple tibial fracture in a bovine. J. South African Vet. Med. Ass. *32*, 413 bis 417. — ROBERTS, J. A. (1960): Bone pinning in a mature bull. Canad. Vet. J. *1*, 322. — THEILER, A. (1895): Bruch der Tibia bei einer Kuh. Schweiz. Arch. Tierheilk. *37*, 30-31. — ZIX (1894): Über eine Fraktur und Heilung des linken Unterschenkelbeines. Wschr. Tierheilk. Viehzucht *38*, 92-94.

Zerreißung des Wadenmuskels oder der Achillessehne
(Ruptura musculi aut tendinis gastrocnemii)

Wesen, Vorkommen: Zusammenhangstrennungen im Verlauf des M. gastrocnemius betreffen meist seinen Muskelbauch (Milchkühe), zum Teil jedoch dessen Übergang in die Achillessehne oder deren Ansatzstelle am Fersenbein (Mastbullen). Dabei handelt es sich in der Regel um partielle (fibrilläre) Rupturen, mitunter aber auch um vollständige Zerreißungen; gelegentlich können solche Läsionen an beiden Hinterbeinen zugleich auftreten. Das Leiden ist beim Rind verhältnismäßig häufig und macht in der Kasuistik der hannoverschen Klinik etwa 3 % aller Gliedmaßenerkrankungen aus. Es wird vorwiegend bei erwachsenen Kühen, oft nach voraufgegangener Gebärparese, beobachtet; unter männlichen Tieren erkranken fast nur jüngere Rinder bis zu 2 Jahren. Die meisten Fälle ereignen sich während der Stallhaltung.

Ursachen: Sowohl für die Muskelrupturen wie für die Abrisse der Achillessehne vom Fersenbein sind Ernährungsfehler und Stoffwechselstörungen offensichtlich von förderndem Einfluß; da erstere bevorzugt in Zusammenhang mit der hypokalzämischen Gebärparese (S. 1009), letztere im Rahmen osteomalazischer und rachitoider Zustände (S. 995, 988) vorkommen, scheint sich im besonderen eine mangelhafte Versorgung mit Phosphaten und Vitamin D schwächend auf die beteiligten Gewebe (Muskeln, Bänder, Periost, Knochen) auszuwirken. Unter solchen Voraussetzungen genügen dann oft relativ geringfügige Anlässe (schlüpfriger Boden, Fehltritte, unsicheres Aufstehen oder anderweitige Überlastungen der Gliedmaße), um eine mitunter als ‚spontan' angesehene Ruptur des Gastroknemius oder seines sehnigen Ansatzes auszulösen; das gilt vor allem für schwere und erschöpfte Tiere oder Patienten mit einer Parese der Nachhand. Ausnahmsweise wird bei Unfällen (Anfahren oder Schlagen gegen Pflugschar, Frontlader etc.) der gesamte Fersenstrang stumpf (gedeckt) oder scharf (offen) durchtrennt.

Erscheinungen: Der M. gastrocnemius bildet die hintere Verspannung zwischen Knie- und Sprunggelenk, durch welche die Bewegungen beider Gelenke gleichgeschaltet werden (siehe auch M. fibularis tertius, S. 487). Eine Verlängerung (fibrilläre Zerreißung) oder völlige Ruptur dieses kaudalen ‚Spannbandes' hat daher ein Absinken des Fersenhöckers, Beugung des Tarsus trotz gleichzeitiger Öffnung des Kniegelenks und Steilstellung der Fessel zur Folge (Abb. 270, 271). Je nach Umfang und Lage der Läsion sowie deren ein- und beiderseitigem Auftreten sind Standfähigkeit und Bewegung des Patienten dann verschieden stark gestört. In leichten Fällen zeigt das Tier lediglich unsicheren Gang, bei der schwersten Form fußt es dagegen (sofern man es überhaupt noch zum Aufstehen antreiben kann) von der überkötenden Klaue bis zum Kalkaneus fast auf dem Boden. Örtlich ist am Muskel oder im Verlauf der Sehne eine vermehrt warme sulzig-ödematöse Schwellung zu fühlen, über welcher die Haut prall gespannt erscheint. Das Allgemeinbefinden wird erst nach Eintritt von Komplikationen (Dekubitalstellen, aufsteigende Phlegmonen etc.) gestört.

Erkennung und Unterscheidung: Auf Grund der typischen Gliedmaßenstellung und des lokalen Befundes ist die Diagnose relativ einfach. Ein ähnliches Bild wie die fibrilläre Gastroknemiuszerreißung bietet die Tibialislähmung (Abb. 255), bei der jedoch örtliche Veränderungen im Bereich des Wadenmuskels fehlen, während andererseits Störungen der Hautsensibilität vorliegen können (S. 470). Auch bei den stoffwechselbedingten oder auf Rückenmarkslähmung beruhenden Paresen der Nachhand (S. 449, 631, 1056) sind gewöhnlich keine lokalen Alterationen am Unterschenkel festzustellen; außerdem treten diese Lahmheiten, im Gegensatz zur Mehrzahl der Gastroknemiusläsionen, in der Regel beidseitig gleichförmig und gleich stark auf.

Beurteilung: Einseitige partielle Muskelrupturen heilen bei sachgemäßer Pflege meist innerhalb von 3 bis 6 Wochen; ausnahmsweise tritt auch bei einseitiger vollständiger Muskelzerreißung im Laufe der Zeit eine weitgehende Wiederherstellung der Funktion ein. Bei Vernachlässigung des Patienten kann jedoch aus einer unvollständigen Ruptur durch erneute Belastung des Beines eine totale Zerreißung entstehen. Diese haben ebenso wie die Sehnenabrisse eine ungünstige bis aussichtslose Prognose.

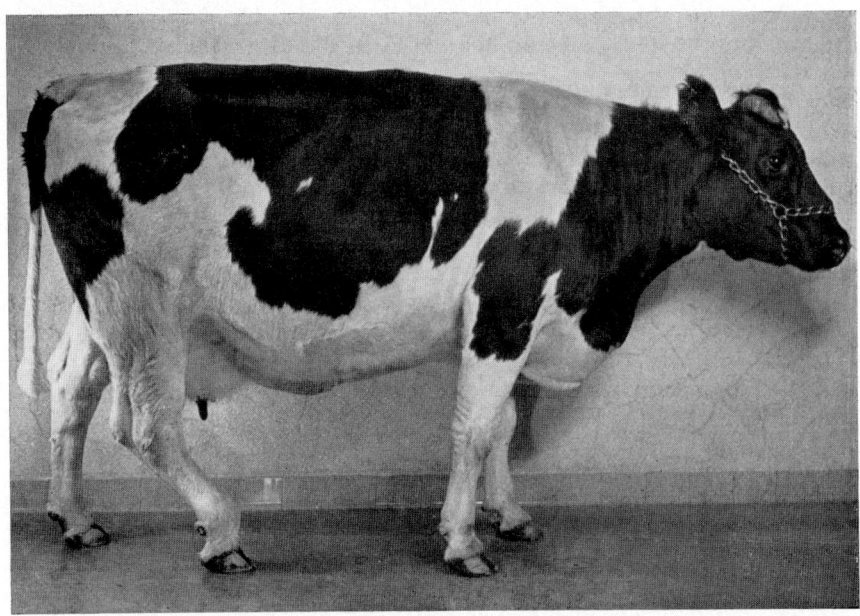

Abb. 270. Fibrilläre Zerreißung des rechten M. gastrocnemius; Umfangsvermehrung des Muskelbauches zwei handbreit oberhalb des herabgesunkenen Fersenhöckers, Überköten

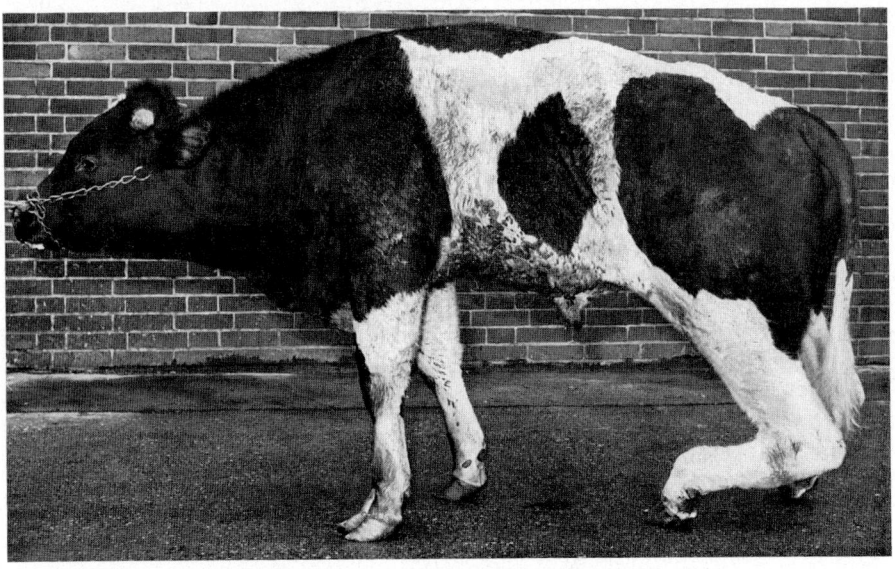

Abb. 271. Beiderseitiger Abriß der Achillessehne bei einem im Laufstall gehaltenen und vorwiegend mit Rübenprodukten (phosphorarm) gefütterten Mastbullen

Zerlegungsbefund: Bei fibrillärer Zerreißung ist der Wadenmuskel ödematös durchtränkt, geschwollen und mit großen schwarzroten Blutungsherden, später auch mit nektrotisierenden Bezirken durchsetzt; Sehnenrupturen werden durch blutige Infiltration, Umfangsvermehrung und Auffaserung des Sehnenstranges im Bereich der Rißstelle gekennzeichnet; bei Abriß am Kalkaneus kann auch der Knochen beschädigt sein.

Behandlung: Heilversuche kommen im allgemeinen nur bei einseitiger, gering- bis mittelgradiger Muskelzerreißung in Betracht. Hierzu empfiehlt es sich, den Patienten für mehrere Wochen in einen geräumigen, gut eingestreuten Tiefstall zu verbringen und vielseitig, vor allem phosphat- und vitamin-D-reich zu füttern. Örtlich sind hyperämisierende Einreibungen oder Salbenanstriche (etwa Ichthyol 30%ig) angezeigt. Schienen und Bandagen zur Streckung des Sprunggelenks haben sich bislang nicht durchgesetzt; nach eigener Erfahrung vermag aber ein (nötigenfalls durch Moniereisen zu verstärkender) Gipsverband (S. 536), in welchen je nach Lage des Falles nur der Unterfuß, besser aber auch das Sprunggelenk mit einbezogen wird, den Tieren Halt zu geben und die Heilung zu fördern.

Die *Vorbeuge* des Leidens besteht in bedarfsgerechter Ernährung der hochtragenden und laktierenden Kühe und der Mastbullen (S. 993, 1001).

SCHRIFTTUM

Assmus, G. (1967): Diagnose und Behandlung von Gastroknemius- und Adduktorenrupturen. Fortbild.-Lehrgang Tierärztl. Hochschule Hannover. — Bach, S., & H. Haase (1966): Zum Auftreten von Knochensystemerkrankungen bei Mastbullen. M.-hefte Vet.-Med. *21*, 167-171. — Flatten (1895): Zwei Fälle spontan entstandener Sehnenzerreißungen bei Stieren. Berl. Tierärztl. Wschr. *11*, 49-50. — Fritzsch, R. (1965): Über den Abriß der Achillessehne bei Rindern. M.-hefte Vet.-Med. *20*, 133-137. — Grøholt, L. (1965): Ruptura M. gastrocnemii som komplikasjon ved akutt melkefeber hos ku. Medl. Norske Vet.-Foren. *17*, 204-217. — Herz, A. (1922): Beiderseitige Zerreißung der Achillessehne. Berl. Tierärztl. Wschr. *35*, 29. — Illés, J., J. Švelan & S. Hörman (1966): Beitrag zum Vorkommen von Achillessehnenrupturen bei Mastjungbullen infolge von Störungen des Mineralstoffwechsels (slowakisch). Veterinářství *16*, 227-231. — Knauer (1905): Zerreißung der Zwillingsmuskeln beim Rinde. Zschr. Vet.-kunde *17*, 18-20. — Magnusson, H. (1916): Dubbelsidig bristning av vadmuskelrna hos en högdräktig ko. Svensk Vet.-Tidskr. *21*, 414-415. — Marzin, J., & W. Holzschuh (1964): Über eine bei Mastbullen gehäuft vorkommende Mineralstoffwechselstörung. M.-hefte Vet.-Med. *19*, 321-327. — Miessner, H. (1912): Die Ruptur der Achillessehne beim Rinde. Dtsch. Tierärztl. Wschr. *20*, 381-386. — Mörkeberg, A. (1932): Ein Schienenverband zur Fixierung des Sprunggelenks und der angrenzenden Teile. Dtsch. Tierärztl. Wschr. *40*, 152-154. — Moussu, G. (1904): Double rupture des muscles jumeaux. Rec. Méd. Vét. *81*, 545-551. — Müller, W. (1963): Gastroknemiusruptur beim Rind als Komplikation nach kleiner Extraduralanästhesie. Schweiz. Arch. Tierheilk. *105*, 151-154. — Riethus, H. (1921): Die Ruptur der Achillessehne und ihre Ursachen. Dtsch. Tierärztl. Wschr. *29*, 4-5. — Schnautz, J. O. (1954): Postparturient myorrhexis in cattle. North Amer. Vet. *35*, 191-193. — Singh, G. B., & M. M. Rac (1954): Plastic repair of the divided gastrocnemius and superficial perforatus tendons in a cow. Vet. Record *66*, 501. — Wheat, J. D., & A. C. Ashbury (1958): Rupture of the gastrocnemius muscle in the cow. J. Amer. Vet. Med. Ass. *132*, 331-332. — Wyssmann, E. (1936): Über Zerreißungen der Wadenmuskeln (Mm. gastrocnemii) und der Achillessehne beim Rind. Schweiz. Arch. Tierheilk. *78*, 63-77.

Zerreißung des dritten Wadenbeinmuskels
(Ruptura musculi fibularis seu peronei tertii)

Wesen, Ursache: Zusammenhangstrennungen dieses vom distalen Femurende an der Vorderseite der Tibia zum Tarsus verlaufenden Muskels sind beim Rind ziemlich selten. Sie ereignen sich meist im Bereich seines sehnigen Ursprunges am Oberschenkelbein (Abriß) oder in Höhe des in Unterschenkelmitte gelegenen Muskelbauches (fibrilläre Zerreißung), betreffen aber nur ausnahmsweise seine distale Endsehne. Derartige Läsionen scheinen wie die Gastroknemiusrisse (S. 485) vornehmlich in Zusammenhang mit dem Kalben aufzutreten und daher ähnliche innere und äußere Ursachen zu haben.

Erscheinungen: Als Antagonist des Wadenmuskels (S. 485) stellt der M. fibularis tertius die vordere Verspannung zwischen Knie- und Sprunggelenk dar. Sein Ausfall bedingt daher Überstreckung des Tarsus und übermäßige Beugung im Kniegelenk. Am stehenden oder liegenden Tier läßt sich die betroffene Gliedmaße dann passiv extrem weit nach hinten ziehen, wobei Achillessehne und oberflächliche Beugesehne völlig schlaff erscheinen und das Bein im Knie (trotz gestreckten Sprunggelenks) einen rechten Winkel bildet (Abb. 272). Im Gehen wird die kranke Extremität schlotternd, mit gestrecktem Tarsalgelenk und stark gebeugtem Kniegelenk vorgeführt; dabei schleifen die Klauenspitzen über den Boden. Die Lahmheit ist mittel- bis hochgradig und äußert sich vorwiegend in der Hangbeinphase. Im Bereich der Rupturstelle sind in frischen Fällen mitunter eine Delle, sonst Schwellung, vermehrte Wärme und Schmerzhaftigkeit feststellbar.

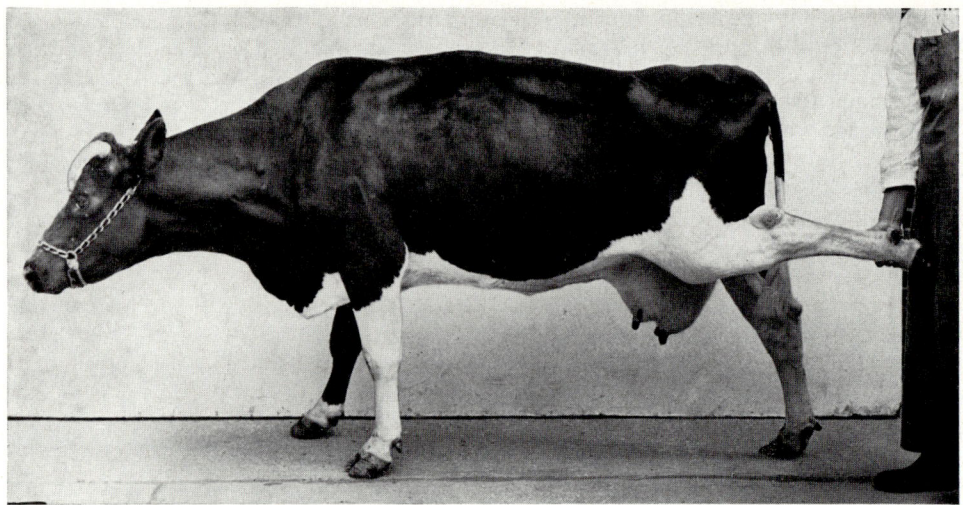

Abb. 272. Ruptur des M. fibularis tertius; das kranke Bein läßt sich passiv extrem weit nach hinten ziehen

Erkennung: Das Leiden ist relativ einfach von symptomatologisch ähnlichen Krankheiten abzugrenzen. Die Lähmung des N. fibularis (S. 471) ist am Ausfall der Zehenstrecker (Fußen auf dem Fesselkopf) leicht zu unterscheiden. Tibiafrakturen (S. 483) bedingen abnorme Beweglichkeit in verschiedenen Richtungen; bei Bandzerreißungen im oder am Kniegelenk (S. 478, 482 f.) fehlt die Hyperextension des Tarsus.

Behandlung, Beurteilung: Fibrilläre Muskelrupturen können unter 6- bis 8wöchiger Ruhigstellung (eventuell mit Hilfe der THOMAS-Schiene, S. 537) ausheilen. Abrisse des sehnigen Ursprunges oder des distalen Sehnenansatzes haben dagegen eine ungünstige Prognose. Zur Unterstützung des Heilvorganges sind hyperämisierende Salbenanstriche im Rupturbereich angezeigt.

SCHRIFTTUM

BACH, E. (1924): Muskelzerreißungen nach Kalbefieber. Schweiz. Arch. Tierheilk. 66, 680-681. — DREISHÖRNER (1912): Ein Beitrag zur Kasuistik der Zerreißung des Schienbeinbeugers beim Rinde. Dtsch. Tierärztl. Wschr. 20, 399-400. — MACQUEEN, J. (1929): A few lamenesses. Vet. Record 9, 503-508. — MATVEEV, L. V. (1966): Rupturen des M. peroneus tertius bei Zuchtbullen (russisch). Veterinarija 42:3, 74-75. — PUJATTI, P. (1929): Lacerazione del tendine del musculo tibiale anteriore in una bovina. Giorn. Med. Vet. 79, 1005-1015. — SCHENKL (1910): Ruptur des M. tibialis anticus bei einer Kuh. Münch. Tierärztl. Wschr. 54, 695.

Krankheiten im Bereich des Sprunggelenks
Entzündungen und degenerative Veränderungen des Sprunggelenks
(Tarsitis, Tarsarthrosis)

Wesen, Vorkommen: Die Tarsitis ist nach der Gonitis das häufigste Gelenkleiden des Rindes. Ihr Anteil beläuft sich im eigenen Krankengut auf etwa 25 % aller Arthritiden und auf rund 6 % sämtlicher Gliedmaßenerkrankungen. Sie ist links ebensooft wie rechts, nicht selten sogar auf beiden Seiten zugleich zu beobachten. Eine Frequenzzunahme ist während der Stallhaltung, insbesondere in Ställen mit ungünstiger Liegefläche, und gegendenweise auch in brucelloseverseuchten Beständen festzustellen. Neben den zahlenmäßig überwiegenden akuten aseptischen und infizierten Arthritiden kommen am Tarsus hin und wieder auch chronisch-deformierende Veränderungen, zum Teil primär-degenerativer Art, vor (Arthritis chronica deformans oder Arthrosis tarsi; S. 491). Verhältnismäßig häufig ist der vor allem bei Jungbullen festzustellende Sprunggelenkhydrops (sogenannte ‚Kreuzgalle').

Ursachen: Die akuten aseptischen Tarsitiden entstehen teils durch Traumen, teils infolge Fortleitung periartikulärer Entzündungen; darüber hinaus kommen derartige Erkrankungen offenbar auch auf toxisch-allergischer oder ‚rheumatischer' Basis (S. 516) zustande. Phlegmonöse Peritarsitiden, die auf das Gelenk übergreifen, sind auch für viele der Sprunggelenkinfektionen verantwortlich; die übrigen lassen sich auf perforierende Verletzungen (Gabelstich, Stacheldrahtriß) oder Metastasen (bei Mastitis, Endometritis, Brucellose etc.) zurückführen. Als Ursache der deformierenden Prozesse kommen fortwährende Mikrotraumen infolge Stellungsanomalien (steiles Sprunggelenk, spastische Parese, mangelhafte Klauenpflege), örtliche Durchblutungsstörungen, Stoffwechsel- und Mangelkrankheiten in Frage (S. 1003). Hydropische Affektionen scheinen ihren Ursprung in einer ernährungsbedingten Skelettschwäche zu haben, da vor allem intensiv mit Mastfutter ‚auktionsreif' getriebene ‚schwammige' Bullen und Färsen betroffen werden.

Erscheinungen: Akute Tarsitiden bedingen eine mittel- bis hochgradige Gangstörung, bei welcher die Stützbeinlahmheit überwiegt; sie ist bei infizierter Gelenkerkrankung meist ausgeprägter als in den aseptischen Fällen. Beim Vorführen wird das Sprunggelenk nur wenig gebeugt. Die lokalen Veränderungen sind in der Regel recht auffällig; sie bestehen in einer spindelförmigen, vermehrt warmen Anschwellung am Tarsus (Abb. 273) sowie in fluktuierenden Vorwölbungen an den Gelenkausbuchtungen und Druckschmerz. Die akute Arthritis wirkt sich fast immer auch auf das Allgemeinbefinden aus. Bei chronisch-deformierender Tarsitis und Tarsarthrose ist die Lahmheit meist geringeren Grades; örtlich sind dann außer vermehrter Füllung des Gelenks harte, schmerzlose Knochenauftreibungen, ausnahmsweise auch Krepitation, aber fast regelmäßig Muskelatrophie am Unterschenkel festzustellen, während es nur im fortgeschrittenen Stadium zu Allgemeinstörungen kommt. Beim Hydrops tarsi findet man außer der intraartikulären Flüssigkeitsansammlung keine weiteren Symptome (Abb. 274).

Erkennung, Unterscheidung: Die Diagnose der akuten Tarsitis kann schwierig sein, wenn die Erkrankung von periartikulären Entzündungsprozessen ausgegangen ist;

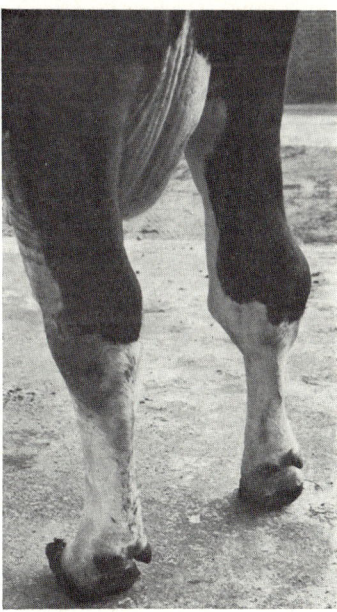

Abb. 273. Akute serofibrinöse Entzündung des rechten Sprunggelenks bei einer Kuh

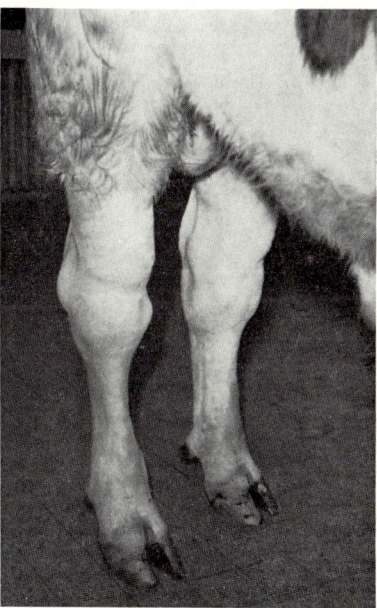

Abb. 274. Chronischer Hydrops beider Tarsalgelenke bei einem Jungbullen

mitunter macht es auch Mühe, die aseptischen von den infizierten Affektionen abzugrenzen. Über eine etwaige Gelenkbeteiligung gewinnt man aber leicht Klarheit durch Palpation der beiderseits des Kalkaneus und dorsomedial am Tarsus gelegenen Kapselausbuchtungen, welche gegebenenfalls vorgewölbt sind und auf Druck wechselseitig fluktuieren. Die Form der vorliegenden Entzündung (serös, serofibrinös, eitrig) läßt sich mit Hilfe der makroskopischen, erforderlichenfalls auch der mikroskopischen Synoviauntersuchung ermitteln. Die Punktion des Sprunggelenks ist ziemlich einfach; sie wird mit einer 6 Zentimeter langen Kanüle von dorsomedial her zwischen dem inneren Seitenband und der Endsehne des M. tibialis anterior vorgenommen (Abb. 275). Das Punktat ist nach den allgemeinen Regeln (S. 540) zu beurteilen. Über chronische Arthritiden geben in Zweifelsfällen die Gelenkanästhesie oder das Röntgenbild Aufschluß. Bei anderen Erkrankungen im Bereich des Tarsus fallen die genannten Proben negativ aus; dafür werden bei der Bursitis tarsalis lateralis (S. 491) und bei der Tendovaginitis flexoris hallucis longus (S. 494) örtlich umschriebene Umfangsvermehrungen gefunden, während sich Peritarsitiden in diffuser Schwellung äußern. Außerdem ist die Lahmheit bei diesen Zuständen gewöhnlich geringer als bei akuter Tarsitis.

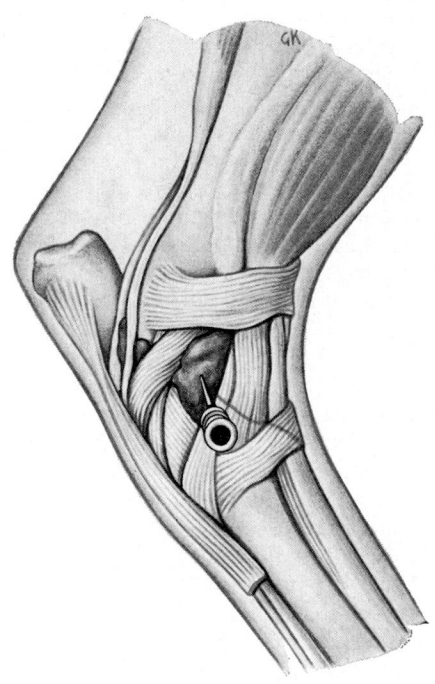

Abb. 275. Punktion des linken Sprunggelenks (Ansicht von medial)

Beurteilung: Akute aseptische Sprunggelenkentzündungen sind als verhältnismäßig günstig anzusehen, sofern sie rechtzeitig behandelt werden; andernfalls kann sich eine chronische Lahmheit entwickeln. Eitrige Tarsitiden sind selbst bei frühzeitigem Eingreifen nur ausnahmsweise heilbar. Auch chronische Arthritiden lassen sich nur selten dauerhaft beseitigen, wenngleich sich das Leiden unter Behandlung bessern kann. Arthrosen haben stets eine ungünstige bis aussichtslose Prognose. Der Hydrops des Sprunggelenks spricht nur in etwa 50 % der Fälle auf Therapieversuche an; mitunter bringt jedoch schon ein Wechsel in der Fütterung und Haltung Besserung.

Die *Behandlung* erfolgt nach den üblichen Grundsätzen (S. 540). Für die akuten aseptischen, insbesondere aber die traumatisch bedingten Arthritiden ist in erster Linie die intraartikuläre Glukokortikoidinjektion zu empfehlen. Toxisch-allergische Tarsitiden werden am besten durch Natriumsalizylat oder Butazolidin-Präparate (S. 544) angegangen. Die gleichen Mittel sowie parenterale oder intraartikuläre Gaben von Glukokortikoiden werden auch bei chronischen Affektionen (allein oder kombiniert) mit wechselndem Erfolg angewandt. Bei Versagen dieser allgemeinen oder lokalen Antiphlogese sind hyperämisierende Salben oder das wirksamere Punktfeuer mit ein- bis zweimaligem Anstrich von 30%igem Ichthyol zu versuchen. Arthrotische Gelenke lassen sich durch kontinuierliche Applikation von Glukokortikoiden vorübergehend schmerzfrei halten; dadurch kann aber allenfalls die Nutzung des Tieres verlängert werden. Der Tarsalhydrops der Masttiere stellt lediglich einen Schönheitsfehler dar, weshalb eine Behandlung nur selten verlangt wird; gegebenenfalls ist auf abwechslungsreiches Futter und bedarfsgerechte Versorgung der Tiere mit Mineralstoffen und Vitaminen zu achten; von günstigem Einfluß ist auch mehrmonatiger Weidegang, getrennt von der übrigen Herde. Wenngleich sich die vermehrte Füllung des Sprunggelenks dabei manchmal ohne weiteres Zutun verliert, erscheint eine örtliche Behandlung zur Sicherung des Erfolges oft notwendig: Zwei- bis viermalige Punktion zur Entfernung überschüssiger Synovia und anschließende Injektion von Glukokortikoiden in Abständen von jeweils 4 bis 5 oder mehr Tagen, später auch Hyperämisierung beziehungsweise Kaustik. Bei allen infizierten Tarsitiden ist es ratsam, von vornherein Antibiotika intraartikulär oder Sulfonamide parenteral zu verabreichen (S. 540 f.). In verschleppten Fällen ist ausnahmsweise Heilung durch bis zu dreimalige Spülung des Gelenks mit 1 %oiger Akridinfarbstofflösung (in zweitägigen Intervallen) und anschließende lokale antibiotische Versorgung zu erzielen; Zu- und Abfluß der Spülflüssigkeit erfolgen über 2 Kanülen, von denen eine dorsomedial (Abb. 275), die andere in eine der beiden plantaren Ausbuchtungen eingeführt wird. Bei schwerer eitriger Sprunggelenkinfektion mit starker Störung des Allgemeinbefindens ist verschiedentlich die Amputation des Gliedmaßenendes im Tarsus vorgenommen worden, um den Schlachtwert des Tieres zu retten oder sein Leben bis zum Abkalben zu verlängern (S. 505).

SCHRIFTTUM

Cinotti, F. (1933): Sulla tarsite cronica dei bovini. Clin. Vet. *56*, 1-20. — Kingrey, B. W. (1955): Hydrocortisone therapy in tarsitis in bulls. North Amer. Vet. *36*, 279-280. — Kottman, J., J. Šimunek & J. Svobodník (1967): Intraartikuläre Oxytetrazyklin- und Tetrazyklinapplikation bei Pferden und Rindern (tschechisch). Sborník Vysoké Školy Zeměděl. Brně B *15*, 101-106. — Masur, L. (1909): Über den Hydrops des Sprunggelenkes beim Rinde. Diss., Dresden. — Pelt, R. W. van (1962): Arthrocentesis and injection of the bovine tarsus. Vet. Med. *57*, 125-132. — Pelt, R. W. van (1962): Punch biopsy of the bovine tarsus. Vet. Med. *57*, 490-497. — Pelt, R. W. van (1967): Characteristics of blood, serum, and synovial effusions in cattle with tarsal hydrarthrosis. J. Amer. Vet. Med. Ass. *151*, 590-597. — Pelt, R. W. van (1968): Evaluation of intraarticular injection of synthetic steroids in tarsal hydarthrism in cattle. J. Amer. Vet. Med. Ass. *153*, 446-453. — Pelt, R. W. van (1968): Traumatic arthritis in cattle. Amer. J. Vet. Res. *29*, 1883-1890. — Petrović, B., & M. Tadić (1968): Klinisch-radiologische Erforschung der Tarsus-Erkrankungen bei Zuchttieren. Arb.-Ber. 5. Int. Tag. Rinderkrankh. Opatija, S. 237 bis 238. — Schlichting, H. (1965): Untersuchungen über die Verträglichkeit antibiotischer Präparate im Karpal- und Tarsalgelenk des Rindes. Diss., Hannover. — Stillfried, M. (1926): Die chronische Tarsitis der Rinder (ungarisch). Közlem. Összehas. Eletes Kórtan Köréböl. *19*, 147-154. — Strebel, M. (1894/95): Zu den Sprunggelenkkrankheiten beim Rinde. Schweiz. Arch. Tierheilk. *36*, 82-90; *37*, 14-28, 70-80. — Vladuciu, O., E. Poll & M. Marinescu (1966): Untersuchungen über die Osteoarthrosen bei Rindern (rumänisch). Arch. Vet. Bukarest *3*, 109-123. — Zietzschmann, O. (1909): Sprunggelenkentzündung als Folgekrankheit der Geburt. Ber. Vet.-Wesen Sachsen *53*, 77.

Spat des Rindes (Tarsitis chronica deformans)

Die als ‚Spat' bezeichnete Ostitis rarefaciens et condensans betrifft vor allem die Ossa tarsalia secundum et tertium und kommt insbesondere bei Zugochsen vor. Das Leiden führt sekundär zu einer Arthritis chronica der straffen Fußwurzelgelenke mit Knorpelusuren, Ankylosierung sowie zu Periostitis ossificans mit Exostosenbildung. Die inneren Ursachen sind in kuhhessiger Stellung und anderen Gliedmaßenanomalien, die äußeren in wiederholten mechanischen Insulten zu suchen. Die Patienten zeigen steifen, klammen bis lahmen Gang und harte Auftreibungen medial am proximalen Ende des Metatarsus. Differentialdiagnostisch ist an fluorosebedingte Knochenverdickungen (S. 1175) zu denken. Als Behandlung kommt nur die versuchsweise Kaustik in Frage.

SCHRIFTTUM

Blumenfeld, H. (1909): Über den Spat der Rinder. Diss., Leipzig. — Schöbe, W. (1963): Der Spat des Pferdes und des Rindes. Diss. H.-U., Berlin. — Stillfried, M. (1926): Die chronische Tarsitis der Rinder (ungarisch). Közlem. Összehas. Eletes Kórtan Köréböl. *19*, 147-154.

Periartikuläre Entzündung und Liegebeule am Sprunggelenk
(Peritarsitis phlegmonosa et Bursitis tarsalis lateralis)

Wesen, Ursachen: Beim Rind treten in der Umgebung des Sprunggelenks ziemlich häufig akute infiziert-phlegmonöse Entzündungen auf, die meist an der lateralen Seite beginnen und sich dann bald um das Gelenk herum sowie nach proximal und distal

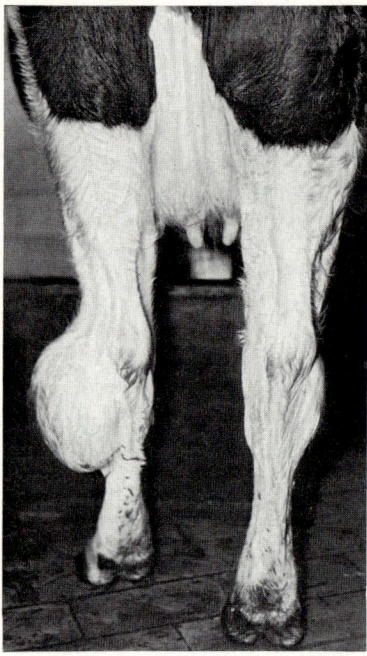

Abb. 276. Umfangreiche Bursitis tarsalis lateralis serofibrinosa chronica links

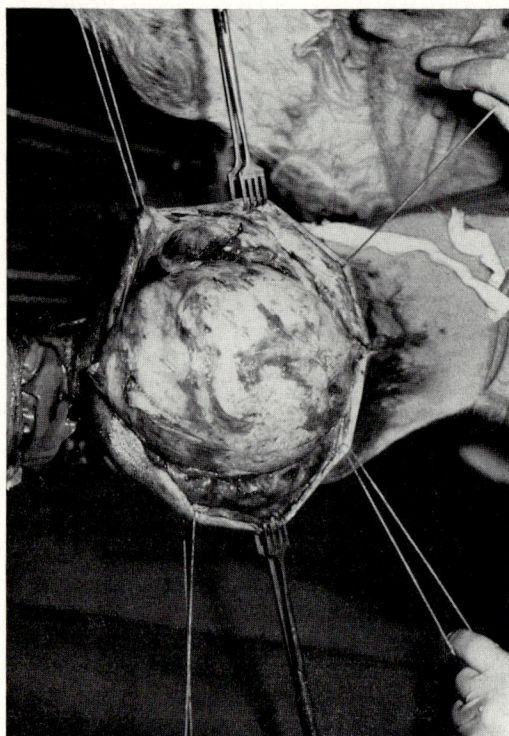

Abb. 277. Die operative Exstirpation der Liegebeule des Patienten von Abb. 276 am liegenden Tier

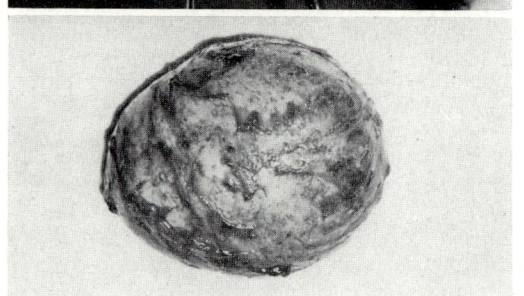

Abb. 278. Die herausgeschälte Tarsalbeule (¹/₄ der natürlichen Größe)

ausdehnen. Eintrittspforten für die Erreger sind feine Hautverletzungen und Dekubitalstellen, die bei Quetschungen auf höckriger, schlecht gestreuter oder zu knapper Liegefläche (scharfkantiger Abschluß des Kurzstandes) entstehen. Auf mechanisch-traumatischen Insulten beruht auch die noch öfter zu beobachtende Anschwellung des erworbenen subkutanen Schleimbeutels außen am Tarsus (sogenannte ‚Liegebeule‘); dabei handelt es sich vorwiegend um Bursahygrome, doch sind auch akute aseptische oder eitrige Entzündungen der Bursa tarsalis nicht eben selten.

Erscheinungen, Verlauf: Bei phlegmonöser Peritarsitis tritt rings um das Sprunggelenk eine diffuse, teigige bis derbe Umfangsvermehrung auf, die sich bei der Druckpalpation als deutlich schmerzhaft erweist, anfangs aber meist nur geringe Lahmheit bedingt. Die Gangstörung wird erst dann schwerwiegender, wenn lateral oder medial eine Abszedierung eintritt oder wenn die Entzündung auf die hier verlaufenden Sehnenscheiden beziehungsweise auf das Sprunggelenk selbst übergreift. Akute Bursitiden rufen eine umschriebene fluktuierende Auftreibung an der Außenfläche des Tarsus hervor (Abb. 276). Vielfach bleibt diese Entzündung nicht auf den Schleimbeutel beschränkt, sondern bezieht auch das umgebende Gewebe mit ein (Parabursitis); die Bewegungsfähigkeit des Patienten wird dabei jedoch kaum beeinträchtigt. Eitrige Bursitiden brechen nach allmählicher Reifung gewöhnlich nach außen durch, während die aseptischen in das chronische Stadium übergehen. Solche Bursahygrome stellen dann in der Regel nur einen Schönheitsfehler dar; bei abnorm großem Ausmaß können sie aber den Gang des Tieres mechanisch behindern.

Erkennung, Unterscheidung: Eine etwaige Beteiligung des Sprunggelenks läßt sich an den fluktuierenden Kapselausbuchtungen und der stärkeren Lahmheit feststellen (S. 488). Bei der Tendovaginitis flexoris hallucis longus (S. 494) besteht neben der auf die medioplantare Seite des Tarsus begrenzten Schwellung ebenfalls eine höhergradige Bewegungsstörung.

Behandlung: Bei phlegmonöser Peritarsitis ist eine mehrtägige Allgemeinbehandlung mit Antibiotika oder Sulfonamiden erforderlich; zugleich wird örtlich hyperämisiert (Anstrich mit Ichthyol 30%ig, Kampfersalbe oder ähnlichem); etwa auftretende Abszesse werden dann gespalten und drainiert. Akute aseptische Bursitiden können mittels intrasynovialer Glukokortikoidinjektionen (S. 542) behandelt werden. Vereiterte Schleimbeutel sollten dagegen gespalten werden. Für Bursahygrome kommt Verödung (S. 544) oder operative Exstirpation (Abb. 277, 278) in Frage, wenn dies vom Besitzer gewünscht wird. Voraussetzung für den Heilerfolg und für die Vermeidung weiterer derartiger Erkrankungen ist die Abstellung der auslösenden Faktoren (Abrundung grober Kanten am Ende der Liegefläche, reichlichere Einstreu, allmähliche Gewöhnung an streulose Aufstallung).

SCHRIFTTUM

Knese, H. (1925): Die holländische Aufstallung der Rinder als Ursache des Hygroms und dessen operative Behandlung. Diss., Berlin.

Entzündung des Schleimbeutels am Fersenhöcker (Bursitis calcanei, ‚Piephacke')

Wesen, Ursache: Außer einem subkutanen Schleimbeutel befindet sich an der Ferse, zwischen Achillessehne und Fersenbeinkappe der oberflächlichen Beugesehne, noch die Bursa calcanei subtendinea. Diese beiden Synovialräume können unabhängig voneinander oder gemeinsam, unter Beteiligung der umliegenden Gewebe und der Sehnen, von akuter aseptischer oder von eitriger Entzündung betroffen werden (sogenannte ‚Piephacke'). Außerdem kommen gelegentlich auch intrabursale Blutergüsse vor. Auslösende Faktoren sind Quetschungen und Verletzungen der Bursen, welche sich später zum Teil infizieren.

Erscheinungen, Erkennung, Verlauf: Auf dem betroffenen Fersenhöcker entwickelt sich eine hühnerei- bis kindskopfgroße, heiß-schmerzhafte und in der Tiefe fluktuierende Beule (bei alleiniger Beteiligung der Bursa subtendinea findet man je eine Anschwellung medial und lateral der Fersenkappe); gleichzeitig besteht mittelgradige gemischte Lahmheit. Sofern die umgebende Haut keine Zusammenhangstrennung aufweist, die eine Sondierung der beteiligten Hohlräume und Nachbargewebe ermöglicht (Abb. 279), läßt sich die Art der vorliegenden Entzündung häufig nur durch vorsichtige Punktion von der Seite her beurteilen (S. 540) oder aus dem Verlauf des Leidens ersehen. Aus den aseptischen Schleimbeutelentzündungen gehen mit der Zeit Bursahygrome hervor, die meist keine Lahmheit mehr bedingen; dagegen führen die infizierten Bursitiden und Parabursitiden mitunter zu schwerwiegenden Phlegmonen mit Sehnen- und Knochennekrose.

Behandlung, Beurteilung: Für akute aseptische Bursitiden kommt wiederholtes Absaugen der Synovia mit anschließender lokaler Glukokortikoidinjektion (S. 542) in Frage; andernfalls sind hyperämisierende Einreibungen zu versuchen. Hygrome sind als Schönheitsfehler anzusehen, die im allgemeinen kein tierärztliches Eingreifen erfordern; sollte dennoch auf ihre Beseitigung Wert gelegt werden, so ist wegen der exponierten Lage der Schleimbeutel die Kauterisation der Verödung und der Exstirpation vorzuziehen. Bei infizierten Bursitiden empfiehlt es sich, Antibiotika lokal und allgemein zu verabreichen. Vereiterte subkutane Schleimbeutel sollten möglichst lateral oder medial (nicht plantar) gespalten werden. Der purulente subtendinöse Schleimbeutel wird am besten beiderseits der Fersenkappe eröffnet; nach desinfizierender Spülung (Akridinfarbstofflösung 1 %ig) wird dann ein antibiotisch getränkter Gazedrain quer unter der Beugesehne hindurchgezogen. In der Regel entwickelt sich an der Inzisionswunde später üppiges Granulationsgewebe, das rechtzeitig durch wiederholtes Ätzen (Höllensteinstift) oder durch Abtragen und anschließende Kaustik zurückgehalten werden muß. Falls keine Sehnennekrose oder andere Komplikationen eintreten, heilt auch die eitrige Bursitis calcanei subtendinea im Verlauf von 6 bis 8 Wochen unter fortschreitender Sklerosierung ab.

Verlagerung der oberflächlichen Beugesehne
(Dislocatio tendinis musculi flexor digitalis pedis superficialis)

Infolge ungewöhnlicher Belastung kann ausnahmsweise die Fersenbeinkappe des oberflächlichen Zehenbeugers nach Lösung ihrer Anheftung vom Kalkaneus nach lateral oder medial abrutschen. Eine solche ‚Luxation' führt zu unsicherem Gang mit starkem Durchtreten im Fesselgelenk. Im Bereich der Dislokation ist die verschiebliche Sehnenkappe zu fühlen; außerdem entwickelt sich hier im akuten Stadium eine schmerzhafte, vermehrt warme Schwellung. Erfolgversprechende Behandlungsmaßnahmen sind nicht bekannt (versuchsweise Kaustik und Ruhigstellung); mit der Zeit tritt gelegentlich eine gewisse Gewöhnung des Tieres an diesen Zustand ein.

Entzündung der Sehnenscheide des tiefen Zehenbeugers
(Tendovaginitis musculi flexor hallucis longus et tibialis posterior)

Wesen, Ursachen: Auf ihrem Weg über das Sprunggelenk sind die miteinander verschmolzenen Sehnen des M. flexor hallucis longus und des M. tibialis posterior von einer gemeinsamen Sehnenscheide umschlossen, die 3 bis 4 Fingerbreiten oberhalb des Kalkaneus beginnt und medial bis zum distalen Ende des Tarsus reicht; unterhalb davon vereinigt sich dann die Sehne des M. flexor digitalis pedis longus mit den beiden vorgenannten zur tiefen Beugesehne. Von praktischer Bedeutung sind die akuten eitrigen Entzündungen dieser Sehnenscheide, welche durch Gabelstiche, Stacheldrahtrisse und andere penetrierende Verletzungen oder metastatisch verursacht werden. Außerdem kommen auch chronische aseptische Tendovaginitiden (Hygrome) vor, doch sind beide Erkrankungsformen beim Rind selten.

Erscheinungen, Erkennung: Bei akuter purulenter Sehnenscheidenentzündung ist zwischen Fersenhöcker und medialem Tibiaknöchel eine heiße, schmerzhafte und fluktuierende Umfangsvermehrung festzustellen. Gewöhnlich greift die Infektion schon bald auf die Umgebung über, so daß sich die gesamte Innenfläche des Tarsus diffus phlegmonös entzündet. Im Stand wird die betroffene Gliedmaße nach vorn gesetzt und kaum belastet; im Gehen zeigt sich hochgradige Stützbeinlahmheit mit deutlicher Verkürzung des Schrittes nach hinten; außerdem sind fast immer auch Fieber, Pulsbeschleunigung und verminderter Appetit zu beobachten. Sofern nicht rechtzeitig behandelt wird, folgen Sehnennekrose, paratendovaginale Abszesse, Tarsitis und Sepsis. Beim Hygrom der Sehnenscheide (Abb. 280) ist hauptsächlich deren obere Hälfte erweitert, während ihrer Ausdehnung im distalen Teil durch ein Querband Grenzen gesetzt sind; klinisch kommt diesen chronischen Tendovaginitiden keine besondere Bedeutung zu. Differentialdiagnostisch läßt sich eine Tarsitis an Hand der fehlenden Gelenkfüllung ausschließen; in Zweifelsfällen bringt die Punktion des Sprunggelenks (S. 490) Klarheit.

Behandlung: Für die Therapie der akuten aseptischen Sehnenscheidenentzündung gelten die allgemeinen Grundsätze (S. 540 ff.). Falls die Sehnenscheide vereitert ist, wird sie an ihrem distalen und proximalen Ende eröffnet und nach Spülung (Akridinfarbstofflösung 1 %ig) ein antibiotisch getränkter Gazedrain, besser aber ein seitlich mehrfach durchlöcherter Gummi- oder Plastikschlauch eingezogen (zur Drainage und

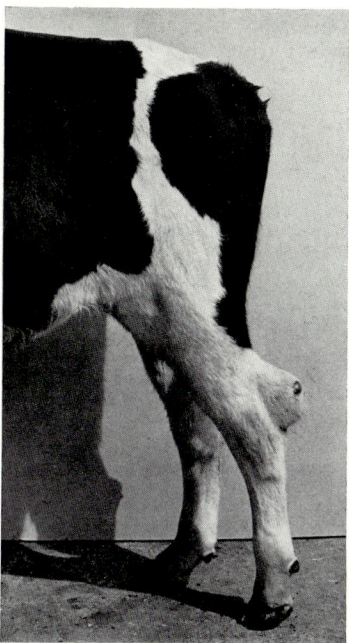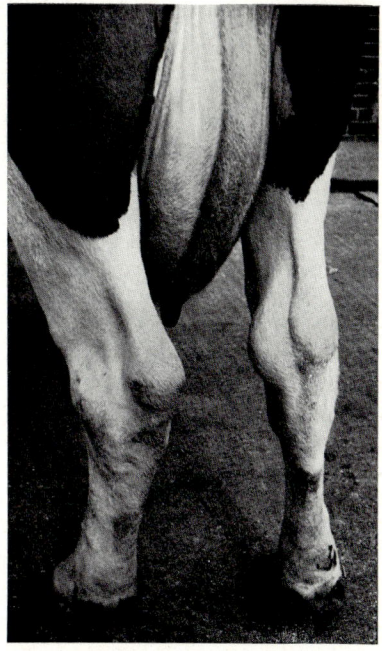

Abb. 279. Bursitis calcanei purulenta links nach Gabelstich

Abb. 280. Hygrom der Sehnenscheide des oberflächlichen Zehenbeugers hinten rechts

weiteren medikamentösen Versorgung). Durchdringende Verletzungen sind gegebenenfalls so zu erweitern, daß die Sehnenscheide dann von dort aus drainiert und antibiotisch behandelt werden kann; wenn nötig, wird hierzu eine Gegenöffnung angelegt. In fortgeschrittenen Fällen kann die Resektion der Sehne vorgenommen werden: Am liegenden, sedierten und anästhesierten Tier werden Haut und Faszie von medial her etwa 5 Zentimeter lang parallel zum Fersensehnenstrang durchtrennt, die beiden Sehnen im proximalen Teil der Sehnenscheide freigelegt und tenotomiert; sodann eröffnet man das distale Sehnenscheidenende, zieht die Sehne von hier aus unter Ablösung ihres Mesotenons mit kräftigem Zug hervor und setzt sie dann am Übergang zur Sehne des M. flexor digitalis pedis longus ab. Abschließend folgen Drainage, Tampon, Antibiose und Verband; erste Nachkontrolle nach 5 bis 6 Tagen; Heilungsdauer 6 bis 8 Wochen. Zur Vermeidung einer Dorsalflexion der Klauen empfiehlt sich das Aufkleben eines nach hinten verlängerten Klaueneisens. In allen Fällen ist eine gleichzeitige Allgemeinbehandlung mit Antibiotika oder Sulfonamiden erforderlich; es dürfte jedoch nur selten gelingen, die infizierte Tendovaginitis durch alleinige örtliche Injektion keimhemmender Mittel zu kupieren. Die Hygrome bedürfen keiner Behandlung.

SCHRIFTTUM

Dietz, O., & R. Rechenberg (1962): Die totale Resektion des M. flexor hallucis longus (et M. tibialis posterior) beim Rind. M.-hefte Vet.-Med. *17*, 561-563. — Lawson, M. R. (1954): ACTH therapy of tarsal sheath enlargements with associated lameness. Vet. Record *66*, 216.

Bruch des Fersenbeins (Fractura calcanei)

Bei diesem ziemlich seltenen Leiden gleicht die Lahmheit völlig der bei Ruptur der Achillessehne zu beobachtenden Bewegungsstörung (S. 485). Örtlich sind die Verlagerung des abgebrochenen Fersenbeinendes, Schmerzhaftigkeit, Schwellung, unter Umständen auch Krepitation festzustellen. Die Prognose ist im allgemeinen ungünstig; es sollen aber vereinzelt Heilungen durch Verschrauben in Verbindung mit Gips- oder Schienenverband (S. 535 ff.) erzielt worden sein.

SCHRIFTTUM

Detroye, M. (1891): Fractures du calcanéum consécutives à des efforts. Rec. Méd. Vét. 68, 20-22. — Kirk, H., & C. Fennell (1951): Treatment of fracture of os calcis of a bull by plating. Vet. Record 63, 363-364. — Prietsch (1910): Bruch des Calcaneus bei einem Bullen. Ber. Vet.-Wesen Sachsen 54, 74.

Bruch des Rollbeins (Fractura tali)

Derartige Frakturen äußern sich in plötzlich auftretender hochgradiger Lahmheit. Dabei besteht im Sprunggelenk starker Schmerz, vermehrte Füllung (blutiges Punktat) und Krepitation; das distale Gliedmaßenende läßt sich abnorm bewegen (Abb. 281). Prognostisch sind solche Fälle als aussichtslos zu beurteilen.

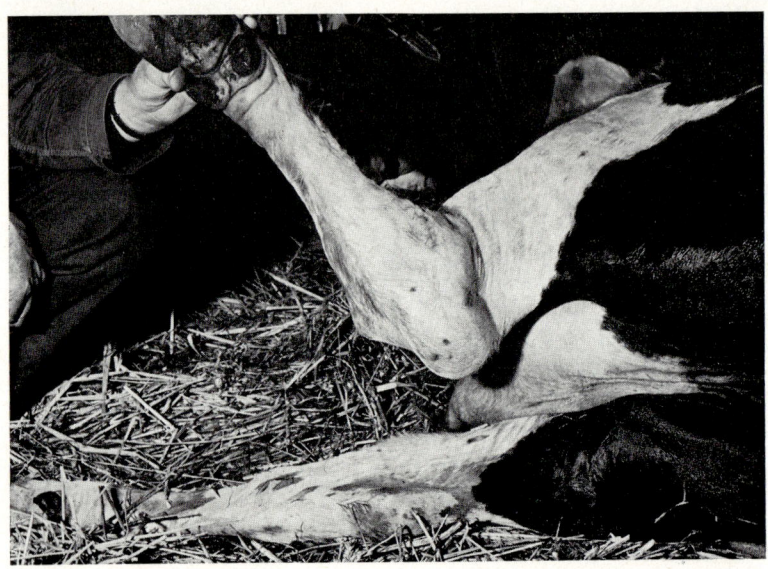

Abb. 281. Bruch des Rollbeins; abnorme passive Beweglichkeit im Sprunggelenk

SCHRIFTTUM

Berg, V. (1896): Brud af rullebenet hos en ko. Maanedsskr. Dyrlaeg. 8, 212-214. — Bower, D., & R. Webb (1963): Successful repair of a double fracture in a calf. Vet. Med. 58, 651-654. — Giovanoli, G. (1923): Bruch des Rollbeines. Schweiz. Arch. Tierheilk. 65, 78-80.

Verrenkung des Sprunggelenks (Luxatio tarsi)

Infolge ungewöhnlicher Gewalteinwirkungen kann es ausnahmsweise zu Zerreißungen der Bänder des Sprunggelenks kommen. Die Diagnose der Luxation stützt sich auf die örtlichen Formveränderungen, die teils verminderte, teils aber erhöhte passive Beweglichkeit, in Zweifelsfällen auch auf das Röntgenbild. Zur Behandlung sind versuchsweise Reposition und anschließende Ruhigstellung des Tarsus mittels Gipsverband oder Thomas-Schiene (S. 537) vorzuschlagen.

Muskel- und Sehnenanomalien an den Hintergliedmaßen

Spastische Parese der Hintergliedmaße (Paresis spastica posterior)

Wesen: Diese Krankheit besteht in einer ein- oder beidseitigen unvollständigen straffen Lähmung der Nachhand, an welcher stets der M. gastrocnemius und der M. flexor digitalis pedis superficialis, von Fall zu Fall und in wechselndem Maße auch die Mm. biceps femoris, semitendineus, semimembranaceus, quadriceps sowie die Adduktoren beteiligt sind. Die Pathogenese des schon seit den 20er Jahren bekannten Leidens wurde 1932 von GÖTZE erkannt. Während die spastische Parese anfangs auf schwarzbunte Rinder beschränkt zu sein schien („Elso-II-Hacke"), wurde sie später auch bei fast allen anderen Rinderrassen festgestellt. Mitunter setzt die damit verbundene Bewegungsstörung schon in den ersten Lebenstagen ein; gewöhnlich tritt die Lahmheit aber erst im Alter von 6 Wochen bis 8 Monaten deutlicher in Erscheinung; bei den Späterkrankungen bleibt sie gelegentlich sogar bis zum 2. oder 4. Lebensjahr verborgen (ROSENBERGER, 1939). Bei von spastischer Parese betroffenen Kälbern liegt nicht selten zugleich auch eine angeborene Verkrümmung der Vordergliedmaßen (S. 527) vor.

Ursache: Die schon von GÖTZE vermutete Erblichkeit des Leidens wurde von ROSENBERGER (1939) nachgewiesen und später verschiedentlich bestätigt; danach handelt es sich um einen rezessiven Erbfaktor. Auf Grund seiner in den Niederlanden festgestellten Zusammenhänge mit dem Geburtsmonat und dem Lebensalter der Muttertiere ist STEGENGA (1964) dagegen der Ansicht, daß das Vorkommen der spastischen Parese nicht ausschließlich erblichen Faktoren unterliege, sondern auch stark von Umwelteinflüssen abhängig sei. Ob der Krampfzustand der genannten Muskeln primär durch pathologische Veränderungen im Nervensystem oder der Muskulatur hervorgerufen wird, ist bislang nicht eindeutig geklärt. GÖTZE hatte in Analogie zur spastischen Spinalparalyse des Menschen zentrale Veränderungen in Rückenmark oder Gehirn vermutet; solche sind bei Rindern mit spastischer Parese aber bislang mit Ausnahme eines von LEWANDOWSKI (1967) näher geprüften Falles (mit Vakuolisierung und Pyknose der Riesenzellen im Nucleus ruber des Gehirns und in der Substantia reticularis des Rückenmarks) nicht nachgewiesen worden; vereinzelt wurden entzündliche Prozesse am N. ischiadicus festgestellt. Nach Untersuchungen von WAGNER sowie SCHMAHLSTIEG und MÄTZKE (1962) ist eher ein myogener Ursprung des Leidens anzu-

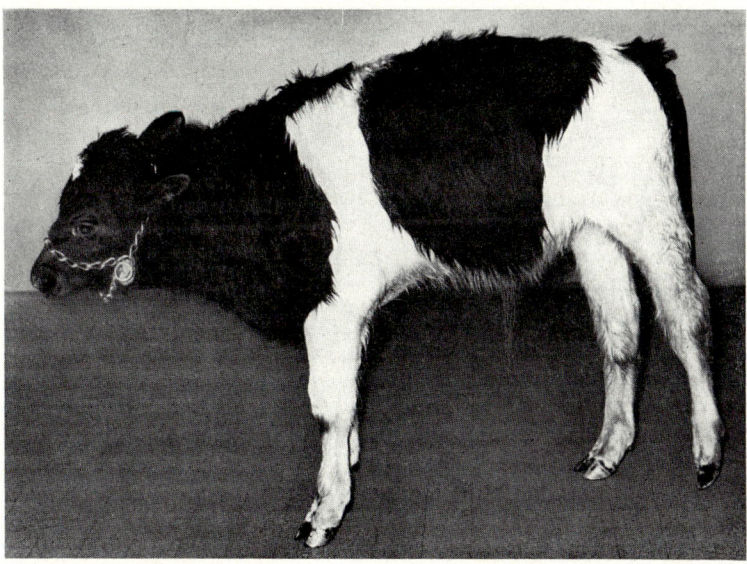

Abb. 282. Bullenkalb mit spastischer Parese beider Hintergliedmaßen (Frühform)

nehmen. Mit den durch Manganmangel hervorgerufenen Stellungsanomalien der Gliedmaßen (S. 1087) ist es nicht identisch.

Erscheinungen, Verlauf: Während bei den betroffenen Tieren in den ersten Lebenstagen und -wochen oft nur eine steilere Winkelung des Sprunggelenkes eines oder beider Hinterbeine auffällt, wird der Fersenhöcker mit zunehmendem Lebensalter immer stärker an das distale Tibiaende herangezogen und der Tarsus damit in dauernde extreme Streckstellung gebracht („Stuhlbeinigkeit"). In leichteren Fällen stehen die Klauen dabei noch auf dem Boden; bei fortgeschrittener Erkrankung erscheint jedoch die gesamte Gliedmaße verkürzt: Das Bein wird dann nur noch mit der Klauenspitze aufgesetzt oder zeitweise extrem gestreckt frei schwebend nach hinten gehalten. Auch das Kniegelenk wirkt angehoben, so daß die Kontur der Hinterbackenmuskulatur nach vorn fliehend und stark gekehlt aussieht (Abb. 283). Sind beide Seiten erkrankt, so wechseln die Patienten häufig das Standbein oder liegen viel. Die Betastung zeigt, daß sich der M. gastrocnemius und die übrigen beteiligten Muskelgruppen in einem Zustand tonischen Krampfes befinden und der Fersensehnenstrang dadurch straff gespannt ist.

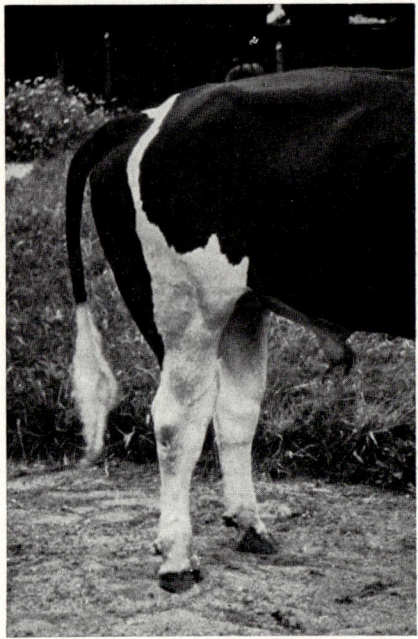

Abb. 283. Deckbulle mit spastischer Parese beider Hinterbeine (Spätform)

Beim Gehen ist das Vorführen der spastischen Extremität stark gehemmt; in schweren Fällen berührt sie nur kurzzeitig auf der Zehenspitze stützend den Boden oder pendelt in der Bewegung mit ohne zu fußen. Entwicklung und Allgemeinbefinden werden erst im fortgeschrittenen Stadium in Mitleidenschaft gezogen; im weiteren Verlauf treten am Tarsus des befallenen Beines nicht selten auch hydropische oder arthrotische Veränderungen auf; bei Kälbern können sich außerdem die Zehengelenke der gesunden Gliedmaße infolge der ständigen Überlastung verkrümmen (Bärentatzigkeit, Abweichen der Zehenachse nach lateral oder medial).

Die *Erkennung* der spastischen Parese bereitet keine besonderen Schwierigkeiten. Differentialdiagnostisch kommt vor allem die Luxatio patellae dorsalis (S. 480) in Frage, die sich aber dadurch unterscheiden läßt, daß Knie- und Sprunggelenk im Zustand der Verrenkung völlig unbeweglich fixiert sind, nach Beseitigung der Luxation dagegen wieder ganz normal erscheinen. Bei spastischer Parese ist das passive Beugen der Gliedmaße, wenn auch in beschränktem Maße, stets möglich; unmittelbar danach fällt das Bein aber spontan in Streckstellung zurück. Die Spasmen bei der Krämpfigkeit (S. 500) treten hingegen nur anfallsweise auf und haben klonisch-tonischen Charakter; außerdem werden hiervon ausschließlich erwachsene Tiere befallen. Kniegelenkentzündungen (S. 474) sind an Hand der örtlichen Veränderungen und durch das Fehlen von Muskelspasmen abzugrenzen. Bezüglich anderer angeborener Bewegungsstörungen des Kalbes sei auf Seite 644 verwiesen.

Beurteilung: Im Jungtieralter ist die spastische Parese durch rechtzeitige Operation meist dauerhaft zu beseitigen, doch sollten die betreffenden Tiere nur zur Mast verwendet werden; von der Zucht sind sie unbedingt auszuschließen. Bei den Späterkrankungsfällen kommt nur die baldige Verwertung in Frage.

Behandlung: Von GÖTZE (1932) wurde zur Behebung des spastischen Zustandes die gleichzeitige Tenotomie der Achillessehne (beide Schenkel vollständig) und der oberflächlichen Beugesehne (zur Hälfte) empfohlen. Nach Rasur, Desinfektion und Infiltrationsanästhesie der Operationsstelle kaudolateral in der Mitte zwischen dem distalen Ende des Muskelbauches des M. gastrocnemius und dem Fersenhöcker werden Haut

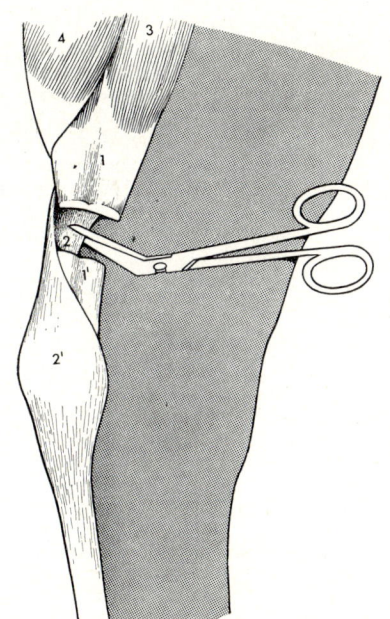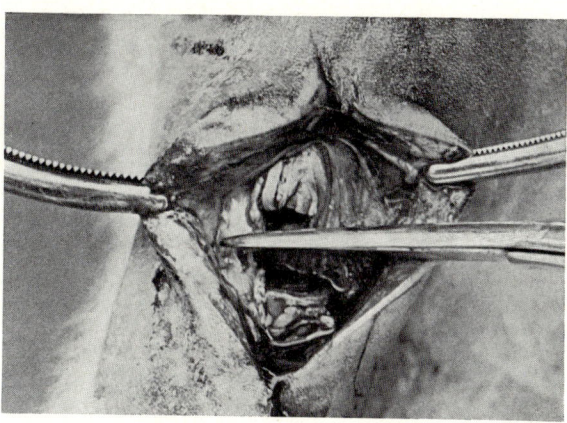

Abb. 284, 285. Operative Beseitigung der spastischen Parese am rechten Hinterbein durch Tenotomie nach GÖTZE (links schematisch, rechts am Patienten)

1 = Achillessehne (durchtrennt), 2 = Sehne des oberflächlichen Zehenbeugers, die soeben mit der Schere zur Hälfte durchschnitten wird, 2' = Fersenkappe des oberflächlichen Zehenbeugers, 3 = Muskelbauch des M. gastrocnemius, 4 = M. semitendineus

und Faszie hier durch einen etwa 5 Zentimeter langen, parallel zum Fersensehnenstrang verlaufenden Schnitt durchtrennt. Darauf wird die Achillessehne freigelegt und auf einer gebogenen Arterienklemme vorgelagert, um sicherzustellen, daß auch wirklich ihre beiden relativ locker miteinander verbundenen Schenkel erfaßt sind; sie verläuft in diesem Bereich lateral der oberflächlichen Beugesehne. Diese wird nach vollständiger Durchtrennung der Achillessehne etwa zur Hälfte durchschnitten. Wird der Eingriff am stehenden Tier vorgenommen, so läßt sich der Erfolg der Tenotomie an der dann eintretenden Winkelung des Sprunggelenks beurteilen. Abschließend folgen örtliche Antibiose, Faszien- und Hautnaht sowie Schutzverband (elastische Binde). Die mitunter zu beobachtende anfängliche Überbeugung der Gliedmaße gleicht sich mit der Zeit wieder aus. Bei 6 bis 9 Monate alten Jungrindern tenotomieren FORMSTON und JONES (1956) zusätzlich auch die tarsale Sehne des M. biceps femoris.

Neuerdings haben MOOR, BOUCKAERT und TOP (1964) sowie BOUCKAERT und MOOR (1966) ein Verfahren zur Denervation der spastisch kontrahierten Muskeln entwickelt. Hierzu gehen sie zwischen den beiden Köpfen des M. biceps femoris ein und legen den N. tibialis frei; dann werden dessen den M. gastrocnemius versorgende Äste durch mechanische Reizung ermittelt und auf 3 Zentimeter Länge neurektomiert. Außerdem wurde von ihnen ursprünglich auch aus dem zum M. flexor digitalis pedis superficialis ziehenden Nervenast ein ebenso langes, aber nur die Hälfte seines Querschnittes betreffendes Stück entfernt; dieser zweite Teil der Operation ist wegen des dadurch verursachten starken Durchtretens im Sprunggelenk wieder verlassen worden. Mit der Neurektomie werden zwar bessere Ergebnisse als mit der Tenotomie erzielt; das Verfahren ist jedoch technisch schwieriger und für die ohnehin nur zur Mast geeigneten Patienten relativ aufwendig.

Vorbeuge: Paarungen mit heterozygot belasteten Rindern, insbesondere aber mit homozygoten Merkmalsträgern einschließlich solcher mit auffallender Steilstellung des Sprunggelenks (Gelenkwinkel von mehr als 150 bis 160 Grad), sind tunlichst zu vermeiden. SCHMAHLSTIEG (1962) empfiehlt, auch die genetisch zur spastischen Parese veranlagten Tiere durch elektrische Akkomodabilitätsprüfung der Muskeln zu ermitteln und ebenfalls von der Zucht auszuschließen.

SCHRIFTTUM

Bouckaert, J. H., & A. de Moor (1966): Treatment of spastic paralysis in cattle: Improved denervation technique of the gastrocnemius muscle and post-operative course. Vet. Record 79, 226-229. — Boyd, J. S., & A. D. Weaver (1967): Spastic paresis in cattle. Vet. Record 80, 529-530. — Cheli, R. (1959): Sulla paresi spastica dei bovini. Nuova Vet. 35, 152-159. — Denniston, J. C., R. J. Shive, U. Friedli & W. B. Boucher (1968): Spastic paresis syndrome in calves. J. Amer. Vet. Med. Ass. 152, 1138-1149. — Derivaux, J. (1939): La contracture des muscles jambiers postérieurs chez les veaux et les jeunes bovidés. Ann. Méd. Vét. 84, 401-407. — Elliott, D. H., & A. R. Hopkins (1966): 'Spastic' lameness in Friesian calves. Vet. Record 79, 770-771. — Formston, C., & E. W. Jones (1956): A spastic form of lameness in Friesian cattle. Vet. Record 68, 624-627. — Frederik, G. H., & A. J. G. van 'T Hooft (1962): 'Spastische parese' bij het M. R. IJ. veeslag en enige röntgenologische aspecten daarvan. Tijdschr. Diergeneesk. 87, 699-707. — Gastel-Jansen, A. van, & G. H. Frederik (1962): Pathological changes in the tarsi of cattle suffering from paresis spastica, examined by means of X-rays. Vet. Record 74, 1260-1263. — Götze, R. (1932): Spastische Parese der hinteren Extremität bei Kälbern und Jungrindern. Dtsch. Tierärztl. Wschr. 40, 197-200. — Hakkesteegt, E. (1950): Verkorting van de Achillespees. Tijdschr. Diergeneesk. 75, 21-22. — Hámori, D. (1967): Syndrom der spastischen Parese bei Rindern der ungarischen Fleckviehrasse (ungarisch). Magyar Allat. Lap. 22, 163-168. — Krüger, D. (1959): Abgangsursachen bei Besamungsbullen der Mark Brandenburg von 1950 bis 1955 unter besonderer Berücksichtigung der Verbreitung der spastischen Parese durch ein Vatertier der künstlichen Besamung. Diss., H.U. Berlin. — Langsenkamp, J. (1940): Erbanalytische Untersuchung über die spastische Spinalparese des Rindes im Bereich des Zuchtgebietes der Osnabrücker Herdbuchgesellschaft. Diss., Hannover. — Leipold, H. (1963): Die Sprunggelenkswinkelung beim Rind — Untersuchungen zur Genetik mit besonderer Berücksichtigung des pathogenetischen Zusammenhanges der Steilstellung der Hintergliedmaßen mit der spastischen Parese. Diss., Gießen. — Leipold, H. W., K. Huston, M. M. Guffy & J. L. Noordsy (1967): Spastic paresis in beef Shorthorn cattle. J. Amer. Vet. Med. Ass. 151, 598-601. — Lewandowski, M. (1967): Ein Fall von spastischer Parese bei einem Bullen (polnisch). Med. Weter. 23, 409-413. — Lojda, L. (1967): Vererbung der spastischen Parese beim Rind (tschechisch). Veterinařství 17, 256-260. — Love, J., & A. D. Weaver (1963): Spastic paresis in a crossbred Shorthorn steer. Vet. Record 75, 394-397. — Moor, A. de, J.-H. Bouckaert & W. Top (1964): Chirurgische behandeling van spastische parese bij het rund door denervatie van de M. gastrocnemius. Vlaams Diergeneesk. Tijdschr. 33, 1-18. — Rasbech, N. O. (1962): Undersøgelser over stejle haser med progressiv senekontraktur (spastik parese) af baglemmerne hos kvæg af Rød Dansk Malkerace. Aarsber. Kgl. Vet.-Landbohøjsk. 1962, 7-13. — Rieck, G. W., & H. W. Leipold (1965): Untersuchungen über die pathogenetischen Beziehungen der Steilstellung der Hintergliedmaßen beim Rind zur spastischen Parese. Zbl. Vet.-Med. A 12, 559-579. — Roberts, S. J. (1965): Hereditary spastic disease affecting cattle in New York state. Cornell Vet. 55, 637-644. — Rosenberger, G. (1939): Späterkrankungen an spastischer Parese der Hintergliedmaßen beim Rinde. Dtsch. Tierärztl. Wschr. 47, 18-23. — Schalk, C., & P. Hoekstra (1959): Orienterend onderzoek naar het voorkomen van steilheid in de spronggewrichten bij nederlandse runderen. Tijdschr. Diergeneesk. 84, 927-934. — Schmahlstieg, R., & U. Mätzke (1962): Untersuchungen zur Klärung des Sitzes, der Ätiologie und Erblichkeit der spastischen Parese des Rindes. 1. Die Prüfung der Akkomodabilität der Strecker des Sprung- und Kniegelenkes. 2. Manganversorgung bei gesunden und an spastischer Parese erkrankten Tieren. Zbl. Vet.-Med. 9, 12-45, 507-519. — Stegenga, Th. (1964): Aangeboren afwijkingen bij runderen. Tijdschr. Diergeneesk. 89, 286-293. — Stolzenburg, U., & G. Schönmuth (1967): Zur spastischen Parese der Nachhand des Rindes — Die Verbreitung der spastischen Parese unter den Besamungsbullen der DDR. Arch. Tierzucht 10, 369-397. — Sybesma, R. P. (1964): De spastische parese. Tijdschr. Diergeneesk. 89, 613-615. — Wagner, J. (1955): Beitrag zur Kenntnis des Sehnenstelzfußes (sog. spastische Parese der Nachhand). Diss., Zürich.

Krämpfigkeit (Paramyoklonia posterior)

Wesen, Vorkommen: Als Krämpfigkeit (Stallkrampf, crampiness, stretches, spastic syndrome) wird ein periodisch und anfallsweise auftretender klonisch-tonischer Krampfzustand bezeichnet, der nur am stehenden Tier und gewöhnlich nur an den Hintergliedmaßen auftritt; im fortgeschrittenen Stadium kann er jedoch auf die Muskeln des Rückens, des Halses und der Vorderbeine übergreifen. Das Leiden wird sowohl bei Mast- als auch bei Milchrindern, und zwar fast ausschließlich bei älteren Tieren (vom 4. Lebensjahr an) beobachtet. Bullen sollen häufiger daran erkranken als Kühe; unter letzteren werden vorzugsweise Hochleistungstiere betroffen. Jahreszeitlich scheinen die meisten Fälle im Spätwinter und Frühjahr vorzukommen. Völlig gleichartige Nachhandkrämpfe werden zwar gelegentlich auch bei Patienten mit beiderseitigem Rusterholz'schem Sohlengeschwür (S. 576) oder anderen schmerzhaften Pododermatitiden festgestellt; eine solche Verhaltensweise ist jedoch nicht als echte Krämpfigkeit anzusehen, wenn sich die Muskelspasmen nach dem Abheilen der Klauenerkrankung wieder

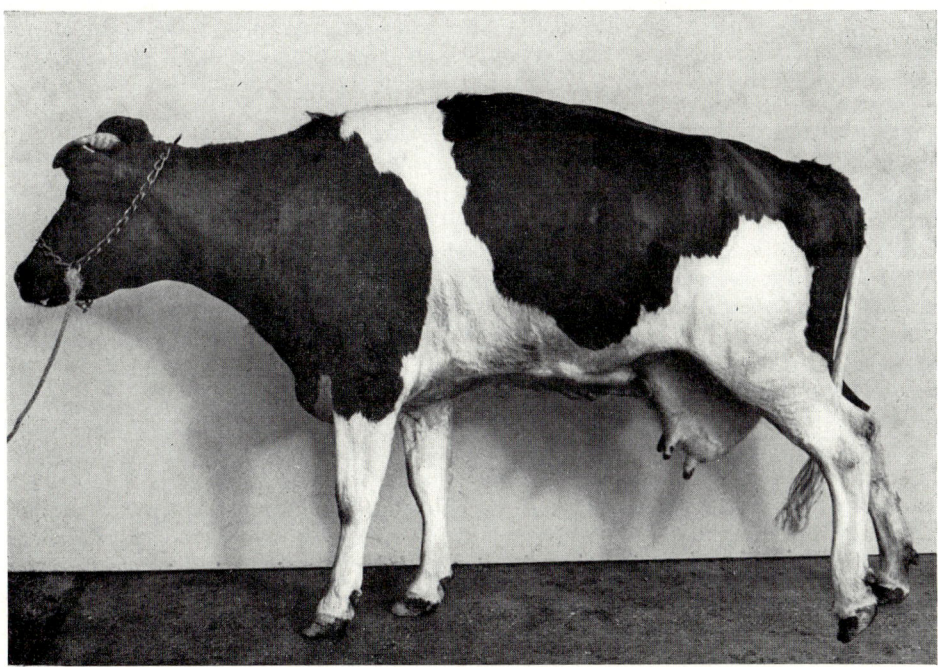

Abb. 286. ‚Krämpfige' Kuh (Paramyoklonia posterior)

verlieren. Die Krämpfigkeit scheint allerdings ihrerseits im Laufe der Zeit nicht selten zu chronischer Entzündung der Sohlenlederhaut und zu periostitischen Reizungen an der Sohlenfläche des Klauenbeins zu führen.

Ursachen: Ätiologie und Pathogenese des Leidens sind bislang noch weitgehend ungeklärt; unter anderem werden Skelett- und Nervenerkrankungen, Stoffwechselstörungen und Erbmängel als auslösende Faktoren in Betracht gezogen. So sind bei krämpfigen Rindern zwar wiederholt chronisch-deformierende Prozesse im Bereich der Lendenwirbelsäule (S. 1003) oder des Kreuzdarmbeingelenks (S. 454) gefunden worden; es sind aber noch keine spezifischen Abweichungen nachgewiesen worden, durch welche sich diese Verknöcherungen von denen bei gesunden oder anderweitig erkrankten Tieren unterscheiden. Die histologischen Befunde am zentralen Nervensystem waren stets negativ. Überprüfungen des Serumphosphorgehaltes ergaben auch keine Anhaltspunkte für eine osteomalazische Entstehung der Krankheit. Da ihre Frequenz in der Nachkommenschaft krämpfiger Vatertiere höher ist als in anderen Zuchtlinien, wird eine hereditäre Veranlagung mit rezessivem Erbgang vermutet. Etwaige krankhafte Veränderungen an den Sohlen der Hinterklauen sind bei echter Krämpfigkeit als Folgeerscheinung, aber nicht als Ursache anzusehen, da der spasmophile Zustand dann auch nach sachgemäßer Behandlung und Ausheilung der Klauen bestehen bleibt.

Erscheinungen: Während Haltung und Verhalten der Patienten im Liegen völlig normal sind, treten unmittelbar nach dem Auftreiben an beiden Hintergliedmaßen (seltener nur an einem Bein) einzelne Zuckungen und bald auch regelrechte klonisch-tonische Spasmen, besonders im Bereich der langen Sitzbeinmuskeln, auf. Während eines solchen Anfalles werden die Extremitäten gewöhnlich leicht bis mäßig gespreizt weit nach hinten gestellt (oft bis in die Stallgasse); gelegentlich wird die am stärksten betroffene Gliedmaße auch zeitweilig zitternd und nach hinten ausgestreckt angehoben. Wenn der Krampf auf die Nachhand beschränkt bleibt, erscheinen der Rumpf nach vorn geschoben und das Körpergewicht auf die Vorderbeine verlagert. In schweren Fällen können die Muskelkontraktionen auf die Vorhand übergreifen; dann nehmen die Tiere eine mehr sägebockartige Stellung ein und steigen manchmal sogar unter gleichzeitigem Aufbiegen des Halses mit den Vordergliedmaßen in die Krippe. Gelegentlich kann der Krampf auch in der Bewegung einsetzen; der Patient verharrt dann plötzlich zitternd und zuckend in der geschilderten typischen Haltung oder geht nur mit kleinen gehemmten Schritten und gespreizten Hinterbeinen weiter. Sobald sich diese Spasmen nach einigen Sekunden bis Minuten lösen, sind Stehen und Laufen wieder normal, bis sich der Vorgang nach kurzer Pause oder auch erst nach Stunden wiederholt. Das Sensorium bleibt während der Krampfanfälle stets ungetrübt. Futteraufnahme, Nährzustand und Milchleistung werden erst im fortgeschrittenen Stadium beeinträchtigt. Die Bedeutung der bei krämpfigen Rindern oft festzustellenden entzündlichen Prozesse an der Sohlenfläche der Klauen wurde oben bereits erörtert.

Beurteilung: Nach Perioden mit häufigeren Anfällen kann das Leiden unter Umständen völlig verschwinden, um dann nach 1 bis 6 Monaten aber um so heftiger wieder einzusetzen. Dauerheilungen sind bislang nur in solchen Fällen erzielt worden, bei denen der Krampfzustand offensichtlich primär auf Sohlengeschwüren beruhte; gegebenenfalls sind solche Veränderungen deshalb versuchsweise zu behandeln. In allen anderen Fällen sind die prognostischen Aussichten dagegen vorsichtig bis ungünstig zu beurteilen.

Erkennung, Unterscheidung: Die sichere Diagnose der Krämpfigkeit kann zunächst Schwierigkeiten bereiten, wenn zugleich an einer oder mehreren Klauen eine Pododermatitis ulcerosa vorliegt. Die Klärung ergibt sich dann aus dem Erfolg oder Mißerfolg einer Behandlung dieser Veränderungen. Bei echter Krämpfigkeit sollen sich durch die äußere oder rektale Druckpalpation in Höhe des Lumbosakralüberganges oder des Kreuzdarmbeingelenks meist Schmerzen und Spasmen auslösen lassen; die Beurteilung der Reaktionen ist jedoch am verkrampften Patienten nicht einfach. Differentialdiagnostisch ist vor allem die spastische Parese (S. 497) zu berücksichtigen; sie läßt sich aber leicht abgrenzen, weil der Krampfzustand bei ihr nicht anfallsweise, sondern dauerhaft auftritt und durch tonische Kontraktionen gekennzeichnet ist, welche nie auf andere Körperregionen übergreifen.

Behandlung: Für die echte Krämpfigkeit ist noch keine sicher wirksame Therapie bekannt. Eine meist nur vorübergehende Besserung läßt sich durch folgende Maßnahmen erzielen: Ein- bis dreimalige Injektion von Vitamin D, im Abstand von 8 bis 14 Tagen (1 bis 3 Millionen IE pro Dosis) oder von Dihydrotachysterol (10 bis 20 mg pro Behandlung); wiederholte Gaben von Analgetika (Pyrazolon, Pyrazolidin, Phenylbutazon) oder von Rückenmarkssedativa (Mephenesin 5 Tage lang je 10 bis 15 g oral oder parenteral mit Wiederholung nach 10 Tagen); Aufbesserung der Phosphatversorgung und/oder Weidegang. Etwaige Klauenveränderungen sind sachgemäß zu versorgen.

Zur *Vorbeuge* empfiehlt es sich, die befallenen Tiere sicherheitshalber von der weiteren Zucht auszuschließen.

SCHRIFTTUM

Becker, R. B., C. J. Wilcox & W. R. Pritchard (1961): Crampy or progressive posterior paralysis in mature cattle. J. Dairy Sci. *44*, 542-547. — Bouckaert, J., W. Oyaert & R. Sierens (1958): Het zogenaamde 'strek' bij het rund. Vlaams Diergeneesk. Tijdschr. *27*, 173-176. — Cheli, R. (1959): Sulla sindrome spastica' del bovino. Nuova Vet. *35*, 291-295. — Cheli, R. (1968): Primi tentaviti e risultati di terapia glucocorticoidea nella ‚sindrome spastica' del bovino. Clin. Vet. *91*, 1-6. — Gibbons, W. J. (1965): Spastic syndrome. Mod. Vet. Practice *46*:22, 86. — Lafortune, J.-G. (1956): Une affection spasmodique des bovins. Canad. Comparat. Med. Vet. Sci. *20*, 206-215. — Pagliardini, T. (1936): Paramioclono multiplo e tetania nei bovini. Nuova Vet. *14*, 308-310, 333-334. — Poulsen, K. (1965): Betragtninger over staldkrampe. Medl. Danske Dyrlaegeforen. *48*, 1091-1102. — Preiss, H. (1967): Therapie-Versuche bei der Krämpfigkeit des Rindes. Tierärztl. Umschau *22*, 21-25. — Reisinger, L. (1927): Klonische Muskelkrämpfe an beiden Hinterfüßen beim Rinde. Wien. Tierärztl. Mschr. *14*, 622-623. — Roberts, S. J. (1953): A spastic disease of cattle. Cornell Vet. *43*, 380-388. — Roberts, S. J. (1965): Hereditary spastic diseases affecting cattle in New York state. Cornell Vet. *55*, 637-644. — Smedegaard, H. H. (1964): Krämpfigkeit beim Rinde — Eine Übersicht. Nord. Vet.-Med. *16*, 1029-1049. — Suter, J. (1934): Über die Ätiologie, Symptomatologie und Therapie der Krämpfigkeit des Rindes. Diss., Zürich. — Vaughan, A. W. (1953): Spasticity in the bull. Vet. Record *65*, 593. — Weischer, F., & A. H. Holle (1943): Wesen und Ursachen der Krämpfigkeit des Rindes. Dtsch. Tierärztl. Wschr. *51*, 135-136.

Streukrampf, Zuckfuß (Tick)

Wesen, Ursachen: Weit seltener als beim Pferd kommen auch beim Rind unwillkürliche ‚hahnentritt'-ähnliche Gliedmaßenzuckungen vor, die sich in der Regel auf ein Hinterbein beschränken und nur am stehenden Tier auftreten. Über ihre Ätiologie ist nichts genaues bekannt, doch kann ein solcher Krampf augenscheinlich durch schmerzhafte Veränderungen an den Extremitäten (Klauenamputation) ausgelöst werden; in anderen Fällen lag dem Streukrampf offenbar eine Zerrung oder Luxation des Kreuzdarmbeingelenks (S. 454) zugrunde.

Erscheinungen, Beurteilung: Unmittelbar nach dem Auftreiben wird das betroffene Bein unter mehr oder weniger starker Beugung des Sprung- und Kniegelenks fortwährend oder anfallsweise krampfhaft angezogen und schnell wieder gesenkt. In selteneren Fällen wird die Gliedmaße mehrere Sekunden lang gebeugt, und dann, ähnlich wie bei der Hüftnervenentzündung (S. 469), langsam oder absatzweise wieder gestreckt; dabei sind gleichzeitig Vorwärtsdrängen, Anspannung der Rumpfmuskulatur und Kurzatmigkeit beobachtet worden. Im Gehen verschwindet der Muskeltick, ebenso beim Liegen. Das Leiden kann innerhalb von 2 bis 4 Wochen fast völlig abklingen, aber auch über mehrere Monate bestehen bleiben. Eine spezifische Behandlung ist nicht bekannt; zu versuchen sind Ruhe (Aufstallung) und die bei der Krämpfigkeit (S. 502) genannten Mittel.

SCHRIFTTUM

KOGER, L. M. (1965): Cows with sacro-iliac luxation. J. Amer. Vet. Med. Ass. *147*, 345. — REISINGER, L. (1927): Ein Fall von Streukrampf beim Rinde. Wien. Tierärztl. Mschr. *14*, 621-622.

Krankheiten im Bereich von Metakarpus, Metatarsus, Fesselgelenk und Fessel

Verletzungen am Mittelfuß (Vulnera metacarpalia aut metatarsalia)

Wesen, Ursachen: Metakarpus und Metatarsus des Rindes sind ziemlich häufig stärkeren Insulten ausgesetzt. Grobe stumpfe Gewalteinwirkungen können je nach ihrem Ausmaß zu vollständiger oder unvollständiger Fraktur des Röhrbeins (S. 507, 505), bei jüngeren Tieren auch zur Ablösung seiner distalen Epiphyse (S. 507) führen. Von praktischer Bedeutung sind des weiteren *Gabelstiche*, deren volle Tragweite oft erst zu spät erkannt wird, *Strangulationen* des Mittelfußes in der Anbindevorrichtung oder Umzäunung (‚Kettenhang', ‚Verfangen') sowie *Schnittverletzungen* infolge Anrennens oder Schlagens gegen scharfkantige Objekte (Pflugschar, Sense, Mähmaschinenbalken, Greifer des Frontladers) beziehungsweise beim Hineintreten in Glasscherben. Während das Festhängen in Ketten, Drähten oder Stricken meist die Vordergliedmaßen betrifft, kommen Schnittwunden vor allem an den Hinterbeinen vor; mitunter werden dabei auch die Beugesehnen durchtrennt oder das Fesselgelenk eröffnet.

Erscheinungen: Je nach dem Grad und der Dauer der Abschnürung verursachen *Strangulationen* entweder nur eine vorübergehende diffuse ödematöse Anschwellung oder aber eine schwerwiegende Phlegmone des gesamten Gliedmaßenendes, bei länger anhaltender Unterbrechung der Blutversorgung sogar Nekrose der distal hiervon gelegenen Abschnitte. Dabei besteht mehr oder weniger stark ausgeprägte Stützbeinlahmheit mit örtlicher Druckempfindlichkeit; absterbende Teile fühlen sich bald derb und kalt an. Im Bereich der Schnürstelle ist die Haut von Fall zu Fall aufgescheuert, drucknekrotisch oder sogar schnittwundenartig durchbrochen. Bei ausbleibender Behandlung kann sich hieraus in der Folge eine gefährliche aufsteigende Phlegmone mit erheblicher Störung des Allgemeinbefindens entwickeln. *Schnitt- und Rißverletzungen* am Mittelfuß sind leicht als solche zu erkennen. Sie gehen in der Regel nur dann mit schwerer Lahmheit einher, wenn benachbarte Gelenke oder die Beugesehnen mitbetroffen sind, oder wenn sich der Defekt bereits infiziert hat. Bei Durchtrennung der oberflächlichen Beugesehne tritt der Patient im Fesselgelenk, bei gleichzeitiger Durchschneidung der tiefen Beugesehne auch im Krongelenk stark durch; die Sehnenstümpfe sind dann in der Tiefe der Wunde zu sondieren. In verschleppten Fällen neigen derartige Läsionen zu überschießender Granulation (Caro luxurians).

Beurteilung und Behandlung: Frische *Strangulationen* sind als aussichtsreich anzusehen, wenn die Durchblutung des Gliedmaßenendes unter Massage, wiederholtem warmem Abbaden und späterem Auftragen hyperämisierender Salben bald wieder einsetzt; zur Infektionsprophylaxe empfiehlt sich die zusätzliche Verabreichung von Antibiotika oder Sulfonamiden während der ersten 2 bis 4 Tage; bei penetrierenden Einschnürungen sind örtliche Wundversorgung und Polsterverband erforderlich. *Schnitt-, riß- und gabelstichbedingte Verletzungen*

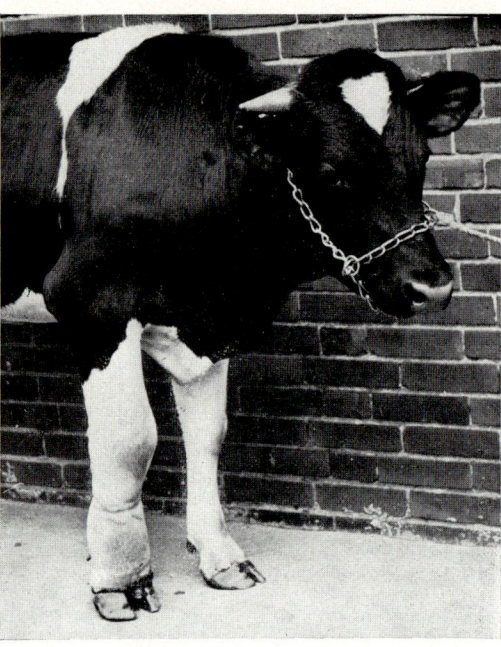

Abb. 287. Phlegmone und Gangrän des Gliedmaßenendes nach Kettenhang; Schnürstelle in Höhe des rechten Metakarpus

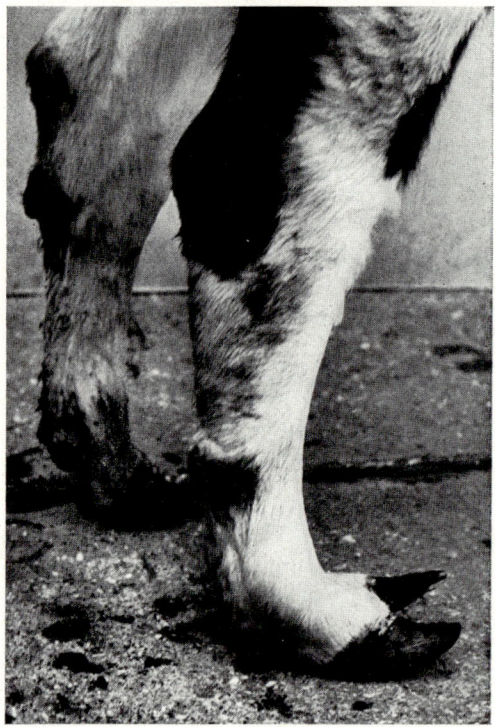

Abb. 288. Durchtrennung der oberflächlichen und tiefen Zehenbeugesehne in Höhe des rechten Metatarsus (Pflugscharverletzung)

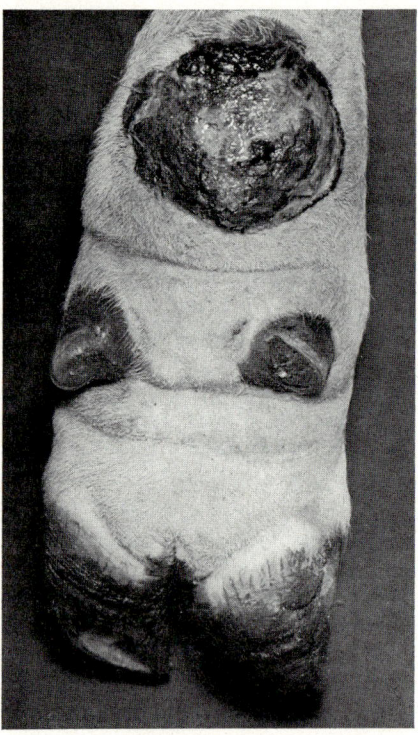

Abb. 289. Caro luxurians-Bildung in der Fesselbeuge infolge verschleppter infizierter Eröffnung der gemeinsamen digitalen Beugesehnenscheide

werden nach den üblichen Regeln behandelt; eine Heilung per primam (Naht) ist jedoch nur bei frühzeitig erkannten und unverschmutzt gebliebenen Traumen zu erwarten. In solchen Fällen können selbst Sehnendurchschneidungen nach sachgemäßer Sehnennaht und Ruhigstellung des Beines mit einem bis über das Karpal- beziehungsweise Tarsalgelenk reichenden Schiene- oder Gipsverband (S. 536) innerhalb von 2 bis 3 Monaten zufriedenstellend abheilen.

Das Vorliegen hochgradiger primärer Veränderungen oder sekundärer Komplikationen (aufsteigende verjauchende Phlegmone, eitrige Infektion von Gelenken oder Knochen, Sehnennekrose, nicht zu beherrschende Caro luxurians) zwingt zur umgehenden Notschlachtung. In Sonderfällen kann dann bei wertvollen Tieren oder zur Aufbesserung des Schlachtwertes (Beseitigung des Krankheitsherdes, Mästung) die *Amputation der kranken Gliedmaße* vorgenommen werden. Dabei wird das Bein je nach den Umständen wenig distal des Karpal- beziehungsweise Tarsalgelenks, im unteren Spalt des Vorderfußwurzelgelenks oder zwischen mittlerem und oberem Drittel des Radius (beziehungsweise der Tibia), auf jeden Fall aber im gesunden Bereich abgesetzt. Die hohe Amputation hat zwar den Nachteil, daß keine Prothese angebracht werden kann (die sonst mittels Riemen oberhalb des Karpal- beziehungsweise Sprunggelenks zu fixieren wäre); der Heilverlauf ist aber komplikationsloser, da der verbleibende kurze Stumpf mechanisch weniger irritiert wird. Der Eingriff erfolgt am niedergelegten, durch lokale Infiltration (Vorderbein) oder Extraduralanästhesie (Hinterbein) betäubten Patienten, der einen Esmarch-Schlauch um den Unterarm (beziehungsweise den Unterschenkel) gelegt bekommt. Nach Rasur und Desinfektion des Operationsfeldes wird die Haut eine Handbreit unterhalb der gewählten Amputationsstelle lateral und medial halbkreisförmig durchtrennt; der dabei kranial und volar (beziehungsweise plantar) entstehende Wundwinkel wird nach proximal verlängert und die Haut abpräpariert. Nach Resektion der Muskeln und Sehnen wird der Knochen mit der Drahtsäge so abgesetzt, daß Weichteile und Haut nach Ligatur der Gefäße (Esmarch-Schlauch vorübergehend zur Kontrolle lösen) über ihm zu einem leicht gewölbten Stumpf vernäht werden können. Abschließend folgen örtliche und allgemeine Antibiose, elastischer Polsterverband (der nötigenfalls durch einige Hauthefte fixiert wird) und Ruhigstellung des Tieres in einer Laufboxe; der Heilverlauf ist in der Folge zunächst alle 2 bis 3 Tage, später in einwöchigem Abstand zu kontrollieren. Etwaige Sekretverhaltungen werden an der tiefsten Stelle des Stumpfes drainiert.

SCHRIFTTUM

Albrecht, M. (1892): Die Amputation von Gliedmaßen beim Rinde. Wschr. Tierheilk. Viehzucht *36*, 325-327. — Batson, M. S. (1963): Tenorrhaphy in a cow. J. Amer. Vet. Med. Ass. *142*, 258-259. — Cameron (1908): Beinamputation beim Ochsen und erfolgreiche Applikation eines Holzbeines (englisch). Vet. J. *64*, 459. — Ellinger (1894): Verletzungen der Sehne des M. flexor digitalis sublimis und profundus am Hinterfuße eines Ochsen — Heilung durch Gipsverband. Berl. Tierärztl. Wschr. 7, 135-136. — Espersen, G. (1961): Amputatio (exarticulatio) pedis bovis. Nord. Vet.-Med. *13*, 20-31. — Gutbrod (1903): Sehnenzerschneidung beim Ochsen. Wschr. Tierheilk. Viehzucht *47*, 238. — Herbet, P. (1913): Section accidentale des tendons d'un membre postérieur chez un boeuf — traitement — guérison. Rev. Vét. *70*, 752. — Kester, W. (1931): Amputation of cow's leg. North Amer. Vet. *12*, 34-35. — Lyding, H. (1927): Amputation des linken Hinterfußes einer Kuh. Tierärztl. Rundschau *33*, 461. — Mehnert, O. H. J. (1964): Zur Amputation einer Gliedmaße beim Rind. Prakt. Tierarzt *45*, 148-151. — Mörkeberg, A. W. (1932): Mitteilungen aus der chirurgischen Klinik. Dtsch. Tierärztl., Wschr. *40*, 76-77. — Sønnichsen, H.-V. (1963): Amputatio pedis bovis. Nord. Vet.-Med. *15*, 881-886. — Steiner, H. (1963): Zur Amputation einer Gliedmaße beim Rind. Prakt. Tierarzt *44*, 471-472. — Theiler, A. (1895): Trennung der Zehenbeuger bei einer Kuh. Schweiz. Arch. Tierheilk. *37*, 31-32. — Volpe (1903): Zerreißung des Fesselbeinbeugers beim Rinde (italienisch). Clin. Vet. *26*, 169. — Zájer, J., & S. Dubecz (1961): Möglichkeiten der Gliedmaßenamputation bei Rindern (ungarisch). Magyar Allat. Lap. *16*, 127-137, 249 bis 253.

Bruch des Mittelfußknochens (Fractura ossium metacarpalium aut metatarsalium)

Wesen, Ursachen: Röhrbeinfrakturen infolge schweren stumpfen Schlages, Ausrutschens oder Hängenbleibens in Spalten, bei neugeborenen Kälbern auch infolge übermäßigen Zuges bei der Geburt, scheinen an den Vordergliedmaßen etwas häufiger zu sein als an den Hinterbeinen; im Vergleich zu anderweitig lokalisierten Knochenbrüchen spielen sie aber zahlenmäßig eine untergeordnete Rolle. Meist handelt es sich um Schräg- oder Splitterfrakturen, seltener um glatte Querbrüche; sie können gedeckt oder primär (während des auslösenden mechanischen Insultes) beziehungsweise sekundär (infolge Umknickens des Extremitätenendes bei der Belastung) eröffnet sein.

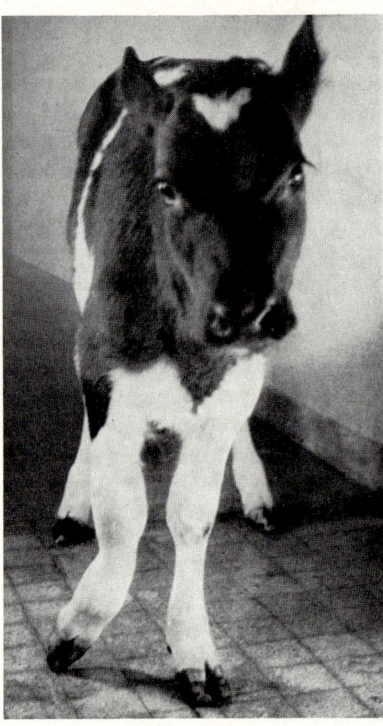

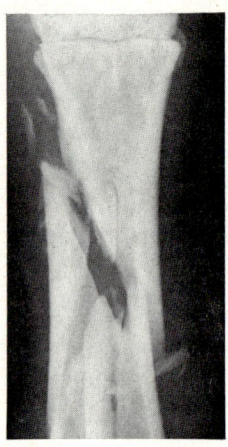

Abb. 290 (links). Röhrbeinfraktur vorne rechts; starke Abweichung der Zehenachse nach außen

Abb. 291 (oben). Splitterfraktur des Os metacarpi (Röntgenaufnahme)

Erscheinungen, Erkennung: Neben plötzlich auftretender hochgradiger Stützbeinlahmheit ist von Fall zu Fall eine mehr oder weniger starke Umfangsvermehrung in der Umgebung der Bruchstelle, bei offenen Frakturen zudem eine durchdringende Verletzung der Haut und gelegentlich auch das Vorstehen von Knochensplittern festzustellen. Das distale Ende des Mittelfußes und die Zehen weichen entweder schon adspektorisch oder bei der Prüfung ihrer passiven Beweglichkeit von der normalen Gliedmaßenachse ab; dabei ist meist auch Krepitation festzustellen. Bezüglich der differentialdiagnostisch zu beachtenden Abspreng- und Impressionsfrakturen und der Lösung der distalen Röhrbeinepiphyse sei auf die beiden folgenden Abschnitte (S. 507), für die Abgrenzung des ‚Kettenhanges' auf Seite 503 verwiesen.

Beurteilung und Behandlung: Da sich bei offenen Brüchen eine schwerwiegende Infektion der Knochenfragmente (Osteomyelitis purulenta) in der Regel kaum verhüten läßt, ist ihre Prognose ungünstig bis aussichtslos; in solchen Fällen kann die Nutzung des Patienten allenfalls durch Amputation des Extremitätenendes (S. 505) verlängert werden. Die Behandlung der gedeckten Röhrbeinfrakturen verspricht dagegen selbst bei erwachsenen Tieren guten Erfolg, wenn die Gelenkenden unbeteiligt geblieben sind. Die hierzu erforderliche 4- bis 8wöchige Ruhigstellung der Bruchstücke kann durch einen von der Zehe bis über das Karpal- beziehungsweise Tarsalgelenk reichenden gepolsterten Schienen- oder Gipsverband (S. 536; Abb. 319), bei Kälbern auch durch die perkutane Transfixation der Knochen (S. 538) erreicht werden. Um eine ungestörte Kallusbildung zu gewährleisten, empfehlen sich regelmäßige orale Gaben eines phosphatreichen Mineralsalzgemisches sowie Injektionen von Vitamin D.

SCHRIFTTUM

Caillot (1935): Fracture du métacarpe gauche chez une vache — guérison. Bull. Soc. Sci. Vét. Lyon *38*, 262-265. — Kreutzer, M. (1907): Komplizierte Fraktur des Fußes beim Jungrind. Wschr. Tierheilk. Viehzucht *51*, 267. — Fäustle (1907): Knochenfrakturen. Wschr. Tierheilk. Viehzucht *51*, 188. — Kubin, G. (1958): Heilung einer Metatarsusfraktur bei einer Kalbin. Wien. Tierärztl. Mschr. *45*, 242-243. — Leicht (1914): Fraktur des linken Metatarsus bei einem 1 1/4jährigen Bullen. Münch. Tierärztl. Wschr. *65*, 321. — Levens, H. (1918): Fractura ossis metatarsalis intrauterina beim Kalbe. Tierärztl. Rundschau *26*, 288. — Magnusson, H. (1922): Ein Fall von spontaner Genesung einer komplizierten Metakarpalfraktur beim Stier. Svensk Vet.-Tidskr. *27*, 57-58. — Mörkeberg, A. (1932): Ein Schienenverband zur Fixierung des Sprunggelenks und der angrenzenden Teile. Dtsch. Tierärztl. Wschr. *40*, 152-154. — Sander, W. (1967): Zur Technik der Frakturbehandlung beim Rind. M.-hefte Vet.-Med. *22*, 335-337. — Sønnichsen, H. V. (1964): Metacarpal fracture in cattle—surgical treatment by percutaneous transfixation. Nord. Vet.-Med. *16*: Suppl. 1, 314-319. — Späth (1903): Komplizierte Fraktur des Karpus und Metakarpus bei einem Kalbe. Mitt. Ver. Bad. Tierärzte *3*, 87. — Teuscher, R. (1961): Zur Anwendung der perkutanen Osteosynthese am Metakarpus eines Rindes. Berl. Münch. Tierärztl. Wschr. *74*, 31-33. — Wirth (1906): Schienbeinbruch bei einem jungen Stiere. Wschr. Tierheilk. Viehzucht *50*, 485-486.

Abspreng- und Impressionsfrakturen sowie Überbeine des Mittelfußknochens

Gelegentlich kommt es bei stumpfen Traumen (Einklemmen zwischen harten Gegenständen, grober Schlag) zu *unvollständigen Frakturen* des Röhrbeins, wobei ein haselnuß- bis fingergroßer Knochensplitter aus der Kortikalis herausgerissen oder (häufiger) in die Markhöhle hineingedrückt wird. Solche Fragmente verlieren dann oft den Anschluß an ihre nutritiven Gefäße und verfallen deshalb der fortschreitenden Nekrose; dieser Vorgang wird von einer anhaltenden kollateralen Periostreizung begleitet, die sich in einer mehr oder weniger umschriebenen, schmerzhaften derben Anschwellung und chronischer mittelgradiger Lahmheit äußert. Wenn die Läsion weder offen noch von außen sondierbar ist (Knochenfistel), läßt sich die Diagnose meist nur durch eine Röntgenaufnahme sichern. Die Behandlung besteht in der operativen Entfernung des Sequesters, gründlichem Abkratzen des umliegenden Knochengewebes, örtlicher und allgemeiner Antibiose, Hautnaht und Schutzverband. Derartige Kortikaliseinbrüche sind manchmal auch an der nur von Haut bedeckten medialen Fläche des Radius (Abb. 292) oder der Tibia zu beobachten; sie können auf die gleiche Weise geheilt werden.

Überbeine (Exostosen, Osteophyten) am Röhrbein des Rindes werden meist durch Kontusionen (seltener durch eitrige Infekte) der Knochenhaut ausgelöst. Sie sind als Schönheitsfehler anzusehen, wenn sie außer der lokalen, mehr oder weniger druckempfindlichen harten Auftreibung keine Lahmheit verursachen. Andernfalls sind im akuten Stadium feuchtwarme Verbände und Glukokortikoide (örtlich), später hyperämisierende Maßnahmen (einschließlich der Kaustik) anzuwenden. Differentialdiagnostisch sind die fluorosebedingten Knochenauftreibungen am Metakarpus oder Metatarsus (S. 1175) zu berücksichtigen.

SCHRIFTTUM

Linde (1911): Supraossea am Metakarpus und Metatarsus des Rindes. M.-hefte prakt. Tierheilk. *22*, 511-557.

Lösung der distalen Epiphyse des Mittelfußknochens
(Epiphysiolysis distalis ossium metacarpalium aut metatarsalium)

Wesen, Ursachen: Während sich die proximale Epiphysenfugenscheibe des Röhrbeins beim Kalb schon während der intrauterinen Entwicklung schließt, ist das Wachstum der distalen erst im Alter von 24 bis 30 Monaten abgeschlossen. Während dieses Zeitraumes bedingt der straffe Bandapparat des Fesselgelenks, daß der Zusammenhalt zwischen der Diaphyse des Mittelfußknochens und seiner zehenwärtigen Epiphyse bei mitunter relativ geringfügig erscheinenden mechanisch-traumatischen Insulten (Zug, Drehung, Verkantung) weniger fest ist als derjenige zwischen letzterer und den Fessel-

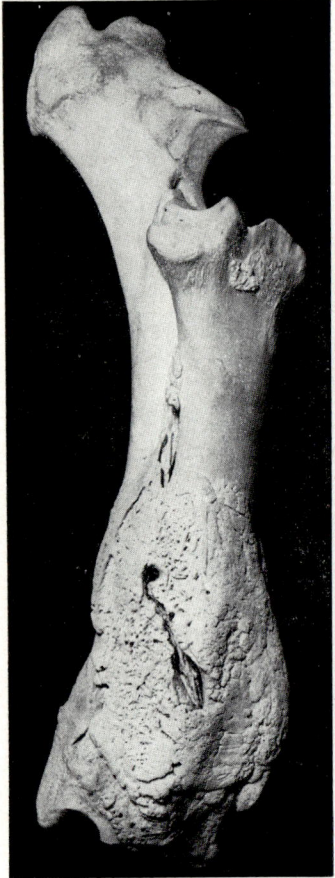

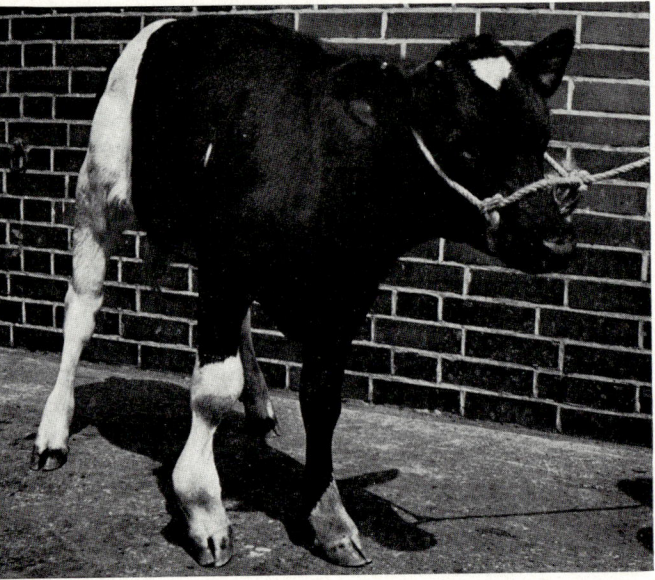

Abb. 292 (links). Verschleppte Impressionsfraktur am distalen Ende des rechten Radius einer Färse (Mazerationspräparat); rings um die etwa kleinfingerlange, den Sequester enthaltende Einbruchstelle der Kortikalis hat sich eine umfangreiche ossifizierende Periostitis entwickelt

Abb. 293 (oben). Epiphysenlösung distal am rechten Metakarpus mit Abweichung der Zehenachse nach medial

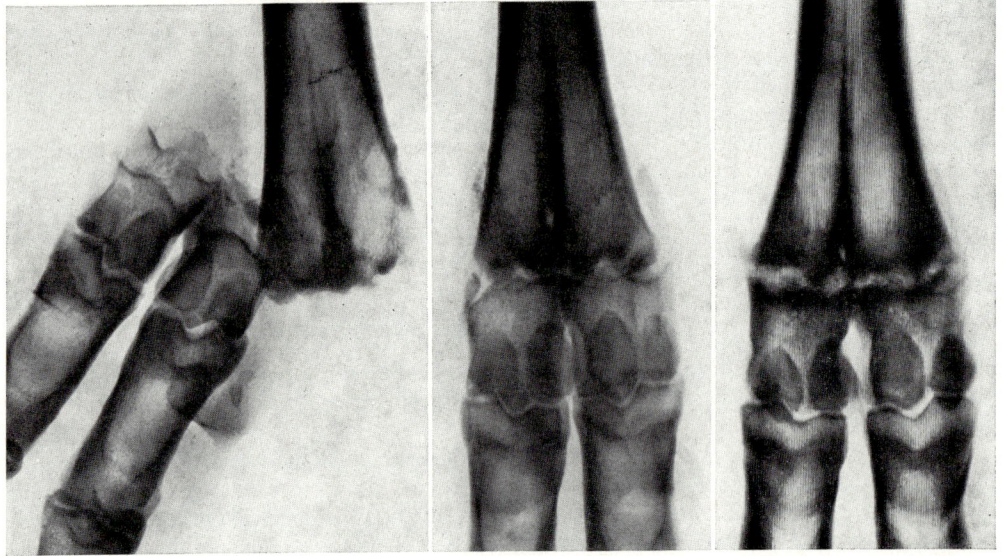

Abb. 294, 295, 296. Lösung der distalen Epiphyse des Os metatarsi (Röntgenaufnahme; CHELI, 1966): links vollständige seitliche Dislokation der Epiphyse; in der Mitte Zustand unmittelbar nach Reposition der Epiphyse; rechts Zustand 40 Tage später nach Abheilung

beinen; das gilt insbesondere für junge schnellwüchsige Mastrinder mit ungenügender Phosphat- und/oder Vitamin-D-Versorgung. Entsprechend dem Grad der auf solche Weise verursachten Zusammenhangstrennung wird zwischen partieller und totaler Epiphysiolyse, bei letztgenannter zudem zwischen Fällen ohne, mit teilweiser oder mit vollständiger Dislokation des distalen Röhrbeinendes unterschieden; die dabei primär oder sekundär eintretende Verlagerung der Epiphyse (samt den mit ihr verbundenen Zehen) kann je nach den Begleitumständen nach lateral, medial, dorsal oder volar beziehungsweise plantar erfolgen.

Erscheinungen, Erkennung: Bei dislokationsloser Spaltung der Epiphysenfuge besteht neben mittelgradiger Stützbeinlahmheit örtlich nur eine mehr oder weniger stark ausgeprägte spindelförmige, sulzig-derbe und schmerzhafte Umfangsvermehrung; die Diagnose ist dann beim Fehlen abnormer Beweglichkeit nur durch die Röntgenuntersuchung zu sichern. Verlagerungen der zehenwärtigen Röhrbeinepiphyse gehen dagegen mit schwerer Stützbeinlahmheit, lokaler Schwellung und deutlicher Abweichung der Gliedmaßenachse distal der Lösungsstelle einher (Abb. 293); außerdem ist von Fall zu Fall extreme passive Beweglichkeit oder Einschränkung der normalen Exkursionsfähigkeit (Verklemmung durch Proximalverschiebung der Epiphyse) und je nach dem noch bestehenden Kontakt der Knochenenden auch Krepitation festzustellen. Gelegentlich liegen zusätzlich penetrierende Hautverletzungen vor. Bei starker kollateraler hämorrhagisch-entzündlicher Reaktion kann die Abgrenzung der Epiphysiolysis cum dislocatione von einer echten Röhrbeinfraktur (S. 505) und von der Luxation des Fesselgelenks (S. 511) Schwierigkeiten bereiten; erstere unterscheidet sich durch das Fehlen eines deutlichen Einschnappens bei der Reposition.

Beurteilung und Behandlung: Ungedeckte Epiphysenlösungen sind wegen der fast unvermeidlichen Knocheninfektion als wenig aussichtsreich anzusehen. In allen anderen Fällen ist die Heilung durch sachgemäßen 4- bis 6wöchigen Schienen- oder Gipsverband (S. 536; Abb. 301) möglich. Bei Vorliegen einer Dislokation muß zuvor unter Lokalanästhesie oder allgemeiner Sedation (am besten am liegenden Tier) die Einrenkung der verlagerten Epiphyse vorgenommen werden; hierzu ist neben distal gerichtetem Zug mäßiger Druck mit Hilfe eines untergelegten oder zweier, entsprechend der Dislokationsrichtung jederseits aufgesetzter flacher Holzkeile erforderlich. Im Augenblick der Reposition ist ein knackendes Schnappen zu bemerken, wonach die Gliedmaßenachse wieder normal erscheint. Der gepolsterte Stützverband sollte von den Klauen bis knapp unterhalb des Karpal- beziehungsweise Tarsalgelenks reichen.

In Jungtiermastbeständen ist das Auftreten derartiger Epiphysiolysen als Hinweis auf Mängel in der Mineralstoffversorgung zu werten, die deshalb zur Vermeidung weiterer Erkrankungen aufgebessert werden sollte (S. 993, 1001).

SCHRIFTTUM

Auer (1906): Bruch des Metatarsus beim Rind. Wschr. Tierheilk. Viehzucht *50*, 888. — Cheli, R. (1966): Sul distaco epifisario metacarpo-metatarsale del bovino. Clin. Vet. *89*, 337-345. — Herrmann, H.-J. (1968): Pathomorphologische Untersuchungen zur Epiphysiolysis bei Pferd und Rind. Schweiz. Arch. Tierheilk. *110*, 234-242. — Wirz, O. (1940): Fraktur der distalen Epiphysenfuge am Metatarsus bei einem Zugochsen. Schweiz. Arch. Tierheilk. *82*, 431-432.

Entzündung und Verstauchung des Fesselgelenks
(Arthritis et Distorsio articuli metacarpo- aut metatarsophallangica)

Wesen, Vorkommen: Die miteinander verschmolzenen Ossa metacarpalia beziehungsweise metatarsalia III und IV tragen distal gesonderte Gelenkwalzen, so daß innere und äußere Zehe je ein eigenes Fesselgelenk besitzen; beide Gelenke stehen jedoch über eine weite Kommunikation miteinander in Verbindung und erkranken deshalb in der Regel gemeinsam. Im eigenen Krankengut steht die Fesselgelenkentzündung mit etwa 9 % aller Arthritiden (oder 2 % sämtlicher Gliedmaßenerkrankungen) an dritter Stelle nach der Gonitis und der Tarsitis. Dabei sind im hiesigen Gebiet die akuten infizierten

Entzündungen am häufigsten; akute aseptische und chronisch deformierende Arthritiden sowie Distorsionen werden dagegen seltener beobachtet. Diese Verteilung scheint regionär und jahreszeitlich verschieden, also von den Stall- und Weideverhältnissen (Niederungs- oder Gebirgsweide) sowie von der Witterung (harter Boden in trockenen Jahren) abhängig zu sein. WYSSMANN (1942) fand nämlich in der Schweiz weitaus mehr Verstauchungen und aseptische Fesselgelenkentzündungen als eitrige Arthritiden. Vorder- und Hintergliedmaßen scheinen jedoch überall etwa gleich oft betroffen zu werden.

Ursachen: Verstauchungen und aseptische Entzündungen gehen meist auf Traumen oder ungewöhnliche Belastungen zurück: Fehltritte beim Überspringen von Gräben, beim Herabgleiten von besprungenen brünstigen Tieren, Zerrungen beim Verfangen des Gliedmaßenendes und ähnliches mehr; dabei wirken sich mangelhafte Pflege und Deformierungen der Klauen begünstigend aus. Fesselgelenkinfektionen entstehen teils durch penetrierende Gabelstiche oder Stacheldrahtrisse und andere Verletzungen, teils durch das Übergreifen benachbarter Phlegmonen und Eiterungen der Klauen oder Beugesehnenscheiden, gelegentlich aber auch metastatisch. Chronisch-deformierende Prozesse können Residuen akuter Entzündungen des Gelenks sein oder als Folge von Stellungsanomalien des Gliedmaßenendes (S. 513, 547 ff.) auftreten.

Erscheinungen: Akute aseptische Entzündungen und Verstauchungen des Fesselgelenks äußern sich in einer plötzlich einsetzenden, dem Grad der Erkrankung entsprechenden Stützbeinlahmheit und leichter bis mäßiger Beugung der Fessel; örtlich besteht rings um das Gelenk eine schmerzhafte, vermehrt warme und fluktuierende, bei Distorsionen auch ödematöse Anschwellung (Abb. 297). Eitrige Arthritiden verursachen stets Stützbeinlahmheit stärksten Grades; typisch für die damit verbundenen lokalen Veränderungen ist eine anfangs deutlich abgesetzte, später aber mehr diffuse, ring- bis spindelförmige heißphlegmonöse Umfangsvermehrung (Abb. 298); ihre Palpation ergibt Druckschmerz und mehr oder weniger stark ausgeprägte Fluktuation in der Tiefe; dabei bestehen fast immer auch Fieber sowie erhöhte Frequenz von Puls und Atmung bei abnehmender Freßlust und Milchleistung. Chronisch-deformierende Fesselgelenkentzündungen rufen teils schwere, teils nur leichtere Bewegungsstörungen hervor; zugleich sind

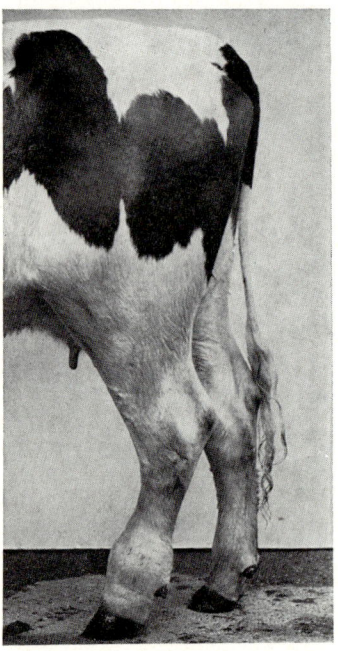

Abb. 297. Hochgradige subakute serofibrinöse Fesselgelenkentzündung

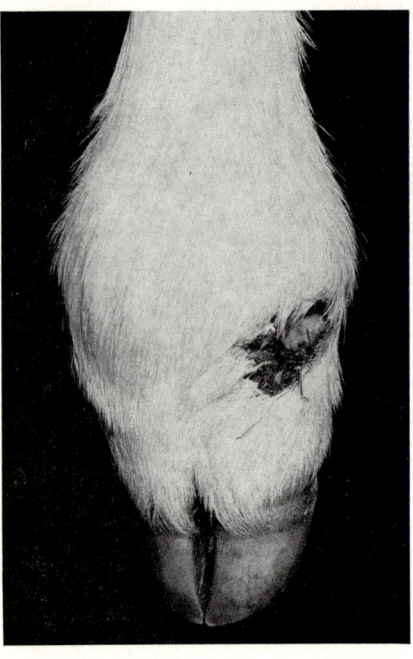

Abb. 298. Eitrige Arthritis des Fesselgelenks nach penetrierender Verletzung

am Fesselkopf harte, wenig empfindliche Auftreibungen festzustellen. Während die akuten aseptischen Arthritiden und die Verstauchungen oft von selbst ausheilen, nehmen die infizierten und deformierenden Erkrankungen dieses Gelenks in der Regel einen ungünstigen Verlauf.

Erkennung, Unterscheidung: Sofern nicht schon die sichtbaren Veränderungen eindeutige Hinweise ergeben oder das Gelenk sich von durchdringenden Verletzungen aus sondieren läßt, prüft man zunächst seine Schmerzhaftigkeit bei passiver Bewegung; hierzu wird das Röhrbein der aufgehobenen Gliedmaße von einem Helfer mit beiden Händen fest umfaßt, während der Untersucher die Zehe im Fesselgelenk abwechselnd beugt, streckt und ruckweise um ihre Längsachse dreht. Des weiteren kann auch der Synoviabefund (S. 540) zur Stellung der Diagnose mit herangezogen werden; die Punktion des Gelenks erfolgt am besten im Bereich seiner dorsalen Aussackung. Dabei ist zu berücksichtigen, daß zwischen den Endsehnen des gemeinsamen und des besonderen Zehenstreckers sowie zwischen letzterer und der hier durch Knorpeleinlagerung verdickten Gelenkkapsel je ein Schleimbeutel liegt. Deshalb wird die Kanüle mit leicht nach distal gerichteter Spitze etwa eine Fingerbreite oberhalb des Fesselgelenks unmittelbar lateral oder medial der Strecksehnen eingestochen. Die volar beziehungsweise plantar zwischen dem Mittelfußknochen und den Seitensträngen des M. interosseus medius gelegene Ausbuchtung des Fesselgelenks ist weniger leicht zugänglich (horizontaler Einstich zwei Fingerbreiten oberhalb des Gelenkspaltes; Abb. 347, 348). Die Unterscheidung zwischen rein aseptischer Entzündung und der Distorsion kann mitunter schwierig sein, zumal die Übergänge zwischen beiden Krankheitsformen fließend sind; die Verstauchung läßt sich aber meist daran erkennen, daß die Schmerzreaktion bei passiver Bewegung (vor allem bei der Rotation) unverhältnismäßig stärker ausfällt, als es die äußerlich sichtbaren Veränderungen erwarten lassen. Differentialdiagnostisch sind im übrigen noch die auf das periartikuläre Gewebe beschränkten Phlegmonen zu berücksichtigen, welche in der Regel eine ziemlich diffuse Umfangsvermehrung bei relativ geringgradiger Lahmheit bedingen.

Beurteilung und Behandlung: Verstauchungen und leichtere aseptische Entzündungen können unter Ruhigstellung ohne weiteres Zutun innerhalb von 6 bis 8 Tagen ausheilen; die Genesung läßt sich jedoch durch anfängliche kühlende Umschläge und intra- oder periartikuläre Glukokortikoidapplikation (S. 542), später durch Hyperämisierung (S. 541) beschleunigen; in schweren Fällen sollte eine solche Behandlung keinesfalls unterlassen werden. Infizierte Arthritiden können zwar versuchsweise durch intraartikuläre Antibiotikainjektionen und gleichzeitige intravenöse Gaben von Sulfonamiden angegangen werden (S. 544 f.); wenn diese Therapie aber nicht schon frühzeitig einsetzt, ist im allgemeinen nur mit mäßigen Erfolgen zu rechnen. Deformierende Prozesse sucht man am besten durch Kaustik zu beeinflussen; sie heilen jedoch ebenfalls nur selten.

Verrenkung des Fesselgelenks
(Subluxatio et Luxatio metacarpo- aut metatarsophalangica)

Wegen seines kräftigen Bandapparates wird das Fesselgelenk nur äußerst selten von einer Verrenkung betroffen. Gegebenenfalls liegen dieser ungewöhnlich heftige mechanische Insulte (Verkehrsunfall, schwerer Sturz, Hängenbleiben in Spalten oder ähnliches) zugrunde. Dann sind in der Regel beide Fesselbeine der kranken Gliedmaße, teilweise oder vollständig, nach vorn oder zur Seite hin disloziert, so daß die Achse der Zehe mehr oder weniger stark von der Richtung des Mittelfußes abweicht. Die klinischen Erscheinungen bestehen des weiteren in ausgeprägter Stützbeinlahmheit, schmerzhafter örtlicher Umfangsvermehrung und abnormer passiver Beweglichkeit; bei etwaiger Beschädigung der Gelenkenden ist zudem Krepitation festzustellen. Differentialdiagnostisch sollte, vor allem bei jüngeren Patienten, an die Lösung der distalen Röhrbeinepiphyse (S. 507) gedacht werden. In den meisten Fällen läßt sich die Heilung durch die gleichen Maßnahmen wie bei der Epiphysiolyse des Mittelfußknochens erzielen (Reposition und Ruhigstellung des Gelenks für 3 bis 5 Wochen durch gepolsterten Schienen- oder Gipsverband). Schwerwiegende Veränderungen der beteiligten Gelenkflächen können allerdings zur Ankylosierung führen.

SCHRIFTTUM

HOPKINS, A. R. (1961): Dislocation of the fetlock in a cow. Vet. Record 73, 1033. — STREBEL, M. (1869): Trois cas de luxation de l'articulation métacarpo-phalangienne interne, sans rupture des ligaments capsulaires, observés sur trois génisses. J. Méd. Vét. 25, 165-171.

Bruch des Fesselbeins (Fractura phalangis primae)

Brüche des Fesselbeins gehören beim Rind zu den ungewöhnlichen Vorkommnissen und sind bei dieser Tierart weitaus seltener als beim Pferd. Je nach dem Verlauf der Bruchlinien ist zwischen Längs-, Quer-, Splitter- und Absprengfrakturen zu unterscheiden. Die Patienten zeigen außer plötzlich einsetzender hochgradiger Stützbeinlahmheit bald eine zunehmende lokale Umfangsvermehrung, welche die genaue palpatorische Untersuchung des Knochens erschwert. Auch wenn sich die Diagnose wegen Fehlens einer Röntgeneinrichtung nicht völlig sichern läßt, empfehlen sich kühlende abschwellende Umschläge während der ersten 8 bis 10 Tage und anschließende Ruhigstellung des Knochens durch Schienen- oder Gipsverband (S. 536); in leichteren Fällen kann auch die teilweise Immobilisation des gebrochenen Fesselbeins durch Hochstellen der gesunden Zehe auf einem genügend dicken Klaueneisen oder Holzklotz genügen (S. 596). Auf diese Weise läßt sich innerhalb von 4 bis 6 Wochen Heilung erzielen, wenn die Gelenkflächen des Fesselbeins nicht in die Fraktur miteinbezogen sind. Bei komplizierten und ungedeckten Brüchen des Fesselbeins ist dagegen die Amputation der betroffenen Zehe in Höhe des Fesselgelenks einer langdauernden und wegen der zu erwartenden Knochennekrose wenig aussichtsreichen konservativen Behandlung vorzuziehen.

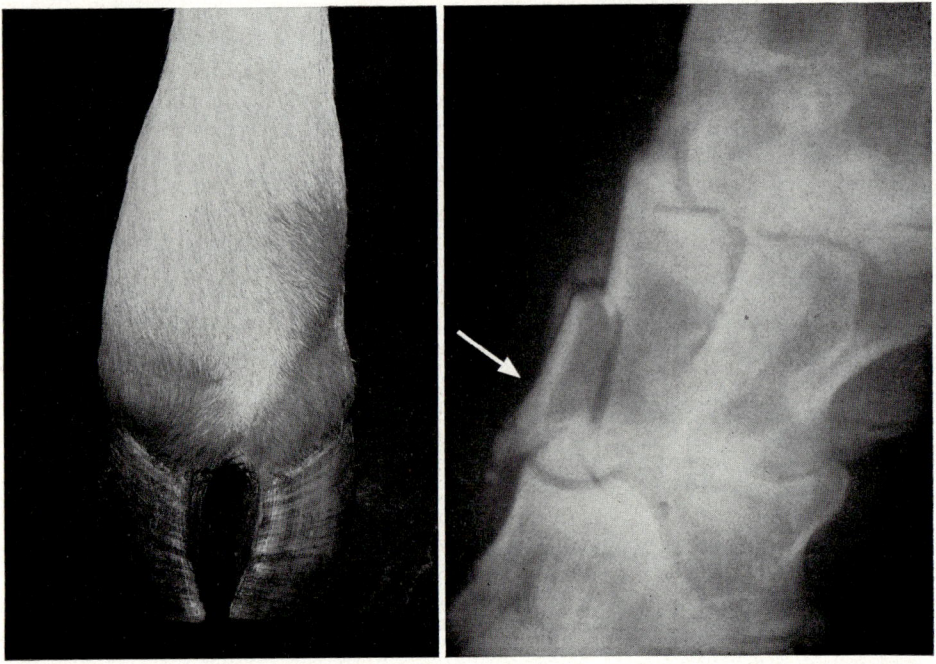

Abb. 299, 300. Absprengfraktur des Fesselbeins: links Umfangsvermehrung im Kron- und Fesselbereich; rechts Röntgenaufnahme mit dem abgesprengten Knochenfragment (Pfeil)

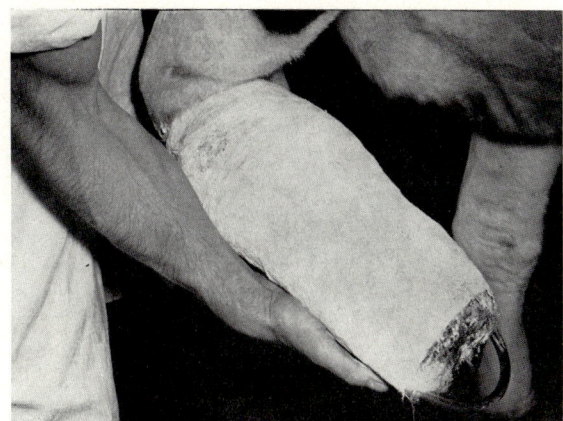

Abb. 301. Ruhigstellung des Gliedmaßenendes durch einen bis an das Karpalgelenk reichenden, mit Hilfe eines U-förmig gebogenen Moniereisens verstärkten Gipsverband (Übertragung der Lastaufnahme auf das Röhrbein; gleicher Fall wie Abb. 299, 300)

SCHRIFTTUM

Rosenberger, G. (1960): Absprengfraktur am Fesselbein eines Rindes — Heilung durch Gipsverband. Dtsch. Tierärztl. Wschr. *67*, 527. — Vicari (1907): Drei Knochenbrüche geheilt beim Rindvieh. Wschr. Tierheilk. Viehzucht *51*, 866.

Stellungsanomalien im Fesselbereich

Außer der bei angeborener Verkrümmung der Vordergliedmaßen (S. 527) oder bei spastischer Parese der Nachhand (S. 497) zu beobachtenden vorbiegigen beziehungsweise steilen oder seitwärts verkrümmten Fesselung kann es beim Rind gelegentlich zu einer *erworbenen Steilstellung im Fesselgelenk* (sogenannter ‚Stelzfuß') kommen; diese setzt sich dann meist auch auf die übrigen Phalangen beider Zehen der betroffenen Gliedmaße fort und geht oft mit der Bildung von ‚Stelz'- oder ‚Bockklauen' einher. Als Ursachen sollen vor allem längerdauernde und vernachlässigte Erkrankungen des Fessel- und/oder Krongelenks infolge Quetschungen, Verstauchungen, penetrierender eitriger Verletzungen, metastasierender Infektionen sowie ‚rheumatoide' Reaktionen (arthro-osteogener Stelzfuß), im Gegensatz zum Pferd aber nur selten Tendovaginitiden der Beugesehnen (tendogener Stelzfuß) in Frage kommen. Offensichtlich spielen in manchen Fällen aber auch Störungen des Mineralstoffwechsels (Rachitis, S. 988), Spurenelementmängel (Kupfer, S. 1079; Mangan, S. 1087) oder chronische Schwermetallvergiftungen (Blei, S. 1134; Molybdän, S. 1140) eine auslösende Rolle; das trifft vor allem für die bestandsweise gehäuft und an mehreren Gliedmaßen gleichzeitig auftretenden Stellungsanomalien dieser Art zu. Die Patienten zeigen einen klammen bis lahmen Gang, wobei die betroffenen Zehen fast nur mit der Spitze aufgesetzt werden; Zehen- und Trachtenwand der Klauen sind im fortgeschrittenen Stadium etwa gleich hoch. Bei der Palpation erweisen sich die das Fesselgelenk bildenden Knochenenden als derb aufgetrieben (‚Blockgelenk', periartikuläre ‚Schalen') und/oder die Beugesehnen der Zehen als auffallend straff gespannt (arthro- beziehungsweise tendogener Stelzfuß). Eine passive Streckung des Fesselgelenks ist kaum oder gar nicht möglich. Heilversuche haben im Hinblick auf die fast immer vorhandenen primären oder sekundären Gelenkveränderungen allenfalls bei leichterer Erkrankung und frühzeitigem Eingreifen Aussicht auf Erfolg. Sie bestehen in der Beseitigung des Grundleidens und im Beschlag der sachgemäß beschnittenen Klauen mit nach vorn verlängerten Klaueneisen.

Der paarig auftretenden, zur *Durchtrittigkeit im Fesselgelenk* oder ‚*Bärenfüßigkeit*' führenden Erschlaffung der Zehenbeugesehnen erwachsener Rinder liegen wahrschein-

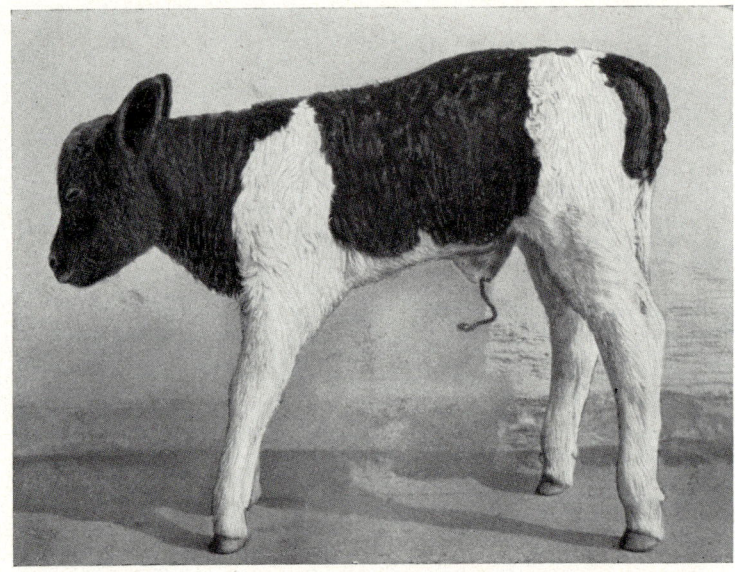
Abb. 302. Angeborener Sehnenstelzfuß an allen vier Gliedmaßen

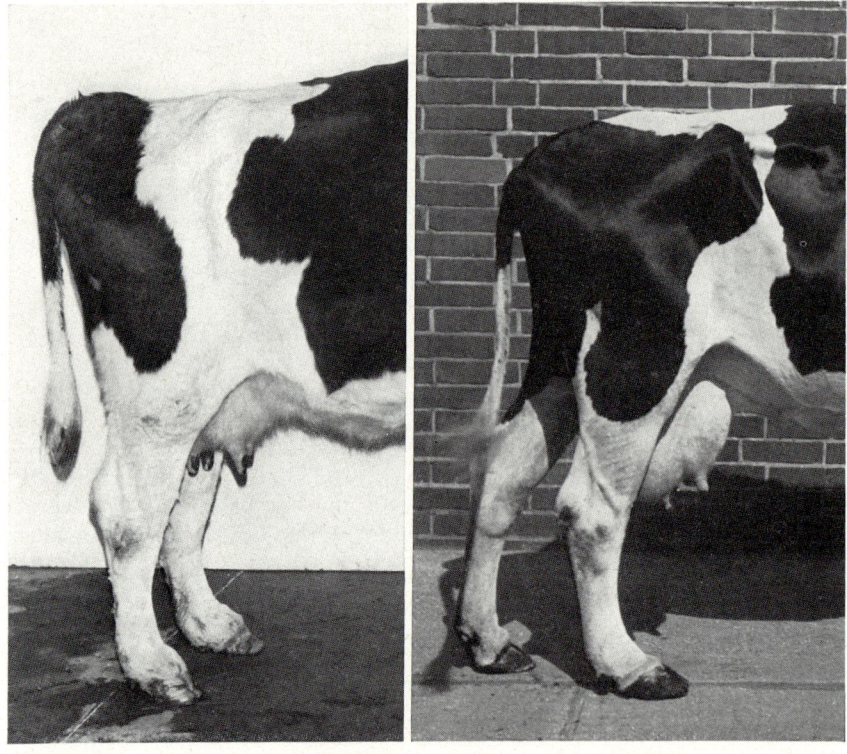
Abb. 303, 304. ‚Bärenfüßigkeit' (links) und ‚Durchtrittigkeit' hinten beiderseits (rechts)

lich ebenfalls Mängel der Mineralstoffversorgung zugrunde; bei einseitiger Erkrankung sind dagegen fortschreitende Überdehnungen der Sehnen im Zusammenhang mit langwierigen Klauenleiden, chronisch-seröser Tendovaginitis oder schlechter Klauenpflege als Ursache in Betracht zu ziehen. Die Durchtrittigkeit ist durch Hyperextension (Dorsalflexion) des Fesselgelenks und flache, mehr im Ballenbereich fußende Klauen, im schwersten Grad („Bärenfüßigkeit") durch einen mehr oder weniger waagrechten Verlauf der Fessel- und Kronbeinachse bei steiler Stellung des Klauenbeins und normaler Sohlenfußung gekennzeichnet. Eine dauerhafte Heilung dürfte nur selten zu erzielen sein; zu versuchen sind Klauenkorrektur, Aufschlagen eines nach hinten verlängerten Klaueneisens und eventuell Kaustik im Bereich der Beugesehnenscheiden.

SCHRIFTTUM

PANSARE, G. Y. (1949): Contracted tendons in a bull calf. Ind. Vet. J. 26, 218. — TREML, F. (1925): Über die Stelz- und Rehklauen des Rindes. Diss., Wien.

Vielörtliche Erkrankungen der Organe des Bewegungsapparates

Vielörtliche Knocheneinschmelzung (Polyosteomyelitis bacterica)

Wesen, Ursachen: Außer den andernorts besprochenen, im Verlauf von Stoffwechselkrankheiten (Rachitis, S. 988; Osteomalazie, S. 995), Spurenelementmängeln (Kupfer, S. 1079; Mangan, S. 1087) oder chronischen Schwermetallvergiftungen (Blei, S. 1134; Molybdän, S. 1140) auftretenden multiplen bis generalisierten Erkrankungen des Skeletts sind beim Rind verschiedentlich septisch-metastitisch bedingte Ostitiden und Osteomyelitiden beschrieben worden. Von solchen herdförmigen Einschmelzungsprozessen werden offenbar besonders die langen Gliedmaßenknochen (meist in unmittelbarer Nachbarschaft der Epiphysenfugenscheibe) befallen; als Erreger wurden Sph. necrophorus, Salmonellen, C. pyogenes, M. tuberculosis oder E. coli ermittelt.

Erscheinungen, Erkennung: Die Patienten zeigen neben plötzlich oder mehr allmählich an einer oder mehreren Gliedmaßen (zugleich oder nacheinander) einsetzender Lahmheit Schmerzreaktionen bei der passiven Bewegung und bei der Druckpalpation der betroffenen Knochen; die Umgebung des osteomyelitischen Herdes kann anfangs ödematös, später derb (Periostitis) angeschwollen sein. Bei Befall von Wirbelknochen gehen und stehen die Tiere mit aufgekrümmtem Rücken oder zeigen Paresen und Paralysen der Vor- oder Nachhand (S. 1003). Puls und Körpertemperatur sind ständig oder periodenweise erhöht; Appetit und Milchleistung lassen nach. Das Leiden zieht sich entweder unter schubweiser Verschlimmerung und zunehmender Abmagerung über mehrere Monate hin oder führt schon in kurzer Zeit zu Festliegen, völliger Entkräftung und schweren Dekubitalschäden.

Ohne Röntgenbild (herdförmige, zum Teil sequestierende Erweichung des Knochens) läßt sich eine sichere Diagnose meist erst post mortem stellen; intra

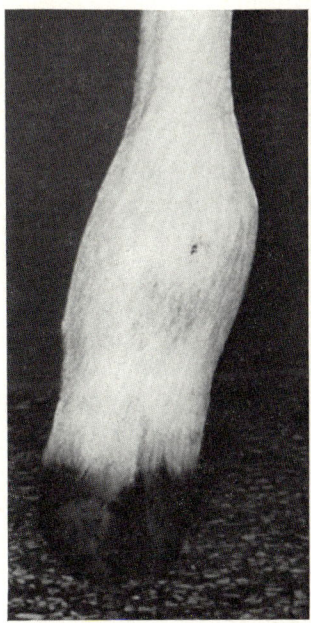 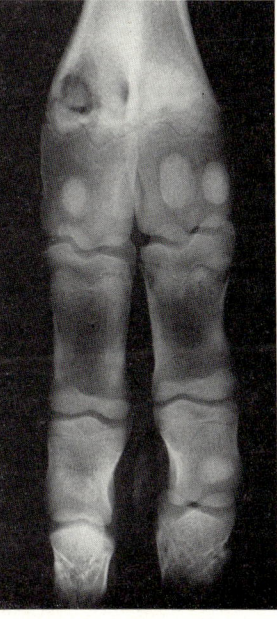

Abb. 305, 306. Bakterielle Ostitis im distalen gelenknahen Teil des Os metacarpi eines Jungrindes (KERSJES, FRIK und VAN DE WATERING, 1966): links die Auftreibung des Knochens im Fesselbereich, rechts der Infektionsherd im Röntgenbild als dunkler Fleck auf der Grenze zwischen Dia- und Epiphyse des Röhrbeins

vitam kann sonst aufgrund der geschilderten, wenig spezifischen Erscheinungen allenfalls der Verdacht auf eine kryptogene Pyämie mit Beteiligung der Bewegungsorgane beziehungsweise des Skeletts geäußert werden. Dabei sind differentialdiagnostisch vor allem folgende Leiden zu berücksichtigen: Polyarthritis (Entzündungsherde auf Gelenke und Sehnenscheiden lokalisiert; S. 516), unvollständige Einbruchfrakturen der Kortikalis (starke periostale Reaktion, S. 507), Rachitis und Osteomalazie (bestandsweise gehäuft, fieberlos, Serumphosphorwerte erniedrigt; S. 988, 995), ‚rheumatoide' Myositis (Beschränkung auf die Muskulatur), Osteomyelitis des Brustbeins (lokaler Schmerz, mitunter Fistelbildung, Röntgenaufnahme; S. 611), Wirbelfrakturen (plötzliche, in unmittelbarem Zusammenhang mit dem auslösenden Trauma auftretende Parese oder Paralyse; S. 610, 629, 631) sowie raumfordernde Prozesse innerhalb des Wirbelkanales (S. 634, 650).

Behandlung: Im Frühstadium sind versuchsweise mehrere Tage lang hohe Dosen von Antibiotika (Tetrazykline, Chloramphenikol) im Wechsel mit Sulfonamiden bei zusätzlicher unspezifischer Reiztherapie (vorzugsweise intravenöse Jodgaben; T.I.) zu verabreichen. Die Heilungsaussichten sind aber vorsichtig bis zweifelhaft zu beurteilen, falls der röntgenologisch festgestellte osteomyelitische Herd nicht operativ ausgeräumt wird (örtliche und allgemeine Antibiose). Hochgradig allgemeingestörte und festliegende Tiere sollten rechtzeitig geschlachtet werden.

SCHRIFTTUM

BAUMGARTNER, A. (1911): Beobachtungen und Untersuchungen über infektiöse Ostitis und Osteomyelitis beim Rind. Schweiz. Arch. Tierheilk. *53*, 107-123. — HAAS, V. (1894): Über eitrige Osteomyelitis bei einer Kuh. Dtsch. Tierärztl. Wschr. *2*, 405-406. — KERSJES, A. W., J. F. FRIK & C. C. VAN DE WATERING (1966): Bacteriële ostitis bij runderen. Tijdschr. Diergeneesk. *91*, 1537-1546. — SCHEBITZ, H., & G. PALLASKE (1954): Die Ostitis tuberculosa phalangis als Lahmheitsursache beim Rind. Berl. Münch. Tierärztl. Wschr. *67*, 261-265. — VERMEER, W., & C. TARIP (1918): Bazilläre Osteomyelitis bei Büffeln. Veearts. Blad. Nederland. Indie *29*, 330. — WINTZER, H.-J. (1962): Lahmheit und Röntgenuntersuchung beim Rind. Dtsch. Tierärztl. Wschr. *75*, 341-343. — WYSSMANN, E. (1912): Über einen Fall von infektiöser, metastatischer Ostitis und Osteomyelitis beim Rind. Schweiz. Arch. Tierheilk. *54*, 269-276.

Vielörtliche Gelenk- und Sehnenscheidenentzündung
(Polyarthritis et Polysynoviitis)

Wesen, Ursachen, Krankheitsgeschehen: Unter Polyarthritis und Polysynoviitis wird die aus gemeinsamer Ursache heraus, gleichzeitig oder nacheinander einsetzende Erkrankung mehrerer Gelenke, Sehnenscheiden oder Schleimbeutel verstanden; dabei können die genannten Synovialräume primärer Hauptsitz des Leidens oder aber nur sekundär beteiligt sein. Der Begriff der Polyarthritis ist in der Humanmedizin eng mit demjenigen des ‚Gelenkrheumatismus' verknüpft; dieser stellt nach HEILMEYER (1955) eine Sensibilisierungskrankheit dar, welche durch folgende Befunde gekennzeichnet wird: Bevorzugtes Betroffensein der Gelenke bei Mitbeteiligung von Muskeln, Herzmuskel, Endokard, serösen Häuten, Gefäßen und des mesenchymalen Anteils des Nervengewebes; Entzündungsherde bakteriologisch keimfrei; keine eitrigen Einschmelzungsprozesse, aber typisches, von RÖSSLE als hyperergische Entzündung bezeichnetes histologisches Bild; spezifische Immunstoffe im Blut nachweisbar. Das allergisierende Antigen (Toxin) wird bei der *akuten rheumatischen Polyarthritis* des Menschen mit hoher Wahrscheinlichkeit von β-hämolysierenden Streptokokken der Gruppe A gebildet. Unter dem Begriff der *‚akuten spezifischen Rheumatoide'* werden in der Humanmedizin dagegen diejenigen hyperergischen Polyarthritiden gesondert zusammengefaßt, die durch andere Infektionserreger oder anderweitige Antigene (Arzneimittel, Fremdeiweiß etc.) ausgelöst werden.

Es ist zwar noch ungeklärt, ob die dem Gelenkrheumatismus des Menschen entsprechenden Polyarthritiden und Polysynoviitiden des Rindes der Polyarthritis acuta rheumatica oder den akuten rheumatoiden Reaktionen völlig wesensgleich sind; zweifellos können bei dieser Tierart aber multiple Entzündungen der Gelenke und/oder Sehnenscheiden ebenfalls auf rein allergischer Basis entstehen. Soweit sie auf unbelebte Antigene zurückzuführen sind, ist ihre hyperergische Genese als gesichert anzusehen. Bezüglich der mikrobiell bedingten Sensibilisierungsleiden wird jedoch von einzelnen Autoren der Einwand erhoben, es könne vor oder zu Beginn der Entzündung eine Keimbesiedlung der synovialen Räume vorgelegen haben, oder die Erreger seien möglicherweise im perisynovialen Gewebe lokalisiert geblieben. Gegen diese Annahmen spricht aber eine Reihe überzeugender Befunde, so daß die Existenz rheumatischer Polyarthritiden und -synoviitiden beim Rind heute kaum noch in Frage zu stellen ist. Selbstredend spielen daneben in praxi nach wie vor auch echte, metastatisch entstandene Gelenkinfektionen eine erhebliche Rolle. Somit läßt sich der Ursachenkomplex der Polyarthritis des Rindes nach dem derzeitigen Stand des Wissens folgendermaßen aufgliedern:

Metastasierende bakterielle und virale Infektionen

Unspezifische Keime: C. pyogenes, Strepto-, Mikro-, Diplo- und Staphylokokken, E. coli, Sph. necrophorus und andere mehr als Rein- oder Mischinfektion.

Spezifische Infektionen: Tuberkulose (S. 856), Brucellose (S. 778), Pasteurellose (S. 730), bösartiges Katarrhalfieber (S. 843), Psittakosevirus-bedingte Polyarthritis der Kälber, Maul- und Klauenseuche (S. 835), Lungenseuche (S. 726), Salmonellose (S. 752), Rotlaufbakterien.

Sensibilitätsreaktionen

Im Verlauf anderer, nichtinfektiöser Krankheiten: Urtikaria (S. 1305), Impfreakgenannten Erreger oder deren Toxine vermutlich eine ausschlaggebende Rolle.

Im Verlauf anderer, nichtinfektiöser Krankheiten: Urtikaria (S. 1305), Impfreaktionen, Klauenrehe (S. 558), Dermatitis solaris (S. 1323) und andere mehr. Ob die in Zusammenhang mit der Pansenazidose (S. 252) zu beobachtende Polyarthritis eine echte allergische Reaktion oder eine resorptive Histaminintoxikation darstellt, muß vorerst noch offen bleiben.

Stoffwechselbedingte Skeletterkrankungen

Rachitis (S. 988), Osteomalazie (S. 995) und gewisse Formen der degenerativen Osteoarthrose (S. 1003).

Ausgangspunkte der mikrobiell bedingten Polyarthritiden und -synoviitiden sind beim erwachsenen Rind vor allem puerperale Metritiden, Euterentzündungen (insbesondere die Pyogenes-Mastitis) und eitrige Klauenleiden, ferner Pneumonien, traumatische Retikuloperitonitiden, Leber- und andere Organabszesse, vereiterte Dasselbeulen, bei Kälbern auch purulente Nabelentzündungen. Prädisponierend wirken Erkältungen, hohe Milchleistung, Ernährungsmängl, schlechte Stallhygiene und ähnliches mehr.

Vorkommen: Multiple Entzündungen der Gelenke und Sehnenscheiden sind beim Rind verhältnismäßig häufig; ihr Anteil an den Gliedmaßenerkrankungen beträgt in unserer Kasuistik etwa 6 %, wobei sich eine deutliche Häufung während der Stallhaltungsperiode abzeichnet. Diese liegt wohl in der Zunahme der traumatischen Peritonitiden und der Leberabszesse während des Winters sowie in der im Vergleich zum Sommer ungleich höheren Abkalberate (mehr Puerperalinfektionen) begründet.

Erscheinungen: Obwohl es wünschenswert wäre, die Polyarthritiden und Polysynoviitiden des Rindes auch klinisch-symptomatologisch entsprechend ihren obengenannten Ursachen aufzugliedern, ist eine solche Unterscheidung bislang nur zum Teil möglich. Gewöhnlich lassen sich nur die nicht infektionsbedingten Sensibilitätsreaktionen, die auf systemischen Skeletterkrankungen beruhenden Fälle und gewisse Polyarthritiden des Kalbes auf Grund eindeutiger kausaler Beziehungen zu dem jeweiligen Grundleiden einigermaßen klar voneinander abgrenzen; für ihre Differentialdiagnose wird deshalb auf die betreffenden Primärkrankheiten verwiesen. Dagegen ist die ätiologische Trennung zwischen infektiös-allergischen (rheumatoiden) und mikrobiell-metastatischen (pyämischen und bakteriämischen) Gelenk- und Sehnenscheidenentzündungen am lebenden Patienten heute noch schwierig und unsicher; beide Erkrankungsformen werden deshalb im folgenden gemeinsam besprochen.

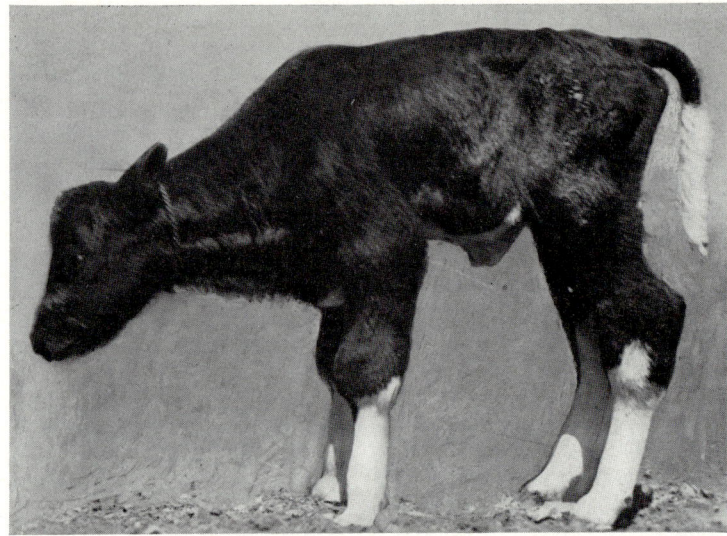

Abb. 307. Kalb mit pyämisch-metastatischer Polyarthritis der Ellenbogen-, Karpal-, Knie- und Sprunggelenke als Folge einer eitrigen Nabelinfektion

Die nach dem Kalben und im Verlauf bestimmter Euterentzündungen auftretenden polyarthritischen und polysynoviitischen Reaktionen pflegen meist 3 Tage bis 2 Wochen nach dem Partus beziehungsweise nach Beginn des auslösenden Leidens, und zwar fast immer plötzlich einzusetzen; in anderweitig bedingten Fällen läßt sich der zeitliche und ursächliche Zusammenhang mit diesem jedoch meist nicht genau ermitteln. Ausmaß und Grad der Erkrankung wechseln von Fall zu Fall; vorzugsweise werden die Tarsal-, Karpal- und Fesselgelenke sowie die digitalen Beugesehnenscheiden befallen, bisweilen auch das Knie. Die entzündeten Synovialräume sind deutlich gefüllt, im akuten Stadium zudem vermehrt warm und schmerzhaft; später und bei protrahiertem Verlauf ist dagegen die Vermehrung der Synovialflüssigkeit der auffälligste Befund. Je nach Heftigkeit der Entzündung neigen die Tiere zum Liegen und zeigen in der Bewegung einen steif-gespannten oder regelrecht lahmen Gang. Die Körpertemperatur ist fast immer fieberhaft erhöht; zudem sind Futteraufnahme, Pansentätigkeit und Milchleistung oftmals eingeschränkt. Auch das Primärleiden wirkt sich vielfach nicht unerheblich auf das Allgemeinbefinden und die übrigen Symptome aus; außerdem können gleichzeitig Metastasen oder Reizungen in anderen Körperteilen (Herz, Lungen, Brustfell, Leber, Nieren, Augen) vorliegen und dem Krankheitsbild somit eine besondere Prägung geben.

Der *Verlauf* ist ebenfalls recht unterschiedlich, da er nicht nur von der Ursache und deren frühzeitiger Beseitigung, sondern auch von etwaigen Komplikationen (Endocarditis valvularis oder ähnlichem) abhängt. Während hyperergische Entzündungen nach Elimination der Noxe verhältnismäßig rasch wieder abklingen, kann sich die auf verborgenen Herdinfekten beruhende Erkrankung unter fortschreitendem Ge-

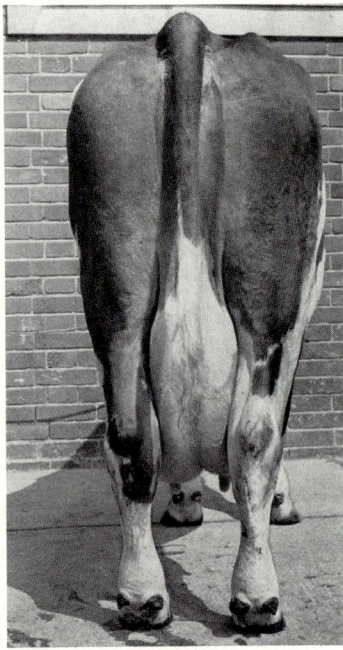

Abb. 308. Kuh mit puerperaler Polyarthritis (Sprunggelenke) und -synoviitis (gemeinsame digitale Beugesehnenscheiden)

wichts- und Milchrückgang über mehrere Wochen hinziehen und zuweilen auch mit akuten Remissionen einhergehen. Daher ist in solchen Fällen, insbesondere aber beim Vorhandensein pyämischer Metastasen, stets eine vorsichtige Prognose zu stellen.

Erkennung: Die durch Störungen des Mineralstoffwechsels verursachten vielörtlichen Gelenkreizungen (Rachitis, S. 988; Osteomalazie, S. 995) sind an den damit verbundenen Knochenveränderungen, dem bestandsweise gehäuften Auftreten, dem Fehlen von Fieber sowie durch Überprüfen der Fütterung meist leicht zu diagnostizieren. Für die in Zusammenhang mit Urtikaria, Klauenrehe, Photosensibilitätsreaktionen etc. auftretenden allergischen Arthritiden und Synoviitiden gibt das Primärleiden in der Regel unverkennbare Hinweise.

Die Abtrennung der rheumatoiden Reaktionen von den mikrobiell-metastatisch bedingten Polyarthritiden und -synoviitiden gelingt manchmal über den Erregernachweis im Synoviapunktat; dabei ist allerdings nur der positive Befund beweisend für letztere. Ein gutes Ansprechen auf Salizylate und ähnliche Präparate weist dagegen auf eine Sensibilisierungsfolge hin.

Behandlung: Die nicht infektionsbedingten hyperergischen Polyarthritiden und Polysynoviitiden bedürfen meist keiner besonderen Therapie, da ihr Primärleiden ohnehin mit antiallergisch wirksamen Präparaten zu behandeln ist; erforderlichenfalls werden zusätzlich die gleichen Medikamente wie bei den rheumatoiden Erkrankungen verabreicht. Für diese gilt in der Humanmedizin die Salizylsäure als Mittel der Wahl; das gleiche trifft offensichtlich auch für das Rind zu. Die Patienten erhalten täglich zwei- bis dreimal je 30 bis 40 g (oder einmal 80 g) Natriumsalizylat per os, oder 3 bis 5 Tage lang je 20 g in 100 ml aqua dest. gelöst subkutan; an Stelle von Natrium salicylicum kann auch Azetanilid (bis 100 g pro Tag) gegeben werden. Ferner haben sich Phenylbutazon und seine Kombination mit Aminophenazon bewährt (T. I.). ACTH und Glukokortikoide sind in dieser Indikation kaum wirksamer als die genannten Medikamente und wegen ihrer infektresistenzmindernden Eigenschaften nur mit Vorsicht, unter hohem antibiotischem Schutz anzuwenden; dabei injiziert man in 2- bis 3tägigen Intervallen ein- bis dreimal je 100 bis 200 IE ACTH oder 100 bis 200 mg Prednisolon (beziehungsweise eine äquivalente Menge eines anderen Glukokortikoids). Zusätzlich oder allein kommen weiterhin auch Antihistaminika (T. I.) in Frage. Die örtliche Behandlung besteht in hyperämisierenden Einreibungen und Umschlägen. Multiple pyämische Gelenk- und Sehnenscheidenabsiedlungen sind versuchsweise systemisch mit Antibiotika und Sulfonamiden anzugehen (im allgemeinen aber wenig aussichtsreich).

In unklaren Fällen empfiehlt es sich, die antibakterielle Therapie mit den geschilderten antiphlogistischen Maßnahmen zu kombinieren, obwohl man sich damit einer differentialdiagnostischen Möglichkeit beraubt. Bei den mikrobiell bedingten rheumatischen Erkrankungen hängt der Behandlungserfolg naturgemäß in entscheidendem Maße von der Beseitigung des Grundleidens ab.

SCHRIFTTUM

ALLARD, G. (1937): Nouvelle contribution à l'étude de l'arthrite infectieuse des vaches. Thèse, Alfort. — BABONI, N. (1935): Dei preparati salicilici e delle loro forme di applicazione nel trattamento del reumatismo articolare dei bovini. Profilassi 8, 145-147. — BÜRKI, F. (1927): Mitteilungen aus der Praxis — Über Metastasen. Schweiz. Arch. Tierheilk. 69, 89-99. — EHRHARDT, J. (1896): Mitteilungen aus der Buiatrik — Gelenkrheumatismus. Schweiz. Arch. Tierheilk. 38, 122-126. — ENSLE, B. (1960): Die Behandlung rheumatischer Krankheiten beim Haustier. Tierärztl. Umschau 15, 19-21. — FREI, A. (1955): Ein Beitrag zur Anwendung von Irgapyrin-Geigy in der Veterinärmedizin. Schweiz. Arch. Tierheilkunde 97, 560-563. — GLÄTTLI, H. (1957): Versuche mit dem Antiallergikum Antistin-Ciba bei der Behandlung der puerperalen Polyarthritis und Tendovaginitis (Saprämie oder Toxämie) des Rindes. Tierärztl. Umschau 12, 155-158. — GRISERI, C. (1958): L'impiego dell'ACTH nella terapia delle artriti puerperali. Clin. Vet. 81, 170-176. — GUILLEBEAU, A. (1898): Die tuberkulösen Gelenk-, Sehnenscheiden- und Schleimbeutelentzündungen beim Rinde. Schweiz. Arch. Tierheilk. 40, 1-14. — HARMS, C. (1872): Der akute Gelenkrheumatismus (Rheumatismus articulorum acutus) des Rindes. J.-Ber. Tierarzneischule Hannover 5, 31-37. — HEILMEYER, L. (1955): Lehrbuch der Inneren Medizin. Springer, Berlin/Göttingen/Heidelberg. — HUGHES, K. L., M. J. EDWARDS, W. J. HARTLEY & SH. MURPHY (1966): Polyarthritis in calves caused by Mycoplasma spp. Vet. Record 78, 276-281. — KREBS (1885): Rheumatische Gelenkentzündung beim Rinde. Arch. wiss. prakt. Tierheilk. 11, 71-76. — MASCHTOWSKI, L. (1966): Erfahrungen mit Tomanol bei Pferd und Rind. Tierärztl. Umschau 9, 465-471. — MOULTON, J. E., E. R. RHODE & J. D. WHEAT (1953): Erysipelatous arthritis in calves. J. Amer. Vet. Med. Ass. 123, 335-340. — PELT, R. W. VAN, & G. H. CONNER (1966): Pathologic findings associated with idiopathic arthritides in cattle. J. Amer. Vet. Med. Ass. 149, 1283-1290. — REPIGNET, M., & P. LEBLANC (1900): Arthrite métastatique chez la vache. J. Méd. Vét. 51, 518-521. — RICHTER, J. (1909): Metastatische Gelenk- und Sehnenscheidenentzündungen. Ber. Vet.-Wesen Sachsen 54, 77. — RICHTER, J. (1915): Beiträge zur Kenntnis der puerperalen Pyämie des Rindes. Zschr. Tiermed. 18, 323-363. — ROCA SOLER, R. (1934): Reumatismo y pseudoreumatismo articulares en dos vacas. Rev. Hig. Sanidad Pecuarias (Madrid) 24, 486-487. — SENST, R. (1956): Arthritis und Brucellose bei Schlachtkälbern. Diss., Gießen. — SHUPE, J. L. (1961): Arthritis in cattle. Canad. Vet. J. 2, 369-375. — SIMMONS, G. C., & L. A. Y. JOHNSTON (1963): Arthritis in calves caused by Mycoplasma sp. Austral. Vet. J. 39, 11-14. — SOKOLOWSKI, V. (1930): Ansteckende Gelenkserkrankungen beim Rinde. Österreich. Tierarzt 3, 91-92. — STORZ, J. (1967): Erreger der Psittakose-Gruppe als Ursache von Polyarthritis bei Rindern und Schafen. Vet.-Med. Nachr. 1967, 127-141. — STREBEL, M. (1903): Der Gelenkrheumatismus beim Rinde. Schweiz. Arch. Tierheilk. 45, 37-48. — SYBESMA, R. P. (1937): Gelenkerkrankungen bei Rindern — Behandlung mit Yatren-Vaccine E 104. Tijdschr. Diergeneesk. 64, 792-795. — ZIELKE, A. (1966): Tierexperimentelle Beiträge zur Polyarthritis-Forschung. Wiss. Zschr. Schiller-Univ. Jena, Math.-Naturwiss. Reihe 15, 253-255. — ZIETZSCHMANN, O. (1909): Sprunggelenkentzündung als Folgekrankheit der Geburt. Ber. Vet.-Wesen Sachsen 53, 77.

Vielörtliche Entzündung und Entartung der Muskulatur
(Polymyopathiae inflammatoriae et degenerativae)

Wesen: Außer bei bestimmten Infektionskrankheiten (Rauschbrand, S. 699; Pararauschbrand, S. 696; Milzbrand, S. 852; Pasteurellose, S. 730), der Myodystrophie der Kälber (S. 1113) und der paralytischen Myoglobinurie (S. 1069) kann es beim Rind auch infolge übermäßiger körperlicher Belastungen oder im Verlauf der Maul- und Klauenseuche zu multiplen, mehr oder weniger stark ausgedehnten krankhaften Veränderungen der Skelettmuskulatur kommen. Diese bestehen bei der *transportbedingten Muskeldegeneration* in trüb-körniger Entartung, scholligen Nekrosen sowie herdförmiger Koagulation und Verflüssigung, welche später in bindegewebige Induration übergehen. *MKS-bedingte Muskelschädigungen,* die während bösartiger Seuchenzüge bei 3 bis 5 %o der Patienten auftreten, äußern sich dagegen entweder in generalisierter akuter Myositis oder in umschriebenen hyalinscholligen Degenerationsherden; letztere führen später zu chronischer Muskelentzündung oder aber zu fortschreitender Nekrose und Erweichung mit sekundärer purulent-verjauchender Infektion des abgestorbenen Gewebes. Möglicherweise kommen beim Rind auch *rheumatoide Muskelaffektionen* vor. Außerdem wird vereinzelt über *Myodegenerationen infolge Aufnahme bestimmter Pflanzen* (Cassia spp., Tarchonanthus camphoratus) berichtet.

Ursachen: Die *transportbedingte Muskelentartung* wird vor allem bei Handels- und Schlachtrindern nach längerdauernder und ungewöhnlich anstrengender Bahn- oder Lastwagenfahrt beobachtet; dabei werden die stärker beanspruchten Muskelgruppen, meist diejenigen des Schultergürtels, des Stammes und/oder der Kruppe, bevorzugt befallen. Die gleichen Folgen können sich auch nach heftigem Treiben oder Umherjagen der Tiere sowie nach wilden Befreiungsversuchen beim Verfangen in Hindernissen (Graben, Umzäunung, Anbindevorrichtung oder ähnliches) einstellen. Die Ätiologie des Leidens ähnelt somit weitgehend derjenigen der paralytischen Myoglobinurie (S. 1069). *MKS-bedingte Muskelläsionen* betreffen vorwiegend die Nachhand (Kruppe, Oberschenkel), nicht selten aber auch andere Lokalisationen (Schultergliedmaße, Zwerchfell, Zunge); sie sind auf den Myotropismus bestimmter MKS-Virusstämme zurückzuführen. *Rheumatoide Muskelerkrankungen* sollen meist in den Muskeln der Lende auftreten; ihre Pathogenese dürfte derjenigen der rheumatischen Polyarthritiden (S. 516) entsprechen.

Erscheinungen: Je nach dem Sitz und dem Ausmaß der Veränderungen zeigen die Patienten eine mehr oder weniger schwerwiegende Bewegungsstörung, nämlich zögerndsteifen oder schwankenden Gang mit aufgekrümmtem Rücken oder mittel- bis hochgradige, mehr die Hangbeinphase betreffende Lahmheit; gelegentlich sind auch Haltungs- und Stellungsanomalien zu beobachten (Abblatten, dorsales Überragen des Schulterblatts, Grätschen der Hinterbeine und ähnliches mehr), die auf Überdehnung bestimmter Muskelgruppen beruhen. Schwer erkrankte Tiere neigen dazu sich hinzulegen oder kommen sogar bald zum völligen Festliegen. Im Bereich der befallenen Muskeln sind anfangs unter der gespannten Haut vielfach sulzige bis derbe Anschwellungen zu fühlen, welche sich bei entzündlicher Reaktion zudem als vermehrt warm und schmerzhaft erweisen. Später nimmt ihre Konsistenz entweder im Zuge der bindegewebigen Vernarbung zu, oder es entwickeln sich mit der Zeit örtliche Erweichungsherde; letztere können sich leicht mit banalen Eiter- und Nekroseerregern infizieren und dann zu ausgedehnter fluktuierender Verjauchung oder zur Abszedierung und zum Durchbruch nach außen führen. Im Frühstadium der transportbedingten Muskeldegeneration sind Aktivitätssteigerungen der Laktatdehydrogenase und Aldolase im Serum sowie Verminderung des Gehalts an kontraktilem Eiweiß und Zunahme der freien Aminosäuren in der Muskulatur ermittelt worden.

Erkennung: Wenn klare anamnestische Hinweise (Transport, anderweitige Anstrengungen, MKS-Erkrankung) nicht zu erlangen sind und eindeutige, palpatorisch feststellbare Veränderungen fehlen, kann die Diagnose mitunter ziemlich schwierig sein; dann wird das Wesen des Leidens oft erst bei der Schlachtung an den multiplen Muskelläsionen erkannt. Diese bestehen zunächst in unterschiedlich großen, mehr oder weniger scharf abgegrenzten graugelben wachsartigen Herden; in fortgeschrittenen Fällen können sie stark sekundär verändert sein (Blutungen, Nekrosen, Phlegmonen, Verjauchung, Abszedierung), so daß ihre ursprüngliche Genese dann nicht immer sicher zu beurteilen ist. Bezüglich der histologischen Kennzeichen der transportbedingten Muskelentartung und der im Gefolge der MKS vorkommenden multiplen Muskelschädigungen sei auf das angeführte Schrifttum verwiesen. Differentialdiagnostisch ist vor allem an paralytische Myoglobinurie (rotbraun verfärbter Harn; S. 1069), Transporttetanie (S. 1039) und ‚Weißfleischigkeit' (S. 1113), bei lokalen Anschwellungen im Verlauf der Maul- und Klauenseuche dagegen an Dekubitalphlegmonen zu denken.

Beurteilung und Behandlung: Ausgebreitete, mit erheblicher Störung des Allgemeinbefindens verbundene akute Myositiden und Myodegenerationen sind ebenso wie Fälle mit fortgeschrittener umfangreicher Muskelnekrose und -verjauchung als wenig aussichtsreich anzusehen; solche Tiere sollten deshalb besser umgehend verwertet werden. Bei leichterer und lokalisierter Erkrankung empfehlen sich neben Ruhigstellung des Patienten anfangs entzündungshemmende und schmerzstillende Mittel (T. I.), später dagegen örtliche hyperämisierende Maßnahmen; zur Infektionsprophylaxe sind wiederholte Gaben von Antibiotika oder Sulfonamiden ratsam. Im Frühstadium der vielörtlichen Muskelentartung ist außerdem die Verabreichung von Vitamin E angezeigt. Abgegrenzte, verflüssigte oder abszedierende Herde sind nach Reifung zu spalten und zu drainieren. Bei den in Zusammenhang mit anderen Krankheiten auftretenden Muskelaffektionen ist die Therapie auch auf das jeweilige Grundleiden auszudehnen.

SCHRIFTTUM

Bernard, R. (1953): Sclérose musculaire généralisée sur un bovin. Rev. Méd. Vét. *104*, 214-216. — Casarosa, L. (1951): Contributo alla conoscenza delle alterazioni patosiche del muscolare striato — Miodegenerazione cerea con infiltrazione calcarea in gruppi muscolari simmetrici del bovino. Ann. Fac. Med. Vet. Pisa *4*, 159-168. — Cohrs, P. (1941): Zur Frage spezifischer und unspezifischer Muskelerkrankungen bei Maul- und Klauenseuche. Tierärztl. Rundschau *47*, 103-104. — Colombo, S., & C. Gervasini (1954): Alterazioni delle masse muscolare nel bovino da trasporto in ferrovia. Atti Soc. Ital. Sci. Vet. *8*, 576-579, 580-583. — Colombo, S., & C. Gervasini (1956): Contributo alla conoscenza delle lesioni istologiche, istochimiche e del quadro cromatografico et elettroforetico nella distrofia muscolare da trasporto del bovino. Clin. Vet. *79*, 353-364. — Domicio, G. di, & F. Minoccheri (1965): Affaticamento da trasporto in bovini. 1. Comportamento biochimico delle glicoproteine sieriche (glicoproteine totali, glicoproteine perclorosolubile, fibrinogeno, aptoglobuline e diastasi sierica). Arch. Vet. Ital. *16*, 257-273. — Domizio, G. di, F. Minoccheri & L. Totaro (1967): Affaticamento da trasporto in bovini. 2. Comportamento della latticodeidrogenasi sierica e dei suoi isoenzimi in seguito allo strapazzo da trasporto. Arch. Vet. Ital. *18*, 19-28. — Henson, J. B., J. W. Dollahite, C. H. Bridges & R. R. Rao (1965): Myodegeneration in cattle grazing Cassia species. J. Amer. Vet. Med. Ass. *147*, 142-145. — Korn, G., & K. Potel (1954): Experimentelle Untersuchungen zum Vorkommen von

Skelettmuskelveränderungen bei mit Maul- und Klauenseuche infizierten Kälbern und Jungrindern und Beitrag zur Klärung des Entstehungsmechanismus. Arch. Exp. Vet.-Med. *8*, 606-625. — LÁSZLÓ, F. (1930): Über die pathologische Anatomie der Muskelentzündung nach Überanstrengung (ungarisch). Allat. Lapok *53*, 279-281. — MOSCONI, R. D., & C. GONZALEZ (1940): Lesiones degenerativas musculares en la fiebre aftosa. Rev. Med. Vet. *22*, 214-218. — MUSCARELLA, A., & F. MINOCCHERI (1967): Affaticamento da trasporto in bovini. 3. Relazione fra l'aldolasi e la latticodeidrogenasi sierica. Nuova Vet. *43*, 557-563. — PALLASKE, G. (1941): Zur Frage spezifischer und unspezifischer Muskelerkrankungen bei Maul- und Klauenseuche. Tierärztl. Rundschau *47*, 104—105. — ROACH, R. W., & R. S. WINDSOR (1967): Degenerative polymyopathies in East African domestic and wild animals. Vet. Record *81*, 445. — STREBEL, M. (1902): Der Muskelrheumatismus des Rindes. Schweiz. Arch. Tierheilk. *44*, 178-183. — STUDER, R. (1921): Über Skelettmuskelnekrose bei Maul- und Klauenseuche. Schweiz. Arch. Tierheilk. *63*, 253-277. — ZELLER, H. (1965): Hyaline Muskeldegenerationen bei Rindern — eine Transportkrankheit? Schlacht-Viehhof-Ztg. *65*, 10-13.

Myositis eosinophilica

Abgesehen von den in ursächlichem und örtlichem Zusammenhang mit Sarkosporidien- oder Finnenbefall (S. 911 beziehungsweise 953) auftretenden multiplen kleineren graugelben bis graugrünen Herden kommen in der Skelettmuskulatur des Rindes gelegentlich auch vielörtliche, mehr oder weniger stark ausgedehnte Grünverfärbungen vor, die wie erstere auf einer massiven Anhäufung reifer eosinophiler Granulozyten beruhen. Ihre Ätiologie (allergisch-rheumatoide Reaktion?) konnte bislang nicht geklärt werden; sie sind aber offensichtlich nicht auf die vorgenannten Parasiten zurückzuführen. Betroffene Tiere zeigen klinisch meist keine krankhaften Symptome oder allenfalls einen mühsamen gespannten Gang. Die Veränderungen werden deshalb in der Regel erst bei der Schlachtung beziehungsweise bei der handelsüblichen Aufteilung des Tierkörpers erkannt. Sie geben sich makroskopisch als diffuse bis streifenförmige grüne bis graugrüne, auf der Schnittfläche irisierende Herde zu erkennen, von denen vor allem die Muskulatur des Stammes und der Lende, aber auch andere Muskelgruppen befallen sein können. Das histologische Bild ist durch Atrophie und Zerfall der Muskelfasern, allmählichen Ersatz durch Bindegewebe, insbesondere aber durch die Anwesenheit zahlreicher eosinophiler Leukozyten gekennzeichnet, neben denen Histiozyten, Lymphozyten und Plasmazellen zahlenmäßig stark zurücktreten. Differentialdiagnostisch ist außer den erwähnten Parasitosen auch die Mastzellenretikulose (S. 80) in Betracht zu ziehen.

SCHRIFTTUM

HUCHET, J. (1945): La myosite éosinophilique des bovidés. Thèse, Alfort. — KENNEDY, P. C. (1955): Experimental bovine trichinosis — an attempt to produce eosinophilic myositis of cattle. Cornell Vet. *45*, 127-152. — LUCAM, F., H. TISSEUR & G. SIMINTZIS (1943): Taches vertes des muscles chez les bovidés (myosite verte ou éosinophilique). Rev. Méd. Vét. *24*, 193-199. — MOREL (1914): Observation de polymyosite subaigue chez la vache. Rev. Gén. Méd. Vét. *23*, 315-316. — SAVAGE, A., & N. E. STANGER (1961): Eosinophilic myositis in a beef carcase. Canad. Vet. J. *2*, 426-427.

Roeckl'sches Granulom

Diese besser als multiple knotige Muskelnekrose zu bezeichnende spezifische Veränderung der Skelettmuskulatur des Rindes wurde früher unter anderem noduläre Muskeltuberkulose beziehungsweise Pseudotuberkulose genannt oder als Blastomykose angesehen. Trotz zahlreicher Untersuchungen ist ihre Ursache noch unbekannt; bei einigen Fällen konnten aus den nekrotischen Herden Bakterien (C. pyogenes, Staphylokokken, Diplokokken, säurefeste Stäbchen) oder Hefen isoliert werden, bei anderen erwies sich ihr Inhalt dagegen als keimfrei. Das sehr seltene Leiden geht in der Regel nicht mit nennenswerten Gesundheitsstörungen einher; mitunter wird der Tierarzt aber um Auskunft über die dabei vor allem an der Schwanzwurzel, an Rumpf, Hals, Gliedmaßen und/oder Zunge gehäuft auftretenden beulenartigen erbsen- bis taubeneigroßen derben Knoten gebeten. Diese liegen vorwiegend an der Oberfläche der Muskeln (subkutan beziehungsweise subfaszial). Die Klärung läßt sich durch bioptische Entnahme und histologische Untersuchung eines solchen Knotens erzielen: Sie bestehen aus einer festen fibrösen Kapsel von grauweißer bis rötlicher Farbe und weisen ein gelbliches käsig-bröckeliges Zentrum auf. Das mikroskopische Bild ähnelt entweder den von C. pyogenes verursachten Abszessen oder stellt ein histiozytenreiches Granulationsgewebe mit vereinzelten Riesenzellen dar, das in späteren Stadien einen zwiebelschalenartig geschichteten nekrotischen Kern umgibt. Die Größe der Knoten nimmt im allgemeinen zunächst langsam zu und bleibt dann gleich oder geht allmählich wieder zurück; Berichte über Heilerfolge nach Behandlung mit Isonikotinhydrazid oder Streptomyzin sind deshalb vorerst noch vorsichtig zu beurteilen. Möglicherweise kann das Vorliegen Roeckl'scher Granulome das Ergebnis der Tuberkulinprobe gelegentlich positiv beeinflussen; die Mehrzahl der positiv reagierenden Patienten zeigte jedoch bei der Schlachtung auch tuberkulöse Herde an inneren Organen. Differentialdiagnostisch sollten Dasselbeulen (S. 975), Dermatitis nodosa (S. 705), Lumpy skin disease (S. 694), lymphatische Hautleukose (S. 78), Mastzellenretikulose (S. 80) sowie starker Finnenbefall (S. 953) in Betracht gezogen werden.

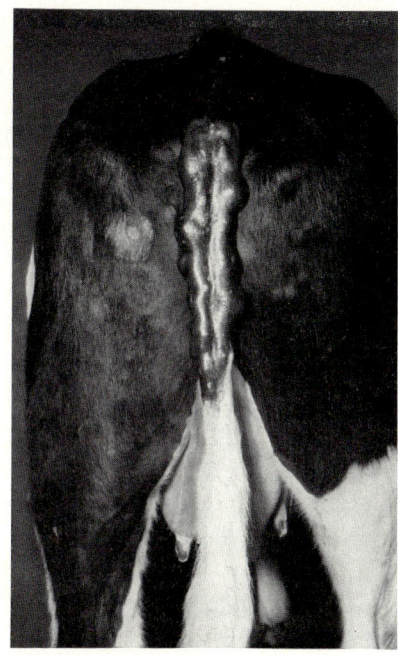

Abb. 309. Roeckl'sche Granulome am (rasierten) Schwanz einer Kuh (Djakov und Schäfer, 1965)

SCHRIFTTUM

Adameșteanu, C., & V. Coseac (1957): Das Roecklsche Granulom beim Rind (rumänisch). Probleme Vet. Nr. 2, 42-44. — Artioli, D., & F. Gianelli (1952): Isolamento di una ‚Candida' patogena da un caso di granuloma di Roeckl. Arch. Vet. Ital. 3, 485-497. — Berthélon, M., & J. Tournut (1952): Le granulome de Roeckl est-il curable par la streptomycine? Rev. Méd. Vét. 114, 321-325. — Burgisser, H. (1958): Présence de mycobactéries dans deux cas de granulomes de Roeckl. Schweiz. Arch. Tierheilk. 100, 503-506. — Cavrini, G., & G. Gentile (1953): Sul granuloma di Roeckl. Arch. Vet. Ital. 4, 207-223. — Cerná, J. (1957): Multiple Herdnekrosen in der Muskulatur des Rindes (tschechisch). Vet. Časopis 6, 339-347. — Djakov, L., & M. Schäfer (1965): Klinische und pathomorphologische Untersuchungen zum Roeckschen Granulom des Rindes. M.-hefte Vet.-Med. 20, 161-165. — Drieux, H. (1950): Granulomes musculaires chez les animaux domestiques. Rev. Pathol. Comp. 50, 435-439. — Heelsbergen, T. van, & A. Clarenburg (1934): Beitrag zur Kenntnis des Roecklschen Granuloms beim Rind. Zschr. Fleisch-Milchhyg. 44, 223-228. — Hole, N. H. (1938): Three cases of nodular necrosis (Roeckl's granuloma) in the muscles of cattle. J. Comparat. Pathol. Therap. 51, 9-22. — Roeckl (1895): Über einen Fall von multiplen Granulationsgeschwülsten in der Muskulatur des Stieres. Tierärztl. Mitt. 20, 97. — Wachnik, Z., & A. Zakrzewski (1963): Roecklsche Granulome bei Rindern im Lichte eigener Untersuchungen (polnisch). Med. Weter. 19, 357-360.

‚Zitterkrankheit' der Kälber und Jungrinder

Über dieses Leiden liegen nur vereinzelte ältere Mitteilungen aus der Schweiz und Norwegen vor. Es handelt sich um eine meist im Frühjahr bald nach Weideauftrieb einsetzende Bewegungsstörung, von der vorwiegend Kälber im Alter von 6 bis 8 Wochen, manchmal aber auch Jungrinder bis zu anderthalb Jahren betroffen werden. Die Patienten können sich nur kurzzeitig mühsam und steif auf den Beinen halten, wobei sie auf den Klauenspitzen fußen, um dann unter Stolpern und heftigem Zittern niederzugehen oder umzufallen; dabei sind Herz- und Atemfrequenz stark erhöht. Das bevorzugte

Auftreten bei naßkalter Witterung und die von Fall zu Fall beobachteten zusätzlichen Erscheinungen (Schwitzen, Katarrhe der Atemwege, braunrot verfärbter Harn oder Durchfall) sowie die postmortalen Befunde (Muskeldegeneration; Isolierung von Diplokokken) lassen darauf schließen, daß es sich zumindest zum Teil um Kälberkrankheiten gehandelt hat, die heute ätiologisch aufgeklärt sind. Vor Stellung der symptomatischen Diagnose ‚Zitterkrankheit' sollte daher zunächst das Vorliegen von Myodystrophie (S. 1113), paralytischer Myoglobinurie (S. 1069), Kälbertetanie (S. 1042), septischen Allgemeininfektionen (E. coli, S. 746; D. pneumoniae, S. 728; Salmonellen, S. 752) sowie von Enzephalomalazie (S. 640) ausgeschlossen werden. Zur Behandlung des ‚Zitterkrampfes' werden Hexamethylentetramin (zwei- bis dreimal täglich je 2 g in Wasser gelöst per os) und die Vitamine des B-Komplexes (S. 1107) empfohlen.

SCHRIFTTUM

Dynna, O., & I. Thune (1941): B$_1$-avitaminose hos kua. Norsk Vet.-Tidskr. 53, 94-96. — Egli, F. (1936): Über den ‚Zitterkrampf' der Kälber und Liquoruntersuchungen beim Rind. Schweiz. Arch. Tierheilk. 78, 235-253. — Saxer, E. (1935): Über infektiöse Muskelerkrankungen beim Rind — mit einem Beitrag zum ‚Zitterkrampf' der Kälber von Baumgartner. Schweiz. Arch. Tierheilk. 77, 174-183. — Wyssmann, E. (1936): Über eine eigentümliche ‚Zitterkrankheit' bzw. ‚Zitterkrampf' bei Kälbern. Schweiz. Arch. Tierheilk. 78, 196-202.

Mißbildungen im Bereich der Gliedmaßen

Da den angeborenen Anomalien der Bewegungsorgane mehr tierzüchterische als kurative Bedeutung zukommt, sollen im folgenden nur die wichtigsten hierzu gehörenden Leiden besprochen werden. Die konnatalen Bewegungsstörungen sind mit Ausnahme der spastischen Nachhandparese (S. 497) bei den Krankheiten des zentralen Nervensystems eingereiht worden (S. 644), während die Mißbildungen der Zehen auf Seite 594 Erwähnung finden.

Fehlende, überzählige und unvollständig ausgebildete Gliedmaßen

Amelie: Das nur selten zu beobachtende völlige Fehlen einzelner oder mehrerer Extremitäten bei neugeborenen Kälbern scheint nach dem bisherigen Stand der Kenntnisse nicht erblich bedingt zu sein. Im Einzelfall ist zwischen dem Fehlen nur eines Vorder- beziehungsweise Hinterbeines (*Monobrachie* beziehungsweise *Monopodie*), Tieren ohne Schulter- beziehungsweise Beckengliedmaßen (*Abrachie* beziehungsweise *Apodie*) und solchen zu unterscheiden, die überhaupt keine Extremitäten besitzen (*Amelia anterior et posterior*). Die betroffenen Kälber werden meist voll ausgetragen und oft auch lebend geboren; wenn ihnen nur ein Bein fehlt, können sie bei entsprechender Pflege mitunter sogar ausgemästet werden. Bei der Zerlegung erweist sich der zur fehlenden Gliedmaße gehörende Schulter- beziehungsweise Beckengürtelabschnitt in der Regel als rudimentär. Außerdem können zusätzliche Mißbildungen im Bereich des zentralen Nervensystems oder seiner Hüllen vorliegen.

Polymelie: Auch das Vorkommen einzelner oder mehrerer unterschiedlich weit ausgebildeter überzähliger Extremitäten gilt als ziemlich seltenes, wahrscheinlich ebenfalls nicht hereditäres Vorkommnis. Dabei kann eine Verdoppelung der Gliedmaße an ihrem normalen Sitz vorliegen (*Melomelie*); meist befindet sich das zusätzliche Bein jedoch an anderen Körperteilen, nämlich auf der Kruppe (*Pygomelie*), ventral am Becken (*Pelvomelie*) oder Bauch (*Gastromelie*), seitlich an der Brustwand (*Thorakomelie*), auf dem Rücken (*Notomelie*), im Nackenbereich oder am Kopf (*Kephalomelie*). Derartige Anomalien können zum Abort oder zur Behinderung des Geburtsvorganges führen und zur Fetotomie beziehungsweise zum Kaiserschnitt zwingen. Ein Teil der mißgebildeten Kälber ist lebensfähig und entwickelt sich dann mit Ausnahme der klein bleibenden überzähligen Extremität recht gut. Diese kann bei günstiger Lokalisation gewünschtenfalls auf operativem Wege abgesetzt werden.

Dysmelie: Bei unvollständiger Entwicklung der Gliedmaßen werden außer den Mißbildungen der Zehen (S. 594) folgende Anomalien unterschieden: Die *Peromelie* ist durch das mehr oder weniger weitgehende Fehlen der distalen Extremitätenabschnitte gekennzeichnet; sie tritt vorwiegend an den Vorderbeinen, und zwar meist beidseitig - symmetrisch auf, kann sich aber auch auf alle vier Gliedmaßen erstrecken. HARBUTT und BISHOP (1965) beobachteten ausbruchsartige Häufungen derartiger Mißbildungen der Vordergliedmaßen in zwei Rinderherden, wobei die betrof-

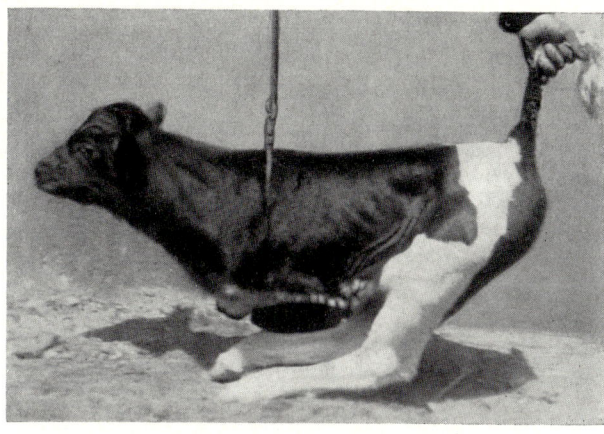

Abb. 310. Fehlen der Vordergliedmaßen (Amelia anterior) bei einem neugeborenen Kalb

fenen Kälber größtenteils lebend geboren wurden; sie wiesen von Fall zu Fall unterschiedlich schwerwiegende, mitunter bis zur Abrachie reichende Defekte auf. Die geprüften Begleitumstände sprachen gegen das Vorliegen eines hereditären Leidens. Eine bislang nur beim schwarzbunten Rind ermittelte Sonderform der Peromelie ist die stets alle vier Beine befallende *Akroteriasis congenita*, welche einen rezessiv-erblichen Letalfaktor darstellt. Solche ‚Otter'-Kälber werden zum Teil abortiert, meist aber nach Ablauf der Trächtigkeit tot geboren; Lebendgeburten sind selten und gehen schon nach kurzer Zeit ein. Das charakteristische Merkmal dieser Anomalie sind stumpenförmige Beine, die vorn nur bis zum Ellbogen, hinten nur bis zum Kniegelenk voll ausgebildet sind; die restlichen Abschnitte sind völlig rudimentär. Außerdem weisen derartige Mißgeburten meist noch weitere Defekte auf (Hydrozephalus, verkürzter Unterkiefer, vorstehende Zunge, Gaumenspalte, Ex- oder Anophthalmus, Stummelohren, Verkrüm-

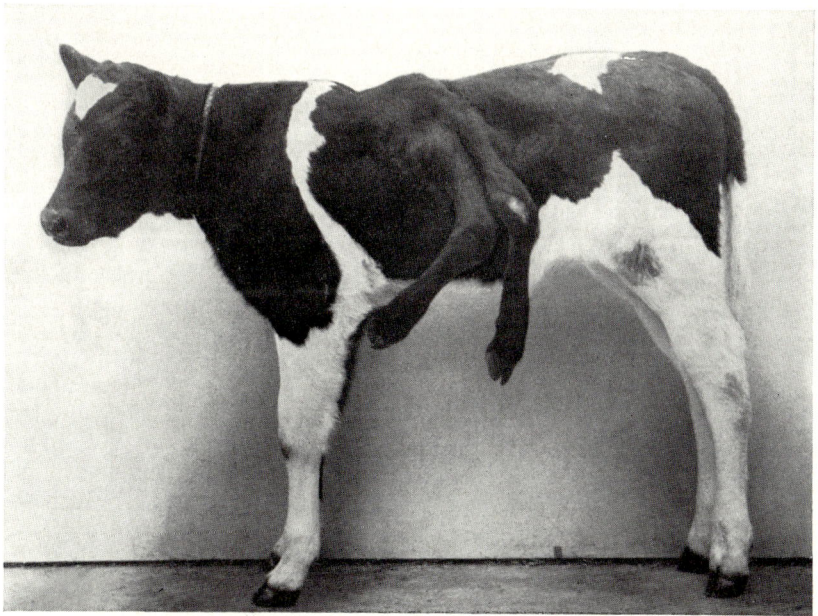

Abb. 311. Zwei an der seitlichen Brustwand entspringende überzählige Vorderbeine (Thorakomelie) bei einem lebensfähigen Kalb

mungen der Wirbelsäule). Unter *Phokomelie* wird das teilweise oder völlige Fehlen einzelner oder mehrerer Extremitätenknochen (Radius, Tibia, Röhrbein beziehungsweise proximale Phalangen) verstanden, demzufolge die normal ausgebildeten Zehen oder Klauen entweder unmittelbar dem proximalen Gliedermaßenteil aufsitzen oder lediglich durch einen bindegewebshaltigen Hautschlauch pendelnd mit diesen verbunden sind. Über die Ursache dieser Anomalie (erblich oder intrauterine Schädigung) ist beim Rind noch nichts Näheres bekannt.

SCHRIFTTUM

Bargai, U., & Y. Benzioni (1966): Polypodia in a calf. Refuah Vet. 23, 228-226. — Bhattacharyya, M. M. (1964): Six-legged monster in a calf. Ind. Vet. J. 41, 739. — Bishop, M. W. H., & H. J. Cembrowicz (1964): A case of amputate, a rare recessive lethal condition of Friesian cattle. Vet. Record 76, 1049-1053. — Blokhuis, J. (1959): Een tweetal gevallen van peromelie bij het kalf. Tijdschr. Diergeneesk. 84, 422-425. — Boué, A. (1939): Les monstres polyméliens. Thèse, Lyon. — Dyrendahl, S., & W. Hallgren (1956): Nya fall av acroteriasis congenita inom låglandsrasen. Nord. Vet.-Med. 8, 959-965. — Etspüler, K. (1941): Cephalomelus vom Kalb. Diss., Hannover. — Fischer, H. (1951): Ein Fall von Phokomelia anterior dextra beim Kalb und seine genetische Anlage. Berl. Münch. Tierärztl. Wschr. 64, 202-204. — Fischer, H. (1959): Acroteriasis congenita in a Holstein-Friesian calf-fetus. Hemera Zoa 66, 91-92. — Freitag (1955): Monobrachie beim Kalb. Tierärztl. Umschau 10, 305. — Goller, H. (1961): Beidseitige Abrachie bei einem Kalb in Verbindung mit weiteren Mißbildungen. Berl. Münch. Tierärztl. Wschr. 74, 431-435. — Gotink, W. M., Th. de Groot & Th. Stegenga (1955): Erfelijke gebreken in de rundveefokkerij. Tijdschr. Diergeneesk. 80; Sonderheft, 1-45. — Harbutt, P., J. B. Woolcock & J. N. Bishop (1965): Congenital forelimb abnormalities in calves. Austral. Vet. J. 41, 173-177. — Hare, W. C. D., & J. H. Ballantyne (1958): Some anatomical observations on a case of monobrachius in the bovine. Canad. J. Comparat. Med. Vet. Sci. 22, 231-236. — Johansson, I. (1942): Reduced phalanges („creeper calves'). Hereditas 28, 278-283. — Lauvergne, J. J., & P. Cuq (1963): Ectromélie et otocéphalie héréditaire en race Française Friesonne pie noire. Ann. Zootechn. 12, 181-192. — Quasthoff, E. (1967): Cephalomelie — Gliedmaßenverdoppelung im Nacken eines normal ausgemästeten Bullen. Dtsch. Tierärztl. Wschr. 74, 193. — Rieck, G. W., & H. Bähr (1967): Akroteriasis congenita beim deutschen schwarzbunten Rind. Dtsch. Tierärztl. Wschr. 74, 356-364. — Schindler, H. (1956): ‚Amputated' calves in local herds. Refuah Vet. 13, 79-78. — Steeger, J. (1961): Notomelus beim Rind. Dtsch. Tierärztl. Wschr. 68, 577. — Wriedt, Ch., & O. Mohr (1928/29): Amputated, a recessive letal in cattle. J. Genet. 20, 187-215. — Zayed, I. E., & Y. S. Ghanem (1964): Acroteriasis congenita. Dtsch. Tierärztl. Wschr. 71, 93-94.

Angeborene Verkrümmungen der Gliedmaßen

Wesen, Ursachen: Außer den bei der Achondroplasie (S. 530) zu beobachtenden Extremitätenverbiegungen kommen bei neugeborenen Kälbern nicht allzuselten auch konnatale Verkrümmungen der Beine mit übermäßiger Beugung oder Streckung einzelner oder mehrerer Gelenke vor, deren freie Beweglichkeit dabei mehr oder weniger stark eingeschränkt ist. Schwere, mit völliger Versteifung der Gliedmaßen verbundene Mißbildungen dieser Art wurden früher fälschlich als ‚Ankylosen' angesprochen, obwohl an den Gelenkflächen selbst keine erheblichen Veränderungen vorliegen. Solche Anomalien der Haltung und der Motilität beruhen vielmehr auf einer Hypoplasie bestimmter Muskeln, die mit einer scheinbaren oder echten Verkürzung der zugehörigen Beuge- oder Strecksehnen einhergeht. Richtung und Grad der dadurch im Verlauf der fetalen Entwicklung entretenden Abweichung der Gliedmaßenachse (Flexion beziehungsweise Hyperextension) werden vom Ausmaß der Muskelschädigung sowie vom antagonistischen Kräftegleichgewicht zwischen den hypoplastisch verkürzten und den gesunden Muskelgruppen bestimmt. Bei einigen näher untersuchten Kälbern sind als tiefere Ursache krankhafte Läsionen im zentralen Nervensystem nachgewiesen worden (Hemmungsmißbildungen der Wirbelsäule, Verminderungen oder völliges Fehlen der motorischen Neuronen in den Ventralhörnern der die betroffenen Muskelgruppen innervierenden Rückenmarkssegmente); deshalb wird die angeborene Gliedmaßenverkrümmung heute *Neuromyodysplasia congenita* (bei völliger Gelenkstarre auch *Arthrogrypose*) genannt. Das Leiden tritt in verschiedenen, meist sporadisch vorkommenden, mehr oder weniger schwerwiegenden und zum Teil sicher rezessiv erb-

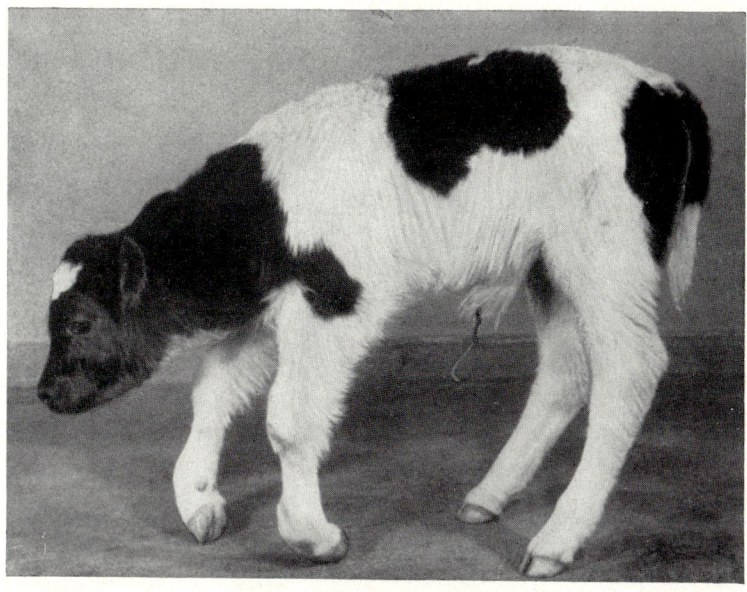

Abb. 312. Mittelgradige angeborene Verkrümmung beider Vordergliedmaßen (Fußen auf den Klauenspitzen; Zehen- und Karpalgelenke auch passiv nicht vollständig streckbar)

lichen Formen auf. Bei ausbruchsartiger jahreszeitlicher und regionaler Häufung solcher Fälle ergaben sich aber in jüngster Zeit verschiedentlich auch Anhaltspunkte für das Vorliegen einer umwelt- oder fütterungsbedingten Schädigung während der pränatalen Entwicklung. Am einzelnen verkrümmten Kalb ist oft schwierig zu entscheiden, ob es sich um einen hereditären oder aber um einen intrauterin erworbenen Defekt handelt, da beide im Phänotyp keine kennzeichnenden Unterschiede aufweisen.

Erscheinungen: Die angeborenen Verkrümmungen sind meist an beiden Vorder- oder Hinterbeinen gleichsinnig und gleich stark ausgeprägt, also weitgehend symmetrisch. Kälber mit hochgradig verkrümmten Gliedmaßen können wegen der Starre ihrer Gelenke oft nicht ohne Kunsthilfe (Teilfetotomie) entwickelt werden; in der Regel sind sie bei der Geburt auch schon tot oder verenden kurze Zeit danach. Vielfach weisen sie außer an den Extremitäten noch andere Anomalien, vor allem im Bereich des Neuralrohres auf (Skoliose, Spaltbildungen, Verkürzungen oder Ankylosen der Wirbelsäule). Weniger schwer mißgebildete Kälber sind zwar lebensfähig, müssen ihrer Unbeholfenheit halber aber zum Teil beim Tränken unterstützt werden. Je nach dem Grad des vorliegenden Defektes sind folgende Formen der Gliedmaßenverkrümmung zu unterscheiden, zwischen denen allerdings fließende Übergänge bestehen:

Die *Verkrümmung der Vordergliedmaßen* (flexed pasterns, knuckling over; bouleture, arquure) äußert sich bei leichteren Fällen lediglich in steiler Fesselung (angeborener Stelzfuß; Abb. 302), bei mittelgradiger Schädigung in einer mehr oder weniger starken Beugung der Fessel- und/oder Karpalgelenke (Vorbiegigkeit); befallene Kälber fußen deshalb entweder nur auf den Klauenspitzen oder sogar auf dem Fesselkopf (Verletzungs- und Infektionsgefahr). Die betroffenen Gelenke lassen sich zwar ohne weiteres beugen, aber meist selbst unter Kraftanwendung nicht normal strecken; dabei sind die Beugesehnen straff angespannt. In extremen, mit O-beiniger Auswärtskrümmung des Karpus (Kniehängigkeit, Krummbeinigkeit) verbundenen Fällen kommt es später zur Dorsalflexion im belasteten Fesselgelenk (Dackelbeinigkeit). Diese Erscheinungsform wurde früher als amyotrophische Lateralsklerose bezeichnet; solche Kälber leiden mitunter gleichzeitig an spastischer Parese der Nachhand (S. 497), an Steilstellung oder an bärentatziger Durchtrittigkeit der Fesselgelenke der Hinterbeine.

Die *Verkrümmung der Hintergliedmaßen* kann in einer völlig versteiften, schlittenkufenförmig bauchwärts gerichteten Abweichung der Extremitätenachse distal des Sprunggelenkes bestehen; bei einer anderen Form sind die distalen Abschnitte der Hinterbeine dagegen so nach kaudodorsal verbogen, daß die Klauen in Nähe des Perineums zu liegen kommen, mit welchem das Gliedmaßenende durch eine Hautfalte

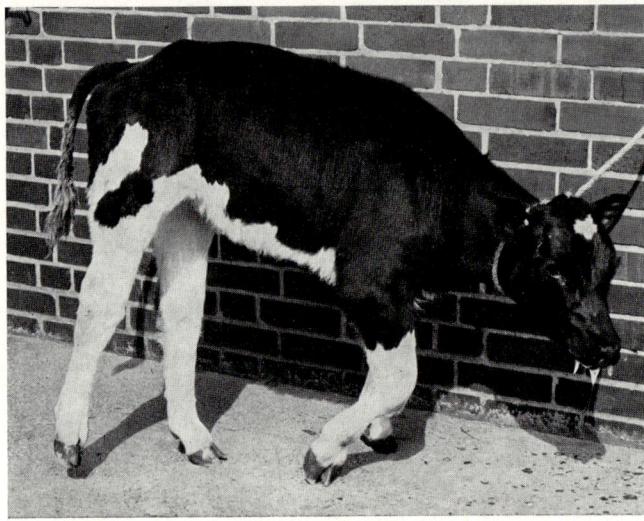

Abb. 313. Angeborene Verkrümmung des rechten Vorderbeines kombiniert mit spastischer Parese beider Hintergliedmaßen

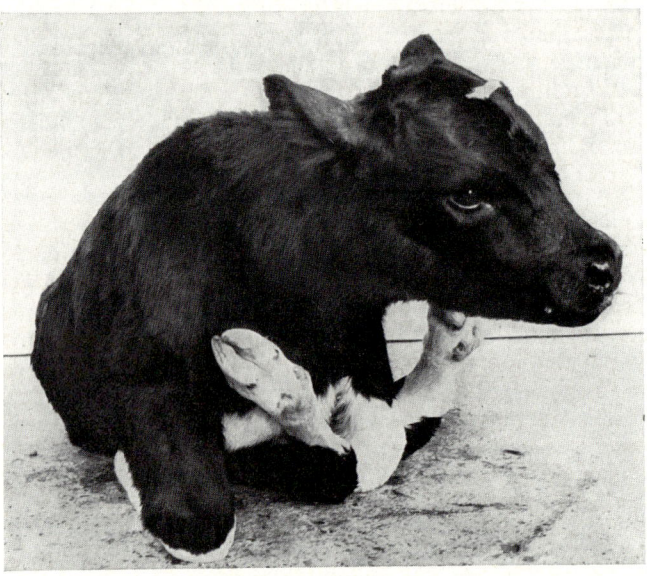

Abb. 314. Extreme schlittenkufenförmige Vorwärtskrümmung der Hinterbeine bei einem gleichzeitig mit Agenesie des Schwanzes und Hypoplasie des Kreuzbeins behafteten neugeborenen Kalb

verbunden ist. Derart schwerwiegend mißgebildete Kälber weisen vielfach auch eine leichte bis mäßige Flexion der Fessel- und/oder Karpalgelenke der Vorderbeine auf. Bei leichterer Muskelhypoplasie der Nachhand sind dagegen lediglich die Fesselgelenke der Hinterextremitäten steil, vorbiegig oder bärenfüßig (Abb. 302).

Zerlegungsbefund: An den betroffenen Gliedmaßen ist von Fall zu Fall eine mehr oder weniger auffällige Unterentwicklung einzelner Muskeln oder ganzer Muskelgruppen festzustellen, wobei die fehlenden Muskelfasern durch Fett oder Bindegewebe ersetzt sind; ihre zugehörigen Sehnen erscheinen straff und verkürzt. Sekundär können auch der Bandapparat und die gelenknahen Knochenenden verändert sein (Verwachsungen der Bänder mit dem Periost, epiphysäre Auftreibungen und Verbiegungen, Verkürzung der Diaphysen).

Erkennung und Beurteilung: Da die genannten Haltungsanomalien schon bei der Geburt ausgeprägt sind, lassen sie sich in der Regel leicht von den ähnlich aussehenden, aber erst später einsetzenden Gliedmaßenverkrümmungen infolge von Knochenweiche (S. 995), Myodystrophie (S. 1113) oder Manganmangel (S. 1087) unterscheiden. Die sichere Abgrenzung erblich bedingter Fälle von den auf intrauteriner Fruchtschädigung beruhenden Mißbildungen (zum Beispiel auch der ‚crooked calf disease‘, S. 1281) ist jedoch meist nur nach eingehender Kontrolle der jeweiligen Zuchtlinie samt der übrigen Nachkommenschaft des betreffenden Vatertieres sowie gleichzeitiger Überprüfung der Umweltverhältnisse und Fütterungsbedingungen möglich. Bei Einzelbeobachtungen sollte deshalb zunächst stets von der Möglichkeit ausgegangen werden, daß es sich um einen hereditären Defekt handelt; mit Verkrümmungen der Gliedmaßen behaftete lebensfähige Kälber sind daher sicherheitshalber von der Zucht auszuschließen. Eine Behandlung kommt im allgemeinen nur bei mittelgradig mißgebildeten Tieren in Frage, da sich leichtere Haltungsfehler (insbesondere an den Vorderbeinen) fast immer bald ‚verwachsen‘, während schwerwiegende Verkrümmungen kaum völlig zu beseitigen sind und somit keine nutzbringende Mast des erkrankten Kalbes versprechen.

Behandlung: Mäßige, manuell noch zu streckende Verkrümmungen des Fesselgelenks lassen sich zum Teil durch das Anbringen eines nach vorn beziehungsweise hinten (bei Flexion beziehungsweise Hyperextension) verlängerten Klaueneisens mit Hilfe von Kunstharzklebern beheben; sicherer und empfehlenswerter ist jedoch das Anlegen eines stützenden Streckverbandes (gepolsterte Schienen oder Gips, S. 536 f.), der 4 bis 6 Wochen getragen und erforderlichenfalls zwischenzeitlich erneuert werden muß. Als unterstützende Medikation kommt versuchsweise die Verabreichung der Vitamine B und E (S. 1107, 1116) in Frage. In ausgeprägten Fällen ist die Heilung nur durch Tenotomie der verkürzten Sehnen zu erzielen (GUNST und DE MOOR, 1966). Bei Kälbern mit passiv nicht zu streckendem Fesselgelenk werden hierzu oberflächliche und tiefe Beugesehne (nötigenfalls auch der M. interosseus medius) nach lokaler Betäubung in halber Höhe des Röhrbeines durchschnitten; dabei ist zur Vermeidung von Gefäß- und Nervenverletzungen dem Operieren unter Sicht (nach Spaltung der Haut und Vorlagern der genannten Sehne auf einer Sonde) der Vorzug vor dem subkutanen Sehnenschnitt zu geben, da A. und V. mediana sowie N. medianus hier im Winkel zwischen Röhrbein und Beugesehnen unmittelbar medial letzterer verlaufen. Liegt eine übermäßige Beugung des Karpalgelenkes vor, so ist eine Myotomie des wenig oberhalb des Erbsenbeines freigelegten M. flexor carpi ulnaris (am Übergang in seine Sehne) vorzunehmen. Mitunter erweist es sich zur Beseitigung der Verkrümmung sogar als unumgänglich, die beiden geschilderten Eingriffe miteinander zu kombinieren. Nach örtlicher Antibiose und Nahtverschluß der Hautwunde müssen die betreffenden Gliedmaßen für 4 bis 6 Wochen in normaler Streckstellung eingegipst bleiben; der Gipsverband sollte nach metakarpaler oder metatarsaler Tenotomie von den Klauen bis über das Karpal- beziehungsweise Sprunggelenk, bei suprakarpaler Myotomie dagegen möglichst bis zum Ellbogengelenk reichen.

SCHRIFTTUM

ANONYM (1951): Knuckling of fetlock joint in newly born calves. Vet. Record *63*, 42. — BALL, V. (1936): Le syndrome des raideurs congénitales multiples à type quadriplégique dans les deux médecines. Rev. Vét. *88*, 121-129. — BARRY, M. R., & W. J. B. MURPHY (1964): Acorn calves in the Albury district of New South Wales. Austral. Vet. J. *40*, 195-198. — BLOOD, D. C. (1956): Arthrogryposis and hydranencephaly in newborn calves. Austral. Vet. J. *32*, 125-131. — BOUCKAERT, J. (1964): Tendon retraction in calves. Nord. Vet.-Med. *16*:Suppl. 1, 225-239. — CURRIE, E. J. (1951): Generalized ankylosis, a lethal factor occurring in Friesian cattle in New Zealand. 2. Its mode of inheritance. Austral. Vet. J. *27*, 76-78. — DALE & MOXLEY (1952): Prenatal tendon contracture in a herd of milking Shorthorns. Canad. J. Comparat. Med. Vet. Sci. *16*, 399-404. — FREEMAN, A. E. (1958): Curved limbs—a lethal in dairy cattle. J. Hered. *49*, 229-232. — GUNST, O., & A. DE MOOR (1966): Retractie der buigpezen en hypotonie der strekspieren bij jonge kalveren. Vlaams Diergeneesk. Tijdschr. *35*, 265-275. — HÁMORI, D. (1959): Über den Steilfuß der Kälber. Magyar Allat. Lapja *14*, 53-56. — HERZOG, A., & R. ADAM (1968): Zur Neuromyodysplasia congenita (kongenitale Arthrogrypose) der Hintergliedmaßen beim Kalb. Dtsch. Tierärztl. Wschr. *75*, 237-243. — HUTT, F. B. (1934): A hereditary lethal muscle contracture in cattle. J. Hered. *25*, 41-46. — JOHNSTON, W. G., & G. B. YOUNG (1958): A congenital muscle contracture and chondrodysplasia syndrome in cattle. Vet. Record *70*, 1219-1220. — KNOP, G. (1958): Die Bedeutung der Zucht auf Erbgesundheit, dargestellt am Beispiel der amyotrophischen Vordergliedmaßenverkrümmung des Rindes. Diss. H.-U., Berlin. — LINDE, K. (1927): Tenotomie sämtlicher Beugesehnen an beiden Vorderfüßen eines Kalbes. Tierärztl. Rundschau *33*, 536. — MEAD, S. W., P. W. GREGORY & H. M. REGAN (1943): Hereditary flexed pasterns in Jersey cattle. J. Hered. *34*, 367-372. — MURRAY, M. D. (1951): Generalized ankylosis, a lethal factor occurring in Friesian cattle in New Zealand. 1. A description of the deformity and the correction of the dystocia. Austral. Vet. J. *27*, 73-75. — NES, N. (1953): Arvelig muskelkontraktur hos dølefe. Nord. Vet.-Med. *5*, 869-882. — PANNETIER, H. (1962): Contribution à l'étude des rétractions tendineuses des membres du veau. Thèse, Alfort. — REMMERS, H. (1939): Erblich bedingte Vordergliedmaßenverkrümmungen des Rindes in einer Schwarzbuntzucht Nordwestdeutschlands. Diss., Hannover. — ROGGE, W. (1949): Ankylose beim Schwarzbunten Niederungsrind. Diss., Hannover. — SCHÄPER, W. (1937): Erblich bedingte Gliedmaßenverkrümmungen beim Rind. Züchtungskunde *12*, 423-426. — SCHMAHLSTIEG, W., & H. MEYER (1960): Angeborene Starre und Verkrümmung der Gelenke (Arthrogryposis congenita) beim Kalb. Dtsch. Tierärztl. Wschr. *67*, 41-44. — SONNENBRODT (1940): Ankylose beim Schwarzbunten Niederungsrind. Dtsch. Tierärztl. Wschr. *48*, 167-168. — STANG, V. (1940): Gehäuftes Vorkommen von erblicher allgemeiner Gliedmaßenverkrümmung in Verbindung mit Gaumenspalten beim Rind. Zschr. Tierzüchtung Züchtungsbiol. *46*, 280-284. — SWART, F. W. J. (1963): Spierdystrofie. Tijdschr. Diergeneesk. *88*, 809-821. — TUFF, P. (1948): Arvelig muskelkontraktur av lemmene. Skand. Vet.-Tidskr. *38*, 380-384. — WEBER, W. (1963): Erbliche Mißbildung bei der Schwarzfleckviehrasse. Schweiz. Arch. Tierheilk. *105*, 289-294. — WHITTEM, J. H. (1957): Congenital abnormalities in calves—arthrogryposis and hydranencephaly. J. Pathol. Bacteriol. *73*, 375-387.

Achondroplasie

Wesen: Unter dem Begriff der früher fälschlich als ‚fetale Rachitis' bezeichneten Achondroplasie oder Chondrodystrophie werden angeborene erbliche Störungen der Knorpelentwicklung zusammengefaßt, die sich klinisch in mehr oder weniger stark ausgeprägtem dysproportioniertem Zwergwuchs (‚dwarfism'), Deformationen des Gesichtsschädels, Verkürzungen und/oder Verkrümmungen der Wirbelsäule sowie der relativ gedrungenen, epiphysär verdickten Gliedmaßen (Mikromelie) äußern; ihre histologischen Merkmale bestehen in vorzeitigem Abschluß des appositionellen Knochenwachstums im Bereich der Epiphysen, der Gelenkflächen und der Hirnbasisknochen.

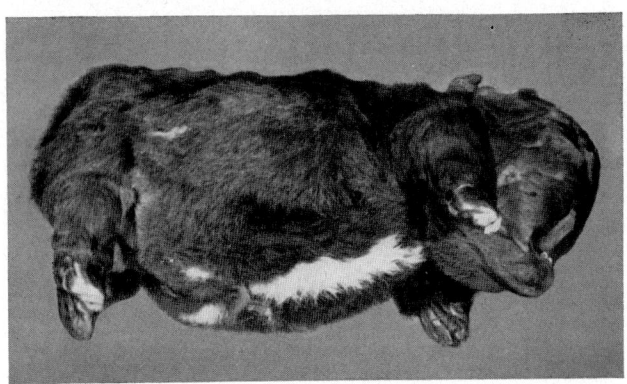

Abb. 315. Achondroplastisches ‚Bulldog'-Kalb (Totgeburt)

Erscheinungen, Ursachen, Vorkommen: Sogenannte ‚*Bulldog'-Kälber* kommen vor allem bei Dexter-Rindern (mit Ausnahme der von diesem einfach-dominanten Gen freien Kerry-Zucht) vor; die gleiche Mißbildung ist aber auch in fast allen anderen Rinderrassen (zum Beispiel Jerseys und Schwarzbunte) gelegentlich zu beobachten. Die spontane Mutationsrate für dieses dominant vererbte Merkmal scheint ziemlich hoch zu sein. Betroffene homozygote Kälber sind nicht lebensfähig und werden in der Regel schon vor dem siebten Trächtigkeitsmonat abortiert. Sie stellen meist unförmige Gebilde mit zu kurzem Kopf, stummelartigen Gliedmaßen, faltiger Haut und vorstehender Zunge dar, die selten mehr als 10 kg wiegen; die genannten Skelettveränderungen werden nämlich von einer normalen Menge weicher Gewebe umgeben, die zudem vielfach stark ödematisiert sind (Anasarka); häufig liegt auch ein größerer Nabelbruch vor.

‚Telemark'-Kälber (Norwegen) werden zwar ausgetragen, können aber nicht stehen und sterben kurz nach der Geburt infolge Erstickens. Der Erbgang dieses Leidens ist rezessiv; Art und Grad der dabei zu beobachtenden Mißbildungen sind ziemlich einheitlich: hochgewölbter Gesichtsschädel (Hydrozephalus, S. 644), verkürzter Ober- und Unterkiefer, hervorragende Zunge, Hals und Gliedmaßen kurz und kompakt, letztere auch verdreht. Dagegen bestehen bei *Jersey-Kälbern* mit einer Chondrodystrophie des gleichen Typs erhebliche graduelle Unterschiede im Erscheinungsbild, so daß die betroffenen Tiere nicht selten sogar lebensfähig sind: kurzer, breiter Schädel mit offener Fontanelle, kleine Ohren, verformte Kiefer, abnorme Stellung der Schneidezähne, Gaumenspalte, relativ kurze und verdrehte Gliedmaßen, Verkrümmungen der Zehengelenke.

Die sogenannte ‚*kurzköpfige*' *Achondroplasie* ist in der Mastrinderzucht (Hereford) der USA verbreitet und im Phänotyp ebenfalls recht komplex: kurzer, breiter und idiotisch erscheinender Kopf mit vorgewölbter Stirn, verkürzter Oberkiefer, leicht vorstehender Unterkiefer, nach lateral versetzte hervortretende Augen; solche Kälber zeigen später oft Bewegungsstörungen, tonnenförmigen Leib beziehungsweise chronisch-rezidivierende Tympanie oder Schnarchen infolge Einengung des Nasenrachenraumes. Röntgenologisch erweist sich die Verknöcherung zwischen Hinterhaupts- und Keilbein bei ihnen schon zum Zeitpunkt der Geburt, in leichteren Fällen dagegen bereits nach 5 bis 9 Monaten als abgeschlossen; normalerweise ist dieser Vorgang erst im Alter von 2 bis 3 Jahren beendet.

Die vor allem bei Aberdeen Angus-Kälbern vorkommende ‚*langköpfige*' *Achondroplasie* ist, mit Ausnahme des relativ zum Körper auffallend langen und in ein zierliches

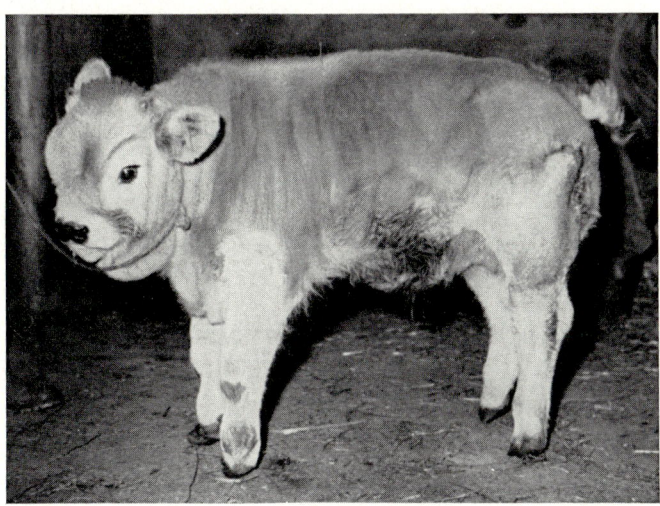

Abb. 316. Kurzköpfiger achondroplastischer Zwergwuchs bei einem Romagnola-Kalb (PEZZOLI und LEOPOLD, 1966)

Flotzmaul auslaufenden Kopfes, durch die gleichen Veränderungen gekennzeichnet wie die kurzköpfige Form des Leidens; die hiervon betroffenen Kälber sind jedoch meist nicht ganz so zwergwüchsig. Beide Formen folgen einem bislang noch nicht völlig geklärten, wahrscheinlich durch mehrere rezessive Gene beherrschten Erbgang; Merkmalsträger mit leichten bis mäßigen Fehlern der genannten Art sind nicht allzu selten. Fälle von kurz- und langköpfiger Achondroplasie sind auch bei anderen Rinderrassen (Shorthorn, Schwarzbunte) beobachtet worden.

Unterscheidung: Differentialdiagnostisch sind der komplikationsfreie proportionierte Zwergwuchs (sehr selten; siehe WITT und Mitarbeiter, 1959; GOTTWALD, 1967), anderweitige angeborene Gliedmaßenverkrümmungen (S. 526) und der hypothyreoide Kropf der Kälber (S. 1095) in Betracht zu ziehen.

Beurteilung und Vorbeuge: Lebensfähige chondrodystrophische Kälber können wegen der Aussichtslosigkeit einer Behandlung allenfalls gemästet und alsbald verwertet werden; ein solcher Versuch erweist sich aber wegen der geringen Widerstandskraft und der schlechten Entwicklung der Patienten oft als unrentabel. Sie sollten keinesfalls zur Zucht verwendet werden; bei rezessivem Erbgang gilt das gleiche für die beiden Elterntiere, bei Vorliegen eines dominanten Erbfehlers für den betroffenen Elternteil (Merkmalsträger).

SCHRIFTTUM

ANDREWS, F. N., & J. M. FRANSEN (1958): Effects of endocrine therapy on the growth of dwarf beef cattle. Amer. J. Vet. Res. *19*, 822-824. — BONE, J. F. (1963): Dwarfism in cattle. Mod. Vet. Practice *44*: 12, 37-40. — BOVARD, K. P., & L. N. HAZEL (1963): Growth patterns in snorter dwarf and normal Hereford calves. J. Animal Sci. *22*, 188-196. — CUNNINGHAM, E. P. (1963): Inherited dwarfism in cattle. Irish Vet. J. *17*, 128-131. — DOLLAHON, J. C. (1959): A comparison of certain blood constituents of dwarf-carrier and noncarrier cattle. J. Animal Sci. *18*, 947-953. — DOLLAHON, J. C. (1959): Cerebrospinal fluid pressure of snorter dwarf-carrier and noncarrier cattle. J. Amer. Vet. Med. Ass. *135*, 109-111. — EMMERSON, M. A., & L. N. HAZEL (1956): Radiographic demonstration of dwarf gene-carrier beef animals. J. Amer. Vet. Med. Ass. *128*, 381-390. — GOTTWALD, W. (1967): Über das Vorkommen von Zwergwuchs in der Nachzucht eines Fleckviehbullen. Zuchthygiene *2*, 63-67. — GREGORY, K. E., R. M. KOCH & L. A. SWIGER (1962): Malocclusion—a hereditary defect in cattle. J. Hered. *53*, 168-170. — GREGORY, P. W., & F. D. CARROLL (1956): Evidence of the same dwarf gene in Hereford, Aberdeen Angus, and certain other breeds of cattle. J. Hered. *47*, 107-111. — GREGORY, P. W., L. M. JULIAN & W. S. TYLER (1964): Bovine achondroplasia—the progeny test. Growth *28*, 191-212. — GREGORY, P. W., W. S. TYLER & L. M. JULIAN (1966): Bovine achondroplasia—the reconstitution of the Dexter components from non-Dexter stocks. Growth *30*, 393-418. — HAFEZ, E. S. E. (1960): Morphological and physio-chemical studies on dwarf Herefords. J. Agric. Sci. *53*, 339-345. — HANSET, R. (1967): Un syndrome achondroplasique dans les races bovines de Moyenne Belgique et de Flandre Orientale. Ann. Méd. Vét. *111*, 493-505. — HANSET, R. (1967): Syndromes achondroplasiques chez les animaux domestiques. Ann. Méd. Vét. *111*, 506-531. — HIGH, J. W. H. J. SMITH, C. M. KINCAID & C. S. HOBBS (1959): Evaluation of the X-ray method of detecting animals heterozygous for snorter dwarfism. J. Animal Sci. *18*, 1438-1446. — JONES, W. A. (1961): The lethal recessive problem in cattle in Guernsey. Vet. Record *73*, 937-941. — JULIAN, L. M., W. S. TYLER & P. W. GREGORY (1959): The current status of bovine dwarfism. J. Amer. Vet. Med. Ass. *135*, 104-109. — LEUCHTENBERGER, C., F. SCHRADER, S. HUGHES-SCHRADER & P. W. GREGORY (1956): Certain cytochemical and cytological aspects of dwarfism in cattle. J. Morphol. *99*, 481-512. — MARLE, J. VAN, & P. E. LOMBARD (1964): Occurrence of dwarfism in Africander cattle. South African J. Agric. Sci. *7*, 573-576. — MEAD, S. W., P. W. GREGORY & W. M. REGAN (1942): Proportionate dwarfism in Jersey calves. J. Hered. *33*, 411-416. — PEZZOLI, G., & A. LEOPOLD (1966): Il nanismo acondroplasico nella specie bovina — quadro radiologico. Nuova Vet. *42*, 3-19. — STRINGAM, E. W. (1958): Dwarfism in beef cattle. Canad. J. Comparat. Med. Vet. Sci. *22*, 400-403. — TEMPLE, R. S., & L. N. HAZEL (1961): Use of hematological techniques in study of ‚snorter' dwarfism. J. Animal Sci. *20*, 459-463. — TYLER, W. S., L. M. JULIAN, L. S. MCFARLAND, H. E. EVANS & P. W. GREGORY (1959): Two projections into the cranial cavity associated with achondroplastic dwarfism in cattle. Amer. J. Vet. Res. *20*, 702-707. — TYLER, W. S., L. M. JULIAN & P. W. GREGORY (1961): Standards of metacarpal indexes for achondroplastic brachyocephalic dwarfs and controls. Amer. J. Vet. Res. *22*, 693-697. — WITT, M., E. SCHILLING & F.-W. HUTH (1959): Zwergwuchs bei schwarzbunten Rindern. Zschr. Tierzücht. Züchtungsbiol. *73*, 201-217.

‚Doppellendigkeit' (Hyperplasia musculorum congenita)

Wesen, Ursachen, Vorkommen: Diese schon seit dem letzten Jahrhundert bekannte angeborene, seltener auch erst wenige Wochen nach der Geburt in Erscheinung tretende Mißbildung ist durch eine von Fall zu Fall unterschiedlich stark ausgeprägte Umfangsvermehrung der Skelettmuskulatur gekennzeichnet, von der vor allem Kruppe, Hinterbacken, Oberschenkel und Lende, in geringerem Maße aber oft noch andere Muskeln (Rücken, Schulter) betroffen sind. Die Anomalie ist offensichtlich hereditär bedingt, doch konnte ihr Erbgang bislang nicht völlig aufgeklärt werden; wahrscheinlich handelt es sich um ein intermediär-dominantes Gen mit unvollständiger, möglicherweise von anderen Faktoren abhängiger Penetranz. ‚Doppellender'-Kälber sind bei den auf Fleischansatz gezüchteten Mastviehrassen relativ häufig (Shorthorn, Maine-Anjou, Charolais, Haute et Moyenne Belgique, Piemont, Aberdeen Angus, Hereford), kommen gelegentlich aber auch bei den Niederungsrassen vor. Die Volumenzunahme der genannten Muskeln beruht nicht auf einer Vergrößerung (Hypertrophie), sondern auf einer Vermehrung der Anzahl der Muskelfasern (Hyperplasie) bei vermindertem Fettgehalt des Tierkörpers. Das äußere Bild solcher Tiere kommt in den mannigfaltigen Bezeichnungen dieses Merkmales zum Ausdruck: muscular hypertrophy, double muscle, bottle thigh, paardenbil, cul de poulain, culard, croupe double, mulot, groppa di cavallo, culones.

Erscheinungen: Doppellender-Kälber können wegen ihrer Größe oft nur mit Kunsthilfe (erschwerter Auszug, Kaiserschnitt, Fetotomie) entwickelt werden. In ausgeprägten Fällen sind sie zudem vielfach lebensschwach und gehen zum Teil bald nach der Geburt unter Kreislaufversagen zugrunde. Ihr relativ feines Skelett soll eine erhöhte Fragilität aufweisen. *Hochgradig* hypermyoplastische Rinder zeigen später meist verminderte Fruchtbarkeit oder sind völlig steril. Wegen der dünnen Haut solcher Tiere gibt sich die Doppellendigkeit in Form reliefartig hervortretender, dem Verlauf der oberflächlichen Lenden- und Nachhandmuskeln entsprechender wulstiger Anschwellungen von fleischiger Konsistenz gut zu erkennen; sie werden wegen des Fehlens eines subkutanen Fettpolsters durch tiefe Furchen voneinander abgegrenzt, welche Lende und Kruppe einen beiderseits längsgespaltenen, also scheinbar ‚doppelten' Eindruck ähnlich dem Hinterteil eines schweren Kaltblutfohlens verleihen. Von der Seite her gesehen wölbt sich die Hinterbacke halbkugelförmig nach kaudal vor. Abgesehen von dem etwas breitbeinigen Stand und Gang sind in der Regel keine Bewegungsstörungen festzustellen, doch neigen die Tiere zu häufigerem Liegen.

Die sichere Abgrenzung *leichterer Formen* der Doppellendigkeit von normalen, aber besonders gut ausgemästeten Kälbern und Jungrindern ist mitunter schwierig; nötigenfalls kann dann versucht werden, die Klärung durch Bestimmung des Plasmagehalts an Kreatin und Kreatinin herbeizuführen; ersterer ist bei Doppellendern niedriger ($< 2,5$ mg%), letzterer höher ($> 1,3$ mg%) als bei gesunden Tieren.

Zerlegungsbefund: Die Schlachtausbeute liegt bei Doppellendern im Mittel um etwa 10 % höher als bei normalen Rindern der gleichen Gewichtsklasse. Ihr Fleisch soll sich durch seine blasse Farbe und Zartheit auszeichnen, bei älteren Tieren aber rasch nachdunkeln und zur Konservierung wenig geeignet sein; es enthält weniger Kollagen, Elastin und Kreatin, aber mehr Kreatinin als dasjenige anderer Schlachtrinder. Das subkutane Fett fehlt weitgehend und auch die retroperitonealen Fettpolster erscheinen stark reduziert.

Beurteilung und Vorbeuge: Da Handels- und Verbraucherkreise romanischer Länder das Fleisch der frohwüchsigen Doppellender-Kälber besonders schätzen, werden die Anlageträger manchenorts in vermehrtem Maße zur Zucht herangezogen. Dem zu erwartenden Mehrerlös stehen aber die mit einem solchen Vorgehen zwangsläufig verbundenen Nachteile ge-

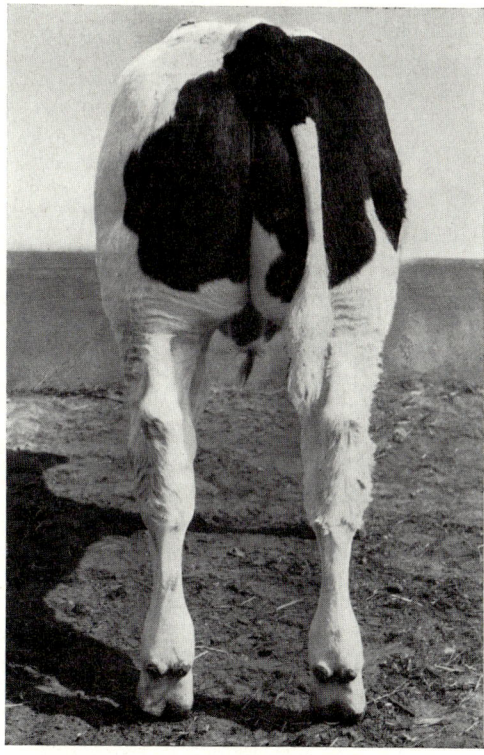

Abb. 317. ‚Doppellender'-Jungbulle (Archiv des MAX-PLANCK-Institutes Mariensee)

genüber (Schwergeburten, perinatale Verluste, mangelhafte Fruchtbarkeit); deshalb sollten bei einer derartigen, auf lange Sicht keineswegs ungefährlichen Selektion allenfalls die Eltern von leicht bis mittelgradig hypermyoplastischen Kälbern als Zuchtgrundlage dienen. Die Bestrebungen, das Merkmal in gemäßigter und kontrollierter Form wirtschaftlich zu nutzen, haben zu aussichtsreich erscheinenden Gebrauchskreuzungen zwischen Doppellender-Bullen (Mastrassen) und normalen Milchkühen (Niederungsrassen) geführt, bei deren Nachkommen die gewünschte Massenzunahme der Muskulatur erst in der dritten Lebenswoche eintritt (RAIMONDI, 1965). In den Milchrassen selbst sollte die Doppellendigkeit dagegen streng ausgemerzt werden; die Prämiierung von Merkmalsträgern auf Tierschauen und Körungen ist deshalb abzulehnen.

SCHRIFTTUM

ANSAY, M., & A. GILLET (1966): Etude de quelques constituants sanguins et urinaires dans l'hypertrophie musculaire des bovidés. 1. Urée et acides aminés. 2. Créatine et créatinine. Ann. Méd. Vét. *110*, 274-302, 512-541. — BOCCARD, R. (1965): Relations entre l'hypertrophie musculaire des bovins culards et le métabolisme du collagène. Ann. Zootechn. *4*, 389-391. — BUTTERFIELD, R. M. (1966): Muscular hypertrophy of cattle. Austral. Vet. J. *42*, 37-39. — FISCHER, H. (1953): Die Genetik der Doppellendigkeit beim Rind. Fortpflanz. Besamung Haustiere *3*, 25-27. — GRØHOLT, L. (1961): Tillfelle av pseudohypertrophia musculorum. Medl. Norske Vet.-Foren. *13*, 8-14. — HANSET, R. (1961): Le problème des bovins à croupe de poulain. Ann. Méd. Vét. *105*, 14-31. — HANSET, R. (1967): Le problème de l'hypertrophie musculaire ou caractère ‚culard' dans la race bovine de Moyenne et Haute Belgique. Ann. Méd. Vét. *111*, 140-176. — MACKELLAR, J. C. (1960): The occurrence of muscular hypertrophy in South Devon cattle. Vet. Record *72*, 507-510. — KIDWELL, J. F. (1952): Muscular hypertrophy and ‚black cutter' beef. J. Hered. *43*, 157-158. — KIDWELL, J. F., E. H. VERNON, R. M. CROWN & C. B. SINGLETARY (1952): Muscular hypertrophy in cattle. J. Hered. *43*, 63-68. — MASON, I. L. (1963): Symptoms of muscular hypertrophy in heterozygous steers. Animal Prod. *5*, 57-65. — NAERLAND, G. (1940): Forekommer dobbeltlenderkarakteren hos andre husdyrarter enn storfe? Skand. Vet.-Tidskr. *30*, 811-830. — RAIMONDI, A. (1965): Résultats des essais de croisement entre des taureaux piémontais de boucherie et des vaches laitières. World Rev. Animal Prod. *1*:Sonderheft, 89-91. — SMITH, W. H. (1949): The occurrence of the double-muscled character in beef cattle. Thesis, Kansas State College. — WEBER, A. D., & H. L. Ibsen (1934): The occurrence of the doubled muscle character in pure bred beef cattle. Proc. Amer. Soc. Animal Prod. *1934*, 228-232. — WRIEDT, C. (1929): Die Vererbung des Doppellender-Charakters bei Rindern. Zschr. indukt. Abstamm. Vererbungslehre *51*, 482-486.

Geschwülste an den Gliedmaßen

An den Extremitäten des Rindes kommen, wenn auch weniger häufig als an anderen Körperteilen, gelegentlich Hautpapillome unterschiedlichen Ausmaßes vor. Auf Grund ihrer kennzeichnenden Struktur sind sie meist ohne weiteres als solche zu erkennen und von den selteneren aktinobazillären oder aktinomykotischen Umfangsvermehrungen der Weichteile beziehungsweise der Knochen (S. 700) abzugrenzen; Näheres über ihre Beurteilung und Behandlung ist auf Seite 693 nachzulesen. Bei den außerdem im Gliedmaßenbereich mitunter zu beobachtenden echten Tumoren handelt es sich vorwiegend um Fibrome; ausnahmsweise treten auch Melanome beziehungsweise Melanosarkome (S. 29), anderweitige Sarkome oder Lymphome (S. 78) auf. Solche Geschwülste können je nach ihrer Größe und Lokalisation Lahmheiten unterschiedlichen Grades bedingen. Die genaue Diagnose der im Einzelfall vorliegenden Tumorart ist in der Regel nur durch die histologische Untersuchung einer Biopsieprobe zu stellen. Als Behandlung kommt bei nicht allzu großflächig aufsitzenden und nicht zu weit in die Tiefe reichenden Geschwülsten die radikale chirurgische Exstirpa-

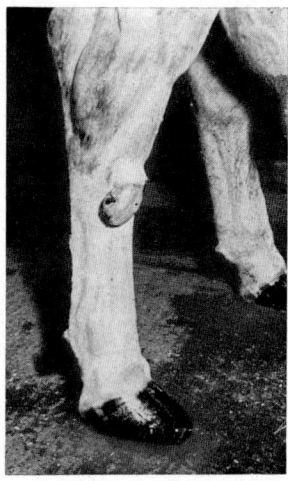

Abb. 318. Hühnereigroßes Neurofibrom am Metatarsus (siehe auch S. 654)

tion in Frage, wenn noch keine nennenswerten Komplikationen (Gelenk- oder Knochenbeteiligung, Nervenlähmung) eingetreten sind. Bei bösartigen Tumoren ist allerdings mit verborgener oder erst später einsetzender Metastasierung zu rechnen.

SCHRIFTTUM

BULLING, D. (1961): Die primären Knochengeschwülste der Haussäugetiere. Diss., H.-U. Berlin. — CHELI, R. (1967): Su di alcuni neoplasie ossee del bovino. Nuova Vet. *43*, 178-201. — LOMBARD, CH. (1964): Relation de 5 mélanoblastomes — 2 chez le boeuf, 3 chez le chien. Bull. Acad. Vét. France *37*, 181. — MOLNAR, A. (1951): Rundzellensarkom am Oberschenkel einer Kuh. Wien. Tierärztl. Mschr. *38*, 317-318. — MOULTON, J. E. (1961): Tumours in domestic animals. Univ. California Press, Berksley/ Los Angeles. — POMARENKO, F. M. (1935): Zur Frage nach der traumatischen Entstehung der Muskelsarkome der Extremitäten. Arch. wiss. prakt. Tierheilk. *69*, 213-217. — SCHULTE, F. (1953): Trauma und Geschwulstentstehung bei Tieren. Dtsch. Tierärztl. Wschr. *60*, 505-509. — SJOLTE, J. P., & H. H. SMEDEGAARD (1964): Tumores på fodens volarflade og ballepude hos køer. Nord. Vet.-Med. *16*, 643-651.

Richtlinien für die Beurteilung und Behandlung von Knochenbrüchen im Gliedmaßenbereich

Beurteilung: Obgleich eine mäßige, den Nutz- und Zuchtwert nicht wesentlich beeinträchtigende bleibende Gangbehinderung beim Rind meist in Kauf genommen und die Indikation für die Behandlung von Frakturen der Extremitätenknochen deshalb im allgemeinen relativ weit gestellt werden kann, ist im Einzelfall doch stets kritisch zu prüfen, ob die hierfür erforderlichen therapeutischen Maßnahmen wirklich sinnvoll erscheinen. So verbietet sich die Behandlung bei manchen Patienten schon aus medizinischen Gründen; eine schlechte bis aussichtslose Prognose haben vor allem ungünstig lokalisierte Brüche (Gelenkbeteiligung, Schädigung wichtiger Nervenstämme), solche mit hochgradiger Knochenzertrümmerung oder erheblichen Läsionen der umgebenden Gewebe (ausgedehnte Hämatome, Muskel- und Bänderzerreißungen) sowie offene verunreinigte Frakturen und Tiere mit anderweitigen Komplikationen (unheilbarer Unfallschock, schwere Anämie, allgemeine Schwäche, Septikämie). Nicht allzu selten sprechen auch wirtschaftliche Erwägungen gegen einen aufwendigen Behandlungsversuch, da selbst in günstig zu beurteilenden Fällen mit vorübergehendem Gewichtsrückgang oder zeitweiliger Entwicklungshemmung zu rechnen ist; Masttiere sowie gutgenährte Rinder von geringem Zuchtwert sind deshalb oft besser der sofortigen Schlachtung zuzuführen. Auch bei alten, schwergewichtigen Patienten und bei besonders unruhigen, temperamentvollen Tieren sowie bei an zusätzlichen Krankheiten leidenden Rindern wird die Entscheidung vielfach von ökonomischen Überlegungen bestimmt. Dagegen bestehen für die Behandlung jüngerer, bis zu 2 Jahre alter Zuchttiere allenfalls die genannten medizinischen Kontraindikationen. Schließlich sollte stets auch geprüft werden, ob der Tierbesitzer bereit ist, die Mühen und Risiken einer wochenlangen Pflege auf sich zu nehmen, und ob geeignete Stallräume (Laufbox) für die Unterbringung des Patienten zur Verfügung stehen.

Allgemeine Maßnahmen: Nach Auffinden des Patienten kommt es zunächst vor allem darauf an, die infolge schonungsloser Belastung der kranken Gliedmaße oft erst im Anschluß an die Fraktur eintretenden Komplikationen (Hautperforationen, Aufsplittern der Knochenenden, Weichteilrupturen, Blutungen und Infektionen) zu verhüten. Hierzu sollte das Tier, erforderlichenfalls mit Hilfe von Sedativa (T. I.), am Boden liegend gehalten und erst nach Anlegen eines stützenden Notverbandes an einen für seine Behandlung und weiteren Aufenthalt geeigneten Ort (weiche Laufbox) verbracht werden (Fahrzeug, Schleppmatte). Ein etwaiger Schock, Blutverlust oder Erschöpfungszustand sollte aber möglichst schon vor dem Transport behandelt werden (S. 106, 110). Nach endgültiger Versorgung des Bruches ist der Patient während der ersten Zeit beim Aufstehen zu unterstützen, bis er selbst wieder imstande ist, das immobilisierte Bein zu gebrauchen. Zusätzliche Medikationen richten sich auf die Vorbeuge von Infektionen der geschädigten Gewebe (lokale und allgemeine Antibiose) und auf die Förderung der

Kallusbildung durch eine bedarfsgerechte Mineralstoffversorgung (gegebenenfalls Zulage phosphatreicher Mineralsalzgemische) und Gaben der Vitamine D, C, K; eine Steigerung des Eiweißgehaltes der Nahrung sowie die parenterale Verabreichung von Anabolika sollen der Heilung ebenfalls dienlich sein.

Behandlungsverfahren: Da sich der Gebrauch der kranken Gliedmaße beim Großtier praktisch nicht verhindern läßt, besteht die Hauptschwierigkeit der Behandlung in der dauerhaften und bewegungsfreien Fixation der reponierten Knochenfragmente; ihre unzulängliche Immobilisierung ist daher auch meist die Ursache etwaiger therapeutischer Mißerfolge. Eine Ausnahme hiervon bilden lediglich Frakturen des Klauen-, Kron- oder Fesselbeines (S. 567, 512), bei denen die betroffene Zehe durch Hochstellen der gesunden Klaue (S. 598) relativ leicht zu entlasten ist. Sonst richtet sich das Vorgehen im wesentlichen nach Lokalisation (distal beziehungsweise proximal) und Form (einfach beziehungsweise kompliziert) des Bruches; in der Landpraxis werden die Behandlungsmöglichkeiten allerdings vielfach auch dadurch eingeschränkt, daß Spezialinstrumente (einschließlich des Röntgengerätes) nicht zur Verfügung stehen und daher vornehmlich auf die einfacheren Methoden zurückgegriffen werden muß. Entsprechend der Lage des Falles wird man sich für eines der folgenden *konservativen* oder *operativen* Verfahren entschließen. Die gewählte Fixation sollte je nach dem Alter des Patienten sowie dem Sitz und der Art der Fraktur nach 4 bis 12 Wochen entfernt und in der Zwischenzeit bei Bedarf sachgemäß erneuert oder verbessert werden.

Selbstheilung: Die abwartende Ruhigstellung des kranken Tieres in einer kleinen Laufboxe mit weitgehend eingeschränkter Bewegungsfreiheit kommt, in Verbindung mit den vorgenannten medikamentösen und alimentären Maßnahmen, in erster Linie bei unkomplizierten, anderweitig nicht korrigierbaren Brüchen des Beckengürtels oder des Schulterblattes in Betracht; unter günstigen Umständen hat dieses Vorgehen aber bei Jungtieren, seltener bei Erwachsenen, vereinzelt auch bei Oberarm- und Oberschenkelfrakturen zum Erfolg geführt. Spätestens nach 6 bis 8 Wochen stellt sich dann heraus, ob eine feste Verbindung der Knochenfragmente eintritt oder ob sich eine Pseudarthrose entwickelt. Mit einer bleibenden Verkürzung des Beines und chronischer Gehbehinderung muß ebenso gerechnet werden wie mit der Gefahr sekundärer Komplikationen.

Gips- oder Kunstharzverband: Stabile Stützverbände eignen sich zur Behandlung von Brüchen der Phalangen, des Röhrbeines oder des Radius, ausnahmsweise auch bei Tibiafrakturen; letztere erfordern jedoch in der Regel zusätzliche operative Fixationsmaßnahmen. Das Anlegen des Gipsverbandes erfolgt am liegenden und sedierten Tier an der situationsgerecht gestreckten Gliedmaße; nach Polsterung (Watte, Werg) oder Abdecken des Beines (Tuch) wird es mit handelsüblichen Gipsbinden mäßig stramm eingewickelt. Dabei ist darauf zu achten, daß mindestens die beiden unter- beziehungsweise oberhalb des Bruches gelegenen Gelenke mit eingegipst werden; um dem Verband genügend Halt und Widerstandskraft zu verleihen, empfiehlt es sich, ihn durch das Einlegen von Holzschindeln, Drahtgeflechten oder Metallstücken zu verstärken, welche der Gliedmaßenform möglichst angepaßt sein sollten. Da bei schweren Tieren eine sichere Fixation der Fragmente nur durch eine ziemlich dicke Gipslage zu erzielen ist, erweist es sich bei ihnen zur Einsparung der kostspieligen Gipsbinden – ferner auch aus Gewichtsgründen und wegen der Unförmigkeit – oft als unumgänglich, den Verband durch ein U-förmig zurechtgebogenes fingerstarkes Moniereisen zu stabilisieren (Abb. 319); sein die Klauen distal überragender Bogen dient dem Tier als Laufbügel und überträgt die Last auf den gesunden proximalen Beinabschnitt; die Enden des Eisens werden vor dem Eingipsen umgeknickt, so daß sie guten Halt innerhalb des Verbandes bekommen und diesen bei der folgenden Belastung nicht durchbohren können (Verletzungsgefahr). Das Miteingipsen eines mittels Plastikschlauches vor dem Verrosten geschützten Fetotom-Sägedrahtes (entlang der Beugeseite der Gliedmaße) erleichtert das sonst recht mühsame spätere Abnehmen des Gipses wesentlich. Bei versuchsweiser Behandlung offener Frakturen ist außerdem in Höhe des Bruches ein kleines Fenster frei zu lassen, damit die Wunde für die weitere lokale Versorgung zugänglich bleibt. Sitz und Zustand des stabilen Stützverbandes sind vom Besitzer laufend zu

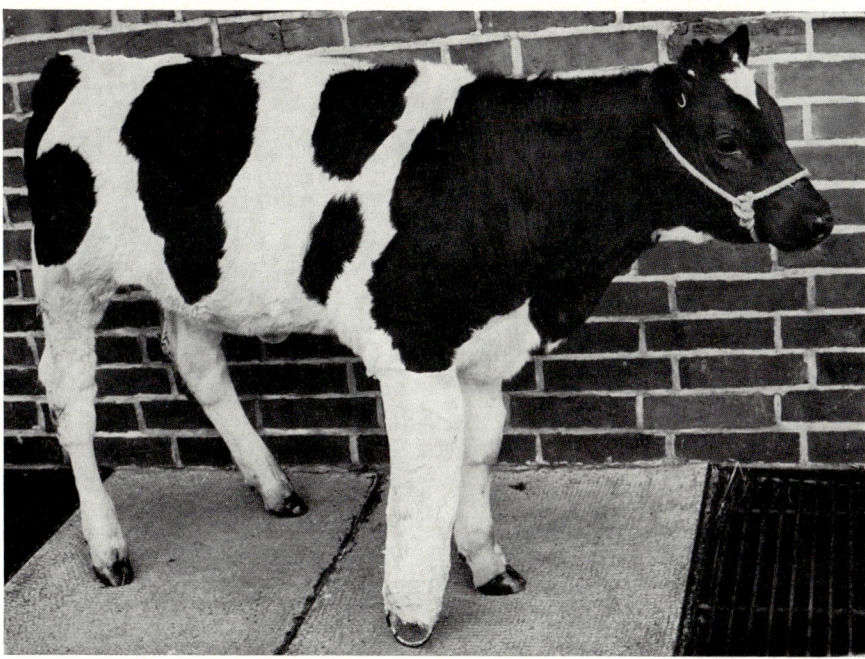
Abb. 319. Jungrind mit einer durch gepolsterten Gipsverband (bis unterhalb des Ellbogengelenks) und Stabilisierungsschiene (U-förmig gebogenes Moniereisen) fixierten Fraktur des rechten Metakarpus

kontrollieren, um ihn nötigenfalls rechtzeitig ersetzen oder ausbessern zu können; dabei ist auch auf etwaige Druckstellenbildung im Bereich des proximalen Gipsrandes zu achten. An Stelle von Gips eignen sich als Fixationsmittel wegen ihres relativ geringen Gewichtes auch polymerisierende Kunstharze; ihrer breiten Anwendung steht bislang allerdings der erheblich höhere Preis im Wege.

Metallschienen: Bei Brüchen des Humerus oder des Os femoris sowie bei Frakturen im proximalen Abschnitt des Radius oder der Tibia läßt sich durch das eben geschilderte Eingipsen des Beines meist keine erfolgversprechende Immobilisation der beteiligten Knochenenden und ihrer zugehörigen Gelenke erzielen. Für solche Fälle ist daher in der Regel das Anlegen einer THOMAS-Schiene vorzuziehen; diese Maßnahme kann bei Bedarf leicht mit einer der operativen Fixationsmethoden kombiniert werden. Die THOMAS-Schiene besteht aus einem der betroffenen Gliedmaße form- und längenmäßig angepaßten V-artig gebogenen Eisenrohr (Gasrohrstärke), an dessen beiden freien Enden ein ovaler Rohrring angeschweißt ist (Abb. 320, 321). Größe und Gestalt dieses mit einer Neigung von 45 bis 60 Grad nach medial angesetzten Ringes müssen dem proximalen Ende des kranken Beines entsprechen. Die mediale (untere) Hälfte des Ringes kommt in den Achsel- beziehungsweise Schenkelspalt zu liegen und dient der Lastaufnahme; sie sollte daher zur Vermeidung von Dekubitalschäden gut gepolstert sein (Umwickeln mit mehreren Lagen Schaumgummi oder -plastik innerhalb einer Flavabinden-Abdeckung). Bei schweren Patienten empfiehlt es sich, die THOMAS-Schiene durch einen lateral im oberen Drittel anzubringenden halbkreisförmigen Bügel sowie durch einen weiteren, am Ansatz leicht auswärts gebogenen Metallstab zwischen oberer Ringhälfte und distalstem Punkt zu verstärken, wodurch dann auch die Extremität besseren Halt bekommt. Nach Aufschieben der Schiene über die gestreckte Gliedmaße werden deren Klauen (nach Durchbohren der Hornschuhspitze) mit Hilfe von kräftigem Draht möglichst straff an einer am Fußende der Schiene angesetzten Öse fixiert; dabei dürfen die Klauen trotz guter Extension des Beines den Bügel selbst nicht erreichen oder berühren, damit die Lastübertragung ausschließlich über Schiene und Ring erfolgt. Abschließend wird die Extremität an mehreren Stellen (in Höhe des Röhrbeines sowie am Unterarm beziehungsweise am Unterschenkel) mit in Achtertouren geführten starken

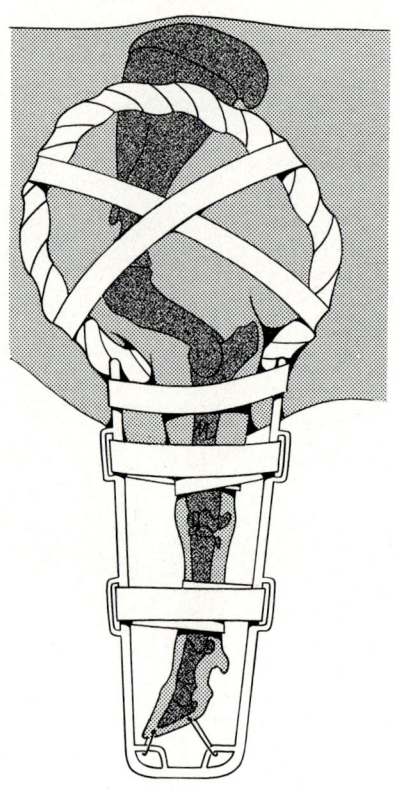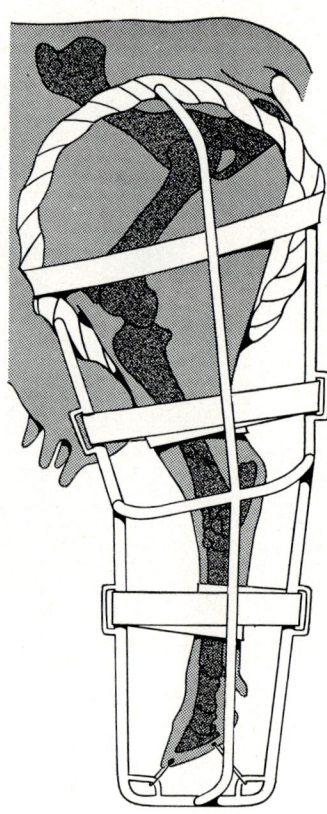

Abb. 320, 321. THOMAS-Schiene (schematisch) zur Fixation des Vorder- oder Hinterbeines bei Knochenbrüchen im proximalen Bereich der Gliedmaße

Bandagen oder Gipsbinden zwischen den beiden Schenkeln der THOMAS-Schiene fest fixiert, deren Sitz in der Folgezeit ständig zu überprüfen ist. Distale Frakturen und Epiphysenlösung am Metakarpus lassen sich (selbst bei Erwachsenen) auch mit einem bis an den Ellbogen reichenden Schienenverband behandeln, der aus drei 3 cm breiten und 2 mm starken, an einem geschlossenen Klaueneisen angeschweißten Metallbändern besteht und mit Flavabinden fixiert wird.

Extra- oder perkutane Osteosynthese: Bei diesem Verfahren werden nach dem Vorbohren entsprechender Kanäle in jedes der beiden Knochenfragmente mindestens 2 nichtrostende Stahlschraubstifte (proximal und distal) von lateral durch Haut und Weichteile hindurch bis in die mediale Kortikalis hinein fest eingeschraubt. Die seitlich vorstehenden Enden der Stifte werden dann nach situationsgerechter Reposition der Knochenstücke mit Hilfe einer besonderen und aufschraubbaren Stahlschiene extrakutan starr miteinander fixiert; an Stelle einer Schiene kann die Immobilisation auch mit einer polymerisierenden, durch eingelegte Perlonfäden oder Drähte armierten Kunststoffbrücke vorgenommen werden, in welcher die Köpfe der eingeschraubten Stifte verankert werden. Da sich die Stifte bei schweren Tieren infolge der ständigen einseitigen Belastung mit der Zeit aus dem Knochen lockern können, ist bei erwachsenen Rindern die Transfixation vorzuziehen, wobei etwas längere Stifte waagerecht quer durch die gesamte Gliedmaße einschließlich des Knochens geführt werden, so daß ihre medial und lateral überstehenden Enden durch je eine der genannten Schienen erfaßt werden können. Noch besser ist es, die Stiftenden in einem mantelförmig um das ganze Bein gelegten Kunstharzverband zu verankern; dabei genügt es unter Umständen, nur das proximale Fragment mit transfixierenden Stiften zu versehen, da sich das distale Bruchstück in der Regel mit Hilfe des starren Verbandes sicher genug festlegen läßt. Die per- und transkutane Osteosynthese ist vor allem bei Frakturen des Radius, der Tibia, des Röhrbeines oder des Unterkiefers angezeigt; sie beinhaltet allerdings die Gefahr einer Infektion des Knochenmarks.

Intramedulläre Osteosynthese: Die sogenannte ‚Marknagelung' hat wegen des damit verbundenen chirurgischen Aufwandes beim Rind erst selten Anwendung gefunden (einzelne Fälle von Humerus-, Radius-, Femur-, Tibia- und Röhrbeinfrakturen). Bei dieser Methode werden geeignete Metallstifte (KÜNTSCHER-Nagel, RUSH-Splint, Schraubbolzen, gebündelte und leicht gebogene elastische Stifte) von einer operativ freigelegten und angebohrten Epiphyse her oder von der eröffneten Frakturstelle aus so in den Markraum des gebrochenen Knochens eingeführt, daß dessen beide Fragmente dann achsengerecht zueinander stehen. Mitunter ist zur restlosen Immobilisierung eine zusätzliche Schienung des Beines oder ein Gipsverband erforderlich.

Verschraubung: Das Festlegen der Bruchstücke mittels nichtrostender, bis auf das Periost hin eingeschraubter und versenkt bleibender Schrauben eignet sich vor allem zur Behandlung von Schrägbrüchen langer Röhrenknochen (bei leichteren Tieren) sowie für Absprengfrakturen des Ellbogen- oder Fersenbeinhöckers. Die Schrauben werden nur bei Infektion oder bleibender Schwellung und Lahmheit wieder entfernt, sonst aber in situ belassen.

Metallplatten, die den Fragmenten subperiostal direkt aufgeschraubt werden, geben den Bruchstücken größerer Knochen meist nur in Verbindung mit zusätzlicher Schienung des Beines oder einem Gipsverband genügend Halt; sie werden nach 6 bis 8 Wochen wieder abgenommen.

Drahtumschlingung: Das straffe Umwickeln des Bruches mit Silber- oder Stahldraht (beziehungsweise -band) ist bei günstig gelagerten Unterkieferfrakturen erfolgreich angewandt worden; dabei ist darauf zu achten, daß die Blutgefäßversorgung des Knochens gewährleistet bleibt.

Knochenresektion, Sequestrotomie: Das operative Entfernen infizierter Knochenteile und abgestorbener Knochensplitter kommt zur Behandlung offener Frakturen des Hüft- und Sitzbeinhöckers (S. 456) sowie bei gut zugänglichen Absprenge- und Impressionsfrakturen an Radius, Tibia, Röhr- oder Fesselbein (S. 507) in Betracht.

Offene Frakturen sind beim Rind zur Zeit der Vorstellung des Patienten oft schon so weit verschmutzt, daß eine aussichtsreiche Behandlung kaum noch möglich erscheint. Anderenfalls und bei auf nachdrücklichen Wunsch des Tierbesitzers vorzunehmender versuchsweiser Therapie wird nach Reinigung, Wundrevision, örtlicher und allgemeiner Antibiose sowie Hautnaht und Drainage wie bei gedeckten Brüchen vorgegangen; man sollte jedoch darauf achten, daß das Wundgebiet trotz der Fixationsmaßnahmen für die lokale Weiterbehandlung zugänglich bleibt.

SCHRIFTTUM

ANONYM (1963): Het voorkomen en de behandeling van fracturen. Tijdschr. Diergeneesk. *88*, 726-729. — BECKENHAUER, W. H. (1958): A practical large animal splint. J. Amer. Vet. Med. Ass. *132*, 284-288. — BECKER, E. (1956): Über ein neues Instrumentarium zur Osteosynthese. Berl. Münch. Tierärztl. Wschr. *69*, 448-451. — BECKER, E. (1957): Ein Instrumentarium zur perkutanen Osteosynthese und extrakutanen Überbrückung mit Kunststoffen. Zbl. Vet.-Med. *4*, 205-242. — BECKER, E. (1959): Über die Verwendung moderner Kunststoffe in der tierärztlichen Praxis. Berl. Münch. Tierärztl. Wschr. *72*, 144-147. — BURT, J. K., V. S. MYERS, D. J. HILLMANN & R. GETTY (1968): The radiographic locations of epiphyseal lines in bovine limbs. J. Amer. Vet. Med. Ass. *152*, 168-174. — CHADŽIRALEV, R. (1961): Die Osteosynthese nach KÜNTSCHER in der Veterinärorthopädie (bulgarisch). Vet. Sbirka *58*:11, 16-20. — GIOVANOLI, G. (1930): Knochenbrüche. Schweiz. Arch. Tierheilk. *72*, 93-96. — HALLSTRÖM, M. (1965): Några sympunkter på den statiska belastningen vid transfixering av de långa rörbenen hos stöte huisdjur. Nord. Vet.-Med. *17*, 39-43. — HALLSTRÖM, M. (1966): Experiments with two methods of forming pins for transfixing fractures of the long bones in large animals. Acta Vet. Scand. *7*, 157-165. — HICKMAN, J. (1957): The treatment of fractures in farm animals. Vet. Record *69*, 1227-1233. — JENNY, J. (1959): Advances in bone and joint surgery in large animals. Ber. 16. Int. Tierärztl. Kongr., Madrid *1*, 119-131. — KENDRICK, J. W. (1951): Treatment of tibial and radial fractures in large animals. Cornell Vet. *41*, 219-230. — KIRK, H. (1951): Repair of large-animal fractures. Vet. Record *63*, 279-280. — KIRK, H. (1952): Modern methods of fracture repair in large and small animals. Vet. Record *64*, 319-329. — LAWSON, D. D. (1963): The management of fractures in domestic animals. Brit. Vet. J. *119*, 409-421, 492-511. — LUNDVALL, R. L. (1960): Observations on the treatment of fractures of the long bones in large animals. J. Amer. Vet. Med. Ass. *137*, 308-312. — MOLTZEN-NIELSEN, H. (1949): Recent experiences in the treatment of fractures by surgical methods. Vet. Record *61*, 791-797. — MÜLLER, H. (1955): Leistungsfähigkeit und Grenzen der konservativen und operativen Frakturbehandlung in der Veterinärmedizin. M.-hefte Vet.-Med. *10*, 313-320. — OMROD, A. N. (1967): The logical approach to fracture treatment. Vet. Record *80*:Clin. Suppl. No. 6. — REICHEL, E. C. (1956): Treatment of fractures of the long bones in large animals. J. Amer. Vet. Med. Ass. *129*, 8-15. — ROBERTS, J. A. (1960): Bone pinning in a mature bull. Canad. Vet. J. *1*, 322. — SALVISBERG (1914): Beitrag zur Behandlung von Frakturen der Extremitätenknochen großer Haustiere. Schweiz. Arch. Tierheilk. *56*, 2-8. — SCHEBITZ, H. (1949): Die Marknagelung bei Haustieren. M.-hefte Vet.-Med. *4*, 1-6, 27-32. — SHUTTLEWORTH, A. C. (1951): Bone fractures in the large animals. Vet. Record *63*, 251-253. — SHUTTLEWORTH, A. C. (1957): Fractures. Vet. Record *69*, 917-923. — SYMINGTON, E. L. (1959): Fractures in cattle. Vet. Med. *54*, 401-402. — TAVERNOR, W. D., & L. C. VAUGHAN (1962): Radiography of horses and cattle. Brit. Vet. J. *118*, 359-385. — VERHAAR, W. M. (1965): Operative fracturbehandeling bij grote huisdieren. Proefschrift, Utrecht; Tijdschr. Diergeneesk. *91*, 674-680 (1966). — VLĂDUȚIU, O., I. MURGU & T. BLIDARIU (1961): Die Blockierung mit Phenol-Novokain und Alkohol-Novokain bei der Behandlung von Knochenbrüchen bei Tieren (rumänisch). Probl. Zootehn. Vet. *11*:2, 42-50. — WEST, W. R. G. (1963): The application of resin-bonded fibre glass for the immobilisation of fractured or damaged equine and bovine limbs. Vet. Record *75*, 424-425. — WIKELIDIS, J. (1960): Zur Frakturbehandlung bei großen Tieren. Berl. Münch. Tierärztl. Wschr. *73*, 474-477. — WINTZER, H. J. (1960): De behandeling van beenfracturen proximaal van de carpus bij het rund door middel van een gemodificeerde THOMAS-spalk. Tijdschr. Diergeneesk. *85*, 795-807. — WINTZER, H. J. (1961): Eine Behandlungsmöglichkeit von Frakturen langer Röhrenknochen des Rindes. Dtsch. Tierärztl. Wschr. *68*, 226-230.

Richtlinien für die Erkennung, Beurteilung und Behandlung von Gelenk-, Sehnenscheiden- und Schleimbeutelerkrankungen

Wesen, Ursachen: Die beim Rind vorkommenden Gelenk-, Sehnenscheiden- und Schleimbeutelerkrankungen sind größtenteils entzündlicher, mitunter auch degenerativer Natur. *Aseptische Entzündungen* entstehen in Form der Synoviitis oder Arthritis acuta oder chronica serosa, serofibrinosa, serosa-haemorrhagica etc. hauptsächlich im Gefolge von Traumen (Distorsion, Kontusion, Strangulation und anderes), seltener auf toxisch-allergischer Grundlage. Als Ursache *mikrobiell-entzündlicher Synovialraumaffektionen* (Synoviitis/Arthritis serofibrinosa/fibrinosa septica, purulenta etc.) kommen C. pyogenes, Sph. necrophorus, Strepto-, Staphylo- und Diplokokken, seltener Brucella abortus BANG, Tuberkelbakterien, Rotlauferreger, Mykoplasmen, Virus (Psittakose-Lymphogranuloma-Gruppe) und andere Keime in Betracht, welche über durchdringende Verletzungen, von benachbarten phlegmonös-eitrigen Prozessen aus, oder auf dem Blutwege (metastatisch) in die Synovialräume gelangen können. Wegen der häufigen Anwesenheit des therapieresistenten C. pyogenes ist die Behandlung infizierter Gelenk-, Sehnenscheiden- und Schleimbeutelerkrankungen beim Rind oft schwierig, nicht selten sogar aussichtslos. Näheres über die Ätiologie der *Polyarthritiden* und *Polysynoviitiden* (S. 516) und der degenerativen Osteoarthrosen (S. 1003) ist in den Abschnitten über diese Krankheiten nachzulesen.

Erkennung: Die klinische Diagnose der *akuten* Arthritis, Tendovaginitis oder Bursitis stützt sich auf den Vorbericht (kurzfristige Erkrankung) und die äußerlich feststellbaren lokalen Veränderungen, nämlich eine vermehrt warme, schmerzhafte Umfangsvermehrung mit prall fluktuierenden Vorwölbungen im Bereich der Ausbuchtungen des Gelenksackes, der Sehnenscheidenpforten oder des betroffenen Schleimbeutels, gegebenenfalls auch auf phlegmonöse, periartikuläre, peritendovaginale oder peribursale Anschwellungen, sowie auf die Funktionsstörungen im Stande der Ruhe und der Bewegung. *Chronische Entzündungen* sind durch leichtere Lahmheit wechselnden Grades, eine mehr oder weniger stark ausgeprägte Füllung des erkrankten Synovialraumes, Atrophie der zugehörigen Muskeln, bei Arthritiden auch durch Knorpel- und Knochenveränderungen (unter Umständen Krepitation) gekennzeichnet. Weitere Hinweise ergeben sich aus der Prüfung der Schmerzreaktion auf passive Beugung, Streckung und Drehung des in Frage stehenden Gelenks oder bei Belastung (beziehungsweise Druckpalpation) der betroffenen Sehnenscheide, aus dem Verschwinden der Lahmheit nach intrasynovialer Injektion von Lokalanästhetika, aus der Beschaffenheit des Synovialpunktats sowie der Röntgenuntersuchung. Bezüglich der Erkennung von Arthrosen siehe Seite 1003.

Diagnostische Punktionen von Gelenken, Sehnenscheiden oder Schleimbeuteln sind unter den gleichen aseptischen Vorsichtsmaßregeln vorzunehmen wie die praktischerweise meist unmittelbar darauf erfolgende intrasynoviale Injektion von Medikamenten (S. 542). Die hierfür geeigneten Einstichstellen werden bei den Krankheiten der einzelnen synovialen Einrichtungen beschrieben; sie sind nach Abschluß des Eingriffs mittels Wundklebers oder fest haftenden Pflasters gut zu verschließen. *Normale Synovia* ist eine geruch- und farblose bis gelblich opaleszierende, klare und leicht fadenziehende Flüssigkeit, die auch bei längerem Stehen nicht gerinnt. Bei *akuter seröser* bis *serofibrinöser* Arthritis, Tendovaginitis oder Bursitis wird sie gelbbräunlich, trübe und flüssiger, mitunter auch flockig, und gerinnt schon nach kurzer Zeit. Nach länger bestehender *Infektion* des Synovialraumes erscheint sein Punktat dagegen dickflüssig-eitrig oder dünnflüssig-jauchig und übelriechend. Das Produkt *chronisch-seröser* Arthritiden, Tendovaginitiden und Bursitiden weist außer verminderter Viskosität meist keine erheblichen makroskopischen Veränderungen auf. Bei der *mikroskopischen Prüfung* der Synovia wird die Gesamtzahl kernhaltiger Zellen pro Kubikmillimeter (Zählkammerzählung) sowie die prozentuale Verteilung der Leukozyten, Makrophagen und der freien, aus der Synovialis stammenden ‚Synoviozyten' bewertet (Differenzierung eines nach MAY/GRÜNWALD-GIEMSA gefärbten Ausstrichs). Die *normale* Gelenkflüssigkeit des Rindes enthält nur wenige kernhaltige Zellen (5 bis 300, durchschnittlich etwa 50 pro mm^3); davon sind über 95 % Synoviozyten. Entzündungen führen zu Vermehrung der Gesamtzellzahl sowie des Anteils der polymorphkernigen neutrophilen Granulozyten. *Purulente* Arthritiden gehen mit Zellzahlen zwischen 10 000 und mehreren 100 000 pro Kubikmillimeter bei 85 bis 95 % Neutrophilen einher. Bei *akuter aseptischer* Gelenkentzündung sind dagegen nur mehrere Tausend bis 10 000 kernhaltige Zellen zu finden, wobei der Anteil der Granulozyten niedriger, derjenige der Synoviozyten aber höher ist als bei der eitrigen Arthritis. *Chronisch-aseptische* Gelenkentzündungen zeigen, von Ausnahmen abgesehen, allenfalls eine relative Granulozytose des Punktats. In der Synovia enthaltene *bakterielle Keime* sind, selbst bei offensichtlicher Infektion, oft nur im mikroskopischen Präparat, aber nur zum Teil im Kulturversuch nachweisbar (Taf. 10).

Weitere diagnostische Anhaltspunkte können sich aus dem weißen *Blutbild* (Neutrophilie und Kernlinksverschiebung bei hochgradiger infizierter Gelenk- oder Sehnenscheidenentzündung), dem *Serumgehalt an anorganischem Phosphor* (S. 992, 1000) und dem serologischen Nachweis der *Antikörper* bestimmter Infektionserreger (Brucellen, Salmonellen und andere mehr) ergeben. Die durch van Pelt (1962) für das Tarsalgelenk eingeführte *Kapselbiopsie* dürfte dagegen nur in besonders gelagerten Fällen praktikabel sein.

Behandlung: Nach Ermittlung der Art der vorliegenden Arthritis, Tendovaginitis oder Bursitis steht bei *aseptischer* Entzündung die Beseitigung des Inflammationsprozesses, bei *infizierter* Erkrankung dagegen die Bekämpfung der Infektionserreger im Vordergrund der zu ergreifenden therapeutischen Maßnahmen.

Aseptische Gelenk-, Sehnenscheiden- und Schleimbeutelentzündungen: Von Fall zu Fall sind je nach Art, Grad, Stadium und Lokalisation der Entzündung unter Mitberücksichtigung der Wirtschaftlichkeit der Therapie einzelne oder mehrere der folgenden Behandlungswege einzuschlagen:

Lokale äußerliche Behandlung: Bei *akuter* Arthritis, Tendovaginitis oder Bursitis besteht das älteste, auch heute noch gebräuchliche Verfahren in der örtlichen Anwendung kühlender Umschläge oder dem Aufstreichen wiederholt mit Wasser anzugießenden Azetatbreis am 1. und 2. Krankheitstage, gefolgt von hyperämisierenden Maßnahmen (zur Förderung der Resorption der Entzündungsprodukte) vom 2./3. Tage an. Wegen seiner dicken Haut ist beim Rind jedoch vielfach schon von Anfang an *künstliche Hyperämie* angezeigt; sie wird üblicherweise erzielt durch feuchtwarme durchlässige, besser aber mittels abdeckender Plastikfolie undurchlässig gemachte Priessnitz-Umschläge (anzugießen mit Spiritus und Wasser [im Verhältnis 1 : 1] oder mit warmer Burow'scher Bleialuminiumazetatlösung), mit heißen Kataplasmen (Umschläge mit Kartoffelbrei oder dickerem Leinsamenschleim) oder durch regelmäßig zu wieder-

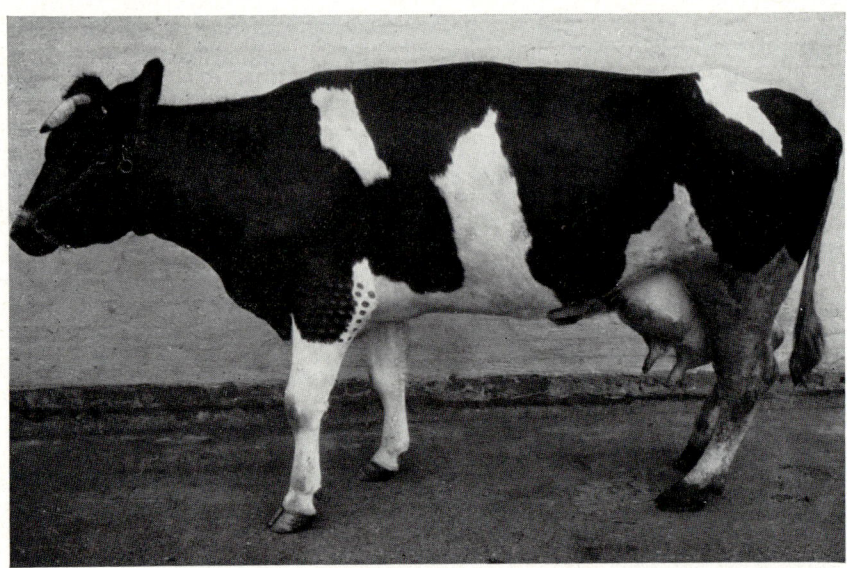
Abb. 322. Kutanes Punktfeuer zur Behandlung einer chronischen Ellbogengelenksentzündung

holende Einreibungen oder Anstriche mit hyperämisierenden und adstringierenden Mitteln (jodhaltige Linimente und Salben oder 10- bis 30%ige Ichthyol- beziehungsweise Kampfersalbe). Die Stärke des damit zu setzenden und von Zeit zu Zeit nachzukontrollierenden Reizes ist dem Grad und dem Umfang der vorliegenden Entzündung anzupassen, also im hochakuten Stadium geringer zu halten als später. Bei *chronischen* Prozessen bedarf es einer besonders starken örtlichen Hyperämisierung, um eine genügende Tiefenwirkung sicherzustellen; deshalb wird in solchen Fällen nicht nur mit dem heißen Eisen gebrannt (Punktfeuer), sondern oft zusätzlich auch noch ein Ichthyolsalbenanstrich oder eine scharfe Einreibung (Kanthariden) angebracht; Terpentinölinjektionen oder das Legen von subkutanen Haarseilen sind heute jedoch nicht mehr gebräuchlich. Heparin- und hirudinhaltige Salben besitzen nur eine begrenzte Tiefenwirkung und sind deshalb in fortgeschrittenen Stadien kaum noch indiziert. Wenn die hyperämisierenden Maßnahmen zu starker Füllung und Spannung der erkrankten synovialen Einrichtung geführt haben, kann der Schmerz durch vorsichtiges Ablassen der überschüssigen Synovia (Punktion) gelindert werden.

Lokale Heilanästhesie: Die günstige Wirkung intrasynovialer Betäubungen soll auf der von Hyperämie begleiteten Unterbrechung überreizter vegetativnervöser Reflexmechanismen beruhen. Zu diesem Zweck werden in den betroffenen Synovialraum und seine nähere Umgebung 100 bis 200 ml 2%iger Novokainlösung injiziert und infiltriert. Eine solche, bei Bedarf in 2- bis 4tägigen Abständen zu wiederholende Behandlung kann bei akuten sowie bei chronischen *aseptischen* Arthritiden, Tendovaginitiden und Bursitiden versucht werden; ihr Wert läßt sich allerdings bislang noch nicht endgültig beurteilen.

Lokale Glukokortikoidbehandlung: Nachdem sich Versuche, entzündliche Synovialerkrankungen durch eine Allgemeintherapie mit ACTH oder den antiphlogistisch wirksamen Hormonen der Nebennierenrinde (Kortison, Hydrokortison und deren Abkömmlinge) zu heilen, als problematisch und von nur mäßiger Wirkung erwiesen haben, ist heute überwiegend die *örtliche* Applikation von Glukokortikoiden üblich. Diese hat bei Anwendung der nur langsam resorbierbaren Azetatverbindungen den Vorteil, daß die Arzneiwirkung auf den Ort der Entzündung konzentriert wird und unerwünschte Beeinflussungen des Stoffwechsels vermieden werden. Da die Kortikosteroide die Abwehrkräfte der Gewebe gegenüber bakteriellen Infektionen herabsetzen, müssen Punktion und Injektion mit peinlicher Sauberkeit erfolgen (gründliches Waschen, Rasieren,

Reinigen mit Spiritus und Desinfektion der Einstichstelle; englumige, nur am Konus anzufassende sterile Kanüle; abschließende antibiotische Prophylaxe; Zukleben des Punktionsdefektes); nach der Behandlung sollte der Patient ruhiggestellt werden. Bei Beachtung dieser Vorsichtsmaßregeln können sämtliche Gelenke, Sehnenscheiden und Schleimbeutel des Rindes ohne besondere Gefahr punktiert werden; die jeweils zu wählende Stelle sowie Richtung und Tiefe des Einstiches werden bei den Krankheiten der einzelnen synovialen Einrichtungen geschildert. Die nach dem Ablassen überschüssiger Synovia zu injizierende Glukokortikoid-Dosis richtet sich nach der Größe des zu

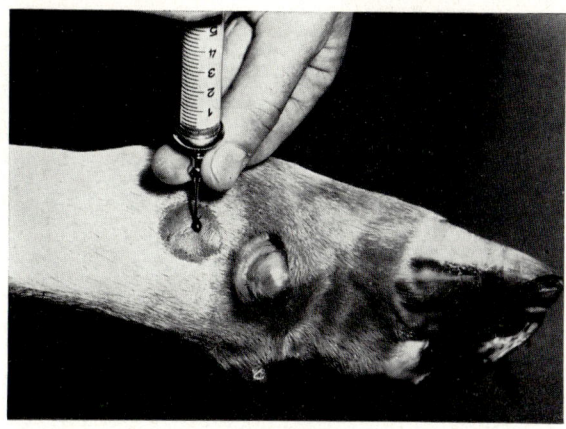

Abb. 323. Intratendovaginale Injektion von Glukokortikoiden und Antibiotika zur Behandlung einer nichteitrigen Entzündung der gemeinsamen digitalen Beugesehnenscheide

versorgenden Synovialraumes und dem anzuwendenden Mittel; sie beträgt 100 bis 250 mg Hydrokortison, 25 bis 150 mg Prednisolon, 6 bis 18 mg Fluorhydrokortison oder 5 bis 15 mg Dexamethason; außerdem sind zur Infektionsvorbeuge 50 000 bis 200 000 IE wasserlösliches Penizillin oder entsprechende Mengen anderer reizloser antibiotischer Präparate mit breitem Wirkungsspektrum intrasynovial zu verabreichen. Tritt danach bei *akuten* und *subakuten* Arthritiden, Tendovaginitiden oder Bursitiden bald eine deutliche Besserung ein, so kann bis zum 4. oder 5. Tag abgewartet und dann entschieden werden, ob eine zweite Behandlung, eventuell mit entsprechend niedrigerer Dosis, nötig ist. Bei ausbleibendem Erfolg sollte die Nachbehandlung dagegen schon nach 2 bis 3 Tagen vorgenommen werden; wenn die Lahmheit auch danach immer noch nicht nachläßt, sind weitere Injektionen von der Frage nach der Wirtschaftlichkeit der Behandlung abhängig zu machen. Nach bisherigen Erfahrungen bieten Arthritiden, insbesondere aber Entzündungen des Kniegelenks, dann aber keine großen Heilungsaussichten mehr. Bei *chronischen* Prozessen sind bis zur vollständigen Genesung meist 3 bis 4 Glukokortikoidinjektionen (mit Intervallen von 4 bis 5 und mehr Tagen) erforderlich; die Prognose solcher Fälle ist jedoch naturgemäß schlechter als bei akuter Entzündung.

Im allgemeinen hängt der Erfolg der Behandlung mit Nebennierenrindenhormonen vom frühzeitigen Beginn der Therapie ab. Die mit den verschiedenen Verbindungen und Präparaten zu erzielenden Ergebnisse sind annähernd gleich, wenn dabei wirkungsäquivalente Dosen zur Anwendung kommen. Daher ist es ratsam, sich auf eines der Mittel einzustellen und mit diesem eigene Erfahrungen zu sammeln.

Durch *Kombination von Glukokortikoid-Präparaten oder von Butazolidin mit dem perkutan eindringenden Dimethylsulfoxyd* (DMSO) wurde versucht, diese Stoffe unter Umgehung der Injektion in die tieferen Gewebe zu bringen („Injektion ohne Spritze') und zudem die antiphlogistischen Wirkungen der Medikamente zu verbinden. Schlüssige Erfahrungsberichte stehen noch aus.

Dimethylsulfoxyd (DMSO) besitzt eine gute analgetische und antiphlogistische Tiefenwirkung; es ist bislang beim Rind erst wenig, zum Teil aber mit recht gutem Erfolg angewandt worden. Das flüssige Mittel wird hierzu mittels eines Pinsels oder Wattebausches (Schutzhandschuhe!) mehrere Tage lang täglich 2mal auf die Haut über dem Entzündungsherd aufgetragen.

Elektro- und Ultraschalltherapie sind vornehmlich den Kliniken vorbehalten und beim Rind noch wenig erprobt. Indikation: chronische Prozesse.

Synovektomie: Humanmedizinische Beobachtungen haben ergeben, daß bei primär chronischen Gelenkergüssen und Arthrosen die Deformierungstendenz des Gelenks durch frühzeitige radikale Exzision der hypertrophierenden Synovialmembran verhindert oder zumindest verringert werden kann; das gleiche Ziel läßt sich zum Teil auch durch intraartikuläre Injektionen bestimmter Stoffe erreichen, die das synoviale Endothel mehr oder weniger stark zerstören (Osmiumsäure, radioaktives Gold, Senfgas und anderes mehr). Über die Anwendung der chirurgischen Synovektomie zur Gelenkbehandlung liegen beim Rind noch keine Erfahrungen vor; eine ‚unblutige Synovektomie' ist aber möglicherweise bei der intraartikulären Applikation örtlich reizender Antibiotikapräparate schon häufiger (unbeabsichtigt) und mit positivem Ergebnis vorgenommen worden. Das *operative Ausräumen* der erkrankten Synovialis kommt beim Rind praktisch nur für chronisch-seröse bis -serofibrinöse Schleimbeutelentzündungen oder Bursahygrome in Betracht; der Eingriff kann durch vorheriges *Veröden* der Bursaauskleidung erleichtert werden. Hierzu wird nach Punktion und Ablassen des flüssigen Inhalts etwa ein Drittel bis zur Hälfte der abgelassenen Menge (maximal 500 ml) durch 5%ige Kupfersulfatlösung ersetzt; vor versehentlicher parabursaler oder subkutaner Injektion ist wegen der damit verbundenen Gefahr schwerer Nekrosen zu warnen. Der Stichkanal wird mit einem Knopfheft gut verschlossen. Innerhalb von 8 bis 12 Tagen ist die Kapsel des Schleimbeutels in der Regel abgestorben; sie kann dann nach Spaltung der Haut ziemlich leicht exstirpiert werden. In Fällen, bei denen Primärheilung zu erwarten ist, folgen antibiotische Versorgung, Nahtverschluß der Hautwunde und elastischer Druckverband; sonst schließen sich wiederholte desinfizierende Spülungen, örtliche Antibiose, Gazedrainage und Deckverband an. Die zu beachtenden Komplikationsmöglichkeiten bestehen in fortschreitender subkutaner Eiterung oder Hautnekrosen. Das geschilderte Vorgehen scheint ebenso erfolgversprechend aber wesentlich einfacher durchführbar zu sein als die *chirurgische Totalexstirpation der unversehrten Bursa*, wie sie bei der Karpalbeule (S. 447) beschrieben ist.

Allgemeinbehandlung: Bei unklarer Lokalisation der Entzündung, bei Polyarthritis und Polysynoviitis (S. 516) sowie zur Unterstützung der örtlichen Maßnahmen werden mit Vorteil auch Medikamente mit allgemeiner Wirkung parenteral verabreicht. Hierfür eignen sich sowohl bei akuten als auch bei chronischen Prozessen besonders Natriumsalizylat und Pyrazolonderivate (T. I.; siehe auch Polyarthritis, S. 516), die antiphlogistisch, analgetisch und antipyretisch wirken. Letztere können auch gemeinsam mit Glukokortikoiden angewandt werden, da diese Stoffe nach Beobachtungen in der Humanmedizin offenbar eine synergistische Wirkung entfalten. Mehr zur Behandlung subakuter und chronischer Arthritiden und Synoviitiden kommt auch die unspezifische Reiztherapie mit oral oder intravenös verabreichten Jodsalzen (T. I.) oder Injektion von Milch- oder Serumeiweißen (handelsübliche Präparate siehe T. I.) in Betracht. Über den therapeutischen Wert der versuchsweise eingesetzten Anabolika besteht bisher noch keine Klarheit.

Mikrobiell bedingte Gelenk-, Sehnenscheiden- und Schleimbeutelentzündungen: Die Behandlung infektbedingter Arthritiden, Tendovaginitiden und Bursitiden stößt beim Rind meist auf erhebliche Schwierigkeiten. Diese sind zum einen darin begründet, daß in dem betroffenen Synovialraum schon bald nach Beginn der Entzündung eine starke Fibrinexsudation einsetzt, so daß er binnen kurzem fast völlig von infizierten Gerinnseln ausgefüllt sein kann; zum anderen ist unter den beteiligten Erregern oft das therapeutisch kaum zu beeinflussende C. pyogenes, mitunter auch Sph. necrophorus, vertreten. Eine keimhemmende Behandlung sollte deshalb möglichst frühzeitig zum Einsatz kommen, um überhaupt einige Erfolgsaussichten zu haben. Da bedrohliche septikämische Komplikationen im Rahmen infizierter Erkrankungen der Synovialräume beim Rind selten sind, wird in solchen Fällen zum Nachteil für den Patienten jedoch leider oft erst spät tierärztliche Hilfe angefordert.

Lokale Injektion von Antibiotika oder Sulfonamiden: Bei Infektionen einzelner synovialer Einrichtungen ist die örtliche Anwendung moderner keimhemmender Mittel die Methode der Wahl; dabei muß neben dem Wirkungsspektrum der verschiedenen Präparate auch deren (unter anderem von den Trägersubstanzen abhängige) Verträglichkeit innerhalb des Synovialraumes berücksichtigt werden. Gut verträglich sind

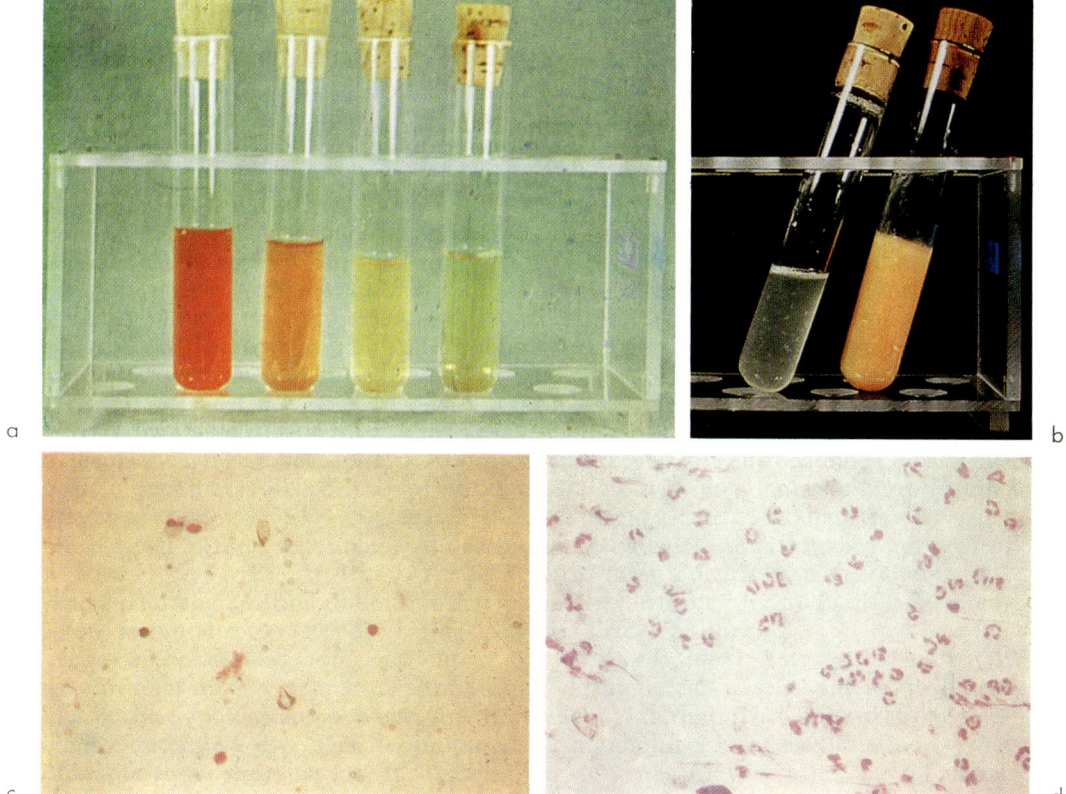

TAFEL 10

Makroskopische und mikroskopische Beurteilung des Synoviapunktats (S. 540 f.)
a. Gelenkpunktate (von links nach rechts): akute nichteitrige Arthritis bei intraartikulärem Bandriß (Ruptura ligamenti decussatum laterale genu), akute aseptische Gelenkentzündung, Hydrarthros, normale Gelenkflüssigkeit
b. Gelenkpunktat bei chronischer aseptischer Arthritis (links) und bei Arthritis purulenta (rechts; Synovia geronnen)
c. Synovia-Ausstrich eines gesunden Gelenks: wenig Zellen, fast ausschließlich Synoviozyten (May-Grünwald/Giemsa-Färbung, 200fache Vergrößerung)
d. Ausstrich der Gelenkflüssigkeit bei eitriger Arthritis: massenhafte Zellen, vorwiegend neutrophile Granulozyten (May-Grünwald/Giemsa-Färbung, 200fache Vergrößerung)

Umständen wertvolle Vatertiere durch wiederholte intraartikuläre Glukokortikoid-Injektionen (Triamcinolonazetat), die mit wiederholter mehrtägiger Applikation von Analgetika (Natrium salizylicum per os, Phenylbutazon, Irgapyrin-Geigy; Dosierungen siehe T. I.) kombiniert werden, noch geraume Zeit zur Samengewinnung (Elektroejakulation) herangezogen werden. Versuchsweise kämen in solchen Fällen auch die intraartikuläre Injektion von Arteparon-Luitpold (750 bis 1250 mg), einem Präparat für den Knorpelaufbau (Mucopolysaccharidpolyschwefelsäureester), oder die ‚unblutige Synovektomie' (siehe S. 543) in Betracht; auch Anabolika können möglicherweise von Nutzen sein. In allen Fällen ist die Mineralstoffversorgung zu überprüfen und gegenenfalls zu korrigieren. Im weiteren sei auf die Ausführungen auf Seite 1003 verwiesen.

SCHRIFTTUM

BARTLING, K. H. (1959): Über die lokale Anwendung von NNR-Hormonpräparaten bei verschiedenen Erkrankungen am Bewegungsapparat des Rindes. Diss., Hannover. — BOLZ, W. (1955): Die Entzündung der gemeinsamen Sehnenscheide der oberflächlichen und tiefen Beugesehne beim Rind. Berl. Münch. Tierärztl. Wschr. 68, 439-443. — BOUCKAERT, J. H. (1957): Diseases of the joint—diagnosis and treatment. Med. Veearts.-school Gent 1, 3-28. — BRUCHMANN, W. (1965): Untersuchungen über die Punktionsmöglichkeiten am Schulter-, Ellbogen- und Hüftgelenk des Rindes. Diss., Hannover.
CERMAK, K. (1953): Beitrag zur Therapie der eitrigen Gelenk- und Sehnenscheidenentzündungen des Pferdes durch lokale Penizillinbehandlung (serbokroatisch). Vet. Glasnik 7, 520-526. — CLAUSEN, CH., & H. FISCHER (1965): Behandlung von degenerativen Gelenkerkrankungen mit einem Knorpel-Knochenmarksextrakt. Münch. Med. Wschr. 107, 439-441.
DIETZ, O., E. NAGEL & K. TURICH (1959): Die lokal-antibiotische Behandlung der BANG-Synovitiden des Rindes und der infizierten Synovitiden des Rindes mit Nebacetin cum Hydrocortison. Tierärztl. Umschau 14, 274-278. — DIETZ, O., & H. GÄNGEL (1964): Klinischer Verlauf, Therapie und Prognose pyogener und metastatisch infizierter Synovitiden des Rindes. Nord. Vet.-Med. 16:Suppl. 1, 266-275; M.-hefte Vet.-Med. 19, 615-618. — DIRKSEN, G. (1964): Fortschritte in der Diagnostik und Therapie der Gelenk- und Sehnenscheidenerkrankungen des Rindes. Nord. Vet.-Med. 16:Suppl. 1, 241-257. — DIRKSEN, G., & K. H. BARTLING (1959): Beitrag zur Behandlung von Gelenk- und Sehnenscheidenerkrankungen des Rindes und der infizierten Synovitiden des Rindes mit Nebacetin cum Hydrocortison. Tierärztl. Dtsch. Tierärztl. Wschr. 66, 490-496. — DOSZA, L. (1964): Radiography in diagnosis of bovine arthritis. Mod. Vet. Practice 45:3, 44-46.
EISENMENGER, E. (1968): Vorkommen, Art und Verlauf entzündlicher Synovialreaktionen nach Gelenkpunktionen bzw. -injektionen und ihre Bedeutung für die Synovialdiagnostik. Zbl. Vet.-Med. A 15, 255-288, 289-321.
FEIST, H. (1937): Versuche zur Punktion und Injektion der Gelenkkapseln und Sehnenscheiden am Fußende des Rindes. Diss., Berlin.
GRISERI, C. (1958): L'impiego dell'ACTH nella terapia delle artriti puerperali. Clin. Vet. 81, 170-176.
HAMMER, D. (1958): Diffusionsverhältnisse zwischen Blut und Synovialflüssigkeit beim Kalb nach Applikation von Antibiotika. M.-hefte Tierheilk. 10, 2-13. — HARTOG, J. H. (1938): Die Behandlung der Kniebeule durch die sekundäre Kapselexstirpation. Wien. Tierärztl. Mschr. 25, 651-652. — HELL, G. (1955): Lokale antibiotische Behandlung infizierter Gelenke und Sehnenscheiden. Asid-Mitt. 1955, 41. — HENTSCHEL, M. (1962): Anzeigen und Gefahren der Kortikoid-Behandlung in der Chirurgie. Chir. Praxis 6, 1-6. — HESS, E. (1896): Beiträge zur Symptomatologie und Ätiologie der Gelenkentzündungen beim Rinde. Schweiz. Arch. Tierheilk. 38, 228-245. — HIEMEYER, V. (1964): Ein Beitrag zur antiphlogistischen Wirkung der kombinierten Anwendung von Butazolidin und Prednison. Med. Klin. 59, 1016-1018.
McKAY, A. G. (1967): Articular cartilage erosion. Canad. Vet. J. 8, 134-135. — KERSJES, A. W. (1963): Over Synovia en synovitis—synovial fluid changes in diseases of the joints, tendon sheaths, and bursae in horses and cattle. Proefschrift, Utrecht; Tijdschr. Diergeneesk. 90, 931-939 (1965). — KÖHLER, H. (1961): Weichteil- und Gelenkinfektionen nach örtlicher Kortikosteroidtherapie. Dtsch. Med. Wschr. 86, 1665-1666. — KOTTMAN, J. (1965): Die Infiltration von Chlortetrazyklin in die Synovia gesunder Gelenke bei Rindern (russisch). Antibiotiki (Moskau) 10, 534-537. — KOTTMAN, J., J. ŠIMUNEK & J. SVOBODNÍK (1967): Intraarticular application of oxytetracycline and tetracycline in horses and cattle. Sborník Vysoké Školy Zeměd. Brně B 15, 101-106. — KÜHLER, W.-H. (1965): Über die äußerliche Anwendung von Huminsäuren und die Untersuchung huminsäurehaltigen Ausgangsmaterials. Diss., Leipzig. — KUSNETZOV, A. K. (1962): Novokain-Penizillin-Therapie bei chirurgischen Erkrankungen (russisch). Veterinarija 39:3, 75-76.
LANGE, W. (1960): Zur Zytologie der normalen und pathologischen Synovia des Rindes hinsichtlich ihrer klinischen Verwertbarkeit. Diss. H.-U., Berlin. — LANGE, W. (1961): Zur klinischen Verwertbarkeit zytologischer Synoviauntersuchungen beim Rind. Arch. Exp. Vet.-Med. 15, 993-1011. — LAWSON, M. R., & L. F. ROWSON (1953): The use of cortisone in the treatment of arthritis in a bull. Vet. Record 65, 506-507.
MADSEN, S. T., & P. F. IVERSEN (1963): Metabolic problems during treatment with long-acting sulfonamides. III. Internat. Kongr. über Chemotherapie, Stuttgart 1, 644-648. — MASCHTOWSKI, L.

(1966): Erfahrungen mit Tomanol bei Pferd und Rind. Tierärztl. Umschau 9, 465-471. — Müller, H. (1959): Die Therapie infektiöser Gelenk- und Sehnenscheidenerkrankungen mit Antibiotika und Sulfonamiden. Ber. 16. Int. Tierärztl. Kongreß, Madrid 2, 239-241.

Nilsson, G. (1968): Några fakta om dimethylsulfoxid. Tidskr. Sveriges Vet.-Förb. 20, 159-161.

Passoni, G. (1961): Applicazione del prednisolone nelle idropi teno-sinoviale dei bovini da lavoro. Clin. Vet. 84, 441-443. — Pelt, R. W. van (1963): Clinical and synovial fluid response to intrasynovial injection of 6 α-methylprednisolone acetate into horses and cattle. J. Amer. Vet. Med. Ass. 143, 738-748. — Pelt, R. W. van (1965): Comparative arthrology in man and animals. J. Amer. Vet. Med. Ass. 147, 958-967. — Pelt, R. W. van (1967): Pathologic changes of joint disease associated with malignant lymphoma in cattle. Amer. J. Vet. Res. 28, 421-428, 429-442. — Pelt, R. W. van, & R. F. Langham (1966): Degenerative joint disease in cattle. J. Amer. Vet. Med. Ass. 148, 535-542. — Pelt, R. W. van, R. F. Langham & S. D. Sleight (1966): Lesions of infectious arthritis in calves. J. Amer. Vet. Med. Ass. 149, 303-311. — Pelt, R. W. van, & R. F. Langham (1966): Nonspecific polyarthritis secondary to primary systemic infection in calves. J. Amer. Vet. Med. Ass. 149, 505-511. — Pelt, R. W. van, & G. H. Conner (1966): Pathologic findings associated with idiopathic arthritides in cattle. J. Amer. Vet. Med. Ass. 149, 1283-1290. — Pelt, R. W. van, & R. F. Langham (1968): Synovial fluid changes produced by infectious arthritis in cattle. Amer. J. Vet. Res. 29, 507-516. — Perez, W. E. (1965): Dimethylsulfoxide (DMSO): A review of the literature and an evaluation of the pharmacological properties of DMSO including case reports on 21 domestic animals. Auburn Vet. 21, 118-122, 130.

Reis, H. (1961): Die kombinierte Anwendung von Reizkörpern und Kortison-Kristallsuspensionen bei degenerativen Gelenkleiden. Med. Klinik 26, 1133. — Robben, H. (1949): Untersuchungen über den Jodgehalt des Euters, der Gebärmutter und der Gelenke des Rindes nach intravenöser Infusion von Jod-Jodkali. Diss., Hannover. — Ruckes, J. (1961): Experimentelle Untersuchungen über die Resorptionsfähigkeit des Stratum synoviale. Zschr. Zellforsch. Mikroskop. Anat. 55, 313-369.

Schlichting, H. (1965): Untersuchungen über die Verträglichkeit antibiotischer Präparate im Karpal- und Tarsalgelenk des Rindes. Diss., Hannover. — Shupe, J. L. (1961): Arthritis in cattle. Canad. Vet. J. 2, 369-375. — Tavernor, W., & L. C. Vaughan (1962): Radiography of horses and cattle. Brit. Vet. J. 118, 359-385.

Turich, K. (1959): Ein Beitrag zur Behandlung von Gelenk-, Sehnenscheiden- und Schleimbeutelentzündungen bei brucelloseinfizierten Rindern mit Nebacetin cum Hydrocortison. Diss. H.-U., Berlin.

Villemin, M. (1958): Le phényl-butazone dans les arthrites bovines. Rec. Méd. Vét. 134, 941-945. — Virkkunen, M., F. E. Krusius & A. Muroma (1965): Erfahrungen mit der ‚unblutigen Synovektomie'. Méd. Hyg. 23, 423-424. — Volkovoj, M. F., D. I. Savcuk & A. S. Lisovenko (1966): Zur Prophylaxe der Arthrosen bei Zuchtbullen (russisch). Veterinarija 42:3, 73-74.

Westhues, M. (1955): Über die Heilanästhesie in der Tiermedizin. Berl. Münch. Tierärztl. Wschr. 68, 422-425. — Wheat, J. D. (1955): The use of hydrocortisone in the treatment of joint and tendon disorders in large animals. J. Amer. Vet. Med. Ass. 127, 64-67. — Wirstad, H. F. (1963): Healing and repair with special reference to the tendovagina. Vet. Record 75, 533-537. — Wulfsberg, J. (1958): Untersuchungen über die Verträglichkeit von Aureomyzinsalbe im Gelenk. Diss., Hannover.

Krankheiten der Klauen

Im folgenden Kapitel werden diejenigen Erkrankungen des Bewegungsapparates besprochen, die am Gliedmaßenende (Klauenschuh, Zwischenklauenspalt, Klauen- und Kronbein, Klauen- oder Krongelenk sowie gemeinsame digitale Beugesehnenscheide) lokalisiert sind. Sie werden mit Rücksicht auf die praktischen Belange der Diagnose und Therapie in nichtinfizierte und infiziert-eitrige Leiden aufgegliedert. Abschließend wird die Technik der für die chirurgische Behandlung schwerwiegender Veränderungen geeigneten operativen Eingriffe im Klauenbereich geschildert.

Nichteitrige Klauenerkrankungen

Formveränderungen und Zusammenhangstrennungen des Klauenschuhs

Deformierungen des Klauenschuhs

Wesen, Ursachen: Am regelmäßig geformten Klauenschuh des Rindes werden Hornsohle, Hornballen sowie innere und äußere Hornwand (mit proximalem Kronsaum und distalem Tragrand) unterschieden. An normalen, nach Größe und Form dem Gewicht des betreffenden Tieres entsprechenden Klauen beträgt der Winkel zwischen Vorderwand und Sohlenfläche etwa 50° (45° bis 55°) und das Längenverhältnis der Vorder-

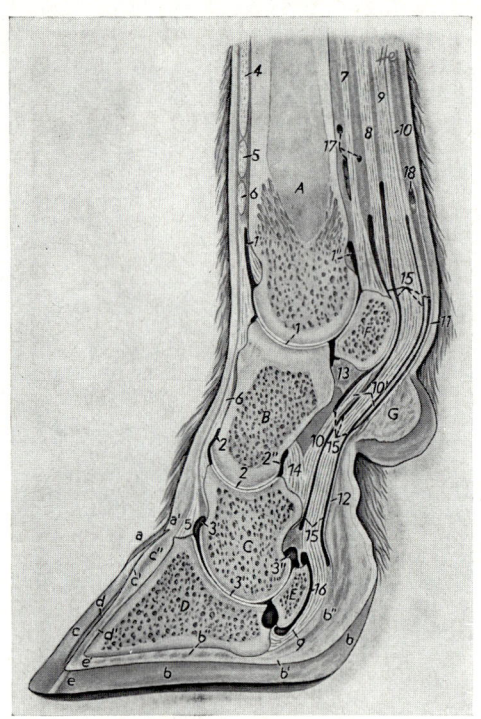

Abb. 324. Sagittalschnitt durch die Zehe des Rindes (WILKENS, 1964): A = Röhrbein, B = Fesselbein, C = Kronbein, D = Klauenbein, E = Klauensesambein, F = Sesambein der 4. Zehe, G = Afterklaue; a = Saumhorn, a′ = Saumlederhaut mit Falz, vom Saumpolster unterlagert, b = Ballenhorn, b′ = Ballenlederhaut, b″ = Ballenpolster, c = Kronhorn, c′ = Kronlederhaut, c″ = Kronpolster, d = Wandhorn, d′ = Wandlederhaut, e = Sohlenhorn, e′ = Sohlenlederhaut; 1 = Fesselgelenk, 1′ = dorsale Ausbuchtung, 1″ = volare Ausbuchtung seines Gelenksackes, 2 = Krongelenk, 2′ = dorsale Ausbuchtung, 2″ = volare Ausbuchtung seines Gelenksackes, 3 = Klauengelenk, 3′ = dorsale Ausbuchtung, 3″ = volare Ausbuchtung seines Gelenksackes, 4 = Sehne des M. extensor digiti III proprius, 5 = Sehne des M. extensor digitalis communis, 6 = Sehne des M. extensor digiti IV proprius, 7 = Mittelplatte des M. interosseus medius, 8 = Verbindungsplatte des M. interosseus medius zur Sehne des M. flexor digitalis superficialis, 9 = Sehne des M. flexor digitalis profundus, 10 = Sehne des M. flexor digitalis superficialis, 10′ = ihre Manschette um die Sehne des M. flexor digitalis profundus, 11 = Fesselringband, 12 = Sehnenhaltebänder, 13 = Ligg. sesamoidea decussata, 14 = axiales Volarband des Krongelenks, 15 = gemeinsame digitale Beugesehnenscheide mit ihren Buchten, 16 = Bursa podotrochlearis, 17 = venöser Arcus volaris distalis, 18 = arterieller Arcus volaris distalis

wand zur Trachtenwand ungefähr 2 : 1. Die Hinterklauen sind oft etwas länger und spitzer gewinkelt als die Vorderklauen; außerdem sind die lateralen Klauen der Hintergliedmaßen vielfach geringfügig größer als die medialen. Ein ähnlicher Größenunterschied ist an den Vorderbeinen allenfalls bei älteren Stallkühen zu beobachten. Infolge Vernachlässigung der regelmäßigen Klauenpflege, zu langsamer oder ungleichmäßiger Abnutzung des Horns, Ernährungsstörungen, Klauenkrankheiten oder Stellungsanomalien der Gliedmaßen (S. 513) können sich die verschiedensten Formveränderungen des Hornschuhs entwickeln, die gemeinhin als „Stallklauen" bezeichnet werden. Strenggenommen sind unter diesem Begriff jedoch Klauen mit überlanger Vorder- und Seitenwand, also mit zu lang gewachsener Spitze, zu verstehen, deren Vorderwinkel nicht selten weniger als 45° beträgt (spitzgewinkelte Klauen). Des weiteren ist je nach der Art der Verformung zu unterscheiden zwischen *Pantoffelklauen* (lang und breit), *flachen Klauen* (mit abnorm flacher Vorder- und Seitenwand), *vollen Klauen* (mit vorgewölbter Sohle), *Schnabelschuhklauen* (mit aufgebogener Spitze), *Posthornklauen* (mit nach rückwärts umgebogener Spitze), *Scherenklauen* (mit einwärts gebogenen, einander kreuzenden Spitzen) sowie *stumpfgewinkelten Klauen* (mit einem Vorderwandwinkel von mehr als 55°); letztere werden wiederum in *Bockklauen* (mit gleichhoher Vorder- und Trachtenwand) und *Stelzklauen* (mit höherer Trachten- als Vorderwand) untergliedert. Die wegen der walzenförmig über die Sohlenfläche hinaus gewachsenen Seitenwand und der schraubenartig einwärts gewundenen Spitze auch *Roll-, Zwang-* oder *Korkenzieherklaue* genannte Deformierung hat besondere Bedeutung; sie kommt nämlich nicht nur in einer erworbenen Form (die manchmal beide Klauen einer Extremität, gelegentlich auch die Vorderbeine betrifft), sondern auch in einer erblich bedingten Form vor, bei welcher regelmäßig die Außenklauen der Hintergliedmaßen verändert sind. Die Drehung setzt im 2. Lebensjahr ein und kann so hochgradig werden, daß die damit behafteten Tiere praktisch auf der Außenwand der Klaue fußen; dabei wird zwangsläufig auch das Klauenbein gedreht und deformiert. Die Genese dieses Leidens ist noch weitgehend unklar; möglicherweise ist die dabei von BOUCKAERT, OYAERT und

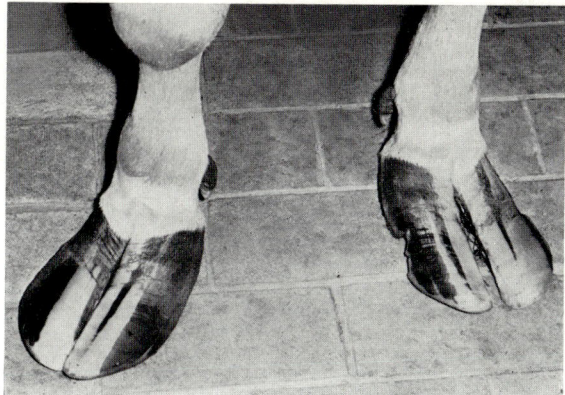
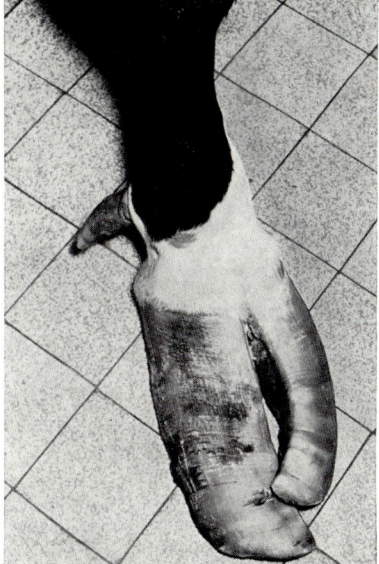
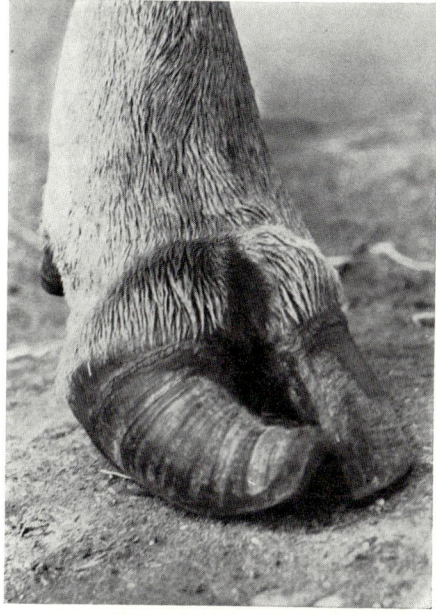
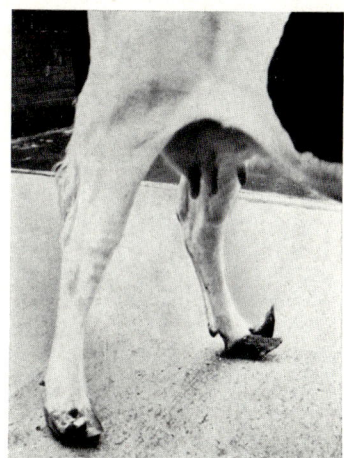

Abb. 325 bis 328. Formveränderungen des Klauenschuhs. Links oben: flache Pantoffelklauen, rechts oben: Pantoffel- und Scherenklaue sowie überlange Afterklaue, links unten: Korkenzieherklaue, rechts unten: Schnabelschuhklauen

DELODDERE (1958) nachgewiesene Torsion des Kronbeins (um seine Längsachse) von auslösender Bedeutung.

Der Vollständigkeit halber seien hier noch die *Spreizklauen* erwähnt, obwohl sie ebenso wie die bereits andernorts besprochenen, im Fesselgelenk auftretenden Stellungsanomalien (S. 513) eigentlich nicht zu den Formveränderungen des Klauenschuhs gehören, sondern auf angeborener oder erworbener Schwächung des Bandapparates der Zehenknochen beruhen. Als Spreizklaue wird das schon bei normaler Belastung einsetzende weite Auseinanderklaffen der Klauenspitzen bezeichnet, das sich mehr oder weniger deutlich auch auf die Kron- und Fesselbeine der betreffenden Gliedmaße fortsetzt; falls dieses Symptom bereits im Alter von 2 bis 4 Monaten so stark ausgeprägt ist, daß die damit behafteten Tiere lahm gehen, handelt es sich wahrscheinlich um ein erbliches Leiden (MEAD, GREGORY und REGAN, 1949).

Erscheinungen: Alle vorgenannten Deformationen bewirken eine mehr oder weniger starke, meist aber fortschreitende Abweichung der Klauen von der normalen Zehenachsenrichtung und damit eine Änderung der Belastungsverhältnisse, als deren akute Folge zumindest umschriebene Quetschungen und Entzündungen der Lederhaut, außerdem Steingallen und Hohlraumbildungen, gelegentlich sogar Durchbrüche nach außen sowie Verstauchungen eintreten. An den tiefergelegenen Geweben sind in fortgeschrittenen Stadien nicht selten chronische

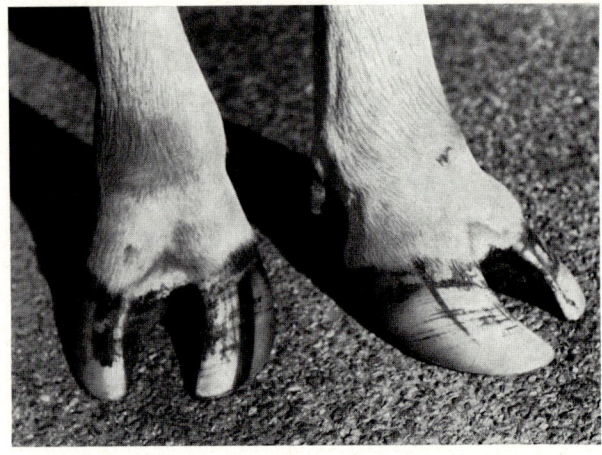

Abb. 329. Spreizklauen

Reizerscheinungen, wie Ostitis rarefaciens et condensans, Periostitis sowie Knorpelusuren im Klauen- und/oder Krongelenk vorhanden, die schließlich zu chronischer Arthritis und Periostitis (mit Ankylosierung) oder zur Verknöcherung des Beugesehnenansatzes führen können. In den Nischen des unregelmäßig abgenutzten, zerklüfteten Klauenschuhs kommt es vor allem im Sohlenbereich leicht zur Erweichung und Zersetzung des Horns mit nachfolgendem Lederhautvorfall (siehe RUSTERHOLZ'sches Sohlengeschwür, S. 576), an flachen spitzen Klauen auch zur lokalen Ablösung der Wand (S. 554). Je nach Art und Grad der vorliegenden Komplikationen zeigen betroffene Tiere dann entweder nur klammen, zögernden Gang oder ausgesprochene Lahmheit, im letztgenannten Falle meist auch deutliche Leistungsminderungen (Milchrückgang, Abmagerung, schlechte Samenqualität).

Behandlung: Die Form des veränderten Hornschuhs ist durch sachgemäßes Beschneiden so zu korrigieren, daß die Klaue ihre normale Gestalt und Richtung zurückerhält. Schwerwiegendere Deformierungen sind mitunter nur allmählich, durch wiederholtes, in Abständen von 4 bis 8 Wochen erfolgendes Beschneiden zu beheben. Die Zwang- oder Korkenzieherklaue läßt sich meist nicht dauerhaft heilen, sondern durch regelmäßige Pflege (alle 3 bis 5 Monate) nur so weit bessern, daß die damit behafteten Tiere keinen größeren Schaden nehmen; hierzu werden die Sohlenflächen, um eine Spreizung der Klauen zu bewirken, ausnahmsweise im Bereich der Innenwand stärker gekürzt als an der Außenkante und der Tragrand stark gebrochen. (In allen anderen Fällen ist dagegen darauf zu achten, daß [im Gegensatz zum Huf] außer dem Tragrand auch die gesamte Sohle zur Lastaufnahme mit herangezogen wird; sie sollte deshalb nach dem Beschneiden sonst stets eine möglichst plane, bodenparallele Fläche bilden.) Durch versehentlich zu starkes Kürzen verursachte Lederhautverletzungen werden mit einem Holzteerverband abgedeckt. Die erworbene Spreizklaue läßt sich mitunter durch geeignete Fixationsmaßnahmen (S. 564) bessern; Tiere, bei denen der Verdacht auf eine erblich veranlagte Klauenschuhanomalie vorliegt, sollten jedoch von der Zucht ausgeschlossen werden. Für irreparable schwere periostische und ankylotische Veränderungen im Klauenbereich ist zur Linderung des Belastungsschmerzes versuchsweise die Neurektomie des N. fibularis und/oder des N. tibialis empfohlen worden (GÜNTHER und KRAHMER, 1968).

Vorbeuge: Die Mehrzahl der geschilderten Klauenschuhverformungen läßt sich durch regelmäßige, am besten im Frühjahr und im Herbst (jeweils vor beziehungsweise nach dem Weidegang) vorzunehmende fachgerechte Klauenpflege verhüten; das sogenannte ‚Allgäuer Verfahren' ist hierfür besonders zu empfehlen. Die technischen Einzelheiten dieser Methode sind den im Schrifttumsverzeichnis genannten Abhandlungen und Lehrbüchern sowie Abbildung 330 und 331 zu entnehmen.

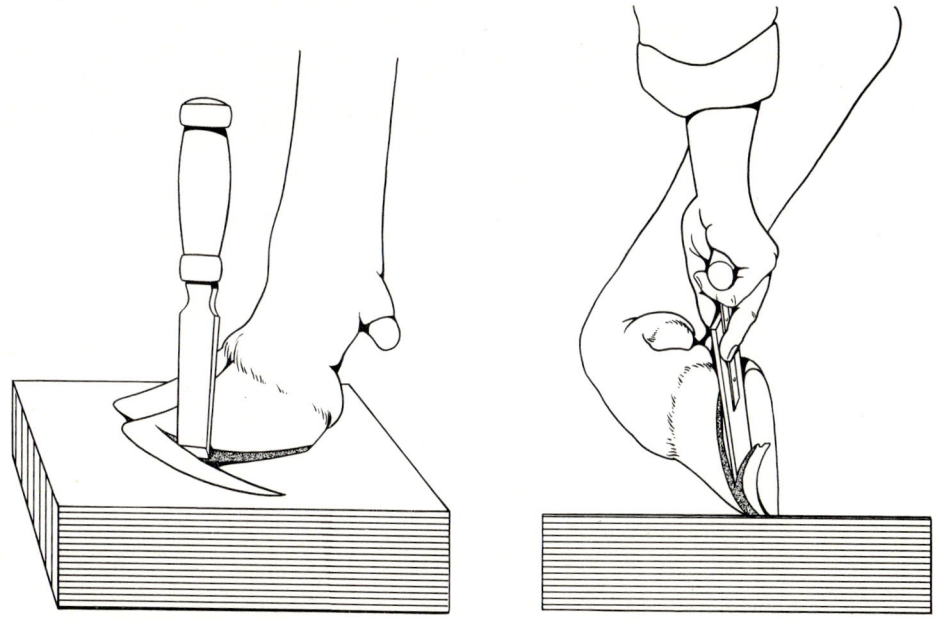

Abb. 330, 331. Klauenbeschneiden nach dem ‚Allgäuer Verfahren'. Links: das Kürzen des Tragrandes mit Stemmeisen (und Holzhammer), rechts: das Abtragen des überschüssigen Sohlenhornes mit dem Klauenhobel

SCHRIFTTUM

ANDRIST, F. (1954): Huf-, Horn- und Klauenpflege unter Berücksichtigung der häufigsten Huf- und Klauenleiden unserer Haustiere. 2. Aufl., Dtsch. Landw.-Verlag, Frankfurt/M. — BECKER, E. (1956): Über maschinelle Bearbeitung von Huf- und Klauenhorn. Berl. Münch. Tierärztl. Wschr. 69, 353-355. — BOLLE, A. (1957): Erbkrankheiten im Blickfeld des praktischen Tierarztes. Tierzüchter 9, 284-285. — BOUCKAERT, J., W. OYAERT & F. DELODDERE (1958): De kurketrekker klauwe. Vlaams Diergeneesk. Tijdschr. 27, 149-152. — BRUHN, H.-J. (1943): Untersuchungen über das Wachstum des Klauenhorns bei erwachsenen Rindern. Diss., Hannover. — CHWOJNOWSKI, A., T. DZIUBEK & E. ŁUKASZEWSKA (1965): Die Korrelation zwischen den Haltungsbedingungen und der Klauenpflege einerseits und den Extremitätenerkrankungen bei Kühen andererseits (polnisch). Polskie Arch. Weter. 9, 165-184. — DENNINGER, F. J. (1966): Untersuchungen über Veränderungen am Klauenbein bei Zuchtstieren. Berl. Münch. Tierärztl. Wschr. 79, 144-147. — DRAWER, K. (1959): Bedeutung sachgemäßer Klauenpflege. Mitt. Dtsch. Landw.-Ges. 74, 1197-1198. — FESSL, L. (1966): Untersuchungen von Klauenkapseln heimischer Rinderrassen in Bezug auf die Lamellenzahl, Wandstärke und Winkelung der Wand. Wien. Tierärztl. Mschr. 53, 267-277. — FESSL, L. (1968): Biometrische Untersuchungen der Bodenfläche der Rinderklauen und der Belastungsverteilung auf die Extremitätenpaare. Zbl. Vet.-Med. A 15, 844-860. — FISCHER, A. (1946): Das Klauenbeschneiden der Rinder, ein wichtiger Zweig der Klauenpflege. 6. Aufl., Schaper, Hannover. — FRITZBØGER, E. (1955): Vejledning i kvaegets klovpleje. Mortensen, Kopenhagen. — FLUCH, E. (1966): Richtige Klauenpflege — warum und wie? Stocker, Graz. — GORANOFF, S. (1965): Untersuchungen einiger Erkrankungen der Zehenknochen bei Zuchtbullen und Kühen (bulgarisch). Wiss. Arb. Tierärztl. Hochschule Prof. G. Pawlow, Sofia 13, 226-238. — GRÖNDAHL (1911): Über die sogenannte Pantoffelklaue. Diss., Dresden. — GÜNTHER, M., & R. KRAHMER (1968): Beitrag zur Neurektomie des N. tibialis und des N. fibularis beim Rind. M.-hefte Vet.-Med. 23, 784-787. — KIRSTE, G. (1965): Förderung und Kontrolle der Klauenpflege beim Rinde in der Bundesrepublik Deutschland — ein Gebot des Tierschutzes und der Wirtschaftlichkeit. Diss., Hannover. — KNEZEVIC, P. (1960): Die Klauenpflege beim Rind. Wien. Tierärztl. Mschr. 47, 240-251. — KNEZEVIC, P. (1962): Einfluß der Klauenpflege auf die Samenproduktion von Stieren. Wien. Tierärztl. Mschr. 49, 305-314. — KNEZEVIC, P. (1962): Ein transportabler Zwangsstand und ein neues Schleifgerät zur Klauenkorrektur für Rinder. Wien. Tierärztl. Mschr. 49, 370 bis 377. — KOVÁCS, A. (1960): Über die Bedeutung der Klauenpflege der Rinder (ungarisch). Magyar Allatorv. Lap. 15, 136-141. — KRAUBMANN, G. (1955): Untersuchungen über Form und Struktur des Klauenbeins bei Stallklauen. Diss., Leipzig. — MAINUSCH, G. (1920): Beitrag zur Kenntnis der Veränderungen der Blättchenschicht bei Stallklauen. Diss., Berlin. — MEAD, S. W., P. W. GREGORY & W. M. REGAN (1949): An hereditary digital anomaly of cattle. J. Heredity 40, 151-156. — PETERSEN, H. (1933): Veränderungen an den Zehenknochen und ihren Gelenkflächen bei der Stallklaue des Rindes. Diss., Leipzig. — POHLY, W. (1918): Die Stallklauen der Rinder. Arch. wiss. prakt. Tierheilk. 44, 39-66. — SCHAIK, P. VAN (1960): Een veel voorkomend klauwgebrek bij onze zwartbonte rundvee. Tijdschr.

Diergeneesk. *85*, 659-663. — SCHLEITER, H. (1966): Klauenpflege bei Haustieren. 3. Aufl., Hirzel, Leipzig. — SCHLEITER, H., & M. GÜNTHER (1967): Ein Beitrag zur Definition einiger Klauenformen des Rindes. M.-hefte Vet.-Med. *22*, 886-890. — STARKE, H. (1955): Sachgemäße Klauenpflege beim Rind und ihre Auswirkung auf die Milchleistung. Diss., Leipzig. — SYBESMA, R. P. (1960): Klauwgebreken zijn veelal beengebreken. Tijdschr. Diergeneesk. *85*, 1159-1162. — WAY, R. F. (1954): The anatomy of the bovine foot. Univ. Pennsylvania Press, Philadelphia. — WILKENS, H. (1964): Zur makroskopischen und mikroskopischen Morphologie der Rinderklaue mit einem Vergleich der Architektur von Klauen- und Hufröhrchen. Zbl. Vet.-Med. *A 11*, 163-200.

Hornsäule

Wesen: Als Hornsäule wird eine umschriebene, leisten- bis säulenartige oder mehr kegelförmige Hornzubildung an der Innenwand des Klauenschuhs bezeichnet. Sie tritt vorwiegend im vorderen Bereich der Innenwand in der Nachbarschaft durchlaufender Hornspalten (siehe unten) auf und gibt beim Rind nur selten Anlaß zu ausgeprägter Lahmheit.

Die *Ursachen* der Hornsäule sind in chronisch-hyperplastischer Lederhautentzündung oder in entzündlichen und traumatischen Veränderungen des Kronsaumes zu suchen; außerdem werden für ihre Entstehung auch erblich-dispositionelle Faktoren in Betracht gezogen. Im Sohlenbereich auftretende hornsäulenähnliche Verdickungen werden *Hornbeule* oder *Hornschwiele* genannt.

Eine *Behandlung* ist nur bei mit Lahmheit verbundenen Fällen erforderlich; sie besteht im vorsichtigen Abtragen des übermäßig produzierten Horns bis dicht an die Lederhaut heran; die angrenzende Hornwand wird in Richtung auf die dabei gebildete Rinne angeschrägt.

Hornspalt

Wesen, Ursachen: Vom Kronsaum bis zum Tragrand reichende spaltenförmige Zusammenhangstrennungen des Klauenschuhs werden als durchlaufende Hornspalten bezeichnet; sie kommen im vorderen Drittel der Innenwand relativ häufig vor. Dasselbe gilt für unterbrochene, auf den Tragrand beschränkt bleibende Hornspalten, während begrenzte Spaltbildungen am Kronrand ziemlich selten sind. Oberflächliche Spalten betreffen nur die äußeren Hornschichten; durchdringende reichen dagegen bis auf die dadurch freigelegte Lederhaut, die sich dann leicht infiziert. Ursächlich sind derartige Zusammenhangstrennungen vor allem auf trockenes, sprödes Horn, ungewöhnliche Belastungsverhältnisse (infolge Deformation des Klauenschuhs; S. 547), Kronsaumverletzungen (S. 555), manchmal auch auf Zinkmangel (S. 1083) zurückzuführen. Im hannoverschen Raum wird bei schwarzbunten Rindern zuweilen ein klauenspaltwärts liegender Hornspalt der Klaueninnenwand beobachtet, dessen symmetrisches Auftreten eine erbliche Disposition vermuten läßt.

Erscheinungen, Behandlung: Im allgemeinen führen nur die durchdringenden Hornspalten zu Lahmheit, deren Grad dem Ausmaß der damit verbundenen Lederhautaffektion entspricht. Jede derartige Zusammenhangstrennung ist daher eingehend auf etwaige Beteiligung der Lederhaut zu sondieren. Oberflächliche Spalten werden dann

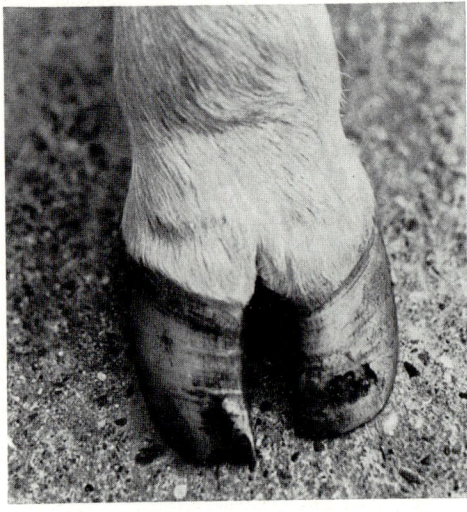

Abb. 332. Oberflächlicher, nicht durchlaufender traumatisch bedingter Hornspalt im Spitzenbereich des Tragrandes (Hornbrand auf der anderen Klaue)

bis auf die unbeschädigte Hornschicht ausgeschnitten; durchdringende Hornspalten werden dagegen bis auf die gesunde Lederhaut freigelegt, wobei darauf zu achten ist, daß alles unterminierte Horn abgetragen wird und die Ränder des so entstehenden Horndefektes zur Lederhaut hin möglichst flach (ohne scharfe und harte Kante) auslaufen. Erforderlichenfalls ist gleichzeitig auch eine Korrektur des Hornschuhs (Klauenpflege) vorzunehmen; abschließend wird die Klaue mit einem fest sitzenden Druckverband (Holzteer, Kupfersulfatpaste oder ähnlichem) versehen, da bei durchdringenden Hornspalten sonst Gefahr eines Lederhautvorfalles besteht. Die Heilung erfolgt durch allmähliches Herabwachsen gesunden, ungespaltenen Horns über den Defekt hinweg; ihre Aussichten sind im allgemeinen günstig, bei Zusammenhangstrennungen des Kronsaumes aber vorsichtig zu beurteilen.

Hornkluft und zirkulärer Hornspalt

Wesen: Unter einer Hornkluft ist eine umschriebene, parallel zum Kronsaum (beziehungsweise Tragrand) verlaufende Spaltbildung im Bereich der Hornwand zu verstehen; wenn sich eine derartige Zusammenhangstrennung rings um den gesamten Klauenschuh herum erstreckt, wird sie als zirkulärer Hornspalt bezeichnet. Außerdem ist ebenso wie bei den vertikalen Hornspalten (S. 552) zwischen oberflächlichen und durchdringenden Defekten zu unterscheiden.

Ursachen: Hornklüfte entstehen unter anderem in Zusammenhang mit Formveränderungen des Klauenschuhs (abnorme Belastungen, S. 547), nach Verletzungen oder phlegmonöser Entzündung der Krone (S. 555, 585) sowie infolge Durchbrechens eitriger Pododermatitiden am Kronsaum (S. 573). Zirkuläre Hornspalten sind meist Folgeerscheinungen von Kronsaumentzündungen, welche zu einer vorübergehenden Unterbrechung der Hornproduktion führen (koronäre Phlegmone, S. 585; Klauenrehe, S. 558; Maul- und Klauenseuche, S. 835), gelegentlich auch auf anderweitige Ernährungsstörungen (Zerrungen und Quetschungen der Lederhaut, Fütterungsmängel) zurückzuführen; bei Stallklauen (S. 548) treten infolge Einreißens des Horns bei der Belastung und beim Abrollen der Klauen nicht selten zirkuläre Spaltbildungen in Nähe der Klauenspitze auf, die meist an der Außenklaue beginnen.

Erscheinungen: Hornklüfte führen nur dann zu merklicher Lahmheit, wenn sie durchdringend und mit Lederhautentzündung verbunden sind. Der zirkuläre durchdringende Hornspalt verursacht dagegen beim allmählichen Abschieben der alten Hornkapsel und gleichzeitigem Nachwachsen neuen Wandhorns das sogenannte ‚chronische Ausschuhen', das mit zunehmender Stützbeinlahmheit einhergeht. Dabei lockert sich nämlich der distal des ringförmigen Spalts gelegene Teil des Hornschuhs infolge fortschreitender Verkleinerung seiner Ansatzfläche am Klauenbein; schließlich verschiebt er sich bei jedem Schritt beziehungsweise beim Abrollen der Zehe über die Klauenspitze gegenüber dem festsitzenden neuen Horn, so daß die Lederhaut ständig gezerrt wird. Deshalb versuchen die Patienten, die Spitze der betroffenen Klaue durch weites Vorsetzen der Gliedmaße zu entlasten (Ballenfußung);

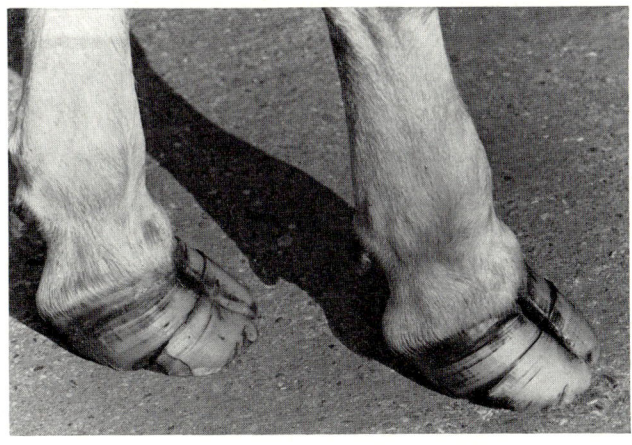

Abb. 333. Zirkuläre Hornspalten an allen vier Klauen der Vordergliedmaßen: chronisches Ausschuhen nach überstandener Klauenrehe (S. 558)

wenn der Hornkapselrest durch äußere Einwirkungen gewaltsam entfernt wird, gehen sie hochgradig lahm. In günstig gelagerten Fällen (Vorderklauen, Stallhaltung) kann das Ausschuhen innerhalb von 5 bis 6 Monaten ohne Komplikation zum Abschluß kommen.

Erkennung: Die Diagnose ist auf Grund der äußerlich sichtbaren Veränderungen leicht zu stellen; die bei zirkulärem Hornspalt zu beobachtende Lahmheit ähnelt derjenigen bei akuter Klauenrehe (S. 558), Klauenbeinfraktur (S. 567), Klauenspitzenabszeß (S. 573) oder bei Osteomalazie (S. 995).

Behandlung: Zur Beseitigung der Hornkluft sind die gleichen Maßnahmen wie beim vertikalen Hornspalt (S. 552) zu ergreifen. Bei zirkulärem Hornspalt werden die losen Teile des alten Hornschuhs vorsichtig von der Zusammenhangstrennung her abgetragen und ein Klauenverband mit Zinkoxydlebertranpaste, bei Vorliegen einer eitrigen Lederhautentzündung auch mit antibiotischen Salben angelegt (S. 596). Zur Vermeidung weiterer Irritationen ist die Klauenspitze zu kürzen und abzurunden. Bei sachgemäßer Versorgung (nötigenfalls Stallhaltung und Verbandswechsel) sind die Heilungsaussichten im allgemeinen gut.

Lose Wand

Für parallel zum Tragrand verlaufende flächige Ablösungen des Wandhorns von der Hornsohle ist die Bezeichnung ‚lose Wand' gebräuchlich. Derartige Zusammenhangstrennungen liegen vorzugsweise in der Zona lamellata und betreffen hauptsächlich die Hornröhrchen und das Zwischenhorn (PRECHTL, 1925). Sie sind vor allem an den Außenklauen der Hintergliedmaßen, seltener gleichzeitig auch an deren Innenklauen, und nur ausnahmsweise an der vorderen Extremität zu beobachten. Die Ausdehnung des Defekts ist unterschiedlich, meist aber an der Außenwand spitzgewinkelter flacher Klauen besonders weitreichend. Als Ursache spielt neben mechanischen Faktoren (abnorme Belastung der überlangen, über das Niveau der Sohle ragenden Seitenwand) wahrscheinlich auch die in Nischen des aufsplitternden Tragrandes ablaufende Mazeration des Horns eine Rolle. Fördernd wirken sich des weiteren spröde-trockenes Klauenhorn sowie Lederhautentzündungen (Klauenrehe, S. 558; eitrige Pododermatitis, S. 573) aus; so ist die lose Wand eine fast regelmäßig festzustellende Begleiterscheinung des RUSTERHOLZ'schen Sohlengeschwürs (S. 576). Für sich allein löst diese Spaltbildung nur dann Lahmheit aus, wenn sich durch eingeklemmte Steinchen und andere mechanische Faktoren tieferreichende, zu Quetschungen oder eitriger Entzündung der Lederhaut führende Defekte einstellen. Die sachgemäße Behandlung erfordert eine situationsgerechte Klauenpflege sowie das Abtragen der abgelösten Wand bis in den gesunden, zusammenhängenden Bereich. Falls dabei die Lederhaut freigelegt wird, ist ein Holzteerschutzverband anzulegen; bei bereits eingetretener Infektion der Lederhaut ist wie bei purulenter Pododermatitis (S. 573) zu verfahren.

Hohle Wand

Beim Pferd wird mit dieser Bezeichnung eine flächenhafte Zusammenhangstrennung zwischen Schutz- und Blättchenschicht der Hufwand belegt. Gleichartige Veränderungen kommen an den Klauen des Rindes nur äußerst selten vor; bei aseptischen und purulenten Pododermatitiden gelangen jedoch mitunter Hohlraumbildungen zur Beobachtung, die zwischen Lederhaut und Wandhorn lokalisiert sind; sie werden zuweilen ebenfalls als hohle Wand bezeichnet. Ihre Behandlung entspricht derjenigen der losen Wand (siehe oben) beziehungsweise der Pododermatitis.

SCHRIFTTUM

BREUER, D. (1964): Klauenkrankheiten bei Zuchtstieren. Tierärztl. Umschau *19*, 589-592. — GREENOUGH, P. R., & C. C. SOMERSET (1962): Observations on some of the diseases of the bovine foot. Vet. Record *74*, 1-9. — PRECHTL, K. (1925): Die lose Wand an der Rinderklaue. Diss., Wien. — ROSENDORF

(1929): Stallklauen und langer Trieb als Ursache des Ausschuhens bei einem Sprungstiere. Wien. Tierärztl. Mschr. *16*, 794-795. — SCHYNS, H. (1934): Quelques réflexions d'ordre pratique au sujet des boiteries du pied chez la bête bovine. Ann. Méd. Vét. *79*, 411-417. — Voss, H.-J. (1928): Beitrag zur Ringbildung an den Klauen des Rindes. Diss., Leipzig.

Frische Verletzungen im Klauenbereich

Beim Überspringen von Stacheldrahtzäunen, beim Eintreten in scharfe Gegenstände sowie bei Strangulationen des Gliedmaßenendes durch herumliegende Drähte oder Bindfäden kommt es nicht allzu selten zu *Verletzungen im Ballenbereich* oder *dorsal an der Krone*, zuweilen sogar mit Beteiligung der Beuge- oder Strecksehne. Die daraufhin einsetzende Lahmheit ist im Verhältnis zur Verwundung zunächst mitunter gering; deshalb ist stets eine genaue Untersuchung mit vorsichtiger und sorgfältiger Sondierung des Defektes erforderlich. Äußerlich ist die Durchtrennung der tiefen Beugesehne an der Hyperextension der betroffenen Klaue erkennbar. In allen Fällen mit tiefreichender Verletzung ist die frühzeitige kunstgerechte Behandlung (Wundrevision, örtliche Antibiose, Verband) und anschließende Ruhigstellung (Aufstallen, orthopädischer Beschlag, S. 596; unter Umständen auch Gipsverband, S. 536) entscheidend für die Verhinderung der sonst leicht eintretenden überschießenden Granulation (Caro luxurians). Die Therapie der Beugesehnendurchschneidung verspricht nur dann Erfolg, wenn der kranke Fuß nach Naht (oder situationsgemäßer Annäherung) der Sehnenstümpfe mindestens 8 Wochen lang gut fixiert wird (Gipsverband). Nach verschleppter Abschnürung der Zehe kommt wegen der darauf folgenden schwerwiegenden Komplikationen (Phlegmone, Gangrän, Ausschuhen, Sepsis) meist nur die alsbaldige Schlachtung des Tieres oder die Amputation im nächsthöheren Gelenk (S. 603, 505) in Frage.

Oberflächliche *Verletzungen im Zwischenklauenspalt* (Riß, Stich, Schnitt) sind meist harmloser Natur; da sie in der Regel nur bei gleichzeitiger Einkeilung von Fremdkörpern zu Lahmheit führen, heilen sie oft unbeachtet von selbst ab. Bei unhygienischen Weide- oder Stallverhältnissen geben sie jedoch mitunter Anlaß zur fortschreitenden Zwischenklauennekrose (S. 580). Perforierende Läsionen der Interdigitalhaut granulieren nach Entfernung etwaiger eingedrungener Fremdkörper (Holzsplitter, Glasscherben, Blechstreifen) unter antibiotischer Drainage und Klauenverband (S. 596) aus, wenn nicht bereits eine schwerwiegende Phlegmone des Gliedmaßenendes eingetreten ist oder wichtige Nachbarorgane mitverletzt und infiziert worden sind (Klauen- oder Sesambein, Klauengelenk, Beugesehne); gegebenenfalls zwingen diese, bei den Erkrankungen der einzelnen Teile der Klaue näher beschriebenen Veränderungen dann zu entsprechenden operativen Maßnahmen (S. 595 ff.).

Nach heftiger äußerer Gewalteinwirkung kommt es zuweilen zum *Abreißen von Teilen des Hornschuhs*, insbesondere der Spitze zu lang gewachsener Klauen, wodurch die Lederhaut und gelegentlich sogar der Knochen freigelegt werden. Die Patienten zeigen dann eine plötzlich einsetzende, dem Ausmaß der Verletzung entsprechende Stützbeinlahmheit. Nach Abriß der Klauenspitze wird der kranke Fuß in der Bewegung weit nach vorn geführt, kurz vor dem Aufsetzen aber etwas zurückgezogen und nur auf der hinteren Sohlenpartie belastet; der Schritt ist dabei nach hinten verkürzt. Die Behandlung solcher Defekte besteht im Abtragen des gesamten losen Horns, Herauslösen etwaiger Sequester, bei Infektion der Lederhaut auch in Amputation der Klauenspitze (mit der Drahtsäge); danach werden die Ränder des verbleibenden Horns zur Lederhaut hin abgeschrägt und ein gutsitzender, antibiotisch versorgter Schutzverband (S. 596) angelegt; Verbandswechsel nach 3 bis 5 Tagen (bei Bedarf zu wiederholen).

Die äußerst seltene vollständige *Ruptur der Zwischenklauenbänder* ist am extremen Auseinanderklaffen der Klauen der betroffenen Zehe zu erkennen; bei ungleicher Verteilung der Körperlast soll mitunter eine Zerreißung des unteren Zwischenklauenbandes eintreten, die sich in leichter Schwellung und Druckempfindlichkeit im vorderen Bereich des Interdigitalgewebes äußert. Zur Behandlung werden adstringierende kalte Bäder und kühlende Umschläge sowie anschließende Ruhigstellung unter Verband (nötigenfalls auch Fixation durch Eingipsen, S. 536) empfohlen.

SCHRIFTTUM

Gadžiev, K. Š., & G. A. Kuliev (1961): Klauenverletzungen des Rindes (russisch). Veterinarija *38*:1, 54-55. — Němeček, L. (1965): Klauenverletzungen bei Rindern in Freilaufställen und das Problem der Klauenbehandlung (tschechisch). Sborník Vysoké Školy Zemědělské Brünn *B 13*, 138-150. — Stival, R.-C. (1928): Contribution à l'étude des blessures des régions plantaire et interdigitée chez les bêtes bovines. Thèse, Alfort.

Umschriebene nichteitrige Klauenlederhautentzündung
(Pododermatitis circumscripta nonpurulenta)

Wesen: Je nach der Dauer und der Ausdehnung des örtlich begrenzten entzündlichen Prozesses sowie der Art des dabei gebildeten Exsudats werden akute und chronische, oberflächliche (Pododermatitis superficialis) und tiefreichende (P. profunda) sowie seröse, serofibrinöse und – bei Läsion kleinerer Blutgefäße – auch hämorrhagische Lederhautentzündungen (P. serosa, – serofibrinosa, – haemorrhagica) unterschieden.

Vorkommen, Ursachen: Die *akute* Pododermatitis tritt im Spitzen- und Sohlenbereich der Klauen häufiger auf als an deren Wand und betrifft meist die Klauen der Hintergliedmaßen, aber nur selten diejenigen der Vorderbeine; schwere und hochtragende Tiere sowie Rinder mit weichem Klauenhorn scheinen für das Leiden besonders prädisponiert zu sein. Es wird durch mechanische Einwirkungen und Traumen verursacht, welche zu lokalisierten Zerrungen und Quetschungen der Lederhaut führen (zum Beispiel außergewöhnliche Belastungen bei Stellungsanomalien der Zehe oder Hornschuhdeformationen infolge schlechter Klauenpflege, langes Treiben auf harten oder steinigen, unebenen Wegen, Stallhaltung auf Spaltenböden, Einklemmen der Klaue in Spalten, zu dicht an der Lederhaut eingeschlagene Nägel und ähnliche Insulte).

Chronische umschriebene Pododermatitiden betreffen fast stets die Hinterklauen und sind meist mit einer Entzündung des Ballenpolsters verbunden. Sie entstehen durch fortwährende geringgradige mechanische Reize, am häufigsten durch ständige Überlastung der hinteren Sohlenpartie und des Ballens (Ballendruck) infolge übermäßig langer Klauenspitze, bei männlichen Tieren auch nach dem Decken auf hartem, unebenem Boden, ferner durch eingeklemmte Steinchen, falschen Klauenbeschlag, Formveränderungen des Hornschuhs (S. 547) und anderweitige wiederholte Mikrotraumen.

Erscheinungen: Bei *akuter* zirkumskripter Lederhautentzündung besteht eine dem Ausmaß der Veränderungen entsprechende Stützbeinlahmheit, die beim Gehen auf hartem Untergrund besonders deutlich wird. Die betroffene Extremität wird zur Entlastung der erkrankten Klaue entweder abduziert („mähender' Gang, Schonung der Außenklaue) oder weit nach innen unter den Leib gesetzt (Schonung der Innenklaue). Im Stand der Ruhe zeigen die Patienten Trippeln oder Zucken, in den selteneren hochgradigen Fällen auch vorübergehendes Anheben der schmerzenden Gliedmaße. Entzündungen im Klauenspitzenbereich bewirken eine auffällige Verkürzung des Fußens gegen Ende der Abrollphase, solche im hinteren Abschnitt der Sohle dagegen steile Fesselstellung und mitunter auch leichtes Überköten bei der Lastaufnahme. Die umschriebene akute Pododermatitis bedingt nur in seltenen, besonders schwerwiegenden Fällen oder bei gleichzeitiger Erkrankung mehrerer Klauen eine deutliche Störung des Allgemeinbefindens; diese äußert sich dann in Freßunlust und Milchrückgang, zuweilen auch in vorübergehendem Ansteigen der Körpertemperatur.

Bei der Besichtigung der kranken Klaue ist eine Rötung des Ballens oder des Kronsaumes allenfalls bei hochgradiger Entzündung festzustellen. Die Palpation ergibt vermehrte Wärme im Wandbereich; die Kompression mit der Klauenzange verursacht deutlichen Schmerz, der sich oft auf einen bestimmten Bezirk (Spitze, Sohle, Wand) lokalisieren läßt. Dreh- und Streckprobe verlaufen meist negativ. In Zweifelsfällen kann die diagnostische Anästhesie der Zehennerven (S. 595) zur Klärung mit herangezogen werden.

Die Pododermatitis circumscripta *chronica* bedingt meist nur behutsamen klammen Gang oder allenfalls leichte Lahmheit. Bei Ballenentzündung zeigen die Patienten verkürzten Schritt mit steiler Fessel und treten im Stehen ständig hin und her. Die örtlichen Veränderungen bestehen gewöhnlich in Rötung und leichter Umfangsvermehrung an Krone und/oder Ballen; diese Stellen erweisen sich bei der Palpation als druckempfindlich, manchmal auch als vermehrt warm.

Erkennung: Die sichere Diagnose des Leidens als einer lokalisierten aseptischen Entzündung der Lederhaut bereitet häufig Schwierigkeiten und ergibt sich daher oft erst aus dem weiteren Verlauf. Gegen das Vorliegen einer purulenten Pododermatitis sprechen der relativ geringe Lahmheitsgrad und das Fehlen von Einschmelzungsherden beim kontrollierenden Nachschneiden verdächtiger Stellen.

Unterscheidung: Die umschriebene *akute* aseptische Lederhautentzündung kann zu Verwechslungen mit der Pododermatitis circumscripta purulenta acuta (S. 573), der Klauengelenkdistorsion (S. 566) sowie der Fissur oder Fraktur des Klauenbeins (S. 567) Anlaß geben; die Abgrenzung dieser Krankheiten ist durch versuchsweise diagnostische Behandlung und aufgrund des Verlaufs möglich (siehe Klauenbeinbruch, S. 568 f.). Bei der lokalisierten *chronischen* nichteitrigen Entzündung der Lederhaut ist differentialdiagnostisch die Pododermatitis circumscripta purulenta chronica (S. 576) zu berücksichtigen; dieser geht jedoch meist ein akutes Stadium mit stärkerer Lahmheit voraus; außerdem entleert sich dann beim Nachschneiden Eiter, oder es liegen bereits Durchbrüche an der Sohle beziehungsweise am Kronsaum vor.

Beurteilung: Leichtere zirkumskripte *akute* Entzündungen der Lederhaut können bei Schonung der Gliedmaße schon nach 1 bis 2 Tagen von selbst wieder abklingen; schwerwiegendere Prozesse heilen unter Behandlung innerhalb von 1 bis 2 Wochen. Auch bei chronischer lokalisierter Pododermatitis führt die sachgemäße Therapie bald zu klinischer Besserung.

Behandlung: Als wichtigste Maßnahme ist zunächst die Ursache des Leidens zu beseitigen, was meist ein sachgemäßes Beschneiden des Klauenhorns erfordert; dabei kann die erkrankte Klaue durch stärkeres Kürzen ihrer Sohle zugleich entlastet werden. Hierzu muß der Patient allerdings anschließend auf ebenem Standplatz mit dünner Sägemehlstreu aufgestallt werden; andernfalls empfiehlt sich Laufstallhaltung mit weichem Lager. Beim Nachschneiden versehentlich freigelegte Lederhautbezirke sind unter Holzteerverband zu bringen. Bei höhergradiger Pododermatitis sind zur Beschleunigung der Heilung und zur Vermeidung von Komplikationen zusätzlich angebracht: kalte Bäder am ersten Tag, danach Anregen der Resorptionsvorgänge durch Einreiben der Krone mit hyperämisierenden Mitteln (Jodvasogen, Kampfer- oder Kantharidensalbe), feuchtheiße Kataplasmen (Leinsamenmehlbrei, gestampfte Kartoffeln, Umschlag mit warmer Burow'scher Lösung) oder besser durch Priessnitz-Umschlag (Alkohol und Wasser 1 : 1) für die folgenden 3 bis 5 Tage. Dieses Vorgehen dient gleichzeitig der Sicherung der Diagnose, da es bei eitriger Pododermatitis teils Verschlimmerung, teils nur mäßige Besserung, bei Klauenbeinfraktur dagegen keine Änderung der Lahmheit bewirkt. Der Verlauf akuter aseptischer Lederhautentzündungen läßt sich schließlich auch durch die Allgemeinbehandlung mit ACTH, Glukokortikoiden oder anderen Antiphlogistika (T.I.) günstig beeinflussen; in praxi ist die Anwendung dieser Mittel aber vom wirtschaftlichen Standpunkt aus nicht immer gerechtfertigt.

Die *Vorbeuge* des Leidens gründet sich auf regelmäßige Klauenpflege und das Abstellen der eingangs genannten anderweitigen Ursachen.

SCHRIFTTUM

Günther, M., R. Kästner & H. Schleiter (1968): Vorkommen und Verhütung von Klauen- und Gliedmaßenkrankheiten bei Spaltenbodenaufstallung. M.-hefte Vet.-Med. *23*, 861-864. — Kellberg, J. (1955): Ein Beitrag zur Klauenlederhautentzündung des Rindes bei Stallklauen. Diss., Leipzig. — Mastyko, G. S. (1963): Die Besonderheiten der Pododermatitis beim Rind (russisch). Veterinarija *40*:10, 37-39. — O'Connor, J. H. (1966): Stone bruise on cow's foot. Mod. Vet. Practice *47*, 58-61. — Ruthe, H. (1957): Die Steingallen unter besonderer Berücksichtigung einer in der tierärztlichen Fachliteratur bisher noch nicht beschriebenen Erscheinungsform. M.-hefte Vet.-Med. *12*, 497-499. — Smedegaard, H. H. (1964): Contusion of the sole in cattle. The Veterinarian *2*, 119-139. — Wyssmann, E. (1902): Zur Anatomie der Klauenlederhaut. Diss., Bern.

Ausgebreitete nichteitrige Klauenlederhautentzündung
(Pododermatitis diffusa serofibrinosa nonpurulenta, ‚Klauenrehe')

Wesen: Diese, der Rehe des Pferdes entsprechende Krankheit ist durch eine akut, subakut oder chronisch-rezidivierend verlaufende diffuse aseptische Entzündung der Lederhaut gekennzeichnet, die meist an mehreren Klauen zugleich auftritt und oft mit gestörtem Allgemeinbefinden, manchmal aber nur mit örtlichen Erscheinungen einhergeht. (Andere Bezeichnungen: laminitis, founder, fourbure; im Altertum hordeatio vom lateinischen hordeum = Gerste.) Von der selbständigen Rehe sind ähnliche oder gleichartige örtliche Veränderungen zu unterscheiden, welche erst sekundär im Gefolge anderweitiger Klauenerkrankungen einsetzen.

Geschichte, Vorkommen: Über Klauenrehe ist bereits Mitte des vorigen Jahrhunderts berichtet worden (LAFORE, 1843; SANSOT, 1850; ANKER, 1854). Während das Leiden früher anscheinend ziemlich selten war, wird es seit dem Übergang zur intensiven Tierhaltung wesentlich häufiger beobachtet und befällt zuweilen ohne Rücksicht auf Alter und Geschlecht ganze Bestände. Im allgemeinen erkranken erstgebärende Rinder im Alter von 2 bis 3 Jahren bevorzugt; es werden aber auch jüngere (zwei- bis dreimonatige) und ältere Tiere (letztere oft chronisch-rezidivierend) betroffen. Jahreszeitliche Frequenzzunahmen sind meist an Umstellungen der Fütterung (Weideaustrieb, Rübenernte, Getreidemast) oder an die Abkalbesaison gebunden. Die rehebingte Lederhautentzündung tritt gewöhnlich beiderseits (an den Klauen beider Vorder- oder Hinterbeine) oder an allen 4 Extremitäten zugleich auf; sie befällt nur ausnahmsweise die Klauen eines einzelnen Fußes. Das vorwiegende Betroffensein der Vorder- oder Hintergliedmaßen unterliegt möglicherweise rassegebundenen Einflüssen. Als Begleit- oder Folgeerscheinung wird die Klauenrehe nicht selten in Zusammenhang mit Pansenazidose (S. 252), Nachgeburtsverhaltung, Euterentzündung, Allergosen (S. 1302 ff.), inneren Abszessen und anderen Eiterherden beobachtet.

Ursachen: Die Ätiologie der Klauenrehe ist ziemlich komplex. Der relativ seltenen ‚traumatischen' Rehe liegen offensichtlich örtlich-mechanische Einwirkungen (Prellungen und Zerrungen der Lederhaut, vor allem bei ausgetrocknetem Hornschuh) zugrunde, wie sie im Zusammenhang mit langen anstrengenden Fußmärschen und Transporten oder bei abnormer Beanspruchung bestimmter Klauen (etwa bei hochgradiger Stützbeinlahmheit des gegenüberliegenden Beins) zustande kommen; ob diese ‚*Überlastungsrehe*' hinsichtlich ihrer lokalen Veränderungen mit den übrigen Reheformen wesensgleich ist, bedarf noch der näheren Klärung.

Am häufigsten tritt das Leiden nach Aufnahme bestimmter Futtermittel als sogenannte ‚*toxische*' oder ‚*Fütterungsrehe*' auf. Diese Form wurde schon von LAFORE (1843) vorwiegend bei hochtragenden, fetten Tieren nach reichlichen Gaben von Kraft- und Mastfuttermitteln (Gerstenmehl, Ölkuchen) beobachtet. Sie ist heute in den großen Beef-cattle-Beständen Nordamerikas, aber auch andernorts, eine geläufige Folge der übermäßigen Verabreichung leicht verdaulicher Kohlenhydrate (siehe Pansenazidose, S. 252). Die Fütterungsrehe kann des weiteren durch plötzliches Umstellen der Ration gegen Ende der Gravidität oder zu Beginn der Laktation sowie durch einseitige, ausschließlich oder vorwiegend aus bestimmten Futtermitteln bestehende Ernährung ausgelöst werden (zum Beispiel frische grüne Gerste, Roggengrasweide, früh gemähtes Leguminosenheu, verschimmeltes oder anderweitig verdorbenes Futter); die in Südafrika vorkommende rehähnliche Lahmheit beruht auf dem Verzehr der Leguminose Crotalaria burkeana. Seitdem sich herausgestellt hat, daß im Wiederkäuerpansen bei bestimmten Störungen der Vormagenverdauung erhebliche Mengen von Histamin gebildet werden, gilt es als wahrscheinlich, daß die Pathogenese der ‚toxischen' Rehe derjenigen der ‚allergischen' Rehe weitgehend gleicht.

Die ‚*allergische*' Rehe ist eine Folgeerscheinung von Sensibilisierungsvorgängen verschiedenster Ursache; sie kommt gelegentlich nach Impfungen und auch in Zusammenhang mit allergisch bedingten Allgemeinerkrankungen (S. 1302 ff.) vor. Der in Verbindung mit abgegrenzten oder streuenden Eiterherden, infizierter Nachgeburtsverhaltung oder Euterentzündungen (vor allem durch C. pyogenes), also unter ähnlichen

Voraussetzungen wie die Polyarthritis und Polysynoviitis (S. 516), auftretenden *‚symptomatischen'* oder *‚metastatischen'* Rehe liegt möglicherweise ebenfalls eine erworbene Überempfindlichkeit gegen bestimmte, aus den pyogenen Prozessen freiwerdende Eiweißzerfallsprodukte zugrunde; vielleicht beruht diese Form des Leidens aber auch auf direkter Gefäßschadwirkung der anfallenden bakteriellen Giftstoffe; sie ist deshalb besser als *‚toxisch-allergische'* Rehe zu bezeichnen. Bei der im Puerperium einsetzenden sogenannten *‚Geburtsrehe'* ist nicht immer klar zu entscheiden, ob sie eine Reaktion auf zersetzten Gebärmutterinhalt oder auf die zum Kalbezeitpunkt vorgenommene Umstellung der Fütterung darstellt.

Die Theorie der histaminbedingten Pathogenese der Klauenrehe findet ihre Stütze in positiv verlaufenen Versuchen, das Krankheitsbild durch subkutane Injektion von Histamin experimentell zu provozieren, sowie in der Tatsache, daß der Histaminblutspiegel bei spontaner Erkrankung im akuten Stadium erniedrigt, in der subakuten und chronischen Phase dagegen erhöht ist. Äußerlich ähnlich erscheinende Deformierungen des Hornschuhs (‚Reheklaue', S. 553), deren Entstehungsweise noch zu klären ist, werden allerdings nicht selten auch im Gefolge anderweitiger Klauenleiden (Kronsaumphlegmone, Zwischenklauennekrose) beobachtet.

Krankheitsgeschehen: Infolge einer vornehmlich im vorderen Bereich der Außenwand und der Sohle ablaufenden akuten Entzündung und Zirkulationsstörung kommt es zum Austritt serofibrinösen Exsudats zwischen Hornkapsel und Matrix und damit zu einer allmählichen Rotation des Klauenbeins (Senkung der Spitze). Die Intoxikation oder allergische Reaktion kann auch andere Organe (Kreislauf, Nieren, Augen) in Mitleidenschaft ziehen, wobei ebenso wie bei starkem Klauenschmerz das Allgemeinbefinden mehr oder weniger beeinträchtigt wird. In unbehandelten Fällen sowie bei chronisch-rezidivierendem Verlauf führen die lokalen Ernährungsstörungen und die Lageveränderung des Klauenbeines zu charakteristischen Formveränderungen der Hornkapsel, mitunter sogar zum Durchbruch der Klauenbeinspitze an der Sohle.

Erscheinungen: Die Symptome der *akuten* Rehe variieren je nach dem Grad der vorliegenden Entzündung, den betroffenen Klauen (Vorder- und/oder Hintergliedmaßen) sowie etwa vorhandener Primär- oder Begleitleiden. Schwer erkrankte Tiere sind kaum zum Aufstehen zu bewegen; sie liegen entweder flach auf der Seite oder halbaufgerichtet auf der Brust mit untergeschlagenen oder nach vorn gestreckten Vorderbeinen und meist einseitig ausgestreckten Hinterbeinen. Hin und wieder richten sie den Vorderkörper schmerzhaft auf oder ziehen einzelne Extremitäten zuckend an. An den entzündeten Klauen sind bei näherer Untersuchung erhöhte Wärme, diffuser Zangendruckschmerz, mitunter auch leichte Rötung und Schwellung des Kronsaums festzustellen; diese Symptome sind in der Regel vorn an den Innenklauen, hinten aber an den Außenklauen deutlicher ausgeprägt. Außerdem ist an den Vordergliedmaßen wenig oberhalb der Afterklauen verstärkte Pulsation der gemeinsamen Zehenarterie zu fühlen, während an den Hinterbeinen die deutliche Füllung der Zehenvenen auffällt. Die Pulsfrequenz der Patienten kann bis auf 120, die Atemzahl bis auf 80 pro Minute und die Körpertemperatur bis auf 40,5° C ansteigen. Weniger regelmäßig zu beobachtende Erscheinungen sind Rötung der sichtbaren Schleimhäute, Schweißausbruch, Muskelzittern (Ankonäen, Quadrizeps), verminderter Appetit, je nach der vorliegenden Ursache auch Störungen der Verdauung mit Durchfall oder Verstopfung, außerdem Milchrückgang und Gewichtsverlust; in Einzelfällen tritt auf der Iris eine dünne weißliche Ausschwitzungsmembran auf. Bei Erkrankung der Vorderklauen verharren die Patienten während des Aufstehens längere Zeit auf den Karpalgelenken; sie versuchen diese ‚kniende' Stellung nach Möglichkeit auch bei der Futteraufnahme beizubehalten. Bei Befall der Hinterklauen nehmen die Tiere dagegen nach dem Auftreiben mitunter eine hundesitzige Stellung ein. Im Stehen und Gehen werden die kranken Vorderbeine zur Entlastung der Klauenspitzen weit nach vorn gesetzt, bei besonders stark schmerzenden Innenklauen manchmal sogar gekreuzt (‚Störrigkeit'); bei Mitbeteiligung der Hinterextremitäten werden diese weit unter den Rumpf gestellt; bei alleinigem Befall der Hinterklauen steht der Patient vorn normal und krümmt den Rücken auf. Einzelne extrem sensible Klauen werden durch zusätzliche Ab- oder Adduktion der Gliedmaße

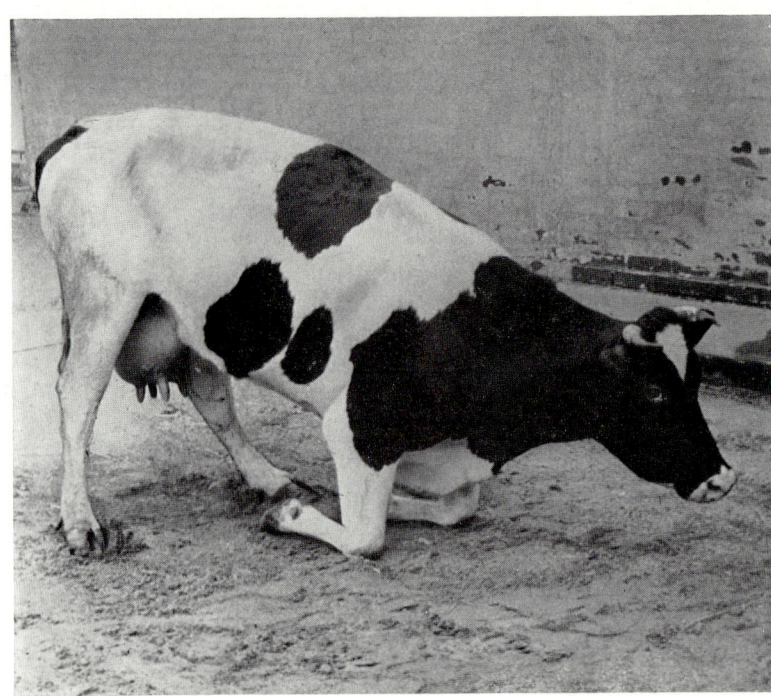

Abb. 334. Zögerndes Verharren auf den Karpalgelenken vor dem Aufstehen bei hochgradiger akuter Klauenrehe

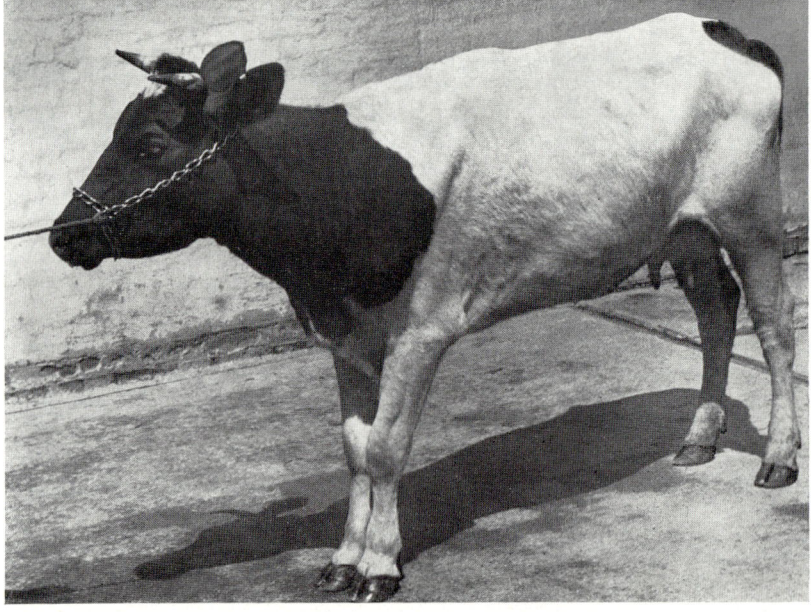

Abb. 335. Akute Klauenrehe infolge übermäßiger Verfütterung von grünem Roggen: Vorstellen und Adduktion der Vorderbeine zur Entlastung der Wandlederhaut sowie der besonders schmerzenden Innenklauen

geschont. Der Gang der Tiere ist widerwillig bis zögernd mit steifen kurzen Schritten; im Stehen treten die Tiere häufig hin und her; zuweilen ist dann beim Belasten kranker Klauen auch das Einsinken der Krone zu beobachten.

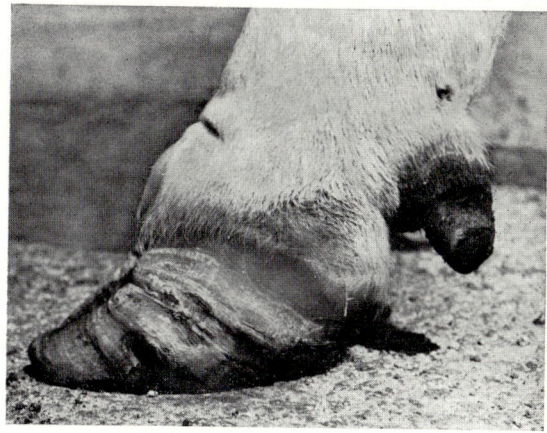 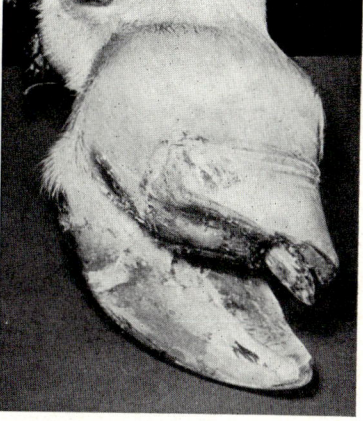

Abb. 336. Parallel zum Kronsaum verlaufende, volar divergierende tiefe Ringbildungen bei chronisch-rezidivierender Klauenrehe

Abb. 337. Durchbruch der Spitze des rotierten Klauenbeins durch die Sohle als Spätfolge der Klauenrehe

In *subakuten* Fällen sind die vorgenannten Symptome weniger deutlich ausgeprägt; neben der typischen Lahmheit sind dann aber zuweilen schon Formveränderungen am Hornschuh festzustellen. Diese sind jedoch vor allem für die *chronisch-rezidivierende* Form des Leidens kennzeichnend; sie bestehen in tiefen, parallel zum Kronsaum verlaufenden unregelmäßigen und seitlich divergierenden Ringbildungen sowie konkaver Auskehlung der Vorderwand (Abb. 336), Abflachung und Ausweitung der Hornkapsel oder Bockklauenbildung, gelblicher bis stellenweise rötlicher Verfärbung des relativ weichen Sohlenhorns sowie dem Auftreten zirkulärer Hornspalten (Abb. 333); auffallend sind ferner der steife Gang mit Ballenfußung und die allmähliche Abmagerung.

Verlauf und Folgen: Der Ausgang der Klauenrehe hängt wesentlich vom Grad der Lederhautentzündung ab. Leichte Fälle können nach Abstellen der Ursache innerhalb von 1 bis 2 Wochen ausheilen, während schwere akute Pododermatitiden bei ausbleibender Behandlung oft in die chronische Form übergehen oder erhebliche Komplikationen nach sich ziehen (akutes und chronisches Ausschuhen, Sohlendurchbruch [Abb. 337], eitrige Lederhautentzündung mit Nekrose, Dekubitalphlegmonen und ähnliches). Chronische Rehe führt meist unter wiederholten akuten Exazerbationen zur allmählichen Deformierung des Hornschuhs sowie des Klauenbeins und damit zu chronischer Lahmheit und fortschreitender Abmagerung.

Zerlegungsbefund: Bei *akuter* Erkrankung weisen die betroffenen Klauen folgende kennzeichnende Veränderungen auf, die in weniger stark ausgeprägter Form auch nach subakutem Krankheitsverlauf zu finden sind: Hyperämie der Lederhaut im Bereich der Außenwand und am Kronsaum, in schweren Fällen zudem mit serofibrinösem bis blutigem Exsudat gefüllte Hohlräume zwischen Hornschuh und Matrix, gelbliche Verfärbung der proximalen Hornpartien sowie rötliche bis dunkelbraune Blutpunkte im Sohlenhorn (an der Klauenspitze, entlang dem Tragrand der Außenwand und im hinteren Drittel). Die histologischen Merkmale bestehen in Hyperämie, Ödem, Hämorrhagien, zelliger Infiltration und Nekrosen der Lederhaut sowie thrombenähnlichen Veränderungen der kleineren Gefäße; bei subakuten Prozessen sind daneben histiozytäre Infiltrate und eine Neigung zur fibrösen Sklerosierung festzustellen. Bei *chronischer* Rehe liegt außer der bereits geschilderten Deformation des Klauenschuhs eine distale Verbreiterung des wachsartig erscheinenden Wandhorns vor; außerdem ist das mit seiner Spitze mehr oder weniger stark zur Sohle hin rotierte Klauenbein an seiner Vorderfläche dellenartig ausgekehlt; das mikroskopische Bild zeigt deutliche Sklerose und perineurale Bindegewebsvermehrung.

Erkennung, Unterscheidung: Die *akute* Rehe ist auf Grund der mit plötzlicher typischer Lahmheit und Allgemeinstörung einhergehenden Entzündungserscheinungen an mehreren Klauen und der anamnestischen Angaben (Futterumstellung, Geburt, mechanische Überlastung der Klauen, Impfung und ähnliches mehr) meist unschwer zu erkennen; über das Vorliegen der *chronischen* Form des Leidens geben neben Vorbericht und Verlauf vor allem die kennzeichnenden Verformungen mehrerer Klauenschuhe Aufschluß. Ähnlichkeit mit der *akuten* Rehe haben Klauenbeinfraktur und -fissur (gewöhnlich nur eine Klaue erkrankt, Allgemeinbefinden ungetrübt; S. 567), Distorsion des Klauengelenks (Drehprobe positiv, Zangendruckuntersuchung negativ; S. 566), Pododermatitis aseptica acuta circumscripta (S. 556), Klauenspitzenabszeß (meist nur eine Klaue betroffen, Allgemeinbefinden nur wenig gestört, beim Nachschneiden Austritt von Eiter; S. 573) und die Osteomalazie (Serumphosphorgehalt erniedrigt; S. 1000). Die *chronische* Form der Rehe kann mit ähnlichen Hornschuhdeformationen verwechselt werden, wie sie mitunter infolge vernachlässigter Klauenpflege (S. 547), anderweitiger chronischer Entzündungen der Lederhaut (S. 556), abgelaufener Kronsaumphlegmone (S. 585) oder nach Überstehen der Maul- und Klauenseuche (S. 835) auftreten.

Beurteilung: Die Prognose ist bei rechtzeitiger sachgemäßer Behandlung im akuten Stadium meist günstig, sonst aber vorsichtig zu stellen.

Behandlung: In akuten Fällen ist die parenterale (vorzugsweise intravenöse) Verabreichung von Kalziumsalzlösungen, zusammen mit Antihistaminika und/oder Glukokortikoiden in echter Lösung, vordringlich (T.I.); letztere sind bei Vorliegen einer Pansenazidose kontraindiziert. Die Behandlung mit diesen Mitteln ist während der ersten 3 Krankheitstage nach Bedarf zu wiederholen. Recht günstig kann sich auch ein Aderlaß (3 bis 5 Liter) oder die Eigenblutbehandlung (50 ml sofort nach Entnahme in die Brustmuskulatur injiziert) auswirken. Der Kreislauf ist häufig zu kontrollieren und erforderlichenfalls durch Kardiaka oder Vasotonika (T.I.) zu stützen. Außerdem ist nach Möglichkeit die auslösende Ursache zu ermitteln und zu beseitigen beziehungsweise therapeutisch zu berücksichtigen (Rückkehr zur vorherigen Fütterung, Behandlung etwaiger Pansenazidose, Nachgeburtsverhaltung, Euterentzündung etc.); im Rahmen dieser Maßnahmen sind bei fütterungsbedingter Rehe auch Laxantien (T.I.) angezeigt. Die örtliche Behandlung besteht in kühlenden Bädern oder Umschlägen für die ersten 2 bis 3 Tage; ferner ist für weiches Lager zu sorgen und im weiteren Verlauf auf orthopädische Klauenkorrektur zu achten (vorsichtiges Kürzen der Spitze; Aufkleben eines den vorderen Tragrand aussparenden Holzklötzchens auf die Sohle, so daß diese in vermehrtem Maße zur Lastaufnahme herangezogen wird). In ähnlicher Weise gestaltet sich auch die Therapie der Reheklaue (chronisches Stadium), wobei je nach dem Ausmaß der eingetretenen Veränderungen auch die konvexe Klauenspitze dorsal zu beraspeln, das Ballenhorn stumpfgewinkelter Klauen zu beschneiden oder ein mit zentralem Lederfleck bestücktes Klaueneisen aufzuschlagen ist; etwaige komplikative purulente Pododermatitiden sind besonders sorgfältig zu behandeln (S. 573).

Vorbeuge: Zur Verhütung der fütterungsbedingten Rehe sind plötzliche Änderungen der Ernährung, insbesondere aber die übermäßige Verabreichung leichtverdaulicher Kohlenhydrate, tunlichst zu vermeiden. Wechsel in der Zusammensetzung der Ration sollten stets nur allmählich, innerhalb von 10 bis 14 Tagen, vorgenommen werden; dabei ist für Mastrinder ein Gesamtrohfasergehalt von mindestens 14 %, für laktierende Tiere ein solcher von wenigstens 18 % der Trockensubstanz einzuhalten oder notfalls dem Absinken des pH-Wertes im Pansen durch kontinuierliche Beifütterung von Natriumbikarbonat zu begegnen (Erhöhung der Pufferungskapazität). Bei Umstellung der Fütterung hochtragender und kalbender Kühe auf die Bedürfnisse der Hochlaktation ist so vorzugehen, daß die Ration zur Zeit der Kalbung anteilmäßig wie das spätere Leistungsfutter zusammengesetzt ist, ohne den Bedarf für trockenstehende Tiere zu überschreiten („Anheizen des Pansens").

SCHRIFTTUM

Cottereau, Ph. (1967): La fourbure des bovins à l'engrais. Rev. Méd. Vét. *30*, 827-839. — Dietz, O., & H. Ruthe (1961): Die Reheklaue beim Rind. Berl. Münch. Tierärztl. Wschr. *74*, 14-15. — Dirksen, G. (1965): Über die Pansenazidose des Rindes. Vet.-Med. Nachr. *1965*, 79-108. — Empel, W., & A. Karpiniak (1965): Die Klauenrehe des Rindes (polnisch). Życie Weter. *40*, 14-17, 48-50. — Maclean, C. W.

(1965): Observations on acute laminitis of cattle in South Hampshire. Vet. Record 77, 662-672. — MACLEAN, C. W. (1966): Observations on laminitis in intensive beef units. Vet. Record 78, 223-231. — MORROW, D. (1966): Laminitis in cattle. Vet. Med. 61, 138-146. — NILSSON, ST. (1963): Clinical, morphological, and experimental studies of laminitis in cattle. Acta Vet. Scand. Suppl. 4. — NILSSON, ST. (1964): Laminitis in cattle. Nord. Vet.-Med. 16:Suppl. 1, 276-283. — SANDELIEN, H. (1960): Forfangenhet hos storfe. Nord. Vet.-Med. 12, 230-238. — THEILER, A. (1909/10): Untersuchungen über die in Südafrika vorkommende Steifkrankheit des Rindes. Rep. Gov. Vet. Bact. Union South Africa (Pretoria), S. 84-94. — TREML, F. (1925): Über die Stelz- und Reheklauen des Rindes. Diss., Wien. — WYSSMANN, E. (1936): Klinische Beobachtungen über Klauenrehe. Schweiz. Arch. Tierheilk. 78, 479-483.

Zwischenklauenwulst (Limax)

Wesen: Als Zwischenklauenwulst wird eine kleinfinger- bis daumenstarke Hautschwiele bezeichnet, die vorn zwischen den Klauen beginnend in unterschiedlicher Länge und Stärke in den Klauenspalt hineinreicht. Andere hierfür gebräuchliche Namen sind Zwischenklauenschwiele, ‚Schnecke', interdigital papilloma (hyperplasia, corns); kleinere, lediglich daumenkuppengroße Zubildungen werden dagegen ‚Zwischenklauenwarze', ‚Feigwarze' oder ‚Tylom' genannt. Den Hauptanteil an solchen Schwielenbildungen hat das Korium; es erscheint im histologischen Bild als relativ ausgereiftes Bindegewebe mit perivaskulären fibroplastischen Proliferationszonen; die Epidermis ist auffallend stark verhornt.

Nach dem bisherigen Stand der Kenntnisse sind 3 Erscheinungsformen des Leidens zu unterscheiden: Die selbständig und stets paarig auftretende Schwiele; die in Zusammenhang mit symmetrischen Form- oder Stellungsanomalien der Klauen (Zwang- oder Spreizklauen, S. 547 ff.) eines Gliedmaßenpaares ebenfalls beiderseits festzustellende Limax; der offensichtlich durch anderweitige Klauenerkrankungen ausgelöste und daher praktisch immer nur ein einzelnes Bein betreffende Zwischenklauenwulst.

Vorkommen: In bestimmten Gegenden und Zuchten wird die Limaxbildung mit gewissen rassebedingten Häufigkeitsabweichungen bei 10 bis 12 % aller Rinder beobachtet (Schwarzbunte 28 %, Braunvieh 13 %, Angler 9 %; COMBERG, MEYER und WEFERLING, 1968). Sie ist in schwacher Form gelegentlich schon bei neugeborenen Kälbern zu erkennen; mit dem Lebensalter und dem Körpergewicht der Tiere nimmt ihre Frequenz dann deutlich zu. Erwachsene männliche Rinder scheinen relativ häufiger mit Zwischenklauenwülsten behaftet zu sein als Kühe. Im Einzelfall können die Schwielen paarweise (vorwiegend an den Hinterbeinen, seltener an den Vordergliedmaßen), an allen vier Extremitäten zugleich, oder nur in einem der Zwischenklauenspalte auftreten. Die zwischen der Limaxtendenz und bestimmten Blutgruppenfaktoren ermittelten Korrelationen bedürfen noch der weiteren Bestätigung.

Ursache: Über die Ätiologie der Limax besteht nur insoweit Klarheit, als die einzeln auftretenden und meist zur lateralen oder medialen Seite des Interdigitalspaltes hin gelegenen Schwielen- und Warzenbildungen auf chronische Reizungen des Zwischenklauengewebes, etwa bei Zwang- oder Spreizklauen (S. 547 ff.), Stellungsanomalien, chronischer Lederhautentzündung (S. 556) oder RUSTERHOLZ'schem Sohlengeschwür (S. 576) zurückzuführen sind. Für die Entstehung der paarig auftretenden, im Klauenspalt lokalisierten Wülste wurde von GÖTZE (1952) ein selbständiger rezessiver Erbfaktor in Betracht gezogen; nach Meinung anderer Untersucher gibt es daneben noch eine dominant hereditäre Form des Leidens. CHIVERS (1957) ist auf Grund röntgenologischer Befunde der Überzeugung, daß die hyperplastische Wucherung auf einer chronischen, mit Exostosenbildung im Ansatzbereich der gekreuzten Interdigitalbänder einhergehenden Periostitis beruht; als tiefere Ursachen dieser Veränderungen sieht er den im Verhältnis zum Körpergewicht zu schwachen Knochenbau der Patienten und die hierauf zurückzuführende starke Beanspruchung der Zwischenzehenbänder sowie die erbliche Disposition zur Spreizklauenbildung an. Außerdem sollen auch Ernährungsmängel die Entwicklung von Zwischenklauenwülsten durch Schwächung des Skeletts und des Bandapparates auslösen können.

Erscheinungen: Anfangs bildet sich (manchmal schon im Kälberalter) eine kleine, schmerzlose und mäßig derbe Vorwölbung der Haut des Zwischenklauenspaltes. Diese

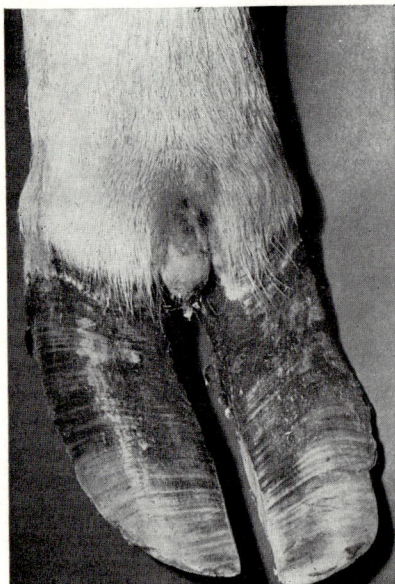
Abb. 338. Einfache nichtentzündliche Limax bei Pantoffelklauen (mangelhafte Klauenpflege)

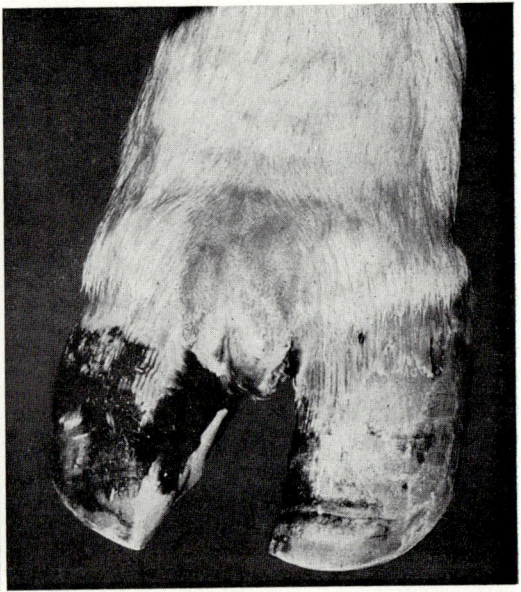
Abb. 339. Entzündete Limax mit oberflächlichen Nekrosen und leichter koronärer Phlegmone

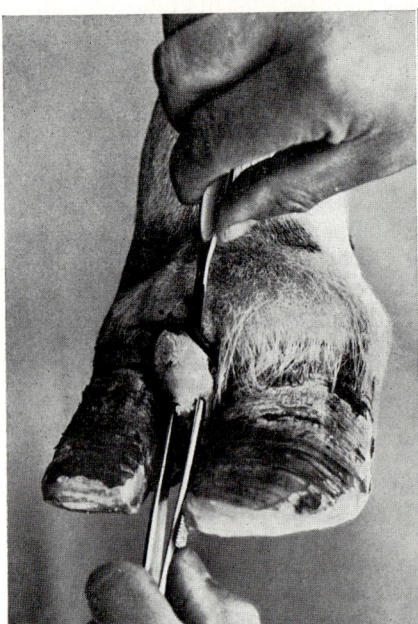
Abb. 340. Limax-Exstirpation

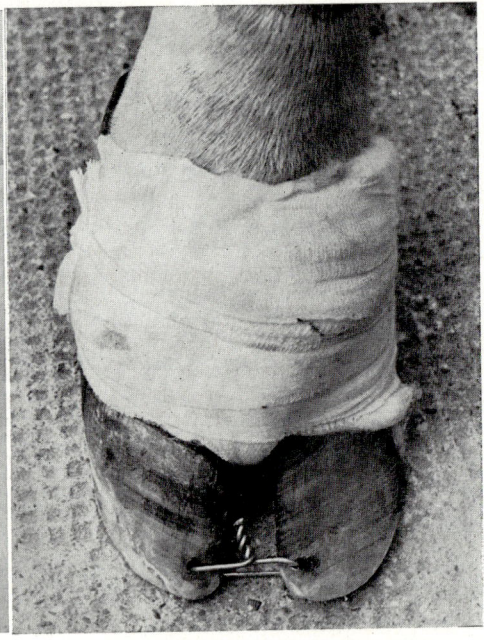
Abb. 341. Drahtfixation der Klauenspitzen nach Limax-Operation zur Verhinderung des Spreizens

Schwiele wird aber erst mit zunehmendem Alter des Tieres (4 bis 6 Jahre und später) störend, wenn sie an Umfang zugenommen hat und sich ihre Oberfläche infolge fortschreitender starker Verhornung mehr und mehr zerklüftet. In den Hautrissen können sich dann leicht Eiter- und Nekroseerreger einnisten, die schließlich eine phlegmonöse Entzündung des Wulstes, bisweilen sogar tiefergreifende Gewebseinschmelzungen verursachen. Bei der Beurteilung und Diagnosestellung ist daher zwischen der *einfachen*, der *entzündeten* und der *eitrig-nekrotisierenden Limax* zu unterscheiden. Letztere wird oft an den Hintergliedmaßen von Deckbullen beobachtet, da infolge der Gewichtsverlagerung während des Aufsprungs die Klauen der Nachhand stark gespreizt werden, wobei der Wulst auf den Boden stoßen und verletzt werden kann; diese Gefahr besteht vor allem bei älteren Vatertieren mit flachen Hinterklauen. Die entzündete Limax ist sehr schmerzhaft und bedingt bei männlichen Tieren bisweilen Deckunlust, sonst aber nur klammen Gang oder Stützbeinlahmheit geringen Grades. Die infizierte Limax kann in unbehandelten Fällen zu den gleichen gefährlichen Folgen führen wie die primäre Zwischenklauennekrose (S. 580).

Erkennung und Unterscheidung: Der in unkomplizierten Fällen leicht zu diagnostizierende Zwischenklauenwulst darf in seiner sekundär infizierten, eitrig-nekrotisierenden Form keineswegs mit der primären Zwischenklauennekrose (S. 580) verwechselt werden; er unterscheidet sich von dieser als primär aseptische produktive Entzündung eindeutig durch die derbere Konsistenz der Gewebszubildung. Bei den nur eine einzelne Gliedmaße betreffenden Schwielen ist stets nach dem auslösenden Grundleiden zu fahnden (siehe *Ursachen*).

Beurteilung: Bei Verdacht auf erbliche Limax oder hereditäre Disposition zur Zwischenklauenwulstbildung ist die Prognose hinsichtlich der Dauerheilung vorsichtig zu stellen; in solchen Fällen treten nämlich erfahrungsgemäß früher oder später ziemlich häufig Rezidive auf. Im übrigen erfolgt die postoperative Heilung meist ohne wesentliche Komplikationen; sie kann bei tiefreichenden infizierten Nekrosen allerdings etwas verzögert sein.

Behandlung: Flache Zwischenklauenschwielen sollen durch Verband mit einer Salizyl- und Borsäure sowie Phenol enthaltenden Salbe oder durch Kaustika zur Rückbildung gebracht werden können; derart geringfügige Fälle gelangen in praxi aber kaum zur Vorstellung. Für die fingerstarke Limax und größere Zwischenklauenwülste kommt nur die operative Exstirpation in Frage. Hierzu wird die Umfangsvermehrung am gut fixierten Tier mit einem knapp um ihre Basis geführten keilförmigen Schnitt exzidiert; etwaige Nekrosen sind besonders sorgfältig zu entfernen (scharfer Löffel; Zwischenklauenbänder und Saumband schonen!). Der dabei entstehende Defekt wird bei einfacher Limax mit einer adstringierenden Wundsalbe oder -paste, bei infizierten Veränderungen mit Antibiotika versorgt und unter einen gutsitzenden Verband gebracht (Holzteeranstrich). Zur Förderung der Heilung und zur Vorbeuge von Rezidiven empfiehlt sich die Ruhigstellung des Interdigitalspaltes durch Fixation der Klauen. Sie kann mit Hilfe eines durch die beiden angebohrten Klauenspitzen geführten Drahtes vorgenommen werden (PAATSAMA, 1955); den gleichen Zweck erfüllt auch ein beide Klauen erfassendes plattenförmiges Doppeleisen, das aufgenagelt oder mittels Kunstharzkleber angebracht wird, oder ein aus polymerisierendem Kunststoff geformter Doppelklauenschuh (KNEZEVIC, 1967).

Die *Vorbeuge* der Limaxbildung hat sich je nach der im Einzelfall vorliegenden oder vermuteten Ursache auf die rechtzeitige und regelmäßige Klauenkorrektur, auf sachgemäße mineralstoffreiche Fütterung und/oder entsprechende Zuchtwahl zu richten.

SCHRIFTTUM

BÖTTGER, TH. (1960): Erhebungen über die Häufigkeit des Zwischenklauenwulstes beim Niederungsrind. Dtsch. Tierärztl. Wschr. 67, 383-384. — BÖTTGER, TH. (1962): Über die Zwischenklauenwulst-Häufigkeit unter Schwarzbuntbullen und deren Abhängigkeit vom Alter der untersuchten Tiere. Dtsch. Tierärztl. Wschr. 69, 596-598. — ČERMAK, K. (1965): Beitrag zur Anästhesie des Zwischenklauenspalts an der Hintergliedmaße des Rindes (serbokroatisch). Vet. Arhiv 35, 236-242. — CHIVERS, W. H. (1957): An investigation of bovine interdigital overgrowth. Vet. Med. 52, 579-580. — COMBERG, G. (1961): Zur Frage der Limaxbildungen (Zwischenklauenwülste) beim Rind. Tierzüchter 13, 151-152. — COMBERG, G., H. MEYER & K.-G. WEFERLING (1968): Untersuchungen zur Erblichkeit und Pathogenese des Zwischenklauenwulstes beim Rind. 1. Vergleichende Untersuchungen über Häufigkeit von Zwischenklauenwulst und Stellungsanomalien der Gliedmaßenspitze in verschiedenen Rinderrassen. 2. Vergleichende Untersuchungen am Fuß von Jungmastbullen verschiedener Rassen. Zschr. Tierzüchtung Züchtungsbiol. 85, 1-13, 14-26. — EIBL, K. (1960): Über die Erblichkeit der Limaxbildungen (Zwischenklauenwarzen). Tierärztl.

Umschau *15,* 401-402. — Fessl, L. (1967): Zur Limaxfrequenz im östlichen Österreich. Wien. Tierärztl. Mschr. *54,* 409-415. — Götze, R. (1952): Praktische Hinweise zur Erkennung der Erbgesundheit und Erbfruchtbarkeit aus dem Erscheinungsbild eines Zuchtbullen. Tierärztl. Umschau *7,* 466-474. — Gottwald, W. (1953): Der Zwischenklauenwulst, ein Erbfehler beim Rind. Diss., F. U. Berlin. — Klafki, A. (1955): Systematische Untersuchungen über das Vorkommen des Zwischenklauenwulstes beim Rind. Diss., Gießen. — Knezevic, P. (1967): Zur Therapie und Prophylaxe der Limaxbildung beim Rind. Wien. Tierärztl. Mschr. *54,* 416-421. — Kovács, A. B., D. Hámori & K. Somogyvári (1964): Vorkommen, Pathologie, Klinik und Therapie der Zwischenklauengewebswucherung bei Rindern. Acta Vet. Acad. Sci. Hungar. *14,* 369-382. — Paatsama, A. S. (1955): Om fixering av klöven vid dess lägeförändringar samt vid klövspaltens och klövlederas inflammationer. Nord. Vet.-Med. *7,* 843-852. — Spadiut, H. (1960): Das Panaritium und der Zwischenklauenwulst des Rindes. Wien. Tierärztl. Mschr. *47,* 761-770. — Szalay, N. (1962): Zum Vorkommen, zur Pathologie und zur Pathogenese des Zwischenklauenwulstes beim Rind. Diss., Gießen. — Went, E. (1961): Über Limaxbildungen beim Rind — Entstehung und Häufigkeit. Diss., Hannover. — Winnigstedt, R. (1956): Ist der Zwischenklauenwulst beim Rind wirklich ein Erbfehler? Tierzüchter *8,* 287. — Wrigasow, A. (1959): Über die papillomatösen Wucherungen im Zwischenklauenspalt der Hintergliedmaßen von Bullen (bulgarisch). Vet.-Med. Sammlung (Sofia) *56,* 29-32.

Verstauchung des Klauen- oder Krongelenks
(Distorsio articiuli phalangis tertiae aut secundae)

Vorkommen, Ursachen: Leichtere, mit Bänder- und Sehnenzerrung einhergehende Verstauchungen der distalen Zehengelenke werden relativ häufig beobachtet; hochgradige, mit Kapselzerreißung und akuter aseptischer Arthritis verbundene Distorsionen sind dagegen wesentlich seltener. Das Leiden betrifft vorzugsweise die Vorderklauen und kommt durch ungleichmäßiges Fußen beim Laufen und Springen, beim Absprung von Verladerampen, durch Ausgleiten oder Festhaken der Klauen zustande. Oft wirken sich dabei Deformationen des Hornschuhs begünstigend aus.

Erscheinungen und Erkennung: Je nach dem Grad der Verstauchung zeigen die Patienten leichte bis hochgradige, plötzlich auftretende Stützbeinlahmheit. Die örtliche Untersuchung ergibt an der Krone, bei Krongelenkdistorsion auch proximal davon, eine mehr oder weniger deutliche, vermehrt warme und drucksensible ödematöse bis mäßig derbe Anschwellung. Bei passiver Bewegung der erkrankten Klaue zeigen die Tiere, vor allem bei der Drehung, starken Schmerz; die vorsichtige Abtastung des gut fixierten Hornschuhs mit der Klauenzange verläuft dagegen in der Regel negativ.

Unterscheidung: Die Distorsion des Klauen- oder Krongelenks läßt sich auf Grund der lokalen Veränderungen, des starken Rotationsschmerzes und der fehlenden Reaktion auf Zangendruck meist klar von der Fraktur des Klauenbeins (S. 567) und von der aseptischen oder purulenten Pododermatitis (S. 556, 573) unterscheiden. Erforderlichenfalls ist das Ergebnis einer diagnostischen Behandlung (S. 568) abzuwarten; an Kliniken kann die Klärung auch durch die Röntgenuntersuchung herbeigeführt werden.

Verlauf und Beurteilung: Sofern keine schwerwiegenden Strukturveränderungen vorliegen, sind die Heilungsaussichten günstig; unter dieser Voraussetzung bessern sich sogar hochgradige Verstauchungen unter sachgemäßer Behandlung innerhalb von 2 bis 3 Wochen. Die äußerst seltene, an der Abweichung der Zehenachse zu erkennende vollständige *Luxation* des Klauen- oder Krongelenks ist dagegen fast immer mit irreparablen Bandzerreißungen und Gelenkbeschädigungen verbunden.

Behandlung: Leichte Distorsionen können bei Aufstallung schon nach kurzer Zeit wieder abklingen. In mittel- bis hochgradigen Fällen ist umgehende und weitestmögliche Ruhigstellung der erkrankten Klaue angezeigt (siehe Klauenbeinfraktur, S. 569); außerdem sind am ersten Tag adstringierende und kühlende Mittel, später Priessnitz-Umschlag oder hyperämisierende Salben anzuwenden. Durch periartikuläre Injektion von Glukokortikoiden ist selbst in schweren Fällen oft überraschend schnelle Besserung zu erzielen; hierzu werden nach sorgfältiger Reinigung und Desinfektion von der im dorsalen Kronbereich zu wählenden Einstichstelle aus mittels feiner Nadel 100 bis 200 mg Hydrokortisonazetat, 50 bis 100 mg Prednisolonazetat oder 6 bis 12 mg Fluorhydrokortisonazetat subkutan rings um das Gelenk herum infiltriert; erforderlichenfalls ist die Injektion nach 2 bis 5 Tagen mit gleicher oder halber Dosis zu wiederholen (siehe auch Richtlinien der Gelenkbehandlung, S. 540). Bei Luxation des Klauen- oder Krongelenks kommt in praxi meist nur die Klauenamputation (S. 603) in Frage.

SCHRIFTTUM

NICKEL, R., & P. LANGER (1953): Zehengelenke des Rindes. Berl. Münch. Tierärztl. Wschr. 66, 237-240.
— RUTHE, H. (1961): Die Dislokation der Phalanx tertia bei den großen Haustieren. M.-hefte Vet.-Med. 16, 804-806.

Bruch des Klauen- oder Kronbeins (Fractura phalangis tertiae aut secundae)

Wesen, Vorkommen, Ursachen: Das Klauenbein des Rindes ist durch seine Form (geringer Abstand zwischen der lastaufnehmenden Gelenkfläche und der leicht konkaven Sohlenfläche) und Porosität für Frakturen prädisponiert; sie sind daher bei entsprechender Exposition (Weidegang, häufiges Umtreiben, Transport) nicht selten. Dabei sind einfache, transversal von der Sohle bis in das Klauengelenk reichende Brüche die Regel; mitunter werden aber auch anders verlaufende Frakturlinien, Splitterbrüche oder Fissuren beobachtet. Meist sind die Klauen der Vordergliedmaßen, und zwar vorwiegend die inneren (manchmal sogar beider Seiten), seltener die äußeren oder diejenigen der Hinterbeine betroffen; ausnahmsweise können auch beide Klauen einer Extremität gebrochen sein. Die Fraktur des Kronbeins ist dagegen eine große Seltenheit.

Als bruchauslösende Faktoren spielen vor allem plötzliche, ungewöhnliche mechanische Belastungen des Klauenbeins beim Überspringen von Gräben oder Zäunen, beim schnellen Laufen auf unebenem, steinigem Gelände, insbesondere aber beim unerwarteten Abgleiten von besprungenen Tieren (Aufreiten) eine Rolle; dabei wirken sich Skeletterkrankungen (Osteomalazie, S. 995; Fluorose, S. 1175), Klauenschuhdeformationen (überlange Trachtenwand mit hohlliegender Sohlenfläche) sowie anhaltende Trockenheit (Hartwerden des Bodens) begünstigend aus. Die Mehrzahl der Klauenbeinfrakturen ereignet sich zu Beginn des Weidegangs bei brünstigen Tieren, deren Stallklauen (S. 547 ff.) vor dem Austrieb nicht beschnitten wurden. Komplizierte Klauen- und Kronbeinbrüche sind meist auf extreme äußere Gewalteinwirkung, gelegentlich aber auf vorherige purulent-osteomyelitische Schwächung des betroffenen Knochens zurückzuführen.

Erscheinungen und Erkennung: Kennzeichnend für die *einfache Fraktur* oder *Fissur* des *Klauenbeins* ist das plötzliche Auftreten einer hochgradigen Stützbeinlahmheit bei gleichzeitigem Fehlen entsprechender äußerlich sichtbarer Veränderungen; Futteraufnahme und Milchleistung können vermindert sein. Die meist liegend angetroffenen Patienten erheben sich nur widerwillig und verharren beim Aufstehen kniend auf den Karpalgelenken, wenn es sich um den Bruch einer Vorderklaue handelt. Im Stande wird die betroffene Vordergliedmaße häufig zuckend angehoben und dann nur vorsichtig-zögernd mit den Klauenspitzen wieder aufgesetzt, bei Fraktur der medialen Klaue auch zur Entlastung der betroffenen Zehe weit nach innen vor das gesunde Bein gestellt. Sind die Innenklauen beider Vorderextremitäten gebrochen, so werden die Beine gekreuzt gehalten ('Störrigkeit'); bei Fraktur der Außenklaue wird das betreffende Bein dagegen abduziert. Zur Entlastung der kranken Vorhand setzt das Tier die Hinterextremitäten weit unter den Leib. Bei Klauenbeinbrüchen an der Beckengliedmaße sind ebenfalls starke Lahmheit sowie je nach Lage der Fraktur Ab- oder Adduktion festzustellen. Die Patienten sind nur unter Zwang und jeweils nur über eine kurze Strecke zur Fortbewegung zu bringen, wobei sie im Augenblick der Lastaufnahme mitunter Schmerzen äußern.

Auffallende örtliche Veränderungen sind bei *gedeckter* Klauenbeinfraktur in der Regel nicht zu bemerken; allenfalls erscheint der Kronsaum leicht gerötet. Gewöhnlich findet man aber erhöhte Wärme im Wandbereich, verstärkte Pulsation der Mittelfußarterien (Vordergliedmaßen) sowie diffusen oder mehr linienartig umschriebenen Schmerz bei der Zangendruckuntersuchung und der Hammerperkussion; letztere ergibt vielfach auch ausgeprägte Empfindlichkeit im hinteren Sohlendrittel (Bruchlinie). Durch

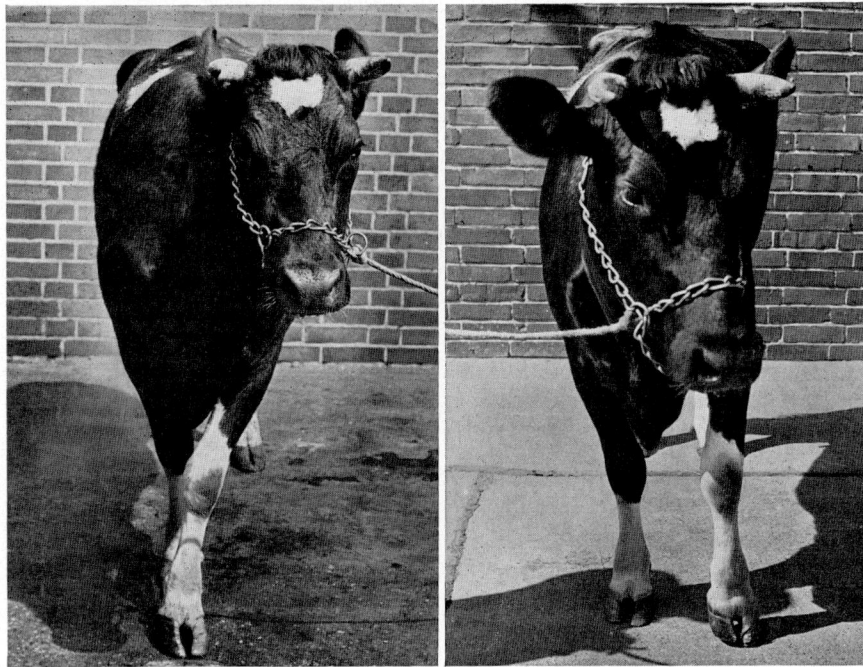

Abb. 342, 343. Klauenbeinfraktur vorn links innen: Vorsetzen und Adduktion der Gliedmaße zur Schonung der kranken Klaue (links); normale Haltung des linken Vorderbeines nach Beschlag der gesunden Klaue (rechts)

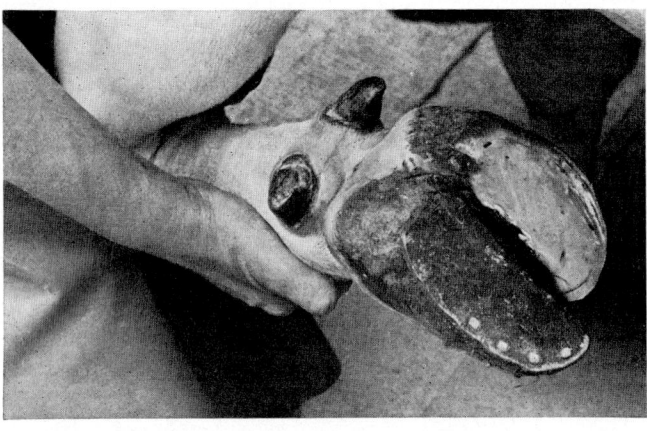

Abb. 344. Beschlag des Patienten von Abb. 342 (gesunde Klaue) zur Entlastung der gebrochenen Klaue

passive Bewegung der erkrankten Klaue ist (besonders bei intraartikulär endendem Bruch) deutliche Schmerzreaktion auslösbar, die bei der Beugung und Streckung meist stärker ist als bei der Drehung. Beim Nachschneiden der Sohle tritt eine steingallenartige rotbraune Verfärbung des Horns zutage, das in der Nähe der Lederhaut umschriebene Rötung aufweist. Mit Hilfe des Röntgenbildes sind Frakturen des Klauenbeins ohne weiteres, Fissuren dagegen mitunter nur schwer nachzuweisen.

Die Erkennung *offener Klauenbeinbrüche* bereitet kaum Schwierigkeiten, da die Frakturstelle meist über äußere Verletzungen oder sekundäre Fistelöffnungen sondierbar ist. *Kronbeinbrüche* sind aufgrund der starken, mit eindeutigen örtlichen Veränderungen (starke Schwellung, abnorme Beweglichkeit, Krepitation) einhergehenden Lahmheit, sonst aber röntgenologisch zu diagnostizieren.

Unterscheidung: Bei Fehlen einer Röntgenapparatur läßt sich die Klauenbeinfraktur an Hand des Ergebnisses einer versuchsweisen 3- bis 5tägigen Behandlung mittels

Alkohol-PRIESSNITZ-Umschlages von anderen, klinisch ähnlich erscheinenden Klauenerkrankungen abgrenzen (siehe Übersicht 15). Dieses Vorgehen führt bei verborgener purulenter Pododermatitis (S. 573) zunächst zu Verschlimmerung der Lahmheit, die bei etwaigem Durchbrechen des Eiters nach außen dann mitunter plötzlich abnimmt, ohne aber völlig zu verschwinden; bei nichteitriger Lederhautentzündung (S. 556) setzt dagegen rasche Genesung ein. Bei Vorliegen eines Klauenbeinbruches bleibt die Bewegungsstörung jedoch unverändert bestehen. Die differentialdiagnostisch des weiteren zu berücksichtigende wesentlich seltenere hochgradige Klauen- oder Krongelenkverstauchung (S. 566) läßt sich von den vorgenannten Krankheiten durch die positive Reaktion auf passive Bewegung bei negativem Zangendruckbefund unterscheiden. Bei Rehe (S. 558) sind meist mehrere Klauen zugleich betroffen.

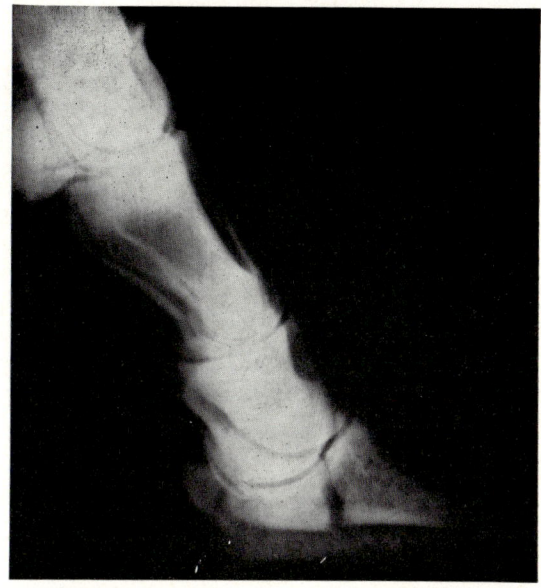

Abb. 345. Vollständige Transversalfraktur des Klauenbeins (Röntgenaufnahme)

Behandlung und Beurteilung: Da die Bruchstücke des Klauenbeins innerhalb des Hornschuhs relativ gut fixiert sind und nur bei dessen Belastung gegeneinander verschoben oder auseinandergezogen werden, genügt für die Heilung *einfacher Brüche* eine Ruhigstellung der betroffenen Klaue für 5 bis 6 Wochen. Diese erfolgt nach dem Vor-

Übersicht 15.

Differentialdiagnose der Klauenbeinfraktur

Diagnose	Grad der Stützbeinlahmheit[1]	lokale Befunde			Ergebnis der versuchsweisen Behandlung mittels Alkohol-PRIESSNITZ-Umschlags
		adspektorisch erkennbare Veränderungen	Schmerzreaktion bei passiver Bewegung[2] ↑↓ ↻	Schmerzreaktion bei Druck mit der Klauenzange	
Pododermatitis nonpurulenta acuta:	II—IV	—	— —	+	rasche Besserung und völlige Heilung
Pododermatitis purulenta acuta:	III—V	(+)	(+) (+)	+	keine oder nur teilweise Besserung ohne Heilung (Durchbruch nach außen)
Klauenbeinfraktur:	IV—V	—	+ (+)	+	unverändert
Klauen- oder Krongelenkdistorsion:	II—V	(+)	+ +	—	(allmähliche) Besserung und Heilung

[1] II = mäßige, III = deutliche, IV = ausgeprägte, V = hochgradige Lahmheit
[2] ↑↓ = Beugen und Strecken, ↻ = Rotation um die Längsachse der Zehe

schlag REISINGER's (1928) durch Kürzen der Sohle an der kranken Klaue und Erhöhung der zugehörigen gesunden Klaue um 3 bis 4 Zentimeter durch Beschlag mit zwischengelegter Ledersohle oder Aufschrauben eines Holzklötzchens an das Eisen. Heute wird zu diesem Zweck meist ein der Sohlenform angepaßter Holzklotz mittels polymerisierenden Kunstharzes aufgeklebt (S. 596); dabei ist auf besonders sorgfältige Befestigung zu achten, da vorzeitiger Verlust des Klotzes eine erhebliche Verzögerung der Heilung oder chronische Lahmheit infolge intraartikulärer Kallusbildung nach sich zieht. Nach sachgemäßem Beschlag kann zwar selbst bei Weidegang komplikationslose Genesung eintreten; zur Sicherung des Erfolgs und aus Gründen des Tierschutzes empfiehlt es sich aber, die Patienten zumindest während der ersten 3 bis 4 Wochen auf ebenem, vorn nur knapp mit Sägemehl eingestreutem Standplatz aufzustallen. Nötigenfalls ist zur Reparationsförderung die Mineralstoffversorgung bedarfsgerecht aufzubessern und Vitamin D zu applizieren. Diese Behandlung führt in unkomplizierten Fällen fast immer zur völligen Ausheilung; beim Abnehmen des Beschlags nach Verlauf von 6 Wochen zeigen die Tiere in der Regel nur noch leichte, bald restlos abklingende Lahmheit.

Zur Therapie der *offenen Klauenbeinfraktur* kommt meist nur die Klauenamputation (S. 603) in Frage. *Gedeckte Kronbeinbrüche* versucht man ebenfalls durch Hochstellen der gesunden Zehe oder unter Gipsverband (S. 536) zur Ruhe und Heilung zu bringen; bei *komplizierter Kronbeinfraktur* muß die betroffene Klaue amputiert werden.

SCHRIFTTUM

LIESS, J. (1934): Einfache Frakturen und Fissuren des Klauenbeins beim Rind. Tierärztl. Rundschau 40, 610-613. — NUMANS, S. R., & H. J. WINTZER (1958): Gedeckte Klauenbeinfrakturen während des Weideganges beim Rind. Dtsch. Tierärztl. Wschr. 65, 201-204. — REISINGER, L. (1923): Zur Kenntnis der einfachen Frakturen des zweiten und dritten Zehengliedes des Rindes. Wien. Tierärztl. Mschr. 10, 145-150. — SCHJERVEN, L. (1963): Fractura ossis phalangis tertiae bovis; kliniske symptomer og forløj. Nord. Vet.-Med. 15, 259-267. — SCHJERVEN, L. (1964): Fracture of the hoof bone in the cow; healing conditions. Nord. Vet.-Med. 16: Suppl. 1, 308-313. — SØNNICHSEN, H. V. (1963): Fraktur af phalanges. Nord. Vet.-Med. 15, 251-258. — VAUGHAN, L. C., & M. A. R. OSMAN (1967): Fracture of the third phalanx in cattle. Vet. Record 80, 537-543. — WINTZER, H. J. (1961): Bedekte klauwbeenfracturen bij het rund. Tijdschr. Diergeneesk. 86, 455-461. — WYSSMANN, E. (1904): Klauenbeinfraktur bei einer Kuh. Schweiz. Arch. Tierheilk. 46, 75-79.

Nichteitrige Entzündung der gemeinsamen digitalen Beugesehnenscheide
(Tendovaginitis flexorum digitalis [pedis] nonpurulenta)

Wesen, Vorkommen, Ursachen: Je nach Dauer der Erkrankung und Beschaffenheit des entzündlichen Exsudates ist bei den aseptischen Tendovaginitiden der Zehenbeuger zwischen akuten und chronischen sowie zwischen serösen, serofibrinösen und ausnahmsweise auch hämorrhagischen Synoviitiden zu unterscheiden; die Sehnen selbst sind dabei von Fall zu Fall mehr oder weniger stark beteiligt. *Primäre* nichteitrige Beugesehnenscheidenentzündungen sind beim Rind verhältnis-

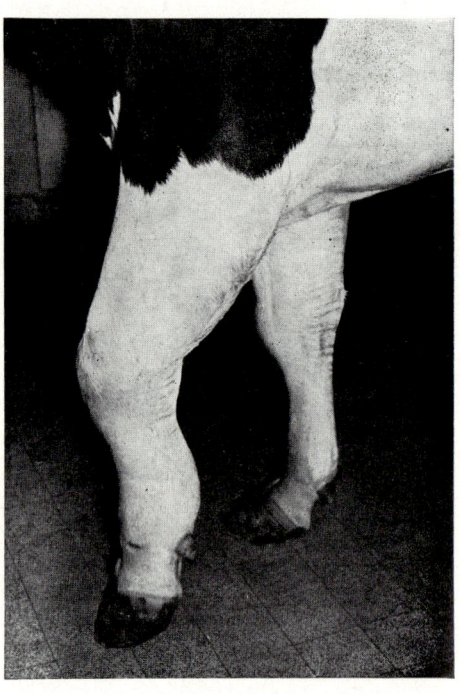

Abb. 346. Hochgradige Tendovaginitis nonpurulenta der gemeinsamen digitalen Beugesehnenscheide vorn links nach Kettenhang

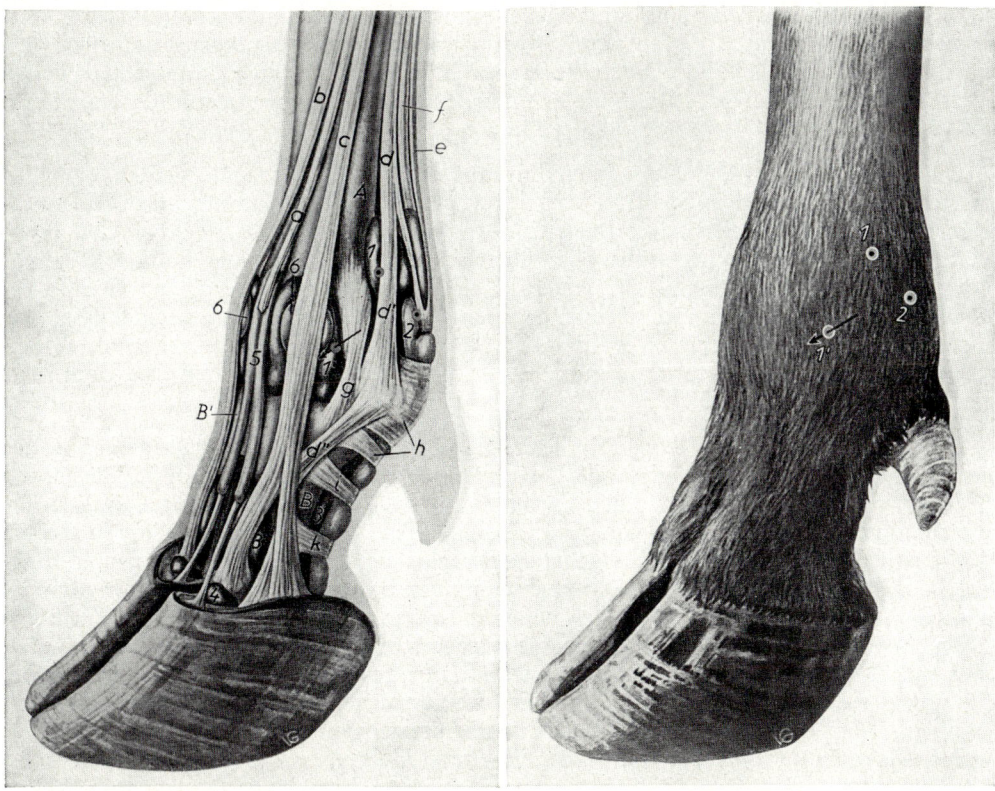

Abb. 347, 348. Punktion des Fesselgelenks und der gemeinsamen digitalen Beugesehnescheide (linkes Vorderbein, Ansicht von lateral; Farbwerke Hoechst, 1959): A = Röhrbein, B, B' = Fesselbeine; a = Sehne des gemeinschaftlichen Zehenstreckers, b = Sehne des medialen —, c = Sehne des lateralen besonderen Zehenstreckers, d = M. interosseus, d' = oberflächlicher Ast seines lateralen Seitenstranges, d'' = Verbindungsast zum besonderen Strecker der lateralen Zehe, e = Sehne des oberflächlichen —, f = Sehne des tiefen Zehenbeugers, g = peripheres Seitenband des lateralen Fesselgelenks, h = Ringbänder des Fesselgelenks, i = Ringband des Fesselbeines, k = gekreuztes Zwischenklauenband; 1 = volare —, 1' = dorsale Ausbuchtung des gemeinsamen Fesselgelenksackes, 2 = gemeinsame digitale Beugesehnenscheide, 3 = volare —, 3' = dorsale Ausbuchtung der Gelenkkapsel des lateralen Krongelenks, 4 = dorsale Ausbuchtung der Gelenkkapsel des lateralen Klauengelenks, 5 = Sehnenscheiden des gemeinschaftlichen Zehenstreckers, 6 = Schleimbeutel unter den Sehnen der besonderen Zehenstrecker

mäßig selten; sie werden durch Anschlagen gegen harte Objekte, Strangulation in der Anbindevorrichtung (,Kettenhang'), Einklemmen in Spalten sowie andere äußere Gewalteinwirkungen ausgelöst und kommen bei Schonung des gegenüberliegenden Beins oder bei ,Bärenfüßigkeit' gelegentlich auch infolge dauernder Überlastung der Sehnen zustande. *Sekundäre* aseptische Entzündungen der genannten Sehnenscheiden sind in praxi wesentlich häufiger; dabei können diese durch das Übergreifen benachbarter Inflammationsprozesse oder im Verlauf toxisch-allergischer Allgemeinerkrankungen in Mitleidenschaft gezogen werden (siehe Polysynoviitis, S. 516).

Erscheinungen: Bei akuter Entzündung zeigt sich im Stehen und Gehen eine auffällige Steilstellung der Fessel. Im übrigen besteht eine der Schwere der Erkrankung entsprechende, meist aber mittelgradige Stützbeinlahmheit, die durch das plötzliche, gegen Ende der Fußungsphase erfolgende überkötende Einknicken im Fesselgelenk gekennzeichnet ist. Die chronisch-seröse Entzündung verläuft gewöhnlich ohne nennenswerte Lahmheit, jedoch macht sich später oftmals eine Überdehnung der Beugesehnen bemerkbar (,Durchtrittigkeit', ,Bärenfüßigkeit', S. 513). Im Bereich der jeweils betroffenen Sehnenscheidenabteilung (lateral, medial oder beiderseits, ober- und/oder unterhalb der Afterklauen) ist eine umschriebene flukturierende Umfangsvermehrung festzustellen, die in akuten Fällen zudem vermehrt warm und druckempfindlich ist; die passive Streckung der Zehe verursacht ebenfalls deutlichen Schmerz. Manchmal weisen auch Hautabschürfungen, Strangulationsmarken oder anderweitige kollaterale Veränderungen auf die Ursache des Leidens hin.

Die *Unterscheidung* der aseptischen Entzündung der Beugesehnenscheiden von infizierten Tendovaginitiden (S. 589) stützt sich auf das Fehlen durchdringender Verletzungen, das Ausbleiben sekundärer Begleitphlegmonen und die Beschaffenheit des Synovialpunktates (nicht flockig-trübe oder übelriechend; S. 540 f.). Die Punktion erfolgt etwa 2 Fingerbreiten oberhalb der Afterklauen, direkt neben oder vor dem Strang der oberflächlichen und tiefen Beugesehne, gegebenenfalls auch im Zentrum einer etwaigen Fluktuation; die weitlumig zu wählende Kanüle trifft dann bei senkrecht zur Gliedmaßenachse geführtem Einstich in etwa 2 Zentimeter Tiefe auf die proximale Endpforte der Sehnenscheide (Abb. 323, 347, 348).

Behandlung und Beurteilung: Zur Therapie der akuten Entzündung eignen sich am ersten Tag kühlende adstringierende Umschläge, später dann lokale Hyperämisierung (PRIESSNITZ-Umschlag, Scharfsalben, notfalls Kaustik) oder lokale Antiphlogese durch intratendovaginale Injektion von Glukokortikoiden (S. 542). In schwereren Fällen wirkt sich der zusätzliche vorübergehende Beschlag beider Klauen mit einem Stolleneisen oder ein aufgeklebter Holzkeil (Erhöhung der Ballen zur Entlastung der Sehnen) günstig aus. Leichte Tendovaginitiden heilen mitunter nach Ruhigstellung des Patienten schon innerhalb weniger Tage aus; schwerwiegendere Entzündungen benötigen hierzu längstens 2 bis 3 Wochen. Allerdings bleibt dann gelegentlich eine vermehrte seröse Füllung der Sehnenscheide als Schönheitsfehler zurück; zur Verödung dieses Hydrops empfiehlt BOLZ (1955) das Ablassen der überschüssigen Synovia und die anschließende intratendovaginale Injektion von 1 bis 2 ml Varsyl-Geigy.

SCHRIFTTUM

BOLZ, W. (1955): Die Entzündung der gemeinsamen Sehnenscheide der oberflächlichen und tiefen Beugesehne beim Rind. Berl. Münch. Tierärztl. Wschr. *68*, 439-443. — DIETZ, O., & G. PRIETZ (1968): Zum Vorkommen, zur Art und zur Therapie der Gliedmaßenerkrankungen beim Rind. M.-hefte Vet.-Med. *23*, 126-135. — DIRKSEN, G., & K. H. BARTLING (1959): Beitrag zur Behandlung von Gelenk- und Sehnenscheidenerkrankungen des Rindes mit Nebennierenrindenhormonpräparaten (Hydrokortison, Fluorhydrokortison, Prednisolon). Dtsch. Tierärztl. Wschr. *66*, 490-496. — FEIST, H. (1937): Versuche zur Punktion und Injektion der Gelenkkapseln und Sehnenscheiden am Fußende des Rindes. Diss., Berlin. — KERSJES, A. W. (1961): Über das Vorkommen und zur Therapie von Gelenk- und Sehnenscheidenentzündungen. Dtsch. Tierärztl. Wschr. *68*, 131-134. — PETERS, E. (1965): Zur Anatomie der gemeinsamen digitalen Sehnenscheide am Vorder- und Hinterfuß des Rindes. Diss., Hannover. — POLLNER, V. (1931): Untersuchungen an den Beugesehnen des Rindes (ungarisch). Közlem. Összehas. Élet- és Kórt. *24*, 520-546. — WILDHAGEN, A. (1953): Zur Therapie von Verletzungen und Entzündungen der gemeinschaftlichen Beugesehnenscheide bei Pferd und Rind. Tierärztl. Umschau *8*, 35-38.

Eitrig-infizierte Klauenerkrankungen

Über Wesen und Einteilung der purulent infizierten Klauenleiden besteht bislang im tierärztlichen Schrifttum keine einheitliche Auffassung. So wird einerseits eine Vielzahl von eitrigen Erkrankungen (zum Beispiel Klauengeschwüre) unterschieden, die nach jetziger Meinung großenteils nur verschiedene Erscheinungsbilder und Folgezustände ein- und derselben Grundkrankheit darstellen; andererseits gehen manche Autoren wiederum so weit, alle phlegmonös-eitrigen Affektionen des Klauenbereichs als ‚Panaritium' zusammenzufassen. Mit der im folgenden für diese Krankheitsgruppe getroffenen Gliederung wird versucht, sowohl den wissenschaftlichen Erkenntnissen als auch den Erfordernissen der Praxis Rechnung zu tragen.

Umschriebene und ausgebreitete eitrige Klauenlederhautentzündung
(Pododermatitis circumscripta et diffusa purulenta)

Wesen, Vorkommen: Entsprechend dem Stadium des Leidens sowie dem Ausmaß und der Art der entzündlich-infizierten Veränderungen (die primär meist an der Sohle, nicht selten auch an der Wandlederhaut beginnen) werden akute und chronische, oberflächliche und tiefe, lokalisierte und diffuse sowie eitrige und nekrotisierende Pododermatitiden unterschieden. Die anfangs stets umschriebene Eiterung breitet sich bei fehlender Abflußmöglichkeit in verschleppten Fällen mitunter (besonders im Sohlenbereich) derart aus, daß sich eine Pododermatitis purulenta diffusa entwickelt. Die eitrige Lederhautentzündung ist eine der häufigsten Klauenkrankheiten des Rindes; sie wird vor allem an den Hinterfüßen und hier häufiger an den Außen- als an den Innenklauen beobachtet.

Ursachen: Das Leiden wird durch Eiter- und Nekroseerreger (C. pyogenes, Sph. necrophorus, Streptokokken, Staphylokokken und andere) ausgelöst, die über feine Zusammenhangstrennungen der Hornkapsel bis zur Lederhaut vordringen und hier günstige Lebensbedingungen finden; die Möglichkeit einer hämatogenen Einschleppung dieser Keime konnte bislang nicht sicher nachgewiesen werden. Eintrittspforten für die genannten Bakterien bieten vor allem schlecht gepflegte und daher deformierte, mit Unebenheiten, Nischen, Rissen oder Auffaserungen an Sohle, Tragrand, Wand oder Kronsaum behaftete Klauen (S. 547 ff.); die gleichen Folgen können aber auch Verletzungen des Hornschuhs (infolge fehlerhaften Beschneidens, eingeklemmter Steinchen oder eingetretener Nägel etc.) haben. In manchen Fällen wird die Pododermatitis purulenta dagegen erst sekundär, durch das Übergreifen einer Zwischenklauennekrose (S. 580) oder von Kronsaum- und Ballenphlegmonen (S. 585) auf die benachbarte Lederhaut bedingt; sie ist ferner eine nicht allzu seltene Folgeerscheinung der Maul- und Klauenseuche (S. 835).

Krankheitsgeschehen: Im allgemeinen dringen die Erreger zunächst nur in die oberflächlichen Schichten der Lederhaut ein, wo sie eine umschriebene Entzündung mit mehr oder weniger tiefreichender Einschmelzung hervorrufen und somit Hornschuh und Matrix voneinander lösen. Hier bildet sich dabei hell- oder dunkelgrauer, verhältnismäßig dünnflüssiger und nur schwach riechender Klaueneiter: ‚Sohlenabszeß' oder ‚Wandabszeß' (Pododermatitis purulenta circumscripta). Wird dieser Herd nicht rechtzeitig eröffnet, so sucht sich der Eiter den Wandblättchen oder der Sohle entlang einen Weg nach außen und durchbricht schließlich, meist an der äußeren, seltener an der inneren Wand, den Kronsaum oder den Ballensaum. Kleinere, an der Sohle gelegene Abszesse können unter günstigen Umständen auf diese Weise unter Hinterlassung eines Hohlraumes zwischen altem und neu nachwachsendem Horn abheilen (sogenannte ‚Doppelsohle'). Meist entwickelt sich aus ihnen aber eine chronische Eiterung mit Fistelbildung nach außen; dabei werden dann die tieferen Schichten der Lederhaut (dickflüssiger, gelber und übelriechender Eiter) und später, je nach Lage des Abszesses, auch Periost, Klauenbein, Sesambein, Beugesehne oder Gelenkkapsel angegangen und eingeschmolzen; ausnahmsweise kann die Infektion sogar von Anfang an rasch in die Tiefe fortschreiten.

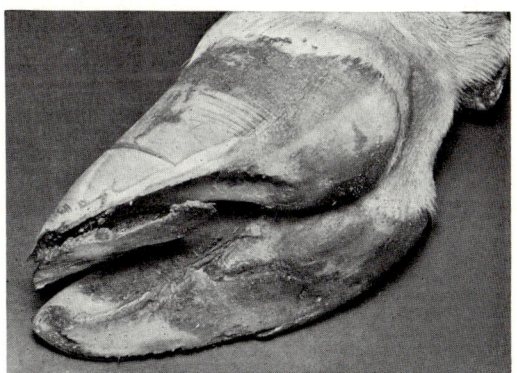

Abb. 349. Doppelsohlenbildung nach spontan abgeheilter Pododermatitis diffusa aphthosa (siehe auch S. 835)

Erscheinungen: Gewöhnlich zeigen die Patienten mittel- bis hochgradige Stützbeinlahmheit. In besonders schweren Fällen ähneln die Symptome im Gehen und Stehen denen der Klauenbeinfraktur (zuckendes Anheben des

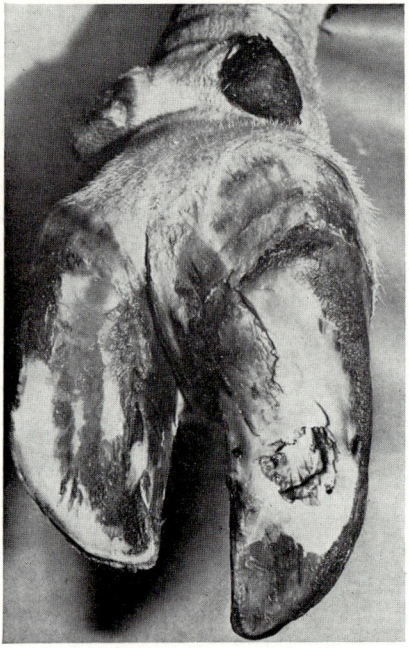

Abb. 350. Freigelegte Pododermatitis purulenta circumscripta superficialis im mittleren Bereich der Sohle

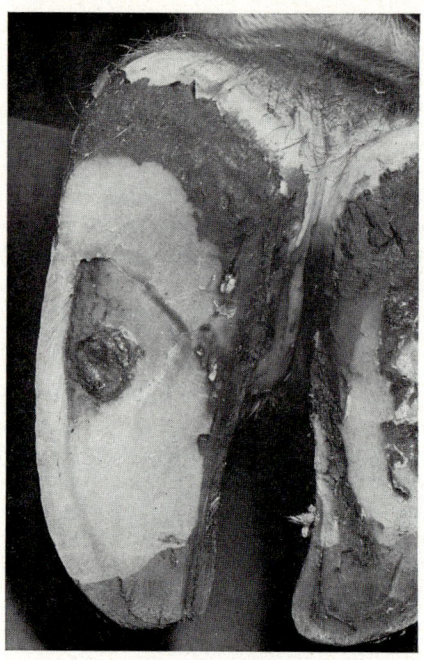

Abb. 351. Freigelegte tiefreichende umschriebene eitrige Sohlenlederhautentzündung mit zentralem, bis auf das mitbeteiligte Klauenbein reichendem Kanal

kranken Fußes, der nur zögernd mit der Klauenspitze wieder aufgesetzt und mitunter auch deutlich ab- oder adduziert wird). Bei Entzündung im plantaren oder volaren Bereich wird das erkrankte Bein zur Entlastung der schmerzenden Ballen mit steiler Fessel nach hinten gestellt; der Schritt erscheint dann nach vorn verkürzt und das Fesselgelenk kötet bei der Fußung leicht über. Bei Betroffensein der Klauenspitze sind dagegen vorständige Gliedmaßenstellung, Verkürzung des Schritts nach hinten und Ballenfußung zu beobachten; dabei wird der betroffene Fuß erst weit vorgeführt, kurz vor dem Aufsetzen aber wieder etwas zurückgezogen. Das kranke Bein beschreibt zudem beim Vorführen einen halbkreisförmigen Bogen nach außen oder innen, je nachdem ob die Außen- oder Innenklaue befallen ist und auf diese Weise geschont werden soll. Infolge der starken Schmerzen neigen die Tiere zu häufigem Liegen und erheben sich beim Auftreiben nur mühsam und widerwillig; außerdem ist fast immer auch das Allgemeinbefinden in Mitleidenschaft gezogen (Freßunlust, Milchrückgang, Anstieg der Körpertemperatur, in schweren Fällen sogar Kreislaufbeteiligung).

Örtlich sind zu Beginn des Leidens oft keine äußerlich erkennbaren Veränderungen festzustellen; im fortgeschrittenen Stadium erscheinen Krone und/oder Ballen gerötet, die Außenwand vermehrt warm und die Klaue bei Druck (Zange) oder Beklopfung (stumpfes Ende des Perkussionshammers) umschrieben oder diffus schmerzhaft. Beuge-, Streck- und Drehprobe können negativ, infolge Fortleitung des Schmerzes oder aufsteigender Entzündung aber auch mehr oder weniger deutlich positiv ausfallen. Beim vorsichtigen Abtragen des Horns wird im Bereich der stärksten Druckempfindlichkeit meist eine graugelb verfärbte Stelle gefunden, aus der bei weiterem Nachschneiden dann Klaueneiter hervorsickert (Taf. 11 a).

Verlauf, Folgekrankheiten: Sofern der Eiter nicht rechtzeitig Abfluß findet, kann sich aus der akuten purulenten Pododermatitis eine bis zum Karpus oder Tarsus und darüber hinaus aufsteigende ödematöse, bisweilen sogar phlegmonöse Anschwellung entwickeln. Andernfalls tritt in Zusammenhang mit dem Durchbruch plötzlich eine merkliche Besserung der Bewegungsstörung ein, ohne daß diese aber völlig verschwindet. Die Ausbruchstelle ist an der oft nur feinen Trennung von Saumband und Wandhorn, an den feuchten, eiterverschmierten Haaren sowie an der von hier aus sondierbaren Unterminierung des Horns zu erkennen. Aus ihr entwickelt sich schließlich eine ständig sezernierende, mit geschwürigem Zerfall der Krone einhergehende Fistel, die früher bisweilen als ‚sporadisches, nicht kontagiöses Klauengeschwür' bezeichnet wurde. Gleichzeitig breitet sich die Eiterung, schlimmstenfalls sogar bis zum Ausschuhen, flächenhaft weiter aus (Pododermatitis purulenta diffusa) und/oder ergreift in zunehmendem Maße auch die tiefergelegenen Teile der Klaue, wie Knochen, Sehnen und Gelenk (Pododermatitis purulenta profunda). Wenn solche ‚Geschwüre' im Sohlenbereich liegen, lösen sie nicht selten Erscheinungen aus, die denen der ‚Krämpfigkeit' (S. 500) völlig gleich sind. Endlich kann es auch zur pyämisch-septischen Keimverschleppung mit metastatischer Abszeßbildung in inneren Organen (Lungen, Nieren) und schwerwiegenden Allgemeinsymptomen (hohes Fieber, Kreislaufschäden) kommen.

Erkennung, Unterscheidung: Solange keine äußerlich sichtbaren Veränderungen (Eiterdurchbruch; Phlegmone der Krone, des Ballens oder des Gliedmaßenendes) vorliegen, kann die Pododermatitis purulenta *circumscripta* mit der Fissur oder Fraktur des Klauenbeines, der umschriebenen aseptischen Lederhautentzündung sowie der Verstauchung des Klauen- oder Krongelenks verwechselt werden. Die Abgrenzung dieser Leiden gelingt aber gewöhnlich mit Hilfe eines versuchsweise angelegten PRIESSNITZ-Umschlages, der bei eitriger Pododermatitis infolge Hyperämisierung und Erweichung innerhalb von 3 bis 5 Tagen zur Abszedierung und zum Durchbruch nach außen führt; dabei wird die Lahmheit zwar plötzlich geringer, bleibt aber doch noch deutlich ausgeprägt. Bei Klauenbeinfraktur (S. 567) wird die Bewegungsstörung dagegen nicht beeinflußt, während sie bei aseptischer Lederhautentzündung (S. 556) bald völlig abklingt. Die Klauengelenkdistorsion (S. 566) bessert sich dabei ebenfalls, läßt sich aber auf Grund des fehlenden Druckschmerzes im Lederhautbereich und der starken Reaktion bei der Drehprobe abtrennen (siehe Übersicht 15). Bei der Rehe (S. 558) sind in der Regel mehrere Klauen zugleich erkrankt.

Die Diagnose *diffuser*, nach außen durchgebrochener purulenter Pododermatitiden bereitet im allgemeinen keine besonderen Schwierigkeiten.

Beurteilung: Nach Freilegen des Eiterherdes und sachgemäßem Verband überziehen sich oberflächliche Defekte meist schon innerhalb von 8 bis 10 Tagen mit einer verhornenden Epithelschicht. Bei tieferen, an Periost und Knochen heranreichenden purulenten Prozessen ist die Prognose vorsichtig zu stellen, da es oft nur mit großer Mühe gelingt, das Fortschreiten der Nekrose aufzuhalten.

Behandlung: Nach Eröffnung des Eiterherdes wird sämtliches angrenzende unterminierte Horn vorsichtig abgetragen, bis der Anschluß an die gesunde Lederhaut erreicht ist (Kanten abschrägen!); nekrotische Bezirke müssen dabei bis ins gesunde Gewebe hinein ausgekratzt werden. Anschließend wird bei tiefgreifenden Prozessen ein antibiotischer Verband angelegt (Tetrazykline, Streptomyzin-Penizillin-Kombinationen oder ähnliches als Salbe, Pulver oder Emulsion); für nicht über die Lederhaut hinausgehende Entzündungen genügt dagegen meist eine aus Sulfonamid-Puder (zum Beispiel Marfanil-Prontalbin – Bayer) und 10%iger Kupfersulfatlösung angerührte Paste; bei oberflächlichen Prozessen haben auch andere desinfizierende und epithelisationsanregende Salben, Pasten und Pulver ausreichende Wirkung. Der Verband ist stets so anzulegen, daß der Defekt unter guten Druck kommt (Vermeidung von Lederhautvorfällen, die sich dann nur schlecht zur Eindeckung bringen lassen; S. 596). Bei Vorliegen ausgedehnter Sohlenvereiterungen empfiehlt es sich, die gesunde Klaue bis zur Abheilung des Defektes mit einem aufgeklebten Klötzchen höherzustellen (S. 596). In Fällen mit aufsteigender Phlegmone sollte außer den genannten örtlichen Maßnahmen auch eine mehrtägige parenterale Allgemeintherapie mit Antibiotika oder Sulfonamiden durchgeführt werden. Der erste Verbandswechsel ist je nach Befund vorzunehmen; bei tiefer nekrotisierender Entzündung erfolgt er schon nach 2 bis 3 Tagen, um etwa übersehene Nekrosen rechtzeitig angehen und verhaltenes Sekret entfernen zu können. Oberflächliche Lederhautinfektionen bedürfen dagegen oft nur einer einmaligen

Nachkontrolle nach 5 bis 6 Tagen; wenn der Defekt zu diesem Zeitpunkt bereits wieder eingedeckt ist, kann sogar auf den zweiten Verband verzichtet werden. Der Besitzer ist dann aber anzuweisen, das neu nachwachsende Horn in der Folge täglich mit Nadelholzteer zu bestreichen.

SCHRIFTTUM

BUNJES, H. J. (1959): Prüfung von Xanthocillin bei Klauenkrankheiten des Rindes. Diss., Hannover. — KOVÁCS, A. B. (1960): Über die Klauenkrankheiten der Rinder und ihre Behandlung (ungarisch). Magyar Allatorv. Lap. *15*, 380-387. — MEYER, A. (1965): Behandlungsversuche mit Tetracyklin-Ca-Dibenzyläthylendiamin (DBED) bei Klauenkrankheiten des Rindes. Diss., Hannover. — MIETH, K., & W. RIEBE (1959): Die Klauenkrankheiten der Rinder — ein Beitrag im Rahmen des Offenstall-Problems. M.-hefte Vet.-Med. *14*, 717-724. — MORANDI, A. (1962): Osservazioni sulle piu frequenti lesioni podali nei bovini della bassa Lodigiana. Clin. Vet. *85*, 210-218. — PIRES, A. (1959): El complejo de las pododermatites infecciosas, supurativas y/o necrotico-gangrenosas del pie del bovino. Revista Med. Vet. *40*, 147-156.

Umschriebene chronische eitrig-nekrotisierende Sohlenlederhautentzündung
(Pododermatitis solearis circumscripta purulenta et necroticans chronica, ‚RUSTERHOLZ'sches Sohlengeschwür')

Wesen: Dieses, im angelsächsischen Sprachgebrauch auch als ‚ulcer' oder ‚prolapse of the sole' bezeichnete Leiden, geht primär aus einer stets im hinteren klauenspaltnahen Bereich der Sohle lokalisierten aseptischen Lederhautentzündung hervor, die dann in eine eitrig-nekrotisierende Pododermatitis übergeht. Im fortgeschrittenen Stadium ist der Defekt nicht mehr von Sohlenhorn bedeckt.

Vorkommen: Das offene und chronisch-infizierte Sohlengeschwür ist weltweit verbreitet und kommt sowohl in Milch- als auch in Mastviehbeständen, insbesondere aber bei Stallhaltung und intensiver Fütterung vor. Bevorzugt erkranken ältere grobknochige Tiere schweren Schlags und hohen Körpergewichts (hochtragende Tiere, fette Kühe, Altstiere, Mastbullen) nach längerem Stallaufenthalt (ausgangs des Winters); Weiderinder werden dagegen nur relativ selten betroffen. Unter besonders ungünstigen Stallverhältnissen (knappes, hartes, unebenes Lager, abschüssige Standfläche, Schwemmentmistung mit schmalem, unnachgiebigem Gitterrost) sowie bei Vernachlässigung der Klauenpflege kann es ebenso wie in Zusammenhang mit Ernährungsfehlern (übermäßige Verabreichung von Ölkuchen, anderen Kraftfuttermitteln oder von Rationen, die zu chronisch-rezidivierender Rehe führen) gelegentlich zu bestandsweiser Häufung des Leidens kommen. Ob hinsichtlich seines Vorkommens und Verlaufs rassebedingte Unterschiede (etwa in Abhängigkeit von der Konsistenz des Klauenhorns, der Klauengröße oder dem Körperbau) bestehen, bedarf noch weiterer Klärung. Meist sind die Klauengeschwüre an den Außenklauen der Hintergliedmaßen, seltener an den Innenklauen der Vorderbeine (insbesondere bei Vatertieren) zu beobachten; vielfach treten sie sogar bilateral-symmetrisch (an beiden hinteren Außenklauen beziehungsweise an beiden vorderen Innenklauen zugleich) auf. An den übrigen, gewichtsmäßig in der Regel weniger stark belasteten Klauen kommen sie dagegen nur ausnahmsweise vor.

Ursachen, Krankheitsgeschehen: Gemäß der von RUSTERHOLZ (1920) entwickelten und in ihren Grundzügen auch heute noch anerkannten Theorie kann sich diese Form des Sohlengeschwürs immer dann entwickeln, wenn die hinteren Klauenabschnitte übermäßig beansprucht werden; diese Voraussetzung trifft unter anderem bei ‚bärenfüßiger' und bei ‚säbelbeiniger' Zehenstellung zu, ferner bei veranlagter Hypertrophie der medialen Vorderklauen bei Masttieren, bei Überlastung bestimmter Klauen infolge Erkrankung der Gegenseite, bei zu dicker, unelastischer oder zu dünn geschnittener Hornsohle, Ballenhornfäule, spitzwinkeligen flachen und vollen Klauen, vor allem aber bei Deformierungen des Klauenschuhs (Stall-, Zwang-, Schnabelschuh- und Rehklauen; S. 547, 558). Bei Stallklauen werden Klauenspitze und Außenwand zum Beispiel während des Fußens infolge ungleicher Länge von Innen- und Außenwand angehoben, wo-

TAFEL 11

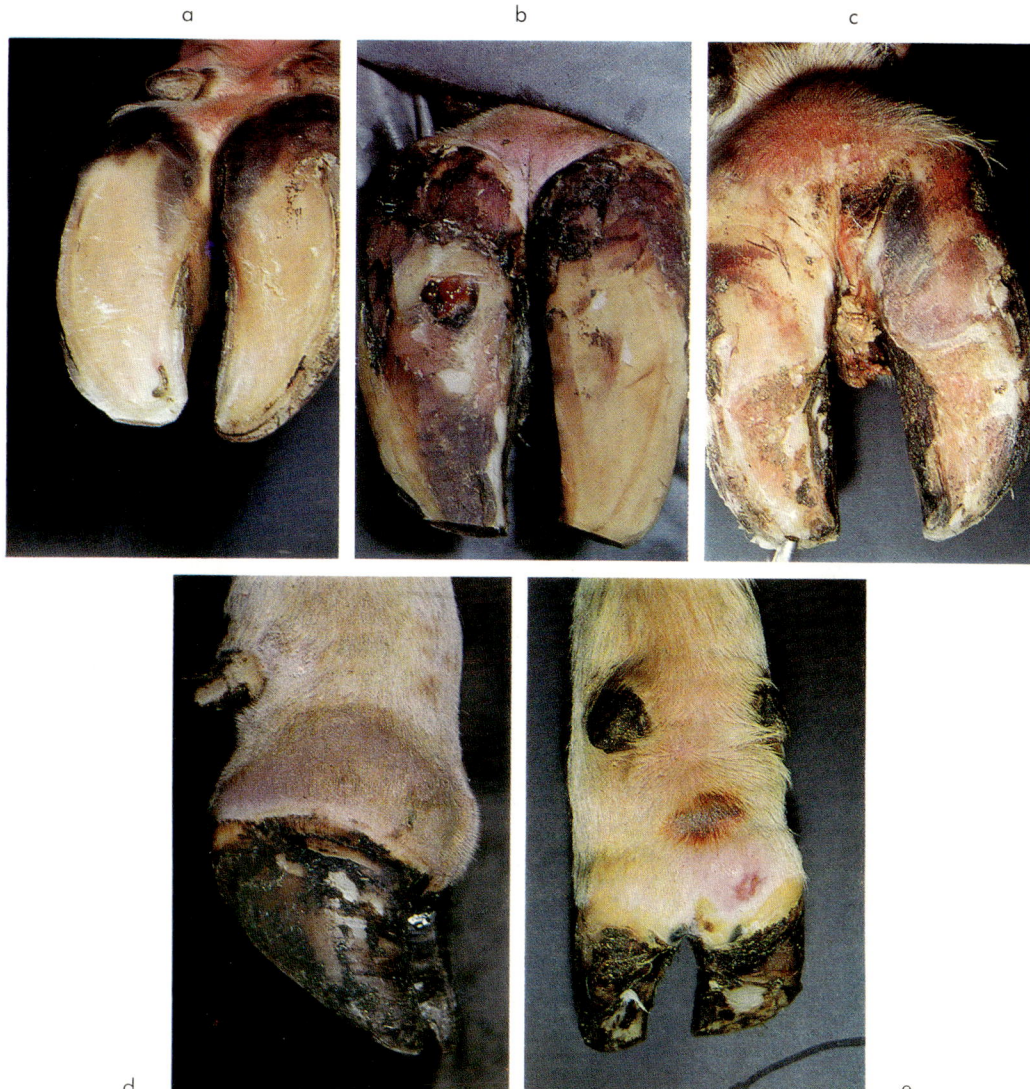

a. Eröffneter Sohlenspitzenabszeß (Pododermatitis purulenta superficialis circumscripta; S. 573)
b. RUSTERHOLZ'sches Sohlengeschwür (Pododermatitis solearis circumscripta purulenta et necroticans chronica; S. 576)
c. In Abstoßung begriffene tiefe Zwischenklauennekrose (S. 580)
d. Hochgradige Kronsaumphlegmone (S. 585)
e. Abszedierende Ballenphlegmone (S. 585)

mehrungen an Ballen, Krone und/oder Zwischenklauengewebe (hier gelegentlich bis zur Schwielenbildung reichend; S. 563) sowie Knickung der Hornwand, Muskelatrophie, teilweise auch stärkeres Hervortreten der Venen festzustellen. Das Sohlenhorn erweist sich gewöhnlich als stark zerklüftet, stellenweise auch als hypertrophiert, und zeigt in der Regel an der Grenze zwischen mittlerem und hinterem Drittel einen in Nähe der Innenwand gelegenen, unterschiedlich großen perforierenden Defekt; in diesem ist die dunkelrot-granulierende oder in graugelb-schmierigem bis geschwürigem Zerfall befindliche Lederhaut, mitunter aber nur ein stricknadel- bis bleistiftstarker, schmutzgefüllter Hornkanal sichtbar (Taf. 11 b). Häufig sind auch Sohlen- und Wandhorn entlang der Außenwand voneinander getrennt (‚lose Wand‘, S. 554). Im *Frühstadium* weisen dagegen vermehrte Wärme, lokalisierte Schmerzempfindlichkeit auf Druck mit der Klauenzange oder dem Kompressionsschuh (SMEDEGAARD, 1964) sowie gelblichrote Verfärbung und gummi- bis wachsartige, weiche Beschaffenheit des Sohlenhorns auf die umschriebene Lederhautschädigung hin; in manchen Fällen ist zudem ein hohler Schall beim Abklopfen des verdächtigen Bezirks oder verstärkte Pulsation der Zehenarterien festzustellen. Während das Allgemeinbefinden anfangs kaum beeinträchtigt ist, gehen Freßlust, Milchleistung und Nährzustand der Patienten mit anhaltendem Schmerz und dem Einsetzen von Komplikationen später oft deutlich zurück.

Verlauf und Folgekrankheiten: Leichtere, nicht mit Durchbruch des Sohlenhorns verbundene Lederhautschädigungen kommen ab und zu nach Klauenkorrektur oder bei Weidegang auf weichem Gelände unter Doppelsohlenbildung zur spontanen Ausheilung. Nach Perforation der Sohle kann der Krankheitsprozeß selbst in unbehandelten Fällen noch wochen- bis monatelang als ulzerativ-granulierende Pododermatitis örtlich begrenzt bleiben; meist geht er aber früher oder später in fortschreitende eitrig-nekrotisierende Entzündung über. Mit dem Vordringen der Nekrose nehmen dann auch die örtlichen Veränderungen, die Lahmheit und die allgemeinen Erscheinungen allmählich oder plötzlich (Einbruch in das Klauengelenk) zu. Unter den bei verschlepptem Sohlengeschwür nicht selten eintretenden Komplikationen sind vor allem Phlegmone des Ballens (S. 585) oder des gesamten Fußes, partielle oder vollständige Nekrose des Beugesehnenendes und/oder des Sesambeins (S. 588), aufsteigende eitrige Sehnenscheidenentzündung (S. 589) sowie Klauengelenkvereiterung (S. 591) zu nennen; in vernachlässigten Fällen können des weiteren Liegebeulen (S. 491), Dekubitalphlegmonen sowie pyämische Allgemeininfektionen mit Organmetastasen (Endokarditis, Lungen-, Nieren- oder Leberabszesse) hinzutreten.

Erkennung und Unterscheidung: Das Leiden ist im allgemeinen auf Grund der kennzeichnenden örtlichen Veränderungen leicht und eindeutig zu diagnostizieren. Im Anfangsstadium kann es allerdings gelegentlich mit anderweitig lokalisierten aseptischen Pododermatitiden (S. 556) oder Ballenhornfäule (S. 587), später eventuell mit chronisch-rezidivierender Klauenrehe (S. 558) verwechselt werden.

Beurteilung: Die Prognose ist beim einfachen Sohlengeschwür günstig, bei bereits eingetretener Komplikation dagegen je nach dem Ausmaß der damit verbundenen Veränderungen vorsichtig bis ungünstig zu stellen. Vor der Behandlung sollte deshalb stets durch eingehende und vorsichtige Sondierung geprüft werden, ob und in welchem Umfange außer der Lederhaut etwa noch andere Teile der Klaue mitgriffen sind. In schwerwiegenden Fällen muß dann mit dem Verlust der betreffenden Klaue gerechnet werden; mitunter zwingen hochgradige Allgemeinstörungen oder wirtschaftliche Gründe auch zur Notschlachtung des Tieres.

Behandlung: In den ersten Stadien der Sohlenquetschung (gelbrötliche Verfärbung des nicht durchbrochenen Hornes) ist oft noch mit gründlicher Klauenpflege (Kürzen der Spitze und Dünnerschneiden der Sohle) sowie mehrmaligem Holzteeranstrich auszukommen; die gesunde Klaue wird dabei ebenfalls korrigiert, ihre Sohle aber zur Entlastung der kranken Klaue nur wenig beschnitten, und das Tier danach am besten in eine Laufbox mit weicher, sauberer und trockener Einstreu verbracht. Erscheint die Sohle jedoch hohl, oder ist sie bereits mazeriert, so wird das unterminierte Horn restlos, bis an den fest mit der Lederhaut verbundenen Bereich, abgetragen und etwa vorgewuchertes Granulationsgewebe mit scharfem Schnitt entfernt oder geätzt (Höllensteinstift, Kupfersulfatpulver mit Gummi arabicum 1:3, kristallisierte Salizylsäure, Antimontrichlorid oder Formaldehydsalbe); abschließend ist ein gut sitzender, mit desinfizierenden und adstringierenden Mitteln (Tannoform, Jodoform, Borsäurepulver oder Sulfonamid – Kupfersulfat 10 % – Paste) versehener Druckverband (S. 596) anzulegen; er wird nach etwa 8 Tagen, bei starker Blutung aber schon früher gewechselt. Nach Übergang in eitrig-nekrotisierende, mit tiefreichender Kanalbildung verbundene Entzündung muß das gesamte abgestorbene Gewebe bis ins Gesunde hinein mit dem scharfen Löffel ausgekratzt werden (erforderlichenfalls bis auf den Knochen, wobei auch die dort tastbaren eiszapfenähnlichen Exostosen möglichst zu kappen sind); der mit Breitspektrumantibiotika zu beschickende Verband ist dann zur Nachkontrolle des Heilverlaufs schon nach 4 bis 6 Tagen zum ersten Male, später je nach Befund in Abständen von jeweils 6 bis 10 Tagen zu wechseln und zu erneuern. In allen schwerwiegenden Fällen empfiehlt es sich, die kranke Klaue durch Erhöhung der gesunden ruhigzustellen (aufgeklebter oder angeschnallter Holzklotz, Kunststoffschuh, Beschlag mit eingelegter Ledersohle oder angeschraubtem Kothurn; S. 596). Je nach den Begleitumständen dauert die Ausheilung 2 bis 5 Wochen.

Zur Behandlung komplizierter Sohlengeschwüre können umfassende Drainage (S. 593) oder andere operative Maßnahmen erforderlich werden, die dem jeweiligen Befund anzupassen sind: teilweise oder vollständige Resektion des Endes der tiefen Beugesehne mit Auskratzen der Bursa podotrochlearis (S. 599), Sehnen- und Sesambeinresektion (S. 599), hohe Resektion der tiefen Beugesehne (S. 601), Klauengelenkresektion (S. 602) oder Klauenamputation (S. 603). Einzelheiten über Indikationen und Technik dieser Eingriffe sind an den bezeichneten Stellen nachzulesen.

Bei Vorliegen eines Sohlengeschwürs an der Außenklaue einer Hintergliedmaße sollte immer auch die äußere Klaue des anderen Beines kontrolliert werden, da sie erfahrungsgemäß oft ebenfalls schon mehr oder weniger stark betroffen ist.

Vorbeuge: Von großer Bedeutung für die Verhütung von Sohlengeschwüren ist die regelmäßige Klauenpflege (zweimal jährlich); dabei ist die Korrektur unter Berücksichtigung der zu erwartenden Beanspruchung vorzunehmen, die Sohle also bei hartem Boden nicht zu dünn zu schneiden. Des weiteren sind folgende Gesichtspunkte und Maßregeln zu beachten: dem Wiederkäuer als Weichbodengänger angepaßte nicht zu enge Stallungen (ebene, nicht zu harte, trockene Standfläche mit gebrochener Hinterkante; genügend breite, aus Bongossiholz oder Kunststoff bestehende Auflagen auf den Gitterrosten über der Entmistungsrinne; Standplatzbreiten von 1,10 m für leichtere, von 1,20 m für schwerere Schläge); keine plötzliche Umstellung von der Weide her auf streulose Standplätze und Roste; Milchtiere vor allem während der Trächtigkeit nicht zu mastig füttern; Vermeidung jeglicher einseitiger Ernährung oder von Rationen, die zu chronisch rezidivierender Rehe (S. 558) führen können; Zuchtwahl auf regelmäßig geformte, feste und der Größe des Tieres angepaßte Klauen; Ausmerzen von Tieren mit anomaler Gliedmaßenstellung.

SCHRIFTTUM

Amstutz, H. E. (1964): Prolapse of the sole. Nord. Vet.-Med. *16*:Suppl. 1, 320-325. — Bouckaert, J. (1964): Lameness in cattle. Nord. Vet.-Med. *16*:Suppl. 1, 225-240. — Breuer, D. (1963): Neue Operationsverfahren beim Klauengeschwür der Rinder. Tierärztl. Umschau *18*, 646-653. — Čermak, K., & B. Ilijas (1968): Ein Beitrag zur Kenntnis der komplizierten Form des Klauensohlengeschwürs beim Rind (Rusterholz). Ber. 5. Int. Tag. Rinderkrkh., Opatija, S. 241-243. — Fessl, L. (1967): Rusterholz'sche Klauengeschwüre. Wien. Tierärztl. Mschr. *54*, 551-552. — Fessl, L. (1968): Ulcus Rusterholzi durch unsachgemäße Klauenkorrektur. Tierärztl. Umschau *23*, 314-318. — Fritsch, R. (1966): Zur Entstehung und operativen Behandlung der Klauenkrankheiten des Rindes. Vet.-Med. Nachr. *1966*, 40-56. — Hirs, E. (1904): Die ätiologische Bedeutung der Ölkuchenfütterung für das Klauengeschwür beim Rind. Arch. wiss. prakt. Tierheilk. *30*, 403-422. — Morcos, M. B. (1960): Nature and etiology of ulceration of the sole of the claw in the bovine. Meded. Veeartsenijsch. Gent. *4*, 5-30. — Nilsson, St. A. (1966): Recent opinions about the cause of ulceration of the hoof in cattle. Nord. Vet.-Med. *18*, 241-252. — Numans, S. R., J. J. de Groot & F. Németh (1966): De operatieve behandeling van de gecompliceerde zoolzwer bij het rund. Tijdschr. Diergeneesk. *91*, 279-292. — Pires, A. (1960): Ulcera podal del pie del bovino. Revista Med. Vet. *41*, 9-16. — Rožtocil, V. (1959): Spezifisch-traumatisches Sohlenlederhautgeschwür beim Rind (tschechisch). Veterinářství *9*, 302-304. — Rusterholz, A. (1920): Das spezifisch-traumatische

Klauensohlengeschwür des Rindes. Schweiz. Arch. Tierheilk. 62, 505-525. — SMEDEGAARD, H. H. (1964): Eksperimental fremkaldelse of såleknusning hos kvaeg. Nord. Vet.-Med. 16, 652-656. — THOMAN, H. (1963): Ein Beitrag zur Behandlung der Klauenkrankheiten in der Praxis. Schweiz. Arch. Tierheilk. 105, 246-262. — VERMEULEN, P. (1959): Over de ulcus aan de zool bij het rund. Diss., Gent.

Zwischenklauennekrose
(Necrosis interdigitalis [pedis], ‚Zwischenklauenpanaritium')

Wesen: Als Zwischenklauennekrose soll die infektiöse eitrig-nekrotisierende Entzündung der Zwischenklauengewebe bezeichnet werden; dabei ist eine leichtere, auf die Haut beschränkt bleibende *oberflächliche* Form von der *tieferreichenden* nekrotisierenden Entzündung zu unterscheiden. Letztere kann sich rasch auf Krone und Ballen ausdehnen sowie Bänder, Sehnen, Gelenke oder Knochen ergreifen und dann zu allgemeiner Intoxikation, Pyämie oder Sepsis führen. Andere Namen dieses Leidens sind Zwischenklauenpanaritium, Paronychia, foot rot, foul in the foot oder interdigital necrobacillosis.

Bezeichnung: Die Krankheit ist bereits 1854 von ANKER als ‚primäres Krongeschwür' oder ‚Panaritium' in einer einfachen und einer komplizierten Form beschrieben worden. Späterhin wurde sie mit den verschiedensten Namen (zum Beispiel ‚kontagiöses Klauengeschwür') belegt; der Ausdruck ‚Panaritium' ist jedoch bis heute gebräuchlich geblieben. Unter diesem haben inzwischen aber auch verschiedene Folgezustände der Zwischenklauennekrose und anderer Klauenleiden (‚Sehnenpanaritium', ‚Knochenpanaritium', ‚Gelenkspanaritium' und andere mehr), gelegentlich sogar fälschlicherweise auch die ‚Zwischenklauenschwiele' (S. 563) Heimat gefunden, so daß das ‚Panaritium' heute einen recht verschwommenen Sammelbegriff darstellt. Es empfiehlt sich daher, die Bezeichnung ‚Panaritium' zugunsten der jeweils zutreffenden exakten pathologisch-anatomischen Krankheitsbenennung (hier also Zwischenklauennekrose) fallenzulassen; etwaige Komplikationen können dann sinngemäß in die Diagnose mit eingefügt werden, zum Beispiel ‚eitrige Klauengelenkentzündung infolge tiefer Zwischenklauennekrose' oder ‚tiefe Zwischenklauennekrose mit komplizierender eitriger Klauengelenkentzündung'.

Vorkommen und Bedeutung: Die Zwischenklauennekrose ist weitweit verbreitet und führt in Ländern mit intensiver Rinderhaltung mitunter zu erheblichen wirtschaftlichen Einbußen. Sie tritt zwar vorwiegend sporadisch auf, doch erkranken dabei oft mehrere Tiere des Bestandes nacheinander; bei Massierung größerer Tierzahlen auf engem Raum kommen außerdem (vor allem in Mastbetrieben) nicht zu selten auch Herdenenzootien mit Morbiditätsraten von über 50 % zur Beobachtung. In Weidegebieten mit Winterstallhaltung ist die Frequenz des Leidens im Frühjahr und Frühsommer am höchsten, während in den Mastrinderbeständen Nordamerikas der Gipfel der Erkrankungsquote in den Herbst und Winter fällt. Außerdem sollen ortsgebundene Unterschiede im Auftreten bestimmter Verlaufsformen bestehen. Von Zwischenklauennekrose können unabhängig von Rasse und Geschlecht Rinder jeden Alters (ab 3 Wochen) befallen werden; am häufigsten wird jedoch die Altersgruppe zwischen 2 und 4 Jahren betroffen. Beim Einzeltier erkrankt in der Regel nur ein Fuß, seltener zwei Gliedmaßen zugleich; die besondere Anfälligkeit der Hinterklauen geht aus folgender, in den Niederlanden ermittelten Verteilung hervor: Weideperiode: vorn 18 %, hinten 82 %; Stallperiode: vorn 11 %, hinten 89 % (HENDRIKSE, 1962).

Ursachen: Als Haupterreger der Zwischenklauennekrose wird seit langem Sph. necrophorus (S. 873) verantwortlich gemacht; andere, im veränderten Gewebe zu findende Keime (Str. uberis, C. tetanomorphum, Diplokokken, hämolysierende und nichthämolysierende Staphylokokken, C. pyogenes und Pilze) gelten dagegen als sekundäre Kontaminanden. Wegen der oft recht mannigfaltigen mikrobiellen Befunde und der widersprüchlichen Ergebnisse experimenteller Infektionen sind die Meinungen über die pathogenetische Rolle des Nekrosebakteriums allerdings nach wie vor geteilt. So ist unter anderem auch ein gramnegativer, dem Fusiformis nodosus ähnelnder Bazillus zusammen mit einer ebenfalls regelmäßig nachweisbaren Spirochäte als auslösende Ursache verdächtigt worden (GUPTA, FINCHER und BRUNER, 1964). Die Vermutung, daß eine primäre Virusinfektion als Wegbereiter für die Bakterien von Bedeutung sei, fand keine sichere Stütze.

Es ist bislang auch noch ungeklärt, ob die nekrobazilläre Infektion der Zwischenklauengewebe (möglicherweise nach vorheriger Anreicherung und Virulenzsteigerung der Erreger in Schmutzkrusten) über die unversehrte Haut und deren Drüsen zustande kommen kann, oder ob die Keime zumindest feine oberflächliche Verletzungen als Eintrittspforten benötigen. Durch eine Reihe von Umständen, welche das Bakterienwachstum fördern und die körpereigene Abwehr schwächen, kann das Auftreten der Krankheit aber zweifellos begünstigt werden; hierzu zählen nasse morastige Weiden, Tränkestellen oder Futterplätze, unhygienische (Tief-)Stallverhältnisse, vermoderte oder harte Einstreu, Auslauf auf Stoppelweiden und Mangelsituation (Hypovitaminose A, S. 1100). Als mitauslösende Hilfsfaktoren sind auch Ernährungsfehler, etwa übermäßige Verabreichung von Brennerei- und Brauereirückständen, die Umstellung von der Weidefütterung auf Zuckerrübenblatt oder der Übergang zur Getreidemast in Betracht zu ziehen; in solchen Fällen ist jedoch immer zu prüfen, ob nicht primär Klauenrehe (S. 558) vorgelegen hat, da diese ebenso wie die Maul- und Klauenseuche (S. 835) oft zu Schädigungen im Klauenbereich führt, in denen sich die Nekroseerreger dann sekundär leicht ansiedeln können.

Krankheitsgeschehen: Während die *leichte Form* des Leidens durch einen mehr flächenhaft fortschreitenden Gewebszerfall der oberen Hautschichten gekennzeichnet ist, bedingen die in die Tiefe vordringenden Keime bei der *schweren Form* eine unterschiedlich weit reichende phlegmonöse Entzündung des Zwischenklauengewebes mit rasch einsetzender und fortschreitender Koagulationsnekrose, gegen welche das gesunde Gewebe früher oder später eine Demarkationszone aufbaut. Die zuvor in den Körper ausgeschwemmten Giftstoffe (möglicherweise aber auch ins Blut gelangende Bakterien) führen in Verbindung mit der heftig schmerzenden Entzündung zur fieberhaften Allgemeinstörung.

Erscheinungen: Bei *oberflächlicher* Zwischenklauennekrose zeigen die Patienten in der Bewegung vorsichtigen Gang oder leichte Stützbeinlahmheit, im Stehen zuweilen abwechselnde Be- und Entlastung der betroffenen Gliedmaße. Der Interdigitalspalt erscheint anfangs nur gerötet, vermehrt warm und gespannt; später wird seine Haut-

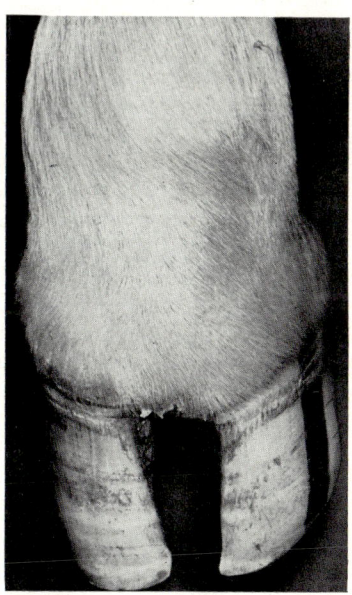 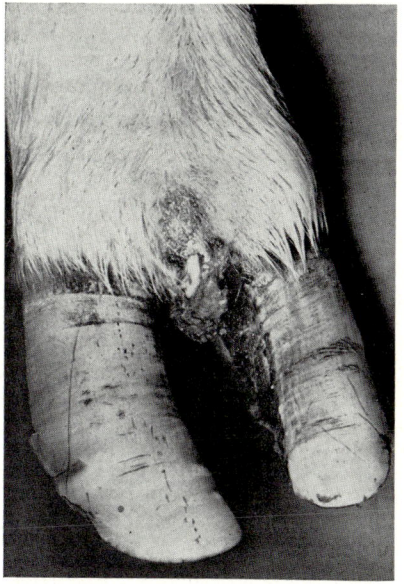

Abb. 352, 353. Zwischenklauennekrose: akutes Anfangsstadium mit den durch den interdigitalen Entzündungsprozeß auseinandergedrängten Klauen und kollateraler Kronsaumphlegmone (links); fortgeschrittenes Stadium mit beginnender Demarkation des abgestorbenen Gewebspfropfes (rechts)

oberfläche schrundig-rissig und bedeckt sich mit eitrig-nekrotischen, schmutzig-gelbbraunen Belägen, denen ein kennzeichnender widerlich intensiv-süßlicher Geruch entströmt (‚Klauenfäule'). Nach dem Abheben der abgestorbenen Gewebsfetzen tritt unter ihnen der Papillarkörper oder das Unterhautgewebe zutage. Außerdem führt die Nekrose in ihren Randbezirken fast regelmäßig zur Trennung des Saumes von der inneren Hornwand. Das Allgemeinbefinden der Tiere bleibt dabei meist unbeeinträchtigt.

Bei *tiefer* Zwischenklauennekrose können die Patienten schon 1 bis 2 Tage vor dem Auftreten sichtbarer örtlicher Veränderungen durch wiederholtes Anheben der betroffenen Gliedmaße, Hin- und Hertreten sowie häufigeres Liegen Schmerzen bekunden. Dieses Stadium bleibt aber oft unbeachtet oder unerkannt, da dem Tierarzt gewöhnlich von einer plötzlich einsetzenden Schwellung des Fußes mit hochgradiger Lahmheit berichtet wird. Zugleich zeigt das Tier dann meist auch Inappetenz, Milchrückgang, erhöhte Atem- und Pulsfrequenz sowie Temperaturanstieg bis auf 41° C. In solchen Fällen erweisen sich das Zwischenklauengewebe sowie die angrenzenden Abschnitte der Krone und des Ballens als gerötet, sehr warm, schmerzhaft und phlegmonös geschwollen, so daß die beiden Klauen auffällig weit auseinanderstehen. In der Mitte der zunächst noch unversehrten Zwischenzehenhaut bildet sich bald ein unregelmäßig gezackter Riß, aus dem sich ein gelbliches bis rotbraunes, typisch süßlich-faulig riechendes Exsudat entleert. Nach dem Absterben des infizierten Gewebes wird es bei gutartigem Verlauf innerhalb von 3 bis 5 Tagen in 1 bis 2 Zentimeter Tiefe demarkiert und stößt sich dann, nicht selten in Form eines zusammenhängenden keilförmigen Gebildes, ab (Taf. 11 c). Sonst bilden sich innerhalb der bröckelig-käsigen Massen tiefe Klufte, auf deren Grund hellrotes frisches Granulationsgewebe sichtbar wird. Mitunter greifen Infektion und Nekrose aber auch aus meist unbekanntem Anlaß (zusätzliche Traumen, verminderte Abwehrkräfte, erhöhte Virulenz der Erreger) von vornherein auf die tieferliegenden Gewebe (Zwischenklauenbänder, Sehnenscheiden, Sehnen, Gelenke und Knochen) sowie auf den dorsalen Kronbereich über.

Verlauf und Folgekrankheiten: Die *oberflächliche* Zwischenklauennekrose kann sich über mehrere Wochen hinziehen und infolge der ständigen Schmerzen allmählich zum Rückgang des Nährzustandes und der Milchleistung führen. Oftmals entstehen auch vorn an der Krone (am Umschlag der inneren in die äußere Hornwand) ulzeröse, mit schmierigem Sekret bedeckte Granulationen (früher als ‚Zehenkronengeschwür' bezeichnet); von solchen Prozessen aus kommt es leicht zur absteigenden Unterminierung der inneren Hornwand; sie dehnen sich aber nur selten auf die tieferen Gewebe aus.

Die *tiefe* Zwischenklauennekrose kann unter günstigen Voraussetzungen (Aufstallung auf sauberem trockenem Boden) nach Abstoßung des abgestorbenen Gewebes in Selbstheilung übergehen. In unbehandelten Fällen entwickeln sich jedoch nach zunächst günstig erscheinendem Verlauf oft chronische, allmählich in die Tiefe fortschreitende Eiterungen und üppige Granulationen, die ihrer Form nach zwar manchmal der Zwischenklauenschwiele (S. 563) ähneln, im übrigen aber nichts mit ihr gemein haben. Durchbrüche und Eiterfisteln an der Krone und im Klauenspalt sowie phlegmonöse Umfangsvermehrungen, Aufrichtung der Klauenspitze oder zunehmende Lahmheit lassen auf purulent-nekrotisierenden Befall von Gelenken, Sehnenscheiden, Sehnen oder Knochen schließen; außerdem können am Hornschuh Zusammenhangstrennungen (Hornklüfte oder zirkuläre Hornspalte, S. 553) und Deformierungen auftreten (chronische, komplizierte Zwischenklauennekrose). Nach anfänglicher Besserung des Allgemeinbefindens (Abklingen des akuten Anfalls) setzen mit dem Übergang in das chronische Stadium vielfach erneute pyämische oder septikämische Schübe ein (Fieber, Polyarthritis und -synoviitis, metastatische Lungenentzündung, Endokarditis oder Nephritis, Nephrose). Die Patienten verlieren dabei meist rasch an Gewicht und gehen mit der Futteraufnahme sowie in der Milchleistung zurück. In verschleppten Fällen kommen sie unter Muskelschwund und Dekubitus schließlich zum Festliegen. Gelegentlich kann auch infolge plötzlichen Kreislaufversagens unerwartet der Tod eintreten.

Erkennung und Unterscheidung: Lage und Aussehen der Zwischenklauennekrose sind meist so charakteristisch, daß ihre Diagnose nicht schwerfällt. Über die etwaige Beteiligung tieferliegender Gewebe läßt sich durch systematische Untersuchung, einschließlich sorgfältiger Sondierung (wenn möglich, auch mittels Röntgenaufnahme), Klarheit gewinnen. Die nekrotische Limax (S. 563) kann aufgrund ihrer wesentlich derberen bindegewebigen Grundstruktur leicht von der primären Interdigitalnekrose (käsig-bröckelig) und von den hiernach sekundär einsetzenden Granulationen (schlaff-schwammig) unterschieden werden. Auch die von infizierten Lederhautentzündungen ausgehenden Schwellungen und Eiterungen sind bei näherer Prüfung in der Regel eindeutig als solche abzugrenzen. Frische, im Zwischenklauenspalt gelegene gelbliche Nekroseherde können auf den ersten Blick mit Aphthen verwechselt werden; bei der Maul- und Klauenseuche (S. 835) sind aber fast immer auch andernorts (Maulhöhle, Zitzen) entsprechende Veränderungen zu finden.

In Nordamerika scheint des weiteren die sogenannte ‚Schwingelgras-Lahmheit' (S. 1244) eine differentialdiagnostische Rolle zu spielen; sie führt ebenso wie die sehr seltene Mutterkornvergiftung (S. 1243) zu trockener Gangrän der Zehen.

Beurteilung: Bei rechtzeitiger Behandlung (einschließlich Klauenverband) ist die Prognose günstig, in verschleppten Fällen und bei tiefreichender Nekrose aber vorsichtig zu stellen, da letztere nicht selten trotz operativen Ausräumens des Herdes zu weiteren Komplikationen neigt.

Behandlung: Oberflächliche Zwischenklauennekrosen sind durch behutsame Reinigung, Entfernen der abgestorbenen Gewebsteile, sorgfältiges Abtragen des unterminierten Horns und desinfizierenden Verband leicht zur Heilung zu bringen; hierzu kommen als keimhemmende Mittel vor allem Kupfersulfatpasten (10%ig), Kreolinsalbe (3%ig), Jodoform-Borsäure, Tannoform, Pyoktanninlösung, Ichthyolsalbe (20%ig) oder quarternäre Ammoniumverbindungen in Frage.

Wenngleich beobachtet wurde, daß bei den *tiefreichenden* nekrobazillär bedingten Phlegmonen die Gewebsdemarkation mitunter auch ohne Behandlung eintritt und zur Selbstausheilung führt (die Angaben schwanken zwischen 7 und 80%), hat sich doch gezeigt, daß die Krankheit bei rechtzeitigem Eingreifen wesentlich leichter verläuft und die aufgezählten Komplikationen weitgehend vermieden werden können. Für die frischen, in der Anfangsphase befindlichen Fälle hat sich die (je nach Schweregrad) ein- bis dreimalige Allgemeinbehandlung mit einem der nachfolgend genannten Sulfonamide bewährt: Diaminodiphenylsulfon (Baludon – Bayer) 0,08 bis 0,1 g/kg KGW am ersten Tag, die halbe Dosis am 2. und 3. Tag; Sulfamethazin 0,09 bis 0,1 g/kg KGW (mitunter sollen schon 0,035 g/kg KGW am ersten Tag intravenös und jeweils die halbe Dosis am 2. und 3. Tag per os Erfolg gebracht haben); Sulfamerazin 0,15 g/kg KGW am ersten Tag, dann 0,1 g/kg KGW; ferner Sulfapyridin, Sulfasuxidin, Sulfathalidin (T. I.), Mischsulfonamide wie Supronal – Bayer (0,2 bis 0,4 ml/kg KGW) sowie Kombinationen von Sulfonamiden mit Harnstoff (zum Beispiel Sulfamethazin 100 g, Harnstoff 100 g in 500 ml aqua dest., davon eine Menge entsprechend 0,1 g Sulfonamid/kg KGW langsam intravenös). Als wirksame Antibiotika erwiesen sich Penizillin, Tetrazykline, Chloramphenicol und Neomyzin (T. I.), dagegen nicht Streptomyzin. Für Massenbehandlungen über das Futter eignen sich Oxy- und Chlortetrazyklin (2 mg pro kg KGW täglich 1 Woche lang) sowie Sulfabrommethazin (0,1 bis 0,2 g pro kg KGW und Tag über 2 bis 3 Tage); für die Verabreichung mit dem Trinkwasser sind Sulfamethazin und Sulfathiazol brauchbar (130 g auf 100 Liter während der ersten 2 bis 3 Tage, dann ebensolange die halbe Konzentration). Als unterstützende Maßnahme sind parenterale Gaben von Vitamin A oder die Aufbesserung der Karotinversorgung zu empfehlen.

In günstig gelagerten Fällen sind neben dieser systemischen Therapie zwar oftmals einfache *hygienische Maßnahmen* (Aufstallen auf trockenem Boden, wiederholte Desinfektion der Klauen und des Stalles; S. 876) ausreichend, um die Genesung herbeizuführen; die sachgemäße örtliche Behandlung und medikamentöse Versorgung darf jedoch, vor allem bei tiefreichender Nekrose und in verschleppten Fällen, keineswegs vernachlässigt werden. Hierfür kann anfangs durch kurzfristig zu wechselnde feuchtwarme Umschläge mit desinfizierenden und hyperämisierenden Lösungen (Kupfersulfat 5 %ig, Burow'sche Lösung) oder Salbenverbände (Ichthyol 30 %ig) sowie wiederholte warme Seifenbäder versucht werden, die Demarkation zu unterstützen und zu beschleunigen. Später sind nach Entfernung der abgestorbenen Teile antibiotische Salben für den in der Folge nach Bedarf mehrmals zu wechselnden Schutzverband vorzuziehen. Angeblich soll sich zwar die Klauenamputation selbst bei fortgeschrittener tiefreichender Eiterung noch durch die kombinierte parenterale Verabreichung von proteolytischen Enzymen und Antibiotika verhüten lassen; erfahrungsgemäß bleibt in schwerwiegenderen *komplizierten* Fällen aber eine den vorliegenden Veränderungen Rechnung tragende Radikaloperation (S. 602, 603) meist als einziger Ausweg zur Rettung des Patienten.

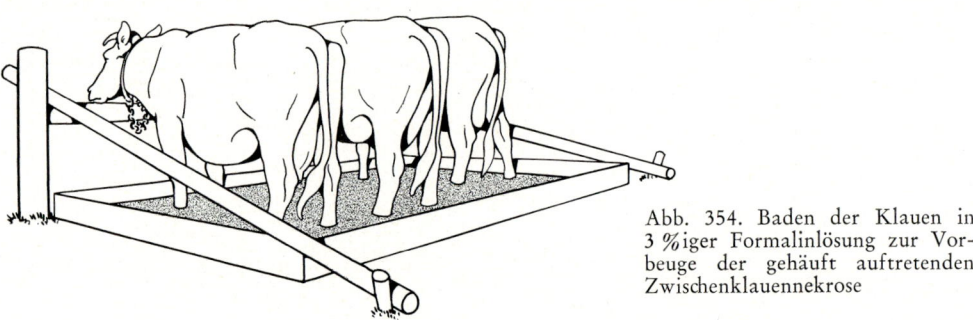

Abb. 354. Baden der Klauen in 3%iger Formalinlösung zur Vorbeuge der gehäuft auftretenden Zwischenklauennekrose

Vorbeuge: Das Auftreten und die Weiterverbreitung des Leidens läßt sich durch konsequente Verbesserung der Umwelthygiene eindämmen. Hierzu sind je nach der Struktur des betreffenden Bestandes eine oder mehrere der folgenden Maßnahmen zu ergreifen: Trockenlegen oder Abzäunen morastiger Weidebezirke, Ausstreuen von Sand oder gelöschtem Kalk um die Tränke- und Futterstellen, wiederholte gründliche Stalldesinfektion (S. 876) und Vermeiden vermoderter Einstreu. Neu zugekaufte Tiere sind vor dem Einstellen einer Klauendesinfektion zu unterziehen; zur Herdenprophylaxe empfiehlt sich das tägliche Durchtreiben aller Rinder durch eine etwa 3 Meter lange flache Fußbadewanne, die mit einer regelmäßig zu erneuernden Desinfektionslösung gefüllt ist (Kupfersulfat oder Mischung von Kupfersulfat und gelöschtem Kalk 1:1 in 5- bis 10%iger Konzentration beziehungsweise quarternäre Ammoniumverbindungen); den gleichen Dienst leistet auch das nach Bedarf in monatlichen Abständen zu wiederholende einstündige Einstellen in 3%ige Formaldehydlösung (Abb. 354).

Bei unbefriedigendem Ergebnis dieser Vorkehrungen kann den Tieren mit dem Futter Chlortetrazyklin (4 Wochen lang je 500 mg, dann laufend 75 mg pro Tier und Tag) oder Äthylendiamindihydrochlorid (500 g auf 250 kg Kraftfutter) verabreicht werden; letzteres soll ebenso wie Kupferjodid auch in Form von Salzlecksteinen anwendbar sein. Für ‚Problemherden' wird von BOUCKAERT (1964) die Vakzination mit einem vom nationalen tierärztlichen Institut Ukkel/Holland hergestellten Impfstoff empfohlen; gelegentlich scheint sich auch die Aufbesserung der Zinkversorgung (S. 1083) günstig auszuwirken.

SCHRIFTTUM

ANONYM (1965): Bovine foot problems—diagnosis and treatment. Mod. Vet. Practice *46*:11, 51-53. — ADAMS, O. R. (1960): Foot rot in cattle. J. Amer. Vet. Med. Ass. *136*, 589-599. — ASARJAN, R. P. (1958): Die Behandlung von Rindern mit eitrig-nekrotischen Affektionen im Bereich des Zwischenklauenspalts (russisch). Veterinarija *35*:8, 71. — BREEN, H. (1961): Sulfabromomethazine as a herd treatment for bovine foot rot. J. Amer. Vet. Med. Ass. *138*, 548-550. — BROSIG, W. (1959): Beitrag zur Behandlung des Panaritium des Rindes. Tierärztl. Umschau *14*, 416-417. — CAUFIELD, W. (1966): An outbreak of lameness in a complete dairy herd. Vet. Record *79*, 668. — COTTEREAU, PH. (1967): Das Klauenpanaritium des Rindes. Vet.-Med. Nachr. *1967*, 303-313. — FLINT, J. C., & R. JENSEN (1951): Pathology of necrobacillosis of the bovine foot. Amer. J. Vet. Res. *12*, 5-13. — GIBBONS, W. J. (1961): Herd treatment for foot rot in cattle. Mod. Vet. Practice *42*:22, 48. — GUPTA, R. B., M. G. FINCHER & D. W. BRUNER (1964): A study of the etiology of foot-rot in cattle. Cornell Vet. *54*, 66-77. — HASTINGS, C. C. (1956):

Foot rot in beef cattle. North Amer. Vet. 37, 291-292. — HENDRIKSE, R. P. (1962): Het tussenklauwpanaritium bij het rund. Diss., Utrecht. — JOHNSON, W. P., J. ALGEO & J. KLECK (1957): The effect of chlortetracycline supplementation on the incidence of foot rot and feed lot performance. Vet. Med. 52, 375-378. — KAGAN, F. I., & V. I. SOLOMATIN (1963): Die Behandlung von nekrobazillosekranken Rindern und Schafen mit Biomycin und Terramycin (russisch). Veterinarija 40:3, 53-54. — KAWKA, B. (1965): The use of hydrochloric acid in the treatment of foul claw in cattle and thrush in horses (polnisch). Med. Weter. 21, 305-306. — LEUTHOLD, A. (1949): Sulfamethazin zur Behandlung von Zwischenklauengeschwür und Panaritium beim Rind. Schweiz. Arch. Tierheilk. 91, 470-471. — LEVENTHAL, A. A., & H. L. EASTERBROOKS (1956): Parenteral use of varizyme in the treatment of nonresponding foot rot in cattle. J. Amer. Vet. Med. Ass. 129, 422-425. — LITTLEJOHN, A. I. (1961): Field trials of a method for the eradication of foot-rot. Vet. Record 73, 773-780. — MANSHOLT, J. (1939): Vergleichende Versuche über die Behandlung des Panaritiums in der Praxis. Diss., Hannover. — MARCU, L. T., & G. WEBER (1961): Tratamentul unei enzootii de necrobacilosa podola la taurine. Probl. Zootehn. Vet. 4, 60. — MACAULIFF, J. L., & W. V. PHILLIPS (1947): Use of sodium sulfamerazine in foot infections in cattle. Vet. Med. 42, 374-376. — METCALF, F. L. (1967): Sulfa-urea therapy for foot-rot. Mod. Vet. Practice 48:3, 51; 48:7, 22-23. — NEUKOFF, G. (1929): Über seuchenhaftes Auftreten von bösartigen Klauenerkrankungen bei Rindern in Bulgarien. Wien. Tierärztl. Mschr. 16, 825-836. — PÉREZ, J. (1956): Bacterial flora of foot-rot—report of findings in 100 cattle. J. Agric. Univ. Puerto Rico 40, 118-124. — ROBERTS, S. J., S. K. KIESEL & N. F. LEWIS (1948): Foot-rot in cattle—a small controlled experiment. Cornell Vet. 38, 122-130. — SMEDEGAARD, H. H. (1964): Foot-rot or chronic foot-rot in cattle. The Veterinarian 2, 229-307. — SPADIUT, H. (1960): Das Panaritium und der Zwischenklauenwulst des Rindes. Wien. Tierärztl. Mschr. 47, 761-770. — STOENESCU, A., C. MINĂSCURTĂ, N. CEFRANOV & GH. URMĂ (1962): Beitrag zur Behandlung des enzootischen Panaritiums (Nekrobazillose) bei Rindern in der Praxis (rumänisch). Lucrăr. Ştiint. Inst. Patol. Ig. Anim. 12, 121-130. — TOUSSAINT RAVEN, E. (1969): Een specifieke, besmettelijke ontsteking van de tussenklauwhuid bij het rund. Tijdschr. Diergeneesk. 94, 190-207. — VICARD, A. (1959): Phlegmosie podale d'allure enzootique chez la vache. Bull. mens. Soc. Vét. Prat. France 43, 326-327. — WILSON, J. M. (1949): Cases of foul in the foot in very young calves. Vet. Record 61, 12.

Kronsaum- und Ballenphlegmone ('Kronen'- und 'Ballenpanaritium')

Wesen: Bei diesen solitär, also nicht mit gleichzeitiger Phlegmone des Zwischenklauenspalts zusammen auftretenden phlegmonösen Entzündungen der Krone oder des Ballens ist zwischen einer *leichteren,* zur Abszedierung neigenden, und einer *schwereren* nekrotisierenden Verlaufsform zu unterscheiden; beide können mit Störungen des Allgemeinbefindens verbunden sein. Von den *primären,* von Krone oder Ballen ausgehenden Phlegmonen müssen die *sekundären,* von benachbarten eitrigen Herden her übergreifenden Zellgewebsentzündungen des Kronen- und Ballenbereichs abgegrenzt werden.

Vorkommen, Ursachen: Primäre Kronsaum- oder Ballenphlegmonen sind verhältnismäßig selten; sie können sowohl jüngere als auch ältere Rinder auf der Weide oder im Stall befallen und sind vorwiegend an den Hinterfüßen lokalisiert. Sie werden durch verschiedene Eiter- und/oder Nekroseerreger (vor allem Sph. necrophorus und C. pyogenes) ausgelöst, die von feinen oberflächlichen Läsionen oder anderen, oft nicht mehr nachweisbaren Verletzungen der Haut aus in die Subkutis der Krone oder in das Ballenpolster hinein vordringen. Die häufigere *sekundäre* Form des Leidens tritt insbesondere in Zusammenhang mit eitrigen Lederhautentzündungen (S. 573), Zwischenklauennekrose (S. 580), Klauenrehe (S. 558) sowie der Maul- und Klauenseuche (S. 835) auf.

Erscheinungen und Verlauf: Erkrankte Tiere zeigen unversehens mittelgradige, seltener auch hochgradige Stützbeinlahmheit. Bei subkoronärer Phlegmone entwickelt sich an der Krone eine ziegelrote, später bläulichrote, schmerzhafte derbe und heiße Schwellung mit gesträubten Haaren, die den Kronsaum teils mehr an der lateralen, teils mehr an der medialen Zehe, nicht selten aber auch gleichmäßig um beide Klauen herum vorwulstet. Bei der Ballenphlegmone kann diese Anschwellung ebenfalls mehr auf eine Seite beschränkt sein oder sich gleichmäßig auf die Ballen beider Klauen erstrecken. Häufig schreitet die Entzündung bald nach proximal weiter, so daß die Gliedmaße dann rasch bis über die Fessel hinauf, teils phlegmonös, teils ödematös, anschwillt. In günstig verlaufenden Fällen treten in der Folge Abszedierung und Durchbruch nach außen ein (Taf. 11 d, e). Mitunter nimmt die Eiterung ihren Weg jedoch nach innen, ins Klauengelenk, Krongelenk oder zur Beugesehnenscheide hin, was dann an der plötzlichen Verschlechterung der Belastung des betroffenen Beins erkennbar wird. Als ungünstig ist auch die Entwicklung multipler kleiner Abszesse anzusehen, nach deren Durchbruch die Haut der Krone oder des Ballens geschwürig eingeschmolzen wird. In anderen Fällen führt die Phlegmone, vermutlich infolge Beteiligung von Sph. necrophorus, nicht zur Abszedierung, sondern zur ausgedehnten Unterhautnekrose; dabei ähneln die käsigen Zerfallsmassen zwar denen der Zwischenklauennekrose, doch bleibt die Haut zunächst intakt und bricht erst später auf, nachdem sie von innen her abgestorben ist. Oberflächliche Hautnekrosen, entsprechend denen des Zwischenklauenspalts (S. 580), sind im Kronbereich selten; dagegen kommt geschwüriger Zerfall der Ballenhaut mit Ablösung des Ballenhorns häufiger zur Beobachtung (Ballenfäule, S. 587). Ausnahmsweise kann die Kronsaum- oder Ballenphlegmone in eine chronisch-indurierende Entzündung des distalen Gliedmaßenendes übergehen (Elefantiasis, S. 39).

Erkennung und Unterscheidung: Charakteristisch für dieses Leiden ist das plötzliche Auftreten einer derb-heißen, hochschmerzhaften umschriebenen Schwellung am Kronsaum oder Ballen, welche mit erheblicher Lahmheit, zuweilen auch mit fieberhafter Allgemeinstörung verbunden ist. Die Zangendruckuntersuchung des Klauenschuhs verläuft negativ; im Zwischenklauenspalt sind keine Durchbrüche oder anderweitige Veränderungen vorhanden. Im Vergleich hierzu verläuft die chronisch-aseptische Ballenentzündung langsamer; sie ist außerdem weniger schmerzhaft und geht meist mit Deformationen des Hornschuhs einher. Bei Klauenrehe (S. 558) sind Kronsaum und Wandlederhaut (vor allem dorsal) gewöhnlich an mehreren Klauen zugleich empfindlich; die Konsistenz des Kronsaums ist dabei auch in der Regel mehr teigig. Ähnliche Befunde sind, allerdings meist nur an einem Fuß, zu erheben, wenn die Phlegmone von einer primären eitrigen Lederhautentzündung (S. 573) ausgeht; dann tritt fast immer nach wenigen Tagen Durchbruch an der Krone ein, falls der Herd nicht schon vorher an anderer Stelle eröffnet wird. Die isolierte Zwischenklauenphlegmone unterscheidet sich von derjenigen der Krone oder des Ballens durch ihre Lokalisation.

Beurteilung: Die Heilungsaussichten sind wegen der Komplikationsgefahren in jedem Falle vorsichtig, nach Durchbruch des Prozesses aber meist günstig zu beurteilen.

Behandlung: Wegen der Gefährdung des Klauengelenks ist neben den örtlichen Maßnahmen stets auch die ein- oder mehrmalige parenterale Injektion von Sulfonamiden oder Antibiotika in hoher Dosis angezeigt. Lokal werden anfangs desinfizierende, hyperämisierende und zerteilende feuchtwarme Umschläge, Kataplasmen oder Salbenverbände angewandt. Etwaige Abszesse werden eröffnet, sofern sie nicht schon von selbst durchgebrochen sind; in die ausgespülte Höhle ist dann ein mit desinfizierenden und adstringierenden Mitteln (zum Beispiel Jodoform) getränkter Gazedrain einzulegen; anschließend Klauenverband (S. 596). Subkutan liegende nekrotische Massen werden (erforderlichenfalls nach distaler Spaltung der Haut) entfernt; die unterminierten Bezirke sind darauf mit einem antibiotischen Gazestreifen zu drainieren; Schutzverband. Bei geschwürigem Zerfall der Krone oder des Ballens wird nach sorgfältiger Auskratzung und Drainage aller Fistelkanäle und lokaler Versorgung mit Antibiotika oder Kupfersulfat-Sulfonamid-Paste (später auch Ichthyolsalbe) ebenfalls ein gut sitzender und nach Bedarf mehrfach zu wechselnder Klauenverband (S. 596) angelegt. Im übrigen haben die zur Behandlung der Zwischenklauennekrose (S. 580) empfohlenen Maßnahmen auch für die Kronsaum- und Ballenphlegmone Gültigkeit.

SCHRIFTTUM

ANONYM (1965): Bovine foot problems—diagnosis and treatment. Mod. Vet. Practice *46*:10, 51-58. — ADAMS, O. R. (1960): Foot rot in cattle. J. Amer. Vet. Med. Ass. *136*, 589-599. — ANNAHEIM, J. (1964): Étude comparative sur le traitement du panaris des bovidés. Schweiz. Arch. Tierheilk. *106*, 455-473. — BELTING, H., & W. BEERWERTH (1953): Erfahrungen mit der Baludon-Behandlung des Panaritiums des Rindes. Vet.-Med. Nachr. *1953*, 116-122. — CANDLIN, F. T. (1947): The use of sodium sulfamerazine in foot rot in cattle. J. Amer. Vet. Med. Ass. *111*, 278-280. — COTTEREAU, PH. (1967): Das Klauenpanaritium des Rindes. Vet.-Med. Nachr. *1967*, 303-313. — FORMAN, C. R., J. E. BURCH, C. E. DEE, L. KELLEY, J. E. MOULOW, M. B. TEIGLAND & J. W. YARBOROUGH (1947): Use of sodium sulfonamids as specific treatment for foot rot in cattle. J. Amer. Vet. Med. Ass. *111*, 208-214. — FOWLER, G. R. (1948): Infectious pododermatitis (foot rot). North Amer. Vet. *29*, 346-351. — KOVÁCS, A. B. (1960): Über die Klauenkrankheiten der Rinder und ihre Behandlung (ungarisch). Magyar Allatorv. Lap. *15*, 380-387. — NEUHEUSER, J. (1961): Panaritium-Behandlung mit Reverin-Suspension bei Rind und Schaf. Blaue Hefte Tierarzt *4*, 540-541. — REUL (1952): Über Baludon-Behandlung beim Panaritium des Rindes. Vet.-Med. Nachr. *1952*, 92-93. — SPADIUT, H. (1960): Das Panaritium und der Zwischenklauenwulst des Rindes. Wien. Tierärztl. Mschr. *47*, 761-770.

Ballenhornfäule

Wesen, Vorkommen, Ursachen: Unter Ballenhornfäule ist eine von der Oberfläche her ausgehende nekrotisierende Zerstörung des Hornes im Bereich des Ballens und des hinteren Sohlendrittels zu verstehen. Diese Veränderungen treten in feuchten und schmutzigen Stallungen (vor allem nach regenreicher Weidezeit) manchmal gehäuft auf; sie befallen meist die Hinterklauen, und zwar die medialen in der Regel stärker als die lateralen. Das Leiden wird auf mazerierende Einflüsse mikrobieller und chemischer Art (Sph. necrophorus, Jauche) zurückgeführt; besonders gefährdet sind schlecht gepflegte und flache Klauen.

Erscheinungen: Die Symptome variieren je nach der Ausdehnung und der Tiefe der Nekrosen. Bei oberflächlicher Auflösung des Hornes sind außer unregelmäßig-rundlichen Aussparungen und Flekken sowie fauligem Geruch keine Besonderheiten festzustellen. Mittelgradig erkrankte Tiere treten unruhig hin und her, laufen vorsichtig und lassen in der Milchleistung nach. Tiefgreifende Nekrosen äußern sich in deutlicher Stützbeinlahmheit (infolge Abflachung des Ballens und stärkerer Brechung der Zehenachse), häufigem Liegen und Milchrückgang, bei männlichen Tieren auch in Abfall der Spermaqualität und Deckunlust; nach Freilegen der Lederhaut kann es zu anfallsweisem Zittern wie bei der Krämpfigkeit (S. 500) und zu Allgemeinstörungen kommen. In verschleppten Fällen treten mitunter Ballenphlegmone (S. 585), Zwischenklauennekrose (S. 580), eitrige Lederhautentzündung (S. 573) oder aufsteigende Tendovaginitis (S. 589) hinzu.

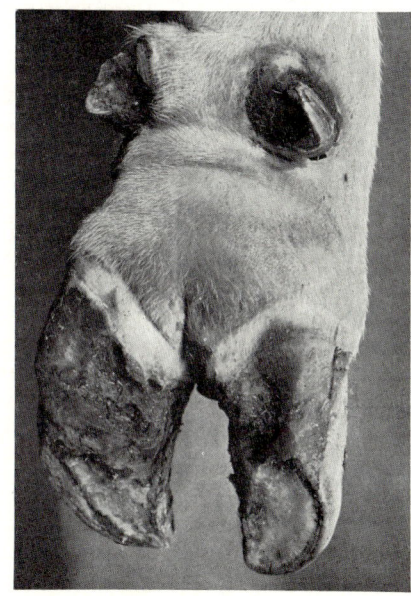

Abb. 355. Ballenhornfäule an der im Bild links gezeigten Klaue

Erkennung und Unterscheidung des Leidens bereiten auf Grund der typischen Veränderungen keine Schwierigkeiten.

Behandlung und Vorbeuge: Nach gründlichem Reinigen und Beschneiden des Horns werden die Defekte mit pulverisiertem Kupfersulfat bestreut und mit Holzteer bestrichen; den gleichen Dienst erweisen auch andere Antiseptika und Adstringentien. Etwaige Lederhautvorfälle werden unter keimhemmenden Verband (zum Beispiel mit Kupfersulfat-Sulfonamid-Paste oder ähnlichem) genommen. Die Prophylaxe der Ballenfäule besteht in sauberer, trockener Aufstallung, regelmäßiger Klauenpflege und Betupfen des Hornes mit Holzteer oder Bepudern mit Kupfersulfat (siehe auch Zwischenklauennekrose, S. 580).

SCHRIFTTUM

SMEDEGAARD, H. H. (1963): Forrådnelsesprocesser i klovens ballehorn hos avlstyre in Danmark. Nord. Vet.-Med. *15*, 430-452. — SMEDEGAARD, H. H. (1964): Forrådnelse i klovens horn hos kvaeg. Nord. Vet.-Med. *16*, 44-63. — TOUSSAINT-RAVEN, E. (1967): De kreupelheid bij het rund en de klauwverzorging in Nederland, 1966. Tijdschr. Diergeneesk. *92*, 925-938.

Klauenbeinnekrose

Ursachen, Erscheinungen: Umschriebene Nekrosen des Klauenbeins entstehen am häufigsten sekundär, als Folge einer tiefreichenden eitrigen Lederhautentzündung (S. 573), aber nur selten primär, nach durchdringender infizierter Verletzung (Nageltritt). Die äußeren Erscheinungen des Leidens ähneln gewöhnlich dem Bild der chronischen Pododermatitis; meist fällt jedoch auf, daß die Lahmheit stärker ist, als nach den örtlichen Veränderungen zu erwarten wäre, da die Knochennekrose offenbar erhebliche Schmerzen bedingt. Nach Abtragen des unterminierten oder perforierten Sohlen- oder Wandhorns wird gewöhnlich ein pfennig- bis zehnpfennigstückgroßer Bezirk bläulichroten, schlaffen Granulationsgewebes sichtbar, in dessen Zentrum der freiliegende *rauhe* Knochen sondierbar ist. Aus dem feinen Kanal treten oft bis zu hirsekorngroße Eiterpfröpfe hervor. Mitunter zeigen die Patienten zudem Erscheinungen wie bei der Krämpfigkeit (S. 500).

Beurteilung: Die Prognose ist stets vorsichtig zu stellen, da Gefahr der fortschreitenden Osteomyelitis, später auch des Übergreifens auf Klauengelenk (S. 591), Sesambein oder Beugesehne (S. 588) besteht.

Behandlung: Nach besonders gründlichem Auskratzen des Nekroseherdes mit dem scharfen Löffel (auf etwaige Sequester achten!) wird unter lokaler Verwendung eines pulverisierten Breitspektrumantibiotikums (Tetrazyklin, Chloramphenikol) ein kräftiger Druckverband angelegt; die erste Nachkontrolle sollte schon nach 3 Tagen erfolgen. Nekrotische Prozesse an der Klauenbeinspitze sind am sichersten und schnellsten durch Absägen der Klauenbeinspitze im gesunden Bereich und gut abdeckenden antibiotischen Verband zum Stehen zu bringen. Bei fortgeschrittener osteomyelitischer Vereiterung des Klauenbeins kommen nur die Resektion (S. 602) oder die Klauenamputation (S. 603) in Frage.

SCHRIFTTUM

Ostrowski, N. S. (1962): Die Ursachen schwerer Komplikationen bei eitrig-nekrotischen Klauenerkrankungen des Rindes und ihre Vorbeuge (russisch). Veterinarija *39*, 55-57. — Smedegaard, H. H. (1964): Caries i klovbenet — et konservativt behandlet tilfaelde hos en tyr. Nord. Vet.-Med. *16*, 480 bis 486. — Véry, R. (1957): L'ostéomyélite suppurée de la troisième phalange chez les bovidés. Thèse, Alfort. — Wyssmann, E. (1912): Zwei Fälle von Tuberkulose der unteren Phalangen beim Rind. Schweiz. Arch. Tierheilk. *54*, 248-251.

Nekrose des Endes der tiefen Beugesehne sowie des Sesambeins

Ursachen, Erscheinungen: Das Leiden ist eine häufige Folge des komplizierten eitrigen Sohlengeschwürs (S. 576) und tritt deshalb meist in Zusammenhang damit, seltener auch nach Nekrose des Zwischenklauengewebes (S. 580), Phlegmonen des Ballenbereichs (S. 585) oder infizierten penetrierenden Verletzungen (Gabelstich, Stacheldrahtriß, Nageltritt) auf. Somit kann die Sehnennekrose sowohl von akuten als auch von chronischen purulenten Entzündungen ausgehen. Dabei bestehen von Fall zu Fall hoch- oder mittelgradige Stützbeinlahmheit sowie phlegmonöse oder hypertrophierende Schwellung des Ballens und der Krone. Kennzeichnend ist des weiteren die Steilstellung der Fessel (zur Entlastung des schmerzenden Ballens und der Sehne), nach fortgeschrittener oder vollständiger Einschmelzung des Beugesehnenendes auch die Aufrichtung der Klauenspitze. Die Reste der Sehne und der freiliegende, häufig schon deutlich aufgerauhte Knochen lassen sich dann gewöhnlich durch einen Fistelgang von der Sohle her sondieren. Wenn mit der Sonde dabei die Rille zwischen Klauen- und Sesambein eindeutig zu fühlen ist, darf hieraus auf eine weitgehende Nekrose des normalerweise über das Sesambein hinwegziehenden Endes der tiefen Beugesehne geschlossen werden. Die Nekrose des Sesambeins ist an der Rauhigkeit der sondierten Knochenoberfläche zu erkennen.

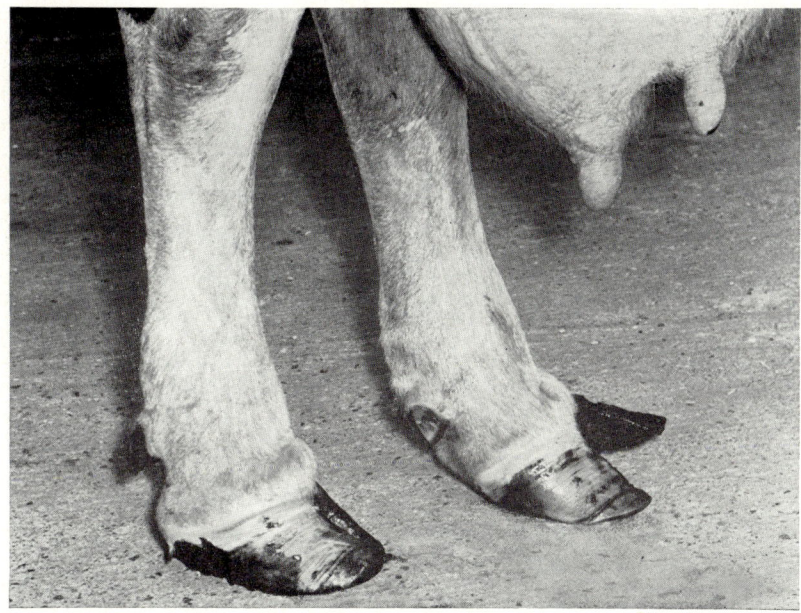

Abb. 356. Aufrichtung der Klauenspitze hinten links außen infolge Nekrose des Endes der tiefen Beugesehne (Komplikation eines verschleppten RUSTERHOLZ'schen Sohlengeschwürs, S. 576) und aufsteigende Tendovaginitis purulenta der gemeinsamen digitalen Beugesehnenscheide

Behandlung: Je nach dem Ausmaß der krankhaften Veränderungen kommen die Drainage (S. 593), die teilweise oder vollständige Resektion des Sehnenendes mit Auskratzung der Bursa podotrochlearis, oder die kombinierte Resektion der Sehne und des Sesambeins (S. 599) in Frage.

SCHRIFTTUM

GREENOUGH, P. R. (1962): Observations on some of the diseases of the bovine foot. Vet. Record 74, 53-63. — GREENOUGH, P. R. (1963): Septic navicular bursitis in the feet of cattle. Ber. 17. Welt-Tierärztekongr., Hannover 2, 1187-1193. — STÖCKLER, A. (1968): Die konservative Behandlung der Nekrose der tiefen Beugesehne des Rindes. Wien. Tierärztl. Mschr. 55, 399-406. — WESTHUES, M., & D. BREUER (1964): Klauengelenksresektion und Sehnenresektion beim Klauengeschwür des Rindes. Nord. Vet.-Med. 16:Suppl. 1, 335-343. — WYSSMANN, E. (1946): Über die Nekrose der Klauenbeinbeugesehne beim Rind. Schweiz. Arch. Tierheilk. 88, 597-603.

Eitrige Entzündung der gemeinsamen digitalen Beugesehnenscheide und deren Sehnen (Tendovaginitis flexorum digitalis [pedis] et Tendinitis serofibrinosa infecta aut purulenta)

Wesen, Ursachen: Die Tendovaginitis purulenta der Beugesehnenscheide verläuft als serofibrinöse, eitrige oder jauchig-nekrotisierende Entzündung, teils ohne, teils mit Beteiligung der Sehnen. Dabei erkranken von Fall zu Fall nur die Sehnenscheide der lateralen beziehungsweise der medialen Zehe, oder aber beide gemeinsam; außerdem kann sich die Entzündung auf die proximale oder auf die distale Abteilung der Sehnenscheide (oberhalb der in Fesselgelenkhöhe gelegenen Sesambeine beziehungsweise oberhalb des Ballensaumes) beschränken oder beide zugleich ergreifen. Sehnenscheideninfektionen entstehen entweder primär, nach perforierender Verletzung (Gabelstich, Stacheldrahtriß), oder sekundär, durch Übergreifen benachbarter eitrig-phlegmonöser Entzündungen (Ballenphlegmone, S. 585; RUSTERHOLZ'sches Sohlengeschwür,

S. 576; Zwischenklauennekrose, S. 580) beziehungsweise pyämisch-metastatisch (bei Pyogenesmastitis, Puerperalinfektion oder ähnlichem).

Erscheinungen und Verlauf: Die örtlichen und allgemeinen Symptome sind bei sekundärer und metastatischer serofibrinöser Tendovaginitis im allgemeinen weniger stark ausgeprägt als bei primärer eitriger Entzündung. Daher besteht teils mittel-, teils hochgradige Stützbeinlahmheit, die insofern typisch ist, als die Patienten zur Entlastung der Beugesehnen das Durchtreten im Fesselgelenk im Gehen und Stehen möglichst vermeiden und deshalb gegen Ende der Stützbeinphase ruckartig in leichte Fesselbeugung übergehen. In besonders schweren Fällen wird die kranke Gliedmaße nur mit den Klauenspitzen aufgesetzt oder gar nicht belastet. Bei gleichzeitiger Entzündung mehrerer Sehnenscheiden (Polysynoviitis, S. 516) zeigt das Tier schmerzhaften und gespannten Gang mit kurzen Schritten. Das Allgemeinbefinden ist vor allem bei primärer, aber auch bei sekundärer Tendovaginitis infolge des Schmerzes, der Intoxikation oder der Bakteriämie meist deutlich beeinträchtigt; die Körpertemperatur kann bis auf 41,5° C ansteigen.

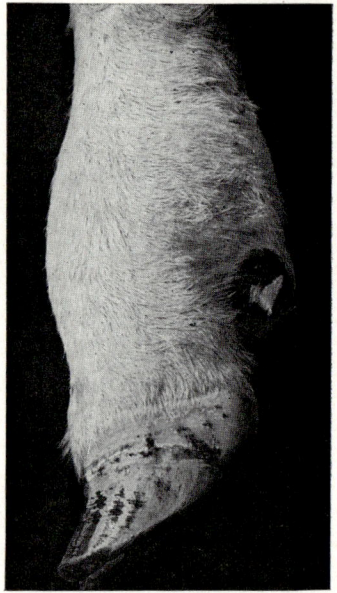

Abb. 357. Abszedierende Entzündung der gemeinsamen digitalen Beugesehnenscheide

Örtlich ist anfangs nur eine umschriebene, prall fluktuierende, vermehrt warme und schmerzhafte Umfangsvermehrung im Bereich der betroffenen Sehnenscheidenabteilungen festzustellen (Abb. 357); später entwickelt sich insbesondere nach perforierender infizierter Verletzung bald eine diffuse peritendovaginale Phlegmone. Im weiteren Verlauf, der sich über Wochen hinziehen kann, entstehen um die erkrankte Sehnenscheide herum kleine, zum Teil von Durchbrüchen ausgehende Abszesse; schließlich wird an der Aufrichtung der Klauenspitze die Nekrose der tiefen Beugesehne (S. 588) erkennbar.

Erkennung, Unterscheidung: Sofern nicht schon die örtlichen Veränderungen genügend Anhaltspunkte bieten, kann die Klärung durch diagnostische Punktion der Sehnenscheide an ihren End- oder Zwischenpforten (Abb. 347, 348) herbeigeführt werden, welche proximal vom Ringband des Fesselgelenks und distal vom Ringband des Fesselbeins begrenzt werden; hierzu bedarf es wegen der oft flockigen oder dickeitrigen Beschaffenheit der Synovia einer weitlumigen Nadel. Das Punktat ist nach den üblichen Richtlinien (S. 540) zu prüfen.

Beurteilung: In vielen Fällen kommt die Behandlung zu spät, um Sehnennekrose, peritendovaginale Phlegmonen, Übergreifen auf die Gelenke oder andere Komplikationen zu verhindern.

Behandlung: Im serofibrinösen Anfangsstadium gelingt es mitunter noch, die Infektion durch mehrmalige kombinierte intratendovaginale und parenterale Verabreichung von Antibiotika und Sulfonamiden zum Stehen zu bringen (S. 544 f.). Etwaige Stichkanäle werden mittels Knopfkanüle antibiotisch versorgt und zur Sicherung des Sekretabflusses mit einem dünnen Gazedrain versehen; anschließend kommt der gesamte Sehnenscheidenbereich unter einen hyperämisierenden Salbenverband (Ichthyolsalbe 30- bis 50%ig, Kampfersalbe oder ähnliches). Die Nachbehandlung erfolgt je nach Verlauf durch weitere Hyperämisierung oder durch lokale Applikation von Glukokortikoiden beziehungsweise anderen entzündungshemmenden Mitteln (S. 542).

Falls die Synovia dagegen jauchig oder dickeitrig erscheint, wird folgendermaßen vorgegangen: Eröffnung der Sehnenscheide an den fluktuierenden Stellen, Spülung mit milden Desinfizientien (zum Beispiel Akridinfarbstofflösung 1 °/₀₀), Tamponade mittels antibiotisch oder mit Sulfonamiden getränkter Gaze, Ichthyol-Verband oder Umschlag mit Watte, die täglich mit körperwarmer Akridinfarbstofflösung anzufeuchten ist; Verbandswechsel und erneute lokale Versorgung alle 6 bis 8 Tage; Heilungsdauer etwa

4 Wochen. In fraglichen Fällen, insbesondere aber bei Verdacht auf Sehnennekrose, empfiehlt es sich, die Spaltung der Sehnenscheide von vornherein mit der hohen Resektion der tiefen Beugesehne (S. 601) zu verbinden. Die Behandlung metastatischer Tendovaginitiden ist im allgemeinen nur dann sinnvoll, wenn gleichzeitig auch das auslösende Primärleiden beseitigt werden kann. Dabei ist allerdings zu berücksichtigen, daß die Mehrzahl derartiger Sehnenscheidenentzündungen wahrscheinlich nicht auf echter mikrobieller Metastasierung beruht, sondern Ausdruck einer auf die Synovialräume lokalisierten, toxisch-allergischen Reaktion ist (S. 516). Gegebenenfalls lassen sie sich dann zum Teil durch örtliche Hyperämie in Kombination mit allgemeiner Verabreichung von Salizylsäurepräparaten, Antipyretika und/oder Analgetika beeinflussen (S. 519).

In allen Fällen sind die Klauenspitzen zu kürzen und die Beugesehnen nach Möglichkeit durch Erhöhen der Ballen zu entlasten (Klauenbeschlag durch Stolleneisen, Aufkleben eines nach vorn abfallenden Holzkeils).

SCHRIFTTUM

Bolz, W. (1955): Die Entzündung der gemeinsamen Sehnenscheide der oberflächlichen und tiefen Beugesehne beim Rind. Berl. Münch. Tierärztl. Wschr. *68*, 439-443. — Dietz, O. (1964): Klinischer Verlauf, Therapie und Prognose pyogener und metastatisch infizierter Synovitiden des Rindes. M.-hefte Vet.-Med. *19*, 615-618. — Dirksen, G. (1964): Fortschritte in der Diagnostik und Therapie der Gelenks- und Sehnenscheidenentzündungen des Rindes. Nord. Vet.-Med. *16*:Suppl. 1, 241-256. — Feist, H. (1937): Versuche zur Punktion und Injektion der Gelenkkapseln und Sehnenscheiden am Fußende des Rindes. Diss., Hannover. — Guindy, M.el (1965): Das Panaritium des Rindes unter besonderer Berücksichtigung der eitrigen Gelenk-, Sehnenscheiden- und Sehnenentzündung und deren operativer Behandlung. Diss., Gießen. — Kersjes, A. W. (1961): Über das Vorkommen und zur Therapie von Gelenk- und Sehnenscheidenentzündungen. Dtsch. Tierärztl. Wschr. *68*, 131-134. — Schenkl (1914): Sehnenscheidenverletzungen. Münch. Tierärztl. Wschr. *65*, 1166. — Wildhagen, A. (1953): Zur Therapie von Verletzungen und Entzündungen der gemeinschaftlichen Beugesehnenscheide bei Pferd und Rind. Tierärztl. Umschau *8*, 35-38.

Eitrige Klauen- oder Krongelenkentzündung (Arthritis serofibrinosa infecta aut purulenta articuli phalangis tertiae aut secundae)

Wesen: Die akuten infektbedingten Entzündungen des Klauen- oder Krongelenks treten als serofibrinöse, als eitrige oder als jauchig-nekrotisierende Arthritis auf; ab und zu kommen auch chronisch-deformierende Gelenkerkrankungen vor. Erkrankungen des Krongelenks sind wesentlich seltener als die des Klauengelenks.

Ursachen: Derartige Klauen- und Krongelenkentzündungen entstehen vor allem *sekundär*, infolge Fortschreitens und Übergreifens infizierter Prozesse aus der Umgebung (Zwischenklauennekrose, S. 580; Kronsaumphlegmone, S. 585; Rusterholz'sches Sohlengeschwür, S. 576), seltener auch *primär*, nach durchdringender Verletzung (Gabelstich, Nageltritt, Stacheldrahtriß, Strangulation oder ähnliches).

Erscheinungen: Den drei vorgenannten Entzündungsformen ist die hochgradige Stützbeinlahmheit und eine oftmals erhebliche Trübung des Allgemeinbefindens gemein; örtliche Erscheinungen und Verlauf sind dabei jedoch verschieden.

Arthritis serofibrinosa des Klauengelenks: Hierbei ist das Gelenk sekundär ohne Einschmelzung seiner Kapsel in Mitleidenschaft gezogen; da sich diese Form der Entzündung in der Regel auf die Synovialmembran beschränkt, wird sie auch als *Synoviitis* bezeichnet. Die Erkrankung beginnt mit rascher Verschlechterung des Allgemeinzustands, während örtlich neben den Erscheinungen des Primärleidens eine anfangs nur leichte, innerhalb weniger Tage aber zunehmende schmerzhafte phlegmonöse Anschwellung dorsal und seitlich an der Krone festzustellen ist, welche 2 bis 4 Wochen anhält. Kennzeichnend sind ferner der starke Schmerz bei passiver Drehung der Klaue, das Ausbleiben von koronären Abszessen und von Fisteln sowie der langsame Rückgang der örtlichen Symptome und der Lahmheit nach Abklingen des auslösenden Primärleidens.

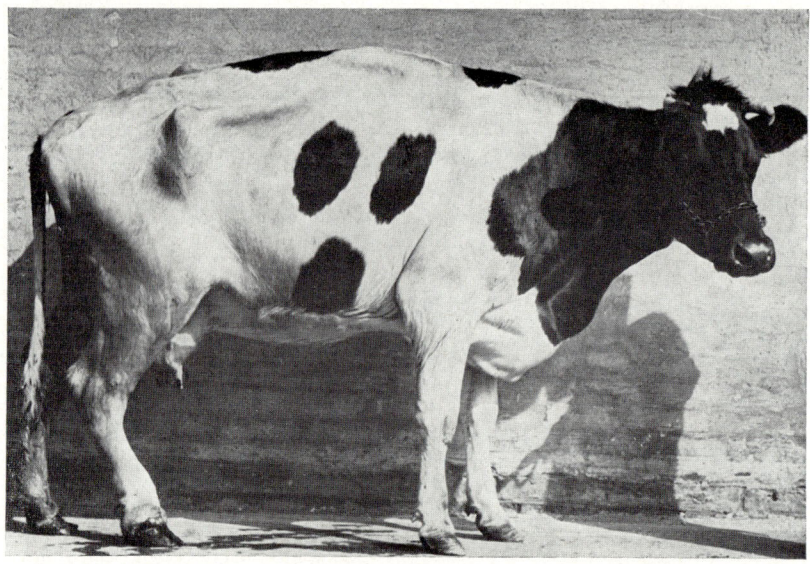

Abb. 358. Steilstellung der Fessel bei eitriger Klauengelenkentzündung hinten rechts außen

Arthritis purulenta et ichorosa des Klauengelenks: Der zu dieser Form der Gelenkentzündung führende Einbruch von Eiter- und/oder Nekroseerregern kann schon wenige Tage nach Krankheitsbeginn oder aber erst nach Wochen erfolgen. Die damit verbundene plötzliche Verschlimmerung des Allgemeinbefindens ist unter anderem durch fieberhafte Körpertemperatur (bis 40,5° C) sowie erhöhte Atem- und Pulsfrequenz (bis 100 pro Minute) gekennzeichnet. Von der erkrankten Klaue aus entwickelt sich dann nicht selten eine bis über Karpus oder Tarsus hinausreichende, teils phlegmonöse, teils ödematöse Anschwellung. An der Krone liegt die stärkste Umfangsvermehrung an der betroffenen Klaue, und zwar je nach Lage des Gelenkeinbruchs mehr dorsal, seitlich (innen beziehungsweise außen) oder in Ballennähe. Nach Perforation von der Sohle her sammelt sich Eiter in der vorderen und seitlichen Ausbuchtung des Klauengelenks an und wulstet hier das Saumband vor. Ist die Arthritis durch das Eindringen eines chronisch-purulenten Prozesses entstanden, so neigt sie im allgemeinen auch zu chronisch-fistelnder Eiterung, in deren Verlauf mitunter neue Durchbrüche an Krone und/oder Ballen auftreten. Die manifest *vereiterte* Klauengelenkentzündung kann nur ausnahmsweise (vor allem an den Vorderbeinen) ohne Behandlung innerhalb von 2 bis 4 Monaten unter fortschreitender Ankylosierung ausheilen; häufig kommt es aber vorher zu Komplikationen (Übergreifen auf die benachbarte Klaue, aszendierende Phlegmone, Dekubitalschäden, Pyämie oder Sepsis), die zu hochgradiger Abmagerung führen oder die Notschlachtung erfordern. Wegen der Gefahr einer Ausdehnung der eitrigen Prozesse auf die übrigen Teile der erkrankten Zehe ist des-

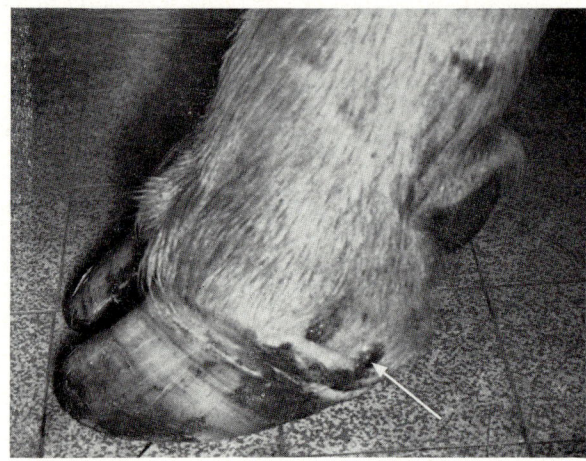

Abb. 359. Arthritis purulenta des Klauengelenks mit Durchbruch an der Krone (Pfeil)

halb unverzügliches therapeutisches Eingreifen meist unerläßlich. Der aus akuter tiefreichender Zwischenklauennekrose (S. 580) hervorgegangenen *jauchig-eitrigen* Arthritis des Klauengelenks folgt fast regelmäßig ein rascher Zerfall der Gelenkkapsel, Sehnen und Knochen

Ähnlich wie bei den infektbedingten Klauengelenkentzündungen verhalten sich auch Erscheinungen und Verlauf bei den entsprechenden Erkrankungen des *Krongelenks*, doch liegt die Hauptanschwellung hierbei etwas höher; außerdem sind dann fast immer penetrierende Fisteln zu finden.

Erkennung und Unterscheidung: Falls das betroffene Gelenk nicht selbst sondierbar ist, geben die erheblichen allgemeinen und lokalen Symptome in Verbindung mit der schweren Stützbeinlahmheit meist genügend Anhaltspunkte für die Diagnose; sonst spricht das Versagen der abwartenden Behandlung für das Vorliegen einer Arthritis. In fraglichen Fällen kann eine Röntgenaufnahme der Klärung dienlich sein.

Beurteilung: Die Heilungsaussichten sind bei *serofibrinöser* Arthritis mäßig bis günstig; bei *eitriger* Gelenkentzündung läßt sich die betroffene Klaue durch frühzeitiges operatives Eingreifen oft noch erhalten, während bei *jauchig-nekrotisierender* Arthritis die Amputation nicht zu umgehen ist. Nutz- und Zuchtwert des Patienten können aber selbst bei schwerwiegenden Veränderungen häufig noch durch kunstgerechte Behandlung gerettet werden.

Behandlung: Die Therapie der sekundären *serofibrinösen* Arthritis (oder Synoviitis) besteht in Beseitigung des Primärleidens sowie Hyperämisierung der Krone (feuchtwarme Umschläge, Salbenverband). Bei *eitriger* und *nekrotisierender* Entzündung des *Klauengelenks* kommt in der Regel entweder die Resektion des Sesambeines einschließlich des Endes der tiefen Beugesehne (S. 599), die Resektion des Klauenbeins (S. 602), die Klauengelenkresektion (S. 602) oder die Klauenamputation (S. 603) in Frage; in günstig gelagerten Fällen mit gut abgegrenzten Veränderungen kann auch die Drainage versucht werden. *Purulente* und *ichoröse* Arthritiden des *Krongelenks* zwingen zur hohen Amputation der betroffenen Zehe (S. 603).

Ziel der konservierenden *Drainagebehandlung* ist es, die Ausheilung von innen her unter allmählicher Ankylosierung des Gelenks herbeizuführen. Hierzu werden alle Fistelgänge freigelegt, ausgekratzt und gespült (Akridinfarbstofflösung 1‰ig); nach antibiotischer Versorgung sämtlicher Defekte (Gazedrains in die Kanäle einlegen) wird entweder ein hyperämisierender Salbenverband (Ichthyol 30- bis 50%ig) angelegt oder ein Watteumschlag angebracht, der täglich mit milden Desinfizientien (Akridinfarbstofflösung oder ähnliches) anzugießen ist; Verbandswechsel und erneute lokale Behandlung erfolgen zunächst in 3tägigen, später in wöchentlichen Abständen. Bei entsprechender Mitarbeit des Tierbesitzers ist auch die offene Behandlung durch tägliches warmes desinfizierendes Baden und Hyperämisierung der Krone (Scharfsalbe, Jodtinkturanstrich) möglich. Diese Maßnahmen werden durch das Hochstellen der gesunden Nachbarklaue (Beschlag, aufgeklebter Holzklotz) und die parenterale Verabreichung von Breitspektrumantibiotika oder Sulfonamiden wesentlich gefördert. Der Vorteil einer solchen Behandlung besteht darin, daß die Klaue bei günstigem Verlauf erhalten bleibt und später auch wieder belastet werden kann; die damit verbundenen Umstände (Arbeitsaufwand, 2- bis 3monatige Genesungszeit, Kosten) und die ständige Gefahr des Eintretens von Komplikationen wiegen ihn jedoch oft weitgehend auf. Deshalb ist das radikalere operative Vorgehen aus Gründen der Wirtschaftlichkeit und des Tierschutzes meist vorzuziehen, wenn nicht der allgemeine und örtliche Befund ohnehin von vornherein zum chirurgischen Eingreifen zwingen.

SCHRIFTTUM

GREENOUGH, P. R. (1962): Observations on some of the diseases of the bovine foot. Vet. Record *74*, 1-9. — GUINDY, M. EL (1965): Das Panaritium des Rindes unter besonderer Berücksichtigung der eitrigen Gelenk-, Sehnenscheiden- und Sehnenentzündung und deren operativer Behandlung. Diss., Gießen. — NICKEL, R., & P. LANGER (1953): Zehengelenke des Rindes. Berl. Münch. Tierärztl. Wschr. *66*, 237-240. — SCHYNS, H. (1933): L'arthrite suppurée du pied chez la bête bovine. Ann. Méd. Vét. *78*,

155-161. — SPURRELL, F. A., & ST. B. DAY (1958): Necrotizing phalangeal arthritis in hoofed animals. J. Amer. Vet. Med. Ass. *132*, 513-520. — WESTER, J., & J. A. BEIJERS (1928): De etterige klauwgewrichtsontsteking bij het rund en de klauwamputatie. Tijdschr. Diergeneesk. *55*, 121-127.

Neu- und Mißbildungen sowie infektiöse Granulome im Bereich der Klauen

Tumoren: An den Zehen sind vereinzelt Osteosarkome, Fibrome, Fibrosarkome und Papillome beobachtet worden; für die in diesem Bereich auftretenden bösartigen Geschwülste ist meist eine traumatisch-irritative Genese anzunehmen. Die Exstirpation solcher Umfangsvermehrungen hat nur dann Aussicht auf Erfolg, wenn sie gut abgegrenzt sind und noch keine tiefergelegenen Strukturen ergriffen haben. Die Natur des Tumors läßt sich oft nur durch histologische Untersuchung klären.

Mißbildungen: Angeborene Anomalien der Zehen sind sehr selten; sie werden vor allem bei enger Inzucht festgestellt und lassen sich meist dadurch weitgehend verhüten, daß die Merkmalsträger und deren Eltern von der Zucht ausgeschlossen werden. Im einzelnen ist zwischen Perodaktylie (verkümmerte Zehe), Syndaktylie (partielles oder völliges Verschmelzen der beiden Hauptzehen) und Hyper- oder Polydaktylie (Auftreten einzelner oder mehrerer überzähliger Zehen oder Afterklauen) zu unterscheiden, wobei von Fall zu Fall entweder nur ein Bein, ein Gliedmaßenpaar oder aber alle 4 Extremitäten betroffen sein können. Soweit bislang überprüft, wird die Syndaktylie beim schwarzbunten, Hariana- und eingeborenen japanischen Rind autosomal-rezessiv, bei Rotbunten dagegen autosomal-dominant vererbt. Für die Polydaktylie ist bei Holsteins, Normandes und schwedischen Rotbunten ein autosomal-dominanter, bei Herefords dagegen ein möglicherweise an das männliche Geschlecht gebundener rezessiver Erbgang ermittelt worden.

Infektiöse Granulome: Nach Tilgung der Rindertuberkulose treten die früher gelegentlich zu beobachtenden, auf hämatogener Keimverschleppung beruhenden tuber-

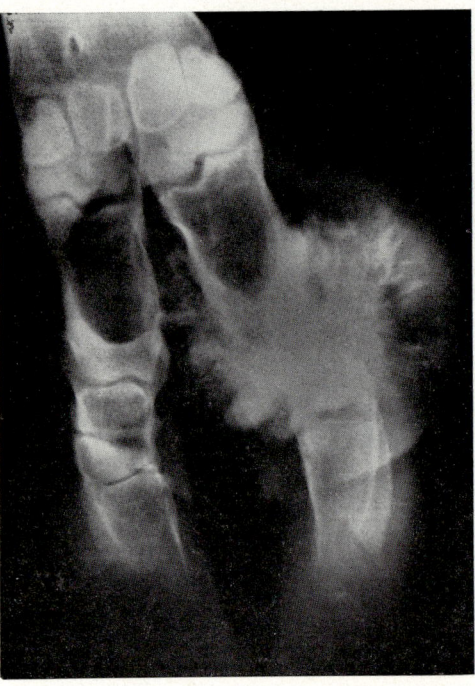
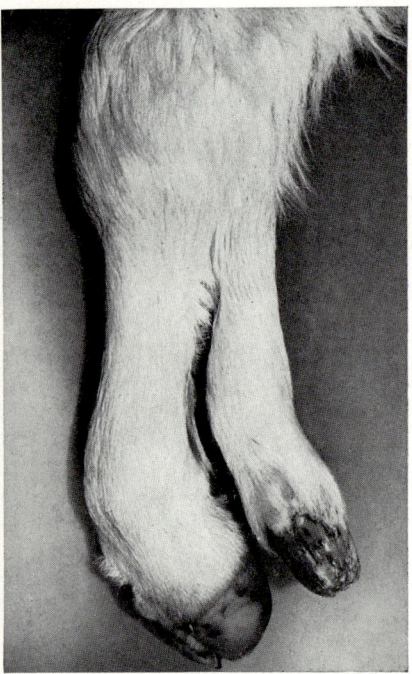

Abb. 360. Osteogenes Osteosarkom des Kronbeins an der medialen Klaue des linken Vorderbeins (Röntgenaufnahme; CHELI, siehe SALI, 1969)

Abb. 361. Überzählige Zehe lateral an der linken Vordergliedmaße (Hyperdaktylie)

kulösen Affektionen der Zehenknochen und -gelenke nicht mehr auf. Aktinobazilläre und aktinomykotische Prozesse kommen in dieser Lokalisation nur äußerst selten vor; gegebenenfalls sind sie in der üblichen Weise (S. 704 f.) chirurgisch und medikamentös zu behandeln, wenn aufgrund ihrer Ausdehnung nicht die Amputation der betroffenen Zehe vorzuziehen ist.

SCHRIFTTUM

BARNES, E. G. (1958): Mutation of the bovine foot. Vet. Record 70, 291. — BORHOVEN, C. (1968): Syn-Polydaktylie beim Rind. Schweiz. Arch. Tierheilk. 110, 532-535. — ELDRIDGE, F. E., W. H. SMITH & W. M. McLEOD (1951): Syndactylism in Holstein-Friesian cattle. J. Hered. 42, 241-250. — DAHLQUIST, S., B. HENRICSON & C.-A. HULTNÄS (1963): Polydactylism, a dominant mutation in the S. R. B. cattle breed. 9. Nord. Vet. Congr. 1, 118-126. — HUSTON, K., F. E. ELDRIDGE & J. W. MUDGE (1961): Genetics of polydactylism in cattle. J. Dairy Sci. 44, 1197. — KRÖLLING, O. (1956): Beitrag zur morphogenetischen und erbbiologischen Beurteilung der Syndaktylie beim Rind. Wien. Tierärztl. Mschr. 43, 129-139. — LAUVERGNE, J. J. (1962): Nouveau cas de polydactylie héréditaire chez les bovins. Ann. Zootechn. 11, 151-156. — MAROLT, J., & B. ILIJAŠ (1967): Beitrag zur Polydaktylie beim Rind. Dtsch. Tierärztl. Wschr. 74, 197-198. — NEFF, E. (1937): Sieben Fälle von Hyperdaktylie beim Rind. Diss., Zürich. — ROBERTS, E. (1921): Polydactylism in cattle. J. Heredity 12, 84-86. — SALI, G. (1969): Osteosarcoma osteogenetico falangeo in una bovina. Clin. Vet. 92, 159-164. — SINGH, S., & P. BATTACHARYA (1949): Inheritance of syndactylism in Hariana breed of cattle. Ind. J. Vet. Sci. 19, 153-169. — STEINER, A. (1950): Über Syndaktylie beim Rind. Diss., Zürich. — WILKENS, H., & R. SCHWARZ (1963): Teratologische Hyperdaktylie an der Beckengliedmaße eines Kalbes. Tierärztl. Umschau 18, 451-454.

Operative Eingriffe an Klauen und Beugesehnen

Vorbereitende Maßnahmen

Die chirurgische Behandlung von Klauenleiden ist zwar eine beschwerliche, jedoch keineswegs allzu schwierige, vor allem aber sehr dankbare tierärztliche Tätigkeit. Erste Voraussetzung hierzu ist in jedem Falle eine wirklich sichere, der Schwere des Eingriffs angepaßte *Fixation* des Patienten: Das Aufheben der kranken Gliedmaße mittels Rundholz, Schenkel- oder Sehnenbremse ist nur für kleinere Manipulationen ausreichend; sonst eignet sich eher das Aufziehen der Beckenextremität mittels Flaschenzuges oder eines über eine Rolle (Haken) geführten Stricks sowie das Ausbinden des kranken Beines im Notstand; am besten läßt sich jedoch am niedergeschnürten oder mit Hilfe eines fahrbaren Operationstisches niedergelegten und ausgebundenen Tier arbeiten (siehe ‚Die klinische Untersuchung des Rindes'). Obwohl die erkrankte Zehe in der Regel stark verschmutzt ist und zudem oft schon eitrige Veränderungen aufweist, ist bei Klauenoperationen wegen der Gefahr der Keimverschleppung in nichtinfizierte Gewebe und der zusätzlichen Verunreinigung mit bösartigen Erregern sowie aus Standesrücksichten immer größte *Sauberkeit* zu beachten. Deshalb beginnt man mit dem gründlichen Reinigen der Klauen mit warmem Wasser, Seife und weicher Bürste, korrigiert dann je nach vorgesehener Behandlung den Hornschuh beider oder nur der gesunden Seite (bei Amputation der kranken Nachbarzehe); anschließend bespült man das Gliedmaßenende mit einem Antiseptikum. Mitunter ist es auch vorteilhaft, den betroffenen Fuß vor der Operation einen Tag lang in ein feuchtes, mit Desinfektionslösung getränktes Tuch einzuschlagen (Erweichung und Entkeimung des Horns).

Die *Schmerzausschaltung* geschieht in der Regel am einfachsten durch Leitungsanästhesie der subkutan verlaufenden dorsalen und volaren beziehungsweise plantaren Äste der Zehennerven; sie werden auf der erkrankten Seite 2 bis 3 Fingerbreiten oberhalb des Fesselgelenks mit 30 bis 40 ml eines der üblichen Lokalanästhetika umspritzt, wobei die Hauptdepots jeweils lateral beziehungsweise medial der Beuge- und Strecksehnen zu setzen sind. Für schmerzhafte Eingriffe an den Hinterbeinen kann die große Extraduralanästhesie mit 40 bis 60 ml anästhesierender Lösung gelegentlich günstiger sein, weil dadurch jegliche Abwehr ausgeschaltet und außerdem das Einstechen in etwa phlegmonös geschwollenes Zehengewebe umgangen wird. Erforderlichenfalls ist zusätzlich ein Neuroplegikum zu verabreichen. Vor allen blutigen Operationen ist ferner das

Anlegen eines ESMARCH-Schlauchs um den Mittelfuß oder oberhalb des Karpal- beziehungsweise Tarsalgelenks wichtig. Außerdem ist vor jedem größeren Eingriff auch die Frage seiner Wirtschaftlichkeit zu bedenken.

Klauenverband

Das kunstgerechte Anlegen des abschließenden Verbandes ist ebenso wichtig wie die vorherige Klauenoperation selbst! Hierfür wird zuerst ein schmaler Wattestreifen in den Klauenspalt gelegt und auch die Krone mit einer dünnen Lage Watte bis unter die Afterklauen gepolstert. Dann legt man den Anfang einer Leinen-, Cambric- oder Mullbinde so in den Klauenspalt, daß ihr freies Ende volar beziehungsweise plantar etwa 15 Zentimeter über die Afterklauen hinausreicht und von einem Helfer straff festgehalten werden kann. Anschließend läuft die Binde beim Wickeln des einfachen Verbandes in Achtertouren abwechselnd oberhalb und unterhalb des freien Zipfels entlang um den Saum, durch den Zwischenklauenspalt und über Sohle oder Ballen der erkrankten Zehe; die Afterklauen werden dabei nicht mit eingebunden. Nach Klauenamputation beginnt der Verband zunächst in gleicher Weise; dann folgen wechselweise 3 mehrfach zu wiederholende Wicklungen, von denen die erste rund um die Krone herum, die zweite schräg über den Stumpf (unter Drehung der Binde zur Straffung ihrer Kanten) und die dritte oberhalb des angespannten freien Bindenendes hinweg senkrecht über den Stumpf geführt wird. Mit einer neuen Binde werden dann, distal beginnend und mehrmals dorsal über das Fesselgelenk hinweg auf- und absteigend, auch die Beugesehnen bandagiert, wodurch gleichzeitig die Fessel gestützt und der Klauenverband vor dem Abrutschen gesichert wird. Müssen die Afterklauen miteinbezogen werden, so ist der Gefahr einer Drucknekrose durch gute Polsterung vorzubeugen. Schließlich imprägniert man den ganzen Verband mit Holzteer oder deckt ihn mit Isolierband ab; in letztgenannten Falle ist jedoch für ausreichenden Luftzutritt zu sorgen. Sackverbände sind nur dann indiziert, wenn sie als zusätzlicher polsternder Schutz über den vorgenannten Verband gelegt und gut mit Holzteer imprägniert werden; andernfalls sind sie ebenso wie die verschiedentlich als Verbandersatz empfohlenen Klauenschuhe mehr schädlich als nützlich.

Orthopädischer Klauenbeschlag

Das früher vor allem bei Arbeitstieren (Zugochsen und ‚Fahrkühe‘) übliche Beschlagen der Klauen dient heute fast ausschließlich der orthopädischen Korrektur von Hornschuhdeformationen und fehlerhaften Gliedmaßenstellungen sowie zur Unterstützung der Behandlung von Klauenleiden. Da beschlagkundige Schmiede für die Ausformung individuell angepaßter Eisen nur selten zur Verfügung stehen, beschränkt sich der Beschlag des Rindes in der Praxis im wesentlichen auf das Anbringen von genormten, fabrikmäßig hergestellten einfachen Federklaueneisen (Abb. 344), von Holzklötzen oder von an Ort und Stelle angefertigten Kunststoffprothesen. In speziell eingerichteten Kliniken und Lehrschmieden werden außerdem folgende, besonders geformte Eisen bei den genannten Indikationen benutzt: Das *verbreiterte* Klaueneisen gibt einzelnen Wandabschnitten bessere Unterstützung, zum Beispiel bei Zwangklauen (Roll- und Korkenzieherklauen, S. 547) oder bei bodenenger beziehungsweise bodenweiter Stellung. Ein *im Ballenteil verlängertes* Eisen kommt in Klauenform (für eine Zehe) oder zur Hufeisenform zusammengeschweißt (Doppeleisen für 2 Klauen) hauptsächlich bei der Hyperextension im Fesselgelenk (‚Durchtrittigkeit‘, ‚Bärenfüßigkeit‘; S. 513) sowie nach Resektion der Sehnen des M. flexor hallucis longus und des M. tibialis posterior (S. 494) zur Anwendung; dagegen dienen Klaueneisen oder -schuhe mit *verlängertem Vorderteil* der Korrektur des Stelzfußes (Abb. 302). Die Hauptanwendungsgebiete des nicht verlängerten *hufeisenförmigen Doppelklaueneisens* sind Spreizklauen (S. 549), Ruhigstellung des Zwischenklauenspalts nach Limaxoperation (S. 565), sprödes

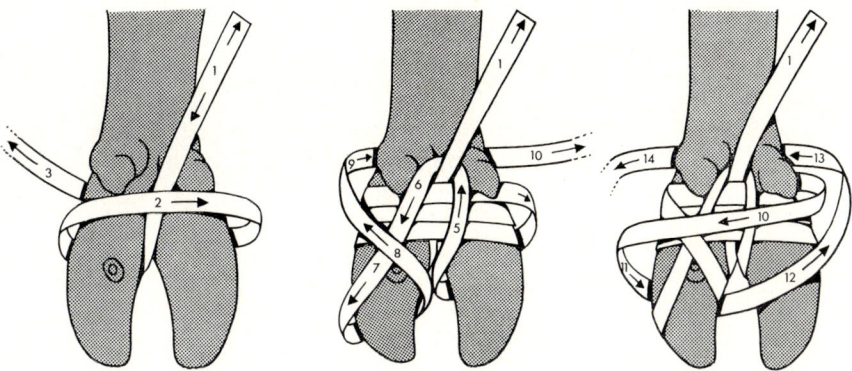

Abb. 362. Klauenverband zur Behandlung eines freigelegten Sohlengeschwürs (schematisch): Der Beginn der Binde (1) wird von einem Helfer gespannt gehalten; nach Polsterung des Zwischenklauenspalts und der Krone läßt der Operateur die Binde zunächst durch den Interdigitalspalt und dann mehrmals zirkulär um die Krone (2, 3) laufen; die folgenden Bindentouren sind abwechselnd am Haltezipfel (1) aufzuhängen (5, 6), über die zu bedeckende Sohlenpartie (7, 8) und wieder um die Krone herum (9, 10) zu führen, um den am Haltezipfel eingehängten Touren Halt zu geben (10), etc.

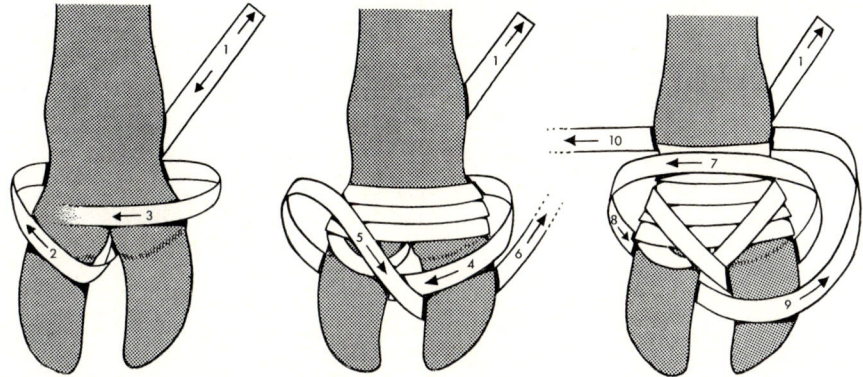

Abb. 363. Klauenverband zur Abdeckung des Zwischenklauenspaltes (schematisch): Nach Beginn wie auf Abb. 362 werden einzelne Touren abwechselnd von vorn (4, 5) oder, nach Einschaltung von jeweils ein bis zwei Zirkulärtouren, von hinten her (8, 9) durch den Interdigitalspalt geführt beziehungsweise am Haltezipfel (1) eingehängt, bis der zuvor gut gepolsterte Zwischenklauenspalt vollständig verbunden ist

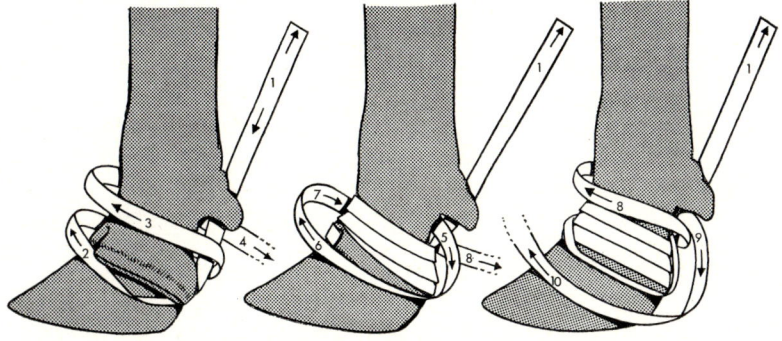

Abb. 364. Verband nach Klauenamputation (schematisch): Die abwechselnd durch den gepolsterten Zwischenklauenspalt (2) und über den austamponierten Amputationsstumpf (5, 6; 9, 10) geführten Bindentouren werden am Haltezipfel (1) eingehängt und durch zwischenzeitlich um die ebenfalls gepolsterte Krone zu legenden Zirkulärtouren (3; 8) in der Kronbeuge fixiert; auf diese Weise wird fortgefahren, bis der Stumpf vollständig eingedeckt ist; in der Regel wird der Verband hierbei auch eine Handbreit über das Fesselgelenk hinauf als sogenannter ‚hoher Klauenverband' ausgeführt (siehe Abb. 365, 381)

und brüchiges Klauenhorn sowie die Kippklauenbildung nach Beugesehnenresektion (S. 601). Zur Entlastung entzündeter Beugesehnen (S. 570, 589), bei Gonitis (S. 474) oder Tarsitis (S. 488) können die Klauen der betroffenen Gliedmaße mit einem Federeisen oder mit hufeisenförmigem Beschlag versehen werden, dessen *hinterer Abschnitt* durch angeschweißte Stollen oder einen angeschraubten Holzkeil *erhöht* worden ist; solche Holzkeile lassen sich aber auch mittels Kunstharzklebers direkt am Hornschuh befestigen.

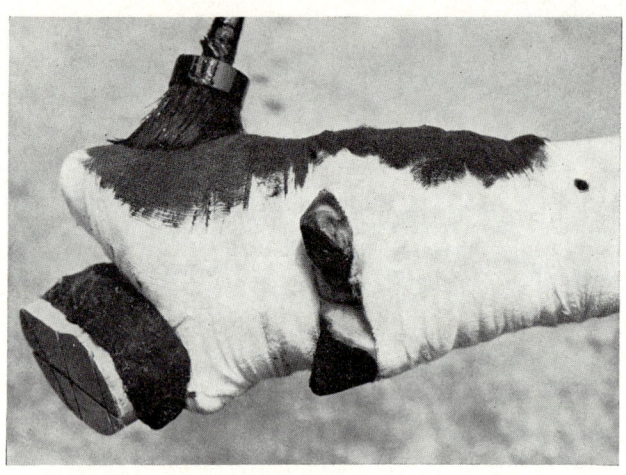

Abb. 365. ‚Klauenbeschlag' durch einen mittels Kunststoffklebers auf die gesunde Klaue aufgeklebten Holzklotz; Teeranstrich des hohen, das heißt handbreit über das Fesselgelenk nach proximal reichenden Klauenverbandes, der die Sohle der kranken Klaue fest eindeckt

Heute wird am häufigsten dann vom orthopädischen ‚Klauenbeschlag' Gebrauch gemacht, wenn es darum geht, eine kranke Zehe zur Förderung ihrer Heilung durch *Erhöhung der gesunden Klaue* ruhigzustellen und damit zugleich den Druckschmerz und die Lahmheit zu vermindern; das trifft vor allem für Klauen-, Kron- oder Fesselbeinfrakturen (S. 567, 512), die konservative Behandlung von komplizierten Sohlengeschwüren (S. 576), nach Resektion des Beugesehnenendes und des Sesambeins (S. 599), bei Klauenbeinnekrose (S. 588), für durchlaufende Hornspalten (S. 552) und bei Verlust von Teilen des Hornschuhs (S. 555) zu. Das in solchen Fällen immer sehr wirksame Hochstellen der Nachbarklaue kann erfolgen durch Federklaueneisen mit zwischengelegter Ledersohle oder mit angeschraubtem 2 bis 3 Zentimeter hohen Holzklotz, durch Anschnallen eines Holzkothurns, durch Aufkleben eines entsprechend geformten Holzklotzes mit Hilfe von selbstpolymerisierendem Kunststoff oder durch situationsgerechten Kunstharzunterbau, notfalls auch durch Anlegen eines Gipsverbandes. In der Praxis hat vor allem das *Anbringen von Holzklötzen mittels Kunststoffklebers* (Technovit-Kulzer, Akemi-Höntsch, Piacryl-Piesteritz etc.) Eingang gefunden. Damit ein solcher Beschlag nicht vorzeitig abfällt, sollten die Firmenhinweise für die Zubereitung der Kunstharzmischung genau beachtet werden; außerdem müssen die Klebeflächen staubfrei, entfettet (Äther, Benzin, Alkohol), trocken und gut aufgerauht sein. Die Holzplatte wird zur Sicherung der Haftung mit Längs- und Querrillen, noch besser aber mit Bohrungen versehen; die Vorderkante ihrer Bodenfläche ist abzurunden, um das Abrollen des Fußes zu erleichtern. Nach Korrektur des Hornschuhs schneidet man in dessen Sohle und distale Wand ebenfalls Kerben ein (Rinnmesser, Raspel), bestreicht dann Sohle und Holzblock mit der zunächst noch weichen Kunststoffmasse und drückt den Klotz so lange leicht an die Klaue an, bis der Kleber vollständig erhärtet ist; während des Abbindens wird das seitlich vorquellende Kunstharz gleichmäßig auf die Wandflächen der Hornkapsel und des Holzblocks modelliert. Bei Technovit-Kulzer dauert die Aushärtung vom Zeitpunkt des Anmischens an bei Zimmertemperatur 10 bis 15 Minuten; dieser Vorgang ist mit Wärmeentwicklung (50 bis 70° C) verbunden. Sollte sich hieraus die Gefahr thermischer Gewebsschädigungen ergeben, was aber im Klauenbereich kaum der Fall ist, so kann der Kunststoff während seiner Polymerisation mit kaltem Wasser berieselt werden; dadurch wird die Aushärtung allerdings etwas verzögert. Im Winter läßt sich die Härtung mit einem Handfön beschleunigen, dessen Luftstrom in einen über das Gliedmaßenende gestülpten Plastikbeutel gerichtet wird. Das spätere Entfernen des Holzblockes erfolgt mittels Hammer und Hauklinge, durch Abzwicken mit der Klauenzange oder mit einem heißen Metallspatel (Vorsicht: brennbar!).

Nach Beugesehnenresektion (S. 601) wird der Beschlag zweckmäßigerweise mit Maßnahmen verbunden, welche der Aufrichtung der Klauenspitze (Kippklauenbildung) entgegenwirken. Hierzu ist die Klaue der operierten Seite, möglichst in leichter Beugestellung und mit 2 Zentimeter Vorspann, an der mittels Holzklotzes oder Eisens hochgestellten gesunden Klaue zu verankern; diese Fixation kann durch einen im Holzklotz eingeschraubten und ebenfalls mit Kunststoff umgebenen Haken, durch eine zweite, den Zwischenklauenspalt überbrückende Feder oder durch Draht erfolgen.

Endlich sei noch erwähnt, daß Federeisen mit eingelegter knapper Ledersohle dazu dienen können, die bei chronisch-rezidivierender Rehe (S. 558) eintretende Rotation des Klauenbeins aufzuhalten, oder einen Sohlendurchbruch nach Behandlung und beginnender Überhornung als Schutzverband abzudecken.

Resektion des Endes der tiefen Beugesehne sowie des Sesambeins

Indikationen: Nekrose des Sehnenendes mit eitriger Bursitis podotrochlearis (S. 588), fortgeschrittene Sesambeinnekrose (S. 588), beginnende purulente Klauengelenkentzündung (S. 591).

Technik: Nach den üblichen Vorbereitungen (S. 595) ist aufgrund der Untersuchungsbefunde zu entscheiden, ob lediglich eine Kürzung des Sehnenendes oder auch die Exstirpation des Sesambeins erforderlich ist.

Für die alleinige *Entfernung des Sehnenendes* richtet sich die Schnittführung am besten nach der Lage der meist vorhandenen Fistel. Geht die Sehnennekrose von einem Sohlengeschwür aus, so wird der Fistelgang zunächst trichterförmig umschnitten (Lorbeerblattmesser) und die entstandene Öffnung dann unter Schonung des Saumes in Richtung auf den Ballen zu keilförmig oder, zur besseren Übersicht, zu einem Oval erweitert; erforderlichenfalls muß dabei auch das Saumband volar beziehungsweise plantar mit einem einfachen Schnitt durchtrennt werden. Das nekrotische Sehnenende kann dann ohne Verletzung des Klauengelenks (!) je nach dem Grad der vorliegenden Veränderungen teilweise oder vollständig von seiner Ansatzstelle am Klauenbein gelöst und reseziert werden; die darunter gelegene Bursa podotrochlearis wird gründlich ausgekratzt (scharfer Löffel). Bei Entfernung von weniger als 4 Zentimeter Sehne bleibt die Beugesehnenscheide unversehrt. Liegt die Fistel dagegen seitlich, im Bereich der Wand oder der Krone, so geht man mit dem geknöpften Skalpell in den Fistelgang ein und spaltet ihn je nach den Umständen in proximaler und distaler Richtung auf. Die von ihrer Insertionsstelle abgetrennte Sehne läßt sich dann hier seitlich hervorziehen und kürzen. Abschließend folgen örtliche antibiotische Versorgung, hoher Klauenverband (S. 596) und Beschlag der gesunden Klaue (S. 596) für 6 bis 8 Wochen. Der erste Verbandswechsel ist nach 3 bis 5 Tagen vorzunehmen. Die Heilung dauert bei komplikationslosem Verlauf etwa 5 bis 7 Wochen. Da nach Ablösung der Sehne trotz vorbeugenden Beschlags später eine leichte Hyperextension im Klauengelenk eintreten kann, welche das Tier zu vermehrter Fußung auf dem Ballen und dem hinteren Sohlenabschnitt zwingt, ist in der Folge zur Vermeidung grober Hornschuhdeformierungen häufigere Klauenpflege notwendig.

Zur *Entfernung des Sesambeins* wird aus dem hinteren Sohlenabschnitt ein querovaler, von der inneren bis zur äußeren Hornwand und bis zum Ballensaum reichender, tiefer Gewebskegel ausgeschnitten (Lorbeerblattmesser), der oft schon Teile der nekrotisierenden Beugesehne enthält. Nach Freilegen des Sesambeins (Erweitern der Höhle, Abtragen der Sehnenreste), setzt man das Messer im Spalt zwischen Sesam- und Klauenbein an und durchtrennt die mitunter schon verknöcherten Verbindungen

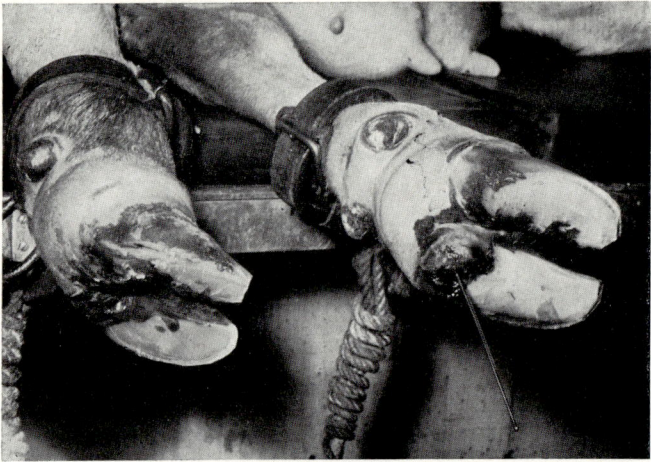

Abb. 366, 367, 368. Resektion des Klauensesambeines

Abb. 366. Kompliziertes RUSTERHOLZ'sches Sohlengeschwür; die Sonde reicht bis auf das in Zerfall begriffene Ende der tiefen Beugesehne und das ebenfalls schon eitrignekrotisierende Klauensesambein (=Indikation zur Sesambeinresektion)

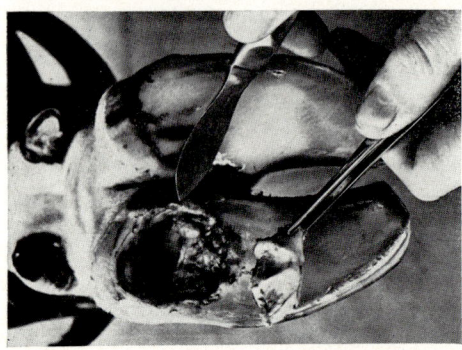

Abb. 367. Herauslösen des Sesambeines aus dem ovalen Resektionstrichter im Grenzbereich zwischen kaudalem Sohlenabschnitt und Ballen

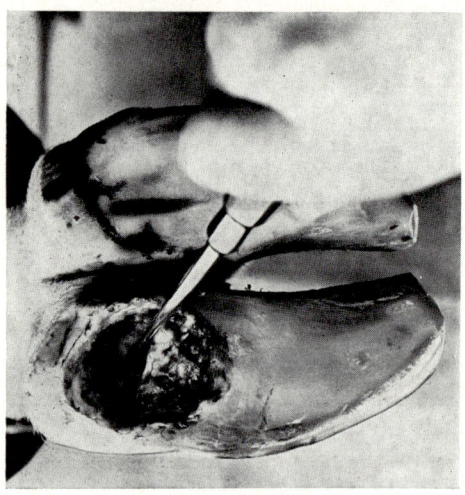

Abb. 368. Abkratzen des Gelenkknorpels an Klauen- und Kronbein

des Sesambeins mit den benachbarten Knochen (Klauenbein-Sesambeinbänder, Sesambein-Kronbeinbänder) durch vorsichtige, wiegende Schnitte. Die Herauslösung des Sesambeins kann durch das gleichzeitige, von einem Gehilfen zu übernehmende kräftige Beugen der kranken Klaue erleichtert werden; die Resektion gelingt aber nach vorheriger Übung an einer toten Klaue und bei ausreichend großem Operationsfeld meist ohne besondere Schwierigkeiten. Um die nachfolgende Ankylosierung zu beschleunigen, wird anschließend der Knorpel der freiliegenden Gelenkflächen des Klauen- und Kronbeins weitmöglichst abgekratzt (scharfer Löffel). Da in solchen Fällen gewöhnlich mehr als 3 bis 4 Zentimeter des Beugesehnenendes entfernt werden müssen, wird die Sehnenscheide meist eröffnet; dies hat aber, ebenso wie bei der Klauenamputation (S. 603), in der Regel keine nachteiligen Folgen, wenn dabei alles erkrankte Gewebe restlos ausgeräumt wird.

Abschließend folgen lokale Antibiose, Ichthyolanstrich (30 %ig), hoher Klauenverband und Beschlag der gesunden Klaue mit Vorbeuge gegen die Hyperextension der kranken Klaue (S. 599). Der erste Verbandwechsel ist bei komplikationsfreiem Verlauf nach 5 bis 6 Tagen, der zweite nach weiteren 2 Wochen, der dritte je nach Befund vorzunehmen; die normale Heilungsdauer beträgt 6 bis 8 Wochen. Im Vergleich zu der nach Klauenamputation einsetzenden Besserung der Lahmheit wird die kranke Gliedmaße nach Sehnen- und Sesambeinresektion während der ersten 4 bis 5 Tage schlechter belastet. Mißerfolge dieses Eingriffes sind meist auf Überschreitung der Indikationsgrenzen (umfangreiche phlegmonöse Entzündung der Krone und des Ballens, Eiterdurchbrüche am Kronsaum) oder auf unberücksichtigt gebliebene, verborgene Nekroseherde zurückzuführen; gegebenenfalls kann dann die Heilung aber vielfach noch durch Klauenamputation herbeigeführt werden. Etwa auftretende Sehnenscheidenabszesse sind zu spalten und zu spülen, wenn sie nicht zur hohen Sehnenresektion zwingen.

Hohe Resektion der tiefen Beugesehne

Indikation: Eitrige Entzündung der gemeinsamen digitalen Beugesehnenscheide mit Sehnennekrose (S. 589).

Technik: Nach üblicher Vorbereitung (S. 595) wird die Schmerzausschaltung durch zirkuläre Umspritzung subkutan in halber Höhe des Metakarpus beziehungsweise Metatarsus, bei Erkrankung einer Hintergliedmaße eventuell auch durch große extradurale Anästhesie herbeigeführt. Wenn die purulente Tendovaginitis mit einer Nekrose des Beugesehnenendes verbunden ist, wird die distale Durchtrennung von der Sohle aus vorgenommen (S. 599); andernfalls legt man volar beziehungsweise plantar, wenig oberhalb des Ballensaums und parallel zu ihm einen etwa 4 Zentimeter langen, bis auf die tiefe Beugesehne reichenden Schnitt an und durchtrennt diese dann mit einem von der Seite her quer zum Sehnenverlauf eingeführten geknöpften Tenotom. Die proximale Spaltung der fluktuierenden Sehnenscheide erfolgt in Längsrichtung, 5 bis 7 Zentimeter oberhalb der Afterklauen. Darauf wird eine gebogene Klemme unter die tiefe Beugesehne geschoben und ihr Mesotenon mittels Schere oder langer Arterienklemme scharf oder stumpf gelöst. Proximal wird die Sehne erst dann tenotomiert, wenn ihr distales Ende vollständig hervorgezogen ist. Die Sehnenscheide wird anschließend mit milden

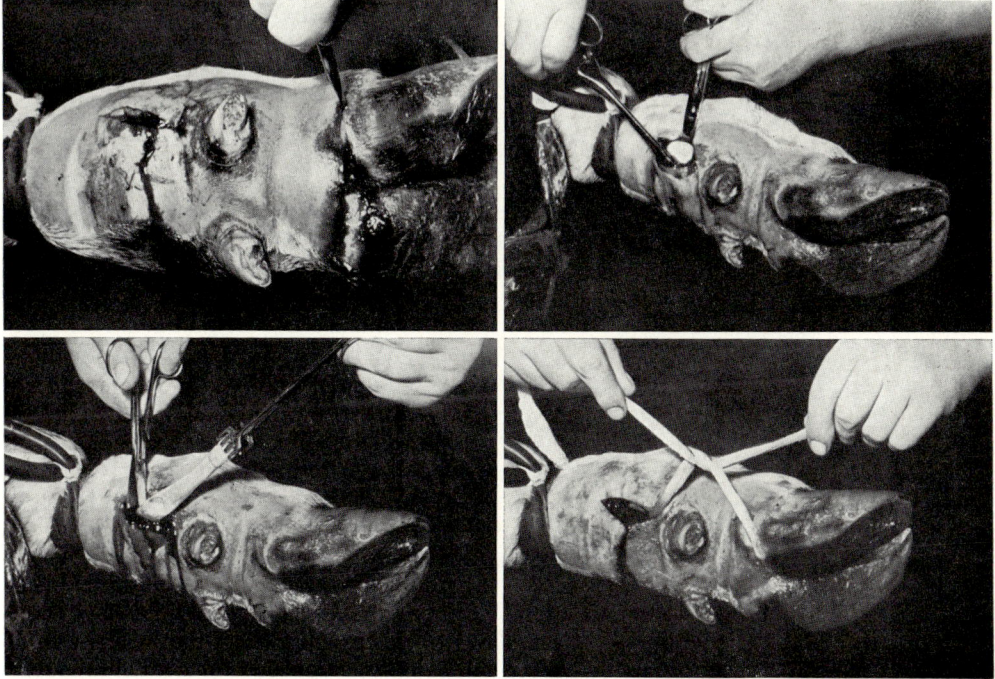

Abb. 369 bis 372. Hohe Resektion der tiefen Beugesehne: Links oben das Durchtrennen des distalen Sehnenendes oberhalb des Ballens; rechts oben das Freilegen der Sehne drei fingerbreit oberhalb der Afterklaue; links unten das Absetzen der von ihrem Mesotenon gelösten und hervorgezogenen Sehne; rechts unten Verknoten des in die Sehnenscheide eingezogenen Gazedrains

Desinfizientien gespült, mit einem antibiotisch getränkten Gazestreifen versorgt und nach Ichthyolsalbenanstrich (30%ig) unter Verband gebracht. Der erste Verbandwechsel ist je nach Befund 5 bis 6 Tage später, nötigenfalls aber schon früher vorzunehmen. Die Ausheilung dauert etwa 5 bis 6 Wochen. Die Prognose ist günstig, doch muß der Aufrichtung der Klauenspitze durch entsprechenden Beschlag (S. 599) vorgebeugt werden.

Eine *andere Methode* (WESTHUES und BREUER, 1964) besteht darin, die Sehnenscheide von ihrem distalen oder proximalen Ende aus unter achsennaher Umschneidung der Afterklauen in ganzer Länge mit dem geknöpften Tenotom zu eröffnen. Dabei wird auch die an der Sehnenscheidenwand beteiligte oberflächliche Beugesehne in Längsrichtung gespalten; sie kann dann erforderlichenfalls, nach vorsichtiger distaler Ablösung von der Kronbeinlehne, proximal in gleicher Höhe wie die tiefe Beugesehne abgesetzt werden. Nach gründlicher Ausräumung sämtlicher nekrotischen Gewebsteile wird die entstandene Wundfläche antibiotisch versorgt, mit Gaze tamponiert und verbunden. Die weitere Nachbehandlung entspricht dem Vorgehen bei dem vorgenannten Verfahren.

Resektion des Klauengelenks

Indikation: Fortgeschrittene eitrige Klauengelenkentzündung (S. 591).

Technik: Wenn trotz chronisch-eitriger Entzündung des Klauengelenks versucht werden soll, die betroffene Zehe zu erhalten, so verspricht die Resektion des Gelenks noch am ehesten Erfolg. Sie ist nach entsprechender Vorbereitung des Gliedmaßenendes (S. 595) in verschiedener Weise durchführbar. Zum Beispiel kann das Gelenk nach Entfernung des Endes der tiefen Beugesehne und des Sesambeins (S. 599) von der Sohlenöffnung aus, oder von dorsal und seitlich eingeschnittenen Fenstern beziehungsweise von erweiterten Fistelgängen her, mit scharfem Löffel und Kürette gründlich ausgekratzt werden. Wirkungsvoller und einfacher ist das vom Sohlendefekt her vorzunehmende Abfräsen des Kronbeinendes mit Hilfe einer Bohrmaschine und eines Fräsbohrers von 1 bis 1½ Zentimeter Durchmesser, oder das Absetzen seines distalen Gelenkkopfes mit der LIESS'schen Drahtsäge. Für das letztgenannte Verfahren wird dorsal an der Krone eine Inzision angelegt und die Drahtsäge mittels einer GERLACH-Nadel von der Sohlenwunde aus um das Kronbeinende herum nach dort geführt. Nach dem Absägen und Herauslösen der Knochenscheibe werden Gelenkknorpel des Klauenbeins sowie alle umgebenden nekrotischen Gewebe sorgfältig ausgeräumt (scharfer Löffel) und die etwa fingerstarke Wundhöhle nach antibiotischer Versorgung mit Gazetupfern austamponiert. Abschließend folgt ein hoher Klauenverband (S. 596), der nach 5 bis 8 Tagen zum erstenmal zu wechseln ist (Ausspülen des Defekts mit milden Desinfizientien, erneute lokale Antibiose oder Einbringen adstringierender Wundsalben beziehungsweise -pulver); der zweite Verbandwechsel ist nach weiteren 14 Tagen vorzunehmen. Die zu fester gegenseitiger Verwachsung von Kron- und Klauenbein führende Heilung benötigt 6 bis 8 Wochen; es kommt jedoch nicht selten zu Fehlschlägen infolge verborgen gebliebener Nekrosen oder weiteren Fortschreitens der Infektion; dann ist die Amputation der betreffenden Klaue meist nicht mehr zu umgehen.

Resektion des Klauenbeins

Indikation: Ausgedehnte Klauenbeinnekrose (S. 588).

Technik: Um bei wertvollen Tieren trotz Vorliegens fortgeschrittener Klauenbeinnekrose wenigstens einen Teil des Hornschuhs zu erhalten, kann die Resektion oder Exartikulation des Klauenbeins versucht werden. Hierzu verschafft man sich nach üblicher Vorbereitung (S. 595) Zugang durch Entfernen der inneren Hornwand oder der Sohle. Danach wird das Klauenbein von diesem Fenster aus unter weitmöglicher

Schonung der Hornkapsel und ihrer Matrix ausgekratzt (scharfer Löffel, Lorbeerblattmesser), ausgestemmt (Meißel) oder ausgefräst (Bohrmaschine). Versorgung und Nachbehandlung der Wunde stützen sich auf die gleichen Maßnahmen wie bei der Klauengelenkresektion.

Klauenamputation

Wesen: Das Absetzen der Zehe kann in verschiedener Weise erfolgen, nämlich als Amputation, das heißt durch Abtrennen (Durchsägen) der betreffenden Knochen (distales Ende des Kron- beziehungsweise Fesselbeins), oder als Exartikulation im Spalt eines Zehengelenks (Klauen-, Kron- oder Fesselgelenk); außerdem lassen sich sowohl Amputation als auch Exartikulation mit oder ohne Erhaltung des Kronsaums vornehmen. Obwohl somit strenggenommen zwischen Amputation oder Exartikulation des dritten, zweiten beziehungsweise ersten Zehengliedes zu unterscheiden wäre, ist im tierärztlichen Sprachgebrauch für die Entfernung der distalen Teile – nämlich des Klauen- und Sesambeines sowie mitunter auch des Kronbeinendes – die Bezeichnung ‚tiefe Klauenamputation' üblich, während das Absetzen der Klaue einschließlich des gesamten Kronbeins und eventuell auch eines Teiles oder des ganzen Fesselbeins ‚hohe Klauenamputation' genannt wird.

Indikationen: Im allgemeinen wird heute der Exartikulation mit Entfernung des dabei freigelegten Gelenkknorpels der Vorzug gegeben, weil beim Durchsägen der Zehenknochen deren Markhöhle freigelegt und damit einer Infektion (Osteomyelitis purulenta) zugänglich wird. Die Entscheidung darüber, ob ‚hoch' oder ‚tief' amputiert werden soll, wurde bislang von Sitz, Art und Umfang der vorliegenden Veränderungen abhängig gemacht (mehr oder weniger schwerwiegend eitrige und nekrotisierende Prozesse mit Beteiligung des Klauen-, seltener auch des Krongelenks, des Klauen-, Sesam- und/oder Kronbeins oder der tiefen Beugesehne, die oft mit fistelnden Durchbrüchen im Kronen- oder Ballenbereich verbunden sind). Eigene Erfahrungen an einem großen Patientenmaterial haben jedoch gezeigt, daß es meist richtiger ist, bei der Amputation des Zehenendglieds (Klauenbein) gleichzeitig auch das Kronbein zu exartikulieren, also eine ‚hohe' Klauenamputation vorzunehmen. Auf diese Weise ist es möglich, das Ausmaß der infizierten Veränderungen besser zu übersehen und das erkrankte Gewebe restlos zu entfernen; außerdem ist dann die spätere ständige Reizung des Amputationsstumpfes bei der Fußung geringer als bei der ‚tiefen' Amputation, so daß die Patienten die betroffene Gliedmaße schon frühzeitig wieder belasten. Deshalb erfolgt auch die weitere Ausheilung trotz der größeren Wundhöhle meist ohne Komplikationen und zumindest ebenso rasch wie bei der ‚tiefen' Amputation. Für die Wiederherstellung der vollen Gebrauchsfähigkeit der Gliedmaße ist ferner die Schonung des Kronsaums von Vorteil, weil der gesetzte Defekt von hier aus wieder mit festem Horn überdeckt wird (Bildung einer Krüppelklaue). In Ausnahmefällen (sehr wert-

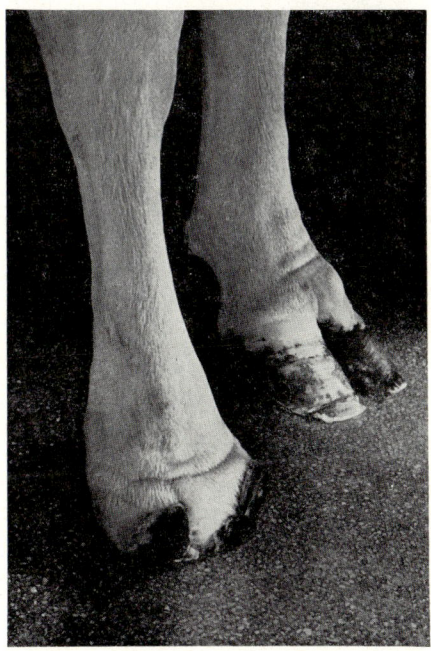

Abb. 373. Rechte Hintergliedmaße einer Hochleistungskuh, bei der 4 Monate nach Amputation der Außenklaue wegen eines eitrig-nekrotisierenden Infektes des medialen Zehenendgliedes auch die Innenklaue amputiert werden mußte; Zustand nach Abheilung (Krüppelklauenbildung), welche es ermöglichte, das Tier für eine weitere Laktationsperiode zu nutzen

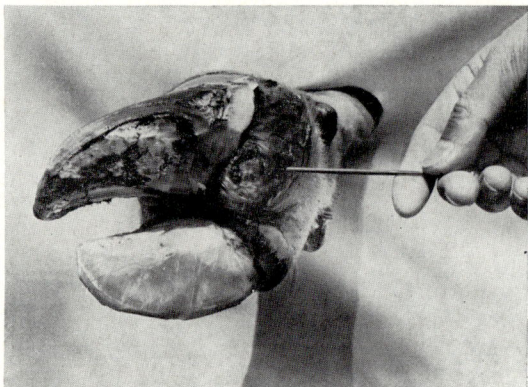
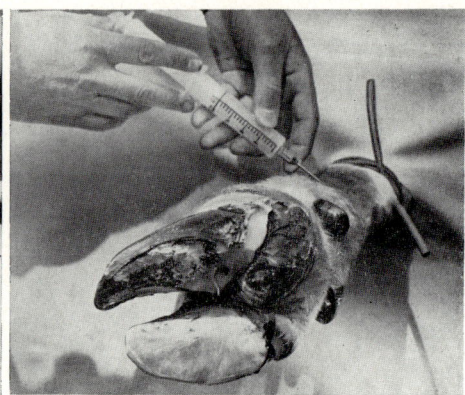
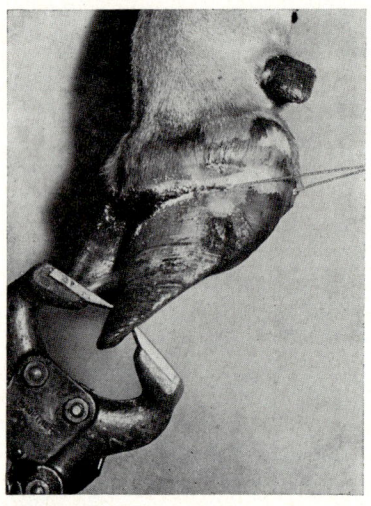
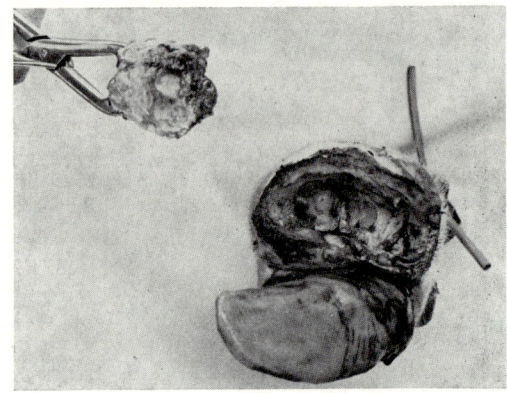

Abb. 374 bis 377. Klauenamputation. Links oben: Von einem tiefen eitrig-granulierenden Ballendefekt aus ist das infizierte Klauengelenk sondierbar (= Indikation zur Amputation); rechts oben: Leitungsanästhesie der Zehennerven nach Anlegen des Esmarch-Schlauches in Höhe des Mittelfußes; links unten: Absetzen der mittels Klauenzange fixierten kranken Klaue mit Hilfe der Drahtsäge; rechts unten: Amputationsstumpf nach dem Herausnehmen des Kronbeins

volle oder hochtragende Tiere) ist daher auch die Amputation beider Klauen eines Beines oder je einer Klaue an zwei gegenüberliegenden Extremitäten möglich.

Technik: Nach Vorbereitung des Operationsfeldes (S. 595) und örtlicher Betäubung (S. 595) wird mit dem Rinnmesser etwa 0,5 bis 1 Zentimeter distal des Saumes und parallel zu diesem eine Führungsrinne in das Wandhorn geschnitten und die Klaue hier mit der Drahtsäge abgesetzt; dabei fixiert ein Helfer die Klaue mit einer an der Spitze des Hornschuhs angesetzten Zange in Streckstellung; der Sägeschnitt trifft so das Klauengelenk. Nun löst man mit Hilfe von Knochenzange und Lorbeerblattmesser den verbliebenen Streckfortsatz des Klauenbeins, das Sesambein und das Kronbein von distal her heraus. Für den chirurgisch noch weniger Geübten empfiehlt es sich, hierzu vor Exartikulation des Kronbeins die Haut seitlich vom Kronsaum aus bis in Höhe des Krongelenks durch T-Schnitt zu durchtrennen; die beiden Hautlappen werden dann zur besseren Übersicht mittels Haltefäden aufgeklappt gehalten. Im Zuge der fortschreitenden Wundbereinigung werden sodann alle abgestorbenen Gewebsteile vorsichtig, aber gründlich ausgekratzt (scharfer Löffel, Schleifenmesser), die hervorstehenden Sehnenstümpfe glatt gekürzt (gebogene Schere) und der Knorpel an der distalen Gelenkfläche

Bewegungsapparat 605

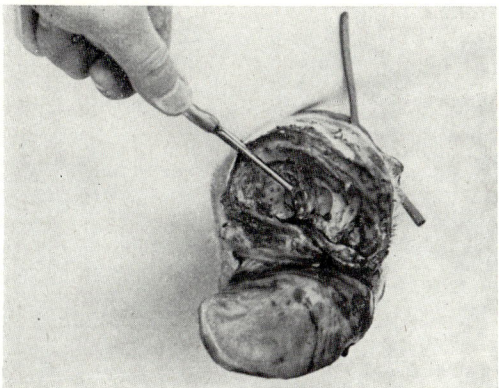
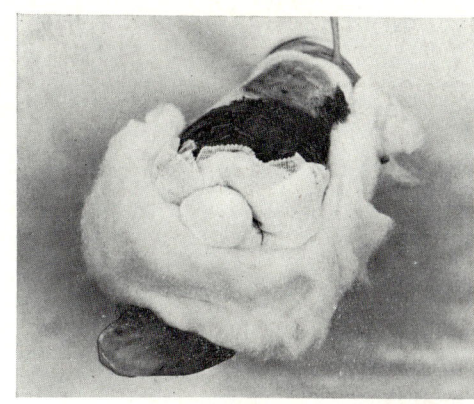
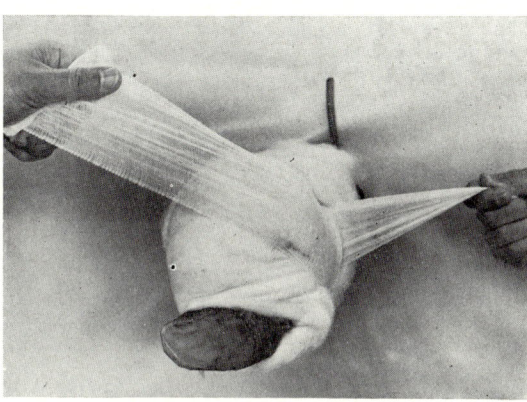
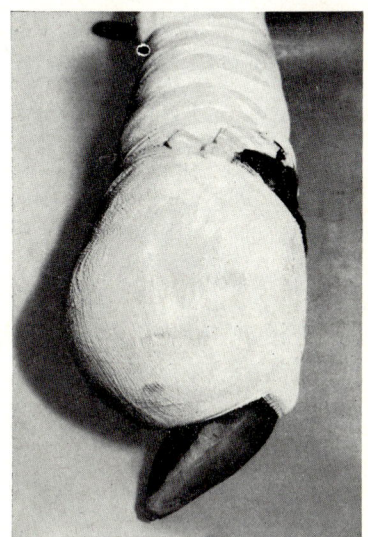

Abb. 378 bis 381. Klauenamputation (Fortsetzung). Links oben: Abkratzen des Knorpels von der distalen Gelenkfläche des Fesselbeines; rechts oben: Ichthyolanstrich, Tamponade und Polsterung des Amputationsstumpfes; links unten: Beginn des Klauenverbandes; rechts unten: abgeschlossener hoher Klauenverband vor dem Holzteeranstrich

des Fesselbeins vollständig abgeschabt. Darauf verschließt man den etwa geschaffenen Hautschlitz mit 2 bis 3 Knopfheften; zur Verkleinerung der Wundfläche kann hier zuvor noch ein keilförmiges Hautstück exzidiert werden. Bei der antibiotischen Versorgung der Wundhöhle (400 mg Tetrazyklin oder 200 000 IE Penizillin-Streptomyzin-Gemisch beziehungsweise Sulfonamide als Pulver oder Salbe) ist auf sorgfältiges Bestreichen sämtlicher Nischen, insbesondere aber der eröffneten Beugesehnenscheide zu achten. Nach Tamponade wird ein gutsitzender hoher Klauenverband angelegt (S. 596). Der erste Verbandwechsel sollte, je nach dem Ausmaß der vorliegenden Infektion und der nach dem Eingriff einsetzenden Besserung oder Verschlechterung der Funktion (Belastung der Gliedmaße), schon nach 5 bis 6, in günstiger verlaufenden Fällen aber erst nach 8 bis 12 Tagen erfolgen; dabei ist der Amputationsstumpf erneut antibiotisch zu versorgen. Beim zweiten, etwa nach 3 Wochen vorzunehmenden Verbandwechsel genügt dagegen meist die örtliche Anwendung von Adstringentien (später auch Holzteer). Die Heilung ist normalerweise nach 5 bis 6 Wochen unter Bildung einer Krüppelklaue abgeschlossen.

Komplikationen (→ Behandlung): Aufsteigende Infektion der gemeinsamen digitalen

Beugesehnenscheide (→ hohe Sehnenresektion, S. 601); Infektion des Amputationsstumpfes (→ Ausräumen des veränderten Gewebes, erneute örtliche und allgemeine Antibiose, Ichthyolsalbenanstrich); mangelhafte Granulation oder anhaltende Sekretion im Zentrum des Stumpfes (→ stehengebliebene Knorpelinseln am distalen Kronbeinende abschaben).

SCHRIFTTUM

AEHNELT, E., U. FREESE & R. LÖSCH (1953): Die Wundversorgung bei der Klauenamputation des Rindes mit Sulfonamiden und Aureomycin. Prakt. Tierarzt 34, 147-149. — ARBEITER, K., & S. STEIN (1968): Fahrbarer Operationstisch — Wiener Modell. Dtsch. Tierärztl. Wschr. 75, 356-358. — ASSMUS, G. (1964): Erfahrungen mit der Resektion des Klauensesambeines beim Rind. Nord. Vet.-Med. 16:Suppl. 1, 326-334.
BAKER, C. W. (1956): Regional anaesthesia of the bovine foot. J. Amer. Vet. Med. Ass. 128, 238-239. — BAUMGARTNER, A. (1929): Operative Behandlung schwerer Klauenleiden. Schweiz. Arch. Tierheilk. 71, 578-594. — BECKER, E. (1956): Über maschinelle Bearbeitung von Huf- und Klauenhorn. Berl. Münch. Tierärztl. Wschr. 69, 353-355. — BECKER, E. (1959): Über die Verwendung moderner Kunststoffe in der tierärztlichen Praxis. Berl. Münch. Tierärztl. Wschr. 72, 144-147. — BERNING, G. (1963): Verwendung des selbstpolymerisierenden Kunststoffes ‚Technovit' an den Klauen des Rindes. Diss., F. U. Berlin. — BLENDINGER, W. (1956): Ein neuartiger Gleitschutz für den Hufbeschlag. Tierärztl. Umschau 11, 372-373. — BREUER, D. (1963): Technovit und Klauenbeschlag. Tierärztl. Umschau 18, 545-546. — BREUER, D. (1963): Neue Operationsverfahren beim Klauengeschwür der Rinder. Tierärztl. Umschau 18, 646-653. — BRON, E. J. S. (1966): A new orthopedic shoeing for cattle. Tijdschr. Diergeneesk. 91, 862-863. — BÜCHLMANN, E. (1948): Der Hufkeil bei Behandlungen von Lahmheiten. Wien. Tierärztl. Mschr. 35, 114-118. — BÜHNER, F. (1956): Ein neuartiger Klauenschuh. Tierärztl. Umschau 11, 378-380.
CLEMENTE, C. H. (1963): Ein fahrbarer Operations-Zwangsstand mit Kippachse für die tierärztliche Praxis. Tierärztl. Umschau 18, 666-670. — CLEMENTE, C. H. (1965): Beitrag zur Weiterentwicklung der Sehnenresektion und der Klauengelenksresektion beim Rind. Tierärztl. Umschau 20, 108-110. — CLEMENTE, C. H. (1966): Zur Technik der Resektionen an der Rinderklaue. Tierärztl. Umschau 21, 274-275. — CLEMENTE, C. H. (1968): Ein besonders gut geeignetes Gerät für Knochenoperationen am Großtier. Tierärztl. Umschau 23, 318-319. — COLLIN, C. W. (1963): A technique to produce analgesia of the hind digits of cattle. Vet. Record 75, 833-834.
DIERNHOFER, K. (1960): Eignung des fahrbaren Operationstisches der GÖTZE-Institute Hannover für Klinik und Praxis. Wien. Tierärztl. Mschr. 47, 779-784. —DIERSCHKE, G. (1956): Vereinfachte Klauenamputation. M.-hefte Vet.-Med. 11, 233-234. — DIETZ, O., & H. RUTHE (1961): Die Reheklaue beim Rind. Berl. Münch. Tierärztl. Wschr. 74, 14-15. — DRAWER, K. (1958): Die volkswirtschaftliche Bedeutung des Klauenbeschlages und seine Ausübung in Deutschland. Berl. Münch. Tierärztl. Wschr. 71, 124 bis 128. — DYKSTRA, R. R. (1929): Some surgical operations of the foot and the digital region. Vet. Med. 24, 477-478.
GEIGER, F. (1957): Die Klauenmanschette, ein neuartiger und dauerhafter Schnellverband im Klauenbereich beim Rind. Tierärztl. Umschau 12, 25-26. — GÜNTHER, M., & R. KÄSTNER (1968): Ein Beitrag zum orthopädischen Klauenbeschlag von Besamungsbullen. M.-hefte Vet.-Med. 23, 135-139.
HABACHER, F. (1948): Der Huf- und Klauenbeschlag. Urban & Schwarzenberg, Wien. — HALL, E. B. D. (1934): A simplified operation for removing the digit in the ox. Vet. Record 14, 37-38. — HERRMANN & RÖSENER (1956): Erfahrungen in der Praxis mit dem fahrbaren Operationstisch. Dtsch. Tierärztl. Wschr. 63, 313-315.
ILLING, K. (1964): Ein Beitrag zur operativen Behandlung der Tendovaginitis purulenta der gemeinschaftlichen Sehnenscheide der oberflächlichen und tiefen Beugesehne des Rindes. M.-hefte Vet.-Med. 19, 932-936.
JACOB, H., & R. KÄSTNER (1967): Über die Anwendung des Rinderbehandlungsstandes. M.-hefte Vet.-Med. 22, 87-91.
KELLER, J., & O. THRAENHART (1966): Zur Fixation der Hinterextremität von Rindern bei Klauen- und Euterbehandlungen — Doppelhaken als Hilfsmittel. Dtsch. Tierärztl. Wschr. 73, 3-5. — KNEZEVIC, P. (1962): Ein transportabler Zwangsstand und ein neues Schleifgerät für Klauenkorrektur für Rinder. Wien. Tierärztl. Mschr. 49, 370-377. — KURZWEG, W. (1965): ‚Piacryl SH-technisch' bei der operativen Behandlung von Klauenerkrankungen des Rindes. M.-hefte Vet.-Med. 20, 81-84.
LANGER, P., & R. NICKEL (1953): Nervenversorgung des Vorderfußes des Rindes. Dtsch. Tierärztl Wschr. 60, 307-309. — LASSOIE, L. (1966): L'amputation des phalanges chez la bête bovine. Ann. Méd. Vét. 110, 499-505.
MAROLT, J. (1966): Eine Modifikation der BREUER'schen Methode in der Behandlung komplizierter septischer Prozesse an der Rinderzehe. Dtsch. Tierärztl. Wschr. 73, 621-624, 629-630. — MERKT, H. (1955): Ein neuartiger fahrbarer Operationstisch für die tierärztliche Praxis. Dtsch. Tierärztl. Wschr. 62, 202-208. — MIETH, K., & K. RITTER (1968): Die wirtschaftliche Bedeutung der Klauenerkrankungen unter besonderer Berücksichtigung der Klauenamputation. M.-hefte Vet.-Med. 23, 617-621. — MOOR, A. DE, & J. BOUCKAERT (1962): Technovit: een fixatiemiddel voor klauwblokjes bij het rund en orthopedische ijzers bij het kalf. Tijdschr. Diergeneesk. 87, 283-291. — MULDER, D. (1933): Amputation der beiden Klauen an einem Vorderfuß beim Rind. Tijdschr. Diergeneesk. 60, 419-420. — MUSSILL, J. (1946): Klauenamputation beim Rind. Wien. Tierärztl. Mschr. 33, 364-367.

NICKEL, R., & P. LANGER (1953): Zehengelenke des Rindes. Berl. Münch. Tierärztl. Mschr. *64*, 237-240. — RAKER, C. W. (1956): Regional anaesthesia of the bovine foot. J. Amer. Vet. Med. Ass. *128*, 238-239. — ROHDE, F. (1957): Die Resektion des lateralen beziehungsweise medialen Schenkels der oberflächlichen und tiefen Beugesehne im distalen Drittel des Mittelfußes beim Rind. M.-hefte Vet.-Med. *12*, 9-11. — ROHDE, F. (1963): Ein Fall von bilateraler Resektion der Beugesehnenschenkel beim Rind. M.-hefte Vet.-Med. *18*, 115-117. — ROHDE, F. (1963): Die Klauenerkrankungen des Rindes — ein Beitrag zur Ätiologie, Diagnose und operativen Behandlung. M.-hefte Vet.-Med. *18*, 128-131. — ROHDE, F. (1964): Erfahrungen bei der Anwendung orthopädischer Rinderbeschläge. Diss., H. U. Berlin. — ROSENBERGER, G., G. DIRKSEN, H.-D. GRÜNDER & M. STÖBER (1964): Ruhigstellung durch Zwangsmittel. In: Die klinische Untersuchung des Rindes. Parl Parey, Berlin/Hamburg, S. 1-18. — RUTHE, H., & H. FÖRSTERLING (1960): Gedanken und Anregungen hinsichtlich der Anwendung orthopädischer Rinderbeschläge. M.-hefte Vet.-Med. *15*, Sonderh. 2, 61-64. — ROSENBERGER, G., & G. DIRKSEN (1960): Klauenamputation beim Rind. Beiheft zum gleichnamigen Film, Klin. Rinderkrkh. Tierärztl. Hochschule Hannover — Inst. wiss. Film. Göttingen.
SAND, G. (1906): Bemerkungen über das Verhalten der unteren Sehnenscheiden bei Exartikulation der Klauengelenke. Dtsch. Tierärztl. Wschr. *14*, 271-272. — SEEMAN, C. W. (1968): Ventral drainage of the bovine digit. Mod. Vet. Practice *49*:2, 76-78. — SIEBERS, A. (1959): Fesselungsmethode zur Behandlung von Klauenlahmheiten an der Hinterextremität von Kühen. Tierärztl. Umschau *14*, 19-21. — SMEDEGAARD, H. H. (1963): En dansk klovmanchet. Nord. Vet.-Med. *15*, 887-890.
VUKELIĆ, E., & J. MAROLT (1965): A new method for the amputation of the bovine claw. Zbl. Vet.-Med. A *12*, 686-690.
WESTER, J., & J. A. BEIJERS (1928): De etterige klauwgewrichtsontsteking bij het rund en de klauwamputatie. Tijdschr. Diergeneesk. *55*, 121-127. — WESTHUES, M., & D. BREUER (1964): Die Rollklaue des Rindes und ihre Beziehung zur Sehnen- und Klauengelenksresektion. Berl. Münch. Tierärztl. Wschr. *77*, 213-217. — WESTHUES, M., & D. BREUER (1964): Klauengelenksresektion und Sehnenresektion beim Klauengeschwür des Rindes. Nord. Vet.-Med. *16*: Suppl. 1, 335-343. — WICKINGEN, H. (1957): Der ‚Büchlmann-Keil' bei der Behandlung von Lahmheiten der Rinder. Wien. Tierärztl. Mschr. *44*, 431-432. — WIERSMA, J. M. (1965): Behandeling van kreupelheden bij het rund met behulp van ‚vetoplast' en houtprothesen. Tijdschr. Diergeneesk. *90*, 576-578. — WIESSNER, F., & W. WIESSNER (1951): Ein orthopädischer Klauenbeschlag beim Rind. Wien. Tierärztl. Mschr. *38*, 251-253. — WÜNSCHE, A. (1966): Die Nerven des Hinterfußes vom Rind und ihre topografische Darstellung. Zbl. Vet.-Med. A *13*, 428-443.

Krankheiten des Halses, der Körperwand, des Zwerchfells und des Schwanzes

Verletzungen am Hals

Traumen im Halsbereich sind im wesentlichen durch die gleichen äußeren Symptome und Folgekrankheiten gekennzeichnet wie Läsionen anderer Körperregionen (Hämatome, S. 112; Phlegmonen, S. 35; Abszesse, S. 37); sie sind auch ebenso zu behandeln, wenn sie nicht infolge schwerwiegender Beeinträchtigung der Atmung oder der Futteraufnahme zur Schlachtung zwingen. Besondere Beachtung verdienen die im Gefolge unsachgemäßer intravenöser oder versehentlicher paravenöser Injektionen und Infusionen vorkommenden Thrombophlebitiden der Vena jugularis (S. 115), die meist nach innerer Verletzung im Kehlgang und am Hals auftretenden Gasphlegmonen (S. 695 f.) sowie Luxationen und Frakturen der Halswirbel (S. 610, 629).

Ein seltenes Vorkommnis stellt auch das vor allem bei dauernd im Stall gehaltenen Rindern festzustellende ‚*Einwachsen*' der zu kurzen oder zu eng eingestellten *Halskette* etwa 1 bis 2 Handbreiten kaudal des Hinterhauptes dar. Dieser Vorgang beruht auf Drucknekrose und fortschreitender Eiterung der ständig irritier-

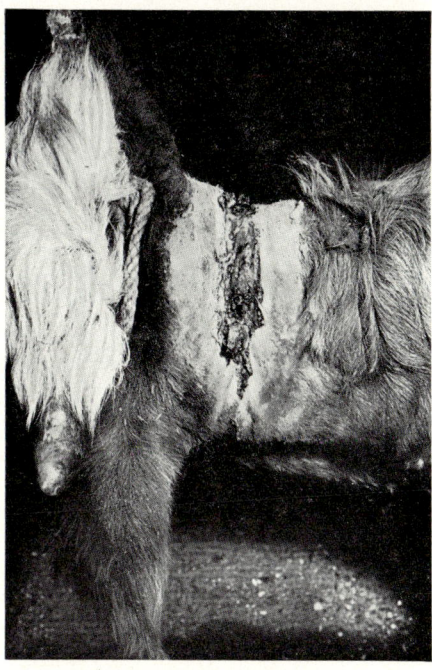

Abb. 382. Ulzeröse Wunde im Nacken eines Ochsen nach Entfernung einer im Einwachsen begriffenen Halskette (Ansicht von dorsal)

ten Haut und Unterhaut, die schließlich sogar über der mehr und mehr in die Tiefe vordringenden Kette wieder zusammenwachsen können. Gegebenenfalls ist diese nach gründlicher Reinigung des Defektes (milde Desinfizientien) und lokaler Betäubung (subkutane Infiltration der Umgebung) durch einen möglichst glatten Schnitt freizulegen und zu entfernen; der Kanal wird anschließend durch einen antibiotisch getränkten Gazestreifen drainiert und die Hautwunde darüber situationsgerecht vernäht. Bei oberflächlicher Drucknekrose genügt dagegen die wiederholte offene Wundbehandlung (Spülung, antibiotische oder sulfonamidhaltige Puder). Der Patient ist bis zur vollständigen Abheilung der veränderten Hautbezirke mit einem Halfter anzubinden oder in einer Boxe frei laufen zu lassen.

SCHRIFTTUM

POINTNER, S. (1959): Entfernung einer eingewachsenen Kette. Wien. Tierärztl. Mschr. *46*, 348-349.

Schiefhals (Torticollis, Caput obstipum)

Wesen, Ursachen: Die auffallende dauernde Schiefhaltung oder Seitwärtsbiegung des Halses ist ausnahmsweise angeboren, meist jedoch erworben; sie kann auf Frakturen, Luxationen, eitrigen oder tuberkulösen Veränderungen der Halswirbel, auf Läsionen der Halsmuskulatur (Quetschung, Zerrung, Ruptur, Abszeß, Tumor), oder auf Kontrakturen der Halswirbelgelenke beruhen. Als auslösende Faktoren spielen Strangulationen in der Halskette, Stürze, unsachgemäßes Niederlegen, Verfangen im Freßgatter und gegenseitiges Stoßen die Hauptrolle.

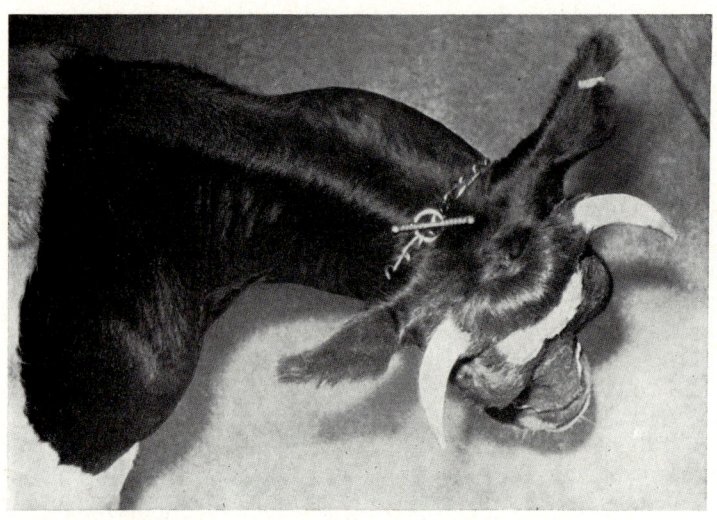

Abb. 383. Torticollis (Ansicht von dorsal)

Erscheinungen, Verlauf: Bei traumatischer Genese steht das betroffene Tier plötzlich mit gesenktem Kopf und seitwärts oder S-förmig gekrümmtem Hals; liegt die Ursache aber in einem raumfordernden Prozeß innerhalb des Wirbelkanals (S. 634, 650), entwickelt sich die Haltungsabweichung (steifer, gestreckter Hals) oft mehr allmählich. Aktive Bewegungen werden kaum noch ausgeführt; Futter und Tränke können vielfach nur noch dann aufgenommen werden, wenn sie in einer bestimmten, dem Zustand angepaßten Höhe gereicht werden. Das passive Anheben, Wenden oder Drehen des Kopfes und Halses verursacht in der Regel heftigen Schmerz und Abwehr, mitunter sogar abruptes Niederstürzen des Patienten. Quetschungen des Halsmarks (S. 630) können hochgradige Dyspnoe und kollapsartigen Tod infolge Atemlähmung bedingen; in leichteren Fällen lösen sie nur Bewegungsstörungen (Inkoordination, Ataxie; S. 630) aus. Eindeutige örtliche Veränderungen (Ödeme, Hämatome, Krepitation) sind nicht immer vorhanden oder wegen der Dicke der Halsmuskulatur nicht sicher feststellbar.

Erkennung und Behandlung: Die ätiologische Aufklärung des Leidens bereitet ohne Röntgenaufnahme gelegentlich Schwierigkeiten; in der Regel ist die Entscheidung über Sinn und Nutzen einer Therapie aber schon an Hand der klinischen Befunde zu fällen. So wird man sich bei Beteiligung der Knochen oder Vorliegen schwerwiegender zentralnervöser Symptome zur alsbaldigen Verwertung des Tieres entschließen (Ausnahme: Wirbelfortsatzfrakturen ohne Lähmungserscheinungen, die unter konservativem Abwarten oder nach Entfernen der Knochensplitter zum Teil ausheilen). Muskelschädigungen werden durch Ruhigstellung, anfängliche Antiphlogese und spätere örtliche Hyperämisierung sowie Gaben von Vitamin E behandelt.

Entzündung der Widerristschleimbeutel
(Bursitis cucullaris, ‚Jochgalle')

Außer einem inkonstanten, subkutan und dicht vor oder auf dem Widerrist gelegenen Schleimbeutel sind beim Rind gelegentlich noch zwei weitere Bursen unter dem Nackenband über den Dornfortsätzen des letzten Hals- und des ersten Brustwirbels vorhanden. In seltenen Fällen kann sich der eine oder andere dieser Schleimbeutel infolge ständig wiederholter Quetschungen am Freßgatter, bei Jochanspannung auch infolge Geschirrdrucks (‚Jochgalle'), entzünden; ähnliche Veränderungen kommen außerdem mitunter in Zusammenhang mit der Brucellose (S. 778) als Ausdruck einer metastasierenden

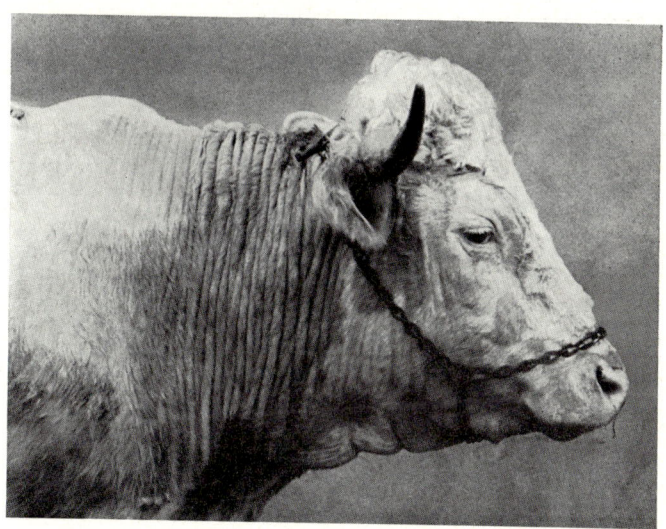

Abb. 384. Widerristbeule (Bursitis cucullaris)

Infektion oder einer Allergisierung vor. Die infolge chronisch-seröser Entzündung abnorm gefüllte Jochbeule nimmt dabei zum Teil derartige Ausmaße an, daß sie weiblichen Tieren ein bullenähnliches Aussehen (Stiernacken) verleiht. Akute eitrige Bursitiden mit Versackung, fortschreitender Nekrose und Fistelbildung sind in dieser Lokalisation dagegen ungewöhnlich.

Da die chronische Widerristbeule in der Regel als unbedeutender Schönheitsfehler anzusehen ist, kommt ihre Behandlung (Totalexstirpation oder intrabursale Glukokortikoidinjektion; S. 544, 542) nur auf ausdrücklichen Wunsch des Tierhalters in Frage. Vereiterte Bursen werden zweckmäßigerweise von der Seite her gespalten und drainiert.

SCHRIFTTUM

Ferauge, M. A. (1942): La bursite de l'encolure chez la bête bovine. Ann. Méd. Vét. 86, 224-229. — Langenegger, J., & M. Bezerra (1963): Bursitis brucellosa am Widerrist beim Rind. Berl. Münch. Tierärztl. Wschr. 76, 289-291. — Ramakrishna, P. M. (1936): Some observations on the operation for yoke galls among bovines. Ind. Vet. J. 13, 52-55. — Wernery, H. (1939): Die Schleimbeutel in der Nacken- und Widerristgegend des Rindes. Dtsch. Tierärztl. Wschr. 47, 338-340.

Wirbelbruch (Fractura vertebrae)

Mit Ausnahme des kaudalen Abschnitts der Wirbelsäule sind Wirbelbrüche beim Rind ziemlich selten. Im Einzelfall ist zwischen Fissuren und Frakturen der Wirbelkörper, Wirbelbögen oder Wirbelfortsätze zu unterscheiden; letztere lassen sich von ersteren meist auf Grund örtlicher Deformationen, Anschwellung und Schmerzhaftigkeit bei gleichzeitigem Fehlen zentralnervöser Symptome unterscheiden. Ursächlich sind derartige Brüche in der Regel auf grobe traumatische Insulte zurückzuführen, wie sie in Zusammenhang mit Verkehrsunfällen, Stürzen, Anrennen gegen Hindernisse, Kämpfen innerhalb der Herde, Aufreiten brünstiger Tiere oder beim Decken durch einen zu schweren Bullen zustande kommen; dabei können sich Skeletterkrankungen (Rachitis, S. 988; Osteomalazie, S. 995; Fluorose, S. 1175) prädisponierend auswirken. Gelegentlich werden auch an neugeborenen Kälbern Wirbelsäulenverletzungen infolge übermäßiger Zugleistung bei der Geburtshilfe beobachtet.

Die Erscheinungen sind von Fall zu Fall, je nach dem Ausmaß und dem Sitz der Läsion (Hals-, Brust-, Lenden- oder Kreuzbereich) unterschiedlich. Sie lassen sich von den prinzipiell gleichartigen, durch intravertebral gelegene raumfordernde Prozesse bedingten Symptomen nur dann eindeutig abgrenzen, wenn der Vorbericht Anhaltspunkte für das Vorliegen eines schwerwiegenden Traumas enthält, oder wenn örtlich Abweichungen der Wirbelsäule von ihrem normalen Verlauf festzustellen sind; außerdem kann eine Röntgenaufnahme der Klärung dienlich sein. Um Wiederholungen zu vermeiden, soll hier auf das klinische Bild, die Differentialdiagnose und Prognose sowie die Behandlungsmöglichkeiten der Wirbelfrakturen nicht näher eingegangen, sondern auf folgende Kapitel verwiesen werden: Drucklähmungen des Rückenmarks (S. 629), Lähmungen der Nachhand (S. 449, 631) und Bruch des Kreuzbeins (S. 453).

SCHRIFTTUM

Danholm, T. C. (1956): Fracture of the third cervical vertebra in a cow. Vet. Record 68, 1050. — Ilijaš, B., E. Vukelić, S. Rapić & J. Marolt (1967): Röntgenuntersuchung der Wirbelsäule beim Rind (serbokroatisch). Vet. Arhiv 37, 219-222. — Jong, J. M. de, & J. S. Reinders (1962): Gebroken ruggegraten bij pasgeboren kalveren. Tijdschr. Diergeneesk. 87, 557-558. — Tapken, A. (1907): Über Verletzungen der Wirbelsäule beim Rind. Dtsch. Tierärztl. Wschr. 15, 489-490.

Rippenbruch (Fractura costae)

Wesen, Ursachen: Heftigere, auf den Brustkorb gerichtete traumatische Einwirkungen (Hornstoß, Anrennen gegen Hindernisse, Transportunfälle) können gedeckte, seltener auch offene Quer-, Schräg- oder Splitterfrakturen einzelner oder mehrerer Rippen nach sich ziehen; dabei wirken sich Skeletterkrankungen (Rachitis, S. 988; Osteomalazie, S. 995; Fluorose, S. 1175) fördernd aus und bedingen mitunter ‚Spontanfrakturen' aus relativ geringfügigem Anlaß.

Erscheinungen und Verlauf: Einfache gedeckte Rippenfrakturen bleiben oft unbeachtet und verheilen bei ausreichender Mineralstoffversorgung des Tieres ohne weiteres Zutun unter ringförmiger Kallusbildung. Dagegen können Schräg- und Splitterbrüche zur gleichzeitigen Verletzung der Pleura, des Zwerchfells oder des Peritoneums, ausnahmsweise auch innerer Organe, führen und damit entsprechende Erscheinungen und Komplikationen auslösen (Unterhautemphysem, Pneumothorax, Hämatothorax, Pleuritis, Lungenbluten, Pneumonie, Zwerchfellsruptur, Bauchfellentzündung); über diese ist in den genannten Kapiteln Näheres nachzulesen. Bei Perforation der Haut entwickelt sich in der Folge mitunter eine hartnäckig eiternde Rippenfistel.

Behandlung: Lokale therapeutische Maßnahmen sind nur bei offenen Frakturen sowie bei schlecht heilenden Splitterbrüchen (sequestrierende Knochennekrose mit starker periostitischer Reizung) erforderlich; sie bestehen in der Entfernung abgestorbener Knochenteile, der Resektion spitzer oder infizierter Bruchenden, örtlicher antibiotischer Versorgung und Wundverschluß, bei infizierten Verletzungen dagegen in Gazedrainage. Die Mineralstoffversorgung sollte in jedem Fall überprüft und erforderlichenfalls auch für die übrige Herde aufgebessert werden (S. 993, 1001).

Bruch des Brustbeins und Brustbeinfistel (Fractura sterni, Fistula sterni)

Ursachen: Brustbeinfrakturen und -fisteln sind als äußerst seltene Vorkommnisse ab und zu bei männlichen wie weiblichen Rindern zu beobachten. Die Brüche des Sternums gehen meist auf grobe Traumen beim gegenseitigen Bespringen auf der Weide oder beim Deckakt, auf das Hängenbleiben auf festen Hindernissen (Pfahl, Zaun, Notstand) sowie auf heftige Stürze und ähnliche Unfälle zurück; für die Fistelbildung sind dagegen in der Regel tiefreichende infizierte Verletzungen, die Abstoßung nekrotisierender Knochensequester oder vom Netzmagen her auswandernde Fremdkörper verantwortlich.

Erscheinungen: Das klinische Bild einer frischen Brustbeinfraktur ähnelt äußerlich weitgehend dem der akuten traumatischen Retikuloperitonitis; der Patient steht mit aufgekrümmtem Rücken und stöhnt beim Niederlegen sowie beim Aufstehen, zeigt jedoch erhöhte lokalisierte Perkussionsempfindlichkeit über dem Brustbein. Betroffene Bullen verweigern zum Teil den Aufsprung oder gleiten ohne zu decken wieder von dem weiblichen Tier herab. Örtlich ist bei nicht allzu massigen Tieren mitunter eine vermehrt warme, teigige Anschwellung der Unterbrust feststellbar. Bei Fisteldurchbrüchen und Eiterentleerung entwickelt sich in der näheren Umgebung des Sternums eine derbe chronisch-entzündliche Gewebszubildung, welche an ihren Öffnungen trichterförmig eingezogen ist; von hier aus läßt sich mit der biegsamen Zinnsonde nach Passieren des manchmal gewundenen Fistelkanals auf dessen Grund eine Abszeßhöhle mit nekrotischem Knochen (rauh) und/oder Knorpel sondieren. Nach längerem Bestehen einer solchen Eiterung machen sich allmählicher Gewichts- und Leistungsrückgang bemerkbar.

Erkennung: Die sichere Diagnose frischer gedeckter Brustbeinfrakturen ist oft nur mit Hilfe der Röntgenaufnahme möglich; sie kann auch zur Überprüfung der Ausdehnung von Sternalfisteln gute Dienste leisten.

Behandlung: Brüche des Brustbeins bedürfen außer der mitunter nötigen Aufbesserung des Phosphatangebots und der Vitamin-D-Versorgung (S. 993, 1001) sowie der Ruhigstellung des Patienten keiner besonderen Therapie. Die Beseitigung der Fisteln bereitet dagegen meist erheb-

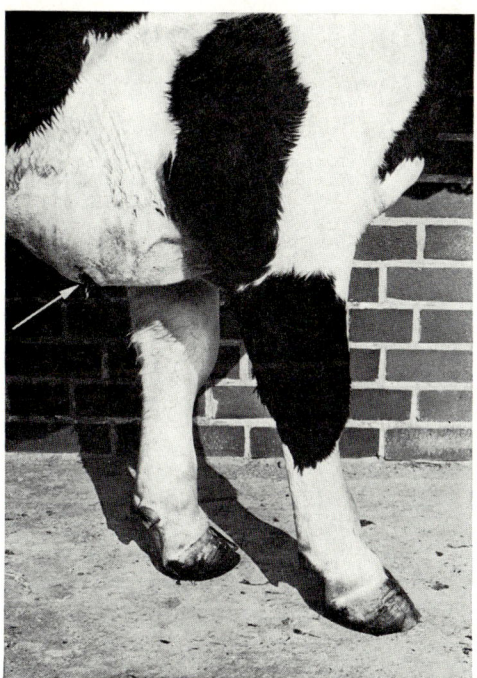

Abb. 385. Brustbeinfistel (Pfeil) nach grober penetrierender Verletzung im Bereich der Unterbrust

liche Schwierigkeiten, weil der auslösende Sequester in der Tiefe der entzündeten Gewebsmassen nur schwer zugänglich ist und die Brustbeinnekrose selbst nach seiner Entfernung weiter fortschreiten und damit die Heilung verhindern kann. Daher sollte der operative Eingriff stets so früh wie möglich vorgenommen werden. Nach Ermittlung der Lage des Fistelgrundes wird der Kanal mit geknöpftem Tenotom in entsprechender Richtung durch Spaltung bis auf den Knochen genügend breit erweitert und versucht, den Sequester zu entfernen oder mit dem Schleifenmesser auszukratzen; falls dies gelingt, kürettiert man sämtliche Höhlen und Gänge unter Schonung der Pleura (!) gründlichst aus und tamponiert anschließend die mitunter stark blutende Wundhöhle gut mit Gazebinden, welche mit einem Breitspektrumantibiotikum bestreut oder durchtränkt sind. Die Wundränder werden unter Belassung einer Abflußöffnung provisorisch mit Seidenheften verschlossen. Der Tampon ist anfangs je nach Sekretion alle 3 bis 5 Tage, später in wöchentlichen Abständen zu erneuern. In günstig verlaufenden Fällen tritt dann unter fortschreitender Ausgranulierung der Höhle innerhalb von 2 bis 3 Monaten Heilung ein.

Nabelentzündung und Nabelabszeß (Omphalitis)

Wesen: Die Entzündung des Nabelstrangs neugeborener Kälber beruht meist auf postnataler und nur ausnahmsweise auf bereits intrauterin eingetretener örtlicher Infektion. Je nachdem, welche Anteile der Nabelschnur dabei betroffen sind, entwickelt sich im Einzelfall eine Omphalitis (subkutane Infektion), Omphalophlebitis (Infektion der Nabelvene), Omphaloarteriitis (Infektion einer oder beider Nabelarterien) oder eine Urachusentzündung (Urachusfistel mit oder ohne Urocystitis purulenta) beziehungsweise eine Kombination zweier oder mehrerer dieser Prozesse. Später können hieraus subkutane Nabelabszesse (Omphalitis) oder anhaltende Eiterfisteln (Omphalovasculitis) hervorgehen.

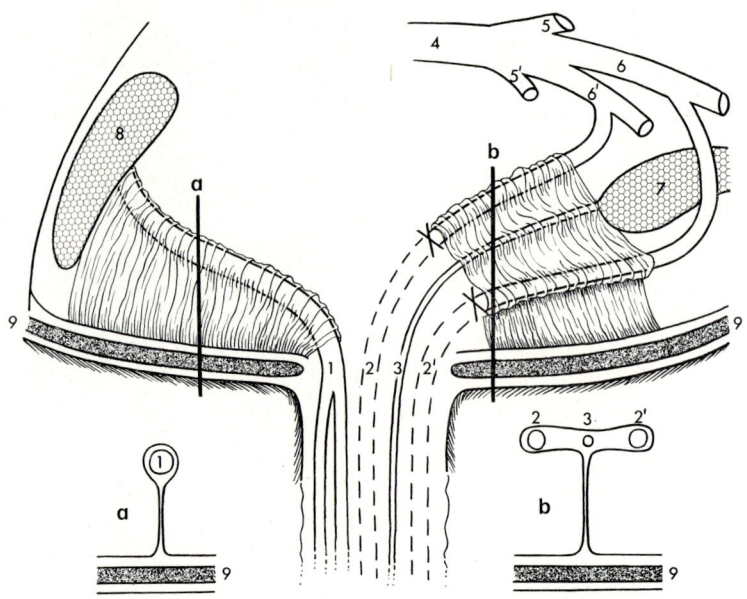

Abb. 386. Nabelgefäße des Kalbes (schematisch; modifiziert nach CHELI, 1968): 1 = V. umbilicalis, 2, 2' = Aa. umbilicales (die sich beim Abreißen der Nabelschnur bis zum Punkt X zurückziehen), 3 = Urachus, 4 = Aorta, 5, 5' = Aa. ilicae internae, 6, 6' = Aa. hypogastricae, 7 = Harnblase, 8 = Leber, 9 = M. rectus abdominis bzw. Linea alba; a = Transversalschnitt durch das Lig. falciforme (= Gekröse der V. umbilicalis), b = Transversalschnitt durch die blindsackartige Gekröstasche, welche die Nabelarterien und den Urachus enthält

Vorkommen, Ursachen: Das Leiden tritt meist sporadisch, seltener auch enzootisch, vor allem unter ungünstigen Umweltverhältnissen (einseitige Fütterung der tragenden Muttertiere, unsaubere Stallungen, Vernachlässigung der Geburts- und Kälberhygiene, gegenseitiges Besaugen des Nabels) und bevorzugt bei unreif geborenen Kälbern (mit weitem Nabel) auf. BOUCKAERT und DE MOOR (1965) fanden die Infektion bei der Überprüfung von 48 Fällen 16mal subkutan, 8mal in der Nabelvene, 7mal in den Nabelarterien und 17mal im Urachus lokalisiert; dabei zeigte sich, daß diese Entzündungen nicht selten mit einem Nabelbruch (S. 615) vergesellschaftet waren. Als Erreger der Nabelentzündung spielt C. pyogenes die Hauptrolle; außerdem kommen allein oder in Form von Mischinfektionen auch Streptokokken, Staphylokokken, Sph. necrophorus und Pasteurellen, ausnahmsweise selbst Koli- oder Tuberkelbakterien vor. Schließlich sei noch erwähnt, daß auch der Tetanus (S. 820) des Kalbes meist von einer Nabelinfektion ausgeht.

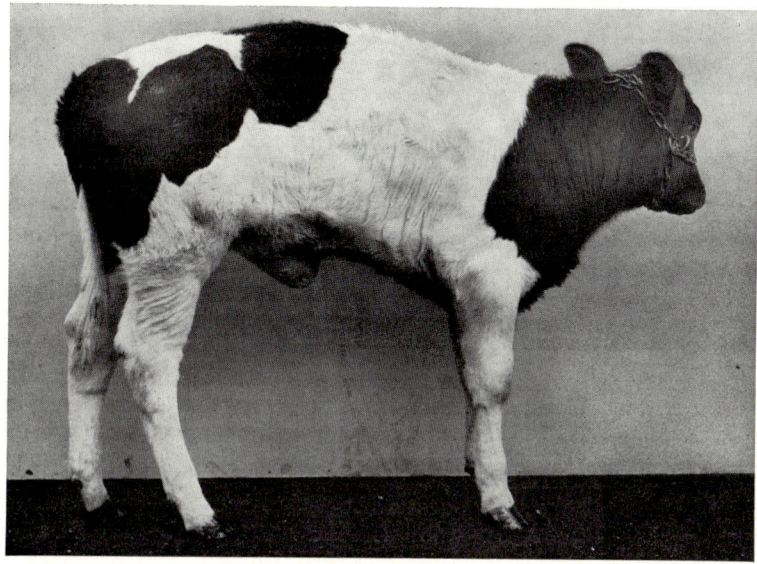

Abb. 387. Kalb mit faustgroßem Nabelabszeß

Erscheinungen und Verlauf: Der Nabel des Patienten erscheint gegen Ende der ersten Lebenswoche oder später sichtlich verdickt, schmerzhaft und dabei entweder diffus verhärtet, fluktuierend, oder von einem derben Strang durchzogen; die Haare der Nabelgegend sind dann oft durch übelriechenden Eiter verklebt, der sich auf Druck auch aus der feuchten braunschwarzen Amnionscheide entleert. Während subkutan lokalisierte Infektionen meist örtlich begrenzt ablaufen und allenfalls zur Abszeß- oder Fistelbildung führen, werden bei Befall der genannten Gefäße vielfach die Erreger oder deren Toxine und Stoffwechselprodukte von der Nabelvene zur Leber oder von den Nabelarterien her über den Kreislauf in die Lungen, Nieren, Gelenke und andere Organe verschleppt; hierdurch kann es zur akuten Septikämie, häufiger jedoch zu einer schleichend und schubweise verlaufenden pyämischen Allgemeinerkrankung mit Abmagerung und entsprechenden Organsymptomen (Polyarthritis, Endokarditis, Pneumonie, Nephritis) sowie zu chronischem Siechtum kommen (Abb. 307).

Erkennung und Unterscheidung: Sofern der Urachus oder die Nabelgefäße betroffen sind, ist beim Rollen der Hautnabelfalte zwischen den Fingern ein derberer Strang fühlbar, der bei Omphalophlebitis nach kraniodorsal, bei Infektion der Arterien oder des Urachus dagegen nach kaudodorsal zieht. Weiteren Aufschluß über den Verlauf des entzündeten Strangs kann man durch vorsichtiges Sondieren des Lumens mit einer weichen biegsamen Sonde gewinnen. Das Hauptproblem der Diagnostik besteht jedoch darin, daß außerdem häufig noch umfangreiche intraabdominale Abszeßbildungen vorliegen, die weder durch Sondierung noch durch Palpation zu erkennen sind. Deshalb wird zur weiteren Klärung die via Fistel erfolgende Kontrastfüllung mit anschließender Röntgenuntersuchung empfohlen (BOUCKAERT und DE MOOR, 1965). Urachusabszesse lassen sich bei offener Verbindung zur Blase mitunter auch auf Grund der Pyurie feststellen. Differentialdiagnostisch sollten Nabelbrüche (S. 615), Hämatome (S. 112) und Urachuszysten berücksichtigt werden.

Beurteilung und Behandlung: Bei ausgeprägter, mit Beteiligung innerer Organe einhergehender nabelinfektbedingter Pyämie bestehen keine Heilungsaussichten mehr; solche Kälber sind deshalb und im Interesse der Bestandshygiene abzustoßen. In allen anderen Fällen kann versucht werden, die Infektion durch systemische Verabreichung von Breitspektrumantibiotika (eventuell kombiniert oder im Wechsel mit Sulfonamiden oder Furazinen) und gleichzeitige örtliche Behandlung zum Stehen zu bringen. Für letztere genügt in frischen leichteren Fällen mitunter die mehrmals zu wiederholende gründliche Reinigung und Desinfektion des Nabels; oft ist aber auch zur Förderung des Sekretabflusses die Spaltung der Hautnabelöffnung und das vorsichtige Ausräumen des zersetzten Gewebes oder Eiters (feiner in den Kanal eingeführter stumpfer Löffel) und die anschließende Auffüllung der Höhle mit antibiotischen Mitteln erforderlich, um zum Ziel zu gelangen. Etwaige Abszesse werden gespalten und drainiert, bei kleinem Umfang besser aber in toto exstirpiert.

Für die fortgeschrittene aszendierende Infektion des Nabels wurde verschiedentlich, vor allem aber von BOUCKAERT und DE MOOR (1965), das operative Vorgehen empfohlen. Hierzu wird das Kalb im Falle einer Omphalophlebitis unter Allgemeinnarkose oder kombinierter extraduraler und lokaler Anästhesie in Rückenlage verbracht, seine Bauchhöhle (nach üblicher Vorbereitung) in Schaufelknorpelnähe in Richtung auf den Nabel eröffnet und die veränderte Vene oberhalb der Entzündungsgrenze ligiert und exstirpiert; ein etwaiger größerer Leberabszeß kann dabei extraperitonealisiert und nach außen drainiert werden. Die Resektion der vereiterten Nabelarterien muß meist sehr hoch, in Nähe der Aortenteilung, vorgenommen werden; hierfür wird die Bauchwand des in gleicher Weise gelagerten Kalbes kaudal des Nabels in Richtung auf die Beckensymphyse aufgeschnitten. Die gleiche Schnittführung ist auch für die Entfernung des entzündeten Urachus anzuwenden; nach seinem Absetzen kann es nötig werden, die dabei eröffnete Blase durch eine doppelte einstülpende Catgut-Naht zu verschließen. Etwaige Nabelbrüche werden beim Verschluß der Bauchwunde berücksichtigt und reponiert (S. 616). In jedem Falle ist auf gute Blutstillung zu achten (notfalls Auffüllung des Kreislaufs durch Blutübertragung, T.I.); Tranquilizer sollten wegen der mit ihrer Anwendung verbundenen erhöhten Blutungsgefahr gemieden werden.

Vorbeuge: Die zur Verhütung von Nabelinfektionen zu beachtenden Maßnahmen erstrecken sich auf vielseitige Fütterung und ausreichende Vitamin-A-Versorgung der tragenden Muttertiere (zur Förderung der Abwehrkräfte des Kalbes während seiner intrauterinen Entwicklung), auf peinliche Geburtshygiene (Abkalbestall, Nabeldesinfektion unmittelbar nach der Geburt mit Jodtinktur, Jodoformäther 5 %ig oder Pix liquida unter Einhaltung größter Sauberkeit), auf die Kälberhygiene (Unterbringung in sauberer und trockener Einzelboxe oder Anbinden) sowie auf die vorbeugende Allgemeinbehandlung der Neugeborenen mit Antibiotika oder stallspezifischen Vakzinen.

SCHRIFTTUM

BOUCKAERT, I. H., & A. DE MOOR (1965): Surgical treatment of umbilical infections in calves. Vet. Record 77, 771-774. — CHELI, R. (1959): Sul trattamento chirurgico dell'onfalovascolite del puledro e del vitello. Nuova Vet. 35, 25-28. — ELZE, K. (1965): Bekämpfung der Aufzuchtkrankheiten des Kalbes — eine Grundlage zur Senkung der Tierverluste. M.-hefte Vet.-Med. 20, 863-868. — GÖTZE, R., & H. MERKT (1953): Zur Prophylaxe und Therapie der Infektionen der Kälber im Säuglingsalter. Dtsch. Tierärztl. Wschr. 66, 348-351. — IRMAY, F. (1956): Beobachtungen über die Aufzuchtseuchen der Kälber und deren Bekämpfung. Tierärztl. Umschau *11*, 360-365, 394-400. — KNÖSEL, H. (1967): Auswertung der Kälbersektionen der Jahre 1961-1965. Dtsch. Tierärztl. Wschr. *74*, 511-513. — SUDARIĆ, F., & A. DŽUVIĆ (1964): Urachus und persistierender Urachus als Infektionspforte beim Kalb (serbokroatisch). Veterinaria *13*, 267-274.

Nabelbruch (Hernia umbilicalis, Omphalocele)

Wesen: Beim Nabelbruch treten durch die abnorm weite Nabelöffnung (als Bruchpforte und Bruchring) Eingeweideteile (großes Netz, eventuell auch Dünndarm), umschlossen vom parietalen Peritoneum (innerer Bruchsack) sowie der Haut (äußerer Bruchsack), aus der Bauchhöhle vor und bilden eine kugelige Vorwölbung in der Mitte des Unterbauchs. Als Nabelstrangbruch (Hernia funiculi umbilicalis, Omphalocele) wird dagegen der Vorfall von Baucheingeweiden in die Nabelstrangscheide des neugeborenen Kalbes bezeichnet.

Vorkommen: Unter 2045 von 7 Vatertieren abstammenden schwarzbunten Nachkommen haben GILMAN und STRINGAM (1953) 1,06 % weibliche und 0,51 % männliche Kälber mit einem angeborenen Nabelbruch ermittelt; bei erwachsenen Rindern ist das Leiden dagegen wesentlich seltener.

Ursachen: Der angeborene Nabelbruch wird als hereditäre Mißbildung (Offenbleiben des Nabelrings) mit rezessivem Erbgang angesehen. Für erworbene Umbilikalhernien kommen als auslösende Faktoren von Fall zu Fall Erweichungen, Überdehnungen oder Verletzungen der Bauchwand im Gefolge von Nabelentzündungen und -abszessen (S. 612), intraabdominalen Drucksteigerungen (Tympanie, Überfütterung, Hochträchtigkeit), groben äußeren Insulten oder durch auswandernde Vormagenfremdkörper in Frage.

Erscheinungen und Verlauf: Im Bereich des Nabels zeigt sich eine kugelige, hühnerei- bis mannskopfgroße und meist schmerzlose weiche Umfangsvermehrung, aus der sich die darin vorgefallenen Eingeweideteile gewöhnlich leicht manuell in die Bauchhöhle zurückdrängen lassen; dabei ist dann in Höhe der Bauchwand die runde bis längsovale, für einen oder mehrere Finger passierbare (oder noch größere) Bruchpforte zu fühlen und mitunter auch zu sehen. Im Vergleich hierzu erscheint der eingeklemmte Bruch bei der Palpation gespannter und derber, manchmal sogar stark schmerzempfindlich; er ist nicht oder nur mit Mühe reponierbar (Hernia umbilicalis incarcerata). In solchen Fällen

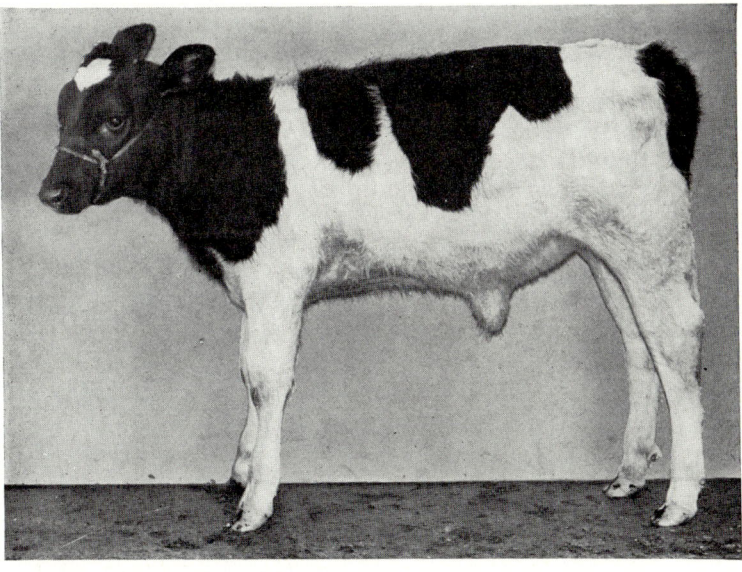

Abb. 388. Kalb mit hühnereigroßem Nabelbruch

besteht außerdem eine der Dauer und dem Grad der Abschnürung entsprechende Allgemeinstörung, die in besonders schweren Fällen zu Intoxikation, Sepsis und Tod führen kann (S. 318); dagegen wird das Wohlbefinden der Patienten durch freie, nicht inkarzerierte Nabelbrüche nicht nennenswert beeinträchtigt. Manche Umbilikalhernien bleiben zeitlebens ohne nachteilige Auswirkungen, andere bilden sich später allmählich von selbst zurück; zu schwerwiegenderen Komplikationen (Darmeinschnürung, Vergrößerung der Bruchpforte, Zerreißung des Bruchsacks) kommt es nur selten.

Erkennung und Unterscheidung: Hämatome (S. 112) und Abszesse (S. 37) stellen mehr oder weniger prall fluktuierende Umfangsvermehrungen dar, welche keine Bruchpforte aufweisen und sich nicht reponieren lassen; außerdem sind sie in der Regel mit weiteren kennzeichnenden örtlichen Veränderungen verbunden (Hautabschürfungen beziehungsweise derbe Abszeßkapsel mit umschriebener Erweichung), die zusammen mit dem Vorbericht (plötzliche oder allmähliche Entstehung, nicht angeboren) meist eine klare differentialdiagnostische Entscheidung ermöglichen. Es ist jedoch zu beachten, daß Nabelabszesse und Umbilikalhernien nicht selten miteinander vergesellschaftet auftreten! Falls nach Spaltung eines Abszesses noch eine deutliche Umfangsvermehrung zurückbleibt, ist daher stets zu prüfen, ob ihr eine weitere Abszeßkammer oder ein Nabelbruch zugrunde liegt (Repositionsversuch, Probepunktion).

Beurteilung: Die Prognose ist um so günstiger, je kleiner der Bruch und die Bruchpforte sind; bei sachgemäßem chirurgischem Eingriff sind aber selbst mannskopfgroße Nabelbrüche heilbar; hin und wieder kommen allerdings infolge Nahtdehiszenz oder mangelhafter Vernarbung postoperative Rezidive vor.

Behandlung: Vor jeder Behandlung ist darauf hinzuweisen, daß vor allem angeborene Nabelbrüche möglicherweise erblich veranlagt sind und die Merkmalsträger daher von der Zucht ausgeschlossen werden sollten. Je nach dem örtlichen Befund (Größe der Bruchpforte und des Bruchsacks, Art seines Inhalts, Vorliegen zusätzlicher Abszeßbildungen, Verwachsungen oder Einklemmung) kommen zur Behebung des Leidens verschiedene konservative oder blutige Methoden in Betracht. Bei Kälbern mit kleinerem Bruch tritt manchmal nach Anlegen einer *Bruchbandage* (zum Beispiel ein mit weichem Schusterpech bestrichener und mittels Riemen am Leib befestigter Lederfleck) binnen 3 bis 4 Wochen Rückbildung der Hernie ein. Das Einreiben (Scharfsalben) und das Ätzen (Säuren) des äußeren Bruchsacks zielt ebenso wie das Umspritzen des Bruchrings mit konzentriertem Alkohol (je 2 bis 5 ml an 3 bis 4 Stellen), konzentrierter Kochsalzlösung, Terpentinöl oder anderen sklerosierenden Mitteln (wie Dondren-Knoll) darauf ab, die Öffnung durch eine *künstlich provozierte Entzündung* mit nachfolgender bindegewebiger Induration zu verschließen; diese Verfahren sind jedoch nur bei sehr kleiner (lediglich für ein bis zwei Fingerkuppen passierbarer) Bruchpforte indiziert, außerdem recht unsicher im Erfolg, und erschweren durch die entzündliche Reaktion eine etwaige spätere Operation. Etwas aussichtsreicher ist bei kleiner Bruchpforte eher noch das *Abkluppen, Abnähen* oder *Abschnüren* des äußeren Bruchsacks (vorzugsweise oberhalb einer an seiner Basis quer durchgesteckten FLESSA-Nadel oder eines Nagels), sofern es dabei gelingt, sämtliche vorgefallenen Teile vollständig zu reponieren und auch den inneren Bruchsack mit zu erfassen.

Eine Zwischenstellung zwischen den vorgenannten unblutigen Verfahren und der regelrechten Operation nimmt eine von REMIEN (1967) vorgeschlagene Methode ein, bei welcher der innere Bruchsack durch *versenkte Ligatur* mit einem BÜHNER'schen Kunststoffband abgebunden wird. Hierzu wird von einem seitlich an der Bruchbasis gesetzten kleinen Hautschnitt aus eine modifizierte GERLACH-Nadel subkutan vor dem inneren Bruchsack herum bis zu einer entsprechenden Gegenöffnung auf der anderen Seite geführt, dort das mit einem Antibiotikum getränkte Band eingefädelt und beim Zurückziehen der Nadel mitgenommen; anschließend wird mit dem freien Ende des Bandes die andere Bruchsackhälfte ebenso umrundet und das Band nach Reposition des Bruchinhaltes stramm verknotet; die Hautwunden werden vernäht. Bei männlichen Tieren empfiehlt sich zur Sicherheit eine zweimalige Umschlingung des Bruchsacks.

Die *operative Behandlung* wird nach 12- bis 24stündigem Hungern am niedergelegten und in Rückenlage gut fixierten Tier vorgenommen; die Schmerzausschaltung erfolgt

Abb. 389 bis 393. Nabelbruchoperation (schematischer Querschnitt durch die Bauchdecken in Höhe des Nabels)

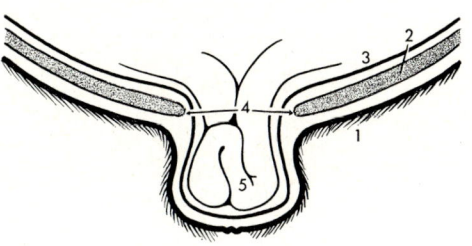

Abb. 389. Topographie der Hernia umbilicalis am stehenden Tier

1 = Haut (äußerer Bruchsack)
2 = M. rectus abdominis
3 = parietales Bauchfell (innerer Bruchsack)
4 = Bruchpforte
5 = Bruchinhalt (Dünndarm)

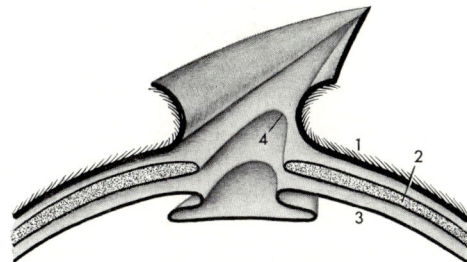

Abb. 390. Nach Längsspaltung der Haut ist der innere Bruchsack freipräpariert und eingestülpt worden (Tier in Rückenlage)

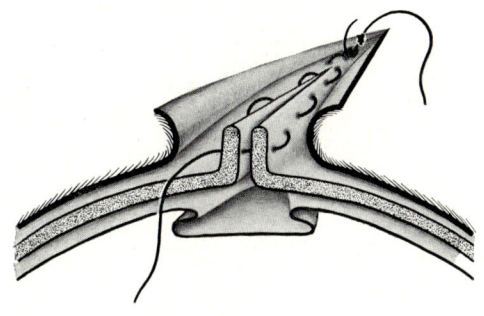

Abb. 391. Verschluß der Bruchpforte durch fortlaufende Matratzennaht

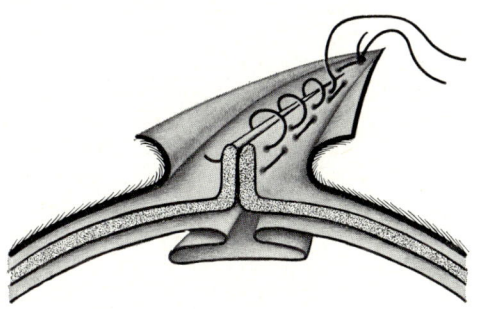

Abb. 392. Rückläufige Kürschnernaht des Wundkammes der Bruchpforte

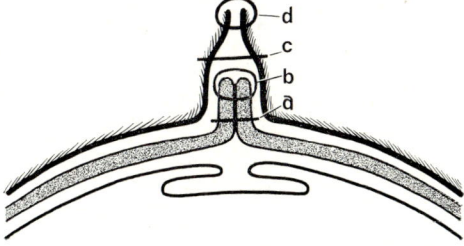

Abb. 393. Eingriff nach Vernähen der Hautwunde abgeschlossen
a = Matratzennaht der Bruchpforte,
b = Kürschnernaht der Bruchpforte,
c = Matratzennaht der Hautwunde,
d = Kürschnernaht der Hautwunde

entweder durch Vollnarkose oder durch örtliche infiltrative Umspritzung des Bruches, erforderlichenfalls unter zusätzlicher großer Extraduralanästhesie oder Verabreichung eines Tranquilizers. Nach Reinigung, Rasur und Desinfektion des äußeren Bruchsacks sowie seiner dann durch ein Schlitztuch abzudeckenden Umgebung wird zunächst die Haut der Nabelnarbe spindelförmig umschnitten und die dabei gesetzte Wunde dann in der Medianlinie jederseits 3 bis 5 Zentimeter weit über den Rand der Bruchpforte hinaus verlängert. Beim anschließenden vorsichtigen Freipräparieren des inneren Bruchsacks von der Haut empfiehlt es sich, ersteren mit Hilfe einer auf seiner Kuppe (an der dort sitzenden Nabelnarbe) angesetzten Haltezange leicht anspannen zu lassen. Das Abtrennen der Haut erfolgt dann teils stumpf, teils mit dem schabenden Skalpell, bis der innere Bruchsack einschließlich eines 3 Zentimeter breiten Streifens rings um die Bruchpforte freigelegt ist. Jetzt wird die Nabelnarbe abgetrennt (ohne den inneren Bruchsack zu eröffnen). Anschließend können kleinere Bruchsäcke nach Reposition ihres Inhalts *ligiert* oder *abgekluppt* werden; das letztgenannte Vorgehen hat allerdings den Nachteil, daß ein Winkel der folgenden Hautnaht mittels Gazedrains offengehalten werden muß, um die Kluppe nach 10 bis 14 Tagen wieder entfernen zu können. Es ist deshalb oft vorteilhafter und bei größerem Bruch sogar unumgänglich, die Bruchpforte unter Einstülpung des inneren Bruchsacks zu vernähen. Hierfür hat sich an der hannoverschen Rinderklinik eine fortlaufende rückläufige *Matratzennaht* (in zwei Etagen nach Art der Zitzennaht) mit starkem Perlonfaden (Filovet spezial – W. d. T.), der bei erwachsenen Tieren doppelt zu nehmen ist, gut bewährt. Während der Naht der ersten Etage wird der eingestülpte innere Bruchsack beim Durchstechen des fibrösen Bruchrings (etwa zwei bis drei Zentimeter von dessen freier Kante entfernt) mit dem eingeführten Finger gegen die Innenfläche der Bauchwand gedrückt. Mit der zweiten Etage der Naht wird nur der freie Rand des Bruchrings erfaßt, so daß sich die Wundränder beim Anziehen und Verknoten des Fadens breitflächig zu einem Kamm vereinigen; dieser Teil der Naht kann auch als fortlaufende Kürschnernaht vorgenommen werden (Abb. 392). Bei eingeklemmter Hernie ist die Bruchpforte erforderlichenfalls mit dem geknöpften Tenotom etwas zu erweitern, um die Reposition bewerkstelligen zu können. Bei bereits eingetretener Verwachsung des Bruchinhalts mit dem inneren Bruchsack muß dieser eröffnet werden; wenn eine Lösung der anhaftenden Teile auch dann noch nicht möglich ist, wird er in Höhe des Bruchrings abgesetzt. Abschließend ist die Hautwunde nach lokaler antibiotischer Versorgung kammförmig zu vernähen und mittels Holzteer und Watte abzudecken; bei größeren Nabelbrüchen empfiehlt sich das Anlegen von Entspannungsheften oder eines mit Klebestreifen (Tesaband um den ganzen Rumpf herum) zu fixierenden Suspensoriums. Die gute Abdeckung der Operationswunde (aufgeklebter Beetverband) ist besonders bei männlichen Patienten wichtig, um Verunreinigungen durch den Harn zu verhüten.

Bei der chirurgischen Behandlung größerer Umbilikalhernien hat sich auch der Verschluß der Bruchpforte mit Hilfe eingenähter *Kunststoffnetze* (Mersilene oder ähnliches) als brauchbar und wertvoll erwiesen. Hierzu wird nach dem Freilegen und Einstülpen des inneren Bruchsacks ein passend zurechtgeschnittenes Netz derart über die Bruchpforte gelegt, daß es diese ringsherum einige Zentimeter weit überragt. Darauf wird es mit in Abständen von jeweils 2 bis 3 Zentimetern gesetzten Kunstfaserheften zunächst auf der einen Seite des Bruchrings verankert und dann, unter mäßigem Zug, auch auf der gegenüberliegenden Seite gut fixiert. Abschließend wird das Netz möglichst durch eine zu diesem Zweck beiderseits freizupräparierende und vorzuziehende Muskellage überdeckt beziehungsweise mit dieser vernäht und die Hautwunde nach örtlicher Antibiose verschlossen. Zur Förderung der Einheilung des Netzes ist während der 10 bis 12 folgenden Tage eine Bruchbandage anzulegen.

SCHRIFTTUM

ANREITER, J. (1927): Zur unblutigen Operation von Nabelbrüchen. Tierärztl. Umschau *33*, 839-840. — BHUYAN, F. C. (1948): Hypertonic saline in umbilical hernia in calves. Vet. J. *104*, 198-199. — GILMAN, J. P. W., & E. W. STRINGAM (1953): Hereditary umbilical hernia in Holstein cattle. J. Heredity *44*, 113-116. — GÖBEL, F. (1955): Eine neuartige Methode der Nabelbruchoperation bei Pferd und Schwein.

Tierärztl. Umschau *10*, 171-175. — HUDSON, R. (1936): Operation for umbilical hernia. Vet. Record *48*, 1177. — LARSEN, L. H. (1955): The surgical repair of umbilical herniae in horses and cattle. Austral. Vet. J. *31*, 225-228. — LERNER, G. (1957): Eine einfache unblutige Behandlung von nichtkomplizierten Nabelbrüchen. Tierärztl. Umschau *12*, 173-174. — MEIER, P. C. (1963): Zur Sklerotherapie von Hernien bei Haustieren. Schweiz. Arch. Tierheilk. *105*, 429-437. — NUMANS, S. R. (1957): Alloplastiek bij de behandeling van de navelbruek bij het rund. Tijdschr. Diergeneesk. *82*, 984-985. — NUMANS, S. R., & H. J. WINTZER (1964): Zur Alloplastik in der Hernienbehandlung bei großen Haustieren. Wien. Tierärztl. Mschr. *51*, 433-440. — NYULL, B., F. RAJKAY & E. NAGY (1954): Operative Behandlung großer Nabelbrüche unter Verwendung von Baumwollnetzen (ungarisch). Magyar Allatorv. Lap. *9*, 242-243. — REMIEN, A. (1967): Die operative Behandlung des Nabelbruchs bei unseren Haustieren — Beschreibung einer neuen Operationsmethode beim männlichen Schwein und männlichen Rind. Tierärztl. Umschau *22*, 282-287. — SCHLEITER, H. (1952): Erfahrungen bei der Behandlung von 105 Nabelbruchpatienten. Tierärztl. Umschau *7*, 372-376. — WEISSENBERG, Y. (1967): The repair of umbilical hernia in cattle with the aid of polyester fibre mesh. Refuah Vet. *24*, 166-165. — WHITCOMB, O. W. (1955): Tantalium mesh in the repair of recurrent abdominal hernias of horses and cattle. Iowa State Coll. Vet. *17*, 143-144. — WINTZER, H. J. (1962): Methods for surgical treatment of bovine abdominal hernias. J. Amer. Vet. Med. Ass. *141*, 131-134. — WRIGHT, J. G. (1951): Observations on the incidence and surgical treatment of umbilical hernia in the bovine. Vet. Record *63*, 4-7.

Bauchwandbruch und Abriß des geraden Bauchmuskels
(Hernia ventralis seu abdominalis, Ruptura musculi recti)

Wesen: Bei diesem Leiden dringen mehr oder weniger umfangreiche Eingeweidemassen (hauptsächlich großes Netz, Dünndarm, Pansen, Labmagen, Gebärmutter und/oder Harnblase) durch nicht präformierte Spalten der Bauchwand zwischen deren Muskelschichten oder sogar bis in die Unterhaut vor, wobei das parietale Bauchfell erhalten (echte Hernie) oder geborsten sein kann (falsche Hernie oder Eventration). Eine besondere Form solcher Brüche stellt die nach Abreißen des geraden Bauchmuskels vom Becken eintretende Hernia abdominalis utero gravido dar, welche die tragende Gebärmutter zum Inhalt hat.

Vorkommen und Ursachen: Bauchwandbrüche sind beim Rind nicht allzu selten. Sie werden von Fall zu Fall durch grobe äußere Insulte (Hornstoß → Flankenbruch; Hängenbleiben auf festen Hindernissen), Überdehnung oder Erschlaffung der Leibeswand (Hoch- oder Zwillingsträchtigkeit, Eihautwassersucht, altersbedingte Gewebsschwäche), oder aber durch lokale subkutane Einschmelzung der Bauchdecken (Phlegmonen, Abszesse) ausgelöst.

Erscheinungen und Verlauf: Nach plötzlich eingetretener Eventration zeigt sich in der Kniefalten- oder Voreutergegend eine mitunter sehr umfangreiche Vorwölbung; sie ist anfangs wegen der starken serösen und blutigen Gewebsinfiltration oft nur wenig umschrieben, aber gespannt und schmerzhaft, so daß sich Bruchinhalt und -pforte(n) bei der Palpation kaum eindeutig erkennen lassen. Die Perkussion ergibt teils gedämpften, teils trommelartigen Schall; bei der Auskultation sind manchmal Darmgeräusche zu hören. Extrem ausgedehnte Veränderungen, welche die gesamte untere Bauchwand umfassen, weisen auf Abriß des geraden Bauchmuskels (einer oder beider Seiten) vom Schambeinkamm hin. Obgleich solche Rupturen wegen der Größe der Bruchpforten nur selten zur Einklemmung der vorgelagerten Eingeweide führen, erscheint die Verdauungstätigkeit dabei oft gestört; in der akuten Phase ist durch den Schmerz vielfach auch das Allgemeinbefinden des Patienten leicht bis mäßig in Mitleidenschaft gezogen; später eintretende digestive oder allgemeine Symptome sind dagegen meist auf Verklebungen und Verwachsungen zurückzuführen. Nach Übergang in das chronische Stadium sind Bruchinhalt (Pansen, Darm, Fetus) und Bruchpforte am liegenden Tier deutlicher abzugrenzen. Liegt der Eventration eine abszedierende Erweichung der Bauchwand zugrunde, so verläuft die Entwicklung des Leidens in der Regel unter allmählicher Größenzunahme des Bruchs.

Erkennung und Unterscheidung der Hernia abdominalis werden oft durch kollaterale Ödeme und Blutergüsse erschwert; bei der rektalen Exploration ist jedoch zum Teil eine auffallende Senkung der Eingeweide (bei angehobenen Bauchdecken gelegentlich sogar die innere Seite des Defekts) zu ermitteln. In Zweifelsfällen verschafft die vorsichtige Punktion der Umfangsvermehrung Klarheit.

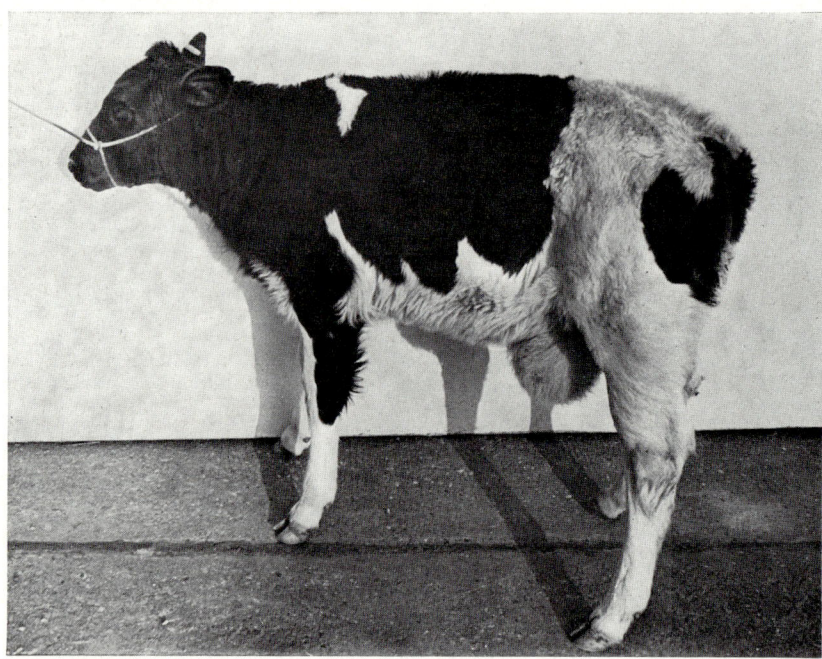
Abb. 394. Kindskopfgroßer Bauchbruch nach Einschmelzung der Bauchdecken durch einen Abszeß

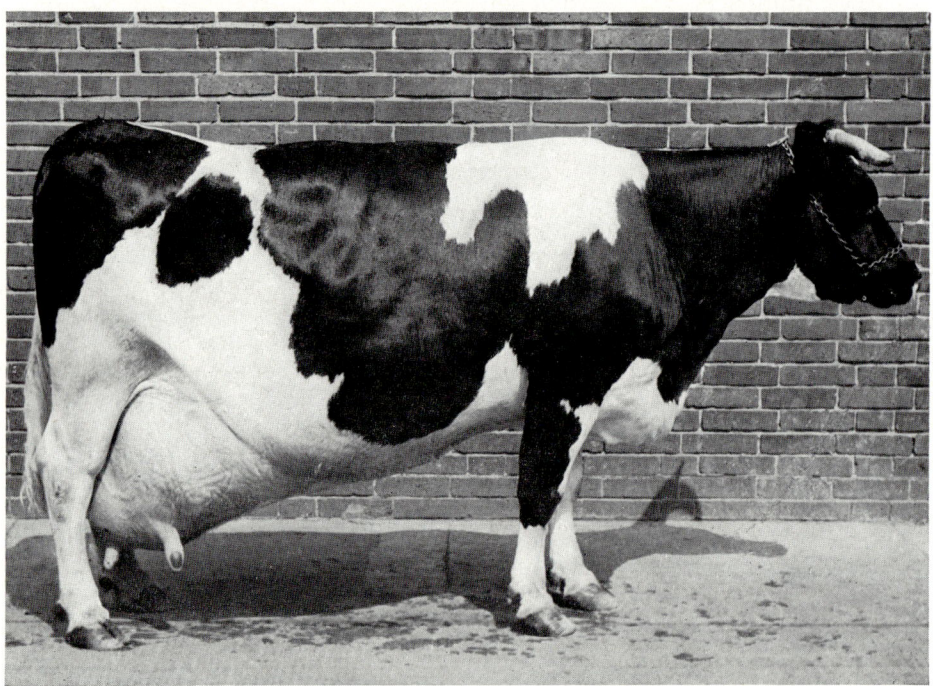
Abb. 395. Beiderseitiger Abriß des M. rectus abdominis vom Schambeinkamm

Beurteilung: Bei größeren Bauchwandbrüchen ist die Prognose wegen der Komplikationsgefahren und der Schwierigkeiten einer erfolgreichen Behandlung stets vorsichtig zu stellen; immerhin konnten aber selbst umfangreiche Hernien operativ geheilt werden. Rektusabrisse sind inoperabel und daher als aussichtslos anzusehen.

Behandlung: Zur Behebung kleinerer echter Abdominalhernien wird wie beim Nabelbruch (S. 616) vorgegangen. Größere traumatisch bedingte Bauchwandbrüche werden am besten schon während der ersten 3 Tage (vor dem Einsetzen erheblicher Verklebungen) am seitlich niedergelegten Patienten operiert; dieser Eingriff erfordert zur Schmerzausschaltung entweder die kombinierte lokale Umspritzung und hohe Extraduralanästhesie oder eine Narkose. Der Bruchsack wird nach üblicher großflächiger Vorbereitung in seinem oberen Drittel in Längsrichtung inzidiert (da die Eingeweide darin meist nach ventral abgesackt sind) und sein Inhalt reponiert; die Rückverlagerung erfolgt, nötigenfalls nach Anlegen einer zweiten Öffnung, am besten mit beiden Händen. Bei hochtragenden Tieren wird dann von der nach Bedarf zu erweiternden Bruchpforte aus ein Kaiserschnitt vorgenommen. Abschließend ist die Bauchwand unter gleichzeitiger antibiotischer Versorgung in mehreren Schichten durch eng und situationsgerecht gelegte U-Hefte zu vernähen (Fivolet spezial – W. d. T. oder starkes, chromiertes Catgut). Vereinzelt wurde die Bruchpforte auch mit gutem Erfolg durch Alloplastik

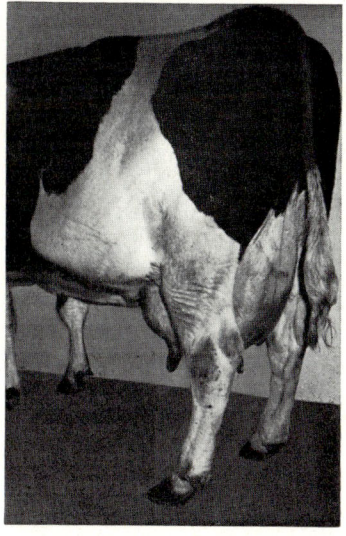

Abb. 396. Traumatisch bedingter Flanken-,Bruch' (subkutane Eventration)

(Einsetzen eines Kunststoffnetzes) oder durch Überdecken mit dem hierzu freipräparierten M. rectus abdominis gesichert. Um den meist erheblichen Sekretmengen Abfluß zu schaffen, ist das Einlegen eines Gazedrains in einer am tiefstgelegenen Punkt geschaffenen Öffnung wichtig. Flankenbrüche können mitunter trotz bedeutender Größe längere Zeit bestehen, ohne sich nachteilig auf die Gesundheit des betreffenden Tieres auszuwirken.

SCHRIFTTUM

BALAZS, K. (1967): Bauchoperationen von großem Ausmaß an Rindern. Schweiz. Arch. Tierheilk. *109*, 546-553. — BROUSSARD, J. R. (1956): Practical field surgery. J. Amer. Vet. Med. Ass. *128*, 528-529. — CELIŠČEV, L. I. (1966): Die Behandlung traumatischer Hernien bei Kühen (russisch). Veterinarija *43*:6, 73-75. — DESLIENS, L. (1956): Les hernies par rupture de la paroi abdominale dans les espèces chevaline et bovine — traitement chirurgical. Rev. Méd. Vét. *107*, 762-774. — FORSSELL, G. (1929): Die Behandlung akuter traumatischer Bauchbrüche beim Rind (schwedisch). Svensk. Vet. Tidskr. *34*, 205-211. — GÜRTLER, H. (1957): Operation eines erheblichen Bauchbruches in Verbindung mit Kaiserschnitt beim Rind. Tierärztl. Umschau *12*, 228. — HENSTRA, S. J. (1965): Hernia ventralis bij en Bonaji rund. Tijdschr. Diergeneesk. *90*, 1352. — JAROVOJ, S. V., & I. S. LAGODZINSKIJ (1961): Operative Behandlung des Bauchbruchs bei Kühen (russisch). Veterinarija *38*:7, 65-66. — MUSSILL, J. C. (1941): Operative Behandlung traumatischer Ventralhernien. Wien. Tierärztl. Mschr. *28*, 41-44. — NEUHOFF, G. (1930): Beitrag zur operativen Behandlung traumatischer Hernien (subkutaner Vorfälle) bei Pferd und Rind. Wien. Tierärztl. Mschr. *17*, 93-99. — OEHME, F. W. (1965): Lateral abdominal hernia in a cow. Cornell Vet. *55*, 321-329. — STUHLENMILLER (1956): Operative Behandlung des Bauchbruches bei der Kuh. Tierärztl. Umschau *11*, 155. — WION, J. E. (1957): A new technique for hernial repair in large animals. J. Amer. Vet. Med. Ass. *131*, 56-58.

Leistenbruch, Hodensackbruch (Hernia inguinalis, Hernia scrotalis)

Wesen, Vorkommen, Ursachen: Das am Samenstrang vorbei erfolgende Eindringen von Eingeweideteilen (großes Netz, Dünndarm) über den inneren Leisten- und Scheidenhautring in den Hals des Scheidenhautfortsatzes wird als Leistenbruch, beim Abgleiten bis in die Tiefe der Scheidenhauthöhle aber als Hodensackbruch bezeichnet. Dieses Leiden ist nur vereinzelt, vornehmlich bei erwachsenen Bullen, und fast nur linkerseits beobachtet worden. Ob solchen Fällen eine erbliche Disposition für den Leistenbruch (abnorme Weite des inneren Leistenrings) zugrunde liegt, ist bislang nicht erwiesen; außer dieser Möglichkeit werden als auslösende Faktoren noch verschiedene Umstände beschuldigt, welche eine Dehnung des Anulus inguinalis nach sich ziehen können (Tympanie, Vormagenüberladung, Verlagerung des Gewichts und der Eingeweide beim Aufsprung, Niederstürzen, Niederschnüren und dergleichen mehr).

Erscheinungen und Verlauf: Im deutlich asymmetrischen Skrotum des Tieres fühlt man neben dem Samenstrang oder dem Hoden die teigig-weichen, schmerzlosen und meist leicht reponiblen Netz- oder Darmteile; vom Rektum aus sind dann neben dem Samenleiter der betroffenen Seite gespannte Gekrösestränge palpierbar. Nach Einklemmung des verlagerten Darms zeigen die Patienten steifen Gang, Inappetenz und andere Allgemeinerscheinungen (S. 318). Bei Jungbullen sollen freie, nicht inkarzerierte Inguinalhernien mitunter spontan in Heilung übergehen.

Unterscheidung: Entzündungen des Skrotums oder der Hoden, Hämatome, Abszesse, Neubildungen, durch Harnstauung bedingte Ödeme sowie falsche, außerhalb des Processus vaginalis gelegene Leistenbrüche lassen sich auf Grund des örtlichen Befundes, der rektalen Untersuchung, nötigenfalls auch durch Punktion oder Inzision ausschließen.

Behandlung: Der zur Behebung des Leidens erforderliche chirurgische Eingriff zielt darauf ab, nach Reposition der verlagerten Eingeweide den inneren oder äußeren Leistenring unter Schonung des Samenstrangs und der A. pudenda externa zu verkleinern oder völlig zu verschließen. Hierzu werden drei Operationsverfahren empfohlen, welche erforderlichenfalls mit der einseitigen Kastration zu verbinden sind:

Eingehen von der *Flanke* her am stehenden Tier (Laparotomie); Reposition durch Zug von innen (an Netz oder Darm) und gleichzeitigen unterstützenden Druck von außen; nun wird mit gebogener Heftnadel und eingefädeltem, an seinen Enden zur Schlaufe verknoteten Kunstfaserfaden in die Bauchhöhle eingegangen und die Nadel nach zweimaligem Durchstechen der freien Ränder des Leistenrings durch die zuvor auf dem Daumen gehaltene Schlaufe geführt; danach wird der Faden in Höhe der Nadel geteilt und diese mit einer seiner beiden Hälften erneut durch den Leistenring gestochen; dann werden die beiden Fadenenden extraabdominal verschlungen und der Knoten mit den Fingern nach innen auf den Leistenkanal geschoben; antibiotische Versorgung und Verschluß der Bauchhöhle.

Eingehen von außen her auf den Leistenring zu; *Eröffnung der Tunica vaginalis* auf einer Länge von wenigen Zentimetern; von hier aus dann digitale Reposition und Anlegen einer Tabakbeutelnaht unterhalb des Leistenrings, möglichst unter Miteinbeziehung des M. rectus abdominis (Perlonfaden); Antibiose; Wundverschluß.

Hautinzision (T- oder halbkreisförmig) an der Skrotumbasis des niedergelegten Tieres; *Laparotomie* wenig oberhalb der Kniefalte; bimanuelle Reposition; Einstechen einer gebogenen Heftnadel (mit Faden) durch den Hautschnitt und die Bauchwand bis in die Bauchhöhle, wo sie von der anderen Hand erfaßt und nach Durchstechen der Kanten des Leistenrings wieder in die Hautwunde zurückgeführt wird; Verknoten des Fadens; Antibiose; Naht der Laparotomiewunde und des Defekts am Hals des Hodensacks.

SCHRIFTTUM

EBERT, E. F. (1960): Surgical repair of scrotal hernia in the bull. Canad. Vet. J. *1*, 441-443. — FRANK, E. R. (1937): Some hernias in the equine and bovine. J. Amer. Vet. Med. Ass. *91*, 639-646. — HESS, E. (1892): Leistenbruch bei einem Zuchtstier. Schweiz. Arch. Tierheilk. *34*, 77-80. — HIBBS, C. M. (1960): Bovine hernia repair. Vet. Med. *55*:7, 67. — NOORDSY, J. L. (1966): Inguinal herniorrhaphy in the bovine male. Vet. Med. *61*, 147-150. — WHEAT, J. D. (1964): Inguinal hernia of beef bulls. Mod. Vet. Practice *45*:3, 37.

Dammbruch (Hernia perinealis)

Wesen, Ursache: Bei erwachsenen weiblichen Rindern kann es, meist in Verbindung mit starkem Pressen und Drängen sowie gleichzeitiger abnormer Nachgiebigkeit der periproktalen und perivaginalen Gewebe (mit oder ohne Zerreißung des Bauchfells), ausnahmsweise zum Vordringen von Darmschlingen oder der Harnblase bis in die Subkutis der Mittelfleischgegend oder neben der Scham kommen.

Erscheinungen, Verlauf: Im Dammbereich oder seitlich der Vulva ist eine bis kindskopfgroße schmerzlose, weiche und auf Druck nachgiebige Umfangsvermehrung festzustellen, deren Größe im Falle einer Verlagerung der Harnblase je nach deren Füllung wechselt. Größere Perinealhernien können durch Kompression des Mastdarms, der Blase oder der Scheide zu Schwierigkeiten beim Harn- und/oder Kotabsatz führen; das Allgemeinbefinden der Patienten wird jedoch in der Regel erst nach Eintritt von Komplikationen (Perforation nach außen, Peritonitis, Einklemmung) deutlich beeinträchtigt.

Die *Erkennung* des Leidens und seine *Unterscheidung* von Abszessen, Hämatomen oder Phlegmonen gleicher Lokalisation ist gewöhnlich auf Grund der Rektalbefunde möglich; in Zweifelsfällen führt die vorsichtige Punktion der Umfangsvermehrung zur Klärung.

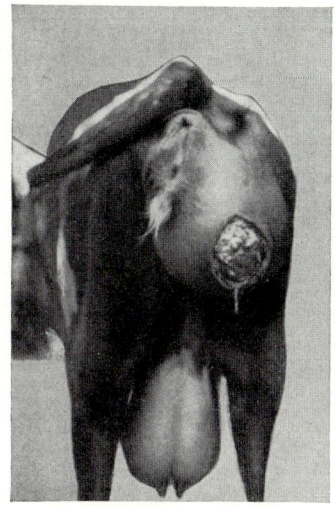

Abb. 397. Perinealhernie mit retroflektierter Harnblase

Behandlung: Nach Abstellen des Drängens durch eine kleine Extraduralanästhesie versucht man, den frischen Vorfall von einem Flankenschnitt aus zu reponieren; falls dies gelingt, wird der Bruchsack anschließend von außen her eröffnet und die Bruchpforte unter Beachtung der Gefäße durch situationsgerechte Knopfhefte verschlossen oder durch später nach und nach wieder zu entfernende antibiotisch getränkte Gazebinden tamponiert, um Rezidive zu verhindern. Blasenvorfälle lassen sich möglicherweise auch direkt, vom eröffneten Bruchsack aus, zurücklagern. Post operationem ist auf gute Drainage des Sekretabflusses zu achten; die Kuh ist während der ersten Zeit hinten hochzustellen.

SCHRIFTTUM

Liess, J. (1936): Offene Perinalhernie und Retroventroflexion der Harnblase bei einer Kuh. Tierärztliche Rundschau *42*, 758.

Zwerchfellslähmung und Zwerchfellskrampf
(Paralysis diaphragmatis, Singultus)

Lähmungs- und Krampfzustände des Zwerchfells sind beim Rind äußerst selten. Sie können durch Druckschädigung des Halsmarks (S. 610, 629, 650) sowie durch Unterbrechung (Quetschung) oder Reizung (direkt durch Entzündung oder Tachykardie; indirekt vom Magendarmkanal aus) des aus den Ventralästen der 5. bis 7. Halsnerven gebildeten N. phrenicus ausgelöst werden. Die *Lähmungserscheinungen* folgen unmittelbar auf das verursachende Trauma oder auch erst Tage bis Monate später (infolge Narbenstriktur oder Kallusdruck); sie bestehen bei beiderseitiger Unterbrechung des Zwerchfellsnerven in hochgradiger Dyspnoe mit intensiver Betätigung der Bauchmuskulatur und des Brustkorbes, bei einseitiger Lähmung dagegen nur in leichterer Behinderung der Atmung. Der *Zwerchfellskrampf* ist an der ruckweise und synchron mit der Inspiration erfolgenden Erschütterung des Rumpfes zu erkennen. Die Diagnose der Zwerchfellslähmung ist nur bei ausgeprägtem Krankheitsbild und Mitberücksichtigung des Vorberichts sowie der oft versteckt gelegenen auslösenden Veränderungen zu stellen. Differentialdiagnostisch sind vor allem das interstitielle Lungenemphysem (S. 157) und der Pneumothorax (S. 172) zu berücksichtigen; der Singultus hat dagegen

Ähnlichkeit mit Krämpfen der Bauchmuskeln und mit dem Erbrechen (S. 274). Eine Behandlung kommt bei Lähmung des Zwerchfells gewöhnlich nicht in Frage; allenfalls können versuchsweise die Vitamine des B-Komplexes verabreicht werden. Bei Krämpfen des Zwerchfells gibt man Beruhigungsmittel (Neuroplegika, Chloralhydrat, Barbiturate) und versucht, die Ursache zu ermitteln und abzustellen.

Da *Rupturen des Zwerchfells* in der Regel zur Verlagerung des Netzmagens führen, werden sie bei den Krankheiten des Verdauungsapparates besprochen (S. 240).

SCHRIFTTUM

GIROLLA, W. (1955): Der Nervus phrenicus des Rindes — seine Morphologie, Topik, Innervations- und Funktionsaufgaben. Diss., Wien.

Verletzungen und Wirbelbrüche am Schwanz
(Vulnera caudae, Fractura vertebrae coccygicae)

Läsionen im Bereich des Schwanzes sind beim Rind ziemlich häufig zu beobachten, geben aber nur selten Anlaß für tierärztliches Eingreifen. Sie werden von Fall zu Fall durch das Hängenbleiben zwischen den Rosten der Schwemmentmistung, Tritte nebenstehender Tiere, Verfangen im Stacheldraht, durch unsachgemäße Aufhebe- und Auftreibeversuche (Ziehen oder Knicken des Schwanzes), mitunter auch durch sadistische Mißhandlung oder Anwendung reizender Mittel verursacht. Dabei kann es zu Wirbelfrakturen oder Zerreißungen der Zwischenwirbelscheiben und -bänder (mit entsprechender Dislokation) sowie zu mehr oder weniger tiefreichenden Haut- und Muskelverletzungen kommen.

Gedeckte Schwanzwirbelbrüche geben sich durch abnorme Beweglichkeit, örtliche Anschwellung und Schmerz, Knickbildung und Krepitation (in Zweifelsfällen aber röntgenologisch) zu erkennen. Bei Zusammenhangstrennung im Bereich der Zwischenwirbelscheiben fällt dagegen oft nur die Knickung und die passive Luxationsmöglichkeit auf. Zur Vermeidung des sonst meist zurückbleibenden Schönheitsfehlers können frische gedeckte Brüche durch gepolsterten Schienen- oder Gipsverband behandelt werden. Offene Schwanzverletzungen sind so früh wie möglich chirurgisch zu versorgen (Entfernung von Sequestern, örtliche Antibiose, Hautnaht, Polsterverband); andernfalls besteht Gefahr schwerwiegender Blutungen und/oder sekundärer Infektionen; letztere führen leicht zu aszendierender Phlegmone, Knochennekrose, chronisch-fistelnder Eiterung, manchmal auch zu maligner Entartung betroffener Gewebe (S. 627), und können bei Lokalisation am Schwanzansatz sogar auf das Kreuzbein und die Cauda equina übergreifen (Afterblasenschwanzlähmung, S. 631). Wenn solche Veränderungen nicht schon zu weit nach proximal fortgeschritten sind, kommt dann als letzter Ausweg nur die Amputation des Schwanzes in Frage (S. 627); das gleiche gilt für die offene Schwanzwirbelfraktur.

SCHRIFTTUM

ANONYM (1921): Sfago di malvagita od episodio di lotta di classe? Clin. Vet. *44*, 315. — PALLASKE, G., & O. DIETZ (1955): Eine brotlaibgroße ‚Neubildung' am Schwanzende eines Rindes. Berl. Münch. Tierärztl. Wschr. *68*, 55-57. — STREBEL, M. (1898): Aderlaß am Schweife einer Kuh mit nachfolgender ausgebreiteter Verjauchung. Schweiz. Arch. Tierheilk. *40*, 245-249. — STREIT, H., & A. GUILLEBEAU (1912): Ein Fall von Chondrotomie zwischen den Schwanzwirbeln beim Bullen mit schlechtem Ausgang. Schweiz. Arch. Tierheilk. *54*, 453, 468.

Eitrige Entzündungen am Schwanz (Furunculosis caudae, ‚Sterzwurm')

Vorkommen, Ursachen: Außer den im vorigen Abschnitt besprochenen, in Zusammenhang mit Schwanzverletzungen einsetzenden sporadischen Infektionen durch Eiter-

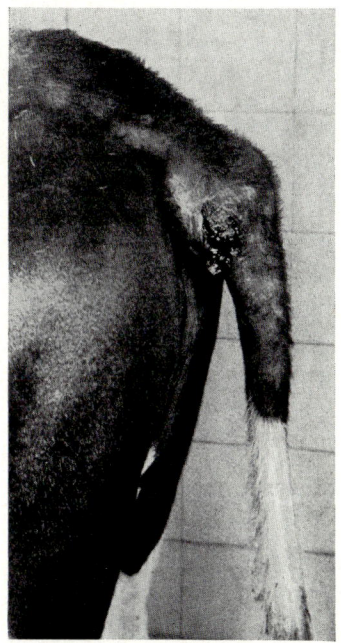 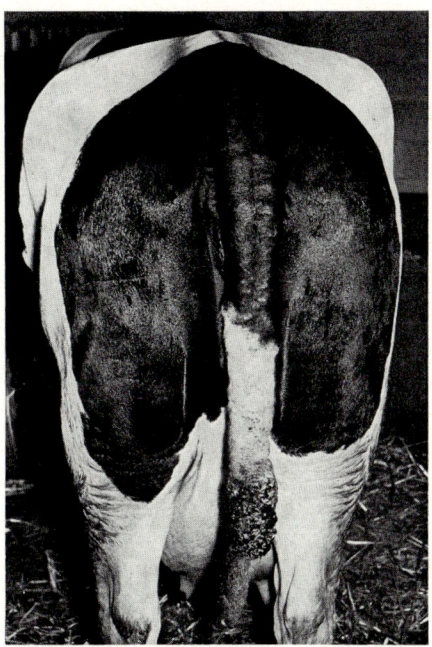

Abb. 398. Verschleppte ungedeckte Schwanzwirbelfraktur (eitrige Infektion, beginnende maligne Entartung)

Abb. 399. ‚Sterzwurm' am distalen Schwanzdrittel

und Nekroseerreger, kommt beim Rind hin und wieder eine bestandsweise gehäuft auftretende Entzündung des Schwanzendes vor, die durch multiple akneartige Eiterknötchen gekennzeichnet ist. Dieses auch als ‚Sterzwurm' bezeichnete Leiden soll auf der Ansiedlung von Staphylokokken (St. pyogenes aureus, albus und citrus; möglicherweise auch als Mischinfektion mit anderen pyogenen Keimen) in den Talgdrüsen und Haarbälgen beruhen und nur unter noch nicht näher geklärten begünstigenden äußeren und/oder inneren Umständen zum Ausbruch kommen. Es wird vermutet, daß derartige prädisponierende Voraussetzungen mehr zum enzootischen Auftreten der Schwanzfurunkulose beitragen als die Übertragung der Infektion von Tier zu Tier. Die Krankheit ist sowohl in Europa als auch in den USA beobachtet worden.

Erscheinungen und Verlauf: Wegen des Juckreizes und Schmerzes sind die Patienten unruhig, schlagen ständig mit dem Schwanz oder belecken und benagen ihn. Die Haut des Schwanzes zeigt zunächst umschriebenen Haarausfall und multiple Knötchenbildung mit Eiterpröpfen; später erscheint sie hier diffus verdickt und verhärtet, vermehrt warm sowie mit Schuppen und Sekretkrusten bedeckt; sie enthält dann mitunter bis zu 10 Millimeter tiefe eitergefüllte Grübchen. Außerdem können Lymphknotenschwellung (neben der Schwanzwurzel), verstärkte Pulsation der Schwanzarterie und manchmal sogar Symptome einer Allgemeininfektion vorliegen (Fieber, Inappetenz, Milchrückgang). Meist geht das Leiden nach längerem, schubweise rezidivierendem Verlauf allmählich in Heilung über; gelegentlich führen aber auch Komplikationen (Nekrose der Schwanzspitze, aszendierende Phlegmone, Verhornungen, Staphylokokkensepsis) zu ungünstigem Ausgang.

Erkennung: Die Diagnose gründet sich auf das sporadische bis enzootische Auftreten, den örtlichen Befund (mit oder ohne multiple Eiterknötchen), das Fehlen von gleichartigen Veränderungen an den übrigen Akren und den Erregernachweis. Differentialdiagnostisch sind die Mutterkornvergiftung (S. 1243) und die Rohrschwingellahmheit (S. 1244) zu berücksichtigen.

Behandlung: Neben parenteraler Verabreichung von staphylokokkenwirksamen Antibiotika (Erythromyzin, Novobiozin, Chloramphenikol) werden die Veränderungen auch örtlich versorgt. Dies kann durch wiederholte desinfizierende Waschungen, anschließenden Antibiotikaspray und Schutzverband erfolgen; ähnliche Dienste leisten auch keimhemmende und hyperämisierende Salbenverbände (Ichthyol 20%ig, Jodsalben oder antibiotika- beziehungsweise sulfonamidhaltige Salben auf der Grundlage von Schwefel, Chloroform und Lanolin im Verhältnis 1:1:4). Zur Unterstützung kann auch die Allgemeinbehandlung mit Jodsalzen (S. 704) eingesetzt werden. Nach Eintritt schwerwiegender Komplikationen ist die Amputation des Schwanzendes in Betracht zu ziehen (S. 627).

Mißbildungen des Schwanzes

Kurz- oder *Stummelschwänzigkeit* (Brachyurie) und *Schwanzlosigkeit* (Anurie) sind als angeborene Anomalie bei Kälbern beiderlei Geschlechts nicht allzu selten festzustellen (RIECK, 1966). Etwa 75 % der Merkmalsträger weisen daneben noch mehr oder weniger stark ausgeprägte Mißbildungen anderer Organe auf (vor allem im Bereich des Neuralrohres, wie Deformationen des Kreuzbeins, Hydrozephalus oder Anophthalmie; außerdem zum Teil auch Atresia ani et recti oder Nierenhypoplasie); ihre Lebensfähigkeit wird dann vom Ausmaß der Veränderungen bestimmt. Über die Erblichkeit dieses Leidens besteht noch keine Klarheit.

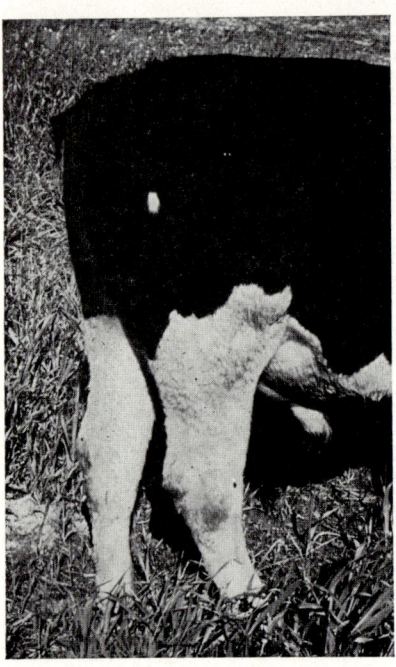 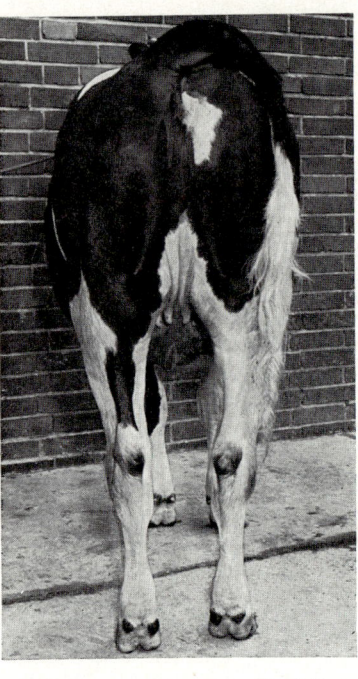

Abb. 400. Angeborener Stummelschwanz bei einem Bullen

Abb. 401. Angeborene Verkrümmung des Schwanzansatzes

Die angeborene *Verkrümmung* oder *Knickung des Schwanzansatzes* („wry tail") ist bislang als autosomal-rezessiv erbliche Anomalie vereinzelt bei Braunvieh- und Jersey-Kälbern beobachtet worden und mit dem Leben der betroffenen Tiere vereinbar.

Für den konnatalen *Drehschwanz* („screw tail"), der durch eine Verdrehung und Verschmelzung mehrerer Schwanzwirbel gekennzeichnet ist, wird beim Braunvieh ein autosomal-dominanter, bei hornlosem Rotvieh dagegen ein autosomal-rezessiver Erbgang angenommen.

Die bei neugeborenen Kälbern der niederländischen rotbunten Rasse aufgetretene *Paralyse des Schwanzes* geht meist mit Afterblasenschwanzlähmung (zum Teil auch mit Inkoordination der Nachhand) einher; sie wird als autosomal-rezessiver Erbfehler angesehen.

SCHRIFTTUM

ATKESON, F. W., & T. R. WARREN (1935): Inheritance of wrytail in Jersey cattle. J. Heredity 26, 331-334. — ATKESON, F. W., F. ELDRIDGE & H. IBSEN (1944): Prevalence of 'wrytail' in cattle. J. Heredity 35, 11. — DREYER, D. (1964): Völlige Schwanzlosigkeit bei einem schwarzbunten Kalb. Dtsch. Tierärztl. Wschr. 71, 586-588. — HUSTON, K., & S. WEARDEN (1958): Congenital taillessness in cattle. J. Dairy Sci. 41, 1359. — KNAPP, B. R., M. W. EMMEL & W. F. WARD (1936): The inheritance of screwtail in cattle. J. Heredity 27, 269-271. — LOSEN, P. (1965): Ein weiterer Fall von Schwanzlosigkeit beim Kalb. Dtsch. Tierärztl. Wschr. 72, 255. — MCFARLAND, L. Z. (1959): Sacrococcygeal agenesis in a calf. Cornell Vet. 49, 147-152. — PLANCK, G. M. VAN DER, & M. HOITING (1954): Erfelijke afwijking bij runderen — vorloopige mededeling. Tijdschr. Diergeneesk. 79, 149-150. — RIECK, G. W. (1966): Über Schwanzlosigkeit beim Rind. Dtsch. Tierärztl. Wschr. 73, 80-85. — ROEMMELE, O. (1935): Vererbung einer Wirbelsäulenmißbildung beim Rind. Züchtungskunde 10, 449-459. — THOM, K. L. (1963): Über einen Fall von Anophthalmie mit Schwanzlosigkeit bei einem Kalb der Höhenfleckviehrasse. Wien. Tierärztl. Mschr. 50, 709-710. — ZAYED, J. E., & Y. S. GHANEM (1964): Untersuchungen über einige kongenitale Mißbildungen in einer schwarzbunten Rinderherde. Dtsch. Tierärztl. Wschr. 71, 93-95.

Geschwülste am Schwanz (Tumores caudae)

Am Schwanz erwachsener Rinder kommen hin und wieder Fibrosarkome, Plattenepithelkarzinome, Melanome oder Teratome hämangioplastischer Natur vor. Solche echten Tumoren sind von geschwulstähnlichen Zubildungen aus chronisch-entzündlichem (und oft auch infiziertem) Granulationsgewebe zu unterscheiden, die jedoch infolge der ständigen mechanischen und mikrobiell-chemischen Irration (Verunreinigung) ebenfalls zur Malignität neigen können.

Auch die mitunter bis zu mannskopfgroßen, anfangs schmerzlos derben (oder mehr teigigen), teilweise auch knotig-höckrigen echten Neubildungen des Schwanzbereiches können sich mit der Zeit leicht infizieren und dann ein geschwürig-eitriges bis polypöses Aussehen annehmen. Bei Übergreifen auf die Schwanzwurzel und das Kreuzbein verursachen sie gelegentlich eine Parese oder Paralyse des Schwanzes (,Hammelschwanz'), ausnahmsweise auch des Afters und der Blase oder sogar der Nachhand (S. 631).

Bei distalem Sitz eines solchen Tumors ist durch sachgemäße *Amputation des Schwanzes* oft Heilung zu erzielen. Der Eingriff wird am stehenden Tier unter kleiner Extraduralanästhesie vorgenommen. Nach Rasur und Desinfektion der oberhalb der Geschwulst zu wählenden Operationsstelle wird der Schwanzansatz von einem Gehilfen mit beiden Händen umfaßt und zur Blutstillung kräftig komprimiert. Sodann wird ein zirkulärer Hautschnitt angelegt, der Hautschlauch von dem Helfer leicht nach proximal gezogen und der Schwanz im Bereich einer Zwischenwirbelscheibe (Knorpel) abgesetzt. Die dann bei kurzfristiger Lockerung der Kompression spritzenden Blutgefäße werden mit Catgut-Faden ligiert. Nach antibiotischer Wundversorgung ist die Haut durch U-Hefte über dem Stumpf zu verschließen und ein Polsterverband anzulegen, der mittels Klebeband oder eines Hauthefts fixiert wird (Holzteeranstrich). Erforderlichenfalls ist der Verband nach 1 bis 2 Wochen zu wechseln.

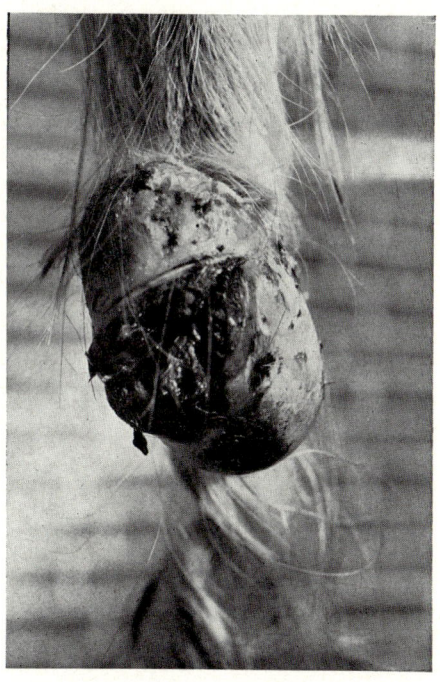

Abb. 402. Hühnereigroßes Fibrosarkom an der Schwanzspitze (Heilung durch Resektion des Schwanzendes)

SCHRIFTTUM

Dobberstein, J. (1953): Zur Statistik der Geschwülste bei Tieren. Akademie-Verlag, Berlin. — Douville (1926): Le cancer épithélial caudal chez la vache. J. Méd. Vét. Zootechn. 72, 73-80. — Lombard, Ch., E. Puget, F. Rogé & A. Rossignol (1963): Trois mélanoblastomes de siège inaccoutumé chez les bovidés. Bull. Acad. Vét. France 36, 171-174. — Lombard, Ch., & E. Puget (1963): Ostéosarcome de la 4e vertèbre coccygienne chez une vache hollandaise. Bull. Acad. Vét. France 36, 227-233.

Krankheiten des Nervensystems

Erkrankungen des Gehirns und des Rückenmarks sowie ihrer Hüllen sind beim Rind im Vergleich zu den Krankheiten anderer Organapparate zwar relativ selten und außerdem therapeutisch oft nur wenig oder gar nicht beeinflußbar; trotzdem kommt ihnen aber praktische Bedeutung und tierärztliches Interesse zu: Bei rechtzeitiger Erkennung gelingt es meist noch, wenigstens den Fleischwert des betroffenen Tieres zu retten; bei gleichzeitiger Bedrohung des gesamten Bestandes durch dieselbe am zentralen Nervensystem angreifende Noxe (Infektion, Vergiftung, Mangelzustand) kann die rasche Aufklärung und Beseitigung der Ursache wesentlich zur Vermeidung größerer Verluste beitragen; beim Umgang mit tollwütigen Patienten gilt es dagegen, die Gefahr einer Übertragung auf den Menschen zu verhüten. Die sichere *differentialdiagnostische Abgrenzung* der einzelnen Hirn- und Rückenmarksleiden ist allerdings nicht selten schwierig, weil die verschiedensten raumfordernden und gewebsschädigenden Veränderungen innerhalb des Schädels oder des Wirbelkanals bei gleicher Lokalisation auch dieselben Ausfallserscheinungen (wie Exzitation, Depression, Blindheit, Kau- und Schlingstörungen beziehungsweise Kreisbewegungen, Ataxien, Inkoordinationen, partielle oder vollständige Lähmungen, Festliegen und andere mehr) verursachen; andererseits kann das Symptombild aber, je nach dem Ort und dem Ausmaß der vorliegenden Läsionen, bei ein- und derselben Krankheit von Fall zu Fall recht wechselhaft sein. Trotz eingehender Untersuchung ergeben sich daher oft nur Anhaltspunkte über den ungefähren *Sitz* der Erkrankung, wenn nämlich ‚Herdsymptome' zu beobachten sind, die für eine Lokalisation des auslösenden Prozesses in bestimmten Bereichen des Groß- oder Kleinhirnes, des Rückenmarks oder im Verlauf einzelner peripherer Nerven sprechen (siehe S. 629 f., 650 ff.) *Art* und *Ursache* der jeweiligen Schädigung lassen sich dagegen vielfach nur annäherungsweise, auf dem Wege des Ausschlusses anderer, ähnlich verlaufender Krankheiten ermitteln; vielfach bedarf eine solche Vermutungsdiagnose zu ihrer Bestätigung noch des Zerlegungsbefundes oder einer histologischen Prüfung der veränderten Organteile. Im Einzelfall ist des weiteren zwischen *primär* am Nervensystem angreifenden Leiden (zum Beispiel Tollwut, Listeriose, Aujeszky'sche Krankheit) sowie solchen zu unterscheiden, in deren Verlauf dieses nur *sekundär* beteiligt ist (zum Beispiel Pneumokokkose, Colisepsis, Leukose); bei letzteren sind meist noch anderweitige Symptome festzustellen. Wenn sich bei der näheren Beobachtung eines zentralnervös gestörten Rindes Anhaltspunkte für das Vorliegen von *Tollwut* ergeben, sollten bis zur endgültigen Entkräftung des Verdachts unbedingt die erforderlichen Vorsichtsmaßregeln (S. 792) eingehalten werden.

Entsprechend der ätiologischen Gliederung dieses Buches wurden die auf spezifische Erreger zurückzuführenden Erkrankungen von Gehirn und Rückenmark bei den *Infektionskrankheiten* (S. 792 ff.) eingeordnet; das gleiche gilt sinngemäß für die *parasitär* bedingten Schädigungen dieser Organe (Toxoplasmose, S. 909; Befall des Rückenmarks mit Gewebewürmern, S. 912; Koenurose, S. 953; wandernde Dassellarven, S. 975) sowie für die durch zentralnervöse Erscheinungen gekennzeichneten *Vergiftungen* (zum Beispiel: Blei, S. 1134; Kochsalz, S. 1145; Selen, S. 1161; organische Insektizide, S. 1187, 1192; Mykotoxikosen, S. 1239 ff.; Giftpflanzen, S. 1284; Zeckenparalyse, S. 1295 und andere mehr) und die Folgen gewisser *physikalischer Reizeinwirkungen* (Sonnenstich, S. 1314; Schreckreaktionen, S. 1318; Unfälle durch Blitzschlag oder elektrischen Strom, S. 1320); auch einige der *Stoffwechsel- und Mangel-*

krankheiten gehen mit mehr oder weniger ausgeprägten nervösen Störungen einher (Weidetetanie, S. 1024; Kälbertetanie, S. 1042; hypokalzämische Gebärparese, S. 1009); nervöse Form der Azetonurie, S. 1051; Vitamin-A-Mangel, S. 1100). Die *Lähmungen der peripheren Nerven* wurden aus praktischen Erwägungen bei den Krankheiten der von ihnen innervierten Organe des Atmungs-, Verdauungs- und Bewegungsapparates abgehandelt; auch den *Sinnesorganen* sind besondere Abschnitte gewidmet worden (Auge, S. 656; Ohr, S. 680). Somit bleiben im Rahmen des folgenden Kapitels lediglich die im engeren Sinne als ‚sporadisch' zu bezeichnenden Krankheiten von Gehirn und Rückenmark, einschließlich der in ihrem Bereich vorkommenden Mißbildungen und Geschwülste sowie die Neurofibromatose zu besprechen.

SCHRIFTTUM

BLOOD, D. C. (1960): Diseases of the brain of calves. Canad. Vet. J. *1*, 437-440, 476-481. — FRAUCHIGER, E., & R. FANKHAUSER (1957): Vergleichende Neuropathologie des Menschen und der Tiere. Springer, Berlin/Göttingen/Heidelberg. — FRAUCHIGER, E., & W. HOFFMANN (1941): Die Nervenkrankheiten des Rindes. Huber, Bern. — INNES, J. R. M., & L. Z. SAUNDERS (1962): Comparative neuropathology. Academic Press, New York/London. — MONTI, F., & F. GUARDA (1967): Aspetti attuali di clinica e patologia del sistema nervoso centrale dei bovini. 21. Convegno Soc. Ital. Scienze Vet., Senigallia, S. 47-207.

Verletzungsbedingte Drucklähmungen des Gehirns oder des Rückenmarks
(Commotio, Contusio et Compressio traumatica cerebri aut medullae spinalis)

Wesen: Grobe, direkt oder indirekt auf den Schädel oder auf die Wirbelsäule gerichtete Gewalteinwirkungen können gedeckte oder offenliegende Beschädigungen der knöchernen und/oder häutigen Hüllen des zentralen Nervensystems sowie Läsionen an Gehirn und Rückenmark verursachen; sie gehen vielfach mit intrakranialen oder intravertebralen Blutungen einher, die dann ebenso wie die aus solchem Anlaß mitunter in die Schädelhöhle oder in den Wirbelkanal hinein verlagerten Knochenteile zu druckbedingten Ausfallserscheinungen führen (*Compressio*); die Symptome können aber auch die Folge einer bloßen starken Erschütterung (*Commotio*) oder einer vorübergehenden Quetschung (*Contusio*) des empfindlichen Nervengewebes sein.

Vorkommen, Ursachen: Beim Rind sind derartige Verletzungen wesentlich seltener als bei den exponierteren Tierarten (Pferd, Fleischfresser). Gegebenenfalls handelt es sich meist um Verkehrs- oder Transportunfälle (Stürze, Überschlagen, Prellungen), um Angriffe stößiger Tiere, das Bedecken schwacher Kühe durch zu schwere Bullen, gelegentlich aber auch um außergewöhnliche Ereignisse (Racheakte, Manöverschäden). Bei wildunbeholfenen Befreiungs- oder Aufstehversuchen (Einsinken im Morast, Fall in Gräben oder Silos, Verfangen in der Anbindevorrichtung oder Umzäunung, Niederlegen ungefesselter Patienten mittels sakraler Extraduralanästhesie) können sich vor allem massige Rinder ebenfalls Verletzungen der Wirbelsäule und des Rückenmarks, insbesondere im Hals- oder Lendenbereich, zuziehen; ähnliches gilt für die Entwicklung neugeborener Kälber durch übermäßige Zugkraft (Zerrungen am Übergang der Brust- zur Lendenwirbelsäule). Die bei Schwergeburtshilfe mitunter am Muttertier auftretenden Wirbelbeschädigungen und die auf das gegenseitige Bespringen brünstiger Rinder zurückzuführenden Lähmungen betreffen dagegen in der Regel nur das Kreuzbein bzw. die Cauda equina (S. 631); ebenso bleiben Schädelhöhle und Gehirn bei Hornzapfenbrüchen (S. 42), zumindest anfangs, meist unbeteiligt. Bezüglich der auf ständigen mechanischen Mikrotraumen beruhenden Spondylarthrose sei auf Seite 1003 verwiesen.

Erscheinungen: Schwerwiegende Verletzungen im *Schädelbereich* führen entweder rasch zum Tode (Schock, Festliegen, Ruderbewegungen, Aussetzen von Atmung und

Kreislauf) oder zu mehr oder weniger stark ausgeprägten allgemeinen und Herdsymptomen (*Großhirn:* Bewußtseinstrübung, Blödheit, Drängen gegen Hindernisse, im Kreis gehen, Stöhnen, Zähneknirschen beziehungsweise Lähmungen an Augenlid, Ohr, Maul, Kiefer, Zunge oder Rachen, abnorme Haltung von Kopf und Hals, Nystagmus, Blindheit, Verlangsamung der Herzschlagfolge und/oder Aufblähen; *Kleinhirn:* Ataxien, Inkoordination, Paresen oder Paralysen der Gliedmaßen, ausnahmsweise auch epileptiforme Krämpfe); örtlich sind zum Teil Anschwellungen oder Eindellungen mit erhöhter Schmerzhaftigkeit, unter Umständen auch Krepitation festzustellen. Gewalteinwirkungen auf die *Halswirbelsäule* können ebenfalls tödliche Folgen haben (Beteiligung der Medulla oblongata, Atemlähmung, Tetraplegie, Tympanie); andernfalls bedingen sie meist eine Einschränkung der aktiven Beweglichkeit von Kopf und Hals (gestreckte oder seitlich gekrümmte Haltung [Torticollis, S. 608]) sowie steifen oder ataktischen Gang der Vordergliedmaßen. Solche Patienten fressen entweder überhaupt nicht mehr (Kau- und Schlingstörungen), oder sie nehmen ihr Futter nur dann auf, wenn ihnen dieses in einer den Umständen entsprechenden Höhe oder auf dem Boden vorgelegt wird. Die passive Bewegung ihres Kopfes und Halses kann Abwehrreaktionen, Aufbrüllen, Krepitation und/oder schlagartiges Niederstürzen des Tieres auslösen (Vorsicht!). Beschädigungen der *Brust- und Lendenwirbelsäule* äußern sich nur selten in einer adspektorisch oder palpatorisch erkennbaren Lageveränderung einzelner Wirbel oder durch einen deutlichen Knick im Verlauf der Wirbelsäule; zudem liegt im Bereich der Verletzung nur ausnahmsweise eine auffallende Hyperästhesie (Perkussion, Nadelstichprobe) vor. Oft läßt sich aber aus dem Ausmaß der kaudal dieser Stelle bestehenden sensorischen und motorischen Ausfallserscheinungen (herabgesetzte oder fehlende Reflexe, Inkoordination, Parese oder Paralyse der Nachhand, hundesitzige Stellung beziehungsweise völliges Festliegen) auf den Einwirkungsort und den Grad des auslösenden Traumas schließen. Die bei Läsionen des *Kreuzbeines* sowie bei *Schwanzverletzungen* auftretenden Symptome werden andernorts besprochen (S. 453, 624, 631).

Erkennung, Unterscheidung: Traumatisch bedingte zentralnervöse Erscheinungen setzen meist, aber nicht immer, *plötzlich* und unmittelbar nach dem ursächlichen Unfall ein; wenn sich ein solches Vorkommnis anamnestisch ermitteln läßt, kann auf Grund des zeitlichen Zusammenhanges eine Verletzung von Hirn oder Rückenmark vermutet werden. Sonst müssen auch anderweitige in diesem Bereich lokalisierte raumfordernde Prozesse (Entzündungen, Infektionen, S. 634, 792 ff.; Geschwülste, S. 650, 654; Parasitenbefall, S. 909, 912, 953, 975) in Betracht gezogen werden; hierbei ist das Krankheitsbild jedoch in der Regel durch eine *allmähliche* Zunahme der Symptome gekennzeichnet. Des weiteren ist an elektrische Unfälle (S. 1320) zu denken.

Beurteilung: Behandlungsversuche sind nur in den Fällen angezeigt, bei welchen die zentralnervösen Ausfallserscheinungen keine lebensbedrohlichen Funktionsstörungen (wie anhaltenden Schock, Koma, Versagen von Kreislauf oder Atmung, hochgradige Lähmungen) beinhalten. Wenn sich der Zustand solcher weniger schwer geschädigten Patienten bezüglich Bewußtsein, Motorik und Futteraufnahme während der nächsten 3 bis 5 Tage deutlich bessert, kann im Laufe der Zeit noch völlige Heilung eintreten. Oft bleiben aber mehr oder weniger stark ausgeprägte Herdsymptome zurück, welche die weitere Nutzung des betroffenen Tieres erheblich beeinträchtigen; außerdem können Schädel- oder Wirbelfrakturen sowie meningeale Hämatome früher oder später aus relativ geringfügigem Anlaß erneut zu gefährlichen Komplikationen führen, die zum Teil völlig unerwartet tödlich ausgehen (Nekrosen und sekundäre eitrige Infektionen der Knochensplitter, Nachblutungen und ähnliches mehr). Bei Frakturen im Stirnbeinbereich stellt sich in der Folge vielfach eine Sinusitis frontalis (S. 142) ein.

Behandlung: Kleinere Verletzungen, durch welche Teile des Gehirns, des Rückenmarks oder ihrer Häute freigelegt wurden, lassen sich nur selten so sorgfältig antibiotisch und chirurgisch versorgen, daß eine folgenschwere Infektion vermieden wird; bei größeren offenen Defekten erscheint eine Heilung per primam fast ausgeschlossen. Gedeckte Traumen sind konservativ-expektativ zu behandeln: Ruhigstellung des Patienten in Einzellaufboxe; lokale Kühlung, später Wärmeapplikation; Verabreichung von Nahrung und Tränke in einer den Symptomen (Kopfhaltung, aktive Beweglichkeit des Halses) angepaßten Höhe (Raufe, Krippe beziehungsweise auf dem Boden); bei Schlingbeschwerden am besten Schlappfutter oder künstliche Ernährung (aber Vorsicht bei den Fixationsmaßnahmen!). Die Verabreichung blutdrucksteigernder Analeptika sowie unnötiges Auftreiben sind wegen der damit verbundenen Gefahren zu vermeiden. Versuchsweise können die Vitamine des B-Komplexes (S. 1107) parenteral, bei Verdacht auf Fissur oder Fraktur zur Förderung der Reparationsvorgänge auch Vitamin D intramuskulär sowie phosphathaltige Mineralstoffgaben per os verabreicht werden.

Zerlegungsbefund: In frischen Fällen finden sich nach leichterem Trauma lediglich extra- und subdurale Blutungen, nach gröberer Verletzung außerdem auch Bandzerreißungen, Fissuren oder Frakturen des Schädels beziehungsweise der Wirbel oder Verlagerungen letzterer aus ihrem normalen Verband, Vorfall von Zwischenwirbelscheiben sowie Zusammenhangstrennungen an den Meningen. In verschleppten Fällen sind im Bereich der Gewalteinwirkung nicht selten nekrotische Einschmelzungsherde festzustellen, die mitunter eitrig infiziert erscheinen. Manchmal führen solche sekundären Veränderungen erst längere Zeit nach dem auslösenden Unfall zu zentralnervösen Symptomen. In ihrer Nachbarschaft erweist sich die nervöse Substanz dann als erweicht, degeneriert oder druckatrophisch.

SCHRIFTTUM

AMMANN, K. (1936): Über spinale Lähmungen des Pferdes und Rindes. Arch. Tierheilk. *70,* 175-199. — MCARCHIBALD, G. R., & H. J. SMITH (1965): Sudden death in cattle with an unusual cause. Canad. Vet. J. *6,* 121-122. — DENHOLM, T. C. (1956): Fracture of third cervical vertebra in a cow. Vet. Record *68,* 1050. — HARE, T. (1931): Compression fracture of the fourth lumbar vertebra of a calf. J. Pathol. Bact. *34,* 437-438. — JONG, J. M., & J. S. REINDERS (1962): Gebroken ruggegraten bij pasgeboren kalveren. Tijdschr. Diergeneesk. *87,* 557-558. — JULIAN, R. J., & T. W. MAXWELL (1963): Fracture of the cervical vertebrae in a heifer. Canad. Vet. J. *4,* 29-30. — LOMBARDI, L. (1938): Quadro clinico di epilessia traumatica osservato in una bovina. Nuova Vet. *16,* 86-88. — ROBERTS, S. J., & L. Z. SAUNDERS (1950): Fracture and abscess of the first sacral vertebra in a heifer. Cornell Vet. *40,* 398-399. — SAUNDERS, L. Z., & S. J. ROBERTS (1950): A case of posterior paralysis in a cow. Cornell Vet. *40,* 283-288. — SOUTHERTON, A. G., & J. R. B. DAWSON (1960): Fractured skull in the bovine animal. Vet. Record *72,* 328. — TAPKEN, A. (1907): Über Verletzungen der Wirbelsäule beim Rinde. Dtsch. Tierärztl. Wschr. *15,* 489-490. — ÜBERREITER, O. (1947): Frakturen des Hirnschädels. Wien. Tierärztl. Mschr. *34,* 747-763. — ÜBERREITER, O. (1956): Beitrag zur Diagnostik und Therapie der chirurgischen Krankheiten des Gehirns und seiner Häute. 1. Allgemeines, Verletzungen, Entzündungen. Schweiz. Arch. Tierheilk. *98,* 321-351.

Zentrale Lähmung von After, Blase, Schwanz und Nachhand
(Contusio-, Compressio-, Paresis et Paralysis nervi caudae equinae; ‚Hammelschwanz')

Wesen: Partielle oder vollständige Lähmung der als Cauda equina durch den Wirbelkanal des Kreuzbeines verlaufenden Spinalnerven beziehungsweise der von diesen innervierten Organe, wobei mitunter gleichzeitig auch eine Schädigung des kaudalen Rückenmarksendes vorliegt.

Vorkommen: Das Leiden wird vor allem bei erwachsenen weiblichen Rindern beobachtet; im eigenen Krankengut macht es etwa 60 % aller Nervenlähmungen aus.

Ursachen: Meist handelt es sich um die Folgen stumpfer Gewalteinwirkungen im Kreuzbeinbereich (Quetschungen der Nerven), nicht allzu selten aber auch um entzündliche oder anderweitige raumfordernde Veränderungen innerhalb des sakralen Abschnittes des Wirbelkanales (Drucklähmung). Die *Verletzungen* betreffen entweder das Kreuzbein selbst (Blutungen, Fissuren, Frakturen, S. 453) oder den Übergang zwischen ihm und den Lenden- beziehungsweise Schwanzwirbeln (Hämatome, Zerreißungen der Meningen, Wirbelluxationen, Verlagerung von Zwischenwirbelscheiben); sie ereignen sich vor allem beim gegenseitigen Aufreiten brünstiger Tiere, beim Deckakt oder bei Schwergeburten (Auszug des zu großen Kalbes mit übermäßiger Kraft). Die gleichen

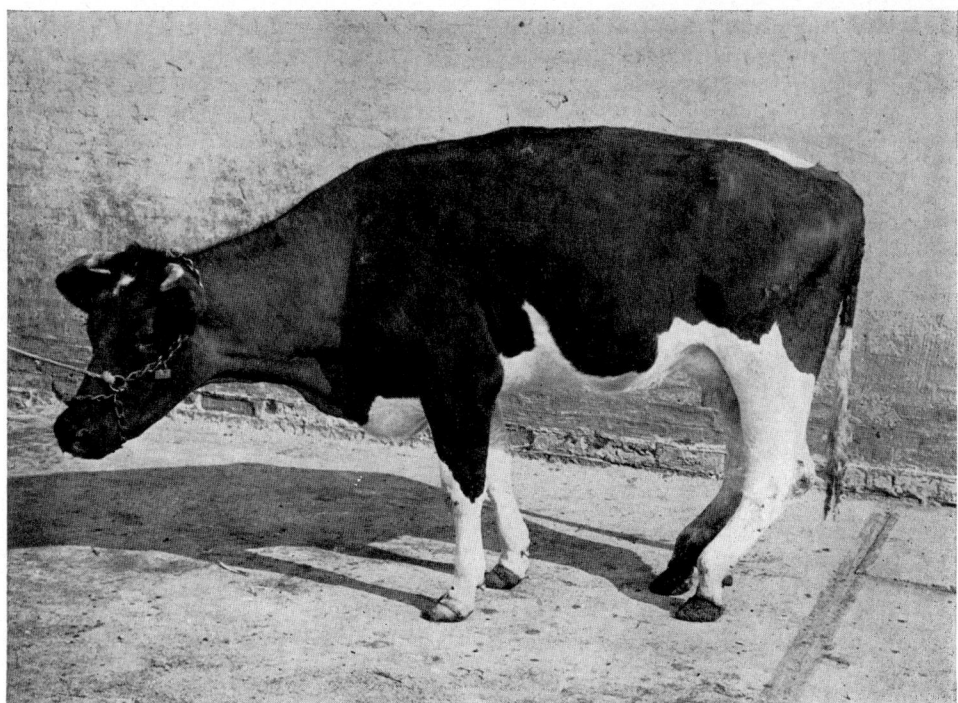
Abb. 403. After-Blasen-Schwanzlähmung sowie Parese der Nachhand infolge Contusio caudae equinae

Folgen können auch grobe, auf den Kreuzbereich erteilte Schläge, heftige Aufhebeversuche durch Ziehen am Schwanz oder das Antreiben durch rohes Knicken der Schwanzwurzel haben; bei bestandsweise gehäuftem Auftreten von Schwanzlähmungen sind deshalb Nachforschungen nach brutalen oder sadistisch veranlagten Betriebsangehörigen angebracht. Rinder mit angeborenem eingekerbtem Schwanzansatz (,Tiefschwanz') scheinen für Läsionen im Kreuzbereich besonders disponiert zu sein. Eine unsachgemäße *sakrale Extraduralanästhesie* kann ebenfalls Schädigungen der Cauda equina (Neuritis, Nervendegeneration beziehungsweise perineurale Infektion) verursachen; diese Gefahr ist besonders dann gegeben, wenn die Einstichstelle zuvor nicht gründlich desinfiziert wurde, oder wenn das benutzte Instrumentarium verunreinigt beziehungsweise das Betäubungsmittel keimhaltig oder zu hoch konzentriert war. Unter den zu denselben Symptomen führenden raumfordernden Prozessen sind die meist im Lumbosakralgebiet lokalisierten leukotischen Geschwülste der Rückenmarkshäute (S. 62) sowie im Extraduralraum wandernde Dassellarven (S. 975) an erster Stelle zu nennen; der Angriffsort letzterer und auch der anderer, intravertebraler Tumoren (S. 650) liegt jedoch in der Regel kranial des Kreuzbeins.

Erscheinungen: Das Leiden entwickelt sich bei *traumatischer Genese* fast immer plötzlich und kann dann anfangs sogar mit kolikartigen Symptomen einhergehen (Unruhe, Trippeln, Auf- und Niedergehen, Stöhnen, Schwitzen). In der Bewegung schwanken die Patienten auf der Nachhand und zeigen eine übermäßige Winkelung der Sprung- und Zehengelenke, oft auch ataktisch-breitbeiniges Vorführen der Hintergliedmaßen; ihr Schwanz baumelt dabei kraftlos hin und her (,Hammelschwanz'). Gleichzeitig oder bald darauf stellt sich eine mehr oder weniger schwerwiegende Lähmung von After (schlaff), Mastdarm und Blase (kot- beziehungsweise harngefüllt) ein; die Parese der Nachhand kann rasch bis zur völligen Paralyse (hundesitzige Stellung, Festliegen) fortschreiten. Liegt der Erkrankung dagegen eine der vorgenannten *anderen Ursachen* zugrunde, so nimmt der Grad der geschilderten Funktionsstörungen in der Regel nur allmählich zu.

Diese äußern sich des weiteren in Beschwerden beim Kot- und Harnabsatz, der entweder rein passiv oder unter Zuhilfenahme der Bauchpresse erfolgt: Vorquellen des Kotes beiderseits der zur Defäkation nicht angehobenen und daher verschmutzten Schwanzwurzel, ständiges Harnträufeln oder schubweises Abfließen von Harn (besonders im Liegen).

Beurteilung: Falls innerhalb von 8 bis 10 Tagen keine sichtliche Besserung zu verzeichnen ist, kann mit einer späteren Heilung kaum noch gerechnet werden; bei anhaltender Behinderung der Harnentleerung besteht zudem die Gefahr einer Harnblasenruptur oder urogen aufsteigender Infektionen. Auch in leichteren Fällen, bei denen lediglich eine irreparable Lähmung des Schwanzes und geringfügige Parese der Nachhand bestehen, wird die weitere wirtschaftliche Nutzung (Weidegang) des Tieres durch letztere oft in Frage gestellt. Ein komplikationsfreier ‚Hammelschwanz' ist dagegen als bloßer Schönheitsfehler anzusehen.

Erkennung: Das Vorliegen einer zentral im Lumbosakralbereich lokalisierten Parese oder Paralyse läßt sich meist schon auf Grund des Verhaltens des Patienten im Stande der Ruhe und in der Bewegung diagnostizieren. Hinweise auf eine traumatische Ursache können sich aus dem Vorbericht (Tier bullt oder hat kürzlich gerindert) sowie aus Hautabschürfungen dorsal auf dem Kreuz oder am Schwanzansatz (bedingt durch das Aufspringen anderer Rinder) ergeben. Das Ausmaß der Nervenschädigung ist des weiteren durch Überprüfen der Hautsensibilität (um After, Scham, an Kruppe, Euterspiegel und Schenkelflächen) zu ermitteln. Gelegentlich gelingt es auch, die Ätiologie an Hand besonderer rektaler Befunde zu klären (sulzige Auflagerungen, Krepitation oder Frakturkanten am Kreuzbein = Verletzung; tumorös vergrößerte Darmbeinlymphknoten = Leukose); bei Leukoseverdacht ist außerdem die Kontrolle des Blutbildes (S. 64) nützlich. Dassellähmungen betreffen fast ausschließlich Jungrinder während der Wintermonate (S. 975).

Unterscheidung: Im Anfangsstadium gestattet die Schwanzlähmung meist eine klare Abgrenzung des Leidens von ileusbedingten und anderweitig verursachten Koliken; auch bei den an azetonämiekranken oder osteomalazischen Patienten mitunter zu beobachtenden Paresen der Nachhand (S. 997 f., 1056) ist die Motorik des Schwanzes unbeeinträchtigt.

Behandlung: Frische gedeckte traumatische Lähmungen der Cauda equina scheinen in günstigen Fällen auf extradurale Glukokortikoid-Injektionen (100 mg Prednisolonazetat sakral eingespritzt) anzusprechen; diese sollten unter Einhaltung der üblichen Vorsichtsmaßregeln, möglichst unter lokalem antibiotischem Schutz (gemischt mit 100 000 IE Penizillin oder 100 mg Streptomyzin in wäßriger Lösung) erfolgen und können nach Bedarf 3 bis 5 Tage lang täglich wiederholt werden. Falls erforderlich, müssen Mastdarm und Harnblase regelmäßig ausgeräumt beziehungsweise katheterisiert werden; die Heilung wird durch diese Maßnahme aber nicht beeinflußt. Patienten mit erheblichen Defäkations- und Harnabsatzstörungen sollten deshalb besser rechtzeitig geschlachtet werden.

Vorbeuge: Da die Anlage zum eingekerbten ‚Tiefschwanz' offenbar vererbt wird, empfiehlt es sich, die mit diesem Merkmal behafteten Rinder nicht zur Zucht zu verwenden. Die Landwirte sollten außerdem über die möglichen Folgen der unter den Ursachen genannten vermeidbaren Gewalteinwirkungen aufgeklärt werden.

SCHRIFTTUM

GEDEONE, D. (1935): Di un caso di paralisi degli sfinteri e della coda in un bovino. Boll. Vet. Ital. *31*, 1788-1789. — HARMS, C. (1871): Bruch zwischen dem Kreuzbein und dem ersten Schwanzwirbel bei einer Kuh. J.-ber. Tierarzneischule Hannover *4*, 29-30. — KÖHLER, H. (1963): Pathohistologie des Rückenmarks nach extraduraler Anästhesie beim Rind. Berl. Münch. Tierärztl. Wschr. *76*, 46-50. — MÜLLER, J., & J. BECK (1931): Schwanz- und Sphinkterenlähmung (Neuritis caudae equinae) bei Kühen. Dtsch. Tierärztl. Wschr. *39*, 609-613. — MUSSILL, J. (1963): Festliegen nach Extraduralanästhesien. Berl. Münch. Tierärztl. Wschr. *76*, 45-46. — SELHORST, F. (1964): Schäden nach Extraduralanästhesie beim Rind unter besonderer Berücksichtigung der traumatisch bedingten. Berl. Münch. Tierärztl. Wschr. *77*, 335-340.

Entzündungen der Hirn- und Rückenmarkshäute
(Meningitis)

Wesen: Während die Erreger der spezifischen Infektionskrankheiten des zentralen Nervensystems regelmäßig Enzephalitiden, Meningoenzephalitiden oder Enzephalomyelitiden verursachen (siehe S. 792 ff.), sind einige andere Keime – darunter eine Reihe ubiquitärer Bakterien – lediglich befähigt, im Verlauf der durch sie bedingten Infektionen gelegentlich auch die Hirn- und Rückenmarkshäute zu befallen und hier entzündliche Veränderungen auszulösen (Meningitis cerebralis beziehungsweise spinalis); diese können mitunter noch mehr oder weniger weit auf die benachbarte nervöse Substanz übergreifen (Meningoencephalitis, Meningomyelitis). Nur ausnahmsweise kommen in ähnlicher Weise auch Entzündungen, Nekrosen oder Abszesse im Gehirn beziehungsweise im Rückenmark selbst, ohne Beteiligung ihrer Hüllen, zustande.

Ursachen und Krankheitsgeschehen: Außer banalen Eiterbakterien (Strepto- und Staphylokokken, C. pyogenes, Sph. necrophorus, Ps. aeruginosa) sind noch folgende Infektionserreger in der Lage, sich von einem zunächst meist in anderen Organsystemen lokalisierten Erkrankungsherd aus auf den Meningen abzusiedeln: E. coli (S. 746), M. bovis (S. 856), Actinobacillus lignièresi (S. 700), Salmonellen (S. 752), Pneumokokken (S. 728), Pasteurellen (S. 730) und das Virus des bösartigen Katarrhalfiebers (S. 843); für L. pomona (S. 876), Haemophilus (S. 810) und das Rhinotracheitis-Virus (S. 724) gilt offenbar das gleiche.

In der Mehrzahl der Fälle dringen die genannten Keime dabei *hämatogen* beziehungsweise *septikämisch-metastatisch* in das zentrale Nervensystem, und zwar vor allem in die Leptomeninx ein, wo sie vorwiegend disseminierte bis diffuse, manchmal aber örtlich begrenzte Entzündungen von eitrigem, seltener von nichteitrigem und teilweise auch hämorrhagischem Charakter verursachen. Ausgangspunkte solcher Absiedlungen sind bei Kälbern Nabelentzündungen (Eitererreger), insbesondere aber Coli-Infektionen und Bronchopneumonien (Diplokokken, Pasteurellen), bei erwachsenen Rindern dagegen in erster Linie infizierte Euter- und Gebärmutterentzündungen, fremdkörperbedingte Peritonitiden, Leberabszesse sowie Lungen- oder Darmaffektionen. Bei pyogener

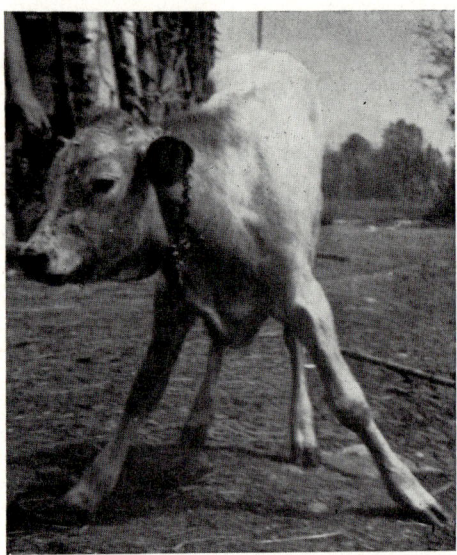 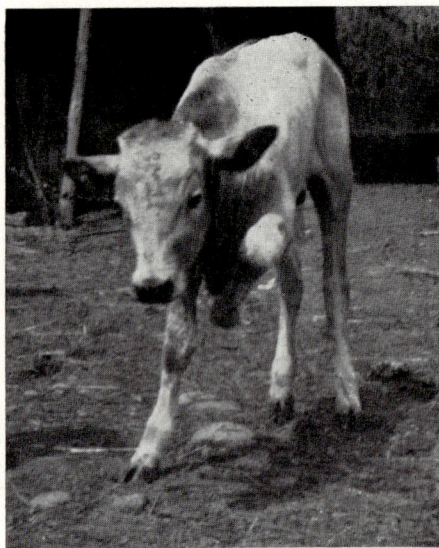

Abb. 404, 405. Lokalisierte granulomatöse Meningitis durch St. pyogenes aureus (Monti und Guarda, 1967): Inkoordination der breitgestellten Vorderbeine (links); ataktischer Gang (rechts)

Meningitis werden in den kleineren Gefäßen der Hirnhäute, zum Teil auch des Gehirns, mitunter zahlreiche bakterienhaltige Fibringerinnsel gefunden (thrombembolische Meningoenzephalitis); streuende tuberkulöse Herde zeigen bei Metastasenbildung im zentralen Nervensystem eine besondere Neigung, die Leptomeninx der Hirnbasis zu befallen (Basilarmeningitis).

In selteneren Fällen können eitrig-nekrotisierende, aktinobazilläre oder tuberkulöse Einschmelzungsherde der Schädel- beziehungsweise Wirbelknochen oder epidural gelegene Abszesse durch unmittelbaren *Kontakt* auf die häutigen Hüllen von Hirn und Rückenmark sowie auf die Organe selbst übergreifen; oft wirken sich derartige Veränderungen aber nur als raumfordernde intrakraniale beziehungsweise intravertebrale Prozesse aus.

Vorkommen: Die im Rahmen septikämischer Kälbererkrankungen zu beobachtenden Meningitiden sind mit 25 bis 50 %, 20 %, 15 % beziehungsweise 5 % aller Fälle von Coli-, Salmonellen-, Diplokokken- beziehungsweise Pasteurellen-Sepsis wesentlich häufiger als die übrigen vorgenannten Infektionen der Hirn- und Rückenmarkshäute, welche zudem fast stets sporadisch auftreten; immerhin weisen 2 bis 5 % der mit generalisierter Tuberkulose behafteten Rinder bei der Schlachtung eine Beteiligung der Meningen auf.

Erscheinungen: Klinisches Bild und Verlauf der durch die aufgezählten Erreger ausgelösten Meningitiden sind weniger von der beteiligten Keimart als von der Ausdehnung und vom Grad der vorliegenden Veränderungen abhängig. So verlaufen *örtlich begrenzte* Entzündungen und Abszeßbildungen im Bereich der Hirn- oder Rückenmarkshäute sowie des Gehirnes (Eiter- oder Nekrosebakterien, M. bovis, Actinobacillus lignièresi) oft schleichend und fieberlos oder mit vorübergehender Erhöhung der Körpertemperatur, wobei lediglich Herdsymptome auftreten, welche durch Lokalisation der meningealen oder zerebralen Schädigung bestimmt werden (S. 650 ff.); dabei können die Erscheinungen entweder über lange Zeit hinweg gleichbleiben beziehungsweise anfallsartig wiederkehren (stationärer beziehungsweise rezidivierender Prozeß), oder allmählich an Intensität zunehmen (fortschreitender Prozeß).

Ausgebreitete Meningitiden (E. coli, pyogene Keime, Pneumokokken, Pasteurellen) betreffen vielfach, aber nicht immer, sowohl die zerebrale als auch die spinale Leptomeninx; sie bedingen meist eine perakute bis akute und in der Regel auch fieberhafte Erkrankung mit merklicher Störung des Allgemeinbefindens sowie folgenden, von Fall zu Fall unterschiedlich stark ausgeprägten zentralnervösen Symptomen: Im Stehen zeigen die Patienten zunächst opisthotonische Kopfhaltung mit nach hinten gelegten Ohren und weitgeöffneten Augenlidern (Konjunktiven gerötet, Episkleralgefäße injiziert), mitunter auch Seitwärtskrümmung des Halses oder pendelnde Kopfbewegung, Starre im Bereich des Nackens und Rückgrates mit Hypertonie der zugehörigen Muskeln, Trismus, steifgestreckte oder abnorm gestellte Gliedmaßen sowie Bewegungsunlust, gelegentlich auch zeitweilige Erregung und Krampfanfälle; durch die Untersuchung, insbesondere aber nach passiver Bewegung von Kopf und Hals (Beugen des Nackens) oder beim Beklopfen des Schädels und der Wirbelsäule, verstärken sich diese Erscheinungen unter Umständen bis zu lebhafter Abwehr oder plötzlichem Niederstürzen. Der Gang der Tiere erscheint ataktisch und inkoordiniert mit kleinen, schleppenden Schritten; in manchen Fällen gehen sie auch im Kreise oder drängen mit dem Kopf gegen die

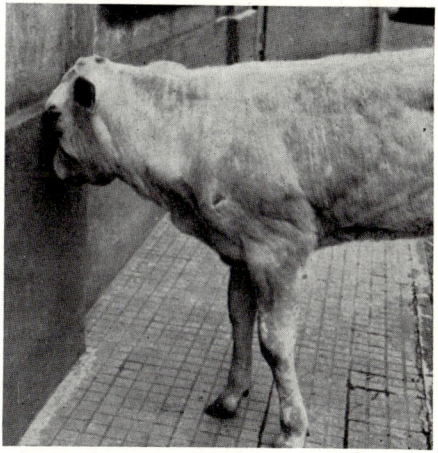

Abb. 406. Drängen mit dem Kopf gegen die Wand (sogenanntes ‚pushing syndrome') bei purulenter Meningoenzephalitis (MONTI und GUARDA, 1967)

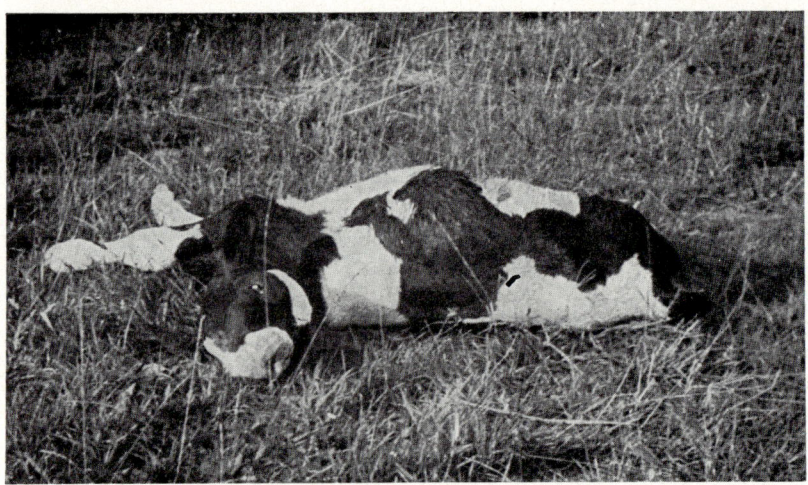
Abb. 407. In Seitenlage (Opisthotonus, gestreckte Gliedmaßen) festliegendes Kalb mit disseminierter Meningitis

Wand. Bei erzwungener körperlicher Bewegung kommt es schon nach relativ geringfügiger Belastung zum Ansteigen der Puls- und Atemfrequenz. Die Freßlust kann anfangs noch erhalten sein; später stellen sich jedoch häufig zunehmende Inappetenz oder zentral bedingte Behinderungen der Futter- und Tränkeaufnahme (S. 630) ein. Die fortschreitende Meningitis führt schließlich zum Verlust des Stehvermögens: Festliegen, erst in Brustlage, dann in platter Seitenlage mit opisthotonisch zurückgeschlagenem Kopf (zudem oft Mydriasis, Blindheit, Nystagmus, Speicheln, Zähneknirschen oder Stöhnen) und ausgestreckten Beinen; diese lassen sich zwar passiv beugen, werden unmittelbar danach aber wieder aktiv gestreckt (gelegentlich auch Muskelzittern, Ruderbewegungen oder tonisch-klonische Krampfanfälle). In *schweren Fällen* erlischt die Anteilnahme an der Umgebung bald; gleichzeitig nimmt auch die zu Beginn der Erkrankung bestehende Hyperästhesie mehr und mehr ab, so daß die Patienten völlig benommen oder komatös erscheinen. Ihre Atmung wird dabei immer langsamer und unregelmäßiger (CHEYNE-STOKES'sches Atmen), bis innerhalb weniger Stunden oder einiger Tage infolge Versagens der großen Funktionen, mitunter während einer agonalen Krampfphase, der Tod eintritt. Nicht allzuselten wird das betroffene Tier sogar ohne besondere vorherige Anzeichen unvermutet tot aufgefunden (vor allem bei perakuter Colisepsis). Bei *leichterer Erkrankung* kann sich das Leiden dagegen mit oder ohne Bewußtseinstrübung über zwei Wochen und länger hinziehen; dabei magern die Patienten infolge der verminderten oder fehlenden Futter- und Tränkeaufnahme rasch ab und erscheinen binnen kurzer Zeit stark exsikkotisch (eingesunkene starre Augen).

Neben den genannten nervösen Symptomen liegen mitunter auch Erscheinungen seitens *anderer Organsysteme* vor, die auf den Ausgangspunkt der Erkrankung hinweisen (Enteritis, Bronchopneumonie, Omphalophlebitis, Mastitis, Metritis, Bauchfellentzündung und ähnliches mehr) oder aber durch eine sich auf den gesamten Tierkörper erstreckende Keimstreuung bedingt sind (Polyarthritis, Polysynoviitis, S. 516). Bei akutem Verlauf wird das Krankheitsbild jedoch oft von den meningoenzephalitischen Symptomen beherrscht, so daß außer diesen nichts Auffälliges zu beobachten ist; der pathogenetische Zusammenhang des nervösen Leidens mit einer zunächst andernorts lokalisierten Infektion stellt sich dann meist erst bei der Sektion heraus. Bei *herdförmiger Meningitis* sowie bei zerebralen oder spinalen Abszessen und Nekrosen ergeben sich aus dem Vorbericht nur selten brauchbare Anhaltspunkte für eine frühere Erkrankung des Patienten, von welcher die Schädigung der Hirn- oder Rückenmarkshäute ihren Ausgang genommen haben könnte, weil das Primärleiden inzwischen oft schon wieder abgeklungen oder ganz übersehen worden ist.

Erkennung und Unterscheidung: Die geschilderten Erscheinungen sowie die meist rasch fortschreitende Verschlimmerung berechtigen insbesondere beim Kalb dazu, eine *Meningitis*, oder, bei starker Beeinträchtigung des Bewußtseins, eine *Meningoenzephalitis* zu vermuten. Differentialdiagnostisch ist jedoch stets auch an die spezifischen Infektionskrankheiten des zentralen Nervensystems (S. 792 ff.), Verletzungen im Bereich des Schädels oder der Wirbelsäule (S. 629), hypomagnesämische Tetanie (S. 1024, 1042), Bleivergiftung (S. 1134), Hirnrindennekrose (S. 640) sowie an die nervöse Form der Azetonurie (S. 1051) zu denken. Das Vorliegen von Herdsymptomen läßt außer auf *umschriebene Entzündungen, Nekrosen oder Abszesse* an den Meningen bzw. innerhalb des Gehirns oder des Rückenmarks selbst auch auf raumfordernde intrakraniale oder intravertebrale Veränderungen (wie Traumen, S. 629; Geschwülste, S. 650; wandernde Dassellarven, S. 975) schließen. Zur Abgrenzung dieser Krankheiten kann die unter Praxisverhältnissen allerdings ziemlich schwierige Untersuchung eines lumbal oder okzipital entnommenen Punktates der Zerebrospinalflüssigkeit wertvoll sein; über die Beurteilung der dabei zu erhebenden Befunde gibt Übersicht 16 Auskunft. Die bakteriologische und virologische Prüfung des intra vitam oder post mortem unter sterilen Kautelen gewonnenen Liquors gestattet in vielen Fällen auch die Bestimmung der dem

Übersicht 16.
Liquorbefunde bei den verschiedenen Formen der Meningitis des Rindes; in Fällen von örtlich begrenzter Hirn- oder Rückenmarkshautentzündung weichen die Ergebnisse weniger stark von der Norm ab. (Die bei Polioenzephalomalazie festzustellenden Veränderungen der Zerebrospinalflüssigkeit sind auf Seite 643 aufgeführt)

Befund	normal	eitrige Meningitis	nichteitrige Meningitis	tuberkulöse Meningitis
Druck (mm H_2O):	unter 200	oft erhöht	selten erhöht	meist erhöht
Farbe:	farblos	gelblichweiß, bei thromboembolischer Genese zum Teil rötlich	farblos	braungelb
Transparenz:	klar (selten weißliche Flöckchen)	trübe, fibrinöse Stränge	klar oder mäßig getrübt mit Fibrinsträngen	trübe mit netzigem Fibrin
spezifisches Gewicht:	1005—1008	erhöht	erhöht	erhöht
Zellgehalt (pro mm³):	0—25	200—6000	30—400	500—5000
Zelldifferenzierung:	fast ausschließlich Lymphozyten	vorwiegend neutrophile Granulozyten	vorwiegend Lymphozyten, vereinzelt monozytäre Zellen, bis zu 30% neutrophile Granulozyten	Lymphozyten, Histiozyten, Endothelzellen, neutrophile Granulozyten
Eiweißgehalt (mg%):	16—33	bis zu 200	bis zu 300	300—1500
Pandy-Reaktion:	—	+		+
Nonne-Apelt-Reaktion:	—/±	+	oft +	+
Keimgehalt (Kultur):	—	oft +	±	oft +

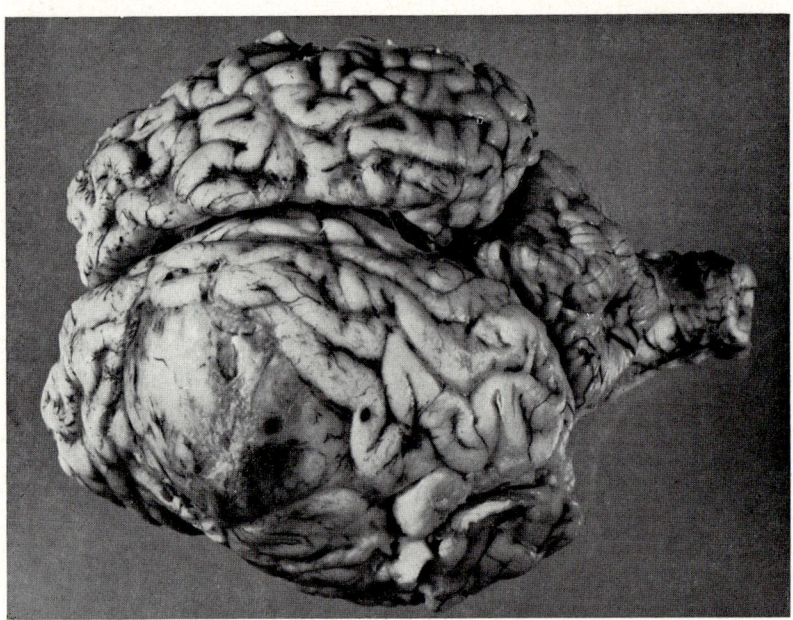

Abb. 408. Hühnereigroßer Pyogenes-Abszeß in der linken Großhirnhälfte einer Färse (FANKHAUSER und LUGINBÜHL, 1968)

meningealen Infekt zugrunde liegenden Erreger. Bei Verdacht auf tuberkulöse Meningitis, die in der Regel durch zerebrale Herdsymptome (S. 650 ff.) gekennzeichnet ist, empfiehlt es sich, eine intrakutane Tuberkulinprobe vorzunehmen, die gegebenenfalls positiv ausfällt und nicht selten auch eine Exazerbation des Krankheitsbildes auslöst (S. 866 f.).

Zerlegungsbefund: Oft läßt sich die Diagnose erst bei der Sektion eindeutig bestätigen. Bei Vorliegen einer *Meningitis* erweist sich die Zerebrospinalflüssigkeit in der Regel als vermehrt und der Subarachnoidealraum (zum Teil auch die Ventrikel) als erweitert. Die Meningen, vor allem die Leptomeninx, zeigen von Fall zu Fall ausgedehnte oder herdförmige sulzig-hyperämische Verdickungen mit eitrigen, serofibrinösen und/oder hämorrhagischen Veränderungen, bei chronischem Verlauf mitunter auch schwartige Verwachsungen mit den benachbarten Hüllen. Das histologische Bild der meningitischen Läsionen ist je nach den beteiligten Keimen und der Art der Entzündungsvorgänge äußerst mannigfaltig; Einzelheiten hierüber sind dem angeführten Schrifttum zu entnehmen. Liegen dagegen in Schädel- oder Wirbelknochen beziehungsweise epidural, intrameningeal oder intrazerebral *lokalisierte eitrige, nekrotisierende, aktinobazilläre oder tuberkulöse Einschmelzungsherde* vor, so finden sich im betroffenen Bereich neben den mit erregerspezifischen Eitermassen gefüllten Hohlräumen oft nur umschriebene meningeale Reizungen.

Bei der Überprüfung der anderen Organsysteme ist – mit Ausnahme perakut oder chronisch verlaufener Fälle – vielfach auch der *primäre Infektionsherd* zu ermitteln.

Beurteilung: Bereits festliegende Patienten sowie solche, deren Bewußtsein schon hochgradig getrübt erscheint, sind erfahrungsgemäß kaum noch zu retten; in weniger schwerwiegenden Fällen ist eine versuchsweise Behandlung angebracht. Die Prognose ist jedoch stets unsicher, und es muß selbst nach anfänglicher Besserung mit erneuten Rezidiven oder zurückbleibenden Dauerschädigungen gerechnet werden.

Behandlung: Die Therapie stützt sich auf eine Reihe konservativer und medikamentöser Maßnahmen, die jedoch nur bei konsequenter Einhaltung gewisse Erfolgsaussichten bieten: Ruhigstellen des Patienten in einer gut eingestreuten Einzelboxe, regelmäßiges Anbieten von schmackhaftem Futter und einwandfreier Tränke beziehungsweise künstliche Ernährung mit der Nasenschlundsonde, liegende Tiere alle 6 bis 8

Stunden umbetten; außerdem täglich zu wiederholende hochdosierte Gaben von Sulfonamiden (Sulfadiazin) und/oder Antibiotika (Streptomyzin, Chloramphenikol, Colistin); in wasserlöslicher Form können letztere versuchsweise auch extradural verabreicht werden, nachdem überschüssige Liquormengen durch vorsichtige Lumbalpunktion abgelassen wurden. Unterstützend wirken Analgetika, Kortikosteroide (T. I.) sowie Vitamin B_1 beziehungsweise die Vitamine des gesamten B-Komplexes (S. 1107), bei Verweigerung der Tränke auch die parenterale Flüssigkeitszufuhr mit Hilfe traubenzuckerhaltiger Elektrolytlösungen (T. I.). Wenn sich bei dieser Behandlung innerhalb von 4 bis 6 Tagen keine nennenswerte Besserung abzeichnet, erscheinen weitere Heilversuche nutzlos.

Vorbeuge: Eine Prophylaxe ist nur indirekt, durch Verhüten der eingangs aufgezählten Primärinfektionen möglich; sie hat sich vor allem auf die genannten septikämischen Krankheiten neugeborener Kälber zu richten.

SCHRIFTTUM

BAILIE, W. E., H. D. ANTHONY & K. D. WEIDE (1966): Infectious thromboembolic meningoencephalitis (sleeper syndrome) in feedlot cattle. J. Amer. Vet. Med. Ass. *148*, 162-166. — BARBONI, E. (1935): Meningo-encefalite fibrino-purulente diplococcia in un vitello. Nuova Vet. *13*, 372-375. — BARBONI, E. (1938): Ulteriori osservazioni sull'empiema della sella turcica nei bovini — empiema della sella turcica e ipofisite actinobacillare. Nuova Vet. *16*, 285-289, 319-323. — BARBER, C. W., & D. H. UDALL (1935): Cerebral abscess and purulent meningitis. Cornell Vet. *25*, 286-288. — BARENFUS, M., C. A. QUADRI, R. M. MCINTRYE & R. J. SCHROEDER (1963): Isolation of infectious bovine rhinotracheitis virus from calves with meningoencephalitis. J. Amer. Vet. Med. Ass. *143*, 725-728. — BEDENASHVILI, G. G. (1961): Nervöse Form der Pasteurellose beim Rind (russisch). Veterinarija *38:11*, 26-27. — BLOOD, D. C., & L. Z. SAUNDERS (1950): Cerebral abscess in a calf. Cornell Vet. *40*, 336-345.

CHRISTIANSEN, N. (1921): Embolische Nekrosen im Gehirn bei Nekrobazillose der Kälber. Zschr. Infekt.-krkh. Haustiere *22*, 270-277.

DAS, M. S., & T. P. BANERJI (1963): Circling disease in a buffalo caused by corynebacterial abscesses in the brain. Indian Vet. J. *40*, 331-333. — DIECKMANN, W., W. WINKENWERDER & W. HEESCHEN (1967): Streptococcus viridans als Erreger einer Meningitis beim Kalb. Berl. Münch. Tierärztl. Wschr. *80*, 246-248.

FANKHAUSER, R. (1950): Aktinomykose im Kleinhirn. Schweiz. Arch. Tierheilk. *92*, 82-85. — FANKHAUSER, R. (1960): Meningoencephalitis bei Colisepsis des Kalbes. M.-hefte Vet.-Med. *18*, 614-618. — FANKHAUSER, R. (1961): Sporadische Meningoenzephalomyelitis beim Rind. Schweiz. Arch. Tierheilk. *103*, 225-235. — FANKHAUSER, R. (1961): Cerebelläre Encephalitis beim Rind. Schweiz. Arch. Tierheilk. *103*, 292-302. — FRAUCHIGER, E., & W. HOFMANN (1940): Der erste Fall einer Pachymeningitis cervicalis hypertrophica. Schweiz. Arch. Tierheilk. *82*, 1-6.

GERLACH, W. (1956): Leptospirose-Meningitis bei Rindern. Wien. Tierärztl. Mschr. *43*, 65-77. — GRINER, L. A., R. JENSEN & W. W. BROWN (1956): Infectious embolic meningo-encephalitis in cattle. J. Amer. Vet. Med. Ass. *129*, 417-421. — GUARDA, F. (1963): Gli ascessi cerebrali del bovino. Ann. Fac. Med. Vet. Torino *13*, 293-306. — GULATI, R. L. (1963): Cerebral abscess in a buffalo. Indian Vet. J. *40*, 442-445.

HALL, W. T. K., G. C. SIMMONS, E. L. FRENCH, W. A. SNOWDON & M. ASDELL (1966): The pathogenesis of encephalitis caused by the infectious bovine rhinotracheitis virus. Austral. Vet. J. *42*, 229-237. — HARMS, C. (1888): Meningitis cerebrospinalis — Genickkrampf bei Wiederkäuern. Dtsch. Zschr. Tiermed. *13*, 572-574. — HAUSER, H. (1945): Gehirnaktinomykose beim Rind. Schweiz. Arch. Tierheilk. *87*, 51-54. — HAUSER, H. (1951): Zahnfach-Nekrobazillose mit venös-metastatischer Thrombose des Sinus circularis basilaris. Schweiz. Arch. Tierheilk. *93*, 326-335. — HESS, E. (1896): Beiträge zur Symptomatologie des Genickkrampfes (Cerebrospinalmeningitis) beim Rinde. Schweiz. Arch. Tierheilk. *38*, 198-207. — HOWARD, J., & K. FAWCETT (1966): Practical differential diagnosis of poliencephalomalacia and thromboembolic meningoencephalitis. Iowa State Univ. Vet. *28*, 101-105.

JOHANNSEN, A. (1943): Über das Vorkommen von Meningitiden und Meningoencephalitiden bei Allgemeininfektionen beim Kalb. Skand. Vet.-Tidskr. *33*, 193-206.

KENNEDY, P. C., E. L. BIBERSTEIN, J. A. HOWARTH, L. M. FRAZIER & J. L. DUNGWORTH (1960): Infectios meningo-encephalitis in cattle caused by a haemophilus-like organism. Amer. J. Vet. Res. *21*, 403-409.

MONTI, F., & F. GUARDA (1963): Su di un caso di meningo-encefalite purulenta stafilococco aureo in una vitella. Ann. Fac. Med. Vet. Torino *13*, 11-32. — MOSHER, A. H., C. F. HELMBOLDT & K. C. HAYES (1968): Coliform meningoencephalitis in young calves. Amer. J. Vet. Res. *29*, 1483-1487.

PALLASKE, G. (1955): Zur pathologischen Anatomie der tuberkulösen Leptomeningitis der Rinder. Rindertuberkulose *4*, 193-204. — PINSENT, P. J. N. (1955): Paralysis of the fifth cranial nerve in a cow. Vet. Record *67*, 355-356. — PRCHAL, CH. F. (1956): Cerebral abscesses in a heifer due to Actinomyces necrophorus. J. Amer. Vet. Med. Ass. *128*, 79-80. — PRIOUZEAU, M. (1952): Mal vertébral des bovidés. Rec. Méd. Vét. *128*, 683-703.

ROBERTSON, J. M., & W. B. BOUCHER (1963): Vertebral body abscess in a heifer. J. Amer. Vet. Med. Ass. *143*, 1211-1213. — ROSE, W. K., & R. RAC (1957): Encephalitis due to Pasteurella. Austral. Vet. J. *33*, 124.

Schiel, O. (1931): Tuberkulose der Schädelbasisknochen bei einem Jungrind. Dtsch. Tierärztl. Wschr. *39,* 101-102. — Shand, A., & L. M. Markson (1953): Bacterial meningo-encephalitis in calves (Pasteurella infection). Brit. Vet. J. *109,* 491-495. — Straub, O. Ch., & H. O. Böhm (1965): Experimentelle Infektionen des Zentralnervensystems durch das Virus der bovinen Rhinotracheitis. Dtsch. Tierärztl. Wschr. *72,* 124-128.

Teuchner, K. (1950): Über Gehirntuberkulose beim Rind. Schweiz. Arch. Tierheilk. *92,* 23-42. — Trautwein, G. (1956): Die experimentelle Pneumokokkeninfektion des Kalbes. Arch. exp. Vet.-Med. *10,* 769-816, 831-858. — Trautwein, G. (1958): Pathologisch-anatomische und histologische Befunde bei der experimentellen Pneumokokkeninfektion des Kalbes. Arch. exp. Vet.-Med. *12,* 256-281.

Walser, K. (1962): Zur Klinik der Meningitis im Verlauf der Coli-Sepsis des Kalbes. Berl. Münch. Tierärztl. Wschr. *75,* 321-323. — Weidlich, N. (1949): Hypophysenabszeß bei einer Kuh. Dtsch. Tierärztl. Wschr. *56,* 376. — Wyssmann, E. (1905): Tuberkulose der Condyli occipitalis bei einer Kuh. Schweiz. Arch. Tierheilk. *47,* 259-263.

Erweichung und Nekrose der Hirnrinde
(Polioencephalomalacia, Necrosis cerebrocorticalis)

Wesen: Sporadische, nicht ansteckende, ätiologisch aber erst teilweise geklärte Krankheit, die vorwiegend jüngere Rinder befällt und durch multiple herdförmige Nekrosen der Hirnrinde beziehungsweise der grauen Substanz gekennzeichnet ist; diese Veränderungen gehen meist mit deutlichen zentralbedingten Ausfallserscheinungen einher und führen in unbehandelten Fällen bei perakutem bis schleichendem Verlauf oft zum Tode oder zur Unwirtschaftlichkeit der erkrankten Tiere.

Vorkommen, Bedeutung: Die Hirnrindennekrose ist bislang vor allem in Nordamerika, Großbritannien, Neuseeland und Australien aufgetreten, wo sie in Rinderherden und Schafbeständen mitunter beträchtliche Verluste verursacht; neuerdings wurde sie auch in Deutschland bei beiden Tierarten mehrfach festgestellt. Das Leiden betrifft in der Regel Jungrinder (beiderlei Geschlechts) im Alter von 6 bis 18 Monaten, nicht allzuselten auch jüngere Mastkälber, aber nur ausnahmsweise erwachsene, über 2 Jahre alte Tiere. Die Morbiditätsrate ist sehr unterschiedlich (1 bis 60 %); meist gehören die innerhalb weniger Tage oder Wochen nacheinander erkrankenden Patienten alle einer bestimmten, unter gleichen Bedingungen im Stall (zugekaufte Mastkälber, feed lots) oder auf der Weide gehaltenen und gefütterten Tiergruppe an.

Ursache: Eingehende Untersuchungen haben keine Anhaltspunkte für das Vorliegen eines infektiösen Agens ergeben. Da sich die Erkrankungsfälle nach plötzlicher Umstellung der Fütterung (Änderung der Mastration, Übergang von karger auf üppige Weide, Mängel in der Tränkeversorgung etc.) zu häufen pflegen und viele Patienten kurz vor dem Einsetzen der zentralnervösen Symptome eine Indigestion oder profusen Durchfall zeigen, wurde bisher vermutet, daß die Polioenzephalomalazie der Wiederkäuer auf einer Vergiftung durch unbekannte, in der Nahrung enthaltene oder bei der Verdauung entstehende (bakterielle?) Toxine beruhe (‚forage poisoning'). In diesem Zusammenhang verdienen neuere Forschungsergebnisse Beachtung, nach denen die Zerebrokortikalnekrose des Rindes mit einer Abnahme des Gehaltes an Vitamin B_1 im Hirn- und Lebergewebe von 6 bis 13 ppm der Trockensubstanz auf 1 bis 4 ppm der Trockensubstanz einhergeht (Pill, 1967; Reid und Mitarbeiter, 1967). Auch positiv verlaufene Versuche, das Krankheitsbild beim Kalb durch experimentelle Thiaminverarmung auszulösen (Pill und Mitarbeiter, 1966; Markson und Mitarbeiter, 1966) sowie die nach der Verabreichung von Vitamin B_1 an polioenzephalomalaziekranke Rinder beobachteten Behandlungserfolge (Davies und Mitarbeiter, 1965) weisen darauf hin, daß bei diesem Leiden ein Thiaminmangel vorliegt. Eine solche Hypovitaminose B_1 ließe sich unter Umständen ebenfalls als Folge eines abrupten Fütterungswechsels erklären, weil die danach vielfach eintretenden Indigestionen (S. 246 ff.) auch zu einer schwerwiegenden Schädigung der zur Biosynthese aller Vitamine des B-Komplexes befähigten Mikroflora und -fauna der Vormägen (S. 1107) führen können; ferner besteht die Möglichkeit, daß bei derartigen Verdauungsstörungen Antagonisten des Thiamins gebildet werden (Edwin und Mitarbeiter, 1968). Mit den genannten Untersuchungen scheint die ätiologische Rolle des (möglicherweise nur sekundären) Thiaminmangels aber noch nicht eindeutig erwiesen, weil eine Heilung offenbar auch durch rechtzeitige Gaben thiaminfreier B-Komplex-Präparate möglich ist (McKay, 1965; Hentschl und Mitarbeiter, 1966). Nach endgültiger Aufklärung ihrer Ursachen wäre die Zerebrokortikalnekrose gegebenenfalls bei den Vergiftungen oder bei den Stoffwechsel- und Mangelkrankheiten einzureihen.

Krankheitsgeschehen: Die histopathologischen Befunde sprechen dafür, daß die auslösende Noxe an den Gefäßen der Großhirnrinde angreift, nach deren endothelialer Verquellung es zur Hypoxämie und zu einem mehr oder weniger stark ausgeprägten Hirnödem mit Liquorvermehrung und Drucksteigerung innerhalb der Schädelhöhle kommt; in schweren Fällen kann dabei der kaudale Teil des Kleinhirnes bis in das Hinterhauptsloch gedrängt werden. Symptome und Verlauf der Erkrankung sind vom Ausmaß und vom Ort der dann vorwiegend im Okzipitalbereich einsetzenden degenerativen, nekrobiotischen und histolytischen Hirnrindenveränderungen abhängig.

Erscheinungen: Es wird zwischen einer schweren, perakuten bis akuten, und einer leichteren, mehr protrahiert verlaufenden Form des Leidens unterschieden; erstere soll bei im Stall gehaltenen Masttieren, letztere dagegen bei Weiderindern häufiger sein. Die Symptome der *schweren Form* setzen meist plötzlich ein und äußern sich zunächst in gesteigerter Erregbarkeit (Hyperästhesie, Muskelzittern und -zucken an Flotzmaul, Augenlidern oder Ohren, gelegentlich sogar generalisierte Konvulsionen), die sich in seltenen Fällen bis zu tobsuchtartiger Aggressivität steigern kann. Weidende Patienten sondern sich bald von der Herde ab. In der Folge treten dann gleichzeitig oder rasch nacheinander zunehmende Beeinträchtigungen des Sehvermögens (Anstoßen gegen Hindernisse), des Orientierungssinnes und des Bewußtseins (blindes Herumlaufen im Kreise, deutliche Benommenheit, somnolentes Stehen mit gegen die Wand drängendem oder aufgestütztem Kopf), der Futteraufnahme (Behinderungen beim Erfassen, Zer-

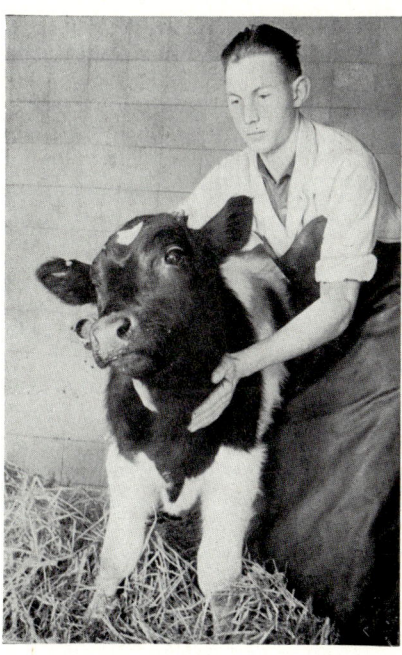

Abb. 409. Schiefhaltung von Kopf und Hals sowie Inkoordination der Vorderbeine bei einem Kalb mit Hirnrindennekrose, das ohne Unterstützung nicht stehen kann

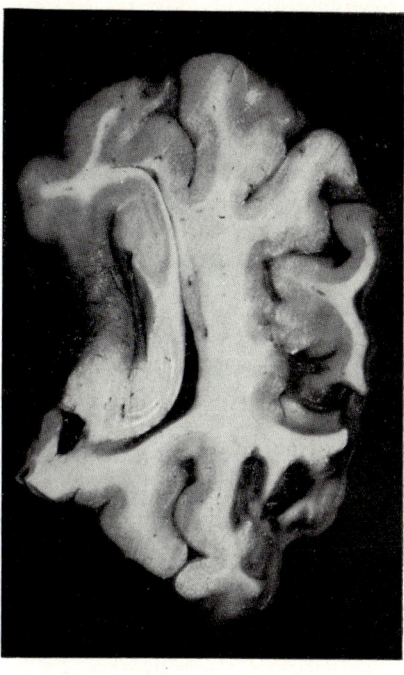

Abb. 410. Fortgeschrittene Hirnrindennekrose im Bereich des Okzipitallappens bei einem Kalb (Sektionsbefund; Markson, siehe Fankhauser und Luginbühl, 1968)

kleinern oder Abschlucken der Nahrung beziehungsweise völliges Verweigern derselben; teilweise auch leeres Kauen, Speicheln oder Zähneknirschen) sowie der Bewegung auf (steifer bis ataktisch-stolpernder Gang, Schwanken und Taumeln vor allem der Nachhand, zeitweilig oder ständig gestreckte bis opisthotonische Kopfhaltung, manchmal auch pendelnde Kopfbewegungen). Bei näherer Untersuchung erweist sich die Pupillenreaktion als normal bis leicht verzögert (zentrale Blindheit); mitunter ist zudem Nystagmus oder Schielen festzustellen. Die Herzschlagfolge kann deutlich verlangsamt sein; die Körpertemperatur ist meist normal. Nach 12 bis 48 Stunden kommen die erkrankten Tiere entweder plötzlich (Niederstürzen, Seitenlage mit Opisthotonus und krampfhaft gestreckten oder rudernden Beinen) oder allmählich zum Festliegen (Brustlage mit aufgestütztem, seitwärts eingeschlagenem, oder aber hin- und herpendelndem Kopf); bei manchen Patienten ist in diesem Stadium Stöhnen zu vernehmen. Unter rascher Verschlechterung des Allgemeinbefindens (Koma, tiefliegende Augen) tritt dann in der Regel schon nach 2 bis 6 Tagen der Tod ein. Die Erscheinungen der *leichteren Form* ähneln den vorgenannten; sie sind jedoch weniger stark ausgeprägt, so daß die Tiere nicht oder erst wesentlich später festliegen, wobei sich die Krankheit bis zum tödlichen Ende oder zur beginnenden Besserung über 8 bis 14 Tage und länger hinzieht.

Beurteilung: In unbehandelten Fällen beträgt die Letalität der schweren Form 90 %, bei der leichten Form etwa 50 %; ein Teil der spontan oder nach Therapie genesenden Patienten behält aber Herdsymptome als Dauerschäden zurück (Stumpfsinn, Blödheit, Seh-, Freß- oder Bewegungsstörungen), welche ihre weitere Nutzung einschränken und die Gefahr von Rezidiven beinhalten. Bereits festliegende Tiere haben praktisch keine Heilungsaussichten mehr und sollten deshalb umgehend notgeschlachtet werden, wenn sich Tollwutverdacht ausschließen läßt. In den Anfangsstadien der Zerebrokortikalnekrose scheint die Behandlung mit B-Vitaminen erfolgversprechend zu sein. Das Wiederkehren des Sehvermögens und der Futteraufnahme gilt als prognostisch günstiges Zeichen.

Zerlegungsbefund: Außer am Gehirn sind meist keine nennenswerten Veränderungen, allenfalls Exsikkose des Tierkörpers, mäßige Abomasoenteritis und/oder subendokardiale beziehungsweise subseröse Petechien festzustellen. In schweren Fällen quillt das Gehirn über die Ränder der eröffneten Schädelkapsel; der kaudale Kleinhirnbereich kann in das Foramen occipitale abgedrängt sein. Die Hirnhäute weisen vermehrte Blutfülle, die Zerebrospinalflüssigkeit eine deutliche Mengenzunahme auf. Die Großhirnwindungen erscheinen oft abgeflacht, die zwischen ihnen gelegenen Furchen ödematisiert. Auf der Schnittfläche des Großhirnes gibt sich die fortgeschrittene Kortikalnekrose makroskopisch durch auffallend weiche, graugelbe bis gelblichbraune, mehr oder weniger symmetrisch angeordnete herdförmige Verfärbungen zu erkennen, welche entweder nur die äußere Schicht oder aber die gesamte Dicke der Hirnrinde umfassen und mitunter auch graue Kerne innerhalb der weißen Substanz betreffen; diese Veränderungen sind besonders im Okzipitalbereich ausgeprägt und können eine deutliche Abgrenzung vom gesunden Gewebe sowie kleine Hohlräume aufweisen. Gelegentlich sind gleichartige Läsionen auch an der Kleinhirnrinde zu beobachten; Hirnstamm und verlängertes Mark sind jedoch stets unverändert. Die mikroskopischen Merkmale bestehen in kapillärer Vaskulitis, Degeneration und Nekrose der Neuronen, schwammig-wabenartiger Mikrokavitation der tieferliegenden Rindenschichten ohne leukozytäre Infiltration sowie Makrophagenaustritt in den Meningen. Bei ausgeheilten Tieren besteht nach dem Schwund der abgestorbenen Rindenbezirke (abgeschlossene Dekortikation) stellenweise direkter Kontakt zwischen den Hirnhäuten und der weißen Substanz sowie Zystenbildung innerhalb der Hirnrinde und sekundärer Hydrozephalus.

Erkennung und Unterscheidung: Die geschilderten klinischen Erscheinungen gestatten meist keine sichere differentialdiagnostische Abgrenzung der Polioenzephalomalazie von anderen, ähnlich verlaufenden Krankheiten des zentralen Nervensystems; sie rechtfertigen daher, insbesondere bei Erkrankung mehrerer Tiere eines Bestandes, nur eine Vermutungsdiagnose. Sichere Anhaltspunkte bietet nur die histologische Untersuchung des Gehirnes verendeter Tiere; gewisse Hinweise ergibt auch die Prüfung des Brenztraubensäurespiegels im Blut, der bei Zerebrokortikalnekrose von 0,5 bis 1 mg% auf 1,5 bis 5 mg% ansteigt. Der *Liquorbefund* polioenzephalomalaziekranker Rinder ist nicht nur durch erhöhten Druck, sondern – im Gegensatz zur thrombembolischen Meningoenzephalitis (S. 814) – auch durch negative bis leicht positive PANDY-Reaktion sowie nur leicht vermehrten Zellgehalt (25 bis 100 pro mm³) gekennzeichnet; dabei handelt es sich vorwiegend um Lymphozyten. Läßt sich die Klärung auf diesem Wege nicht herbeiführen, so sollten neben der Tollwut (S. 792) insbesondere folgende Krankheiten in Betracht gezogen werden, deren kennzeichnende Symptome angegebenenorts nachzulesen sind: Bleivergiftung (S. 1134), Listeriose (S. 826), Weide- beziehungsweise Kälbertetanie (S. 1024, 1042), angeborene Bewegungsstörungen (S. 644), Botulismus (S. 816), Meningitiden (S. 634), sporadische Enzephalomyelitis (S. 810), die nervöse Form der Azetonämie (S. 1051) sowie Selenose (S. 1161). Wenn der Verdacht einer Zerebrokortikalnekrose trotz eingehender differentialdiagnostischer Untersuchung nicht zu entkräften ist, kann aus dem Erfolg einer frühzeitigen versuchsweisen Anwendung von Vitamin-B-Präparaten auf das Vorliegen dieses Leidens geschlossen werden.

Behandlung: In frischen Fällen scheinen außer Vitamin B$_1$ (für Kälber 0,4 g, für erwachsene Rinder 1 bis 2 g Thiamin in 10%iger Lösung, je zur Hälfte intravenös und intramuskulär; nach Bedarf täglich zu wiederholen) auch kombinierte parenterale Gaben aller Vitamine des B-Komplexes recht wirksam zu sein (Dosierung auf Übersicht 56, S. 1108). Als unterstützende Maßnahmen sind zu nennen: Aufstallung in Einzellaufboxe, Rückkehr zu den vor der Erkrankung verabreichten Futtermitteln, Pansensaftübertragung beziehungsweise künstliche Ernährung, 100 bis 500 g Hefe per os, intravenöse Zufuhr leicht hypertoner Salzlösungen, Diuretika beziehungsweise Ablassen des überschüssigen Liquors durch vorsichtige Lumbalpunktion.

Vorbeuge: Eine sichere Prophylaxe ist bislang nicht bekannt, doch ist es ratsam, plötzliche Futterumstellungen vor allem bei Mastrindern möglichst zu vermeiden.

SCHRIFTTUM

ADAMS, O. R. (1956): Polioencephalomalacia of cattle. North. Amer. Vet. *37*, 1051. — CLEGG, F. G. (1966): Serum sodium and potassium levels in cases of bovine cerebrocortical necrosis. Vet. Record *78*, 505-506. — DAVIES, E. T., A. H. PILL, D. F. COLLINGS & J. A. J. VENN (1965): Cerebrocortical necrosis in calves. Vet. Record *77*, 290. — Dow, C. (1961): Polioencephalomalacia in calves. Vet. Record *73*, 1374. — EDWIN, E. E., G. LEWIS & R. ALLCROFT (1968): Cerebrocortical necrosis—a hypothesis for the possible role of thiaminases in its pathogenesis. Vet. Record *83*, 176-178. — EDWIN, E. E., J. B. SPENCER & A. J. WOODS (1968): Thiaminases and cerebrocortical necrosis. Vet. Record *83*, 417. — FANKHAUSER, R. (1962): Zur Frage des Hirnödems beim Rind. Schweiz. Arch. Tierheilk. *104*, 261-274. — HARRIS, A. H. (1962): Cerebrocortical necrosis in a cow. Vet. Record *74*, 370-371. — HENTSCHL, A. F., J. F. WALTON & E. W. MILLER (1966): Treatment of bovine polioencephalomalacia with vitamin B complex. Mod. Vet. Pract. *47*:7, 72-74. — HOWARD, J., & K. FAWCETT (1966): Practical differential diagnosis of polioencephalomalacia and thromboembolic meningoencephalitis. Iowa State Univ. Vet. *28*, 101-105. — Mc HOWELL, J. C. (1961): Polioencephalomalacia in calves. Vet. Record *73*, 1165-1168. — Mc KAY, A. F. (1965): Cerebrocortical necrosis in calves. Vet. Record *77*, 325-326. — KNÖSEL, H., & A. KRÜGER (1968): Zerebrale Nekrose bei Mastkälbern. Dtsch. Tierärztl. Wschr. *75*, 393-394. — MARKSON, L. M., S. TERLECKI & G. LEWIS (1966): Cerebrocortical necrosis in calves. Vet. Record *79*, 578-579. — NEAL, F. C., F. K. RAMSEY, K. S. PRESTON & R. CREEL (1960): Polioencephalomalacia in Iowa cattle. Iowa State Coll. Vet. *23*, 15-16. — PILL, A. H. (1967): Evidence of thiamine deficiency in calves affected with cerebrocortical necrosis. Vet. Record *81*, 178-181. — PILL, A. H., E. T. DAVIES, D. F. COLLINGS & J. A. J. VENN (1966): The experimental reproduction of lesions of cerebrocortical necrosis in a calf. J. Amer. Vet. Med. Ass. *148*, 737-738. — REID, A. N. D., A. CLARK & W. B. THOMAS (1967): Observations during an outbreak of suspected cerebrocortical necrosis in calves. Vet. Record *81*, 526-527. — RUE JENSEN, L., A. GRINER & O. R. ADAMS (1956): Polioencephalomalacia of cattle and sheep. J. Amer. Vet. Med. Ass. *129*, 311-321. — SANDERSLEBEN, J. VON (1966): Hirnrindennekrose beim Kalb. Schweiz. Arch. Tierheilk. *108*, 285-303. — SPENCE, J. B., A. J. STEVENS, C. N. SAUNDERS & A. H. HARRIS (1961): Cerebrocortical necrosis in sheep and cattle. Vet. Record *73*, 28-34. — STAVROU, D., E. KAISER, N. DEUTSCHLÄNDER & H. PÜSCHNER (1968): Die Cerebrocorticalnekrose (CCN) des Kalbes. Berl. Münch. Tierärztl. Wschr. *81*, 417-419. — STRAFUSS, A. C., & W. S. MONLUX (1966): A central-nervous-system reaction to disturbances in ruminant digestion. Cornell Vet. *56*, 128-141. — TERLECKI, S., & L. M. MARKSON (1961): Cerebrocortical necrosis in cattle and sheep. Vet. Record *73*, 23-27. — TOURNUT, J., CH. LABIE & J. ESPINASSE (1967): Identification en France, de la nécrose du cortex cérébral chez plusieurs espèces de ruminants. Rev. Méd. Vét. *30*, 883-896.

Mißbildungen im Bereich des zentralen Nervensystems und angeborene Bewegungsstörungen

Wesen, Bedeutung, Ursachen: Etwa 10 bis 15 % der beim Rind zu beobachtenden angeborenen Mißbildungen entfallen auf Gehirn und Rückenmark sowie deren Hüllen. Sie sind nur zum Teil schon bei der äußeren Besichtigung des betroffenen Kalbes sicher als solche zu erkennen; außerdem treten sie nicht selten zusammen mit weiteren Malformationen am Kopf, an der Wirbelsäule oder an den Gliedmaßen auf, welche dann häufig ein Geburtshindernis darstellen. Die Mehrzahl der konnatalen Defekte des zentralen Nervensystems scheint erblicher Natur zu sein; im Einzelfall können gleichartige Veränderungen mitunter aber umweltbedingt sein, also auf einer intrauterinen Schädigung der Frucht beruhen, die sich zu einem bestimmten Zeitpunkt der Fetalentwicklung ausgewirkt hat. Auf letztgenannte Weise entstehen offenbar auch die nur sporadisch vorkommenden Mißbildungen. Bei einigen angeborenen Leiden des Kalbes, welche sich in Form von Ataxien, Krämpfen oder Lähmungen äußern, sind bislang zwar mehr oder weniger eindeutige Anhaltspunkte für ihre hereditäre Genese, aber noch keine dem Symptombild entsprechenden Veränderungen innerhalb des zentralen Nervensystems gefunden worden.

Dem praktizierenden Tierarzt werden Kälber mit den hier zu besprechenden Anomalien gelegentlich als Kuriosität (Totgeburten), zur Beurteilung der Lebensaussichten oder mit der Bitte um Behandlung vorgestellt. Zur raschen Orientierung wurden deshalb die wichtigsten Mißbildungen von Hirn und Rückenmark (mit Ausnahme der Doppelbildungen im Bereich von Kopf und Wirbelsäule) sowie die angeborenen Bewegungsstörungen auf den Übersichten 17, 18 und 19 samt ihren kennzeichnenden *Erscheinungen* und *Zerlegungsbefunden* tabellarisch zusammengestellt.

Erkennung und Unterscheidung: Die meisten der auf den Übersichten 17, 18 und 19 beschriebenen Mißbildungen des ZNS und angeborenen Bewegungsstörungen unterscheiden sich von anderen, symptomatologisch ähnlich verlaufenden Kälberkrankheiten dadurch, daß die nervösen Ausfallserscheinungen schon bei oder unmittelbar nach der Geburt deutlich ausgeprägt sind. Gelegentlich werden diese jedoch zunächst übersehen; in anderen Fällen treten sie auch erst nach einigen Wochen oder Monaten auf. Dann ist eine Klärung oft nur durch gründliche differentialdiagnostische Untersuchung möglich,

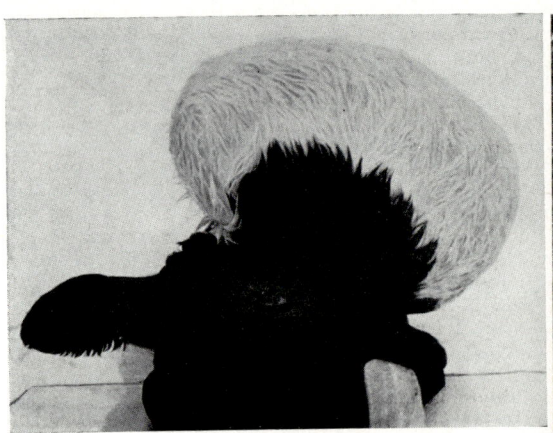

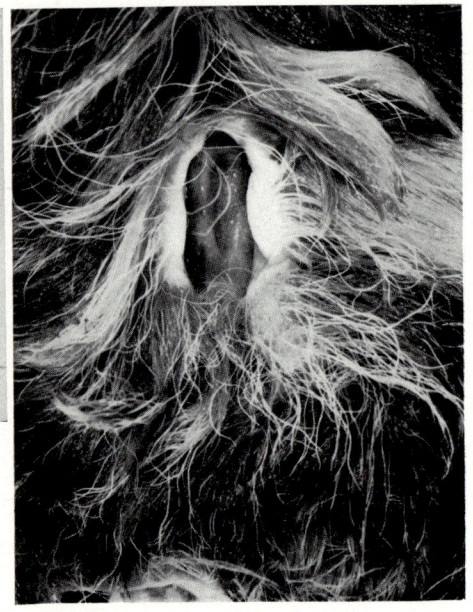

Abb. 411. Angeborener Hirn- und Hirnhautbruch (Hydromeningoenzephalozele) bei einem Kalb

Abb. 412. Spina bifida (Rachischisis) bei einem neugeborenen Kalb; Hautdefekt am Vorderende des Kreuzbeines mit freiliegender Area meningovasculosa (FANKHAUSER und LUGINBÜHL, 1968)

Nervensystem 645

Übersicht 17. Aufstellung der wichtigsten Mißbildungen des Gehirns beim Kalb (nach dem Schrifttum)

Bezeichnung	klinische Erscheinungen	pathologisch-anatomische und histologische Veränderungen	Wesen, Verbreitung
Anenzephalie:	Kalb tot oder bald nach der Geburt verendend; anstelle des Hirnschädels eine mit rötlich-schwammigem Gewebe ausgefüllte flache Grube	Kranioschisis; Gehirn bis auf Area cerebrovasculosa völlig fehlend	sporadisch, möglicherweise auch erblich; verschiedene Rassen
Merenzephalie, Mikroenzephalie:	Kalb tot oder lebensschwach und bald verendend; Schädel zum äußerlich normal oder mißgebildet; zum Teil auch zusätzliche Mißbildungen	Völliges oder teilweises Fehlen des Großhirns und/oder des Balkens sowie des Gewölbes	sporadisch; verschiedene Rassen
Hydranenzephalie:	Kalb tot oder bald verendend; mitunter zudem Gliedmaßenverkrümmung (Arthrogrypose, S. 526)	Dünnwandige flüssigkeitsgefüllte Blasen anstelle der Großhirnhälften	sporadisch; verschiedene Rassen
Hydromeningozele, Hydroenzephalozele:	Kälber teilweise lebensfähig; hühnerei- bis mannskopfgroßer fluktuierender und unter Umständen pendelnder Sack im Stirn- und/oder Scheitelbereich	Lücke im knöchernen Schädeldach und in der Dura, durch welche entweder nur die weichen Hirnhäute oder auch Hirnteile vorgefallen sind, die infolge der starken Liquorvermehrung aber fast völlig reduziert erscheinen	sporadisch oder rezessiv-erblich; verschiedene Rassen
Hydrozephalie (Wasserkopf):	In hochgradigen Fällen Tod schon vor, während (Geburtshindernis!) oder bald nach der Geburt: kuppelförmige ‚mopsähnliche' Vorwölbung des Hirnschädels mit offener Fontanelle, zum Teil zudem Mißbildungen an Gesicht und/oder Gliedmaßen (Chondrodystrophie, S. 530; Akroteriasis, S. 525) beziehungsweise Eihautwassersucht. Leichtere Fälle können lebensfähig sein; sie zeigen unterschiedliche Grade von Stupidität, Beeinträchtigung der Sehkraft, Inkoordination beziehungsweise tonisch-klonische Krämpfe, jedoch nicht immer auch äußerlich erkennbare Schädeldeformationen	Unvollständiger Schluß der Schädelknochennähte, liquorgefüllte Erweiterung der Seitenventrikel (H. internus) und/oder des Arachnoidealraumes (H. externus)	rezessiv-erblich oder sporadisch; fast alle Rassen
Arhinenzephalie:	Fehlen der Nasenlöcher bei totgeborenen oder bald eingehenden Kälbern, Dyspnoe, Zyanose	Völliges oder teilweises Fehlen des Riechhirnes, der Nasenmuscheln und des Siebbeines	sporadisch oder erblich; Braunvieh, Simmentaler, Höhenfleckvieh
Aplasie der Adenohypophyse	Trächtigkeitsdauer des Muttertieres auf bis über 500 Tage verlängert; Kalb tot, klein, unreif, schwach oder überhaupt nicht behaart mit groben Mißbildungen am Kopf (Zyklopie, Hydrozephalie und andere) und Gliedmaßen (verkürzt, verkrümmt)	Weitgehendes oder völliges Fehlen des Hypophysenvorderlappens, zum Teil auch Verschmelzung der Großhirnhemisphären oder Erweiterung der Ventrikel; Hypoplasie der endokrinen Drüsen	rezessiv-erblich; Guernseys, Jerseys

Übersicht 18. Aufstellung der wichtigsten Mißbildungen des Rückenmarks beim Kalb (nach dem Schrifttum)

Bezeichnung	klinische Erscheinungen	pathologisch-anatomische und histologische Veränderungen	Wesen, Verbreitung
Rachischisis:	Kälber selten lebensfähig (Bewegungsstörungen der Nachhand); im Lendenkreuzbereich dorsal ein mit rötlich-schwammigem Gewebe ausgefüllter Hautdefekt	Wirbelkanal lumbal oder sakral oben offen (Spina bifida); kaudaler Abschnitt des Rückenmarks bis auf Area myelovasculosa fehlend	erblich; verschiedene Rassen
Rachimeningozele, Rachimyelozele:	Kälber zum Teil lebensfähig; im Lenden- oder Kreuzbereich dorsal eine hautüberzogene flüssigkeitsgefüllte Auftreibung; mitunter zusätzliche Anomalien am Schwanz (S. 626)	Spina bifida lumbalis oder sacralis mit Vorfall nur der Rückenmarkshäute oder auch des Rückenmarkes unter die Haut	erblich oder sporadisch; verschiedene Rassen
‚Elchkälber':	Auffallend kurze Wirbelsäule bei meist totgeborenen oder bald sterbenden Kälbern (Schwergeburten)	Wirbel- und Rippenverschmelzungen, Verkrümmung des Rückgrates, Verkürzung des Rückenmarks	rezessiv-erblich; norwegisches Österdalvieh und andere Rassen
Perosomus elumbis:	Kälber in leichteren Fällen lebensfähig; Lendenkreuzbereich, Becken und Hinterbeine im Verhältnis zum Vorderkörper zu klein, Hinterbeine oft auch mißgebildet und versteift; Bewegungsstörung der Nachhand	Fehlen einzelner oder mehrerer Lendenund/oder Kreuzwirbel sowie der zugehörigen Rückenmarksabschnitte; oft auch Mißbildungen am Enddarm und im Urogenitalapparat	sporadisch, möglicherweise auch erblich; verschiedene Rassen
‚Bisonkälber':	Meist Totgeburten; Vorderkörper relativ kurz, Widerrist auffallend hoch	Verminderte Hals- und/oder Brustwirbelzahl, Dornfortsätze abnorm lang, Verkürzung des Rückenmarks	rezessiv-erblich

Übersicht 19. Aufstellung der wichtigsten angeborenen Bewegungsstörungen des Kalbes (nach dem Schrifttum)

Bezeichnung	klinische Erscheinungen	pathologisch-anatomische und histologische Veränderungen	Wesen, Verbreitung
Hypoplasie des Kleinhirns:	Kälber munter und sauflustig; schon bei der Geburt oder bald danach Inkoordination und Ataxie mit Zittern, Taumeln, ‚webendem' Seitwärtspendeln oder Nackenhaltung des Kopfes, Umfallen zur Seite oder nach hinten, Zusammenstürzen auf der Stelle, Unvermögen aufzustehen oder Festliegen auf der Seite	mäßige bis hochgradige Hypoplasie (auch Degeneration?) des Kleinhirns	rezessiv-erblich bei Herefords, Guernseys, Shorthorns, Holstein-Friesen; möglicherweise auch sporadisch
Leukodysplasie des Kleinhirns (Hypomyelogenese):	Kälber lebensfähig, meist aber im Verlauf der angeborenen oder 2 bis 3 Wochen nach der Geburt einsetzenden Bewegungsstörung verendend; Inkoordination, Ataxie, Asynergie, ‚webender' Kopf, zum Teil auch Festliegen oder spastische Muskelversteifung mit Opisthotonus nach Erschrecken	mangelhafte bis fehlende Myelinisierung, vor allem in der makroskopisch normal erscheinenden weißen Substanz des Kleinhirns, aber auch in anderen Hirnteilen	rezessiv-erblich (zum Teil auch sporadisch); Jerseys, Hereford, Angus, Shorthorn, Holstein-Friesen
Degeneration der Kleinhirnrinde:	Kälber lebensfähig; bei oder schon bald nach der Geburt anfallsweise sich wiederholende tetaniforme Krämpfe von 3 bis 12 Stunden Dauer, die später in mäßige Ataxie übergehen	Kleinhirn nur histologisch verändert: ausgebreitete Degeneration der PURKINJE-Zellen	dominant-erblich; Aberdeen-Angus
Degeneration von Globus pallidus und Formatio reticularis:	Kälber lebensfähig; Festliegen mit steifgestreckten Gliedmaßen, erhöhte Reflexbereitschaft (vor allem an den Hinterbeinen)	Gehirn makroskopisch normal; Degenerationen im Globus pallidus und in der Substantia reticularis	rezessiv-erblich; rotes Dänenvieh
Pseudolipidose des Gehirns:	Kälber lebensfähig; nach 1 bis 15 Monaten tritt eine zunehmende oder stationär bleibende ataktische Bewegungsstörung ein (Schwanken der Nachhand, breitbeiniger Gang mit ruckartig-stelzenden Beinbewegungen)	ausgedehnte Pseudolipidose (Vakuolenbildung) im zentralen Nervensystem sowie in den Retikuloendothelien von Milz und Lymphknoten	Ursache noch ungeklärt (möglicherweise erst postnatal erworben?); Aberdeen-Angus
‚Epilepsie' (spastische Ataxie):	Kälber lebensfähig; anfallsweise auftretende tonischklonische Krämpfe mit Verlust des Bewußtseins	bislang keine Veränderungen am ZNS nachgewiesen	erblich; rotes Schwedenvieh, Braunvieh
Tetanische Krämpfe (spastische Paralyse):	Kälber teils lebensfähig, teils bald verendend; tetanischspastische Anfälle (Schreck)	keine Veränderungen am ZNS nachgewiesen	rezessiv-erblich; Hereford, Schwarzbunte
Spastische Parese der Nachhand:	Kälber lebensfähig, später zum Teil in Entwicklungs- und Nährzustand zurückbleibend; angeborene oder innerhalb von 1 bis 2 Jahren eintretende Steilstellung einer oder beider Hintergliedmaßen infolge spastischer Kontraktur der am Fersensehnenstrang ansetzenden Muskeln (S. 497)	bislang einmal nachgewiesen: Vakuolisierung und Pyknose der Riesenzellen im Nucleus ruber des Gehirns und in der Substantia reticularis des Rückenmarks	rezessiv-erblich; möglicherweise auch sporadisch; fast alle Rassen
Paralyse der Nachhand:	Kälber von Geburt an festliegend mit gebeugten Hinterbeinen, vielfach auch Muskelzittern, Aufwerfen des Kopfes, Trübung der Kornea	keine Veränderungen am ZNS nachgewiesen	rezessiv-erblich; norwegisches hornloses Rotvieh
‚Taumelkälber':	Muskelspasmen, Krämpfe, Nystagmus, völlige Inkoordination der Bewegungen, Mydriasis	bislang keine nennenswerten Veränderungen am ZNS nachgewiesen	möglicherweise rezessiv-erblich; Hereford

wobei vor allem folgende Leiden mit in Betracht zu ziehen sind: Kälbertetanie (S. 1042), Zerebrokortikalnekrose (S. 640), Tetanus (S. 820), Meningitiden (S. 634), Vitamin-A-Mangel (S. 1100), Bleivergiftung (S. 1134). Vielfach ist zur Sicherung der Diagnose auch der Zerlegungsbefund (einschließlich makroskopischer und histologischer Prüfung des zentralen Nervensystems) erforderlich. Da äußerlich nicht zu erkennende konnatale Hirndefekte als Ursache perinataler Kälberverluste vermutlich eine größere Rolle spielen als gemeinhin angenommen wird, kommt der Hirnsektion in allen anderweitig nicht aufzuklärenden Todesfällen besondere Bedeutung zu.

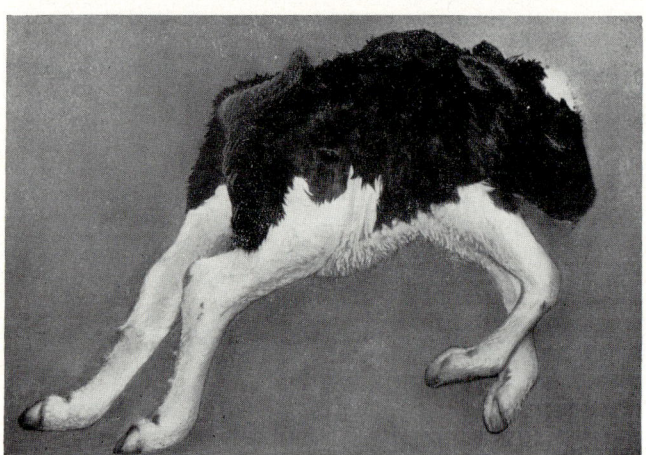

Abb. 413. ‚Elchkalb' mit verkürzter und verkrümmter Wirbelsäule sowie Stummelschwanz

Behandlung: Bei angeborenen Mißbildungen und Bewegungsstörungen, die mit dem Leben des betroffenen Kalbes vereinbar sind, beschränkt sich die tierärztliche Hilfe auf die Beratung des Besitzers über die Natur des Leidens und die Anordnung palliativer Maßnahmen: Einzelboxe, reichliche Einstreu beziehungsweise regelmäßiges Umbetten, Tränken mit der Flasche. Die konnatalen Krampfanfälle scheinen auf intravenöse Gaben von Barbituraten oder Chloralhydrat anzusprechen, rezidivieren aber nach dem Abklingen der Wirkung wieder. Für die verschiedenen todbringenden Defekte (Letalfaktoren) ist keine brauchbare Therapie bekannt.

Vorbeuge: Von einer Nutzung der lebensfähigen Merkmalsträger zur Zucht sollte sicherheitshalber immer abgeraten werden; bei den nachgewiesenermaßen erblich bedingten Anomalien gilt das gleiche selbstredend auch für die in der Regel phänotypisch normal erscheinenden Eltern- und Geschwistertiere des betroffenen Kalbes.

SCHRIFTTUM

AKKER, S. VAN DER (1962): ARNOLDI-CHIARI malformation in animals. Acta Neuropathol. Suppl. 1, 29-44. — ANDERSON, W. A., & C. L. DAVIS (1950): Congenital cerebellar hypoplasia in a Holstein-Friesian calf. J. Amer. Vet. Med. Ass. 117, 460-461. — ATKESON, F. W., A. IBSEN & E. ELDRIDGE (1944): Inheritance of an epilectic type character in brown Swiss cattle. J. Hered. 35, 45-48.

BAKER, M. L., L. C. PAYNE & G. N. BAKER (1961): The inheritance of hydrocephalus in cattle. J. Hered. 52, 135-138. — BARLOW, R. M., & L. G. DONALD (1963): Hydrocephalus in calves associated with unusual lesions in the mesencephalon. J. Comparat. Pathol. Therap. 73, 410-415. — BARLOW, R. M., K. A. LINKLATER & G. B. YOUNG (1968): Familial convulsions and ataxia in Angus calves. Vet. Record 83, 60-65. — BELLING, TH. H. (1962): Variations of internal hydrocephalus. Vet. Med. 57, 405-408. — BLACKWELL, J., H. KNOX & E. H. COBB (1959): A hydrocephalic lethal in Hereford cattle. J. Hered. 50, 143-148. — BLOOD, D. C., D. R. HUTCHINS, K. V. JUBB & J. H. WHITTEM (1957): Prolonged gestation of Jersey cows. Austral. Vet. J. 33, 329.

CHRISTENSEN, E., & N. O. CHRISTENSEN (1952): Medødt arvelig lamhed hos kalve — en klinisk og patologisk-anatomisk undersøgelse. Nord. Vet.-Med. 4, 861-878. — COLE, C. L., & L. A. MOORE (1942): Hydrocephalus—a lethal in cattle. J. Agric. Res. 65, 483-491.

EPSTEIN, H. (1955): Phylogenetic significance of spina bifida in Zebu cattle. Ind. J. Vet. Sci. *25*, 313-316.
FANKHAUSER, R. (1957): Bildungsstörungen des Kleinhirns. Dtsch. Tierärztl. Wschr. *64*, 225-230. — FANKHAUSER, R. (1959): Hydrocephalus-Studien. Schweiz. Arch. Tierheilk. *101*, 407-416. — MCFARLAND, L. Z. (1959): Spina bifida with myelomeningocele in a calf. J. Amer. Vet. Med. Ass. *134*, 32-34. — FIELDEN, E. D. (1959): Microencephaly in Hereford calves. New Zealand Vet. J. *7*, 80-82. — FINNIE, E. P., & D. D. LEAVER (1965): Cerebellar hypoplasia in calves. Austral. Vet. J. *41*, 287-288. — FRAUCHIGER, E. (1940): Kleinhirnaplasie bei einem Kalb. Schweiz. Arch. Tierheilk. *82*, 425-427. — FRAUCHIGER, E., & R. FANKHAUSER (1952): ARNOLD-CHIARI-Mißbildung mit Spina bifida und Hydrozephalus beim Kalbe. Schweiz. Arch. Tierheilk. *94*, 145-148.
GILMAN, J. P. W. (1956): Congenital hydrocephalus in domestic animals. Cornell Vet. *46*, 487-499. — GREGORY, P. W., S. W. MEAD & W. M. REGAN (1944): Hereditary congenital lethal spasms in Jersey cattle. J. Hered. *35*, 195-200. — GREGORY, K. E., V. H. ARTHAUD, R. M. KOCH & L. A. SWIGER (1962): Inheritance of a spastic lethal in cattle. J. Hered. *53*, 130-132.
HABERMEHL, K. H. (1954): Über verschiedene Formen des Perosomus elumbis (GURLT). M.-hefte Tierheilk. *6*, 75-87. — HABERMEHL, K. H. (1954): Zur Genese und Variationsbreite des Perosomus elumbis (GURLT). M.-hefte Tierheilk. *6*, 276-284. — HIGH, J. W., C. M. KINCAID & H. J. SMITH (1959): Doddler cattle—an inherited congenital nervous disorder in Hereford cattle. J. Hered. *49*, 250-252. — HILL, C. B. (1956): Tetaniform convulsions in newborn calves. North Amer. Vet. *37*, 31. — HOWELL, J. M. C., & H. E. RITCHIE (1966): Cerebellar malformations in two Ayrshire calves. Pathol. Vet. *3*, 159-168. — HULLAND, T. J. (1957): Cerebellar ataxia in calves. Canad. J. Comparat. Med. Vet. Sci. *21*, 72-76. — HUSTON, K., & H. T. GIER (1958): An anatomical description of a hydrocephalic calf from prolonged gestation and the possible relationship of these conditions. Cornell Vet. *48*, 45-53. — HUSTON, K., F. E. EDLRIDGE & F. H. OBERTS (1961): Congenital hydrocephalus in Ayrshires. J. Animal Sci. *20*, 908.
ILANČIĆ, D. (1940): Ein neuer Letalfaktor beim Rinde. Züchtungskde *15*, 129-133. — INNES, J. R. M., D. S. RUSSEL & A. J. WILSDON (1940): Familial cerebellar hypoplasia and degeneration in Hereford calves. J. Pathol. Bacteriol. *50*, 455-461. — ISAKSSON, A. (1943): Genuin epilepsi hos nötkreatur. Skand. Vet.-Tidskr. *33*, 1-27.
JENNINGS, A. R., & G. R. SUMNER (1951): Cortical cerebellar disease in an Ayrshire calf. Vet. Record *63*, 60-61. — JOHNSON, K. R., D. L. FOURT, R. H. ROSS & J. W. BAILEY (1958): Hereditary congenital ataxia in Holstein-Friesian calves. J. Dairy Sci. *41*, 1371-1375.
KENNEDY, P. C., J. W. KENDRICK & C. STORMONT (1957): Adenohypophyseal aplasia, an inherited defect associated with abnormal gestation in Guernsey cattle. Cornell Vet. *47*, 160-178.
LEWANDOWSKI, M. (1967): Ein Fall von spastischer Parese beim Bullen (polnisch). Med. Weter. *23*, 409-413. — LØJE, K. (1930): Letale gene (dødbringende arveanlage) hos husdyrene, specielt hos kvæg af Rød Dansk Malkerace. Tidskr. Landøkonomi *10*, 517-549.
MAKARJAN, O. A. (1966): Angeborene Wassersucht der Hirnventrikel bei Kälbern (russisch). Veterinarija *43*:7, 83-84. — MATZKE, P., & E. WEISS (1958): Agenesie des Geruchsapparates bei einem Kalb. Zuchthyg., Fortpfl.-stör., Besamung Haustiere *2*, 160-163. — MOHR, O. L., & C. WRIEDT (1930): Short spine, a new recessive in cattle. J. Genetics *22*, 279-297. — MONTI, F., & F. GUARDA (1961): Atassia cerebellare congenita in un vitello da ipoplasia del cerveletto. Clin. Vet. *84*, 65-75.
NES, N. (1959): Spina bifida ledsaget av muskelkontraktur og andre defekter hos kalv. Nord. Vet.-Med. *11*, 33-54. — NIELSEN, J. (1950): Studies on congenital paraplegia of Danish Red calves. Theses, Copenhagen.
RICHTER, J., & H. GEHRING (1937): Über erbliche Krämpfe bei neugeborenen Kälbern. Berl. Tierärztl. Wschr. *47*, 177-180. — ROSENBERGER, G. (1939): Späterkrankungen an spastischer Parese der Hintergliedmaßen beim Rinde. Dtsch. Tierärztl. Wschr. *47*, 18-23.
SANTEMA, S. (1948): Spina bifida bij het rund. Tijdschr. Diergeneesk. *73*, 842-843. — SAUNDERS, L. Z., J. D. SWEET, S. M. MARTIN, F. H. FOX & M. G. FINCHER (1952): Hereditary congenital ataxia in Jersey calves. Cornell Vet. *42*, 559-591. — SCHULZ, L.-CL. (1955): Merencephalie (Anencephalia partialis) und Meroacranie bei einem Kalb. Dtsch. Tierärztl. Wschr. *62*, 189-190. — SHAW, A. O. (1938): A skull-defect in cattle. J. Hered. *29*, 319-320.
TABUCHI, E., R. NARITA, Y. EBI & T. HOSODA (1953): Studies on hydrocephalus in newborn calves. Exp. Rep. Gov. Exp. Stat. Animal Hyg. Tokyo *26*, 21-26. — TAJIMA, M., S. YAMAGIWA & H. INAMORI (1951): Histopathological studies on the hydromeningoencephalia of calves. Jap. J. Vet. Sci. *13*, 43-53. — TSIROYANNIS, E., J. BROUWERS, V. BIENFET & A. KAECKENBEECK (1957): Agénésie du cervelet chez un veaux ataxique. Ann. Méd. Vét. *101*, 223-230. — TUFF, P. (1947): To nye letalfastorer hos storfe. Skand. Vet.-Tidskr. *38*, 379-395.
URMAN, H. K., & O. D. GRACE (1962): Hereditary encephalomyopathy—a hydrocephalus syndrome in newborn calves. Cornell Vet. *54*, 229-249.
WEBER, W. (1946): Groß- und Kleinhirnaplasie bei einem Kalb. Schweiz. Arch. Tierheilk. *88*, 369-371. — WHITTEM, J. H. (1957): Congenital abnormalities in calves—arthrogryposis and hydranencephaly. J. Pathol. Bacteriol. *73*, 375-387. — WHITTEM, J. H. (1962): Pseudolipidosis in calves. Acta Neuropathol. Suppl. 1, 94-96. — WHITTEM, J. H., & D. WALKER (1957): Neuronopathy and pseudolipidosis in Aberdeen-Angus calves. J. Pathol. Bacteriol. *74*, 281-288.
YOUNG, ST. (1962): Hypomyelogenesis congenita (cerebellar ataxia) in Angus-Shorthorn calves. Cornell Vet. *52*, 84-93.

Geschwülste im Bereich des zentralen Nervensystems

Wesen und Krankheitsgeschehen: Die innerhalb von Schädelhöhle und Wirbelkanal an den häutigen Hüllen oder im Gehirn und Rückenmark selbst vorkommenden Tumoren können infolge Verlegung des Liquorabflusses (→ Steigerung des Binnendruckes), durch Verdrängung des benachbarten Nervengewebes (→ Kompressionsatrophie) oder durch maligne Invasion desselben (→ infiltrative Zerstörung) zentralnervöse Krankheitserscheinungen auslösen. Pathogenetisch ist dabei zwischen primär im Zerebrospinalbereich entstehenden Geschwülsten und solchen zu unterscheiden, die hier nur sekundär auftreten; letztere wuchern entweder aus der Umgebung her ein, oder greifen von andernorts gelegenen Neoplasien aus als Metastasen auf das zentrale Nervensystem über.

Vorkommen, Ursachen: In der Sektionsstatistik der an Hirn, Rückenmark und ihren Häuten festgestellten Tumoren steht das Rind bislang nach Hund und Katze an dritter Stelle vor Pferd und Schwein sowie den kleinen Wiederkäuern; das scheint auch den tatsächlichen Verhältnissen zu entsprechen, obwohl zentralnervöse Erkrankungen bei Fleischfressern in Praxis, Klinik und Pathologie meist mehr Beachtung geschenkt wird als denen des Rindes. Im Vergleich zu den Geschwülsten anderer Organapparate sind solche des zentralen Nervensystems beim Rind ziemlich selten; sie betreffen mit Ausnahme der vor allem bei jungen Kälbern zu beobachtenden Medulloblastome fast stets ältere erwachsene Tiere. Sieht man von der gelegentlich auch primär innerhalb der Schädelhöhle oder des Wirbelkanales auftretenden Neurofibromatose (S. 654) und der vorwiegend im Lumbosakralbereich lokalisierten lymphatischen Leukose der harten Rückenmarkshaut (S. 62) ab, so ist die Gesamtfrequenz der primären Tumoren des ZNS beim Rind offenbar höher als diejenige der sekundär hier vorkommenden Geschwülste; außerdem sind danach Neoplasien im Hirnbereich häufiger als solche am oder im Rückenmark. Über die relative Häufigkeit der einzelnen bislang beim Rind diagnostizierten Tumorformen des ZNS gibt Übersicht 20 Auskunft. Von den dort aufgezählten primären Geschwülsten neigen die als bösartig bezeichneten im allgemeinen nur zur Infiltration und Metastasenbildung innerhalb des ZNS selbst; bei Vorliegen sekundärer Tumoren sind dagegen in der Regel auch Absiedlungen in anderen Organen zu finden. Letzteres scheint gelegentlich auch für Hypophysenkarzinome zuzutreffen.

Erscheinungen: Das klinische Bild der durch die genannten Tumoren verursachten Erkrankungen hängt weniger vom Typ der vorliegenden Geschwulst als vielmehr von deren Lage und Wachstumsgeschwindigkeit ab. So bleiben Tiere mit günstig lokalisierten Neoplasien innerhalb des ZNS unter Umständen lange Zeit oder ständig symptomfrei. Das gilt insbesondere für Tumoren, die nur langsam größer werden und daher ‚kompensiert' werden können; mitunter erreichen derartige Veränderungen im Stirnlappen des Großhirnes sogar erhebliche Ausmaße, ohne auffällige Krankheitserscheinungen auszulösen. Dagegen erkranken Patienten, deren Geschwulst sich an einer lebenswichtigen Stelle des ZNS befindet oder Blutungen nach sich zieht, in der Regel schwer und auch ganz plötzlich.

Meist sind die infolge intrakranialer oder intravertebraler Tumorbildungen auftretenden Symptome jedoch schleichend bis rezidivierend und nehmen im Verlauf von Wochen oder Monaten allmählich an Intensität zu. Dabei können von Fall zu Fall Erscheinungen allgemeiner Art und/oder Herdsymptome zu beobachten sein. Erstere werden vor allem durch Steigerung des Hirndruckes (Volumenzunahme innerhalb der Schädelhöhle, Behinderung des Abflusses oder vermehrte Bildung von Zerebrospinalflüssigkeit, Hirnödem) bedingt; letztere sind dagegen auf den Funktionsausfall bestimmter Teile des Gehirnes, des Rückenmarks oder einzelner aus diesen entspringender Nerven zurückzuführen. Somit gestattet die gründliche Überprüfung der nervösen Ausfallserscheinungen gewisse Rückschlüsse auf den Sitz der auslösenden Veränderung; hierbei sind folgende, nicht immer klar voneinander abgrenzbare Symptombilder zu unterscheiden:

Allgemeines Hirndrucksyndrom: Mitunter anfängliche oder intermittierend wiederkehrende Erregungszustände und Krampfanfälle; sonst meist störrisch-stumpfes

Übersicht 20.
Aufstellung der beim Rind innerhalb des zentralen Nervensystems beobachteten Geschwülste (nach dem Schrifttum)

		Art, Herkunft und histologische Merkmale	relative Häufigkeit	Malignität	bevorzugte Lokalisation
primäre Tumoren	Neuroektoderm	Medulloblastome:	+	+	Kleinhirn (Kalb)
		Gliome			
		Spongioblastome:	(+)	—	(Großhirnschenkel, Ventrikelnähe)
		Astrozytome:	(+)	(+)	Großhirn, auch Rückenmark
		Glioblastome:	+	+	Großhirn
		Paragliome			
		Ependymome:	(+)	(+)	(Ventrikel; verlängertes Mark?)
		Plexuspapillome:	(+)	—	Ventrikel
		Pinealome:	(+)	—	Zirbel
	Mesoderm	Meningiome:	+	—	Vorwiegend die zerebralen, aber auch die spinalen Meningen
		Sarkome:	+	+	Häutige Hüllen, Gehirn, Rückenmark
	Ektoderm	Hypophysenadenome und -karzinome:	+	—/+	Hypophyse (Zwischenlappen und andere)
sekundäre Tumoren	Nervenscheiden	Neurofibrome bzw. perineurale Fibroblastome (S. 654):	++	—/(+)	Einwuchern in den Wirbelkanal entlang den Spinalnerven; seltener auch primär an der Wurzel einzelner Hirn- oder Rückenmarksnerven vorkommend
	lymphoretikuläres Gewebe	Lymphosarkome (S. 62, Abb. 45, Taf. 2/d):	+++	(+)/+	Dura mater im Lendenkreuzbereich; dabei tritt die Geschwulst entweder ‚metastatisch' oder durch Übergreifen lymphadenotischer Tumoren des Beckenbereiches, mitunter aber anscheinend auch ‚primär' (das heißt als einzige nachweisbare neoplastische Veränderung) auf
	Melanophoren	Melanosarkome:	(+)	+	Meist metastatisch-generalisierend oder aus der Nachbarschaft des ZNS eindringend und vorwiegend die Leptomeninx, teilweise aber auch die nervöse Substanz von Hirn und/oder Rückenmark befallend
	Epithelgewebe	Karzinome:	(+)	+	Meist Metastasenbildung im Hirn, seltener auch im Rückenmark, ausgehend von andernorts lokalisierten Primärtumoren; gelegentlich können auch in der Nähe des Zerebrospinalraumes gelegene Karzinome (zum Beispiel Siebbeingeschwülste, ‚Cancer eye') in diesen einbrechen
	Fettgewebe	Lipome:	(+)	—	Einwuchern aus der Umgebung (Kopf, Nacken) in Gehirn beziehungsweise Halsmark oder primär dort entstehend?

bis somnolentes, später komatöses Verhalten (Absonderung von der Herde; stures Stehen mit gesenktem oder aufgestütztem beziehungsweise gegen die Wand oder ähnliches gepreßtem Kopf und ausdruckslosem Blick oder halbgeschlossenen Augen; Bewegungsunlust; nach dem Antreiben träge-schleppender Gang; schließlich Festliegen) und verminderte Reaktionsbereitschaft auf äußere Schmerzreize. Teilweise sind zudem Sehstörungen, Paresen, Inkoordinationen, Vorwärtsdrängen, Herumlaufen im Kreise oder Verlangsamung des Pulses festzustellen.

Kleinhirnsyndrom: Inkoordinierte Stellungen oder Bewegungen der Gliedmaßen (Spreizen oder Kreuzen der Beine, tappender Gang mit ungleichen, zu großen, übermäßig hohen oder nicht im normalen Zeitmaß ablaufenden Schritten, Manege- oder Zeigerbewegungen, Paresen oder Paralysen), mitunter auch abnorme Haltung des Kopfes, Anlehnen des Körpers an benachbarte Gegenstände, wiederholtes Niederfallen nach einer bestimmten Seite hin oder epileptiforme Krämpfe.

Hypothalamussyndrom: Beeinträchtigungen der Sehkraft, Lähmungen von Augenmuskeln, Hirndruckerscheinungen.

Hirnnervensyndrome: Ausfallen des N. Olfactorius beziehungsweise des Riechhirnes führt zum Verlust des beim Rind nur schwierig zu prüfenden Geruchssinnes. Schädigungen des N. Ophthalmicus beziehungsweise seiner zerebralen Ursprungsgebiete verursachen Einschränkungen des Sehvermögens oder völlige Blindheit (Ausbleiben des reflektorischen Lidschlages auf optische Reize, Anrennen gegen Hindernisse). Lähmung des N. Oculomotorius löst Ptosis, Mydriasis sowie Schielen nach seitwärts oben aus; beim Berühren der Kornea fehlt das mit Vorfall des Blinzknorpels verbundene reflektorische Zurückziehen des Augapfels in die Orbita. Die Lähmung des N. Trochlearis bewirkt dagegen seitlich-abwärts gerichtetes Schielen. Nach Ausfall des N. Trigeminus sind je nach dem Umfang der Schädigung zu beobachten: Empfindungslosigkeit an Stirn, Augenlidern und Hornhaut (bei Läsion des Ramus ophthalmicus); Anästhesie im Bereich von Nasenrücken, Backe, Lippen und Zunge, wobei letztere Bißwunden aufweisen kann (bei Störungen am Ramus maxillaris); Lähmung und Atrophie des Kau- und Schläfenmuskels (S. 189) mit Beschränkung des Kauens auf die gesunde Seite beziehungsweise Priemen auf der kranken Seite (bei Paralyse des Ramus mandibularis; nach beidseitiger Schädigung dieses Nerven Offenbleiben des Maules, Speicheln und Unvermögen zur Nahrungs- und Tränkeaufnahme). Die Lähmung des N. Abducens äußert sich in einwärts gerichtetem Schielen. Läsionen des N. Facialis bedingen Lähmung der Ohr- und Gesichtsmuskeln mit Ptosis sowie fehlender aktiver Beweglichkeit von Ohr und Unterlippe der betroffenen Seite, auf welcher das Futter unter Umständen aus dem Maul herausfällt (S. 187). Bei Befallensein des N. Statoacusticus tritt Taubheit und/oder verdrehte Haltung des dabei nicht von der Längsachse abweichenden Kopfes, gelegentlich auch Nystagmus auf. Ausfall des N. Glossopharyngicus führt zu Lähmung des Schlundkopfes (S. 198) mit Schlingstörungen, Priemen, Würgen, Regurgitieren, manchmal zudem zu Aspirationspneumonie oder schnarchender Atmung. Nach zentraler Schädigung des N. Vagus kommt es ebenfalls zu Behinderungen des Schluckaktes, außerdem zu Röcheln, Husten, Aufblähen und Beschleunigung der Herzschlagfolge; bezüglich der peripheren Vagusinsulte wird auf Seite 235 verwiesen. Ein Ausfall der spinalen Anteile des N. Accessorius löst Lähmungen und Muskelatrophien im Bereich von Hals und Schulter aus (M. trapezius, M. sternocephalicus). Bei Läsion des N. Hypoglossus ist die Zunge gelähmt (S. 181) und weicht nach der gesunden Seite hin ab oder fällt infolge doppelseitiger Schädigung dieses Nerven aus der Maulspalte vor; infolgedessen erweist sich auch die Aufnahme und das Abschlucken der Nahrung als mehr oder weniger gestört und es können beim Kauen Zungenbißverletzungen entstehen.

Spinales Syndrom: Tumorbedingte Drucklähmungen des Rückenmarks äußern sich in umschriebenem oder ausgedehntem, partiellem oder vollständigem Verlust der Sensibilität und der aktiven Motorik innerhalb des von den betroffenen Marksegmenten innervierten Bereiches, bei Querschnittslähmung auch aller kaudal hiervon gelegenen Körperteile. Das Ausmaß der Funktionsstörungen gibt somit gewisse Anhaltspunkte für die Lage der Geschwulst (nähere Einzelheiten auf S. 630); im vorderen Halsabschnitt des Wirbelkanales wuchernde Neoplasien können zudem lebensgefährliche Schädigungen der Medulla oblongata oder Hirndrucksymptome verursachen.

Erkennung und Unterscheidung: Die geschilderten Syndrome weisen zwar auf eine Schädigung innerhalb des Gehirnes oder des Rückenmarkes sowie deren ungefähren Sitz hin; sie sind jedoch keineswegs pathognostisch für das Vorliegen einer Geschwulst, sondern können auch bei einer Reihe von anderweitigen Läsionen auftreten, die innerhalb des zentralen Nervensystems an entsprechender Stelle lokalisiert sind. Die klare Abgrenzung der hierfür differentialdiagnostisch vor allem in Frage kommenden Leiden (Abszesse, Nekrosen, herdförmige Entzündungen, S. 634; Verletzungen, S. 629; Parasitenbefall, S. 909, 912, 953, 975; Polioenzephalomalazie, S. 640; angeborene Bewegungsstörungen, S. 644) von zerebralen oder spinalen Tumoren ist am lebenden Tier in praxi kaum möglich; nur in seltenen Fällen ergibt sich aus dem Vorkommen weiterer, der Besichtigung oder Betastung zugänglicher Geschwülste an anderen Organen die Schlußfolgerung, daß diese auch das ZNS befallen haben. Deshalb wird vorgeschlagen, Patienten, deren Zustand dies noch erlaubt, zunächst versuchsweise wie bei Meningitis (S. 638) zu behandeln und beim Ausbleiben eines Erfolges die Klärung nach der dann meist unvermeidlichen Schlachtung herbeizuführen.

Zerlegungsbefund: Je nach dem Ausgangsgewebe, der Lokalisation, Größe und Malignität des Tumors und den etwa vorhandenen sekundären Veränderungen ist das Sektionsbild äußerst mannigfaltig (siehe auch Übersicht 20), meist aber von demjenigen der Meningitis sowie zerebraler oder spinaler Traumen, Abszesse und Nekrosen eindeutig zu unterscheiden. Das Nervengewebe in der Umgebung der Geschwulst ist von Fall zu Fall druckatrophisch oder selbst mitinfiltriert. Nicht selten liegt auch eine Vermehrung des Liquors mit Erweiterung der Ventrikel vor. Näheres, insbesondere über den histologischen Bau der verschiedenen Tumoren, ist dem angeführten Schrifttum und den auf Seite 629 genannten Fachwerken zu entnehmen. Geschwülste des ZNS sind für den auf diesem Gebiet arbeitenden Spezialisten von erheblichem Interesse; deshalb sind manche Institute (zum Beispiel Pathologie Bern) für die Überlassung solchen Materials einschließlich des zugehörigen Vorberichtes dankbar.

Beurteilung: Bei leichterer und schleichender Erkrankung ist mitunter noch eine längere Nutzung des betroffenen Tieres möglich; in der Regel ist aber mit allmählicher Verschlimmerung der Funktionsstörungen zu rechnen. In rasch verlaufenden Fällen und solchen mit schwerwiegenden Ausfallserscheinungen ist jedoch die baldige Verwertung vorzuziehen.

Behandlung: Neurochirurgische Eingriffe sind beim Rind (mit Ausnahme der operativen Entfernung von Koenurusblasen, S. 953) unter Praxisverhältnissen kaum durchführbar; sie haben zudem wegen der erwähnten diagnostischen Schwierigkeiten und der unsicheren Prognose keine nennenswerten Erfolgsaussichten.

Vorbeuge: Falls sich im Laufe der Zeit, ähnlich wie beim Hund, herausstellen sollte, daß einzelne Rinderrassen eine besondere Disposition für bestimmte Tumoren des ZNS besitzen, wäre an eine Überwachung der betreffenden Zuchtlinien zu denken.

SCHRIFTTUM

Antoine, G., & J. Brouwers (1943): Un cas de lipocytome chez le veau. Ann. Méd. Vét. 87, 1-3. — Arendt (1928): Ein Melanosarkom an der harten Hirnhaut einer Kuh. Zschr. Fleisch- Milchhyg. 38, 154-155. — Artioli, D. (1949): Adenoma a cellule eosinofile del lobo anteriore dell'ipofise in un bovino. Riv. Anat. Patol. Oncol. 1, 298-302. — Barboni, E. (1940): Contributo allo studio dei gliomi dell'encefalo dei bovini — spongioblastoma del cervello ed epitelioma dei plessi corioidei. Tumori 26, 361-393. — Barboni, E. (1940): Glioblastoma polimorfocellulare a piccole cellule. Nuova Vet. 18, 244-250. — Christensen, N. O. (1946): Om gliomer. Medl. Danske Dyrlaegeforen. 29, 128-139, 145-160. — Cordy, D. R. (1953): Medullablastoma in a steer. Cornell Vet. 43, 189-193. — Deflorenne, J. (1934): Sur un cas d'immobilité chez une bête bovine. Ann. Méd. Vét. 79, 70-71. — Džurov, A. (1965): Ein Glioblastom im Großhirn einer Kuh (bulgarisch). Naučni Trudove (Sofia) 15, 225-228. — Fankhauser, R. (1947): Gliome beim Rind. Schweiz. Arch. Tierheilk. 89, 438-443. — Fankhauser, R. (1948): Ein parasagittales Meningiom beim Rind. Schweiz. Arch. Tierheilk. 90, 729-735. — Frauchiger, E., P. J. O'Hara & E. H. Shortridge (1966): Pinealome bei Tieren. Schweiz. Arch. Tierheilk. 108, 368-372. — McGavin, M. D. (1961): A medulloblastoma in a calf. Austral. Vet. J. 37, 390-393. —

HJÄRRE, A. (1938): Fôrekomster av gliomer hos djuren. Nord. Med. Tidskr. *15*, 352-353. — KÜHNAU, M. (1895): Gehirnlipom bei einem Rinde. Mitt. Tierärzte *2*, 165-169. — KÜNEMANN (1898): Sandgeschwulst (Psammom) der Dura mater bei einer Kuh. Dtsch. Tierärztl. Wschr. *6*, 153-155. — LUGINBÜHL, H. (1956): Cerebral glioma in a cow. Vet. Record *68*, 1032. — LUGINBÜHL, H. (1962): Zur vergleichenden Pathologie der Tumoren des Nervensystems. Schweiz. Arch. Tierheilk. *104*, 305-322. — MAGNUSSON, H. (1916): Endemische Geschwülste im Siebbein. Zschr. Infekt.-krkh. Haustiere *17*, 329-344, 355-392. — REES EVANS, E. T., & A. C. PALMER (1960): Ependymoma in a cow. J. Comparat. Pathol. Therap. *70*, 305-307. — SCHLEGEL, M. (1924): Plexuskrebs beim Rind. Arch. wiss. prakt. Tierheilk. *50*, 499-519. — SHAHAM, S., & T. A. NOBEL (1964): Medulloblastoma in a calf. Refuah Vet. *21*, 223. — SMITH, H. A., & T. C. JONES (1968): Rare pituitary tumor in a cow. Mod. Vet. Practice *49*:4, 88-89. — STENSTRÖM, O. (1915): Enzootisches Auftreten von Geschwülsten bei Rind und Pferd. Veröfftl. Med. Staatsanstalt, Stockholm. — ÜBERREITER, O. (1957): Beitrag zur Diagnostik und Therapie der chirurgischen Krankheiten des Gehirns und seiner Häute. 2. Raumfordernde Prozesse: Tumoren, Pseudotumoren, Parasiten. Schweiz. Arch. Tierheilk. *99*, 51-99. — VALENTA, Sv. (1911): Tumoren der Hypophysis cerebri bei Haustieren. Arch. wiss. prakt. Tierheilk. *37*, 419-441. — VOGT, L. (1933): Rundzellensarkom im Rückenmarkskanal bei einem Jungrind. Zschr. Fleisch- Milchhyg. *43*, 247-248.

Neurofibromatose

Wesen: Solitär bis multipel, aber nur ausnahmsweise generalisiert-metastasierend auftretende Geschwülste, welche vor allem sympathische Ganglien und Geflechte sowie bestimmte Rückenmarks- und Hirnnerven befallen. Die unter anderem auch Neurinome, Nervenscheidentumoren, Schwannome oder Neurilemmome genannten Neoplasien führen lediglich in fortgeschrittenen Fällen oder bei Lokalisation in unmittelbarer Nachbarschaft des zentralen Nervensystems zu klinisch erkennbaren Ausfallserscheinungen. Abgesehen von der beim Rind wesentlich selteneren Beteiligung der Haut und dem relativ hohen Alter der betroffenen Tiere, ähnelt die bovine Neurofibromatose weitgehend der VON RECKLINGHAUSEN'schen Krankheit des Menschen; Anhaltspunkte für eine familiäre Disposition wurden allerdings nur einmal ermittelt (Erkrankung einer Kuh und ihres Kalbes). Die Ätiologie des Leidens ist noch ungeklärt.

Vorkommen, Bedeutung: Die charakteristischen Nervenveränderungen werden fast immer erst als Zufallsbefund bei der Fleischbeschau erkannt (gegendenweise bei 1,2 % aller Schlachtrinder), weil die Mehrzahl der damit behafteten Tiere zu Lebzeiten noch keine krankhaften Symptome zeigt. Meist handelt es sich um erwachsene, über 5 Jahre alte Rinder, gelegentlich um Jungtiere, ausnahmsweise auch um Kälber. Wahrscheinlich ist die Neurofibromatose weltweit verbreitet und häufiger als aus manchen Geschwulststatistiken hervorgeht.

Krankheitsgeschehen, Erscheinungen: Die Befallsfrequenz der wichtigsten Tumorlokalisationen nimmt etwa in nachstehender Reihenfolge ab: Sympathisches Nervensystem (Grenzstrang im Brust-, Bauch- beziehungsweise Halsbereich; intrathorakale Plexus an Herz, Aorta, Luftröhre und Lungen; Plexus caroticus; Plexus mesentericus), Rückenmarksnerven (Nervi intercostales; Plexus brachialis, oft beiderseits betroffen; Gliedmaßennerven) sowie Hirnnerven (N. Statoacusticus, N. Trigeminus und N. Vagus, meist innerhalb der Schädelhöhle). Hautläsionen in Form einzelner bis zahlreicher erbsen- bis walnußgroßer konfluierender Knoten oder unförmiger höckeriger Geschwulstmassen, in deren Bereich an sonst unpigmentierten Stellen graublaue Flecken (Naevi) auftreten können, sind bei der Neurofibromatose des Rindes sehr selten; in Einzelfällen sind solche Veränderungen am Kopf (Horngrund, Stirn, Kehlgang), der seitlichen Brustwand oder Flanke, am Schwanzansatz oder distal an den Gliedmaßen (Abb. 318) beobachtet worden. Die Neurofibrome wachsen offenbar nur langsam und führen deshalb im Innervationsgebiet betroffener *peripherer Nerven* erst dann zu Ausfallssymptomen, wenn sie beträchtliche Ausmaße erreicht haben: Bewegungsstörungen und Abblatten der Vordergliedmaßen (bei Befall des Achselgeflechts), Herzarrhythmie, Husten, Atem- und/oder Schlingbeschwerden beziehungsweise Vormagenstörungen (bei Erkrankung des Sinusknotens, des N. laryngicus oder N. recurrens beziehungsweise intrathorakaler Ganglien und Nervengeflechte). Intrakraniale Wucherungen der *Hirnnerven* verursachen dagegen fast stets deutliche Herdsymptome: zerebelläre Inkoordi-

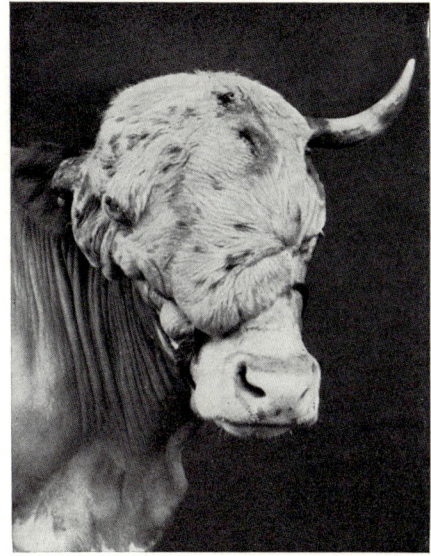

Abb. 414. Umfangreiche neurofibromatöse Geschwulst am Kopf einer Fleckviehkuh (PÜSCHNER, 1961)

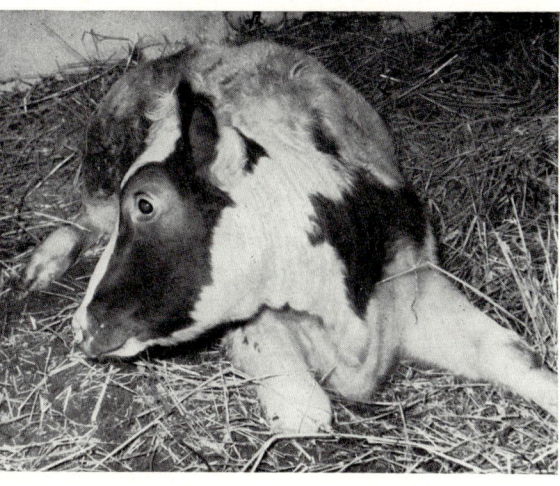

Abb. 415. Zentralnervöse Störung infolge Neurofibrombildung (Schwannom) im Bereich des intrakranialen Abschnittes des rechten N. Vagus: Inkoordination, Ataxie und vieles Liegen mit nach rechts eingeschlagenem Kopf sowie gestreckter linker Vordergliedmaße (PALMER und SPRATLING, 1964)

nation mit Aufstützen des Kopfes, Anlehnen des Körpers oder ataktischen Kreisbewegungen; das gleiche gilt für den Einbruch neurofibromatöser Tumoren in den *Wirbelkanal:* allmählich zunehmende Lähmung der Nachhand und schließlich Festliegen in Brustlage.

Zerlegungsbefund: Die kennzeichnenden Veränderungen beschränken sich meist auf die eingangs genannten Prädilektionsstellen innerhalb der Brust- und/oder Bauchhöhle beziehungsweise im Gliedmaßenbereich; nur ausnahmsweise ist ein generalisierter Befall praktisch sämtlicher Nerven festzustellen. Tumoren des N. Statoacusticus liegen im Kleinhirnbrückenwinkel; infolge des Einwucherns von Neurofibromen der Spinalnervenwurzeln in den Wirbelkanal kann es dort zu Druckatrophien an den benachbarten Knochen kommen. Die betroffenen Nerven weisen einzelne bis zahlreiche reiskorn- bis hühnereigroße Knoten von weicher bis mäßig fester Beschaffenheit auf, die ihnen eine wurzelähnliche, perlschnurartige oder rankenförmige Gestalt verleihen; gelegentlich erreicht das Gewicht der Geschwülste bis zu 1,5 kg. Auf der Schnittfläche erscheinen sie speckig, grauweiß bis graugelb und oft mit flüssigkeitsgefüllten Zysten, mitunter auch mit herdförmigen Blutungen, Nekrosen oder Verkalkungen durchsetzt. Das histologische Bild der Tumoren ist nicht einheitlich: teils sind sie eindeutig als Schwannome oder Neurilemmome anzusprechen, teils ähneln sie mehr Fibroblastomen.

Die *Erkennung* des Leidens wird durch das häufige Fehlen klinischer Erscheinungen und die

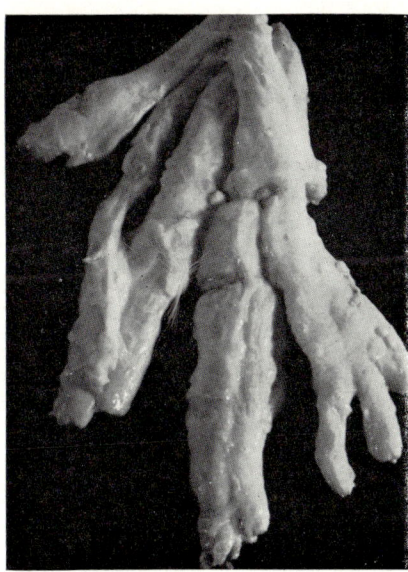

Abb. 416. Neurofibromatöse Verdickungen (Rankenneurinom) der Äste des Plexus brachialis einer Kuh (FANKHAUSER und LUGINBÜHL, 1968)

versteckte Lage der von den Neurofibromen bevorzugten Nerven sehr erschwert; deshalb ist bei Patienten mit den geschilderten Symptomen allenfalls eine Vermutungsdiagnose gerechtfertigt, wenn sich anderweitige periphere Lähmungen und zentralnervöse Störungen ausschließen lassen. Bei Beteiligung der Haut kann die Klärung durch histologische Untersuchung einer am lebenden Tier entnommenen Gewebsprobe herbeigeführt werden.

Beurteilung: Die Neurofibromatose des Rindes gilt zwar erfahrungsgemäß als relativ gutartig; die Geschwülste sind jedoch therapeutisch nicht zu beeinflussen. Wenn sie mit manifesten Funktionsstörungen einhergehen, ist daher die baldige Notschlachtung des betreffenden Tieres angezeigt.

SCHRIFTTUM

CLARENBURG, A. (1929): Neurofibromatosis bij het rund. Tijdschr. Diergeneesk. *56*, 112-126. — DIERNHOFER, K. (1938): Zwei Fälle von Paraplegie bei Kühen infolge Kompressionsatrophie des Rückenmarks. Wien. Tierärztl. Mschr. *25*, 435-438. — DRIEUX, H., & M. A. MENDOZA (1937): Quelques observations de neurofibromatose chez les bovidés. Bull. Acad. Vét. France *90*, 59-73. — DRIEUX, H., J. POISSON & M. VASSEUR (1944): Lésions cutanées de neurofibromatose chez un bovin. Bull. Acad. Vét. France *97*, 183-188. — FLACHS, H. (1933): Die Stellung der Neurofibromatose des Rindes zu den Neurinomen VEROCAY's. Diss., München. — FREDERIK, G. H. (1957): zit. nach FRAUCHIGER & FANKHAUSER: Vergleichende Neuropathologie des Menschen und der Tiere. Springer, Berlin/Göttingen/Heidelberg, S. 255-260. — GILS, J. H. J. VAN (1955): Neurofibromatosis bij het rund. Tijdschr. Diergeneesk. *80*, 447-449. — GOODMAN, M., M. G. FINCHER, P. C. KENNEDY & W. F. STACK (1955): Neurofibromatosis in cattle. Cornell Vet. *45*, 229-238. — KIPPER, A., & M. KEERD (1937): Über die sogenannte Neurofibromatose der Rinder (estnisch). Eesti Loomarstlik Ringvaade *13*, 185-207. — LÁSZLÓ, F. (1941): Neurofibrom des Truncus nervi sympathici und seiner Ganglien. Dtsch. Tierärztl. Wschr. *49*, 85-86. — LÁSZLÓ, F. (1941): Neurofibrom der thorakalen Ganglien des sympathischen Grenzstranges. Dtsch. Tierärztl. Wschr. *49*, 99-100. — LIESEGANG, M. (1958): Akustikusneurinom beim Rinde. Berl. Münch. Tierärztl. Wschr. *71*, 210-211. — MONLUX, A. W., & C. L. DAVIS (1953): Multiple Schwannomas of cattle. Amer. J. Vet. Res. *14*, 499-509. — MÜLLER, J. (1937): Ein Fall von stark ausgebreiteter Neurofibromatose beim Rinde. Zschr. Fleisch-Milchhyg. *47*, 444-446. — PALMER, A. C., & F. R. SPRATLING (1964): Schwannoma of the intracranial part of the right vagus nerve in a heifer. Brit. Vet. J. *120*, 105-109. — PAMUKCU, A. M. (1957): Über einen Fall von Schwannom des Herzens bei einer Kuh. Berl. Münch. Tierärztl. Wschr. *70*, 65-66. — PÜSCHNER, J. (1961): Neurofibromatose beim Rind. Dtsch. Tierärztl. Wschr. *68*, 236. — SALOMON, S. (1935): ‚Festliegen des Rindes' — Beitrag zur Klinik und Pathologie der Neurofibromatose und der Leukose. Berl. Tierärztl. Wschr. *51*, 469-470. — SIMON, J., & R. L. BREWER (1963): Multiple neurofibromatosis in a cow and calf. J. Amer. Vet. Med. Ass. *142*, 1102-1104. — SULLIVAN, D. J., & W. A. ANDERSON (1958): Tumors of the bovine acoustic nerve — report of two cases. Amer. J. Vet. Res. *19*, 848-852. — TETERNIK, D. M., T. A. ZJUNSKAJA & W. G. TSCHERNIN (1960): Neurogene Geschwülste bei Rindern (russisch). Veterinarija *37*:5, 56-60. — ZENDULKA, M. (1956): Neubildungen der spinalen und sympathischen Nerven beim Rind (tschechisch). Veterinářství *6*, 323-325.

Krankheiten der Sinnesorgane

In diesem Kapitel werden nur die Krankheiten der Augen und der Ohren besprochen, da Störungen des Geschmacks-, Geruchs- oder Tastsinns beim Rind keine nennenswerte praktische Rolle spielen; die Erkrankungen der diese Empfindungen aufnehmenden Organe sind in den Abschnitten über den Verdauungsapparat (Maulhöhle, S. 174 ff.; Zunge, S. 178) und den Atmungsapparat (Nase, S. 138 ff.) sowie in denen über Haar, Haut und Unterhaut (S. 9 ff.) zu finden.

Krankheiten der Augen

Im Vergleich zu den Augenleiden der kleinen Haustiere kommt denjenigen des Rindes zwar weit weniger Bedeutung zu; im Hinblick auf den Tierschutz und ihre leistungsmindernden Auswirkungen verdienen sie jedoch ebenfalls gebührende tierärztliche Be-

TAFEL 12

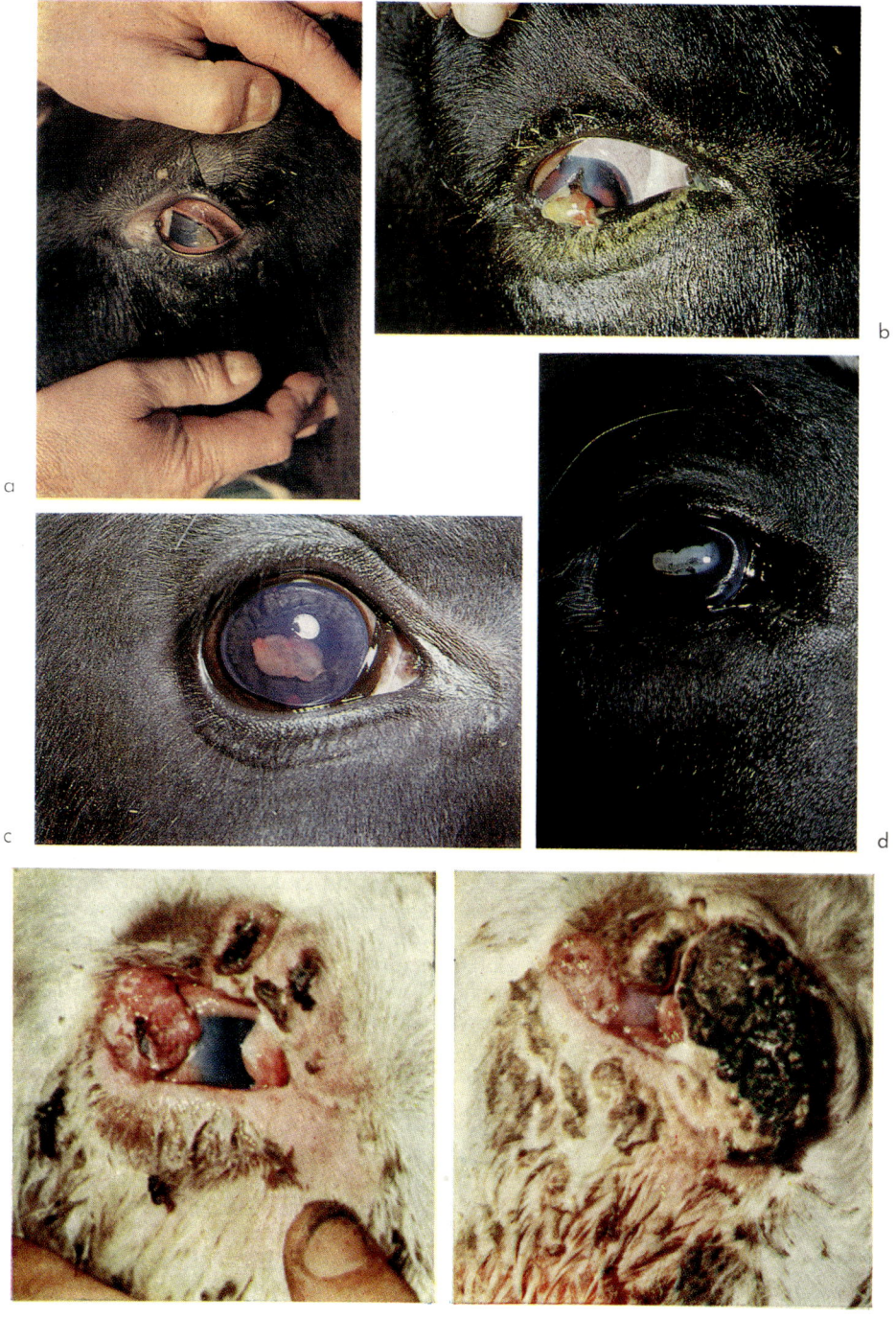

a. Fremdkörper (Spelze) auf der Hornhaut: ausgeprägte Konjunktivitis, beginnende Keratitis (S. 660, 662)
b. In eitriger Infektion begriffene perforierende Stacheldrahtverletzung der Kornea; Blutung in der vorderen Augenkammer (S. 662)
c. Iridozyklitis mit Trübung (Gerinnsel) und frischen Hämorrhagien in der vorderen Augenkammer (S. 667)
d. Linsentrübung (Katarakt) mit hinterer Synechie als Folge einer Iritis (S. 667, 668)
e. Augenkrebs: mehrere hornartige Epithelwucherungen am Oberlid; von der Bindehaut ausgehender, oberflächlich granulierender Tumor im lateralen Augenwinkel; beginnende Keratitis (S. 675; ADAMS, 1961)
f. ‚Cancer eye': karzinomatöse Geschwulst am Oberlid (S. 675; ADAMS, 1961)

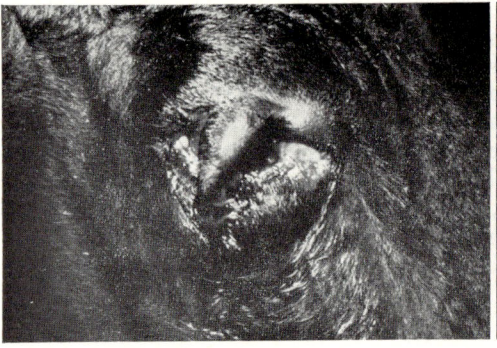 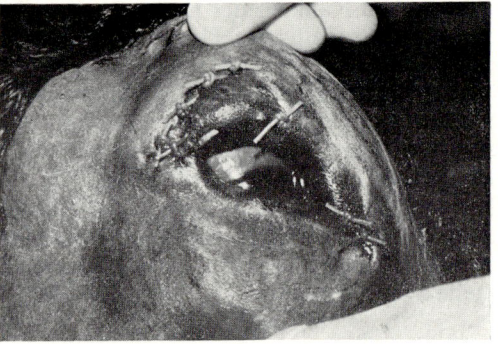

Abb. 418. Rißwunde am Oberlid und im medialen Augenwinkel (Stacheldrahtverletzung)

Abb. 419. Derselbe Fall nach Wundrevision und situationsgerechter Naht der Defekte

zesse erscheinen kortisonhaltige Präparate kontraindiziert; im übrigen sind solche Veränderungen aber unter den vorgenannten Maßnahmen, nötigenfalls auch unter lokaler Anwendung von 10 %iger Ichthyolsalbe, zur Reifung zu bringen und dann vorsichtig zu spalten oder in toto (beim Gerstenkorn einschließlich des zugehörigen Haarbalges) zu exstirpieren.

Tiefergehende Verletzungen der Augenlider bedürfen, vor allem bei Beteiligung des Lidrandes, Eröffnung des Konjunktivalsackes oder Mitbetroffensein benachbarter Knochen, umgehender chirurgischer Maßnahmen; diese bestehen in eingehender behutsamer Reinigung und Desinfektion der Defekte (mit 3 %iger Borsäure oder 3 ‰iger Akridinfarbstofflösung) am gut fixierten und sedierten oder lokal anästhesierten Patienten, gründlicher Wundrevision (Entfernung etwaiger Fremdkörper, loser Knochensplitter oder kleinerer, offensichtlich unzureichend ernährter Gewebslappen), örtlicher Antibiose und sorgfältiger situationsgerechter Naht der Wundränder (Einzelknopfhefte: dünne Seide für die Haut, feines Catgut für die Konjunktiva). Das betroffene Auge wird abschließend mit einer abdeckenden Paste versorgt, besser aber durch einen ringsherum aufzuklebenden Beetverband geschützt; der Patient muß bis zur Abheilung aufgestallt bleiben und durch Ausbinden des Kopfes daran gehindert werden, sich zu scheuern. Falls trotzdem keine Primärheilung folgt und/oder Narbenkontrakturen einsetzen, ist später zu versuchen, diese durch eine Lidplastik (ähnlich wie beim Entropium, S. 659) zu korrigieren.

Bei Vorliegen *schwerwiegenderer* und daher nicht zu reparierender *Verletzungen* oder gleichzeitiger Traumen an wichtigen *Nachbarorganen* (Augapfel, Tränendrüsen) ist statt des geschilderten konservativen Eingriffes die Exstirpation des Bulbus samt seiner Adnexe vorzuziehen, da der Gefahr einer Panophthalmie nur auf diese Weise sicher vorgebeugt werden kann; die Technik dieser Operation ist auf Seite 676 ff. beschrieben. Bezüglich der Behandlung des Lidödems bei Urtikaria (S. 1305) sowie der auf Verätzungen (S. 1123), Verbrennungen oder Erfrierungen (S. 1315) beruhenden Lidschädigungen sei auf die betreffenden Grundleiden verwiesen.

Erworbene Lidanomalien

Ptosis: Das einseitige Herabsinken des oberen Augenlids kann mitunter rein mechanisch (durch einen im Lid gelegenen Bluterguß oder Tumor und ähnliches mehr) bedingt sein. Sonst beruht es in der Regel auf einer Lähmung des N. oculomotorius oder des N. facialis infolge stumpfer Traumen oder entlang ihrem Verlauf lokalisierter raumfordernder Veränderungen; dabei sind meist noch weitere, durch den Ausfall des betreffenden Nerven verursachte Erscheinungen zu beobachten (S. 652, 187). Eine symptomatische Ptosis der Oberlider beider Augen ist im Verlauf vieler komatöser Allgemeinerkrankungen (zum Beispiel bei hypokalzämischer Gebärlähmung oder Botulismus) und nach der Verabreichung von Neuroplegika zu beobachten.

Die Behandlung hat sich naturgemäß auf das Primärleiden zu richten; hierzu sind bei offensichtlich frischer Nervenschädigung versuchsweise die Vitamine des B-Komplexes (S. 1107) anzuwenden. In irreversibel erscheinenden komplikationsfreien Fällen kann das betroffene Lid durch vorsichtige Exzision eines etwa pfenniggroßen Hautstücks und parallel zum Lidrand verlaufende Naht der dabei entstehenden Wunde angehoben werden (Narbenretraktion), wenn dies vom Besitzer gewünscht wird.

Lagophthalmus: Die auch als ‚Hasenauge' bezeichnete Unfähigkeit, die Lidspalte vollständig zu schließen, kann auf Umfangsvermehrung oder Hervordrängen des Bulbus beruhen, was gegebenenfalls an der Vergrößerung oder der Lageveränderung des Augapfels zu erkennen ist (S. 674 f., 670). Sonst liegt dieser Erscheinung entweder eine Lähmung des N. facialis oder des Ramus ophthalmicus des N. trigeminus (Unempfindlichkeit der Hornhaut) zugrunde, welche zudem noch weitere Ausfallserscheinungen (S. 652) bedingen. Da sich die Ursachen einer solchen Anomalie therapeutisch kaum beeinflussen läßt, kann der Gefahr einer infolge mangelnden Lidschlages entstehenden Austrocknung und Erweichung der Hornhaut (Keratomalazie, S. 666) nur durch mehrmals täglich zu wiederholendes Einträufeln von physiologischer Kochsalzlösung oder Paraffinöl begegnet werden. Wegen der Aufwendigkeit dieser Maßnahme wird man sich aber zur Vermeidung der sonst früher oder später notwendig werdenden Exstirpation des Auges (S. 676) eher zu dem Versuch entschließen, den Lidschluß durch vorübergehendes Vernähen der Lidspalte zu bessern; die nur durch die Haut (nicht durch die palpebrale Konjunktiva) zu führenden Hefte werden nach Ablauf von 10 bis 14 Tagen gezogen.

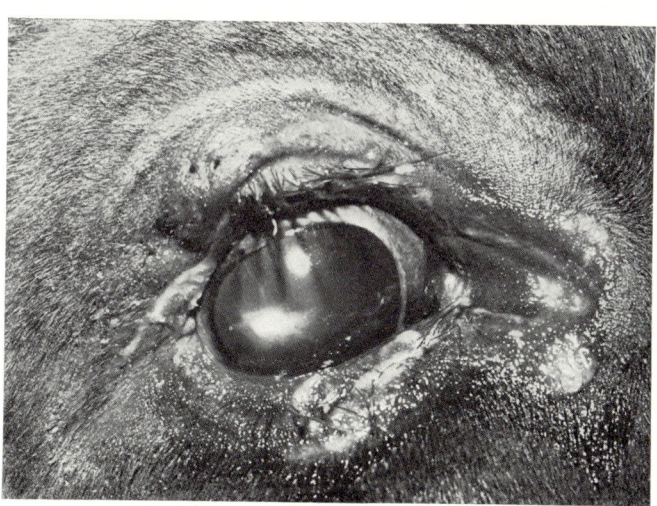

Abb. 420. Narbenentropium mit sekundärer Hornhauttrübung

Entropium: Einstülpungen des Lidrandes nach innen sind beim Rind äußerst selten (aber immerhin häufiger als die nur ausnahmsweise zu beobachtende Umstülpung nach außen [Ektropium]). Dabei ist je nach der im Einzelfall vorliegenden Ursache zwischen folgenden Formen zu unterscheiden: Beim E. spasticum wird der gesamte Lidrand oder zumindest ein großer Teil desselben infolge einer durch anhaltende konjunktivitische Irritation ausgelösten dauerhaften Kontraktion des M. orbicularis oculi nach innen eingerollt; die gleiche Veränderung wird beim E. bulbare durch angeborene Mikrophthalmie oder erworbene Verkleinerung des tief in der Orbita liegenden Bulbus bedingt; das E. cicatriceum beruht dagegen auf einer lokal begrenzten traumatischen oder entzündlich-narbigen Lidrandschädigung. Da die Oberfläche des Auges durch die Wimpern und Haare der einwärts gerichteten Lider ständig gereizt wird, treten als Folge des Entropiums in der Regel ausgeprägte Entzündungen der Hornhaut und der

Bindehaut, gelegentlich sogar unter Beteiligung des Augeninneren auf. Das E. spasticum ist in frühen Stadien meist durch wiederholte örtliche Anwendung von anästhesierenden Lösungen sowie kortikosteroid-antibiotikahaltiger Augensalben zu beheben. In allen anderen Fällen ist die Heilung nur operativ zu erzielen; hierzu wird nach örtlicher Betäubung parallel zum betroffenen Lidrand und etwa 5 Millimeter von diesem entfernt ein sichelförmiger Hautlappen abpräpariert und exzidiert, dessen Breite sich nach dem Grad der Einrollung richtet; bei seiner Bemessung ist die später einsetzende Narbenkontraktion mit zu berücksichtigen, da sich nach Entfernung eines zu breiten Hautstreifens ein Ektropium entwickeln kann. Die gesetzte Wunde wird nach antibiotischer Versorgung sorgfältig mit Einzelknopfheften (dünne Seide) vernäht; die Fäden sind nach 10 bis 14 Tagen zu ziehen.

Das *Ektropium* ist beim Rind meist nur als Schönheitsfehler anzusehen, der keiner Behandlung bedarf.

Trichiasis: Unter dieser Bezeichnung ist eine zum Auge hin gerichtete Stellungsanomalie der Wimpern zu verstehen, die mitunter (ohne gleichzeitiges Entropium) als selbständiges Leiden zu beobachten ist und manchmal auch auf angeborener Doppelreihigkeit (Distichiasis) der Zilien beruht. Sie führt meist zu einer chronischen Reizung der Kornea, in schweren Fällen sogar zu Hornhautgeschwüren (S. 665). Zur Behandlung müssen die betreffenden Wimpern samt ihren Follikeln operativ entfernt werden (Resektion oder Kaustik des Lidrandes), weil ihr bloßes Ausziehen keine dauerhafte Heilung bewirkt; Rezidive durch erneut nachwachsende Zilien oder postoperatives Einrollen des Lides sind nicht immer sicher zu vermeiden.

Entzündung der Bindehäute (Conjunctivitis)

Bei den auf mechanischer, mikrobieller, allergischer, chemisch-toxischer oder thermischer Reizung beruhenden Entzündungen der Bindehaut erkranken Conjunctiva sclerae und Conjunctiva palpebrarum in der Regel gemeinsam und in gleicher Weise. Entsprechend den dabei auftretenden klinischen Erscheinungen und pathologisch-anatomischen Veränderungen werden folgende Formen der Konjunktivitis unterschieden:

Conjunctivitis catarrhalis: Als Ursache dieser nur in den oberflächlichen Schichten der Bindehaut ablaufenden Entzündung kommen beim Rind vor allem stumpfe Traumen (Stoß, Schlag) sowie in den Konjunktivalsack eingedrungene Fremdkörper (Getreidespelzen, Haare; Taf. 12 a) und Parasiten (Thelazien, S. 935; Fliegenmaden, S. 973) in Frage, während Verätzungen (übermäßig ammoniakhaltige Stalluft, Rauch, Kalkstaub, Desinfektionsmittel und anderes mehr) und thermische Schädigungen (Verbrennungen oder Erfrierungen, S. 1315) hierfür nur eine untergeordnete Rolle spielen. Abgesehen von der im Verlauf der Urtikaria (S. 1305) eintretenden ödematösen Anschwellung (Chemosis) der Bindehäute kann es beim Rind auch im Verlauf des ‚Heuschnupfens' (S. 1309) zu allergisch bedingten Reizungen der Konjunktiva kommen.

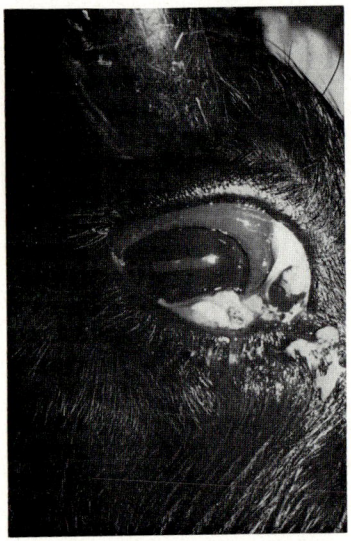

Abb. 421. Schleimigeitriger Augenausfluß bei chronischer Konjunktivitis (Chemosis) infolge Einwachsens des Hornes am Oberlid

Als erste Anzeichen der katarrhalischen Bindehautentzündung sind Lichtscheu, leichte Rötung und vermehrte Sekretion der Schleimhaut sowie verstärkter Tränenfluß (infolge Verschwellung des Tränennasenkanals) festzustellen; in schweren Fällen greift die ödematöse Verdickung der Konjunktiva auch auf das gesamte Augenlid über. Bei längerbestehender Erkrankung entwickeln sich Sekretstraßen am medialen

Augenwinkel; nicht nachlassender Reiz führt später zu verstärkter Exsudation von Leukozyten und Schleim, wodurch der Augenausfluß trübe und dickflüssig, bei hinzutretender Infektion schließlich auch eitrig und übelriechend wird. Bei auffallend starker Photophobie und ständigem Lidspasmus besteht Verdacht, daß auch die Kornea mitergriffen ist.

Differentialdiagnostisch sind die infektiöse Keratokonjunktivitis (S. 832) sowie die im Verlauf bestimmter Infektionskrankheiten (bösartiges Katarrhalfieber, S. 843; Virusdiarrhoe-Mucosal disease, S. 742; Rhinotracheitis, S. 724; Rinderpest, S. 848) auftretenden symptomatischen Bindehautentzündungen abzugrenzen.

Sporadische Konjunktivitiden heilen in leichteren Fällen oft von selbst aus. Bei Vorliegen schwerwiegender Veränderungen und Ausbleiben einer sachgemäßen Behandlung reagiert die Bindehaut mit chronischer Proliferation, unter Umständen auch mit Induration; dann können als Komplikation Keratitis, Hornhautgeschwür und sogar Panophthalmie eintreten.

Die Behandlung richtet sich zunächst auf die Beseitigung der ermittelten Krankheitsursache. Zur Entfernung etwaiger, meist auf der Kornea oder Sklera haftender *Fremdkörper* wird das Auge durch mehrmaliges Einträufeln von 1%iger Pantokainlösung oder einem ähnlichen Lokalanästhetikum betäubt; dann wird der Fremdkörper am gut fixierten Kopf nach Spreizen der Lider mit einer anatomischen Pinzette vorsichtig erfaßt oder mit Hilfe eines auf eine Rekordspritze aufgesetzten kurzen weichen Gummischläuchleins vom Bulbus abgesaugt; das Herausspülen mittels 1‰iger Akridinfarbstofflösung oder 3%igem Borwasser gelingt nur bei frei im Bindehautsack befindlichem Fremdkörper. Notfalls kann dieser auch mit Hilfe eines über einen sauberen Finger gezogenen Gazeläppchens herausgewischt oder, bei besonders festem Sitz, mit einem feinen Skalpell behutsam vom Auge gelöst werden. Abschließend ist der Bindehautsack wie bei *nicht fremdkörperbedingter* Konjunktivitis mit Borwasser (3%ig) oder Silberproteinat (3- bis 5%ig) zu spülen und in den folgenden Tagen wiederholt mit antibiotikahaltigen Salben oder Lösungen, am besten in Kombination mit entzündungshemmenden Kortikosteroiden, zu versorgen. Wenn sich danach keine Besserung abzeichnet, sind im Wechsel mit den ebengenannten Medikamenten auch leichte Adstringentien (Zinksulfat 0,5- bis 1%ig, Silberproteinat 3- bis 5%ig) anzuwenden. Bei *allergischer* Konjunktivitis empfiehlt sich die zusätzliche parenterale Verabreichung von Antihistaminika, Kalziumboroglukonat und/oder Kortisonpräparaten. *Verätzungen* der Bindehaut sollten baldmöglichst anhaltend mit physiologischer Kochsalzlösung oder reinem Wasser gespült werden; die früher zu diesem Zweck empfohlenen ‚neutralisierenden' Mittel (2- bis 3%ige Natriumbikarbonatlösung bei Säure- oder 0,5%ige Essigsäure bei Laugenverätzungen) sind kaum richtig zu dosieren und sollten gegebenenfalls nach Applikation stets wieder ausgespült werden; anschließend folgt konservative Weiterbehandlung mit den zuvor genannten Medikamenten. Bei *Parasitenbefall* des Konjunktivalsacks muß außer diesem immer auch der Tränennasenkanal mit milden Desinfizientien gespült werden (S. 936), da er den Schmarotzern oft als Aufenthaltsort dient. In jedem Falle sollte der Patient bis zum Eintritt der Heilung möglichst in einem abgedunkelten und fliegenfrei zu haltenden Raum aufgestallt bleiben.

Conjunctivitis purulenta (Blenorrhoe): Die eitrige Bindehautentzündung entsteht entweder infolge direkter Infektion mit spezifischen Keimen (zum Beispiel Moraxella bovis bei der infektiösen Keratokonjunktivitis, S. 832) oder durch sekundäres Eindringen von Eitererregern nach primär katarrhalischer Konjunktivitis (S. 660). Dieser ähneln auch die Symptome, die jedoch wesentlich stärker ausgeprägt sind: eitriger Augenausfluß, deutliche Rötung der Lider und schmierige Verklebung der Wimpern; Lidrand und Kornea können eitrige Veränderungen aufweisen. Der Verlauf ist ebenfalls schwerer als beim Bindehautkatarrh; gelegentlich kann sich die Entzündung bis in die konjunktivale Submukosa ausdehnen und Nekrosen verursachen. Die therapeutischen Maßnahmen sind die gleichen wie bei der katarrhalischen Konjunktivitis, müssen wegen der Hartnäckigkeit der Blenorrhoe anfangs aber 2- bis 3mal täglich vorgenommen werden. Bei ausbleibendem Erfolg ist zur Spülung 1- bis 2%ige Silbernitratlösung vorzuziehen (mit Borwasser oder physiologischer Kochsalzlösung nachspülen). Die Behandlung mit antibiotikahaltigen Mitteln muß bis zur vollständigen Abheilung fortgesetzt werden, da sonst die Gefahr von Rezidiven oder einer Ausbreitung der Prozesse auf die Hornhaut besteht.

Conjunctivitis diphtheroidea: Diese, durch pseudomembranöse Beläge gekennzeichnete Form der Bindehautentzündung wird in seltenen Fällen als Komplikation der Stomatitis diphtheroidea der Saugkälber (S. 738) beobachtet, welche auf eine Infektion durch Sph. necrophorus zurückzuführen ist.

Conjunctivitis follicularis: Bei ständig im Freien gehaltenen Kühen werden mitunter gelbgefärbte Anschwellungen der Follikel an den Augenlidern und der Nickhaut beobachtet; die gleichen Veränderungen treten dabei auch an der Vaginalschleimhaut auf. Die Ursache dieser entzündlichen Reaktion ist ungeklärt; für die Gelbfärbung wird der hohe Karotingehalt des Weidegrases verantwortlich gemacht. Bei stärkerer Proliferation der Follikel können diese eine Keratitis, unter Umständen sogar Hornhautgeschwüre, Pannus- oder Entropiumbildung auslösen. Eine spezifische Therapie dieses Leidens ist nicht bekannt.

Verletzungen der Hornhaut (Vulnera corneae)

Je nach der Tiefe der durch Stoß (Horn, spitze Gegenstände), eingedrungenen Fremdkörper oder ähnlichem mehr ausgelösten Traumen der Kornea werden oberflächliche, tiefe (unter Umständen bis auf die erhaltene DESCEMET'sche Membran reichende) und perforierende (also mit Eröffnung der vorderen Augenkammer einhergehende) Hornhautwunden unterschieden. Betroffene Tiere zeigen plötzlich Lichtscheu, Tränenfluß, Blepharospasmus und erhebliche örtliche Schmerzhaftigkeit. Die nähere Untersuchung des erkrankten Auges ist deshalb erst nach Einträufeln eines Lokalanästhetikums in den Bindehautsack (vorzugsweise auch allgemeiner Sedation) möglich. Oberflächliche Defekte lassen sich selbst dann nur schwer erkennen; sie werden daher besser nach lokaler Applikation von Farbstoffen (Fluoreszin oder Methylenblau) betrachtet, welche elektiv die beschädigten Hornhautbezirke anfärben. Tiefere, bis in das Parenchym der Hornhaut reichende Substanzverluste sind dagegen meist schon durch die Verzerrung des optischen Spiegelbildes auf der Kornea auffällig; wenn dabei lediglich die DESCEMET'sche Membran unverletzt geblieben ist, wölbt sie sich nicht selten in Form einer Keratozele über das Niveau der übrigen Hornhaut vor.

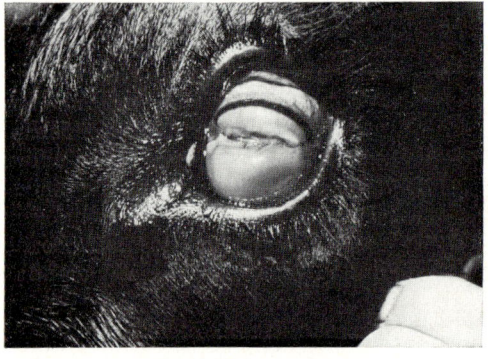

Abb. 422. In Verklebung begriffene perforierende Stacheldrahtverletzung der Hornhaut mit sekundärer Panophthalmie

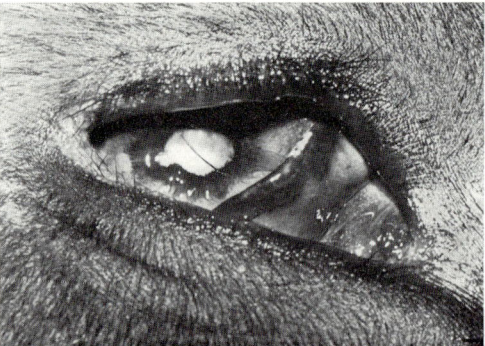

Abb. 423. Bis auf Haselnußgröße geschrumpfter und narbig indurierter Augapfel nach abgeheilter, mit Verlust des Bulbusinhaltes verbundener penetrierender Verletzung der Kornea

Schon wenige Stunden nach dem auslösenden Trauma trübt sich die Kornea infolge des Einsetzens entzündlicher und reparatorischer Prozesse in der Umgebung des Defektes milchiggrau; diese Keratitis kann unter Gefäßeinsprossung vom Rand her abheilen oder allmählich eitrigen Charakter annehmen. Bei völliger Perforation der Hornhaut fällt unter gleichzeitigem Austritt von Kammerwasser die Regenbogenhaut oder sogar die Linse in den Defekt vor; dessen Wundränder vereinigen sich dann, nach entsprechendem Absinken des Kammerdruckes, miteinander oder mit der Iris (vordere Synechie). Derartige Fälle sind heilbar, wenn es gelingt, eine Infektion des Augeninneren zu verhüten; die Gefahr einer komplikativen Panophthalmie darf jedoch nicht unterschätzt werden (Taf. 12 a, b).

Zur Behandlung ist der Patient aufzustallen (Abdunkeln, Fliegenbekämpfung); etwaige Fremdkörper sind sachgemäß zu entfernen (S. 661). Oberflächliche Verletzungen können von selbst abheilen; zur Unterstützung empfiehlt sich aber, insbesondere bei Parenchymdefekten, die lokale Verabreichung von epithelisationsfördernden (zum Beispiel vitamin-A-haltigen) Salben. Sekundärinfektionen ist durch zusätzliche antibiotische Medikation vorzubeugen; kortikosteroidhaltige Präparate sind bei Korneaverletzungen wegen ihrer reparationshemmenden Wirkung kontraindiziert. Bei Vorliegen einer Keratozele kann versucht werden, den Binnendruck des Auges durch vorsichtige Punktion der vorderen Augenkammer (mit feiner Kanüle) so lange zu senken, bis sich die vorgefallene elastische DESCEMET'sche Membran wieder zurückgezogen hat. Perforierende Hornhautwunden sollten, vor allem bei ausgedehnter, verschmutzter oder bereits infizierter Verletzung, besser durch rechtzeitige Exstirpation des betroffenen Auges (S. 676), sonst nur auf besonderen Wunsch des Tierbesitzers konservativ behandelt werden. Gegebenenfalls wäre bei zentralem Defekt mittels Atropin-, bei peripherer Wunde mit Hilfe von Eserin-Lösung eine Mydriasis beziehungsweise eine Miosis auszulösen, um ein Verkleben der Iris mit der Hornhaut möglichst zu verhindern; etwa vorgefallene Regenbogenhautteile sind vorsichtig zu resezieren (Blutstillen durch Einträufeln von 1 °/₀₀iger Adrenalinlösung); abschließend folgt täglich zu wiederholende örtliche Antibiose. Nach dem Abheilen von tieferreichenden Hornhautdefekten bleiben nicht selten grauweiße Narben (Leukoma corneae), zuweilen auch eine halbkugelige Vorwölbung der Kornea (Staphylom) zurück.

Entzündungen und Entartungen der Hornhaut

Die Einteilung der Keratitiden erfolgt nach den betroffenen Hornhautschichten (Keratitis superficialis, -interstitialis seu parenchymatosa, -posterior), nach dem Charakter der Entzündung (K. nonpurulenta, – purulenta) und nach den Ursachen des Leidens; letztere sind teils infektiöser, teils nichtinfektiöser Natur und wirken sich entweder von außen oder von innen her (exo- beziehungsweise endogen) auf die Kornea aus.

Übersicht 21. Ursachen der Hornhautentzündung

nichtinfektiöse Faktoren		infektiöse Faktoren	
exogene Reize	endogene Reizung	exogene Infektion	endogene Auswirkung
Verletzungen (S. 662), Fremdkörper (S. 661), Thelazienbefall (S. 935), Entropium (S. 659), Trichiasis (S. 660), Verätzungen (S. 1123), Exophthalmus (S. 671)	Photosensibilitätsreaktion nach Dauermedikation von Phenothiazin (S. 1214, 1323)	Moraxella bovis bei infektiöser Keratokonjunktivitis (S. 832), banale Eitererreger (Sekundärinfektionen)	sekundär-symptomatische Keratitis im Verlauf des bösartigen Katarrhalfiebers (S. 843), der Virusdiarrhoe-Mucosal disease (S. 742), der Rhinotracheitis (S. 724) oder der Rinderpest (S. 848)

664 Organkrankheiten

In praxi werden allerdings oft Übergänge zwischen den einzelnen Erscheinungsformen der Keratitis (sowie Mitbeteiligung der Konjunktiva oder des gesamten Auges) beobachtet, wobei bisweilen mehrere der genannten Ursachen mit im Spiel sind.

Keratitis superficialis: Die Ursachen der oberflächlichen Hornhautentzündung sind mit Ausnahme der Weidekeratitis (S. 832) fast immer nichtinfektiöser Art (Verletzungen, Fremdkörper, Parasiten). Die äußeren Symptome des Leidens, nämlich Lichtscheu, Blepharospasmus und Tränenfluß, ähneln denen der katarrhalischen Konjunktivitis; lokal besteht aber eine auf Ödematisierung des Epithels und Leukozytenimmigration beruhende und zunächst nur umschriebene, später jedoch ausgedehntere Trübung der Kornea, deren Oberfläche zudem allmählich wellig bis höckerig wird. Im weiteren Verlauf kommt es dann zur Einsprossung feiner geschlängelter roter Gefäßchen aus den angrenzenden Abschnitten der skleralen Konjunktiva, wobei der Augenausfluß schließlich schleimig oder eitrig werden kann. Etwaige auf der Hornhaut klebende, auslösende Fremdkörper (zum Beispiel Getreidespelzen) sind nach örtlicher Betäubung und Drehen des Kopfes (nötigenfalls auch Spreizen der Lider) leicht zu erkennen. Die Behandlung stützt sich auf die gleichen Maßnahmen wie beim Bindehautkatarrh (S. 660).

Abb. 424, 425, 426. Hornhautentzündung

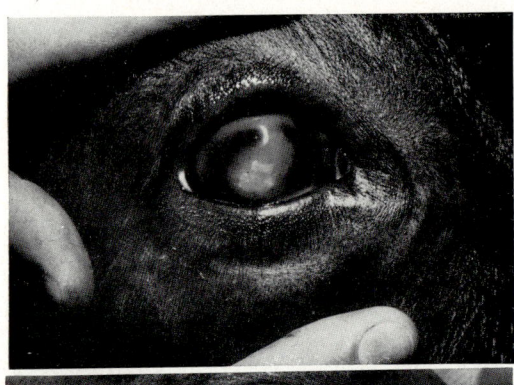

Abb. 424. Umschriebene subakute fremdkörperbedingte Keratitis superficialis

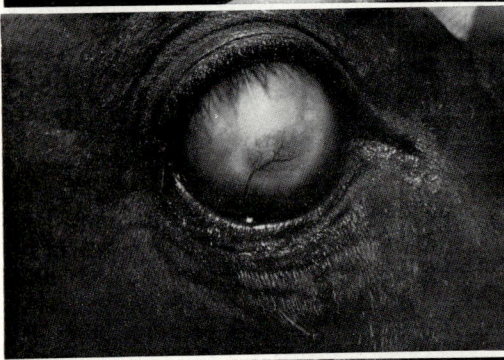

Abb. 425. Ausgedehnte Keratitis interstitialis mit Gefäßeinsprossung

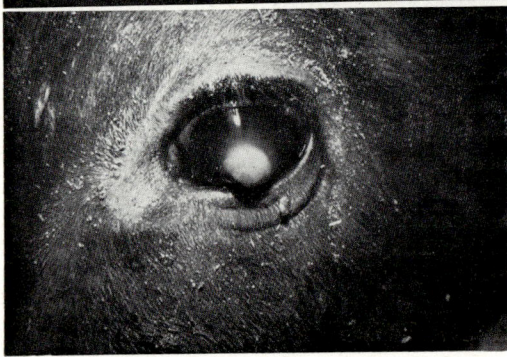

Abb. 426. Hornhautgeschwür mit Keratozele (Staphylom)

Keratitis pannosa: Diese meist nach Verletzungen oder Verätzungen der Kornea eintretende Sonderform der oberflächlichen Hornhautentzündung ist durch einen unter deren Epithel gelegenen graurötlichen, fellartigen Überzug (Narbenpterygium) gekennzeichnet; er besteht aus von der Bindehaut her einwucherndem Granulationsgewebe und ist differentialdiagnostisch vom angeborenen Flügelfell (S. 673) zu unterscheiden. Da sich derartige Veränderungen konservativ kaum beseitigen lassen, ist gewünschtenfalls eine möglichst frühzeitige vorsichtige Abrasion der betroffenen Hornhautbezirke mit anschließender oberflächlicher Kauterisation vorzunehmen; die Nachbehandlung mit entzündungs- und infektionshemmenden Augensalben ist bis zur endgültigen Abheilung des Defektes fortzusetzen.

Keratitis interstitialis: Die äußeren Erscheinungen und die Ursachen der auch als Keratitis parenchymatosa bezeichneten tiefreichenden Hornhautentzündung gleichen weitgehend denen der oberflächlichen Keratitis. Die Hornhaut wird hierbei jedoch infolge schwerwiegenderer Störung ihres Stoffwechsels bis in die Propria hinein diffuswolkig grauweiß bis graurot verfärbt und undurchsichtig. Außer Gefäßchen der Bindehaut sprossen auch solche des Ziliarkörpers (graurot, nicht geschlängelt) in die veränderten Bezirke ein. Später wird dann zudem der anfangs noch glattbleibende epitheliale Überzug der Kornea geschädigt. Derartige Hornhautentzündungen werden mitunter bei Weiderindern nach Dauermedikation mit Phenothiazin (S. 1214) auch als Ausdruck einer Photosensibilitätsreaktion (S. 1323) beobachtet. Die Behandlung der Keratitis interstitialis kann sich beim Rind in der Regel auf die Aufstallung des Patienten und die wiederholte lokale Verabreichung entzündungs- und infektionshemmender Mittel (Kortikosteroide und Antibiotika in Salbenform kombiniert) beschränken, da zurückbleibende leichte bis mäßige Beeinträchtigungen der Sehkraft, insbesondere bei einseitiger Erkrankung, als Schönheitsfehler in Kauf genommen werden können. Zusätzliche Gaben von Vitamin A fördern den Heilvorgang.

Keratitis posterior: Die Entzündung der Innenschicht der Hornhaut wird auch Descemetitis genannt. Sie tritt fast ausschließlich in Zusammenhang mit Erkrankungen benachbarter Augenteile, vor allem aber solchen der Iris auf, zum Beispiel bei metastatischer Infektion (pyämische Schübe, generalisierende Tuberkulose) oder nach Luxation der Linse; beim Schweizer Braunvieh sind außerdem proliferative Prozesse an der Descemet'schen Membran beobachtet worden, deren Ätiologie bislang ungeklärt ist. Die Erscheinungen des Leidens bestehen im Transparenzverlust der oberflächlich unverändert bleibenden Hornhaut. Die Keratitis posterior läßt sich therapeutisch nur schwer beeinflussen; ihre versuchsweise Behandlung stützt sich auf die örtliche Anwendung von Atropin sowie auf parenterale Injektionen von Chloramphenikol, Neomyzin und/ oder Kortisonpräparaten; außerdem können auch unspezifische Reizkörper (arteigene oder artfremde Eiweißverbindungen) verabreicht werden.

Ulcus corneae: Hornhautgeschwüre stellen lokale Einschmelzungen der kornealen Propria dar, welche meist als Folge unbehandelter oder schlecht heilender Verletzungen und eitriger Keratitiden auftreten. Derartige Ulzera können sich rasch ausbreiten oder vertiefen, wobei ihr Zentrum eitrig zerfällt; sie beinhalten deshalb stets die Gefahr schwerwiegender Komplikationen (Keratozele, S. 662; Hornhautperforation; Panophthalmie, S. 670). Die Patienten zeigen neben Photophobie, schleimig-eitrigem Nasenausfluß und herabgesetzter Sensibilität der Hornhaut einen vorzugsweise in der Mitte der Kornea gelegenen umschriebenen Substanzverlust (oberflächliche Erosion bis kraterförmige Vertiefung mit graurötlichem aufgeworfenen Rand und zentralem gelblichen Nekroseherd); scharf abgesetzte Geschwüre haben in der Regel keine wesentliche Ausdehnungstendenz mehr und sind deshalb prognostisch günstiger zu beurteilen als solche mit zerfranster oder unterminierter Peripherie. Der Verlauf des Leidens ist von der Widerstandskraft des Auges und dem Zeitpunkt des Behandlungsbeginns abhängig; zwar sind selbst nach Bildung eines Keratokonus noch Selbstheilungen beobachtet worden, doch bleibt das betroffene Auge dann meist blind. Unter günstigen Voraussetzungen schließt die Heilung unter Hinterlassung eines Leukoms ab; in vernachlässigten Fällen kommt es dagegen früher oder später häufig zum Übergreifen der Infektion auf das Augeninnere (Panophthalmie). Die deshalb möglichst rechtzeitig vorzunehmende und konsequent zu verfolgende Therapie besteht in täglichen Spülungen des Konjunktivalsackes mit physiologischer Kochsalzlösung oder 3 %igem Borwasser und nachfolgender örtlicher Versorgung mit antibiotischen Augensalben (keine Kortikosteroide!). Bei etwa schon eingetretener Hornhautperforation sind die vorgefallenen inneren Teile des Auges vorsichtig zu resezieren und Antibiotika in wäßriger Lösung behutsam intrabulbär zu injizieren. Sobald sich Anzeichen einer Beteiligung des gesamten Augapfels einstellen, sollte mit seiner Exstirpation (S. 676) nicht gezögert werden.

Keratomalazie: Die Erweichung und fortschreitende Einschmelzung der gesamten Hornhaut tritt meist in Zusammenhang mit einer durch mangelhaften Lidschluß (zum Beispiel bei starkem Exophthalmus, S. 671) verursachten Austrocknung der Kornea (Xerophthalmie) auf und infiziert sich in der Regel bald sekundär mit Eiter- und Nekroseerregern. Die dabei zu

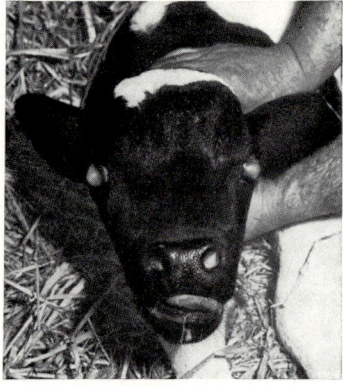

Abb. 427. Beiderseitige Keratomalazie bei einem Kalb mit hochgradigem Exophthalmus und zentralnervösen Symptomen

beobachtenden lokalen Erscheinungen (Verquellung, diffuse Trübung, Fältelung und Geschwürsbildung) werden durch Degeneration, Hyper- oder Parakeratose der Hornhaut sowie kollaterale keratitische Prozesse bedingt, welche schließlich zur Perforation und/oder zur Panophthalmie führen können. Im Gegensatz zu anderen Haustierarten führt Vitamin-A-Mangel (S. 1100) beim Rind nur in seltenen, besonders schwerwiegenden Fällen zu einer derartigen Erweichung der Hornhaut. Die Behandlung richtet sich auf die Beseitigung des Grundleidens; als zusätzliche Maßnahme empfiehlt sich die kombinierte lokale Anwendung von Vitamin A, Kortikosteroiden und Antibiotika; bei durch Hypovitaminose A bedingter Keratomalazie ist zudem die Karotinversorgung der Patienten umgehend aufzubessern (S. 1103), doch muß mit bleibender Blindheit gerechnet werden.

Krankheiten der Regenbogenhaut, des Ziliarkörpers und der Aderhaut

Erkrankungen der vorgenannten inneren Teile des Auges haben bezüglich ihrer Ursachen, Erscheinungen und Behandlung viel gemein und sind deshalb auch differentialdiagnostisch nicht immer scharf voneinander abzugrenzen. Sie beruhen meist auf traumatischen Schädigungen, entzündlicher Reizung oder auf hämatogen-metastatischer Infektion. Funktionsstörungen der Iris sind vielfach wichtige Anhaltspunkte für das gleichzeitige Vorliegen anderweitiger krankhafter Veränderungen innerhalb des Auges selbst oder am zentralen Nervensystem.

Verletzungen der Iris: Traumatische Beschädigungen der Regenbogenhaut sind meist Begleiterscheinungen einer Perforation der Hornhaut oder der Sklera und dann auch mit den gleichen Erscheinungen wie diese verbunden. Dabei sind neben Blepharospasmus und hochgradiger örtlicher Empfindlichkeit je nach Art und Größe des auslösenden Defektes auch Kammerwasserverlust sowie Verklebungen oder Verwachsungen der Iris mit der Kornea (vordere Synechie, Staphylom) festzustellen. Die prolabierte Iris ist leicht verletzlich und neigt zu starken Blutungen, welche ubiquitären Keimen einen guten Nährboden bieten und damit die Möglichkeit zur Infektion des eröffneten Auges geben. Hauptziel der Behandlung ist es deshalb, die drohende Panophthalmie zu verhüten. Nach örtlicher Betäubung werden Konjunktivalsack und Bulbusoberfläche behutsam gespült und gereinigt, etwaige Fremdkörper entfernt und die aus der Wunde vorfallenden Iristeile vorsichtig reseziert (Blutstillung durch Einträufeln von 1 ‰igem Adrenalin); die abschließende gründliche lokale antibiotische Versorgung ist in der Folgezeit täglich zu wiederholen. Bei schwerwiegender Verletzung oder zusätzlicher Infektion des Augapfels ist dieser besser rechtzeitig operativ zu entfernen (S. 676).

Erweiterung der Pupille (Mydriasis): Die dauerhafte Weitstellung einer oder beider, selbst auf Lichteinfall nicht reagierender Pupillen beruht bei sonst unverändertem Auge entweder auf Reizung des N. sympathicus oder auf Lähmung des N. oculomotorius. Als Ursachen eines solchen Zustandes kommen Entzündungen und raumfordernde Prozesse der Netzhaut, des Sehnerven, der Hirnhäute oder des Gehirnes, außerdem Vitamin-A-Mangel (Amaurosis, Taf. 23 d) und Vergiftungen mit Tollkirschen oder Strychnin in Frage; in fortgeschrittenen Fällen von Botulismus kann die Reaktion der Pupille auf einfallendes Licht verzögert sein.

Verengerung der Pupille (Miosis): Der anhaltenden Pupillenenge liegt im Gegensatz zur Mydriasis entweder eine Lähmung des M. dilatator pupillae oder eine spastische Kontraktion des M. sphincter pupillae zugrunde; sie ist beim Rind meist nur als Begleiterscheinung akuter Keratitiden (S. 663), Iridozyklitiden (siehe unten) und Meningitiden (S. 634) zu beobachten, da Vergiftungen mit miotisch wirkenden Alkaloiden (Nikotin, Muskarin, Morphium) kaum vorkommen.

Die Behandlung der Mydriasis und der Miosis hat sich auf das jeweilige Grundleiden zu richten und ist daher oft problematisch oder gar unmöglich.

Entzündung der Regenbogenhaut und des Ziliarkörpers (Iridozyklitis): Selbständige Inflammationen der Regenbogenhaut (Iritis) oder des Ziliarkörpers (Zyklitis) sind selten; wegen ihrer engen Nachbarschaft erkranken diese Teile des Auges meist gleichzeitig oder nacheinander, oft sogar zusammen mit der Aderhaut (Iridozyklochorioiditis, siehe unten) oder dem gesamten Auge (Panophthalmie, S. 670). Unter den vielen Ursachen sind neben Traumen (stumpfe, auf den Bulbus erfolgende Gewalteinwirkungen; perforierende Verletzungen) vor allem metastatisch eingeschleppte Infekte (pyämische Absiedlungen; E. coli- oder Salmonellensepsis) und symptomatische Entzündungen (im Verlauf virusbedingter Allgemeinerkrankungen) zu nennen.

Da Iritis und Iridozyklitis sehr schmerzhaft sind, zeigen betroffene Tiere in der Regel deutliche, teilweise mit Fieber verbundene Allgemeinstörungen. Örtlich sind bei äußerer Besichtigung gelatinöser Augenausfluß, krampfhafter Lidschluß und ausgeprägte episklerale Gefäßinjektion festzustellen. Die nähere Inspektion des Auges ergibt bei Iritis eine verkleinerte Pupille und eine etwas blaß erscheinende Regenbogenhaut, deren Ränder ödematös verdickt und nicht selten mit der Linse verklebt sind (hintere Synechie; Taf. 12 d). Kennzeichnend für das Leiden ist die Ansammlung von Exsudatmassen (serös = Hydrophthalmus, eitrig = Hypopyon) in der vorderen Augenkammer (Taf. 12 c). Hirsekorngroße Einschmelzungen der Iris sprechen für eine tuberkulöse Genese; dabei gehen die Veränderungen meist vom Ziliarkörper aus und greifen dann auf die Regenbogenhaut über.

Bei gleichzeitiger Zyklitis sind außer den vorgenannten Symptomen Zellansammlungen auf dem Endothel der Kornea und auf dem Boden der vorderen Augenkammer, flottierende Partikel (Trübungen, Flocken) im Glaskörper, mitunter auch Linsentrübung oder -luxation festzustellen. Ist das Exsudat in der vorderen Augenkammer von rötlicher Farbe, so sollte differentialdiagnostisch auch eine hämorrhagische Diathese (S. 1311) in Betracht gezogen werden.

Für die Behandlung ist der Patient in einem abgedunkelten Raum aufzustellen. Danach wird zur Entspannung des Ziliarkörpers und zur Vorbeuge entzündlich bedingter Verklebungen 0,5- bis 1%ige Atropinsulfatlösung in den Konjunktivalsack instilliert; anschließend werden lokal Chloramphenikol-Augensalbe und parenteral entzündungshemmende Kortikosteroide in Kombination mit Neomyzin verabreicht. Diese Maßnahmen sind in den folgenden Tagen, eventuell im Wechsel mit unspezifischer Reizkörpertherapie, regelmäßig zu wiederholen. Sie führen zwar oft zu einer gewissen Besserung der Symptome, aber nur selten zur vollständigen Beseitigung der Veränderungen.

Entzündung der Aderhaut (Chorioiditis): Da die Chorioidea an der Bildung des Ziliarkörpers beteiligt ist und ihre hinteren Abschnitte eng mit der aufliegenden Netzhaut verbunden sind, kommt es in Zusammenhang mit Entzündungen der Aderhaut fast stets gleichzeitig oder wenig später auch zur Erkrankung der genannten benachbarten Strukturen des Auges oder umgekehrt (Zyklochorioiditis, Iridozyklochorioiditis,

Chorioretinitis). Die an der Chorioidea ablaufenden entzündlichen Reaktionen sind entweder diffus oder disseminiert und dabei teils nichteitriger, teils eitriger Natur; sie werden meist mittelbar, durch Übergreifen krankhafter Prozesse aus der näheren Umgebung, seltener direkt (pyämisch-metastatisch oder traumatisch) ausgelöst. Im Verlauf generalisierender tuberkulöser Schübe kann es unter anderem auch zu spezifischen herdförmigen Verkäsungen der Aderhaut kommen. Virusinfektionen des Atmungsapparates (insbesondere die Parainfluenza 3 und die Rhinotracheitis) verursachen beim Rind gelegentlich eine der sogenannten ‚Mondblindheit' des Pferdes ähnelnde periodisch rezidivierende Iridozyklochorioiditis.

Bei Chorioiditis sind neben den bei der Iridozyklitis (S. 667) geschilderten Veränderungen auch herdförmige oder ausgebreitete exsudative Auflagerungen am Augenhintergrund vorhanden, die sich bei Betrachtung mit dem Augenspiegel als fleckige oder diffuse matte Bezirke auf dem normalerweise farbig glänzenden Tapetum lucidum zu erkennen geben; sie führen bei starker Ausdehnung zur Erblindung des betroffenen Auges und gehen bei eitriger Entzündung der Aderhaut leicht in Panophthalmie über.

Die möglichst frühzeitig zu ergreifenden örtlichen und allgemeinen Behandlungsmaßnahmen sind die gleichen wie bei der Iridozyklitis (S. 667); beim Auftreten purulenter Komplikationen ist jedoch die Bulbusexstirpation (S. 676) vorzuziehen.

Krankheiten der Linse

Trübungen der Linse (Cataracta lentis, grauer Star): Je nach der Ausdehnung der Katarakta wird zwischen teilweiser oder völliger Trübung der Linse unterschieden. Der graue Star ist in seltenen Fällen angeboren (regelmäßige, ring-, stern- oder spindelförmige, scharf abgegrenzte Trübung), meist aber erworben (unregelmäßig, wolken- oder landkartenartig gestaltete, verschwommen abgesetzte Trübung); in letztgenannten Fällen liegen ihm primäre oder sekundäre (im Verlauf anderweitiger Augenerkrankungen eingetretene) Schädigungen der Linse selbst oder ihrer ernährenden Gefäße zugrunde, welche auf Traumen, entzündliche Reaktionen oder toxische Noxen zurückzuführen sind. Das Anhaften von Iristeilen auf der Vorderfläche der Linse wird als ‚falscher' grauer Star bezeichnet (Taf. 12 d).

Ausmaß und Sitz der Linsentrübung sowie das Vorliegen zusätzlicher primärer oder komplikativer Veränderungen sind bei der Augenspiegeluntersuchung zu erkennen; der graue Star bedingt in schwerwiegenden Fällen eine mehr oder weniger stark ausgeprägte Beeinträchtigung des Sehvermögens. Da Staroperationen beim Rind kaum in Betracht kommen, gibt es keine erfolgversprechende Behandlungsmöglichkeit. Falls die Linsentrübung offenbar traumatisch-entzündlicher Genese ist, sind versuchsweise Kortikosteroide (unter antibiotischem Schutz) lokal anzuwenden. Tiere mit angeborenem grauem Star sollten wegen der Gefahr einer Weitervererbung dieser Anlage nicht zur Zucht verwendet werden.

Verlagerungen der Linse (Subluxatio et Luxatio lentis): Teilweise oder vollständige Dislokationen der Linse in die vordere Augenkammer oder in den Glaskörper kommen durch Überdehnung oder partielle Zerreißung ihres Aufhängeapparates (als Subluxation) oder nach Ruptur sämtlicher Zonulafasern (als Luxation) zustande. Meist wird eine solche Verlagerung durch stumpfe Traumen (Stoß, Schlag), gelegentlich aber auch durch entzündlich bedingte Ernährungsstörungen des Linsensuspensoriums (etwa im Rahmen einer schweren Iridozyklitis) verursacht. In der Folge kommt es dann zur Trübung und Verwachsung der verlagerten Linse mit ihrer neuen Umgebung. Die Diagnose ist bei Subluxation und bei Luxation in die vordere Augenkammer leicht zu stellen; bei vollständiger Verlagerung nach hinten scheint die Linse zu fehlen, während die Iris bei Bewegung des Auges schlottert. Das Leiden ist als unheilbar anzusehen, da die zur Behebung der Luxatio lentis anterior angezeigte operative Extraktion der Linse beim Rind in praxi kaum in Frage kommt.

Krankheiten der Netzhaut und des Sehnerven

Schönblindheit (Amaurosis, schwarzer Star): Unter dem Begriff der Amaurose werden alle Arten von Verlust des Sehvermögens mit makroskopisch unverändert erscheinendem Auge zusammengefaßt. Die Ursachen dieses ein- oder beidseitig auftretenden Symptoms sind mannigfaltig; sie greifen teils innerhalb (Netzhaut, Sehnervenpapille), teils außerhalb des Auges (N. opticus, Chiasma opticum, Sehbahnen oder Sehzentrum des Gehirns) an. Dabei handelt es sich meist um Auswirkungen entzündlicher oder raumfordernder Prozesse sowie um mechanisch-traumatische Schädigungen im Bereich der vorgenannten Organe; die auf Degeneration und Atrophie der Retina beruhende Schönblindheit ist außerdem eine kennzeichnende Erscheinung des Vitamin-A-Mangels (S. 1100). In Nähe des Thalamus opticus gelegene Koenurus- oder Echinokokkenblasen (S. 953) können die Sehkraft ebenfalls im Sinne einer Amaurose beeinträchtigen; ähnliche Funktionsstörungen scheinen auch in manchen Fällen von hypokalzämischer Gebärparese (S. 1009), Azetonämie (S. 1051) oder chronischer Nephritis (S. 389) vorzukommen.

Bei angebunden im Stall gehaltenen Tieren fällt die Schönblindheit in der Regel nicht oder allenfalls an der mydriatisch weitgestellten Pupille und dem sich aus dieser widerspiegelnden helleuchtenden blaugrünen Schein des Tapetum lucidum auf. Im Freien erweisen sich die Patienten jedoch als blind und laufen deshalb gegen Hindernisse. Die nähere Untersuchung der Augen ergibt eine weit geöffnete, auf Lichteinfall nicht reagierende Pupille bei sonst unverändertem Auge; bei Amaurose infolge Vitamin-A-Mangels ist zudem oft leichter Exophthalmus (,Froschauge') zu beobachten. Beruht die Blindheit dagegen auf krankhaften Läsionen des Augenhintergrundes, so sind diese als Streifen und Flecken (chronische Retinitis), vorgewölbte Sehnervenpapille (Stauungspapille), weiße Papille in gefäßfreier Umgebung (Papillenatrophie) oder in Form flammenähnlicher bis verästelter Zeichnungen (Netzhautblutung) zu erkennen.

Die Behandlung hat sich gegen das jeweilige Grundleiden zu richten, das jedoch nicht immer sicher zu ermitteln ist. Parenterale Gaben von Kortikosteroiden und Diuretika (T. I.) erscheinen nur dann einigermaßen aussichtsreich, wenn die Sehstörung auf geringfügiger retinaler Hämorrhagie oder Ödematisierung beruht.

Entzündung der Netzhaut und der Sehnervenpapille (Papilloretinitis): Retina und Sehnervenkopf erkranken meist gemeinsam oder bald nacheinander, nicht selten in Zusammenhang mit Entzündungen der Aderhaut (S. 667) oder im Verlauf einer Panophthalmie (S. 670). Im akuten Stadium des Leidens zeigen die Patienten Lichtscheu und Sehstörungen, starke Injektion der Netzhautgefäße (die im ophthalmoskopischen Bild infolge Einbettung in Exsudat stellenweise unterbrochen erscheinen) und verengte Pupille; die Sehnervenpapille ist dabei mehr oder weniger deutlich ödematisiert (vorgewölbt). Später wird der Augenhintergrund infolge Pigmentverlusts fleckig oder diffus blaß. Im chronischen Stadium sind die Tiere weitgehend erblindet; ihre Pupille ist dann erweitert und der Sehnervenkopf atrophisch (weiß, gefäßfrei, flach oder eingesunken). Zu Beginn der Erkrankung kann die allerdings wenig aussichtsreiche lokale Anwendung von kortikosteroidhaltigen Salben versucht werden.

Abhebung der Netzhaut (Ablatio retinae): Die Lösung der auf der Chorioidea nur im Bereich der Sehnervenpapille und des Ziliarrandes fest verankerten Retina kommt beim Rind wahrscheinlich nur sekundär, als Folgeerscheinung anderer Augenerkrankungen, aber wohl kaum primär-traumatisch zustande. Diesem Vorgang können raumfordernde, zwischen Netz- und Aderhaut ablaufende Prozesse (Ansammlung von entzündlichem Exsudat, Ödemflüssigkeit oder Blut, Tumoren), Abfall des Innendruckes des Auges oder Schrumpfungen des Glaskörpers zugrunde liegen. Betroffene Tiere werden in der Regel erst nach dem Einsetzen deutlicher Sehstörungen, also im Stadium der fortgeschrittenen Netzhautablösung, vorgestellt. Bei ihrer ophthalmoskopischen Untersuchung ist die Netzhaut dann als graugelbe, faltige bis flottierende Membran zu sehen, die bei völliger Ablation trichterförmige Gestalt annimmt. Das im allgemeinen zur Verschlimmerung neigende Leiden läßt sich beim Tier therapeutisch nicht beeinflussen.

Krankheiten des Augapfels und der Augenhöhle

Verletzungen und Verlagerungen des Augapfels: Wunden im Bereich der Orbita gehen in der Regel mit gleichzeitiger Verletzung der Augenlider (S. 657), der Hornhaut (S. 662) und gelegentlich auch der inneren Teile des Auges (Iris, S. 666) einher; in schwerwiegenden Fällen werden der Bulbus und/oder die intra- sowie periorbitalen Gewebe weitgehend zerstört (Ruptur des Augapfels, Verlust des Kammerwassers, der Linse oder des Glaskörpers; Zerreißung der TENON'schen Kapsel, der Stellmuskeln und Tränendrüsen oder Zersplitterung umliegender Knochen); außerdem kann sich der Bulbus dabei innerhalb der Augenhöhle verlagern oder aus dieser herausgedrängt werden (Enophthalmus, Exophthalmus, Luxatio bulbi). Derartige Traumen sind meist auf Transportunfälle, Hornstöße oder Stacheldrahtrisse zurückzuführen. Die bald in Nekrose übergehenden geschädigten Gewebsmassen und die mit solchen Verletzungen verbundene Blutung bieten ideale Voraussetzungen für eine primäre oder sekundäre Infektion mit Eitererregern, die deshalb in unbehandelten Fällen fast immer eintritt und sich als Orbitalphlegmone, Panophthalmie oder aufsteigender Entzündung des Sehnerven äußert.

Für die Behandlung sind je nach dem Ausmaß der vorliegenden Veränderungen konservative oder operative Maßnahmen vorzuziehen. Erstere kommen im allgemeinen nur für frische leichtere Verletzungen mit nicht allzu umfangreicher Gewebszerstörung in Frage, bei denen nach Wundrevision und laufender hoher lokaler Antibiose (am besten unter abdeckendem Beetverband) noch Primärheilung mit Erhaltung des Bulbus zu erhoffen ist. Ausgedehnte und tiefreichende Traumen zwingen dagegen, insbesondere bei erheblicher Beteiligung oder Verlagerung des Augapfels, in der Regel zur umgehenden Evisceration der Orbita (S. 676), da sich die genannten gefährlichen Komplikationen nur auf diese Weise sicher verhüten lassen; es ist allerdings nicht ausgeschlossen, daß selbst derartige Fälle bei sachgemäßer örtlicher Behandlung und Pflege mitunter auch ohne Ausräumung der Orbita (unter Narbenretraktion der verletzten Teile und Verkleinerung des beschädigten Augapfels) zur Abheilung kommen (Phthisis bulbi, Abb. 423).

Entzündung des Augapfels (Panophthalmie): Unter einer Panophthalmie ist die eitrige Entzündung des gesamten Bulbus zu verstehen, welche die gefährlichste Komplikation vieler entzündlich-infizierter Augenleiden darstellt. Ihre häufigsten Ursachen sind exogener Art (perforierende Verletzungen, S. 662; infektiöse Keratokonjunktivitis, S. 832; auf das Augeninnere übergreifende Hornhautgeschwüre, S. 665; Cancer eye, S. 675); mitunter kommt es aber auch endogen (infolge pyämisch-metastatischer Iridozyklochorioiditis, S. 667) oder bei hochgradigem Exophthalmus (etwa durch tumuröse Leukose der retrobulbären Lymphfollikel, S. 59) zu einer Panophthalmie.

Die Erscheinungen bestehen in hochgradigen entzündlichen Veränderungen aller Teile des Auges, welche sich in starker Anschwellung der Lider und der Bindehäute, eitrigem Augenausfluß, episkleraler Gefäßinjektion und diffuser Trübung der Kornea äußern. Im akuten Stadium ist der Bulbus infolge Steigerung seines Binnendrucks mitunter vergrößert (Exophthalmus) und das Allgemeinbefinden der Patienten erheblich gestört. Nicht selten kommt es nach primärer oder sekundärer Perforation der Hornhaut (Verletzung beziehungsweise Erweichung oder Geschwürsbildung) zur Schrumpfung des Augapfels, der sich aber auch bei chronisch verlaufender Panophthalmie allmählich verkleinern und in die Orbita zurücksinken kann (Phthisis bulbi). In endogen ausgelösten Fällen greifen die Eitererreger zunächst den Uvealtrakt (Iris, Ziliarkörper und Aderhaut) an und zerstören später auch Glaskörper, Retina und Linse, während Sklera und Hornhaut ihrer Einwirkung am längsten widerstehen. Bei ausbleibender Behandlung kann die fortschreitende Panophthalmie schließlich in Orbitalphlegmone, unter Umständen sogar in eine eitrige Neuritis des Sehnerven (mit nachfolgender Meningitis oder Meningoenzephalitis, S. 634) übergehen.

Da anderweitige Behandlungsverfahren nicht erfolgversprechend sind und die Sehkraft des betroffenen Auges ohnehin verloren ist, kommt als einzig wirksame Maßnahme die rechtzeitige chirurgische Ausräumung der gesamten Orbita (S. 676) in Frage.

Exophthalmus: Das abnorme Hervortreten eines oder beider Augäpfel ist beim Rind meist die Folge raumfordernder, retrobulbär gelegener Prozesse, unter denen – neben Ödemen, Hämatomen und Phlegmonen – lymphadenotische Tumoren die Hauptrolle spielen; gelegentlich kann der Bulbus auch bei Verletzungen oder Überdehnungen seines Aufhängeapparates mehr oder weniger weit, unter Umständen bis zur völligen Luxation, aus der Lidspalte herausgedrängt werden (S. 670). Der angeborene symmetrische Exophthalmus ist in der Regel mit erblichem Schielen verbunden (S. 674).

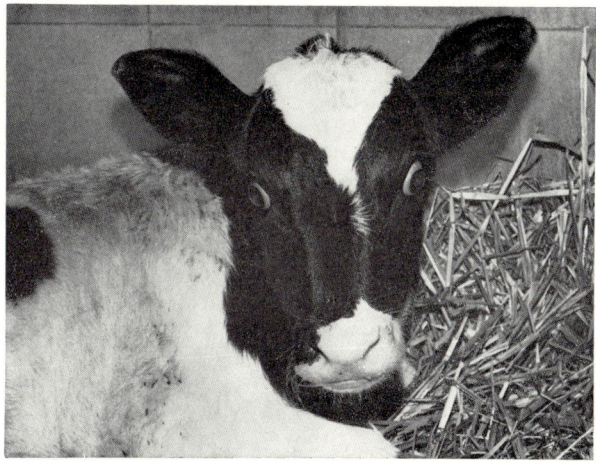

Abb. 428. Exophthalmus congenitus (ohne Strabismus) mit Brachygnathia superior

Beim Fehlen anderweitiger Symptome ist leichter bis mäßiger Exophthalmus als unbedeutend anzusehen, solange das betreffende Tier die Augenlider noch schließen kann. Wenn der Zustand jedoch auf intraorbitalen Entzündungsvorgängen beruht, sind diese durch kühlende Borwasserumschläge und allgemeine Antibiose zum Abklingen, bei infizierten Prozessen aber zur Reifung und Spaltung zu bringen. Ist der Lidschluß behindert, so besteht die Gefahr einer Austrocknung der Hornhaut samt deren Komplikationen (Kornealgeschwür, S. 665; Durchbruch in die vordere Augenkammer und Panophthalmie, S. 670). In solchen Fällen können die Lider versuchsweise miteinander vernäht werden, wenn daneben keine schwerwiegenden Veränderungen vorliegen. Sonst kommt ebenso wie bei ausgeprägter retrobulbärer Phlegmone oder solitärer Tumorbildung nur die Exstirpation des Auges (S. 676) in Frage. Diese Maßnahme ist bei leukosebedingtem Exophthalmus im Hinblick auf die Leukosebekämpfung nicht sinnvoll, zumal früher oder später auch Geschwülste an anderen Organen auftreten (S. 54 ff.).

Enophthalmus: Das Einsinken des Augapfels in die Orbita beruht entweder auf Schwund des retrobulbären Fettgewebes (kachektische oder stark exsikkotische Tiere), auf entzündlichen oder tumorösen Umfangsvermehrungen im Bereich der Lider, oder – ausnahmsweise – auf einer dauerhaften Kontraktion des M. retractor bulbi (zum Beispiel bei Tetanus, S. 820); dieses Symptom ist dann meist mit einem mehr oder weniger deutlichen Vorfall der Nickhaut verbunden. Etwa erforderlich erscheinende therapeutische Maßnahmen haben sich gegen das jeweilige Grundleiden zu richten.

Bei pathologisch verkleinertem Augapfel (Mikrophthalmie, S. 672; Phthisis bulbi, S. 670) liegt dieser als relativ kleines oft auffallend derbknotiges Gebilde meist ebenfalls tief in der Augenhöhle; dabei besteht nicht selten auch eine Einrollung der Augenlider (Entropium, S. 659).

Glaukom: Die als Glaukom bezeichnete krankhafte Steigerung des Augeninnendrucks ist beim Rind wahrscheinlich fast immer sekundärer Art und dann in der Regel auf Behinderungen der Rückresorption des Kammerwassers (infolge Iridozyklitis, S. 667, oder Linsenluxation, S. 668) zurückzuführen. Das anfangs sehr schmerzhafte Leiden führt nur zu einer mäßigen Vergrößerung des dabei auffallend hart erscheinenden Bulbus, da dessen fibröse Hüllen intakt bleiben; es geht mit fortschreitender, zu Blindheit führender Atrophie der Netzhaut und der gelegentlich eingedellten Sehnervenpapille sowie mit starr erweiterter Pupille einher; in seinem Verlauf können sich außerdem Trübungen der Hornhaut oder der Linse und Ablösungen der Netzhaut einstellen. Falls wegen ausgeprägter Allgemeinstörungen eine Behandlung erforderlich ist, hat sich diese auf die auslösende Grundkrankheit zu richten; daneben kann versucht werden, die Kammerwasserproduktion durch regelmäßiges Einträufeln von 1 $^0/_{00}$iger

Adrenalinlösung in den Konjunktivalsack zu vermindern. Die beim Menschen und den kleinen Haustieren zur Behebung des Glaukoms üblichen operativen Verfahren (Iridektomie, Zyklodialyse) sind für die praktischen Bedürfnisse am Rind zu aufwendig; an ihrer statt ist nötigenfalls die Bulbusexstirpation (S. 676) vorzunehmen.

Hydrophthalmus: Diese auch Augenwassersucht benannte Zunahme des Flüssigkeitsgehaltes im Auge beruht wohl meist auf ähnlichen Ursachen wie das Glaukom (S. 671), geht aber im Gegensatz zu diesem mit einer Erweichung und Dehnung der fibrösen Hüllen des Bulbus und daher mit einer erheblichen Umfangsvermehrung des Augapfels einher, der dabei mitunter das Doppelte seiner normalen Größe erreicht. Die Hornhaut erscheint halbkugelartig vorgewölbt (Keratoglobus), die Pupille starr und der Aufhängeapparat der Linse mehr oder weniger gelockert (Schlottern, Subluxation oder Luxation der Linse, S. 668); in schwerwiegenden Fällen ist auch der Lidschluß behindert, was zur Keratomalazie (S. 666) samt ihren Folgen führen kann. Das Leiden läßt sich therapeutisch kaum beeinflussen und endet in der Regel mit völliger Erblindung des betroffenen Auges. Wenn dieses hochgradige Veränderungen aufweist, ist deshalb die Enukleation des Bulbus (S. 676) die einzig mögliche Behandlungsmaßnahme.

Schielen (Strabismus): Abgesehen von dem mit Exophthalmus verbundenen angeborenen beiderseitigen Schielen (S. 674) ist der Strabismus beim Rind meist durch Lähmung der Augenmuskeln beziehungsweise deren Nerven (N. oculomotorius, abducens, trochlearis, S. 652; = Str. paralyticus), seltener durch raumfordernde Prozesse innerhalb der Orbita (Phlegmonen, Geschwülste, S. 674; = Str. mechanicus, meist mit Exophthalmus gekoppelt) bedingt; die Schädigung der Augenmuskelnerven kann auf groben stumpfen Traumen (Hirnerschütterung, S. 629), auf entzündlichen Veränderungen (Neuritis, Meningitis, Meningoenzephalitis; S. 634) oder auf komprimierenden Tumoren beruhen. Bei manchen Stoffwechselkrankheiten (Tetanie, S. 1024, 1042; hypokalzämische Gebärlähmung, S. 1009; nervöse Form der Azetonämie, S. 1051) und bei Vergiftungen durch organische Phosphorsäureester (S. 1192) tritt gelegentlich vorübergehender Strabismus auf. Im Einzelfall ist je nach der vorliegenden Abweichung der Sehachse zwischen ein- und beiderseitigem, kon- oder divergierendem beziehungsweise nach unten oder oben gerichtetem Schielen zu unterscheiden. Das Seh- und Orientierungsvermögen schielender Rinder ist nur bei hochgradiger bilateraler Abweichung von der normalen Augenstellung nennenswert beeinträchtigt (unsicherer, scheuender Gang; Schiefhaltung von Kopf und Hals); dabei ist die Pupille unter Umständen vom medialen oder lateralen Augenwinkel oder von einem der Lider völlig verdeckt, während die helle Sklera nach außen gedreht erscheint. Eine Behandlung ist somit nur in solchen schwerwiegenden Fällen erforderlich; sie hat sich auf das jeweilige Grundleiden zu richten: operatives Entfernen etwaiger Tumoren beim mechanischen Schielen, versuchsweise parenterale Verabreichung der Vitamine des B-Komplexes und von Breitbandantibiotika beim paralytischen Schielen.

Augenzittern, Augenrollen (Nystagmus): Die mehr oder weniger rhythmisch, in horizontaler oder vertikaler Richtung, oder aber rotierend erfolgenden unwillkürlichen Augenbewegungen sind meist ein Begleitsymptom von entzündlichen, infektiösen oder toxischen Erkrankungen des Gehirns, deren Ätiologie durch zusätzliche differentialdiagnostische Untersuchungen nachgegangen werden muß (S. 629 ff., 792 ff., 1284 ff.). Bei Hochleistungskühen kann Nystagmus auch Ausdruck einer latenten Tetanie (S. 1024) oder Hypokalzämie (S. 1009) sein. Eine Behandlung ist nur auf dem Umwege über die auslösende Primärkrankheit möglich.

Mißbildungen am Auge

Mikrophthalmie: Diese seltene angeborene Anomalie äußert sich in verhältnismäßig kleinem, mitunter sogar fast fehlendem (erbsen- bis bohnengroßem) in der Tiefe der Orbita gelegenem Augapfel; sie tritt ein- oder beidseitig, in der Regel zusammen mit Defekten am Sehnerv, kleiner Orbita und/oder Entropium auf. Im Einzelfall ist meist keine klare Entscheidung darüber zu treffen, ob es sich um ein hereditäres Leiden oder um eine intrauterin erworbene Schädigung (zum Beispiel infolge Vitamin-A-Mangels, S. 1100) handelt. Differentialdiagnostisch ist die erworbene Phthisis bulbi (S. 670) in Betracht zu ziehen. Die Mikrophthalmie ist therapeutisch nicht zu beeinflussen; betroffene Tiere sollten wegen der Möglichkeit einer Weitervererbung nicht zur Zucht verwandt werden.

Flügelfell (Pterygium): Bei neugeborenen Kälbern ist gelegentlich eine dem erworbenen Narbenpterygium (S. 665) ähnelnde, gut vaskularisierte und wie Granulationsgewebe aussehende dreieckige Fortsetzung der Konjunktivalschleimhaut auf der Kornea zu beobachten, die im medialen oder lateralen Teil der Hornhaut breit beginnt und mit ihrer Spitze etwa auf deren Mitte endet. Die Ursache dieser Mißbildung ist unbekannt. Wenn sie keine Reizungen verursacht und die Sehkraft nicht behindert, bedarf sie keiner Behandlung. Andernfalls ist sie vorsichtig abzutragen und die Kornea in diesem Bereich dann behutsam zu kauterisieren; abschließend lokale Versorgung mit Kortikosteroid-Antibiotika-Salben.

Als sogenanntes *‚falsches‘ Pterygium* wird eine lokale (meist im Augenwinkel gelegene) Adhäsion der Lidbindehaut mit der Konjunktiva des Bulbus bezeichnet; es unterscheidet sich vom echten Flügelfell dadurch, daß es mit einer unter dem betreffenden Lid eingeschobenen Sonde vom Bulbus abgehoben werden kann, und läßt sich durch vorsichtigen Scherenschlag leicht beseitigen.

Hautinsel (Dermoid): Als Dermoide werden kleine, auf dem Übergang von Bindehaut und Kornea gelegene behaarte Hautinseln bezeichnet; sie stellen embryonale Keimversprengungen dar und sind entweder erblich bedingt oder beruhen auf Schädigungen

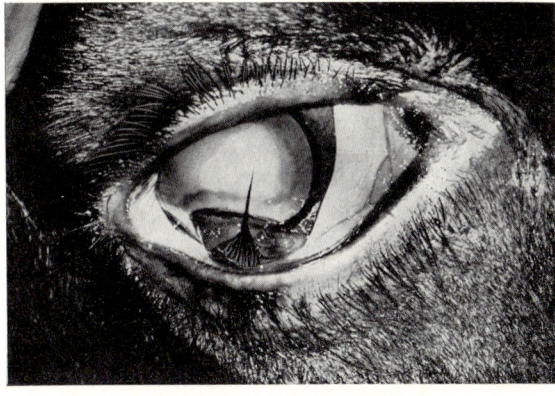

Abb. 429. Behaarte Hautinsel (Dermoid) auf der Kornea in der Nähe des unteren Augenlids

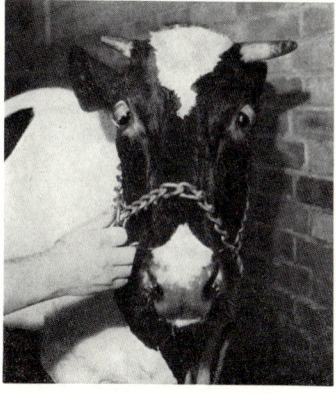

Abb. 430. Angeborenes Schielen (Strabismus convergens congenitus cum exophthalmo)

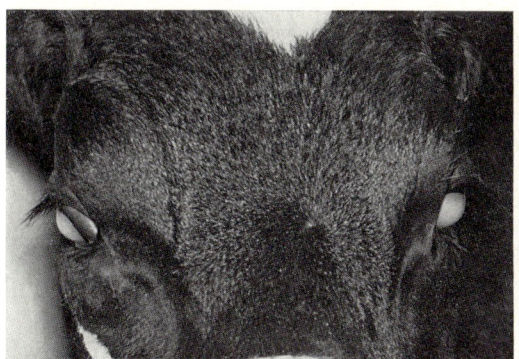 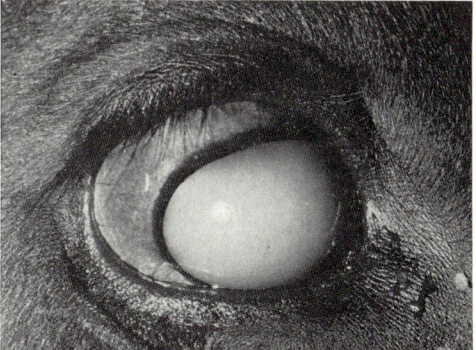

Abb. 431, 432. Erbliche Hornhauttrübung (Leukoma corneae binoculare hereditarium)

der Frucht während ihrer pränatalen Entwicklung (zum Beispiel durch Vitamin-A-Mangel, S. 1100). Diese Anomalie ist bei Besichtigung des Auges an den mitunter auffallend langen Haaren leicht als solche zu erkennen; sie verursacht meist eine ständige Reizung der Konjunktiva und der Hornhaut, unter Umständen sogar korneale Ulzerationen. Deshalb ist die Resektion der Hautinsel in der Regel unumgänglich. Der Eingriff macht auf der Bindehaut keine besonderen Schwierigkeiten, da sich das Dermoid von dieser durch Zug mit der Pinzette leicht abheben läßt; auf der Kornea sitzende Dermoide sind dagegen fast immer fest verankert und müssen deshalb vorsichtig schichtweise abgetragen werden; wenn die restlose Entfernung aller Haarfollikel dabei nicht gelingt, kommt es zu Rezidiven. Nach der Operation ist das Auge einige Tage lang mit kortikosteroid- und antibiotikahaltigen Salben zu versorgen. Betroffene Tiere sollten von der Zucht ausgeschlossen bleiben.

Erbliche Hornhauttrübung (Leukoma corneae binoculare hereditarium): Bei diesem angeborenen Leiden handelt es sich um eine beiderseitige gleichmäßige Trübung der Kornea, deren Ätiologie als eine nicht geschlechtsgebundene rezessiv-erbliche Mißbildung von ROSENBERGER (1955) aufgeklärt wurde. Die Veränderung beruht auf einem Ödem des Hornhautparenchyms, während die übrigen Teile des Auges makro- und mikroskopisch normal sind (COHRS, 1955). Derartige Leukome führen bei den damit behafteten Kälbern zu einer mäßigen bis deutlichen Beeinträchtigung des Sehvermögens, da die Durchsichtigkeit der diffus milchigweiß erscheinenden Kornea (Abb. 431, 432) vermindert ist. Diese Trübung ist irreversibel und läßt sich auch therapeutisch nicht beeinflussen. Betroffene Tiere sind deshalb bei Stallhaltung auszumästen und ebenso wie das zugehörige Vatertier von der Zucht auszuschließen; so läßt sich das weitere Auftreten des verhältnismäßig seltenen Erbfehlers verhüten.

Angeborenes Schielen (Strabismus convergens congenitus cum exophthalmo): Diese Mißbildung äußert sich in hochgradigem einwärts gerichtetem beiderseitigem Schielen der bis zur Hälfte aus der Orbita hervortretenden Augäpfel (Abb. 430). Sie ist sehr selten und wahrscheinlich rezessiv-erblich bedingt. Das Orientierungsvermögen solcher Tiere scheint nicht nennenswert gestört zu sein. Merkmalsträger sollten nicht zur Zucht verwendet werden.

Geschwülste im Bereich des Auges und der Augenhöhle

Unter den Tumoren der Augen und ihrer Umgebung spielen beim Rind vor allem leukotische Geschwülste der retrobulbären Lymphfollikel (Abb. 44) sowie das im folgenden Abschnitt beschriebene ‚Krebsauge' eine größere Rolle. Außerdem kommen an den Lidern gelegentlich Papillome (S. 691), oder Melanome (S. 29) oder Sarkome vor, die sich oft nur durch die histologische Untersuchung einer Biopsieprobe sicher von karzinomatösen Veränderungen unterscheiden lassen. Sie sind bei begrenzter und metastasenfreier Ausdehnung operativ zu entfernen; bei Vorliegen umfangreicher Geschwülste oder sekundärer Komplikationen am Auge muß dagegen die gesamte Orbita chirurgisch ausgeräumt werden (S. 676). Das gleiche gilt für die seltenen Tumoren des Sehnervs und der Retina (Gliome, Sarkome), die meist erst erkannt werden, wenn der Bulbus schon erheblich geschädigt ist.

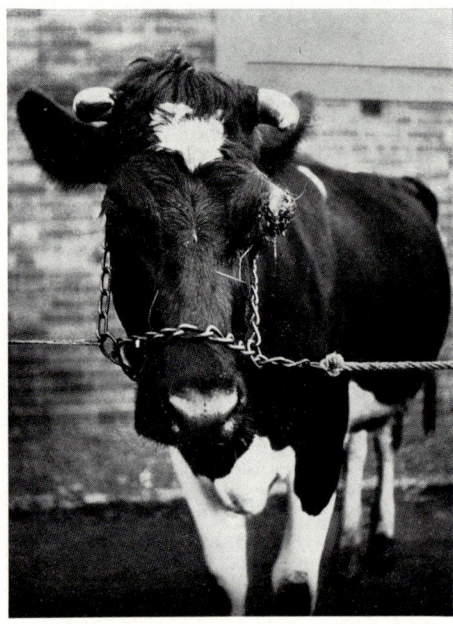

Abb. 433. Orbitalsarkom

Krebsauge (Cancer eye)

Wesen, Vorkommen und Bedeutung: Bei diesem Leiden handelt es sich um einen aus benignen Vorstufen entstehenden Plattenepithelkrebs, der seinen Ausgang vom Epithel der skleralen oder palpebralen Bindehaut (einschließlich der Nickhaut) oder von der Hornhaut nimmt und dann wuchernd auf das übrige Auge und/oder auf die Weichteile und Knochen der Orbita übergreift. Der Augenkrebs ist in den Mastrinderherden (Herefords) der USA als sogenanntes ‚Cancer eye' stark verbreitet und führt dort infolge Verkürzung der Nutzungsdauer und wegen der strengen fleischbeschaulichen Beurteilung stellenweise zu erheblichen wirtschaftlichen Verlusten. Die Krankheit ist des weiteren in Indien und Afrika bekannt und vereinzelt auch in Europa beobachtet worden. Ihre Ätiologie konnte bislang noch nicht endgültig geklärt werden; es steht aber fest, daß Rinder mit unpigmentierter Kopf- beziehungsweise Lidhaut hierfür in besonderem Maße disponiert sind. Das Auftreten des Cancer eye scheint des weiteren durch starke Ultraviolettbestrahlung, möglicherweise auch durch anderweitige Irritationen (Flugstaub, Fliegen- und Thelazienbefall) oder Vitamin-A-Mangel begünstigt zu werden. Befallene Tiere sind in der Regel älter als 4 Jahre, die Mehrzahl der Patienten ist etwa 6 Jahre alt. Der Verdacht, daß der Augenkrebs auf der Infektion mit einem onkogenen Virus beruhe, hat sich bei Übertragungsversuchen nicht eindeutig bestätigen lassen.

Krankheitsgeschehen: In der Pathogenese des Augenkrebses lassen sich bei Verlaufskontrollen vier aufeinanderfolgende Stadien unterscheiden. Die anfängliche *epidermale Plaque* besteht in einer deutlich abgesetzten fleckigen Epithelverdickung, deren leicht gerötete Oberfläche in der Regel glatt ist und nur ausnahmsweise eitrige Einschmelzungen aufweist. Das *epidermale Papillom* entwickelt sich entweder aus der Plaque oder aber selbständig als mehr oder weniger scharf umschriebener, mitunter auch gestielter Tumor, der nur selten zerklüftet erscheint; histologisch sind in ihm mitunter schon präkanzeröse oder sogar kanzeröse Zellnester nachzuweisen. Das hieraus hervorgehende *Plattenepithel-Frühkarzinom* ähnelt zwar noch dem epidermalen Papillom, ist aber durch eine stärkere Wachstums- und Zerstörungstendenz gekennzeichnet; es bricht bereits stellenweise infiltrativ in benachbarte Gewebe ein und enthält stets mikroskopisch feststellbare Inseln karzinomatöser und anaplastischer Zellen. Das *Plattenepithelkarzinom* ist durch ausgeprägtes infiltratives Wachstum und seine auffallend zerklüftete, granulationsgewebsähnliche Oberfläche mit übelriechenden, eitrig-nekrotisierenden Einschmelzungen (infolge sekundärer bakterieller Infektion) charakterisiert. Es zerstört im weiteren Verlauf den Bulbus, der je nach Lokalisation des Tumors innerhalb der Orbita verdrängt wird, und greift auch auf die benachbarten Strukturen (Tränendrüsen, Haut, Knochen) über. Metastasierungen sind selten und treten meist erst im Spätstadium des Leidens auf; sie betreffen vorwiegend die regionären Lymphknoten, ausnahmsweise aber auch die Lungen.

Erscheinungen: Am *Augenlid* wird die unscheinbare initiale Rötung meist übersehen; sie beginnt entweder am Lidrand oder auf der Nickhaut und entwickelt sich dann langsamer oder rascher über ein kleines Knötchen und ein stäbchenförmiges, warzenähnliches Horngebilde zum Papillom; dieses zerfällt an seiner Oberfläche eitrig und greift schließlich die benachbarten Gewebe an, welche zunehmend zerstört oder verdrängt werden (Taf. 12 e, f).

Bei Befall der *bulbären Bindehaut* zeigt sich zunächst Konjunktivitis mit Tränenfluß und örtlichem Juckreiz; bei näherer Untersuchung ist ein grauweißer oder transparent erscheinender Epithelfleck mit weicher, nur leicht aufgerauhter Oberfläche festzustellen. Später kommt es zur Epithelproliferation und zur Ausbildung eines Papilloms, das hier häufig gestielt oder farnkrautartig gefächert ist. Sein Zentrum dellt sich unter eitriger Einschmelzung und Entwicklung höckriger Protuberanzen bald ein; das endgültige Karzinom sieht diesem Stadium sehr ähnlich, ragt aber meist aus der Lidspalte hervor.

Das Frühstadium des von der *Hornhaut* (meist von deren Limbus) ausgehenden Cancer eye ist besonders schwer zu erkennen, da es lediglich einen filmartigen Belag darstellt; die darauf folgende Rötung dieser Stelle hat ihr den Namen ‚hämorrhagischer

Fleck' eingetragen. Auffälligere Symptome stellen sich erst während der anschließenden Epithelproliferation ein. Die dabei auftretenden Veränderungen sind flächenhafter als diejenigen an der Konjunktiva, und auch der Übergang in das kanzeröse Stadium erfolgt rascher als bei jenen, da die Kornea nur wenig Widerstandskraft gegenüber der bösartigen Entartung ihres Gewebes besitzt; dieses zeigt eine höckrige, eitrig einschmelzende Oberfläche und verfällt bald der völligen Zerstörung, so daß die Gefahr einer komplikativen Panophthalmie (S. 670) bei dieser Form des Augenkrebses besonders groß ist.

Die definitive Diagnose kann, vor allem in den Anfangsstadien des Augenkrebses, wegen der Möglichkeit einer Verwechslung mit lokalen entzündlichen Veränderungen, Papillomen, Leukomen der Hornhaut oder Narbenpterygien nur histologisch gestellt werden. Zu diesem Zweck sollte bei Verdacht einer karzinomatösen Entartung eine Gewebsprobe entnommen und eingesandt werden.

Beurteilung: Die Prognose des Leidens ist im Frühstadium durchaus günstig, solange es noch möglich ist, das veränderte Gewebe restlos zu entfernen. In fortgeschritteneren Fällen mit umfangreichen Veränderungen am Bulbus oder innerhalb der Orbita kann durch radikales Ausräumen der gesamten Augenhöhle mitunter ebenfalls noch Heilung erzielt werden. Wenn jedoch bereits Nachbargewebe (Haut, Knochen) mit ergriffen sind, ist die umgehende Verwertung des Tieres vorzuziehen.

Vorbeuge: In Hereford-Herden empfiehlt es sich, bevorzugt solche Tiere zur Nachzucht heranzuziehen, deren Lider pigmentiert sind.

Behandlung: Die im Anfangsstadium des Leidens mitunter mit mäßigem bis gutem Erfolg vorgenommene Röntgenbestrahlung sowie Touchieren der Geschwulst mit radioaktivem Material (Sr^{90}, Co^{60}) oder das intratumorale Einpflanzen radioaktiver Nadeln bestimmter Strahlungsintensität sind unter Praxisverhältnissen kaum anwendbar. Deshalb bleibt als einzig wirksame Maßnahme die möglichst frühzeitige und vollständige Entfernung des veränderten Gewebes. Das operative Vorgehen richtet sich nach dem Ausmaß der vorliegenden Veränderungen. Sind diese noch gut abgegrenzt und höchstens hasel- bis walnußgroß, so können sie am Augenlid in der Regel ohne weiteres exstirpiert und der verbleibende Defekt plastisch verschlossen werden. Liegt ein solcher Tumor auf der Nickhaut, so ist das mittels Pinzette vorgezogene dritte Augenlid durch Scherenschlag in toto abzusetzen. Auf der Kornea lokalisierte Geschwülste sind dagegen mit feinem Skalpell bis zur gesunden Hornhautoberfläche abzutragen.

Wenn die Krebswucherung bereits auf den Bulbus oder auf intraorbitale Gewebe übergegriffen hat, ist zur Sicherstellung der Heilung und zur Vermeidung von Rezidiven ein radikaler Eingriff unumgänglich; hierfür empfiehlt sich je nach Lage des Falles eines der im folgenden Abschnitt geschilderten Verfahren.

Operative Eingriffe am Auge

Schmerzausschaltung: Während für die Untersuchung des kranken Auges und die Entfernung von Fremdkörpern (S. 661) von der Kornea oder aus dem Konjunktivalsack meist die vorherige Instillation von Pantokain (1 %ige Lösung) genügt, sind schmerzhaftere Eingriffe stets am sedierten und niedergeschnürten Patienten unter guter lokaler Betäubung durchzuführen. Sie ist dann zweckmäßigerweise durch rhombenförmiges subkutanes (oder subkonjunktivales) infiltratives Umspritzen der gesamten Lidspalte und anschließende Injektion eines kleinen lokalanästhetischen Depots in Höhe des Foramen opticum zu erzielen; für diese ist eine entsprechend zurechtgebogene, 12 bis 15 Zentimeter lange dünne Kanüle zwischen Bulbus und Orbita bis an den hinteren Augenpol einzuführen (ohne die Sklera anzustechen oder in den Kanal des Sehnerven einzudringen); für Operationen am Oberlid genügt unter Umständen auch die Leitungsanästhesie des N. frontalis.

Die *Exenteration des Bulbus* besteht im Ausräumen des durch Kornea-Kreuzschnitt eröffneten Augeninneren mit Hilfe eines scharfen Löffels; unter nachfolgender gründ-

Sinnesorgane 677

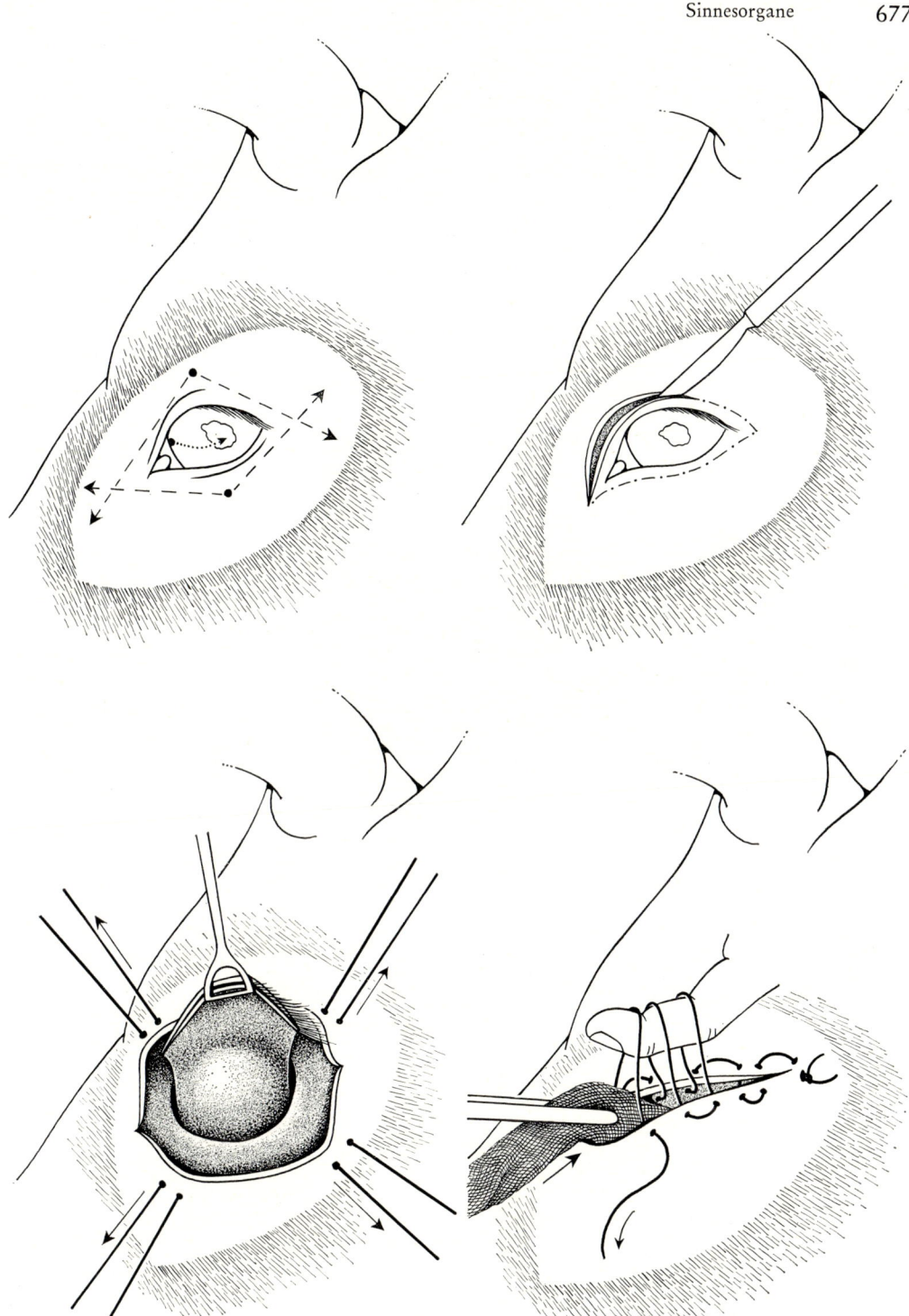

Abb. 434 bis 437. Eviszeration der Orbita. Oben links: Lokalanästhesie durch rhombenförmige subkutane Infiltration der rasierten und desinfizierten Augenlider (– – –) sowie Setzen eines Depots am hinteren Augenpol (mit Hilfe einer gebogenen Kanüle: . . . . .). Oben rechts: Spaltung der Haut parallel zum Lidrand (–·–·–). Unten links: Stumpfes retrokonjunktivales Freipräparieren des Augapfels und seiner Adnexe bis zum Absetzen. Unten rechts: Vernähen der Lidspalte und Einlegen eines antibiotisch getränkten Gazedrains in die ausgeräumte Orbita (Drucktamponade)

licher örtlicher Antibiose ziehen sich die fibriösen Hüllen des Auges dann narbig zusammen. Diese Methode ist nur bei alleiniger Schädigung des Augapfels angezeigt und beinhaltet die Gefahr einer späteren chronischen (unter Umständen auch infizierten) Konjunktivitis.

Bei der *Enukleation des Augapfels* wird dieser, vom Limbus corneae ausgehend, von der skleralen Bindehaut, der TENON'schen Kapsel sowie seinen Muskeln losgelöst und durch Scherenschlag vom N. opticus abgesetzt; abschließend folgen antibiotische Wundtamponade und wiederholte lokale Nachbehandlungen. Hierbei besteht ebenfalls Neigung zu postoperativen Komplikationen (eventuell sogar zur Orbitalphlegmone).

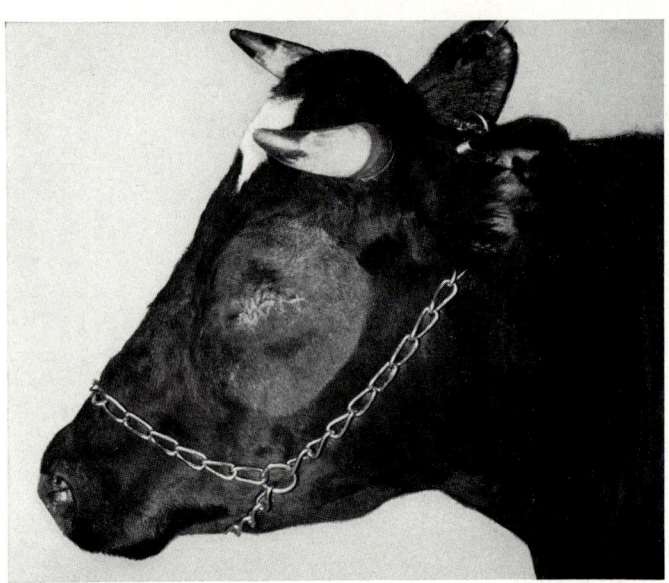

Abb. 438. Kuh 3 Wochen nach Entfernen des linken Auges (Eviszeration der Orbita) mit abgeheiltem künstlichem Ankyloblepharon

Die aus vorgenannten Gründen, insbesondere aber bei schwerwiegenderen Erkrankung des Bulbus oder seiner Adnexe, meist vorzuziehende *Eviszeration der Orbita* ist selbst unter Praxisbedingungen ohne weiteres durchführbar. Hierzu werden die Augenlider und deren Umgebung rasiert und desinfiziert; danach wird ihre Haut parallel zum Lidrand (etwa 0,5 Zentimeter von diesem entfernt) gespalten. Von der zirkulären Schnittlinie aus wird dann der Augapfel samt seinen Nachbarorganen (TENON'sche Kapsel, Tränendrüsen, Muskeln) unter stumpfem subkutanem beziehungsweise retrokonjunktivalem Vorgehen freipräpariert; zur Wahrung der Übersicht werden die verbleibenden Lidreste dabei mit Hilfe von Haltezügeln gespreizt und der Bulbus mittels einer auf die abgetrennten Lidränder (mit anhaftendem Konjunktivalsack) gesetzten Faßzange vorgezogen. Nach dem Durchschneiden der letzten Verbindung (N. opticus, A. centralis retinae) tritt eine stärkere Blutung ein, die aber durch Drucktamponade leicht zu beherrschen ist. Abschließend wird die Augenhöhle auf etwa verbliebene und noch zu entfernende erkrankte Gewebsreste überprüft; endlich werden die freien (resezierten) Ränder der Augenlider über der (vorher oder nachher) mit einem antibiotisch getränkten Gazedrain gut auszutamponierenden Wundhöhle miteinander vernäht (Ankyloblepharon); diese fortlaufende Naht beginnt lateral und läßt am medialen Augenwinkel eine bleistiftstarke Öffnung frei, aus welcher das Ende des Drain leicht hervorragt. Der Besitzer wird angewiesen, den Gazestreifen täglich etwas vorzuziehen und so zu kürzen, daß dieser innerhalb von etwa 8 bis 10 Tagen völlig entfernt ist. Die Lidnaht sollte nicht vor Ablauf von 2 Wochen gezogen werden. Bei sachgemäß durchgeführter Operation folgt meist komplikationslose Heilung unter allmählichem Ausgranulieren der Orbitalhöhle. Bei etwaiger stärkerer Sekretion ist der Defekt wiederholt vom medialen Wundende her mit milden Desinfizientien (3‰ige Akridinfarbstofflösung) zu spülen und jeweils erneut antibiotisch zu versorgen.

SCHRIFTTUM

ALEXANDER, R. A. (1964): Uitpeuloog (bulging eye disease) — a recently described oculo-vascular myasis of domestic animals in Southern Africa. Adv. Vet. Sci. *9*, 35-60. — ANDERSON, D. E., J. L. LUSH & D. CHAMBERS (1957): Studies on bovine ocular squamous carcinoma („cancer eye"), 2. Relationship between eyelid pigmentation and occurrence of cancer eye lesions. J. Anim. Sci. *16*, 739-746. — ANDERSON, D. E. (1960): Studies on bovine ocular squamous carcinoma („cancer eye"), 10. Nutrional effects. J. Anim. Sci. *19*, 790-799. — ANDERSON, D. E., & P. E. SKINNER (1961): Studies on bovine ocular squamous carcinoma („cancer eye"), 11. Effects of sunlight. J. Anim. Sci., *20*, 474-477.

BARNETT, K. C. (1965): Retinal atrophy. Vet. Record *77*, 1543-1552. — BARRON, C. N., L. Z. SAUNDERS & K. V. JUBB (1963): Intraocular tumors in animals. 3. Secondary intraocular tumors. Amer. J. Vet. Res. *24*, 835-853. — BASHARA, R. T. (1962): Epithelioma of the eye. Iowa State Univ. Vet. *25*, 35-38.

CARLIN, J. R., F. T. CANDLIN, E. J. CATCOTT & W. C. GLENNEY (1955): Beta-ray and X-ray therapy in diseases of the eye. North. Amer. Vet. *36*, 295-303. — COHRS, P. (1955): Zur Histopathologie der erbbedingten Trübung der Hornhaut des Rindes. Dtsch. Tierärztl. Wschr. *62*, 82-83. — CROSHAW, J. E. (1959): Bilateral corneal dermoid in a calf. J. Amer. Vet. Med. Ass. *135*, 216-218.

DANKS, A. G. (1947): Enucleation of the eye. Vet. Med. *47*, 463. — DIRKSEN, G., & C. TAMMEN (1964): Keratitis bei Jungrindern infolge Photosensibilität nach Dauermedikation von Phenothiazin. Dtsch. Tierärztl. Wschr. *71*, 545-548.

EGGERT, O. K. (1959): Das Entfernen von Spelzen aus den Augen von Rindern und Pferden. Tierärztliche Umschau *14*, 382-383. — EISENMENGER, E., & E. GLAWISCHNIG (1964): Entropium beim Zuchtstier. Wien. Tierärztl. Mschr. *51*, 747-755.

GLEESON, L. N. (1965): Two cases of ophthalmic surgery. Irish Vet. J. *19*, 81-84.

HAPKE, H.-J. (1967): Arzneimittelwirkungen auf das Auge. Dtsch. Tierärztl. Wschr. *74*, 312-313. — HOLMES, J. R., & G. B. YOUNG (1957): A note on exophthalmos with strabismus in Shorthorn cattle. Vet. Record *69*, 148-149. — HOMMEL, H. (1961): Über den intraoculären Druck und das Vorkommen glaukomatöser Erkrankungen, insbesondere des primären Glaukoms beim Rind. Diss., Leipzig.

KÓMÁR, G., & L. SZUTTER (1968): Tierärztliche Augenheilkunde. Paul Parey, Berlin & Hamburg.

LARSEN, L. H. (1958): The use of newer drugs in the treatment of eye diseases in animals. Austral. Vet. J. *34*, 238-243. — LESCURE, F. (1958): Sur l'emploi de la cortisone en ophtalmologie vétérinaire. Rev. Méd. Vét. *109*, 191-194. — LEUTHOLD, A. (1961): Über Entropium beim Rind. Berl. Münch. Tierärztl. Wschr. *74*, 93-94. — LOMAN, S. (1960): Bovine ocular squamous carcinoma. Tijdschr. Diergeneesk. *85*, 1245-1251. — LOMBARD, CH. (1962): Cancer et lésions précancéreuses oculaires des bovidés. Rev. Méd. Vét. *25*, 113, 261-273, 438-449, 592-601, 685-691, 768-785. — LUNDVALL, R. L., & H. D. SIMPSON (1956): An improved technique for enucleation of the bovine eye. J. Amer. Vet. Med. Ass. *129*, 560-561.

MAGRANE, W. G. (1955): Vascularization, its significance in diseases of the cornea. J. Amer. Vet. Med. Ass. *126*, 392-396. — MAROLT, J. (1963): Specific ophthalmia of cattle. Zbl. Vet.-Med. A, *10*, 286-294. — MAROLT, J. (1967): Symptome an den Augen bei Viruserkrankungen des Rindes. Bericht 4. Int. Tagung Welt-Ges. Buiatrik, Zürich; S. 404. — MCNUTT, S. H., & J. F. WALL (1938): Nutritional blindness in steers. Vet. Med. *33*, 497-499. — MICHAELSON, S. (1954): The use of beta irradiation in veterinary ophthalmology. Vet. Med. *49*, 475-478. — MINTSCHEV, P. (1965): Über das mit laterodorsalem Exophthalmus verlaufende medioventral konvergente Lähmungsschielen beim Rind. M.-hefte Vet.-Med. *20*, 41-44. — MONLUX, A. W., W. A. ANDERSON & C. L. DAVIS (1957): The diagnosis of squamous cell carcinoma of the eye (cancer eye) in cattle. Amer. J. Vet. Res. *18*, 5-34.

PETERSON, D. R. (1951): Nerve block of the eye and associated structures. J. Amer. Vet. Med. Ass. *118*, 145-148.

RAUCHBACH, K. (1958): Beitrag zur Therapie der Thelaziosis der Rinder. M.-hefte Vet.-Med. *13*, 207-209. — REGAN, W. M., P. W. GREGORY & S. W. MEAD (1944): Hereditary strabismus in Jersey cattle. J. Heredity *35*, 233-234. — ROSENBERGER, G. (1955): Über eine erbbedingte Trübung der Hornhaut beim Rind (Leucoma corneae binocularis heriditaria). Dtsch. Tierärztl. Wschr. *62*, 81-82. — ROSENBERGER, G. (1955): Die Erblindung der Jungrinder — eine A-Hypovitaminose. Dtsch. Tierärztl. Wschr. *62*, 121-126. — ROSENBERGER, G. (1959): Angeborener Exophthalmus mit Strabismus convergens bei einer Kuh (Bildbericht). Dtsch. Tierärztl. Wschr. *66*, 46.

SCHEBITZ, H., & F. REICHE (1953): Über das Vorkommen der A. hyaloidea persistens bei Rind, Schaf und Ziege. M.-hefte Vet.-Med. *8*, 182-184. — SCHLEITER, H., & O. DIETZ (1957): Antibiose am und im Bulbus unter besonderer Berücksichtigung der Blut-Kammerwasserschranke. Wien. Tierärztl. Mschr. *44*, 641-650. — SMYTHE, R. H. (1956): Veterinary ophthalmology. Baillière, Tindall and Cox, London. — STRUBE-BÉGARD (1960): Entfernen von Spelzen aus den Augen von Rindern und Pferden. Tierärztl. Umschau *15*, 28. — SWARBRICK, O. (1961): Corneal ulceration due to foreign bodies embedded in the palpebral conjunctiva. Vet. Record *73*, 1416. — SZCZUDLOWSKA, M. (1962): ‚Reflektorische Therapie' der Augenerkrankungen bei Tieren (polnisch). Med. Weter. *18*, 420-422.

THIER, L., & F. BAY (1965): Einige Fälle von Entropium beim Bullen. Berl. Münch. Tierärztl.Wschr. *78*, 328-329.

ÜBERREITER, O. (1959): Der derzeitige Stand der Augenuntersuchung und der Augenoperationen bei Tieren. Wien. Tierärztl. Mschr. *46*, 855-876.

VOGT, D. W., D. E. ANDERSON & G. T. EASLEY (1963): Studies on bovine ocular squamous carcinoma („cancer eye"). 14. Heritabilities, phenotypic correlations, and genetic correlations involving corneoscleral and lid pigmentation. J. Anim. Sci. *22*, 762-766.

WEBER, W. (1960): Blinde Kälber bei einer schweizerischen Rinderrasse. Schweiz. Arch. Tierhk. *102*, 15-18. — WEISSENBERG, Y., & P. CZERNIAK (1966): The treatment of squamous cell carcinomy of the third eyelid in cattle with radioactive cobalt. Refuah Vet. *23*, 62-58. — WHEAT, J. D., PH. D. BLACK, T. G. HAGE & E. A. RHODE (1954): The use of beta radiation for the treatment of epithelioma of the cornea in cattle. J. Amer. Vet. Med. Ass. *125*, 357-360.

ZEDLER, W., & E. MÜLLER (1966): Über Augentumoren bei Rindern. Berl. Münch. Tierärztl. Wschr. *79*, 222-226.

Krankheiten der Ohren

Verletzungen der Ohrmuschel

Verschiedene, beim Rind nicht allzu selten vorkommende *scharfe Traumen* (Bisse, Stacheldrahtrisse, Ausreißen von Ohrmarken) können zu Verletzungen der Ohrmuschel führen, bei denen entweder nur die Haut oder aber auch der Knorpel durchtrennt werden. Solche Ohrwunden bluten oft stark und anhaltend. Kleinere, nur die Haut betreffende Verletzungen sind ohne besondere Bedeutung und heilen meist komplikationslos ab. Mit Knorpelbeteiligung verbundene, in Längsrichtung des Ohres verlaufende tiefere Wunden sind günstiger zu beurteilen als penetrierende Querverletzungen, da hierbei die Gefahr besteht, daß die distalen Teile der Ohrmuschel absterben. Das bei den betroffenen Tieren infolge des lokalen Schmerzes und Fliegenbefalls einsetzende unruhige Ohrenschlagen (später auch juckendes Scheuern) kann die Heilung verzögern oder so beeinträchtigen, daß Eiterungen, Knorpelnekrosen oder dauerhafte Verunstaltungen der Ohrform (Schrumpfung, Schlitzbildung, teilweiser oder völliger Verlust der Ohrmuschel) eintreten. Die Behandlung frischer schwerwiegender Verletzungen stützt sich deshalb auf die Ligatur noch blutender Gefäße, eine sorgfältige Wundrevision (Reinigung, Resektion loser Gewebsteile) sowie antibiotische Versorgung und situationsgerechte Naht des Defektes (Catgut-Einzelhefte), möglichst ohne den Knorpel mit anzustechen; der abschließende, der Form der Ohrmuschel anzupassende Polsterverband wird mit Hilfe von Leukoplast oder synthetischen Wundklebemitteln angebracht und zweckmäßigerweise so am Horn oder an der Stirn des Patienten befestigt, daß das Ohr dadurch ruhiggestellt ist.

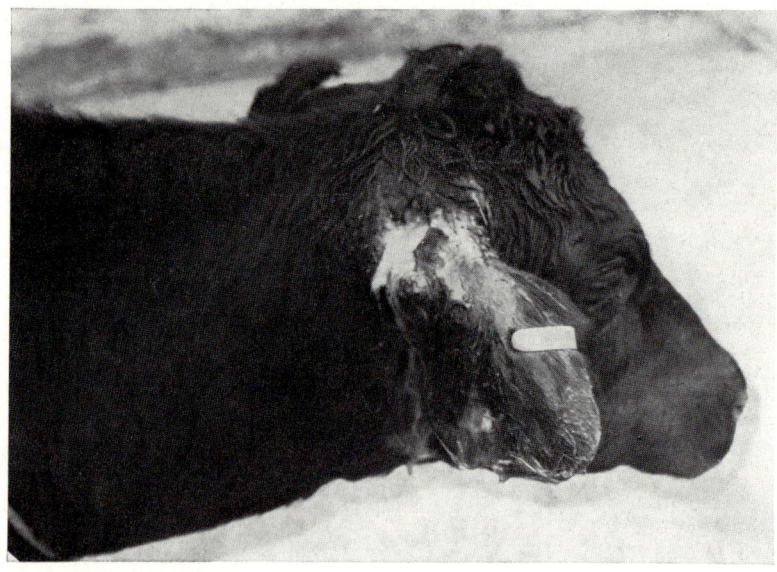

Abb. 439. Eiternde hundebißbedingte Verletzung am Ohrgrund

Stumpfe Insulte (Prellungen, Quetschungen) verursachen entweder ein Othämatom (siehe unten) oder ziemlich schmerzhafte entzündliche Anschwellungen ödematöser bis phlegmonöser Art; diese betreffen die Ohrmuschel und/oder den Ohrgrund und können ebenfalls zu Knorpelnekrosen Anlaß geben. Ihre Behandlung besteht während der ersten 3 Tage in kühlenden antiphlogistischen Umschlägen und Ruhigstellung des Ohres durch gepolsterten Leukoplastverband; später ist die Resorption der Entzündungsprodukte durch zerteilende Salbenanstriche (zum Beispiel Ichthyol 10- bis 20 %ig) zu fördern.

Bluterguß am Ohr (Othämatom)

Gröbere, auf die Ohrmuschel erfolgende stumpfe Traumen (Stoß, Schlag, Quetschung) können ein sogenanntes ‚Blutohr' verursachen; dieses gibt sich durch ein mehr oder weniger umfangreiches, zwischen Haut und Ohrknorpel gelegenes Hämatom zu erkennen, das entweder nur die innere oder äußere Seite, mitunter aber auch beide Flächen der Ohrmuschel einschließlich des freien Randes betrifft. Während solche Blutergüsse bei älteren Rindern sehr selten sind, kommen sie bei jüngeren, in Sammelboxen gehaltenen Kälbern gelegentlich bestandsweise gehäuft vor; sie beruhen dann auf der unter Saugkälbern vielfach rasch um sich greifenden Unart, sich nach dem Tränken gegenseitig die Ohren heftig anzusaugen.

Die kennzeichnenden Symptome des Othämatoms bestehen in einer plötzlich und ohne Störung des Allgemeinbefindens auftretenden halbkugeligen bis kugeligen prall fluktuierenden Umfangsvermehrung, welche das betroffene Ohr bei größerer Ausdehnung unförmig verdickt erscheinen läßt; dieses kann dabei durch das Gewicht des Blutergusses in toto nach unten gezogen oder nur im Bereich der befallenen Ohrspitze abgeknickt sein. Wenn sich weitere mechanische Insulte vermeiden lassen, heilt das ‚Blutohr' unter allmählicher Resorption und Organisation innerhalb von 3 bis 6 Wochen von selbst ab; in schwerwiegenden Fällen können jedoch bleibende Verschrumpfungen der Ohrform eintreten.

Zur Verhütung erneuter Traumen sollten betroffene Tiere möglichst von der übrigen Herde abgesondert werden; das kranke Ohr ist vorteilhafterweise durch einen Klebe-

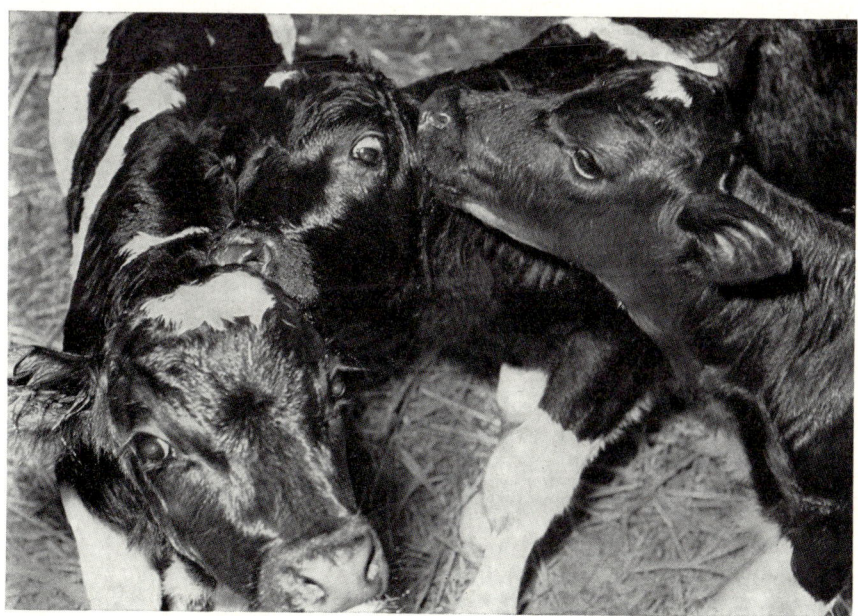

Abb. 440. Saugkälber beim gegenseitigen Belutschen der Ohrmuschel (= Ursache gehäuft auftretender Othämatome und Otitiden)

verband hochzuhalten und ruhigzustellen; hyperämisierende Salbenanstriche sind der Heilung förderlich. In Sonderfällen (wertvolle Ausstellungstiere) wird mitunter eine chirurgische Behandlung gewünscht. Diese besteht nach vorheriger Sedation des Patienten in vorsichtiger, unter sterilen Kautelen erfolgender Spaltung und Ausräumung des Blutergusses, Ligatur etwa noch blutender Gefäße, örtlicher Antibiose und exaktem Vernähen der Wunde unter Miterfassen des Ohrknorpels (am besten mit Catgut-Einzelheften); zur Vorbeuge von Rezidiven und Infektionen ist ein fixierender Kompressionsverband anzulegen.

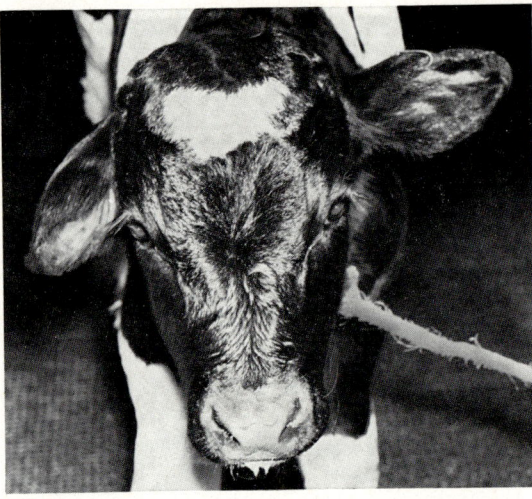

Abb. 441. ‚Blutohr‘ (Othämatom)

Dem auf gegenseitigem Ansaugen beruhenden ‚Blutohr‘ der Kälber ist nur durch Einzelboxenhaltung sicher vorzubeugen; anderenfalls empfehlen sich Maulkorbzwang oder das wiederholte Bestreichen der Ohren mit widerlich schmeckenden Mitteln (Asa foetida, Jodoform).

Entzündung des äußeren Gehörgangs (Otitis externa)

Vorkommen, Ursachen, Bedeutung: Akute und chronische (ekzematöse bis eitrige) Entzündungen der Haut und/oder der Schleimhaut im Bereich des äußeren Gehörgangs können bei Rindern jeden Alters, teilweise sogar bestands- oder regionsweise gehäuft auftreten. In Mitteleuropa ist dieses Leiden ziemlich selten und wird hier fast ausschließlich in Form des sogenannten ‚Quatschohres‘ beobachtet; hierunter wird eine sporadisch und vorwiegend bei jungen, in Sammelboxen gehaltenen Kälbern vorkommende Otitis externa purulenta verstanden, die auf gegenseitiges Saugen an den Ohrmuscheln und dadurch bedingte Infektionen zurückzuführen ist (Abb. 440). In tropischen und subtropischen Klimazonen spielen dagegen parasitär bedingte Erkrankungen des äußeren Gehörganges eine größere Rolle. So sollen in Ostafrika bis zu 10 % der Zeburinder (Hängeohren!) mit einer Otitis externa parasitaria behaftet sein; ähnliche Fälle sind auch in manchen Teilen Amerikas ziemlich häufig. Obwohl sie keineswegs immer mit schwerwiegenden Krankheitserscheinungen und Beeinträchtigungen des Allgemeinbefindens einhergehen, ist die Leistungsfähigkeit solcher Tiere auch bei leicht bis mäßig verlaufender Erkrankung durch die ständige lokale Irritation oft vermindert. Bei den als Ursache parasitärer Otitiden ermittelten Schmarotzern handelt es sich teils um gewöhnliche Räudemilben (S. 956), teils aber um auf das Ohr spezialisierte Parasiten; unter letzteren sind in Südeuropa, Afrika, Indien und Amerika vor allem Käfermilben (Raillietia auris, Dermanyssus avium) von Bedeutung. Außerdem können auch Zecken (Otobius megnini), Filarien (Stephanofilaria zaheeri) sowie freilebende Nematoden (Rhabditis bovis) und Schmeißfliegen (Chrysomia bezziani) Anlaß zu gehäuft auftretender Otitis externa geben oder diese komplizieren.

Anderweitig verursachte Einzelerkrankungen werden von Fall zu Fall durch das Eindringen von Wasser, Fremdkörpern (Getreidegrannen, Holzspitter) oder reizenden Medikamenten in den Gehörgang ausgelöst, zum Beispiel in Zusammenhang mit den gegendweise zur Zeckenbekämpfung üblichen Massenbadungen (Dips).

Erscheinungen: Die Otitis externa beginnt mit Rötung, Schwellung und Exsudation im tieferen Bereich der Ohrmuschel oder im äußeren Gehörgang selbst; dabei ist je nach der Natur der Entzündungsprodukte zwischen Otitis externa squamosa, ceruminosa, serosa, purulenta und ulcerosa zu unterscheiden. In manchen Fällen sind am Ohr auch Bißstellen von Parasiten oder diese selbst (Zecken, Milben) zu erkennen. Das abfließende Exsudat verstärkt den Juckreiz und hinterläßt verklebte Haarbüschel am Ohrrand sowie Sekretstraßen, die oft stark von Fliegen befallen werden. Die Patienten reagieren hierauf mit Unruhe, Ohrenschlagen, Kopfschütteln und Scheuern der Ohren an festen Gegenständen. Das betroffene Ohr wird oft steif abgespreizt und der Kopf auf der erkrankten Seite tiefer, also schräg gehalten, so daß der Verdacht einer zentralnervösen Störung naheliegt. Der Ohrgrund ist vielfach mehr oder weniger stark angeschwollen; diese Umfangsvermehrung kann sich unter Umständen bis auf die Augenlider ausdehnen. Das im Gehörgang befindliche flüssige Exsudat bedingt beim Zusammendrücken des Ohrgrundes mit den Fingern ein quatschendes Geräusch („Quatschohr'). Die austretenden Entzündungsprodukte trocknen außerhalb des Gehörganges ein, werden rissig-borkig, manchmal auch schmierig bis käsig, und bieten ubiquitären Mikroorganismen gute Entwicklungsmöglichkeiten. Dem erkrankten Ohr entströmt ein eigentümlich muffiger Geruch, der bei Beteiligung von Eitererregern stinkend wird. Bei ausbleibender Behandlung kann es zu fortschreitender Störung des Allgemeinbefindens mit Teilnahmslosigkeit, Freßunlust, Abmagerung sowie struppigem Haarkleid, in schweren Fällen sogar zum Übergreifen auf das Mittelohr (Otitis media, siehe unten) kommen.

Erkennung: Die Diagnose ist an Hand der kennzeichnenden örtlichen Veränderungen meist leicht zu stellen. Etwa vorhandene Fremdkörper lassen sich durch eingehende Besichtigung, sonst durch vorsichtiges Sondieren oder Spülen des äußeren Gehörganges ermitteln. Liegt gleichzeitig eine Erkrankung der übrigen Haut vor, so ist ebenso wie bei beidseitiger Otitis externa der Verdacht begründet, daß das Leiden durch Parasiten bedingt ist; zu ihrer Feststellung eignen sich Ausstriche des Gehörgangexsudats oder veränderter Gewebe, welche nötigenfalls wiederholt gründlich mikroskopisch zu untersuchen sind. Der Nachweis von Stephanofilaria zaheeri ist im peripheren Blut möglich, meist aber nur im Frühstadium des Befalls einigermaßen sicher zu führen.

Behandlung: Am gut fixierten und besser auch sedierten Tier sind Ohrmuschel und Gehörgang zunächst mit Wattetupfern (watteumwickelter Pinzette oder Arterienklemme) vorsichtig und gründlich zu reinigen; trockene Exsudatmassen werden vorher mit Glyzerin oder neutralem Öl erweicht. Bei leichteren Veränderungen ohne nennenswerte Gewebsschädigung genügt dann die örtliche Versorgung mit milden Adstringentien (Betupfen) oder kortisonhaltigen Präparaten (Lösungen, Salben). Bei Vorliegen eitrigen Gehörganginhalts sowie von Haut- oder Schleimhauterosionen sind nach Reinigung und Applikation spirituöser Antiseptika (Betupfen) flüssige oder salbenförmige antibiotische Medikamente anzuwenden; die benutzten Antibiotika sind, vor allem bei unbefriedigendem Erfolg, möglichst bei jeder Behandlung zu wechseln. Bei stark nässender Otitis externa kommt des weiteren der Versorgung mit austrocknenden Substanzen (Borwasser, Pyoktannin) entscheidende Bedeutung zu. Die genannten Maßnahmen sind bis zur vollständigen Ausheilung anfangs täglich, später in 2tägigen Abständen zu wiederholen. Etwaiger Parasitenbefall ist lokal und/oder allgemein mit den jeweils geeigneten Mittel zu bekämpfen (Übersicht 32). Wenn trotz mehrmaliger sachgemäßer Behandlung keine deutliche Besserung der allgemeinen Krankheitserscheinungen einsetzt oder zentralnervöse Symptome auftreten, liegt der Verdacht einer Komplikation (Perforation des Trommelfells, Mittelohrentzündung) nahe.

Die *Vorbeuge* der Otitis externa besteht in gefährdeten Regionen in der regelmäßigen Bekämpfung der genannten Ektoparasiten; zur Vermeidung des ‚Quatschohres' der Saugkälber sind diese in Einzelboxen zu halten.

Entzündung des Mittelohrs (Otitis media)

Wesen, Vorkommen, Ursachen: Beim Rind wird die der Mittelohrentzündung zugrunde liegende Entzündung der Paukenhöhlenschleimhaut nur selten als selbständiges Leiden beobachtet. Sie tritt meist als Folgeerscheinung einer Otitis externa auf, wenn diese infolge schwerwiegender Entzündungsvorgänge auf die innere Fläche des Trommelfells übergreift oder es zum Bersten bringt. In seltenen Fällen beruht die Otitis media dagegen auf einer pharyngitisbedingten, über die Tuba auditiva in die Paukenhöhle aufsteigenden Infektion, an welcher vorwiegend C. pyogenes beteiligt ist. Bei an Colisepsis (S. 746) erkrankten Saugkälbern sind gelegentlich auch metastatisch verursachte Mittelohrentzündungen festgestellt worden. Als weitere Ursachenmöglichkeit ist Raillietia auris zu nennen; diese Käfermilbe kann mitunter über das zerstörte Trommelfell oder auf dem Wege über die eustachische Röhre Zugang zum Cavum tympani erlangen. Das bei Otitis media meist vorliegende eitrige Exsudat bedingt ein Empyem des Mittelohrs, welches die Hörfähigkeit einschränkt und in das Innenohr einbrechen oder sogar zu aufsteigender Meningoenzephalitis Anlaß geben kann.

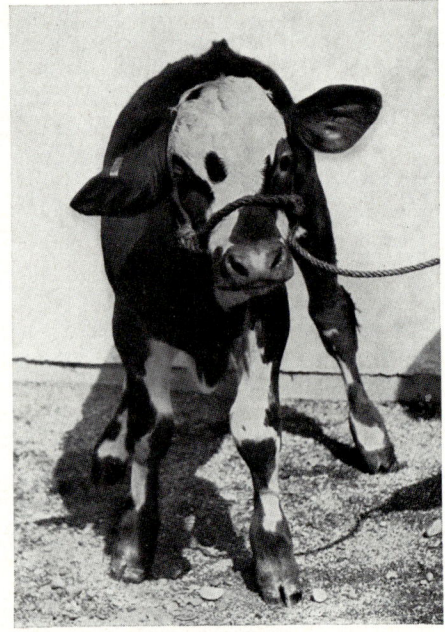

Abb. 442. Otitis media rechts

Erscheinungen: Die Erkennung der isolierten Otitis media ist schwierig. Bei jeder ausgeprägten Entzündung des äußeren Gehörganges ist auch die Möglichkeit einer Beteiligung des Mittelohres in Betracht zu ziehen. Dabei besteht im Bereich des Ohrgrundes hochgradige Druckempfindlichkeit; außerdem sind neben meist deutlicher Störung des Allgemeinbefindens in der Regel Schiefhalten des Kopfes (bei einseitiger Erkrankung) oder gestreckte Haltung von Kopf und Hals (bei beidseitiger Erkrankung), mitunter auch Zwangsbewegungen festzustellen. Manche Patienten liegen apathisch mit eingeschlagenem Kopf (Brustlage) oder ausgestreckten Beinen (Seitenlage). Die nicht seltene komplikative Meningoenzephalitis gibt sich durch zentralnervöse Erscheinungen zu erkennen (Nystagmus, starke Depression, Fazialislähmung, Inkoordination, Streckkrämpfe).

Die *Behandlung* der manifesten Otitis media ist beim Rind im allgemeinen wenig aussichtsreich, da sich eine komplikationslose Heilung (ohne Übergreifen auf das Innenohr und zentralnervöse Schädigungen) kaum erzielen läßt. In den meist unbeachtet bleibenden Anfangsstadien des Leidens kann bei fortgesetzter parenteraler Verabreichung hoher Dosen von Breitbandantibiotika zwar noch auf Besserung gehofft werden; wenn diese jedoch nicht innerhalb weniger Tage eintritt, ist wegen der Gefahr einer sich rasch entwickelnden Meningoenzephalitis die sofortige Verwertung des kranken Tieres einer zeitraubenden und unsicheren örtlichen Therapie (vorsichtiges Durchstechen des Trommelfelles, wiederholte Spülungen mit milden Desinfizientien, örtliche Antibiose und Drainage) vorzuziehen.

Entzündung des Innenohrs (Otitis interna, Labyrinthitis)

Entzündungen des Innenohrs können beim Rind durch das Übergreifen einer Otitis externa und media auf die perilymphatischen Räume des Labyrinthes (über das Foramen ovale oder rotundum), durch Fortleitung benachbarter meningitischer Prozesse oder auf metastatischem Wege (hämatogen) zu Stande kommen. Die Symptome dieses seltenen Leidens ähneln denen der Mittelohrentzündung, doch sind die neben der Beeinträchtigung der Hörfähigkeit festzustellenden Gleichgewichtsstörungen (Schiefhalten des Kopfes, Inkoordination, Zwangsbewegungen) meist wesentlich deutlicher ausgeprägt. Eine sichere differentialdiagnostische Abgrenzung von anderweitigen zentralnervösen

Krankheiten (S. 628 ff.) ist am lebenden Tier oft nicht möglich. Die Prognose der Otitis interna ist wegen der Gefahr einer schwerwiegenden Beteiligung des Gehirns ungünstig bis aussichtslos. Hinsichtlich einer versuchsweisen Behandlung gilt das gleiche wie für die Mittelohrentzündung (S. 683) und die Meningoenzephalitiden (S. 634).

Mißbildungen im Bereich des Ohrs

Angeborene Anomalien des äußeren Ohres kommen bei neugeborenen Kälbern sowohl ein- als auch beidseitig vor und stehen oft mit Fehlentwicklungen des Mittelohres in Zusammenhang.

Hängeohren können wegen zu schwacher oder fehlender Ausbildung der ohrmuschelanhebenden Muskeln nur bis in die Waagerechte oder gar nicht hochgestellt werden; bei einigen Rinderrassen (zum Beispiel Zebus) gelten Hängeohren als normales Merkmal.

Einkerbungen des Ohrrandes sind in Neuseeland als Erbfehler beobachtet worden.

Bei der *Stummelohrigkeit (Mikrotie)* ist die Ohrmuschel auffallend klein oder erscheint sogar nur als rudimentärer Wulst.

Als *Otokephalie (Synotie)* wird eine Entwicklungsstörung bezeichnet, bei welcher die Unterkiefer verkümmert sind oder vollständig fehlen; dabei können beide Ohranlagen ventral, am Übergang vom Kopf zum Hals miteinander verschmelzen; während die an dieser Stelle entspringende Ohrmuschel mitunter gut ausgebildet ist, weisen Mittel- und Innenohr weitere dys- oder agenetische Defekte auf.

Otokephale Zyklopie: Bei dieser Mißbildung ist nicht nur die Entwicklung der Unterkiefer und Ohren (wie vorstehend beschrieben), sondern auch die Formation des Gesichtsschädels gehemmt, so daß außer den Anlagen der Ohren auch diejenigen der Augen miteinander verschmelzen; das meist in der Medianlinie gelegene Zyklopenauge ist in der Regel auffallend groß. Daneben bestehen stets schwerwiegende Anomalien des zentralen Nervensystems, so daß die Merkmalsträger nicht lebensfähig sind.

Ohrfistel (Fistula auris congenita): Hiermit wird eine auf Keimversprengung beruhende fetale Mißbildung bezeichnet, die sich bei betroffenen Tieren durch eine am Ohrgrund befindliche Fistel zu erkennen gibt, aus welcher sich ein schleimig-trübes Sekret entleert. Auf dem Grund solcher Fisteln stößt man beim Sondieren auf harten Widerstand (teratoide Zahnbalgzyste oder unterschiedlich weit entwickelter, teilweise mit benachbarten Knochen verwachsener Zahn). Die Behandlung besteht im operativen Ausräumen der Fistel einschließlich des an ihrem Grund befindlichen Gebildes; falls dieses knöchern und fest verankert ist, sollte von seiner Exstirpation Abstand genommen werden, da beim Abmeißeln Gefahr besteht, die Schädelhöhle zu eröffnen.

Geschwülste am Ohr

An der Haut der Ohrmuschel können gelegentlich die gleichen gut- oder bösartigen Neubildungen wie an der Haut anderer Körperregionen vorkommen (siehe Tumoren der Haut, S. 29). Am häufigsten sind die meist an der Außenfläche, mitunter aber auch auf der Innenfläche des Ohrs gelegenen Papillome (S. 691) sowie Hauthörner (S. 28); letztere erreichen manchmal erhebliche Ausmaße (bis zu 30 Zentimeter Länge und über 3 kg Gewicht). Bei der vergleichsweise seltenen Aktinobazillose der Ohrmuschel erscheint diese entweder infolge massiver Bindegewebszubildung diffus verdickt (Pachydermia auris actinobacillosa), oder weist derb-knotige Umfangsvermehrungen auf (siehe auch S. 700). Des weiteren sind am Ohr und im äußeren Gehörgang vereinzelt auch Fibrome, Sarkome, Adenome (der Ohrschmalzdrüsen) sowie Zysten (Atherome, Dermoidzystome) beobachtet worden.

Die Erkennung der genannten Geschwülste bereitet im allgemeinen keine besonderen Schwierigkeiten; ihre benigne oder maligne Natur läßt sich durch die histologische Untersuchung einer Biopsieprobe klären. Soweit die Neubildungen chirurgisch zugänglich sind und eine Behandlung gewünscht wird, besteht diese in der totalen Exstirpation sowie anschließender lokaler Wundversorgung und -pflege.

Während Geschwülste im Bereich des Mittelohres beim Rind bislang offenbar unbekannt sind, kann das Innenohr bei Neurofibromen des N. statoacusticus (S. 654) mitbetroffen sein.

SCHRIFTTUM

AHMED, Z. (1961): The role of Stephanofilaria zaheeri in causing ear sore of buffaloes. Ind. Vet. J. *38*, 257-262. — ALWAR, V. S., C. M. LALITHA & H. N. ACUTHAN (1959): Raillietia auris in the ears of cattle in Madras. Ind. Vet. J. *36*, 276-280. — ANDERSEN, A. E. (1967): Undersøkelse av helingsprosessene ved øremerking av sau og rein. Nord. Vet.-Med. *19*, 561-571. — CHANG, HO-YU (1964): Structure of the external acoustic meatus and the middle ear of the ox. Acta Zootechn. Sin. *7*, 151-162. — FERGUSON, W., & M. M. J. LAVOIPIERRE (1962): The occurrence of Raillietia auris in Zebu cattle in Nigeria. Vet. Record *74*, 678. — FERNANDO, S. D. A. (1965): A histological and histochemical study of the glands of the external meatus of the ox. Brit. Vet. J. *121*, 223-227. — GROTH, W. (1954): Gewebsveränderungen an Rinderohren nach Einziehen von Ohrmarken. Dtsch. Tierärztl. Wschr. *61*, 295-299. — HAWKINS, J. E. (1959): Antibiotics and the inner ear. Trans. Amer. Acad. Ophthal. Oto-Laryng. *63*, 206-218. — ILANČIĆ, D. (1952): Ein drittes Ohr bei einem Kalb (serbokroatisch). Veterinaria *1*, 852-853. — JIBBO, J. M. C. (1966): Bovine parasitic otitis. Bull. Epizoot. Dis. Africa *14*, 59-63. — KREIS, H. A. (1963): Otitis externa beim Rind. Schweiz. Arch. Tierheilk. *105*, 645. — MACDONALD, M. A. (1957): Notched ears in New Zealand dairy cattle. J. Hered. *48*, 244-247. — MENZIES, G. C. (1957): The cattle ear mite Raillietia auris in Texas. J. Parasitol. *43*, 200. — MONLUX, A. W., & C. L. DAVIS (1953): Multiple Schwannomas of cattle. Amer. J. Vet. Res. *14*, 499-509. — OLSON, O. W., & F. K. BRACKEN (1950): Occurrence of the ear mite Raillietia auris of cattle in Colorado. Vet. Med. *45*, 320-321. — RANGE, S., & A. CHWOJNOWSKI (1950): Ein großes Hauthorn bei einer Kuh (polnisch). Med. Weter. *6*, 521-523. — RAGHAVACHARI, K., & A. M. V. REDDY (1957): Some observations on chronic ear sore in buffaloes. Ind. Vet. J. *34*, 321-324. — RICH, G. B. (1957): The ear tick Otobius megnini and its record in British Columbia. Canad. J. Comp. Med. Vet. Sci. *21*, 415-418. — ROGHETO, A. (1955): Otite esterna e paralisi del facciale in un bovino. Profilassi *28*, 37-40. — SINGH, S. N. (1958): On a new species of Stephanofilaria causing dermatitis of buffaloes' ears in Hyderabad. J. Helminth. *32*, 239-250. — SULLIVAN, D. J., & W. A. ANDERSON (1958): Tumors of the bovine acoustic nerve — a report of two cases. Amer. J. Vet. Res. *19*, 848-852. — TASSIN, P. (1950): Tumeurs et kystes de l'oreille externe chez les animaux domestiques. Diss., Alfort. — VLĂDATUI, O., G. JONESCU & J. MURGU (1965): Aerosol-Behandlung der Otitis externa (rumänisch). Lucr. Stiint. Inst. Agron. N. Balescu Ser. C, *8*, 379-388. — WILKIE, H. C. (1936): The auditory organ of the ox (Bos taurus). Proc. Zool. Soc. *106*, 985-1009.

INFEKTIONSKRANKHEITEN

Die verheerenden *Epizootien* der Boviden (Rinder, Büffel, Bisons) stellten bis Ende des vorigen Jahrhunderts eine immer wiederkehrende ernsthafte Bedrohung der menschlichen Ernährungsgrundlagen Europas dar; in der Volkswirtschaft der tierreichen Länder Südamerikas, Afrikas und Asiens spielen sie auch heute noch eine wichtige, mitunter sogar entscheidende Rolle. Der durch die modernen Transportmittel (Eisenbahn, Kraftwagen, Schiff, Flugzeug) geförderte weltweite Handelsverkehr mit Haus- und Zoowiederkäuern, Tierprodukten und Futtermitteln birgt zudem ständig die Gefahr in sich, daß örtlich ausbrechende Seuchen sich rasch weiterverbreiten und, unter Umständen noch vor ihrer Erkennung, in bislang hiervon verschont gebliebene oder bereits von der betreffenden Seuche befreite Länder und Kontinente eingeschleppt werden. Die gegenüber einer Reihe gefährlicher Infektionskrankheiten des Rindes (Rinderpest, Lungenseuche, Milzbrand, Maul- und Klauenseuche, Tuberkulose, Brucellose) schon erzielten Bekämpfungserfolge müssen daher nicht nur auf die tierärztlich noch weniger intensiv betreuten Regionen ausgedehnt, sondern auch in den Gebieten mit hochentwickelter Landwirtschaft täglich neu verteidigt werden. Besonderes Augenmerk hat dabei den auf den Menschen übertragbaren infektiösen Leiden des Rindes (*Zoonosen*) zu gelten, unter denen Tuberkulose und Brucellose als sogenannte ‚Berufskrankheiten' für Tierärzte und Stallpersonal von Bedeutung sind; gelegentlich kommt es auch, ausgehend vom Rind, zu Ansteckungen mit Milzbrand, Salmonellose, Q-Fieber, Leptospirose, Maul- und Klauenseuche, Kuhpocken, Trichophytie und anderen Krankheiten bei dem mit dieser Tierart beschäftigten oder anderweitig in Berührung geratenden Personenkreis. Von zunehmendem praktischem Interesse sind schließlich nicht zuletzt die *Genital-, Euter-, Säuglings-* und *Jungtierinfektionen,* da sie schwerwiegende Schäden und Verluste nach sich ziehen können.

Im Gegensatz zu den sporadischen Krankheiten des Rindes ist die Behandlung des Einzeltieres bei den Seuchen oft von untergeordneter Bedeutung gegenüber den zur Verhinderung des Ausbruches oder einer Weiterverschleppung des Leidens zu ergreifenden *präventiven Maßnahmen* (etwa in Form regelmäßig zu wiederholender Gesundheitskontrollen oder Reihenschutzimpfungen, der Absonderung der gesunden von den kranken und ansteckungsverdächtigen Tieren, der Desinfektion der Stallungen und Schlachträume, unter Umständen sogar der Keulung des gesamten betroffenen Bestandes). Diese Vorkehrungen gehören bei den *anzeigepflichtigen* Seuchen auf Grund gesetzlicher Bestimmungen zu den *staatlicherseits* anzuordnenden und zu überwachenden Aufgaben. Darüber hinaus fällt dem praktizierenden Tierarzt bei einer großen Zahl nicht anzeigepflichtiger ansteckender Rinderkrankheiten verschiedenster Ätiologie (Bakterien, Viren, Rickettsien, Pilze) ein weites, von der Prophylaxe bis zur Therapie reichendes Betätigungsfeld zu. In diesem Zusammenhang ist erwähnenswert, daß für einige dieser infektiösen Leiden nicht nur Personal, Gerätschaften und Futtermittel, sondern auch andere, domestizierte oder wildlebende Wiederkäuer oder aber Ektoparasiten als *Zwischen-* und *Überträger* (Vektoren, Erregerreservoire) in Frage kommen; sie müssen deshalb gegebenenfalls in die Bekämpfungsmaßnahmen miteinbezogen werden.

In neuerer Zeit hat die mikro- und immunbiologische Forschung wertvolle Aufschlüsse über die Eigenschaften der Infektionserreger sowie über die gegen sie gerichteten Schutz- und Abwehrvorgänge des Tierkörpers erlangt und damit die Grundlagen für die Entwicklung zahlreicher brauchbarer *Impfstoffe* zur aktiven oder passiven Immunisierung geschaffen. Diese bilden, zusammen mit den modernen chemo-therapeutischen Mitteln, das Rüstzeug für die örtliche und allgemeine Behandlung sowie für die Vorbeuge vieler Infektionskrankheiten des Rindes. Dabei ist es wichtig zu wissen, gegen welche Keime die einzelnen *Sulfonamide* und *Antibiotika* wirksam sind; hierauf wird deshalb im Therapeutischen Index näher eingegangen.

SCHRIFTTUM

AA, R. VON DER (1963): Bakterien-Systematik. Fischer, Jena. — AINSWORTH, G. C., & P. K. C. AUSTWICK (1959): Fungal diseases of animals. Commonwealth Agric. Bur., Farnham Royal, Bucks. — BLOOD, D. C., & J. A. HENDERSON (1968): Veterinary medicine. 3. Aufl., Baillière, Tindall and Cassell, London. — BRUNER, D. W., & J. GILLESPIE (1966): HAGAN's infectious diseases of domestic animals. 5. Aufl., Baillière, Tindall and Cassell, London. — CURASSON, G. (1946/47): Maladies infectieuses des animaux domestiques. Vigot, Paris. — FREI, W. (1966): Allgemeine Pathophysiologie der Infektionskrankheiten. Paul Parey, Berlin/Hamburg. — GEISSLER, A., A. ROJAHN & H. STEIN (1969): Sammlung tierseuchenrechtlicher Vorschriften (Stand 1. 4. 1969). Schulz, München. — HAUPT, H. (1964): Medizinisch-bakteriologische Diagnostik für Ärzte und Tierärzte. Enke, Stuttgart. — HELLICH, M., & K. R. STÖRIKO (1953): Die Deutsche Tierseuchengesetzgebung. 2. Aufl., Paul Parey, Berlin/Hamburg. — HOEDEN, J. VAN DER (1964): Zoonoses. Elsevier, Amsterdam/London/New York. — HUTYRA, F. VON, J. MAREK, R. MANNINGER & J. MÓCSY (1959): Spezielle Pathologie und Therapie der Haustiere, Band 1 (Infektionskrankheiten). 11. Aufl., Fischer, Jena. — JENSEN, R., & D. R. MACKEY (1965): Diseases of feedlot cattle. Lea und Febiger, Philadelphia. — MERCHANT, I. A., & R. D. BARNER (1964): Infectious diseases of domestic animals. 3. Aufl., Iowa State Univ. Press, Ames. — MERINO-RODRÍGUEZ, M. (1964): Lexicon of parasites and diseases of livestock. Elsevier, Amsterdam/London/New York. — MÜSSEMEIER, F. (1957): Grundsätzliches zur Tierseuchenbekämpfung — allgemeine Veterinärpolizei. Paul Parey, Berlin/Hamburg. — RÖHRER, H. (1967): Handbuch der Virusinfektionen bei Tieren. Fischer, Jena. — ROLLE, M., & A. MAYR (1966): Mikrobiologie und allgemeine Seuchenlehre. 3. Aufl., Enke, Stuttgart. — SIEGMUND, O. H., & L. G. EATON (1967): The Merck veterinary manual. 3. Aufl., Merck & Co., Rahway.

Infektionskrankheiten der Haut, Unterhaut und Muskulatur

Kuhpocken und ‚falsche Pocken'
(Variola vaccina et Varicellae)

Wesen: Die Pocken der Rinder, allgemein als Kuhpocken (cowpox) bezeichnet, sind eine Viruskrankheit, bei der ein charakteristisches papulös-vesikuläres Exanthem am Euter oder Hodensack, mitunter aber auch an anderen Körperstellen, entsteht. Das Leiden geht nur selten mit schweren Allgemeinstörungen einher, mit welchen dann eine geschwürbildende Dermatitis, Mastitis und ulzerative Stomatitis verbunden sind. Kuhpocken können auf den Menschen und andere Tierarten (Büffel, Schweine, Pferde, Schafe, Ziegen, Kaninchen) übertragen werden; umgekehrt sind menschliche Pocken auf Rinder übertragbar. Das mit kuhpockenkranken Rindern in Kontakt kommende Personal erkrankt mitunter an einem besonderen Pockenausschlag der Hände, den sogenannten ‚Melkerknoten'.

Geschichtliches, Vorkommen und Bedeutung: Die Kuhpocken kommen auf der ganzen Welt vor. Bis zur Mitte des 19. Jahrhunderts waren sie in Europa stark verbreitet und standen stets in Zusammenhang mit menschlichen Pockenerkrankungen. Seitdem treten sie hier nur noch selten sporadisch oder als eng begrenzte Enzootien auf. Eine wichtige Infektionsquelle für Rinder sind heute frisch pockenschutzgeimpfte Menschen, besonders Kinder. Die von JENNER 1796 zur Pockenimpfung des Menschen eingeführte Pockenlymphe von Kälbern stellt die erste ‚Vaccine' dar (von vacca = die Kuh). Im Vergleich zu den echten Kuhpocken sind die ‚falschen Kuhpocken' (Euterpocken, Pseudo-, Stein-, Wasser- oder Windpocken, varicellae) wesentlich häufiger. Sie verlaufen harmloser als jene; außerdem beschränken sich ihre andersartigen Veränderungen stets auf das Euter.

Ursache: Die echte Pockenerkrankung der Rinder kann durch das Vakzinevirus (Vacciniavirus oder Poxvirus officinale) und das ‚originäre' Kuhpockenvirus (Poxvirus bovis) hervorgerufen werden, die sich durch eine Reihe biologischer Eigenschaften unterscheiden. So kommt es bei der Vakzinevirusinfektion im allgemeinen nur zu lokalen Veränderungen am Euter oder Hodensack, während originäres Kuhpockenvirus daneben zur Ausbreitung im ganzen Körper neigt, wobei mitunter schwere Allgemeinstörungen entstehen können. Pockenviren gehören zu den größten bisher bekannten Virusarten (220 bis 350 mμ). Die ‚falschen Kuhpocken' werden durch das Paravakzinevirus oder Pseudokuhpockenvirus verursacht, dessen Unterscheidung vom originären Kuhpockenvirus und vom Vakzinevirus durch Labormethoden möglich ist. Die ‚Melkerknoten' des Menschen können sowohl durch Infektion mit den Kuhpockenviren als auch mit dem Pseudokuhpockenvirus (‚Melkerknotenvirus') verursacht werden.

Entstehung: In gesunde Rinderbestände werden die Kuhpocken durch pockenkranke Kühe oder frisch vakzinierte Personen eingeschleppt. Möglicherweise kommen auch Übertragungen durch Arthropoden als Zwischenträger vor. Innerhalb des Bestandes wird das Virus besonders beim Melken weiterverbreitet. Originäres Kuhpockenvirus kann außerdem auch über die Schleimhäute des Respirationstraktes aufgenommen werden. Kälber können sich beim Saugen an der Mutter infizieren. Eine Übertragung durch leblose Gegenstände ist zwar ebenfalls möglich, hat aber keine praktische Bedeutung.

Erscheinungen und Verlauf: Nach einer Inkubationszeit von 4 bis 7 Tagen (bei Vakzineinfektion in der Regel etwas kürzer als bei Infektion mit originärem Kuhpockenvirus) werden anfangs geringgradige Störungen des Allgemeinbefindens beobachtet: Temperatursteigerung um 0,5 bis 1,0° C, Mattigkeit, verminderte Freßlust, Milchrückgang bei dünner werdender und rascher gerinnender Milch. An der Haut der Zitzen und den angrenzenden Euterbezirken (bei männlichen Tieren am Hodensack) entwickelt sich dann bald der charakteristische Pockenausschlag. Zu Beginn entstehen hier umschriebene Rötungen und Schwellungen bei erhöhter Empfindlichkeit. 2 bis 3 Tage danach bilden sich an diesen Stellen linsen- bis bohnengroße, derbe Knötchen (Stadium papulosum), die sich bald in Bläschen umwandeln (Stadium vesiculosum). Die Blasen erscheinen rötlich oder bläulichweiß gefärbt mit perlmuttartigem oder metallischem Glanz und besitzen einen 1 bis 2 Millimeter breiten hyperämischen Saum. Ihr Inhalt ist anfangs klar und durchsichtig, später trüb. Dann bekommen die Blasen meist eine zentrale Delle. Am 8. bis 12. Tage entwickeln sich aus ihnen die reifen Pockenpusteln mit eitrigem Inhalt (Stadium pustulosum), die bald zu einer rotbraunen, der Unterlage fest anhaftenden Kruste eintrocknen. Nach ihrer Abstoßung bleibt zunächst eine rote Stelle, später eine verblassende Narbe übrig. Pro Tier entwickeln sich nur selten mehr als 20 bis 30 Pocken. Ihre Entwicklung geht schubweise vor sich, so daß am gleichen Patienten meist verschiedene Entwicklungsstadien nebeneinander zu sehen sind. Der gesamte Krankheitsprozeß erstreckt sich über ungefähr 20 Tage und hat im allgemeinen einen milden Verlauf.

Bei etwaiger Generalisation zeigen die Tiere schwere Allgemeinstörungen mit hohem Fieber; dann können Pocken außer am Euter auch an der Scham, an den inneren Schenkelflächen, am Kopf, in der Umgebung des Flotzmaules, am Grunde der Hörner, am Hals, auf dem Rücken, am Unterbauch und an der Brust auftreten. Ausnahmsweise kann es dabei auch zu einer ulzerativen Stomatitis kommen.

Nach Überstehen der Infektion tritt eine dauerhafte solide Immunität ein. Virusneutralisierende Antikörper sind im Blut pockenkranker Rinder vom 8. bis 10. Tag post infectionem an, präzipitierende Antikörper vom 6. bis 10. Tag p. i. an und hämagglutinationshemmende Antikörper vom 10. bis 12. Tag p. i. an nachweisbar.

Nebenerscheinungen und Folgekrankheiten: Die Pockenpusteln können durch mechanische Einwirkungen beim Melken aufgerissen werden, wonach sich die leicht blutenden Hautstellen oft geschwürig verändern. Gelegentlich entstehen durch bakterielle Infektionen phlegmonöse Prozesse und Nekrosen an den Zitzen; außerdem können im Verlauf oder Gefolge der Pockenerkrankung auch Mastitiden auftreten und wirtschaftliche Einbußen bedingen, die sonst nur geringfügig sind.

Beurteilung: Die Prognose ist günstig. Heilungsverzögerungen sind im allgemeinen nur in den seltneren generalisierten Fällen sowie bei Sekundärinfektionen zu befürchten.

Erkennung und Unterscheidung: Für die echten Kuhpocken ist das papulo-vesikuläre Exanthem charakteristisch, das aus erbsen- bis bohnengroßen rundlichen oder ovalen, mit Delle versehenen Blasen an den Zitzen und am Euter besteht. Differentialdiagnostisch sind hauptsächlich die „falschen Pocken" (Euterpocken, Windpocken, Stein-, Wasserpocken) zu berücksichtigen. Die Unterscheidung von der Stomatitis papulosa (S. 735), der Stomatitis vesicularis (S. 734) und der Maul- und Klauenseuche (S. 835) bereitet in der Regel keine besonderen Schwierigkeiten.

Bei den „falschen Pocken" tritt das Euterexanthem sehr schnell auf („Windpocken"), wohingegen sich die Erkrankung im Bestand nur langsam von Tier zu Tier ausbreitet. Schon innerhalb von 10 Stunden nach der Infektion können vollausgebildete gelbliche Blasen unterschiedlicher Größe, Form und Zahl vorhanden sein. Diese sind im Gegensatz zu den echten Kuhpocken aber nicht von einem roten Hof umgeben und weisen keine Eindellung auf (Taf. 13 a). Die bräunlichen, hügel- oder ringförmigen Veränderungen sind zudem kaum schmerzempfindlich; das Allgemeinbefinden der Tiere ist nicht oder nur wenig gestört und der Verlauf der Erkrankung stets gutartig. Die Übertragung erfolgt nur durch das Melken, wobei sich auch das Personal infizieren kann („Melkerknoten"). Anscheinend bildet sich nach Überstehen der „falschen Pocken" nur eine geringe Immunität aus. Zwischen ihnen und den echten Kuhpocken bestehen keine immunologischen Wechselbeziehungen.

Behandlung und Vorbeuge: Eine spezifische Therapie der Kuhpocken ist nicht bekannt. Nach Mayr (in Rolle und Mayr, 1966) hat sich die örtliche Anwendung von Interferon bewährt, welches über inaktiviertes Vakzinevirus hergestellt wird; hiermit werden die frisch gereinigten Zitzen täglich mehrmals besprüht. Saubere Einstreu und gute Melkhygiene sind sowohl bei den Kuhpocken als bei den „falschen Pocken" unabdingbar, um die weitere Ausbreitung im Bestand möglichst zu verhindern (siehe Maul- und Klauenseuche (S. 840). Kranke Tiere sind möglichst zu isolieren und immer zuletzt zu melken. Die Weiterverbreitung der Kuhpocken im Bestand kann durch Vakzinierung der noch nicht erkrankten Tiere (Notimpfung) mit dem gleichen Pockenschutzimpfstoff unterbunden werden, der beim Menschen verwendet wird. Die Impfung erfolgt an einer gereinigten und mit Alkohol desinfizierten Stelle am Milchspiegel oder seitlich der Vulva am Übergang der behaarten zur unbehaarten Haut. Der Impfstoff kann kutan (mehrere Schnitte mit impfstoffbenetzter Lanzette), intrakutan oder subkutan (2 Depots zu je 0,3 ml Impfstoff) angewandt werden. Bei der am meisten zu empfehlenden intrakutanen Impfung werden mit einer Tuberkulinspritze zwei Quaddeln (von jeweils 0,2 ml) gesetzt. Die Immunität ist nach etwa 8 bis 10 Tagen ausgebildet. Da durch den Impfstoff bei nicht immunen Menschen lokale Pockenerkrankungen hervorgerufen werden können, ist für Aufklärung der Tierhalter und Melker zu sorgen und die Impfung unter entsprechenden Vorsichtsmaßnahmen durchzuführen.

Kuhpocken und „falsche Pocken" unterliegen keinerlei staatlichen Bekämpfungsmaßregeln.

SCHRIFTTUM

Berger, K. (1956): Über den Melkerknoten (Sammelreferat). Dtsch. Tierärztl. Wschr. *63*, 34-36. — Berger, K. (1956): Kuhpockenvirus und Vaccinevirus. Zschr. Hyg. Inf.-krkh. *143*, 151-158. — Berger, K., & F. Puntigam (1958): Experimentelle Kuhpockeninfektion beim Rind. Zbl. Bakt. Parasit., Infekt.-krkh., Hyg. I. Abt. Orig. *172*, 363-369. — Cheville, N. F., & D. J. Shey (1967): Pseudocowpox in dairy cattle. J. Amer. Vet. Med. Ass. *150*, 855-861. — Deas, D. W., & W. S. Johnston (1966): An outbreak of an ulcerative skin condition of the udder and teats of dairy cattle in the East of Scotland. Vet. Record *78*, 828-829. — Flückiger, U., & A. Hofer (1960): Intracutane Impfung gegen Euterpocken (Variola vaccina) mit lyophilisierter Pockenlymphe „Lancy-Vaxina". Schweiz. Arch. Tierheilk. *102*, 563 bis 565. — Gibbons, W. J. (1967): Cowpox. Mod. Vet. Pract. *48*:3, 66. — Herrlich, A. (1967): Die Pocken. Erreger, Epidemiologie und klinisches Bild. 2. Aufl., Thieme, Stuttgart. — Johnston, K. G. (1967): Pseudo-cowpox in Australia. Vet. Record. *80*, 74-75. — Liebermann, H. (1966): Serologische Beziehungen zwischen Paravacciniaviren. Kurzmitteilung. Arch. Exp. Vet.-Med. *20*, 1353-1354. — Moritsch, H. (1957): Virulenz und Pathogenität des Kuhpockenvirus. Zschr. Tropenmed. Parasitol. *8*, 333-348. — Munz, E. (1967): Die Rinderpocken in der Sicht moderner virologischer Erkenntnisse. Berl. Münch. Tierärztl. Wschr. *80*, 201-207. — Nagington, J., I. M. Lander & J. S. Smith (1967): Bovine papular stomatitis, pseudocowpox and milker's nodules. Vet. Record *81*, 306-313. — Otte, H.-J., & H. Mochmann (1956): Vaccinevirusinfektionen bei Mensch und Tier als seltene Komplikation nach der Pockenschutzimpfung in ihrer Bedeutung für den Tierarzt. Berl. Münch. Tierärztl. Wschr. *69*, 101-105. — Potel, K. (1967): Kuhpocken, Variola vaccina. In Röhrer, H. (1967): Handbuch der Virusinfektionen bei Tieren. Fischer, Jena *II*, 425-442. — Rolle, M., & A. Mayr (1966): Mikrobiologie und allgemeine Seuchenlehre. 3. Aufl. Enke, Stuttgart.

Papillomatose der Haut und Schleimhäute (Papillomatosis)

Wesen: Die Papillomatose ist eine Krankheit, bei der an Haut oder Schleimhäuten gutartige virusinduzierte Geschwülste fibroepithelialer Natur auftreten, die landläufig oft fälschlich als ‚Warzen' bezeichnet werden.

Geschichtliches: Die Übertragbarkeit der Hautpapillomatose des Rindes wurde bereits Ende des 19. Jahrhunderts erkannt (Lübke, 1892; Bolz, 1897) und bald danach experimentell bewiesen (Zwick, 1906; Schindelka, 1908). Der Nachweis der Filtrierbarkeit des Erregers gelang 1929 erstmals Creech.

Vorkommen, Formen und Bedeutung: Beim Rind sind vier klinische Erscheinungsformen der Papillomatose zu unterscheiden, die wahrscheinlich durch verschiedene Typen des gleichen Virus hervorgerufen werden:

Die *fungiforme Hautpapillomatose* der Jungrinder ist am häufigsten, wobei an den verschiedensten Stellen der Haut einschließlich des Euters und der Zitzen pilzförmige Papillome entstehen. Diese Form des Leidens tritt bestandsweise gehäuft, und zwar vorwiegend bei Laufstallhaltung, auf; Sitz, Ausmaß und Dauer des Papillomwachstums werden von der genetischen und altersgebundenen Empfänglichkeit, den haltungsbedingten Infektionsmöglichkeiten (oberflächliche Hautverletzungen durch Stalleinrichtungen oder Einstreu) sowie der sich entwickelnden Immunität bestimmt. Dabei erkranken im allgemeinen etwa 75 % der unter 2 bis 3 Jahre alten Rinder des betroffenen Betriebes. Durch Neuzugänge empfänglicher Tiere zieht sich eine solche Bestandsenzootie meist über mehrere Jahre hin. Die praktische Bedeutung der Erkrankungen liegt neben dem häßlichen Äußeren und dem starken Fäulnisgeruch der zerfallenden Papillome vor allem in erheblichen Entwicklungsstörungen bei stark befallenen Einzeltieren (etwa 5 % der infizierten Rinder) sowie in bleibenden Häute- und Lederschäden.

Bei der *filiformen Papillomatose* bleiben die fadenförmigen Hautveränderungen auf die Zitzen und das Euter begrenzt. Diese Form tritt gleichfalls enzootisch bei Färsen und jungen Kühen auf, wobei die Papillome der Zitzenhaut, in seltenen Fällen auch solche der Zisternenschleimhaut, das Melken erschweren oder unmöglich machen können.

Schleimhautpapillome kommen in der Regel nur sporadisch und in geringer Zahl vor. Klinische Bedeutung haben einerseits die am Präputium oder der Glans penis von Jungbullen, seltener auch in der Vagina von Färsen gelegenen *Genitalpapillome*, welche Störungen des Deckaktes verursachen können, andererseits die vereinzelt in Schlundkopf, Schlund, Vormägen oder Harnblase vorkommenden *viszeralen Papillome*, deren Ätiologie im Gegensatz zu derjenigen der Hautpapillomatose noch weitgehend ungeklärt ist (Taf. 5 d).

Ursachen: Alle virusinduzierten bovinen Papillomatoseformen werden nach derzeitiger Ansicht durch ein Virus mit mehreren immunologisch unterscheidbaren Typen hervorgerufen. Das zur Papova-Gruppe gehörende, 40 bis 50 mμ große, DNS-haltige Papillomvirus besteht aus 42 Kapsomeren und weist weitgehende Gewebs- und Tierartenspezifität auf, jedoch kann der Erreger auf Pferde übertragen werden, bei denen er sogenannte ‚Sarkoide' verursacht. Die Infektion haftet nur an der oberflächlich verletzten Haut oder Schleimhaut. Die Übertragung erfolgt durch direkten Kontakt mit papillomatosekranken Rindern oder indirekt durch Liegen auf infizierter Streu, Scheuern an virushaltigen Stalleinrichtungen sowie durch den Melk- oder Deckakt, nicht selten auch durch infizierte Instrumente beim Tätowieren, Ohrmarkeneinziehen, Kastrieren, Tuberkulinisieren und bei Blutentnahmen. Nach Überstehen der Krankheit tritt Immunität ein.

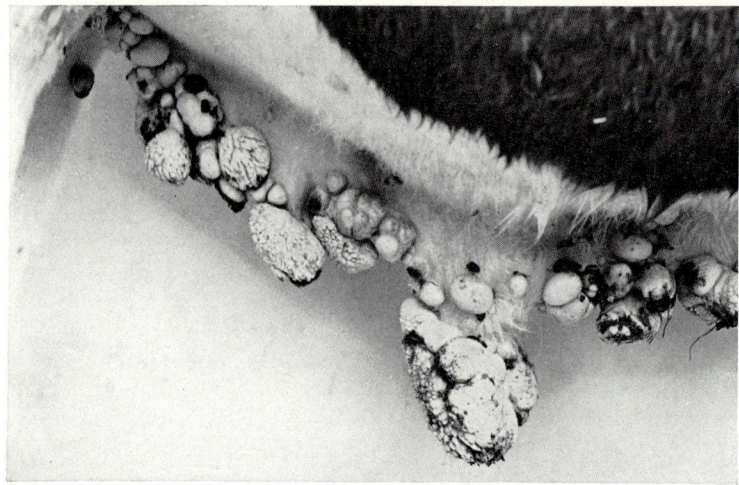

Abb. 443. Fungiforme Hautpapillomatose am Unterbauch eines Jungrindes

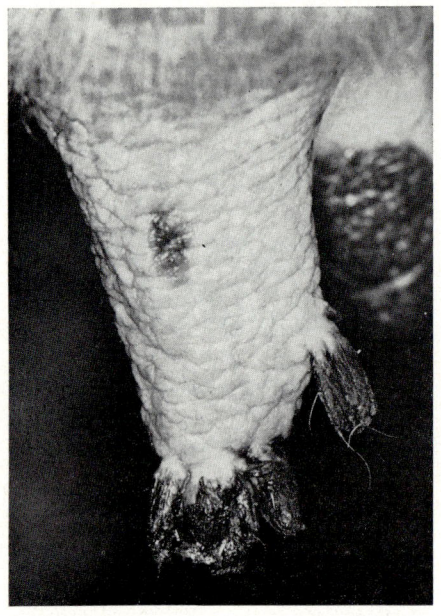

Abb. 444. Filiforme Zitzenpapillome (Kuh)

Abb. 445. Fibropapillom an der Penisspitze eines Bullen

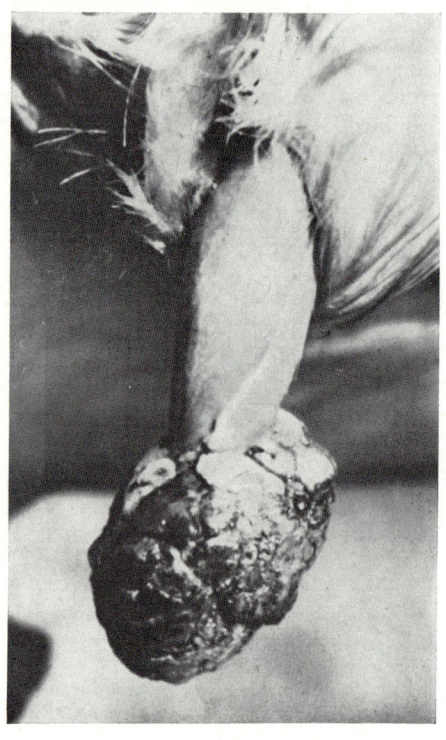

Erscheinungen und Verlauf: Inkubations-, Wachstums- und Rückbildungsphase der *fungiformen* Papillomatose dauern bei erstmals infizierten Jungrindern jeweils 1 bis 3 Monate. Bei teilweise immunen oder älteren Tieren bleiben die Papillome klein und bilden sich schon nach wenigen Wochen wieder zurück; bei immunen Tieren entstehen trotz Exposition überhaupt keine Papillome. Zu Beginn der Erkrankung werden an den bevorzugten Stellen, wie Kopf (Augenbögen, Hornbasis), Hals, Schulter, Unterbauch und Euter, einschließlich der Zitzen, seltener auch an anderen Hautstellen oder im Zwischenklauenspalt, stecknadelkopf- bis haselnußgroße, haarlose Neubildungen mit zunächst glatter Oberfläche sicht- oder fühlbar, die innerhalb einiger Monate Walnuß- bis Faust- oder Kopfgröße erreichen können und der Haut breitbasig aufsitzen. Aufgrund ihrer Schwere hängen größere Papillome oft pendelnd herab, so daß eine Stielbildung vorgetäuscht wird. Ältere Papillome weisen infolge starker Verhornung häufig eine ausgeprägte, blumenkohlartige Zerklüftung der Oberfläche auf. Bei der *filiformen* Papillomatose finden sich bürsten- oder pinselähnliche, mäßig derbe und oberflächlich deutlich verhornte Veränderungen an der Haut des Euters und der Zitzen. Durch mechanische Verletzungen bedingte Komplikationen mit Blutungen und bakteriellen Sekundärinfektionen sind insbesondere bei großen Papillomen oder Papillomkonglomeraten möglich; sie können toxische oder septische Allgemeinerkrankungen nach sich ziehen. In der Rückbildungsphase verkleinern sich die fungiformen Geschwülste allmählich wieder, wobei sie eine trockene, rissige Oberfläche erhalten. Die toten Geschwulstreste fallen schließlich ab, ohne Narben zu hinterlassen. *Viszerale* Papillome können je nach Sitz und Ausmaß verschiedenartige Störungen verursachen, die bei den Krankheiten der Maulhöhle (S. 183), des Schlundes (S. 215) und des Netzmagens (S. 245) Erwähnung finden.

Beurteilung: Virusbedingte Papillome heilen nach Durchlaufen der geschilderten Entwicklungsstadien in der Regel 3 bis 6 Monate nach der Infektion spontan ab. Die erwähnten nachteiligen Auswirkungen auf die Entwicklung und den Ernährungszustand bei ausgebreiteter Papillomatose sowie die durch jauchigen Zerfall der Geschwülste möglichen Komplikationen können nur durch eine frühzeitige Behandlung vermieden werden.

Erkennung und Unterscheidung: Während die Hautform der Papillomatose aufgrund der multiplen pilz- oder pinselförmigen Veränderungen leicht zu erkennen ist, können Genital- und Viszeralpapillome nur durch nähere Untersuchung der Geschlechtsschleimhäute, beim Bullen insbesondere auch des erigierten Penis, oder anderer betroffener Organe festgestellt werden. Die sichere Unterscheidung von anderweitigen, meist nur bei einzelnen älteren Tieren und in der Regel auch solitär auftretenden Geschwülsten der Haut (S. 29) ist in Zweifelsfällen durch histologische Untersuchung der Neubildung oder einer aus ihr entnommenen Biopsieprobe möglich.

Behandlung und Vorbeuge: Für die Papillomatose wird tierärztliche Hilfe meist erst bei starker Ausbreitung im Bestand oder bei einzelnen Rindern sowie bei Störungen des Melk- oder Deckgeschäftes verlangt. Im Hinblick auf die Infektosität der Papillomatose sollte aber auch in leichten Krankheitsfällen eine frühzeitige Behandlung angestrebt werden. Hierfür kommen lokal oder allgemein anzuwendende Medikamente wegen der großen Erfolgsunsicherheit nicht in Betracht; die noch zu besprechende Immuntherapie mit Vakzine erscheint aufgrund ihrer begrenzten Wirksamkeit nur für leichte Erkrankungsfälle vertretbar, in denen es genügt, den natürlichen Krankheitsverlauf um einige Wochen zu verkürzen; die Behandlung mit Immunserum bringt ebenfalls keinen wesentlichen Nutzen.

Bei schwer erkrankten Rindern gewährleistet die radikale *chirurgische Entfernung* der Papillome am sedierten und niedergelegten Tier einen schnellen und sicheren Behandlungserfolg. Hierzu werden die ‚Warzen' soweit möglich stumpf, durch Abdrehen, kleinere auch durch Abzupfen mit einer Pinzette, oder durch Absetzen mit einer gebogenen Schere entfernt, wobei ein Durchtrennen der Haut tunlichst zu vermeiden ist. Kleine Zitzen- oder Schleimhautpapillome lassen sich mit einem Elektrokauter besonders gewebeschonend entfernen. Nach Abtragen von Penispapillomen wird zur Vermeidung von Verklebungen über den Defekt eine Schleimhautnaht mit feinem Catgut gelegt. Im übrigen heilen die durch die Papillomentfernung entstandenen oberflächlichen Verletzungen in kurzer Zeit ab. Die operative Entfernung von Euter-, insbesondere aber von Zitzenpapillomen, sollte möglichst einige Wochen vor dem Kalben (am trockenstehenden Tier) erfolgen, so daß der Heilungsvorgang nicht durch das Melken gestört wird. Zur Abtötung des während des Eingriffs in großen Mengen frei werdenden Ansteckungsstoffes wird die Haut nach der Operation mit alkalischer Seifen- oder virizider Desinfektionslösung, zum Beispiel 1 %iger Natronlauge, nachgewaschen.

Etwaige Blutungen sind durch Kauterisieren oder Ligatur zu stillen. Das Aufbringen eines Wundpuders schließt die Operation ab. Bei Euter- und Penispapillomen können nach der Exstirpation gelegentlich Rezidive auftreten.

Zur *Schutzimpfung* sind phenol- oder formalinhaltige, oder aktives Virus enthaltende Glyzerinvakzinen aus natürlichem Papillomgewebe geeignet, wobei der Impfschutz durch Mehrfachvakzinierung (2- bis 3mal in 10- bis 14tägigen Abständen) erheblich gesteigert werden kann. Derartige Papillomatosevakzinen befinden sich zum Teil im Handel oder werden von Impfstoffwerken auf Anforderung oder nach Übersendung von Papillommaterial als ‚stallspezifische Vakzinen' hergestelllt. In infizierten oder gefährdeten Rinderherden stellt die Schutzimpfung aller unter 2 Jahre alten Rinder ein wirksames Bekämpfungsverfahren der Papillomatose dar. In Weidegebieten ist sie am besten einige Wochen vor dem Aufstallen durchzuführen. Die wiederholte Anwendung von Papillomatosevakzinen bei erkrankten Rindern vermag als ‚Heilimpfung' die Immunitätsbildung zu beschleunigen und den natürlichen Krankheitsverlauf, insbesondere in der Rückbildungsphase, um etwa 1 bis 2 Monate zu verkürzen.

SCHRIFTTUM

BROBST, D., & E. J. HINSMAN (1966): Electron microscopy of the bovine cutaneous papilloma. Pathol. Vet. *3*, 196-207. — FRIEDMANN, J. C., & M. THOMAS (1967): Le virus de la papillomatose bovine. Rec. Méd. Vét. *143*, 637-646. — FUNIMOTO, Y., & C. OLSON (1966): The fine structure of the bovine wart. Pathol. Vet. *3*, 659-684. — GRÜNDER, H.-D. (1959): Die Tierpapillomatosen. Dtsch. Tierärztl. Wschr. *66*, 159-162, 219-221. — MOULTON, J. E., S. P. GARG & L. M. FRAZIER (1966): Morphological changes in cells transformed in vitro by bovine papilloma virus. Cornell Vet. *56*, 427-433. — OLSON, C. (1963): Cutaneous papillomatosis in cattle and other animals. Ann. New York Acad. Sci. *108*, 1042-1056. — ROSENBERGER, G. (1940): Lederschäden durch die Papillomatose des Rindes. Dtsch. Tierärztl. Wschr. *48*, 636-637. — ROSENBERGER, G. (1941): Ursache und Behandlung der Papillomatose des Rindes. Dtsch. Tierärztl. Wschr. *49*, 177-181. — ROSENBERGER, G. (1955): Impfversuche gegen die Papillomatose des Rindes. Dtsch. Tierärztl. Wschr. *62*, 442-445. — ROSENBERGER, G., & H.-D. GRÜNDER (1959): Untersuchungen über die Immunitätsbildung und Immuntherapie bei der Papillomatose des Rindes. Dtsch. Tierärztl. Wschr. *66*, 661-666. — ROSENBERGER, G., & H.-D. GRÜNDER (1968): Vorbeuge und Behandlung der Papillomatose des Rindes. Zbl. Vet. Med. B *15*, 124-131. — VLADUTIU, O., & I. MURGU (1964): Beitrag zur Kenntnis und Behandlung der Euterpapillomatose der Kuh (rumän.). Lucrari Stiint. Bukarest C *7*, 177-190. — VLADUTIU, O., V. CIUREA & M. BRINZOIU (1964): Vergleichende Morphologie der experimentellen Papillomatose der Tiere (rumän.). Lucrari Stiint, Bukarest C *7*, 167-174.

Hautknotenkrankheit (Lumpy skin disease)

Wesen, Vorkommen und Bedeutung: Eine bislang nur in Afrika und ausschließlich bei Rindern auftretende infektiöse, pockenartige, mit Hautknotenbildung einhergehende Hauterkrankung, die bei Kälbern meist tödlich verläuft, bei erwachsenen Tieren dagegen Häuteschäden, Milchrückgang und Fleischverlust bedingt.

Ursache: Der Erreger des Leidens ist ein Virus, das sehr enge Verwandtschaft mit dem Schafpockenvirus besitzt.

Entstehung und Verbreitung: Die Krankheit kann sporadisch oder epizootisch auftreten. Sie kommt am häufigsten bei feuchtem Sommerwetter vor, wird aber auch im Winter beobachtet. Ihre Verbreitung erfolgt besonders entlang von Flußläufen. Wahrscheinlich sind stechende Insekten sowie Vögel als Überträger beteiligt. Da der Speichel der Patienten infektiös ist, wird angenommen, daß neben Kontaktinfektionen über damit verunreinigtes Futter auch das Wasser für die Verschleppung der Hautknotenkrankheit in andere Bestände eine Rolle spielt.

Erscheinungen und Verlauf: Nach einer Inkubationszeit von 7 bis 14 Tagen bilden sich bohnen- bis walnußgroße flache, scharf begrenzte Knoten in der Haut, besonders an Hals, Triel, Brustwand, Hinter- und Innenseiten der Schenkel sowie in der Schleimhaut der Maulhöhle, des Rachens und der Luftröhre. Auf der Schnittfläche sind diese Knoten schmieriggelb. Gleichzeitig schwellen die regionären Lymphknoten an und bleiben oft monatelang verdickt. Die Körpertemperatur ist nur während der ersten

12 bis 14 Stunden erhöht. Außerdem werden Tränen, Nasenausfluß und Speicheln, gelegentlich auch ödematöse Schwellungen an den Gliedmaßen, der Vorderbrust sowie an Triel, Euter, Scham oder Skrotum beobachtet. Die Knoten lösen sich später wieder auf oder bleiben über Monate bestehen. Andere öffnen sich und heilen je nach Größe innerhalb von 3 Wochen bis 3 Monaten unter Zurücklassung kraterförmiger Narben ab.

Nicht selten führen Sekundärinfektionen mit nochmaligem Temperaturanstieg zu ausgedehnten Eiterungen und zur Abstoßung des befallenen Gewebes unter Schorfbildung; sie sind oft die Ursache für einen tödlichen Ausgang der Erkrankung. In befallenen Beständen beträgt die Morbidität 5 bis 50 % und mehr. Die Letalität ist im allgemeinen gering; sie steigt nur ausnahmsweise bis auf 75 % der erkrankten Tiere.

Erkennung und Unterscheidung: Das klinische Bild der Hautveränderungen ist typisch. Außerdem sind fast immer mehrere Tiere der Herde erkrankt. In Zweifelsfällen kann der Nachweis intrazellulärer Einschlußkörperchen geführt werden, welche denen der Kuhpocken und anderer Pockenformen ähneln. Differentialdiagnostisch ist an die mykotische Lymphgefäß- und Lymphknotenentzündung (S. 714) zu denken.

Behandlung und Vorbeuge: Absonderungsmaßnahmen erweisen sich als zwecklos. Eine vorbeugende Impfung mit Gewebekulturvirus verspricht den besten Erfolg. Auch Schafpockenvirus schützt vor Lumpy skin disease; seine Anwendung sollte aber auf Gebiete beschränkt bleiben, in denen Schafpocken ohnehin heimisch sind. Gegen Sekundärinfektionen sind neben guter Pflege und Ernährung Sulfonamide und Antibiotika (örtlich und allgemein) zu empfehlen.

SCHRIFTTUM

AYRE-SMITH, R. A. (1960): The symptoms and clinical diagnosis of lumpy skin disease. Vet. Record 72, 469-472. — LALANNE, A. (1956): La maladie nodulaire de la peau des bovins (Lumpy skin disease) à Madagascar, ses conséquences pour l'industrie des cuirs. Bull. Off. Int. Epizoot. 46, 596-611.

Gasödeme und Gasphlegmonen

Innerhalb des Komplexes der einander klinisch ähnelnden Gasödeme und Gasphlegmonen sind die gutartigen, mit Gasbildung einhergehenden Ödeme (benigne Gasödeme und Gasphlegmonen) von den spezifischen bösartigen Gasödemkrankheiten (malignes Ödem oder Pararauschbrand, Rauschbrand) zu unterscheiden.

Gutartige Gasödeme

Wesen, Vorkommen und Bedeutung: Bei den benignen Gasödemen und -phlegmonen handelt es sich um im Anschluß an Traumen infolge von Verschmutzung auftretende Wundinfektionen mit ödematös-phlegmonösen, zum Teil auch emphysematösen Anschwellungen an verschiedenen Stellen des Körpers, insbesondere aber an Kopf und Hals, ausgehend von Maulhöhlenverletzungen (Stomatitis phlegmonosa et emphysematosa traumatica) und im Beckenbereich (nach Schwergeburten), die mit verhältnismäßig geringgradiger Störung des Allgemeinbefindens einhergehen.

Ursache: Den benignen Gasödemen liegen unspezifische Mischinfektionen mit *Bacillus putrificus verrucosus* (Clostridium sporogenes), einem anaerob in der Erde und im Darmkanal von Tieren lebenden Bazillus, mit *Bacterium proteus* (Proteus vulgaris), einem aerob-saprophytären Keim, und mit verschiedenen Eitererregern (Staphylokokken, C. pyogenes) zugrunde.

Erscheinungen und Verlauf: Nach vorangegangener Verletzung, unsauber ausgeführter Injektion oder Geburtshilfe kommt es innerhalb weniger Tage zu einer zunächst relativ derben, vermehrt warmen und schmerzhaften Schwellung, die allmählich an Umfang zunimmt und später eine derbteigige Konsistenz aufweist. Beim Betasten ist nur selten Gas feststellbar (Knistern); dagegen ergibt die Perkussion meist einen deutlich tympanischen Schall. Gelegentlich werden so die oberen Teile des Halses, die Backen, der Kehlgang, ein ganzer Schenkel oder das halbe Bein erfaßt. Das Allgemeinbefinden des betroffenen Tieres ist bei mittlerer Temperaturerhöhung in der Regel nur gering- bis mittelgradig gestört. Meist kommt die Ausbreitung der Umfangsvermehrung nach 5 bis 8 Tagen von selbst zum Stillstand. Von dieser Zeit an treten an einer oder mehreren Stellen fluktuierende Erweichungsherde auf. Wenn diese nicht künstlich eröffnet werden, brechen sie später von selbst auf, wobei sich ein mit Gasbläschen durchmischtes mißfarbenes bis bräunliches, übelriechendes Exsudat entleert.

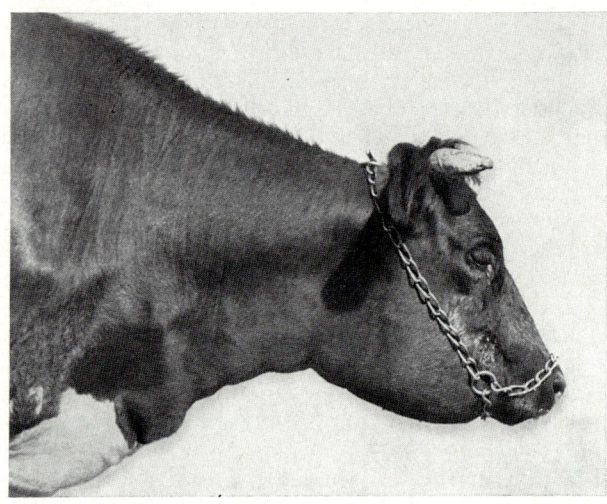

Abb. 446. Gutartiges Gasödem im Bereich von Backe, Kehlgang und Hals (bis zur Brustapertur) infolge perforierender Verletzung der Rachenschleimhaut

Beurteilung: Wenn die Infektion in hochgradigen Fällen von Kopf und Hals aus durch die Brustapertur in die Brusthöhle oder vom Becken her in die Bauchhöhle fortschreitet, kommt es zu jauchiger Pleuritis, Perikarditis und Pneumonie beziehungsweise zur Peritonitis. Das Allgemeinbefinden solcher Tiere verschlechtert sich dabei sehr schnell; der tödliche Ausgang ist dann nicht mehr aufzuhalten. Deshalb sollte die Prognose stets vorsichtig gestellt werden.

Erkennung und Unterscheidung: Durch den langsamen und relativ gutartigen Verlauf gelingt meist die Unterscheidung von den spezifischen malignen Gasphlegmonen (siehe unten und S. 699), bei denen das Allgemeinbefinden stets hochgradig gestört und die Gasbildung in den Umfangsvermehrungen deutlicher ist. Stauungsödeme (S. 34, 84, 94), dekubitusbedingte Phlegmonen (S. 35), Hämatome (S. 112) und Hernien (S. 615, 619) dürften differentialdiagnostisch kaum Schwierigkeiten bereiten.

Behandlung und Vorbeuge: Solange keine Erweichungsherde palpierbar sind, ist von einer Spaltung abzusehen. Anstriche mit hyperämisierender Salbe (zum Beispiel Ichthyolsalbe 20 bis 30 %ig) fördern die Abszedierung. Sobald Fluktuation ermittelt werden kann, wird an der betreffenden Stelle eröffnet und mit desinfizierenden Lösungen (Akridinfarbstoffe 1 bis 3 ‰ig, Wasserstoffperoxyd 3 %ig) gespült. Nach Lage des Falles erfolgt dann lockere Tamponade oder Drainage der ichorösen Entzündungsherde. Diese Behandlung ist alle 1 bis 2 Tage zu wiederholen. Außerdem sind vom Krankheitsbeginn an täglich Antibiotika oder Sulfonamide (T. I.) parenteral zu verabreichen. Erstere können auch direkt in das veränderte Gewebe gespritzt werden. Vorbeugend muß auf Sauberkeit bei der Geburtshilfe und bei allen Injektionen geachtet werden (Gebrauch steriler Kanülen und Spritzen, Desinfektion der Injektionsstelle). Nach allen Verletzungen sollte eine sofortige antiseptische Behandlung vorgenommen werden.

Malignes Ödem (Pararauschbrand)

Wesen: Das maligne Ödem ist eine innerhalb weniger Tage zum Tode führende nichtkontagiöse Wundinfektionskrankheit, die durch spezifische anaerobe Sporenbildner hervorgerufen wird und durch eine mit Gasbildung einhergehende ödematös-phlegmonöse Durchtränkung des Muskel- und Bindegewebes gekennzeichnet ist.

Geschichtliches: Im Jahre 1873 hatte CHAUVEAU nachgewiesen, daß die Bildung von entzündlichen, gashaltigen Ödemen und Phlegmonen auf der Anwesenheit lebender

Keime beruht. PASTEUR züchtete dann wenige Jahre danach aus dem Blut einer gestorbenen Kuh einen anaeroben Bazillus, den er als Vibrion septique bezeichnete. Von ROBERT KOCH (1881) stammt der Name Bac. oedematis maligni für den gleichen Keim; MIESSNER nannte ihn Bac. parasarcophysematos (Pararauschbrand-Bazillus). Heute wird er einheitlich als *Clostridium septicum* bezeichnet. Nach dem ersten Weltkrieg wurden aus bösartigen Gasödemen (Gasbrand), welche den durch Cl. septicum erzeugten Veränderungen klinisch und pathologisch-anatomisch sehr ähnlich sind, noch eine Reihe weiterer Clostridien isoliert (siehe *Ursache*).

Vorkommen und Bedeutung: Das maligne Ödem ist auf der ganzen Welt bei Rindern jeden Alters verbreitet und kommt auch bei Pferd, Schaf und Schwein, aber nur selten bei Fleischfressern vor. Beim Rind stellen meist tiefere Wunden und Verletzungen (Schwergeburt, Kastration, unsaubere Injektionen und ähnliches mehr) den Anlaß für bösartige Gasödeminfektionen dar.

Ursache: Als hauptsächlicher Erreger ist Clostridium septicum anzusehen, ein anaerober, sporenbildender Keim, der in den oberen Bodenschichten vorkommt. Seine Sporen bleiben nach Eintrocknung noch jahrelang virulent. Beim Kochen sterben sie erst nach 20 bis 30 Minuten ab. Vereinzelt sind auch Clostridium novyi (Bacillus oedematiens), allein oder gemeinsam mit Cl. septicum sowie Cl. perfringens (Bacillus fraenkeli) und Clostridium gigas als Ursache des malignen Ödems beim Rind festgestellt worden.

Entstehung: Die genannten Erreger gelangen durch Verletzungen der äußeren Haut oder der Schleimhäute des Mundes, des Rachens, der Geburtswege oder des Darmkanals in den Tierkörper. Sie vermehren sich zunächst an der Eintrittsstelle; ein besonders günstiges Milieu stellen verschmutzte Quetschungen und Wunden dar. Von dort aus dringen sie rasch tiefer in das umliegende Gewebe vor und bewirken hochakute ödematös-phlegmonöse Entzündungen mit Gasentwicklung im lockeren Bindegewebe und in der Muskulatur. Die von ihnen gebildeten Toxine rufen schwere Allgemeinstörungen hervor.

Erscheinungen und Verlauf: Einen, mitunter aber auch erst 2 bis 5 Tage nach der Verletzung entsteht ein anfangs derbes, vermehrt warmes und schmerzhaftes, später zentral kühler, weicher und weniger empfindlich werdendes entzündliches Ödem der Haut, Unterhaut und Muskulatur. Bei seiner Betastung ist deutliches Knistern festzustellen; durch Perkussion läßt sich das Gas ebenfalls gut nachweisen. Die Umfangsvermehrung breitet sich schnell weiter aus, so daß innerhalb kurzer Zeit große Körperregionen unter Einbeziehung der regionären Lymphknoten ergriffen werden können. Die Körpertemperatur der Patienten steigt auf 40 bis 41° C und höher an. Das meist bald einsetzende Lungenödem bedingt hochgradige Atemnot; außerdem ist mitunter auch Durchfall zu beobachten. Der Puls wird sehr frequent und fadenförmig.

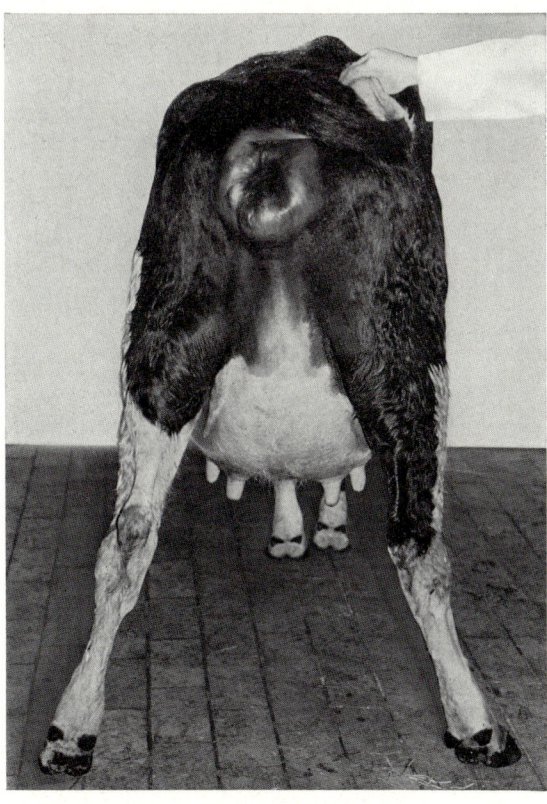

Abb. 447. Bösartiges Gasödem (Pararauschbrand), das sich von der beim Kalben verletzten Scheide und Vulva bis zum After sowie auf Euter und Unterbauch ausdehnt

Vom 2. Tag an kommt es zu völliger Inappetenz und zum Versiegen der Milch. Unter rasch zunehmender Benommenheit und Schwäche tritt innerhalb von 2 bis 5 Tagen nach Beginn der Erkrankung der Tod ein. Beim ‚Geburtspararauschbrand' (falsch wäre ‚Geburtsrauschbrand') tritt als erste äußerlich wahrnehmbare Veränderung eine polsterartige Anschwellung der Scham auf. Später entleert sich aus der Scheide ein schmutzigrotes übelriechendes Exsudat. Darauf kommt es unter den bereits genannten Allgemeinsymptomen zu schneller Ausbreitung des Ödems zwischen den Schenkeln bis zum Bauch. Bei der rektalen Untersuchung sind im Beckengewebe und in der Gebärmutterwand knisternde oder teigige Schwellungen zu fühlen.

Beurteilung: Die Prognose ist im allgemeinen ungünstig, da selbst nach Anwendung neuzeitlicher Chemotherapeutika nur ausnahmsweise Heilung zu erzielen ist.

Erkennung und Unterscheidung: Die schnelle Ausbreitung des entzündlichen Ödems, die starken Allgemeinstörungen und der baldige Tod erlauben die Unterscheidung vom benignen Gasödem (S. 695). Dagegen ist das maligne Ödem aufgrund seines klinischen und pathologisch-anatomischen Befundes nur schwer vom Rauschbrand (S. 699) abzugrenzen. Für malignes Ödem sprechen vorausgegangene chirurgische Eingriffe, Geburtshilfe oder Injektionen. Rauschbrand tritt nur bei jungen Rindern bis zu 3 Jahren und meist auch nur in bestimmten Gebieten auf. In allen Zweifelsfällen ist eine bakteriologische Untersuchung zu veranlassen; hierzu sind frische, große Stücke des befallenen Gewebes in sachgemäßer Verpackung einzusenden.

Die Laboruntersuchungen bestehen in der Reinzüchtung der Erreger unter Verwenvon ZEISSLER- und FORTNER-Platten sowie von Leberbouillon- und Hirnbreikulturen. Zur Differenzierung der verschiedenen Erreger ist der Kultur die Methode der direkten Immunofluoreszenz vorzuziehen, weil dabei keine Kreuzreaktionen zwischen Cl. feseri und Cl. septicum sowie Fäulnisbakterien auftreten. Der Meerschweinchenversuch allein reicht zur Diagnosestellung nicht immer aus, da die Erreger des malignen Ödems in Klatschpräparaten von der Leberoberfläche durchaus nicht immer in Fäden angeordnet sind, was ehedem als Kriterium gegenüber dem einzeln gelagerten Rauschbranderreger galt. Der Tierversuch ist jedoch wertvoll für die Abtrennung apathogener Begleitkeime.

Zerlegungsbefund: An den veränderten Stellen ist das lockere Bindegewebe mit gelber oder rötlicher Flüssigkeit von ranzigem Geruch durchtränkt und mit Gasbläschen durchsetzt. Die Muskulatur ist dunkelbraunrot bis schwarzrot, mitunter auch graurot oder fahlgelb und brüchig. Die Lymphknoten sind geschwollen. Die Milz erscheint normal oder durch Gasbläschen aufgetrieben. Außerdem besteht Lungenhyperämie und -ödem; der Herzmuskel zeigt eine brüchige Konsistenz. In Leber und Nieren finden sich oft postmortal entstandene graugelbe, gashaltige Herdchen.

Behandlung und Vorbeuge: Meist ist jede Behandlung aussichtslos. Versuchsweise können tiefe Hautschnitte angelegt, das veränderte Gewebe ausgeräumt und Spülungen mit sauerstoffabspaltenden Lösungen (Wasserstoffperoxyd 3 %ig, Chloramin 3 %ig, Kaliumpermanganat 3- bis 5 %ig) vorgenommen werden. Parenteral sind hohe Sulfonamid- und Antibiotika-Dosen, nach Möglichkeit auch multivalentes Gasödemserum (bis 100 ml intravenös) anzuwenden. Als Prophylaxe sollte jede Wunde antiseptisch behandelt und zerstörtes Gewebe dabei möglichst weitgehend entfernt werden. Zur Vermeidung des Geburtspararauschbrandes ist Sauberkeit bei der Geburtshilfe die erste Voraussetzung. In Beständen, in denen früher bereits Fälle von malignem Ödem vorgekommen sind, kann nach Schwergeburten oder anderen Verletzungen die vorbeugende Verabreichung von Gasödemserum von Nutzen sein. Eine aktive Immunisierung ist ebenfalls möglich; hierzu finden die gleichen Formol-Vakzinen wie zur Impfung gegen Rauschbrand (S. 699) Anwendung.

Da die Erreger des malignen Ödems sehr resistent sind, müssen gefallene Tiere unschädlich beseitigt und alle mit infektiösem Material in Berührung gekommenen Plätze und Geräte gereinigt und desinfiziert werden (siehe Rauschbrand, S. 699).

Es gibt keine staatlichen Vorschriften zur Bekämpfung des malignen Ödems.

Rauschbrand (Gangraena emphysematosa)

Wesen: Rauschbrand ist eine nichtansteckende, mit schweren Allgemeinstörungen einhergehende und nach perakutem bis akutem Verlauf meist tödlich endende Infektionskrankheit junger Rinder, die durch Gasödeme und -phlegmonen der Muskulatur gekennzeichnet ist (andere Bezeichnungen: blackleg, charbon symptomatique, mal de cuisse).

Geschichtliches: Der Rauschbrand wurde 1875 von BOLLINGER und FESER als selbständige Krankheit vom Milzbrand abgetrennt. FESER hat auch als erster den Erreger im Unterhautgewebe eines Rindes beobachtet und als Bacillus sarcophysematos beschrieben, der ihm zu Ehren später den Namen Clostridium feseri erhielt. Schon 1887 wurde durch ARLOING, CORNEZZI und THOMAS eine Schutzimpfung ausgearbeitet (Lyoner Methode), der später andere Verfahren folgten (KITT, NITTA, LECLAINCHE und VALLÉE).

Vorkommen und Bedeutung: Die Krankheit ist in vielen Ländern bekannt, kommt aber jeweils nur in bestimmten Gebieten als bodengebundenes Leiden auf feuchten Gebirgsweiden und in feuchten Niederungen vor. In Deutschland tritt sie vorwiegend in einigen Teilen Oberbayerns und in Schleswig-Holstein auf. Rauschbrand kann auch Schafe befallen; andere Tiere und Menschen erkranken dagegen nicht an Rauschbrand. Interessanterweise bleiben in Gegegenden mit Rinderrauschbrand die Schafe gewöhnlich verschont und umgekehrt, was zur Unterscheidung eines bovinen und ovinen Rauschbrandtyps führte. Der im Boden befindliche Erreger gelangt mit dem Futter in den Tierkörper; als Eintrittspforten werden vor allem zahnwechselbedingte Verletzungen der Maulschleimhaut angesehen. Die Tiere infizieren sich besonders während der Weidezeit. Die wesentlich selteneren während der Stallhaltung vorkommenden Erkrankungen sind meist auf die Verfütterung von sporenhaltigem, auf verseuchtem Grünland gewonnenem Futter zurückzuführen. Bevorzugt befallen werden Rinder im Alter von 4 Monaten bis zu 2, seltener auch 3 Jahren. Ältere oder jüngere Tiere erkranken nur, wenn sie aus einer seuchenfreien Gegend neu in ein Rauschbrandgebiet gelangen. Es wird angenommen, daß die bodenständigen älteren Tiere infolge latent verlaufener Infektionen immun sind und daß Kälber passiven Schutz über die Mutter erhalten.

Ursache: Clostridium feseri (auch Bac. sarcophysematos oder Cl. chauvoei genannt) ist ein beweglicher anaerob lebender Sporenbildner von 2 bis 6 µ Länge und 0,5 bis 0,7 µ Dicke. Die versporten Keime besitzen oft Tennisschlägerform. Die Sporen sind sehr widerstandsfähig und halten sich nach Eintrocknung viele Jahre lebensfähig. Im getrockneten Muskel werden sie erst nach zweistündigem Kochen vernichtet.

Entstehung: Die über den Verdauungskanal in den Kreislauf gelangenden Erreger siedeln sich vermutlich nur in zuvor durch äußere Einflüsse (Schläge, Stöße) geschädigtem Muskelgewebe an; hier spielen sich dann die gleichen Vorgänge ab wie beim malignen Ödem (S. 696).

Erscheinungen und Verlauf: Die Inkubationszeit beträgt 1 bis 3, seltener bis zu 5 Tage. Schon vor dem Einsetzen örtlicher Symptome tritt plötzlich starke Benommenheit (mangelnde Freßlust, Zurückbleiben von der Herde) bei Körpertemperaturen zwischen 41 und 42° C auf. Nach kurzer Zeit wird die hochentzündliche, vermehrt warme und schmerzhafte Umfangsvermehrung sichtbar. Die vorwiegend an Körperteilen mit dicken Muskellagen (Oberschenkel, Kruppe, Lenden- und Kreuzgegend, Schulter, Brust, Hals, seltener im Kehlgang, in der Zunge oder im Rachen) entstehenden Ödeme knistern beim Betasten; ihre Perkussion ergibt ausgesprochen tympanischen Schall. Auch die regionären Lymphknoten schwellen stark an. Die Rauschbrandödeme nehmen laufend an Umfang zu und können bereits nach 8 bis 10 Stunden ein beträchtliches Ausmaß erreichen. Beim Einschneiden entleert sich aus ihnen eine schmutzig-rote, schaumige und nach ranziger Butter riechende Flüssigkeit. Während die Atmungs- und Herzfrequenz steigen, fällt die Temperatur einige Stunden vor dem nach 1- bis 3tägiger Krankheit eintretenden Tod auf 37 bis 35° C ab.

Beurteilung: Der stürmische Verlauf des Rauschbrandes bietet therapeutischen Maßnahmen wenig Hoffnung auf Erfolg; daher ist seine Prognose immer ungünstig.

Erkennung und Unterscheidung: Klinisch und pathologisch-anatomisch lassen sich Rauschbrand und malignes Ödem (S. 696) kaum unterscheiden. Die Begleitumstände (Alter der erkrankten Rinder, Rauschbrandgebiet, bodenständige oder zugekaufte Tiere) können zwar mitunter wichtige Hinweise geben; für eine sichere differentialdiagnostische Abgrenzung ist die bakteriologische Untersuchung jedoch unentbehrlich (S. 698). Beim Milzbrand (S. 852) fehlen die typischen Gasödeme der Muskulatur.

Zerlegungsbefund: Die betroffenen Muskeln erscheinen dunkelbraunrot verfärbt; mitunter auch streifenförmig gemustert (abwechselnd dunklere und hellere Streifen oder Flecken nebeneinander); sie sind zudem trocken, mit Gasbläschen durchsetzt und riechen ranzig (Taf. 13 b). Neben diesen örtlichen Veränderungen bestehen oft stauungsbedingte Lungenhyperämie oder -ödem und Herzmuskeldegeneration, gelegentlich auch fibrinöse Perikarditis und Pleuritis. In Leber, Milz und seltener auch in den Nieren finden sich kleine, postmortal entstandene gelbe trockene, von Gasblasen durchsetzte Herdchen. Gelegentlich ist die Darmschleimhaut entzündlich verändert.

Behandlung und Vorbeuge: Neben parenteraler Verabreichung von Antibiotika oder Sulfonamiden (T. I.) können ausgiebige Spaltung der Anschwellungen und wiederholte Spülungen mit sauerstoffabspaltenden Lösungen (etwa Wasserstoffperoxyd 3 %ig) versucht werden. Meist bleibt die Behandlung aber erfolglos. In Rauschbranddistrikten empfiehlt es sich, vor dem Weideauftrieb Schutzimpfungen aller Rinder der anfälligen Altersgruppen durchzuführen. Hierzu wird neuerdings nur noch die von LECLAINCHE und VALLÉE (1925) entwickelte Formolvakzine verwendet, die subkutan in einer Dosis von 5 ml verabreicht wird; sie ist unschädlich und verleiht einen sicheren halbjährigen Impfschutz. Dieser Impfstoff kann 1 Jahr aufbewahrt werden, ohne an Wirksamkeit zu verlieren. Zu Beginn von Seuchenausbrüchen kann eine passive Immunisierung mit Rauschbrandserum vorgenommen werden (40 bis 100 ml pro Tier). Da dieser Schutz nur 8 bis 10 Tage anhält, ist es ratsam, besonders bedrohte Tiere gleichzeitig oder nachträglich auch aktiv zu immunisieren (kombinierte Impfung).

Veterinärpolizei: Für Rauschbrand besteht nach § 10, 1 VG in der Fassung vom 27. 2. 1969 Anzeigepflicht; in den §§ 32 bis 34 VG sowie in § 108 VAVG sind die diesbezüglichen Bekämpfungsvorschriften enthalten. Schutzimpfungen können staatlich angeordnet werden. Nach amtstierärztlicher Feststellung und Bestätigung durch den bakteriologischen Nachweis der Erreger in einem Staatlichen Veterinäruntersuchungsamt werden die Besitzer der an Rauschbrand gestorbenen Rinder entschädigt. Solche Tiere sind unschädlich zu beseitigen; Ort und Gerätschaften sind mit 2,5 %iger Formaldehydlösung, 5 %iger Karbolsäure oder frischem 5 %igem Chlorkalk zu desinfizieren.

SCHRIFTTUM

GÖTZE, R. (1928): Pararauschbrand beim Rind. Dtsch. Tierärztl. Wschr. *36*, 81-84. — GÖTZE, R. (1928): FRÄNKEL'sches Gasödem beim Rinde. Dtsch. Tierärztl. Wschr. *36*, 117-118. — HARMS, F. (1943): Die bakteriologische Unterscheidung von Rauschbrand und Pararauschbrand mit neueren Verfahren. Berl. Münch. Tierärztl. Wschr./Wien. Tierärztl. Mschr. *59/30*, 198-200. — HELLICH-STÖRIKO (1953): Die Deutsche Tierseuchengesetzgebung. 2. Aufl. Paul Parey, Berlin und Hamburg. — HUSSEL, L., & L. SCHIENBEIN (1959): Beitrag zur viehseuchengesetzlich geforderten Differentialdiagnose zwischen Rauschbrand und Pararauschbrand sowie ergänzende grundsätzliche Betrachtungen dazu. Arch. Exp. Vet.-Med. *13*, 698-718. — MARTIG, J. (1966): Zur Differentialdiagnose zwischen Rauschbrand und Pararauschbrand mit Hilfe der Immunofluoreszenz. Schweiz. Arch. Tierheilk. *108*, 303-324. — ZEISSLER (1949): Anaerobe Bazillen als Krankheitserreger bei Menschen und Tieren. Dtsch. Tierärztl. Wschr. *56*, 101-103, 120-124, 135-139. — ZELLER, M., & L. THIER (1965): Gasbrand bei einem Bullen (Clostr. perfringens-Infektion). Berl. Münch. Tierärztl. Wschr. *78*, 243-245. — ZETTL, K., & E. KAUKER (1959): Das Vorkommen von Milzbrand und Rauschbrand in der Deutschen Bundesrepublik. Berl. Münch. Tierärztl. Wschr. *72*, 426-429.

Aktinomykose und Aktinobazillose

Wesen, Vorkommen, Ursache, Bedeutung: Aktinomykose und Aktinobazillose sind chronisch verlaufende, nichtkontagiöse Infektionskrankheiten, die mit eitrigen Einschmelzungen, spezifisch granulierenden Bindegewebswucherungen und der Bildung typischer körniger Gebilde (Drusen) im Eiter einhergehen; letztere sind einander bei den beiden Krankheiten zwar nicht völlig gleich, aber doch ähnlich.

Aktinomykose und Aktinobazillose waren lange Zeit unter dem einheitlichen Begriff ‚Aktinomykose-Strahlenpilzkrankheit' bekannt. Außer bei dem am meisten betroffenen Rind kommen sie auch bei anderen Tierarten, insbesondere beim Schwein und Schaf sowie beim Menschen vor. Obgleich im klinischen Bild beider Leiden manche Gemeinsamkeiten bestehen, lassen die Ergebnisse der ätiologischen Forschung doch eine Aufteilung in zwei Krankheiten zweckmäßig erscheinen.

Die *Aktinomykose* wird durch *Actinomyces bovis* hervorgerufen und befällt gewöhnlich das Knochengewebe des Unter- oder Oberkiefers. Seltener ergreift sie auch die Maul- oder Rachenschleimhaut, Zunge, Lymphknoten, Speicheldrüsen, Kehlkopf, Lungen, Netzmagen, Euter oder andere Weichteile.

Die *Aktinobazillose* wird verursacht durch den *Actinobacillus lignièresi* und spielt sich fast ausschließlich an den Lymphknoten, der Zunge, Muskulatur und Haut sowie anderen Weichgeweben ab; ihr Erreger ist dagegen nur selten, allein oder zusammen mit Actinomyces bovis, in Knochenveränderungen zu finden.

Alle übrigen, früher als ‚Strahlenpilz'-Ursache angesehenen Keime, darunter auch Staphylococcus pyogenes aureus und C. pyogenes, sind als sekundäre Begleitkeime primärer Infektionen mit den vorgenannten Erregern aufzufassen.

Aktinomykose und Aktinobazillose können infolge schwerwiegender oder ungünstig, an Zunge, Kiefer, Kehlkopf oder Netzmagen lokalisierter Veränderungen den Nutzwert betroffener Tiere erheblich einschränken oder völlig zunichte machen.

Entstehung: Die Erreger der Aktinomykose und Aktinobazillose sind obligate Bewohner der Maulhöhle, teilweise auch der Haut. Sie dringen durch kleine Wunden in das Gewebe ein, wobei ihnen wahrscheinlich stechende Pflanzenteile, zum Beispiel hartes Stroh oder Getreidegrannen, häufig den Weg bereiten. Prädilektionsstellen sind das sogenannte Futterloch unmittelbar vor dem Zungenwulst (Aktinobazillose) sowie die Ränder der Zahnalveolen (Aktinomykose). Ausnahmsweise können die Erreger lymphogen, bei Einbruch in Blutgefäße auch auf dem Blutwege, in andere Organe verschleppt werden (Metastasenbildung). Ihre Widerstandsfähigkeit in der Außenwelt ist gering; sie werden schon durch Eintrocknen oder Erwärmen auf 52° C rasch abgetötet.

Actinomyces bovis, ein grampositiver, anaerober, unbeweglicher, nichtsporulierender Pilz, der den echten Bakterien nahesteht, ist mit dem menschenpathogenen Actinomyces israeli identisch. Er bildet typische strahlenkranzförmige Rosetten (Drusen) in den schwefelgelben Eitergranula des befallenen Herdes; die mit bloßem Auge erkennbaren Körnchen haben einen Durchmesser von 2 bis 5 Millimeter. Sie sind von schmierigkäsiger Beschaffenheit, mitunter auch durch Kalkeinlagerung verhärtet. Die durch Actinomyces bovis erzeugten Knochenveränderungen bestehen in mehr oder weniger unförmiger Auftreibung, Eiterungen, fibröser Entartung und Fistelbildung. Im Innern des Herdes wird das schwindende Knochengewebe allmählich durch weiß-sulziges oder mehr eitriges Gewebe ersetzt. Bei Befall der Zahnfächer kommt es in der Folge zur Lockerung oder zum Ausfallen der Zähne, was erhebliche Kaustörungen verursacht. Die Fistelöffnungen sind oft stark eingezogen und von induriertre Haut umgeben. Actinomyces bovis kann gelegentlich auch an der Haut, am Halsansatz, um die Ohren, seltener an den Beinen, harte fibröse Knoten oder Abszesse hervorrufen. Die durch diesen Erreger an den Weichgeweben ausgelösten Veränderungen sind durch zentrale Verkäsungen, Eiterung und strahlige Fibrose gekennzeichnet.

Actinobacillus lignièresi ist ebenfalls unbeweglich und nicht sporenbildend, aber gramnegativ. Der Eiter aktinobazillärer Herde kann ebenfalls rosettenhaltige Granula aufweisen, die aber wesentlich kleiner als diejenigen der Aktinomykose sind (< 1 mm). Die durch diesen Erreger verursachten Weichteilveränderungen bestehen im allgemeinen in kleinen Abszessen mit viel verbindendem Proliferationsgewebe, wie es in besonderem Maße bei der ‚Holzzunge' der Fall ist. Gelegentlich können sich auch am Unterkiefer und am Halsansatz derbe fibröse Veränderungen bilden, die später erweichen und unter Hinterlassung von Fisteln oder tiefen Geschwüren aufbrechen.

Sowohl bei der Aktinomykose als auch bei der Aktinobazillose kommt es zur festen gegenseitigen Verwachsung der beteiligten Gewebe (Haut, Unterhaut, Muskulatur, Lymphknoten und Speicheldrüsen), deren lockere Verschieblichkeit dadurch verlorengeht.

Erscheinungen und Verlauf: Am häufigsten werden Zunge und Kieferknochen ergriffen; fast ebensooft erkranken auch die Haut und die übrigen Weichteile des Kopfes. Innere Organe oder andere Körperteile werden dagegen nur selten befallen. Der Verlauf des Leidens ist stets chronisch, wobei je nach der Lokalisation des Herdes zwischen folgenden Krankheitsbildern zu unterscheiden ist:

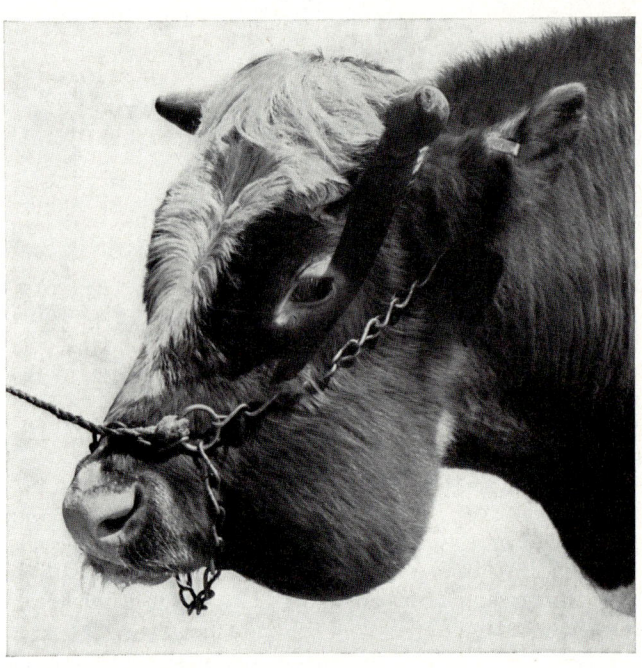

Abb. 448. Umfangreiche Unterkiefer-Aktinomykose (ausgehend von der Zahnfachentzündung eines Molaren)

Kieferaktinomykose gibt sich durch eine mehr oder weniger deutliche Verdickung des Kieferknochens zu erkennen; sie kann an einer oder mehreren Stellen nach innen oder außen aufgebrochen sein, wobei aus den Fistelöffnungen Granulationsgewebe hervorwuchert. Bei ihrer Sondierung dringt man leicht in die Knochenhöhle ein, die weiches sulziges Gewebe enthält und oft nur von verhältnismäßig dünnen Wänden umgeben ist. In der Maulhöhle können sich zusätzlich ähnliche Veränderungen finden. In jedem Fall ist zu prüfen, ob eine Zahnfachbeteiligung vorliegt (Taf. 13 d).

Zungenaktinobazillose geringeren Grades liegt bei einem hohen Prozentsatz aller Rinder vor, betrifft aber oft nur die Umgebung des sogenannten Futterloches. Solche Patienten bleiben meist beschwerdefrei, so daß diese Form des Leidens vielfach erst bei der Schlachtung erkannt wird. Bei ausgedehnteren, unter der Schleimhaut oder verstreut im Muskelgewebe befindlichen Herden ist die Zunge dagegen deutlich vergrößert, derb, unbeweglich und schmerzempfindlich (,*Holzzunge*'). Mitunter sind die Veränderungen so umfangreich, daß die Zunge in der Maulhöhle keinen Platz mehr findet und ihre unförmig gewordene Spitze aus dem Maul herausragt; dann sind nicht selten auch einzelne Kopfspeicheldrüsen oder -lymphknoten beteiligt. Bei der *Schleimhautform* der Zungenaktinobazillose wird die Oberfläche der Zunge von knotigen und pilzartigen Aktinobazillomen überragt. Beide Formen führen in höhergradigen Fällen zu Störungen der Futteraufnahme und des Wiederkauens mit fortschreitender Abmagerung.

Aktinobazillose von Haut und Unterhaut kann auf der Backe, an den Lippen, am Kieferwinkel, an der Scham, gelegentlich auch an den Gliedmaßen vorkommen. Die

Granulome haben unterschiedliche Formen, Ausdehnung und Größe und verunstalten mitunter den betroffenen Körperteil; sie können geschlossen oder aber fistulös-ulzerös offen sein und von der Muskulatur, den Speicheldrüsen und den regionalen Lymphknoten ausgehen oder diese miterfassen; in fortgeschrittenen Fällen sind oft haarlose Stellen mit granulierenden Zentren vorhanden.

Aktinobazillose im Bereich der Rachenhöhle, des Schlundkopfes und im Kehlkopf verursacht je nach Sitz und Größe der Umfangsvermehrungen Schlingbeschwerden, Speichelfluß und/oder Atembeschwerden mit schnarchenden, röchelnden, bisweilen pfeifenden Stenosegeräuschen, die sich bei Belastung von außen verstärken oder in einen Erstickungsanfall übergehen. Bei der Besichtigung oder Betastung von der Maulhöhle aus lassen sich Asymmetrien oder die Veränderungen selbst sehen oder fühlen. Dabei sind häufig auch Speicheldrüsen und Lymphknoten beteiligt (Taf. 13 c).

Sonstige Lokalisationen: Außer an den vorgenannten Organen können gelegentlich auch in den Hirn- und Rückenmarkshäuten, in Schilddrüse, Lunge, Muskulatur, Vormägen (Taf. 5 c), Dünndarm, Leber, Milz, Nieren, Gebärmutter, Scheide, Harnblase, Penis, Hoden und Euter einzelne oder multiple aktinobazilläre Herde vorkommen. Die dadurch bedingten vielgestaltigen klinischen Erscheinungen können am lebenden Tier oft nicht sicher ätiologisch geklärt werden, zum Beispiel zentralnervöse Symptome, Erscheinungen einer chronischen Lungenerkrankung, rezidivierendes Aufblähen oder Regurgitieren, chronische Indigestionen (bei Mitbeteiligung intrathorakaler Lymphknoten oder der Vormägen), Sterilität und Harnabsatzbeschwerden. Aktinobazilläre Granulome an der Kardia oder im Netzmagen, eventuell auch solche in der Leber oder Milz können durch diagnostische Rumentomie oder Laparotomie als geschwulstartige Umfangsvermehrungen palpiert werden; entsprechende Veränderungen der Nieren, Gebärmutter und Harnblase sind bei der rektalen Untersuchung zu fühlen. Euteraktinobazillose kann sich in scharf umschriebenen, wenig schmerzhaften Knoten in der Unterhaut oder im Eutergewebe äußern; gelegentlich ist ein ganzes Euterviertel in eine harte, höckrige Masse umgewandelt oder die gesamte Drüse gleichmäßig derb angeschwollen, wobei die zugehörigen Lymphknoten nicht immer beteiligt sind. Bei Hodenaktinobazillose erscheint der betroffene Hoden vergrößert und derb; dabei kann das Skrotum mitbetroffen sein und knotige oder diffuse Verhärtungen mit oder ohne geschwürigen Veränderungen zeigen.

Die Entwicklung der beschriebenen Krankheitsbilder dauert Monate, mitunter auch Jahre. Solange die Herde noch umschrieben sind und lebenswichtige Funktionen nicht beeinträchtigt werden, bleibt das Allgemeinbefinden ungestört. Wenn infolge Besiedlung der Veränderungen mit Sekundärbakterien stärkere Eiterungen einsetzen, kann die Körpertemperatur fieberhaft ansteigen; das gleiche trifft für die wesentlich selteneren Metastasierungen zu.

Beurteilung: Die Prognose richtet sich ganz nach der Lokalisation und dem Umfang der aktinobazillären oder aktinomykotischen Veränderungen. Von außen zugängliche umschriebene Weichteilaktinobazillome einschließlich der ‚Holzzunge' sind verhältnismäßig günstig, Fälle mit stärkerer Ausdehnung der Herde auf mehrere Gewebe dagegen vorsichtig zu beurteilen. Bei hochgradiger Knochenaktinomykose sind die Chancen einer Heilung ungünstig; bei Zahnfachbefall mit bereits eingetretener oder in Kürze zu erwartender Gebißanomalie aussichtslos. Das gleiche gilt auch für Aktinobazillose des Euters oder innerer Organe sowie für anderweitig lokalisierte aktinobazilläre Prozesse mit massiven Sekundärinfektionen durch C. pyogenes oder andere Eitererreger.

Erkennung und Unterscheidung: In vielen der äußeren Untersuchung zugänglichen Fällen ist die Diagnose aufgrund der geschilderten Erscheinungen ohne weiteres möglich (Holzzunge, Kieferaktinomykose). Bei Aktinobazillose der Haut, Unterhaut, Lymphknoten oder Speicheldrüsen stellt das Verwachsensein der einzelnen Gewebe miteinander einen wichtigen Hinweis dar. Differentialdiagnostisch abzugrenzen sind Abszesse (Fluktuation), Tuberkulose (die sich im Kopfbereich im allgemeinen auf die Lymphknoten beschränkt) sowie alle Geschwülste und Teratome. Unter den Tumoren spielen die Lymphadenome die Hauptrolle; das Vorliegen von Leukose kann aber oft anhand andernorts vorhandener zusätzlicher Lymphknotentumoren festgestellt, oder durch das negative Ergebnis einer Blutuntersuchung mit einiger Wahrscheinlichkeit ausgeschlossen werden (S. 64). Papillome (S. 691) dürften kaum Anlaß zu Verwechslungen mit der Aktinobazillose geben. Sarkome und Karzinome kommen am Kopf zwar vor, sind aber äußerst selten. Teratome, wie Dermoidzysten und Ohrfisteln, sind aufgrund ihrer Form und Lage meist von der Aktinobazillose und Aktinomykose zu unterscheiden (S. 29, 685). Die zur klinischen Feststellung der Aktinobazillose innerer Organe bestehenden diagnostischen Möglichkeiten sind meist unzureichend; vielfach kann bestenfalls ein entsprechender Verdacht geäußert werden, der sich erst bei der Zerlegung des Tieres bestätigen oder entkräften läßt. Dabei sind die makroskopischen Veränderungen leicht mit solchen der Tuberkulose (S. 856) oder der Nocardiose (S. 871) zu verwechseln. Deshalb ist in Zweifelsfällen besser eine Gewebsprobe für die histologische und bakteriologische Untersuchung zu entnehmen oder der Eiter auf die Anwesenheit von ‚Drusen' zu prüfen (Zerquetschen zwischen 2 zusammengedrückten Objektträgern). Gefärbte Eiterausstriche zeigen bei Aktinobazillose gewöhnlich gramnegative Stäbchen, bei Aktinomykose dagegen grampositive Fäden.

Behandlung und Vorbeuge: Therapeutisch können je nach Sitz und Umfang der Veränderungen verschiedene Wege eingeschlagen werden. Bei gut zugänglichen, umschriebenen *Weichteilprozessen* führt die chirurgische Entfernung am niedergelegten, sedierten Tier schnell und sicher zur Heilung. Dabei ist auf Schonung der großen Gefäße und der Speichelgänge zu achten. Erscheint eine solche Radikaloperation wegen zu starker Ausdehnung oder Beteiligung lebenswichtiger Teile nicht vertretbar, so sollte das krankhafte Gewebe wenigstens soweit wie möglich durch Eröffnung, Ausschälen oder Auskratzen entfernt und der Patient zusätzlich lokal oder allgemein medikamentös behandelt werden. Zu diesem Zweck eignen sich vor allem Jod und Jodsalze. Für die örtliche Behandlung wird Jodtinktur auf die Veränderungen aufgetragen oder mittels Tampon in die Operationswunde gebracht; statt dessen kann LUGOL'sche Lösung oder ein ähnliches Präparat an mehreren Stellen verteilt in den Herd injiziert werden. Von den früher lokal viel gebrauchten Ätzmitteln (wie Arsenstifte, Formaldehyd, Kupfervitriol, Höllenstein und anderen) ist abzuraten, da eine genaue Dosierung der gewünschten nekrotisierenden Wirkung nicht möglich ist.

Bei Weichteilaktinobazillose sollten die örtlichen Maßnahmen stets durch eine *Allgemeinbehandlung* ergänzt werden; falls ein chirurgischer Eingriff nicht in Betracht kommt (Holzzunge, Kehlkopfbefall), ist letztere als alleinige Therapie anzuwenden. Hierzu eignet sich die orale Verabreichung von Jodkalium (5 bis 10 g täglich über 2 bis 4 Wochen) oder die besonders zu empfehlende, in Abständen von 5 bis 6 Tagen dreimal zu wiederholende intravenöse Gabe einer Jodlösung folgender Zusammensetzung: 1 g Jod, 12 g Kaliumjodid und 18 g Natriumjodid in 100 ml aqua dest.; pro 100 kg Körpergewicht sind von dieser konzentrierten Stammlösung 15 ml mit der fünffachen Menge destillierten Wassers verdünnt zu verabreichen (für ein 500 kg schweres Tier also 75 ml Stammlösung in 375 ml Wasser). Intravenöse Injektionen von 4 bis 10 ml LUGOL'scher Lösung oder 6 g Jodnatrium in 10 %iger Lösung pro 100 kg Körpergewicht sind ebenfalls wirksam. Bei der Einspritzung jodhaltiger Mittel ist wegen ihrer reizenden Eigenschaften stets auf guten intravenösen Sitz der Kanüle zu achten und zur Vermeidung von Nebenerscheinungen langsam zu injizieren. Falls bei der Jodtherapie Zeichen des Jodismus (wie Freßlustmangel, erhöhte Temperatur, Tränenfluß, Nasenkatarrh und Hautschuppung; S. 1184) auftreten, ist die Behandlung einige Tage lang auszusetzen. Bei höher tragenden Tieren sind intravenöse Jodgaben zur Vermeidung von Frühgeburten nicht indiziert. Diese können auch von nachteiligem Einfluß auf die Spermiogenese sein. Daher sind bei Bullen nur die niederen Dosen zu verwenden und ihre Nutzung zur Zucht nach der Behandlung 2 bis 3 Wochen auszusetzen. Von den Antibiotika sind Oxytetrazyklin, Chloramphenikol und Streptomyzin-Penizillin-Kombinationen bei parenteraler Anwendung wirksam (T. I.), die im Anschluß an die erste Jodgabe 3 Tage lang zu verabreichen sind.

Knochenaktinomykose bietet therapeutisch die meisten Schwierigkeiten, wobei umfangreiche Erkrankungen des Oberkiefers ungünstiger zu beurteilen sind als solche des

TAFEL 13

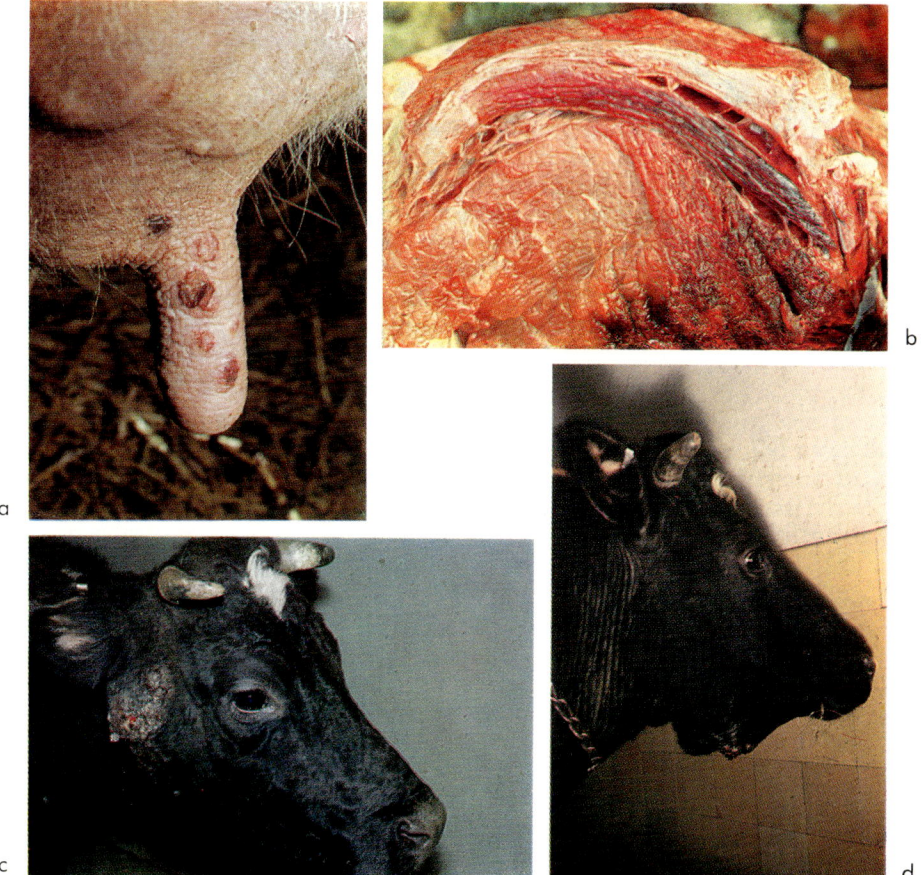

a. ‚Falsche' Euterpocken (Paravakzinevirus-Infektion) an der Zitze einer Kuh (S. 688)
b. Rauschbrand: dunkelbraunrote Verfärbung der mit Blutungen und Gasbläschen durchsetzten Skelettmuskulatur eines Rindes (S. 699; *Schlacht- und Viehhof*, Hannover)
c. ‚Strahlenpilz'-Erkrankung der Weichteile: Aktinobazillose der rechten Oberspeicheldrüse mit eiternden Fisteldurchbrüchen (S. 700)
d. ‚Strahlenpilz'-Erkrankung des Knochens: von einer Zahnfachentzündung ausgegangene und durch die Haut nach außen durchgebrochene Aktinomykose des rechten Unterkiefers (S. 700)

pro Tier können einige wenige bis zu 50 Knoten vorhanden sein, die dann meist von der lateralen Seite des Karpalgelenks aus perlschnurartig über den Vorarm zum Ellbogengelenk und über den Oberarm weiter in Richtung auf den Buglymphknoten zu angeordnet sind. Außerdem werden solche Knoten mitunter distal des Karpalgelenks, ferner an den Hinterbeinen, seltener auch an Euter, Rumpf, Hals oder Kopf beobachtet. Die Hautveränderungen bleiben monatelang bestehen und können infolge eitriger Einschmelzung gelegentlich einmal aufbrechen; es entstehen dann bis zu fünfmarkstückgroße Ulzerationen, die eine schlechte Heiltendenz zeigen. Das Allgemeinbefinden der Tiere ist dabei nicht gestört.

Erkennung und Unterscheidung: Die Knoten sind klinisch und pathologisch-anatomisch nicht sicher von Hauttuberkulose abzugrenzen. Die bei Dermatitis nodosa festzustellenden säurefesten Mykobakterien sind aber nicht mit Mycobacterium tuberculosis identisch. In von skin lesions befallenen tuberkulosefreien Beständen können nicht nur die sichtbar mit Hautknoten behafteten, sondern auch frei von solchen erscheinende Tiere über längere Zeit (3 Jahre und mehr) positiv oder zweifelhaft auf Tuberkulin reagieren. Nach SCHAAF und BEERWERTH (1956) sprechen im Frühstadium der Dermatitis nodosa rund 90 % der Tiere auf Rindertuberkulin an (davon 58 % positiv und 32 % zweifelhaft), auf Geflügeltuberkulin dagegen rund 76 % (darunter 47 % positiv und 29 % zweifelhaft). Außerdem zeigen sie auch positive Reaktionen auf Paratuberkulin. Am häufigsten wird immer der bovine Reaktionstyp, dann abnehmend der Gallinaceus- und Paratuberkulosetyp gefunden. Die positiven Reaktionen nehmen mit der Dauer der Erkrankung ab; gleichzeitig tritt eine deutliche Verschiebung zugunsten des bovinen Reaktionstyps ein. Bei der Dermatitis nodosa wird schließlich oft ein ein- oder mehrmaliger Wechsel des Reaktionstyps beobachtet, was beim Vorliegen von boviner oder aviärer Tuberkulose nur sehr selten vorkommt; in betroffenen Beständen sind deshalb zweckmäßigerweise wiederholt simultane Tuberkulinproben mit Rinder- und Geflügeltuberkulin vorzunehmen; wenn die dabei festzustellenden Reagenten im Reaktionstyp von bovin nach aviär (oder umgekehrt) wechseln, sind die ermittelten Reaktionen offenbar als harmloser Natur anzusehen. In tropischen Gebieten ist differentialdiagnostisch an die mykotische Lymphgefäß- und Lymphknotenentzündung (S. 714) zu denken.

Eine wirksame *Behandlung* der Skin lesions ist nicht bekannt und wird von den Tierbesitzern auch kaum verlangt. Das Vermeiden von Hautverletzungen beim Putzen und Melken kann der weiteren Übertragung der Knoten innerhalb des Bestandes vorbeugen. Wegen der anhaltenden Störung der Tuberkulinprobenbeurteilung ist die Ausmerzung stärker befallener Tiere angezeigt.

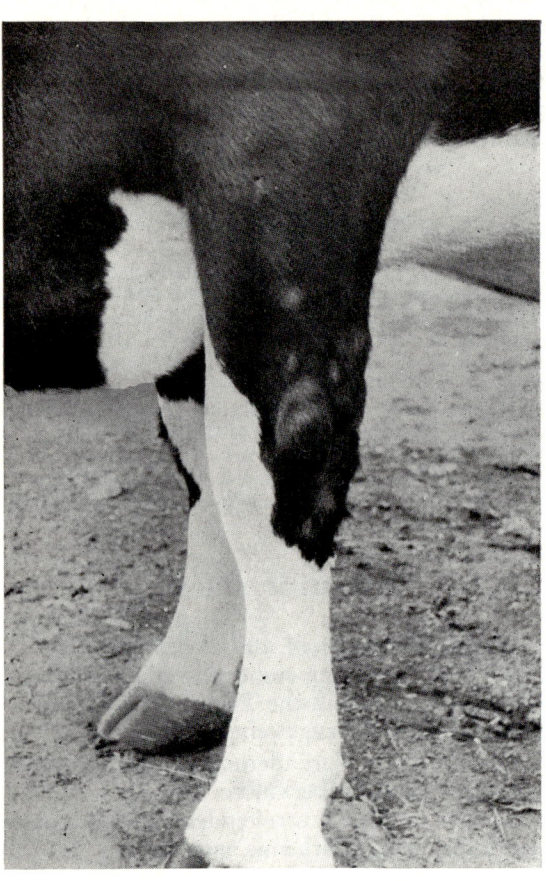

Abb. 449. Hasel- bis walnußgroße Knoten an Unterarm und Karpus bei Dermatitis nodosa

SCHRIFTTUM

Hemmert-Halswick, A., & H. Pescatore (1950): Die sogenannte Unterhauttuberkulose des Rindes. Arch. Exp. Vet.-Med. 2, 1-40. — Schaaf, J. (1953): Die Hautknotenkrankheit (Dermatitis nodosa, Skinlesions) des Rindes. Rindertuberkulose 2, 133-145. — Schaaf, J., & W. Beerwerth (1956): Reaktion von Rindern auf Rinder-, Geflügel- und Paratuberkulin im Verlaufe der Dermatitis nodosa infectiosa. Rindertuberkulose 5, 103-110.

Trichophytie („Glatzflechte')

Wesen: Die Trichophytie ist eine vorwiegend bei Jungrindern vorkommende und meist enzootisch auftretende Hautpilzinfektion (Dermatomykose), die in der Regel durch den zu den Dermatophyten gehörenden, keratophilen Erreger *Trichophyton verrucosum,* verursacht wird und auch auf andere Tiere sowie den Menschen übertragen werden kann. (Andere Bezeichnungen: Kälberflechte, Teigmaul oder Maulgrind der Kälber, ring worm, teigne.)

Geschichtliches: Die erste Mitteilung einer Übertragung der Rindertrichophytie auf den Menschen stammt von dem Tierarzt Ernst (1820). Die Pilznatur des Trichophytieerregers wurde erstmalig von Gruby (1842) und Malmsten (1845) beim Menschen und 1857 von Gerlach beim Rind nachgewiesen. 1861 erkannte Hahn den Maulgrind der Kälber als Trichophytie.

Vorkommen: Die Trichophytie tritt fast stets enzootisch auf, wobei Ausbreitung und Verlauf der Infektion durch Haltungs- und Fütterungsbedingungen wesentlich beeinflußt werden. In Deutschland ist sie die häufigste Hautkrankheit des Rindes, wenn auch genaue Unterlagen über ihre Verbreitung fehlen. In Nordengland wurden etwa 25 % der Bestände und 3 % der Rinder (McPherson, 1957), in Bosnien 5 bis 17 % letzterer (Ožegović, 1964) und in Dänemark 1958 rund 20 000 Betriebe infiziert gefunden. In befallenen Beständen erkranken hauptsächlich Jungrinder im 1. (65 %) und 2. Lebensjahr (30 %), vereinzelt aber auch ältere Kühe.

Bedeutung: Die wirtschaftlichen Verluste bestehen in Minderung des Verkaufswertes erkrankter Tiere und in Lederschäden (Trichophytia profunda). Auswirkungen auf den Gesundheits- und Leistungszustand treten nur in den seltenen generalisierten Krankheitsfällen auf. Die größte Bedeutung liegt in der Übertragbarkeit der Infektion auf den Menschen (Zooanthroponose), der unter schwereren klinischen Erscheinungen erkrankt als das Rind. Besonders gefährdet sind Melk- und Pflegepersonen, Tierärzte sowie Kinder, die mit infizierten Tieren in Berührung kommen.

Ursache und Verbreitung: Der Erreger ist Trichophyton verrucosum (Bodin, 1902 Syn.: Tr. discoides und Tr. album); manchmal werden in gleichartigen Veränderungen auch andere Arten dieser Pilzgattung gefunden (Tr. mentagrophytes, -rubrum, -megnini). Bei im älteren Schrifttum beschriebenen weiteren Pilzarten dürfte es sich dagegen um Fehlbestimmungen handeln. Die zu den Askomyzeten gehörenden Fadenpilze bilden sehr widerstandsfähige Sporen, welche die Infektion vermitteln. In trockenem Material können sie mehrere Jahre lebensfähig bleiben; in feuchter Umgebung und bei höheren Temperaturen keimen sie aus und sterben dann bald ab. In Haaren oder Borken befindliche Sporen sind auch gegenüber UV-Strahlung und Sonnenlicht sehr widerstandsfähig. Sie keimen auf der Epidermis aus und wachsen in die Haarfollikel, später in Haar und Bulbus ein, so daß das befallene Haar abbricht oder ausfällt. Die Pilze leben in den oberflächlichen verhornten Hautschichten, erzeugen durch proteo- und keratolytische Fermente sowie Ektotoxine jedoch auch Entzündungserscheinungen und Parakeratose.

Die Trichophytie-Infektion erfolgt durch direkten Kontakt oder über infizierte Stallungen, Weideschuppen, Stallgeräte und Putzzeug. Läuse, Haarlinge und Fliegen kommen ebenfalls als Sporenüberträger in Betracht.

Die *Epizootologie* der Trichophytie konnte bislang nur zum Teil geklärt werden. Der Pilz wird als fakultativ pathogen angesehen und kann saprophytär auf keratinhaltigem Material im Erdboden leben oder bei klinisch gesund erscheinenden Tieren vorkommen (Sporenträger). In kleineren Betrieben tritt die Trichophytie in der Regel als ‚Saisonkrankheit' während der winterlichen Stallhaltung auf, wobei die Ausbreitung im Bestand durch feuchtwarmes Stallklima, mangelhafte Hygiene und Laufstallunterbringung gefördert wird. In Großbetrieben kann die Erkrankung, insbesondere bei häufigen Umgruppierungen und Zukäufen, jahrelang stationär vorkommen. So führt das Zusammenbringen von Jungrindern verschiedener Herkunft mitunter ebenfalls zu Massenerkrankungen. Der Einfluß der Fütterung auf die Ausbreitung der Trichophytie ist noch ungenügend bekannt; nach bisherigen Kenntnissen scheint unzureichende Vitamin-A-Versorgung eine prädisponierende Rolle zu spielen. Im übrigen begünstigen alle Faktoren die Infektion, welche die allgemeine und lokale Widerstandsfähigkeit herabsetzen (Unter- oder Mangelernährung, chronische Hautkrankheiten infektiöser oder parasitärer Genese). Die überstandene Infektion hinterläßt wahrscheinlich eine Immunität, welche Reinfektionen weitgehend verhindert; durch das Hämagglutinationsverfahren sind bei solchen Tieren Antikörper nachzuweisen.

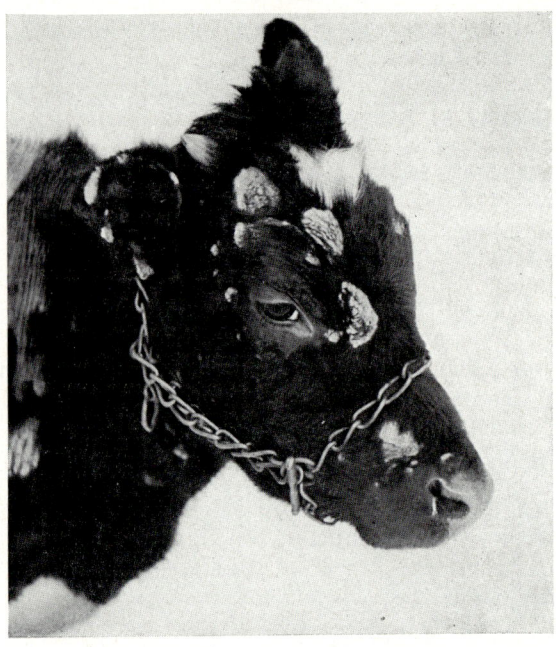

Abb. 450. Tiefe krustenbildende Trichophytie mit kennzeichnenden runden bis ovalen haarlosen Stellen und asbestartigen Belägen

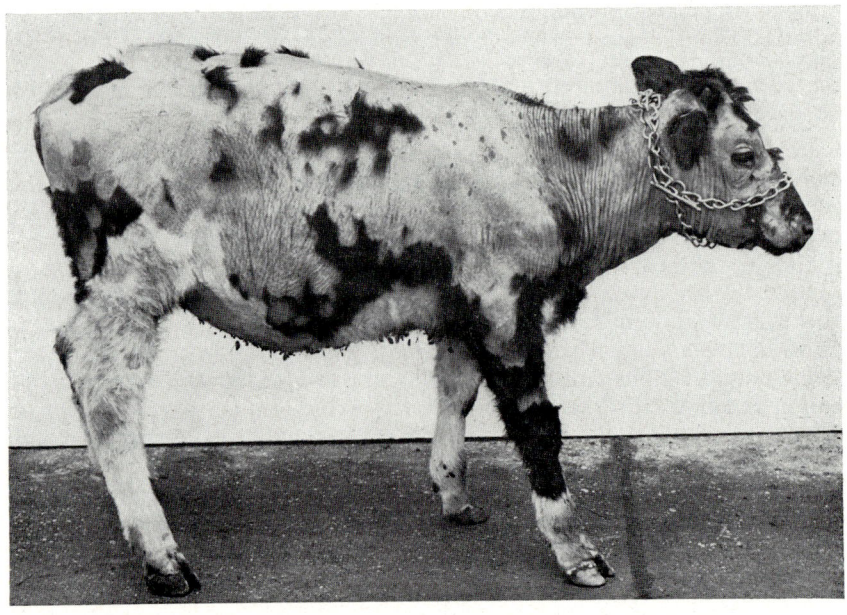

Abb. 451. Stark ausgebreitete Trichophytie mit fast vollständigem Haarausfall

Erscheinungen und Verlauf: Die Trichophytie tritt als Borken- oder Schuppenflechte (Trichophytia Crustosa aut squamosa) auf. Im Anfangsstadium entwickelt sich ein linsengroßes Knötchen, in dessen Bereich die Haare gesträubt sind; an seiner Stelle folgt später eine pfennigstückgroße Borke mit abgebrochenen Haarstummeln. Das charakteristische Krankheitsbild besteht in runden, markstück- bis handtellergroßen und teilweise konfluierenden haarlosen Stellen, die mit bis zu $1/2$ cm dicken asbestartigen Borken oder glänzend grauen Schuppen bedeckt sind. Da sich die Infektion peripher ausbreitet, können ältere Herde im Zentrum wieder neues Haarwachstum aufweisen, wodurch ringförmige Veränderungen entstehen (Trichophytia circinata). Die Tiere erkranken vorzugsweise am Kopf (60 %) und Hals (30 %), während die ventralen Körperteile und distalen Gliedmaßenbezirke im allgemeinen verschont bleiben. Das Leiden kann sich auf einen oder einige lokale Herde beschränken oder größere Bezirke erfassen, wobei vorwiegend die pigmentierte Haut befallen wird. Generalisierte Erkrankungen kommen seltener vor. Da Trichophyton verrucosum beim Rind an der Haut nur geringe Entzündungserscheinungen verursacht, fehlt Juckreiz fast völlig. Bei Saugkälbern tritt die Trichophytie hauptsächlich in der Umgebung des Maules auf, wobei sich festsetzende, dicke graue Borken bilden (Teigmaul, Maulgrind). Natürliche und künstliche Trichophytie-Infektionen nehmen am vollempfänglichen Tier einen zeitlich weitgehend konstanten Verlauf, der mit Spontanheilung endet und bei weniger empfänglichen Tieren abgekürzt ist. Die ersten klinischen Erscheinungen werden 3 bis 4 Wochen nach der Infektion sichtbar, sind 8 Wochen post infectionem voll ausgeprägt und heilen 3 bis 5 Monate nach dem Infekt unter Neubehaarung vollständig ab. Bakterielle Sekundärinfektionen können den Krankheitsverlauf komplizieren und zur Entwicklung einer chronischen Dermatitis führen (sogenannte Elefantenhaut, S. 39).

Beurteilung: Die Heilungsaussichten sind im allgemeinen günstig; in stark ausgebreiteten und durch bakterielle oder parasitäre Infektionen komplizierten Fällen kann die vollständige Genesung sich jedoch über mehrere Monate hinziehen.

Erkennung und Unterscheidung: Aufgrund der charakteristischen Veränderungen (runde, meist multiple, schuppende oder borkenbedeckte haarlose Hautstellen) und der Übertragbarkeit (gleichzeitige Erkrankung mehrerer Tiere) ist eine sichere Diagnose in den meisten Fällen allein durch die Besichtigung möglich. In Zweifelsfällen kann der Pilzbefall durch mikroskopische Untersuchung der Haare (peripher am Krankheitsherd mit der Pinzette auszuzupfen und trocken in Papiertütchen verpacken) im Deckglaspräparat unter Zugabe 10 %iger Kalilauge oder bei gleichzeitiger Anfärbung, zum Beispiel mit PARKER-Tinte, gesichert werden. Die Bestimmung der Pilzart ist erst nach Züchtung des Erregers möglich, was für klinisch-diagnostische Zwecke meist zu langwierig (6 Wochen) und aufwendig (Speziallabor) ist.

Differentialdiagnostisch müssen schuppende oder krustöse Ekzeme, insbesondere solche parasitärer Genese berücksichtigt werden; Ektoparasiten (Läuse, Haarlinge, Räudemilben) kommen jedoch nicht selten gleichzeitig mit Trichophytie vor. Die Unterscheidung gelingt dann meist aufgrund der im Gegensatz zur Trichophytie unregelmäßig begrenzten, großflächigen haarlosen Stellen, des ausgeprägten Juckreizes und des Parasitennachweises. Ähnliche Veränderungen wie beim Maulgrind der Kälber werden durch Zinkmangel (Parakeratose, S. 1083) hervorgerufen.

Behandlung und Bekämpfung: Wegen der geringen wirtschaftlichen Schäden und der Tendenz zur Spontanheilung wird die Behandlung trichophytiekranker Rinder häufig unterlassen. Zur Verhütung einer weiteren Ausbreitung und insbesondere im Hinblick auf die Infektionsgefährdung der Menschen sollte aber in jedem Falle eine Bekämpfung durchgeführt werden mit dem Ziel, die Krankheitsdauer abzukürzen und die Pilze an den infizierten Tieren und in deren Umgebung zu vernichten.

Wenn eine dauerhafte Sanierung einer Herde erreicht werden soll, muß die Bekämpfung unter Berücksichtigung des Befallsgrades und der Größe des Bestandes gleichzeitig oder nacheinander in dreierlei Richtung erfolgen, und zwar durch Abtötung der Pilze auf der Haut, durch Stärkung der Abwehrkraft der Tiere und durch Vernichtung des infektiösen Sporenmaterials in der Umgebung mittels gründlicher Desinfektion des Stalles und aller Gerätschaften (siehe Übersicht 22).

Übersicht 22.

Maßnahmen zur Bekämpfung der Trichophytie beim Rind

Erkrankungsgrad und Bestandsgröße	Bekämpfungsmaßnahmen		
	Antimykotische Behandlung	Desinfektion im Stall	Zusätzliche Maßnahmen
Einzeltiere mit wenigen Infektionsherden	Lokale Anwendung von Antimykotika in Salbenform	—	—
Einzeltiere mit ausgebreiteter oder generalisierter Krankheit	Teil- oder Ganzwaschung mit wasserlöslichen Antimykotika; griseofulvinhaltiges Medizinalfutter	nach Abheilung der Veränderungen	Isolierung der Tiere, Futterumstellung, hohe Dosen Vitamin A parenteral
kleinere Bestände (bis 20 Erkrankungsfälle)	Teilwaschung oder Ganzkörperspray der erkrankten Tiere; griseofulvinhaltiges Medizinalfutter	im Frühjahr nach Weideauftrieb	—
Großbestände (bis 100 Erkrankungsfälle)	Ganzkörperspray aller miteinander in Kontakt kommenden Tiere oder griseofulvinhaltiges Medizinalfutter	gleichzeitig mit der antimykotischen Behandlung	Verbesserung der Vitamin-A-Versorgung
Großbestände mit stationärer Infektion (Mastbetriebe oder andere Bestände mit häufigem Tierwechsel)	Ganzkörperspray aller Tiere in monatlichen Abständen	regelmäßig in monatlichen Abständen	reichliche Vitamin-A-Versorgung

Antimykotische Behandlung: Obwohl zahlreiche in vitro gut pilzwirksame Mittel bekannt sind, haben sich die meisten zur Trichophytiebehandlung empfohlenen Medikamente unter kontrollierten Bedingungen als unbrauchbar erwiesen, da das Durchdringungs- und Haftungsvermögen auf der erkrankten Haut ungenügend ist. Fetthaltige und ölige Präparate weisen im allgemeinen eine bessere Wirksamkeit auf als wäßrige Zubereitungen. Die Mittel müssen außerdem gut hautverträglich sein.

Die örtliche Behandlung der erkrankten Hautstellen und ihrer unmittelbaren Umgebung erfolgt durch *wiederholtes Auftragen von Salben oder öligen Emulsionen* (zum Beispiel H 115-Antifungus-Grünenthal, Neguvon 6 %ig in Öl-Bayer, Asuntol 5 %ig in Öl-Bayer), wofür Gummihandschuhe, Holzspatel oder Pinsel zu benutzen sind. Vorheriges Scheren der Haare und Abtragen der Borken können unterbleiben. Nach Ablauf der Inkubationszeit (3 bis 4 Wochen) ist eine Nachkontrolle und gegebenenfalls eine Nachbehandlung der Tiere vorzunehmen.

Die allgemeine *Waschbehandlung* wird bei großflächigen oder generalisierten Einzelerkrankungen und bei Trichophytieenzootien notwendig; sie kann als Teil- oder Ganzwaschung mit Derrispräparaten 3 bis 10%ig, besser aber mit Isothiozyanatderivaten, zum Beispiel Monobenzthion (Defungit-Hoechst), durchgeführt werden. Die *Spraybehandlung* kommt nur bei Massenerkrankungen infrage. Sie ist bei Einsatz geeigneter Hand- oder Motorspritzen als Ganzkörperspray einfach und wirtschaftlich durchzuführen, wobei je Tier 1 bis 2 Liter Sprühflüssigkeit verbraucht werden. Für eine solche Spraybehandlung stehen mehrere Präparate zur Verfügung; empfohlen werden: Formalin 0,4 %ig mit 0,2 % Soda oder 0,5 % Natronlauge (500 ml/Tier, nach OŽEGOVIĆ), Captan (Californian Chemical Corporation-Richmond), Tinevet (Allen & Hanburys Ltd), Isothiozyanatderivate und quarternäre Ammoniumverbindungen. In Deutschland wurden gute Behandlungserfolge durch 2- bis 3malige Besprühung mit Monobenzthion in 0,5- bis 1 %iger wäßriger Lösung (Defungit-Hoechst) erzielt (GRÜNDER und Mitarbeiter, 1967).

Für eine *orale Allgemeinbehandlung* steht das Antibiotikum Griseofulvin (Likuden-Hoechst, Fulcin-ICI, Gricin Vet.-VEB Arzneimittelwerk Dresden) zur Verfügung. Dieses Mittel hat eine niedrige Toxizität und lagert sich nach oraler Zufuhr in Haut, Fettgewebe und Leber ab. Griseofulvin wirkt fungistatisch und führt in 3 bis 4 Wochen zur Abheilung der Trichophytie, ohne allerdings die im Haarkleid vorhandenen Sporen zu vernichten. Bei Kälbern wurde mit 10- bis 20tägigen oralen Gaben von je 10 bis 40 mg/kg vollständige Heilung erzielt. Für eine 30tägige kontinuierliche Gruppen- und Herdenbehandlung steht ungereinigtes Griseofulvin 2%ig in Weizennachmehl als Medizinalfutter zur Verfügung, wodurch die Behandlung mit diesem Wirkstoff vereinfacht worden ist.

Eine **unspezifische Behandlung** durch Steigerung der Abwehrkraft kann prophylaktisch und therapeutisch wünschenswert sein. Solche Maßnahmen betreffen vor allem eine quantitative und qualitative Verbesserung der Fütterung sowie die reichliche Versorgung mit Vitamin A. Prophylaktisch werden täglich 20 000 IE Vitamin A oral oder wöchentlich 150 000 IE parenteral gegeben, therapeutisch die doppelte Dosis.

Die unspezifische parenterale Reiztherapie (T. I.) oder Jodbehandlung ist bei Trichophytie wenig erfolgversprechend und sollte daher durch wirksamere Mittel ersetzt werden.

Desinfektionsmaßnahmen: Die Pilzsporen werden durch die meisten Desinfektionsmittel abgetötet. Hierzu werden Decken und Wände der entleerten Stallungen gekalkt, die Holzteile mit einem Holzschutzmittel imprägniert und die Stallgeräte in 10 %iges Formalin eingelegt. Zur Stalldesinfektion sind außerdem geeignet: Chlorkalk 1 %ig, Natriumhypochlorid 5 %ig und alkalische Formalinlösung (2 % Formalin und 1 % Natronlauge), wobei pro Quadratmeter 1 Liter der Lösung anzuwenden ist.

Vorbeuge: Die Gefahr einer Einschleppung der Trichophytie in gesunde Rinderbestände ist infolge der starken Verbreitung der Infektion in vielen Ländern groß und kann nur durch vorübergehende Isolierung und vorbeugende Behandlung neueingestellter Rinder (Ganzkörperspray mit Antimykotika oder griseofulvinhaltiges Medizinalfutter) beseitigt werden. Eine Vorbeuge durch künstliche Immunisierung ist dagegen nicht möglich.

SCHRIFTTUM

Ainsworth, G. C., & P. K. Austwick (1955): Fungal diseases of animals. Vet. Record 67, 88-97. — Anderson, P. C., & J. R. Campell (1964): Vitamin A therapy for ‚winter ringworm' in Guernsey cattle. J. Invest. Dermat. 42, 173-174. — Arcularius, K. (1966): Die Behandlung der Rindertrichophytie mit dem synthetischen Senfölbildner D 4720. M.-hefte Vet.-Med. 21, 933-938. — Asaj, A., M. Hajsig & S. Čuturić (1965): Sanitary conditions in the management of calves, and the occurence of ringworm. Vet. Arhiv, Zagreb 35, 1-6. — Balabanoff, V. Al., & P. Kielstein (1964): Zur Systematik der Dermatophyten. M.-hefte Vet.-Med. 19, 939-947. — Balogh, N. (1964): Diagnostik der Pilzkrankheiten bei Tieren mit modifizierter Parker blue-black superchrome Tintenfärbung. Dtsch. Tierärztl. Wschr. 71, 327-330. — Bergmann, V., & J. Schultz (1966): Untersuchungen zur Trichophytin-Allergie an Meerschweinchen und Jungrindern. Wiss. Zschr. Humboldt-Univ. Berlin 15, 825-831. — Bisping, W. (1963): Die Dermatomykosen in ihrer Bedeutung als Zooanthropenosen. Dtsch. Med. Wschr. 88, 584-592. — Cobb, R. W., A. R. Martin, G. V. Short & J. K. Walley (1963): Controlled field trials in the treatment of naturally occuring ringworms in calves. Vet. Record 75, 191-193. — Drezančić, J., M. Hajsig & S. Čuturić (1963): Verwendung von Neguvon® und Asuntol® in der Therapie der Trichophytie der Rinder. Vet. Med. Nachr. 1963, 391-397. — El-Fiki, A. Y. (1959): Pilzerkrankungen bei Haustieren und ihre Bedeutung als Infektionsquelle für den Menschen. Zbl. Vet.-Med. 6, 505-537. — Gründer, H.-D. (1965): Beitrag zur Bekämpfung der Trichophytie beim Rind. Berl. Münch. Tierärztl. Wschr. 78, 261-263. — Gründer, H.-D., W. Fischer, D. Zarnack & E. Plambeck (1967): Behandlungsversuche mit Thiadiazinen bei der Trichophytie des Rindes. Dtsch. Tierärztl. Wschr. 74, 605-608. — Hajsig, M., & W. Zuković (1961): Isolierung von Trichophyton verrucosum bei Rindern und Untersuchungen über den Einfluß der Desinfektion auf den Verlauf der Trichophytie (serbokroatisch). Vet. Arhiv, Zagreb 31, 225-228. — Hajsig, M., & A. Asaj (1962): Untersuchungen über den Einfluß der Rinderstallungen auf das Auftreten der Trichophytie (serbokroatisch). Vet. Arhiv, Zagreb 32, 26-29. — Jaksch, W. (1963): Die Diagnose der Dermatomykosen der Haustiere mittels allergischer Dermoreaktion. Ber. 17. Welt-Tierärzte-Kongr., Hannover 2, 1247-1250. — Kielstein, P. (1964): Zur Epidemiologie und Pathogenese der Trichophytie unter besonderer Berücksichtigung der veterinär- und humanmedizinischen Literatur. M.-hefte Vet.-Med. *19*, 174-180. — Kielstein, P. (1966): Die Bedeutung latenter Pilzsporenträger und des Erdbodens als ‚Pilzreservoir' für die Epidemiologie der Rindertrichophytie. Zschr. Hyg. *12*, 217-229. — Kielstein, P. (1967): Zur Immunbiologie der Rindertrichophytie. M.-hefte Vet.-Med. *22*, 25-27. — Kielstein, P., & Th. Hubrig (1967): Zur Anwendung von Griseofulvin bei der Behandlung der Rindertrichophytie. M.-hefte Vet.-Med. *22*, 209-212. — Klatt, P. (1968): Über die Behandlung der Rindertrichophytie mit zwei neuen Antimykotika. Blaue Hefte Tierarzt *36*, 18-21. — Krüger, O. (1956): Vergleichende Behandlungsversuche mit dem Antimykotikum ‚Multifungin' (Knoll) und mehreren Mitteln bei der Trichophytie des Rindes. Diss., Hannover. — Lauder, J. M., & J. G. O'Sullivan (1958): Ringvorm in cattle. Prevention and treatment with Griseofulvin. Vet. Record *70*, 949-951. — Maass, K. (1961): Behandlungsversuche bei der Trichophytie des Rindes. Diss., Hannover. — McPherson, E. A. (1957): A survey of the incidence of ringworm in cattle in Northern Britain. Vet. Record *69*, 674-679, 1010-1013. — McPherson, E. A. (1959): Trichophyton verrucosum ringworm: a search for control agents. Vet. Record *71*, 425-430, 539-544. — Neuhaus, H. (1956): Über die Behandlung der Trichophytie beim Rinde unter besonderer Berücksichtigung neuer Antimykotika. Diss., Hannover. — Noskov, A. J. (1962): Behandlung von Hautkrankheiten bei landwirtschaftlichen Nutztieren: Referat von 23 Originalarbeiten mit Bemerkungen über die Behandlung der Trichophytie (russ.). Veterinarija *39*:3, 27-37. — Ožegović, L. (1964): Erfahrungen mit der Rindertrichophytie in Jugoslawien. Dtsch. Tierärztl. Wschr. *71*, 34-38. — Pouplard, L., C. Cotteler & C. Gregoire (1959): Les teignes: leur fréquence, leur traitement. Ann. Méd. Vét. *103*, 473-478. — Schultz, J. (1965): Untersuchungen über die Wirksamkeit einiger Desinfektionsmittel auf Hautpilze. M.-hefte Vet.-Med. *20*, 424-431. — Sellers, K. C., W. B. V. Sinclair & C. J. La Touche (1956): Preliminary observation on natural and experimental ringworm in cattle. Vet. Record *68*, 729-732. — Torda, M., & J. Pačenovsky (1963): Untersuchungen über die zweckmäßigsten Konzentrationen und Lösungsmittel des Präparates PBFJ bei der Behandlung der Kälberglatzflechte. M.-hefte Vet.-Med. *18*, 288-290. — Vrtiak, J., & R. Kučera (1957): Zur Epizootologie der Trichophytie beim Rind (tschechisch). Sbornik čehoslov. Akad. Košice *2*, 491-498.

Streptotrichose (Dermatophilose)

Wesen: Die Krankheit stellt eine durch Dermatophilus congolense erzeugte, vorwiegend bei Jungrindern auftretende, übertragbare, exsudative Hautentzündung dar, die bei schwerer Erkrankung nach wochen- oder monatelangem Verlauf zum Tode führen kann. (Andere Bezeichnungen: ‚Hautaktinomykose', Senkobo disease.)

Geschichtliches, Vorkommen und Bedeutung: Die Krankheit wurde beim Rind 1915 von Saceghem im Kongo erstmals beschrieben und später in verschiedenen Teilen Afrikas, Australiens und Amerikas sowie neuerdings auch in Kanada und England festgestellt. Berichte über das Auftreten auf dem europäischen Kontinent liegen dagegen noch nicht vor. Die Infektion tritt vorwiegend bei unter 2 Jahre alten Weiderindern, insbesondere auch bei Saugkälbern auf und erreicht in bestimmten subtropischen und tropischen Gebieten eine starke Verbreitung, wodurch erhebliche wirtschaftliche Verluste (Gewichtsabnahme, Todesfälle und Häuteschäden) verursacht werden. Ein ähnliches Leiden kann auch Pferde sowie wilde und kleine Hauswiederkäuer befallen.

Ursachen: Die Klassifizierung des Erregers der Streptotrichose bereitete zunächst Schwierigkeiten, so daß dieser Fadenpilz in der Vergangenheit verschiedene Namen erhalten hat (Actinomyces, Nocardia, Streptothrix). Der jetzt als *Dermatophilus congolense* bezeichnete Keim bildet in der Haut längere Ketten oder Fäden und ziemlich widerstandsfähige kokkoide Formen; letztere können innerhalb trockener Krusten monatelang lebensfähig bleiben und stellen wahrscheinlich die infektionsvermittelnde Außenweltform dar. Nach den bisherigen Kenntnissen erfolgt die Ansteckung nur über oberflächliche Hautverletzungen, Tränke- und Fütterungseinrichtungen, dornige Weidepflanzen, insbesondere aber Ektoparasiten (Zecken, Räudemilben, Läuse), welche die Infektionspforten schaffen. Die künstliche Übertragung gelingt leicht nach Skarifikation der Haut. Die Dermatophilusinfektion ruft bei Rindern Antikörperbildung, ihr Überstehen eine anhaltende Immunität hervor; eine künstliche Immunisierung ist jedoch bisher nicht gelungen.

Erscheinungen und Verlauf: Die zuerst kleinen und später konfluierenden Hautveränderungen treten bevorzugt an Hals und Rücken, zuweilen auch an Euterspiegel,

Hodensack und Gliedmaßen auf. Bei Saugkälbern erkrankt die Haut in der Umgebung des Maules. Die Streptotrichose beginnt nach etwa einwöchiger Inkubationszeit mit dem Aufrichten kleiner pinselförmiger Haarbüschel und der Bildung pfennigstückgroßer Krusten, die (ähnlich wie bei der Trichophytie, S. 707) aus eingetrocknetem serösem Exsudat bestehen. Später bilden sich größere feste, graugelbe, mit Haaren durchsetzte runde Krusten, die im Endstadium zu harten, haarlosen, horn- oder warzenähnlichen, 5 bis 30 mm hohen, zerklüfteten und nur schwer entfernbaren Auflagerungen werden. Die erstgenannten Veränderungen entwickeln sich innerhalb einiger Wochen, die hyperkeratotischen Erscheinungen erst nach Monaten. Die histologischen Veränderungen bestehen in akuten Fällen aus Mikroabszessen in der Epidermis sowie Para- und Hyperkeratose, wobei die Pilzhyphen im keratinhaltigen Material und in den Haarfollikeln angetroffen werden. Die Streptotrichose verursacht keinen Juckreiz und kann bei geringer Ausdehnung in Heilung übergehen. Bei größerer Ausbreitung magern die Tiere ab und können in fortschreitender Kachexie oder infolge bakterieller Sekundärinfektionen sterben (bis zu 50 %).

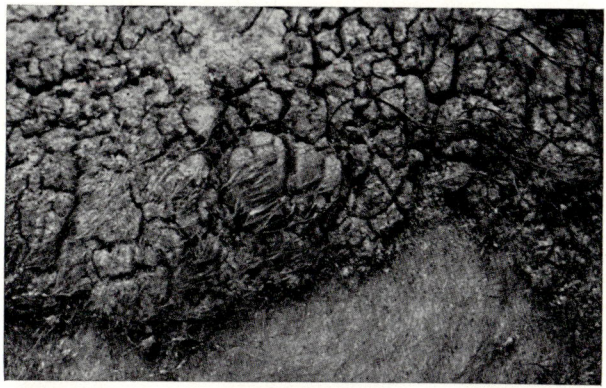

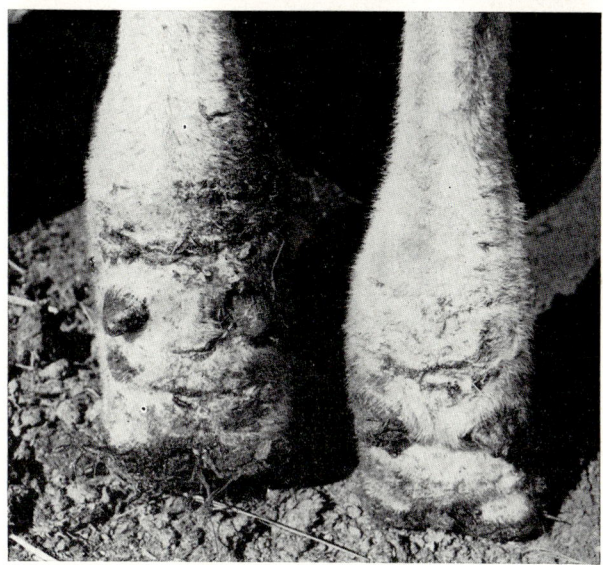

Abb. 452 a, b. Oben: mosaikartige, dicke verhornte Krusten auf dem Rücken eines Bullen im fortgeschrittenen Stadium der Streptotrichose; unten: Rhagaden und phlegmonöse Anschwellung am Gliedmaßenende als Folge einer dermatophilusbedingten Hautentzündung (SEARCY und HULLAND, 1968)

Erkennung und Unterscheidung: Die Streptotrichose wird durch Untersuchung von Hautgeschabseln oder Hautbiopsien aus möglichst frischen Hautherden festgestellt, in denen der grampositive Erreger mikroskopisch (Giemsafärbung) oder kulturell (Blutagar) nachgewiesen werden kann. Die Hautveränderungen müssen von anderen exsudativen oder hyperkeratotischen Entzündungsprozessen unterschieden werden, wie sie unter anderem bei Photosensibilität (S. 1323), Ektoparasitenbefall (S. 955 ff.), Besnoitiose (S. 910), Trichophytie (S. 707), Zinkmangel (S. 1083) oder bei virusbedingten Exanthemen (S. 688, 843) vorkommen.

Behandlung und Vorbeuge: Obwohl zahlreiche Arzneimittel, darunter vor allem verschiedene Antibiotika, bei der Rinderstreptotrichose mit wechselndem Erfolg angewandt wurden, konnte noch kein aussichtsreiches Behandlungsverfahren gefunden werden. Fortgeschrittene Fälle enden trotz Anwendung der verschiedensten Mittel meist tödlich. Zur Verhütung einer Weiterverschleppung der Infektion innerhalb betroffener Herden ist ein etwaiger Befall mit Ektoparasiten zu bekämpfen.

SCHRIFTTUM

Coleman, Ch. H. (1967): Cutaneous Streptotrichosis of cattle in West Africa. Vet. Record *81*, 251-254. — Egerton, J. R. (1964): Mycotic dermatitis of cattle. Austral. Vet. J. *40*, 144-147. — Loudero, A. T., C. D. Ramos & M. Santiago (1967): Dermatophilosis in cattle from Rio Grande do Sul (Brasil.). Mykose *11*, 25-28. — Kammerlocher, A. A., & A. E. Mammo (1965): Evaluation of drugs effective against streptothricosis. Vet. Med. *60*, 65-68. — Kelley, D. C., K. Huston, G. D. Imes & K. D. Weide (1964): Cutaneous streptothricosis in Kansas cattle. Vet. Med. *59*, 73-78, 175-178. — Macadam, I. (1964): Observations on the effects of flies and humidity of the natural lesions of streptothricosis. Vet. Record *76*, 194-198. — Mémery, G., & G. Thiéry (1960): La streptothricose cutanée. 1. Etude de la maladie naturelle et expérimentale des bovins. Rev. Elevage Méd. Vét. Pays Trop. *13*, 123-142. — Perreau, P., & J. Chambron (1966): Immunologie de la streptothricose cutanée des bovins. Essai de vaccination. Rev. Elevage Méd. Vét. Pays Trop. *19*, 263-274. — Pier, A. C., F. C. Neal & S. J. Cysewski (1963): Cutaneous streptothricosis in Iowa cattle. J. Amer. Vet. Med. Ass. *142*, 995-1000. — Pulliam, J. D., D. C. Kelley & E. H. Coles (1967): Immunologic studies of natural and experimental cutaneous streptothrichosis infections in cattle. Amer. J. Vet. Res. *28*, 447-455. — Roberts, H. E., & T. F. Vallely (1962): Streptothricosis in cattle. Vet. Record *74*, 693-696. — Searcy, G. P., & T. J. Hulland (1968): Dermatophilus dermatitis (Streptothrichosis) in Ontario. Canad. Vet. J. *9*, 7-21. — Thiéry, G., & G. Mémery (1961): La streptothricose cutanée. 4. Etiologie traitement-prophylaxie. Rev. Elevage Méd. Vét. Pays Trop. *14*, 413-427.

Infektionskrankheiten des Lymphapparates

Wie bereits im Rahmen der Organkrankheiten erwähnt, nehmen Lymphknoten und Lymphgefäße an sämtlichen innerhalb ihres Einzugsgebietes ablaufenden schwerwiegenderen, entzündlich-infizierten Prozessen Anteil. Bezüglich der hierbei an ihnen auftretenden klinischen Erscheinungen und pathologisch-anatomischen Veränderungen sei deshalb auf Seite 51, für die mit Lymphknotenbeteiligung einhergehenden spezifischen Infektionskrankheiten dagegen auf die betreffenden Abschnitte verwiesen (Aktinobazillose und Aktinomykose, S. 700; Tuberkulose, S. 856; Paratuberkulose, S. 756). Die enzootische Leukose erwachsener Rinder stellt ihrem Wesen nach zwar ebenfalls ein übertragbares Leiden des lymphatischen Systems dar; sie wurde jedoch übersichtshalber zusammen mit den übrigen Leukoseformen abgehandelt (S. 53). Schließlich wird die Melioidose des Rindes (S. 882), im Gegensatz zum ‚Pseudorotz' der kleinen Wiederkäuer, nach den bisherigen Beobachtungen nicht durch Lymphknotenabszesse, sondern durch Eiterherde in anderen Organen gekennzeichnet. Im folgenden bleiben deshalb nur zwei relativ seltene, speziell den Lymphapparat befallende Infektionskrankheiten mykotischen Ursprungs zu besprechen.

Mykotische Lymphgefäß- und Lymphknotenentzündung
(‚Hautwurm', ‚Hautrotz')

Wesen, Ursache: Chronisch-eitrige Entzündung einzelner oder mehrerer subkutaner Lymphgefäße und zugehöriger Lymphknoten im Gliedmaßenbereich, die auf der Infektion von Hautverletzungen (Zeckenbisse und ähnliches) mit *Streptothrix farcinica* (= Streptothrix nocardi, Actinomyces farcinicus, Nocardia farcinica, wahrscheinlich identisch mit Nocardia asteroides; S. 871), beruht und in späteren Stadien auch auf innere Lymphknoten und Organe übergreifen kann. (Andere Bezeichnungen: Lymphangitis farciminosa bovis, tropische Aktinomykose, Nocardiose der Haut, bovine farcy, farcin du bœuf.) Gleichartige Veränderungen sollen gelegentlich auch durch Corynebacterium pseudotuberculosis ovis ausgelöst werden.

Vorkommen: Das Leiden war Mitte des letzten Jahrhunderts in Frankreich ziemlich verbreitet. Heute kommt es fast ausschließlich in den Tropen vor (West-, Nord- und Zentralafrika, Mauritius, Indien, Sumatra, Guadeloupe, Kolumbien); in manchen enzootisch verseuchten Gebieten ist die mykotische Lymphangitis einer der Hauptgründe für die fleischbeschauliche Beanstandung von Schlachtrindern.

Erscheinungen: Die Entwicklung der typischen Läsionen beginnt fast immer distal an den Gliedmaßen (ausnahmsweise am Hals, ausgehend von Jochdruckschäden, oder am Bauch), was darauf schließen läßt, daß der Erreger meist vom Boden aus in den Tierkörper gelangt. Vielfach fällt dem Besitzer die Erkrankung jedoch erst dann auf, wenn bereits Schwellungen einzelner Lymphknoten (vor allem des Ln. cervicalis superficialis oder des Ln. subilicus) eingetreten sind, wobei diese faust- bis kindskopfgroß werden können und sich bei der Palpation derb-körnig, später auch fluktuierend anfühlen. In ihrer Umgebung finden sich bei näherer Untersuchung oft weitere haselnuß- bis hühnereigroße Knoten; sie liegen vorwiegend entlang den ebenfalls derb-verdickten (bis fingerstarken) zuführenden Lymphgefäßen aufgereiht, so daß diese rosenkranzartig aufgetrieben erscheinen. In fortgeschrittenen Fällen erstrecken sich solche äußerlich erkennbaren Stränge von der medialen Seite des Metakarpus oder Metatarsus bis zum zugehörigen Bug- beziehungsweise Kniefaltenlymphknoten. Den meist nicht oder nur wenig schmerzhaften Veränderungen haftet die benachbarte Haut fest an. Gelegentlich zeigt sie in Höhe betroffener Lymphknoten, seltener auch im Verlauf angeschwollener Lymphgefäße, geschwürig-fistelnde Durchbrüche, aus denen sich in der Regel aber nur wenig zäher bis flüssiger, geruchloser Eiter entleert.

Verlauf: Bei der gutartigen Form des Leidens können die genannten Veränderungen monatelang auf Gliedmaßen und Haut beschränkt bleiben, ohne daß die erkrankten Tiere schwer gestört erscheinen. Die Leistungen der Patienten sind jedoch zum Teil unbefriedigend; außerdem kommt es später mitunter zu ausgeprägter Lahmheit (Übergreifen der Prozesse auf die Muskulatur). Schließlich besteht auch die Gefahr von Metastasenbildungen in inneren Organen (meist Lungen und Leber, aber auch Milz, Magendarmtrakt, Bauchfell, Genitale oder Euter; siehe Nocardiose, S. 871); diese Komplikation führt dann unter zunehmender Verschlechterung des Allgemeinbefindens zur völligen Abmagerung und Entkräftung. Deshalb geben die mit der Krankheit vertrauten Tierhalter Rinder mit deutlichen äußeren Veränderungen meist bald zur Schlachtung ab. Eine bösartige Form der Lymphangitis farciminosa mit akutem septikämischem Verlauf kommt vor allem in Guadeloupe vor.

Erkennung und Unterscheidung: Die Diagnose ist am sichersten durch den Nachweis von Streptothrix farciminica in Eiterausstrichen zu stellen. Dieser Erreger ist mäßig alkohol- und säurefest; seine stern- bis spinnenförmig verzweigten feinen Myzelien erscheinen bei ZIEHL-NEELSEN-Färbung rot auf blauem Grund. Nach Überimpfen des Eiters auf LÖWENSTEIN-Nährböden entwickeln sich buttergelbe bis ockerfarbene Kulturen. In Zweifelsfällen erbringt die intravenöse Meerschweincheninfektion Klärung (tödlicher generalisierender Verlauf). Der diagnostische Wert der intrakutanen Nocardinprobe ist umstritten; offenbar kommen gelegentlich Kreuzreaktionen bei tuberkulosekranken Rindern (beziehungsweise positive Tuberkulinreaktionen bei Tieren mit mykotischer Lymphangitis) vor. Differentialdiagnostisch sind neben banalen Eiterungen vor allem Aktinobazillose (S. 700) und Leukose der Haut (S. 78), Dermatitis nodosa (S. 705) sowie die Lumpy skin disease (S. 694) in Betracht zu ziehen.

Zerlegungsbefund: Am enthäuteten Tierkörper geben sich die betroffenen Lymphgefäße als dickwandige knotige Stränge zu erkennen, welche ebenso wie die befallenen Lymphknoten sahneartigen, geruchlosen, leicht grünlich oder gelblich gefärbten Eiter enthalten; dieser erscheint in frischen Fällen zäh, später mehr dünnflüssig-klumpig. Die Lymphknotenabszesse besitzen eine dicke, fibröse Kapsel und sind zum Teil unterkammert. In der Umgebung der Veränderungen ist die Haut derbspeckig verdickt. Mitunter sind außerdem gleichartige Eiterungen an den obengenannten inneren Organen und deren Lymphknoten festzustellen; sie lassen sich makroskopisch kaum von tuberkulösen Herden unterscheiden.

Behandlung: Im Anfangsstadium ist die Totalexstirpation der befallenen Bezirke angezeigt und aussichtsreich. In fortgeschrittenen Fällen ist durch kräftiges Kauterisieren und intravenöse Verabreichung von Jodsalzen (siehe Aktinobazillose, S. 704), oft eine vorübergehende Besserung, aber nur ausnahmsweise eine vollständige und dauerhafte Heilung zu erzielen.

Vorbeuge: In verseuchten Gebieten ist auf rechtzeitige Desinfektion (erforderlichenfalls auch Verband) aller Hautverletzungen zu achten; erkrankte Tiere sind besser von der übrigen Herde abzutrennen. Bei regelmäßiger Bekämpfung des Zeckenbefalls (S. 964) soll die Häufigkeit der Lymphangitis mycotica zurückgehen.

SCHRIFTTUM

Awad, F. I., & A. A. Karib (1958): Studies on bovine farcy (Nocardiosis) among cattle in the Sudan. Zbl. Vet.-Med. *5*, 265-272. — Daubney, R. (1927): Bovine lymphangitis, or tropical actinomycosis. J. Comparat. Pathol. Therap. *40*, 195-216. — Gordon, R. E., & J. M. Mihm (1962): The type species of the genus Nocardia. J. Gen. Microbiol. *27*, 1-10. — Moustafa, I. E. (1966): Bovine Nocardiosis (cattle farcy) — a review. Vet. Bull. *36*, 189-193. — Nocard, E. (1888): Sur le farcin du boeuf. Bull. Soc. Centr. Méd. Vét. *42*, 120-123. — Pier, A. C., J. R. Thurston & A. B. Larsen (1968): A diagnostic antigen for Nocardiosis: Comparative tests in cattle with Nocardiosis and Mycobacteriosis. Amer. J. Vet. Res. *29*, 397-403. — Purchase, H. S. (1944): An outbreak of ulcerative lymphangitis in cattle caused by Corynebacterium ovis. J. Comparat. Pathol. Therap. *54*, 238-244.

Kokzidioidomykose (Oidiomykose)

Wesen, Ursache: Ein unter bestimmten klimatischen Voraussetzungen enzootisch auftretendes, tuberkuloseähnliches eitriges Granulom, welches durch Einatmen der Sporen von *Coccidioides immitis* (Oidium immitis) ausgelöst wird und sich beim Rind meist auf die Lymphknoten des Atmungsapparates beschränkt.

Vorkommen, Bedeutung: Von dieser Infektion werden fast ausschließlich weidende Rinder in gewissen, besonders trockenen Zonen befallen, wo geeignete Bedingungen für das Haften und die Vermehrung des Erregers in der freien Umwelt herrschen. Die Kokzidioidomykose ist nach bisherigen Erhebungen vor allem in den Südweststaaten der USA verbreitet, wo sich ein ständig zunehmender Teil der Masttiere als betroffen erweist (stellenweise 5 bis 20 %); die dort im Stall gehaltenen Milchkühe sind dagegen praktisch frei von kokzidioidomykotischen Veränderungen. In verseuchten Gebieten erkrankt neben anderen Haustierarten (meist Hunde) auch ein nennenswerter Prozentsatz der menschlichen Bevölkerung, zum Teil sogar schwerwiegend (tödlich verlaufende generalisierende Fälle). Infizierte Rinder zeigen dagegen keine klinisch erkennbaren Krankheitssymptome; aus dem gehäuften Vorkommen kokzidioidomykotischer Schlachtbefunde kann jedoch auf die ortsgebundene Gefährdung des Menschen geschlossen werden.

Krankheitsgeschehen: Die vorwiegend in der Umgebung von Nagetierhöhlen im Erdreich und auf Pflanzen wachsenden Myzelien des Pilzes werden mit aufgewirbeltem Staub verschleppt und gelangen in Form ihrer Arthrosporen aerogen in die Atemwege exponierter Rinder. In den Lungen oder in den bronchialen und mediastinalen Lymphknoten verwandeln sich diese in kugelige Sporangien, welche sich durch Endosporulation vermehren. Dabei kommt es innerhalb von 1 bis 2 Monaten zu dickflüssig- bis käsigeitrigen Gewebseinschmelzungen, die von einer granulomatösen Kapsel abgegrenzt werden und gelegentlich zur Verkalkung neigen. Die mit dem Bronchial- und Nasensekret in die Außenwelt gelangenden Chlamidosporen kehren wieder in die Myzelform zurück. Auf diese Weise können Rinder bei enger Besetzung der Weiden zur Anreicherung des Erregers im Boden und zur Steigerung der Befallsrate beitragen. Eine unmittelbare gegenseitige Ansteckung von Tier zu Tier und eine direkte Übertragung vom Rind auf den Menschen scheint jedoch so gut wie ausgeschlossen. Die einmal durchgemachte Infektion führt offenbar zu lebenslänglicher Immunität oder Prämunität.

Zerlegungsbefund: Befallene Rinder zeigen bei der Schlachtung meist in den bronchialen und/oder mediastinalen Lymphknoten, gelegentlich aber auch (oder nur) in den Spitzenlappen der Lungen beziehungsweise in den Kehlgangs- und Rachenlymphknoten (nur ausnahmsweise in den mesenterialen Lymphknoten) einzelne oder mehrere stecknadelkopf- bis hühnereigroße abgekapselte abszeßartige Herde, die aus blaßgelbem Eiter oder käsig-nekrotischen Massen bestehen.

Erkennung und Unterscheidung: Die genannten Veränderungen haben Ähnlichkeit mit den bei Tuberkulose (S. 856), Aktinobazillose und Aktinomykose (S. 700) sowie C.-pyogenes-Abszessen (S. 37) zu beobachtenden Läsionen. Die Diagnose läßt sich durch mikroskopische Prüfung eines mit 10 %iger Kalilauge vorbehandelten Eiterausstriches sichern; in diesem sind positivenfalls typische kokzidienähnliche, kugelförmige Gebilde von 5 bis 50 µ Durchmesser (gramnegativ, ziemlich säurefest) mit doppeltkonturierter äußerer Hülle und feingranulierter Innenstruktur (= Endosporen) zu erkennen; zum Teil befinden sie sich in phagozytierenden Fremdkörperriesenzellen. Zweifelsfälle lassen sich durch Pilzkultur (Saborraud-Agar) klären: Coccidioides immitis wächst in baumwollähnlichen weißen Rasen (Vorsicht: Infektionsgefahr!). Am lebenden Tier läßt sich die Infektion mittels Intrakutantest mit einem aus Erregerkulturen gewonnenen Extrakt (0,1 ml Coccidioidin) nachweisen; dabei wird eine innerhalb von 48 Stunden eintretende Hautdickenzunahme von mehr als 5 Millimeter als positives Ergebnis gewertet. (Der Ausfall der Tuberkulinprobe wird durch die Kokzidioidomykose nicht beeinflußt.)

Fleischbeschau: Betroffene Lymphknoten werden samt den zugehörigen Lungen konfisziert; bei starkem Lungenbefall wird der gesamte Tierkörper als genußuntauglich beurteilt.

Wirksame Mittel zur *Behandlung* der Kokzidioidomykose des Rindes sind nicht bekannt; eine Therapie ist wegen des Fehlens klinischer Ausfallserscheinungen auch nicht erforderlich. In verseuchten Gebieten hat sich die *Vorbeuge* auf Verminderung und Vermeidung von Expositionen gegenüber infiziertem Staub zu richten.

SCHRIFTTUM

Beck, M. D., J. Traum & E. Harrington (1931): Coccidioidal granuloma — occurrence in animals — reference to skin tests. J. Amer. Vet. Med. Ass. *78*, 490-499. — Davis, C. L., G. W. Stiles & A. N. McGregor (1937): Pulmonary coccidioidal granuloma, a new site of infection in cattle. J. Amer. Vet. Med. Ass. *91*, 209-215. — Maddy, K. T. (1954): Coccidioidomycosis of cattle in the south-western United States. J. Amer. Vet. Med. Ass. *124*, 456-464. — Maddy, K. T., R. E. Reed, R. J. Trautman & V. N. Snell (1960): Experimental bovine coccidioidomycosis. Amer. J. Vet. Res. *21*, 748-752. — Prchal, C. J. (1948): Coccidioidomycosis of cattle in Arizona. J. Amer. Vet. Med. Ass. *112*, 461-465. — Stiles, G. W., & C. L. Davis (1942): Coccidioidal granuloma (coccidioidomycosis): Its incidence in man and animals and its diagnosis in animals. J. Amer. Med. Ass. *119*, 765-769.

Infektionskrankheiten des Atmungsapparates

Enzootische Bronchopneumonien der Kälber
(Parainfluenza-3 und andere Virusinfektionen)

Wesen, Vorkommen und Bedeutung: Unter dem Sammelbegriff der ‚enzootischen Bronchopneumonien der Kälber' sind die ansteckenden Lungenentzündungen des Jungtieralters zu verstehen, welche nicht nur bezüglich ihres Krankheitsbildes und -verlaufs, sondern auch in den damit verbundenen pathologisch-anatomischen Veränderungen viele Gemeinsamkeiten aufweisen, während ihre Ätiologie erst teilweise geklärt ist. Sie lassen sich deshalb zur Zeit noch nicht nach bestimmten Erregern aufgliedern. Diese meist seuchenhaft auftretenden Erkrankungen der Respirationsorgane sind in manchen Zuchtbeständen, insbesondere aber in Kälbermastbetrieben stark verbreitet, wo sie unter den 2 Wochen bis 4 Monate alten Kälbern und gelegentlich auch bei Jungrindern erhebliche Verluste verursachen können.

Ursachen: Nachdem in der bakteriologischen Ära verschiedene Bakterien (Pasteurellen, C. pyogenes, Streptokokken, Salmonellen und andere), bei bakteriologisch negativem Befund später auch ganz summarisch Haltungs- und Fütterungsfehler als für die Entstehung derartiger enzootischer Kälberbronchopneumonien verantwortlich angesehen worden waren, sind mit dem Fortschreiten der Virusforschung in neuerer Zeit aus den Organen solcher Patienten verschiedene Virusarten isoliert worden, denen in der Pathogenese dieses Leidens eine wichtige und zum Teil sogar entscheidende Rolle zuerkannt wird. Dabei ist aufgrund positiv verlaufener Übertragungsversuche mit bakterienfreiem Material zunächst ganz allgemein die Virusätiologie des Krankheitskomplexes nachgewiesen worden (HUPBAUER, 1937; LAMON und KERR, 1969; BAKER, 1942; JENNINGS und GLOVER, 1952; JARRETT und Mitarbeiter, 1953; CARTER und ROWSELL, 1958). Dann wurden Viren isoliert und kultiviert, zum Beispiel das ‚Kälber-Pneumo-Enteritis-Virus' (LANGER und MCENTEE, 1961) und das Rhino-Virus (BÖGEL und BÖHM, 1962). Endlich ließen sich solche pathogenen Erreger auch näher klassifizieren, wie das *Myxovirus Parainfluenza-3* (REISINGER und Mitarbeiter, 1959; BAKOS und DINTER, 1960; BÖGEL und KLINGER, 1961) und *Miyagawanellen* (PRAT, 1954; MATUMOTO, 1955; ISHII und Mitarbeiter, 1959). Ferner sind auch einige Viren gefunden worden, deren Pathogenität bislang erst unvollständig geklärt ist: *Adenoviren* in 5 Serotypen (KLEIN und Mitarbeiter, 1960; DARBYSHIRE und Mitarbeiter, 1965), *REO-Viren* in 3 Serotypen (ROSEN und ABINANTI, 1960), *Rhino-Viren* (BÖGEL und BÖHM, 1962; WIZIGMANN und SCHIEFER, 1966) sowie *ECBO-Viren* (MOLL und DAVIS, 1959; HUCK und CARTWRIGHT, 1964); sie riefen in Übertragungsversuchen bei kolostrumfrei aufgezogenen Kälbern zum Teil nur leichte oder gar keine Krankheitserscheinungen hervor. REO-Viren (Typ 1 und 2) waren allein verabreicht nicht pathogen; in Kombination mit Mykoplasmen (die für sich allein ebenfalls nicht krankmachend waren), verursachten sie aber schwere Pneumonien. Außerdem erscheint die Tatsache von Bedeutung, daß alle vorgenannten Viren in zum Teil beachtlicher Verbreitung auch im Respirationstrakt gesunder Kälber und älterer Rinder vorkommen. Diese Beobachtung erklärt sich möglicherweise daraus, daß neugeborene Kälber in der Regel durch die Antikörper des Kolostrums gegenüber solchen Virusarten eine passive Immunität erlangen, die im Laufe der Zeit schwächer wird und im Alter von etwa 6 Monaten verlorengeht; deshalb scheinen die jungen Kälber zunächst vor einer Infektion geschützt zu sein und erst nach 4 bis 6 Wochen oder noch später anfällig zu werden. (Bleibt die kolostralmilchbedingte Immunisierung dagegen aus, so können sie auch schon früher erkranken.) Bei älteren Tieren könnten überstandene Infektionen (aktive Immunisierung) eine Erklärung für die Resistenz gegenüber den im Atmungsapparat anwesenden Viren bieten. Durch zahlreiche Experimente steht des weiteren fest, daß diese im allgemeinen erst dann pathogen wirken, wenn der Tierkörper zuvor durch andere, im einzelnen aber nicht immer zu ermittelnde Einflüsse geschädigt oder geschwächt worden ist, etwa durch makro- oder mikroklimatische Unzuträglichkeiten (vermehrtes Auftreten der Kälberpneumonien während der kalten Jahreszeit, überbesetzte und schlecht gelüftete Stallungen, hygienische Mängel), anstrengenden Transport oder Ernährungsfehler (insbesondere unzulängliche Versorgung mit Vitaminen, Mineralstoffen oder Spurenelementen). Außerdem wurde auch nachgewiesen, daß das unter natürlichen Bedingungen zu beobachtende Krankheitsbild erst durch das synergistische Zusammenwirken der genannten Viren mit Bakterien und/oder Miyagawanellen zustande kommt. Hinsichtlich der Begleitbakterien, unter denen als wichtigste C. pyogenes, Pasteurellen, Streptokokken und Salmonellen zu nennen sind, herrscht heute die Meinung vor, daß es sich um Sekundärkeime handelt, welche die klinischen Erscheinungen und den Verlauf der enzootischen Kälberpneumonien aber oft in erheblichem Maße beeinflussen. Somit setzt sich nach dem derzeitigen Stand der Kenntnisse der Ursachenkomplex dieser Krankheiten aus Stresseinwirkungen, Virusinfektion und der Ansiedlung beziehungsweise Vermehrung von bakteriellen Sekundärerregern zusammen (‚Faktorenseuchen'), wobei im Einzelfall dem einen oder anderen Teilfaktor größere oder geringere Bedeutung zukommt.

Krankheitsgeschehen: Unter den durch die vorgenannten Viren bedingten Infektionen ist diejenige durch Myxovirus Parainfluenza-3 offensichtlich am häufigsten und zudem bisher am besten erforscht. Sie führt infolge ihrer hohen Kontagiosität stets zur Durchseuchung des betroffenen Bestandes, wobei Morbidität und Krankheitsverlauf allerdings ziemlich unterschiedlich sein können. Ein Teil der in gleicher Weise exponierten Tiere reagiert auf die Infektion lediglich mit der Bildung spezifischer Antikörper (stille Durchseuchung); andere erkranken nur leicht, während das Leiden bei einigen oder mehreren Patienten infolge Hinzutretens bakterieller Sekundärinfektionen einen schweren, mitunter sogar tödlichen Verlauf nimmt. Bei den Infektionen mit den übrigen Virusarten scheinen die pathogenetischen Verhältnisse ähnlich zu sein. Als Ansteckungsquellen spielen in Mastbetrieben die in kurzen Zeitabständen neu zugekauften Kälber verschiedenster Herkunft, in Aufzuchtbetrieben dagegen offenbar ältere, virusausscheidende Rinder eine Rolle. Letztere werden auch als für die teils in jährlichem Rhythmus, teils in größeren Zeitintervallen immer wieder ausbrechenden Stall- oder regionalen Enzootien verantwortlich angesehen. Die Weiterverschleppung des Leidens soll außerdem auch durch kontaminierte Futtermittel möglich sein.

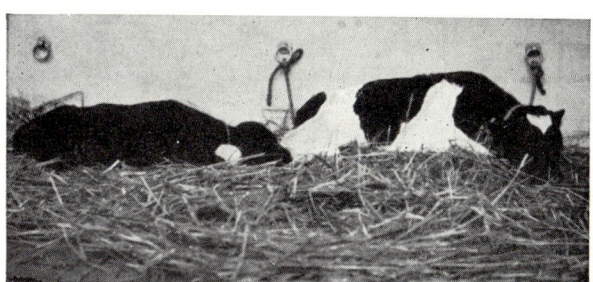

Abb. 453. Kälber mit enzootischer Bronchopneumonie und dadurch bedingter schwerer Störung des Allgemeinbefindens (sekundäre bakterielle Infektion)

Erscheinungen und Verlauf: Die Hauptsymptome stimmen unabhängig von der auslösenden Virusart weitgehend überein; sie bestehen zu Beginn der Erkrankung in Niedergeschlagenheit, Freßunlust sowie erhöhter Atem- und Herzfrequenz, in späteren Stadien auch in Dyspnoe und Husten entsprechend einer katarrhalischen Bronchopneumonie (S. 161). Bei der Parainfluenza-3-Infektion steigt die Körpertemperatur anfangs bis auf 41° C an. Die Patienten werden dann bald matt, husten, speicheln, verweigern das Futter und magern ab, bis etwa am 5. bis 10. Tage der Infektion angestrengte Atmung, Konjunktivitis und Rhinitis unterschiedlichen Grades einsetzen; letztere können am 8. bis 10. Tage schleimig-eitrigen bis eitrigen Charakter annehmen. Die Lungenauskultation ergibt stellenweise verschärftes Vesikuläratmen sowie bronchiale Nebengeräusche (feuchtes Rasseln und/oder Piepen, Giemen beziehungsweise Pfeifen). Vor oder gleichzeitig mit der Pneumonie kann auch Durchfall auftreten. Verlauf und Ausgang der Erkrankung hängen wesentlich von Art und Grad der Sekundärinfektionen ab. Tiere, die von solchen verschont bleiben, zeigen nur relativ leichte Symptome und können spontan genesen; sie besitzen dann eine 1 bis 3 Jahre lang anhaltende Immunität. Junge und schwache Kälber sterben dagegen unter Umständen rasch. Die Ansiedlung von Eitererregern, insbesondere aber von C. pyogenes, im bereits vorgeschädigten Lungengewebe führt zu eitriger und oft auch abszedierender Bronchopneumonie (S. 163); die mit dieser ‚Pyogenespneumonie' behafteten Tiere magern unter ständigem Wechsel zwischen fieberhafter und subfebriler Körpertemperatur laufend ab und bleiben in der Regel unwirtschaftlich.

Durch *Miyagawanellen*-Infektion können neben wenig kennzeichnenden respiratorischen und digestiven Erscheinungen (Pneumoenteritis) gelegentlich zentralnervöse Symptome (sporadische Enzephalomyelitis, S. 810), bei erwachsenen Rindern auch Mastitiden sowie Aborte mit nachfolgender Endometritis verursacht werden.

Erkennung und Unterscheidung: Das bestandsweise gehäufte Auftreten von Kälberpneumonien mit Bevorzugung der Altersgruppe von 2 Wochen bis 4 Monaten weist erfahrungsgemäß mit einer gewissen Wahrscheinlichkeit auf Parainfluenza-3 hin. Das Virus kann dann zu Beginn des Leidens (spätestens am 10. Krankheitstage) aus Nasen- oder Luftröhrenabstrichen sowie aus Lungengewebssuspensionen in Kälbernierenzellkulturen isoliert und nachgewiesen werden. Bei Stallenzootien sollten deshalb zur Klärung Nasensekrettupferproben von mehreren kürzlich erkrankten Tieren entnommen und in gekühltem Zustand (+ 4° C) so an ein Virologisches Institut eingeschickt werden, daß sie innerhalb von 24 Stunden verarbeitet werden können. Im Blutserum können Parainfluenza-3-Antikörper durch den Virusneutralisations-, Hämagglutinations- oder Hämadsorptionstest sowie mittels der Komplementbindungsreaktion festgestellt werden. Bei der Beurteilung des serologischen Untersuchungsergebnisses ist jedoch zu berücksichtigen, daß bei Kälbern oft schon die Anwesenheit mütterlicher Antikörper eine positive Reaktion bedingt. Als beweisend für das Vorliegen einer Infektion ist deshalb nur das Ansteigen des Antikörpergehaltes während und kurz nach der Erkrankung anzusehen. Da bei experimenteller Infektion bereits nach 2 Wochen der maximale Titer erreicht wird, empfiehlt es sich, in Spontanfällen je 2 im Abstand von 8 bis 10 Tagen gewonnene Serumproben von mehreren Patienten einzusenden, die zum Zeitpunkt der ersten Blutentnahme schon 3 bis 5 Tage lang deutliche Symptome zeigten.

Beurteilung: Reine Parainfluenza-3- und andere Jungtierpneumonie-Virusinfektionen pflegen vorwiegend gutartig zu verlaufen. Daher ist die Prognose in erster Linie vom Auftreten und von der Art etwaiger Sekundärerreger abhängig; die durch solche Keime ausgelösten eitrigen Bronchopneumonien führen nämlich meist zu ungünstigem Ausgang.

Zerlegungsbefund: Die pathologisch-anatomischen Veränderungen unterscheiden sich bei den durch die eingangs genannten Virusarten ausgelösten Bronchopneumonien ebensowenig voneinander wie die klinischen Erscheinungen. Sowohl Myxovirus Parainfluenza-3 wie die übrigen Viren verursachen eine von Fall zu Fall mehr oder weniger schwerwiegende katarrhalische Entzündung in Nase, Luftröhre, Bronchien und Lungen, wobei letztere mit zahlreichen pneumonisch verdichteten Herden durchsetzt sind, die vor allem in den Spitzenlappen und in der Nähe des Bronchialbaumes liegen. Als Komplikationen können Lungenödem, Hydrothorax, Pleuritis, Atelektasen sowie – je nach Art und Grad einer etwaigen Sekundärinfektion – eitrige Einschmelzungen und Abszesse auftreten; bei der ‚Pyogenespneumonie' enthalten sie grünlichgelben, übelriechenden Eiter.

Behandlung und Vorbeuge: Die unter den ätiologischen Hilfsfaktoren genannten pathogenen Einflüsse sind nach Möglichkeit zu ermitteln und auszuschalten. In größeren Beständen ist es nach Ausbruch der enzootischen Kälberpneumonie ratsam, alle Tiere zur Abwendung bakterieller Sekundärinfektionen 3 bis 6 Tage lang mit leichtlöslichen Sulfonamiden und/oder Breitspektrumantibiotika (insbesondere Tetrazyklinen; T.I.) zu behandeln, die dann der Einfachheit halber über die Tränke zu verabreichen sind (‚Medizinalfutter'). In kleineren Betrieben ist dagegen ebenso wie bei Patienten, die keine Nahrung mehr aufnehmen, die Einzelbehandlung durch parenterale (vorzugsweise intravenöse) Injektion vorzuziehen.

Der Seuchenverlauf der Parainfluenza-3 läßt sich in frisch infizierten Beständen durch sofortige Impfung der noch gesund erscheinenden Tiere mit je 50 bis 100 ml Rekonvaleszentenserum (auf mehrere Stellen subkutan verteilt) mildern und abkürzen. Für die besonders gefährdeten Kälbermastbetriebe ist die im Herbst durchzuführende intranasale (zum Beispiel mit dem von Dr. Rentschler & Co. hergestellten Impfstoff) oder intramuskuläre Verabreichung eines aus abgeschwächtem Kulturvirus bestehendem Lebendimpfstoffes empfohlen worden; dabei sind alle Tiere im Alter von 2 Wochen bis zu 2 Jahren zu vakzinieren; nachgeborene und später zugekaufte Kälber dürfen dann erst nach vorheriger Impfung und Durchlaufen einer 2wöchigen Quarantäne mit den übrigen zusammengebracht werden. Erforderlichenfalls ist die Vakzination jährlich zu wiederholen. Mit dieser Maßnahme wird eine Gewebsimmunität der oberen Luftwege angestrebt, die das spätere Eindringen oder Haften des Parainfluenza-3-Virus verhindern soll. Gegen die übrigen, unter den Ursachen der enzootischen Kälberbronchopneumonien aufgezählten Viren stehen bislang noch keine bewährten Impfstoffe zur Verfügung.

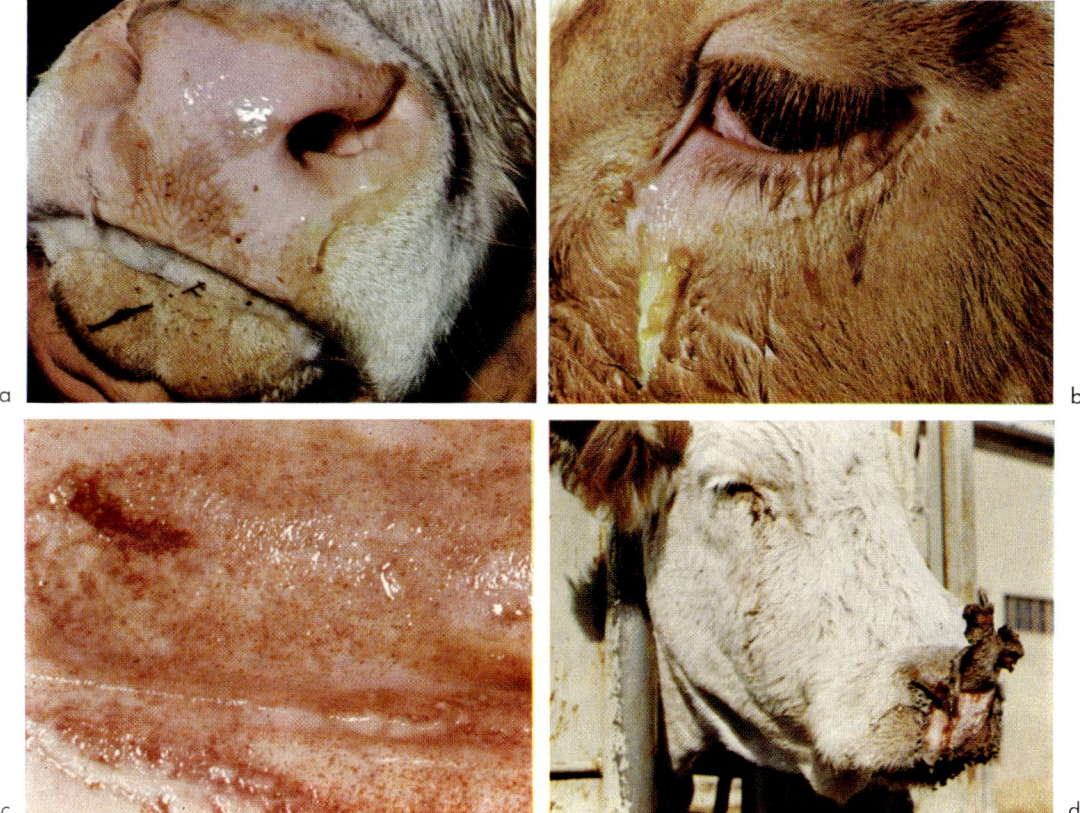

Infektiöse bovine Rhinotracheitis (IBR, S. 724; STRAUB, 1967)
a. Flotzmaul und Naseneingang eines Rindes am 5. Tag nach der Infektion mit dem IBR-Virus
b. Auge des gleichen Tieres mit IBR-bedingter Konjunktivitis und schleimigem Ausfluß
c. Nasenscheidewand eines am 5. Tag nach der Infektion mit dem IBR-Virus geschlachteten Rindes: Hyperämie und Erosionen der Schleimhaut
d. Ablösung des abgestorbenen Flotzmaulepithels bei fortgeschrittener infektiöser boviner Rhinotracheitis

Natural and experimental infection of cattle with human types of reoviruses. Amer. J. Hyg. 71, 250 bis 257.
Schoop, G. (1962): Verbreitung und Bedeutung der Infektion mit einem Virus der Psittakosis-Lymphogranuloma-Gruppe bei Rindern. Dtsch. Tierärztl. Wschr. 69, 121-123. — Schoop, G., & G. Wachendörfer (1962): Die Parainfluenza-Infektion des Kalbes und ihre Behandlung mit Rekonvaleszentenserum. Dtsch. Tierärztl. Wschr. 69, 416-421. — Schoop, G., U. Krüger-Hansen & G. Wachendörfer (1965): Zur Isolierung von Miyagawanellen aus abortierten Rinderfeten. Zbl. Vet.-Med. B 12, 25-32. — Storz, J. (1968): Psittacosis-Lymphogranuloma agents in bovine pneumonia. J. Amer. Vet. Med. Ass. 152, 814-819. — Sweat, R. L. (1967): Isolation of Myxovirus parainfluenza-3 from cattle with respiratory disease. J. Amer. Vet. Med. Ass. 150, 172-177. — Sweat, R. L. (1967): Epizootiologic studies of bovine Myxovirus parainfluenza-3. J. Amer. Vet. Med. Ass. 150, 178-183. Wizigmann, G., & B. Schiefer (1966): Isolierung von Rhinoviren bei Kälbern und Untersuchungen über die Bedeutung dieser Viren für die Entstehung von Kälbererkrankungen. Zbl. Vet.-Med. B 13, 37-50. — Woods, G. T. (1968): The natural history of bovine Myxovirus parainfluenza-3. J. Amer. Vet. Med. Ass. 152, 771-777. — Woods, G. T., S. Sinha, J. McKeown & C. Brandly (1961): Preshipment vaccination of feeder cattle with bovine parainfluenza vaccine. J. Amer. Vet. Med. Ass. 139, 1208-1211.

Enzootische Bronchopneumonie älterer Rinder

Wesen, Vorkommen und Bedeutung: Diese von Waldmann und Köbe (1935) als virusbedingtes Leiden erkannte und von ihnen als ‚infektiöse Bronchitis des Rindes' bezeichnete ansteckende Bronchopneumonie hat primär katarrhalischen Charakter; der weitere Verlauf der vorzugsweise während der kalten Jahreszeit bei älteren Rindern sowie jungen Kühen enzootisch auftretenden und mitunter ziemlich verlustreichen Krankheit wird durch etwaige Komplikationen (interstitielles Emphysem, bakterielle Sekundärinfektionen) mitbestimmt. Außer dem klinischen Bild weist auch die Ätiologie Ähnlichkeit mit den enzootischen Kälberpneumonien (S. 717) auf. Andere Bezeichnungen für die Virusbronchopneumonie des erwachsenen Rindes sind ‚Händlerhusten', ‚Händlerpneumonie', Grippe oder Influenza.

Ursachen: Das von Waldmann und Köbe von mit ‚Hoppegartener Husten' behafteten Pferden auf Rinder übertragene und bei letzteren zu ‚infektiöser Bronchitis' führende Virus ist seinerzeit nicht klassifiziert worden. Heute gilt das Influenzavirus A-equi 1 und A-equi 2 als Erreger des ‚Hoppegartener Hustens'; da aber auch das Myxovirus Parainfluenza-3 sowie das Rhinovirus Anlaß zu ähnlichen Erkrankungen beim Pferd geben können, besteht durchaus die Möglichkeit, daß sie bei den genannten Übertragungsversuchen eine pathogene Rolle gespielt haben.

Als bei der enzootischen Bronchopneumonie älterer Rinder anzutreffende Viren sind vor allem Myxovirus Parainfluenza-3, REO-, Rhino- und Adenoviren sowie Miyagawanellen zu nennen, also im wesentlichen die gleichen Keime, die auch bei den virusbedingten Kälberpneumonien gefunden werden. Das Zustandekommen und die Weiterverbreitung der Infektion im Bestand ist bei erwachsenen Tieren ebenfalls nicht allein von der Anwesenheit dieser Erreger, sondern von der gleichzeitigen Einwirkung widerstandsmindernder Stress-Belastungen abhängig (‚Faktorenseuche'). Die in solchen Fällen zudem oft nachweisbaren Bakterien (C. pyogenes, E. coli, Strepto- und Staphylokokken) werden als Sekundärerreger angesehen, die den Verlauf der Erkrankung mehr oder weniger stark beeinflussen.

Erscheinungen und Verlauf zeigen Parallelen zur enzootischen Bronchopneumonie der Jungtiere (S. 717). Das Leiden wird meist durch zugekaufte Tiere eingeschleppt (‚Händlerhusten'). Nach einer Inkubationszeit von 2 bis 10 Tagen steigt die Körpertemperatur bei den angesteckten Rindern bis auf 41,5° C an. In Zusammenhang mit anfallsweise auftretendem lautem und trockenem Husten entwickelt sich dabei zunächst eine inspiratorische, später (infolge des sekundären interstitiellen Lungenemphysems) aber vorwiegend exspiratorische Dyspnoe. Die Patienten erscheinen apathisch und fressen nicht; ihr Haarkleid wird bald stumpf. Nicht selten sind auch Konjunktivitis (Tränen) sowie trüb-seröser Nasenausfluß zu beobachten. Perkutorisch sind vor allem ventral mehr oder weniger ausgedehnte Dämpfungen des Lungenfeldes, nach Hinzutreten des Emphysems dorsal auch überlauter Schall sowie Verschiebung der Lungengrenzen nach kaudal festzustellen; in schwerwiegenden Fällen kann sich das Emphysem über das Mediastinum bis in die Unterhaut des Rumpfes und retroperitoneal bis in das Becken hinein ausdehnen (S. 157 f.). Auskultatorisch sind je nach der Beschaffenheit des bronchopneumonischen Exsudats feuchte und/oder trockene Rasselgeräusche zu hören. In diesem Stadium kann es innerhalb weniger Tage unter Fieberabfall sowie allmählicher Rückkehr des Appetits zur klinischen Besserung und auch zur baldigen Heilung kommen. Oft verstärken sich die pneumonischen Erscheinungen aber zusehends; dabei wird der Charakter des Hustens feucht und matt, die Konsistenz des Nasenausflusses mehr schleimig, während sich die Perkussions- und Auskultationsbefunde deutlich verschlechtern. Vereinzelt tritt außerdem völliges Aussetzen der Pansenmotorik oder Durchfall ein. Bei günstigem Ausgang dauert die Erkrankung 10 bis 14 Tage. In vielen Fällen schließt sich aber eine chronische, mit starker Schleimbildung und zunehmender Atemnot verbundene Bronchitis an. Die Entzündungsprodukte bieten den schon erwähnten bakteriellen Sekundärerregern günstige Entwicklungsbedingungen, was zu eitriger ‚Pyogenes'-Bronchopneumonie (S. 163) führen kann. Solche Tiere magern in der Folge bei abwechselnd fieberhafter und subfebriler Körpertemperatur immer mehr ab und bleiben daher in der Regel unwirtschaftlich.

Beurteilung: Die vermutlich von der Immunitätslage des Bestandes und der einzelnen Tiere (frühere Durchseuchung) abhängige Morbidität des Leidens ist sehr unterschiedlich, seine Mortalität liegt zwischen 0 und 30 %. Innerhalb der Herde zeigen die zuletzt erkrankenden Rinder meist einen leichteren und prognostisch günstigeren Verlauf der Bronchopneumonie; die bis zum 6. oder 8. Tag nach Beginn der Enzootie noch nicht betroffenen Tiere bleiben entweder ganz verschont oder husten nur einige Tage lang.

Zerlegungsbefund: Bei der Sektion sind häufig nur geringgradige Lungenveränderungen festzustellen, die somit nicht der Schwere der klinischen Erscheinungen entsprechen. Sie bestehen in katarrhalischer Entzündung des Spitzen- und Herzlappens sowie des ventralen Randes des Zwerchfellappens bei gleichzeitiger katarrhalischer Bronchitis. Daneben liegen fast immer ein mehr oder weniger stark ausgeprägtes interstitielles Lungenemphysem, von Fall zu Fall außerdem sekundäre purulente Prozesse unterschiedlicher Lokalisation und Ausdehnung vor (Komplikationen).

Erkennung und Unterscheidung: Das vor allem nach der Neueinstellung erwachsener Rinder bestandsweise gehäufte Auftreten einer unter den geschilderten Symptomen verlaufenden Bronchopneumonie läßt auf das Vorliegen der virusbedingten Lungenentzündung schließen. Der bestätigende Virusnachweis aus pneumonischen Gewebsproben oder dem Nasensekret gelingt allerdings nicht immer. Differentialdiagnostisch zu berücksichtigen sind die unspezifischen katarrhalischen, krupösen und eitrigen Bronchopneumonien (S. 161, 162, 163), Lungentuberkulose (S. 862) sowie die als enzootische Pleuropneumonie verlaufende ‚Wild- und Rinderseuche' (S. 730) und Lungenseuche (S. 726).

Behandlung: Bei Ausbruch des Leidens ist es zur Vermeidung oder Abschwächung der Sekundärinfektionen angezeigt, allen betroffenen Tieren 3 bis 5 Tage lang Sulfonamide und/oder Antibiotika zu verabreichen (vorzugsweise intravenös); im Anfangsstadium kann diese Therapie mit der Gabe von entzündungshemmenden Kortikoiden gekoppelt werden. Gute Wirkung soll auch hochaktivierter Lebertran (Veterinaria/Zürich) entfalten, der in einer Dosis von 40 bis 60 ml subkutan hinter der Schulter injiziert wird (Depot anschließend massieren); dem Fleisch derart behandelter Tiere haftet allerdings einige Zeit lang ein traniger Geruch an, der ihre Verwertung beeinträchtigt. In jedem Falle ist auch für gute zug- und staubfreie Belüftung des Stalles zu sorgen; schwerkranke Tiere sind während der kalten Jahreszeit einzudecken oder mit einem PRIESSNITZ-Brustwickel zu versehen.

Vorbeuge: Einen spezifischen Impfstoff gegen die enzootische Bronchopneumonie der erwachsenen Rinder gibt es bislang nicht; von der Parainfluenza-3-Lebendvakzine (S. 720) ist eine prophylaktische Wirkung nur gegenüber Infektionen mit diesem Virus zu erwarten. Zugekaufte Tieren sollten vor ihrer Übernahme in den gemeinsamen Stall zur Sicherheit erst 10 bis 14 Tage in einer gesonderten Abteilung gehalten werden.

SCHRIFTTUM

Böhm, H. O., & O. C. Straub (1963): Zur Virusätiologie des seuchenhaften (Hoppegartener) Husten der Pferde. Ber. 18. Welt-Tierärzte-Kongr. Hannover *1,* 451-454. — Denisenko, I. F. (1955): Erkrankung der Rinder an Grippe im Winter (russisch). Veterinarija *32*:11, 30-31. — Diernhofer, K. (1956): Die infektiöse Bronchitis und Bronchopneumonie des Rindes und ihre Behandlung. Wien. Tierärztl. Mschr. *43,* 265-272. — Kubin, G. (1967): Immunisierung gegen die ‚Handelspneumonie' der Rinder. Schweiz. Arch. Tierheilk. *109,* 111-121. — Lanz, E. (1961): Die Behandlung der infektiösen Bronchopneumonie des Rindes mit hochaktiviertem Lebertran. Dtsch. Tierärztl. Wschr. *68,* 129-131. — Pehl, K. H. (1967): Virusbedingte Erkrankungen des Respirationstraktes beim Rind. In Röhrer, H.: Handbuch der Viruskrankheiten. Fischer, Jena *II,* 882-884. — Waldmann, O., & K. Köbe (1935): Experimentelle Untersuchungen über die infektiöse Bronchitis der Rinder. Berl. Tierärztl. Wschr. *51,* 2-3. — Weischer (1935): Beobachtungen über die infektiöse Bronchitis des Rindes. Berl. Tierärztl. Wschr. *51,* 1-2.

Ansteckende Nasen-Luftröhrenentzündung
(Rhinotracheitis infectiosa)

Wesen, Vorkommen: Bei der infektiösen Rhinotracheitis handelt es sich um eine virusbedingte katarrhalische bis diphtheroide Entzündung der oberen Luftwege, die unter natürlichen Bedingungen vorwiegend über 6 Monate alte massiert gehaltene jüngere Mastrinder befällt, gelegentlich aber auch in eng besetzten Milchviehbeständen auftritt.

Geschichte: 1954 beobachteten Schroeder und Moys sowie McIntyre in Kalifornien fast gleichzeitig eine Erkrankung der oberen Luftwege, welche einem schon einige Jahre zuvor im Staate Colorado festgestellten und sich dort ständig ausbreitendem Leiden ähnelte, das unter dem Namen ‚red nose' oder ‚dust pneumonia' bekannt geworden war. Nachdem die Identität dieser Krankheiten und ihre gemeinsame infektiöse Ursache nachgewiesen waren, hat sich in den USA hierfür die Bezeichnung **i**nfektiöse **b**ovine **R**hinotracheitis (IBR) eingebürgert.

Ursache: Der Erreger der ansteckenden Nasen-Luftröhrenentzündung ist ein zur Herpesgruppe gehörendes, mit dem Agens des Bläschenausschlags (S. 768) eng verwandtes oder identisches Virus. Es läßt sich bei der infektiösen Rhinotracheitis nur im Nasensekret (gelegentlich auch auf den Konjunktiven), aber nicht im Blut oder in den Geweben der Patienten nachweisen. Der Erreger erlangt seine volle Virulenz offenbar erst nach rascher Passage durch mehrere Tiere. Außerdem werden Auftreten und Verlauf der Krankheit auch durch Umweltfaktoren beeinflußt, unter denen hygienische Mängel an erster Stelle stehen (zu enger Besatz des Stalles oder Auslaufes, hohe Luftfeuchtigkeit und -temperatur, starke CO_2- und Ammoniakkonzentration der Luft beziehungsweise unzureichende Ventilation, unzulängliche Lichteinstrahlung, Staubentwicklung). Für besonders schwerwiegende Erkrankungen ist die Besiedlung der erkrankten Schleimhäute und zum Teil auch der Lungen mit Sekundärbakterien verantwortlich zu machen.

Erscheinungen und Verlauf: Gegen Ende der 4 Tage bis zu mehrere Wochen betragenden Inkubationszeit kann die Körpertemperatur befallener Rinder innerhalb von 24 bis 48 Stunden auf 40,0 bis 41,7° C ansteigen. Die ersten äußeren Anzeichen bestehen in vermehrtem serösem Nasenausfluß, Hyperämie des Flotzmauls und der Nasenschleimhaut sowie Speicheln; laktierende Tiere zeigen zudem bei zunächst noch wenig gestörtem Allgemeinbefinden ein Absinken der Milchleistung. Bald darauf geht auch der Appetit zurück, während die Atemfrequenz zunimmt. Außer trockenem Husten sind dann des weiteren von Fall zu Fall auch Benommenheit (vereinzelt dagegen Übererregbarkeit), Konjunktivitis (Tränen) und rezidivierende Ophthalmie (seltener) zu beobachten. Bei leichter Erkrankung setzt darauf bald Besserung ein, der schon nach wenigen Tagen die Heilung folgt (Taf. 14). Bei schwererem Verlauf kommt es zu zunehmender Atemnot, stärkerem und eitrig werdenden Nasenausfluß sowie zu völliger Inappetenz und zu Gewichtsabnahme, worauf jedoch in der Regel innerhalb von 2 bis 3 Wochen ebenfalls Genesung eintritt. Während der Erkrankung kann es bei tragenden

Patienten zwar jederzeit zum Abort kommen; die Verkalbefälle häufen sich jedoch vor allem in der 4. bis 8. Woche nach der Infektion. Je nach den Begleitumständen wird der Krankheitsverlauf schließlich noch durch bakteriell bedingte eitrige Bronchopneumonien erschwert oder verlängert; solche Komplikationen sind meist auch die Ursache etwaiger Todesfälle.

Innerhalb betroffener Herden beginnt die infektiöse Rhinotracheitis zunächst in Form einzelner Erkrankungen und erreicht ungefähr nach 3 Wochen den Höhepunkt ihrer Verbreitung, um dann innerhalb von 5 bis 6 Wochen wieder abzuklingen. Die Morbidität schwankt zwischen 7 und 100 %, die Letalität zwischen 2 und 12 %. Nach Überstehen der Infektion bleibt eine mindestens 6 bis 14 Monate lang anhaltende stabile Immunität zurück.

Erkennung und Unterscheidung: Das bestandsweise gehäufte Auftreten des Leidens gestattet in Zusammenhang mit dem klinischen Bild und dem Verlauf meist eine gut fundierte Verdachtsdiagnose. Diese läßt sich durch den Nachweis des Virus (Gewebekultur) sichern. Hierzu sind Tupferproben des Nasen- und Konjunktivalsekrets, oder Nasenspülproben (mit dem Kulturmedium, Bouillon oder physiologischer Kochsalzlösung) zu entnehmen und in gekühltem Transportbehälter an ein mit solchen Untersuchungen vertrautes Institut einzusenden. Vom 9. Krankheitstage an sind im Blutserum der Patienten auch spezifische Antikörper festzustellen (Virusneutralisationstest).

Die klinische Abgrenzung der Rhinotracheitis infectiosa von der Virusdiarrhoe-Mucosal disease (S. 742), dem bösartigen Katarrhalfieber (S. 843) und der Rinderpest (S. 848) bereitet im allgemeinen keine größeren Schwierigkeiten.

Zerlegungsbefund: In leichteren Fällen besteht lediglich deutliche Hyperämie und Ödematisierung der Nasenschleimhaut mit geringgradiger serös-schleimiger Exsudation. Schwerwiegendere Erkrankungen geben sich dagegen durch starke katarrhalische und mitunter auch diphtheroide Entzündung der Schleimhäute von Nase, Nasennebenhöhle, Kehlkopf und Luftröhre zu erkennen. Bakterielle Sekundärinfektionen bedingen eine mehr eitrige Beschaffenheit der Entzündungsprodukte. Außerdem sind dann mehr oder weniger ausgedehnte bronchopneumonische Veränderungen, Herzmuskeldegenerationen sowie gelegentlich weitere, weniger spezifische Läsionen festzustellen (Erosionen der Labmagenschleimhaut, akute katarrhalische Dünndarmentzündung, Verdickung der Milz, Schwellung und Rötung fast aller Körperlymphknoten, subseröse petechiale Blutungen). Bei IBR-bedingter rezidivierender Ophthalmie sind Hämorrhagien in sämtlichen Augenhäuten sowie Blutgerinnsel oder Trübungen in der vorderen Augenkammer und im Glaskörper zu finden. Die im Verlauf des Leidens abortierten Feten zeigen Ödeme und Blutungen in der Skelettmuskulatur, serös-blutige Flüssigkeitsansammlungen in den Körperhöhlen sowie Hämorrhagien innerhalb der Nieren und im perirenalen Gewebe.

Behandlung und Vorbeuge: Die rechtzeitige Verabreichung von Antibiotika oder Sulfonamiden (T.I.) kann nur den bakteriellen Sekundärinfektionen Einhalt gebieten. Zur Prophylaxe eignet sich die intramuskuläre Impfung mit einer durch Gewebekultur abgeschwächten Lebendvakzine (Zuscheck und Chow, 1961), die bei tragenden Rindern allerdings Aborte auslösen kann. In den großen Mastbeständen der USA (feed lots) werden die neueingestellten Tiere üblicherweise einer solchen Vakzination (vielfach sogar mit einem kombinierten, auch gegen Leptospirose und Virusdiarrhoe-Mucosal disease gerichteten Impfstoff) unterzogen; da hiernach mitunter Erkrankungen an infektiöser Rhinotracheitis aufgetreten sind, wird empfohlen, die Impfung bereits einige Wochen vor Übernahme in den Mastbetrieb – also noch innerhalb der Herkunftsbestände – vorzunehmen. Auf diese Weise wird auch der transportbedingten Infektionsbelastung der Mastrinder vorgebeugt.

SCHRIFTTUM

Gillespie, J. H., K. McEntee, J. W. Kendrick & W. C. Wagner (1959): Comparison of infectious pustular vulvovaginitis virus with infectious bovine rhinotracheitis virus. Cornell Vet. *49*, 288–297. — Gründer, H.-D., J. R. Reuleaux & B. Liess (1960): Feststellung der virusbedingten Rhinotracheitis infectiosa des Rindes. 1. Herkunft und Isolierung des Virus. Dtsch. Tierärztl. Wschr. *67*, 514-519. — KENNEDY, P. C., & W. P. C. RICHARDS (1964): The pathology of abortion caused by the virus of infectious bovine rhinotracheitis. Pathol. Vet. *1*, 7-17. — McINTYRE, R. W. (1954): Experimental studies of acute respiratory infection in cattle. J. Amer. Vet. Med. Ass. *125*, 473-474. — McKERCHER, D. G. (1959): Infectious bovine rhinotracheitis. Adv. Vet. Sci. *5*, 299-326. — McKERCHER, D. G. (1963): Studies of the etiologic agents of infectious bovine rhinotracheitis and Bläschenausschlag. Amer. J. Vet. Res. *24*, 501-509. — McKERCHER, D. G. (1968): Comments on infectious bovine rhinotracheitis. J. Amer. Vet. Med. Ass. *152*, 760-761. — McKERCHER, D. G., J. E. MOULTON, S. H. MADIN & J. W. KENDRICK (1957): Infectious bovine rhinotracheitis: a newly recognized virus disease of cattle. Amer. J. Vet. Res. *18*, 246-256. — McKERCHER, D. G., O. C. STRAUB, J. K. SAITO & E. M. WADA (1959): Comparative studies of the etiological agent of infectious bovine rhinotracheitis and infectious pustular vulvovaginitis. Canad. J. Comparat. Med. Vet. Sci. *23*, 320-328. — MAROLT, J. (1962): Rezidivierende Ophthalmie beim Rinde (Iridocyclochorioiditis recidiva bovum). Dtsch. Tierärztl. Wschr. *69*, 358-359. — MILLER, N. J. (1955): Infectious necrotic rhinotracheitis of cattle. J. Amer. Vet. Med. Ass. *126*, 463-467. — PHILIPP, J. I. H. (1968): Viral respiratory diseases. Vet. Record *82*: Clin. Suppl., IV-VII. — SATTAR, S. A., E. H. BOHL & A. L. TRAPP (1967): Abortion in cattle caused by experimental infection with infectious bovine rhinotracheitis virus. Cornell Vet. *57*, 438-454. — SCHROEDER, R. J., & M. D. MOYS (1954): An upper respiratory infection in dairy cattle. J. Amer. Vet. Med. Ass. *125*, 471-472. — STRAUB, O. C. (1962): Zur Seuchensituation bei der infektiösen Rhinotracheitis und dem Bläschenausschlag der Rinder in Mitteleuropa. Berl. Münch. Tierärztl. Wschr. *75*, 272-273. — YORK, C. J. (1968): Infectious bovine rhinotracheitis. J. Amer. Vet. Med. Ass. *152*, 758-760. — ZUSCHECK, F., & T. L. CHOW (1961): Immunogenicity of 2 infectious bovine rhinotracheitis vaccines. J. Amer. Vet. Med. Ass. *139*, 236-237.

Lungenseuche (Pleuropneumonia contagiosa)

Wesen: Die Lungenseuche ist eine dem Rind eigene hochkontagiöse fibrinöse Lungen-Brustfellentzündung mit meist subakutem bis chronischem Verlauf. (Andere Bezeichnungen: contagious bovine pleuropneumonia, péripneumonie bovine).

Vorkommen und Bedeutung: Das bis gegen Ende des 19. Jahrhunderts auch in Europa weit verbreitete Leiden ist durch die zu jener Zeit geschaffenen strengen Bekämpfungsmaßnahmen in der Mehrzahl der früher befallenen Länder getilgt; während und nach dem ersten Weltkrieg ist es allerdings verschiedentlich durch Rindertransporte erneut nach Polen, Rumänien, Österreich und Deutschland eingeschleppt, aber verhältnismäßig rasch wieder ausgerottet worden. In Afrika gehört die Pleuropneumonie noch heute zu den verlustreichsten Seuchen der Rinder und Büffel; sie kommt des weiteren vereinzelt auch in Südamerika, Australien, Indien, Pakistan, Aden und anderen asiatischen Ländern vor. Wegen der weltweiten Verbindungen des Tierhandels und der Zunahme des Verkehrs von Schlacht- und Zuchtrindern, großen Zoowiederkäuern sowie von Fleisch mit Hilfe moderner Transportmittel können sich bei Außerachtlassung der Quarantänebestimmungen jederzeit Neueinschleppungen in unverseuchte Länder ereignen.

Ursache: Der Erreger der bovinen Pleuropneumonie ist *Mycoplasma mycoides* (früher Asterococcus mycoides genannt), ein in der Systematik zwischen den Viren und den Bakterien stehender Mikroorganismus, nach welchem die Gruppe der ihm ähnelnden Keime als PPLO (pleuro-pneumonia-like organisms) bezeichnet wird. Morphologie, Filtrierbarkeit und biologische Eigenschaften der Mykoplasmen sind mannigfaltig und wechselhaft. Im Preßsaft der Lunge bleibt Mycoplasma mycoides etwa 8 Tage lang virulent, während es in eingefrorenem Lungengewebe noch nach 3 Monaten ansteckungsfähig ist. Er wird durch Temperaturen von 56° C und mehr abgetötet und ist auch gegenüber den gebräuchlichen Desinfektionsmitteln sehr empfindlich.

Krankheitsgeschehen: Die Übertragung des im Bronchialsekret sowie in der Ausatmungsluft der Patienten und klinisch gesund erscheinender Keimträger befindlichen Erregers erfolgt aerogen (Inhalation). Dabei genügt es mitunter, gesunde Tiere an Ausscheidern vorbeizuführen. Meist erfolgt die Einschleppung der Pleuropneumonie in gesunde Herden durch den Zukauf im Inkubationsstadium befindlicher kranker, latent durchseuchter oder selbst bereits genesener Rinder oder Büffel.

Erscheinungen und Verlauf: Während der 3 bis 6 Wochen dauernden Inkubationszeit wird das kontagiöse Agens von den noch völlig gesund erscheinenden Tieren bereits ausgeschieden. Die initialen Symptome sind nur bei genauer Beobachtung zu bemerken. Dabei besteht eine Erhöhung der Körpertemperatur um 0,5 bis 1,0° C, außerdem auch kurzer trockener Husten, der besonders morgens nach dem Aufstehen der Patienten, bei der Wasseraufnahme oder bei leichtem Luftzug (etwa nach dem Öffnen der Stalltür) zu vernehmen ist. Freßlust und Wiederkauen lassen allmählich nach, doch bleibt die Milchleistung laktierender Tiere zunächst noch annähernd normal. Erst nach 2 bis 3 Wochen treten auch deutliche Atembeschwerden auf. Dabei äußern die frequent atmenden, mit gesenktem Kopf und Hals, aufgekrümmtem Rücken sowie teilweise auch mit nach außen gewandten Ellbogen stehenden Patienten leises Stöhnen; ihr Husten wird zunehmend klangloser und feuchter. Bei nachlassender Hautelastizität erscheint das Haarkleid schließlich glanzlos und rauh. Manche Tiere zeigen schleimig-serösen Nasenausfluß, der später infolge bakterieller Sekundärinfektion eitrig werden kann. Rückengriff und Thoraxperkussion lösen deutliche Schmerzreaktion, letztere auch Husten aus. Auskultatorisch ist vorwiegend bronchiales Atmen, in manchen Lungenbezirken auch das völlige Fehlen von Atemgeräuschen festzustellen; später tritt dann pleuritisches Reiben auf, wobei die Herztöne infolge intrapleuraler Ansammlung von flüssigem Exsudat mitunter nur schwach hörbar sind. Die Pulsfrequenz nimmt jetzt bis auf 100 oder 120 pro Minute zu, während die Körpertemperatur auf 41 bis 42° C oder mehr ansteigt und sich bis kurz vor dem Tod in diesem Bereich bewegt. Freßlust, Wiederkauen, Vormagenmotorik und Milchsekretion lassen in diesem Stadium immer mehr nach; bei Wechsel zwischen Verstopfung und Durchfall magern die Patienten daher stark ab. Gelegentlich stellen sich auch subkutane Ödeme an Triel, Unterbrust und -bauch sowie am Skrotum ein. Der nur in geringer Menge abgesetzte Harn ist meist dunkelgelb bis braun.

Das in 50 bis 80% aller Fälle tödlich endende Leiden kann in jeder Phase seines Verlaufs zum Stillstand kommen, wobei als äußeres Zeichen lediglich der Husten bestehen bleibt. Eine vollständige klinische Heilung tritt jedoch nur bei denjenigen Patienten ein, deren Lungenveränderungen nicht zu schwerwiegend oder umfangreich sind. Andernfalls entwickelt sich in der Folge die chronische Form der Pleuropneumonie. Diese ist durch das Vorliegen abgekapselter, infektiöses Material enthaltender Lungenherde gekennzeichnet, welche oft noch nach Monaten oder wenigen Jahren infolge besonderer Belastungen (körperliche Arbeit, starke Hustenstöße etc.) plötzlich wieder aufbrechen und sogar zum Tode führen können. Solche, zunächst gesund erscheinende Tiere stellen dann die Hauptquelle der Weiterverbreitung der Lungenseuche dar.

Zerlegungsbefund: Die kennzeichnenden pathologisch-anatomischen Veränderungen beschränken sich im wesentlichen auf das Brustfell und die Lungen. Die Pleura ist glanzlos, von Fibrin bedeckt und weist Verklebungen oder Verwachsungen ihres parietalen mit dem viszeralen Blatt auf. Die Brusthöhle enthält gelegentlich bis zu 20 Liter gelblich-klare oder rötlich-getrübte, fibrinfetzenhaltige Flüssigkeit. In den Lungen sind anfangs nur kleine, scharf umschriebene verhärtete Knoten (Herde einer kruppösen Bronchopneumonie) vorhanden. Ihr Interstitium erscheint erst in späteren Stadien entzündlich geschwollen und ödematisiert. Typisch für die Pleuropneumonie ist das Nebeneinander verschieden weit entwickelter Veränderungen der fibrinösen Pneumonie, welche der Lunge ein marmoriertes Aussehen verleihen, das durch ein ausgeprägtes interlobuläres Ödem noch unterstrichen wird. Des weiteren können von Fall zu Fall verbreitete, nekrotische Bindegewebszüge (die sich stellenweise bis in das gesunde Gewebe hinein erstrecken), abgegrenzte nekrotische und zum Teil von Granulationsgewebe durchzogene Herde sowie narbige Indurationen oder aus größeren Nekrosebezirken entstandene Sequester vorliegen.

Erkennung und Unterscheidung: Die Diagnose der Lungenseuche ist oft erst im fortgeschrittenen Stadium nach charakteristisch verlaufener Erkrankung mehrerer Tiere und Aufnahme der Sektionsbefunde möglich. Die anzustrebende frühzeitige Feststellung des Leidens stützt sich in Verdachtsfällen auf die Komplementbindungsreaktion, Agglutinations- oder Präzipitationsprobe sowie auf den unter Praxisbedingungen mit einem Tropfen Frischblut oder Serum durchführbaren Schnellagglutinationstest. (Fälschlich positiv ausfallende Reaktionen sind meist auf den Einfluß anderer PPLO-Vertreter zurückzuführen; bei Jungrindern ist das Ergebnis dagegen trotz vorliegender Infektion häufig negativ.) Schließlich läßt sich Mycoplasma mycoides im Lungensaft gefallener Tiere auch kulturell nachweisen.

Die Pleuropneumonie unterscheidet sich durch ihren schleichenden Verlauf von der pektoralen Form der Pasteurellose (S. 730); sie muß des weiteren differentialdiagnostisch von unspezifischen katarrhalischen und fibrinösen Pneumonien (S. 161, 162), der Bronchopneumonia verminosa (S. 914), der Rinderpest (S. 848) und von der Lungentuberkulose (S. 862) abgegrenzt werden, was in der Mehrzahl der Fälle keine besonderen Schwierigkeiten bereitet.

Behandlung und Vorbeuge: Die wirksamste Maßnahme besteht in der Tötung aller kranken, seuchenverdächtigen und ansteckungsverdächtigen Tiere. Durch konsequente Durchführung einer solchen Bekämpfung sind viele Länder lungenseuchenfrei geworden. Da bei medikamentöser Behandlung allenfalls klinische Heilung, aber keine sichere Abtötung der Erreger zu erzielen ist, würde dieser Weg nur der Erhaltung von Keimträgern und -ausscheidern Vorschub leisten. Wo die Keulung der betroffenen Rinder aus wirtschaftlichen Gründen nicht möglich ist (zum Beispiel in Afrika), werden zwar mit gutem Erfolg Vakzinationen vorgenommen, doch kann es dabei zu gefährlichen, unter Umständen sogar tödlich verlaufenden Impfreaktionen kommen; außerdem läßt sich die Seuche auf diese Weise nicht tilgen. Entscheidend für den Eintritt einer wirksamen Immunisierung scheint unter anderem die zwischen Impfstelle und Lunge liegende Entfernung zu sein; deshalb wird statt des früheren Applikationsortes (Schwanzspitze) heute die Flotzmaulfurche oder die Ohrmuschel gewählt.

Veterinärpolizei: In der Bundesrepublik Deutschland wird die Bekämpfung der Lungenseuche nach den §§ 10, 50 und 51 VG (in der Fassung vom 27. 2. 1969) sowie nach den §§ 177 bis 200 BAVG (vom 7. 12. 1911) geregelt. Diese sehen die Anzeigepflicht der Pleuropneumonie, außerdem die Tötung aller kranken und seuchenverdächtigen sowie gegebenenfalls auch der ansteckungsverdächtigen Tiere vor. Für die in diesem Zusammenhang auf polizeiliche Anordnung getöteten und die nach rechtzeitiger Anzeige verendeten Rinder wird eine Entschädigung in Höhe von 80 % ihres Wertes gezahlt.

SCHRIFTTUM

Flückiger, G. (1961): Neue Auftriebe in der Erforschung und Bekämpfung der Lungenseuche der Rinder. Schweiz. Arch. Tierheilk. *103*, 184-191. — Kairies, Kl.-D. (1960): Ein Beitrag zur Lungenseuche der Rinder — ihrer Geschichte und den sie betreffenden veterinärpolizeilichen Vorschriften. Diss., Leipzig. — Lothes, R. (1939): Seuchenkunde und Veterinärpolizei: Beitrag zur Geschichte der Lungenseuche. Berl. Münch. Tierärztl. Wschr. *55*, 509-515. — Manninger, R. (1959): Die pathogene Rolle der pleuropneumonieähnlichen Mikroorganismen. Ber. 16. Int. Tierärztl. Kongr., Madrid *1*, 255-265. — Ostertag, R. von (1939): Die Ausrottung der Lungenseuche im Deutschen Reich. Tierärztl. Rundschau *45*, 725-729, 737-740. — Wissel, R., & B. Wissel (1963): Betrachtungen zur Bekämpfung der Peripneumonie beim N'damarind in Guinea unter Berücksichtigung einer lyophilisierten Vaccine. Tierärztl. Umschau *18*, 71-76. — Ziegler, M. (1927): Die Komplementbindung bei der Lungenseuche des Rindes; mit besonderer Berücksichtigung ihrer Beziehungen zu den pathologisch-anatomischen Veränderungen. Zschr. Inf. Krkh. Haust. *30*, 177-212.

Pneumokokkose

Wesen, Vorkommen und Bedeutung: Bei diesem Leiden handelt es sich um eine meist perakut unter dem Bild einer pulmonalen Sepsis (80 % der Fälle), seltener als Bronchopneumonie (20 %) verlaufende Infektionskrankheit jüngerer Kälber, die ihren Ausgang fast immer von keimausscheidendem Pflegepersonal nimmt (Anthropozoonose). Sie spielt nach bisherigen Beobachtungen vor allem im südwestdeutschen Raum, in der Schweiz sowie in Dänemark eine größere Rolle.

Ursache: Der Erreger der Pneumokokkose ist *Diplococcus pneumoniae* (FRÄNKEL-WEICHSELBAUM), ein in der freien Außenwelt kaum lebensfähiger grampositiver Keim, von dem bislang 80 verschiedene Typen bekannt sind, die sich aufgrund der chemischen Struktur ihrer Kapselpolysaccharide serologisch voneinander abgrenzen lassen und in 47 Gruppen aufgegliedert werden. Erkrankungen von Kälbern werden zu 98,9 % durch die Angehörigen höherer Gruppen (4 bis 47, und zwar insbesondere 6, 8, 18 und 19) bedingt.

Krankheitsgeschehen: Die Pneumokokkose befällt vor allem Kälber während der ersten 6 Lebenswochen (mit Schwerpunkt in der 3. Woche); da die Patienten nur ausnahmsweise älter als 3 Monate sind, ist eine frühzeitig einsetzende Spontanimmunisierung anzunehmen. Die Infektion erfolgt nach den Beobachtungen HAMMER's (1955) fast ausschließlich auf aerogenem Wege, wobei die inhalierten Erreger vorwiegend von Menschen stammen, deren obere Luftwege mit Diplokokken des gleichen Typs besiedelt sind; viele dieser Personen fühlen sich dabei subjektiv völlig gesund (Keimausscheider). Da das Leiden bei derart exponierten Kälbern in den Winter- und Frühjahrsmonaten gehäuft auftritt, ist anzunehmen, daß in seiner Pathogenese auch unzureichender Vitaminversorgung und/oder klimatischen Einflüssen Bedeutung zukommt.

Erscheinungen und Verlauf: In der Mehrzahl der Fälle ist der Gang der Pneumokokkose *perakut,* wobei der septisch-toxisch bedingte Tod meist schon innerhalb weniger Stunden nach hochgradiger Dyspnoe, Kreislaufbeteiligung, meningitischen Reizsymptomen und/oder nach fortschreitender Hinfälligkeit eintritt. Andere Patienten zeigen dagegen *akute* Sepsis mit ausgeprägter Zirkulationsstörung (frequente, auskultatorisch nicht voneinander trennbare Herztöne, Zyanose, Dunkelfärbung des Blutes), teilweise auch leichtem Durchfall sowie Exzitation oder Krämpfen (als Ausdruck einer Leptomeningitis), mit tödlichem Ausgang innerhalb von 1 bis 2 Tagen. Die seltenere *pyämische Form* des Leidens ist durch subakuten bis chronischen Verlauf, Bronchopneumonie (Husten, Dyspnoe, krankhafte Atemgeräusche), vielfach auch durch metastatischen Befall der Gelenke (siehe Polyarthritis, S. 516) und gelegentlichen Durchfall gekennzeichnet; sie führt ebenfalls meist zum Exitus.

Zerlegungsbefund: Nach raschem Krankheitsverlauf sind bei der Sektion oft keine auffallenden Lungenveränderungen festzustellen. Als pathognomonisch wird dagegen die bei mehr als der Hälfte aller pneumokokkosekranken Kälber nachzuweisende ‚Gummimilz' angesehen, die in einer deutlichen Vergrößerung und derbelastisch-gummiartigen Konsistenz dieses Organs besteht, dessen schwarzrote Pulpa auf der Schnittfläche nicht hervorquillt (TRAUTWEIN, 1956/1958). Die übrigen, von Fall zu Fall mehr oder weniger deutlich ausgeprägten Veränderungen entsprechen denen einer Septikämie.

Erkennung und Unterscheidung: Da das klinische Bild nicht genügend Anhaltspunkte für eine sichere Abgrenzung der Pneumokokkose von anderen septikämischen Säuglingsinfektionen bietet, ist als diagnostisches Kriterium neben der ‚Gummimilz' vor allem der bakteriologische Befund entscheidend.

Behandlung und Vorbeuge: Heilversuche sind wegen des meist sehr raschen Krankheitsverlaufs fast aussichtslos; deshalb hat die beim Menschen in dieser Indikation übliche Sulfonamid- oder Antibiotikatherapie beim Kalb keine Bedeutung erlangt. Das Hauptgewicht der Bekämpfung liegt somit in der Ermittlung und Fernhaltung oder Behandlung der pneumokokken-ausscheidenden Mitglieder des Personals sowie in der spezifischen Immunisierung der neugeborenen Kälber. In diesem Rahmen scheint vor allem die Impfung der hochtragenden Muttertiere mit Pneumokokken-Formol-Vakzine oder die intrazisternale Verabreichung von spezifischen Pneumokokken-Polysacchariden in das trockenstehende Euter erfolgversprechend, vorausgesetzt, daß die betreffenden Kälber die antikörperhaltige Kolostralmilch schon während der ersten 6 bis 12 Lebensstunden erhalten; später werden die immunisierenden kolostralen γ-Globuline nämlich nur noch in unzulänglichem Umfange oder gar nicht mehr intestinal resorbiert.

SCHRIFTTUM

Beck, G., & B. Jacobson (1963): Ein Beitrag zur Pneumokokkeninfektion des Kalbes. Berl. Münch. Tierärztl. Wschr. 76, 6-7. — Hammer, D. (1955): Die Pneumokokkeninfektion beim Kalb unter besonderer Berücksichtigung der Epidemiologie. Dtsch. Tierärztl. Wschr. 62, 25-28. — Hammer, D. (1961): Die Immunisierung trächtiger Rinder gegen Pneumokokken-Polysaccharide und die biologische Bedeutung der im Colostrum ausgeschiedenen spezifischen Antikörper. Zbl. Vet.-Med. 8, 369-402, 405-450. — Trautwein, G. (1956): Die experimentelle Pneumokokkeninfektion des Kalbes. Arch. Exp. Vet.-Med. 10, 769-816, 831-858. — Trautwein, G. (1958): Pathologisch-anatomische und histologische Befunde bei der experimentellen Pneumokokkeninfektion des Kalbes. Arch. Exp. Vet.-Med. 12, 256-281.

Pasteurellose („Wild- und Rinderseuche")

Wesen, Vorkommen, Bedeutung: Dieses in der zweiten Hälfte des vorigen Jahrhunderts auch in Deutschland seuchenhaft aufgetretene und daher 1909 der Anzeigepflicht unterstellte Leiden spielt heute vor allem in Indien, Burma und den angrenzenden Ländern eine Rolle; auch in den USA verursacht es als ‚shipping fever' mitunter erhebliche Verluste. Je nach den im Vordergrund des klinischen Bildes stehenden Symptomen wird bei der Pasteurellose herkömmlicherweise zwischen einer septikämisch-hämorrhagischen, einer ödematösen und einer pektoralen Form unterschieden, von denen in Europa nur noch die letztgenannte zu beobachten ist. Sie tritt bei erwachsenen Tieren fast immer sporadisch (Einzelerkrankungen) –, bei Jungrindern und Kälbern dagegen mitunter auch enzootisch auf.

Ursachen und Krankheitsgeschehen: Früher ist das auf den Respirationsschleimhäuten gesunder Tiere weitverbreitete bipolare Bakterium *Pasteurella multocida* als alleiniger Erreger der Pasteurellose angesehen worden; in den USA wurde neuerdings aber im Zusammenhang mit Enzootien des ‚shipping fever' auch *P. haemolytica* isoliert. Für das Zustandekommen der Infektion durch diese ubiquitären Keime sind offenbar Belastungen durch Umweltfaktoren und/oder ein vorheriger Virusinfekt von entscheidendem Einfluß. Unter ersteren werden als prädisponierend angesehen: plötzliches Umschlagen der Witterung, anstrengender (selbst nur kurzdauernder) Fußmarsch oder Transport (per Bahn, Kraftwagen oder Schiff; insbesondere unter beengten Raumverhältnissen: ‚shipping fever') sowie Verabreichung übermäßiger Futterrationen einseitiger Zusammensetzung. Als pasteurellose-auslösendes oder -förderndes Virus wird auf Grund praktischer und experimenteller Beobachtungen vor allem Myxovirus Parainfluenza-3 angesehen, das auch als Ursache enzootischer Bronchopneumonien in Kälbermastbetrieben bekannt ist (S. 717). Aus dem Nasensekret und dem Kot ‚shipping fever'-kranker Kälber ist in den USA außerdem, neben Pasteurellen, auch Miyagawanella bovis, ein Vertreter der Psittacosis-Lymphogranuloma-Gruppe, isoliert worden, das ebenfalls als Agens enzootischer respiratorischer Erkrankungen des Kalbes eine Rolle spielt.

Erscheinungen und Verlauf: Nach einer Inkubationszeit von 1 bis 4 Tagen ist von Fall zu Fall eines der folgenden Krankheitsbilder zu beobachten:

Die *hämorrhagische Septikämie* tritt nur selten, und zwar ausschließlich in Jungtierbeständen auf; sie äußert sich in plötzlich einsetzendem hohen Fieber, Inappetenz, Niedergeschlagenheit, Zittern, starker Beschleunigung von Puls sowie Atmung, und führt innerhalb von 6 bis 25 Stunden zum Tode.

Bei der *ödematösen Form* der Pasteurellose treten zu den weniger stark ausgeprägten septikämischen Symptomen entzündliche Ödeme des subkutanen und submukösen Bindegewebes hinzu, von denen vor allem die Augenlider, Flotzmaul, Rachen, Kehlgang, Hals und Triel, seltener auch die Scham betroffen werden. Außerdem sind hierbei als Folge dieser Ödeme Tränen- und Speichelfluß, Atembehinderung und Schluckbeschwerden festzustellen. Diese in Europa heute nicht mehr vorkommende Form des Leidens endet nach 1 bis 2 Tagen ebenfalls tödlich.

Von der *pektoralen Form* können sowohl junge als erwachsene Rinder befallen werden; von letzteren erkranken unter europäischen Verhältnissen jedoch in der Regel nur einzelne, zuvor durch einen Streß belastete Tiere (zum Beispiel während oder unmittelbar nach dem Transport). Der Verlauf der pektoralen Pasteurellose ähnelt dem der virusbedingten Bronchopneumonien (S. 717, 722). Dabei steigt die Körpertemperatur auf hochfieberhafte Werte (41,5 bis 42,0° C) an. Die Neigung zur Emphysembildung ist aber wesentlich geringer, während die fibrinöse Infiltration der Lungen und die Beteiligung des Brustfells (Pleuropneumonie) in der Regel weit ausgeprägter sind als bei den Viruspneumonien. Auch diese Form kann innerhalb von 3 bis 5 Tagen tödlich verlaufen; sie geht jedoch häufig in eine subakute oder chronische Erkrankung über; außerdem kommen gelegentlich Spontanheilungen vor.

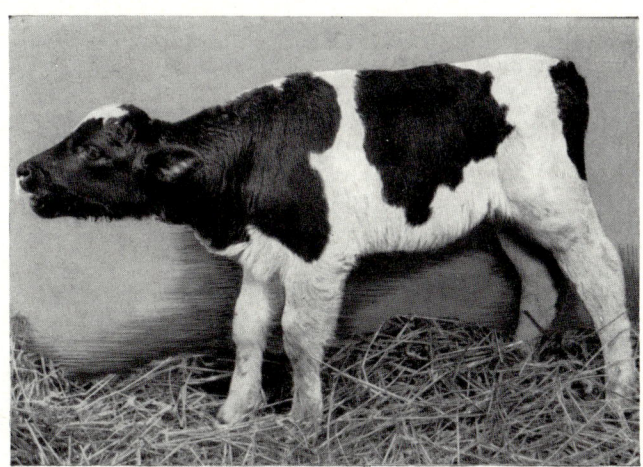

Abb. 454. Pektorale Form der Pasteurellose bei einem Kalb: Nasenausfluß und hochgradige Dyspnoe

Bei allen Formen der Pasteurellose sind außerdem mitunter Kolikerscheinungen oder Verstopfung mit anschließendem dünnflüssigen, manchmal auch blutigen und übelriechenden Durchfall (infolge einer vorwiegend hämorrhagischen Entzündung des Labmagens sowie des Dünn- und Dickdarmes) zu beobachten.

Erkennung und Unterscheidung: Kennzeichnend für die Pasteurellose ist der rasche Krankheitsverlauf und der krupös-nekrotisierende Charakter der anläßlich der Sektion festzustellenden Lungenveränderungen. Entscheidend für die differentialdiagnostische Abgrenzung von den virusbedingten Bronchopneumonien (S. 717, 722) und der Lungenseuche (S. 726) ist der bakteriologische Nachweis negativpathogener bipolarer Bakterien.

Vorbeuge und Behandlung: Unter europäischen Verhältnissen läßt sich das Auftreten der Pasteurellose, insbesondere bei erwachsenen Rindern, durch das Fernhalten resistenzmindernder Faktoren (schonende Transporte) sowie durch die 10tägige getrennte Aufstallung neuzugekaufter Tiere meist mit ziemlicher Sicherheit verhüten. Therapeutisch sind gegenüber den Pasteurellen von den Antibiotika vor allem Penizillin und Streptomyzin sowie Chloramphenicol und die Tetrazykline wirksam (T. I.).

Veterinärpolizei: Die ‚Wild- und Rinderseuche' (Pasteurellose) gehörte in der Bundesrepublik Deutschland nach § 10 des Viehseuchengesetzes vom 26. 6. 1909 zu den anzeigepflichtigen Seuchen. Da die heute hierzulande zu beobachtende Form des Leidens aber nicht zur stärkeren Ausbreitung neigt und die Tierhalter auch in der Lage sind, sich vor größeren Verlusten durch diese Krankheit zu schützen, sind die Voraussetzungen für eine staatliche Bekämpfung der Pasteurellose jetzt nicht mehr gegeben. Deshalb ist die ‚Wild- und Rinderseuche' im Gesetz zur Änderung des Viehseuchengesetzes vom 27. 2. 1969 nicht mehr unter den anzeigepflichtigen Seuchen aufgeführt worden.

SCHRIFTTUM

CARTER, G. R., & R. V. S. BAIN (1960): Pasteurellosis (Pasteurella multocida)—a review stressing recent developments. Vet. Rev. Annot. 6, 105-128. — COHRS, P., & H. KÖHLER (1952): Gibt es Wild- und Rinderseuche in Deutschland? (Ist die Anzeigepflicht für die Wild- und Rinderseuche heute noch berechtigt?) M.-hefte Tierheilk. 4, 113-123. — COLLIER, J. R., W. W. BROWN & T. L. CHOW (1962): Microbiologic investigations of natural epizootics of shipping fever of cattle. J. Amer. Vet. Med. Ass. 140, 807-810. — COLLIER, J. R., & C. ROSSOW (1964): Microflora of healthy lung tissue of cattle. Amer. Vet. Res. 25, 391-393. — COLLIER, J. R. (1968): Pasteurellae in bovine respiratory disease. J. Amer. Vet. Med. Ass. 152, 824-828. — GLÄSSER, K. (1954): Über die Bipolarbakterieninfektionen — Pasteurellosen — bei unseren Haustieren, insbesondere beim Rind und Schwein. M.-hefte Vet.-Med. 9, 366-370. — GRMOŠEK, P. (1959): Transportkrankheit — Shipping fever. (serbokroatisch). Vet Glasnik 13, 543 bis 545. — HOERLEIN, A. B., S. P. SAXENA & M. E. MANSFIELD (1961): Studies on shipping fever in cattle. 2. Prevalence of Pasteurella species in nasal secretions from normal calves and calves with shipping fever. Amer. J. Vet. Res. 22, 470-472. — ISHII, S., T. OMORI & M. MATUMOTO (1959): Miyagawanellosis in japanese domestic animals. Ber. 16. Int. Tierärzt. Kongr., Madrid 2, 747-748. — JOHNSON, W. P., H. E. GOUGE & M. C. ALSON (1955): Tetracycline therapy of shipping fever in cattle, swine and sheep. Vet. Med. 50, 448-450. — REISINGER, R. C., K. L. HEDDLESTON & C. A. MANTHEI (1959): A myxovirus (SF-4) associated with shipping fever of cattle. J. Amer. Vet. Med. Ass. 135, 147-152.

Pneumonomykosen (Lungenverpilzung)

In Bronchiektasien oder Lungenkavernen kann es ebenso wie bei länger mit Antibiotika behandelter Bronchopneumonie manchmal zur Vermehrung saprophytärer Schimmelpilze im Exsudat oder zerfallendem Gewebe kommen (*Gelegenheitsmykosen*). Außerdem treten beim Rind vereinzelt (sporadisch bis enzootisch) die im folgenden zu besprechenden *primären Mykosen* auf, die sich gegenüber der Behandlung mit den üblichen Antibiotika und Sulfonamiden in der Regel als resistent erweisen; sie werden nicht von Tier zu Tier übertragen, sondern beruhen auf der Inhalation von pilzsporenhaltigem Staub (aufgewirbelt vom Erdboden, aus verschimmeltem Heu oder Stroh). Im Gegensatz zu den nicht mit einer Vermehrung der Pilze innerhalb des Organismus verbundenen, sondern auf deren Giftwirkung zurückzuführenden Mykotoxikosen (S. 1239 ff.) entwickeln sich die meisten Lungenmykosen schleichend und nehmen einen chronischen Verlauf. Obwohl die Identifizierung der pathogenen Pilze dabei mitunter schon bei direkter mikroskopischer Prüfung von Schleimabstrichen oder Lungengewebssaft möglich ist, empfiehlt sich zur sicheren ätiologischen Klärung solcher Erkrankungen die Einsendung von Probematerial an ein mykologisch geschultes Laboratorium (Differenzierung nach Anlage von Kulturen).

Aspergillose der Lungen

Bei dieser, durch das Einatmen von Sporen aus schimmeligem Heu oder Stroh ausgelösten Lungeninfektion sind beim Rind im befallenen Gewebe *Aspergillus fumigatus* und andere Aspergillus-Arten festgestellt worden. Die Krankheit äußert sich als wenig kennzeichnende, akut, subakut oder chronisch verlaufende Pneumonie, die zur fortschreitenden Abmagerung und vielfach auch zum Tode führt. Bei der Zerlegung sind in den Lungen multiple, hirsekorngroße und größere Knötchen mit nekrotischem Zentrum zu finden, die tuberkulösen Veränderungen sehr ähnlich sind. Von hier aus kann die

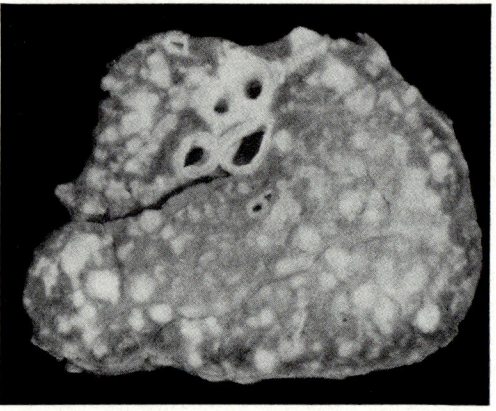

Abb. 455. Lungenaspergillose bei einem Kalb (EGGERT, 1960)

Infektion bei tragenden Tieren hämatogen auf die Plazenta übergreifen (Placentitis mykotica und Abort, gelegentlich auch diaplazentäre Lungeninfektion des Feten); die Pilze sind dann in den Kotyledonen leicht nachzuweisen.

Mucormykose der Lungen

Die Pathogenese dieser auf *Absidia (Mucor) corymbifera* beruhenden Lungenverpilzung entspricht derjenigen der pulmonalen Aspergillose, doch sind die Lungenerscheinungen meist leichterer Natur. Bei der Sektion sind außer im Lungengewebe auch in den mediastinalen Lymphknoten tuberkelähnliche Herde festzustellen. Die sichere Diagnose ist erst post mortem durch die histologische Untersuchung der in 10%igem Formalin einzusendenden Veränderungen zu stellen.

Moniliasis (Candidiasis) der Lungen

Der Erreger dieses Leidens *(Monilia s. Candida albicans)* verursacht hierzulande in erster Linie eine mykotische Stomatitis bei den Saugkälbern (S. 739). In den USA werden jedoch auch ziemlich häufig Pneumonomykosen beobachtet, welche auf die Inhalation der Sporen dieses Pilzes mit dem Erdstaub zurückzuführen sind und vor allem massiert gehaltene Mastrinder betreffen. Das klinische Bild der pulmonalen Moniliasis besteht in Pneumonie, schleimig-eitrigem Nasenausfluß und starkem Speicheln sowie in schwerer, zum Teil mit Maulatmen verbundener Dyspnoe. Das Flotzmaul der Patienten kann zwar mit eingetrocknetem Exsudat verkrustet sein, doch fehlen Erosionen und Ulzerationen. Wegen des starken Tränenflusses sind die Haare um die Augen oft verklebt; dabei liegt aber keine Konjunktivitis vor. Die praktisch fieberlos verlaufende und gelegentlich von Durchfall begleitete Erkrankung schreitet langsam weiter, so daß die Patienten entweder verenden oder geschlachtet werden müssen. Bei ihrer Zerlegung erweist sich die Lunge als auffallend fest; die entzündeten Partien sind von kleinen verkästen Abszessen durchsetzt. Der Nachweis von Monilia albicans kann im Ausstrich oder durch Anzüchten auf Spezialnährböden erfolgen.

Kokzidioidomykose der Lungen

Diese durch *Coccidioides immitis* hervorgerufene Mykose befällt meist die Lymphknoten der Atmungsorgane, aber nur selten auch die Lungen; sie ist daher bei den Infektionskrankheiten des Lymphapparates eingeordnet worden (S. 716).

Histoplasmose der Lungen

Für das Rind liegen bislang nur vereinzelte Mitteilungen über Lungenverpilzungen durch *Histoplasma capsulatum* vor. Die davon betroffenen Patienten zeigten Atemnot, Diarrhoe, mitunter auch Trielödem und Gewichtsrückgang. Sie mußten wegen ausbleibender Heilung geschlachtet werden; dabei waren in den Lungen Verkalkungen festzustellen. Zur Diagnose am lebenden Tier scheint sich die intradermale Histoplasmin-Probe zu eignen. Da die Histoplasmose auf den Menschen übertragbar ist, hat ihr Vorkommen beim Rind mehr hygienische als wirtschaftliche Bedeutung.

SCHRIFTTUM

AINSWORTH, G. C., & P. K. C. AUSTWICK (1959): Fungal diseases of animals. Commonwealth Agric. Bureaux, Farnham Royal, Bucks, S. 7-13. — AUSTWICK, P. K. C., & J. A. J. VENN (1957): Routine investigations into mycotic abortion. Vet. Record 69, 488-491. — BENDIXEN, H. C. (1962): General mykose hos en ko. Maanedsskr. Dyrlaeger 38, 369-391. — BÜHLMANN, X., & F. WERFFELI (1968):

Mucormykose der bronchialen und mediastinalen Lymphknoten beim Rind. Mykosen 11, 41-48. — Cordes, D. O., D. C. Dodd & P. J. O'Hara (1964): Acute mycotic pneumonia cattle. New Zealand Vet. J. 12, 101-104. — Eggert, M. J., & P. F. Romberg (1960): Pulmonary aspergillosis in a calf. J. Amer. Vet. Med. Ass. 137, 595-596. — Gleiser, C. A. (1953): Mucormycosis in animals: a report of three cases. J. Amer. Vet. Med. Ass. 123, 441-445. — McCarty, R. T. (1956): Moniliasis as a systemic infection in cattle. Vet. Med. 51, 562-564. — Menges, R. W., & L. D. Kintner (1951): Bovine histoplasmosis: case report. North Amer. Vet. 32, 692-695. — Molello, I. A., & W. Busey (1963): Pulmonary aspergillosis in a cow. J. Amer. Vet. Med. Ass. 142, 632-633. — Nag, P. C., & B. S. Malik (1960): Aspergillosis in a calf. Canad. Vet. J. 2, 30-32. — Schiefer, B. (1967): Pathomorphologie der Systemmykosen des Tieres (Bd. 6 der Inf.-Krankh. und ihrer Erreger). Fischer, Jena. — Scholz, H.-D., & L. Meyer (1965): Mortierella polycephala als Erreger einer Lungenmykose beim Rind. Berl. Münch. Tierärztl. Wschr. 78, 27-30. — Ulsen, F. W. van (1955): Schimmelabortus bij runderen. Tijdschr. Diergeneesk. 80, 1081-1087. — Wyssmann, E. (1941): Über Aspergillosen beim Rind. Schweiz. Arch. Tierheilk. 83, 166-171.

Infektionskrankheiten des Verdauungsapparates
Ansteckende bläschenförmige Maulschleimhautentzündung
(Stomatitis vesicularis)

Wesen: Die Stomatitis vesicularis ist eine fieberhafte Infektionskrankheit der Rinder, Pferde und Schweine, die beim Rind durch Bläschenbildung in der Maulschleimhaut, mitunter auch an der Zitzen- und Klauenhaut gekennzeichnet ist. Gelegentlich werden von ihr auch andere Haus- und Wildtiere sowie der Mensch befallen. Die Krankheit ist im Hinblick auf die Schwierigkeiten einer Differentialdiagnose gegenüber der Maul- und Klauenseuche von besonderer Bedeutung. (Andere Bezeichnungen: vesicular stomatitis, stomatite vesiculeuse contagieuse.)

Vorkommen und Verbreitung: Die Seuche wurde erstmalig von Theiler (1884) in Südafrika gesehen. In Europa ist sie nur vereinzelt beobachtet worden. Jetzt tritt sie vor allem auf dem amerikanischen Kontinent auf. In kälteren Regionen kommt sie nur im Sommer und Herbst, in wärmeren südlichen Gebieten dagegen das ganze Jahr über vor. Hieraus wird geschlossen, daß ihre Überträger vor allem Insekten sind; als lebende Vektoren können aber auch wildlebende Tiere wie Wildschweine, Waschbären, Rotwild in Frage kommen.

Ursache: Der Erreger ist ein zwar genau bekanntes, aber noch nicht näher klassifiziertes Virus, das in zwei immunologisch unterschiedlichen Typen vorkommt (New Jersey und Indiana). Aufgrund seiner Vermehrungsfähigkeit in Arthropoden wird es zu den ARBO-Viren gezählt.

Erscheinungen und Verlauf: Die Inkubationszeit beträgt 2 bis 5 Tage. Starker Speichelfluß und schmatzende Geräusche sind manchmal die ersten Krankheitserscheinungen, während die Körpertemperatur anfangs einige Stunden lang erhöht ist. Die Patienten werden apathisch und verweigern sowohl Futter als Wasser. An Zunge und Zahnfleisch, seltener auch an den Lippen, dem harten Gaumen, den Wangen, dem Flotzmaul und um die Nasenlöcher entstehen Blasen verschiedener Größe, die innerhalb von 24 Stunden platzen. Dann bleiben schmerzhafte rote Erosionen mit rauher Oberfläche zurück, deren Abheilung bald beginnt und kürzere oder längere Zeit in Anspruch nehmen kann (2 bis 3 Tage oder bis zu 3 Wochen). Die bei einem Teil der Tiere an den Zitzen auftretenden Blasen können manchmal maximal ein Drittel der Zitzenoberfläche bedecken, wodurch das Melken sehr erschwert ist. Sekundäre Mastitiden sind ziemlich häufig und verursachen gelegentlich erhebliche wirtschaftliche Schäden. Die mitunter auch im Zwischenklauenspalt und am Kronsaum zu findenden Epithelveränderungen ähneln denjenigen an Zunge und Zitzen; sie sind mit mehr oder weniger deutlicher Lahmheit verbunden. Im Klauenbereich kommt es leicht zu Sekundärinfektionen mit Eitererregern und/oder Sph. necrophorus. In befallenen Beständen zeigen im allgemeinen 30 bis 75 % der Tiere klinische Erscheinungen, doch entwickeln auch die gesund erscheinenden Rinder Antikörper. Genesene Patienten bleiben etwa ein Jahr lang immun.

Erkennung und Unterscheidung: Wenn nicht gleichzeitig auch bestandseigene Pferde erkrankt sind, ist die Stomatitis vesicularis beim Rind klinisch nicht von Maul- und Klauenseuche (S. 835) abzugrenzen. Zur Diagnose dient die Komplementbindung, wobei frischer Bläscheninhalt oder Zellgewebe als Antigen verwendet wird. Die Unterscheidung von der Stomatitis papulosa (siehe unten) und der Virusdiarrhoe-Mucosal disease (S. 742) ist aufgrund der dort fehlenden Blasenbildung dagegen im allgemeinen schon durch die klinische Untersuchung möglich.

Behandlung und Vorbeuge: Die Heilung der Läsionen erfolgt üblicherweise von selbst. Maulspülungen mit schwachen Lösungen von Kaliumpermanganat, Borax oder Methylenviolett wirken unterstützend. Bei Sekundärinfektionen ist wie bei Maul- und Klauenseuche vorzugehen (S. 840). Schutzimpfungsverfahren sind nicht bekannt. Das Hauptproblem der Prophylaxe ist die Insektenbekämpfung.

SCHRIFTTUM

COTTON, W. E. (1927): Stomatitis vesicularis sporadica. Vet. Med. 22, 169-175. — KARSTAD, L., & R. P. HANSON (1957): Vesicular stomatitis in deer. Amer. J. Vet. Res. 18, 162-166. — SCHMIDT, D., & H. LIEBERMANN (1967): Stomatitis vesicularis in RÖHRER, H.: Handbuch der Viruskrankheiten bei Tieren. Fischer, Jena II:1, 674-701. — WAGENER, K. (1933): Stomatitis vesicularis und Maul- und Klauenseuche. Arch. wiss. prakt. Tierheilk. 66, 173-188, 301-316, 363-380.

Ansteckende knötchenförmige Maulschleimhautentzündung
(Stomatitis papulosa)

Wesen: Die Stomatitis papulosa ist eine gutartig und fieberlos bis leicht fieberhaft verlaufende Infektionskrankheit mit charakteristischen Knötchenbildungen auf der Maulschleimhaut, bei welcher gleichartige Veränderungen am Euter oder an den Klauen fehlen. (Andere Bezeichnungen: bovine papular stomatitis, stomatite papuleuse du bœuf.)

Vorkommen und Bedeutung: Die Krankheit befällt nur das Rind, und zwar vorwiegend jüngere Tiere im Alter von 2 Wochen bis 2 Jahren; sie kommt weltweit vor, findet aber wegen ihres leichten klinischen Verlaufs im allgemeinen wenig Beachtung. Das Leiden ist insbesondere wegen der Abgrenzung zu anderen Stomatitisformen von Interesse.

Ursache: Das auslösende Agens gehört zur Gruppe der Pockenviren. Seine natürliche Übertragung geschieht durch Kontakt von Tier zu Tier oder durch mechanische Verschleppung mit Schuhwerk, Kleidung oder Geräten. Der Erreger soll beim Rind auch latent vorkommen, und dann erst nach anderweitiger Schädigung der Tiere, zum Beispiel infolge Chlornaphthalineinwirkung (S. 1205), Krankheitserscheinungen verursachen (PALLASKE, 1955).

Erscheinungen und Verlauf: Nach einer Inkubationszeit von 2 bis 4 Tagen werden vor allem an Ober- und Unterlippe, Gaumenstaffeln, Zungenunterfläche, den Zottenspitzen der Backenschleimhaut und am Flotzmaul linsen- bis fünfpfenniggroße, scharf umschriebene, hyperämische Flecke sichtbar. Auf den meisten dieser Stellen entwickeln sich kleine, etwa 1 Millimeter hohe, gelblichgraue bis braune Knötchen mit gelblichweißem Zentrum und rotem Hof, die sich deutlich von der Umgebung abheben. Später wer-

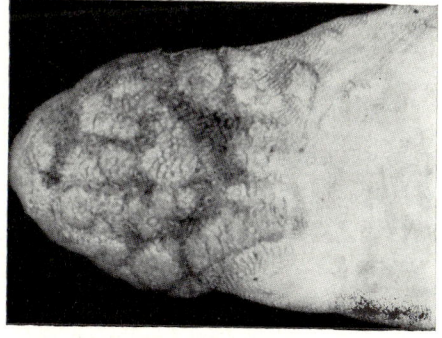

Abb. 456. Veränderungen an der Zungenspitze bei Stomatitis papulosa (PALLASKE, 1955)

den diese Erhebungen größer, bis zu einem Durchmesser von 1 bis 2 Zentimeter (Taf. 15 b). Dann erfolgt Einschmelzung unter Dellenbildung und schließlich Abstoßung des entarteten und abgestorbenen Epithels. Der Prozeß dauert bis zur Abheilung im allgemeinen 3 bis 6 Wochen; mitunter nimmt die Krankheit aber auch einen protrahierten Verlauf, wobei immer wieder neue Läsionen auftreten.

Die vereinzelt beobachtete Tendenz zur stärkeren Ausbreitung der papulösen Veränderungen hängt wahrscheinlich mit einer Virusvermehrung infolge allgemeiner Resistenzminderung der Tiere durch Transporte, Fütterungsmängel oder Intoxikationen (zum Beispiel Chlornaphthalinvergiftung) zusammen. Das Allgemeinbefinden der Patienten bleibt ungestört; Temperatur, Freßlust, Wiederkauakt sind normal; Schmatzen und Speicheln werden nur ausnahmsweise beobachtet. Gelegentlich kommen auch Veränderungen außerhalb der Maulhöhle und ihrer unmittelbaren Umgebung (Flotzmaul, Nasenöffnung) vor. Die Frage der nach überstandener Krankheit eintretenden Immunität wird verschieden beurteilt. Da Neuinfektionen schon wenige Wochen nach der Durchseuchung vorkommen hönnen, scheint keine vollständige Immunisierung vorzuliegen. Einige Untersucher stellten dagegen eine mindestens 5 Monate anhaltende Immunität fest.

Erkennung und Unterscheidung: Die klinischen Symptome – nämlich lokale, knötchenförmige Stomatitis ohne allgemeine Rötung, Schwellung oder Blasen- und Geschwürsbildung der Maulschleimhaut bei mehreren Tieren und das Beschränktbleiben der Infektion auf Rinder – gestatten im allgemeinen die Abgrenzung von anderen Stomatitisformen, insbesondere auch von der Stomatitis vesicularis (S. 734) und der Maul- und Klauenseuche (S. 835). Eine als ‚epizootische pseudoaphthöse Maulschleimhautentzündung der Rinder' beschriebene Krankheit ist wahrscheinlich mit der Stomatitis papulosa identisch.

Behandlung und Vorbeuge: Die Veränderungen heilen ohne Behandlung ab. Sekundärinfektionen sind selten. Bei nicht sofort zu stellender Diagnose sollten befallene Tiere bis zur erneuten Untersuchung und Klärung vom Bestand abgesondert werden.

SCHRIFTTUM

Ostertag & Bugge (1906): Untersuchungen über eine maulseuchenähnliche Erkrankung des Rindes (‚gutartige Maulseuche', Stomatitis papulosa bovis specifica). Zschr. Inf.-Krkh. Haustiere *1*, 3-20. — Pallaske, G. (1955): Zur Stomatitis papulosa infectiosa bovum. Zbl. Vet.-Med. *2*, 507-521. — Plowright, W., & R. D. Ferris (1959): Papular stomatitis of cattle in Kenya and Nigeria. Vet. Record *71*, 718-722. — Reinhardt, R. (1914): Stomatitis papulosa bovum infectiosa. Dtsch. Tierärztl. Wschr. *22*, 633-636. — Schaaf, J., E. Traub & K. Beller (1940): Untersuchungen über die Stomatitis papulosa des Rindes. Zschr. Inf. Krkh., parasit. Krkh., Hyg. *56*, 85-103. — Schmidt, D. (1967): Die Stomatitis papulosa des Rindes in Röhrer, H.: Handbuch der Viruskrankheiten bei Tieren. Fischer, Jena *II*:1, 661-671.

Ansteckende geschwürige Maulschleimhautentzündung
(Stomatitis ulcerosa)

Wesen, Verbreitung und Bedeutung: Die Stomatitis ulcerosa ist durch Erosionen und Geschwüre der Maulschleimhaut gekennzeichnet, wobei Veränderungen an den übrigen Organen ausbleiben. Das Leiden wurde bislang nur in einigen Gebieten der USA beobachtet (Pritchard und Mitarbeiter, 1958); seine genaue Stellung innerhalb des Gesamtkomplexes der infektiösen Stomatitiden bleibt noch zu klären.

Ursache, Erscheinungen und Verlauf: Der Erreger dieser Krankheit ist ein relativ großes, aber noch nicht näher klassifiziertes Virus. Bei erkrankten Tieren entwickeln sich anfangs kleine rundliche bis erbsengroße, oberflächliche Erosionen mit gerötetem Rand, die allmählich größer und tiefer werden; aus ihnen entstehen schließlich Ulzera von bis zu 2 Zentimeter Durchmesser und 1 Zentimeter Tiefe. Diese Veränderungen sind in der Maulhöhle (dorsale und ventrale Zungenfläche, Lippen, Backenschleimhaut, Gaumen), auf dem Flotzmaul und gelegentlich im vorderen Bereich der Nasenmuscheln lokalisiert. Die Patienten bleiben fieberfrei, magern aber infolge gestörter Futteraufnahme ab. Die Erkrankungsrate innerhalb einer Herde beträgt nahezu 100 %, die Dauer der Krankheit am Einzeltier 2 bis 3, und diejenige der Herde 6 bis 8 Wochen.

Erkennung und Unterscheidung: Die Läsionen ähneln sehr denen der Virusdiarrhoe-Mucosal disease (S. 742) und der ‚Mycotic stomatitis' (S. 740), sind aber streng auf Maulhöhle, Flotzmaul und Nase begrenzt, während Nasenausfluß, Diarrhoe, Erosionen und Ulzera im Magen-Darm-Kanal fehlen. Klinisch hat die Krankheit vieles mit der ‚erosive stomatitis' in Südafrika (MASON und NEITZ, 1940) und der in Indien beobachteten ‚Parotidostomatitis' (PANDE und KRISHNAMURTY, 1956) gemein. Pferd und Schwein sind für die Stomatitis ulcerosa infectiosa im Gegensatz zur Stomatitis vesicularis (S. 734) nicht empfänglich. Die Diagnose ist im allgemeinen aufgrund der klinischen und pathologisch-anatomischen Befunde möglich. Außer der Isolierung und Charakterisierung des Virus gibt es keine weiteren laboratoriumsmäßigen Untersuchungsverfahren zum Nachweis dieses Leidens.

Behandlung: Ebenso wie bei anderen Stomatitisformen sind reinigende und desinfizierende Spülungen der Maulhöhle angezeigt; die Geschwüre können mit Jodtinktur betupft werden.

SCHRIFTTUM

MASON, J. H., & W. O. NEITZ (1940): Erosive stomatitis of cattle. Onderstepoort J. Vet. Sci. *15,* 159 bis 173. — PANDE, P. G., & D. KRISHNAMURTY (1956): Parotidostomatitis in calves. J. Inf. Dis. *98,* 142 bis 149. — PRITCHARD, W. R., R. M. CLAFLIN & D. P. GUSTAFSON (1958): An infectious ulcerative stomatitis of cattle. J. Amer. Vet. Med. Ass. *132,* 273-278.

Ansteckende wuchernde Maulschleimhautentzündung
(Stomatitis proliferativa)

Wesen: Diese Erkrankung geht mit charakteristischen Ulzerationen und warzenähnlichen Proliferationen der Maulschleimhaut einher. Kälber unter 6 Monaten sind ohne weiteres empfänglich, während über 2 Jahre alte Rinder nur selten erkranken. In

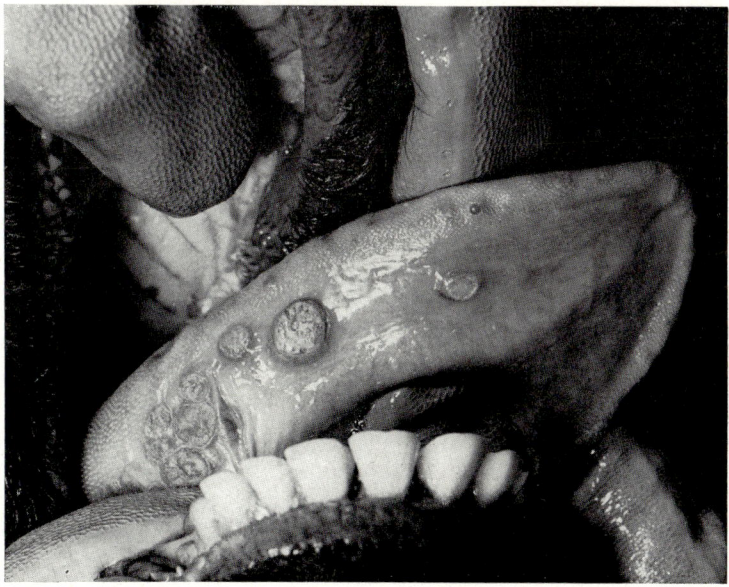

Abb. 457. Wuchernde geschwürige Herde an der Unterseite der Zunge bei Stomatitis proliferativa (OLSON, 1953)

Verbindung mit der Aufnahme hyperkeratoseerzeugender Futtermittel kommt die proliferative Stomatitis aber auch bei erwachsenen Tieren vereinzelt vor (S. 1205).

Ursachen, Verbreitung: Durch Übertragungsversuche an Kälbern wurde gezeigt, daß die Stomatitis proliferativa eine infektiöse und kontagiöse Erkrankung darstellt, die durch ein filtrierbares Agens hervorgerufen wird (OLSON und PALIONIS, 1953). In den großen Rindermastbeständen der USA sind bis zu 5 % der Tiere befallen.

Erscheinungen und Verlauf: Die einzigen Symptome bestehen in bis zu 1 Zentimeter großen rundlichen, warzenartigen Proliferationen auf der Zunge, an den Lippen und am harten Gaumen; manchmal kommen solche Veränderungen auch am Flotzmaul oder an den Nasenöffnungen vor. Sie nehmen nur selten ein größeres Ausmaß an und bedecken dann mitunter einen erheblichen Teil der Schleimhaut der vorderen Maulhöhle.

Behandlung: Gewöhnlich tritt innerhalb von 1 bis 3 Monaten Selbstheilung ein; nur selten gibt es auch Fälle, die einer Behandlung bedürfen. Wenn eine solche erforderlich erscheint, können die Wucherungen am sedierten Tier operativ ausgeschnitten oder ausgekratzt und die Maulhöhle anschließend mit milden Desinfizentien gespült werden.

SCHRIFTTUM

OLSON, C. JR., & R. PALIONIS (1953): The transmission of proliferative stomatitis of cattle. J. Amer. Vet. Med. Ass. *123*, 419-426.

Kälberdiphtheroid (Stomatitis diphtheroidea)

Wesen: Das Kälberdiphtheroid ist eine vorwiegend bei Saugkälbern auftretende und bösartig verlaufende infektiöse Krankheit, bei welcher umschriebene Nekrosen auf der Maulhöhlen- und Rachenschleimhaut kennzeichnend sind. (Andere Bezeichnungen: Angina diphtheroides, calf diphtheria.)

Ursachen, Vorkommen, Bedeutung: Erreger ist das Nekrosebakterium *Sphaerophorus necrophorus*. Der Ansteckung mit ihm wird durch Verletzungen oder sonstige Schäden der Schleimhaut Vorschub geleistet. Das Kälberdiphtheroid tritt enzootisch auf und verursacht in befallenen Beständen mitunter erhebliche Verluste. Die Erkrankungen der Kälber können mit Nekrobazillosefällen bei erwachsenen Rindern (Leber, Gebärmutter, Klauen) in ursächlichem Zusammenhang stehen (S. 580, 873). In neuerer Zeit ist das Leiden, offenbar infolge verbesserter Stall- und Aufzuchthygiene, im Vergleich zu früher stark zurückgegangen, so daß diese einst sehr gefürchtete Aufzuchtkrankheit an Bedeutung verloren hat.

Eine dem Kälberdiphtheroid verwandte Krankheit gleichen Namens, die aber auch ältere Rinder bis zu 3 Jahren befällt, kommt in den großen Rindermastbeständen der USA vor. Da die Nekrosen dabei vorwiegend auf den Kehlkopf beschränkt sind, wird sie auch als ‚necrotic laryngitis' bezeichnet. Charakteristisch für diese Form sind laute laryngeale Stenosegeräusche bei der Inspiration, in schweren Fällen bei In- und Exspiration. Es wird vermutet, daß Sph. necrophorus nur ein Sekundärerreger ist; als primäre Ursache der nekrotischen Laryngitis werden Virus, Allergien, Schädigung durch Staub oder Rauch sowie andere Bakterien vermutet. Über ähnliche Erkrankungen wird auch aus Kenia berichtet (SHERIFF, 1956).

Erscheinungen und Verlauf: Beim Kälberdiphtheroid entstehen nach einer Inkubationszeit von 3 bis 5 Tagen auf der Schleimhaut des Zahnfleisches,

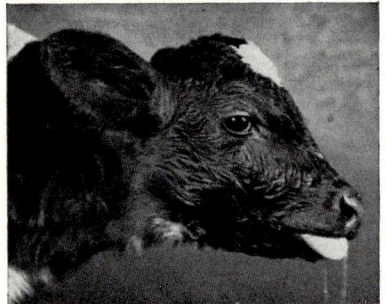

Abb. 458. Äußeres klinisches Bild des Kälberdiphtheroids

des Zungenrückens, der Zungenränder, der Backen oder des Rachens, mitunter auch des Kehlkopfes, graugrünlich bröckelige bis schmierige Beläge von meist 1 bis 2 Zentimeter Durchmesser, die von einem entzündlichen Hof umgeben sind und einen eigenartigen stechenden Geruch aufweisen. Der Versuch, diese Beläge abzulösen, verursacht Blutungen. Das Allgemeinbefinden ist stets stark beeinträchtigt. Die Körpertemperatur beträgt 40 bis 41° C. Die Kälber sind niedergeschlagen, trinken nur unlustig oder gar nicht und speicheln. Bei Befall der Rachengegend oder des Kehlkopfes ist die Atmung erschwert und röchelnd oder pfeifend. Meist tritt der Tod nach 4 bis 5 Tagen, in anderen Fällen auch erst nach 2 bis 3 Wochen ein.

Nebenerscheinungen und Folgekrankheiten: Häufig kommt es zur Verschleppung des Erregers auf andere Organe. Veränderungen in Luftröhre, Lungen (Gangrän, Abszesse), Darm, Milz, Leber, Herz oder Gehirn sind nicht selten Ursache des tödlichen Ausgangs.

Erkennung und Unterscheidung: Im Verein mit den schweren Störungen des Allgemeinbefindens schließen die typischen nekrotischen Veränderungen in der Maul- oder Rachenhöhle ähnliche Erkrankungen aus. Bei den selteneren eitrig-ulzerösen Prozessen anderer Genese fehlen die typischen Schleimhautbeläge; auch ist das Allgemeinbefinden der Patienten dann weniger oder gar nicht gestört. Bei der Soor-Erkrankung (siehe unten) sind die Beläge anders gefärbt, schwämmchenähnlich und ohne Blutung leicht zu entfernen; auch sind die Tiere dabei nicht allgemeinkrank.

Behandlung und Vorbeuge: Die Verlustquote kann durch frühzeitig einsetzende Therapie vermindert werden. Hierzu werden die Auflagerungen gründlich entfernt und die Nekroseherde täglich 1- bis 2mal mit desinfizierenden Mitteln bepinselt (Wasserstoffsuperoxyd 3 %, Lugol'sche Lösung, Jodtinktur oder Kaliumpermanganatlösung 2 %). Durch zusätzliche parenterale Behandlung mit Sulfonamiden oder Antibiotika (T. I.) kann die Heilung unterstützt werden; hierfür wird insbesondere Chloramphenikol empfohlen. Um weitere Erkrankungen im befallenen Bestand zu verhindern, ist eine Isolierung der gesunden, insbesondere auch der Neugeborenen, von den kranken Kälbern unerläßlich. Für beide Gruppen sind getrennte Tränkeimer erforderlich. Etwaige, bei den erwachsenen Rindern vorliegende Nekrobazillosefälle sind gleichfalls zu behandeln und abzutrennen.

SCHRIFTTUM

Mackey, R. (1968): Calf diphtheria. J. Amer. Vet. Med. Ass. *152*, 822-823. — Sheriff, R. B. (1956): A note on bovine diphtheroid stomatitis in the Nakuru District of Kenya and its successful treatment with chloramphenicol. Vet. Record *68*, 497-498.

Mykose der Maulschleimhaut
(Monialisis, Candidiasis, ‚Soor')

Wesen, Vorkommen und Ursache: Soor ist eine der gleichnamigen Krankheit des Kindes entsprechende seltene Erkrankung der Saugkälber, die durch grauweiße bis gelbliche Beläge auf der Maulschleimhaut gekennzeichnet ist. (Andere Bezeichnungen: thrush, mouget). Ihre Ursache ist *Candida (Monilia) albicans*, ein myzelbildender, hefeähnlicher Pilz, der auch bei gesunden Tieren zu finden ist. Das Haften der Infektion wird durch Unterernährung, allgemeine Körperschwäche, örtliche Katarrhe und feuchtwarme Stallungen begünstigt.

Äußerst selten kommen Veränderungen durch Candida albicans auch an anderen Stellen des Verdauungsapparates, zum Beispiel im Pansen, vor. Es sind sogar Systemerkrankungen beschrieben worden, bei denen die Pilze histologisch in Leber, Lunge, Gehirn und Nieren nachgewiesen werden konnten; sie traten nach der Verabreichung von Antibiotika auf. Außerdem kann der Pilz bei jungen Mastrindern Pneumonien hervorrufen, die in den großen Rindermastbeständen Amerikas ziemlich häufig sind

(S. 733). Schließlich kommen bei Milchkühen gelegentlich auch Mastitiden durch Candida albicans vor.

Erscheinungen, Erkennung und Unterscheidung: Beim Soor bilden sich auf der Maulschleimhaut meist mehrere kleine, mitunter auch umfangreichere, ziemlich fest anhaftende, schmierige Beläge (Pseudomembranen) von grauweißer bis gelblicher Färbung. Die Diagnose ist nur dann gesichert, wenn sich in den tieferen Schichten der Läsionen ovale, dünnwandige, hefeähnliche Zellen von 2 bis 4 μ Durchmesser oder Myzelien mit sprossenden Zellen nachweisen lassen; hierzu ist das entnommene Untersuchungsmaterial mit 10 %iger Kalilauge aufzuhellen. Allgemeinstörungen sind mit Soor, im Gegensatz zu dem auch durch andersgeartete Beläge gekennzeichneten Kälberdiphtheroid (S. 738) nicht verbunden. Bei den auch vorkommenden Ulzerationen an der Maulhöhlenschleimhaut, die durch Verletzungen und Infektion mit C. pyogenes hervorgerufen werden, läßt sich der gelbgrünliche übelriechende Eiter durch Abtupfen oder Spülen leicht entfernen. Andere Stomatitisformen können mit dem Soor kaum verwechselt werden.

Behandlung und Vorbeuge: Die örtliche Behandlung besteht in mechanischer Entfernung der Beläge und öfterer Pinselung der befallenen Stellen mit Gentianaviolett (1 %ige Lösung), Borax-Glyzerinmischung (1 : 6) oder mit dem Antibiotikum Nystatin (einem Stoffwechselprodukt aus Streptomyces noursei). Als vorbeugende Maßnahmen sind Verbesserung der Ernährung und der hygienischen Verhältnisse im Stall, ferner Desinfektion der Tränkeimer und des Aufenthaltsortes zu nennen.

SCHRIFTTUM

BISPING, W. (1963): Untersuchungen über die Ätiologie von Sproßpilzinfektionen bei Haustieren. Zbl. Vet.-Med. B *10*, 325-361. — MILLS, J. H. L., & R. S. HIRT (1967): Systemic candidiasis in calves on prolonged antibiotic therapy. J. Amer. Vet. Med. Ass. *150*, 862-870. — SCHIEFER, B. (1967): Pathomorphologie der Systemmykosen des Tieres. Fischer, Jena. — TOPOLKO, S., M. HAJSIG & M. KARLOVIĆ (1967): Ruminitis des Kalbes durch Candida albicans (serbokroatisch). Vet. Arhiv *37*, 205-207.

Flotzmaulkrankheit, Muzzle disease
(‚Stomatitis mycotica')

Obgleich diese Erkrankung ziemlich sicher keine Infektionskrankheit ist, soll sie wegen ihres alten, auf eine Pilzinfektion hindeutenden, mißverständlichen Namens hier im Rahmen der übertragbaren Stomatitiden besprochen werden.

Diese, in den USA schon 1904 von MOHLER als ‚*Mycotic stomatitis*' beschriebene und erst in neuerer Zeit auch als ‚*Muzzle disease*' (= Flotzmaulkrankheit; SCHEIDY, 1956) bezeichnete Krankheit hat nichts mit dem Soor (S. 739) zu tun. Sie kommt in verschiedenen Teilen der USA und Kanadas vor, wo sie stets nur im Spätsommer und Herbst auftritt. Dabei erkranken meist nur wenige Tiere (5 bis 20 %) der betroffenen Herde, mitunter allerdings bis zu 50 %. Die Erscheinungen ähneln denen der Virusdiarrhoe-Mucosal disease (S. 742) und bestehen in Erosionen an Flotzmaul, Nasenschleimhaut, Zahnfleisch, Gaumen, Zunge, den Außenflächen der Zitzen, Perineum, Skrotum und Kronsaum. Oft sind hiermit auch schleimige Nasenbeläge, Speichelfluß und übler Maulgeruch verbunden. Außerdem bestehen Appetitmangel, zeitweise erhöhte Körpertemperatur und mitunter auch Lahmheit; die Krone ist schmerzempfindlich. Im allgemeinen tritt innerhalb von 1 bis 3 Wochen Heilung ein. Nur wenige Tiere (höchstens 2 %) sterben unter Diarrhoesymptomen, vermutlich infolge unspezifischer bakterieller Sekundärinfektionen. Die Ursache des Leidens ist unbekannt; auch gibt es keine spezifische Behandlungsmöglichkeit. Übertragungsversuche sind erfolglos geblieben. Es ist nicht geklärt, ob die Krankheit durch Pilze verursacht wird. Da ein Teil der Fälle nach Aufnahme schimmelnden Futters aufgetreten ist, wird vermutet, daß es sich um eine allergische Reaktion auf das infolge besonderer klimatischer Bedingungen (abwechselnde Dürre und Nässe) pilzbefallene Weidegras handelt.

SCHRIFTTUM

Hollister, C. J., R. Fagan & M. W. Arnold (1956): ‚Muzzle Disease', a clinical entity in cattle in Southeastern Pennsylvania and Delaware. J. Amer. Vet. Med. Ass. *128*, 70-72. — Maaten, van der, M. J., & D. E. Tyler (1967): Ulceration of the muzzle, perineum and branded skin on feedlot cattle. J. Amer. Vet. Med. Ass. *150*, 189-191. — Pritchard, W. R., & P. W. Wassenaar (1959): Studies on the syndrom called mycotic stomatitis of cattle. J. Amer. Vet. Med. Ass. *135*, 274-277. — Scheidy, S. F., R. T. Henry & E. G. Blackburn (1956): Muzzle disease—a new clinical entity in Eastern Pennsylvania. North Amer. Vet. *37*, 645-649.

Blauzungenkrankheit (Blue tongue)

Wesen: Die Blauzungenkrankheit ist eine durch stechende Insekten übertragene, akut und fieberhaft verlaufende Viruskrankheit, welche durch Lippenödem, Hyperämie sowie Erosionen und Ulzerationen der Maul- und Nasenschleimhaut gekennzeichnet ist. Sie betrifft zwar in erster Linie Schafe, unter denen sie hohe wirtschaftliche Verluste verursacht, kann aber auch Rinder befallen.

Vorkommen: Beim Schaf ist die blue tongue in vielen Teilen Afrikas, außerdem in den USA und Israel sowie in einigen europäischen Ländern (Portugal, Spanien, Zypern, Türkei) bekannt. Erkrankungen beim Rind wurden in den USA, Japan, Israel und in den obengenannten europäischen Staaten beobachtet. Bislang ist noch ungeklärt, warum das Leiden in den Ländern, in denen es beim Schaf weit verbreitet ist, nicht auch beim Rind gehäuft vorkommt.

Ursache: Der Erreger gehört zu den ARBO-Viren und tritt in mehreren Serotypen auf. Gegen Umwelteinflüsse ist er sehr widerstandsfähig.

Verbreitung: Eine Ansteckung durch Kontakt von Tier zu Tier findet nicht statt. Künstlich läßt sich das Virus mit Patientenblut intravenös übertragen; die experimentelle Infektion ruft jedoch nur geringe klinische Erscheinungen hervor. Die natürliche Übertragung erfolgt durch blutsaugende und fliegende Insekten. Daher ist das Auftreten der Krankheit saisonabhängig und an tiefliegende, feuchte Gebiete gebunden. Neben Schafen und Rindern werden auch einige wildlebende Tierarten als Virus-Reservoire angesehen.

Erscheinungen: Die klinischen Symptome und Verlaufsformen der Blauzungenkrankheit sind unterschiedlich. Neben milderen Erkrankungen, die der Beobachtung entgehen, gibt es auch schwere, die in wenigen Tagen zum Tode führen. In typischen Fällen kommt es anfänglich zu hohem Fieber, das bis zu 7 Tage anhält. Erst danach tritt eine ausgeprägte Hyperämie (Blaufärbung) der Kopfschleimhäute auf, der schleimig-eitrige Nasenentzündung und starkes Zungen- und Lippenödem folgen; außerdem kann es zur Ablösung der oberen Schleimhautschichten mit Geschwürsbildung kommen. Tragende Tiere können verkalben. Tödlich endende Fälle sind beim Rind nicht so häufig wie beim Schaf. Die Heilung tritt erst nach einigen Wochen ein. Es wird vermutet, daß gesund erscheinende Rinder als Virusträger eine Rolle spielen und Epizootien beim Schaf auslösen können. Die Infektion hinterläßt eine dauerhafte Immunität, die auch von den Müttern auf die Kälber übergeht und bei diesen etwa 60 Tage anhält.

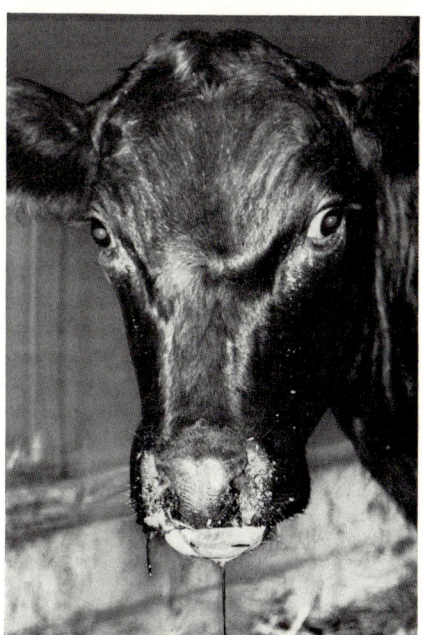

Abb. 459. Vorstehen der stark geschwollenen Zunge, schleimig-eitriger Nasenausfluß und Tränensekretion bei Blauzungenkrankheit (Bowne, 1968)

Erkennung und Unterscheidung: Bei erstmaligem Auftreten kann die Diagnose der blue tongue nach dem klinischen Bild allein schwierig oder unmöglich sein, wenn keine eindeutigen epizootischen Hinweise vorliegen (Niederungen, warme Jahreszeit). Die Erscheinungen können denen der Virusdiarrhoe-Mucosal disease (siehe unten) und der ‚mycotic stomatitis' (S. 740) ähneln. In Zweifelsfällen ist zur Klärung die Komplementbindungsreaktion oder der Virusneutralisationstest heranzuziehen.

Behandlung und Vorbeuge: Eine erfolgversprechende spezifische Therapie ist nicht bekannt. Prophylaktische Schutzimpfungen mit polyvalenter Lebendvakzine, wie sie für das Schaf als beste Bekämpfungsmethode im Gebrauch sind, werden beim Rind noch nicht angewandt. Während der gefährlichen Jahreszeit sollten die Weidetiere möglichst von feuchten Niederungen ferngehalten oder öfter mit Insektiziden besprüht werden.

SCHRIFTTUM

BECKER, C.-H. (1968): Bluetongue. In RÖHRER, H. Handbuch der Virusinfektionen bei Tieren. III/2, 1167-1197. — BEKKER, J. G., G. DE KOCK & J. B. QUINLAN (1933): A preliminary note on the occurence of bluetongue in cattle; the so-called pseudo foot and mouth disease. J. South African Vet. Med. Ass. 4, 230-231. — BEKKER, J. G., G. DE KOCK & J. B. QUINLAN (1934): The occurrence and identification of bluetongue in cattle; the so-called pseudo foot and mouth disease in South Africa. Onderstepoort J. Vet. Sci. 2, 393-507. — BOWNE, J. G., A. J. LUEDKE & M. M. JOCHIM (1967): Bluetongue of sheep and cattle: past, present and future. J. Amer. Vet. Med. Ass. 151, 1801-1808. — BOWNE, J. G., A. J. LUEDKE, M. M. JOCHIM & H. E. METCALF (1968): Bluetongue disease in cattle. J. Amer. Vet. Med. Ass. 153, 662-668. — GREGORY, T. S. (1959): Bluetongue. Austral. Vet. J. 35, 156-160.

Virusdiarrhoe-Mucosal disease (Schleimhautkrankheit)

Wesen: Virusdiarrhoe (VD) und Mucosal disease (MD) sind zwei verschiedene klinische Erscheinungsbilder und Verlaufsformen einer Infektion mit dem gleichen Viruserreger. Sie sind durch akute entzündlich-nekrotisierende Veränderungen unterschiedlichen Grades und Umfanges an den Schleimhäuten des Verdauungsapparates und teilweise auch denen anderer Organe gekennzeichnet. Beide Formen des Leidens treten sporadisch bis enzootisch auf, wobei Alter und Empfänglichkeit der Tiere sowie die äußeren Begleitumstände offenbar einen gewissen Einfluß auf Verbreitung, Symptome und Ausgang der Erkrankungen haben.

Geschichtliches: OLAFSON und Mitarbeiter beschrieben die Virusdiarrhoe 1946 in den USA. Über die Mucosal disease berichteten 1953 als erste RAMSAY und CHIVERS, und zwar ebenfalls in den USA. In der Folgezeit erschien eine ganze Reihe von Veröffentlichungen über das Vorkommen eines oder beider Krankheitsbilder in fast allen Ländern der Erde. Von den als Ursache ermittelten Viren wurde zunächst angenommen, sie seien verschiedener Natur. Erst 1961 konnten GILLESPIE sowie KNIAZEFF und Mitarbeiter die Einheitlichkeit des Erregers nachweisen; einige seiner Stämme zeigen lediglich geringe antigene Unterschiede. Daher werden beide Erscheinungsformen des Leidens seitdem als eine Krankheit unter der Bezeichnung Virusdiarrhoe-Mucosal disease-Komplex (VD-MD) zusammengefaßt.

Vorkommen und Bedeutung: Die Krankheit ist weltweit verbreitet, tritt örtlich im allgemeinen aber nur in einzelnen Beständen in Erscheinung, wo sie zum Teil erhebliche wirtschaftliche Schäden verursacht; diese bestehen in Aborten, Fleisch- und Milch- sowie in Tierverlusten durch Tod und Notschlachtung. Etwa 50 % der erwachsenen Rinder haben spezifische Antikörper im Blut, ohne jemals Erscheinungen der VD-MD gezeigt zu haben.

Ursache, Entstehung und Verbreitung: Das MD-VD-Virus ist zwar in vielen Eigenschaften genau bekannt, konnte aber noch nicht näher klassifiziert werden. Aufgrund seiner Antigenstruktur steht es dem Virus der europäischen Schweinepest nahe. Es ist im Exsudat der entzündlichen Veränderungen sowie im Blut und Kot der Patienten nachweisbar. Bei der Übertragung von einem Bestand zum anderen spielen gesund erscheinende Handelsrinder als Virusausscheider die wichtigste Rolle. Da das Virus in der Außenwelt recht widerstandsfähig ist, kann es auch durch kontaminierte Geräte (Futtersäcke, Fahrzeuge, Kleidung) verschleppt werden. In großen Beständen mit häufigem Tierumschlag kann es auch dann zu Krankheitsausbrüchen kommen, wenn empfängliche Tiere in die zuvor verseuchte Umgebung oder in Berührung mit bereits durchgeseuchten, immunen Tieren gebracht werden. Innerhalb der Bestände erfolgt die Übertragung durch direkten oder indirekten Kontakt (Wasser, Futter, Geräte).

Erscheinungen und Verlauf: Die Inkubationszeit beträgt 7 bis 9 Tage. Am 2. oder 3. Tag kann ein leichter Temperaturanstieg eintreten, der selten länger als 2 Tage anhält; in praxi wird dieser allerdings wohl kaum erkannt. Vom 4. bis 6. Tag besteht eine deutliche Leukopenie, die bis zum Auftreten der ersten sichtbaren Krankheitserscheinungen wieder ausgeglichen ist; bei manchen Tieren werden dann erhöhte Leukozytenzahlen mit deutlicher Lymphozytose ermittelt. Am 7. bis 9. Tag stellt sich in ausgeprägten Fällen ein zweiter Temperaturanstieg bis 41,5° C ein (biphasisches Fieber); gleichzeitig zeigen sich Niedergeschlagenheit, schnelles Atmen, vermehrter klarer Nasenausfluß und mangelnde Freßlust. Mitunter sind dies die einzigen Krankheitssymptome, nach denen sich die Patienten schnell wieder erholen und ausheilen. Bei anderen Fällen innerhalb desselben Bestandes halten die Erscheinungen an und verstärken sich. Dabei wird der Nasenausfluß trübe und verkrustet; später treten Konjunktivitis und Salivation hinzu, wobei der Speichel meist schaumig ist. In der Regel stellt sich bald auch hochgradiger Durchfall mit dünnflüssigem braun bis graugrün gefärbten Kot ein, der schleimige, fibrinöse und blutige Beimengungen enthalten kann. Bei der früher als Mucosal disease bezeichneten Krankheitsform ist zunächst ein schmaler geröteter Saum an der Basis der Schneidezähne die einzige erkennbare Veränderung in der Maulhöhle; später ist die Maulschleimhaut auch im Bereich von Unterlippe, Backen und Gaumen gerötet und oft mit weißlich-gelben verquollenen Epithelien bedeckt (Taf. 15 c). Außerdem können unregelmäßig geformte Erosionen an verschiedenen Stellen der Maulschleimhaut, mitunter auch am Flotzmaul und am Rande der Nasenlöcher auftreten. Der Maulhöhle entströmt dann ein muffig-fader Geruch. An der Zunge sind die Veränderungen oft geringfügig. Während auf ihrer Unterseite am Rand der Zungenspitze Erosionen wie im übrigen Maul auftreten können, zeigen sich die Defekte auf der Zungenoberseite eher als kleine querverlaufende Epithelrisse, dagegen nur selten als flächenhafte Epithelverluste. In einem Teil der Fälle sind an den Klauen einer oder mehrerer Gliedmaßen Epithelnekrosen, Krustenbildung und Erosionen im Interdigitalspalt sowie am Kronsaum zu sehen; solche Tiere zeigen deshalb Lahmheit oder einen schmerzhaft-gespannten Gang. Rötungen, Erosionen und eingetrocknetes Exsudat finden sich vielfach auch am Umschlag der Scheiden- oder Vorhautschleimhaut in die äußere Haut. Ähnliche Veränderungen können auch an den Zitzen und am Hodensack vorliegen. Mitunter findet sich zudem eine trockene oberflächliche Abschilferung der Haut

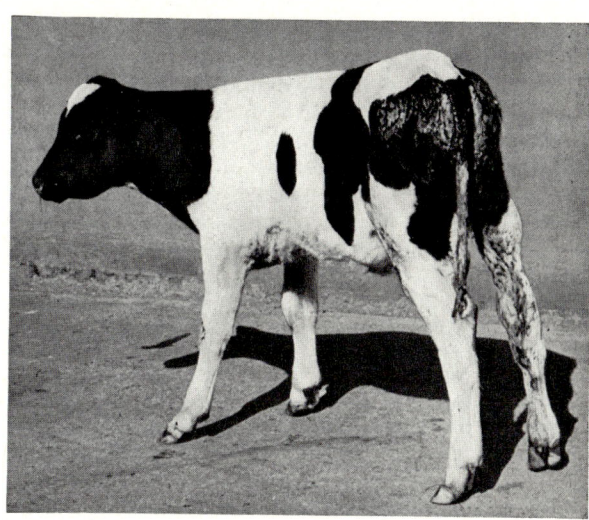

Abb. 460. Kalb mit Virusdiarrhoe-Mucosal disease: gespannte Haltung (Klauenschmerzen), dünnbreiiger Durchfall, tiefliegende Augen (Exsikkose)

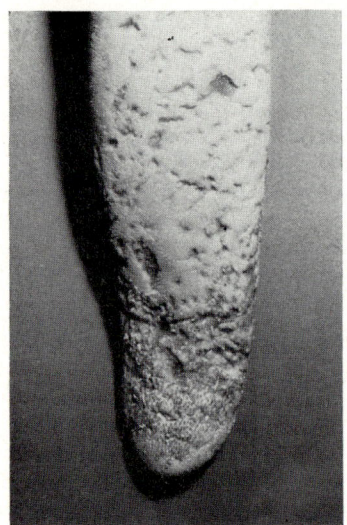 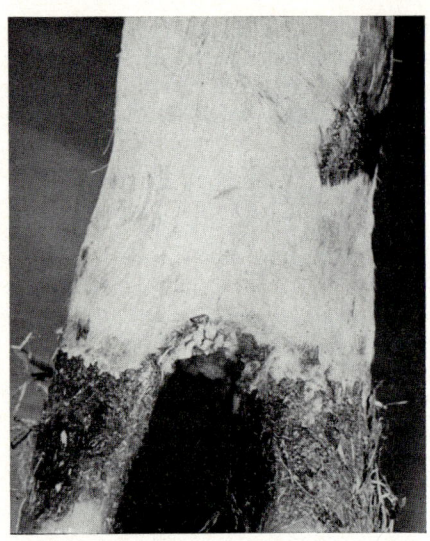

Abb. 461 a, b. Links querverlaufende Risse des verquollenen Zungenepithels, rechts Epithelnekrosen und Erosionen im Zwischenklauenspalt und am Kronsaum bei Virusdiarrhoe-Mucosal disease

am Hals und an der Schulter statt. In etwa 10 % der Fälle tritt eine ein- oder beidseitige Hornhauttrübung auf. Nach Beginn der Diarrhoe zeigt sich innerhalb weniger Tage Dehydration, die sich in rauhem Haarkleid, Verlust der Hautelastizität und tiefliegenden Augen zu erkennen gibt. Daneben werden von Fall zu Fall frequente Atmung und trockener Husten beobachtet. Die durchfälligen Tiere kommen meist innerhalb von 8 bis 14 Tagen, spätestens nach 3 Wochen zum Exitus.

Bemerkenswert erscheint, daß dieses Krankheitsbild der Mucosal disease vorwiegend bei Jungrindern im Alter von 6 Monaten bis zu 2 Jahren auftritt und an keine Jahreszeit gebunden ist. In betroffenen Beständen beträgt die Morbidität 2 bis 50 %, nur selten mehr; die Mortalität der erkrankten Tiere kann 90 % erreichen. Das Bild der Virusdiarrhoe wird dagegen mehr bei erwachsenen, aufgestallten Rindern beobachtet und verläuft im ganzen milder und langsamer. Auch hieran erkranken nicht alle Tiere; im Gegensatz zur Mucosal disease sterben aber nur selten mehr als 5 %. Geheilte Patienten bleiben in Mast oder Milchleistung oft unwirtschaftlich. Bei virologischen Untersuchungen wurde neben dem Virusdiarrhoe-Mucosal disease-Virus mitunter auch das Virus der infektiösen Rhinotracheitis oder das Parainfluenza 3-Virus gefunden. Es wird vermutet, daß die oft sehr unterschiedlichen Verlaufsformen der Virusdiarrhoe-Mucosal disease zum Teil von der gleichzeitigen Einwirkung dieser anderen Virusarten oder von der Art der bakteriellen Begleitflora abhängen. Innerhalb befallener Bestände können mehrere Monate lang noch Neuerkrankungen unter den bisher gesunden Tieren auftreten. Nach Abklingen der Seuche sind auch bei klinisch nicht erkrankten Rindern Antikörper serologisch nachweisbar, woraus zu schließen ist, daß diese eine stille Infektion durchgemacht haben. Nach Durchseuchung eines Bestandes tritt im allgemeinen eine 2 bis 3 Jahre anhaltende belastbare Immunität auf. Die Antikörper gehen auch auf die neugeborenen Kälber über und sind bei ihnen 6 Monate und länger nachzuweisen.

Beurteilung: Wenn ausgeprägte Erscheinungen an den Schleimhäuten vorliegen und schwerer Durchfall eingetreten ist, besteht kaum Hoffnung auf Heilung; in solchen Fällen ist daher alsbaldige Verwertung anzuraten.

Erkennung und Unterscheidung: Die Diagnose ist bei ausgeprägtem Krankheitsbild im allgemeinen leicht zu stellen, kann während des Anfangsstadiums und in leichteren Fällen jedoch mitunter Schwierigkeiten bereiten. Im Vergleich zu Rhinotracheitis- und Parainfluenza 3-Infektionen (S. 724, 717) mit vorwiegendem Befall der Atemwege sind bei der VD-MD die Veränderungen an den Schleimhäuten des Magendarmkanals eindeutig vorherrschend. Das bösartige Katarrhalfieber (S. 843) tritt im Gegensatz zur VD-MD meist vereinzelt auf; dabei stehen neben hochgradiger Keratokonjunktivitis Entzündungen aller Schleimhäute, insbesondere auch denen der Nasen- und Nasennebenhöhlen im Vordergrund; die als Überträger des bösartigen Katarrhalfiebers nachzuweisenden Schafe bieten weiter differentialdiagnostische Anhaltspunkte. Möglichkeiten einer Verwechslung der VD-MD mit Maul- und Klauenseuche (S. 835) bestehen im Anfangsstadium kaum, weil bei dieser immer Blasen im Maul, seltener auch am Flotzmaul, an den Klauen und am Euter vorhanden sind; in fortgeschrittenen Fällen (Erosionen anstelle der geplatzten Aphthen) mag die Unterscheidung jedoch schwieriger sein. Dann ist zu beachten, daß bei der Maul- und Klauenseuche Durchfall meist fehlt und daß alle Tiere des Bestandes schnell hintereinander, fast gleichzeitig, erkranken. Letzteres trifft auch für die Rinderpest (S. 848) zu, während bei VD-MD die Einzelerkrankungen mehr nacheinander folgen und vorwiegend Tiere einer Altersgruppe betreffen. Endlich ist an die bösartige Magendarmentzündung der Chlornaphthalin-Vergiftung (S. 1205) sowie an die ‚Stomatitis mycotica' (Muzzle disease, S. 740) zu denken, die aber stets an bestimmte Voraussetzungen gebunden sind (Aufnahme von chlornaphthalinhaltigem beziehungsweise pilzbefallenem Futter).

Zerlegungsbefund: Auf der Höhe der Erkrankung gestorbene oder geschlachtete Tiere können außer den am lebenden Tier geschilderten Veränderungen in der Maulhöhle, am Flotzmaul, an den Klauen und Geschlechtsöffnungen ähnliche Erosionen und weitere charakteristische Läsionen im gesamten Bereich des Verdauungsapparates aufweisen. Im Halsteil des Schlundes finden sich dann mitunter kleieartige Beläge oder zahlreiche kleine, den längsverlaufenden Schleimhautfalten parallel gerichtete Nekrosen (Taf. 15 d). An Pansenpfeilern, Haubenpsalterrinne, Psalterblättern sowie im Labmagen können Rötungen oder Nekrosen vorhanden sein. Dünn- und Dickdarm sind mitunter hochgradig fibrinös bis diphtheroid entzündet, was sich besonders an den stark verdickten PEYER'schen Platten zeigt. Von Fall zu Fall finden sich auch Blutungen an den serösen Häuten, Leberdegeneration und Lungenemphysem.

Behandlung und Vorbeuge: Eine spezifische Therapie der VD-MD ist bislang noch unbekannt. In nicht zu weit fortgeschrittenen Fällen kann versucht werden, Sekundärinfektionen durch parenterale Sulfonamid- oder Antibiotikagaben (T.I.) zu bekämpfen; bei gleichzeitiger Verabreichung von Glukokortikoiden kann die Verlustziffer hierdurch mitunter etwas gesenkt werden. Wenn bereits ausgeprägte Erosionen oder schwerer Durchfall eingetreten sind, ist jedoch jede Behandlung erfahrungsgemäß aussichtslos. Zu Beginn eines Ausbruchs kann das sofortige Abtrennen der klinisch gesunden von den kranken Tieren, verbunden mit gleichzeitigen Reinigungs- und Desinfektionsmaßnahmen, versucht werden. Zur Schutzimpfung sind in den USA Lebend-Vakzinen aus abgeschwächten Erregerstämmen im Gebrauch; diese finden vor allem bei jungen Rindern (von 3 Wochen bis 6 Monaten) in Mastbeständen Anwendung (allein oder in Kombination mit solchen gegen die Rhinotracheitis, Parainfluenza 3 und Leptospirose). Sie bewirken im allgemeinen eine gute Immunität. Mitunter werden bei einzelnen Impflingen aber Erscheinungen beobachtet, welche denen der Krankheit sehr ähneln; dies gilt vor allem für Impfungen in bereits erkrankten Beständen. Daher wird die Vakzination nur für gesunde Herden empfohlen. Mit Rücksicht auf die Umstellungsbelastung (Transport, Wechsel von Futter, Haltung und Klima) sollte die Impfung neu einzustellender Tiere erst 2 bis 3 Wochen nach ihrer Ankunft oder, noch besser, entsprechende Zeit vorher schon im Herkunftsbestand erfolgen. Bei Unterlassung dieser Maßnahme empfiehlt es sich, den neu zugekauften Rindern während der ersten 1 bis 2 Wochen ein antibiotikahaltiges ‚Medizinalfutter' zu verabreichen.

SCHRIFTTUM

BAKER, J. A., C. J. YORK, J. H. GILLESPIE & G. B. MITCHELL (1954): Virus diarrhea in cattle. Amer. J. Vet. Res. *15*, 525-531. — BITTLE, J. L. (1968): Vaccination for viral diarrhea-mucosal disease. J. Amer. Vet. Med. Ass. *152*, 861-865. — BÖGEL, K. (1963): Vergleichende Untersuchungen über die Verbreitung des Diarrhoe-Virus und Parainfluenza 3-Virus bei Rindern in Südwestdeutschland. Berl. Münch. Tierärztl. Wschr. 76, 101-105. — BÖGEL, K. (1966): Epizootologie und Prophylaxe virusbedingter Rinderkrankheiten mit Schleimhautaffektionen im Gebiet der Deutschen Bundesrepublik. Bull. Off. Int. Epizoot. 66, 355-388. — BÖGEL, K., & H. J. Voss (1964): Serologische Untersuchungen über die Verbreitung des an der Mucosal Disease beteiligten Virus in Norddeutschland. Zbl. Vet.-Med. B 11, 181-189. — BÜRKI, F., & F. GERMANN (1964): Letale Pneumoenteritiden bei Kälbern, verursacht durch den Erreger der bovinen Virus-Diarrhoe. Berl. Münch. Tierärztl. Wschr. 77, 324-326, 333-335. — BÜRKI, F. (1965): Bovine Virus-Diarrhoe — quantitative Verteilung des Erregers und Isolierchancen. Pathol. Microbiol. 28, 158-166. — CHENNEKATU, P. P., D. E. TYLER & F. K. RAMSEY (1967): Characteristics of a condition following vaccination with bovine virus diarrhea vaccine. J. Amer. Vet. Med. Ass. 150, 46-52. — COTTEREAU, P. (1966): Maladie des muqueuses des bovins; épizootologie-prophylaxie. Bull. Off. Int. Epizoot. 66, 405-411. — DELAY, P. D., & A. J. KNIAZEFF (1966): Response of virus diarrhea-mucosal disease-reconvalescent calves and rinderpest-vaccinated calves to inoculation with heterologous virus. Amer. J. Vet. Res. 27, 512-518. — DINTER, Z. (1968): Mucosal disease. In RÖHRER, H., Handbuch der Virubsinfektionen bei Tieren III/2, 721-740. — DINTER, Z., & H. C. BORGER (1964): Bovine virus diarrhea (mucosal disease) virus in Swedish and Danish cattle. Nord. Vet.-Med. 16, 384-389. — FERNELIUS, A. L., & A. E. RITCHIE (1966): Mixed infections or contaminations of bovine viral diarrhea virus with infectious bovine rhinotracheitis virus. Amer. J. Vet. Res. 27, 241-248. — GILLESPIE, J. H. (1968): Comments on bovine viral diarrheamucosal disease. J. Amer. Vet. Med. Ass. 152, 768-770. — GILLESPIE, J. H., L. COGGINS, J. THOMPSON & J. A. BAKER (1961): Comparison by neutralization tests of strains of virus isolated from virus diarrhea and mucosal disease. Cornell Vet. 51, 155-159. — GUTEKUNST, D. E. (1968): Comments on vaccination for bovine viral diarrhea-mucosal disease. J. Amer. Vet. Med. Ass. 152, 865-866. — GUTEKUNST, D. E., & W. A. MALMQUIST (1964): Complementfixing and neutralizing antibody response to bovine viral diarrhea and hog cholera antigens. Canad. J.Comp. Med. Vet. Sci. 28, 19-23. — HANSEN, H.-J., O. RONÉUS & Z. DINTER (1962): Untersuchungen über Mucosal Disease. II. Pathoolgische Anatomie der Krankheit im Vergleich mit dem cyto-pathogenen Effekt des Virus der Virusdiarrhoe auf Gewebekultur. Zbl. Vet.-Med. 9, 854-864. — HOLPER, J. C. (1968): Comments on bovine viral diarrhea-mucosal disease. J. Amer. Vet. Med. Ass. 152, 868-870. — HUCK, R. A. (1968): Virus diarrhea—(mucosal disease). Vet. Record 82: Clin. Suppl. 14, III. — KNIAZEFF, A. J., R. A. HUCK, W. F. H. JARRETT, W. R. PRITCHARD, F. K. RAMSEY, I. A. SCHIPPER, M. STÖBER & B. LIESS (1961): Antigenic relationship of some bovine viral diarrheamucosal disease viruses from the United States, Great Britain and West Germany. Vet. Record. 63, 768 bis 769.— KUBIN, G. (1966): Verbreitung der bovinen Virus-Diarrhoe (VD) in Österreich. Wien. Tierärztl. Mschr. 53, 516-522. — LIESS, B. (1967): Die ätiologische Abgrenzung selbständiger Virusinfektionen, insbesondere der Virus-diarrhoe-Mucosal Disease im sogenannten ‚Mucosal Disease-Komplex' bei Rindern. Dtsch. Tierärztl. Wschr. 74, 46-49. — MALMQUIST, W. A. (1968): Bovine viral diarrhea-mucosal disease. Etiology, pathogenesis and applied immunity. J. Amer. Vet. Med. Ass. 152, 763-768. — MANNINGER, R., A. BARTHA, M. JUHASZ & T. SZENT-IVANYI (1963): Untersuchungen über die Ätiologie der in Ungarn vorkommenden Virus-Diarrhoe der Rinder (ungarisch). Magyar Allotorv. Lap. 18, 225-227. — MENGELING, W. L., D. E. GUTEKUNST, A. L. FERNELIUS & E. C. PIRTLE (1963): Demonstration of an antigenic relationship between hog cholera and bovine viral diarrhea viruses by immuno-fluorescence. Canad. J. Comp. Med. Vet. 27, 162-164. — MILLS, J. H. L., S. W. NIELSEN & R. F. LUGINBUHL (1965): Current status of bovine mucosal disease. J. Amer. Vet. Med. Ass. 146, 691-696. — OLAFSON, P., A. D. MACCALLUM & F. H. FOX (1946): An apparently new transmissible disease of cattle. Cornell Vet. 36, 205-213. — OLAFSON, P., & C. G. RICHARD (1947): Further observations on the virus diarrhea (new transmissible disease) of cattle. Cornell Vet. 37, 104-106. — PRITCHARD, W. R., P. B. TAYLOR, H. E. MOSES & L. P. DOYLE (1956): A transmissible disease affecting the mucosal membranes of cattle. J. Amer. Vet. Med. Ass. 128, 1-5. — RAMSAY, F. K., & W. H. CHIVERS (1953): Mucosal disease of cattle. North Amer. Vet. 34, 629-633. — SCHOOP, G., & G. WACHENDÖRFER (1963): Die Mucosal Disease des Rindes. Vet.-Med. Nachr. 1963, 126-141. — SCHULZ, L.-CL. (1959): Pathologisch-anatomische Befunde bei der sogenannten ‚Mucosal disease' (Schleimhautkrankheit) des Rindes. Dtsch. Tierärztl. Wschr. 66, 586-588. — STÖBER, M. (1959): Die klinische Seite der sogenannten ‚Mucosal disease' (Schleimhautkrankheit) des Rindes. Dtsch. Tierärztl. Wschr. 66, 582-586. — STÖBER, M. (1962): Weitere Beobachtungen bei der sogenannten ‚Mucosal disease' (Schleimhautkrankheit) des Rindes. Dtsch. Tierärztl. Wschr. 69, 37-39. — Voss, H. J. (1959): Beobachtungen über die ‚Schleimhauterkrankung' (Mucosal disease) der Rinder in Deutschland. Dtsch. Tierärztl. Wschr. 66, 149-151. — ZAHERIJEI, J. (1967): Mucosal disease in cattle (serbokroatisch). Veterinarski glasnik 21, 745-750.

Kolibazillose der Kälber (Koliruhr, Koliseptikämie)

Wesen, Vorkommen und Bedeutung: Diese durch Escherichia coli bedingte Infektion ist in allen Ländern mit hochentwickelter Rinderzucht verbreitet und gilt als die häufigste ansteckende Erkrankung junger Kälber. Sie tritt vor allem dort vermehrt und schwer auf, wo die Zucht- und Haltungsmethoden intensiviert worden sind. Das Leiden verläuft unter verschiedenen Erscheinungsbildern und verursacht oft schwere Verluste, besonders in größeren Beständen und während der Wintermonate. In Deutschland wurde bei über 40 %, in Schweden bei nahezu 60 % aller an Infektionskrankheiten gestorbenen Kälbern Escherichia coli nachgewiesen. Von Todesfällen abgesehen entsteht beträchtlicher wirtschaftlicher Schaden auch durch die erforderlich werdenden Behandlungs- und Bekämpfungsmaßnahmen sowie durch Konditionsverluste bei den genesenen Tieren.

Ursache und Entstehung: Escherichia coli, der Erreger der Koliruhr, ist ein kurzes plumpes, gramnegatives und meist bewegliches, nichtsporenbildendes Stäbchen, das in mehreren Hundert serologisch wohl definierten Typen im Darmkanal gesunder und kranker Menschen oder Tiere sowie in der Außenwelt vorkommt. Einzelne E. coli-Stämme bilden Toxine, andere nehmen toxische Eigenschaften erst an, wenn sie sich vom Dickdarm kommend im Dünndarm ansiedeln. Daher bestand lange Zeit die Auffassung, daß die Kolibazillose primär eine Darminfektion sei, wobei die üblichen Kolibakterien des Dickdarmes unter gewissen Bedingungen (Vitaminmangel, Tränkefehler, Milchüberladung, Erkältung) in das Jejunum gelangen und dort entarten, toxisch wirken oder als pathogene Erreger durch die Darmwand in den Körper vordringen, um so die schweren Allgemeinerkrankungen hervorzurufen. Erst durch die Untersuchungen von Fey und Mitarbeitern (1962 bis 1966) konnte klargestellt werden, daß zumindest für die septikämische Form der Krankheit nur ganz bestimmte pathogene E. coli-Typen (78 : 80 B, 055 : B 5, 078 und andere) verantwortlich zu machen sind, die auch parenteral in den Körper eindringen können. Außerdem fand Fey, daß eine Hypo- oder A-Gammaglobulinämie der jungen Kälber, also ein Mangel oder Fehlen von Antikörpern, von entscheidendem Einfluß für die Entstehung dieser Krankheit ist. Immunoelektrophoretische Untersuchungen hatten ergeben, daß bei mehr als 90 % der an Koliseptikämie gestorbenen Kälber eine Hypo- oder A-Gammaglobulinämie vorlag, während ihre unter gleichen Bedingungen gesund gebliebenen Altersgenossen einen normalen Gammaglobulingehalt im Serum aufwiesen, obwohl sie alle, wie üblich, am ersten Lebenstag die Kolostralmilch ihrer Mütter bekommen hatten.

Es ist noch ungeklärt, weshalb unter natürlichen Verhältnissen bei einem Teil (10 bis 12 %) der Kälber trotz Verabreichung des Kolostrums eine Gammaglobulinämie ausbleibt oder nur in ungenügendem Maße eintritt. Als Ursachenmöglichkeit kommen neben zu später oder mengenmäßig unzureichender Biestmilchgabe auch ein niedriger Immunkörpergehalt des Kolostrums oder intestinale Resorptionsstörungen (,Schleimhautblock') in Frage. Auch die Pathogenese der nicht septikämisch verlaufenden Formen des Leidens ist nach wie vor nicht näher bekannt. Aufgrund praktischer Erfahrungen ist anzunehmen, daß hierbei, neben den Kolibakterien selbst, auch die Umweltverhältnisse wichtige, zur Pathogenese beitragenden Hilfsfaktoren darstellen (mangelhafte, vitaminarme Ernährung der Mütter, kalte, feuchte Ställe, unsaubere oder zu kalte Tränke und anderes mehr); deshalb wird die Kolibazillose auch als ,Faktorenseuche' angesehen. Ihre Verbreitung innerhalb des Bestandes erfolgt in erster Linie durch Kot und Harn der Patienten und stumme Ausscheider. Manche Autoren (Brandly und McClurkin, 1957; Ubertini und Mitarbeiter, 1959; und andere) messen auch Viren eine entscheidende oder unterstützende Bedeutung zu; dabei sollen die Kolibakterien selbst eher eine untergeordnete Rolle spielen. Tatsächlich ist im Kot von Kälbern eine ganze Reihe von Viren nachgewiesen worden (Enteroviren, REO-Viren und Adenoviren). Da sie aber, wenigstens zum Teil, auch bei völlig gesunden Tieren weit verbreitet vorkommen und in Krankheitsfällen bislang nur selten festzustellen waren, kann über ihre krankmachenden Eigenschaften und ihre Bedeutung für die Pathogenese der Koliruhr noch nichts Endgültiges ausgesagt werden. Das gleiche gilt für die ebenfalls weit verbreiteten Miyagawanellen, die allerdings nach experimenteller Verfütterung an kolostrumfrei aufgezogene Kälber zu Fieber und Durchfall führen (Mayr und Mitarbeiter, 1964). Bei der Beurteilung der Rolle von Viren oder Miyagawanellen in der Entstehung der Kolibazillose ist zu berücksichtigen, daß bei der Mehrzahl der Kälber durch die möglichst bald nach der Geburt erfolgende Kolostrumaufnahme ein mehrwöchiger passiver Schutz entsteht, der nach bisherigen Kenntnissen gegenüber den üblichen bodenständigen Viren wirksamer ist als gegen bakterielle Erreger. Viruskrankheiten (zum Beispiel Parainfluenza 3, S. 717; Rhinotracheitis, S. 724; Virusdiarrhoe - Mucosal disease, S. 742) treten bei Kälbern daher im Gegensatz zur Koliruhr und -septikämie in der Regel erst von der 4. bis 6. Woche an oder noch später auf. Bei fehlender passiver Immunität (A-Gammaglobulinämie) dürften Virusinfekte allerdings auch bei neugeborenen Kälbern ohne weiteres haften; das gleiche gilt für solche neu in den Bestand eingeschleppten Virusarten, mit denen sich die kolostrumliefernden Muttertiere noch nicht auseinandergesetzt haben.

Erscheinungen und Verlauf: Im Einzelfall sind die perakut verlaufende Koliseptikämie, die akute, mit Diarrhoe einhergehende Toxämie und die subakute Kolienteritis zu unterscheiden.

An *Koliseptikämie* erkranken manche Kälber schon in den ersten Lebensstunden oder an den ersten 2 bis 3 Lebenstagen. Sie geht mit hochgradiger Depression, erhöhter Atem- und Pulsfrequenz sowie völligem Appetitmangel einher. Die Körpertemperatur ist dabei meist nur wenig erhöht. Mitunter zeigen sich auch Kolikerscheinungen oder Blähungen des Pansens, während Durchfall fehlt. Die Patienten kommen bald zum Festliegen. Diese perakuten Krankheitsfälle können, ebenso wie die akuten, vereinzelt mit zentralnervösen Störungen, wie Zwangsbewegungen, Opisthotonus, Ataxie, tonischen Krämpfen, Mydriasis, verbunden sein, die auf einer septikämiebedingten Meningitis oder Meningoenzephalitis beruhen. Der Tod tritt meist innerhalb von 6 bis 24 Stunden ein.

Bei der häufigeren *akuten Form* entsteht Diarrhoe mit übelriechendem, suppigem und hellgelbem Kot („weiße Ruhr'), der mitunter Blutstriemen enthält oder schaumig ist. Als Folge einer hochgradigen Intoxikation werden auch bei dieser Form der E. coli-Infektion Benommenheit, Erhöhung von Atem- und Pulsfrequenz sowie der Körpertemperatur und vieles Liegen beobachtet. Infolge des Flüssigkeitsverlustes stellen sich bald Zeichen einer Exsikkose ein (trockenes Haar, Verlust der Hautelastizität, tiefliegende Augen). In diesem Zustand besteht eine Azidose und ein Mangel an Kalium, Natrium und Kalzium im Blut. Die entzündete Mastdarmschleimhaut kann starke Schmerzen beim Kotabsatz auslösen (quälendes Drängen, Tenesmus). Ohne Behandlung sterben solche Tiere meist innerhalb von 3 bis 6 Tagen (Taf. 15 a).

Die subakute Form verläuft unter Durchfall bei wenig gestörtem Allgemeinbefinden und heilt meist innerhalb von 8 bis 14 Tagen ab.

Komplikationen und Folgekrankheiten: Während oder im Anschluß an die Erkrankung können Pneumonien, Gelenkentzündungen, seltener auch metastatische Mittelohrentzündungen auftreten, die durch Absiedlungen der Kolikeime oder durch mit ihnen vergesellschaftete Sekundärerreger bedingt sind (Pyoseptikämien).

Erkennung und Unterscheidung: Bei Kälbererkrankungen, die durch Diarrhoe und Todesfälle während der ersten Lebenstage gekennzeichnet sind, kann es sich kaum um etwas anderes als um ‚Koliruhr' handeln. Wenn Durchfall fehlt, ist an Pneumokokkose (S. 728), Mischinfektionen mit Streptokokken, die septikämische Form der Listeriose (S. 828) sowie an Haltungs- und Ernährungsfehler zu denken. In allen unklaren Fällen ist daher zur Klärung die Sektion durchzuführen und eine bakteriologische Untersuchung einzuleiten. Bei an Kolisepsis gestorbenen Kälbern sind in den Organen und in der Muskulatur Kolibakterien in Reinkultur nachzuweisen, wenn diese nicht durch die voraufgegangene Behandlung mit Antibiotika beseitigt wurden.

Beurteilung: In Fällen von Kolisepsis ist die Prognose schlecht; dagegen sind etwas langsamer verlaufende Fälle je nach Krankheitsgrad mehr oder weniger gut heilbar und somit vorsichtig zu beurteilen.

Zerlegungsbefund: Bei perakuter Kolisepsis sind die postmortal festzustellenden Veränderungen oft sehr gering. Mitunter sind nur einige punktförmige Blutungen an den serösen Häuten oder am Herzen zu finden. Nach akuter Erkrankung stehen Entzündung der Darmschleimhaut mit Schwellung der Darmlymphknoten und allgemeine Hyperämie der Organe im Vordergrund; an der Pansenschleimhaut solcher Tiere werden mitunter Para- oder Hyperkeratosen beobachtet, die als Vitamin-A-mangelbedingt angesehen werden. Die Schwellung der Milz ist im Gegensatz zu den Befunden bei Diplokokken- und Salmonelleninfektionen nur gering.

Behandlung: In perakut verlaufenden und in akuten, hochgradig exsikkotischen Fällen kommt die Therapie oft zu spät. Sonst sind Sulfonamidpräparate und Antibiotika aussichtsreich. Bei Patienten mit schwerer Allgemeinstörung ist die parenterale, bei Vorherrschen des Durchfalls die orale Verabreichung vorzuziehen. Um wirksam zu sein, muß die Behandlung zweimal täglich (morgens und abends) vorgenommen und über mehrere Tage fortgeführt werden. In letzter Zeit wird vielfach beobachtet, daß Kolistämme gegenüber solchen Antibiotika resistent werden, die zuvor längere Zeit prophylaktisch als Futterzusatz verabreicht wurden, zum Beispiel Streptomyzin oder Tetrazykline. Ein Resistenztest kann hierüber Auskunft geben. Erforderlichenfalls müssen dann zur Behandlung andere Präparate, wie Chloramphenikol, Neomyzin oder Furazolidon, gewählt werden (Dosierung siehe T. I.). Die Regeneration der durch hohe Antibiotikagaben gestörten Darmflora kann durch Zufütterung dicksaurer Milch gefördert werden. Die Verabreichung von Gammaglobulin zu therapeutischen Zwecken ist unwirksam.

Da Einzelbehandlungen in Großbeständen schwer durchführbar sind, werden Antibiotika, Sulfonamide oder Furazolidon in solchen Betrieben rationellerweise mit der Milch oder dem Milchaustauschfutter als Trägerstoff verabreicht. Die Zulassung derartiger *‚Medizinalfuttermittel'* ist in Deutschland nach § 34 a des Arzneimittelgesetzes geregelt, dessen ergänzende Vorschriften zu beachten sind. Unter den zu diesem Zweck zugelassenen Mitteln sind gegen Enteritiden im allgemeinen Breitspektrumantibiotika und Furazolidon, gegen Pneumonien dagegen Breitspektrumantibiotika und leicht resorbierbare Sulfonamide mehr geeignet (siehe T. I.); zur Unterstützung einer solchen, über das Futter erfolgenden Therapie empfiehlt sich die zusätzliche Beimischung von Vitamin A und D. Da kranke Kälber besser nur knapp und nicht zu gehaltreich gefüttert werden, ist die Konzentration des gewählten Arzneimittels in Milchaustauschermehl so zu wählen, daß die volle Tagesdosis in der Hälfte der üblichen Tagesration enthalten ist; die Patienten bekommen dann täglich nur eine halbe Portion des Medizinalfutters, während die im gleichen Bestand befindlichen gefährdeten gesunden Kälber eine volle Portion erhalten, die je zur Hälfte aus Medizinalfutter und aus arzneimittelfreiem, normalem Milchaustauscher besteht. Dabei soll eine Behandlungszeit von mindestens 3 Tagen eingehalten und eine solche von 6 Tagen möglichst nicht überschritten werden.

Wenn auch das erste Ziel der Behandlung die Beseitigung der Infektion ist, so kann doch oft eine zusätzliche *symptomatische Behandlung* den Heilerfolg entscheidend beeinflussen. Zur Auffüllung des Flüssigkeitsverlustes und zum Ausgleich des Kalium-, Natrium- und Kalziumverlustes eignen sich wiederholte parenterale Gaben entsprechend ausbalanzierter handelsüblicher Elektrolytlösungen in Mengen von 500 bis 1000 ml (T. I.). Dem gleichen Zweck dienen Klistiere mit lauwarmer 5 %iger Natriumbikarbonatlösung oder orale Gaben von 1 %iger Kochsalzlösung. In schweren Krankheitsfällen können auch intravenöse, subkutane oder intraperitoneale Transfusionen von 200 bis 500 ml Zitratblut von gesunden Kühen Besserung bringen.

Von nicht zu unterschätzender Bedeutung ist schließlich auch die *diätetische Behandlung* der Patienten. Bei Einzeltieren ist eine Reduzierung oder völliger Entzug der Milch für 1 bis 2 Tage zu empfehlen; an ihrer Stelle sind 3- bis 5mal täglich 200 bis 250 ml (bei älteren Kälbern auch mehr) Kamillen-, Pfefferminz- oder Schwarztee, oder aber Leinsamenschleim körperwarm zu verabreichen.

Vorbeuge: Die Prophylaxe der Kolibazillose der neugeborenen Kälber ist weitgehend eine Frage der Ernährung und der Umwelthygiene im weitesten Sinne, obwohl schwere Verluste auch unter den bestmöglichen Bedingungen zu beobachten sind. Sie muß möglichst schon beim tragenden Muttertier beginnen. Dabei ist unter anderem der Berechnung und Zusammenstellung ihrer Futterration besondere Beachtung zu schenken (siehe Azetonämie, S. 1061); natürliche, vielseitige und biologisch hochwertige Futtermittel, wie gutes Heu, Grünfutter oder gutgeratene Silage, Wurzel- und Knollenfrüchte, Getreidemischschrot, und bezüglich ihres Gehaltes möglichst genau definierte spurenelement- und Vitamin-(A, D, E-)haltige Mineralstoffmischungen befähigen die Muttertiere, ein an wertvollen Schutzstoffen und Vitaminen reicheres Kolostrum zu liefern, als bei Ernährung mit eintönigem Grundfutter aus Rübenblatt, Stoppelrüben, Schlempe, schlechter Silage sowie extrahiertem ‚Kraftfutter'.

Die Geburten sollten möglichst in einem getrennten, desinfizierbaren Abkalbestall oder auf der Weide erfolgen. Vor jeder Neueinstellung ist der Abkalbestall zu reinigen und zu entkeimen. Die Weiterverbreitung der Kolibazillose ist in der warmen Jahreszeit durch Weidehaltung, sonst durch Saugenlassen der Kälber an den Müttern meist sofort zum Stillstand zu bringen. Bei geburtshilflichen Eingriffen ist größtmögliche Sauberkeit zu üben (Anlegen steriler Schutzkleidung, Waschung und Desinfektion der Hände und Arme, Reinigung der Umgebung der Geburtswege des Tieres, Nabeldesinfektion, saubere Einstreu in der Kälberboxe). Im Kälberstall sollte die Lufttemperatur etwa 15 bis 18° C, die relative Luftfeuchtigkeit 60 bis 70 % betragen. Besonders schädlich sind feuchte Kälte und Zugluft. Dagegen belastet trockene Kälte die jungen Kälber weniger, vorausgesetzt, daß genügend trockene Einstreu vorhanden ist.

In Großbetrieben ist es gelungen, die Kälberverluste durch peinliche Geburts- und Aufzuchthygiene auf 1 bis 2 % zu senken. Hier werden allerdings die Geburtswege vor der Einstellung in den Geburtsstall mit Hilfe besonderer Duschanlagen und Waschmittel im ganzen gründlich gereinigt und weitgehend keimarm gemacht, die Kälber sofort nach der Geburt in ebenfalls vor jeder Neubesetzung desinfizierte Einzelboxen verbracht und mit Hilfe besonderer, leicht zu sterilisierender Tränkeeinrichtungen (Behälter mit Saugern) versorgt. Sie werden dann erst nach 4 bis 6 Wochen in kleineren Gruppen zusammengefaßt. Diese Einzelaufstallung während der ersten Lebenswochen ist von besonderer Wichtigkeit, ebenso die Reinigung und Sterilisierung der Tränkegefäße nach jedem Gebrauch (in heißer Sodalösung oder ähnlich wirksamen neuzeitlichen keimtötenden Spülmitteln). Das Tränken der jungen Kälber sollte von außen her geschehen, damit eine Berührung sowie die Übertragung von Kot und Harn vermieden werden. Die in modernen Kälbermastbeständen weit verbreitete Einzelaufstallung in schmalen Boxen mit Spalten- oder Maschendrahtboden, in denen sich das Kalb nicht umdrehen kann, ist vom Standpunkt der Infektionsprophylaxe aus als günstig zu beurteilen. Unbedingt erforderlich ist es, den Kälbern schon innerhalb der ersten sechs Lebensstunden Kolostrum zuzuführen, um einer Infektion durch Steigerung der körpereigenen Abwehrkräfte zuvorzukommen. Wenn die Kälber zu dieser Zeit nicht schon von selbst trinken wollen, sollte ihnen die Biestmilch unter größter Sauberkeit (sterile Gefäße, gewaschene Hände) zwangsweise eingegeben werden. Sie enthält neben wichtigen Mineralstoffen und Vitaminen die hierfür notwendigen Gammaglobuline mit den mütterlichen Immunkörpern; diese können offenbar nur während der ersten Lebensstunden des Kalbes ungestört vom Darm aus resorbiert werden. Eine andere natürliche Versorgung mit Antikörpern, etwa über die Plazenta, gibt es beim Rind nicht. Wie bereits erwähnt, erreicht aber ein geringer Prozentsatz der Kälber trotz Aufnahme von Kolostrum keine normale Gammaglobulinämie und bleibt daher ungeschützt. Es lag nahe, ihnen die fehlenden Gammaglobuline auf parenteralem Wege, zum Beispiel in Form von Kolostrumserum zu verabreichen. Im Experiment gelang dieser mit Kolostrumserum aus dem gleichen Bestand vorgenommene Versuch auch mit nachweisbarem Erfolg, indem solche Kälber sich dann als weitgehend immun gegenüber der Kolisepsis erwiesen. Mit im Handel befindlichen Gammaglobulinpräparaten blieben gleich gute Erfolge unter Praxisverhältnissen dagegen aus, was zum Teil durch das Fehlen stallspezifischer Immunkörper zu erklären ist. Aus dem gleichen Grunde sind Mutterschutzimpfungen in den letzten Monaten der Trächtigkeit oder Impfungen der neugeborenen Kälber mit Koliseren oder Vakzinen von zweifelhaftem Wert, obgleich zu ihrer Gewinnung stets mehrere E. coli-Stämme Verwendung finden. Die zuweilen beobachtete gute Wirkung solcher handelsüblicher Impfstoffe beruht möglicherweise auf einer unspezifischen Komponente. Am meisten zu empfehlen ist nach wie vor die parenterale Verabreichung von 50 bis 100 ml Mutterblut baldmöglichst nach der Geburt. In ihm sind stallspezifische Antikörper und unspezifische Wirkungsfaktoren vereinigt. Für die Kälber hochtragend zugekaufter Tiere sollte allerdings Blut von einer länger im Stall befindlichen Kuh Verwendung finden, um auch stallspezifische Immunkörper zu vermitteln. Wenn vorhanden, sollten solche Kälber aus dem gleichen Grunde neben dem Kolostrum der eigenen Mutter auch Kolostrum einer länger zum Bestand gehörigen Kuh erhalten. Zu diesem Zweck wird vorgeschlagen, stets einige Liter tiefgefrorenes Kolostrum (in Plastikbeuteln) vorrätig zu halten. Der Gehalt der Kolostralmilch an Schutzstoffen nimmt bei richtiger Lagerung selbst in 2 bis 3 Jahren kaum ab. Im Winter bewähren sich zusätzliche Gaben von Vitamin A (S. 1103) an die hochtragenden Mütter und eine Stoßbehandlung mit den Vitaminen A, D und E bei den Kälbern bald nach der Geburt.

Wie zur Therapie, finden Antibiotika auch zur Vorbeuge der Kolibazillose nützliche Anwendung in unverseuchten und verseuchten Beständen. Die erste parenterale Verabreichung eines bewährten Breitspektrum-Antibiotikums muß bei gefährdeten Kälbern möglichst unmittelbar nach der Geburt in Dosen von 5 bis 10 mg/kg Körpergewicht erfolgen. Diese vorbeugende Behandlung ist 3 Tage lang fortzusetzen, wobei am 1. Tag neben der genannten parenteralen Dosis die gleiche Menge noch oral, am 2. und 3. Tag dagegen nur oral gegeben wird. In schwer verseuchten Beständen werden bei der ersten Behandlung pro Kalb 0,5 g parenteral und oral, anschließend in Abständen von etwa 12 Stunden die gleiche Menge oral empfohlen, wobei die antibiotische Prophylaxe sich unter Umständen auf eine ganze Woche erstrecken muß. In größeren Beständen ist anstelle der individuellen Dosierung die Verwendung von ‚Medizinalfutter' zweckmäßiger (S. 749). Für Mastbetriebe sollte der Grundsatz gelten, Kälber aus fremden Beständen, insbesondere aber solche des Handels, frühestens im Alter von 1 Woche einzustellen und zunächst 14 Tage lang unter erhöhtem Antibiotikaschutz in Quarantäne zu halten. Obwohl die Gefahr der Einschleppung der Kolibazillose hierdurch einigermaßen sicher zu bannen ist, reichen die genannten Maßnahmen nicht immer dazu aus, auch anderen, erst später einsetzenden bakteriellen oder virusbedingten Infektionen (zum Beispiel der Salmonellose, S. 752, oder der Parainfluenza 3, S. 717) wirksam vorzubeugen.

SCHRIFTTUM

Berezi, J., L. Stipkovits, T. Bereznai & T. Antal (1967): The role of immunbiological conditions in E. coli-disease of newborn calves. Zbl. Vet.-Med. *B 14*, 408-418. — Brandly, C. A., & A. W. McClurkin (1957): Epidemic diarrheal disease of viral origin in newborn calves. Ann. New York Acad. Sci. *66*, 181-185. — Bürki, F., & H. Fey (1962): Zur Pathogenese der Kälbersepsis. 7. Virologische Untersuchungen. Zbl. Bakt. I. Abt. Orig. *187*, 517-524. — Elze, K. (1966): Bedeutung und Ursachen der Kälber-Colisepsis sowie der Möglichkeiten ihrer Bekämpfung durch Tierarzt und Landwirt unter den Bedingungen der Großraumbewirtschaftung. Habil.-Schrift, Leipzig. — Fey, H. (1962): Neuere Untersuchungen über die Colisepsis des Kalbes. Schweiz. Arch. Tierheilk. *104*, 1-12. — Fey, H. (1964): Kritische Betrachtungen zur Immunprophylaxe bei Kälberaufzuchtkrankheiten. Wiener Tierärztl. Mschr. *51*: Michalka-Festschrift, 92-99. — Fey, H. (1966): Entstehung und Verhütung der Coli-Infektionen der Kälber. Zbl. Vet.-Med. *B 13*, 175-179. — Fey, H., & G. Hunyady (1962): Zur Substitutionsprophylaxe mit Colostrum-Poolserum bei agammaglobulinämischen Kälbern. Berl. Münch. Tierärztl. Wschr. *75*, 466 bis 467. — Fey, H., E. Lanz, A. Margadant & J. Nicolet (1962): Zur Pathogenese der Kälbercolisepsis. 6. Experimentelle Infektion zum Beweis der parenteralen Genese. Dtsch. Tierärztl. Wschr. *69*, 581-586. — Jaksic, B. L. (1967): Heutige Möglichkeiten einer Prophylaxe bei weißer Ferkel- und Kälberruhr bei einer Massenhaltung dieser Tiere. Schweiz. Arch. Tierheilk. *109*, 539-545. — Kalich, J. (1967): Hygienische Probleme der Kälberhaltung. Mitt. Tierhaltung (Cyanamid) H. 108, 8-10. — Mayr, A., J. Kalich & B. Mehnert (1964): Kälberkrankheiten. Wien. Tierärztl. Mschr. *51*: Michalka-Festschrift, 74-92. — Möhlmann, H. (1962): Wesen und Wirkung der γ-Globuline und Perspektive ihres Einsatzes in der Tierheilkunde. M.-hefte Vet.-Med. *17*, 934-941. — Radostits, O. M. (1965): Clinical management of neonatal diarrhea in calves, with special reference to pathogenesis and diagnosis. J. Amer. Vet. Med. Ass. *147*, 1367-1376. — Reisinger, R. C. (1965): Pathogenesis and prevention of infectious diarrhoe (scours) of newborn calves. J. Amer. Vet. Med. Ass. *147*, 1377-1386. — Schliesser, Th. (1966): Zur Pathogenese und Immunologie der Coli-Erkrankung des Kalbes. Diss., H. U. Berlin. — Schoenaers, F., A. Kaeckenbeeck & M. ElNageh (1967): Prophylaxie de la colibacillose du veau par vaccination de la mère. Ann. Méd. Vét. *111*, 3-15. — Steck, F. T. (1962): Die Übertragung von Gammaglobulinen auf das neugeborene Kalb mit dem Kolostrum. Schweiz. Arch. Tierheilk. *104*, 525-536. — Ubertini, B., L. Nardelli & A. Dal Prato (1959): Sulla eziologia e profilassi della diarrhea dei vitelli neonati. Vet. Ital. *10*, 180-213. — York, C. J., & J. A. Baker (1956): Miyagawanella bovis infection in calves. Ann. New York Acad. Sci. *66*, 210-214. — Walser, K. (1962): Zur Klinik der Meningitis im Verlauf der Coli-Sepsis des Kalbes. Berl. Münch. Tierärztl. Wschr. *75*, 321-323. — Walser, K., & P. Plank (1968): Praxisversuche zur Prophylaxe der Colisepsis der Kälber mit einem Anti-E. Coli-Hyperimmunglobulin.

Tierärztl. Umschau 23, 286-292. — WALT, K. VAN DER (1959): Supportive treatment in calf enteritis. J. South African Vet. Med. Ass. 30, 155-158. — WALZL, H., G. HUNYADY & N. RADU (1966): Die Gammaglobulintherapie bei Haustieren. Wien. Tierärztl. Mschr. 53, 571-586.

Salmonellose („Paratyphus")

Wesen: Die Salmonellose ist eine bakterielle Infektionskrankheit, die bei Kälbern und erwachsenen Rindern unter verschiedenen abomasoenteritischen Erscheinungsbildern mit und ohne Septikämie auftritt.

Vorkommen und Bedeutung: Salmonellen kommen zwar in der ganzen Welt bei vielen Tierarten vor, sind aber nicht als ubiquitäre Keime anzusehen. Beim Rind zeigen positive Salmonellenbefunde eine ansteigende Tendenz. In Kälberbeständen ist die Morbidität der Salmonellose gewöhnlich ziemlich hoch und erreicht oft 50 %, während bei erwachsenen Rindern sporadische Erkrankungen die Regel sind. In der Epizootologie des Leidens spielen klinisch gesunde Salmonellenträger eine verhängnisvolle Rolle, welche die Erreger zeitweise oder dauernd mit dem Kot ausscheiden. Die Salmonelleninfektionen der Tiere sind für das öffentliche Gesundheitswesen von besonderem Interesse, weil durch den Genuß von salmonellenhaltigem Fleisch oder Milch sogenannte ‚Lebensmittelvergiftungen' verursacht werden können. Obgleich Salmonellen gelegentlich auch mit der Milch kranker Kühe ausgeschieden werden, sind durch solche Milch bedingte menschliche Erkrankungen bisher noch nicht mit Sicherheit nachgewiesen worden. Soweit sich Verbraucherintoxikationen auf Milchgenuß zurückführen ließen, lag bislang stets eine nachträgliche Kontamination der Milch durch menschliche Salmonellenausscheider vor.

Ursache und Verbreitung: Salmonellen sind kleine, etwa 1 bis 3 µ lange, gramnegative, begeißelte, sporenlose Stäbchen, unter denen mehrere Hundert serologisch verschiedene Typen bekannt sind. Beim Rind spielt in erster Linie *S. enteritidis*, Typ Jensen (frühere Bezeichnungen S. enteritidis Gaertneri und S. dublin) in geringerem Maße auch *S. typhimurium* (früher S. breslaviense) eine Rolle. In seltenen Fällen kann auch die beim Menschen vorkommende S. paratyphi B beim Rind zu Erkrankungen führen. Außerdem sind gelegentlich einige weitere Typen von untergeordneter Bedeutung bei Rindern festgestellt worden. Eine wichtige Quelle für ihre Ansteckung sind kranke und gesund erscheinende Haus- oder Wildtiere (auch Vögel), welche die Weiden, das Futter und Trinkwasser mit salmonellenhaltigem Kot verschmutzen. In unverseuchte Bestände können die Salmonellen auch direkt durch zugekaufte Tiere oder kontaminierte Futtermittel eingeschleppt werden. In der freien Außenwelt sind Salmonellen vor allem an Flußläufen, Tümpeln, Wassergräben und in Dungstätten zu finden. Die mit Abwässern, zum Beispiel aus Abdeckereien und der Fischindustrie, oder mit dem Blut notgeschlachteter verseuchter Tiere in die Flußläufe gelangenden Eiweißsinkstoffe bilden den Nährboden für eine am Grund der Gewässer ablaufende Bakterienvermehrung. Bei Überschwemmungen, Rückstauungen oder Sturmfluten gelangen diese Keimansammlungen dann leicht in die als Tränke dienenden Grabensysteme oder direkt auf die Weiden, wo sie noch mehrere Monate lebensfähig bleiben. Selbst das Heu solcher kontaminierter Flächen kann bis zu 11 Wochen lang infektiös sein. Weitere wichtige Ansteckungsquellen sind außerdem salmonellenhaltige Tiermehle (Fisch, Blut, Knochen). Dagegen kommt es durch die von erkrankten Menschen stammenden Ausscheidungen nur selten zu Tierinfektionen.

Entstehung: Die Eintrittspforte für die Salmonellen ist der Verdauungskanal. Nach ihrer oralen Aufnahme kommt es je nach den Umweltbedingungen, der Virulenz des Erregers und der Widerstandskraft des betroffenen Tieres zu unterschiedlichen Krankheitsbildern; manche Rinder bleiben dabei klinisch völlig gesund, obwohl sie in der Folge Salmonellen ausscheiden. Kälber erkranken in der Regel schwer, wobei die Infektion im Laufstall auch schnell um sich greift; unter einzeln in Boxen gehaltenen Kälbern

TAFEL 15

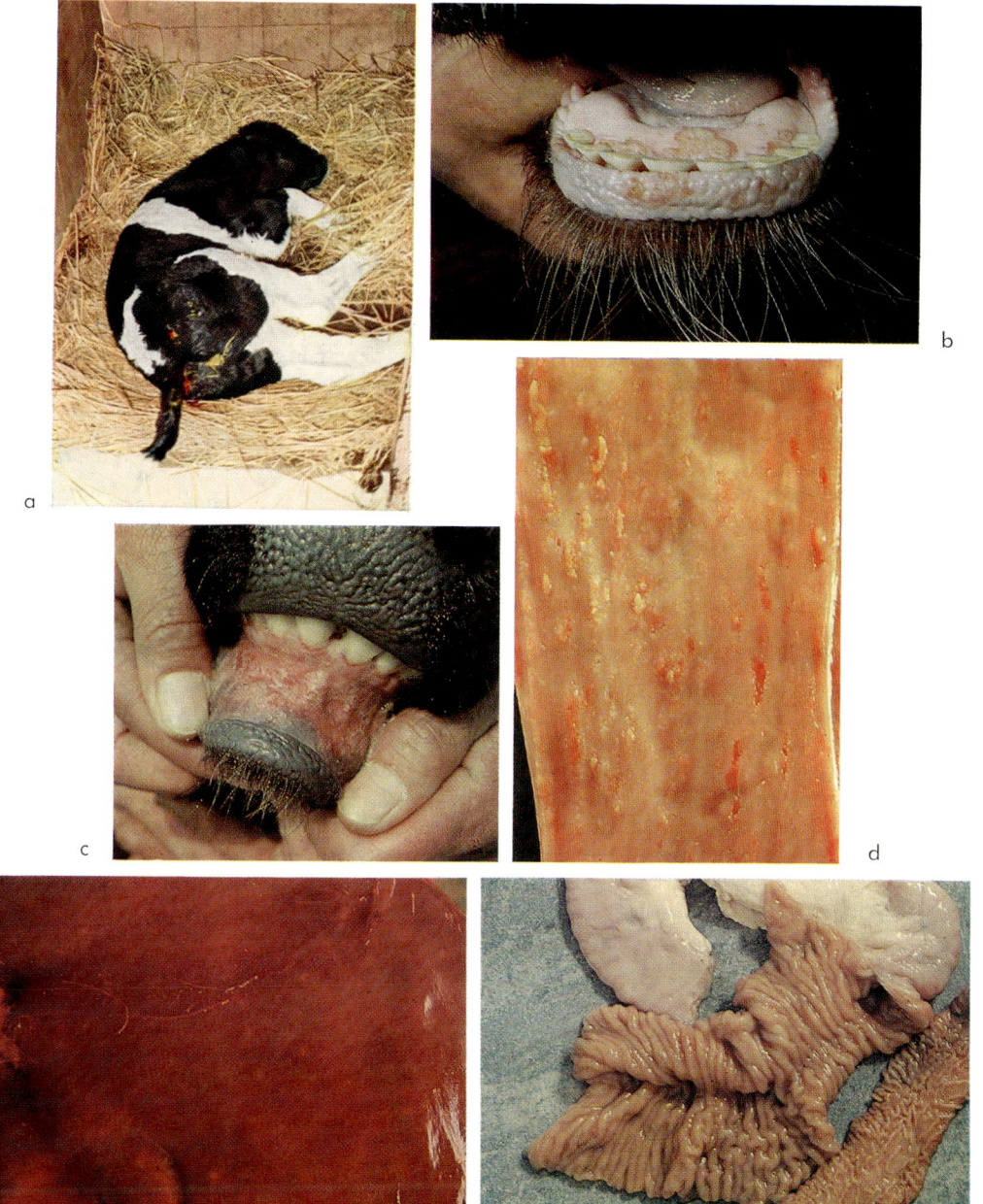

a. Kalb mit Koli-Ruhr: hochgradige allgemeine Schwäche; Verschmutzung der Afterumgebung mit graugelbem durchfälligem Kot, der Blutbeimengungen enthält (S. 746)
b. Stomatitis papulosa: kokardenähnliche Rötungen der Lippen- und Maulschleimhaut mit gelblichgrauen, zentral eingedellten Epithelnekrosen (S. 735)
c. Virusdiarrhoe-Mucosal disease: Rötungen und Erosionen des Schneidezahnfleisches und der Unterlippe (S. 742)
d. Virusdiarrhoe-Mucosal disease: parallel zu den Schleimhautfalten verlaufende Epithelnekrosen und Erosionen im Schlund (Schlachtbefund; S. 742)
e. Salmonellose (Kalb): zentrolobuläre Lebernekrosen (S. 752; *Schlacht- und Viehhof*, Hannover)
f. Paratuberkulose: hirnwindungsähnliche Fältelung der verdickten Darmschleimhaut (S. 756; *Schlacht- und Viehhof*, Hannover)

herdchen in der Leber (Taf. 15 e) und mitunter auch in Milz, Lungen oder Nieren vorhanden sind, zeigen sich solche Veränderungen bei erwachsenen Tieren nur in langsam verlaufenen Fällen. Bei Dauerausscheidern ist der makroskopische pathologisch-anatomische Befund negativ.

Erkennung und Unterscheidung: Bei Kälbern läßt sich die Salmonellose gegenüber der Kolibazillose (S. 746) und der septikämischen Form der Listeriose (S. 826) dadurch abgrenzen, daß sie bei ersterer im allgemeinen erst im Alter von 2 bis 6 Wochen erkranken. Zweifelsfälle sind durch eine vor der Behandlung vorzunehmende bakteriologische Kotuntersuchung aufzuklären. Die serologische Blutuntersuchung (Agglutination) ist wenig aufschlußreich, da sich bei manchen Rindern trotz eines hohen ‚positiven' Titers ($> 1:200$) selbst durch wiederholte gründlichste Kotkontrollen keine Salmonellen nachweisen lassen. Bei infolge Salmonellose gestorbenen und notgeschlachteten Tieren sind die Erreger vor allem in Leber oder Gallenblase, Nieren, Lymphknoten, Uterus und Milz sowie zum Teil auch in der Muskulatur zu finden. Bei Dauerausscheidern bietet der postmortale Nachweis von Salmonellen dagegen selbst im Darm oder in der Gallenblase Schwierigkeiten. Für alle unter Salmonelloseverdacht erfolgenden Schlachtungen ist die bakteriologische Fleischuntersuchung vorgeschrieben; sie ist auch im Hinblick auf das etwaige Vorliegen von Listeriose (S. 826) wichtig.

Behandlung und Bekämpfung: Für septikämisch erkrankte Patienten kommt meist jede Therapie zu spät. Schwerkranke erwachsene Tiere sollten daher sofort abgestoßen werden, ebenso Kälber, die keinen besonderen Zuchtwert haben; alle anderen Fälle sind mit hohen Dosen geeigneter Antibiotika (Tetrazyklin, Neomyzin, Chloramphenikol) oder Furazolidon, notfalls auch mit Sulfonamiden (Sulfamethazin) zu behandeln. Die genannten Mittel sind mindestens 3 Tage lang hintereinander, erforderlichenfalls aber auch länger, und zwar vorzugsweise je zur Hälfte der Gesamtdosis (T. I.) per os und parenteral zu applizieren. Die zusätzliche Verabreichung von schleimigen Mitteln (zum Beispiel Leinsamenschleim mit Kohle oder Bolus alba) kann die Heilung fördern. Es ist jedoch immer zu bedenken, daß klinisch geheilte Tiere noch längere Zeit oder dauernd Ausscheider bleiben können. Der gesund zugeborene Nachwuchs ist so lange an anderer, seuchenfreier Stelle unterzubringen, bis unter den älteren Tieren nach wiederholten Kotuntersuchungen keine Ausscheider mehr nachzuweisen sind und eine abschließende Reinigung und Desinfektion der Stallungen erfolgt ist.

Hinsichtlich immunprophylaktischer und hygienischer Maßnahmen gelten die bei der Kolibazillose (S. 749 ff.) aufgeführten Grundsätze. Auch bei Salmonellose vermag die Notimpfung der noch gesund erscheinenden Kälber eines verseuchten Bestandes mit hohen Serumdosen (pro Tier 50 ml subkutan oder intravenös) weitere Verluste nicht zu verhindern. Vorbeugend kann den zugeborenen Kälbern bald nach der Geburt mit Wiederholung nach 8 bis 10 Tagen Formolvakzine in Dosen von je 10 ml verabreicht werden, zu deren Herstellung zweckmäßigerweise stallspezifische Salmonellenkulturen Verwendung finden. Selbst dieses Vorgehen ist aber nicht immer erfolgreich, weil die jungen Tiere nicht in gleichem Maße zur Immunkörperbildung befähigt sind wie die über 6 Wochen alten Kälber und älteren Rinder.

Bei der Bekämpfung der Salmonellose muß besondere Aufmerksamkeit darauf gerichtet werden, die Ansteckungsquelle baldmöglichst zu ermitteln und auszuschalten (Abwässer, importierte Futtermittel, Ausscheider unter den gesund erscheinenden Kühen und Jungtieren oder dem Wassergeflügel).

In Westdeutschland werden entsprechend den Runderlassen des Ministeriums des Innern (vom 10. 4. 1933 und 2. 12. 1942) nach Feststellung eines Salmonellosefalles (am lebenden Tier oder bei der Fleischbeschau) oder bei Salmonelloseverdacht in den betreffenden Beständen Blut- und Kotuntersuchungen aller über 3 Monate alten Rinder durchgeführt. Von den hierbei als blut- oder kotpositiv ermittelten Tieren sowie von den klinisch verdächtig erscheinenden Rindern sind dann in Abständen von 15 Tagen weitere Blut- und Kotproben (zum Teil auch Harnproben) zu entnehmen. Tiere, deren Kot oder Harn hierbei wiederholt (30 Tage lang und länger) als positiv befunden werden, sind als Dauerausscheider anzusehen; sie werden dann im Einverständnis mit dem Besitzer auf polizeiliche Anordnung getötet und diesem zu 80 % ihres Nutzwertes entschädigt. Ebenso wird mit Rindern verfahren, deren Blut dreimal einen positiven Agglutinationstiter von 1 : 200 oder höher aufwies, selbst wenn ihre Kot- und Harnbefunde dabei negativ sind. (Nur in Nordrhein-Westfalen werden solche Tiere auch ohne Zustimmung der Besitzer auf amtliche Anordnung getötet und voll entschädigt.) Des weiteren sind zur Eindämmung einer Weiterverbreitung der Salmonellose innerhalb des Bestandes und zum Schutz der Verbraucher folgende Maßnahmen vorgeschrieben:

Abtrennung der kranken und verdächtigen Tiere in besonderen Stallabteilungen,
Entfernung solcher Rinder aus dem Bestand nur mit Genehmigung der Kreisverwaltung (nur zur seuchenpolizeilich überwachten Schlachtung),
Verwendung der Milch dieser Tiere nur nach zweimaligem Aufkochen und ausschließlich als Futter für bestandseigene Tiere sowie
Inverkehrbringen der Milch der übrigen Kühe nur nach vorheriger Erhitzung.

Diese Schutzmaßnahmen werden erst aufgehoben, wenn sich bei Nachkontrollen die Unverdächtigkeit des Bestandes ergeben hat, oder wenn die als Dauerausscheider ermittelten Rinder ausgemerzt worden sind und gemäß Anweisung für das Desinfektionsverfahren bei Seuchen eine durch den beamteten Tierarzt überprüfte Entkeimung der Stallungen sowie der Gerätschaften stattgefunden hat.

Diese Maßnahmen können in einem Teil der Fälle zwar zur Tilgung der Salmonellose innerhalb des betroffenen Bestandes führen. Vielfach reicht die alleinige Ausmerzung der ermittelten Dauerausscheider hierzu aber nicht aus, da die epizootologisch ebenfalls wichtigen, aber nur zeitweilig salmonellenausscheidenden Rinder durch die beschriebenen Kontrolluntersuchungen nur unzulänglich erfaßt werden. Außerdem müßten auch die Kälber in die staatliche Bekämpfung einbezogen werden. Da die bisherigen Untersuchungsverfahren für die Erkennung der nur vorübergehend ausscheidenden Salmonellenträger sowie sonstiger Infektionsquellen (Futtermittel, Weiden, Gräben) nicht befriedigen, sind die Mikrobiologen aufgerufen, einfache und genügend sichere diagnostische Methoden als Grundlage für ein vollkommeneres Bekämpfungsverfahren der Salmonellose zu entwickeln.

Aus dem gleichen Grunde ist auch eine sichere Vorbeuge gegen die durch Zukauftiere erfolgende Einschleppung der Salmonellose in bisher unverseuchte Bestände noch nicht möglich.

SCHRIFTTUM

AVERBECK, W. (1958): Zur Epidemiologie und Bekämpfung der Salmonellose (Enteritisinfektion) des Rindes. Diss., Hannover. — AYNSLEY, L. H., & B. S. COOPER (1966): Oral and parenteral neomycin as a treatment for scours and salmonellosis in calves. Vet. Record 79, 258-262. — BEER, J. (1967): Epidemiologie der Salmonellen in veterinärmedizinischer seuchenhygienischer Sicht. M.-hefte Vet.-Med. 22, 204-209. — BOTES, H. J. W. (1965): Live vaccines in the control of Salmonellosis. J. South African Vet. Med. Ass. 36, 461. — BULLING, E., & O. PIETZSCH (1968): Ergebnisse und Schlußfolgerungen aus fünfjährigen Salmonellose-Untersuchungen (1961—1965). Zbl. Vet.-Med. B 15, 913-954. — BUXTON, A. (1957): Salmonellosis in animals, a review. Rev. Ser. No. 5, Comm. Bur. Animal Health Farnham Royal, Bucks. — FRIK, J. F. (1960): Een bijdrage tot de mogelijke preventie van enkele opfokziekten bij kalveren. Tijdschr. Diergeneesk. 85, 1504-1514. — HARMS, F. (1959): Salmonellen-Dauerausscheider und Milchhygiene. Dtsch. Tierärztl. Wschr. 66, 131-133. — HELLICH-STÖRIKO (1953): Die Deutsche Tierseuchengesetzgebung. 2. Aufl., 1953; Paul Parey, Berlin und Hamburg, S. 696-700. — LÜTJE, FR. (1955): Neuere Gesichtspunkte auf dem Gebiet der Salmonellose des Kalbes und des Rindes sowie in bezug auf die Bakterienausscheidung und das vegetative Dasein der Salmonellen in der Umwelt. Berl. Münch. Tierärztl. Wschr. 68, 39-43. — LÜTJE, FR., & K. RASCH (1952): Beobachtungen über die Salmonellose (Enteritis) des Rindes. Lebensmitteltierarzt 3, 13-14, 26-27, 49-50, 55-56. — POHL, G. (1954): Beobachtungen bei der Enteritisbekämpfung des Rindes. M.-hefte Vet.-Med. 20, 449. — RASCH, K. (1953): Über Salmonella-dublin-Funde im Uterus des Rindes. Dtsch. Tierärztl. Wschr. 60, 394-397. — SSUCHOW, M. N. (1958): Paratyphus der Kälber und Ferkel und Methoden zur Tilgung der Krankheit (russisch). Veterinarija 35:2, 42-43.

Paratuberkulose (JOHNE'sche Krankheit)

Wesen, Vorkommen und Bedeutung: Die Paratuberkulose ist eine ansteckende, chronisch verlaufende Krankheit, die durch wechselnde Diarrhoe sowie zunehmende Abmagerung gekennzeichnet ist und nach monatelanger Dauer tödlich endet. Das Leiden betrifft vor allem erwachsene Rinder, kommt aber auch bei Schafen und gelegentlich bei Ziegen vor; es scheint bei Jerseys häufiger aufzutreten als bei den anderen Rinderrassen. Die Paratuberkulose ist in vielen Ländern gebietsweise stärker verbreitet (in Europa besonders in Großbritannien, Frankreich und Norddeutschland; außerdem in den USA, Kanada, Südamerika, Südafrika, Indien, Japan, Australien, Neuseeland und anderen Regionen). In befallenen Herden erkranken in der Regel nur Einzeltiere, seltener zwei oder mehr, zu gleicher Zeit. Die jährlichen Verluste können bis zu 20% der Kühe betragen. Der Verseuchungsgrad der Bestände ist meist höher als die Zahl der klinisch manifesten Fälle vermuten läßt. Durch Fleischverluste und Notschlachtungen verursacht die Paratuberkulose in manchen Gegenden oder Betrieben erhebliche wirtschaftliche Schäden.

Geschichtliches: Nachdem HANSEN und HAMILTON (1881) in Dänemark das klinische und pathologisch-anatomische Bild des Leidens beschrieben hatten, sahen JOHNE (Veterinär-Pathologe in Dresden) und FROTHINGHAM (1895) die Krankheit aufgrund der großen Ähnlichkeit der gefundenen Bakterien mit dem Tuberkuloseerreger als eine zuvor unbekannte Form der Darmtuberkulose an. Erst später wurde von BANG, K. F. MEYER, MIESSNER, MOUSSU und anderen erkannt, daß sich die Erreger von den Tuberkelbakterien unterscheiden und das Leiden somit eine besondere Krankheit darstellt.

Ursache: Der Erreger der Paratuberkulose ist das *Mycobacterium paratuberculosis*, ein 1 bis 1,5 µ langes und 0,3 bis 0,5 µ dickes unbewegliches, sporenloses, säure- und alkoholfestes Stäbchen, das im erkrankten Gewebe gewöhnlich nesterartig zusammengelagert vorkommt. In der Außenwelt sind Paratuberkulosebakterien ziemlich widerstandsfähig; auf der Weide sind sie zum Beispiel im Kot erkrankter Rinder noch nach 11 Monaten nachzuweisen. Dagegen werden sie durch Formalin und Kreolin (in den für Desinfektionszwecke üblichen Verdünnungen) innerhalb weniger Minuten abgetötet.

Entstehung und Verbreitung: Die Erreger werden zusammen mit kotverunreinigtem Trinkwasser oder Futter aufgenommen; so kann die Ansteckung auf der Weide durch Tränken aus verkeimten Tümpeln und Gräben erfolgen. Feuchte saure Weiden scheinen besonders günstige Umweltbedingungen für M.paratuberculosis zu bieten und daher den Ausbruch und die Verbreitung der Paratuberkulose zu fördern. Besonders empfänglich für die Ansteckung sind Kälber in den ersten Lebensmonaten, bei denen kotverschmutzte Milch die Hauptinfektionsquelle darstellt. Vom Darm her dringen die Keime dann in die Schleimhaut, von dort aus in die Mesenteriallymphknoten und häufig auch über das Blut in andere Organe, zum Beispiel selbst ins Drüsengewebe des Euters ein. Epizootologisch wichtig ist ferner die diaplazentare Infektion der Feten paratuberkulosekranker Mütter. Nach der Ansteckung bleiben die betroffenen Tiere zunächst noch jahrelang klinisch gesund; ein Teil von ihnen erkrankt sogar überhaupt nicht (stumme Ausscheider). Krankheitserscheinungen stellen sich oft erst während der ersten Laktation oder noch später ein, wobei offenbar ein Zusammenhang mit besonderen Belastungen besteht (Trächtigkeit, Geburt, Hochlaktation, einseitige mineralstoffarme Fütterung, vorwiegende Naßfütterung [Rüben, Silage] bei geringem Rauhfutteranteil und anderes mehr). Der Übergang in das klinisch manifeste Stadium erfolgt meist im 2. bis 6. Lebensjahr; gelegentlich werden aber auch schon vor und nach dieser Zeit Erkrankungen und Todesfälle beobachtet. Verhängnisvoll für die Verbreitung der Paratuberkulose ist die Tatsache, daß völlig gesund erscheinende, aber latent infizierte Tiere den Erreger mit dem Kot, gelegentlich auch mit der Milch, ausscheiden können. Die Verschleppung des Leidens in zuvor unverseuchte Bestände findet demzufolge hauptsächlich durch den Zukauf solcher klinisch symptomlos bleibender Ausscheider sowie durch im inapparenten Inkubationsstadium eingestellte Handelstiere statt; eine gewisse Rolle spielen auch kontaminierte Futtermittel, Einstreu, Transportfahrzeuge oder Personen (Schuhzeug).

Erscheinungen und Verlauf: Die ersten Symptome bestehen in intermittierendem, wechselnd starkem Durchfall, Nachlassen der Milchleistung sowie geringgradiger Blässe der Schleimhäute und der Haut des Euters. Erst nach einer längeren Krankheitsdauer bleibt der Kot ständig dünnflüssig und wird dann in bogenförmigem Strahl abgesetzt; er ist dabei oft mit feinen Gasbläschen durchmischt, von bräunlicher Farbe und riecht widerlich. Das Haarkleid wird im weiteren Verlauf rauh, glanzlos und stumpf, während die Haut an Elastizität verliert; gleichzeitig kommt es zu fortschreitender Abmagerung. Dabei fällt auf, daß das Allgemeinbefinden der Patienten nur wenig oder gar nicht gestört ist; ihre Freßlust bleibt erhalten. Auch Puls, Atemfrequenz und Temperatur ändern sich kaum. Bei der rektalen Untersuchung erscheint die Wand des Dünndarms deutlich verdickt. Nach monatelanger Krankheitsdauer sterben die Tiere schließlich infolge allgemeinen Kräfteverfalls.

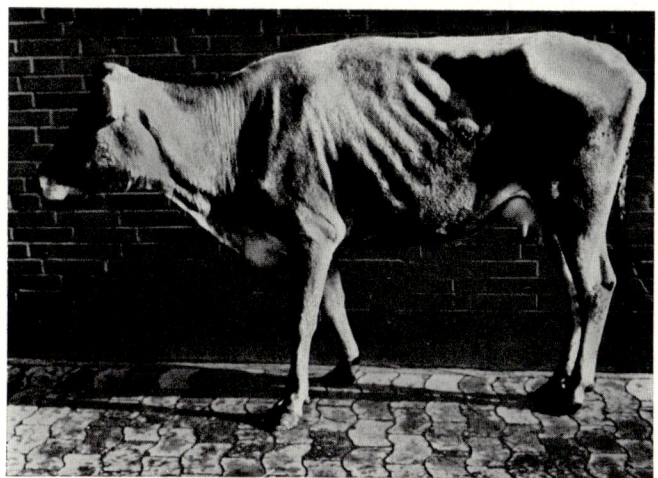

Abb. 462. Hochgradig abgemagerte Jersey-Kuh mit chronischer Paratuberkulose

Erkennung und Unterscheidung: Einwandfrei und ausreichend ernährte erwachsene Rinder mit wechselnder oder trotz Behandlung ständig gleichbleibender Diarrhoe und Abmagerung bei erhaltener Freßlust ohne nennenswerte Beeinträchtigung des Allgemeinbefindens sind paratuberkuloseverdächtig. Differentialdiagnostisch müssen Salmonellose (S. 752), Magendarmwurmbefall (S. 920), Kokzidienruhr (S. 901) und sporadische nichtinfektiöse Darmentzündungen (S. 340 ff.) abgegrenzt werden. In Beständen mit enzootischer Paratuberkulose bereitet die Diagnose bei ausgeprägtem Krankheitsbild meist keine Schwierigkeiten. In Zweifelsfällen ist der mikroskopische Bakteriennachweis im Kot oder, besser, in kleinen Darmschleimhautproben zu versuchen, die möglichst weit kranial im Rektum durch vorsichtiges Abknipsen (mit den Fingernägeln) von einer hierzu aufgezogenen Darmwandfalte gewonnen werden können. Bei klinisch erkrankten Tieren beträgt die diagnostische Sicherheit der Kotuntersuchung nur 30 bis 50 %, bei latent infizierten Rindern ist sie noch geringer. Das Ergebnis der Kotuntersuchung ist daher nur im positiven Falle beweisend; sie muß also erforderlichenfalls wiederholt werden. Außerdem steht eine modifizierte Komplementbindungsreaktion zur Verfügung (HOLE, 1953; CHANDLER, 1956; HENNESSEN, 1962), für welche eine Serumprobe einzusenden ist; dieses Verfahren ist aber wegen der Möglichkeit von Kreuzreaktionen nur brauchbar, wenn Tuberkulose ausgeschlossen werden kann. Seine diagnostische Sicherheit beträgt bei klinisch kranken Tieren etwa 90 %, bei latent infizierten 25 bis 30 %. Schließlich können auch allergische Intrakutanproben nach Art der Tuberkulinprobe mit Geflügeltuberkulin oder Paratuberkulin (Johnin) vorgenommen werden, womit sich die klinische Verdachtsdiagnose mit einem Wahrscheinlichkeitsgrad von etwa 70 % sichern läßt; latent infizierte Tiere werden dagegen hierbei nur zu 34 % erfaßt. Zur Unterscheidung von echten, tuberkulosebedingten positiven Reaktionen kann der Simultantest mit Geflügel- und Säugertuberkulin dienen, bei dem paratuberkulöse Tiere im allgemeinen auf Geflügeltuberkulin stärker reagieren als auf Säugertuberkulin (S. 867 f.). In den USA wird ein intravenöser Johnin-Test für sicherer gehalten, wobei sowohl zur Zeit der Injektion von 4 ml Paratuberkulin als 3, 4$^{1}/_{2}$, 6 und 7$^{1}/_{2}$ Stunden später die Rektaltemperatur zu messen ist; dabei werden Erhöhungen derselben um 1 Grad Celsius oder mehr als positives Resultat bewertet. Hinsichtlich der Erfassung der für die Seuchenbekämpfung besonders wichtigen latent infizierten Tiere ist es am zweckmäßigsten, nicht nur den allergischen Intrakutantest, sondern gleichzeitig auch die serologische Untersuchung vorzunehmen; auf diese Weise können bis zu 80 % der anderweitig kaum zu ermittelnden Ausscheider erfaßt werden; die übrigen klinisch inapparenten Fälle lassen sich mit der Zeit durch in Abständen von 4 bis 6 Monaten erfolgende Wiederholungsuntersuchungen herausfinden. Bei den allergischen Proben ist daran zu denken, daß Infektionen mit anderen Mykobakterien störend wirken (humane Tuberkulose, Geflügeltuberkulose, Dermatitis nodosa). Falls sich in Herden mit gehäuften positiven Tuberkulin- oder Johnin-Reaktionen am lebenden Tier keine Klärung herbeiführen läßt, ist eine Probeschlachtung mit anschließendem Kulturversuch durchzuführen, wobei sich als Ausgangsmaterial die Darmlymphknoten des Ileum besonders eignen. Falls Paratuberkulose vorliegt, bringt der Kulturversuch auf modifiziertem DUNKIN-Nährboden fast ausnahmslos ein positives Ergebnis.

Zerlegungsbefund: Bei infolge Paratuberkulose gestorbenen oder notgeschlachteten Rindern erweisen sich vor allem Jejunum, Ileum und Zökum als chronisch entzündet. In ausgeprägten Fällen ist ihre Wand verdickt und die Schleimhaut in nicht verstreichbare hirnwindungsähnliche Falten gelegt (Taf. 15 f); die Ileozökalklappe ist dabei meist ödematös geschwollen und gerötet. Die Darmlymphknoten zeigen markige Schwellung; die subserösen Lymphgefäße treten zum Teil als stricknadelstarke Stränge hervor. Mitunter können sich diese Veränderungen auch auf den Labmagen und bis zum Mastdarm erstrecken. Oft sind sie jedoch insgesamt nur geringgradig; in solchen Fällen empfiehlt es sich deshalb, zur Klärung eine histologische und bakteriologische Untersuchung, oder den oben erwähnten Kulturversuch einzuleiten.

Behandlung, Vorbeuge und Bekämpfung: In manchen Fällen gelingt es zwar, durch Styptika oder diätetische Maßnahmen (Trockenfütterung), insbesondere aber durch Zufütterung einer phosphorreichen Mineralstoffmischung oder Dauerverabreichung von Iversal-Bayer, eine Besserung mit zeitweisem Verschwinden des Durchfalls und deutlicher Gewichtszunahme zu erreichen; die derart behandelten Tiere werden aber nicht dauerhaft bakterienfrei und neigen leicht zu Rezidiven. Im Hinblick auf die Bekämpfung der Paratuberkulose ist ihre baldige Entfernung aus dem Bestand (Schlachtung) daher einer solchen langwierigen und wenig aussichtsreichen Therapie vorzuziehen.

Eine in Frankreich von VALLÉE und RINJARD (1926) entwickelte, subkutan am Hals zu verabreichende *Lebendvakzine* (Dosis 2 ml pro Tier), die aus mit feinem Bimssteinpulver und Olivenöl verriebenen Erregerkulturen besteht, hat sich zwar in verseuchten Beständen zur Eindämmung der Erkrankungsfälle bewährt; sie birgt aber leider den Nachteil in sich, daß die geimpften Tiere mehrere Jahre lang positiv auf Tuberkulin reagieren. Gleiche Erfahrungen wurden mit einer ähnlichen Vakzine in England gesammelt. Die Impfung war bei im Alter von 4 Wochen vakzinierten Kälbern am wirksamsten. Weil dadurch aber die amtliche Tuberkulosekontrolle gestört oder unmöglich wird, kommt die Anwendung solcher Vakzinen in Deutschland kaum in Betracht.

In verseuchten Herden können folgende *Maßnahmen* empfohlen werden, *um einer weiteren Ausbreitung der Infektion zu begegnen* und damit die wirtschaftlichen Verluste einzudämmen:

Klinisch kranke Tiere müssen isoliert und so früh wie möglich geschlachtet werden; Kälber oder Jungrinder, deren Mütter Symptome der Paratuberkulose zeigen oder aus diesem Grunde geschlachtet worden sind, müssen ausgemerzt werden, weil sie kongenital, bei der Geburt oder durch die Milch angesteckt sein können. Grundsätzlich sind alle Kälber unmittelbar nach der Geburt von ihren Müttern zu trennen und in gesonderte Einzelboxen außerhalb des Kuhstalls zu verbringen. Sie dürfen nicht saugen und nur am 1. Lebenstag mit Kolostrum (aus dem Eimer) getränkt werden, das nach gründlicher Reinigung des Euters und seiner Umgebung ermolken worden ist. Danach sollten sie nur noch erhitzte Milch oder Milchaustauschfutter erhalten.

Um eine Verunreinigung der Kälbernahrung, des Wassers und der Boxeneinstreu mit Kot von Patienten oder stummen Ausscheidern zu vermeiden, müssen strenge hygienische Vorsichtsmaßnahmen eingehalten werden. Ebenso muß eine Kontamination des Futters und des Tränkewassers der älteren Tiere bei dessen Lagerung und Verabreichung verhindert werden; deshalb sind Weidegräben und -tümpel einzuzäunen und die Tiere möglichst durch automatische Pumpen zu tränken. Da Jungtiere für die Infektion am empfänglichsten sind, dürfen sie nicht auf die Koppeln gebracht werden, die zuvor schon von Kühen begangen worden sind. Der aus den Rinderstallungen stammende Dung sollte nur auf Ackerland, nicht aber auf Weideland Anwendung finden.

Für die völlige *Sanierung verseuchter Bestände* eignet sich je nach Größe und Verseuchungsgrad entweder die *Teil-* oder die *Totalausmerzung*. Erstere besteht in der Abschaffung (Schlachtung) aller serologisch und beim Intrakutantest positiv reagierenden Tiere einschließlich ihrer Nachzucht bei jährlich 3- bis 4maliger Untersuchung. Dieses Vorgehen ist lediglich für kleinere, verhältnismäßig schwach befallene Bestände brauchbar; es hat aber nur Aussicht auf Erfolg, wenn unter gleichzeitiger Beachtung der obengenannten hygienischen Maßnahmen regelmäßig und konsequent nachuntersucht wird und alle Reagenten alsbald ausgemerzt werden. Bei der Totalausmerzung wird nach gleichzeitiger Schlachtung sämtlicher Rinder jeglichen Alters und gründlicher Reinigung sowie Desinfektion der Stallungen (einschließlich der Gerätschaften) eine neue Herde durch Zukauf aus einwandfrei paratuberkulosefreien Beständen aufgebaut. Dieser Weg ist für alle stark verseuchten Betriebe mit jährlich mehr als 10 % Erkrankungsfällen und mehr als 30 % Reagenten zu empfehlen. Er ist am klarsten, bietet die beste Erfolgsgewähr und erscheint daher im Endeffekt am wirtschaftlichsten. Aufgrund der im Rahmen der Tuberkulosebekämpfung gesammelten Erfahrungen sollte die Gefahr einer Neuinfektion mit Paratuberkulose über die Weide nicht überschätzt werden; zur Vorsorge kann als Ausmerztermin das Ende der Weidezeit gewählt werden, so daß die von den neu zugekauften Tieren begangenen Weiden bis zum Frühjahr (etwa 7 Monate) unbesetzt bleiben. In solchen Fällen sollten die auf dem Grünland verbleibenden Kotfladen im Herbst gründlich entfernt und unschädlich beseitigt werden.

In *seuchenfreien Beständen* bieten die bakteriologische Kotuntersuchung sowie die allergische und serologische Prüfung der Zukauftiere zwar eine gewisse, aber keine absolut sichere Gewähr für das Freibleiben der Herde von Paratuberkulose; in gefährdeten Gebieten empfiehlt sich deshalb die Ergänzung durch eigene Nachzucht.

Da die beim Schaf vorkommenden Typen des M. paratuberculosis auch Rinder infizieren können, ist der Kontakt von Rindern mit erkrankten oder verdächtigen Schafen zu unterbinden (gesonderte Weideflächen und Stallungen).

In der Bundesrepublik Deutschland wird die Paratuberkulose staatlicherseits nicht bekämpft; seit 1969 gewährt das Land Niedersachsen aber eine Beihilfe für Rinder, die wegen dieses Leidens notgeschlachtet werden oder verenden. In den USA wird für die Ausmerzung paratuberkulöser Tiere die gleiche Entschädigung gezahlt wie bei Tuberkulose.

SCHRIFTTUM

ANONYM (1962): The use and value of laboratory and skin tests in the diagnosis of JOHNE's disease. Vet. Record *74*, 990-991. — ANONYM (1964): Vaccination against JOHNE's disease. Vet. Record *76*, 423-424. — BEERWERTH, W. (1961): Die Paratuberkulose des Rindes. Blaue Hefte Tierarzt H. 4, 519-527. — CHANDLER, R. L. (1956): A preliminary note on a microcomplement-fixation test for JOHNE's disease. Vet. Record *68*, 4-6. — DELANNE, J., R. FERRANDO & R. GERVY (1966): Entérite paratuberculeuse et fumure phosphatée. Rec. Méd. Vét. *142*, 285-291. — FOUQUET, G., & G. DELANNY (1960): Phosphore et entérite paratuberculeuse. Rec. Méd. Vét. *136*, 467-475. — GAJNULLIN, T. R. (1964): Die Aufzucht gesunder Kälber von Paratuberkulose-infizierten Kühen (russisch). Veterinariia *41*:4, 39. — HILLAIRET,

P. (1967): Rôle du sol dans l'étiologie de la paratuberculose des ruminants — Action de la fumure phosphatée. Thèse, Alfort. — Kopecky, K. E., A. B. Larsen & R. S. Merkal (1967): Uterine infection in bovine paratuberculosis. Amer. J. Vet. Res. *28*, 1043-1045. — Larsen, A. B., & K. E. Kopecky (1965): Studies on the intravenous administration of johnin to diagnose Johne's disease. Amer. J. Vet. Res. *26*, 673-675. — Meyn, A. (1953): Johne'sche Krankheit (Paratuberkulose). M.-hefte Tierheilk. *5*: Beilage Rindertuberkulose 2, 121-127. — OEEC-Seminar-Bericht (1956): Control of Johne's disease in cattle, sheep and goats. Europ. Product. Ag. Org. Europ. Co-Op., Paris. — Ringdal, G. (1965): Studies on Johne's disease in a single herd during a five-year period. Nord. Vet.-Med. *17*, 73-96. — Rosenberger, G., & D. Krause (1955): Die Diagnose der Paratuberkulose des Rindes mittels der Komplementbindungsreaktion nach Hole. Dtsch. Tierärztl. Wschr. *62*, 161-164. — Spears, H. N. (1959): Vaccination against Johne's disease: The results of a field trial experiment. Vet. Record *71*, 1154-1156. — Schaaf, J., & W. Beerwerth (1960): Die allergische und serologische Diagnose der Paratuberkulose. M.-hefte Tierheilk. *12*, 103-114. — Schaaf, J., & W. Beerwerth (1960): Die Bedeutung der Generalisation der Paratuberkulose, der Ausscheidung des Erregers mit der Milch und der kongenitalen Übertragung für die Bekämpfung der Seuche. M.-hefte Tierheilk. *5:* Beilage Rindertuberkulose und Brucellose *9*, 115-124. — Stuart, P. (1965): Vaccination against Johne's disease in cattle exposed to experimental infection. Brit. Vet. J. *121*, 289-318. — Zimmermann, Th. (1961): Zur Brauchbarkeit der nach Hennessen modifizierten Komplementbindungsreaktion in der Paratuberkulose-Diagnostik. M.-hefte Tierheilk. *13:* Beilage Rindertuberkulose und Brucellose *10*, 208-216.

Enterotoxämie (Clostridiose)

Wesen, Vorkommen und Ursache: Die Enterotoxämien werden meist durch perakut und tödlich verlaufende Erkrankungen mit entzündlichen Darmveränderungen gekennzeichnet, welche durch Toxine von *Clostridium perfringens (welchii)* verursacht werden; sie spielen allerdings beim Schaf eine ungleich größere Rolle als beim Rind. Diese toxinbildenden Keime finden sich weit verbreitet im Boden und auch im Verdauungskanal gesunder Tiere. Nach ihren Toxinen werden 6 Erreger-Typen (Cl.perfringens Typ A bis F) unterschieden; von ihnen spielen in der Veterinärmedizin nur die Typen A, B, C und D eine Rolle. Die Enterotoxämie tritt sporadisch auf und ist nicht kontagiös. Krankheitsauslösend wirken übermäßige Gaben von Milch oder eiweißreichem Futter, plötzlicher Futterwechsel sowie schlechte Haltungsbedingungen und Erkältungen (Streßfaktoren). Über das Vorkommen der Clostridiose beim Rind ist aus mehreren Ländern berichtet worden (USA, Kanada, Australien, Großbritannien, Bulgarien und andere). Ähnliche Erkrankungen wurden zwar auch in Deutschland schon verschiedentlich beobachtet, doch ist der Nachweis von Cl. perfringens dabei bislang erst vereinzelt geführt worden.

Erscheinungen, Verlauf und Zerlegungsbefund: Cl.perfringens Typ A verursacht beim Rind nur selten Erkrankungen; diese gehen mit Hämoglubinurie und Ikterus einher. Die Patienten (hauptsächlich Kälber bis zu 4 Monaten, seltener auch ausgewachsene Rinder) sind niedergeschlagen aber fieberfrei, und zeigen manchmal Symptome eines Lungenödems; nach rascher Verschlechterung tritt innerhalb von 24 Stunden der Tod ein. Bei 8 bis 10 Wochen alten Kälbern kann es auch ohne vorherige Anzeichen zu plötzlichem Herztod kommen. Bei der Sektion findet man Vermehrung der Brust- und Bauchhöhlen- sowie der Herzbeutelflüssigkeit, vergrößerte weiche Nieren von dunkelroter bis schwarzer Farbe und dunkelroten bis braunen klaren Harn in der Blase; das Blut der größeren Gefäße ist gelegentlich hämolytisch.

Cl.perfringens Typ B wurde selten bei Kälbern und Jungrindern nachgewiesen.

Cl.perfringens Typ C kann bei unter 2 Wochen alten kräftigen gutgenährten Saugkälbern Erkrankungen auslösen, die mit Unruhe, Verweigerung der Tränke sowie akuter Kolik (Drängen und Schlagen nach dem Bauch) einhergehen. Meist entwickelt sich zudem auch eine hämorrhagische Diarrhoe. Die Patienten kommen bald zum Festliegen und verenden im allgemeinen innerhalb von 2 bis 24 Stunden. Bei leichteren, nicht letal endenden Fällen findet man schon nach kurzer Zeit einen hohen Antitoxintiter im Serum. Die Zerlegung ergibt hämorrhagische Entzündung von Jejunum und Ileum mit Nekrose und Desquamation der Schleimhaut, oder Inflammation des Dickdarmes mit Blut und Fibrinfetzen im Darminhalt. Außerdem sind regelmäßig Blutungen am Epikard und an der Thymusdrüse vorhanden.

Cl.perfringens Typ D, der für die klassische Enterotoxämie der Schafe („Breiniere') verantwortlich ist, ruft bei Kälbern oft nur Erregungserscheinungen hervor, die gelegentlich mit Durchfall verbunden sind; ältere, an einer Enterotoxämie dieses Typs erkrankte Tiere sind niedergeschlagen und unruhig; sie laufen ziellos umher, verweigern Futter und Wasser, mahlen mit den Kiefern und speicheln. Wegen des raschen Verlaufs werden solche Patienten nicht selten schon tot oder im Verenden vorgefunden. Ihr Pansen ist dann meist auffallend stark aufgebläht. Bei der Sektion derart erkrankter Tiere sind folgende Befunde zu erheben: Tympanie, subkutane Blutgefäße stark gefüllt; Muskulatur oft wie gekocht aussehend und mit ausgedehnten Hämorrhagien durchsetzt; regelmäßig auch Blutungen im Thymus. Bauchhöhlen- und Herzbeutelflüssigkeit sind stark vermehrt und strohfarben; letztere enthält mitunter Fibringerinnsel. Die Leber erscheint fleckig entartet. Die Nieren können schwere akute Nephrose aufweisen.

Mitunter werden bei ein- und demselben Patienten auch *mehrere Typen* von Cl.perfringens nebeneinander gefunden.

Erkennung und Unterscheidung: Bei anderweitig unerklärlichen, nacheinander mit (oder ohne) blutigen Durchfall einhergehenden plötzlichen Todesfällen sollte stets auch an Enterotoxämie gedacht werden. Der Nachweis der Toxine im Darminhalt gelingt nur innerhalb einer Stunde nach dem Exitus. Erkrankte Tiere müssen deshalb möglichst noch lebend oder unmittelbar nach dem Tode zur Untersuchung eingeliefert werden. Hierzu werden mindestens 40 ml Darminhalt oder ein 2 bis 4 Meter langes Stück Dünndarm unmittelbar hinter dem Labmagen (an beiden Enden abgebunden) sowie Leber und Niere benötigt. Das Toxin kann aus diesem durch Überimpfen eines Extraktes auf Mäuse nachgewiesen und sein Typ durch den Neutralisationstest identifiziert werden. Differentialdiagnostisch sind vor allem Kolisepsis (S. 746) und Salmonellose (S. 752) auszuschließen. Erkrankungen durch Cl.perfringens Typ A könnten mit bazillärer Hämoglobinurie (S. 881), Leptospirose (S. 876), Babesiose (S. 893) oder chronischer Kupfervergiftung (S. 1125) verwechselt werden.

Behandlung und Vorbeuge: Die Verabreichung polyvalenter Hyperimmunseren ist nur selten erfolgreich. Prophylaktisch sind plötzliche Futterumstellungen sowie Überfütterungen mit Milch oder zu eiweißreicher Nahrung zu vermeiden. Nach Typenfeststellung kann mit gutem Erfolg die Vakzinierung der übrigen Herde mit spezifischem Toxoid angewandt werden; hierzu sind 2 Injektionen in 4wöchigem Abstand, dann jährlich je eine Wiederholungsimpfung erforderlich. Die 2 bis 3 Monate vor dem Kalben erfolgende Vakzinierung der tragenden Muttertiere führt über die Kolostralmilch zu einem etwa 3- bis 5wöchigen Schutz ihrer neugeborenen Kälber.

In Bulgarien sollen sich die für Schafe bestimmten Enterotoxämie-Vakzinen auch beim Rind bewährt haben. In Deutschland sind solche Impfstoffe ebenfalls im Handel (T. I.).

SCHRIFTTUM

AL-KHATIB, G. (1968): Über den Nachweis und die Differenzierung von Clostridium perfringens und seiner Toxine im Darminhalt verendeter Haustiere. M.-hefte Vet.-Med. 23, 593-597. — BALDWIN, E. (1959): Clostridial enterotoxemia. Vet. Med. 54, 123-127. — BATTY, I., D. BUNTAIN & P. D. WALKER (1964): Clostridium oedematiens: a cause of sudden death in sheep, cattle and pigs. Vet. Record 76, 1115-1117. — BEER, J., G. AL-KHATIB & H. PILZ (1968): Enterotoxämie der Kälber durch Clostridium perfringens Typ B. M.-hefte Vet.-Med. 23, 18-25. — BLOOD, D. C., & D. M. HELWIG (1957): Enterotoxaemia of calves. Austral. Vet. J. 33, 144-146. — BOZEMAN, C. S., W. H. LINDLEY & J. W. BRANSON (1962): Bovine enterotoxemia. J. Amer. Vet. Med. Ass. 140, 937-938. — ENGLISH, J. E. (1966): Field experience with Clostridium enterotoxemia in young animals. J. Amer. Vet. Med. Ass. 149, 1565-1570. — GIBBONS, W. J. (1964): Enterotoxemia in calves. Mod. Vet. Pract. 45: 7, 74. — GRIESEMER, R. A., & W. R. KRILL (1962): Enterotoxemia in beef calves—30 year's observation. J. Amer. Vet. Med. Ass. 140, 154-158. — GRINER, L. A., & F. K. BRACKEN (1953): Clostridium perfringens (Type C) in acute hemorrhagic enteritis of calves. J. Amer. Vet. Med. Ass. 122, 99-102. — GRINER, L. A., W. W. AICHELMAN & G. D. BROWIN (1956): Clostridium perfringens type D (Epsilon) enterotoxemia in Brown Swiss dairy calves. J. Amer. Vet. Med. Ass. 129, 375-376. — HART, B., & T. I. HOOPER (1967): Enterotoxaemia of calves due to Clostridium welchii type E. Austral. Vet. J. 43, 360-363. — HELWIG, D. M., J. H. THOMAS & L. G. WILLIAMS (1967): The bovine enterotoxaemia complex. Its aetiology, antibody response to vaccination and problems in diagnosis. Austral. Vet. J. *43*, 364-367. — JOHNSTON, W. S. (1968): Enterotoxaemia in a calf caused by Clostridium welchii type C. Vet. Record *82*, 294-295. — LENKOV, V. I., V. A. LENKOVA, E. P. JAKUBO, T. G. BALASCHOVA & JU. T. GERMAN (1965): Enterotoxämie der Kälber, hervorgerufen durch Clostridium perfringens (russisch). Veterinarija *42*:1, 15-18. — MUMFORD, D. H. (1961): Enterotoxaemia in cattle. Austral. Vet. J. *37*, 122-126. — QUESADA, A. (1955): Su di un episodio di gastro-entero-tossemia dei vitelli da Cl. perfringens di Tipo B. Vet. Ital. *6*, 1101-1108. — SHIRLEY, G. N. (1958): Clostridial enteritis in cattle. Vet. Record *70*, 478-480. — SCHOFIELD, F. W. (1955): Enterotoxemia (sudden death) in calves due to Clostridium welchii. J. Amer. Vet. Med. Ass. *126*, 192-194. — ZAHARIJA, I., & P. ZELENKA (1958): Die durch Cl. perfringens bei Kühen verursachte Enterotoxaemie (serbokroatisch). Vet. Arhiv *28*, 17-22.

Vibrionen-Enteritis (Winter-Dysenterie)

Wesen, Vorkommen, Bedeutung und Ursache: Die Vibrionen-Enteritis (bovine winter dysentery) ist eine nur im Winter bei Stalltieren enzootieartig auftretende, hochkontagiöse ruhrartige Erkrankung, die durch profusen wäßrigen dunkelbraunen Durchfall und hohe Morbidität, aber nur geringe Mortalität gekennzeichnet ist. Sie kommt in den USA, Australien, Großbritannien sowie Schweden vor und befällt Rinder jeden Alters; Kälber und Jungrinder sind weniger empfänglich und erkranken deshalb meist in leichterer Form als erwachsene Patienten. In Milchtierbeständen können dabei erhebliche wirtschaftliche Verluste entstehen, weil der Leistungsabfall oft 50 bis 90 % beträgt. Als Erreger wird *Vibrio jejuni* angesehen, ein kommaförmig gekrümmter, polar begeißelter Keim, der weder morphologisch noch kulturell von Vibrio fetus (S. 773) zu trennen ist. Es wird auch für möglich gehalten, daß Vibrio jejuni bei der Winter-Dysenterie nur eine sekundäre Rolle spielt; die Beteiligung eines Virus ist wahrscheinlich. Die Krankheit breitet sich innerhalb betroffener Bestände und selbst über größere Gebiete rasch aus. Ansteckungsquelle ist der Kot von klinisch kranken Rindern oder von gesund erscheinenden Keimausscheidern; die Verbreitung innerhalb des Bestandes beruht auf der Aufnahme kontaminierten Futters oder Trinkwassers. Die Übertragung in andere Bestände erfolgt durch infizierte Tiere oder keimverschleppende Personen (Schuhzeug, Kleidung) und Gerätschaften (Transportfahrzeuge, Futtersäcke und anderes mehr).

Erscheinungen und Verlauf: Nach einer Inkubationszeit von 3 bis 7 Tagen wird meist ein schnelles Übergreifen des Leidens auf die gesamte Herde beobachtet. Die Patienten zeigen wäßrigen Durchfall mit braun gefärbtem Kot; bei einigen Tieren treten außerdem kolikartige Erscheinungen und Darmblutungen auf (,black scours'). Neben gesträubtem Haar und aufgeschürztem Leib sind bald auch ausgeprägte Exsikkose, verminderter Hautturgor und tiefliegende Augen zu beobachten. Der Appetit bleibt im allgemeinen erhalten; Puls- und Atemfrequenz sowie Körpertemperatur sind in der Regel nicht oder nur mäßig erhöht. In den meisten Fällen kehrt die Kotbeschaffenheit der einzelnen Patienten bereits zwei bis drei Tage nach Erkrankungsbeginn zur Norm zurück; innerhalb der Herde läuft die Krankheit nach 1 bis 2 Wochen aus und hinterläßt eine mindestens 6 Monate anhaltende Immunität. Neuerkrankungen solcher Bestände kommen innerhalb der folgenden 2 bis 3 Jahre nur selten vor.

Erkennung und Unterscheidung: Das jahreszeitliche Vorkommen sowie Lebensalter und Anzahl der befallenen Tiere geben zusammen mit dem plötzlichen Auftreten und der schnellen Ausbreitung des Leidens innerhalb des Bestandes wertvolle diagnostische Hinweise. Endoparasitenbefall ist durch Kotuntersuchungen auszuschließen. Da der Nachweis der Vibrionen aus dem Darminhalt eine spezielle Technik erfordert, sind Kotproben nur an ein hiermit vertrautes Institut einzusenden.

Zerlegungsbefund: Bei an der Vibrionen-Enteritis gestorbenen Tieren werden allgemeine Dehydration, katarrhalische Entzündung von Jejunum und Ileum sowie degenerative Veränderungen der Leber gefunden.

Behandlung und Vorbeuge: Die Behandlung der Vibrionen-Enteritis ist von fraglichem Wert, da die meisten Tiere bald von selbst ausheilen. Darmantiseptika, wie 30 ml einer Mischung aus gleichen Teilen Terpentinöl und Kreolin (in Gelatinekapseln oder mit Wasser verdünnt) oder 50 bis 100 ml einer 1 %igen Kupfersulfatlösung (2mal täglich per os) werden hierzu aber viel angewandt. In schwereren Fällen kann die zum Ausgleich der Dehydration erfolgende parenterale Verabreichung von Elektrolytlösungen (2 bis 3 Liter täglich; T. I.) die Heilung fördern; dann sind zusätzlich auch orale Gaben von schwer resorbierbaren Sulfonamiden oder Furazolidon (T. I.) angezeigt. Nach Ausbruch der Krankheit schützen allgemeine Maßnahmen (Desinfektion, Fütterungs- und Tränkehygiene) meist nicht mehr vor der weiteren Ausbreitung des Leidens innerhalb des betroffenen Bestandes. In gefährdeten Gebieten sollten zur Vermeidung einer Weiterverschleppung der Vibrionen-Dysenterie nur solche Personen Zugang zu den Rinderbeständen erhalten, die darin zu tun haben (Tierärzte, Besamungstechniker), und selbst diese nur in gründlich desinfizierter Schutzkleidung. Ankauftiere sind selbst 2 Wochen isoliert zu halten. Trotz solcher Vorsichtsmaßnahmen kann sich die Krankheit erfahrungsgemäß schnell über ganze Ortschaften oder noch größere Bezirke ausbreiten, ohne daß der Ansteckungsweg immer genau erkennbar ist.

SCHRIFTTUM

BRYNER, J. H., P. A. O. BERRY & A. H. FRANK (1964): Vibrio infection of the digestive organs of cattle. Amer. J. Vet. Res. 25, 1048-1050. — EDWARDS, M. J., & A. M. SIER (1960): Bovine epizootic diarrhea in Western Australia. Austral. Vet. J. 36, 402-404. — GUAY, P. (1967): La vibriose bovine. Canad. Vet. J. 8, 231-235. — HEDSTROM, H., & A. ISAKSON (1951): Epizootic enteritis in cattle in Sweden. Cornell Vet. 41, 251-253. — HUTCHINS, J. R., R. H. J. HYNE, M. J. STUDDERT, J. R. LITTLEJOHNS & K. G. JOHNSTON (1958): Epizootic diarrhea of cattle. Austral. Vet. J. 34, 300. — KOMAROV, A., L. GOLDSMIT, E. KALMAR, J. H. ADLER & M. EGYED (1959): Isolation of a viral agent from winter dysentery of cattle. Refuah Vet. 16, 152-145. — LEDERLE, G. (1963): Über das Vorkommen von Vibrionen im Duodenum des Kalbes. Diss., München. — MAC PHERSON, L. W. (1957): Bovine virus enteritis (winter dysentery). Canad. J. Comparat. Med. Vet. Sci. 21, 184-192. — ROBERTS, S. J. (1957): Winter dysentery in dairy cattle. Cornell Vet. 47, 372-388. — ROLLE, M., W. MUNDT & G. ZINTZ (1955): Vibrio jejuni als Enteritiserreger beim Rind. Tierärztl. Umschau 10, 391-392. — ROLLINSON, D. H. L. (1948): Infectious diarrhea of dairy cows. Vet. Record 60, 191-192.

Enteromykosen

Außer pilzbedingten Infektionen der Haut (S. 707), der Lunge (S. 732), des Lymphapparates (S. 714), der Maulschleimhaut (S. 739), des Euters und der Gebärmutter (Aborte) spielen beim Rind auch Mykosen des Verdauungstraktes eine gewisse Rolle. Solche Enteromykosen sind nicht kontagiös; falls innerhalb eines Bestandes mehrere Tiere gleichzeitig betroffen sind, stammen die pathogenen Pilze stets aus der gleichen äußeren Quelle (schimmeliges Futter, Streu, Staub). Da oral aufgenommene Pilze den Magendarmkanal üblicherweise passieren, ohne Krankheitserscheinungen auszulösen, sind für das Haften derartiger Infektionen wahrscheinlich prädisponierende Faktoren verantwortlich zu machen (Schleimhautverletzungen, einseitige Fütterung, war-

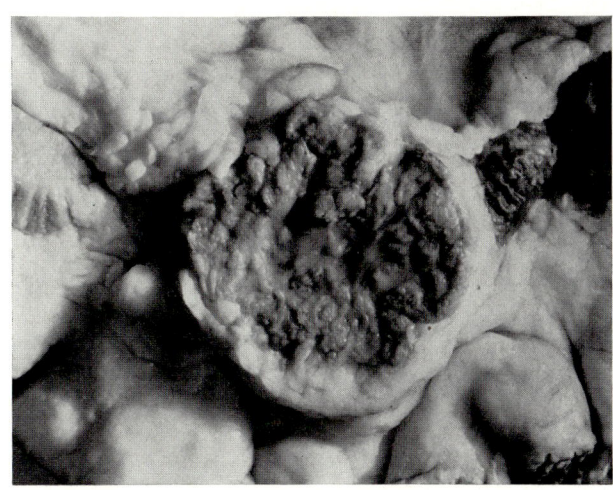

Abb. 463. Mykotisch veränderter Mesenteriallymphknoten (PALLASKE, 1967)

mes feuchtes Klima). Ein Nachweis von Pilzen im Kot vermag nichts Sicheres über das Vorliegen einer Enteromykose auszusagen (siehe auch Mykotoxikosen, S. 1239 ff.).

Die Mykose der Maulschleimhaut durch *Candida albicans* ist an anderer Stelle beschrieben (S. 739); dort wurde auch erwähnt, daß ihr Erreger ausnahmsweise in anderen Teilen des Verdauungsapparates, zum Beispiel im Pansen, pseudomembranöse Veränderungen verursachen kann.

Mucor- und *Aspergillusarten* rufen gelegentlich chronisch-granulomatöse Wucherungen in den Mesenteriallymphknoten und der Darmwand hervor, die makroskopisch denen der Tuberkulose ähneln. Klinische Erscheinungen sind damit im allgemeinen aber nicht verbunden; die Veränderungen werden meist erst bei der Fleischbeschau als Zufallsbefunde festgestellt. Zu ihrer Erkennung und Unterscheidung sind Laboratoriumsuntersuchungen erforderlich (mikroskopische Prüfung speziell gefärbter Ausstriche, Pilzkulturen).

Manche *Mucorarten* können ferner verschiedenartige Veränderungen der Vormagenschleimhäute, bei Kälbern auch der Labmagenmukosa hervorrufen, die mit Verdauungsstörungen und mitunter auch mit Allgemeinerscheinungen verbunden sind. Bei derart erkrankten Kühen werden in allen Vormägen multiple miliare bis erbsengroße Knötchen, umschriebene Verdickungen der serös-hämorrhagisch durchtränkten Pansen- und Netzmagenwand oder einzelne Ulzera in der Pansenschleimhaut beobachtet; bei Kälbern und Jungrindern treten dagegen Labmagengeschwüre und zum Teil auch nekrotisierende Veränderungen der Darmwand auf; dabei kann es zu Lebermetastasen kommen. Die klinischen Erscheinungen bestehen in fieberhafter Diarrhoe verschiedenen Grades. Solche Erkrankungen werden mitunter gehäuft in Mastbeständen beobachtet, in denen einseitig große Mengen von Eiweißkonzentraten verfüttert werden. Eine erfolgversprechende Behandlung ist nicht bekannt. Zwecks Vorbeuge ist die Fütterung zuträglich zu gestalten und eine gute Umwelthygiene anzustreben.

SCHRIFTTUM

AINSWORTH, G. C., & P. K. C. AUSTWICK (1958): Fungal diseases of animals. Comm. Agric. Bur. Farnham, Royal Bucks. — KÖNIG, H., J. NICOLET, S. LINDT & W. RAAFLAUB (1967): Einige Mucormykosen bei Rind, Schwein, Katze, Reh und Flamingo. Schweiz. Arch. Tierheilk. *109*, 260-268. — PALLASKE, G. (1967): Mykose beim Rind im Bereiche des Verdauungsapparates (zugleich ein Beitrag zur Differentialdiagnose der Tuberkulose). Dtsch. Tierärztl. Wschr. 74, 27-33. — ROLLE, M., & E. KOLB (1954): Zur Frage des Vorkommens von Schimmelpilzen im Magen-Darm-Kanal der Haustiere. Zschr. Hyg. u. Inf.-krkh. *139*, 415-420. — SCHIEFER, B. (1967): Pathomorphologie der Systemmykosen des Tieres. Fischer, Jena.

Infektionskrankheiten des Harnapparates

Bakterielle Nierenbecken- und Nierenentzündung
(Pyelonephritis bacteritica bovis)

Wesen: Die Pyelonephritis bacteritica stellt eine spezifische Nieren- und Harnweginfektion des Rindes dar, die durch langsamen, mit schubweisen Fieber- und Kolikperioden einhergehenden Verlauf sowie durch stark eitrig und/oder blutig veränderten Harn gekennzeichnet ist und bei fortschreitender Abmagerung meist nach Wochen oder Monaten zum Tode infolge Urämie und Sepsis führt.

Geschichte: Die Erkrankung und ihr Erreger wurden 1891 gleichzeitig von HÖFLICH und ENDERLEN beschrieben. Ätiologie und Pathogenese blieben aber lange Zeit umstritten. Die Annahme eines polybakteriellen Ursprungs (ERNST, 1905) und des ausschließlich urogenen Infektionsweges (WESTER, 1926; MC'FADYEAN, 1929) sind aufgrund neuerer Untersuchungen weitgehend verlassen worden.

Vorkommen und Bedeutung: Im Einzugsgebiet der hannoverschen Klinik wird die Pyelonephritis selten und sporadisch beobachtet. Von anderer Seite ist ein bestandsweise gehäuftes Vorkommen (Morbidität 6 bis 7 %) beschrieben worden. Die Krankheit tritt fast ausschließlich bei Kühen, vorzugsweise bei Tieren im Alter von 3 bis 7 Jahren und während des Winterhalbjahres (November bis Mai) auf. Bei einem Teil der Fälle (etwa 75 %) ist der Zusammenhang mit einem vorangegangenen Abort, einer Schwergeburt oder einer Puerperalinfektion nachweisbar. Auch scheint die Häufigkeit der Pyelonephritis enge Beziehungen zur Geburtshygiene aufzuweisen.

Ursache: Die typischen Veränderungen der Pyelonephritis (Papillennekrose, Pyelitis) werden durch das grampositive, 1 bis 5 µ große, stäbchenförmige *Corynebacterium renale* verursacht; häufig treten daneben auch andere Korynebakterien und *E.coli* als Sekundärerreger auf. C. renale ist ein fakultativ pathogener Keim, der im Anfangsteil des Urogenitalapparates (Scheiden- und Penisschleimhaut) gesunder Rinder relativ häufig vorkommt. Die Infektion kann nach allgemeiner Ansicht urogen, aber auch hämatogen oder lymphogen erfolgen. Hämatogene und lymphogene Infektionen bewirken stets beidseitige Erkrankungen, während nach urogenem Eindringen der Keime gelegentlich nur eine Niere betroffen ist. Die künstliche Ansteckung gelingt nur mit massiven Erregerdosen und unter infektionsfördernden Umständen (Schleimhautreizung, Resistenzminderung). Harnabflußstörungen aller Art (S. 405) begünstigen die urogene Infektion, da der sich zersetzende Harn einen guten Bakteriennährboden darstellt.

Erscheinungen und Verlauf: Die Pyelonephritis verläuft unter einem verschiedengestaltigen Krankheitsbild. Meist beginnt sie schleichend mit geringgradigen Veränderungen der Harnbeschaffenheit (Proteinurie, Bakteriurie, Zellurie), die sich allmählich verstärken. Obgleich Veränderungen der Nieren oder Harnleiter in diesem Frühstadium klinisch noch nicht nachweisbar sind, kann schon häufiger Absatz eines flockig getrübten und/oder bluthaltigen Harnes beobachtet werden. Trotz guter Freßlust zeigen die Tiere Rückgang des Nährzustandes und der Milchleistung. Die Erkrankung nimmt dann einen chronischen, mitunter von akuten Krankheitsperioden unterbrochenen Verlauf, bei dem eine gering- bis mittelgradige Anämie mit ausgeprägter Granulozytose eintritt.

Dagegen geht das deutlichere akute bis subakute Krankheitsbild mit einer mittel- bis hochgradigen fieberhaften Störung des Allgemeinbefindens und Kolikerscheinungen einher. Der Appetit ist gering oder fehlt ganz. Neben Abmagerung fallen Rückenkrümmung und häufiger schmerzhafter Harnabsatz auf, der meist mit kurzzeitigem Drängen verbunden ist (Strangurie). Manche Tiere zeigen einige Stunden anhaltende Kolikerscheinungen (Abgang von Blutkoagula oder Eiterkonkrementen durch die Harnleiter) und/oder steifen Gang. Kreislauf-, Atmungs- und Verdauungsapparat können mehr oder weniger stark in Mitleidenschaft gezogen sein. Symptome einer allgemeinen Sepsis, Niereninsuffizienz (S. 382) oder Urämie (S. 383) treten erst im Endstadium hinzu.

Bei der speziellen Untersuchung ist die Nierengegend nur selten deutlich klopfschmerzempfindlich. Bei Beteiligung der linken Niere ergibt ihre rektale Betastung je nach Krankheitsstadium eine mehr oder weniger starke Vergrößerung und eine sulzige Oberfläche mit herdförmig derber oder fluktuierender Konsistenz. Vereinzelt wird anstelle der Niere nur ein mannskopfgroßer, fluktuierender Eitersack (*Pyonephros*) gefunden. In einem Teil der Fälle lassen sich ein oder beide Harnleiter als kleinfinger- bis kinderarmstarke derbelastische Gebilde rektal oder auch vaginal fühlen; Verdickungen der Harnblasenwand sind dagegen nur selten festzustellen. Die veränderten Organe weisen bei der Palpation keine besondere Schmerzempfindlichkeit auf. Der häufiger, in kleinen Portionen abgesetzte oder mittels Katheters entnommene Harn riecht stechend-stinkend und zeigt in der Regel eine schmutzigrote bis blutrote Farbe und starke flockige Trübung (Pyurie und Hämaturie). Meist enthält er auch größere Eiter- oder Blutklümpchen. Derart veränderter Harn ist stark eiweiß- und hämoglobinhaltig und weist infolge des hohen Ammoniakgehaltes einen alkalischen pH-Wert von 8,0 bis 9,0 auf. Das stark vermehrte Harnsediment besteht neben zahlreichen Bakterien und vereinzelten Epithelzellen überwiegend aus roten und weißen Blutkörperchen.

Beurteilung: Die Prognose der Pyelonephritis ist im allgemeinen ungünstig. Bei einseitiger Infektion kann es zur Umwandlung einer Niere in einen bindegewebig abgekapselten, funktionslosen Eitersack kommen, der dann keine Krankheitserscheinungen mehr verursacht. Eine Behandlung der Pyelonephritis ist nur beim Fehlen stärkerer Organveränderungen (Nieren, Harnleiter) und noch gutem Allgemeinzustand erfolgversprechend. In derartigen Fällen kann mit einem Heilerfolg von etwa 60 bis 70 % gerechnet werden. Ein Teil der zunächst geheilt erscheinenden Tiere erkrankt jedoch nach Monaten oder Jahren erneut.

Erkennung: In fortgeschrittenen Krankheitsfällen bereitet die Feststellung der Pyelonephritis kaum Schwierigkeiten. Neben den ausgeprägten, eventuell kolikartigen Allgemeinstörungen und dem mit Abmagerung verbundenen subakuten oder chronischen Krankheitsverlauf gestatten die bei der rektalen Untersuchung fühlbaren Veränderungen an Niere oder Harnleitern in Verbindung mit dem charakteristischen Harnbefund eine sichere Diagnose. In Frühstadien und akuten Fällen kann aufgrund des regelmäßig flockig getrübten und auch bluthaltigen Harnes meist schon der Verdacht auf eine eitrige Nierenbeckenentzündung ausgesprochen werden.

Weitere diagnostische Anhaltspunkte können sich aus dem Blutbild (Anämie mit 3 bis 4 Millionen Erythrozyten pro mm^3, ausgeprägte Leukozytose und Kernlinksverschiebung) ergeben. Die durch die Pyelonephritis verursachten Störungen der Nierenfunktion erreichen erst in Spätstadien einen diagnostisch verwertbaren Grad, wobei Niereninsuffizienzerscheinungen (S. 382) auftreten. Der Erregernachweis gelingt am einfachsten durch die Färbung eines Sedimentausstriches nach GRAM (massenhaft grampositive, pleomorphe, in Nestern gelegene Kurzstäbchen). Da C.renale auch als gewöhnlicher Schleimhautsaprophyt im Harn vorkommen kann, ist der bakteriologische Befund nur in Verbindung mit dem klinischen Bild sicher zu bewerten.

Unterscheidung: Das Krankheitsbild der Pyelonephritis weist zwar eine gewisse Ähnlichkeit mit dem der metastatisch-eitrigen Nephritis auf (siehe Übersicht 14); bei letzterer fehlen jedoch Harnleiter- und Harnblasenveränderungen, während der Verlauf akut und hochfieberhaft ist. Differentialdiagnostisch sind außerdem zu berücksichtigen: Hämoglobinurien (S. 381) und Hämaturien (S. 382), insbesondere die chronische vesikale Hämaturie (S. 1260) sowie im Kolikstadium auch alle mit Kolik einhergehenden Erkrankungen des Verdauungsapparates (Darmverschluß, S. 311 ff.; Gallenstauung, S. 372).

Zerlegungsbefund: Die Nieren weisen meist eine deutliche Vergrößerung (Nierengewichte von 2 bis 6 kg gegenüber 0,6 bis 0,7 kg bei gesunden Tieren) und herdförmig derbere Konsistenz auf. Die Nierenkapsel ist stellenweise mit der Nierenoberfläche verwachsen. Dort treten zahlreiche pfennig- bis markstückgroße, weißgraue unregelmäßig begrenzte Herde hervor. Auf der Schnittfläche werden an den Nierenpapillen nekrotische Veränderungen mit roter Demarkationszone sowie die unterschiedlich starke Erweiterung und fibröse Verdickung des mit blutigschleimigem Eiter und Konkrementen gefüllten Nierenbeckens sichtbar (Taf. 16 a). In fortgeschrittenen Krankheitsstadien können einzelne Renkuli in bindegewebig abgegrenzte Eitersäckchen umgewandelt sein, oder die ganze Niere bildet einen gekammerten Eitersack. Die in den meisten Fällen miterkrankten Harnleiter und die Harnblase weisen Wandverdickungen und eine eitrigschleimig belegte oder sulzigblutige Schleimhaut auf (chronisch-hypertrophierende Zystitis, S. 394).

Behandlung: Die früher als unheilbar geltende Pyelonephritis ist seit der Einführung der Sulfonamide und Antibiotika einer Behandlung zugänglich geworden, jedoch muß die Behandlungswürdigkeit jedes einzelnen Patienten unter Berücksichtigung der Wirtschaftlichkeit und der Aussichten für eine Dauerheilung geprüft werden.

Für die erfolgreiche und rationelle Antibiotikaanwendung ist die vorherige Anfertigung eines Antibiogramms (Resistenzbestimmung der im steril entnommenen Harn enthaltenen Keime) zweckmäßig. Das C.renale sowie daneben auftretende Staphylokokken und Steptokokken sind zwar in den meisten Fällen gegenüber den gebräuchlichen Antibiotika (Penizillin, Streptomyzin, Tetrazykline) empfindlich; sie werden aber häufig von antibiotikaresistenten Coli- oder Proteusstämmen begleitet. Der Erfolg der antibiotischen Therapie hängt zudem größtenteils von einer ausreichenden Dosierung und Behandlungsdauer ab. Befriedigende Ergebnisse werden bei parenteraler Anwendung von Penizillin-Streptomyzin-Präparaten (mindestens 10 Millionen IE täglich, 10 Tage lang) und Chloramphenikol (5 bis 10 g täglich, 6 bis 12 Tage lang) erzielt. Furoxon- und Sulfonamid-Präparate haben sich in dieser Indikation beim Rind nicht bewährt. Nach dem Abschluß der antibiotischen Therapie sollte der Harn von normaler Beschaffenheit und bakterienfrei sein; anderenfalls muß die Behandlung wiederholt werden, da sonst mit Rezidiven zu rechnen ist. Die meist zu beobachtende Besserung im Allgemeinbefinden des Patienten darf nicht zu einer Abkürzung der Therapie verleiten. Neben der allgemeinen Antibiose ist eine unterstützende symptomatische Behandlung in Form von Harnblasenspülungen und Vitamin-A-Gaben angezeigt.

Bei einseitiger Erkrankung besteht die Möglichkeit der chirurgischen Entfernung der kranken Niere *(Nephrektomie)*. Wegen der Schwierigkeiten einer klaren Abgrenzung solcher Fälle von denen mit Betroffensein beider Nieren sowie im Hinblick auf die zweifelhafte Wirtschaftlichkeit kommt die Operation jedoch nur selten zur Ausführung. Der Eingriff wird am stehenden Tier von der rechten Flanke her vorgenommen. Die rechte Niere kann extraperitoneal von einer dicht hinter der letzten Rippe und unterhalb der Lendenwirbelfortsätze gelegenen Schnittlinie aus erreicht werden. Nach Durchtrennung der Fascia transversa wird die Niere retroperitoneal stumpf aus ihrer Kapsel geschält, möglichst weit an die Bauchwunde herangebracht und nach doppelter Unterbindung des Nierenstieles (Arterie, Vene und Ureter) entfernt; dabei ist auf sorgfältige Blutstillung zu achten. Die linke Niere wird von der gleichen Operationsstelle aus, jedoch transperitoneal exstirpiert, wobei das Bauchfell entweder in die Unterbindung einbezogen oder vorher abgelöst und später vernäht wird.

Vorbeuge: Allgemeine Maßnahmen zur Verhütung einer urogenen Infektion bestehen in größter Sauberkeit beim Katheterisieren der Harnblase sowie bei der Geburtshilfe und in wirksamer Behandlung aller bakteriellen Zystitiden oder Genitalinfektionen. Bei bestandsweise gehäuftem Auftreten der Pyelonephritis sind von allen Kühen Harnproben zur bakteriologischen Untersuchung auf C.renale steril zu entnehmen. Tiere, die den Erreger mit dem Harn ausscheiden, müssen als infektionsverdächtig angesehen werden; sie sind nach Möglichkeit zu isolieren und in regelmäßigen Abständen einer genauen klinischen Untersuchung (einschließlich Harnuntersuchung) zu unterziehen oder in Zweifelsfällen prophylaktisch mit Antibiotika zu behandeln.

SCHRIFTTUM

Arthur, G. H. (1949): Some observations on bovine pyelonephritis and its treatment with penicillin. Vet. Record *61*, 257-260. — Benazzi, P., & F. De Pinto (1950): Contributo alla penicillino-terapia della pielonefrite bacillare dei bovini. Nuova Vet. 7, 252-255. — Boyd, W. L. (1927): Pyelonephritis of cattle. Cornell Vet. *17*, 45-60. — Jones, F. S., & R. B. Little (1928): Specific infectious cystitis and pyelonephritis of cows. J. Amer. Vet. Med. Ass. 72, 462-467. — Kiesel, G. K., E. V. Morse & W. M. Evans (1947): Treatment with penicillin of pyelonephritis in cattle. Cornell Vet. 37, 373-380. — Köster, O. (1935): Beitrag zur Frage der Technik der Nierenexstirpation bei der Kuh. Tierärztl. Rundschau *41*, 612-613. — Lovell, R. (1951): Bovine pyelonephritis. Vet. Record *63*, 645-646. — McFadyean, J. (1929): Nephritis in animals. J. Comparat. Pathol. *42*, 58-71, 141-162, 231-241. — McIntosh, R. A. (1938): Pyelonephritis. Vet. Med. *33*, 410-411. — Morse, E. V. (1948): Bovine pyelonephritis. Cornell Vet. *38*, 135-147, 273-285. — Morse, E. V. (1949): A study of Corynebacterium renale and penicillin therapy in the treatment of specific pyelonephritis of cattle. Diss., Cornell Univ. — Morse, E. V. (1950): An ecological study of Corynebacterium renale. Cornell Vet. *40*, 178-187, 221-224. — Palmer, C. C., (1938): Pyelonephritis in cattle. J. Amer. Vet. Ass. *93*, 241-243. — Pounden, W. D., W. E. Krauss & J. W. Hibbs (1962): Bovine nephrectomy. J. Amer. Vet. Med. Ass. *140*, 687-688. — Rademacher, R., & J. Rademacherová (1964): Beitrag zur Diagnostik der frühzeitigen Pyelonephritis beim Rind (tschechisch). Veterinarni Med. *9*, 55-60. — Smrček, Z. (1957): Beitrag zur Klinik und Therapie der bakteriellen Pyelonephritis. Vet. Glasnik *11*, 426-431. — Thompson, R. G. (1951): The successful diagnosis and treatment of bovine pyelonephritis. J. Amer. Vet. Med. Ass. *119*, 295-296. — Weitz, B. (1947): The bacterial flora found in the vagina of dairy cows with special reference to Corynebacterium. J. Comp. Path. *57*, 191-195. — Wester, J. (1926): Pyelonephritis bij de koe. Tijdschr. Diergeneesk. *53*, 1105-1112. — Wyssmann, E. (1911): Zur Kasuistik der bazillären Pyelonephritis des Rindes. Schweiz. Arch. Tierheilk. *53*, 224-229.

Infektionskrankheiten des Geschlechtsapparates
Infektiöse pustulöse Vulvovaginitis („Bläschenausschlag')

Wesen: Bei der infektiösen pustulösen Vulvovaginitis (IPV) handelt es sich um eine gutartige, akut verlaufende Viruserkrankung des Rindes, die durch ein bläschen- bis pustelartiges Exanthem und anschließende Erosionen an den Schleimhäuten der äußeren Geschlechtsorgane gekennzeichnet ist. Sie wird in der Regel durch den Deckakt oder die künstliche Besamung übertragen und zählt daher zu den ‚Deck- oder Paarungsinfektionen'. (Andere Bezeichnungen: ansteckender Scheidenkatarrh, Koitalexanthem, Exanthema coitale vesiculosum s. pustulosum, Vestibulitis s. Posthitis infectiosa vesiculosa, infectious pustular vulvovaginitis, exanthème coital).

Vorkommen und Bedeutung: In Deutschland, Österreich und Ungarn ist das Leiden verhältnismäßig häufig, was diese Länder zur Anordnung staatlicher Bekämpfungsmaßnahmen veranlaßt hat (siehe jedoch *Bekämpfung, Veterinärpolizei*). Aus anderen Teilen Europas sowie aus den USA, Kanada, Südafrika, Australien und Neuseeland liegen ebenfalls zahlreiche Berichte über das Auftreten des Bläschenausschlags vor. Rinder können in jedem Alter befallen werden. Das Leiden breitet sich außer durch den Deckakt und die künstliche Besamung auch bei unhygienischer Aufstallung und Pflege rasch aus (gegenseitiges Reiben der Tiere mit den Hinterteilen, Schwanzschlagen, Putzen mit beschmutzten Händen oder Schwämmen, infizierte Streu). Dann entstehen durch Umrindern mitunter erhebliche Zuchtausfälle. Oft muß der Deckverkehr oder die Besamung sogar mehrere Wochen völlig gesperrt werden. Durch den Zusatz von Antibiotika zum Sperma wird die Weiterverbreitung des Virus nicht verhindert. Von anderen Tierarten sollen nur Schafe und Ziegen teilweise für das IPV-Virus empfänglich sein.

Geschichte und Ursache: Die Krankheit wurde bereits in den Lehrbüchern des vorigen Jahrhunderts erwähnt; man verstand damals unter dem Begriff ‚Bläschenausschlag' allerdings noch kein genau definiertes Krankheitsbild. Die Virusätiologie wurde im Jahre 1928 durch Filtrations- und Übertragungsversuche von REISINGER und REIMANN geklärt. 1958 stellten GILLESPIE, BAKER und WAGNER die enge Verwandtschaft oder die Identität des zur Herpes-Gruppe gehörenden Virus des Koitalexanthems mit dem der Rhinotracheitis infectiosa fest. Dementsprechend werden im neueren Schrifttum die beiden recht unterschiedlichen klinischen Syndrome – nämlich das respiratorische, die ‚infektiöse bovine Rhinotracheitis' (IBR, S. 724) und das genitale, die ‚infektiöse pustulöse Vulvovaginitis' (IPV) – im allgemeinen als ein ätiologisch einheitliches Leiden aufgefaßt und der Erreger als IBR-IPV-Virus bezeichnet. Spätere Untersuchungen, zum Beispiel von STRAUB, MATHEKA und STROHMAIER (1964), lassen jedoch Zweifel an der Identität der IBR- und IPV-auslösenden Viren aufkommen. In diesem Zusammenhang erscheint es bemerkenswert, daß gleichzeitige Erkrankungen der Geschlechtsorgane (IPV) und des Respirationstraktes (IBR) unter natürlichen Bedingungen in der Regel nicht beobachtet werden.

Erscheinungen und Verlauf: Innerhalb betroffener Bestände bricht die Infektion gewöhnlich nach dem Zukauf männlicher oder weiblicher Zuchttiere aus. Nach einer Inkubationszeit von 2 bis 3 Tagen (ausnahmsweise auch von 1 bis 10 Tagen) entstehen beim *weiblichen Rind* auf der dann meist geröteten und etwas geschwollenen Schleimhaut des Scheidenvorhofs, insbesondere aber in der Umgebung der Klitoris, etwa hirsekorn- bis linsengroße Bläschen, die mit einem anfangs serös-trüben, später jedoch eitrigen Inhalt gefüllt sind. Liegen diese Veränderungen nahe beieinander, so können sie zusammenfließen. Nach dem Platzen bleiben an ihrer Statt flache Erosionen oder etwas tiefere Geschwüre mit gerötetem Grund und wallartigen Rändern zurück. Die Virusinfektion ist nicht selten Wegbereiter für unspezifische bakterielle Sekundärinfektionen. Dann bilden sich auf der Klitoris grau-gelbe diphtheroide Membranen und aus der Scheide kann gelblich schmutziges Exsudat abfließen (Taf. 16 c). Mitunter

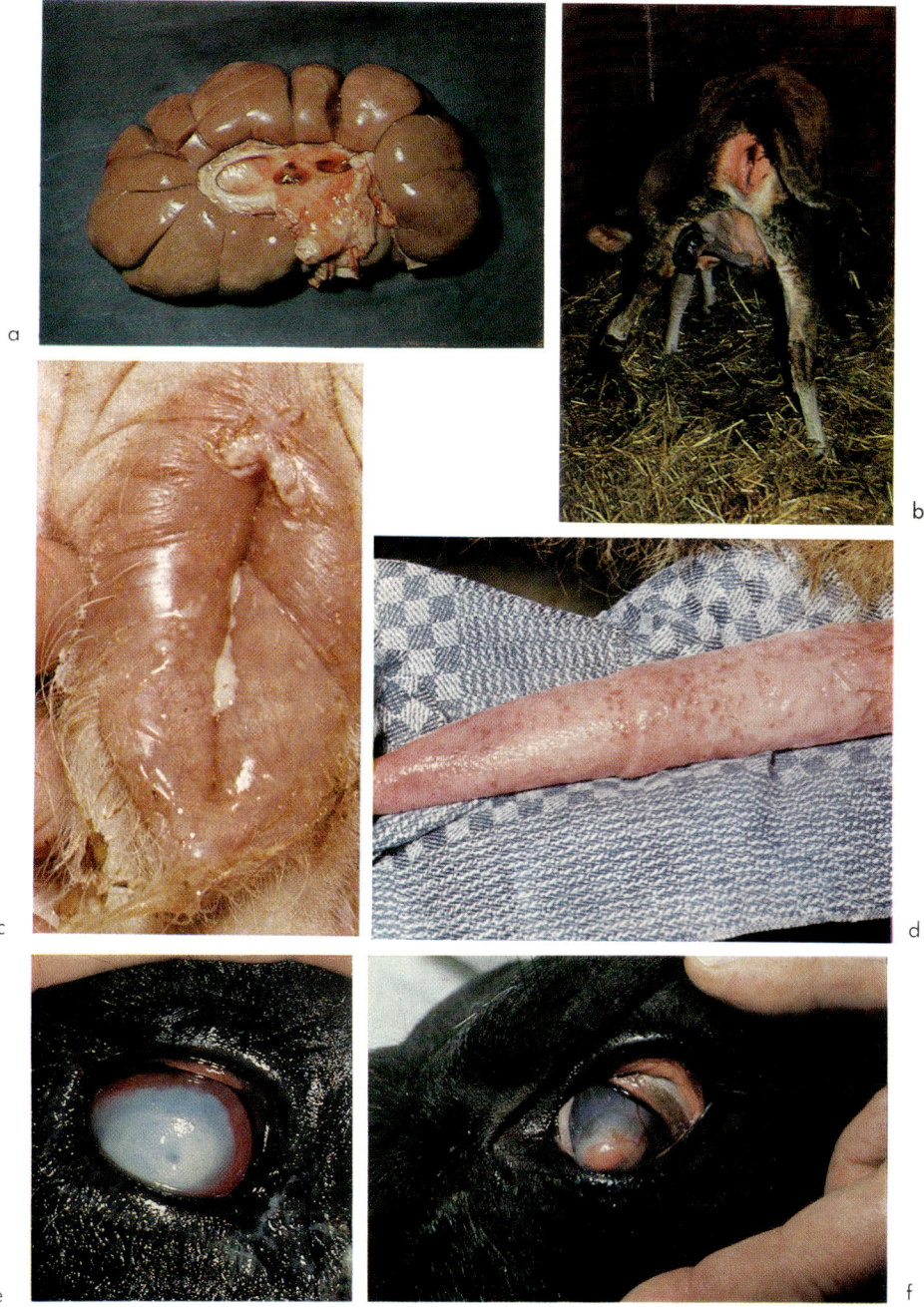

a. Pyelonephritis bacteritica: ausgeweitete Nierenkelche mit schleimig-blutigem Inhalt (S. 764)
b. AUJESZKY'sche Krankheit bei einer Jersey-Kuh: extremer Juckreiz im Bereich des Perineums und des Euterspiegels (S. 804)
c. Infektiöse pustulöse Vulvovaginitis (Bläschenausschlag, S. 768) am 6. Tag nach experimenteller Infektion (STRAUB, 1967)
d. Hyperämische ‚Knötchen' auf der Penisschleimhaut eines Bullen 32 Tage nach natürlicher Infektion mit dem IPV-Virus (S. 768; STRAUB, 1967)
e. Auge einer Weidekuh mit hochgradiger infektiöser Keratokonjunktivitis (‚pink eye'; S. 832)
f. Endstadium der Weidekeratitis (S. 832): bleibende Hornhauttrübung, Staphyloma corneae, Gefäßeinsprossung

mit desinfizierenden Salben oder in Form von Scheidenspülungen gegen eventuelle Sekundärinfektionen. Hierzu sind Bovoflavinsalbe, Supronalemulsion, 0,4%ige Chloraminlösung oder die zur Behandlung von Scheiden- und Gebärmutterentzündungen aller Art bewährte LUGOL'sche Lösung gebräuchlich. Gleichzeitig ist für die infizierten Bestände eine 3- bis 4wöchige Deck- oder Besamungssperre anzuordnen.

Die Behandlung der betroffenen *Bullen* ist wesentlich schwieriger. Falls Infektionen weiblicher Tiere auf eine Besamungsstation zurückzuführen sind, so müssen alle zugehörigen Bullen als ansteckungsverdächtig angesehen und wiederholt einer ausgiebigen Behandlung unterzogen werden. Am gründlichsten ist die Salbentherapie am niedergelegten Tier, dessen Penis unter hoher Extraduralanästhesie hervorgezogen wird. Am stehenden Bullen kann die Behandlung an dem unter Tranquilizer- oder Xylazin-Wirkung vorgelagerten Glied erfolgen. Zur Vorbereitung der Spülbehandlung mit 0,4%iger Chloraminlösung ist die Vorhautöffnung gründlich mit Seife und Wasser zu reinigen sowie zu desinfizieren und erst dann ein dünner steriler Schlauch tief in die Präputialöffnung einzuführen, durch den die Spülflüssigkeit eingebracht wird. Anschließend wird die Vorhautöffnung mit einer Hand verschlossen und mit der anderen mehrmals ausgiebig massiert, damit die Desinfektionslösung möglichst in alle Schleimhautfalten gelangt. Nach dem Herausmassieren der Flüssigkeit wird zweckmäßigerweise noch ein Antibiotikum in wäßriger oder öliger Zubereitung instilliert und ebenfalls durch von außen her erfolgende Massage gut im Präputialsack verteilt. Die manuelle Salbenbehandlung der Penisschleimhaut (Gummihandschuhe) ist zwar auch am aufspringenden Tier möglich, aber nur als Behelf zu werten.

Bei Bullen, die infolge entzündlicher Verklebungen oder Verwachsungen der Vorhautblätter deckunfähig geworden sind, schiebt sich beim Ausschachten des erigierten Penis im Bereich der Präputialschleimhaut eine wulstförmige gerötete Manschette vor. Solche Patienten müssen baldmöglichst niedergelegt und unter hoher Extraduralanästhesie (oder Allgemeinnarkose) behandelt werden. Hierzu ist die erkrankte Stelle hervorzuziehen, wonach versucht wird, die Verklebung vorsichtig zu lösen; zur Vermeidung von Rezidiven ist eine anschließende Behandlung mit desinfizierenden Salben erforderlich, die bis zur Abheilung zunächst täglich, später in 2- bis 3tägigen Abständen wiederholt werden muß. Läßt sich die Adhäsion der Präputialblätter nicht mehr beseitigen, so ist der betreffende Bulle als unheilbar anzusehen.

Wenn der IPV-Seuchenzug trotz Deckruhe und gleichzeitiger gründlicher Behandlung aller zum Deckring gehörenden weiblichen und männlichen Tiere nicht sicher zum Erlöschen gebracht werden kann, ist als wirksamstes Verfahren zur Vermeidung empfindlicher, bläschenausschlagbedingter Zuchtausfälle zeitweilig auf die *künstliche Besamung* mit Sperma von einwandfrei gesunden Bullen überzugehen.

Vorbeuge: Die sicherste Maßnahme zur Verhütung einer Einschleppung des Bläschenausschlags in bisher freie Deckbezirke oder Besamungsstationen ist die allerdings aufwendige Probebedeckung oder -besamung einiger noch nicht belegter Jungrinder durch den fraglichen Bullen. Zumindest sollte in solchen Fällen aber von der virologischen Untersuchung von Spülproben neu einzustellender Stiere mehr Gebrauch gemacht werden als bisher.

Bekämpfung, Veterinärpolizei: Nach dem Gesetz vom 22. 1. 1969 zur Änderung des Viehseuchengesetzes (VG) von 1909 ist die früher nach § 10,7 VG bestehende allgemeine Anzeigepflicht für den Bläschenausschlag der Rinder in Westdeutschland aufgehoben worden. Bis zu einer Neuregelung der Vorschriften richten sich die Maßnahmen gegen diese Erkrankung daher wie diejenigen gegen die anderen Paarungsinfektionen (Trichomoniasis, S. 905; Vibriosis, S. 773) nach der aufgrund des Viehseuchengesetzes erlassenen Verordnung des Reichsministers des Innern vom 29. 12. 1937 und dem Begleiterlaß vom 18. 1. 1938. Hiernach sind die Tierärzte zur Anzeige der durch den Deckakt übertragenen Geschlechtskrankheiten verpflichtet. Die Deckinfektionen sind dahingehend definiert, daß der Verdacht einer solchen Paarungsinfektion vorliegt, wenn neben entzündlichen Erkrankungen der Geschlechtsorgane (Vaginitis, Posthitis, Pyometra) Verkalben im 2. bis 5. Monat ohne äußere Ursache oder gehäuftes Umrindern auftritt. Somit fallen Bläschenausschlag, Vibriosis genitalis und Trichomoniasis unter diese Bestimmungen, die im einzelnen amtstierärztliche Untersuchungen über Art und Umfang der Deckinfektion, Aufstellung eines Bekämpfungsplanes, Decksperre, Verkehrs- und Nutzungsbeschränkung für verseuchte und gefährdete Rinderbestände sowie die tierärztliche Kontrolle des Deckbetriebes vorschreiben. Da diese Anordnungen zu einer Zeit erlassen worden sind, als weder sichere Kenntnisse über die Ätiologie des Bläschenausschlags (IPV-Virus) noch der Epizootologie der Vibriosis genitalis oder Erfahrungen mit der künstlichen Besamung vorlagen, können sie heute nicht mehr als in jedem Falle ausreichend angesehen werden.

In Niedersachsen geben das Gesetz über die künstliche Besamung in der Tierzucht vom 7. 2. 1966 sowie die zugehörige Durchführungsverordnung vom 2. 12. 1966 den Tiergesundheitsdiensten und den ihnen obligatorisch angeschlossenen Besamungsstellen eine amtliche Stütze für die Vorbeuge- und Bekämpfungsmaßnahmen gegen Paarungsseuchen; sie machen ihnen nämlich in § 1 Abs. 3c der Verordnung die Auflage, daß ihre Vatertiere hinsichtlich Gesundheit, Seuchenfreiheit und Besamungstauglichkeit den Richtlinien der Arbeitsgemeinschaft Deutscher Rinderzüchter in der jeweils gültigen Fassung entsprechen müssen. Danach ist die Verwendung eines Bullen zur künstlichen Besamung von einer besonderen Genehmigung des Köramtes abhängig. Zu ihrer Beantragung muß eine tierärztliche Bescheinigung vorgelegt werden, daß bei dem betreffenden Vatertier kein Verdacht auf eine Zuchtseuche oder Paarungsinfektion vorliegt; außerdem ist eine Verpflichtungserklärung darüber beizubringen, den Bullen laufend hinsichtlich seiner Gesundheit und vollen geschlechtlichen Zuchttauglichkeit zu überwachen.

Für die *Einstellungsuntersuchung* bei zugekauften Bullen verlangen AEHNELT und SELL (1960) in den ‚Richtlinien und Vorschlägen zur Durchführung der Rinderbesamung' nicht nur die mehrmalige mikrobiologische Untersuchung von Präputialspül-, Vorsekret- und Samenproben, sondern auch Probebesamungen von jungfräulichen Tieren, da die zur Verfügung stehenden sonstigen Untersuchungsverfahren zum sicheren Ausschluß genitaler Infektionen nicht ausreichen. Hierzu werden wahlweise empfohlen:

Die Probebesamung von mindestens 20 bisher nicht belegten und nachweislich geschlechtsgesunden Färsen aus Herden mit ungestörter Fruchtbarkeit –

Sofern nicht genügend Färsen zur Verfügung stehen, können auch Kühe in die Probebesamung mit einbezogen werden –

Der Färsenübertragungsversuch an einem Tier mit anschließender intensiver bakteriologischer Untersuchung oder eine Kombination der genannten Methoden.

Solche, an mehreren Färsen oder Kühen aus gesunden Beständen durchzuführende *Probebesamungen* sind aber sehr aufwendig und seuchenhygienisch höchst bedenklich. Daher erscheint die Forderung nach sicheren mikrobiologischen Verfahren unter Verzicht auf Tierversuche an Rindern gerechtfertigt.

Für die *laufende Kontrolle* der zur künstlichen Besamung zugelassenen Bullen auf Vibrionen und gleichzeitig auch auf Bläschenausschlag und Trichomonadeninfektion wird folgender Plan vorgeschlagen (AEHNELT und SELL, 1960; BISPING, 1960):

Untersuchung von Blutproben: 2mal jährlich auf Vibriosis (Komplementbindungsreaktion) –

Untersuchung von Vorhautspülproben: 2mal jährlich mikroskopisch und kulturell auf Trichomonaden und Vibrionen sowie kulturell auf IPV-Virus –

Untersuchung von Samenproben: 4mal jährlich mikroskopisch beziehungsweise kulturell auf Trichomonaden, Vibrionen und IPV-Virus.

Da die letztgenannten Vorkehrungen nur regionale Gültigkeit haben, lediglich präventiver Natur sind und sich zudem ausschließlich auf den Besamungsbetrieb beziehen, wären bundeseinheitliche Richtlinien für die Bekämpfung der wirtschaftlich und hygienisch überaus wichtigen Paarungsinfektionen erforderlich, welche die neuesten wissenschaftlichen Erkenntnisse berücksichtigen und in gleicher Weise für die Verhältnisse der künstlichen Besamung, in Deckgemeinschaften (Gemeinde- und Genossenschaftsbullenhaltung) und in Betrieben mit Eigenbullenhaltung zutreffen.

SCHRIFTTUM

Aehnelt, E., & A. Sell (1960): Richtlinien und Vorschläge zur Durchführung der Rinderbesamung. 3. Aufl. Schaper, Hannover.
Baker, J. A., K. McEntee & J. H. Gillespie (1960): Effects of infectious bovine rhinotracheitis-infectious pustular vulvovaginitis (IBR-IPV) virus on newborn calves. Cornell. Vet. 50, 156-170. — Bindrich, H. (1960): Untersuchungen über das Virus des Bläschenausschlages des Rindes (Exanthema coitale vesiculosum bovis). Arch. Exp. Vet.-Med. 14, 656-675. — Bisping, W. (1960): Bedeutung und Technik mikrobiologischer Untersuchungen im Bereiche der künstlichen Besamung. Dtsch. Tierärztl. Wschr. 67, 6-11.
Conradi, H., Th. Hubrig & K. Wohanka (1960): Untersuchungen und Beobachtungen zum Bläschenausschlag des Rindes. Berl. Münch. Tierärztl. Wschr. 73, 46-52. — Conradi, H., H. Schwerdtner & K. Wohanka (1962): Das klinische Bild des Bläschenausschlages (Exanthema coitale vesiculosum) beim Bullen. Zuchthyg. Fortpflanzungsstör. Besamung Haustiere 6, 154-161.
Gillespie, J. H., J. A. Baker & W. C. Wagner (1958): The relationship of infectious pustular vulvovaginitis virus to infectious bovine rhinotracheitis virus. Proc. 62. Ann. Meet. U. S. Livestock San. Ass. Florida, 119-126. — Gillespie, J. H., K. McEntee, J. W. Kendrick & W. C. Wagner (1959): Comparison of infectious pustular vulvovaginitis virus with infectious bovine rhinotracheitis virus. Cornell Vet. 49, 288-297.
Kendrick, J. W., J. H. Gillespie & K. McEntee (1958): Infectious pustular vulvovaginitis of cattle. Cornell Vet. 48, 458-495. — Kendrick, J. W., & K. McEntee (1967): The effect of artificial insemination with semen contaminated with IBR-IPV-virus. Cornell Vet. 57, 3-11. — Kendrick, J. W., & O. C. Straub (1967): Infectious bovine rhinotracheitis-infectious pustular vulvovaginitis virus infection in pregnant cows. Amer. J. Vet. Res. 28, 1269-1282. — Knoblauch, H. (1962): Der Virus-Bläschenausschlag des Rindes als Massenerkrankung auf einer Besamungsstation. M.-hefte Vet.-Med. 17, 445-450. — Kokles, R. (1967): Die infektiöse Rhinotracheitis und das Coitalexanthem des Rindes. In Röhrer, H., Handbuch der Virusinfektionen bei Tieren, II/1, 901-960. Fischer, Jena. — Kretschmar, Chr., H. Böhme & P. Tyrpe (1966): Untersuchungen über Vorkommen, Verbreitung und Epizootologie der infektiösen pustulösen Vulvovaginitis (Bläschenausschlag) des Rindes im Bezirk Magdeburg. Fortpfl., Besam., Aufzucht Haustiere 2, 337-357. — Kruiningen, H. J. van, F. H. Davis, N. W. Pieper & W. H. Daniels (1968): Concomitant granular vulvitis, palate lesions and respiratory illness in Connecticut dairy cattle. J. Amer. Vet. Med. Ass. 153, 1581-1587. — Kubin, G., & J. Klima (1960): Experimentelle Untersuchungen über das Virus des Bläschenausschlages des Rindes. Wien. Tierärztl. Mschr. 47, 741-760.
McKercher, D. G., O. C. Straub, J. K. Saito & E. M. Wada (1959): Comparative studies of the etiological agent of infectious bovine rhinotracheitis and infectious pustular vulvovaginitis. Canad. J. Comp. Med. Vet. Sci. 23, 320-328.
Priefler, R., & K. P. Hürter (1966): Untersuchungen von Ausbrüchen des Bläschenausschlages (Exanthema coitale vesiculosum) in 3 Gemeinden von Rheinland-Pfalz. Tierärztl. Umschau 21, 644-647.
Rastas, V. P., & A. I. Moyle (1966): Infectious pustular vulvovaginitis in a herd of cattle. J. Amer. Vet. Med. Ass. 148, 276. — Reisinger, L., & H. Reimann (1928): Beitrag zur Ätiologie des Bläschenausschlages des Rindes. Wien. Tierärztl. Mschr. 15, 249-261.
Saxegaard, F. (1968): Serological investigations of bulls subclinically infected with infectious pustular vulvovaginitis virus (IPV virus). Nord. Vet.-Med. 20, 28-32. — Smidt, W. J. (1967): Balanoposthitis bij stieren. Tijdschr. Diergeneesk. 92, 878-883. — Steck, F., W. Raaflaub, K. König & H. Ludwig (1969): Nachweis von IBR-IPV-Virus; Klinik und Pathologie bei zwei Ausbrüchen von Bläschenseuche. Schweiz. Arch. Tierheilk. 111, 13-27. — Stieren, K. I. van (1968): The effect of an acute IPV-IBR-infection upon the fertility of A. I. Bulls. Vlaams Diergeneesk. Tijdschr. 37, 177-188. — Straub, O. C. (1962): Zur Seuchensituation bei der infektiösen Rhinotracheitis und dem Bläschenausschlag der Rinder in Mitteleuropa. Berl. Münch. Tierärztl. Wschr. 75, 272-273. — Straub, O. C. (1964): Immunologische Studien bei der Rhinotracheitis und dem ‚Bläschenausschlag' der Rinder. Nord. Vet.-Med. 16:Suppl. 1, 89-94. — Straub, O. C. (1965): In vitro-Untersuchungen über die Wirkung einiger Desinfektionsmittel auf ein zur Herpesgruppe gehörendes Virus der IBR-IPV-Virusgruppe (Rhinotracheitis- und Bläschenausschlagviren der Rinder). Tierärztl. Umschau 20, 568-570. — Straub, O. C. (1966): Experimentelle Aborte durch das Bläschenausschlagvirus des Rindes. Dtsch. Tierärztl. Wschr. 73, 286-288. — Straub, O. C. (1967): Die Rhinotracheitis und der Bläschenausschlag des Rindes. Vet.-Med. Nachr. 1967, 253-263. — Straub, O. C. (1967): Therapieversuche mit antiviralen Substanzen beim Bläschenausschlag des Rindes. Ber. 18. Welt-Tierärztekongr., Paris 1, 451-455. — Straub, O. C., & H. O. Böhm (1962): Zwei Ausbrüche von Bläschenausschlag bei Rindern in Süddeutschland. Dtsch. Tierärztl. Wschr. 69, 616-617. — Straub, O. C., H. D. Matheka & K. Strohmaier (1964): Die Differenzierung des Virus der Rhinotracheitis (IBR) vom Virus des Bläschenausschlages (IPV) durch die trägerfreie Virus-Zonenelektrophorese in einem Glukose-Dichtegradienten. Zbl. Vet.-Med. B 11, 565-571. — Straub, O. C., & N. Mäckle (1965): Ein Ausbruch des Bläschenausschlages in einer Besamungsstation. Tierärztl. Umschau 20, 113-116. — Straub, O. C., & G. Kielwein (1966): Experimentelle Mastitiden durch das Bläschenausschlagvirus des Rindes. Berl. Münch. Tierärztl. Wschr. 79, 310-312. — Sydačenkov, V. V. (1966): Über die infektiöse Vaginitis des Rindes (russisch). Veterinarija 43:5, 76-79.
Witte, J. (1933): Untersuchungen über den Bläschenausschlag (Exanthema pustulosum coitale) des Rindes. Zschr. Inf.-krkh. Haustiere 44, 163-191.

Genitale Vibriose (Vibrionenabort)

Wesen, Vorkommen und Bedeutung: Die Vibriosis genitalis ist eine Paarungsinfektion des Rindes, die beim natürlichen Deckakt von weiblichen auf männliche Tiere (und umgekehrt), bei der künstlichen Besamung aber mit dem Sperma infizierter Bullen auf Kühe und Färsen übertragen wird, außerdem sind andere Kontaktinfektionen möglich. Die Ansteckung verursacht gehäuftes Umrindern bei unregelmäßig verlängerten Brunstintervallen, frühembryonalen Fruchttod und Verkalbefälle in jedem Stadium der Trächtigkeit, vorwiegend aber zwischen dem 4. und 6. Monat der Gravidität. Das Leiden kommt in vielen Ländern Europas, Amerikas und Afrikas sowie in Australien vor. Die auf Zuchtausfall infolge genitaler Vibriose zurückzuführenden wirtschaftlichen Verluste sind zum Teil erheblich. (Andere Bezeichnungen sind: vibrionic abortion, epizootic abortion, vibriose bovine.) Außer beim Rind können Vibrionen auch beim Schaf gehäufte Aborte hervorrufen.

Geschichte: McFadyean und Stockmann konnten 1913 bei abortierenden Rindern und Schafen einen Erreger feststellen, den sie als Spirillum bezeichneten. Erst 1918 erhielten diese Keime von Smith und Taylor den Namen Vibrio foetus. Ihre biochemischen Eigenschaften wurden insbesondere in den Jahren 1940 bis 1960 erforscht; im gleichen Zeitraum sind die Nachweismethoden und die Verfahren zur Abtrennung apathogener Formen immer mehr verbessert worden.

Ursache: Vibrio foetus ist ein feines, 4 bis 5 μ langes und 0,2 bis 0,3 μ dickes Komma- oder S-förmiges Bakterium, das an einem oder beiden Enden eine kurze Geißel trägt. Es werden 2 Typen unterschieden, und zwar *Vibrio foetus Typ 1* (= V. foetus veneralis [Antigenfaktor 1]), welcher Aborte und Unfruchtbarkeitsstörungen hervorruft, und *Vibrio foetus Typ 2* (= V. foetus intestinalis [Antigenfaktor 2]), der sporadische Aborte mit nichtenzootischer Sterilität auslöst. Daneben gibt es noch mehrere apathogene Typen (V. aerobe species 3, V. bubulus und andere mehr). *V. jejuni* kommt als Durchfallerreger im Dünndarm von Kalb und Rind vor (S. 762); diese Art ist von V. foetus weder morphologisch noch kulturell, sondern nur durch Agglutination abgrenzbar. Wenn V. jejuni bei Entzündung der Darmschleimhäute in die Blutbahn gelangt, kann er bei tragenden Kühen ebenfalls Aborte verursachen.

V. foetus ist gramnegativ, färbt sich aber mit den gebräuchlichen Farbstoffen, und zwar am besten mit Viktoriablau (3 %ig). Wichtige Unterscheidungsmerkmale gegenüber apathogenen Vibrionenarten, die ebenfalls im Scheidenschleim oder im Vorhautsekret vorkommen können, sind das katalase-positive Verhalten von V. foetus (es zersetzt Wasserstoffsuperoxyd, während die apathogenen Vibrionen katalasenegativ sind) sowie die Unfähigkeit zur Schwefelwasserstoffbildung (apathogene Vibrionen erzeugen dagegen reichlich H_2S). Außerdem wird die kulturelle Entwicklung von V. foetus im Gegensatz zu derjenigen apathogener Arten bei Zusatz von 3,5 % NaCl zum Nährmedium gehemmt. Schließlich kann V. foetus mit der Komplementbindungsreaktion und durch Seroagglutination identifiziert und in verschiedene Serotypen differenziert werden.

Krankheitsgeschehen: In bislang unverseuchte Deckbezirke wird die Vibriose durch den Zukauf infizierter Kühe oder Bullen eingeschleppt. Bei der künstlichen Besamung spielt mitunter die Einstellung älterer infizierter Bullen eine verhängnisvolle Rolle; sie können nämlich jahrelang Vibrionenträger sein und dann oft nur schwer als solche erkannt werden. In tiefgefrorenem Sperma wird V. foetus nicht abgetötet; geeignete Antibiotikazusätze können die Gefahr einer Übertragung des Leidens durch das Sperma zwar verringern, aber nicht sicher verhindern. Bei erstmaliger Einschleppung in einem Deckbezirk werden Färsen und Kühe aller Altersklassen in gleichem Maße betroffen. Nach anfänglichem schlechtem Deck- und Besamungsindex und häufigen Frühaborten (5 bis 10 %) kommt es aber innerhalb von etwa 2 bis 6 Monaten infolge der inzwischen eingetretenen Immunität wieder zu normalen Konzeptionsraten. Die Immunität hält bei weiblichen Tieren 1 bis 2 Jahre oder auch länger an. Im weiteren Verlauf sind dann nur noch bei den erstmals belegten Färsen oder bei zugekauften Kühen schlechte Trächtigkeitsergebnisse zu beobachten.

Erscheinungen und Verlauf: Bei *Bullen* ruft die Ansiedlung der Vibrionen auf der Vorhautschleimhaut in der Regel kaum krankhafte Veränderungen hervor. Gelegentlich sind aber bei frischer Infektion Rötungen, Follikelschwellungen und sehr selten auch geringfügige Erosionen, vor allem an der Umschlagstelle des Präputiums, zu beobachten. Hoden und Nebenhoden sowie die akzessorischen Geschlechtsdrüsen bleiben frei von Vibrionen.

Bei *weiblichen Rindern* kommt es nach dem infizierenden Deckakt oder nach der Besamung mit vibrionenhaltigem Sperma zunächst zur Vermehrung des Erregers in der Vagina und nach 4 bis 6 Tagen zu Rötung sowie Follikelschwellung im Scheidenvorhof mit geringer, manchmal allerdings auch stärkerer Schleimabsonderung aus der Scheide. Etwa 5 bis 12 Tage später dringen die Vibrionen in die Gebärmutter ein, worauf sich die leicht gerötete und geschwollene Portio vaginalis uteri etwas öffnet und eine histologisch nachweisbare Entzündung der Gebärmutter- und Eileiterschleimhaut eintritt; letztere bleibt dann etwa 3 bis 4 Monate bestehen. Bei nichtträchtigen Färsen können sich die Vibrionen 6 bis 10 Monate im Vaginalschleim lebend erhalten. Nach dem Kalben sind sie in diesem bis zum 30. Tag nachzuweisen (EICHHORN, 1957). VANDEPLASSCHE (1959) berichtete über einen Fall, in dem sogar noch bis zum 165. Tag nach dem Partus Vibrionen im Scheidenschleim festzustellen waren. Das erste Hauptmerkmal der Infektion sind Konzeptionsstörungen oder embryonaler Frühtod. Bis zu 70 % der erstmals belegten Tiere können umrindern, wobei dann die nächste Brunst häufig erst nach 4 bis 9 Wochen eintritt, was auf embryonalen Frühtod mit Resorption oder Ausstoßung der Frucht hindeutet. Bei einem Teil der infizierten Rinder stirbt diese dagegen erst später ab; der Abort erfolgt dann meist im 4. bis 6. Monat der Trächtigkeit (gelegentlich aber auch in den übrigen Stadien der Gravidität) und ist in etwa der Hälfte aller Fälle mit Nachgeburtsverhaltung verbunden. Nach der 2 bis 3 Monate dauernden Ausheilung können die Patienten wieder aufnehmen und nun auch austragen. Nur ausnahmsweise kommt es bei der Vibriosis zweimal nacheinander beim gleichen Tier zum Abort, da sich nach einigen Monaten eine Immunität entwickelt (siehe *Krankheitsgeschehen*). Falls am Uterus oder an den Eileitern keine chronischen Veränderungen zurückbleiben, nehmen die betreffenden weiblichen Rinder in der Folgezeit dann wieder gut auf.

Beurteilung: Bei *Bullen* ist die Prognose vorsichtig zu stellen, da sie lange Zeit infiziert bleiben und nicht leicht vibrionenfrei zu bekommen sind. Dagegen heilt die Vibriose bei *weiblichen Patienten* im allgemeinen von selbst ab; sie sind dann durch die sich ausbildende Immunität auch längere Zeit vor Neuinfektionen geschützt.

Erkennung und Unterscheidung: Der Vibriose-Verdacht gründet sich auf die typischen Störungen der Fruchtbarkeit innerhalb der infizierten Herde oder des Besamungsbezirks, nämlich Konzeptionsbehinderungen mit verlängerten Brunstintervallen sowie Aborten in allen Stadien der Trächtigkeit bei Häufung im 4. bis 6. Monat, die gemeinsam mit den bei weiblichen Rindern verhältnismäßig geringgradigen, bei Bullen dagegen meist völlig fehlenden klinischen Erscheinungen zunächst in allen Altersklassen, später aber nur bei den erstmals zugelassenen Tieren, auftreten. In frischen Fällen kann die sichere Diagnose durch kulturelle Isolierung des Erregers aus Vaginal-, Uterus- oder Präputialschleimproben und den Nachweis seiner spezifischen biochemischen Eigenschaften (siehe *Ursache*), in verschleppten Fällen aber durch den indirekten serologischen Nachweis erregerspezifischer Antikörper im Blut oder in Vaginal- beziehungsweise Präputialschleimproben gestellt werden. Hierzu sind stets mehrere Tiere gleichzeitig zu untersuchen, da mit den genannten Verfahren immer nur ein Teil der Patienten erfaßt wird. Infizierte Bullen reagieren sogar oft serologisch negativ. Abortierte Feten und Nachgeburten sind dagegen für den Vibrionennachweis gut geeignet. Für den direkten Erregernachweis werden von Bullen Vorsekret- und Vorhautspülproben (mit spezifischer Bouillon) sowie Samenproben benötigt. Eine Schnellmethode zur Direktdarstellung von Vibrio foetus durch Immunofluoreszenz wird von PHILPOTT (1968) empfohlen. Für den indirekten Nachweis der Vibriose hat sich die Muko-Agglutination im Zeitraum zwischen dem 30. und 70. Tag nach der vermuteten Infektion bewährt. Zur Entnahme des Scheiden- oder Präputialschleims bedient man sich eines sterilen

Mulltampons, der von den Untersuchungsinstituten bereitgestellt wird. Der vorher gewogene und mit einem Faden versehene Tampon ist mit einer abgeflammten PÉAN-Zange tief in die Scheide oder in den Vorhautschlauch einzuführen, wobei das Fadenende heraushängen bleibt. Er muß nach dem möglichst keimfreien Einbringen etwa 20 bis 30 Minuten liegen bleiben und dann ebenso sauber wieder entnommen werden. Die Proben sind in einem Kühlgefäß zur Untersuchung einzuschicken. Die aufgenommene Schleimmenge läßt sich an der Gewichtszunahme des Tampons feststellen.

Behandlung und Vorbeuge: Da die Vibriose bei den *weiblichen Rindern* betroffener Deckgemeinschaften infolge Immunitätsbildung in der Regel auch ohne Therapie ausheilt, wenn sie 2 Deckperioden lang mittels künstlicher Besamung vor einer infizierenden Belegung bewahrt bleiben, ist ihre Behandlung weniger dafür angezeigt, sie von den Vibrionen zu befreien, als vielmehr, um schwere Gebärmuttererkrankungen zu verhüten, die zu unheilbarer Sterilität führen können.

Für die Behandlung der Endometritiden eignen sich Merckojod (8 bis 12 ml in 200 ml aqua dest.), Viscojod (40 ml in 200 ml aqua dest.) oder LUGOL'sche Lösung (1 g Jod und 3 g Jodkalium in 200 ml aqua dest.). Von den Antibiotika sind Streptomyzin oder Chloramphenikol (0,5 bis 2 g) brauchbar. Sie sollten ebenso wie die Jodpräparate auf den gesamten Genitalschlauch verteilt werden; hierzu empfiehlt es sich, etwa $^2/_3$ der genannten Gesamtdosis in den Uterus und $^1/_3$ in die Scheide zu instillieren. Bei höhergradiger Entzündung sollte vor der Uterusbehandlung eine Scheidenspülung mit 1 bis 2 Liter einer körperwarmen, mild desinfizierenden Flüssigkeit vorgenommen werden (etwa Rivanol 1 $^0/_{00}$ig, Entozon 1 $^0/_{00}$ig, Trypaflavin 0,2 $^0/_{00}$ig oder Chloramin 4 $^0/_{00}$ig). Diese Therapie kann zu jeder Zeit erfolgen.

Bei *Bullen* eignet sich nach VANDEPLASSCHE und Mitarbeitern (1956) das wiederholte örtliche Aufstreichen von Bovoflavinsalbe. Außerdem empfehlen diese Autoren die antibiotische Behandlung des unter Anästhesie hervorgelagerten Penis mit einer Salbe folgender Zusammensetzung: Prokainpenizillin 5000 IE, Streptomyzin 1,0 g, Terramyzin 0,1 g und Chloramphenikol 0,5 g gelöst in 10 ml Wasser und vermischt mit 80,0 ml Polyäthylenglykol als Salbengrundlage. Diese Salbe massierten sie 10 Minuten lang in die Penisschleimhaut ein und erzielten 100^0/oige Heilung, wie sie 2 bis 5 Wochen später durch Kontrolle (Bedeckenlassen von Versuchsfärsen) bewiesen. Andere Autoren berichten von guten Erfolgen mit der lokalen Anwendung von Tardomyocel-Suspension (jeweils 20 ml in 2wöchigem Abstand).

Da die örtliche Therapie bei Bullen umständlich und aufwendig ist, sind auch parenterale Behandlungsverfahren erprobt worden. Hierbei erwiesen sich intramuskuläre Dihydrostreptomyzin-Injektionen (4 bis 5 Tage lang 2mal täglich je 15 mg/kg Körpergewicht) als wirksam. Gute Ergebnisse wurden auch mit Reverin-Hoechst (Pyrrolidinomethyltetrazyklin) erreicht (3 Tage hintereinander je 10 ml intrapräputial sowie 40 ml intramuskulär).

Weil die Freigabe zuvor vibrioseinfizierter Bullen für die Besamung eine Entscheidung von weittragender Bedeutung ist, wird empfohlen, zur Kontrolle 6 bis 10 jungfräuliche Rinder mit ihrem nur wenig verdünnten Ejakulat zu besamen und nach Ablauf von 30 bis 50 Tagen den Vaginalschleim dieser Tiere auf Agglutinine zu untersuchen. Die Wiederzulassung der Probanden zur Besamung kann nur verantwortet werden, wenn das Ergebnis des *Färsenübertragungsversuches* in allen Fällen negativ ist.

In verseuchten Deckgemeinschaften gewährleistet die Einführung der *künstlichen Besamung* für mindestens 2 Deckperioden die sicherste Bekämpfung der Vibriosis genitalis. Voraussetzung für die vollständige Tilgung des Leidens ist allerdings die Beteiligung sämtlicher Betriebe, deren Kühe bisher von den infizierten Bullen gedeckt worden sind. Deshalb müssen während dieses Zeitraumes alle Deckbullen und sogenannten ‚schwarzen' Stiere abgeschafft werden. Außer Kälbern und ungedeckten Färsen dürfen nur Kühe aus vibriosefreien Beständen eingestellt oder zugekauft werden. Es versteht sich von selbst, daß die zur künstlichen Besamung einzusetzenden Bullen vibrionenfrei sein müssen. Das gilt nicht nur im Hinblick auf die Tilgung der Vibriose innerhalb betroffener Deckgemeinschaften, sondern grundsätzlich auch für die Vorbeuge des Leidens und in entsprechender Weise für die Verhütung anderer Paarungsinfektionen (Bläschenausschlag, S. 768; Trichomoniasis, S. 905). Es ist daher dringend geboten, alle für Besamungsstationen bestimmten Bullen vor der Einstellung sorgfältig auf das etwaige Vorliegen einer Deckseuche zu prüfen und sie auch später in regelmäßigen Abständen hierauf zu kontrollieren. Obwohl spezifische Untersuchungsverfahren (virologischer, bakteriologischer oder parasitologischer Erregernachweis) dabei nützliche Dienste leisten, kann auf den Färsenübertragungsversuch (siehe oben) nicht immer verzichtet werden. Der früher vielfach geübte prophylaktische Antibiotikazusatz zum Sperma wird heute als Maßnahme zur Verhütung der Vibrionenverschleppung abgelehnt, da er keine ausreichende Sicherheit für die Abtötung der Erreger bietet und außerdem die Gefahr der Entwicklung therapieresistenter Vibrionen-Stämme in sich birgt.

Seit 1965 wird in den USA an *Impfverfahren* gegen die Vibriosis genitalis gearbeitet. Dabei ist eine Reihe subkutan anzuwendender toter und lebender Vakzinen eingesetzt worden; bisher zeigte sich, daß die Ansiedlung der Vibrionen in den Impflingen auf diese Weise zwar nicht verhindert werden kann, daß die Lebendkulturvakzinen aber die Konzeptionsrate deutlich steigern. Die Vakzination mit abgetöteten Kulturen zeigte dagegen keine günstige Wirkung. Da diese Impfverfahren nicht zur Tilgung der Vibriose geeignet sind, sollte besser auf sie verzichtet werden.

Veterinärpolizei: Die diesbezüglichen Ausführungen im Abschnitt über den Bläschenausschlag (S. 770) und die Trichomonadenseuche (S. 908) haben auch für die Vibriose Gültigkeit.

SCHRIFTTUM

ADLER, H. C. (1959): Diagnose der Vibriosis genitalis bovis. Zuchthyg. Fortpflanzung Besamung Haustiere *2*, 53-58. — AEHNELT, E., & A. SELL (1960): Richtlinien und Vorschläge zur Durchführung der Rinderbesamung. 3. Aufl. Schaper, Hannover. — AEHNELT, E., & J. HAHN (1962): Zur Prüfung der Geschlechtsgesundheit von Besamungsbullen mittels Probebesamung und Färsenübertragungsversuch. Tierärztl. Umschau *17*, 373-377.
BARR, M. (1961): Untersuchungen über die Brauchbarkeit des Färsenübertragungsversuches zum Ausschluß der Vibriosis genitalis beim Besamungsbullen. Diss., Hannover. — BECKER, W. (1959): Vibrio fetus-Infektion des Rindes. Blaue Hefte Tierarzt Nr. 2, 143-145. — BISPING, W. (1960): Bedeutung und Technik mikrobiologischer Untersuchungen im Bereiche der künstlichen Besamung. Dtsch. Tierärztl. Wschr. *67*, 6-11. — BISPING, W., J. LANGENEGGER & W. WINKENWERDER (1964): Nachweis und Vorkommen der Vibrio fetus-Infektion beim Bullen in Nordwestdeutschland und Vorschläge zu deren Bekämpfung. Dtsch. Tierärztl. Wschr. *71*, 285-291, 321-324. — BLOCK, P., & E. SCHRÖDER (1964): Erfahrungen bei der Bekämpfung der Vibriosis genitalis. Blaue Hefte Tierarzt Nr. 3/4, 22-28.
CLARK, B. L. (1967): Control of bovine Vibriosis by vaccination. Austral. Vet. J. *43*, 437-440. — CLARK, B. L., I. D. B. NEWSAM, M. J. MONSBOURGH & J. H. DUFTY (1967): Experimental Vibrio fetus infection in cows; studies on the immunising properties of living organisms injected subcutaneously. Austral. Vet. J. *43*, 341-345. — CLARK, B. L., M. J. MONSBOURGH & J. H. DUFTY (1969): The occurrence of Vibrio fetus (intestinalis) in Australian cattle. Austral. Vet. J. *45*, 137-139.
DEDIÉ, K. (1957): Zur selektiven Züchtung von Vibrio fetus. Zbl. Vet.-Med., Beih. 2, 86-88. — DUFTY, J. H. (1967): Diagnosis of Vibriosis in the bull. Austral. Vet. J. *43*, 433-437.
EICHHORN, A. A. (1957): Report on the meeting of the panel on bovine genital Vibriosis. Rome, FAO 57/8/5703. — ESTES, P. C., J. H. BRYNER & P. A. O'BERRY (1966): Histopathology of bovine vibriosis and the effects of Vibrio fetus extracts on the female genital tract. Cornell Vet. *56*, 610-622.
FIREHAMMER, B. D., & R. L. BERG (1966): Bacterins for immunization against bovine Vibriosis. J. Amer. Vet. Med. Ass. *149*, 1640-1642. — FLORENT, A. (1959): Über die Diagnostik der Genitalvibriose des Rindes. Zuchthyg., Fortpflanzungsstör. Besamung Haustiere *3*, 30-52. — FLORENT, A., M. VANDEPLASSCHE & A. HUYSMAN (1958): Evolution de l'infection à Vibrio foetus chez la génisse à la suite d'une primoinfection unique. Rec. Méd. Vét. *134*, 97-104. — FRANK, A. H., J. H. BRYNER & P. A. O'BERRY (1967): The effect of Vibrio fetus vaccination on the breeding efficiency of cows bred to Vibrio fetus-infected bulls. Amer. J. Vet. Res. *28*, 1237-1242.
GIBBONS, W. J. (1967): Diagnosis of Vibriosis. Mod. Vet. Pract. *48*:12, 77. — GÖTZE, R. (1950): Paarungs- und Besamungsinfektionen beim Rind. Dtsch. Tierärztl. Wschr. *57*, 375-382. — GOLIKOV, A. V. (1966): Untersuchung von Medikamenten zur Behandlung der an Vibriose erkrankten Tiere (russisch). Veterinarija *43*:8, 91-92. — GOLIKOV, A. V., & N. V. BATJUTA (1967): Isolierung aerober Vibrionen aus den Geschlechtsorganen von Zuchtbullen (russisch). Veterinarija *43*:1, 98-99. — GOLIKOV, A. V., I. I. GUSLAVSKIJ & N. V. BATJUTA (1967): Die Behandlung von an Vibriose erkrankten Bullen (russisch). Veterinarija *43*:4, 84. — GUAY, P. (1967): La Vibriose bovine. Canad. Vet. J. *8*, 231-235.
HOERLEIN, A. B., & T. KRAMER (1963): Cervical mucus for the diagnosis of Vibriosis in cattle. J. Amer. Vet. Med. Ass. *143*, 868. — HOPPE, R. (1968): Beobachtungen über aus dem Genitaltrakt von

Rindern und Schafen isolierte Vibrio-Stämme. Dtsch. Tierärztl. Wschr. *75*, 193-198. — Hoppe, R., Z. Ryniewicz, A. Markowski & Z. Skowronski (1961): Beobachtungen über die Behandlung vibriosekranker Bullen. Zuchthyg. Fortpflanzungshyg., Besamung Haustiere *5*, 159-168. — Hubrig, Th. (1958): Bakteriologische und serologische Untersuchungen zur Diagnostik der Vibriosis genitalis in Thüringen. Habil.-Schrift, H.U. Berlin. — Hubrig, Th., K. Wohanka & G. Gränz (1956): Zur Frage der V. fetusinfizierten Deck- und Besamungsbullen. Berl. Münch. Tierärztl. Wschr. *69*, 479-483.

Kendrick, J. W. (1967): The vaginal mucus-agglutination test for bovine Vibriosis. J. Amer. Vet. Med. Ass. *150*, 495-498. — Kita, Eiji, Ogimoto, Keiji & Suto (1966): Detection of Vibrio fetus from bulls by means of fluorescent antibody techniques. Nat. Inst. Animal Health Quart. Tokyo *6*, 223-232. — Kožucharova, L. (1966): Prüfung der Widerstandsfähigkeit von Vibrio fetus gegen die Wirkung der Antibiotika in Sperma-Verdünnungsmitteln (bulgarisch). Vet. Med. Nauki, Sofia *3*, 157-163. — Krylov, J. A. (1967): Nichtpathogene Vibrionen im Geschlechtsapparat der Bullen und ihre vergleichende Charakteristik mit dem Vibrioseerreger (russisch). Učenye zap. Kazansk. Gosudarst. Vet. In-ta *1967*, 163-168. — Krylov, J. A. (1967): Methode der beschleunigten serologischen Differenzierung des Erregers der Rindervibriose (russisch). Učenye zap. Kazansk. Gosudarst. Vet. In-ta *1967*, 169-173.

Lägel, U. (1968): Zusammenfassende kritische Darstellung des gegenwärtigen wissenschaftlichen Kenntnisstandes über die Vibriosis des Rindes seit ihrer grundlegenden Bearbeitung in den Jahren 1950—1956. Diss., Leipzig. — Langenegger, J. (1963): Experimentelle Untersuchungen mit Bacitracin, Polymyxin und Novobiocin als Zusätze — Selektivmedium für die kulturelle Isolierung von V. fetus. Diss., Hannover. — Leidl, W., & A. Mahrla (1954): Das Verhalten von Trichomonas foetus und Vibrio foetus bei der Tiefkühlung. Fortpfl., Zuchthyg. Haustierbesamung *4*, 101-102.

McFadyean, J., & S. Stockman (1913): Report of the departmental committee appointed by the board of Agriculture and Fisheries to inquire into epizootic abortion. (Part 3), London. — Mellick, P. W., A. J. Winter & K. McEntee (1965): Diagnosis of Vibriosis in the bull by use of the fluorescent antibody technic. Cornell Vet. *55*, 280-294. — Merkt, H., & C. S. Garnica (1952): Über die Behandlung der Vibriosis genitalis beim Rind. Fortpfl., Besamung Haustiere *2*, 33-35. — Mitscherlich, E. (1962): Zur Epidemiologie und Tilgung der V. genitalis des Rindes. M.-hefte Tierheilk. *14*, 189-199. — Mitscherlich, E., & B. Liess (1958): Serologische Differenzierung von V. fetus-Stämmen. Dtsch. Tierärztl. Wschr. *65*, 2-5, 36-39. — Mitscherlich, E., & H. Prange (1959): Die Vibriosis genitalis des Rindes. Dtsch. Tierärztl. Wschr. *66*, 521-526, 559-564.

Newhall, J. H. (1966): Results of field trials and controlled laboratory studies on bovine Vibriosis bacterins. J. Amer. Vet. Med. Ass. *149*, 1643-1646. — Newsam, I. D. B. (1965): Experimental Vibrio fetus infection in heifers. Austral. Vet. J. *41*, 158-161, 161-163, 164-166. — Newsam, I. D. B., & M. J. Monsbourgh (1967): Diagnosis of bovine Vibriosis. 1. The production and use of standard suspensions of Vibrio fetus agglutinating antigen. Austral. Vet. J. *43*, 237-242. — Newsam, I. D. B., B. L. Clark & T. D. St. George (1967): Diagnosis of bovine Vibriosis. 2. Indirect haemagglutination using tanned sheep erythrocytes. Austral. Vet. J. *43*, 278-282. — Newsam, I. D. B., & T. D. St. George (1967): Diagnosis of bovine Vibriosis. 3. Indirect haemagglutination using untanned sheep erythrocytes. Austral. Vet. J. *43*, 283-285.

Philpott, M. (1968): Diagnosis of Vibrio fetus infection in the bull. Vet. Record *82*, 424-427, 458-463. — Plastridge, W. N., E. K. Kersting & L. F. Williams (1966): Resistance of vaccinated heifers to Vibriosis. Amer. J. Vet. Res. *27*, 186-190.

Rasbech, N. O. (1958): Die Bekämpfung der Rindervibriose in Dänemark. Dtsch. Tierärztl. Wschr. *65*, 341-344. — Rasbech, N. O. (1965): Die Bekämpfung der genitalen Rindervibriose in Dänemark. Tierzüchter *17*, 269. — Ristic, M. (1963): Diagnose der Vibrio-fetus-Infektion beim Rind mittels Präzipitation, Hämagglutination und Hämolyse. 13. Int. Fachtag. künstl. Besam. Haustiere, Wels. — Rolle, M., & W. Mundt (1954): Untersuchungen über V. foetus und ähnliche Mikroorganismen. Zbl. Vet.-Med. *1*, 759-772.

Savoy, N. (1967): Die Rindervibriose (bulgarisch). BAN, Sofia. — Schimmelpfennig, H., & E. Mitscherlich (1964): Zur Anwendung der Fluoreszenzserologie in der bakteriologischen Diagnostik. 1. Differenzierung von V. fetus- und V. El Tor-Stämmen mittels fluoreszierender Antikörper. Zbl. Vet.-Med. *B 11*, 393-406. — Seger, C. L., R. B. Lank & H. E. Levy (1966): Dihydrostreptomycin for treatment of genital Vibriosis in the bull. J. Amer. Vet. Med. Ass. *149*, 1634-1639. — Settergren, I., & O. Söderlind (1966): Investigations on infectious infertility diseases in bovines, especially Vibriosis and Trichomoniasis in India. Indian Vet. J. *43*, 851-858. — Smith, T. H. (1923): Further studies on the etiological significance of Vibrio fetus. J. Exp. Med. *37*, 341. — Smith, T. H., & M. S. Taylor (1918): Some morphological and biological characters of the spirilla (V. fetus n. Sp.) associated with disease of the fetal membranes in cattle. J. Exp. Med. *28*, 701-719. — Stegenga, T. H. (1950): Vibrio fetus en enzootische steriliteit. Diss., Utrecht. — Stegenga, T. H., & J. I. Terpstra (1949): Over Vibrio fetus infecties bij het rund en „enzootische steriliteit". Tijdschr. Diergeneesk. *74*, 293. — Steger, G. (1956): Beobachtungen zur Vibriosis genitalis beim Rind. Fortpflanzung Besamung Haustiere *6*, 37-41, 49-54, 61-65, 73-77.

Tatarincevajte, A. I. (1966): Erfahrungen zur Diagnostik und Therapie der Vibriosis bei Bullen (russisch). Veterinarija *43*:8, 92-94.

Vandeplassche, M. (1958): Die Pathogenese der Vibriosis bei weiblichen Rindern. Zuchthyg., Fortpfl., Besamung Haustiere *2*, 10-15. — Vandeplassche, M. (1959): Epidemiologie und die Bekämpfung der Vibriosis genitalis. Zuchthyg., Fortpfl., Besamung Haustiere *3*, 1-15. — Vandeplassche, M., F. Paredis, E. van Niewenhuys, E. Brone & A. Florent (1956): Beiträge zur Vibrio fetus-Infektion bei Rindern mit besonderer Berücksichtigung der Unfruchtbarkeit. Zbl. Vet.-Med. *3*, 111-130. — Voigt, A.

(1957): Klinisch-epizootologische und experimentelle Beiträge zur Vibriosis genitalis des Rindes. Habil.-schrift, Leipzig.
    WAGNER, W. C., H. O. DUNN & L. D. VAN VLECK (1965): Incidence of Vibriosis in an AI stud. Cornell Vet. 55, 209-220. — WINKENWERDER, W. (1965): Die Beurteilung der Pathogenität von Vibrionen aus den Geschlechtswegen des Rindes. Tierärztl. Umschau 20, 211-213. — WINTER, A. J., J. D. SAMUELSON & M. ELKANA (1967): A comparison of immunofluorescence and cultural techniques for demonstration of Vibrio fetus. J. Amer. Vet. Med. Ass. 150, 499-502. — WITTE, K. (1962): Zur Technik des kulturellen Nachweises von V. fetus beim weiblichen Rind. Dtsch. Tierärztl. Wschr. 69, 39-49. — WOHANKA, K. (1959): Bedeutung der V. genitalis für die Rinderbesamung Thüringens. Habil.-schrift, H.U. Berlin. — WOHANKA, K. (1964): Die Leistungen der künstlichen Besamung bei der Bekämpfung von Vibriose und Trichomoniasis und deren Voraussetzungen. M.-hefte Vet.-Med. 19, 213-216. — WOHANKA, K., & TH. HUBRIG (1956): Enzootische Sterilität und Vibriose. Berl. Münch. Tierärztl. Wschr. 69, 105-109. — WORMSTRAND, A. (1968): The occurrence of Vibrio bubulus and its importance as a possible cause of abortion. Nord. Vet.-Med. 20, 634-637.

Brucellose (seuchenhaftes Verkalben)

Wesen: Die Rinderbrucellose stellt eine durch *Brucella abortus* bedingte und in der Regel langsam verlaufende Infektionskrankheit dar, die bei weiblichen Tieren durch Aborte im fortgeschrittenen Stadium der Trächtigkeit (5. bis 7. Monat) gekennzeichnet ist; sie kann auch zu Frühgeburten oder zur Nachgeburtsverhaltung nach termingerechtem Abkalben führen. Bullen infizieren sich seltener und zeigen gegebenenfalls eine Entzündung der Hoden oder der akzessorischen Geschlechtsdrüsen. Bei beiden Geschlechtern hat das Leiden vielfach Unfruchtbarkeit zur Folge. (Andere Bezeichnungen: seuchenhaftes Verwerfen, BANG'sche Krankheit, Abortus enzooticus, Abortus infectiousus, contagious abortion, BANG's disease, avortement épizootique, maladie de BANG.)

Bestimmte Keime der Gattung Brucella sind für andere Tierarten primär pathogen; so verursacht *Br. melitensis* das Malta- oder Mittelmeerfieber der Ziegen und Schafe, *Br. suis* dagegen die Schweinebrucellose. Sekundär können von den gleichen Erregern aber auch andere Tiere sowie der Mensch befallen werden; zum Beispiel ist Br. abortus verschiedentlich beim Pferd oder Schwein, Br. melitensis beim Rind und Schwein, Br. suis dagegen beim Rind und beim Hasen nachgewiesen worden.

Geschichtliches: B. BANG und STRIBOLDT entdeckten 1897 den Erreger des damals schon seit langem bekannten und gefürchteten seuchenhaften Verkalbens, den sie zunächst ‚Bacillus abortus infectiosi' benannten. Erst 1920 wurde zu Ehren BRUCE's der Gattungsname Brucella eingeführt, nachdem festgestellt worden war, daß der von ihm bereits 1887 als Ursache des Maltafiebers des Menschen ermittelte und seinerzeit als ‚Micrococcus melitensis' bezeichnete Keim eng mit dem Erreger des seuchenhaften Verwerfens der Rinder verwandt ist. 1905 hatte ZAMMIT den Nachweis dafür erbracht, daß M. melitensis durch den Genuß der Milch infizierter Ziegen vom Tier auf den Menschen übertragen wird. Die wechselseitigen Beziehungen von Br. abortus, Br. melitensis und Br. suis zueinander und zu den empfänglichen Tierarten sind erst ziemlich spät aufgeklärt worden; gleiches gilt für die Tatsache, daß der Mensch nicht nur durch Br. melitensis (Maltafieber), sondern auch durch Br. abortus (BANG'sche Krankheit) und Br. suis infiziert und dann schwer erkranken kann.

Bei der im Anschluß an die ätiologische Klärung einsetzenden gezielten *Bekämpfung* des seuchenhaften Verkalbens lassen sich im wesentlichen 3 Abschnitte unterscheiden:

Zunächst wurden an zuchtreifen Färsen und Kühen unter hohem Aufwand *Not- und Schutzimpfungen* mit verschiedensten, lebende oder tote Erreger enthaltenden Vakzinen vorgenommen. Soweit diese an nichttragende Tiere und mindestens 3 Monate vor dem nächsten Deckakt verabreicht wurden, erwies sich die Mehrzahl der Impflinge dann als immun und verkalbte trotz Exposition nicht. Innerhalb befallener Bestände konnten auf diese Weise zwar die sonst eintretenden wirtschaftlichen Verluste wesentlich vermindert werden, die Ausbreitung der Seuche wurde dabei aber eher gefördert als gehemmt. Ein weiterer schwerwiegender Nachteil der Impfung mit Lebendkulturen bestand in der häufigen Schaffung von Brucellenausscheidern, deren Milch Erkrankungen beim menschlichen Verbraucher auslöste.

Daher wurde in Deutschland Mitte der dreißiger Jahre mit einem freiwilligen, staatlich geförderten Verfahren der 2. Abschnitt der Brucellosebekämpfung eingeleitet. Um die Weiterverbreitung des Leidens zu unterbinden, traten dabei an die Stelle der nunmehr verbotenen Impfungen die *Ermittlung, Absonderung und spätere Ausmerzung* der als Erregerreservoire anzusehenden Tiere. Das Herausfinden solcher ‚Reagenten' stützte sich auf die bakteriologische Untersuchung abortierter Feten sowie der Nachgeburten und der Milch, insbesondere aber auf regelmäßige serologische Bestandskontrollen von Blut- und Milchproben. Dieses Verfahren führte trotz des damaligen hohen Verseuchungsgrades (siehe *Vorkommen*) und der damit verbundenen finanziellen Anforderungen sowie der stallhygienischen Unzulänglichkeiten zwar in manchen Betrieben zur Sanierung; der volle Erfolg auf breiter Ebene blieb ihm jedoch versagt, was zum Teil auf ungenügende Kenntnis des Seuchengeschehens, zum Teil aber darauf zurückgeführt werden muß, daß die geplanten Maßnahmen während des 2. Weltkrieges nicht konsequent durchgeführt werden konnten.

Inzwischen war in den USA ein neuartiges Impfverfahren entwickelt worden. Obwohl ZWICK schon 1914 empfohlen hatte, die Impfungen mit Lebendvakzinen nicht erst im Zuchtalter, sondern bereits vor Ablauf des 1. Lebensjahres vorzunehmen (damit die Immunität bei Eintritt der Geschlechtsreife voll entwickelt sein sollte), fanden solche *Jungtierimpfungen* erst dann zunehmende Anerkennung und Anwendung, nachdem BUCK 1930 den Brucellen-Stamm ‚Buck 19' isoliert hatte, der sich durch geringe Pathogenität, aber hohe Immunogenität auszeichnet: Von den hiermit im Alter von 4 bis 8 Monaten in 4wöchigem Abstand 2mal geimpften Jungrindern trugen etwa 96 % in der 1. Gravidität normal aus, während nur 6 % von ihnen später bei der serologischen Untersuchung persistierende positive ‚Impftiter' zeigten. Namhafte Fachvertreter, wie SEELEMANN, KARSTEN und ALBIEN, traten zwar schon frühzeitig für die BUCK-19-Impfung ein; es dauerte jedoch noch geraume Zeit, bis sie sich auch in Deutschland, und zwar in Form eines *kombinierten Impf-, Absonderungs- und Ausmerzverfahrens*, allgemein durchsetzte. Dieses kennzeichnet das 3. Stadium der Brucellosebekämpfung und hat, wie zuvor in anderen Ländern, wesentlich zur Tilgung des seuchenhaften Verkalbens beigetragen (siehe *Bekämpfung und Vorbeuge*).

Vorkommen: Vor ihrer systematischen Bekämpfung mit neuzeitlichen Methoden war die Rinderbrucellose in vielen Gebieten, darunter vor allem die intensiv geführten Milchviehbetriebe Mittel-, Süd- und Westeuropas, der USA und anderer Länder, weit verbreitet; manchenorts galten sogar 40 bis 60 % aller Rinderbestände als befallen. So wurden in Deutschland 1936 von 44 869 blutserologisch geprüften Herden 1742 (= 3,9 %) als schwach- und 7850 (= 17,5 %) als stark verseucht befunden; dabei zeigte sich des weiteren, daß das Leiden in Großbeständen mit mehr als 50 Tieren wesentlich häufiger war als in Zwergbetrieben mit maximal 5 Rindern (positive Reagenten in 65 beziehungsweise 14 % der Herden; ZELLER, 1938). Diese Verhältnisse hatten sich noch bis zum Jahre 1955 kaum geändert. Seitdem konnte die Brucellose in vielen Ländern getilgt oder der Verseuchungsgrad zumindest stark zurückgedrängt werden. Zur Zeit (1969) gelten unter anderen die skandinavischen Länder, Holland, die Schweiz sowie Westdeutschland als brucellosefrei. In Belgien, Frankreich, Großbritannien, Italien und einigen überseeischen Ländern, wo das Leiden vorwiegend oder ausschließlich mit Hilfe der BUCK-19-Vakzination bekämpft wurde, sind seine Verbreitung und Schadwirkungen zwar wesentlich verringert worden, doch konnte die Seuche hier bislang nicht völlig ausgerottet werden; so sind die Verkalbefälle in England im Zeitraum 1942 bis 1967 von 12,9 % auf 0,4 % zurückgegangen, dann aber doch noch rund 700 000 Reagenten vorhanden gewesen.

Bedeutung: Die Brucellose wird zu Recht als eine der verlustreichsten Geißeln der Rinderzucht bezeichnet. In neubefallenen Beständen können 40 bis 80 % aller tragenden Tiere verkalben oder lebensschwache Kälber bringen. Die Milchleistung der Patienten ist mitunter nur gering, so daß es sich oft kaum lohnt, Färsen nach einem brucellosebedingten Abort anzumelken. Für frisch verseuchte Herden wird der durchschnittliche Minderertrag an Milch auf 20 % und mehr geschätzt. Viele Kühe leiden nach dem seuchenhaften Verkalben an Nachgeburtsverhaltung samt deren Folgen (Endometritis,

Abmagerung, Pyämie, Sepsis) und nehmen später nur schwer oder gar nicht mehr auf. Außerdem können Gelenk-, Sehnenscheiden- oder Schleimbeutelentzündungen eintreten. Im weiteren Seuchenverlauf lassen die Verkalbefälle zwar nach, doch werden auch chronisch befallene Bestände durch die ihnen wegen der Möglichkeit der Erregerausscheidung mit der Milch auferlegten Nutzungs- und Verkehrsbeschränkungen wirtschaftlich stark belastet. In Mastrinderherden (Ammenkuhhaltung), deren einzige Einnahme im Erlös der ausgemästeten Nachzucht besteht, wiegt der Einbruch des seuchenhaften Verkalbens besonders schwer. Bullen mit brucellosebedingten Affektionen des Genitales (Orchitis, Vesiculitis seminalis) sind unheilbar und haben daher allenfalls noch Schlachtwert.

1938 gab MÜSSEMEIER den im damaligen Reichsgebiet durch die Brucellose des Rindes entstandenen jährlichen Schaden mit 250 Millionen RM an; GÖTZE schätzte die hierauf zurückzuführenden Verluste in beiden Teilen Deutschlands (BRD und DDR) 1954 sogar auf 500 Millionen DM pro Jahr.

Die baldige restliche Tilgung der Rinderbrucellose sollte aber nicht nur aus wirtschaftlichen Gründen, sondern auch wegen der mit ihr für den *Menschen* (insbesondere Landwirte, Melker, Viehhändler, Schlachter und Tierärzte) verbundenen Infektionsgefahr angestrebt werden. In diesem Zusammenhang sei darauf hingewiesen, daß nach SCHAAL (1954) und HERTER (1957) bei einem Drittel der untersuchten westdeutschen Tierärzte brucellosepositive serologische Befunde festzustellen waren. Ähnliches trifft für Melker zu, unter denen ULLMANN (1958) innerhalb eines Landkreises bei 52% der älteren, aber nur bei 7% der bis zu 30jährigen einen positiven Bluttiter ermittelte; dabei zeigten sämtliche in brucelloseverseuchten Rinderbeständen tätigen Melker eine positive Reaktion. In England sind 1955 87 und 1963 136 bestätigte Fälle von BANGscher Krankheit beim Menschen aufgetreten; die tatsächliche Erkrankungszahl wird jedoch auf etwa 500 jährlich geschätzt. Das Leiden äußert sich anfänglich in Abgeschlagenheit, psychischer Verstimmung, Kopf- und Gliederschmerzen sowie Angina oder Gastritis. Während der Bakteriämie tritt remittierendes Fieber mit abendlichen Körpertemperaturen bis zu 39° C und mehr auf. Dabei ist der Puls verhältnismäßig langsam und der Blutdruck niedrig. Außerdem stellt sich regelmäßig eine Schwellung der Leber, der Milz und der Lymphknoten ein. Die Diagnose der menschlichen Brucellose kann durch den Nachweis der Erreger im Blut oder serologisch (Langsamagglutination) gestellt werden; dabei gelten Titer zwischen 1 : 40 und 1 : 100 als verdächtig, solche von 1 : 100 oder mehr als positiv. Zur Therapie werden unter anderem 2 Wochen lang tägliche Gaben von 2 bis 3 g Tetrazyklin und 1 bis 2 g Dihydrostreptomyzin empfohlen. (Für nähere Information sei auf das im Schrifttumsverzeichnis angeführte Werk von LÖFFLER, MORONI und FREI, 1955, verwiesen.)

Ursache: Der Erreger des seuchenhaften Verkalbens, *Brucella abortus,* ist ein sehr kleines, stäbchen- bis kokkenförmiges Bakterium von 0,6 bis 1,0 µ Länge und 0,3 bis 0,5 µ Dicke; es ist geißellos, unbeweglich und bildet keine Sporen. Die gramnegativen Brucellen lassen sich mit den gewöhnlichen Anilinfarbstoffen leicht färben, die ihnen bei Kalilaugenzusatz besser anhaften. Die Reinzüchtung von Br. abortus auf Blut-Traubenzucker- (1%ig) oder Tryptose-Agarplatten gelingt nur in luftdicht abgeschlossenen Kulturbehältern, die mindestens 10% CO_2 oder Leuchtgas enthalten. In gekühlter Milch können sich die Brucellen wochenlang halten, während sie in saurer Milch nach 2 Tagen absterben und auch bei der Pasteurisierung vernichtet werden. In der Butter bleiben sie bis zu 4 Monate lang, in gekühltem Fleisch nur 3 Wochen lang am Leben. Im Harn und in trockenem Rindfleisch gehen sie schon nach wenigen Tagen zugrunde. In feuchtem Kuhkot können Brucellen bis zu 75 Tage lebend überstehen, während sie in gepacktem Mist infolge der Selbsterhitzung des Dungs bald abgetötet werden. Abortierte Feten und infizierte Nachgeburtsteile können bei Lagerung im Schatten und kühler Witterung bis zu 4 Monate lang lebensfähige Brucellen enthalten. Von den gebräuchlichen Desinfektionsmitteln sind Kalklösung, Natronlauge und Formalin rasch und sicher wirksam. Zum Nachweis der Brucellen im Tierversuch eignen sich Meerschweinchen am besten.

Entstehung und Verbreitung: In bisher unverseuchte Bestände wird die Brucellose im allgemeinen durch infizierte Rinder eingeschleppt. Sind diese bei der Einstellung tragend, so gelangen die Erreger beim späteren Verkalben (oder auch bei völlig normal erscheinender Geburt) mit der Frucht sowie mit dem Fruchtwasser und der Nachgeburt rasch in solchen Mengen in die nähere und weitere Umgebung des abortierenden Tieres, daß die Verseuchung der übrigen Herde, insbesondere bei Laufstallhaltung, kaum aufzuhalten ist. In ähnlicher Weise kann die Bestandsinfektion auch durch zugekaufte kranke weibliche Rinder ausgelöst werden, die kurz vor der Übernahme ge- oder verkalbt haben und die Brucellen mit ihrem Lochialfluß verbreiten. Gleiches gilt für neuerworbene, gesund erscheinende laktierende Tiere, welche den Erreger in der Milch ausscheiden; mit dieser kann das Leiden dann beim Hand- oder Maschinenmelken sowie auf dem Umwege über die Streu auf Nachbartiere übertragen werden. Durch infizierte Vatertiere (Deckakt, Besamung) wird das seuchenhafte Verkalben dagegen, zumal bei der heute üblichen Gesundheitsüberwachung der Besamungsbullen, nur selten verbreitet. Ausnahmsweise kommt es auch durch den Zukauf junger, aus verseuchten Beständen stammender Kälber zur Einschleppung der Brucellen, da die Erreger bis zu 6 Wochen lang im Kot solcher Jungtiere enthalten sein können. Die Verkalbeseuche wird schließlich mitunter über Zwischenträger (Wildtiere, Vögel, Viehhändler, Besamungstechniker und Tierärzte) oder durch verunreinigte Tränke (Weidegräben, Abwasser) weiterverbreitet.

Die Brucellen sind befähigt, nach dem exponierenden Kontakt durch die Schleimhäute sowie über die verletzte oder unverletzte Haut in den Tierkörper einzudringen. Die Ansteckung erfolgt dabei meist über den Verdauungsapparat oder perkutan. Direkte genitale Infektionen spielen demgegenüber nur eine untergeordnete Rolle; gelegentlich können Bullen mit einer brucellösen Erkrankung der Hoden oder der akzessorischen Geschlechtsdrüsen jedoch über ihr Sperma innerhalb weniger Wochen den gesamten zugehörigen Deckring oder Besamungsbezirk verseuchen. Jüngere Rinder sind gegenüber der Ansteckung mit Brucellen zwar ebenso empfänglich wie geschlechtsreife Färsen und Kühe; der Ablauf der Infektion beim Einzeltier, nämlich Eintritt und Zeitpunkt des Aborts sowie anderer klinischer Erscheinungen, hängt jedoch weitgehend davon ab, wie weit die Gebärmutter und das Euter schon ausgebildet sind und in welchem Stadium der Trächtigkeit es sich im Augenblick der Ansteckung befand (siehe *Krankheitsgeschehen*). Die in den Organismus eingedrungenen Brucellen gelangen zunächst lymphogen in die regionalen Lmyphknoten und von hier in das Blut; diese Bakteriämie kann 1 bis 3 Wochen lang anhalten und ist mit anhaltendem Fieber oder wiederholtem febrilen Ansteigen der Körpertemperatur (bei erneuten Erregerausschwemmungen) verbunden. Juvenile sowie nichttragende ältere weibliche Rinder zeigen dabei keine äußerlich wahrnehmbaren Krankheitserscheinungen. Bei tragenden Tieren, vor allem solchen im 2. bis 5. Monat der Gravidität, siedeln sich die Brucellen dann in der Gebärmutter an, wo sie eine eitrig-nekrotisierende Plazentitis verursachen, die in der Regel im 5. bis 7. Monat der Trächtigkeit zum Verkalben, gelegentlich aber erst später zur Frühgeburt führt. In zuchtreifen, aber nichttragenden weiblichen Rindern konzentrieren sich die Brucellen dagegen zunächst vorzugsweise im Euter, wo sie jedoch nur selten krankhafte Veränderungen (katarrhalische Mastitis) hervorrufen. Nach Eintritt der Gravidität verlassen sie die Milchdrüse und befallen den Uterus, wo sie sich dann unter Auslösung der zuvor genannten Folgen stark vermehren. Die Erreger verbleiben bis längstens 2 Monate nach dem Abort in der Gebärmutter und erscheinen danach erneut im Euter. Somit stellt erstere das Organ des akuten Krankheitsprozesses dar, während letzteres die Schlüsselstellung innerhalb des chronischen Verlaufs der Brucellose einnimmt.

Erscheinungen, Krankheitsgeschehen und Verlauf: Innerhalb verseuchter Bestände sind Verkalbungen nach dem 5. (meist im 6. oder 7.) Monat der Trächtigkeit das Hauptsymptom der Rinderbrucellose (Abb. 464). Dabei schwankt der von der Ansteckung bis zum Verwerfen verstreichende Zeitraum zwischen 2 Wochen und 4 Monaten. Die Anzeichen des nahenden Aborts (Schwellung von Scham und Euter, Einsinken der Beckenbänder, Kolostralcharakter der Milch) sind in der Regel um so weniger stark ausgeprägt, je früher der Patient verkalbt; deshalb werden diese Veränderungen mit-

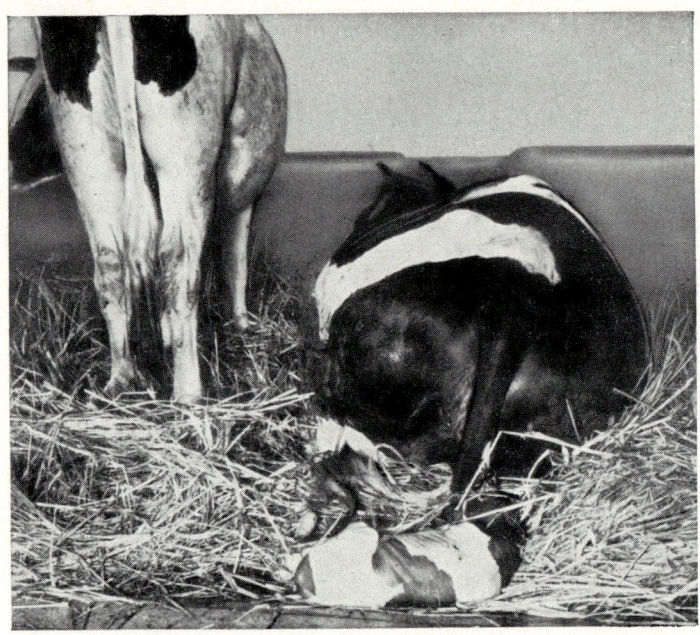

Abb. 464. Fehlgeburt im 6. Monat der Trächtigkeit infolge Infektion mit Brucella abortus BANG; das Bild veranschaulicht die Übertragungsmöglichkeiten des seuchenhaften Verkalbens auf die neben dem Patienten stehenden Tiere

unter gar nicht bemerkt. Häufig ist aber ein bis wenige Tage zuvor grauweißer oder rötlicher, schleimiger bis schleimig-eitriger Scheidenausfluß zu beobachten. Das Ausstoßen der toten oder lebensschwachen Frucht erfolgt meist ohne Schwierigkeiten, so daß hierzu nur selten tierärztliche Hilfe erforderlich wird. Manchmal wird der tote Fetus dabei innerhalb seiner Fruchthüllen geboren; auch die zu früh oder termingerecht zur Welt kommenden Kälber brucellosekranker Muttertiere sterben oft schon in den ersten Lebenstagen. Das verwerfende Tier leidet in der Folge häufig an Nachgeburtsverhaltung mit Lochialfluß von schmutziggrauer oder braunrötlicher Farbe, der infolge sekundärer Infektionen des Genitales meist übelriechend ist.

Die Aborte häufen sich vor allem dann, wenn sich zur Zeit der Brucelloseeinschleppung mehrere Tiere des Bestandes im besonders anfälligen Stadium der Trächtigkeit (2. bis 5. Monat) befanden. Vielfach folgen die Verkalbungen aber zunächst in größeren und dann in immer kürzeren Zeitabständen, bis der Höhepunkt der Verseuchung erreicht ist. Bei den auf das brucellöse Verkalben folgenden Graviditäten wird die Frucht im allgemeinen ausgetragen, obwohl es vereinzelt vorkommt, daß infizierte Kühe dann 2- bis 3mal nacheinander oder sogar regelmäßig immer wieder verwerfen. Dagegen pflegen diejenigen Tiere, die zur Zeit ihrer Ansteckung bereits normal abgekalbt hatten und erst 3 bis 4 Monate später wieder gedeckt oder besamt wurden, ebenso wie Jungrinder, die schon mehrere Monate vor dem ersten Zulassen der Infektion ausgesetzt waren, bis auf seltene Ausnahmen gar nicht zu abortieren.

Gesund und hochtragend in einen verseuchten Bestand zugekaufte Rinder kalben in der Regel zunächst termingerecht, weil die brucellöse Plazentitis bei ihnen während der kurzen bis zum Ende der Gravidität verbleibenden Zeitspanne in der Regel nicht soweit fortgeschritten ist, daß es zur vorzeitigen Ausstoßung der Frucht kommt; solche Kühe brauchen auch späterhin nicht zu verkalben, wenn bis zum Eintritt der nächsten Trächtigkeit mehr als 3 bis 4 Monate vergehen. Andererseits kam es während der früheren starken Verbreitung der Brucellose mitunter vor, daß ganze Gruppen hochtragend zugekaufter, in verseuchte Gehöfte eingestellter ‚abortusfreier' Färsen nach einmaligem normalen Abkalben dann während der folgenden Trächtigkeit verkalbten; solche Vorkommnisse ereigneten sich vor allem dort, wo die Tiere schon 2 bis 3 Monate nach dem Partus wieder zugelassen wurden. Das Ausmaß der brucellosebedingten Sterilitätsfälle hängt von der Zahl der Verkalbungen und der hiernach folgenden Nachgeburtsverhaltungen sowie sekundären eitrigen Endometritiden ab.

Die geschilderten Unterschiede im Krankheitsgeschehen lassen sich nur durch die während der brucellösen Erkrankung eintretenden *Immunisierungsvorgänge* erklären, die für den Verlauf der Erkrankung am Einzeltier und für die Ausbreitung der Seuche innerhalb betroffener Bestände von entscheidendem Einfluß sind. Die erwähnte vorübergehende und rezidivierende Bakteriämie löst meist eine gute humorale Immunität, das Eindringen der Erreger in die Gebärmutter zudem eine Gewebsimmunität aus; das brucellenbefallene Euter ist dagegen offenbar nicht zur histären Immunisierung befähigt. (Die neben diesen Immunkörpern in wechselndem Maße auftretenden diagnostisch verwertbaren spezifischen Antikörper, wie Agglutinine, Präzipitine und komplementbindende Faktoren, haben mit der Immunitätslage des Organismus nur wenig oder gar nichts gemein.) Die mit der Immunisierung gegenüber Brucellen im Zusammenhang stehenden Fragen sind zwar erst teilweise geklärt; im Hinblick auf die Bekämpfung des seuchenhaften Verkalbens ist jedoch festzuhalten, daß dabei Lebensalter, individuelle Veranlagung, infizierende Keimzahl, Dauer der Bakteriämie, das Trächtigkeitsstadium bei der Ansteckung sowie die seit der In-

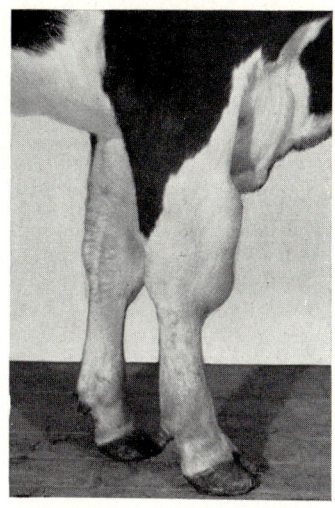

Abb. 465. Brucellosebedingte Bursitis praecarpalis und Tendovaginitis musculi extensor digitalis communis

fektion verstrichene Zeitspanne von besonderer Bedeutung für den Grad der entwickelten Immunität sind. Der Einfluß dieser Faktoren geht unter anderem aus den früheren Beobachtungen bei Lebendkulturimpfungen hervor, die im Grunde nichts anderes als eine zu bestimmtem Zeitpunkt mit festgelegter Keimmenge und Erregerart gesetzte künstliche Infektion darstellen. Dabei zeigte sich, daß die Entwicklung einer soliden Immunität meistens 3 bis 4 Monate erfordert; wurde dieser Zeitraum bei der Impfung berücksichtigt, so war ihr Erfolg bis auf wenige Ausnahmen (3 bis 5 %) sichergestellt. Es erwies sich jedoch als verhängnisvoll, daß selbst brucellosedurchseuchte (also immun gewordene) Kühe den Erreger, insbesondere mit der Milch, noch jahrelang ausscheiden können. Des weiteren ist erwähnenswert, daß Kälber nach der Aufnahme des brucellenfreien Kolostrums immun gewordener Kühe eine allerdings nur kurzfristige passive Immunität erwerben; Jungrinder bis zu einem halben Jahr entwickeln dagegen nach Verabreichung der Milch brucellenausscheidender Kühe eine solide aktive Immunität und tragen somit erheblich zur Verminderung des Verseuchungsgrades innerhalb des Bestandes bei.

Den immunisatorischen Vorgängen ist es auch zuzuschreiben, daß das Verwerfen in betroffenen Beständen nach anfänglicher Häufung der Aborte und Nachgeburtsverhaltungen (die zunächst bei 40 bis 80 % der Patienten zur Unfruchtbarkeit führen) in der Regel nach 2 bis 3 Jahren zurückgeht und bei Ergänzung der Herde durch eigene Nachzucht später nur noch vereinzelt auftritt oder nach etwa 5 bis 6 Jahren ‚von selbst' aufhört. Das erstgenannte Stadium wird als ‚akute –', das folgende als ‚chronische Verseuchung' bezeichnet. Der Bestand ist aber erst dann wirklich brucellosefrei, wenn sämtliche klinischen Anzeichen des Leidens erloschen und wiederholte serologische Kontrollen von Milch- und Blutproben aller über 1 Jahr alten weiblichen Rinder negativ verlaufen (siehe *Erkennung*). Derartige ‚Selbstreinigungen' brucellosebefallener Herden sind zwar durchaus möglich; sie ziehen sich aber meist über 10 bis 12 Jahre hin. Größere und mittlere Betriebe werden während dieses Zeitraumes wegen des Ausfalls an aufzuchtfähigen Kälbern und des verminderten Milchertrages jedoch meist zum Zukauf brucellosefreier tragender Färsen und Rinder gezwungen. Hieraus ergeben sich dann mannigfaltige Variationsmöglichkeiten für das Fortbestehen der Seuche innerhalb des Bestandes. Die nicht immunen neueingestellten Tiere infizieren sich nämlich in der Regel und streuen den Erreger nach dem Verkalben erneut in massiver Form aus. Hiernach kann es zum Immunitätsdurchbruch bei den durchseuchten gesunden Rindern sowie bei den klinisch unauffälligen Brucellen-Ausscheidern und damit zu erneuten manifesten Erkrankungen mit erheblichen wirtschaftlichen Verlusten kommen; ungeimpfte und teilimmune Tiere halten auf diese Weise mitunter eine regelrechte Dauerverseuchung der Herde aufrecht.

Die bei Bullen gelegentlich zu beobachtende *brucellöse Hodenentzündung* kann ein- oder beidseitig auftreten. Im akuten Stadium ist das Skrotum dabei angeschwollen und schmerzhaft. Außerdem bestehen zum Teil Freßunlust, Niedergeschlagenheit und Fieber, die nach einigen Wochen wieder zurückgehen. Der vergrößerte kranke Hoden fühlt sich dann derb an.

Auf Brucellen zurückzuführende *Gelenk-, Sehnenscheiden-* oder *Schleimbeutelentzündungen* können selbst bei solchen Rindern vorkommen, die nicht verkalben. Dabei werden meist nur einzelne Gelenke (vor allem das Knie- oder das Karpalgelenk) oder die Bursa praecarpalis (Abb. 465) befallen, doch sind gelegentlich auch Polyarthritiden oder Polysynoviitiden (S. 516) zu beobachten.

Zerlegungsbefund: Ein Teil der abortierten *Feten* ist mit geblichen schleimig-eitrigen Massen überzogen; ihr Nabelstrang ist häufig serös durchtränkt. Die Nachgeburt ist stellenweise oder insgesamt ödematös verdickt und manchmal auch mit Eiter- oder Fibrinflocken belegt; im Bereich einzelner oder aller Kotyledonen weist sie fahlgelbe Verfärbungen sowie eitrig-nekrotisierende Veränderungen auf; neben ihnen befinden sich gelegentlich zahlreiche kleine akzessorische Kotyledonen. Der Labmagen der Feten enthält gelblich-schleimige Massen; in seiner Schleimhaut können ebenso wie in derjenigen der Harnblase punkt- bis streifenförmige Blutungen vorhanden sein. Die Serosen der vermehrte Mengen rötlicher Flüssigkeit enthaltenden Körperhöhlen zeigen mitunter Auflagerungen flockiger Fibringerinnsel. Außerdem sind Milz, Leber und Lymphknoten mehr oder weniger deutlich geschwollen.

Bei tragenden brucellosekranken *Kühen* sind zwischen Gebärmutterschleim und Chorion unterschiedliche Mengen eines schmutziggrauen, mit Eiterflocken vermengten schleimigen bis schmierigen Exsudats und an den Karunkeln die gleichen Veränderungen wie an den Kotyledonen der Fruchthüllen festzustellen. Das Euter weist makroskopisch allenfalls unspezifische Läsionen auf; dabei erweist sich vorzugsweise eines der Hinterviertel erkrankt, das dann ein bouillonähnliches flockiges Sekret enthält.

Bei *Bullen* gibt sich die Brucellose der Hoden oder Nebenhoden durch bis zu haselnußgroße, eitrig-nekrotische Herde oder dadurch zu erkennen, daß die Keimdrüsen insgesamt deutlich vergrößert und in eine homogene nekrotische Masse umgewandelt sind.

Erkennung und Unterscheidung: Die nicht zum Abort führende Brucellen-Infektion läßt sich durch die *klinische Untersuchung* des betroffenen Tieres nicht diagnostizieren. Verkalbungen, die mit den geschilderten Erscheinungen und Veränderungen einhergehen, sollten jedoch stets Anlaß dafür sein, den Verdacht auf das Vorliegen von Brucellose umgehend zu klären, da der rechtzeitigen Feststellung der Seuche erhebliche Bedeutung zukommt. Zum *bakteriologischen Nachweis der Erreger* empfiehlt sich vor allem die Einsendung des abortierten Feten (oder seines gut abgebundenen Labmagens), von Nachgeburtsteilen (veränderte Kotyledonen) oder frischen Lochien, gegebenenfalls aber auch von Milchproben, Synoviapunktaten (aus veränderten Gelenken, Sehnenscheiden oder Schleimbeuteln) sowie von Sperma. Blutserum-, Milch- oder Samenproben können auch zur *serologischen Untersuchung* eingeschickt werden (Staatliche Veterinär-Untersuchungsämter oder Tiergesundheitsämter). Von den zahlreichen zum Nachweis der Brucellose entwickelten und erprobten serologischen Methoden sollen im folgenden nur die bewährten, amtlich vorgeschriebenen Verfahren zur Untersuchung von Blut, Milch und Sperma berücksichtigt werden. Die diesbezüglichen Vorschriften sind in Anlage I der Verordnung des Bundesministers für Ernährung, Landwirtschaft und Forsten zum Schutze gegen die Brucellose der Rinder, Schweine, Schafe und Ziegen vom 3. 8. 1965 sowie in der Anlage A II C der EWG-Richtlinie zur Regelung viehseuchenrechtlicher Fragen im innergemeinschaftlichen Handelsverkehr mit Rindern und Schweinen vom 26. 6. 1964 im einzelnen festgelegt.

Gemäß der deutschen Verordnung sind die *Blutproben* durch Langsamagglutination zu untersuchen, wobei in fraglichen Fällen zusätzlich die Komplementbindungsreaktion vorzunehmen ist; bei Verdacht auf das Vorliegen einer frischen Verseuchung sowie zur Unterscheidung der sogenannten ‚Impftiter' von echten ‚Infektionstitern' ist außerdem der COOMBS-Test anzuwenden. FRITZSCHE und KOHL berichteten 1957, daß letzterer zur Differenzierung spezifischer und unspezifischer Langsamagglutinations-Titer besser geeignet ist als die MEINECKE-Flockungsreaktion und die Komplementbindungsreaktion; sie stellten zudem fest, daß die im COOMBS-Test nachweisbaren Antikörper im Verlauf der brucellösen Infektion des Rindes früher auftreten als die spezifischen Agglutinine sowie die mit der MEINECKE- oder Komplementbindungsreaktion zu ermittelnden Serumfaktoren. Das positive Ergebnis der Langsamagglutination (nämlich + + + +, + + + oder + + bei einer Serumverdünnung von 1 : 40) zeigt das Vorliegen von Brucellose, gegebenenfalls in Verbindung mit dem positiven Resultat der Komplementbindungsreaktion oder des COOMBS-Tests, mit ausreichender Sicherheit an. Dem als Grenzwert gewählten Titer von 1 : 40 + + entsprechen in der EWG-Richtlinie 62,5 internationale Agglutinationseinheiten pro ml Serum. (Mit der Antigenprüfung für serologische Brucelloseuntersuchungen gemäß der EWG-Richtlinie ist für Deutschland das Bundesgesundheitsamt Berlin beauftragt worden; von dort kann auch das standardisierte Kontrollserum bezogen werden.)

Fällt die Komplementbindungsreaktion oder der COOMBS-Test auf Brucellose bei gleichzeitig fraglichem Ergebnis der Langsamagglutination positiv aus, so ist das betreffende Rind zwar in der Regel als infiziert anzusehen; wenn jedoch bezüglich der endgültigen Einstufung des Tieres Zweifel bestehen, ist das serologische Resultat zunächst als fraglich zu bewerten und die Blutuntersuchung frühestens nach 3 bis 4 Wochen zu wiederholen. Bei der Beurteilung der serologischen Proben sollte zudem stets auch die Seuchenlage des untersuchten Bestandes mitberücksichtigt werden. So zeigen fragliche Reaktionen in Herden mit Verkalbefällen im allgemeinen eine brucellöse Infektion an, während die Langsamagglutination in normalen Herden vereinzelt fragliche Resultate ergeben kann, ohne daß Brucellose vorliegt. Die früher recht bedeutungsvolle Abklärung zwischen ‚Impf-' und echten ‚Infektionstitern' spielt in Deutschland seit dem Verbot der gegen das seuchenhafte Verkalben gerichteten Vakzination keine Rolle mehr.

Zur serologischen Kontrolle von *Milchproben* sind die Abortus-BANG-Ringprobe nach FLEISCHHAUER (1937) und die Langsamagglutination anzuwenden:

Die *Abortus-BANG-Ringprobe* dient in erster Linie der Reihenüberwachung der Kannenmilch; sie ist aber auch für die Untersuchung von Einzel- und Viertelgemelken brauchbar. Hierzu sind Anfangsgemelke weniger geeignet als Durchschnitts- oder Endgemelke, da der Reaktionsablauf und -ausfall nicht nur vom Agglutiningehalt des Milchserums, sondern auch von der Aufrahmung abhängen. Das für die Abortus-BANG-Ringprobe benötigte Antigen ist vom Bundesgesundheitsamt zu beziehen. Das Ergebnis gilt als positiv, wenn sich die Probe frühestens nach 45 und spätestens nach 60 Minuten dauerndem Aufenthalt im Brutschrank oder Wasserbad bei 37° C unter gleichzeitiger Bildung eines dunkelblauvioletten Ringes völlig entfärbt, oder wenn danach Milch und Rahm in gleicher Weise oder der Rahm stärker als die Milch gefärbt sind. Dagegen ist das Resultat der Ringprobe negativ, wenn die Milch dabei blaugefärbt bleibt und der Rahm völlig entfärbt ist oder eine schwächere Färbung als die Milch zeigt. In fraglichen Fällen ist die Probe zu wiederholen oder zusätzlich ein anderes Untersuchungsverfahren anzuwenden. Milch, die in ihrer Zusammensetzung pathologisch verändert ist, kann das Ergebnis der Abortus-BANG-Ringprobe verfälschen; deshalb sind solche Milchmuster von der Beurteilung auszuschließen.

Bei der *Langsamagglutination des Milchserums* ist die Reaktion als positiv zu bewerten, wenn in der Verdünnung von 1 : 5 noch eine Agglutination der Grade + + + +, + + + oder + + auftritt. Ist bei gleicher Verdünnung nur eine Agglutination des Grades + zu beobachten, so gilt das Resultat als fraglich. Wenn das Milchserum bei dieser Verdünnung überhaupt nicht agglutiniert, ist die Probe als negativ einzustufen.

Die *Auswertung der beiden milchserologischen Reaktionen* stützt sich auf folgende Kriterien: Einzelgemelkproben sind als positiv zu beurteilen, wenn sowohl die

Abortus-BANG-Ringprobe als auch die Langsamagglutination oder aber nur die Langsamagglutination positiv ausfällt. Dagegen sind die Milchproben als *negativ* anzusehen, wenn die Ringprobe zwar ein positives, die Langsamagglutination aber ein negatives Resultat erbringt. Wenn Kannenmilchproben in der Abortus-BANG-Ringprobe positiv reagieren, so sind Einzelgemelke und/oder Blutproben aller Tiere des betreffenden Bestandes zu untersuchen, um die Träger der Infektion und den Grad der Verseuchung zu ermitteln.

Für die Untersuchung von *Spermaproben* ist allein die Langsamagglutination anzuwenden. Hierzu werden von dem durch Zentrifugieren gewonnenen klaren Seminalplasma Verdünnungen von 1:5, 1:10 und 1:20 sowie entsprechende Kontrollen angesetzt. Die Reaktion ist also positiv zu bewerten, wenn in der Verdünnung 1:10 eine Agglutination des Grades +++, +++ oder ++ eintritt. Falls nur die Verdünnung 1:5 agglutiniert, oder in der Verdünnung 1:10 nur ein Agglutinationsgrad von + festzustellen ist, gilt das Ergebnis als fraglich, sonst (keine Agglutination bei Verdünnung 1:5) als negativ.

Die Anwesenheit von Antikörpern in Blut oder Milch in der nach den genannten Vorschriften für ihre positive Beurteilung angegebenen Höhe ist im allgemeinen als beweisend für eine Ansteckung des betreffenden Tieres mit Brucellen anzusehen. Die Impfung mit brucellenhaltigen Lebend- oder Totimpfstoffen führt allerdings ebenfalls zur Bildung solcher Antikörper, was die Beurteilung der serologischen Untersuchungsergebnisse erheblich stören kann; dieses Problem spielt vor allem in solchen Ländern eine praktisch wichtige Rolle, in denen Impfungen im Rahmen der Brucellosebekämpfung üblich sind. Außerdem ist zu bedenken, daß der in Blut und Milch vorhandene Spiegel serologisch nachweisbarer Antikörper bei brucelloseinfizierten Tieren im Laufe des Krankheitsgeschehens stark wechseln und mitunter sogar in den negativen Bereich der Beurteilungsskala absinken kann (sogenannte ‚stumme Infektion'). Das einmalige negative Untersuchungsergebnis einer Einzelprobe stellt daher nicht unbedingt den Beweis für die Brucellosefreiheit des betreffenden Tieres dar. Außerdem vergehen nach oraler oder perkutaner Infektion zunächst gewöhnlich etwa 2 bis 4 Wochen, nach genitaler Ansteckung (Deckakt, künstliche Besamung) sogar mitunter 3 bis 6 Monate, bis die ersten serologisch nachweisbaren Antikörper im Blut auftreten. Während dieses Zeitraumes ist die eingetretene BANG-Infektion mit keinem der bisherigen Prüfverfahren nachweisbar, obgleich solche Tiere schon Brucellen ausscheiden können. Schließlich kommt es nicht selten vor, daß anfänglich ermittelte schwache Titer trotz vorliegender Infektion wieder verschwinden und derartige Tiere dann während längerer Phasen ihrer Trächtigkeit aufgrund negativer serologischer Untersuchungsresultate seuchenfrei erscheinen. Mitunter werden sie erst einige Wochen vor dem Abort oder vor dem termingerechten Kalben wieder serologisch positiv; es ist sogar keineswegs selten, daß die Antikörperbildung im Blut trotz eines einwandfrei brucellenbedingten Abortes oder einer infizierten Geburt zunächst ganz ausbleibt und erst 1 bis 3 Wochen danach einsetzt. Diese Tatsache kann sich vor allem bei der Erstdiagnose frischer Bestandsinfektionen verhängnisvoll auswirken. Alle irgendwie brucelloseverdächtig erscheinenden Rinder sollten daher stets vorsorglich solange in einem eigenen Stall abgesondert werden, bis durch wiederholte, in 3- bis 4wöchigen Abständen erfolgende Nachuntersuchungen die endgültige Klärung herbeigeführt ist. Dabei ergänzen sich Milch- und Blutkontrollen, in Sonderfällen auch Spermauntersuchungen, oft in wertvoller Weise. Nach dem Verwerfen oder Abkalben können die serologisch erfaßbaren Antikörper innerhalb von 6 bis 9 Monaten wieder aus dem Blut verschwinden oder aber noch über mehrere Jahre hinweg in abnehmender Konzentration nachweisbar sein. Das Ergebnis der Milchuntersuchung bleibt mitunter jahrelang positiv.

Beurteilung und Behandlung: Obgleich beim Einzeltier vollständige Ausheilungen vorkommen und sogar ganze Herden mit der Zeit durch ‚Selbstreinigung' brucellosefrei werden können (siehe *Krankheitsgeschehen*), ist das seuchenhafte Verkalben stets als ein besonders ungünstiges und folgenschweres Leiden anzusehen, das zu seiner restlosen Beseitigung erhebliche Anstrengungen seitens des Besitzers und des betreuenden Tierarztes erfordert. Nach zahlreichen vergeblichen Versuchen ist Ende der fünfziger Jahre mit dem von SCHRAUFSTÄTTER (1955) entwickelten SR 692 (= N^1-Dichlorazetyl-N^1-phenylsemikarbazid) zwar ein gegen Brucellen wirksames Chemotherapeutikum (Pecudin-Bayer) gefunden worden (PILZ, 1958; ROSENBERGER und GRUNERT, 1958; BÖRGER, 1958; BURI und WUPPER, 1960; TILGNER und REHDER, 1960; DIERNHOFER, 1961; MEYN und SCHRINNER, 1961); es kam jedoch kaum noch zum Einsatz, da sich die Brucellosebekämpfung zu diesem Zeitpunkt bereits ihrem erfolgreichen Ende näherte; außerdem sind nach Anwendung dieses Mittels in rübenblattverfütternden Betrieben Unverträglichkeitserscheinungen, insbesondere hämorrhagische Diathesen (S. 1311) aufgetreten.

Bekämpfung und Vorbeuge: Die Maßnahmen zur Tilgung und zur Prophylaxe der Brucellose sind dem Verseuchungsgrad der betroffenen Bestände und Gebiete anzupassen; dabei sind dem Prinzip nach 3 Verfahren zu unterscheiden, die unter Umständen auch miteinander kombiniert und von Fall zu Fall auf privater oder staatlicher Initiative anzuwenden sind; bei konsequenter Einhaltung führen sie mit der Zeit zur völligen Brucellose-Sanierung, wie aus den in verschiedenen Ländern gesammelten Erfahrungen hervorgeht (siehe *Geschichtliches*):

Jungtierimpfung mit Lebendkulturvakzine: In *stark verseuchten Regionen* ist zunächst durch regelmäßige Kontrolluntersuchungen, hygienische Vorkehrungen sowie Einschränkungen des Tierhandels und -verkehrs zu verhindern, daß die Brucellose in die freigebliebenen Bestände eingeschleppt wird; gleichzeitig ist anzustreben, die akut verseuchten Herden durch BUCK-19-Impfung der Jungtiere und hygienische Maßnahmen (Einrichtung von gesonderten ‚Abkalbeställen' mit Einzelabteilungen für jedes zur Geburt anstehende weibliche Rind; gründliche Desinfektion nach jedem Abort oder Kalben sowie beim Umstellen der Tiere) in chronisch verseuchte umzuwandeln. Während dieser Zeit sollten nur vorschriftsmäßig BUCK-19-geimpfte Jungrinder, Färsen oder Kühe, aber keine tragenden Tiere aus nichtgeimpften brucellosefreien Betrieben zugekauft werden, da sonst die Gefahr besteht, daß sich diese nach der Übernahme infizieren und akute Nachschübe des seuchenhaften Verwerfens auslösen. Die Impfung älterer Tiere sollte aber selbst bei starker Brucelloseverseuchung nicht erlaubt werden. Den nachweislich brucellosefrei gebliebenen Beständen ist eine amtliche Bescheinigung hierüber auszustellen. Bei strikter Durchführung dieser Maßnahmen beruhigt sich die Seuchenlage zwar innerhalb von 3 bis 5 Jahren, wobei die Zahl der Verkalbefälle zurückgeht; eine vollständige Tilgung der Brucellose ist jedoch nicht zu erreichen, solange noch Lebendkulturimpfungen (selbst solche mit dem Stamm BUCK 19) vorgenommen werden. Diese Tatsache darf allerdings nicht darüber hinwegtäuschen, daß die BUCK-19-Jungtiervakzination in ehemals stark verseuchten Ländern (USA, Dänemark, Holland, England, Deutschland) hervorragende Erfolge zeitigte. Sie vermochte bei vorschriftsmäßiger Durchführung 96 % aller Impflinge vor dem Abort, und 80 % von ihnen auch vor der Infektion zu schützen. Andererseits wies sie jedoch nicht zu unterschätzende Schwächen auf. So ist bei ihrer Anwendung mit persistierenden ‚Impftitern' (bei etwa 6 % der vakzinierten Tiere) zu rechnen, welche die Anerkennung der betreffenden Herde als brucellosefreier Bestand stören. Außerdem wird die Ansiedlung von Brucellen im Euter durch die BUCK-19-Impfung nicht verhindert. Ferner bleibt ein Teil der Impflinge ungeschützt, während andere bei massiver Exposition (Verkalben von Nachbartieren) Impfdurchbrüche erleiden; bei ihnen können dann Brucellen des Stammes BUCK 19 im Fetus und in der Plazenta nachgewiesen werden. Bei Bullen ist diese Impfung nicht nur unwirksam, sondern sogar gefährlich; sie hat nämlich mitunter eine brucellöse Orchitis zur Folge, die zur Weiterverbreitung des seuchenhaften Verkalbens führen kann. In seltenen Fällen sind schließlich örtliche oder allgemeine, als allergische Reaktionen zu wertende Unverträglichkeitserscheinungen bei den Impflingen beobachtet worden; sie äußerten sich in Schwellung der Injektionsstelle, Fieber bis zu 42° C, Abgeschlagenheit sowie Freßlustmangel und erforderten die Behandlung mit Antihistaminika oder Adrenalin. Beim Menschen kann der unachtsame Umgang mit dem BUCK-19-Impfstoff ebenfalls Anlaß zu Erkrankungen (schwerste lokale Entzündung, undulierendes Fieber) geben. Von der Lebendkulturimpfung sollte deshalb nur dort Gebrauch gemacht werden, wo es zunächst auf die Eindämmung der akuten Verseuchung samt ihrer schwerwiegenden Folgen ankommt. Sobald dieses Ziel innerhalb des einzelnen Bestandes erreicht ist, sollte dann zur Ermittlung, Absonderung und Ausmerzung der positiven Reagenten übergegangen werden. Für größere Gebiete und ganze Länder gilt sinngemäß das gleiche; der Übergang braucht dabei aber mit Rücksicht auf die in den zugehörigen Betrieben und Regionen herrschende unterschiedliche Seuchenlage nicht unbedingt überall zum gleichen Zeitpunkt zu erfolgen.

Absonderungs- und Ausmerzverfahren: Sobald die *chronische Verseuchung* im großen und ganzen erreicht ist, sollten die Impfungen eingestellt werden und die weitere Bekämpfung nur durch regelmäßige serologische Blut und/oder Milchuntersuchungen erfolgen; dabei sind die obengenannten seuchenhygienischen Maßnahmen nach wie vor einzuhalten und die jeweils ermittelten positiv reagierenden Tiere umgehend abzusondern und nach wirtschaftlichen Gesichtspunkten baldmöglichst auszumerzen. Die im Verlaufe des Verfahrens brucellosefrei gewordenen Bestände sind amtlich als solche anzuerkennen und durch situationsgemäße Einschränkung des Tierverkehrs (Verbot des Zukaufs aus nicht als frei anerkannten Beständen und des gemeinsamen Weideganges mit solchen Herden) sowie durch regelmäßig zu wiederholende serologische Milch- und Blutkontrollen vor einer erneuten Einschleppung des seuchenhaften Verkalbens zu schützen.

Staatliche Anzeige- und Bekämpfungspflicht: In *brucellosefreien Ländern* ist die Seuchenfreiheit der Rinderbestände durch Einführung der Anzeigepflicht für die Brucellose sowie durch regelmäßige serologische Nachkontrollen (Milch- und/oder Blutproben) und eine strenge Regelung des Tierhandels (einschließlich der Einfuhr) zu sichern. Beim Bekanntwerden eines Neuausbruches ist die Weiterverbreitung des Leidens durch strikte Sperrmaßnahmen zu verhindern; außerdem müssen die ursächlichen Zusammenhänge der Einschleppung möglichst rasch geklärt und der Seuchenherd (am besten durch Keulung) getilgt werden. Nach gründlicher Desinfektion der Stallungen kann dann durch Zukauf aus brucellosefreien Betrieben der neue Bestand aufgebaut werden.

Veterinärpolizei: Da Westdeutschland mit einem Verseuchungsgrad von weit unter 1 % der Bestände zu den Ländern gehört, die nach internationalen Gepflogenheiten als frei von Rinderbrucellose anzusehen sind, basieren die gegen dieses Leiden gerichteten Bekämpfungs- und Kontrollmaßnahmen hierzulande auf den im vorigen Abschnitt genannten Grundsätzen (= staatliche Anzeige- und Bekämpfungspflicht). Die diesbezüglichen Vorschriften sind im einzelnen in der Verordnung des Bundesministers für Ernährung, Landwirtschaft und Forsten zum Schutze gegen die Brucellose der Rinder, Schweine, Schafe und Ziegen vom 3. 8. 1965 enthalten, die ihrerseits der EWG-Richtlinie zur Regelung viehseuchenrechtlicher Fragen beim innergemeinschaftlichen Handelsverkehr mit Rindern und Schweinen vom 26. 6. 1964 Rechnung trägt. Die Brucellose der Rinder, Schweine, Schafe und Ziegen war schon seit 1959 in allen Ländern der Bundesrepublik Deutschland anzeigepflichtig. Durch das Gesetz zur Änderung des Viehseuchengesetzes vom 22. 1. 1969 wurde sie in § 10 unter Nr. 16 als anzeigepflichtige Seuche aufgenommen, was unter anderem zur Folge hat, daß auch die Entschädigung nach den §§ 66 bis 73 VG erfolgt. Nach der Verordnung über die Bestimmung der Fristen nach § 70 des Viehseuchengesetzes vom 29. 1. 1969 wird für eingeführte Tiere keine Entschädigung gewährt, wenn die Feststellung der Brucellose innerhalb von 250 Tagen nach der Einfuhr erfolgt und kein Nachweis dafür erbracht wird, daß die Ansteckung erst nach dem Import stattgefunden hat.

Nach der Verordnung von 1965 sind Rinderbestände auf Antrag *amtlich als brucellosefrei anzuerkennen,* wenn sie folgende Anforderungen erfüllen:
Bei keinem der zugehörigen Rinder darf Brucellose oder der Verdacht auf Brucellose vorliegen oder in den letzten 6 Monaten vorgelegen haben.
Bei allen über 12 Monate alten Rindern müssen außerdem zwei im Abstand von 6 Monaten entnommene Blutproben oder drei im Abstand von 3 Monaten entnommene Kannenmilch- oder Einzelgemelkproben, und eine frühestens 6 Wochen nach der letzten Milchuntersuchung entnommene Blutprobe mit negativem Ergebnis untersucht worden sein.

Die betreffenden Rinder müssen durch amtlich anerkannte Ohrmarken gekennzeichnet sein und dürfen während der 6 letzten Monate vor Stellung des Antrags keinen Kontakt mit kranken oder verdächtigen Tieren gehabt haben. Neu in solche Bestände einzustellende Rinder dürfen nur aus amtlich als brucellosefrei anerkannten Betrieben stammen.

Rinder eines als frei anerkannten Bestandes dürfen zum Decken nur mit solchen aus ebenfalls anerkannten Betrieben zusammengebracht werden. Gemeinsamer Weidegang solcher Tiere mit denen aus nicht als brucellosefrei erkannten Beständen sind ebenso verboten wie zusammengefaßtes Treiben oder gemeinsame Transporte (außer zum Zwecke der Schlachtung).

Zur *Aufrechterhaltung der Anerkennung* sind bei den über 12 Monate alten Rindern entweder jährlich 2 serologische Milchkontrollen im Abstand von 6 Monaten oder eine Blutuntersuchung vorzunehmen. Die hierdurch entstehenden Kosten werden von der Staatskasse übernommen. Das Mindestalter der zur Untersuchung zu erfassenden Tiere kann für einzelne Länder auf 24 Monate erhöht werden.

Die *amtliche Anerkennung wird widerrufen*, wenn anläßlich der Kontrolluntersuchungen oder zwischenzeitlich Brucellose oder Verdacht auf das Vorliegen des seuchenhaften Verkalbens bekannt werden; das gleiche gilt für alle Übertretungen der auf die Verhütung einer Einschleppung zielenden Vorschriften (Unterlassung der Wiederholungsuntersuchungen, gemeinsames Weiden bestandseigener Tiere mit solchen aus nicht amtlich als brucellosefrei anerkannten Herden, Handel mit Rindern ohne amtliche Bescheinigung der Brucellosefreiheit des Herkunftsbestandes). Landwirte und Tierärzte können nicht eindringlich genug darauf hingewiesen werden, alle während der verhältnismäßig langen Zeiträume zwischen den vorgeschriebenen Kontrolluntersuchungen auftretenden, für Brucellose sprechenden Vorkommnisse und Verdachtsmomente unverzüglich dem zuständigen beamteten Tierarzt zu melden, da jede Verzögerung der Anzeige nicht nur für den betroffenen Bestand selbst (Verlust des Entschädigungsanspruchs), sondern auch für die benachbarten Betriebe (Weide- oder Deckgemeinschaft, Molkereibezirk) verhängnisvolle Folgen haben kann. Nach Entgegennahme der Anzeige hat der Amtstierarzt unter Berücksichtigung der epizootologischen Verhältnisse sowie der Befunde mikrobiologischer und/oder serologischer Untersuchungen über die Feststellung des Vorliegens von Brucellose oder von Brucelloseverdacht zu entscheiden:

Der *Verdacht auf Brucellose* ist im allgemeinen als unbegründet oder als aufgehoben anzusehen, wenn zwei bei den verdächtigen Tieren im Abstand von 6 bis 8 Wochen entnommene Blutproben, bei Kühen zudem auch gleichzeitig entnommene Milchproben, negative Befunde ergeben haben und bei allen anderen über 12 Monate alten Rindern eine zum Zeitpunkt der 2. Untersuchung entnommene Blut- oder Milchprobe mit negativem Ergebnis untersucht worden ist und keine brucelloseverdächtigen Erscheinungen mehr vorhanden sind.

Bei *Feststellung der Brucellose* hat die zuständige Behörde den Bestand zu sperren; sie hat auch den Ausbruch und das Erlöschen der Brucellose öffentlich bekanntzugeben. Erfolgt die Feststellung während des Weideganges, so sind alle Rinder des Bestandes aufzustallen und dauerhaft zu kennzeichnen; sie dürfen dann nicht aus dem Bestand entfernt werden, es sei denn mit behördlicher Genehmigung zum Schlachten. Während die Tötung für brucelloseverseuchte Schweine-, Schaf- und Ziegenbestände obligatorisch ist, wird sie für seuchenkranke und -verdächtige Rinderbestände dann angeordnet, wenn dies zur Verhinderung einer Weiterverbreitung der Brucellose notwendig erscheint. Von dieser Möglichkeit der raschen Ausräumung von Seuchenherden wird in der Regel Gebrauch gemacht. Erforderlichenfalls können in dem fraglichen Gebiet zusätzliche Bestandsuntersuchungen angeordnet werden. Nach Entfernung der gemaßregelten Tiere aus dem verseuchten Bestand hat gemäß Anweisung des beamteten Tierarztes eine gründliche Desinfektion des Stalles und aller Gerätschaften zu erfolgen. Der Dung ist zu stapeln, mit Chlorkalkmilch zu übergießen und mindestens 3 Wochen zu lagern. Nach Durchführung dieser Maßnahmen gilt die Seuche als erloschen, und es dürfen wieder Tiere aus anerkannten Beständen (mit amtlicher Bescheinigung) zum Aufbau einer neuen Herde eingestellt werden.

Fleischbeschau: Nach § 35, 2 der Ausführungsbestimmungen A zum Fleischbeschaugesetz (AB. A) vom 1. 8. 1960 sind das Blut und alle Eingeweide mit Ausnahme des Herzens sowie die Lymphknoten von Tieren, bei denen Brucellose durch das Gutachten des beamteten Tierarztes oder bei der Schlachttier- und Fleischuntersuchung festgestellt worden ist, als untauglich, der übrige Tierkörper und das Herz aber als tauglich zum Genuß für Menschen zu beurteilen.

Gerichtliches: Wie bereits erwähnt, darf in Deutschland mit Nutz- und Zuchtrindern nur insoweit Handel getrieben werden, als sie aus amtlich als brucellosefrei anerkannten Beständen stammen (siehe *Veterinärpolizei*). Der Nachweis hierüber erfolgt durch amtstierärztliche Bescheinigung. Darüber hinaus ist in einer anstelle der nicht mehr zeitgemäßen Kaiserlichen Verordnung vom 27. 3. 1899 geplanten Verordnung über Hauptmängel und Gewährfristen beim Tierkauf vorgesehen, die Brucellose als Hauptmangel für *Zucht- und Nutztiere* mit einer Gewährfrist von 14 Tagen aufzunehmen. Danach soll der Hauptmangel Brucellose als vorliegend gelten, wenn die Infektion durch bakteriologische oder serologische Verfahren nachgewiesen ist. Dagegen ist es nicht angebracht, die Brucellose auch als Hauptmangel für *Schlachtrinder* aufzunehmen, weil es sich bei der Schlachtung brucelloseinfizierter Tiere im Regelfalle um polizeilich angeordnete Seuchenschlachtungen handelt, für die aufgrund des Viehseuchengesetzes in der Fassung vom 27. 2. 1969 eine staatliche Entschädigung gezahlt wird.

SCHRIFTTUM

BAKER, J. R., & W. B. FAULL (1967): Brucellosis in a large dairy herd. Vet. Record *81*, 560-564. — BANG, B. (1897): Aetiologie des seuchenhaften („infektiösen") Verwerfens. Z. Tiermed. *1*, 241-278. — BEL'ČENKO, V. B., & A. N. BŽEVSKAJA (1967): Erfahrungen bei der Rinderbrucellose-Sanierung (russisch). Veterinarija *44*:8, 55-56. — BÖRGER, K. (1958): Behandlungsversuche mit Pecudin an brucelloseinfizierten Rindern. Rindertuberkulose, Brucellose *7*, 167-173. — BURI, H. H., & O. WUPPER (1960): Über die Anwendung von Pecudin bei der Sanierung eines brucelloseverseuchten Rinderbestandes. Rindertuberkulose, Brucellose *9*, 161-172.

CUNNINGHAM, B. (1967): The COOMBS-test for Brucellosis in cattle. Vet. Record *80*, 527-528.

DIERNHOFER, K. (1961): Versuche zur medikamentellen Vorbeuge der Rinderbrucellose. Dtsch. Tierärztl. Wschr. *68*, 65-70. — DÖPEL, S. (1968): Infektion eines Rinderbestandes mit Brucellen durch Abwasser. M.-hefte Vet.-Med. *23*, 541-543.

EBERTUS, R. (1968): Untersuchungen über die Fertilitätspotenz in brucelloseverseuchten Rinderherden. Fortpflanz., Besam., Aufzucht Haustiere *4*, 7-15. — ENTEL, H.-J. (1959): Brucella-Bakterien in Fleisch und Fleischerzeugnissen. Berl. Münch. Tierärztl. Wschr. *72*, 461-463. — EVANS, A. C. (1918): Further studies on Bacterium abortus and related bacteria. 1. The pathogenicity of Bacterium lipolyticus for guinea-pigs. 2. A comparison of Bacterium abortus with Bacterium bronchisepticus and with the organism which causes Malta fever. J. Inf. Dis. *22*, 576-579, 580-593.

FENNELL, CL. (1968): Breakdowns in S. 19-vaccinated herds. Vet. Record *83*, 334. — FIEDLER, G. (1965): Zur Pathogenese der Rinderbrucellose. M.-hefte Vet.-Med. *20*, 207-212. — FLEISCHHAUER, G. (1937): Die Abortus-BANG-Ringprobe (ABR) zur Feststellung von bangverdächtigen Vollmilchproben. Berl. Tierärztl. Wschr. *53*, 527-529. — FLEISCHHAUER, G. (1953): Zur Verwendungsmöglichkeit der Abortus-BANG-Ringprobe (ABR) bei der Untersuchung der Blutseren auf Abortus BANG. Berl. Münch. Tierärztl. Wschr. *66*, 373-374. — FLÜCKIGER, G. (1968): Neuausbrüche von Rinderabortus BANG in befreiten Beständen. Schweiz. Arch. Tierheilk. *110*, 644-646. — FRITZSCHKE, K., & D. KOHL (1960): Der Wert des schnellen COOMBS-Testes (Rapid-Antiglobuline-Test-RAgT) bei der Diagnostik der Rinderbrucellose. Rindertuberkulose, Brucellose *9*, 135-141, 149-161.

GEISSLER, A., A. ROJAHN & H. STEIN (1969): Sammlung tierseuchenrechtlicher Vorschriften (Stand 1. 4. 1969), Schulz, München. — GLÖCKNER, K.-F. (1967): Untersuchungen zur Bedeutung der Hunde als Infektionsüberträger bei der Brucellose-Sanierung unserer Rinderbestände. Diss., Leipzig. — GÖTZE, R. (1931): Über die Bangbakterieninfektion (Brucellose) der Rinder. Dtsch. Tierärztl. Wschr. *39*, 721-731. — GÖTZE, R., & K. WAGENER (1954): Vorschläge und Wege zur Bekämpfung des Abortus (BANG) des Rindes. Schaper, Hannover.

HERTER, R. (1957): Zur serologischen Diagnose der Brucellainfektion bei Tierärzten unter besonderer Berücksichtigung der Komplementbindungsreaktion. Rindertuberkulose *6*, 119-125. — HIGNETT, P. G., L. K. NAGY & C. J. T. IRONSIDE (1966): Bovine Brucellosis: a study of an adult-vaccinated, Brucella-infected herd. 1. The effect of Brucella abortus infection on fertility. Vet. Record *79*, 886-887. — HIGNETT, P. G., L. K. NAGY & C. J. T. IRONSIDE (1967): Bovine Brucellosis: a study of an adult-vaccinated Brucella infected herd. 2. Isolation of Brucella abortus from infected animals. Vet. Record *80*, 586-590. — HIGNETT, P. G., L. K. NAGY & C. J. T. IRONSIDE (1967): Non-specific anamnestic reaction in Brucella agglutinating system. Vet. Record *80*, 136-139.

JAARTSVELD, F. H. J., & J. W. C. JILESEN (1967): Een bijdrage ter onderkenning van specifieke en aspecifieke Abortus BANG ring-reakties. Tijdschr. Diergeneesk. 92, 547-556.

KARSTEN, F. (1963): Aussichten und Maßnahmen für die Tilgung der Brucellosen. Rindertuberkulose, Brucellose, Leukose 12, 93-108, 117-136. — KNY, E. (1968): Seuchenhygienische Untersuchungen bei verschieden gelagertem Stalldung am Beispiel von Brucella abortus. Diss., Leipzig. — KOLLER, R. (1957/58): Aktuelle Fragen der Brucellose; ein Schrifttumsbericht. Zuchthyg. Fortpflanzungsstörung Besamung Haustiere 1, 304-324; 2, 41-55. — KOVACIĆ, H. (1968): The differentiation of specific and nonspecific antibodies in the diagnosis of bovine Brucellosis (serbokroatisch). Vet. Arhiv 38, 329.

LEISTNER, W. (1960): Die Bedeutung der Brucellose bei der Fleischhygiene. M.-hefte Vet.-Med. 15, 682-685. — LÖFFLER W., D. L. MORONI & W. FREI (1955): Die Brucellose als Anthropo-Zoonose. Springer, Berlin, Göttingen, Heidelberg.

MANTHEI, C. A. (1968): Application of research to bovine Brucellosis control and eradication programs. J. Dairy Sci. 51, 1115-1120. — MEYN, A., & E. SCHRINNER (1961): Zur Frage der chemotherapeutischen Bekämpfung der Rinderbrucellose. Dtsch. Tierärztl. Wschr. 68, 429-431. — MORGAN, W. J. B. (1967): The serological diagnosis of bovine Brucellosis. Vet. Record 80, 612-621.

NAGY, L. K., P. G. HIGNETT & C. J. T. IRONSIDE (1967): Bovine Brucellosis: a study of an adult-vaccinated, Brucella-infected herd. Vet. Record 81, 140-144. — NISBET, R. R. (1968): Breakdown in S. 19-vaccinated herds. Vet. Record 83, 305.

PILZ, W. (1958): Pecudin — ein Prophylaktikum gegen die Brucella abortus-Infektion des Rindes? Vet.-Med. Nachr. 1958, 53-61. — PILZ, W. (1959): Über den prophylaktisch-therapeutischen Einsatz des Pecudin gegen die Rinder-Brucellose. Tierärztl. Umschau 14, 47-49. — POLJAKOV, A. A. (1967): Desinfektion bei der Brucellose (russisch). Vsesojuznyj Naučno-issledovatel'skij Institut Veterinarnoj Sanitarii, Moskva 29, 364-369.

QUANDER, J., & A. ROJAHN (1969): Zur Änderung des Viehseuchengesetzes. Dtsch. Tierärztebl. 17, 115-119.

REDMAN, D. R., E. H. BOHL & W. D. POUNDEN (1967): Vaccination of young calves for Brucellosis. Overseas News Bull. 9, 9-11. — RETZLAFF, N. (1965): Über die fleischbeschauliche Beurteilung der Brucellose der Schlachttiere. Schlacht- und Viehhof-Ztg. 65, 177-179. — ROOTS, E. (1958): Über die Erkennung und Bekämpfung der Rinderbrucellose. Zuchthyg., Fortpflanzungsstörung., Besamung Haustiere 2, 65-70. — ROSASCHINO, F., & L. RUGGERI (1966): Passaggio di agglutinine anti-BUCK 19 nel latte di bovine colpite da mastite acuta intercorrente. Clinica Vet. 89, 77. — ROSENBERGER, G. (1955): Aktuelle Fragen zur Brucellose-(Abortus-BANG-)Bekämpfung beim Rind. Ber. Gemeinschaftstag. Landw.-Kammer Hannover, Tierärztl. Hochsch. Hannover, 19. 10. 1955, S. 5-25. — ROSENBERGER, G., & E. GRUNERT (1958): Über einen erfolgreichen Behandlungsversuch mit einem neuen Wirkstoff an brucellose-infizierten Rindern und Möglichkeiten der Chemotherapie im Rahmen der Abortus-BANG-Bekämpfung. Dtsch. Tierärztl. Wschr. 65, 257-263.

SCHAAL, E. (1954): Die BANG-Infektion des Menschen. Dtsch. Tierärztl. Wschr. 61, 197-202. — SCHILF, E. A. (1968): Brucellosis eradication program, its present and future status. J. Dairy Sci. 51, 1121-1125. — SCHINDLER, W. (1966): Die Bekämpfung der Rinderbrucellose. Wiss. Z. Friedrich-Schiller-Univ. Jena, math.-naturwiss. R. 15, 423-426. — SCHOENE, W., H. PINKEPANK & F. KOERNER (1965): Über eine einfache Feststellungsmethode für Brucellose bei Schlachtkühen. Tierärztl. Umschau 20, 177-180. — SEELEMANN, M. (1960): Die Brucellose der Haustiere unter besonderer Berücksichtigung der Immunisierung, der Antikörper- und Schutzstoffbildung. Enke, Stuttgart. — SEELEMANN, M. (1965): Der aktuelle Stand unserer Kenntnisse über die Brucellosen, insbesondere über ihre Bekämpfung. Kieler milchwirtsch. Forsch.-Ber. 17, 207-219. — SIMPSON, J. W. (1968): Brucellosis in Britain—the problem, control, eradication. Vet. Record 82, 11-21. — SJOLLEMA, P. (1967): Over de waarde van het onderzoek van monsters mengmelk van boerderijen voor het onderkennen van een abortus BANG infektie in een rundveebeslag. Tijdschr. Diergeneesk. 92, 35-38. — SMIRNOV, K. L., & A. I. KONOVALOV (1966): Erfahrungen bei der Tilgung der Rinderbrucellose (russisch). Veterinarija 43:10, 24-26. — STAAK, C., & C. M. GROOCOCK (1968): A Brucella agglutination screening test. Vet. Record 83, 349-351. — STOBO, T. W. (1967): The eradication of Brucellosis. J. Soc. Dairy Technol. 20, 190-195. — STRAUCH, D. (1963): Zur Frage der Beurteilung von Brucellose-Agglutinationstitern im Rahmen der europäischen Wirtschaftsgemeinschaft. Tierärztl. Umschau 18, 481-485.

TILGNER, K., & H. REHDER (1960): Bericht über die Sanierung zweier brucelloseverseuchter Rinderbestände unter dem Einsatz von Pecudin. Vet.-Med. Nachr. 1960, 234-238. — TURNER, A. J. (1969): Further observations on the incidence of Brucellosis in dairy cattle in Victoria. Austral. Vet. J. 45, 59-62.

ULLMANN, G. (1958): Untersuchungen über die Infektionen von Melkern und Stallpersonal mit Brucella Abortus BANG. Rindertuberkulose, Brucellose 7, 159-166.

VERŠILOVA, P. A. (1967): Erfolge der Brucellose-Forschung und Bekämpfung in der UdSSR (russisch). Zurnal Mikrobiologii, Epidemiologii i Immunobiologii, Moskva 44:9, 3-6.

WAGENER, K., & W. BISPING (1959): Wesen und Wirkungen der Allergie bei der Brucellose. Berl. Münch. Tierärztl. Wschr. 72, 255-259. — WAGENER, K., W. BISPING & L.-CL. SCHULZ (1963): Experimentelle Untersuchungen über die allergische Genese des Brucellaabortes beim Rind. Rindertuberkulose, Brucellose, Leukose 12, 1-22. — WISNIOWSKI, J. (1967): Über die Möglichkeiten einer serologischen Differenzierung der Impf- und Infektionstiter bei Rinderbrucellose. M.-hefte Vet.-Med. 22, 147-151.

ZELLER, H. (1938): Die Ergebnisse des Großversuches zur Feststellung der Verbreitung der Rinder-Tuberkulose und Brucellose. Dtsch. Tierärztebl. 4, 301-304.

Infektionskrankheiten des Nervensystems

Tollwut (Rabies)

Wesen: Die Tollwut ist eine en- bis epizootisch auftretende, fast ausnahmslos akut und tödlich verlaufende virusinfektionsbedingte Enzephalomyelitis, die alle warmblütigen Tierarten sowie den Menschen befallen kann. Die Übertragung des gefürchteten Leidens erfolgt in der Regel durch den Biß tollwutkranker Tiere. Sein klinisches Bild ist in typischen Fällen durch Verhaltens- und Bewußtseinsstörungen gekennzeichnet, die zunächst von erhöhter Erregbarkeit begleitet werden, später aber in zunehmende Lähmung übergehen. (Andere Bezeichnungen: Wutkrankheit, Hundswut, Wasserscheu oder Hydrophobie, Lyssa, rage, rabia, rabbia.)

Geschichtliches: Die Rabies zählt zu den schon lange vor der Zeitenwende bekannten Infektionskrankheiten der Tiere und des Menschen (DEMOKRIT, ARISTOTELES). Obwohl CELSUS bereits Ende des 1. Jahrhunderts n. Chr. das Aussaugen und Ausbrennen der von tollwütigen Hunden herrührenden Bißwunden empfohlen hatte, herrschten über die Ätiologie der Tollwut noch Mitte des 19. Jahrhunderts recht verworrene Vorstellungen. So wurden neben der Möglichkeit einer spontanen Genese unter anderem dämonische Einflüsse, Aufregung oder Furcht, starke Temperaturschwankungen, heiße oder kalte Nahrung, unbefriedigter Geschlechtstrieb oder Gifte als auslösende Ursache angesehen. Eine besondere Rolle unter diesen Vorstellungen spielte der bei Hunden an der Unterfläche der Zunge befindliche, als ‚Tollwurm' (Lyssa) bezeichnete Bindegewebsstrang, der dem Leiden seinen Namen gab und dessen operative Entfernung noch bis ins späte Mittelalter zur Verhütung der Krankheit empfohlen wurde. Die Ansteckungsfähigkeit des Speichels ist von ZINKE (1804) für tollwutkranke Hunde, von BERNDT (1822) für lyssabefallene Pflanzenfresser und von MAGENDIE auch für den an Hydrophobie leidenden Menschen bewiesen worden. PASTEUR und seine Schule (1881 bis 1899) stellten fest, daß das rabiesauslösende Agens im zentralen Nervensystem der Patienten in konzentrierter Form enthalten ist, und bezeichnen den originären Erreger als ‚virus des rues'. Durch laufende intrazerebrale Passagen modifizierten sie dieses Straßenvirus soweit, daß es die damit infizierten Kaninchen regelmäßig innerhalb von 6 bis 9 Tagen tötete; wegen seiner konstanten Virulenz nannten sie den so erhaltenen Stamm ‚virus fixe'. Da dieser abgeschwächte Erreger bei anderen Tierarten und beim Menschen nicht mehr pathogen wirkte, wandte ihn PASTEUR zur Immunisierung gegen Straßenvirusinfektionen an. Die Vakzination war allerdings nicht ganz ungefährlich, weshalb in der Folge eine Reihe weiterer Impfstoffe entwickelt worden ist (siehe *Vorbeuge*). 1903 wiesen REMLINGER und RIFFAT-BEY Filtrierbarkeit des Tollwutvirus nach. Im gleichen Jahr entdeckte NEGRI in den Ganglienzellen des Ammonshorns die nach ihm benannten rabiesspezifischen Körperchen, welche lange Zeit hindurch von ausschlaggebender Bedeutung für die histologische Diagnostik der Tollwut waren. Später sind weitere, zum Teil wesentlich sicherere oder raschere Verfahren für den Nachweis dieses Leidens entwickelt worden (Mäuseversuch, Präzipitation, Komplementbindung, Serumneutralisation, Immunofluoreszenz, Korneatest; siehe *Erkennung und Unterscheidung*).

Vorkommen und Verbreitung: Außer in Australien tritt die Tollwut in allen Erdteilen mehr oder weniger häufig auf, wobei in erster Linie fleischfressende Haus- und Wildtiere (Hund, Katze; Fuchs, Dachs, Wolf, Schakal, Hyäne, Präriewolf, Skunk und andere mehr), neben diesen in wechselndem Umfang aber auch andere Säugetierarten, manchenorts sogar Fledermäuse befallen werden. Die Weiterverschleppung des Leidens erfolgt gegendweise bevorzugt durch domestizierte Karnivoren, durch wildlebende Fleischfresser oder durch Chiropteren; demgemäß wird epizootologisch zwischen *urbaner*, *silvatischer* und *Fledermaus-Tollwut* unterschieden. Da rabieskranke Pflanzenfresser in der Regel nicht beißsüchtig sind, endet die Infektionskette bei ihnen meist blind.

Innerhalb *Europas* war die Lyssa, abgesehen von einzelnen, seuchenhaft von Füchsen und Wölfen auf Hunde übergreifenden Ausbrüchen größeren Ausmaßes, die nach unterschiedlicher Dauer wieder zum Erliegen kamen, bis Ende des letzten Krieges vor allem in den östlichen Ländern bodenständig, während die nördlichen und westlichen Staaten nur zeitweilig oder schwach verseucht waren. Seit Mitte des 19. Jahrhunderts wurde die Rabies zwar gelegentlich durch streunende kranke Füchse oder Wölfe nach Deutschland oder Österreich eingeschleppt, wo sie dann jeweils mehr oder weniger schwerwiegende Epizootien unter Hunden und Katzen auslöste; ihre Ausbreitung unter den Wildtieren blieb dabei jedoch unbedeutend. So beherrschte der Hund mit 74 % aller in Deutschland bekannt gewordenen Erkrankungen das Seuchengeschehen des tollwutreichen Zeitraumes von 1915 bis 1924 (WACHENDÖRFER, 1966/67), wobei sich die damals bei Haustieren insgesamt registrierten 13 000 Fälle eindeutig auf dicht-

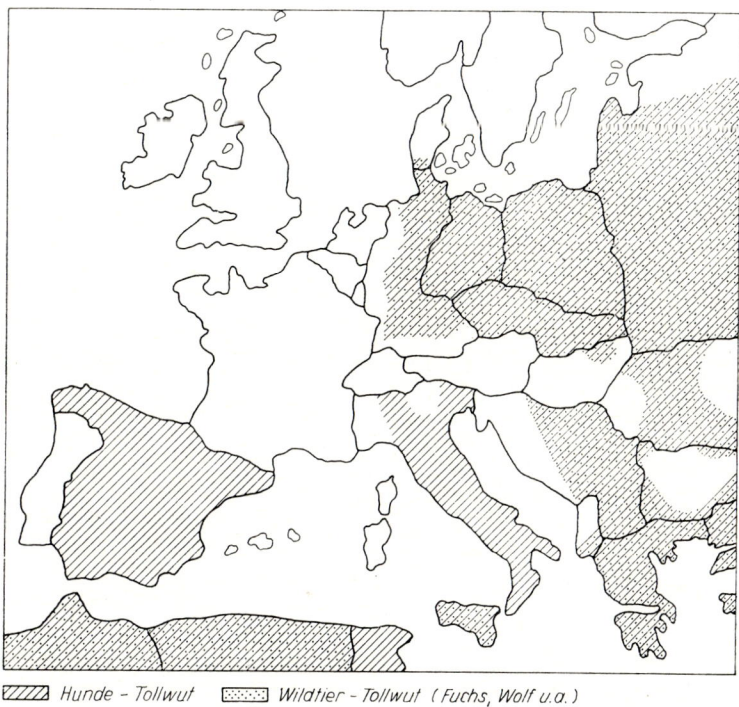

Abb. 466. Stand der Tollwutverbreitung in Europa im Jahre 1964 (EICHWALD & PITZSCHKE, 1967)

besiedelte Großstädte konzentrierten (urbane Form). Diese Ausbrüche konnten im allgemeinen durch strenge Sperrmaßnahmen zum Erlöschen gebracht werden, die aber während der 40er Jahre in den von Kriegsereignissen betroffenen Gebieten nur teilweise realisierbar waren. Seitdem ist es einigen Balkanländern gelungen, die Tollwut durch das Einfangen der herrenlosen und wildernden Hunde sowie durch die staatlicherseits angeordnete regelmäßige Schutzimpfung aller Haus- und Hofhunde zu tilgen oder unter Kontrolle zu halten (Abb. 466). *In Deutschland* hat sich die Rabies dagegen in den Nachkriegsjahren bis an und über den Rhein nach Westen ausgebreitet; gleichzeitig haben hierzulande die Füchse die Hauptrolle in der Verschleppung des Leidens übernommen (silvatische Form), so daß sich die heute in der Bundesrepublik zur Tollwuteindämmung getroffenen Maßnahmen vor allem auf die Ausrottung dieses lebenden Erregerreservoirs richten (siehe *Bekämpfung*). Die Zusammenhänge zwischen Fuchs- und Haustierrabies gehen aus der Tatsache hervor, daß die Gesamtzahl der Erkrankungsfälle in umgrenzten Biotopen in 3- bis 4jährigen Zyklen etwa der gleichzeitigen Zunahme oder seuchenbedingten Dezimierung der Fuchspopulation folgt. Bei der sta-

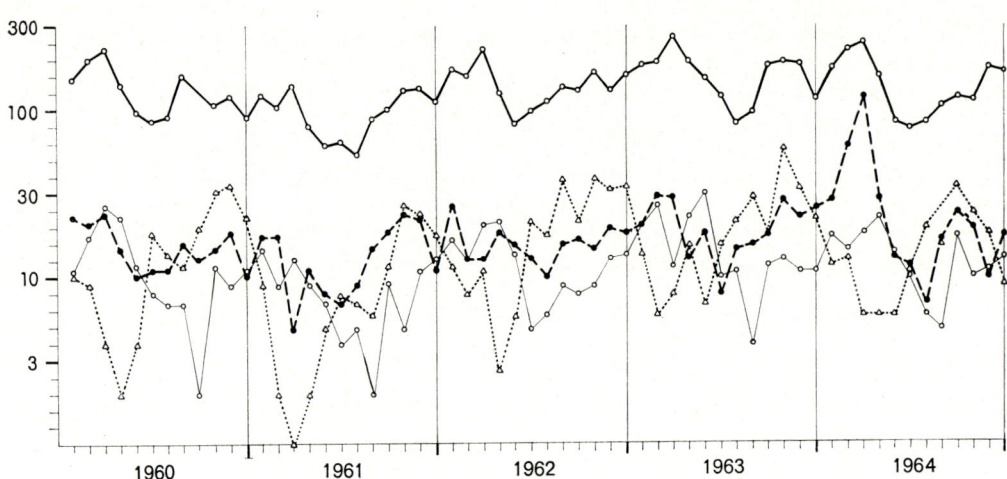

Abb. 467. Abhängigkeit der Zahl der bei Haustieren festgestellten Tollwutfälle von der Periodik der Fuchstollwut in der Bundesrepublik Deutschland (――― = Füchse, ― ― ― = Katzen, ···· = Rinder, ——— = Hunde; WACHENDÖRFER, 1967)

tistischen Auswertung größerer, von der silvatischen Form der Tollwut befallener Gebiete (Abb. 467) zeigt die Lyssafrequenz des Fuchses eine jahreszeitliche Periodik (Maximum im 1. Quartal, Minimum während der Sommermonate, erneute Zunahme im Herbst und Winter), die von den Fortpflanzungs- und Lebensgewohnheiten dieser Tierart bestimmt wird. Die Rabieskurven von Hund und Katze sind durch einen weitgehend gleichsinnigen Verlauf gekennzeichnet, während diejenige des Rindes ihren Tiefpunkt ausgangs des Winters hat. Dieser Unterschied erklärt sich daraus, daß während der Stallhaltung (im Gegensatz zur Weidezeit) kaum Kontaktmöglichkeit zwischen Rindern und Füchsen gegeben sind; die lange Inkubationszeit der Tollwut bedingt aber eine bis in den Winter hineinreichende Zunahme der Erkrankungsziffer beim Rind.

Die aus Abbildung 466 ersichtliche europäische Seuchensituation des Jahres 1964 hat sich bis 1968 noch verschlimmert, da die Tollwut inzwischen auch auf einige damals rabiesfreie Länder (Tschechoslowakei, Österreich, Schweiz, Luxemburg, Belgien, Frankreich, Dänemark) übergegriffen hat (KAUKER & ZETTL, 1969). Im Gegensatz zu den Verhältnissen in Iberoamerika scheinen Fledermäuse bei der Verbreitung der Tollwut in Europa keine nennenswerte Rolle zu spielen.

In den *Vereinigten Staaten* beginnt sich ein ähnlicher Wandel des Rabiesgeschehens (nämlich von der urbanen zur silvatischen Form) abzuzeichnen wie in Zentraleuropa; dabei kommt die Hauptüberträgerrolle den Skunks zu. Die Ursache dieser epizootologischen Verschiebung ist in den strengen Bekämpfungsmaßnahmen (einschließlich der präinfektionellen Schutzimpfung der Hunde) und im Fehlen natürlicher Skunk-Feinde zu suchen.

In *Süd-* und *Mittelamerika* (neuerdings auch in den Südstaaten der USA) wird die Tollwut dagegen in wesentlichem Umfange von blutsaugenden Fledermäusen auf Weidetiere und auch auf den Menschen übertragen. Andere, mit diesen Vampiren zusammenlebende frukti- und insektivore Fledermausarten können die Ansteckung, wenn auch wesentlich seltener, ebenfalls vermitteln. Das durch den Biß solcher infizierter, aber oft völlig gesund erscheinender Flattertiere ausgelöste Krankheitsbild unterscheidet sich durch das Überwiegen paralytischer Symptome (Derringue, Trinidadkrankheit, Vampirtollwut) von dem der klassischen Wut, weil der Erreger durch die natürliche Fledermauspassage offenbar modifiziert worden ist (KOLB & HETSCH, 1952); er wird deshalb auch als ‚Virus paralyssa' bezeichnet (NIKOLITSCH, 1961).

In *Südafrika* fällt die Rolle des lebenden Tollwutreservoirs vor allem Mungos, Ginsterkatzen, Erdhörnchen und anderen Wildtieren zu.

Bedeutung: In Westdeutschland schwankte die Zahl der jährlich ermittelten Rabies-Neuausbrüche von 1954 bis 1964 zwischen 1500 und 3000; sie betrafen zu rund 80 %

das Wild (Fuchs 62,2 %, Reh 11,4 %, andere Tiere 5,5 %) und nur zu etwa 20 % Haustiere (Katze 7,6 %, Rind 6,7 %, Hund 5,2 %, andere 1,4 %). Die absolute Tollwutfrequenz für das *Rind* lag in der Bundesrepublik Deutschland von 1958 bis 1965 jährlich zwischen 100 und 300 Fällen (ECKERSKORN, 1966). Somit stehen das Reh und das von allen Haustierarten am leichtesten rabiesempfängliche Rind unter den betroffenen Pflanzenfressern an erster Stelle. Der Schrecken der Tollwut liegt jedoch nicht in den hieraus erwachsenden und insgesamt gesehen relativ geringen wirtschaftlichen Verlusten, sondern in der beim Kontakt mit solchen Tieren bestehenden *Ansteckungsgefahr für den Menschen* begründet. Von 1915 bis 1924 waren im damaligen Reichsgebiet 95 tollwutbedingte menschliche Todesfälle zu beklagen. Der Nachkriegsseuchenzug zwang dann von 1945 bis 1957 20 000 Einwohner der DDR, sich gegen Rabies schutzimpfen zu lassen; in diesem Zeitraum sind dort über 30 Personen an Tollwut gestorben, von denen sich die Mehrzahl nicht rechtzeitig in Behandlung begeben hatte. In der BRD traten während der gleichen Zeit zwei tödlich verlaufende Fälle von Rabies beim Menschen auf (je einer in Schleswig-Holstein und Rheinland-Pfalz). In den USA sind 1961 drei und 1962 zwei derartige Beobachtungen gemeldet worden. Die rechtzeitige Vakzination (S. 802) verleiht zwar trotz vorherigen Kontaktes mit infektiösem Material oder tollwütigen Tieren eine ziemlich sichere Immunität; manche antirabieschen Impfstoffe werden jedoch zum Teil schlecht vertragen und können zu vorübergehenden oder bleibenden Gesundheitsstörungen führen. Außerdem sind solche Behandlungen und die bei Tollwutausbrüchen zu treffenden Sperrmaßnahmen stets mit erheblichem finanziellem Aufwand verbunden.

Für den in verseuchtem Gebiet tätigen *Tierarzt* besteht nicht nur beim Umgang mit kranken Fleischfressern Gefahr, das Vorliegen von Rabies erst nach näherer Berührung mit dem Patienten zu erkennen. Er kann auch bei der Untersuchung und Behandlung von Rindern einem infizierenden Kontakt ausgesetzt sein; das kommt vor allem im Anfangsstadium des Leidens vor, wenn die Symptome eine Maulhöhlenerkrankung oder eine Schlundverstopfung vermuten lassen und zur Exploration mit ungeschützter Hand verleiten (→ Verletzungen durch die Backenzähne und Kontamination mit Speichel). In jedem Verdachtsfalle sollten deshalb ebenso wie beim Anfassen von krankem oder gefallenem Wild die erforderlichen Vorsichtsmaßnahmen (Gummihandschuhe, Schutzkleidung) eingehalten werden. Außerdem obliegt es unter anderem gerade dem Tierarzt, die ratsuchende Bevölkerung über das Wesen und die Gefahren der Tollwut aufzuklären.

Ursache: Der Erreger der Rabies wird den Myxoviren zugerechnet. Er ist 80 bis 150 mμ groß und je nach dem umgebenden Milieu von runder oder länglicher Gestalt. Das Virus ist serologisch einheitlich; je nach seiner Pathogenität und Herkunft wird jedoch zwischen Straßenvirus, Virus fixe und Fledermausvirus unterschieden. Kälteeinwirkungen gegenüber ist das Tollwutvirus sehr resistent; so bleibt es an der Erdoberfläche bei 0 bis 8° C etwa 2 Monate lang ansteckungsfähig. Es läßt sich durch Gefriertrocknung haltbar machen, verliert aber bei allmählicher Eintrocknung innerhalb von 10 bis 14 Tagen seine Infektiosität. In trockenem Lehmboden bleibt der Erreger in 1 Meter Tiefe über 5 Wochen virulent, und selbst Fäulnis wirkt auf ihn nur schwach inaktivierend. Im Gras angetrocknetes Rabiesvirus hält sich bei normaler Umgebungstemperatur 24 Stunden am Leben. Bei saurem pH-Wert zwischen 3,0 und 3,5 geht es jedoch schon nach 30 Minuten zugrunde. Die Abtötung mit 1 %igem Formalin dauert 1 bis 2 Stunden; ähnlich wirksam sind 1 %ige Sublimatlösung und 1- bis 2 %ige Natronlauge.

Zur intrazerebralen Vermehrung des Tollwutvirus eignen sich Maus, Kaninchen, Meerschweinchen und Ratte sowie Küken und Tauben, doch treten bei letzteren trotz Infektion keine Krankheitserscheinungen auf. Nach Adaptation über Kükenpassagen kann das Virus auch im bebrüteten Hühnerei gezüchtet werden; dabei verliert es nach mehreren Passagen seine Pathogenität für Hund und Mensch (Impfstamm FLURY). Außerdem läßt sich der Rabieserreger in Zellkulturen aus Nerven- und anderem Gewebe vermehren.

Entstehung und Krankheitsgeschehen: Beim Rind ist die Tollwutinfektion hierzulande in der Regel auf den Biß eines kranken Fuchses, aber nur selten auf den eines anderen wildlebenden oder domestizierten Fleischfressers zurückzuführen. Dabei gelangt das Virus zusammen mit dem Speichel des beißenden Tieres (manchmal erst durch nachträgliches Belecken) in die Wunde. Dagegen führt der gegenseitige Kontakt zwischen gesunden und rabieskranken Rindern nicht zur Ansteckung. Mitunter werden von dem infektionsvermittelnden Karnivoren bei der gleichen Gelegenheit (Weidegang, offene Stalltüren oder -fenster) mehrere Rinder angefallen; dann können nach Ablauf der meist zwischen 4 Wochen und 3 Monaten betragenden Inkubationszeit einige oder alle betroffenen Tiere nacheinander (fast stets in Abständen von mindestens einigen Tagen) erkranken. Vielfach kommt das Leiden aber nur bei einem Teil der gleichzeitig gebissenen Tiere zum Ausbruch, da das Haften der Infektion vom Virusgehalt des Speichels, von Sitz, Ausmaß und Tiefe der Verletzung sowie vom Nervengehalt der umgebenden Gewebe abhängig ist. So kann der Erreger aus oberflächlichen Wunden unter Umständen durch eine stärkere Blutung ausgeschwemmt werden. Deshalb sind die schwereren, auf dem Biß eines tollwütigen Fuchses, Wolfes oder Hundes beruhenden Verletzungen sowie die oft tiefreichenden Bisse lyssakranker Katzen weitaus gefährlicher als die beim Kontakt mit rabiesbefallenen Wiederkäuern vorhandenen oder auftretenden oberflächlichen Hautläsionen. Die unversehrte Haut bietet einen guten Schutz vor der Tollwutinfektion; dagegen sprechen die Ergebnisse positiv verlaufener Versuche für die Möglichkeit einer Ansteckung über intakte Schleimhäute. Im allgemeinen pflegt die Wutkrankheit um so sicherer und früher auszubrechen, je näher der infektionsvermittelnde Biß am zentralen Nervensystem liegt (Kopf, Nacken, Hals, Rücken); außerdem ist die Inkubationszeit bei jüngeren Individuen meist kürzer als bei älteren.

Wahrscheinlich wandert das Tollwutvirus von der Bißstelle aus (wo es maximal bis zu 96 Stunden lang nachweisbar ist) über mitverletzte Nervenfasern in Gehirn oder Rückenmark ein, in denen es sich unter Schädigung der Nervenzellen und Gefäßwände vermehrt. Die dadurch ausgelöste Enzephalomyelitis bedingt zunächst Unruhe, Bewußtseinsstörungen und gesteigerte Erregbarkeit; dieser Zustand der „rasenden Wut" geht nach einiger Zeit in fortschreitende Lähmungen der Schlingmuskeln (Speichelfluß) und der Skelettmuskulatur, also in das Stadium der „stillen Wut" über, das dann schließlich durch Aussetzen der Atmung zum Tode führt.

Vom Gehirn aus gelangt das Rabiesvirus in die Speicheldrüsen, wo es sich ebenfalls vermehrt. Seine Ausscheidung erfolgt hauptsächlich über Speichel und Harn; manchmal läßt es sich aber auch im Kot und in der Milch tollwutkranker Rinder nachweisen. Die Infektiosität des Speichels setzt mitunter schon 8 bis 14 Tage vor den klinischen Erscheinungen ein; sie ist unmittelbar nach Ausbruch der Wutkrankheit am stärksten

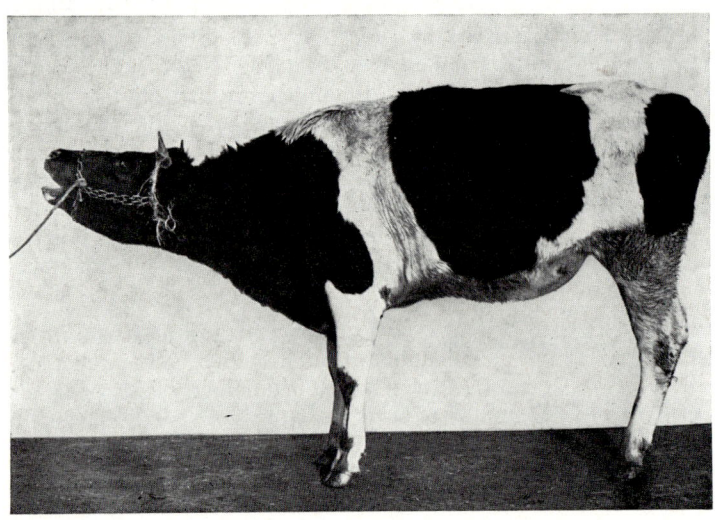

Abb. 468. Tollwutkranke Kuh: Brüllen, aufgewühlte Streu am Horn, Parese der Nachhand

und bleibt während ihres weiteren Verlaufs erhalten. Bei tragenden Tieren kann das Tollwutvirus während der Inkubationsperiode auf den Fetus übergehen; gegebenenfalls erkrankt das betreffende Kalb dann (nach der Geburt) früher als die Mutter. Patienten, welche die Rabies ausnahmsweise überstehen, besitzen eine dauerhafte Immunität; die von ihnen stammende Nachzucht ist ebenfalls monatelang gegen eine Infektion gefeit.

Erscheinungen und Verlauf: Beim Rind beginnt die Tollwut nach 1- bis 3monatiger Inkubation zunächst oft unter dem Bild einer wenig kennzeichnenden Verdauungsstörung mit Inappetenz, Atonie und/oder leichter Tympanie des Pansens sowie Kotverhaltung (seltener aber Durchfall); die auslösende Bißverletzung ist dann in der Regel schon abgeheilt und daher meist nicht mehr festzustellen. Die bald darauf einsetzenden Verhaltensänderungen geben sich durch stieren oder ängstlichen Blick, Umsehen nach jedem Geräusch, Andrängen an umgebende Objekte und sich nähernde Personen oder Beschnüffeln derselben, manchmal auch in brunstähnlichem Benehmen zu erkennen. Die Erregungsphasen der *rasenden Wut* beschränken sich beim Rind mitunter auf eine mehr oder weniger stark ausgeprägte Unruhe mit Flehmen, Gähnen, Hochwerfen des Kopfes, Aufwühlen der Streu, Schlagen mit den Beinen und immer häufiger werdendes langgezogenes, lautes Brüllen mit heiserer, sich überschlagender Stimme (Abb. 468). Auf andere Tiere oder den Menschen gerichtete tobsüchtige Angriffslust ist dagegen, insbesondere bei angebundenen Patienten, seltener oder erst bei längerer Beobachtung festzustellen. Manche tollwutkranken Rinder geraten beim Vorhalten des Wassereimers (Plätschern) oder beim Ingangsetzen der Selbsttränke in Erregungsanfälle (Stoßen, Scharren, Schlagen, Brüllen), die als Äquivalent der bei den Fleischfressern und beim Menschen auftretenden Hydrophobie zu werten ist. In anderen Fällen wird beim Vorführen eines möglichst zum Bellen zu reizenden Hundes (an der Leine!) eine ähnliche Exzitation ausgelöst. Das Ausbleiben solcher Reaktionen kann jedoch nicht als eindeutiger Beweis dafür angesehen werden, daß keine Rabies vorliegt. Ein während dieses Stadiums beim Rind häufig zu beobachtendes Symptom besteht in ständig sich wiederholendem abnormen Drängen auf Kot und Harn mit aufgekrümmtem Rücken, einknickenden Hinterbeinen und abgehaltenem Schwanz, wobei nicht selten abwechselnd Luft in den Mastdarm eingesaugt und wieder ausgepreßt wird; diese hochgradigen und manchmal bis zum Niederstürzen führenden Tenesmen werden dann vielfach von gleichzeitigem Brüllen begleitet und scheinen den Patienten offensichtlich zu schwächen. Nicht selten versucht er auch, sich von der Kette loszureißen oder verhängt sich in seiner Anbindevorrichtung (Abb. 469). Von Zeit zu Zeit legt sich das kranke Tier abrupt nieder oder springt plötzlich auf und rennt gegen Krippe oder Wand; dabei kann es sogar zum Abbrechen der Hörner, zum Ausschlagen von Schneidezähnen oder anderen groben Verletzungen kommen. Solche Erregungsphasen folgen auf dem Höhepunkt der Erkrankung etwa alle 20 bis 30 Minuten aufeinander; beim Übergang in das Stadium der *stillen Wut* werden sie schwächer, die dazwischenliegenden Pausen apathischer Erschöpfung dagegen immer länger. Gleichzeitig nehmen auch die Lähmungs-

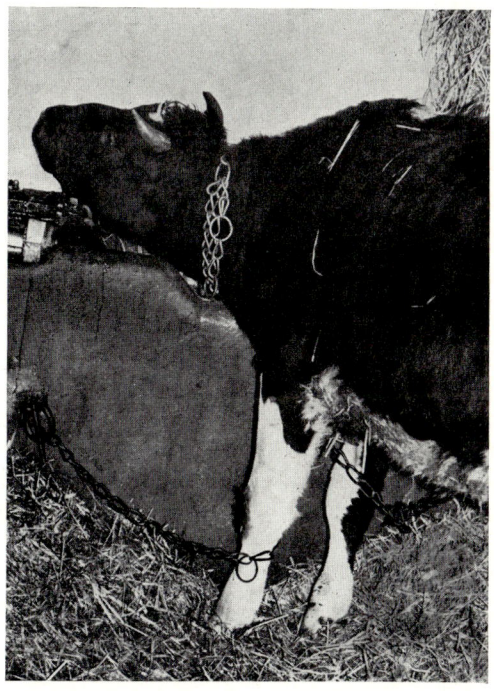

Abb. 469. Tollwutkranke Kuh, die sich in der Erregung mit beiden Vorderbeinen in der Anbindevorrichtung verhängt hat

erscheinungen zu, die sich schon im ersten Stadium des Leidens in Speichelfluß (Schlingstörungen) äußerten und gelegentlich (statt der Exzitation) im Vordergrund des klinischen Bildes stehen können. (Später läßt die Salivation zwar wegen der Unfähigkeit zur Wasseraufnahme [Exsikkose] an Intensität nach; sie bleibt aber meist bis in die Agonie hinein erkennbar.) Die fortschreitende Paralyse ergreift in der Regel zuerst die Nachhand: Einknicken in den Sprung- und Fesselgelenken, Schwanken, Stolpern, Aufstehen und Niedergehen in hundesitziger Stellung, häufigeres Liegen mit aufgestütztem oder seitwärts zur Brust eingeschlagenem Kopf, Nachlassen der Reaktionen auf äußere Reize. Völliges Festliegen (oft in Seitenlage mit unphysiologisch gelagertem Kopf), Stöhnen sowie röchelnde und zeitweilig aussetzende Atmung sind schließlich die Anzeichen des nahenden Todes, der in der Regel nach 3- bis 6tägigem Kranksein eintritt. (Kurz davor ist meist deutliche Glukosurie nachzuweisen.) Es sollen zwar einzelne Fälle von boviner Tollwut in Heilung übergegangen sein; in der hannoverschen Klinik sind solche ungewöhnlichen Ausnahmen bisher aber nie beobachtet worden.

Die durch Fledermäuse übertragene *südamerikanische Lähmungswut* des Rindes unterscheidet sich von der ebengeschilderten Form des Leidens durch ihren langsameren Verlauf und das Vorherrschen paretisch-paralytischer Erscheinungen (GRUNERT, 1967). Dabei werden selbst unbändig oder bösartig gewesene Tiere zunächst ausgesprochen zahm und zeigen bei Belästigung allenfalls Stoßen oder Schnappen. Das wichtigste und manchmal sogar einzige Symptom besteht in fortschreitender Nachhandparese (unsicherschlaffer bis schwankender Gang, später mit über den Boden schleifenden Zehen; Überköten, Kreuzen der Hinterbeine, Seitwärtsfallen). Daneben ist Inappetenz und von Fall zu Fall auch kolikartiges Benehmen oder Tenesmus festzustellen. Nach 3- bis 8tägiger Dauer der Parese setzt die aszendierende Paralyse ein, die meist am 5. bis 9. Krankheitstag zum Festliegen (oft in Milchfieberhaltung, zum Teil aber in Seitenlage mit Opisthotonus und rudernden Vorderbeinen) und spätestens 14 Tage nach Krankheitsbeginn zum Tode führt.

Beurteilung: Die Prognose der Rabies ist beim Rind stets aussichtslos.

Zerlegungsbefund: Die Sektion ergibt selbst dann keine kennzeichnenden grobsinnlichen Veränderungen, wenn das tollwutkranke Tier nicht vorzeitig getötet wurde. In den oft nur wenig Futter enthaltenden Vormägen sind mitunter unverdauliche Dinge (Holz, Steine oder ähnliches) vorhanden. Labmagen- und Darmschleimhäute können entzündliche Läsionen unterschiedlichen Grades aufweisen; an den Serosen sind außerdem vielfach Blutungen festzustellen. In der Harnblase befinden sich gewöhnlich nur geringe Mengen von Urin, der in der Regel eine deutliche Glukosereaktion ergibt. Bei der histologischen Untersuchung des Gehirns (vorzugsweise des Mittelhirns und des verlängerten Marks) zeigen sich – abgesehen von den als tollwutspezifisch geltenden NEGRI'schen Körperchen innerhalb der Ganglienzellen – insbesondere an den Nervenzellen der grauen Substanz Auffaserung, hyaline und vakuoläre Degeneration, scholliger bis körniger Zerfall sowie Pigmentverlust; Gefäßwände und perivaskuläre Lymphspalten sind lymphozytär infiltriert. Die mikroskopischen Befunde entsprechen somit einer nichteitrigen Polioenzephalomyelitis, wie sie auch bei einer Reihe anderer infektiöser oder sporadischer Krankheiten des zentralen Nervensystems vorkommt (Pseudowut, S. 804; bösartiges Katarrhalfieber, S. 843; Springkrankheit, S. 812; BUSS-disease, S. 810).

Erkennung und Unterscheidung: Besonders in den Anfangsstadien der Tollwut sind die klinischen Erscheinungen nicht immer so ausgeprägt und typisch, daß die Diagnose am lebenden Tier sicher zu stellen ist. Verwechslungen sind dann erfahrungsgemäß vor allem mit folgenden Krankheiten möglich, die deshalb bei rabiesverdächtigen Rindern differentialdiagnostisch in erster Linie mit in Betracht gezogen werden sollten: nervöse Form der Azetonämie (Harn meist stark ketonkörperhaltig, baldige Beruhigung nach Behandlung mit Traubenzucker und Kortikosteroiden; S. 1051), Bleivergiftung (Blindheit, Zähneknirschen und leeres Kauen, Drängen nach vorn; S. 1134), AUJESZKY'sche Krankheit (unstillbarer Juckreiz, S. 804), Botulismus (fortschreitende schlaffe Lähmung, meist ohne Exzitation; S. 816), Listeriose und Enzephalomalazie (vorwiegend lokomotorische Störungen bei oft fehlender oder nur schwach ausgeprägter Erregung;

S. 826, 640), anderweitige infektiöse oder sporadische Leiden des Nervensystems (S. 810 ff., 449 ff., 628 ff.), traumatisch oder entzündlich bedingte Tenesmen (S. 334) sowie gewisse Pflanzenvergiftungen (S. 1255, 1268, 1273, 1284 ff.).

Falls sich das Vorliegen von Rabies nicht mit Sicherheit ausschließen läßt, ist der Amtstierarzt zu benachrichtigen (Anzeigepflicht); Transport und Schlachtung tollwütiger oder tollwutverdächtiger Tiere sind verboten. Wenn der Verdacht durch den zugezogenen beamteten Tierarzt bestätigt wird, ist das kranke Rind auf dessen Anordnung entweder bis zum Tode (oder bis zur Entkräftung des Verdachts) isoliert zu halten, oder ohne Blutentzug zu töten; der Kadaver ist der Tierkörperverwertungsanstalt zu übergeben. Sein Kopf (oder das unbeschädigte Gehirn) muß zum Nachweis oder Ausschluß von Tollwut an das zuständige Staatliche Veterinäruntersuchungsamt eingesandt werden. Hierzu kamen früher vor allem die histologische Prüfung des Ammonshorns (auf NEGRI'sche Körperchen) sowie der Übertragungsversuch (intrazerebrale Inokulation von Mäusen) in Frage. Erstere erbringt bei tollwutkranken Rindern jedoch nur in 70 bis 80 % der Fälle ein positives Resultat, während letzterer etwa 4 Wochen in Anspruch nimmt. Die für den mit solchen Patienten in Berührung gekommenen oder von ihnen gebissenen Personenkreis äußerst wichtige Frage der Notwendigkeit einer Schutzimpfung kann deshalb bei negativem histologischen Befund erst nach Abschluß des Tierexperiments klar entschieden werden, was bei positivem Ausgang des Mäuseversuchs aber für eine rechtzeitige Behandlung der Beteiligten zu spät wäre. Dieser Umstand führte zwangsläufig dazu, daß die Betroffenen oft sicherheitshalber alle Risiken einer Vakzination zu tragen hatten, die sich dann nachträglich mitunter als unnötig herausstellte. In dieser Hinsicht erbrachte das von GOLDWASSER und KISSLING (1958) in die Tollwutdiagnostik eingeführte COONS'sche Fluoreszenzverfahren einen wesentlichen Fortschritt, da seine Ergebnisse bei sachgemäßer Ausführung nicht nur zu 98 % zuverlässig sind, sondern auch schon innerhalb weniger Stunden Klarheit über das etwaige Vorliegen von Tollwut schaffen. Inwieweit diese Vorteile von dem durch SCHNEIDER (1969) entwickelten Korneatest (Nachweis von Tollwutantikörpern in den Zellen von Hornhautabstrichen des Patienten) noch übertroffen werden, kann erst nach weiterer Prüfung dieser (im Gegensatz zur Fluoreszenzuntersuchung des Gehirns) schon am lebenden Tier anwendbaren Methode beurteilt werden.

Behandlung: Da die Therapie der Rabies nicht nur aussichtslos ist, sondern sämtliche diesbezüglichen Maßnahmen auch die Gefahr beinhalten, daß sich die mit dem Patienten beschäftigten Personen selbst infizieren, sind alle Behandlungsversuche abzubrechen, sobald amtlich Tollwut oder Tollwutverdacht festgestellt ist (siehe *Veterinärpolizei*).

Vorbeuge: Frische Bißwunden werden beim Rind (Weidegang) zwar meist nur dann bemerkt und beachtet, wenn sie stark bluten oder Funktionsstörungen verursachen. In rabiesverseuchten Gebieten sollten aber alle Bißverletzungen sicherheitshalber baldmöglichst gründlich ausgeschnitten und desinfiziert werden; hierzu scheinen quarternäre Ammoniumbasen besser geeignet als Säuren, Laugen oder Jodverbindungen. In besonders gefährdeten Regionen ist die prophylaktische Impfung der Weiderinder in Betracht zu ziehen. Die 33 %ige FLURY-Vakzine (5 ml intramuskulär) zeigt zwar eine gute immunisierende Wirkung (STARR und Mitarbeiter, 1954; KOPROWSKI und Mitarbeiter, 1955); von ihrer Anwendung wird jedoch abgeraten, da das Rind dem FLURY-Virus gegenüber sehr anfällig sein soll (Impfzwischenfälle). Die ebenfalls auf Avianisierung beruhende KELEV-Vakzine (6 ml der 60 %igen Suspension pro Tier) soll bei nach 30 Tagen wiederholter Impfung eine mindestens einjährige Immunität verleihen. Unter europäischen Verhältnissen ist die Tollwutimpfung der Rinder bislang nicht üblich; sie scheint auch entbehrlich, da diese Tierart nicht zur Verbreitung der Rabies beiträgt.

Bekämpfung: Ein Rückgang der Tollwutfrequenz in Mitteleuropa ist nach dem derzeitigen Stand des Seuchengeschehens nur durch Kombination der gegen die urbane Form des Leidens gerichteten *Sperrmaßnahmen* mit einer konsequenten *Dezimierung des Raubwildes* (insbesondere der Füchse, aber auch der Dachse und Marder) zu erreichen. Hierzu sind Tellereisen und das Auslegen von Giftködern aus Gründen des Tierschutzes unbrauchbar; auch die Freigabe dieser wilden Karnivoren für den ganzjährigen Abschuß und das Auszahlen von Prämien für jedes erlegte Tier haben in den betroffenen Gebieten trotz guter Beteiligung der Jagdausübenden nicht zu der für eine wirksame Bekämpfung erforderlichen starken Verringerung der Fuchspopulation geführt; nach nordamerikanischen Beobachtungen müßte die Fuchsdichte auf weniger als 1 pro 2,5 Quadratkilometer gesenkt werden, um die Seuche zum Erliegen zu bringen. Dieses Ziel läßt sich nach den in verschiedenen Bundesländern gesammelten Erfahrungen nur durch verstärkten Abschuß der Alttiere und zusätzliche, 2 bis 3 Jahre nacheinander von Ende März bis Mitte Mai zu wiederholende Begasung der Fuchsbaue (zur Ausrottung der Fähen und Welpen) erreichen. Bei Anwendung von Blausäure (Zyklon-Einmalpackungen), die nach Einatmung sekundenschnell zum Tode führt (Schutzmaske aufsetzen!), konnte so die Zahl der Rabiesausbrüche in Hessen innerhalb des Zeitraumes 1965 bis 1968 von 3,1 auf 0,5 pro 100 Quadratkilometer vermindert werden (KAUKER & ZETTL, 1969). Die WHO hat die Begasung der Fuchsbaue 1968 ebenfalls als wirksames Mittel zur Tilgung der silvatischen Tollwut empfohlen. Ausschlaggebend für den Erfolg dieses Bekämpfungsverfahrens ist allerdings, daß es nach entsprechender Aufklärung der Bevölkerung unter aktiver Mitwirkung der Jagdberechtigten und unabhängig von politischen Grenzen jeweils in einem epizootologisch zusammengehörenden größeren Gebiet konsequent verfolgt wird; da tollwutkrankes Wild oft streunenderweise große Strecken zurücklegt, wobei selbst Gebirgszüge und Flüsse passiert werden, ist eine Abstimmung der in benachbarten Ländern und Staaten zu treffenden Maßnahmen auf internationaler Basis anzustreben.

Als praktisch unmöglich erweist sich in Süd- und Mittelamerika die Ausrottung der die Lähmungswut übertragenden *Fledermäuse*. Der nächtlichen Aufstallung der Rinder in vampirdichten Räumen (HAUPT und REHAAG, 1921) stehen erhebliche arbeitstechnische und finanzielle Schwierigkeiten entgegen, da sie dort vor allem in extensiver Weidehaltung genutzt werden. Deshalb sind seit Anfang der 50er Jahre zur Verhütung der von Chiropteren ausgehenden Tollwut umfangreiche Impfprogramme angelaufen; nach anfänglichen Mißerfolgen mit der FLURY-Vakzine wird hierzu in letzter Zeit der aus Schweinenierenzellkulturen gewonnene ERA-Impfstoff angewandt, der sich bereits im Großversuch gut bewährt hat; bei den hiermit vakzinierten mehreren tausend Rindern ist selbst nach 3jähriger Kontrolle kein Impfdurchbruch beobachtet worden (WACHENDÖRFER, 1968).

Fleischbeschau: Trotz des laut Viehseuchengesetz bei Tollwut und Rabiesverdacht bestehenden Schlachtverbotes können gelegentlich Rinder mit weniger kennzeichnenden Symptomen dieser Krankheit versehentlich zur Schlachtung kommen. Wenn sich dabei nachträglich Anhaltspunkte für das Vorliegen von Tollwut ergeben, ist der gesamte Tierkörper nach § 32, 4 AB.A als genußuntauglich zu beurteilen. Gemäß den WHO-Richtlinien (1953) können ansteckungsverdächtige Tiere innerhalb der 6 auf den Biß folgenden Tage oder nach Ablauf von 6 Monaten geschlachtet werden; ihr Fleisch sollte jedoch aus Gründen der Sicherheit als bedingt genußtauglich deklariert werden.

Bei der heutigen starken Verbreitung der Tollwut unter dem Wild muß damit gerechnet werden, daß rabiesinfizierte jagdbare Tiere (zum Beispiel Rehe) in den Handel gelangen; deshalb wird die regelmäßige Belehrung aller Jagdausübenden und die Schaffung eines Wildbret-Hygienegesetzes für erforderlich gehalten, nach welchem Fallwild grundsätzlich als für menschlichen Genuß ungeeignet zu beurteilen wäre (ENGLERT und Mitarbeiter, 1965).

Veterinärpolizei: Die Tollwut aller Tierarten unterliegt der Anzeigepflicht gemäß § 10, 2 des Viehseuchengesetzes in der Fassung vom 27. 2. 1969; die sich gegen diese Seuche richtenden Bekämpfungsvorschriften sind in den §§ 36 bis 41 VG und §§ 118 bis 127 BAVG enthalten. Hiernach dürfen von der amtlichen Feststellung der Tollwut oder des Tollwutverdachts an keine Heilversuche mehr vorgenommen werden; außerdem besteht dann Verbot, das betreffende Tier zu schlachten und seine Milch (oder andere Erzeugnisse) zu verbrauchen oder abzugeben. Als rabieskrank ermittelte Rinder sind auf polizeiliche Anordnung sofort zu töten und einer Tierkörperbeseitigungsanstalt zuzuführen; ihr Kopf (oder das unverletzte Gehirn) müssen unter Einhaltung der erforderlichen Vorsichtsmaßregeln zur Diagnosestellung an das zuständige Staat-

WHO-Anleitung für die postinfektionale Tollwutbehandlung beim Menschen (Techn. Rep. Ser. Nr. 201, 2)

Art der Exposition	Zustand d. berührten oder beißenden Tieres		außer örtlicher Behandlung (Desinfektion der Haut oder Wunde) zu ergreifende therapeutische Maßnahmen
	zur Zeit der Exposition (Kontakt, Biß)	während der anschließenden 10tägigen Beobachtungszeit	
keine Verletzung			
nur indirekter Kontakt	tollwütig	—	keine
Belecken			
unverletzte Haut	tollwütig	—	keine
Abrasionen oder Kratzer der Haut, unverletzte oder verletzte Schleimhaut	gesund	klinische Anzeichen der Tollwut oder rabiespositive Laboratoriumsbefunde	Beginn der Vakzinebehandlung, sobald das Tier die ersten Anzeichen der Tollwut zeigt
	tollwutverdächtig	gesund	sofortiger Beginn der Vakzinebehandlung, die abzubrechen ist, wenn das Tier am 5. Tag nach dem Biß noch gesund ist
	tollwütig, entlaufen, getötet oder unbekannt	—	sofortiger Beginn der Vakzinebehandlung
Biß			
leichte Verletzung	gesund	klinische Anzeichen der Tollwut oder rabiespositive Laboratoriumsbefunde	Beginn der Vakzinebehandlung, sobald das Tier die ersten Anzeichen der Tollwut zeigt
	tollwutverdächtig	gesund	sofortiger Beginn der Vakzinebehandlung, die abzubrechen ist, wenn das Tier am 5. Tag nach der Exposition noch gesund ist
	tollwütig, entlaufen, getötet oder unbekannt	—	sofortiger Beginn der Vakzinebehandlung
	Wildtier (Fuchs, Wolf, Fledermaus etc.)	—	sofortige Verabreichung von Tollwutserum, anschließend Vakzinebehandlung
schwere Verletzung (multiple Wunden; Gesichts-, Kopf-, Nacken- oder Fingerbisse)	gesund	klinische Anzeichen der Tollwut oder rabiespositive Laboratoriumsbefunde	sofortige Verabreichung von Tollwutserum; Beginn der Vakzinebehandlung, sobald das Tier die ersten Anzeichen der Tollwut zeigt
	tollwutverdächtig	gesund	sofortige Verabreichung von Tollwutserum; die anschließende Vakzinebehandlung kann abgebrochen werden, wenn das Tier am 5. Tag nach dem Biß noch gesund ist
	tollwütig, entlaufen, getötet oder unbekannt	—	sofortige Verabreichung von Tollwutserum, anschließend Vakzinebehandlung
	Wildtier (Fuchs, Wolf, Fledermaus etc.)	—	sofortige Verabreichung von Tollwutserum, anschließend Vakzinebehandlung

liche Veterinäruntersuchungsamt eingesandt werden. Für an Rabies verendete oder unter Tollwutverdacht auf amtliche Anordnung getötete Rinder erhält der Besitzer eine staatliche Entschädigung nach den Grundsätzen der §§ 66 bis 73 VG. Ihr Standplatz sowie alle von ihnen verunreinigten Gegenstände sind gründlich zu desinfizieren. Hierzu eignen sich vor allem 3 %ige Natronlauge, dicke Chlorkalkmilch (1 : 3) sowie 3 %ige Formaldehydlösung. Die der Ansteckung verdächtigen Rinder des Bestandes werden 6 Monate lang unter polizeiliche Beobachtung gestellt; während dieser Zeit dürfen sie ihren Standort (außer zum Weidegang) nicht wechseln und auch nicht geschlachtet werden. Sie unterliegen nicht den bei Hunde- und Katzentollwut üblichen Sperrvorschriften.

Da die Tollwut alle Merkmale einer echten Wildseuche besitzt, kann zu ihrer Bekämpfung außer dem Viehseuchengesetz auch das Jagdgesetz vom 30. 3. 1961 herangezogen werden, das als Rahmengesetz die Möglichkeit der landesrechtlichen Anwendung gibt. Es schreibt nach § 24 den Jagdberechtigten vor, den Ausbruch von Wildseuchen unverzüglich bei der zuständigen Behörde anzuzeigen, welche dann im Einvernehmen mit dem beamteten Tierarzt die zur Bekämpfung erforderlichen Maßnahmen (zum Beispiel den vermehrten Abschuß der Kleinraubtiere oder die Begasung der Fuchsbaue) auf Landes-, Bezirks- oder Kreisebene anordnet.

Tollwutschutzimpfung des Menschen: Für die mit rabieskranken Tieren oder deren Ausscheidungen (insbesondere Speichel) in Berührung gekommenen Personen ist die Frage, ob sie sich gegen Tollwut vakzinieren lassen wollen oder nicht, oft von großer Bedeutung und vielfach auch seelisch stark belastend. Das Unterlassen der Behandlung hat nämlich bei haftengebliebener Infektion unweigerlich den Ausbruch der Krankheit und damit meist auch den Tod zur Folge. Andererseits ist die Impfung (vor allem mit den aus Hirngewebe gewonnenen Vakzinen) keineswegs ungefährlich, sondern führt in 16 bis 23 % aller Fälle zu mehr oder weniger schwerwiegenden lokalen oder allgemeinen postvakzinalen Unverträglichkeitsreaktionen allergischer oder neurotoxischer Art (D. Schoop, 1970), die zum Teil (0,1 bis 0,5 ‰) sogar in irreversible Schäden (Neuritiden, Lähmungen) übergehen können. Die Impfung sollte daher nach Möglichkeit auf solche Fälle beschränkt bleiben, in denen sie den Umständen nach tatsächlich angezeigt erscheint; dabei ist hirngewebsfreien Vakzinen der Vorzug zu geben. Da Tierärzte aufgrund ihrer beruflichen Tätigkeit und Erfahrung oft als erste das Vorliegen von Tollwut bei Haus- oder Wildtieren erkennen, wird ihnen von hiermit in Kontakt geratenen Personen häufig auch die Frage nach der Notwendigkeit einer antirabischen Schutzbehandlung gestellt. Gegebenenfalls wird man dann zwar die nach jeder verdächtigen Exposition unumgängliche örtliche Desinfektion (gründliches Auswaschen der Wunde mit warmer 20 %iger Kernseifen- oder 1 %iger Zephirollösung) anraten und hierbei, soweit erforderlich, auch erste Hilfe leisten; bezüglich der Entscheidung, ob eine Impfung angezeigt ist oder nicht, sollte der Tierarzt aber stets auf die Zuständigkeit des Arztes und der Gesundheitsbehörden verweisen. Da sich ihm die gleiche Frage nach näherer Berührung mit dem kranken Tier häufig auch selbst stellt, sind auf Seite 801 in der Übersicht die hierfür von der WHO ausgearbeiteten Empfehlungen aufgeführt, welche Richtlinien für die nach den verschiedenen Expositionsmöglichkeiten zu ergreifenden Maßnahmen enthalten. Die durch aktive Schutzimpfung vermittelte Immunität vor einer Ansteckung mit dem Tollwutvirus soll nur etwa 6 Monate lang anhalten.

SCHRIFTTUM

Anonym (1967): Arbeiten zur Pathogenese und zur Bekämpfung der Tollwut. Dtsch. Akad. Landwirtsch.-Wiss., Berlin; Friedrich-Loeffler-Inst., Insel Riems. Plan-Nr. 368 081-6-016/6. — Anonym (1968): Conférence sur la surveillance de la rage et la lutte antirabuique, Frankfurt (Main). WHO, Regional Office for Europe; Euro 0290/2. — Ackermann, K., F. Hartig & G. E. Schmidt (1966): Zur fleischbeschau- und lebensmittelrechtlichen Beurteilung tollwutinfizierter Tiere. Arch. Lebensmittelhyg. *17*, 154-156. — Beck, G., & F. Osthoff (1966): Ein Beitrag zur Tollwutsituation. Tierärztl. Umschau *21*, 441-443. — Bohlmann, H.-G. (1968): Schwere bleibende Schädigung nach Tollwutschutzimpfung mit der Hempt-Vakzine. Med. Klin. *63*, 1932-1934. — Eckerskorn, W. (1966): Die Wildtollwut als Problem der staatlichen Tierseuchenbekämpfung. Dtsch. Tierärztl. Wschr. *73*, 150-155. — Eichwald, C. (1965): Die Tollwut, ihre Gefahren und Bekämpfung. Hirzel, Leipzig. — Eichwald, C., & H. Pitzschke (1967): Die Tollwut bei Mensch und Tier. Fischer, Jena. — Englert, H. K., G. E. Schmidt & Ph. Katzenmeier (1965): Gedanken über ein Wildbret-Hygienegesetz. Arch. Lebensmittelhyg. *16*, 137, 147-150. — Flückiger, G. (1967): Wandel im Kampfe gegen die Wildtollwut. Schweiz. Arch. Tierheilk. *109*, 107-108. — Fritschi, E. (1965): Die Tollwutsituation in Europa unter besonderer Berücksichtigung der Schweiz. Schweiz. Arch. Tierheilk. *107*, 656-669. — Goldwasser, R. A., & R. E. Kissling (1958): Fluorescent antibody staining of street and fixed rabies virus antigens. Proc. Soc. Exp. Biol. Med. *98*, 219-223. — Goldwasser, R. A., A. Kemron & T. A. Nobel (1961): Fluorescent antibody staining in the diagnosis of rabies. Refuah Vet. *18*, 212-208. — Grunert, E. (1967): Beitrag zur Diagnostik der sogenannten Lähmungwut beim Rind. Dtsch. Tierärztl. Wschr. *74*, 245-250. — Harms, F. (1963): Wirksamkeit von Desinfektionsmitteln gegenüber dem Tollwutvirus. Berl. Münch. Tierärztl. Wschr. *76*, 425-427. — Haupt, H., & H. Rehaag (1921): Durch Fledermäuse verbreitete seuchenhafte Tollwut unter Viehbeständen in Santa Catharina (Süd-Brasilien). Zschr. Infekt.-krkh., parasit. Krkh. Hyg. Haustiere *22*, 76-88, 104-127. — Hering, E. A. von (1841): Wut bei Rindvieh. Repert. Tierheilk. *2*, 217-220. — Jacobson, D. (1966): Some unusual aspects of a case of rabies in a yearling Hereford heifer. Vet. Med. *61*, 60-61. — Jahn, H. (1967): Fuchsbaubegasung, ein Mittel zur Bekämpfung der Tollwut. M.-hefte Vet.-Med. *22*, 411-415. — Jentzsch, K.-D. (1965): Zur Technik und volkswirtschaftlichen Bedeutung der Tollwutdiagnostik mit fluoreszierenden Antikörpern. M.-hefte Vet.-Med. *20*, 550-554. — Jentzsch, K.-D. (1966): Verbesserung der Tollwutdiagnostik durch Anwendung fluoreszierender Antikörper. Wiss. Zschr. Karl-Marx-Univ., Leipzig, Math.-Naturwiss. R. *15*, 649-651. — Kaeberle, M. (1965): Prevention of rabies in cattle. Vet. Med. *60*, 1147-1149. — Kalmar, E., & A. Tadmor (1968): Immunization of cattle against rabies with the Kelev strain vaccine. Res. Vet. Sci. *9*, 424-428. — Kauker, E. (1961): Beitrag zur Frage der Tollwutheilung beim Rind. Dtsch. Tierärztl. Wschr. *68*, 258-261. — Kauker, E., & K. Zettl (1962): Die neueste epidemiologische Situation der Tollwut in Deutschland. M.-hefte Tierheilk. *14*, 107-119. — Kauker, E., & K. Zettl (1963): Zur Epidemiologie der sylvatischen Tollwut in Mitteleuropa und zu den Möglichkeiten ihrer Bekämpfung. Vet.-Med. Nachr. *1963*, 181-204. — Kauker, E., & K. Zettl (1969): Die Tollwut in Mitteleuropa im Jahre 1968. Berl. Münch. Tierärztl. Wschr. *82*, 301-306. — Kolle, W., & H. Hetsch (1952): Experimentelle Bakteriologie und Infektionskrankheiten. 11. Aufl. Urban & Schwarzenberg, München und Berlin. — Koprowski, H., J. Blank & W. P. Johnson (1955): Rabies in cattle. 4. Vaccination of cattle with high egg-passage, chicken embryo-adapted rabies virus. J. Amer. Vet. Med. Ass. *127*, 363-366. — Krause, W. W. (1957): Kritische experimentelle Studien über die Prüfung von Tollwutimpfstoffen, die Pathogenese der Lyssa und das Geschehen in der Inkubationsperiode. 2. Die Pathogenese der Tollwut und die praktische Wertung der Wutschutzbehandlung. Zbl. Bakteriol., Parasitenkde., Infekt.-krkh. Hyg. I. Abt., Orig. *167*, 481-503. — Liebke, H. (1965): Fluoreszenzserologische Diagnostik bei natürlich infizierten Tollwutfällen. Dtsch. Tierärztl. Wschr. *72*, 30-34. — Manninger, R. (1966): Die Bekämpfung der Tollwut in Ungarn. Kleintier-Praxis *11*, 240, 242-244. — Negri, A. (1903): Beitrag zum Studium der Ätiologie der Tollwut. Zschr. Hyg. Infekt.-krkh. *43*, 507-528. — Nikolitsch, M. (1961): Die Tollwut. Fischer, Stuttgart. — Piening, C., & Th. Zimmermann (1969): Die Tollwut im Lande Schleswig-Holstein. Dtsch. Tierärztl. Wschr. *76*, 393-396. — Pilzecker, B. (1967): Tollwut: Gefahr für Mensch und Tier. AID-Flugblatt Nr. 34. — Pilzecker, B. (1969): Das klinische Bild der Tollwut bei Haustier und Wild. Blaue Hefte Tierarzt H. 39, 13-16. — Pitzschke, H. (1964): Zum Verlauf der Tollwut bei Rindern und Schafen. M.-hefte Vet.-Med. *19*, 102-109. — Pitzschke, H. (1969): Tollwut, in: Röhrer, H., Handbuch der Virusinfektionen bei Tieren. Fischer, Jena IV, 19-81. — Remlinger, P., & J. Bailly (1947): La rage. Maloine, Paris. — Rittenbach, P., & U. Johannsen (1968): Erfahrungen bei der Tollwutdiagnostik. M.-hefte Vet.-Med. *23*, 215-221. — Schaaf, J. (1965): Zur Epizootologie und Bekämpfung der Tollwut. Wien. Tierärztl. Mschr. *52*, 421-429. — Schaaf, J. (1968): Technik und Zuverlässigkeit der mikroskopischen Diagnose der Tollwut. 1. Negri-Körperchen-Nachweis in Ausstrich- und Schnittpräparaten. 2. Antigen-Nachweis mit Fluoreszenz-Antikörper-Technik. Zbl. Vet.-Med. B *15*, 241-248, 249-258. — Schinke, K. (1966): Die Bekämpfung der Tollwut unter Berücksichtigung ihrer Epizootologie. Diss., H. U. Berlin. — Schneider, J. (1966): Eine Analyse der Tollwutseuchensituation in den letzten 20 Jahren in Deutschland, des wissenschaftlichen Standes der Labordiagnostik der Tollwut und ihrer Bekämpfung. Diss., Leipzig. — Schneider, L. G. (1964): Erfahrungen mit fluoreszenzmarkierten Antikörpern bei der routinemäßigen Laboratoriumsdiagnose der Tollwut. 1. Die fluoreszierende Antikörpertechnik. Zbl. Vet.-Med. B *11*, 207-230. — Schneider, L. G. (1964): Erfahrungen mit fluoreszenzmarkierten Antikörpern bei der routinemäßigen Laboratoriumsdiagnose der Tollwut. 2. Die Leistungsfähigkeit des Fluoreszenzverfahrens. Tierärztl. Umschau *19*, 502-509. — Schneider, L. G. (1967): The present rabies situation in Germany. Bull. Off. Int. Épizoot. *67*, 453-456. — Schneider, L. G. (1969): The cornea test, a new method for the intra-vitam diagnosis of rabies. Zbl. Vet.-Med. B *16*, 24-31. — Schneider, L. G., & H. Ludwig (1968): Die Laboratoriumsdiagnose der Tollwut unter besonderer Berücksichtigung des Coons'schen Fluoreszenzverfahrens. Wiener Tierärztl. Mschr. *55*, 133-148. — Schnelle, W. (1961): Das verschiedenartige klinische Bild der Tollwut beim Rind. Dtsch. Tierärztl. Wschr. *68*, 136-141. — Schoop, D. (1970): Indikationsstellung für die Tollwutschutzbehandlung. Ber. Tollwut-Symp., Frankfurt, 1969. Fischer, Stuttgart. — Schoop, G. (1963): Épizootologie et épidémiologie de l'actuelle épizootie rabique. Bull. Off. Int. Épizoot. *60*, 7-21. — Schröder, J. (1969): Die Tollwut (Übersichtsreferat). Dtsch. Tierärztl. Wschr *76*, 354-359. — Starr, L. E., T. B. Clover, C. L. Broomly & C. F. Rath (1954): Antirabic immunization of cattle in Georgia using living virus vaccine of chick embryo origine. Vet. Med. *49*, 366-370. — Steck, F. (1968): Rabies, the european situation. Vet. Record *83*: Clin. Suppl. 15, I—IV. — Steele, J. H. (1963): Übersicht zum Vorkommen von Tollwut bei Mensch und Tier in den Vereinigten

Staaten. Vet.-Med. Nachr. *1963*, 205-220. — STRAUB (1865): Mitteilungen aus den Akten des kgl. Medizinalkollegiums über die Verbreitung der Wutkrankheit in Württemberg in den Jahren 1863 bis 1864. Repert. Tierheilk. *26*, 1-16, 97-117. — TADMOR, A., & E. KALKMAR (1966): Some clinical signs in experimental bovine rabies. Refuah Vet. *23*, 230-229. — ULBRICH, F. (1966): Verbot der Tollwutschutzimpfung in Deutschland. Tierärztl. Umschau *21*, 491-497. — WACHENDÖRFER, G. (1961): Die Laboratoriumsdiagnose der Tollwut mit Hilfe der Färbemethode nach LENTZ & PAARMANN und des Mäuseversuchs. Dtsch. Tierärztl. Wschr. *68*, 261-268. — WACHENDÖRFER, G. (1967): Tollwutdiagnostik beim Tier mit Hilfe der Immunofluoreszenz, Konsequenzen für die Wutschutzbehandlung des Menschen. Wien. Tierärztl. Mschr. *54*, 451-460. — WACHENDÖRFER, G. (1967): Tollwut-Epidemiologie; Unterschiede auf dem europäischen und nordamerikanischen Kontinent. Blaue Hefte Tierarzt H. *32*, 46-53. — WACHENDÖRFER, G. (1968): Zur Klinik der Tollwut bei Haustieren. Schweiz. Arch. Tierheilk. *110*, 218-233. — WACHENDÖRFER, G. (1968): Zur Frage der präinfektionellen Tollwutimpfung beim Tier im Lichte neuerer Forschungsergebnisse. Vet.-Med. Nachr. *1968*, 201-229. — WAGNER, S., & W. WITTMANN (1966): Experimentelle Untersuchungen zum Problem der Tollwutübertragung durch Fliegen. Arch. Exp. Vet.-Med. *20*, 821-824. — WALKER, V. C. R. (1969): Rabies today, man and animals. Canad. Vet. J. *10*, 11-17. — ZINN, E. (1966): Die Bekämpfung der Wildtollwut unter besonderer Berücksichtigung der Verdünnung der Fuchspopulation durch Begasung der Fuchsbaue. Dtsch. Tierärztl. Wschr. *73*, 193-197. — ZUNKER, M. (1963): Ergebnisse und Probleme der Tollwutforschung. Zbl. Vet.-Med. *B 10*, 271-277.

AUJESZKY'sche Krankheit (Pseudowut)

Wesen: Die AUJESZKY'sche Krankheit des Rindes ist eine durch zentralnervöse Störungen und hochgradigen Juckreiz gekennzeichnete, akut und fieberhaft verlaufende virusbedingte Infektionskrankheit, die innerhalb weniger Tage unter Lähmungserscheinungen zum Tode führt. Sie kommt auch bei anderen Haus- und Wildtieren vor. (Andere Bezeichnungen des Leidens: infektiöse Bulbärparalyse, Paralysis bulbaris infectiosa, Pseudowut, Juckpest, pseudorabies, AUJESZKY's disease, infectious bulbar paralysis, mad itch, maladie d'AUJESZKY, pseudorage, paralyse bulbaire infectieuse).

Geschichtliches: Früher wurde die Pseudowut irrtümlicherweise der Tollwut gleichgesetzt. Erst 1902 ist sie von AUJESZKY in Ungarn bei Rindern, Hunden und Katzen durch die Isolierung eines spezifischen Erregers als selbständige Krankheit erkannt und von der Tollwut abgegrenzt worden; außerdem gelang es ihm, bei subkutaner Übertragung Kaninchen zu infizieren. In der Folgezeit haben vor allem SCHMIEDHOFFER (1910) sowie ZWICK und ZELLER (1911) über den Erreger geforscht; ersterer wies die Filtrierbarkeit nach. Die Identität des in den USA bereits seit 1813 unter der Bezeichnung ‚mad itch' (wahnsinniges Jucken) bekannten Leidens mit der von AUJESZKY beschriebenen Krankheit ist 1931 durch SHOPE aufgeklärt worden, der auch die Überträgerrolle der Schweine klärte. Die Züchtung des AUJESZKY-Virus ist TRAUB 1933 erstmals gelungen.

Vorkommen und Bedeutung: Die Pseudowut kommt unter natürlichen Bedingungen außer beim Rind auch beim Schwein sowie bei Pferd, Hund, Katze und wildlebenden Nagern (Ratten), außerdem bei anderen Wildtieren (Wildschwein, Iltis, Fuchs, Dachs, Skunk) vor; sie ist in ganz Europa, Asien, Afrika, Südamerika und im mittleren Westen der USA bekannt. In Deutschland spielt das Leiden ebenso wie in vielen anderen Ländern der Zahl der Erkrankungsfälle nach nur eine geringe Rolle. In betroffenen Rinderbeständen befällt die Pseudowut zwar immer nur einige wenige Tiere (meist 2 bis 4, und zwar vorwiegend erwachsene Rinder, gelegentlich aber auch junge Kälber); da sie aber in jedem Falle tödlich endet und staatlicherseits keine Entschädigung gezahlt wird, beinhaltet das Auftreten der AUJESZKY'schen Krankheit aber meist doch erhebliche Verluste für den jeweiligen Tierbesitzer.

Über Spontanerkrankungen und Verdachtsfälle von AUJESZKY'scher Krankheit beim *Menschen* ist von WILDFÜHR (1961) sowie von HUSSEL, NEUBERT und LIEBSCH (1963) und anderen berichtet worden. Bei den betroffenen Personen handelte es sich um einen Tierarzt sowie um Tierpfleger oder um Laboratoriumspersonal, die als Hauptsymptome Juckreiz an Händen und Armen, Halsschmerzen, Schwäche in den Beinen und Schlaflosigkeit angaben. Aus eigenen Beobachtungen an zahlreichen AUJESZKY-kranken Rindern, mit denen das Personal der hannoverschen Klinik während des Transportes, der

Untersuchung und der Pflege in engste Berührung kam, ohne daß jemand erkrankte, geht hervor, daß der Mensch für Infektionen mit dem Virus der AUJESZKY'schen Krankheit kaum empfänglich ist.

Ursache: Der Erreger gehört zur Gruppe der Herpesviren. Da er für einige Tierarten (darunter das Rind) streng neurotrop ist, wurde er unter die neurotropen Viren eingereiht; bei anderen Tierarten ist das Virus aber nicht nur im zentralen Nervensystem, sondern auch in Blut, Lunge, Milz und Leber nachzuweisen. Seine Größe wird mit 100 bis 150 mµ, die Form als oval bis vielgestaltig angegeben. Der Erreger läßt sich im bebrüteten Hühnerei und in Schweinenierenzellkulturen züchten, auf denen er typische zytopathogene Effekte zeigt. Als Laboratoriumstiere für den Virusnachweis sind Kaninchen besonders geeignet. Außerdem sind auch Meerschweinchen, Mäuse, Ratten, Hamster und Affen bei künstlicher Infektion empfänglich. Diese verursacht eine akute Enzephalomyelitis mit Unruhe und Erregung, Zähneknirschen, stoßweisen Gliedmaßenbewegungen und starkem Juckreiz an der Injektionsstelle. Mitunter zeigen die Versuchstiere aber auch keinerlei klinische Erscheinungen, so daß die Diagnose durch serologischen Nachweis gestellt werden muß. Gegen äußere Einflüsse ist das Virus der AUJESZKY'schen Krankheit widerstandsfähiger als dasjenige der Tollwut; es wird durch Hitze (bei 60° C in 30 bis 50 Minuten, bei 80° C in 3 Minuten) und einige gebräuchliche Desinfektionsmittel zerstört (zum Beispiel 5 %iges Phenol, 0,1 %iges Sublimat, 20 %ige Kalkmilch, 5 %iger Chlorkalk oder 1 %ige Natronlauge). In faulendem Material wird es innerhalb von 11 Tagen abgetötet. In 50 %igem Glyzerin ist es bei Temperaturen zwischen 0 und –20° C einige Monate bis mehrere Jahre lang lebensfähig. In Futtermitteln, an Gebrauchsgegenständen sowie auf Rohhäuten bleibt es bis zu 7 Wochen infektiös.

Verbreitung und Krankheitsgeschehen: Rinder infizieren sich meist durch den Kontakt mit Schweinen, die dabei selbst vielfach nur subklinisch erkrankt sind (Virusreservoir), gelegentlich aber auch durch Hunde oder Katzen. Das Rind ist dem Virus der AUJESZKY'schen Krankheit gegenüber widerstandsfähiger als die genannten anderen Tierarten. Sehr wahrscheinlich sind oft auch Ratten am Seuchengeschehen beteiligt; so ist mitunter vor oder während der Durchseuchung der Schweine eine starke Zunahme der Rattenplage zu beobachten. JIVOIN (1955) konnte das Virus im Urin infizierter Kaninchen und Ratten regelmäßig nachweisen, eine Tatsache, die von erheblicher Bedeutung für die Weiterverschleppung des Leidens ist. Beim gemeinsamen Weiden von Rindern und Schweinen erfolgt die Infektion ersterer vor allem durch Schweine, welche sie beschnüffeln oder beißen (und zwar besonders im anovulvären Bereich). Beim Rind ist die Pathogenese der Pseudowut noch nicht so gut erforscht wie beim Schwein und den kleinen Versuchstieren. Es ist jedoch anzunehmen, daß das Virus durch Haut- oder Schleimhautverletzungen in den Körper des Rindes gelangt. Die alimentäre Ansteckung spielt zwar im allgemeinen keine Rolle, doch sind Erkrankungen nach der Aufnahme verunreinigten Futters möglich, wenn gleichzeitig Läsionen im Bereich des Flotzmaules oder der Maulhöhle vorliegen. An der Infektionspforte kommt es im subkutanen oder submukösen Gewebe zu einer kurzdauernden Vermehrung des Virus, das dann ins Blut und in die Lymphe übertritt. Im Verlauf der Virämie kann das krankmachende Agens in alle Organe gelangen; außerdem scheint auch eine Wanderung des Erregers entlang den Nervenbahnen möglich. Schließlich setzt sich das Virus im zentralen Nervensystem fest und vermehrt sich dort weiter. Es ist dann in dem der Eintrittspforte entsprechenden Rückenmarksabschnitt in besonders hoher Konzentration nachweisbar. Abweichend von den beim Schwein zu beobachtenden Verhältnissen sind Harn und Kot (unter Umständen auch der Speichel) pseudowutkranker Rinder nur ausnahmsweise virushaltig. Während die AUJESZKY'sche Krankheit unter den oft nur leicht oder subklinisch erkrankenden Schweinen enzootisch auftritt und von diesen auch weiterverbreitet wird, endet die Infektionskette des Leidens beim Rind ebenso wie bei Hund und Katze im allgemeinen blind; es wird nicht unmittelbar von Rind zu Rind übertragen.

Erscheinungen und Verlauf: Nach einer Inkubationszeit von 3 bis 6 Tagen beginnt die Pseudowut des Rindes mit einem nicht immer fieberhaften Anstieg der Körpertemperatur, die dann bald wieder absinkt und sich bis kurz vor dem Tode des Patienten im normalen Bereich bewegt; in manchen Fällen kann sie dagegen auf 42° C ansteigen und bis zum letalen Ende hochfebril bleiben. Im Vergleich zur Schwere der Erkrankung zeigt der Puls zunächst keine nennenswerte Beschleunigung. Die Atmungsfrequenz ist jedoch vom Krankheitsbeginn an deutlich erhöht.

Die *spezielle Untersuchung* ergibt folgende Befunde: Haare, Haut und Unterhaut sind bis auf den noch zu beschreibenden Juckreiz und die dadurch bedingten Läsionen ohne Besonderheiten. Das Haarkleid wird im weiteren Verlauf vielfach etwas gesträubt; oft ist die äußere Decke dann auch feucht verschwitzt. Am Lymphapparat sind keine Abweichungen von der Norm festzustellen. Später stellen sich Zeichen einer sekundären Kreislaufschwäche ein (Frequenzsteigerung der pochenden Herztätigkeit); Arterien, Venen, Kapillaren und sichtbare Schleimhäute erscheinen normal. Im weißen Blutbild besteht häufig starke Neutrophilie (88 bis 93 %), ausgeprägte Lymphopenie (4 bis 8 %) sowie Eosinopenie (leukozytogene Wirkung des Juckreizes). Die Atmung wird mit zunehmender Verschlimmerung des Leidens, vor allem aber während der Exzitationsanfälle frequent, unregelmäßig und hechelnd. Die Verdauungsfunktionen sind hochgradig herabgesetzt: Die Futteraufnahme liegt schon vom ersten Krankheitstage an weitgehend darnieder, doch ist der Schluckakt zunächst nicht behindert (Wasseraufnahme möglich). Mitunter setzt leichte Tympanie ein; Darmtätigkeit und Kotabsatz sind gering. Leber und Nieren zeigen keine Besonderheiten. Der Harnabsatz erfolgt häufiger als normal und in kleinen Mengen. Im Urin sind außer leichtem Eiweißgehalt keine Abweichungen festzustellen. Der Bewegungsapparat bleibt abgesehen von den noch zu beschreibenden nervösen Störungen bis zur Agonie funktionstüchtig. Kennzeichnend und besonders eindrucksvoll sind die nervös bedingten Verhaltungsstörungen der Patienten, welche in heftigem, *unstillbarem Juckreiz*, anfallsweiser Unruhe und später auch in Lähmungen bestehen: Anfangs zeigen sich zeitweilig nur ruckartige Zuckungen einzelner Muskelgruppen, besonders an Kopf, Hals und Rücken, die aber oft übersehen werden. Dann wird das Krankheitsbild von der allmählich einsetzenden und ständig zunehmenden juckreizbedingten Erregung beherrscht, die durch immer kürzer werdende Ruhepausen unterbrochen wird. Dabei schlagen die Tiere ständig mit dem Schwanz, belecken oder benagen sich an den verschiedensten Körperstellen (an Schulter, Vorarm oder an den Unterfüßen), meist aber in der Kniefaltengegend, an den Innenflächen der Hinterschenkel, am Euter oder am Schwanzansatz beziehungsweise im Perinealbereich (Tafel 16b). Betrifft der Juckreiz schlecht zugängliche Regionen des Körpers, zum Beispiel Kopf oder Hals, so reiben und scheuern sich die Patienten an der Krippe, an Türpfosten oder ähnlichem mehr. Nach dem Losbinden wandern sie unstet umher und nehmen dann vielfach eine hundesitzige Stellung ein, um sich über mehrere Meter auf dem Hinterteil rutschend (= scheuernd) fortzubewegen. Die Qualen, welche ihnen der unstillbare Juckreiz verursacht, kommen in ihrem angstvollen Blick und in wiederholtem Zähneknirschen zum Ausdruck. Mitunter stampfen die Tiere auch heftig mit den Hinterbeinen, schlagen kolikähnlich nach dem Leib oder werfen sich hin und versuchen sich zu wälzen. Von Zeit zu Zeit sind außerdem eigenartige, über den ganzen Körper verlaufende Zuckungen mit gleichzeitigem ruckartigem Einknicken des Rückens in der Lenden- und Kreuzgegend zu beobachten. In den anfallsfreien Intervallen bleiben die Patienten einige Minuten lang ermattet mit zur Seite geschlagenem Kopf teilnahmslos liegen, bis sie die Unruhe von neuem überfällt. Als Folge des Benagens und Scheuerns entstehen oft umfangreiche haarlose blutrünstige Hautbezirke mit oder ohne subkutane Ödeme. Nach rasch fortschreitender Erschöpfung stellen sich schließlich Zeichen einer Schlinglähmung ein. Die Zunge läßt sich ohne besonderen Widerstand aus der Maulhöhle hervorzuziehen, und beim Eingehen mit der Hand (vor dem differentialdiagnostischen Ausschluß von Tollwut nur mit Gummihandschuhen!) ist nur ein schwacher Schluckreflex festzustellen. Der Speichel wird mitunter gar nicht mehr oder nur teilweise abgeschluckt und tropft daher aus der Maulspalte hervor. Er enthält mitunter Blut, das von frischen leck- oder kaubedingten Zungenverletzungen herrührt. Nach 2 bis höchstens 3 Tagen führt die AUJESZKY'sche Krankheit beim Rind stets zum Tode, wenn das betroffene Tier nicht schon vorher notgeschlachtet wird.

Abweichend von den geschilderten Symptomen sollen Juckreiz und Unruhe in seltenen Fällen fehlen, bei denen das Krankheitsbild stattdessen durch mehr oder weniger stark ausgeprägte Erscheinungen eines depressiven Gehirn- und Rückenmarkleidens beherrscht wird. AUJESZKY-kranke Kälber zeigen Symptome einer Enzephalomyelitis und sterben, ohne Juckreiz zu äußern, innerhalb von 8 bis 10 Stunden; ausnahmsweise kann bei ihnen aber auch Spontanheilung eintreten.

Beurteilung: Da die Erkrankung beim erwachsenen Rind immer tödlich endet, ist die Prognose stets aussichtslos.

Erkennung und Unterscheidung: Die AUJESZKY'sche Krankheit unterscheidet sich durch ihren raschen Verlauf eindeutig von der etwas langsamer, erst nach 3 bis 6 Tagen zum Exitus führenden *Tollwut*. Außerdem kommt es bei der AUJESZKY'schen Krankheit erst in der Endphase zur Schlinglähmung; das bei tollwütigen Rindern mitunter zu beobachtende aggressive Benehmen gegenüber dem Menschen fehlt ebenso wie hydrophobe Symptome stets. Beachtenswert erscheint auch, daß wegen der kurzen Inkubationszeit oft gleichzeitig, oder unmittelbar hintereinander, 2 bis 4 oder mehr Tiere des gleichen Bestandes an Pseudowut erkranken; bei der Tollwut handelt es sich ihrer langen Inkubationszeit wegen dagegen in der Regel nur um Einzelfälle oder um Erkrankungen, die erst in 1- bis 2wöchigen oder noch längeren Zeitabständen aufeinanderfolgen. In Zweifelsfällen können die im Abschnitt über die Erkennung der Tollwut (S. 798 f.) geschilderten diagnostischen Hilfsmittel herangezogen oder – zum Nachweis der AUJESZKY'schen Krankheit – Übertragungsversuche mit infektiösem Material (Rückenmark, Gehirn, Blut, Lungenödemsaft) an Kaninchen oder Mäusen vorgenommen werden. Nach subkutaner oder intramuskulärer Ansteckung erkranken die Versuchstiere im allgemeinen innerhalb von 2 bis 5 Tagen unter heftigem Juckreiz an der Impfstelle, worauf Krämpfe und Lähmungen einsetzen; sie sterben dann gewöhnlich nach weiteren 24 Stunden, das heißt 3 bis 7 Tage nach der Infektion mit dem Virus der AUJESZKY'schen Krankheit. Dagegen setzen die ersten Erscheinungen der Tollwut bei derart infizierten Kaninchen und Mäusen erst innerhalb von 2 bis 3 Wochen oder noch später ein. Beweisend für das Vorliegen der AUJESZKY'schen Krankheit ist das Ergebnis des Tierversuchs jedoch nur im positiven Falle, da er mit bovinem Material nach eigenen Erfahrungen trotz einwandfrei gesicherter Erkrankung des betreffenden Rindes oft negativ verläuft. Für derartige Untersuchungen sind am besten Rückenmark und Gehirn sowie Gewebsteile einzuschicken, die juckreizbedingte Läsionen aufweisen. Für die Gewebekultur des Virus sind die Proben in gepuffertem Glyzerin eingefroren zum Versand zu bringen. Das Ergebnis etwaiger serologischer Untersuchungen ist im Vergleich zum Tierversuch oder zum Virusnachweis weniger zuverlässig und für den erfahrenen Tierarzt im allgemeinen auch entbehrlich.

Der *Tetanus* (S. 820) unterscheidet sich von der AUJESZKY'schen Krankheit durch den anhaltenden tonischen Krampfzustand bei Fehlen von Unruhe und Juckreiz. Der Verlauf des Starrkrampfes ist zudem weniger stürmisch, und es erkranken nur ausnahmsweise mehrere Rinder zu gleicher Zeit.

Die *hypomagnesämische Tetanie* (S. 1024) ist bei gründlicher Beobachtung des Patienten aufgrund der klonisch-toxischen Krämpfe ohne weiteres von der AUJESZKY'schen Krankheit zu unterscheiden; dabei ist das Steh- und Gehvermögen der zeitweilig auch an Trübungen des Bewußtseins leidenden Patienten stets mehr oder weniger stark beeinträchtigt. Außerdem fehlen bei der Tetanie Anzeichen von Juckreiz, und es tritt nach der Behandlung mit Kalzium-Magnesiumsalzlösung in der Regel eine baldige Besserung des Zustandes ein.

Die Abgrenzung von tuberkulösen und anderweitigen *Meningitiden* (S. 634) stützt sich auf ihr meist nur sporadisches Auftreten, das Fehlen von Pruritus und die in solchen Fällen fast immer zu beobachtenden Ataxien, Inkoordinationen oder Manegebewegungen sowie auf die mit ihnen oft verbundenen Störungen des Sensoriums. Im Gegensatz hierzu werden Bewegungsvermögen und Bewußtsein bei der Pseudowut in der Regel bis kurz vor der agonalen Endphase nur wenig beeinflußt.

Gelegentlich kann auch die *akute Bleivergiftung* (S. 1134) zunächst Anlaß zur Verwechslung mit der AUJESZKY'schen Krankheit bieten. Die bei ersterer fast stets festzustellende und mit Vorwärtsdrängen einhergehende Blindheit gibt aber in Zusammenhang mit dem fehlenden Juckreiz wertvolle Hinweise, die sich durch den Nachweis von Blei in Organ- und Futterproben klären lassen.

Die kolikartige Unruhe pseudowutkranker Rinder lenkt den Verdacht des Untersuchers manchmal auf besonders *schmerzhafte Verlagerungszustände* innerhalb der Bauchhöhle (Ileus, S. 311, 318, 320; Gallenkolik, S. 372; Psalterparese, S. 275; atypische Fremdkörpererkrankung, S. 217; Urolithiasis, S. 401; Gebärmutter-Verdrehung etc.). In solchen Fällen empfiehlt es sich, den Patienten in einer Einzelboxe oder im Freien laufen zu lassen, um ihm Gelegenheit zur Befriedigung eines etwaigen, am Standplatz (wegen der Anbindung) möglicherweise nicht eindeutig zum Ausdruck kommenden Pruritus zu geben. Falls das Tier dann beginnt, sich abnorm zu jucken und zu scheuern, ist die Verdachtsdiagnose fallen zu lassen.

Bei gewissen Formen plötzlich eintretender mangel- oder stoffwechselbedingter *Lecksucht* kann es gelegentlich vorkommen, daß gute Milchkühe bald nach dem Kalben (manchmal aber auch Masttiere) sich ständig stark an einer bestimmten Stelle (Brustwand, Schulter) belecken; dabei werden aber, im Gegensatz zur Aujeszky'schen Krankheit, auch benachbarte Gegenstände (Krippe, Wand, Eisenteile) miteinbezogen, während echter Juckreiz ebenso fehlt wie die bei der Pseudowut vorkommenden ruckartigen Bewegungen.

Zerlegungsbefund: An den vom Juckreiz geplagten Körperstellen sind nach dem Tode traumatisch bedingte Quetschungen oder Zusammenhangstrennungen der haarlos und blutig gescheuerten Haut, Ödeme, Hämorrhagien sowie mehr oder weniger umfassende Substanzverluste oder bis in Unterhautgewebe und Muskulatur reichende Nekrosen festzustellen. Die meningealen Gefäße erscheinen häufig injiziert; eine ausgeprägte Meningitis besteht nur nach akutem Verlauf. Gelegentlich ist das Rückenmark in der Lendengegend deutlich ödematisiert. Epi- und Perikard können Petechien aufweisen; die Perikardflüssigkeit ist mitunter vermehrt. Nicht selten besteht auch ein ausgeprägtes Lungenödem. Die Blase ist meist stark mit Harn gefüllt. Die durch das Virus der Aujeszky'schen Krankheit im Bereich des Zentralnervensystems ausgelösten histologischen Veränderungen bestehen in nichteitriger lymphozytärer Enzephalomyelitis. Sie sind im allgemeinen durch Nervenzelldegenerationen (besonders in den Ventralhörnern des betroffenen Rückenmarkabschnittes) sowie durch Blutfülle der Hirn- und Rückenmarkshäute gekennzeichnet, neben welchen perivaskuläre lymphozytäre Infiltrate sowie Gliazellproliferationen in Gehirn und Rückenmark, unter Umständen umgeben von kleinen Blutungsherden, festzustellen sind; (etwaige intrazelluläre Einschlußkörperchen gelten als unspezifisch). Mikroskopisch sind außerdem oft Rundzelleninfiltrationen an Epikard und Perikard, Thymus, Nieren sowie Lungen zu beobachten.

Behandlung und Vorbeuge: Nach eigenen Erfahrungen ist jegliche Therapie bei Rindern mit klinisch manifester Aujeszky'scher Krankheit als aussichtslos anzusehen. Nach russischen Berichten (Lukaschew und Nikitin, 1962) sollen bei jungen Kälbern Behandlungserfolge mit 10 %iger γ-Globulinlösung (ein- oder zweimal je 30 bis 50 ml; zur Prophylaxe dagegen je 10 bis 15 ml) erzielt worden sein. Vorbeugende Immunisierungen mit einem abgeschwächten Lebendimpfstoff aus Gewebekulturen erzeugen bei Rindern nach zweimaliger Injektion einen hohen Antikörpertiter (Zuffa und Dlhy, 1964); solche Tiere sollen dann auch gegen Infektionen geschützt sein. Andere Autoren (Kojnok und Bartha, 1962; Kojnok, 1964) führten umfangreiche Impfversuche mit einer abgeschwächten Variante des Virus durch und fanden, daß diese Vakzine sowohl bei Schweinen als auch bei Rindern und Hunden wirksam ist. Wegen der Seltenheit der Pseudowut des Rindes und im Hinblick darauf, daß sich das Leiden bei dieser Tierart stets nur auf Einzelfälle beschränkt (die ‚Seuche' dann aber von selbst erlischt), dürfte derartigen Schutz- und Notimpfungen beim Rind hierzulande kaum je praktische Bedeutung zukommen. Zur Vorbeuge des Leidens sollten Kontaktmöglichkeiten zwischen Schweinen und Rindern möglichst vermieden werden. Außerdem ist der Rattenbekämpfung vermehrte Aufmerksamkeit zu widmen. Zur Desinfektion während des

Ausbruchs der Krankheit und nach ihrem Erlöschen eignen sich insbesondere Streukalk und 1 %ige Natronlauge.

Die AUJESZKY'sche Krankheit ist nicht anzeigepflichtig; sie wird staatlicherseits auch nicht bekämpft.

Fleischbeschau: Für die Beurteilung der wegen AUJESZKY'scher Krankheit geschlachteten Rinder bestehen keine besonderen Vorschriften. Die im Einzelfall zu treffende Maßregelung bleibt daher im Rahmen der allgemeinen Bestimmungen dem tierärztlichen Beschauer überlassen. Wenn der Zustand des Fleisches nicht ohnehin die Untauglichkeitserklärung nach § 32 AB.A erfordert, sollte nach der in üblicher Weise vorzunehmenden bakteriologischen Untersuchung (§ 27 AB.A) der gesamte Tierkörper als bedingt genußtauglich beurteilt werden, um die Möglichkeit einer Verschleppung des Ansteckungsstoffs durch Hunde, Katzen und Ratten zu unterbinden.

SCHRIFTTUM

AUJESZKY, A. (1902): Über eine neue Infektionskrankheit bei Haustieren. Zbl. Bakt., Parasitenkunde, Infektionskrankh. I, Orig. *32*, 353-357. — BECKER, C.-H., & H.-J. HERRMANN (1963): Zur Übertragbarkeit des AUJESZKY-Virus durch die Ratte. M.-hefte Vet.-Med. *18*, 161-184. — BENDIXEN, H. C., H. J. BENDIXEN & N. O. CHRISTENSEN (1965): Morbus AUJESZKYS forekomst og optraeden hos kvaeg i Danmark. Nord. Vet.-Med. *17*, 249-279. — BENDIXEN, H. J., & H. C. BORGEN (1966): Morbus AUJESZKY, en sjukdom som optraeder med stigende hyppighed i den danske husdyrbestand. Medlemsbl. Danske Dyrlaegeforen. *49*, 502-508. — BORGEN, H. C., & H. J. BENDIXEN (1965): Om udbredelsen af pseudorabiesvirusinfektioner blandt kvaeg og svin i Danmark; en serologisk oversigt. Nord. Vet.-Med. *17*, 672-679. — ERCEGOVAC, D. (1959): Ein Beitrag zur Diagnostik der AUJESZKYschen Krankheit bei Schafen und Rindern (serbokroatisch). Acta Vet. (Beograd) *9*, 77-80. — ERCEGOVAC, D. (1960): Ein Beitrag zur Kenntnis des Infektionsmechanismus mit Virus Morbus AUJESZKY (serbokroatisch). Acta Vet. (Beograd) *10*, 3-10. — ERCEGOVAC, D. (1960): Beitrag zur Kenntnis der Produktions- und Wertbestimmungsmethode der Vakzine gegen die AUJESZKYsche Krankheit (serbokroatisch). Acta Vet. (Beograd) *10*, 27-35. — ERCEGOVAC, D., M. MILENKOVIĆ & P. ILIĆ (1959): Ein Beitrag zur Epizootiologie der AUJESZKYschen Krankheit bei Schafen und Rindern (serbokroatisch). Acta Vet. (Beograd) *9*, 9-12. — GALLOWAY, I. A. (1938): AUJESZKYs disease; common synonyms: ‚pseudorabies', ‚infectious bulbar paralysis', ‚mad itch'. Vet. Record *50*, 745-762. — GENEV, H. R. (1966): Grundsätzliche epizootologische Fragen der AUJESZKYschen Krankheit beim Schwein (bulgarisch). Vet. Sbirka (Sofija) *2*, 3-4. — GERLACH, FR., & F. SCHWEINBURG (1937): Experimentelle Untersuchungen über die AUJESZKYsche Krankheit (Pseudowut). Zschr. Inf.-krankh., Parasit. Krankh., Hyg. Haustiere *50*, 86-128. — GIBBONS, W. J. (1964): AUJESZKYs Disease. Mod. Vet. Pract. *45*:2, 70-72. — HANSON, R. P. (1954): The history of pseudorabies in the United States. J. Amer. Vet. Med. Ass. *124*, 259-261. — HRISTOV, S. (1966): Die AUJESZKYsche Krankheit bei Kälbern im Alter bis zu einem Monat (bulgarisch). Vet. Sbirka (Sofija) *63*, 11-14. — HRISTOV, S., N. PAVLOV, IV. KARADJOV, D. BELTCHEV & IV. DELTCHEV (1966): Enzooties d'encéphalomyélite aigue chez des veaux nouveau-nés causées par le virus de la maladie d'AUJESZKY. Bull. Off. Int. Epizoot. *65*, 1247-1264. — HUSSEL, L., R. NEUBERT & A. LIEBISCH (1963): Über AUJESZKYsche Krankheit in Schweinebeständen. M.-hefte Vet.-Med. *18*, 177-181. — JIVOIN, P., & Z. SÎRBU (1955): Nekrosen in Leber und Milz bei Schweinen mit AUJESZKYscher Krankheit (rumänisch). Probl. Epizoot. (Bukarest) *1*, 32-36. — KOJNOK, J. (1964): Experimentelle Untersuchungen über die aktive Immunisierung gegen die AUJESZKY'sche Krankheit bei Rind und Hund (ungarisch). Magyar Allatorv. Lap. *19*, 85-87. — KOJNOK, J., & A. BARTHA (1962): Immunisierungsversuche gegen die AUJESZKY'sche Krankheit mit attenuiertem Virus (ungarisch). Magyar Allatorv. Lap. *17*, 19-20. — KRETZSCHMAR, CH. (1967): Diagnostik, Epizootologie und Bekämpfung der AUJESZKYschen Krankheit nach klinischepizootologischen und mikrobiologischen Untersuchungen im Bezirk Magdeburg sowie unter den Bedingungen des Experimentes zum internationalen Schrifttum auf diesem Gebiet. Habil.-Schrift, Leipzig. — LUKASCHEW, I. I., & M. G. NIKITIN (1962): Gamma-Globulin bei der AUJESZKYschen Krankheit der Rinder (russisch). Veterinarija *39*:6, 29-30. — MEYLING, A., & V. BITSCH (1967): The diagnosis of pseudorabies by the fluorescent antibody technique. Acta Vet. Scand. *8*, 360-368. — PETTE, J. (1965): Procédés modernes de diagnostic de la maladie d'AUJESZKY. Bull. Off. Int. Epizoot. *63*, 1835-1851. — PETTE, J., & H. MAHNEL (1964): Erfahrungen bei der Laboratoriumsdiagnose der AUJESZKYschen Krankheit der Schweine. Berl. Münch. Tierärztl. Wschr. *77*, 313-319. — PIERCE, L. A. (1963): AUJESZKYs disease in cattle. J. Amer. Vet. Med. Ass. *142*, 1387. — ROCKBORN, G., & B. HYLLSETH (1968): The second outbreak of pseudorabies in Sweden. Tijdschr. Diergeneesk. *93*, 1432. — ROSENBERGER, G. (1940): Beobachtungen über die AUJESZKYsche Krankheit in Deutschland. Dtsch. Tierärztl. Wschr. *48*, 485-488. — SCHMIEDHOFFER, J. (1910): Beiträge zur Pathologie der infektiösen Bulbärparalyse (AUJESZKYschen Krankheit). Zschr. Inf.-krankh., parasit. Krankh., Hyg. Haustiere *8*, 383-406. — SENF, W., & W. SEFFNER (1966): Erfahrungen bei der AUJESZKYschen Krankheit unter besonderer Berücksichtigung einiger Fälle bei Schafen und Rindern. M.-hefte Vet.-Med. *21*, 58-64. — SHOPE, R. E. (1931): An experimental study of ‚mad itch' with especial reference to its relationship to pseudorabies. J. Exp. Med. *54*, 233-248. — SHOPE, R. E. (1935): Experiments on the epidemiology of pseudorabies. 1. Mode of transmission of the disease in swine and their possible role in its spread to cattle. J. Exp. Mod. *62*,

85-89. — Shope, R. E. (1935): Experiments on the epidemiology of pseudorabies. 2. Prevalence of the disease among Middle Western swine and the possible role of rats in herd-to-herd infections. J. Exp. Med. 62, 101-117. — Skoda, R. (1962): A modified pseudorabies virus suitable for immunization of cattle. Acta Virol. 6, 189. — Solomkin, P. S., & Tutuschin (1956): Die Lebensfähigkeit des Virus der Aujeszkyschen Krankheit in Futtermitteln und Ausscheidungen von Tieren (russisch). Veterinarija 33:4, 49-50. — Stewart, W. C., E. A. Carbrey & J. I. Kresse (1967): Detection of pseudorabies virus by immunofluorescence. J. Amer. Vet. Med. Ass. 151, 747-751. — Tomescu, V. (1969): Aujeszkysche Krankheit. In Röhrer, H. Handbuch der Virusinfektionen bei Tieren, Fischer, Jena, IV., spez. Teil 3, S. 419-469. — Traub, E. (1933): Cultivation of pseudorabies virus. J. Exp. Med. 58, 663-681. — Wildführ (1961): Medizinische Mikrobiologie, Immunologie und Epidemiologie. Thieme, Leipzig. — Žuffa, A., & V. Dlhy (1964): Immunisierung gegen die Aujeszkysche Krankheit. 6. Vakzinierung von Rindern mit dem modifizierten Virus der Aujeszkyschen Krankheit. M.-hefte Vet.-Med. 19, 801-803. — Zwick & Zeller (1911): Untersuchungen über die sogenannte Pseudowut. Arb. Kaiserl. Gesundh.-amt 36, 382-408.

Sporadische Hirn- und Rückenmarksentzündung
(Buss-disease)

Wesen: Bei diesem ziemlich seltenen Leiden handelt es sich um eine vereinzelt auftretende virusbedingte Allgemeininfektion, die durch akuten fieberhaften Verlauf mit zentralnervösen Symptomen, fortschreitender Abmagerung und Schwäche, später auch durch serofibrinöse Entzündungen an den Auskleidungen der großen Körperhöhlen charakterisiert ist. (Andere Bezeichnungen: sporadic bovine encephalomyelitis [SBE], transmissible serositis.)

Geschichtliches: Die Krankheit ist von McNutt 1940 erstmals im Rinderbestand eines Farmers namens Buss in Iowa beobachtet und beschrieben worden; bald danach konnte sie von anderen Forschern auch in weiteren nordamerikanischen Staaten festgestellt werden.

Vorkommen und Bedeutung: Seitdem wurde die sporadische bovine Enzephalomyelitis in Kanada sowie in einigen Regionen Europas, Australiens und Japans ermittelt. Sie kann Rinder jeden Alters befallen, beschränkt sich aber stets auf Einzelbestände, wo sie unabhängig von der Jahreszeit auftritt; dabei sind bis zu 6 Monate alte Kälber und Jungrinder am empfänglichsten. In Deutschland sind bislang nur SBE-spezifische komplementbindende Antikörper bei klinisch gesund erscheinenden Rindern sowie in Fällen von enzootischem Abort und Pneumoenteritis (ohne zentralnervöse Störungen) nachgewiesen worden. Durch Jungtierverluste, Rückgang des Körpergewichts oder mangelhafte Mastzunahmen kann das Leiden in betroffenen Herden gelegentlich wirtschaftliche Bedeutung erlangen.

Ursache: Der Erreger der Buss-disease ist ein zwar filtrierbares, aber sichtbares Virus der Psittakose-Lymphogranuloma-Gruppe (Miyagawanellen) von etwa 375 mµ Größe; entgegen früheren Vermutungen ist es mit dem Virus der Kinderlähmung nicht verwandt. Das Agens ist im eingefrorenen Zustand lange lebensfähig, während es durch Hitze (bei 56° C innerhalb von 15 Minuten) und die üblichen Desinfektionsmittel (Kresol, Natronlauge oder quarternäre Ammoniumbasen in den üblichen Konzentrationen) abgetötet wird. Das Virus kann über Meerschweinchen oder Hamster passagiert werden und läßt sich im embryonierten Hühnerei züchten.

Entstehung und Verbreitung: Bislang ist noch nicht bekannt, auf welchem Wege die sporadische bovine Enzephalomyelitis in betroffene Herden eingeschleppt wird; sie kann ausbrechen, ohne daß zuvor neue Tiere in den Bestand eingestellt wurden. In manchen Betrieben erkranken dann einige Tiere, wonach die Seuche erlischt; in anderen kommen dagegen alljährlich 1 oder 2 klinisch ausgeprägte Fälle vor. Innerhalb der Herde scheint sich das Virus durch direkten Kontakt kranker und gesunder Rinder, möglicherweise aber auch durch lebende Überträger (Arthropoden, Schafe) oder auf andere, noch nicht geklärte Weise auszubreiten.

Krankheitsgeschehen: Im Tierkörper gelangt der Erreger nach den Beobachtungen bei experimentellen Infektionen im Verlauf einer Virämie in Leber, Milz, Lymphknoten, zentrales Nervensystem sowie in die Körperhöhlen, seltener auch in die Lungen; er ist mitunter auch in Kot, Harn, Nasensekret und/oder Milch nachweisbar, die daher mit als Quelle der Ansteckung in Betracht zu ziehen sind. Das Virus ist nicht spezifisch neurotrop, sondern befällt vorzugsweise die mesenchymalen Gewebe (Gefäßendothelien, seröse Häute); die von ihm ausgelöste Enzephalomyelitis ist eine Folge der Gefäßschädigungen. Das Überstehen der Infektion hinterläßt eine solide Immunität; außerdem sind dann im Serum spezifische komplementbindende Antikörper festzustellen. Solche lassen sich jedoch auch bei vielen Tieren nachweisen, die zuvor nie Symptome der bovinen Enzephalomyelitis gezeigt haben. Diese Tatsache läßt vermuten, daß der Erreger des Leidens weiter verbreitet ist, als es nach der Zahl klinisch manifester Fälle den Anschein hat.

Erscheinungen und Verlauf: Die Erkrankung setzt nach 4tägiger bis 4wöchiger Inkubation mit einem Anstieg der Körpertemperatur auf 40,5 bis 41,5° C ein. Bei zunächst noch erhaltener Freßlust zeigen die Patienten dann allgemeine Schwäche und Depression. Später läßt auch der Appetit nach, was zu mäßiger bis erheblicher Abmagerung führt. Einen Tag bis zwei Wochen nach Krankheitsbeginn stellen sich auch zentralnervöse Symptome ein: stumpfsinnige Trägheit, steif-ataktischer Gang der Hintergliedmaßen, Überköten im Fesselgelenk. Schließlich stürzen die entkräfteten Patienten zu Boden und sind nicht mehr fähig aufzustehen. Gelegentlich ist außer der Lähmung der Gliedmaßen auch Opisthotonus (aber keine Exzitation) zu beobachten. Außerdem tritt im Laufe des Leidens vielfach schleimig-eitriger Nasenausfluß, Speicheln und gelegentlich auch Lakrimation auf, wobei die Hälfte der betroffenen Tiere Atemnot und Husten zeigt. Daneben kann mehr oder weniger starker Durchfall bestehen. Während des agonalen Festliegens sinkt die Körpertemperatur ab; solche Patienten sterben dann meist innerhalb einiger Stunden bis eines Tages im Koma. Bei weniger schwer ausgeprägter Erkrankung können die genannten Erscheinungen allmählich zurückgehen, worauf nach 1 bis 2 Wochen Heilung eintritt. Das trifft insbesondere für die ausnahmsweise ohne zentralnervöse Symptome verlaufenden Fälle zu. Morbidität und Letalität der Buss-disease können von Herde zu Herde sehr verschieden sein; das Leiden befällt jedoch nur selten mehr als 25 % der zugehörigen Kälber und 5 % der erwachsenen Rinder; unter den Erkrankten ist im allgemeinen mit 30 bis 50 % tödlichen Verlusten zu rechnen, die bei älteren Tieren meist höher sind als bei den jungen Patienten. Die Durchseuchung betroffener Bestände dauert in der Regel 5 Tage bis 4 Wochen, kann sich in Großbetrieben aber auch über ein halbes Jahr hinziehen. Dabei entwickelt die betroffene Herde eine Gruppenimmunität, so daß in der Folge nur noch neueingestellte Tiere oder zugeborene Kälber erkranken.

Beurteilung: Die Heilungsaussichten werden als um so günstiger angesehen, je schwächer die Krankheitserscheinungen ausgeprägt sind, doch können gelegentlich sogar festliegende Patienten wieder genesen.

Zerlegungsbefund: Unter den grobsinnlichen Veränderungen gelten fibrinöse Pleuritis und Peritonitis als kennzeichnend, wobei Brusthöhle, Herzbeutel und Bauchhöhle abnorme Mengen einer blutig-serösen Flüssigkeit enthalten, während Zwerchfell, Leber, Milz und Gekröse meist von einem Gitter dicker gelber fibrinöser Massen überzogen und miteinander verklebt sind. Außerdem sind von Fall zu Fall fibrinöse Perikarditis, mehr oder weniger ausgedehnte Hepatisation der Lungen und/oder Milzschwellung festzustellen. Die Hirnoberfläche zeigt Gefäßkongestion; die Zerebrospinalflüssigkeit ist vermehrt. Histologisch sind in den veränderten Geweben und im fibrinösen Exsudat typische Einschlußkörperchen zu finden. Gehirn, Hirnhäute sowie verlängertes Mark weisen Hyperämie, Ödematisierung, Zelltrümmerherde und perivaskuläre Leukozyteninfiltrationen auf.

Erkennung und Unterscheidung: Bei Mitberücksichtigung der postmortal in Brust- und Bauchhöhle zu erhebenden Veränderungen bietet das klinische Bild ziemlich eindeutige Hinweise auf die sporadische bovine Enzephalomyelitis. Um Verwechslungen mit anderen, durch ähnliche Symptome oder Sektionsbefunde gekennzeichnete Krankheiten (Pasteurellose, S. 730; bösartiges Katarrhalfieber, S. 843; Tollwut, S. 792; Listeriose, S. 826; Hirnrindennekrose, S. 640; Meningitiden, S. 634) zu vermeiden, sollte der Virusnachweis herangezogen werden. Der Erreger läßt sich aus dem verdächtigen Material auf Meerschweinchen und Hamster übertragen oder im bebrüteten

Hühnerei züchten. Im Verlaufe der Buss-disease entwickelt der Tierkörper zwar komplementbindende Antikörper; ihr Vorhandensein darf jedoch für sich allein betrachtet (insbesondere bei erwachsenen Rindern) nicht als Beweis für das Vorliegen einer akuten sporadischen Enzephalomyelitis angesehen werden, da sie ebensogut von einer schon früher überstandenen Infektion herrühren können. Dagegen spricht der zweimalige, im Abstand von einigen Wochen erfolgende und dabei mit zunehmendem Titer positiv ausfallende Virusneutralisationstest für eine frische Infektion.

Behandlung und Vorbeuge: Die Patienten sollten auf jeden Fall von den noch gesund erscheinenden Tieren abgesondert werden und gute Pflege erhalten; außerdem sind die Stallungen und Gerätschaften möglichst wiederholt gründlich zu desinfizieren. Obwohl ein Teil der Patienten spontan ausheilt, empfiehlt sich die parenterale Verabreichung von Tetrazyklinen, da sie den Krankheitsverlauf bei rechtzeitiger Anwendung günstig beeinflussen sollen. Spezifische Impfstoffe sind gegen die sporadische bovine Enzephalomyelitis noch nicht entwickelt worden.

SCHRIFTTUM

Bannister, G. L., P. Boulanger, D. P. Gray, C. H. Chapmann, R. J. Avery & A. H. Corner (1962): Sporadic bovine encephalomyelitis in Canada. Canad. J. Comp. Med. Vet. Sci. 26, 25-32. — Bartana, U., & R. A. Cohen (1966): A sporadic encephalomyelitis in cattle. Refuah Vet. 23, 234-230. — Csontos, L., & A. Széky (1964): Vorkommen der sporadischen Gehirn-Rückenmarksentzündung (Miyagawanellose) des Rindes in Ungarn. Magyar Allatorv. Lap. 19, 4-7. — Egan, A. N. (1960): The occurrence of sporadic bovine encephalomyelitis in Australia. Austral. Vet. J. 36, 444-445. — Enright, J. B., W. W. Sadler & E. A. Robinson (1959): Sporadic bovine encephalomyelitis in California. Mod. Vet. Pract. 40:20, 54. — Fankhauser, R. (1961): Sporadische Meningo-Encephalomyelitis beim Rind. Schweiz. Arch. Tierheilk. 103, 225-235. — French, E. L. (1960): The occurrence of sporadic bovine encephalomyelitis in Australia. Austral. Vet. J. 36, 444. — Harding, W. B. (1963): Transmissible serositis and its relationship to sporadic bovine encephalomyelitis. Austral. Vet. J. 39, 333-337. — Johnston, L. A. J. (1962): The diagnosis of sporadic bovine encephalomyelitis. Austral. Vet. J. 38, 479. — Kaaden, O. R., & H. Liebermann (1966): Vorkommen und Bedeutung von Miyagawanella-Antikörpern bei Rindern im Norden der DDR. Arch. Exp. Vet.-Med. 20, 921-926. — Kalmar, E., T. A. Nobel, F. Neuman & U. Klopfer (1967): Sporadic bovine encephalomyelitis — isolation and identification of a psittacosis lymphogranuloma venereum (PLV) agent. Refuah Vet. 24, 51-48. — McNutt, S. H. (1940): Preliminary report on infectious encephalomyelitis of cattle. Vet. Med. 35, 228-230. — Menges, R. W., G. S. Harshfield & H. A. Wenner (1953): Sporadic bovine encephalomyelitis, the natural history of the disease in cattle. Amer. J. Hyg. 57, 1-14. — Menges, R. W., G. S. Harshfield & H. A. Wenner (1953): Sporadic bovine encephalomyelitis: etiologic studies, epizootiologic and epidemiologic implications. Vet. Med. 48, 301-305. — Merchant, I. A., & R. D. Barner (1964): An outline of the infectious diseases of domestic animals. Iowa State Univ. Press, Ames, Iowa, S. 256-259. — Polony, R., J. Vrtiak, Z. Koppel & L. Benko (1961): Vorkommen einer sporadischen Enzephalomyelitis beim Rind (tschechisch). Vet. Časopis 10, 110-116. — Schoop, G. (1962): Verbreitung und Bedeutung der Infektion mit einem Virus der Psittakosis-Lymphogranuloma-Gruppe bei Rindern. Dtsch. Tierärztl. Wschr. 69, 121-123. — Sterns, T. W., & S. H. McNutt (1942): Sporadic bovine encephalomyelitis: filtration of the causal agent. Amer. J. Vet. Res. 3, 253-257. — Tustin, R. C., J. Mare & A. van Herden (1961): Disease of calves resembling sporadic bovine encephalomyelitis. J. South African Vet. Med. Ass. 32, 117-123. — Wenner, H. A., G. S. Harshfield, Te Wen Chang & R. W. Menges (1953): Sporadic bovine encephalomyelitis. 2. Studies on the etiology of the disease; isolation of nine strains of an infectious agent from naturally infected cattle. Amer. J. Hyg. 57, 15-29. — Wenner, H. A., R. W. Menges & J. Carter (1955): Sporadic bovine encephalomyelitis; a serologic survey of cattle in the Midwestern United States. Cornell Vet. 40, 68-77.

Spring- und Drehkrankheit (Louping ill)

Wesen: Das Leiden stellt eine durch Zecken übertragene, akut und fieberhaft verlaufende, virusbedingte Enzephalomyelitis dar, die mit Haltungs- und Bewegungsstörungen sowie mit Krämpfen und Lähmungen einhergeht. Sie befällt vor allem Schafe, bei denen hierdurch im Hauptverbreitungsgebiet der Krankheit (Schottland, Nordengland) große wirtschaftliche Schäden auftreten; dagegen werden Mensch und andere Tierarten, darunter auch das Rind, nur selten von dieser Infektion betroffen. (Andere Bezeichnungen: Zeckenenzephalitis, Meningoencephalitis enzootica, tremblingill, sautante.)

Geschichtliches: Bei Schafen ist die Louping ill schon seit dem 18. Jahrhundert bekannt; die ursächlichen Zusammenhänge wurden 1930 durch POOL, BROWNLEE und WILSON in Schottland aufgeklärt. Die Virusnatur des Erregers ist 1931 von GREIG, BROWNLEE, WILSON und GORDON sowie von ALSTON und GIBSON nachgewiesen worden. Heute ist das Leiden auch in Frankreich, Ungarn, Rußland und Südafrika bekannt. Erkrankungsfälle beim Menschen wurden in den USA, in England, Schweden, Rußland und der Tschechoslowakei beobachtet. Die Patienten genasen dabei meist von selbst; in Rußland sollen jedoch einige Todesfälle vorgekommen sein.

Vorkommen und Bedeutung: Bei Schafen und Rindern wird die Springkrankheit entsprechend den Perioden der größten Zeckenaktivität vor allem im Frühjahr und Sommer (April bis Juni), mitunter aber auch im Frühherbst, beobachtet. Sie verursacht beim Rind nur geringe klinische Erscheinungen und spielt bei dieser Tierart daher nur eine geringe wirtschaftliche Rolle. Wenn die Patienten aber gleichzeitig noch vom Zeckenfieber (Tick-borne fever, S. 887) befallen werden, sind die Auswirkungen der Springkrankheit auch beim Rind schwerer; dann kommt es häufiger zur Infektion des Zentralnervensystems durch das Virus der louping ill.

Ursache: Das neurotrope Virus gehört in die Untergruppe B der ARBO-Viren (**Ar**thropod-**bo**rne Viruses); es ist eng verbunden mit einer Reihe von Erregern menschlicher Erkrankungen (russische Frühling-Sommer-Enzephalitis, fernöstliche Enzephalitis oder Japan-B-Enzephalitis). Der Erreger ist etwa 25 mµ groß und läßt sich in Mäusen, Hamstern sowie im bebrüteten Hühnerei und auf Zellkulturen (Affen-, Kaninchen-, Lamm- oder Schweinenieren, Hühner- und Mäusefibroblasten sowie HeLa-Zellen) züchten. In 50 %igem Glyzerin bleibt es bei 4° C monatelang aktiv; sonst ist es nicht sehr stabil und verliert bei Zimmertemperatur oder bei 37° C rasch an Infektiosität.

Entstehung und Verbreitung: Die natürliche Übertragung des Virus wird durch den Biß infizierter Zecken vermittelt (in Europa durch Ixodes ricinus, in Südafrika durch Rhipicephalus appendiculatus). In den Zecken kann das Virus durch transovarielle Passage von einer Generation auf die andere übergehen. Als Virusreservoire spielen in Schottland wahrscheinlich Wildtiere (Hirsche und Rehe) eine Rolle; unter ihnen reagierten nämlich bei einer großangelegten Untersuchung 20 bis 40 % im Neutralisationstest positiv gegenüber dem Virus der Springkrankheit.

Erscheinungen und Verlauf: Die ersten klinischen Symptome setzen 1 bis 2 Tage, nach HAGAN und BRUNNER (1951) erst 6 bis 18 Tage nach dem infizierenden Zeckenbiß, mit virämiebedingter fieberhafter Körpertemperatur von 41 bis 42° C ein, die 3 bis 4 Tage lang anhält. Nach kurzer afebriler Phase folgt dann ein zweiter Fieberanfall, in dessen Verlauf das Virus in das Zentralnervensystem eindringt. Während die Patienten im ersten febrilen Stadium nur ein niedergedrücktes Verhalten zeigen, setzen mit der zweiten Fieberphase, etwa gegen den 5. Tag, die komplexen Auswirkungen der Meningoenzephalomyelitis ein: Ataxie, Schlummersucht mit seitwärts eingeschlagenem Kopf, lähmungsartige Schwäche der Gliedmaßen, Schwimmbewegungen in Seitenlage, rhythmisches Muskelzittern (= trembling ill) oder Muskelkrämpfe mit nickenden Kopfbewegungen sowie zuckendes Anheben der Füße (= louping ill) und Steifheit der Rückenmuskeln, die schließlich in Lähmungen übergeht. Nach wenigen Stunden bis 2 Tagen sind die Patienten nicht mehr fähig zu stehen; sie liegen dann mit rudernden Beinbewegungen auf der Seite. Dieses Krankheitsstadium geht häufig innerhalb weniger Stunden in Koma und Tod über (Mortalität etwa 10 %). In den beim Rind vorherrschenden, von zentralnervösen Störungen freibleibenden Fällen tritt dagegen schon nach wenigen Tagen Heilung ein. Solche Tiere entwickeln dabei eine solide und wahrscheinlich lebenslang anhaltende Immunität.

Zerlegungsbefund: Das Leiden verursacht keine kennzeichnenden grobsinnlichen Veränderungen. Die histologischen Läsionen ähneln im allgemeinen denen, welche durch andere neurotrope Viren hervorgerufen werden: perivaskuläre lymphozytäre und in geringerem Maße auch granulozytäre Infiltrate in den Hirnhäuten sowie Schädigungen der nervösen Substanz des Gehirns und des Rückenmarks, besonders an den PURKINJE-Zellen des Kleinhirns, weniger ausgeprägt aber auch in der Großhirnrinde. Louping ill-spezifische Zelleinschlüsse sind nicht bekannt. Für Laboratoriumsuntersuchungen sind formalinfixiertes Gewebe (für die histologische Prüfung) und frisches ungefrorenes Material in 30 %igem Glyzerin (zur Virusisolierung) einzusenden.

Erkennung und Unterscheidung: Die Diagnose kann aufgrund des Zusammentreffens von Zeckenbefall mit den geschilderten klinischen Erscheinungen sowie durch den Nachweis des Erregers im Mäuseversuch (intrazerebrale Inokulation) oder serologisch (Neutralisationstest an Mäusen, Hämagglutinationshemmung, Komplementbindungsreaktion) gestellt werden. Differentialdiagnostisch sind neben dem Zeckenfieber (S. 887), der Zeckenparalyse (S. 1295) und der Bleivergiftung (S. 1134) vor allem auch Listeriose (S. 826) und Tollwut (S. 792) zu berücksichtigen, falls letztere in dem betreffenden Zeckengebiet vorkommen.

Beurteilung und Behandlung: Wenn die Erkrankung nicht über das Virämiestadium hinaus fortschreitet, sind die Heilungsaussichten beim Rind ausgesprochen günstig. Stellen sich dagegen zentralnervöse und neuromuskuläre Symptome ein, so sterben die Tiere in der Regel, oder es bleiben Dauerschäden zurück. Eine erfolgversprechende Therapie ist nicht bekannt.

Vorbeuge: Als prophylaktische Maßnahme kommt an erster Stelle die Bekämpfung der Überträgerzecken durch regelmäßiges Baden (Abb. 517) oder Besprühen der anfälligen Tierarten (Schafe, Rinder) in Betracht (S. 964). Die für in gefährdeten Bezirken gehaltene Schafe empfohlene Vakzination wäre im Hinblick auf die Seltenheit und den meist milden Verlauf des Leidens beim Rind für dieses zu aufwendig. Dagegen sollten sich Laborangestellte, die mit Louping ill-Material in Berührung kommen, rechtzeitig schutzimpfen lassen.

In einigen Ländern unterliegt die Louping ill der Anzeigepflicht.

SCHRIFTTUM

ALSTON, J. M., & H. J. GIBSON (1931): Note on experimental transmission of ‚louping ill' to mice. Brit. J. Exp. Path. *12,* 82-88. — BROWNLEE, A., & D. R. WILSON (1932): Studies in the histopathology of louping ill. J. Comp. Path. Therap. *45,* 67-92. — DAVISON, G., & C. NEUBAUER (1948): Meningoencephalitis in man due to the louping-ill virus. Lancet *255,* 453-457. — DUNN, A. M. (1960): Loupingill: the red deer (Cervus elaphus) as an alternative host of the virus in Scotland. Brit. Vet. J. *116,* 284-287. — EDWARD, D. G. H. (1948): Immunization against looping-ill. 1. Vaccines prepared from duck embryos. 2. Immunization of man. 3. Immunization of cattle. Brit. J. Exp. Path. *29,* 367-372, 372-378, 600-607. — GORDON, W. S. (1946): Louping-ill, tickborne fever and scrapie. Vet. Record *58,* 516. — GORDON SMITH, C. E., M. G. R. VARMA & D. MCMAHON (1964): Isolation of louping ill virus from small mammals in Ayrshire, Scotland. Nature (London) *203,* 992-993. — GREIG, J. R., A. BROWNLEE, D. R. WILSON & W. S. GORDON (1931): The nature of looping ill. Vet. Record *11,* 325-333. — GREŚĆKOVÁ, M., P. ALBRECHT & E. ERNEK (1961): Comparison of an attenuated and virulent louping-ill strain. Nature (London) *190,* 508-510. — HAGAN, W. A., & D. W. BRUNNER (1951): The infectious diseases of domestic animals. Comstock Publ. Comp. Inc., Ithaca/New York. — LEVKOVICH, E. N., E. S. SARMANOVA & A. L. DUNINA (1955): Experimentelle Studien über die Rolle der Tiere bei der Verbreitung des Virus der durch Zecken übertragenen russischen Frühling-Sommer-Enzephalitis (russisch). Ref. in Rev. Appl. Ent *3:*44, 153 (1956). — MACLEOD, J. (1962): Observations on tick transmission of louping-ill to sheep. J. Comp. Path. Therap. *72,* 411-419. — POOL, W. A., A. BROWNLEE & W. R. WILSON (1930): The etiology of louping ill. J. Comp. Path. Therap. *43,* 253-290. — ROSS, C. A. C. (1961): Louping-ill in the West of Scotland. Lancet *2,* 527-528. — SCHMIDT, D. (1969): Louping ill. In RÖHRER, H., Handbuch der Virusinfektionen bei Tieren. Fischer, Jena, IV, S. 471-486. — SVEDMYR, A., G. VON ZEIPEL, K. BORG & H.-J. HANSEN (1965): Infections with tick-borne encephalitis virus in the Swedish population of the elk (Alces a. alces). Acta Path. Microbiol. Scand. *65,* 613-620. — WILLIAMS, H. E. (1958): Growth and titration of louping-ill virus in monolayer tissue culture of pig kidney. Nature *181,* 497-498. — WILSON, D. R., & W. S. GORDON (1948): Studies in louping-ill. 4. Passive immunity. J. Comp. Path. Therap. *58,* 210-226.

Infektiöse thrombembolische Meningoenzephalitis
(‚Sleeper syndrome')

Wesen: Diese, vor allem in den USA bei Mastrindern beobachtete ansteckende Krankheit ist durch bakteriämisch bedingte thrombembolische Hirninfarkte gekennzeichnet, die bei akutem Verlauf unter zunehmender Inkoordination und anschließender komatöser Lähmung zum Tode führen. (Andere Bezeichnungen: infectious bovine meningoencephalitis, thrombembolic meningoencephalitis of cattle.)

Vorkommen und Bedeutung: Bislang ist das Leiden nur in den großen Rindermastbeständen (feedlots) Colorados und Kaliforniens festgestellt worden, wo es meist im Herbst und Winter bei Tieren beiderlei Geschlechts, und zwar vorzugsweise solchen von 350 bis 450 kg Körpergewicht, auftritt. In betroffenen Herden kann es wegen des meist letalen Ausganges und seiner noch weitgehend unbekannten Epizootologie ein schwerwiegendes Problem darstellen.

Ursache: Die aus den veränderten Organen der Patienten isolierten gramnegativen Keime haben große Ähnlichkeit mit Haemophilus agni. Nach experimenteller Übertragung auf gesunde Rinder oder Mäuse lösen sie Syndrome aus, die dem natürlichen Krankheitsbild gleichen. Zur Klärung der Ätiologie und der Pathogenese des Leidens sind jedoch weitere Untersuchungen erforderlich.

Krankheitserscheinungen: Die ersten Anzeichen der thrombembolischen Meningoenzephalitis bestehen in allgemeiner Steifheit und fortschreitender Depression („sleeper"); dabei steigt die Körpertemperatur zunächst hochfieberhaft (bis auf 42° C) an, fällt später aber auf normale oder subnormale Werte ab. Kopf und Hals werden meist nach vorn gestreckt gehalten; im weiteren Verlauf treten Opisthotonus, Augenrollen, Schielen und/oder Blindheit, Ataxien, Inkoordinationen, Niederstürzen sowie Lähmungen hinzu, die schließlich in komatöses Festliegen übergehen. In der Agonie können auch tonisch-klonische Krämpfe einsetzen. Bis zum tödlichen Ausgang des Leidens vergehen nur wenige Stunden bis einige Tage, gelegentlich aber auch 1 bis 3 Wochen. Die Morbidität erreicht gewöhnlich kaum mehr als 10 %; dagegen liegt die Letalität bei 95 %.

Zerlegungsbefund: Die auffallendsten Veränderungen betreffen das Gehirn, das in sämtlichen Teilen multiple hämorrhagische Infarkte von hellroter bis brauner Farbe und bis zu 4 Zentimeter Durchmesser aufweist. Die Serosen sowie Herz- und Skelettmuskulatur können ebenso wie die Nieren petechiale Blutungen zeigen. Die Zerebrospinalflüssigkeit ist vermehrt und trübe; außerdem ist vielfach eine abnorme Füllung des Herzbeutels und der Gelenke festzustellen.

Erkennung und Unterscheidung: Während das klinische Bild für sich allein zur sicheren Diagnose und Abgrenzung von anderen, ebenfalls durch zentralnervöse Störungen gekennzeichnete Krankheiten (unspezifische Meningitiden, S. 634; Enzephalomalazie, S. 640; Bleivergiftung, S. 1134; Listeriose, S. 826; Buss-disease, S. 810 etc.) nicht immer ausreicht, bieten die Sektion und die histologisch nachweisbaren thrombembolischen Hirnveränderungen in der Regel eindeutige Anhaltspunkte für die Feststellung des Leidens. Gelegentlich kann die bakteriologische Klärung (Übertragungsversuch an Mäusen) erforderlich werden.

Beurteilung, Behandlung und Vorbeuge: Die Prognose des Leidens ist fraglich bis ungünstig, da die parenterale Verabreichung von Breitbandantibiotika nur im Anfangsstadium wirksam ist, während fortgeschrittene Fälle auf Therapieversuche (einschließlich des Ablassens der überschüssigen Zerebrospinalflüssigkeit und anschließender subduraler Injektion von Antibiotika) kaum noch ansprechen. Symptomatisch ist für gute Pflege und Haltung der Patienten (weiches Lager, regelmäßiges Umbetten sowie wiederholtes Anbieten von Futter und Tränke) zu sorgen. Aussichtsreiche prophylaktische Maßnahmen sind wegen der unzulänglichen Kenntnisse über die Entstehung und Verbreitung des Leidens noch nicht entwickelt worden; es wird empfohlen, die Tiere betroffener Herden in kleine Gruppen aufzuteilen oder auf die Weide zu bringen, ihre Ernährung umzustellen (Erhöhung des Rauhfutteranteiles) und die Stallungen oder Ausläufe zu desinfizieren.

SCHRIFTTUM

Bailie, W. E., H. D. Anthony & K. D. Weide (1966): Infectious thromboembolic meningoencephalomyelitis (sleeper syndrome) in feedlot cattle. J. Amer. Vet. Med. Ass. 148, 162-166. — Gruner, L. A., Jensen, Rue & W. W. Brown (1956): Infectious embolic meningo-encephalitis in cattle. J. Amer. Vet. Med. Ass. 129, 417-421. — Kennedy, T. C., E. L. Biberstein, J. A. Howarth, L. M. Frazier & D. L. Dungworth (1960): Infectious meningo-encephalitis in cattle, caused by a haemophilus-like organism. Amer. J. Vet. Res. 21, 403-409.

Botulismus (toxische Bulbärparalyse)

Wesen: Der Botulismus ist eine durch die Aufnahme von botulinustoxinhaltigem Futter oder Wasser verursachte Krankheit, die durch progressive schlaffe Lähmung der Zunge, der Kau- und Schlingmuskeln sowie der gesamten Skelettmuskulatur (einschließlich des Zwerchfells) gekennzeichnet ist und beim Tier fast ausnahmslos tödlich verläuft. Das strenggenommen nicht zu den Infektionen, sondern zu den Intoxikationen zu rechnende Leiden kann außer Rindern unter entsprechenden Voraussetzungen auch den Menschen, Pferde, Schafe, Hausgeflügel oder wilde Wasservögel befallen (siehe *Ursache*). Die auslösenden Toxine werden von Cl. botulinum vor allem in fauligzersetzlichem eiweißhaltigem Material (meist Tierkadaver, seltener verdorbene Pflanzen) gebildet; sie führte früher insbesondere auf Weiden in der näheren Umgebung von Abdeckereien („Wasenplätze' mit nachlässig vergrabenen Tierkörpern) zu der gefürchteten ‚Wasenmeisterkrankheit'. (Andere Bezeichnungen: lamziekte = Lähmungsseuche bei Rindern und Schafen in Südafrika; loin disease = Lendenlähme der Rinder in Texas; limberneck = schlaffer Hals beim Geflügel in den USA; Wurstvergiftung = Botulismus nach Verzehr verdorbener Fleischwaren beim Menschen.)

Geschichtliches: Das Krankheitsbild des Botulismus beim Menschen ist schon seit über tausend Jahren bekannt. Der ursächliche Zusammenhang zwischen dieser Vergiftung und dem Verzehr bestimmter Lebensmittel (Leberwurst, geräucherter Speck oder Schinken, Käse) wurde jedoch erst anfangs des 19. Jahrhunderts durch den Arzt KERNER geklärt, von dem auch die Krankheitsbezeichnung ‚Botulismus' (botulus = Wurst) stammt. Später sind dann gleichartige Erkrankungen nach dem Genuß von Fisch oder verdorbenen Gemüsekonserven beobachtet worden. Der Erreger sowie sein Toxin wurden anläßlich menschlicher Vergiftungsfälle durch VAN ERMENGEM 1897 erstmals aus ungenügend geräuchertem Schinken und aus dem Leichnam einer der beteiligten Personen isoliert. Im gleichen Jahre versuchte KEMPNER bereits ein antitoxisches Serum herzustellen. Bezüglich der Daten der Typenentdeckungen sei auf den Abschnitt über die *Ursache* des Leidens verwiesen.

Vorkommen und Bedeutung: Beim Rind beschränkt sich die toxische Bulbärparalyse meist auf sporadische Stallenzootien, in deren Verlauf allerdings oft mehrere Tiere erkranken und gelegentlich auch der gesamte Bestand hingerafft wird. In bestimmten Phosphormangelgebieten oder bei eiweißarmer Fütterung kann das Leiden jedoch größeres Ausmaß erlangen, wenn Rinder auf schlecht zu übersehenden Extensivweiden aus Mineral- oder Proteinhunger das in Zersetzung begriffene Fleisch und die Knochen gefallener Haus- oder Wildtiere anfressen (Sarko- oder Osteophagie) und hiermit auch Botulinustoxin aufnehmen; dieser ätiologische Zusammenhang zwischen der in Südafrika herrschenden phosphormangelbedingten ‚styfziekte' (= Osteomalazie, S. 995) und der dann auftretenden ‚lamziekte' (= Botulismus) ist von THEILER (1927) aufgeklärt worden. Ähnliche Voraussetzungen für das Zustandekommen des Botulismus beim Rind herrschen auch in bestimmten Gebieten Australiens sowie an der Golfküste der USA. Da die Erkrankung bei den Boviden fast immer tödlich endet, zieht sie in betroffenen Beständen und Regionen oft empfindliche Verluste nach sich.

Ursache: Wie bereits erwähnt, wird die toxische Bulbärparalyse nicht durch *Clostridium botulinum* selbst, sondern durch dessen *Toxin* ausgelöst. Cl. botulinum ist ein 2 bis 4 μ langes und 0,5 bis 0,8 μ dickes, peritrich begeißeltes, sporenbildendes grampositives Stäbchen. Seine durchweg mittelständigen Sporen sind im Erdreich weit verbreitet und auch im Magendarmkanal gesunder Tiere nachzuweisen. Wenn sie unter anaeroben Bedingungen und bei alkalischem pH-Wert in eiweißreichen, faulenden tierischen oder pflanzlichen Stoffen (Kadaver; Fleisch-, Fisch- oder Gemüsekonserven; verdorbene Silage, Zuckerrübenschnitzel oder Kartoffeln; naß-schimmeliges Heu, Getreide oder Stroh) auskeimen und sich vermehren (wozu sie im lebenden Tierkörper nicht befähigt sind), bilden sie dabei proteinartige Exotoxine von ungewöhnlich hoher Giftigkeit. In Fällen von spontanem Rinder-Botulismus ist durch gründliches Nachsuchen fast immer eine in Zersetzung begriffene Tierleiche (meist eine Katze, Abb. 470; gelegentlich aber auch ein Nagetier oder ein anderes, auf dem Gehöft oder in seiner

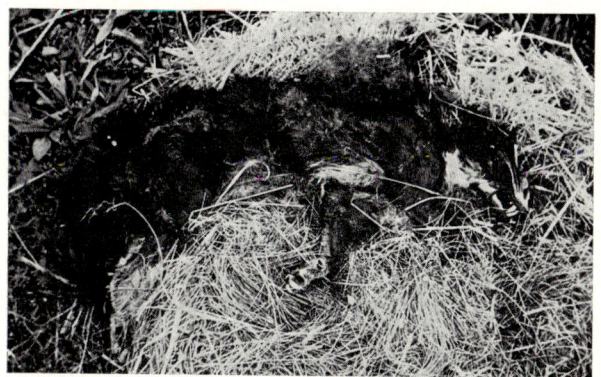

Abb. 470. Im Heustock gefundener Katzenkadaver; das ihn umgebende Heu hatte bis zur Aufdeckung der Ursache mehrere botulismusbedingte Todesfälle bei den damit gefütterten Rindern verursacht

Umgebung verendetes Wildtier) zu finden, die durch Kontakt mit den Futtermitteln (Heuboden, Tenne, Futterschacht, Silo, Kraftfutterkiste, Krippe) oder dem Trinkwasser (Weidegraben, Tränkebecken) zur Verunreinigung derselben geführt und damit den Anlaß zu den Erkrankungen innerhalb des betreffenden Bestandes gegeben hat.

Sporen und Toxine des Cl. botulinum sind sehr widerstandsfähig. Erstere gehen beim Kochen nicht vor 1 bis 4 Stunden zugrunde; letztere werden dabei innerhalb von 30 Minuten zerstört und auch durch Alkalien (3 %ige Sodalösung) oder Sonnenlicht erst nach längerer Einwirkung unschädlich gemacht. Die Erkenntnis, daß es verschiedene, immunserologisch (Tierversuch) differenzierbare *Typen* des Cl. botulinum und seiner Toxine gibt, geht auf Forschungen LEUCH's (1910) zurück. Seitdem sind insgesamt 7 solcher Typen ermittelt worden: beim Menschen Typ A und B (BURKE, 1919), Typ C (GRAHAM & BOUGHTON, 1923; SCHOOP, 1961) und Typ F (MAYR, 1966); beim Geflügel Subtyp Cα (BENGTSON, 1922); beim Rind Subtyp Cβ (SEDDON, 1922) und Typ D (von THEILER und ROBINSON, 1928, als Ursache der lamziekte in Südafrika isoliert und zunächst als Cl. parabotulinum bezeichnet); vorwiegend bei Fischen Typ E (K. F. MEYER und Mitarbeiter, 1936). Für bovine Erkrankungen sind die Typen C und D als verantwortlich anzusehen.

Krankheitsgeschehen: Die Pathogenese des Botulismus ist bislang erst teilweise geklärt. Es steht jedoch fest, daß das neurotrope Toxin nach oraler Aufnahme vom Verdauungskanal her in den Körper eindringt und daß die betroffenen Tiere einige Stunden bis wenige Tage später erkranken. Die zwischen der Ingestion des Giftes und dem Auftreten der ersten klinischen Erscheinungen verstreichende Zeit ist zwar ebenso wie Grad, Verlauf und Ausgang des Leidens in wesentlichem Maße von der aufgenommenen Toxinmenge, offensichtlich aber auch von individuellen Faktoren (Anfälligkeit oder Widerstandsfähigkeit des Patienten) abhängig. Die Wirkung des Botulinustoxins besteht nach KENDERESKI (1966) wahrscheinlich in einer Hemmung der Sekretion von Azetylcholin an den Synapsen der efferenten parasympathischen Nervenfasern sowie der motorischen Endplatten; hierdurch werden die charakteristischen Lähmungen der toxischen Bulbärparalyse ausgelöst, welche nach längerem Anhalten irreversibel werden. (Vermutlich schädigen die Botulinustoxine auch die Gefäßwände, was zu Ödemen und Blutungen führt; PAMUKCU, 1954.)

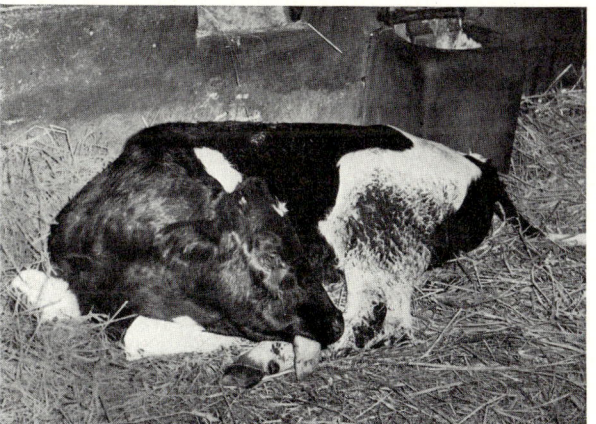

Abb. 471. An Botulismus erkranktes und daher festliegendes Jungrind: Ptosis, Vorfall der gelähmten Zunge, Unvermögen den Schwanz anzuziehen

Erscheinungen und Verlauf: Das Leiden setzt mit allmählich zunehmenden Kau- und Schlingbeschwerden sowie mit Bewegungsstörungen ein. Erstere beruhen auf schlaffer Lähmung der Zunge, der Masseteren und der Rachenmuskulatur; sie geben sich zunächst durch verzögerte Nahrungsaufnahme und langsames Kauen, später durch Priemen oder Herausfallen des Futters, Speicheln und Zurückfließen aufgenommener Tränke, in fortgeschrittenen Fällen auch durch Vorfall der paralysierten Zunge zu erkennen (Abb. 471). Schließlich hören die Patienten ganz auf zu fressen; sie stecken das Maul dann zwar noch in die ihnen angebotene Tränke (keine Wasserscheu), aber ohne zu saufen. Ihr Maul läßt sich ohne nennenswerten Widerstand öffnen und manuell explorieren, wobei die Schlaffheit der Zunge und des Pharynx sowie die in der Backentasche oder über der Zunge befindlichen nichtabgeschluckten Rauhfutterbissen auffallen. Die Augen zeigen Ptosis, mitunter auch eine Verzögerung des Pupillarreflexes auf einfallendes Licht. Das Betasten der Ohrmuschelinnenseite löst nur schwache oder überhaupt keine Abwehrbewegungen (Ohrenschlagen, Kopfschütteln) aus. Gleichzeitig mit den Schlingstörungen (oder noch vor diesen) wird der Gang der Patienten unsicherstolpernd; die Tiere zeigen dabei vermehrte Neigung sich hinzulegen oder klappen sogar aus dem Stand regelrecht in ihren Gliedmaßen zusammen. So kommen sie nach 1 bis 3 Tagen zum Festliegen in gebärpareseähnlicher Halbseitenlage, mit aufgestütztem oder zur Brust hin eingeschlagenem Kopf; sie sind dann meist nicht mehr in der Lage, den Schwanz anzuziehen (Abb. 471). Ihr Kot ist in vielen Fällen dünnbreiig oder flüssig. Nach NOYAN (1958) enthält der Harn botulismuskranker Rinder stets Indikan und zum Teil auch Eiweiß oder Glukose (bei 50 beziehungsweise 30 %) der Patienten). Unter fortschreitender Erschöpfung tritt dann gewöhnlich 2 bis 6 Tage nach dem Einsetzen der ersten klinischen Symptome durch Kreislaufversagen oder Lähmung der Atemmuskulatur ohne vorherige Agonie der Tod ein.

Außer diesem typischen Verlauf sollen ausnahmsweise perakute Fälle vorkommen, bei denen der Exitus schon innerhalb weniger Stunden, manchmal sogar nach vorübergehenden Exzitationsphasen, unter rascher allgemeiner Lähmung erfolgt. Ebenso selten kann es beim Rind nach milder, 3 bis 4 Wochen dauernder Erkrankung auch zur völligen Genesung kommen.

Beurteilung: Die Letalität des Botulismus beträgt beim Rind 90 bis 95 %; da keine aussichtsreichen Behandlungsmöglichkeiten bestehen, ist die Prognose des Leidens daher in der Regel als aussichtslos zu betrachten. Therapieversuche erscheinen nur bei relativ spät nach der Toxinaufnahme und unter leichten Symptomen erkrankenden Patienten angebracht.

Zerlegungsbefund: Die toxische Bulbärparalyse verursacht keine pathognostischen makroskopischen oder mikroskopischen Organveränderungen. Hieran verendete Rinder zeigen vielfach einen völlig ausgetrockneten, auffallend harten Psalter, gelegentlich auch leichte katarrhalische Enteritis, Lungenödem und/oder Petechien am Herzen oder an den serösen Häuten. Außerdem wird über perivaskuläre Hirnblutungen (vor allem im Corpus striatum, aber auch im Groß- und Kleinhirn) sowie über Zerfall der PURKINJE-Zellen berichtet.

Erkennung und Unterscheidung: Die Diagnose stützt sich auf die bei eingehender und nötigenfalls auch wiederholter Untersuchung meist eindeutigen klinischen Erscheinungen, den Verlauf des Leidens (fortschreitende Lähmung der Schling- und Skelettmuskulatur) sowie das Auffinden des verwesenden Kadavers (siehe *Ursache*). Bereits festliegende Patienten lassen mitunter Verdacht auf hypokalzämische Gebärlähmung (S. 1009) aufkommen; diese tritt jedoch nur in engem zeitlichem Zusammenhang mit der Geburt auf und spricht in der Regel auf die übliche Behandlung mit Kalzium-Magnesiumsalzlösungen an. Außerdem sind eine Reihe weiterer Krankheiten des Gehirns und Rückenmarks differentialdiagnostisch zu berücksichtigen, deren kennzeichnende Symptome andernorts geschildert werden (paralytische Form der Tollwut, S. 792; AUJESZKY'sche Krankheit, S. 804; sporadische Hirn-Rückenmarksentzündung, S. 810; Listeriose, S. 826; Enzephalomalazie, S. 640; Bleivergiftung, S. 1134; Intoxikationen durch Giftpflanzen, S. 1161; ,blind staggers', S. 1284 ff.).

Der bakteriologische Nachweis von Cl. botulinum im Verdauungskanal kranker oder verendeter Tiere ist von geringer Aussagekraft, da dieser Keim hier auch bei gesunden oder anderweitig erkrankten Rindern vorkommen kann. Die Untersuchung des Vormagen- oder Darminhaltes auf Botulinustoxine ist bei positivem Resultat beweisend; negative Befunde können dagegen auch darauf beruhen, daß das Gift schon vorzeitig aus dem Darm resorbiert wurde. Wesentlich einfacher und sicherer gestaltet sich der Toxinnachweis aus dem faulenden Material, das offensichtlich zur Verunreinigung des Futters oder der Tränke geführt hat. Die Typendifferenzierung wird an kleinen Laboratoriumsnagern vorgenommen.

Behandlung und Vorbeuge: Als vordringlichste Maßnahme ist gründlich nach dem botulismusauslösenden Tierkadaver zu suchen, der dann ebenso wie die mit ihm in Berührung gekommenen oder indirekt (durch abtropfende Verwesungssäfte) kontaminierten Futtermittel sofort unschädlich beseitigt werden sollte (Verbrennen). Wenn das toxinbildende Aas zunächst nicht auffindbar ist, müssen die zur Zeit des Ausbruchs der toxischen Bulbärparalyse verabreichten Futterchargen bis zur Klärung der Zusammenhänge abgesetzt werden. Versuche, die etwa im Magendarmkanal der Patienten und der noch nicht erkrankten Nachbartiere enthaltenen Toxinmengen durch die Gabe von Azida (60 bis 80 ml Milchsäure auf 5 bis 10 Liter Wasser per Nasenschlundsonde) zu entgiften oder durch Laxantien abzuführen, haben nur zweifelhaften Wert. In frischen Fällen erscheint zwar die intravenöse Infusion größerer Mengen typenspezifischen oder bivalenten (C/D) antitoxischen Serums sinnvoll; erfahrungsgemäß bleibt dieser recht kostspieligen Behandlung der Erfolg beim Rind aber versagt. Das einmal an die nervöse Substanz gebundene Toxin kann offenbar selbst durch das Antitoxin nicht mehr neutralisiert werden.

Sofern der milde Grad der Symptome und der langsame Verlauf einen Therapieversuch aussichtreich erscheinen lassen, empfiehlt sich die regelmäßige künstliche Ernährung des Patienten (mit der Nasenschlundsohle oder über eine Pansenfistel, S. 240; beim Eingeben mit der Flasche besteht große Gefahr einer Aspirationspneumonie!) und tägliche parenterale Flüssigkeitszufuhr (traubenzuckerhaltige, ausbalanzierte Elektrolytlösungen; T. I.).

Sollte sich der vorliegende Toxintyp ausnahmsweise rasch genug ermitteln lassen, so könnten die noch nicht an manifestem Botulismus erkrankten Rinder des Bestandes vorbeugend mit spezifischem Antitoxinserum notgeimpft werden; im Regelfalle wird hierzu aber mangels typologischer Differenzierung das bivalente Antitoxinserum C/D einzusetzen sein. In enzootisch verseuchten Gebieten (siehe *Vorkommen*) erscheinen präventive Vakzinationen der gefährdeten Rinder mit Botulismus-Toxoid angebracht, die eine aktive Immunisierung von allerdings nur beschränkter Dauer bewirken. In diesen Regionen ist außerdem nach Möglichkeit durch Zulagen phosphathaltiger Mineralstoffmischungen (oder sterilisierten Knochenmehls) und Kraftfuttergaben der sonst möglicherweise zu Sarko- und Osteophagie (und damit zu toxischer Bulbärparalyse) führenden mangelbedingten Lecksucht vorzubeugen sowie für die unschädliche Beseitigung gefallener Tiere zu sorgen. In praxi stellen sich diesen Vorkehrungen manchenorts aber erhebliche technische und finanzielle Schwierigkeiten entgegen.

Unter europäischen Verhältnissen ist zur Vorbeuge des Botulismus darauf zu achten, daß bei der Ratten- und Mäusebekämpfung keine Tierkadaver in den Vorratsräumen und Stallungen liegenbleiben oder in Gewässer gelangen, die der Tiertränke dienen; gleiches gilt für streunende kranke Katzen, die sich erfahrungsgemäß gerne auf Heuböden oder ähnliches zurückziehen, sowie für die bei der Werbung von Grassilage, Heu oder Stroh in diese geratenden Nagetiere (zum Beispiel durch Mähbalkenverletzung fluchtunfähig gewordene oder getötete Hasen und Kaninchen).

Veterinärpolizei, Fleischbeschau: Der Botulismus ist in einigen Staaten der USA sowie in verschiedenen anderen Ländern meldepflichtig. In Deutschland unterliegt diese Krankheit dagegen keinen amtlichen Bekämpfungsvorschriften. Da hierzulande auch für die fleischbeschauliche Beurteilung der wegen toxischer Bulbärparalyse geschlachteten Rinder keine besonderen Bestimmungen erlassen wurden, finden gegebenenfalls die allgemeinen Richtlinien für die Maßregelung notgeschlachteter und vergifteter Tiere Anwendung.

SCHRIFTTUM

ALMEJEW, CH. (1968): Pathomorphologie des Botulismus beim Rind. M.-hefte Vet.-Med. 23, 178-181. — BENNETS, H. W. (1928): Carrion poisoning of sheep (botulism). Austral. Vet. J. 4, 105-106. — BENNETS, H. W., & H. T. B. HALL (1938): Botulism of sheep and cattle in Western Australia. Austral. Vet. J. 14, 105-118. — BUCKLEY, S., & P. SHIPPAN (1917): Preliminary report on the relation of anaerobic organisms to forage poisoning. J. Amer. Vet. Med. Ass. 50, 809-816. — BURKE, G. S. (1919): J. Bact. 4, 455. — COHEN, A., & G. BRENNER (1968): The identification of clostridium botulinum type D as cause of a disease in cattle. Refuah Vet. 25, 108-106. — ERMENGEM, E. VAN (1897): Ueber einen neuen anaeroben Bacillus und seine Beziehungen zum Botulismus. Zschr. Hyg. Inf.-krankh. 26, 1-56. — FAGONDE, A. P. DE (1963): Botulismo animal. Bull. Off. Int. Epizoot. 59, 1361-1377. — GLAWISCHNIG, E. (1965): Botulismus beim Rind. Wiener Tierärztl. Mschr. 52, 784-788. — GRAHAM, R., & SCHWARZE (1921): Botulism in cattle. J. Bact. 6. — GRAHAM, R., & J. B. BOUGHTON (1923): Clostridium botulinum type C. Bull. 246 Agric. Exp. St., Univ. Illinois. — GRAHAM, R., & J. B. BOUGHTON (1924): Clostridium botulinum type C associated with a limberneck-like disease in chickens and ducks. J. Amer. Vet. Med. Ass. 64, 723-727. — HÂKIOGLU, F. (1957): Darmentzündungen beim Botulismus des Rindes. Dtsch. Tierärztl. Wschr. 64, 421-423. — HART, H., & F. M. HAYES (1920): Production and experimental use of botulismus antitoxin Type A and B. J. Amer. Vet. Med. Ass. 57, 638-652. — KEMPNER, W. (1897): Weiterer Beitrag zur Lehre von der Fleischvergiftung; das Antitoxin des Botulismus. Zschr. Hyg. Inf.-krankh. 26, 491-500. — KENDERESKI, S. (1966): Neuzeitliche Auffassung über die Wirkung der Cl. botulinum-Toxine. Schlacht-Viehhof-Ztg. 66, 278-280. — KIETZMANN, U. (1958): Beobachtungen bei Tierversuchen zum Nachweis von Botulismus-Toxin. Berl. Münch. Tierärztl. Wschr. 70, 366-368. — LEUCHS, J. (1910): Beiträge zur Kenntnis des Toxins und Antitoxins des Bacillus botulinus. Zschr. Hyg. Inf.-krankh. 65, 55-84. — MAY, A. J., & B. C. WHALER (1958): The absorption of Clostridium botulinum type A from the alimentary tract. Brit. J. Exp. Pathol. 39, 307-316. — MÜLLER, J. (1963): Equine and bovine botulism in Denmark. Bull. Off. Int. Epizoot. 59, 1379-1390. — NOYAN, A. (1958): The value of urinalysis in bovine botulism. Amer. J. Vet. Res. 19, 840-841. — PAMUKCU, A. M. (1954): Hemorrhagic encephalomyelitis due to botulism in cattle in Turkey. Zbl. Vet.-Med. 1, 707-722. — PFENNINGER, W. (1924): Toxico-immunologic and serologic relationship of B. botulinus, type C, and B. parabotulinus, ‚Seddon'. J. Inf. Diseases 35, 347-352. — PRÉVOT, A. R., & E. R. BRYGOO (1953): Nouvelles recherches sur le botulisme et ses cinq types toxiniques. Ann. Inst. Pasteur 85, 544-575. — SCHOOP, G. (1961): Nachweis von Clostridium botulinum Typ C bei Rindern. Dtsch. Tierärztl. Wschr. 68, 71-72. — SCHOOP, G., & F. HARMS (1935): Über Botulinustoxin. Dtsch. Tierärztl. Wschr. 43, 755-757. — SEDDON, H. R. (1922): Bulbar paralysis in cattle due to a toxicogenic bacillus. J. Comp. Path. Therap. 35, 147-223. — SIMMONS, G. C., & L. TAMMEMAGI (1964): Clostridium botulinum type D as a cause of bovine botulism in Queensland. Austral. Vet. J. 40, 123-127. — SUTHERLAND, D. N. (1955): Botulism in farm animals. Queensland Agr. J. 81, 97-102. — TAMMEMAGI, L., & K. McD. GRANT (1967): Vaccination in the control of bovine botulism in Queensland. Austral. Vet. J. 43, 368-373. — THEILER, A. (1920): Cause and prevention of lamsiekte. J. Dept. Agric., Union of South Africa. — THEILER, A., & E. M. ROBINSON (1927): Der Botulismus der Haustiere; Definition, Historisches, Literaturübersicht, Experimentelles. Zschr. Inf.-krankh., parasit. Krankh., Hyg. Haustiere 31, 165-220. — WRIGHT, G. P. (1955): Mechanisms of microbial pathogenicity. Univ. Press, London, Cambridge, S. 78-102. — WYSSMANN, E. (1914): Über die endemische Schlundkopflähmung resp. akute Bulbärparalyse des Rindes. Schweiz. Arch. Tierheilk. 56, 225-242.

Tetanus (Wundstarrkrampf)

Wesen: Der Starrkrampf ist eine auch beim Rind vorkommende, auf lokaler Wundinfektion mit Cl. tetani beruhende nichtansteckende und akut bis subakut verlaufende Toxämie, die sich klinisch durch einen spastisch-tonischen Dauerkrampf der quergestreiften Muskulatur auszeichnet. (Andere Bezeichnungen: Hirschkrankheit, lockjaw, tétanos.)

Geschichtliches: CARLE und RATTONE haben 1884 als erste den Tetanus durch Verimpfen der Wundsekrete eines an Starrkrampf gestorbenen Menschen experimentell beim Kaninchen erzeugt. Im gleichen Jahr gelang es NICOLEIER, das Krankheitsbild durch die Inokulation von Gartenerde bei kleinen Nagetieren künstlich auszulösen und als Erreger einen sporenbildenden Bazillus nachzuweisen. Dieser konnte 1887 durch KITASATO in Reinkultur gezüchtet werden, der außerdem erkannte, daß das Leiden auch durch die Injektion keimfrei gemachter Tetanus-Kulturbouillon auslösbar ist. 1890 entwickelten VON BEHRING und KITASATO bereits die erste vorbeugende Impfmethode. Später verfeinerten RAMON und DESCOMBEY (1927) die Vakzination, indem sie das Tetanustoxin so mit Formalin abschwächten (Anatoxin), daß es ohne schädliche Nebenwirkungen in hoher Dosis verabreicht werden kann und eine langanhaltende Immunität bewirkt (siehe auch *Vorbeuge*).

Vorkommen und Bedeutung: Tetanus kann außer beim Menschen auch bei allen Haustieren auftreten, die allerdings in ihrer Anfälligkeit artbedingte Unterschiede zeigen. So nimmt die Häufigkeit der Erkrankungen in der Reihenfolge Einhufer, Mensch, Rind, Büffel, Kamel, Schaf, Ziege und Schwein ab; Hunde und Katzen werden nur selten, das Geflügel nur ausnahmsweise von Starrkrampf befallen. Das weltweit verbreitete Leiden ist in tropischen Gebieten am häufigsten, wo es bei Menschen und Tieren mitunter geradezu seuchenhaften Charakter annehmen kann. In Europa und anderen gemäßigten Zonen ist der Tetanus dagegen wesentlich seltener und meist nur sporadisch zu beobachten (in Westdeutschland schätzungsweise etwa 200 Fälle beim Rind pro Jahr). Somit kommt dem Starrkrampf hierzulande insgesamt gesehen keine große wirtschaftliche Bedeutung zu; der dem Besitzer tetanuskranker Tiere entstehende Schaden ist jedoch oft empfindlich.

Ursache: Der Erreger, *Clostridium tetani*, ist ein 2 bis 5 μ langes und etwa 0,5 μ starkes, peritrich begeißeltes bewegliches Stäbchen mit endständiger Spore (Trommelschlegelform). Dieser ubiquitär verbreitete Keim kommt insbesondere im stallmistgedüngten Erdboden vor; außerdem ist er im Darminhalt gesunder Menschen und Tiere nachweisbar. Cl. tetani ist grampositiv und vermehrt sich unter anaeroben Bedingungen in allen gebräuchlichen Nährböden; dabei wird sein Wachstum durch die Anwesenheit anderer Keime (zum Beispiel Staphylokokken) gefördert. In der Kultur bilden die Tetanuserreger bei Temperaturen zwischen 36 und 38° C ebenso wie in infizierten Wunden innerhalb kurzer Zeit *Exotoxine*, unter welchen dem hochgiftigen Tetanospasmin (= krampferregendes Neurotoxin) im Gegensatz zum hämolysierenden Tetanolysin die Hauptwirkung im Krankheitsgeschehen des Starrkrampfs zukommt. Die vegetativen Formen des Cl. tetani sind physikalischen und chemischen Einflüssen gegenüber wenig widerstandsfähig; seine Sporen werden dagegen erst durch 2- bis 3stündiges Kochen abgetötet. Tetanospasmin wird bei 65° C innerhalb von 5 Minuten und im direkten Sonnenlicht nach 18 Stunden unwirksam. 0,2 %iges Formalin macht das Toxin bei 39° C in 14 Tagen unschädlich, doch behält es dabei seinen Antigencharakter (= Anatoxin oder Toxoid).

Krankheitsgeschehen: Nach der Verunreinigung tiefreichender, eiternder oder mit nekrotischem Gewebe durchsetzter und nur schwach oder gar nicht blutender Haut- oder Schleimhautwunden (Nabelinfektionen; kastrations- oder enthornungsbedingte Defekte, vor allem nach Anwendung der Elastratormethode; geburtsbedingte Scheidenverletzungen; Fremdkörpertraumen der Haubenwand; Gabelstiche; tiefreichende Klauenvereiterung; Perforationen der Maul- oder Rachenschleimhaut) mit sporenhaltigem Material keimen die Erreger aus und vermehren sich unter gleichzeitiger Toxinbildung; dieser Vorgang beschränkt sich nach neueren Erkenntnissen nicht auf die Infektionspforte, da Cl. tetani von hier schon nach kürzerer Zeit in das Gefäßsystem und damit auch in innere Organe gelangen kann (KALICH, 1957). Nach dem Erreichen des zentralen Nervensystems versetzt das Tetanospasmin die motorischen Ganglien in gesteigerte Erregung und löst damit den Dauerkrampf der von ihnen innervierten Muskeln aus. Dieser bleibt zwar mitunter zunächst auf einzelne Muskelgruppen beschränkt, erfaßt aber meist innerhalb einiger Stunden oder weniger Tage die gesamte Skelettmuskulatur. Die lokale Vermehrung und Toxinproduktion der Tetanuserreger wird durch Luftabschluß, Gewebsschädigungen und das Vorhandensein anderer Keime (toxische E. coli-Typen, hämolysierende Staphylokokken) begünstigt, wobei letztere die phagozytierende Abwehr des Patienten hemmen. Dagegen wird das Auftreten des Starrkrampfes bei gleichzeitiger Infektion mit B. subtilis, Str. equi oder Aerobacter aerogenes behindert (MAYR, 1966). Erkrankungen, die wegen des Fehlens einer äußerlich nachweisbaren Verletzung als ‚kryptogener Tetanus' bezeichnet werden, scheinen beim Rind nur zum Teil auf Fremdkörpertraumen der Vormägen oder ähnlichem mehr zu beruhen; in anderen Fällen ist hierfür möglicherweise das Eindringen von Cl. tetani über die durch schwächende Einflüsse ,durchlässig' gewordene Darmwand verantwortlich zu machen. (Das Toxin selbst ist bei gesunden Tieren nicht in der Lage, die Schleimhäute des Verdauungskanals zu passieren und wird möglicherweise auch innerhalb der Vormägen in Toxoid umgewandelt.) Das Blut gesunder erwachsener Rinder enthält

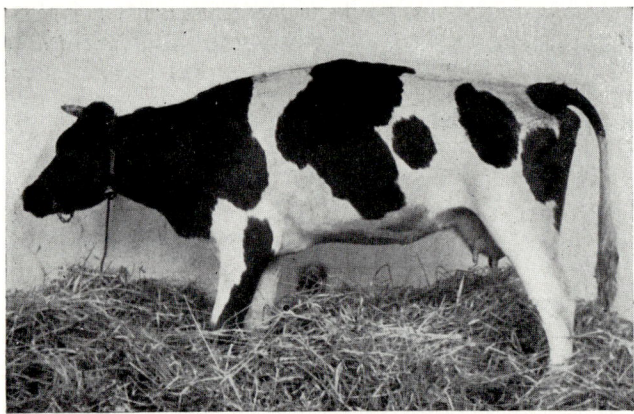

Abb. 472. Tetanus puerperalis: gestreckter Kopf und Hals, sägebockartige Stellung der Gliedmaßen, abstehender Schwanz

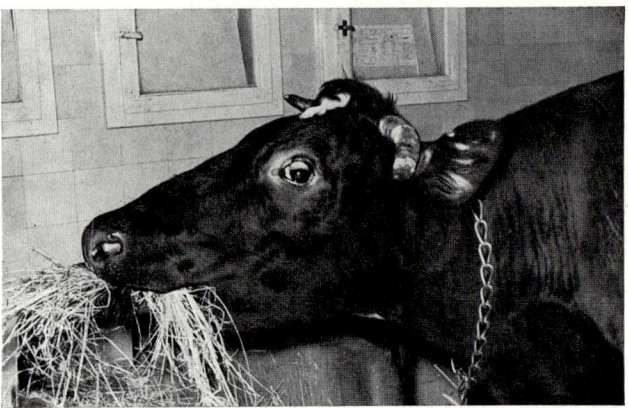

Abb. 473. Trismus, Vorfall des dritten Augenlids und zurückgestellte Ohren bei einer tetanuskranken Kuh

häufig Antitoxine, die ihm offenbar eine größere Tetanusresistenz verleihen als dem Pferd, bei welchem solche fehlen. Es ist allerdings noch ungeklärt, ob der Tierkörper diese Antitoxine als Reaktion auf im Pansen aus Tetanustoxin entstehendes und von hier resorbiertes Toxoid bildet, oder ob für diesen Vorgang Tetanuskeime verantwortlich zu machen sind, welche die Wand des Gastrointestinaltraktes vorübergehend in geringer Zahl durchbrochen haben, ohne sich nennenswert zu vermehren. Kälber nehmen zusammen mit der Kolostralmilch Antitoxin auf, das ihnen jedoch keine solide Immunität verleiht und zudem schon innerhalb weniger Monate wieder aus dem Blutserum verschwindet. Daher sind jüngere Rinder im allgemeinen auch anfälliger gegen Starrkrampf als erwachsene; grundsätzlich können jedoch Tiere aller Altersklassen unabhängig von der Jahreszeit hieran erkranken.

Erscheinungen: Nach 1- bis 3wöchiger Inkubationszeit sind als erste Anzeichen des Tetanus eine gewisse Steifheit der Bewegungen und Kaumuskelkrampf (Trismus), seltener auch eine lokale Muskelanspannung in der Umgebung der infizierten Verletzung zu beobachten. Schon 1 bis 3 Tage später wird das klinische Bild von einem mehr oder weniger deutlich ausgeprägten Dauerkrampf der gesamten Körpermuskulatur beherrscht. Die oberflächlichen Muskeln erscheinen dann bretthart und zeichnen sich in ihren Konturen immer deutlicher ab. Bei sägebockartiger Gliedmaßenstellung, aufgeschürzten Bauchdecken und meist etwas abstehendem Schwanz werden Kopf und Hals steifgestreckt nach vorn gehalten (Abb. 472). Dabei verleihen die aufgerissenen Augen, der Nickhautvorfall und die weit geöffneten Nasenlöcher dem Patienten einen ängstlichen Ausdruck (Abb. 473). Seine Ohren sind steif nach hinten gerichtet und klappen nach passiver Bewegung sofort wieder in diese Stellung zurück. Der Kaumuskelkrampf bedingt zeitweiliges Zähneknirschen; er behindert Erfassen und Kauen der Nahrung, später auch die Wasseraufnahme in zunehmender Weise, so daß diese zunächst immer mühsamer werden und schließlich ganz unterbleiben. Die Schluckbeschwerden können anfangs zu leichtem Speicheln führen, das dann aber mit fortschreitender Exsikkose des Patienten bald aufhört. Kot- und Harnabsatz nehmen ebenfalls ab oder sistieren sogar völlig. Der Pansen ist fast immer leicht bis mäßig aufgebläht (Krampf der quergestreiften Schlundmuskulatur?), zeigt aber nicht selten noch kräftige Kontraktionen (glatte Muskulatur der Vormagenwand). Wegen der zunehmenden lokomotorischen Beschwerden verharren tetanuskranke Rinder meist lange unbeweglich an Ort und Stelle (selbst im Laufstall) oder bewegen sich nur träge und steif; außerdem vermeiden die Tiere es dann möglichst sich niederzulegen, doch können sie (insbesondere die Kälber) auch zum Festliegen in platter Seitenlage mit straff ausgestreckten, passiv kaum zu beugenden Beinen kommen (Abb. 474). Das Bewußtsein bleibt bis gegen Ende des Leidens voll erhalten. Manche Patienten erscheinen zwar auf den ersten Blick teilnahmslos, reagieren dann

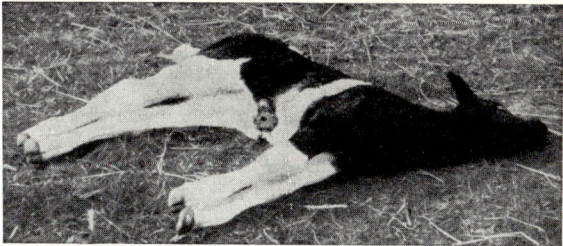

Abb. 474. Von Nabelinfektion ausgehender Tetanus neonatorum: Festliegen in Seitenlage mit opisthotonischer Kopfhaltung und steif gestreckten Beinen

aber auf äußere Reize (Öffnen der Stalltüre, Lichteinfall, Berühren oder laute Geräusche) mit sofortiger Zunahme des spastisch-tonischen Krampfzustandes. Die Kau- und Schlingstörungen können eine schwerwiegende Aspirationspneumonie (S. 165) zur Folge haben. Als seltenere Komplikation kommt es beim plötzlichen Niederstürzen zu Knochen- oder Hornbrüchen. Der anhaltende Muskelkrampf beeinflußt durch die damit verbundenen Anstrengungen (langes Stehen) auch den Kreislauf und die Atmung (Frequenzsteigerung), während die Körpertemperatur anfangs nicht oder nur leicht erhöht ist. Gegen Ende des Leidens kann sie allerdings auf 41 bis 42° C, nach dem Tode (infolge der langdauernden Muskelstarre) sogar vorübergehend auf 45° C und mehr ansteigen, was als kennzeichnendes Symptom des Tetanus gewertet wird.

Verlauf und Beurteilung: Der Gang des Starrkrampfes ist beim Rind, je nach dem Lebensalter des Patienten, der im Einzelfall vorliegenden Infektionspforte und der Inkubationszeit oder dem Grad der Erscheinungen, unterschiedlich. Der von einer Nabelinfektion ausgehende ‚Tetanus neonatorum' des Kalbes endet meist schon nach wenigen Tagen tödlich. Die von geburtsbedingten Verletzungen, unhygienischen Eingriffen während des Kalbens oder einer Nachgeburtsverhaltung herrührenden Fälle von ‚puerperalem Starrkrampf' zeichnen sich ebenfalls durch hohe Letalität (95 bis 100 %) aus und führen in der Regel innerhalb von 3 bis 10 Tagen zum Tode infolge Atemlähmung und Kreislaufversagens. Patienten, die nach der Infektion äußerlich zugänglicher Wunden erkrankten, haben dagegen bei rechtzeitiger sachgemäßer Behandlung eine etwas günstigere Prognose. Relativ aussichtsreich erscheint schließlich der allerdings seltenere ‚kryptogene Tetanus', bei welchem das Krankheitsbild mitunter weniger schwerwiegend ist, so daß die Patienten den als kritisch anzusehenden 12. bis 14. Tag bei entsprechender Pflege erreichen können; die Symptome pflegen dann zu diesem Zeitpunkt nachzulassen und nach weiteren 2 bis 4 Wochen ganz aufzuhören.

Zerlegungsbefund: Der Starrkrampf hinterläßt keine pathognostischen Merkmale makro- oder mikroskopischer Art. Von Fall zu Fall sind asphyxiebedingte Veränderungen, wie Dunkelfärbung des schlechtgeronnenen Blutes, Kehlkopfödem, Lungenödem und -emphysem sowie petechiale Blutungen an den serösen Häuten oder inneren Organen, festzustellen. Soweit die Eintrittspforte des Erregers zu ermitteln ist (äußere oder innere Verletzung), läßt sich dieser darin trotz einwandfreier klinischer Diagnose nicht immer bakteriologisch nachweisen.

Erkennung und Unterscheidung: Typisch für den Tetanus des Rindes sind das durch den Dauerkrampf der quergestreiften Muskulatur bedingte motorische Verhalten der Patienten und ihre Übererregbarkeit gegenüber äußeren Reizeinwirkungen, das Fehlen von Bewußtseinsstörungen und der bis gegen Ende der Erkrankung fieberlose Verlauf des Leidens. Klinisch manifester Starrkrampf dürfte daher kaum Anlaß zu Verwechslungen mit latenter hypomagnesämischer Tetanie (S. 1024, 1042), Hirnrindennekrose (S. 640), gewissen Stadien der Tollwut (S. 792) oder der Bleivergiftung (S. 1134) bieten. Wegen der Steifheit des Ganges sind differentialdiagnostisch auch pyämische Polyarthritiden und -synoviitiden (S. 516) zu berücksichtigen, die sich jedoch im Gegensatz zum Tetanus durch Anschwellungen an Gelenken und/oder Sehnenscheiden sowie unbehindertes Vermögen zur Futter- und Tränkeaufnahme auszeichnen. Osteomalaziebedingte Bewegungsstörungen (S. 995) beschränken sich auf die Gliedmaßen, während die spastische Parese (S. 497) nur die Nachhand betrifft.

Falls der Starrkrampf von einer zugänglichen Wunde auszugehen scheint, kann deren Sekret eingesandt werden, um den Nachweis von Cl. tetani oder seines Toxins zu versuchen (Kultur beziehungsweise Inokulation von Mäusen oder Meerschweinchen). Abgesehen davon, daß solche Untersuchungen zeitraubend sind und ihr Ergebnis daher in praxi oft erst zu spät vorliegt, sind sie für den klinisch erfahrenen Tierarzt mit Ausnahme forensisch zu begutachtender Fälle meist entbehrlich.

Fleischbeschau: Bei wegen Tetanus notgeschlachteten Rindern ist der gesamte Tierkörper nach § 32, 11 AB. A zum Fleischbeschaugesetz in der Fassung vom 18. 8. 1960 als für den menschlichen Genuß untauglich zu beurteilen.

Behandlung: Mit Rücksicht auf die eben genannten Vorschriften für die Maßregelung des Fleisches tetanuskranker Schlachttiere ist es selbst in aussichtslos erscheinenden Fällen von Starrkrampf immer angebracht, wenigstens einen Therapieversuch zu unternehmen, da der Besitzer sonst nur mit dem Totalverlust zu rechnen hat. Theoretisch ist hierfür im Anfangsstadium des Leidens zwar die parenterale Verabreichung von 100 000 bis 200 000 IE des Antitoxins geeignet; in praxi sind hiermit beim Rind aber kaum Erfolge zu erzielen, da die Patienten in der Regel erst in fortgeschrittenem Krankheitszustand zur Vorstellung gelangen.

Soweit sich die tetanusbedingte Verletzung durch anamnestische Befragung und eingehendes Suchen ermitteln läßt, besteht die vordringlichste Maßnahme darin, sie sorgfältig zu säubern (nötigenfalls durch glatte Resektion der Wundränder), mit 3 %igem Wasserstoffsuperoxyd gründlich zu spülen und anschließend offen antibiotisch zu versorgen. Danach ist der Patient in eine ruhige, abgedunkelte und mit Sägemehl, Torf oder kurzgehäckseltem Stroh (aber nicht mit Langstroh) gestreute Einzellaufboxe zu verbringen. Solange er noch in der Lage ist, Futter und Tränke aufzunehmen und abzuschlucken, sind ihm diese in Höhe seines gestreckt gehaltenen Kopfes anzubieten, um ihn möglichst bei Kräften zu halten. Anderenfalls ist seine regelmäßige künstliche Ernährung (T. I.) unumgänglich. Sie muß wegen des Trismus mit der Nasenschlundsonde erfolgen, was aber jedes Mal zu erheblicher Beunruhigung führt. Deshalb ist es bei wertvolleren Tieren oft vorzuziehen, für diesen Zweck eine künstliche Pansenfistel (S. 239) anzulegen; dabei kann gegebenenfalls auch der krankmachende Netzmagenfremdkörper entfernt werden; außerdem wird durch die Fistel gleichzeitig die tetanusbedingte Tympanie behoben. Die künstliche Ernährung ist durch täglich zu wiederholende parenterale Flüssigkeitszufuhr in Form ausbalanzierter, traubenzuckerhaltiger Elektrolytlösungen (T. I.) zu ergänzen, die auch als Dauertropfinfusion (S. 1061) verabreicht werden können. Zur Neutralisierung der bei den permanenten Muskelkontraktionen vermehrt anfallenden Milchsäure (Azidose) wird empfohlen, täglich Natriumbikarbonat (40 g in 500 ml aqua dest. gelöst) intravenös zu geben. Von entscheidendem Einfluß auf den Krankheitsverlauf ist die Verminderung der Erregbarkeit und des Muskeltonus durch einen möglichst langwirkenden Tranquilizer (T. I.), der am besten morgens und abends, nach Wirkung dosiert intravenös oder intramuskulär zu verabreichen ist. Die Chemotherapie des Tetanus ist beim Rind zwar wenig erfolgversprechend, doch werden üblicherweise außer den vorgenannten Maßnahmen, insbesondere zu Beginn des Leidens, auch Antibiotika angewandt, von denen sich Penizillin und die Tetrazykline bei Laboratoriumstieren als mortalitätsmindernd erwiesen haben. In günstig verlaufenden Fällen ist die künstliche Ernährung so lange fortzuführen, bis der Patient wieder beginnt selbst Futter aufzunehmen (gutes weiches Heu des 2. Schnitts anbieten); dann besteht auch keine Gefahr einer Schluckpneumonie mehr. Die Medikation kann nach Eintritt einer Besserung in allmählich verlängerten Intervallen erfolgen und schließlich ganz abgesetzt werden, wenn das Tier wieder normal frißt.

Vorbeuge: In starrkrampfgefährdeten Regionen sind Stallungen, Weidezäune, Transportfahrzeuge und ähnliches mehr laufend von allen zu Verletzungen führenden Dingen (vorstehende Nägel, Holzsplitter, Stacheldraht, Glassplitter) zu befreien; für auf engem Raum gehaltene Rinder empfiehlt sich die Enthornung (S. 45), um auch stoßbedingte Wunden zu vermeiden. Außerdem sind in solchen Gebieten bei chirurgischen Eingriffen (vor allem aber bei der Geburtshilfe sowie beim Kastrieren oder Enthornen mittels Gummiringen) besonders sauberes Arbeiten erforderlich und die prophylaktische subkutane Verabreichung von jeweils 1500 bis 2000 IE Tetanus-Antitoxin ratsam. Diese *passive Immunisierung* verleiht einen sofort eintretenden Schutz, der zwar nur etwa 2 Wochen anhält, für die praktischen Belange beim Rind in der Regel jedoch ausreicht. Von der Möglichkeit der aufwendigen *aktiven Immunisierung* wird bei dieser Tierart lediglich in manchen tropischen Ländern Gebrauch gemacht, in denen das Starrkrampfrisiko besonders groß ist. Hierzu wird das Tetanus-Toxoid oder -Anatoxin subkutan gegeben (10 ml für erwachsene Rinder, 5 ml für Kälber und Jungrinder; bei Einsatz von Alaun-Anatoxin oder von aluminiumhydroxydadsorbiertem Anatoxin die Hälfte der genannten Dosen). Danach tritt im Gegensatz zur Antitoxin-Prophylaxe erst innerhalb von 2 Wochen Immunität ein, deren Dauer bei im Abstand von 4 Wochen erfolgender Nachimpfung etwa 1 Jahr beträgt. Durch alljährliche, erneute Vakzination ist dann ein lebenslänglicher aktiver Impfschutz zu erzielen.

In Deutschland, wo die Tetanusgefährdung des Rindes offensichtlich verhältnismäßig gering ist, finden derartige Schutzimpfungen meist nur in Sonderfällen Anwendung. Hierzulande gibt es auch keine amtlichen Vorschriften für die Bekämpfung des Starrkrampfes, der in einigen anderen Staaten der Meldepflicht unterliegt.

Beim *Menschen* wurden nach den Erhebungen der WHO von 1951 bis 1965 insgesamt rund 1 Million Tetanusfälle beobachtet, die vor allem in China, Indien, Afrika sowie in den tropischen Gebieten Amerikas auftraten und etwa zur Hälfte tödlich verliefen (WOLTERS, 1968). Da Tierärzte erfahrungsgemäß zu dem besonders exponierten Personenkreis gehören, kann ihre vorbeugende aktive Schutzimpfung (vorzugsweise mit Aluminiumdepotvakzine) nicht eindringlich genug empfohlen werden.

SCHRIFTTUM

BEHRING, E. VON, & S. KITASATO (1890): Über das Zustandekommen der Diphtherie-Immunität und der Tetanus-Immunität bei Tieren. Dtsch. Med. Wschr. 16, 1113-1114. — BROOKS, V. B., D. R. CURTIS & J. C. ECCLES (1955): Mode of action of tetanus toxin. Nature 175, 120-121. — BUHL, K. (1934): Tetanus beim Rinde. Tierärztl. Rdsch. 40, 739-741. — CHODNIK, K. S., A. R. A. WATSON & J. R. HEPPLE (1959): Active immunisation of sheep and horses against tetanus with aluminium-hydroxide-adsorbed toxoid. Vet. Record 71, 904-909. — EDMONDS, H. W., I. G. BREWER & W. R. HAUBRICH (1956): Recovery of a cow with tetanus. J. Amer. Vet. Med. Ass. 128, 539-540. — EHMKE, J., & M. SEIDLER (1967): Ein Beitrag zur Behandlung des Tetanus unter den Bedingungen der Landpraxis. Dtsch. Tierärztl. Wschr. 74, 558-560. — FORENBACHER, S., & S. MIHALJEVIC (1967): Combelen beim Tetanus des Pferdes. Vet.-Med. Nachr. 1967, 215-222. — GÖTZE, R. (1928): Tetanus beim Rinde. Dtsch. Tierärztl. Wschr. 36, 36-37. — HECHENBICHLER, B. (1956): Der Tetanusantitoxingehalt im Blut bei Rindern nach Impfung mit Tetatoxoid. Diss., München. — HEGNINGEN, W. E. VAN (1959): Tentative identification of the tetanus toxin receptor in nervous tissue. J. Gen. Microbiol. 20, 310-320. — HERD, R. P., & W. R. RICHES (1964): An outbreak of tetanus in cattle. Austral. Vet. J. 40, 356-357. — HERLITZ, G. H. (1947): Successful treatment with penicillin of tetanus in a heifer. Cornell Vet. 37, 67-68. — KALICH, J. (1957): Zur Pathogenese des Tetanus unter Berücksichtigung der Begleitkeime. Zbl. Vet.-Med. 4, 51-70. — KERRIN, J. C. (1929): The distribution of B. tetani in the intestines of animals. Brit. J. Pathol. 10, 370-373. — KITASATO, S. (1889): Ueber den Tetanusbacillus. Zschr. Hyg. 7, 225-234. — LANG, D. C. (1963): Idiopathic tetanus in cattle. Vet. Record 75, 320. — MAGRATH, L. A., & J. M. MAGRATH (1954): Tetanus in calves from elastration. J. Amer. Vet. Med. Ass. 125, 451. — MORROW, D. A. (1963): Tetanus in cattle. Cornell Vet. 53, 445-449. — NICOLAIER, A. (1884): Ueber infectiösen Tetanus. Dtsch. Med. Wschr. 10, 842-844. — RADVILA, P., & J. LÖHRER (1965): Passive und aktive Tetanusimmunität und ihr Verlauf. Schweiz. Arch. Tierheilk. 107, 123-157. — RAMON, G., & P. DESCOMBEY (1927): L'anatoxine tétanique et la prophylaxie du tétanos chez le cheval et les animaux domestiques. Ann. Inst. Pasteur 41, 834-849. — RENDSBURG, S. J. VAN (1959): Tetanus in calves as a sequel to elastration. J. South African Vet. Med. Ass. 1, 29. — ROLLE, M., & J. KALICH (1953): Zur Entstehung des Tetanus aus dem Darmkanal. Berl. Münch. Tierärztl. Wschr. 66, 37-39. — WALLIS, A. S. (1963): Some observations on the epidemiology of tetanus in cattle. Vet. Record 75, 188-191. — WICHENS, J. T., & B. BOSWOOD (1960): Two further cases of tetanus treated with chlorpromazine. Vet. Record 72, 162-164. — WRIGHT, E. A., R. S. MORGAN & G. P. WRIGHT (1950): Tetanus intoxication of the brain stem in rabbits. J. Pathol. Bacteriol. 62, 569-583. — WOLTERS, K. L. (1968): Zum Tetanusproblem. Prakt. Tierarzt 49, 4-5.

Listeriose

Wesen: Die Listeriose ist eine meist sporadisch, gelegentlich aber auch enzootisch auftretende bakterielle Infektionskrankheit, die sich beim Rind – entsprechend dem jeweiligen Angriffspunkt der Erreger und der Reaktionslage des Tierkörpers – entweder in zentralnervösen Erscheinungen, in Aborten, Tot- oder Frühgeburten, oder aber (und zwar vorwiegend bei Kälbern) als Septikämie und darüber hinaus mitunter auch als listerienbedingte Mastitis oder Konjunktivitis äußert. (Andere Bezeichnungen: Listerellosis, ‚circling disease'.)

Geschichtliches: Obwohl schon früher beim Menschen Erkrankungsfälle beobachtet worden sind, bei denen es sich retrospektiv wahrscheinlich um Listeriose gehandelt hat, beginnt die eigentliche Erforschung dieses Leidens mit dem Jahre 1926, in welchem MURRAY, WEBB und SWANN Krankheit und Erreger erstmals genau beschrieben, nachdem sie den Keim bei einer unter kleinen Laboratoriumsnagern grassierenden Enzootie isoliert hatten. Sie nannten ihn Bacterium monocytogenes, weil im Blut der kranken Tiere stets eine ausgeprägte Monozytose festzustellen war. Unabhängig hiervon fand PIRIE den gleichen Erreger 1927 bei einer unter Wüstenspringmäusen herrschenden Seuche und bezeichnet ihn zu Ehren LISTER's als Listerella hepatolytica. Aus nomenklatorischen Erwägungen erfolgte später die Umbenennung in Listerella monocytogenes und schließlich in Listeria monocytogenes (PIRIE, 1940). Seit 1929 (NYFELDT) ist dieser Keim auch wiederholt bei menschlichen Erkrankungen festgestellt worden, in Deutschland zum Beispiel durch SEELIGER (1951) sowie REISS, POTEL und KREBS (1951). Beim Rind wurde die Listeriose in Form einer bei Kälbern auftretenden Enzephalitis 1928 erstmals von MATHEWS (USA) nachgewiesen.

Vorkommen und Bedeutung: Bis 1958 ist die weltweit verbreitete Listeriose bei mehr als 30 verschiedenen wildlebenden und domestizierten Tierarten ermittelt worden. Unter letzteren werden Schafe, aber auch Chinchilla und Kaninchen am häufigsten befallen (ERREBO-LARSEN, 1964). Ihnen folgen, der Erkrankungsfrequenz nach, das Rind sowie mit erheblichem Abstand Ziege, Schwein und Geflügel, während die Listeriose des Hundes und der Katze äußerst selten zu sein scheint. Beim Rind ist die Listeriose bislang außer in den USA auch in Kanada, in der Mehrzahl der europäischen Länder und in Australien nachweislich aufgetreten. Dabei erlangt das relativ seltene Leiden weniger durch die mit ihm verbundenen Tierverluste (Todesfälle, Notschlachtungen) als vielmehr durch die Gefährdung der mit solchen Patienten in Berührung kommenden Personen Bedeutung; die Infektion des Menschen führt nämlich zu einer bei 70% der Erkrankten tödlich verlaufenden Meningoenzephalitis (bei Säuglingen dagegen zu letaler septischer Granulomatose). Trotz des in einigen Fällen gesicherten Nachweises ihrer Übertragung vom Rind auf den Menschen (Kontakt- und Nahrungsmittelinfektionen; POTEL, 1953; DIJKSTRA, 1959) wird der Listeriose von einigen Autoren der Charakter einer echten Zoonose abgesprochen; nach VON DER AA (1963) ist sie den durch Schmutz- und Schmierinfektionen bedingten Sapronosen zuzurechnen, deren Erreger sich als primäre saprophytäre Keime noch nicht an eine bestimmte Tierart angepaßt haben und nur unter besonderen Bedingungen pathogen werden (GRAY, STAFSETH und THORP, 1957; SEELIGER, 1958; LEHNERT, 1960).

In betroffenen Rinderbeständen tritt die Listeriose teils sporadisch, teils aber auch enzootisch auf, und zwar insbesondere bei räumlich beengt gehaltenen Tieren. Als vorwiegend stationäre Bodenseuche von geringer Ausbreitungstendenz bleibt sie dann meist auf umgrenzte Gebiete (Einzelgehöfte oder Weideregionen) beschränkt.

Ursache: Der zu den Korynebakterien zählende Erreger, *Listeria monocytogenes,* ist ein 1 bis 2 µ (seltener auch bis zu 5 µ) langes und 0,5 µ dickes, kokkoides bis gestrecktes oder leicht gekrümmtes, grampositives Kurzstäbchen, das durch bis zu 4 peritrich angeordnete Geißeln aktive Beweglichkeit besitzt. Der Keim ist fakultativ aerob; er wächst am besten in neutralem bis schwach alkalischem Milieu bei verminderter Sauerstoffspannung und einem Temperaturoptimum von 20 bis 37° C, vermehrt sich aber auch bei einer Umgebungswärme von nur 4° C. Den Umwelteinflüssen gegenüber sind die Listerien ziemlich widerstandsfähig. In feuchtem Erdreich beträgt ihre Lebensdauer

1 Jahr, in feuchtem Rinderkot 16 Monate, im Stroh etwa 7 Monate; in trockenem Boden und Mist können sie sich über 2 Jahre lang erhalten. Beim Erhitzen auf 80° C wird der Erreger der Listeriose innerhalb von 15 Sekunden abgetötet; bei 75° C sind hierfür mehr als 30 Sekunden erforderlich. Wiederholtes Einfrieren auf −20° C und anschließendes Auftauen führt zu keiner nennenswerten Schädigung.

Von den inzwischen bekannt gewordenen verschiedenen Listerientypen ist Typ 4 B bei landwirtschaftlichen Nutztieren am häufigsten anzutreffen. Die experimentelle intranasale oder intrakonjunktivale Instillation sowie die intrazerebrale oder intrakarotideale Injektion von L. monocytogenes löst bei den betreffenden Versuchstieren eine Meningoenzephalitis aus; die subkutane und die intravenöse Inokulation bedingt bei nichttragenden Individuen eine Septikämie, wohingegen die zuletzt genannte Applikationsweise während der Gravidität zum Abort führt.

Entstehung, Verbreitung und Krankheitsgeschehen: Der Boden (insbesondere fruchtbare Ackererde) ist als natürliches Substrat der Listerien anzusehen, obwohl die Keimzahl in manchen Proben nur gering und bakteriologisch unter Umständen nicht nachweisbar ist. Daneben spielen möglicherweise auch noch lebende Erregerreservoire (Nagetiere, Zecken) eine Rolle. Zum Zustandekommen der Infektion beim Warmblüter bedarf es offenbar zuvor einer gewissen Verminderung seiner Widerstandskraft (Ernährungsmängel, Kälteeinwirkung, übermäßige Verabreichung von ensilierten Futtermitteln, Transporte) sowie einer Anreicherung der Listerien. Letztere kann unter anderem in den Randzonen (seltener auch im Kernstapel) von Mais-, Gras- oder Leguminosensilage erfolgen, wobei sich pH-Werte über 5,0 und eine Verpilzung des Siloinhaltes förderlich auswirken („Silagekrankheit'). Unter natürlichen Bedingungen infiziert sich das Rind wahrscheinlich vorwiegend auf oralem Wege; die Ansteckung durch unmittelbaren Kontakt (mit Schafen), spielt wohl ebenso wie rhinogene und perkutane oder beim Deckakt beziehungsweise bei der künstlichen Besamung erfolgende Infektionen nur eine untergeordnete Rolle. Für das Haften der Keime sowie für die Art und den Verlauf der danach einsetzenden Erkrankung sind neben der Virulenz der Erreger auch die individuelle Disposition der betroffenen Tiere und das etwaige Vorliegen einer Trächtigkeit entscheidend. So kommt es bei erwachsenen Rindern aufgrund ihrer altersbedingten Resistenz wesentlich seltener zur septikämischen Allgemeininfektion als bei Kälbern, sondern nach kurzer Bakteriämie entweder zur Absiedlung der Erreger im Gehirn (Meningoenzephalitis) oder zum Befall der tragenden Gebärmutter (Abort), gelegentlich auch des Euters (Listerienmastitis); die Milchdrüse kann sich nach dem listerienbedingten Verkalben mitunter auch galaktogen infizieren. Im graviden Muttertier gehen die Keime diaplazentar auf den Fetus über, der dann ebenso an septikämischer Granulomatose erkrankt wie junge Kälber, welche sich durch die Aufnahme listerienhaltiger Milch anstecken können. Die Patienten scheiden den Erreger über Kot, Harn, Nasenschleim, bei Befall des Euters auch mit der Milch, und nach dem Abort mit den Lochien aus. Letztere enthalten ihn dann stets in großen Mengen, während er in den übrigen Absonderungen meist nur bei septikämischem Krankheitsverlauf nachweisbar ist. Stumme Keimträger spielen dagegen in der Verbreitung der Listeriose offensichtlich keine größere Rolle, da die von ihnen ausgeschiedene Keimzahl hierfür im allgemeinen zu gering ist.

Erscheinungen und Verlauf: Beim Rind treten die Listerieninfektionen vorwiegend im Winter auf, was wohl mit der Herabsetzung seiner Widerstandskraft während der kalten Jahreszeit zusammenhängt. Dabei sind klinisch folgende 4 Formen der Listeriose zu unterscheiden:

Die nur bei nichttragenden erwachsenen Rindern zu beobachtende *meningoenzephalitische Form* des Leidens kann zwar je nach dem Grad der Exposition und der Prädisposition bis zu 10 % eines betroffenen Bestandes befallen; meist erkranken jedoch nur einzelne Tiere. Bei Weidegang sondern sich die Patienten bald von der übrigen Herde ab. Sie bleiben dann in ruhigen Ecken oft stundenlang unbeweglich stehen und lehnen sich an die Pfosten der Umzäunung oder andere feste Objekte; von Zeit zu Zeit wandern sie auch ziellos im Kreise umher („circling disease'). Die starke Störung ihres Allgemeinbefindens äußert sich in sturem, stumpfsinnigem Verhal-

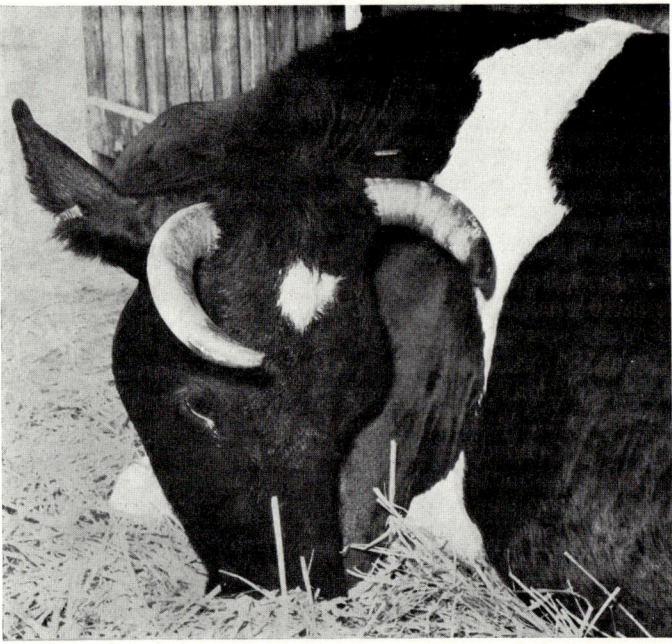

Abb. 475. Listeriosekranke Kuh: Aufstützen des unphysiologisch zur Seite eingeschlagen gehaltenen Kopfes (nach dem Auftreiben ging der Patient ständig linksherum im Kreise)

ten und Verweigerung der Nahrung, gelegentlich auch in fieberhaftem Ansteigen der Körpertemperatur bis über 41° C. Ein Teil der kranken Tiere zeigt beiderseitige Konjunktivitis, die ausnahmsweise sogar das einzige Krankheitssymptom darstellen kann. Des weiteren sind mitunter Nasenausfluß, Speicheln oder Vorstehen der Zunge zu beobachten. Kopf und Hals werden meist ständig nach der gleichen Seite hingewandt gehalten (Abb. 475), oft auch aufgestützt oder gegen die Wand gedrängt (‚pushing syndrome'). Im weiteren Verlauf treten Beeinträchtigungen des Sehvermögens sowie lokomotorische Ausfallserscheinungen (Anstoßen gegen Hindernisse, Ataxien, Inkoordinationen), manchmal auch zeitweilige Exzitation oder Durchfall hinzu. Schließlich kommen die zusehends abgemagerten Patienten zum Festliegen, meist in Seitenlage mit periodisch wiederkehrenden rudernden Laufbewegungen; nach 1- bis 2tägigem Koma und einer gesamten Krankheitsdauer von 4 bis 14 Tagen tritt dann in der Regel der Tod ein. In den nur äußerst selten zu beobachtenden Fällen einer Spontanheilung bleiben meist postenzephalitische Spätschäden zurück (Störungen der Futteraufnahme oder der Fortbewegung), welche die weitere wirtschaftliche Nutzung solcher Tiere einschränken oder unmöglich machen.

Die zum *Abort* führende Form der Listeriose ist insgesamt gesehen seltener als die meningoenzephalitische; sie tritt fast stets sporadisch und zudem immer unabhängig von dieser auf. Innerhalb betroffener Herden liegen derartige Erkrankungsfälle zeitlich meist weit auseinander. Wenn die Infektion in den frühen Stadien der Trächtigkeit erfolgt, verkalben die Patienten zwischen dem 4. und 7. Monat der Gravidität; sonst kann es zur Frühgeburt eines toten oder zur termingerechten Geburt eines lebensschwachen Kalbes kommen. Die vorzeitige Ausstoßung der Frucht gibt sich in der Regel durch leichtgestörtes Allgemeinbefinden, Ansteigen der Körpertemperatur auf 40,5° C, Anschwellen des Euters, Einfallen der Beckenbänder und leichte Unruhe zu erkennen. Unmittelbar vor der meist nur unter schwachen Wehen und ohne Anlaß zu Hilfeleistung verlaufenden Austreibung des Fetus geht klarer, mit Blut vermengter Schleim ab. (Gelegentlich verfällt die abgestorbene Frucht auch innerhalb des Muttertieres der Mumifizierung.) Dem Abort schließt sich oft eine Nachgeburtsverhaltung an, die zu sekundärer Sepsis beim Muttertier führen kann. Sonst erkrankt es lediglich an einem vorübergehenden Genitalkatarrh und heilt nach restlosem Abgang des infizierten Gebärmutterinhaltes (mit Ausnahme vereinzelt zu beobachtender Konzeptionsschwierigkeiten) innerhalb von 2 bis 4 Wochen völlig aus.

Die *septikämische Form* der Listeriose des Rindes befällt fast ausschließlich zu früh oder termingerecht geborene sowie nur wenige Tage alte Kälber, wobei die Infektion im allgemeinen schon im Mutterleib erfolgt. Sie erkranken am 3. bis 7. Tage plötzlich hochfieberhaft an unstillbarem Durchfall und zeigen nur selten Opisthotonus, hängende

Ohren, Konjunktivitis oder Polyarthritis. Nach 3- bis 9tägigem, mit fortschreitender Entkräftung und Gewichtsabnahme einhergehendem Krankheitsverlauf tritt der Tod ein.

Bei der gelegentlich im Anschluß an einen listerienbedingten Abort zu beobachtenden *Mastitis listeriosa* beschränken sich die Symptome bei nur leicht gestörtem Allgemeinbefinden auf das infizierte Euterviertel, dessen Parenchym sich dann mäßig verhärtet bis leicht knotig anfühlt. Die aus ihm ermolkene Milch kann ihrer Menge nach vermindert und verändert (wäßrig-gelbflockig), aber auch grobsinnlich normal sein.

Beurteilung: Die meningoenzephalitische und die septikämische Form des Leidens haben erfahrungsgemäß eine schlechte bis aussichtslose Prognose. Bei listerienbedingtem Abort ist das Leben des Muttertieres dagegen nur dann gefährdet, wenn sich sein infizierter Gebärmutterinhalt nicht rechtzeitig entleert. Die Mastitis listeriosa ist in bezug auf das Leben des Patienten ebenfalls günstig zu beurteilen, doch können danach permanente Sekretionsstörungen zurückbleiben.

Zerlegungsbefund: Postmortal sind bei der Listeriose kaum kennzeichnende Veränderungen zu ermitteln. Bei Kälbern sind multiple herdförmige Nekrosen, insbesondere in der Leber, seltener auch in Milz, Lungen und Nieren, und vielfach auch hämorrhagische Abomasoenteritis festgestellt worden; außerdem liegen zum Teil Herzklappenthromben oder blutige Herzbeutelflüssigkeit vor. In Fällen von listerienbedingter Sepsis oder Meningoenzephalitis sind lympholeukozytäre Meningitis sowie Vermehrung der Zerebrospinalflüssigkeit nachzuweisen, welche einen erhöhten Gehalt an mononukleären Zellen zeigt.

Erkennung: Die klinischen Erscheinungen der verschiedenen, beim Rind zu beobachtenden Formen der Listeriose sind so unspezifisch, daß sie allenfalls zum Verdacht auf das Vorliegen einer solchen Infektion berechtigen. Für die sichere Diagnose ist der Nachweis des Erregers erforderlich, der allerdings in der Regel erst post mortem gelingt. Hierzu sind folgende Proben am besten geeignet, die möglichst sauber entnommen und in gekühltem Zustand (4° C) eingesandt werden sollten: Hirn und verlängertes Rückenmark (bei Meningoenzephalitis); Fetus oder dessen abgebundener Labmagen, Nachgeburtsteile und/oder Uterus des Muttertieres (bei listerioseverdächtigem Abort); Herz, Lunge, Leber, Milz und Niere (bei Septikämie); Euter samt Lymphknoten (bei Mastitis). Am lebenden Patienten kann der Versuch, die Listerien nachzuweisen, an steril entnommenen Blut- oder Milchproben, Knochenmarkspunktaten, Konjunktivalabstrichen (bei Bindehautentzündung) und in den lochialen Abgängen vorgenommen werden. Für die Direktzüchtung des Erregers eignet sich 10 %iger Schüttelblut-Agar. Aussichtsreicher ist jedoch die Kultur auf Spezialnährböden nach vorheriger Anreicherung des Keimgehaltes der Probe durch bis zu 8wöchige Lagerung bei 4° C. Die mit listerienhaltigem Material infizierten Mäuse entwickeln eine hämatologisch festzustellende Monozytose; die im Verlauf einer solchen Infektion verendenden Versuchstiere weisen charakteristische Sektionsbefunde auf (kleine nekrotische Herde in Leber, Milz und Herzmuskel sowie Hirnhautentzündung). Im Vergleich zu diesen bakteriologischen Verfahren kommt serologischen Untersuchungsmethoden in der Listeriosediagnostik nur eine untergeordnete Bedeutung zu. Unter ihnen ist die Langsamagglutination zur Ermittlung des Verseuchungsgrades befallener Herden brauchbar. Sie kann auch für die Beurteilung von Einzeltieren herangezogen werden, deren Serum dann aber in gewissen Zeitabständen wiederholt geprüft werden muß, da nur die Titerverlaufskurve einigermaßen zuverlässige Rückschlüsse erlaubt; ihr Ansteigen weist auf eine frische Infektion hin. Dabei ist jedoch zu beachten, daß klinisch gesund erscheinende Rinder aus listeriosebefallenen Herden mitunter hohe –, schwer an Listeriose erkrankte Tiere dagegen oft nur niedrige Titer zeigen. Außerdem liegen noch keine einheitlichen Normen für die Beurteilung der Agglutinationsprobe vor; im allgemeinen werden Titer zwischen 1:200 und 1:400 als normal und solche zwischen 1:600 und 1:800 als positiv angesehen. Latent infizierte Tiere (stumme Listerienträger) können mit den bislang entwickelten diagnostischen Verfahren nicht sicher erfaßt werden.

Unterscheidung: Bei Verdacht auf die *meningoenzephalitische Form* der Listeriose sind vor allem folgende Krankheiten differentialdiagnostisch abzugrenzen, deren Symptome andernorts geschildert werden: Tollwut (S. 792), Botulismus (S. 816), AUJESZKY-sche Krankheit (S. 804), sporadische Enzephalomyelitis (S. 810), Hirnrindennekrose (S. 640), unspezifische Meningitiden (S. 634), Tumoren im Bereich des zentralen Nervensystems (S. 650), Bleivergiftung (S. 1134), hypokalzämische Gebärlähmung (S. 1009), Weidetetanie (S. 1024), nervöse Form der Azetonurie (S. 1051), beim Vorliegen einer schwerwiegenden Konjunktivitis auch bösartiges Katarrhalfieber (S. 843). Listerienbedingte *Verkalbefälle* können Anlaß zur Verwechslung mit Brucellose (S. 778), Leptospirose (S. 876), Vibriose (S. 773) oder unspezifischen Aborten bieten. Das klinische Bild der *septikämischen Kälberlisteriose* ähnelt der Kolisepsis (S. 746), pyämisch verlaufenden Nabelinfektionen (S. 516, 612) und der Salmonellose (S. 752). Die *Mastitis listeriosa* ist nur durch die bakteriologische Untersuchung des Milchsekrets von einer streptokokkenbedingten Euterentzündung zu unterscheiden.

Behandlung und Vorbeuge: Bei der meningoenzephalitischen und der septikämischen Form des Leidens kommen Therapieversuche meist zu spät; im Frühstadium ersterer sollen außer Sulfonamiden insbesondere Tetrazykline erfolgversprechend sein (5 Tage lang je 10 mg pro kg Körpergewicht), wenn die Patienten zudem gute Pflege erhalten. Diese sollten unter Einschaltung wirksamer Desinfektionsmaßnahmen sofort von der übrigen Herde abgesondert werden. Dabei ist besondere Sorgfalt darauf zu legen, daß sich die hiermit betrauten und mit den kranken Tieren in Berührung kommenden Personen nicht selbst verunreinigen und infizieren. Alles verdächtige Material muß unschädlich beseitigt werden; die Milch listeriosekranker Kühe darf ohne gründliche Erhitzung weder für menschlichen Genuß noch als Tränke Verwendung finden.

Mit den bisher versuchsweise zur Schutzimpfung gegen Listeriose eingesetzten Vakzinen konnten keine überzeugenden Resultate erzielt werden. Zur Verhütung der Infektion sind in erfahrungsgemäß bedrohten Beständen alle unnötigen Belastungen während der kalten Jahreszeit möglichst zu vermeiden. Jede Umstellung der Ernährung sollte allmählich (nicht plötzlich) erfolgen. Bei der Gewinnung und Lagerung von Silage ist außerdem auf sauberes Pflanzengut und gleichmäßigen Silierungsprozeß zu achten. Der Anteil des Sauerfutters an der Ration darf nicht zu hoch sein; etwa verdorbene Randpartien sind zu beseitigen und neu einzudecken. Während der Intensivmast wird die laufende orale Verabreichung kleiner Tetrazyklinmengen empfohlen.

Fleischbeschau: Beim Vorliegen von Listeriose ist der gesamte Tierkörper gemäß § 32, 21 AB.A zum Fleischbeschaugesetz als für menschlichen Genuß untauglich zu erklären. Lebendbeschau und Fleischuntersuchung ergeben aber selbst bei der meningoenzephalitischen Form des Leidens allenfalls den Verdacht auf Listeriose, während die Folgen des listerienbedingten Abortes oder einer Mastitis listeriosa fleischbeschaulich kaum als solche zu erkennen sind. Auch die septikämisch verlaufende Infektion des Kalbes läßt sich nur dann mit einiger Sicherheit erfassen, wenn die vorgeschriebene bakteriologische Untersuchung bei jeder Not- und Krankschlachtung gewissenhaft durchgeführt und in allen Verdachtsfällen auch ein Versuch zur Anreicherung von L. monocytogenes vorgenommen wird.

Veterinärpolizei: Die Listeriose ist in einigen Staaten der USA anzeigepflichtig; in Deutschland bestehen dagegen bislang keine amtlichen Vorschriften für ihre Bekämpfung. Da klinisch ausgeheilte Tiere noch längere Zeit Listerienausscheider bleiben können, wäre es im Hinblick auf die damit für den Menschen verbundene Infektionsgefahr ratsamer, bei feststehender Diagnose von einer Behandlung abzusehen und die staatlicherseits anzuordnende (mit Entschädigung des Besitzers zu verbindende) Tötung vorzuziehen. Die Möglichkeit einer solchen Regelung sollte bei einer Neufassung des Viehseuchengesetzes geprüft werden; ihr stehen allerdings die Schwierigkeiten einer sicheren Erkennung des Leidens am lebenden Tier entgegen.

SCHRIFTTUM

AA, R. VON DER (1963): Zur Listeriose bei Tier und Mensch. M.-hefte Vet.-Med. *18*, 133–137. — ANTON, W. (1934): Kritisch-experimenteller Beitrag zur Biologie des Bact.monocytogenes mit besonderer Berücksichtigung seiner Beziehung zur infektiösen Mononukleose des Menschen. Zbl. Bakt. 1, *131*, 89 bis 103.

BEARNS, R. E., & K. F. GIRARD (1958): The effect of pasteurization on Listeria monocytogenes. Canad. J. Microbiol. *4*, 55-61. — BEER, J., W. SEFFNER & J. POTEL (1957): Listerienfunde bei Tieren und ihre Bedeutung für die Epidemiologie der Listeriose. Arch. Exp. Vet.-Med. *11*, 550-577. — BIESTER, H. E., & L. H. SCHWARTE (1939): Bovine listerellosis in Iowa with studies on a recovered case. North Amer. Vet. *22*, 729-734. — BRÄUER, P. (1966): Die Listeriose des Rindes (Schrifttumsübersicht). Diss., Hannover.

CHAPMAN M. P. (1947): Listerellosis in a dog, a field case. North Amer. Vet. *28*, 532-538. — CHEVE, J., & J. L. GAUTHIER (1961): La listériose animale dans le départment de la Dordogne; listériose bovine, ovine et aviaire. Rec. Méd. Vét. *37*, 501-510. — CORBOULD, A. (1964): Bovine foetal listeriosis. Austral. Vet. J. *40*, 308.

DÉDIÉ, K. (1955): Beitrag zur Epizootologie der Listeriose. Arch. Exp. Vet.-Med. *9*, 251-264. — DIJKSTRA, R. G. (1959): Huidinfectie door Listeria monocytogenes. Tijdschr. Diergeneesk. *84*, 719. — DIJKSTRA, R. G. (1962): Meningo-encephalitis listeriosa bij het rund. Tijdschr. Diergeneesk. *87*, 1647-1656.

ERREBO-LARSEN, H. (1964): En omtale af kliniske tilfaelde og miljeundersegelser i besaetninger med listerioseudbrud. Nord. Vet.-Med. *16*, 409-438.

FLAMM, H. (1957): Eine ,moderne' Zoonose: die Listeriose (Sammelreferat). Dtsch. Tierärztl. Wschr. *64*, 190-193. — FLAMM, H. (1958): Die Pathogenese der Listeriose. Zbl. Vet.-Med.: Beiheft 1, 61-69. — FORSEK, Z., & N. AGANOVIC (1967): Metabiose einiger Schimmelarten und Listeria monocytogenes in der Silage (serbokroatisch). Veterinaria (Sarajevo) *16*, 181-185. — FRERKING, H., & W. WINKENWERDER (1968): Beobachtungen beim Listerienabort des Rindes. Tierärztl. Umschau *23*, 459-462.

GRAHAM, R., G. L. DUNLAP & C. A. BRANDLY (1938): Ovine and bovine Listerellosis in Illinois. Science *88*, 171-172. — GRAHAM, R., H. R. HESTER & N. D. LEVINE (1940): Studies on Listerella. 1. A Listerella strain from a premature bovine fetus. J. Infect. Dis., *66*, 91-96. — GRAY, M. L. (1957): Listeria monocytogenes bei Krankheiten der Fortpflanzungsorgane von Haustieren. Berl. Münch. Tierärztliche Wschr. *70*, 134-135. — GRAY, M. L. (1958): Listeriosis in animals. Zbl. Vet.-Med.: Beiheft 1, 90-98. — GRAY, M. L. (1960): A possible link in the relationship between silage feeding and listeriosis. J. Amer. Vet. Med. Ass. *136*, 205-208. — GRAY, M. L. (1960): Isolation of Listeria monocytogenes from oat silage. Science *132*, 1767-1768. — GRAY, M. L., & G. R. MOORE (1953): Aureomycin in the treatment of ovine and bovine listeriosis, with notes on survival. North. Amer. Vet. *34*, 99-105. — GRAY, M. L., C. SING & F. THORP (1956): Abortion and pre- or postnatal death of young due to Listeria monocytogenes. 3. Studies in ruminants. Amer. J. Vet. Res. *17*, 510-516. — GRAY, M. L., H. J. STAFSETH & F. THORP (1957): Colonial dissociation of Listeria monocytogenes Zbl. Bakt. 1, *169*, 378-392.

HARTWIGK, H. (1958): Morphologie und kulturelle Eigenschaft von Listeria monocytogenes (L. m.). Zbl. Vet.-Med.: Beiheft 1, 5-19. — HARTWIGK, H. (1958): Zum Nachweis von Listerien in der Kuhmilch. Berl. Münch. Tierärztl. Wschr. *71*, 82-85. — HARTWIGK, H., & W. RENK (1956): Ein Fall einer spontanen Rinderlisteriose. Berl. Münch. Tierärztl. Wschr. *69*, 165-168. — HAYEM (1891): zit. nach SEELIGER, H. P. R. (1958). — HENLE, F. (1893): zit. nach SEELIGER, H. P. R. (1958).

JACK, E. J. (1961): Neo-natal septicaemia in calves associated with Listeria monocytogenes. Vet. Record *73*, 826-846. — JENTZSCH, K.-D. (1965): Klinik und Epizootologie der Listeriose. M.-hefte Vet.-Med. *14*, 443-446.

KNÖSEL, H., W. WINKENWERDER & G. REDLICH (1968): Spontane Gehirnlisteriose bei einem Rind. Dtsch. Tierärztl. Wschr. *75*, 289-292.

LEHNERT, C. (1960): Die Tenazität von Listeria monocytogenes in der Außenwelt. Zbl. Bakt. 1, *180*, 350-356. — LEHNERT, C. (1964): Bakteriologische, serologische und tierexperimentelle Untersuchungen zur Pathogenese, Epizootologie und Prophylaxe der Listeriose. Arch. Exp. Vet.-Med. *18*, 981-1027, 1247-1302. — LINSERT, H. (1959): Beitrag zur Klinik der Tierlisteriose. Dtsch. Tierärztl. Wschr. *66*, 636-641.

MATHEWS, F. P. (1928): Encephalitis in calves. J. Amer. Vet. Med. Ass. *73*, 513-516. — MURRAY, E. G. D., R. A. WEBB & M. B. R. SWANN (1926): A disease of rabbits characterized by large mononuclear leucocytosis, caused by a hitherto undescribed bacillus Bacterium monocytogenes (n. sp.). J. Path. Bact. *29*, 407-439.

NILSSON, A., & K. A. KARLSSON (1959): Listeria monocytogenes isolation from animals in Sweden during 1948-1957. Nord. Vet.-Med. *11*, 305-315. — NYFELDT, A. (1929): Etiologie de la mono-nucléose infectieuse. Compt. rend. Soc. Biol. *101*, 590-592.

OLSON, A. (1945): Bidrag till kännedomen oma listerella och streptokokkeninfectionernas förekomst i efterbörder och foster. Skand. Vet.-Tidskr. *35*, 273-280. — OSEBOLD, J. W., J. W. KENDRICK & A. NJOKU-OBI (1960): Cattle abortion associated with natural Listeria monocytogenes infections. J. Amer. Vet. Med. Ass. *137*, 221-226.

PALLASKE, G. (1940): Über das Vorkommen einer seuchenhaften Encephalomyelitis purulenta bei Schafen in Deutschland (Listerella-Infektion). Berl. Münch. Tierärztl. Wschr. *46*, 441-445. — PALLASKE, G. (1941): Listerella-Infektion bei Hühnern in Deutschland. Berl. Münch. Tierärztl. Wschr. *47*, 441-445. — PALLASKE, G. (1958): Pathologische Anatomie der Listeriose, besonders beim Tier. Zbl. Vet.-Med.: Beiheft 1, 49-60. — PALLASKE, G. (1963): Die Listeriose als Zoonose. Zbl. Vet.-Med. B *10*, 252-255. — PATERSON, J. S. (1937): Listerella infection in fowls. Vet. Record *49*, 1533-1534. — PIRIE, J. H. H. (1940): Listeria: change of name for a genus of bacteria. Nature *145*, 264. — POPPENSIEK, G. C. (1944): Listerellosis, a case report, J. Amer. Vet. Med. Ass. *105*, 147-148. — POTEL, J. (1953): Ätiologie der Granulomatosis infantiseptica. Wiss. Zschr. Martin-Luther Univ. Halle-Wittenberg *3*, 341-364. — POTEL, K. (1963): Die Bedeutung der Listeriose für unsere Tierbestände und aktuelle Probleme der

Listerioseforschung. M.-hefte Vet.-Med. *18*, 3-8. — POTEL, J. (1967): Listeriose. Med. Klin. *62*, 401 bis 405.

REISS, J., J. POTEL & H. KREBS (1951): Granulomatosis infantiseptica, eine durch einen spezifischen Erreger hervorgerufene fetale Sepsis. Klin. Wschr. *29*, 29. — ROLLE, M., & H. MAYER (1956): Zur Pathogenese der Listeriose. Zbl. Bakt. 1, *166*, 479-483. — RUDELT, H. (1960): Die Listeriose und ihre Bedeutung für die Fleischhygiene. M.-hefte Vet.-Med. *15*, 810-813.

SEELIGER, H. P. R. (1957): Die Serodiagnostik der Listeriose. Zbl. Vet.-Med.: Beiheft 1, 20-36. — SEELIGER, H. P. R. (1958): Beiträge zur Hygiene und Epidemiologie. H. 8, Listeriose; 2. Aufl.; Barth, Leipzig. — SEELIGER, H. P. R., & G. LINZENMEIER (1953): Die Listeriose und ihre Erreger. Zschr. Hyg. *136*, 335-378. — SIELAFF, H. (1966): Die lebensmittelhygienische Bedeutung der Listeriose. M.-hefte Vet.-Med. *21*, 750-758, 792-796. — SMITH, H. C., & E. SUNDQUIST (1960): Listeriosis in a herd of cattle. Vet. Med. *55*, 70-73. — SCHAAF, A. VAN DER, J. J. DE JONG & J. M. DE JONG (1951): Listeria monocytogenes als mogelikje verwekker van een hersenaandoening bij het rund. Tijdschr. Diergeneesk. *76*, 751-756. — SCHOLZ, H.-D. (1960): Über den Nachweis von Listerien bei zwei Schlachtrindern im Verlauf der bakteriologischen Fleischuntersuchung. Berl. Münch. Tierärztl. Wschr. *73*, 381-384. — SCHOOP, G. (1951): Listeria monocytogenes, ein Krankheitserreger unserer Haustiere. Dtsch. Tierärztl. Wschr. *58*, 293-294.. — SCHULZ, G. (1967): Untersuchungen über das Vorkommen von Listerien in Rohmilch. M.-hefte Vet.-Med. *22*, 766-768. — STENBERG, H. (1961): Einige Beobachtungen über die Listeriose in Finnland 1946—1960. Zbl. Bakt., Parasit.-krkh., Infektionskrankh., Hyg. I. Orig. *182*, 485-493.

THAMM, H. (1962): Zur Epizootologie der Listeriose. M.-hefte Vet.-Med. *17*, 224-237.

ULSEN, F. W. VAN (1960): Abortus beim Rind durch Salmonella und Listeria. Dtsch. Tierärztl. Wschr. *67*, 425-429.

VRIES, J. DE, & R. STRIKWERDA (1956): Ein Fall klinischer Euterlisteriose beim Rind. Zbl. Bakt. I *167*, 229-232.

WARNECKE, B. (1963): Die Züchtung der Listeria monocytogenes. Zbl. Bakt. I *189*, 162-175. — WEIDENMÜLLER, H. (1958): Listerienfunde beim Wild. M.-hefte Tierheilk. *10*, 66-71. — WEIS, J. (1967): Ein Beitrag zur Listeriose des Rindes. Schweiz. Arch. Tierheilk. *109*, 122-129. — WINKENWERDER, W. (1967): Das Vorkommen von Listeria monocytogenes bei Rindern in Niedersachsen. Berl. Münch. Tierärztl. Wschr. *80*, 445-449. — WINKENWERDER, W., & J. S. ABDALLAH (1967): Das Vorkommen komplementbindender Listerienantikörper im Serum von Rindern. Tierärztl. Umschau *22*, 179-184. — WRAMBY, G. O. (1944): Om Listerella monocytogenes bakteriologi och om förekomst av listerellainfektion hos djur. Skand. Vet.-Tidskr. *34*, 277-290.

YOUNG, S., & B. D. FIREHAMMER (1958): Abortion attributed to Listeria monocytogenes in a range herd of beef cattle. J. Amer. Vet. Med. Ass. *132*, 434-438.

ZELLER, M. (1949): Die morphologisch und kulturell nachweisbaren biologischen Eigenschaften der Listeria monocytogenes (Murray) Pirie. Diss., Gießen.

Infektionskrankheiten der Augen

Infektiöse Keratokonjunktivitis (Weidekeratitis)

Wesen: Die ansteckende Keratokonjunktivitis ist eine mit entzündlichen Veränderungen an Bindehaut und Hornhaut einhergehende Augenerkrankung, die ein- oder beidseitig auftreten kann und vorwiegend im Sommer und Frühherbst bei weidenden Rindern, ausnahmsweise aber auch bei Stallhaltung, beobachtet wird.

Vorkommen und Bedeutung: Die in Asien, Afrika, Australien, Nord-, Mittel- und Südamerika sowie in Europa bekannte Krankheit besitzt vor allem in heißen Klimagebieten wirtschaftliche Bedeutung. Sie befällt Rinder jeden Alters, doch erkranken jüngere Tiere bis zu 2 Jahren häufiger als ältere. Das Leiden ist auch beim Schaf bekannt.

Ursache: Als spezifischen Erreger der Keratokonjunktivitis des Rindes wiesen JONES und LITTLE (1923) einen zunächst als *Haemophilus bovis*, später als *Moraxella bovis* bezeichneten Keim nach. Dagegen sah COLES (1936) die Ursache dieser Krankheit in der von ihm bereits 1931 beim Schaf beschriebenen *Rickettsia conjunctivae,* die heute *Ricolesia bovis* genannt wird. Seitdem wird in zahlreichen Veröffentlichungen der eine oder auch der andere Keim als Erreger angegeben. Im angloamerikanischen Schrifttum wird vorwiegend Moraxella bovis als Ursache angesehen, doch werden auch Viren als Primärkeime in Betracht gezogen.

Moraxella bovis ist ein plumpes, gramnegatives Diplobakterium von 0,5 bis 1,0 µ Breite und 1,5 bis 2,0 µ Länge, das unter aeroben Verhältnissen wächst; es wird bei 59° C innerhalb von 5 Minuten abgetötet.

Ricolesia bovis ist von pleomorpher Gestalt bei einem Durchmesser von 0,3 bis 1,0 µ; sie steht in der Systematik zwischen den Bakterien und den Viren. Ihre Tenazität ist schwach; in physiologischer Kochsalzlösung stirbt sie bei Zimmertemperatur schon nach 48 Stunden ab.

Staphylokokken, Streptokokken und andere bei der infektiösen Keratokonjunktivitis gefundene Mikroorganismen sind als Begleitkeime zu bewerten.

Entstehung und Verbreitung: Oft läßt sich der Ursprung der Krankheit nicht ermitteln. Innerhalb betroffener Herden breitet sie sich bei Haltung auf engem Raum durch direkten Kontakt aus. Für die rein mechanische Übertragung der Erreger spielen Fliegen und Mücken eine wichtige Rolle; hieraus erklärt sich auch das vorwiegende Vorkommen der Krankheit im Sommer und Frühherbst. Möglicherweise wird der Ausbruch des Leidens durch Schädigung der Horn- und Bindehaut infolge intensiver Ultraviolettbestrahlung, Staubeinwirkungen oder unzureichender Vitamin-A-Versorgung gefördert (HUGHES und Mitarbeiter, 1965); dann können schon einige Wochen nach dem Auftreten der ersten Krankheitsfälle bis zu 80 % der Herde befallen sein.

Erscheinungen und Verlauf: Nach einer Inkubationszeit von wenigen Tagen bis zu 3 Wochen werden zunächst nur vermehrter Tränenfluß, Lichtscheue und Lidkrampf beobachtet; betroffene Tiere suchen deshalb mit Vorliebe schattige Plätze auf. Bald darauf wird eine entzündliche Rötung und mehr oder weniger stark ausgeprägte ödematöse Schwellung der Bindehaut deutlich. Nach einigen Tagen entsteht schließlich, meist auf der Mitte der Kornea, eine anfangs kleine, dunkelgraue Trübung, die bald von einer helleren graublauen allgemeinen Trübung umgeben wird. Ausbreitung und Tiefe dieser Veränderungen können stark variieren; zum Teil können Trübungen der Hornhaut sogar völlig fehlen. In die Trübungszone wachsen im allgemeinen schon nach kurzer Zeit vom Korneárand her Gefäßkapillaren ein; sie bilden dann um erstere mitunter einen schmalen hyperämischen Rand („pink eye', Taf. 16 e). Im weiteren Verlauf treten die Erscheinungen der Konjunktivitis immer mehr zurück, während der Tränenfluß schleimig-eitrig wird.

Bei einem Teil der Tiere bildet sich infolge lokaler Erweichung und oberflächlicher Einschmelzung der Hornhaut eine Vorwölbung des getrübten Teils der Kornea (Staphylom, siehe Taf. 16 f), seltener wird auch ein Geschwür der Hornhaut beobachtet. In schweren, meist durch Sekundärinfektionen komplizierten Fällen, kommt es zum völligen Durchbruch der Kornea und zur Ausbildung eines Pannus; dann können die Entzündungsvorgänge auf den gesamten Augapfel übergreifen (Panophthalmie). Die genannten Erscheinungen betreffen oft nur ein Auge; bei beidseitiger Erkrankung sind die Veränderungen meist rechts und links verschieden stark ausgeprägt (asymmetrisch).

In der akuten Phase (zur Zeit der ausgeprägten Lichtscheue) und nach Verminderung der Sehkraft (infolge allgemeiner Hornhauttrübung oder Panophthalmie) kann die Nahrungsaufnahme der Patienten, insbesondere bei Beteiligung beider Augen, deutlich bis stark beeinträchtigt sein. Solche Tiere bleiben im Gewicht oft deutlich hinter ihren Altersgenossen zurück; bei laktierenden Kühen geht außerdem die Milchleistung zurück. Bei Panophthalmie ist nicht selten auch die Körpertemperatur fieberhaft erhöht.

Wenn keine Komplikationen eintreten, dauert die Abheilung mehrere Wochen oder Monate; oft finden sich selbst längere Zeit danach noch kleine Trübungsherde auf der Kornea, welche die Sehkraft aber nicht wesentlich beeinflussen. Als Folge schwerer Sekundärinfektionen kann es zu bleibender ein- oder beidseitiger Blindheit und zum völligen Verlust des vereiterten Auges kommen.

Im Verlauf der Erkrankung entsteht wahrscheinlich eine gewisse lokale Immunität; trotzdem sind spätere Reinfektionen möglich, die aber milder verlaufen und schneller abheilen als die Ersterkrankung.

Beurteilung: Da bei einem Teil der Tiere mit Komplikationen und bleibenden Schädigungen der Augen gerechnet werden muß, ist die Prognose bezüglich der späteren

Sehkraft und der weiteren Entwicklung des Tieres vorsichtig, hinsichtlich der Erhaltung seines Lebens aber günstig zu stellen.

Erkennung und Unterscheidung: Anhand der auf die Augen lokalisierten kennzeichnenden asymmetrischen entzündlichen Veränderungen, der schnellen Ausbreitung der Krankheit innerhalb der Herde und des Fehlens schwerer Allgemeinstörungen läßt sich die infektiöse Keratokonjunktivitis im allgemeinen leicht von ähnlichen, bei bösartigem Katarrhalfieber (S. 843), Listeriose (S. 826), Rinderpest (S. 848), Rhinotracheitis (S. 724) oder Mucosal disease (S. 742) auftretenden Augenveränderungen abgrenzen. Auch die infolge traumatischer Ursachen (Getreidegrannen, Hornstöße, S. 662) oder nach Phenothiazin-Dauermedikation (S. 1214) auftretenden Hornhautentzündungen bieten im allgemeinen keine differentialdiagnostischen Schwierigkeiten. Erforderlichenfalls kann der Erregernachweis in Abstrichen des steril zwischen den Augenlidern entnommenen Sekretes versucht werden; dabei ist allerdings zu bedenken, daß die Moraxellen nach einigen Stunden absterben.

Behandlung und Vorbeuge: Erkrankte Tiere sind soweit irgend möglich aufzustallen; dabei ist für gedämpftes Licht und Fliegenbekämpfung (S. 969 ff.) Sorge zu tragen. Durch wiederholte örtliche medikamentöse Behandlungen kann der Krankheitsverlauf abgekürzt und der Übergang in eine schwere, eitrige Panopthalmie vermieden werden. Die früher viel gebrauchten desinfizierenden Augenwässer und -salben (Akridinfarbstoffe 1 %ig und andere) sind heute weitgehend von Antibiotika-Salben verdrängt worden (Tetrazyklin, Chloromyzetin, Penizillin, Streptomyzin). Falls Epithelverluste nicht vorhanden oder bereits in Abheilung begriffen sind, bietet die salbenförmige Kombination von Glukokortikoiden und Antibiotika (zum Beispiel Combisonaugensalbe-Hoechst) bei täglich zu wiederholender Verabreichung in den Konjunktivalsack die Gewähr einer besonders raschen und sicheren Ausheilung. In komplizierteren Fällen sind kortikosteroidhaltige Mittel wegen der Gefahr des Übertritts bakterieller Erreger in Blut und Lymphe sowie wegen der dann unter Umständen leichter eintretenden Hornhautperforation jedoch kontraindiziert.

SCHRIFTTUM

BALDWIN, E. M. (1945): A study of bovine infectious keratitis. Amer. J. Vet. Res. 6, 180-187. — BARNER, R. D. (1952): A study of Moraxella bovis and its relation to bovine keratitis. Amer. J. Vet. Res. 13, 132-144. — COLES, J. D. W. A. (1936): A Rickettsia—like organism of the conjunctival epithelium of cattle. J. South African Vet. Med. Ass. 7, 221-225. — DIETZ, O., & A. VOIGT (1956): Untersuchungen zur Aetiologie der infektiösen Ceratoconjunctivitis des Rindes. Berl. Münch. Tierärztl. Wschr. 69, 47-50. — FAULL, W. B., & M. B. HAWKSLEY (1954): Infectious keratitis in cattle, associated with Moraxella bovis. Vet. Record 66, 311-312. — GLEESON, L. N., & R. M. GRIFFIN (1965): A study of infectious kerato-conjunctivitis (I. K. C.). Irish Vet. J. 19, 163-182. — GRIFFIN, R. M., L. N. GLEESON & A. S. SOHAEL (1965): Infectious keratoconjunctivitis in cattle. Vet. Record 77, 1056-1057. — HANDL, R., & O. KUBEŠ (1965): Isolierte Moraxella bovis bei der infektiösen Keratokonjunktivitis der Färsen (tschechisch). Veterinarni Med. 10 (38):1, 37-40. — HUGHES, D. E., G. W. PUGH, & T. J. McDONALD (1965): Ultraviolet radiation and Moraxella bovis in the etiology of bovine infectious kerato-conjunctivitis. Amer. J. Vet. Res. 26, 1331-1338. — IHLENBURG, H., & H. HAFNER (1964): Beitrag zur infektiösen Kerato-Konjunktivitis des Rindes. M.-hefte Vet.-Med. 19, 64-67. — JACKSON, F. C. (1953): Infectious keratokonjunctivitis of cattle. Amer. J. Vet. Res. 14, 19-25. — JONES, F. S., & R. B. LITTLE (1923): An infectious ophthalmia in cattle. J. Exp. Med. 38, 139-148. — KLUSSENDORF, R. C. (1952): Infectious keratitis or pink eye. North Amer. Vet. 33, 616. — MERCHANT, I. A., & R. D. BARNER (1964): An outline of the infectious diseases of domestic animals. Iowa state university Press, Ames, Iowa. S. 168-170. — MITSCHERLICH, E. (1943): Die Kerato-Conjunctivitis infectiosa des Rindes und Schafes. Dtsch. Tierärztl. Wschr./Dtsch. Tierärztl. Rundschau 51/49, 53-55. — NIGGLI, H. B. (1957): Kerato-Conjunctivitis infectiosa bovis im Irak. Schweiz. Arch. Tierheilk. 99, 584-601. — POP, A., & A. TURBURI (1943): Über das Auftreten von infektiöser Keratoconjunctivitis (Rickettsiosis) bei Rindern in Rumänien. Berl. Münch. Tierärztl. Wschr./Wien. Tierärztl. Mschr. 59/30, 375-376. — ROLLY, H., & F. BAUER (1956): Beobachtungen bei Ausbruch der Kerato-Conjunctivitis rickettsiosa in Hessen. Tierärztl. Umschau 11, 253-255. — SCHNEIDER, J. (1966): Zur Therapie der infektiösen Kerato-Konjunktivitis beim Rind. Medicamentum 7, 146-148. — VOIGT, A., & O. DIETZ (1962): Weitere Untersuchungen zur Ätiologie und Therapie der infektiösen Cerato-Konjunctivitis des Rindes. Tierärztl. Umschau 17, 224-230. — WAGENER, K., & E. MITSCHERLICH (1942): Die europäische Kerato-Conjunctivitis infectiosa des Rindes, eine Rickettsiose. Berl. Münch. Tierärztl. Wschr. 58, 291-294. — WILCOX, G. E. (1968): Infectious bovine kerato-conjunctivitis: a review. Vet. Bull. 38, 349-360. — ZETTL, K. (1960): Beobachtungen über das Vorkommen von Ricolesia bovis in Nordhessen. Vet.-Med. Nachr. 1960, 28-35.

Infektionskrankheiten mit Beteiligung mehrerer Organsysteme oder des Gesamtorganismus

Maul- und Klauenseuche (Aphthae epizooticae)

Wesen: Die Maul- und Klauenseuche ist eine akut und fieberhaft verlaufende hochkontagiöse virusbedingte Krankheit des Rindes und anderer Klauentiere, die durch Allgemeinstörungen, Blasenbildung auf der Maulschleimhaut, den Euterzitzen und den Klauen (innerlich auch an den Pansenpfeilern) sowie durch ihre hohe Tendenz zur Ausbreitung über große Gebiete und Ländergrenzen hinweg gekennzeichnet ist. Der Mensch erkrankt trotz intensiver Exposition nur selten an Maul- und Klauenseuche. (Andere Bezeichnungen: MKS, foot and mouth disease, fièvre aphteuse.)

Geschichtliches: Die Ansteckungsfähigkeit dieser seit alters her bekannten, verlustreichen Tierseuche wurde bereits in der 2. Hälfte des vorigen Jahrhunderts allgemein anerkannt. LÖFFLER und FROSCH berichteten 1897, daß der Ansteckungsstoff bakteriendichte Filter passiert und morphologisch nicht faßbar ist; damit wurde erstmals das Wesen der Maul- und Klauenseuche als Virusinfektion nachgewiesen. 1922 wurden von VALLÉE und CARRÉ die ersten zwei immunbiologisch unterschiedlichen Virustypen isoliert, welche sie nach ihrem Fundort als Typ O (Departement Oise) und A (Departement Ardennes) bezeichneten. WALDMANN und TRAUTWEIN berichteten 1926 über den 3. in Europa vorkommenden Typ C. 1952 fand BROOKSBY in Afrika 3 weitere Typen und nannte sie SAT 1, 2 und 3 (Southern African Territories). Schließlich erkannten BROOKSBY und ROGGERS (1954) in Proben aus Asien einen 7. Typ, der die Bezeichnung Asia 1 erhielt. Die experimentelle Empfänglichkeit des Meerschweinchens für das Maul- und Klauenseuchevirus entdeckten WALDMANN und PAPE (1920). WALDMANN und KÖBE (1938) gelang es nach Vorarbeiten vieler anderer Forscher, die erste unschädliche und gut wirksame Maul- und Klauenseuche-Vakzine in Form einer Adsorbat-Vakzine zu entwickeln, wobei das Virusausgangsmaterial mit Aluminiumhydroxyd versetzt und mit Formalin inaktiviert wurde; dieser Impfstoff erforderte jedoch die Verabreichung relativ großer Dosen (pro Erreger-Typ 30 ml). Durch die von PYL (1953) geschaffene Konzentratvakzine wurde das Impfverfahren dann wesentlich vereinfacht, weil selbst bei Anwendung des dreiwertigen Impfstoffes pro Tier insgesamt nur noch 5 ml injiziert zu werden brauchten. Zur Herstellung solcher Vakzinen wurde sogenanntes ‚Naturvirus‘, nämlich die Epitheldecken und der Inhalt der Aphthen von künstlich infizierten Rindern verwendet; diese Art der Produktion war sehr aufwendig und kostspielig. 1947 arbeitete FRENKEL ein Verfahren aus, das erlaubt, größere Virusmengen in vitro zu züchten; hierzu benützte er das Zungenepithel gesunder Schlachtrinder. Das von diesen geerntete Virus ist das Ausgangsmaterial der FRENKEL-Vakzine. Nachdem es 1955 BACHRACH und SELLERS gelungen war, das MKS-Virus in Gewebekulturen aus Kälbernierenzellen zur Vermehrung zu bringen, und später erkannt wurde, daß formalininaktiviertes Gewebekulturvirus ebenfalls eine spezifische Immunisierung bewirkt, war der Weg zu Gewebekulturvakzinen frei geworden, die seitdem allgemeine Anwendung finden.

Vorkommen und Bedeutung: Die Maul- und Klauenseuche befällt Rinder, aber auch Schweine, Schafe und Ziegen sowie wildlebende Klauentiere. Sie ist weltweit verbreitet; die MKS-bedingten wirtschaftlichen Schäden sind insbesondere in Ländern ohne sachgemäße Bekämpfung hoch; sie setzen sich aus Verlusten an Milch, Fleisch und Zuchtwerten sowie aus Todesfällen, Nach- und Folgekrankheiten zusammen. Auch die durch Sperrmaßnahmen, das Verbot von Viehmärkten und andere Anordnungen bedingten volkswirtschaftlichen Auswirkungen sind oft erheblich. Trotz der ebenfalls kostspieligen intensiven Bekämpfungsverfahren einschließlich der regelmäßigen Vakzination der gesamten Rinderpopulation besteht keine absolute Sicherheit vor Neuausbrüchen.

Ursache: Die Maul- und Klauenseuche wird durch ein etwa 25 mμ großes Virus der Picorna-Gruppe hervorgerufen, von dem, wie bereits erwähnt, 7 verschiedene Typen bekannt sind; von diesen Typen gibt es zahlreiche Subtypen oder Varianten. Eine Unterscheidung der Typen und Subtypen ist nur mit Hilfe immunbiologischer Untersuchungsmethoden möglich. Während eines Seuchenzuges können Steigerungen oder Minderungen der Virulenz des vorherrschenden Typs und ausnahmsweise auch Typenumwandlungen beobachtet werden.

In der Außenwelt ist das Virus sehr widerstandsfähig. Trotz Einwirkung von Sonnenlicht und -wärme, Fäulnis oder Austrocknung kann es viele Wochen virulent bleiben; bei niedrigen Temperaturen (unter 5° C) wird das Virus konserviert und erhält sich unter Umständen jahrelang infektionstüchtig. Dagegen wird es durch feuchte Wärme relativ schnell inaktiviert (im Wasserbad bei 60° C schon nach 5 Minuten); Temperaturen von 80 bis 100° C töten es sofort ab. In gut gepacktem Dung hält es sich vor dessen Selbsterhitzung 3 bis 4 Tage. Auch pH-Werte unter 6,5 und über 9,0 wirken virulizid. Bei pH-Werten von 13 bis 14 (pH der Natronlauge) wird das Virus innerhalb von 1 bis 2 Minuten vollständig zerstört. Bei der Fleischreifung des geschlachteten Tierkörpers tritt üblicherweise ein pH-Wert von unter 6,0 ein, so daß in der Skelettmuskulatur von im Verlauf der Maul- und Klauenseuche geschlachteten Rindern nach 2 Tagen kein Virus mehr nachweisbar ist. Da ein derart niedriger pH-Wert in alsbald nach der Schlachtung eingefrorenem Fleisch jedoch nicht erreicht wird, kann das Virus nach dessen späterem Auftauen noch infektionstüchtig sein. In Lymphknoten, Knochenmark, Fett, Blut und Organen fällt der pH-Wert dagegen selbst bei normalem Abhängenlassen kaum ab, so daß sich das Virus in diesen Teilen wesentlich länger lebensfähig erhält.

Entstehung und Verbreitung: MKS-Virus kann über die Schleimhäute des Verdauungskanals und der oberen Luftwege (hauptsächlich der Nase), aber auch über die verletzte äußere Haut in den Körper eindringen. Am Eintrittsort entwickeln sich dann bei empfänglichen Tieren zunächst eine oder mehrere Blasen (Primäraphthen), in denen es zu einer starken Virusvermehrung kommt. Diese Blasen entstehen oft an unzugänglichen Stellen der Maul- oder Nasenhöhle und werden daher leicht übersehen. Danach erfolgt über den Lymphweg ein Einbruch des Virus in die Blutbahn; mit seiner Anwesenheit im Blut muß zwischen der 18. und 103. Stunde nach der Infektion gerechnet werden, also bereits vor dem Auftreten eindeutiger lokaler klinischer Erscheinungen. Über das Blut gelangt das Virus in alle primär affinen Organe, wodurch es im Rahmen der generalisierenden Virämie zur Bildung weiterer Blasen (Sekundäraphthen) in der Maulhöhle und am Flotzmaul, an den Klauen, Euterzitzen, Pansenpfeilern, seltener auch an der Speiseröhre oder an der Vulva kommt; das Virus schädigt also bevorzugt die von kutaner Schleimhaut überzogenen Abschnitte des Verdauungstraktes sowie die unbehaarten Teile der äußeren Haut; die ziemlich rasch aufschießenden Blasen sind aber nicht in jedem Fall an allen vorgenannten Prädilektionsstellen vorhanden oder gleich stark entwickelt. In den Sekundäraphthen findet eine weitere Vermehrung des MKS-Virus statt; die zur typischen Blasenbildung führende Ansammlung virushaltiger Lymphe spielt sich im Stratum spinosum des Epithels ab, dessen Stratum germinativum dabei weitgehend intakt bleibt. Deshalb heilen die beim Aufplatzen der Blasen entstehenden erosiven Epitheldefekte innerhalb weniger Tage ohne Narbenbildung ab, wenn eine Sekundärinfektion mit Eiter- oder Nekroseerregern ausbleibt; eine derartige Komplikation ist im Klauenbereich weit häufiger als an den übrigen epithelialen Lokalisationen. Neben dieser Epitheliotropie besitzt das MKS-Virus auch myotrope Eigenschaften, welche vor allem im Verlauf sogenannter ‚bösartiger' MKS-Ausbrüche stark ausgeprägt sind und darum zu virusbedingten Gewebsschädigungen in der Skelett- und Herzmuskulatur führen können (S. 520); das sich in den betroffenen Muskelpartien vermehrende Virus kann hier sogar 1 Woche nach dem Auftreten von Aphthen der Maulschleimhaut noch in hoher – und während der darauffolgenden Woche – noch in niedriger Konzentration enthalten sein.

Der Speichel der Patienten stellt wegen der Beimischung von Lymphe und Epithelfetzen aus geplatzten Blasen der Zungen- und Maulschleimhaut eine der wichtigsten Quellen für die Weiterverbreitung der Maul- und Klauenseuche dar; er kann auch schon vor der Ausbildung von Aphthen virushaltig und somit infektiös sein. Nasensekret und Atemluft enthalten das Virus ebenfalls schon kurze Zeit nach der Infektion; außerdem wird es auch mit der Milch sowie dem Harn und Kot der kranken Tiere ausgeschieden.

Die Virusausscheidung ist zu Beginn der Erkrankung am stärksten und fällt einige Tage nach dem Auftreten der ersten Krankheitssymptome deutlich ab. So enthalten Speichel und Milch im allgemeinen schon wenige Tage nach dem Platzen der Aphthen kein Virus mehr. Dagegen kann sich der MKS-Erreger in den mit Lymphe gefüllten Spalten des Sohlenhornes der Klauen so lange lebend und infektionstüchtig erhalten, bis sich diese nach Abnützung der darübergelegenen Hornschichten eröffnen (Abb. 349); in seltenen Einzelfällen können bis zu diesem Zeitpunkt 8 Monate vergehen. Echte Dauerausscheider scheinen bei der Maul- und Klauenseuche nicht vorzukommen.

Zur *Verschleppung* der Seuche kommt es durch infizierte Handelstiere, die dabei selbst noch keine äußerlich erkennbaren Krankheitserscheinungen zu zeigen brauchen. Eine wesentlich größere Rolle spielen jedoch belebte und unbelebte Zwischenträger, weshalb die Maul- und Klauenseuche als Vektorenseuche anzusehen ist. Unter den belebten Zwischenträgern sind in erster Linie der Mensch, aber auch Hunde, Katzen, Geflügel sowie frei lebende Vögel, Wild, Ratten, Mäuse und Insekten zu nennen. Der Mensch verschleppt das infektionstüchtige Virus an Schuhwerk, Kleidung, Händen und Kopfhaar. Als unbelebte Zwischenträger kommen alle Objekte in Frage, die mit infizierten Tieren oder auch nur mit massiv kontaminierten anderen Zwischenträgern in Berührung waren; für eine mechanische Verbreitung genügt nämlich schon das Haften und Verschleppen minimaler Erregermengen. Hierfür kommen in erster Linie alle landwirtschaftlichen Produkte, wie Heu, Stroh, Saatgut, Futtermehle und Gemüse, außerdem tierische Erzeugnisse, wie Knochen, Häute sowie Fleisch (insbesondere Importe von primär virushaltigem, aber auch von sekundär verunreinigtem Gefrierfleisch), Milch und Milchprodukte, in Betracht; das gleiche gilt für die hierbei benutzten Verpackungsmittel, wie Futtersäcke und Milchkannen, Tiertransportfahrzeuge (Seuchenausbrüche entlang der Verkehrswege) sowie für Jauche und Abwässer der von MKS befallenen Bestände. Selbst Postsendungen kann infektionstüchtiges Virus anhaften. Über kurze Strecken ist die Verbreitung des Ansteckungsstoffes auch durch den Wind möglich. Im Einzelfall ist es deshalb mitunter ziemlich schwierig oder unmöglich, den Einschleppungsweg des Erregers eindeutig zu ermitteln.

Erscheinungen und Verlauf: Die Inkubationszeit beträgt 2 bis 9 Tage. Als erstes Symptom tritt Fieber über 40,5 bis 42,0° C auf, das nur wenige Stunden bis zu 2 Tage lang anhält und von Inappetenz sowie Störungen des Wiederkauens begleitet wird. Die Primärblasen werden, wie erwähnt, oft übersehen. Am 2. oder 3. Tag erscheinen dann aber regelmäßig erbsen- bis taubeneigroße Aphthen in der *Maulhöhle*, nicht immer auch an den Klauen und Zitzen. Zu dieser Zeit ist das Allgemeinbefinden stark gestört. Die Milchsekretion versiegt fast völlig, ohne in der gleichen Laktation wieder auf die ursprüngliche Leistung anzusteigen. Die Freßlust geht ebenfalls stark zurück und hört oft sogar ganz auf. Die Patienten halten ihr Maul fast ständig geschlossen. Neben starkem Speichelfluß sind als Zeichen hochgradiger Schmerzen gelegentlich schmatzende Kieferbewegungen zu beobachten. Nach einigen Tagen platzen die Blasen, und es werden tiefrote, nässende Erosionen sichtbar, die von hellen Blasendeckenresten umgeben sind (Taf. 17 b). Infolge Konfluierens der Blasen gehen mitunter große Bezirke des Zungenepithels verloren, wobei die Zunge anschwellen und mehr oder weniger weit aus dem Maul hervorragen kann. Normalerweise überziehen sich die Defekte jedoch schon innerhalb weniger Tage wieder mit frischem Epithel. Mit dieser Abheilung bessert sich auch das Allgemeinbefinden, und die Tiere beginnen wieder zu fressen. Die an den *Zitzen* auftretenden Aphthen behindern, vor allem nach dem Aufplatzen, das ordnungsgemäße Melken sehr. Oft sind auch Blasen an den Zitzenspitzen vorhanden, welche das Eindringen von Sekundärerregern in das Euter begünstigen; deshalb kommt es bei Kühen als Komplikation der Maul- und Klauenseuche nicht selten zu Mastitiden (Taf. 17 c).

Infolge der *Blasen an den Klauen*, die hier im Zwischenklauenspalt (Taf. 17 d), im Saumbereich der Krone, des Ballens und der Afterklauen auftreten können, stellt sich

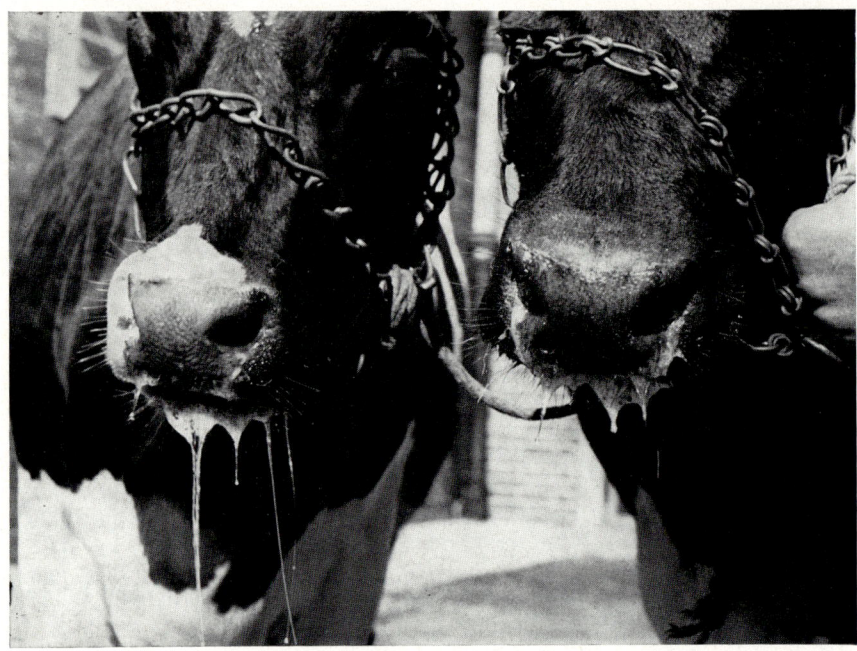
Abb. 476. Zwei an Maul- und Klauenseuche erkrankte Kühe: Schmatzen und starkes Speicheln

nach anfänglichem Trippeln und unsicherem, gespanntem Gang bald deutliche Stützbeinlahmheit ein. Örtlich entsteht vielfach schon vor der Blasenbildung eine geringe Schwellung, die mit Druckempfindlichkeit, vermehrter Wärme und Rötung verbunden ist. Meist sind alle vier Gliedmaßen befallen; mitunter erkranken jedoch auch nur die Klauen eines Beines. Die von der entzündlich geschwollenen Haut wallartig umschlossenen Aphthen erreichen innerhalb weniger Stunden Erbsen- bis Taubeneigröße; dabei können benachbarte Blasen miteinander konfluieren. Wenn der Kronsaum von derartigen, besonders schwerwiegenden Veränderungen betroffen wird, kann sich ausnahmsweise der gesamte Hornschuh einer oder mehrerer Klauen von der Lederhaut lösen. Häufiger als hierzu kommt es jedoch zur Entwicklung von mehr oder weniger großen MKS-bedingten Hohlräumen im Bereich des Ballen- und/oder Sohlenhornes, wodurch später beim Nachwachsen gesunden Horns eine sogenannte ‚Doppelsohle' entsteht (Abb. 349); sie erfordert mitunter, wie die gelegentlich im Gefolge der MKS an den Wandabschnitten der Klauen auftretende zirkuläre Hornspalte (mit partiellem oder ‚chronischem' Ausschuhen), eine chirurgische Behandlung (S. 553, 558). Infolge mechanischer Belastungen platzen die oberflächlich an den Klauen gelegenen Aphthen im allgemeinen schneller als diejenigen in der Maulhöhle; die verbleibenden Erosionen sind denen des Mauls zwar ähnlich, heilen aber selbst bei Ausbleiben sekundärer Infektionen meist langsamer als diese, gewöhnlich erst nach 1 bis 2 Wochen unter Nachlassen der Lahmheit ab.

Wie bereits erwähnt, können im Verlaufe der Maul- und Klauenseuche auch virusbedingte Entzündungen und Degenerationen der *Skelettmuskeln* und des *Herzmuskels* eintreten. Erstere verursachen je nach ihrer Lokalisation in den Muskelgruppen des Ober- oder Unterarmes sowie des Oberschenkels Bewegungsstörungen mit Muskelzittern, gespanntem Gang oder auch Festliegen. Bei Kälbern und jungen Rindern äußern sie sich im akuten Seuchenstadium als disseminierte Myositis; bei Kühen werden sie oft erst 3 bis 6 (mitunter sogar erst 10) Wochen nach Erlöschen der Seuche als herdförmige vernarbende oder verjauchende Muskelläsionen erkannt (S. 520).

Bei *Saugkälbern* kann die Maul- und Klauenseuche ohne Aphthenbildung perakut verlaufen und durch Herzmuskelschädigung zum plötzlichen Tod führen. Ältere Rinder zeigen bei Herzmuskelbeteiligung am 5. bis 7. Krankheitstag (gelegentlich aber auch früher oder später), nachdem ein Teil der übrigen Patienten bereits wieder Futter aufnimmt, eine plötzliche schwerwiegende Verschlechterung des Allgemeinbefindens. Solche Tiere werden rasch immer matter und apathisch; sie stellen die Futteraufnahme ein, beginnen zu zittern und zu schwanken oder knirschen mit den Zähnen; schließlich stürzen sie unter zunehmender Atemnot zu Boden und verenden bald. Andere überstehen zwar diese akuten Symptome, behalten aber ‚Spätschäden' zurück.

Von wesentlichem Einfluß auf den Krankheitsverlauf beim Einzeltier und auf die Gesamtverluste innerhalb betroffener Bestände sind die Virulenz des beteiligten Erregers, die individuelle Reaktionslage der Patienten und die hygienischen Verhältnisse sowie die Pflege der Tiere während der Durchseuchung. Bei besonders gut genährten Zucht- und Mastbullen kann es allerdings trotz bester hygienischer Verhältnisse zu Todesfällen kommen. Im allgemeinen liegt die Morbidität der Maul- und Klauenseuche bei 80 % bis 100 % und die Letalität bei 2 bis 3 %; letztere ist bei Kälbern jedoch höher und kann im Verlauf sogenannter ‚bösartiger' MKS-Seuchenzüge (bedingt durch besonders virulente Erreger mit relativ starker Myotropie) auch bei erwachsenen Rindern einen erheblich größeren Prozentsatz erreichen. In Europa wären vor allem bei einem Einbruch tropischer MKS-Virustypen erhebliche Verluste unter der einheimischen Rinderpopulation zu befürchten.

Das Überstehen der Maul- und Klauenseuche hinterläßt beim Rind eine über 1 Jahr oder länger anhaltende und belastbare Immunität, die sich allerdings nur gegen den jeweiligen Virustyp oder dessen Variante richtet. Bereits 3 Wochen nach der Infektion sind auch im Kolostrum so viele virusneutralisierende Antikörper vorhanden, daß neugeborene, innerhalb der ersten 24 Lebensstunden mit solcher Biestmilch versorgte Kälber bis etwa zur 8. Lebenswoche unter wirksamen Schutz stehen (passive Immunität).

Spätschäden, welche nicht mit den durch Sekundärinfektionen verursachten Folge- und Nachkrankheiten gleichzusetzen sind, bestehen in subakuten und chronischen Krankheitszuständen, die unmittelbar auf die Viruseinwirkung zurückgehen. Sie verlaufen zwar im allgemeinen nicht tödlich, heilen aber nur selten und erst nach langer Zeit völlig aus, so daß aus wirtschaftlichen Gesichtspunkten meist die Verwertung der betroffenen Tiere vorzuziehen ist. Diesen Spätschäden liegen meist Herzmuskelveränderungen (‚Tigerherz') zugrunde. Sie äußern sich dann in Abmagerung, struppigem Haarkleid, Störungen der Atmung und des Kreislaufs, verminderter Milchleistung, Beeinträchtigungen der Geschlechtsfunktion und der Lokomotorik, seltener auch des Sensoriums. Die bereits erwähnten Skelettmuskelveränderungen sind ebenfalls zu den Spätschäden der MKS zu rechnen.

Bei den sehr seltenen *Maul- und Klauenseuche-Erkrankungen des Menschen* werden neben schmerzhaften umschriebenen Entzündungen und Blasenbildungen im Bereich der Mundschleimhaut (einschließlich der Tonsillen), der Handflächen oder Fußsohlen, zwischen Zehen oder Fingern sowie gelegentlich an den Nagelfalzen gewöhnlich auch Kopfschmerzen, Mattigkeit, Übelkeit und subfebrile Temperaturen sowie mitunter Durchfall (besonders bei Kindern) beobachtet. Die Aphthen nehmen dabei 2 bis 3 Tage lang an Größe zu und trocknen dann allmählich ein; der hier entstehende Schorf fällt nach 5 bis 10 Tagen ab. Rezidive treten nicht auf.

Folgekrankheiten: Bei sekundärer bakterieller Infektion der aphthenbedingten Läsionen kann es zu unangenehmen Komplikationen kommen. Solche sind in der Maulhöhle relativ selten; am Euter entstehen dagegen leicht Zitzenkanalstenosen und sekundäre Mastitiden. Da aphthöse Erosionen an den Extremitätenenden mechanischen Belastungen und Verunreinigungen in besonderem Maße ausgesetzt sind, treten an den Klauen MKS-kranker Rinder vielfach tiefreichende nekrotische Veränderungen auf, welche schließlich sogar auf die Gelenke, Sehnen und Knochen übergreifen können; das trifft vor allem für große und schwere Tiere zu, die dann mitunter sogar zum Festliegen kommen (Gefahr schwerwiegender Dekubitalgangräne).

Beurteilung: Das Leben der Patienten ist bei Maul- und Klauenseuche zwar nur selten ernstlich gefährdet, doch ist man vor plötzlichen Todesfällen, insbesondere aber vor Folgeschäden, nie völlig sicher. Nennenswerte Komplikationen schließen die weitere nutzbringende Haltung der betroffenen Tiere oft aus. Die Prognose ist daher zu Beginn stets vorsichtig zu stellen.

Erkennung und Unterscheidung: Die gleichzeitige hochfieberhafte Erkrankung mehrerer oder aller Rinder des Bestandes (gegebenenfalls auch kleiner Klauentiere) mit Aphthenbildung an einer oder mehreren der 3 Prädilektionsstellen (Maulhöhle, Klauen, Euter) läßt im allgemeinen eine klare Diagnosestellung zu. Zur Sicherung und Bestimmung des Virustyps ist Blasendeckenmaterial in transportsicheren Spezialbehältern (Phosphatpuffer) an damit betraute Institute einzusenden. In den USA, wo die Stomatitis vesicularis (S. 734) häufiger vorkommt, werden die an einer mit Blasenbildung einhergehenden Erkrankung leidenden Rinder bis zur Klärung als MKS-verdächtig angesehen. Wenn gleichzeitig auch Pferde erkranken, kann es sich jedoch nur um die Stomatitis vesicularis handeln. Weiterhin sind von der Maul- und Klauenseuche gegebenenfalls differentialdiagnostisch abzugrenzen: Stomatitis papulosa (S. 735), bösartiges Katarrhalfieber (S. 843) sowie lokale Defekte infolge Verätzungen oder traumatischer Einwirkungen. Auch Aktinobazillose der Zunge (S. 700), Virusdiarrhoe-Mucosal disease (S. 742) und Kuhpocken (S. 688) können im Anfangsstadium gelegentlich Anlaß zur Verwechslung mit der MKS geben.

Zerlegungsbefund: Blasen und deren Abheilungsstadien sind außer an der Maulschleimhaut, den Klauen und Zitzen mitunter auch an den Pansenpfeilern und an den Psalterblättern (hier meist in Form schorfähnlicher brauner bis schwarzer Schleimhautläsionen) anzutreffen; außerdem findet man oft nur katarrhalische Schwellungen oder kleinere Blutungen in der Maulschleimhaut sowie subepikardiale Petechien. Im Herzmuskel können helle, streifige Veränderungen vorliegen ('Tigerherz'); ähnliche Schädigungen, die gelegentlich sogar nekrotische, abszedierende oder verjauchende Herde enthalten, sind nach schwerer Erkrankung nicht selten auch in der Skelettmuskulatur vorhanden.

Behandlung und Bekämpfung: Spezifisch-medikamentöse Methoden zur Behandlung der Maul- und Klauenseuche gibt es nicht. Falls von der Veterinärverwaltung nicht ohnehin die Schlachtung des gesamten Bestandes angeordnet wird, sind symptomatisch-palliative Pflegemaßnahmen einzuleiten, um sekundären bakteriellen Infektionen vorzubeugen und den Heilungsverlauf abzukürzen. Dazu gehört in erster Linie saubere, trockene und häufiger als sonst zu erneuernde Einstreu. Weidetiere sind möglichst aufzustallen und mit Weichfutter zu ernähren. Außerdem sollten bei Tieren mit besonders schweren Maulhöhlenveränderungen örtliche Spülungen mit Seifen- oder Essigwasser, Kamillentee oder Akridinfarbstofflösungen (1 °/ooig) bei tiefgehaltenem Kopf vorgenommen werden. Veränderte Klauen sollten beschnitten, gründlich gereinigt, desinfiziert und unter Verband gelegt werden, der erforderlichenfalls zu wechseln ist (S. 596). Außerdem ist eine besonders sorgfältige Euterpflege einzuhalten: Abbaden der Zitzen mit schwacher Seifen- oder Persillauge und Abtrocknen mit einem weichen Tuch vor dem Melken; Melken unter Verwendung eines guten Melkfettes; danach wieder Abbaden, Abtrocknen und Einsalben bis zum nächsten Melken; außerdem sollten zitzenkranke Kühe stets zuletzt gemolken werden.

Kotplatte, Jaucherinne, Dungkarre sind täglich zu desinfizieren, und zwar am besten mit 2 %iger Natronlauge; das tägliche Bestreuen der Stallgasse mit gelöschtem Kalkpulver hat sich ebenfalls gut bewährt. Das Seuchengehöft darf nur von hierzu befugten Personen in undurchlässigem Schuhwerk (Gummistiefel) und abwaschbarer Kleidung betreten und verlassen werden. An den Gehöft- und Stallzugängen sind mit Natronlauge getränkte Sägespäne oder Torfmull in Form von obligatorisch zu durchlaufenden Schleusen anzubringen, die ständig feucht gehalten werden; ihre Länge muß entsprechend dem Radumfang großer Fahrzeuge am Gehöfteingang vier Meter betragen. Solche Desinfektionsschleusen bewähren sich bei besonderer Seuchengefahr auch zur Vorbeuge einer Einschleppung der Maul- und Klauenseuche.

Im Zusammenhang mit prophylaktisch-hygienischen Maßnahmen und straff zu befolgenden gesetzlichen Anordnungen bieten regelmäßige *Schutzimpfungen* große Vorteile. Während die Verabreichung von Hochimmunserum eine sofort einsetzende passive Immunität von nur 1- bis 2wöchiger Dauer bewirkt (die zum Beispiel als Prophylaxe vor Tiertransporten und Marktauftrieben oder für nicht aktiv immunisierte Kälber bei drohender Ansteckungsgefahr ausreicht), ist bei aktiver Immunisierung mit den handelsüblichen Vakzinen erst etwa vom 10. bis 12. Tag an ein belastbarer Schutz zu erzielen, der dann allerdings über längere Zeit anhält; Dauer und Stärke dieser Immunität sind von der Reaktionslage der geimpften Tiere abhängig. Gegen einen bestimmten MKS-Virustyp sind die besten Resultate mit monovalenten Vakzinen zu erzielen; die bivalenten stehen ihnen aber nur wenig nach. Dagegen ist der bei Anwendung trivalenter Impfstoffe zu erreichende Schutz meist nicht gegen alle 3 Erregertypen gleich stark und hält auch nicht gegen jeden von diesen gleich lange an. Nach EISSNER (1967) betrug der Impfschutz in einem zuvor MKS-freien und nicht vorbehandelten Bestand nach einmaliger trivalenter Immunisierung gegenüber den Virustypen A und C etwa 6 Monate, aber lediglich 3 Monate gegenüber Typ O. Mit einer Schutzwirkung von 9 Monaten und länger kann dagegen nur bei alljährlich konsequent zu wiederholender MKS-Flächenvakzination aller Rinder gerechnet werden. Hierbei ist jedoch zu bedenken, daß der Impfschutz niemals absolut sein kann. Kachektische und im Puerperium befindliche Rinder sind zum Beispiel im allgemeinen nur zu einer schwachen Antikörperproduktion befähigt; das gleiche trifft für Kälber in den ersten Lebenswochen zu. Erkranken solche Tiere trotz der Impfung, dann sind die Erscheinungen der Maul- und Klauenseuche bei ihnen allerdings meist leichterer Natur. Es erscheint aber zweckmäßig, geschwächte Tiere und Kälber einige Wochen nach der Bestandsvakzination nochmals nachzuimpfen. Gegenüber den Subtypen des in der Vakzine enthaltenen Erregertyps tritt meist nur ein geringerer, mitunter aber auch gar kein Impfschutz ein. Da die Kolostralmilch der gegen Maul- und Klauenseuche vakzinierten Kühe weniger spezifische Antikörper enthält als diejenige von Kühen, welche zuvor an MKS erkrankt waren, verleiht sie den damit getränkten Kälbern auch keine nennenswerte passive Immunität.

Impfschäden: Solange die Vakzinen aus Naturvirus hergestellt wurden, traten nur äußerst selten Impfschäden auf. Seit der Einführung von Vakzinen aus nicht vom Rind stammenden Geweben oder Zellkulturen und ihrem massiven Einsatz bei den jährlichen Massenimpfungen haben diese Folgen jedoch zugenommen. Nach der Statistik muß heute mit einem Schadensfall auf jeweils 1000 bis 2000 geimpfte Tiere gerechnet werden. Dabei handelt es sich im wesentlichen um *Allergien* und *Störungen der Trächtigkeit* (Verkalbungen innerhalb 2 bis 3 Tage nach der Impfung). Als Allergene enthalten die Kulturvakzinen nicht nur heterologe Eiweißkörper, sondern, je nach Herstellungsprozeß, auch andere fakultativ allergisierende Begleitstoffe (wie Zellkulturbestandteile, Stabilisatoren, Suspensionshilfsmittel, Emulgatoren, Vitamine mit Trägersubstanzen oder Antibiotika).

Nach dem Zeitpunkt der klinischen Erscheinungen sind zwei Formen der postvakzinalen Allergien zu unterscheiden, der Soforttyp und der Spättyp: *Allergische Sofortreaktionen* treten schon wenige Minuten bis einige Stunden nach der Impfung auf. Sie können sich als perakuter anaphylaktischer Schock äußern oder als ‚Nesselfieber' (Urtikaria) ablaufen, dessen Erscheinungen auf Seite 1305 ff. näher beschrieben sind. Ausnahmsweise kann es auch zu einem schweren Ödem der rasch stark anschwellenden und aus der Maulspalte hervortretenden Zunge kommen; diese sondert dabei mitunter bräunlichgallertartige Fibrinmassen ab und weist dann schnelleinsetzende Gewebsnekrosen auf. Zur Behandlung der postvakzinalen Sofortreaktionen eignen sich Kalziumsalzlösungen, Antihistaminika und Glukokortikosteroide (T. I.).

Allergische Reaktionen des Spättyps sind durch ein nässendes Hautexanthem gekennzeichnet, das erst einige Tage bis 3 Wochen nach der Impfung auftritt, mehr oder weniger große Hautbezirke befällt und mit Juckreiz einhergeht. Es kann einige Wochen bestehen bleiben, mehrmals eintrocknen und erneut rezidivieren; betroffene Tiere leiden durch den langen Krankheitsverlauf sehr (Taf. 28 f; Abb. 595).

Veterinärpolizei: Die Maul- und Klauenseuche ist nach § 10, 4 des Viehseuchengesetzes (VG) in der Fassung der Bekanntmachung vom 27. 2. 1969 anzeigepflichtig. Ihre Bekämpfung erfolgt nach § 47 und 48 VG sowie nach den Ausführungsvorschriften des Bundesrats zum Viehseuchengesetz (BAVG) vom 7. 12. 1911, und zwar nach deren §§ 154 bis 176. In diesen sind unter anderem die zu treffenden Sperrmaßnahmen genau geregelt. Sobald die Seuche festgestellt ist, wird hierzu um das Seuchengehöft ein Sperrbezirk festgelegt; je nach dem Ausmaß der Gefahr und den örtlichen Verhältnissen wird um diesen ein Beobachtungsgebiet und im Umkreis von etwa 15 km um den Seuchenort eine Schutzzone abgegrenzt, aus welcher Klauentiere nur mit besonderer Genehmigung ausgeführt werden dürfen. Das Viehseuchengesetz (§ 47) sieht außerdem die Möglichkeit einer Sperrung des Personenverkehrs in gefährdeten Bezirken vor. Derartige Sperren können angeordnet werden, wenn dies „zur Verhinderung einer weiteren Seuchenverbreitung unumgänglich" ist. Nach der Verordnung zum Schutze gegen die Maul- und Klauenseuche (Bundesgesetzblatt I, Nr. 16 vom 15. 4. 1966) kann die zuständige Behörde anordnen, daß nach Feststellung eines MKS-Ausbruches alle Wiederkäuer und Schweine des verseuchten Bestandes unverzüglich getötet werden. Die anschließenden Maßnahmen der Reinigung und Desinfektion obliegen dem Tierbesitzer; sie sind entsprechend der ‚Anweisung für das Desinfektionsverfahren bei Viehseuchen' (Anlage A der BAVG) durchzuführen. Diese enthält unter anderem auch Vorschriften für eine sachgemäße Packung des Dungs; für die Zwischen- und Schlußdesinfektion der Stallungen und Gerätschaften ist 2 %ige Natronlauge vorgeschrieben. Im Rahmen der abschließenden Entkeimung ist auch das Beschneiden der Klauen sowie die Reinigung und Desinfektion der Tiere erforderlich.

Bei Maul- und Klauenseuche wird eine staatliche Entschädigung für an der Seuche gefallene oder erkrankte und notgeschlachtete Tiere gewährt, sofern die Seuche vorher amtlich festgestellt war und die Tiere während der Sperre verlorengingen. Ebenso werden alle Tiere entschädigt, die auf staatliche Anordnung getötet worden sind. Die Seuche gilt als erloschen, wenn alle Klauentiere des Seuchengebietes gefallen, getötet oder entfernt worden sind, oder wenn binnen 3 Wochen nach Beseitigung der kranken und seuchenverdächtigen Tiere oder nach amtstierärztlicher Feststellung der Abheilung keine Neuerkrankungen mehr aufgetreten sind und die Desinfektion vorschriftsmäßig ausgeführt sowie vom beamteten Tierarzt abgenommen worden ist. Während früher erst nach Ausbruch der Maul- und Klauenseuche staatlich angeordnete ‚Ringimpfungen' in den um das Seuchengehöft gelegenen Gemeinden üblich waren, werden jetzt alle über 6 Wochen alten Rinder Westdeutschlands mit staatlicher Unterstützung regelmäßig einer jährlichen Schutzimpfung unterzogen.

Fleischbeschau: Nach der Verordnung zum Schutze gegen die Maul- und Klauenseuche vom 15. 4. 1966 ist das Fleisch der auf Anordnung getöteten Tiere einschließlich Milz, Nieren, Leber und Lungen 3 Tage bei einer Temperatur von + 4° bis + 6° zu lagern und danach nur zu Fleischerzeugnissen zu verarbeiten. Kopf, Zunge und Herz sind zu erhitzen; veränderte Teile sowie die übrigen nicht genannten Organe und Knochen sind unschädlich zu beseitigen; die Haut ist mit einem Salz-Soda-Gemisch zu behandeln und 8 Tage zu lagern. Diese Verordnung findet auch Anwendung, wenn bei einer Schlachtung, die nicht auf Anordnung der zuständigen Behörde vorgenommen wurde, Maul- und Klauenseuche festgestellt wird oder MKS-Verdacht vorliegt.

Gerichtliches: Nach den strengen veterinärpolizeilichen Sperrvorschriften für maul- und klauenseuchebefallene Bestände dürfte es in der Regel unmöglich sein, MKS-kranke Rinder zu Zucht- oder Nutzzwecken zu verkaufen. Ausnahmen hiervon könnten sich lediglich dann einmal ereignen, wenn Tiere abgegeben werden, die sich noch im Inkubationsstadium des Leidens befinden, also noch keine erkennbaren Symptome zeigen. In einer geplanten Verordnung über Hauptmängel und Gewährfristen beim Tierkauf, welche die seit langem nicht mehr zeitgemäße kaiserliche Verordnung vom 27. 3. 1899 ablösen soll, wird die Maul- und Klauenseuche voraussichtlich als Hauptmangel für Nutz- und Zuchtrinder, und zwar mit einer Gewährfrist von 2 Tagen aufgenommen werden; dabei soll die Krankheit als vorliegend gelten, wenn sie klinisch feststellbar ist.

SCHRIFTTUM

ANDRES, J. (1967): Anaphylaxien und andere Störungen im Zusammenhang mit der Schutzimpfung gegen Maul- und Klauenseuche. Schweiz. Arch. Tierheilk. *109*, 338-343. — BECK, W., & P. COHRS (1953): Allergische seröse Glossitis des Rindes bei Maul- und Klauenseuche. Dtsch. Tierärztl. Wschr. *60*, 65-67. — BECK, W., & TH. ZIMMERMANN (1954): Allergie bei MKS-Virus-Infektionen. Berl. Münch. Tierärztl. Wschr. *67*, 101-104, 122-125. — BENGELSDORFF, H.-J., & B. SCHNEIDER (1966): Zur Problematik der Variabilität des Maul- und Klausenseuche-Virus. Blaue Hefte Tierarzt H. 32, 7-12. — BÖHNE, F. (1966): Die Maul- und Klauenseuche in Niedersachsen. Dtsch. Tierärztl. Wschr. *73*, 73-79, 102-108, 121-124. — BRANDT, A. (1958): Über die Klauenveränderungen bei der Maul- und Klauenseuche des Rindes und Schweines. Berl. Münch. Tierärztl. Wschr. *71*, 395-399, 435-439, 481-484. — COHRS, P. (1940): Skelettmuskelveränderungen bei Maul- und Klauenseuche des Rindes. Zschr. Inf. Krkh. Haustiere *57*, 37-54. — COHRS, P. (1940): Verschorfende, nicht blasenbildende Form der Maul- und Klauenseuche. Dtsch. Tierärztl. Wschr. *48*, 620-622. — EISSNER, G. (1967): Die immunologischen Verhältnisse nach natürlicher Infektion mit dem Maul- und Klauenseuchevirus und nach Schutzimpfung. Schweiz. Arch. Tierheilk. *109*, 299-311. — EISSNER, G., H. O. BÖHM & E. JÜLICH (1967): Eine Maul- und Klauenseuche-Infektion beim Menschen. Dtsch. med. Wschr. *92*, 830-832. — FLÜCKIGER, G. (1962): Probleme in der Bekämpfung der Maul- und Klauenseuche. Tierärztl. Umschau *17*, 12-16. — FRITSCHI, E. (1962): Bedrohung Europas durch die MKS SAT 1. Schweiz. Arch. Tierheilk. *104*, 565-568. — GEIGER, W., & B. OTTE (1958): Die Stellung der Pansenveränderungen in der Pathogenese der Maul- und Klauenseuche des Rindes. Zbl. Vet.-Med. *5*, 431-442. — GÖTZE, R. (1939): Die klinische Seite der Maul- und Klauenseuche. Dtsch. Tierärztebl. *6*, 2-5. — GREVE, H. (1964): Zur Epidemiologie und Prophylaxe der Maul- und Klauenseuche. Berl. Münch. Tierärztl. Wschr. *77*, 343-345. — HEINIG, A. (1964): Spezifische Prophylaxe der Maul- und Klauenseuche. Wiss. Zschr. Univ. Leipzig Math.-Naturwiss. R. *13*, 1129-1131. — HESS, E. (1967): Epizootologie der Maul- und Klauenseuche. Schweiz. Arch. Tierheilk. *109*, 324-331. — HOLZ, K. (1943): Über Myokardschäden bei der Maul- und Klauenseuche des Rindes. Virchows Arch. *310*, 257 bis 290. — KORN, G. (1957): Experimentelle Untersuchungen zum Virusnachweis im Inkubationsstadium der Maul- und Klauenseuche und zu ihrer Pathogenese. Arch. Exp. Vet.-Med. *11*, 637-649. — KORN, G., & K. POTEL (1954): Experimentelle Untersuchungen zum Vorkommen von Skelettmuskelveränderungen bei mit Maul- und Klauenseuche infizierten Kälbern und Jungrindern zur Klärung des Entstehungsmechanismus. Arch. Exp. Vet.-Med. *8*, 606-625. — MAKAROWA, G. A., & M. M. INTIZAROW (1966): Komplikationen bei Rindern nach der Vakzination gegen Maul- und Klauenseuche (russisch). Veterinarija *43*:6, 31-32. — MAYR, A. (1968): Aktuelle Probleme der Schutzimpfung gegen die Maul- und Klauenseuche. Berl. Münch. Tierärztl. Wschr. *81*, 349-358. — MAYR, A., J. RINGSEISEN, G. BALJER, B. BIBRACK, J. WALLNER & H. ZIMMER (1969): Untersuchungen über Art, Umfang und Ursachen von Impfschäden bei der Maul- und Klauenseuche-Schutzimpfung in Bayern in den Jahren 1967/68. Zbl. Vet. Med. B *16*, 487-511. — MÖHR, O. (1967): Klinik und Differentialdiagnose der Maul- und Klauenseuche. Schweiz. Archiv. Tierheilk. *109*, 291-297. — NABHOLZ, A. (1966): Die Maul- und Klauenseuche 1965—1966 in der Schweiz. Schweiz. Arch. Tierheilk. *108*, 717-728. — PAARMANN, E. (1955): Klinik und Pathologie der Spätschäden der Maul- und Klauenseuche. Zbl. Vet.-Med. *2*, 430-450. — POTEL, K. (1958): Neue Ergebnisse auf dem Gebiet der experimentellen Pathologie der Maul- und Klauenseuche. M.-hefte Vet.-Med. *13*, 401-405. — RÖHRER, H. (1953): Zur Typenumwandlung des Maul- und Klauenseuchevirus. M.-hefte Vet.-Med. *8*, 153-155. — RÖHRER, H. (1965): Zur Epizootologie der Maul- und Klauenseuche. M.-hefte Vet.-Med. *20*, 689-696. — SCHNEIDER, B. (1955): Zur Übertragung der Maul- und Klauenseuche-Antikörper vom Muttertier auf das neugeborene Kalb. M.-hefte Tierheilk. *7*, 137-143. — SCHULTZE-PETZOLD, H. (1966): Über Verlauf und Erfahrungen beim Maul- und Klauenseuche-Geschehen 1965/66 in der Bundesrepublik Deutschland. Tierärztl. Umschau *21*, 379-386. — THAMM, H. (1965): Leitfaden zur Bekämpfung der Maul- und Klauenseuche. Fischer, Jena. — VETTERLEIN, W. (1964): Die Maul- und Klauenseuche beim Menschen. Wiss. Zschr. Univ. Leipzig Math.-Naturwiss. R. *13*, 1133-1135. — WEYHE, D. (1966): Zur Ausscheidung des Maul- und Klauenseuche-Virus durch vakzinierte, nach experimentieller Infektion immune Rinder. Arch. Exp. Vet.-Med. *20*, 1325-1337. — WITTMANN, W. (1962): Die Häufigkeit der Pansen- und Klauenerkrankungen bei mit MKS-Virus infizierten Rindern. Arch. Exp. Vet.-Med. *16*, 887-894. — WITTMANN, G. (1967): Die Inaktivierung des Maul- und Klauenseuche(MKS)-Virus unter besonderer Berücksichtigung der Tenazität und der Desinfektion. Schweiz. Arch. Tierheilk. *109*, 313-323. — WITTMANN, G., & G. EISSNER (1966): Die Ausscheidung des Maul- und Klauenseuche(MKS)-Virus durch MKS-kranke Rinder sowie durch immune Rinder und Schweine nach der experimentellen Neuinfektion. Berl. Münch. Tierärztl. Wschr. *79*, 105-109.

Bösartiges Katarrhalfieber (Coryza gangraenosa bovum)

Wesen: Dieses Leiden ist eine teils sporadische, teils enzootische, hoch fieberhaft und meist tödlich verlaufende Viruskrankheit, bei der von Fall zu Fall krupöse Entzündungen der Kopfschleimhäute mit Beteiligung der Augen, gelegentlich auch des zentralen Nervensystems, septikämische Erscheinungen und/oder hämorrhagische Enteritiden im Vordergrund des klinischen Bildes stehen. Sie ist unter natürlichen Verhältnissen nicht von Rind zu Rind übertragbar; als klinisch gesunde Zwischenträger spielen

Schafe und wildlebende Wiederkäuer eine ausschlaggebende Rolle. (Andere Bezeichnungen: BKF, bovine malignant catarrhal fever, coryza gangréneux des bovidés, snotziekte.)

Geschichtliches: Das schon im Altertum bekannte Leiden rückte 1930 in ein neues Stadium der Forschung, als GÖTZE und LIESS klinisch gesunde Schafe als Zwischenträger ermittelten. Hinweise auf bei Ausbruch des Bösartigen Katarrhalfiebers bestehende Tiergemeinschaften von Rind und Schaf finden sich zwar bereits bei ANKER (1832), BUGNIO (1877) und MOEBIUS (1887); diese Autoren zogen hieraus aber keine epizootologischen Schlüsse. GÖTZE und LIESS (1929) konnten die Krankheit auch mit dem Blut kranker Rinder direkt auf andere Rinder übertragen. Das gleiche war METTAM (1923) in Südafrika bei der als mit dem Bösartigen Katarrhalfieber identisch anzusehenden Snotziekte gelungen, bei welcher die natürliche Übertragung durch ‚Wildebeest'-Gnus erfolgt.

Vorkommen und Bedeutung: Das Bösartige Katarrhalfieber ist über die ganze Erde verbreitet und kommt sowohl bei Rindern als bei Büffeln vor; gelegentlich kann es auch verwandte Tierarten (Wisente, Okapis) befallen. Bei meist niedriger Morbidität besteht eine hohe Letalität. Da wirksame therapeutische Maßnahmen nicht bekannt sind, können die wirtschaftlichen Verluste erheblich sein.

Ursache: Als Erreger wurde ein nach seinen biologischen Eigenschaften der Herpes-Gruppe nahestehendes Virus nachgewiesen, dessen genaue Klassifizierung aber noch nicht erfolgt ist. Mit dem Kulturvirus lassen sich außer Rindern auch Kaninchen infizieren (PIERCY, 1955; PLOWRIGHT und Mitarbeiter, 1960).

Entstehung und Verbreitung: Es ist nicht bekannt, auf welche Art und Weise der Ansteckungsstoff in den Körper gelangt; fast immer läßt sich aber ein indirekter oder direkter Kontakt mit klinisch gesund erscheinenden Schafen nachweisen, die deshalb als Virusträger oder -reservoire anzusehen sind. Ob von diesen aus auch eine Übertragung durch blutsaugende Ektoparasiten oder Insekten oder gar durch die Luft vorkommt, kann noch nicht schlüssig beantwortet werden. Je nach der Dauer und der Intensität des gegenseitigen Kontaktes von Rindern oder Büffeln mit Schafen (oder Gnus) treten unter ersteren über kurz oder lang einzelne oder in unregelmäßiger Folge ständig wieder neue Krankheitsfälle auf; diese können sich zu jeder Jahreszeit und Witterung, im Stall oder auf der Weide ereignen; es ist jedoch ungewöhnlich, daß dabei zwei oder mehr Tiere gleichzeitig erkranken. Derartige BKF-Enzootien können sich über viele Monate hinziehen und erlöschen oft erst mehrere Monate nach Unterbindung des Kontaktes mit den genannten Zwischenträgerspezies.

Im Körper betroffener Rinder kreist der Erreger zunächst eine gewisse Zeit im Blut; er besitzt eine besondere Affinität zu allen Schleimhäuten, die dann mehr oder weniger stark geschädigt werden.

Erscheinungen und Verlauf: Die Inkubationszeit schwankt unter natürlichen Verhältnissen zwischen 2 Wochen und 10 Monaten, bei künstlicher Übertragung dagegen zwischen 9 und 63 Tagen. Neben dem Grad des Zwischenträgerkontaktes bietet die verhältnismäßig lange Inkubationsperiode eine Erklärung dafür, daß befallene Tiere nacheinander und nur ausnahmsweise gleichzeitig erkranken. Das Erscheinungsbild des BKF ist außerordentlich variabel; dabei lassen sich vier verschiedene, mitunter gut voneinander abgrenzbare, oft aber auch ineinander übergehende oder kombiniert auftretende Syndrome unterscheiden:

Die *perakute Allgemeinerkrankung* setzt plötzlich mit hohem Fieber ein. Futteraufnahme und Wiederkauen kommen rasch zum Erliegen. Der Kot ist mitunter wäßrig, übelriechend und blutig. Die Patienten sind abgeschlagen, liegen viel und zeigen fibrilläres Muskelzittern; ihre Episkleralgefäße sind injiziert. Bei schnell sich verschlechterndem Kreislaufbefund steigt die Atemfrequenz stark an. Der Tod tritt schon am 1. bis 3. Krankheitstage ein, ohne daß besonders ausgeprägte Schleimhautveränderungen festzustellen sind.

Die *Darmform* des BFK hat Ähnlichkeit mit der perakuten Allgemeinerkrankung; ihr Verlauf ist jedoch weniger stürmisch. Das Krankheitsbild ist durch schweren Durchfall mit wäßrigem, übelriechendem und oft diffus mit Blut durchsetztem Kot gekennzeichnet. Futteraufnahme und Wiederkauen sind aufgehoben; die Maulschleimhaut ist diffus gerötet. Neben extrem hohem Fieber (41 bis 42° C) werden anfangs fibrilläres Muskelzittern, später auch Tränenfluß, Rötung der Konjunktiven, Injektion der Episkleralgefäße und Lichtscheu beobachtet. Kreislauf und Atmung können sich schnell verschlechtern. Gelegentlich tritt bei geröteter Nasenschleimhaut auch serös-schleimiger Nasenausfluß auf. Sämtliche palpierbaren Lymphknoten können leicht vergrößert sein. Die Darmform des BKF führt nach 4 bis 9 Tagen mit wenigen Ausnahmen zum Tode.

Die *Kopf-Augen-Form* (Taf. 17 e, f) stellt das häufigste und bekannteste Bild des Bösartigen Katarrhalfiebers dar („malignant head catarrh'). Hierbei entwickeln sich die Symptome etwas langsamer. Anfangs werden lediglich Fieber, Muskelzittern und Nachlassen der Freßlust und des Wiederkauens beobachtet; die Körpertemperatur hält sich dabei längere Zeit zwischen 40 und 42° C. Die Herztätigkeit erscheint bei vielfach nur geringgradig beeinflußter Pulsfrequenz und -qualität angestrengt. Bereits bei Krankheitsbeginn besteht serös-schleimiger, weißlich-trüber, später krupppös-rötlicher und schließlich eitrig-gelber Nasenausfluß bei geröteter oder verkrusteter Nasenschleimhaut („snotziekte'). Dadurch wird die Atmung infolge Verlegung der Nasengänge erschwert und oft deutlich schniefend, so daß die Patienten hierzu zeitweise ihre Maulspalte öffnen; die Sekrete und der Gewebszerfall verleihen der Atemluft häufig einen üblen Geruch. Außerdem tritt während der Wasser- oder Futteraufnahme oft quälender Hustenreiz auf. Bei vermehrtem Durst ist der Appetit stark herabgesetzt. Zahnfleisch, Zungenspitze und übrige Maulschleimhaut sind deutlich gerötet; vielfach bestehen hier zudem mehr oder weniger ausgedehnte, unregelmäßig begrenzte oberflächliche Schleimhautdefekte, seltener auch petechiale Blutungen oder stecknadelkopfgroße Bläschen. Die Patienten speicheln, schmatzen und zeigen Foetor ex ore. Kehlgang und Kehlkopfgegend können geschwollen sein. Kotverhaltungen und Durchfall lösen sich miteinander ab. Die Scheidenvorhofschleimhaut ist stets mehr oder weniger stark entzündlich gerötet und verdickt. Besonders auffallend und charakteristisch sind die Erscheinungen an den *Augen,* die stets beidseitig in gleicher Form und Stärke auftreten. Bald nach Krankheitsbeginn besteht serös-schleimiger, weißlich-trüber, später krupös-rötlicher schleimige Augenausfluß wird später eitrig und bildet dann verkrustende Sekretstraßen unterhalb des inneren Augenwinkels. Am Auge selbst besteht ausgeprägte Konjunktivitis mit starker Gefäßinjektion. Nach 5 bis 6 Tagen treten Keratitis, Iridozyklitis und Trübungen der Augenkammerflüssigkeit hinzu. Bei der Mehrzahl der Patienten sind auch zentralnervöse Symptome zu beobachten, die sich meist in mehr oder weniger schwerwiegender Depression (Aufstützen oder unphysiologische Haltung des Kopfes), manchmal dagegen in tobsuchtartiger Erregung oder Zwangsbewegungen äußern; sie werden durch das Übergreifen der entzündlichen Augenveränderungen auf die Lymphscheide des N. opticus und durch die histologisch fast immer nachweisbare Enzephalitis bedingt. Außerdem schwellen auch die Lymphknoten mäßig bis deutlich an. Die Kopf-Augenform endet bei 80 bis 90 % aller Fälle innerhalb von 10 Tagen tödlich. Wenn die erkrankten Tiere diese Zeit überstehen, können sie nach längerer Rekonvaleszenz unter Zurückbleiben von Augenschädigungen genesen.

Gelegentlich sind bei dieser und auch bei anderen Formen des BKF, vor allem aber in protrahiert verlaufenden Fällen, auch *Hautveränderungen* (exanthematische Form) zu beobachten. Dabei treten zunächst kleinfleckige Rötungen auf, die aber nur an der wenig behaarten Haut (Euter, Hodensack) sichtbar werden. Später entstehen meist einzeln an den Zitzen, am Euter und den Schenkelinnenflächen flache, kleinknopfgroße Papeln mit eintrocknendem Zentrum. Ausnahmsweise können diese in großer Zahl den gesamten Körper in so ausgeprägter Weise bedecken (Abb. 477), daß später eine konfluierende Kruste entsteht.

In befallenen Beständen können neben den geschilderten typischen schweren Fällen gelegentlich auch *leichtere Erkrankungen* vorkommen, bei denen die klinischen Erscheinungen weniger kennzeichnend sind. Sie beschränken sich dann oft auf 1- bis 2tägiges Fieber mit geringgradiger katarrhalischer Entzündung der Augen-, Nasen- und Maulschleimhaut; außerdem können hierbei Erytheme und leichte Schwellungen der Haut

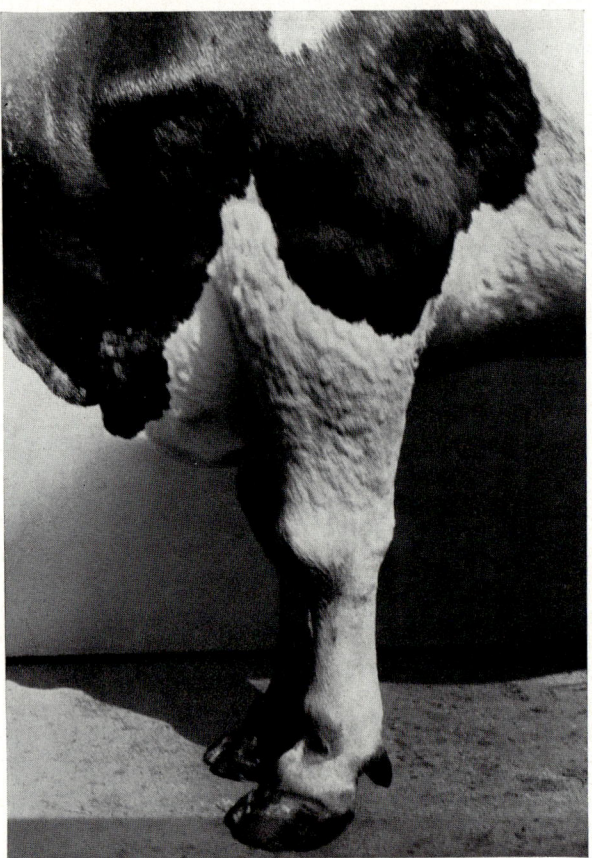

Abb. 477. Hautveränderungen bei der generalisierten exanthematischen Form des Bösartigen Katarrhalfiebers

mit nachfolgendem, länger anhaltendem schuppendem Exanthem vorkommen. Allgemeinbefinden und Freßlust der Patienten sind bei derart leichtem Verlauf des BFK nur mäßig gestört; diese Fälle gehen fast immer in Heilung über.

Genesene Tiere bleiben lange Zeit, wahrscheinlich sogar lebenslänglich, gegenüber dem Bösartigen Katarrhalfieber immun (PLOWRIGHT, 1968).

Beurteilung: Je nach Krankheitsform endet das Bösartige Katarrhalfieber in etwa 50 bis 100 % der Fälle tödlich. Während die selteneren leichten Formen meist zur Heilung, die perakuten Allgemeinerkrankungen dagegen fast stets zum Tode führen, sind die Aussichten bei den anderen Verlaufsformen des Leidens zweifelhaft bis schlecht zu beurteilen. Temperaturen über 41° C, nervöse Erscheinungen und rasche Verschlimmerung der entzündlichen Prozesse sind ungünstige Zeichen; nach Überstehen des 10. bis 12. Krankheitstages kann dagegen mit Besserung und Heilung gerechnet werden.

Zerlegungsbefund: Bei der *perakuten Allgemeinerkrankung* stimmt das Sektionsergebnis mit der Schwere des klinischen Bildes wenig überein; dabei sind von Fall zu Fall einzelne oder mehrere der folgenden Veränderungen festzustellen: markige Lymphknotenschwellung, partielle Darmentzündung, leichte Leber- und/oder Milzschwellung, Herzmuskelentartung sowie leichter Katarrh der Kopfschleimhäute. Bei der *Darmform* des Leidens sind fast regelmäßig Lymphknotenschwellungen, katarrhalische bis hämorrhagische Gastroenteritis, leichte Leber- und Milzschwellung, gelegentlich auch Blasenentzündung sowie geringgradige katarrhalische Inflammation der Schleimhäute des Kopfes und der Scheide zu beobachten. Die *Kopf-Augenform* des Bösartigen Katarrhalfiebers zeigt die deutlichsten postmortalen Läsionen. Auffällig sind in der Regel erhebliche und entzündliche Auflockerung der Rachenschleimhaut, Schwellung sämtlicher Lymphknoten, leichte Leber- und Milzschwellung, Herzmuskeldegeneration und gelegentlich Blasenentzündung. Die inflammatorischen Veränderungen der Nasen- und Maulschleimhaut sowie der Konjunktiven entsprechen den klinisch erkennbaren Symptomen.

Histologisch ist als regelmäßiger Befund eine ziemlich stark ausgeprägte disseminierte nichteitrige Enzephalitis nachzuweisen; Einschlußkörperchen in der Nähe des motorischen Nucleus vagoglossopharyngeus sind nicht BKF-spezifisch.

Erkennung und Unterscheidung: Im allgemeinen kann die Diagnose anhand des klinischen Bildes und der epizootologischen Verhältnisse (Anwesenheit von Schafen oder Gnus) ziemlich leicht und sicher gestellt werden. Von differentialdiagnostischer Bedeutung sind die Virusdiarrhoe-Mucosal disease (S. 742), Rinderpest (S. 848), Maul- und Klauenseuche (S. 835), bei der Kopf-Augenform auch die infektiöse Keratokonjunktivitis (S. 832) sowie anderweitige Bindehautentzündungen (S. 660), bei der Darmform akute Salmonellose (S. 752) und einige zu schwerer Enteritis führende Vergiftungen (S. 1125, 1128, 1140, 1145, 1154, 1172, 1268 ff.).

Behandlung und Vorbeuge: Die einzuschlagenden therapeutischen Maßnahmen sind symptomatischer Art, da es keine spezifisch BKF-wirksamen Mittel gibt. Für schwer erkrankte Tiere ist eine schnelle Verwertung anzuraten. In anderen Fällen können Nasen- und Maulspülungen mit milden Desinfizientien Erleichterung verschaffen. Das Eingeben von flüssiger Nahrung und Pansensaft sollte nur mittels Nasenschlundsonde erfolgen, da sonst die Gefahr einer Aspirationspneumonie besteht. Zur Behandlung der Exsikkose empfiehlt sich die ausgiebige parenterale Zufuhr von Elektrolytlösungen (T. I.). Täglich zu wiederholende und nur unter hohem antibiotischem Schutz zu verabreichende Gaben entzündungshemmender Glukokortikoide können nach begrenzten eigenen Erfahrungen die Schleimhautschwellungen günstig beeinflussen; in ausgeprägten Fällen wird der Krankheitsverlauf hierdurch zwar offensichtlich verzögert, in seinem tödlichen Ausgang aber kaum beeinflußt. Als wesentlichste prophylaktische Maßnahme sollte jeglicher direkte oder indirekte Kontakt (selbst vorübergehender Art) zwischen Schafen und Rindern, vor allem im Stall, vermieden werden. Schafe aus Katarrhalfieberbeständen sollten nicht in andere, mit Rindern besetzte Stallungen eingebracht werden. Umgekehrt sollten Schafstallungen erst nach längerem Leerstehen und gründlicher Desinfektion mit Rindern besetzt werden.

In Deutschland existieren keine staatlichen Vorschriften für die Bekämpfung des bösartigen Katarrhalfiebers.

SCHRIFTTUM

ANKER (1832): Über die sogenannte Kopfkrankheit des Rindviehs. Arch. Tierheilk. (Bern) 6, 81-172. — BENNDORF, E. (1968): Das bösartige Katarrhalfieber der Rinder, in: RÖHRER, H., Handbuch der Virusinfektionen bei Tieren. III/2, 821-847. Fischer, Jena. — BÜRKI, F. (1965): Antikörper gegen den Erreger der Virusdiarrhoe in Rinderbeständen mit bösartigem Katarrhalfieber. Berl. Münch. Tierärztl. Wschr. 78, 65-67. — BUGNION, E. (1877): Das bösartige Katarrhalfieber des Rindes (brandige Kopfkrankheit) in Luzern und Oberaargau. Dtsch. Zschr. Tiermed. 3, 63-89. — DOBBERSTEIN, J. (1925): Die Veränderungen des Gehirns beim bösartigen Katarrhalfieber des Rindes. Dtsch. Tierärztl. Wschr. 33, 867-871. — FERRAND, M. J. (1963): A propos du coryza gangréneux des bovidés. Bull. Soc. Sci. Vét. Méd. Comp. 65, 99-104. — GÖTZE, R. (1930): Untersuchungen über das bösartige Katarrhalfieber des Rindes. Dtsch. Tierärztl. Wschr. 38, 487-491. — GÖTZE, R. (1932): Bösartiges Katarrhalfieber. Berl. Tierärztl. Wschr. 48, 849-855. — GÖTZE, R., & J. LIESS (1929): Erfolgreiche Übertragungsversuche des bösartigen Katarrhalfiebers von Rind zu Rind; Identität mit der Südafrikanischen Snotziekte. Dtsch. Tierärztl. Wschr. 37, 433-437. — GÖTZE, R., & J. LIESS (1930): Untersuchungen über das bösartige Katarrhalfieber des Rindes. Schafe als Überträger. Dtsch. Tierärztl. Wschr. 38, 194-200. — KHATER, A. R., C. MESSOW & M. STÖBER (1964): Der histopathologische Gehirnbefund als differentialdiagnostisches Hilfsmittel zur Abgrenzung von Mucosal disease, bösartigem Katarrhalfieber und Rinderpest. Dtsch. Tierärztl. Wschr. 71, 127-131. — MACKINNON, M. M. (1956): Malignant catarrhal fever of bovines. New Zealand Vet. J. 4, 91-96. — METTAM, R. W. M. (1923): Snotziekte in cattle. 9./10. Rep. Dir. Vet. Educ. Res. Union South Africa, 393-434. — MOEBIUS (1887): Über Kopfkrankheit der Rinder. Wschr. Tierheilk. Viehzucht 31, 289-291. — MÜLLER, H. (1956): Das bösartige Katarrhalfieber, ein geschichtlicher Rückblick. Diss., Gießen. — PIERCY, S. E. (1952): Studies in bovine malignant catarrh. 1. Experimental infection in cattle. Brit. Vet. J. 108, 35-47. — PIERCY, S. E. (1954): Studies in bovine malignant catarrh. 4. Immunity and vaccination. Brit. Vet. J. 110, 87-96. — PIERCY, S. E. (1955): Studies in bovine malignant catarrh. 6. Adaption to rabbits. Brit. Vet. J. 111, 484-491. — PLOWRIGHT, W. (1963): Studies on the virus of malignant catarrhal fever in Africa. Ber. 17. Welt-Tierärzte-Kongr. Hannover 1, 519-523. — PLOWRIGHT, W. (1965): Malignant catarrhal fever in East Africa. 1. Behaviour of the virus in free-living populations of blue wildebeest (*Gorgon taurinus taurinus* Burchell). 2. Observations on wildebeest calves at the laboratory and contact transmission of the infection to cattle. Res. Vet. Sci. 6, 56-58, 69-83. — PLOWRIGHT, W. (1967): Malignant catarrhal fever in East Africa. 3. Neutralizing antibody in free-living wildebeest. Res. Vet. Sci. 8, 129-136. — PLOWRIGHT, W. (1968): Malignant catarrhal fever. J. Amer. Vet. Med. Ass. 152, 795-804. — PLOWRIGHT, W., R. D. FERRIS & G. R. SCOTT (1960): Blue wildebeest and the etiological agent of bovine malignant catarrhal fever. Nature 188, 1167-1169. — RINJARD, P. (1935): Le coryza gangréneux des bovidés (Coryza gangraenosa bovum) — Etude épidémiologique et expérimentale. Thèse, Alfort. — REISINGER, L. (1923): Ein Beitrag zur Ätiologie des bösartigen Katarrhalfiebers des Rindes. Wien. Tierärztl. Mschr. 10, 289-300. — SCHMIDT, F. (1940): Weitere kasuistische Beiträge zur Frage des Schafzusammenhanges bei der Übertragung des bösartigen Katarrhalfiebers des Rindes. Diss., Hannover. — STENIUS, P. I. (1952): Bovine malignant catarrh, a statistical histopathological and experimental study. Habil.-Schrift, Stockholm. — WYSSMANN, E. (1939): Bösartiges Katarrhalfieber und ähnliche Krankheiten. Verh. 13. Internat. Tierärztl. Kongr., Zürich und Interlaken I, 560-570.

Rinderpest (Pestis bovina)

Wesen: Die Rinderpest stellt eine hochkontagiöse, akut oder subakut verlaufende Infektionskrankheit dar, die durch schwere Allgemeinstörungen und entzündlich-nekrotische Veränderungen der Schleimhäute sowie eine hohe Letalität gekennzeichnet ist. Sie verursacht schwere Verluste, die insbesondere in neubefallenen, zuvor seuchenfreien Gebieten gefürchtet sind. Als wohl einzige Haustierkrankheit ist die Rinderpest auch im fremdsprachigen Ausland unter ihrem deutschen Namen bekannt; (andere Bezeichnungen: cattle plague, peste bovine).

Geschichtliches: Die schon im Altertum wiederholt erwähnte Seuche spielte in Europa bis in das späte 19. Jahrhundert hinein eine verheerende Rolle und trat letztmals im Jahre 1949 im Zoologischen Garten von Rom (bei eingeführten Antilopen) auf. Deutschland ist seit 1881 frei von Rinderpest. In Österreich und Preußen wurden zu ihrer Bekämpfung bereits 1711, bald danach auch in anderen europäischen Staaten, ungewöhnlich strenge veterinärpolizeiliche Maßnahmen ergriffen. Die Virusnatur des Erregers ist 1902 von Nicolle und Adil-Bey nachgewiesen worden.

Vorkommen und Bedeutung: Die Rinderpest ist in großen Teilen Afrikas und Südasiens gebietsweise enzootisch mit gelegentlichen Epizootien verbreitet. Außer Rindern sind Zebras, Büffel und gelegentlich auch Schafe, Ziegen und Schweine spontan empfänglich; Yaks, Kamele, Damwild, Giraffen, Antilopen, Gazellen und Wildschweine können ebenfalls erkranken. Außer Europa sind auch Amerika und Australien frei von Rinderpest.

Ursachen: Die Rinderpest wird durch ein Myxovirus hervorgerufen, das mit demjenigen der Masern und der Staupe eng verwandt ist; seine Größe beträgt 120 bis 300 mμ. Unter afrikanischen Verhältnissen ist es gegenüber äußeren Einflüssen nur wenig widerstandsfähig. In den gemäßigten Klimazonen kann es dagegen unter besonders günstigen Bedingungen auf Weideflächen und Ausläufen bis zu 4 Monate infektionstüchtig bleiben. Der Rinderpest-Erreger wird durch fast alle Desinfektionsmittel abgetötet. Die beste Wirkung besitzen ätzende alkalische Mittel. Außerdem wird es durch Erhitzen auf 60° C sofort inaktiviert.

Entstehung und Verbreitung: Für die natürliche Ansteckung kommt in erster Linie der direkte Kontakt gesunder Rinder mit kranken Wild- und Haustieren in Frage (Belecken, Saugen, Deckakt). Der Ansteckungsstoff wird oft über den Atmungstrakt aufgenommen, dessen Schleimhäute hierfür besonders empfänglich sind; außerdem kann das Rinderpestvirus über den Verdauungsapparat und die Lidbindehäute in den Körper gelangen. Anschließend kommt es zu einer schon 2 Tage vor dem Auftreten von Fieber einsetzenden Virämie. Gleichzeitig mit dieser, also noch während der Inkubationszeit, kann auch schon die Virusausscheidung auf nasalem Wege, einige Tage später zudem mit dem Harn und Kot beginnen; sie hört dann im allgemeinen nach dem 9. Krankheitstag wieder auf. Gelegentlich können außerdem Rekonvaleszenten Virusträger sein. Die Frage nach dem Vorkommen echter (klinisch gesunder) Dauerausscheider wird unterschiedlich beurteilt, im allgemeinen aber verneint. Für die indirekte Verbreitung der Rinderpest, die ihrer Bedeutung nach gegenüber der direkten zurücktritt, kommen virushaltige Fleischteile und -abfälle in Frage, ferner Häute, Futter, Streu und Gerätschaften sowie andere Tiere und Menschen; solche Vektoren dürften die Infektion jedoch allenfalls über kurze Entfernungen verbreiten. Eine Ausnahme hiervon stellt lediglich Gefrierfleisch dar, da der Ansteckungsstoff hierin gut haltbar ist (bei −20° C über mehrere Monate). Bei den modernen Verkehrsverhältnissen kann daher auf diesem Wege leicht eine Verschleppung der Rinderpest über weite Strecken erfolgen.

Erscheinungen und Verlauf: Nach einer Inkubationszeit von 5 bis 11 Tagen, die gelegentlich bis zu 28 Tage betragen kann, steigt die Körpertemperatur der erkrankten Rinder bei gleichzeitigem Sistieren der Freßlust, Milchabfall und hochgradiger Mattigkeit auf 41 bis 42° C an und bleibt mindestens 4 Tage lang fieberhaft erhöht. Daneben werden Zähneknirschen, Tränenfluß, erhöhte Atem- und Pulsfrequenz sowie leichte Störungen der Pansenmotorik und des Wiederkauens beobachtet. Die Nasenschleim-

TAFEL 17

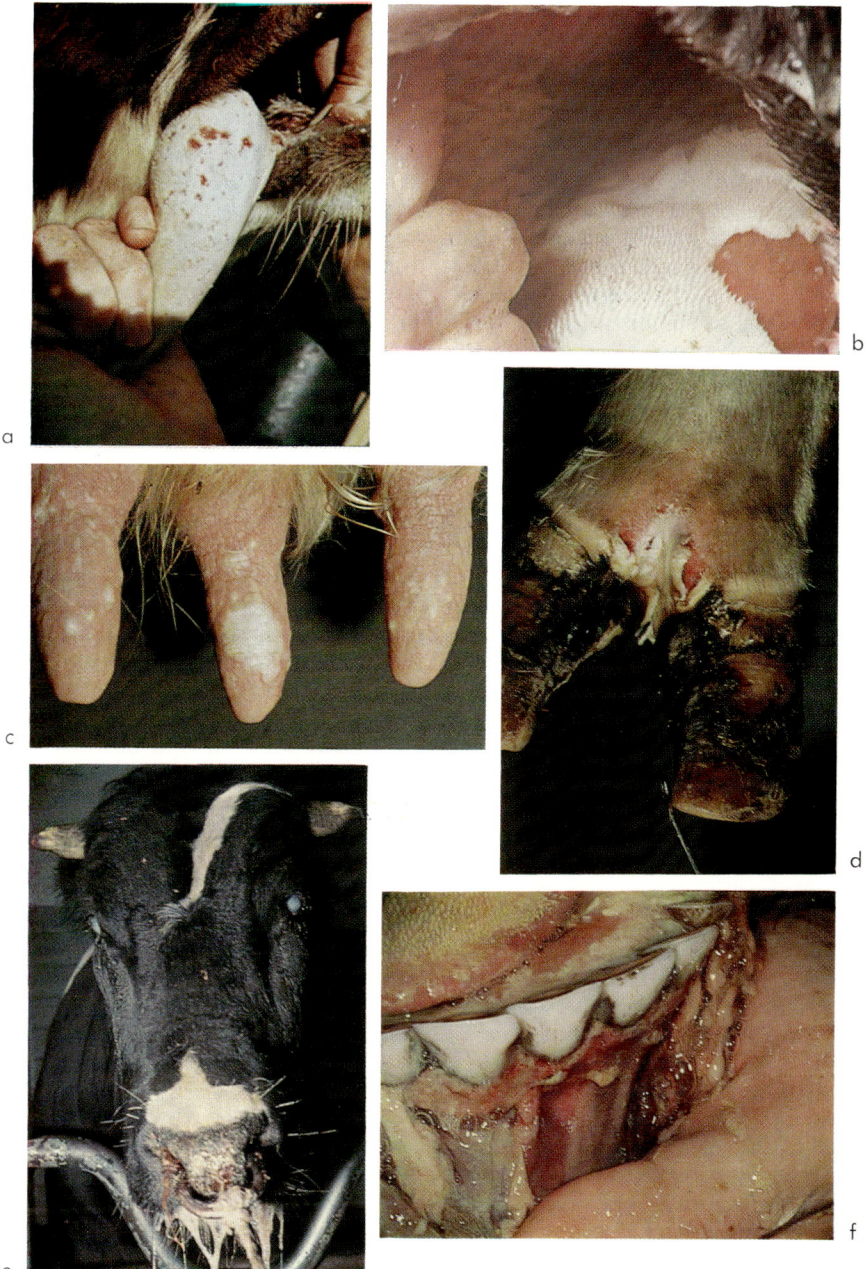

a. Zunge eines an Rinderpest erkrankten ostafrikanischen Rindes (S. 848; LIESS und PLOWRIGHT, 1962)
b. Frischgeplatzte Aphthen auf der Zunge einer maul- und klauenseuchenkranken Kuh (S. 835)
c. Aphthen an den Zitzen bei Maul- und Klauenseuche (S. 835)
d. Große, in Ablösung begriffene Aphthe im Zwischenklauenspalt eines an MKS leidenden Rindes (S. 835)
e. Kopfaugenform des bösartigen Katarrhalfiebers (S. 843): Tränenfluß, Trübung der Hornhaut, Erosionen am Flotzmaul, Speicheln und Nasenausfluß
f. Epithelnekrosen und Erosionen am Schneidezahnfleisch sowie an der Zunge bei BKF (S. 843)

derliche Gewebe (beide Tonsillen, je ein Stück Backen- und Darmschleimhaut, 2 Dünndarmlymphknoten, etwa 10 ml aus größeren Gefäßen oder dem Herzen gewonnene Blutflüssigkeit oder -koagula sowie geronnenes und gerinnungsunfähig gemachtes Blut von mindestens 2 lebenden Tieren der Herde) muß unmittelbar post mortem entnommen und in Plastikbeuteln (beziehungsweise in Zentrifugenröhrchen) in einem mit Eiswürfeln beschickten Kühlbehälter keimdicht verpackt versandt werden.

Zerlegungsbefund: Neben den vom klinischen Bild her zu erwartenden Veränderungen an der Nasen-, Maul- und Vaginalschleimhaut sind starke Schwellung und Rötung der Dünndarmschleimhaut mit Blutungen und inselartigen, schorfähnlichen, hämorrhagisch-fibrinösen und käsigen Auflagerungen für die Rinderpest charakteristisch; die Gallenblase kann vergrößert, ihre Schleimhaut mit Blutungen durchsetzt sein.

Behandlung und Vorbeuge: Ein spezifisches Heilmittel ist nicht bekannt. In Deutschland sind Behandlungen und Impfungen gegen die Rinderpest zudem untersagt. Zum Schutze gegen die Einschleppung der Seuche durch exotische, für zoologische Gärten bestimmte Tiere steht allen europäischen Ländern auf der Insel Furoso bei Neapel eine besondere Quarantänestation zur Verfügung.

In enzootisch rinderpestverseuchten Gebieten kann die Bekämpfung nur durch Schutzimpfungen erfolgen. Hierzu steht eine Reihe von Impfstoffen zur Verfügung, deren immunisierende Wirkung und Verträglichkeit unterschiedlich beurteilt werden; bei einigen muß mit Impfdurchbrüchen, bei anderen mit Impfverlusten gerechnet werden. Nachdem die erwachsenen Rinder der betroffenen Region einmal vakziniert worden sind, kann sich die jährliche Nachimpfung auf die nachwachsenden Jungtiere beschränken.

Im einzelnen werden vor allem folgende aktiv immunisierende Impfstoffe angewandt: 1. Vakzine aus inaktiviertem Virus (Immunisierung innerhalb von 12 bis 15 Tagen; Dauer des Impfschutzes nur 6 Monate). 2. Vakzinen aus modifiziertem Rinderpesterreger: a) kaprinisiertes, also über Ziegenpassagen abgeschwächtes Virus (zum Beispiel ‚Kabete 0' = Stamm): nur für Zeburinder geeignet; Immunität bereits nach 48 Stunden eingetreten; Dauer des wirksamen Schutzes 10 Jahre und länger. b) lapinisiertes, über Kaninchenpassagen attenuiertes Virus: auch für empfindlichere Rassen geeignet; Immunisierung innerhalb von etwa 8 Tagen; Dauer 8 bis 15 Monate bis 4 Jahre. c) lapinisiertes-avianisiertes Virus: für empfindliche Rinderrassen; Dauer der Immunität über $1^1/_2$ Jahre. d) avianisiertes, über Hühnerpassagen gezüchtetes Virus: nur für besonders empfindliche Rassen geeignet, da bei anderen keine Immunität erzeugend. e) Zellkulturvirus: Seit einiger Zeit findet der durch Serienpassage in Zellkulturen aus Kälbernierengewebe bis zur Apathogenität modifizierte Lebendimpfstoff von PLOWRIGHT (1967) immer breitere Anwendung; er immunisiert dauerhaft und ist für alle im Ostteil und wohl auch in anderen Gebieten des afrikanischen Kontinents verbreiteten Rinderrassen weitgehend unschädlich.

Veterinärpolizei: Während in Deutschland früher ein eigenes ‚Rinderpest-Gesetz' bestand, ist die Bekämpfung dieser Seuche jetzt durch die Gesetze zur Änderung des Viehseuchengesetz vom 26. 7. 1965 und vom 22. 1. 1969, also nach den Grundsätzen des allgemeinen Viehseuchengesetzes (VG) geregelt. Nach § 10, 10 VG ist das Leiden anzeigepflichtig. § 60 VG schreibt vor, daß nach Feststellung eines Rinderpest-Ausbruchs die unverzügliche, ohne Blutentzug erfolgende Tötung sämtlicher Klauentiere des betroffenen Gehöfts sowie deren unschädliche Beseitigung anzuordnen ist. Die aus diesem Grunde getöteten oder an Rinderpest gefallenen Klauentiere dürfen weder enthäutet, noch entborstet oder geschoren werden. Die Verordnung zum Schutz gegen die Rinderpest vom 15. 6. 1966 enthält weitere einschneidende Maßnahmen, wie das Verbot jeglicher Heilversuche und Impfungen, Gehöftsperre, Einschränkung des Personen- und Tierverkehrs sowie Schutzmaßregeln für auf dem Transport, auf Tierschauen oder Märkten befindliche Rinder. Um den Seuchenherd herum wird außerdem ein Sperrbezirk (von mindestens 5 Kilometern) und ein Beobachtungsgebiet (im Umkreis von mindestens 15 Kilometern) festgelegt. Zur Desinfektion sind Formaldehyd (2 %ig) und Natronlauge (2 %ig) vorgeschrieben. Die Einfuhr von Impfstoffen gegen die Rinderpest sowie von Rinderpestantigen zu diagnostischen Zwecken ist in Deutschland verboten.

SCHRIFTTUM

Boegel, K., & A. Provost (1967): Possibilités de diagnostic en cas de suspicion de peste bovine dans des pays précédemment indemnes. Ber. 18. Welt-Tierärztekongr. Paris *1*, 435-438. — Bolsinger, C. (1923): Eigene Beobachtungen über die Rinderpest in Eupen im Jahre 1920. Diss., Hannover. — Bürgi, M. (1923): Rinderpest. Schweiz. Arch. Tierheilk. *65*, 121-138. — El-Gindy, H. (1955): Die Rinderpest in Ägypten. Dtsch. Tierärztl. Wschr. *62*, 501-503. — Endrejat, E. (1940): Die Rinderpest im West-Iran. Tierärztl. Rundschau *46*, 111-113. — Helm (1921): Die Rinderpest in Kamerun. Zschr. Inf.krkh. parasit. Krkh. Hyg. Hst. *21*, 233-248, 315-320. — Huber, F. (1966): Einiges über die Rinderpest. Österr. Tierärzte-Ztg. *19*, 4-7. Hussel, L. (1960): Die Rinderpest. Hirzel, Leipzig. — Jacotot, H., & P. Mornet (1967): La peste bovine. Séné: Maladies animales à virus von P. Lepine und P. Goret. L'expansion, Paris (enthält ausführliches Schrifttumsverzeichnis). — Liess, B. (1965): Entwicklung und Gegenwartsprobleme der Rinderpest in Ostafrika. Berl. Münch. Tierärztl. Wschr. *78*, 266-269. — Liess, B. (1966): Untersuchungen über das Virus der Rinderpest unter Verwendung von Zellkulturen. Arch. Exp. Vet.-Med. *20*, 157-257. — Liess, B., & W. Plowright (1964): Studies on the pathogenesis of rinderpest in experimental cattle. 1. Correlation of clinical signs, viraemia and virus excretion by various routes. J. Hyg. (Cambridge) *62*, 81-100. — Maurer, F. D. (1962): Rinderpest. J. Amer. Vet. Med. Ass. *141*, 713-716. — Mornet, P. (1968): Peste bovine, in: Röhrer, H., Handbuch der Virusinfektionen bei Tieren. III/2, 1167-1197. Fischer, Jena. — Nakamura, J. (1967): Developments in rinderpest control. World Rev. Animal Prod. *3*: Sonderheft No. 13, 61-65. — Provost, A., & C. Borredon (1963): Les différents aspects du diagnostic clinique et expérimental de la peste bovine. Rev. Elév. Méd. Vét. Pays trop. (N. S.) *16*, 445-526. — Plowright, W. (1965): Rinderpest. Vet. Record *77*, 1431-1437. — Plowright, W., & W. P. Taylor (1967): Long-term studies of the immunity in East African cattle following inoculation with Rinderpest culture vaccine. Res. Vet. Sci. *8*, 118-128. — Rojahn, A. (1966): Die staatliche Bekämpfung der Rinderpest. Dtsch. Tierärzteblatt *14*, 370-374. — Scott, G. R. (1964): Rinderpest. Adv. Vet. Sci. *9*, 113-224. — Scott, G. R. (1967): Diagnosis of Rinderpest. FAO Agric. Stud. Nr. 71. — Willenbrink, G. (1966): Erfahrungen bei der Rinderpestbekämpfung im Benue-Department in Nordkamerun. Diss., München (mit ausführlichem Literaturverzeichnis). — Wöhle, W. (1967): Beziehungen zwischen Masern-, Staupe- und Rinderpestvirus. Blaue Hefte Tierarzt, Heft 35, 18-24. — Zwart, D., & I. Macadam (1967): Observations on Rinderpest in sheep and goats and transmission to cattle. Res. Vet. Sci. *8*, 53-57.

Rifttal-Fieber (enzootische Leberentzündung)

Wesen, Vorkommen, Ursache: Das Rifttal-Fieber ist eine durch blutsaugende Insekten (Moskitos) übertragbare akute fieberhafte Viruskrankheit, die in Afrika bei Rindern und Schafen vorkommt, wo sie unter Kälbern und Lämmern große Verluste verursacht. Sie wurde 1931 von Daubney und Hudson im Rifttal Kenias erstmals beobachtet und ätiologisch geklärt (,Rift-valley-fever'). Außerdem wurde dort die Übertragbarkeit des Leidens auf den Menschen erkannt, der gegebenenfalls an Kopf-, Leib- und Gliederschmerzen erkrankt.

Erscheinungen und Verlauf: Nach einer Inkubationszeit von 1 bis 3 Tagen zeigen die Patienten Fieber, Depression und eitrigen Nasenausfluß; tragende Tiere abortieren häufig. Im weißen Blutbild besteht hochgradige Leukopenie. Während betroffene Schafe zu 20 % und Lämmer zu 95 bis 100 % sterben, beträgt die durchschnittliche Mortalität des Rifttal-Fiebers beim Rind nur 10 %; dabei tritt der Tod oft schon sehr schnell ein. Die Sektion ergibt typische herdförmige Nekrosen in der Leber, Blutungen in den Lymphknoten, unter dem Endo- und Epikard sowie in der Magen- und Darmschleimhaut. Zur Diagnose können Labormethoden wie der Neutralisationstest, die Komplementbindungsreaktion, oder die Gel-Diffusion angewandt werden. Nach dem Überstehen der Krankheit sind die Tiere zeitlebens immun.

Behandlung und Vorbeuge: Behandlungsverfahren sind nicht bekannt. Die Notimpfung mit Rekonvaleszentenserum bringt gute Erfolge. Prophylaktische Impfungen mit formalin-inaktiviertem Virus sind ebenfalls möglich; außerdem schützt auch das Verbringen der Tiere in höhere, moskitofreie Regionen vor dem Auftreten der Krankheit.

SCHRIFTTUM

Alexander, R. A. (1951): Rift valley fever in the Union. J. South African Vet. Med. Ass. *22*, 105 bis 111. — Daubney, R., & J. R. Hudson (1931): Enzootic hepatitis or Rift valley fever. An undescribed virus disease of sheep, cattle and man from East Africa. J. Pathol. Bact. *34*, 545-579. — Kaschula, V. R. (1957): Rift valley fever as a veterinary and medical problem. J. Amer. Vet. Med. Ass. *131*, 219-221. — Wittmann, W. (1968): Das Rifttalfieber, in: Röhrer, H., Handbuch der Virusinfektionen bei Tieren. III/2, 1117-1145. Fischer, Jena.

Milzbrand (Anthrax)

Wesen: Der Milzbrand des Rindes ist eine vorwiegend akut bis perakut verlaufende und meist sporadisch, seltener auch enzootisch auftretende, fast immer tödlich endende Infektionskrankheit, bei der hämorrhagische Infiltrationen des subkutanen und subserösen Bindegewebes sowie vielfach blutige Abgänge aus den natürlichen Körperöffnungen im Vordergrund der klinischen Erscheinungen stehen, die in typischen Fällen von einer hämorrhagischen Milzschwellung begleitet werden. Erkrankte und gefallene Tiere oder Teile von diesen (zum Beispiel Haare) können zur Ansteckungsquelle für andere Tierarten und den Menschen werden. (Andere Bezeichnungen: splenic fever, fièvre charbonneuse, charbon bactéridien.)

Geschichtliches: Der Milzbrand war bereits im Altertum als zeitweilig verheerende, auf den Menschen übertragbare Tierseuche bekannt. POLLENDER fand 1849 als erster die Milzbrandbazillen; 1876 konnte ROBERT KOCH die Biologie des Erregers (Bacillus anthracis) und das Wesen der Infektion endgültig klären.

Vorkommen und Bedeutung: Milzbrand kommt in der ganzen Welt vor. Erkranken können Schafe, Ziegen, Rinder, Büffel, Pferde, Kamele, Rentiere, Maultiere, Elefanten, Nerze, Schweine, Hunde, Katzen und Ratten sowie als einziger Vogel der Strauß. Junge und geschwächte Tiere sind besonders empfänglich und daher am meisten gefährdet. Der Mensch kann sich beim Umgang mit kranken Tieren, Häuten oder Haaren (Wolle) sowie bei Notschlachtungen und Sektionen infizieren.

Ursache: Der *Bacillus anthracis* ist 5 bis 6 µ lang und 1 bis 1,5 µ dick, unbeweglich, aerob und grampositiv. Er bildet außerhalb des Tierkörpers Sporen, die gegen Austrocknung äußerst widerstandsfähig sind. In der Erde von Wasenplätzen, auf denen an Milzbrand gestorbene Tiere vergraben worden waren, konnten noch 80 Jahre später keimfähige Sporen nachgewiesen werden; sie bleiben in Blut, faulendem Wasser und Jauche verhältnismäßig lange am Leben. Feuchte Hitze über 100° C vermag die Sporen dagegen in 10 Minuten abzutöten. Die vegetativen Formen widerstehen feuchter Hitze von 60° C weniger als 15 Minuten. Die milzbrandwirksamen Desinfektionsmittel sind im Abschnitt *Veterinärpolizei* erwähnt.

Entstehung und Verbreitung: Während Milzbrand früher eine ausgesprochene Weideseuche war, verteilen sich die wenigen heute noch zu beobachtenden Fälle über das ganze Jahr; Weideböden und deren Vegetation können nach Verunreinigung durch Ausscheidungen erkrankter oder das Blut dort notgeschlachteter Tiere sowie durch an Ort und Stelle vergrabene Milzbrand-Kadaver ('Wasenplätze') viele Jahre lang milzbrandsporenhaltig sein. Weitere Infektionsquellen sind die Abwässer und Abfälle von Gerbereien, von Haar- und Wollspinnereien und seltener auch von Tierkörperverwertungsanstalten; die Infektionsgefahr ist besonders groß, wenn Weiden bei Überschwemmungen von abwasserführenden Flüssen überflutet werden, oder wenn Abfälle dieser Betriebe als Düngemittel Verwendung finden. In warmen Ländern können auch blutsaugende Insekten, fleischfressende Vögel und andere Tiere den Erreger verschleppen. Im Stall werden Milzbranderkrankungen dagegen meist durch sporenhaltiges Knochen- und Blutmehl aus enzootisch verseuchten tropischen und subtropischen Gebieten hervorgerufen; aus solchen Regionen stammendes Heu oder Getreide kann gelegentlich ebenfalls Träger des Ansteckungsstoffes sein.

Beim Rind erfolgt die Infektion im allgemeinen durch orale Aufnahme der Sporen; Haut (Verletzungen) und Atmungsapparat (Inhalation von keimhaltigem Staub) haben dagegen als Eintrittspforte untergeordnete Bedeutung. Im Körper keimen die Sporen zu vegetativen kapseltragenden Formen aus; dann kommt es unter starker Vermehrung der Keime zur Bazillämie mit Bildung hämorrhagischer Ödeme, in denen die Zahl der Erreger weiterhin stark zunimmt. Sämtliche Abgänge der Tiere, einschließlich der Milch völlig gesund erscheinender Euter können dann ebenso wie das Blut Milzbrandkeime enthalten.

Eine unmittelbare Weiterverbreitung des Milzbrandes von kranken auf gesunde Tiere findet im allgemeinen nicht statt, weil das Zustandekommen der Ansteckung das

Eindringen keimhaltiger Ausscheidungen oder erregerhaltigen Blutes in frische Haut- oder Schleimhautverletzungen voraussetzt. Ausnahmsweise gehäuft auftretende Fälle beruhen deshalb in der Regel auf gleichzeitiger oraler Infektion an einer gemeinsamen sporenhaltigen Ansteckungsquelle.

Erscheinungen und Verlauf: Die Inkubationszeit beträgt selten mehr als 1 bis 5 Tage. Der Verlauf des Milzbrandes ist beim Rind meist perakut bis akut, nur ausnahmsweise auch subakut bis chronisch. *Perakute* Erkrankungen enden schon 1 bis 2 Stunden nach dem Einsetzen der ersten Erscheinungen tödlich; solche Tiere werden dann entweder unvermutet tot aufgefunden oder kurz vor dem Verenden wegen Nichterkennens des Leidens notgeschlachtet. Werden sie vom zugezogenen Tierarzt noch lebend angetroffen, so sind außer fieberhafter Körpertemperatur starke Benommenheit und Schwäche sowie Zittern, mitunter auch Zähneknirschen oder Augenrollen zu beobachten; in einem Teil der Fälle tritt zudem Blut aus Maul, Nase, After oder Scheide aus. Die Patienten kollabieren ziemlich plötzlich unter zunehmender Atemnot.

Bei *akutem* Verlauf steigt die Temperatur auf 41 bis 42° C oder leicht darüber; die weiteren Symptome sind fehlende Freßlust, hämorrhagische Enteritis, mitunter auch blutiger Harn und/oder leichte Kolikerscheinungen. Außerdem können sich in der Kehlgegend, im Nacken, an der Unterbrust oder in der Lendengegend ödematöse Schwellungen entwickeln. Nach einigen Tagen tritt infolge Versagens der Atmung oder des Kreislaufes, gelegentlich unter Zittern und Krämpfen, der Tod ein. Mitunter werden während des Krankheitsverlaufes deutliche Aufregungserscheinungen, wie Stampfen und Brüllen gesehen, die später in Depression übergehen; tragende Tiere können abortieren. Aus den natürlichen Körperöffnungen entleeren sich – wie in perakuten Fällen – zum Teil blutige Absonderungen.

Subakut verlaufender Milzbrand zeigt im wesentlichen die gleichen, aber mehr verzögert auftretenden Erscheinungen; solche Patienten können ausnahmsweise spontan genesen.

Chronischer Milzbrand mit lokalisierten Läsionen an Zunge und/oder Schlund sowie vereinzelten anderweitigen umschriebenen hämorrhagischen Entzündungsbezirken und schaumig-blutigem Ausfluß aus dem Maul kommt beim Rind, im Gegensatz zum Schwein, nur äußerst selten vor.

Beurteilung: Heilungsaussichten bestehen nur bei frühzeitiger Erkennung und sofort einsetzender Therapie. Bei perakutem Verlauf ist die Prognose deshalb im allgemeinen aussichtslos, doch kommt die Behandlung auch in akuten Fällen häufig zu spät.

Erkennung und Unterscheidung: Wegen des meist wenig charakteristischen Krankheitsbildes ist eine klare Diagnose des Milzbrandes am lebenden Tier oft nur schwer zu stellen; das gilt insbesondere für bisher milzbrandfreie Gebiete, in denen an diese Möglichkeit meist kaum gedacht wird. Im Vordergrund des oft bedrohlich erscheinenden Syndromes stehen allgemeine Sepsiserscheinungen, wie frequent pochendes Herz, verwaschene Schleimhäute, hochgradige Benommenheit und Schwäche. Auf der Weide kann perakut verlaufender Milzbrand verwechselt werden mit Sonnenstich (S. 1314), schwerwiegenden Vergiftungen (S. 1120 ff.) und anderen rasch zum Tode führenden Krankheiten. Bei den übrigen Formen des Milzbrandes sind dagegen Pararauschbrand (S. 696), Zeckenfieber (S. 887), Anaplasmose (S. 888), Rauschbrand (S. 699), bazilläre Hämoglobinurie (S. 881) und Süßkleevergiftung (S. 1246) differentialdiagnostisch abzugrenzen. Zur Klärung milzbrandverdächtiger Fälle sind Laboruntersuchungen erforderlich; hierzu müssen unverzüglich Blutausstriche (Ohrvenenblut) oder exsudathaltige Tupfer in keimdichten Behältern eingesandt werden, die mit der Aufschrift ‚Milzbrandverdacht' zu kennzeichnen sind. Im Blut lassen sich Milzbrandbazillen allerdings erst etwa 16 bis 18 Stunden vor dem Tode nachweisen. Im Laboratorium kommen für den Milzbrandnachweis neben der mikroskopischen Untersuchung der Ausstriche (Kapselfärbungen, Giemsafärbung) die Ascoli-Präzipitation, ferner Perlschnurtest, Phagentest, Serumagarkultur (Haarlockenwachstum) und Tierversuche an Mäusen oder Kaninchen in Frage. Auch die Fluoreszenz-Antikörpermethode ist anwendbar.

Zerlegungsbefund: Neben Blutaustritt aus den natürlichen Körperöffnungen bestehen vielfach septikämische Blutungen und Ödeme in der Unterhaut und an den serösen Häuten; Därme und Gekröse sehen dabei oft wie mit Blut besprizt aus. Die Milz ist meist stark geschwollen und weist eine weiche, halbflüssige dunkelrote bis schwarze Pulpa auf (hämorrhagischer Milztumor, Taf. 18 a). Das Blut erscheint dunkel und schlecht geronnen. Hämorrhagische Veränderungen und Ödeme können sich weiterhin auch an den Nieren, dem lymphatischen Rachenring und am Labmagen befinden. In rasch verlaufenen Fällen oder bei frühzeitig geschlachteten Tieren steht das Ausmaß der postmortalen Veränderungen mitunter nicht im rechten Verhältnis zur Schwere des Verlaufes, insbesondere braucht der Milztumor dabei nicht immer hochgradig zu sein.

Behandlung: Die kostspielige Verabreichung von Milzbrandimmunserum kommt heute nicht mehr in Frage, da es durch die billigeren und besser wirksamen Antibiotika verdrängt worden ist. Von diesen sind bei frühzeitigem Einsatz gut wirksam: hohe Dosen von Penizillin (mehrere Tage lang bis zum Temperaturrückgang je 1- oder 2mal 5 Millionen IE), Streptomyzin (auch kombiniert mit Penizillin) oder Tetrazykline (mehrere Tage lang je 5 bis 10 g).

Vorbeuge: Nach milzbrandbedingten Todesfällen (insbesondere aber nach der versehentlichen Nottötung von milzbrandkranken Tieren) empfiehlt es sich, trotz erfolgter Desinfektionsmaßnahmen (siehe *Veterinärpolizei*), in den folgenden 1 bis 2 Wochen die Körpertemperatur der übrigen Rinder des Bestandes morgens, mittags und abends durch rektale Messung zu kontrollieren, um bei etwaigen fieberhaftem Ansteigen derselben sofort die Behandlung des oder der betroffenen Tiere einleiten zu können.

In milzbrandgefährdeten Gebieten erweisen sich jährlich zu wiederholende *Reihen-Schutzimpfungen* als wirksam; hierfür stehen verschiedene Impfstoffe zur Verfügung:

Die *Impfung nach* PASTEUR erfolgt mit zwei Vakzinen, die aus abgeschwächten Milzbrandbouillonkulturen verschiedener Virulenz bestehen; die Rinder erhalten zunächst 0,25 ml der ersten, aus minder pathogenen Keimen hergestellten Vakzine subkutan hinter der Schulter verabreicht; 12 bis 15 Tage später wird dann der 2. virulentere Impfstoff in gleicher Menge injiziert; dabei treten zum Teil erhebliche Impfreaktionen auf. Die Immunität ist 8 bis 12 Tage nach der 2. Impfung voll ausgeprägt und hält etwa 6 bis 12 Monate an. Wenn eine Verstärkung oder Verlängerung des Impfschutzes erwünscht ist, kann die Impfung mit der zweiten Vakzine noch ein oder mehrere Male wiederholt werden.

Den PASTEUR'schen Impfstoffen haftet der Nachteil an, daß sie sich schnell abschwächen und daher stets frisch verwendet werden müssen. Aus diesem Grunde wurden in der Folgezeit verschiedene *Sporovakzinen* (aus Sporenemulsionen) entwickelt, die mehrere Monate haltbar sind und für den Gebrauch in den Tropen gefriergetrocknet werden können. Bei einigen dieser Impfstoffe reicht eine einmalige Verabreichung aus.

Von BESREDKA ist 1921 die intrakutane Impfung (Kutivakzination) an der Schwanzfalte empfohlen worden; sie hat sich seitdem in mehreren Ländern gut bewährt.

Von MAZZUCCHI (1935) und von STERNE (1939) wurden aus besonderen Milzbrandbazillenstämmen *saponinhaltige Vakzinen* hergestellt, die in Italien beziehungsweise in Südafrika eine breite Anwendung gefunden haben. Diese Impfstoffe werden einmal in einer Dosis von 0,25 ml pro Tier subkutan eingespritzt und rufen meist eine erhebliche Impfreaktion mit Temperaturanstieg hervor.

Weiter sind der *alaunhaltige Impfstoff* nach RAMON und STAUB (1942) sowie der *Lanolinsalbenimpfstoff* zu nennen; ferner der *Milzbrand-Adsorbat-Impfstoff* der Behringwerke, welcher abgeschwächte, an Aluminiumhydroxid adsorbierte Milzbrandsporen enthält und in Dosen von je 1 ml subkutan hinter der Schulter verabreicht wird. Die durch diese einmalige Vakzination erzeugte Immunität gleicht etwa dem nach Anwendung der PASTEUR'schen Vakzine zu erzielenden Impfschutz.

Milzbrandverseuchte Weiden sind umzubrechen und nicht mehr für Tiere zu nutzen. Die Kadaver der an Milzbrand gefallenen Tiere müssen nach Anweisung des beamteten Tierarztes unschädlich beseitigt werden.

Veterinärpolizei: Für Milzbrand besteht nach § 10, 1 des Viehseuchengesetzes in der Fassung vom 27. 2. 1969 Anzeigepflicht. Die besonderen Bekämpfungsvorschriften sind in den §§ 32 bis 35 VG und 94 bis 106 BAVG niedergelegt. Die Schlachtung von milzbrandkranken oder -verdächtigen Tieren ist untersagt. Kadaver gefallener oder getöteter Tiere, die mit Milzbrand behaftet sind oder bei denen Anthrax-Verdacht vorliegt, dürfen nicht enthäutet werden und sind nach Anweisung des beamteten Tierarztes unschädlich zu beseitigen. Das Öffnen der Tierkörper darf nur durch Tierärzte oder unter deren Leitung in Tierkörperbeseitigungsanstalten erfolgen. Außerdem kann Stallsperre oder die Impfung der für Milzbrand empfänglichen Tiere angeordnet werden. Die Desinfektion hat nach den Vorschriften des § 15 der Anweisung für das Desinfektionsverfahren zu erfolgen. Wirksam gegen Milzbranderreger sind Formaldehyd (1- bis 2 %ig), Karbolsäure (5 %ig) und frischer Chlorkalk (5 %ig). An Milzbrand gefallene oder in Unkenntnis der Diagnose notgeschlachtete und konfiszierte Rinder werden staatlich entschädigt.

Nach Anordnung der Landesregierung kann bei erhöhter Seuchengefahr die Impfung der für Milzbrand empfänglichen Tiere polizeilich vorgeschrieben werden; sie ist vom beamteten Tierarzt auszuführen. Alle nicht auf polizeiliche Anordnung vorgenommenen Milzbrandimpfungen sind vom beamteten Tierarzt der zuständigen Behörde anzuzeigen.

Fleischbeschau: Wird Milzbrand bei einem geschlachteten Tier festgestellt, ist es als für den menschlichen Genuß untauglich zu beurteilen. Dabei ist zu beachten, daß der Nachweis des Bacillus anthracis im Fleisch nach vorangegangener Behandlung des Patienten mit Antibiotika erschwert oder unmöglich ist; in Zweifelsfällen empfiehlt es sich daher, stets zusätzlich auch die Präzipitation nach Ascoli anzuwenden.

SCHRIFTTUM

Ambrosi, M. (1953): Su di un raro reperto di B. anthracis in un aborto bovino. Clin. Vet. 76, 177-180. — Baillie, J. R. (1965): Anthrax and antibiotics. Vet. Record 77, 857. — Braun, A. (1958): Der Milzbrand in Württemberg — eine statistisch-epidemiologische Studie. Diss., Gießen. — Brückle, F. W. (1964): Über einige Besonderheiten des Milzbrandes und Rauschbrandes in Guinea. Berl. Münch. Tierärztl. Wschr. 77, 258-260. — Clarenburg, A., & E. H. Kampelmacher (1957): Die Bedeutung von Antibiotika für die bakteriologische Fleischbeschau mit besonderer Berücksichtigung der Milzbrand- und Salmonella-Diagnostik. Berl. Münch. Tierärztl. Wschr. 70, 203-205. — Dalling, Th. (1966): International encyclopedia of veterinary medicine. I, 221-230. — Green & Son, Edinburgh/Sweet & Maxwell, London. — Drawer, K. (1965): Geographisch-statistische Auswertung der Milzbrandfälle bei Tieren im Kartogramm der Bundesrepublik Deutschland von 1954 bis 1963. Tierärztl. Umschau 20, 532-535. — Greenough, P. R. (1965): Anthrax and antibiotics. Vet. Record 77, 784-785. — Hill, W. K. W. (1960): De diagnose van miltvuur. Tijdschr. Diergeneesk. 85, 1797-1802. — Jöhnke, M. (1936): Über Milzbrand. Berl. Tierärztl. Wschr. 52, 17-21. — Kampelmacher, E. H. (1960): De betekenis van de methode der fluorescende antilichamen bij de miltvuurdiagnose. Tijdschr. Diergeneesk. 85, 1802-1810. — Karsemeyer, M. (1960): Miltvuurervaringen in de praktijk en in de vleeskeuring. Tijdschr. Diergeneesk. 85, 1780 bis 1788. — Kauker, E., & K. Zettl (1963): Milzbrand in der Welt (1955—1961). Berl. Münch. Tierärztl. Wschr. 76, 172-174, 194-197. — Kielwein, G. (1957): Ein Vorschlag zur praktischen Differenzierung des Bacillus anthracis durch den Phagentest. Tierärztl. Umschau 12, 183-186. — Klemm, D. M., & W. R. Klemm (1959): A history of anthrax. J. Amer. Vet. Med. Ass. 135, 458-462. — Kubin, V. (1965): Durch Bacillus anthracis hervorgerufener Abortus bei einer Kuh (tschechisch). Veterinářství 15, 325-326. — Lehnert, Ch. (1960): Über einen Rinderabort durch Bac. anthracis. Zuchthyg., Fortpflanzungsstörung, Besamung Haustiere 4, 208-209. — McCulloch, B. (1961): Pulmonary anthrax in cattle. Vet. Record 73, 805. — Mohiyuddeem, S., & N. S. K. Rao (1958): An epidemic of cutaneous anthrax among bovines in North Kanara district (Mysore state). Indian Vet. J. 35, 55-63. — Nieberle, K. (1926): Vergleichende pathologische Anatomie und Pathogenese des Milzbrandes bei Tieren und beim Menschen. Erg. allg. Pathol. pathol. Anat. 21:II, 611-685. — Nusshag, W., & R. von der Aa (1956): Ein Beitrag zur Geschichte des Milzbrandes. M.-hefte Vet.-Med. 11, 248-251. — Pallaske, G. (1937): Zur Frage des ‚atypischen' Verlaufes und Befundes beim Milzbrand der Tiere (Beitrag zur Diagnostik des Milzbrandes). Dtsch. Tierärztl. Wschr. 45, 422-427. — Rao, N. S. K., & S. Mohiyuddeem (1958): Tabanus flies as transmitters of anthrax—a field experience. Indian Vet. J. 35, 348-353. — Seidel, G., & R. Strassmann (1956): Zur bakteriologischen und serologischen Diagnose des Milzbrandes. Arch. Exp. Vet.-Med. 10, 335-357. — Seifert, H. (1960): Eine spezifische Milzbrandschutzimpfung für die Verhältnisse der Rinderhaltung im Tal des Rio Chicama/Peru. Dtsch. Tierärztl. Wschr. 67, 356-360. — Spears, H. N., & J. C. Davidson (1959): Anthrax. Vet. Record 71, 637-643. — Swarbrick, O. (1967): Three incidents of anthrax. Vet. Record 80, 84-85. — Veen, H. Tj. van der (1960): Miltvuur. Tijdschr. Diergeneesk. 85, 1088-1097. — Weidlich, N. (1934): Dauerbesiedlung des Euters mit Milzbrandbazillen bei einer Kuh. Wien. Tierärztl. Mschr. 21, 289-292. — Zettl, K., & E. Kauker (1959): Das Vorkommen von Milzbrand und Rauschbrand in der Deutschen Bundesrepublik. Berl. Münch. Tierärztl. Wschr. 72, 426-429.

Tuberkulose

Wesen: Die Tuberkulose ist eine meist chronisch verlaufende Infektionskrankheit des Menschen und der Tiere (Zoonose), für welche spezifische, mit Knötchenbildung („Tuberkel') einhergehende granulomatöse Wucherungen sowie bestimmte exsudative Vorgänge (Verkäsung und Verkalkung) kennzeichnend sind. Beim Rind schwanken die tuberkulösen Veränderungen je nach Reaktionslage zwischen diesen beiden Extremen, nämlich zwischen den typischen Tuberkeln, die bei Miliartuberkulose in Lungen, Leber oder Nieren, oder bei Tuberkulose der serösen Häute („Perlsucht') auftreten, und der exsudativen Form des Leidens, die vor allem bei käsiger Pneumonie, frisch verkäsender Lymphadenitis, käsiger Nephritis und Mastitis ausgeprägt ist. (Andere Bezeichnungen: Perlsucht, Skrofulose, Schwindsucht, pommelière, consumption, pearl disease, grapes.)

Geschichtliches: Die Tuberkulose ist seit den ältesten Zeiten bei Mensch und Tier bekannt. Vom 16. Jahrhundert an ist die „Perlsucht' des Rindes vorübergehend als eine Form der Syphilis („Franzosenkrankheit') aufgefaßt, später aber als der Lungenschwindsucht des Menschen wesensgleich erachtet worden. Um die Mitte des vorigen Jahrhunderts wurde das Leiden dann in zahlreichen Versuchen mit tuberkulösem Material vom Menschen und vom Rind auf Kaninchen und Meerschweinchen übertragen und seine Entstehung somit auf ein spezifisches transmissibles Agens zurückgeführt. 1882 entdeckte ROBERT KOCH den „Tuberkelbazillus' als Erreger der Schwindsucht des Menschen und der Tiere. Später vertrat KOCH die Meinung, daß die menschliche Tuberkulose von der Rindertuberkulose verschieden sei und es demgemäß auch nicht erforderlich erscheine, den Menschen vor der Perlsucht des Rindes zu schützen; diese Ansicht ist inzwischen durch umfangreiche Untersuchungen widerlegt worden, nach deren Ergebnis die Erreger der Tuberkulose des Menschen und der Tiere Varietäten oder Typen ein und derselben Bakterienart darstellen, welche sich nur in Eigenschaften untergeordneter Bedeutung voneinander unterscheiden.

Die anfänglich an die Heilwirkung des von KOCH aus dem abgetöteten Erreger hergestellten Tuberkulins geknüpften Erwartungen erfüllten sich zwar nicht; das Mittel erwies sich aber in der Folgezeit als ein Diagnostikum von größter Bedeutung. KOCH umreißt 1891 seine Beobachtungen mit dem Satz: „Die Haut eines tuberkulösen Meerschweinchens verhält sich bei der subkutanen Einspritzung von Tuberkulin anders als die Haut eines gesunden.' VON PIRQUET (1907) bezeichnet diese veränderte Reaktionslage als „Allergie', womit die Überempfindlichkeit gegen das Tuberkulin in allgemeinen und örtlichen Reaktionserscheinungen charakterisiert wird. MOUSSU und MANTOUX beschrieben 1908 die bis heute in ihrem Prinzip unveränderte intrakutane Tuberkulinprobe. Das erste von B. BANG (1896) in Dänemark empfohlene Verfahren zur Bekämpfung der Rindertuberkulose bestand in der Ausmerzung nicht nur der klinisch als tuberkulös erkannten, sondern auch der auf Tuberkulin positiv reagierenden Tiere. Wo letzteres aus wirtschaftlichen Gründen nicht möglich war, sollten die klinisch Kranken alsbald ausgemustert, die lediglich tuberkulinpositiven Tiere aber von der übrigen Herde abgetrennt und ihre Kälber in tuberkulosefreier Umgebung aufgezogen werden. Im Grundsatz stimmte diese Methode somit mit den später angewandten Maßnahmen überein, die in vielen Ländern zur Tilgung der Rindertuberkulose geführt haben. Dagegen ist das in Deutschland mehrere Jahrzehnte lang geübte VON OSTERTAG'sche Verfahren, welches allein auf die Erkennung und möglichst baldige Ausmerzung der Rinder mit „offener', also klinisch und bakteriologisch erfaßbarer Tuberkulose gerichtet war, wegen der Unzulänglichkeit der verfügbaren klinischen und bakteriologischen Untersuchungsmethoden unwirksam geblieben. Bei eingehenden, auch die Schlachtbefunde berücksichtigenden Kontrollen stellte sich nämlich heraus, daß trotz gewissenhafter klinischer und bakteriologischer Überwachung 40 bis 50 % der offentuberkulösen Rinder nicht erkannt worden waren. Außerdem wurde festgestellt, daß alle tuberkuloseinfizierten Rinder (einschließlich derjenigen, die zunächst noch keine Tuberkelbakterien ausscheiden), früher oder später durch endogene oder exogene Reinfektion zu Keimausscheidern und damit zu einer Quelle erneuter Ansteckungen werden können.

Ohne ihre auf das Ergebnis der Tuberkulinprobe gestützte Miterfassung mußte somit jeder Bekämpfungsversuch zum Scheitern verurteilt bleiben.

Unter den neueren Forschungen verdienen besonders die Arbeiten NIEBERLE's über die Pathogenese der Rindertuberkulose sowie die Fortschritte in der Differenzierung der pathogenen und apathogenen Mykobakterien hervorgehoben zu werden (NASSAL, 1961).

Vorkommen und Bedeutung: Solange nicht mit neuzeitlichen Bekämpfungsmethoden gegen die Rindertuberkulose vorgegangen wurde, war sie in den intensiven Milchwirtschaftsbetrieben Mittel- und Westeuropas weit verbreitet. In Deutschland waren nach MEYN (1955) über 30 %/o aller Rinder und etwa 60 %/o aller Bestände befallen. Im Jahre 1936 wurden in 45 945 Beständen Preußens 412 184 Rinder der Tuberkulinprobe unterzogen, von denen 128 900 (31,27 %/o) positiv reagierten. Dabei zeigte sich, daß größere Bestände (mit 50 und mehr Rindern) zu 99 %/o, die mittleren (mit 20 bis 50 Rindern) zu 88 %/o, die kleineren (mit 6 bis 19 Tieren) zu 76 %/o und die Zwergbestände (mit 1 bis 5 Rindern) zu 48 %/o verseucht waren (ZELLER, 1938). Das enge Zusammenleben im Stalle und der lebhafte Tierverkehr haben diese starke Ausbreitung also offensichtlich in hohem Maße begünstigt. In den ausgedehnten Weidegebieten Nord- und Südamerikas, in Zentralafrika, Asien und auf einigen Inseln (Island, Sizilien) ist die Tuberkulose der Rinder dagegen fast unbekannt.

In verseuchten Gebieten besteht die Bedeutung der Tuberkulose für die Rinderzucht darin, daß durch die zwangsläufige Ausmerzung der kranken und tuberkulinpositiven Tiere in verhältnismäßig jungen Jahren das durchschnittliche Lebensalter innerhalb der betroffenen Bestände und damit die Nutzungsdauer vermindert werden. Außerdem verringert sich die Milchleistung und die Patienten magern ab; ferner kommen Verkalbefälle und Unfruchtbarkeit durch Genitaltuberkulose in vermehrtem Umfang vor; auch die Aufzucht der Jungtiere begegnet in solchen Betrieben mitunter großen Schwierigkeiten. Schließlich bedeutet der Ausschluß eines Teiles der kranken Tiere von der Fleischverwertung ebenfalls erhebliche Verluste. Die durch die Rindertuberkulose verursachten wirtschaftlichen Schäden wurden in Deutschland vor dem 2. Weltkrieg jährlich auf insgesamt 250 bis 350 Millionen Mark geschätzt.

Tuberkulöse Rinder können durch direkten Kontakt (aerogen) oder indirekt (über kontaminiertes Futter und Wasser, vor allem aber durch tuberkelbakterienhaltige Milch) andere Tiere, wie Schweine, Pferde, Schafe und Ziegen, sowie den Menschen anstecken. So spielte die Infektion der Schweinebestände durch ungenügend erhitzte zurückgelieferte Molkereimagermilch früher eine erhebliche Rolle. Durchschnittlich 10 %/o der menschlichen Tuberkulosefälle beruhten auf Infektionen mit Mykobakterien des bovinen Typs; in manchen ländlichen Bezirken lag dieser Anteil sogar erheblich höher. In Deutschland starben früher jährlich etwa 1000 Menschen an boviner Tuberkulose.

Wegen der erheblichen Schäden für die Landwirtschaft sowie der großen volkshygienischen Bedeutung der Rindertuberkulose wurde aufgrund neuer Erkenntnisse und der in den skandinavischen Ländern sowie in den USA gewonnenen praktischen Erfahrungen im Jahre 1952 auch in Westdeutschland ein freiwilliges Bekämpfungsverfahren eingeführt, das sich auf die Tuberkulinprobe als diagnostische Grundlage stützte. Ausmerzungsbeihilfen für tuberkulinpositive Rinder seitens des Staates und privater Einrichtungen (Molkereigenossenschaften, Rindergesundheitsdienste) sowie eine bessere Bezahlung der Milch aus anerkannt tuberkulosefreien Betrieben trugen in erheblichem Maße zur raschen allgemeinen Durchsetzung dieses Tilgungsverfahrens bei. Bereits 10 Jahre danach waren praktisch alle tuberkulös infizierten Rinder der Schlachtung zugeführt. Ende 1961 betrug der Anteil der amtlich als tuberkulosefrei anerkannten Rinderbestände in der Bundesrepublik 99,7 %/o. In der Folgezeit zeigte sich allerdings, ebenso wie in den bei der Bekämpfung der Rindertuberkulose vorangegangenen Ländern, daß mit einer absoluten und endgültigen Freiheit der Rinderbestände von Tuberkulose vorerst nicht gerechnet werden kann. Neuinfektionen durch Tuberkelbakterien vom Typus bovinus kommen zwar nur selten, aber doch immer wieder vor. Der Prozentsatz positiver Tuberkulinreagenten bleibt aber im allgemeinen unter 1 %/o.

1968 betrug er zum Beispiel 0,71 %; davon entfielen 13,1 % auf Infektionen des bovinen Typs, die teils von Rindern, teils aber von mit boviner Tuberkulose behafteten Menschen verursacht worden waren. Die übrigen Reaktionen waren auf Infektionen mit Paratuberkuloseerregern, humanen oder aviären Tuberkelbakterien oder mit saprophytischen Mykobakterien zurückzuführen; die 3 letztgenannten führen beim Rind jedoch in der Regel nicht zu einer ansteckungsfähigen tuberkulösen Erkrankung. Die Bedeutung solcher Vorkommnisse liegt vielmehr darin, daß sie (meist vorübergehend) eine fragliche oder positive Tuberkulinreaktion bedingen, deren klare ätiologische Beurteilung mitunter Schwierigkeiten bereitet. Mit den in der Bekämpfung der Rindertuberkulose erzielten Erfolgen sind die durch dieses Leiden verursachten wirtschaftlichen Schäden und die Ansteckungsgefahr für andere Tierarten und den Menschen praktisch ausgeschaltet worden; trotzdem ist die Tuberkulose des Rindes nach wie vor von praktischer Bedeutung. Aufgabe der Gegenwart und Zukunft ist es, den Bekämpfungserfolg durch regelmäßige Überwachung der tuberkulosefreien Bestände (Reihentuberkulinisierung) und durch strenge Kontrollmaßnahmen im Viehverkehr zu sichern. Jede Neuinfektion ist epizootologisch und nach Möglichkeit auch durch Differenzierung des beteiligten Erregers aufzuklären und sofort zu bekämpfen. Um alle bei der Kontrolltuberkulinisierung störenden Faktoren wirksam auszuschließen, muß außerdem der Kontakt von Rindern mit Mykobakterienausscheidern (tuberkulosekranke Menschen, Hühner, Hunde und Katzen) möglichst unterbunden werden.

Ursache: Haupterreger der Rindertuberkulose ist *Mycobacterium bovis* (früher M. tuberculosis variatio bovis s. typus bovinus genannt). Es hat eine große Anpassungsfähigkeit an andere Tiere und kommt außer beim Rind auch bei Menschen, Affen, Schweinen, Pferden, Hunden, Katzen, Schafen und Ziegen als Krankheitserreger vor.

Umgekehrt kann der Erreger der menschlichen Tuberkulose, *M. tuberculosis* (früher als M. tuberculosis variatio humanus s. typus humanus bezeichnnet), auch bei Rindern auftreten, ohne bei ihnen jedoch Erkrankungen hervorzurufen. Außerdem wird dieser Keim gelegentlich bei Affen, Schweinen, Hunden, Katzen und Papageien gefunden.

Auch der Erreger der Geflügeltuberkulose, *M. avium* (früher M. tuberculosis typus gallinaceus), veranlaßt beim Rind, ebenso wie bei Menschen und Pferden, nur selten klinisch-manifeste Erkrankungen; die Infektion mit diesem Keim ist aber eine häufige Ursache fraglicher oder positiver Tuberkulinreaktionen in Rinderbeständen. Derartige unspezifische Tuberkulinreaktionen können auch auf der Aufnahme *apathogener Mykobakterien* beruhen, von denen es eine große Anzahl gibt.

Tuberkelbakterien sind schlanke (1,5 bis 4,0 μ lange und 0,2 bis 0,6 μ dicke), mitunter schwach gekrümmte, unbewegliche säure- und alkoholfeste Stäbchen ohne Sporenbildung. Im infektiösen Material werden sie häufig gruppenweise und parallel oder spitzwinklig zueinander gelagert angetroffen. Sie sind Penizillin-resistent, aber Streptomyzin-empfindlich. Gefärbt zeigen sie häufig farblose Lücken und können grampositive Körnchen, sogenannte MUCH'sche Granula, aufweisen. Die zu ihrer Darstellung am besten geeignete Färbemethode ist diejenige nach ZIEHL-NEELSEN.

Gegenüber äußeren Einflüssen sind Tuberkelbakterien ziemlich widerstandsfähig. Im Trachealschleim können sie 30 bis 40 Tage lang am Leben bleiben. Im Rinderkot gehen sie auf der Weide bei Sonnenschein innerhalb von 2 Tagen, bei feuchter und trüber Witterung im Sommer mitunter erst nach 2, im Winter sogar erst nach 5 Monaten zugrunde. In der Silage halten sie sich jedoch nicht lange. In Milch werden sie dagegen durch den Säuerungsvorgang auch nach 15 Tagen nicht abgetötet; auch die Verlabung und Säuerung der Weichkäsebereitung schädigt sie nicht. In Süßrahmbutter halten sie sich 4 Wochen lang. Dagegen sterben sie in stark gesalzener Sauerrahmbutter (mit 4 bis 6 % NaCl) in 10, manchmal schon in 5 Tagen ab; ausnahmsweise bleiben sie darin aber bis zu 45 Tage lang virulent. In Hartkäsen, deren Reifung 4 bis 5 Monate dauert, werden Tuberkelbakterien nicht angetroffen. Mykobakterienhaltige Milch kann durch Erwärmung auf 70 bis 80° C nicht sicher keimfrei gemacht werden. Auch die Pasteurisierung garantiert weder bei Hoch- noch bei Kurzzeiterhitzung eine Abtötung der etwa in der Milch enthaltenen Tuberkuloseerreger. In Abwässern können sie sich bis zu 15 Monate lang lebensfähig erhalten. Als Desinfektionsmittel gegen Mykobakterien sind

5 %ige Karbol- und Kresolschwefelsäure sowie 3 %ige Formalinlösung wirksam; Kalkmilch und Sublimat sind hierfür praktisch wertlos. Tuberkelbakterienhaltiger Dünger kann durch die nach gründlichem Vermischen mit ungelöschtem Kalk beim Begießen mit Wasser entstehende Hitze unschädlich gemacht werden.

Ansteckung: Rinder infizieren sich unmittelbar oder mittelbar durch Artgenossen, in selteneren Fällen auch durch andere Tiere oder Menschen, die mit ihren Se- oder Exkreten zeitweise oder dauernd Tuberkelbakterien ausscheiden. Für das Zustandekommen einer fortschreitenden Tuberkulose ist gewöhnlich die ständige oder mehrfach wiederholte Aufnahme von Tuberkelbakterien erforderlich, während der nach einmaliger leichter Ansteckung entstandene örtliche Prozeß ausheilen und hierdurch sogar die Widerstandskraft gegen erneute Infektionen erhöht werden kann. Im allgemeinen erfolgt die Ansteckung auf aerogenem oder enterogenem Wege. Für die *aerogene* Infektion liefern lungenkranke Tiere (seltener auch Menschen) den Ansteckungsstoff. Beim Husten der tuberkulösen Patienten gelangen bakterienhaltige Schleim- und Wassertröpfchen in die Außenwelt, die vor allem in dicht besetzten Stallungen eine Zeitlang in der feuchten Luft schweben bleiben und so von den Nachbartieren eingeatmet werden. Auch können die mit den Ausscheidungen auf den Stallboden oder auf das Futter herabgefallenen Erreger mit aufgewirbeltem Staub wieder in die Luft gelangen und inhaliert werden. Bei *enterogener* (alimentärer) Infektion gelangen die Tuberkuloseerreger mit dem bakteriell verunreinigten Futter oder mit der Tränke in den Tierkörper; hier spielt die Milch eutertuberkulöser Kühe bei ungenügender Erhitzung der rückgelieferten Magermilch nicht nur für die Kälber des betreffenden Betriebs selbst, sondern auch für diejenigen des übrigen Molkereibezirks eine besonders verhängnisvolle Rolle. Auf dem gleichen Wege waren früher auch Schweine und Fohlen gefährdet. Außerdem bildete die von solchen Kühen gewonnene und nicht, oder nur unzureichend erhitzte Milch früher die Hauptquelle der Ansteckung von Kindern mit boviner Tuberkulose.

Bei Jungtieren und erwachsenen Rindern wird die tuberkulöse Ansteckung fast immer durch die *Einatmung* bakterienhaltiger Luft vermittelt. Dagegen spielen beim Kalb neben der aerogenen auch die *enterogene* sowie die intrauterine (*hämatogene*) Infektion eine erhebliche Rolle. Sonstige, seltenere Möglichkeiten einer Übertragung des Leidens sind der Begattungsakt (bei Gebärmutter-, Scheiden-, Penis-, Hoden- oder Nebenhodentuberkulose des Partners), ferner die galaktogene Ansteckung des Euters (Eindringen der Erreger aus der Streu oder über infizierte Melkröhrchen), ausnahmsweise auch die Besiedlung von Hautverletzungen. Für das Haften der Infektion und den weiteren Ablauf der Krankheit spielen die erbliche Resistenz des Einzeltieres und äußere Einflüsse (Aufenthalt in mangelhaft gelüftetem Stall, wenig Bewegung in freier Luft, ständiges Einatmen von Staub oder Hüttenrauch) sowie unzureichende Nährstoffversorgung oder Schwächung durch anderweitige Erkrankungen eine Rolle.

Krankheitsgeschehen: Die in einen bisher nicht von ihnen befallenen Körper eindringenden Tuberkelbakterien siedeln sich an der Eintrittspforte oder in deren Umgebung an und rufen hier eine spezifische entzündliche Reaktion (Tuberkelbildung) hervor; in gleicher Weise erkranken dann auch die regionären Lymphknoten. Beide Prozesse zusammen stellen den Primäraffekt oder *Primärkomplex* im Sinne des CORNET'schen Lokalisationsgesetzes dar. Entsprechend der meist aerogen erfolgenden Infektion findet sich der Primärkomplex bei Rindern – mit Ausnahme der Kälber – am häufigsten in den Lungen, dann und wann – beim Kalb dagegen oft – auch im Verdauungskanal (Rachen, Mandeln, Darm), nach plazentarer Infektion dagegen in den Portallymphknoten oder auch in der Leber (Neugeborene).

Der Primärkomplex kann zum Stillstand kommen und endgültig abheilen. Der Krankheitsvorgang kann aber in dem zunächst betroffenen Organ auch fortschreiten, oder sich von hier über den Lymph- oder Blutweg auf andere Organe ausbreiten. Diese *Frühgeneralisation* äußert sich in Form einzelner Metastasen oder in einer *akuten Miliartuberkulose;* dabei sind stets die regionären Lymphknoten miterkrankt.

Primärkomplex und Frühgeneralisation werden auch unter dem Begriff der *Erstlings-* oder *Primärinfektionsperiode* zusammengefaßt. Bezeichnend für dieses Entwicklungsstadium des Leidens ist die große Neigung der tuberkulösen Veränderungen zur Verkäsung und späteren Verkalkung.

Falls der Organismus den Primärkomplex oder die anschließende Frühgeneralisation übersteht, ist er im Sinne einer erhöhten Widerstandskraft hyperergisch umgestimmt. Erneute Ansteckungen, ganz gleich ob sie exogen (Superinfektion) oder endogen über den Lymph- oder Blutweg von aufflackernden Herden aus (Exazerbation) erfolgen, werden entweder überwunden, oder sie rufen lediglich in einzelnen Organen (vorwiegend in den Lungen oder im Euter) tuberkulöse Prozesse hervor, die durch eine Tendenz zur Abgrenzung (Zellwucherungen) gekennzeichnet sind. Diese, als *chronische* oder *isolierte Organtuberkulose* bezeichnete Form breitet sich in dem betroffenen Organ in der Regel nur langsam, durch Kontaktwachstum und auf den vorgebildeten Kanalwegen (Bronchien, Milchgänge), nicht dagegen auf dem Lymph- oder Blutwege aus. Die regionären Lymphknoten bleiben bei der chronischen Organtuberkulose im allgemeinen unbeteiligt. Wenn die erhöhte Resistenz des Tierkörpers jedoch infolge besonderer Belastungen (Hunger, starke Sonneneinstrahlung, Erkältung, Transport, Geburt, hohe Milchleistung) zusammenbricht, kommt es zur raschen Ausbreitung der Tuberkulose auf lympho-hämatogenem Wege. Dieser Vorgang wird als ‚galoppierende' Tuberkulose, besser aber als *Spätgeneralisation* oder *Niederbruchsform* bezeichnet. Sie kann als typische Miliartuberkulose mit vielen kleinen Knötchen in der Lunge, Niere und Leber verlaufen; oft äußert sie sich jedoch in rasch ausbreitender Verkäsung (Pneumonia caseosa, Mastitis caseosa), wobei ähnliche Veränderungen auch in den regionalen Lymphknoten auftreten, und führt bald zum Tode.

Zerlegungsbefund: Bei tuberkulösen Rindern erweisen sich am häufigsten die *Brustorgane*, namentlich die Lungen und die bronchomediastinalen Lymphknoten, als betroffen. Der *Primärkomplex* stellt hier einen bis zu walnußgroßen, aus mehreren, oft verkästen oder verkalkten Tuberkeln zusammengesetzten Knoten dar, der sich am hierdurch vorgewölbten Rande eines Hauptlappens oder in einem gut beatmeten Teil der Lunge befindet. Die durch Frühgeneralisation entstandenen Veränderungen bestehen in zahlreichen hirsekorngroßen typischen Tuberkeln, oder in einer geringeren Anzahl erbsen- bis haselnußgroßer Knoten, die vielfach schon verkalkt, in fortgeschrittenen Fällen auch durch Bindegewebe abgegrenzt sein können. Die regionären Lymphknoten sind in solchen Fällen stets in entsprechender Weise miterkrankt. Außer der Lunge können bei der akuten Miliartuberkulose auch andere Organe betroffen sein, oder die Läsionen sind über den ganzen Körper verteilt; die Milz ist hierbei nicht geschwollen.

Bei *chronischer Organtuberkulose der Lungen* finden sich im normalen Lungengewebe oder in bronchopneumonisch veränderten Läppchengruppen, teils nur stellenweise, teils über das ganze Organ verteilt, hirsekorn- bis erbsengroße, graue oder verkäste Knötchen oder auch Konglomerate von solchen (azinöse Herde, miliare disseminierte Bronchopneumonie). Durch Verschmelzung derartiger Knötchen entstehen bis zu faustgroße derbe lobuläre Herde, welche gegenüber dem lufthaltigen Gewebe scharf abgegrenzt erscheinen. Später sind diese Knoten verkäst; in weit vorgeschrittenen Fällen kann es zur Kavernenbildung kommen. Wenn dabei in den regionären Lymphknoten tuberkulöse Herde gefunden werden, so stammen sie gewöhnlich noch aus der Erstinfektionsperiode und geben sich durch das Alter der Veränderungen als solche zu erkennen.

Wenn es im Anschluß an die chronische Lungentuberkulose zur Spätgeneralisation gekommen ist, liegt bei der Sektion entweder eine käsige Pneumonie, oder die galoppierende azinöse Form vor. Die verkästen Herde sind dann verschieden groß und ihre mit Blutpunkten durchsetzte Schnittfläche erscheint trüb-gelb. In der Umgebung der käsigen Veränderungen können außerdem einzelne oder gruppenweise gehäufte miliare Tuberkel vorhanden sein (Taf. 18 b). In den Lymphknoten liegen entsprechende exsudative Veränderungen vor.

In der *Nasenhöhle*, ihren *Nebenhöhlen* und im *Atmungsrachen* sowie im *Kehlkopf* und in der *Luftröhre* kommen gelegentlich tuberkulöse Knötchen und Geschwüre vor. Mitunter bilden sich in der Nase, im Kehlkopf oder in der Luftröhre auch größere pilzförmige Granulome, die in das Lumen dieser Teile des Atmungsapparates vorragen. Die zugehörigen Lymphknoten sind dann in der Regel miterkrankt.

Die Tuberkulose der *serösen Häute* äußert sich teils in graurötlichen zottigen Wucherungen mit eingestreuten gelblichen Knötchen, teils in festen kugeligen Gebilden (Perlsucht). Mitunter kommt es zur Verwachsung mehrerer solcher Knoten, wodurch trauben- oder blumenkohlartige Gebilde entstehen. Wenn sich solche Gewächse am Herzbeutel befinden, ist das Herz oft von einer mehrere Zentimeter dicken derb-fibrösen Schicht umgeben („Panzerherz'), welche käsige Herde enthält.

Im *Verdauungsapparat* kann sich der Primärkomplex bei *Kälbern* im *Dünn-* oder *Dickdarm* in Form linsen- bis erbsengroßer Knötchen oder eines runden Geschwüres mit gleichzeitiger Erkrankung der regionären Lymphknoten äußern. Häufiger beschränkt sich der Primäraffekt aber nach einer vom Dünndarm aus erfolgten Infektion auf die Erkrankung der Gekröslymphknoten, ohne daß die Darmschleimhaut dabei makroskopisch beteiligt ist. In anderen Fällen sind die *Mandeln* oder die *inneren Rachenlymphknoten* erkrankt.

Bei *erwachsenen Rindern* finden sich nur selten einmal käsige Herde in der *Zunge* oder Geschwüre am Zungenrücken. Ziemlich ungewöhnlich ist die Tuberkulose des Schlundes, der Vormägen und des Labmagens (bis markstückgroße Geschwüre mit erhabenem Rand und umgebenden Knötchen). *Darmtuberkulose* zeigt sich in runden Geschwüren mit wallartigem Rand und in Knötchen, die bis zur Muskelschicht reichen. Dabei sind die Gekröslymphknoten stets miterkrankt.

Lebertuberkulose äußert sich in kleinen Tuberkeln und käsigen Herden oder auch in bis zu faustgroßen, von Bindegewebe umgebenen Abszessen mit mörtelartigem oder käsigeitrigem Inhalt. Gleichzeitig sind auch die periportalen Lymphknoten betroffen; nach intrauteriner Ansteckung können diese jedoch für sich allein erkrankt sein (Taf. 18 d).

Wenn die *Milz* beteiligt ist, so enthält sie zahlreiche kleine Tuberkel oder einige größere verkäste Herde.

Bei älteren Tieren sind die *Nieren* nicht selten tuberkulös erkrankt. Dabei kann die Rindensubstanz zentral verkäsende oder verkalkende Herde zeigen (Frühgeneralisation), oder größere, oft ganze Läppchen umfassende trockenkäsige Bezirke aufweisen, die mit Blutpunkten durchsetzt erscheinen (Spätgeneralisation, Nephritis caseosa).

Tuberkulöse *Harnleiter* können stark verdickt und ihre Schleimhaut zu einer käsigen Masse umgewandelt sein. Blase und Harnröhre sind nur äußerst selten tuberkulös verändert.

Bei männlichen Tieren können die *Nebenhoden* und *Hoden* erkranken, die dann knotig verkäste Herde enthalten. Ausnahmsweise sind auch die Penisschleimhaut, die Samenstränge oder die Samenblasen betroffen.

Tuberkulose der *Gebärmutter* kommt ohne und mit Erkrankung ihres Bauchfellüberzuges vor. Dabei kann eine Endometritis tuberculosa miliaris ohne wesentliche Vergrößerung des Organs, oder eine Endometritis tuberculosa vorliegen, bei welcher die Wand des Uterus knotig verdickt oder die Schleimhaut flächenhaft in eine gelbliche, an ihrer Oberfläche verkäste Schicht umgewandelt ist. Die tragende Gebärmutter kann ebenfalls tuberkulös verändert sein. Dabei finden sich zwischen den Eihäuten und der Schleimhaut schmierige Massen sowie in den Plazentomen kleine Knötchen oder nekrotisch-käsige Herde, was häufig zum Abort führt. Die Eileiter sind hierbei meist mitbeteiligt. Schließlich können auch Scheide und Schamlippen an Tuberkulose erkranken.

Bei der meist hämatogen enstehenden Tuberkulose der *Milchdrüse* lassen sich 3 Formen unterscheiden. Von diesen geht die im Rahmen der Frühgeneralisation auftretende *miliare Tuberkulose* mit der Entwicklung bis zu erbsengroßer, speckiger, später verkäster oder verkalkter Tuberkel einher; entsprechende Herde finden sich dabei auch in den regionalen Lymphknoten. Häufiger kommt jedoch die auf Reinfektion innerhalb des allergisch umgestimmten Körpers beruhende *chronische lobulär-infiltrierende Eutertuberkulose* vor, die sich in grauroten, intralobulären Herden mit speckig durchscheinendem Aussehen, später aber in bis zu faustgroßen, derben grobkörnigen Knoten äußert, welche sich gelegentlich auf ein ganzes Euterviertel erstrecken. Die Euterlymphknoten sind hierbei entweder unverändert, oder nur markig geschwollen. Die *käsige Eutertuberkulose* (Mastitis tuberculosa caseosa) entsteht bei Zusammenbruch der Widerstandskraft des Organismus aus der lobulär-infiltrierenden Form. Sie ist durch eine herdför-

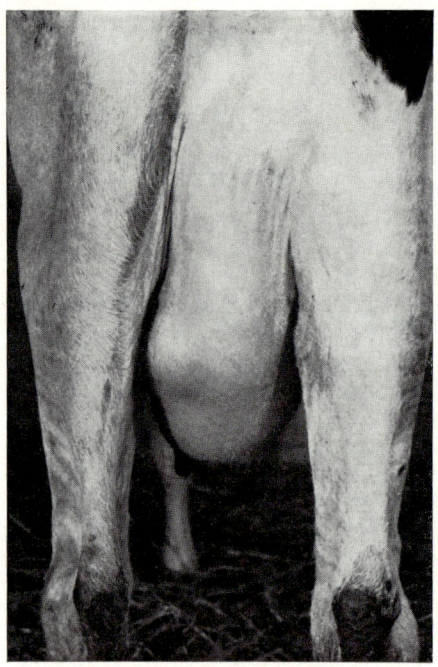

Abb. 478. Isolierte Organtuberkulose des Euters (Klinik für Geburtshilfe und Gynäkologie des Rindes, Hannover)

mige Verkäsung größerer Drüsenabschnitte gekennzeichnet. Die Lymphknoten sind dann stets stark vergrößert und ebenfalls verkäst (Taf. 18 e).

Im *Zentralnervensystem* kommen tuberkulöse Veränderungen im Rahmen der Frühgeneralisation vor. Dabei handelt es sich meist um Erkrankungen der weichen Hirnhäute an der Gehirnbasis. In solchen Fällen lassen sich gleichzeitig in den Rachen- und Kehlgangslymphknoten tuberkulöse Veränderungen nachweisen. Im Groß- oder Kleinhirn selbst finden sich dagegen nur selten einzelne größere oder mehrere kleine Herde. Ähnliche Veränderungen des Rückenmarks oder seiner Häute sind ungewöhnlich und vorkommendenfalls vor allem in der Nähe tuberkulöser Wirbel festzustellen.

Endlich kommen tuberkulöse Veränderungen auch im *Knochen* vor, so in der Spongiosa der Rippen und Wirbel, oder als Verkäsung des Knochenmarks, ferner an den *Gelenken*, in der *Muskulatur* und den *Körperlymphknoten* sowie in der *Haut*, in *Sehnenscheiden* und am *Auge*.

Erscheinungen und Verlauf: Die klinischen Symptome der Tuberkulose sind beim Rind entsprechend der Mannigfaltigkeit der geschilderten organischen Veränderungen und der verschiedenen Möglichkeiten des Krankheitsablaufs sehr vielgestaltig, anfangs häufig jedoch recht unbestimmt. Der Primäraffekt in Lungen und Darm verursacht im allgemeinen überhaupt keine krankhaften Erscheinungen. Solche treten in der Regel erst dann auf, wenn es zur Frühgeneralisation, zu ausgeprägter chronischer Organtuberkulose oder zur Spätgeneralisation (Niederbruch) gekommen ist. Bis dahin sind seit der Ansteckung oft schon Monate oder gar Jahre vergangen. Bei chronischer Organtuberkulose pflegt der nur langsam fortschreitende örtliche Prozeß das Allgemeinbefinden und den Nährzustand erst verhältnismäßig spät zu beeinträchtigen. Im Falle einer Früh- oder Spätgeneralisation (Miliartuberkulose) treten dagegen häufig Erscheinungen einer heftigen fieberhaften Allgemeininfektion mit schneller Abmagerung und Kräfteverfall auf, wobei der Patient unter Umständen bereits nach wenigen Wochen stirbt. Die fortgeschrittene tuberkulöse Erkrankung geht bei allen Formen des Leidens mit wechselnder Freßlust, allgemeiner Mattigkeit und Anämie (blasse Schleimhäute) einher.

Klinisches Bild und Verlauf der Rindertuberkulose werden aber nicht nur von den Phasen des Krankheitsgeschehens bestimmt, sondern in wesentlichem Maße auch von der jeweils vorliegenden Beteiligung einzelner oder mehrerer Organe beeinflußt. So können von Fall zu Fall folgende Symptome beobachtet werden:

Die *Lungentuberkulose* kündigt sich (mit Ausnahme des Primäraffekts) meist durch kurzen trockenen Husten an, der später häufiger, schmerzhaft-matt und feucht wird. In fortgeschrittenen Fällen ist die Atmung dann beschleunigt und erschwert, mitunter auch von Stöhnen begleitet. Besonders deutlich tritt die Dyspnoe nach körperlicher Anstrengung sowie in schwüler Umgebung hervor und nimmt gegen Ende der Krankheit erheblich zu. Die Auskultation der Lungen ergibt teils verschärftes, teils abgeschwächtes vesikuläres Atmen; stellenweise kann dieses völlig fehlen, so daß hier nur bronchiales Atmen zu hören ist. Bei fortgeschrittenen tuberkulösen Veränderungen sind über den betroffenen Bezirken trockene oder auch feuchte Rasselgeräusche zu vernehmen. Nach Atmungshemmung pflegt stoß- oder anfallsweiser Husten aufzutreten, wobei die Nebengeräusche deutlicher werden. Etwa zu auskultierendes ‚Krugatmen' läßt auf das Vorliegen größerer Kavernen schließen; dann deutet mitunter auch der üble Atemgeruch die Zersetzung von abgestorbenem Lungengewebe an. Die Schallperkussion des Thorax ist bei Lungentuberkulose nur selten ergiebig. Kleinere Krankheitsherde verändern den Lungenschall meist überhaupt nicht; er wird nur durch oberflächlich liegende größere Knotenbildungen (umschriebene Dämpfung) oder Lungenhohlräume beeinflußt (tympanischer Schall oder metallischer Beiklang).

Die Tuberkulose des *Brustfells* verursacht ebenso wie diejenige des *Herzbeutels* in ausgeprägten Fällen Reibegeräusche. Bei der Pericarditis tuberculosa pflegen sie nicht unbedingt synchron mit den Herztönen aufzutreten. Der Ernährungszustand ist keineswegs immer nachteilig beeinflußt, sondern mitunter sogar auffallend gut („fette Franzosen").

Die tuberkulöse Vergrößerung der *Mediastinallymphknoten* kann durch Druck auf den Schlund oder auf den N. vagus rezidivierende Tympanie verursachen, während starker Befall der Lymphknoten am Brusteingang mitunter zur Stauung des Blutabflusses in den Jugularvenen führt.

Bei Erkrankung der *Nasenschleimhaut* sind neben schleimig-eitrigem Nasenausfluß auf dieser bis zu erbsengroße Knötchen oder Geschwüre nachweisbar; gleichzeitig sind die Kehlgangslymphknoten vergrößert, die sich dann manchmal knotighöckrig anfühlen.

Bei Jungtieren im Alter von 1 bis 3 Jahren tritt nicht selten eine partielle Stenose des Rachenraumes (schnarchende Geräusche) infolge tuberkulöser Vergrößerung eines oder beider innerer *Rachenlymphknoten* auf.

Atemstörungen können auch durch im *Kehlkopf* oder in der *Luftröhre* gelegene tuberkulöse Prozesse bedingt sein, wobei dann mehr röchelnde oder pfeifende Geräusche zu vernehmen sind. Je nach Sitz und Ausmaß der Veränderungen kann sich eine solche Dyspnoe sogar bis zu Erstickungsanfällen steigern. Außerdem tritt dabei regelmäßig kräftiger, schmerzhafter, mitunter auch krampfartiger Husten auf. Im Kehlkopfinnern gelegene tuberkulöse Granulome bedingen zum Teil eine Vergrößerung und/oder Asymmetrie des Larynx. Außerdem ist mit der auf diesen aufgelegten Hand bei jeder Einatmung ein deutliches Schlottern zu fühlen. Seltener ist dabei auch die Stimme des Tieres beeinträchtigt; manchmal fehlt sie sogar vollständig (Aphonie).

Die im Bereich des *Verdauungsapparates* lokalisierten tuberkulösen Prozesse gehen nicht immer mit deutlichen klinischen Erscheinungen einher:

Bei *Zungen-*, *Gaumen-* oder *Rachentuberkulose* finden sich auf der Schleimhaut ähnliche Veränderungen wie bei Nasentuberkulose.

Die Symptome der *Darmtuberkulose* sind sehr unbestimmt. Sie kann mit Kolikschmerzen, Kotverhaltung oder wechselndem Durchfall verbunden sein; meist fehlen aber auffällige Verdauungsstörungen. Bei der rektalen Untersuchung lassen sich dann in der rechten Hälfte der Bauchhöhle gelegentlich bis zu kartoffelgroße derb-höckrige Umfangsvermehrungen ermitteln, die den tuberkulös veränderten Gekröslymphknoten entsprechen.

Die Tuberkulose von *Leber* oder *Milz* ruft ebenfalls meist keine speziellen Erscheinungen hervor.

Der Befall des *Bauchfells* läßt sich bei der rektalen Untersuchung einigermaßen sicher diagnostizieren, wenn er mit typischer Knötchenbildung (Perlsucht) einhergeht.

Etwaige tuberkulöse Veränderungen an den *Kreuzbein-*, *Lenden-* und *medialen Darmbeinlymphknoten* sind ebenfalls vom Mastdarm aus abzutasten.

Auf *Gebärmuttertuberkulose* können Fortpflanzungsstörungen, wie Verkalben, Umrindern oder Ausbleiben der Brunst, hinweisen. Schleimig-eitriger, mit weißen oder gelben Flocken, gelegentlich auch mit Blutstriemen durchsetzter Scheidenausfluß begründet diesen Verdacht näher. In vorgeschrittenen Fällen lassen sich vom Rektum her die knotig verdickten und verhärteten Gebärmutterhörner sowie die oft miterkrankten perlschnurähnlich knotig derb erscheinenden *Eileiter* fühlen. Die *Eierstöcke* sind dagegen nur sehr selten beteiligt.

Bei Tuberkulose der *Scham* bilden sich, meist am Übergang von der Haut zur Schleimhaut, tiefgelegene erbsen- bis walnußgroße Knötchen, die miteinander verschmelzen können. Wenn sie erweichen, entleert sich ihr Eiter durch kleine Fistelöffnungen nach außen. Die Erkrankung der *Scheide* äußert sich in einer Verdickung der GÄRTNER'schen Gänge sowie in bis zu erbsengroßen Knötchen und wallartig umrandeten Geschwüren der Schleimhaut.

Die tuberkulösen Veränderungen am *Nebenhoden* und *Hoden* stellen sich als knotige, schmerzlose Umfangsvermehrungen dar; diese können ebenfalls eitrig nach außen durchbrechen.

Nierentuberkulose bewirkt trüben proteinhaltigen und ammoniakalisch riechenden Harn. Rektal lassen sich dabei mitunter schmerzlose knotige Verhärtungen einzelner Renkuli fühlen. Wenn die *Harnleiter* ergriffen sind, weisen sie bei der rektalen Palpation eine ‚salzbrezel'-ähnliche Oberflächenbeschaffenheit sowie Verhärtungen auf.

Tuberkulose des *Gehirns* kann je nach der Lokalisation der Prozesse allgemeine zentralnervöse Erscheinungen oder Herdsymptome hervorrufen, etwa Schreckhaftigkeit, unsicherer bis schwankender Gang, Manegebewegungen, epileptiforme Krampfanfälle, Abstumpfung, dummkollerähnliches Benehmen, partielle oder vollständige Lähmung einzelner Gehirnnerven (Schielen, Verlust der Sehkraft eines oder beider Augen, langsames unterbrochenes Kauen, Schlingstörungen, Schiefhalten des Kopfes, arrhythmischer oder langsamer Puls, Bewußtlosigkeit, schließlich auch hilfloses Festliegen).

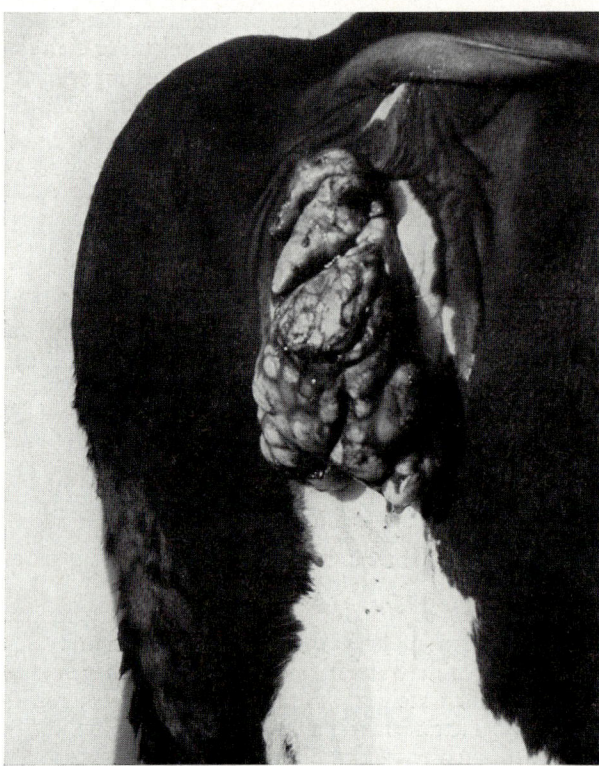

Abb. 479. Vulvatuberkulose

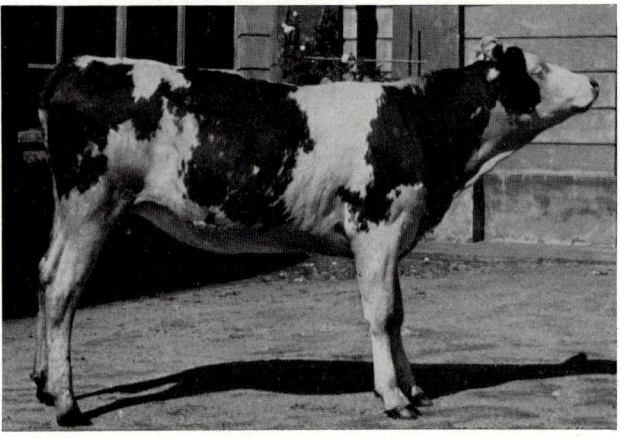

Abb. 480. Färse mit tuberkulöser Basilarmengitis: mäßig opisthotonische Kopfhaltung, Inkoordination und Ataxie der Vordergliedmaßen (MONTI & GUARDA, 1967)

Die *Meningitis tuberculosa* braucht nicht immer mit klinischen Symptomen verbunden zu sein. Soweit sie sich äußerlich zu erkennen gibt, sind dabei ähnliche Erscheinungen wie bei der Hirntuberkulose zu beobachten: Schreckhaftigkeit (die sich zu Unruhe und tobsuchtartigen Anfällen steigern kann), unsicher tappender Gang, Muskel-

TAFEL 18

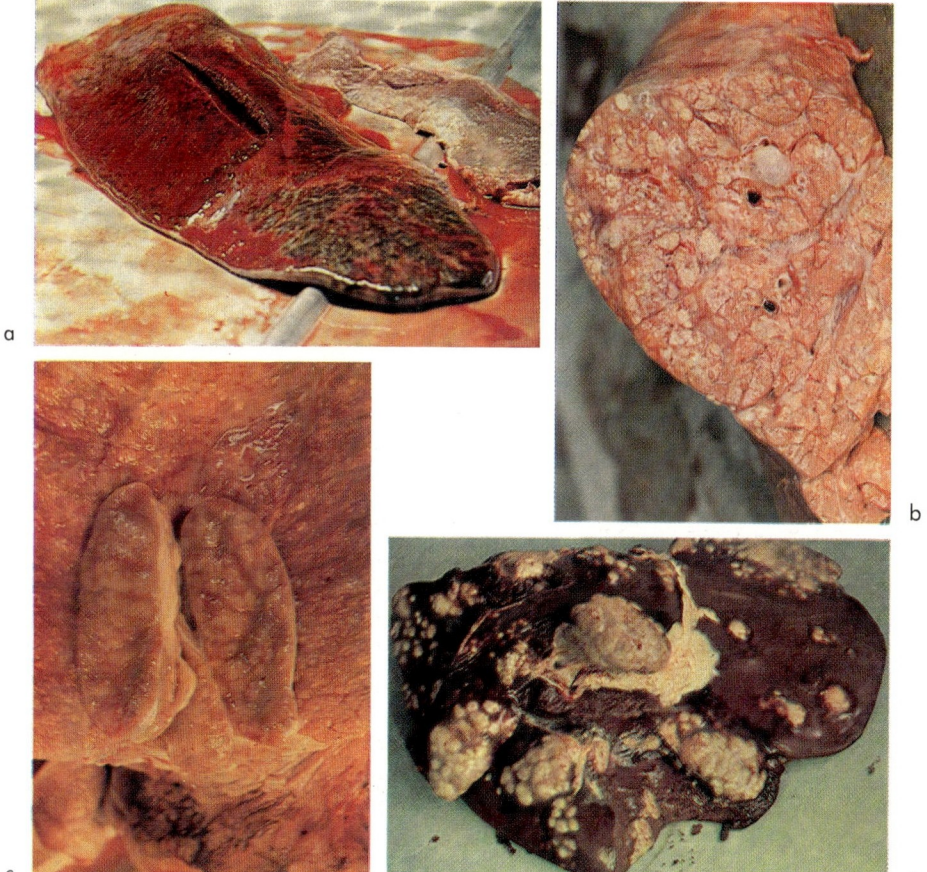

a. Milzbrand (Anthrax): im Vordergrund die Milz einer kranken Kuh, dahinter zum Vergleich die Milz eines gesunden Tieres (S. 852; *Schlacht- und Viehhof*, Hannover)
b. Verkäsende tuberkulöse Herde in der Lunge (S. 856; *Schlacht- und Viehhof*, Hannover)
c. Tuberkulose des Euters und der supramammären Lymphknoten (S. 856; *Schlacht- und Viehhof*, Hannover)
d. Hochgradige tuberkulöse Veränderungen der Leber und der portalen Lymphknoten (S. 856; *Schlacht- und Viehhof*, Hannover)

Die *einfache intrakutane Tuberkulinprobe* wird wie folgt vorgenommen und beurteilt:
Scheren der Haare an der wenig vor der Schulterblattgräte gelegenen Injektionsstelle (bei Weidetieren nur kleiner Scherenschnitt).
Hautdickenmessung mit Federkutimeter.
Intrakutane Injektion von 0,1 ml ‚synthetischem Tuberkulin' ($\sim$ 5000 IE) mit der Zylinderampullen-Spritze.
Ablesung und Beurteilung der Reaktion (entsprechend Übersicht 23) durch Hautdickenmessung mit Federkutimeter unter Berücksichtigung etwaiger klinischer Reaktionen nicht früher als 72 und nicht später als 96 Stunden nach der Injektion.

Übersicht 23.

Beurteilung der einfachen intrakutanen Tuberkulinreaktion beim Rind

Hautdickenzuwachs in mm	Schmerz, teigige Konsistenz, Exsudation oder umschriebene Nekrose an der Injektionsstelle, Mitentzündung der regionalen Lymphgefäße und Lymphknoten	Beurteilung der Reaktion
bis 2,0	keine derartigen Erscheinungen	negativ (—)
bis 2,0	klinische Erscheinungen genannter Art vorhanden	fraglich (?)
über 2,0	keine derartigen Erscheinungen	fraglich (?)
über 2,0	klinische Erscheinungen genannter Art vorhanden	positiv (+)

Nachuntersuchung fraglicher Reagenten frühestens 6 Wochen nach der vorhergehenden Tuberkulinisierung (auch mittels des Simultantests möglich).

Wie erwähnt, kann das Ergebnis der Tuberkulinprobe ausnahmsweise fehlerhaft sein. Sie ergibt zum Beispiel erst vom 9. bis 50. Tage nach der Erstinfektion an eine positive Reaktion (= präallergische Phase). Ältere Rinder, deren Tuberkulose abgeheilt ist, können zum Teil negativ oder fraglich reagieren (= anergische Phase). Falls solche Tiere im Rahmen der Bestandssanierung der negativen Abteilung zugeteilt werden, können sie später durch endogene Reinfektion erneut erkranken und Anlaß zu einer Neuinfektion der Herde bieten. Auch bei chronischer Organtuberkulose und bei der Niederbruchsform des Leidens kann die Tuberkulinprobe in einem allerdings nur sehr geringen Prozentsatz versagen, indem sie negativ oder lediglich fraglich ausfällt. Umgekehrt kann eine Reihe von Faktoren bei rindertuberkulose-freien Tieren parallergische Reaktionen bedingen, welche sich im allgemeinen aber durch ihre geringere Stärke von den echten Reaktionen (auf das Tuberkulin des infizierenden Mykobakterientyps) unterscheiden. Positive parallergische Reaktionen haben etwa in gleichem Maße an Häufigkeit zugenommen wie die tuberkulöse Verseuchung zurückgegangen ist. Sie beruhen meist auf einer Infektion mit M. avium (S. 858), welche die häufigste Störquelle der Tuberkuloseüberwachung beim Rind darstellt, ausnahmsweise aber auf einer Ansteckung mit M. tuberculosis; im letztgenannten Falle klingt die auf bovines Tuberkulin gerichtete parallergische Reaktionslage in der Regel nach wenigen Monaten wieder ab. Diese kann des weiteren durch Dermatitis nodosa (S. 705), Paratuberkulose (S. 756) oder durch die Auseinandersetzung des Tierkörpers mit apathogenen Mykobakterien ($\rightarrow$ ‚befundlose' Reagenten) verursacht sein. Ferner gibt es gelegentlich auch heteroallergische Reaktionen, die nicht auf einer Infektion mit Mykobakterien, sondern auf anderweitige Entzündungen, Parasitenbefall oder Aktinomykose zurückzuführen sind. Sie treten meist nur vorübergehend auf und weisen außerdem – abgesehen von der harten (nicht aber teigigen) Schwellung – nicht die kennzeichnenden Entzündungserscheinungen der echten Tuberkulinreaktionen auf. Schließlich ist bekannt, daß sich die parenterale Verabreichung von Seren, Hormonen oder Medikamenten abschwächend auf die Tuberkulinprobe auswirken kann, zum Beispiel Rotlaufserum, Nebennierenrindenhormone, Antihistamine, Atropin oder Ergotin.

Zur differentialdiagnostischen Abklärung unspezifischer oder parallergischer Reaktionen wird der *Simultantest* angewandt. Infektionen mit M. tuberculosis können mit seiner Hilfe jedoch nicht von solchen mit M. bovis unterschieden werden. Hierzu eignen sich auch monovalente Tuberkuline aus M. bovis einerseits und M. tuberculosis andererseits wegen der engen Verwandtschaft dieser beiden Erreger nicht. Wenn in einem tuberkulosefreien Rinderbestand aufgrund epidemiologischer Erhebungen der Verdacht einer Infektion mit M. tuberculosis besteht, kann die Klärung daher nur durch die Probeschlachtung positiv reagierender Tiere und durch die Differenzierung der Bakterien nach Züchtung auf Spezialnährböden oder im Tierversuch (Kaninchen, Meerschweinchen, Huhn) erfolgen. Dagegen sind Infektionen mit M. avium oder mit M. paratuberculosis durch die gleichzeitige Anwendung von Säuger- und aviärem Tuberkulin gut zu erfassen; gleiches gilt auch für die unspezifischen Einflüsse apathogener Mykobakterien.

Beim Simultantest werden die beiden vorgenannten Tuberkuline gleichzeitig und in gleicher Dosierung entweder auf einer Körperseite (eines weiter oben, das andere weiter unten) oder aber rechts und links an einander entsprechenden Stellen injiziert. Die Ablesung erfolgt wie bei der einfachen Tuberkulinprobe nach 3- bis 4mal 24 Stunden, wobei die Reaktion wie auf Übersicht 24 angegeben zu beurteilen ist.

Übersicht 24.
Beurteilung der simultanen intrakutanen Tuberkulinreaktion
(mit Rinder- und Geflügeltuberkulin) beim Rind

Hautdickenzunahme (in mm) an der Injektionsstelle des Säuger(=Rinder-)tuberkulins *minus* Hautdickenzunahme (in mm) an der Injektionsstelle des aviären (=Geflügel-)tuberkulins	Differenz in mm	Hinweis auf bovine Tuberkuloseinfektion
Pluswert	+ 3,0 und mehr	+
	+ 1,6 bis 2,9	?
	+ 0,6 bis 1,5	—
Minuswert	0,0	—
	— 0,1 und mehr	—
Mit dem Vorliegen von boviner Tuberkulose muß auch dann gerechnet werden, wenn die Differenz der im Simultantest ermittelten Hautdickenzunahmen nur einen positiven Wert unter 3,0 mm erreicht, gleichzeitig aber klinische Verdachtssymptome vorhanden sind.		

Beurteilung und Behandlung: Obgleich bei weniger weit entwickelter Erkrankung (Primärkomplex) mit einigen Tuberkulostatika auch am Rind klinische Heilung erzielt werden kann, kommt ein solches Vorgehen bei intensiver Tierhaltung im Hinblick auf die staatliche Seuchenbekämpfung nicht in Betracht. Fortgeschrittene Fälle sind ohnehin unheilbar.

Bekämpfung, Veterinärpolizei: Die bereits in mehreren Ländern (USA, Dänemark, Schweden, Norwegen, Finnland, Holland, Schweiz, Westdeutschland und anderen) vollzogene Tilgung der Rindertuberkulose hat gezeigt, daß die Abtrennung und Ausmerzung aller auf Tuberkulin positiv reagierenden Tiere und die tuberkulosefreie Aufzucht der zugeborenen Kälber bei gleichzeitiger staatlicher Förderung (Gewährung von Ausmerzbeihilfen, bessere Bezahlung der Milch aus anerkannt tuberkulosefreien Beständen) der geeignete Weg zur Bekämpfung dieses Leidens ist.

In den von Rindertuberkulose frei gewordenen Ländern muß versucht werden, Neuinfektionen durch strenge Kontrollmaßnahmen zu verhindern oder sie zumindest so früh wie möglich zu erkennen, ihre Ursache zu klären und die betroffenen Bestände umgehend wieder zu sanieren. In Westdeutschland wurde zu diesem Zweck durch die Verordnung zum Schutze gegen die Tuberkulose des Rindes vom 3. 8. 1965 für alle durch M. bovis verursachten Formen der Krankheit die Anzeigepflicht im Sinne des Viehseuchengesetzes eingeführt. Zur Sicherung der Tuberkulosefreiheit finden in allen als hiervon frei anerkannten Beständen regelmäßig Reihentuberkulinisierungs-Kontrollen statt (zur Zeit alle 2 oder 3 Jahre). Über das Ergebnis etwaiger außerhalb der Vorschriften der genannten Verordnung durchgeführten Tuberkulinproben ist dem zuständigen beamteten Tierarzt Mitteilung zu machen. Bei fraglichem Resultat der einfachen Tuberkulinprobe, kann der Simultantest angeordnet werden. Die gesamte Bundesrepublik wurde dabei praktisch zum Schutzgebiet erklärt, in welches Rinder zu Nutz- und Zuchtzwecken nur mit amtstierärztlicher Bescheinigung über die Tuberkulosefreiheit des Herkunftsbestandes eingeführt oder von einem Ort zum andern verkauft werden dürfen. Beim Vorliegen von Lungen-, Darm-, Euter- oder Gebärmuttertuberkulose wird die Tötung angeordnet; der Nachweis einer solchen Erkrankung muß durch klinische Untersuchung und Erregernachweis geführt werden. Die Tötung kann auch bei eindeutig positiver Tuberkulinreaktion (also beim Fehlen klinischer Erscheinungen und ohne Erregernachweis) angeordnet werden. Die Entschädigung durch die Landestierseuchenkasse beträgt in jedem Falle 80 % des Nutz- und Zuchtwertes der Tiere. Rinder aus nicht als tuberkulosefrei anerkannten Beständen dürfen nur zur Schlachtung abgegeben werden. Schutz- und Heilimpfungen gegen die Rindertuberkulose sind verboten. Für die amtliche Wiederanerkennung eines vorübergehend erneut infizierten Bestandes als tuberkulosefrei sind negative Ergebnisse von je 2 Tuberkulinproben bei allen über 6 Wochen alten Rindern im Abstand von 6 Monaten erforderlich, wobei die erste frühestens 6 Monate nach Entfernung aller seuchenkranken und -verdächtigen Rinder durchzuführen ist. Für die vorgeschriebenen Desinfektionsmaßnahmen sind nur Mittel zugelassen, die 3 % wirksames Formaldehyd enthalten.

Fleischbeschau: Nach § 34, 4 der Ausführungsbestimmungen A zum Fleischbeschaugesetz (AB.A.) sind alle mit tuberkulösen Veränderungen behafteten Teile des Tierkörpers als genußuntauglich zu beurteilen. Dabei sind Fleischteile und Organe auch dann als tuberkulös anzusehen, wenn nur die zugehörigen regionären Lymphknoten befallen sind. Bei Tuberkulose der Gekröslymphknoten werden somit der gesamte Darm einschließlich des Gekrösfettes, bei Tuberkulose der Lungen oder eines Lungenlymphknotens auch Luftröhre und Kehlkopf konfisziert. Bei Knochentuberkulose müssen sämtliche Knochen aus dem Fleisch herausgelöst und unschädlich beseitigt werden. Der übrige Tierkörper gilt in den vorstehenden Fällen nach § 36 II, 1 AB.A als ,bedingt tauglich'. Im Falle hochgradiger Abmagerung ist jedoch der gesamte Tierkörper nach § 32, 17 AB.A als für menschlichen Genuß untauglich zu beurteilen.

Gerichtliches: Bovine Tuberkulose wird nach den Bestimmungen der staatlichen Unfallversicherung beim *Menschen* als entschädigungspflichtige Berufskrankheit anerkannt, wenn sie in Ausübung des Berufes vom Tier her übertragen wurde. Falls Tierhalter, Tierpfleger, Melker, Tierärzte oder technische Assistentinnen in tierärztlichen Untersuchungsämtern Entschädigungsansprüche wegen Erkrankung an boviner Tuberkulose geltend machen wollen, ist jedoch der Nachweis von M. bovis eine wesentliche Voraussetzung.

Nach der kaiserlichen Verordnung vom 27. 3. 1899 über die Hauptmängel und Gewährsfristen im Viehhandel gilt die Tuberkulose bei Nutz- und Zuchtrindern als Hauptmangel mit einer Gewährsfrist von 14 Tagen, sofern infolge dieser Erkrankung eine allgemeine Beeinträchtigung des Nährzustandes des Tieres herbeigeführt ist. Für Schlachtrinder stellt die Tuberkulose einen Hauptmangel mit einer Gewährsfrist von 14 Tagen dar, wenn infolge dieser Erkrankung mehr als die Hälfte des Schlachtgewichts nicht oder nur unter Einschränkung als Nahrungsmittel für Menschen geeignet ist.

Aufgrund der heute in der Bundesrepublik bestehenden und gegenüber den Verhältnissen des Jahres 1899 bezüglich des Vorkommens der Rindertuberkulose völlig veränderten Situation sollten die vorgenannten Bestimmungen so schnell wie möglich aufgehoben oder, falls dies aus formalen Gründen nicht realisierbar ist, wenigstens geändert werden.

Falls eine Neuregelung des Währschaftrechtes noch Hauptmängel vorsehen sollte, erschiene folgende Lösung sinnvoll: Bei *Nutz- und Zuchtrindern* gilt jede Form der Tuberkulose einschließlich der sogenannten Reaktionstuberkulose als Hauptmangel mit einer Gewährsfrist von 6 Wochen. Die Tuberkulose ist durch klinische Untersuchung (einschließlich Erregernachweis) oder durch pathologisch-anatomische Prüfung (Schlachtbefund) festzustellen, oder durch den positiven Ausfall von 2, frühestens im Abstand von 4 Wochen durchzuführende intrakutane Tuberkulinproben nachzuweisen, von denen die erste innerhalb von 10 Tagen nach der Übergabe des Tieres und die zweite vor Ablauf der Gewährfrist vorgenommen sein muß.

Da bei der Schlachtung von Rindern hierzulande heute nur noch äußerst selten Tuberkulose festzustellen ist, sollten am besten die Schlachtviehversicherungen die Schadensregulierung für etwaige hieraus resultierende Maßregelungen des Fleisches übernehmen. Im Falle der Beibehaltung von Hauptmängeln könnte für *Schlachtrinder* jede Form der Tuberkulose als Hauptmangel mit einer Gewährsfrist von 10 Tagen gelten, die fleischbeschaulich zu einer Einschränkung der Genußtauglichkeit des Fleisches Anlaß gibt. Das würde bei den derzeit gültigen Fleischbeschauvorschriften bedeuten, daß die Voraussetzungen dieses Hauptmangels beim Vorliegen pathologisch-anatomischer tuberkulöser Veränderungen in jedem Falle erfüllt sind (siehe *Fleischbeschau*). Das positive Ergebnis der intrakutanen Tuberkulinprobe würde hierzu für sich allein bei Schlachtrindern dagegen nicht ausreichen.

SCHRIFTTUM

ANONYM (1957): Bovine Tuberkulose beim Menschen als Berufskrankheit. Dtsch. Tierärztl. Wschr. 64, 412-413. — ANONYM (1960): Untersuchungen über die Kosten der Tuberkulose-Sanierung in der Rindviehhaltung. Ergebnisse von Sonderuntersuchungen für den ‚Grünen Bericht der Bundesregierung 1960'. Paul Parey, Berlin/Hamburg. — AMMANN, K. (1934): Beitrag zur Augentuberkulose des Rindes. Tierärztl. Rundschau 40, 529-532, 575-580. — ANDRES, J. (1958): Beobachtungen und Erwägungen zur Diagnose, Bekämpfung und Prophylaxe der Rindertuberkulose (tschechisch). Věstn. Ceskoslov. Akad. Zemědělsky Věd. 5, 79-80.

BANG, B. (1896): Die Verwendung des Tuberkulins in dem Kampfe gegen die Tuberkulose. Dtsch. Zschr. Thiermed. 22, 1-31. — BASTMEYER, W., & R. BEYER (1967): Ein Beitrag über das Vorkommen von Geflügeltuberkulose in den Rinderbeständen des Landkreises Trier. Dtsch. Tierärztl. Wschr. 74, 33-34. — BEINHAUER, W. (1958): Katzen als Überträger der Tuberkulose im Rinderstall. Dtsch. Tierärztl. Wschr. 65, 271-273. — BERENCSI, G., & J. SZABÓ (1966): Über die Gefährdung der Viehbestände durch vom Geflügel ausgeschiedene Mykobakterien. Zbl. Bakt., Parasit., Infekt.-krkh., Hyg. 199, 357 bis 360. — BISCHOFSBERGER, A., & A. NABHOLZ (1964): Tuberkulöses Wild als Ursache von Neuinfektionen in Rindviehbeständen. Schweiz. Arch. Tierheilk. 106, 759-777. — BÖHNING, F. (1956): Beziehungen zwischen Menschen- und Rindertuberkulose. Thieme, Stuttgart. — BÜRKI, F. (1927): Mitteilungen aus der Praxis. Schweiz. Arch. Tierheilk. 69, 83-99. — BURGISSER, H., & P. A. SCHNEIDER (1957): Fehlgeburt als Folge einer Infektion mit Tuberkulose (Geflügeltypus) bei einer Kuh. Schweiz. Arch. Tierheilk. 99, 257-260. — BUXTON, J. B. (1935): The experimental vaccination of calves against tuberculosis with BCG. Ber. 12. Int. Tierärztl. Kongr. 2, 68-87. — BUXTON, J. B., R. E. GLOVER, T. DALLING & T. J. BOSWORTH (1939): Duration of immunity induced in calves by BCG. 2. Resistance induced by multiple doses of the vaccine. J. Comparat. Pathol. Therap. 52, 273-300.

DOBBERSTEIN, J. (1956): Die Tuberkulose in der forensischen Veterinärmedizin. Schaper, Hannover.

FICHTNER, S. (1939): Untersuchungen über die Pathogenese tuberkulöser Veränderungen in der Darmschleimhaut des Rindes. Diss., Leipzig.

GOERTTLER, V., & E. WEBER (1954): Bovine Tuberkulose als Ursache humaner Tuberkulose. Enke, Stuttgart. — GÖTZE, R. (1951): Über die Sicherheit und Sorgfalt bei der Tuberkulinisierung der Rinder. Dtsch. Tierärztl. Wschr. 58, 33-36. — GÖTZE, R. (1951): Differentialdiagnostisches zur intrakutanen Tuberkulinprobe. Dtsch. Tierärztl. Wschr. 58, 113-116. — GÖTZE, R. (1952): Über die Grundlagen der Tuberkulosebekämpfung beim Rind und die Fehler bei ihrer Durchführung. M.-hefte Tierheilk. 4, 126-135.

JANUSCHKE, E. (1928): Die Tuberkulose des Rindes. Urban & Schwarzenberg, Berlin/Wien.

KLEEBERG, H. H. (1967): Die Chemotherapie als neues Mittel zur Tilgung der Rindertuberkulose. Vet.-Med. Nachr. 1967, 223-239. — KOCH, R. (1890): Weitere Mittheilungen über ein Heilmittel gegen Tuberculose. Dtsch. Med. Wschr. 16, 1029-1032. — KOCH, R. (1891): Fortsetzung der Mittheilungen über ein Heilmittel gegen Tuberculose. Dtsch. Med. Wschr. 17, 101-102. — KRÜGER, W. (1957): Tilgung der Rindertuberkulose. Fischer, Jena.

LAUTERBACH, D. (1955): Die Abgrenzung der Tuberkulinreaktionen gegen die aspezifischen Reaktionen. Rindertuberkulose 4, 13-23.

MERKT, G. (1951): Prüfung verschiedener Tuberkuline auf ihre diagnostische Sicherheit. Dtsch. Tierärztl. Wschr. 58, 36-39. — MEYN, A. (1955): Über die Bedeutung und Bekämpfung der Rindertuberkulose in den letzten 30 Jahren. Rindertuberkulose 4, 113-121. — MOUSSU, G., & CH. MANTOUX (1908): Sur l'intra-dermoréaction à la tuberculine chez les animaux. Rev. Vét. 33 (65), 767-768.

NABHOLZ, A. (1969): Ursache von Reinfektionen nach Tilgung der Rindertuberkulose. Schweiz. Arch. Tierheilk. 111, 154-159. — NASSAL, J. (1960): Die Klärung positiver und zweifelhafter Tuberkulinreaktionen beim Rind mit dem Simultantest unter Anwendung eines vereinfachten Beurteilungsschlüssels. Rindertuberkulose Brucellose 9, 91-102. — NASSAL, J. (1961): Ursachen und Erkennung von Neuinfektionen in tuberkulosefreien Rinderbeständen. Tierärztl. Umschau 16, 407-414. — NASSAL, J.

(1961): Experimentelle Untersuchungen über die Isolierung, Differenzierung und Variabilität der Tuberkulosebakterien. Zbl. Vet. Med. Beiheft 2. — NASSAL, J. (1965): Das Mycobacterium avium als Krankheitserreger. Beiträge zur Klinik und Erforschung der Tuberkulose und der Lungenkrankheiten *132*, 46-54.

PALLASKE, G. (1961): Pathologische Anatomie und Pathogenese der spontanen Tuberkulose der Tiere. Fischer, Stuttgart. — PIPPERT, K., J. QUANDER & A. MEYN (1953): Bekämpfung der Rinder-Tb und der Abortus-BANG-Infektion in Dänemark, den Niederlanden und der Schweiz. Kommentator, Frankfurt/M. — PIRQUET, C. P. VON (1907): Die Allergieprobe zur Diagnose der Tuberkulose. Beitr. Klin. Wiss. *20*, 11. — PIRQUET, C. P. VON (1907): Die kutane Tuberkulinprobe. Med. Klin. *3*, 1197 bis 1199.

RAMON, G. (1952): Probleme der Schutzimpfung und die Bekämpfung der Rindertuberkulose. Thieme, Stuttgart. — REUSS, U. (1955): Tuberkelbakterien im Kot tuberkulin-positiver Rinder und ihre weidehygienische Bedeutung. Rindertuberkulose *4*, 53-58. — ROSENBERGER, G. (1954): Umstrittenes Ergebnis der Tuberkulinprobe bei einem Handelsrind. Dtsch. Tierärztl. Wschr. *61*, 485-487. — RUSHFORD, B. H. (1966): Nonspecific reactors to the single caudal fold tuberculin test in dairy cattle in Victoria. Austral. Vet. J. *42*, 350-352.

SCHAAF, J. (1955): Über die Zuverlässigkeit der intrakutanen Tuberkulinprobe und den Einfluß innerer und äußerer Ursachen auf ihren Ablauf. Rindertuberkulose *4*, 33-52. — SCHAAF, J., R. GROEGER & W. BEERWERTH (1955): Die intrakutane Tuberkulinereaktion und ihre Beziehung zur pathologisch-anatomischen Verlaufsform der Rindertuberkulose. Rindertuberkulose *4*, 86-99. — SCHÄFER, H. (1952): Parallergische Tuberkulinreaktion sowie Desensibilisierung. Diss., München. — SCHAETZ, F. (1956): Die intrakutane Tuberkulinprobe und ihre Zuverlässigkeit. Rindertuberkulose *5*, 1-38. — SCHELLNER, H., & G. GAGGERMEIER (1955): Erfahrungen mit Schutzimpfungen nach GRÄUB in tbc-infizierten Rinderbeständen unter praxisnahen Verhältnissen. Rindertuberkulose *4*, 75-78. — SCHLIESSER, TH. (1964): Untersuchungen über die diagnostische Leistungsfähigkeit verdünnter Tuberkuline an künstlich mit Mykobakterien infizierten Kälbern. Zbl. Vet. Med. B *11*, 487-505. — SCHOOP, G. (1955): Zur Epidemiologie der Rindertuberkulose. Rindertuberkulose *4*, 8-12. — SCHULTZE, H.-W. (1954): Der Einfluß der Hochträchtigkeit, der Geburt und des Puerperiums auf die Tuberkulinreaktion. Diss., Hannover. — SCHULZ, G. (1937): Ist die positive Tuberkulinreaktion der Kälber bis zu drei Wochen diagnostisch wertvoll für die Erkennung einer kongenitalen Infektion durch das an Uterustuberkulose erkrankte Muttertier? Diss., Berlin. — SPRYSZAK, A., & C. ZÓRAWSKI (1963): Weitere Untersuchungen über nichtspezifische Tuberkulinreaktionen bei Rindern (polnisch). Med. Weter. *19*, 319-326. — STOLPE (1927): Zur Kenntnis der Darmtuberkulose beim Rind und ihrer weiteren Ausbreitung. Dtsch. Tierärztl. Wschr. *35*, 102-106.

TWERDOCHLEBOW, I. A. (1959): Die Tuberkulinproben bei trächtigen Kühen (russisch). Veterinarija *36*:9, 21-23. — TYNDEL, J. (1961): Some observations and discussion on the tuberculin test in Europe and U.S.A. New Zealand Vet. J. *9*, 63-69.

WALZER, W. (1953): Die Geschichte der Tuberkuline. Diss., Gießen. — WAVEREN, G. M. VAN (1955): Tuberculine et tuberculination. Le contrôle de la tuberculose bovine avec les tuberculines P. P. D. Schweiz. Zschr. allg. Pathol. Bakteriol. *18*, 257-269. — WEYL, A. (1950): Neue Wege zur Bekämpfung der Tuberkulose des Rindes (Nachtrag I, 1951; Nachtrag II, 1955). Schaper, Hannover.

ZELLER, H. (1938): Die Ergebnisse des Großversuches zur Feststellung der Verbreitung der Rinder-Tuberkulose und Brucellose. Dtsch. Tierärztebl. *4*, 301-304. — ZIEGLER, M. (1953): Die Eutertuberkulose des Rindes. Hirzel, Leipzig.

Nocardiose

Wesen und Vorkommen: Beim Rind betreffen die durch Nocardiainfektionen ausgelösten eitrigen Granulome vor allem Euter, Lungen oder Brustfell, gelegentlich aber auch (oder statt dessen) Herz, Magenwand, Leber, Gebärmutter oder Hoden. Mit Ausnahme der Nocardia-Mastitis, die ausnahmsweise ein Herdenproblem darstellen kann, tritt das Leiden in allen vorgenannten Lokalisationen nur sporadisch (Einzelfälle) und zudem sehr selten auf. Nocardiosen kommen auch bei anderen Haustieren (Hund, Huhn) sowie beim Menschen vor, der sich durch den Genuß unerhitzter nocardienhaltiger Milch infizieren kann. (Teilweise wird auch die auf Seite 714 geschilderte mykotische Lymphgefäß- und Lymphknotenentzündung den Nocardiosen zugerechnet; ihr Erreger, Streptothrix farcinica, besitzt jedoch bestimmte besondere Merkmale.)

Ursache: Das Leiden wird durch Nocardia-Arten ausgelöst, die ebenso wie die Erreger der Aktinomykose und -bazillose (S. 700) zu den Actinomycetaceae gehören. Diese zeichnen sich vor anderen Bakterien durch die Ausbildung fädiger Myzelien aus, welche in Stäbchen und kokkenartige Gebilde (sogenannte Sporen) zerfallen können. Im Gegensatz zu den Actinomyces-Vertretern wachsen Nocardien jedoch aerob; außerdem haben sie nur ein geringes Wärmebedürfnis und bilden im befallenen Organismus keine Drusen. Schließlich weist das Nocardia-Myzel echte Verzweigungen auf und ist auch zur Entwicklung von Lufthyphen oder -sporen befähigt. Die in der freien Natur weit verbreiteten Nocardien gelten als exogene Granulombildner (nach Inhalation oder Wundinfektion), während Actinomyces nur endogene Infektionen hervorruft.

Der Nachweis der Nocardien läßt sich im Ausstrichpräparat (Eiter, Lungensaft, Milchprobe) oder im veränderten Gewebe führen. Die unbeweglichen Keime sind grampositiv und säurefest; ihr Myzel ist leicht zu erkennen. Die Differenzierung der einzelnen Nocardia-Arten bedarf jedoch besonderer Züchtungsverfahren und biologischer Proben (Speziallabor). Beim Rind ist *Nocardia asteroides* der wichtigste Erreger; außerdem sind vereinzelt *N. pulmonalis* und *N. leishmanii* festgestellt worden.

Erscheinungen: Das klinische Bild ist je nach der Lokalisation der nocardienbedingten Granulome unterschiedlich:

Bei der *Lungen-Nocardiose,* die entweder auf der Einatmung erregerhaltigen Staubes beruht, oder auf metastatischem Wege (etwa von einer primären Euterinfektion aus) entsteht, treten Symptome einer chronischen katarrhalischen oder eitrigen Bronchopneumonie (siehe S. 161, 163) auf, die jeder Behandlung trotzt. Bei weniger schwer befallenen Rindern werden nocardiöse Lungenveränderungen unter Umständen erst anläßlich der Schlachtung festgestellt, da sie intra vitam keine krankhaften Erscheinungen auslösten. Die Tuberkulinprobe wird durch das Vorliegen von Nocardiose nicht beeinflußt.

Nocardiabedingte Granulome im *Herzen* oder in den zuvor genannten *anderen inneren Organen* können zwar entsprechende Funktionsstörungen (Herzbeschleunigung und kardiale Nebengeräusche, Indigestion und Abmagerung, Wandverdickung der Gebärmutter etc.) verursachen; wegen der großen Seltenheit der Nocardiose wird gegebenenfalls aber meist nicht an dieses Leiden gedacht, so daß die Diagnose oft erst bei der Zerlegung des Tieres gestellt wird.

Dagegen ist die Erkennung und ätiologische Klärung der nach dem Eindringen von keimhaltigen Verunreinigungen durch den Strichkanal oder infolge unsauberer intramammärer Arzneimittelapplikation auftretenden *Nocardiose des Euters* am lebenden Tier möglich, wenn die dabei stark schleimig und mit Klümpchen durchsetzte Milch bakteriologisch untersucht wird. Solche Patienten können eine akute hochfieberhafte Allgemeinreaktion mit Apathie und Inappetenz ähnlich wie bei einer E. Coli-Mastitis zeigen; meist verläuft die Euter-Nocardiose jedoch unter dem Bild einer subakuten, mit fibröser Knotenbildung einhergehenden Entzündung der Milchdrüse. In schweren und fortgeschrittenen Fällen können die eitrigen Prozesse dabei sogar nach außen durchbrechen. Derartige Mastitiden erweisen sich gegenüber einer Behandlung mit den üblichen sulfonamid- oder antibiotikahaltigen Präparaten als resistent.

Zerlegungsbefund: In der von Nocardiose betroffenen Lunge sind entweder einzelne granulomatöse Herde unterschiedlicher Größe, oder aber zahlreiche hirsekorn- bis erbsengroße Granulome mit käsigem Inhalt festzustellen, die sich makroskopisch kaum von aktinobazillären oder tuberkulösen Veränderungen unterscheiden. Für die Diagnose ist deshalb, auch bei Vorliegen von nocardienbedingten Läsionen am Herzen oder anderen Organen, stets die histologische Untersuchung und der kulturelle Nachweis der Erreger ausschlaggebend. Bei Euter-Nocardiose ist das Milchdrüsengewebe entweder rotbraun verfärbt, mäßig derb und ödematös durchtränkt, oder es besteht eine grobe diffuse, mit granulomatösen Prozessen wechselnder Größe durchsetzte Fibrose, in deren eitrig-käsigem Inhalt Nocardien zu finden sind.

Beurteilung: Wegen der geringen Heilungsaussichten ist die Prognose der Nocardiose in der Regel ungünstig; nach Sicherung der Diagnose ist deshalb, auch mit Rücksicht auf die Gefahr einer Übertragung auf den Menschen, die Verwertung des befallenen Tieres vorzuziehen.

Behandlung: Bei der anderen Mitteln trotzenden Nocardiose des Euters soll die 3 bis 5 Tage lang 2mal täglich zu wiederholende intramammäre Infusion von 500 mg Novobiozin in 25 bis 40 ml einer 0,2 %igen Nitrofurazonlösung (pro krankes Viertel) Erfolg versprechen (PIER und Mitarbeiter, 1958).

Vorbeuge: Zur Verhütung von Nocardien-Infektionen der Milchdrüse ist eine gute Melkhygiene und peinlichste Sauberkeit bei der Vornahme von Euterbehandlungen erforderlich.

SCHRIFTTUM

Awad, F. J. (1960): Nocardiosis of the bovine udder and testis. Vet. Record 72, 341-342. — Ditchfield, J., C. A. Butas & R. J. Julian (1959): Mastitis due to Nocardia braziliensis. Canad. J. Comparat. Med. Vet. Sci. 23, 93-96. — Munch-Petersen, E. (1954): Actinomyces (Nocardia) sp. from a bovine udder infection. Austral. Vet. J. 30, 297-300. — Baumann, R. (1958): Die Nocardiose (Streptotrichose). Wien. Tierärztl. Mschr. 45, 378-389. — Beerwerth, W. (1960): Generalisierte Aktinomykose (Nocardiose) beim Rind. Rindertuberkulose Brucellose 9, 1-9. — Hörter, R. (1968): Nocardia asteroides-Infektion bei einem Bullen. Dtsch. Tierärztl. Wschr. 75, 297-299. — Kielwein, G. (1959): Ein Fall von akuter Euternocardiose beim Rind. Dtsch. Tierärztl. Wschr. 66, 644-646. — Lindt, S., H. König & H. Fey (1961): Nocardiosen beim Rind. Schweiz. Arch. Tierheilk. 103, 468-478. — Nassal, J. (1967): Akute Nocardia-Mastitis beim Rind. Dtsch. Tierärztl. Wschr. 74, 434-437. — Pier, A. C., D. M. Gray & M. J. Fossatti (1958): Nocardia asteroides—a newly recognized pathogen of the mastitis complex. Amer. J. Vet. Res. 19, 319-331. — Pier, A. C., M. J. Mejia & E. H. Willers (1961): Nocardia asteroides as a mammary pathogen of cattle. 1. The disease in cattle and the comparative virulence of 5 isolates. Amer. J. Vet. Res. 22, 502-517. — Pier, A. C., E. H. Willers & M. J. Mejia (1961): Nocardia asteroides as a mammary pathogen of cattle. 2. The sources of nocardial infection and experimental reproduction of the disease. Amer. J. Vet. Res. 22, 698-703. — Wall, G. van der (1964): Lungen-Nocardiose beim Kalb. Dtsch. Tierärztl. Wschr. 71, 11-16. — Zureck, F. (1963): Nocardia asteroides als Ursache einer Euterentzündung beim Rind. Zbl. Bakt. I. Orig. 188, 377-383.

Nekrobazillose

Wesen: Unter dem Begriff ‚Nekrobazillose' werden verschiedene Krankheitsbilder zusammengefaßt, die alle durch das Nekrosebakterium, *Sphaerophorus necrophorus*, verursacht werden und durch mehr oder weniger tiefgreifende, lokalisierte oder disseminierte bis metastasierende eitrig-nekrotisierende Veränderungen an den primär und sekundär betroffenen Organen gekennzeichnet sind. Im Einzelfall wird dabei, je nach der Lokalisation der Affektion zwischen folgenden Syndromen unterschieden:

Kälberdiphtheroid (Befall der Maulhöhlen-, Zungen- oder Kehlkopfschleimhaut; S. 174, 178, 150), *Nekrobazillose der Klauen* (schmierig-eitrige Nekrosen im Zwischenklauenspalt, im Ballenbereich und/oder an der Krone; S. 580, 585), *Nekrobazillose der Leber* (einzelne bis zahlreiche nekrotische Herde im Leberparenchym, die mitunter auf die Vena cava caudalis übergreifen und hier eine zu Metastasen führende pyogene Thrombose auslösen können, S. 118); *Nekrobazillose der Lungen* (multiple, meist als Folge einer hämatogenen Aussaat aus der Leber entstandene braunrote bis graubraune Knoten im Lungengewebe, die mitunter bis zur Arrosion von Lungengefäßen und Hämoptoe fortschreiten, S. 163) sowie *puerperale Nekrobazillose* (Befall der Scheiden- und/oder Gebärmutterschleimhaut im Anschluß an unsaubere Geburtshilfeleistung oder geburtsbedingte Verletzungen). Auch bei der im Gefolge schwerer Pansenazidose eintretenden *Ruminitis necroticans* (S. 252) und in manchen Fällen von traumatischer Retikuloperitonitis (S. 217) siedeln sich Nekrosebakterien in den Läsionen der Vormagenschleimhaut an und können von hier aus lympho- oder hämatogen die Leber befallen; ähnliches gilt für die unter Mitbeteiligung dieser Keime ablaufende *Nabelentzündung* (S. 612) bei neugeborenen Kälbern. Zu den Nekrobazillosen des Rindes zählt schließlich auch die *nekrotisierende Anovulvitis* der Masttiere. Da die Mehrzahl dieser durch Sph. necrophorus bedingten Leiden andernorts besprochen wird, sollen hier nur die besonderen Eigenschaften des Erregers Erwähnung finden und einige Hinweise zur puerperalen Nekrobazillose und zur nekrotisierenden Anovulvitis gegeben werden.

Geschichtliches: Im Jahre 1884 entdeckte Löffler den Erreger des Kälberdiphtheroids und nannte ihn Bacillus diphtheriae vitulorum. 1890 stellte Bang die Identität dieses Keimes mit seinem Nekrosebazillus fest, der heute als *Sphaerophorus necrophorus* bezeichnet wird.

Vorkommen und Bedeutung: Die Nekrobazillose kommt in der einen oder anderen Form bei allen Haussäugern, insbesondere aber bei den Klauentieren vor. Unter den Boviden scheinen Kälber, im Puerperium befindliche Färsen und Kühe sowie auf engem Raum gehaltene Mastrinder, aber auch anderweitig geschwächte Tiere besonders empfänglich zu sein; sie bieten mitunter die Voraussetzung dafür, daß nekrobazilläre Infektionen der Klauen und/oder des Genitales nicht nur sporadisch und relativ leicht, sondern enzootisch gehäuft und bösartig auftreten. Je nach den hygienischen Bedingungen und den Umweltverhältnissen können sich derartige Massenerkrankungen im Stall (infektiöse Pododermatitiden, puerperale Nekrobazillose) oder auf der Weide (Nekrobazillose im Zwischenklauenspalt, Anovulvitis) ereignen und innerhalb betroffener Bestände erhebliche wirtschaftliche Verluste verursachen.

Ursache: Sph. necrophorus ist ein gramnegatives, 3 bis 4 μ langes, unbewegliches stäbchenförmiges anaerobes Bakterium, das zur Bildung von unterschiedlich färbbaren Fäden neigt. Bei rascher Passage durch mehrere Tiere kann sich seine Virulenz offenbar erheblich steigern (Häufung der im gleichen Stall erfolgenden Abkalbungen auf einen kurzen Zeitraum; Massenhaltung von Mastrindern auf engem Raum; ungeeignete oder unhygienische Stand- und Liegeplätze).

Krankheitsgeschehen: Das Nekrosebakterium ist im Erdreich und im Magendarmkanal gesunder Tiere weit verbreitet. Im allgemeinen kann es sich primär nur auf zuvor traumatisch oder anderweitig geschädigten Geweben (Quetschungen, Abschürfungen oder tiefgreifende fetzige Verletzungen der Haut oder der Schleimhäute, Klauenhorndefekte, entzündete Nabelschnur) dauerhaft ansiedeln; dieser Vorgang wird offensichtlich durch die gleichzeitige Anwesenheit von Eitererregern gefördert. Die Abheilung solcher nekrobazillär bedingter lokaler Veränderungen ist oft langwierig, da die körpereigenen Abwehr- und Demarkationsprozesse von der rasch in tiefere Weichgewebe vordringenden Nekrose leicht durchbrochen werden. Dabei kommt es in einem Teil der Fälle zu rasch aufschießenden umfangreichen kollateralen phlegmonösen Anschwellungen der Subkutis und/oder der Submukosa (Gliedmaßenende, Genitale); aus diesen können sich die Erreger dann mitunter sekundär lympho- oder hämatogen weiterverbreiten und metastatische Nekroseherde in inneren Organen (vor allem in Leber, Lungen und Nieren, gelegentlich aber auch in Milz, Herz, Euter oder im zentralen Nervensystem) verursachen, die dann je nach Schwere des Befalls entsprechende Ausfallserscheinungen (Leberinsuffizienz, Atemnot, Kreislaufversagen, Pyämie, Paresen, Paralysen) bedingen. Die gleichen Folgen treten wegen der stark bindegewebsarrodierenden Eigenschaften des Nekrosebakteriums manchmal auch nach dem Einbruch örtlich begrenzt bleibender Nekrosen in kleinere oder größere Blutgefäße ein; dieser Vorgang kann sich vom primären oder von sekundären Herden aus schubweise wiederholen und bei massiver Keimausschwemmung zu mehr oder weniger schwerwiegenden fieberhaften Allgemeinstörungen (unter Umständen sogar schockartiger Natur) führen. Von den nekrotisierenden Klauen-, Haut- oder Schleimhautveränderungen aus wird Sph. necrophorus zudem massenhaft in die Umwelt verstreut, was dann bei mangelhafter Stall- oder Weidehygiene Anlaß zur Erkrankung anderer, mit traumatischen Defekten behafteter Tiere geben kann.

Von *puerperaler Nekrobazillose* werden vor allem gut genährte mastige Tiere befallen, wobei sich als auslösende Ursache meist mangelhafte Sauberkeit bei der Geburtshilfe (Unterlassen der Händedesinfektion, Benutzung unreiner Instrumente oder dubiöser Geburtsstricke) und/oder mehr oder weniger schwerwiegende Traumen des weichen Geburtsweges (Quetschungen, Schleimhautrisse) nachweisen lassen.

Die *nekrotisierende Anovulvitis* tritt fast ausschließlich bei gemeinsam mit Schweinen weidenden Mastfärsen auf; sie ist offensichtlich darauf zurückzuführen, daß erstere die liegenden Rinder an After und Scham zu belecken oder zu beißen pflegen; anderweitige Verletzungen (Hornstöße, Stacheldrahtrisse) spielen demgegenüber nur eine untergeordnete Rolle in der Pathogenese dieses Leidens.

Erscheinungen: Die der Adspektion zugänglichen primären nekrotischen Veränderungen der Haut, der Schleimhäute oder der Klauen bestehen in unregelmäßig begrenzten, aber scharf umschriebenen fetzig-zerklüfteten geschwürigen Defekten mit tiefrotem Grund und festsitzenden schmierig-bröckeligen graugelben (aus nekrotischem Gewebe und Eiter bestehenden) Belägen und braunroten peripheren Krusten; den Läsionen ent-

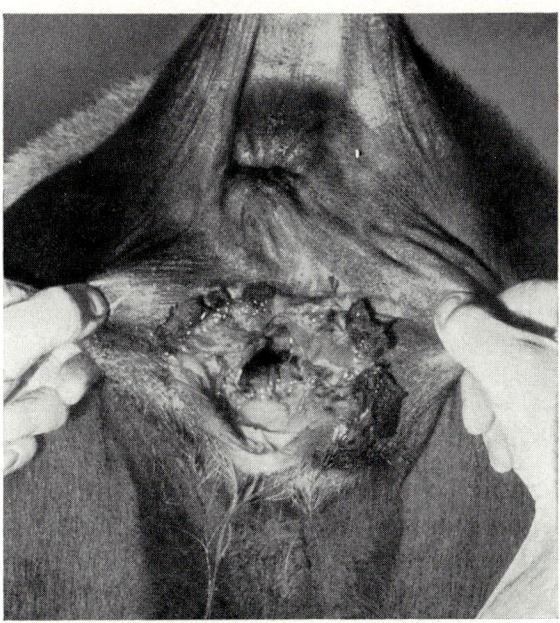

Abb. 482. Vulvaödem, eitrige Krusten und tiefe Nekrosen im Scheidenvorhof bei puerperaler Nekrobazillose (AEHNELT & MERKT, 1958)

strömt meist ein intensiver bis stechender übler Geruch. Solange sie auf den ursprünglichen Herd beschränkt bleiben, kommt es, außer zu Funktionsstörungen an den betroffenen Organen, meist nur zu leichter bis mäßiger Beeinträchtigung des Allgemeinbefindens der Patienten (wechselnde Freßlust und Apathie mit oder ohne Fieber). Tieferreichende, in Ausbreitung begriffene oder gar metastasierende Nekrobazillose (vor allem des weiblichen Genitales) führt dagegen zu umfangreichen phlegmonösen Anschwellungen der benachbarten Weichteile (Scham, Beckenbindegewebe; gelegentlich sogar Übergreifen auf die Schenkel) mit hohem Fieber, völliger Inappetenz, starker Benommenheit und raschem Rückgang des Nährzustandes, wobei außerdem von Fall zu Fall Abhalten des Schwanzes, Schmerzen oder Drängen beim Kot- und Harnabsatz sowie bräunlich-dünnflüssiger übelriechender, mit gelblich-nekrotischen Flocken durchsetzter Scheidenausfluß zu beobachten sind.

Beurteilung: Der Verlauf der Nekrobazillose ist vom Ausmaß und der Tiefe der initialen Verletzung, der Art der außer Sph. necrophorus noch beteiligten Keime, der Abwehrfähigkeit des Tierkörpers und vom Zeitpunkt des Beginns einer sachgemäßen Behandlung abhängig. Diese ist bei frischen, äußerlich gut zugänglichen Nekroseherden meist ziemlich aussichtsreich, in verschleppten oder durch metastatischen Befall innerer Organe komplizierten Fällen dagegen nur wenig erfolgversprechend. Letztere führen mitunter infolge Versagens von Kreislauf oder Atmung rasch zum Tode; sonst können sie in chronisches Siechtum übergehen. Deshalb sollten schwer allgemeingestörte Patienten besser rechtzeitig verwertet werden, wenn sich nach versuchsweiser örtlicher und allgemeiner Behandlung nicht binnen weniger Tage eine deutliche Besserung abzeichnet.

Erkennung und Unterscheidung: Die Diagnose der puerperalen Nekrobazillose und der nekrotisierenden Anovulvitis bietet aufgrund der kennzeichnenden örtlichen Befunde ebenso wie diejenige anderer, der Besichtigung zugänglicher nekrobazillärer Veränderungen (Maulhöhle, Kehlkopf, Klauen) meist keine besonderen Schwierigkeiten oder Anlaß zu Verwechslungen mit anderen Leiden; in Zweifelsfällen kann der Erregernachweis durch bakteriologische Untersuchung von Gewebs- oder Tupferproben geführt werden. Im Gegensatz hierzu sind die bei Nekrobazillose der Leber (S. 369), der Lungen (S. 163) oder anderer innerer Organe zu beobachtenden Symptome in der Regel zu wenig spezifisch, um sie sicher von denen ähnlich verlaufender Affektionen gleicher Lokalisation, aber anderer Ätiologie, abgrenzen zu können; sie werden deshalb oft erst bei der Sektion der betroffenen Tiere als solche erkannt.

Behandlung: Sph. necrophorus ist, vor allem in den inneren Organen, medikamentös nur schwierig zu beeinflussen. Die Therapie der Nekrobazillose stützt sich deshalb auf eine gründliche Reinigung der zugänglichen Defekte (Spülung mit milden Desinfizentien, nötigenfalls auch vorsichtige chirurgische Entfernung absterbender Teile), die lokale und parenterale Verabreichung von Sulfonamiden (Sulfathiazol, Sulfapyridin,

Sulfamethazin) und/oder Antibiotika (Tetrazykline, Penizillin-Streptomyzin) sowie rigorose hygienische und desinfektorische Maßnahmen (Abtrennen der gesunden von den kranken Tieren; regelmäßig zu wiederholende Reinigung und Entkeimung der Stallungen und Gerätschaften mit 10 %iger Chlorkalkmilch oder 2 %iger Natronlauge; sorgfältige Pflege und mehrmalige Desinfektion der Klauen aller Rinder des Bestandes). Die im Körperinneren befindlichen metastatischen Nekroseherde sprechen, im Gegensatz zu den im Verlauf der Zeit allmählich ausgranulierenden äußeren Läsionen, selbst auf massive Gaben von Antibiotika oder Sulfonamiden kaum an.

Vorbeuge: Da es keine gegen Sph. necrophorus wirksamen Impfverfahren gibt, ist in gefährdeten Beständen darauf zu achten, daß etwaige Verletzungen (Klauen, Genitale) stets unverzüglich sachgemäß versorgt und behandelt werden; an Nekrobazillose leidende Patienten sind sofort von den übrigen Tieren abzusondern und bis zur Ausheilung getrennt von diesen aufzustallen. Voraussetzung für die Vermeidung der puerperalen Nekrobazillose ist peinlichste Sauberkeit und keimfreies Arbeiten bei der Geburtshilfe sowie das Abkalben in einer besonderen, nach jeder Geburt gründlich zu desinfizierenden Boxe. Die nekrotisierende Anovulvitis läßt sich nur dadurch sicher verhüten, daß der gemeinsame Weidegang von Rindern und Schweinen unterbunden wird. Zur Prophylaxe der (meist von Vormagennekrosen ausgehenden) Lebernekrobazillose wird die laufende Zufütterung von 70 mg Chlortetrazyklin pro Tier und Tag empfohlen.

SCHRIFTTUM

AEHNELT, E., & H. MERKT (1958): Zur Bekämpfung der puerperalen Nekrobazillose beim Rind. Berl. Münch. Tierärztl. Wschr. *71*, 181-185. — AITKEN, W. A. (1956): Anovulvitis in heifers. J. Amer. Vet. Med. Ass. *129*, 73. — HARTWIGK, H., & P. TZIMAS (1966): Über das Vorkommen von Necrobacterium necrophorum Thjötta 1945 in tierischem Untersuchungsmaterial. Zbl. Vet.-Med. *B 13*, 601-610. — JENSEN, R., J. C. FLINT & L. A. GRINER (1954): Experimental hepatic necrobacillosis in beef cattle. Amer. J. Vet. Res. *15*, 5-14. — KRAGE, P., & M. STEFFENS (1927): Ein Fall von bösartiger Nekrobazillose der Rinder in einer ostpreußischen Hochzuchtherde. Dtsch. Tierärztl. Wschr. *35*, 33-37. — MADDY, K. T. (1955): Bovine hepatic abscesses due to Spherophorus necrophorus. North Amer. Vet. *36*, 911-915. — MARCU, L. T., & G. WEBER (1961): Zur Behandlung der Nekrobazillose des Rindes (rumänisch). Probl. Zootehn. Vet. *4*, 60. — MAXTED, J. (1958): Necrotic vulvitis in feedlot heifers. Iowa State Coll. Vet. *20*, 23-25. — PIERSON, R. E., & H. J. HILL (1956): Necrotic vulvitis in feedlot heifers. J. Amer. Vet. Med. Ass. *129*, 71-73. — RICHTER, J., & R. GÖTZE (1960): Tiergeburtshilfe. 2. Aufl. Paul Parey, Berlin und Hamburg, S. 691-695. — ROBINSON, T. J., D. E. JASPER & H. R. GUILBERT (1951): The isolation of Spherophorus necrophorus from the rumen together with some feed lot data on abscess and teleangiectasis. J. Animal Sci. *10*, 733-741. — RÖPKE, K. (1959): Ursachen, Verlauf und Bekämpfung der puerperalen Nekrobazillose und deren Folgekrankheiten in einem Rinderbestand. Diss., Hannover. — SCHOOP, G. (1939): Züchtung von Nekrosebakterien. Dtsch. Tierärztl. Wschr. *47*, 433-434. — STÖBER, M. (1966): Pyogene Thrombosen der Vena cava caudalis beim Rind. Schweiz. Arch. Tierheilk. *108*, 613-621.

Leptospirose (Leptospirosis bovum)

Wesen: Beim Rind geht die Leptospirose in typischen Fällen mit Ikterus, Hämoglobinurie und hohem Fieber einher; außerdem können dabei Aborte, Enteritiden, zentralnervöse Störungen, gelegentlich auch Blutungen, Ödeme oder Haut- und Schleimhautnekrosen auftreten; (andere Bezeichnungen: ansteckende Gelbsucht der Rinder, Icterohaemoglobinuria infectiosa bovum).

Geschichtliches: Im Jahre 1915 hatten UHLENHUTH und FROMME in Deutschland sowie INADO und IDO in Japan als Erreger der 1886 von WEIL beschriebenen ansteckenden Gelbsucht des Menschen (WEIL'sche Krankheit) Keime nachgewiesen, die sie als Spirochaeta icterogenes beziehungsweise Sp. icterohaemorrhagiae bezeichneten; später wurden diese Mikroben in die Gattung Leptospira eingereiht. Seitdem sind bei Mensch und Tier insgesamt 42 Leptospirenarten beschrieben worden. Sie stimmen morphologisch und kulturell alle miteinander überein und lassen sich nur durch serologische Verfahren unterscheiden. In den dreißiger Jahren erkannten russische Forscher die Leptospirose der

Rinder als selbständige Krankheit, deren Erreger 1937 ARRONOW und SEMSKOW entdeckten und *Leptospira icterohaemoglobinuriae* benannten. Inzwischen sind bei der Rinderleptospirose einige weitere Leptospirenarten als pathogene Keime gefunden worden, nämlich *L. pomona, L. grippotyphosa, L. sejroe, L. bovis palaestinensis, L. australis, L. mitis, L. autumnalis, L. hebdomadis, L. saxkoebing* und andere mehr.

Vorkommen und Bedeutung: Leptospirosen kommen bei allen Haustierarten und Menschen auf der ganzen Welt vor. Beim Rind wird das Leiden hauptsächlich in wärmeren Klimazonen beobachtet (Südrußland, Jugoslawien, Israel, USA, Australien, Algerien); es tritt während der warmen Jahreszeit aber auch in England, Frankreich, der Schweiz, Deutschland und anderen Ländern gelegentlich auf. Dabei können Rinder jeden Alters befallen werden; jüngere Tiere sind jedoch empfänglicher als ältere. Wirtschaftliche Verluste entstehen außer durch Tod oder Notschlachtung auch durch Verminderung der Milchleistung sowie durch Abmagerung bei chronisch verlaufender Erkrankung. Durch leptospirosekranke Rinder kann es zwar auch zu Infektionen beim Menschen kommen; dieser Ansteckungsweg ist für die Epidemiologie der menschlichen Leptospirose aber nur von untergeordneter Bedeutung.

Ursache: Leptospiren sind bis zu 40 µ lange, schlanke, spiralig gewundene bewegliche Erreger, die an ihren Enden haken- oder spazierstockähnlich abgekrümmt sind. Nur einige Arten dieser von Natur aus im Wasser lebenden Keime haben pathogene Eigenschaften angenommen und sich bestimmten Tierspezies mehr oder weniger angepaßt. Im Wasser sind die Leptospiren wochenlang lebensfähig; außerhalb desselben besitzen sie nur geringe Widerstandsfähigkeit und sind vor allem gegenüber stark saurem oder alkalischem Milieu empfindlich. Die Eintrocknung überleben sie ebenfalls nicht. Bei 50° C gehen sie in 10 Minuten, bei 60° C in weniger als 10 Sekunden zugrunde. Außerdem werden sie durch die üblichen Desinfektionsmittel in kurzer Zeit abgetötet.

Entstehung und Verbreitung: Für die Verschleppung der Leptospirose spielen kleine Nagetiere (Ratten, Mäuse, Hamster), aber auch Igel, Skunks, Opossum, Mungos und Schweine als Erregerreservoire eine wichtige Rolle. Diese Tiere erkranken dabei selbst nicht, beherbergen die Leptospiren aber lange Zeit, zum Teil sogar lebenslänglich und können sie mit dem Harn ausscheiden. Demgegenüber ist die Verbreitung der Leptospiren durch Haus- und landwirtschaftliche Nutztiere von untergeordneter Bedeutung, obwohl es auch durch die Ausscheidungen leptospirosekranker Rinder zur Ausbreitung der Krankheit innerhalb betroffener Herden kommt. Die Übertragung durch Zecken ist zwar ebenfalls möglich, in praxi aber relativ selten.

Rinder nehmen die Leptospiren vorwiegend auf der Weide, und zwar zusammen mit verunreinigtem Futter oder Wasser auf; feuchte Weiden sind deshalb einer raschen Ausbreitung der Infektion besonders förderlich. Als Eintrittspforten dienen vor allem die Schleimhäute (Verdauungskanal, Nase, Augen, Geschlechtsorgane) sowie Wunden und kleine Risse in der äußeren Haut; Klauenverletzungen sind hierfür von geringerer Bedeutung. Nach dem Eindringen in den Körper gelangen die Erreger ins Blut und zerstören die roten Blutkörperchen, wodurch Anämie, Hämoglobinurie und Ikterus verursacht werden. Über das Blut kommt es auch zur Absiedlung der Keime in verschiedenen Organen, zum Beispiel in den Nieren, doch sind auch klinisch stumme Durchseuchungen keineswegs selten. Die Ausscheidung der Leptospiren erfolgt über Harn, Fruchtwasser sowie Nachgeburt, Milch und Sperma. Im Harn erkrankter Rinder sind sie meist von der 3. Woche bis zu 8 Wochen nach der Infektion, oft aber auch länger enthalten (Dauerausscheider). Bei Kälbern nimmt die Krankheit in der Regel einen akuten und stürmischen Verlauf und breitet sich dabei schnell über die betreffende Gruppe aus. Bei Jungrindern und erwachsenen Tieren besteht eine gewisse Altersresistenz, so daß die Leptospirose bei ihnen milder oder subklinisch verläuft. Bei Kälbern beträgt die Morbidität nahezu 100 % und die Letalität 5 bis 15 %; bei älteren Tieren ist mit 75 % Morbidität und 2 bis 4 % Letalität zu rechnen.

Erscheinungen und Verlauf: Die Inkubationszeit ist kurz und dauert selten länger als 7 Tage; bei der dann einsetzenden Krankheit sind 5 verschiedene Verlaufsformen zu unterscheiden, zwischen welchen es aber fließende Übergänge gibt:

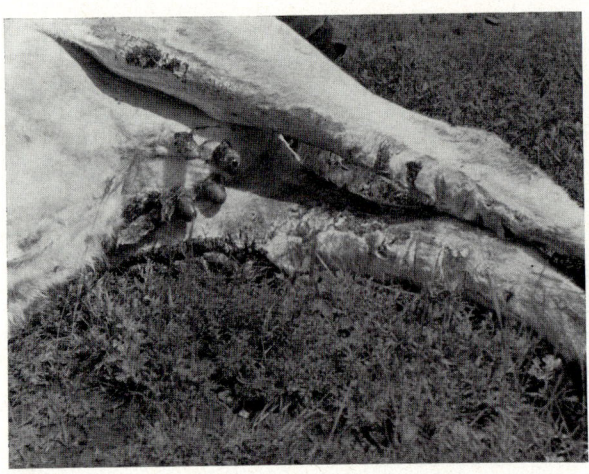

Abb. 483. Festliegende Kuh mit multiplen gangräneszierenden Hautläsionen an Hinterbeinen und Euter bei schwerer subakuter Leptospirose (HAKIOGLU & ULUTAŞ, 1968)

Bei der *perakuten Form* der Leptospirose wird das klinische Bild von schweren uncharakteristischen Allgemeinstörungen beherrscht. Dabei steigt die Körpertemperatur zunächst für einige Stunden auf 40 bis 41,5° C und kehrt bald zur Norm zurück, oft wird auch Untertemperatur gemessen. Kälber zeigen völlige Inappetenz, hochgradige Benommenheit und Schwäche. Gelegentlich treten zentralnervöse Erscheinungen in Form starker, bis zu Tobsuchtsanfällen reichender Erregung auf. Die für die übrigen Verlaufsformen der Leptospirose typischen Symptome, Hämoglobinurie und Ikterus, können bei der perakuten Form fehlen. Die Patienten sterben häufig schon nach einer Krankheitsdauer von 12 bis 48 Stunden.

Die *akute Form* wird besonders bei Kälbern im Alter von 2 Wochen bis 3 Monaten, seltener auch bei älteren Tieren beobachtet. Sie beginnt mit Freßunlust, auffallender Depression und Schwäche. Anfänglich kommen auch Durchfälle vor; später stellt sich Vormagen- und Darmatonie ein. Das Fieber hält bei dieser Form mehrere Tage an; Unruheerscheinungen sind selten. Etwa zwischen dem 2. und 5. Krankheitstag treten bei gleichzeitigem Abfall der Körpertemperatur Hämoglobinurie, Ikterus und Anämie auf; Kühe zeigen starken Rückgang der Milchleistung mit Eindickung und Rotfärbung der Milch bei normal erscheinendem Euter, außerdem Konjunktivitis mit Tränenfluß sowie oberflächliche nekrotische Haut- und Schleimhautschädigungen, insbesondere am Flotzmaul und in der Maulhöhle. In der Endphase der Erkrankung verschlechtert sich das Allgemeinbefinden der Patienten zusehends. Wenn sie nicht rechtzeitig wirksam behandelt werden, tritt nach 3- bis 5tägiger Krankheit der Tod ein.

Die *subakute Form*, welche Kälber und erwachsene Rinder in gleicher Weise befällt, beginnt ebenfalls mit Störungen des Allgemeinbefindens, verläuft aber mit weniger heftigen Symptomen als die akute Form. Das Fieber kann gering sein oder ganz fehlen. Die Haupterscheinungen bestehen in Hämoglobinurie, Ikterus und Anämie, die 6 bis 10 Tage anhalten; während dieser Zeit versiegt bei laktierenden Kühen die Milch, und die Patienten magern stark ab. Die bei der akuten Form genannten Haut- und Schleimhautveränderungen sind auch bei subakutem Verlauf zu beobachten. Ohne Behandlung beträgt die Krankheitsdauer 10 Tage bis 2 Wochen, die Sterblichkeit bis zu 30 %; die Heilung genesender Tiere schreitet nur langsam voran.

Bei der *chronischen Form* der Leptospirose bestehen intermittierendes Fieber, anhaltender Durchfall und Verminderung der Milchsekretion. Blutfarbstoffharnen ist meist nur schwach und nur einige Tage lang vorhanden; Ikterus kann fehlen. Die Patienten sind dabei anhaltend apathisch und magern bei wechselnder Futteraufnahme ständig ab. Diese Erscheinungen können sich in wechselnder Stärke über mehrere Monate hinziehen, so daß wegen Unwirtschaftlichkeit oft die Verwertung der betroffenen Tiere notwendig wird.

Endlich gibt es noch eine *atypische Form* des Leidens mit geringgradigem Fieber, verminderter Milchleistung sowie fehlender Hämoglobinurie und Ikterus, aber mehr oder weniger anämischen Schleimhäuten. Die Krankheitsdauer beträgt dabei im allgemeinen 3 bis 10 Tage; Rückfälle sind zwar möglich, doch heilen solche Fälle schließlich meist aus.

Bei allen genannten Formen der Leptospirose nimmt die Zahl der Erythrozyten mehr oder weniger stark ab, während die Zahl der Leukozyten, oft unter Kernlinksverschiebung, ansteigt. Aborte sind häufig; sie setzen in der Regel 1 bis 5 Wochen nach Beginn der Infektion ein und betreffen vorwiegend Tiere, die sich etwa im 7. Monat der Trächtigkeit befinden. Mitunter ist das Verkalben sogar das einzige auffallende Symptom einer Leptospireninfektion. In der Folge stellen sich vielfach Nachgeburtsverhaltungen und/oder Fruchtbarkeitsstörungen ein. Bei überlebenden Rindern bildet sich vom 8. bis 10. Krankheitstage an eine spezifische, gegen den jeweiligen Leptospirentyp gerichtete Immunität aus; die in der Kolostralmilch solcher Kühe enthaltenen Antikörper schützen die damit ernährten neugeborenen Kälber 1 bis 2 Monate lang gegen die Infektion.

Beurteilung: Die Prognose ist nach dem Gesagten im allgemeinen vorsichtig und um so ungünstiger zu stellen, je schwerer die Krankheitssymptome sind; jüngere Tiere sind stets am meisten gefährdet.

Erkennung und Unterscheidung: Bei einigen der geschilderten Verlaufsformen ist das klinische Bild für eine klare Diagnose nicht eindeutig genug. Bei Vorliegen von Fieber, Ikterus und Hämoglobinurie sollte jedoch unter anderen auch an Leptospirose gedacht werden, die gegebenenfalls von der Babesiose (S. 893), Anaplasmose (S. 888), bazillären Hämoglobinurie (S. 881) sowie von anderen Hämoglobinurien (S. 1074) abzugrenzen ist. Beim Vorhandensein zentralnervöser Störungen sind differentialdiagnostisch Listeriose (S. 826), Tollwut (S. 792), Bleivergiftung (S. 1134), Weidetetanie (S. 1024) oder Gebärparese (S. 1009) in Betracht zu ziehen. Bei Aborten sind außer Leptospirose auch Brucellose (S. 778), Salmonellose (S. 752), Trichomoniasis (S. 905) sowie toxische Ursachen zu berücksichtigen.

Der bestätigende Erregernachweis kann kulturell, serologisch oder durch Meerschweinchenversuch geführt werden. Als Untersuchungsmaterial eignen sich im akuten Krankheitsstadium Blut und Milch, in der chronischen Phase dagegen der Harn der Patienten. Der serologische Nachweis ist mit der Komplementbindungsreaktion oder durch Agglutination möglich; hierfür liefert die Untersuchung zweier Blutproben im Abstand von 8 bis 10 Tagen, von denen die erste möglichst während der akuten klinischen Symptome zu entnehmen ist, die sichersten Ergebnisse. Bei leptospirenbedingten Aborten sind Antikörper im Blut meist schon am Tage des Abortes nachweisbar. In abortierten Feten können selbst nach bereits eingetretener Autolyse mittels Immunufluoreszenzmikroskopie positive Ergebnisse erzielt werden. Diese Technik ist auch für den Nachweis spezifischer humoraler Antikörper sowie von Leptospiren in Organmaterial gut geeignet.

Zerlegungsbefund: Bei der perakut und der akut verlaufenden Form sind neben Ikterus und Anämie unterschiedlichen Grades Ansammlungen einer rötlichen, serösgallertigen Flüssigkeit an verschiedenen Stellen, besonders aber in der Unterhaut und im perirenalen Gewebe festzustellen; außerdem sind meist auch deutliche Veränderungen der Nieren vorhanden, welche vergrößert und dunkelbraunrot gefärbt erscheinen und in der Rindenschicht grauweiße, runde oder gestreifte, senfkorngroße Herdchen enthalten. Im Nierenbecken und der Harnblase findet sich gewöhnlich blutigroter Harn. Die Leber ist meist ebenfalls vergrößert, von ockergelber Farbe und mit kleinen Nekroseherdchen durchsetzt; ihr Parenchym ist trocken und brüchig. Die Milz erscheint nicht oder nur mäßig geschwollen und zeigt auf der Schnittfläche eine dunkelhimbeerrote Färbung. Nach langsamem Verlauf sind chronische Nephritiden mit fibrösen Herden, mitunter regelrechte Schrumpfnieren zu beobachten, die oft von perirenalen Ödemen begleitet werden.

Behandlung und Vorbeuge: Eine erst nach Beginn der hämolytischen Krise oder dem Einsetzen manifester Organveränderungen (Nephritis, Leberdegeneration) beginnende Therapie ist meist erfolglos. Im akuten und subakuten Stadium der Krankheit kann dagegen durch frühzeitige Anwendung hoher Antibiotikadosen Heilung erzielt werden; hierbei haben sich Streptomyzin, Chlortetrazyklin und Oxytetrazyklin als wirksam erwiesen. Oft sind zusätzliche Bluttransfusionen wertvoll. Bei Keimträgern kann die Leptospirenausscheidung durch massive Gaben von Tetrazyklin (5 Tage lang je 5 bis 10 mg/kg KGW) oder Dihydrostreptomyzin (10 mg/kg KGW alle 12 Stunden 3 Tage lang) unterbunden werden.

In gefährdeten Gebieten ist der Nagetierbekämpfung besondere Aufmerksamkeit zu widmen. Kälber und Jungtiere sollten von Tümpeln und anderen, möglicherweise mit leptospirenhaltigem Harn von dauerausscheidenden Rindern, Schweinen oder Nagern beschmutzten Wasserstellen ferngehalten werden (Weidedrainage, hygienische Selbsttränke). Das gemeinsame Halten von Rindern mit Schweinen sollte vermieden werden, da letztere mit Leptospiren infiziert sein können, ohne Krankheitserscheinungen zu zeigen.

In Leptospirosegebieten können mit gutem Erfolg Schutzimpfungen mit Vakzinen aus abgetöteten oder avirulenten lebenden Leptospiren vorgenommen werden. Die Vakzinationen erfolgen zweimal im Abstand von 7 bis 10 Tagen; sie bewirken eine typenspezifische Immunität von mehr als 6monatiger Dauer. In den großen Rindermastbeständen der USA ist es üblich, die neu eingestellten Tiere mit kombinierten Impfstoffen gleichzeitig gegen Leptospirose und infektiöse Rhinotracheitis zu schützen.

In Deutschland gibt es keine staatlichen Vorschriften für die Bekämpfung der Leptospirose.

SCHRIFTTUM

ANDREANI, E. (1964): La profilassi vaccinale contro le leptospirosi degli animali domestici. Zooprofilassi *19*, 295-309. — BÜRKI, F. (1962): Leptospirenaborte beim Rind. Schweiz. Arch. Tierheilk. *104*, 650-661. — BÜRKI, F. (1964): Häufigkeit, jahreszeitliches Auftreten und Typenverteilung der Leptospirenaborte beim Rind in der Schweiz. Dtsch. Tierärztl. Wschr. *71*, 449-452. — BÜRKI, F., & C. GISEP (1961): Leptospirosis pomona auf einem Bauerngehöft mit gemischtem Viehbestand. Schweiz. Arch. Tierheilk. *103*, 63-72. — BÜRKI, F., & E. WIESMANN (1962): Leptospira pomona als Ursache gehäufter Rinderaborte auf einer Alpweide. Dtsch. Tierärztl. Wschr. *69*, 189-193. — BÜRKI, F., & E. WIESMANN (1963): Zur serologischen Diagnostik des Leptospirenabortes beim Rind. Wien. Tierärztl. Mschr. *50*, 748 bis 761. — DAHL, G. (1959): Die Leptospirose des Rindes. (Eine Literaturübersicht.) Diss., Hannover. — GERLACH, F. (1956): Leptospirose-Meningitis bei Rindern. Wien. Tierärztl. Mschr. *43*, 65-77. — HÂKIOGLU, F. (1958): Die in der Türkei durch Leptospira bovis verursachte Rinderleptospirosis und die dabei beobachteten Symptome sowie die festgestellten Hautveränderungen. Dtsch. Tierärztl. Wschr. *65*, 404-406. — HARTWIGK, H., & E. STOEBBE (1962): Leptospirenfunde im Harn und in den Nieren von Rindern. Berl. Münch. Tierärztl. Wschr. *75*, 241-245. — HORSCH, F. (1962): Die Leptospirose der Rinder in der UdSSR mit besonderer Berücksichtigung der diagnostischen Verfahren. Diss., H. U., Berlin. — JAHN, W. (1954): Über Leptospirosen. Vet.-Med. Nachr. *1954*, 85-102. — JELEFF, W. (1958): Beitrag zu den morphologischen Veränderungen bei der Leptospirose der Kälber. M.-hefte Vet.-Med. *13*, 226-227. — KATHE, J., & H. MOCHMANN (1967): Leptospiren und Leptospirosen. (Band 1 der monographischen Sammlung Infektionskrankheiten und ihre Erreger.) Fischer, Jena. — MÜNKER, W. (1963): Die Leptospirosen der Haustiere und ihre Bedeutung als Infektionsquelle für den Menschen. Zbl. Vet.-Med. B, *10*, 256-262. — SCHOOP, G. (1951): Die Leptospirosen (Sammelreferat). Dtsch. Tierärztl. Wschr. *58*, 256-258, 295-296. — SCHRÖDER, H.-D. (1966): Laboratoriumsdiagnostik der Leptospirosen mit fluoreszierenden Antikörpern. Wiss. Zschr. Karl-Marx-Univ. Leipzig, math.-naturwiss. R. *15*, 657-659. — SMITH, R. E., I. M. REYNOLDS & G. W. CLARK (1967): Immunofluorescence in the diagnosis of bovine fetal leptospirosis. Cornell Vet. *57*, 517-526. — WIESMANN, E. (1957): Die Rinder-Leptospirose. Schweiz. Arch. Tierheilk. *99*, 132-140. — WIESMANN, E. (1967): Die Leptospirosen bei Rind, Schaf, Ziege und Schwein; globale Übersicht. Schweiz. Arch. Tierheilk. *109*, 386-391. — WITTIG, W., F. HORSCH, W. ZIMMERHACKEL & H. HAASE (1967): Leptospira-pomona-Infektion bei Rindern. M.-hefte Vet.-Med. *22*, 684-687. — ZURECK, F. (1960): Die Leptospirosen der Haustiere. Tierärztl. Umschau *15*, 201-210. — ZWIERZCHOWSKI, J. (1967): Klinik und Therapie der Leptospirosen der Haus- und Nutztiere. In: KATHE, J., & H. MOCHMANN: Leptospiren und Leptospirosen. Fischer, Jena.

Spirochätose

THEILER fand 1902 im Blut von Rindern, das gleichzeitig Piroplasmen und Trypanosomen enthielt, erstmals *Spirochaeten (Borrelia theileri)*, die er mit diesem Blut auch auf andere Rinder übertragen konnte. Borrelia theileri hat 3 bis 7 wellige Spiralen und eine Länge von 6,0 bis 19,5 μ, durchschnittlich 12 bis 13 μ. Offenbar dieselbe Spirochäten-Art wurde später auch in anderen Ländern (darunter Australien, Argentinien und Bulgarien) festgestellt. Die natürliche Ansteckung erfolgt durch Zecken (Boophilus-arten), und zwar nur durch Nymphen und Imagines; die Inkubationszeit beträgt eine Woche. Die Spirochätose der Rinder hat keine wirtschaftliche Bedeutung, obgleich bei den befallenen Tieren gelegentlich Fieberanstieg mit Benommensein und Freßlustmangel zu beobachten sind.

SCHRIFTTUM

CALLOW, L. L. (1967): Observations on tick-transmitted spirochaetes of cattle in Australia and South Africa. Brit. Vet. J. *123*, 492-497. — NEITZ, W. O. (1965): A check-list and host-list of the zoonoses occuring in mammals and birds in South and South West Africa. Onderstepoort J. Vet. Res. *32*, 189-347.

Bazilläre Hämoglobinurie (Redwater disease)

Wesen: Die bazilläre Hämoglobinurie ist eine akute und meist tödlich verlaufende Infektionskrankheit, welche durch hohe Temperatur, Depression, Hämolyse, Hämoglobinurie und blutige Durchfälle gekennzeichnet ist.

Geschichtliches: Das Krankheitsbild und der ursächliche Erreger wurden zuerst von VAWTER und RECORDS (1926) in den USA beschrieben.

Vorkommen und Bedeutung: Außer bei Rindern kommt die Erkrankung auch bei Schafen sowie gelegentlich bei Schweinen vor. Sie ist in den Südstaaten der USA, in Mexiko, Chile, Neuseeland und Australien bekannt und wurde in Europa bisher noch nicht festgestellt.

Ursache: Der Erreger des Leidens ist *Clostridium haemolyticum*, ein 4 bis 5 μ langes und 1 μ dickes, sporenbildendes bewegliches Stäbchen, das nur unter anaeroben Verhältnissen lebt und ein starkes Ektotoxin mit hämolytischer und nekrotisierender Komponente bildet. Die Widerstandsfähigkeit seiner Sporen ist innerhalb der einzelnen Stämme unterschiedlich. Die Sporen der resistenteren Stämme überleben 30 Minuten bei 95° C und eine Stunde in 5%igem Phenol; durch sauerstoffabspaltende Desinfektionsmittel werden sie jedoch schnell abgetötet.

Entstehung und Verbreitung: Das Auftreten der bazillären Hämoglobinurie ist an bestimmte Gebiete gebunden. Klima (ganzjährig in den Tropen und Subtropen, sonst nur im Sommer und ausnahmsweise im Frühsommer) und Bodenbeschaffenheit (sumpfige und schlecht drainierte Weiden mit einem Boden-pH von 8,0 und mehr) sind dabei von ausschlaggebendem Einfluß. Verschleppungen in andere Gegenden erfolgen wahrscheinlich durch (latent) erkrankte Rinder sowie mit frischem Fleisch; möglicherweise können auch Hunde und Vögel als Transportwirte dienen. Cl. haemolyticum wird vom Rind in versportem Zustand mit dem Futter oder Wasser aufgenommen und gelangt über den Pfortaderkreislauf zur Leber, wo es sich vermehrt, große Toxinmengen bildet und einen typischen Infarkt verursacht. Im Endstadium der Erkrankung kommt es zu Bakteriämie und Toxämie.

Erscheinungen, Verlauf und Beurteilung: Die Inkubationszeit beträgt 7 Tage bis mehrere Monate. Zu Beginn der Erkrankung beobachtet man Inappetenz, angestrengte Atmung, beschleunigtes Herz, herabgesetzte Pansenmotorik und Abfall der Milchleistung. Die Temperatur steigt gewöhnlich bis auf über 41° C an und sinkt erst einige Stunden vor dem Tode auf subnormale Werte ab. Das augenfälligste Krankheitssymptom ist der häufig und reichlich abgesetzte, leicht schäumende portweinfarbene Harn (Hämoglobinurie). Außerdem kann blutig-schleimiger Durchfall auftreten. In der Folge stellt sich eine schnell fortschreitende Anämie ein, bei welcher die Erythrozytenzahl bis auf 1,5 Millionen pro mm^3 absinken kann. Die Schleimhäute der Patienten sind oft ikterisch verfärbt; schließlich stellt sich ausgeprägte Exsikkose mit vermindertem

Hautturgor und tiefliegenden Augen ein. Nach einer durchschnittlichen Krankheitsdauer von 36 Stunden (12 Stunden bei tragenden Tieren, 3 bis 4 Tage bei nichttragenden Kühen sowie Bullen und Ochsen) kommt es zum Tod durch Sauerstoffmangel. Wenn die Behandlung nicht rechtzeitig einsetzt, sterben über 95 % der Patienten. Einige Tiere setzen sich mit dem Erreger jedoch ohne Anzeichen einer klinischen Erkrankung auseinander.

Zerlegungsbefund: Die Totenstarre tritt schnell ein. Neben Anämie und Ikterus liegen mitunter subkutane Ödeme vor. Die Körperhöhlen enthalten blutiges Exsudat; die serösen Häute weisen Blutungen auf. Hämorrhagische Veränderungen können weiterhin in der Trachea und im Dünndarm, mitunter auch im Labmagen und im Dickdarm vorhanden sein. Pathognomonisch ist der stets vorhandene *anämische Infarkt in der vergrößerten Leber;* er erscheint leicht erhaben sowie heller als das normale Lebergewebe und setzt sich von diesem durch einen blauroten Rand ab; sein Durchmesser beträgt 5 bis 20 Zentimeter. Die Nieren sind dunkel, brüchig und gewöhnlich mit Petechien durchsetzt; im Nierenbecken und der Blase befindet sich rot gefärbter Harn.

Erkennung und Unterscheidung: Die Diagnose ist anhand des klinischen Bildes gewöhnlich leicht zu stellen; differentialdiagnostisch sind Leptospirose (S. 876), Milzbrand (S. 852), Anaplasmose (S. 888) und Texasfieber (S. 893) abzugrenzen. In Zweifelsfällen kann der Nachweis spezifischer Agglutinine bei den Tieren gelingen, welche die Krankheit überstanden haben. Die Klärung kann auch durch den Toxinneutralisationstest (Mäuseversuch) oder durch den Nachweis fluoreszierender Antikörper herbeigeführt werden. Der Erreger selbst läßt sich aus dem Leberinfarkt, mitunter auch aus Blut isolieren, das auf der Höhe der klinischen Erscheinungen entnommen wurde.

Behandlung und Vorbeuge: In frühen Stadien der bazillären Hämoglobinurie kann die gleichzeitige Verabreichung hoher Dosen von Oxytetrazyklin und spezifischer Antitoxinserumgaben Heilung bewirken; je nach dem Grad der bereits vorliegenden Anämie sind außerdem auch Bluttransfusionen angezeigt. Bullen sollten nach ihrer Gesundung noch mindestens 30 Tage Deckruhe erhalten, da sonst Gefahr einer Leberruptur besteht.

In verseuchten Gebieten bietet die halbjährlich zu wiederholende Vakzination den gefährdeten Rinderherden sicheren Schutz; außerdem ist eine Verbesserung der Bodenverhältnisse durch Entwässerungsmaßnahmen anzustreben.

SCHRIFTTUM

Claus, K. D. (1964): A mineral oil adjuvant vaccine for bacillary hemoglobinuria. Amer. J. Vet. Res. *25,* 699-703. — Jones, G. R., & B. C. Swindle (1965): Bacillary hemoglobinuria (red water disease) in Florida. J. Amer. Vet. Med. Ass. *147,* 146-147. — Klussendorf, R. C. (1956): Bacillary hemoglobinuria. North Amer. Vet. *37,* 643-644. — Lozano, E. A., & L. D. Smith (1967): Electrophoretic fractionation of Clostridium hemolyticum toxic culture fluids. Amer. J. Vet. Res. *28,* 1569-1576. — Marshall, S. C. (1959): The isolation of Clostridium haemolyticum from cattle in New Zealand. New Zealand Vet. J. *7,* 115-119. — McCain, C. S. (1967): Isolation and identification of Clostridium hemolyticum in cattle in Florida. Amer. J. Vet. Res. *28,* 878-880. — Ness, G. B. van, & K. Erickson (1964): Ecology of bacillary hemoglobinuria. J. Amer. Vet. Med. Ass. *144,* 492-496. — Olander, H. H., & J. P. Hughes (1966): Bacillary hemoglobinuria: induction by liver biopsy in naturally and experimentally infected animals. Pathol. Vet. *3,* 421-450. — Smith, L. D., & A. M. Jasmin (1956): The recovery of Clostridium haemolyticum from the livers and kidneys of apparently normal cattle. J. Amer. Vet. Med. Ass. *129,* 68-71. — Vawter, L. R., & E. Records (1926): Recent studies on icterohemoglobinuria of cattle. J. Amer. Vet. Med. Ass. *68,* 494-512. — Wellington, N. A. M., & A. Perceval (1966): Bovine bacillary haemoglobinuria in Victoria. Austral. Vet. J. *42,* 128-130.

Melioidose („Pseudorotz')

Wesen, Ursache, Vorkommen: Durch *Pseudomonas = (Malleomyces) pseudomallei* hervorgerufene und perkutan, aerogen oder oral übertragbare Krankheit, die bislang ausschließlich in Südostasien und Australien (vor allem bei wildlebenden Nagern, aber auch beim Menschen, kleinen Wiederkäuern, Schweinen und Pferden) beobachtet worden ist; außerdem sind vereinzelte Fälle beim Rind bekannt geworden, das offenbar dem in sumpfigem Gelände recht resistenten Erreger gegenüber nur wenig anfällig ist.

Erscheinungen: Die Symptome sind vom Verlauf (akut-pyämisch oder schleichend-abszedierend) und von der Lokalisation der rotzähnlichen Eiterherde abhängig. Bei Befall des Gehirnes und der Rückenmarkshäute (einschließlich der Meningen) treten zentralnervöse Ausfallserscheinungen (Lähmungen) auf. In anderen Fällen fanden sich nach plötzlichem Tod oder voraufgegangener Mastitis Abszesse in der Milz (Ruptur in die Bauchhöhle) beziehungsweise in Milz und Leber, welche sahnigweißen Eiter enthielten. Dagegen scheint es bei der Melioidose des Rindes nicht wie bei Schaf und Ziege zu multiplen eitrigen Einschmelzungen in den Lymphknoten zu kommen. Die Übertragung der Infektion kommt offenbar durch direkten Kontakt oder über kontaminierte Tränke und Futtermittel zustande.

Erkennung und Unterscheidung stützen sich auf den Nachweis von Ps.pseudomallei (aerobe, gramnegative, bewegliche kleine Stäbchen mit abgerundeten Enden und 1 bis 4 polständigen Geißeln) in der Kultur (Geruch nach Mäuseharn) oder durch experimentelle Infektion von kleinen Laboratoriumsnagern; die Aussagekraft serologischer Proben (Intrakutantest mit Melioidin, Komplementbindungsreaktion, Agglutination) ist für das Rind noch nicht geprüft.

Eine *Behandlung* melioidosekranker Rinder kommt wegen der diagnostischen Schwierigkeiten und der Gefahr einer Übertragung auf den Menschen kaum in Betracht; gegebenenfalls wäre versuchsweise Chloramphenikol parenteral anzuwenden.

SCHRIFTTUM

Egerton, J. R. (1964): Bovine melioidosis. Austral. Vet. J. *40*, 34-35. — Laws, L. (1964): Melioidosis in animals in North Queensland. 3. Bacteriology. Queensland J. Agric. Sci. *21*, 15-24. — Laws, L., & W. T. K. Hall (1963/64): Melioidosis in animals in North Queensland. 1. Incidence and pathology. Queensland J. Agric. Sci. *20*, 499-513. 4. Epidemiology. Austral. Vet. J. *40*, 309-314. — Laws, L., & D. F. Mahoney (1964): Melioidosis in animals in North Queensland. 2. Melioidosis in a cow. Austral. Vet. J. *40*, 202. — Nicholls, L. (1930): Melioidosis with special reference to dissociation of Bacillus whitmori. Brit. J. Exp. Pathol. *11*, 393-399.

Rickettsiosen

Unter den durch Rickettsien (eine zwischen Viren und Bakterien stehende Erregergruppe) bedingten Infektionen haben beim Rind die Herzwasser-Krankheit und das Q-Fieber praktische Bedeutung, während die Pathogenität der bei dieser Tierart in Monozyten (R. bovis) oder auf der Bindehaut (R. conjunctivae, S. 832) vorkommenden Rickettsien noch unklar ist. Neuerdings werden auch das Zeckenfieber, die Anaplasmose und die Eperythrozoonose sowie einige durch rickettsienähnliche Keime verursachte Krankheiten zu den Rickettsiosen gezählt.

Herzwasser-Krankheit (Heartwater disease)

Wesen: Diese nur in Afrika auftretende Infektionskrankheit stellt eine fieberhafte, oft mit Durchfall und zentralnervösen Erscheinungen einhergehende, akut bis chronisch verlaufende und häufig tödlich endende Erkrankung dar, welche durch Rickettsia ruminantium verursacht wird.

Geschichte: Obwohl bereits um die Jahrhundertwende (Webb, 1877; Lounsburg, 1901) erkannt worden war, daß die Herzwasser-Krankheit durch Zecken übertragen wird, konnte ihr Erreger erst 1926 von Cowdry nachgewiesen werden.

Vorkommen und Bedeutung: Das Leiden tritt in bestimmten feuchtwarmen Gebieten Ost-, Süd- und Westafrikas auf, wo die übertragenden Zecken geeignete Lebensbedingungen finden. Außer beim Rind kommt die Infektion bei vielen Haus- und Wildwiederkäuern (insbesondere auch bei Schafen und Antilopen) vor, welche je nach Art, Alter und Widerstandskraft mehr oder weniger empfänglich sind und den Keim dann einige Wochen im Blut beherbergen. Diese Tiere bilden ein großes Erregerreservoir für die Überträger, welche die Rickettsien nicht transovariell an die nächste Zeckengeneration weitergeben. Die Herzwasser-Krankheit befällt vorwiegend 1 bis 3 Jahre alte Rinder aller Rassen, während Kälber weniger empfänglich und ältere einheimische Tiere in der Regel immun sind. Die wirtschaftlichen Schäden reichen gegendenweise an die der gefürchteten Blutparasitosen heran, weil das Leiden zu erheblichen Verlusten führen kann.

Ursache: Der Erreger der Herzwasser-Krankheit, *Rickettsia s. Cowdria ruminantium* ist eine 0,2 bis 0,5 μ messende pleomorphe gramnegative, unbewegliche Rickettsie, die bei Rindern im Zytoplasma der Gefäßendothelien, bei Zecken dagegen in den Darmepithelzellen nachgewiesen werden kann. Ihre Übertragung erfolgt durch Nymphen oder Imagines der Gattung Amblyomma (A. hebraeum, A. variegatum; S. 961), die sich im vorangegangenen Entwicklungsstadium durch Blutsaugen an einem erkrankten Rind infiziert haben. R. ruminantium enthaltendes Blut verliert seine Infektiosität bei Zimmertemperatur innerhalb von 24 Stunden.

Erscheinungen und Verlauf: Nach einer Inkubationszeit von 1 bis 2 Wochen tritt zuerst eine starke Fieberreaktion auf, die bei schweren Verlaufsformen von heftigem Durchfall und zentralnervösen Erscheinungen begleitet wird. Die Krankheit kann dann nach Schwere und Dauer sehr verschieden verlaufen und hinterläßt nach einer kurzen Keimträgerperiode eine sterile, aber häufig nur einige Monate anhaltende Immunität. Durch wiederholten Zeckenbefall hervorgerufene Reinfektionen führen bei einheimischen Rindern zu einem dauerhaften Schutz.

Beurteilung: Während die Letalität der Herzwasser-Krankheit bei Kälbern nur wenige Prozent beträgt, können unter voll empfänglichen älteren Tieren bis zu 60 % an der Infektion sterben. Der tödliche Ausgang läßt sich insbesondere in fortgeschrittenen Fällen auch durch antibiotische Behandlung nicht sicher verhindern.

Erkennung und Unterscheidung: Da die klinischen Erscheinungen und auch der Zerlegungsbefund häufig wenig kennzeichnend sind, muß der Krankheitsverdacht durch den Erregernachweis bestätigt werden; dieser ist nur durch Übertragung von Patientenblut auf ein empfängliches Versuchstier (älteres Kalb oder Schaf) und/oder durch die mikroskopische Untersuchung der Gefäßendothelien des Gehirnes (Kleinhirn, Hippokampus) oder der Nierenglomeruli zu führen. Differentialdiagnostisch müssen andere schwerwiegende Infektionskrankheiten, wie Rinderpest (S. 848), Milzbrand (S. 852) und Babesiose (S. 893) sowie toxisch (durch Arsen, S. 1154) oder parasitär (durch Kokzidien, S. 901 oder Magen-Darm-Würmer, S. 920) bedingte Durchfälle berücksichtigt werden.

Zerlegungsbefund: An Herzwasser-Krankheit gestorbene Rinder weisen meist ausgeprägte Flüssigkeitsansammlungen in den Körperhöhlen und seltener auch im Herzbeutel auf; außerdem können epi- und endokardiale Blutungen, Milzschwellung, Lungenödem sowie eine hämorrhagische Gastroenteritis und degenerative Veränderungen am Leber- und Nierenparenchym vorliegen.

Behandlung und Vorbeuge: Kurz vor dem zweiten Weltkrieg erkannte NEITZ Sulfonamide (Uleron-Bayer) als erste wirksame Mittel zur Therapie der Herzwasser-Krankheit; dagegen haben sich arsen- und antimonhaltige Präparate sowie einige Antibiotika (Penizillin, Chloramphenikol) als unbrauchbar erwiesen. Mit der Behandlung sollte möglichst schon während der Inkubation oder in frühen Krankheitsstadien begonnen werden: hierfür haben sich außer den Sulfonamiden die Tetrazykline (zum Beispiel Oxytetrazyklin mehrere Tage lang je 5 bis 20 mg/kg KGW oral oder intramuskulär) bewährt.

Eine wirksame Prophylaxe kann durch Vakzination mit erregerhaltigem Blut erfolgen. Kälber unter 3 Wochen vertragen diese Impfung meist gut. Bei etwaigen Impfreaktionen ist eine Tetrazyklinbehandlung durchzuführen. Durch planmäßige Zeckenbekämpfung (S. 964) lassen sich die Infektionsmöglichkeiten allenfalls etwas verringern.

SCHRIFTTUM

Clark, R. (1960): The pathological physiology of heartwater. J. South African Vet. Med. Ass. *33*, 183-191. — Finelle, P. (1958): Rickettsiose à Rickettsia bovis en Oubangui-Chari. Rev. Elévage Méd. Vét. Pays trop. *11*, 291-302. — Graca, H. M. da (1964): Quelques aspects de la heartwater en Angola. Bull. Office Int. Epiz. *62*, 963-969. — Haig, D. A. (1955): Tickborn rickettsioses in South Africa. Adv. Vet. Sci. *2*, 307-325. — Karrar, G., & El Hag Ali, B. (1965): Oral treatment of heartwater with oxytetracycline (terramycin soluble powder). Brit. Vet. J. *121*, 28-33. — Kokles, R. (1968): Das Herzwasser, in: Röhrer, H., Handbuch der Virusinfektionen bei Tieren. III/2, 1095-1115. — Neitz, W. O. (1939): Die Wirkung von Uleron auf das Herzwasser (Rickettsia ruminatium) der Schafe. Berl. Münch. Tierärztl. Wschr. *52*, 134-136. — Pienaar, J. G., P. A. Basson & J. L. de B. van der Merwe (1966): Studies on the pathology of heartwater [Cowdria (Rickettsia) ruminantium, Cowdry, 1926]. 1. Neuropathological changes. Onderstepoort J. Vet. Res. *33*, 115-138.

Q-Fieber (Query- oder Queenslandfever, Coxiellose)

Wesen: Diese durch *Coxiella burnetii* hervorgerufene Infektionskrankheit verläuft bei Rindern überwiegend subklinisch und verursacht nur selten Aborte und katarrhalische Lungen- oder Euterentzündungen; der Erkrankung kommt jedoch als Zooanthroponose große Bedeutung zu, da betroffene Menschen grippeähnlich, mitunter auch an einer schweren atypischen Pneumonie erkranken können.

Geschichte: Derrick hat diese Krankheit 1937 in Australien erstmalig beim Menschen festgestellt und als Query-(= ‚Fragezeichen'-)Fieber bezeichnet; bald danach wurde sein Erreger von Burnet und Freeman (1937) sowie Davis und Cox (1938) isoliert und beschrieben. Die erste künstliche Infektion bei Rindern erfolgte 1942 durch Derrick. In Deutschland konnte das Q-Fieber zuerst 1947 von Heni und Germer nachgewiesen werden. Die epidemiologische Bedeutung infizierter Rinder für die Übertragung des Q-Fiebers auf den Menschen haben vor allem die umfangreichen Untersuchungen von Huebner und Luoto aufgezeigt.

Vorkommen und Bedeutung: Das Q-Fieber wird seit dem Ende des zweiten Weltkrieges in fast allen Teilen der Welt beobachtet; in Europa hat es größere Verbreitung in wärmeren Gegenden (Mittelmeerländer, Balkanstaaten) gefunden, während Nordeuropa bisher weitgehend freigeblieben ist. In Deutschland wurden meist im Zusammenhang mit lokalen Epidemien beim Menschen kleinere Infektionsherde in einzelnen Rinderbeständen des südwest- und nordwestdeutschen Raumes (Baden-Württemberg, Niederrhein, Westfalen) festgestellt. Die Verseuchung dürfte aber zahlenmäßig nur gering sein.

Die Epizootologie des Q-Fiebers wird dadurch kompliziert, daß C. burnetii in fast allen Haustieren, zahlreichen wildlebenden Säugern und Vögeln sowie in vielen Arthropoden, insbesondere aber in Zecken, lebens- und vermehrungsfähig ist. Die Bedeutung der sich daraus ergebenden mannigfaltigen Infektionsmöglichkeiten für Rinder konnte bisher noch nicht geklärt werden; es ist auch noch unbekannt, ob Zecken (S. 961) als Coxiellenüberträger beim Rind eine größere Rolle spielen. Dagegen wurden nach Zukauf infizierter Tiere, insbesondere aber nach Q-Fieber Aborten, gehäufte Ansteckungen von Rind zu Rind beobachtet.

Der Mensch ist vor allem durch direkten Kontakt mit C. burnetii-ausscheidenden Tieren und deren Abgängen (einschließlich der Streu; Staubinhalation), durch Rohmilchgenuß sowie durch Überträgerzecken infektionsgefährdet.

Ursache: Der Q-Fiebererreger, *Coxiella burnetii,* ist eine pleomorphe, 0,2 bis 0,4 µ große, gramnegative, unbewegliche Rickettsie, die nur in lebendem Gewebe (embryoniertes Hühnerei) gezüchtet werden kann und gegenüber Austrocknung, Wärme und Desinfektionsmitteln sehr widerstandsfähig ist. Bei Rindern erfolgt die Infektion wahrscheinlich vorwiegend aerogen (Staub- oder Tröpfcheninhalation) oder perkutan (Schmierinfektion), seltener auch oral durch keimhaltige Ausscheidungen (Geburtsabgänge, Harn, Milch, Zeckenkot). Während der ersten Woche nach der Infektion kommt C. burnetii im Blut und Harn der betroffenen Tiere, bei kalbenden oder abortierenden Kühen auch massenhaft im Fruchtwasser, der Nachgeburt sowie den Lochien vor; außerdem kann der Erreger wochen- oder monatelang mit der Milch ausgeschieden werden. Nach Eintrocknung können die genannten coxiellenhaltigen Stoffe monate- oder jahrelang infektionsfähig bleiben.

Erscheinungen: Beim Rind verläuft die natürliche Infektion mit C.burnetii fast immer ohne auffallende klinische Krankheitserscheinungen und ohne Beeinträchtigung der Milchleistung; die im akuten Infektionsstadium auftretende Fieberreaktion wird deshalb meist übersehen. Ähnlich den Brucellen besiedeln die Q-Fieberkeime fast regelmäßig die gravide Gebärmutter und/oder die Milchdrüse; daher treten bei den bevorzugt befallenen graviden Rindern häufig Aborte mit Nachgeburtsverhaltung auf. In seltenen Fällen wurden beim Rind auch Q-Fieber-bedingte katarrhalische Bronchopneumonien oder Mastitiden beobachtet.

Erkennung und Unterscheidung: In Anbetracht des Fehlens pathognomonischer klinischer Symptome kann das Q-Fieber beim Rind nur durch den Erregernachweis in Nachgeburtsteilen oder Milch (mikroskopisch in nach KÖSTER gefärbten Präparaten oder durch Meerschweinchenversuch) oder durch den Nachweis spezifischer Antikörper im Blutserum (KBR) und in der Milch (Kapillaragglutination nach LUOTO) festgestellt werden; die letztgenannte Probe ist vor allem auch als Suchtest für die Kontrolle von Sammelmilchproben geeignet.

Differentialdiagnostisch ist zu beachten, daß das Q-Fieber des Rindes klinisch und bakteriologisch (KÖSTER-Färbung von Nachgeburtsteilen) gelegentlich mit der Brucellose (S. 778) verwechselt werden kann.

Bekämpfung: Eine Behandlung Q-Fieber-infizierter Rinder mit den recht gut wirksamen Tetrazyklinen kommt in der Regel nicht in Betracht, weil hygienische Belange die sofortige Ausmerzung erregerausscheidender Tiere erfordern. Die Bekämpfung erfolgt daher nach den allgemeinen Bestimmungen des Viehseuchen- und des Bundesseuchengesetzes, die insbesondere auf die Erkennung aller infizierten Rinder (wiederholte Untersuchung von Blut- und Milchproben), die Verhütung der Weiterverbreitung (Abkalbestall, Verkaufssperre) und den Schutz des Menschen (Kochzwang der Milch) abzielen.

SCHRIFTTUM

BABUDIERI, B. (1959): Q-fever—a zoonosis. Adv. Vet. Sci. *5*, 82-154. — BAUMGARTNER, H. (1966): Die Verbreitung des Q-Fiebers in den Milchviehbeständen des Emmentals und des Oberaargaus. Schweiz. Arch. Tierheilk. *108*, 401-409. — BECHT, H., & E. HESS (1964): Zur Epizootiologie, Diagnostik und Bekämpfung des Q-Fiebers beim Rind. Schweiz. Arch. Tierheilk. *106*, 389-399. — DERRICK, E. H. (1953): The epidemiology of ‚Q'-fever. Med. J. Austral. *2*, 245-253. — FIOCRE, B. (1959): Les broncho-pneumonies à néo-rickettsies des bovins. Rec. Méd. Vét. *135*, 199-209. — GMITTER, J. (1959): Das Q-Fieber — ein Problem der Veterinärmedizin und der Hygiene in der ČSR (tschechisch). Sbornik československ. Akad. zeměd. Věd., Vet. Med. *4*, 55-70. — GOL'DIN, R. B., & N. I. AMOSENKOVA (1961): Experimentelle Studien der Rickettsiosen unter Verwendung von fluoreszierenden Antikörpern (russisch). Voprosy Virusologij *6*, 37-44, 591-598. — LUDWIG, CH. (1968): Das Q-Fieber. in: RÖHRER, H., Handbuch der Virusinfektionen bei Tieren. III/2, 1033-1094, Fischer, Jena. — MAY, H.-J. (1962): Serologische Untersuchungen gesunder Rinder aus Nordwestdeutschland auf Q-Fieber. Diss., Hannover. — REUSSE, U. (1960): Die Bedeutung des Q-Fiebers als Zoonose. Zschr. Tropenmed. Parasitol. *11*, 223-262. — SCHAAF, J. (1961): Query-Fieber des Rindes. M.-hefte Tierheilk. *13*, 1-18. — SCHAAF, J. (1962): Zur Epizootologie und Epidemiologie des Query-(Q-)Fiebers in Deutschland. Dtsch. Tierärztl. Wschr. *69*, 547-551. — WIESMANN, E., & F. BÜRKI (1955): Die veterinär-medizinische Bedeutung der Rickettsia-burnetii-Infektionen bei Ziege, Schaf und Rind in der Schweiz. Schweiz. Arch. Tierheilk. *97*, 569-574.

Zeckenfieber (Tick-borne fever)

Wesen: Das Zeckenfieber stellt eine enzootisch vorkommende und hochfieberhaft, aber gutartig verlaufende Infektionskrankheit der Rinder dar, welche durch einen in weißen Blutkörperchen enthaltenen, durch Zecken übertragenen rickettsienähnlichen Erreger (*Ehrlichia s. Cytoectes phagocytophila*) hervorgerufen wird.

Geschichtliches, Vorkommen und Bedeutung: Die in den dreißiger Jahren bei Schafen entdeckte Krankheit wurde 1950 in Südwest-England von Hudson erstmalig auch bei Rindern festgestellt; sie weist gewisse Beziehungen zur Springkrankheit (Louping-ill, S. 812) auf. Seitdem liegen Berichte über bovine Zeckenfieberfälle auch aus Schottland, Irland, Norwegen und den Niederlanden vor. In Deutschland ist die Krankheit bisher noch nicht nachgewiesen worden.

Das Zeckenfieber kommt in begrenzten Weidegebieten alljährlich im Frühjahr und Herbst im Zusammenhang mit dem Auftreten der Überträgerzecken vor; es befällt vorwiegend zugekaufte Tiere, während die in solchen Gebieten aufgewachsenen Rinder vermutlich infolge Überstehens einer milden Erkrankung in der Jugend immun geworden sind und daher gesund bleiben. Nach den bisherigen lückenhaften Kenntnissen spielen Schafe als Erregerreservoir keine Rolle. Das Zeckenfieber hat nur geringe wirtschaftliche Bedeutung, weil stets nur einzelne Rinder erkranken und Todesfälle sehr selten sind.

Ursachen: Die Zugehörigkeit des im Zytoplasma von Granulozyten und Monozyten zu beobachtenden Erregers zu den Rickettsien ist noch nicht gesichert. Zwischen seinen von Rindern und Schafen isolierten Stämmen besteht nur teilweise Kreuzimmunität. R.phagocytophila wird von Ixodes ricinus beherbergt und übertragen, scheint aber das Eistadium der Zecken nicht passieren zu können (Zeckenbiologie siehe S. 963). Die künstliche Übertragung des Keimes gelingt leicht durch intravenöse Verabreichung von erregerhaltigem Blut.

Erscheinungen, Verlauf und Erkennung: Nach etwa einwöchiger Inkubationszeit erkranken die Tiere unter wechselnder fieberhafter Körpertemperatur (bis 41° C) an wenig kennzeichnenden Allgemeinsymptomen (Milchrückgang, herabgesetzter Appetit, Apathie), zuweilen auch an respiratorischen Erscheinungen (Polypnoe); außerdem können Aborte im 8. oder 9. Monat der Trächtigkeit vorkommen. Während der Fieberperioden tritt eine ausgeprägte Neutropenie mit nur 4000 bis 5000 Leukozyten pro mm^3 auf, welcher später eine Leukozytose mit starker Kernlinksverschiebung folgt.

Das Zeckenfieber verläuft gutartig und endet nach 1- bis 2wöchiger Krankheitsdauer meist mit Selbstheilung. Die Diagnose stützt sich auf das enzootische, an Zeckenbefall gebundene Auftreten des Leidens und auf den mikroskopischen Erregernachweis in nach Giemsa gefärbten Blutausstrichen (polymorphe, 1 bis 4 µ große Körperchen im Zytoplasma der Granulozyten).

Behandlung und Vorbeuge: Die Infektion kann durch mehrtägige Verabreichung von Tetrazyklinen, insbesondere von Oxytetrazyklin, erfolgreich behandelt werden. Ihre Prophylaxe erfordert eine systematische Zeckenbekämpfung (S. 964).

SCHRIFTTUM

Bool, P. H., & J. S. Reinders (1964): Tick-borne fever bij het rund in Nederland. Tijdschr. Diergeneesk. *89*, 1519-1527. — Foggie, A., & C. J. Allison (1960): A note on the occurence of tick-borne fever in cattle in Scotland with comparative studies of bovine and ovine strains of the organism. Vet. Record *72*, 767-770. — Överas, J., & P. Hunshamar (1962): Tick-borne fever („sjodogg") hos storfe. Nord. Vet.-Med. *14*, 631-641. — Tuomi, J. (1967): Experimental studies on bovine tickborne fever. Acta Path. Microbiol. Scand. *71*, 89-113. — Wilson, J. C., & M. A. Carmichael (1964): Tick-borne fever as a cause of abortion and stillbirths in cattle. Vet. Record *76*, 1081-1084.

Anaplasmose (Gallenseuche)

Wesen: Dieser Krankheit liegt eine fieberhafte makrozytäre, hypochrome Anämie mit sekundärem Ikterus zugrunde, deren Erreger in roten Blutzellen parasitieren und durch Arthropoden (Zecken und blutsaugende Insekten) übertragen werden. Die Anaplasmen nehmen eine Zwischenstellung zwischen Protozoen und Viren ein und werden neuerdings den Rickettsien zugerechnet.

Vorkommen und Bedeutung: Das durch THEILER (1910) von den Piroplasmosen abgetrennte Leiden ist in den klimatisch wärmeren Gebieten aller Erdteile verbreitet und dort von großer wirtschaftlicher Bedeutung für die Rinderhaltung. So erkrankten 1958 im Süden und Westen der USA 85 000 Rinder, davon 17 000 tödlich; die 1962 durch Anaplasmose entstandenen Verluste wurden auf 35 Millionen Dollar geschätzt. Die Krankheit kommt auch in Südeuropa (Frankreich, Italien, Jugoslawien, Griechenland und anderen Ländern), aber nicht in Deutschland vor. Die Infektion findet überwiegend auf der Weide statt, wobei Jungtiere unter einem Jahr nicht oder nur mit leichteren klinischen Erscheinungen erkranken als vollempfängliche, über 3 Jahre alte Rinder.

Ursache und Parasitenbiologie: Die Entwicklung der Anaplasmoseerreger (*A. marginale et centrale*) ist weitgehend unbekannt. Die Übertragung erfolgt durch Zecken verschiedener Gattungen (Boophilus, Rhipicephalus, Hyalomma, Ixodes, Dermacentor), wobei die Infektion auf die folgenden Zeckenstadien und auch transovariell weitergegeben wird. Außerdem kann eine rein mechanische Übertragung durch blutsaugende Insekten (Bremsen, Mücken, Stechfliegen) oder durch unsterile Instrumente bei blutigen Eingriffen (Blutentnahme, Kastration, Enthornung) stattfinden. Die Inkubationszeit beträgt 20 bis 60 Tage und ist damit länger als bei den Piroplasmosen, so daß bei der nicht seltenen gleichzeitigen Infektion mit Piroplasmen und Anaplasmen ein biphasischer Krankheitsverlauf zu beobachten ist. Das Überstehen der Anaplasmose hat eine langanhaltende Immunität zur Folge.

Erscheinung, Verlauf und Beurteilung: Zu Beginn der Erkrankung werden Apathie, Schwäche, Milchrückgang und hohes Fieber (bis 41,5° C) beobachtet. Das Allgemeinbefinden der Tiere verschlechtert sich mit zunehmender Blutarmut (blasse Schleimhäute, starke Beschleunigung der Herz- und Atemfrequenz, Absinken der Erythrozytenzahl bis unter 3 Millionen/mm^3) durch verstärkten Erythrozytenabbau im retikuloendothelialen System gefolgt von Ikterus und Leberfunktionsstörungen (Hyperbilirubinämie). Die Verdauungstätigkeit sistiert in schweren Fällen vollständig (harter, geballter schleimüberzogener Kot). Der Tod durch Herzversagen tritt nach 8 bis 13 Tagen auf dem Höhepunkt der Blutinfektion (30 bis 80 % der Erythrozyten befallen) ein. Die Sterblichkeit beträgt 10 bis 60 %, unter ungünstigen Haltungsbedingungen sogar bis zu 80 %, doch bestehen erhebliche Pathogenitätsunterschiede zwischen den einzelnen Erregerstämmen. Infektionen mit A. centrale nehmen in der Regel einen subkutanen, nicht-tödlichen Verlauf (KUTTLER, 1966).

Erkennung und Zerlegungsbefund: Der aufgrund der klinischen Erscheinungen (Anämie und Ikterus) auszusprechende Verdacht einer Anaplasmeninfektion muß durch den Erregernachweis in nach GIEMSA oder mit Toluidinblau gefärbten Blutausstrichen bestätigt werden. Die in Erythrozyten sichtbaren, punktförmigen 0,3 bis 1,0 μ großen Anaplasmen haben eine gewisse Ähnlichkeit mit Hämobartonellen (Bartonella bovis, apathogen) und Eperythrozoen (S. 889) sowie JOLLY'schen Körperchen, so daß unter Umständen die Fluoreszenzserologie oder die Komplementbindungsreaktion mit herangezogen werden muß. Bei der Sektion werden neben Anämie und Ikterus starke Milzschwellung, vergrößerte gelb-braune Leber mit stark gefüllter Gallenblase („gallziekte') und nephrotische Nierenveränderungen festgestellt.

Behandlung und Vorbeuge: Bei frühzeitiger und wiederholter Chemotherapie mit Dioxypropylaminophenol-arseno-benzoxalyl-merkaptonatriumpropionat (Spirotrypan forte – Hoechst; 20 bis 40 ml sehr langsam intravenös oder tief intramuskulär) oder

Tetrazyklinen (Chlortetrazyklin oder Oxytetrazyklin; 6 bis 10 mg/kg Körpergewicht intravenös oder intramuskulär) sind gute Erfolge erzielt worden. Zusätzlich werden Kardiaka, Leberschutzmittel und Bluttransfusionen gegeben. Zur Vorbeuge kommen insbesondere die Ausmerzung oder Behandlung (2,5 mg/kg Körpergewicht Chlortetrazyklin 30 Tage lang im Futter) der latent infizierten Rinder sowie die Tetrazyklinzufütterung bei besonders gefährdeten Tieren in Frage, während der Seuche durch Impfungen, Zecken- und Insektenbekämpfung nicht wirksam begegnet werden kann.

SCHRIFTTUM

ALLBRITTON, A. R., & C. L. SEGER (1962): The transport and excretion of bile pigments in anaplasmosis. Amer. J. Vet. Res. 23, 1011-1019. — ANTHONY, D. W., P. A. MADDEN & D. W. GATES (1964): Anaplasma marginale Theiler observed in the gut and excreta of Dermacentor andersoni Stiles (Dermacentor venustus Marx). Amer. J. Vet. Res. 25, 1464-1472. — BROCK, W. E., C. C. PEARSON & I. O. KLIEWER (1955): An experiment in the treatment of acute anaplasmosis with tetracycline hydrochloride. North Amer. Vet. 36, 547-550. — CAICEDO, L. M. (1957): Einige Mitteilungen über die Rinderanaplasmose und ihre Behandlung im Cauca-Tal. Tierärztl. Umschau 12, 164. — FRANKLIN, T. E. (1962): Review of anaplasmosis therapy. Proc. 4. Nat. Anaplasmosis Conf., Reno (Nevada), S. 50. — FRANKLIN, T. E., J. W. HUFF & L. C. GRUMBLES (1965): Chlortetracycline for elimination of anaplasmosis in carrier cattle. J. Amer. Vet. Med. Ass. 147, 353-356. — HANSARD, S. L., & L. E. FOOTE (1959): Anemia of induced anaplasmosis in the calf. Amer. J. Physiol. 197, 711-716. — JONES, E. W., & W. E. BROCK (1966): Anaplasmosis. J. Amer. Vet. Med. Ass. 149, 1624-1633. — KREIER, J. P., M. RISTIC & W. SCHROEDER (1964): Anaplasmosis. 16. The pathogenesis of anemia produced by infection with Anaplasma. Amer. J. Vet. Res. 25, 343-352. — KUTTLER, K. L. (1966): Chemical and hematologic comparison of Anaplasma marginale and A. centrale infections in cattle. Amer. J. Vet. Res. 27, 941-946. — KUTTLER, K. L., D. W. MARBLE & N. J. MATTHEWS (1962): Anaplasmosis complement fixation response in calves from anaplasmosis infected dams. Amer. J. Vet. Res. 23, 1007-1010. — McDOWELL, R. E., T. O. ROBY, J. L. FLETCHER, L. E. FOOTE, C. BRANTON & J. W. HIGH (1964): Impact of anaplasmosis in a dairy herd. J. Animal Sci. 23, 168-171. — MALHERBE, W. D. (1963): Some observations on anaplasmosis. Cornell Vet. 53, 71-77. — RISTIĆ, M. (1960): Anaplasmosis. Adv. Vet. Sci. 6, 111-192. — RISTIĆ, M., & A. M. WATRACH (1963): Anaplasmosis. 6. Studies and a hypothesis concerning the cycle of development of the causative agent. Amer. J. Vet. Res. 24, 267-277. — ROGERS, I., & W. R. WALLACE (1966): A rapid staining technique for anaplasma. Amer. J. Vet. Res. 27, 1127-1128. — ROSSI, P., P. GUISLAN & J. PUSSIÉRAS (1955): Un nouveau foyer d'anaplasmose bovine en Saone-et-Loire. Bull. Soc. Sci. Vét. 57, 121-129. — SCHINDLER, R. (1959): Die Anaplasmose. Zschr. Tropenmed. Parasit. 10, 164-177. — SEIFERT, H. (1965): Die Bekämpfung eines ‚Rindersterbens' in der Cordillere Nord-Perus. Zbl. Vet.-Med. 7, 991-1015. — ZUBIATE, A. (1956): Behandlung der Anaplasmose der Rinder mit Spirotrypan ‚Forte' ad us vet. Vet.-Med. Nachr. 1956, 181.

Eperythrozoonose

Wesen: Die sehr kleinen Angehörigen der Gattung *Eperythrozoon* kommen im Blutplasma oder an den Erythrozyten und Thrombozyten von Rindern vor; sie können eine gutartige, fieberhaft und mit leichter Anämie verlaufende Erkrankung verursachen. Nach heutiger Ansicht gehören die früher als Parasiten eingestuften Eperythrozoen zu den Rickettsien.

Vorkommen und Bedeutung: Der 1934 erstmals von ADLER und ELLENBOGEN in Israel sowie im gleichen Jahre von NEITZ und QUINLAN in Afrika im Blut splenektomierten Kälber entdeckte Erreger wurde seitdem bei Rindern in allen Teilen der Erde und auch in europäischen Ländern (Niederlande, Finnland) festgestellt; dabei waren meist splenektomierte Kälber betroffen, denen Blut klinisch gesunder Rinder übertragen worden war. Häufigkeit und praktische Bedeutung der Eperythrozoeninfektion sind noch weitgehend ungeklärt.

Ursachen und Erscheinungen: Die Eperythrozoen sind 0,2 bis 1,5 μ große pleomorphe, den Anaplasmen (S. 888) und Bartonellen nahestehende Erreger, die sich nach GIEMSA purpurrot färben und gemäß den Untersuchungen von HOYTE sowie UILENBERG beim Rind in mehreren Arten im Blutplasma (*E. teganodes*) und an Erythrozyten (*E. wenyoni*) oder Thrombozyten vorkommen. Die Übertragung erfolgt durch Zecken (in den Niederlanden durch Ixodes ricinus) und wahrscheinlich auch durch andere parasitierende Arthropoden. Bei künstlich infizierten Kälbern treten nach 1 bis 3 Wochen remittierendes Fieber, leichte Anämie mit Anisozytose und basophil getüpfelten Erythrozyten sowie Leukozytose auf. Die Eperythrozoen treten dabei während 1 bis 2 Wochen in unterschiedlicher Zahl im Blut auf und verschwinden danach spontan. Natürliche Infektionen verlaufen nach den bisherigen Kenntnissen überwiegend subklinisch.

SCHRIFTTUM

Ishihara, T. (1962): Eperythrozoonosis in cattle in Japan. Nat. Inst. Animal Health Quart. 2, 21-30. — Tuomi, J. (1966): Studies on Eperythrozoon wenyoni infection of cattle. Nord. Vet.-Med. 18, 555 bis 564. — Uilenberg, G. (1965): Notes sur les Eperythrozoon de bovins à Madagascar. Rev. Elevage Méd. Vét. Pays Trop. 18, 73-81. — Wilson, S. G., D. Zwart, H. Kuil & N. M. Perié (1967): Eperythrozoon infection in cattle in the Netherlands. Tijdschr. Diergeneesk. 92, 209-221.

PARASITÄRE KRANKHEITEN

Mit zu den vordringlichsten Aufgaben des praktizierenden Tierarztes gehört auch die Bekämpfung der parasitären Krankheiten des Rindes; die Summe der durch Schmarotzerbefall verursachten direkten und indirekten Schäden beträgt mehr als das Doppelte aller durch bakterielle und Virus-Infektionen bedingten Einbußen. Die Haltung größerer, meist latent befallener Tierbestände auf engem Raum (Weidegang, Laufstall) sowie Fütterungsmängel begünstigen, ebenso wie bestimmte klimatische Faktoren (Jahreszeit, Regenperioden) und die übrigen örtlichen Bedingungen (nasse Böden, unhygienische Tränkeverhältnisse), die rasche Vermehrung der meisten Endoparasiten (zum Beispiel der Magendarmwürmer, der Leberegel oder der Lungenwürmer). Sie schaffen somit die *Voraussetzungen* dafür, daß parasitäre Erkrankungen, vor allem bei den noch in der Entwicklung begriffenen anfälligeren Jungrindern, mitunter seuchenhaft gehäuft auftreten und dann zu schwerwiegenden wirtschaftlichen *Verlusten* (Todesfälle, Wachstumsstörungen oder Abmagerung, Leistungsabfall) führen können; hierdurch wird außerdem die Widerstandskraft der befallenen Tiere oft deutlich geschwächt, so daß sie in vermehrtem Maße zu anderweitigen Krankheiten (insbesondere infektiöser Art) neigen. Dagegen weisen ältere Rinder gegenüber einer Reihe von Parasiten offensichtlich eine gewisse *Resistenz* oder *Prämunität* auf.

Die einzelnen *Parasitosen* werden üblicherweise nach dem lateinischen oder griechischen Namen des betreffenden Schmarotzers bezeichnet, dem bei *klinisch manifester Erkrankung* des Wirtstieres die Endung -*ose* angefügt wird (zum Beispiel Fasziolose); im Gegensatz hierzu wird das *subklinisch,* also ohne nennenswerte Krankheitssymptome verlaufende *Träger-* oder *Ausscheidertum* auf Vorschlag WHITLOCK's durch Ansetzen der Endung -*iasis* benannt (zum Beispiel Faszioliasis). Da in befallenen Herden unter Praxisverhältnissen aber gesund erscheinende Parasitenträger und -ausscheider meist zusammen mit sichtlich parasitär erkrankten Rindern laufen, ist eine derartige Unterscheidung oft schwierig. Weit wichtiger ist dagegen mitunter die Abgrenzung der *primären,* also unmittelbar durch die Schmarotzerinvasion ausgelösten Erkrankung, von den *sekundären Parasitosen,* bei denen der Parasitenbefall durch eine vorausgegangene anderweitige Schädigung der Tiere (etwa durch Fütterungsmängel, belastende Umwelteinflüsse oder organische Leiden) ermöglicht wurde und sich erst dann krankmachend auswirkte. Einige Parasitosen führen außerdem später relativ häufig zu bestimmten *Komplikationen;* als Beispiel seien für die Fasziolose chronische Verdauungsstörungen, Gallenwegsinfektionen sowie Gallenstauungen (durch Konkremente) und die damit einhergehende Photosensibilisierung genannt. Bei solchen, primär parasitär bedingten Folgezuständen sollte stets auch der betreffende Schmarotzer in die Behandlungs- und Vorbeugemaßnahmen miteinbezogen werden. Endlich ist noch zu erwähnen, daß eine Reihe von Ektoparasiten befähigt ist, *gewisse Infektionserreger* oder *andere Parasiten* zu *übertragen* (hier sei nur die Verbreitung der Blutprotozoen durch Zecken genannt), was bei der Untersuchung befallener Patienten ebenfalls mit zu berücksichtigen ist.

Voraussetzung für eine gezielte Therapie und Prophylaxe der Parasitosen ist die *Erkennung* des vorliegenden Leidens; sie erfordert meist die sachgemäße Untersuchung von geeignetem Probematerial (Kot, Hautgeschabsel, Blut und anderes mehr). Die methodischen Einzelheiten hierzu sind dem ersten Band dieses Buches (Die klinische Untersuchung des Rindes) zu entnehmen.

Die *Behandlung* der parasitären Krankheiten ist wegen der gemeinsamen Exposition der betroffenen Rinder meist ein Herdenproblem. Dabei gilt es zunächst, die behandlungswürdigen (leicht bis mittelgradig erkrankten Tiere sowie symptomfreie Ausscheider) von den prognostisch aussichtslos erscheinenden Fällen (besonders stark oder schon länger befallene und daher bereits mit schweren irreparablen Organschädigungen behaftete oder kachektische Tiere) zu trennen. Für letztere ist allerdings in der Regel kein Schlachterlös mehr zu erzielen, weshalb vom Besitzer oft auf Behandlung gedrungen wird; diese sollte dann stets nur unter Hinweis auf die geringen Erfolgsaussichten vorgenommen werden. Die vollständige Erholung schwer parasitenbefallener Patienten ist vielfach langwierig und nur durch verhältnismäßig hohen Aufwand an Medikamenten, Pflege und Fütterung zu erreichen. Es ist deshalb anzustreben, die von Parasitosen bedrohten Bestände schon möglichst *frühzeitig,* also noch vor dem Auftreten erheblicher organischer Veränderungen, mit dem jeweils wirksamsten Mittel zu behandeln. Zur Unterstützung der Therapie sollten möglichst auch der Entwicklungskreislauf des betreffenden Parasiten (etwa durch häufigeren Weidewechsel, noch besser aber durch Aufstallen mit Einzelanbindung) unterbrochen und die Widerstandskraft der Patienten durch entsprechende Fütterung (reichliche Kraftfuttergaben mit Zulagen an Mineralsalzen, Spurenelementen und Vitaminen) gestärkt werden; oft sind gerade diese *zusätzlichen Maßnahmen* von entscheidender Bedeutung für den Behandlungserfolg.

Wohl auf keinem Sektor der veterinärmedizinischen Arzneimittelforschung sind in den letzten Jahren so viele neue *Präparate* entwickelt worden wie in der Parasitenbekämpfung. Die heute zu diesem Zweck in Gebrauch befindlichen Mittel sind teilweise auch für das Wirtstier nicht ganz ungefährlich und erfordern deshalb eine gewissenhafte individuelle Dosierung. Die Toxizität dieser Stoffe sowie das bei etwaiger Überdosierung zu beobachtende Krankheitsbild und dessen Behandlung werden im Kapitel über die Vergiftungen (S. 1120 ff.) besprochen. Die Gefahr einer Intoxikation läßt sich jedoch bei oraler Medikation durch Verteilen der Gesamtdosis auf mehrere Mahlzeiten oder durch kontinuierliche Verabreichung kleinerer, dem Futter beigemischter Mengen verhüten; deshalb finden die sogenannten ‚Medizinalfuttermischungen' in der intensiven Rinderhaltung heute auch mehr und mehr Anwendung zur Vorbeuge und Therapie der wichtigsten parasitär bedingten Krankheiten.

Im folgenden werden die einzelnen Parasitosen des Rindes in Anlehnung an die zoologische Systematik ihrer Erreger abgehandelt. Sie erfahren dabei eine ihrer wirtschaftlichen Bedeutung im europäischen Raum entsprechende mehr oder weniger ausführliche Schilderung; die vorwiegend auf subtropische und tropische Zonen beschränkten parasitären Krankheiten der Boviden konnten dagegen im Rahmen dieses Buches nicht in voller Ausführlichkeit beschrieben werden.

SCHRIFTTUM

Borchert, A. (1962): Lehrbuch der Parasitologie für Tierärzte. 3. Aufl., Hirzel, Leipzig. — Gibson, J. E. (1965): Veterinary anthelmintic medication. 2. Aufl., Commonwealth Agric. Bur., Farnham Royal, Bucks. — Kotlán, A. (1960): Helminthologie — die Helminthosen der Haus- und Nutztiere unter Berücksichtigung der Helminthosen des Menschen. Akadémiai Kiado, Budapest. — Lapage, G. (1956): Veterinary parasitology. Oliver & Boyd, Edinburgh/London. — Lapage, G. (1956): Mönnig's veterinary helminthology and entomology. 4. Aufl., Baillière, Tindall & Cox, London. — Merino-Rodríguez, M. (1964): Lexicon of parasites and diseases in livestock. Elsevier, Amsterdam/London/New York. — Rosenberger, G., G. Dirksen, H.-D. Gründer & M. Stöber (1964): Die klinische Untersuchung des Rindes. Parey, Berlin/Hamburg. — Schmid, F., & E. Hieronymi (1955): Die parasitären Krankheiten der Haustiere. 6. Aufl., Parey, Berlin/Hamburg. — Soulsby, E. J. L. (1965): Textbook of veterinary clinical parasitology. Blackwell, Oxford. — Soulsby, E. J. L. (1968): Helminths, arthropodes and protozoa of domesticated animals. Baillière, Cassell & Cox, London. — Stathes, F. (1952): Haut- und Lederfehler. 2. Aufl., Springer, Wien. — Weinmann, D., & M. Ristić (1968): Infectious blood diseases of man and animals. Academic Press, London. — Whitlock, J. H. (1960): Diagnosis of veterinary parasitisms. Lea & Febiger, Philadelphia.

Krankheiten durch Protozoen

Unter den das Rind befallenden einzelligen Schmarotzern kommt den in Erythro- oder Leukozyten parasitierenden Arten die größte klinische und wirtschaftliche Bedeutung zu. Die von ihnen verursachten Blutkrankheiten treten vor allem in tropischen und subtropischen Klimazonen auf, wo sie die Möglichkeit einer nutzbringenden Rinderhaltung zum Teil erheblich einschränken. In Europa spielen diese Leiden dagegen nur in begrenzten Gebieten eine größere Rolle.

Piroplasmosen

Zu dieser Gruppe von Parasitosen gehören die Babesiose und die Theileriose, welche beim Rind in verschiedenen, bestimmten Erregerformen entsprechenden Krankheitsbildern auftreten.

Babesiose (Weidehämoglobinurie)

Wesen: Die Krankheit stellt eine meist mit Hämoglobinurie einhergehende, spezifische, fieberhafte hämolytische Anämie dar. Die zur Gattung *Babesia* gehörenden einzelligen Erreger parasitieren in roten Blutkörperchen und werden durch Zecken übertragen. Eine unmittelbare Übertragung von Rind zu Rind ist nur auf künstlichem Wege möglich (parenterale Injektion von Blut). Andere Bezeichnungen des Leidens sind ‚Weiderot' und ‚Texasfieber' (USA).

Geschichte: Die erste Erregerart (B. bovis) wurde 1888 von BABES in Rumänien entdeckt. SMITH und KILBORNE konnten 1893 in Mexiko den Erreger des Texasfiebers (B. bigemina) erstmalig nachweisen und die Übertragung der Krankheit durch Zecken experimentell aufklären. In Deutschland wurde die Babesiose schon 1895 von HARMS, ihr Erreger (B. divergens) 1900 von JACKSCHATH beschrieben. Umfangreiche experimentelle Untersuchungen über die Weidehämoglobinurie haben in Deutschland KOSSEL, SCHÜTZ, WEBER und MIESSNER (1903) durchgeführt.

Vorkommen und Bedeutung: Babesiosen kommen bei verschiedenen Tierarten in allen Erdteilen vor und haben in tropischen und subtropischen Gebieten größte wirtschaftliche Bedeutung. Während die Rinderbabesiose in Nordamerika durch jahrzehntelange, planmäßige Bekämpfungsmaßnahmen fast völlig getilgt werden konnte, sind besonders in Südamerika, Australien und Afrika große Gebiete noch immer ständig verseucht. In Europa ist die Krankheit vor allem in den Mittelmeer- und Balkanländern heimisch, kommt jedoch auch im übrigen Europa und in begrenzten Gebieten Deutschlands (Wald-, Moor- und Heidegegenden) vor. Trotz ständiger Zurückdrängung durch Weidekultivierung und intensive Rinderhaltung hat die Weidehämoglobinurie in bestimmten Gegenden noch immer eine erhebliche wirtschaftliche Bedeutung.

Das Auftreten der Babesiose ist zeitlich und örtlich eng an den Zeckenbefall der Rinder auf der Weide gebunden (in Deutschland besonders im Mai/Juni und September/Oktober); in seltenen Fällen können auch mit Grünfutter oder Einstreu in den Stall eingeschleppte infizierte Zecken die Krankheit verursachen.

In Babesiose-Gebieten erkranken fast ausschließlich über 1 1/2 Jahre alte, nicht immune, eingeführte Rinder, da die in diesen Gegenden aufgewachsenen Tiere bereits während der ersten Weideperiode infiziert und immunisiert werden. Dabei verläuft die Infektion bei Jungtieren wegen deren besserer erythropoetischer Knochenmarksfunktion meist subklinisch, während ältere, nicht immune Rinder schwer oder tödlich erkranken.

Ursachen und Parasitenbiologie: Die Babesiose wird durch einzellige, amöboid bewegliche Blutparasiten hervorgerufen, deren morphologisch nur teilweise unterscheidbare Arten ein klinisch weitgehend einheitliches Krankheitsbild verursachen und auch in Form von Mischinfektionen vorkommen. Die hauptsächlich in tropischen und subtropischen Gebieten heimischen Arten *B. bigemina*, *B. berbera s. bovis* und *B. argentina* werden vor allem durch einwirtige Zecken der Gattung *Boophilus* übertragen. In gemäßigten Zonen und insbesondere in Deutschland wurden bisher ausschließlich *B. divergens* (Überträger Ixodes ricinus) und *B. major* (Überträger Haemaphysalis cinnabarina var. punctata) festgestellt. Vorkommen und Pathogenität von *B. major* sind noch ungenügend bekannt.

Die beim Zeckensaugakt in den peripheren Kreislauf gelangenden Babesien befallen Erythrozyten, in denen sie sich durch Zweiteilung vermehren und diese zerstören. Anschließend werden neue rote Blutzellen infiziert (im akuten Krankheitsstadium 10 bis 40 % aller Erythrozyten). Nach dem Überstehen der akuten Infektion bleiben in der Regel einzelne Erythrozyten befallen. Diese latente Infektion verleiht dem Wirt eine jahrelang wirksame, babesienartspezifische Infektionsimmunität (Prämunität). Neuerdings wurde auch das Vorkommen einer sterilen Immunität gegen Babesien nachgewiesen. Die Weiterübertragung des Erregers erfolgt durch Zecken, die ihn beim Blutsaugen an akut oder latent infizierten Rindern aufnehmen und, je nach der Zeckenart, beim Saugakt des folgenden Zeckenstadiums (mehrwirtige Zecken) oder der nächsten Zeckengeneration (transovarielle Übertragung) in einen neuen Wirt inokulieren (siehe auch Zeckenbiologie, S. 963). Dabei vermehren sich die Babesien in den Speicheldrüsen der Zecken erst während des Blutsaugens, weshalb die Infektion nur bei längerem Saugakt erfolgt. Da viele Zeckenarten überwintern können, bleiben verseuchte Weiden jahrelang infektiös.

Die Inkubationszeit beträgt bei natürlicher Infektion über Zecken 8 bis 10 Tage, bei künstlicher Übertragung durch parenterale Injektion (intravenös, subkutan oder intraperitoneal) des Blutes infizierter Tiere 3 bis 8 Tage.

Erscheinungen und Verlauf: Die Erkrankung beginnt mit einem kontinuierlichen Fieberanstieg auf 40 bis 41° C, der je nach Krankheitsschwere 2 bis 6 Tage anhält und bei leichtem Krankheitsverlauf (Jungtiere) als einziges Symptom auftreten kann. Hämoglobinurie wird in allen schweren Fällen vom 3. bis 5. Krankheitstage an beobachtet. Im weiteren Verlauf kommt es infolge der sich schnell entwickelnden Anämie zu einer mittel- bis hochgradigen Störung des Allgemeinbefindens. Die Tiere sondern sich ab, liegen viel und weisen oft deutliche allgemeine Schwächesymptome (Aufstützen des Kopfes, schwankender Gang) sowie herabgesetzte Hauttemperatur (besonders an den Extremitäten und Ohren) auf. Bei sorgfältiger Abtastung lassen sich an den ventralen und dünnen Hautbezirken (Achsel- und Kniefaltengegend) Zecken oder Zeckenbiß-Stellen nachweisen. Bei Milchkühen fällt das schlaffe, sehr blasse oder gelblich verfärbte Euter auf. Die sichtbaren Schleimhäute erscheinen porzellanfarben oder mehr weißgelblich (hämolytischer Ikterus), die Skleralgefäße sind schwach gezeichnet. Der typische Auskultationsbefund am Herzen zeichnet sich durch hochfrequente (120 Schläge/Minute oder mehr) und stark pochende Herztöne aus. Vereinzelt findet man systolisches Zischen und im Endstadium sogar tumultuarische Herztätigkeit. Die Blutveränderungen bestehen neben der schon makroskopisch erkennbaren wäßrigen Beschaffenheit (niedriger Hämatokritwert) sowie der Rotfärbung von Plasma und Serum vor allem in starker Erythropenie (1 bis 3 Millionen/mm^3) mit Anisozytose und basophiler Tüpfelung der Zellen sowie ausgeprägter Lymphozytose (bis 80 % der Leukozyten; leukämoides Blutbild!). Die Atmung ist im Fieberstadium meist frequent, bei stark anämischen Tieren aber oft auffallend ruhig oder verlangsamt. Futter- und Tränkeaufnahme sowie Verdauungstätigkeit sind stark beeinträchtigt oder liegen bei schwerkranken Patienten ganz darnieder. Der nur in geringen Mengen abgesetzte Kot ist anfangs flüssig, später fest und oft schleimüberzogen. Die Leberperkussion ergibt eine um 2 bis 4 Fingerbreiten vergrößerte Dämpfung und geringe Schmerzhaftigkeit. Die Leberfunktionsproben fallen positiv aus. Auf dem Höhepunkt der Erkrankung stellt sich Hämoglobinurie (klarer, durchsichtiger, hell- bis kaffeebrauner Harn) ein, die 1 bis 3 Tage oder bis zum Tode des Tieres anhält und mitunter mit Harnabsatzschwierigkeiten (stark gefüllte Harnblase, Strangurie) verbunden ist. Tragende Rinder abortieren nicht selten. Zentralnervöse Erscheinungen (Krämpfe, Inkoordination) wurden bei Infektionen mit B. bigemina, argentina und berbera beobachtet. Vor dem Tode kommt es zu einem Abfall der

Körpertemperatur auf subnormale Werte und häufig zum Festliegen infolge großer Schwäche. Seltener sind auch plötzliche Todesfälle infolge Milzruptur (S. 137) beobachtet worden.

Beurteilung: Bei älteren, voll empfänglichen Rindern endet die Babesien-Infektion in 10 bis 70 % der Fälle nach 3 bis 4 Tagen tödlich, während unter 2 Jahre alte oder teilimmune Tiere die Erkrankung in der Regel überstehen. Durch frühzeitige Anwendung moderner Chemotherapeutika oder in verschleppten Fällen durch wiederholte Bluttransfusionen lassen sich die Verluste auf etwa 5 % vermindern.

Folgekrankheiten: Die Rekonvaleszenz ist nach schwerer Babesiose nicht selten verzögert; die Tiere leiden noch einige Wochen an Blutarmut und an den durch die Hämolyse verursachten Leber- und Nierenschäden (Hämolyse-Nekrosen der Leber, Hämoglobinnephrose). In dieser Zeit besteht erhöhte Anfälligkeit gegenüber bakteriellen Infektionen.

Erkennung und Unterscheidung: Das jahreszeitlich und örtlich (Zeckenweiden) begrenzte Auftreten der Babesiose in Verbindung mit dem typischen klinischen Bild einer fieberhaften, hämolytischen Anämie mit Hämoglobinurie und Zeckenbefall erleichtert die Diagnose, die durch den Erregernachweis im peripheren Blut (Ohrenvenenblut) gesichert werden kann. Der Nachweis gelingt in nicht zu dünnen, nach GIEMSA gefärbten Blutausstrichen, in denen die Babesien innerhalb der Erythrozyten als 1,5 bis 2 μ (kleine Babesienarten) oder 2 bis 4 μ (große Babesienarten) große, ring- oder doppelbirnenförmige, blaugefärbte Gebilde mit rotem Kern sichtbar werden (Taf. 19 a, b). Latent infizierte Rinder können nur durch Tierversuch (Blutübertragung auf ein gesundes Rind) oder Milzexstirpation (nachfolgende schwere Erkrankung) ermittelt werden.

Die Unterscheidung von anderen Blutprotozoenkrankheiten (Theileriose, S. 897; Trypanosomose, S. 899), die nur selten mit Hämoglobinurie einhergehen, muß sich in Gegenden, in denen diese vorkommen, vor allem auf den Erregernachweis im Blut stützen. Das gleiche gilt für die Anaplasmose (S. 888), die bazilläre Hämoglobinurie (S. 881) und die akute Leptospirose (S. 876). Differentialdiagnostisch kommen in Deutschland insbesondere fütterungsbedingte Hämoglobinurien (S. 1255 ff.) in Frage, die aber fast ausschließlich bei Stallhaltung und einseitiger Fütterung auftreten.

Die Tränke-Hämoglobinurie (S. 1072) der Jungrinder verläuft ohne Fieber und stärkere Anämie. Streng abzutrennen sind ferner alle mit Hämaturie (bluthaltiger, rötlich trüber, deckfarbener Harn; S. 382) verbundenen Krankheiten renalen und vesikalen Ursprungs sowie weiterhin eine Reihe von Krankheiten, die mit Anämie (S. 125) oder Ikterus (insbesondere Stauungsikterus, S. 372) einhergehen.

Zerlegungsbefund: Neben ausgeprägter Anämie und Ikterus fallen insbesondere die starke, 3- bis 4fache Vergrößerung der Milz sowie Schwellung und degenerative Veränderung an Leber und Nieren auf. Infolge sogenannter Hämolysenekrosen (S. 367) und fettiger Degeneration ist das Lebergewebe regelmäßig gelb verfärbt und mürbe; die Gallengänge und die Gallenblase sind stark mit dunkler eingedickter Galle gefüllt. Die leicht vergrößerten Nieren erhalten durch Hämoglobinausfällung eine typische, gesprenkelte, dunkelrote oder schwarzrote Verfärbung (Hämoglobinnephrose, S. 382); die in der Regel stark gefüllte Harnblase enthält kaffeebraunen Urin. Weniger kennzeichnende Befunde bestehen in katarrhalischen Schleimhautveränderungen an Labmagen, Darm, Gallen- und Harnblase sowie in petechialen Blutungen am Herzen. Für den postmortalen Babesiennachweis eignen sich Milz- oder Knochenmarksausstriche (bei B. argentina insbesondere Blut aus Gehirngefäßen).

Behandlung: Durch frühzeitige Anwendung spezifisch wirksamer Chemotherapeutika kann die Erkrankung in 1 bis 2 Tagen kupiert werden, wobei die Tiere Parasitenträger bleiben und prämun werden können. Die früher in großem Umfange angewandten Mittel, wie Trypanblau (nur gegen große Babesienarten wirksam) und Trypaflavin (0,1 g/50 kg intravenös), werden der ihnen anhaftenden Nachteile wegen (Verfärbung des Tierkörpers, Photosensibilisierung, schlechte Gewebsverträglichkeit) kaum noch benutzt. Gut wirksam und leicht applizierbar ist der Methylchinolyliummethylsulfatharnstoff (Acaprin-Bayer), der jedoch in der vorgeschriebenen Dosierung von 1 ml der 5 %igen Lösung auf 50 kg Körpergewicht subkutan zuweilen Unverträglichkeitserscheinungen (Muskelzittern, Speicheln, Verstärkung der Kollapsneigung bei schwer anämischen Tieren) verursacht, zu deren Vermeidung sich die fraktionierte Verabreichung ins lockere Bindegewebe am Triel innerhalb von 10 bis 15 Minuten empfiehlt. Ähnlich gut wirksam, aber besser verträglich ist das Diamidino-diazoaminobenzol (Berenil-Hoechst), das in einer Dosierung von 3,5 mg/kg Körpergewicht in 7 %iger Lösung tief intramuskulär angewandt wird. Beide Mittel können bei Bedarf nach 24 Stunden erneut gegeben werden.

In schweren und verschleppten Babesiosefällen muß die Chemotherapie durch zusätzliche Maßnahmen, insbesondere aber durch Bluttransfusionsbehandlung ergänzt werden. Stark anämische Tiere werden zweckmäßigerweise aufgestallt, wobei unnötige körperliche Belastungen, wie Treiben, unbedingt zu vermeiden sind. Der hochgradig anämische Zustand kann nur durch wiederholte Blutübertragungen (T. I.) gebessert werden (5 bis 6 Transfusionen von je 500 ml Blut innerhalb von 2 bis 3 Tagen); außerdem werden Strophantin-Präparate zur Kreislaufstützung (T. I.) sowie Traubenzucker und Azetylmethionin als Leberschutztheapie (T. I.) gegeben. Bewährt haben sich des weiteren ACTH- oder Prednisolon-Gaben (Milderung der Parenchymschäden; T. I.) und bei vollständig darniederliegender Verdauungstätigkeit auch die Verabreichung von Leinsamenschleim mit Pansensaft, erforderlichenfalls wiederholt. In der Rekonvaleszenz kann die Blutbildung durch injizierbare Eisenpräparate (T. I.) und mineralstoffreiche Fütterung gefördert werden.

Vorbeuge: In überseeischen Gebieten wird die Babesiose in großem Umfange durch prophylaktische Maßnahmen bekämpft, da eine ausreichende Überwachung und Behandlung erkrankter Einzeltiere häufig nicht möglich ist. Besondere Bedeutung haben dabei die planmäßige Zeckenbekämpfung (S. 964) und die Immunisierung von Jungtieren im Alter von 6 bis 12 Monaten mit babesienhaltigem Blut von künstlich infizierten Rindern. Diese zum Teil auch in Europa (Deutschland, Schweden) üblichen Impfmethoden haben heute infolge der ihnen anhaftenden Nachteile (Impferkrankungen, Verbreitung der Infektion, unstabile Immunität) und in Anbetracht der zur Verfügung stehenden wirksamen chemotherapeutischen Behandlungsmöglichkeiten an Bedeutung verloren. Der planmäßigen Vernichtung der Überträgerzecken durch Weidekultivierung (Drainage, Beseitigung von Buschwerk) oder mit chemischen Mitteln (S. 970) gebührt daher der Vorrang, wobei allerdings zu bedenken ist, daß in größeren Waldgebieten der allgemeinen Ausrottung der Zecken sowie der Babesiose die Tatsache gegenübersteht, daß auch wildlebende Tiere Zecken- und Babesienträger sein können (Rehe, Hirsche, Mufflon).

SCHRIFTTUM

Callow, L. L., & M. D. McGavin (1963): Cerebral babesiosis due to Babesia argentina. Austral. Vet. J. 39, 15-21. — Cernaianu, C. C. (1958): Piroplasme su Piroplasmoze. Bd. I, II; Verl. Akad. Rumän. Volksrep., Bukarest. — Danailov, J., G. Gräfner, P. Betke & H. Blum (1965): Epizootologische und morphologische Untersuchungen über die Rinder-Piroplasmose in Mecklenburg. M.-hefte Vet.-Med. 20, 45-50. — Davies, S. F. M., L. P. Joyenes & S. B. Kendall (1958): Studies on Babesia divergens. Ann. Trop. Med. Parasit. 52, 206-215. — Enigk, K. (1948): Zur Bekämpfung der Rinderpiroplasmose in Deutschland. M.-hefte Vet.-Med. 3, 81-86. — Enigk, K., & M. Reusse (1955): Berenil, ein neues Heilmittel für die Babesiosen der Haustiere. Zschr. Tropenmed. 6, 141-150. — Enigk, K., & K. Friedhoff (1962): Zur Wirtsspezifität von Babesia divergens. Zschr. Parasitenkunde 21, 238-256. — Enigk, K., K. Friedhoff & S. Wirahadiredja (1963): Die Piroplasmosen der Wiederkäuer in Deutschland. Dtsch. Tierärztl. Wschr. 70, 422-426. — Fussgänger, R. (1955): Berenil in der Veterinärmedizin. Vet.-Med. Nachr. 1955, 146-151. — Goerttler, V. (1929): Verbreitung und Bekämpfung der Rinderpiroplasmose in Deutschland. Arch. wiss. prakt. Tierheilk. 59, 248-286. — Hall, W. T. K., L. Tammemagi & L. A. Y. Johnston (1968): Bovine Babesiosis: The immunity of calves to Babesia bigemina infection. Austral. Vet. J. 44, 259-264. — Hill, H. (1944): Die Verbreitung der Rinderpiroplasmose in Deutschland 1925 bis 1937. Diss., Hannover. — Hruska, F. Th. (1958): Zur Prophylaxe der Rinderpiroplasmose. Diss., Hannover. — Kemron, A., M. Neumann, A. Hadani, M. Egyed & E. Pipano (1963): Studies on bovine piroplasmosis caused by Babesia bigemina. Refuah Vet. 20, 259-254. — Kikuth, W. (1941): Die Behandlung der Piroplasmosen mit Acaprin. Dtsch. Tierärztl. Wschr. 49, 190-192. — Kossel, H., Schütz, A. Weber & H. Miessner (1903): Über die Hämoglobinurie der Rinder in Deutschland. Arch. Kais. Gesundheitsamt 20, 1-77. — Schöss, P. (1965): Rinderleukose und Piroplasmose. Dtsch. Tierärztl. Wschr. 72, 217-221. — Seifert, H. (1962): Beobachtungen über die Epidemiologie der Piroplasmose. Zbl. Vet.-

TAFEL 19

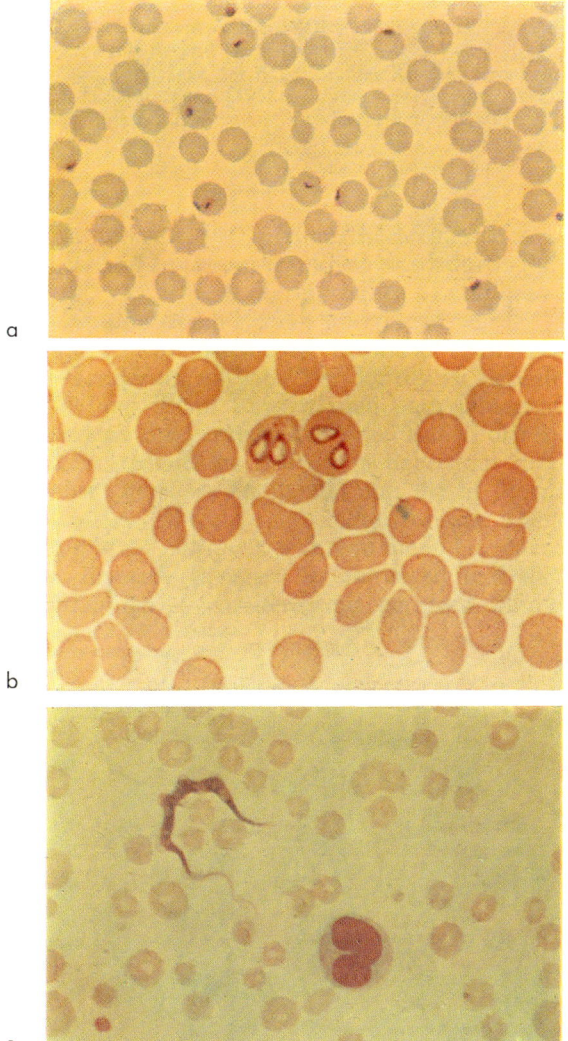

a. Babesia divergens im Blutausstrich einer piroplasmosekranken Kuh (S. 893; May-Grünwald/ Giemsa-Färbung, 1000fache Vergrößerung)
b. Babesia bigemina im Blutausstrich eines piroplasmosekranken Rindes (S. 893; Giemsa-Färbung; 1500fache Vergrößerung; Vet.-Med. Bilderdienst, *Farbenfabriken Bayer*)
c. Trypanosoma theileri im Blutausstrich eines an Hämoglobinurie leidenden ikterischen Jungrindes (S. 899; May-Grünwald/Giemsa-Färbung, 1000fache Vergrößerung)

einhergehende benigne Theileriose (Erreger: *Th. s. G. mutans*) weniger wichtig sind. In Deutschland sind Theilerien-Infektionen beim Rind bisher nicht nachgewiesen worden.

Ursachen und Parasitenbiologie: Die Theilerien werden durch Nymphen und Imagines verschiedener Zeckenarten der Gattungen *Rhipicephalus* und *Hyalomma* übertragen (siehe Zeckenbiologie, S. 963), in deren Speicheldrüsen sie sich vermehren (keine transovarielle Übertragung). Nach dem infizierenden Zeckensaugakt befallen die Theilerien im fokalen Lymphknoten Lymphoblasten oder Lymphozyten, in denen wiederholte Zweiteilungen (Schizogonie, Bildung von KOCH'schen Kugeln) stattfinden; anschließend dringen die Parasiten in Erythrozyten ein, wo sie sich wiederum 1- oder 2mal teilen (Abb. 484). Die Inkubationszeit beträgt 8 bis 25 Tage, im Durchschnitt aber 14 Tage. Das Überleben der Infektion hat eine theilerienartspezifische Infektionsimmunität (Prämunität) zur Folge; nur nach Th. parva-Infektionen entsteht eine solide, sterile Immunität.

Erscheinungen, Verlauf und Beurteilung: Die Krankheit beginnt mit plötzlichem Milchrückgang, apathischem Verhalten, Schwäche und hohem Fieber (41° C). Trotz hochgradiger Störung des Allgemeinbefindens mit stark beschleunigter Herz- und Atemtätigkeit nehmen die Tiere häufig noch Futter auf. Weitere Befunde sind blasse, leicht ikterische Schleimhäute, Tränen- und Speichelfluß, Lymphknotenschwellungen und Lebervergrößerung. Im Blut treten schwere Leuko- und Thrombopenie sowie leichte Erythropenie auf. Während der Krankheitsdauer von 1 bis 2 Wochen magern die Tiere schnell ab. Die Sterblichkeit beträgt 70 bis 100 %, bei der benignen Theileriose dagegen unter 1 %.

Erkennung und Zerlegungsbefund: Die oft wenig kennzeichnenden klinischen Erscheinungen und häufiges gleichzeitiges Vorkommen anderer Blutzelleninfektionen (Babesiose, Anaplasmose) machen zur sicheren Erkennung den Erregernachweis im Blut (1 bis 2 μ große runde, ovale oder stäbchenförmige Gebilde in den Erythrozyten) sowie in Lymphknoten- oder Milzpunktaten (in frischen Fällen Nachweis der 8 μ großen KOCH-schen Kugeln) notwendig. Zur Unterscheidung der Infektionen durch die einzelnen Theilerienarten kann der serologische Nachweis spezifischer Antikörper mittels der Komplementbindungsreaktion (in frischen Fällen) oder des indirekten COOMBS-Testes herangezogen werden. Bei der Zerlegung werden neben Schleimhautblutungen starke Schwellungen von Lymphknoten, Milz und Leber sowie nichteitrige Nierenentzündung und Lungenödem gefunden.

Behandlung und Vorbeuge: Eine vollwirksame Chemotherapie ist bisher nicht bekannt; die gegenüber Babesien angewandten Mittel zeigen keine oder nur geringe Theilerien-Wirkung. Gewisse Erfolge wurden bei frühzeitiger und wiederholter Anwendung von Akridinderivaten (Resochin-Bayer) sowie von Chlor- oder Oxytetrazyklinen erzielt (T. I.). Symptomatisch werden Kardiaka, Bluttransfusionen und Leberschutztherapie (T. I.) empfohlen. Der Prophylaxe durch Zeckenbekämpfung (S. 964) und Quarantänemaßnahmen kommt besondere Bedeutung zu.

SCHRIFTTUM

AGAJEW, A. A. (1958): Bluttransfusion bei der Behandlung an Theileriose erkrankter Tiere (russisch). Veterinarija 35: 12, 42-44. — ANGELOVSKI, T., M. MIHAJLOV & T. MISEV (1965): Contribution to the knowledge of Theileriosis of cattle in Macedonia (serbokroatisch). Vet. Glasnik 19, 91-97. — AWAD, F. I. (1962): Kombinierte Chemotherapie der Gonderia annulata-Infektion bei Rindern. Zbl. Vet.-Med. 9, 52-58. — BROCKLESBY, D. W., & K. P. BAILEY (1962): Oxytetracyline hydrochloride in East Coast fever. Brit. Vet. J. 118, 81-85. — GIESECKE, W., & E. WIESENHÜTTER (1965): Zur Klinik und Therapie der Theileria annulata-Infektion der Rinder in Syrien. Berl. Münch. Tierärztl. Wschr. 78, 123-125. — HIGETT, P. G. (1953): Theileria mutans detected in British cattle. Vet. Record 65, 893-894. — MATSON, B. A. (1967): Theileriosis due to Theileria parva, T. lawrencei and T. mutans. Bibliography 1897-1966, Commonwealth Bureau of Animal Health, Weybridge. — NEITZ, O. W. (1957): Theileriosis, Gonderiosen und Cytauxzoonosen. Onderstepoort J. Vet. Res. 27, 275. — NEITZ, O. W. (1959): Theileriosis. Adv. Vet. Sci. 5, 241-297. — REICHENOW, E. (1941): Zur Kenntnis des Küstenfiebers der Rinder. Dtsch. Tierärztl. Wschr. 49, 546-547. — SCHULZ, K. C. A., & J. R. SCHÜTTE (1957): ‚Turning sickness' — Bovine Theileriosis in the Rückenburg district. J. South African Vet. Med. Ass. 28, 279-289. — WETZEL, R. (1941): Der Entwicklungskreis des Küstenfiebererregers (Theileria parva). Dtsch. Tierärztl. Wschr. 49, 644. — WILDE, J. K. H. (1967): East coast fever Adv. Vet. Sci. 11, 207-253.

Trypanosomosen (Surra, Nagana)

Wesen: Diese subakut oder chronisch verlaufende fieberhafte Invasion wird durch verschiedene Arten der zu den Flagellaten zählenden Gattung Trypanosoma hervorgerufen und durch Stechfliegen übertragen.

Geschichte: Die Tsetsekrankheit der Rinder wurde schon 1857 von LIVINGSTONE beschrieben. Nach der Entdeckung der einzelnen Erregerarten durch EVANS (1880), BRUCE (1894), THEILER (1903) und andere gelang dann die Klärung der Epizootologie besonders durch Forschungen von R. KOCH, THEILER und KLEINE.

Vorkommen und Bedeutung: Beim Rind müssen drei Trypanosomen-Infektionen unterschieden werden:

Die Surra (Erreger: *T. evansi*) tritt in bestimmten Gebieten Asiens (Südrußland, Indien, Indonesien, Philippinen) sowie in Nordafrika auf und wurde nach Australien, Amerika und Europa (Spanien) verschleppt. Sie wird mechanisch durch Stechfliegen der Gattungen Tabanus, Stomoxys und Hämatopota übertragen und kann daher auch in anderen Gegenden leicht weiterverbreitet werden.

Die Nagana- oder Tsetsekrankheit (Erreger: *T. brucei, congolense* und *vivax* als Rein- oder Mischinfektion) ist dagegen in ihrem Vorkommen hauptsächlich auf die Verbreitungsgebiete der Tsetsefliegen (Glossinen) im tropischen Afrika (besonders Zentral- und Ostafrika) beschränkt, die als echte Zwischenwirte fungieren. Die Krankheit hat größte wirtschaftliche Bedeutung, da sie trotz jahrzehntelanger Bemühungen in großen Gebieten (nach WILSON 10 Millionen km^2) noch nicht getilgt werden konnte und dort jede Rinderhaltung unmöglich macht; das Wild stellt dort nämlich ein dauerndes Trypanosomenreservoir dar.

Weiterhin kommt beim Rind das *Trypanosoma theileri* in weltweiter Verbreitung und auch in Deutschland häufig (10 bis 70 % der Rinder sind infiziert) vor. Diese allgemein als apathogen angesehene Trypanosomenart wird durch Bremsen (Tabaniden und Hämatopota-Arten) übertragen, in deren Enddarm sie sich vermehrt.

Ursachen und Parasitenbiologie: Die Trypanosomosen werden durch verschiedene, morphologisch nur teilweise unterscheidbare, lebhaft bewegliche Flagellaten der Gattung Trypanosoma hervorgerufen, die frei im Blut und anderen Körperflüssigkeiten (Lymphe, Liquor) leben und sich durch direkte Teilung vermehren. Die Trypanosomen werden von blutsaugenden Fliegen aufgenommen und entweder innerhalb von 24 Stunden bei erneutem Stechen einem anderen Tier eingeimpft (Surra) oder machen zunächst im Fliegenkörper (Darm und/oder Speicheldrüse) eine Weiterentwicklung durch (Nagana, T. theileri). Tsetsefliegen werden daher erst 12 bis 20 Tage nach dem Aufnehmen von Trypanosomen infektiös und behalten ihre Ansteckungsfähigkeit während des ganzen Lebens (2 bis 4 Monate). Die Inkubationszeit dauert bei natürlicher Infektion etwa 10 Tage. Nach Verimpfung von trypanosomenhaltigem Blut treten die Parasiten 3 bis 12 Tage später in der Blutbahn auf. Das Überstehen der Infektion hat eine trypanosomenartspezifische Prämunität zur Folge, die jedoch leicht durchbrochen wird.

Erscheinungen und Verlauf: Schwere und Dauer der Krankheitserscheinungen werden in erheblichem Maße von der Pathogenität und Virulenz der jeweiligen Trypanosomenarten oder -stämme sowie von der nach Rasse und Umweltbedingungen wechselnden Empfänglichkeit der exponierten Rinder bestimmt. Als Hauptsymptome treten wechselnde fieberhafte Körpertemperaturen (40 bis 41° C) und zunehmende Blutarmut infolge periodischer, intravasaler Endotoxinbildung auf. Im weiteren Krankheitsverlauf magern die Tiere stark ab, zeigen struppiges Haarkleid, Kehlgangs- und Triloödeme sowie Tränen- und Nasenausfluß; schließlich gehen sie nach mehreren Wochen an allgemeiner Schwäche und Kachexie zugrunde. Die Infektion mit T. theileri verläuft im allgemeinen symptomlos, doch sind einzelne tödliche Krankheitsfälle mit dem Bild einer akuten hämorrhagischen Diathese (schwere Allgemeinstörungen mit Schleimhautblutungen, Tachykardie und Anämie) und milzbrandähnlichem Zerlegungsbefund beschrieben worden (WYSSMANN, 1935), bei denen im Blut zahlreiche Parasiten dieser Art nachgewiesen wurden. Die pathogenetische Bedeutung der Trypanosomen bleibt aber fraglich.

Erkennung: Die klinischen Erscheinungen sind für eine sichere Diagnose nicht immer ausreichend; während des Fieberstadiums lassen sich die Trypanosomen jedoch leicht im Nativpräparat (lebhaft beweglich) oder, nach GIEMSA gefärbt, ‚im dicken Tropfen' als spindelförmige, 10 bis 70 μ lange Parasiten mit Kern, Blepharoplast, undulierender Membran und Geißel am Vorderende im Blut oder Organmaterial (Milz, Lymphknoten) nachweisen (Taf. 19 c). In chronischen Krankheitsfällen können im Blut nur wenige Erreger vorhanden sein, so daß serologische Nachweismethoden (Komplementbindungsreaktion) oder der Tierversuch (Blutübertragung auf Labortiere) herangezogen werden müssen.

Behandlung und Vorbeuge: Trotz intensiver Forschungsarbeiten konnte bisher kein gegenüber allen Trypanosomenarten gleich gut wirksames Chemotherapeutikum gefunden werden. Die früher gebräuchlichen Arsen- und Antimonpräparate (Neoarsphenamin, Brechweinstein, Antimonbrenzkatechin) sowie Akridinverbindungen (Surfen C = Congasin, 10 mg/kg Körpergewicht intravenös; Anthryzid, 5 mg/kg Körpergewicht subkutan) finden daher heute noch Anwendung. Von den moderneren Arzneimitteln hat das Suramin (Naganol-Bayer) gute therapeutische und prophylaktische Wirkung gegen T. evansi und brucei (Schutzdauer 4 bis 8 Wochen), während T. congolense und vivax durch Diamidino-diazoaminobenzol (Berenil-Hoechst) besser beeinflußt werden. Das letztgenannte Präparat ist aber wegen der schnellen Ausscheidung prophylaktisch unwirksam.

Die Bekämpfung der Trypanosomosen erfolgt in vielen tropischen Ländern durch veterinärpolizeiliche Maßnahmen, welche Blutuntersuchungen, Verkehrsbeschränkung und Isolierung erkrankter Tiere sowie die chemotherapeutische Behandlung vorschreiben. In Afrika liegt das Schwergewicht auf der Tsetsefliegenvernichtung (Buschrodung, Flächenbehandlung mit Insektiziden).

SCHRIFTTUM

AUGUADRA, P. (1963): Contributo alla profilassi ed alla terapia delle tripanosomosi in Somalia e nel Congo dell antrycide, del naganol e del berenil. Clin. Vet. *86,* 467-474. — BAUER, F. (1958): Über den Wirkungsmechanismus des Berenil bei Trypanosoma congolense. Zbl. Bakt. Parasitol., Inf.-Krankh. *172,* 605-620. — BOURGEOIS, E. (1941): Zur Frage der Pathogenität der Trypanosoma theileri. Schweiz. Arch. Tierheilk. *83,* 467-469. — BROWNING, C. H. (1954): Chemotherapia of Trypanosoma-infections. Ann. New York Acad. Sci. *59,* 198-213. — DICKMANNS, G., C. A. MANTHEI & A. H. FRANK (1957): Demonstration of Trypanosoma theileri in the stomach of an aborted bovine fetus. Cornell Vet. *47,* 344-353. — FAIRCLOUG, A. (1963): A comparison of metamidium, damorin, berenil and ethidium bromide under field conditions in Kenya. Vet. Record *75,* 855-858. — FOLKERS, C. (1965): The problem of cattle trypanosomiasis in Northern Nigeria. Tijschr. Diergeneesk. *90,* 1192-1200. — FUSSGÄNGER, R., & F. BAUER (1960): Investigations on Berenil resistance of trypanosomes. Vet. Record *72,* 1118-1121. — HERBERT, I. V. (1961): Bovine trypanosomiasis due to Trypanosoma theileri Laveran, 1902, and its occurence in Eire. Irish Vet. J. *15,* 230-236. — HOLZ, J., & R. T. ADIWINATA (1956): Über die Möglichkeit einer intramuskulären oder subkutanen Surra-Prophylaxe mit Naganol (Bayer 205) bei Büffeln und Rindern. Tierärztl. Umschau *11,* 246-248. — KILLICK-KENDRICK, R. (1968): The diagnosis of trypanosomiasis of livestock: a review of current techniques. Vet. Bull. *38,* 191-197. — KLEINE, F. K. (1941): Ist eine Immunisierung von Rindern gegen die Tsetsekrankheit (Nagana) möglich? Dtsch. Tierärztl. Wschr. *49,* 299-300. — LAMY, L., & G. BOULEY (1968): Observation en France, chez un veau d'un cas d'infection massive à Trypanosoma Theileri Laveran, 1902. Bull. Acad. Vét. France *40,* 323-325. — LEVINE, N. D., A. D. WATRACH, S. KANTOR & H. J. HARDENBROCK (1965): A case of bovine trypanosomiasis due to Trypanosoma theileri in Illinois. J. Parasitol *42,* 553. — MILNE, A. H., J. ROBSEN & T. L. WEBANDIZA (1955): The efficacy of Berenil against T. congolense in Zebu cattle. Vet. Record *67,* 280-281. — SMITH, I. M. (1959): Chemoprophylaxis against bovine trypanosomiasis. J. Comp. Pathol. Therap. *69,* 105-115. — STIRMIMANN, J. (1947): Trypanosoma theileri bei einer Kuh. Schweiz. Arch. Tierheilk. *89,* 140-141. — WILSON, S. G. (1964): The problem of trypanosomiasis control in cattle in Africa. Tijdschr. Diergeneesk. *89,* 915-927. — WYSSMANN, E. (1935): Zur Frage der durch Trypanosoma theileri bedingten Erkrankung beim Rind. Schweiz. Arch. Tierheilk. *77,* 401-415. — ZESEWITZ, H. (1942): Die Verbreitung der Nagana und ihrer Überträger in Afrika. Diss., Hannover.

Kokzidiose (Dysenteria coccidiosa, Kokzidienruhr)

Wesen: Dieses Leiden besteht in einer spezifischen katarrhalischen oder hämorrhagischen Darmentzündung, die durch einzellige Darmepithelschmarotzer der Gattung *Eimeria* hervorgerufen wird.

Geschichte: Die Kälberkokzidiose wurde zuerst von PRÖGER (1878) und ihr Erreger im gleichen Jahr von ZÜRN beschrieben. Die Erkenntnisse dieser Autoren konnten später von HESS sowie ZSCHOKKE (1892) und GUILLEBEAU (1893) bestätigt und erweitert werden.

Vorkommen und Bedeutung: Die Rinderkokzidiose besitzt weltweite Verbreitung und erlangt in gewissen, meist gebirgigen Gegenden als Weideinfektion (im Spätsommer und Herbst), unter bestimmten Haltungsbedingungen auch als Stallinfektion, durch enzootisches Auftreten, besonders unter Jungtieren größere wirtschaftliche Bedeutung. In Europa tritt die Erkrankung häufig in den Alpenländern (Schweiz, Österreich, Italien), in Deutschland hauptsächlich im Allgäu und in den Mittelgebirgen (Eifel, Westerwald) auf; sie kommt jedoch auch in den norddeutschen Weidegebieten (Schleswig-Holstein, Lüneburger Heide) und in Dänemark (MEJLBO, 1949) vor. FRITZSCHE und BERG fanden 1950 in einem Kreis der Eifel 34 % der Rinder mit Kokzidien infiziert, OTTEN auf dem Schlachthof Berlin 54 % der Kälber und 22 % der Kühe; in den Alpengebieten beträgt die Befallsstärke gegendweise 30 bis 70 %. Geringgradig und subklinisch infizierte Tiere (Oozystenausscheider) können zum Ausgangspunkt schwerer und verlustreicher Erkrankungen werden, wenn besondere witterungsbedingte oder haltungsmäßige Umstände die Aufnahme großer Mengen sporulierter Oozysten begünstigen. Dabei erkranken am häufigsten Jungtiere im Alter von $1/4$ bis 2 Jahren, seltener auch 1 bis 3 Monate alte Kälber sowie ältere Tiere.

Ursachen und Parasitenentwicklung: Die Rinderkokzidiose wird durch Protozoen der Gattung Eimeria hervorgerufen. Von den mehr als zehn beim Rind vorkommenden Arten haben *Eimeria zürni* (Erreger der ‚roten Ruhr'), *E. bovis* und *E. ellipsoidalis* die größte klinische Bedeutung, während die übrigen Arten als wenig oder nicht pathogen angesehen werden. Mischinfektionen sind häufig.

Die Infektion kommt durch die orale Aufnahme sporulierter Oozysten zustande, deren je 8 Sporozoiten in Darmepithelzellen eindringen und hier zunächst eine auf 1 bis 3 Generationen begrenzte ungeschlechtliche Vermehrung *(Merogonie)* durchmachen. In der anschließenden geschlechtlichen Entwicklungsphase *(Gametogonie)* entstehen aus den wiederum in Epithelzellen eingedrungenen Merozoiten Makro- und Mikrogametozyten. Da die parasitenbefallenen Epithelzellen zerstört werden, wirken die zweiten und folgenden Merontengenerationen sowie die Gametenstadien besonders pathogen. Der befruchtete Makrogamet (Zygote) entwickelt sich zur Oozyste, die mit dem Kot ins Freie gelangt. Der weitere Reifungsprozeß (Sporogonie, Sporulation) der Oozysten in der Außenwelt ist Voraussetzung für die Infektiosität und dauert bei entsprechender Temperatur und Feuchtigkeit sowie ausreichendem Sauerstoffzutritt 2 bis 3 Tage. Die sehr widerstandsfähigen versporten Oozysten können in günstigem Milieu über 1 Jahr infektionstüchtig bleiben; bei Trockenheit und Temperaturen über 40° C sterben sie dagegen schnell ab. Die Oozystenausscheidung beginnt 5 bis 28 Tage post infectionem. Klinische Erkrankungen treten nach massiven Infektionen und insbesondere bei ständig sich steigernden Reinfektionen auf. Die Ansteckungsquellen bilden hauptsächlich unhygienische, kotverschmutzte Tränke- und Futterplätze, wobei die Infektionsrate durch hohe Besatzdichte der Weiden, Ausläufe oder Laufställe gesteigert wird. Außerdem wird die Infektion durch herabgesetzte Widerstandsfähigkeit der Wirtstiere (Fütterungsmängel, gleichzeitiger Darmstrongylidenbefall und anderes mehr) gefördert, wobei auch eine schon erworbene Teilimmunität durchbrochen werden kann.

Erscheinungen: Die typische, schwere Darmkokzidiose beginnt mit 1 bis 3 Tage andauerndem dünnbreiigem bis wäßrigem Durchfall. Im weiteren Verlauf enthält der Kot zunächst Schleim- und Fibrinklumpen sowie geringe, später aber größere Blutbeimengungen. Gleichzeitig treten zunehmende Allgemeinstörungen auf. Die Patienten zeigen

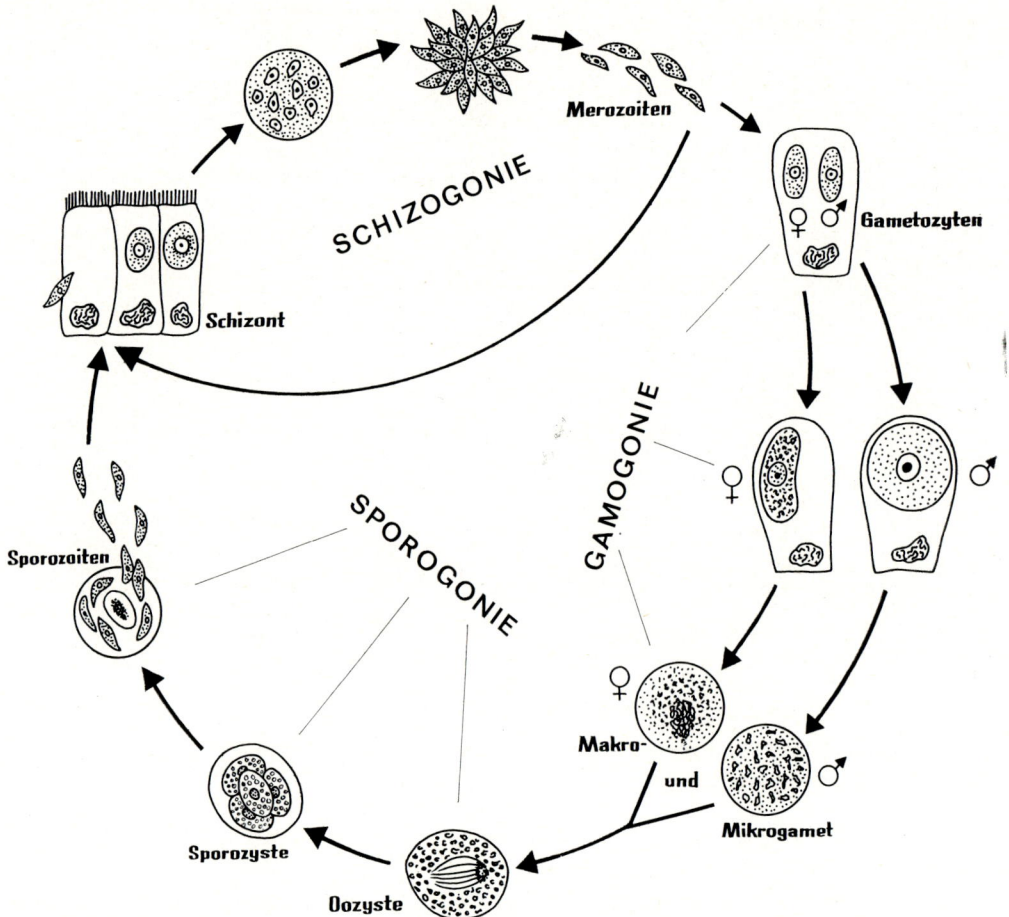

Abb. 485. Entwicklungskreislauf (schematisch) der Eimerien im Wirt (Schizo- und Gamogonie) sowie in der Außenwelt (Sporogonie)

träges oder apathisches Verhalten, Abmagerung und einen infolge dauernden Kotdranges (Tenesmus) aufgekrümmten Rücken; After und Schwanzbereich sind mit blutigem Kot verschmutzt („rote Ruhr'). Die Körpertemperatur ist in der Regel nicht erhöht, bei rektaler Messung sogar infolge des geöffneten Afters häufig subnormal. In schweren Krankheitsfällen entsteht eine ausgeprägte Anämie (blasse bis porzellanfarbene Schleimhäute, schwach gezeichnete Skleralgefäße sowie auf 120 Schläge/Minute und darüber beschleunigte, pochende Herztätigkeit) und Hämokonzentration infolge der fortschreitenden Dehydration (tiefliegende Augen; aufgezogene Hautfalten bleiben einige Zeit bestehen). Die Futteraufnahme ist herabgesetzt oder sistiert bei erhaltener oder erhöhter Tränkeaufnahme vollständig. Die Vormagenmotorik wird ebenfalls entsprechend beeinträchtigt. In fortgeschrittenen Krankheitsstadien werden widerlich stinkender, wäßriggraurötlicher Kot in kleinen Mengen oder fast nur koaguliertes Blut abgesetzt. Bei der mit besonderer Vorsicht durchzuführenden rektalen Palpation findet man meist eine samtartige, sulzig verdickte, mürbe Mastdarmschleimhaut.

Im Endstadium stehen die hochgradige Schwäche der Tiere (schwankender Gang, Festliegen) und zuweilen auch ausgeprägte nervöse Erscheinungen (tonisch-klonische Krämpfe, Opisthotonus) im Vordergrund, die als Ausdruck einer schweren Autointoxikation und sekundären bakteriellen Sepsis anzusehen sind.

Verlauf: Die Infektionsrate, das heißt die Zahl der aufgenommenen Oozysten, und der Immunitätsgrad der Tiere steuern den Verlauf der Kokzidieninfektion innerhalb einer Herde. Unter günstigen Umständen kann diese daher subklinisch verlaufen, weil die befallenen Tiere eine ausreichende lokale Gewebsimmunität erwerben. Bei nicht zu massivem Befall besteht stets Neigung zur Spontanheilung, insbesondere wenn der Infektionskreislauf (Oozystenaufnahme) unterbrochen wird, da nach Abschluß der Kokzidienentwicklung kein Parasitenstadium im Tierkörper verbleibt. Die Krankheitsdauer beträgt im allgemeinen 1 bis 3 Wochen.

Beurteilung: Für die Beurteilung müssen die Zahl der Krankheitsfälle und der Grad der klinischen Erscheinungen sowie die Infektions- und Immunitätsverhältnisse innerhalb der Herde berücksichtigt werden, während die Stärke der Oozystenausscheidung im Kot keine sichere Aussage über das Einzeltier zuläßt. Da die Kokzidiose häufig nicht rechtzeitig erkannt und behandelt wird, sind einzelne Todesfälle, die bei massiver Infektion plötzlich, schon nach kurzer (dreitägiger) Krankheitsdauer auftreten können, nicht immer zu vermeiden. Die Sterblichkeit beträgt aber selten mehr als 5 %. Prognostisch ungünstig sind Erkrankungsfälle mit hochgradiger Schwäche und Anämie oder mit nervösen Symptomen.

Erkennung und Unterscheidung: Subklinische Infektionen können nur durch den Nachweis der kleinen (20 bis 40 μ), runden *(E. zürni)* oder ovalen *(E. bovis)*, elliptischen *(E. ellipsoidalis)* oder zylindrischen *(E. zylindrica)* Oozysten im direkten Kotausstrich oder, sicherer, nach Anreicherung mit einem der üblichen Flotationsverfahren festgestellt werden (Anreicherung mit Kochsalzlösung genügt; siehe ‚Die klinische Untersuchung des Rindes').

Bei klinisch manifester Erkrankung gestatten die typischen Erscheinungen (profuse, meist blutige Durchfälle mit Tenesmus und Proktitis bei gleichzeitiger Anämie) eine Wahrscheinlichkeitsdiagnose, die aber durch den Oozystennachweis im Kot gesichert werden muß. Bei massiver Infektion und in akuten Fällen enthält der Kot aber zuweilen keine oder nur wenige Oozysten (Erkrankung vor Ablauf der Präpatentperiode). Da die Zahl der ausgeschiedenen Oozysten außerdem sehr stark schwankt, kann zur Klärung eine mehrmalige Kotuntersuchung im Abstand von einigen Tagen notwendig werden.

Wäßrige oder blutige Durchfälle anderer Ursache müssen durch entsprechende Kotuntersuchung ausgeschlossen werden, wobei insbesondere schwere Trichostrongyliden-Invasionen (zahlreiche Nematodeneier im Kot, S. 925) und akute Salmonellose (S. 752) in Betracht kommen. Alimentär, toxisch oder durch Virusinfektionen bedingte Darmerkrankungen dürften bei Berücksichtigung des meist abweichenden Erscheinungsbildes kaum zu Verwechslungen Anlaß geben.

Zerlegungsbefund: Neben Abmagerung und Anämie weist der Darm kennzeichnende Veränderungen auf. Sie bestehen in dünnflüssigem, mit Schleim, Fibrin oder Blut versetztem Darminhalt und punkt- oder flächenförmigen Blutungen auf der sulzig verdickten, faltigen, unter Umständen auch herdförmig nekrotischen Schleimhaut des Dünn- sowie insbesondere des Dick- und Mastdarmes. Durch mikroskopische Untersuchung von Darmschleimhautabstrichen und im histologischen Gewebsschnitt sind außerdem die verschiedenen Entwicklungsstadien der Kokzidien nachweisbar (Merozoiten, Meronten, Gametozyten).

Behandlung und Vorbeuge: Die wichtigste therapeutische und prophylaktische Maßnahme ist die sofortige Unterbrechung des Infektionskreislaufes durch Verhinderung der weiteren Aufnahme sporulierter Oozysten. Alle erkrankten und gefährdeten Rinder müssen daher aufgestallt und angebunden werden, wobei auf schnelle Kotbeseitigung und saubere Einstreu zu achten ist. Kräftigende Trockenfütterung fördert das Überstehen der Infektion und die Entwicklung der Immunität.

Diese, bei mäßiger Kokzidieninfektion unter Umständen allein ausreichenden Maßnahmen müssen in schweren Krankheitsfällen durch eine medikamentöse Behandlung ergänzt werden, wodurch aber eine völlige Vernichtung der Erreger nicht gelingt. Neben älteren Arzneimitteln (Methylenblau, Ammoniumsulfat, Mepacrin) stehen zahlreiche moderne Präparate zur Verfügung (siehe Übersicht 25), deren therapeutische Wirksamkeit bei experimentellen und natürlichen Kokzidiosefällen geprüft ist. Nach den bisherigen Kenntnissen werden aber hauptsächlich die ungeschlechtlichen Vermehrungsstadien (reife erste Schizonten) beeinflußt, so daß die Arzneimittel nur in den entsprechenden Infektionsphasen wirksam werden können.

Übersicht 25.

Medikamentöse Behandlung und Vorbeuge der Kokzidiose

Wirkstoff	Applikation	Dosierungsschema (mg pro kg Körpergewicht)		Dauer der Medikation
		erster Tag	folgende Tage	
Sulfamethazin	intravenös oder oral	200	100	1 bis 4 Tage (prophylaktisch 20 mg/kg)
Sulfadimidin	intravenös oder oral	200	100	1 bis 4 Tage (prophylaktisch 20 mg/kg)
Sulfamerazin	intravenös	100	100	1 bis 3 Tage
Sulfanilguanidin	oral	200	100	1 bis 3 Tage (prophylaktisch 40 mg/kg)
Sulfathiazol	oral	150	150	3 bis 6 Tage
Furazolidon	oral	15 bis 30 oder 30	15 30	3 bis 7 Tage 4 Tage
Amprolium	oral	5 bis 10	5 bis 10	4 Tage
Linkomyzin	oral	2	1 bis 2	7 Tage (prophylaktisch im Tränkwasser)

In schweren, mit hochgradigen Allgemeinstörungen und völliger Inappetenz verbundenen Krankheitsfällen werden am besten Sulfonamide in hoher Dosierung parenteral gegeben; zusätzliche wiederholte Bluttransfusionen (T. I.) und intravenöse Zufuhr von Elektrolytlösungen (10 ml/kg Körpergewicht; T. I.) wirken bei stark anämischen und dehydrierten Patienten oft lebensrettend. Die orale Verabreichung von einhüllenden Mitteln (zum Beispiel Leinsamenschleim, T. I.) ist gleichfalls angezeigt. Bei starkem Tenesmus werden neben einer kleinen Extraduralanästhesie Einläufe mit warmem Paraffin- oder Mineralöl vorgenommen. Kokzidiosekranken Tieren darf kein Phenothiazin verabreicht werden, weil die bereits bestehende Anämie hierdurch noch verstärkt wird.

Die vorbeugende medikamentöse Behandlung mit kleinen, dem Futter zugefügten Dosen sogenannter Kokzidiostatika ist beim Rind noch nicht so weit ausgebaut wie beim Geflügel. Bei langdauernder Verabreichung verschiedener Mittel wurden entweder toxische Erscheinungen (Furazolidon, S. 1224) oder eine mangelhafte Wirkung gegenüber Testinfektionen festgestellt (HAMMOND und Mitarbeiter, 1965; PEARDON und Mitarbeiter, 1963). Prophylaktisch ist daher vor allem auf eine Verbesserung der hygienischen Verhältnisse im Stall oder auf der Weide (Schaffung einwandfreier Tränke- und Fütterungseinrichtungen) hinzuwirken. Die Desinfektion muß wegen der großen Widerstandsfähigkeit der Kokzidien-Oozysten gegenüber physikalischen und chemischen Einflüssen mit schwefelkohlenstoffhaltigen Desinfektionsmitteln (T. I.) durchgeführt werden.

SCHRIFTTUM

Arakawa, A., R. E. Kohls & A. C. Todd (1968): Lincomycin therapy for experimental coccidiosis in calves with special reference to mascroscopic and microscopic observation. Amer. J. Vet. Res. 29, 1195 bis 1200, 1549-1559. — Casorso, D. R., & H. Zaraza (1963): Control de droga en la coccidiosis en los bovinos; Amprol. Ber. 17. Welt-Tierärzte-Kongr., Hannover 1, 827. — Davis, L. R., D. B. Boughton & G. W. Bowman (1955): Biology and pathogenicity of Eimeria alabamensis Christensen, 1941, an intranuclear coccidium of cattle. Amer. J. Vet. Res. 16, 274-281. — Davis, L. R., & G. W. Bowman (1957): The endogenous development of Eimeria zürnii; a pathogenic coccidium of cattle. Amer. J. Vet. Res. 18, 569-574. — Davis, L. R., H. Herlich & G. W. Bowman (1960): Studies on experimental concurrent infections of dairy calves with coccidia and nematodes. Amer. J. Vet. Res. 20, 281-286. — Davies, S. F. M., L. P. Joyner & S. B. Kendall (1963): Coccidiosis. Oliver & Boyd, Edinburgh. — Enigk, K. (1936): Untersuchungen über die Abtötung von Spulwurmeiern und Coccidienoocysten durch Chemikalien. Arch. wiss. prakt. Tierheilk. 70, 439-448. — Enigk, K., & P. Hilbrich (1968): Die Stalldesinfektion bei Parasitosen. Dtsch. Tierärztl. Wschr. 75, 488-492. — Fitzgerald, P. R. (1962): Coccidia in Hereford calves on summer and winter ranges and in feedlots in Utah. J. Parasitol. 48, 347-351. — Fritzsche, K., & W. Berg (1951): Über das Vorkommen der Rinderkokzidiose (rote Ruhr der Rinder) im Kreise Prüm/Eifel. Tierärztl. Umschau 6, 305-308. — Gasparini, G., R. Roncalli & C. F. Ruffini (1958): Comparative trials with ammonium sulphate, sulphonamides and antibiotics in natural bovine coccidiosis. Vet. Record 70, 787-789. — Glättli, H. R. (1959): Formo-Cibazol in der Prophylaxe und Behandlung der Coccidiose. Schweiz. Arch. Tierheilk. 101, 459-461. — Hammond, D. M. (1963): Über den Entwicklungszyklus und die Pathogenität von Eimeria ellipsoidalis Becker und Frye, 1929, in Kälbern. Berl. Münch. Tierärztl. Wschr. 76, 331-332. — Hammond, D. M., G. W. Clark, M. L. Miner, W. A. Trost & A. E. Johnson (1959): Treatment of experimental bovine coccidiosis with multiple small doses and single large doses of sulfamethazine and sulfabromomethazine. Amer. J. Vet. Res. 20, 708-713. — Hammond, D. M., D. L. Ferguson & M. L. Miner (1960): Results of experiments with nitrofurazine and sulfamethazine for controlling coccidiosis in calves. Cornell Vet. 50, 351-362. — Hammond, D. M., F. Sayin & M. L. Miner (1965): Nitrofurazon as a prophylactic agent against experimental bovine coccidiosis. Amer. J. Vet. Res. 26, 83-89. — Horton-Smith, C. (1958): Coccidiosis in domestic mammals. Vet. Record 70, 256-262. — Ljesević, Z., K. Vujic, K. Petrović & P. Nikolić (1959): Kokzidiose-Enzootie bei Rindern (serbokroatisch). Vet. Glasnik 13, 899-902. — Mejlbo, E. (1947): Kokzidiose bei Kälbern in Dänemark (dänisch). Medl. Danske Dyrlaegefor. 30, 1-8. — Messerli, W. (1950): Weitere Untersuchungen über Magendarm-Parasiten des Rindes und des Schweines. Schweiz. Arch. Tierheilk. 92, 601-629. — Newman, A. J. (1966): Acute coccidiosis in calves. Vet. Record 79, 240-241. — Peardon, D. L., E. R. Bilkovich & A. C. Todd (1963): Trials of candidate bovine coccidiostats. Amer. J. Vet. Res. 24, 743-748. — Peardon, D. L., E. R. Bilkovich, A. C. Todd & H. H. Hoyt (1965): Trials of candidate bovine coccidiostats: Efficacy of Amprolium, Lincomycin, Sulfamethazine, Chloroquine sulfate and Diphenthane-70. Amer. J. Vet. Res. 26, 683-687. — Pellerdy, L. (1965): Coccidia and coccidiosis. Akademiai Kiado, Budapest. — Petrow, W. A. (1956): Behandlung der Rinder mit Ammoniumsalzen bei Coccidiose und deren Prophylaxe (russisch). Veterinarija 33: 2, 30-32. — Ruffini, G. (1959): La coccidiosi bovina, ,diarrea rossa', in Valtellina. Riv. Zootecn. 32, 87-89.

Trichomonadenseuche (Trichomoniasis bovis)

Wesen: Diese als Deck- oder Besamungsinfektion auftretende Geschlechtskrankheit wird durch auf den Genitalschleimhäuten parasitierende Flagellaten der Art *Trichomonas genitalis* verursacht. In verseuchten Herden bestehen die kennzeichnenden klinischen Erscheinungen in gehäuftem Auftreten von Fruchtbarkeitsstörungen (Umrindern) und frühzeitigem intrauterinem Fruchttod mit Mazeration (Pyometra) oder Abort des Fetus bei den weiblichen Zuchttieren.

Geschichte: Nachdem schon Künstler (1888) eine aus der Vagina einer Kuh isolierte Trichomonadenart beschrieben hatte, erkannte Mazzanti (1900) die Pathogenität der Geschlechtstrichomonaden; die Seuche wurde jedoch erst in den dreißiger Jahren durch Arbeiten von Riedmüller, Abelein, Küst, Hess und anderen näher erforscht.

Vorkommen und Bedeutung: Die Trichomonadenseuche besitzt eine fast weltweite Verbreitung. In Deutschland waren insbesondere Gebiete mit kleinbäuerlichen Betrieben und gemeinschaftlicher Bullenhaltung (Baden-Württemberg, Franken, Rheinland-Pfalz, Thüringen, Sachsen) jahrzehntelang stark betroffen; nach dem letzten Weltkrieg konnte die Seuche aber durch umfangreiche, organisierte Bekämpfungsmaßnahmen und die aufkommende künstliche Samenübertragung zurückgedrängt werden. Die wirtschaftlichen Gesamtverluste, die 1955 von Trautwein für das Bundesgebiet mit 275 Millionen DM jährlich angegeben wurden, dürften daher seitdem merklich zurückgegangen sein. In infizierten Herden belaufen sich die Verluste durch Milch- und Kälberausfall sowie Dauersterilität von Zuchttieren im Durchschnitt auf 250 bis 350 DM je infiziertes Tier. Die Verbreitung der Trichomonadenseuche (Abb. 486) innerhalb einer Herde erfolgt durch den Deckbullen, während die Verschleppung in andere Herden oder Deckgemeinschaften hauptsächlich durch Bullenwechsel (Deckenlassen infizierter Rinder in Nachbarbeständen oder -gemeinden) und den Zukauf infizierter Bullen oder weiblicher Tiere zustandekommt. Bei Besamungsbullen ist die Weiterverbreitung außerdem durch Verwendung nichtsterilisierter künstlicher Scheiden oder bei Benutzung des Spermas infizierter Bullen zur Samenübertragung möglich.

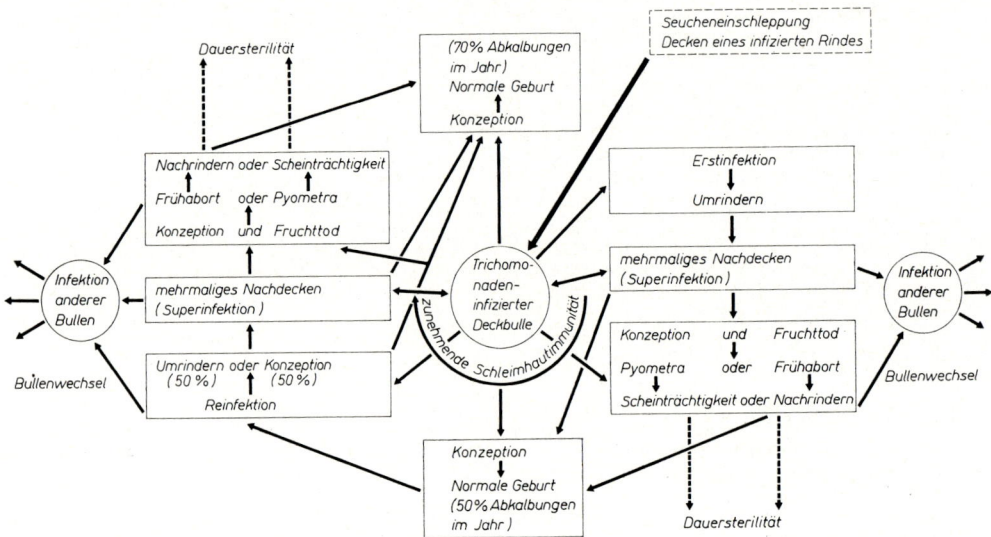

Abb. 486. Infektionsablauf und Folgen der Trichomoniasis genitalis innerhalb befallener Rinderbestände (schematisch)

Ursachen und Parasitenbiologie: Trichomonas genitalis lebt obligat parasitär auf den Geschlechtsschleimhäuten des männlichen und weiblichen Rindes, wo sich die Erreger vom Detritus ernähren und durch mitotische Zweiteilung vermehren. Einen echten Entwicklungskreislauf gibt es bei den Geschlechtstrichomonaden nicht; unter ungünstigen Umweltbedingungen können aber unbewegliche Rundformen entstehen, aus denen eine Rückentwicklung zum vitalen Parasiten möglich ist. In der Außenwelt ist der Parasit wenig widerstandsfähig; nichtvenerische Übertragungsmöglichkeiten spielen daher praktisch keine Rolle.

Nach der Trichomonadeninfektion entwickelt sich beim weiblichen Tier eine lokale Schleimhautimmunität, die in der Regel nach 3 bis 4 Geschlechtszyklen zur Spontanheilung führt. Super- und Reinfektionen kommen jedoch häufig vor, da die Immunität wenig stabil und zeitlich begrenzt ist. Beim Bullen tritt keine Immunität ein (Parasitenträger); seine Infektion bleibt deshalb mit seltenen Ausnahmen lebenslänglich bestehen.

Erscheinungen und Verlauf: Beim *männlichen Rind* werden durch die Trichomonadeninfektion in der Regel keine klinischen Krankheitserscheinungen hervorgerufen; Paarungsvermögen und Spermaqualität bleiben ebenfalls unbeeinflußt. Die von einigen Untersuchern bei frisch infizierten Bullen beobachteten entzündlichen Schleimhautveränderungen (Balanoposthitis) müssen nach den heutigen Erkenntnissen auf begleitende bakterielle oder Virus-Erreger zurückgeführt werden. Die Geschlechtstrichomonaden besiedeln die Penis- und Präputialschleimhaut, insbesondere die tiefen Schleimhautkrypten am Collum glandis, seltener auch den Anfangsteil der Harnröhre, und nur ausnahmsweise den oberen Geschlechtrakt (Samenleiterampullen, Samen- und Harnblase, Nebenhoden, Hoden). Mit der künstlichen Scheide gewonnenes Sperma infizierter Bullen enthält daher nur zu 50 bis 80 % Trichomonaden. Etwa in ihm vorhandene Parasiten können aber den Verdünnungs- und Konservierungsprozeß (auch die Tiefkühlung) überleben.

Auch beim *weiblichen Rind* kommt es nach dem infizierenden Deckakt (Erstinfektion) nicht regelmäßig zu lokalen Schleimhautveränderungen. Bei einem Teil der Tiere werden 5 bis 10 Tage nach dem Decken schleimig-eitriger Ausfluß sowie Rötung und Schwellung der Lymphfollikel an der Vaginalschleimhaut beobachtet (Vestibulitis, Vaginitis). Nach vorübergehender (zyklusgebundener) Besiedlung von Scheide, Diverticulum suburethrale und zuweilen auch der Harnröhre, erfolgt die Trichomonadeninfektion der Gebärmutterschleimhaut (etwa am 25. Tage post coitum), welche als primärer und konstanter Lebensraum der Parasiten anzusehen ist; dabei dringen die Trichomonaden bis in die Eileiter vor. Als Folge der Besiedlung der Geschlechtsschleimhäute treten kennzeichnende Fruchtbarkeitsstörungen auf (Abb. 486): Das infizierte Tier rindert zunächst ein- oder mehrmals zyklusgerecht um, wird wiederholt nachgedeckt (Superinfektion) und konzipiert schließlich; die Frucht stirbt jedoch meist nach wenigen Wochen ab. Danach rindert das Tier 6 bis 20 Wochen post coitum abermals (Nachrindern, wobei der inzwischen erfolgte Frühabort nicht immer bemerkt worden ist) oder der Graviditätsgelbkörper bleibt funktionstüchtig und der abgestorbene Fetus mazeriert unter Ausbildung einer Pyometra mit suppigem, fade riechendem Inhalt, die bei teilweise oder vollständig verschlossenem Zervikalkanal monatelang bestehen bleiben kann (Scheinträchtigkeit).

Infolge zunehmender Schleimhautimmunität konzipiert die Mehrzahl der infizierten weiblichen Rinder nach einer gewissen Zeit und kalbt dann normal ab (Verlängerung der Zwischenkalbezeit im Durchschnitt um 7 Monate), wobei die Trichomonaden während der Trächtigkeit, ausnahmsweise aber auch erst während der ersten Wochen post partum (bis 9 Wochen), absterben. Nach der Abheilung erneut von einem trichomonadeninfizierten Bullen gedeckte Rinder werden reinfiziert, doch kommt es nur noch bei einem Teil solcher Tiere zu erneuten Fruchtbarkeitsstörungen. In chronisch infizierten Herden treten Umrindern, Frühaborte und Pyometren daher nur vereinzelt auf.

Beurteilung: Die Trichomonadeninfektion stellt beim *Bullen* eine schwerwiegende, die Zuchtbenutzung ausschließende Krankheit dar. Die kostspieligen und langwierigen Behandlungs- und Kontrollmaßnahmen sind nur bei Elitebullen lohnend, während weniger wertvolle Tiere geschlachtet werden müssen. Beim *weiblichen Tier* hat die Trichomonadeninfektion dagegen nur vorübergehende Fruchtbarkeitsstörungen zur Folge, die spontan oder nach entsprechender Behandlung (Pyometra) meist innerhalb von 3 Monaten abheilen; nur wenige Tiere (etwa 10 %) bleiben dauernd steril.

Erkennung und Unterscheidung: Aufgrund eines Frühabortes oder einer postkoitalen Pyometra beim Einzeltier und/oder des gehäuften Auftretens von Fruchtbarkeitsstörungen (Umrindern, Nachrindern) in einer Herde oder Deckgemeinschaft kann nur der Verdacht einer Trichomonadeninfektion ausgesprochen werden. Der Nachweis lebender Trichomonaden ist für die Diagnose entscheidend; er muß gegebenenfalls wiederholt und mit besonderer Sorgfalt versucht werden, da die Erreger nicht ständig und nicht bei allen infizierten Tieren feststellbar sind.

Zur Untersuchung auf Trichomonaden sind geeignet: Beim *Bullen:* Präputialspülproben; Infusion von 20 bis 50 ml physiologischer Kochsalzlösung oder Kulturflüssigkeit[1] in den Vorhautsack (am stehenden fixierten Tier) und Rückgewinnung nach 5 Minuten Massage.

Beim *weiblichen Tier:* Pyometra-Inhalt aus Gebärmutter oder Scheide, Fruchtwasser, Eihäute oder frischabortierte Feten, Scheidentupferproben 2 Tage vor bis 2 Tage nach der Brunst oder nach Aborten.

---

[1] Geeignete Kulturmedien werden von den Untersuchungsanstalten auf Anforderung übersandt.

Die Trichomonaden können innerhalb von 12 Stunden nach der Entnahme mikroskopisch im Nativpräparat oder im Sediment nach Zentrifugation (Fruchtwasser, Spülproben) sowie nach Bebrütung in geeigneten Kulturmedien (Serumpeptonbouillon, Aktivontrockennährböden) nachgewiesen werden. Im ungefärbten mikroskopischen Präparat werden die Trichomonaden als etwa 10 bis 20 μ große, rüben-, birnen- oder fischförmige Gebilde mit lebhaft zuckender Vorwärtsbewegung sichtbar, deren feinerer Körperbau (Kern, Parabasalkörper, Achsenstab, 3 Vorder- und 1 Schleppgeißel, undulierende Membran) aber nicht deutlich zu erkennen ist, so daß in verunreinigtem Untersuchungsmaterial Verwechslungen mit anderen Flagellaten *(Trichomonas ruminantium, Bodo urinarius, Cercomonas)* möglich sind. Mit Ausnahme der als Herdentest geeigneten Mukoagglutination nach PIERCE und FLORENT haben immunologische Untersuchungsmethoden in der Diagnostik der Trichomoniasis bisher keine praktische Bedeutung erlangt.

Die Unterscheidung von anderen Geschlechtskrankheiten oder Abortseuchen gelingt mit Sicherheit nur durch den Nachweis der entsprechenden Erreger. Zu berücksichtigen sind: die Vibriosis genitalis (Umrindern, seltener Frühaborte; S. 773), der Bläschenausschlag (akute Genitalschleimhautkatarrhe, S. 768) sowie die Brucellose (überwiegend Spätaborte, S. 778) und andere Allgemeininfektionen (Salmonellose, S. 752), die gelegentlich Aborte, aber keine Fruchtbarkeitsstörungen hervorrufen. Auszuschließen sind ferner sporadische bakteriell bedingte Genitalinfektionen, insbesondere verschleppte puerperale Endometritiden und Pyometren.

Behandlung und Vorbeuge: Die Trichomonadenseuche wird veterinärpolizeilich bekämpft. Die Tilgungsmaßnahmen müssen mit der Feststellung der Infektionsausbreitung (Untersuchung aller infektionsverdächtigen Bullen) und der Durchbrechung der Infektionsgelegenheit beginnen (Decksperre für alle infektionsverdächtigen männlichen und weiblichen Rinder). Trichomonadeninfizierte *Bullen* werden geschlachtet oder der Behandlung zugeführt, die jedoch besondere Erfahrung erfordert und daher Spezialkliniken oder Fachtierärzten vorbehalten bleiben sollte. Bewährt haben sich die Behandlungsverfahren nach ABELEIN (lokale Anwendung von Akriflavin), HESS (Aufsprühen von 3- bis 5 %iger Wasserstoffperoxydlösung unter 3 bis 5 atü) sowie GÜNZLER und RETTENMAIER (Verätzung der Penis- und Präputialschleimhaut mit 20 %iger Silbernitratlösung). Der Behandlungserfolg muß durch mindestens sechs Präputialspülproben im Abstand von jeweils 14 Tagen kontrolliert werden.

Alle *weiblichen Rinder* werden aufgrund eines sorgfältig einzuholenden Vorberichtes (Kalbe- oder Deckdaten) und einer Untersuchung des Geschlechtsapparates in 3 Gruppen geteilt, welche die unverdächtigen (ungedeckte Färsen, über 6 Monate tragende Rinder, nach dem Kalben noch nicht gedeckte Kühe), verdächtigen (nachzuuntersuchende, weniger als 6 Monate tragende Tiere) und wahrscheinlich infizierten Tiere (alle um- oder nachrindernden Tiere sowie solche, die abortiert haben oder Pyometren aufweisen) umfassen.

Die letztgenannte Gruppe wird einer lokalen Genitalbehandlung unterzogen (Infusion von Jod-Jodkalium 1 : 3 : 200 Wasser, Merckjod 2 %ig oder Chloraminlösung 0,3 %ig in Gebärmutter und Scheide); Pyometren müssen zunächst durch Gelbkörperenukleation und/oder Östrogeninjektionen (zum Beispiel 50 mg Diäthylstilböstrol und 100 ml Kalziumboroglukonat 20 %ig intravenös) entleert werden.

Nach Abschluß der Sanierungsmaßnahmen kann der Deckbetrieb unter tierärztlicher Kontrolle mit gesunden Bullen wieder aufgenommen werden. Wegen der Gefahr einer Neuverseuchung (5 % der Herden) hat sich jedoch der zeitweilige Übergang (für 1 bis 1^1/$_2$ Jahre) auf die künstliche Samenübertragung für alle weiblichen Zuchttiere als zweckmäßiger erwiesen.

Veterinärpolizei: In der Bundesrepublik Deutschland wird die Bekämpfung der Trichomonadenseuche durch die aufgrund des Viehseuchengesetzes erlassene Verordnung vom 29. 12. 1937 und die viehseuchenpolizeiliche Anordnung vom 18. 1. 1938 geregelt, welche die Anzeigepflicht für Tierärzte, amtstierärztliche Untersuchungen über Art und Umfang der Deckinfektion, Aufstellen eines Bekämpfungsplanes, Decksperre, Verkehrs- und Nutzungsbeschränkung für verseuchte und gefährdete Rinderbestände sowie tierärztliche Kontrolle des Deckbetriebes vorschreiben. Andernorts ist außerdem die Einführung der künstlichen Besamung vorgesehen.

SCHRIFTTUM

ABELEIN, R. (1957): Diagnostik der Trichomonadenseuche. M.-hefte Tierheilk. 9, 78-97. — ABSHAGEN, H. (1956): Zur Behandlung trichomonadeninfizierter Bullen. M.-hefte Vet.-Med. 11: Sonderh. 1, 459-461. — BORCHERT, A. (1952): Die Trichomonadenseuche der Rinder (Übersichtsreferat). M.-hefte Vet.-Med. 7, 361-368, 386-391. — BRODIE, B. O. (1968): Control of bovine Trichomoniasis—a review of current procedures. Mod. Vet. Practice 49, 63-65. — DIERNHOFER, K. (1948): Behandlungsversuche an Trichomonadenstieren. Wien. Tierärztl. Mschr. 35, 409-414. — DING, E. (1956): Die Bekämpfung der Trichomonadenseuche in Südbaden. Diss., Gießen. — FITZGERALD, P. R., A. E. JOHNSON & D. M. HAMMOND (1963): Treatment of genital trichomoniasis in bulls. J. Amer. Vet. Med. Ass. 143, 259-262. — FLORENT, A. (1957): Immunologie dans la trichomonase bovine. Elevage et Inséminat. No. 43. — GASPARINI, G., M. VAGHI & A. TARDINI (1963): Treatment of bovine trichomoniasis with metronidazole. Vet. Record 75, 940-943. — GEYER, E. (1965): Die Trichomonadenseuche des Rindes; eine Auswertung des Schrifttums der Jahre 1948-1963. Diss., Leipzig. — GÜNZLER, O. (1961): Zusammenfassender Erfahrungsbericht über die Behandlung trichomonadeninfizierter Zuchtbullen mit Silbernitrat. Tierärztl. Umschau 16, 115-117. — GÜNZLER, O., & L. RETTENMAIER (1955): Die Silbernitratbehandlung trichomonadeninfizierter Zuchtbullen. Tierärztl. Umschau 10, 315-319. — HESS, E. (1956): Die Diagnostik der Trichomonadenseuche beim Zuchtstier. Zbl. Vet.-Med. 3, 454-459. — KERR, W. R. (1959): Experiments with Trichomonas suis in cattle. Vet. Record 70, 613-615. — KLÄHN, J. (1961): Organisation und Maßnahmen zur Bekämpfung der Trichomonadenseuche des Rindes in den Jahren 1954-1959 im Einzugsgebiet des Veterinäruntersuchungs- und Tiergesundheitsamtes Greifswald. Diss., H. U. Berlin. — LAING, J. A. (1956): Trichomonas foetus infection of cattle. FAO agric. Stud. Nr. 33, 1-39. — LEIDL, W., & A. MAHRLA (1957): Das Verhalten von Trichomonas foetus bei der Tiefkühlung. Fortpfl., Zuchthyg. Haustierbesamung 6, 141-143. — MC LOUGHLIN, D. K. (1964): Activity of dimetridazole in Trichomonas foetus infections. J. Parasitol. 50, 57-62. — MERKT, H., & C. SANCHEZ-GARNICA (1952): Gewinnung des Vorhautsekretes beim Bullen zur mikrobiellen Untersuchung (Präputialspülprobe). Dtsch. Tierärztl. Wschr. 59, 3-5. — PASKERT, E. (1955): Über die Bekämpfung der Trichomoniasis in den Jahren 1953/54 im Bereich des Tiergesundheitsamtes Münster. Diss., Hannover. — RIECK, G. W. (1952): Die Trichomoniasis des Rindes; eine kritische Bibliographie des letzten Jahrhunderts. M.-hefte Tierheilk. 4, 387-401, 433-448. — TODORVIC, R., & MCNUTT (1967): Diagnosis of Trichomonas foetus infection in bulls. Amer. J. Vet. Res. 28, 1581-1590. — TRAUTWEIN, K. (1958): Grundsätzliches zur Bekämpfung der Trichomoniasis. Berl. Münch. Tierärztl. Wschr. 71, 161-163. — WETZEL, R., & K. DITGENS (1951): Mucoagglutination und Trichomonadeninfektion beim Rind. Dtsch. Tierärztl. Wschr. 58, 145-146.

Toxoplasmose

Vorkommen und Bedeutung: Dieser bezüglich Wesen und Erscheinungsformen beim Rind noch ungenügend bekannten Protozoeninfektion (durch *Toxoplasma gondii*) kommt besondere Bedeutung als Zooanthroponose zu. Aufgrund zahlreicher serologischer Untersuchungen haben Toxoplasmeninfektionen in vielen Ländern (5 bis 50 % positive Reaktionen) und auch in Deutschland weite Verbreitung. Da Erkrankungen an Toxoplasmose jedoch bisher nur in wenigen Fällen nachgewiesen werden konnten, muß ein überwiegend subklinischer Verlauf angenommen werden. Klinische Erscheinungen werden meist prä- und perinatal bei Kälbern (Aborte, Früh- und Totgeburten, Neugeboreneninfektionen) und bei Kühen (im Puerperium) beobachtet.

Erscheinungen und Verlauf: Während ein Teil der infizierten Kälber tot oder lebensschwach geboren wird, erkranken andere erst während der ersten Lebenstage oder -wochen unter vorwiegend respiratorischen und zentralnervösen Symptomen. Neben allgemeiner Schwäche und Fieber bestehen Dyspnoe, Husten und Nasenausfluß in Verbindung mit Zittern, Ataxie und Verdrehen des Kopfes. Der Tod tritt bei der Mehrzahl der Kälber nach 2 bis 6 Tagen ein. Bei erwachsenen Tieren stehen zentralnervöse Erscheinungen (Aufregung mit Schäumen, Zähneknirschen, Ataxie und Drehbewegungen) neben respiratorischen und digestiven Störungen im Vordergrund des Krankheitsbildes.

Erkennung: Die seltene Feststellung der Toxoplasmose beim Rind dürfte vorwiegend durch diagnostische Schwierigkeiten bedingt sein. In klinischen Verdachtsfällen können die Intradermalprobe mit Toxoplasma-Antigen (an der Schwanzfalte) und verschiedene serologische Untersuchungsmethoden (Sabin/Feldmann-Farbtest, Komplementbindungsreaktion) zur Klärung herangezogen werden, die jedoch wegen der Häufigkeit subklinischer Infektionen nicht immer klare und beweisende Ergebnisse liefern. Da auch der Zerlegungsbefund wenig kennzeichnend ist, kann eine gesicherte Diagnose nur durch den Nachweis der Toxoplasmen (halbmondförmige, 5 bis 10 μ große Gebilde, einzeln oder in Pseudozysten) im Organmaterial (besonders Gehirn und Lunge), durch histologische Untersuchung oder im Mäuseversuch (Speziallabor notwendig) erhalten werden. Differentialdiagnostisch müssen Brucellose (S. 778), Vibriose (S. 773), Pasteurellose (S. 730), Listeriose (S. 826) und Tollwut (S. 792) ausgeschlossen werden. Eine erfolgversprechende Behandlung ist beim Rind nicht bekannt. Besonderes Augenmerk ist auf die Verhütung menschlicher Infektionen zu richten.

SCHRIFTTUM

Angeloff, St., S. Galaboff, A. Gigoff & P. Nikoloff (1957): Über Toxoplasmose und ihr Vorkommen bei Mensch und Tier in Bulgarien. M.-hefte Vet.-Med. 12, 531-534. — Cole, C. R., V. L. Sanger, R. L. Farrell & J. W. Kornder (1954): The present status of toxoplasmosis in veterinary medicine. North Amer. Vet. 35, 265-270. — Jacobs, L. (1963): Toxoplasma and toxoplasmosis. Ann. Rev. Microbiol. 17, 429-450. — Koestner, A., & C. R. Cole (1961): Neuropathology of ovine and bovine toxoplasmosis. Amer. J. Vet. Res. 22, 53-66. — Marinov, P., M. Milanov & D. Cilev (1963): Unfruchtbarkeit und Aborte bei Kühen aufgrund von Toxoplasmose (bulgarisch). Izvet. Inst. Biol. Zivot. (Sofija) 4, 129-138. — Sanger, V. L., D. M. Chamberlain, K. W. Chamberlain, C. R. Cole & R. C. Farrell (1953): Toxoplasmosis. 5. Isolation of Toxoplasma from cattle. J. Amer. Vet. Med. Ass. 123, 87-91. — Schellner, H. (1963): Grundsätzliches zur Toxoplasmose. Zbl. Vet.-Med. B 10, 226-230. — Sim, J. C., U. Biering-Sørensen & J. Møller (1963): Toxoplasmosis in domestic animals. Adv. Vet. Sci. 8, 335 bis 429. — Thalhammer, O. (1957): Die Toxoplasmose bei Mensch und Tier. Med. Wiss. Maudrich, Wien/Bonn. — Wouden, M. van der (1961): Toxoplasma gondii, a possible cause of stillbirth in cattle. Tijdschr. Diergeneesk. 86, 554-555.

Besnoitiose (Elefantenhautkrankheit)

Wesen: Die Besnoitiose ist eine akute, fieberhafte, mit Schleimhautkatarrhen und Unterhautödemen einhergehende Krankheit erwachsener Rinder, die häufig in chronisches, durch Alopezie, Sklerodermie und Abmagerung gekennzeichnetes Siechtum übergeht.

Geschichte: Nach der ersten Beschreibung durch Cadéac (1884) als ‚l'éléphantiasis et l'anasarque du bœuf' und des Erregers als Sarkozystenart durch Besnoit und Robin (1912) bestand lange Zeit Unklarheit hinsichtlich der Klassifikation des zeitweise auch als Hautsarkosporidiose und Hautglobidiose bezeichneten Leidens. Die bisherigen Kenntnisse sind insbesondere durch umfangreiche Untersuchungen von Pols (1960) in Südafrika erweitert worden.

Vorkommen und Bedeutung: Die Besnoitiose wurde bisher in Südfrankreich, Portugal und in der Sowjetunion sowie in begrenzten Gebieten Zentral- und Südafrikas festgestellt. Es erkranken erwachsene Rinder aller Rassen, während Jungtiere unter 18 Monaten als nicht oder wenig empfänglich gelten. Erregerübertragung und Epizootologie sind ungeklärt, jedoch wird die Beteiligung blutsaugender Arthropoden vermutet. Obwohl in betroffenen Herden nur ein kleiner Teil der Tiere klinisch erkrankt und im akuten Stadium höchstens 10 % der Rinder sterben, entstehen durch den chronischen Krankheitsverlauf mit Abmagerung, Leistungsminderung, Aborten bei weiblichen und Sterilität bei männlichen Tieren, sowie durch Häuteschäden erhebliche wirtschaftliche Verluste.

Ursache: Die Krankheit wird durch das noch wenig erforschte, den Toxoplasmen nahestehende Protozoon *Besnoitia besnoiti* hervorgerufen, das im akuten Stadium in Blut und Ödemflüssigkeit auftritt, sich durch Zweiteilung in Monozyten und Histiozyten vermehrt, und in späteren Krankheitsstadien in der Haut und anderen Körpergeweben bis zu 0,6 mm große Pseudozysten bildet, die jahrelang bestehen bleiben. Die Entwicklung und Übertragungsweise des wenig widerstandsfähigen Parasiten sind noch unbekannt.

Erscheinungen und Verlauf: Die Besnoitiose beginnt nach einer Inkubationszeit von 6 bis 10 Tagen mit einer fieberhaften Allgemeinerkrankung, die durch Lymphknotenschwellung, katarrhalische Schleimhautentzündungen an Augen und oberen Luftwegen (Rhinitis, Laryngotracheitis) sowie ausgebreitete entzündliche subkutane Ödeme (hauptsächlich an Kopf, Gliedmaßen, Triel und Hodensack) gekennzeichnet ist. Im weiteren Verlauf kommt es zu einer ausgedehnten nässenden oder krustösen Dermatitis, zu bindegewebiger Induration der Unterhautödeme und später zur Entwicklung einer mit Haarausfall und starker Faltenbildung einhergehenden Sklerodermie (S. 39). Die veränderten Haut- und Unterhautbezirke enthalten zahlreiche Besnoitia-Pseudozysten und bleiben lebenslänglich geschädigt. Derartig erkrankte Rinder magern meist stark ab und müssen wegen Unheilbarkeit und Unwirtschaftlichkeit geschlachtet werden.

Erkennung: Die klinischen und pathologisch-anatomischen Veränderungen des Frühstadiums sind wenig kennzeichnend, so daß der Erregernachweis (sichel- oder bananenförmige, $8 \times 3 \mu$ große Parasiten) in Blut- oder Gewebeausstrichen sowie durch den Tierversuch (Kaninchen) geführt werden muß; in späteren Krankheitsstadien sind dagegen die bis 600 μ großen sphärischen Besnoitia-Pseudozysten makroskopisch oder mikroskopisch in Haut, Unterhaut, Sklera oder Nasenschleimhaut leicht zu erkennen.

Behandlungs- und *Bekämpfungsmöglichkeiten* sind nicht bekannt.

SCHRIFTTUM

Bigalke, R. D., & T. W. Naude (1962): The diagnostic value of cysts in the scleral conjunctiva in bovine Besnoitiosis. J. South African Vet. Med. Ass. *33*, 21-27. — Bigalke, R. D., J. W. van Niekerk, P.-A. Basson & R. M. McCully (1967): Studies on the relationship between Besnoitia of blue Wildebeest and Impala and Besnoitia besnoiti of cattle. Onderstepoort J. Vet. Res. *34*, 7-28. — Bigalke, R. D., & J. H. Schoeman (1967): An outbreak of bovine Besnoitiosis in the Orange Free State, Republic of South Africa. J. South African Vet. Med. Ass. *38*, 435-437. — Bučnev, K. N., I. U. Uvaliev, K. S. Omarov, V. N. Glebova, G. I. Lopatnikov & N. G. Samojlov (1964): Die Besnoitiose der Rinder im Balchasch-Gebiet (russisch). Veterinarija *41*:5, 59-63. — Bwangamoi, O. (1968): Besnoi and other skin diseases of cattle (Bos indicus) in Uganda. Amer. J. Vet. Res. *29*, 737-743. — Gapparov, E. I. (1965): Pathologische Morphologie der Besnoitiose des Rindes (russisch). Veterinarija *42*:11, 51-53. — Neuman, M. (1962): An outbreak of Besnoitiosis in cattle. Refuah Vet. *19*, 106-105. — Pols, J. W. (1960): Studies on bovine Besnoitiosis with special reference to the aetiology. Onderstepoort J. Vet. Res. *28*, 265-356. — Schulz, K. C. A. (1960): A report on naturally acquired Besnoitiosis in bovines with special reference to its pathology. J. South African Vet. Med. Ass. *31*, 21-35.

Sarkosporidiose (Miescher'sche Schläuche)

Den bei 50 bis 100 % der erwachsenen Rinder in allen Teilen der Erde in der Muskulatur auftretenden Parasiten der Gattung *Sarcocystis* kommt so gut wie keine klinische Bedeutung zu. Die nach den heutigen unvollständigen Kenntnissen für das Rind weitgehend wirtsspezifische Art *S. blanchardi s. fusiformis* wird am häufigsten in Schlund, Zwerchfell, Bauchwand und Herz gefunden, wo sie in den Muskelfasern nach Größe und Form sehr unterschiedliche Sarkozysten (0,02 bis 10 mm lange, meist spindelförmige, getreidekorngroße, gelbgrüne Herde) mit zahlreichen 8 bis 12 μ großen Sporoblasten oder Sporozoiten bildet. Infektionsweg, Parasitenentwicklung und Pathogenität sind ungeklärt. Bei geringgradigem Befall treten keine klinischen Erscheinungen auf. Ob bei starker Invasion oder besonderer Reaktionslage des Organismus Muskelentzündungen (*Myositis eosinophilica*, S. 522) auftreten und klinische Symptome hervorrufen können, ist fraglich. Die Sarkosporidiose kann daher am lebenden Tier nur serologisch (Komplementbindungsreaktion) oder durch Muskelbiopsieproben (Masseter) festgestellt werden. Behandlungsmöglichkeiten sind nicht bekannt.

SCHRIFTTUM

Awad, F. I. (1958): The complement-fixation test in the diagnosis of sarcosporidiosis. Amer. J. Vet. Res. *19*, 1010-1012. — Batistić, B. (1965): Sarkosporidiose einiger Tierarten und Menschen in Bosnien und der Herzegowina; Verbreitung, Morphologie der Sarkozysten und die pathomorphologischen Veränderungen (serbokroatisch). Veterinaria *14*, 45-64. — Breuer, H. J. (1966): Untersuchungsergebnisse über das Vorkommen von Sarkosporidien bei Rindern, Schafen und Schweinen und deren fleischhygienische Bedeutung. Schlacht- u. Viehhof.-Ztg. *66*, 119-120. — El Afifi, A. E. R. (1958): Besteht ein Zusammenhang der Myositis eosinophilica beim Rind mit Sarkosporidien? Diss., F. U. Berlin. — Häcker, K. A. (1957): Die Beziehungen des Toxoplasmose-Testes nach Sabin und Feldman (SFT) zum Sarcosporidienbefall bei Schaf und Rind. Diss., München. — Holz, J. (1957): Die Verbreitung der Sarcosporidien im Wirtsorganismus. Hemera Zoa *64*, 47-60. — Kallab, K. (1966): Über das Vorkommen von Sarkosporidien. Wien. Tierärztl. Mschr. *53*, 34-39. — Lerche, M., & H. Brochwitz (1958): Sarkosporidienbefall des Rindes und Perimyositis eosinophilica. Dtsch. Tierärztl. Wschr. *64*, 251-252. — Maddy, K. T. (1955): Sarcosporidiosis. North. Amer. Vet. *36*, 455-457. — Reiten, A. C., R. Jensen & L. A. Griner (1966): Eosinophilic myositis (Sarcosporidiosis; Sarco) in beef cattle. Amer. J. Vet. Res. *27*, 903-906.

Krankheiten durch Rundwürmer

Unter den durch Nematoden verursachten Parasitosen des Rindes haben in feuchten Weidegebieten vor allem die ‚Magendarmwurmseuche' und die Lungenwurmkrankheit starke Verbreitung und erhebliche wirtschaftliche Bedeutung erlangt, da diese Rundwurminfektionen durch intensive Weidenutzung und Großherdenhaltung sehr begünstigt werden. Die Verseuchung mit den genannten Parasiten hat deshalb in den letzten Jahren in manchen Gegenden Deutschlands so zugenommen, daß regelmäßige systematische Vorbeuge- und Bekämpfungsmaßnahmen unumgänglich geworden sind.

Krankheiten durch Gewebewürmer (Filariosen)

Wesen: Die meist mehrere Zentimeter langen, durch Stechfliegen oder Mücken übertragenen Parasiten der Familie *Filariidae* kommen hauptsächlich in tropischen und subtropischen Gebieten vor, wo sie bei Rindern durch Besiedlung von Bauchhöhle, Subduralraum des Rückenmarks oder vorderer Augenkammer (*Setaria cervi* und *digitata*) sowie von Sehnen- und Bindegewebe (*Onchocerca gutturosa* und *gibsoni*, *Parafilaria bovicola*) oder Blutgefäßen (*Elaeophora poeli*, *Onchocerca armillata*) Erkrankungen hervorrufen können. In gemäßigten Breiten kommt aber nur der *Stephanofilariose* klinische Bedeutung zu.

Die im Stratum Malpighii der Haut vorkommenden Parasiten und Mikrofilarien der Gattung *Stephanofilaria* verursachen hauptsächlich bei erwachsenen Rindern während der Weidezeit rezidivierende, chronische Dermatitiden, vorzugsweise im ventralen Körperbereich (sogenannte Sommerwunden).

Vorkommen und Bedeutung: Durch Stephanofilarien hervorgerufene Hautveränderungen wurden in Asien und zahlreichen Staaten der USA sowie in Europa (Deutschland, Dänemark, Bulgarien) beobachtet; die mehr sporadisch (Norddeutschland) oder gehäuft (Asien, USA) auftretende Erkrankung dürfte aber auch in anderen Ländern vorkommen. In Deutschland brechen die Sommerwunden im Mai/Juni 2 bis 4 Wochen nach Weidebeginn auf und heilen im Oktober/November mit Eintritt kühler Witterung wieder ab. Juckreiz und starker Fliegenanflug führen zu einer dauernden Beunruhigung der befallenen Tiere mit entsprechender Leistungsminderung. Das Auftreten von Sommerwunden an den Zitzen verursacht nicht selten erhebliche Melkschwierigkeiten.

Ursachen und Parasitenbiologie: Die Sommerwunden werden durch 2 bis 10 mm lange Gewebewürmer und jüngere Entwicklungsstadien (Mikrofilarien) der in mehreren Arten auftretenden Gattung Stephanofilaria (in Asien *St. dedoesi, kaeli* und *assamensis*; in USA *St. stilesi*) hervorgerufen. Die in Europa vorkommende Parasitenart konnte noch nicht identifiziert werden; ihre Entwicklung ist auch noch unbekannt. Nach den

TAFEL 20

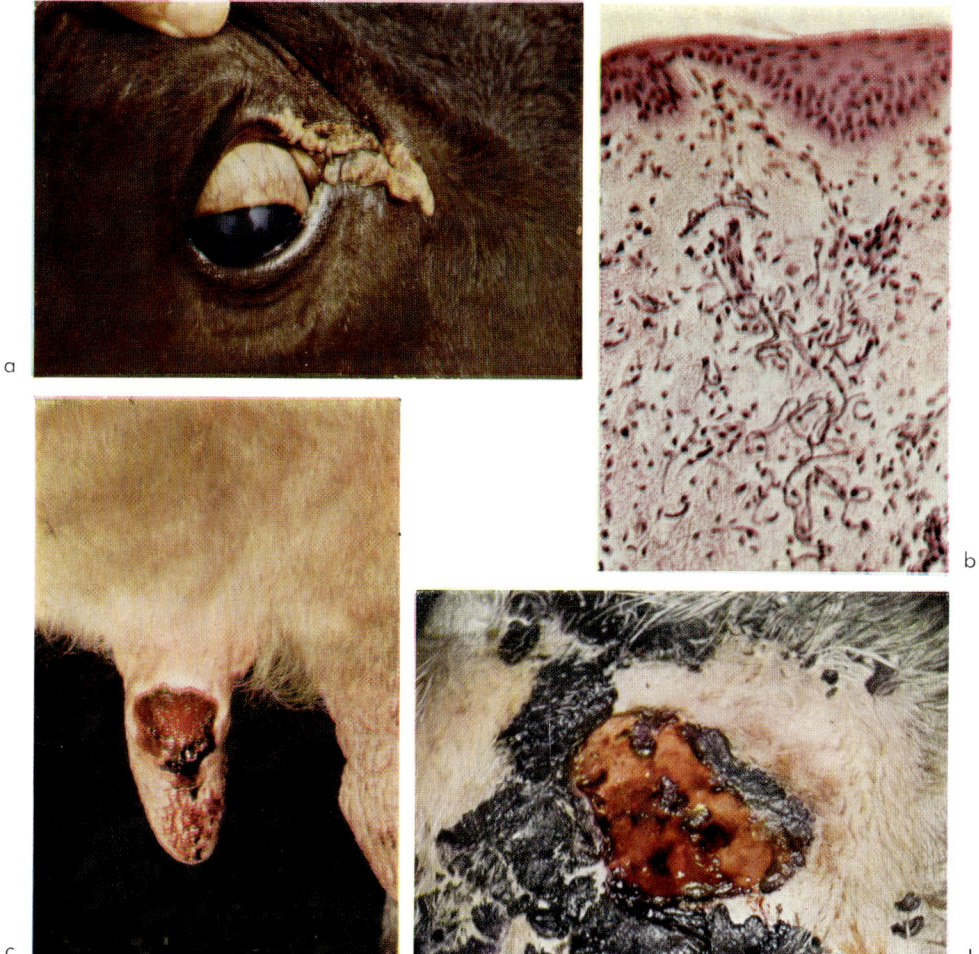

Dermatitis filariosa (Stephanofilariose, S. 912)
a. ‚Sommerwunde' am medialen Augenwinkel einer Weidekuh
b. In der Haut eines von Stephanofilarien befallenen Rindes wandernde Mikrofilarien (Hämatoxylin-Eosin-Färbung, etwa 150fach vergrößert)
c. ‚Sommerwunde' an der Zitze
d. ‚Sommerwunde' im Widerristbereich

bisherigen Kenntnissen werden von den in subepidermalen Koriumzysten mit peripheren Eosinophileninfiltraten parasitierenden ovo-viviparen Weibchen etwa 150 bis zu 400 μ lange Mikrofilarien abgesetzt, die direkt oder über Lymph- und Blutbahn zur Hautoberfläche wandern und hier mit dem Sommerwundensekret wahrscheinlich von als Zwischenwirt und Überträger dienenden Insekten aufgenommen werden (Taf. 20 b).

Erscheinungen und Verlauf: Sommerwunden treten besonders häufig an Unterbauch (sogenanntes ‚Voreuterekzem'), Euter (Zitzenbasis) und Kniefalte, zuweilen auch an der Brustwand, in der Achselgegend oder an den medialen Augenwinkeln auf. Dabei entwickelt sich aus einem zunächst nur erbsengroßen, nässenden Knötchen innerhalb einiger Tage eine bis zu mehreren Zentimetern große, runde oder ovale, leuchtend rote und 1 bis 2 mm erhabene granulierende Wundfläche, die infolge ständiger Exsudatbildung häufig dicht mit Fliegen besetzt ist und starken Juckreiz verursacht (Taf. 20 a, c, d). Diese Wunden bleiben monatelang nahezu unverändert bestehen, ehe sie im Herbst unter Krustenbildung und Eintrocknung langsam kleiner werden und abheilen; oft bleibt hier noch längere Zeit eine erhabene, narbig verdickte haarlose Hautstelle mit feinzottiger Oberfläche zurück.

Beurteilung: Durch entsprechende Behandlung können die Sommerwunden innerhalb einiger Wochen zur Abheilung gebracht werden; in den folgenden Weideperioden treten jedoch häufig Rezidive auf.

Erkennung und Unterscheidung: Im allgemeinen kann die Diagnose aufgrund des klinischen Bildes und Verlaufes leicht gestellt werden. Traumatisch entstandene Hautwunden können durch ihre Lokalisation, Form und schnelle Abheilungstendenz von der Stephanofilariose unterschieden werden. Der Nachweis der Mikrofilarien gelingt nur im Wundsekret frisch aufgebrochener Sommerwunden; auch geschlechtsreife Parasiten sind in älteren, ruhenden Veränderungen meist nur schwer zu finden.

Behandlung: Während unspezifische lokale Behandlungsversuche erfolglos bleiben, kann durch wiederholte örtliche Anwendung filarizider Mittel (zum Beispiel Trichlorphon in 2- bis 3 %iger wäßriger Lösung) innerhalb von 4 bis 6 Wochen (spontane?) Heilung erzielt werden; um dem Auftreten neuer Sommerwunden und späterer Rezidive vorzubeugen, sollte jedoch eine Allgemeinbehandlung mit stephanofilarienwirksamen Anthelmintika (Antimonbrenzkatechin 12 mg/kg Körpergewicht 3 Tage lang in 7 %iger Lösung subkutan, oder Trichlorphon 60 mg/kg Körpergewicht oral, mit Wiederholung nach einer Woche, T. I.) bevorzugt werden.

SCHRIFTTUM

ANANTARMAN, M., & D. A. VICTOR (1957): Cerebro-spinal nematodiasis. 1. Setaria of bovines in India. Indian Vet. J. *34*, 165-171. — DIRKSEN, G. (1959): Stephanofilarien als Ursache der ‚Sommerwunden' des Rindes in den nordwestdeutschen Weidegebieten. Dtsch. Tierärztl. Wschr. *66*, 85-88. — DIRKSEN, G., & F. RADEMACHER (1960): Erste Ergebnisse der Allgemeinbehandlung der Stephanofilariose (‚Sommerwunden') des Rindes mit Antimosan und Neguvon. Dtsch. Tierärztl. Wschr. *67*, 70-72. — DIRKSEN, G., & F. RADEMACHER (1960): Weitere Erfahrungen mit der Allgemeinbehandlung der Stephanofilariose (‚Sommerwunden') des Rindes mit Antimosan und Neguvon. Vet.-Med. Nachr. *1960*, 227-234. — HOLZ, J., & R. T. ADIWINATA (1957): Untersuchungen über die Antimosan-Therapie der Stephanofilariose beim Rind. Vet.-Med. Nachr. *1957*, 25-35. — HYLDGAARD-JENSEN, C., & T. MØLLER (1961): Sommersar hos kvaeg. Medl. Danske Dyrlaegefor. *44*, 861-867. — ISSCHIKI, O. (1963/64): Studies on bovine onchocerciasis in Korea. Jap. J. Vet. Res. *25*, 375-385; *26*, 151-158. — IVAŠKIN, V. M., L. A. CHROMOVA & G. J. SMYTOVA (1963): Die Stephanofilariose der Rinder (russisch). Veterinarija *40*:8, 36-39. — KONO, I. (1965): Leukoderma of the muzzle in cattle induced by a new species of stephanofilaria. Jap. J. Vet. Sci. *27*, 33-39. — LEVINE, N. D., & C. C. MORRILL (1955): Bovine stephanofilarial dermatitis in Illinois. J. Amer. Vet. Med. Ass. *127*, 528-530. — MADDY, K. T. (1955): Stephanofilarial dermatitis in cattle. North Amer. Vet. *36*, 275-278. — MOHIYUDDEEN S. (1956): Enzootic bovine paraplegia in some Malnad tracts (hilly and heavy rainfall region) of Mysore State with particular reference to cerebrospinal nematodiasis as its probable cause. Indian J. Vet. Sci. *26*, 1-19. — NIILO, L. (1968): Bovine hemorrhagic filariasis in cattle imported into Canada. Canad. Vet. J. *9*, 132-137. — SCHULZ, W., & R. SCHÄFER (1965): Sommerwunden bei Rindern in der Altmark und der Versuch ihrer lokalen Behandlung mit Trichlorphon-Wolfen. M.-hefte Vet. Med. *20*, 254-260. — SHOHO, CH. (1959): Sur les filaires chez les équidés et les bovidés. Rev. Elevage Méd. Vét. Pays Trop. *12*, 43-52. — SPASSOV, A. (1965): Bekämpfung des Blutegelbefalles bei Büffeln. Wien. Tierärztl. Mschr. *52*, 792. — SRIVASTAVA, S. C., &

B. P. Pande (1965): Occurence of aortic onchocerciasis and spirocercosis in buffalo-calves with a note on the reports in other domestic animals. Indian J. Vet. Sci. *34*, 222-231. — Supperer, R. (1966): Onchocercosis bei Tieren. Berl. Münch. Tierärztl. Wschr. *79*, 10-14.

Lungenwurmkrankheit
(Diktyokaulose, Bronchopneumonia verminosa)

Wesen: Die bei Weide- oder Laufstallhaltung erworbene Invasion mit dem in den Luftröhrenästen lebenden Rinderlungenwurm (Dictyocaulus viviparus) verursacht eine häufig durch Lungenödem- oder -emphysembildung sowie bakterielle Sekundärinfektionen komplizierte Bronchopneumonie, deren Schwere und Verlauf von der Befallsstärke und dem Immunitätsgrad der betroffenen Tiere bestimmt werden und die nicht selten zum Tode oder zu dauerndem Kümmern führt.

Geschichte: Der Rinderlungenwurm ist wahrscheinlich schon im Altertum bekannt gewesen, doch wurde das durch ihn bedingte Krankheitsbild erst 1755 von Nichols in England und danach von Camper (1778) in Holland beschrieben. Die Bezeichnung ‚Dictyocaulus' haben Railliet & Henry 1907 eingeführt.

Vorkommen und Bedeutung: Der Lungenwurmbefall ist bei den unter 3 Jahre alten Rindern in feuchten Gebieten infolge wachsender Nutzungsintensität mit entsprechend steigenden Besatzdichten der Weiden weit verbreitet und besitzt eine erhebliche wirtschaftliche Bedeutung. Der Verseuchungsgrad dieser Altersgruppe wurde in verschiedenen Ländern (Schottland, Belgien, Deutschland, Polen, Rußland) mit 20 bis 50 %/o ermittelt, wogegen ältere Tiere nur etwa zu 5 %/o befallen sind. Während ein infolge geringer Infektionsgelegenheit oder erworbener Immunität schwacher Lungenwurmbefall keine Krankheitserscheinungen verursacht, können starke Invasionen in der Präpatent-, Patent- oder Reinfektionsperiode zu verschiedengradiger Erkrankung führen. Das Auftreten der Lungenwurmkrankheit auf der Weide kann durch gleichzeitige starke Magendarmwurminvasionen oder andere, die Widerstandskraft schwächende Faktoren gefördert werden. Die wirtschaftlichen Schäden entstehen durch mangelhafte Entwicklung und Gewichtszunahmen bei Zucht- und Mastrindern sowie durch Tod, Notschlachtung und Kümmern.

Die Epizootologie der Diktyokaulose wird durch die während der Frühsommermonate (Mai bis Juli) zunehmende Larvenverseuchung der Weiden bestimmt, weshalb klinische Erkrankungen vorzugsweise bei nicht immunen oder nur teilimmunen (1/2 bis 1 1/2 Jahre alten) Rindern während der ersten Weideperiode, witterungsabhängig von Ende Juli bis September, auftreten. Immunitätsdurchbrüche bei älteren Tieren kommen überwiegend in den Herbstmonaten vor. Gegen Ende der Weidezeit (Oktober bis November) nimmt die Invasionsstärke infolge langsamerer Larvenentwicklung durch die niedrigeren Außentemperaturen und fortschreitender Immunisierung der Weidetiere ab. Bei Laufstallhaltung sind auch im Winter Invasionen möglich. Siliertes Weidegras oder Heu stellt wegen der darin auf 1 bis 4 Monate begrenzten Lebensdauer der Lungenwurmlarven keine wesentliche Infektionsquelle dar. Die Verseuchung der Weiden wird durch überwinternde Larven und durch larvenausscheidende Rinder sowie durch befallenes Rot-, Reh- und Damwild aufrechterhalten.

Ursachen und Parasitenbiologie: Die reifen, 30 bis 70 mm langen und 0,5 mm dicken Lungenwürmer der einzigen beim Rind vorkommenden Art *Dictyocaulus viviparus* (D. filaria, ein Lungenwurm der kleinen Wiederkäuer, entwickelt sich beim Rind nicht zur Geschlechtsreife) parasitieren in der Luftröhre und deren Ästen, hauptsächlich in den großen Bronchien der Zwerchfellappen (bei Massenbefall werden sie auch in kleineren Bronchien gefunden), wo von den Weibchen embryonierte Eier oder Larven abgesetzt werden. Die I. Larven gelangen durch Aushusten direkt oder in größerem Maße über den Darmkanal mit dem Kot in die Außenwelt; hier häuten sie sich, ohne Nahrung aufzunehmen, bei einer Mindesttemperatur von 5 bis 8° C innerhalb von 5 bis 15 Tagen 2mal und sind nunmehr als bescheidete III. Larve infektionsfähig. Diese III. Larven wandern an den Weidepflanzen empor oder werden durch Regentropfen an solche ver-

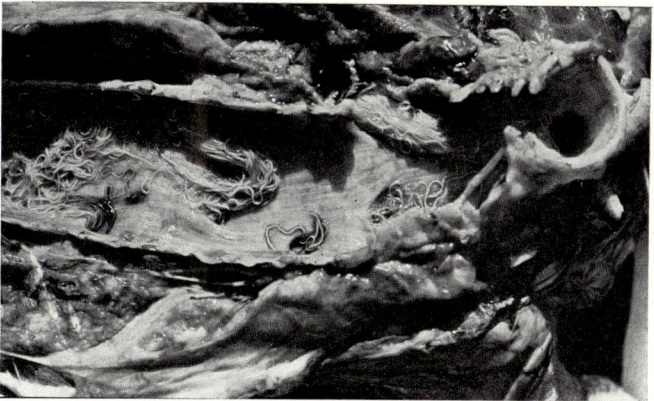

Abb. 487. Eröffneter Hauptbronchus der stark mit Lungenwürmern befallenen Lunge eines Jungrindes

spritzt. Während ihr aktives Wandervermögen gering ist, können in strömendes Wasser gelangende Larven passiv über kurze Strecken, etwa 100 m weit, verschleppt werden. Die Infektionslarven sind empfindlich gegenüber Sonne und Trockenheit, können in feuchtem Milieu aber 4 bis 8 Monate ansteckungsfähig bleiben und auch auf der Weide

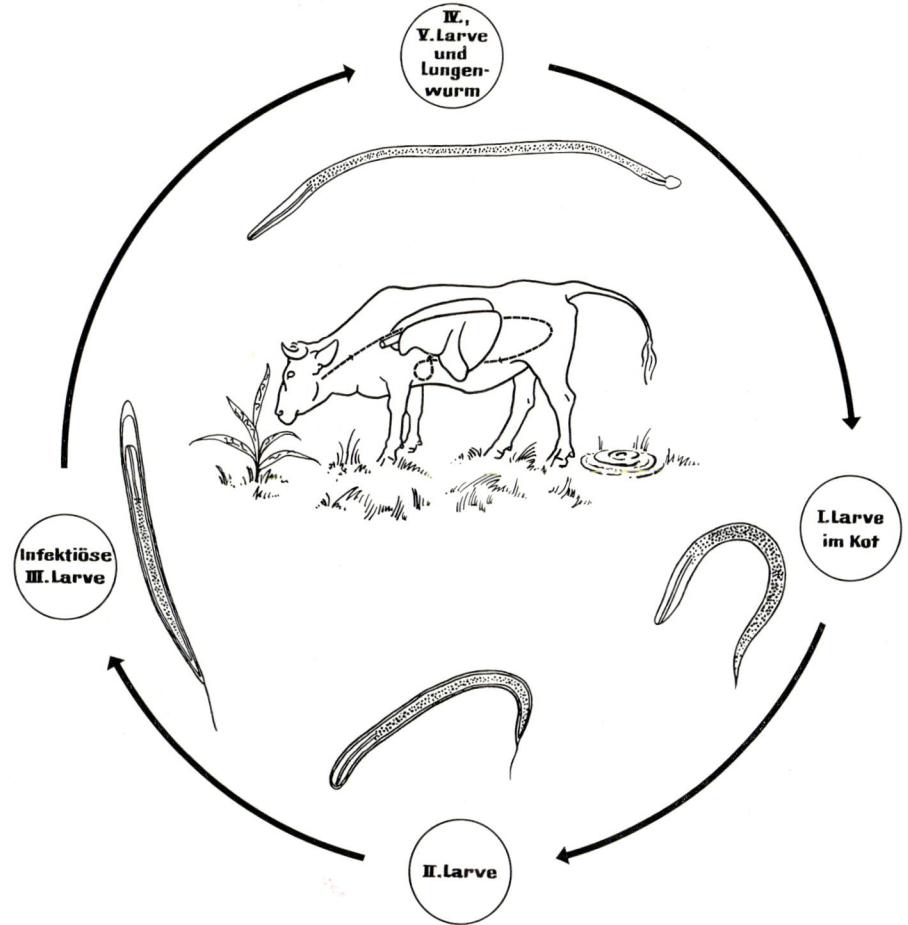

Abb. 488. Entwicklungskreislauf (schematisch) des großen Lungenwurms (Dictyocaulus viviparus)

überwintern. Die Infektion der Rinder geschieht durch Aufnahme der Larven mit dem Weidefutter oder Wasser (insbesondere aus Gräben und Pfützen). Diese durchdringen im Dünndarm des Wirts die Schleimhaut und gelangen über die Lymphgefäße in die mesenterialen Lymphknoten, wo die Häutung zu IV. Larven erfolgt. Letztere erreichen dann über den Ductus thoracicus und die rechte Herzkammer frühestens 1 Woche post infectionem die Lungenalveolen und entwickeln sich dort zum V. Larvenstadium. Die V. Larven wandern in die Bronchien und werden hier geschlechtsreif. Die Präpatentperiode dauert bei Erstinfektionen 20 bis 26 Tage, bei bereits bestehender Teilimmunität aber 28 bis 33 Tage und länger. Die mit Blut- und Gewebseosinophilie sowie dem Auftreten präzipitierender und komplementbindender Serumantikörper einhergehende langdauernde Wirtsimmunität bewirkt 50 bis 80 Tage post infectionem (also 15 bis 20 Wochen nach Weideauftrieb) den Abgang fast sämtlicher Lungenwürmer. Einzelne Parasiten können aber trotz bestehender Immunität 13 bis 18 Monate hindurch haften bleiben oder erst im immunen Tier zur Entwicklung gelangen. Derartige klinisch gesunde Larvenausscheider tragen wesentlich zur Aufrechterhaltung des Rinderlungenwurmbefalles von einer Weideperiode zur anderen und zur Verschleppung in lungenwurmfreie Gebiete oder Bestände bei. Pränatale Invasionen spielen keine Rolle.

Erscheinungen, Erkennung und Verlauf: Die Lungenwurmkrankheit zeigt sich je nach Befallsstärke, Infektionsdauer sowie dem Immunitätsgrad der Tiere in mehreren Formen, die diagnostisch, prognostisch und therapeutisch zu berücksichtigen sind:

1. Erkrankungen während der Präpatentperiode kommen 1 bis 2 Wochen nach Masseninvasionen (auch bei älteren, nicht immunen Rindern oder Kühen) infolge Exsudatbildung und Verlegung von Bronchiolen und kleinen Bronchien durch Lungenwurmlarven zustande. Symptome: Allgemeinbefinden je nach Stärke des Befalls mäßig bis stark gestört, Atemfrequenz erhöht (70 bis 80/Minute), häufiger, trockener Husten; auskultatorisch: verschärfte Atemgeräusche; zuweilen blutige Durchfälle. Komplizierende, akute Lungenemphyseme und -ödeme (S. 157, 154) können zum Tode führen. Die Erkennung dieser Erkrankungsform wird dadurch erschwert, daß die Kotuntersuchung noch negativ ausfällt und am lebenden Tier nur die mikroskopische Untersuchung von Tracheal- oder Bronchialschleimproben Klarheit bringen kann. Wenn unter Jungrindern im Sommer auf der Weide gehäufte Lungenerkrankungen auftreten, ist stets an dieses Stadium der Lungenwurmkrankheit zu denken; die Sektion eines gestorbenen oder probegeschlachteten Tieres vermag dann schnelle und endgültige Klärung zu bringen, weil in der von der Schnittfläche des ödematös veränderten Gewebes gewonnenen Flüssigkeit mikroskopisch leicht Lungenwurmlarven nachweisbar sind.

2. Erkrankungen während der Patentperiode sind durch das Vorhandensein einer unterschiedlich großen Anzahl von Lungenwürmern sowie deren Eiern und Larven in den Luftröhrenästen 3 bis 8 Wochen nach Infektionsbeginn gekennzeichnet, wodurch eine exsudatreiche Bronchitis, peribronchiale Pneumonien und mechanische Behinderungen des Atemluftstromes bis zur vollständigen Blockierung einzelner Bronchien hervorgerufen werden. Erkrankungsgrad und -verlauf hängen wesentlich von der Befallstärke und etwaigen bakteriellen Sekundärinfektionen ab.

a. Der Befall mit nur wenigen Lungenwürmern (etwa 10 bis 20) braucht *keinerlei klinische Erscheinungen* zu bewirken; epizootologisch ist er aber dennoch von Bedeutung. Im Kot können dabei nämlich wie bei den folgenden Erkrankungsformen mit dem Auswanderverfahren (siehe ‚Die klinische Untersuchung des Rindes') die 0,4 mm langen, granulierten Erstlarven mit kurzem Schwanzende nachgewiesen werden.

b. *Geringgradig erkrankte Tiere* sind im Allgemeinzustand nicht oder kaum beeinflußt. Symptome: meist deutliche

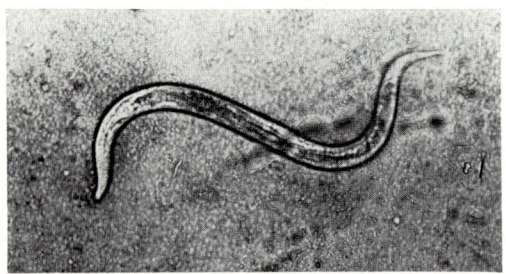

Abb. 489. Lungenwurmlarve aus der Kotprobe eines Jungrindes (200-fache Vergrößerung)

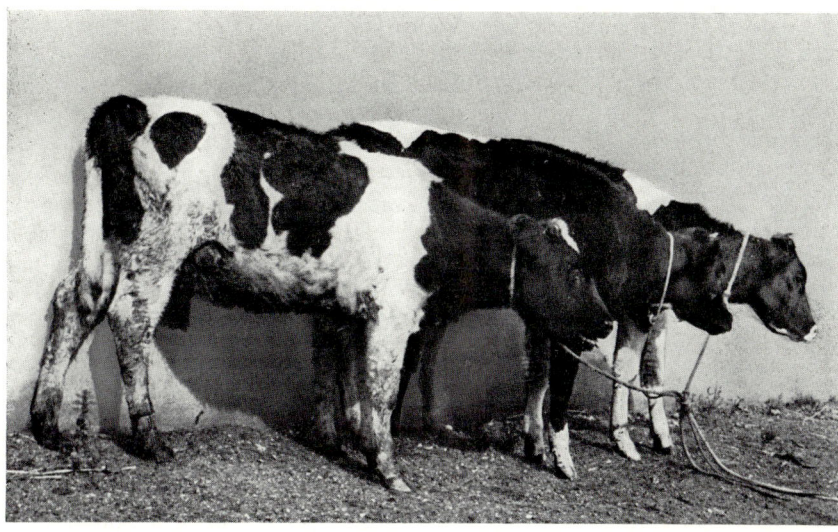
Abb. 490. Ausgeprägte Dyspnoe und anfallsweiser Husten bei 3 während der Laufstallhaltung an schwerer Diktyokaulose erkrankten Jungrindern

Erhöhung der Atemfrequenz, häufiger feuchter Husten, insbesondere beim Treiben der Patienten (typischer Lungenwurmhusten), vermehrter Nasenausfluß, auskultatorisch verschärfte Atemgeräusche. Die Zahl der mit dem Kot ausgeschiedenen Larven geht mit wachsender Wirtsimmunität und dem dadurch bedingten Wurmabgang innerhalb von 6 bis 10 Wochen zurück, womit in unkomplizierten Fällen die klinische Heilung erfolgt.

c. *Mittelgradig erkrankte Tiere* bleiben im Wachstum und Ernährungszustand zurück. Das Krankheitsbild wird durch angestrengte, zuweilen über der Herzfrequenz liegende frequente Atmung mit häufigen quälenden Hustenanfällen und ausgeprägten Erscheinungen einer fieberhaften, in der Regel aber noch nicht bakteriell infizierten Bronchopneumonie gekennzeichnet. Die weitgehende Verstopfung der Luftröhrenäste mit Lungenwürmern führt vielfach zur Ausbildung sekundärer interstitieller Emphyseme und zuweilen auch zu Todesfällen. Trotz des oft eindeutigen klinischen Bildes sollte der Larvennachweis im Kot wenigstens bei einzelnen Tieren der Herde geführt werden, um Lungenerkrankungen anderer Ätiologie ausschließen zu können. Im weiteren Verlauf treten meist bakterielle Sekundärinfektionen hinzu und ein Teil der Patienten stirbt, falls sie nicht aufgestallt und behandelt werden. Die Heilung der umfangreichen Lungenveränderungen nimmt oft längere Zeit (einige Monate) in Anspruch, wodurch empfindliche wirtschaftliche Verluste eintreten. Oft bleiben größere atelektatische Herde oder Abszesse zurück, so daß die Tiere ‚Kümmerer' werden.

d. *Hochgradig erkrankte Rinder* weisen stark gestörtes Allgemeinbefinden mit allgemeiner Schwäche (mitunter Festliegen) bei starker, bis zur Kachexie reichender Abmagerung auf. Die Hauptkennzeichen dieser Form des Leidens bestehen in Fieber, Dyspnoe mit ausgesprochenem Sauerstoffmangel und Dehydration. Symptom: eingefallene Augen, frequente mühsame Atemtätigkeit mit häufigen kraftlosen Hustenstößen; mitunter Maulatmung mit Schaumbildung oder sogenanntes ‚Backenblasen', exspiratorisches Stöhnen. Auskultatorisch: laute Rassel-, Knister- oder Reibegeräusche über großen Teilen des nach kaudal erweiterten Lungenfeldes. Im weiteren Verlauf treten Komplikationen in Form von Lungenemphysemen oder Lungenödemen (infolge zunehmender Kreislaufinsuffizienz) und bakteriell bedingten eitrig-abszedierenden Pneumonien hinzu. Die meisten dieser Tiere können auch durch intensive Behandlung nicht gerettet werden und verenden nach tagelanger Agonie. Daher ist ihre rechtzeitige Verwertung angezeigt.

3. **Sekundärerkrankungen in der Postpatentperiode** (10 bis 12 Wochen post infectionem) werden meist erst nach der Aufstallung bei den Rindern beobachtet, die eine schwere Lungenwurminvasion durchgemacht haben. Die dabei erworbenen Lungenveränderungen (Alveolarepithelisierung, Bronchiektasien, Lungenfibrose) bilden die Grundlage einer chronischen, schubweise fortschreitenden Bronchopneumonie (S. 160 ff), die zu Kümmern und Unwirtschaftlichkeit führt.

4. **Erkrankungen in der Reinfektionsperiode** (fogfever, cuffing pneumonia) kommen infolge Immunitätsdurchbruches nach massiven Invasionen bei älteren, längere Zeit nicht mehr lungenwurmexponierten Rindern oder Kühen vor. Diese hochakut verlaufende Erkrankungsform trägt alle Zeichen eines allergischen Syndroms und verläuft unter dem klinischen Bild eines schweren Lungenödems und -emphysems (S. 154, 157) mit häufig ungünstigem Ausgang. Die ätiologische Klärung gelingt nur durch Sektion und Larvennachweis in Lungenquetschpräparaten, da eine normale Weiterentwicklung der in die Lunge eingedrungenen Larven wegen der hyperergischen Wirtsreaktion unterbleibt oder stark verzögert wird. Unter den Verhältnissen der Praxis kann die Klärung der Ursache derartiger Lungenemphyseme durch eine diagnostische Verabreichung larvenwirksamer Lungenwurmpräparate versucht werden (siehe Übersicht 26).

Behandlung und Bekämpfung: Die Behandlung muß auf die Beseitigung des Lungenwurmbefalls, die Förderung der Immunitätsbildung und die Ausheilung komplizierender Lungenerkrankungen gerichtet sein. Das früher viel geübte Verfahren der intratrachealen Injektion von Arzneimitteln (Jod-Präparate und viele andere) ist unwirksam und deshalb als überholt anzusehen; heute stehen gut wirksame, oral, parenteral oder als Aerosol zu verabreichende Anthelmintika (T. I.) zur Verfügung, deren Anwendung, Dosierung und Wirkungsspektren aus Übersicht 26 hervorgehen. Diese Mittel müssen entsprechend dem vorliegenden Erkrankungsstadium und nach wirtschaftlichen Gesichtspunkten genau nach Vorschrift eingesetzt werden. In Lungenwurmgebieten sollte tunlichst 1 bis 2 Wochen nach dem Auftreten der ersten Hustensymptome behandelt werden, um so zwar die Ausbildung manifester klinischer Erscheinungen zu verhindern, aber doch eine Immunitätsbildung zu ermöglichen. Schwerer erkrankte Rinder müssen sofort aufgestallt und angebunden werden, um den Infektionskreislauf bis zur Ausbildung der Immunität zu unterbrechen; anderenfalls sind Verluste trotz Behandlung nicht zu vermeiden.

Zur Förderung der Abwehrkraft und Immunitätsbildung empfiehlt es sich, auf der Weide zusätzlich Kraftfutter zu geben oder die Tiere aufzustallen und bei kräftigender Trockenfütterung zu halten (Heu und Silage enthalten keine infektionsfähigen Larven). Komplizierende bakterielle Infektionen sowie Emphyseme oder Ödeme der Lunge sind in die Behandlung miteinzubeziehen (S. 160 ff, 157, 154).

Eine Ausrottung des Lungenwurmbefalls oder die vollständige Infektionsverhütung ist in verseuchten Gebieten oder Beständen bisher nicht möglich, doch kann dem Auftreten von Lungenwurmerkrankungen durch künstliche Immunisierung, Chemoprophylaxe oder weidewirtschaftliche Maßnahmen weitgehend vorgebeugt und hierdurch größerer wirtschaftlicher Schaden vermieden werden. Für die *Immunisierung* stehen gut wirksame Trinkvakzinen (T. I.) aus röntgenbestrahlten, nicht voll entwicklungsfähigen Lungenwurmlarven zur Verfügung, die den mindestens 8 Wochen alten empfänglichen Rindern 6 bis 8 Wochen vor Weideauftrieb 2mal verabreicht werden müssen. Das von JARRETT entwickelte Immunisierungsverfahren erzeugt im allgemeinen einen ausreichenden Schutz vor Lungenwurmerkrankungen, doch können bei massiven Invasionen Immunitätsdurchbrüche vorkommen. Beim Gebrauch solcher Impfstoffe sind die Vorschriften über die Art der Aufbewahrung und die Dauer der Verwendbarkeit zu beachten, da Vakzinen, deren Larven abgestorben sind, keinen Impfschutz mehr bewirken.

Möglichkeiten einer *Chemoprophylaxe* bestehen in der während der Krankheitsgefährdung regelmäßig alle 3 Wochen zu wiederholenden Verabreichung von Diäthylkarbamazin (T. I.) oder anderen larvenwirksamen Lungenwurmmitteln, welche die

Übersicht 26.

Anwendung und Wirkungsspektren einiger Anthelmintika bei der Lungenwurmkrankheit des Rindes

Anthel-mintikum	Medikation			Wirkung auf D. viviparus		Anwendung bei Erkrankungsform
	Applikation	Dosierung mg/kg KGW	Dauer	IV. und V. Larven	geschlechtsreife Würmer	
Askaridol (Wirkstoff des Oleum chenopodii)	Aerosolinhalation	—	10 bis 20 Minuten 1- bis 2malige Wiederholung nach je 1 Woche	—	+ +	2 c; bei 2 d je nach Prognose
Zyanazethydrazid	oral, subkutan oder intramuskulär	15	3 Tage lang	—	+	2 a bis c
Lävuzon	oral	60	3 Tage lang	—	+	2 a bis c
Diäthylkarbamazin	intramuskulär oder oral	20 oder 40	2 Tage lang einmal	+ +	—	1 und 4; bei 2 a bis c bedarf es der zusätzlichen Anwendung eines gegen die adulten Würmer wirksamen Präparates im Abstand von 5 Tagen; als Prophylaktikum alle 3 Wochen ab Ende Juni
Methyridin	subkutan oder intraperitoneal	200	einmalig	+ +	+	1, 2 a bis c, 4 (außerdem gute Wirkung gegen Magendarmwürmer)
Tetramisol	subkutan oder oral	5 bis 10	einmalig	+ +	+	1, 2 a bis c (d), 4 (außerdem gute Wirkung gegen Magendarmwürmer)

Zeichenerklärung: — ungenügende, unter 50 %ige Wirkung
                  + über 70 %ige vermifuge Wirkung
                  + + über 70 %ige larvizide beziehungsweise vermizide Wirkung
                  1; 2 a, b, c, d; 3; 4 Erkrankungsform (siehe S. 916 ff.)

Wurmbürde im Wirtstier vermindern, oder in täglichen prophylaktischen Phenothiazin-Gaben (1,5 bis 2,0 g pro Tier und Tag mit dem Trinkwasser oder Futter), wodurch die Weiterentwicklung eines großen Teiles der mit dem Kot ausgeschiedenen Larven verhindert wird. Nach Dauermedikation von Phenothiazin werden allerdings photosensibilitätsbedingte Hornhauttrübungen (S. 1214) beobachtet. Die Entwicklung von auf der Weide zu verabreichenden ‚Arzneifuttermitteln' zur Prophylaxe des Lungenwurmbefalles steht noch aus.

Weidehygienische Maßnahmen (getrennte Kälberweiden, Trinkwasserversorgung durch Brunnen oder Tränkewagen [Abb. 511], Weidewechsel alle 1 bis 5 Tage und Zwischenbeweidung mit nicht anfälligen Tieren [Kühen oder Pferden], Mähweidenutzung) vermindern zwar die Larvenaufnahme, können Lungenwurmerkrankungen jedoch nicht sicher verhüten. Die vielfach übliche Portionsweidehaltung ohne Zwischenmahd, bei welcher die Tiere nach etwa 3 Wochen wieder auf die gleichen Flächen gelangen, fördert die Infektion, weil sich die Entwicklung der Larven dabei völlig ungestört vollziehen kann.

SCHRIFTTUM

Allan, D., & A. W. Johnson (1960): A short history of husk. Vet. Record 72, 42-45. — Blindow, H. (1966): Ein Feldversuch zur Bekämpfung des Rinderlungenwurmes mit sogenannter Lungenwurmvaccine. Tierärztl. Umschau 21, 113-116. — Cornwell, R. L. (1962): Production of immunity to Dictyocaulus viviparus by the parenteral administration of fourth stage larvae. J. Comp. Pathol. Therap. 72, 181-189. — Djafar, M. I., L. E. Swanson & R. B. Becker (1960): Clinical and hematologic studies on pure Dictyocaulus viviparus (Block) lungworm infections in calves. J. Amer. Vet. Med. Ass. 136, 200-204. — Downey, N. E. (1965): Live-weight changes and eosinophil responses in calves vaccinated against parasitic bronchitis and exposed to pasture infestation. Vet. Record 77, 890-895. — Enigk, K., D. Düwel & M. Federmann (1958): Zur Behandlung des Lungenwurmbefalles beim Rind. Dtsch. Tierärztl. Wschr. 65, 122-125. — Enigk, K., & D. Düwel (1961): Die Wirksamkeit neuerer Anthelmintika bei der Dictyocaulose des Rindes. Dtsch. Tierärztl. Wschr. 68, 601-607. — Enigk, K., & D. Düwel (1962): Beitrag zur Epizootologie der Dictyocaulose des Rindes. Dtsch. Tierärztl. Wschr. 69, 72-78. — Enigk, K., & D. Düwel (1963): Weitere Versuche zur Behandlung der Dictyocaulose des Rindes. Tierärztl. Umschau 18, 123-125. — Enigk, K., & D. Düwel (1963): Versuche zur Prophylaxe der Dictyocaulose des Rindes. Tierärztl. Umschau 18, 454-462. — Enigk, K., J. Hildebrandt & E. Zimmer (1964): Zur Lebensdauer der infektiösen Larven von Haustierhelminthen in Silage. Dtsch. Tierärztl. Wschr. 71, 533-538. — Enigk, K., & J. Hildebrandt (1964): Zur Wirtsspezifität der Dictyocaulus-Arten der Wiederkäuer. Vet.-Med. Nachr. 1964, 3-22. — Fisher, E. W., & W. I. M. McIntyre (1960): Disturbance of respiration of calves caused by pneumonia due to Dictyocaulus viviparus. J. Comp. Pathol. Therap. 70, 377-384. — Götze, R. (1943): Behandlung der Lungenwurmkrankheit des Rindes mit Derrophen. Dtsch. Tierärztl. Wschr. 51, 302-305. — Gründer H.-D. (1963): Behandlungsversuche mit Dekelmin bei der Lungenwurmerkrankung des Rindes. Dtsch. Tierärztl. Wschr. 70, 61-64. — Hiepe, Th. (1964): Zur Bekämpfung der Dictyocaulose in Rinderbeständen unter den Bedingungen einer intensiven Großraumwirtschaft. Wiss. Z. H.-U., Berlin 13, 605-610. — Jarrett, W. F. H., W. I. M. McIntyre, G. M. Urquhart & E. J. Bell (1955): Some factors in the epidemiology of parasitic bronchitis in cattle. Vet. Record 67, 820-823. — Jarrett, W. F. H., W. I. M. McIntyre & N. C. C. Sharp (1962): A trial of the effect of diaethylcarbamazine on prepatent and patent parasitic bronchitis in calves. Amer. J. Vet. Res. 23, 1183-1191. — Mackenzie, A., & J. F. Michel (1964): Observations on the eosinophil leucocyte response and its specificity after vaccination and infection of cattle with Dictyocaulus viviparus. Vet. Record 76, 1493-1497. — Michel, J. F., & A. Mackenzie (1965): Duration of the acquired resistance of calves to infection with Dictyocaulus viviparus. Res. Vet. Sci. 6, 344-395. — Poynter, D., & S. Salway (1966): Diseases caused by lungworms. Vet. Bull. 36, 539-554. — Rose, J. H. (1960): Experiments on the transmission of cattle lungworm infection. J. Comp. Pathol. Therap. 70, 475-481. — Rosenberger, G., & W. Heeschen (1959): Beitrag zur Behandlung des Lungenwurmbefalls der Rinder mit Cyanacethydracid. Dtsch. Tierärztl. Wschr. 66, 169-173. — Rosenberger, G., & W. Heeschen (1960): Behandlungsversuche gegen den Lungenwurmbefall der Rinder mit ‚Certuna'-Bayer. Dtsch. Tierärztl. Wschr. 67, 403-405. — Simpson, Ch. F., A. E. Wade, W. R. Dennis & L. E. Swanson (1957): Pathological changes associated with Dictyocaulus viviparus (Block) infections in calves. Amer. J. Vet. Res. 18, 747-755. — Walley, J. K. (1957): A new drug, Cyanacethydrazide, for the oral and subcutaneous treatment of lungworm disease in animals. J. Amer. Vet. Med. Ass. 131, 539-544. — Wallis A. S. (1963): Eosinophilia and the diagnosis of husk in adult cattle. Vet. Record 75, 422-423.

Magendarmwurmkrankheit
(Trichostrongylose, Gastroenteritis verminosa)

Wesen: Unter diesem Begriff werden Erkrankungen durch im Labmagen und Darm parasitierende Rundwürmer verschiedener Gattungen zusammengefaßt, die bei Weide-, Auslauf- oder Stallhaltung in der Regel als Mischinfektionen auftreten und deren nähere Unterscheidung aufgrund des Krankheitsbildes und durch einfache Kotuntersuchung allein weitgehend unmöglich ist. Die bei Jungrindern sehr häufig vorkommende Krankheit verläuft im allgemeinen unter den Erscheinungen einer subakuten oder chronischen Gastroenteritis sowie schweren Ernährungs- und Entwicklungsstörungen, die nicht selten zur Kachexie und zum Tode führen. Bei Stallhaltung können auch akute Verlaufsformen mit unvermittelten Todesfällen vorkommen.

Geschichte: Wegen ihrer geringen Größe blieben die Rundwürmer im Magendarmkanal der Wiederkäuer lange Zeit unerkannt. 1793 beschrieb Fabricius erstmals Rundwürmer im Labmagen eines Schafes, 1803 RUDOLPHI mehrere Arten vom Rind. Der in Europa am häufigsten vorkommende Magenwurm Ostertagia ostertagi wurde erst 1890 durch VON OSTERTAG entdeckt. Die ersten Beschreibungen der Magendarmwurmseuche kamen aus Schottland und England (PENBERTHY, 1882; HARKER, 1893), wo die Krankheit noch heute große Verbreitung besitzt und eingehende wissenschaftliche Bearbeitung gefunden hat.

Vorkommen: Der Magendarmwurmbefall ist in allen Erdteilen unter den Verhältnissen intensiver Rinderhaltung weit verbreitet, wobei die feuchten Weidegebiete der gemäßigten Klimazonen (in Deutschland die Küsten-, Niederungs- und Alpengebiete) besonders betroffen werden. Die Befallshäufigkeit wird mit 30 bis 80 % aller Rinder angegeben, doch bestehen starke jahreszeitlich und altersbedingte Unterschiede. Kälber infizieren sich nach dem Verbringen in Laufställe, Ausläufe oder Jungtierweiden im Alter von 3 bis 6 bis 12 Monaten.

Unter *Stallhaltungsbedingungen* (bodengetrocknetes Heu und Grassilage infizierter Weiden bilden keine Infektionsquelle) kommen im 1. Lebensjahr in der Regel nur schwache, subklinische Infektionen (meist bei 5 bis 20 % der Tiere) zustande, doch können besondere Umstände (unhygienische Stallverhältnisse, Mangelernährung) zu starken Invasionen, insbesondere mit *Bunostomum phlebotomum* oder *Nematodirus*-Arten, und zu manifesten klinischen Erscheinungen führen. Das Auftreten der Magendarmwurmkrankheit hängt von der Infektionsrate (Zahl und Art der pro Tag aufgenommenen invasionstüchtigen Nematodenlarven) und der Widerstandsfähigkeit des Tieres (Alter, Fütterung, Immunitätsgrad, individuelle Resistenz) ab.

Auf der *Weide* wird die Infektionsrate von der Larvenzahl pro kg Weidegras bestimmt, die in Abhängigkeit von Besatzdichte, Pflanzenwachstum und Witterung nach einem Minimum im April/Mai während des Sommers sprunghaft ansteigt (100 bis 1000 Larven/kg Gras) und im Spätherbst (sowie außerhalb der Weideperiode im November/März) ihren Höchststand erreicht (MICHEL, 1966). Durch intensive Weidebewirtschaftung (Portions- und Umtriebsweide) mit hohen Besatzdichten werden Rundwurminvasionen gefördert! Im späten Frühjahr erstmalig auf die Weide getriebene Jungrinder sind in den ersten Wochen nur mäßigen, ab Anfang Juli aber zunehmend stärker werdenden Invasionen ausgesetzt, die mehr oder weniger deutliche Krankheitserscheinungen und/oder wachsende Immunität hervorrufen. Bei Ostertagia-Befall kann ein Teil der im Sommer und Herbst aufgenommenen Larven nach Erreichen einer bestimmten Besiedlungsdichte aus noch unbekannten Gründen im IV. Larvenstadium bis zur Aufstallung in der Magenschleimhaut verharren und sich erst dann zu adulten Würmern entwickeln (Winter-Ostertagiose). Auch im Stall (Losstallungen) sind Neuinfektionen möglich.

Der *Infektionszyklus* und die damit verbundene Eiausscheidungsrate bleiben bei den meisten Magendarmwürmern (Ausnahme: Nematodirus) in den folgenden Jahren weitgehend erhalten, doch nimmt die Zahl der zur Entwicklung gelangenden Parasiten infolge zunehmender Wirtsimmunisierung stark ab, so daß Gesundheitsstörungen bei über 2 Jahre alten Rindern nur noch ausnahmsweise, etwa infolge Immunitätsabbaues durch Mangelernährung oder chronische Organkrankheiten, beobachtet werden. Bei einigen Magendarmwurmarten können Kreuzinfektionen von Schafen und Wildtieren aus vorkommen; sie haben aber keine größere epizootologische Bedeutung. Die häufig gleichzeitig vorliegenden Lungenwurm- und/oder Leberegelinvasionen (S. 914 und 937) bedingen eine zusätzliche Belastung der Patienten und fördern die Entwicklung eines pathogenen Magendarmwurmbefalles, wobei auf übersetzte Weiden verbrachte schlecht ernährte, noch nicht $^1/_2$jährige Jungtiere besonders gefährdet sind.

Bedeutung: Die Magendarmwurmkrankheit zählt zu den wirtschaftlich wichtigsten Parasitosen des Rindes. Die ungeheuren, zahlenmäßig nur schwer schätzbaren Schäden betreffen im subklinischen und klinischen Bereich hauptsächlich Wachstumshemmungen und mangelhafte Gewichtszunahmen bei jungen Zucht- und Mastrindern (etwa 30 bis 50 kg Minderzunahme pro Tier und Weideperiode) sowie Verluste durch chronisches Kümmern oder Tod. Bei Milchkühen hat der Magendarmwurmbefall dagegen keine größere pathogene Wirkung.

Übersicht 27.

Die wichtigsten Magendarmrundwurmarten des Rindes

Parasitenart	Länge in mm	Siedlungsort	Häufigkeit

Großer Magenwurm
    Haemonchus placei
    s. contortus
	20—30	Labmagen	in Alpenländern
			sehr häufig,
			sonst verbreitet

Brauner Magenwurm
    Ostertagia ostertagi
    Ostertagia leptospicularis
    Ostertagia lyrata
	5—10
	
	6—8
		Labmagen
		und Duodenum
			sehr häufig
			verbreitet
			verbreitet

Haarmagenwurm
    Trichostrongylus axei
    Trichostrongylus colubriformis
    Trichostrongylus vitrinus
	3—5
	5—8
		Labmagen
		Dünndarm
		Dünndarm
			verbreitet
			häufig
			selten

Cooperia
    Cooperia oncophora
    Cooperia punctata
    Cooperia surnabada
	5—10	Dünndarm	sehr häufig
			verbreitet
			verbreitet

Nematodirus
    Nematodirus fillicollis
    Nematodirus helvetianus
	10—20	Dünndarm	selten
			verbreitet

Hakenwurm Bunostomum phlebotomum	15—30	Dünndarm	verbreitet
Knötchenwurm Oesophagostomum radiatum	15—25	Dünn- und Dickdarm	verbreitet
Dickdarmwurm Chabertia ovina	10—20	Blind- und Dickdarm	selten
Peitschenwurm Trichuris ovis	50—80	Dickdarm	verbreitet

Ursachen und Parasitenbiologie: Die beim Rind im Labmagen, Dünn- und Dickdarm vorkommenden Rundwürmer gehören verschiedenen Gattungen mit mehreren Arten an (siehe Übersicht 27), von denen Ostertagia ostertagi und Cooperia oncophora in Nordwestdeutschland und England am häufigsten vorkommen, während in den Alpenländern und in Osteuropa die Gattung Haemonchus die größere Verbreitung besitzt. Die haardünnen und nur 3 bis 30 mm langen, adulten Würmer parasitieren auf der Labmagen- und/oder Darmschleimhaut. Die von den Weibchen in unterschiedlicher Zahl produzierten, dünnschaligen, ovalen 60 bis 100 × 30 bis 60 μ (bei Nematodirus 200 × 100 μ) großen Eier mit 4 bis 8 (Nematodirus, Bunostomum) oder 16 bis 32 Furchungskugeln gelangen mit dem Kot in die *Außenwelt*. Die präparasitäre Entwicklungsphase ist mit Ausnahme von Nematodirus und Trichuris, deren Larvenstadien im Ei verbleiben, sowie von geringen Unterschieden in der Entwicklungsrate (5 bis 50 %), Mindestentwicklungsdauer (5 bis 7 Tage) und -temperatur (6 bis 12° C), bei allen Gattungen gleich. Im schützenden Kothaufen (verspritzter Durchfallkot trocknet schnell ein) schlüpfen in Abhängigkeit von der Außentemperatur aus den Wurmeiern nach einigen Tagen die 0,5 bis 1 mm langen Larven, die sich von Kotbestandteilen ernähren und nach 2maliger Häutung zur bescheidenen III. infektionsfähigen Larve werden (die

Pathogenität	Parasitenentwicklung		
	Präpatentperiode in Tagen	Eiproduktion pro Tag	Besonderheiten
stark	18—28	5 000—10 000	
stark	23—24	500—800	IV. Larven in submukösen Labmagenknötchen
mäßig	17—20	150—200	
mäßig stark stark	12—16	600—1 000	
bei Kälbern stark	15—30	60	große, schwach gefurchte Eier, Entwicklung im Ei
bei Kälbern mäßig	20—60		Infektion auch perkutan und pränatal
bei Kälbern stark	30—40	5 000	IV. Larven in submukösen Darmknötchen
bei Kälbern mäßig	50—70		
kaum	30—40		

zweite Larvenhülle wird nicht abgeworfen). Die dann von Reservenährstoffen lebenden Infektionslarven der Magendarmwürmer überdauern mehrere Monate bis zu 1 Jahr und überwintern in großer Zahl auf den Weiden, doch sterben die meisten vorjährigen Larven im Frühjahr (April/Mai) ab. Obwohl die Außenentwicklung bei optimaler Temperatur (25°C) nur etwa 1 Woche dauert, verbleiben die Infektionslarven häufig wochenlang im Kothaufen und können dadurch Trockenperioden gut überstehen, ehe sie passiv (beim Verschmieren oder Verschwemmen des Kotes) oder, besonders bei warmer und feuchter Witterung, durch aktive Wanderung in einem Umkreis von etwa 50 cm um den Kothaufen an Weidepflanzen (meist nach 5 bis 10 Wochen) und mit diesen in neue Wirte gelangen. Während eines Jahres entwickeln sich daher nur selten mehr als 2 Magendarmwurm-Generationen (MICHEL, 1966). Bei den Haken- und Knötchenwürmern (B. phlebotomum, Oe. radiatum) kann die Infektion auch perkutan erfolgen, wodurch in unhygienischen Stallungen starke Invasionen entstehen können; die perkutan eingedrungenen Larven gelangen dabei nach einer Blut-Lungenwanderung in den Darm.

Im *Magendarmkanal* geht die Entwicklung der Parasiten bei den einzelnen Arten etwas unterschiedlich vor sich. Schon kurze Zeit nach der Aufnahme erreichen die ent-

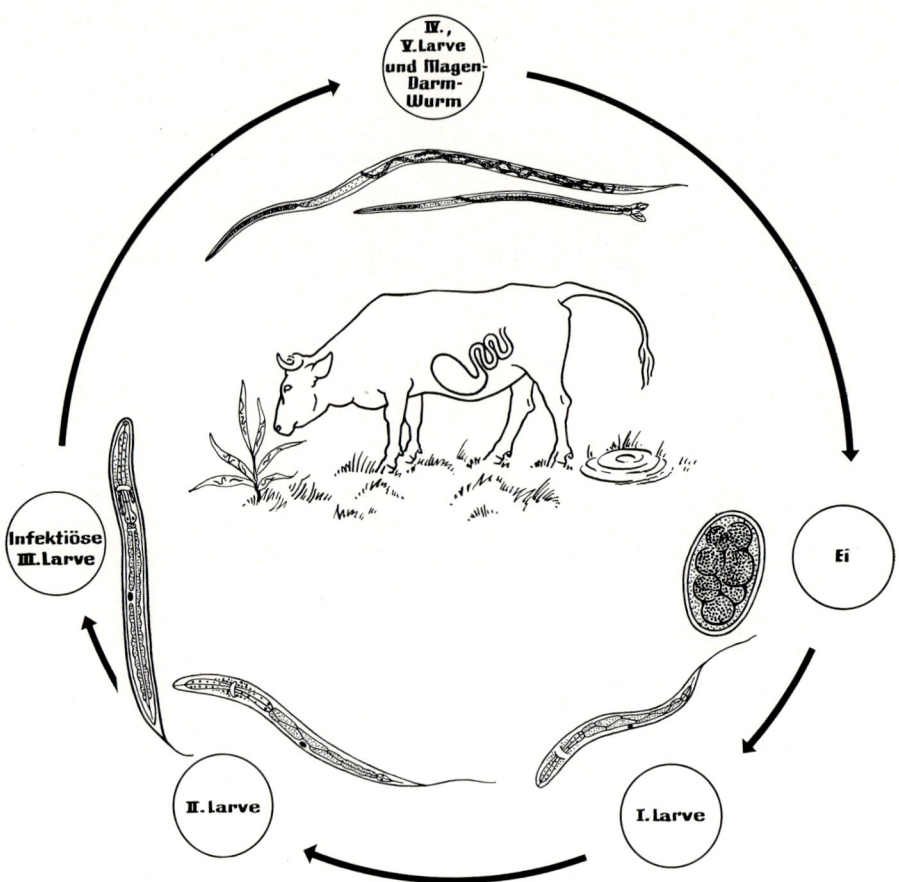

Abb. 491. Entwicklungskreislauf der Magendarmtrichostrongyliden des Rindes (schematisch)

scheideten Larven den für sie charakteristischen Siedlungsort (Ostertagia in den Fundusdrüsen des Labmagens, wo sie kleine Schleimhauterhebungen mit typischer trichterförmiger Eindellung bilden; Oesophagostomum in der Darmsubmukosa; siehe Übersicht 27). Auf oder in der Schleimhaut machen sie dann 2 weitere Häutungen durch, ehe sie geschlechtsreif werden. Mehrere Arten (Haemonchus, Bunostomum) ernähren sich durch Blutsaugen, andere von Epithelzellen. Die Präpatentperioden betragen zwischen 3 und 10 Wochen (siehe Übersicht 27).

Die *Lebensdauer* der im Labmagen oder Darm parasitierenden Würmer beträgt im Sommer nur wenige Wochen, sonst mehrere Monate, ausnahmsweise aber auch länger. Die sich einige Monate nach der Infektion ausbildende *Immunität* des Wirtstieres bewirkt eine Hemmung der Larvenentwicklung und eine Verminderung von Zahl und Größe der Würmer; dabei ist der sich gegenüber den einzelnen Magendarmwurmarten entwickelnde Immunitätsgrad verschieden (stark gegenüber Bunostomum, Oesophagostomum, Nematodirus, Cooperia). Ein Versagen des Immunisierungsmechanismus hat bei den betroffenen Rindern meist schwere, letale Invasionen zur Folge.

Erscheinungen und Verlauf: Aufgrund des epizootologischen Verhaltens der Magendarmwürmer können herdenweise Erkrankungen sowohl im Sommer und Herbst als auch im Winter und Frühjahr auftreten, wobei die in und auf der Labmagen- oder Darmschleimhaut lebenden Larven und adulten Würmer verschiedengradige Schleimhautentzündungen verursachen. Beim Einzeltier beginnt die Krankheit daher mit mehr oder weniger deutlichen Verdauungsstörungen, die durch eine um 30 bis 40 % herab-

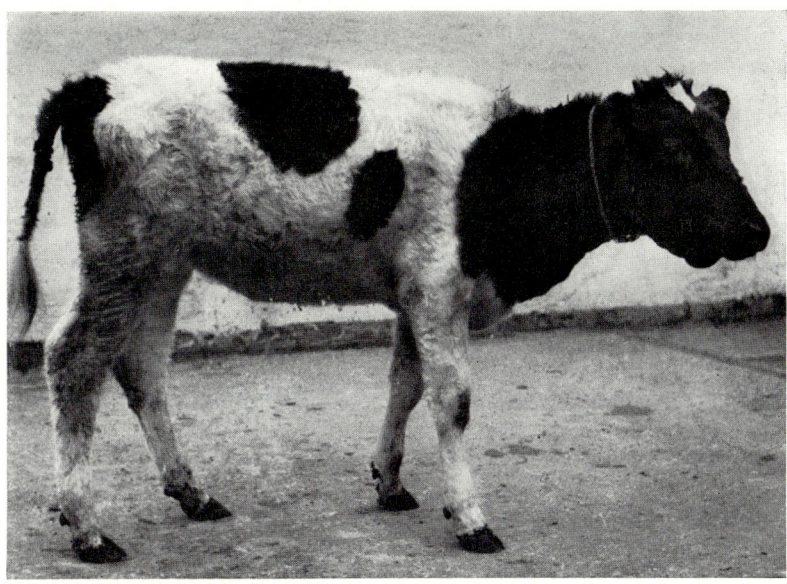
Abb. 492. In der Entwicklung zurückgebliebenes Jungrind mit starkem Magendarmwurmbefall (Abmagerung, struppiges Haarkleid, hydrämisches Kehlgangsödem)

gesetzte Futteraufnahme, Durchfall und Entwicklungsstillstand gekennzeichnet sind. Im weiteren Verlauf tritt dann eine zunehmende Störung des Allgemeinbefindens mit Schwächesymptomen (Apathie, häufiges Liegen, schwankender Gang) und hochgradiger Gastroenteritis ein (Appetitverlust, eingefallener Leib und schwach gefüllter Pansen, häufiger oder kontinuierlicher Absatz von wäßrig-blasigem, stinkendem, seltener auch mit Blut- oder Schleimhautbeimengungen versetztem Kot). Der anhaltende Durchfall führt zu Serumeiweißverlusten (sogenannte Protein-loosing-Diarrhoe) und Störungen im Wasserhaushalt, die anfangs noch durch vermehrte Wasseraufnahme ausgeglichen werden können, später aber ausgeprägte Exsikkose bewirken (eingefallene Augen, Hautfaltenbildung, Bluteindickung mit hohem Hämatokritwert). Als Folgen der gestörten Ernährung sind, insbesondere bei chronischem Krankheitsverlauf, Veränderungen der Blutzusammensetzung festzustellen (zuerst Eosinophilie, später Neutrophilie, Erythropenie, Absinken des Hämoglobin- und Phosphorgehaltes, Hypoproteinämie und Hypoalbuminämie bei relativer Zunahme der Globulinfraktionen). Ausgeprägte Anämieerscheinungen treten jedoch nur bei den selteneren, überwiegend auf Infektionen mit Parasiten der Gattungen Haemonchus und Bunostomum beruhenden Erkrankungsfällen auf. Bei Ostertagiose wurde ein starker Anstieg des pH-Wertes im Labmagen (bis auf 7) und ein Abfall des Pepsingehaltes infolge Abomasitis (S. 282) festgestellt. Obwohl die Magendarmwurmkrankheit meist chronisch und häufig subklinisch verläuft, wird unter ungünstigen Haltungs- und Fütterungsbedingungen und bei besonders massiven Invasionen zuweilen ein enzootisch-seuchenhaftes, akutes bis subakutes Krankheitsgeschehen mit frühzeitigen Todesfällen beobachtet. Die im Dickdarm vorkommenden Peitschenwürmer (Trichuris ovis) verursachen beim Rind keine klinischen Erscheinungen.

Beurteilung: Mit Ausnahme der kachektischen oder stark dehydrierten, im Endstadium des Leidens befindlichen Tiere kann die Erkrankung unter Einsatz moderner Anthelmintika regelmäßig geheilt werden. In nicht oder nicht planmäßig behandelten Herden kann die Letalität dagegen zwischen 10 und 50 % liegen.

Erkennung: Aufgrund des Vorkommens (Herdenerkrankung von Jungrindern bei Laufstall-, Auslauf- oder Weidehaltung) und der Erscheinungen (Verdauungs- und Entwicklungsstörungen) kann meist eine Verdachtsdiagnose gestellt werden, die durch den Nachweis von Magendarmwurmeiern mit dem Flotationsverfahren (Kochsalzanreiche-

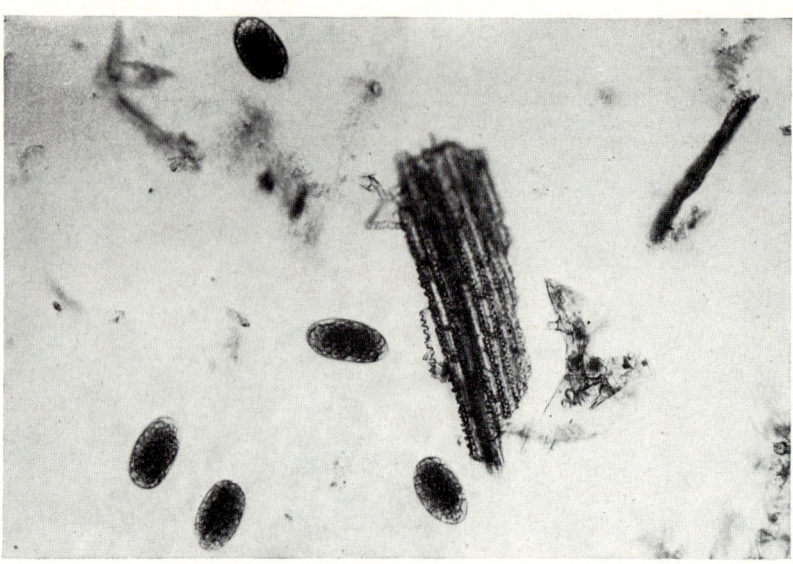
Abb. 493. Magendarmwurmeier aus der Kotprobe eines Jungrindes (150-fache Vergrößerung)

rung; siehe ‚Die klinische Untersuchung des Rindes') gesichert werden muß. Eine Unterscheidung der einzelnen Rundwurmgattungen ist anhand der Eier jedoch nicht möglich (Ausnahmen: die großen, schwach gefurchten Nematodirus- und Bunostomumeier sowie die zitronenförmigen Eier von Trichuris). Da Eiausscheider unter klinisch gesunden Rindern sehr häufig sind, genügt der einfache Einachweis im Kot nicht immer zur Diagnosestellung, vor allem bei weniger typischem Verlauf der Krankheit und besonders bei älteren Tieren. In diesen Zweifelsfällen muß in Kotproben von mehreren erkrankten oder verdächtigen Rindern der Herde die genaue Eizahl pro Gramm Kot (EpG) nach dem McMaster-Verfahren oder, darüber hinaus, eine prozentuale Differenzierung der beteiligten Parasitenarten durch Larvenzüchtung unter Berücksichtigung der unterschiedlichen Eiproduktion durchgeführt werden (Speziallabor). Eizahlen über 300 bis 500 pro Gramm Kot sichern das Vorliegen einer pathogenen Infektion; die durch Kotuntersuchung nicht erkennbaren frischen Larveninfektionen, besonders mit den Gattungen Bunostomum, Oesophagostomum, Ostertagia und Chabertia, können jedoch gleichfalls schwere und nur durch Sektion zu klärende Krankheitserscheinungen hervorrufen.

Unterscheidung: Auf exakte Diagnosestellung sollte besonderer Wert gelegt werden, da zahlreiche andere Krankheiten ähnliche, mit Verdauungs- und Entwicklungsstörungen verbundene Erscheinungen verursachen. Dabei sind insbesondere andere Parasitosen (Fasziolose, S. 937; Diktyokaulose, S. 914; Strongyloidose, S. 932; Kokzidiose, S. 901), bakterielle Darmerkrankungen (Paratuberkulose, S. 756; Salmonellose, S. 752; Tuberkulose, S. 856), subakut verlaufende Virusinfektionen (Mucosal Disease, S. 742) sowie alimentäre (verdorbene Futtermittel, S. 246 ff., 1239 ff.) oder toxisch bedingte Verdauungsstörungen (zum Beispiel chronische Schwermetallvergiftungen, S. 1124 ff.), seltener auch Organkrankheiten in Betracht zu ziehen und aufgrund spezieller Untersuchungen von Kot, Panseninhalt und Futtermitteln auszuschließen. Zuweilen ergibt dann die Sektion eines verendeten oder besonders schwer erkrankten Tieres der Herde weitere diagnostische Anhaltspunkte.

Zerlegungsbefund: Neben den durch Ernährungsstörungen bedingten Befunden (Abmagerung, Anämie) beschränken sich die Veränderungen auf Labmagen und Darm, deren hyperämische Schleimhaut Blutungsherde, flächenhafte oder knötchenartige Verdickungen und/oder nekrotische Beläge aufweist (Abomasitis und Enteritis chronica). Die Mesenteriallymphknoten zeigen zuweilen Vergrößerung und sulzige Durchträn-

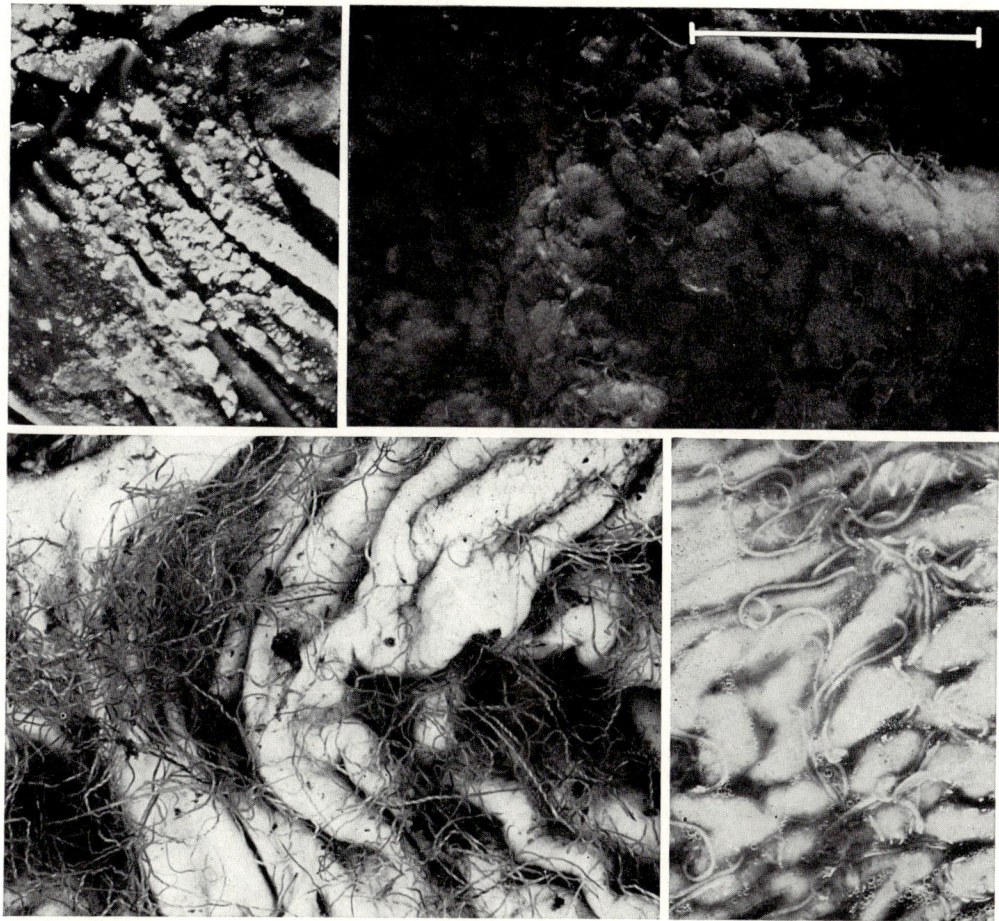

Abb. 494, 495, 496, 497. Zerlegungsbefunde bei Magendarmtrichostrongylose. Oben links: Trichostrongylus-bedingte Schwellung und Nekrosen der Labmagenschleimhaut (Sharp & Dohme); oben rechts: Fundusdrüsenschleimhaut des Labmagens bei hochgradigem Ostertagia ostertagi-Befall (Eckert, Bürger, Königsmann, Chevalier & Rahman, 1968); unten links: zahlreiche Exemplare von Haemonchus contortus im Labmagen (E. Weiss, siehe Dahme & Weiss, 1968); unten rechts: Duodenum eines Jungrindes mit starkem Bunostomum-Befall (Sharp & Dohme)

kung. Die im Dünn- und Dickdarm häufig vorzufindenden submukösen Oesophagostonumknötchen sind hanfkorngroß, gelblichgrau und enthalten eine IV. Larve oder, nach deren Absterben, käsig-bröckeligen Inhalt. Histologisch treten vor allem Epitheldefekte mit Blutungen und peripherer submuköser Lymphozyten- und Eosinophileninfiltration sowie Schleimhautmetaplasien in Erscheinung. Die Suche nach den sehr feinen Parasiten muß durch sorgfältiges Abstreifen der Labmagen- und Darmschleimhaut mit einem Holzstäbchen (Streichholz) oder durch Auswaschen dieser Organe und anschließende Untersuchung der Spülflüssigkeit bei Lupenvergrößerung erfolgen, woraus bei quantitativem Vorgehen dann die Wurmzahlen errechnet werden können. Das Vorhandensein von über 20 000 bis 30 000 Würmern im Labmagen oder Darm ist als hochgradiger Befall anzusehen. Bei plötzlichen Todesfällen unter Jungrindern im Laufstall, als deren Ursache zunächst meist eine Vergiftung vermutet wird, sollte stets auch durch entsprechende Untersuchung geprüft werden, ob sie nicht durch Magendarmwurmbefall bedingt sind.

Behandlung und Bekämpfung: Vor Behandlungsbeginn müssen Grad und Verbreitung der Magendarmwurmkrankheit in der Herde (sowie das gleichzeitige Vorkommen anderer Parasiten, insbesondere von Lungenwürmern und Leberegeln) geklärt werden, damit notwendig werdende Änderungen der Haltung oder Fütterung oder die Aufteilung der Tiere in mehrere Behandlungsgruppen angeordnet werden können. Die therapeutischen Maßnahmen erstrecken sich auf das Abtreiben der unreifen und reifen Wurmstadien aus dem Magendarmkanal, die Verhütung oder Verminderung von Reinfektionen sowie auf die zusätzliche symptomatische Behandlung hochgradig erkrankter Einzeltiere.

Für die *anthelmintische Behandlung* stehen mehrere, gegenüber den einzelnen Wurmgattungen aber

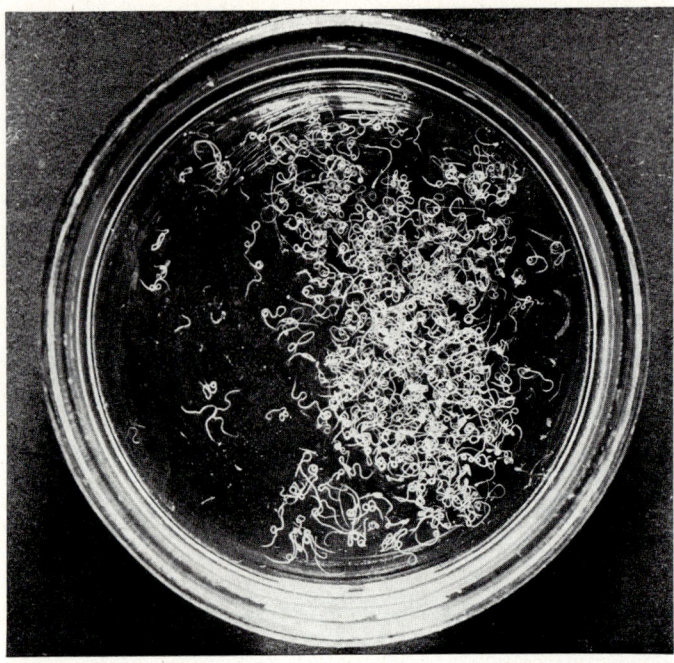

Abb. 498. Aus Labmagen- und Dünndarminhalt eines Kalbes ausgewaschene und ausgesiebte Magendarmwürmer

unterschiedlich wirksame Präparate zur Verfügung (siehe Übersicht 28), deren Auswahl nach Gesichtspunkten der Wirksamkeit, Wirtschaftlichkeit, Applikationsmöglichkeiten und Verträglichkeit (S. 1214 ff.) getroffen werden sollte. Im allgemeinen erfolgt die Behandlung heute nur noch oral; die zeitweise empfohlene direkte Injektion der Medikamente in den Labmagen (Abb. 181) erübrigt sich meist. Obgleich mit einigen systemisch wirksamen Stoffen (Phosphorsäureester) bei kutaner Anwendung (Aufgießverfahren) auch eine Reduktion des Magendarmwurmbefalls erzielt werden kann, wird von dieser Anwendungsform zur Behandlung der Trichostrongylose kein Gebrauch gemacht. Bei mehrmaliger Behandlung wird das gewählte Mittel zweckmäßigerweise gewechselt, um auch die mit dem ersten Präparat weniger gut beeinflußbaren Wurmarten und -stadien zu erfassen. Arzneimittelmischungen (zum Beispiel von Phenothiazin mit Phosphorsäureestern oder von zwei verschiedenen Phosphorsäureestern, wie Trichlorphon mit Coumaphos) haben sich ebenfalls bewährt. Grundsätzlich müssen alle Tiere einer Weidegruppe (also auch die nicht sichtbar erkrankten Rinder) gleichzeitig behandelt werden, falls keine Aufteilung in mehrere Weidegruppen vorgesehen ist. Bei klinisch schwer erkrankten Tieren sollte die Behandlung mit besonders gut verträglichen Anthelmintika (in mittlerer Dosierung) begonnen und dann nach einer Erholungszeit von 1 bis 3 Wochen wiederholt werden.

Verbleiben die Rinder nach der anthelmintischen Behandlung in einer stark infizierten Umgebung, so erreicht die Verwurmung schon innerhalb kurzer Zeit wieder das frühere Ausmaß. Schwerer erkrankte Tiere sollten daher gleichzeitig mit der Entwurmung mindestens für 1 bis 2 Wochen *aufgestallt*, angebunden und mit *Trockenfutter* kräftig ernährt werden, wodurch Reinfektionen vermieden und ihre Widerstandskraft gefördert werden (Heu und Silage sind hinsichtlich Neuinfektionen ungefährlich). Weniger schwer erkrankte Tiere werden nach der Behandlung am besten auf nicht oder nur schwach infizierte Weideflächen gebracht und dort zusätzlich mit Kraftfutter versorgt.

Zusätzliche Behandlungsmaßnahmen werden bei schwer erkrankten Rindern notwendig, falls eine Rettung dieser zu chronischem Kümmern neigenden Tiere noch wirtschaftlich erscheint. Wirksam sind die sofortige Umstellung auf Trockenfütterung (gutes

Übersicht 28. Anwendungsweise und Wirksamkeit der wichtigsten Anthelmintika beim Magendarmrundwurmbefall des Rindes

Anthelmintikum	Medikation		Wirkung auf Magendarmwurmgattung														
	Applikation	Dosis mg/kg KGW	Hämonchus		Ostertagia		Trichostrongylus		Cooperia		Nematodirus		Bunostomum		Oesophagostomum	
			Larven	Adulte	Larven	Adulte	Larven	Adulte	Larven	Adulte	Larven	Adulte	Larven	Adulte	Larven	Adulte
Thiadiphenylamin (Phenothiazin, gereinigt, fein)	oral	200–400	±	++	−	+	−	++	−	±	−	±	−	±	−	+
Diäthylen-diamin (Piperazin)	oral	200–1000	−	−		+				−		+		−		++
Phosphorsäureester																
Trichlorphon	oral / subkutan	50–100 / 20–30	++ / +	++ / +	±	++ / ±	+	+ / −	++	++ / +		−	++	++	++	++
Coumaphos	oral	12–25	−	++	−	−	±	++		+		±		±		±
Fendchlorphos	oral	100–150	++	++		+				+		±		−		±
Crufomate	oral / pour on	40–60 / 100	++	++		++ / ±	+	± / ±		++ / ++		±		±		++ / ±
Naphthalophos	oral	50–100	++	++	±	+ (HD)	+	++	+	++		+		±		−
Haloxon	oral	30–50	+	+	+	+	+	+	+	+	±	+		±		±
Methyridin	oral, subkutan oder intraperitoneal	200		±							+	++		±		+
Thiabendazol	oral	50–200	+	++	+ (HD)	++	++	++	++	++ (HD)	+	++ (HD)		+ (HD)	+	++
Tetramisol	oral oder subkutan	5–10	++	++		+	++	+	++	++	++	++		+		++
Parbendazol	oral	20–30 (auch 2–3 %ig in Pelletform)				++	++	++	++	++						++

Zeichenerklärung:
− = ungenügende, unter 50 %ige Wirkung;
± = 50 bis 70 %ige Teilwirkung;
+ = 70 bis 90 %ige Wirkung;
++ = sehr gute, über 90 %ige Wirkung;
(HD) = nur in hoher Dosierung.

Heu, langsam ansteigende Kraftfuttergaben), Verabreichung diätetisch und styptisch wirkender Mittel, Ergänzung des Wasser- und Elektrolythaushaltes sowie allgemein stärkende Maßnahmen (Bluttransfusionen, Eisen- und Polyvitaminpräparate; siehe T. I.).

In stark infizierten Beständen oder Gebieten muß die Behandlung von Einzeltieren oder die nur einmalige Entwurmung der Herde letztlich erfolglos und unwirtschaftlich bleiben (Reinvasionen); deshalb sollte in gefährdeten Beständen, Gemeinden oder Weidegebieten eine die Prophylaxe einschließende planmäßige Bekämpfung der Magendarmrundwürmer angestrebt werden.

Vorbeuge: Eine magendarmwurmfreie Rinderaufzucht ist ebenso wie die Ausrottung der Parasiten in infizierten Beständen und Gebieten zur Zeit mit wirtschaftlich vertretbarem Aufwand noch nicht möglich. Ziel der prophylaktischen Maßnahmen kann daher nur die Verhütung stärkerer, zu Entwicklungsstörungen führender Invasionen und die Förderung der Immunitätsbildung bei den Jungrindern sein. Im 1. Lebensjahr können Stall-Infektionen durch die von den älteren Rindern getrennte Haltung der Kälber in entsprechend gereinigten und hygienischen Stallungen (stark infizierte Kälberausläufe meiden!) verhindert werden. Da die infektionstüchtigen Magenwurmlarven an der Stallwand zu den Krippen emporwandern, sollten die Wände bis zu einer Höhe von 1 Meter mit antiparasitär wirkenden Anstrichen (zum Beispiel Karbolineum) versehen werden. Während der 1. Weideperiode sind folgende Maßnahmen entsprechend ihrer jeweiligen Durchführbarkeit anzuwenden: Getrenntes Weiden der Kälber auf im Vorjahr durch Mähen genutzten Flächen; Chemoprophylaxe zwecks Schädigung der Larvenstadien im Kot durch Verabreichung von 2 bis 5 g Phenothiazin pro Tier und Tag mit Zufutter oder Tränke (dabei können photosensibilitätsbedingte Keratitiden auftreten; S. 1214) oder tägliche orale Gaben von 10 mg/kg Körpergewicht Trichlorphon oder Coumaphos (10 ppm im Futter). Diese präventive Dauerbehandlung durch ‚Medizinalfutter' wird in den Rindermastbetrieben der USA (Feed lots mit Tierzahlen bis zu 75 000 Kopf) in großem Ausmaße angewandt. In europäischen Weidebetrieben ist weiterhin möglich: 1malige Entwurmung der Rinder Anfang Juli oder 2malige im Juni und August sowie Umsetzen auf eine im gleichen Jahr zuvor nur durch Mähen genutzte Fläche; noch besser ist die regelmäßige Wurmbehandlung aller Jungtiere bei Weideauftrieb mit 1- bis 3maliger Wiederholung von Juni bis Oktober sowie 3 Wochen nach der Aufstallung. Die in den Fundusdrüsen befindlichen ruhenden IV. Larven (Winter-Ostertagiose, S. 921) sind jedoch weitgehend therapieresistent. Die künstliche Immunisierung mit Larvenvakzinen dürfte bei der Vielzahl der beteiligten Wurmgattungen wohl kaum praktische Bedeutung erlangen.

SCHRIFTTUM

ALICATA, J. E., & F. T. LYND (1961): Growth rate and other signs of infection in calves experimentally infected with Cooperia punctata. Amer. J. Vet. Res. *22*, 704-707. — AMES, E. R., R. RUBIN & J. M. CHENEY (1966): A critical evaluation of the efficacy of thiabendazole against important helminths of cattle. Vet. Med. *61*, 66-70. — ANDERSON, N., J. ARMOUR, W. F. JARRETT, F. W. JENNINGS, J. S. D. RITCHIE & G. M. URQUAHART (1965): A field study of parasitic gastritis in cattle. Vet. Record *77*, 1196-1204. — ARMOUR, J., & G. M. URQUAHART (1965): The control of helminthiasis in ruminants. Brit. Vet. J. *121*, 392-397. — ARMOUR, J., F. W. JENNINGS, K. S. KIRKPATRICK, A. MALEZWSKI, M. MURRAY & G. M. URQUAHART (1967): The use of thiabendazole in bovine Ostertagiasis: treatment of experimental type I disease. Vet. Record *80*, 510-514.

BENZ, G. W. (1968): Efficacy of parbendazole in the treatment of natural gastrointestinal parasitisms in cattle. J. Amer. Vet. Med. Ass. *153*, 1185-1188. — BOCH, J. (1955): Die Verbreitung von Wurmparasiten bei Rindern auf Bergweiden. Tierärztl. Umschau *10*, 51-53. — BOUGHTON, D. C. (1955): Effective control of internal parasites. Adv. Vet. Sci. *2*, 380-431. — BÜRGER, H.-J., J. ECKERT, H. WETZEL & S. A. MICHAEL (1966): Zur Epizootologie des Trichostrongylidenbefalls des Rindes in Nordwestdeutschland. Dtsch. Tierärztl. Wschr. *73*, 503-513.

CAUTHEN, G. E., & J. F. LANDRAM (1958): The effect of experimental infection with Ostertagia ostertagi and Trichostrongylus axei in calves on weight gain, feed consumption and feed utilization. Amer. J. Vet. Res. *19*, 811-814. — CHEVALIER, H.-J. (1965): Die Wirkung von Thiabendazol und Haloxon auf den Magen-Darmstrongylidenbefall des Rindes. Tierärztl. Umschau *20*, 61-67. — CIORDIA, H., W. E. BIZELL, D. M. BAIRD, H. C. MCCAMPBELL & P. E. WHITE (1964): Effect of rotational grazing systems on gastrointestinal nematodes in beef yearlings. Amer. J. Vet. Res. *25,* 1473-1478. — COENEN, H.-D. (1964): Behandlungsversuche zur Bekämpfung des Magen-Darmwurmbefalls des Rindes mit dem Naphtalophos-Präparat Bayer 9002. Diss., Hannover. — COX, D. D., M. T. MÜLLER & A. D. ALLEN (1967): Anthelmintic activity of two organic phosphorus compounds, coumaphos and naphthalophos, against gastrointestinal nematodes of cattle. Amer. J. Vet. Res. *28,* 79-88.

DOUVRES, F. W. (1957): Keys to the identification and differentiation of the immature parasitic stages of gastrointestinal nematodes of cattle. Amer. J. Vet. Res. *18,* 81-85.

ECKERT, J., & M. STÖBER (1962): Behandlungsversuche beim Trichostrongylidenbefall des Rindes durch Einspritzen neuerer Anthelmintika in den Labmagen.. Dtsch. Tierärztl. Wschr. *69,* 14-20. — ECKERT, J., H. J. BÜRGER, G. KÖNIGSMANN, H. J. CHEVALIER & M. S. A. RAHMAN (1968): Zur parasitären Gastroenteritis des Rindes. Vet.-Med. Nachr. *1968,* 91-115. — ENDREJAT, E. (1962): Neguvon als Anthelminthicum zur Präventivbehandlung von Kälbern. Vet.-Med. Nachr. *1962,* 73-94. — ENIGK, K. (1965): Die Bekämpfung der parasitären Weideinfektion des Rindes. Züchtungskunde *37,* 440-446. — ENIGK, K., & J. ECKERT (1962): Die Wirkung von ‚Ruelene' auf den Magen-Darmstrongylidenbefall des Schafes und Rindes. Zbl. Vet.-Med. *9,* 165-184. — ENIGK, K. & J. E. ECKERT (1963): Versuche zur Behandlung des Trichostrongylidenbefalls des Rindes mit Thiabendazole. Dtsch. Tierärztl. Wschr. *70,* 6-13. — ENIGK, K., J. HILDEBRANDT & E. ZIMMER (1964): Zur Lebensdauer der infektiösen Larven von Haustierhelminthen in Silage. Dtsch. Tierärztl. Wschr. *71,* 533-537. — ENIGK, K., M. STOYE & H. J. BÜRGER (1966): Zur Wirkung von Citarin auf den Strongylidenbefall des Rindes. Dtsch. Tierärztl. Wschr. *73,* 441-445.

FEDERMANN, M. (1964): Maretin — ein neues Anthelminthikum. Experimentelle Untersuchungen an Schaf und Rind. Dtsch. Tierärztl. Wschr. *71,* 62-67.

GEVREY, J., M. TAKASHIO & J. EUZÉBY (1964): Identification des ‚strongles digestifs' des ruminants par les caractères de diagnose de leurs larves infestantes. Bull. Soc. Sci. Vét. Méd. Comp. *66,* 133-159. — GIBSON, T. E. (1959): The survival of the free-living stages of Nematodirus spp. on pasture herbage. Vet. Record *71,* 362-366. — GIBSON, T. E. (1965): Veterinary anthelminthics medication. 2. Aufl. Commonwealth Agric. Bureaux, Farnham.

HALLIDAY, G. J., R. G. DALTON, N. ANDERSON & W. MULLIGAN (1965): Total body water and total body solids in cattle affected with Ostertagiasis. Brit. Vet. J. *121,* 547-551. — HALLIDAY, G. F., & W. MULLIGAN (1968): Parasitic hypoalbuminaemia: Studies on type II Ostertagiasis of cattle. Res. Vet. Sci. *9,* 224-227. — HERLICH, H. (1962): Studies on calves experimentally infected with combinations of four nematode species. Amer. J. Vet. Res. *23,* 521-528. — HERLICH, H. (1965): The development of Cooperia pectinata, a nematode parasite of cattle. Amer. J. Vet. Res. *26,* 1026-1041.

JARRETT, W. F. H., F. W. JENNINGS, W. I. M. MCINTYRE, W. MULLIGAN & N. C. C. SHARP (1963): Studies on immunity to Haemonchus contortus infection; double vaccination of sheep with irradiated larvae. Amer. J. Vet. Res. *22,* 186-188. — JENNINGS, F. W. (1966): Experimental Ostertagia ostertagi infections in calves; studies with abomasal cannulas. Amer. J. Vet. Res. *27,* 1249-1257.

KUTZER, E. (1967): Biologie und Ökologie der präparasitären Entwicklungsstadien von Ostertagia ostertagi und Cooperia oncophora (Nematoda, Trichostrongylidae) im Hinblick auf die Epidemiologie der Trichostrongylidose der Rinder. Wien. Tierärztl. Mschr. *54,* 164-181, 314-332.

LEVINE, N. D. (1963): Weather, climate and the bionomics of ruminant nematode larvae. Adv. Vet. Sci. *8,* 215-261.

MAHRT, J. L., D. M. HAMMOND & M. L. MINER (1964): Changes in serum proteins and other blood values associated with experimental Ostertagia ostertagi infections in calves. Cornell Vet. *54,* 453-474. — MAYHEW, R. L., B. J. TOBERT & G. C. MILLER (1959): Studies on bovine gastrointestinal parasites. 20. The results of feeding small amounts of phenothiazine in pure infections of Cooperia punctata. Amer. J. Vet. Res. *20,* 492-497. — MAYHEW, R. L., G. C. MILLER & B. J. TORBERT (1960): Studies on bovine gastrointestinal parasites. 21. Immunity to Cooperia punctata and Oesophagostomum radiatum. J. Parasitol. *46,* 859-868. — MICHEL, J. F. (1966): The epidemiology and control of parasitic gastro-enteritis in calves. Ber. 4. Int. Tag. Weltgesell. Buiatrik, Zürich, S. 272-287.

REID, J. F. S., J. ARMOUR, F. W. JENNINGS, K. S. KIRKPATRICK & G. M. URQUAHART (1967): The fascioliasis-ostertagiasis complex in young cattle. Vet. Record *80,* 371-374. — RICE, CH. E., H. J. SMITH & D. COCHRANE (1967): Serological studies of parasitized cattle. 2. Electrophoretic properties of serial serum samples. Canad. J. Comp. Med. Vet. Sci. *31,* 37-42. — RIEK, R. F., & R. K. KEITH (1959): Studies on anthelmintics for cattle. 5. Other organic phosphorous compounds. Austral. Vet. J. *35,* 403-408. — RITCHIE, J. D. S., N. ANDERSON, J. ARMOUR, W. F. H. JARRETT, F. W. JENNINGS & G. M. URQUAHART (1966): Experimental Ostertagia ostertagi infections in calves; parasitology and pathogenics of a single infection. Amer. J. Vet. Res. *27,* 659-667. — ROSE, J. H. (1962): Further observations on the freeliving stages of Ostertagia ostertagi in cattle. J. Comp. Pathol. Therap. *72,* 11-18. — ROSS, J. G., & J. ARMOUR (1960): The significance of faecal egg counts and the use of serum albumen levels and packed cell volume percentage to assess pathogenicity of helminthiasis. Vet. Record. *72,* 137-139. — ROSS, J. G., & C. DOW (1964): Further experimental infections of calves with the nematode parasite Ostertagia ostertagi. Brit. Vet. J. *120,* 279-285. — ROSS, J. G., & C. DOW (1965): Field and experimental infections of calves with the nematode parasite Ostertagia ostertagi. Brit. Vet. J. *121,* 18-27. — ROSS, J. G., & J. R. TODD (1968): The pathogenicity of Chabertia ovina in calves. Vet. Record *83,* 682-683. — RUBIN, R. (1968): Efficacy of parbendazole against Ostertagia, Trichostrongylus and Cooperia spp. in cattle. Amer. J. Vet. Res. *29,* 1385-1389.

SCHNYDER, O. (1906): Beiträge zur Magendarmstrongylosis des Rindes. Schweizer Arch. Tierheilk. *48,* 160-270. — SMEAL, M. G., P. A. GOUGH, A. B. JACKSON & J. K. HOTSON (1968): The occurence of strains of Haemonchus contortus resistant to thiabendazole. Austral. Vet. J. *44,* 108-109. — SOULSBY, E. J. L., J. A. J. VENN & K. N. GREEN (1955): Hookworm disease in British cattle. Vet. Record *67,*

1124-1125. — Stöber, M., & H. Ende (1964): Behandlungsversuche mit Maretin beim Magen-Darmwurmbefall des Rindes. Berl. Münch. Tierärztl. Wschr. 77, 100-105. — Streichan, D. (1962): Versuche zur Behandlung des Trichostrongylidenbefalls des Rindes durch intraabomasale Injektion von organischen Phosphorsäure-Präparaten. Diss., Hannover. — Supperer, R. (1958): Über die in der Außenwelt ablaufende Entwicklungsphase von Bunostomum phlebotomum (Railliet, 1900), (Nematoda, Ancylostomidae). Wien. Tierärztl. Mschr. 45, 553-560. — Supperer, R., & H. Pfeiffer (1966): Tetramisole, ein neues Anthelmintikum — Versuche an Rindern. Dtsch. Tierärztl. Wschr. 73, 513-518.
Urquahart, G. M., W. F. H. Jarrett & W. Mulligan (1962): Helminth immunity. Adv. Vet. Sci. 7, 87-129.
Walley, J. K. (1961): Methyridine — a new anthelmintic for sheep and cattle. Vet. Record 73, 159-168. — Wetzel, R. (1950): Zur Magenwurmkrankheit der Rinder. Tierärztl. Umschau 5, 235-241.

Zwergfadenwurmkrankheit (Strongyloidose)

Wesen: Die durch die Haut und Schleimhäute auf dem Blut-Lungen-Weg einwandernden Larven und die im Dünndarmepithel parasitierenden reifen Stadien des Zwergfadenwurmes (*Strongyloides papillosus s. vituli*) verursachen bei Kälbern Atem-, Verdauungs- und Entwicklungsstörungen, wenn unter unhygienischen Stallhaltungsbedingungen Masseninvasionen zustande kommen.

Vorkommen und Bedeutung: Die Strongyloidose der Kälber ist weltweit, aber gebietsweise sehr unterschiedlich verbreitet. Supperer fand in Österreich bei 2 bis 4 Wochen alten Kälbern 35 %/o infiziert, während nach Untersuchungen von Vegors im Südosten der USA 80 %/o der unter 4 Monate alten Kälber befallen waren. Hierdurch ausgelöste Erkrankungen treten fast ausschließlich bei unter 6 Monate alten Tieren bei Stall- oder Auslaufhaltung auf, wenn infolge ungenügender Kotentfernung Masseninvasionen stattfinden. Bei älteren Tieren wirkt ein geringer Strongyloidesbefall nicht pathogen; er ist dann häufig mit Trichostrongylideninfektionen vergesellschaftet. Über 2 Jahre alte Rinder weisen eine vollständige Altersresistenz gegen Strongyloides auf.

Die durch diese Parasiten verursachten wirtschaftlichen Schäden dürften trotzdem nicht unbedeutend sein, da ‚pränatal‘ (?) oder in den ersten Lebenswochen erworbene Infektionen die Entwicklung der betroffenen Kälber erheblich hemmen können; mangels besonderer klinischer Erscheinungen werden sie allerdings meist nicht als solche erkannt. Strongyloidesinfektionen sind außerdem gelegentlich auch für das Auftreten respiratorischer Syndrome (Bohrschäden in der Lunge, Bakterieneinschleppung) von pathogenetischer Bedeutung.

Ursachen und Parasitenbiologie: Der nur 6 bis 8 mm lange Zwergfadenwurm des Rindes (Strongyloides papillosus s. vituli) parasitiert in den Dünndarmepithelien. Aus den mit dem Kot ausgeschiedenen embryonierten Eiern schlüpfen bei optimaler Temperatur bereits nach 24 bis 48 Stunden filariforme, bis zu 10 Wochen lang lebensfähige Larven, welche direkt oder nach Einschaltung einer freilebenden, nicht parasitischen Generation (Heterogonie) die Neuinfektion bewirken. Die unbescheidenen invasionsfähigen Larven gelangen nach Durchbohren der Haut oder der Schleimhäute über die Blutbahn in die Lunge und von hier aus über Luftröhre und Schlund in den Dünndarm. Die Präpatentperiode beträgt 9 bis 11 Tage. Bei über zweijährigen, altersresistenten Rindern können die Larven die Blut-Lungen-Schranke nicht mehr passieren; bei tragenden Tieren schienen sie nach ersten Beobachtungen befähigt, während der 3 letzten Wochen der Gravidität über die Plazenta in den Fetus einzudringen und diesen ‚pränatal‘ zu befallen (Supperer und Pfeiffer, 1962); nach neueren Untersuchungen erfolgt die Infektion der von solchen Rindern geborenen Kälber jedoch offenbar über die Muttermilch, in der bis zum 33. Tag post partum (vor allem im Anfangsgemelk) zahlreiche invasionstüchtige Strongyloideslarven enthalten sind (Pfeiffer und Supperer, 1969).

Erscheinungen und Verlauf: Die in die Lungenalveolen einwandernden Strongyloideslarven verursachen feine Blutungen, wodurch bei Masseninfektionen Erscheinungen einer katarrhalischen Lungenentzündung (S. 161) hervorgerufen werden können. Die adulten Formen führen zu Darmepithelschäden, die um 30 bis 80 %/o geringere

Gewichtszunahmen und, bei starken Invasionen, auch intermittierende Durchfälle mit Schleim- und Blutbeimengungen zum Kot sowie nach VEGORS zudem Anämie, aber nur selten Todesfälle zur Folge haben. Aufgrund der sich schnell entwickelnden Immunität enden Strongyloidesinfektionen nach 1 bis 4 Monaten mit dem Spontanabgang der Würmer.

Beurteilung: Eine pathogene Bedeutung kommt nur starken Strongyloidesinfektionen bei unter 6 Monate alten Kälbern zu.

Erkennung: Die geschilderten klinischen Erscheinungen führen bestenfalls zum Strongyloidoseverdacht. Der Strongyloidesbefall kann nur durch den Nachweis der ovalen, $50 \times 25\,\mu$ großen, dünnschaligen Eier mit U-förmiger Larve in frisch abgesetztem (!) Kot festgestellt werden. Bei der Sektion sind tiefe Geschabsel der Dünndarmschleimhaut auf etwa enthaltene Würmer zu untersuchen.

Behandlung und Vorbeuge: Die meisten neuzeitlichen helminthenwirksamen Mittel töten auch Strongyloides und dessen Larven ab. Während Phosphorsäureester und Kadmiumsalze nur eine Teilwirkung besitzen, kann der Strongyloidesbefall mit Thiabendazol (100 mg/kg Körpergewicht oral), Methyridin (200 mg/kg Körpergewicht subkutan oder intraperitoneal) oder Tetramisol (5 bis 10 mg/kg Körpergewicht subkutan oder oral) so gut wie vollständig beseitigt werden. Neuinfektionen lassen sich durch sorgfältige tägliche Kotentfernung weitgehend verhindern.

SCHRIFTTUM

BRATANOVIĆ, U., & S. SIBALIĆ (1966): Strongyloides infestation in feeder calves. 4. Int. Tag. Rinderkrankh., Zürich, S. 288-290. — BUCHWALDER, R. (1960): Zum koprologischen Nachweis einer Strongyloidesinfektion. M.-hefte Vet. Met. *15,* 149-150. — ENIGK, K. (1950): Zur Epidemiologie des Strongyloidesbefalles der Haus- und Nutztiere. Zschr. Tropenmed. 2, 124-142. — PATNAIK, M. M. (1964): Observations on the comparative anthelmintic efficiency of organo-phosphorus compounds and synergized phenothiazine against Strongyloides papillosus (Wedl) in calves. Brit. Vet. J. *120,* 21-24. — PFEIFFER, H., & R. SUPPERER (1969): Zum Problem der ‚pränatalen' Strongyloidesinfektion beim Rind. Wien. Tierärztl. Mschr. *56,* 22-23. — SRISVASTAVA, S. C., & B. P. PANDE (1965): The intestinal thread worm, Strongyloides papillosus (Wedl, 1856) Ransom 1911, in young buffalo calves—a histological study. Indian J. Vet. Sci. *34,* 214-221. — SUPPERER, R., & H. PFEIFFER (1960): Über die Strongyloidose der Kälber. Wien. Tierärztl. Mschr. *47,* 361-368. — SUPPERER, R., & H. PFEIFFER (1962): Untersuchungen über die Gattung Strongyloides. 2. Die pränatale Invasion beim Rinde sowie Beobachtungen über allergische Hautreaktionen nach percutaner Invasion. Berl. Münch. Tierärztl. Wschr. *75,* 344-346. — SUPPERER, R., & H. PFEIFFER (1963): Untersuchungen über die Gattung Strongyloides. 3. Resistenz. Zbl. Vet.-Med. *B 11,* 143-146. — SUPPERER, R., & H. PFEIFFER (1965): Untersuchungen über die Gattung Strongyloides. 4. Die Entwicklungsphase im Freien. Wien. Tierärztl. Mschr. *52,* 9-16. — VEGORS, H.-H. (1954): Experimental infection of calves with Strongyloides papillosus (Nematoda). Amer. J. Vet. Res. *15,* 429-433. — VEGORS, H.-H., & D. A. PORTER (1950): Studies on the life history and pathogenicity of the intestinal nematode, Strongyloides papillosus, in calves. J. Parasitol. *36:* Suppl. 33.

Spulwurmkrankheit (Neoaskaridose)

Wesen: Das Leiden beruht auf stärkerem Befall von Kälbern mit dem im Dünndarm parasitierenden 15 bis 30 cm langen Spulwurm, *Neoascaris vitulorum,* der durch pränatale Infektion erworben wird.

Geschichte: Der Kälberspulwurm wurde 1782 von GOEZE bei Büffeln in Indien beschrieben. Den intrauterinen Infektionsweg hat BOULENGER 1922 festgestellt.

Vorkommen und Bedeutung: Die Neoaskaridose der Kälber kommt hauptsächlich in subtropischen und tropischen Gegenden, insbesondere auch unter Zebu- und Büffelkälbern, vor und verursacht dort bei Massenbefall gehäufte Todesfälle. In Europa und Deutschland tritt das Leiden nur in bestimmten Gebieten und dann meist bestandsweise auf. Wegen der geringen Pathogenität der Spulwürmer besitzt es hier keine größere wirtschaftliche Bedeutung.

Ursachen und Parasitenbiologie: Die Infektion scheint ausschließlich intrauterin zu erfolgen, indem embryonierte Wurmeier von den tragenden Kühen oral aufgenommen werden und die schlüpfenden Larven über den Blutweg zur Plazenta und in den fetalen

Dünndarm gelangen. Die postembryonale Entwicklung und der Wanderweg von Neoascaris vitulorum sind dabei noch weitgehend ungeklärt. Die intrauterin infizierten Kälber beginnen 14 bis 30 Tage nach der Geburt zahlreiche Spulwurmeier mit dem Kot auszuscheiden, die infolge einer besonderen Schalenstruktur gegenüber Umwelteinflüssen sehr widerstandsfähig sind und nach einer von Temperatur, Feuchtigkeit und Sauerstoffgehalt abhängigen Entwicklungsdauer von 12 bis 24 Tagen infektionstüchtig werden. Bei postnatalen Infektionen mit dem wirtsspezifischen Spulwurm Neoascaris vitulorum oder auch mit Askarideneiern anderer Gattungen (zum Beispiel mit Ascaris lumbricoides des Schweines) entwickeln sich beim Rind keine adulten Parasiten im Darm; die Larven gehen nach einer Wanderung durch verschiedene Organe (sogenannte *viszerale Larva migrans*) unter Bildung von bis zu 2 mm großen eosinophilen Gewebsknötchen zugrunde. Nach dem Aufstallen von Rindern in ungereinigten Schweineställen wurden infolge massiver Infektion mit Schweinespulwurmeiern akute atypische Pneumonien mit Ödem- und Emphysembildung sowie Eosinophilie beobachtet.

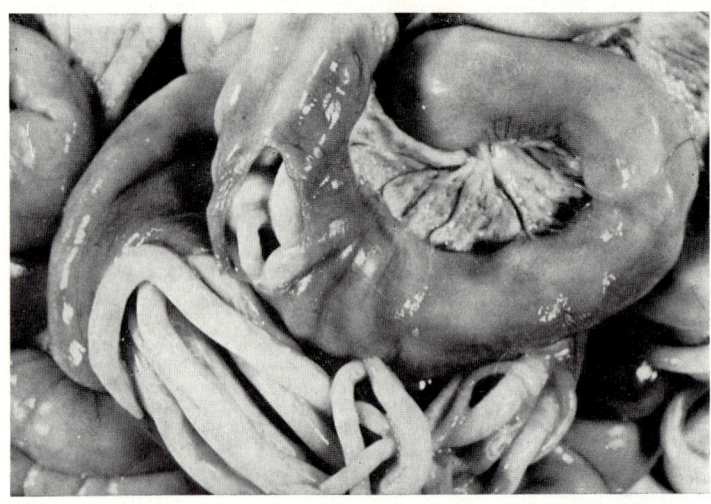

Abb. 499. Zahlreiche Exemplare von Neoascaris vitulorum im Dünndarm eines Kalbes (E. WEISS, siehe HASSLINGER & HÄNICHEN, 1968)

Erscheinungen, Verlauf und Beurteilung: Kälber mit starkem Spulwurmbefall zeigen neben allgemeiner Schwäche und schlechter Entwicklung hauptsächlich Verdauungsstörungen in Form von Koliken, Verstopfung oder Durchfall und weisen einen charakteristischen Körpergeruch nach Azeton oder Buttersäure auf. Obzwar die Krankheit in der Regel nach wenigen Wochen mit dem auf einem unbekannten Abwehrmechanismus beruhenden Spontanabgang der Würmer endet, können die Parasiten gelegentlich auch schwerere Komplikationen (Dünndarmperforation oder -obturation) verursachen.

Erkennung und Unterscheidung: Da klinische Erscheinungen häufig fehlen oder nur undeutlich und wechselnd auftreten, muß zur Diagnose der Nachweis der dickschaligen, rundovalen, 60 bis 90 μ großen Eier im Kot erfolgen, welche in diesem dann meist sehr zahlreich vorhanden sind (Flotationsverfahren; siehe ‚Die klinische Untersuchung des Rindes'). Bei älteren Kälbern können zuweilen auch die mit dem Kot abgehenden adulten Spulwürmer gefunden werden. Differentialdiagnostisch sind stets auch die in diesem Lebensalter weit häufiger vorkommenden mikrobiell oder alimentär bedingten Verdauungsstörungen zu berücksichtigen (S. 742 ff., 246 ff.).

Behandlung und Vorbeuge: Obwohl die Spulwürmer des Kalbes nach einer gewissen Zeit spontan abgehen, sollten alle infizierten oder infektionsverdächtigen Kälber möglichst bald, am besten schon zu Beginn der Eiausscheidungsperiode (3. Lebenswoche) zwecks Verringerung der Bestandsverseuchung behandelt werden. Hierzu eignet sich am besten das gegenüber unreifen Spulwurmstadien gut wirksame Piperazinadipat oder -zitrat (0,2 bis 0,8 mg/kg Körpergewicht über 3 Tage; T. I.). Für die Bekämpfung der Spulwurmkrankheit ist ferner die Vernichtung der nur gegenüber Wasserdampf oder schwefelkohlenstoffhaltigen Desinfektionsmitteln (T. I.) empfindlichen Spulwurmeier im Stall und an Geräten von entscheidender Bedeutung.

SCHRIFTTUM

ALLEN, G. W. (1962): Acute atypical bovine pneumonia caused by Ascaris lumbricoides. Canad. J. Comp. Med. Vet. Sci. 26, 241-243. — ENDREJAT, E., & M. BHATTACHARJES (1957): Behandlung der Askaridose von Büffel- und Rinderkälbern mit einem Piperazinpräparat. Dtsch. Tierärztl. Wschr. 64, 405. — HENNER, S. (1959): Untersuchungen über Häutungen von Larven verschiedener Askaridenarten während ihrer präparasitischen Phase. Diss., München. — JANSEN, J. (1963): De antwikkelingscyclus der ascariden van onze huisdieren. Tijdschr. Diergeneesk. 88, 257-266. — KENNEDY, P. C. (1954): The migration of the larvae of Ascaris lumbricoides in cattle and their relation to eosinophilic granulomas. Cornell Vet. 44, 531-565. — LEE, R. P. (1955): The anthelmintic efficency of piperazine adipat against Neoascaris vitulorum. Vet. Record 67, 146-149. — MORROW, D. A. (1968): Pneumonia in cattle due to migrating Ascaris lumbricoides larvae. J. Amer. Vet. Med. Ass. 153, 184-189. — REFUERZO, P. G., & F. S. ALBIS JIMENEZ (1954): Studies on Neoascaris vitulorum. Amer. J. Vet. Res. 15, 440-443. — SUPPERER, R. (1964): Die Spulwürmer des Menschen und der Haustiere: Medizinische Bedeutung, Biologie und Bekämpfung. Wien. Tierärztl. Mschr. 51, 106-114. — STAMPA, S. (1968): The efficacy of neguvon and rametin against Neoascaris vitulorum (Goeze, 1782), J. South African Vet. Med. Ass. 39, 57-59.

Erkrankungen durch Augenwürmer (Thelaziose)

Wesen: Die im Konjunktivalsack, in den Tränendrüsengängen oder im Tränennasenkanal lebenden, durch Fliegen übertragenen Parasiten der Gattung *Thelazia* können unter noch nicht näher bekannten Bedingungen Bindehaut- und Hornhautentzündungen verursachen.

Vorkommen und Bedeutung: Thelazien wurden in Asien, Afrika, Amerika und Europa (neben England, Holland, Frankreich und Deutschland besonders in den osteuropäischen Ländern) bei Rindern aller Altersgruppen gefunden. Die Befallshäufigkeit

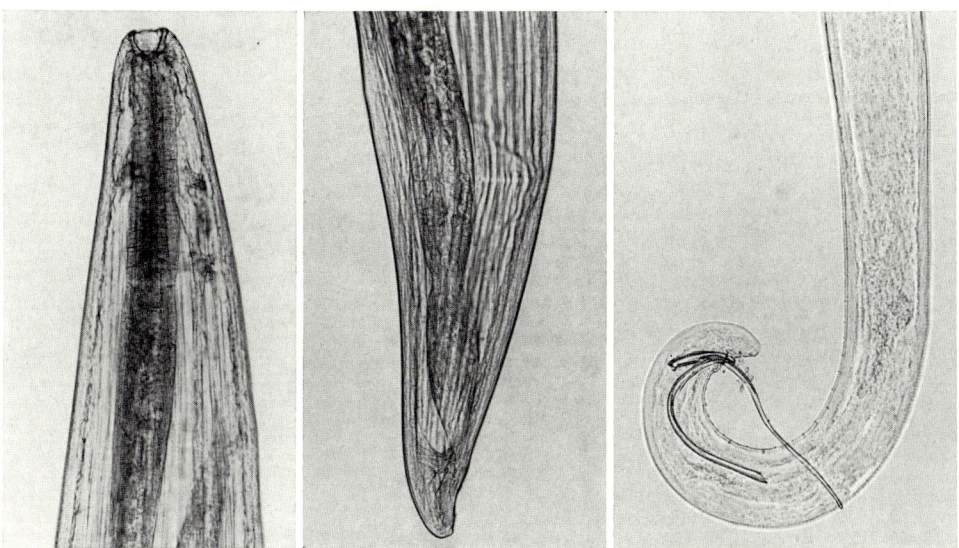

Abb. 500, 501, 502. Thelazia gulosa: Weibchen, Vorderende (links), Weibchen, Hinterende (Mitte), Männchen, Hinterende (rechts) (60fache Vergrößerung; ECKERT, STÖBER & SCHMIDT, 1964)

wird in Abhängigkeit von Klima, Jahreszeit und Fliegenvorkommen mit 10 bis 70 % angegeben; sie betrug bei Rindern auf dem Schlachthof Hannover im Jahresmittel 15 % mit einem Maximum von 20 bis 25 % in den Spätsommer- und Herbstmonaten, wobei ausschließlich *Thelazia gulosa* und *Th. scrjabini* gefunden wurden. Die Pathogenität der Augenwürmer wird unterschiedlich beurteilt, doch dürften die hierdurch bedingten Augenschäden im allgemeinen gering sein.

Ursachen und Parasitenbiologie: Die beim Rind in mehreren Arten und auch als Mischinfektion auftretenden, 5 bis 20 mm langen, milchigweißen Thelazien parasitieren im Konjunktivalsack und unter dem dritten Augenlid (Thelazia rhodesi) sowie in Tränendrüsengängen und im Tränennasenkanal (Th. gulosa und Th. scrjabini). Die Infek-

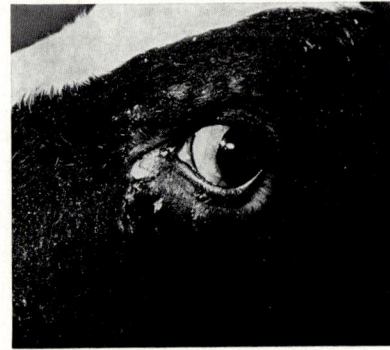

Abb. 503. Auge einer von Th. gulosa befallenen Weidekuh, das außer schleimigem Sekret im medialen Augenwinkel keine krankhaften Befunde aufweist

tion erfolgt hauptsächlich im Sommer auf der Weide durch zahlreiche, als Zwischenwirte dienende Fliegenarten der Gattung Musca, in welchen sich die beim Lecken von Tränenflüssigkeit aufgenommenen Thelazienlarven innerhalb von 15 bis 30 Tagen zu infektionsfähigen Stadien entwickeln, die auf neue Wirtstiere weiterübertragen werden. Die 20 bis 40 Tage post infectionem geschlechtsreif gewordenen Parasiten leben einige Monate bis zu einem Jahr und erzeugen keine Wirtsimmunität.

Erscheinungen, Verlauf und Beurteilung: Der ein- oder beidseitige Befall mit Thelazia gulosa und/oder Th. scrjabini hatte bei der Mehrzahl (85 %) der auf dem Schlachthof Hannover untersuchten Rinder keine Augenveränderungen zur Folge. Unter welchen Bedingungen Krankheitserscheinungen auftreten können, ist ungeklärt. Schadwirkungen durch mechanische Irritation oder Stoffwechselprodukte der Parasiten werden insbesondere durch Larvenstadien und bei Infektionen mit Thelazia rhodesi in Form von subkonjunktivalen Petechien, Bindehautentzündungen mit Tränenfluß, Lichtscheu, Schwellung und Rötung oder Keratokonjunktivitiden mit gleichzeitiger Trübung oder Geschwürsbildung der Hornhaut beobachtet, aus denen zuweilen tiefergehende Augenentzündungen (Korneaperforation, S. 662; Iridozyklitis, S. 667; Panophthalmie, S. 670) entstehen können. Unkomplizierte Erkrankungen dauern 4 bis 8 Wochen.

Erkennung und Unterscheidung: Die reifen Würmer sind in der Tränen- oder Spülflüssigkeit aus dem Bindehautsack oder Tränennasenkanal zu finden. Für den Larvennachweis ist die mikroskopische Untersuchung erforderlich. Bei im Augeninnern vorkommenden Rundwürmern handelt es sich dagegen um Setariaarten (S. 832), außerdem müssen differentialdiagnostisch die weit häufigeren infektiösen Keratokonjunktivitiden (S. 912) oder fremdkörperbedingte Traumen (S. 661) berücksichtigt werden.

Behandlung und Vorbeuge: Falls Behandlungsmaßnahmen für notwendig gehalten werden, können Spülungen des Konjunktivalsackes oder besser des Tränennasenkanals (mittels Knopfkanüle von der medial am Naseneingang gelegenen Kanalöffnung aus) mit milden Desinfektionslösungen (Borsäure 2- bis 3 %ig, Lugol-Lösung 0,5 %ig, Kreolinlösung 0,5 %ig) oder, besser, Allgemeinbehandlungen mit modernen Anthelmintika (Trichlorphon, Methyridin, Diäthylkarbamazin; T. I.) durchgeführt werden. Zur Verhütung des Augenwurmbefalles wird die Fliegenbekämpfung (S. 969) empfohlen.

SCHRIFTTUM

Bozinovic-Salginski, T. (1947): Die Kerato-Conjunktivitis infectiosa und die Thelaziainvasion des Auges beim Rind in Mazedonien (serbokroatisch). Vet. Glasnik *1,* 485. — Eckert, J., M. Stöber & H. Schmidt (1964): Beobachtungen über das Vorkommen von Augenwürmern (Thelazien) beim Rind in Nordwestdeutschland. Nord. Vet.-Med. *16:* Suppl. 1, 506-516. — Fitzsimmons, W. M. (1966): Ophthalmia due to Thelazia infection in British cattle. Vet. Record *78,* 257-258. — Franzos, G. (1964): Thelaziasis of cattle in Israel. Refuah Vet. *21,* 33-31. — Prange, H., R. Hohles & G. Zimmermann (1968):

Klinische Beobachtungen und Untersuchungen zur Ätiologie bei enzootisch auftretenden Keratokonjunktivitiden des Rindes unter Berücksichtigung von Thelazien. M.-hefte Vet.-Med. 23, 692-698. — RAUCHBACH, K. (1958): Beitrag zur Therapie der Thelaziosis der Rinder. M.-hefte Vet. Med. 3, 207-209. — ROSLAN, J. (1965): Untersuchungen über die Rinterthelaziose in Polen (polnisch). Wiadomósci parazytol. 11, 73-79.

Krankheiten durch Plattwürmer

Von den zahlreichen beim Rind vorkommenden Trematoden und Zestoden haben unter europäischen Verhältnissen nur einzelne Arten größere klinische Bedeutung, da diese Parasiten in der Regel nur wenig krankmachend wirken und/oder infolge ihrer komplizierten Entwicklung lediglich unter bestimmten Umweltbedingungen eine stärkere Verbreitung erlangen können.

Leberegelkrankheit
(Fasziolose, Hepatitis et Cholangitis fasciolosa)

Wesen: Die durch Bauchfell und Lebergewebe in die Gallengänge einwandernden Jugendstadien des großen Leberegels, *Fasciola hepatica*, verursachen bei Massenbefall eine akut bis subakut verlaufende Bauchfell- und Leberentzündung (akute Fasziolose). Die in den Gallengängen parasitierenden älteren Leberegelstadien rufen dagegen eine chronische, durch Schleimhautzerstörung, Bindegewebszubildung und Wandverkalkung gekennzeichnete Gallengangsentzündung hervor, die Ernährungsstörungen mit Entwicklungs- oder Leistungsminderung sowie bei stärker befallenen Rindern mit Abmagerung und Veränderungen der Blutzusammensetzung einhergehende, zuweilen durch eitrige Infektionen oder Galleabflußstörungen komplizierte Leberschädigungen zur Folge hat (chronische Fasziolose).

Geschichte: Leberegel waren schon im Altertum bekannt; frühe Beschreibungen stammen von JEAN DE BRIE (1379) und FITZHERBERT (1523). Über verlustreiche Leberegelepizootien wurde bereits 1552 aus Holland und in den folgenden Jahrhunderten auch aus England, Dänemark und Frankreich berichtet. Nach der Entdeckung der Zerkarien durch SWAMMERDAM (1737) vergingen aber fast 150 Jahre bis zur vollständigen Aufklärung des Entwicklungskreislaufes durch LEUCKART sowie THOMAS im Jahre 1882. Der Wanderweg des Parasiten im Wirt wurde erst 1939 durch SCHUHMACHER endgültig geklärt. Das erste leberegelwirksame Therapeutikum, der Wurmfarnextrakt, kam nach experimentellen Untersuchungen von MAREK seit 1917 in größerem Maße zur Anwendung.

Vorkommen: Der Leberegelbefall der Rinder ist in allen Erdteilen bekannt. Von den großen Leberegelarten besitzt der gemeine Leberegel, *Fasciola hepatica*, die weiteste Verbreitung. In tropischen Gebieten spielen *Fasciola gigantica* und in Teilen Kanadas, der USA und Europas (Italien, Polen, Sowjetunion) auch *Fascioloides magna* eine Rolle. In Deutschland wird ausschließlich F. hepatica angetroffen, wobei der Anteil der infizierten Bestände und Weiderinder gegendweise zwischen 0 und 90 % schwankt. Besonders starke Verbreitung hat der Leberegel in den norddeutschen Küsten- und Flußniederungen; aber auch in anderen Gebieten sind die meisten der an stehenden oder fließenden Gewässern liegenden oder einen höheren Grundwasserstand aufweisenden Weiden damit verseucht. Da F. hepatica auch andere Säugetiere befällt, können vor allem Schafe, Ziegen, Rot- und Rehwild sowie Wildkaninchen zur Verseuchung der Rinderweiden beitragen.

Das Auftreten der *Leberegelkrankheit* beim Einzeltier hängt von der Zahl der aufgenommenen Kapsellarven ab. Rinder sind in allen Altersstufen empfänglich. Da sie keine ausgeprägte Immunität gegenüber F. hepatica entwickeln, können selbst ältere Tiere wiederholt infiziert werden. Infolge pränataler Invasion können Leberegel sogar schon bei erst wenige Wochen alten Kälbern gefunden werden; dieser Infektionsweg spielt aber eine untergeordnete Rolle. Der epizootische Verlauf der Rinderfasziolose wird sowohl von den jährlich und jahreszeitlich wechselnden witterungsabhängigen Entwicklungsbedingungen der als Zwischenwirt dienenden Zwergschlammschnecken als auch von den Infektionsmöglichkeiten bestimmt. Hier sind unhygienische Trinkwasserversorgung, Zugang zu Gewässerrändern, Entwässerungsgräben oder Sumpfstellen an erster Stelle zu nennen. Der große Leberegel mit seinem komplizierten Entwicklungskreislauf weist unter gewöhnlichen Witterungsverhältnissen eine hohe Vermehrungsrate, aber auch eine verhältnismäßig starke Absterberate auf. Das Zusammentreffen mehrerer günstiger Entwicklungsfaktoren, wie reiche Niederschläge und hohe Durchschnittstemperaturen, kann daher zu massenhaftem Auftreten dieses Parasiten führen, wobei einzelne Weiden oder größere Weidegebiete seuchenhaft betroffen werden; besonders schwere ‚Leberegeljahre' waren zum Beispiel 1916/17 und 1926/27.

Bedeutung: Die durch F. hepatica verursachten wirtschaftlichen Schäden entstehen durch Abgänge von Rindern bei Schlachtung oder Tod infolge akuter oder chronischer unheilbarer Leberleiden oder Peritonitiden sowie durch Konfiszierung der befallenen Organe klinisch gesund erscheinender Schlachttiere. Außerdem treten alljährlich größere, im Gesamtumfang kaum abzuschätzende Verluste durch Minderung der Milch- oder Mastleistung um 10 bis 50 % bei einer Vielzahl chronisch infizierter Rinder auf.

Ursachen und Parasitenbiologie: Die in Leber und Gallengängen parasitierenden großen Leberegelarten unterscheiden sich im wesentlichen nur hinsichtlich Größe, Körperform und der Art ihrer Zwischenwirte. F. hepatica ist 2 bis 3 cm lang und 1 cm breit, F. gigantica 4 bis 7 cm lang und 0,5 bis 1 cm breit, F. magna 10 cm lang und 2 bis 3 cm breit.

Der adulte, in den Gallengängen lebende zweigeschlechtliche große Leberegel *F. hepatica* produziert täglich etwa 5000 bis 10 000 Eier, die mit der Galle schubweise in den Darm und mit dem Kot in die Außenwelt gelangen. Die recht widerstandsfähigen und auch zur Überwinterung fähigen Leberegeleier entwickeln sich nur außerhalb des Kothaufens sowie bei Vorhandensein von Sauerstoff und Wasser bei Temperaturen zwischen 10 und 30° C weiter. Frühestens nach 3 bis 4 Wochen schlüpft dann die Flimmerlarve (Mirazidium) aus und sucht im Wasser umherschwimmend mit Hilfe von Foto- und Chemotropismen innerhalb von 24 Stunden die als Zwischenwirt dienenden Lungenschnecken auf, um dann perkutan in diese einzudringen (Abb. 504). Zwischenwirte sind bei F. hepatica in Europa fast ausschließlich die Zwergschlammschnecke (Limnaea truncatula), bei F. gigantica hauptsächlich L. auricularia, bei F. magna dagegen L. stagnalis und andere.

Die 8 bis 12 mm große *Limnaea truncatula* hat ein dünnschaliges, braunes Gehäuse, das von der Spitze aus gesehen 3 bis 4 Rechtswindungen aufweist (Abb. 504). Die in seichten und sauerstoffreichen, langsam fließenden oder stehenden Gewässern sowie sonstigen Wasseransammlungen dicht unter der Oberfläche lebenden Schnecken laichen von März bis September. Nach 2 bis 4 Wochen schlüpfen die jungen Schnecken und sind nach 6 bis 7 Monaten vermehrungsfähig. Kälte- und Trockenperioden werden im Schlamm ertragen. Etwa 5 bis 10 % der Schnecken überwintern. Die Lebensdauer einer Schneckengeneration beträgt 12 bis 20 Monate. In Leberegelgebieten sind 5 bis 20 % aller Zwergschlammschnecken infiziert. Die Entwicklung des Leberegels im Zwischenwirt führt über verschiedene Stadien (Sporozyste, Redie) innerhalb von 6 bis 12 Wochen zu mehreren hundert 200 bis 300 μ großen Schwanzlarven (Zerkarien), welche nach Verlassen der Schnecke wenige Stunden umherschwimmen, ehe sie sich dicht unter der Wasseroberfläche an Pflanzenteilen oder ähnlichem anheften und nach 2 bis 3 Tagen in Kapsellarven (Metazerkarien) umwandeln. Diese sind gegenüber Umwelteinflüssen recht widerstandsfähig und bleiben an Futterpflanzen und Heu 2 bis 6 Monate infektionsfähig; in Grassilage sterben sie dagegen schon innerhalb weniger Wochen ab.

Unter den klimatischen Bedingungen *Mittel-* und *Nordeuropas* wird die Entwicklung der Leberegel und ihrer Zwischenwirte während der Wintermonate unterbrochen. Zur Zeit des Weideauftriebs im Frühjahr sind nur noch verhältnismäßig wenige überwinterte Schnecken, Metazerkarien und entwicklungsfähige Leberegeleier vorhanden; die Weiden werden jedoch bald wieder durch leberegeleierausscheidende Rinder stärker infiziert.

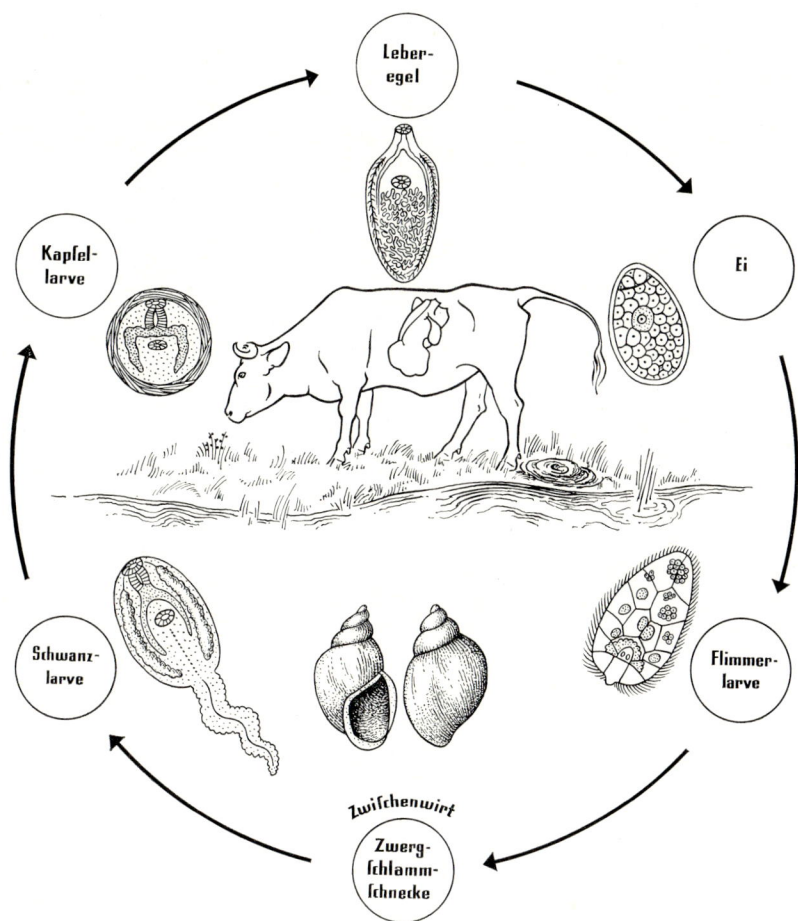

Abb. 504. Entwicklungskreislauf des großen Leberegels (schematisch)

In den Frühsommermonaten steigt deshalb zunächst die Zahl der leberegelinfizierten Schnecken und, ab Ende Juli, auch die Zahl der Metazerkarien stark an, so daß die Rinder von August bis zum Weideabtrieb Leberegelinfektionen in wachsendem Maße ausgesetzt sind.

Die mit dem Futter oder Tränkwasser (Schwimmzysten) aufgenommenen Metazerkarien setzen im Darm des Wirts die jungen Leberegel frei. Diese durchdringen die Darmwand zur freien Bauchhöhle und gelangen innerhalb von 2 bis 4 Tagen über das Bauchfell zur Leberoberfläche. Nach Durchbohren der Leberkapsel wandern die sich vom Lebergewebe ernährenden jungen Leberegel etwa 6 Wochen im Leberparenchym umher, ehe sie in einen Gallengang eindringen. Während der Wanderung in Lebervenen gelangende Parasiten können mit dem Blutstrom in andere Organe (Lunge, Gebärmutter) verschleppt und dort geschlechtsreif werden („verirrte Leberegel'). Die Präpatentperiode beträgt 9 bis 10 Wochen; die Gesamtentwicklung vom Ei bis zum reifen Egel dauert mindestens 5 bis 6 Monate. Die Lebensdauer des geschlechtsreifen Egels ist beim Rind noch nicht genau bekannt; sie wird mit 1 bis 10 Jahren angegeben. Die mit dem Kot der infizierten Rinder erfolgende Eiausscheidung unterliegt, neben geringen tageszeitlichen Schwankungen (Maximum in der Mittagszeit), größeren jahreszeitlichen Unterschieden, wobei ein Maximum im Spätwinter (Februar bis März) erreicht wird, während die Ausscheidung in den Sommermonaten absinkt.

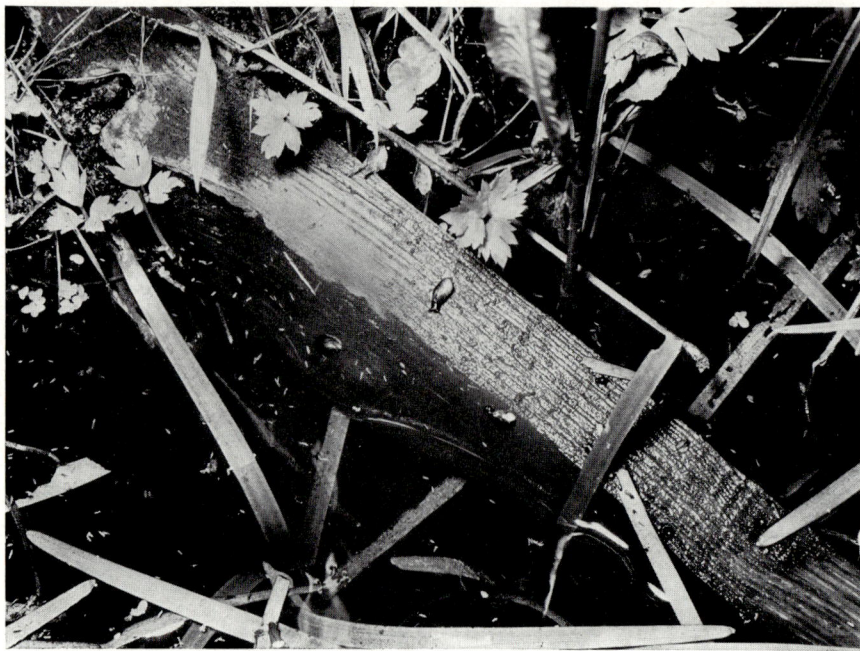

Abb. 505. Biotop der Zwergschlammschnecken (stark mit Pflanzen bestandener Weidegraben der Abb. 506)

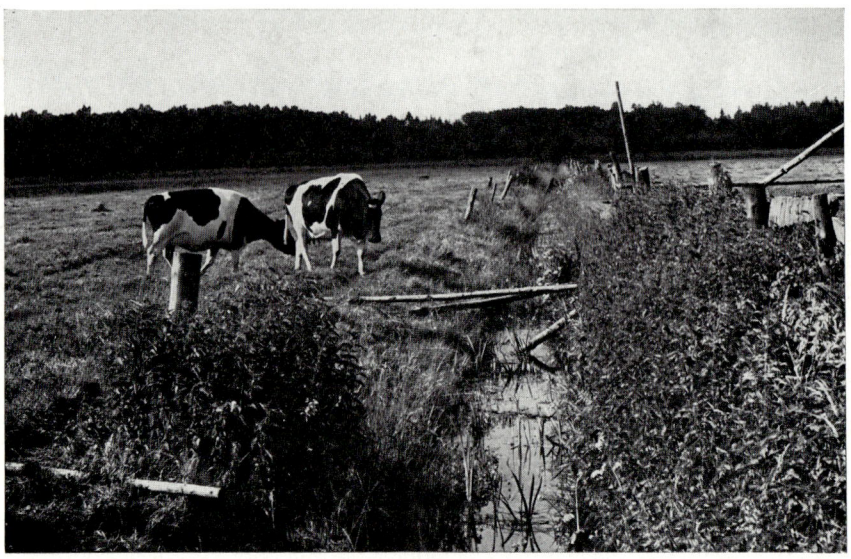

Abb. 506. Leberegelweide mit unhygienischen Tränkeverhältnissen

Erscheinungen, Verlauf und Erkennung: Während geringgradiger Befall mit F. hepatica beim Rind lediglich allgemeine Ernährungsstörungen, aber keine äußerlich erkennbaren Krankheitserscheinungen verursacht, lösen stärkere, insbesondere aber Masseninvasionen (über 250 Leberegel pro Tier) während der Präpatent- und/oder Patentperiode mehr oder weniger deutliche Krankheitssymptome und oft auch schwerwiegende Folgekrankheiten aus:

Erkrankungen während der Präpatentperiode (akute und subakute Fasziolose) treten ausschließlich nach Masseninvasionen (experimentell sind hierzu etwa 10 000 Metazerkarien pro Tier notwendig) in den Spätsommer- oder Herbstmonaten, vor allem aber in sogenannten Leberegeljahren auf. Einzelne oder mehrere auf der Weide befindliche Jungrinder oder jüngere Kühe zeigen dann unbestimmte Verdauungsstörungen, Durchfall oder Verstopfung und eine zunächst nur geringe Beeinträchtigung des Ernährungszustandes sowie des Allgemeinbefindens; die Körpertemperatur ist dabei meist subfebril (39 bis 40° C). Neben verminderter Futteraufnahme und herabgesetzter Pansenmotorik weisen Körperhaltung (Rückenkrümmung, vermehrte Bauchdeckenspannung) und der schwach positive Ausfall der Fremdkörperschmerzproben auf eine Bauchfellreizung, und/oder die erhöhte Empfindlichkeit im lebernahen Bauchwandbereich auf das Vorliegen einer Perihepatitis und Hepatitis hin. Das Leberperkussionsfeld ist meist nicht verbreitert und Ikterus nur selten vorhanden. Die parasitologische Kotuntersuchung ist jetzt noch negativ. Bei einem Teil der auf diese Weise erkrankten Tiere können aber einzelne Leberegeleier gefunden werden, die von reifen, früher erworbenen Leberegeln stammen.

Veränderungen der Blutzusammensetzung bestehen hauptsächlich hinsichtlich der Erythrozytenzahl (geringgradige Anämie mit 3 bis 5 Millionen Erythrozyten/mm³), des Eosinophilenanteiles (20 bis 40 %), einer Verschiebung der Serumeiweißfraktionen (Zunahme der β- und γ-Globuline bis auf 65 %, Abnahme der Albuminfraktion auf 15 bis 30 %) sowie geringer Zunahme des Serumspiegels an Bilirubin (0,5 bis 1,0 mg%) und verschiedenen Fermenten. Wegen der wenig kennzeichnenden Erscheinungen sollte der Krankheitsverdacht nötigenfalls durch Nachweis der 1 bis 3 mm großen Leberegel im Bauchhöhlenpunktat oder in einer Leberbiopsieprobe (siehe ‚Die klinische Untersuchung des Rindes'), notfalls auch durch Feststellung der leberegelbedingten, diffusen, serofibrinösen oder zottig-fibrösen Peritonitis und Perihepatitis im Rahmen einer diagnostischen Laparotomie oder Sektion gesichert werden. Während der 1 bis 2 Wochen oder länger andauernden, zuweilen auch von vorübergehenden Erholungsperioden unterbrochenen Krankheitsdauer magern die Rinder deutlich ab, ehe sich Futteraufnahme und Allgemeinbefinden langsam wieder normalisieren.

Erkrankungen in der Patentperiode (chronische Fasziolose) kommen im Herbst und Winter während der Stallhaltungszeit bei im vorhergehenden Sommer geweideten Rindern zum Teil bestandsweise gehäuft vor. Die durch eine chronische Gallengang- und zuweilen auch Gallenblasenentzündung verursachten Krankheitserscheinungen sind in der Regel wenig auffällig und bestehen in Entwicklungs- und Leistungsrückgang, Abmagerung, rauhem Haarkleid, verminderter Futteraufnahme und zeitweiligem Durchfall. Das Allgemeinbefinden ist dabei in der Regel wenig oder nicht gestört und die spezielle Untersuchung der Leber (Perkussion, Leberfunktionsprüfung und Biopsie) ergibt auch bei massivem Leberegelbefall keine deutlich krankhaften Befunde; die charakteristischen, verdickten und verkalkten (‚knirschenden') Gallengänge lassen sich lediglich bei der Leberpalpation von der Bauchhöhle aus feststellen. Die Blutzusammensetzung wird bei chronischer Fasziolose nur unregelmäßig und geringgradig beeinflußt (Erythrozytopenie, Eosinophilie, Hyperglobulinämie). Die unbestimmten Krankheitserscheinungen ziehen sich über Wochen und Monate hin und werden von vielen Tierbesitzern nicht erkannt oder mit Fütterungsmängeln und ähnlichem in Zusammenhang gebracht. Aufgrund des klinischen Untersuchungsbefundes kann meist nur der Erkrankungsverdacht geäußert werden, der durch den Nachweis der $150 \times 75\,\mu$ großen, gelbbraunen, gedeckelten Eier im Kot mit Hilfe eines Anreicherungsverfahrens (Sedimentations- oder kombinierte Sedimentations-Flotationsmethoden; siehe ‚Die klinische Untersuchung des Rindes') bestätigt werden muß. Da die Eiausscheidung stark wechselt, darf jedoch aus einem einmaligen negativen Kotuntersuchungsergebnis nicht auf die Leberegelfreiheit des Tieres geschlossen werden. Allergische oder serologische Untersuchungsverfahren (Intrakutanreaktion, Präzipitation, Komplementbindungsreaktion) besitzen keine praktische Bedeutung für die Diagnostik der Fasziolose. Um ein klares Bild über Vorkommen und Ausmaß der Leberegelverseuchung

Abb. 507. Stark mit Leberegeln befallenes Jungrind

in einem Rinderbestand zu erhalten, müssen daher von allen auf verschiedenen Flächen gehaltenen Weidetiergruppen (zum Beispiel Kälber, Mastbullen, Milchkühe) stichprobenweise mehrere Kotproben untersucht werden (etwa eine Probe auf 5 Tiere). Beim Nachweis einzelner Leberegeleier sind alle Rinder der Gruppe als infiziert zu betrachten. Auch die regelmäßige Untersuchung der Lebern von Schlachttieren eines Bestandes kann das Vorkommen und Ausmaß der Leberegelinfektionen, wie übrigens auch die Wirksamkeit von Bekämpfungsmaßnahmen, klären helfen.

Folgekrankheiten: Neben selteneren Erkrankungen durch verirrte Leberegel, die in Gebärmutter (Sterilität infolge Endometritis) oder Lunge (Bronchopneumonie und Pleuritis, S. 160 ff., 170) eingedrungen sind, werden hauptsächlich chronische Leberschäden (Zirrhose, S. 367), Abflußstörungen im Gallengangsystem durch Kalkkonkremente (Gallenstauung, S. 372) und Infektionen der Leber durch von den Leberegeln eingeschleppte Eiter- oder Nekrosebakterien (Hepatitis apostematosa, S. 369) beobachtet.

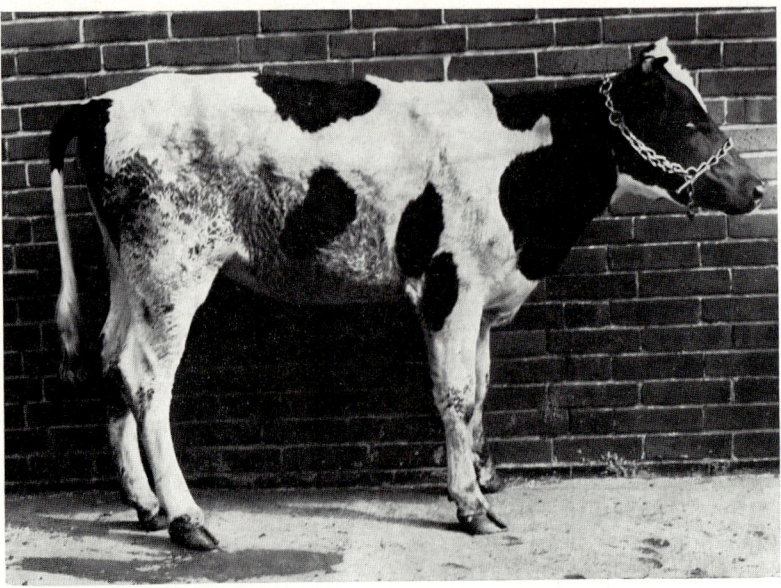

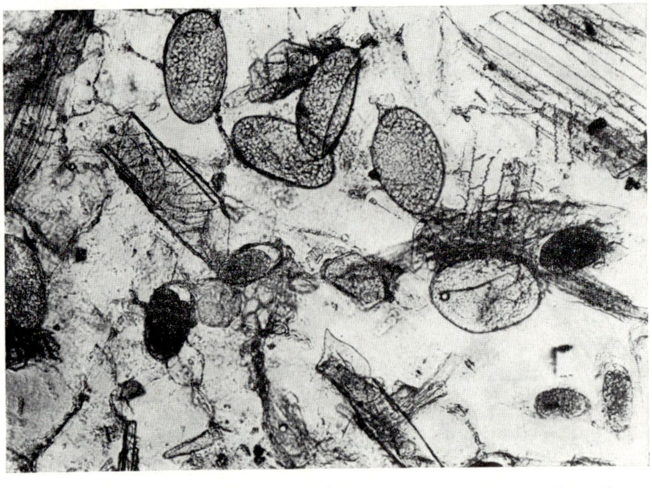

Abb. 508. Kotprobenausstrich (Anreicherungspräparat) mit mehreren Eiern des großen Leberegels (oben) sowie einzelnen Magendarmwurmeiern (Mitte und rechts; 150-fache Vergrößerung)

Beurteilung: Selbst Masseninvasionen verursachen beim Rind nur verhältnismäßig selten Todesfälle; bei jedem stärkeren Befall werden aber erhebliche Teile des Leberparenchyms irreversibel zerstört, so daß die Zucht- und Nutzungsleistungen solcher Tiere abnehmen („Kümmerer'). Die an Bauchfell und Gallengängen entstandenen Veränderungen können dagegen nach einiger Zeit weitgehend ausheilen.

Zerlegungsbefund: Bei der *akuten* Form der Fasziolose wird eine diffuse, serofibrinöse oder zottig-fibröse Entzündung des parietalen und viszeralen Bauchfells, besonders im Bereich der Leber, gefunden. Diese ist vergrößert, auf ihrer Oberfläche uneben und mit zahlreichen Blutungsherden und Bohrgängen übersät, die auch auf der blaurötlichen Schnittfläche deutlich erkennbar sind. Die Leberveränderungen bei der *chronischen* Fasziolose bestehen dagegen in stark verdickten, chronisch entzündeten Gallengängen, häufig auch in vor allem im linken Leberlappen lokalisierten, diffusen oder netzförmigen Bindegewebszubildungen (Zirrhose). Nach Untersuchungen von KECK und SUPPERER (1967) zerstört F. hepatica (durch seine Chitinstacheln) zunächst die Gallengangepithelien, worauf Bindegewebszubildungen und schollige, später röhrenförmige Wandverkalkungen (Kalziumphosphat als Hydroxylapatit) folgen. Wegen der schlechteren Ernährungsbedingungen (Blutsauger) sollen die Leberegel dann in andere Gallengangabschnitte auswandern oder absterben, woraufhin die Verkalkungen all-

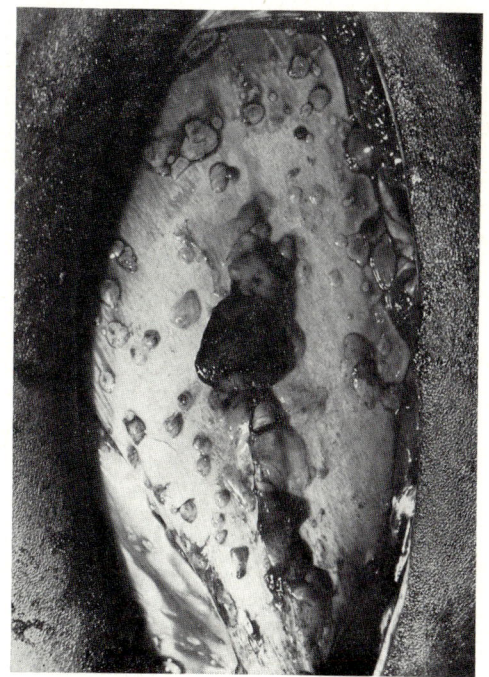

Abb. 509. Laparotomiewunde (linke Flanke) mit hochgradiger zottig-fibröser Peritonitis der Pansenserosa bei starkem Befall mit Wanderstadien von Fasciola hepatica

mählich abgestoßen und die Gallengangepithelien regeneriert werden.

Behandlung und Bekämpfung: Die wirksame und wirtschaftliche Bekämpfung des großen Leberegels wird durch die starke Verbreitung sowie die hohe Vermehrungsrate des Parasiten und seiner Zwischenwirte sehr erschwert. In einzelnen Rinderbeständen oder Weidegebieten gelingt eine dauerhafte Ausrottung bisher weder durch chemotherapeutische Behandlung noch durch Vernichtung der Leberegelschnecken. Die heute zur Leberegelbekämpfung verfügbaren therapeutischen und prophylaktischen Möglichkeiten müssen daher den örtlichen Verhältnissen angepaßt und mit dem Ziel eingesetzt werden, Infektions- und Schadensausmaß möglichst niedrig zu halten; sie umfassen die Chemotherapie, Weidehygiene und Schneckenbekämpfung.

Für die *Chemotherapie* der akuten und subakuten Fasziolose (Abtötung der Jugendstadien in der Bauchhöhle und Leber) fehlen bislang ausreichend wirksame und verträgliche Mittel. Behandlungsversuche mit Mepacrin (Atebrin-Bayer; 15 mg/kg Körpergewicht in 30 %iger Lösung intravenös) ergaben zwar Teilerfolge, doch kamen vagotonische Nebenreaktio-

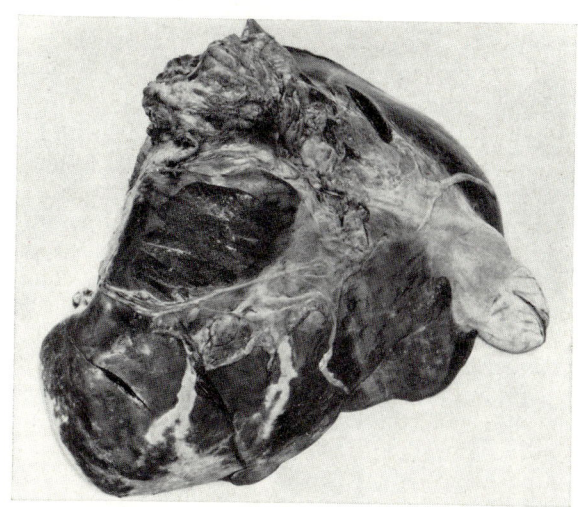

Abb. 510. Cholangitis chronica und zirrhotische Induration im Bereich des linken Leberlappens bei Fasziolose

Übersicht 29.

Chemotherapie der Fasziolose beim Rind

Wirkstoff	Medikation		Wirkung auf Fasciola hepatica		Verträglichkeit
	Applikation	Dosis mg/kg	unreife Stadien	reife Stadien	
Filixextrakt	oral	4×30	gering	70 %	schlecht
Tetrachlorkohlenstoff	intramuskulär oder subkutan	80—200	nur in hoher Dosierung	50—90 %	schlecht (Leberparenchymschäden, starke lokale Gewebsreizung)
Hexachloräthan	oral	150—200	nur in toxischen Dosen	40—90 %	bei Diätfütterung mäßig bis gut
Hexachlorophen	oral	10—20	nur in toxischen Dosen	70—100 %	Vergiftungserscheinungen bei 2 % der behandelten Rinder
Trichlormethylbenzol	oral	120—160	nur in hohen Dosen	30—70 %	gut (chemotherapeutischer Index über 3)
Oxyclozanid	oral	10—15	keine Wirkung	85—95 %	gut (chemotherapeutischer Index 4)
Menichlopholan	oral	3—5	Teilwirkung in hohen Dosen	80—100 %	gut (chemotherapeutischer Index 3 bis 5)

nen vor (EHRLICH und Mitarbeiter, 1960). Auch die älteren, in den Gallengängen befindlichen Leberegelstadien werden durch die Mehrzahl der faszioloziden Substanzen nur unvollständig, zum Teil erst mit hohen und zuweilen schon toxischen Dosen abgetötet. Anwendung, Wirksamkeit und Verträglichkeit der wichtigsten Präparate gehen aus Übersicht 29 hervor (siehe auch S. 1209 ff.). Da Leberegelinfektionen während der ganzen Weideperiode und teilweise noch im Stall durch Heufütterung erfolgen, müssen in Leberegelgebieten jährlich mindestens 2, besser aber 4 Behandlungen durchgeführt werden, wobei alle Tiere 8 bis 10 Wochen nach dem Weideabtrieb, kurz vor dem Frühjahrsaustrieb und möglichst ein- bis zweimal in den Monaten Juli bis Oktober im Abstand von jeweils 2 Monaten zu behandeln sind.

Durch *weidehygienische Maßnahmen* können die Lebensbedingungen der Leberegelschnecken verschlechtert und damit die Infektionsmöglichkeiten wesentlich eingeschränkt werden. Während Trockenlegung und Vermeidung von Überschwemmungen der Weideflächen nicht überall möglich sind, sollte in jedem Falle für einwandfreie Tränkewasserversorgung aus Weidebrunnen, Weidepumpen oder Wasserwagen (Abb. 511) und für die Beseitigung oder Auszäunung aller den Weiderindern zugänglichen Wasseransammlungen (Tümpel, Gräben, Teiche, Sumpfstellen), etwa einen Meter vom Wasserrand entfernt, gesorgt werden.

Zur *Schneckenbekämpfung* sind Handelsdünger und Kupfersulfat wenig geeignet, dagegen kann die Leberegelschnecke durch das in den Monaten März oder April erfolgende Besprühen der Weideflächen, einschließlich Weidegräben und Gewässerrändern, mit 20 kg Natriumpentachlorphenolat je Hektar in 1 %iger wäßriger Lösung mit geeigneten Motorspritzen weitgehend vernichtet werden (ENIGK und DÜWEL, 1960). Dabei ist zu bedenken, daß das Präparat auch Lurche und Fische tötet; das Einfließen in Gewässer mit Fischbeständen muß daher vermieden werden. Die Dauer des Erfolgs

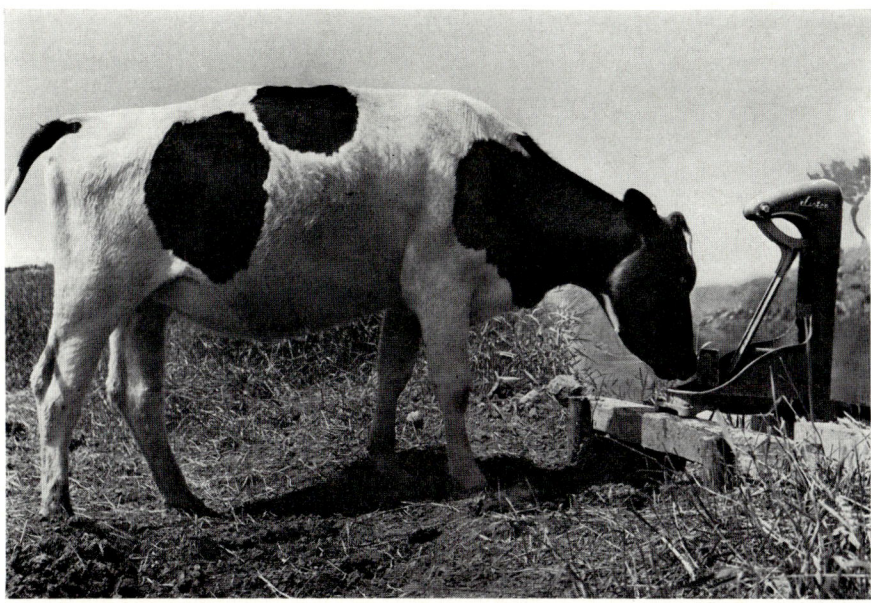

Abb. 511. Hygienische Weidetränke zur Prophylaxe des Leberegelbefalls

der Schneckenbekämpfung hängt weitgehend von den Vorflutverhältnissen ab; deshalb sind dabei stets größere, bewässerungsmäßig zusammenhängende Flächen zu behandeln. Wo Rückstauungen oder Überschwemmungen stattfinden, ist mit baldiger Neubesiedlung durch Schnecken zu rechnen. Eine jährliche Wiederholung der Schneckenbekämpfung wäre zu kostspielig.

SCHRIFTTUM

BECEJAC, S., & A. LUI (1959): Die Wirkung von Temperatur und Sauerstoff auf die Entwicklung der Eier von Leberegeln (Fasciola hepatica L) (serbokroatisch). Vet. Arhiv 29, 293-301. — BORAY, J. C., & K. ENIGK (1964): Laboruntersuchungen über die Lebensdauer und Infektionsfähigkeit der Metazerkarien von Fasciola hepatica und F. gigantica. Zschr. Tropenmed. Parasitol. 15, 324-331. — BORCHERT, A. (1958): Über den derzeitigen Stand unserer Kenntnisse von der Biologie der sogenannten Leberegelschnecke. M.-hefte Vet.-Med. 13, 545-549.
CHOWANIEC, W., & L. DROZDZ (1959): Untersuchungen über die Biologie und Ökologie von Galba truncatula und der Jugendformen von Fasciola hepatica (polnisch). Acta Parasitol. Polonica 7, 143-152.
DASKALOV, P. (1960): Eigehalt und Eiproduktion von Fasciola hepatica L., 1758 (bulgarisch). Izvest. Bulg. Akad. Nauk. Sofia 5, 33-44. — DAWES, B., & D. L. HUGHES (1964): Fasciolosis. Adv. Parasitol. 2, 97-168. — DÖBEL, D. (1963): Vergleichende Prüfung von Nachweismethoden für Fasciola-Eier. Diss., Hannover. — Dow, C., J. G. ROSS & J. R. TODD (1967): The pathology of experimental fascioliasis in calves. J. Comp. Pathol. Therap. 77, 377-385.
EHRLICH, I., S. FORENBACHER, M. RIJAVEC & B. KURELAC (1960): Untersuchungen über die akute Fasciolose (serbokroatisch). Vet. Arhiv 30, 229-236, 307-313. — ENIGK, K., & D. DÜWEL (1959): Zur Häufigkeit der pränatalen Infektion mit Fasciola hepatica beim Rinde. Berl. Münch. Tierärztl. Wschr. 72, 362-364. — ENIGK, K., & D. DÜWEL (1960): Die Durchführung der Bekämpfung der Leberegelschnecke Galba truncatula (Limnaeidae). M.-hefte Tierheilk. 12, 259-280. — ENIGK, K., & J. HILDEBRANDT (1964): Zur Lebensdauer der Metacercarien von Fasciola hepatica im Heu. Tierärztl. Umschau 19, 592-595.
FEDERMANN, M. (1959): Die Behandlung des Leberegelbefalles bei Schafen und Rindern mit Bilevon. Dtsch. Tierärztl. Wschr. 66, 526-529.
GÄRALP, N., C. OZEAN & B. T. SIMMS (1964): Fasciola gigantica and fascioliasis in Turkey. Amer. J. Vet. Res. 25, 196-210. — GRAWERT & EICHMANN (1930): Halogenierte Kohlenwasserstoffe als Leberegelmittel für Rinder. Tierärztl. Rundschau 36, 679-682, 693-697, 714-716. — GRIFFITHS, H. J. (1962): Fascioloidiosis of cattle, sheep and deer in Northern Minnesota. J. Amer. Vet. Med. Ass. 140, 342-347. — GRÜNDER, H.-D., & G. REDLICH (1967): Untersuchungen über die Verträglichkeit und Wirksamkeit von Bilevon M-Bayer beim Leberegelbefall (Fasciola hepatica) des Rindes. Dtsch. Tierärztl. Wschr. 74, 641-645.

HIEPE, Th. (1964): Grundzüge einer planmäßigen Faszioлose-Bekämpfung — Vorschlag eines komplexen Bekämpfungsschemas. M.-hefte Vet. Med. *19,* 609-613. — HONER, M. R., & L. A. VINK (1963): Beitrag zur Epidemiologie der Fasciolosis hepatica in den Niederlanden. Zschr. Parasitenkunde *23,* 106-120.
KECK, G., & R. SUPPERER (1967): Untersuchungen über den großen Leberegel. Wien. Tierärztl. Mschr. *54,* 27-29. — KENDALL, S. B., & J. W. PARFITT (1962): The chemotherapy of fascioliasis. Brit. Vet. J. *118,* 1-10. — KOVÁCS, F. (1959): Zur Therapie der Leberegelkrankheit von Rindern mit intramuskulär verabreichtem Tetrachlorkohlenstoff. Acta Vet. Acad. Sci. Hung. *9,* 197-211.
LÄMMLER, G. (1960): Chemotherapeutische Untersuchungen mit Hetol, einem neuen hochwirksamen Leberegelmittel. Dtsch. Tierärztl. Wschr. *67,* 408-413. — LÄMMLER, G. (1965): Die experimentelle Chemotherapie der Trematodeninfektionen und ihre Problematik. Zschr. Tropenmed. *15,* 95-123, 164-199, 337-368.
MAREK, J. (1927): Neuere Beiträge zur Kenntnis der Leberegelkrankheit, mit besonderer Berücksichtigung der Infektionsweise, der Entwicklung der Distomen und der Therapie. Dtsch. Tierärztl. Wschr. *35,* 513-519.
NEUHAUS, W., & F. SIX (1965): Die wirtschaftlichen Verluste durch Leberegelbefall bei Rindern. Berl. Münch. Tierärztl. Wschr. *78,* 67-72. — NICKEL, S. (1962): Experimentelle Untersuchungen zur Prüfung der Brauchbarkeit einiger koprologischer Verfahren zum Nachweis der Leberegeleier (Fasciola hepatica L.) für die Herdendiagnostik. Arch. Exp. Vet.-Med. *26,* 945-959.
OLLERENSHAW, C. B. (1959): The ecology of the liver fluke (Fasciola hepatica). Vet. Record *71,* 957-963.
PANTELOURIS, E. M. (1965): The common liver fluke, Fasciola hepatica L. Pergamon Press.
ROSS, J. G. (1965): Experimental infections of cattle with Fasciola hepatica: a comparison of low and high infection rates. Nature *208,* 907. — ROSS, J. G., & C. DOW (1966): The problem of acute fascioliasis in cattle. Vet. Record *78,* 670. — ROSS, J. G., & J. R. TODD (1968): Epidemiological studies of fascioliasis. Vet. Record *82,* 695-699. — ROSSOW, N., P. RITTENBACH, D. URBANECK, R. WICK & H. KRAUSE (1966): Bioptische und funktionelle Leberuntersuchungen bei der Rinderfasziolose. Arch. Exp. Vet.-Med. *20,* 307-321.
SEWELL, M. M. H. (1966): The pathogenesis of fascioliasis. Vet. Record *78,* 98-105. — SLANINA, L. (1958): Das klinische Bild und die Differentialdiagnose der Fasciolose der Rinder, Schafe und Ziegen (slowakisch). Sbornik Ceskoslov. Akad. Zem. Ved. Vet. Med. *3,* 971-980. — SUPPERER, R. (1964): Zum Wirt-Parasit-Verhältnis des großen Leberegels, Fasciola hepatica L. Dtsch. Tierärztl. Wschr. *71,* 668-670.
TAYLOR, E. L. (1964): Fascioliasis and the liver fluke. FAO Agric. Studies No. 64. — THIES, O. (1955): Über Peritonealveränderungen durch Leberegel beim Rind. Diss., Gießen. — THOM, K.-L. (1956): Fasciola hepatica als Ursache einer Endometritis des Rindes. Dtsch. Tierärztl. Wschr. *63,* 389-390.
WALLEY, J. K. (1966): Oxyclozanide (3,3′, 5,5′, 6-pentachloro-2,2′ dihydroxybenzanilide-, ‚zanil') in the treatment of the liver fluke Fasciola hepatica in sheep and cattle. Vet. Record *78,* 267-276.
ZARNOWSKI, E., W. CHOWANIEC, J. DARSKI, A. MALEZEWSKI, C. MAROUSKI, D. ZEBROWSKA & M. JANECZEK (1966): Untersuchungen über die Therapie der Leberegelkrankheit beim Vieh (polnisch). Med. Weter. *22,* 577-580.

Lanzettegelkrankheit (Dikrozöliose)

Wesen: Der hauptsächlich in den kleineren Gallengängen parasitierende Lanzettegel, *Dicrocoelium dendriticum* („kleiner Leberegel'), verursacht eine chronische Cholangitis, die zwar selbst bei starker Invasion ohne klinisch erkennbare Krankheitserscheinungen verläuft, aber entwicklungs- und leistungsmindernde Ernährungsstörungen zur Folge haben kann.

Vorkommen und Bedeutung: Der Lanzettegelbefall der Rinder tritt in begrenzten Gebieten aller Erdteile auf. In Europa sind besonders die Alpen- (Schweiz, Österreich) und Balkanländer (Jugoslawien, Bulgarien, Ungarn) betroffen, wo der Lanzettegel stellenweise sogar häufiger vorkommt als Fasciola hepatica; das Leiden wird aber auch in anderen Ländern (Schweden, Norwegen, Frankreich, Polen) im größeren Umfange beobachtet. In Deutschland wurde der Lanzettegelbefall in Teilen von Süd- und Mitteldeutschland (Bayern, Franken, Schwäbische Alp, Oberpfalz, Thüringer Wald und Vorharz) festgestellt; in anderen Gebieten tritt der Parasit nur lokal begrenzt oder aber gar nicht (Küstenländer) auf. Die Verbreitung des Lanzettegels ist nämlich an das Vorkommen seiner Zwischenwirte (Landschnecken und Ameisen) gebunden, die trockene, sonnige Flächen auf meist kalkreichen Böden bevorzugen.

Die Dikrozöliose kommt bei Weiderindern aller Altersstufen, besonders häufig aber bei älteren Kühen vor, wobei nicht selten Massenbefall mit mehreren tausend Parasiten und gleichzeitige Infektionen mit Fasciola hepatica gefunden werden. Wegen der

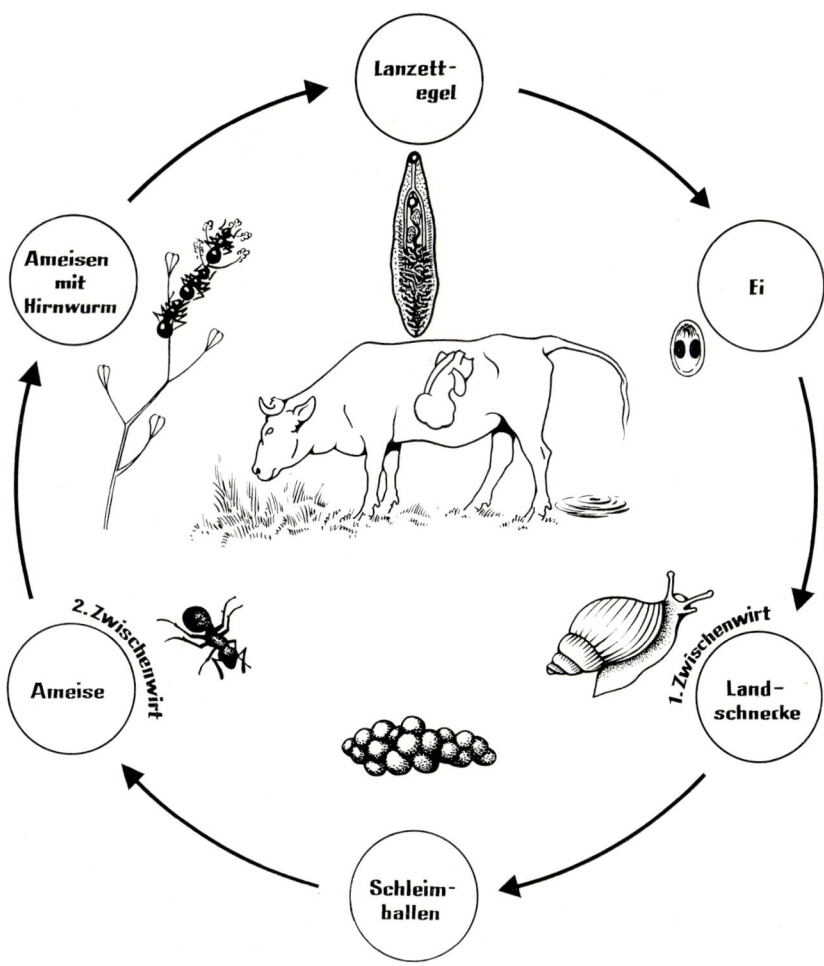

Abb. 512. Entwicklungskreislauf des Lanzettegels (schematisch)

Häufigkeit parasitärer Mischinvasionen und des Ausbleibens schwerwiegender Erkrankungen oder Verluste bestehen über die pathogene Bedeutung des Lanzettegels beim Rind bisher keine genauen Kenntnisse; das Ausmaß der allein durch die Konfiszierung befallener Lebern von Schlachttieren entstehenden Schäden wird jedoch vielfach unterschätzt.

Ursachen und Parasitenbiologie: Die Dikrozöliose wird in den gemäßigten Zonen ausschließlich durch den Lanzettegel *Dicrocoelium dendriticum* hervorgerufen. Der 5 bis 15 mm große Parasit ernährt sich von Absonderungen und Entzündungsprodukten der Gallengangepithelien. Die sich zunächst in der Gallenblase ansammelnden, embryonierten Eier treten mit der Gallenflüssigkeit schubweise in den Darm über und gelangen mit dem Kot in die Außenwelt, wo sie von den als erster Zwischenwirt dienenden koprophagen Landschnecken verschiedener Gattungen (Zebrina, Helicella, Cochlicella) aufgenommen werden müssen. Die in der Schnecke innerhalb von 3 bis 5 Monaten über Sporozysten und Redien erfolgende ungeschlechtliche Vermehrung führt zu Zerkarien, die in Form sogenannter Schleimballen mit mehreren tausend Schwanzlarven an Gräsern und Sträuchern abgestreift werden. Die Weiterentwicklung zur infektiösen Metazerkarie erfolgt erst nach Aufnahme der Schleimballen durch Ameisen (Formica fusca, F. rufibarbis), die als zweiter Zwischenwirt dienen und in deren Leibeshöhle sowie Unterschlundganglion die Enzystierung erfolgt. Mit einem solchen ‚Hirnwurm' behaftete Ameisen verbeißen sich an den Spitzen von Futterpflanzen und werden deshalb von Weidetieren besonders leicht aufgenommen. Die im Dünndarm des Endwirts freigewordenen jungen Lanzettegel wandern in kurzer Zeit über den Ductus choledochus in die Gallengänge ein und werden nach 50 bis 70 Tagen geschlechtsreif. Die Lebensdauer der Parasiten wird mit 1½ bis 3 Jahren angegeben.

Erkennung und Zerlegungsbefund: Da der Lanzettegelbefall beim Rind keine schwerwiegenden klinischen Erscheinungen hervorruft, kann seine Feststellung nur durch den Einachweis im Kot oder die Untersuchung von Leber und Gallengängen bei Schlachttieren erfolgen. Im Kot lassen sich die $40 \times 25\,\mu$ großen dickschaligen, gedeckelten, dunkelbraunen, embryonierten Lanzettegeleier jedoch selbst nach Anreicherung nicht regelmäßig feststellen. Hierzu wird besonders die Flotationsmethode mit Kaliumjodmerkurat-Lösung nach Euzéby (150 g HgJ_2, 111 g KJ und 393 ml Wasser) empfohlen. Im Gallenblaseninhalt gelingt der Nachweis der Lanzettegeleier dagegen schon nach kurzer Sedimentation im Spitzglas.

Die Leber wird durch den Lanzettegelbefall makroskopisch nur wenig verändert, weshalb die Invasion bei oberflächlicher Untersuchung leicht übersehen werden kann. Die Veränderungen beschränken sich auf eine Erweiterung und leichte Wandverdickung der kleinen Gallengänge, aus denen sich auf Druck die als kleine, schwarze Gebilde erkennbaren Lanzettegel entleeren. Histologisch ist eine katarrhalische Entzündung mit glandulärer Hyperplasie der Gallengangswand nachweisbar.

Behandlung und Bekämpfung: Faszilozide Substanzen sind gegenüber dem Lanzettegel unwirksam. Die systematische Suche nach dikrozöliziden Stoffen durch Lämmler führte 1963 zur Entdeckung der Wirksamkeit von Tris-(chlorphenyl)-propionsäuremethylpiperazid-hydrochlorid (Hetolin-Hoechst). Das in einer Dosierung von 50 bis 60 mg/kg Körpergewicht in wäßriger Suspension oral zu verabreichende Präparat ist gegenüber unreifen (2 bis 3 Wochen alten) und reifen Stadien von D. dendriticum gut wirksam und besitzt eine große therapeutische Breite (chemotherapeutischer Index größer als 3). Bei gleichzeitigem Befall mit großen Leberegeln kann eine kombinierte Behandlung durchgeführt werden. Eine Verminderung des Lanzettegelbefalls ist nur durch regelmäßige, 1- bis 2mal jährlich wiederholte chemotherapeutische Behandlung der Rinder zu erwarten. Der Parasit befällt auch andere Haus- und Wildtiere, insbesondere Schafe, Ziegen, Schalenwild und Kaninchen, so daß seine Verbreitung durch diese Tierarten möglich ist. Als Bekämpfungsmaßnahme käme wie beim großen Leberegel eine Vernichtung der als Zwischenwirt dienenden Schnecken in Betracht; die Aussichten auf einen Dauererfolg sind jedoch gering.

SCHRIFTTUM

Enigk, K., J. Eckert & M. Federmann (1959): Die Vernichtung von Landschnecken. Arch. Exp. Vet.-Med. *13*, 964-981. — Enigk, K., & D. Düwel (1963): Die Wirksamkeit von Hetolin auf den Dicrocoelium-Befall bei Schaf, Rind und Pferd. Dtsch. Tierärztl. Wschr. *70*, 377-381. — Euzéby, C. (1955): Distomatoses. Bull. Off. Int. Epizoot. *43*, 79-83. — Fetisov, V. I. (1964): Erprobung von Hexachlorparaxylol, Hetol und Hetolin bei der Dikrozöliose (russisch). Veterinarija *41:11*, 47-48. — Gebauer, O. (1961): Über das Vorkommen des kleinen Leberegels und seine Beziehungen zu den Teleangiektasien des Rindes. Wien. Tierärztl. Mschr. *48*, 453-459. — Gebauer, O. (1964): Behandlung des Lanzettegelbefalls der Rinder mit Hetolin. Wien. Tierärztl. Mschr. *51*, 518-523. — Gründer, H.-D. (1963): Verträglichkeitsprüfungen mit dem neuen Präparat Hetolin-Hoechst beim Rind. Dtsch. Tierärztl. Wschr. *70*, 382-384. — Guilhon, J. (1962): Action d'un dérivé de l'Insidazole sur la petite douve. Bull. Acad. Vét. France *35*, 271-274. — Hässler, L., P. Holtenius & L. Ljungberg (1965): Prövening av ett nytt medel mot lilla lever flundran hos nötkreatur. Svensk. Vet.-Tidn. *17*, 441-443. — Hohorst, W., & G. Lämmler (1962): Experimentelle Dicrocoeliose-Studien. Zschr. Tropenmed. *13*, 377-397. — Koerner, F. (1960): Untersuchungen über die Verbreitung des kleinen Leberegels (Dicrocoelium lanceolatum) beim Rind auf Grund von Schlachtbefunden und Ursachen seiner Verbreitung im Kreise Wangen/Allgäu. Diss., München. — Lämmler, G. (1963): Die experimentelle Chemotherapie der Dicrocoeliose mit Hetolin. Dtsch. Tierärztl. Wschr. *70*, 373-377. — Larsson, L. O. (1955): Lilla leverflundran. Nord. Vet.-Med. *7*, 679-984. — Neuhaus, W., & F. Six (1964): Die Häufigkeit der Leberegel Fasciola hepatica L. und Dicrocoelium lanceolatum Rud. bei Rindern und die Fleischbeschau. Zschr. Parasitenkunde *25*, 68-76. — Ruosch, W. (1966): Zur Bekämpfung der Dicrocoeliose beim Rind. Schweizer Arch. Tierheilk. *108*, 125-138. — Sandstedt, H. (1966): Orienterande avmaskningsförsörk med Hetolin mot lilla leverflundran. Svensk Vet. Tidn. *18*, 60-62.

Pansenegelkrankheit (Paramphistomose)

Wesen: Die hauptsächlich in warmen Klimazonen bei jüngeren Rindern als akute bis subakute Gastroenteritis, zuweilen aber auch tödlich verlaufende Krankheit wird durch Masseninvasionen der auf sowie in der Labmagen- und Dünndarm- (hauptsächlich Duodenal-)Schleimhaut parasitierenden Jugendstadien zahlreicher Saugwurmgattungen der Familie *Paramphistomidae* verursacht (intestinale Paramphistomose); die auf der Vormagenschleimhaut schmarotzenden geschlechtsreifen Würmer lösen dagegen selbst bei Massenbefall nur selten offensichtliche Krankheitserscheinungen aus (prästomachale Paramphistomose).

Vorkommen und Bedeutung: Paramphistomen haben weltweite Verbreitung; sie bedingen in subtropischen und tropischen Gebieten größere wirtschaftliche Verluste. Berichte über eine Letalität der befallenen Rinder von 30 bis 70 % liegen aus Israel, Südafrika, Indien, Australien und Amerika vor. In Europa kommen Pansenegel beim Rind gleichfalls gebietsweise vor, doch werden offensichtliche Erkrankungen hier nur selten beobachtet; Fälle von Paramphistomose wurden lediglich aus Frankreich, Polen, Bulgarien, Ungarn und der Sowjetunion bekannt. Die wirtschaftlichen Verluste entstehen bei intestinaler Paramphistomose durch Todesfälle im akuten oder subakuten Krankheitsstadium, bei Massenbefall des Pansens mit geschlechtsreifen Parasiten dagegen durch Leistungsminderung und Abmagerung.

Ursachen und Parasitenbiologie: Da die morphologische Unterscheidung der Paramphistomen Schwierigkeiten bereitet, besteht hinsichtlich der Verbreitung der einzelnen Arten noch keine Klarheit. Nach den bisherigen Kenntnissen kommen in Europa mehrere Arten der Gattungen Paramphistomum (P. cervi, leydeni, hyberniae, microbothrium, microbothrioides) und Cotylophoron (C. cotylophorum) vor, während in Übersee noch zahlreiche andere Gattungen (Carymerius, Calcophoron, Fischoederius und andere) angetroffen werden. Die 5 bis 10 mm langen und 2 bis 4 mm breiten reifen Parasiten leben auf der Schleimhaut des Pansens, seltener auch in Haube und Psalter. Die Pansenegeleier gelangen mit dem Kot in die Außenwelt, wo sich innerhalb von etwa 2 Wochen ein Mirazidium entwickelt, das in verschiedene im Wasser lebende Tellerschnecken (Planorbis, Fossaria, Bulinus) eindringt. Nach einer unter Bildung von Sporozysten, Redien und Zerkarien ablaufenden Entwicklung von 34 bis 36 Tagen verlassen letztere bei Sonnenbestrahlung den Zwischenwirt, schwimmen einige Zeit dicht unter der Wasseroberfläche umher und enzystieren sich danach an Pflanzen. Aus den von Weiderindern aufgenommenen Paramphistomenzysten schlüpfen im Dünndarm des Wirts die jungen Saugwürmer, die sich von Darmschleimhautteilen ernähren, innerhalb von 50 bis 100 Tagen auf der Schleimhaut zum Pansen zurückwandern und hier geschlechtsreif werden.

Erscheinungen und Verlauf: Nach 1- bis 2wöchigem Beweiden stark infizierter Flächen (nasse Witterung, unhygienische Weideverhältnisse) treten vornehmlich bei jungen Rindern Erscheinungen einer schweren Labmagen- und Darmschleimhautentzündung mit anhaltendem, stinkendem, wäßrigem Durchfall und hochgradig gestörtem Allgemeinbefinden auf (Appetitverlust, Apathie, Exsikkose). Im Experiment wirkt die Verabreichung von 250 000 Metazerkarien tödlich. Während einer mehrwöchigen Krankheitsdauer magern die Tiere dann bis zur Kachexie ab, die mit einer geringgradigen Anämie (4,0 bis 4,5 Millionen Erythrozyten/mm^3), Eosinophilie und Monozytose sowie mit Ödembildung im Kehlgang verbunden ist. Oft wird 1 bis 2 Monate nach Krankheitsbeginn die Notschlachtung erforderlich oder die Tiere verenden.

Erkennung und Zerlegungsbefund: In Gebieten, in denen stärkerer Pansenegelbefall bei älteren Rindern vorkommt, muß beim Auftreten schwerer Gastroenteritiden bei Weiderindern an die Möglichkeit einer Paramphistomose gedacht werden; das gilt auch dann, wenn durch die Kotuntersuchung keine oder nur wenige Pansenegeleier nachgewiesen werden können. Da die Krankheit durch die jungen Wanderstadien verursacht wird, kann deren Nachweis nur durch Untersuchung von Labmagen und Duodenum verendeter oder notgetöteter Rinder erfolgen, wobei auf der katarrhalischen oder blutig entzündeten und teilweise auch nekrotischen Schleimhaut Tausende (etwa 30 000) der 2 bis 3 mm langen, festhaftenden, fleischfarbenen Egel gefunden werden. Bei der Sektion fallen außerdem Abmagerung, Anämie, Aszites und Schwellung der Mesenteriallymphknoten auf.

Der Befall mit geschlechtsreifen Pansenegeln kann durch den Nachweis ihrer 140 × 70 μ großen, im Gegensatz zu den ähnlich aussehenden Eiern von F. hepatica aber farblosen Eier im Kot mit einem der üblichen Sedimentierungsverfahren leicht festgestellt werden (siehe ‚Die klinische Untersuchung des Rindes').

Behandlung und Vorbeuge: Die meisten fasziolizidien Substanzen weisen nach den bisherigen unvollständigen Kenntnissen gegenüber unreifen und reifen Paramphistomen nur eine unsichere Teilwirkung auf; es scheinen jedoch auch Unterschiede in der Empfindlichkeit der einzelnen Parasitenarten zu bestehen. Dagegen wird mit Trichlorphon (35 mg/kg Körpergewicht per os) und Methyridin (200 mg/kg Körpergewicht subkutan) bei wiederholter Applikation eine Wirksamkeit von 70 bis 100 % auf junge und geschlechtsreife Paramphistomen erreicht. Eine gute Wirkung wurde außerdem mit Chlornitrophenylchlorsalizylamid (Mansonil-Bayer, 100 mg/kg Körpergewicht) gegenüber unreifen Darmstadien und mit Tetrachlordifluoroäthan (330 mg/kg Körpergewicht) gegenüber den im Pansen befindlichen adulten Egeln erzielt (HORAK, 1964).

Da in großen, stärker infizierten Gebieten eine Bekämpfung der Zwischenwirtsschnecken im allgemeinen nicht durchführbar ist, müssen zur Prophylaxe weidehygienische Maßnahmen angewandt werden (Fernhalten der Rinder von infizierten Gewässerrändern und Sumpfstellen). Nach HORAK (1965) soll durch eine Schluckvakzinierung mit 40 000 bestrahlten Metazerkarien innerhalb von 6 Wochen eine belastungsfähige Immunität erzielt werden.

SCHRIFTTUM

BORAY, J. C. (1959): Studies on intestinal amphistomosis in cattle. Austral. Vet. J. *35*, 282-287. — BUTLER, R. W., & G. H. YEOMAN (1962): Acute intestinal paramphistomiasis in Zebu cattle in Tanganyika. Vet. Record *74*, 227-231. — HORAK, I. G. (1962): Studies on paramphistomiasis. 4. Modified critical and controlled anthelmintic tests on the conical fluke Paramphistomum microbothrium. J. South African Vet. Med. Ass. *33*, 203-208. — HORAK, I. G. (1964): Studies on paramphistomiasis. 6. The anthelmintic efficacy of Lintex and Freon against Paramphistomum spp. in sheep and cattle. J. South African Vet. Med. Ass. *35*, 161-166. — HORAK, I. G. (1965): Studies on paramphistomiasis. 7. The immunisation of sheep, goats and cattle. Preliminary report. J. South African Vet. Med. Ass. *36*, 361-363. — HORAK, I. G. (1965): The anthelmintic efficacy of Bithionol against Paramphistomum microbothrium, Fasciola spp. and Schistosoma mattheei. J. South African Vet. Med. Ass. *36*, 561-566. — KATYAR, R. D., & R. K. GARG (1965): Comparative efficacy of various chemotherapeutic agents in amphistomiasis. Indian Vet. J. *42*, 761-768. — PANDE, P. G. (1935): Acute amphistomiasis of cattle in Assam: A preliminary report. Indian J. Vet. Sci. *5*, 364-375. — PODLESNYI, G. V. (1961): Die Prophylaxe der Paramphistomose der Kälber (russisch). Veterinarija *38:*9, 20-22; *38:*12, 25-26. — VISNJAKOV, J., & V. IVANOV (1964): Die Paramphistomatose der Vormägen des Rindes. 1. Verbreitung, Klinik und Therapieversuche. Angew. Parasitol. *5*, 220-227.

Pärchenegelkrankheit (Schistosomose)

Wesen: Die in Venen parasitierenden Egel der Familie *Schistosomatidae*, insbesondere aber deren Infektionslarven und Eier, verursachen Gewebsveränderungen, die je nach Parasitenart in Leber, Darm-, Harnblasen- oder Nasenschleimhaut lokalisiert sind und bei starkem Befall ein entsprechendes, mit Durchfall, Hämaturie oder nasalen Stenosegeräuschen verbundenes chronisches Krankheitsbild hervorrufen.

Vorkommen und Bedeutung: Die in ihrer Entwicklung an Wasser und warme Temperaturen gebundenen, wenig wirtsspezifischen Schistosomen kommen in begrenzten Gebieten der Subtropen und Tropen auch bei Rindern häufig vor. Im Gegensatz zu den Schistosomosen des Menschen hat die Erkrankung des auch als Erregerreservoir dienenden Rindes aber nur geringe praktische Bedeutung und verursacht infolge des meist subklinischen Verlaufes keine größeren wirtschaftlichen Verluste.

Von den zahlreichen beim Rind vorkommenden Schistosomenarten sind als wichtigste, hauptsächlich in den Venen der Pfortader, des Darmes und der Harnblase parasitierende Vertreter *Schistosoma bovis* in Südeuropa (Sizilien, Sardinien, Korsika), Afrika und Asien, *S. mattheei* und *curassoni* in Süd- beziehungsweise Westafrika, sowie *S. spindale*, *S. indicum* und *S. japonicum* in Asien zu nennen; die in Nasenschleimhautgefäßen lebende Art *S. nasalis* wird nur in Indien angetroffen. Außerdem kommen bei Rindern in Asien auch Pärchenegel der Gattung *Ornithobilharzia* vor.

Ursachen und Parasitenbiologie: Die Infektion mit Schistosomen erfolgt perkutan (bei Aufenthalt der Rinder in infizierten Gewässern) oder durch Aufnahme der im Wasser umherschwimmenden Gabelschwanzlarven (Furkozerkarien) mit dem Tränkwasser. Nach Eindringen durch die Haut oder Schleimhaut gelangen die Larven über venöse Gefäße, Herz und Lunge in den großen Kreislauf und damit je nach Parasitenart in das Blutgefäßsystem der Leber, Darmwand, Harnblasenwand oder Nasenschleimhaut, in deren Venen die zu Pärchen vereinigten Egel innerhalb weniger Wochen geschlechtsreif werden. Die nach Ablauf einer Präpatentperiode von 1 bis 2 Monaten von den Weibchen in großer Zahl abgelegten Eier embryonieren während des Durchwanderns der Schleimhaut zum Organlumen hin und gelangen mit Kot, Harn oder Nasensekret in die Außenwelt. Die Weiterentwicklung der Parasiten ist an Wasser und das Vorkommen von Zwischenwirtsschnecken (Planorbiden) gebunden, in welche das Mirazidium eindringt und dann innerhalb von 5 bis 12 Wochen zur infektionsfähigen, ausschwärmenden Schwanzlarve heranreift.

Während die perkutan einwandernden Larven und die in venösen Gefäßen parasitierenden adulten Pärchenegel beim Rind nur selten klinische Krankheitserscheinungen verursachen, erzeugen die in großen Mengen durch die Schleimhaut des Dick- und Blinddarmes, der Harnblase oder der Nasenhöhle (S. nasalis) auswandernden und dabei teilweise absterbenden Eier Gewebeschäden, die ausgeprägte Krankheitserscheinungen auslösen können.

Erscheinungen und Verlauf: Die Symptome sind je nach dem Sitz der Schistosomen verschieden. Größere oder flächenhafte Darmwand- und Leberschäden verursachen ein bis zur kachektischen Abmagerung fortschreitendes, mit wechselnden blutigen Durchfällen und Anämie verbundenes chronisches Krankheitsbild; bei einzelnen Rindern tritt gleichzeitig Hämaturie (S. 382) auf.

Bei stärkerem Schistosomenbefall der Nasenschleimhaut entsteht ein schniefendes nasales Stenosengeräusch („Schnarchkrankheit") und starker mukopurulenter oder blutiger Nasenausfluß. Die Atmung kann dabei zeitweise so hochgradig behindert sein, daß Abmagerung und Leistungsminderung auftreten. Auf der Nasenschleimhaut werden Knötchen oder blumenkohlartige, leicht blutende Granulationen festgestellt, welche vom Flotzmaul an die orale Hälfte der Nasenhöhle bedecken.

Erkennung und Zerlegungsbefund: Die von infizierten Tieren jahrelang in großer Zahl ausgeschiedenen Schistosomeneier lassen sich regelmäßig im Kot, seltener auch im Harn oder im Nasensekret beziehungsweise in der Nasenspülflüssigkeit nachweisen. Sie sind 50 bis 500 μ groß, spindel- oder bumerangförmig und mit einem Stachel versehen.

Bei der Zerlegung werden Schleimhaut und Wand des Dünn- und Dickdarmes bindegewebig verdickt sowie mit zahlreichen grauweißen, stecknadelkopfgroßen Knötchen übersät gefunden. Ähnliche Veränderungen können auch in Leber, Harnblasenwand und Nasenhöhle vorhanden sein. In Schleimhautgeschabseln lassen sich mikroskopisch Schistosomeneier und im histologischen Präparat auch Eigranulome (sogenannte Pseudotuberkel) nachweisen, welche abgestorbene, oft verkalkte Eier enthalten.

Behandlung und Vorbeuge: Die chemotherapeutische Behandlung chronisch erkrankter Rinder mit den bisher zur Verfügung stehenden, nicht vollwirksamen Antimonpräparaten (Kalium- oder Natriumantimonyltartrat: 2 mg/kg Körpergewicht intravenös 6 Tage lang; Lithiumantimonylthiomalat; Antimonbrenzkatechin 6,3%ig, 20 bis 40 ml subkutan 3 Tage lang) wird als umständlich und unwirtschaftlich angesehen. In Schistosomosegebieten kommt daher der Infektionsvorbeuge durch Auszäunung oder

Absperrung infizierter Gewässer und der hygienischen Tränkwasserversorgung besondere Bedeutung zu.

SCHRIFTTUM

Biswal, G., & L. N. Das (1956): Observations on the treatment of nasal schistosomiasis in cattle and buffaloes in Orissa. Indian Vet. J. *33*, 204-216. — Choudhury, B. (1955): Nasal granuloma in the state of West Bengal. Indian Vet. J. *31*, 403-414. — Jeddicke, K. (1965): Ätiologie, Epidemiologie und Therapie der Schistosomatosen der Haustiere in Afrika. Diss., Gießen. — Kalepsi, R. M., & B. L. Purohit (1954): Observations on histopathology of morbid tissues from a case of natural infection with Schistosoma spindalis in a bovine. Indian Vet. J. *30*, 336-340. — Lengy, J. (1962): Studies on Schistosoma bovis (Sonsino, 1876) in Israel. Bull. Res. Council Israel, *10 E*, 1-36, 73-96. — Okoshi, S. (1959): Studies on Schistosomiasis japonica in domestic animals in Japan. Ber. 16. Int. Tierärztl. Kongr., Madrid *2*, 729-730. — Pan, P., & Ch. Wang (1958): A brief survey on incidence of Schistosomiasis japonica in domestic animals in Kiangsi with special reference to diagnostic methods. Chin. Vet. J. *1958*, 527-529. — Pitschford, R. J. (1963): Some brief notes on schistosomes occuring in animals. J. South African Vet. Med. Ass. *34*, 613-618. — Strydom, H. F. (1963): Bilharziasis in sheep and cattle in the Piet Retief district. J. South African Vet. Med. Ass. *34*, 69-72.

Bandwurmkrankheit (Anoplozephalidose, Monieziose)

Wesen: Bei starker Besiedlung des Dünndarmes mit Bandwürmern der Familie *Anoplocephalidae* werden bei Jungrindern zuweilen mit Verdauungsstörungen und Abmagerung verbundene Krankheitserscheinungen beobachtet.

Vorkommen und Bedeutung: Der Bandwurmbefall tritt bei Rindern in allen Erdteilen, in größerer Häufigkeit aber nur gebietsweise auf, wobei hauptsächlich Jungtiere im ersten Lebensjahr nach Beweiden feuchter, vermooster Dauergrünlandflächen betroffen werden. Da die Bandwürmer meist keine offensichtlichen Krankheitserscheinungen verursachen und nach einiger Zeit spontan abgehen, entstehen nur selten größere wirtschaftliche Schäden.

Ursachen und Parasitenbiologie: Die wichtigsten beim Rind vorkommenden Bandwürmer gehören den Gattungen *Moniezia* (M. benedeni, expansa, denticulata), *Stilesia* (St. globipunctata), *Avitellina* (A. centripunctata) und *Thysanieza* (T. giardi) an, wobei die erstgenannte Gattung in Europa weitaus am häufigsten auftritt.

Die mit dem Skolex an der Dünndarmschleimhaut des Wirtstieres angehefteten 0,5 bis 6 m langen und 1 bis 2 cm breiten Bandwürmer stoßen die reifen eierhaltigen Endglieder (Proglottiden) einzeln oder in kürzeren Ketten ab. Letztere gelangen mit dem Kot in die Außenwelt oder werden bei der Gattung Moniezia zum Teil schon im Darm aufgelöst, so daß im Kot die freien Eier erscheinen. Die gegen Eintrocknung sehr widerstandsfähigen Bandwurmeier müssen von koprophagen Moosmilben (Oribatiden) aufgenommen werden, in denen die Weiterentwicklung zum infektionsfähigen Finnenstadium je nach Temperatur innerhalb von 3 bis 6 Monaten erfolgt. Rinder infizieren sich durch die Aufnahme finnenhaltiger Milben mit dem Weidefutter. Die Milben können auf den Weiden ein- oder zweimal überwintern und bis zu 2 Jahre lang infektionsfähig bleiben. Im Dünndarm des Wirtstieres schlüpft der junge Bandwurm aus, heftet sich an die Schleimhaut an und wächst in 5 bis 7 Wochen zum reifen, proglottidenproduzierenden Bandwurm heran. Die Lebensdauer der Bandwürmer im Rind wird mit nur wenigen Monaten angegeben.

Erscheinungen und Erkennung: Über die Erscheinungen und den Verlauf der Monieziose beim Rind besteht noch keine volle Klarheit, da bei natürlicher Infektion die Auswirkungen des Bandwurmbefalls von den Schädigungen durch gleichzeitig erworbene andere Parasitenarten nur schwer abzugrenzen sind. An der hannoverschen Rinderklinik wurden bei einzelnen, stark mit Bandwürmern behafteten, unter 1 Jahr alten Jungrindern mangelhafter Entwicklungs- und Ernährungszustand, aufgetriebener Leib und Verdauungsstörungen beobachtet, die mit herabgesetzter Futteraufnahme, zeitweiliger leichter Tympanie und spärlichem Absatz von meist wäßrigem, gelegentlich längere Bandwurmteile enthaltendem Kot einhergingen; auch plötzliche Todesfälle sind vorgekommen. Die Erkennung des Bandwurmbefalls ist häufig schon durch das Auffinden kürzerer oder längerer Bandwurmteile im Kot möglich (Taf. 21 b). In anderen Fällen werden die etwa 50 bis 90 µ großen, unregelmäßig drei- oder viereckigen Bandwurmeier, die einen charakteristischen birnenförmigen Apparat enthalten, erst bei der mikroskopischen Kotuntersuchung mit einem Anreicherungsverfahren nachgewiesen (siehe ‚Die Klinische Untersuchung des Rindes').

Behandlung: Bandwürmer können mit wirksamen Chemotherapeutika gefahrlos abgetrieben werden. Gute Erfahrungen wurden dabei insbesondere mit Dichlorophenol (Bithionol, 20 bis 25 mg/kg Körpergewicht nüchtern per os) und Chlorsalizylamid (Mansonil-Bayer, 50 bis 100 mg/kg Körpergewicht per os) erzielt, während die hauptsächlich bei anderen Tierarten angewandten Mittel (Kupfersulfat 1%ig, 20 mg/kg Körpergewicht; Arsentrisulfid; der Pyridinester Nemural-Hoechst; Kamala) in Verträglichkeit und Wirksamkeit beim Rind nicht voll befriedigen.

SCHRIFTTUM

Bankov, D. (1965): Untersuchung über die Biologie der Moniezien und die Epizootologie der Monieziose in Bulgarien (bulgarisch). Vet. Nauki (Sofija) *2*, 283-293. — Euzéby, J. (1967): Die Bandwurmkrankheit der Wiederkäuer und ihre Behandlung. Vet. Med.-Nachr. *1967*, 173-190. — Fröhlich, F. Th. (1958): Versuche zur Bekämpfung von Oribatiden (Moos- oder Hornmilben). Diss., Gießen — Guilhon, J., & M. Graber (1964): Action du thio-bis-(hydroxydichlorophényle) sur les cestodes des ruminants. Bull. Acad. Vét. France *37*, 493-495. — Link, R. P., N. D. Lavine, A. G. Danks & E. A. Woelfer (1950): Moniezia infection in a calf herd. J. Amer. Vet. Med. Ass. *117*, 52-53. — Pfeiffer, H. (1965): Zur Wirkung von Mansonil gegen Moniezia-Befall der Rinder. Wien. Tierärztl. Mschr. *52*, 910-912. — Stampa, S., & H. J. J. Terblanche (1961): Trials with Bayer 2353 and other drugs as cestocides for ruminants. J. South African Vet. Med. Ass. *32*, 367-371. — Varma, A. K. (1956): Some observations on the morphology and pathogenicity of Moniezia expansa (Rudolphi, 1810). Indian J. Vet. Sci. *26*, 103-107.

Krankheiten durch Bandwurmfinnen
(Zystizerkose, Echinokokkose, Koenurose)

Wesen: Die in der Muskulatur oder in Organen des Rindes vorkommenden ein- oder vielköpfigen Larvenformen verschiedener Bandwurmarten des Menschen und des Hundes haben als Zoonosenerreger hauptsächlich hygienische Bedeutung. In Einzelfällen können sie jedoch infolge massenhaften Auftretens oder besonderer Lokalisation auch bei den befallenen Rindern Krankheitserscheinungen verursachen.

Vorkommen und Bedeutung: Der Bandwurmfinnenbefall des Rindes hat weltweite Verbreitung und tritt enzootisch gehäuft unter Haltungsverhältnissen auf, die dem Entwicklungskreislauf dieser Parasiten förderlich sind. Das Vorkommen der Zystizerkose *(Cysticercus bovis)* und Echinokokkose *(Echinococcus cysticus et multicysticus)* erreicht in einigen Mittelmeerländern sowie in großen Gebieten außereuropäischer Erdteile einen Umfang von 20 bis 50 % der Schlachtrinder. In Deutschland lag die Häufigkeit der Echinokokkose noch um das Jahr 1900 ähnlich hoch; zur Zeit werden hierzulande Bandwurmfinnen aber nur noch bei etwa 1 bis 2 % der Schlachtrinder (einschließlich der Kälber) festgestellt, wobei örtliche Unterschiede von 0,1 bis 10 % bestehen. *Cystercus tenuicollis* und *Coenurus cerebralis* treten dagegen beim Rind äußerst selten auf.

Dem Bandwurmfinnenbefall kommt große allgemeine Bedeutung als Anthropozoonose zu, da die Parasiten bei dem als Endwirt (T. saginata) oder Zwischenwirt dienenden Menschen unter Umständen schwere oder tödliche Krankheitserscheinungen verursachen können. Die zur Verhütung menschlicher (und tierischer) Invasionen im Rahmen der Abwässer-, Schlacht- und Fleischhygiene durchzuführenden Maßnahmen erfordern erhebliche finanzielle Aufwendungen. Demgegenüber spielt der Bandwurmfinnenbefall beim Rind als Krankheitsursache eine untergeordnete Rolle.

Ursachen und Parasitenbiologie: Die beim Rind vorkommenden Bandwurmfinnen sowie deren Organlokalisationen sind in Übersicht 30 aufgeführt. Nach oraler Auf-

Übersicht 30.
Die Bandwurmfinnen des Rindes

Bandwurmfinne	Größe der einzelnen Finnen	Sitz	Bandwurm	Endwirt des Bandwurmes
Cysticercus bovis (Rinderfinne)	9 × 5 mm	Skelett-, Herzmuskulatur	Taenia saginata	Mensch
Cysticercus tenuicollis (dünnhalsige Finne)	50—80 mm	Serosa der Bauchhöhle	Taenia hydatigena	Hund und andere Fleischfresser
Echinococcus cysticus et multicysticus (Hülsenwurm, ein- oder mehrblasige Finne)	5—50 mm (bis kindskopfgroß)	Lunge, Leber, Milz, seltener Herz, Knochenmark, Gehirn	Echinococcus granulosus	Hund und andere Caniden
Coenurus cerebralis (Gehirnfinne, Hirnquese)	3—30 mm (bis hühnereigroß)	Gehirn, seltener Rückenmark	Taenia multiceps	Hund und andere Fleischfresser

nahme finnenhaltiger Organe oder Muskulatur als Nahrung werden die Skolizes im Dünndarm des Menschen oder des Hundes frei und heften sich an die Darmwand an. Nach einer Präpatentzeit von 3 bis 7 Wochen scheiden die Bandwurmträger mit dem Kot die reifen Bandwurmglieder und damit auch große Mengen von Bandwurmeiern aus. Die sehr widerstandsfähigen, 20 bis 50 μ großen Tänieneier können in der Außenwelt 1 bis 6 Monate lebens- und infektionsfähig bleiben. Die Verbreitung der Bandwurmeier erfolgt durch den Kotabsatz der Bandwurmträger auf Weiden und Wiesen (Heuinfektion) oder in Rinderstallungen, durch Bewässerung oder Düngung des Grünlandes mit Abwässern, Jauche oder Fäkalien, sowie durch Überschwemmung von Futterflächen oder durch Tränkeaufnahme aus abwasserführenden Gewässern. Aus den von den Rindern mit dem Futter aufgenommenen Eiern (und Proglottiden) schlüpfen im Dünndarm die Onkosphären, die nach Durchbohren der Darmwand mit dem Blutstrom in alle Organe verschleppt werden können. Die Weiterentwicklung zum infektionsfähigen, ein- (Zystizerkus) oder vielköpfigen (Echinokokkus, Koenurus) Finnenstadium findet jedoch in der Regel nur in bestimmten Organen des Zwischenwirts statt (siehe Übersicht 30). Die Entwicklungsdauer beträgt 2 bis 6 Monate, die Lebensdauer der Finnen über 2 Jahre. Echinokokken bleiben bei über 3 Jahre alten Rindern meist steril. Eine Infektion mit Bandwurmfinnen bewirkt in der Regel eine ausgeprägte Immunität gegenüber Superinfektionen; außerdem entwickeln Rinder im Alter von 1 bis 2 Jahren eine zunehmende Altersresistenz.

Erscheinungen und Erkennung: Die Bandwurmfinnen verursachen nur ausnahmsweise offensichtliche Krankheitserscheinungen. Beobachtet wurden: Todesfälle durch Herzversagen bei Massenbefall des Herzmuskels von Kälbern mit Cysticercus bovis, Erscheinungen einer Lungen- oder Lebererkrankung bei hochgradigem Echinokokkenbefall dieser Organe sowie zentralnervöse Erscheinungen (Apathie, Taumeln, Kreisbewegungen zur kranken Seite hin) oder Nachhandlähmungen durch Gehirn- oder Rückenmarksfinnen, meist mit tödlichem Ausgang. Die Symptome sind im allgemeinen wenig charakteristisch, und die Krankheit verläuft vielfach subakut oder chronisch; in seltenen Fällen können jedoch durch die zufällige Resorption von Bandwurmfinnenantigen (Platzen von Echinokokkenblasen) schwere, perakute und unter Umständen tödlich verlaufende anaphylaktische Reaktionen hervorgerufen werden (S. 1304).

Die ätiologische Klärung der Bandwurmfinnenkrankheit bereitet Schwierigkeiten, welche durch die Seltenheit manifester Erkrankungen und das Fehlen kennzeichnender

Erscheinungen bedingt werden. Diagnostische Anhaltspunkte geben bei Echinokokkose die Röntgenuntersuchung der Lunge (scharf gezeichnete Rundschatten) oder die Leberpalpation nach Probelaparotomie (dünnwandige, fluktuierende Blasen), bei Koenurose dagegen die Trepanation oder Punktion von Schädelauftreibungen. Serologische und immunologische Untersuchungsmethoden (Präzipitation, Hämagglutination, Komplementbindungsreaktion, Intrakutanproben) liefern nur bedingt verwertbare Ergebnisse, weil keine Standardverfahren und genormte Antigene zur Verfügung stehen.

Bekämpfung: Da eine Heilung der durch Bandwurmfinnen verursachten Erkrankungen nur ausnahmsweise möglich ist und die Finnen für Menschen und Tiere gefährliche Infektionsquellen darstellen, muß entsprechend den gesetzlichen Bestimmungen (Fleischbeschaugesetz, Tierkörperbeseitigungsgesetz) das Hauptaugenmerk auf deren Erkennung und unschädliche Beseitigung gelegt werden. Als Bandwurmträger verdächtige Personen oder Hunde, die mit Rindern in Berührung kommen, müssen koprologisch untersucht und bei positivem Befund entwurmt werden.

SCHRIFTTUM

BALDELLI, B. (1947): Contributo allo studio della echinococcosi ossea nei bovini. Atti. Soc. Ital. Sci. Vet. *1*, 81-89. — BOBOS, S., & I. NEMETH (1962): Zur Frage der Serodiagnostik der Echinococcose (ungarisch). Magyar Allatorv. Lap. *17*, 58-60. — BOCH, J. (1965): Epidemiologie und Prophylaxe von Echinococcose und Cysticercose. Schweiz. Arch. Tierheilk. *107*, 265-274. — BONO, G. DEL (1962): L'echinococcosi degli animali domestici. Zooprofilassi *17*, 5-72. — BÜCHLMANN, E. (1939): Die operative Behandlung drehkranker Rinder. Tierärztl. Rundschau *45*, 729-732. — CARMICHAEL, J., & E. R. JONES (1939): The cerebrospinal fluid in the bovine: Its composition and properties in health and disease, with special reference to 'turning sickness'. J. Comp. Pathol. Therap. *52*, 222-228. — CHRISTIANSEN, M. (1935): Forsøg med overførelse af kvaeser (Coenurus cerebralis) til kalve og lam. Maanedsskr. Dyrl. *47*, 273-286. — CLEGE, F. G., & J. B. BAYLISS (1958): Coeneuriasis as a cause of hydrocephalus in the ox. Vet. Record *70*, 441-442. — DENT, C. H. R. (1966): Cerebral hydatids in a cow. Austral. Vet. J. *42*, 28. — DEWHIRST, L. W., J. D. CRAMER & W. J. PISTOR (1963): Bovine cysticercosis. J. Parasitol. *49*, 297-300. — FANKHAUSER, R. (1955): Coenurus cerebralis beim Rind. Schweizer Arch. Tierheilk. *98*, 16-30. — FROYD, G. (1964): The artificial oral infection of cattle with Taenia saginata eggs. Res. Vet. Sci. *5*, 434-440. — HARMS (1870): Die Echinococcen-Krankheit des Rindes. Schmorl/von Seefeld, Hannover. — HIEPE, Th. (1966): Zur Epidemiologie der Rinderzystizerkose. Ber. 4. Int. Tag. Rinderkrkh., Zürich, S. 291-294. — ISMAGILOWA, R. G. (1958): Allergische Diagnostik der Coenurose bei Schafen und Rindern (russisch). Veterinarija *35*:5, 61-64. — KÖNEKAMP, R. (1963): Zur Bekämpfung der Rinderfinne. Arch. Lebensmittel-Hyg. *14*, 198-200, 227-229, 244-246. — MCMANUS, D. (1960): Prenatal infection of calves with cysticerus bovis. Vet. Record *72*, 847-848. — MEDDA, A. (1939): Echinococcosi cerebrale nei bovini. Profilassi *12*, 22-25. — PULLAR, E. M., & W. K. MAESHALL (1958): The incidence of hydatids in Victorian cattle. Austral. Vet. J. *34*, 193-201. — REBESKO, B., & R. NAJAT (1967): Extremely severe invasion of liver by hidatigenous cysts in cows (serbokroatisch). Vet. Glasnik *21*, 513-514. — ROČOVEĆ, R., N. KLEMENC, F. SKUŠEK & V. GREGOROVIĆ (1966): Zum Problem der Zystizerkose in großen Rindermastbetrieben Sloweniens. Ber. 4. Int. Tag. Rinderkrkh., Zürich, S. 295-300. — RYCKE, P. H. DE (1968): Het voorkomen van steriele hydatiden bij runderen en de subspeciatie van Echinococcus granulosus. Vlaams Diergeneesk. Tijdschr. *37*, 101-108. — SILVERMAN, P. H., & T. J. HULLAND (1961): Histological observations on bovine cysticercosis. Res. Vet. Sci. *2*, 248-252. — STOLL, M. (1966): Der gegenwärtige Stand der Verbreitung, volkswirtschaftlichen Bedeutung und Bekämpfung der Echinokokkose in der Sowjetunion. Diss., H. U. Berlin. — TEŠIC, D. (1953): Das Röntgenbild von Lungenechinokokken bei Hauswiederkäuern (serbokroatisch). Vet. Glasnik *7*, 412-415.

Krankheiten durch Gliederfüßler

Die beim Rind parasitierenden Arthropodenarten verursachen aufgrund ihres zahlreichen Vorkommens und ihrer Verbreitung zum Teil erhebliche, oft aber nur schwer als solche erkennbare oder genau abzuschätzende wirtschaftliche Schäden. Diese Verluste werden vor allem durch Leistungsminderungen (infolge von Hauterkrankungen, Beunruhigungen oder Blutverlust) bei den befallenen Tieren und/oder durch die arthropodenbedingte Übertragung schwerer, nicht selten sogar tödlich verlaufender Infektionskrankheiten, insbesondere aber von Protozoeninvasionen bedingt.

Räude (Skabies)

Wesen: Die Rinderräude stellt eine ansteckende, stark juckende, mit Haarausfall und Borkenbildung einhergehende Hauterkrankung dar, die durch dauernd auf oder in den oberen Hautschichten lebende Räudemilben (Sarcoptinae) der Gattungen *Sarcoptes*, *Psoroptes* und *Chorioptes* verursacht wird. Auftreten und Ausbreitung der Räude hängen wesentlich von den Haltungs- und Fütterungsbedingungen ab.

Geschichte: Die Räude der Tiere war schon im Altertum bekannt und wurde bereits damals mit Schwefelpulver und Teer behandelt. Erste Beschreibungen der Räudemilben von Rindern gaben VIEDEBANTT 1791 (Psoroptes), GOHIER 1815 (Sarcoptes) und KEGELAAR 1835 (Chorioptes). Genauere Kenntnisse über die Rinderräude brachten die Arbeiten von HERING (1845), GERLACH (1857) und ZÜRN (1877).

Vorkommen und Bedeutung: Obwohl die Rinderräude weltweit verbreitet ist, erlangt die enzootisch vorkommende Erkrankung nur zeit- und gebietsweise größere Bedeutung. In Europa und besonders in Deutschland trat die Räude während der Notzeiten in und nach den beiden Weltkriegen in stark vermehrtem Maße in Erscheinung, wurde aber nach Besserung der Haltungs- und Fütterungsverhältnisse in den letzten Jahren weitgehend zurückgedrängt, ohne allerdings vollständig getilgt zu werden. In den meisten Ländern sind Chorioptes- und Sarcoptes-Räude am häufigsten, während Psoroptes-Räude seltener vorkommt. Da die Lebens- und Vermehrungsbedingungen der Milben durch feuchtwarmes Stallklima, mangelhafte Hautpflege und verminderte Hautregeneration des Wirtes infolge Unter- oder Mangelernährung gefördert werden, tritt die Rinderräude vorwiegend bei ganzjähriger Stallhaltung oder während des Winterhalbjahres auf. Die Weidezeit können nur einzelne, an besonders geschützten Hautstellen (Ohrmuscheln, Fesselbeuge) sitzende Räudemilben überleben. Derart schwach befallene und daher klinisch gesund erscheinende Milbenträger werden nach der Aufstallung im Herbst oder bei Einstellung in gesunde Bestände vielfach zum Ausgangspunkt neuer Räudeenzootien. Die Übertragung der Räudemilben erfolgt hauptsächlich durch direkten Kontakt von Tier zu Tier, seltener auch indirekt durch Stallgeräte, Putzzeug, Pflegepersonal oder infizierte Stallungen. Die Lebensdauer der Milben außerhalb der Wirte ist auf 2 bis 10 Wochen begrenzt.

Mitunter wird der Rinderräude von den Tierbesitzern wenig Beachtung geschenkt, weil die hierdurch bedingten wirtschaftlichen Schäden nicht richtig eingeschätzt werden. Die auf dem Juckreiz beruhende fortwährende Beunruhigung führt aber häufig zu erheblichen Leistungseinbußen (Verlängerung der Mastdauer, Milchrückgang); außerdem ist der Verkaufswert sichtbar verräudeter Rinder vermindert und ihre Haut entwertet.

Ursachen und Parasitenbiologie: Die zu den Spinnentieren (Arachnoidea) gehörenden Räudemilben besitzen einen ungeteilten Rumpf mit vier Beinpaaren und einen mit Mundwerkzeugen versehenen, nicht deutlich vom Thorax abgesetzten Kopf. Beim Rind kommen 3 verschiedene Milbengattungen vor und zwar: die nur 0,2 bis 0,5 mm langen Grabmilben *(Sarcoptes bovis)* mit kurzem Kopf und stummelartigen, in napfförmigen Haftscheiben endenden Gliedmaßen; die 0,3 bis 0,5 mm langen Fraßmilben *(Chorioptes bovis)* mit stumpf-kegelförmigem Kopf und langen, in weinrömerartigen Haftscheiben endenden Gliedmaßen; die 0,5 bis 0,8 mm großen Saugmilben *(Psoroptes bovis)* mit spitzem Kopf und langen, in tulpenförmigen Haftscheiben endenden Gliedmaßen. Die Räudemilben ernähren sich von Hautzellen, Gewebslymphe oder Entzündungsprodukten, die sie von im Stratum spinosum verlaufenden Grabgängen (Sarcoptes) oder von der Hautoberfläche aus mit ihren saugenden (Psoroptes) oder beißenden Mundwerkzeugen (Chorioptes) aufnehmen.

Die Milbenweibchen legen in Grabgängen (Sarcoptes) oder an Hautschuppen 20 bis 100 Eier ab, aus denen die sechsbeinigen Larven schlüpfen, welche sich nach mehreren Häutungen zu achtbeinigen Nymphen entwickeln. Die weiblichen Nymphen werden bereits vor ihrer Entwicklung zur Imago begattet. Die gesamte Entwicklungsdauer beträgt bei Sarcoptes-Milben 2 bis 3 Wochen, bei den beiden anderen Räudemilbenarten dagegen nur 8 bis 10 Tage (große Vermehrungsfähigkeit). Die Räudemilben können am Wirtstier 3 bis 6 Wochen (im Sommer in Schlupfwinkeln auch länger) und außerhalb des Tierkörpers höchstens 2 bis 10 Wochen leben; Nässe, Kälte oder Sonnenbestrahlung verkürzen ihre Lebensdauer.

Die beim Rind vorkommenden wirtsspezifischen Räudemilbenarten können andere Tiere und auch den Menschen befallen und bei diesen vorübergehende Hauterkrankungen (,Trugräude') verursachen; sie vermögen sich aber auf den fremden Wirten nicht zu vermehren. Gleiches gilt für die von anderen Tierarten auf das Rind überwechselnden Milbenarten, mit Ausnahme von Sarcoptes equi und Psoroptes ovis, die gelegentlich auch beim Rind echte Räudeerkrankungen hervorrufen sollen.

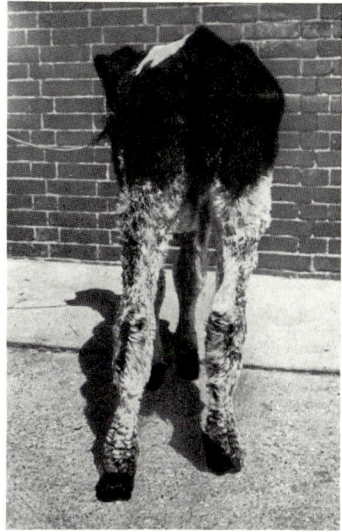

Abb. 513. Jungrind mit Sarkoptesräude im Bereich der Hintergliedmaßen

Erscheinungen und Verlauf: Die krankmachende Wirkung der Räudemilben wird nur zum Teil durch rein mechanische Vorgänge beim Graben, Bohren, Saugen oder Nagen verursacht, hauptsächlich jedoch durch Abwehrreaktionen der parasitierten Haut auf noch nicht genauer bekannte Milbenschadstoffe ausgelöst. Der Räudemilbenbefall hat daher nur bei einem Teil der betroffenen Rinder (etwa 60 %) offensichtliche Krankheitserscheinungen zur Folge. Das erste und kennzeichnende Symptom der Räude besteht in heftigem Juckreiz an den befallenen Hautstellen; er veranlaßt die Tiere zu häufigem Kratzen, Scheuern oder Belecken, was bei stärkerer Ausbreitung der Räude zu dauernder Unruhe im Stall führt (Kopf- und Schwanzschlagen, Hin- und Hertreten). Im weiteren Verlauf kommt es zu Bläschen-, Schuppen-, Krusten- und Borkenbildungen auf der Haut, die mit Haarausfall und Exsudation verbunden sind. Infolge Hyperkeratose wird die Haut dann trocken, rissig, dick und faltig. Der anhaltende Juckreiz kann zum Wundscheuern mit Blutaustritt und sogar zur Entstehung von Blutergüssen führen. Bei schwerem Krankheitsverlauf und großflächiger oder generalisierender Räude können die Tiere hochgradig abmagern.

Die drei beim Rind vorkommenden Räudemilbenarten lassen sich aufgrund der klinischen Erscheinungen und des Krankheitsverlaufes nicht mit Sicherheit unterscheiden; außerdem kommen Mischinvasionen vor. Bevorzugte Lokalisation der Rinderräude sind der Milchspiegel (beim männlichen Tier der Zwischenschenkelspalt und Hodensack),

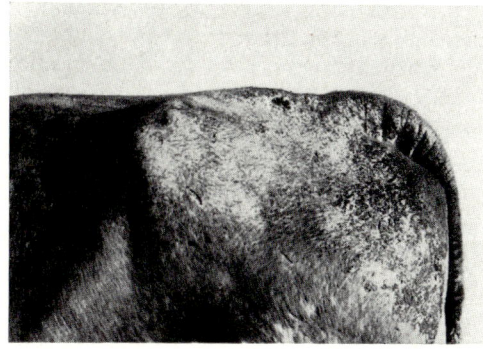 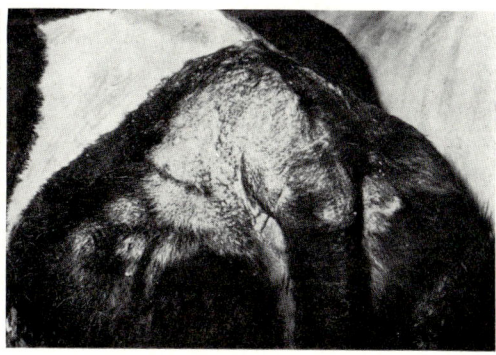

Abb. 514. Sarkoptesräude an der Kruppe einer Kuh Abb. 515. Chorioptesräude am Schwanzansatz

ferner Schwanzwurzel und Kreuzbeingegend; Sarkoptes- und Psoroptesräude treten außerdem auch häufig an Kopf und Hals auf. HEIDRICH (1955) hat eine durch Räudemilben hervorgerufene Vulvovaginitis beschrieben. Bakterielle Sekundärinfektionen räudebedingter Hauterkrankungen können vor allem an Flotzmaul, Kronsaum und im Zwischenklauenspalt zu nekrotisierender Dermatitis führen.

Beurteilung: Die unbehandelte Räude neigt bei unter günstigen Haltungs- und Fütterungsbedingungen lebenden Rindern zur Selbstbegrenzung und Spontanheilung. Unter schlechten Umweltverhältnissen werden dagegen schwere, generalisierte Hautveränderungen, langwieriger Verlauf und sogar Todesfälle infolge allgemeiner Schwäche beobachtet. Beim Einzeltier gelingt die klinische und parasitäre Heilung fast regelmäßig; die Tilgung des Leidens innerhalb eines verräudeten Rinderbestandes kann jedoch schwierig und mit erheblichen Behandlungs- und Desinfektionskosten verbunden sein. In Beständen mit häufigem Zukauf besteht außerdem die ständige Gefahr der Neuverseuchung.

Erkennung: In typischen Fällen ermöglichen die mit Juckreiz, Haarausfall und Krustenbildung einhergehenden Hautveränderungen meist die sofortige Diagnosestellung. Bei nur geringgradig erkrankten oder ansteckungsverdächtigen Rindern müssen die bevorzugten Räudelokalisationen (Milchspiegel, Hodensack, Schwanzwurzel) sorgfältig nach den geschilderten, oft aber leicht zu übersehenden Hautveränderungen abgesucht werden. Gleichzeitig sind in jedem Falle vom Rand der erkrankten Hautstellen und/ oder aus Lieblingssitzen der Milben (Schwanzwurzel, Sprunggelenkbereich, Fesselbeuge, Ohrmuschel, Hornbasis) Hautgeschabsel zu entnehmen. Die Probenentnahme geschieht zweckmäßigerweise mit einem Rinnenhufmesser oder scharfen Löffel, wobei etwa ein Fingerhut voll Material bis zum Blutrünstigwerden der Haut abgekratzt und in ein verschließbares Gefäß (Blutröhrchen, Petrischale) gebracht wird. In Glasgefäßen, die am Körper oder auf andere Art erwärmt werden, verlassen die Räudemilben die Borken schon nach kurzer Zeit; sie können dann mit dem bloßen Auge oder mit Hilfe einer Lupe als kleine, sich an der Glaswand bewegende weiße Gebilde festgestellt werden. Bei der zur Bestimmung der Milbengattung notwendigen mikroskopischen Untersuchung wird das Material am besten einige Stunden auf einem Objektträger in 2- bis 4%iger Kalilauge eingeweicht oder aber in 10- bis 20%iger Kalilauge bis zur Auflösung der Borken einige Minuten erhitzt, anschließend zentrifugiert und der Bodensatz mikroskopisch bei etwa 40facher Vergrößerung untersucht. In fortgeschrittenen Krankheitsfällen oder bei vorbehandelten Tieren gelingt der Räudemilbennachweis häufig nicht, andererseits können bei klinisch gesund erscheinenden oder nur geringgradig erkrankten Rindern zahlreiche Milben vorhanden sein.

Unterscheidung: Die Räude kann klinisch leicht mit schuppenden oder krustösen Ekzemen (S. 18) und hyperkeratotischen Dermatitiden (S. 27) anderer Ursache, mit den Hautveränderungen bei starkem Läuse- oder Haarlingsbefall (der nicht selten auch mit Räude vergesellschaftet auftritt) sowie mit Scheuer- und Druckstellen verwechselt werden; deshalb sollte in Verdachtsfällen stets der Räudemilbennachweis geführt werden. Die Rindertrichophytie (S. 707) läßt sich dagegen in der Regel schon klinisch, aufgrund der typischen, kreisrunden haarlosen Stellen und der meist asbestartigen Hautveränderungen sicher von der Räude unterscheiden. Gelegentlich können aber beide Leiden gleichzeitig vorliegen.

Behandlung und Bekämpfung: Die jahrzehnte- und jahrhundertelang auch beim Rind zur Räudebehandlung benutzten schwefel-, arsen-, fluor- und teerhaltigen Mittel, einschließlich des Schwefeldioxyds, sowie die nikotin-, derris- und pyrethrumhaltigen Präparate wurden in der letzten Zeit fast völlig von hochwirksamen synthetischen Akariziden verdrängt. Die Entwicklung neuer Ektoparasitaria hat einen gewaltigen Umfang angenommen und schreitet schnell fort. In die Übersicht 32 konnten deshalb nur die wichtigsten der zur Räudebehandlung geeigneten Mittel aufgenommen werden. Bei der Anwendung systemisch wirkender Insektizide sind stets auch die Ausscheidungs- und Rückstandsverhältnisse des Wirkstoffes sowie die Möglichkeit einer bei längerem Gebrauch eintretenden Resistenzentwicklung zu berücksichtigen.

Mit den derzeit verfügbaren Präparaten gelingt die vollständige klinische und parasitäre Heilung der Rinderräude nur durch eine 2- bis 4mal, in Abständen von jeweils 1 bis 2 Wochen zu wiederholende Bade-, Wasch- oder Sprühbehandlung des ganzen Tierkörpers, wodurch die Milben auch an versteckten Siedlungsorten und in den verschiedensten Entwicklungsstadien vernichtet werden. Die Tilgung der Räude innerhalb eines Bestandes erfordert die Behandlung aller vorhandenen Rinder und darüber hinaus die sorgfältige Entseuchung der Stallungen, Stallgeräte und Putzzeuge, wofür die auch therapeutisch eingesetzten Präparate oder eine zweimonatige Nichtbenutzung infrage kommen. Neu in sanierte Bestände einzustellende Rinder sollten vorher sicherheitshalber einer Räudebehandlung unterworfen werden. Die Lokalbehandlung verräudeter Tiere führt auch bei Anwendung gut wirksamer Akarizide nur zu vorübergehender klinischer Heilung, weil dabei nicht alle vorhandenen Räudemilben getötet werden.

Veterinärpolizei: Die in einigen Bundesgebieten (Reg.-Bez. Aurich und Oldenburg, Württemberg) zeitweise gemäß § 10 des Viehseuchengesetzes eingeführte Anzeige- und Bekämpfungspflicht der Psoroptesräude des Rindes (§§ 246 bis 257 VAVG) wurde im Jahre 1956 wieder aufgehoben. In anderen Ländern (USA) sind ähnliche Bestimmungen dagegen in Kraft.

SCHRIFTTUM

BECKER, E. (1928): Neun Jahre SO$_2$-Behandlung in der Tierklinik Sarstedt. Diss., Hannover. — BENAZZI, P., G. BIANCARDI & C. COLOMBI (1966): Ricerche clinico-terapeutiche sulle dermatosi parassitarie e micotiche dei bovini in provincia di Piazenza. Nuova Vet. 42, 206-220. — BOUVIER, G. (1965): Essais de traitement de la gale sarcoptique des bovidés au moyen des esthers phosphoriques. Schweizer Arch. Tierheilk. 107, 163-166. — ENIGK, K. (1948): Die Wirkung neuartiger Insektizide auf Milben. Dtsch. Tierärztl. Wschr. 55, 40-43, 51-56, 98. — ENIGK, K. (1956): Zur Biologie und Bekämpfung der Räudemilben der Haustiere. Hemera Zoa 63, 79-84. — GÖTZE, R. (1933): Die Behandlung der Rinderräude mit Derriswaschmitteln. Berl. Tierärztl. Wschr. 49, 789-792. — HEIDRICH, H. J. (1955): Zum Problem der Therapie der Rinderräude. Berl. Münch. Tierärztl. Wschr. 67, 308-311. — HERING (1845): Die Krätzmilbe des Rindviehs. Repert. Tierheilk. 6, 175-178. — HIEPE, TH., & H. SPLITESER (1963): Die Anwendung des Phosphorsäureesters ‚Trichlorphon-Wolfen‘ mit Hilfe des druckluftbetriebenen Sprühverfahrens zur Ektoparasitenbekämpfung in Rinder-, Schweine- und Schafbeständen unter Praxisbedingungen. M.-hefte Vet.-Med. 18, 891-894. — HOHORST, W., & F. BAUER (1958): Alodan, ein neues Insekticid zur Bekämpfung tierischer Ektoparasiten. Dtsch. Tierärztl. Wschr. 65, 93-98. — KUTZER, E. (1966): Zur Wirtsspezifität der Gattung Sarcoptes. Zschr. Parasitenkunde 28, 60-64. — LIEBERT, W. (1928): Rinderräude. Berl. Tierärztl. Wschr. 44, 221-228. — MIETH, K., & K. FRÖMER (1964): Über die Anwendung der Phosphorsäureester bei der Räudebekämpfung der Rinder. M.-hefte Vet.-Med. 19, 601-603. — MONLUX, W. S., E. S. RAUN, S. J. DIESCH & J. A. HUNT (1961): Foot rot and a mucosal-type disease caused by chorioptes bovis. J. Amer. Vet. Med. Ass. 138, 379-381. — ORLOW, P. W. (1956): Die Bekämpfung der Rinderräude (Psoroptes); (russisch). Veterinarija 33:3, 45-50. — PADE, J. (1953): Versuche zur Behandlung der Sarkoptesräude des Rindes mit Esso-Viehschutz und Jakutin-Waschmittel. Diss., Hannover. — PULLIN, J. W. (1958): Preliminary observations on the incidence, effect and control of chorioptic mange in dairy cattle. Canad. J. Comp. Med. Vet. Sci. 20, 107-115. — REMY, F. (1947): Die Wirksamkeit von DDT-Präparaten bei der Räude der Haustiere. Diss., Hannover. — ROSENBERGER, G. (1956): Die Anwendung des Phosphorsäureesterpräparates ‚Neguvon-Bayer‘ gegen die Ektoparasiten des Rindes. Dtsch. Tierärztl. Wschr. 63, 429-431. — SCHOTT, G. (1958): Auftreten, Verbreitung und Bekämpfung der Räude in Westberliner Rinderbeständen. Diss., FU Berlin. — SWEATMAN, G. K. (1956): Seasonal variations in the sites of infestation of Chorioptes bovis, a parasitic mite of cattle, with observations on the associated dermatitis. Canad. J. Comp. Med. Vet. Sci. 20, 321-336. — SWEATMAN, G. K., & J. W. PULLIN (1958): Toxicity of lindane and other acaricides to the eggs of the mange mite Chorioptes bovis. Canad. J. Comp. Med. Vet. Sci. 22, 409-415. — ZÜRN, F. A. (1877): Über Milben, welche Hautkrankheiten bei Haustieren hervorrufen. Farny und Frisch, Wien.

Haarbalgmilbenräude (Demodikose)

Wesen: Diese als besondere Räudeform aufzufassende Hauterkrankung besteht in einer ansteckenden und chronisch verlaufenden, multiplen Haarbalgentzündung (Follikulitis), die durch wirtsspezifische Haarbalgmilben der Art *Demodex bovis* hervorgerufen wird.

Geschichte: Die Haarbalgmilben wurden bei Rindern zuerst von GROS (1845) entdeckt und 1878 von FAXON auch in Rinderblößen festgestellt. Eine eingehendere Beschreibung der Parasiten erfolgte durch STILES (1892).

Vorkommen: Das in allen Erdteilen auftretende Leiden besitzt in subtropischen und tropischen Gebieten besonders starke Verbreitung (bis 80 % der Rinderbestände infiziert); auch in Nordamerika und Kanada ist ein großer Teil (30 bis 40 %) der Rinder betroffen. In Europa konnte die Demodikose in der Sowjetunion, Ungarn und Schweden häufiger festgestellt werden; nach WETZEL sind in Süddeutschland 25 % und in Norddeutschland 1,5 % der Rinderbestände befallen. SCHULZ und Mitarbeiter (1968) fanden in einem Kreis Mitteldeutschlands 9,8 % der Rinder mit Demodexmilben infiziert.

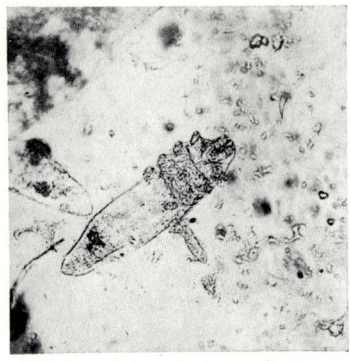

Abb. 516. Demodex - Milbe vom Rind (100-fache Vergrößerung)

Die Demodikose tritt hauptsächlich bei über 3 Jahre alten Rindern auf; Jungrinder erkranken seltener und Kälber nur ausnahmsweise, weil die Entwicklung erkennbarer Hautveränderungen mehrere Monate beansprucht. Die epizootologischen Verhältnisse der Rinderdemodikose sind weitgehend ungeklärt; ungünstige Haltungs- und Fütterungsbedingungen fördern die Ausbreitung der Infektion im Bestand und beim Einzeltier. Ein vermehrtes Auftreten von Demodexknötchen wurde in der warmen Jahreszeit festgestellt.

Bedeutung: Allgemeinzustand und Leistung der Patienten werden durch die Demodikose in der Regel nicht beeinträchtigt; sie verursacht jedoch erhebliche wirtschaftliche Verluste durch Häuteschäden, die größtenteils erst während des Gerbungsprozesses erkennbar werden.

Ursachen und Parasitenbiologie: Die wirtsspezifische Haarbalgmilbe, Demodex bovis, parasitiert kolonieartig in Koriumknötchen, die nur zur Begattung verlassen werden. Während die männlichen Milben anschließend absterben, dringen die befruchteten Weibchen wiederum in Haarfollikel ein, deren Wurzeln und Drüsen sie zerstören, und legen hier die 40 bis 80 μ großen ovalen Eier ab. Innerhalb der Knötchen entwickeln sich dann über Larven- und Nymphenstadien nach mehreren Häutungen die Imagines. Die Gesamtentwicklung dauert 3 bis 4 Wochen, wird aber durch äußere Faktoren wie Temperatur, Feuchtigkeit und Sonneneinstrahlung stark beeinflußt. Die Milben dringen beim Rind weder in die Unterhaut noch in innere Organe ein. Da die Demodexmilben nur eine geringe Beweglichkeit aufweisen, erfolgt die Infektion durch direkten Hautkontakt.

Erscheinungen und Verlauf: Die Demodikose verursacht beim Rind in der Regel keine allgemeinen Krankheitserscheinungen und keinen Juckreiz; bei stark befallenen Jungrindern soll aber ein akutes Krankheitsstadium mit Fieber und Mattigkeit vorkommen. Die Hautveränderungen bestehen zuerst aus einzelnen Papeln mit hirsekorn- bis linsengroßen Schuppen, in deren Zentrum sich ein Haar befindet. In älteren Krankheitsfällen werden stecknadelkopf- bis haselnußgroße Knötchen angetroffen, aus denen sich auf Druck oder beim Anschneiden gelblich-gelatinöser, zuweilen auch eitrig-schmieriger Inhalt entleert. Im Bereich des Demodexknötchens sind die Haare gesträubt; sie fallen aber nur vereinzelt aus, so daß nur ausnahmsweise größere haarlose Stellen entstehen. Bei bakterieller Sekundärinfektion können bis zu taubeneigroße Knoten auftreten (Haarbalgentzündung, S. 14).

Die Hautveränderungen bestehen aus einzelnen oder hunderten bis tausenden von Knötchen, die den ganzen Körper bedecken können; besonders häufig wird jedoch die Haut im Bereich von Schulter, Unterbrust, Unterarm und Hals befallen. Die Krankheit verläuft ausgesprochen chronisch und kann viele Monate oder mehrere Jahre bestehen bleiben, ehe Spontanheilung einsetzt. Eine lokale oder allgemeine Sensibilisierung gegen das Haarbalgmilbenantigen konnte nicht nachgewiesen werden.

TAFEL 21

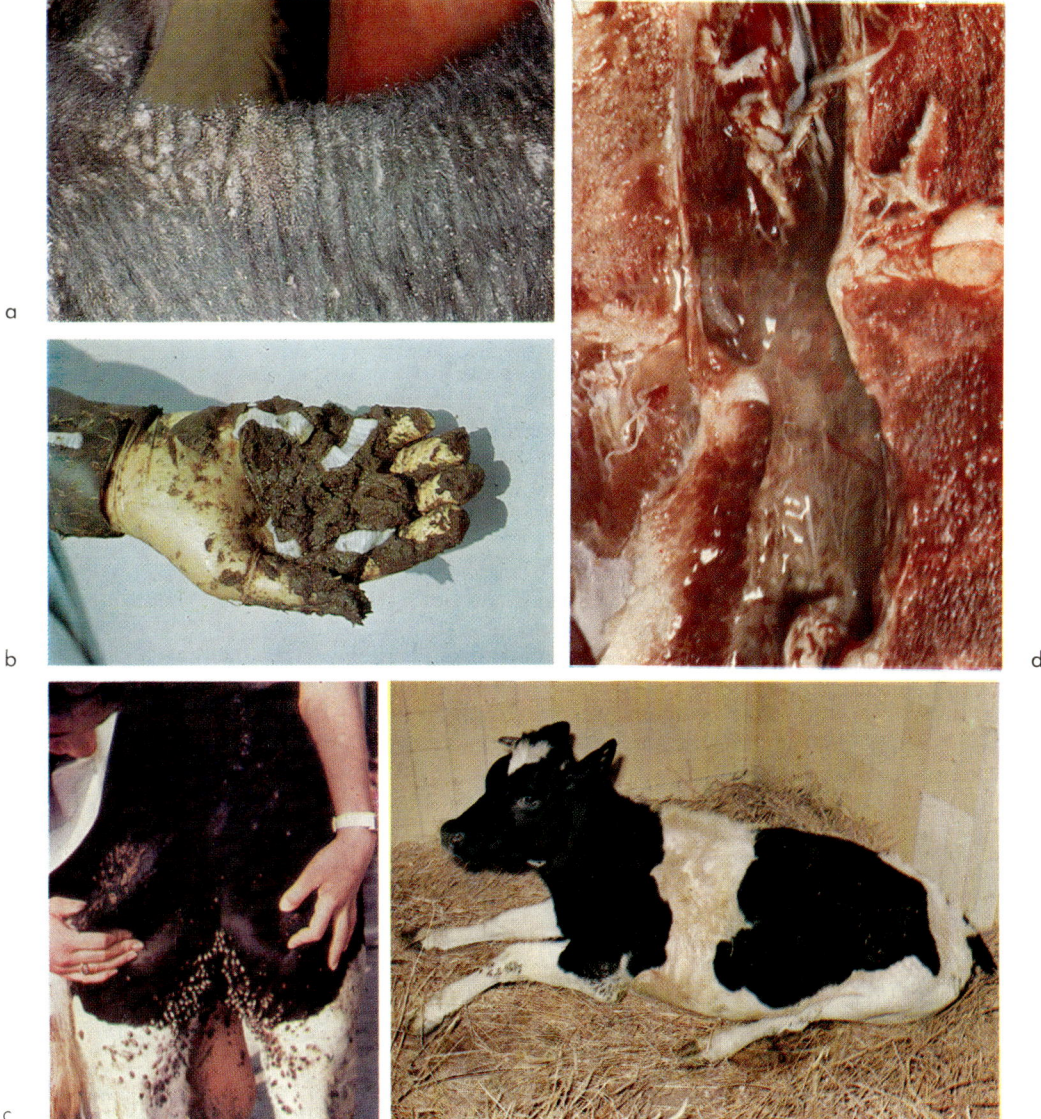

a. Zahlreiche Nissen im Nackenhaarkleid eines stark von Läusen befallenen Jungrindes (S. 965)
b. Frisch entnommene Kotprobe eines bandwurmtragenden Rindes (S. 952)
c. Hochgradiger Zeckenbefall in der Linguinalgegend bei einem Jungbullen (S. 961; *Farbenfabriken Bayer*)
d. Wirbelkanal des Patienten von Abbildung e mit einer Dassellarve (Mitte links) und blutig-sulzigen Veränderungen im Extraduralraum (S. 975)
e. Festliegendes Jungrind mit Rückenmarkslähmung durch abgetötete Wanderlarven der großen Dasselfliege (Hypoderma bovis) nach Behandlung mit einem systemisch wirkenden Phosphorsäureester während des Winters (S. 975, 1192)

Übersicht 31.

Die wichtigsten beim Rind vorkommenden Zeckenarten

Zeckenart	durch diese Zeckenart übertragene oder verursachte Rinderkrankheiten	Vorkommen
einwirtige Schildzecken (Ixodidae):		
Boophilus microplus	Babesiosen, Anaplasmose	Afrika, Australien, Asien, Mittel- und Südamerika
B. decoloratus und B. annulatus	Babesiosen, Anaplasmose und Spirochätose	Afrika, Südamerika
B. calcaratus	Babesiosen, Theileriosen	Asien, Südeuropa
Dermacentor albipinctus	Anaplasmose	Nordamerika
zweiwirtige Schildzecken:		
Hyalomma aegypticum und H. marginatum	Theileriosen und Rickettsiosen	Afrika, Asien und Südeuropa
H. transiens	Schwitzkrankheit	Afrika
Rhipicephalus evertsi	Babesiosen, Theileriosen	Afrika, Florida
R. bursa	Babesiosen, Anaplasmose	Afrika, Südeuropa
dreiwirtige Schildzecken:		
Amblyomma americanum und A. maculatum	Zeckenparalyse, Q-Fieber	Amerika
A. hebraeum	Rickettsiose	Afrika
Dermacentor andersoni und D. variabilis	Anaplasmose, Q-Fieber und Zeckenparalyse	Nord- und Mittelamerika
Haemaphysalis cinnabarina punctata	Babesiosen, Anaplasmose und Q-Fieber	Asien, Afrika, Europa (auch Deutschland)
Hyalomma mauritanicum	Theileriosen	Afrika
Ixodes pilosus und I. rubicundus	Zeckenparalyse	Südafrika
I. scapularis	Zeckenparalyse, Anaplasmose	Nordamerika
I. ricinus	Babesiosen, Anaplasmose, 'louping ill', Zeckenfieber	gemäßigte Zonen (auch Deutschland)
Rhipicephalus appendiculatus, Rh. capensis und Rh. sanguineus	Babesiosen, Theileriosen, Rickettsiose, 'louping ill'	Afrika, Südeuropa
Lederzecken (Argasidae):		
Otobius megnini	Gehörgangs- und Mittelohrentzündungen	Afrika, Nordamerika
Ornithodorus moubata und O. savignyi	Q-Fieber, Spirochätose	Afrika

Vorkommen und Bedeutung: Die Biotope der verschiedenen Zeckenarten sind streng an bestimmte klimatische (Temperatur, Feuchtigkeit) und geographische (Boden, Vegetation) Bedingungen gebunden, so daß in allen fünf Erdteilen begrenzte Zeckengebiete mit wechselndem Artenreichtum vorhanden sind. Die Zeckenhäufigkeit nimmt dabei von den Tropen zu den gemäßigten Zonen hin stark ab; sie ist auch in Trockengebieten gering. In Deutschland kommen nur wenige Arten vor (siehe Übersicht 31). Der Zeckenbefall wird fast ausschließlich während des Weideganges erworben, wobei unkultivierte, mit Gebüsch und Bäumen bewachsene oder an Waldrändern gelegene Weiden ein für Zecken besonders günstiges Milieu darstellen. Im gemäßigten Klima treten diese Parasiten nur während denjenigen Jahreszeiten in Erscheinung, die ihnen genügend Wärme und Feuchtigkeit bieten (in Deutschland hauptsächlich im Frühjahr und Spätsommer).

In weiten Gebieten der Tropen und Subtropen stellt die Zeckenplage eine der schwersten Geißeln der Rinderzucht dar. Die großen Verluste entstehen in erster Linie durch die Übertragung von verschiedenen, häufig tödlich verlaufenden Krankheiten, wie der Babesiosen (S. 893), Theileriosen (S. 897), Anaplasmosen (S. 888), Rickettsiosen (S. 883) und Spirochätosen (S. 880). Darüber hinaus werden auch verschiedene Bakterien (Pasteurellen, S. 730; Brucellen, S. 778; Listerien, S. 826) und Erreger von Virusinfektionen ('louping ill', S. 812) durch Zecken übertragen. Einzelne Zeckenarten können bei starkem Befall durch ihre toxischen Speicheldrüsensekrete selbst Krankheiten (Schwitzkrankheit, Zeckenparalyse, S. 1295) verursachen. Außerdem entstehen bei Befall mit hunderten oder tausenden von Zecken durch deren Saugakt erhebliche Blutverluste mit entsprechenden Leistungseinbußen (Wachstumsverzögerung, Abmagerung, Milchrückgang) sowie Hautschädigungen, welche Infektionspforten für bakterielle Erreger oder Fliegenmaden (Myiasis, S. 973) darstellen und bleibende Lederdefekte zur Folge haben.

Die Empfänglichkeit der verschiedenen Rinderrassen für Zecken weist gewisse Unterschiede auf; so werden Zebus und deren Kreuzungen sowie primitive Landrassen und kurzhaarige Rinder (zum Beispiel Jerseys) bei gleicher Exposition schwächer befallen als Rinder anderer Rassen. Bei Einzeltieren wird außerdem eine ausgeprägte angeborene (vererbbare) und eine auf Hypersensibilisierung beruhende erworbene Zeckenresistenz beobachtet.

Ursachen und Parasitenbiologie: Von den zahlreichen beim Rind parasitierenden Zeckenarten sind in Übersicht 31 nur die wichtigsten aufgeführt worden. Zecken sind temporäre, zu den Milben gehörende Parasiten, die sich durch besondere Größe (bis zu 25 mm) auszeichnen. Die Schildzecken (Ixodidae) saugen in jedem Entwicklungsstadium (Larve, Nymphe, Imago) 3 bis 8 Tage lang, wobei eine beträchtliche Blutmenge aufgenommen werden kann (etwa 0,5 bis 2,0 ml je Zeckenweibchen). Nach dem Abfallen vom Wirtstier werden am Boden mehrere tausend Eier abgelegt. Danach stirbt das Zeckenweibchen. Die nach einigen Wochen schlüpfenden sechsbeinigen Zeckenlarven wandern bei ihrer hauptsächlich durch Licht-, Geruchs- und Erschütterungsreize gelenkten Wirtssuche meist vertikal auf Pflanzen und erreichen so das vorbeistreifende Wirtstier. Die Larven der einwirtigen Zeckenarten befallen von vornherein Rinder, auf denen dann ihre gesamte weitere Entwicklung bis zur reifen Imago vor sich geht; die Larven der zwei- und dreiwirtigen Zecken parasitieren dagegen zunächst häufig auf kleinen Wirbeltieren (Reptilien, Vögel, Mäuse) und befallen erst als Nymphen oder Imagines auch Rinder. Bei den zweiwirtigen Zecken fallen die Larven, bei den dreiwirtigen auch die Nymphen nach dem Saugakt zu Boden und häuten sich hier zum folgenden Entwicklungsstadium, ehe sie einen neuen Wirt aufsuchen. Die Begattung der Zeckenweibchen findet in der Regel während des Saugens am Rind statt. Die Gesamtentwicklungsdauer ist bei einwirtigen Zecken sehr viel kürzer (10 Wochen) als bei mehrwirtigen, deren Entwicklung durch die 2- oder 3malige Wirtssuche oder, während des Aufenthaltes am Erdboden, auch durch ungünstige Witterungsverhältnisse (Trocken- oder Kälteperioden) wochen- oder monatelang unterbrochen werden kann. Die Entwicklung des einheimischen Holzbockes (Ixodes ricinus) dauert daher in unseren Breiten meist 3 Jahre. Die Biologie der Lederzecken weist insofern einige Abweichungen auf, als die Weibchen wiederholt für 1 bis 2 Stunden Blut saugen und sich ihre Eiablage über längere Zeit erstreckt. Bei der Ohrenzecke, Otobius megnini, parasitieren nur die Larven und Nymphen.

Erscheinungen und Erkennung: Bei starkem Zeckenbefall lassen sich die durch den Saugakt hervorgerufenen Schadwirkungen häufig nicht sicher von den durch Übertragung von Krankheitserregern oder durch Zeckentoxine ausgelösten Krankheitserscheinungen abgrenzen. Beim Blutsaugen gelangt das Hypostom der Zecke bis in die Subkutis, wobei das umliegende Gewebe verdaut und kleine Blutgefäße eröffnet werden. Diese am lebenden Tier als hirsekorngroße Knötchen fühlbaren Bißverletzungen werden nach dem Gerben der Haut als haarfeine Löcher im Leder sichtbar. Der Blutverlust ist bei Befall mit zahlreichen Zecken oft erheblich (mehrere 100 ml täglich) und kann Blutarmut, Entwicklungsverzögerung, Gewichtsverluste (in Zeckengebieten durchschnittlich 25 bis 30 kg pro Rind und Jahr) sowie Milchrückgang zur Folge haben. Die Zecken befallen bevorzugt die Haut am Kopf (Horngrund und Ohrmuscheln), Hals und Triel sowie die dünnhäutigen Körpergegenden (Achsel, Unterbauch, Schenkelinnenflächen, Euter, Perineum; Taf. 21 c). Bei langhaarigen Rindern sind die Zecken kaum sichtbar und lassen sich deshalb nur durch sorgfältiges Abtasten der genannten Hautbezirke feststellen.

Auf Rinderweiden gelingt der Zeckennachweis mit Fangtüchern, denen nach vorherigem Auflegen auf ein Rind dessen typischer Geruch anhaftet; sie werden dann über den Erdboden des verdächtigen Geländes geschleppt, wobei sich etwa vorhandene Zecken an ihnen festsetzen.

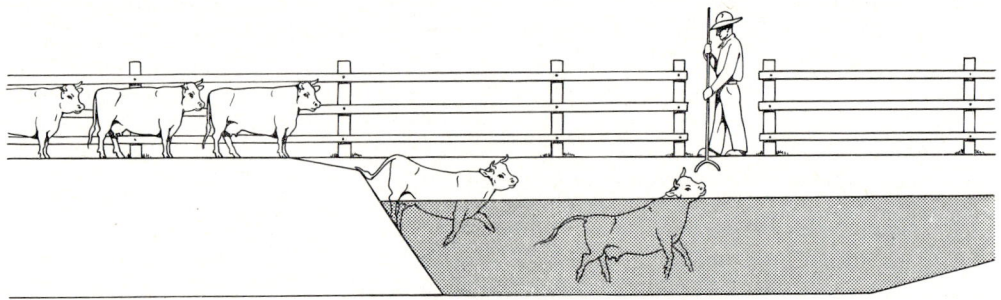

Abb. 517. Durchtreiben von Rindern durch ein Zeckenbad („Dip")

Bekämpfung: Die regelmäßige Behandlung der Weiderinder mit zeckentötenden Mitteln (siehe Übersicht 32) bildet in großen tropischen und subtropischen Gebieten die unabdingbare Voraussetzung für eine wirtschaftliche Rinderhaltung. Die Zeckenbekämpfung begann 1889 in Australien mit der Einführung der Arsenzeckenbäder (0,14- bis 0,2%iges Natriumarsenit); sie wurden fast 50 Jahre ausschließlich benutzt, bis die Arsenresistenz einiger Zeckenstämme zur Anwendung der teureren und weniger stabilen Insektizide auf Kohlenwasserstoffbasis zwang. Seitdem besteht ein Wettlauf zwischen der immer schneller auftretenden Insektizidresistenz einzelner Zeckenstämme und der Entwicklung neuer und wirksamerer Verbindungen; dabei werden seit 1960 in zunehmendem Maße Phosphorsäureester in stationären Sprüheinrichtungen eingesetzt. Die Herdenbehandlung wird je nach den vorkommenden Zeckenarten und der Befallsstärke in 1- bis 3wöchigen oder längeren Intervallen durchgeführt. Viele Länder haben besondere Vorschriften zum Schutz zeckenfreier Gebiete erlassen, die für einzuführende Rinder Zeckenbäder in bestimmten Zeitabständen vorsehen.

Eine Sanierung der Zeckengebiete kann aber durch Behandeln der Rinder mit Akariziden in der Regel nicht erreicht werden, da diese Parasiten auch andere, meist wildlebende Wirtstiere befallen und außerdem ohne Nahrungsaufnahme lange Zeit überleben können. Eine Freilandbekämpfung der Zecken mit Insektiziden ist wegen der hohen Kosten und der weitgehenden Vernichtung der übrigen Fauna kaum zu empfehlen, so daß von einer planmäßigen Weidekultivierung (Entfernung allen Strauch- und Buschwerks, Neueinsaat, vorübergehende Nutzung als Ackerland) noch die besten Erfolge zu erwarten sind.

SCHRIFTTUM

Arthur, R. (1962): Ticks and disease. J. South African Vet. Med. Ass. *33*, 261-262. — Babos, S. (1965): Die Zeckenfauna Mitteleuropas. Verlag Akad. Kiado, Budapest. — Baker, J. A. F., & R. D. Shaw (1965): Toxaphene and lindane resistance in Rhipicephalus appendiculatus, the brown ear tick of Equatorial and Southern Africa. J. South African Vet. Med. Ass. *36*, 321-330. — Baker, M. K., & F. B. W. Ducasse (1967): Tick infestation of livestock in Natal. J. South African Vet. Med. Ass. *38*, 447-453. — Barnett, S. F. (1961): The control of ticks on livestock. FAO Agric. Studies *54*, 1-115. — Bekker, P. M. (1959): Dipstof en dipping,'n oorsig oor die aard en gebruik van dipstof vir die bestryding van bosluise op beeste, vir die tydperk 1889 tot 1959 in Suid-Afrika. J. South African Vet. Med. Ass. *30*, 353-380. — Buxtorf, A. (1957): Entwicklungen und Tendenzen in der Bekämpfung von Ektoparasiten bei Haustieren. Schweizer Arch. Tierheilk. *99*, 568-575. — Chaudhuri, R. P. (1962): Field tests with some newer insecticides for the control of the one-host cattle tick Boophilus microplus. Indian Vet. J. *39*,

420-428. — ENIGK, K. (1953): Zur Biologie der Zecken. Dtsch. Entomologentag, Hamburg, S. 96-102. — EUZÉBY, J.-A. (1957): Les espèces françaises d'ixodoidea et leur importance pathogène. Bull. Office Int. Epizoot. *47*, 601-609. — FIEDLER, O. G. H. (1958): Die Bekämpfung der Rinderzecken in Südafrika. Vet.-Med. Nachr. *1958*, 133-141. —HADANI, A., & I. TSUR-TCHERNOMORETZ (1960): Studies on ticks and attempts at their control in a beef herd. Refuah Vet. *17*, 51-47. — LEGG, J. (1956): Insecticides in the control of cattle tick infestation. Austral. Vet. J. *32*, 194-198. — LITTLE, D. A. (1963): The effect of cattle tick infestation on the growth rate of cattle. Austral. Vet. J. *39*, 6-10. — MAČIČKA, O., & B. ROSICKY (1956): Über die Lokalisation angesaugter Zecken an weidenden Haustieren (tschechisch). Vet. Časopis *5*, 111-122. — NEITZ, W. O. (1956): A consolidation of our knowledge of the transmission of tick-borne diseases. Onderstepoort J. Vet. Res. *27*, 115-163. — NEWTON, L. G. (1967): Acaricide resistance and cattle tick control. Austral. Vet. J. *43*, 389-399. — NORRIS, K. R. (1956): Commonwealth scientific and industrial research organization—research on cattle tick. Austral. Vet. J. *32*, 177-203. — RENSBURG, S. J. VAN (1959): Haematological investigations into the rhipicephaline tick toxicosis syndrome. J. South African. Vet. Med. Ass. *30*, 75-95. — RIEK, R. F. (1956): Factors influencing the susceptibility of cattle to tick infestation. Austral. Vet. J. *32*, 204-209. — RIEK, R. F. (1965): The cattle tick and tick fever. Austral. Vet. J. *41*, 211-216. — SEIFERT, H. (1959): Bekämpfung der Ekto- und Endoparasiten bei Rindern und Schafen in Peru. Vet.-Med. Nachr. *1959*, 118-135. — THOMAS, A. D. (1962): Ticks, their habits and behaviour in nature. J. South African Vet. Med. Ass. *33*, 163-179.

Läusebefall (Pedikulose, Phthiriose)

Wesen: Die im Haarkleid von Rindern vorkommenden blutsaugenden Läuse (Anoplura) rufen bei Massenbefall starken Juckreiz, Haarausfall und Blutarmut hervor.

Vorkommen und Bedeutung: Die in allen Erdteilen vorkommenden Rinderläuse werden vorzugsweise bei Tieren langhaariger Rassen (Herefords, Schwarzbunte) und in gemäßigten Klimazonen während der kalten Jahreszeit angetroffen. Das Fehlen des Läusebefalls in Wärmegebieten und der schnelle Rückgang der Läusebesiedlung bei Rindern während des sommerlichen Weideganges wird darauf zurückgeführt, daß die bei Sonneneinstrahlung an der Hautoberfläche auftretenden hohen Temperaturen von den Parasiten nicht vertragen werden. Ausbreitung und Stärke des Läusebefalls werden dagegen durch ungünstige Fütterungs- und Haltungsbedingungen (mangelhafte oder einseitige Ernährung, fehlende Hautpflege, Laufstall- und Großherdenhaltung) sowie durch die besondere Empfänglichkeit einzelner Tiere („Läuseträger") gefördert.

Eine stärkere Verlausung kommt daher besonders in Jung- und Mastrinderherden bei Laufstall- und Auslaufhaltung häufiger vor. Wirtschaftliche Verluste entstehen bei stärker befallenen Rindern hauptsächlich durch den unter Umständen erheblichen Leistungsrückgang (geringere Gewichtszunahme oder Milchmenge) und durch Häuteschäden (stichartige Lederdefekte infolge Infiltration epidermaler papillärer Schichten); die Bedeutung der Rinderläuse für die Übertragung von Krankheitserregern (zum Beispiel Trichophytonsporen) oder als selbständige Erkrankungsursache ist dagegen nur gering. Für die USA werden die jährlich durch Rinderläuse verursachten Schäden mit 20 bis 30 Millionen Dollar angegeben.

Ursachen und Parasitenbiologie: Die zu den Insekten (Hexapoda) gehörenden, 2 bis 4 mm großen blutsaugenden Läuse leben als streng wirtsspezifische, permanent-stationäre Ektoparasiten im Haarkleid. In Europa kommen beim Rind folgende Arten vor:

Haematopinus eurysternus,	die kurzköpfige Rinderlaus,
Linognathus vituli,	die langköpfige Rinderlaus, und
Solenopotes capillatus,	die kleine Rinderlaus.

In den USA wurden außerdem *Haematopinus quadripertusis* und *H. tuberculatus* festgestellt.

Die tonnenförmigen, 0,5 bis 1 mm großen gedeckelten Läuseeier (Nissen) werden einzeln an die Haare der Wirtstiere angeklebt. Die aus ihnen nach 1 bis 2 Wochen ausschlüpfenden und gleichfalls blutsaugenden Larven ähneln in ihrer Gestalt bereits weitgehend den Imagines; sie werden nach 3 Häutungen geschlechtsreif. Die Gesamtentwicklung dauert 25 bis 30 Tage, so daß sich die Läuse bei günstigen Lebensbedingungen schon in kurzer Zeit sehr stark vermehren können. Ohne Wirtstier sterben sie dagegen innerhalb 1 Woche ab. Die Übertragung von Rind zu Rind erfolgt hauptsächlich durch Kontakt und nur selten durch Zwischenträger (Putzzeug) oder infizierte Stallungen.

Erscheinungen und Verlauf: Schwacher Läusebefall, der an geschützten Körperstellen (Achsel, Triel, Zwischenschenkelspalt) hauptsächlich bei gut genährten Tieren und während des Weideganges vorkommt, verursacht keine klinischen Symptome. Das Haarkleid stärker verlauster Rinder erscheint dagegen struppig, stumpf und verklebt, ihre Haut schuppig. Lieblingssitze der Läuse sind Nacken- und Widerristgegend. Starker Befall kann durch das Umherwandern und Blutsaugen der Parasiten auf der Haut ausgeprägten Juckreiz verursachen, der allgemeine Unruhe und häufiges Lecken, Kratzen mit Hörnern und Hintergliedmaßen oder Scheuern einzelner Körperteile zur Folge hat; hierdurch werden nicht selten Stall, Tränke- und Fütterungseinrichtungen oder Einzäunungen beschädigt. Bei länger bestehendem Juckreiz treten an leicht zugänglichen Hautstellen häufig Entzündungen (Leckekzem, Scheuerdermatitis; S. 23) und infolge Abbrechens oder Ausfallens der Haare kahle Hautbezirke auf (S. 10). Der Massenbefall mit Läusen (vor allem aber mit Haematopinus eurysternus) kann zuweilen erhebliche Blutverluste verursachen, so daß bei schlecht genährten Rindern anämische Erscheinungen (S. 125), mitunter sogar Todesfälle auftreten.

Erkennung und Unterscheidung: Bei geringgradiger Verlausung und in Verdachtsfällen werden die bevorzugt besiedelten Hautstellen nach dem Auseinanderscheiteln der Haare bei guter Beleuchtung auf das Vorkommen der mit unbewaffnetem Auge erkennbaren Parasiten sorgfältig abgesucht (Taf. 21 a). Ein Büschel der mit Parasiten und deren als weiße Pünktchen erscheinenden Eiern besetzten Haare wird ausgezogen oder abgeschnitten und auf weißer Unterlage mit dem bloßen Auge oder bei Lupenvergrößerung näher untersucht; dabei können die einige Millimeter großen, grauen bis graublauen, lebhaft auf den Haaren umherkrabbelnden Läuse leicht erkannt werden. Die Unterscheidung von den kleineren, gelbbräunlichen Haarlingen (S. 967) gelingt aufgrund der besonderen Kopfform; außerdem ist der Thorax bei allen Rinderläusen breiter als der Kopf.

Räude (S. 956) und Hautpilzinfektionen (Trichophytie, S. 707) kommen nicht selten gleichzeitig mit Läusebefall vor, lassen sich aber aufgrund der typischen Hautveränderungen in der Regel klinisch abgrenzen. Differentialdiagnostisch sind außerdem alle mit Haarausfall (S. 10) einhergehenden Erkrankungen zu berücksichtigen.

Bekämpfung: Die Vernichtung der beim Rind vorkommenden Läusearten und deren Larven gelingt durch Waschen oder Einsprühen mit allen gebräuchlichen Insektiziden (siehe Übersicht 32); das bei niedrigen Umgebungstemperaturen angezeigte Einpudern sowie die arbeitssparende Aufgießbehandlung („pour on") mit systemisch wirkenden Phosphorsäureesterpräparaten oder die Aufstellung von insektizidbeschickten Scheuerpfählen („back rubber") wirken zwar weniger zuverlässig, sind aber häufig ausreichend. Da die Läuseeier dabei nicht oder nicht vollständig abgetötet werden, muß die Behandlung in der Regel nach 2 bis 3 Wochen wiederholt werden. Alljährlich während der winterlichen Stallhaltungsperiode erneut befallene Rinderbestände werden am zweckmäßigsten bereits kurz nach der Aufstallung behandelt, ehe die Massenvermehrung der Läuse eingesetzt hat.

Die Tilgung des Läusebefalls innerhalb betroffener Bestände kann nur erreicht werden, wenn alle Rinder in zweiwöchigen Abständen einer 2- bis 3maligen Ganzkörperbehandlung (Bad, Waschung oder Spray) mit einem gut wirksamen Insektizid unterzogen werden und eine gleichzeitige Entwesung des Stalles sowie aller Gerätschaften erfolgt. Zur Verhütung der Neueinschleppung von Läusen müssen alle hinzukommenden Rinder vor ihrer Einstellung der gleichen Insektizidbehandlung unterworfen werden.

SCHRIFTTUM

ANTHONY, D. W., L. O. MOTT & G. D. MILLS (1963): Cattle lice eradication studies; a 3-year evaluation. J. Amer. Vet. Med. Ass. *142*, 130-132. — BENOIT, R. (1954): Lésions constatées sur des cuirs de veaux. Schweizer Arch. Tierheilk. *96*, 232-244. — BUSSIÉRAS, J. (1966): Existence en France de cas de phtiriose bovine à Solenopotes capillatus. Rev. Méd. Vét. *29*, 209-212. — COLLINS, R. C., & L. W.

DEWHIRST (1965): Some effects of the sucking louse, Haematopinus eurysternus, on cattle on unsupplemented range. J. Amer. Vet. Med. Ass. 146, 129-134. — GEISELMANN, R. (1957): Waschversuche mit dem Phosphorsäureester ‚Neguvon'-Bayer zur Bekämpfung von Läusen und Haarlingen beim Rind unter besonderer Berücksichtigung der Verträglichkeit. Diss., Hannover. — GLAWISCHNIG, E. (1963): Hochgradiger Läusebefall als Ursache einer traumatischen Stirnhöhlenentzündung bei zwei Zuchtstieren. Wien. Tierärztl. Mschr. 50, 595-598. — HIEPE, TH., & R. RIBBECK (1967): Einsatz von Medikamenten gegen Räude, Läuse und Haarlingsbefall beim Rind. M.-hefte Vet.-Med. 22, 928-931. — JONES, L. D. (1964): Cattle lice and their relation to nutrition; preliminary observations. Cornell Vet. 54, 399-405. — KHAN, M. A. (1964): Recent developments in the control of arthropod parasites of cattle. Canad. Vet. J. 5, 20-29. — KLATT, P. (1966): Untersuchungen mit dem neuen Insektizid ‚Alugan'. Blaue Hefte Tierarzt 1966, 13-18. — LEWIS, L., F. CHRISTENSON & G. W. EDDY (1967): Rearing the long-nosed cattle louse and cattle biting louse on host animals in Oregon. J. Econ. Entomol. 60, 755-757. — MATTHYSSE, J. G., R. F. PENDLETON, A. PADULA & G. R. NIELSEN (1967): Controlling lice and chorioptic mange mites on dairy cattle. J. Econ. Entomol. 60, 1615-1623. — PATNAIK, M. M. (1963): Some observations on the biology and control of Solenopotes capillatus Enderlein 1904, a sucking louse of cattle in Orissa. Indian Vet. J. 40, 33-37. — PETERSON, H. O., I. H. ROBERTS, W. W. BECKLUND & H. E. KEMPER (1953): Anemia in cattle caused by heavy infestations of the blood-sucking louse, Haematopinus eurysternus. J. Amer. Vet. Med. Ass. 122, 373-376. — RICH, G. B. (1966): Pour-on systemic insecticides for the protection of calves from Linognathus vituli. Canad. J. Animal Sci. 46, 125-131. — SHEMANCHUK, J. A., W. O. HAUFE & C. O. M. THOMPSON (1960): Anemia in range cattle heavily infested with the short-nosed sucking louse, Haematopinus eurysternus. Canad. J. Comp. Med. Vet. Sci. 24, 158-161.

Haarlingsbefall (Trichodektose)

Wesen: Die auf der Haut lebenden Rinderhaarlinge (Mallophagen) der Art *Damalinia seu Bovicola bovis* können bei starkem Befall Juckreiz und Haarausfall hervorrufen.

Vorkommen und Bedeutung: Haarlinge kommen beim Rind insbesondere in Europa häufiger vor als Läuse (S. 965); Auftreten und Befallstärke werden jedoch von den gleichen Faktoren bestimmt wie bei den letztgenannten. Der Haarlingsbefall wird durch langes, dichtes Haarkleid und geringe Sonneneinstrahlung gefördert; eine Massenvermehrung des Parasiten wird deshalb vorzugsweise im Winter beobachtet, während die sommerliche Weideperiode nur von wenigen, an geschützten Hautstellen (Hornbasis, Ohren, Schwanz) sitzenden Parasiten überlebt werden kann. Da die Rinderhaarlinge kein Blut saugen, sind Hautirritation und Beunruhigung der Tiere geringer als beim Läusebefall. Die Bedeutung der Haarlinge bleibt daher meist auf das unschöne Aussehen der befallenen Rinder und gewisse Schädigungen der Rinderhäute beschränkt; eine Beeinträchtigung der Leistung tritt dabei nur ausnahmsweise auf.

Ursachen und Parasitenbiologie: Die zu den Insekten (Hexapoda) gehörenden, mit beißend-kauenden Mundwerkzeugen ausgestatteten 1,0 bis 1,5 mm großen Haarlinge ernähren sich von Keratinsubstanzen, wie Hautepithelien, Schuppen und Haarteilen. Beim Rind kommt nur die wirtsspezifische Art Damalinia s. Bovicola bovis vor. Ihre Vermehrung erfolgt teilweise durch Parthenogenese. Von jedem Weibchen werden während der 6wöchigen Lebenszeit nur etwa 30 Eier abgelegt und einzeln oder zu mehreren an die Haare des Wirts geklebt. Die Haarlingsnissen sind verhältnismäßig groß, weiß und gedeckelt. Nach etwa 1 Woche schlüpfen die Larven, die nach 3maliger Häutung zur reifen Imago werden. Die gesamte Entwicklung der Haarlinge dauert 4 bis 5 Wochen, so daß während der Wintermonate zahlreiche Generationen aufeinanderfolgen können; die Vermehrungsrate bleibt jedoch kleiner als bei den Läusen. Die Übertragung von Tier zu Tier erfolgt bei gegenseitigem Kontakt sehr leicht, da die Parasiten sehr beweglich sind. Ohne Wirtstier sterben sie nach wenigen Tagen ab.

Erscheinungen und Erkennung: Die nur bei stärkerem Befall auftretenden Veränderungen des Haarkleides geben den Rindern ein häßliches, ungepflegtes, ‚mottenzerfressenes' Aussehen, doch besteht häufig kein ausgeprägter Juckreiz. Die Haare sind struppig, stumpf, verklebt und mit zahlreichen Hautschuppen übersät. An den Lieblingssitzen der Haarlinge (Hals, Schulter, Rücken und Schwanzansatz) lassen sich die Haare dann leicht in großen Büscheln ausziehen, oder es bestehen hier bereits unregelmäßig begrenzte, haarlose oder spärlich behaarte Hautflächen. Am Rande derartiger Bezirke ausgezogene Haarbüschel sind gewöhnlich dicht mit den als weißliche Punkte gut sichtbaren Haarlingsnissen besetzt. Die auf den Haaren lebhaft beweglichen reifen Parasiten können an ihrem großen und breiten, den Thorax überragenden stumpfen Kopf leicht erkannt werden. Zur besseren Sichtbarmachung der Haarlinge werden die zu untersuchenden Haare am besten gegen eine Lichtquelle gehalten oder auf weißer Unterlage bei guter Beleuchtung mit dem bloßen Auge, nötigenfalls auch bei Lupenvergrößerung betrachtet.

Bekämpfung: Für die Haarlingsbekämpfung eignen sich alle in Übersicht 32 aufgeführten Insektizide. Dabei wird im einzelnen wie beim Läusebefall (S. 966) verfahren.

SCHRIFTTUM

GEISELMANN, R. (1957): Waschversuche mit dem Phosphorsäureester ‚Neguvon'-Bayer zur Bekämpfung von Läusen und Haarlingen beim Rind unter besonderer Berücksichtigung der Verträglichkeit. Diss., Hannover. — HIEPE, TH., & R. RIBBECK (1967): Einsatz von Medikamenten gegen Räude, Läuse und Haarlingsbefall beim Rind. M.-hefte Vet.-Med. 22, 928-931. — ROSENBERGER, G. (1956): Die Anwendung des Phosphorsäureesterpräparates ‚Neguvon'-Bayer gegen die Ektoparasiten des Rindes. Dtsch. Tierärztl. Wschr. 63, 429-431.

Insektenplage (Dipterenbefall)

Wesen: Außer von Läusen und Haarlingen (S. 965 und 967) werden Rinder noch von einer Vielzahl verschiedener Insekten aufgesucht, welche die Tiere durch häufiges Anfliegen und dauerndes Umherlaufen auf der Haut besonders im Bereich der Körperöffnungen (Fliegen, Muscidae) oder durch Stechen und Blutsaugen (Stechmücken, Bremsen, Stechfliegen, Lausfliegen) im Stall sowie auf der Weide stark belästigen und schädigen können und teilweise auch durch Übertragung von Krankheitserregern (Zungenfliegen) oder durch besondere Giftstoffe (Kriebelmücken, S. 1297; Hautflügler, S. 1297) krankmachend wirken. Bei anderen Insektenfamilien (Schmeiß-, Fleisch- und Dasselfliegen) parasitieren die Larven am oder im Rind und verursachen besondere Krankheiten (Fliegenmadenbefall, S. 973; Dassellarvenbefall, S. 975).

Vorkommen und Bedeutung: Insekten sind hauptsächlich bei warmen Temperaturen aktiv und benötigen zur Vermehrung Wasser oder feuchte organische Substanz. Das gehäufte oder massenhafte, zur Plage werdende Auftreten der Insekten beschränkt sich daher meist auf warme Jahreszeiten (Hochsommer) oder Klimazonen sowie die nähere oder weitere Umgebung geeigneter Brutstätten (Gewässer, Wasserlachen, Mist- und Müllplätze, Kothaufen); es wird außerdem auch durch die Lebensgewohnheiten (Tag- oder Nachttiere) der verschiedenen Insektenarten bestimmt.

Im *Stall* werden die Rinder hauptsächlich von Fliegen (Musca domestica = Stubenfliege; Muscina stabulans = Stallfliege; Fannia canicularis, F. scalaris) und Stechfliegen (Stomoxys calcitrans = Wadenstecher) sowie einigen, in Gebäude einfliegende Stechmückenarten (Anopheles maculipennis, Culex pipiens, Theobaldia annulata und Culicoidesarten) belästigt. Diese Insekten sitzen nur während der Nahrungsaufnahme am Tier und halten sich im übrigen an Stallwänden, -decken und anderen Einrichtungsgegenständen auf. Sie folgen den Rindern beim Verlassen der Stallungen nicht. Die gleichen Insektenarten treten zusammen mit typischen Freilandinsekten auch in nicht allzu zugigen Offenställen und in Rinderausläufen auf.

Auf der *Weide* kommen besondere Fliegenarten (Musca autumnalis = Augenfliege; Hydrotaea-Arten) und vor allem Stechfliegen (Haematobia stimulans; Lyperosia irritans = Hornfliege; Stomoxys calcitrans = Wadenstecher) sowie Bremsen (Tabanus bovinus = Rinderbremse; Haematopota pluvialis = Regenbremse; Chrysops caecutiens = Blindbremse) als wichtigste Plagegeister vor. Mit Ausnahme des Wadenstechers und der Bremsen halten sich diese Fliegen dauernd an den Weiderindern auf. Mehr lokale Bedeutung haben Gnitzen (Culicoides nubiculosus, C. pugens), Freilandmücken (Aedes communis, Mansonia- und Psorophora-Arten) und Lausfliegen (Hippobosca equina = Pferdelausfliege; Lipoptena cervi = Hirschlausfliege) sowie in Afrika die Zungenfliegen (Glossinen) und in tropischen Gebieten der Sandfloh (Tunga penetrans).

Die bei Rindern durch Insekten verursachten *wirtschaftlichen Verluste* sind unübersehbar, weil die Schäden sehr häufig, lang anhaltend und vielseitig sein können. Allein durch starke Belästigung und ständige Abwehrbewegungen (Fliegen, Stechfliegen) können Milchleistung und Gewichtszunahme der Rinder um 10 bis 50 % sinken. Massenanflug von Insekten kann das Weiden zu bestimmten Jahreszeiten am Tage unmöglich machen (Dasselfliegen, Kriebelmücken, Bremsen). Weitere Schädigungen entstehen durch besondere, beim Insektenstich in das Wirtstier gelangende Allergene (S. 1297) oder Toxine (S. 1297) sowie durch das Blutsaugen und die Schaffung von Infektionspforten. Besondere Beachtung verdient die Bedeutung der Insekten für die Verbreitung von Infektionserregern, vor allem von Viren (zum Beispiel Maul- und Klauenseuchenvirus, S. 835), Bakterien (Milzbrandbazillen, S. 852; Salmonellen, S. 752; Brucellen, S. 778; Moraxellen, S. 832; C. pyogenes, S. 37, und sonstige Eitererreger), Pilzen (Trichophytonsporen, S. 707) und Protozoen (Trypanosomen, S. 899) sowie Anaplasmen (S. 888) und Metazoen (Gewebewürmer, S. 912; Augenwürmer, S. 935).

Parasitenbiologie: Fast alle der vorstehend angeführten Insekten gehören zur Ordnung der Zweiflügler (Dipteren). Sie besitzen 3 Bein- sowie 2 Flügelpaare und sind mit leckenden, saugenden oder stechenden Mundwerkzeugen ausgerüstet. Bei den meisten Arten saugt nur die weibliche Imago ein- oder mehrmals Blut. Die Vermehrung erfolgt in der Regel durch Ablegen von Eiern, ausnahmsweise aber auch schon von verpuppungsfähigen Larven (Lausfliegen, Zungenfliegen). Die Larvenentwicklung findet im Wasser oder im feuchten organischen Material (bei Musca autumnalis, Lyperosia und Haematobia zum Beispiel im Rinderkot), zuweilen jedoch parasitär am oder im Rind statt (Myiasis, S. 973; Hypodermose, S. 975), wo die gliedmaßenlosen Larven (Maden) günstige Ernährungsbedingungen finden. Nach 3 bis 5 oder mehr Larvenstadien folgt die Puppe, aus welcher die fertige Imago hervorgeht. Die Entwicklungsdauer ist stark temperaturabhängig und bei den einzelnen Arten unterschiedlich.

Erscheinungen: Die Insektenplage hat bei Rindern allgemeine Unruhe und die bekannten Abwehrbewegungen (anhaltendes Schlagen mit Schwanz, Hintergliedmaßen, Kopf oder Ohren, Hautzucken) zur Folge, welche aber meist ohne nennenswerten Erfolg bleiben. Auf der Weide kann starker Insektenbeflug die Rinder zur Unterbrechung der Futteraufnahme und zum Aufsuchen zugiger, schattiger oder dunkler Plätze (Weideschuppen) zwingen oder plötzliche panikartige Flucht mit Durchbrechen von Umzäunungen oder Hineinspringen in Gewässer auslösen (besonders bei Anflug von Kriebelmückenschwärmen oder Dasselfliegen). Vorübergehende insektenstichbedingte Hautveränderungen (Schwellungen, Blutungen) bleiben beim Rind meist unbemerkt; Augenfliegen (Musca autumnalis) können jedoch durch Reizung des Lidrandes ausgeprägten Tränenfluß verursachen. Sandflöhe dringen in die Haut ein und rufen gelegentlich Kronsaum- oder Euterentzündungen hervor.

Bekämpfung: In den letzten 25 Jahren wurden trotz mancher Rückschläge (Resistenzbildung) die wichtigsten Voraussetzungen für eine planmäßige, erfolgreiche und wirtschaftliche Insektenbekämpfung geschaffen, die bei zweckentsprechender Anwendung eine weitgehend schadensfreie Rinderzucht und -haltung möglich machen. Von den sich hier bietenden Möglichkeiten wird allerdings in Deutschland noch wenig Gebrauch gemacht.

Die Bekämpfungsverfahren müssen den Lebensgewohnheiten der zu vernichtenden Insektenarten angepaßt werden. Bei der Auswahl der Insektizide (siehe Übersicht 32) sind außerdem eine etwa bereits bestehende oder nach einigem Gebrauch zu erwartende Resistenzbildung (Fähigkeit selektierter Insektenstämme zu schnellerer Entgiftung des Wirkstoffs) und der Verbleib von Rückständen im Tierkörper zu berücksichtigen.

In *Rinderställen* kommen zur Fliegenbekämpfung das regelmäßige Besprühen der Wände mit möglichst langwirkenden Insektiziden (siehe Übersicht 32) oder das Aufhängen insektizidgetränkter Köderstreifen (Fliegenbänder) zur Anwendung. Gleichzeitig sind auch die stallnahen Fliegenbrutstätten zu beseitigen, abzudecken oder mit Insektiziden zu behandeln.

Übersicht 32.
Anwendung* und wirksame Konzentration der wichtigsten Ektoparasiten-Mittel beim Rind

	Wirkstoff	Anwendung und erforderliche	
		Räudemilben	Zecken
Halogenkohlenwasserstoffe	Dichlordiphenyltrichlor-methylmethan (DDT) (Gesarol, Paral, Neocid),		Bad, Spray (1 bis 5 %ig)
	Hexachlorzyklohexan (HCH) beziehungsweise γ-Isomere (Lindan) (Jakutin, Gammatox)	Bad, Ganzwaschung oder Spray (0,15 bis 0,5 %ig; γ-Isomere)	Bad, Ganzspray (0,03 bis 0,5 %ig; γ-Isomere)
	Toxaphen (Endiotox, Toxapur)	Bad, Ganzwaschung oder Spray (1 %ig)	Bad (0,25 bis 1 %ig)
	Hexachlorbizyklohepten (Alugan)	Ganzwaschung oder Spray (0,5 %ig)	
Phosphorsäureester	Trichlorphon (Chlorophos, Neguvon)	Ganzwaschung oder Spray (1 bis 2 %ig)	Spray (2 %ig) oder oral (80 mg/kg KGW)
	Coumaphos (Asuntol, Co-ral)		Bad, (0,05 bis 0,1 %ig)
	Crufomate (Ruelen)		
	Dioxathion (Delnav)		Spray (0,05 bis 0,15 %ig)
	Malathion (Demeril, Parasitol)		Spray (0,5 bis 0,1 %ig)
	Fenchlorphos (Korlan, Ronnel, Trolen)		
	Fenthion (Tiguvon, Baytex)		
Karbamate	Karbaryl (Sevin)		Spray (0,5 %ig)
	Dimetilan (Snip-Fliegenbänder)		

* Die in den Firmenprospekten enthaltenen Anwendungsvorschriften zum Schutz vor Insektizidrückständen in Milch und Fleisch der behandelten Rinder sind zu beachten und die angegebenen Wartezeiten einzuhalten.

Wirkstoffkonzentration gegen		
Läuse, Haarlinge	Weide- und Stechfliegen, Bremsen, Stechmücken, Lausfliegen	Stallfliegen, Hausmücken
Waschung oder Spray (0,5 %ig)	Ganzkörperspray (0,5 bis 2,5 %ig)	Wandspray (1 bis 2 %ig)
Selbstbehandlung mit 5 %igem Puder oder Öl		
Waschung oder Spray (0,15 %ig) Puder (5 %ig) (γ-Isomere)	Ganzkörperspray (0,05 %ig; γ-Isomere)	
Waschung oder Spray (0,2 bis 0,5 %ig)	Ganzkörperspray (1 %ig)	
Waschung oder Spray (0,1 %ig)		
Waschung oder Spray (0,5 %ig)	Ganzkörperspray (1 %ig)	Wandspray (0,5 bis 1 %ig, 50 ml/m²) oder Köderbänder
Waschung oder Spray (0,25 bis 0,5 %ig) pour-on (25 bis 50 mg/kg KGW)	Ganzkörperspray (0,05 bis 0,25 %ig)	Wandspray (0,5 %ig)
Selbstbehandlung mit 1 %igem Öl oder 5 %igem Puder		
Waschung oder Spray (0,5 %ig) Pour-on (25 bis 50 mg/kg KGW)	Ganzspray (0,5 %ig)	
Spray (0,05 %ig)		
Selbstbehandlung mit 1,5 %igem Öl		
Waschung oder Spray (0,5 %ig) Puder (5 %ig)		Wandspray (2 bis 5 %ig, 2 g/m²)
oral (100 mg/kg KGW)		Wandspray (0,1 bis 1 %ig, 100 ml/m²)
Spray (0,05 bis 0,1 %ig)	Ganzspray (0,1 %ig)	Wandspray (0,1 %ig, 100 ml/m²)
Selbstbehandlung mit 0,5- bis 2 %igem Öl oder 5 %igem Puder		
Waschung oder Spray (0,5 %ig)	Ganzspray (0,5 %ig)	Köderbänder
		Köderbänder (6 %ig)

Von der Möglichkeit, die Insektenbrut im Rinderkot durch Verabreichung von Insektiziden mit dem Futter (zum Beispiel Fenchlorphos 1 bis 5 mg/kg Körpergewicht und Tag) zu vernichten, wird bislang nur in den USA Gebrauch gemacht.

In *Offenställen, Ausläufen* und auf der *Weide* kann eine wirksame Insektenbekämpfung dagegen nur durch gleichzeitige regelmäßige Insektizidbehandlung sämtlicher Rinder erfolgen; dabei muß allerdings mit einer auf nur wenige Tage oder Wochen begrenzten Wirkungsdauer der bisher verfügbaren insektenabwehrenden Mittel (= Repellentien, wie Phthalsäureester, Piperonylbutoxyd, Octylsulfoxyd) und insektiziden Wirkstoffe oder deren Kombinationen gerechnet werden. Die Applikation erfolgt als Ganz- oder Teilbesprühung (Kopf, Rücken, Euter) mit transportablen Rücken-, Karren- oder Motorspritzen; in tropischen Gebieten werden hierzu auch

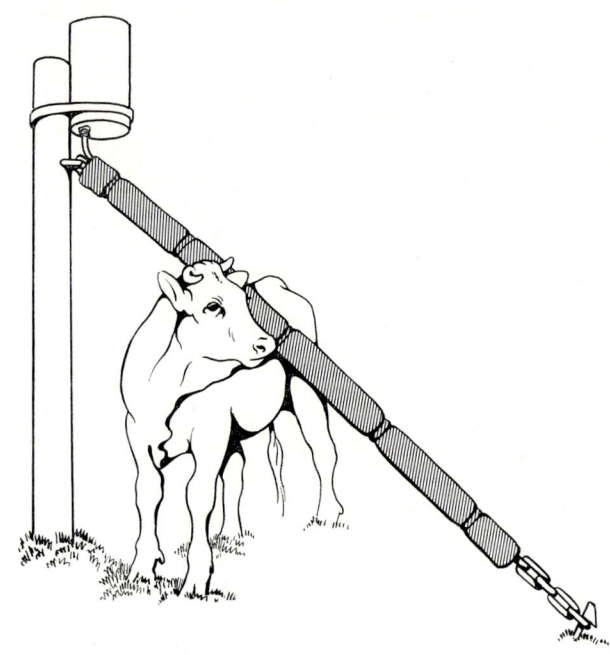

Abb. 518. Mit insektizidgetränktem Tuch umwickelte Scheuerkette (Vorratsbehälter links oben) zur Selbstbehandlung von Rindern gegen Ektoparasitenbefall

stationäre Sprüh- oder Badeanlagen benutzt. Der finanzielle Aufwand für eine jährlich 5- bis 10mal oder noch häufiger zu wiederholende Insektizidbehandlung ist beim Rind jedoch erheblich. Neuerdings haben sich daher für freilaufende Tiere kostensparende Selbstbehandlungsmethoden in Form von Scheuerpfählen, Scheuerketten (back rubber, face rubber, back oiler) oder Puderbeuteln gut bewährt. Diese Einrichtungen müssen von den Rindern selbständig aufgesucht oder auf ihrem Wege zur Tränke, zur Mineralstoff- beziehungsweise Zufutteraufnahme oder zum Melkstand zwangsläufig passiert werden, wobei jeweils automatisch kleinere Insektizidmengen in öliger Lösung oder in Pulverform (siehe Übersicht 32) an den Lieblingssitzen der Insekten (Kopf, Hals oder Rücken) appliziert werden. Rückstandsprobleme treten dabei nicht auf.

In besonders schwer befallenen Schadensgebieten kann auch eine Gewässer- oder Geländebehandlung mit Insektiziden zur Vernichtung bestimmter Insektenarten (Stechmücken, Glossinen) notwendig und nützlich sein; sie sollte jedoch Spezialisten vorbehalten bleiben.

SCHRIFTTUM

AEHNELT, E. (1955): Zur Vorbeuge der Pyogenes-Mastitis bei Weiderindern mit Kontaktinsektiziden. Dtsch. Tierärztl. Wschr. 62, 493-498. — ALLEN, A. D. (1966): Selbstbehandlung zur Kontrolle der kleinen Stech- oder Hornfliege an Rindern. Vet.-Med. Nachr. 1966, 210-219. — ANTHONY, D. W. (1961): Toxicity to face fly and house fly larvae of feces from insecticidefed cattle. J. Econ. Entomol. 54, 406-408. — CHENG, T. H., & E. M. KESLER (1961): A three-year study on the effect of fly control on milk production by selected and randomized dairy herds. J. Econ. Entomol. 54, 751-757. — Cox, D. D., A. D. ALLEN & M. T. MULLEE (1967): Ein Überblick über die pharmakologischen Eigenschaften des Tiguvon für die Anwendung beim Rind. Vet.-Med. Nachr. 1967, 293-302. — CUTKOMP, L. K., & A. K. HARVEY (1958): The weight responses of beef cattle in relation to control of horn and stable flies. J. Econ. Entomol. 51, 72-75. — DU TOIT, R. M. (1959): The eradication of the Tsetse fly (Glossina pallidipes) from Zululand, Union of South Africa. Adv. Vet. Sci. *5*, 227-240. — ENDZIN, A. K. (1964): Die Anwendung von Chlorophos zur Fliegenbekämpfung (russisch). Veterinarija *41:9*, 100-102. — ENIGK, K. (1949): Zecken- und Fliegenbekämpfung bei Weiderindern. Zschr. Tropenmed. *1*, 280-287. — FINELLE, P. (1964): Lutte contre les glossines en République Centrafricaine. Rev. Elevage Vét. Pays Trop. *17*, 555-565. — GRANETT, PH., & E. J. HANSENS (1957): Further observations on the effect of biting fly control on milk production in cattle. J. Econ. Entomol. *50*, 332-336. — HARGETT, L. T., & E. C. TURNER JR. (1958): Horn fly control by the use of insecticidal dusts in self-applicating devices. J. Econ. Entomol. *51*, 795-798. — HARVEY, T. L., & J. R. BRETHOUR (1960): Feed additives for control of house fly larvae in livestock feces. J. Econ. Entomol. *53*, 774-776. — HIDIROGLOU, M., & R. PREVOST (1959): Essais de lutte contre les tabanidés en Guyane Française. Rec. Méd. Vét. *135*, 635-650. — KEAYS, J. W. (1963): Practical ectoparasite control in large and small animals. Vet. Med. *58*, 641-650. — KNIPLING, E. F., & W. C. MCDUFFIE (1956): Flies that affect livestock. Yearb. Agric. *1956*, 166-162. — KOVÁCZ, E. (1966): Fliegenbekämpfung in Rinderställen mit besonderer Berücksichtigung der Resistenz. M.-hefte Vet.-Med. *21*, 462-466. — KÜHLHORN, F. (1964): Über das Vorkommen von Culicoides-Mücken im Nutzviehbereich mit Hinweisen auf die medizinische Bedeutung, Verbreitung und Biologie dieser Gnitzen. Gesundheitswes. Desinfekt. *56*, 99-103. — KÜHLHORN, F. (1966): Über das Verweilverhalten der Weibchen der Stechmücken Anopheles messeae Fall und A. claviger Meig. (Diptera: Culicidae) in Viehställen. Zschr. angew. Zool. *53*, 197-213. — LINDQUIST, A. W., & W. C. MCDUFFIE (1956): Mosquitoes on livestock and man. Yearb. Agric. *1956*, 177-180. — MAILLOT, L. (1961): Glossines d'Afrique Centrale. 1. Espèces répandues et d'intérêt médical et vétérinaire. Rev. Elevage Méd. Vét. Pays Trop. *14*, 315-317. — MEDREA, N., A. CIOLCA, V. FROMUNDA & E. SIRBU (1963): Beobachtungen über die schädigende Rolle der Stechmücken (Culicidae) auf die tierische Produktion und die Resultate der experimentellen Anwendung von Bekämpfungsmaßnahmen (rumänisch). Lucrarile Stiint. Inst. Patol. Ig. Animala *12*, 515-522. — NOVÁK, D. (1964): Zum Auftreten der Aedes-Mücken in Viehställen. Angew. Parasitol. *5*, 162-163. — TIEN-HSI-CHENG (1958): The effect of bitingfly control on weight gain in beef cattle. J. Econ. Entomol. *51*, 275-278. — VESELKIN, G. A. (1965): Fliegen als Überträger von tierpathogenen Mikroben, Viren und Protozoen (russisch). Trudy Nauc. Inst. Vet. Sanit., Moskva *26*, 401-406. — WIESMANN, R. (1943): Eine neue wirksame Methode der Bekämpfung der Fliegenplage in Ställen. Schweizer Arch. Tierheilk. *85*, 24-36. — WIESMANN, R. (1960): Neue Mittel und Methoden zur Fliegenbekämpfung im Stall. Schweizer Arch. Tierheilk. *102*, 134-146. — WIESMANN, R. (1965): Der Offenstall, ein entomologisches Problem. Schweizer Arch. Tierheilk. *107*, 10-18. — WILD, A. (1958): Ein Beitrag zur Abwehr von Fliegen, Mücken und Bremsen. Berl. Münch. Tierärztl. Wschr. *71*, 313-316.

Fliegenmadenbefall (Myiasis)

Wesen: Als Fliegenmadenkrankheit wird der Befall von Wunden sowie Körper- oder Organhöhlen mit Dipterenlarven bezeichnet, die sich als obligate oder fakultative Parasiten von Körpersekreten sowie von totem oder lebendem Gewebe ernähren. Dieser Krankheitsbegriff umfaßt jedoch nicht die eine Körperwanderung vollziehenden Larven der Familie Hypoderminae (S. 975).

Vorkommen und Bedeutung: Der Fliegenmadenbefall tritt bevorzugt in den warmen Klimazonen aller Erdteile auf und kann hier auch bei Rindern, vor allem durch die obligat parasitären Fliegenarten, erhebliche wirtschaftliche Bedeutung erlangen (Abmagerung bis zur Kachexie, sepsisbedingte Todesfälle). Unter den gemäßigten Klimabedingungen Europas, die den besonders pathogenen Fliegenarten kaum Entwicklungsmöglichkeiten bieten, hat der im Hochsommer auftretende sporadische, durch fakultativ parasitäre Arten hervorgerufene Fliegenmadenbefall keine größere Bedeutung.

Parasitäre Fliegenmaden können in allen oberflächlichen oder tiefen Wunden auftreten, die durch Verletzungen (Stacheldrahtrisse, Hornstöße) oder operative Eingriffe (Kastration, Sterilisierung, Enthornung mit Eröffnung der Stirnhöhle) entstanden sind; dabei werden stärker sezernierende oder eiternde Läsionen bevorzugt befallen. Die besonders gefährlichen, obligat parasitierenden Fliegenmadenarten der Tropen dringen dagegen auch durch die unverletzte Haut oder durch kleinste Läsionen (Zeckenbiß- oder Injektionsstellen) ein und gelangen dabei häufiger in tiefere Gewebeschichten oder sogar in Körperhöhlen (Bauchhöhle). Bevorzugte Lokalisationen der Myiasis sind weiterhin alle mit blut-, schleim- oder eiterhaltigen Körpersekreten verschmutzten Hautstellen (Nabel neugeborener Kälber; Vulva und Schwanz der Kühe im Puerperium) und leicht zugängliche Organlumina (Vagina, Rektum, Nasen-Rachenraum). Eine in Afrika vorkommende, zur Erblindung und zum Tode führende Augenkrankheit der Rinder (uitpeuloog oder bulging eye disease) wird durch Fliegenlarven der Gattung Gedoelstia hervorgerufen.

Ursachen und Parasitenbiologie: Die bei Myiasis festzustellenden Fliegenarten gehören fast ausschließlich zu den Gold-, Schmeiß- und Fleischfliegen (*Calliphoridae, Sarcophagidae*). Beim Rind werden als Erreger der bösartigen Myiasis angesehen: In Amerika Callitroga americana (s. Cochliomya hominivorax), in Afrika und Asien Chrysomyia bezziana und die auch in Südeuropa vorkommende Fleichfliegenart Wohlfartia magnifica; in Südostasien tritt Booponus intonsus (foot maggot) auf. Von den nur gelegentlich an Rindern parasitierenden Arten kommen einige auch in Deutschland häufig vor, wie Muscina stabulans (Stallfliege), Lucilia sericata (grüne Schmeißfliege) sowie mehrere Sarcophaga- und Chrysomya-Arten.

Von diesen Fliegen werden mehrere hundert Eier (bei Sarcophaga-Arten dagegen die Larven) regelmäßig (echte Myiasiserreger) oder gelegentlich (fakultativ parasitäre Arten, deren Larvenentwicklung üblicherweise saprophag in faulenden, organischen Substanzen erfolgt) an oder in Hautwunden von Rindern abgesetzt, wobei bereits mit Maden besiedelte stark sezernierende Verletzungen bevorzugt angeflogen werden. Die innerhalb einiger Tage ausschlüpfenden Maden ernähren sich von eiweißhaltigen Sekreten und verflüssigtem abgestorbenen Gewebe oder dringen auch in lebende Gewebe vor (bösartige Myiasiserreger). Nach 1 oder mehreren Wochen fallen die voll entwickelten Maden dann zu Boden und verpuppen sich.

Erscheinungen, Verlauf und Erkennung: Die bevorzugt an stark verschmutzten und schlecht zugänglichen Körperteilen auftretende Wundmyiasis ist durch ausgeprägten Juckreiz oder Schmerz (Benagen und Scheuern der befallenen Körperstelle) sowie durch starke eitrig-jauchige Sekretion, üblen Geruch und mangelhafte Heilungstendenz gekennzeichnet. Der Fliegenmadenbefall wird meist erst nach Entfernung der Sekretkrusten und gründlicher Reinigung der Wunde bei genauer Betrachtung durch den Nachweis der etwa 10 bis 15 mm langen, holzschraubenähnlich aussehenden, lebhaft beweglichen Maden (screw-worms) festgestellt. Myiasis im Kopfbereich veranlaßt die Tiere zu häufigem Schütteln oder Schiefhalten des Kopfes, während bei Befall von Gliedmaßenwunden Lahmheit auftreten kann. In fortgeschrittenen oder vernachlässigten Fällen kann das Allgemeinbefinden der von Fliegenmaden befallenen Rinder infolge Resorption von Eiweißzerfallsprodukten (Toxämie) oder durch bis zur Septikämie führende bakterielle Sekundärinfektionen erheblich gestört sein, wodurch nicht selten Abmagerung bis zur Kachexie sowie Todesfälle eintreten.

Behandlung, Vorbeuge und Bekämpfung: Die Wundmyiasen werden nach allgemeinchirurgischen Grundsätzen behandelt und gleichzeitig mit insektizidhaltigen Präparaten (siehe Übersicht 32) betupft, eingepudert oder ausgespült; hierbei haben sich Phosphorsäureester besonders bewährt. In gefährdeten Gebieten wird zur Vorbeuge empfohlen, während der heißen Jahreszeit alle Rinder regelmäßig auf Verletzungen zu kontrollieren und diese prophylaktisch mit öligen oder salbenförmigen, langwirkenden Insektizidzubereitungen (DDT, HCH) zu behandeln; außerdem sind während dieser Zeit alle operativen Eingriffe (Kastration, Enthornung, Kennzeichnung durch Brand- oder Ohrmarken) möglichst zu unterlassen. Eine vollständige Befreiung großer Gebiete von der gefährlichen amerikanischen Myiasisfliege, Callitroga americana, konnte durch regelmäßiges Aussetzen strahlungssterilisierter Fliegenmännchen erzielt werden.

SCHRIFTTUM

Alexander, R. A. (1964): Uitpeuloog (bulging eye disease): a recently described oculo-vascular myiasis of domestic animals in southern africa. Adv. Vet. Sci. *9*, 35-60. — Eddy, W., & R. C. Bushland (1956): Screwworms that attack livestock. Yearb. Agric. *1956*, 172-175. — Graber, M., & J. Gruvel (1964): Etude des agents des myiases des animaux domestiques et sauvages d'Afrique Equatoriale. Rev. Elevage Méd. Vét. Pays Trop. *17*, 535-554. — Kausch, L. (1927): Parasitismus einer Fleischfliege. Prager Arch. Tiermed. *7*, 221-222. — Leclerc, J. (1964): Les myiases de plaies en Guyane Française. Rec. Méd. Vét. *140*, 633-638. — McCulloch, E. C., & J. E. McCoy (1941): Eristalis tenax genital myiasis in a cow. J. Amer. Vet. Med. Ass. *99*, 293-294. — Norris, K. R., & M. D. Murray (1964): The screw-worm problem. Austral. Vet. J. *40*, 148-150. — Zumpt, F. (1965): Myiasis in man and animals in the old world. Butterworths, London.

Dasselbefall (Hypodermose)

Wesen: Die im Körper wandernden oder unter der Haut parasitierenden Larvenstadien der Dasselfliegen (kutikole Östriden der Familien Hypoderminae und Cuterebridae) verursachen Gewebszerstörungen, die bei starkem Befall mit Nutzungsverlusten (Fleisch, Milch, Leder) und in selteneren Fällen auch mit Folgekrankheiten (Nachhandlähmung, Schluckbeschwerden, Anaphylaxie oder Hauteiterungen) verbunden sein können.

Geschichte: Der Dasselbefall der Rinder war schon zur Zeit der Pharaonen bekannt; HOMER hat das ‚Biesen' der von eierablegenden Dasselfliegen angeflogenen Rinder bereits in der Odyssee beschrieben (JANSEN). Die wissenschaftliche Bearbeitung der Entwicklung dieses Parasiten begann mit VALLISNIERI (1710) und RÉAUMUR (1838), die aus gesammelten Larven Dasselfliegen züchteten. Wichtige Erkenntnisse der Dasselbiologie wurden später von BRAUER (1863), HINRICHSEN (1888: Entdeckung der Rückenmarkslarven), LAAKE (1921: Beschreibung der Larvenstadien) sowie BISHOPP, GANSSER und GEBAUER gesammelt.

Der Beginn der Dasselbekämpfung wurde durch BRACY CLARK eingeleitet, der bereits 1797 in England das mechanische Ausquetschen der Larven empfahl. Diese Methode kam auch in begrenzten Gebieten Deutschlands (Herzogtum Oldenburg, Allgäu) vor und nach dem ersten Weltkrieg zur Anwendung (Abdasselung mit Hilfe des ‚Dasselhäkchens'). Eine planmäßige, gesetzlich geregelte Dasselbekämpfung wurde in vielen Ländern Europas (in Deutschland mit dem ersten Gesetz zur Bekämpfung der Dasselfliege vom 3.12.1933) eingeführt, nachdem 1920 die abtötende Wirkung von Extrakten der Derriswurzel (Derris elliptica; Hauptwirkstoff Rotenon) auf die Unterhautlarven erkannt und auf Vorschlag GÖTZE's Anfang der dreißiger Jahre gut wirksame, standardisierte Präparate entwickelt worden waren. Der Erfolg der Dasselbekämpfung mit Derrispräparaten blieb allerdings auf kleinere Gebiete oder Länder (Insel Wight, Zypern, Dänemark, Holland) beschränkt, da die zur Abtötung der 20 bis 60 % des Gesamtbefalls ausmachenden Nachschublarven und die zur vollständigen Vernichtung von Hypoderma bovis unbedingt notwendigen mehrmaligen Nachbehandlungen während der Weideperiode in anderen Ländern nicht durchführbar waren. Nach mehrjähriger kriegsbedingter Unterbrechung und zahlreichen wenig erfolgreichen Versuchen mit insektiziden Halogenkohlenwasserstoffen (DDT, HCH) wurde die Dasselbekämpfung mit der Einführung der systemisch wirkenden Phosphorsäureester (ROSENBERGER) auf eine neue Grundlage gestellt.

Vorkommen: Bei Weiderindern tritt der Dasselbefall in großen Gebieten der nördlichen Erdhalbkugel auf; dabei umfaßt das Vorkommen von *Hypoderma bovis* (northern cattle grub) hauptsächlich die nördlich gelegenen Länder Amerikas, Europas und Asiens, während *Hypoderma lineatum* vorzugsweise in klimatisch milden Gebieten mit zeitigem Frühjahrsbeginn (Indien, Nordafrika, Mittelmeerländer, Frankreich, England) gefunden wird; stellenweise treten aber beide Dasselfliegenarten auch nebeneinander auf. In Deutschland spielt Hypoderma bovis die Hauptrolle, während der Befall mit Hypoderma lineatum seit Jahren stark abgenommen hat. Die Verbreitung der nicht wirtsspezifischen, tropischen Dasselfliege (*Dermatobia hominis*) beschränkt sich auf Mittel- und Südamerika.

In den meisten Ländern Europas, so auch in Deutschland, werden jährlich etwa 10 bis 30 % der Rinder von Dassellarven befallen; dabei erweisen sich hauptsächlich die Jungrinder während der 1. und 2. Weideperiode als betroffen. Infolge einer ihrem Wesen nach noch unbekannten Altersresistenz oder Immunität kommen bei über 3 Jahre alten Rindern (also hauptsächlich den Milchkühen) nur noch einzelne oder gar keine Larven von Hypoderma bovis mehr zur Entwicklung. In Deutschland liegen die geschlossenen Dasselbefallsgebiete in den norddeutschen Küstenländern, in den Mittelgebirgen und in den Alpen, während die übrigen Teile nur inselartig betroffen sind. In Regionen, wo die Rinder auch im Sommer vorwiegend im Stall gehalten werden, kommt die Dasselfliege als ausgesprochenes Freilandinsekt nicht zur Entwicklung.

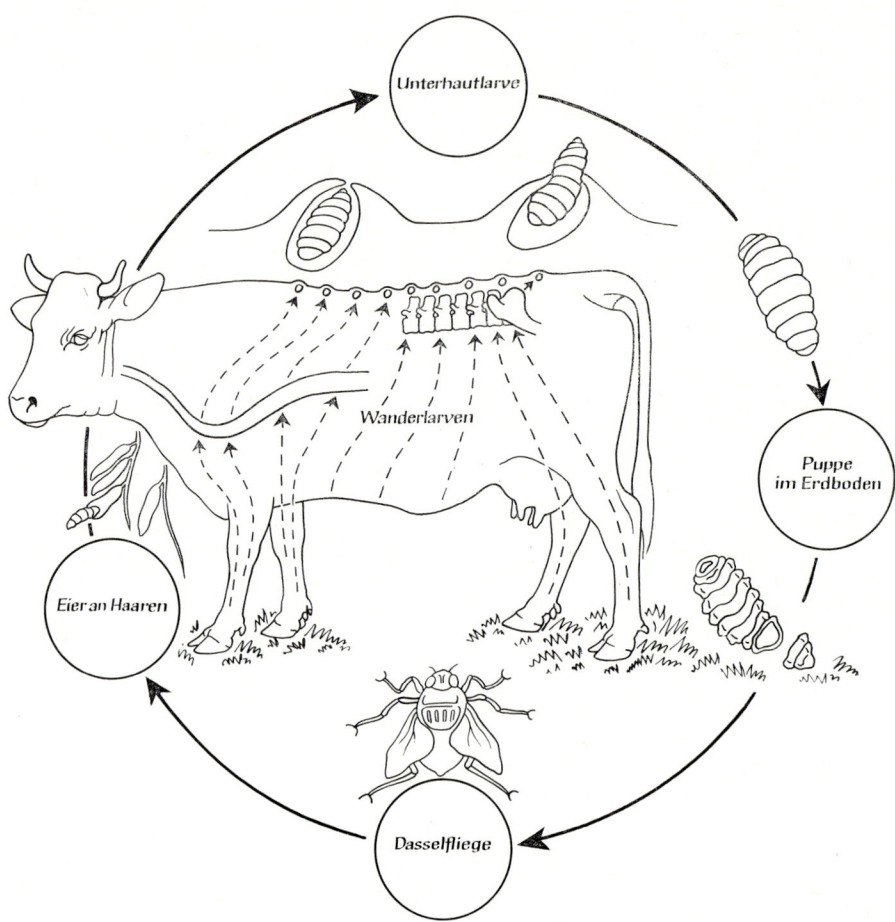

Abb. 519. Entwicklungskreislauf der Dasselfliegen (schematisch)

Die *Bedeutung* des Dasselbefalls liegt überwiegend auf wirtschaftlichem Gebiet, wobei die durch das Anfliegen der weiblichen Dasselfliegen ausgelöste Beunruhigung der Weiderinder („Biesen") und die durch wandernde oder unter der Haut befindliche Dassellarven ausgelösten Gewebsschädigungen die Hauptrolle spielen. Das jährliche Gesamtausmaß solcher Schäden wird in vielen Ländern mit Millionen-Beträgen veranschlagt (BRD: 60 Millionen DM). In Deutschland entstehen die Verluste hauptsächlich durch mangelhafte Entwicklung stark dasselbefallener Jungrinder, durch verminderte Gewichtszunahmen bei der Weidemast (20 bis 40 kg pro Tier und Jahr) und durch die starke Entwertung der Häute; die Milchleistung wird infolge des geringen Hypoderma-bovis-Befalls der laktierenden Tiere dagegen weniger stark beeinflußt. In den Verbreitungsgebieten der kleinen Dasselfliege soll aber auch der Milchertrag bei stärker befallenen Kühen deutlich (um 4 bis 10 %) vermindert sein.

Ursachen und Parasitenbiologie: Die in gemäßigten Zonen beim Rind vorkommenden, zu den Dipteren gehörenden wirtsspezifischen Dassel- oder Biesfliegenarten *Hypoderma bovis* (große Dasselfliege) und *Hypoderma lineatum* (kleine Dasselfliege) weisen gewisse morphologische und biologische Unterschiede auf. Die hummelähnlichen, nahezu gleich (10 bis 15 mm) großen Imagines nehmen keine Nahrung zu sich, leben während der Flugzeit im Sommer (Mai bis September; siehe Abbildung 519) nur 2 bis 7 Tage und besitzen einen sehr begrenzten Flugradius von nur wenigen Kilometern. Zur Eiablage suchen die befruchteten Dasselfliegenweibchen an warmen, sonnigen Tagen

Übersicht 33.

Jahreszeitliches Auftreten der einzelnen Entwicklungsstadien der Dasselfliegen des Rindes unter europäischen Verhältnissen (in Anlehnung an BEESLEY 1966)

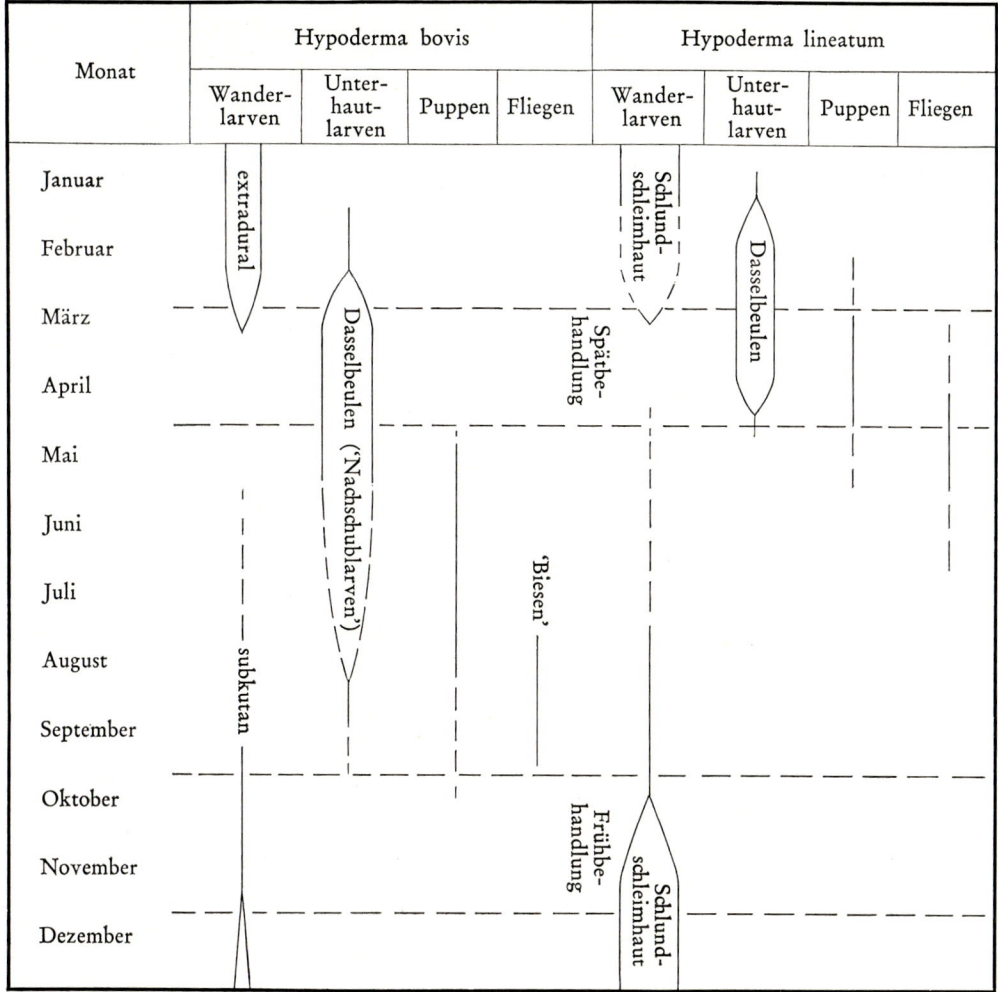

(über 18° C) wiederholt Weiderinder auf, die durch das laute Fluggeräusch nicht selten zu panikartiger Flucht veranlaßt werden („Biesen"). Von den Dasselfliegenweibchen werden dann innerhalb kurzer Zeit 500 bis 600 ovale, etwa 1 mm große Eier einzeln (H. bovis) oder zu mehreren (H. lineatum) an die Haare weichhäutiger Körperstellen geklebt (Gliedmaßen, Unterbauch, Flanken, vereinzelt aber auch am Rücken); 25 bis 30 % der Eier entwickeln sich bis zu reifen Unterhautdassellarven. Die innerhalb 1 Woche aus dem Ei schlüpfende bedornte I. Larve (Wanderlarve) bohrt sich mit Hilfe ihrer Mundwerkzeuge durch die Haut, wobei zuweilen lokale perifolliculäre Dermatitiden entstehen, die wahrscheinlich allergisch bedingt sind. Die Larven von Hypoderma bovis wandern während der nächsten 6 Monate an den peripheren Nerven entlang, durch die Zwischenwirbellöcher in das extradurale Fettgewebe der Lenden- und Kreuzbeinwirbelsäule und von hier unter die Rückenhaut. Der Wanderweg der Larven von Hypoderma lineatum verläuft nach den bisherigen, noch ungenauen Kenntnissen über den Brusteingang zum Schlund, wo sie einige Monate nach der Eiablage unter der Schleimhaut liegend angetroffen werden, und von hier über Mediastinum und Brustwand unter die Rückenhaut im Bereich der Brustwirbelsäule. Die Wanderlarven sind 6 bis 16 mm lang und daher im Wirbelkanal (Taf. 21 d) oder unter der Schlundschleimhaut geschlachteter Tiere mit dem bloßen Auge erkennbar. Etwa 7 bis 9 Monate nach dem Eindringen in den Körper (Januar bis Juni; siehe Abbildung 519) haben die Larven die Rückenhaut erreicht; hier entwickeln sie eine stricknadeldicke Atemöffnung durch die Haut und häuten sich zum II. Larvenstadium (Unterhautlarve). Mit zunehmendem Wachstum der sich von Entzündungsprodukten ernährenden Unterhautlarven wölbt sich die Rückenhaut dann kuppelartig vor und bildet so die bekannten hasel- bis walnußgroßen Dasselbeulen. Nach nochmaliger Häutung zum III. Larvenstadium und einer Gesamtaufenthaltsdauer unter der Haut von 8 bis 11 beziehungsweise 6 bis 8 Wochen (H. bovis beziehungsweise H. lineatum) verlassen die jetzt dunkelbraunen bis braunschwarzen, 20 bis 30 mm langen, reifen Dassellarven die Beule durch das Atemloch, fallen zu Boden und verpuppen sich innerhalb von 12 bis 36 Stunden in den oberen Erdschichten. Im Stall abfallende Larven gehen zugrunde. Die Puppenruhe dauert je nach Außentemperatur 20 bis 50 Tage, im Mittel bei H. bovis 45 und bei H. lineatum 30 Tage, ehe die begattungsbereiten Imagines durch einen vorgebildeten Deckel ausschlüpfen. Der jahreszeitliche Ablauf der Dasselfliegenentwicklung unter den klimatischen Verhältnissen Europas ist aus Übersicht 33 ersichtlich.

Die Larven der *tropischen Dasselfliege* (Dermatobia hominis) machen keine Körperwanderung durch, sondern werden durch Vermittlung stechender Insekten an den Wirt gebracht, wo sie über die Stichverletzung unter die Haut gelangen und sich hier innerhalb einer schmerzhaften, bis zu Hühnereigröße erreichenden Eiterbeule weiter entwickeln.

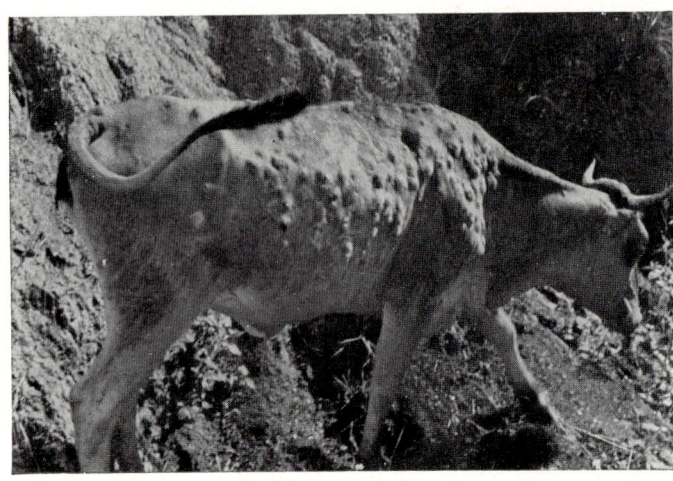

Abb. 520. Stark mit Larven von Dermatobia hominis befallenes Rind (Südamerika); die Beulen bedecken den gesamten Körper mit Ausnahme des schwanznahen Bereiches, da dort die Überträgerinsekten abgewehrt werden können (BOLLE, 1958)

Erscheinungen und Verlauf: Die Larvenstadien der Dasselfliegen verursachen beim Rind in der Regel keine allgemeinen Krankheitserscheinungen. Die typischen Veränderungen bestehen im Auftreten der jeweils eine Unterhautlarve enthaltenden Dasselbeulen unter der Rückenhaut, wobei die Larven der großen Dasselfliege vor allem in die Lenden- und Kreuzbeingegend wandern, während diejenigen der kleinen Dasselfliege die kraniale Rückenhälfte und die obere seitliche Brustwand bevorzugen. Die durch ein zentral gelegenes, verschorftes Atemloch gekennzeichneten Beulen treten in Deutschland vorwiegend in den Monaten Februar bis Juni auf. Bei starkem Dasselbefall liegen die Beulen nicht selten dicht nebeneinander, wodurch die Rückenhaut die Form eines Gebirgsreliefs erhält. Derart stark befallene Rinder zeigen beim Betasten der Rückengegend häufig ausgeprägte Schmerzäußerungen. Nach dem Ausschlüpfen der reifen Larven verkleinern sich die Beulen schnell und werden in kurzer Zeit mit Granulationsgewebe ausgefüllt, während die Hautöffnung innerhalb von 4 Wochen vollständig verheilt.

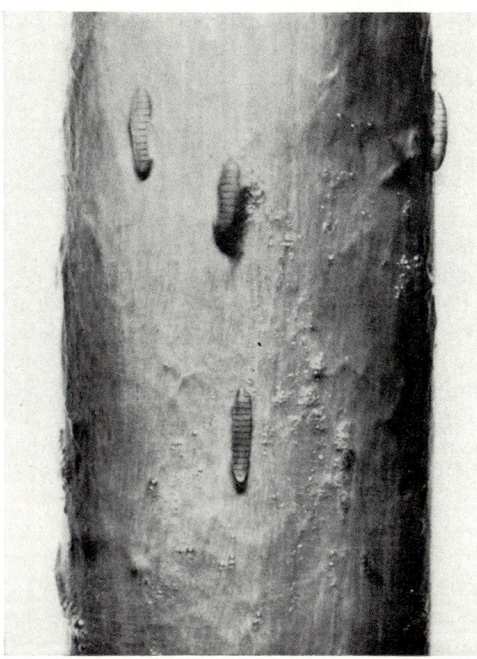

Abb. 521. Larven von Hypoderma lineatum in der Submukosa des Schlundes eines Jungrindes (BOLLE, 1956)

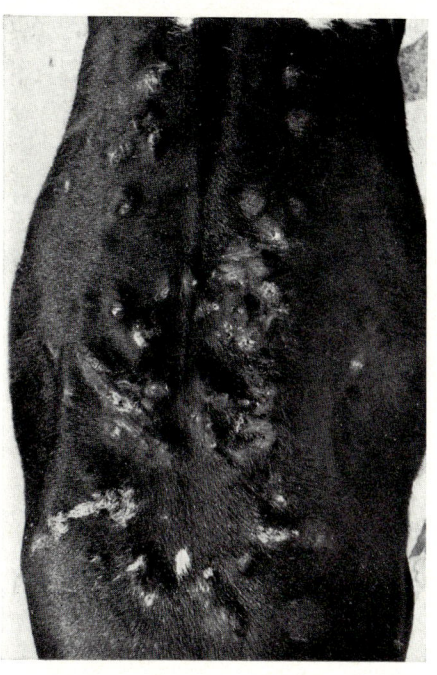

Abb. 522. Rücken- und Lendenbereich eines stark mit zum Teil vereiterten Dasselbeulen (Hypoderma bovis) befallenen Jungrindes (Ansicht von dorsal)

Beurteilung und Folgekrankheiten: Die durch den Dasselbefall hervorgerufenen Gewebs- und Hautveränderungen klingen zwar nach dem Schlüpfen oder der Abtötung der Larven innerhalb einiger Wochen wieder ab; die betroffenen Hautpartien bleiben aber für die Lederherstellung unbrauchbar. Die durch den Dasselbefall und insbesondere durch abgestorbene Larven zuweilen verursachten Folgekrankheiten gehen außerdem nicht selten mit plötzlichen Todesfällen (Dasselanaphylaxie, S. 1304) oder erheblichen Entzündungsprozessen in Unterhaut (Phlegmonen oder Abszesse; S. 35, 37), Schlund (Oesophagitis parasitaria, S. 201) oder Wirbelkanal (Nachhandlähmung, Festliegen, Taf. 21 d, e) einher. In seltenen Fällen können verirrte Dassellarven auch in anderen Organen auftreten (Gehirn, Lunge, Milz, Niere, Magenwand) und dann Krankheitserscheinungen verursachen, die ihrer jeweiligen Lokalisation entsprechen.

Erkennung: Die klinische Feststellung des Dasselbefalls ist auf das Stadium der Unterhautlarven beschränkt, die als Dasselbeulen mit zentralem Atemloch auf der Rückenhaut gut erkennbar, bei langhaarigen Rindern mitunter aber nur tastbar sind. Während der Larvenwanderung kann der Dasselbefall nur durch Untersuchung der Schlundschleimhaut oder des Wirbelkanals geschlachteter Rinder nachgewiesen werden. Für die Feststellung der Wanderlarven mit Hilfe immunologischer Untersuchungsverfahren (Intrakutantest, Serumpräzipitation, Komplementbindungsreaktion) fehlen bislang noch verläßliche und diagnostisch verwertbare Standardmethoden.

Die *Unterscheidung* der Dasselbeulen von anderen Haut- oder Unterhauterkrankungen (Abszesse, Hämatome) bereitet nur ausnahmsweise Schwierigkeiten. Eine Klärung gelingt leicht durch Punktion oder Inzision der Hautbeule und den Nachweis der Dassellarve; das Ausquetschen von Dasselbeulen sollte wegen der damit verbundenen Anaphylaxiegefahr jedoch möglichst vermieden werden.

Zerlegungsbefund: Die Wanderwege der jungen Dassellarven können in der Unterhaut oder im perineuralen Bindegewebe zuweilen an den sulzig-ödematösen, infolge Eosinophileninfiltration grünlich gefärbten Gewebsveränderungen erkannt werden. Im

Schlund sind die submukös liegenden weißgelben Larven von Hypoderma lineatum besonders leicht auffindbar, zumal ihre Umgebung häufig gelbgrünlich oder blutig verfärbt und die Schleimhaut sulzig serös durchtränkt ist. Ähnliche Veränderungen werden von den 10 bis 15 mm langen, glasig durchsichtigen Larven der großen Dasselfliege im Extraduralraum hervorgerufen. Die Dasselbeulen der Unterhaut bestehen aus einer mit zellig-eitrigem Exsudat gefüllten Bindegewebskapsel.

Bekämpfung: In den meisten Ländern wird der Dasselbefall des Rindes aufgrund besonderer gesetzlicher Regelungen mit dem Ziel bekämpft, den Schädling auszurotten. Die Tilgung der Dasselfliegenplage wird durch den obligaten und wirtsspezifischen Parasitismus am Rind, die Entwicklung nur einer Fliegengeneration pro Jahr und den begrenzten Flugradius der Imagines erleichtert. In der Bundesrepublik Deutschland ist unter Berücksichtigung der neuzeitlichen Erkenntnisse auf dem Gebiet der Dasselbekämpfung am 28. 4. 1967 ein 2. Gesetz zur Bekämpfung der Dasselfliege erlassen worden, das die Besitzer aller sichtbar oder fühlbar mit Dasselbeulen behafteten Rinder unter Strafandrohung zur Behandlung verpflichtet. Darüber hinaus werden die Landesregierungen ermächtigt, in bestimmten Gebieten einheitliche Bekämpfungsmaßnahmen auf Kosten der Besitzer anzuordnen und für deren Durchführung Zeitpunkt, Medikament, Applikationsart sowie behandelnde Personen vorzuschreiben.

Die im Rahmen dieser amtlichen Bekämpfungsmaßnahmen auftretenden Tierverluste (nämlich Phosphorsäureestervergiftungen [S. 1192] und allergisch-toxische oder traumatisch-toxische Schäden durch absterbende Dassellarven [S. 1304]) werden aus Landesmitteln entschädigt. Die systemisch wirksamen Präparate auf Phosphorsäureesterbasis (siehe Übersicht 34) werden in Dasselschadensgebieten am besten schon im Herbst

Übersicht 34.

Anwendung und Dosierung systemisch wirkender Phosphorsäureester zur Dasselbekämpfung beim Rind

Wirkstoff	Konzentration (in %) und Dosierung (in mg/kg Körpergewicht) bei verschiedenen Applikationsformen									parenteral (subkutan oder intramuskulär) mg/kg
	Rückenwäsche		Ganzkörperspray		Rückenaufguß		oral mg/kg	mit	Dauer in Tagen	
	%	mg/kg	%	mg/kg	%	mg/kg				
Trichlorphon (Neguvon, Chlorophos, Dyvon)	2	40	2	40	6	35—40	50—75 40 30	Tabletten Futter 10 % in Trinkwasser oder Magermilch	1 1 1	25 (nur als Injektionspräparat)
Fenchlorphos (Korlan, Ronnel, Trolen)							100 15 10	Pille Futter Futter	1 7 12	
Crufomate (Ruelen)	1	50	0,5	50	5	50	60 5—15	Trank Futter	1 7	5—15
Fenthion (Tiguvon, Baytex)					2	10—15	15 1 1	Trank 10—15 ppm im Trinkwasser Futter	1 6 3—6	
Famophos (Warbex)							25 4	Pille Futter	1 10	15—20

nach Weideabtrieb (*zur Frühbehandlung gegen die Wanderlarven*) eingesetzt, wodurch die Dasselschäden so gut wie vollständig verhindert werden können. Der allgemeinen Anwendung dieser Frühbehandlung steht in einzelnen norddeutschen Weidegebieten leider die späte Aufstallung der Rinder entgegen, die zeitlich mit dem Auftreten der Wanderlarven von Hypoderma bovis im Wirbelkanal zusammenfällt (Übersicht 33); wegen der Gefahr von Rückenmarkslähmungen sollte die Dasselbekämpfung nämlich während der Monate Dezember bis Anfang März ruhen. In den genannten Weidegebieten kann die Behandlung ebenso wie bei Rindern oder Beständen, deren Dasselbefall erst an den Dasselbeulen erkannt wird, deshalb nur im Frühjahr vor dem Weideauftrieb durchgeführt werden (*Spätbehandlung gegen Unterhaut- und Nachschublarven*). Laktierende Kühe dürfen wegen der Ausscheidung von Phosphorsäureester-Rückständen mit der Milch (Milchgesetz) nur der Einzelbeulenbehandlung (Betupfen) unterzogen werden; bei diesen in der Regel nur schwach befallenen Tieren ist dann das Auftreten von Nachschublarven während der Weidezeit in den Monaten Mai bis August zu beachten. Bei exakter Durchführung der Vorschriften des Gesetzes zur Bekämpfung der Dasselfliege kann mit einem starken Rückgang und der Ausrottung dieses Schädlings innerhalb weniger Jahre gerechnet werden.

SCHRIFTTUM

ANONYM (1965): La lutte contre l'hypodermose des bovidés. Bull. Off. Int. Epizoot. *63*, 1871-1895. — ANDERSEN, E. (1962): Control of Dermatobia hominis in Central America. Vet. Record *74*, 784-787. — BEESLEY, W. N. (1966): Further observations on the development of Hypoderma lineatum de Villiers and Hypoderma bovis de Geer (diptera, oestridae) in the bovine host. Brit. Vet. J. *122*, 91-98. — BEESLEY, W. N. (1966): Die Anwendung systemisch wirkender Insektizide zur Dasselbekämpfung in England. Vet.-Med. Nachr. *1966*, 28-39. — BOLLE, W. R. (1956): Neguvon, ein äußerlich und innerlich anwendbares Insektizid, Larvizid und Akarizid. Vet.-Med. Nachr. *1956*, 155-172. — BORCHERT, A. (1953): Die Dasselfliegen des Rindes. M.-hefte Vet.-Med. *8*, 53-59, 73-77. — BOUVIER, G. (1964): La lutte contre le varron du bétail par la méthode transcutanée, sur le plan pratique. Schweizer Arch. Tierheilk. *106*, 339-345. — DRUMMOND, R. O., & O. H. GRAHAM (1965): Systemic insecticides in livestock insect control. Vet. Record *77*, 1418-1420. — EICHLER, W. (1961): Probleme der peroralen Medikation gegen Dasselfliegenlarven mit Emittol. Arch. Exp. Vet.-Med. *15*, 492-507. — GEBAUER, O. (1958): Die Dasselfliegen des Rindes und ihre Bekämpfung. Fischer, Jena. — GEBAUER, O., & W. EICHLER (1966): Literaturzusammenstellung über neue Dasselfliegen-Literatur. Angew. Parasitol. *7*, 208-215. — GÖTZE, R. (1933): Derrispräparate im Kampf gegen die Dasselfliege. Dtsch. Tierärztl. Wschr. *41*, 657-668. — GÖTZE, R. (1934): Verluste und Erkrankungen bei der Abdasselung durch Dasselanaphylaxie. Dtsch. Tierärztl. Wschr. *42*, 258-260. — GREVE, J. H., & D. R. CASSIDY (1967): Aberrant Hypoderma bovis infection in a cow. J. Amer. Vet. Med. Ass. *150*, 627-628. — HADWEN, S., & E. A. BRUCE (1917): Anaphylaxis in cattle and sheep produced by the larvae of Hypoderma bovis, H. linetum and Oestrus ovis. J. Amer. Vet. Med. Ass. *51*, 15-44. — HARRESTRUP-ANDERSEN, E. (1960): Biology, distribution and control of Dermatobia hominis. Vet. Med. *55*, 72-78. — HIEPE, TH., & R. RIBBECK (1967): Einsatz von Medikamenten gegen bedeutsame Parasitosen bei Haustieren. M.-hefte Vet.-Med. *22*, 441-446. — JANSEN, J. (1967): On the identity of the greek parasitic insect „Oestros". Entomol. Ber. *27*, 30-36. — KÜHL, R. (1958): Der gegenwärtige Stand der Dasselfliegenforschung. Zschr. angew. Entomol. *43*, 77-99. — LÜHRS, E. (1958): Die Verbreitung der Dasselfliegen (Hypoderma bovis und lineata) auf der Erde. Dtsch. Tierärztl. Wschr. *65*, 88-93. — MARKUS, G. (1968): Untersuchung der Heilungsvorgänge bei Dassellöchern in der Rinderhaut. Diss., Hannover. — MATTHYSSE, J. G., J. E. LLOYD, J. F. BUTTER & K. TILLAPAUGH (1968): Cattle grub control by dust bag application of coumaphos in summer. J. Econ. Entomol. *61*, 311-312. — MCGREGOR, W. S., R. D. RADELEFF & R. C. BUSHLAND (1954): Some phosphorus compounds as systemic insecticides against cattle grubs. J. Econ. Entomol. *47*, 465-467. — MÖLLHOFF, E. (1967): Die Rückstandsfrage bei der Dasselbekämpfung mit systemischen Insektiziden. Vet.-Med. Nachr. *1967*, 240-252. — NICKEL, E.-A., W. HAUPT & H. RICHTER (1961): Dasselbekämpfungsversuche bei Jungrindern mit dem Phosphorsäureester-Kombinationspräparat „Bubulin". M.-hefte Vet.-Med. *16*, 569-576. — O. E. E. C. (1957): Organisation of control of warble fly infestation in cattle. O. E. E. C., Paris. — PETROV, D. (1966): Die Biologie von Hypoderma bovis de Geer (bulgarisch). Vet. Med. Nauki (Sofia) *3*, 499-505. — RICH, G. B. (1965): Post-treatment reactions in cattle during extensive field tests of systemic organophosphate insecticides. Canad. J. Comp. Med. Vet. Sci. *29*, 10-37. — ROJAHN, A. (1967): Zum neuen Gesetz zur Bekämpfung der Dasselfliege, Dtsch. Tierärztebl. *15*, 255-257. — ROSENBERGER, G. (1956): Die Anwendung des Phosphorsäureesterpräparats „Neguvon-Bayer" gegen die Ektoparasiten des Rindes. Dtsch. Tierärztl. Wschr. *62*, 429-431. — ROSENBERGER, G. (1957): Ein neuer Weg der Dasselbekämpfung — erfolgreiche Behandlung der Rinder gegen die Wanderlarven. Dtsch. Tierärztl. Wschr. *64*, 441-445. — ROSENBERGER, G. (1959): Sprühbehandlung mit systematisch wirksamen Mitteln zur Dasselbekämpfung. Dtsch. Tierärztl. Wschr. *66*, 549-553. — ROSENBERGER, G. (1960): Vergleichende Versuche mit dem Neguvon-Sprüh- und Rückenwaschverfahren im Frühjahr zur Dasselbekämpfung. Dtsch. Tierärztl.

Wschr. 67, 558-560. — ROSENBERGER, G. (1962): Beitrag zur Dasselbekämpfung — Behandlungsversuche mit dem Aufgießverfahren. Dtsch. Tierärztl. Wschr. 69, 501-504. — ROSENBERGER, G. (1966): Beitrag zur Frage der Verträglichkeit von systematisch wirkenden Präparaten zur Dasselbekämpfung. Ber. 4. Int. Tag. Rinderkrkh., Zürich, S. 330-337. — ROSENBERGER, G., R. SCHADE & E. HEMPEL (1961): Versuche zur Dasselbekämpfung mit den organischen Phosphorpräparaten Etrolene und Ruelene. Dtsch. Tierärztl. Wschr. 68, 547-551. — ROSENBERGER G., & E. HEMPEL (1965): Injektions- und Aufgießbehandlung zur Dasselbekämpfung mit dem organischen Phosphorpräparat ‚Warbex'-Cyanamid. Berl. Münch. Tierärztl. Wschr. 78, 121-122. — SERKOV, S. (1962): Über die Allergie bei der Rinderhypodermose (bulgarisch). Izvest. Centr. Vet. Inst. Sofia 6, 191-197. — SHARMA, R. M., R. C. CHHABRA & B. B. KAPOOR (1965): Comparative studies of some modern insecticides in the control of cattle grubs (Hypoderma lineatum). Vet. Record 77, 107-109. — SIMINTZIS, G. (1960): Lieux de ponte d'hypodrma bovis sur les bovidés. Bull. Acad. Vét. France 33, 485-491. — SIMMONS, S. W. (1939): Some histopathological changes in the skin of cattle infected with larvae of Hypoderma lineatum. J. Amer. Vet. Med. Ass. 95, 283-288. — SUPPERER, R., & E. KUTZER (1965): Die Dassellarvenbekämpfung — Notwendigkeit und Problematik. Wien. Tierärztl. Mschr. 52, 1053-1062. — TAPERNOUX A., A. MAGAT & N. FAURE (1961): Influence de l'hypodermose sur la croissance des bovins. Cahiers Méd. Vét. 30, 200-207. — THORNBERRY, H. (1963): Control of hypoderma larvae. Irish Vet. J. 17, 162-169. — WOLFE, L. S. (1959): Observations on the histopathological changes caused by the larvae of hypoderma bovis and hypoderma lineatum in tissues of cattle. Canad. J. Animal Sci. 39, 145-157.

STOFFWECHSEL-
UND MANGELKRANKHEITEN

Wohl bei keiner anderen Haustierart kommt den Störungen des Stoffwechsels und der mangelhaften Versorgung mit bestimmten Nahrungsbestandteilen solche Bedeutung zu wie beim Rind. Seine Fortpflanzungsrate und Milchleistung haben ebenso wie der in der Mast zu erzielende Fleischzuwachs in den letzten Jahrzehnten durch Zuchtwahl und Intensivfütterung Steigerungen erfahren, die höchste Anforderungen an die Funktionstüchtigkeit des Gesamtorganismus stellen und deshalb auf die Dauer nur bei ausreichender und ausgeglichener Zufuhr aller lebensnotwendigen Nährstoffe, Mineralsalze, Spurenelemente und Vitamine aufrechterhalten werden können. Von *Ausfallserscheinungen* werden daher vor allem hochtragende oder laktierende Kühe der Milchleistungsrassen sowie in der Entwicklung begriffene Jungtiere betroffen. Dabei erkranken unter den gleichen Fütterungs- und Haltungsbedingungen zunächst oft nur bestimmte Einzeltiere, mitunter sogar wiederholt oder familiär gehäuft. Diese Tatsache weist auf individuelle Unterschiede in der Anfälligkeit und der Widerstandskraft gegenüber den genannten Belastungen hin. Die unter denselben Voraussetzungen gesund bleibenden Tiere können sich offenbar auf Grund ihres besseren *Regulationsvermögens* den jeweiligen Versorgungsengpässen und angespannten Stoffwechselsituationen durch Steigerung der Resorptionsrate, Freisetzung körpereigener Reserven, Bremsen der Ausscheidung sowie durch entsprechende Senkung der Leistung und damit des Bedarfs anpassen; diese neuroendokrin gesteuerte Ausgleichsfähigkeit wird in gewissem Umfange anlagemäßig vererbt.

Ihrem *Wesen* nach sind die *Stoffwechselkrankheiten* als spezifische Störungen der Assimilation, des intermediären Stoffwechsels und/oder der Dissimilation bestimmter Nahrungs- und körpereigener Bestandteile anzusehen. Ihre mit den üblichen klinischen Untersuchungsmethoden meist nicht feststellbare Grundlage ist in Dysfunktionen des neuroendokrinen Systems zu suchen, die im einzelnen noch nicht alle völlig aufgeklärt sind. Die *Mangelkrankheiten* werden dagegen durch qualitative oder quantitative Unzulänglichkeiten der Fütterung bei – zumindest anfangs noch – intaktem Stoffwechsel bedingt. Bei einigen der im folgenden zu besprechenden ‚*Kulturkrankheiten*' des Rindes ist allerdings eine scharfe ätiologisch-pathogenetische Trennung zwischen Stoffwechselstörung und Mangelfolgen nicht oder noch nicht möglich. Den wichtigsten Mangelkrankheiten wird heute vielenorts durch entsprechende Zusätze (vor allem von Mineralstoffen, Vitaminen und Spurenelementen) in den Kraftfuttermitteln, zum Teil auch durch gezielte Weidedüngung (mit Mineralsalzen und Spurenstoffen) vorgebeugt; sie stehen deshalb in unseren Breiten gegenüber den auf Überbeanspruchung der Leistungsfähigkeit des Tierkörpers beruhenden Stoffwechselkrankheiten an *Häufigkeit* und *wirtschaftlicher Bedeutung* zurück.

Im Einzelfall sind die *primären* von den *sekundären* oder *symptomatischen Stoffwechselstörungen* zu unterscheiden. Während erstere selbständig auftreten, stellen letztere die Komplikation eines anderen, nicht selten im Verdauungskanal lokalisierten Grundleidens dar, das darum diagnostisch, prognostisch und therapeutisch mit zu berücksichtigen ist. War die Zufuhr des betreffenden Nahrungsbestandteiles von vornherein unzureichend, so liegt ein *unbedingter* oder *direkter Mangel* vor; enthält das Futter dagegen genügende Mengen desselben und ist die Unterversorgung demnach auf verminderte Resorption oder auf die antagonistische Wirkung anderer Inhaltsstoffe der Nahrung zurückzuführen, so handelt es sich um einen *bedingten* oder *indirekten Mangel*. Von schwerwiegenderen Unzulänglichkeiten der Fütterung werden in der Regel alle Tiere des Bestandes oder zumindest die Mehrzahl von ihnen betroffen *(absoluter Mangel)*, während geringfügigere Defizite sich meist nur bei den entwicklungs- oder leistungsmäßig besonders beanspruchten Tieren mit entsprechend hohem Bedarf auswirken *(relativer Mangel)*.

Die *akuten* und *schweren* Stoffwechselstörungen gehen oft mit deutlich ausgeprägten charakteristischen Symptomen einher (zum Beispiel: hypomagnesämische Tetanie – Krämpfe; hypokalzämische Gebärparese – Lähmungen). Die *leichteren* und mehr *schleichend einsetzenden* Versorgungsmängel (etwa Phosphor-, Kupfer-, Kobalt-, Vitamin-A- oder -D-Mangel) äußern sich hingegen zunächst vielfach nur in weniger kennzeichnenden Erscheinungen (schlechter Entwicklungs- und Nährzustand, Inappetenz, Lecksucht, Fruchtbarkeitsstörungen, erhöhte Anfälligkeit gegenüber Infektionen oder Parasitenbefall), die auch als Begleitsymptome vieler anderer Krankheiten auftreten können; eine diagnostische Klärung ist deshalb oft nur durch eingehende Untersuchung der Patienten und gleichzeitige kritische Prüfung der Fütterungs- und Haltungsbedingungen möglich. Mitunter sind hierfür *chemische* oder *biologische Analysen* von Futtermittel-, Blut-, Serum- oder Organproben erforderlich; gegebenenfalls ist deshalb geeignetes Material an ein mit solchen Untersuchungen vertrautes Institut[1] einzuschicken. Zur Beurteilung der Befunde ist es wichtig, die *Bedarfsnormen* der in Frage stehenden Stoffe sowie ihre im Blut, Serum oder in den Geweben als normal, verdächtig oder krankhaft anzusehenden Konzentrationen zu kennen; diese Werte sind deshalb in den Abschnitten über die einzelnen Stoffwechsel- und Mangelsyndrome besonders berücksichtigt worden.

Im *Verlauf* der Stoffwechsel- und Mangelkrankheiten ist in der Regel ein anfängliches Stadium mit rein *funktionellen Ausfallserscheinungen* von der anschließenden anatomischen Phase zu unterscheiden, die zudem durch *fortschreitende Gewebsschädigungen* (Herz, Leber, Muskulatur, Skelett etc.) beherrscht wird. Die klinische Abgrenzung dieser beiden Stadien ist von prognostischer Bedeutung, da während des ersteren und zu Beginn der anatomischen Phase eine Heilung durch geeignete Maßnahmen meist noch möglich ist; dagegen erscheint die Wiederherstellung ausgeprägter Organveränderungen im allgemeinen wenig aussichtsreich.

Neben der gezielten (kausalen oder ätiotropen) *Behandlung* der Stoffwechselstörungen und Mangelkrankheiten durch entsprechende Änderung der Fütterung und Haltung, Verabreichung der fehlenden Mineralsalze oder Spurenelemente sowie der die betroffenen Stoffwechselvorgänge steuernden Vitamine beziehungsweise Hormone und unterstützenden symptomatischen Maßnahmen, kommt der sachgemäßen Beratung des Tierbesitzers über die wirksame *Vorbeuge* weiterer derartiger Erkrankungen besondere Bedeutung zu.

---

[1] Für Futterproben zum Beispiel die Institute für Tierernährung der tierärztlichen Fakultäten oder Hochschulen sowie die Untersuchungs- und Forschungsanstalten der Landwirtschaftskammern (Anschriften bei Zucker, 1963); hierzu sind mindestens je ein kg der zur betreffenden Zeit verabreichten Futtermittel (mit Angabe der Tagesration und der beobachteten klinischen Erscheinungen) getrennt in Plastikbeuteln verpackt einzusenden. Mineralstoffbestimmungen im Serum können an den Kliniken der tierärztlichen Bildungsanstalten, unter Umständen auch im Labor des nächstgelegenen Krankenhauses vorgenommen werden.

SCHRIFTTUM

Anke, M. (1965/66): Der Mengen- und Spurenelementgehalt des Rinderhaares als Indikator der Kalzium-, Magnesium-, Phosphor-, Kalium-, Natrium-, Eisen-, Zink-, Mangan-, Kupfer-, Molybdän- und Kobaltversorgung. Arch. Tierernährung 15, 461-468, 469-485; 16, 57-75, 199-213. — Becker, M., & K. Nehring (1965/67): Handbuch der Futtermittel. Paul Parey, Hamburg und Berlin. — Bersin, Th. (1963): Biochemie der Mineral- und Spurenelemente. Akadem. Verlags-Ges. Frankfurt/Main. — Blood, D. C., & J. A. Henderson (1968): Veterinary medicine. 3. Aufl., Baillière, Tindall und Cassell, London. — Brouwer, E. (1961): Mineral relationship of the ruminant. (In: Digestive physiology and nutrition of the ruminant von D. Lewis). Butterworths, London. — Brüggemann, J. (1962): Futterwerttabellen der DLG-Vitamine und Aminosäuren. Arbeiten der DLG, Band 85. DLG-Verlag, Frankfurt/Main. — Gibbons, W. J. (1963): Diseases of cattle. 2. Aufl. Amer. Vet. Publ. Wheaton. — Jubb, K. V. F., &

P. C. KENNEDY (1963): Pathology of domestic animals. Academic Press, New York und London. — KELLNER, O., & M. BECKER (1959): Grundzüge der Fütterungslehre. 12. Aufl., Paul Parey, Hamburg und Berlin. — KING, J. O. L. (1961): Veterinary dietetics. Baillière, Tindall und Cox, London. — KIRCHGESSNER, M., & H. FRIESECKE (1966): Wirkstoffe in der praktischen Tierernährung. Bayerischer Landwirtschaftsverlag, München, Basel und Wien. — KIRSCH, W., H. SPLITTGERBER & R. FANGAUF (1954): Die Fütterung der landwirtschaftlichen Nutztiere. Paul Parey, Hamburg und Berlin. — KIRSCH, W., & H. SPLITTGERBER (1952): Vollwertige Ernährung der Milchkühe. Paul Parey, Hamburg und Berlin. — LIEBSCHER, W. (1960): Die Wirkstoffe in der Ernährung der landwirtschaftlichen Nutztiere. 3. Aufl., Carl Gerolds Sohn, Wien. — MANGOLD, E. (1929/31/32): Handbuch der Ernährung und des Stoffwechsels der landwirtschaftlichen Nutztiere. 1. Nährstoffe und Futtermittel. 2. Verdauung und Ausscheidung. 3. Stoffwechsel. 4. Energiehaushalt, besondere Einflüsse auf Ernährung und Stoffwechsel. Springer, Berlin. — MEYER JONES, L. (1965): Veterinary pharmacology and therapeutics. 3. Aufl., Iowa State Univ. Press, Ames (Iowa). — O. E. E. C. (1958): Control of diseases in cattle and sheep at pasture. Europ. Product. Agency Org. Europ. Econ. Co-Operation, Paris. — RUSSELL, F. C., D. L. DUNCAN & H. GREENE (1956): Minerals in pasture: Deficiencies and excesses in relation to animal health. 2. Aufl., Commonwealth Agric. Bureaux, Farnham Royal/Bucks. — SCHARRER, K. (1955): Biochemie der Spurenelemente. 3. Aufl., Paul Parey, Berlin und Hamburg. — SIEGMUND, O. H., & L. G. EATON (1967): The Merck Veterinary Manual. 3. Aufl., Merck & Co., Rahway (New Jersey). — SMITH, H. A., & TH. C. JONES (1966): Veterinary pathology. 3. Aufl., Lea und Febiger, Philadelphia. — STEVENSON, D. E., & A. A. WILSON (1963): Metabolic disorders of domestic animals. Blackwell Scientific Publ., Oxford. — UNDERWOOD, E. J. (1962): Trace elements in human and animal nutrition. 2. Aufl., Academic Press, New York und London. — UNDERWOOD, E. J. (1966): The mineral nutrition of livestock. Food Agric. Organ. Unit. Nat., Commonwealth Agric. Bureaux. — WIESNER, E. (1967): Ernährungsschäden der landwirtschaftlichen Nutztiere. Fischer, Jena. — WINOGRADOW, A. P. (1958): Spurenelemente in der Landwirtschaft. Akademie-Verlag, Berlin. — WÖHLBIER, W. (1960): Futterwerttabellen der DLG-Mineralstoffe. Arbeiten der DLG, Band 62. DLG-Verlag, Frankfurt/Main. - WÖHLBIER, W. (1963): Die Futtermittel — ein Taschenbuch für Beratung, Unterricht und Praxis. DLG-Verlag, Frankfurt/Main. — WÖHLBIER, W., & W. KIRSCH (1961): Futterwerttabellen der DLG — Wiederkäuer. Arbeiten der DLG, Band 17, 3. Aufl. DLG-Verlag, Frankfurt/Main. — WÖHLBIER, W., & W. OELSCHLÄGER (1964): Die bei der Vorbereitung von Futtermitteln zur Mengen- und Spurenelementbestimmung möglichen Fehler. Landwirtsch. Forschung *17*, 47—52, 128—135. — ZUCKER, H. (1963): Wo erhält der Tierarzt Informationen über Fütterung auf Leistung und Gesundheit? Tierärztl. Umschau *18*, 585—589.

Störungen des Mineralstoffwechsels

Von den hier zu besprechenden Krankheiten werden bevorzugt heranwachsende sowie hochtragende, vor allem aber frischmelkende Rinder befallen, da ihr Mineralhaushalt besonderen Belastungen unterliegt. Im Gegensatz zu den Verhältnissen bei den auf Mangel an Vitaminen oder bestimmten Spurenelementen beruhenden Leiden (S. 1099 ff., 1078 ff.), stellt das gravide und laktierende Muttertier aber seine körpereigenen Vorräte an Mineralstoffen dem heranwachsenden Fetus beziehungsweise dem saugenden Kalb zur Verfügung; infolgedessen kommt es hierbei relativ oft zum Zusammenbruch der weiblichen Leistungstiere, während ihre Nachzucht meist gesund geboren wird. Die auf schwerwiegendere Ernährungsmängel zurückzuführenden *chronischen* Störungen der Mineralstoffversorgung (Rachitis, Osteomalazie) waren früher wesentlich häufiger zu beobachten; bei der heute üblichen intensiven und auf Höchsterträge gerichteten Fütterung treten dagegen die *akut* verlaufenden Krankheiten des Mineralstoffwechsels (Hypokalzämie, Tetanie) mehr und mehr in den Vordergrund.

Störungen des Phosphat- und Kalziumhaushaltes sowie der Versorgung mit Vitamin D

Kalzium- und Phosphatstoffwechsel sind aufs engste miteinander verflochten und unterliegen beide der Steuerung durch Vitamin D. Diese Wechselwirkungen spielen bei den verschiedenen, durch mangelhafte Zufuhr des einen oder anderen Stoffes verursachten Ausfallskrankheiten eine wichtige Rolle. Hierauf soll im folgenden Abschnitt näher eingegangen werden.

Stoffwechselbedingte Osteopathien

Bei unzureichendem Phosphat- oder Kalziumgehalt des Futters greift der Organismus auf seine *Reserven* zurück, die vor allem im *Knochengerüst* lokalisiert sind[1]. Auf diese Weise können mäßige Versorgungsmängel vorübergehend ausgeglichen werden. Deshalb kommt es in der Regel erst dann zu nennenswerten Ausfallserscheinungen am Skelett, wenn schwerwiegendere Mangelsituationen längere Zeit hindurch anhalten. Dabei wirken sich Wachstum, Trächtigkeit und Laktation als bedarfssteigernde Faktoren aus; die hier zu besprechenden, auf Störungen des Mineralstoffwechsels beruhenden Osteopathien treten daher vor allem während solcher Perioden erhöhter Belastung auf. Entscheidend für ihre Verhütung ist ein ausreichendes und ausgewogenes *Angebot an Phosphor und Kalzium* in der Nahrung; um dieses zu gewährleisten, sollten die in folgender Übersicht genannten Mengen und Konzentrationen möglichst eingehalten werden:

Übersicht 35.

Bedarf an Phosphor, Kalzium und Vitamin D

Bedarf an:	Phosphor		Kalzium		Vitamin D[1]
	täglich	Gehalt in der Trokkensubstanz des Futters	täglich	Gehalt in der Trokkensubstanz des Futters	täglich
Kalb (50—100 kg):	3— 8,5 g	0,22%	4—10 g	0,40%	400— 800 IE
Jungrind (200—400 kg):	12—15 g	0,20%	13—16 g	0,25%	2000—4000 IE
Kuh (550 kg) trockenstehend oder					
bis zu 10 kg Milch:	30—40 g		40—50 g		
10—20 kg Milch:	35—50 g	0,25%	50—60 g	0,30%	5000—6000 IE
20—30 kg Milch:	50—70 g		60—80 g		

[1] nur wichtig, wenn die Versorgung mit Phosphor oder Kalzium unzureichend ist oder die Fütterung ein abnormes Ca : P-Verhältnis aufweist

Dabei kommt auch dem *Ca:P-Verhältnis* Bedeutung zu, da sowohl Kalzium als auch Phosphor nur in Anwesenheit äquivalenter Mengen des anderen Stoffes resorbiert und verwertet sowie gespeichert werden können; enthält das Futter aber ständig einen erheblichen Überschuß an Kalzium (beziehungsweise an Phosphor), so kann dieser Umstand zur Auslaugung entsprechender Mengen von Phosphaten (beziehungsweise an Kalzium) aus dem Skelett und damit zur Osteopathie führen. Es hat sich jedoch gezeigt, daß gewisse Abweichungen von der früher geforderten Relation (Ca : P = 1 bis 2 : 1) schadlos vertragen werden, wenn dabei der Bedarf an Phosphor und Kalzium gedeckt bleibt. Unter dieser Voraussetzung sind sogar Rationen mit einem Ca:P-Quotienten von 3,5 bis 7 : 1 über längere Zeit verfüttert worden, ohne daß bei den betreffenden Jungrindern und Kühen krankhafte Knochenveränderungen auftraten (siehe aber hypokalzämische Gebärlähmung, S. 1009).

Verwertung, Speicherung und Ausscheidung von Kalzium und Phosphor werden durch *Vitamin D* und seinen Antagonisten, das *Hormon der Nebenschilddrüsen*, in folgender Weise gesteuert:

---

[1] 80% des körpereigenen Phosphors sowie 99% des gesamten Kalziums entfallen auf das Skelett.

Übersicht 36.
Beeinflussung des Kalzium- und Phosphatstoffwechsels durch Vitamin D und Nebenschilddrüsenhormon

Wirkungsweise des Vitamin D	Wirkungsweise des Hormones der Nebenschilddrüsen
Förderung der Kalziumresorption (und damit auch der Phosphatresorption) aus dem Darm	Entkalkung der Knochen
Hemmung der Kalzium- und Phosphatausscheidung	*Steigerung des Serumkalziumspiegels*
Steigerung des Serumkalziumspiegels	Förderung der Kalzium- und Phosphatausscheidung
Steigerung des Serumphosphorspiegels	Senkung des Serumphosphorspiegels
Verkalkung der Knochen	

Somit wird der gleiche Effekt, nämlich die Aufrechterhaltung des normalen Serumkalziumspiegels, von beiden Wirkstoffen auf entgegengesetztem Wege erreicht. Die Resorption des in der Nahrung enthaltenen Phosphors und Kalziums erfolgt im Dünndarm; dabei sind Wiederkäuer befähigt, auch das an Oxalsäure gebundene Kalzium (Rübenblatt) sowie den Phytinphosphor (Kleien, Schrote, Mehle) aufzuschließen und weitgehend zu nutzen. Die endogene Kalzium- und Phosphatausscheidung läuft vorwiegend über den Dickdarm und nur zu geringem Teil über die Nieren. Die erheblichen, mit der Milch laktierender Kühe verlorengehenden Phosphor- und Kalziummengen sind aus Übersicht 37 zu ersehen.

Das in grünen Pflanzen enthaltene Ergosterin (= Provitamin D_2) ist als solches für Tiere nicht verwertbar; von ihrem Verdauungskanal her kann nur das bei ultravioletter Bestrahlung aus diesem entstehende Vitamin D_2 (Ergokalziferol) selbst resorbiert werden. Die Umwandlung des Provitamines zum Vitamin erfolgt beim Welken und Trocknen der Pflanzen an der Sonne; deshalb ist bei schönem Wetter (vor allem im Hochgebirge) gewonnenes Heu besonders reich an Vitamin D_2, während unter schlechten Witterungsbedingungen gewonnenes Heu nur Spuren davon enthält[1]. Säugetiere sind jedoch befähigt, aus dem körpereigenen Dehydrocholesterin (= Provitamin D_3) in der Haut unter dem Einfluß des Sonnenlichtes (UV-Strahlung) Vitamin D_3 (Cholekalziferol) zu bilden. Daher kommt es meist nur bei ständiger lichtloser Stallhaltung zu einer hochgradigen Verarmung des Organismus an Vitamin D; ausnahmsweise kann eine solche auch während des Weideganges eintreten, wenn der Himmel wochen- bis monatelang völlig bedeckt bleibt, oder wenn der Einfallswinkel der Sonnenstrahlen auf die Erdoberfläche weniger als 30 Grad beträgt[2]. Ein derartiger Mangel an Vitamin D wirkt sich aber in der Regel nur dann als osteopathogener Faktor aus, wenn das Angebot an Phosphor oder Kalzium im Futter ebenfalls unzureichend ist, oder beide in einem Verhältnis von mehr als 4 : 1 (beziehungsweise weniger als 1 : 1) vorliegen. Umgekehrt ist auch eine zu niedrige oder zu hohe *Erdalkali-Alkalizität*[3] der Nahrung nur dann als gefährlich anzusehen, wenn dabei zugleich die Vitamin-D-Versorgung der betreffenden

---

[1] Gutes Luzerneheu enthält im Mittel 570 IE, Kleeheu 1800 IE und Timotheeheu 2000 IE Vitamin D_2 pro kg; dagegen ist künstlich getrocknetes Heu relativ Vitamin-D_2-arm; dasselbe gilt auch für sofort nach dem Schnitt einsiliertes Gras, während an der Sonne vorgewelkte Silage bis zu 400 IE Vitamin D_2 pro kg enthalten kann.

[2] Letzteres trifft nur für die äquatorfernen Zonen zu: Hier wird der ultraviolette Anteil des Sonnenlichts weitgehend von der Atmosphäre absorbiert oder reflektiert.

[3] Als Erdalkali-Alkalizität wird der aus den Milligrammäquivalenten gebildete Quotient
$$\frac{3566.97\ CaO\ +\ 4660.33\ MgO\ -\ 4222.97\ P_2O_5}{\text{wasserfreie Trockensubstanz}}$$
bezeichnet; er sollte möglichst einen Wert von + 20 bis + 25 ergeben.

Tiere unzulänglich ist, oder ein absoluter Mangel an Phosphor oder Kalzium besteht. Die Deckung des Vitamin-D-Bedarfes (siehe Übersicht 35) ist daher gegenüber der ausreichenden und ausgeglichenen Zufuhr von Phosphor und Kalzium beim Rind von untergeordneter Bedeutung.

Den hier zu besprechenden stoffwechselbedingten Osteopathien des Rindes liegt meist ein Phosphordefizit zugrunde, das oft noch durch einen abnorm hohen Kalziumgehalt der Nahrung (absoluter beziehungsweise relativer Phosphormangel), gelegentlich auch durch ungenügende Versorgung mit Vitamin D verschlimmert wird. Das trifft vor allem für die *Knochenweiche* („Rachitis") der heranwachsenden Jungtiere und für die *Knochenerweichung* (Osteomalazie) der erwachsenen Rinder zu, die sich in Deformierungen des Skeletts beziehungsweise in krankhaft erhöhter Knochenbrüchigkeit äußern. Dagegen sind die genauen Ursachen der mitunter bei Masttieren oder älteren Rindern (Deckbullen, Zugochsen) zu beobachtenden *degenerativen Osteoarthrose* noch nicht völlig geklärt; während sie bei ersteren offensichtlich ebenfalls auf fehlerhafter Mineralstoffversorgung beruht, scheint sie bei Alttieren vor allem auf ständig sich wiederholende mechanische Belastungen zurückzuführen zu sein. Für die beim Rind sehr seltene *Osteodystrophia fibrosa* ist eine alimentäre und/oder endokrine Pathogenese anzunehmen (Phosphatüberschuß im Futter beziehungsweise Hyperfunktion der Nebenschilddrüsen).

Die *Abgrenzung* der genannten Osteopathien voneinander ist in der Regel nur durch die *histologische Untersuchung* veränderter Knochen möglich; da solche aber, ebenso wie eingehendere Futteranalysen, bei vielen der diesbezüglichen Mitteilungen des Schrifttums fehlen, ist ihre Einordnung teilweise schwierig. Je nach den Begleitumständen (Ernährung, Alter und körperliche Beanspruchung der Tiere) kommen zudem auch Übergangsformen zwischen den einzelnen stoffwechselbedingten Skeletterkrankungen vor.

SCHRIFTTUM

ABRAMS, J. T. (1952): Livestock and their environments: sunlight and vitamin D. Vet. Record *64*, 151-157, 174-178, 185-193. — GRONBACH, G. (1964): Ca : P-Verhältnis und CaP-Versorgung. Kraftfutter *47*, 298-308. — LIÉGOIS, F. (1957): Considérations sur la pathogénie des ostéopathies animales. Rec. Méd. Vét. *133*, 907-928. — MOORE, L. A., J. W. THOMAS, W. V. JACOBSON, C. G. MELIN & J. B. SHEPHARD (1948): Comparative antirachitic value of field-cured hay, barn-dried hay and wilted grass silage for growing dairy calves. J. Dairy Sci. *31*, 489—499. — NEWLANDER, J. A., & W. H. RIDDEL (1952): Rate of vitamin D formation in hay. J. Animal Sci. *11*, 419-421. — SCHEUNERT, A. (1930): Über das Vorkommen von antirachitischem Vitamin in Grünfutter und Heu. Dtsch. Tierärztl. Wschr. *46*, 746-751. — WALLIS, G. C., C. A. SMITH & R. H. FISHMAN (1949): The vitamin D content of roughages. J. Dairy Sci. *32*, 715.

Knochenweiche („Rachitis")

Wesen: Eine meist auf unzureichender Phosphorversorgung und oft auch gleichzeitigem Kalziumüberschuß (seltener auf alleinigem Vitamin-D-Mangel) beruhende hyperplastische Osteodystrophie des heranwachsenden Skeletts bei Kälbern und Jungrindern, die sich klinisch in Auftreibungen der Epiphysen an den langen Röhrenknochen, Verdickungen der sternalen Rippenenden sowie Verkrümmungen und Stellungsanomalien der Gliedmaßen äußert. Histologisch ist das Leiden durch die Bildung von kalklos bleibendem Knorpel und osteoidem Gewebe im Bereich der sich dadurch verbreiternden Epiphysenfugen (Wachstumszonen) gekennzeichnet; wenn die genannten Ernährungsmängel erst gegen Ende der jugendlichen Entwicklung beziehungsweise zu Beginn der Geschlechtsreife einsetzen, können sich zudem Veränderungen wie bei der Knochenerweichung (Osteomalazie), mitunter auch Übergänge zur degenerativen Osteoarthrose zeigen.

Vorkommen: Bei *Kälbern* tritt die Knochenweiche frühestens im zweiten, vorwiegend aber im dritten bis fünften Lebensmonat in Erscheinung; die Rachitis innerhalb dieser Altersgruppe ist heute, infolge fortschrittlicher Ernährung und Haltung der Saugkälber, jedoch wesentlich seltener als früher. Dagegen sind wesensgleiche Osteopathien bei 8 bis 12 Monate alten *Jungrindern*, insbesondere aber bei mit treibendem Futter gemästeten Jungbullen, im Zunehmen begriffen und daher stellenweise von erheblicher wirtschaftlicher Bedeutung (Großmastbetriebe).

Krankheitsgeschehen: Beim neugeborenen Kalb sind die Röhrenknochen bereits bis auf ihre Epiphysenfugenknorpel in verkalktes Knochengewebe umgewandelt; daher entspricht die Knochenweiche des Kalbes mehr der Rachitis tarda des Menschen als derjenigen des Kleinkindes. Die Knorpelfugen der rumpfnahen Gliedmaßenknochen schließen sich beim Rind erst im Alter von 2 bis 4 Jahren[1]; deshalb kann die Knochenweiche bei ihm unter entsprechenden Voraussetzungen selbst noch nach Eintritt der Geschlechtsreife vorkommen; je nachdem, wie weit die Verknöcherung des übrigen Skeletts zu diesem Zeitpunkt schon fortgeschritten ist, sind dort dann daneben auch osteomalazische Veränderungen zu beobachten.

Die Anfälligkeit gegenüber der Knochenweiche ist somit während der Phasen rascheren Wachstums *(Kalb)* größer als später *(Jungrind)*. Dabei ist die Verkalkung der Knorpelgrundsubstanz in der Grenzschicht zwischen Metaphyse und Epiphysenfuge unzureichend oder bleibt sogar völlig aus. Unter dem zusätzlichen Einfluß mechanischer Belastungen des Skeletts kommt es dann im Bereich dieser provisorischen Verkalkungszone zur Verbreiterung und Verdickung (gelenknahe Auftreibungen der Röhrenknochen), in schwereren Fällen auch zu Verkrümmungen der Gliedmaßenknochen; der Fugenknorpel wird dabei von kalklosem osteoidem Gewebe durchsetzt.

Ursachen: Mit Milch und/oder schlechtem Heu gefütterte *Kälber* können ausnahmsweise infolge reinem Vitamin-D-Mangel an Rachitis erkranken, wenn sie dauernd ohne Auslauf im dunklen Stall gehalten werden und dabei ihre geringen körpereigenen Vitamin-D-Reserven aufbrauchen[2]. Bei Zufuhr von Vitamin D oder Aufenthalt im Freien reicht der Mineralstoffgehalt der Milch dagegen in der Regel für die Versorgung des Saugkalbes aus.

Übersicht 37.
Gehalt der Milch und Milchprodukte an Phosphor, Kalzium und Vitamin D_3

Gehalt an:	Phosphor	Kalzium	Vitamin D_3	
Vollmilch:	90 (75—120) mg%	120 (95—145) mg%	Sommer:[1] Winter:	0,5— 5 IE/100 ml 0,3— 2 IE/100 ml
Kolostralmilch:	170 (90—180) mg%	160 (95—200) mg%	normal: vorbehandelt[2]:	3,5— 7 IE/100 ml 12 —25 IE/100 ml
Magermilch:	100 (90—110) mg%	135 (120—160) mg%	Spuren	
Magermilchpulver:	10 g/kg	13 g/kg	400 IE/kg	

[1] Alpenmilch kann bis zu 11 IE Vitamin D_3 pro 100 ml enthalten.
[2] Nach Verabreichung hoher Dosen von Vitamin D (D_2 oral oder D_3 parenteral) gegen Ende der Trächtigkeit.

Sonst liegt der Knochenweiche fast immer ein ungenügendes Phosphatangebot zugrunde, welches vielfach noch durch einen erheblichen Kalziumüberschuß verschlimmert wird[3]. Das trifft insbesondere für *Jungrinder* zu, die mit einer vorwiegend aus phosphorarmen und zugleich kalziumreichen Futtermitteln bestehenden Nahrung getrieben werden; unter diesen spielen Stroh, Rübenblatt, Blattsilage und die Nebenprodukte der Zucker-

---

[1] Bezüglich der Verknöcherung der Rippenenden und des Beckenringes sei auf Seite 997 verwiesen.
[2] Die Leber des neugeborenen Kalbes enthält unabhängig von der Versorgung des Muttertieres insgesamt nur etwa 200 IE, diejenige einjähriger Rinder lediglich 500 bis 700 IE Vitamin D_3.
[3] Übermäßige Kalziumzufuhr wirkt sich bei ausreichender Phosphorversorgung nicht störend auf die Phosphatresorption aus; sie kann aber die Futterverwertung und damit die Gewichtszunahmen hemmen.

rübenindustrie die wichtigste Rolle (siehe Übersicht 39). Eine solche Fütterung wirkt sich vor allem dann rachitogen aus, wenn daneben als Phosphatquelle nur schlechtes Heu sowie zu wenig oder überhaupt keine phosphorhaltigen Kraftfuttermehle und Mineralstoffzulagen zur Verfügung stehen. Nicht selten werden die Krankheitserscheinungen auch noch durch ständigen Aufenthalt in lichtarmen Stallungen beschleunigt und verstärkt.

In Phosphormangelgebieten und in Dürrezeiten ist die Rachitis gelegentlich sogar bei *Weidetieren* zu beobachten; dabei handelt es sich meist um Ammenkälber der Fleischrinderrassen, welche zu wenig oder gar keine Milch erhalten (Tod oder Erkrankung des Muttertieres [Euterentzündung]), und deshalb in vermehrtem Maße auf die Mineralstoffzufuhr aus dem gehaltlosen Gras angewiesen sind. Die auf solchen Weiden laufenden Jungrinder können ebenfalls erkranken.

Experimentell läßt sich die Knochenweiche zwar auch durch ein überreichliches Phosphatangebot und unzulängliche Kalziumversorgung auslösen; eine derartige Fütterung kommt jedoch in praxi kaum vor.

Erscheinungen: Die klinischen Folgen der Knochenweiche setzen bei Kälbern wegen ihres rascheren Wachstums meist ziemlich plötzlich, schon wenige Wochen nach Beginn der Mangelsituation, bei Jungrindern dagegen erst innerhalb von 3 bis 5 Monaten und mehr schleichend ein. Tiere beider Altersgruppen zeigen dabei zunächst nur mehr oder weniger stark ausgeprägte Bewegungsstörungen: vieles Liegen, erschwertes oder unwilliges Aufstehen mit anhaltendem Recken und Strecken des Körpers, zögernder bis unbeholfener Gang unter schleppendem Nachziehen der steifen Hinterbeine, zum Teil auch Trippeln oder wechselnde Lahmheit, in selteneren Fällen zudem Krepitationsgeräusche in der Bewegung. Später sind an den Vordergliedmaßen steile Fesselung, Vorbiegigkeit im Karpalgelenk (,Kniehängigkeit') und/oder Faßbeinigkeit (nach außen gebogene Vorderfußwurzeln) festzustellen, während die Nachhand steile Fesseln, Überköten oder bärentatzige Zehenverkrümmungen, starke Sprunggelenkstreckung oder eine kuhhessige, säbelbeinige beziehungsweise gespreizte Beinstellung zeigt. Oft ist der Rücken der Patienten im Brustbereich aufgekrümmt (Kyphose) und der Leib aufgeschürzt. Die Epiphysen der Röhrenknochen weisen vor allem am Karpus und Tarsus sowie an den Zehen (Fesselbein) auffallende Verdickungen auf, so daß der Eindruck von ,Doppelgelenken' entsteht; bei Kälbern sind meist auch die sternalen Rippenenden knotig aufgetrieben (rachitischer ,Rosenkranz'). Vielfach, aber nicht immer, ergibt die Palpation der Knochenveränderungen deutliche Schmerzhaftigkeit. Von schwerwiegenderen Verkrümmungen werden vor allem Humerus, Radius und Ulna, Tibia, gelegentlich aber auch die Rippen (,Faß'- oder ,Hühnerbrust') und das Becken betroffen; dadurch kann der Beckenring unter Umständen extrem (kartenherzförmig) eingeengt werden. Bei Kälbern erweisen sich mitunter die Kiefer als verdickt, wobei Stellung und Durchbruch der Zähne gestört sind; diese zeigen wegen mangelhafter Verkalkung Grübchen sowie Pigmenteinlagerungen und nutzen sich vorzeitig ab. Infolge der verminderten Festigkeit des Skeletts kann es aus relativ geringfügigen Anlässen zu Knochenbrüchen an den Gliedmaßen oder Rippen, zu Sehnenabrissen oder zu Epiphysenlösungen (zum Beispiel am Röhrbein, S. 507) kommen. Solche Folgen sind bei Kälbern wegen des geringeren Gewichtes allerdings wesentlich seltener als bei Jungrindern; gehäufte Abrisse der Achillessehne vom Kalkaneus (S. 485) und sulzig-schmerzhafte Anschwellungen des Fersensehnenstranges unmittelbar oberhalb des Fersenhöckers (nach Zerrung oder unvollständiger Lösung der Sehne) stellen aber bei Mastbullen einen wertvollen Hinweis auf das Vorliegen einer mineralstoffmangelbedingten Osteopathie dar.

Auch das Allgemeinbefinden der Patienten wird im Verlauf der Knochenweiche mehr und mehr in Mitleidenschaft gezogen: wechselnde oder nachlassende Saug- beziehungsweise Freßlust, Entwicklungshemmung oder unbefriedigende Gewichtszunahme, rauhstruppiges Haarkleid, verminderte Abwehrkraft (Neigung zu Bronchopneumonien oder Durchfällen), mitunter auch lecksüchtige Erscheinungen.

Zerlegungsbefund: Die kennzeichnenden Veränderungen beschränken sich auf das Skelett. Die langen Röhrenknochen erweisen sich vor allem bei jüngeren Tieren als

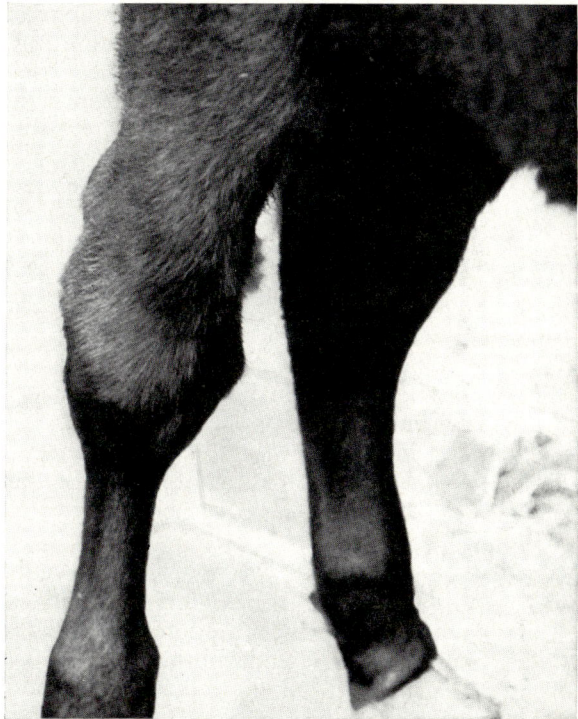

Abb. 523. Rachitisch verdicktes Sprunggelenk bei einem Aberdeen-Angus-Kalb (BOUCHER & CRAIG, 1965)

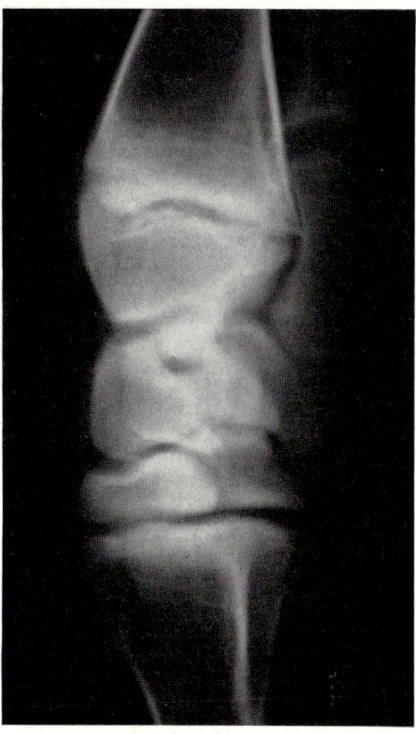

Abb. 524. Röntgenaufnahme des Karpalgelenks des gleichen Kalbes mit auffallend weiten und unregelmäßigen distalen Epiphysenfugen an Elle und Speiche (BOUCHER & CRAIG, 1965)

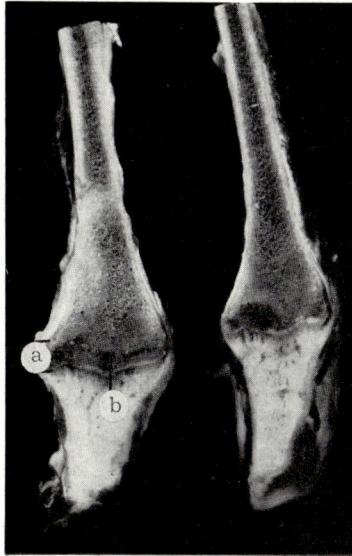

Abb. 525. Knochen-Knorpelgrenze der Rippen mit Umfangsvermehrung und breiter rachitischer Zone (a) sowie neugebildeter Verkalkungslinie (b) von einem an Knochenweiche erkrankten Jungbullen (DÄMMRICH, 1967)

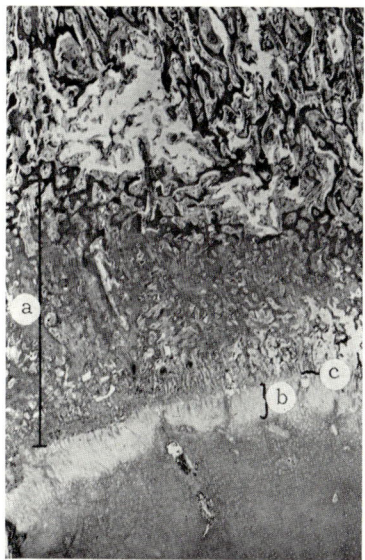

Abb. 526. Ausschnitt aus der Knochen-Knorpelgrenze der Rippe eines knochenweichen Jungbullen mit rachitischer Zone (a) und neugebildetem Säulenknorpel (b) unter der Verkalkungslinie (c) in 6-facher Vergrößerung (DÄMMRICH, 1967)

relativ dick und weich-federnd, nicht selten sogar als schneidbar. An den Epiphysen der Gliedmaßenknochen und an den ventralen Rippenenden finden sich deutliche Auftreibungen, die ebenso wie die an etwaigen alten Frakturstellen vorhandenen übermäßigen Kallusbildungen unverkalkt sind. In den größeren Gelenken erscheinen die Synovialzotten verdickt und gerötet, die Gelenkknorpelflächen oft uneben, runzliggefurcht oder stellenweise erodiert. Auf Längsschnitten der Röhrenknochen ist der Fugenknorpel stark verbreitert und zeigt einen auffallend welligen Verlauf. Manchmal sind außerdem partielle oder vollständige Abrisse der Achillessehne, ausnahmsweise auch Epiphysenlösungen festzustellen.

Histologisch sind Verbreiterung des Fugenknorpels, fächerförmige bis klumpige Anordnung der Säulenknorpelzellen, unregelmäßiger Verlauf der Grenzschicht zwischen Knorpel und Metaphyse sowie deren mangelhafte bis fehlende Verkalkung charakteristisch; statt dessen kommt es zur Einlagerung von Osteoid und fibrösem Gewebe. Auch am übrigen Knochen wird rings um die Marktrabekel, in den HAVERS'schen Räumen und unterhalb des Periostes Osteoid gebildet beziehungsweise abgelagert; so können sich hier Bilder ergeben, die der Osteomalazie sehr ähneln.

Knochenanalysen zeigen eine Verschiebung des Verhältnisses zwischen Asche und organischer Substanz zugunsten letzterer; diese Relation beträgt bei Knochenweiche oft 1 : 2 bis 3, statt normalerweise 3 : 2.

Beurteilung: Wenn nicht rechtzeitig eingegriffen wird, schreitet die Knochenweiche (vor allem bei Kälbern) bis zur völligen Entkräftung der Patienten fort und führt so schließlich zum Festliegen und zum Tode. In leichteren Fällen ist durch sachgemäße Behandlung und Umstellung der Fütterung eine allmähliche und vollständige Heilung zu erzielen. Bei Vorliegen mäßiger Veränderungen kann auf diese Weise meist noch die wertsteigernde Mast des Tieres gesichert werden. Sind die Skelettveränderungen dagegen schon schwerwiegend, so ist keine entscheidende Besserung mehr zu erwarten und deshalb die baldige Nottötung vorzuziehen. Das gleiche gilt bei Bewegungsunfähigkeit infolge Abrisses der Achillessehne.

Erkennung und Unterscheidung: Bei gehäuftem Auftreten der geschilderten Bewegungsstörungen und Knochenveränderungen unter Kälbern oder Jungrindern empfiehlt es sich, Serumproben auf ihren Gehalt an anorganischem Phosphor prüfen zu lassen. Diese sollten möglichst von allen erkrankten Tieren und noch vor Umstellung der Fütterung oder Einleitung anderer Behandlungsmaßnahmen entnommen werden; andernfalls ist damit zu rechnen, daß der ursprünglich erniedrigte Serumphosphorspiegel inzwischen schon wieder auf normale Werte angestiegen ist. Die Untersuchungsergebnisse sind wie folgt zu bewerten:

Übersicht 38.

Beurteilung des Serumphosphorspiegels bei Verdacht auf Knochenweiche

Gehalt des Blutserums[1] an anorganischem Phosphor:	normal	verdächtig	krankhaft erniedrigt
Fresser (½–1 Jahr):	7—9 mg%	6—7 mg%	< 6 mg%
Jungrinder (1—2 Jahre):	6—8 mg%	5—6 mg%	< 5 mg%

[1] Hämolytisches Serum enthält Phosphor aus den roten Blutkörperchen und ist deshalb zur Beurteilung ungeeignet.

Liegt die Mehrzahl der Werte im verdächtigen oder krankhaften Bereich, so gilt das Vorliegen eines Phosphormangels als gesichert[1]. Wertvolle Rückschlüsse sind des weite-

[1] Dabei ist die Aktivität der alkalischen Serumphosphatase meist erhöht, während der Serumkalziumgehalt terminal absinken kann.

ren aus der Zusammensetzung der Nahrung zu ziehen: Wenn sie überwiegend aus phosphorarmen und zugleich kalziumreichen Futtermitteln besteht (siehe Übersicht 39), muß eine unzureichende Phosphatversorgung angenommen werden; dieser Verdacht läßt sich erforderlichenfalls durch eine Analyse der einzelnen Nährstoffe klären. Bei Massenerkrankungen kann die Vermutungsdiagnose Knochenweiche auch durch Sektion eines besonders schwer erkrankten Patienten und mikroskopische Untersuchung der Wachstumszonen an den Röhrenknochen bestätigt oder entkräftet werden. Röntgenkontrollen ergeben bei knochenweichen Rindern eine im Vergleich zu gesunden Tieren auffallende Breite der Epiphysenfugen, ‚zernagte' und konkav bis flach (statt konvex) erscheinende Metaphysenenden sowie eine geringere Dichte des Knochengewebes. Wenn das Leiden ausnahmsweise auf Kalziummangel und Phosphatüberschuß beruht, sind die betroffenen Jungtiere oft noch recht gut genährt, während bei dem wesentlich häufigeren Vorliegen von Phosphormangel der Allgemeinzustand meist deutlich reduziert ist.

Differentialdiagnostisch ist die Knochenweiche des Kalbes vor allem von der Chondrodystrophie (S. 530), infektionsbedingten Polyarthritiden (S. 516), der angeborenen Verkrümmung der Vordergliedmaßen (S. 526) und der Muskeldystrophie (S. 1113) abzugrenzen; bei Jungrindern sind dagegen degenerative Osteoarthrose (S. 1003), chronische Bleivergiftung (S. 1134) sowie Kupfer- und Manganmangel (S. 1079 und 1087) in Betracht zu ziehen. Die Erscheinungen dieser Krankheiten werden genanntenorts näher geschildert.

Behandlung: Die Dosierung von Vitamin D richtet sich nach dem Körpergewicht der Patienten: zur Stoßtherapie werden Kälbern 50 000 bis 250 000 IE, Jungrindern 250 000 bis 500 000 IE Vitamin D_3 intramuskulär gegeben[1] (T. I.); der laufende Bedarf (5 bis 10 IE pro kg KGW) kann auch durch vitaminisiertes Kraftfutter gedeckt werden. Wegen der Gefahren einer Überdosierung von Vitamin D sei auf Seite 1226 verwiesen; wenn es Kälbern in Form von verdorbenem Lebertran verabreicht wird, neigen sie in vermehrtem Maße zu Muskeldystrophie (S. 1113). Die alleinige Behandlung mit Vitamin D ist aber nur in solchen Fällen ausreichend, bei denen die Knochenweiche lediglich auf dunkler Stallhaltung (Saugkälber) beruht. In allen anderen Fällen kommt der Regelung der Mineralstoffversorgung größere Bedeutung zu als Vitamin-D-Gaben, obwohl durch letztere die Verwertung von Kalzium und Phosphor erheblich verbessert werden kann. Ist das ermittelte Phosphordefizit nur geringfügig, so läßt es sich durch Mineralsalzzulagen ausgleichen: je nach Körpergewicht 5 bis 50 g Dinatriumphosphat, Dikalziumphosphat oder Knochenmehl pro Tier und Tag (kein Kalziumkarbonat!). Meist liegen jedoch schwerwiegendere Versorgungsmängel vor, zu deren Behebung diese Maßnahme nicht ausreicht; dann muß auch durch entsprechende Änderung der Ernährung Abhilfe geschaffen werden, das heißt die Tagesration an phosphorreichen-kalziumarmen Futtermitteln muß erhöht, und der Anteil an kalziumreichenphosphorarmen Bestandteilen vermindert werden (siehe Übersichten 35 und 39). Liegt der Knochenweiche ausnahmsweise ein offensichtlicher Phosphatüberschuß und Kalziummangel zugrunde, so ist naturgemäß umgekehrt zu verfahren; als Mineralsalzzulage ist dann außer Dikalziumphosphat und Knochenmehl auch Kalziumkarbonat, nicht aber Dinatriumphosphat, geeignet.

Vorbeuge: Sicherung der Mineralstoffzufuhr durch bedarfsgerechte Fütterung (siehe Übersichten 35, 39 und Futterwerttabellen der DLG) sowie der Vitamin-D-Versorgung durch helle, luftige Stallungen, regelmäßigen Auslauf im Freien oder Verabreichung von vitaminisiertem Kraftfutter. In gefährdeten Mastviehbeständen sind wiederholte Kontrollen des Serumphosphorspiegels ratsam, weil dieser schon vor Eintritt nennenswerter Skelettveränderungen abfällt. Durch Verabfolgung hoher Vitamin-D-Dosen an hochtragende Kühe vor dem Kalben[2] läßt sich zwar der Vitamin-D-Gehalt ihrer Milch steigern; die körpereigenen Vitamin-D-Vorräte der von ihnen geborenen Kälber bleiben dabei jedoch unbeeinflußt.

---

[1] 1 IE Vitamin D ~ 0,25 mg Kalziferol.
[2] Siehe Vorbeuge der hypokalzämischen Gebärlähmung (S. 1020).

SCHRIFTTUM

ADLER, J. A., E. MAYER & M. EGYED (1960): Phosphorus deficiency in beef cattle. Ref. Vet. 17, 145-144. — BACH, S., & H. HAASE (1966): Zum Auftreten einer Knochensystemerkrankung bei Mastbullen. M.-hefte Vet.-Med. 21, 167-171. — BAGLIONI, T., A. LOCATELLI & F. QUARENGHI (1958): Calcio, fosforo e fosfatasi ematiche nel bovino neonato. Arch. Vet. Ital. 9, 1-8. — BECHDEL, S. I., K. G. LANDSBURG & O. J. HILL (1933): Rickets in calves. Pennsylv. State Coll. Bull. 291. — BECHTEL, H. E., E. T. HALLMAN, C. F. HUFFMAN & C. W. DUNCAN (1936): Pathology of rickets in calves. Michigan State Coll. Agric. Stat. Techn. Bull. 150. — BEGOVIĆ, S., N. ČUPERLOVIĆ & V. TURANČIC (1961): Veränderungen des Serumgehaltes an Kalzium und Phosphor bei Änderung der Fütterung (serbokroatisch). Veterinarija (Sarajevo) 10, 219-227. — BOUCHER, W. B., & P. CRAIG (1965): Calf rickets of complex nutritional origin (Clinico-pathologic conference). J. Amer. Vet. Med. Ass. 147, 396-408. — BRÜGGEMANN, J., K. BRONSCH, K. LÖRCHER & H. SEUSS (1959): Die Bestimmung der Phosphorresorption aus Mineralfuttern. Z. Tierernähr. Futtermittelk. 14, 224-241. — CRAIG, J. F., & G. O. DAVIES (1943): Rickets in calves. J. Comparat. Pathol. Therap. 53, 196-198. — DÄMMRICH, K. (1967): Rachitis und Osteodystrophia fibrosa generalisata. Zbl. Vet.-Med. A 14, 597-627. — DOWE, T. W., J. MATSUSHIMA & U. H. ARTHAUD (1957): The effects of adequate and excessive calcium when fed with adequate phosphorus in growing rations for beef calves. J. Animal Sci. 16, 811-820. — DUNCAN, C. W., & C. F. HUFFMAN (1936): Influence of solar ultraviolet radiation upon the blood chemistry and mineral metabolism of dairy calves. J. Dairy Sci. 19, 291-303. — EATON, H. D., A. A. SPIELMAN, J. K. LOOSLI, J. W. THOMAS, C. L. NORTON & K. L. TURK (1947): The placental transfer and colostral storage of vitamin D in the bovine. J. Dairy Sci. 30, 787-794. — FRITZSCH, R. (1965): Über den Abriß der Achillessehne bei Rindern. M.-hefte Vet.-Med. 20, 133-137. — GULLICKSON, T. W., L. S. PALMER & W. L. BOYD (1935): A rickets-like disease in young cattle. Univ. Minnesota Agric. Exp. Sta. Techn. Bull. 105. — GÜNTHER, K. (1964): Ein Beitrag zur Vitamin-D_2-D_3-Ausscheidung mit der Milch. Der Einfluß des subkutanen und intravenös zugeführten Vitamin D_2. Z. Tierphysiol. Tierernähr. Futtermittelk. 19, 156-170. — GÜNTHER, K., & W. LENKEIT (1962): Der Einfluß des peroral zugeführten Vitamin D_2, D_3 und des parenteral zugeführten Vitamin D_3. Z. Tierphysiol. Tierernähr. Futtermittelk. 17, 275-294. — GÜNTHER, K., C. TEKIN & W. LENKEIT (1965/66): Die Vitamin-D-Wirksamkeit in der Leber des Kalbes und des Rinderfötus. Die Vitamin-D-Aktivität im Blut des Kalbes und der Milchkuh. Z. Tierphysiol. Tierernähr. Futtermittelk. 20, 86-94; 21, 40-50. — HEBELER, H. F. (1949): Osteomalacia in pregnant Jersey heifers. Vet. Record 61, 386-387. — HERRMANN, H. J. (1965): Das histomorphologische Verhalten des Knochensystems des Jungrindes nach quantitativer Mangelernährung. Pathol. Vet. 2, 468-492. — HIBBS, J. W., W. E. KRAUSS, C. F. MONROE & W. D. POUNDEN (1945): A report on the occurrence of rickets in calves under farm conditions. J. Dairy Sci. 28, 525-529. — HUFFMAN, C. F., C. S. ROBINSON, C. W. DUNCAN, L. W. LAMB & M. F. MASON (1933): A study of the phosphorus requirement for growth and reproduction from three months of age to first calving. J. Dairy Sci. 16, 203-223. — HUFFMAN, C. F., & C. W. DUNCAN (1935): The antirachitic value of hay in the ration of dairy cattle. J. Dairy Sci. 18, 511-526. — ILLĚS, J., J. ŠVELAN & Š. HÖRMAN (1966): Ruptur der Achillessehne bei Jungbullen als Folge einer Mineralstoffwechselstörung (slowakisch). Veterinářstvi 16, 227-231. — KRUPSKI, A., E. UEHLINGER & F. ALMASY (1938): Abnorme Gliedmaßenstellungen bei einem Ochsen der Braunviehrasse — Untersuchungen über den Kalzium-Phosphor-Stoffwechsel und histologische Knochenbefunde. Schweiz. Arch. Tierheilk. 80, 543-552. — KRUPSKI, A., E. UEHLINGER & F. ALMASY (1941): Epiphysäre Osteoporose beim Rind. Schweiz. Arch. Tierheilk. 83, 1-9. — KRUPSKI, A., E. UEHLINGER & F. ALMASY (1941): Osteoporose bei jungen Tieren der Braun- und Fleckviehrasse. Schweiz. Arch. Tierheilk. 83, 368-381. — LENKEIT, W., H. BRUNE & K. GÜNTHER (1958/59/60): Ein Beitrag zur Vitamin-D_2-D_3-Ausscheidung mit der Milch. Z. Tierphysiol. Tierernähr. Futtermittelk. 13, 247-254; 14, 185-189; 15, 155-158. — MAREK, J., & O. WELLMANN (1931/32): Die Rachitis in ihren ätiologischen, biochemischen, pathogenetischen, pathologisch-anatomischen und klinischen Beziehungen. Fischer, Jena. — MAREK, J., O. WELLMANN & L. URBÁNYI (1935): Rachitisversuche beim Kalb und die Rachitis-Ätiologie. Arch. wiss. prakt. Tierheilk. 69, 151-166. — MARTIN, J., & W. HOLZSCHUH (1964): Über eine bei Mastbullen gehäuft vorkommende Mineralstoffwechselstörung. M.-hefte Vet.-Med. 19, 321—325. — OBEL, A.-L. (1947): En morfologisk studie av rakitis hos kalv. Skand. Vet.-Tidskr. 37, 483—495. — PRIBOTH, W. (1966): Experimentelle und klinische Untersuchungen zur Diagnostik und Frühdiagnostik der mineralstoffmangelbedingten generalisierten Osteopathien der Jungrinder. Habil.-Schrift, Leipzig. — SUTHERLAND, C. (1966): An outbreak of lameness of dietary origin in growing calves. Vet. Record 79, 541-542. — THOMAS, J. W., M. OKAMOTO & L. A. MOORE (1954): The ulnar epiphyseal cartilage width in normal and rachitic calves and its use compared to other methods of detecting rickets. J. Dairy Sci. 37, 1220-1226. — TILLMAN, A. D., & J. R. BRETHOUR (1958): Dicalcium phosphate and phosphoric acid as phosphorus sources for beef cattle. J. Animal Sci. 17, 100-103. — URBÁNYI, L. (1959): Der Einfluß der mit Mineralstoffen verschiedenartig ergänzten Normalnahrung auf den Stoffwechsel des wachsenden Kalbes (ungarisch). Acta Vet. Hungar. 9, 271-279. — URBÁNYI, L. (1964): Weitere Untersuchungen über die Rachitis bei jungen Mastbullen (ungarisch). Állattenyésztes 13, 57-63. — URBÁNYI, L. (1965): Weitere Untersuchungen über die Rachitis der jungen Mastbullen. Acta Vet. Hungar. 14, 273-280. — URBÁNYI, L., & I. MÉSZÁROS (1961): Massenhafte rachitische Erkrankungen von Kälbern unter Wirkung treibender Fütterung. Acta. Vet. Hungar. 11, 409-414. — VRZGULA, L., A. AUGUSTINSKÝ & R. MIKLUŠIČÁK (1965): Gehäuftes Auftreten von Störungen des Mineralstoffwechsels bei Mastbullen (tschechisch). Veterinarstvi 15: 3. — WISE, M. B. (1958): The phosphorus requirements of calves. J. Animal Sci. 17, 89-99. — WISE, M. B., R. A. WENTWORTH & S. E. SMITH (1961): Availability of the phosphorus in various sources for calves. J. Animal Sci. 20, 329-335.

— WISE, M. B., A. L. ORDOVEZA & E. R. BARRICK (1963): Influence of variations in dietary calcium : phosphorus ratio on performance and blood constituents of dairy calves. J. Nutrit. 79, 79-84.

Knochenerweichung (Osteomalazie)

Wesen: Eine durch ungenügende Phosphorzufuhr und meist auch übermäßiges Kalziumangebot der Nahrung ausgelöste, mitunter durch zusätzlichen Vitamin-D-Mangel verschlimmerte hyperplastische Osteodystrophie des erwachsenen Skeletts, von der vor allem laktierende Kühe betroffen werden. Die klinischen Kennzeichen des Leidens bestehen in verschiedengradigen Lahmheiten wechselnder Lokalisation, vermehrter Anfälligkeit zu Knochenbrüchen, Sehnen- und Muskelrissen, Lecksucht sowie verminderter Fruchtbarkeit. Die histologischen Merkmale der Knochenschädigung sind gesteigerter Umbau der mineralisierten Substanz und Ersatz des dabei abgebauten Materials durch kalklos bleibendes Osteoid, teilweise auch durch fibröses Gewebe. Je nach dem Alter des Patienten können daneben in unterschiedlichem Umfange auch rachitische Veränderungen des Skeletts vorliegen (siehe *Krankheitsgeschehen*).

Vorkommen: Die Osteomalazie befällt praktisch nur milchende Kühe, mitunter aber auch hochtragende Tiere; bei Bullen und Ochsen ist sie unbekannt. Färsen erkranken bei gleicher Fütterung und Haltung oft gar nicht oder nur in leichterer Form; die bei ihnen dann auftretenden Knochenveränderungen sind jedoch mehr der Knochenweiche (Rachitis, S. 988) als der Knochenerweichung zuzurechnen. Früher war die mit verschiedenen volkstümlichen Bezeichnungen[1] belegte Knochenerweichung sowohl in Milch- als auch in Mastrinderbeständen (bei Ammenkühen) weit verbreitet und fügte der Landwirtschaft aller Länder erhebliche Verluste zu. Seitdem THEILER und seine Mitarbeiter nachweisen konnten, daß die bovine Osteomalazie durch anhaltenden Phosphormangel verursacht wird, ist dieses Leiden nach entsprechender Aufbesserung der Phosphatversorgung für trächtige und laktierende Kühe in Gebieten mit intensivierter Tierzucht selten geworden; die subklinischen Folgen einer nicht voll ausreichenden Phosphorzufuhr (wie herabgesetzte Fruchtbarkeit, unbefriedigende Milchleistung oder Mastzunahmen, Neigung zu hypokalzämischer Gebärparese und anderen mehr) haben inzwischen aber kaum an Bedeutung verloren und stellen nach wie vor einen nicht zu unterschätzenden Verlustfaktor dar. Dagegen wird die klinisch manifeste Form der Knochenerweichung heute fast nur noch auf extensiv genutzten ausgedehnten phosphorarmen Weidestrichen (Rußland, Australien, Neuseeland, Südafrika, Nord- und Südamerika) beobachtet, wo sie vor allem nach Dürreperioden gehäuft auftritt und dann zu den wichtigsten Mangelkrankheiten überhaupt zählt.

Ursachen: Die Osteomalazie des Rindes ist fast immer auf einen anhaltenden Phosphatmangel in der Nahrung zurückzuführen[2]; Verlauf und Grad der Krankheitserscheinungen werden dabei meist noch durch ein Überangebot an Kalzium, mitunter auch durch unzureichende Vitamin-D-Versorgung (dauernder Aufenthalt im dunklen Stall) beschleunigt und verstärkt. Bei erwachsenen Rindern kann ein folgenschweres Phosphordefizit vor allem unter folgenden Voraussetzungen eintreten:

Ständiger beifutterloser Weidegang auf ungedüngten, phosphatarmen Wiesen: Bei niedrigem Phosphatgehalt des Bodens (stellenweise nur 0,04 %, statt 0,25 %) enthält auch das auf ihm gewachsene Gras in der Regel zu wenig Phosphor (nämlich lediglich 0,02 bis 0,12 %, statt 0,15 bis 0,2 % der Trockensubstanz und mehr). Sein Phosphorgehalt sinkt außerdem mit zunehmender Reifung der Pflanzen sowie während anhaltender Dürre deutlich ab; dagegen bleibt der Kalziumgehalt des

---

[1] Knochenbrüchigkeit, Stallähme, früher auch „Knochenweiche" (Deutschland), mjölkhälta (Schweden), milklameness, adult rickets, bog-leg, bog-lame, bog-crook, crippen, cruban (Großbritannien), styfsiekte, Osteophagie, Hypo- oder Aphosphorose (Südafrika), creeps oder stiffs (USA), peg-leg (Australien).

[2] Fälle von Osteomalazie infolge Kalziummangels (Hypokalzikose) kommen beim Rind dagegen nur unter bestimmten extremen Bedingungen (Indien, Philippinen, Britisch Guyana) vor, wobei das Weidefutter ausschließlich aus schnellwachsenden Gräsern (keine Leguminosen) mit einem Kalziumgehalt von weniger als 0,2 % (statt über 0,4 %) der Trockensubstanz beträgt.

Grünfutters (0,2 bis 0,9 %/o der Trockensubstanz) dabei im wesentlichen unbeeinflußt und liegt somit praktisch immer höher als der Phosphoranteil. Auf diese Weise ergibt sich dann neben dem Phosphatmangel oft noch ein Kalziumüberschuß, also ein zu weites Ca : P-Verhältnis (siehe Bedarfsübersicht 35). Da phosphorarmes Gras auch sehr wenig Eiweiß enthält und eine optimale Verwertung der in ihm vorhandenen Nährstoffe nur bei ausgeglichener Mineralstoffversorgung erfolgt, ist die auf Phosphormangelweiden (oder bei ausschließlicher Verfütterung des von solchen Flächen gewonnenen Heus) auftretende Osteomalazie meist mit Unterernährung verbunden; manchmal liegt zudem noch ein Mangel an wichtigen Spurenelementen (S. 1078 ff.) vor.

Übermäßige Verabreichung von phosphorarmen und zugleich kalziumreichen Futtermitteln während der Stallhaltung: Auch bei aufgestallten Rindern kann die Fütterung Mängel aufweisen, die den ebengenannten im Prinzip völlig gleichen; das ist insbesondere dann der Fall, wenn der Anteil der Nährstoffe mit niedrigem Phosphorgehalt innerhalb der Ration groß –, derjenige an gutem Grün (Leguminosen), Heu sowie Kraftfutter jedoch nur gering ist, oder letzteres völlig fehlt.

Übersicht 39.

Phosphor- und Kalziumgehalt der wichtigsten Futtermittel

	kalziumreich	kalziumarm
phosphorreich	Ca : P = 1—7,5 : 1 gutes Wiesengras, Klee, Luzerne, Esparsette, Seradella oder gutes Heu von diesen Pflanzen; Erbsen-, Mais- oder Sojastroh; Milch, Kolostrum; Knochen-, Fleisch- oder Fischmehl	Ca : P = 0,03 — 0,4 : 1 Getreideschrote, -kleien oder -mehle; Ölkuchen; Malzkeime; Erbsen, Wicken, Bohnen und Sojabohnen
phosphorarm	Ca : P = 4 — 15 : 1 Trockenschnitzel, Rübenblatt (auch Silage), Melasse, gutes Stroh, schlechtes Weidegras	Ca : P = 0,3 — 2,0 : 1 Rüben, Schlempe, Treber, Spreu, schlechtes Heu oder Stroh, Molke

Unter den phosphorarmen Futtermitteln spielen neben schlechtem Heu vor allem Rüben, Rübenblatt und Blattsilage sowie die Nebenprodukte der Zuckerrübenverwertung eine wichtige Rolle, welche in den zum Teil sogar weidelosen Rübenbaugebieten oft in großen Tagesrationen verfüttert werden. Dabei ist zu berücksichtigen, daß die im Rübenblatt enthaltenen Saponine die endogene Phosphatausscheidung über Harn und Kot steigern und daß Wiederkäuer das an Oxalsäure[1] gebundene Kalzium mit Hilfe ihrer bakteriellen Vormagen- und Darmflora aufschließen und in beträchtlichem Umfange (50 bis 75 %) resorbieren. Die mit einer übermäßigen Rübenblattfütterung verbundene unzureichende Phosphorversorgung wird also zusätzlich noch durch ein weites Ca : P-Verhältnis (Kalziumüberschuß) erschwert. Wenn unter solchen Umständen nicht entsprechende Mengen von gutem Grün oder Heu, Kraftfutter sowie phosphathaltigen Mineralstoffzulagen verabreicht werden, können die laktierenden Kühe ihre durch hohe Milchleistung stark belastete Phosphorbilanz nicht mehr ausgleichen; sie sind dann in vermehrtem Maße auf körpereigene Reserven angewiesen (Mobilisierung aus dem Skelett). Früher wurde die Osteomalazie des Rindes irrtümlich als Kalziummangel angesehen; man gab daher während der Rübenblatt- und Blattsilagefütterungsperiode den Tieren kohlensauren Kalk; nach dem heutigen Stand der Kenntnisse ist dieser hierbei aber allenfalls in der Lage, das Auftreten der Knochenerweichung zu fördern und ihre Erscheinungen zu verschlimmern, statt diese zu verhüten.

---

[1] Frisches Zuckerrübenblatt enthält in der Trockensubstanz 1,9 % Oxalsäure und 0,5 bis 1,8 % Kalzium, aber nur 0,09 bis 0,4 % Phosphor.

Krankheitsgeschehen: Kurz- und mittelfristige mäßige Mängel der Phosphorversorgung können vom Rind mit Hilfe seiner körpereigenen Vorräte[1] überbrückt werden, ohne daß nennenswerte Schädigungen des Skeletts eintreten. Bei monatelanger unzureichender Phosphatzufuhr kommt es jedoch allmählich zu fortschreitenden Ausfallserscheinungen, die um so schwerwiegender sind, je größer die Ca : P-Relation der Nahrung ist; der Kalziumüberschuß trägt nämlich zusätzlich zur Auslaugung der Mineralsalze aus den Knochen bei. Unter solchen Umständen wirken sich die Anforderungen der Trächtigkeit (Entwicklung des fetalen Skeletts) weit weniger belastend auf den Mineralstoffhaushalt des Muttertieres aus als die mit der Laktation einsetzenden Anforderungen (mit jedem Liter Milch gehen etwa 0,9 g Phosphor und 1,2 g Kalzium verloren). Daher tritt die *schwere Form* der Knochenerweichung fast nur bei milchenden Kühen auf. Der dabei krankhaft gesteigerte Ab- und Umbau der mineralisierten Knochensubstanz wird nur durch vermehrt gebildetes, kalklos bleibendes Osteoid ersetzt, wodurch das Skelett seine normale Festigkeit verliert. Gelenke und Knochen osteomalaziekranker Kühe erweisen sich infolgedessen schon bei normaler Belastung als empfindlich oder schmerzhaft; letztere können zudem aus relativ geringfügigem Anlaß Auftreibungen im Bereich der Sehnenansatzstellen entwickeln oder sogar brechen; die Neigung zu Rupturen von Sehnen und Muskeln ist meist ebenfalls erhöht. Weil die Knorpelfugen in den Wachstumszonen des Beckenringes und der sternalen Rippenenden beim Rind normalerweise erst im Alter von 4 bis 6 Jahren verknöchern, sind neben den genannten osteomalazischen Veränderungen an ein und demselben Tier mitunter auch solche der Rachitis (Knochenverkrümmungen, S. 990) zu beobachten.

In *leichteren Fällen* äußert sich die Hypophosphorose dagegen lediglich in den auf Seite 995 geschilderten unspezifischen Leistungsminderungen, die nur bei eingehender Prüfung der Mineralstoffversorgung und des Serumgehaltes an anorganischem Phosphor als phosphormangelbedingt zu erkennen sind.

Erscheinungen: Da das zu Osteomalazie führende Futter in der Regel auch sehr arm an Eiweiß ist, erscheinen schwerer erkrankte Kühe meist körperlich schlecht entwickelt oder deutlich abgemagert und weisen ein rauhes bis struppiges Haarkleid, verzögerten oder unvollständigen Haarwechsel sowie trocken-unelastische und lederbündige Haut auf; letztere ist häufig von Ektoparasiten befallen (Räudemilben, Haarlinge, Läuse; S. 956, 967, 965). Atmung und Kreislauf zeigen nach leichter Anstrengung mitunter relativ starke und anhaltende Frequenzsteigerungen. In fortgeschrittenen Fällen bewegt sich der Gehalt an roten Blutkörperchen sowie an Hämoglobin im Blut an der unteren Grenze der Norm; außerdem ist der anorganische Serumphosphorspiegel herabgesetzt und die Aktivität der alkalischen Serumphosphatase erhöht. Vielfach besteht auch eine vermehrte Neigung zu fütterungsbedingter Hämoglobinurie (S. 1075). Die Freßlust im Stall gehaltener Patienten läßt im klinisch manifesten Stadium stärker nach; auf der Weide wird die Nahrungsaufnahme nicht selten schon durch die mit der Fortbewegung für die Tiere verbundenen Schmerzen erheblich behindert, was den Krankheitsverlauf beschleunigt. Auffallend, aber nicht spezifisch für die Knochenerweichung, sind die in der Mehrzahl der Fälle zu beobachtenden Lecksuchterscheinungen: Belecken, Benagen, Abkauen und/oder Verzehren von Haaren, Krippe, Wand, Streu, Dung, Holz, Leder, Lumpen, Erde, Steine und ähnlichem mehr (Allotriophagie). Wo sich Gelegenheit bietet, werden unter Umständen sogar Kadaver gefallener Tiere begierig angefressen (Sarko-, Osteophagie); wenn deren Fleisch oder Knochen Cl. botulinum und dessen Toxine beherbergen, können dann als komplikative Folge des Phosphormangels gehäufte Verluste durch Botulismus (lamsiekte, S. 816) eintreten. Die kennzeichnenden Symptome der Osteomalazie äußern sich aber in von Fall zu Fall unterschiedlich stark ausgeprägten *Störungen im Bewegungsapparat:*

Im Stande der Ruhe: leicht vorgestreckter Kopf, aufgekrümmter Rücken (Kyphose), abfallendes Hinterteil, schwach bis mäßig aufgeschürzte Bauchdecken, vorgestellte und mitunter auch gekreuzte Vorderbeine; weit unter den Leib geschobene

---

[1] Hierfür stehen etwa 10 % der in das Knochengerüst eingelagerten Mineralsalze als Reserve zur Verfügung.

Hintergliedmaßen, die distal des Sprunggelenks einwärts gedreht erscheinen; abwechselndes Schonen einzelner Beine, abgehaltener Schwanz sowie Neigung zu ständigem Liegen, selbst vor gefüllter Krippe; nach dem Antreiben stehen die Patienten nur zögernd und schwerfällig auf, wobei sie infolge der damit verbundenen Schmerzen vielfach trotz bereits erhobener Nachhand auf den Karpalgelenken ‚kniend' verweilen (Abb. 527); stehende Tiere treten nur unwillig zur Seite.

In der Bewegung: klammer, steif-gebundener oder stelzender, manchmal auch schaukelnder oder schlurfender Gang mit auffallend kurzen Schritten, wobei eine stärkere Beugung der distalen Gliedmaßengelenke möglichst vermieden wird (styfsiekte, peg-leg, stiffs, creeps); infolge der Schmerzen zeigen die Tiere oft einen ängstlichen Blick, Zittern sowie Stützbeinlahmheiten unterschiedlichen Grades und wechselnder Lokalisation (mjölkhälta, milklameness); gelegentlich treten statt solcher aber auch gehäufte Hüftgelenkbeschwerden (S. 461) auf. Nur selten bessert sich der Gang nach einiger Bewegung etwas, meist wird er dabei zusehends gespannter, zögernder und immer häufiger von Ruhepausen unterbrochen. Bei Patienten mit schwerer Osteomalazie ist mitunter ein sich während

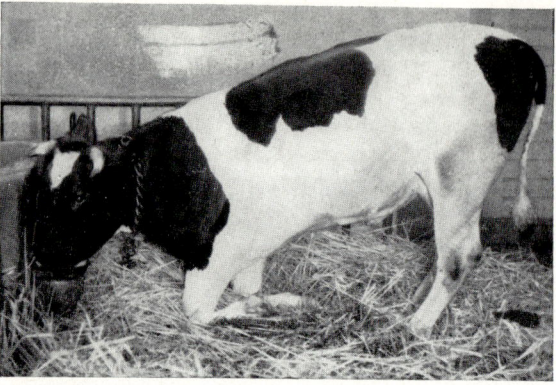

Abb. 527. Osteomalazische Kuh, die beim Aufstehen wegen hochgradigen Knochenschmerzes auf den Karpalgelenken ‚kniend' verharrt

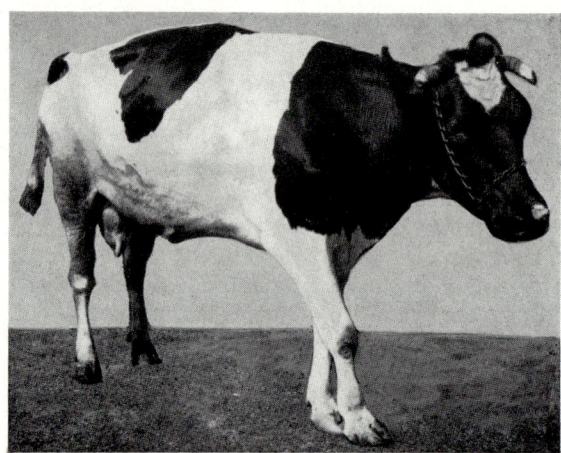

Abb. 528. Klamm-steifer Gang bei einer an Knochenerweichung leidenden Kuh; ‚störrisches' Kreuzen der Vorderbeine

des Laufens rhythmisch wiederholendes rasselnd-knackendes oder knirschendes Geräusch zu hören, dessen Ursprung jedoch nur schwer sicher ermittelt werden kann.

Bei *näherer Untersuchung* erweisen sich einzelne, oft sogar mehrere Knochen als deutlich empfindlich gegenüber der Palpation und Perkussion (Rippen, Gliedmaßen). Die Zehengelenke zeigen meist auffallenden Schmerz bei der passiven Rotation. Nicht selten sind zudem die Beugesehnenscheiden leicht gefüllt und ebenfalls druckempfindlich. Im Ansatzbereich der mechanisch stärker beanspruchten Bänder und Sehnen finden sich mitunter schmerzhafte Knochenauftreibungen; bevorzugt betroffen wird das distale Ende der Achillessehne, die dann unmittelbar oberhalb des Fersenhöckers angeschwollen und sensibel erscheint. In ausgeprägten Fällen sind außerdem, vor allem bei jüngeren Kühen, auch mehr oder weniger schwerwiegende Knochenverkrümmungen ähnlich wie bei der Rachitis (S. 990) festzustellen, von denen insbesondere die Rippen (Faß- oder Trichterbrust) und das Becken (Einengung durch den Druck der Oberschenkelbeine auf das Azetabulum) befallen werden. Manche Patienten weisen schließlich noch frische oder unter überschießender Kallusbildung abgeheilte Frakturen (Rippen, Becken, Gliedmaßenknochen, Wirbelsäule) auf; derartige osteomalaziebedingte Knochenbrüche scheinen bei weidenden Tieren (Training?) seltener zu sein als bei im Stall gehaltenen Kühen.

Auch Schädigungen des Beckenbandapparates, wie spontane oder beim Deckakt beziehungsweise bei der Geburt ausgelöste Sprengungen der Beckensymphyse (S. 458), Lockerungen oder vollständige Lösung des Kreuzdarmbeingelenkes (S. 454) und Scheidenvorfälle, sind als Begleiterscheinung der Knochenerweichung relativ häufig; sie sollten daher, ebenso wie Zerreißungen des Wadenmuskels oder Abrisse der Achillessehne vom Kalkaneus (S. 485), stets als Hinweis auf eine möglicherweise nicht ausreichende und deshalb zu überprüfende Phosphorversorgung gewertet werden.

Weitere, weniger pathognostische, aber wirtschaftlich bedeutsame Symptome betreffen die *Leistungsfähigkeit* der phosphorarm ernährten Kühe: Schon bei leichter bis mäßiger Hypophosphorose sinkt als erstes Anzeichen die Fruchtbarkeit der Herde ab (verzögerte, stille oder ausbleibende Brunst, schlechte Deck- oder Besamungsziffern); durch entsprechende Änderung der Fütterung läßt sich die Konzeptions- und Abkalberate dann bessern (unter Umständen um 20 bis 50 %). Auch die Milchleistung wird stark von der Phosphorversorgung beeinflußt; bei nennenswertem Mangel ist sie oft unbefriedigend und kann dann durch phosphathaltige Mineralsalzzulagen mitunter erheblich (um 40 bis 140 %) gesteigert werden. Kälber osteomalaziekranker Kühe sind zwar bei der Geburt meist voll entwickelt und weisen ein gesundes, richtig mineralisiertes Skelett sowie einen normalen Serumphosphorspiegel (S. 992) auf; die weitere Entwicklung wird jedoch gehemmt, wenn ihnen als einzige wertvollere Nahrungsquelle nur die qualitativ einwandfreie, aber in ungenügender Menge gebildete Milch ihres Muttertieres zur Verfügung steht; sie erreichen dann nur 75 bis 85 % des üblichen Absetzgewichtes. Außerdem liegt das Gewicht der zugehörigen Kühe zur Zeit des Absetzens um 20 bis 25 % niedriger als sonst. Da die Ausnutzung der Nährstoffe ebenfalls in wesentlichem Umfange von einem ausreichenden und ausgeglichenen Mineralstoffangebot abhängt, ist auch die Futterverwertung in betroffenen Herden oft unbefriedigend. Kühe phosphorarm ernährter Bestände neigen schließlich in vermehrtem Maße zu Durchfällen, Nachgeburtsverhaltung, puerperaler Hämoglobinurie (S. 1075), oder zu hypokalzämischer Gebärparese (S. 1009); hieraus erklärt sich, daß der Serumgehalt an organischem Phosphor bei milchfieberkranken Kühen oft unter der Norm liegt.

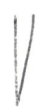

Verlauf und Beurteilung: Wird die phosphorarme Fütterung beibehalten, so verfallen die osteomalaziekranken Kühe der fortschreitenden Abmagerung und Entkräftung; sie verenden dann schließlich in völliger Kachexie, meist nach terminalem Festliegen. Wenn die Hypophosphorose dagegen rechtzeitig, also noch vor dem Auftreten schwerwiegenderer Skelettveränderungen, erkannt und ihre Ursache durch entsprechende Änderung der Fütterung beseitigt wird, so steigen die zuvor beeinträchtigten Leistungen der Tiere bald wieder an; auch leichtere bis mäßige osteomalaziebedingte Lahmheiten gehen dabei wieder zurück; nach dem Absetzen der Phosphorzulagen stellen sich die Mangelerscheinungen innerhalb von 2 bis 4 Wochen erneut ein. Liegen jedoch bereits erhebliche Knochen- oder Gelenkschädigungen vor, so ist keine rationelle Heilung mehr zu erwarten; solche, durch langdauernde Krankheit meist schon stark heruntergekommene Patienten bleiben danach zumindest für längere Zeit unwirtschaftlich. Unkomplizierte Rippenfrakturen sind bei der Knochenerweichung noch als günstig zu beurteilen, während Knochenbrüche im Bereich der Gliedmaßen, des Beckens oder der Wirbelsäule, ebenso wie vollständige Zerreißungen größerer Muskeln (M. gastrocnemius) oder Achillessehnenabrisse in der Regel zur umgehenden Notschlachtung zwingen.

Zerlegungsbefund: Tierkörper oft deutlich abgemagert mit relativ blassem Muskelfleisch, gelegentlich auch auffallend kleiner Leber und Milz. Je nach dem Alter des Tieres können Verkrümmungen (insbesondere an Becken, Rippen, Humerus, Radius oder Os femoris), oder aber Frakturen verschiedener Knochen (vor allem des Beckens, der Rippen oder der Zehen) vorliegen. An älteren Bruchstellen (Rippen) sind meist übermäßige Kallusbildungen zu beobachten; diese erweisen sich, ebenso wie die Rippen, in schweren Fällen auch die distalen Gliedmaßenknochen und die Gelenksenden der großen Röhrenknochen, als weich oder brüchig, nicht selten sogar als schneidbar. Periostverdickungen betreffen vor allem die Zehenknochen und die Sohlenlederhaut; im Ansatzbereich der Bänder und Sehnen finden sich stellenweise unverkalkte Knochenauftreibungen. Knochenanalysen ergeben ein normales Ca : P-Verhältnis, aber eine relative Vermehrung der organischen Substanz bei vermindertem Aschegehalt. Fast immer sind auch die Knorpelflächen der größeren Gelenke (Schulter, Ellbogen, Karpus, Hüfte, Knie, Tarsus) in Form unregelmäßig begrenzter, deutlich geröteter bis blutig unterlaufener flach-rauher Grübchen erodiert, oder mit gelblichen, fettig-schmierigen höckerigen Gebilden von 1 bis 3 Millimeter Durchmesser übersät, und ihre Gelenkflüssigkeit vermehrt. Diese Gelenkveränderungen gelten zwar als recht häufige Begleiterscheinung der Osteomalazie, sind für sich allein jedoch nicht pathognostisch (siehe degenerative Osteoarthrose, S. 1003). Oft ist außerdem die Synovialis der großen Sehnenscheiden verdickt und rauh; nicht selten erscheint auch die Achillessehne unmittelbar oberhalb ihres Ansatzes am Fersenhöcker sulzig-blutig durchtränkt.

Die *histologischen Kennzeichen* der Knochenerweichung bestehen in der vermehrten Ablagerung von kalklos bleibendem Osteoid an Stelle der zum Ausgleich des Phosphordefizits mobilisierten mineralisierten Knochensubstanz: Die Marktrabekel sind dadurch an Zahl und Dicke vermindert; ihre Oberfläche erscheint von mehr oder weniger umfangreichen osteoiden Säumen bedeckt. Solche finden sich auch in den erweiterten HAVERS'schen Kanälchen, insbesondere in Bereichen, wo der Knochen erhöhten mechanischen Beanspruchungen unterliegt; von Fall zu Fall können hier zudem fibröse Entartungen vorliegen. War die zu Osteomalazie führende Fütterung nicht nur bezüglich des Phosphatangebotes, sondern auch in ihrem Nährstoffgehalt (Eiweiß) sehr unzulänglich, so können sich daneben auch osteoporotische Veränderungen zeigen.

Erkennung und Unterscheidung: In ausgeprägten Fällen bereitet die Diagnose der Knochenerweichung auf Grund der bei mehreren Kühen vorliegenden charakteristischen klinischen Erscheinungen und der offensichtlich phosphorarmen Ernährung meist keine besonderen Schwierigkeiten. Ein weniger schwerwiegender und sich nur in Leistungsminderungen äußernder Phosphormangel ist dagegen oft nur durch gründliche Überprüfung der Fütterung sicher zu erkennen; nötigenfalls sind hierzu die Gehaltstabellen der DLG oder Mineralstoffanalysen der verabreichten Futtermittel heranzuziehen, mit deren Hilfe die Versorgungslage der Herde klarer beurteilt werden kann (siehe Bedarfsübersicht 35). Sehr nützlich ist auch die Untersuchung von Serumproben auf ihren anorganischen Phosphorgehalt: Dieser beträgt beim erwachsenen Rind normalerweise 5 bis 7 mg%; Werte zwischen 4 und 5 mg% sind als verdächtig, solche unter 4 mg% als krankhaft erniedrigt anzusehen; bei schwer osteomalaziekranken Kühen liegt der Phosphorspiegel im Serum vielfach sogar unter 2 mg%; bei unter gleichen Fütterungsbedingungen gehaltenen Bullen und Ochsen sinkt er dagegen allenfalls in den verdächtigen Bereich ab. Der Serumphosphorgehalt kann sich jedoch schon wieder im Normalbereich befinden, wenn die Phosphorzufuhr der Tiere zwischen dem Auftreten der Krankheitserscheinungen und der Blutentnahme erhöht worden ist. Tritt nach dieser Maßnahme eine deutliche klinische Besserung ein, so darf hieraus wiederum auf das Vorliegen eines Phosphormangels geschlossen werden.

Weitere diagnostische Möglichkeiten bieten die Röntgenkontrolle und die Knochenbiopsie: Erstere ergibt positivenfalls eine im Vergleich zu gesunden Kühen verminderte Dichte der Knochensubstanz (Schwanzwirbel), wobei sich ihre Konturen nur undeutlich von den umgebenden Weichteilen abheben (schwacher Kontrast). Zur Entnahme von Knochengewebsproben am lebenden Tier (Ausstanzen, Herausbohren oder Resektion) eignen sich vor allem Rippen, Hüfthöcker oder die Wirbel am Schwanzende. Entscheidend für die Abgrenzung der Knochenerweichung von anderen Osteopathien (Rachitis, S. 988; degenerative Osteoarthrose, S. 1003; Osteodystrophia fibrosa, S. 1007) ist der Befund der histologischen Skelettveränderungen.

Differentialdiagnostisch sollte bei Osteomalazieverdacht in Einzelfällen vor allem an Klauenrehe (S. 558), Reticuloperitonitis traumatica (Perkussionsschmerz!, S. 217), Polyarthritis (S. 516), degenerative Osteoarthrose (S. 1003), bei festliegenden Kühen auch an hypokalzämische Gebärparese (S. 1009) gedacht werden; sind dagegen mehrere Tiere gleichzeitig unter Erscheinungen erkrankt, die denen der Knochenerweichung ähneln, so sollten je nach den Begleitumständen chronische Fluorose (S. 1175), chronische Bleivergiftung (S. 1134), Molybdänose (S. 1140) sowie Mangan- oder Kupfermangel (S. 1087 und 1079) mit in Betracht gezogen werden.

Behandlung: Leichtere Mängel der Phosphorversorgung lassen sich durch entsprechende Mineralstoffzulagen[1] ausgleichen: 30 bis 50 g Mononatriumphosphat oder 20 bis 100 g Dinatriumphosphat (eventuell im Tränkwasser gelöst), 25 bis 75 g Dikalziumphosphat oder 30 bis 100 g Knochenmehl (beziehungsweise ‚phosphorsaurer Futterkalk') pro Tier und Tag mit dem Futter; für längerdauernde Verabfolgung sind die Mineralstoffmischungen der DLG zu empfehlen. Auf der Weide kann Knochenmehl auch mit Kochsalz vermischt (3 : 2) in Form von frei zugänglichen Lecksteinen zur Verfügung gestellt werden. Superphosphat[2] ist nur dann als unbedenkliche Phosphorquelle brauchbar, wenn sein Fluorgehalt weniger als 0,1 bis 0,3 % beträgt; sonst besteht auf die Dauer die Gefahr einer chronischen Fluorvergiftung (S. 1175). Thomasmehl[3] ist für diesen Zweck ungeeignet, da es durch den Geschmack die Futteraufnahme hemmt und außerdem ein zu weites Ca : P-Verhältnis (5,5 : 1) aufweist. (Kohlensaurer Kalk sollte nur in den seltenen Fällen Anwendung finden, wo der Knochenerweichung ein wirklicher Kalziummangel bei normalem oder übermäßigem Phosphorangebot zu Grunde liegt; andernfalls führt eine solche ‚Behandlung' zwangsläufig zur Verschlimmerung des Leidens.) Lehnen die Patienten die Aufnahme der Mineralsalze mit dem Futter zunächst ab, so können an deren Stelle beim ersten Besuch handelsübliche injizierbare Phosphatlösungen (oder 25 g Dinatriumphosphat in 300 ml aqua dest.) intravenös verabreicht werden; sie sind jedoch nur von kurzdauernder Wirkung. Mit gleichem oder besserem Erfolg lassen sich die oben angeführten Mineralstoffdosen mittels Flasche oder Pilleneingeber oral applizieren.

Übersteigt das Phosphordefizit jedoch 30 % des Bedarfs, so kann es durch Mineralsalzgaben allein nicht mehr behoben werden, abgesehen davon, daß die Tiere die hierfür erforderlichen Mengen kaum aufnehmen. Dann sind bedarfsgerechte Umstellungen der Ernährung vordringlich und unumgänglich: Zulagen phosphorreicher Futtermittel sowie entsprechende Kürzungen der phosphorarmen und zugleich kalziumreichen Rationsbestandteile (siehe Übersicht 35 und 39).

Durch Gaben von Vitamin D läßt sich die Ausnutzung der angebotenen Mineralsalze zwar steigern, doch reicht diese Maßnahme für sich allein nicht zur Beseitigung schwerwiegenderer Mangelsituationen aus; üblicherweise werden 500 000 bis 1 000 000 IE Vitamin D_3 intramuskulär injiziert; die gleiche Wirkung wird auch durch D-vitaminisiertes Kraftfutter erreicht. Vor übermäßigen Dosierungen ist wegen der Gefahr einer Hypervitaminose D (S. 1226) zu warnen.

Vorbeuge: Um nicht nur der Knochenerweichung, sondern auch den mit leichterer Hypophosphorose verbundenen Leistungsminderungen wirksam vorzubeugen, muß die Phosphorversorgung der tragenden und laktierenden Kühe durch bedarfsgerechte Fütterung mit entsprechenden Zulagen phosphathaltiger Mineralsalze und D-vitaminisiertem Kraftfutter gesichert werden. Erforderlichenfalls sind die Wiesen und Weiden mit Phosphatdüngern zu behandeln, wodurch sich sowohl der Phosphorgehalt im Gras und Heu als auch die Erträge oft beträchtlich steigern lassen. In besonders gefährdeten Beständen empfiehlt es sich, den Serumgehalt an anorganischem Phosphor in regelmäßigen Zeitabständen zu überprüfen, da dieser schon vor dem Einsetzen deutlicher klinischer Symptome abfällt.

---

[1] Mononatriumphosphat ($NaH_2PO_4 \cdot 2 H_2O$) enthält 20 % P, Dinatriumphosphat ($Na_2HPO_4 \cdot 12 H_2O$) 9 % P, Dikalziumphosphat ($CaHPO_4 \cdot 2 H_2O$) 23 % Ca und 18 % P, aus Knochenmehl gewonnener ‚phosphorsaurer Futterkalk' 23 bis 27 % Ca und 17 bis 18 % P, Knochenmehl 28 bis 33 % Ca und 14 bis 15 % P.

[2] Superphosphat = durch chemische Behandlung von Rohphosphaten (Phosphorit) gewonnener P-haltiger Kunstdünger.

[3] Thomasmehl = gemahlene, bei der Stahlgewinnung in dolomitausgeschlagenen Schmelzbirnen anfallende Schlacken (P-haltiger Kunstdünger).

SCHRIFTTUM

ARRINGTON, L. R. (1963): Absorption, retention and tissue deposition of labelled inorganic phosphates by cattle. J. Animal Sci. 22, 940-942. — BARNES, J. E., & B. R. JEPHCOTT (1955): Phosphorus deficiency in cattle in the northern territory and its control. Austral. Vet. J. 31, 302-316. — BARNES, J. E., & B. R. JEPHCOTT (1959): Biochemical studies of cattle in the northern territory. 1. Seasonal variation of blood phosphorus and haemoglobin levels on the Barkley tableland. 2. Seasonal variations of serum inorganic phosphorus, haemoglobin, plasma protein and haematocrit in the Alice Springs district. Austral. Vet. J. 35, 276-279, 280-281. — BECKER, R. B., W. M. NEAL & A. L. SHEALEY (1933): Effect of calcium-deficient roughages upon milk production and welfare of dairy cows. Florida Agric. Exp. Stat. Techn. Bull. 262. — BETES, J. A. (1953): Rapport à l'étude de l'ostéomalacie par aphosphorose des vaches laitières. 15. Int. Tierärztl. Kongr., Stockholm, 1: 1, 580-584. — BLACK, W. H., L. H. TASH, J. M. JONES & R. J. KLEEBERG (1949): Comparison of methods of supplying phosphorus to range cattle. U.S. Dep. Agric. Washington, Techn. Bull. 981. — BRONSCH, K. (1959): Thomasmehlzufütterung mit Vorbehalten. Dtsch. Landwirtsch. Presse 82, 492-493. — BRÜGGEMANN, J., & K. BRONSCH (1959): Studie zur Verwendung von Thomasmehl als Mineralfutter. Z. Tierernähr. Futtermittelk. 14, 93-108. — BRUNE, H. (1955): Experimentelle Untersuchungen am Wiederkäuer zur alimentären Wirksamkeit der nativen Oxalsäure. Z. Tierernähr. Futtermittelk. 10, 102-122, 147-192. — BRUNE, H., & O. KUDLICH (1960): Resorptionsstudie mit Hilfe von ^{32}P über den Einfluß von Zuckerrübensaponin via Schlundrinne oder Pansen auf den Mineralstoffwechsel beim Kalb. Z. Tierphysiol. Tierernähr. Futtermittelk. 15, 274-284. — COHEN, PH. (1960): Invloed van vitamine D_3 op de geslachtsfuncties van het rund. Tijdschr. Diergeneesk. 85, 1163-1173. — EHMKE, J. (1958): Einfluß der Mineralstoffmischung 500 auf die Fruchtbarkeit der Rinder. Dtsch. Tierärztl. Wschr. 65, 184-186. — EWER, T. K., & K. C. SELLERS (1950): Aphosphorosis in young cows in East Anglia. Vet. Record 62, 343-345. — FARRIES, E. (1960): Oxalsäureabbau und Kalziumresorption beim Wiederkäuer. Futter und Fütterung 11, 85-88. — FITCH, C. P., W. L. BOYD, C. H. ECKLES, T. W. GULLICKSON, L. S. PALMER & C. KENNEDY (1932): Report of an experiment to determine the effect of a low calcium ration upon reproduction in cattle. Cornell Vet. 22, 156-172. — GUTKE, E. (1959): Der Kalzium- und Phosphorbedarf der Rinder in den verschiedenen Lebensabschnitten (Schrifttumsübersicht). Diss., Hannover. — HAAB, P. (1954): Herdensterilität bei Rindern: Einfluß der Versorgung mit Kalzium und Phosphor. Diss., Hannover. — HAAG, J. R., & I. R. JONES (1935): The calcium and inorganic phosphorus content of the blood plasma of normal dairy cattle. J. Biol. Chem. 110, 439-441. — HANSARD, S. L., C. L. COMAR & M. P. PLUMLEE (1954): The effects of age upon calcium utilization and maintenance requirements in the bovine. J. Animal Sci. 13, 25-36. — HANSARD, S. L., H. M. CROWDER & W. A. LYKE (1957): The biochemical availability of calcium in feeds for cattle. J. Animal Sci. 16, 437-443. — HART, B., & G. L. MICHELL (1965): Effect of phosphate supplementation on the fertility of an open range beef cattle herd on the Barklay tableland. Austral. Vet. J. 41, 305-309. — HIGNETT, S. L. (1959): Some nutritional and other inter-acting factors which may influence the fertility of cattle. Vet. Record 71, 247-256. — HIGNETT, S. L., & P. G. HIGNETT (1953): The influence of the vitamin D status on the effect of calcium and phosphorus intake on the fertility of cows and heifers. Vet. Record 65, 21-24. — KONERMANN, H. (1967): Zusammenhänge zwischen den Nährstoff- und Mineralstoffverhältnissen und der Fruchtbarkeit der Rinder. Mineralstoffversorgung und Tiergesundheit VIII, 36-40. — KOLB, E. (1956): Zur Kenntnis des Stoffwechsels der Oxalsäure unter besonderer Berücksichtigung des mikrobiellen Abbaues. Arch. Exp. Vet.-Med. 10, 535-576. — KOLB, E. (1958): Die Bedeutung der Mineralstoffversorgung beim Rind. M.-hefte Vet.-Med. 13, 628-632. — LENKEIT, W., W. GIMMLER & K. H. SIECK (1959): Beitrag zur Kalzium- und Phosphorausscheidung mit der Milch im Ablauf der Laktation. Arch. Tierernähr. 9, 166-177. — MANSTON, R. (1964): Investigation of the effects of vitamin D_3 on calcium and phosphorus metabolism in cows, using calcium[45] and phosphorus[27]. Brit. Vet. J. 120, 365-371. — O'MOORE, L. B. (1952): Problems in animal health associated with mineral intake imbalance in grazing herbage. Vet. Record 64, 475-480. — MÜLLER, R. (1954): Fruchtbarkeitsstörungen des Rindes infolge Phosphormangels des Bodens. Tierzüchter 6, 397-398. — MULLINS, J. C., & W. F. RAMSEY (1959): Haemoglobinuria and anaemia associated with aphosphorosis. Austral. Vet. J. 35, 140-147. — OSLAGE, H. J., F. E. FARRIES, E. ZORITA & M. BECKER (1960): Über den intestinalen Abbau von Kalziumoxalat beim Wiederkäuer. 1. Oxalsäurebilanzen bei Milchkühen und Schafen. Arch. Tierernähr. 10, 190-199. — OSLAGE, H. J., F. E. FARRIES & E. ZORITA (1960): 2. Untersuchungen über den mikrobiellen Oxalsäureabbau im Pansen. Arch. Tierernähr. 10, 200-208. — OSLAGE, H. J., F. E. FARRIES & H. KEPPEL (1960): 3. Untersuchungen zur Resorption von Kalzium aus Kalziumoxalat mit Hilfe der Isotopentechnik. Arch. Tierernähr. 10, 374—388. — OTA, Y. (1960): Digestibility of phytin phosphorus and intestinal phytase in dairy cows and sheep. Japan. J. Vet. Res. 8, 161-172. — PALMER, L. S., & C. H. ECKLES (1927): Effect of phosphorus deficient rations on blood composition in cattle. Proc. Soc. Exp. Biol. Med. 24, 307-309. — PALMER, L. S., C. R. FITCH, T. W. GULLICKSON & W. L. BOYD (1935): Supplementary report of an experiment to determine the effects of a low calcium ration on reproduction in cattle. Cornell Vet. 25, 229-246. — RAUN, A., E. CHENG & W. BURROUGHS (1956): Phytate phosphorus hydrolysis and availability to rumen microorganisms. J. Agric. Food. Chem. 4, 869-871. — RIETHUS, H. (1921): Die Ruptur der Achillessehne und ihre Ursachen. Dtsch. Tierärztl. Wschr. 29, 4-5. — ROSE, A. L. (1954): Osteomalacia in the northern territory. Austral. Vet. J. 30, 172-177. — SCHMIDT, A. (1968): Physiologische, pharmakologische und toxikologische Aspekte des Knochenstoffwechsels. Berl. Münch. Tierärztl. Wschr. 81, 281-285. — McTAGGART, H. S. (1959): 'Milklameness': an aphosphorosis of heavymilking cows. Vet. Record 71, 709-714. — THEILER, A. (1933): Untersuchungen über den Bau normaler und durch kalzium- und phosphorarme Nahrung veränderter Rinderknochen. Schweiz. Arch. Tierheilk. *75*, 339-366. — THEILER, A. (1934): The osteodystrophic diseases of domesticated animals. Vet. J. *90*, 143-175, 183-206. — THEILER, A., P. J. du TOIT & A. I. MALAN (1937): The influence of variations in dietary phosphorus and in the Ca : P-ratio on the production of rickets in cattle. Onderstepoort J. Vet. Sci. Animal Ind. *8*, 375-414. — SVANBERG, O. (1935): Über aphosphorotische Mangelkrankheiten bei Rindern in Schweden, besonders über Coxitis beim Rinde („Milchlähme"). Münch. Tierärztl. Wschr. *86*, 461-466. — UHLENBRUCK, K. (1953): Untersuchungen über den Gehalt des Rinderblutserums an Kalzium und anorganischem Phosphor während der Rübenblattfütterung und bei der Zufütterung von ‚Basex'-Bengen. Diss., Hannover. — UNSHELM, J., & D. FLOCK (1967): Die Konzentration des anorganischen Phosphors und die Aktivität der alkalischen Phosphatase im Blutplasma von Rindern in Abhängigkeit vom Alter und anderen Einflußfaktoren. Zbl. Vet.-Med. A *14*, 528-547. — WESTERLUND, A. (1958): The availability for intestinal absorption of phosphorus from different sources in lactating cows. Kungl. Lantbrukshögskol. Ann. *24*, 397-415. — WYSSMANN, E. (1936): Über Zerreißungen der Wadenmuskeln (Mm. gastrocnemii) und der Achillessehne beim Rind. Schweiz. Arch. Tierheilk. *78*, 63-77.

Degenerative Osteoarthrose

Wesen: Ein vorwiegend die großen Gelenke und die gelenknahen Knochenenden der Gliedmaßen, mitunter aber auch die Wirbel und ihre gelenkigen Verbindungen befallender chronischer und nichtentzündlicher Prozeß, der im Prinzip den normalen, mit zunehmendem Alter fortschreitenden Abnutzungs- und Reparationsvorgängen der Gelenkflächen entspricht, wegen seines vorzeitigen Einsetzens oder der dabei ausgelösten Funktionsstörungen aber als krankhaft zu beurteilen ist; andere Bezeichnungen: Arthrosis chronica deformans, hypertrophierende ‚Osteoarthritis', senile ‚Arthritis' oder ankylosierende Spondylose.

Vorkommen und Ursachen: In sporadischer Form wird das Leiden vor allem bei älteren Deck- und Besamungsbullen sowie Zugochsen, gelegentlich aber auch bei Kühen vorgerückten Alters beobachtet; bei unter bestimmten Fütterungsbedingungen aufgezogenen Mastrindern (insbesondere Jungbullen frohwüchsiger Rassen) kann die Osteoarthrose jedoch schon mit 9 bis 18 Monaten gehäuft auftreten. Obwohl die Ätiologie dieser Gelenkaffektion noch nicht restlos geklärt ist, darf nach bisherigen Untersuchungen angenommen werden, daß ihre Ursachen in folgenden Faktoren zu suchen sind: Der ausgereifte hyaline Gelenkknorpel ist ernährungsmäßig weitgehend auf die Diffusion aus der Synovia angewiesen und besitzt nur eine geringe Regenerationsfähigkeit. Übermäßige oder anhaltende mechanische Belastungen können daher relativ leicht zu Abnutzungserscheinungen an den stärker beanspruchten Knorpelbezirken führen. Diese Voraussetzung trifft bei älteren männlichen Tieren vor allem für die größeren Gelenke der Hintergliedmaßen (Hüfte, Knie, Tarsus) und für den kaudalen Bereich der Wirbelsäule (letzte Brustwirbel, Lendenwirbel, kraniales Kreuzbeinende, Kreuzdarmbeingelenk) zu, weil diese beim Decken beziehungsweise während der Zugleistung ständig sich wiederholenden Mikrotraumen ausgesetzt sind. Eine arthroseauslösende oder -fördernde Rolle scheinen daneben auch Anomalien der Beinstellung zu spielen, die angeboren (erbliche Disposition) oder erworben (mangelhafte Klauenpflege) sein können und durchaus nicht immer schwerwiegend zu sein brauchen (Spreiz-, Roll- oder Schnabelklauen, steile Fesselung, Stuhlbeinigkeit, Kuhhessigkeit und andere mehr). Ein nicht zu unterschätzender Einfluß kommt des weiteren dem großen Gewicht (Ausstellungs- oder Mastkondition) und der – mit Ausnahme des Deckaktes oder der Zugarbeit – oft fehlenden oder ungenügenden körperlichen Bewegung der älteren Bullen und Ochsen zu. Schließlich übt auch die manchmal recht intensive Fütterung (enges Ca : P-Verhältnis) der Vatertiere möglicherweise eine ungünstige Wirkung auf die Widerstandsfähigkeit ihrer Gelenke aus. Bei alten Kühen können die im Verlauf mehrerer Trächtigkeiten und Laktationen an die Mineralstoffreserven des Skeletts gestellten Ansprüche offenbar den Bandapparat so weit schwächen, daß sie dann zu arthrotischen Veränderungen neigen (siehe Osteomalazie, S. 995). Für die bei Jungrindern (Mastbullen) mitunter gehäuft auftretende Osteoarthrose ist die treibende, dabei aber phosphorarme Ernährung verantwortlich zu machen; solche Tiere erreichen hierbei ziemlich rasch ein hohes Körpergewicht, dem ihr Skelett infolge der unzulänglichen Phosphorversorgung nicht gewachsen ist; die zugrunde liegenden Fütterungsmängel sind jedoch in der Regel nicht so erheblich, daß sie rachitische oder osteomalazische Erscheinungen verursachen.

Krankheitsgeschehen: Osteoarthrotische Veränderungen gehen stets von den *Gelenkknorpeln* aus und benötigen zur vollen Entwicklung mehrere Wochen, mitunter sogar mehr als zwei Jahre. Ihr Beginn ist durch umschriebene graugelbe Verfärbungen der hier matt-stumpf und trocken (statt bläulichweiß, spiegelglatt und feuchtglänzend) erscheinenden Knorpelflächen an den mechanisch am stärksten exponierten Stellen gekennzeichnet (degenerative Knorpelverkalkung). Danach treten im gleichen Bereich feine Risse und Spalten sowie Auffaserungen des Knorpels auf, aus denen sich im weiteren Verlauf flache, unregelmäßig begrenzte und teilweise blutunterlaufene Grübchen (Erosionen) entwickeln, die mitunter bis auf den Knochen reichen; dieser ist dort dann besonders dicht und hart (Eburneation); er kann zudem streifenförmige Abschliffspuren (Usuren) aufweisen, welche parallel zur Bewegungsrichtung des Gelenks verlaufen. Die sich hieraus ergebende schlechtere gegenseitige Adaptation der Gelenkflächen bedingt dann in der Regel eine immer rascher fortschreitende Verschlimmerung: Dabei nehmen die Erosionen und Usuren an Umfang zu, während sich am Rande der Gelenkfläche perlen- bis blumenkohlförmige, knorpelüberzogene Knochenwucherungen entwickeln; auch rings um das Gelenk herum entstehen ähnlich gestaltete Exostosen, die bei straffen Gelenken (Tarsus, Karpus) schließlich zur völligen Ankylosierung führen können. Im fortgeschrittenen Stadium ist die Gelenkkapsel deutlich verdickt; in ihrer Wand sind mitunter abgesprengte oder losgerissene Knochensplitter eingelagert. Die Synovialis zeigt oft auffallend viele und große Zotten. Die Gelenkflüssigkeit ist allenfalls mäßig bis deutlich vermehrt, ihre Viskosität geringer und ihre Färbung mitunter dunkler als normal; ihr fehlen jedoch die bei entzündlichen Gelenkaffektionen zu beobachtenden Merkmale (S. 540 ff.). Bei schwerer Arthrose finden sich in der Synovia einzelne bis zahlreiche ‚Gelenkmäuse' (= eingedickte Gelenkflüssigkeit, abgelöste Knorpel-, Menisken- oder Knochenteilchen).

Im *Wirbelsäulenbereich* beginnen die spondylarthrotischen Veränderungen meist ventral an den Körpern der letzten Brust- und der ersten Lendenwirbel. Sie schreiten von diesen aus allmählich auf die Gelenkfortsätze und die Zwischenwirbelgelenke fort und ergreifen später auch die Rippenköpfchengruben sowie die Dornfortsätze. So kann es unter zunehmender Verknöcherung der dabei gebildeten Wülste und Spangen schließlich zur vollständigen gegenseitigen Ankylosierung mehrerer Wirbel und/oder zu örtlichen Einengungen des Wirbelkanales oder auch der Zwischenwirbellöcher beziehungsweise zum Prolaps der zwischen letztem Lendenwirbel und dem Kreuzbein gelegenen Zwischenwirbelscheibe kommen.

Erscheinungen: Die osteoarthrotischen Veränderungen verursachen anfangs nur geringe Schmerzen und bedingen daher zunächst lediglich Lahmheiten leichteren und wechselnden Grades. Deshalb wird tierärztliche Hilfe oft erst dann in Anspruch genommen, wenn das Leiden schon fortgeschritten ist und zu erheblichen Bewegungsstörungen geführt hat: Vieles Liegen, träges und unbeholfenes Aufstehen, Unterschieben oder zeitweiliges Entlasten der Hinterbeine im Stehen, steifer oder zögernder Gang mit kurzen Schritten und schleppendem Vorführen der Hintergliedmaßen unter Vermeidung stärkerer Beugungen der Gelenke; diese, oft Stütz- und Hangbeinphase betreffende Lahmheit nimmt bei längerem Gehen zu und erscheint nach dem Ausruhen des Patienten meist etwas gebessert. In besonders schweren Fällen ist an den betroffenen Gelenken während der Bewegung Krepitation zu hören oder zu fühlen. Osteoarthrosen des Knies sind zwar wesentlich häufiger als solche des Hüft- oder Sprunggelenks; nicht selten erweisen sich jedoch mehrere Gelenke als zugleich und beidseitig symmetrisch erkrankt (bezüglich der bei Beteiligung einzelner Gelenke zu beobachtenden kennzeichnenden Lahmheitssymptome sei auf Seite 461, 474 und 488 verwiesen). Ist die Wirbelsäule mitergriffen, so können die Gangstörungen auch auf den Druckschmerzen beruhen, welche durch die Exostosen auf die Rückenmarkshäute oder die Wurzeln der Spinalnerven ausgeübt werden; solche Tiere zeigen häufig eine mehr oder weniger ausgeprägte Aufkrümmung des dabei völlig steifen Rückens, aber nur selten echte Paresen oder Paralysen der Nachhand (siehe S. 449). Im weiteren Verlauf wird infolge der zunehmenden Schmerzen fast immer auch das Allgemeinbefinden der Patienten in Mitleidenschaft gezogen: Abnehmender Appetit, fortschreitende Bewegungsunlust, Teilnahmslosigkeit und Abmagerung, bei Bullen zudem Nachlassen der Spermaqualität, Deckfaulheit oder völliges Unvermögen zum Aufsprung.

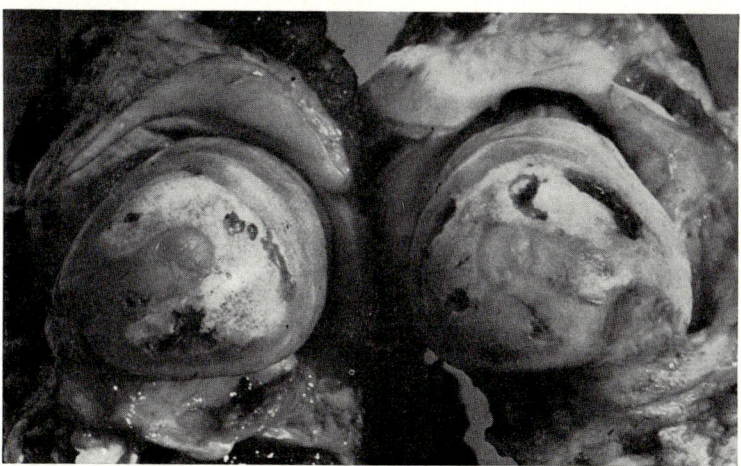

Abb. 529. Beginnende arthrotische Veränderungen (Knorpelusuren) an den Köpfen beider Oberschenkelbeine eines jungen Mastbullen (SCHULZ, 1964)

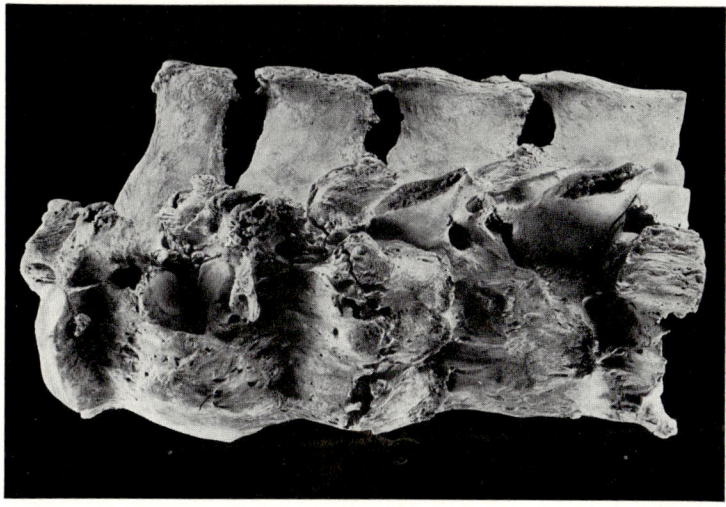

Abb. 530. Spondylarthrotische Veränderungen an den ersten vier Lendenwirbeln eines alten Deckbullen (POHLENZ, 1969)

Beurteilung: Die Osteoarthrose ist eine der häufigsten Abgangsursachen älterer Deck- und Besamungsbullen. Sie führt zwar nur selten und erst spät zum Festliegen; wegen der mit ihr verbundenen chronischen Schwächung werden befallene Tiere jedoch über kurz oder lang unwirtschaftlich.
Zerlegungsbefund: Abgesehen von den bereits geschilderten kennzeichnenden makroskopischen Veränderungen der betroffenen Gelenke erweisen sich die Knochen als normal. Das histologische Bild zeigt Hyalinverlust, Verminderung der Chondrozyten

und Fibrillierung der Grundsubstanz des Gelenkknorpels sowie Hyperplasie und hyaline oder fibrinoide Degeneration der synovialen Intima.

Erkennung: In Einzelfällen kann die Diagnose am lebenden Tier vor allem dann schwierig sein, wenn die erkrankten Gelenke der Adspektion und Palpation schlecht zugänglich sind (Hüft-, Kreuzdarmbein- oder Wirbelgelenke) oder noch keine ausgeprägten periartikulären Knochenauftreibungen vorliegen. Brauchbare Anhaltspunkte ergeben sich aber aus dem schleichenden Verlauf der langsam zunehmenden oder auf andere Gelenke übergreifenden Lahmheit, dem Fehlen entzündlicher Gelenkveränderungen (keine vermehrte Wärme; Punktat bis auf Mengenzunahme im wesentlichen normal) und der fortschreitenden Atrophie einzelner oder sämtlicher Muskeln, welche das schmerzhafte Gelenk bewegen. Wertvolle Dienste leistet auch die nach Möglichkeit vorzunehmende Röntgenuntersuchung. Bei Beteiligung der Wirbelsäule löst die Perkussion der Dornfortsätze im befallenen Bereich mitunter deutliche Schmerzreaktion aus. In Mastrinderherden ist bei gehäuftem Auftreten von offensichtlich nicht grobtraumatisch bedingten Lahmheiten stets der Verdacht naheliegend, daß es sich um Osteoarthrose handelt; die Klärung kann dann durch die Schlachtung eines oder mehrerer besonders schwer erkrankter Tiere und anschließende Überprüfung der eröffneten Gelenke (Hintergliedmaßen, Wirbelsäule) herbeigeführt werden.

Unterscheidung: Differentialdiagnostisch sind außer der oft ebenfalls mit Osteoarthrose einhergehenden Knochenerweichung (S. 995) auch infektionsbedingte oder ‚rheumatische' Polyarthritiden (S. 516), Entzündungen, Verstauchungen oder unvollständige Verrenkungen einzelner Gelenke (Kreuzdarmbeinverbindung, S. 454; Hüfte, S. 461; Knie, S. 474; Tarsus, S. 488), Klauenrehe (S. 558) sowie die auf Kompressionen des Rückenmarks beruhenden Paresen und Paralysen der Hintergliedmaßen (traumatische Afterblasenschwanzlähmung, S. 631; Leukose der Rückenmarkshäute, S. 62; Abszesse oder wandernde Dassellarven im Wirbelkanal, S. 634 und 975) zu berücksichtigen.

Behandlung: Mit deutlichen Bewegungsstörungen verbundene osteoarthrotische Veränderungen sind meist schon erheblich und außerdem irreversibel; sie haben deshalb in der Regel kaum noch Aussicht auf Heilung. Da die Patienten wegen der starken Schmerzen sehr leiden und abmagern, ist ihre baldige Verwertung auch aus Gründen des Tierschutzes und der Wirtschaftlichkeit angezeigt (ältere Kühe, Mastrinder). Bei besonders wertvollen Vatertieren kann in weniger schwerwiegenden Fällen versucht werden, durch konservative Maßnahmen eine Beruhigung des Prozesses zu erreichen: Aufstallung, Klauenpflege, wiederholte parenterale Verabreichung von Phenylbutazonderivaten (T. I.) oder intraartikuläre Injektionen von Glukokortikoiden (S. 542); als letztes Mittel kommt schließlich noch die Kaustik in Betracht. Die dadurch mitunter zu erzielende Besserung ist aber nur von begrenzter Dauer; bei erneuter körperlicher Beanspruchung (Deckakt, Zugarbeit) rezidiviert die Lahmheit bald wieder. Bullen, die infolge Osteoarthrose nicht mehr decken, deren Allgemeinbefinden aber noch nicht schwer gestört ist, können noch über begrenzte Zeit mit Hilfe der Elektroejakulation als Samenspender genutzt werden (Einfrieren von Spermavorräten); ein solches Vorgehen beinhaltet aber möglicherweise die Gefahr, daß die Anlage zur Osteoarthrose auf die Nachkommenschaft vererbt wird.

Vorbeuge: Deck- und Besamungsbullen täglich einige Stunden lang bewegen (Laufvorrichtung, Tüdern oder Weidegang); bei Mastrindern sollte ein bedarfsgerechtes Ca : P-Verhältnis der Nahrung eingehalten werden (siehe Übersichten 35 und 39); in bestimmten Fleischrassen (Aberdeen Angus, Herefords, Shorthorns und andere) erscheint es ratsam, diejenigen Zuchtlinien auszumerzen, die erfahrungsgemäß vermehrt zu Osteoarthrose neigen.

SCHRIFTTUM

BANE, A., & H.-J. HANSEN (1962): Spinal changes in the bull and their significance in serving inability. Cornell. Vet. 52, 362-384. — BENNETT, G. A., & W. BAUR (1931): A systematic study of the degeneration of articular cartilage in bovine joints. Amer. J. Pathol. 7, 399-413. — BURDENJUK, A. F.

(1962): Über Osteoarthrosen bei Bullen (russisch). Veterinarija 39: 7, 61-63. — CARNE, H. R., L. H. LARSEN, M. C. FRANKLIN & L. N. LOOMIS (1964): Lameness in beef cattle. Austral. Vet. J. 40, 382-384. — FANKHAUSER, R. (1945): Pathologisch-anatomische und histologische Veränderungen bei einer nichtrachitischen Osteoarthritis deformans der Jungrinder. Schweiz. Arch. Tierheilk. 87, 403-417, 455-465. — FRANK, E. R. (1939): Spondilytis in the bovine. J. Amer. Vet. Med. Ass. 94, 124-125. — HEINZ, W. (1921): Die aseptische chronisch-deformierende Gonitis des Rindes. Diss. Leipzig. — MCKAY, A. G. (1967): Articular cartilage erosion. Canad. Vet. J. 8, 134-135. — KENDRICK, J. W., & K. SITTMAN (1966): Inherited osteoarthritis of dairy cattle. J. Amer. Vet. Med. Ass. 149, 17-21. — KRÁL E., & L. NĚMEČEK (1964): Beitrag zur Ätiologie der Knochenbrüche bei Bullen (tschechisch). Veterinářstvi 14, 21-23. — MARTIN, J., & W. HOLZSCHUH (1964): Über eine bei Mastbullen gehäuft vorkommende Mineralstoffwechselstörung. M.-hefte Vet.-Med. 19, 321-327. — NEHER, G. M., & W. J. TIETZ (1959): Observations on the clinical signs and gross pathology of degenerative joint disease in aged bulls. Labor. Invest. 8, 1218-1222. — PASEČNIK, V. A. (1965): Über einige Ursachen der Osteoarthrosen bei Zuchtbullen (russisch). Veterinarija 42: 11, 81-84. — PELT, R. W., van, & R. F. LANGHAM (1966): Degenerative joint disease in cattle. J. Amer. Vet. Med. Ass. 148, 535-542. — POHLENZ, J. (1969): Untersuchungen über Wirbelsäulenveränderungen bei Besamungsbullen. Zuchthyg. 4 (im Druck). — SCHULZ, L.-CL. (1964): Über eine unter besonderen geographischen Bedingungen in Chile auftretende Arthrose bei Jungrindern. Nord. Vet.-Med. 16: Suppl. 1, 284-291. — SHUPE, J. L. (1959): Degenerative arthritis in the bovine. Labor. Invest. 8, 1190-1196. — SHUPE, J. L. (1961): Arthritis in cattle. Canad. Vet. J. 2, 369-375. — STILLFRIED, M. (1926): Die chronische Tarsitis der Rinder (ungarisch). Közl. Összehas. Életés Kórtan Köréböl 19, 147-154. — VLADUCIU, O., E. POLL & M. MARINESCU (1966): Untersuchungen über die Osteoarthrosen bei Rindern (rumänisch). Arch. Vet. (Bukarest) 3, 109-123. — VOLKOVOJ, M. F., D. I. SAVCUK & A. S. LISOVENKO (1966): Zur Prophylaxe der Arthrosen bei Zuchtbullen (russisch). Veterinarija 42: 3, 73-74.

Osteodystrophia fibrosa

Wesen: Auf einzelne Knochen lokalisierte oder aber generalisierte metaplastische Osteodystrophie mit krankhaft gesteigertem, vom Mark auf die Kompakta übergreifendem osteoklastisch-rarefizierendem Abbau der mineralisierten Knochensubstanz und gleichzeitigem Ersatz derselben durch fibroplastisches Gewebe; andere Bezeichnungen: Fibrodystrophia ossea, Osteofibrose, ‚Osteitis' fibrosa.

Vorkommen und Ursachen: Das Leiden ist beim Rind, im Gegensatz zu anderen Haustierarten, sehr selten; bei großen Zoowiederkäuern werden jedoch gelegentlich Knochenveränderungen beobachtet, die offensichtlich der Osteodystrophia fibrosa zuzurechnen sind. Diese Tatsache ist wahrscheinlich darauf zurückzuführen, daß ausgesprochen phosphorreiche und dabei kalziumarme Futtermittel – die in der Pathogenese der wesensgleichen ‚Kleiekrankheit' von Ziege, Pferd und Schwein eine entscheidende Rolle spielen – in der Ernährung des Rindes nur ausnahmsweise (Ausstellungstiere) so stark überwiegen, daß dadurch das Ca : P-Verhältnis gefährlich verkleinert wird; solche Voraussetzungen sind nur gegeben, wenn der Anteil des Kraftfutters (Schrote, Kleien, Mehle) in der Ration längere Zeit hindurch ungewöhnlich hoch, derjenige an Heu und Gras dagegen sehr niedrig ist (siehe Übersichten 35 und 39). Die osteodystrophieauslösende Wirkung des Phosphorüberschusses wird dabei durch unzureichende Kalziumversorgung verstärkt; möglicherweise kann so auch eine sekundäre Hyperfunktion der Nebenschilddrüsen eintreten[1].

Erscheinungen: Die klinischen Kennzeichen der Osteofibrose beim Wiederkäuer bestehen in meist örtlich begrenzt bleibenden und allmählich größer werdenden Umfangsvermehrungen der Knochen des Gesichtsschädels; bevorzugt betroffen werden Ober- und Unterkiefer. Diese Auftreibungen sind bei der Palpation oft deutlich schmerzhaft und lassen sich unter Umständen sogar leicht eindrücken; der Knochen kann an solchen Stellen ohne nennenswert harten Widerstand mit der Nadel durchstochen oder zur Entnahme von Biopsieproben mit dem Skalpell geschnitten werden. In fortgeschrittenen Fällen kommt es zu Behinderungen der Atmung, der Futteraufnahme oder des Kaugeschäftes, wenn die Veränderungen den Nasenraum einengen, oder zu Lockerungen beziehungsweise Stellungsanomalien der Zähne geführt haben. Bei alimen-

---

[1] Durch primäre Hyperparathyreoidose, also rein endokrin bedingte Fälle von Osteodystrophia fibrosa sind bei großen Wiederkäuern bislang nicht beschrieben worden; gegebenenfalls wären im Serum ein erniedrigter Phosphor- und ein vermehrter Kalziumgehalt zu erwarten.

tärer Genese des Leidens sollen die Aktivität der alkalischen Phosphatase sowie der Gehalt an anorganischem Phosphor im Serum erhöht, der Kalziumspiegel dagegen normal sein, während die Phosphatausscheidung im Harn gesteigert ist.

Zerlegungsbefund: Die mehr oder weniger unförmig aufgetriebenen Knochenteile weisen nach Mazeration eine bimssteinartige poröse Oberfläche auf; ihre Kortikalis ist auffallend dünn, oft auch eindrück- oder schneidbar. Auf dem Querschnitt erscheint der Markraum deutlich vergrößert, während die ihm angrenzenden Schichten der Kompakta schwammige Struktur zeigen. Das Mark selbst ist braunrot, gelatinös-schleimig und besteht fast ausschließlich aus nichtentzündlichem fibrösem Gewebe, welches auch das histologische Bild beherrscht. In schweren Fällen können daher die mikroskopischen Veränderungen mit denen eines Fibrosarkomes verwechselt werden.

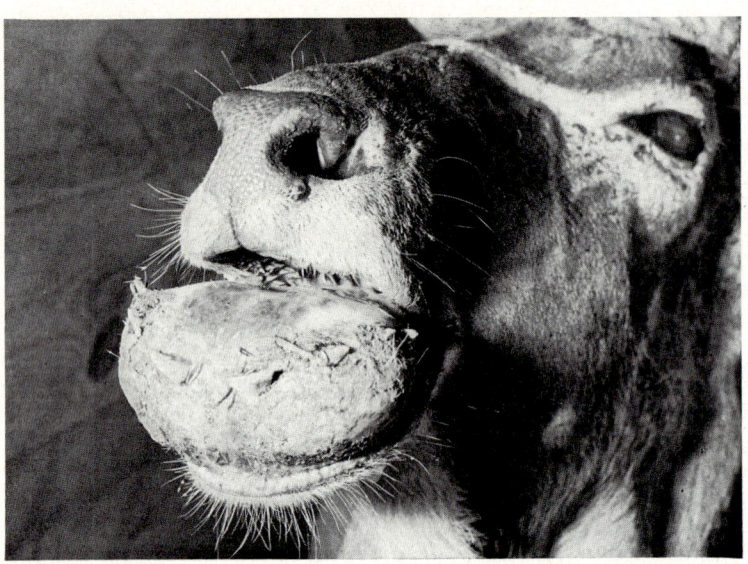

Abb. 531. Kudu-Bulle mit faustgroßer osteodystrophischer Umfangsvermehrung im Schneidezahnbereich des Unterkiefers

Erkennung und Unterscheidung: Die Diagnose stützt sich auf die umschriebenen Verdickungen der Kopfknochen und die offensichtlich übermäßig phosphorhaltige Fütterung, bedarf zu ihrer Bestätigung aber der histologischen Untersuchung einer Gewebsprobe aus dem befallenen Knochen. Differentialdiagnostisch sind Periostitiden, Aktinomykose (S. 700), Zahnfachentzündungen (S. 186) und Kieferfrakturen (S. 190) zu beachten. Auch die beim Rind ebenfalls sehr seltene *Akropachie* (= ‚pulmonäre' Osteoarthropathie, MARIE'sche Krankheit) ist durch Knochenauftreibungen gekennzeichnet: Diese bestehen jedoch in höckerigen, subperiosteal gelegenen Auflagerungen, von denen – mit Ausnahme der Gelenke – vor allem die Röhrenknochen der Gliedmaßen, mitunter auch das Becken und die Wirbel betroffen werden; die ein bis zwei Finger starken und teilweise blumenkohlartigen Veränderungen sind zwar schneidbar, liegen aber einem Knochen von normaler Härte auf. Dieses schleichende Leiden führt zu allmählich fortschreitender Lahmheit; als Ursache werden vaskuläre oder neurogene Störungen im Gefolge schwer-

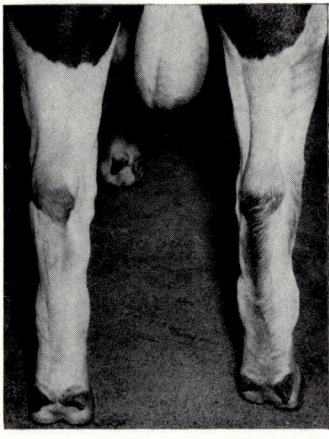

Abb. 532. Hypertrophierende Osteo-Arthropathie (Akropachie) mit Exostosen medial und lateral an beiden Metatarsalknochen bei einem 2½-jährigen Bullen (HOFMEYR, 1964)

wiegender infiziert-eitriger oder aber neoplastischer Prozesse angesehen, die meist in der Brust- oder Bauchhöhle lokalisiert sind.

Beurteilung: Solange die Osteodystrophia fibrosa nicht mit Funktionsstörungen verbunden ist, erscheint ihre Prognose noch günstig; bei entsprechender Änderung der Fütterung darf dann damit gerechnet werden, daß das Leiden zum Stillstand kommt. Patienten, deren Nahrungsaufnahme bereits durch schiefe, lose, überstehende oder ausgefallene Zähne oder unförmige Kieferauftreibungen behindert ist, können dagegen rasch abmagern und der Kachexie verfallen.

Behandlung: In weniger schwerwiegenden Fällen sollte die Fütterung durch Verminderung der phosphorreichen – und Erhöhung der kalziumreichen Rationsbestandteile verbessert werden (siehe Übersicht 39); außerdem sind Zulagen von kohlensaurem Kalk (30 bis 50 g täglich) und Gaben von Vitamin D zu empfehlen. Wenn sich die Knochenveränderungen auf das apikale Ende der Mandibeln beschränken, kann noch durch Resektion des betroffenen Abschnittes der Unterkiefersymphyse Heilung erzielt werden: Lokalanästhesie, Abpräparieren des rings um die Verdickung herum halbmondförmig gespaltenen Zahnfleisches und der Maulschleimhaut bis auf das Periost, Freilegen und Absetzen des befallenen Knochenteiles (einschließlich der Schneidezähne, aber unter Belassung eines Restes der Symphyse) mit Hilfe der Drahtsäge, örtliche Antibiose und plastischer Nahtverschluß der Operationswunde; anschließend 5 bis 8 Tage lang weiches Grün und Schlappfutter. Der Patient lernt dann bald, seine Nahrung mit den Lippen und der Zunge aufzunehmen.

Vorbeuge: Einhalten einer bedarfsgerechten Ca : P-Relation im Futter (siehe Übersichten 35, 39).

SCHRIFTTUM

Corsico, D. (1957): Le osteodistrofie fibrose spontanee degli animali domestici. Clin. Vet. *80*, 136-152, 161-173. — Drieux, H. (1947): L'ostéodystrophie fibreuse chez les animaux. Rev. Pathol. Comp. *47*, 94-101. — Hofmeyr, C. F. B. (1964): Hypertrophische Osteoarthropathie (Akropachie, Marie's Disease) bei einem Bullen. Berl. Münch. Tierärztl. Wschr. *77*, 319-321. — Laszlo, F. (1929): Akropachie beim Rind. Alatorv. Lapok *16*, 191. — Lesbouyries, G., & H. Drieux (1951): Histopathologie de l'ostéodystrophie fibreuse des mammifères domestiques. Rec. Méd. Vét. *127*, 577-605. — Nagahata, S., S. Ikegaya & S. Oyama (1937): On the so-called 'soil-disease' of cattle in the Northern Korea. Rep. Gov. Inst. Vet. Res. Fuan *10*, 137-166. — Theiler, A. (1934): The osteodystrophic diseases of domesticated animals. 3. Osteodystrophia fibrosa. Vet. J. *90*, 183-206. — Yamagiwa, S., & H. Satoh (1957): Initial lesions in bone tissue of equine and bovine osteodystrophia fibrosa. Acta Pathol. Japon. 7, 85-110. — Williamson, W. M., L. S. Lombard & H. S. Firfer (1965): Fibrous dysplasia in a monkey and a kudu. J. Amer. Vet. Med. Ass. *147*, 1049-1052.

Hypokalzämische Gebärlähmung (Milch- oder Kalbefieber)

Wesen: Eine in zeitlichem und ursächlichem Zusammenhang mit dem Laktationsbeginn einsetzende, meist perakut bis akut verlaufende Störung des Mineralstoffhaushaltes, die durch Hypokalzämie und eine dadurch bedingte, oft bis zum Festliegen fortschreitende Lähmung der quergestreiften und glatten Muskulatur, Kreislaufschwäche sowie zunehmende Trübung des Bewußtseins gekennzeichnet ist; andere Bezeichnungen: Paresis puerperalis hypocalcaemica, Gebärfieber, Gebärkoma; kalfziekte, melkziekte; milk fever, parturient paresis, -paralysis, -apoplexy; fièvre vitulaire, paraplégie puerpérale; colasso puerperale.

Geschichte und Bedeutung: Das Leiden ist in Europa schon seit Ende des 18. Jahrhunderts bekannt (Eberhard, 1793); es wurde in Anlehnung an das seinerzeit aktuelle Kindbettfieber der Frau zunächst fälschlich als Folge einer puerperalen Infektion angesehen, obwohl der Nachgeburtsabgang dabei in der Regel ungestört ist und das „Kalbefieber" im allgemeinen nicht mit erhöhter Körpertemperatur einhergeht. Seit dem Einsetzen einer auf hohe Milchleistung gerichteten Zuchtauslese und Fütterung der Kühe hat die Gebärparese ständig an Häufigkeit zugenommen; neben der Azetonämie und der Weidetetanie zählt sie heute in Ländern mit intensiver Milchviehhaltung zu den wichtigsten und gefürchtetsten Stoffwechselkrankheiten des Rindes. Ihre Ursachen blieben jedoch trotz vieler Untersuchungen lange ungeklärt. Im Laufe der Zeit sind mehr als 30 Theorien[1] über die Ätiologie der Gebärlähmung entwickelt, verfochten und wieder verworfen worden. Einige von ihnen stützten sich auf die zunächst überraschende Tatsache, daß die Patienten durch Einblasen von Luft in das Euter geheilt werden können. Diese zu den Pionierleistungen der Tierheilkunde gehörende Erkenntnis geht auf Versuche von J. SCHMIDT-Kolding und ANDERSEN-Skanderborg (1897) zurück: Ersterer pumpte mittels Luftdruck eine Kaliumjodidlösung durch den Strichkanal ein, weil er annahm, daß dem Milchfieber eine Intoxikation durch zerfallende Zellen des Kolostrums zugrunde liege; letzterer stellte kurz darauf fest, daß der gleiche therapeutische Effekt auch nach alleiniger Insufflation von Luft in die Milchdrüse eintritt. Das seitdem nach SCHMIDT benannte Verfahren löste wegen seiner überzeugenden Erfolge (80 bis 95 % Heilungen) bald alle zuvor üblichen und völlig unbefriedigenden Behandlungsmethoden ab; es findet, besonders in hartnäckigen Fällen, auch heute noch Anwendung.

W. BLENDINGER-Nennslingen äußerte 1917 als erster die Vermutung, daß die Gebärparese auf einem Kalziummangel beruhe und durch Infusion von Kalziumchlorid zu beheben sein könne. Diese Ansicht bestätigte sich dann durch die Arbeiten von DRYERRE und GREIG (1925) sowie von LITTLE und WRIGHT (1925), welche den Blutkalziumspiegel kalbefieberkranker Kühe stets deutlich erniedrigt fanden und folgerichtig die seither äußerst segensreiche Therapie mit intravenös verabreichten Kalziumsalzlösungen einführten. Als Ursache der Hypokalzämie zogen DRYERRE und GREIG (1925) sowie SJOLLEMA (1929) erstmals ein zeitweiliges Versagen der Nebenschilddrüsen in Betracht. Die heute mehr und mehr übliche Prophylaxe des Milchfiebers durch Gaben hoher Dosen von Vitamin D kurz vor dem Kalben geht auf Anregungen GREIGS (1930) zurück, die von HIBBS und POUNDEN (1951: Zufütterung von Vitamin D_2 = Ergokalziferol) sowie von SEEKLES und Mitarbeitern (1958: intravenöse oder subkutane Verabreichung von Vitamin D_3 = Cholekalziferol) in die Tat umgesetzt worden sind. Der hypokalzämiefördernde Einfluß eines übermäßigen Kalziumgehaltes in der Fütterung hochtragender Kühe wurde von ENDER, DISHINGTON und HELGEBOSTAD (1956) geklärt, nachdem BODA und COLE (1954) eine phosphorreiche und zugleich kalziumarme Ernährung vor dem Kalben als vorbeugende Maßnahme erprobt und empfohlen hatten.

Vorkommen: Von hypokalzämischer Gebärlähmung werden vorwiegend gute und beste Milchkühe kurz nach dem meist völlig komplikationslosen Kalben betroffen; bei Färsen ist Milchfieber dagegen praktisch nie zu beobachten. Die Frequenz des Leidens nimmt mit dem Alter der Tiere, beziehungsweise mit der Zahl ihrer Abkalbungen, von durchschnittlich 0,5 % beim zweiten Kalb auf 20 % beim neunten Kalb zu. Besonders anfällig sind erfahrungsgemäß die Angehörigen der Milchviehrassen (vor allem Jerseys und Guernseys, aber auch schwarz- oder rotbunte Niederungsrinder und andere mehr) sowie Kühe, die schon nach einer früheren Geburt an Kalbefieber erkrankt waren. Das vermehrte Auftreten der Gebärparese in wertvollen Zuchtlinien oder bestimmten Kuhfamilien und in Betrieben mit stark milchtreibender Fütterung (zum Beispiel Abmelkwirtschaften) spiegelt die hypokalzämiefördernde Wirkung der hohen Milchleistung sowie der Ernährung wider. Die von manchen Praktikern vertretene Meinung, daß die Zahl der Milchfieberpatienten bei abfallendem oder niedrigem Luftdruck höher sei als sonst, hat sich bei eingehender Überprüfung bislang nicht bestätigt.

Ursachen und Krankheitsgeschehen: Beim Rind liegt der Kalziumgehalt der Milch (95 bis 145 mg %) zehn- bis zwölfmal höher als derjenige des Blutserums (8,5 bis 12,0 mg %); bei einer Milchleistung von 20 Litern gehen also täglich etwa 20 bis 30 g Kalzium über das Euter verloren. Das ist ein Vielfaches der im Gefäßsystem des Kreis-

---

[1] Die wichtigsten der inzwischen verlassenen Hypothesen zur Pathogenese des Kalbefiebers sind folgende: Infektion, Toxikose oder allergisch-anaphylaktische Reaktion (ausgehend von Gebärmutter, Euter oder Verdauungskanal), Hypoglykämie (Verwechslungen mit der Azetonämie?), Blutleere im Gehirn (infolge übermäßiger Blutansammlung im Uterus oder in der Milchdrüse), endokrin-hormonale Entgleisungen (Hyper- oder Hypofunktion von Hypophyse, Nebennieren und/oder Eierstöcken).

laufes zur Verfügung stehenden Gesamtmenge von 1,5 bis 2,0 g und entspricht somit einer laufend an das Blut zu ersetzenden Ausgaberate von rund 1 g Kalzium pro Stunde. Für den sich entwickelnden Fetus werden dagegen am Ende der Trächtigkeit stündlich nur ungefähr 0,2 g Kalzium benötigt. Die durch das Kalben ausgelöste plötzliche Umstellung des Muttertieres von diesem relativ geringfügigen Mehrbedarf während der Gravidität auf die zuvor genannten, wesentlich höheren Anforderungen der Hochlaktation ist deshalb bei Leistungskühen zwangsläufig mit erheblichen Belastungen des Anpassungsvermögens ihres Mineralstoffwechsels verbunden. Zur Aufrechterhaltung des Serumkalziumspiegels müssen dann neben der enteralen Kalziumresorption in vermehrtem Maße auch die Kalziumreserven des Skeletts herangezogen werden. Die Ursachen der hypokalzämischen Gebärlähmung sind daher vor allem in zeitweiligem Versagen dieser beiden Ausgleichsvorgänge zu suchen:

Ungenügende Kalziumresorption aus dem Darm: Die Fähigkeit, das mit der Nahrung zugeführte Kalzium auszunutzen, nimmt bei erwachsenen Rindern mit fortschreitendem Alter allmählich ab; die wahre Verdaulichkeit beträgt bei zweijährigen Tieren durchschnittlich 36 %, bei alten Kühen dagegen nur noch 22 %. Außerdem ist die Verwertung des aufgenommenen Kalziums vom Ca : P-Verhältnis im Futter abhängig (S. 986), wobei sich vor allem ein Kalziumüberschuß hemmend auswirkt; während der Hochträchtigkeit kalziumreich und dabei phosphorarm ernährte Kühe neigen deshalb weit mehr zu Milchfieber als Tiere, deren Angebot an Kalzium und Phosphor zu dieser Zeit ausgeglichen war (S. 1021). Die Aufnahme von Kalzium aus dem Darm wird auch durch die Vitamin-D-Versorgung beeinflußt (S. 986 ff.); hochdosierte Gaben dieses Wirkstoffes kurz vor dem Kalben haben sich daher als nützliche Maßnahme zur Verhütung der hypokalzämischen Gebärlähmung erwiesen (S. 1020). Daß der Kalziumbedarf gebärpareseekranker Rinder durch die enterale Kalziumresorption nicht gedeckt wird, geht des weiteren daraus hervor, daß die Kalziumbilanz solcher Tiere in der Regel schon ein bis zwei Wochen vor dem Kalben negativ wird; bei Färsen und bei nicht an Kalbefieber erkrankenden Kühen bleibt diese dagegen noch bis zu Beginn der Laktation positiv. Nicht zu unterschätzende Bedeutung kommt schließlich einer besonders bei älteren Kühen in Zusammenhang mit dem Kalben zu beobachtenden Störung der Magendarmtätigkeit zu, die sich in verminderter Freßlust, herabgesetzter Pansenmotorik sowie Eindickung des Kotes (mitunter auch Durchfall) äußert und normalerweise innerhalb von 12 bis 24 Stunden wieder abklingt; während dieser Zeit ist auch die Kalziumaufnahme aus dem Darm verringert. Bei Tieren, welche nicht im Stande sind, die zur Milchbildung erforderlichen Kalziummengen schnell genug aus dem Skelett freizusetzen, löst eine solche geburtsbedingte Indigestion dann eine gefährliche Senkung des Serumkalziumspiegels aus; diese ist um so folgenschwerer, als sie ihrerseits wiederum zur Lähmung des Verdauungstraktes beiträgt; der sich damit schließende Circulus vitiosus kann bis zum hypokalzämischen Festliegen führen.

Unzureichende Mobilisierung körpereigener Kalziumreserven: Mit zunehmendem Alter vermindert sich beim Rind auch die Fähigkeit, im Bedarfsfall rasch größere Kalziummengen aus dem Skelett freizusetzen; der hierfür in erster Linie verfügbare leichtlösliche Anteil der Knochensubstanz geht nämlich von 6 bis 20 % (bei dreijährigen Tieren) auf 2 bis 5 % (bei 13 Jahre alten Kühen) zurück. Mit seiner Hilfe wird der Serumkalziumspiegel normalerweise in wechselseitigem Diffusionsgleichgewicht zwischen Skelett und Blut auf einer Höhe von etwa 7 mg % gehalten. Da diese Quelle aber maximal nur 25 g Kalzium pro Tag ergibt, reicht sie für sich allein nicht aus, um den Kalziumbedarf während der Hochlaktation (S. 986) zu decken. Außerdem ist die Menge der labilen Kalziumfraktion im Knochen noch vom Ca : P-Verhältnis der Nahrung abhängig (S. 986); sie nimmt bei ausgeglichenem Angebot, vor allem aber bei phosphorreicher Fütterung zu, bei übermäßigem Kalziumgehalt der Ration dagegen ab (S. 1021). Der schwerlösliche Kalziumanteil des Skeletts wird erst unter dem Einfluß der Nebenschilddrüsen nutzbar, welche auf ein Absinken des Serumkalziumspiegels mit vermehrter Ausschüttung von Parathormon reagieren; dieser Regelmechanismus ist für die Aufrechterhaltung des normalen Serumkalziumspiegels (im Bereich über

7 mg %) verantwortlich. Es lag daher nahe, als Ursache der hypokalzämischen Gebärlähmung eine Hypofunktion der Parathyreoidea anzunehmen; diese Vermutung stützt sich unter anderem auf die Tatsache, daß eine besonders phosphorreiche Ernährung vor dem Kalben (mit einer Ca : P-Relation von 1 : 1 bis 3,3 und mehr) nicht nur als Reiz für die Aktivierung der Nebenschilddrüsen, sondern auch als Mittel zur Vorbeuge des Milchfiebers gilt (S. 1021). Bislang konnte jedoch kein eindeutiger Beweis dafür erbracht werden, daß der Gebärparese ein schwerwiegendes Versagen der Parathyreoidea zugrunde liegt. Gegebenenfalls wäre ein normaler oder erhöhter Serumgehalt an anorganischem Phosphor zu erwarten; dieser ist bei kalbefieberkranken Kühen aber meist bis auf subnormale Werte erniedrigt (Übersicht 40). Auch führt die Entferung der Nebenschilddrüsen zwar zum Absinken des Serumkalziums bis auf 7 mg %; derart behandelte Kühe zeigen aber keinerlei auf Milchfieber hinweisende Symptome und kalben bei entsprechender Fütterung auch ab, ohne hieran zu erkranken. Schließlich bewirkt die Verabreichung von Parathormon oder Extrakten der Nebenschilddrüsen nur außerhalb der Kalbezeit, nicht aber intra partum oder bei puerperaler Hypokalzämie, ein Ansteigen des Kalziumspiegels im Serum erwachsener Rinder (um 1,5 bis 2,0 mg %). Diese Beobachtungen sowie Befunde histologischer Untersuchungen sprechen somit dafür, daß die Funktionstüchtigkeit der Parathyreoidea während des Partus – selbst bei Kalbefieberpatienten – nicht nennenswert beeinträchtigt ist. Bei hypokalzämischer Gebärparese liegt daher offenbar keine absolute, sondern allenfalls eine relative Insuffizienz der Nebenschilddrüsen vor: Ihr Leistungsvermögen wird dabei durch das auf ungenügender enteraler Resorption sowie dem Fehlen ausreichender, leicht mobilisierbarer Reserven beruhende laktationsbedingte Kalziumdefizit überfordert[1].

Als Folge der geschilderten Mineralstoffwechselbelastung vermindert sich der *Kalziumgehalt im Serum* normal kalbender Kühe kurz vor dem Geburtstermin allmählich, um dann während des Kalbens oder wenige Stunden danach rasch auf einen meist im Bereich der sogenannten ‚physiologischen Hypokalzämie' liegenden Tiefstwert abzufallen und innerhalb von höchstens 1 bis 2 Tagen wieder zur Norm anzusteigen; aus bislang ungeklärter Ursache kommt es etwa gleichzeitig und ebenfalls vorübergehend auch zum deutlichen Absinken des anorganischen Phosphorspiegels sowie zu einem leichten Anstieg der Magnesiumkonzentration im Serum (siehe Übersicht 40).[2]

Das Ausmaß dieser durch die Geburt ausgelösten Veränderungen nimmt mit dem Alter der Kühe zu; so beträgt der Abfall des Kalziumspiegels beim ersten Kalb im Mittel nur ein Zehntel, beim vierten Kalb dagegen beinahe ein Drittel der Ausgangswerte vor dem Partus; entsprechendes gilt auch für die Abnahme des Gehaltes an anorganischem Phosphor ($1/3 \to 1/2$) und den Anstieg der Magnesiumkonzentration ($1/13 \to 1/3$). Zur klinisch manifesten hypokalzämischen Gebärlähmung kommt es jedoch meist erst dann, wenn der Kalziumgehalt des Serums infolge Versagens der zuvor besprochenen Ausgleichsmechanismen bis auf Werte unter 5 bis 7 mg % absinkt; dieser Vorgang wird in der Regel von einer bislang offenbar zu wenig beachteten Verminderung des Serumphosphorspiegels begleitet, während die Magnesiumkonzentration dabei

---

[1] Die Annahme, daß das Kalbefieber mit *Insuffizienz der Nebennierenrinde* einhergehe oder sogar hierauf beruhe, ist heute nicht mehr aufrechtzuerhalten; dieses Organ beantwortet den durch die Geburt ausgelösten Stress vielmehr offensichtlich durch vermehrte Aktivität, wie aus der Steigerung des Blutzuckerspiegels (auf 60 bis 80 mg%), dem Blutbild (Eosino- und Lymphopenie), den histologischen Veränderungen (Rindenhypertrophie) sowie der Tatsache hervorgeht, daß weder ACTH noch Glukokortikoide bei Gebärparesepatienten einen nennenswerten therapeutischen Effekt bewirken, wenn sie für sich allein verabreicht werden.

Neuere Beobachtungen lassen dagegen eine Beteiligung der *Schilddrüse* an der Pathogenese des Milchfiebers vermuten: ihr Gehalt an serumkalzium-senkendem Kalzitonin ist bei normal kalbenden Kühen etwa viermal so groß wie bei Patienten mit Gebärparese, was auf eine vermehrte Ausschüttung dieses Hormones bei letzteren hindeutet.

[2] Bezeichnenderweise fällt der Kalziumspiegel im Serum *mastektomierter Kühe* beim Kalben nur unwesentlich ab, während ihre Magnesiumwerte unverändert bleiben; solche Tiere zeigen jedoch die gleiche geburtsbedingte Abnahme des Serumgehaltes an anorganischem Phosphor wie normale, nicht euteramputierte Rinder.

Übersicht 40.

Gehalt des Blutserums an Kalzium, Phosphor und Magnesium bei gesunden Milchkühen und bei Patienten mit hypokalzämischer Gebärlähmung

Serumgehalt an	Normaler Schwankungsbereich (mit Ausnahme der Kalbezeit)	Gesunde, normal abkalbende Kühe („physiologische Hypokalzämie")[1]	Kühe mit hypokalzämischer Gebärlähmung[2]
Kalzium:	8,5—12,0 mg%	7,0—8,5 mg%	2,5—7,0 mg% ($\varnothing$ 4,5 mg%)
anorganischem Phosphor:	5,0— 7,0 mg%	3,0—5,0 mg% ($\varnothing$ 4,0 mg%)	1,0—4,5 mg% ($\varnothing$ 2,2 mg%)
Magnesium:	1,8—3,0 mg%	1,5—3,0 mg% ($\varnothing$ 2,7 mg%)	1,0—4,5 mg% ($\varnothing$ 2,7 mg%)

[1] Bei klinisch noch gesund erscheinenden Tieren sind vereinzelt folgende Extremwerte festgestellt worden: 5,0 mg% Ca, 1,6 mg% anorgan. P oder 4,6 mg% Mg.

[2] Die überwiegende Mehrzahl der infolge Hypokalzämie festliegenden Kühe weist einen Serumkalziumspiegel von weniger als 5,0 mg% auf; manche Patienten kommen jedoch ausnahmsweise schon bei Werten um 8 mg% Ca zum Festliegen, während andere Tiere mitunter trotz Abfall des Serumkalziumgehaltes bis auf 4 mg% noch aufstehen können.

entweder auf gleicher Höhe bleibt, oder noch etwas ansteigt (siehe Übersicht 40). Eine derartige, krankhafte Hypokalzämie führt dann zur Lähmung sowohl der glatten als auch der quergestreiften Muskulatur, die sich in Blutdruckabfall, herabgesetzter Magendarmmotorik und Verlust des Stehvermögens (Festliegen) äußert. Art und Grad der hiermit verbundenen Symptome sind jedoch nicht allein vom Ausmaß des Kalziumspiegelabfalles abhängig (siehe Fußnote zur Übersicht); sie werden vielmehr auch von der dabei im Serum vorliegenden Ca : Mg- sowie der Ca : P-Relation mitbestimmt. So ist die typische Gebärparese durch ein Ca : Mg-Verhältnis von etwa 2 gekennzeichnet (normal = 5,6), wobei die oft bis zum Koma reichende Bewußtseinstrübung auf den relativ hohen Magnesiumspiegel zurückgeführt wird. Liegt der Magnesiumspiegel dagegen verhältnismäßig tief, so kann das gelähmte Tier unter Umständen zeitweilig Zittern oder gar Krämpfe zeigen (= Übergang zur hypomagnesämischen Tetanie, bei welcher die Ca : Mg-Relation um 14,6 beträgt). In letzter Zeit gelangen jedoch in vermehrter Zahl Patienten mit ‚atypischer' Gebärparese zur Vorstellung, deren Anteilnahme an der Umgebung trotz Festliegens wenig oder gar nicht beeinträchtigt ist (‚downer' cows); solche Tiere sind sogar vielfach in der Lage, sich mit Hilfe der Vordergliedmaßen kriechend fortzubewegen, kommen aber mit der Nachhand nicht hoch (‚creeper' cows). Diese Fälle zeichnen sich meist durch einen besonders ausgeprägten und selbst nach Kalziuminfusion weiter anhaltenden oder bald rezidivierenden Abfall des Serumphosphorgehaltes bei nur mäßig erniedrigtem Kalziumspiegel aus. Möglicherweise spielt bei derartigen sowie bei den auf die sonst üblichen Behandlungsmaßnahmen nur vorübergehend oder gar nicht ansprechenden Patienten (‚relapser' cows) auch der in Zusammenhang mit dem Kalben eintretende Rückgang des Kaliumgehaltes im Serum (von 18 bis 25 mg% auf 10 bis 18 mg%) eine Rolle: die Kaliumbilanz ist nämlich bei Milchfieberkühen ante und post partum stark negativ, bei gesund bleibenden Tieren dagegen ausgeglichen.

Ob die gelegentlich längere Zeit vor oder nach dem Kalben (bei nicht mehr hochlaktierenden oder bereits wieder tragenden beziehungsweise kürzlich trockengestellten Kühen) zu beobachtenden Fälle von myoparalytischem Festliegen der Gebärparese wesensgleich sind und ebenfalls mit Hypokalzämie einhergehen, ist bislang nicht sicher geklärt; es steht jedoch fest, daß sie oftmals durch die klassische Kalbefiebertherapie (Infusion von Kalziumlösungen, Euteraufblasen) zu heilen sind, wenn sie nicht eindeutig auf einer anderen Ursache (Trauma, Nervenlähmung, Intoxikation oder ähnlichem) beruhen.

Erscheinungen: Die hypokalzämische Gebärlähmung setzt meist innerhalb von 6 bis 48, längstens aber 72 Stunden nach dem Kalben, dagegen nur selten schon während der Geburt, kurz davor, oder später als am dritten Tage danach ein. Kühe, die bereits ante oder intra partum von Milchfieber befallen werden, zeigen nur schwache oder überhaupt keine Wehentätigkeit; ihr Fetus kann dann in den Geburtswegen steckenbleiben und bei weiterer Verschleppung des Kalbevorganges sogar absterben. Üblicherweise geht der Gebärparese jedoch ein leichter und normaler Geburtsverlauf sowie ein unverzögerter Abgang der Nachgeburt voraus.

Die *ersten Anzeichen* des nahenden Kalbefiebers sind nachlassender oder ganz aussetzender Appetit, Bewegungsunlust, vermehrtes Liegen, unbeholfen-schwerfälliges Aufstehen, Überköten der Hintergliedmaßen und auffallende Beugung der Sprunggelenke, unsicheres Trippeln oder ständiges Hin- und Hertreten sowie steifer bis schwankender Gang mit abfallender Kruppe und mäßiger Abduktion der während des Stützens einknickenden Hinterbeine. Dieses, nicht selten von einer gewissen Erregbarkeit, teilweise auch von Muskelzittern oder zeitweiligen Krämpfen an Hals und Gliedmaßen begleitete Anfangsstadium kann in *leichteren Fällen* noch in Spontanheilung übergehen; meist führt es aber ziemlich bald (innerhalb von 3 bis 6 Stunden) zum völligen Festliegen der Tiere, wobei ihr Stehvermögen entweder allmählich oder plötzlich verlorengeht: wiederholtes, in kurzen Zeitabständen erfolgendes und immer unkoordinierter werdendes Niedergehen und Wiederaufstehen beziehungsweise einmaliges taumelndes Zusammensacken oder Umfallen. Je nach dem Ausmaß der damit in der Folge verbundenen motorischen und sensorischen Ausfallssymptome erscheinen die Patienten dann mehr oder weniger schwer erkrankt:

In *mittelgradigen Fällen* vermag sich das Tier noch in Brustlage zu halten. Dabei ist sein oft leicht S-förmig geknickter Hals entweder ausgestreckt oder seitwärts zur Brust eingeschlagen („autauskultatorische' Milchfieberhaltung); der Kopf wird aufgestützt und fällt nach dem Anheben kraftlos in die alte Lage zurück. Solche Patienten nehmen an ihrer Umgebung nur noch wenig oder keinen Anteil mehr und machen in der Regel einen träg-apathischen bis somnolenten Eindruck: trüb-stierer Blick, halbgeschlossene Augen, fehlender Lidschlag, trockene Kornea, ausbleibende oder verzögerte und unvollständige Reaktion der Pupille auf Lichteinfall, herabhängende Ohren; sie sprechen auf Anrufen, Beklopfen oder Nadelstiche nur schwach oder gar nicht an und sind weder durch Antreiben noch durch Aufhebeversuche zum Stehen zu bringen. Ihre Rektaltemperatur ist fast immer leicht bis deutlich subnormal (37 bis 38° C); bei näherer Untersuchung erweisen sich auch das trockene Flotzmaul sowie Ohren, Hörner, Zitzen und Gliedmaßen als auffallend kühl. Die Herztätigkeit ist mäßig beschleunigt (80 bis 90 pro Minute), der Herzschlag schwächer als normal, und der Puls meist nur wenig kräftig (oft kaum fühlbar); die Episkleralgefäße erscheinen vermehrt gefüllt, während sich die Drosselvene nur schlecht stauen läßt. Diese Kreislaufstörung wird von einem Abfall des intraarteriellen

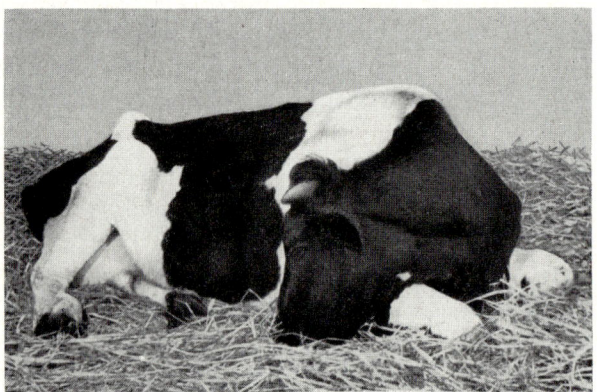

Abb. 533. Kuh mit hypokalzämischer Gebärparese (typische Form, komatöses Stadium)

Blutdruckes auf 80 bis 150 mm Hg (normal = 120 bis 185 mm Hg) begleitet. Die Atemtätigkeit erweist sich teils als normal bis oberflächlich, teils jedoch als verlangsamt und vertieft; bei stärkerer Lähmung (Gaumensegel, Kehlkopf, Zwerchfell, Bauchdecken) ist sie dyspnöisch oder unregelmäßig und mit Schnarchen, Röcheln oder Stöhnen verbunden. Der Verdauungsapparat ruht völlig; dabei kann außer Futter- und Tränkeaufnahme, Wiederkauen, Pansenmotorik sowie Kotabsatz auch der Ruktus ausfallen, worauf dann eine zur weiteren Beeinträchtigung von Atmung und Kreislauf führende Tympanie eintritt. Der ebenfalls erschlaffte After zeigt keinen Analreflex mehr und ist nicht selten rosettenförmig vorgefallen. Die rektale Untersuchung ergibt eine mehr oder weniger ausgeprägte Anschoppung des Mastdarmes mit dickbreiigem oder geballtem und schleimüberzogenem Kot, vielfach auch eine stark gefüllte Harnblase sowie eine relativ große, verzögert involierte Gebärmutter. Der Urin weist in fortgeschrittenen Fällen neben Eiweiß manchmal Spuren von Azetonkörpern, sonst aber keine auffälligen Veränderungen auf. Die Milchleistung geht fast immer rasch und oft bis zum völligen Versiegen zurück; das stets gut entwickelte Euter fühlt sich dann schlaff an und ist frei von entzündlichen Erscheinungen. Die im Blutserum auftretenden Verschiebungen des Gehaltes an Kalzium, anorganischem Phosphor und Magnesium wurden bereits geschildert (siehe Übersicht 40).

Schwer kalbefieberkranke Kühe erscheinen völlig komatös; sie befinden sich meist in Seitenlage mit opisthotonisch zurückgeschlagenem Kopf und Hals sowie ausgestreckten Gliedmaßen; im Gegensatz zur hypomagnesämischen Tetanie sind die Beine bei Gebärparese aber völlig schlaff und lassen sich ohne nennenswerten Widerstand passiv beugen. Dieses Stadium kann sich an das vorige anschließen; es setzt aber mitunter schon zu Anfang, gleich nach dem Niedergehen des Patienten ein. Solche Tiere zeigen außerdem weite, auf Licht nicht mehr reagierende Pupillen sowie völliges Fehlen des Lid- und anderer Abwehrreflexe; infolge Lähmung des Unterkiefers fällt gelegentlich auch die Zunge leicht hervor. Die Körpertemperatur ist in der Regel subnormal (36° bis 37° C). Der bedrohliche Eindruck wird durch die am Kreislauf- und Atmungsapparat zu erhebenden Befunde noch verstärkt: Herz 100 bis 120 pro Minute, kaum hörbar, manchmal auch unregelmäßig; Pulsschlag außer an der Aorta nicht mehr palpabel; Atemtätigkeit mehr oder weniger dyspnöisch, röchelnd oder schnarchend, unter Umständen sogar arrhythmisch oder zeitweilig aussetzend. Der Pansen ist oft stark aufgebläht; etwa regurgitierter Vormageninhalt wird dann wegen Ausfalls des Schluckreflexes leicht aspiriert. Bei ausbleibender Behandlung verschlimmert sich der Zustand meist schon nach kurzer Zeit so sehr, daß innerhalb von 12 bis 48 Stunden infolge Versagens der Atmung oder des Herzens, mitunter nach vorherigem Zittern oder in Krämpfen, der Tod eintritt.

Neben dieser charakteristischen Form des Milchfiebers kommen heute häufiger als früher auch ‚*atypisch*' *verlaufende Fälle* zur Beobachtung, deren Pathogenese möglicherweise von derjenigen der echten Gebärparese etwas abweicht (S. 1013). Solche Tiere liegen zwar ebenfalls infolge offensichtlich nicht traumatisch bedingter Lähmung der Nachhand fest; sie zeichnen sich aber durch ungestörtes Sensorium und die Fähigkeit aus, ihre Vordergliedmaßen zu bewegen; manche von ihnen sind sogar in der Lage, sich bis in ‚sitzende' Stellung zu erheben.

In selteneren, *komplizierten Fällen* wird das Krankheitsbild der hypokalzämischen Gebärlähmung von Erscheinungen anderer, vorwiegend im Puerperium oder während der Hochlaktation auftretender Leiden begleitet oder überdeckt; dabei handelt es sich um hypomagnesämische Tetanie (S. 1031), Azetonurie (= ‚schleichendes' Milchfieber, S. 1051), mitunter auch um Osteomalazie, aber nur ausnahmsweise um Verletzungen und Infektionen im Bereich von Gebärmutter und Scheide oder hieraus hervorgehende septische Prozesse, oder um Mastitiden (siehe auch *Folgekrankheiten*).

Beurteilung: Mit den heute üblichen Maßnahmen und rechtzeitiger Behandlung ist bei etwa 80 % der Patienten Heilung zu erzielen; die gebärparesebedingten tödlichen Verluste belaufen sich auf 5 bis 10 %. Wiederhergestellte Tiere bleiben in ihrer weiteren Milchleistung gegenüber früheren Laktationen oft um 2 bis 3 Liter täglich zurück; sie neigen außerdem bei der nächsten Geburt in vermehrtem Maße dazu, wieder an

Milchfieber zu erkranken. Im allgemeinen ist die Prognose um so ungünstiger zu stellen, je früher nach dem Kalben der Patient zum Festliegen gekommen ist; als besonders hartnäckig gelten dagegen die schon vor oder während des Partus eingetretenen Erkrankungen sowie in Seitenlage vorgefundene und verschleppte Fälle. Bei Kühen mit ‚atypischem' Kalbefieber muß damit gerechnet werden, daß die sonst übliche und bewährte Therapie weniger gut anschlägt als bei der komatösen Form des Leidens. Die überwiegende Mehrzahl der Behandlungsmißerfolge ist jedoch auf Fehldiagnosen zurückzuführen: Kalziuminfusionen und Euterinsufflationen bleiben naturgemäß unwirksam, wenn das Festliegen nicht auf Hypokalzämie sondern auf anderen Schädigungen beruht, die ebenfalls in zeitlichem und ursächlichem Zusammenhang mit Geburt und Puerperium gehäuft vorkommen; von entscheidender Bedeutung für die Vermeidung solcher Rückschläge ist daher die vorherige gründliche differentialdiagnostische Untersuchung des Bewegungsapparates (einschließlich rektaler Kontrolle des Beckenringes mit gleichzeitiger passiver Beugung, Streckung, Ab- und Adduktion der Hintergliedmaßen; S. 450 ff.), von Kreislauf, Genitale, Euter und Leber (siehe *Erkennung*) sowie die Überprüfung der Fütterung. Schließlich sei noch ausdrücklich darauf hingewiesen, daß die kritiklose versuchsweise Verabreichung von Kalziumsalzlösungen lebensgefährliche Folgen (S. 1150) haben kann, wenn der Lähmung des Patienten eine schwerwiegende Leberkrankung (zum Beispiel ‚puerperales Leberkoma', S. 1068), eine Herzmuskelschädigung (S. 90), eine septische Infektion (meist von den Geburtswegen oder vom Euter ausgehend) oder eine alimentäre Intoxikation (S. 246 ff.) zugrunde liegt.

Folgekrankheiten: Die Unbeholfenheit beim Aufstehen und Niederlegen unmittelbar vor Eintritt der Gebärlähmung sowie während des ersten auf die Behandlung folgenden Zeitraumes führt durch Ausrutschen und Stürze nicht selten zu erheblichen Verletzungen: Abtreten oder Quetschen der Zitzen (teils durch den Patienten selbst, teils durch Nachbartiere), Exkoriationen am Fesselkopf, Zerrungen und partielle oder totale Zerreißungen von Muskeln oder Sehnen (Mm. adductores, M. gastrocnemius, T. achilles), bei gefährlicheren Unfällen auch zu Gelenkluxationen (Hüfte, Knie) oder Knochenbrüchen (Beckenring, Oberschenkel). Umgekehrt läßt das Vorliegen derartiger Veränderungen bei kürzlich abgekalbten Kühen mit ziemlicher Sicherheit auf eine voraufgegangene und möglicherweise infolge Spontanheilung sogar unerkannt gebliebene Gebärparese schließen. Diagnose und Therapie dieser Komplikationen werden im Abschnitt über die Erkrankungen des Bewegungsapparates besprochen. Bei länger auf harter Unterlage festliegenden Tieren können zudem Nervenlähmungen (N. fibularis, S. 471; N. radialis, S. 442) oder Druckstellen an den besonders exponierten Körperpartien (Fesselkopf, seitlich am Tarsus oder Knie beziehungsweise über dem Trochanter femoris) auftreten (Dekubitalgangrän, S. 23), die sich gelegentlich infizieren und in Phlegmonen übergehen. Eine besonders zu fürchtende Gefahr stellt auch die Aspirationspneumonie dar, die meist auf der Regurgitation von Panseninhalt oder auf der erzwungenen oralen Verabreichung von flüssigen Medikamenten an komatöse Patienten beruht (Eingußpneumonie, S. 165). In verschleppten Fällen kann schließlich die lange Stase der Ingesta im Magendarmkanal zur Resorption toxisch wirkender Zerfallsprodukte und damit zu schwerwiegender Leberschädigung führen.

Zerlegungsbefund: Bei der Sektion von infolge Gebärparese verendeten oder notgeschlachteten Kühen sind keine kennzeichnenden Veränderungen festzustellen. Nach unkompliziertem Verlauf erscheinen lediglich die Unterhautvenen stark blutgefüllt, die Gebärmutter schlecht involiert, aber ohne abnormen Inhalt, und die Nebennierenrinde hypertrophiert; nach längerdauernder Erkrankung können die Lungen ödem- oder emphysemhaltig sowie Leber- und Herzmuskel degeneriert sein. Bei Vorliegen von Komplikationen findet man außerdem von Fall zu Fall aspirationsbedingte bronchopneumonische Veränderungen, Nervenquetschungen, Muskelrisse, -blutungen und -nekrosen, traumatische Gelenkläsionen oder Knochenfrakturen.

Erkennung und Unterscheidung: Etwa ein Viertel der zunächst als Kalbefieber angesehenen Fälle erweist sich bei eingehenderer Untersuchung als durch andere Ursachen bedingt. Unter diesen stehen geburtsbedingte Verletzungen im Beckenbereich an erster

Stelle: Sprengung der Kreuzdarmbeinverbindung oder der Beckenfuge (S. 454, 458), druckbedingte Lähmungen des Plexus ischiadicus, des N. femoralis oder des N. obturatorius (S. 459, 473, 472), schwerwiegende Quetschungen des zwischen Fetus und Becken eingeklemmten Dünndarmes (zum Teil verbunden mit Abriß vom Gekröse oder vollständiger Darmruptur, S. 330), größere Blutverluste nach Zerreißung der A. uterina media, selten auch Bruch der Beckenknochen. Des weiteren können puerperale Genitalinfektionen (Nachgeburtsverhaltung, Metritis, Beckenphlegmone) sowie Euterentzündungen („Mastitis paralytica') zu septischen Allgemeinstörungen und, ebenso wie hochgradige alimentäre Intoxikationen (Rübenblattindigestion, Pansenazidose, S. 252), zum Festliegen führen. Die bei diesen Krankheiten zu beobachtenden klinischen Erscheinungen werden angegebenenorts geschildert. Von differentialdiagnostischer Bedeutung sind außerdem die Afterblasenschwanzlähmung (S. 631) und andere auf Rückenmarkskompression beruhende Paralysen der Nachhand (wandernde Dassellarven, Abszesse beziehungsweise leukotische Tumoren im Wirbelkanal, S. 975, 634 beziehungsweise 62), fortgeschrittene Kreislaufinsuffizienz (S. 106), hypomagnesämische Tetanie (S. 1024), Osteomalazie (S. 995), Azetonurie (S. 1051), ‚puerperales Leberkoma' und anderweitige schwere Leberschädigungen (S. 1068, 363 ff.), Botulismus (S. 816), puerperale Hämoglobinurie (S. 1075), generalisierte Peritonitis (S. 358) sowie die schon unter den *Folgekrankheiten* aufgezählten traumatischen Komplikationen der Gebärparese. Wenn die nähere Untersuchung des Patienten Anhaltspunkte dafür erbringt, daß sein Festliegen auf einem der hier genannten Leiden beruht, ist eine Behandlung durch Kalziumsalzlösungen nicht nur zwecklos, sondern oft sogar kontraindiziert (S. 1150); um unliebsame Folgen zu vermeiden, sollten diese Ursachen daher zuvor unter Anwendung aller verfügbaren diagnostischen Hilfsmittel ausgeschlossen werden. Die hierfür unter anderem recht wertvolle Kontrolle des Serumgehaltes an Kalzium, anorganischem Phosphor und Magnesium (S. 1013) ist für Praxisverhältnisse jedoch leider meist zu zeitraubend[1]; in unklaren Fällen kann ihr Ergebnis aber selbst nach Ablauf der zur Analyse erforderlichen Zeit noch sehr nützlich sein. Auch das Versagen der im nächsten Abschnitt zu besprechenden Behandlung sollte stets als Hinweis dafür gewertet werden, daß das Festliegen des Tieres nicht auf einfacher Hypokalzämie, sondern auf einer der hier aufgeführten Krankheiten beruht; dieser Tatsache sollte dann durch erneute gründliche Untersuchung und entsprechenden Wechsel der therapeutischen Maßnahmen oder durch rechtzeitige Notschlachtung Rechnung getragen werden. Ein nach intravenöser Kalziumgabe oder Euteraufblasen prompt eintretender Behandlungserfolg spricht dagegen für das Vorliegen von echter hypokalzämischer Gebärlähmung. Bei Patienten, die (nach Ausschluß anderer Ursachen) hierauf nur eine vorübergehende Besserung zeigen, scheint es sich nicht selten um ‚atypische' Gebärparese mit anhaltender Hypophosphatämie (möglicherweise auch Hypokaliämie) zu handeln (S. 1013, 1049).

Behandlung: Die Milchfiebertherapie richtet sich zunächst darauf, den Serumkalziumspiegel des Tieres durch *ätiotrope Maßnahmen* rasch wieder auf normale Höhe zu bringen; zur Vermeidung von Rückfällen und Komplikationen kommt aber auch den anschließend einzuschlagenden *unterstützenden Maßnahmen* eine nicht zu unterschätzende Bedeutung zu. Im einzelnen empfiehlt sich dabei folgendes Vorgehen:

Verabreichung von Kalziumsalzlösungen: Hierzu finden meist handelsübliche Fertigpräparate (T. I.) Anwendung, die in der Regel Kalziumboroglukonat oder eine andere organische Kalziumverbindung, Zusätze von Magnesium- und Phosphorsalzen sowie Traubenzucker, teilweise auch Kreislaufmittel enthalten. Den gleichen Zweck erfüllt eine mit 500 bis 1000 ml kochendem Wasser oder sterilem aqua dest. leicht herstellbare Mischung aus 100 g Kalziumglukonat und 20 g Borsäure (beziehungsweise 120 g Kalziumboroglukonat), 25 g Magnesiumsulfat (oder Magnesiumborogluko-

---

[1] MAYER, RAGGI und RAMBERG (1965) haben neuerdings einen auf der Verhinderung der Blutgerinnung mittels Äthylendiaminotetraazetat (EDTA) beruhenden einfachen semiquantitativen Kalziumtest entwickelt, dessen Resultat nach 15 bis 30 Minuten abgelesen werden kann; für nähere Einzelheiten wird auf die im Schrifttumsverzeichnis aufgeführte Arbeit verwiesen.

nat) sowie 50 bis 100 g Traubenzucker. Kalziumchloridhaltige Lösungen sind heute wegen ihrer paravenös und subkutan stark reizenden Eigenschaften (S. 1150) fast völlig verlassen worden; sie können aber in Notfällen an Ort und Stelle rasch zubereitet werden und leisten bei streng intravenöser Applikation ebenfalls wertvolle Dienste (zum Beispiel: 35 g Kalziumchlorid, 12 g Magnesiumchlorid, 50 bis 100 g Traubenzucker und 500 bis 1000 ml Wasser). Der Magnesiumanteil dieser Mischungen soll die kalziumbedingten Nebenwirkungen auf das Herz vermindern (S. 1149); er ist besonders nützlich, wenn das Kalbefieber von Krämpfen begleitet wird (S. 1015) oder nicht eindeutig von hypomagnesämischer Tetanie (S. 1024) zu unterscheiden ist. Bei der ersten Behandlung wird üblicherweise eine Kalziummenge verabreicht, die etwa den in Übersicht 61 genannten Richtdosen und Konzentrationen entspricht. In leichteren Fällen kann die gesamte sich hieraus ergebende Dosis intravenös appliziert werden. Bei schwerer erkrankten Tieren ist es jedoch ratsamer, nur die Hälfte hiervon intravenös, den Rest zur Schonung des Herzens jedoch subkutan zu injizieren; dadurch wird der Wirkungseintritt zwar etwas verzögert; andererseits kann auf diese Weise aber eine gewisse Bevorratung des Patienten und somit eine längerdauernde Anhebung des Kalziumgehaltes im Serum erreicht werden. Um gefährliche Kreislaufzwischenfälle zu vermeiden, sind während der intravenösen Kalziuminfusion stets die auf Seite 1152 näher erläuterten Vorsichtsmaßregeln einzuhalten (langsames Einlaufenlassen der körperwarmen Lösung unter ständiger Herzkontrolle). Der Erfolg dieser Behandlung zeichnet sich meist schon während oder kurz nach der intravenösen Kalziumgabe ab. Dabei wird das Sensorium der Kuh rasch zusehends klarer: sie nimmt den Kopf in normale Haltung zurück und öffnet die Augen; auf dem Flotzmaul treten zahllose Sekretperlen auf, das Tier rülpst und setzt oft auch gleich Kot ab; schließlich steht es von selbst oder leicht angetrieben auf, entleert bald seine Blase und nimmt endlich auch vorgesetztes Futter sowie Tränke auf. Nach Ablauf von weiteren 6 bis 12 Stunden erscheint der Patient dann wieder völlig gesund. Ist dagegen innerhalb von 1/2 bis 3 Stunden noch keine deutliche Besserung festzustellen, so gilt dies als prognostisch weniger günstiges Zeichen. Die geschilderte Behandlung kann dann nach Ablauf von 6 bis 8 Stunden sowie in der Folgezeit täglich (insgesamt bis zu sechsmal) wiederholt werden. In solchen Fällen empfiehlt es sich jedoch, nach erneuter differentialdiagnostischer Untersuchung des Tieres (S. 1016 f.) *phosphor-* und/oder *kaliumhaltige Lösungen* (etwa 30 g Kalziumglyzerinphosphat oder Kalziumhypophosphit 3%ig, 30 g Natriumdihydrogenphosphat 10 %ig, beziehungsweise pro Liter der üblichen Kalzium-

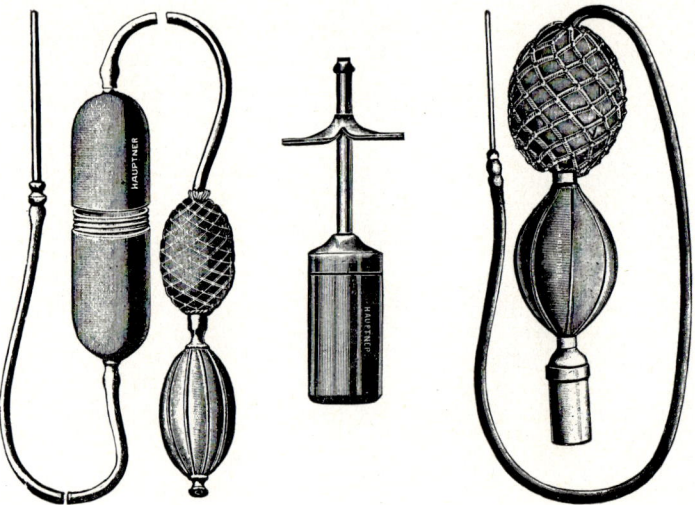

Abb. 534. Filterpumpe nach EVERS zur Luftinsufflation des Euters bei hypokalzämischer Gebärparese

salzmischung 1 bis 3 g Kaliumchlorid oder 2 bis 10 g Kaliumazetat) intravenös zu verabreichen (siehe ‚atypisches' Kälbefieber, S. 1015). Anstatt weiterer subkutaner oder intravenöser Injektionen kann bei verzögertem Heilverlauf auch 3 bis 5 Tage lang *Kalzium oral eingegeben* werden (aber nicht bei komatösen Tieren: Gefahr des Verschluckens!); das in Wasser gelöste Kalziumchlorid sollte dabei wegen seiner schleimhautreizenden Wirkung entweder mit der Nasenschlundsonde oder in geeigneten Trägerstoffen aufgeschwemmt mit der Flasche appliziert werden (täglich 50 bis 300 g Kalziumchlorid in 2 bis 5 Liter Wasser, Leinsamenschleim oder einem aus Aluminiumhydroxyd beziehungsweise Hydroxymethylzellulose hergestellten Gel ähnlicher Konsistenz).

Euterinsufflation: Bei Versagen der Kalziuminfusion wird man sich außerdem bald zur altbewährten Methode des Euteraufblasens entschließen; sie bewirkt durch Behinderung der Milchsekretion und Förderung der Ca-Rückresorption im Drüsengewebe ebenfalls einen Wiederanstieg des Serumkalziumspiegels und damit eine zwar oft etwas langsamer, erst innerhalb mehrerer Stunden einsetzende, meist aber ebenso zuverlässige Heilung wie jene. Das Verfahren ist jedoch umständlicher und auch nicht ganz gefahrlos; es findet deshalb heute in der Regel erst dann Anwendung, wenn sich nach Kalziumgaben keine Besserung zeigt, oder wenn danach ein Rezidiv eingetreten beziehungsweise zu erwarten ist. Hierzu wird der Patient in Seitenlage verbracht (saubere Strohunterlage), an den Beinen gefesselt und am Kopf von einem Helfer festgehalten. Nach Anheben und gründlicher Reinigung des Euters wird dieses auf ein sauberes Handtuch gelegt; dann werden aus jeder Zitze unter kräftigem Druck einige Strahlen Milch ausgemolken und die Zitzenkuppen sorgfältig desinfiziert (Spiritustupfer); bei Vorliegen einer Mastitis ist zumindest von der Insufflation der betroffenen Viertel Abstand zu nehmen. Zur Vermeidung von Euterinfektionen empfiehlt sich die prophylaktische antibiotische Versorgung aller Viertel; außerdem dürfen nur keimfrei gemachte Instrumente (Zitzenkanülen mit seitlicher Öffnung, Luftpumpe nach EVERS mit sterilem Filter) benutzt werden. Vor dem Einführen der Kanüle in den Strichkanal sowie während des Übergehens von einer Zitze auf die nächste sollte der Druckausgleichsball des Gebläses prall gefüllt sein, damit ein zur Keimansammlung führendes Einfließen von Milch in die Apparatur sicher vermieden wird; aus dem gleichen Grunde ist der Verbindungsschlauch (am besten durchsichtiges Plastikmaterial) zwischen Zitzenkatheter und Pumpe mindestens 50 cm lang zu wählen und letztere während des Aufblasens stets hoch über dem Euter zu halten. Bei Zwischenschaltung eines Reduzierventiles kann an Stelle des Pumpballons eine Druckflasche (mit Luft oder Sauerstoff) verwendet werden; in Notfällen leistet aber auch eine Fahrradpumpe brauchbare Dienste. In der genannten Weise wird ein Viertel nach dem anderen prall aufgeblasen, die zugehörige Zitze dann oberhalb des Strichkanals mit einem weichen sauberen Band (Gaze) zugebunden, das gesamte Euter gut durchmassiert und das Tier abschließend wieder in Brustlage verbracht. Die Zitzenbänder dürfen höchstens fünf Stunden, die stellenweise zum gleichen Zweck üblichen elastischen Gummikappen oder -ringe allenfalls zwei Stunden lang sitzen bleiben; danach müssen sie wieder entfernt werden. Das Euter sollte zur Vermeidung von Rezidiven während der nächsten 12 bis 24 Stunden nicht ausgemolken werden. Bei ausbleibendem Erfolg kann die Insufflation nach Ablauf von 12 Stunden wiederholt werden. Ihre Nachteile bestehen in einer gewissen Verminderung der Milchleistung für die Dauer der folgenden Laktation und der Gefahr, daß Mastitiserreger in das Euter eingeschleppt werden; letztere ist vor allem dann gegeben, wenn das Verfahren von Laien als ‚Selbsthilfemaßnahme' angewandt wird. Besonders gefürchtet sind die nach unsauberem Arbeiten mitunter eintretenden ‚Gasmastitiden' infolge Mischinfektionen mit E. coli, C. pyogenes und Anaerobiern; sie führen nicht selten zum völligen Verlust einzelner Viertel oder des ganzen Euters, in schweren Fällen sogar zu Sepsis und zum Tod des Tieres.

Unterstützende Maßnahmen: Zusätzliche Gaben von Vitamin D_3 (5 Millionen IE intramuskulär) sind besonders wertvoll, weil hierdurch die Kalziumresorption aus dem Darm gefördert und somit der Kalziumgehalt im Serum dauerhafter angehoben wird als durch die Kalziuminfusion allein; ähnlich wirkt auch Dihydrotachysterol (10 bis 15 mg intramuskulär oder per os). Zur Anregung des Mineralstoffwechsels ist weiterhin die nach Bedarf täglich zu wiederholende orale Verabreichung von Salzmischungen geeignet (etwa 50 bis 100 g Dinatriumphosphat, oder 100 g phosphorsaurer Futterkalk und dazu 25 g Ammoniumchlorid); diese werden am besten zusammen mit appetit- und verdauungsanregenden Mitteln gegeben (100 bis 250 g Hefe, 5 bis 15 g Enzianwurzel, 20 bis 50 mg Kobaltchlorid, -nitrat oder -sulfat und 5 bis 10 Liter guter Pansensaft, eventuell auch 50 bis 100 g Natriumsulfat als Laxans); in ‚atypischen' Fällen können einer solchen Mischung außerdem 10 bis 30 g Kaliumchlorid zugefügt werden (S. 1019). Orale Behandlungen sind aber kontraindiziert, solange das Tier noch komatös oder somnolent erscheint (Aspirationsgefahr!). Von Fall zu Fall sind auch noch Medikamente zur allgemeinen Roborierung und zum Schutz der oft geschädigten Leber angezeigt (ACTH, Glukokortikoide oder Antihistaminika intramuskulär beziehungsweise subkutan, Traubenzucker, Azetylmethionin und Cholinchlorid intravenös).

Bei längerdauerndem Festliegen sind *Pflege und Haltung* des Patienten von besonderer, oft sogar von entscheidender Wichtigkeit: Das erkrankte Tier sollte nach Möglichkeit losgebunden und in eine mit weicher, nicht rutschender Unterlage versehene Einzelboxe verbracht werden (festgepackter Mist mit reichlich sauberer Einstreu darüber; Transport am besten auf Schleppmatte). Andernfalls sind die Nachbarkühe umzubinden und die Bodenverhältnisse an Ort und Stelle entsprechend zu ändern. Stark ausgekühlte Patienten und solche, die sich nicht mehr selbst in Brustlage erhalten können, sind seitlich mit Preßstrohballen dicht einzupacken beziehungsweise zu stützen; zur Vermeidung von Dekubitalgangränen ist das Tier alle 6 bis 8 Stunden umzubetten und das Strohpolster zu ergänzen. Um der Kuh beim Aufstehen behilflich sein zu können, muß sie dauernd beobachtet, zumindest aber in kürzeren Zeitabständen kontrolliert werden; das Anlegen eines Vergrittungsgeschirres (Abb. 254) trägt ebenfalls zur Verhütung schwerwiegender Verletzungen beim ungeschickten Wiederaufstehen bei. Aufhebeversuche sollten nur unter tierärztlicher Anleitung vorgenommen werden, da die damit verbundenen Anstrengungen sonst leicht mehr Schaden als Nutzen stiften. Dem festliegenden Tier sind außerdem regelmäßig schmackhaftes Futter sowie frische, aber verschlagene Tränke anzubieten beziehungsweise in erreichbarer Nähe zur Verfügung zu stellen. Bezüglich des Ausmelkens gilt das Gleiche wie für die Vorbeuge der Gebärparese (S. 1021).

Vorbeuge: In milchfiebergefährdeten Beständen haben sich folgende Maßnahmen als wirksam erwiesen:

Verabreichung hoher Vitamin-D-Dosen kurz vor dem Kalben: Dieser Methode haftet allerdings der Nachteil an, daß der Geburtstermin nicht immer genügend genau vorausberechnet werden kann; deshalb wurde die umständlichere orale Prophylaxe mit Vitamin D_2 in praxi zugunsten der einfacher zu handhabenden intramuskulären Vorbeuge mit Vitamin D_3 verlassen[1]. Erstere besteht in der täglichen Zufütterung von 10 bis 20 Millionen IE Vitamin D_2 (in Form UV-bestrahlter, mit dem Kraftfutter vermengter Trockenhefe) pro Tier über mindestens 3 (höchstens aber 6) Tage ante partum bis einschließlich ein oder zwei Tage post partum; wenn diese Behandlung wegen später als erwartet eintretender Geburt abgebrochen werden muß, nimmt die Neigung zu Gebärparese 1 bis 3 Tage danach, wahrscheinlich infolge der damit verbundenen Inaktivierung der Nebenschilddrüsen, rasch zu. Heute werden daher mit ebensogutem Erfolg etwa 2 bis 8 Tage vor dem vermuteten Kalbetermin einmal 5 bis 10 Millionen IE Vitamin D_3 intramuskulär gegeben; wenn die Geburt dann nach Ablauf einer Woche noch nicht eingesetzt hat, wird die Behandlung wiederholt. So läßt sich die Kalbefieberfrequenz um 70 bis 90 % senken. Auf die durch hohe Vitamin-D-Gaben ausgelösten Gefahren wird auf Seite 1226 hingewiesen; mit Rücksicht hierauf sollten die genannten, noch als einigermaßen sicher verträglich anzusehenden Dosen möglichst nicht überschritten werden; für Vitamin D_3 ist dabei die intramuskuläre oder subkutane Injektion der intravenösen Applikation vorzuziehen.

---

[1] Im Gegensatz zu Vitamin D_3 ist Vitamin D_2 nur bei oraler, nicht aber auch bei parenteraler Verabreichung wirksam.

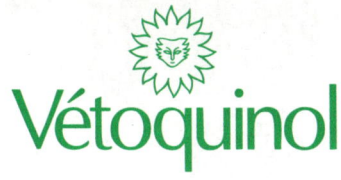

TIERARZNEIMITTEL HERSTELLUNG UND VERTRIEB

VÉTOQUINOL GMBH · BOSCHSTR. 27 · 47574 GOCH · TEL. (0 28 23) 3 29-0 · FAX (0 28 23) 4 11 49

Phosphorreiche und zugleich kalziumarme Fütterung gegen Ende der Trächtigkeit: Hierdurch wird nicht nur die enterale Resorption des mit der Nahrung aufgenommenen Kalziums gefördert, sondern auch der Anteil leicht löslicher Kalziumreserven im Knochen erhöht; außerdem steigert ein hoher Phosphatgehalt des Futters die Aktivität der Nebenschilddrüsen[1]. Das zur Vorbeuge der Gebärparese während der letzten 4 bis 6 Wochen vor dem Kalben anzustrebende Ca : P-Verhältnis der Nahrung beträgt 1 : 1 bis 3,3. Es erfordert jedoch eine erhebliche Umstellung der Fütterung für die hochtragenden Kühe: Kürzung der Heuration bis auf 3 bis 5 kg, Erhöhung der Schrot- und Kleiegaben auf 4 bis 6 kg pro Tier und Tag sowie Versetzen des Kraftfutters mit 1 bis 5 % Natriumdihydrogenphosphat. Ein solches Futter ist wenig schmackhaft und wird oft nur dann ganz ausgefressen, wenn seine Hauptbestandteile in etwa gleichen Hälften morgens und abends verabreicht werden. Ein nicht ganz so sicherer prophylaktischer Effekt läßt sich dadurch erzielen, daß dem üblichen Kraftfutter 5 % Natriumdihydrogenphosphat (keinesfalls aber kalziumhaltige Mineralstoffmischungen) zugefügt werden. Außerdem führt auch das „Ansäuern" des Kraftfutters (20 g Ammoniumchlorid pro kg) zu einer besseren und vorbeugend wirksamen Ausnutzung des in ihm enthaltenen Kalziums. Somit ist die hypokalzämische Gebärlähmung, neben der Azetonämie (S. 1051) und der Weidetetanie (S. 1024), ein Musterbeispiel dafür, daß die Fütterung hochtragender und laktierender Kühe nicht nur auf deren Leistung, sondern auch auf ihre Gesundheit ausgerichtet sein sollte.

Verzögertes An- oder Ausmelken nach dem Abkalben: Dieser Maßnahme wird von erfahrenen Landwirten und Tierärzten eine gewisse Schutzwirkung zugeschrieben; ebenso wie durch das schon gegen Ende der Trächtigkeit erfolgende Melken läßt sich die Gebärparese hierdurch aber nicht sicher verhüten. Im allgemeinen wird empfohlen, gefährdete Kühe am ersten Tage post partum entweder gar nicht zu melken, oder nur die für das Kalb benötigte Milch zu entnehmen; diese Menge wird erst bis zum dritten oder vierten Tag allmählich soweit gesteigert, daß das Tier dann vollständig ausgemolken wird.

Gründliche Überwachung der Kühe vor und nach dem Kalben: Bei sorgfältiger Beobachtung der kalbenden älteren Tiere, vor allem aber derjenigen Kühe, die schon anläßlich einer früheren Geburt an Milchfieber gelitten haben, lassen sich schwerwiegende Gebärparesefälle und damit verbundene Komplikationen mitunter vermeiden; der bei den ersten Anzeichen (S. 1014) sofort zugezogene Tierarzt kann dann dem Anfall durch rechtzeitige Kalziumbehandlung entgegentreten. Ein kennzeichnendes Frühsymptom der nahenden Gebärlähmung soll manchmal darin bestehen, daß das Tier den Schwanz wie zur Defäkation anhebt, aber weder Kot noch Harn absetzt.

---

[1] Dagegen führt die bei hochträchtigen Tieren oft anzutreffende Fütterung mit einer Ca : P-Relation von 4 bis 5 : 1 in vermehrtem Maße zu Milchfieber.

SCHRIFTTUM

ALBERICO, F. (1958): Il trattamento del collasso e delle paresi puerperali col diidrotachisterolo. Clin. Vet. *81*, 149-151. — ALBRIGHT, J. L., & T. H. BLOSSER (1958): Blood levels and urinary excretion of calcium in normal cows and in cows with parturient paresis after intravenous injections with calciumborogluconate. J. Dairy Sci. *40*, 477-486.

BLENDINGER, W. (1917): Gedanken zum Kapitel ‚Ätiologie' der Gebärparese. Münch. Tierärztl. Wschr. *68*, 556-558. — BLOOD, D. C., L. H. LARSEN & I. G. WHITE (1949): Hypocalcaemia of parturient dairy cows. Austral. Vet. J. *25*, 95-102. — BODA, J. M. (1956): Further studies on the influence of dietary calcium and phosphorus on the incidence of milk fever. J. Dairy Sci. *39*, 66-71. — BODA, J. M., & H. H. COLE (1954): The influence of dietary calcium and phosphorus on the incidence of milk fever in dairy cattle. J. Dairy Sci. *37*, 360-372. — BODA, J. M., & H. H. COLE (1956): Calcium metabolism with special reference to parturient paresis (milk fever) in dairy cattle — a review. J. Dairy Sci. *39*, 1027-1054.

CAPEN, CH. C., & D. M. YOUNG (1967): Thyrocalcitonin — evidence for release in a spontaneous hypocalcaemic disorder. Science *157*, 205-206. — CARLSTRÖM, G. (1961): Calcium and proteins in bovine serum normally, after parturition, and in parturient paresis. Phosphorus, magnesium, and pH in bovine blood serum normally, after parturition, and in parturient paresis. Acta Vet. Scand. 2, 330-349, 350-356. — CONRAD, H. R., S. L. HANSARD & J. W. HIBBS (1956): Studies on milk fever in dairy cows. J. Dairy Sci. 39, 1697-1705.

DEHORITY, B. A. (1959): Determination of bovine serum calcium with a simple flame photometer. J. Dairy Sci. 42, 872-874. — DRYERRE, H., & R. GREIG (1925): Milk fever: its possible association with derangements in the internal secretions. Vet. Record. 5, 225-231. — DRYERRE, H., & R. GREIG (1928): Further studies in the etiology of milk fever. Vet. Record. 8, 721-726.

EBERHARD, J. G. (1793): Verloskunde van het rund (preisgekrönte Abhandlung, vorgelegt der Maatschapij ter bevordering van het Landbouw zu Amsterdam). — EKWALL, W., W. HALLGREN & G. NORDSTRÖM (1957): Kalciumproprionat vid behandling av paresis puerperalis hos ku. Medl. Sverig. Vetförb. 9, 43-53. — ENDER, F. (1964): Experimentally induced milk fever in dairy cows as influenced by the feeding of prepartal diets high in calcium and low or normal in phosphorus: the effects of alkaline against more 'acid' diets. Nord. Vet.-Med. 16: Suppl. 1, 408-414. — ENDER, F., I. W. DISHINGTON & A. HELGEBOSTAD (1956): Parturient paresis and related forms of hypocalcaemic disorders induced experimentally in dairy cows. Nord. Vet.-Med. 8, 507-513. — ENDER, F., I. W. DISHINGTON & A. HELGEBOSTAD (1962): Parturient paresis and related forms of hypocalcaemic disorders induced experimentally in dairy cows: Studies on the etiological importance of feeding prepartal diets high in calcium and low or normal in phosphorus in relation to development of milk fever. Acta. Vet. Scand. 3: Suppl. 1, 1-52.

FISH, P. A. (1929): Blood phosphates in milk fever. Vet. Record 9, 324-325. — FRANCIA, L. (1959): Il trattamento preventivo e curativo del colasso puerperale e delle paralisi post parto dei bovini: l'impiego del diidrotachisterolo. Clin. Vet. 82, 14-18.

GALABINOV, G. (1966): Zur Ätiologie, Pathogenese und Klinik des Festliegens nach der Geburt bei Kühen. M.-hefte Vet.-Med. 21, 601-606. — GARM, O. (1950): Undersøkelser over paresis puerperalis, paraplegia ante partum, eclampsia puerperalis og gresstetani hos ku. Nord. Vet.-Med. 2, 751-764. — GLAWISCHNIG, E., & F. SAGMEISTER (1963): Die Harnprobe nach SULKOWITCH in der buiatrischen Diagnostik und der Einfluß peroral verabreichter Kalziumpräparate auf den Blutkalziumgehalt und die renale Kalziumausscheidung. Wien. Tierärztl. Mschr. 50, 1045-1065. — GÖTZE, R. (1934): Koma, Lähmungen und Krämpfe während der Mutterschaft und der Laktation. Berl. Tierärztl. Wschr. 50, 849-854. — GREGOROVIĆ, V., F. SKUŠEK, F. KEŠNAR & L. BEKŠ (1966): Kritische Auswertung der Wirkung unterschiedlicher Dosen von Vitamin D_3 zur Vorbeuge der hypokalzämischen Gebärparese beim Rind. 4. Int. Tag. Rinderkrankh., Zürich, S. 462-466. — GREIG, J. R. (1930): Calcium gluconate as a specific in milk fever. Vet. Record 10, 115-120. — GREIG, J. R. (1930): Studies in the prevention of milk fever. Vet. Record 10, 301-305. — GREIG, J. R. (1931): The nature of milk fever. Vet. Record 11, 148-152. — GÜNTHER, K. (1965): Vergleichende Untersuchungen über die hyperkalzämische Wirksamkeit der Partialvitamine D bei Milchkühen. Dtsch. Tierärztl. Wschr. 72, 226-230.

HALLGREN, W. (1940): Zur Ätiologie und Pathogenese des Gebärkomas (der sogenannten Paresis puerperalis) beim Rinde. Grad.-abhandl. Gleerupska, Lund. — HALLGREN, W. (1964): Electrolytes in parturient paresis. Nord. Vet.-Med. 16: Suppl. 1, 401-407. — HALLGREN, W., G. CARLSTRÖM & G. JÖNSSON (1959): Determination of calcium ion concentration in bovine serum in different hypocalcaemic and pseudohypocalcaemic conditions. Nord. Vet.-Med. 11, 217-249. — HALLGREN, W., & G. NORDSTRÖM (1962): Cadexil for behandling af pareser och tetanier hos ko. Nord. Vet.-Med. 14, 788-806. — HALSE, K. (1958): Apparent strengthening of calcium homeostasis in cows by starvation of short duration. Nord. Vet.-Med. 10, 9-16. — HANSARD, S. L., & M. P. PLUMLEE (1952): Absorption and tissue distribution of radiocalcium in cattle. J. Animal Sci. 11, 524-535. — HANSARD, S. L., C. L. COMAR & M. P. PLUMLEE (1954): The effects of age upon calcium utilization and maintenance requirements in the bovine. J. Animal Sci. 13, 25-36. — HAPKE, H.-J., R. BUDDEN & H. KONERMANN (1968): Herz- und Kreislaufwirkungen von Kalziuminfusionen bei Wiederkäuern. Dtsch. Tierärztl. Wschr. 75, 2-7. — HARRIS, J. R., & T. B. CLARKSON (1955): Prevention of relapses in milk fever. Vet. Med. 50, 696-698. — HENDRIKS, H. J., & L. SEEKLES (1966): The influence of injected vitamin D_3 on some aspects of mineral metabolism in normal non-pregnant cows. 2. The influence of vitamin D_3 on the excretion of calcium, magnesium and phosphorus in urine. Tijdschr. Diergeneesk. 91, 1100-1104. — HESS, E. (1905): Über Gebärparese, Puerperalseptikämie und Festliegen nach der Geburt. Schweizer Arch. Tierheilk. 47, 229-255, 277-305. — HIBBS, J. W. (1950): Milk fever (parturient paresis) in dairy cows — a review. J. Dairy Sci. 33, 758-789. — HIBBS, J. W., W. D. POUNDEN & W. E. KLAUSS (1947): Further studies on the effect of vitamin D and of the parathyreoid extract 'paroidin' on the blood changes of normal and milk fever cows at parturition. J. Dairy Sci. 30, 564-566. — HIBBS, J. W., & W. D. POUNDEN (1951): Recent developments in the use of vitamin D in the prevention of milk fever in dairy cows. J. Dairy Sci. 34, 498. — HIBBS, J. W., & W. D. POUNDEN (1955): Studies on milk fever in dairy cows: Prevention by short-time prepartum feeding of massive doses of vitamin D. J. Dairy Sci. 38, 65-72. — HIBBS, J. W., & H. R. CONRAD (1960): Studies on milk fever in dairy cows: Effect of three prepartal dosage levels of vitamin D on milk fever incidence. J. Dairy Sci. 43, 1124-1129. — HOFMANN, W., & E. LANZ (1962): Zur Klinik und Therapie von Festliegen nach der Geburt, Gebärparese und Geburtstetanie bei Kühen. Wien. Tierärztl. Mschr. 49, 15-23. — HOLTENIUS, P., O. KNUDSEN & L.-E. ULLBERG (1962): Cytological studies of the liver in cows with puerperal paresis. Cornell. Vet. 52, 185-191. — HUPKA, E., & G. MERZDORF (1942): Die Therapie der Gebärparese. Dtsch. Tierärztl. Wschr. 50, 73-75. — HUPKA, E., & K. MEIER (1933): Die Therapie der Gebärparese mit Kalzium. Dtsch. Tierärztl. Wschr. 41, 33-37.

JACKSON, H. D., A. R. PAPPENHAGEN, G. D. GOETSCH & C. H. NOLLER (1962): Effect of parathyreoid hormone on calcium and other plasma constituents of dairy cattle near parturition. J. Dairy Sci. 45,

897-903. — JACOBSSON, S.-O., & O. KNUDSEN (1962): The association between hypocalcaemia and abnormal rumen function in puerperal paresis of cows. Cornell Vet. 52, 173-185. — JOHNSON, B. L. (1962): The creeper cow. Mod. Vet. Practice 43: 2, 36-39. — JOHNSON, B. L. (1967): Potassium and its role in parturient paresis. J. Amer. Vet. Med. Ass. 151, 1681-1687. — JONSGÅRD, K. (1963): Forsøk med prednison og A. C. T. H. ved kalving som profylaktikum ved paresis puerperalis. Nord. Vet.-Med. 15, 28-34. — JONSGÅRD, K. (1965): The effect of complete versus partial milking after parturition upon the occurrence of parturient paresis in dairy cows. Nord. Vet.-Med. 17, 386-390. — JÖNSSON, G. (1960): On the etiology and pathogenesis of parturient paresis in dairy cows: Statistical and morphological investigations and a review of literature. Acta Agric. Scand. Suppl. 8. — JUSLIN, K. E. (1965): On the effect of choline chloride and cyanocobalamine on the liver of cows with parturient paresis. Nord. Vet.-Med. 17, 169-171.

KENDALL, K. A., & K. E. HARSHBARGER (1958): Some physiological responses of the bovine to dihydrotachysterol and parathyreoid extract administration. J. Dairy Sci. 41, 729. — KOLB, E. (1957): Kalziumstoffwechsel und Gebärparese. Berl. Münch. Tierärztl. Wschr. 70, 483-487.

LAGNEAU, F. (1964): Hypocalcémie latente et inertie utérine chez la vache. Bull. Acad. Vét. France 37, 157-162. — LARVOR, P., & J.-P. BARLET (1968): Quelques aspects récents du métabolisme calcique — applications à la physiologie et à la pathologie des ruminants. Ann. Nutr. Alim. 22, 155-190. — LEWIS, E. F., & H. BURROW (1953): The effect of dihydrotachysterol on bovine blood calcium, inorganic phosphate and sugar levels. Brit. Vet. J. 109, 521-525. — LIEBSCH, E. (1937): Die Gebärparese und wesensverwandte Erkrankungen bei unseren landwirtschaftlichen Haussäugetieren. Tierärztl. Rundschau 43, 709-713, 728-730, 741-745. — LITTLE, W. L., & N. C. WRIGHT (1925): The aetiology of milk fever in cattle. Vet. Record 5, 631-633. — LUICK, J. R., J. M. BODA & M. KLEIBER (1957): Some biokinetic aspects of calcium metabolism in dairy cows. Amer. J. Physiol. 189, 483-488.

MALLING, P. O., & E. A. JENSEN (1965): Kalvningsfeberterapi. Nord. Vet.-Med. 17, 50-54. — MANSTON, R., & J. M. PAYNE (1964): Mineral imbalance in pregnant 'milk-fever-prone' cows and the value and possible toxic effects of treatment with vitamin D_3 and dihydrotachysterol. Brit. Vet. J. 120, 167-177. — MARR, A., E. W. MOODIE & A. ROBERTSON (1955): Some biochemical and clinical aspects of milk fever. J. Comparat. Pathol. Therap. 65, 347-365. — MARSHAK, R. R. (1956): Studies on parturient paresis in dairy cows with particular reference to udder insufflation. J. Amer. Vet. Med. Ass. 128, 423-431. — MAYER, G. P., F. RAGGI & C. F. RAMBERG (1965): A rapid semiquantitative test for serum calcium suitable for field use. J. Amer. Vet. Med. Ass. 146, 839-842. — MAYER, G. P., C. F. RAMBERG & D. S. KRONFELD (1966): Hypocalcaemia without paresis in cows. J. Amer. Vet. Med. Ass. 149, 402-405. — MAYER, G. P., C. F. RAMBERG & D. S. KRONFELD (1967): Udder insufflation and its physiologic basis for treatment of parturient paresis in cattle. J. Amer. Vet. Med. Ass. 151, 1673-1680. — MAYER, G. P., C. F. RAMBERG & D. S. KRONFELD (1967): Calcium metabolism and kinetics in intact and parathyroidectomized cows given parathyroid extract. J. Nutrit. 92, 253-260. — MOODIE, E. W. (1960): Some aspects of hypocalcaemia in cattle. Vet. Record 72, 1145-1149. — MOODIE, E. W., A. MARR & A. ROBERTSON (1955): Serum calcium and magnesium and plasma phosphate levels in normal parturient cows. J. Comparat. Pathol. Therap. 65, 20-36. — MOODIE, E. W., & A. ROBERTSON (1961): Dietary intake of the parturient cow. Res. Vet. Sci. 2, 217-226. — MUIR, L. A., J. W. HIBBS & H. R. CONRAD (1968): Effect of vitamin D on the ability of cows to mobilize calcium. J. Dairy Sci. 51, 1046-1050.

NIEDERMEIER, R. P., V. R. SMITH & C. K. WHITEHAIR (1949): Parturient paresis: A study of various blood constituents at parturition in mastectomized cows. J. Dairy Sci. 32, 927-934. — NILSSON, L. S. (1960): Hypocalcaemia in cattle: Clinical observations and certain electrolyte serum blood values in dairy cattle. J. Amer. Vet. Med. Ass. 137, 705-709.

OSINGA, A. (1960): Nader onderzoek omtrent de biochemisch achtergrond en het herstel van paresis puerperalis post partum bij het Fries-Hollandse rund. Tijdschr. Diergeneesk. 85, 566-584. — OSINGA, A. (1965): Onderzoek omtrent de invloed van de orale toediening van calcium en zuurvormende elementen op het herstel van kalfziekte. Tijdschr. Diergeneesk. 90, 1539-1547. — OWEN, J. R. (1954): The effect of complete milking at calving time on the incidence of milk fever and the subsequent effect on the cow and calf. Missouri Agric. Exp. Stat. Inform. 497.

PAYNE, J. M. (1964): The responses of cows to experimentally induced hypocalcaemia: Chronic experimental hypocalcaemia. Vet. Record 76, 77-81. — PAYNE, J. M. (1964): Recent advances in our knowledge of milk fever. Vet. Record 76, 1275-1279.

RINGARP, N., C. RYDBERG, O. DANBERG & B. BOSTRÖM (1967): Versuch einer vorbeugenden Behandlung der Puerperalparese bei Kühen mittels peroraler Zufuhr von Kalziumchlorid-Gel. Zbl. Vet.-Med. A 14, 242-251. — ROBERTSON, A., A. MARR & E. W. MOODIE (1956): Milk fever. Vet. Record 68, 173-182. — ROSENBERGER, J. H. (1958): The so-called 'downer'-cow syndrome. J. Amer. Vet. Med. Ass. 132, 76-78.

SCHMIDT, J. (1897/98): Studium und Versuche über die Ursache und die Behandlung der Gebärparese. Maanedskr. Dyrlaeg. 9, 225; M.-hefte prakt. Tierheilk. 9, 241-262, 289-321. — SCHMIDT, J. (1902): Die Entwicklung der Behandlung des Kalbefiebers in den letzten 5 Jahren. Berl. Tierärztl. Wschr. 18, 497-503. — SEEKLES, L., P. REITSMA, TH. DE MAN & J. H. G. WILSON (1958): Resultate van de tijdige intraveneuze toediening van hoge doseringen kristallijn vitamine D_3 in gesolubiliseerde vorm aan runderen ter voorkoming van melkziekte. Tijdschr. Diergeneesk. 83, 125-136. — SEEKLES, L., N. C. W. HESSE & J. B. VAN DIJK (1961): Voorkoming van ongewenste bijverschinselen bij de preventieve behandeling van melkziekte met behulp van parenterale toediening van vitamine D_3 in gesolubiliseerde vorm. Tijdschr. Diergeneesk. 86, 344-345. — SEEKLES, L., & H. J. HENDRIKS (1966): The influence of injected vitamin D_3 on some aspects of mineral metabolism in normal nonpregnant cows. 1. The influence of vitamin D₃ on the concentration of calcium, magnesium and inorganic phosphate in blood plasma, on the consumption of hay and on the production of urine and milk. Tijdschr. Diergeneesk. *91*, 1091-1099. — SIMESEN, M. G. (1962): Om kaelvningsfeberens aetiologi og profylakse. Nord. Vet.-Med. *14*, 377-390. — SIMESEN, M. G., & CHR. HYLDGAARD-JENSEN (1964): Cadexil-behandling sammenlignet med behandling med calciumboroglukonat. Nord. Vet.-Med. *16*, 1-17. — SIMESEN, M. G., M. IBROVIĆ & J. HYLDGAARD-JENSEN (1964): Kaelvningsfeber og barometerstand. Nord. Vet.-Med. *16*, 38-43. — SJOLLEMA, B. (1928): Over het wezen en de therapie van paresis puerperalis. Tijdschr. Diergeneesk. *55*, 1017-1036, 1085-1105, 1121-1132, 1187-1205. — SJOLLEMA, B. (1929): Wesen und Therapie der Paresis puerperalis und der Symptomengruppe, die damit verwandt ist. Dtsch. Tierärztl. Wschr. *37*, 17-24. — SOEST, P. J. VAN, & T. H. BLOSSER (1954): A detailed study of levels of certain blood constituents in normally calving dairy cows and in dairy cows with parturient paresis. J. Dairy Sci. *37*, 185-194. — STOTT, G. H. (1965): Parturient paresis related to dietary phosphorus. J. Dairy Sci. *48*, 1485-1489. — STOTT, G. H., & V. R. SMITH (1957): Parturient paresis: Results of parathyroidectomy. J. Dairy Sci. *40*, 897-904. — STRAUB, O. CHR., ST. A. PEOPLES & CH. E. CORNELIUS (1959): Ultrafiltrable serum calcium levels in normal Holstein-Friesian cattle and in parturient paresis. Cornell Vet. *49*, 324-331. — STRAUB, O. CHR., & J. P. HUGHES (1960): Use of dihydrotachysterol in the prophylaxis and treatment of hypocalcaemia in dairy cows. J. Amer. Vet. Med. Ass. *137*, 300-303. — SWART, F. W. J. (1963): Atypische melkziekte. Tijdschr. Diergeneesk. *88*, 34-38.

WARD, G. M., T. H. BLOSSER & M. F. ADAMS (1952): The relation of prepartal and postpartal mineral balances to the occurrence of parturient paresis in dairy cows. J. Dairy Sci. *35*, 587-594. — WARD, G. M., & C. VAIR (1959): A calcium-aluminium hydroxide preparation as a preventive for parturient paresis. J. Amer. Vet. Med. Ass. *134*, 520-523. — WENDISCH, A. (1963): Versuche zur Vorbeuge der hypokalzämischen Gebärlähmung der Milchkühe mit Agricolan-Zufütterung und Behandlung mit Mineralstoff-, Vitamin- und ACTH-Präparaten. Diss., Hannover. — WESTERMARCK, H. W. (1959): Prevention of paresis puerperalis with ACTH. Ber. 16. Int. Tierärzte-Kongr. Madrid, 2, 153-154. — WILSON, J. H. G. (1964): Over het melkziektesyndroom bij het rund. Proefschrift, Utrecht. — WYSSMANN, E. (1911): Über die unabhängig von der Geburt auftretenden gebärpareseartigen Erkrankungen bei Kühen. Schweizer Arch. Tierheilk. *53*, 85-96.

Störungen des Magnesiumhaushaltes
(hypomagnesämische Tetanien)

Durch Behinderungen des Magnesiumstoffwechsels bedingte krankhafte Verminderungen des Serummagnesiumspiegels sind unter den Haustieren nur bei den *Wiederkäuern* bekannt. Sie spielen vor allem bei laktierenden Kühen, aber auch bei Mastrindern, hochtragend transportierten Tieren und bei Kälbern eine Rolle. Die für diese Krankheitsgruppe kennzeichnende Hypomagnesämie wird meist von einem mäßigen oder deutlichen Abfall des Kalziumgehaltes im Serum begleitet und äußert sich klinisch bei vorwiegend perakutem bis akutem Verlauf in neuromuskulären Erregungs- und Krampfzuständen, die in schweren Fällen zum Festliegen sowie zu rasch fortschreitender Bewußtseinstrübung führen und bei ausbleibender Behandlung fast immer tödlich enden. Je nach den pathogenetischen Begleitumständen ist zwischen der *Weide-, Stall-* und *Transporttetanie erwachsener Rinder* sowie der *Tetanie der Milchkälber* zu unterscheiden; sie werden daher im folgenden gesondert abgehandelt.

Weidetetanie

Wesen: Eine innerhalb weniger Tage bis Wochen nach dem Auf- oder Umtrieb auf junge Weiden mit üppigem Graswuchs mehr oder weniger plötzlich einsetzende und fast ausschließlich gutmilchende Kühe (unter gewissen Voraussetzungen auch Masttiere) befallende, vielfach mit Hypokalzämie verbundene Hypomagnesämie, deren Krankheitserscheinungen anfänglich in unterschiedlich stark ausgeprägter Exzitation, tonisch-klonischen Konvulsionen sowie Festliegen bestehen und bei meist perakutem bis akutem Verlauf bald in eine oft bis zum tödlichen Koma reichende Somnolenz übergehen.

Geschichte: Der von STEDEFEDER (1925) stammende Bericht über eine kurz nach Beginn des Weideganges bei Kühen beobachtete ‚akute Gehirnentzündung' bringt die erste eindrucksvolle Schilderung des Symptombildes der damals als ‚Eiweißvergiftung' angesehenen Weidetetanie, welche der Autor durch intravenöse Verabreichung von

Chloralhydrat und anschließende Euterinsufflation heilen konnte. In den zwanziger Jahren wurde das Leiden nicht nur in Norddeutschland, sondern auch in küstennahen Gebieten Hollands („kopziekte', ‚voorjaarsziekte'), Belgiens und Frankreichs („tétanie d'herbage', ‚maladie de printemps', ‚vertige d'herbes'), Großbritanniens („grass staggers', ‚lactation tetany') sowie Norwegen („beteskramp') bekannt. Schon 1929 führten SJOLLEMA und SEEKLES den Nachweis, daß der Magnesiumspiegel im Serum tetaniekranker Kühe stets abnorm erniedrigt ist; sie empfahlen 1930 intravenöse Gaben von Kalzium-Magnesium-Salzlösungen zur Behandlung und prägten 1931 den treffenderen Begriff ‚Grastetanie'. Die zur Verhütung der Hypomagnesämie geeignete Zufütterung von Magnesiumsalzen vor und nach dem Weideauftrieb geht auf Anregungen und Versuche von DRYERRE (1932), BLAKEMORE und STEWART (1935) sowie W. M. ALLCROFT und GREEN (1938) zurück; CUNNINGHAM bewies schon 1936, daß der Magnesiumgehalt im Gras der ‚Tetanieweiden' und im Blutserum der auf diesen laufenden Kühe durch Düngung mit Dolomitkalk angehoben werden kann. Diese prophylaktischen Maßnahmen haben sich jedoch erst während des letzten Jahrzehntes allmählich durchgesetzt, nachdem die Weidetetanie inzwischen weltweite Verbreitung erlangte und heute in allen Ländern mit intensiver Weideführung (europäische Küstengebiete, Neuseeland, Australien, USA, Kanada) zu den verlustreichsten Rinderkrankheiten zählt.

Vorkommen und Bedeutung: Das Auftreten der Weidetetanie ist erfahrungsgemäß an bestimmte *innere und äußere Voraussetzungen* gebunden, deren nähere Untersuchung wesentlich zur Klärung ihrer Ätiologie und Pathogenese (S. 1026) beigetragen hat. So befällt sie in ihrer *typischen* Form vor allem ältere laktierende Kühe innerhalb von 2 bis 3 Monaten post partum; im Gegensatz zur Gebärparese (S. 1009) besteht bei ihr keine allzu enge zeitliche Bindung an den letzten Kalbetermin. Die überwiegende Mehrzahl der Patienten ist daher bei Ausbruch des Leidens entweder noch nicht wieder tragend (oft aber brünstig) oder erst frühträchtig; hochtragende Kühe und Färsen werden dagegen nur ausnahmsweise betroffen. Der tetaniefördernde Einfluß der Laktation äußert sich des weiteren darin, daß erkrankende Tiere meist auch eine gute bis hohe Milchleistung aufweisen (‚Laktationstetanie'); die Durchschnittsleistung der unter gleichen Bedingungen gesund bleibenden Kühe liegt stets deutlich niedriger. Außerdem nimmt die Anfälligkeit zur Weidetetanie mit fortschreitendem Lebensalter zu und ist nach Geburt des sechsten Kalbes etwa 15mal so groß wie bei primiparen Tieren. Die entscheidende tetanieauslösende Wirkung der Nahrung oder des Fütterungswechsels kommt darin zum Ausdruck, daß mehr als die Hälfte der ‚Grastetanie'Fälle schon während der ersten zwei Wochen nach dem Auf- oder Umtrieb auf junge, besonders rasch wachsende und überwiegend aus üppigem, geilsaftigem Gras bestehende Weiden zu beobachten ist. Hierzulande liegt der jahreszeitliche Schwerpunkt mit rund 80 % aller Erkrankungen daher im Frühjahr (Mai bis Juni), das heißt unmittelbar nach Beginn der Weideperiode; die später, vor allem kurz nach erneutem Umtreiben auf frisch nachgewachsene Koppeln auftretenden restlichen 20 % der Fälle können sich mitunter ebenfalls innerhalb eines kleineren Zeitraumes, besonders im Herbst, häufen. Hierfür sind offensichtlich auch klimatische Faktoren verantwortlich, auf deren Wirkungsweise bei der Besprechung des *Krankheitsgeschehens* noch näher eingegangen werden soll: So ist die Weidetetanie an den Wärmebereich zwischen 5° und 15° C gebunden und vor allem nach stärkeren Temperaturschwankungen (warme Tage – kalte Nächte) sowie bei naßkaltem, windigem Wetter zu beobachten. Außerdem nimmt ihre Frequenz nach plötzlichen, pflanzenwuchsfördernden Temperaturanstiegen und Regenfällen deutlich zu, nach anhaltenden Kälteeinbrüchen aber ab. Deshalb ist das Leiden in Jahren mit vorwiegend beständiger, trocken-warmer Witterung relativ selten; dagegen zeichnen sich die gefürchteten ‚Tetaniejahre' durch häufigeren Wechsel von Wärmeperioden und anschließenden kurzen Kältewellen sowie stärkere Niederschläge aus.

In gefährdeten Gebieten (zum Beispiel Schleswig-Holstein, Niedersachsen, Mecklenburg, Niederrhein) erkranken im Jahresmittel 0,5 bis 2 %, in besonders exponierten

Betrieben mit intensiver Graswirtschaft jedoch bis zu 10 % (in Tetaniejahren sogar bis zu 20 %) aller Kühe an Weidetetanie; wegen des meist sehr raschen und folgenschweren Krankheitsverlaufes gehen etwa 15 bis 30 % der Patienten entweder schon vor dem Eintreffen tierärztlicher Hilfe, oder aber trotz Behandlung verloren.

Die im Südwesten der USA bei Milch- und Mastrindern während des Beweidens von Getreidesaatfeldern (Weizen, Roggen, Gerste, Hafer) auftretenden Fälle von *'wheat poisoning'* und *'rye staggers'* sind der typischen Form der Weidetetanie wesensgleich; sie setzen allerdings mitunter erst vier Wochen nach Beginn einer solchen Fütterung ein. Im Gegensatz zu dieser, auf plötzlichem Wechsel von Stallhaltung zu Weidegang oder Umtrieb von älteren auf jüngere Weiden beruhenden und perakut bis akut verlaufenden Form des Leidens, kommt es in gemäßigteren Zonen (England, Neuseeland, mittlere Oststaaten der USA) bei Herden, die auch während der kalten Jahreszeit auf Dauerweiden und damit ständig im Freien verbleiben, gegen Ende des Winters zu chronischer, 1 bis 2 Monate lang anhaltender, klinisch aber zunächst symptomlos bleibender *saisonbedingter Hypomagnesämie*; hiervon können Milch- und Mastrinder aller Altersstufen (darunter auch hochtragende und trockenstehende Tiere) betroffen werden. Tetaniebedingte Krampfanfälle und Verluste treten unter ihnen meist erst nach plötzlichem Kälteeinbruch und hiermit verbundener Verknappung des zudem oft noch qualitativ unzulänglichen Weidefutters oder des an seiner Statt verabreichten Heus auf; die gleichen Folgen können aber auch nach Witterungsumschwung (warmer Regen) und damit verbundenem plötzlichem Nachwachsen von frischem Gras einsetzen. Dabei erkranken wiederum vor allem laktierende Tiere beziehungsweise säugende Ammenkühe, gelegentlich aber auch tragende Kühe. In den Mastrinderbeständen der USA spielt diese 'Wintertetanie' stellenweise eine erhebliche Rolle.

Ursachen und Krankheitsgeschehen: Der Netto-Magnesiumbedarf laktierender Kühe setzt sich aus den für Erhaltung und Leistung benötigten Mengen (∼ 2,5 g pro Tier und Tag plus 0,12 g pro Liter Milch) zusammen; für ein 20 beziehungsweise 30 Liter Milch produzierendes Tier beläuft er sich somit täglich auf rund 5 beziehungsweise 6 g. Die zu seiner Deckung erforderliche Magnesiumzufuhr (Bruttobedarf) ist von der Verwertbarkeit des im Futter enthaltenen Magnesiums abhängig, welche wiederum in entscheidendem Maße von der Zusammensetzung der Nahrung beeinflußt wird: So bekommen Milchkühe während der Stallhaltung in der üblichen Tagesration (Heu, Rüben, Schrot) 20 bis 40 g Magnesium, das zu 20 bis 30 % ausgenutzt wird (∼ 4 bis 12 g netto). Zu Beginn des Weideganges werden dagegen mit dem Gras täglich nur 10 bis 30 g Magnesium aufgenommen und lediglich zu 10 bis 20 % verwertet (∼ 1 bis 5 g netto). Die mit dem Auftrieb auf junge Frühjahrsweiden verbundene Futterumstellung bedingt somit eine knappe, von Fall zu Fall sogar unzureichende Magnesiumversorgung (siehe Übersicht 41).

Übersicht 41.
Abhängigkeit des Magnesiumbedarfs laktierender Kühe von der Tagesmilchleistung und der Ausnutzung des mit der Nahrung aufgenommenen Magnesiums

Milchleistung (Liter/Tag):		15	20	25	30
Netto-Magnesiumbedarf (Gramm/Tag):		4,3	4,9	5,5	6,1
Ausnutzungsgrad des im Futter enthaltenen Magnesiums	10 %:	43	49	55	61
	20 %:	22	25	28	31
	30 %:	14	16	18	20
		Zur Deckung des Nettobedarfs erforderliche Magnesiummenge (Gramm/Tag) = *Bruttobedarf*			

Dieser indirekte Mangel kann nur in begrenztem Umfange durch Freisetzen körpereigener Reserven ausgeglichen werden, weil hierfür beim erwachsenen Rind täglich allenfalls 2 % der im Skelett eingelagerten Magnesiumsalze verfügbar sind[1]; ihre genügend rasche Mobilisierung ist zudem von der Vaskularisation der Knochen und damit, ebenso wie die Fähigkeit zur enteralen Magnesiumausnutzung, vom Alter des Tieres abhängig[2]. Da der Magnesiumgehalt der Milch (8 bis 18 mg %, Ø 12 mg %) unabhängig von demjenigen des Blutserums konstant bleibt, besteht die einzige Sparmaßnahme des Organismus in der Einschränkung der Magnesiumausscheidung mit dem Harn; sie hört schließlich ganz auf, wenn der Serummagnesiumspiegel die Nierenschwelle (1,8 bis 2,0 mg %) unterschreitet, welche zugleich die untere Grenze seines Normalbereiches (1,8 bis 3,0 mg %) darstellt. Bei weiterem Anhalten der Mangelsituation wird die Magnesiumbilanz dann negativ. Sobald das dabei zwischen Nettobedarf und ausgenutzter Magnesiummenge bestehende Defizit 2 g pro Tag übersteigt, fällt der Magnesiumgehalt im Serum auf subnormale oder sogar auf krankhaft erniedrigte Werte ab (1,0 bis 1,8 mg % beziehungsweise 0,2 bis 1,0 mg %). Diese Hypomagnesämie bedingt eine erhöhte Irritabilität sowohl der Skelettmuskeln als auch der glatten Muskulatur (Bronchien, Gefäße) und führt in leichten Fällen lediglich zu Steifigkeit und Muskelzittern, in schwereren aber zu ausgeprägten Krämpfen. Die charakteristischen tonisch-klonischen Konvulsionen treten meist beim Absinken des Serummagnesiumspiegels auf weniger als 0,8 mg % auf; mitunter setzen sie aber schon bei einem Serumgehalt von 1,7 mg % ein, oder bleiben trotz Verminderung desselben auf 0,5 mg % aus. Deshalb ist die Annahme berechtigt, daß die vielfach kurz vor dem Krampfanfall festzustellende Hypokalzämie (4 bis 7 mg %) entscheidend mit zu seiner Auslösung beiträgt[3].

Daß es sich bei der Weidetetanie um einen vorwiegend ernährungsbedingten sekundären Magnesiummangel („nutritional tetany') handelt, geht des weiteren aus den Faktoren hervor, welche ihr Auftreten erfahrungsgemäß fördern:

Zusammensetzung der Nahrung: Die Vegetation der ‚Tetanieweiden' besteht in der Regel vorwiegend aus Gräsern bei nur geringem oder fehlendem Besatz mit anderen Pflanzen (< 5 bis 10 %); besonders gefährlich sind frische Monokulturen von Weidel- oder Getreidegräsern. Junges, rasch und geil wachsendes Gras zeichnet sich unter anderem durch seinen niedrigen Magnesiumgehalt aus, der oft weniger als 0,15 % der Trockensubstanz beträgt und erst im Laufe des Sommers mit der Reifung auf 0,2 bis 0,3 % der Trockensubstanz ansteigt. Bei frühem Austrieb fällt somit die ‚Tetaniesaison' zeitlich mit der Phase der geringsten Magnesiumkonzentration im Grünfutter zusammen. Kräuter und Leguminosen enthalten dagegen etwa doppelt soviel Magnesium (0,3 bis 0,6 % der Trockensubstanz); auf den mit solchen Pflanzen reichlicher bestandenen Weiden sowie auf den ‚bunt' zusammengesetzten Gebirgsweiden ist die ‚Grastetanie' bezeichnenderweise auch fast unbekannt. Es muß jedoch betont werden, daß der Magnesiumgehalt in Grasproben von Tetanieweiden keineswegs immer abnorm niedrig oder geringer ist als auf Normalweiden. Vielfach weist das Gras ersterer aber auch einen ungewöhnlich hohen Rohproteinanteil (20 bis 35 statt 10 bis 20 % der Trockensubstanz) und parallel hierzu einen starken Kaliumgehalt (3,0 bis 4,5 statt 1,5 bis 3,0 % der Trockensubstanz) sowie relativ wenig Rohfaser (15 bis 20 statt 20 bis 30 % der Trockensubstanz) auf; sein Eiweiß : Kohlenhydrat-Quotient beträgt dann nicht selten 1 : 3 statt 1 : 5. Diese Eigenschaften sind daher bei der Beurteilung des Tetanierisikos einer Weide mit zu berücksichtigen (siehe Übersicht 42).

---

[1] Eine Kuh von 500 kg Gewicht enthält insgesamt 250 bis 300 g Magnesium; hiervon befinden sich 50 bis 70 % im Skelett und nur etwa 1 % im Blut und den übrigen extrazellulären Körperflüssigkeiten; der Rest entfällt auf die Weichgewebe (intrazelluläres Magnesium).

[2] Deshalb tritt eine nachweisbare Abnahme des Magnesiumgehaltes im Knochen offenbar nur bei chronischer Hypomagnesämie, nicht aber bei der typischen perakuten Form der Weidetetanie ein.

[3] In rund 80 % aller kontrollierten Tetaniefälle lag der Serumkalziumspiegel unter 8 mg%; unmittelbar nach den Krämpfen steigt der Serumgehalt an Magnesium und Kalzium deutlich an (Freisetzung aus den Weichgeweben?).

Übersicht 42.

Beurteilung der Tetaniegefährdung weidender Milchkühe nach dem Magnesium-, Rohprotein- und Kaliumgehalt des Weidegrases

Gehalt des Weidegrünfutters an			Tetaniegefahr[3]
Magnesium (% der Trocken-Substanz)	Rohprotein[1]	Kalium[2]	
< 0.10—0.15	hoch	hoch	groß
	normal	normal	groß
0.15—0.20	hoch	hoch	groß
	normal	normal	mäßig
0.20—025	hoch	hoch	mäßig
	normal	normal	gering
> 0.25	hoch	hoch	gering
	normal	normal	keine

[1] ‚hoch' = > 20 % der Trockensubstanz; ‚normal' = < 20 % der Trockensubstanz.
[2] ‚hoch' = > 3 % der Trockensubstanz; ‚normal' = < 3 % der Trockensubstanz.
[3] Kemp und andere sehen eine Weide als gefährlich an, deren K/(Ca + Mg)-Relation im Gras größer als 2,0 ist; diesem Merkmal wird aber von anderen Autoren keine zuverlässige Aussagekraft zugesprochen.

Die Wirkungsweise des hohen Eiweiß- und Kaliumgehaltes[1] ist offenbar in Behinderungen der enteralen Magnesiumresorption zu suchen, welche allerdings noch nicht völlig geklärt sind; wahrscheinlich spielt dabei der zu Beginn der Grasperiode einsetzende und auf den Überschuß an Rohprotein sowie Kalium zurückzuführende Weidedurchfall beziehungsweise die hiermit verbundene raschere Passage der Ingesta durch den Verdauungskanal eine wichtige Rolle. Jedenfalls beträgt die Verwertbarkeit des Magnesiums bei einem Rohproteinanteil des Grases von 15 % der Trockensubstanz etwa 20 %, bei einem solchen von 25 % der Trockensubstanz jedoch nur 10 %. Hoher Faser- und Kohlenhydratgehalt des Grases tragen dagegen, ebenso wie Zulagen von Heu oder stärkehaltigen Futtermitteln, zur Hemmung des Durchfalles sowie zur besseren Ausnutzung des Magnesiums bei und vermindern daher die Krampfanfälligkeit. Umgekehrt läßt sich die hypomagnesämische Tetanie bei knapper Magnesiumversorgung durch Reduktion der Energiezufuhr künstlich auslösen.

Der viel diskutierte Einfluß der Düngung ist offensichtlich ebenfalls indirekter Natur: So bewirkt die zu Beginn der Vegetationsperiode erfolgende übermäßige Verabreichung von Stickstoff- und/oder Kali-haltigen Kunstdüngern nicht nur ein besonders üppiges Wachstum der Pflanzen (Ertragssteigerung), sondern oft auch einen relativ hohen Eiweiß- und Kaliumgehalt des Grases; außerdem führen die genannten Düngemittel auf die Dauer zu einer Verdrängung der Kräuter und Leguminosen, also des relativ magnesiumreichen Anteiles der Weideflora.

Klimatische Faktoren: Witterungseinflüsse, welche das Wachstum des jungen Grases beschleunigen (Wärme und Regenfälle), wirken sich meist auch auf seinen Eiweiß- und Magnesiumgehalt (Zu- beziehungsweise Abnahme) aus; sie schaffen damit in ‚Tetaniejahren' günstige Voraussetzungen für das Auftreten der Weidetetanie. Plötzliche Abkühlungen (heftige Niederschläge oder starker Wind) belasten dagegen den

---

[1] Bei Verabreichung von eiweißreichem Gras steigt der Ammoniakgehalt in den Vormägen von 10 bis 25 mg% (normale Stallfütterung) auf 40 bis 60 mg% an; die im Serum zu ermittelnden Konzentrationen an NH_3 (20, 30 beziehungsweise 40 mg%) und Mg (1,9, 1,5 beziehungsweise 1,0 mg%) sind einander dann umgekehrt proportional. Die Verfütterung von kaliumreichem Gras führt nicht zur Erhöhung des Serumkaliumspiegels; meist ist der Mg-Gehalt der grünen Pflanzen aber um so niedriger, je größer ihr K-Anteil ist.

ohnehin nur knapp ausgeglichenen Energiehaushalt und erhöhen dadurch auch den Magnesiumbedarf der laktierenden Kühe. Bei großer Nässe ist außerdem die Bewegungs- und Freßlust der weidenden Tiere oft vermindert; der hiermit verbundene Rückgang der Futteraufnahme zieht wiederum eine Beeinträchtigung der Magnesiumversorgung nach sich. Aus den genannten Gründen ist die Tetaniefrequenz in Frühjahren mit wechselhaftem Wetter wesentlich höher als in solchen mit allmählichem Übergang zu sommerlichem Klima.

Individuelle Faktoren: Trotz gleicher äußerer Begleitumstände ist der mit dem Weideauftrieb einsetzende Abfall des Serummagnesiumspiegels bei den einzelnen Tieren einer Herde recht verschieden; die Hypomagnesämie führt auch immer nur bei einem Teil der betroffenen Kühe zu klinisch manifester Tetanie, welche zudem von Fall zu Fall früher oder später auftritt. Diese Unterschiede in der Tetanieanfälligkeit lassen sich durch individuelle Abweichungen der Magnesiumbilanz erklären: Der Magnesiumbedarf ist nämlich nicht nur von Körpergewicht und Milchleistung (S. 1026), sondern auch von der Energieversorgung, also von drei variablen Größen abhängig. Der Aufenthalt im Freien beinhaltet aber neben den bereits erwähnten klimatischen Faktoren eine Reihe von Belastungen, welche den Energie- und Magnesiumbedarf des Einzeltieres mehr oder weniger stark steigern (körperliche Bewegung, hastiges Treiben zur Weide, Kämpfe um die Vorherrschaft innerhalb der Herde, Anwesenheit unruhiger, bullender oder männlicher Tiere und ähnliches mehr); deshalb wird der tetanische Anfall nicht selten während oder kurz nach der Brunst beobachtet. Eine entscheidende Rolle spielt auch das von Kuh zu Kuh wechselnde Vermögen, den Magnesiumhaushalt auszugleichen: Im Gegensatz zu jungen Kälbern (S. 1042) beschränkt sich die Magnesiumresorption bei erwachsenen Rindern auf den Dünndarm und nimmt, so wie die Fähigkeit zur Mobilisierung körpereigener Magnesiumreserven (S. 1027), mit dem Alter des Tieres in unterschiedlichem Maße ab. Bei manchen Kühen kann deshalb schon eine kurzfristige, nur 12 bis 48 Stunden währende Indigestion oder Weidediarrhoe ein schwerwiegendes Magnesiumdefizit nach sich ziehen; solche Verdauungsstörungen, die oft auf der geringen Schmackhaftigkeit des üppigen jungen Grases und seiner laxierenden Wirkung beruhen, sind also ebenfalls teils von größerem, teils von geringerem Einfluß auf die Ausnutzung des aufgenommenen Magnesiums. Außerdem scheint die Steuerung des Magnesiumstoffwechsels noch in gewissem Umfange von der erblichen Veranlagung des Einzeltieres abzuhängen, da sich bestimmte Kuhfamilien nicht nur durch ihre gute Milchleistung, sondern auch durch eine vermehrte Tetanieneigung auszeichnen.

Abschließend ist somit festzustellen, daß die Weidetetanie durch das zeitliche Zusammentreffen einer knappen Magnesiumversorgung mit mehreren äußeren und inneren Faktoren verursacht wird, welche einerseits den Magnesiumbedarf erhöhen, andererseits aber die Magnesiumverwertung oder die Freisetzung von Magnesiumreserven behindern. Für die wirksame Behandlung und Vorbeuge des Leidens ist es daher wichtig, alle hier aufgezählten Einflüsse in Betracht zu ziehen und nach Möglichkeit zu verringern oder ganz auszuschalten.

Erscheinungen: Zweckmäßigerweise ist zwischen allmählich einsetzenden, subakut bis chronisch, vielfach auch relativ leicht verlaufenden Fällen und solchen zu unterscheiden, die akut bis perakut, aus scheinbar ungestörter Gesundheit heraus auftreten und meist mit schweren, lebensbedrohlichen Symptomen einhergehen. Erstere sind bei mäßigen Störungen des Magnesiumstoffwechsels (saisonbedingte Hypomagnesämie, ‚Wintertetanie') häufiger, während letztere bei der typischen Weide- oder Grastetanie überwiegen; sie stellen dann allerdings in der Regel die Verschlimmerung des vorangegangenen und nicht selten übersehenen leichteren Krankheitsstadiums dar.

Leichte Form (tetanoide Parese, latente Tetanie): Neben mehr oder weniger ausgeprägter Appetitlosigkeit und leichtem Milchrückgang, manchmal auch lecksüchtigen Erscheinungen oder starkem Durchfall, zeigt sich eine unvollständige spastisch-krampfige Lähmung der Körpermuskulatur; Aufstehvermögen und Beweglichkeit der Gliedmaßen sind dabei zwar gehemmt, aber noch weitgehend erhalten. Der

Gesichtsausdruck solcher Patienten erinnert durch den wachsamen bis ängstlich glotzenden Blick (teilweise auch Nickhautvorfall) und die gespannten Gesichtsmuskeln (weit geöffnete Augen sowie hoch- oder zurückgestellten Ohren) an Starrkrampf. Die Pupillen sind weit geöffnet; das Sehvermögen ist nicht beeinträchtigt. Bei näherer Beobachtung sind zeitweilig Zähneknirschen, Speicheln, Schäumen oder Zungenschlagen, außerdem eine harte Kontraktur der Halsmuskulatur, vermehrte Schreckhaftigkeit sowie fibrilläre Muskelzuckungen (vor allem im Bereich der Ankonäen, des Quadrizeps und der Hinterbacken) festzustellen; der Rücken ist oft mäßig bis deutlich aufgekrümmt und der Leib aufgezogen, während der Schwanz leicht abgehalten wird. Harn- und Kotabsatz erfolgen häufiger und in kleineren Portionen als normal, aber ohne auffälliges Drängen. Die Atmung ist normal; die Herztätigkeit kann infolge der durch die Auskultation ausgelösten Unruhe etwas erhöht und pochend sein. Der Gang erscheint meist steif-stolpernd und vorwärtsdrängend (‚staggers‘); betroffene Tiere sondern sich gern von der übrigen Herde ab und werden deshalb vielfach in der Nähe der Tränke, des Weidegrabens oder der Umzäunung gesehen. Unbehandelte Patienten können mehrere Tage und länger in diesem, mitunter von leichten Bewußtseinsstörungen (fehlendes Interesse an der Umgebung) unterbrochenen krampfig-‚rheumatischen‘ Zustand verharren und gelegentlich sogar spontan gesunden. Oft geht er aber aus relativ geringfügigem Anlaß (Futtermangel, kalte Witterung, Treiben und Einfangen der Tiere, tierärztliche Untersuchungs- oder Behandlungsmaßnahmen) plötzlich in tonisch-klonische Krämpfe und damit in die schwere Form des Leidens über.

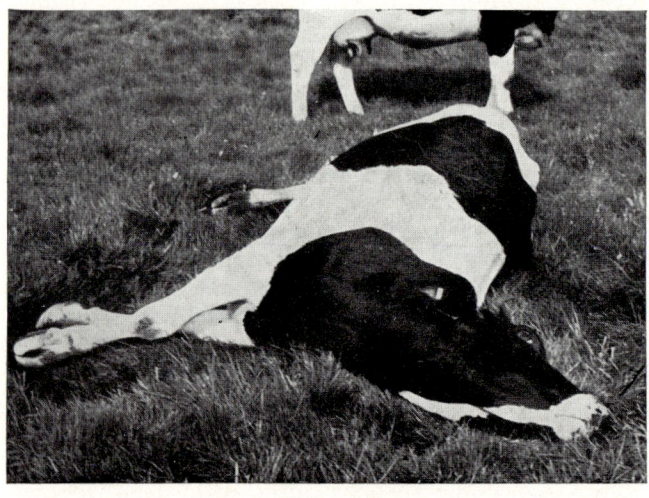

Abb. 535. Kuh mit manifester Weidetetanie (Festliegen in Seitenlage mit Opisthotonus und anfallsweisem Rudern der Beine; KRUSE, 1960)

Schwere Form (klinische manifeste Tetanie): Dieses Stadium ist durch weit bedrohlichere Symptome gekennzeichnet als das vorige und deshalb meist auch der Anlaß, tierärztliche Hilfe anzufordern. Es beginnt vielfach mit ungewöhnlich aufgeregtem Benehmen (zum Beispiel Ohrenschlagen, Augenzwinkern) sowie zunehmender Inkoordination (steile oder gekreuzte Hinterbeine) der von immer stärkeren Muskelzuckungen und -kontraktionen befallenen Gliedmaßen; Zähneknirschen und schäumendes Speicheln nehmen ebenfalls zu, während Kopf und Hals bei weit hervortretenden Augen steif gestreckt werden. Manche Patienten rasen unter plötzlichem Aufbrüllen wild und wie blind, mitunter sogar angriffslustig umher; wenn sie dabei gegen Hindernisse rennen oder in Vertiefungen stürzen, versuchen sie, sich durch heftige Bewegungen wieder aufzurichten. So kommen sie schließlich innerhalb weniger Minuten bis 6 Stunden, oft während eines Krampfanfalles, zum Festliegen. Gelegentlich bleibt diese Phase hochgradiger Erregung wegen ihrer kurzen Dauer jedoch unbeobachtet; dann trifft man das erkrankte Tier am Boden liegend, teils noch in Konvulsionen, teils aber schon apathisch an. Nicht allzuselten wird es auch völlig unerwartet tot aufgefunden;

das ist vor allem bei der besonders rasch verlaufenden Tetanie der Ammenkühe (Mastviehrassen) der Fall. Daher lenkt sich der Verdacht des Besitzers leicht irrigerweise auf eine ‚Vergiftung'. Der Übergang von der Exzitations- in die Depressionsphase erfolgt entweder allmählich, oder aber erst nach tobsuchtartiger Steigerung der Unruhe beziehungsweise nach wiederholten Krampfanfällen.

In Konvulsionen festliegende Patienten befinden sich meist in flacher Seitenlage mit opisthotonisch zurückgeschlagenem Kopf und steif gestreckten, zuckenden oder rudernden Gliedmaßen (Laufbewegungen); dabei rollen sie mit den Augen und stöhnen. In der nach dem Abklingen der Krämpfe einsetzenden posttetanoiden Somnolenz ist das Bewußtsein der Tiere deutlich getrübt; sie liegen dann völlig erschöpft, wie schlafend platt auf der Seite, seltener auch in Brustlage (‚Milchfieberhaltung', S. 1014) und schlagen nur ab und zu mit den Beinen oder zeigen lokalisierte Muskelzuckungen (Seitenlage) beziehungsweise ein ruckartiges Schaukeln in Richtung der Längsachse des Tierkörpers (Brustlage). Während dieser Phase genügen oft schwache Reize (Geräusche, Auftreibe- oder Behandlungsversuche), um einen erneuten Krampfanfall auszulösen.

Die *nähere Untersuchung* der Patienten ergibt folgende Befunde: Zu Beginn der Konvulsionen ist die Körpertemperatur meist leicht erniedrigt und kann im Verlauf derselben bis auf fieberhafte Werte ansteigen; im komatösen Endstadium ist sie dagegen normal bis subnormal. Im Anfall sind pro Minute 90 bis 150 Herzschläge zu auskultieren, die in der Regel kräftig bis überlaut pochend, in schweren und fortgeschrittenen Fällen auch unregelmäßig bis tumultuarisch oder unsauber abgesetzt erscheinen (endokardiale Insuffizienzgeräusche). Der Puls ist klein und hart, die Venen sind vermehrt gefüllt. Während der Somnolenz erfolgt dann eine gewisse Beruhigung des im Koma immer schwächer werdenden Kreislaufes. Die Atmung ist im Erregungsstadium ebenfalls beschleunigt, hechelnd-angestrengt und stöhnend; dabei werden die Nasenöffnungen weit gebläht und die Maulspalte leicht geöffnet. Die Ursache hierfür ist wahrscheinlich in Spasmen der Luftwege und einem dadurch bedingten, mitunter sehr rasch eintretenden Lungenemphysem zu suchen, welches dann in manchen Fällen im Vordergrund der Krankheitserscheinungen steht. Mit dem Koma geht auch die Atembeschwerde allmählich zurück. Freßlust und Vormagentätigkeit liegen völlig darnieder; der vielfach nur relativ wenig Futter enthaltende Pansen kann leicht gebläht sein. Zu Anfang des Festliegens besteht gelegentlich vermehrter Durst; gierige Wasseraufnahme führt aber meist zu deutlicher Verschlimmerung des Leidens. Im Koma werden Kot (eingedickt, Scheibchenform) und Harn (oft etwas eiweißhaltig) verhalten.

Verlauf, Beurteilung und Folgekrankheiten: Nach dem Einsetzen klinisch manifester Krämpfe ist keine Spontanheilung mehr zu erwarten; bei unbehandelten Tieren gehen die Konvulsionen und die posttetanoide Somnolenz fast ausnahmslos innerhalb weniger Stunden oder ein bis zwei Tagen in völliges Koma über, das infolge Versagens des Kreislaufes zum Tode führt. Bei rechtzeitigem tierärztlichen Eingreifen und sachgemäßer Betreuung sind jedoch etwa 75 bis 85 % der Patienten zu retten. Die Prognose ist um so günstiger, je kürzer der letzte Kalbetermin zurückliegt, je früher nach Krankheitsbeginn die Behandlung erfolgt und je eher das Tier danach wieder normal erscheint (Beruhigung und Aufhören der Krämpfe, Aufrichten in Brustlage mit klarem Sensorium, selbständiges Aufstehen, freier Gang sowie Rückkehr des Appetits). Eine nur langsam eintretende oder unvollständige Besserung sowie Rezidive gelten dagegen als schlechtes Zeichen. Die Heilungsaussichten sind des weiteren vom Kreislaufbefund (Herzbelastung durch die intravenöse Infusion von kalzium- und magnesiumhaltigen Salzlösungen) und von etwa vorliegenden Komplikationen (Leberschädigung, sturzbedingte Verletzungen, Dekubitalstellen) abhängig; gelegentlich ist die Weidetetanie außerdem mit schwerer sekundärer Azetonämie (S. 1059) verbunden; bei kürzlich abgekalbten Kühen können mitunter auch Übergangsformen zwischen Tetanie und hypokalzämischer Gebärparese (S. 1015) vorkommen. Nach überstandener Weidetetanie bleibt die Milchleistung in der laufenden Laktation meist um 10 bis 20 % unter der erwarteten Menge.

Zerlegungsbefund: Frühzeitig geschlachtete oder nach perakutem Krankheitsverlauf verendete Tiere zeigen keine auffallenden Veränderungen. Sonst ist die Unterhaut je nach Grad und Dauer des Festliegens sowie der Krämpfe an den exponierten Körperstellen sulzig-blutig durchtränkt. Die Lungen weisen oft ein ausgeprägtes Ödem und/oder Emphysem auf. Die Gefäße des Gekröses und der Darmwand erscheinen ebenso wie Nieren und Leber blutreich; letztere ist zudem nicht selten fettig degeneriert. Auffallend, aber keineswegs pathognomonisch, sind die fast immer festzustellenden subserösen und submukösen Blutungen an Herzbeutel, Epi- und Endokard, Labmagen sowie Dünndarm, die teilweise auch die Luftröhrenschleimhaut und die Konjunktiven betreffen. Der Herzmuskel ist mitunter grau- bis braunrot verfärbt und brüchig-mürbe (wie gekocht). Postmortal entnommene Blut- und Serumproben sind zur Überprüfung ihres Magnesiumgehaltes ungeeignet, weil dieser dann meist im Normalbereich liegt.

Erkennung und Unterscheidung: Wird der Patient im Krampfstadium angetroffen, so bereitet die Diagnose auf Grund der typischen Erscheinungen und Begleitumstände (Erkrankung bald nach Auftrieb auf junge Grasweide) in der Regel keine größeren Schwierigkeiten. Weniger einfach ist es dagegen, das Leiden schon während seiner latenten Anfangsphase zu erkennen, da dessen Symptome zeitweilig nur undeutlich ausgeprägt sind; auf diese ist daher zu Beginn des Weideganges stets besonders zu achten, um gegebenenfalls rechtzeitig wirksam eingreifen zu können. Im komatösen Endstadium läßt sich die Weidetetanie oft nur dann klar diagnostizieren, wenn die Erregung und die Konvulsionen des Tieres zuvor vom Besitzer oder anderen Personen gesehen wurden (Vorbericht); andernfalls sind der Patient und seine Umgebung nach Anzeichen abzusuchen, welche auf den voraufgegangenen Krampfanfall schließen lassen (aufgewühlte Grasnarbe, Scheuerstellen an der dem Boden zugewandten Seite der Gliedmaßen). Eine übereilte versuchsweise intravenöse Gabe der üblichen Lösungen von Kalzium- und Magnesiumsalzen könnte nämlich schwerwiegende Folgen (S. 1150) haben, wenn dem Festliegen des Tieres andere Ursachen (Lebererkrankung, alimentäre Intoxikation) zugrunde liegen. Andererseits muß die Behandlung von Tetaniepatienten unverzüglich erfolgen, um Verluste zu vermeiden; das Ergebnis einer zur Bestätigung der Diagnose eingeleiteten Untersuchung des Serummagnesiumgehaltes kann also nicht abgewartet werden. Eine bei mehreren frischlaktierenden Kühen der betroffenen Herde vorgenommene Kontrolle des Serummagnesiumspiegels ist jedoch mitunter sehr wertvoll für die Aufklärung von plötzlichen tetaniebedingten Todesfällen.

Die *differentialdiagnostische Abgrenzung* des latenten Anfangsstadiums der Weidetetanie von der spastischen Parese der Hintergliedmaßen (S. 497) oder der Krämpfigkeit (S. 500) und Tetanus (tonischer Krampfzustand ohne Zittern, S. 820) ist meist einfach. Bei übermäßig erregten Tieren sind neben der Tetanie vor allem Tollwut (S. 792), die nervöse Form der Azetonämie (S. 1051); ‚Mania puerperalis', S. 1067), Vergiftungen mit Blei (S. 1134), Kontaktinsektiziden (S. 1187 ff.) oder Kochsalz (S. 1145), die nervöse Form der Rapsintoxikation (S. 1269), Listeriose (S. 826) sowie Nymphomanie in Betracht zu ziehen. Bei somnolent-komatösen Patienten ist dagegen besonders auch an hypokalzämische Gebärparese (enger zeitlicher Zusammenhang mit dem Partus, schlaffe Lähmung, schwaches Herz, S. 1009), hochgradige Leberschädigungen (S. 364, 1068), Weideemphysem (S. 158) und Piroplasmose (S. 893) sowie Hirnrindennekrose (S. 640), zu denken. Die kennzeichnenden Erscheinungen dieser Krankheiten sind angegebenenorts nachzulesen.

Behandlung: Das sofortige Einbringen tetaniekranker Kühe in den Stall ist wegen der damit verbundenen Anstrengung und Aufregung sehr gefährlich und deshalb kontraindiziert. Die Behandlung muß daher an Ort und Stelle erfolgen, wo dann so gut wie möglich für Schutz gegen Witterungsunbilden zu sorgen ist (Strohunterlage, Zeltplane, Weideschuppen). Jede unnötige Beunruhigung sowie vorzeitiges Auftreiben sind zu vermeiden. Als dringlichste therapeutische Maßnahme zur Wiederherstellung des normalen Ionengleichgewichtes wird dem Patienten eine der handelsüblichen, neben Kalzium- und Magnesiumsalzen meist noch Traubenzucker oder ähnliches enthaltenden Lösungen körperwarm und langsam (!) unter ständiger Kontrolle des Kreislaufes (S. 1152) intravenös infundiert; wenn das benutzte Mittel gewebsverträglich ist, kann der nach dem Einsetzen einer deutlichen Beruhigung verbleibende Rest der Dosis (S. 1152; T. I.) zur Schonung des Herzens auch subkutan verabreicht werden. Weniger kreislaufbelastend scheinen Magnesiumglukonat (15 %ig) und Magnesiumsulfat (10 bis 15 %ig) zu sein, die ebenfalls intravenös und subkutan injiziert werden können (Gesamtdosis 300 bis 400 ml). Bei stark erregten tetaniekranken Tieren ist es trotz guter Fixation oft sehr schwierig, die gewählte Lösung sicher intravenös zu applizieren; dann sollte wegen der Gefahr einer Thrombophlebitis (S. 115) von kalziumchloridhaltigen, also örtlich stark reizenden Mischungen nur in Notfällen oder nach vorheriger medikamentöser Ruhigstellung des Patienten Gebrauch gemacht werden. Diese kann durch kleine Gaben von Barbituraten (5 bis 10 ml Pentobarbital oder Vinylbutal 15 %ig langsam nach Wirkung intravenös) oder Tranquilizern (T.I.) erzielt werden; zum gleichen Zweck ist auch die subkutane Injektion von Magnesiumglukonat oder Magnesiumsulfat geeignet, doch tritt deren krampflösende Wirkung nicht ganz so schnell ein. Nach intravenöser Verabreichung von Magnesiumsalzen (aber auch von Kalziumlösungen) nimmt der Serummagnesiumspiegel rasch zu, sinkt jedoch schon innerhalb weniger Stunden wieder auf hypomagnesämische Werte ab. Nach zusätzlicher subkutaner Magnesiumverabreichung ist der Abfall zwar etwas langsamer; für sich allein reicht diese Maßnahme aber oft nicht aus, um den gestörten Magnesiumhaushalt dauerhaft auszugleichen. Deshalb sollte stets auch Magnesiumoxyd per os verabreicht werden (je 75 g an den ersten 2 bis 3 Tagen, dann täglich 50 g; siehe *Vorbeuge*). Ist nach der Injektion der obengenannten Salzlösungen nicht innerhalb von 1 bis 3 Stunden eine deutliche Besserung zu beobachten, so kann versucht werden, die Heilung durch Luftinsufflation ins Euter (S. 1019) herbeizuführen, falls der Zustand des Tieres das noch erlaubt. Im allgemeinen darf hiervon aber keine wesentlich günstigere Wirkung als von der Magnesiumzufuhr erwartet werden; außerdem löst das Aufblasen des Euters mitunter eine lebensbedrohliche Verschlimmerung der Krämpfe aus. Zur Unterstützung des Magnesiumstoffwechsels sollte die Ernährung des Patienten und der übrigen Tiere der Herde in der Folge ebenso wie bei der Vorbeuge der Weidetetanie gehandhabt werden. In besonders verlustreichen Fällen kommt als letztes Mittel die umgehende Aufstallung aller laktierenden Kühe und die Verfütterung des gemähten Grases zusammen mit Heu (oder Stroh) und Schnitzeln sowie die Verabreichung magnesiumoxydhaltiger Mineralstoffzulagen (mit dem Kraftfutter) in Frage.

Vorbeuge: Zur *Vorbereitung auf die mit dem Weideauftrieb verbundenen Belastungen* des Magnesiumhaushaltes sollte die Fütterung laktierender und hochtragender Kühe schon während der letzten 1 bis 2 Wochen der Stallhaltung durch allmählich ansteigende Gaben von Mähgras umgestellt werden. Des weiteren ist es ratsam, die Tiere in den ersten 8 bis 14 Tagen, insbesondere aber bei gefährlichem Witterungsumschwung (S. 1028), nur halbtags weiden zu lassen und ihnen während dieser Zeit zur Deckung ihres Energie- und Faserbedarfes zusätzlich gutes Heu sowie Schnitzel (im Stall) zu verabreichen. Der Austrieb auf ‚Tetanieweiden' sollte so spät wie irgend möglich erfolgen; wenn es die Umstände erlauben, ist es besser, das besonders eiweißreiche und magnesiumarme Gras des ersten Schnitts anderweitig zu verwenden (Silierung, Heuwerbung) und die Kühe solange auf weniger üppig wachsenden Flächen mit relativ hohem Kräuter- und Leguminosenbesatz weiden zu lassen. Wo es sich nicht umgehen läßt, die Tiere gleich von Anfang an auf junge Graskulturen zu treiben, ist während der ersten 2 bis 3 Wochen für ausreichendes faser- und kohlenhydrathaltiges Beifutter (2 bis 3 kg Heu, Schnitzel, Stroh oder Kartoffeln pro Kuh und Tag) zu sorgen.

Besondere Bedeutung kommt der *prophylaktischen Steigerung der Magnesiumzufuhr* zu. Hierfür sind je nach der Struktur des Betriebes orale Gaben von Magnesiumoxyd oder das Aufbringen magnesiumhaltiger Kunstdünger geeignet. Im erstgenannten Falle erhält jede Kuh täglich 50 g, bei einer Milchleistung von mehr als 25 Litern besser aber 75 g Magnesiumoxyd (oder kalzinierten Magnesit mit 87 bis 95 % MgO). Dieses kann, vorzugsweise als nichtstaubendes Granulat, mit 1 bis 2 kg Silage, Schnitzeln oder Trebern (beziehungsweise im Verhältnis 1:1 mit Melasse) gut vermengt gegeben werden; es wird aber auch gerne in Form handelsfertiger Kraftfuttermischungen oder gepreßter ‚Tetaniekuchen' (beziehungsweise Pellets) mit garantiertem Magnesiumgehalt verabfolgt. Um den vollständigen Verzehr dieser Zulagen zu gewährleisten, sollte ihr Magnesiumgehalt 3 bis 5 % nicht übersteigen, da er sonst die Schmackhaftigkeit der Trägerstoffe beeinträchtigt. Durch eine solche Beifütterung läßt sich zwar die enterale Resorptionsschranke überwinden und somit der laufende Magnesiumbedarf decken (sogenannter ‚flushing effect'); die körpereigenen Reserven werden dadurch aber selbst bei noch höherer Dosierung keinesfalls nennenswert vermehrt; auf der Weide sinkt der Serummagnesiumspiegel deshalb nach dem Absetzen der Zulagen rasch ab. Ein Erfolg ist also von dieser Maßnahme nur dann zu erwarten, wenn sie konsequent durchgeführt und die Aufnahme der besser in 2 Teilgaben (morgens und abends beim Melken) zu verabreichenden Tagesmenge überwacht wird. Die Magnesiumzufütterung muß möglichst schon einige Tage vor dem Austreiben beginnen und bis zum Abklingen der Tetaniegefahr fortgesetzt werden (etwa 4 bis 6 Wochen nach Auftrieb auf junge geilwachsende Weiden). Eine ebensogute vorbeugende Wirkung läßt sich durch Bestäuben des Grases gefährdeter Weiden mit kalziniertem Magnesit (20 bis 30 kg pro Hektar) erzielen; dabei sollte aber immer nur die für die nächste Woche benötigte Fläche behandelt werden, weil das Pulver den Pflanzen bei stärkeren Niederschlägen (mehr als 5 mm Regen pro Quadratmeter) nicht genügend fest anhaftet. Die Magnesiumversorgung weidender Kühe kann aber auch durch Steigerung des Magnesiumgehaltes im Gras auf 0,25 bis 0,30 % der Trockensubstanz sichergestellt werden. Hierzu sind auf leichten Böden[1] pro Hektar 350 bis 400 kg Magnesium in Form von kalziniertem Magnesit[2], Dolomit[3] oder Kieserit[4] erforderlich. Dieses Verfahren ist zwar teurer als die direkte orale Verabreichung von Magnesiumoxyd, seine Wirkung hält aber im allgemeinen mehrere Jahre lang an. Die Kosten einer solchen Düngung lassen sich außerdem dadurch verringern, daß man lediglich eine Fläche behandelt, deren Ertrag zur Deckung des Futterbedarfes während der ersten 1 bis 2 Weidemonate ausreicht.

Im Rahmen der Tetanievorbeuge ist es schließlich auch wichtig, alle bekanntermaßen *tanniefördernden Hilfsfaktoren weitmöglichst auszuschalten:* Als Schutz vor den Unbilden der Witterung (Regen, Kälte, Wind) ist ein Weideschuppen wertvoll, in welchem auch die erwähnte Zufütterung erfolgen kann. Unnötige Beunruhigungen der Herde (schnelles Treiben, Mitweidenlassen aggressiver Tiere und ähnliches) sind tunlichst zu vermeiden. Der Anteil der Weideflora an magnesiumreicheren Kräutern und Leguminosen sollte durch entsprechende Aussaaten und gezielte, nicht zu reichliche Düngung auf mindestens 20 % gehalten werden. Deshalb ist es ratsam, auf übermäßige gleichzeitige Gaben von stickstoff- und kalihaltigen Kunstdüngern im Frühjahr trotz des dann etwas geringeren Grasertrages zu verzichten, oder zusammen mit diesen auch entsprechende Mengen magnesiumhaltiger Düngemittel aufzubringen.

Da die genannten Vorsichtsmaßregeln keinen absoluten Schutz vor der Weidetetanie bieten, sondern ihre Häufigkeit lediglich um 75 bis 85 % vermindern, müssen die *grasenden Kühe* während der ersten Zeit nach dem Auf- oder Umtrieb auf junge Weiden gut auf die Vorzeichen eines drohenden Krampfanfalles, das heißt auf Symptome der larvierten oder latenten Tetanie (S. 1029) *überwacht werden;* gegebenenfalls ist unverzüglich tierärztliche Hilfe anzufordern. Bei der Behandlung von Weidetetaniepatienten sollten immer auch die übrigen unter gleichen Bedingungen weidenden Kühe der Herde auf etwaige tetanieverdächtige Erscheinungen kontrolliert werden. In besonders wertvollen Beständen kann der Serummagnesiumspiegel oder die regelmäßige Überprüfung der Magnesiumausscheidung im Harn als Gradmesser für die Beurteilung der Tetaniegefahr herangezogen werden; wenn der Magnesiumgehalt des Urins auf Werte unter 2,5 mg% abfällt, ist meist eine Aufbesserung der Magnesiumversorgung erforderlich. Zur Kontrolle der Magnesiumkonzentration im Harn eignen sich die von GROOT und MARTTIN (1967) entwickelten AKZ-Testpapierstreifen.

---

[1] Schwere Böden brauchen unter Umständen das Doppelte der genannten Menge.
[2] Enthält 50 bis 80 % MgO.
[3] Enthält 10 bis 12 % MgO; ist auf kalkreichen Böden weniger geeignet als kalzinierter Magnesit oder Kieserit.
[4] $MgSO_4 \cdot H_2O$.

SCHRIFTTUM

ALLCROFT, R. (1954): Hypomagnesaemia in cattle. Vet. Record 66, 517-522. — ALLCROFT, R. (1960): Prevention of hypomagnesaemia. B. V. A. Conf. Hypomagnesaemia, London, S. 102-111. — ALLCROFT, R., & A. I. LITTLEJOHN (1961): The acceptability of calcined magnesite to cattle with a note on the response obtained in a case of hypomagnesaemia. Vet. Record 73, 34-36. — ALLCROFT, W. M., & H. H. GREEN (1938): Seasonal hypomagnesaemia of the bovine without clinical symptoms. J. Comparat. Pathol. Therap. 51, 176-191. — ALLCROFT, W. M. (1947): Seasonal hypomagnesaemia of the bovine without clinical symptoms — with special reference of climate on the level of serum magnesium and the incidence of clinical hypomagnesaemia. Vet. J. 103, 75-100. — ALTEN, F., G. ROSENBERGER & E. WELTE (1958): Zur Frage der Ursachen und des Wesens der Weidetetanie. Zbl. Vet.-Med. 5, 201-230.

BALCH, C. C., M. J. HEAD, C. LINE, J. A. F. ROOK & S. J. ROWLAND (1956): Some observations on the magnesium metabolism of dairy cattle. Proc. Nutrit. Soc. 15, X-XI. — BARTLETT, S., B. B. BROWN, A. S. FOOT, S. J. ROWLAND, R. ALLCROFT & W. H. PARR (1954): The influence of fertilizer treatment on the incidence of hypomagnesaemia in milking cows. Brit. Vet. J. 110, 3-19. — BARTLETT, S., B. B. BROWN, A. S. FOOT, M. J. HEAD, C. LINE, J. A. F. ROOK, S. J. ROWLAND & G. ZUNDEL (1957): Field investigations into hypomagnesaemia in dairy cattle with particular reference to changes in the concentration of blood constituents during the early grazing period. J. Agric. Sci. 49, 291-300. — BIRCH, J. A., & K. M. WOLTON (1961): The influence of magnesium applications to pasture on the incidence of hypomagnesaemia. Vet. Record 73, 1169-1173. — BLAKEMORE, F., & J. STEWART (1934/35): Studies on the blood magnesium content of cows in lactation tetany districts. Rep. Inst. Animal Pathol. Univ. Cambridge, S. 103-110. — BLAXTER, K. L., & R. F. McGILL (1956): Magnesium metabolism in cattle. Vet. Rev. Annot. 2, 35-55. — BLAXTER, K. L., B. COWLISHAW & J. A. F. ROOK (1960): Potassium and hypomagnesaemic tetany in calves. Animal Product. 2, 1-10. — BREIREM, K., F. ENDER, K. HALSE & L. SLAGVOLD (1949): Experiments on hypomagnesaemia and ketosis in dairy cows. Acta Agric. Suecana 3, 89-120. — BREIREM, K., & H. HVIDSTEN (1966): Untersuchungen über Hypomagnesämie bei Wiederkäuern. Z. Tierphysiol., Tierernähr. Futtermittelk. 21, 290-318. — BURT, A. W. A. (1961): Dietary citrate and hypomagnesaemia in the ruminant. Nature 192, 1193. — BUTLER, E. J. (1963): The mineral element content of spring pasture in relation to the occurrence of grass tetany and hypomagnesaemia in dairy cows. J. Agric. Sci. 60, 329-340.

CARE, A. D. (1960): The effect on cattle of high level magnesium supplementation of their diet. Vet. Record 72, 517-519. — McCONAGHY, S., J. S. V. McALLISTER, J. R. TODD, J. E. F. RANKIN & J. KERR (1963): The effects of magnesium compounds and of fertilizers on the mineral composition of herbage and on the incidence of hypomagnesaemia in dairy cows. J. Agric. Sci. 60, 313-328. — CUNNINGHAM, I. J. (1936): Influence of manurial treatment with magnesium compounds on the magnesium-content of pasture. New Zealand J. Sci. Technol. 17, 775-778. — CUNNINGHAM, I. J., & W. J. HARTLEY (1959): Ryegrass staggers. New Zealand Vet. J. 7, 1-7. — CUSTER, F. D. (1959): Tetany in cattle on winter rations. West Virginia Univ. Symp. Magnesium and Agriculture, S. 159-164.

DAVIS, R. E. (1959): Wheat pasture poisoning syndrome. West Virginia Univ. Symp. Magnesium and Agriculture, S. 154-158. — DISHINGTON, I. W. (1964): Hypomagnesaemia and hypomagnesaemic tetany in dairy cows as influenced by the composition of diets. Nord. Vet.-Med. 16: Suppl. 1, 203-209. — DISHINGTON, I. W. (1965): Changes in serum magnesium levels of ruminants, as influenced by abrupt changes in the composition of the diet — effect of oral administration of various inorganic and organic compounds on the serum magnesium level. Acta. Vet. Scand. 6, 150-177. — DISHINGTON, I. W., & S. TOLLERSRUD (1967): Hypomagnesaemia and hypomagnesaemic tetany induced in lactating cows by changing the diet. Acta Vet. Scand. 8, 14-25. — DRYERRE, H. (1932): Lactation tetany. Vet. Record 12, 1163-1169.

ENDER, F., I. W. DISHINGTON & A. HELGEBOSTAD (1957): The magnesium problem in relation to the tetany paresis syndrome in dairy cows. Nord. Vet.-Med. 9, 881-917.

FIELD, A. C. (1960): The absorption and excretion of magnesium in the ruminant. B. V. A. Conf. Hypomagnesaemia, London, S. 13-20. — FISCHER, W. (1968): Beitrag zur Behandlung der Weidetetanie. Dtsch. Tierärztl. Wschr. 75, 8-11. — FRYLINK, G. P. A. (1963): Kopziekte in de praktijk. Tijdschr. Diergeneesk. 88, 1873-1876.

GÖTZE, R. (1931): Über die Grastetanie und andere Formen der Tetanie beim Rind. Dtsch. Tierärztl. Wschr. 39, 209-213. — GÖTZE, R. (1932): Maternitäts- und Laktationstetanien bei Stuten, Kühen und Schweinen. Dtsch. Tierärztl. Wschr. 40, 825-832. — GROOT, TH. DE (1959): Über die Ursachen und das Wesen der Weidetetanie. Berl. Münch. Tierärztl. Wschr. 72, 284-286. — GROOT, TH. DE (1960): The influence of the magnesium content of the blood-serum on the electro-cardiogram in milk cows. Brit. Vet. J. 116, 225-236. — GROOT, TH. DE (1961): Magnesium intake and utilization. Tijdschr. Diergeneesk. 86, 1265-1277. — GROOT, TH. DE (1963): Landbouwkundige maatregelen ter verbetering van de magnesiumvoeding van weidend rundvee. Tijdschr. Diergeneesk. 88, 1181-1193. — GROOT, TH. DE & M. A. MARTTIN (1967): Een eenvoudige controle op de magnesium-voorziening van het rund. Tijdschr. Diergeneesk. 92, 452-456.

'T HART, M. L. (1960): The influence of meteorological conditions and fertilizer treatment on pasture in relation to hypomagnesaemia. B. V. A. Conf. Hypomagnesaemia, London, S. 88-95. — HEAD, M. J., & J. A. F. ROOK (1955): Hypomagnesaemia in dairy cattle and its possible relationship to ruminal ammonia production. Nature 176, 262-263. — HEAD, M. J., & J. A. F. ROOK (1957): Some effects of spring grass on rumen digestion and the metabolism of the dairy cow. Proc. Nutrit. Soc. 16,

25-30. — HEMINGWAY, R. C., & N. S. RITCHIE (1965): The importance of hypocalcemia in the development of hypomagnesemic tetany. Proc. Nutrit. Soc. *24*, 54-63. — HERD, R. P. (1966): Fasting in relation to hypocalcaemia and hypomagnesaemia in lactating cows and ewes. Austral. Vet. J. *42*, 269-272. — HERD, R. P., N. SCHUSTER & M. COLTMAN (1965): Prevention of hypomagnesaemia and grass tetany. Austral. Vet. J. *41*, 142-146. — HOOG, H. (1949): Intravenous chloral for grass or lactation tetany. Vet. Record *61*, 94. — HUGHES, J. P., & CH. E. CORNELIUS (1960): An outbreak of grass tetany in lactating beef cattle. Cornell Vet. *50*, 26-33. — HUNT, I. V., R. H. ALEXANDER & A. A. RUTHERFORD (1964): The effect of various manuring practices on the magnesium status of spring herbage. J. Brit. Grassland Soc. *19*, 224-230. — HVIDSTEN, H., M. ØDELIEN & S. TOLLERSRUD (1959): The influence of fertilizer treatment of pasture on the mineral composition of the herbage and the incidence of hypomagnesaemia in dairy cows. Acta Agric. Scand. *9*, 261-291.

INGLIS, S. S., M. WEIPERS & A. MARR (1954): Some observations on bovine hypomagnesaemia. Vet. Record *66*, 353-355.

KEMP, A. (1959): Landbouwkundige aspecten van het kopziektevraagstuk. Tijdschr. Diergeneesk. *84*, 469-484. — KEMP, A. (1960): Hypomagnesaemia in milking cows — the response of serum magnesium to alterations in herbage composition resulting from potash and nitrogen dressings on pasture. Netherlands J. Agric. Sci. *8*, 281-304. — KEMP, A. (1962): Over het ontstaan en de preventie van hypomagnesaemie bij rundvee. Tijdschr. Diergeneesk. *87*, 529-541. — KEMP, A. (1963): Het voeding van magnesiumhoudende koekjes in de praktijk. Tijdschr. Diergeneesk. *88*, 103-104. — KEMP, A. (1963): De betekenis van het voedermagnesium bij het ontstaan van hypomagnesaemie en van hypomagnesaemische tetanie bij rundvee. Tijdschr. Diergeneesk. *88*, 1154-1172. — KEMP, A., W. B. DEIJS, O. J. HENKES & A. J. VAN ES (1960): Intake and utilization of magnesium from herbage by lactating cows. B. V. A. Conf. Hypomagnesaemia, London, S. 23-32. — KEMP, A., J. H. GEURINK & H. J. IMMINK (1963): Het effect van magnesiumtoedieningen op de magnesiumgehalten van het bloedserum bij melkkoeien met hypomagnesaemie. Tijdschr. Diergeneesk. *88*, 1172-1180. — KERK, P. VAN DER, & A. H. M. GRIMBERGEN (1968): De AKZ-test toegepast in de praktijk in een kopziekteperiode. Tijdschr. Diergeneesk. *93*, 917-922. — KIRSCH, W. (1953): Grastetanie bei Milchkühen in Schleswig-Holstein 1951 und 1952. Futter und Fütterung Nr. 29, 219-221.

LADRAT, J., P. LARVOR & M. BROCHART (1959): Recherches sur quelques cas de tétanie d'herbage. Rec. Méd. Vét. *135*, 903-936. — LARVOR, P. (1964): Enquête sur les facteurs agronomiques et zootechniques de la tétanie d'herbage dans le Nord de la France. Ann. Zootechn. *13*, 277-288. — LARVOR P., & M. BROCHART (1960): Recherches sur le métabolisme du magnésium. 1. Structure physique de la ration et magnésémie. 2. Influence d'un supplément fibreux sur la magnésémie des bovins à l'herbe. Ann. Inst. Rech. Agron. D *9*, 365-372, 373-378. — LARVOR, P., M. BROCHART & M. THÉRET (1961): Enquête sur la fièvre vitulaire et la tétanie d'herbage des bovins en France. Écon. Méd. Animales *2*, 5-38. — LARVOR, P., & L. GUÉGUEN (1963): Composition chimique de l'herbe et tétanie d'herbage. Ann. Zootechn. *12*, 39-52. — LEFFEL, E. C., & K. R. MASON (1959): A study of winter tetany in Maryland. West Virginia Univ. Symp. Magnesium and Agriculture, S. 182-190. — LINE, C., M. J. HEAD, J. A. F. ROOK, A. S. FOOT & S. J. ROWLAND (1958): Investigations into the use of supplements for the control of hypomagnesaemia in dairy cows during the spring grazing period. J. Agric. Sci. *51*, 353-360. — LOTHIAN, W. (1931): Lactation tetany in the cow. Vet. Record *11*, 585.

MAHLCKE, J. (1960): Vergleichende Untersuchungen über Weiden mit und ohne Tetaniegefährdung. Futter und Fütterung *11*, 20-22. — MARSHALL, D. (1938): Grass staggers and milk-fever. New Zealand J. Agric. *56*, 401-408. — MERSHON, M. M., & F. D. CUSTER (1958/59): Tetany in cattle on winter rations. 1. A clinical report. 2. Stresses and mineral metabolism. J. Amer. Vet. Med. Assoc. *132*, 396-400; *135*, 435-439. — MEYER, H. (1960): Magnesiumstoffwechsel, Magnesiumbedarf und Magnesiumversorgung bei den Haustieren. Habil.-Schrift, Hannover. — MEYER, H. (1962): Über die Beziehungen zwischen dem Magnesiumgehalt im Blut und in der Milch beim Rind. M.-hefte Tierheilk. *14*, 327-332. — MEYER, H. (1963): Zur Magnesiumversorgung der Milchkuh auf der Weide. Prakt. Tierarzt *40*, 40-42, 44. — MEYER, H., & J. RUSTIGE (1958): Über den Einfluß des Ammoniakgehaltes im Pansen auf die Höhe des Kalzium- und Magnesiumspiegels im Blut des Rindes. Dtsch. Tierärztl. Wschr. *65*, 131-135. — MEYER, H., & P. SCHMIDT (1958): Der Einfluß von Thyroxin auf den Magnesium- und Kalziumstoffwechsel beim Kalb. Dtsch. Tierärztl. Wschr. *65*, 602-604. — MEYER, H., & H. STEINBECK (1960): Der Einfluß hoher Phosphor- und Kaliumgaben auf den Magnesiumstoffwechsel beim Rind. Dtsch. Tierärztl. Wschr. *67*, 315-319. — MEYER, H., & H. GRUND (1963): Über die Resorption des Magnesiums aus verschiedenen Verbindungen beim Rind. Tierärztl. Umschau *18*, 181-182. — MIQUEL, P. (1958): Emploi du gardénal dans le traitement de la tétanie d'herbage. Thèse, Alfort.

ONDERSCHEKA, K., B. LABER, H. SZEKELY & K. BINDER (1967): Chronischer Magnesiummangel bei Kühen. Wien. Tierärztl. Mschr. *54*, 219-236. — OYAERT, W. (1953): Grastetanie en voeding. Vlaams Diergeneesk. Tijdschr. *22*, 139-151.

PARR, W. H., & R. ALLCROFT (1957): The application of magnesium compounds to pasture for the control of hypomagnesaemia in grazing cattle: a comparison between magnesian limestone and calcined magnesite. Vet. Record *69*, 1041-1047. — POOLE, D. B. (1967): Prevention of hypomagnesaemia in dairy cows using foliar dusting. Irish Vet. J. *21*, 10-15.

RAMEAU, J. T. L. B., & F. H. B. VERMEULEN (1962): Onderzoek voor de praktijk in verband met het gevaar voor optreden van magnesiumtekort bij het vee. Tijdschr. Diergeneesk. *87*, 542-546. — RATHJE, W. (1958): Ist die Weidetetanie eine Nitratvergiftung? Z. Tierernähr. Futtermittelk. *13*, 155-160. —

REDMOND, H. E. (1950): Wheat poisoning in cattle. Southwest. Vet. *3*, 22-23. — ROGERS, T. A., M. G. SIMESEN, T. Lunaas & J. R. LUICK (1964): The exchange of radioactive magnesium in the tissues of the cow, calf and fetus. Acta Vet. Scand. *5*, 209-216. — ROOK, J. A. F. (1963): Experimental magnesium deficiency in the cow. J. Comparat. Pathol. Therap. *73*, 93-97. — ROOK, J. A. F., C. C. BALCH & C. LINE (1958): Magnesium metabolism in the dairy cow. 1. Metabolism on stall rations. 2. Metabolism during the spring grazing season. J. Agric. Sci. *51*, 189-207. — ROOK, J. A. F., & R. C. CAMPLING (1962): Magnesium metabolism in the dairy cow. 4. The availability of the magnesium in various feedingstuffs. J. Agric. Sci. *59*, 225-232. — ROOK, J. A. F., & J. E. STORRY (1962): Orally and parenterally administered magnesium in the control of hypomagnesaemia in grazing cows. Proc. Nutrit. Soc. *21*, XL-XLI. — ROSENBERGER, G., E. WELTE & O. WERK (1961): Versuche zur Klärung der Ursache der Weidetetanie. Zbl. Vet.-Med. *8*, 744-756. — ROSENBERGER, G., E. WELTE & O. WERK (1962): Beitrag zur Vorbeuge der Weidetetanie durch Magnesiumoxyd-Beifütterung. Dtsch. Tierärztl. Wschr. *69*, 265-268. — ROSENBERGER, G., E. WELTE & O. WERK (1964): Einige Versuche zur Frage der Entstehung und Vorbeuge der Weidetetanie. Nord. Vet.-Med. *16*: Suppl. 1, 183-195.

SCHULTZ, E., & J. WRIEDT (1967): Palliative Krampfbeseitigung bei der Behandlung der Weide- und Stalltetanie. Dtsch. Tierärztl. Wschr. *74*, 189-190. — SEEKLES, L. (1959): Intestinal autointoxication in cattle in relation to nutrition tetany (hypomagnesaemic tetany). Ber. 16. Intern. Tierärztl. Kongr., Madrid 2, 83-84. — SEEKLES, L. (1964): Hypomagnesaemia and nutrition tetany in adult cattle. Nord. Vet.-Med. *16*: Suppl. 1, 119-142. — SEEKLES, L. (1965): Vergleichende biochemisch-pathologische Aspekte der Hypomagnesämie. Tierärztl. Umschau *20*, 222-224, 227-231. — SEEKLES, L., & J. BOOGAERT (1956): Uitkomsten van een voortgezette voederproef met magnesiumoxyde-houdende koekjes als voorbehoedend middel tegen kopzietke. Tijdschr. Diergeneesk. *81*, 281-296. — SEIDEL, H. (1966): Bemerkungen zur Prophylaxe der Weidetetanie unter besonderer Berücksichtigung der Vorbereitung des Weideauftriebes. M.-hefte Vet.-Med. *21*, 253-256. — SIMESEN, M. G. (1957): Hypomagnesaemi — grastetani. Nord. Vet.-Med. 9, 305-321. — SIMESEN, M. G. (1959): Experimental hypomagnesaemia. Ber. 16. Intern. Tierärztl. Kongr., Madrid 2, 85-87. — SIMESEN, M. G. (1964): Hypomagnesaemia in cattle — therapy and prophylaxis. Nord. Vet.-Med. *16*: Suppl. 1, 167-182. — SIMESEN, M. G., T. LUNAAS, T. A. ROGERS & J. R. LUICK (1962): The endogenous excretion of magnesium in cattle. Acta Vet. Scand. *3*, 175-184. — SJOLLEMA, B. (1930): Over het wezen en de therapie van kopzietke. Tijdschr. Diergeneesk. *57*, 67-79, 149-171. — SJOLLEMA, B. (1931): De symptomen van grastetanie van het rund. Tijdschr. Diergeneesk. *58*, 80-85. — SJOLLEMA, B. (1932): Over de omstandigheten die volgens de ervaring in de praktijk van invloed zijn op het optreden van grastetanie. Tijdschr. Diergeneesk. *59*, 554-559. — SJOLLEMA, B. (1952): Over de opname van mineralen en stikstof door melkkoiien op tetanie-bedrijven en over de verklaring van de werking der infusie van calciumchloride en magnesiumchloride bij paresis puerperalis en tetanie van de melkkoe. Tijdschr. Diergeneesk. *77*, 451-461. — SJOLLEMA, B., & L. SEEKLES (1929): Over de stoornissen der minerale stofwisseling bij kalf- en kopziekte. Tijdschr. Diergeneesk. *56*, 979-989. — SJOLLEMA, B., J. GRASHUIS, E. E. VAN KOETSVELD & J. J. LEHR (1955): Onderzoekingen over kopziekte. Tijdschr. Diergeneesk. *80*, 579-604, 1111-1134. — SMYTH, P. J., A. CONWAY & M. J. WALSH (1958): The influence of different fertilizer treatments on the hypomagnesaemia proneness of a rye grass sward. Vet. Record *70*, 846-848. — STEDEFEDER, K. (1925): Akute Gehirnentzündung bei Rindern kurze Zeit nach dem Auftrieb auf die Weide. Berl. Tierärztl. Wschr. *41*, 807-808. — STEWART, J., & J. W. S. REITH (1956): The effect of magnesian liming on the magnesium content of pasture and the blood level of magnesium in cows. J. Comparat. Pathol. Therap. *66*, 1-9. — STILLINGS, B. R., D. C. KRADEL & C. L. MEYERS (1962): Winter tetany in beef cattle. Vet. Med. *57*, 690-695. — STORRY, J. E. (1961): Changes in blood constituents which occur in dairy cattle transferred to spring pastures. Res. Vet. Sci. 2, 272-284. — STORRY, J. E., & J. A. F. ROOK (1963): Magnesium metabolism in the dairy cow. 5. Experimental observations with a purified diet low in magnesium. J. Agric. Sci. *61*, 167-171.

TABEL, H. (1963): Über den Einfluß des Wetters auf das Auftreten der Weidetetanie bei Rindern. Diss., FU Berlin. — TAYLOR, T. G. (1959): The magnesium of bone mineral. J. Agric. Sci. *52*, 207-216. — TODD, J. R. (1965): The influence of soil type on the effectiveness of single dressings of magnesia in raising pasture magnesium content and in controlling hypomagnesaemia. Brit. Vet. J. *121*, 371-380. — TODD, J. R., W. C. P. SCALLY & J. M. INGRAM (1966): Studies of the effectiveness of a magnesiamolasses mixture for the prevention of hypomagnesaemia in dairy cows at pasture. Vet. Record *78*, 888-891.

UDALL, R. H. (1947): Low blood magnesium and associated tetany occurring in cattle in the winter. Cornell Vet. *37*, 314-324.

VISSER, M. (1960): An important addition to the therapy of grass tetany. Tijdschr. Diergeneesk. *85*, 1655-1659.

WARRINGSHOLZ (1931): Die Weidetetanie (Grastetanie, Kopfkrankheit) der Rinder. Berl. Tierärztl. Wschr. *34*, 745-750. — WERNER, W. (1960): Über den Mineralstoffgehalt in jungem Weidefutter unter besonderer Berücksichtigung des K : (Ca + Mg)-Verhältnisses. Landwirtsch. Forsch. *12*, 133-139. — WESTERLUND, A. (1960): The metabolic behaviour of magnesium in lactating cows. Kungl. Lantbrukshögskol. Ann. *26*, 217-227. — WHITE, J. B. (1960): Clinical hypomagnesaemia. B. V. A. Conf. Hypomagnesaemia, London, S. 39-44. — WILSON, A. A. (1960): Magnesium homeostasis and hypomagnesaemia in ruminants. Vet. Rev. Annot. *6*, 39-52. — WILSON, A. A. (1964): Hypomagnesaemia and magnesium metabolism. Vet. Record *76*, 1382-1392.

Stalltetanie

Die unter bestimmten Ernährungsbedingungen während der Stallhaltung auftretende Tetanie des Rindes ist der Weidetetanie wesensgleich und wird ebenfalls von einer krankhaften Abnahme des Serumgehaltes an Magnesium (auf 1,8 bis 0,3 mg%) und Kalzium (auf 7 bis 5 mg%) begleitet. Während der Kriegsjahre hatte das Leiden wegen des Futtermangels in manchen Ländern (vor allem in Norwegen) die gleiche Bedeutung wie die Weidetetanie erlangt; heute ist es jedoch wesentlich seltener als diese. Von Stalltetanie werden bevorzugt frischmelkende Kühe, ziemlich häufig aber auch hochtragende Tiere befallen. Die Überprüfung der Fütterung ergibt dann oft einen hohen Eiweißgehalt, vor allem aber eine knappe oder völlig unzureichende Versorgung mit Rohfaser und Kohlenhydraten. Vielfach besteht eine solche Nahrung vorwiegend oder ausschließlich aus jungem, besonders eiweißreichem Gras (Weidelgras, Grün von Rieselfeldern, junges Getreide) oder frischem Rübenblatt; gegebenenfalls tritt die Stalltetanie daher meist im Frühjahr beziehungsweise im Herbst auf. In anderen Betrieben stellt sich heraus, daß neben schlechtem, verregnetem oder überlagertem Heu sowie Stroh oder Rüben entweder ständig nur wenig Kraftfutter oder aber nach dem Kalben plötzlich größere Mengen eiweißhaltiger Konzentrate verabreicht wurden; hier häufen sich die Erkrankungen deshalb meist im Winter nach einem für die Heuwerbung beson-

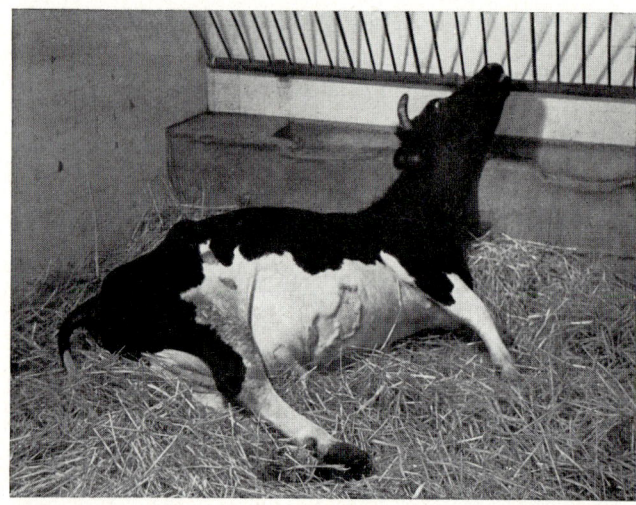

Abb. 536. Kuh mit fütterungsbedingter Stalltetanie

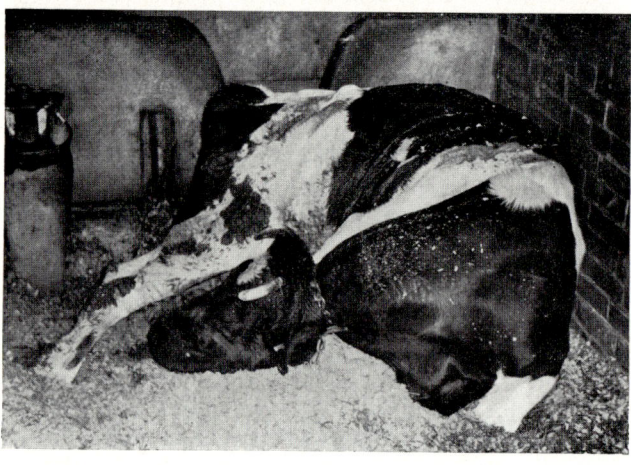

Abb. 537. Strangulation in der Halskette infolge unerkannt gebliebener Stalltetanie

ders ungünstigen Sommer. Der unzureichende Rohfaser- und Kohlenhydratgehalt der genannten Nahrungsmittel bedingt eine energetische Unterbilanz, wodurch der Magnesiumbedarf der betreffenden Tiere zunimmt; er kann dann vor allem bei hochtragenden und laktierenden Kühen nicht mehr gedeckt werden, wenn wegen der geringen Schmackhaftigkeit eines solchen Futters noch eine kurzfristige Inappetenz hinzukommt. Die klinischen Erscheinungen der Stalltetanie sind die gleichen wie bei der Weidetetanie; mitunter ist ihr Verlauf aber so rasch, daß das befallene Tier beim Melken oder Füttern unvermutet tot aufgefunden wird. Bei negativem Zerlegungsbefund (teilweise jedoch mäßige Leberverfettung) ist dann vor allem an Stalltetanie zu denken; dieser Verdacht läßt sich klären, wenn Serumproben der übrigen Tiere des Bestandes niedrige Magnesiumwerte aufweisen (S. 1027). Die Behandlung der Stalltetanie entspricht derjenigen der Weidetetanie; der Patient sollte außerdem möglichst losgebunden und in einen Laufstall verbracht werden, damit er sich während der Exzitation oder eines Rezidives nicht in der Anbindevorrichtung erhängt. Die Vorbeuge der Stalltetanie besteht in wiederkäuergerechter Ernährung während der Trächtigkeit und Laktation: ausgeglichenes Rohfaser : Roheiweiß-Verhältnis (S. 1027), Deckung des Energiebedarfs durch Verabreichung genügender Mengen guten Heus, Vermeidung plötzlicher Futterumstellungen, nötigenfalls auch Zulagen von Magnesiumoxyd (S. 1033).

SCHRIFTTUM

ENDER, F., K. HALSE & P. SLAGVOLD (1948): Undersøkelser vedrørende krampe og lammelser hos kyr. Hypomagnesemi hos melkekyr frambrakt under kontrollerte fôringsbetingelser: Et tilfelle av hypomagnesemi med dødeling utgang. Norsk Vet. Tidskr. 60, 1-28, 40-80. — ENDER, F., J. W. DISHINGTON & A. HELGEBOSTAD (1957): The magnesium problem in relation to the tetany paresis syndrome in dairy cows. Nord. Vet.-Med. 9, 881-917. — NICHOLSON, J. A., & G. D. SHEARER (1938): The occurrence of lactation tetany in Ireland. Vet. J. 24, 388-398. — PEHRSON, B. (1964): Experiences of hypomagnesaemia in dairy cows during winter feeding. Nord. Vet.-Med. 16: Suppl. 1, 196-202. — SCHLICHTING (1933): Das Auftreten der Grastetanie bei Stallhaltung nach Verfütterung von Rieselgras. Tierärztl. Rundschau 39, 411-413. — ROSENBERGER, G., E. WELTE & O. WERK (1961): Versuche zur Klärung der Ursache der Weidetetanie des Rindes. Zbl. Vet.-Med. 8, 744-756.

Transporttetanie

Wesen: Eine durch direkt von der Weide her erfolgenden anstrengenden Transport ausgelöste, schon während oder bald nach der Fahrt beginnende, meist perakut und oft tödlich verlaufende Krankheit hochtragender Handelskühe (manchmal auch bester Mast- oder Ausstellungstiere), welche durch anfängliche Erregung und anschließendes somnolentes Festliegen sowie Verminderung des Magnesium- und Kalziumgehaltes im Serum gekennzeichnet ist.

Geschichte: Das erstmals 1878 von VOIGTLÄNDER beschriebene und ‚Nervenlähmung' oder ‚Pansenleere' benannte Leiden erlangte mit dem in der damaligen Zeit einsetzenden Aufschwung des Bahntransportwesens rasch größere Bedeutung; es hat somit die seitdem fast unbekannte, durch längeren Fußmarsch verursachte Myoglobinurie des Rindes (S. 1069) praktisch ‚abgelöst'. Seine Ursachen fanden auch in anderen Krankheitsbezeichnungen, wie ‚Eisenbahnkrankheit' oder ‚Reisefieber' (englisch: ‚railroad disease', ‚transport staggers', ‚transit tetany'; französisch: ‚maladie du chemin de fer'), Ausdruck. Wegen ihres komatösen Endstadiums ist die Transporttetanie früher als eine der Gebärparese nahestehende Krankheit angesehen worden, obwohl die meisten Beobachter auch die dem apathischen Festliegen voraufgehende Exzitationsphase erwähnten; auf die Übereinstimmung des klinischen Bildes mit demjenigen der Weidetetanie hat erst 1933 DÉTREZ hingewiesen. Daß die Reisetetanie zudem, ebenso wie diese, mit Hypomagnesämie sowie Hypokalzämie einhergeht und beide Leiden damit auch bezüglich ihrer Pathogenese wesensgleich sind, bestätigten schließlich Untersuchungen von WEIGHTON (1942), MCBARRON (1952), HJERPE und BROWNELL (1966) sowie TUNGER (1966).

Vorkommen und Ursachen: Der Ausbruch der Transporttetanie erfolgt mitunter schon während der länger als 18 bis 24 Stunden dauernden (seltener nur 1- bis 2stündigen) Fahrt oder beim Ausladen, vielfach aber erst innerhalb der hierauf folgenden 12 bis 24 Stunden; wenn die Erkrankung später als zwei bis drei Tage nach dem Transport einsetzt, ist dagegen ein kausaler Zusammenhang mit letzterem unwahrscheinlich und deshalb auch forensisch nicht mehr mit Sicherheit nachzuweisen. Bei den Patienten handelt es sich meist um unmittelbar von der Weide her kommende und ohne vorherigen Stallaufenthalt verladene Tiere; daher ereignet sich die Mehrzahl der Fälle während der Sommermonate. Aus dem Stall verschickte und zuvor mit übermäßig eiweißhaltigem Futter ‚auktionsreif' getriebene Stücke werden dagegen wesentlich seltener betroffen. Da frischlaktierende Rinder kaum ohne besondere Wartung auf weitere Strecken verschickt werden, befällt die Reisetetanie fast ausschließlich (ältere) hochtragende Kühe, gelegentlich aber auch besonders gut genährte Mast- und Schlachttiere sowie auf Ausstellungen verbrachte schwerere Rinder beiderlei Geschlechts. Die Frequenz des Reisefiebers nimmt mit der Transportdauer zu und ist deshalb nach längeren Eisenbahnfahrten im allgemeinen höher als bei der vergleichsweise meist kürzeren Verfrachtung mittels Lastwagen. Als entscheidender Ursachenfaktor der Transporttetanie gilt der vorherige Weidegang; außerdem tragen aber erfahrungsgemäß noch folgende Voraussetzungen erheblich zum Ausbruch der Erkrankung bei: Unruhe beim Ein- und Ausladen (‚Angstdurchfall'), zu enge Besetzung der Ladefläche (ständiges Stehen), schwüles Wetter[1], schlechte Belüftung der Fahrzeuge oder unzureichender Schutz vor Witterungseinflüssen, länger als 24 Stunden ausbleibende oder unzureichende Versorgung mit Tränke und Futter während der Fahrt sowie übermäßige Wasseraufnahme und größere körperliche Anstrengungen (Treiben) gleich nach Ankunft der Tiere. Das Auftreten der Reisetetanie ist damit an besondere Belastungen gebunden, welche in ihrer Gesamtheit – ähnlich wie die zu Weidetetanie führenden Umstände (S. 1026 ff.) – den Magnesiumbedarf steigern und die Magnesiumversorgung behindern.

Die wirtschaftliche *Bedeutung* der Transporttetanie liegt darin, daß sie vorwiegend wertvollere Tiere befällt und noch häufiger als die Weidetetanie tödlich endet (60 % Verluste). Nach Erlaß der heute in den meisten Ländern bestehenden strengen Vorschriften über das Verladen von Rindern und die während ihres Transportes einzuhaltende Wartung ist diese Krankheit jedoch in den letzten 2 bis 3 Jahrzehnten erheblich seltener geworden als früher.

Erscheinungen: Die Symptome der Transporttetanie gleichen fast völlig denen der Weidetetanie; nach längerer Fahrt ist allerdings die Exzitationsphase mitunter nicht mehr zu beobachten, sondern schon in Depression übergegangen. Andernfalls kündigt sich das Erregungsstadium durch ängstlichen Blick, klamm-steifen Gang mit abgehaltenem Schwanz, zeitweiliges Muskelzittern sowie Zähneknirschen und Schäumen an. Diese führen dann oft rasch zu mehr oder weniger ausgeprägter, manchmal sogar tobsuchtartiger Unruhe, Schwanken und Taumeln auf der Nachhand sowie klonischen Konvulsionen, wobei die Patienten wiederholt niederstürzen und wilde, unbeholfene Aufstehversuche machen können. Schließlich kommen sie unter zunehmender Trübung des Bewußtseins zum apathisch-schlummersüchtigen Festliegen in ‚Milchfieberhaltung' (S. 1014) mit halbgeschlossenen Augen; ihre Atemtätigkeit erweist sich dann als vermehrt (40 bis 60 pro Minute), angestrengt, später auch als unregelmäßig und mit weitem Öffnen der Nasenlöcher, qualvollem Stöhnen oder Röcheln verbunden. Herz- und Pulsfrequenz sind ebenfalls erhöht (100 bis 120 pro Minute) und zunächst noch kräftig, dann aber schwächer werdend; die Schleimhäute erscheinen mäßig gerötet und trocken, die Skleralgefäße injiziert. Die Körpertemperatur bewegt sich in der Regel zwischen 38,5 und 39,5° C. Freßlust, Vormagenmotorik und Kotabsatz liegen völlig darnieder; die kranken Tiere zeigen jedoch meist auffallenden Durst. Bei der rektalen Untersuchung findet man den Mastdarm mit eingedicktem Kot angeschoppt und neben dem meist lebenden Kalb eine stark gefüllte Harnblase. Der Urin ist frei von Hämoglobin und

---

[1] Übergang zu warmfeuchter Witterung zwischen einem im Abbau befindlichen Hoch und heranziehendem Tief = Zeitraum unmittelbar vor einem Wettersturz.

Myoglobin, kann aber Eiweiß und Azetonkörper enthalten (sekundäre Azetonämie, S. 1059). Im Serum ist der Gehalt an Magnesium (0,1 bis 2,4 mg%, $\emptyset$ 1,0 mg%), Kalzium (2,4 bis 9,4 mg%, $\emptyset$ 5,7 mg%) und Phosphor (0,2 bis 7,4 mg%, $\emptyset$ 2,4 mg%) fast immer deutlich erniedrigt.

Verlauf und Beurteilung: Bei unbehandelten Patienten kann ausnahmsweise innerhalb von 4 bis 6 Stunden spontane Besserung eintreten; das gilt vor allem für Tiere, die bald nach Beginn der Reisetetanie zum Kalben kommen oder abortieren. Im allgemeinen ist aber mit rascher Verschlimmerung, Übergang in völliges Koma und tödlichem Kreislaufversagen (unfühlbarer Puls) nach 1 bis längstens 3 Tagen zu rechnen. Bei schwerkranken Patienten ist der letale Ausgang auch durch die bei Weidetetanie üblichen therapeutischen Maßnahmen oft kaum aufzuhalten; deshalb ist bei komatösen Tieren meist die baldige Schlachtung vorzuziehen.

Erkennung und Unterscheidung: Bei Vorliegen tetanischer Symptome und eindeutigem zeitlichem Zusammenhang mit dem vorangegangenen Transport sind Verwechslungen der Reisetetanie mit anderen Krankheiten kaum möglich; andernfalls sollten folgende, unter den gleichen Umständen vorkommende und ebenfalls oft zum Festliegen führende Krankheiten durch gründliche differentialdiagnostische Untersuchung ausgeschlossen werden: transportbedingte Verletzungen (Muskelrisse, S. 468, 485; Knochenbrüche, S. 455, 466; Afterblasenschwanzlähmung, S. 631), hypokalzämische Gebärparese (S. 1009), Verdursten (S. 1070), Hitzschlag (S. 1314), schwerwiegende Leberdegeneration (S. 364, 1068) und Pasteurellose (= ‚shipping fever', S. 730).

Zerlegungsbefund: Oft völlig negativ, mitunter aber braunrotes bis braunschwarzes Muskelfleisch sowie auffallend dunkels Blut. Der Pansen enthält in der Regel vorwiegend Gras; Nieren und Leber können leicht bis mäßig fettig degeneriert sein.

Behandlung: Außer den schon bei der Weidetetanie genannten intravenösen und subkutanen Gaben von Kalzium- und Magnesiumsalzlösungen (S. 1032) sowie der Euterinsufflation (S. 1019) werden folgende Maßnahmen empfohlen: Verbringen des Patienten in kühl-schattige und luftige Umgebung; Berieseln stark erhitzter Tiere mit kaltem Wasser; parenterale Flüssigkeitszufuhr (T.I.) und Analeptika (T.I.); bei besonders erregten Patienten auch langsame intravenöse Infusion von Chloralhydrat (5 %ig) bis zur Beruhigung. Wenn Anzeichen dafür vorliegen, daß die erkrankte Kuh unmittelbar vor dem Kalben beziehungsweise dem Abort steht oder die Geburt bereits eingesetzt hat, sollte versucht werden, ihren Verlauf möglichst zu beschleunigen (25 bis 50 mg Stilben intravenös).

Vorbeuge: Hochtragende Kühe sowie Mast-, Schlacht- und Ausstellungstiere nicht direkt von der Weide weg verschicken, sondern zuvor mindestens 2 bis 3 Tage bei Trockenfütterung im Stall halten (reichlich Heu, mäßig Kraftfutter, besser auch 50 g Magnesiumoxyd pro Tag). Alle unnötigen Beunruhigungen während des Verladevorganges und des Transportes möglichst vermeiden; erforderlichenfalls vorherige Verabreichung eines Tranquilizers (T.I.). Fahrzeuge nicht zu dicht beladen: Bei länger als 3 bis 6 Stunden dauernder Fahrt brauchen die Tiere Platz genug zum Hinlegen. Während der Reise ist für ausreichende Belüftung, bei mehr als 18- bis 24stündigem Transport auch für Futter (Heu) und Tränke zu sorgen. Das Fahrzeug sollte so beschaffen sein, daß es Schutz vor den Einflüssen der Witterung bietet und an heißen Tagen gelegentlich mit Wasser besprengt werden kann. Nach dem Ausladen dürfen die Tiere keinesfalls plötzlich größere Wassermengen auf einmal erhalten; außerdem sind körperliche Anstrengungen in den 2 bis 3 darauffolgenden Tagen tunlichst zu meiden.

SCHRIFTTUM

McBarron, E. J. (1952): Metabolism diseases in dairy cattle. Austral. Vet. J. *28*, 36-41. — Claassen (1929): Die Eisenbahnkrankheit, die Azetonämie und ähnliche Erkrankungen beim Rindvieh, sowie die fleischbeschauliche Beurteilung derartiger Fälle. Berl. Tierärztl. Wschr. *45*, 889-891. — Denker (1930): Beobachtungen über die Eisenbahnkrankheit des Rindes. Berl. Tierärztl. Wschr. *46*, 969-973. —

Détrez (1933): Tétanie d'herbage et maladie du chemin de fer. Rec. Méd. Vét. *109*, 144-149. — Estor (1899): Eisenbahnfieber der Kühe. Dtsch. Tierärztl. Wschr. 7, 233-234. — Heidrich, H. J. (1961): Die Reisetetanie des Rindes in meteorobiologischer Sicht. Berl. Münch. Tierärztl. Wschr. *74*, 274-276. — Hervieu, J. (1958): Contribution à l'étude de la tétanie de transport chez les bovins. Thèse, Alfort. — Hjerpe, C. A., & J. R. Brownell (1966): Bovine hypomagnesaemic tetany — two cases related to transportation. Vet. Record *79*, 396-397. — Jöhnk, M. (1923): Läßt sich die Eisenbahnkrankheit des Rindes verhindern? Berl. Tierärztl. Wschr. *39*, 447. — Schmidt, J. (1906): Pathogenese und Therapie der Eisenbahnkrankheit des Rindes. Berl. Tierärztl. Wschr. *22*, 775-779. — Tunger, G. (1966): Untersuchungen über den Kalzium-, Magnesium- und Phosphorgehalt im Blutserum bei Rindern mit Reisetetanie und über die Beziehungen zwischen Reisetetanie und Wetter. Diss., FU Berlin. — Voigtländer (1878): Nervenlähmung beim Rind. Ber. Vet.-wesen Sachsen *28*, 88-90. — Weber, E. (1924): 63 Fälle von Eisenbahnkrankheit beim Rind. M.-hefte Tierheilk. *34*, 57-60. — Weighton, C. (1942): Notes on milk fever and allied diseases. Vet. Record *54*, 49-51. — Weischer (1920): Behandlung des Reisefiebers (Eisenbahnkrankheit). Berl. Tierärztl. Wschr. *36*, 311. — Woelffer, E. A. (1954): Railroad disease (staggers). Hoard's Dairyman *99*, 843.

Tetanie der Milchkälber

Wesen: Eine durch übermäßig lang fortgesetzte reine Milchnahrung und die damit verbundene unzureichende Magnesiumzufuhr ausgelöste anhaltende Hypomagnesämie bei Tränke- und Ammenkälbern, welche je nach den Begleitumständen früher oder später zu krankhaft gesteigerter neuromuskulärer Erregbarkeit und dann in unterschiedlich raschem, oft auch rezidivierendem Verlauf zu epileptiformen Krämpfen mit meist tödlichem Ausgang führt.

Geschichte: Schon 1924 erkannte McCandlish, daß Kälber mit Milch allein nicht länger als 2 bis 3 Monate lang gedeihen und daß die danach auftretenden Verluste durch rechtzeitige Heuzulagen vermieden werden können. Duncan, Huffman und Robinson wiesen 1935 nach, daß die bei ausschließlicher Verabreichung von Milch auftretenden Krampfanfälle hypomagnesämischer Natur sind.

Vorkommen: Meist werden 2- bis 4monatige oder noch ältere Kälber betroffen, welche über die normale Säugezeit hinaus nur mit Milch ernährt wurden. In Mastviehbeständen können auch die mit ihren Muttertieren oder Ammenkühen zusammen laufenden Saugkälber, nicht selten sogar gehäuft, erkranken. Dagegen scheint das Leiden beim Verfüttern von Milchaustauschern wegen der darin fast immer enthaltenen Magnesiumzusätze nur ausnahmsweise, und zwar vorwiegend bei durchfälligen Patienten aufzutreten. Da es sich bei den befallenen Kälbern in der Regel um besonders frohwüchsige Tiere handelt, können die tetaniebedingten wirtschaftlichen Einbußen mitunter recht erheblich sein. Nach bisherigen Berichten ist die Kälbertetanie vor allem in Nordamerika und Großbritannien beobachtet worden; offensichtlich spielt sie aber auch andernorts eine gewisse Rolle.

Ursachen und Krankheitsgeschehen: Der Magnesiumgehalt der Kuhmilch beträgt im Mittel 12 mg%, kann aber mitunter stark schwanken (8 bis 18 mg%). Die von Tränke- und Saugkälbern mit der Milchration aufgenommene Magnesiummenge vermag ihren Bedarf (etwa 45 mg pro kg KGW und Tag) nur in den ersten 5 bis 10 Lebenswochen zu decken: Während die enterale Magnesiumresorption bei jungen Kälbern sowohl vom Dünndarm als auch vom Dickdarm aus erfolgt, geht die letztgenannte Fähigkeit mit zunehmendem Alter allmählich verloren und erlischt mit 3 bis 4 Monaten völlig; daher sinkt die Ausnutzung des mit der Nahrung zugeführten Magnesiums innerhalb des genannten Zeitraumes von 65 bis 85 % auf 20 bis 40 % ab. Als Ausgleich hierfür vermindert sich zunächst die Magnesiumausscheidung mit dem Harn und hört sogar ganz auf, wenn der gleichzeitig absinkende Serummagnesiumspiegel die Nierenschwelle von 1,9 mg% unterschreitet (Normalbereich: 2,2 bis 2,7 mg%). In dieser Situation wird in zunehmendem Maße auf verfügbare Magnesiumreserven zurückgegriffen; hierzu wird in erster Linie das Skelett herangezogen, dessen Asche bei gesunden Kälbern 0,7 bis 0,9 % Magnesium enthält; davon sind im Entwicklungsalter etwa 70 % leicht löslich. Durch die starke Inanspruchnahme dieser körpereigenen Vorräte kann sich der Magnesiumgehalt im Knochen bei langsamerem Krankheitsverlauf bis auf 0,2 bis 0,5 % der

Asche verringern[1]. Dabei fällt auch der Serummagnesiumspiegel mehr oder weniger rasch weiter ab und erreicht schließlich subnormale oder krankhaft erniedrigte Werte (0,8 bis 1,9 mg% beziehungsweise 0,3 bis 0,7 mg%). Letztere führen dann oft, aber nicht immer, zu hypomagnesämischen Krämpfen. Unmittelbar nach den in der Folge nicht selten rezidivierenden konvulsivischen Anfällen steigt die Magnesiumkonzentration im Serum, offenbar infolge Freisetzung von Magnesium aus den Weichgeweben (Muskulatur), meist kurzfristig deutlich an. In vielen Fällen ist kurz vor und während des Krampfstadiums auch der Kalziumgehalt des Serums vermindert (6 bis 8 mg% statt 10 bis 13 mg%)[2]; diese Hypokalzämie scheint vor allem bei solchen Kälbern auszubleiben, die genügend Vitamin D beziehungsweise Auslauf im Freien und damit UV-Bestrahlung erhielten.

Da die zu Kälbertetanie führenden Voraussetzungen (Mg-Gehalt der Milch, aufgenommene Milchmenge, Fähigkeit zur enteralen Mg-Resorption sowie verfügbare Mg-Reserven), insbesondere aber der stark wachstumsabhängige Magnesiumbedarf (Übersicht 43) ihrer Größenordnung nach dem Einzeltier erheblich variieren, tritt das Leiden trotz scheinbar gleicher Bedingungen von Fall zu Fall schon relativ früh (vor 8 Wochen) oder erst ziemlich spät (nach 4 Monaten und mehr) auf. Einen tetaniefördernden Einfluß üben außerdem noch folgende Umstände aus, die entweder den Bedarf an Magnesium erhöhen oder dessen Verwertung behindern: Körperliche Bewegung, Kälte, Indigestionen und Enteritiden sowie das Kauen oder Fressen von Holz, Sägespänen, Torfstreu und ähnlichem, faserhaltigem Material. An Durchfall leidende Kälber können daher gelegentlich schon mit 2 bis 3 Wochen an Tetanie erkranken.

Übersicht 43.
Täglicher Magnesiumbedarf des Kalbes (in Gramm) unter Berücksichtigung von Lebensalter und Wachstum sowie der Gelegenheit zur Aufnahme von faserhaltigem Material (nach Smith, 1964).

Altersgruppe	Faseraufnahme	tägliche Gewichtszunahme		
		0,25 kg	0,5 kg	1,0 kg
bis 5 Wochen:	−	0,25	0,45	0,80
	+	0,25	0,45	0,80
5—10 Wochen:	−	0,45	0,75	1,4
	+	0,70	1,1	1,9
10—15 Wochen:	−	0,80	1,3	2,3
	+	1,2	1,9	3,1

Erscheinungen: Befallene Kälber befinden sich meist in gutem bis sehr gutem Nährzustand, da ihre Entwicklung erst nach lang anhaltendem und besonders schwerem Magnesiummangel nennenswert beeinträchtigt wird. Die ersten Anzeichen gesteigerter neuromuskulärer Erregbarkeit treten nach mehrtägiger bis mehrwöchiger Hypomagnesämie bei Serumwerten von weniger als 0,8 mg% Magnesium auf. Sie äußern sich in vermehrter Unruhe, auffallendem Hin- und Herbewegen der meist hängend gehaltenen Ohren (auch ohne erkennbaren äußeren Anlaß), starrem Blick mit glänzenden, oft bis auf die weiße Sklera aus der Orbita hervortretenden Augen, Schütteln und Schwanken des Kopfes (besonders beim Tränken) oder zeitweiligem Hochstrecken desselben („Sterngucker'), Schmatzen, leerem Kauen oder Zähneknirschen, Schäumen, häufigerem Schlagen mit dem Schwanz und Muskelzucken (wie bei starker Fliegenbelästigung) sowie

---

[1] Diese Abnahme des Magnesiumgehaltes der Knochen ist allerdings möglicherweise nicht auf vermehrte Freisetzung, sondern auf verminderte Einlagerung von Magnesium in das wachsende Skelett zurückzuführen.

[2] Der krankhaft erniedrigte Serummagnesiumspiegel wirkt sich anscheinend hemmend auf die Kalziumresorption aus dem Darm und die Löslichkeit der im Skelett eingelagerten Kalziumsalze aus.

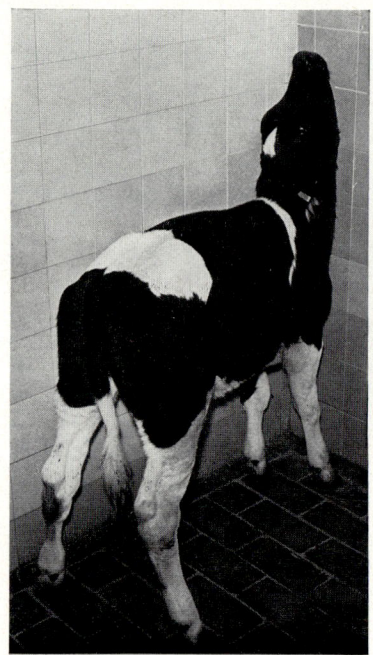
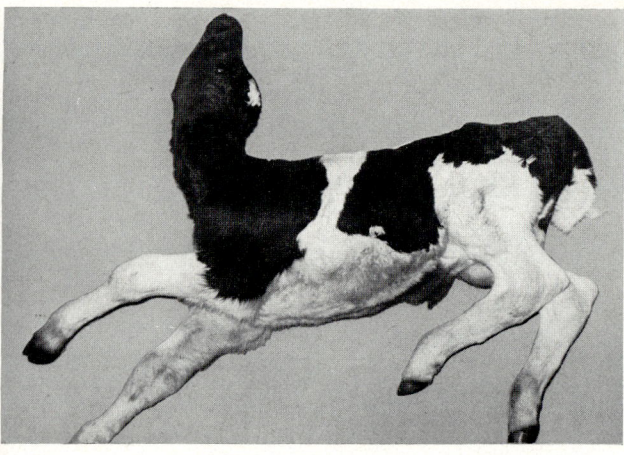

Abb. 538, 539. Kalb mit hypomagnesämischer Tetanie im Krampfanfall; links kurz vor dem Niederstürzen, rechts festliegend

gelegentlichem Treten nach dem Leib, mitunter auch in wildem Umherlaufen oder Anrennen gegen die Stallwand und erschrecktem bis schmerzhaftem Aufbrüllen. Bei Berührung und näherer Untersuchung setzen vielfach stärkere Muskelzuckungen und allgemeine Erregung ein; die Reflexbereitschaft erweist sich auch beim Beklopfen des N. facialis (anhaltendes Augenzwinkern) und der Sehnen im Gliedmaßenbereich (übermäßige Muskelkontraktionen) als deutlich erhöht. Herz- und Atemfrequenz sind mäßig beziehungsweise leicht vermehrt; die Körpertemperatur ist meist normal. Der Gang der Patienten erscheint eigentümlich steif-ataktisch und breitbeinig; im Trab werden die Vorderbeine ähnlich wie bei Droschkenpferden übertrieben stark angehoben und im Karpalgelenk gebeugt.

In diesem Stadium, das bei ungewöhnlich raschem Verlauf übersehen werden kann, genügen oft geringfügige Anlässe, um einen Krampfanfall auszulösen (Umherspringen, Öffnen der Stalltüre, Laufenlassen von Motoren, Einfangen oder Herausnehmen aus der Boxe, tierärztliche Untersuchung); nicht selten gehen den Krämpfen aber eine 1- bis 2tägige Freßunlust oder Durchfall voraus. Unmittelbar vor dem Niederstürzen stampfen manche Patienten mit den Füßen oder brüllen laut auf, dann werfen sie den Kopf hoch und verfallen in 5 bis 20 Minuten anhaltende Konvulsionen. Dabei liegen sie unter starkem Speicheln und Zähneknirschen auf der Seite mit steif gestreckten oder rudernden Beinen (Laufbewegungen) und opisthotonisch zurückgeschlagenem Kopf. Ihre Augen treten zeitweilig stark hervor, um wieder tief in die Orbita zurückzusinken, wobei die Nickhaut weit vorfällt. Der Herzschlag ist sehr frequent (bis über 200 pro Minute) und pochend, später aber schwächer werdend. Die Atmung ist ebenfalls intensiviert; von Zeit zu Zeit setzt sie aber ganz aus. Nach überstandenem Anfall sind die Tiere völlig ermattet und zeigen dann vorübergehend Zittern und lecksüchtige Erscheinungen. In den nächsten 1 bis 2 Tagen sind sie in der Regel krampffrei (refraktär).

Verlauf und Beurteilung. Die nachts oder auf der Weide einsetzenden Konvulsionen bleiben bei manchen Kälbern unbeobachtet, so daß sie unvermutet tot aufgefunden werden. Andernfalls tritt bei unbehandelten Tieren, oft aber erst nach mehreren Krampfrezidiven, während oder bald nach einem solchen Anfall der Tod infolge Atemstillstands (zyanotische Schleimhäute) oder allgemeiner Erschöpfung (unfühlbarer Puls) ein. Die Heilungsmöglichkeiten sind offenbar bei jüngeren Patienten (bis zu 3 Monate) günstiger als bei älteren (über 4 Monate). Wenn nach der Behandlung nicht innerhalb weniger Tage eine deutliche Besserung eintritt, ist die Prognose als schlecht bis aussichtslos anzusehen. Im Krampfstadium ist die Verabreichung von Medikamenten wegen der damit verbundenen Aufregung nicht gefahrlos.

Zerlegungsbefund: In rasch verlaufenen Fällen mitunter ohne alle Besonderheiten; sonst meist multiple Blutungen (subepi- und subendokardial, periadventitial an der Aorta, subserös an Darm und Gekröse, im Nierenlager sowie in der Muskulatur), fibrinös-granulierende Auflagerungen innen am Perikard, ödematöse Rötung der Herzklappen, relativ große und fettig degenerierte Leber mit vermehrt gefüllter Gallenblase, zum Teil auch Zungenbißverletzungen, Nierendegeneration oder Haarbälle innerhalb der Vormägen und des Labmagens. Gelegentlich liegen zudem myodystrophische Veränderungen vor (siehe Vitamin-E-Mangel, S. 1113). Das Vorkommen metastatischer Verkalkungsherde an Endokard, Gefäßwänden, Milz, Zwerchfell oder Nieren scheint von der Dauer des hypomagnesämischen Zustandes abzuhängen, da solche meist nur bei längere Zeit krank gewesenen älteren Kälbern zu beobachten sind.

Erkennung und Unterscheidung: Bei Berücksichtigung der Fütterung (ausschließlich oder vorwiegend Milch) ist die Diagnose meist relativ leicht zu stellen, wenn das kranke Tier im Konvulsionsstadium angetroffen wird. Differentialdiagnostisch sind dann vor allem die angeborenen Bewegungsstörungen (S. 644), außerdem Tetanus (S. 820), Meningitiden und Enzephalitiden (S. 634, 792 ff.), Hirnrindennekrose (S. 640) sowie Vitamin-A-Mangel (S. 1100) und Bleivergiftung (S. 1134) in Betracht zu ziehen. Während des epileptiformen Anfalles entnommene Blutproben weisen in der Regel einen Serumgehalt zwischen 0,3 und 0,7 mg % Magnesium, mitunter aber auch höhere Werte (bis 1,7 mg %) auf; andererseits fällt der Serummagnesiumspiegel bei Milchkälbern gelegentlich auch bis auf 0,3 mg % ab, ohne daß Konvulsionen auftreten. Die Erkennung der Kälbertetanie kann jedoch erhebliche Schwierigkeiten bereiten, wenn der Patient außerhalb des Krampfstadiums zur Vorstellung gelangt; das gleiche gilt für plötzlich verendete Tiere, bei denen der Anfall nicht beobachtet wurde. Dann ergeben sich aus der Magnesiumkonzentration im Serum des kranken Tieres beziehungsweise der übrigen, unter gleichen Ernährungsbedingungen gehaltenen Kälber gewisse Anhaltspunkte über die Magnesiumversorgung. Sicherer ist jedoch die Untersuchung der Knochen (Fesselbein, Rippen) gefallener oder geschlachteter Tiere: Sie weisen in positiven Fällen bei unverändertem oder nur leicht erhöhtem Kalziumgehalt einen deutlich bis stark verminderten Magnesiumgehalt (S. 1042) auf; zur Beurteilung eignet sich daher vor allem der Ca:Mg-Quotient der Knochenasche (normal = bis 70:1; verdächtig = 70 bis 90:1; bei Magnesiummangel = über 90:1); er gestattet zudem Rückschlüsse auf die Dauer der Hypomagnesämie.

Da bei reiner Milchnahrung oft auch der Eisenbedarf nicht gedeckt wird oder die Versorgung mit Vitamin D (bei lichtloser Stallhaltung) und/oder Vitamin E unzulänglich ist, sollte in den von Kälbertetanie betroffenen Beständen stets auch auf die mit diesen Mängeln einhergehenden Symptome geachtet werden (siehe: Anämie der Milchkälber, S. 1089; Knochenweiche, S. 988; Muskeldystrophie, S. 1113). Gegebenenfalls müssen sie dann bei der Behandlung und Vorbeuge mit berücksichtigt werden.

Behandlung: Alle unnötigen Aufregungen des Patienten sind tunlichst zu vermeiden. Im Krampfstadium kann Chloralhydrat (5%ig) langsam intravenös oder ein Tranquilizer (T. I.) in niedriger Dosis intramuskulär gegeben werden. Die Beruhigung läßt sich aber ebensogut und gezielter durch kleine Gaben der bei Weidetetanie üblichen Kalzium-Magnesium-Salzlösungen (T. I.) oder von Magnesiumsulfat (50 bis 100 ml 10%ig) beziehungsweise Magnesiumglukonat (50 ml 15%ig) erreichen, die nach Bedarf zu wiederholen sind. Ihre Applikation sollte möglichst subkutan erfolgen; bei intravenöser Verabreichung ist es ratsam, den Kreislauf zu kontrollieren und die Infusion bei starker Verlangsamung des Herzens abzubrechen. Nach einer solchen Injektion steigt der Magnesiumgehalt im Serum zwar deutlich an[1]; diese Wirkung ist jedoch nur von

---

[1] Gleichzeitig erhöht sich, selbst nach alleiniger Verabreichung von Magnesiumsalzlösungen, auch der Serumkalziumspiegel.

kurzer Dauer und muß deshalb durch orale Gaben von Magnesiumsalzen (5 bis 15 g Magnesiumoxyd pro Tier und Tag) unterstützt und aufrechterhalten werden[1]. Außerdem ist die Fütterung durch Anbieten von gutem Heu (am besten Luzerne) zu ergänzen.

Vorbeuge: Zur Vermeidung weiterer Verluste muß in tetaniegefährdeten Beständen auch die Magnesiumversorgung der übrigen, noch nicht erkrankten Kälber aufgebessert werden. Hierzu eignen sich Zulagen von Magnesiumoxyd (Verabreichung mit der Milch; Dosis je nach Körpergewicht 0,5 bis 10 g pro Tier und Tag). Mit dieser Magnesiumzufuhr sollte möglichst schon während der ersten 10 Lebenstage begonnen werden; ihr Erfolg wird nämlich mit zunehmendem Lebensalter immer unsicherer, so daß sich Hypomagnesämien und tetanische Krämpfe mitunter nicht mehr verhüten lassen, wenn die Zufütterung erst nach der sechsten Woche einsetzt. Spätestens von der vierten Lebenswoche an sollten Kälber auch Zugang zu schmackhaftem und nicht allzu grobem Rauhfutter erhalten[2]. Für Vollmilchaustauscher ist ein Magnesiumgehalt von 1,3 g pro kg zu fordern. Durch Gaben von Vitamin D läßt sich der Abfall des Serummagnesiumspiegels bei Milchkälbern nicht aufhalten; sie verhindern aber das dabei sonst oft zu beobachtende Absinken des Kalziumgehaltes im Serum.

[1] Nach dem Absetzen der Mg-Zulagen fällt der Magnesiumgehalt im Serum bald erneut ab, weil die Mg-Reserven im Skelett durch diese Maßnahme nur langsam und nicht über die normale Konzentration hinaus angefüllt werden; daher ist die therapeutische oder prophylaktische Mg-Zufütterung stets konsequent fortzusetzen.
[2] Rauhfutter enthält etwa fünfmal soviel Magnesium wie die Kuhmilch.

SCHRIFTTUM

ALLCROFT, R., & L. N. IVINS (1964): The effect of dietary calcium and sodium levels on the development of hypomagnesaemia in milk-fed calves. Nord. Vet.-Med. *16*: Suppl. 1, 217-222. — BLAXTER, K. L., & J. A. F. ROOK (1954): Experimental magnesium deficiency in calves. 1. Clinical and pathological observations. 2. The metabolism of calcium, magnesium and nitrogen, and magnesium requirements. J. Comparat. Pathol. Therap. 64, 157-175, 176-186. — BLAXTER, K. L., & J. A. F. ROOK (1955): Energy and carbohydrate metabolism in magnesium-deficient calves. Brit. J. Nutrit. 9, 121-133. — BLAXTER, K. L., & G. A. M. SHARMAN (1955): Hypomagnesaemic tetany in beef cattle. Vet. Record 67, 108-115. — MCCANDLISH, A. C. (1924): Studies in the growth and nutrition of dairy calves. J. Dairy Sci. 7, 94 bis 106. — DUNCAN, C. W., C. F. HUFFMAN & C. S. ROBINSON (1935): Magnesium studies in calves. 1. Tetany produced by a ration of milk or milk with various supplements. J. Biol. Chem. 108, 35-44. — DUNCAN, C. W., C. C. LIGHTFOOT & C. F. HUFFMAN (1938): The magnesium content of the blood and plasma of the normal dairy calf. J. Dairy Sci. 21, 689-696. — DUTT, B., & B. VASUDEVAN (1964): Clinical syndromes and pathological lesions in milk tetany in calves. Indian J. Vet. Sci. Animal Husbandry 34, 15-21. — HOHNECK, E. B. (1959): Über den Einfluß der Temperatur auf den Magnesium- und Kalziumstoffwechsel beim Kalb. Diss., Hannover. — HUFFMANN, C. F., & C. W. DUNCAN (1936): Magnesium carbonate and magnesium oxide supplements to a whole milk ration for dairy calves. J. Dairy Sci. 19, 440-441. — HUFFMAN, C. F., C. L. CONLEY, C. C. LIGHTFOOT & C. W. DUNCAN (1941): Magnesium studies in calves. 2. The effect of magnesium salts and various natural feeds upon the magnesium content in the blood. J. Nutrit. 22, 609-620. — KNOOP, C. E., W. E. KRAUSS & C. C. HAYDEN (1939): Magnesium and vitamin D relationships in calves fed mineralized milk. J. Dairy Sci. 22, 283-289. — LARVOR, P., A. GIRARD, M. BROCHARD, A. PARODI & J. SEVESTRE (1964): Étude de la carence expérimentale en magnésium chez le veau. 1. Observations cliniques, biochimiques et anatomopathologiques. Ann. Biol. Animale, Biochim. Biophys. 4, 345-369. — LARVOR, P., A. GIRARD & M. BROCHART (1964): Étude de la carence expérimentale en magnésium chez le veau. 2. Interférence entre la carence en magnésium et le métabolisme du calcium. Ann. Biol. Animale, Biochim. Biophys. 4, 371-382. — LARVOR, P., T. KWIATKOWSKI & M. LAMAND (1965): Étude de la carence expérimentale en magnésium chez le veau. 4. Mise en évidence de phénomènes hémolytiques et de modifications enzymatiques. Ann. Biol. Animale, Biochim. Biophys. 5, 389-398. — MOORE, L. A., E. T. HALLMAN & L. B. SHOLL (1938): Cardiovascular and other lesions in calves fed diets low in magnesium. Arch. Pathol. 26, 820-838. — SMITH, R. H. (1957/58/59): Calcium and magnesium metabolism in calves. 1. Plasma levels and retention in milk-fed calves. 2. Effect of dietary vitamin D and ultraviolett irradiation on milk-fed calves. 3. Endogenous faecal excretion and absorption of magnesium. 4. Bone composition in magnesium deficiency and the control of plasma magnesium. Biochem. J. 67, 472-481; 70, 201-205; 71, 306-311, 609-614. — SMITH, R. H. (1959): Animal physiology: Absorption of magnesium in the large intestine of the calf. Nature 184, 821-822. — SMITH, R. H. (1964): Hypomagnesaemia in calves. Nord. Vet.-Med. *16*: Suppl. 1, 143-166. — THOMAS, J. W. (1959): Magnesium nutrition of the calf. West Virginia Univ. Symp. Magnesium and Agriculture. S. 131-153. — THOMAS, J. W., & M. OKAMOTO (1958): Magnesium sulfate, grain, or alfalfa hay as sources of magnesium to calves fed whole milk. J. Dairy Sci. 41, 724. —

Todd, J. R., & J. E. F. Rankin (1959): Experiments on the cause of hypomagnesaemic tetany in calves. Vet. Record 71, 256-260.

Natriummangel ('Kochsalzmangel')

Wesen, Vorkommen: Die auffällige Begierde, mit welcher manche Rinder angebotenes Kochsalz aufnehmen, wird vielfach schon als Beweis für eine unzureichende Versorgung angesehen; ein solches Verhalten ist aber oft nur auf den für die Tiere angenehmen Geschmack des Salzes, oder aber auf anderweitige Ernährungsfehler zurückzuführen (etwa Lecksucht bei Phosphat- oder Spurenelementmangel). Wiederkäuer sind nämlich durch leistungsfähige, hormonal gesteuerte[1] Regulationsmechanismen in der Lage, den normalen Natriumspiegel im Blut selbst bei knapper Kochsalzzufuhr aufrechtzuerhalten; dies geschieht vor allem durch kompensatorische Verminderung der Natriumausscheidung über Harn und Kot (aktiv resorbierende 'Natrium-Pumpen' in Nieren, Vormägen und Darmwand) sowie teilweisen Ersatz des Speichelnatriums durch Kalium, nötigenfalls auch durch Einschränkung der Natriumverluste über das Euter (Rückgang der Milchleistung). Durch zusätzliche Steigerung der Kaliumexkretion können auf diese Weise sogar schädliche Folgen eines abnorm weiten K:Na-Verhältnisses in der Fütterung (bis über 35:1) vermieden werden, solange der Natriumgehalt der Nahrung ausreichend ist. Zu schwerwiegenden Ausfallserscheinungen kommt es deshalb nur bei erheblichem und mehrere Monate lang anhaltendem 'Kochsalzmangel'; diese sind aber allein auf die damit verbundene Natriumverarmung zurückzuführen, da sie sich auch durch andere Natriumsalze, nicht aber durch natriumfreie Chloride beheben lassen. Es ist daher richtiger, von Natriummangel – als von Kochsalzmangel – zu sprechen.

Die Gefahr ungenügender Natriumversorgung besteht vor allem während des Weideganges auf Wiesen mit niedrigem Natriumgehalt; entsprechende Beobachtungen liegen aus Skandinavien, England, Holland, Norddeutschland, den Alpenländern sowie Zentral- und Südafrika vor. Hochlaktation und heißes Klima begünstigen das Auftreten von Mangelsymptomen (vermehrte Natriumausgaben über Milch und Schweiß); ähnliches gilt für längerdauernden Speichelverlust und hochgradigen Durchfall (Behinderung der Resorption im Darm).

Erscheinungen: Subklinischer Natriummangel äußert sich zwar lediglich in verminderter Milchleistung; als Voraussetzung optimaler Erträge ist eine ausreichende Natriumzufuhr aber von beachtenswerter wirtschaftlicher Bedeutung. Klinisch manifeste Mangelerscheinungen treten erst nach langfristiger Unterversorgung auf (Grünfütterung mit wesentlich weniger als 0,1 % der Trockensubstanz Natrium ohne Kochsalzzulagen); in fortgeschrittenen Stadien sind dann rauhes Haarkleid, Exsikkose, ausgeprägte Lecksucht (Fressen von Erde und Mist, Jauchesaufen, Belecken und Benagen von Holz, Rinde oder Kleidungsstücken, extremer Salzhunger), Versiegen der Milch, wechselnde Freßlust, schlechte Futterverwertung, Abmagerung, Bluteindickung, schwache oder ausbleibende Brunst, in schwereren Fällen auch unregelmäßige Herztätigkeit zu beobachten; nach dem Kalben kommt es nicht selten zur Nachgeburtsverhaltung, mitunter sogar zu schwankendem Gang, Muskelzittern und Krämpfen mit tödlichem Ausgang.

Zerlegungsbefund: mit Ausnahme einer Hypertrophie und Hyperplasie der Nebennieren ohne Besonderheiten.

Erkennung und Unterscheidung: Die Symptome des Natriummangels sind wenig spezifisch; da auch der Natriumgehalt in Blut und Milch bis gegen Ende der Erkrankung praktisch unbeeinflußt bleibt, ist die sichere Diagnose meist nicht leicht zu stellen. Brauchbare Anhaltspunkte können sich aus der Analyse von Harn- und Speichelproben mehrerer Tiere der betreffenden Herde ergeben (siehe Übersicht 44).

---

[1] Ausschüttung von Aldosteron aus der Nebennierenrinde

Übersicht 44.

Natrium- und Chloridgehalt der Körperflüssigkeiten des Rindes

Probematerial	normaler Natriumgehalt (mg/100 ml)	normaler Chloridgehalt (mg/100 ml)
Blutplasma oder -serum:	290—375 (im Mittel 340)	340—400 (im Mittel 360)
Harn:[1]	50—500	50—660 (im Mittel 300)
Milch:	30—60	100—220
Kolostralmilch:	60—80	130—270
Speichel:[2]	150—400	25

[1] Bei ungenügender Natriumzufuhr fällt der Natriumspiegel im Harn rasch auf Werte unter 25 mg/100 ml, bei schwerwiegendem und fortgeschrittenem Mangel sogar unter 10 bis 0 mg/100 ml ab.

[2] Der Natriumgehalt des Speichels erniedrigt sich bei unzureichender Natriumversorgung auf Werte unter 150 mg/100 ml; gleichzeitig steigt sein Kaliumgehalt auf mehr als 250 mg/100 ml an. Sekretproben der Ohrspeicheldrüsen lassen sich mit einem kleinen Plastikschwamm aus der zuvor gründlich von Futterresten befreiten Backentasche gewinnen, wobei dieser mit Hilfe einer langen Arterienklemme etwa 30 Sekunden lang auf die Mündung des Ausführungsganges der Glandula parotis gehalten wird; anschließend wird das Schwämmchen in ein Probenröhrchen ausgepreßt. Normaler Parotisspeichel enthält etwa 150 mäqu Natrium und 6 bis 8 mäqu Kalium pro Liter (Na : K-Verhältnis = 17 bis 25); eine Na : K-Relation von 10 bis 15 ist als verdächtig, eine solche von weniger als 10 dagegen als beweisend für das Vorliegen eines Natriummangels anzusehen.

Der Verdacht eines Natriummangels gilt auch als bestätigt, wenn sich nach versuchsweisen Kochsalzzulagen innerhalb von 2 Wochen eine deutliche Besserung einstellt. Differentialdiagnostisch sind anderweitige Ernährungsmängel (Phosphat, S. 986 ff.; Spurenelemente, S. 1078 ff.) zu berücksichtigen.

Vorbeuge und Behandlung[1]: Kälber benötigen täglich 1 g, Jungrinder 5 g, trockenstehende Kühe 10 g, laktierende Tiere dagegen 15, 25 beziehungsweise 35 g Natrium bei Tagesmilchleistungen von 10, 20 beziehungsweise 30 Litern). Während der Stallhaltung erfolgt die Versorgung am besten über Kraftfutter mit 0,5 % Kochsalzzusatz. Da die zur optimalen Bedarfsdeckung von Leistungstieren erforderlichen Natriumkonzentrationen im Futter (0,15 bis 0,25 % der Trockensubstanz) während des Weideganges oft nicht erreicht werden, empfiehlt sich für diese Zeit das Auslegen von Salzlecksteinen oder von kochsalzhaltigen Mineralstoffmischungen, die den Rindern unter einem geeigneten Regenschutz leicht zugänglich sind. Bei offensichtlichem Natriummangel darf das Kochsalz aber zunächst (bis zur Befriedigung des Salzhungers) nur etwa in Höhe der genannten Tagesrationen zur Verfügung gestellt werden, weil sonst die Gefahr einer übermäßigen Aufnahme und damit von Vergiftungen besteht (S. 1145).

[1] Die für Natrium angegebenen Werte lassen sich durch Multiplikation mit 2,5 auf Kochsalz umrechnen: 2,5, 12,5, 25, 27,5, 62,5 beziehungsweise 87,5 g NaCl.

SCHRIFTTUM

Aines, P. D., & S. E. Smith (1957): Sodium versus chloride for the therapy of saltdeficient dairy cows. J. Dairy Sci. *40*, 682-688. — Dobson, A. (1959): Active transport through the epithelium of the reticulo-rumen sac. J. Physiol. *146*, 235-251. — Dobson, A. (1963): Changes in composition of the saliva of cows grazing on heavily fertilized grass. Res. Vet. Sci. *4*, 238-246. — Emery, R. S., C. K. Smith, R. M. Grimes, C. F. Huffman & C. W. Duncan (1960): Physical and chemical changes in bovine saliva and rumen liquid with different hay-grain rations. J. Dairy Sci. *43*, 76. — Hakkarainen, J. (1965): Nötkreaturens koksaltbehov. Medlemsbl. Sveriges Vet.-Förb. *17*, 274-280. — Helfferich, B.,

R. BAUER & W. LENKEIT (1965): Langfristige Untersuchungen über den Einfluß von natriumarmer Ernährung auf den Stoffwechsel von Milchkühen. 1. Der Natrium-Umsatz. Z. Tierphysiol., Tierernähr., Futtermittelkde. 20, 95-120. — HELFFERICH, B., J. BERTZBACH, E. PFEFFER & W. LENKEIT (1965): Weitere Untersuchungen über den Einfluß von natriumarmer Ernährung auf den Stoffwechsel von Milchkühen. 2. Der Natrium-Umsatz. Z. Tierphysiol., Tierernähr., Futtermittelkde. 20, 321-338. — KEMP, A., & J. H. GEURINK (1966): Nieuwe inzichten in den natriumbehoefte en de natriumvoorziening van melkkoeien. Tijdschr. Diergeneesk. 91, 580-613. — KEMP, A. (1968): Die Mineralstoffversorgung von Kühen in der Weidezeit. Z. Tierphysiol., Tierernähr., Futtermittelk. 23, 267-278. — KORNBERG, L. (1957): Flammenphotometrische Bestimmungen des Natriumgehaltes im Blutserum bei klinisch gesunden und kranken Pferden, Rindern und Schafen. Diss., Hannover. — LEHR, J. J. (1961): Verschijnselen van natriumarmoede bij het dier, alsmede de gevolgen van een te ruime dosering van keukenzout. Tijdschr. Diergeneesk. 86, 729-740. — LENGEMANN, F. W., P. D. AINES & S. E. SMITH (1952): The normal chloride concentration of blood plasma, milk, and urine of dairy cattle. Cornell Vet. 42, 28-35. — LENKEIT, W., J. BERTZBACH, E. PFEFFER & H. KLOPP (1966): Zur Mineralstoffversorgung der Milchkühe bei Weidegang im Hochsommer. Züchtungskde. 38, 354-361. — PFEFFER, E. (1966): Zur Beurteilung des K/Na-Verhältnisses im Futter der Nutztiere. Dtsch. Tierärztl. Wschr. 73, 56-61. — PICKERING, E. C. (1965): The role of the kidney in sodium and potassium balance in the cow. Proc. Nutrit. Soc. 24, 73-80. — RENKEMA, J. A., T. SENSHU, B. D. E. GAILLARD & E. BROUWER (1962): The activity of the intestinal wall of the cow in sodium homeostasis. Netherl. J. Agric. Sci. 10, 52-57. — SKYDSGAARD, J. M. (1967): En metode til diagnosticering af latent natriummangel i kvaegbesaetninger. Nord. Vet.-Med. 19, 346-349. — STEPHAN, J. (1965): Untersuchungen über den Natrium- und Kaliumgehalt im Serum gesunder und erkrankter Wiederkäuer unter besonderer Berücksichtigung experimentell hervorgerufener Leberschäden. Diss., Leipzig. — SVANBERG, O., S. NORDFELDT & O. JOHANSSON (1958): Den svenska vallvegetationens natriumhalt samt nötkreaturens koksaltbehov och salttolerans. Kungl. Skogs-Lantbruksakad. Tidskr. 97, 341-367. — WHIPP, S. C. (1966): Studies on sodium depletion in calves. Amer. J. Vet. Res. 27, 1229-1233.

Kalium

Der *Kaliumbedarf* erwachsener Rinder liegt bei 50 bis 60 g pro Tier und Tag, für Kühe mit einer Milchleistung von 25 Litern bei 120 bis 130 g täglich. Er wird gedeckt, wenn die Nahrung 0,4 bis 0,6 % Kalium in der Trockensubstanz enthält. Wegen des hohen Kaliumgehaltes der pflanzlichen Futtermittel (insbesondere von Gras und Heu) ist ein primärer Kaliummangel praktisch ausgeschlossen und allenfalls bei reiner Kraftfutterernährung denkbar. Patienten mit hypokalzämischer Gebärlähmung (S. 1009)

Übersicht 45.

Kaliumgehalt der Körperflüssigkeiten des Rindes

Probematerial	normaler Kaliumgehalt (mg/100 ml)
Vollblut:	40
Blutserum:	18—25
Harn:	600—1600
Milch:	125—180
Speichel:[1]	50—130

[1] Siehe auch Übersicht 44.

weisen jedoch in den letzten 4 Wochen vor dem Kalben und während der ersten 4 Wochen danach nicht nur eine negative Kalziumbilanz, sondern auch einen *unausgeglichenen Kaliumhaushalt* auf. Bei experimentell kaliumarm oder kaliumfrei gefütterten Kälbern sind folgende Symptome beobachtet worden: schlechte Entwicklung, Blutarmut, Durchfall, Herzrhythmusstörungen (im EKG: Verlängerung der QRS-Dauer und des Q-T-Intervalles), Degeneration der PURKINJE'schen Fasern im Herzen, in schweren Fällen auch von kaudal nach kranial fortschreitende Lähmungen und Todesfälle; der Kaliumspiegel im Serum sank dabei auf Werte unter 15 bis 10 mg/100 ml ab (siehe auch ‚atypische' Formen der hypokalzämischen Gebärlähmung, S. 1013).

SCHRIFTTUM

FLIPSE, R. J., C. F. HUFFMAN, C. W. DUNCAN & F. THORP (1948): Potassium vs biotin in the treatment of experimental induced paralysis in calves. J. Animal Sci. 7, 525. — KEYNES, R. D., & F. A. HARRISON (1967): Some aspects of potassium metabolism in the ruminant. Vet. Record 81, 244-250. — MADELMONT, C., & G. MICHON (1965): Teneurs en potassium de laits de provenances diverses. Bull. Acad. Vét. France 38, 135-138. — ROBERTS, W. K., & V. V. ST. OMER (1965): Dietary potassium requirements of fattening steers. J. Animal Sci. 24, 902. — SANDER, B. (1956): Flammenphotometrische Kaliumbestimmungen im Blutserum gesunder Rinder, Pferde und Schafe. Diss., Hannover. — SYKES, J. F., & A. V. ALFREDSON (1940): Studies on the bovine electrocardiogram. 1. Electrocardiographic changes in calves on low potassium rations. Proc. Soc. Exp. Biol. Med. 43, 575-584. — WARD, G. M., T. H. BLOSSER & M. F. ADAMS (1952): The relation of prepartal and postpartal mineral balances to the occurrence of parturient paresis in dairy cows. J. Dairy Sci. 35, 587-594. — WARD, G. M. (1966): Potassium metabolism of domestic ruminants — a review. J. Dairy Sci. 49, 268-276.

Schwefel

Obwohl etwa 0,15 % des Tierkörpers aus Schwefel bestehen und dieses Element als Sulfat in den Vormägen der Wiederkäuer zur mikrobiellen Synthese lebenswichtiger Thioaminosäuren (Methionin, Zystin, Zystein) benötigt wird, ist unter Praxisbedingungen ein offensichtlicher *Schwefelmangel* beim Rind bislang nicht nachgewiesen worden. Sein Schwefelbedarf, der sich auf etwas mehr als 0,12 % der Trockensubstanz der Nahrung beläuft, wird bei normaler Fütterung voll gedeckt, solange die Eiweißzufuhr ausreichend ist. Bei Ersatz des Eiweißes durch Harnstoff sind zwar vereinzelt Schwefel- beziehungsweise Sulfatzulagen im Futter empfohlen worden; sie scheinen jedoch entbehrlich zu sein, wenn die üblichen Harnstoffmengen eingehalten werden (S. 1247).

Bei *experimentell schwefelarm ernährten Kühen* ist ein deutlicher Abfall der Schwefelkonzentration im Vormageninhalt (von 20 bis 32 auf weniger als 15 mg/100 ml), aber nicht im Blut (80 bis 95 mg/100 ml) festgestellt worden; dabei erniedrigte sich auch der Pansensaft- und Blutplasmaspiegel einiger Aminosäuren (unter anderem von Methionin und Zystin) erheblich. Des weiteren waren Futterverzehr, Zelluloseverdauung und Milchleistung deutlich beeinträchtigt.

Der *Sulfatschwefelgehalt im Serum* gesunder Kälber und Kühe liegt zwischen 3,0 bis 4,7 beziehungsweise 4,9 bis 5,5 mg/100 ml; Kolostralmilch enthält 0 bis 3, normale Milch 3,3 bis 4,7 mg Sulfatschwefel pro 100 ml.

SCHRIFTTUM

CONRAD, H. R., R. C. MILES & J. BUTDORF (1967): Estimation of methionine synthesis in intact cows after administering sulfide-^{35}S. J. Nutrit. 91, 337-342. — JACOBSON, D. R., J. W. BARNETT, S. B. CARR & R. H. HATTON (1967): Voluntary feed intake, milk production, rumen content and plasma-free amino acid levels of lactating cows on low sulfur and sulfur-supplemented diets. J. Dairy Sci. 50, 1248-1254. — KOETSVELD, E. E. van (1955): Welke betekenis moeten wij toekennen aan zwavel voor plant en dier, in het bijzonder voor het rund? Tijdschr. Diergeneesk. 80, 525-550. — MÜLLER, R., & F. KNAPPEN (1959): Schwefelbilanzversuche mit Hammeln und Milchkühen. Z. Tierphysiol. 14, 324-339. — SCHREIBER, R. (1965): Über die Bedeutung des biogenen Makroelementes Schwefel für die biologische Einheit: Boden, Pflanze, Tier und Mensch. Mitt. Tiererhaltung Nr. 96, 18-20.

Störungen des Kohlenhydratstoffwechsels

Unter den Entgleisungen des Kohlenhydratmetabolismus des Rindes spielt die im folgenden zu besprechende *Azetonämie* aufgrund ihrer Häufigkeit und wirtschaftlichen Auswirkungen die wichtigste Rolle. Dagegen ist die dem menschlichen Diabetes mellitus entsprechende *Zuckerharnruhr* bei dieser Tierart ungewöhnlich selten (S. 379). Auch der auf überstürzter Muskelglykogenolyse beruhenden *paralytischen Myoglobinurie* (S. 1069) kommt bei den großen Hauswiederkäuern keine besondere praktische Bedeutung zu.

Azetonämie, Azetonurie (Ketose)

Wesen: Eine fast ausschließlich hochlaktierende Kühe befallende, meist subakut bis chronisch verlaufende Störung des Kohlenhydratstoffwechsels, die durch abnorme Anhäufung von Ketonkörpern in Blut (Azetonämie), Harn (Azetonurie), Milch und Atemluft, Verminderung des Blutzuckerspiegels (Hypoglykämie) sowie Neigung zu fettiger Leberdegeneration gekennzeichnet ist; die damit einhergehenden klinischen Erscheinungen betreffen vor allem den Verdauungsapparat (,Laktationsindigestion') und das zentrale Nervensystem (meist Niedergeschlagenheit, mitunter aber ausgesprochene Erregungszustände). Je nach den im Vordergrund stehenden Symptomen wird deshalb im Einzelfall zwischen ,*digestiver*' und ,*nervöser Form*' der Azetonämie unterschieden; beide haben jedoch die gleiche Pathogenese. Die Ketose tritt entweder selbständig (primär) oder als Begleitkomplikation anderer Krankheiten (sekundär) auf; die differentialdiagnostische Abgrenzung der *primären* von der *sekundären Azetonämie* ist von erheblicher praktischer Bedeutung, da letztere nur bei gleichzeitiger Behandlung des Grundleidens (zum Beispiel Nachgeburtsverhaltung, Gebärmutter- oder Euterentzündung, Fremdkörpererkrankung oder linksseitige Labmagenverlagerung) zu heilen ist.

Geschichte: Nach den Schilderungen praktizierender Tierärzte war ihnen die Ketose des Rindes unter verschiedenen Bezeichnungen (,schleichendes, atypisches Milch- oder Kalbefieber', ,puerperale Indigestion', ,chronischer Magendarmkatarrh nach dem Abkalben', ,postparturient dyspepsia' und ähnliches mehr) schon seit Mitte des vorigen Jahrhunderts als eine mit widerlich-süßlichem Geruch der Atemluft einhergehende und zu Abmagerungen führende Verdauungsstörung bekannt; in anderen Fällen wurde sie wegen der mitunter tobsuchtartigen Unruhe der Patienten ,Mania puerperalis' genannt (siehe S. 1067). 1911 sind von JÖHNK in Milch und Harn azetonämiekranker Kühe erstmals Ketonkörper nachgewiesen worden. SJOLLEMA und VAN DER ZANDE stellten solche 1924 dann auch im Blut fest; außerdem erkannten sie die damit verbundene Hypoglykämie und empfahlen deshalb an Stelle der zuvor recht polypragmatischen Therapie die intravenöse Verabreichung von Glukose. Entsprechend den klinischen Erscheinungen traf HUPKA (1928) die Unterscheidung zwischen der digestiven und der zerebralen Form des Leidens. Die ursächlichen Zusammenhänge zwischen Fütterung, Vormagenverdauung und dem Auftreten der Ketose wurden durch Untersuchungen von HOFLUND und HEDSTROM (1948) aufgedeckt. Die Behandlung mit Glukokortikoiden geht auf HATZIOLOS und SHAW (1950), diejenige mit ACTH auf SHAW, HATZIOLOS und CHUNG (1951) zurück.

Bedeutung, Vorkommen: Während der letzten zwei Jahrzehnte ist eine kaum noch zu übersehende Zahl wissenschaftlicher Veröffentlichungen über die Azetonämie des Rindes erschienen; diese Tatsache spiegelt die heutige Verbreitung des Leidens in allen Ländern mit intensiver Milchviehhaltung wider. Die durch diese Stoffwechselkrankheit verursachten wirtschaftlichen Verluste sind besonders schwerwiegend, weil sie in erster Linie tierzüchterisch wertvolle Hochleistungskühe befällt; primipare Färsen werden dagegen kaum betroffen. Die klinisch manifeste Ketose setzt in der Regel auf dem Höhepunkt der Laktation, einige Tage bis sechs Wochen (selten früher oder später) nach dem Kalben, und nur ausnahmsweise schon während der Hochträchtigkeit ein.

Die meisten Fälle treten während der Stallhaltung (Spätwinter bis Frühjahr) auf; gelegentlich sind aber auch nach dem Weideauftrieb noch Erkrankungen festzustellen. Die Azetonämie kam früher vorwiegend in rückständigen kleinbäuerlichen Betrieben mit quantitativ und/oder qualitativ unzureichender Ernährung vor („Unterfütterungsazetonämie'). In neuerer Zeit wird die Ketose dagegen vor allem bei gut genährten bis fetten Kühen und intensiver, auf hohe Milchleistung gerichteter, ihrer Zusammensetzung nach aber unausgeglichener Fütterung beobachtet; diese „Überfütterungsazetonämie' zeigt eine deutliche Neigung zu bestandsweise gehäuftem Auftreten; ohne entsprechende Umstellung der Ernährung ist sie therapeutisch oft nur schwer oder gar nicht zu beeinflussen.

Ursachen, Krankheitsgeschehen: Die Ketose des Rindes wird durch übermäßige Belastungen des Kohlenhydrathaushaltes ausgelöst. Eine entscheidende Rolle spielen dabei die Besonderheiten des Energiestoffwechsels der Wiederkäuer; dieser stützt sich im wesentlichen auf folgende Brennstoffquellen (Abb. 540):

1. Glukose, Glykogen und Glukoneogenese: Die körpereigenen *Kohlenhydratvorräte* des Rindes sind nur gering: Blutzucker 20 bis 25 g, Gewebsglukose 40 bis 50 g, Leberglykogen 250 bis 300 g sowie Muskelglykogen 1800 bis 2200 g. Der Glukoseumsatz hochtragender und frischmelkender Kühe ist jedoch beträchtlich: 1500 bis 2000 g täglich, wovon ungefähr ein Viertel auf die Versorgung des Fetus beziehungsweise 60 % auf die Bildung von Milchzucker (etwa 50 g pro Liter Milch) entfallen. Die genannten Reserven können demnach den Bedarf allenfalls für einen Tag decken. Außerdem stehen erwachsenen Wiederkäuern, im Gegensatz zu saugenden Kälbern und Lämmern sowie anderen Tieren, die Monosaccharide der Nahrung nicht als solche für die gastrointestinale Resorption zur Verfügung, da sie in den Vormägen zu niederen Fettsäuren abgebaut werden[1]. Schließlich können Hochleistungskühe ihren erheblichen, auf die Laktoseproduktion zurückzuführenden Glukoseverbrauch, vor allem zu Beginn der Laktation, nur verzögert und in begrenztem Umfange durch Verminderung der Milchsekretion einschränken. Dieser Zeitraum stellt für sie somit einen Engpaß der Kohlenhydratversorgung dar; sie sind dann in vermehrtem Maße auf die vorwiegend in der Leber sowie in der Nierenrinde ablaufende Neubildung von Glukose aus Abbauprodukten des Fett- und Eiweißstoffwechsels angewiesen, die sogenannte *Glukoneogenese:* Als Endprodukte der mikrobiellen Verdauung von Zellulose, Stärke und Zuckern fallen in den Vormägen flüchtige Fettsäuren etwa im Verhältnis 60 % Essigsäure : 20 % Propionsäure : 15 % Buttersäure an (Rest = Spuren von Milch-, Valerian-, Kapron- und Ameisensäure); mit ihrer Hilfe wird etwa die Hälfte des gesamten Energiebedarfs gedeckt. Dabei spielen als Glukosevorläufer die Propionate die wichtigste Rolle; Laktate sind zwar ebenfalls glukogen, liegen aber nur in unbedeutender Konzentration vor und wirken im Übermaß sogar toxisch (Pansenazidose, S. 252). Bei ihrer Umwandlung zu Traubenzucker durchlaufen Propionate und Laktate, ebenso wie die hierfür weniger bedeutsamen glukogenen Aminosäuren und die aus dem Trikarbonsäurezyklus bezogenen Zitrate, die *Oxalazetatstufe*. Azetate dienen entweder als Ausgangsmaterial für die Fettsynthese oder als Energielieferant; Butyrate werden in der Pansenwand zu Beta-Hydroxybutyrat, einem Ketonkörper, umgewandelt, der normalerweise ebenfalls energetisch verwertet wird (siehe 3).

2. Fette: Das beim Abbau körpereigenen Fetts freiwerdende *Glyzerin* durchläuft bei der Umwandlung zu Traubenzucker als einzige glukoplastische Substanz nicht die Oxalazetatstufe. Die bei der Lipolyse außerdem anfallenden *höheren Fettsäureketten* werden durch fortschreitende Beta-Oxydation zu Bruchstücken mit zwei Kohlenstoffatomen abgebaut, die als aktivierte Essigsäure oder Azetylkoenzym A auftreten. Dieses kondensiert – unter Freisetzung von Koenzym A – normalerweise mit *Oxalazetat* zu Zitrat, welches im Trikarbonsäurezyklus verbrannt wird. Bei Fehlen ge-

---

[1] Hieraus erklärt sich auch der im Vergleich zu anderen Tierarten schon normalerweise mit 40 bis 60 mg% auffallend niedrige Blutzuckerspiegel erwachsener Rinder; noch nicht wiederkäuende Kälber haben dagegen bezeichnenderweise einen wesentlich höheren Blutzuckergehalt (80 bis 120 mg%), der demjenigen der Nichtwiederkäuer entspricht.

nügender Mengen von Oxalazetat wird Azetylkoenzym A dagegen – ebenfalls unter Freigabe von Koenzym A – zu *Azetoazetat,* der Ausgangssubstanz der Ketonkörper, umgesetzt.

3. Ketonkörper: Wiederkäuer können in begrenztem Umfange auch Ketonkörper energetisch verwerten, nämlich das bei der Vormagenresorption der Butyrate entstehende *Beta-Hydroxybutyrat* und das beim Fettabbau in der Leber auftretende *Azetoazetat* sowie dessen Reduktions- beziehungsweise Dekarboxylierungsprodukt *Beta-Hydroxybutyrat* und *Azeton.* Ihr oxydativer Abbau zu Kohlensäure und Wasser erfolgt aber fast ausschließlich in anderen Geweben: Muskulatur, Herz, Lungen und Nieren; er wird durch Muskelarbeit gefördert. Normalerweise liegt der Blutspiegel der Ketonkörper beim Rind unter 5 mg %, ihre Konzentration im Harn unter 15 mg %. Als Ausscheidungsorgane für im Überschuß anfallende Ketonkörper dienen vor allem die Nieren (Harn), daneben aber auch Euter (Milch), Lungen (Atemluft) und Haut (Schweiß); sie gelangen über den Speichel auch in die Vormägen, wo – wahrscheinlich aus Azeton – *Isopropanol* entsteht; dieses taucht dann nach Rückresorption in relativ niedriger Konzentration als vierter Ketonkörper im Blut, mitunter auch in Harn und Milch auf.

Übersicht 46.

Mittlere prozentuale Verteilung der Ketonkörper (umgerechnet auf Azeton) in den Körperflüssigkeiten des Rindes

Probe-material	Zustand	Azetoazetat	Beta-Hydroxy-buttersäure	Azeton	Iso-propanol
Blut:	normal:	—	100 %	—	—
	subklinische Azetonämie:	15 %	53 %	30 %	2 %
	klinisch manifeste Ketose:	10 %	40—45 %	40 %	5—10 %
Harn:	normal:	45 %	55 %	—	—
	subklinische Azetonämie:	45 %	30 %	15 %	10 %
	klinisch manifeste Ketose:	25—35 %	45—55 %	10—15 %	5—10 %
Milch:	normal:	—	—	—	—
	subklinische Azetonämie:	10 %	65 %	20 %	1—3 %
	klinisch manifeste Ketose:	10 %	30—40 %	40—50 %	5—10 %
Pansensaft:	normal:	—	100 %	—	—
	subklinische Azetonämie:	5 %	45 %	10 %	40 %
	klinisch manifeste Ketose:	5—10 %	15—25 %	30 %	45 %

Oxalazetat stellt somit das *Bindeglied zwischen Glukoneogenese und Fettabbau dar.* Dieser Umstand ist beim Rind gegen Ende der Trächtigkeit, insbesondere aber zu Beginn der Laktation von entscheidender Bedeutung: Der mit der Milchzuckerbildung verbundene hohe Glukoseverbrauch führt zwangsläufig zu einer entsprechenden *Steigerung der Glukoneogenese.* Reicht die derart gewonnene Traubenzuckermenge zur Deckung des Bedarfs nicht aus, so sinkt der Blutzuckerspiegel (*Hypoglykämie*), und es wird zum Ausgleich in vermehrtem Maße auf körpereigenes Fett als Energiequelle zurückgegriffen. Das dabei anfallende Azetylkoenzym A kann aber nur in dem Umfange verwertet werden, als Oxalazetat hierfür verfügbar ist; wegen des Vorranges der Glukoneogenese wird dieses aber dem Aufbau von Traubenzucker zugeführt. Somit kommt es zu vermehrter Ausschüttung von Ketonkörpern aus der Leber. Sobald das Vermögen des Körpers, solche Stoffe zu verbrennen und auszuscheiden, überschritten wird, sammeln sich abnorme Ketonkörpermengen im Blut an: *Azetonämie.*

Aus den geschilderten biochemischen Zusammenhängen erklärt sich auch die Tatsache, daß der Glykogengehalt in der Leber von Hochleistungskühen schon vor dem Kalben normalerweise von drei auf ein Prozent absinkt, während ihr Fettanteil auf fünf und mehr Prozent ansteigt. Gleichzeitig nimmt auch der Blutzuckerspiegel gesunder Tiere, mitunter bis auf leicht subnormale Werte ab, während sich der Blutgehalt an Keton-

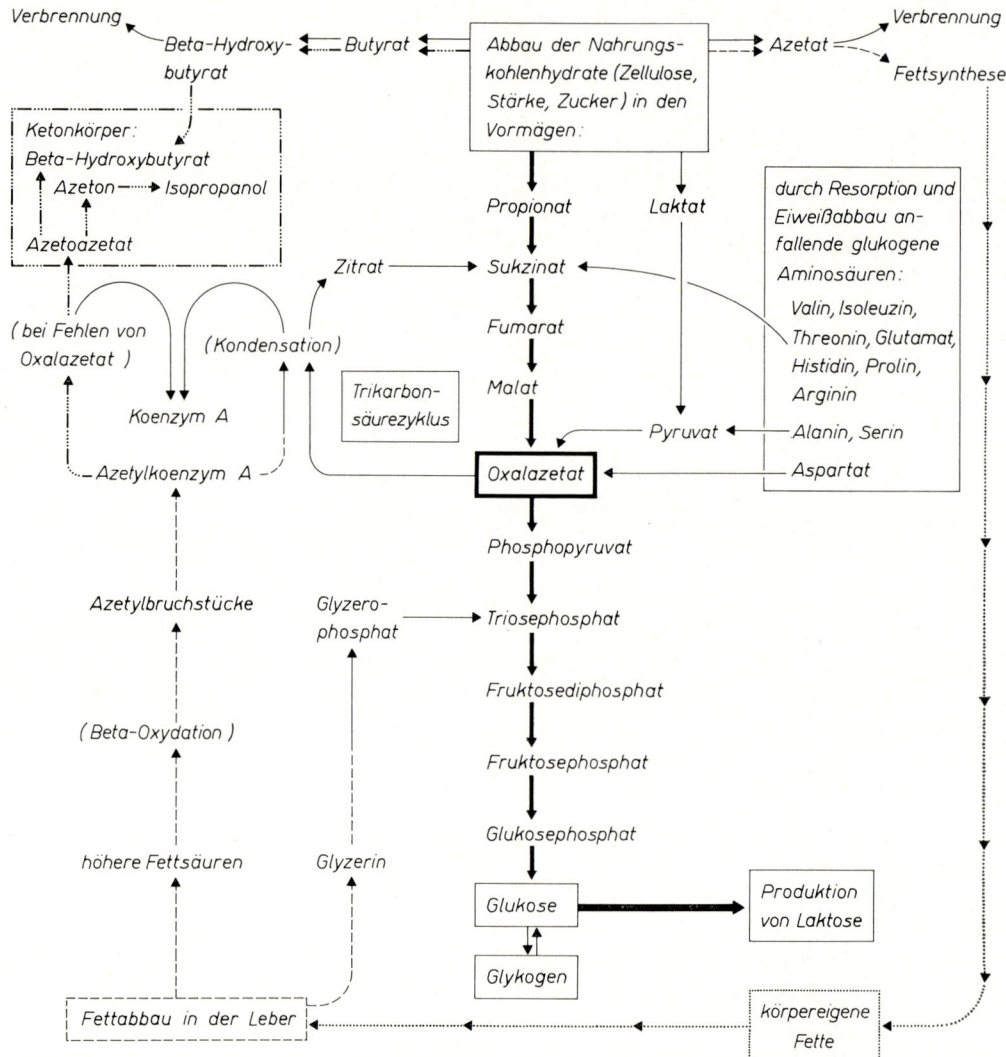

Abb. 540. Schematische Darstellung der Koppelung von Glukoneogenese (→) und Fettabbau (— — →) innerhalb des Energiestoffwechsels beim Rind: Bei erhöhtem Glukosebedarf hat die Verwendung von Oxalazetat in der Glukoneogenese Vorrang vor seinem Einsatz in der Kondensation von Azetylkoenzym A und der dabei erfolgenden Einschleusung der Fettabbauprodukte in den Trikarbonsäurezyklus; wenn gleichzeitig der Fettabbau zunimmt, kommt es daher zu vermehrter Ketonkörperbildung (— ·· — ·· →)

körpern oft an der oberen Grenze der Norm oder wenig darüber bewegt; ihre Konzentration im Harn kann dabei sogar so hoch werden, daß dieser, im Gegensatz zu normalem Urin, mit den üblichen praxisnahen Testmethoden (Azetonreagenz, S. 1058) eine positive Reaktion ergibt. Solange hiermit keine weiteren Krankheitserscheinungen verbunden sind, wird ein solcher Zustand maximaler Belastung der Glukoneogenese und des Fettabbaus im Verlaufe der Gestation, der Laktation oder von Hungerzuständen noch als ‚physiologische Azetonurie' gewertet. Da mit der Ausscheidung der Ketonkörper aber auch ungenutzte Energie verloren geht, erscheint es richtiger, den Zustand als *subklinische Azetonämie* oder *latente Azetonurie* zu bezeichnen, im Gegensatz zur *klinisch manifesten Ketose*, bei welcher die betreffenden Tiere zudem mehr oder weniger stark ausgeprägte Krankheitssymptome zeigen. Wie weit diese im einzelnen auf die Ketonämie oder aber auf die Hypoglykämie zurückzuführen sind, ist noch nicht sicher geklärt; möglicherweise ist erstere vor allem für die Indigestion, letztere aber für die zentralnervösen Störungen verantwortlich zu machen. Nachstehende Übersicht kann zwar keinen Anspruch auf allgemeine Gültigkeit erheben; sie vermittelt aber einen Eindruck über die bei subklinischen und klinischen Fällen zu beobachtenden Veränderungen des Glukose- und Ketonkörpergehaltes in den verschiedenen Körperflüssigkeiten:

Übersicht 47.
Beurteilung des Glukose- und Ketonkörpergehaltes in den Körperflüssigkeiten des Rindes

Probematerial:	Blut	Blut	Harn[2]	Milch[3]	Pansensaft
Gehalt an:	Glukose	Ketonkörpern (umgerechnet auf Azeton)			
normal:	40—60 mg%	2—5 mg%	3—15 mg%	0—3 mg%	< 10 mg%
subklinische Azetonämie:	30—50 mg%	5—10 mg%	15—70 mg%	3—10 mg%	10—15 mg%
klinisch manifeste Ketose:[1]	< 35 mg%	10—120 mg%	80—3500 mg%	10—120 mg%	10—50 mg%

[1] Das Ausmaß des Blutzuckerspiegelabfalles und der Konzentrationszunahme der Blutketonkörper entsprechen einander nicht immer und decken sich auch nicht zwangsläufig mit dem Grad der klinischen Symptome.
[2] Im Urin ist der Gehalt an Ketonkörpern nicht nur von deren Blutspiegel, sondern auch vom Umfang der Harnsekretion abhängig.
[3] Milch ergibt mit den üblichen Schnelltestverfahren in der Regel nur bei klinisch manifester Ketose, Harn dagegen schon bei subklinischer Azetonämie eine positive Reaktion.

Da die Glukoneogenese von den Glukokortikoiden (Kortison, Hydrokortison, Kortikosteron) gesteuert beziehungsweise gefördert wird und sich die Ketose des Rindes durch Gaben dieser Hormone therapeutisch günstig beeinflussen läßt, lag es nahe, als Ursache des Leidens auch eine *Insuffizienz der Nebennierenrinde* in Betracht zu ziehen. Die Produktion von Kortikosteroiden ist bei der Azetonämie aber keinesfalls aufgehoben (oft sogar vermehrt) und läßt sich zudem durch die Verabreichung von adrenokortikotropem Hormon noch steigern. Die pathogenetische Rolle der Nebennierenrinde spiegelt sich zwar in der Tatsache wider, daß bei gleicher Fütterung und Leistung immer nur bestimmte Tiere des Bestandes, diese aber mitunter nach jeder Abkalbung oder familiär gehäuft an Ketose erkranken (= erbliche Veranlagung des neuroendokrinen Adaptationsvermögens bei Belastungen des Kohlenhydrathaushaltes); dabei liegt jedoch offensichtlich kein primäres Versagen, sondern eine mit den Anforderungen der Hochlaktation nicht Schritt haltende unzulängliche Anpassungsfähigkeit, also eine sekundäre und relative Insuffizienz der Nebennierenrinde vor, durch welche die Ketose allenfalls gefördert, aber nicht ausgelöst wird.

Zusammenfassend läßt sich die Ketose somit pathogenetisch auf alle Faktoren[1] *zurückführen, welche*

den Glukosebedarf steigern = auf höchste Milchleistung gerichtete Zuchtauslese bei den Milchleistungsrassen (→ hoher Laktoseverbrauch);

die Glukoneogenese beziehungsweise die Energieversorgung hemmen = Hungern; Verweigerung der Nahrungsaufnahme, insbesondere Störungen der Vormagenverdauung (nach plötzlicher Futterumstellung; bei qualitativ unzureichender, vor allem aber rauhfutterarmer Ernährung; bei Phosphat-, Kobalt-, Mangan- oder Vitamin-A-Mangel; infolge organischer Leiden und ähnlichem mehr); fettige Degeneration und andere Erkrankungen der Leber; Überbelastungen der Nebennierenrinde;

die Ketonkörperbildung fördern = vermehrter Abbau körpereigener Fettvorräte (Mastkondition); Leberverfettung; Verabreichung größerer Mengen ‚ketogener' Silage (kalte Gärung, ranziger bis stark saurer Geruch, Buttersäuregehalt bis 400 mg pro kg) oder von fettreichen Kraftfuttermitteln (Ölkuchen, Extraktionsschrote); hoher Eiweißgehalt der Nahrung bei zu niedrigem Rohfaseranteil; fehlende Körperbewegung (mangelhafte Verbrennung der Ketonkörper).

Im Einzelfall sind erfahrungsgemäß oft mehrere der genannten Ursachen für das Auftreten der Ketose verantwortlich zu machen.

Erscheinungen: Während in Fällen von subklinischer Azetonurie das Allgemeinbefinden ungestört bleibt, treten bei klinisch manifester Ketose bald deutliche Störungen der Verdauung (= ‚digestive Form') und vielfach auch des Sensoriums sowie der Motorik auf (= ‚nervöse Form'). Meist setzt das Leiden mit einer mehr oder weniger stark ausgeprägten Indigestion ein, die sich in mangelhafter bis wechselnder Freßlust, vermindertem oder aussetzendem Wiederkauen, herabgesetzter Vormagentätigkeit, Verstopfung (dunkler, geballter, schleimüberzogener Kot), später manchmal Durchfall sowie einer mitunter nur schwierig von Fremdkörpererkrankungen abzugrenzenden Empfindlichkeit des leicht oder mäßig verbreiterten Leberperkussionsfeldes äußert. Die Inappetenz ist oft zunehmend, wobei zuerst die Silage, dann das Kraftfutter und schließlich auch das Heu nicht mehr ausgefressen (wählerisches Herumsuchen in der Krippe) oder völlig abgelehnt werden und die Tiere rasch abmagern (Einfallen der Flanken). Gleichzeitig geht die Milchleistung um ein bis vier Fünftel, vielfach bis auf wenige Liter täglich, zurück; die ermolkene Milch ist dann rahmartig eingedickt, gerinnt beim Kochen und weist einen kratzenden Geschmack auf. Daneben ist fast immer auch das Sensorium beeinträchtigt, so daß eine scharfe Trennung zwischen digestiver und nervöser Form der Ketose kaum möglich ist: In leichteren Fällen erscheinen die Patienten lediglich unlustig bis teilnahmslos oder schlummersüchtig (gesenkter Kopf, geschlossene Lider), in schwereren dagegen entweder völlig komatös (dauerndes kalbefieberähnliches Liegen mit seitwärts eingeschlagenem Kopf) oder aber zeitweilig deutlich erregt (Speicheln, leeres Kauen, Schmatzen, unruhiges Belecken oder Benagen der Haut beziehungsweise von Holz, Kleidung und ähnlichem mehr, Aufnehmen und Fressen von Streu, Mist, Erde und dergleichen, wild-agressives bis tobsüchtiges Benehmen, Aufbrüllen oder Ohnmachtsanfälle in Form von plötzlichem Niederstürzen), mitunter auch vorübergehend blind (im Kreise gehen, Anrennen gegen die Wand). Nicht allzu selten sind außerdem Bewegungsstörungen, insbesondere Paresen der Nachhand (Überköten sowie weiche bis übermäßig gewinkelte Knie- und Sprunggelenke, Schwanken oder stolpernder, nach vorn drängender Gang), ausnahmsweise auch Schlingbeschwerden (Erbrechen oder Regurgitieren von Futter) zu beobachten. Die Befunde am Kreislauf- und Atmungsapparat sind dagegen wenig charakteristisch; oft bleiben Herz- und Atemfrequenz völlig unverändert, gelegentlich sind sie aber erhöht (Erregungssta-

---

[1] Nach Ansicht mancher Autoren spielen auf Grund praktischer und experimenteller Beobachtungen noch einige andere Umstände und Einflüsse eine ursächliche Rolle; da sie im Rahmen dieses Buches nicht alle besprochen werden können, sei hier auf die im Schrifttumsverzeichnis aufgeführten Arbeiten verwiesen.

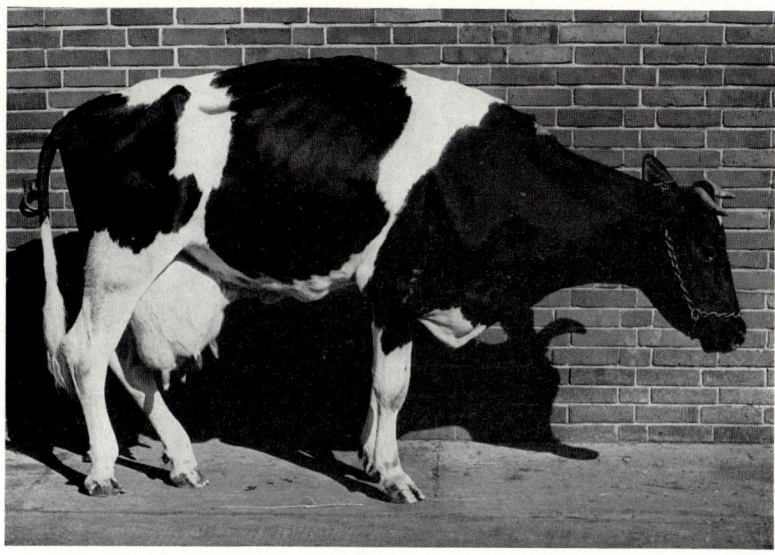
Abb. 541. Parese der Nachhand bei der nervösen Form der Azetonämie (Überköten hinten beiderseits)

dium) oder erniedrigt (Somnolenz). Mitunter ist die Körpertemperatur zu Beginn des Leidens fieberhaft, sonst meist normal. Das Haarkleid wird mit der Zeit matt und stumpf.

Kennzeichnend ist der leicht abstoßende, manchmal sogar widerliche, süßlichfade bis obstartige Ketonkörpergeruch der Atemluft; er haftet auch der Haut der Patienten, ihrer Milch sowie dem fast immer auffallend hell (wasserähnlich) erscheinenden und oft leicht gelbgrünlich opaleszierenden Harn an. Während manche Untersucher das azetonämiekranke Tier hieran ohne weiteres erkennen und herausfinden, fehlt anderen die Fähigkeit, diesen Geruch wahrzunehmen. Deshalb sollte bei ketoseverdächtigen Erkrankungen hochlaktierender Kühe stets auch eine Milch- oder Harnprobe auf etwaigen Gehalt an Ketonkörpern geprüft werden (siehe *Erkennung*).

Verlauf, Folgen, Beurteilung: In unbehandelten Fällen kommt es zwar nach selbstregelndem Absinken der Milchproduktion ziemlich oft zur *allmählichen Spontanheilung*, während azetonämiebedingte Todesfälle ungewöhnlich sind; die Tiere gehen dann aber meist im Nährzustand und in der Leistung so stark zurück, daß sie unter Umständen völlig unwirtschaftlich werden. Außerdem ist dabei mit zunehmender *Leberverfettung* zu rechnen, die mitunter bis zum ‚puerperalen Leberkoma' (S. 1068) fortschreitet. Auch die Mehrzahl der bei primärer Azetonämie zu beobachtenden unbefriedigenden Behandlungsergebnisse ist auf eine solche Leberdegeneration zurückzuführen, die somit die häufigste und wichtigste Komplikation der Ketose darstellt. Hinweise auf das Vorliegen einer derartigen, schwerwiegenden Leberschädigung bieten die trotz intensiver Behandlung anhaltende oder zunehmende Freßunlust, mäßige bis starke Verbreiterung und Schmerzhaftigkeit des Leberperkussionsfeldes, mitunter auch ikterische Verfärbung der sichtbaren Schleimhäute und/oder das Auftreten von Abkömmlingen der Gallenfarbstoffe im Harn (positiver Ausfall der Methylenblauprobe); labormäßig ist die Leberdegeneration sicherer zu erkennen am Anstieg der Aktivität der Serumfermente (SGOT, LDH), dem erhöhten Serumbilirubingehalt und der verzögerten Bromsulphaleinausscheidung; als prognostisch ungünstiges Zeichen und Beweis einer hochgradigen Leberverfettung werden Blutspiegel von mehr als 2 mg % Brenztraubensäure, über 0,4 mg % α-Ketoglutarsäure und mehr als 20 mg % Milchsäure angesehen.

Von besonderer Bedeutung für die Beurteilung der Heilungsaussichten ist ferner die möglichst rechtzeitige und sichere *Abgrenzung der Fälle mit primärer Ketose von denjenigen mit sekundärer Azetonurie* (siehe *Unterscheidung*); letztere erweisen sich nämlich in der Regel so lange als therapieresistent, wie ihr ursächliches Grundleiden nicht erkannt und wirksam behandelt wird. Ähnliches gilt auch für Patienten mit schwerer primärer Azetonämie – vor allem bei der bestandsweise gehäuft auftretenden, durch Ernährungsfehler bedingten Ketose –, wenn die notwendige Umstellung der Fütterung unterbleibt.

Gelegentlich tritt die Azetonurie gleichzeitig mit *anderen Stoffwechselstörungen,* insbesondere mit hypokalzämischer Gebärparese (S. 1009) oder mit hypomagnesämischer Tetanie (S. 1024), auf; es läßt sich meist nur schwer entscheiden, welchem der beiden Leiden die Hauptrolle im Krankheitsgeschehen zukommt.

Bei sachgemäßer, auch die Ernährung mitberücksichtigender Behandlung heilen *leichtere Fälle von primärer Ketose* innerhalb von 3 bis 6 Tagen, schwerere längstens binnen 8 bis 10 Tagen aus. Wenn daher nach 5 bis 6 Tagen noch keine deutliche Besserung des Allgemeinbefindens eingetreten ist, so sollte unbedingt erneut geprüft werden, ob nicht doch eine *sekundäre Azetonämie,* also ein verstecktes Primärleiden, vorliegt, oder ob sich eine *komplikative Leberschädigung* eingestellt hat; gegebenenfalls sind diese dann therapeutisch mit zu berücksichtigen.

Ein deutliches Nachlassen der Milchsekretion zu Beginn der Erkrankung gilt als prognostisch günstiges Zeichen, weil dadurch die Belastungen des Energiehaushaltes vermindert werden (siehe *Ursachen*); bleibt die hohe Milchmenge anfangs jedoch unbeeinflußt, so ist meist mit einem schwereren Verlauf zu rechnen. Dagegen zeigt die Normalisierung der Kotbeschaffenheit die Wiederkehr der Verdauungsfunktion und damit die zu erwartende Besserung an. Nach überstandener Ketose wird die alte Milchleistung allerdings nur selten wieder voll erreicht: der Gesamtertrag der betreffenden Laktation liegt im Mittel 15 % niedriger als sonst.

Zerlegungsbefund: Das Fleisch azetonämiekranker Rinder weist, vor allem bei der Koch- und Bratprobe, deutliche Geruchsabweichungen auf, wenn sein Ketonkörpergehalt mehr als 0,5 bis 1,0 mg % beträgt; es eignet sich zwar noch bis zu Ketonkörperwerten von 10 mg% zur Herstellung von Dauerwaren, sollte aber vor der Kühlhauslagerung eingesalzen werden, um Farbveränderungen zu vermeiden. Mit Ausnahme von Abmagerung und von Leberveränderungen (Taf. 8 b) ist das Sektionsbild wenig kennzeichnend: Mehr oder weniger stark ausgeprägte diffuse fettige Degeneration der Leber, die dadurch gelbbraun bis ockerfarben, brüchig, mitunter auch leicht bis mäßig verdickt oder stumpfrandig erscheint und sich auf der Schnittfläche talgig-schmierig anfühlt (histologisch: vakuoläre Verfettung, wenig oder kein Glykogen); nicht selten schwache ikterische Verfärbung des Tierkörpers; fettige Infiltration der Nieren (Nephrose); die Nebennieren sind in fortgeschrittenen Fällen vergrößert und schlaff (histologisch: Hypertrophie, fettige Infiltration, teilweise auch Degeneration der Rindenschicht bei unverändertem Mark), während der Hypophysenvorderlappen regressive Läsionen zeigen kann.

Erkennung und Unterscheidung: Zur Untersuchung auf etwaigen Gehalt an Ketonkörpern eignen sich sowohl Milch- als auch Harnproben; der Nachweis wird mit einer der folgenden Methoden[1] geführt:

1. Legal'sche Probe (nach Imbert-Bonamour): Vier Teile der Reagenzlösung (bestehend aus gleichen Teilen Eisessig und 10 %iger Natriumnitroprussid-Lösung; in gut verschlossener brauner Flasche aufbewahren) werden im Reagenzglas mit einem Teil Harn beziehungsweise Milch gemischt und dann vorsichtig mit 10 %igem Ammoniak überschichtet; positivenfalls verfärbt sich die Grenzschicht deutlich violett.

2. Rothera-Probe (nach Ross): Ein Gramm Reagenz (für Harn: 1 g Natriumnitroprussid und 99 g Ammoniumsulfat; für Milch: 2 g Natriumnitroprussid und 98 g Ammoniumsulfat; gut gemahlen und vermischt, in brauner Flasche lagern) wird in 5 ml Harn beziehungsweise Milch gelöst; nach Hinzufügen von 1 ml konzentriertem Ammoniak tritt bei Anwesenheit von Ketonkörpern eine dunkelpurpurne Verfärbung auf.

---

[1] Diese Nachweisverfahren sprechen auf Beta-Hydroxybutyrat nicht an; ihre Empfindlichkeit gegenüber Azetoazetat ist fünf- bis zehnmal so groß wie diejenige auf Azeton.

3. Trockenreagenz-Proben: sind relativ einfach und werden deshalb in der Praxis bevorzugt; entweder finden die handelsüblichen Azetontest-Tabletten (T. I.) oder das nach folgendem Rezept hergestellte Pulver Anwendung:

Rp. Natrii nitroprussici   1,0
    Ammonii sulfurici   20,0
    Natrii carbonici anhydrici 20,0
    M. f. pulvis, D. ad vitrum clausum, S. ‚Azetonreagenz-Pulver'.

Eine Prise dieses hygroskopischen und daher stets gut verschlossen aufzubewahrenden Pulvers beziehungsweise eine Tablette entsprechender Zusammensetzung wird auf geeigneter Unterlage (Papier, Melkschale) mit einigen Tropfen frisch entnommenen Harnes[1] oder Milch (gegebenenfalls auch Serum) des Patienten benetzt; Geschwindigkeit und Intensität der dann positivenfalls einsetzenden bläulich-violetten Verfärbung (Taf. 22 a) gestatten, insbesondere bei Vergleich mit der den Tabletten beiliegenden Farbskala, gewisse Rückschlüsse auf die vorliegende Ketonkörper-Konzentration und damit auf den Grad der Erkrankung. Weit besser ist es jedoch, die zu untersuchende Harn-, Milch- oder Serumprobe solange mit Wasser zu verdünnen, bis die Reaktion negativ ausfällt; als Grundlage für die Beurteilung dient dann die stärkste, hierbei soeben noch positiv reagierende Verdünnung. In entsprechender Weise können auch die beiden zuvor genannten Nachweismethoden semiquantitativ ausgewertet werden. Wiederholte vergleichende Kontrollen der hierfür geeigneten Körperflüssigkeiten geben dann wertvollen Aufschluß über den Verlauf der Erkrankung und den Erfolg der eingeschlagenen Behandlung.

Wie bereits erwähnt, zeigen Harnproben schon bei *subklinischer Azetonurie* –, Milchproben dagegen in der Regel erst bei *manifester Ketose* einen positiven Ketonkörper-Befund (siehe auch Übersicht 47); deshalb wird empfohlen, bei der Harnuntersuchung nur solche Ergebnisse als krankhaft zu werten, die sich auch in Verdünnungen von mindestens 1 : 10 reproduzieren lassen. Es muß aber ausdrücklich betont werden, daß selbst der Nachweis eines hohen Ketonkörper-Gehaltes in Harn oder Milch noch kein Beweis für das Vorliegen von *primärer Azetonämie* ist; erfahrungsgemäß sind vielmehr etwa 30 % der Ketosefälle auf anderweitige Grundleiden zurückzuführen und somit lediglich symptomatischer Natur. Unter den Krankheiten, die auf solche Weise eine *sekundäre Azetonämie* auslösen können, stehen puerperale Gebärmutterentzündungen, Fremdkörperleiden, Leberschädigungen und Indigestionen, Euterentzündungen, insbesondere aber die linksseitige Labmagenverlagerung, an erster Stelle. Auch im Verlauf anderer, gegen Ende der Trächtigkeit oder während der Hochträchtigkeit auftretender und den Energiehaushalt der Patienten belastender Erkrankungen kann eine symptomatische Azetonurie einsetzen; derartige Vorkommnisse sind jedoch, im Vergleich zu den durch die vorgenannten Ursachen bedingten Fällen, relativ selten. Da die Heilungsaussichten bei sekundärer Ketose in entscheidendem Maße von der Beseitigung des Primärleidens abhängen, sollte bei der Untersuchung azetonämiekranker Kühe stets auch gründlich geprüft werden, ob nicht etwa eine der oben aufgeführten Krankheiten vor- beziehungsweise zugrundeliegt; umgekehrt sind Mißerfolge bei der Behandlung immer als Hinweis, wenn nicht sogar als Beweis dafür zu werten, daß es sich um einen Fall von sekundärer, nicht aber von primärer Ketose handelt.

Außer den bereits erwähnten, der ‚digestiven Form' der Azetonämie ähnelnden Leiden (Leberschädigungen, S. 364; Reticuloperitonitis traumatica, S. 217; linksseitige Labmagenverlagerung, S. 291; alimentäre Indigestionen, S. 246 ff.) sind auch einige andere Krankheiten von *differentialdiagnostischer Bedeutung*, welche aufgrund ihrer Erscheinungen leicht Anlaß zur Verwechslung mit der ‚nervösen Form' der Ketose geben können: Tollwut (S. 792), traumatische After-Blasen-Schwanz-Lähmung (S. 631), Bleivergiftung (S. 1134), Tetanie (S. 1024), Polioenzephalomalazie (S. 640), Meningitiden (S. 634) sowie hypokalzämische Gebärparese (S. 1009); unter ihnen verdient die Tollwut wegen der hierbei für den Menschen bestehenden Gefahren besondere Beachtung. Bei

---

[1] Bei längerem Stehen des Harnes verwandelt sich etwa vorhandenes Azetoazetat in flüchtiges Azeton.

den genannten Krankheiten fällt die Ketonkörper-Reaktion im Harn zwar meist negativ aus, wodurch sich das Vorliegen von Azetonämie ausschließen läßt; gelegentlich gehen sie jedoch mit sekundärer Azetonurie einher; dann sind die angegebenen Orts geschilderten Symptome als Unterscheidungsmerkmale heranzuziehen.

Behandlung und Vorbeuge: Entsprechend der komplexen Pathogenese der Ketose (siehe Zusammenfassung auf S. 1056) ist von *allen Maßnahmen* eine günstige therapeutische und prophylaktische Wirkung zu erwarten, *welche*

den Glukoseverbrauch mindern = Einschränken des Melkens, intravenöse oder orale Gaben von Chloralhydrat;

die Glukoneogenese steigern = Förderung der Vormagenverdauung, und damit der Versorgung mit Glukosevorläufern, durch sachgemäße Ernährung (ausgeglichene wiederkäuer- und leistungsgerechte Fütterung mit genügend hohem Kohlenhydrat- beziehungsweise Rohfaseranteil sowie einem den Bedarf nicht überschreitendem Eiweiß- und Fettgehalt; unterstützende Zulagen von Vitaminen, Mineralstoffen und Spurenelementen; Pansensaftübertragung), orale oder intravenöse Verabreichung von glukoplastischen Substanzen (Dextrose, Zucker, Stärke oder Melasse, Propionate, Glyzerin, Propylenglykol oder Laktate), intramuskuläre Injektionen von Glukokortikoiden oder von adrenokortikotropem Hormon; Leberschutzbehandlung;

die Verbrennung der Ketonkörper fördern = Muskelbewegung (Laufstallhaltung oder Weidegang).

Hierzu ist im einzelnen folgendes zu bemerken:

Das *Ausmelken* des hochlaktierenden Euters läßt sich bei entsprechender Sorgfalt ohne weiteres vorübergehend einschränken; notfalls kann das Melken unter antibiotischem Schutz sogar einige Tage lang völlig unterbleiben. Diese laktosesparende und daher meist recht wirksame Maßnahme findet beim Tierbesitzer allerdings oft wenig Verständnis, obwohl dadurch die spätere Milchleistung des Patienten kaum nennenswert beeinflußt wird.

Chloralhydrat gilt als altbewährtes Mittel, nicht nur zur Dämpfung der Erregung bei der ‚nervösen Form' der Azetonämie, sondern auch für die Behandlung aller nicht mit Hypokalzämie verbundenen Fälle von Ketose; es bewirkt, wahrscheinlich durch Beeinflussung der Vormagenmikroben und des Zelluloseabbaues, eine Steigerung des Propionatgehaltes im Vormageninhalt. Üblicherweise werden 3 bis 5 Tage lang zweimal täglich je 15 bis 25 g (als Kapsel oder in Wasser gelöst) per os verabreicht; erforderlichenfalls kann Chloralhydrat am ersten Behandlungstage auch intravenös infundiert werden (10 bis 25 g in 5%iger, frisch zubereiteter Lösung). Es darf aber keinesfalls mit Natriumbikarbonat kombiniert eingegeben werden: In der Mischung beider Stoffe entwickeln sich offenbar toxische Zerfallprodukte, die schwerwiegende oder gar tödliche Vergiftungen auslösen können (Herzbeschleunigung, angestrengte Atmung, Kolik, Niederstürzen, Krämpfe, subseröse und submuköse Blutungen).

Der *Regelung der Fütterung* kommt im Rahmen der Behandlung schwerwiegender und hartnäckiger Ketose-Fälle besondere Bedeutung zu; sie ist außerdem von entscheidender Wichtigkeit für die erfolgreiche Vorbeuge der bestandsweise gehäuft auftretenden, also vorwiegend durch Ernährungsfehler bedingten Azetonämie. Dabei ist vor allem darauf zu achten, daß plötzliche Änderungen in der qualitativen und quantitativen Zusammensetzung der Ration vermieden werden; mit der auf die Bedürfnisse der Hochlaktation ausgerichteten Intensivierung der Fütterung sollte deshalb schon etwa zwei bis vier Wochen vor dem Kalbetermin begonnen und diese dann ganz allmählich so gesteigert werden, daß das Maximum ein bis zwei Wochen post partum erreicht wird. Für den erstgenannten Zeitpunkt ist als Berechnungsgrundlage der Erhaltungsbedarf plus Bedarf für 10 bis 15 Liter Milch –, für den zweiten der volle Leistungsbedarf anzusetzen (siehe Futterwerttabellen der DLG); während des genannten Zeitraumes sollten die prozentualen Anteile von Rohfaser, leicht verdaulichen Kohlenhydraten und verdaulichem Eiweiß möglichst konstant gehalten und die tägliche Kraftfutterportion auf 3 bis 4 Mahlzeiten verteilt werden, um zu gewährleisten, daß sich die Mikroflora und -fauna im Panseninhalt auf die einzelnen Nährstoffe einstellt und den mit der Laktation einsetzenden Anforderungen an die Vormagenverdauung gewachsen ist (= vorsichtiges ‚Anheizen' des Vormagensystems). Die bei *ernährungsbedingter Azetonämie* am häufigsten festzustellenden *Fütterungsfehler* sind folgende:

Energetische Unterversorgung: Das Angebot an verdaulichem Eiweiß sowie an Stärkeeinheiten muß dem Bedarf entsprechen (Futterwerttabellen der DLG).

Ungünstige Zusammensetzung der Ration: Der Rohfaseranteil sollte nicht weniger als 18 bis 20 % der Trockensubstanz der Gesamtration betragen; ihr Rohproteingehalt sollte 15 bis 20 %, das Eiweiß : Stärke-Verhältnis den Quotient von 1 : 5,5 bis 6,0 möglichst nicht übersteigen. Bei reichlichen Saftfuttergaben (Rüben, Silage) wird der geforderte Rohfasergehalt der Nahrung oft nicht eingehalten; wenn es sich um besonders eiweißhaltige Silage handelt, kann gleichzeitig auch der Gesamtproteingehalt den Bedarf überschreiten; dann müssen entsprechende Kürzungen des Silage- und/oder Kraftfutteranteiles vorgenommen und durch angemessene Zulagen von möglichst gutem Heu ersetzt werden.

Verabreichung ketogener Futtermittel: Als solche gelten vor allem ranzige (= buttersäurehaltige) oder verfaulte Silage und ein zu hoher Fettgehalt des Kraftfutters (viel Ölextraktionskuchen oder -schrote, zum Beispiel Kokos, Palmkern oder Babassu). Während schlecht gegorene und verdorbene Silage überhaupt nicht verfüttert werden darf, sollte der Fettanteil im Mischfutter nicht mehr als 5 bis 6 %, die täglich verabreichte Gesamtfettmenge nicht mehr als 800 g betragen.

Eine Aufbesserung der *Versorgung mit Mineralstoffen* (insbesondere mit leicht löslichen Phosphaten, S. 1001), *Vitaminen* (vor allem Karotin beziehungsweise Vitamin A, S. 1103 sowie Vitamine des B-Komplexes, S. 1107) und *Spurenelementen* (zum Beispiel 5 mg Kobaltchlorid oder 5 bis 10 mg Kobaltsulfat täglich) erweist sich nicht nur bei Vorliegen entsprechender klinischer oder subklinischer Mangelzustände, sondern auch in vielen Fällen von unkomplizierter Ketose als wirksame Unterstützung der übrigen Behandlungsmaßnahmen; möglicherweise wird hierdurch auch die Mikrobenwelt im Pansen günstig beeinflußt.

Sehr wertvoll für die Regulierung der Vormagenverdauung ist die nötigenfalls zwei- bis dreimal zu wiederholende Übertragung von 3 bis 5 Litern *Pansensaft* (T. I.), der am besten einem möglichst natürlich (mit reichlich Rauh- oder Grünfutter) ernährtem Spendertier zu entnehmen ist.

Die wichtigste Aufgabe bei der Ketose-Behandlung ist die baldige und dauerhafte *Wiederherstellung des normalen Blutzuckerspiegels*. Hierzu sind intravenöse *Traubenzuckerinfusionen* am besten geeignet, weil sie den Blutglukosegehalt unmittelbar anheben; der Erfolg ist jedoch nicht immer anhaltend, sei es weil die gewählte Dosis für das Einspielen des Energiestoffwechsels zu niedrig war, sei es weil im Überschuß eingeführte Dextrose in kurzer Zeit mit dem Harn[1] ausgeschieden wird. So gehen zum Beispiel von einer 300 g Traubenzucker in 25- bis 50 %iger Konzentration enthaltenden intravenös verabreichten Lösung etwa 10 % wieder verloren. Deshalb ist es ratsam, jeweils nur 100 bis 200 g Glukose (etwa Dextropur) in 10- bis 20%iger Lösung[2] intravenös (oder je zur Hälfte intravenös und 5- bis 10%ig intramuskulär) zu injizieren und diese Behandlung entweder schon am ersten oder aber an den 2 bis 3 folgenden Tagen zu wiederholen (unter Umständen mit niedrigerer Dosierung). In hartnäckigen Fällen bietet die auch unter Praxisverhältnissen durchaus mögliche Dauertropfinfusion wertvolle Vorteile; dabei werden 3 bis 9 Liter 10%iger Traubenzuckerlösung innerhalb von 24 bis 72 Stunden langsam in die Ohrvene oder subkutan seitlich am Hals einlaufen gelassen (Abb. 542, 543).

Die unter Umgehung der Vormägen erfolgende parenterale Verabreichung von Glukose kann durch *orale Gaben glukoplastischer Stoffe* zwar nicht ersetzt, oft aber wesentlich unterstützt werden. Dabei ist allerdings zu berücksichtigen, daß Stärke und alle Zucker im Pansen erst zu niederen Fettsäuren abgebaut werden, während die aus drei Kohlenstoffatomen bestehenden glukogenen Verbindungen (Propionate, Glyzerin,

---

[1] Die Nierenschwelle für Glukose liegt bei einem Blutzuckerspiegel von 100 mg%.
[2] Von manchen Autoren wird empfohlen, bis zu 500 ml 50%iger Traubenzuckerlösung auf einmal zu infundieren; derart hohe Konzentrationen werden aber nicht immer komplikationslos vertragen (Zittern, Speicheln, Niederstürzen).

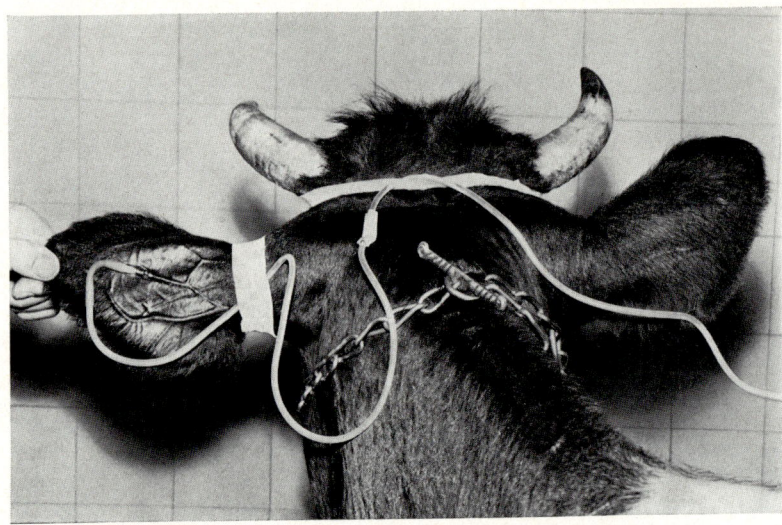

Abb. 542. Dauertropfinfusion einer Traubenzuckerlösung in die Ohrvene zur Behandlung hartnäckiger Fälle von Azetonämie (Fixation der zwischen Kanüle und Vorratsgefäß laufenden Schlauchleitung)

Prophylenglykol, Laktate) als solche resorptionsfähig sind; die Behandlung mit ersteren erscheint deshalb nur sinnvoll, solange die Vormagenverdauung noch einigermaßen funktioniert. Allen diesen Substanzen haftet außerdem der Nachteil an, daß ihre Umwandlung zu Glukose den Energiehaushalt und die Leber belastet. Erfahrungsgemäß ist aber von folgenden Mitteln bei 5- bis 10tägiger Verabreichung oft eine recht gute therapeutische Wirkung zu erwarten, die auch zur Vorbeuge der Azetonämie ausgenutzt werden kann:

Gedämpfte Kartoffeln, Zuckerschnitzel oder aufgebrühte Kleie: 2 bis 3 kg pro Tier und Tag; Melasse: 0,3 bis 1,5 kg täglich; übermäßige Gaben können zu Pansenazidose führen (S. 252).

Natrium- oder Kalziumpropionat: täglich zweimal je 50 bis 125 g mit dem Kurzfutter vermischt oder als Pille beziehungsweise in Wasser gelöst eingegeben. Kalziumpropionat kann auch intravenös verabreicht werden (54 g mit 126 g Glukose auf 900 ml Wasser); dabei treten jedoch mitunter Störungen der Herztätigkeit auf.

Glyzerin (teuer): zweimal täglich je 150 bis 500 g mit Wasser verdünnt ins Futter mischen oder oral eingeben.

Propylenglykol: täglich zweimal je 125 bis 250 g in der gleichen Menge Wasser gelöst per os verabreichen.

Laktatgemische (Natrium-, Kalium-, Kalzium- und/oder Ammoniumlaktat): täglich zweimal je 100 bis 250 g ins Futter einmischen oder mit 200 bis 500 ml Wasser oral eingeben; ihre Wirkung soll weniger befriedigend sein als diejenige der Propionate.

Glukokortikoide fördern, ebenso wie *ACTH*, die Glukoneogenese; letzteres regt außerdem die körpereigene Produktion von Nebennierenrindenhormonen an. Diese Mittel werden üblicherweise wie folgt dosiert (Maximalgaben in Klammer) und appliziert:

ACTH: 100 bis 300 (600) IE intramuskulär
Depot-ACTH*: 50 bis 100 IE intramuskulär
Kortisonazetat: 500 bis 1500 (2000) mg intramuskulär
Hydrokortison: 100 bis 200 (500) mg intramuskulär oder intravenös
Hydrokortisonazetat: 100 bis 250 mg intramuskulär
Fluorhydrokortisonazetat: 50 bis 100 mg intramuskulär
Prednisonazetat: 100 bis 200 (400) mg intramuskulär
Prednisolonazetat: 50 bis 200 (500) mg intramuskulär

Prednisolonhemisukzinat: 100 mg intramuskulär oder intravenös
Prednisolontrimethylazetat*: 100 bis 250 mg intramuskulär
Betamethason: 20 mg intramuskulär oder intravenös
Dexamethason (Methylfluorprednisolon)*: 10 bis 30 mg intramuskulär oder intravenös
Fluordexamethason*: 2,5 mg intramuskulär oder intravenös

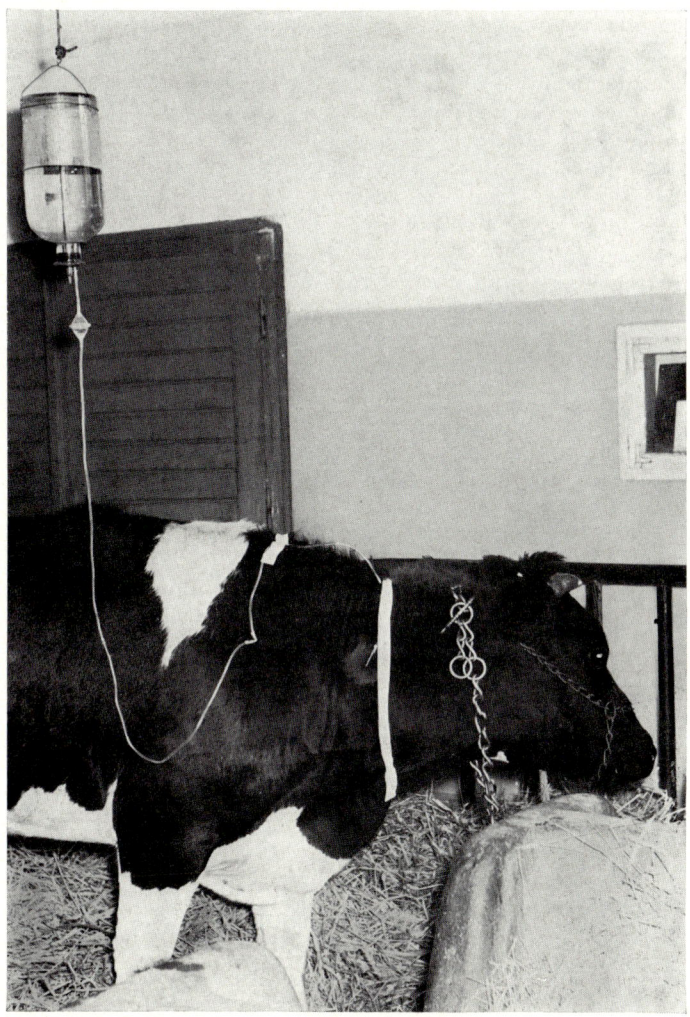

Abb. 543. Dauertropfinfusion subkutan am Hals (Vorratsgefäß, Tropfenzähler, Schlauch mit verstellbarer Knick-Klemme)

Diese Behandlung wird je nach Bedarf am zweiten, dritten oder vierten Tag mit der gleichen Menge oder mit der Hälfte der angegebenen Dosis bis zu insgesamt dreimal wiederholt; die mit einem Sternchen gekennzeichneten Verbindungen zeichnen sich durch eine relativ langanhaltende Wirkung aus. Vor Anwendung dieser Hormone ist daran zu denken, daß sie auch die körpereigenen Abwehrvorgänge schwächen; bei Vorliegen lokaler oder allgemeiner Infekte sollten deshalb zusätzlich Antibiotika oder Sulfonamide verabreicht werden.

Der *Leberschutzbehandlung* kommt vor allem in Fällen von schwerer und verschleppter Azetonämie Bedeutung zu. Die hiermit meist verbundene Leberverfettung spielt eine entscheidende Rolle in der Ketonkörperbildung; sie kann erhebliche und sogar irreversible Ausmaße annehmen, wenn nicht rechtzeitig eingegriffen wird. Die Leberschutzmaßnahmen decken sich weitgehend mit der Therapie der Ketose selbst: *Intravenöse Injektionen von Traubenzucker* (erforderlichenfalls als Dauertropfinfusion) unter Zugabe von *Azetylmethionin* (50 bis 70 ml der 26 %igen Lösung) sowie intramuskuläre Verabreichung von Glukokortikoiden oder ACTH. Bei bereits vorliegender Leberschädigung sollten Kalziumchlorid (S. 1150) und Chloralhydrat möglichst vermieden werden.

Durch einstündige *körperliche Bewegung* lassen sich bei azetonämiekranken Kühen ein Abfall des Blutketonkörpergehaltes um durchschnittlich 8 mg% und ein Anstieg des Blutzuckerspiegels um rund 20 mg% erreichen. Der günstige, ketonkörperverbrennende Einfluß der Muskelarbeit ist wahrscheinlich auch der Grund dafür, daß die Ketose nur selten während der Weideperiode auftritt. Diese wirksame Hilfsmaßnahme verdient deshalb mehr Beachtung, als ihr im allgemeinen beigemessen wird; wenn es die Witterungsverhältnisse nicht erlauben, die Patienten auf die Weide zu schicken, sollten sie in einem Laufstall untergebracht werden.

In der Behandlung der Ketose finden stellenweise noch folgende Mittel von mitunter recht guter, bislang aber nicht geklärter Heilwirkung Anwendung: *Natrium-* oder *Kaliumchlorat* (3 bis 5 Tage lang 1- oder 2mal täglich 20 bis 30 g in 500 ml Wasser gelöst oral) sowie *Kaliumpermanganat* (5 bis 6 Tage lang täglich 0,5 g in 500 ml Wasser per os). Vereinzelt ist auch *Natriumbikarbonat* empfohlen worden, um die ketosebedingte ‚Azidose' zu beheben (mehrere Tage lang je 50 bis 100 g per os, oder einmalig 250 g in 1000 ml Wasser gelöst intravenös); die Zweckmäßigkeit einer solchen Behandlung erscheint jedoch fraglich, weil die Alkalireserve des Blutes bei der Azetonämie des Rindes kaum beeinflußt wird. Vor der kombinierten Verabreichung von Natriumbikarbonat und Chloralhydrat (S. 1060) ist zu warnen.

Bei der Behandlung von Ketosefällen wird man in der Regel *mehrere der hier aufgezeigten Maßnahmen* zugleich ergreifen, um eine möglichst rasche und vollständige Heilung zu erzielen; die mitunter nicht unerheblichen Kosten einer solchen erfolgversprechenden Therapie werden durch den meist hohen wirtschaftlichen Wert der kranken Tiere und die andernfalls zu erwartenden Verluste gerechtfertigt. Unter den Verhältnissen der Praxis empfiehlt sich dabei folgendes Vorgehen: Am ersten Tage werden Traubenzucker und Glukokortikoide beziehungsweise ACTH verabreicht; bei Bedarf ist auch eine Pansensaftübertragung oder eine Leberschutzbehandlung vorzunehmen. Außerdem werden dem Tierbesitzer geeignete Ratschläge für die Fütterung erteilt und die benötigten Mengen Chloralhydrat oder glukoplastischer Substanzen übergeben. Die nächste Kontrolle des Patienten findet je nach Schwere seiner Erkrankung schon am folgenden, sonst am zweiten oder dritten Tage statt; dabei wird erneut überprüft, ob nicht etwa eine sekundäre Azetonämie oder eine erhebliche Leberschädigung vorliegt und die Behandlung dann je nach dem inzwischen eingetretenen Erfolg, mit den gleichen oder anderen Mitteln fortgesetzt. Bei weiterhin ausbleibender Besserung ist möglichst auf die Dauertropfinfusion von Glukose überzugehen.

In der *Vorbeuge* der Azetonämie sind gründliche Untersuchung der Futterzusammenstellung und Aufklärung des Tierbesitzers über richtige Ernährung der hochtragenden sowie frischlaktierenden Kühe (siehe S. 1060 f.) entscheidend. Hierzu sollten, vor allem in Betrieben mit bestandsweise gehäufter Azetonurie, erforderlichenfalls auch Futtermittelanalysen oder der amtliche Futterberatungsdienst mit herangezogen werden. Für die Prophylaxe des Leidens empfiehlt sich insbesondere auch die laufende orale Verabreichung mittlerer Dosen der auf Seite 1061 f. aufgezählten glukoplastischen Substanzen.

SCHRIFTTUM

Anonym (1962): Butyric acid metabolism in ruminants. Nutrit. Rev. *20*, 141-143. — Adler, J. H. (1955): Source of isopropanol in ruminant ketosis. J. Amer. Vet. Med. Ass. *131*, 198. — Adler, J. H., S. J. Roberts & J. A. Dye (1955): The pathological physiology of nervous ketosis. Cornell Vet. *45*, 451-452. — Adler, J. H., & J. A. Dye (1956): On the mechanism of ketogenesis in ruminants. Cornell Vet. *46*,

58-63. — ADLER, J. H., S. J. ROBERTS & R. G. D. STEEL (1957): The relation between reactions to the Ross test on milk and urine and the degree of ketonemia in dairy cows. Cornell Vet. *47*, 101-111. — ADLER, J. H., S. J. ROBERTS & J. A. DYE (1958): Further observations on silage as a possible etiological factor in bovine ketosis. Amer. J. Vet. Res. *19*, 314-318. — ADRICHEM, P. W. M. van (1963): De invloed van het voeder op enige fermentatie-produkten in de pens van normale runderen en van acetonemiepatienten. Tijdschr. Diergeneesk. *88*, 985-997.

BACH, S. J., & K. G. HIBBITT (1959): Biochemical aspects of bovine ketosis. Biochem. J. *72*, 87-92. — BAJEZ, E. (1954): Zur Chloralhydrat-Behandlung der Azetonämie der Milchkühe. Wien. Tierärztl. Mschr. *41*, 203-205. — BARTLEY, J. C., & A. L. BLACK (1966): Effect of exogenous glucose on glucose metabolism in dairy cows. J. Nutrit. *89*, 317-328. — BARTOŠ, ST. (1961): Glykogenese aus den mit Kohlenstoff C^{14} markierten flüchtigen Fettsäuren in der Leber des Rindes. Arch. Tierzucht. *4*, 189-198. — BETHCKE, H.-J. (1961): Über die Azetonämie als Fleischfehler. Schlacht-Viehhof-Ztg. *61*, 75-78. — BIENFET, V. (1956): L'acétonémie de la vache laitière. Ann. Méd. Vét. *100*, 368-429. — BONNEKESSEL, H. H. B. (1964): Untersuchungen über die Wirksamkeit eines Dexamethasonesters bei der Azetonurie des Rindes. Diss., Hannover. — BROUWER, E., & N. D. DIJKSTRA (1938): On alimentary acetonuria and ketonuria in dairy cattle induced by feeding grass silage of the butyric acid type. J. Agric. Sci. *28*, 695-700. — BURNS, K. N. (1963): A comparison of the glucogenic effects of some compounds used in the treatment of ketosis. Vet. Record *75*, 763-768.

CORNELIUS, CH. E., M. SMALL & M. KLEIBER (1957): C^{14} studies on ketogenicity of metabolites in lactating dairy cows. Proc. Soc. Exp. Biol. Med. *95*, 172-174. — COTE, J. F. (1968): Ration evaluation and ketosis prevention. Canad. Vet. J. *9*, 191-192.

DIRKSEN, G., & W. DROMMER (1963): Erfahrungen mit der intravenösen Prednisolon-Behandlung bei der Azetonurie des Rindes. Dtsch. Tierärztl. Wschr. *70*, 479-481. — DIRKSEN, G., & W. KAUFMANN (1966): Azetonämie und Fütterung. Tierärztl. Umschau *21*, 514-516. — DIRKSEN, G., & W. FISCHER (1967): Über die bestandsweise gehäuft auftretende Azetonurie des Rindes. Dtsch. Tierärztl. Wschr. *74*, 508-511. — DOUGHERTY, R. W., C. S. KLAVANO, W. M. DICKSON & P. A. KLAVANO (1956): Blood sugar levels in cattle and sheep fed various amounts of glucose. Cornell Vet. *46*, 397-409. — DYE, J. A., S. J. ROBERTS, N. BLAMPIED & M. G. FINCHER (1953): The use of cortisone in the treatment of ketosis in dairy cows. Cornell Vet. *43*, 128-160.

ELEMA, J. (1963): Het vet metabolisme bij acetonemie. Tijdschr. Diergeneesk. *88*, 1580-1584. — EMERY, R. S., N. BURG, L. D. BROWN & G. N. BLANK (1964): Detection, occurrence, and prophylactic treatment of borderline ketosis with propylene glycol feeding. J. Dairy Sci. *47*, 1074-1079.

FORD, E. J. H. (1957): Liver changes in parturient cattle. Vet. Record *69*, 1443-1444. — FORENBACHER, S. (1967): Die Leberverfettung bei der Azetonämie der Milchkühe mit besonderer Berücksichtigung der Störungen im Stoffwechsel einiger Trikarbonsäuren. Berl. Münch. Tierärztl. Wschr. *80*, 4-8.

GESSERT, R. A., S. C. SHAW & A. C. CHUNG (1955): Studies on ketosis in dairy cattle — the value of hydrocortisone therapy. J. Amer. Vet. Med. Ass. *127*, 215-218. — GRÜNDER, H.-D. (1961): Die Dauertropfinfusion beim Rind — Behandlung der Azetonurie. Dtsch. Tierärztl. Wschr. *68*, 401-405.

HALLGREN, W., & H. SANDSTEDT (1947): Koboltbehandling vid acetonämi. Svensk Vet.-Tidskr. *52*, 89-93. — HALSE, K., & W. VELLE (1958): Blood calcium in bovine ketosis. Amer. J. Vet. Res. *19*, 575-579. — HATZIOLOS, B. C., & J. C. SHAW (1958): Bovine ketosis: a microscopic study of the pituitary and adrenal glands. Agric. Exp. Stat. Univ. Maryland, Bull. A 98. — HEIDRICH, H. J., J. E. HUHN & H. LUPKE (1962): Ergebnisse der Leberfunktionsprüfung bei der Ketose des Rindes. Wien. Tierärztl. Mschr. *49*, 84-92. — HEIDRICH, H. J., M. MÜLLING, M. WESER & I. WINDISCH (1963): Das Verhalten der Glukosewerte im Blut gesunder Rinder nach Dexamethason- und Dexamethason-TMA-Applikation. Tierärztl. Umschau *18*, 288-290. — HENDERSON, J. A. (1947): Ketosis in dairy cows with emphasis on treatment. Cornell Vet. *37*, 292-304. — HENDRIKS, H. J. (1963): Het opwekken van acetonemie bij het rund. Tijdschr. Diergeneesk. *88*, 1572-1579. — HENDRIKS, H. J., I. MULDER, J. ELEMA & L. SEEKLES (1966): Biochemical aspects of acetonemia in cattle. Tijdschr. Diergeneesk. *91*, 1441-1448. — HIBBITT, K. G. (1964): Levels of conenzyme A in the liver of normal cows and of cows suffering from primary ketosis. Nature *204*, 206. — HIBBITT, K. G., & G. D. BAIRD (1967): An induced ketosis and its role in the study of primary spontaneous bovine acetonaemia. Vet. Record *81*, 511-517. — HOFLUND, S., & H. HEDSTRÖM (1948): Disturbances in rumen digestion as a predisposing factor to the appearance of acetonaemia. Cornell Vet. *38*, 405-417. — HOFLUND, S., G. NORDSTRÖM & W. HALLGREN (1956): Die Azetonämiebehandlung mit Natriumproprionat. Dtsch. Tierärztl. Wschr. *63*, 125-131. — HUNTER, G. D., & E. C. MILLSON (1964): Gluconeogenesis in the lactating dairy cow. Res. Vet. Sci. *5*, 1-6. — HUPKA, E. (1928): Die Azetonämie der Rinder. Dtsch. Tierärztl. Wschr. *36*: Sonderheft, 98-101.

JACOBSEN, S. O. (1962): Diagnose der Azetonämie mit Hilfe des Milchketotestes. Dtsch. Tierärztl. Wschr. *69*, 241-242. — JANSSEN (1908): Chronischer Magendarmkatarrh der Kühe nach dem Abkalben. Berl. Tierärztl. Wschr. *24*, 555. — JASPER, D. E. (1947): Hepatic changes in the bovine during pregnancy and ketosis. Thesis, Univ. Minnesota. — JÖHNK, M. (1911): Azetonämie beim Rinde. Münch. Tierärztl. Wschr. *55*, 301-305, 321-324. — JOHNSON, R. B. (1951): New methods of treating ketosis — a preliminary report. North Amer. Vet. *32*, 327-332. — JOHNSON, R. B. (1951): The relative rates of absorption of the volatile acids from the rumen and their relationship to ketosis. Cornell Vet. *41*, 115-121. — JOHNSON, R. B. (1954): The treatment of ketosis with glycerol and propylene glycol. Cornell Vet. *44*, 6-21. — JOHNSON, R. B. (1958): Ruminant ketosis — deficiency disease or metabolic defect? J. Amer. Vet. Med. Ass. *133*, 554-557. — JÖNSSON, G., & P. G. ROSENDAHL (1956): Behandlingen med kloralhydrat vid acetonemi. Medl. Sverig. Vet.-förbund *8*, 265-268.

KAPLAN, V. A., & V. A. SVIRIDENKO (1962): Alkalireserve und Gehalt an flüchtigen Fettsäuren sowie Azetonkörpern im Blut von Rindern (russisch). Veterinarija *39*: 2, 51-52. — KOLB, E. (1964): Ernährungs- und stoffwechselphysiologische Aspekte der Entstehung, Behandlung und Prophylaxe der primären Azetonämie der Milchkuh. M.-hefte Vet.-Med. *19*, 852-856. — KOOI, K. van der (1958): Ervaaringen met propyleenglycol als therapeuticum bij runder-acetonemie. Tijdschr. Diergeneesk. *83*, 493-494. — KREBS, H. A. (1966): Bovine ketosis. Vet. Record *78*, 187-192. — KRONEMANN, J., & A. J. H. SCHOTMAN (1960): Een vergelijkend onderzoek over de behandeling van acetonemie post partum met chloralhydraat en prednisolon. Tijdschr. Diergeneesk. *85*, 258-278. — KRONFELD, D. S. (1961): Metabolic aspects of ruminant ketosis. Amer. J. Vet. Res. *22*, 496-501. — KRONFELD, D. S. (1965): The enzymatic regulation of ketogenesis. Nord. Vet.-Med. *17*, 182-191. — KRONFELD, D. S. (1965): Growth hormone — induced ketosis in the cow. J. Dairy Sci. *48*, 342-346. — KRONFELD, D. S., E. G. TOMBROPOULUS & M. KLEIBER (1959): Glucose biokinetics in normal and ketotic cows. J. Appl. Physiol. *14*, 1026-1028. — KRONFELD, D. S., M. KLEIBER & J. M. LUCAS (1959): Acetate metabolism in bovine ketosis. J. Appl. Physiol. *14*, 1029-1032. — KRONFELD, D. S., & M. KLEIBER (1959): Mammary ketogenesis in the cow. J. Appl. Physiol. *14*, 1033-1035. — KRONFELD, D. S., M. G. SIMESEN & D. L. DUNGWORTH (1960): Liver glycogen in normal and ketotic cows. Res. Vet. Sci. *1*, 242-247. — KRONFELD, D. S., & F. RAGGI (1964): Glucose kinetics in normal, fasting, and insulin-treated cows. Amer. J. Physiol. *206*, 109-112.

LEFFEL, E. C., & J. C. SHAW (1957): Studies on ketosis in dairy cattle — effect of different levels of protein and energy intake. J. Dairy Sci. *40*, 981-988. — LINDSAY, D. B. (1959): The significance of carbohydrate in ruminant metabolism. Vet. Rev. Ann. *5*, 103-128. — LINK, R. P., D. I. NEWTON & W. G. HUBER (1957): The use of prednisolone in bovine ketosis. J. Amer. Vet. Med. Ass. *130*, 137-140.

MAPLESDEN, D. C. (1954): Propylene glycol in the treatment of ketosis. Canad. J. Comparat. Med. Vet. Sci. *18*, 287-293. — MARSHAK, R. R. (1955): The nutritional concept as the underlying cause of bovine ketosis. Vet. Med. *50*, 159-163. — MARSHAK, R. R. (1958): The pathological physiology of bovine ketosis. J. Amer. Vet. Med. Ass. *132*, 317-321. — MENAHAN, L. A., W. B. HOLTMANN, L. H. SCHULTZ & W. G. HOEKSTRA (1967): Relationship between β-hydroxybutyrate and acetoacetate plus acetone contents of blood and urine of the ruminant. J. Dairy Sci. *50*, 1409-1416. — MEYER, H. (1957): Über das Wesen, die Formen und Ursachen der Azetonurie des Rindes. Dtsch. Tierärztl. Wschr. *64*, 41-44, 82-85. — MORRIS, R. G., & C. E. HALL (1956): A preliminary report on the use of meticorten in bovine ketosis. J. Amer. Vet. Med. Ass. *128*, 132-134. — MULDER, I. (1963): Vetzuren in het bloed bij acetonemie. Tijdschr. Diergeneesk. *88*, 1585-1599.

NEFF, A. W., N. D. CONNOR & H. S. BRYAN (1960): Studies on 9 α-fluor-prednisolone acetate, a new synthetic corticosteroid for the treatment of bovine ketosis. J. Dairy Sci. *43*, 553-562. — NESSE, S., & A. W. BUER (1946): Om forgiftninstilfeller ved bruk av kloralhydrat blandet med natriumbikarbonat mot acetonurie hos ku. Norsk. Vet.-Tidskr. *58*, 196-200. — NEUMANN, B. W. (1968): Behandlungsversuche mit Fluordexamethason (Cortexilar-Grünenthal/Syntex) bei der Azetonurie des Rindes. Diss., Hannover. — NILSSON, L. S. (1960): Bovine ketosis — preventive measures. Vet. Med. *55*: 9, 29-36.

PATERSON, R. A. (1957): Prednisolone in the treatment of bovine ketosis. Vet. Record *69*, 1097-1100. — PEARCE, P. J. (1960): Some biochemical aspects of ketosis with particular reference to cattle. Vet. Rev. Ann. *6*, 53-93. — PEHRSON, B. (1966): Studies on ketosis in dairy cows. Acta Vet. Scand. *7*: Suppl. 15. — PEHRSON, B., & O. WALLIN (1966): Sambandet mellan dålig ensilage-kvalitet och acetonemi. Tidskr. Sverig. Vet.-forbund *18*, 151-153. — PETERSEN, J. Y. F. (1959): Biochemical aspects of bovine ketosis. Vet. Record *71*, 473-474. — PETRELIUS, T. (1962): Om acetonkött och dess användbarhet. Medl. Sverig. Vet.-forbund *14*, 170-175. — POTTS, R. B., & E. M. KESLER (1958): Effect of grass silage on milk flavors and milk and blood acetone bodies. J. Dairy Sci. *40*, 1466-1470. — PRINS, R. A., & A. SEEKLES (1968): Effect of chloral hydrate on rumen metabolism. J. Dairy Sci. *51*, 882-887. — PUNTRIANO, G. (1951): Hormonal hypothesis of prepartum and postpartum acetonemia in dairy cattle. Vet. Med. *46*, 215-218, 301-304, 333-338.

RADLOFF, H. D., & L. H. SCHULTZ (1967): Blood and rumen changes in cows in early stages of ketosis. J. Dairy Sci. *50*, 68-72. — REINDERS, J. S. (1961): Azetonämie und Fütterung. Tijdschr. Diergeneesk. *86*, 462-476. — ROBERTSON, W. G. (1957): Determination of liver function, plasma and blood volumes in ketotic cows, using bromsulphalein. J. Dairy Sci. *40*, 977-980. — ROBERTSON, W. G., H. D. LENNON, W. BAILEY & J. P. MIXNER (1957): Interrelationship among plasma 17-hydroxycorticosteroid levels, plasma protein-bound iodine levels, and ketosis in dairy cattle. J. Dairy Res. *40*, 732-738. — ROGERS, J. A. (1956): Intramuscular cortef in bovine ketosis. J. Amer. Vet. Med. Ass. *128*, 304-307. — ROGERS, J. A. (1957): Testing milk for preclinical signs of ketosis. J. Amer. Vet. Med. Ass. *131*, 295-296. — ROGERS, J. A. (1958): Use of prednisolone sodium succinate in 60 cases of bovine ketosis. J. Amer. Vet. Med. Ass. *132*, 323-324. — ROSENBERGER, G., & G. DIRKSEN (1956): Erfahrungen mit der ACTH-Behandlung der Azetonurie des Rindes. Dtsch. Tierärztl. Wschr. *63*, 235-237. — ROSENBERGER, G., & G. DIRKSEN (1958): Beitrag zur Behandlung der Azetonurie des Rindes mit Glukokortikoiden (Kortison, Hydrokortison, Prednisolon). Dtsch. Tierärztl. Wschr. *65*, 507-511. — ROSSOW, N. (1967): Klinisch-diagnostische Untersuchungen bei der Azetonurie (Ketose) des Rindes. Arch. Exp. Vet.-Med. *21*, 1005-1013.

SCHULTZ, L. H. (1952): Treatment of ketosis in dairy cattle with sodium propionate. Cornell Vet. *42*, 148-155. — SCHULTZ, L. H. (1958): Use of sodium propionate in the prevention of ketosis in dairy cattle. J. Dairy Sci. *41*, 160-168. — SCHULTZ, L. H., & M. MYERS (1959): Milk test for ketosis in dairy cows. J. Dairy Sci. *42*, 705-710. — SEEKLES, L. (1950): Een therapie met ammoniumlactaat bij acetonemie van het rund. Tijdschr. Diergeneesk. *75*, 287-288. — SEEKLES, L. (1960): Slepende melkziekte (acetonemie) — biochemische aspecten. Tijdschr. Diergeneesk. *85*, 1478-1503. — SEEKLES, L. (1963): Inleiding tot het acetonemie-vraagstuk — de analytisch-chemische methode. Tijdschr. Diergeneesk. *88*, 1559-1571. — Shaw, J. C. (1956): Ketosis in dairy cattle — a review. J. Dairy Sci. *39*, 402-434. — Siekmann, F. W., & H. Lammers (1955): Hinweis auf einen einfachen Azetonurie-Test beim Rind. Dtsch. Tierärztl. Wschr. *62*, 514-515. — Simeonov, S. (1962): Untersuchungen über den Ketonkörpergehalt im Blut von Milchkühen in Abhängigkeit von Alter, physiologischem Zustand und Milchleistung (bulgarisch). Izvest. Naučno. Inst. Nezar. Bolesti Zoochig. *2*, 21-28. — Simeonov, S. (1965): Untersuchungen über die Ketose bei Hochleistungskühen — Versuch zur experimentellen Reproduktion der Ketose bei Kühen (bulgarisch). Vet. Med. Nauki *2*, 635-640. — Simesen, M. G. (1962): The therapeutic use of cysteamine in bovine ketosis. Vet. Record *74*, 872-874. — Simesen, M. G. (1963): Comparison of intravenous and intraruminal administration of C^{14} labeled butyrate to lactating cows. Nord. Vet.-Med. *15*, 137-158. — Simesen, M. G., & T. Møller (1959): Liver biopsy on cattle — the patho-morphological picture of ketosis. Nord. Vet.-Med. *11*, 787-790. — Simesen, M. G., J. R. Luick, M. Kleiber & Ch. Thin (1961): Acetate metabolism in bovine fasting ketosis. Acta Vet. Scand. *2*, 214-225. — Sjollema, B. (1927): Über die Entstehung und die Heilung der Azetonämie bei Milchkühen (holländisch). Tijdschr. Diergeneesk. *54*, 1089-1098. — Sjollema, B., & J. E. van der Zande (1924): Onderzoekingen over acetonaemie bij melkkoeien. Tijdschr. Diergeneesk. *51*, 89-97, 131-141, 184-193, 222-231. — Smirnov, S. I. (1965): Zur Ketose der Kühe (russisch). Veterinarija *42*: 10, 52-54. — Stinson, O. (1929): So-called post-parturient dyspepsia of bovines and its specific treatment. Vet. Record *9*, 1115-1119. — Storry, J. E., & J. A. F. Rook (1965): Effect in the cow of intraruminal infusions of volatile fatty acids and of lactic acid on the secretion of the component fatty acids in the milk fat and on the composition of blood. Biochem. J. *96*, 210-217.

Talsma, D. (1951): Het effect van lichaamsbeweging op de gehalten aan glucose en acetonlichamen in het bloed bij acetonaemie post partum. Tijdschr. Diergeneesk. *76*, 161-162. — Talsma, D. (1956): Het acetonaemie-probleem bij het rund. Tijdschr. Diergeneesk. *81*, 934-945, 1099-1102. — Thin, Ch., & A. Robertson (1953): Biochemical aspects of ruminant ketosis. J. Comparat. Pathol. Therap. *63*, 184-194. — Thin, Ch., H. Pauer & A. Robertson (1959): The metabolism of ketone bodies in the ruminant. J. Comparat. Pathol. Therap. *69*, 45-64. — Todd, J. R. (1958): Underheated silage as a possible factor in acetonaemia. Res. Exp. Rec. Min. Agric. North Ireland *7*, 109-113.

Unrasch, R. (1961): Untersuchungen über die Brauchbarkeit des Azetontestes nach Adler zur quantitativen Bestimmung der Blutketonkörper beim Rind. Diss., Hannover. — Urbaneck, D., & N. Rossow (1963): Zum Ablauf der pathologischen Leberveränderungen bei der Azetonurie des Rindes. M.-hefte Vet.-Med. *18*, 167-172.

Vigue, R. F. (1955): Evaluation of some concepts of bovine ketosis from a practitioner's standpoint. J. Amer. Med. Vet. Ass. *127*, 101-119. — Vigue, R. F. (1956): Use of prednisolone in bovine ketosis. J. Amer. Vet. Med. Ass. *129*, 234-237. — Vigue, R. F. (1958): Use of a new adrenocortical steroid (ultracortenol) in bovine ketosis. J. Amer. Vet. Med. Ass. *133*, 326-329.

Wallace, W. R. (1926): Post-partum dyspepsia of bovines. Vet. J. *82*, 375-378. — White, E. A. (1955): Ketosis in dairy cattle — the role of cobalt and the significance of vitamin B_{12} in this metabolic disturbance. Vet. Med. *50*, 199-202. — Wright, A. W., & R. Roncalli (1964): Vitamin A and cattle ketosis. Vet. Med. *59*, 1248-1252.

‚Mania puerperalis'

Bestimmte Krankheitsbilder, die in zeitlichem Zusammenhang mit der Geburt auftraten und sich durch hochgradige, teilweise sogar tödlich endende *Erregungszustände* auszeichneten, wurden früher als ‚Mutterwahn', ‚Gebärneurose', ‚puerperale Manie' oder ‚Eklampsie' bezeichnet. Aus den Beschreibungen des Leidens geht hervor, daß die betreffenden Tiere dabei anfallsweise starke bis tobsuchtartige Unruhe zeigten (wilder und starrer Blick, Verdrehen der Augen, Zittern, manchmal auch Krämpfe beziehungsweise bewußtloses Niederstürzen, Geifern, Zähneknirschen, heftiges Belecken der Krippe, des eigenen Körpers oder anderer Tiere, Aufbrüllen, Losreißen, Angriffslust oder blindes Laufen und Drängen gegen die Wand), in den exzitationsfreien Intervallen aber apathisch-somnolent erschienen. 1919 klärte Jöhnk das Wesen dieser Krankheit als einer ungewöhnlich schwer verlaufenden *Azetonämie* auf. Seine Auffassung hat sich später, auch nach eigenen Beobachtungen, vielfach bestätigt und wird heute allgemein anerkannt. Sie findet ihren Beweis in der Übereinstimmung der Symptome mit denen der ‚nervösen Form' der Ketose (S. 1051), dem Vorkommen von Ketonkörpern im Harn der Patienten sowie in der Tatsache, daß meist auch mit den gleichen Behandlungsmaßnahmen wie bei der Azetonurie Besserung zu erzielen ist. Nach dem heutigen Stand der Kenntnisse erscheint der Begriff der ‚Mania puerperalis' daher entbehrlich. Bei Vorliegen des geschilderten Syndromes sollte vielmehr geprüft werden, ob es sich tatsächlich um Azetonämie oder um ein ihrer „nervösen Form" ähnelndes Leiden handelt; differentialdiagnostisch ist dann vor allem an Tollwut (S. 792), hypomagnesämische Tetanie (S. 1024) oder Bleivergiftung (S. 1134) zu denken.

SCHRIFTTUM

FLEMING, G. (1879): Mania puerperalis. Im Textbook of Veterinary Obstetrics, S. 687. Baillière, Tindall und Cox, London. — HARMS, C. (1899): Lehrbuch der tierärztlichen Geburtshilfe. 3. Aufl., Schoetz, Berlin. — JÖHNK, M. (1919): Über puerperale Eklampsie beim Rind. Berl. Tierärztl. Wschr. 35, 257-258. — LANDEL (1849): Mania puerperalis bei einer Kuh. Rep. Tierheilk. 10, 251-253.

„Puerperales Leberkoma"

Wesen: Als puerperales Leberkoma wird eine meist innerhalb kurzer Zeit oder weniger Wochen nach dem Kalben einsetzende, akut und fieberhaft verlaufende unheilbare Leberschädigung bezeichnet, die unter zunehmendem Ikterus zum Tod im Koma führt.

Vorkommen, Ursachen: Das Leiden wurde früher bei mastigen, während ihrer Hochträchtigkeit und Frühlaktation intensiv mit eiweiß- und fettreichem Kraftfutter ernährten Leistungskühen häufiger beobachtet als heute; als auslösende Faktoren scheinen auch anstrengende Transporte sowie plötzliche Futterumstellungen gegen Ende der Gravidität eine Rolle zu spielen. Diese Zusammenhänge lassen darauf schließen, daß die Pathogenese des puerperalen Leberkomas die gleiche ist wie bei der ketosebedingten Leberdegeneration (S. 1057); da diese in schwerwiegenden Fällen ebenfalls zum völligen Versagen der Leberfunktionen (hepatisches Koma) führen kann, ist die Vermutung naheliegend, daß das „puerperale Leberkoma" häufiger als angenommen die Folgeerscheinung einer unerkannt gebliebenen verschleppten Azetonämie (oder einer anderen leberbelastenden Krankheit, wie Hypokalzämie, puerperale Hämoglobinurie oder Labmagenverlagerung) darstellt. Jedenfalls werden bei der heute üblichen sorgfältigen Gesundheitsüberwachung der Leistungstiere und rechtzeitiger Hinzuziehung tierärztlicher Hilfe nur noch ausnahmsweise Patienten mit ätiologisch nicht zu klärendem, selbständigem puerperalem Leberkoma vorgestellt.

Erscheinungen und Verlauf: Betroffene Tiere erscheinen binnen weniger Tage schwer krank: tiefliegende matte Augen, trüber Blick, niedergeschlagen-müdes bis apathisches Verhalten, Stöhnen beim Niederlegen, vieles Liegen, unwilliges Aufstehen, träg-schleppender bis stolpernder oder schwankender Gang. Appetit und Milchproduktion gehen rasch, letztere oft bis zum Versiegen zurück. Im weiteren Verlauf steigt die Körpertemperatur allmählich bis auf hochfieberhafte Werte an, während Herz- und Atemfrequenz bis auf 90 bis 120 beziehungsweise 40 bis 60 pro Minute zunehmen; die Herztätigkeit wird pochend, später tumultuarisch, der Puls klein und hart. Sichtbare Schleimhäute sowie unpigmentierte Haut weisen meist deutliche Gelbfärbung auf. Schließlich kommen Freßlust, Wiederkauen und Pansenmotorik völlig zum Erliegen; dagegen wird Wasser – mitunter sogar mit vermehrtem Durst – noch aufgenommen. Der Kot erscheint dunkel, trocken-geballt und schleimüberzogen. Das Leberperkussionsfeld ist regelmäßig deutlich bis hochgradig verbreitert und meist auch sehr schmerzhaft; deshalb fallen auch die Fremdkörperproben häufig positiv aus. Bei der Leberfunktionsprüfung erweist sich der Serumbilirubingehalt als stark erhöht, die Bromsulphaleinretention als verzögert. Der Harn der Patienten enthält stets Eiweiß, vielfach auch Gallenfarbstoffabkömmlinge sowie mitunter Spuren von Azetonkörpern. Die Leberschädigung ist in der Regel unheilbar und führt innerhalb von 8 bis 10 Tagen zum Festliegen im Koma mit tödlichem Ausgang.

Zerlegungsbefund: Ausgeprägter Ikterus des gesamten Tierkörpers; Leber auf das 3- bis 4fache ihres normalen Umfanges angeschwollen, stumpfrandig, diffus ocker- bis safranfarben und auffallend mürbe-brüchig mit deutlicher Läppchenzeichnung (histologisch: hochgradige zentrolobuläre und teilweise von Nekrosen begleitete Leberverfettung); außerdem von Fall zu Fall auch subseröse und/oder submuköse Blutungen sowie Vermehrung der Bauchhöhlen- und Herzbeutelflüssigkeit.

Erkennung und Unterscheidung: Das schwere, von Somnolenz und Lähmungserscheinungen begleitete Krankheitsbild gibt leicht Anlaß zur Verwechslung mit hypokalzämischer Gebärparese (S. 1009), von der es sich aber durch die Leberbefunde unterscheidet; andernfalls ruft eine versuchsweise Kalziuminjektion meist eine gefährliche Verschlimmerung des Leidens hervor. Schwieriger ist die differentialdiagnostische Abgrenzung der Lebernekrobazillose (S. 369) und der septikämisch verlaufenden Salmonellose (S. 752); erstere ist jedoch oft mit bedrohlicher Atembeschwerde verbunden, während bei letzterer fast immer profuser Durchfall besteht; außerdem lassen sich die Salmonellen im Kot bakteriologisch nachweisen.

Eine *Behandlung* der Patienten ist zwar wegen der minimalen Heilungschancen wenig aussichtsreich; sie erscheint aber, zumindest versuchsweise, angebracht, weil das Fleisch der Tiere bei der Beschau praktisch stets als genußuntauglich befunden wird. Hierzu empfehlen sich wiederholte intravenöse Injektionen von Glukose (am besten aber die Dauertropfinfusion) und Azetylmethion (50 bis 70 ml 26 %ig) sowie parenterale Gaben von Glukokortikoiden oder ACTH (S. 1062 f.). Auch kann ein Aderlaß (3 bis 5 Liter) mit nachfolgender intravenöser Einspritzung von 20 %iger Dinatriumphosphatlösung (in 20 %iger Glukose) versucht werden. Vor der intravenösen Verabreichung von Kalziumpräparaten ist dagegen dringend zu warnen (rapide Verschlechterung mit Kreislaufkollaps).

Die *Vorbeuge* des puerperalen Leberkomas hat sich vor allem auf die wiederkäuer- und leistungsgemäße Fütterung der hochtragenden und frischlaktierenden Kühe zu richten; hierfür gilt das gleiche wie für die Prophylaxe der Azetonämie (S. 1064).

SCHRIFTTUM

Ford, E. J. H. (1957): Liver changes in parturient cattle. Vet. Record 69, 1443-1444. — Forenbacher, S. (1967): Die Leberverfettung bei der Azetonämie der Milchkühe mit besonderer Berücksichtigung der Störungen im Stoffwechsel einiger Trikarbonsäuren. Berl. Münch. Tierärztl. Wschr. 80, 4-8. — Götze, R. (1934): Koma, Lähmungen und Krämpfe während der Mutterschaft und Laktation. Berl. Tierärztl. Wschr. 50, 849-854. — Hupka, E. (1943): Die puerperale Leberverfettung der Kühe. Dtsch. Tierärztl, Wschr. 51, 109-111. — Pallaske, G. (1944): Über puerperale Erkrankungen des Rindes. Berl. Münch. Tierärztl. Wschr./Wien. Tierärztl. Mschr. 60/31, 33-34, 39-41. — Simesen, M. G., & T. Møller (1959): Liver biopsy on cattle — the patho-morphological picture of ketosis. Nord. Vet.-Med. 11, 787-790. — Urbaneck, D., & N. Rossow (1963): Zum Ablauf der pathologischen Leberveränderungen bei der Azetonurie des Rindes. M.-hefte Vet.-Med. 18, 167-172.

Paralytische Myoglobinurie

Unter den gleichen Umständen, die den ‚Kreuzverschlag' des Pferdes auslösen, kommt es gelegentlich auch beim Rind zu *Myoglobinämie* und *Myoglobinurie* (früher ‚myogene' oder ‚rheumatische Hämoglobinurie' genannt). Von diesem heute ziemlich seltenen Leiden werden vor allem Zugochsen betroffen, die nach längerer Stallruhe und kohlenhydratreicher Fütterung bei windig-nassem oder kaltem Wetter zu anstrengender Arbeit herangezogen werden: gestörte Glykolyse des in der Muskulatur angesammelten Glykogens mit erhöhtem Zucker-, Brenztraubensäure-, Milchsäure- und anorganischem Phosphatgehalt im Blut sowie Auftreten von Muskelfarbstoff in Blut und Harn. Zu den gleichen Folgen kann auch das Treiben von gut genährten Rindern über weite Entfernungen während der kalten Jahreszeit führen.

Die *Erscheinungen* setzen ganz plötzlich ein: Das erkrankte Tier bleibt zitternd stehen, versucht sich hinzulegen oder stürzt sogar unerwartet nieder; angetrieben steht es nur mühsam auf und bewegt sich mit steif-gespanntem oder gespreiztem Gang weiter, wobei die Klauen der Hintergliedmaßen mitunter über den Boden schleifen. In schweren Fällen kommt es zu Schweißausbruch, Ansteigen der Körpertemperatur bis auf fieberhafte Werte sowie zu Steigerung der Atem- und Pulsfrequenz. Bei näherer Untersuchung erweist sich meist vor allem die Nachhand als geschädigt (Schwanken oder Umfallen beim Drehen des Patienten): Die betroffenen Muskelpartien der Kruppe und Hinterbacke sind mehr oder weniger deutlich verdickt und bretthart, in der Regel aber kaum oder gar nicht schmerzhaft; die darüberliegende Haut fühlt sich heiß und gespannt an. Manchmal sind außerdem auch die Muskeln an Lende, Rücken, Schulter oder Hals beteiligt. Der seltener als normal abgesetzte Harn weist eine trübe rötliche bis schmutzigbraune Verfärbung auf; das in ihm enthaltene Myoglobin ergibt wie Hämoglobin eine positive Benzidinreaktion und ist von diesem nur spektroskopisch zu unterscheiden. In der Folge liegen die Patienten viel; bei ungünstigem Verlauf kommt es zu zunehmender Niedergeschlagenheit, Verweigern des Futters, Sistieren der Pansenmotorik und zum völligen Festliegen. Bei der *Zerlegung* erscheinen die veränderten Muskelpartien blaßgrau, wie gekochtes Fleisch; ihr Bindegewebe ist sulzig durchtränkt. Leber und Nieren sind fettig degeneriert; in der Harnblase findet sich rötlicher bis brauner Urin. *Differentialdiagnostisch* sich vor allem Hämoglobinurien (S. 381, 1074) in Betracht zu ziehen, von denen sich die Myoglobinurie durch die Bewegungsstörungen oder die Muskelbeteiligung und das Ausbleiben einer Anämie unterscheidet. Die *Behandlung* besteht in sofortiger Ruhigstellung des Patienten, der nötigenfalls mit dem Fahrzeug nach Hause zu bringen ist: warmer Laufstall mit reichlich Einstreu (Dekubitusgefahr). Außerdem werden wiederholte Abreibungen der befallenen Muskeln, salinische Abführmittel oder Natriumbikarbonat (200 bis 500 g) per os, Aderlaß, parenterale Flüsigkeitszufuhr, Antihistaminika und Gaben von Vitamin E empfohlen (T. I.). In leichten bis mittelgradigen Fällen kommt es dann innerhalb weniger Tage zur Heilung; bei Beteiligung des Herzens oder der Nieren kann dagegen infolge Versagens des Kreislaufs oder Urämie in kurzer Zeit der Tod eintreten.

SCHRIFTTUM

Baer & Kurtz (1901): Beitrag zur (myogenen) Hämoglobinämie (Hämoglobinurie) des Rindes. Berl. Tierärztl. Wschr. 17, 48-49. — Forenbacher, S. (1954): Paralytische Myoglobinämie beim Rind (serbokroatisch). Vet. Arhiv 24, 25-28. — Härtle (1896): Hämoglobinämie bei einem Ochsen. Wschr. Tierheilk. Viehzucht 40, 160. — Hink (1888): Haemoglobinaemia et Haemoglobinuria rheumatica bovis. Wschr. Tierheilk. Viehzucht 32, 273-275. — Krug (1893): Hämoglobinämie bei Zugochsen. Wschr. Tierheilk. Viehzucht 37, 282. — Notz, M. (1900): Die (myogene) Hämoglobinämie des Rindviehs. Wschr. Tierheilk. Viehzucht 44, 449-453, 461-465.

Störungen des Wasserhaushaltes

Im folgenden Abschnitt werden die durch unzureichende oder übermäßige Trinkwasseraufnahme verursachten Krankheiten besprochen. Die mitunter auf der Verabreichung von jauchehaltiger oder anderweitig verschmutzter Tränke beruhende Pansenfäulnis wird bei den alimentären Indigestionen abgehandelt (S. 250); bezüglich im Wasser enthaltener toxischer Stoffe sei auf die durch diese ausgelösten Vergiftungen verwiesen (S. 1120 ff.).

Durst, Verdursten

Wesen, Ursachen: Der Anteil des Wassers am Körpergewicht beträgt bei erwachsenen Rindern etwa 50 %, bei neugeborenen Kälbern rund 75 %. Hiervon sind ungefähr zwei Drittel intrazellulär und ein Drittel extrazellulär lokalisiert; das extrazelluläre Wasser entfällt wiederum zu drei Vierteln auf das Plasma und zu einem Viertel auf das Interstitium. Ein im Bedarfsfall relativ leicht mobilisierbares Wasserdepot liegt im Vormageninhalt. Der Waserbedarf erwachsener Rinder beläuft sich auf 25 bis 90 (extremerweise bis auf 150) Liter pro Tier und Tag. Er wird vom Feuchtigkeitsgehalt der

Nahrung, der aufgenommenen Futtermenge[1] sowie von den über Harn, Kot, Milch und durch Verdunstung eintretenden Wasserverlusten bestimmt. Letztere ist wiederum von klimatischen Faktoren abhängig: In heißer Umgebung wird die normale Körpertemperatur der Wiederkäuer vor allem durch vermehrte Evaporation aufrechterhalten; diese macht in gemäßigten Breiten etwa 20 % der Gesamtwasserausscheidung aus und erfolgt zu drei Fünfteln über die Haut sowie zu zwei Fünfteln über die Lungen. Bei hoher Luftfeuchtigkeit und heißer Umgebung kann sich die derart verdunstende Wassermenge auf 30 bis 40 Liter pro Tier und Tag belaufen. Mit anhaltendem Speicheln oder schwerem Durchfall verbundene Krankheiten bedingen durch Behinderung der Rückresorption ebenfalls eine mitunter recht beträchtliche Steigerung des Wasserbedarfes.

In der Rinderhaltung tropischer und subtropischer Gebiete stellt die unzulängliche Wasserversorgung während der trockenen Jahreszeit oft den einzigen produktionseinschränkenden Faktor dar; manchenorts können die Weidetiere nur alle zwei bis drei Tage und dazu noch über weite Anmarschwege zur Tränke geführt werden. Störungen der Wasserzufuhr treten aber gelegentlich auch infolge anderer Ursachen auf: Einfrieren der Oberflächengewässer, Verstopfung oder Bruch von Wasserleitungen beziehungsweise schwerwiegende, zur Verweigerung der Tränkeaufnahme führende Verunreinigungen des Wassers.

Erscheinungen: Bei anhaltender Einschränkung oder völliger Unterbrechung der Wasserversorgung werden alle drei genannten ‚Flüssigkeitsräume' des Tierkörpers betroffen. Zum Ausgleich setzt ein Abfluß des intrazellulären Wassers in das Interstitium und von hier in die Blutbahn ein; auf diese Weise kann die Ionenkonzentration im Plasma konstant erhalten werden, solange der Verlust 25 % der Wasservorräte nicht übersteigt. Durch Durst verursachte Abmagerung löst bei Wiederkäuern schon deutliche Ausfallserscheinungen aus, wenn der Rückgang des Körpergewichtes 10 % erreicht (verminderte Fruchtbarkeit und Leistung); sie endet meist tödlich, wenn dieser 20 % übersteigt. Dagegen werden hungerbedingte Gewichtsverluste bis zu 30 und 40 % oft ohne schwerwiegende Folgen vertragen, wenn der Wasserbedarf dabei gedeckt bleibt.

Die nach länger als 3 bis 4 Tagen dauerndem Wasserentzug klinisch manifest werdende Dehydration wird durch folgende Symptome gekennzeichnet: verminderter oder fehlender Appetit, leichtes Schäumen, vermehrte Erregbarkeit, Muskelzittern, steifer unkoordinierter Gang, Eindickung des Vormageninhaltes, Hämokonzentration (Zunahme von Hämatokrit, Erythrozytenvolumen sowie Eiweiß-, Harnstoff- und anorganischem Phosphorgehalt im Serum), Rückgang der Harnausscheidung und der Milchsekretion (bis zum Versiegen), erhöhte Herzfrequenz, Exsikkose (Abnahme des Hautturgors, tiefliegende Augen) sowie herabgesetzte Hitzetoleranz (infolge Hemmung der Evaporation). Die auffallend durstigen Patienten brüllen zunächst viel und versuchen jedwedes erreichbare Wasser, unter Umständen auch stark verunreinigte Tränke, gierig aufzunehmen. Im weiteren Verlauf kommen sie schließlich völlig erschöpft zum Festliegen und verenden innerhalb weniger Tage, wenn nicht für rechtzeitige Abhilfe gesorgt wird; bei tragenden Tieren kommt es oft zum Absterben der Frucht, die später ausgestoßen wird.

Zerlegungsbefund: Bei verdursteten Rindern sind Subkutis und Muskulatur am Unterbauch sulzig infiltriert und nekrotisch; ihr Fleisch erscheint wie gekocht. Die Leber ist blaß, dehydriert und zusammengeschrumpft. Die trächtige Gebärmutter enthält meist einen in fortgeschrittener Zersetzung befindlichen Fetus.

Erkennung, Unterscheidung: Die Diagnose ist auf Grund der eindeutigen Begleitumstände meist leicht zu stellen; differentialdiagnostisch und als Komplikation ist Hitzschlag (S. 1314) in Betracht zu ziehen; bei Transportrindern ist auch an Reisetetanie (S. 1039) zu denken.

Behandlung: Da die durstigen Patienten bei freiem Tränkezugang unter Umständen bis zu einem Viertel ihres eigenen Gewichtes an Wasser auf einmal aufnehmen

---

[1] Pro kg Trockensubstanz des Futters werden 4 bis 6 Liter Tränkewasser benötigt.

(→ Schockgefahr), sollten sie zunächst in kürzeren Zeitabständen wiederholt mit mäßigen Mengen (10 bis 20 Liter pro Tier) getränkt werden, bevor man ihnen wieder Wasser zur uneingeschränkten Verfügung stellt. Bei bereits festliegenden und komatösen Rindern ist die alsbaldige Notschlachtung vorzuziehen, wenn dabei noch ein Erlös zu erwarten steht.

Vorbeuge: Rinder sollten regelmäßig (in tropischen und subtropischen Regionen mindestens alle zwei Tage) bis zur Sättigung ihres Bedarfes getränkt werden. Der Wasserverbrauch ist bei Verabreichung mittels automatischer Selbsttränken zwar 10 bis 30 % höher als bei nur zweimal täglich erfolgendem Tränken; die durch erstere bei Masttieren und Milchkühen zu erzielenden wirtschaftlichen Vorteile sind jedoch mitunter recht erheblich (bis zu 10 % bessere Futterverwertung und Milchleistung). Wo ihnen Wasser nicht zur freien Verfügung steht, sollten sie deshalb während der Hochlaktation möglichst täglich dreimal getränkt werden.

SCHRIFTTUM

BIANCA, W., J. D. FINDLAY & J. A. McLEAN (1965): Responses of steers to water restriction. Res. Vet. Sci. *6*, 38-55. — CARROLL, E. J., & A. B. HOERLEIN (1966): Reproductive performance of beef cattle under drought conditions. J. Amer. Vet. Med. Ass. *148*, 1030-1033. — DOWLING, D. F. (1958): The significance of sweating in heat tolerance of cattle. Austral. J. Agric. Res. *9*, 579-586. — MACDONALD, M. A., & J. M. BELL (1958): Influence of ambient temperature on water intake of lactating Holstein-Friesian cows. Canad. J. Animal Sci. *38*, 23-32. — MACFARLANE, J. S. (1967): The effect of oestrus on ‚free' water intake in Zebu-type heifers. Vet. Record *80*, 361-362. — HIX, E. L., G. K. L. UNDERBJERG & J. S. HUGHES (1959): The body fluids of ruminants and their simultaneous determination. Amer. J. Vet. Res. *20*, 184-191. — JAŚKOWSKI, L., & T. RULSKI (1966): Einfluß von Tränkewassermangel auf die Qualität des Bullenspermas (polnisch). Polskie Arch. Weter. *9*, 533-546. — JONG, S. S. DE (1963): Hoeveel water drinken stieren? Tijdschr. Diergeneesk. *88*, 672-673. — KAREW, W. B. (1960): Der Einfluß des Selbsttränkens auf die tierische Produktion (russisch). Tierzucht (russisch) *22*: 10, 70. — KNIGHT, R. P. (1963/64): A case history — mortalities in cattle caused by thirst. Vict. Vet. Proc. *22*, 45-46. — PAGOT, J., & R. DELAINE (1958): Besoins en eau des taurins et des zébus en zone tropicale (Afrique occidentale française). Rev. Elevage Méd. Vét. Pays Trop. *11*, 293-300. — PAPILLAUD, G. G. (1958): Les besoins en eau et l'abreuvement des bovins. Thèse, Toulouse. — PAYNE, W. J. A. (1961): Vorläufiger Versuchsbericht über den Wasserbedarf und die Leistungsfähigkeit von Zebu-Rindern, die einem Stress in Form seltener Wassergabe und langer täglicher Märsche ausgesetzt waren. Ber. 8. Int. Tierzucht-Kongr., Hamburg; *2*, 135-136. — ROLLINSON, D. H. L., & R. M. BREDON (1960): Factors causing alterations of inorganic phosphorus in the blood of Zebu cattle. J. Agric. Sci. *54*, 235-242. — WEHMEYER, P. (1954): Variation in the composition of the blood in cows during thirst, after intake of water, and on hungring. Acta Pathol. Microbiol. Scand. *34*, 518-520. — WINCHESTER, C. F., & M. J. MORRIS (1956): Water intake rate of cattle. J. Animal Sci. *15*, 722-740.

Tränkehämoglobinurie (‚Wasserintoxikation')

Wesen, Ursachen: Von diesem Leiden werden nur Kälber und Jungrinder bis zu etwa einem Jahr befallen, die zuvor ausschließlich mit Milch beziehungsweise Milchaustauschern oder vorübergehend überhaupt nicht getränkt worden waren und plötzlich freien Zugang zu Wasser (Selbsttränke, Bach oder ähnlichem) bekommen. Sie pflegen dann erhebliche Wassermengen auf einmal aufzunehmen, so daß ihr Leib nicht selten ballonförmig aufgetrieben erscheint. Ein großer Teil dieses Wassers gelangt wahrscheinlich wegen des noch funktionierenden Schlundrinnenreflexes unmittelbar in Labmagen und Darm; es wird jedenfalls sehr schnell resorbiert und führt durch Verminderung des osmotischen Plasmadruckes zu raschem Zerfall der roten Blutkörperchen innerhalb der Gefäßbahn. Dabei wird oft soviel Hämoglobin freigesetzt (Hämoglobinämie), daß dieses auch im Harn erscheint (Hämoglobinurie). Die Gefahr einer solchen schwerwiegenden Hämolyse ist gegeben, wenn die auf einmal aufgenommene Wassermenge mehr als 10 bis 15 Liter beziehungsweise mehr als 10 % des Körpergewichtes beträgt; sie scheint durch niedrige Umgebungstemperatur oder kaltes Wasser gefördert zu werden.

TAFEL 22

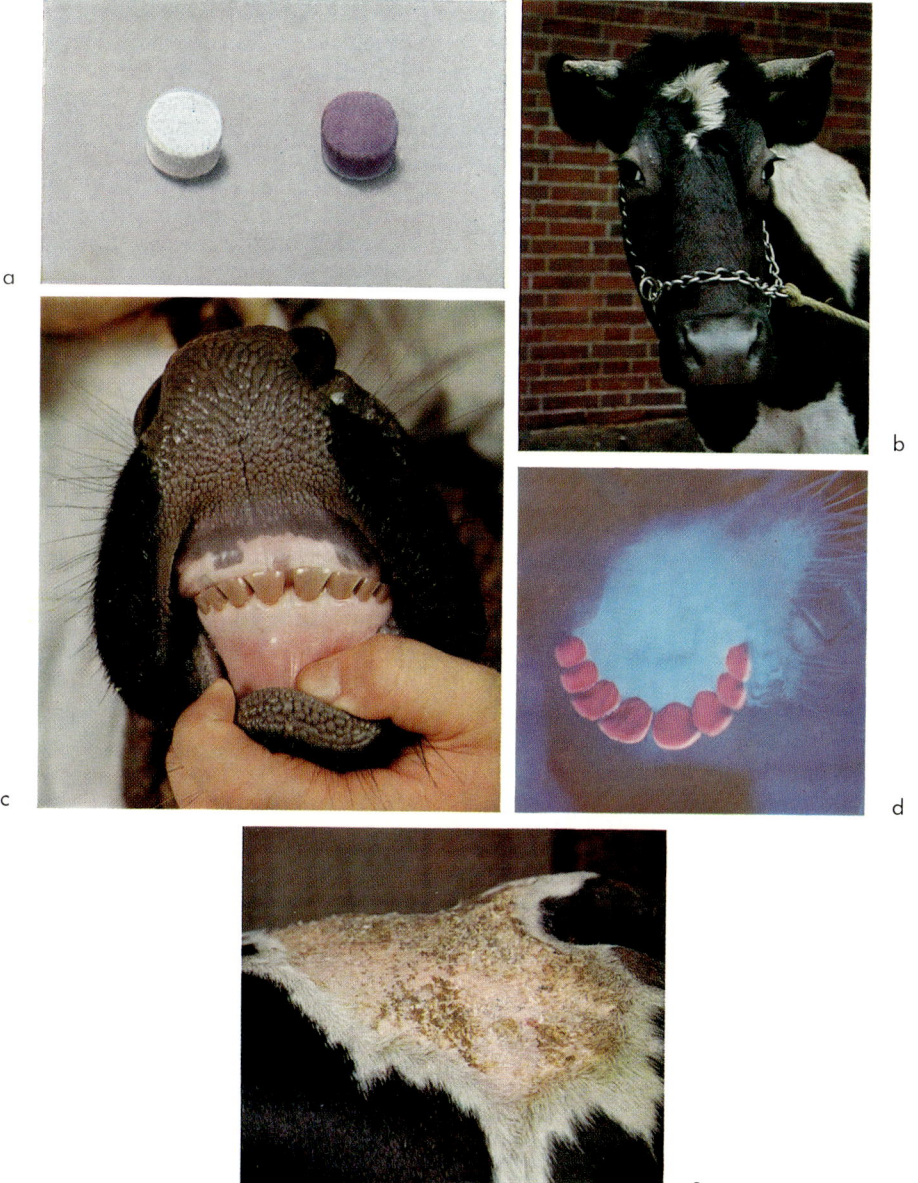

a. Ketonkörpernachweis mit Hilfe von Test-Tabletten: links negative, rechts positive Reaktion (S. 1059)
b. Kuh mit kupfermangelbedingter Ausbleichung der Haare rings um die Augen, sogenannte ‚Brille' (S. 1079)
c. Braunrote Verfärbung der Milchschneidezähne bei einem Jungrind mit angeborener Porphyrie (S. 1074; Wass und Hoyt, 1965)
d. Zähne eines porphyriekranken Jungrindes im ultravioletten Licht: rote Fluoreszenz (S. 1074; Wass und Hoyt, 1965)
e. Chronische Dermatitis solaris der nichtpigmentierten Haut im Lendenkreuzbereich infolge porphyriebedingter Photosensibilität (S. 1074, 1324; Wass und Hoyt, 1965)

(1966): Studies on paroxysmal hemoglobinuria of calves due to excessive water drinking (japanisch). J. Fac. Agric. Iwate Univ. Morioka *8*, 103-113. — PAPADANIEL, S. (1954): Hémoglobinurie paroxystique avec oedème pulmonaire aigu chez le veau après ingestion d'une grande quantité d'eau (griechisch). Bull. Soc. Vét. Hellénique *13*, 619-623.

Störungen im Auf- und Abbau des Hämoglobins

Entsprechend der ätiologischen Gliederung dieses Buches findet eine Reihe von infektiös, parasitär oder toxisch bedingten Hämoglobinämien im folgenden Abschnitt nur differentialdiagnostische Erwähnung, nämlich: Leptospirose (S. 876), bazilläre Hämoglobinurie (S. 881), Babesiosen (S. 893), Theileriosen (S. 897), Vergiftungen durch Kupfersalze (S. 1125), Raps (S. 1269), Kohl (S. 1257), Zwiebeln (S. 1259) und Bingelkraut (S. 1260) sowie die Tränkehämoglobinurie (S. 1072); auch die mit Methämoglobinämie einhergehenden Intoxikationen durch Nitrite (S. 1165) und Nitrosegase (S. 1170) werden andernorts besprochen.

Porphyrie

Wesen, Ursachen: Angeborene rezessiv-erbliche Störung des Pigmentstoffwechsels, bei welcher im Rahmen der behinderten Hämsynthese bei der Umwandlung von Pyrrolgruppen zu III-Porphyrinen abnorme Mengen von unverwertbaren I-Porphyrinen anfallen (Porphyrinämie). Diese werden teils über Kot und Harn ausgeschieden (Porphyrinurie: Uro- und Koproporphyrin I), teils in den Hartgeweben eingelagert (Zähne und Knochen: Uroporphyrin I). Die genannten Porphyrine sind photodynamisch aktiv (Rotfluoreszenz von Harn, Zähnen und Knochen im ultravioletten Licht); betroffene Tiere sind daher photosensibel (S. 1323).

Vorkommen, Bedeutung: Die Porphyrie wurde bislang vereinzelt bei Shorthorn-, schwarzbunten und rotschwarzen Rindern – und zwar vor allem in Inzuchtlinien – in Dänemark, England, Österreich, Südafrika, Kanada, den USA und auf Jamaika festgestellt. Trotz dieser Seltenheit verdient das Leiden vorkommendenfalls wegen seiner Vererbbarkeit tierärztliches und tierzüchterisches Interesse.

Erscheinungen: Auffallende, anfangs rosarote, später orange- bis braun- oder purpurrote Verfärbung des Gebisses, insbesondere der Milchzähne („pink tooth' = rosa Zahn). Harn dunkelbernstein- bis portweinfarben. Bei Aufenthalt im Freien (Sonnenbestrahlung) außerdem Dermatitis solaris im Bereich der nichtpigmentierten Haut (S. 1323; Taf. 22 c, d, e), blasse Schleimhäute sowie schlechter Entwicklungs- und Nährzustand, mitunter auch Neigung zu Knochenbrüchen. Das Blutbild zeigt dabei eine mehr oder weniger ausgeprägte hämolysebedingte[1] normochrome und makrozytäre[2] Anämie mit Anisozytose, basophil getüpfelten Erythrozyten, Retikulozyten sowie Normoblasten und relative Monozytose; im Blutserum sind dann Uro- und Koproporphyrine nachweisbar. Der Anteil der Erythroblasten im Knochenmark erweist sich als stark vermehrt (M/E-Quotient = 0,1 statt 0,4) und der Eisenumsatz als erhöht.

Zerlegungsbefund: Rot- bis schokoladebraune Verfärbung des gesamten Skeletts; auf Querschnitten der auffallend schweren Knochen zeigen die dunkleren Pigmenteinlagerungen in der mitunter ziemlich dünnen Kompakta oft eine jahresringartige Anordnung rings um die mit zerreibbarer oder halbflüssiger Spongiosa angefüllte Markhöhle herum. Die Braunfärbung der Zähne beschränkt sich auf Dentin und Zement. Von Fall zu Fall sind auch Milzvergrößerung und/oder deutliche Dunkelfärbung von Lungen, Leber und Nieren festzustellen.

Erkennung, Unterscheidung: Aufgrund der kennzeichnenden Symptome und Sektionsbefunde ist die Diagnose leicht zu stellen; bei Jungtieren mit ‚Sonnenbrand' sollte immer auch an Porphyrie gedacht werden. Differentialdiagnostisch sind vor allem die

---

[1] Zerfall der porphyrinreicheren unreifen roten Blutzellen.
[2] Mittleres Zellvolumen 60 μ^3 statt 24 bis 48 μ^3.

Hämoglobinurien (S. 381) und die Myoglobinurie (S. 1069) auszuschließen. Falls der Harn zeitweilig nicht offensichtlich rotbraun verfärbt ist, läßt sich bei Porphyrurie mittels Eisessig (5 ml auf 100 ml Harn; im Sonnenlicht stehen lassen) innerhalb von 48 Stunden eine deutliche Rotfärbung nachweisen.

Beurteilung: Solange die mit Porphyrie behafteten Patienten im Stall gehalten werden, bleiben sie bis auf eine mäßige Anämie klinisch gesund und können ohne weiteres genutzt werden.

Behandlung: Nach Aufstallung, nötigenfalls auch örtlicher Therapie der Dermatitis solaris (S. 1326), tritt baldige Besserung ein.

Vorbeuge: Die homozygoten Merkmalsträger sollten, ebenso wie die heterozygoten Anlageträger (Elterntiere und Nachkommen der Patienten), von der Zucht ausgeschlossen werden. In betroffenen Linien ist es ratsam, alle neugeborenen Kälber durch Untersuchung der Zähne auf weiteres Auftreten dieses Erbfehlers zu überwachen. In Dänemark wird außerdem der Harn von Besamungsbullen in regelmäßigen Zeitabständen auf Porphyrine kontrolliert.

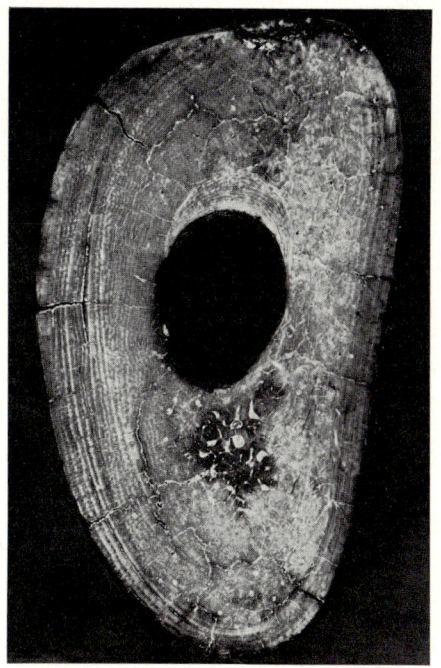

Abb. 544. Unterkiefer (angeschliffener Querschnitt in Höhe des zahnlosen Randes) eines porphyriekranken Rindes mit konzentrischer Schichtung stark und schwach porphyrinhaltiger Lamellen (Grünberg & Makart, 1962)

SCHRIFTTUM

Amoroso, E. C., R. M. Loosmore, C. Rimington & B. E. Tooth (1957): Congenital porphyria in bovines: first living cases in Britain. Nature *180*, 230-231. — Fourie, P. J. J. (1936): The occurrence of congenital porphyrinuria (pink tooth) in cattle in South Africa (Swaziland). Onderstepoort J. Vet. Sci. *7*, 535-566. — Fourie, P. J. J. (1953): Does bovine congenital porphyrinuria (pink tooth) produce clinical disturbances in an animal which is protected against the sun? Onderstepoort J. Vet. Res. *26*, 231-233. — Grünberg, W., & H. Makart (1962): Knochenporphyrie in Verb. m. Osteomyelosklerose bei Rind und Reh. Dtsch. Tierärztl. Wschr. *69*, 390-394. — Jørgensen, S. K. (1961): Studies on congenital porphyria in cattle in Denmark. 1. Distribution of the condition and its mode of inheritance. 2. Clinical features, morbid anatomy and chemical pathology. Brit. Vet. J. *117*, 1-10, 61-73. — Kaneko, J. J., & D. R. G. Mattheeuws (1966): Iron metabolism in normal and porphyric calves. Amer. J. Vet. Res. *27*, 923-929. — Rhode, E. A., & Ch. E. Cornelius (1958): Congenital porphyria (pink tooth) in Holstein-Friesian calves in California. J. Amer. Vet. Med. Ass. *132*, 112-116. — Rimington, C. (1936): Some cases of congenital porphyruria in cattle: chemical studies upon the living animals and post-mortem material. Onderstepoort J. Vet. Sci. *7*, 567-609. — Rimington, C., G. C. S. Roets & P. J. J. Fourie (1938): Quantitative studies upon porphyrine excretion in bovine congenital porphyrinuria (pink tooth). Onderstepoort J. Vet. Sci. *10*, 421-429. — Smith, J. E., & J. J. Kaneko (1966): Rate of heme and porphyrin synthesis by bovine porphyrine reticulocytes in vitro. Amer. J. Vet. Res. *27*, 931-940. — Wass, W. M., & H. H. Hoyt (1965): Bovine congenital porphyria: studies on heredity. Amer. J. Vet. Res. *26*, 654-658. — Wass, W. M., & H. H. Hoyt (1965): Bovine congenital porphyria: hematologic studies, including porphyrin analyses. Amer. J. Vet. Res. *26*, 659-667.

Puerperale Hämoglobinurie

Wesen, Ursachen: Das erstmals 1853 von Cumming in Schottland erwähnte Leiden ist durch eine meist innerhalb von 1 bis 4 Wochen nach dem Kalben auftretende und oft schwerwiegende hämolytische Anämie gekennzeichnet, die mit Hämoglobinämie und Hämoglobinurie einhergeht. Nach zahlreichen übereinstimmenden Beobachtungen gilt ein kausaler Zusammenhang zwischen anhaltend phosphatarmer Fütterung, dem erhöhten Phosphorbedarf während der Hochlaktation und der puerperalen Hämoglobinurie als gesichert. Es werden nämlich nur gutmilchende Kühe solcher Bestände betroffen, deren Ernährung – bei fehlenden oder unzureichenden Kraftfutter- und Mineralstoffzulagen – vorwiegend oder ausschließlich aus gehaltlosem Heu, Stroh oder Rüben (Runkel-, Zucker-, Wasserrüben) oder Rübenprodukten (Blatt, Silage, Abfälle der Zuckerindustrie: Schnitzel, Pülpe, Melasse) besteht. Solche Tiere zeigen schon gegen Ende der Trächtigkeit eine Verminderung des anorganischen Phosphorgehaltes im Serum (auf 2 bis 3 mg%), der dann zu Beginn der Hämoglobinurie stets auf abnorm niedrige Werte abfällt ($<$ 0,5 bis 1,5 mg%). Die dann zur intravasalen Auflösung der roten Blutkörperchen führenden Umstände sind zwar noch nicht völlig geklärt; wahrscheinlich spielen dabei jedoch, ähnlich wie bei der Kohlanämie (S. 1257), gewisse Pflanzeninhaltsstoffe (Rübensaponine) eine Rolle. Dagegen sind erythrozytäre Auto-Antikörper an der Hämolyse nachweislich nicht beteiligt. Bei der puerperalen Hämoglobinurie handelt es sich somit um eine Fütterungshämoglobinurie, die sich von anderen alimentär bedingten Hämolysen des Rindes durch ihre zeitliche Bindung an die stoffwechselmäßig stark belastete Nachgeburtszeit unterscheidet. Eine gewisse Parallele zur Tränkehämoglobinurie (S. 1072) besteht darin, daß der Serumphosphatspiegel auch nach plötzlicher Aufnahme großer Wassermengen stark abfällt.

Vorkommen, Bedeutung: Die puerperale Hämoglobinurie ist fast in allen Ländern der Erde bekannt; sie tritt vor allem in phosphatarmen Gebieten auf, in denen auch Osteomalazie (S. 995) und hypokalzämische Gebärparese (S. 1009) vermehrt beobachtet werden. Als besonders anfällig gelten hochleistende Kühe, die zum dritten Mal oder öfter gekalbt haben. Der Einfluß der Ernährung spiegelt sich in der Häufung der Erkrankungsfälle während der Stallhaltung (gegen Ende des Winters), in Dürrejahren sowie bei Mangel an Kraftfuttermitteln (Notzeiten, ‚Kriegsseuche') wider. In betroffenen Betrieben sind die wirtschaftlichen Verluste meist größer als nach der Zahl offensichtlich hämoglobinurischer Tiere zu schließen ist, da nicht selten noch weitere kürzlich abgekalbte Kühe an subklinischer Anämie (unter Umständen auch an Hämoglobinämie) leiden. Bei vielseitiger und phosphatreicher Fütterung ist die puerperale Hämoglobinurie dagegen unbekannt.

Erscheinungen: Das Leiden tritt meist nach komplikationsloser Geburt auf. In *leichteren* Fällen sind neben der plötzlich einsetzenden rotbraunen bis kaffeeähnlichen Verfärbung des stark schäumenden Harnes lediglich ein allmählicher Rückgang des Appetits, des Wiederkauens, der Vormagenmotorik und der Milchleistung, allgemeine Abgeschlagenheit, leichte Zunahme der Atem- und Herzfrequenz sowie mäßige Anämie (etwa 3 Millionen Erythrozyten pro mm^3) festzustellen. *Schwerer* erkrankte Patienten zeigen im Anfangsstadium mitunter fieberhafte Körpertemperatur (40 bis 41° C), die bei ungünstigem Verlauf später bis auf subnormale Werte absinken kann. Futteraufnahme, Wiederkauen, Pansentätigkeit und Milchsekretion gehen dabei fast schlagartig zurück oder liegen bald völlig darnieder; der Kot ist meist auffallend dunkel und eingedickt bis geballt (Verstopfung), ausnahmsweise aber durchfällig. Die betroffenen Tiere erscheinen schon nach kurzer Zeit sehr geschwächt (schwankender Gang, teilnahmsloses Liegen, eingefallene halbgeschlossene Augen, rauhes Haarkleid) und magern schnell ab (Exsikkose). Ihre Atmung ist oberflächlich und frequent (bis 80/Minute), die Herztätigkeit stark pochend (bis über 120/Minute und an der Brustwand sichtbar oder aus der Umgebung hörbar); die Episkleralgefäße sind blutleer, die Pulsschläge klein und drahtförmig. Die blaß-anämischen bis porzellanweißen Schleimhäute weisen oft eine deutliche Gelbfärbung auf, die sich mitunter auch an der Haut des schlaffen Euters und der Zitzen abzeichnet (hämolytischer Ikterus). In fortgeschrittenen Fällen ist das Leberperkussionsfeld vergrößert, manchmal zudem schmerzhaft; die Leberfunktionsprüfung ergibt dann krankhafte Befunde (verzögerte Bromsulphaleinausscheidung, erhöhter Bilirubingehalt im Serum). Im Harn lassen sich neben Hämoglobin und Eiweiß auch Gallenfarbstoffe nachweisen; die Haare im ventralen Schamwinkel werden durch den Urin rotbraun verfärbt und verkleben miteinander. Blutproben sind infolge der massiven Hämolyse wäßrig-dunkelbraunrot und enthalten nur zwischen 1,5 und 2,5 Millionen Erythrozyten pro mm³; das rote Blutbild zeigt Anisozytose, Polychromasie, basophile Tüpfelung, Retikulozyten und Normoblasten. (In der Folge können die Zahl der Leukozyten und der Anteil der Lymphozyten vorübergehend stark ansteigen: reaktive Lymphozytose, S. 65.) Manche Kühe leiden zugleich an symptomatischer Azetonämie (S. 1059) oder zeigen lecksüchtige oder osteomalazische Erscheinungen (S. 995); bei Frost kann es wegen der mangelhaften Hautdurchblutung ziemlich leicht zu Erfrierungen an Ohren, Schwanzspitze oder Klauen kommen (S. 1315).

Beurteilung: Im allgemeinen ist die Prognose um so günstiger, je später nach dem Kalben die Hämoglobinurie einsetzt. Bei Weiterverfütterung von Rübenprodukten und ausbleibender Behandlung ist allerdings mit zunehmender Verschlimmerung zu rechnen: apathisches Festliegen mit kalter Körperoberfläche (Leberkoma) oder dyspnoisch-doppelschlägige Atmung und Stöhnen (Lungenemphysem) sowie tumultuarische Herztätigkeit. Wegen der schwerwiegenden Schädigung ihres Herzmuskels und Leberparenchymes sind solche Patienten dann kaum noch zu retten und sterben meist innerhalb von 2 bis 5 Tagen infolge Versagens des Kreislaufs oder der Atmung; andere bleiben trotz langsamer Spontanheilung später unwirtschaftlich. Vor Einführung der Bluttransfusion in die Therapie der puerperalen Hämoglobinurie betrugen die Verluste deshalb oft bis zu 50 % der erkrankten Tiere. Heute sind die Aussichten dagegen bei rechtzeitigem und sachgemäßem Eingreifen wesentlich besser: Als prognostisches Kriterium gilt die Abnahme der Ausscheidung von Blutfarbstoff mit dem Harn, der in der Regel innerhalb von 1 bis 3 Tagen seine hellgelbe Farbe zurückerlangt, während die normale Konzentration der Erythrozyten im Blut oft erst nach 4 bis 6 Wochen wieder erreicht wird; schwer erkrankte Kühe kommen allerdings in der laufenden Laktation meist nicht mehr auf ihre ursprüngliche Leistung und zeigen in der Folge zudem nicht selten Brunstschwäche. Eine versuchsweise Behandlung ist jedoch selbst in wenig aussichtsreich erscheinenden Fällen angezeigt, weil hierdurch mitunter wenigstens der Schlachtwert des sonst wegen ikterischer Verfärbung und Wäßrigkeit genußuntauglichen Tierkörpers gerettet werden kann.

Zerlegungsbefund: Blut dunkelbraunrot und wäßrig, Ikterus des gesamten Tierkörpers, gelegentlich auch subkutane Ödeme; mitunter leichte bis mäßige Vermehrung der Herzbeutel-, Brust- und Bauchhöhlenflüssigkeit; Herzmuskel blaß, schlaff und mürbe, teilweise auch subepi- oder subendokardiale Blutungen; manchmal Lungenemphysem; Leber vergrößert, stumpfrandig, orangegelb verfärbt und grauweiß gesprenkelt (histologisch: zentrolobuläre ,Hämolyse-Nekrosen' mit peripherer Verfettung und Hämosiderose der Läppchen); Gallenblase manchmal auffallend groß; Nieren leicht vergrößert (histologisch: Verfettung, Epitheldegeneration und Hämosiderose im Bereich der Nierenkanälchen, zum Teil auch Glomerulonephritis); braunroter Urin in der Harnblase; Milz dunkel und gelegentlich leicht bis mäßig verdickt (histologisch: Hämosiderose); Lymphknoten vielfach ödemätös durchtränkt, geschwollen und mehr oder weniger bräunlich verfärbt.

Erkennung und Unterscheidung: Bei Beachtung des Zusammenhanges zwischen phosphorarmer Fütterung und Auftreten der Erkrankung in den ersten Wochen nach der Geburt ist die Diagnose meist ziemlich leicht zu stellen. Mitunter können aber auch parasitär, infektiös oder alimentär-toxisch bedingte Hämoglobinurien während des Puerperiums einsetzen: diese differentialdiagnostisch zu berücksichtigenden Krankheiten sind auf Seite 1074 aufgezählt. Sie gehen jedoch meist nicht mit einem schwerwiegenden Abfall des Serumphosphorspiegels einher.

Behandlung: Umstellung der Fütterung aller tragenden und laktierenden Tiere (weniger Rübenprodukte, mehr Kraftfutter, gutes Heu, Möhren und täglich 100 bis 150 g phosphorreicher Mineralstoffmischung, Knochenmehl oder Dinatriumphosphat); die Patienten erhalten außerdem beim ersten Besuch 50 g Dinatriumphosphat in 300 ml Wasser gelöst (oder entsprechende Mengen einer handelsüblichen, infundierbaren phosphathaltigen Lösung) intravenös verabreicht. Bei ausgeprägter Anämie bietet die Übertragung von Frischblut eines gesunden Spendertieres (500 bis 2000 ml; siehe T. I.) die besten Erfolgsaussichten; sie ist in den folgenden Tagen nach Bedarf zu wiederholen.

Zur Förderung der Blutbildung sind Eisendextraninjektionen oder orale Eisengaben (50 g Eisenzucker oder 3 g Eisensulfat pro Tag), zur Unterstützung des Herzens Strophantin oder Koffein zu empfehlen. Der Leberschädigung ist durch Leberschutzbehandlung (T. I), der Indigestion durch Pansensaftübertragung (T. I.) entgegenzutreten. Schwerkranke Tiere sind bei Kälte möglichst warm einzudecken, um sie vor gefährlicher Auskühlung zu bewahren.

Vorbeuge: Einseitige Verfütterung von Rübenprodukten meiden; ausreichende Mengen von gutem Heu und Kraftfutter geben, dazu pro Tier und Tag 100 bis 150 g phosphorhaltige Mineralstoffmischung oder Knochenmehl.

SCHRIFTTUM

Brune, H. (1956): Experimentelle Untersuchungen über die Wirkung oraler Saponingaben beim Wiederkäuer. Zschr. Tierernährg. Futtermittelkde. *11*, 267-289. — Ekelund, J. (1928): Puerperale Hämoglobinurie beim Rind (schwedisch). 3. Nord. Vet.-Møte, 215-243. — Farquarson, J., & K. W. Smith (1938): Post-parturient hemoglobinuria of cattle. J. Amer. Vet. Med. Ass. *93*, 37-39. — Freudenberg, F. (1955): Untersuchungen über die puerperale Hämoglobinurie des Rindes. Dtsch. Tierärztl. Wschr. *62*, 422-429. — Freudenberg, F. (1962): Untersuchungen über Milchkuhanämien. Dtsch. Tierärztl. Wschr. *69*, 161-166. — Glawischnig, E. (1961): Zur Behandlung der puerperalen Hämoglobinurie des Rindes. Wien. Tierärztl. Mschr. *48*, 589-594. — Heidrich, H.-D. (1961): Bemerkenswerte Fälle von Hämoglobinämie beim Rind. M.-hefte Vet.-Med. *16*, 510-515. — Hjärre, A. (1930): Die puerperale Hämoglobinämie des Rindes — eine pathologisch-anatomische Studie besonders mit Rücksicht auf die Pathogenese der bei der Krankheit auftretenden Leberveränderungen. Acta Pathol. Scand. Suppl. 7. — Lagneau, F. (1962): L'hémoglobinémie puerpérale des vaches laitières. Cahiers Méd. Vét. *31*, 201-224. — Madsen, D. E., & H. M. Nielsen (1939): Parturient hemoglobinemia of dairy cows. J. Amer. Vet. Med. Ass. *94*, 577-586. — Madsen, D. E., & H. M. Nielsen (1940): The relationship of parturient hemoglobinemia of dairy cows to aphosphorosis. North Amer. Vet. *21*, 81-89. — Madsen, D. E., & H. M. Nielsen (1944): The production of parturient hemoglobinemia by low phosphorus intake. J. Amer. Vet. Med. Ass. *105*, 22-25. — Möller, R. (1958): Erhebungen über die Fütterung beim Auftreten der puerperalen Hämoglobinurie bei Rindern im Kreis Köthen. Diss., Leipzig. — Mullins, J. C., & W. R. Ramsey (1959): Haemoglobinuria and anaemia associated with aphosphorosis. Austral. Vet. J. *35*, 140-147. — Parkinson, B., & A. K. Sutherland (1954): Post-parturient haemoglobinuria of dairy cows. Austral. Vet. J. *30*, 232-236. — Reisinger, L. (1924): Bericht über das Auftreten der puerperalen Hämoglobinurie des Rindes in Österreich. Wien. Tierärztl. Mschr. *11*, 67-74. — Rollinson, D. H. L., & R. M. Bredon (1960): Factors causing alterations of the level of inorganic phosphorus in the blood of Zebu cattle. J. Agric. Sci. *54*, 235-242. — Rosenberger, G. (1950): Kohlanämie und puerperale Hämoglobinurie des Rindes. Dtsch. Tierärztl. Wschr. *57*, 330-332. — Sanell, M. (1931): Über die Behandlung der puerperalen Hämoglobinurie der Kühe (schwedisch). Svensk Vet.-Tidskr. *36*, 289-290. — Sjöberg, K. (1938): Die chemische Zusammensetzung des Blutes bei der puerperalen Hämoglobinurie des Rindes (schwedisch). Svensk Vet.-Tidskr. *43*, 335-345. — Stenius, R. (1922): Puerperale Hämoglobinurie. Finsk Vet.-Tidskr. *28*, 119. — Wallace, W. R. (1926): Parturient haemoglobinuria of bovines. Vet. Record 6, 1035-1038. — Wanselin, T. (1926): Bericht über eingegangene Antworten, betreffend die puerperale Hämoglobinurie der Rinder (schwedisch). Svensk Vet.-Tidskr. *31*, 193-196, 225-229. — Wujanz, G., & O. Vetter (1966): Untersuchungen zum Nachweis erythrozytärer Auto-Antikörper bei Milchkuhanämien. Arch. Exp. Vet.-Med. *20*, 973-978.

Spurenelementmangel

Im Gegensatz zu den sogenannten *Mengen-* oder *Makroelementen* (Kohlenstoff, Sauerstoff, Wasserstoff, Stickstoff sowie die Mineralien Schwefel, Kalzium, Phosphor, Kalium, Natrium, Magnesium und Chlor), die zusammen etwa 99,5 % des Tierkörpers ausmachen, werden die übrigen, nur in sehr geringen Konzentrationen im Organismus vertretenen Elemente als *Spurenstoffe* (*Mikro-* oder *Oligoelemente*) bezeichnet. Einige von ihnen sind offenbar nur zufällig vorhanden und scheinen keine besonderen Aufgaben zu erfüllen (*akzidentelle Spurenelemente*); andere sind dagegen für das normale Funktionieren bestimmter lebenswichtiger Vorgänge unentbehrlich (Kupfer, Zink, Mangan, Eisen, Kobalt, Selen und Jod). Bei unzureichender Versorgung mit diesen *essentiellen Spurenelementen* treten bestimmte Mangelerscheinungen auf, die im folgenden besprochen werden sollen.

SCHRIFTTUM

Cunningham, I. J. (1955): Diseases caused by deficiencies of trace elements. Adv. Vet. Sci. *2*, 138-181. — Kirchgessner, M. (1961): Zur Spurenelementversorgung der Rinder. Futter und Fütterung *12*, 37-38. — Krüger, W. (1954/55): Zur Frage der Spurenelementversorgung der landwirtschaftlichen Nutztiere. Prakt. Tierarzt *36*, 274-276; *37*, 111-112, 154-158, 224-228, 290-293, 344-347. — Oelschläger, W. (1956): Bestimmung von Mineralstoffen bzw. Spurenelementen in biologischen Substanzen. Schriftenreihe über Mangelkrankheiten, Heft 5. — Underwood, E. J. (1957): Trace elements in ruminant nutrition. Austral. J. Vet. Res. *33*, 283-286. — Underwood, E. J. (1962): Trace elements in human and animal nutrition. Academic Press, New York und London, 2. Aufl.

Kupfermangel (Hypokuprose)

Wesen, Ursachen: Entsprechend der Pathogenese der fast ausschließlich bei Weidegang auftretenden Kupfermangelkrankheiten ist zwischen *primärer (unbedingter)* und *sekundärer (bedingter) Hypokuprose* zu unterscheiden. Erstere wird durch eine absolut unzulängliche Kupferzufuhr mit dem Grünfutter verursacht; letztere ist dagegen meist auf die antagonistische Wirkung des in der Nahrung enthaltenen Molybdäns und Sulfatschwefels (S. 1140), mitunter anscheinend auch noch auf andere alimentäre Faktoren (Mangan, Zink) zurückzuführen (siehe Übersicht 48).

Übersicht 48.
Beurteilung des Kupfer- und Molybdängehaltes im Weidegrünfutter bei Verdacht auf primären oder sekundären Kupfermangel

Hypokuprose:	unwahrscheinlich	möglich	sicher
Primärer Kupfermangel:	> 10 ppm Cu	5—10 ppm Cu	< 3—5 ppm Cu
	(bei normalem Mo-Gehalt von < 2 bis höchstens 5 ppm)		
Sekundärer Kupfermangel:[1]	< 2 bis höchstens 5 ppm Mo	5—10 ppm Mo[2]	> 10 ppm Mo[3]
	(bei knappem bis normalem Cu-Gehalt von 5 bis 25 ppm)		

[1] Der antagonistische Effekt des Molybdäns wirkt sich vor allem bei einem Sulfatschwefelgehalt im Futter von mehr als 0,3 % aus.
[2] Bei knapper Kupferversorgung ist dieser Molybdängehalt schon gefährlich.
[3] Diese Molybdänwerte sind nur bei überreichlichem Kupferangebot unschädlich.

Auch bei Wiederkäuern ist eine ausreichende *Kupferversorgung* Voraussetzung für den normalen Ablauf einiger wichtiger enzymgesteuerter Lebensvorgänge: Einbau von Eisen in das Hämoglobin, Färbung und Verhornung der Haare sowie Myelinisierung der Nervenscheiden; außerdem scheint Kupfer auch für die Verknöcherung des Skeletts und für das Myokard von Bedeutung zu sein. Die bei *Kupfermangel* einsetzenden Ausfallserscheinungen betreffen deshalb in erster Linie die genannten Gewebe und Organe: Blutarmut, Pigment- und Strukturverlust der Haare, Ataxien, Fragilität der Knochen sowie Atrophie und Fibrose des Herzmuskels. Der früher als direkte Folge der Hypokuprose angesehene Durchfall stellt dagegen nach heutiger Meinung die Auswirkung eines relativen oder absoluten Molybdänüberschusses dar (S. 1140).

Vorkommen: Hypokuprosen sind meist an ausgesprochen kupferarme Böden (ausgewaschener Sand) gebunden; sie treten aber auch in Gebieten auf, wo das in der Erde ausreichend vorhandene Kupfer infolge komplexer Bindungen nicht in genügenden Mengen von der Vegetation aufgenommen werden kann (Torf, Sumpf, Moor); teilweise enthalten solche Böden zudem relativ viel Molybdän. Bislang sind folgende Kupfermangelsyndrome beim Rind bekannt: ‚falling disease' oder ‚sudden death'

(Australien) und enzootische Kälberataxie (Neuseeland) als *primäre* – „peat scours"[1] (Neuseeland, Kalifornien, Kanada) sowie „pine" der Kälber (Schottland) als *sekundäre Hypokuprosen;* bei der im deutschen Nordseeküstenbereich beobachteten „Lecksucht", der „coast disease" (Australien) und der „salt sickness" (Florida) handelt es sich dagegen um einen kombinierten Mangel an Kupfer und Kobalt (S. 1091). Die Anfälligkeit gegenüber unzureichender Kupferversorgung nimmt von Kälbern über Jungtiere zu erwachsenen Rindern ab, da der Bedarf ersterer während des Wachstumes besonders hoch ist; die Mangelerscheinungen werden aber auch durch die Trächtigkeit gefördert.

Erscheinungen: An *primärem Kupfermangel* leidende Rinder bleiben im Entwicklungs- und Nährzustand zurück: Kälber und Jungtiere kümmern, erwachsene Rinder magern ab; Kühe weisen zudem eine nach Menge und Fettgehalt unbefriedigende Milchleistung auf. Die Freßlust der Patienten ist wechselnd oder mangelhaft; nicht selten sind auch Lecksuchtsymptome (Pica, Allotriophagie), insbesondere das Fressen von Erde, zu beobachten. In schweren Fällen kommt es zu fortschreitender Apathie und allgemeiner Entkräftung (Kachexie) der Tiere. Bei weiblichen Rindern kann die Fruchtbarkeit zeitweilig gestört sein (stille oder ausbleibende Brunst, niedrige Konzeptionsrate; ausnahmsweise auch Gliedmaßenmißbildungen bei den von ihnen geborenen Kälbern). Auffallend ist die brillenartig rings um die Augen einsetzende (Taf. 22 b) und dann auch fleckenbis flächenartig auf Backen, Hals, Rücken, Seitenbrust (Taf. 1 b) und Vorderbeine übergreifende Ausbleichung der Haarfarbe, wobei schwarze Haare braungrau oder mausgrau – rote dagegen fahlgelb werden (symmetrische Achromotrichie); gleichzeitig gehen auch Glanz und straffe Struktur des Haarkleides verloren: es wird stumpf-rauh, und der Haarwechsel verzögert sich. Bei anhaltendem Kupfermangel entwickelt sich außerdem eine mehr oder weniger ausgeprägte hypochrome und makrozytäre Anämie, wobei die Zahl der roten Blutkörperchen mitunter bis auf 2 Millionen pro mm³ und der Hämoglobingehalt des Blutes bis auf 5 g% absinken kann. Kälber und Jungrinder zeigen zum Teil einen steif-stelzenden Gang (mit steilgestellten Fesselgelenken) und/oder Knochenauftreibungen an den Epiphysen der distalen Gliedmaßenknochen („dicke Gelenke" = Periarthrosen) sowie eine vermehrte Neigung zu Frakturen der Extremitätenknochen. Bei allen Altersstufen tritt daneben, vor allem im Herbst, gelegentlich Durchfall auf. Dieser ist in der Regel aber nicht so schwerwiegend und anhaltend wie bei der Molybdänose (S. 1140) oder bei *sekundärem Kupfermangel;* letzterer wird, im Gegensatz zur primären Hypokuprose, meist nicht von Anämie begleitet.

Die besonders benannten *ortsgebundenen Kupfermangelkrankheiten* zeichnen sich des weiteren durch folgende Symptome aus:

„Falling disease": stellt das Endstadium einer schweren Hypokuprose dar und wird vor allem bei laktierenden sowie hochtragenden Kühen, seltener auch bei Bullen, aber nie bei unter zwölf Monate alten Rindern beobachtet. Die betreffenden Tiere werfen aus scheinbar ungestörter Gesundheit heraus – vielfach kurz vor, während oder unmittelbar nach dem Melken beziehungsweise Treiben – plötzlich den Kopf hoch, brüllen laut auf und stürzen nieder, um entweder sofort oder nach nur wenigen Minuten dauernden Lauf- und Ruderbewegungen der Gliedmaßen beziehungsweise angestrengten Aufstehversuchen und erneutem Brüllen zu verenden („sudden death"). Ausnahmsweise hält dieser Zustand 24 Stunden lang an; solche Patienten senken, nachdem sie wieder auf die Beine gelangt sind, periodisch wiederkehrend den Kopf und drehen sich dann wegen Inkoordination der Nachhand sozusagen um die Achse der Vorderbeine; meist tritt der Tod während eines solchen Anfalles ein (Opisthotonus). Zerlegungsbefund: Venöse Blutfülle des Kadavers, Bauchhöhlenflüssigkeit gelegentlich vermehrt, Leber und Milz relativ groß, Kongestion in Labmagen und Darm, Herz meist schlaff und blaß, Myokard dünnwandig und mit helleren Streifen durchsetzt; histologisch: Atrophie, Degeneration und progressive Fibrose des Herzmuskels, Glomerulonephritis sowie Hämosiderose in Leber, Milz und Nieren.

[1] Die in England vorkommende „Teart"-Krankheit ist eine bei normalem Kupfergehalt der Nahrung auftretende Molybdänose (S. 1140).

Ataxie der Kälber: ähnelt der ebenfalls kupfermangelbedingten enzootischen Lämmerataxie, ist aber wesentlich seltener. Nach körperlicher Anstrengung (Treiben) werden die Bewegungen der Hintergliedmaßen plötzlich inkoordiniert, so daß die Tiere umfallen oder in hundesitziger Stellung verharren; nach einiger Ruhezeit ist ihr Gang dann wieder normal.

‚Peat scours' (= Torfdurchfall): Bald nach dem Weideauftrieb (8 bis 10 Tage) tritt gelblich-grüner bis schwärzlicher, oft auch übelriechender wäßrig-blasenhaltiger Durchfall auf, wobei der Kot ohne Drängen und in der Regel auch ohne

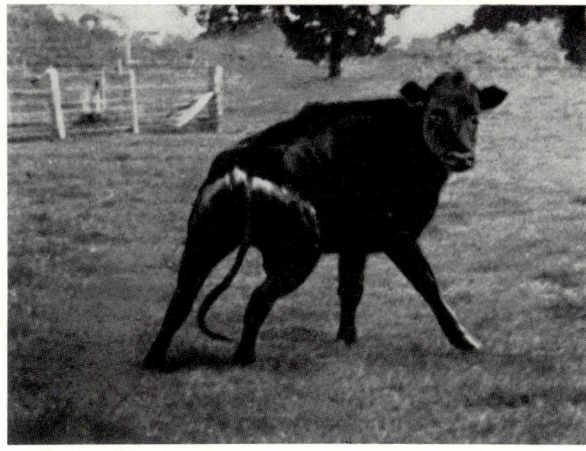

Abb. 545. Kupfermangelbedingte Ataxie der Hintergliedmaßen bei einem Kalb (CUNNINGHAM, siehe UNDERWOOD, 1962)

Anheben des Schwanzes abgesetzt wird. In der Folge magern die betroffenen Tiere trotz guter Freßlust unter zunehmender Entkräftung rasch ab.

‚Pine' (= Dahinsiechen): Betroffene Kälber kümmern (ohne Anämie) und zeigen besonders auf der Nachhand einen steifstelzenden Gang ohne erkennbare Veränderungen am Skelett; in schweren Fällen verenden sie innerhalb von 4 bis 5 Monaten in kachektischem Zustand.

Erkennung und Unterscheidung: Da die klinischen Erscheinungen für eine sichere Diagnose des Kupfermangels oft nicht ausreichen, sind hierzu möglichst auch die Ergebnisse von Kupferbestimmungen heranzuziehen; am zuverlässigsten für die Beurteilung sind die in der Leber ermittelten Werte (siehe Übersicht 49).

Übersicht 49.
Beurteilung des Kupfergehaltes in den Körperflüssigkeiten sowie in Gewebsproben bei Verdacht auf Kupfermangel

Probematerial	Kupfergehalt		
	normal	primäre Hypokuprose	sekundäre Hypokuprose
Blut[1] (mg%):	0,07—0,17	0,01—0,02	0,05
Leber[2] (ppm der Trockensubstanz):	> 100— > 200	1—5	12
Milch[3] (ppm der Frischsubstanz):	0,05—0,20	0,01—0,02	—
Haar (ppm der Trockensubstanz):	6,6—10,4	1,8—3,4	5,5

[1] Bei der Entnahme von Blutproben sind Verunreinigungen durch Kupfer (Kanüle, Gefäß) unbedingt zu vermeiden. Es ist auch zu berücksichtigen, daß der Blutkupferspiegel trotz eingetretenen Kupfermangels (stark erniedrigter Kupfergehalt der Leber) mitunter noch lange Zeit im normalen Bereich liegt; außerdem kann der Blutkupfergehalt bei anderweitigen Erkrankungen (Parasitosen, Leberleiden, Unterernährung) vermindert sein, ohne daß eine echte Hypokuprose vorliegt.
[2] Neugeborene Kälber weisen relativ hohe Kupferwerte in der Leber auf.
[3] Rindermilch ist als alleinige Kupferquelle für Kälber unzureichend.

Kupferwerte von weniger als 30 ppm Trockensubstanz Leber sind als erniedrigt, solche von 10 bis 15 ppm Trockensubstanz Leber oder 0,06 mg% Blut als kritisch anzusehen. Wertvolle diagnostische Hinweise gibt auch der Erfolg einer versuchsweisen Verabreichung von Kupfer (siehe *Behandlung*). Zur eindeutigen Abgrenzung zwischen primärem und sekundärem Kupfermangel sind zusätzliche Futteranalysen wünschenswert (S. 1079). *Differentialdiagnostisch* ist vor allem an Molybdänvergiftung (S. 1140), Kobaltmangel (S. 1091), Osteomalazie (S. 995), Fluorose (S. 1175), chronische Bleivergiftung (S. 1134), Endoparasitenbefall oder infektiös bedingte Durchfälle zu denken.

Behandlung und Vorbeuge: Orale Gaben von täglich 1 beziehungsweise 2 g (an Jungrinder beziehungsweise erwachsene Tiere) oder wöchentlich 2 beziehungweise 4 g Kupfersulfat[1] pro Tier; fast ebenso wirksam ist auch das Auslegen von Salzlecksteinen, die je nach dem Grad des vorliegenden Mangels 1 bis 5 % Kupfersulfat enthalten. Der Tagesbedarf erwachsener Rinder beträgt etwa 50 mg Kupfer; er wird durch eine Fütterung mit 5 bis 10 ppm Kupfer in der Trockensubstanz gedeckt. Bei der Verabreichung von Kupfersulfat per os müssen Überdosierungen vermieden werden, da sie zu Kupfervergiftung (S. 1125) führen können. Intravenöse Infusionen von Kupfersulfat (125 bis 250 ml einer Lösung von 7,85 g $CuSO_4 \cdot 5 H_2O$ und 8,5 g NaCl in 1000 ml Wasser) bewirken zwar eine für mehrere Monate ausreichende ‚Bevorratung'; sie können aber Reizungen der Venenwand verursachen. Zur Depottherapie und -prophylaxe sind deshalb subkutane Injektionen (am Triel) von Kupferglyzinat beziehungsweise -aminoazetat (= ‚Copper 120' – Glaxo/Greenwood – England) vorzuziehen; die übliche Dosis von 200 beziehungsweise 400 mg (für Jungtiere beziehungsweise erwachsene Rinder) enthält 60 beziehungsweise 120 mg Kupfer und bietet Schutz für etwa 3 bis 4 Monate. Kupferarme Weiden sind mit Kupfersulfat zu düngen, dürfen dann aber erst nach kräftigem Regen genutzt werden (sonst Vergiftungsgefahr).

[1] 3,93 g $CuSO_4 \cdot 5 H_2O$ entsprechen 1 g Cu.

SCHRIFTTUM

Anonym (1952): Weidediarrhoe der Kühe. Tierzüchter *4*, 477-478. — Adams, F. W., & J. R. Haag (1957): Copper contents of citrated whole blood and plasma of cattle. J. Nutrit. *63*, 585-590. — Allcroft, R. A. (1952): Conditioned copper deficiency in sheep and cattle in Britain. Vet. Record *64*, 17-24. — Allcroft, R. (1958): Aspects of copper deficiency in cattle and sheep. Agric. Rev. *3*: 11, 15-19. — Allcroft, R. A., & W. H. Parker (1949): Hypocupraemia in dairy cows. Brit. J. Nutrit. *3*, 205-217. — Allcroft, R., & O. Uvarov (1959): Parenteral administration of copper compounds to cattle with special reference to copper glycine (copper amino-acetate). Vet. Record *71*, 797-810. — Ashford, A., & S. E. Michael (1962): Parenteral copper in copper-deficiency diseases of animals. Nature *195*, 867-869. — Beck, A. B. (1941): Studies on the copper content of the milk of sheep and of cows. Austral. J. Exp. Biol. Med. Sci. *19*, 145-150. — Bennetts, H. W., A. B. Beck & R. Harley (1948): The pathogenesis of 'falling disease'. Austral. Vet. J. *24*, 237-244. — Blakemore, F., & I. A. J. Venn (1950): Conditions associated with hypocupraemia of bovines in East Anglia. Vet. Record *62*, 756-761. — Brooksbank, N. H., & C. T. McCrea (1962): The effect of copper glycine injections on the liveweight gains of suckling beef calves. Animal Prod. *4*, 303-307. — Butler, E. J. (1962): Apparatus for collecting blood samples for copper estimation. Vet. Record *74*, 1178-1179. — Cunningham, I. J. (1946): Copper deficiency in cattle and sheep on peat lands. New Zealand J. Sci. Technol. *A 27*, 381-396. — Cunningham, I. J. (1954): Copper deficiency in cattle and sheep. New Zealand J. Agric. *88*, 369-374. — Cunningham, I. J. (1957): Parenteral administration of copper as cerate to cattle and sheep. New Zealand Vet. J. *5*, 9-16. — Cunningham, I. J., & D. D. Perrin (1946): Copper compounds as fertilizers for pastures deficient in copper. New Zealand J. Sci. Technol. *A 28*, 252-265. — Cunningham, I. J., & K. G. Hogan (1958): The influence of diet on the copper and molybdenum contents of hair, hoof and wool. New Zealand J. Agric. Res. *1*, 841-846. — Dörfelt, H. (1959): Untersuchungen über den Kupfergehalt im Serum und im Gesamtblut von Haustieren. Diss., Leipzig. — Dunlop, G. (1955): Effect of copper supplement to the ration of milking cows. Nature *171*, 356-367. — Dynna, O., & G. N. Havre (1963): Interrelationship of zinc and copper in the nutrition of cattle. Acta Vet. Scand. *4*, 197-208. — Eisma, W. A., E. G. Hoskam, W. Dorsman & G. W. Wieringa (1955): Einige waarnemingen over het zogenaamde kopergebrek bij runderen. Tijdschr. Diergeneesk. *80*, 247-255. — Field, H. L. (1953): The influence of copper on the growth rate of cattle. Ber. 15. Int. Tierärztl. Kongr. Stockholm *I*: 1, 566-571. — Field, H. J. (1957): Observations on copper deficiency in cattle in East Anglia. Vet. Record *69*, 788-795, 832-839. — Grift, J. van der (1955): Het kopergehalt van lever en bloedserum bij het Fries-Hollandse rund. Diss., Utrecht. — Havre, G. N., & O. Dynna (1960/61): The occurrence of conditioned and simple copper deficiency in cattle and sheep in Setesdalen, a valley in the southern part of Norway. Acta Vet. Scand. *1*, 250-276; *2*, 375-398. — HEWETSON, R. W., & K. C. BREMNER (1962): Observations on the administration of copper glycinate to cattle with low reserves of copper. Austral. Vet. J. *38*, 570-574. — HOFSTRA, S. T. (1953): Weidediarrhee bij het rund op laagveensund in het zuidwesten van Friesland. Tijdschr. Diergeneesk. *78*, 146-153. — JAMIESON, S., & R. ALLCROFT (1950): Copper pine of calves. British J. Nutrit. *4*, 16-31. — KIERMEIER, F., & H. STEGER (1961): Über die Beeinflußbarkeit des Kupfergehaltes in Kuhmilch durch Zufütterung von Kupfersalzen. Z. Tierernähr. Futtermittelkde. *16*, 250-252. — KOETSVELD, E. E. VAN, & J. BOOGAERDT (1960): Bloedkoperonderzoek bij klinisch gezonde melkkoeien. Tijdschr. Diergeneesk. *85*, 1689-1704. — KOETSVELD, E. E. VAN, & J. J. LEHR (1961): Over het zinkgehalte van grond en gras in Nederland en de betekenis hiervan voor de voeding van het rundvee. Landbouwkund. Tijdschr. *73*, 371-382. — LUPKE, H. (1960): Untersuchungen über den physiologischen Serum-Kupfergehalt des Rindes und sein Verhalten während der Trächtigkeit. Diss., FU Berlin. — MEYER, H., & H. GEBERT (1962): Über den Kupfergehalt der Leber bei Milchkühen in Nordwestdeutschland. Berl. Münch. Tierärztl. Wschr. *75*, 225-228. — NICOLAISEN, W., & W. SEELBACH (1938): Untersuchungen über die Kupfersulfatdüngung gegen Urbarmachungskrankheit und Lecksucht. Forsch.-Dienst *5*, 383-387. — PRYOR, W. J. (1964): The distribution of copper in bovine and ovine foetusses with reference to their age and maternal liver copper concentrations. Res. Vet. Sci. *5*, 123-137. — SEEKLES, L. (1956): Sporenelementen — in het bijzonder koper — een diergeneeskundig probleem. Tijdschr. Diergeneesk. *81*, 910-933, 1095-1099. — SEEKLES, L., & J. CLAESSENS (1967): Kupfer und Fertilität beim Rind. Schweiz. Arch. Tierheilk. *109*, 76-84. — SJOLLEMA, B. (1938): Kupfermangel als Ursache von Tierkrankheiten. Biochem. Z. *295*, 372-376. — STÜMPEL, G. (1962): Untersuchungen über das Vorkommen von Kupfermangel bei Rindern in Niedersachsen. Diss., Hannover. — TRAULSEN, H. (1937): Die Lecksucht der Rinder in Schleswig-Holstein. Landw. Versuchsstation *128*, 89-125. — TRAUTWEIN, K. (1952): Stand der Bekämpfung der Mangelkrankheiten in Südbaden. Arb. Unterausschuß DLG Bekämpfung von Mangelkrankheiten beim Tier, Heft 2 — 1953, S. 3-7.

Zinkmangel (Parakeratose)

Wesen, Ursachen: Beim Rind sind die ätiologischen Zusammenhänge zwischen bestimmten Hautveränderungen (Parakeratose) und Störungen des Zinkhaushaltes erst in neuerer Zeit aufgedeckt worden. Bei der Mehrzahl der unter Praxisverhältnissen auftretenden Fälle handelt es sich wahrscheinlich um einen bedingten (sekundären) Zinkmangel. Die typischen klinischen Erscheinungen lassen sich nämlich experimentell (als primärer Zinkmangel) nur mit einer Fütterung auslösen, deren Zinkgehalt weit unter den üblicherweise festzustellenden Werten liegt. So treten bei synthetisch ernährten Kälbern innerhalb von 2 beziehungsweise 3 Wochen Mangelsymptome auf, wenn die tägliche Zinkzufuhr 0,05 beziehungsweise 0,2 mg pro kg Körpergewicht beträgt, während Tagesgaben von 0,7 mg Zink pro kg Körpergewicht ausreichen, um Erkrankungen zu verhüten. Unter gewöhnlichen Haltungs- und Fütterungsbedingungen wird das Zinkmangelsyndrom des Rindes dagegen offenbar weniger durch Behinderungen der Zinkresorption im Verdauungskanal als durch Blockierung der in den zinkreichen Organen (Knochenmark, Zähne, Bauchspeicheldrüse, Haut, Haar, Leber, Nieren) enthaltenen Zinkvorräte (mit Ausnahme derjenigen des Pankreas) bedingt. Die hierfür verantwortlichen Faktoren sind erst teilweise bekannt (siehe *Vorbeuge*). Außerdem wird in mäßigem Überschuß zugeführtes Zink nur in geringem Umfange gespeichert, so daß die in Mangelsituationen verfügbaren Reserven gering sind. Zink spielt als Bestandteil mehrerer Enzyme (zum Beispiel der Karboanhydrase und der alkalischen Serumphosphatase) eine wichtige biologische Rolle; es ist jedoch noch nicht geklärt, welche Funktionsstörungen den Zinkmangelerscheinungen im einzelnen zugrunde liegen.

Vorkommen: Der Parakeratose des Rindes kommt zwar bei weitem nicht die wirtschaftliche Bedeutung zu wie derjenigen des Schweines; das heute als spezifische Zinkmangelfolge einzustufende Krankheitsbild ist aber manchenorts schon früher, teils sporadisch, teils bestandsweise gehäuft, festgestellt worden. Ausgedehnte parakeratotische Hautveränderungen spielen samt Begleitsymptomen eine gewisse Rolle auf zinkarmen Weiden in Holland und British-Guyana; in Finnland tritt das Schwanzwurzelekzem in bestimmten Betrieben enzootisch auf. Wahrscheinlich dürften auch manche, bislang als ‚Maulgrind', ‚Teigmaul' oder Ekzem im Bereich von Kopf, Schwanz oder Gliedmaßen angesehene Fälle hier einzuordnen sein. Kälber und Jungrinder sind gegenüber Störungen des Zinkhaushaltes offensichtlich empfindlicher als erwachsene Tiere.

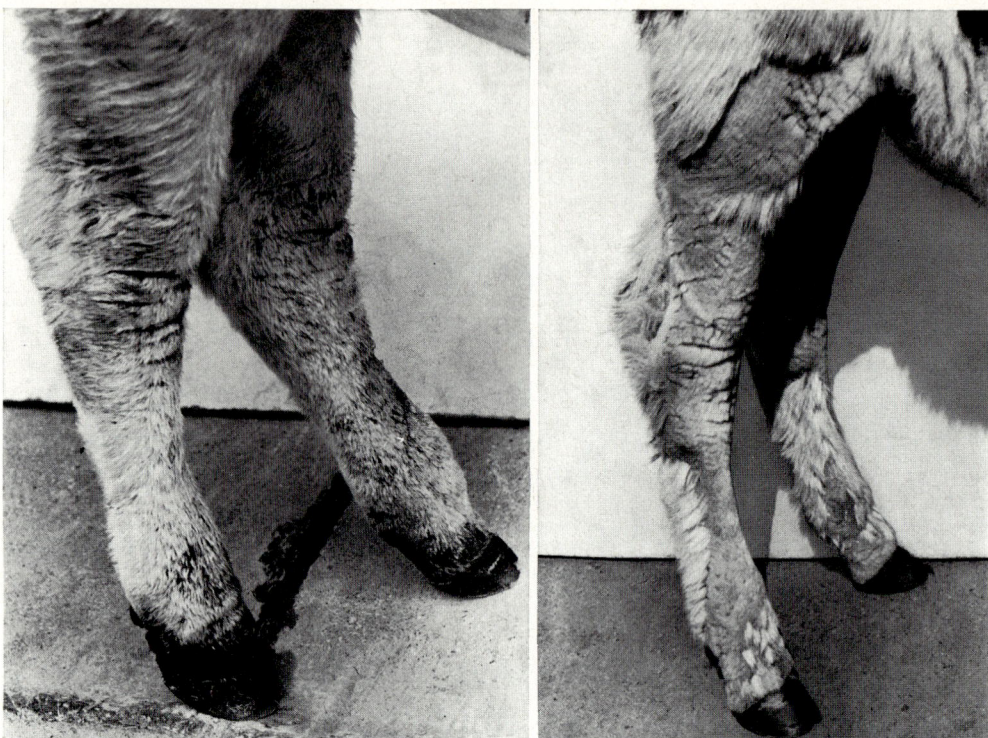

Abb. 546, 547. Links: fortgeschrittene zinkmangelbedingte parakeratotische Hautveränderungen an den Hintergliedmaßen eines Kalbes (Ausfallen der durch Krusten verklebten Haare, tiefe Rhagaden und Übergang in eitrige bis phlegmonöse Dermatitis); rechts: die Hinterbeine des gleichen Tieres nach 4wöchiger oraler Verabreichung von Zinkoxyd (Nachwachsen neuer Haare auf der abgeheilten Haut)

Erscheinungen: Leichterer Zinkmangel äußert sich lediglich in verminderter Aufnahme und schlechterer Verwertung des Futters, die bei Kälbern zu Wachtumshemmung, bei Mastrindern zu geringerer Gewichtszunahme und bei erwachsenen Tieren zu unbefriedigender Milchleistung sowie Ausbleiben der Brunst führt. Schwerer erkrankte Patienten weisen neben solchen unspezifischen Symptomen auch kennzeichnende Hautveränderungen auf (Taf. 23 a und b). Diese betreffen bei *Kälbern* vor allem die Umgebung der Nasenlöcher (samt Nasenrücken) und der Augen, die Lippen, den Ohrgrund sowie Nacken, Kehlgang, Hals, Schenkelinnenflächen, Gliedmaßen (besonders distal und an den Gelenkbeugen), Euterhaut oder Hodensack und die Nachbarschaft von After und Scham. (Die Lokalisation der Läsionen wird offenbar durch die mechanische Beanspruchung der Haut bestimmt, da sich die gleichen Erscheinungen nach Verletzungen auch an anderen Körperregionen entwickeln.) Die genannten Stellen bedecken sich bei den Patienten in zunehmendem Maße mit trockenen, grauen bis hellbraunen grindigen Schuppen und schorfigen Krusten, wodurch die gesträubten Haare büschelweise verkleben. Der damit verbundene Juckreiz führt zum Ablecken und Beknabbern der erkrankten Partien, an denen in der Folge haarlose Flecken, Rötungen, Exkoriationen und manchmal auch Blutungen auftreten; im fortgeschrittenen Stadium wird die Haut in den betroffenen Bezirken (insbesondere am Skrotum) runzlig-faltig und schrundig. Oft ist sie am Fesselkopf sowie um das Sprung- und Karpalgelenk herum ödematös verdickt und empfindlich; der gerötete Kronsaum kann tiefe Fissuren aufweisen. Infolgedessen zeigen die Tiere einen steif-zögernden Gang mit angebeugten Hintergliedmaßen und allgemeine ‚Zappeligkeit'. Außerdem sind bei den zeitweilig stark speichelnden oder mit den Zähnen knirschenden Patienten mitunter auch Erosionen und Blutungen des Zahnfleisches sowie Geschwüre an der Dentalplatte festzustellen. Das

Hodenwachstum erkrankter Bullenkälber verzögert sich, doch bleibt ihre spätere Fruchtbarkeit unbeeinträchtigt. Bei *älteren Jungrindern* und *erwachsenen Tieren* beschränken sich die Hautveränderungen in der Regel auf den Schwanzansatz und/oder die Kruppe; sie sind hier meist während des Trockenstehens am deutlichsten ausgeprägt und kehren dann nach der nächsten Laktation wieder: Juckreiz → Belecken, Scheuern, Beißen → haarlose, blutige bis geschwürig-eitrige Defekte.

Beurteilung: Bei sachgemäßer Behandlung sind die Zinkmangelschäden voll reversibel. Nach oralen Zinkgaben schwindet der Juckreiz schon innerhalb weniger Tage; die Hautveränderungen heilen binnen 2 bis 4 Wochen ab; die nachwachsenden Haare sind zum Teil schwächer pigmentiert als zuvor (Taf. 23 b und c). Besonders schwer erkrankte Kälber können einer sekundären Komplikation (etwa einer Pneumonie) erliegen. Werden die Zinkzulagen bei sonst gleichbleibender Fütterung wieder abgesetzt, so ist nach Ablauf von 2 bis 3 Wochen mit Rezidiven zu rechnen.

Zerlegungsbefund: Außer den klinisch erkennbaren Hautläsionen sind keine pathognostischen Besonderheiten festzustellen. Histologisch ist die Parakeratose der Haut charakterisiert durch übermäßige, mangelhaft verhornende Keratinbildung mit Kernretention im Stratum corneum, vermindertem Zellgehalt im Stratum granulosum sowie Akanthose mit Verbreiterung des Netzes im Stratum germinativum.

Erkennung und Unterscheidung: Zinkanalysen von Blut oder Körpergeweben gestatten oft keine eindeutigen diagnostischen Schlußfolgerungen, da sich (mit Ausnahme des Pankreas) die Schwankungsbereiche der Werte bei gesunden und zinkmangelkranken Rindern oft erheblich überschneiden (siehe Übersicht 50).

Übersicht 50.
Zinkgehalt in Proben der Organe und Körperflüssigkeiten bei gesunden Kälbern und bei experimentellem Zinkmangel

Probematerial	Zinkgehalt (ppm)	
	gesunde Kälber	experimentelle Parakeratose
Blut:	1,5— 3,5 der Frischsubstanz	1,3— 2,8 der Frischsubstanz
Plasma:	0,8— 1,2 der Frischsubstanz	< 0,6 der Frischsubstanz
Leber:	125—170 der Trockensubstanz	100—115 der Trockensubstanz
Pankreas:	160—170 der Trockensubstanz	60— 70 der Trockensubstanz
Knochen:	90—105 der Trockensubstanz	60— 80 der Trockensubstanz
Haar:[1]	90—140 der Trockensubstanz	90—115 der Trockensubstanz
Kot:	250—310 der Trockensubstanz	15— 20 der Trockensubstanz

[1] Der Zinkgehalt der Haut bleibt bei Parakeratose praktisch unverändert. Milch enthält 3 bis 5 ppm, Kolostralmilch 14 bis 20 ppm Zink in der Frischsubstanz.

Auch die Ergebnisse von Analysen des Futters sind mit Vorbehalt zu beurteilen, weil die Verwertbarkeit des in ihm scheinbar in ausreichender Menge enthaltenen Zinks offenbar vom Einfluß anderer Nahrungsinhaltsstoffe abhängig sein kann. Entscheidend für die Diagnose sind der histologische Nachweis parakeratotischer Hautveränderungen und der nach versuchsweiser Zinkzufütterung prompt einsetzende Heilerfolg. Differentialdiagnostisch sind vor allem die Hyperkeratose (S. 1205; histologisch leicht zu unterscheiden), Trychophytie (S. 707), Mucosal Disease (S. 742) und Räude (S. 956) sowie Streptotrichose (S. 712) in Betracht zu ziehen.

Vorbeuge: Für das Rind liegen bislang noch keine genauen Zinkbedarfsnormen fest, da diese in erheblichem Maße von anderen, noch unzulänglich geprüften Nahrungsfaktoren[1] mitbestimmt werden; der Bereich zwischen absoluter beziehungsweise relativer Mangelversorgung (unter 10 bis 40 beziehungsweise 40 bis 100 ppm Zink in der Trockensubstanz) und toxischen Dosen (über 500 bis 1000 ppm Zink in der Trockensubstanz; siehe S. 1128) ist aber nachgewiesenermaßen ziemlich breit. Zur sicheren Vermeidung von Mangelerscheinungen wird für Kälber beziehungsweise für Mastrinder und erwachsene Tiere ein Futtergehalt von 50 beziehungsweise 100 ppm Zink in der Trockensubstanz empfohlen. Zinkarme Weiden sollten mit zinkhaltigem Kunstdünger versorgt werden.

Behandlung: Steigerung des Zinkgehaltes der Nahrung auf 250 ppm der Trockensubstanz oder tägliche orale Zulagen von 50 mg Zink (Kälber) beziehungsweise 250 bis 500 mg Zink (Jungrinder, erwachsene Tiere) in Form von Zinksulfat, -chlorid oder oxyd[2]; in weniger schwerwiegenden Fällen genügen die Verabreichung eines Mineralsalzgemisches oder das Auslegen von Salzlecksteinen mit einem Zinkgehalt von 1 bis 2 %.

[1] Bei einem Kalziumgehalt des Futters von 0,3 % sind 40 ppm Zink in der Trockensubstanz ausreichend; liegt der Kalziumgehalt höher, so sind für jeweils 0,1 % Kalzium mehr weitere 16 ppm Trockensubstanz Zink erforderlich. Ein Zinkgehalt der Nahrung von weniger als 40 ppm der Trockensubstanz kann selbst bei ausreichender Kupferversorgung zu Zinkmangelerscheinungen führen; ist die Kupferzufuhr jedoch unzulänglich (unter 5 ppm der Trockensubstanz Kupfer), so treten noch bei Futterzinkwerten von 80 bis 100 ppm der Trockensubstanz Parakeratosefälle auf. Des weiteren scheint die Stickstoffquelle der Nahrung (Eiweiß bzw. Harnstoff) von Einfluß zu sein. Außerdem gilt Kadmium (S. 1129) als Antagonist des Zinks.

[2] 1 g Zink ist in 4,4 g $ZnSO_4$, 1,5 g $ZnCl_2$ oder 1,2 g ZnO enthalten.

SCHRIFTTUM

Blackmon, D. M., W. J. Miller & J. D. Morton (1967): Zinc deficiency in ruminants. Vet. Med. 62, 265-270. — Dynna, O., & G. N. Havre (1963): Interrelationship of zinc and copper in the nutrition of cattle. Acta Vet. Scand. 4, 197-208. — Feaster, J. P., S. L. Hansard, J. T. MacCall, F. H. Skipper, & G. K. Davis (1954): Absorption and tissue distribution of radiozinc in steers fed high-zinc rations. J. Animal Sci. 13, 781-788. — Grashuis, J. (1963): Zinc deficiency symptoms in cattle in the Netherlands. Landbouwk. Tijdschr. 75, 1127-1148. — Haaranen, S. (1962): The effect of zinc on itching tail root eczema in cattle. Nord. Vet.-Med. 14, 265-269. — Haaranen, S. (1963): Some observations on the zinc requirement of cattle for the prevention of itch and hairlicking at different calcium levels in the feed. Nord. Vet.-Med. 15, 536-542. — Haaranen, S. (1965): Some observations on the occurrence of itch and hair licking in cattle at different zinc and copper levels in their diet. Nord. Vet.-Med. 17, 36-38. — Hiers, J. M., W. J. Miller & D. M. Blackmon (1968): Endogenous secretion and reabsorption of ^{65}zinc in ruminants as affected by zinc deficiency and feeding of ethylenediaminetetraacetate or cadmium. J. Dairy Sci. 51, 730-736. — Koetsveld, E. E. van (1963): Neue Erkenntnisse über die Bedeutung von Zink und Jod für Milchkühe. Kraftfutter 46, 342-348. — Legg, S. P., & L. Sears (1960): Zinc sulphate treatment of parakeratosis in cattle. Nature 186, 1061-1062. — Miller, W. J., & J. K. Miller (1960): Development of zinc deficiency in Holstein calves fed a purified diet. J. Dairy Sci. 43, 1854-1856. — Miller, J. K., & W. J. Miller (1962): Experimental zinc deficiency and recovery of calves. J. Nutrit. 76, 467-474. — Miller, W. J., & J. K. Miller (1963): Zinc content of certain feeds, associated materials, and water. J. Dairy Sci. 46, 581-583. — Miller, W. J., & J. K. Miller (1963): Zinc requirements of Holstein bull calves to nine months of age. J. Dairy Sci. 46, 715-719. — Miller, W. J., & J. K. Miller (1963): Photomicrographs of skin from zinc-deficient calves. J. Dairy Sci. 46, 1285-1287. — Miller, J. K. & R. G. Cragle (1965): Gastrointestinal sites of absorption and endogenous secretion of zinc in dairy cattle. J. Dairy Sci. 48, 370-373. — Miller, W. J., G. W. Powell, W. J. Pitts & H. F. Perkins (1965): Factors affecting zinc content of bovine hair. J. Dairy Sci. 48, 1091-1095. — Miller, W. J., W. J. Pitts, C. M. Clifton & J. D. Morton (1965): Effects of zinc deficiency per se on food efficiency, serum alkaline phosphatase, zinc in skin, behaviour, greying and other measurements in the Holstein calf. J. Dairy Sci. 48, 1329-1334. — Miller, W. J., J. D. Morton, W. J. Pitts & C. M. Clifton (1965): Effect of zinc deficiency and restricted feeding on wound healing in the bovine. Proc. Soc. Exp. Biol. Med. 118, 427-430. — Miller, W. J., G. W. Powell & J. M. Hiers (1966): Influence of zinc deficiency on dry matter digestibility in ruminants. J. Dairy Sci. 49, 1012-1013. — Miller, W. J., D. M. Blackmon, R. P. Gentry, G. W. Powell & H. F. Perkins (1966): Influence of zinc deficiency on zinc and dry matter content of ruminant tissues and on excretion of zinc. J. Dairy Sci. 49, 1446-1453. — Miller, W. J., R. P. Gentry, D. M. Blackmon, W. J. Pitts, G. W. Powell & C. M. Clifton (1966): Zn-65 distribution in tissues of zinc deficient and normal ruminants with time after oral dosing. Federat. Proc. 25, 484. — Miller, W. J., D. M. Blackmon, R. P. Gentry, W. J. Pitts & G. W. Powell (1967): Absorption, excretion and retention of orally administered zinc-65 in various tissues of zinc-deficient and normal goats and calves. J. Nutrit. 92, 71-78. — Mills, C. F., A. C. Dalgarno, R. B. Williams & J. Quarterman (1967): Zinc deficiency and the zinc requirements of calves and lambs. Brit. J. Nutrit. 21, 751-768. — Mussill, J. (1941): Zinkmangel als Ursache des Nichtrinderns. Wien. Tierärztl. Mschr. 28, 136-137. — Ott, E. A., W. H. Smith, M. Stob, H. E. Parker & W. M. Beeson (1965): Zinc deficiency syndrome in the young calf. J. Animal Sci. 24, 735,-741. — Pitts, W. J., W. J. Miller, O. T. Fosgate, J. D. Morton & C. M. Clifton (1966): Effect of zinc deficiency and restricted feeding from two to five months of age on reproduction in Holstein bulls. J. Dairy Sci. 49, 995-1000. — Vallee, B. L. (1959): Physiology and pathology of zinc. Physiol. Rev. 39, 443-490.

Manganmangel

Wesen, Ursachen: Im Gegensatz zur Perosis des Huhnes scheinen Störungen der Manganversorgung beim Rind nur eine untergeordnete Rolle zu spielen; Mangelerscheinungen lassen sich bei dieser Tierart nur unter extremen Versuchsbedingungen (weniger als 10 ppm der Trockensubstanz Mangan im Futter) auslösen, die bei üblicher Haltung und Ernährung (meist zwischen 50 und 100 ppm der Trockensubstanz Mangan enthaltend) kaum zu erwarten sind. Da bestimmte, in der Praxis auf Torf- und Sandböden Hollands, Englands und der USA zu beobachtende Syndrome dem künstlich erzeugten Krankheitsbild ähneln und mit Mangansalzgaben zu heilen sind, darf aber angenommen werden, daß sie auf einem sekundären (bedingten) Manganmangel beruhen. Die Verwertbarkeit des oral aufgenommenen Mangans wird offenbar nicht nur durch einen hohen Kalzium- oder Phosphorgehalt der Nahrung (S. 986, 996), sondern auch durch ein weites Ca:P-Verhältnis im Futter sowie durch Überangebot an Eisen (S. 1144) beeinträchtigt. Mangan wird vom Verdauungskanal her nur in geringem Umfange resorbiert (tägliche Retention beim erwachsenen Rind etwa 150 mg) und zum größten Teil über Galle und Kot wieder ausgeschieden. Speicherorgane sind Leber, Pankreas, Nieren, Knochen und Haare. Wie andere Spurenelemente ist Mangan in einer Reihe von Enzymen enthalten oder für deren Aktivierung verantwortlich. Eine ausreichende Versorgung mit Mangan ist Voraussetzung für das normale Knochenwachstum bei Kälbern und Jungrindern sowie für die Entwicklung und Funktionstüchtigkeit der Geschlechtsorgane bei Jungtieren und erwachsenen Rindern.

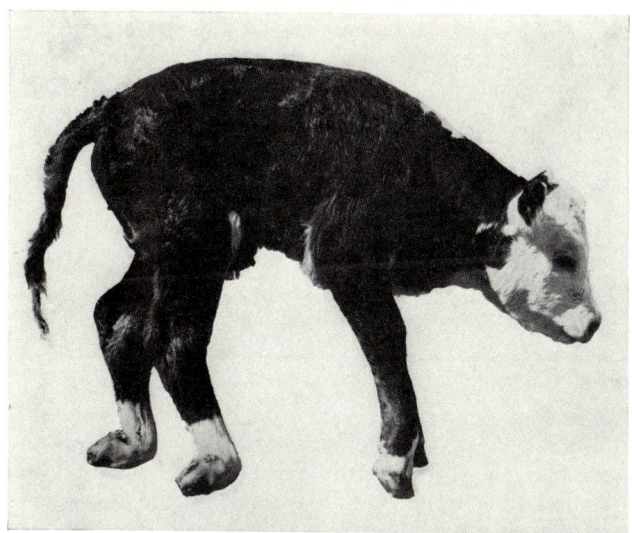

Abb. 548. Hereford-Kalb mit experimentell ausgelösten Manganmangelerscheinungen (verdickte Karpalgelenke, Überköten in den Fesselgelenken; Rojas, Dyer & Cassatt, 1965)

Erscheinungen: Bei Färsen und Kühen werden verzögerte, stille oder ausbleibende Brunst, schlechte Befruchtungsergebnisse, bräunliche Verfärbung der Spitzen schwarzpigmentierter Haare, in schwereren Fällen auch Frühgeburten und Aborte oder Gliedmaßenmißbildungen bei den von ihnen oft lebensschwach geborenen Kälbern als

Symptome des Manganmangels beschrieben; möglicherweise ist in manchen Beständen mit gehäuft auftretender Azetonämie ebenfalls ein bedingter Manganmangel mit im Spiele. Jungtiere zeigen Entwicklungshemmung, verspätete Geschlechtsreife (hochgradig geschädigte Bullen auch Aussetzen der Spermiogenese und Hodendegeneration), Zungenschlagen, Magerkeit und rauhtrockenes Haarkleid; auffallend sind die Knochenauftreibungen an den Gelenken der Gliedmaßen, insbesondere des Karpalgelenks, und das Überköten in den Fesselgelenken. Die Vermutung, daß die Steilstellung („Stuhlbeinigkeit") und die spastische Parese der Hintergliedmaßen auf Manganmangel zurückzuführen sind, hat sich nicht bestätigt. Die von sehr manganarm ernährten Kühen geworfenen Kälber weisen mehr oder weniger starke Verkrümmungen der Beine (Arthrogryposis mit Vorbiegigkeit und Einwärtsdrehung vom verdickten Karpalgelenk an abwärts) und der Wirbelsäule (Torticollis) auf; auch die Epiphysen anderer Gelenke erscheinen unterschiedlich verdickt, die Tiere köten in der weichen Fessel über. Ihre Oberarmknochen sind kürzer als normal und brechen schon bei einem Drittel bis zur Hälfte der sonst hierfür erforderlichen Belastung.

Erkennung und Unterscheidung: Bei Verdacht auf Manganmangel geben Futteranalysen wegen des noch wenig geklärten hemmenden Einflusses anderer Nahrungsinhaltsstoffe keine zuverlässigen Hinweise; die Unterschiede des Mangangehaltes in Organproben normal und manganarm gefütterter Rinder sind ebenfalls nur gering; relativ brauchbare Rückschlüsse auf die Manganversorgung während der abgelaufenen Weidegang- oder Stallperiode können nur aus der Untersuchung von Haarproben gezogen werden.

Übersicht 51.
Beurteilung des Mangangehaltes in Gewebsproben und Körperflüssigkeiten bei Verdacht auf Manganmangel

Probematerial	Mangangehalt	
	normal	Manganmangel
Blut:	0,25—0,40 ppm der Trockensubstanz	0,16—0,25 ppm der Trockensubstanz
Leber:[1]	10—15 ppm der Trockensubstanz	6—10 ppm der Trockensubstanz
Eierstock:	2,0 ppm der Trockensubstanz	0,6—0,8 ppm der Trockensubstanz
Hoden:	2,7 ppm der Trockensubstanz	1,7 ppm der Trockensubstanz
Knochen:	1,5—3,2 ppm der Trockensubstanz	1,0—1,4 ppm der Trockensubstanz
Haar:	8—20 ppm der Trockensubstanz	2—8 ppm der Frischsubstanz
Milch:[2]	0,01—0,04 ppm der Trockensubstanz	

[1] Die Leber neugeborener gesunder Kälber enthält lediglich 8 ppm, ihr Haar nur 3 ppm der Trockensubstanz Mangan.
[2] Der Mangangehalt der Kolostralmilch beträgt 0,1 bis 0,15 ppm der Frischsubstanz.

Die Manganmangelveränderungen an den Knochen bestehen in vermehrter Rarefaktion ohne beschleunigte Knochenresorption oder diffuse Osteoporose. Unter Praxisbedingungen ist der Erfolg einer versuchsweisen Verabreichung von Mangansalzen als diagnostisches Kriterium anzusehen. Da die klinischen Erscheinungen denen der Rachitis und Knochenerweichung (S. 988, 995) sowie der Fluorose (S. 1175), der chronischen Bleivergiftung (S. 1134), dem Kupfermangel (S. 1079) und gewissen Lupinenvergiftungsfolgen (S. 1281) ähneln, müssen diese Krankheiten differentialdiagnostisch mit in Betracht gezogen werden.

Vorbeuge und Behandlung: Während frühere Angaben über den Manganbedarf des Rindes stark schwankten (1 bis 50 ppm der Trockensubstanz des Futters), werden heute für Kälber mindestens 15 bis 20 ppm der Trockensubstanz, für Jungrinder und Kühe dagegen 25 bis 30 ppm der Trockensubstanz als erforderlich angesehen; während der Trächtigkeit und bei kalziumreicher Ernährung sind unter Umständen noch höhere Dosen ratsam. Die Mangelerscheinungen lassen sich durch folgende Tagesgaben von Mangansulfat[1] beheben beziehungsweise vermeiden: Kälber 0,5 bis 1,0 g, Jungrinder 1 bis 2 g, erwachsene Tiere 2 bis 4 g; die Zufütterung einer mit 1 %/o Mangansulfat angereicherten Mineralsalzmischung (20, 50 beziehungsweise 100 g pro Tier und Tag je nach Lebensalter) soll ebenfalls wirksam sein. Dagegen scheinen sich Weidedüngungen mit Mangansulfat bislang weniger zu bewähren.

[1] 1 g Mangan ist in 4,4 g $MnSO_4 \cdot 5 H_2O$ enthalten.

SCHRIFTTUM

ANKE, M., & H. JEROCH (1966): Manganmangel, Manganstoffwechsel und Manganabsorption aus verschiedenen Manganverbindungen. Dtsch. Akad. Landwirtsch.-Wiss., Berlin, Tag.-Ber. Nr. 85. — BENTLEY, O. G., G. V. QUICKE, J. KASTELIĆ & P. H. PHILIPS (1951): Certain trace elements in the feeds, organs and tissues of a selected group of repeat breeding cows in northeastern Wisconsin. J. Dairy Sci. *34*, 363-366. — BENTLEY, O. G., & P. H. PHILIPS (1951): The effect of low manganese rations upon dairy cattle. J. Dairy Sci. *34*, 396-403. — DYER, I. A., & M. A. ROJAS ALVAREZ (1965): Manganese requirements and functions in cattle. J. Amer. Vet. Med. Ass. *147*, 1393-1396. — GRASHUIS, J. (1957): De betekenis van mangaan voor mens en dier. Landbouwk. Tijdschr. *69*, 642-668. — GRASHUIS, J., J. LEHR, L. L. E. BEUVERY & A. BEUVERY-ASMAN (1954): Mangaan deficientie bij rundvee. Med. Inst. Modern Veevoeding de Schothorst. — HARTMANNS, J. (1965): Steile stand en mangaanvoorzienig bij rundvee. Tijdschr. Diergeneesk. *90*, 1532-1538. — HAWKINS, G. E., G. H. WISE, W. L. LOTT & G. MATRONE (1951): Manganese, calcium and phosphorus interrelationships in the nutrition of dairy calves. J. Dairy Sci. *34*, 504-505. — HAWKINS, J. E., G. H. WISE, G. MATRONE & P. K. WAUGH (1955): Manganese in the nutrition of young dairy cattle fed different levels of calcium and phosphorus. J. Dairy Sci. *38*, 536-547. — HENKENS, CH. H., & L. J. MEBIUS (1965): Manganese determination in hair samples. Tijdschr. Diergeneesk. *90*, 640-652. — KOETSVELD, E. E. VAN (1958): The manganese and copper contents of hair as an indicator of feeding condition of cattle regarding manganese and copper. Tijdschr. Diergeneesk. *83*, 229-236. — KOLB, E. (1959): Die Bedeutung des Mangans in der Tierernährung. Tierärztl. Umschau *14*, 265-268. — MEYER, H., & TH. ENGELBERTZ (1960): Über den Mangangehalt von Haaren schwarzbunter Niederungsrinder und seine Beziehungen zur Fruchtbarkeit. Dtsch. Tierärztl. Wschr. *67*, 124-127. — REID, J. T., & G. M. WARD (1948): Mineral metabolism studies in dairy cattle. 3. Manganese metabolism in the lactating bovine. J. Nutrition *35*, 591-596. — ROJAS ALVAREZ, M. A. (1965): Manganese deficiency in the bovine. Ph. D. Diss., Washington State Univ. — ROJAS ALVAREZ, M. A., I. A. DYER & W. A. CASSATT (1965): Manganese deficiency in the bovine. J. Animal Sci. *24*, 664-667. — SANDSTEDT, H., & I. DYRENDAHL (1951): Om förebyggande manganbehandling hos nötkreatur. Nord. Vet.-Med. *3*, 342-349. — SCHMAHLSTIEG, R., & U. MÄTZKE (1962): Untersuchungen zur Klärung des Sitzes, der Ätiologie und Erblichkeit der spastischen Parese des Rindes. 2. Manganversorgung bei gesunden und an spastischer Parese erkrankten Tieren. Zbl. Vet.-Med. *9*, 507-519. — TESINK, J. (1960): Onderzoek naar de relatie bodem-plant-dier in Zeeland. Tijdschr. Diergeneesk. *85*, 1131-1158. — WILSON, J. G. (1966): Bovine functional infertility in Devon and Cornwall — response to manganese therapy. Vet. Record *79*, 562-566.

Eisenmangel (Anämie der Milchkälber)

Wesen, Ursachen: Gewisse enzootisch auftretende, fütterungsbedingte Anämien des Rindes („coast disease', „salt sickness', „wasting disease', „enzootischer Marasmus', „bush sickness') wurden früher irrtümlicherweise als direkte Eisenmangelfolge angesehen, da sie sich durch Gaben von Eisensalzen verhüten und heilen ließen; bei eingehender Prüfung stellt sich jedoch heraus, daß die Erscheinungen auf Mangel an Kupfer (S. 1079) oder Kobalt (S. 1091), und die erzielten prophylaktischen sowie therapeutischen Erfolge auf Verunreinigungen des verabreichten Eisens mit Kupfer beziehungsweise Kobalt zurückzuführen waren. Da die üblichen Futtermittel alle genügend Eisen enthalten, kommen echte ferriprive Anämien nur bei *Mastkälbern* vor, die längere Zeit ausschließlich mit Milch ernährt und an der Aufnahme anderen Futters gehindert werden (einstreulose Boxenhaltung, mitunter auch Maulkorbzwang, zur Erzielung des angeblich vom Verbraucher bevorzugten blassen Kälberfleisches); diese ‚Milchanämie' verläuft oft subklinisch und hat längst nicht die wirtschaftliche Bedeutung wie die ätiologisch gleichartige Anämie der Saugferkel erlangt.

Der Eisenstoffwechsel wird durch den sogenannten ‚Darmschleimhautblock' reguliert, so daß von dem mit der Nahrung angebotenen Eisen immer nur die jeweils erforderliche Menge resorbiert, der Rest aber mit dem Kot wieder ausgeschieden wird. Bei unzureichendem Eisengehalt im Futter ist der Organismus daher auf seine Reserven angewiesen; nach Erschöpfung der Depots setzen Ausfallsymptome ein. Im Tierkörper liegt Eisen fast ausnahmslos in proteingebundener Form vor: als Ferritin und Hämosiderin in Leber, Milz, Knochenmark und Darmschleimhaut (‚Speichereisen'), an Beta-Globuline gelagert als Transferrin im Blutserum (‚Transporteisen') und als roter Farbstoff in den Erythrozyten sowie im Muskelgewebe (Hämoglobin, Myoglobin). Eisen ist nicht nur unentbehrlich für die Hämoglobinsynthese, sondern auch Bestandteil wichtiger Enzyme (Zytochromoxydase, Peroxydase, Katalase).

Krankheitsgeschehen: Der tägliche Eisenbedarf liegt für geschlechtsreife Rinder zwischen 50 und 100 mg (bei trächtigen Tieren möglicherweise höher), für Kälber zwischen 30 und 70 mg. Die vor allem in der Leber lokalisierten Eisenvorräte neugeborener Kälber reichen bei alleiniger Verfütterung von Milch nur etwa 3 bis 4 Wochen zur Aufrechterhaltung der Hämoglobinbildung aus, da Milch sehr arm an Eisen ist (Normalmilch: 0,3 bis 0,5 mg/Liter; Kolostralmilch: 1,5 bis 2,5 mg/Liter). Deshalb kommt es bei Milchmastkälbern leicht zu einer Anämie, die das bei üblicher Beifütterung zu beobachtende und als physiologisch anzusehende Maß weit überschreitet.

Erscheinungen: Betroffene Kälber entwickeln sich zunächst gut und beginnen erst nach 5 bis 6 Wochen im Wachstum zurückzubleiben; sie zeigen dann verminderte oder wechselnde Freßlust, Lecksucht sowie zunehmende Mattigkeit und Schwäche; nach geringer körperlicher Anstrengung ermüden sie unter deutlicher Steigerung der Puls- und Atemfrequenz. Ihre Schleimhäute erweisen sich als blaß-anämisch; in schweren Fällen ist die Zunge mit einem graugelben Belag überzogen, in welchem die Papillen verschwinden oder atrophieren (sogenannte ‚glatte Zunge'). Das rote Blutbild ist durch eine mikrozytäre, hypo- bis normochrome Anämie mit Poikilozytose und normoblastischer Reaktion des Knochenmarks gekennzeichnet: Hämatokrit 20 bis 30 % statt 34 bis 38 %; Hämoglobingehalt 4 bis 10 g% statt 10 bis 13 g%; Serumeisengehalt unter 0,05 bis 0,1 mg% statt 0,12 bis 0,28 mg%. Bei rechtzeitiger Behandlung oder Absetzen der Milchnahrung und Übergang zu anderen Futtermitteln klingen die Symptome bald wieder ab; andernfalls kümmern die Patienten weiter und neigen in erhöhtem Maße zu infektiösen Lungen- oder Darmerkrankungen.

Zerlegungsbefund: Tierkörper und Leber auffallend blaß, Blut dünn und wäßrig, Herz oft dilatiert.

Erkennung: Die Diagnose stützt sich auf eine Überprüfung der Fütterung (reine Milchnahrung), das klinische Bild und den durch Eisengaben zu erzielenden deutlichen Behandlungserfolg. Differentialdiagnostisch kommt vor allem Befall mit Magendarmwürmern (S. 920) in Frage; wenn sich der Zustand nach der Verabreichung von Eisen nicht bessert, ist auch an Kupfer- oder Kobaltmangel (S. 1079, 1091) zu denken.

Vorbeuge und Behandlung: 30 bis 70 mg Eisen pro Kalb täglich per os (als Eisensulfat[1]); eine gewisse Eisenbevorratung ist durch intramuskuläre Injektionen (am Hals) von Eisendextran zu erreichen (25 mg Eisen pro kg KGW unmittelbar nach der Geburt mit Wiederholung nach 4 bis 6 Wochen). Auch bei älteren Rindern sind Eisengaben zur Therapie der mit Anämien verbundenen vorübergehenden Eisenmangelzustände (Blutverlust nach Verletzungen, operativen Eingriffen, hämolytischen Erkrankungen oder schweren Parasitosen) wertvoll (8 bis 15 g Eisensulfat per os).

---

[1] 1 g Eisen ist in 5 g $FeSO_4 \cdot 7 H_2O$ enthalten.

SCHRIFTTUM

Becker, W. (1961): Die Anwendung von Myofer bei Kälbern. Blaue Hefte Tierarzt Nr. 1, 419-425. — Blaxter, K. L., G. A. M. Sharman & A. M. MacDonald (1957): Iron deficiency anaemia in calves. Brit. J. Nutrit. 11, 234-246. — Bremner, K. C. (1966): Variations with age in the plasma iron and total iron-binding capacity in dairy calves. Austral. J. Exp. Biol. Med. Sci. 44, 259-270. — Carlson, R. H., M. J. Swenson, G. M. Ward & N. H. Booth (1961): Effects of intramuscular injections of irondextran in newborn lambs and calves. J. Amer. Vet. Med. Ass. 139, 457-461. — Grøndahl, J. (1963): Vanmangel som sykdomsårsak hos ku. Medl. Norske Vet.-Foren. 14, 241-244. — Haeckel, E. (1960): Das rote Blutbild des Kalbes und seine Beeinflussung durch parenterale Injektion eines Eisen-Dextran-Komplexes (Myofer). Diss., Gießen. — Hibbs, J. W., H. R. Conrad, J. H. Vandersall & C. Gale (1963): Occurrence of iron deficiency anaemia in dairy calves at birth and its alleviation by iron dextran injection. J. Dairy Sci. 46, 1118-1124. — Knoop, C. E., W. E. Krauss & R. G. Washburn (1935): Development of nutritional anaemia in dairy calves. J. Dairy Sci. 18, 337-347. — Kolb, E. (1963): The metabolism of iron in farm animals under normal and pathologic conditions. Adv. Vet. Sci. 8, 49-114. — Krupski, A., F. Almasy & H. Ulrich (1942): Kommt es bei reiner Milchfütterung zu einem Milchnährschaden beim Kalb? Schweiz. Arch. Tierheilk. 48, 466-474. — Kupferschmied, H. (1957): Untersuchungen über den Hämoglobin- und Erythrozytengehalt des Rinderblutes mit besonderer Berücksichtigung versch. Altersklassen. Zbl. Vet.-Med. 4, 983-1004. — Lanz, H. (1956): Serumeisengehalt und Eisenresorptionsversuche beim Jungkalb. Schweiz. Arch. Tierheilk. 98, 153-158. — Luzi, A. (1962): Una caratteristica malattia della lingua dei vitelli secondaria ad anemia ferripriva. Progresso Vet. 17, 348-350, 352. — Matrone, G., C. Conley, G. H. Wise & R. K. Waugh (1957): A study of iron and copper requirements of dairy calves. J. Dairy Sci. 40, 1437-1447. — Milić, D., I. Grus & I. Rajić (1965): Erfahrungen mit Myofer-100 bei der Aufzucht von Kälbern. Blaue Hefte Tierarzt Nr. 30, 19-24. — Rice, R. W., G. E. Nelms & C. O. Schoonover (1967): Effect of injectable iron on blood hematocrit and hemoglobin and weaning weight of beef calves. J. Animal Sci. 26, 613-617. — Settlemire, C. T., J. W. Hibbs & H. R. Conrad (1964): Basal metabolic rate, pulse rate, respiration rate and certain organ weights in relation to neonatal iron deficiency anaemia in dairy calves. J. Dairy Sci. 47, 875-878. — Thomas, J. W., M. Okamoto, W. C. Jacobson & L. A. Moore (1954): A study of hemoglobin levels in the blood of young dairy calves and the alleviation of anaemia by iron. J. Dairy Sci. 37, 805-812. — Underwood, E. J., & E. H. Morgan (1963): Iron in ruminant nutrition. 1. Liver storage iron, plasma iron and iron-binding capacity levels in normal adult sheep and cattle. Austral. J. Exp. Biol. Med. Sci. 41, 247-254. — Wise, G. H., M. J. Caldwell, D. B. Perrish, R. J. Flipse & J. S. Hughes (1947): Changes in cell volume and in concentration of hemoglobin and of several inorganic constituents of the blood of calves during early postnatal development. J. Dairy Sci. 30, 983-993. — Yeates, N. T. M. (1966): Iron status of calves fed an all-milk diet. Vet. Record 78, 547-548.

Kobaltmangel (Hypovitaminose B_{12})

Wesen, Ursachen: Im Gegensatz zu anderen Haustieren sind Wiederkäuer von der oralen Zufuhr des Vitamins B_{12} (= Zyankobalamin, wirksames Prinzip des Animal Protein Factors [APF]) unabhängig, weil dieses bei ihnen von den Mikroorganismen der Vormägen gebildet wird; Kobalt ist als essentieller Bestandteil des Vitamins B_{12} für dessen Biosynthese jedoch unentbehrlich. Wiederkäuer sind auf die laufende Aufnahme bestimmter Kobaltmengen angewiesen, da sie nur über geringe eigene Reserven an Vitamin B_{12} verfügen (überschüssiges Nahrungskobalt oder -vitamin B_{12} wird mit dem Kot ausgeschieden); eine Unterversorgung mit Kobalt löst bei Rind, Schaf und Ziege somit eine Hypovitaminose B_{12} aus. Innerhalb der Vormägen treten nach Unterschreiten der kritischen Konzentration (0,1 ppm der Trockensubstanz Kobalt im Pansensaft) erhebliche qualitative und quantitative Verschiebungen der für die Vormagenverdauung wichtigen Bakterien- und Infusorienarten auf (Rückgang der Kleinlebewesen, die Kobalt als Wachstumsfaktor benötigen); hierdurch wird vor allem der für Wiederkäuer wichtige Propionsäurestoffwechsel gehemmt, was zu Inappetenz führt. Diese Tatsache erklärt auch die günstige Wirkung von Kobaltgaben bei Rindern in Beständen mit gehäuft auftretender, therapieresistenter Azetonämie. Neben der Zufuhr des nötigen Eisens (S. 1089) und Kupfers (S. 1079) ist eine ausreichende Kobaltversorgung Voraussetzung für die normale Produktion roter Blutkörperchen im Knochenmark; Kobaltmangel führt deshalb nicht nur zu Ernährungsstörungen, sondern auch zu Anämie.

Vorkommen: In zahlreichen und teilweise recht ausgedehnten Gebieten mit kobaltarmen Böden ist der Kobaltmangel bei weidenden Wiederkäuern von erheblicher

Übersicht 52.
Kobaltmangelkrankheiten des Rindes

Name der Krankheit	Verbreitung	Ursache
‚Pining' (= Dahinsiechen)	England	einfacher Kobaltmangel
‚Likzucht' (= Lecksucht)	Holland	wahrscheinlich einfacher Kobaltmangel
‚Lecksucht'	nordwestdeutscher Küstenraum	Mangel an Kobalt und Kupfer
‚Hinsch' (= Hinfälligkeit), ‚Semper' (= wählerisches Benehmen), ‚Dörre', ‚Darre' (= Austrocknung) oder ‚Lecksucht'	Schwarzwald	Mangel an Kobalt, zum Teil auch an Phosphor
‚Dürre'-Krankheit	Österreich (Wechsel-Gebiet)	wahrscheinlich einfacher Kobaltmangel
‚Vosk', ‚Voskhed'	Dänemark	einfacher Kobaltmangel
‚Törrsot' (= Dürrsucht)	Norwegen	meist Mangel an Kobalt, zum Teil auch an Kupfer
‚Slykkesyke' (= Leckseuche)	Norwegen	Mangel an Kobalt und Kupfer, mitunter auch an Phosphor
‚Mossjuka' (= Moorkrankheit)	Estland	wahrscheinlich einfacher Kobaltmangel
‚Sukhota' (= Marasmus) und ‚Lizuka' (= Lecksucht)	Lettland	wahrscheinlich einfacher Kobaltmangel
‚Lake shore disease' und ‚Wasting disease' (= Schwundkrankheit)	Kanada	wahrscheinlich einfacher Kobaltmangel
‚Grand traverse disease'	U.S.A. (Michigan)	wahrscheinlich einfacher Kobaltmangel
‚Salt sickness'	U.S.A. (Florida)	Mangel an Kobalt und Kupfer
‚Nakuruitis'	Kenya	wahrscheinlich einfacher Kobaltmangel
‚Enzootic marasmus' und ‚Wasting disease'	Australien	einfacher Kobaltmangel
‚Coast disease'	Australien	Mangel an Kobalt und Kupfer
‚Bush sickness'	Neuseeland	einfacher Kobaltmangel
‚Kuwazu' (= Nichtfressen)	Japan	wahrscheinlich einfacher Kobaltmangel

Bedeutung; wenn die Fütterung auch während der Stallhaltungsperiode ausschließlich oder überwiegend auf wirtschaftseigenem Heu und Schrot beruht, ist die Rinderhaltung in solchen Gegenden[1] oft unrentabel, wegen der schweren Schädigungen und Verluste unter der Nachzucht manchenorts sogar ohne Zukauf praktisch unmöglich. Früher war eine Besserung der Mangelerscheinungen nur durch ‚Verstellen' der kranken Tiere in ‚gesunde' Gehöfte möglich. In den dreißiger Jahren wurden nach Verabreichung von Eisen zwar gute Erfolge erzielt; die sich hierauf stützende Vermutung eines Eisenmangels ließ sich jedoch nicht bestätigen, da die Heilwirkung auf den Kobaltverunrei-

---

[1] Vor allem vulkanreicher Fels, Granit, Gneis, Sandstein, Kalkfels, ausgewaschener Sand oder Niederungsmoore mit einem Kobaltgehalt von weniger als 2 ppm.

nigungen der benutzten Eisensalze beruhte. Nach Aufklärung dieser Ursache lassen sich die Schadfolgen heute durch laufende Zufütterung von Kobalt heilen und verhüten. Das Kobaltmangelsyndrom wird mit verschiedenen ortsüblichen Namen belegt, von welchen der Begriff ‚enzootischer Marasmus' am treffendsten erscheint; in einigen Gebieten liegt neben unzureichender Kobaltversorgung auch ein Mangel an Kupfer oder Phosphor vor.

Während in den auf Übersicht 52 genannten Gegenden ohne Kobaltzufütterung fast regelmäßig schwere Schäden auftreten (absoluter Kobaltmangel), kommt es in angrenzenden und anderen Gebieten nur zu weniger ausgeprägten Erscheinungen, von denen vor allem jüngere, in der Entwicklung begriffene, sowie tragende und hochlaktierende Tiere betroffen werden (relativer Kobaltmangel).

Erscheinungen: Meist wirkt sich eine unzureichende Kobaltversorgung erst mehrere Wochen bis einige Monate nach Beginn der Mangelfütterung deutlich aus, wenn die Vitamin-B_{12}-Reserven der Leber erschöpft sind. Besonders empfindlich sind Kälber und Jungrinder; sie zeigen deshalb einen rascheren und schwerwiegenderen Krankheitsverlauf: Entwicklungshemmung (hochbeiniger, wenig bemuskelter schmaler Körper mit relativ zu großem Kopf), Verzögerung der Geschlechtsreife; in hochgradigen Fällen zudem fortschreitende Auszehrung bis zur Kachexie mit tödlichem Ausgang (infolge allgemeiner Erschöpfung, sekundärer bakterieller Infektionen oder Parasiteninvasionen). Erwachsene Rinder sind etwas weniger anfällig; leichtere Erkrankungen äußern sich bei ihnen lediglich in schlechtem Nährzustand und unbefriedigender Milchleistung. Bei Tieren aller Altersklassen sind des weiteren folgende Symptome zu beobachten: geringe oder wechselnde Freßlust trotz reichlich vorhandenem, oft auch gut und schmackhaft erscheinendem Futter; Lecksucht (Aufnehmen von Erde, Wurzeln, Streu, Mist, Jauche; Belecken und Benagen von Haaren, Kleidern, Holz, Rinde und anderem mehr); vorübergehende oder anhaltende Verdauungsstörungen (Verstopfung, Durchfall); langes, struppig-rauhes Haarkleid und derbe, lederbündige, zum Teil schuppende Haut; gelegentlich Tränenfluß; mitunter auch Fruchtbarkeitsstörungen, Aborte oder Geburten lebensschwacher Kälber. Bei längerdauerndem Kobaltmangel werden die Patienten lustlos-träge und ermüden schon nach leichter körperlicher Anstrengung; sie magern dann schließlich bis zum Skelett ab (‚Darre', Marasmus). In fortgeschrittenen Stadien zeigen die Schleimhäute auffallende Blässe; da die Kobaltmangelanämie (hypoplastisch, normozytär, normochrom) oft mit einer Bluteindickung einhergeht, scheinen die Befunde des roten Blutbildes, abgesehen von Anisozytose und Poikilozytose, vielfach normal zu sein; in schweren Fällen kommt es jedoch zu einer deutlichen Verminderung der Erythrozytenzahl und des Hämoglobingehaltes.

Zerlegungsbefund: Abgemagerter, kachektischer und völlig fettfreier Tierkörper, Herz schlaff-mürbe und relativ klein; histologisch: Hämosiderose in Leber und Milz sowie Degeneration und Fibrose in Leber und Herzmuskel.

Erkennung und Unterscheidung: Die Erscheinungen des Kobaltmangels sind wenig spezifisch; in schwereren Fällen kann eine Analyse des Kobaltgehaltes in der Leber nützlich sein (Übersicht 53). Die Untersuchung von Futterproben erscheint nur sinnvoll, wenn sie repräsentativ für die Kobaltversorgung während der voraufgegangenen Monate sind.

Differentialdiagnostisch kommen vor allem Unterernährung, Endoparasitenbefall und Knochenerweichung (S. 995) in Frage. Als beweisend für das Vorliegen von Kobaltmangel ist die nach versuchsweiser Verabreichung von Kobaltsalzen innerhalb von 1 bis 2 Wochen einsetzende Besserung anzusehen.

Vorbeuge und Behandlung: Parenterale Gaben von Kobalt[1] sind unwirksam, weil dieses in den Vormägen (Biosynthese von Vitamin B_{12}) benötigt wird; die intramuskuläre Verabreichung von Vitamin B_{12} (1 bis 3 mg pro Tier und Woche) führt zwar zur

---

[1] 1 g Kobalt ist in 4,8 g $CoSO_4 \cdot 7 H_2O$ oder in 4,0 g $CoCl_2 \cdot 6 H_2O$ oder in 4,9 g $Co(NO_3)_2 \cdot 6 H_2O$ enthalten.

Übersicht 53.

Beurteilung des Kobaltgehaltes in Gewebs-, Futter- und Milchproben bei Verdacht auf Kobaltmangel

Probematerial	Kobaltgehalt	
	normal	Kobaltmangel
Leber:	> 0,2 ppm der Trockensubstanz	< 0,08 ppm der Trockensubstanz
Haare:	> 0,05 ppm der Trockensubstanz	< 0,05 ppm der Trockensubstanz
Futter:	> 0,08 ppm der Trockensubstanz	< 0,04 ppm der Trockensubstanz
Milch:[1]	0,5 —0,9 µg/Liter	

[1] Kolostralmilch enthält 1,6 bis 3,6 µg Kobalt pro Liter; Vollmilch hat einen Gesamtgehalt an Vitamin B_{12} von 270 (210 bis 360) µg pro Liter; davon sind 16 (8 bis 28) µg freies Vitamin B_{12}. Der Blutspiegel von Vitamin B_{12} beträgt normalerweise 0,25 bis 0,35 µg pro Liter.

Besserung, ist aber zu kostspielig. In praxi sind zur Prophylaxe 0,3 bis 1,0 mg –, zur Therapie 3 bis 15 mg Kobalt (in Form von Kobaltsulfat, -chlorid oder -nitrat) pro Tier und Tag per os anzuwenden; mitunter genügt auch das Auslegen von Salzlecksteinen oder die Zufütterung einer Mineralstoffmischung mit einem Kobaltgehalt von 0,1 %. In Gebieten mit schwerem Kobaltmangel hat sich das Eingeben von Kobaltkugeln (Preßlinge mit 90 % Kobaltoxyd) bewährt; sie bleiben bei 85 bis 95 % der Tiere dauernd im Netzmagen liegen und sichern durch laufende Abgabe von Kobalt eine mindestens 6 bis 8 Monate anhaltende ausreichende Versorgung. Da sich diese ‚Bullets' mitunter mit einer unlöslichen Kalkschicht überziehen, wird empfohlen, entweder zwei kleinere Kugeln (zu je 10 g), oder zusammen mit der größeren Kugel (20 g) auch ein Stück Eisen mit rauher Oberfläche (Schraubenmutter beziehungsweise 2 bis 3 cm langes gewindetragendes stumpfes Schraubenende) mit dem Pillengeber einzugeben; die ständige gegenseitige Reibung in der Haube verhindert dann die Bildung solcher Krusten. Kobaltarme Weiden und Wiesen sind mit kobalthaltigen Kunstdüngermischungen zu versorgen.

Bei ausbleibendem Behandlungserfolg ist auch die Möglichkeit eines zusätzlichen Kupfer- oder Phosphormangels (S. 1079, 988, 995) zu bedenken. Gaben von reinem (kobaltfreiem) Eisen oder Kupfer sind bei Kobaltmangel kontraindiziert, weil sie die Verwertbarkeit des Kobalts behindern und somit zur Verschlimmerung des Leidens führen. Saugkälber brauchen bei experimenteller, von tierischem Eiweiß freier Ernährung bis zur Entwicklung einer funktionstüchtigen, kobaltverarbeitenden Vormagenflora täglich 25 bis 35 mg Vitamin B_{12} pro kg KGW.

SCHRIFTTUM

BAUER, W. (1953): Mangelschäden bei landwirtschaftlichen Nutztieren in Baden. Schriftenreihe über Mangelkrankheiten, Heft 3. — BENDIXEN, H. C. (1961): Kobaltmangelkrankheiten der Wiederkäuer — Erfahrungen in Dänemark. Dtsch. Tierärztl. Wschr. 68, 221-223. — BENNETTS, H. W. (1955): Copper and cobalt deficiency of livestock in Western Australia. J. Agric. West. Austral. 4, 43, 49, 55, 61. — BRUNNER, J. R., & B. S. SCHWEIGERT (1965): Vitamin B_{12} distribution in cow's milk. J. Nutrit. 86, 394-398. — COMAR, C. L., & G. K. DAVIS (1947): Excretion and tissue distribution of radio cobalt administered to cattle. Arch. Biochem. 12, 257-266. — DRAPER, H. H., J. T. SIME & B. C. JOHNSON (1952): A study of vitamin B_{12} deficiency in the calf. J. Animal Sci. 11, 332-340. — ECKERT, R. (1954): Der Einfluß kleiner Kobaltchloridmengen auf den Erythrozytengehalt im Blute des Rindes und auf das Wachstum der Saugferkel. Diss., Zürich. — ELLIOT, J. M., D. E. HOGUE & H. F. THYRRELL (1965): Blood vitamin B_{12} status of the dairy cow in late pregnancy and early lactation. J. Dairy Sci. 48, 1335-1338. — ENDER, F. (1946): Koboltmangelens betydning som sykdomsårsak hos storfe og som belyst ved terapeutisk forsøk. Nord. Vet.-Tidskr. 58, 118-143. — ENDER, F., & J. W. TANNANGER (1946): Fortsatte undersøkelser over årsaksforholdene ved mangelsykdommer hos storfe og sau — koboltmangel som sykdomsårsak belyst ved kjemiske undersøkelser av foret. Norsk. Vet.-Tidskr. 58, 313-384. — FILMER, J. F., & E. J. UNDERWOOD (1937): Enzootic marasmus — further data concerning the potency of cobalt as a curative and prophylactic agent. Austral. Vet. J. 13, 57-64. — GALL, L. S., S. E. SMITH, D. E. BECKER & J. K. LOOSLI (1949): Rumen bacteria in cobalt-deficient sheep. Science 109, 468-469. — GEYER, R. P., I. W. RUPEL & E. B. HART (1945): Cobalt deficiency in cattle in the northwestern region of Wisconsin. J. Dairy Sci. 28, 291-296. — HÄFELE, W. (1952): Die Semperkrankheit: eine Ernährungs- und Entwicklungsstörung des Rindes im Hochschwarzwald in der Umgebung von St. Blasien. Diss., München. — HÄFFNER, F. (1951): Bibliographie der Mangelkrankheiten bei landwirtschaftlichen Nutztieren von 1930 bis 1950 mit besonderer Berücksichtigung des Kobaltmangels. Diss., Gießen. — HART, P. C. (1954): Onderzoek naar het cobaltgehalte van runderlevers. Tijdschr. Diergeneesk 79, 517-528. — HORNICH, H. (1956): Die ‚Dürre-Krankheit' im Wechsel-Gebiet ist Kobaltmangel. Forsch.-Dienst 4, 83-85. — JEDRZEJOWSKI, A. (1966): Beobachtungen über Kobaltmangel bei Rindern (polnisch). Med. Weter. 22: 1, 42-44. — KILLHAM, B. J. (1941): Cobalt deficiency in some Michigan cattle. J. Amer. Vet. Med. Ass. 99, 279-282. — KOSTNER, M. (1962): Schwermetallmangel bei Wiederkäuern und deren Behebung durch ‚Permaco'. Tierärztl. Umschau 17, 275-278. — KRÜGER, W. (1954): Untersuchungen über die Lecksucht der Rinder in Schleswig-Holstein. Dtsch. Tierärztl. Wschr. 61, 441-445. — KUBA, N., Y. ONO & T. FUKUSHIMA (1963): Studies on so-called kuwazu disease (cobalt deficiency) in cattle in Japan. Jap. J. Vet. Sci. 25, 363-374. — LASSITER, C. A., G. M. WARD, C. F. HUFFMAN, C. W. DUNCAN & H. D. WEBSTER (1953): Crystalline B_{12} requirement of the young dairy calf. J. Dairy Sci. 36, 997-1005. — MARSTON, H. R., & H. J. LEE (1949): Primary site of the action of cobalt in ruminants. Nature 164, 529-530. — MATHIEU, L. G. (1965): Cobalt levels in the rations of cattle in various parts of Quebec. Canad. Vet. J. 6, 112-114. — MUNDAY, B. L. (1961): The effect of cobalt bullets on milk production in dairy cattle. Austral. Vet. J. 37, 181-184. — NEAL, W. M., & C. F. AHMANN (1937): The essentiality of cobalt in bovine nutrition. J. Dairy Sci. 20, 741-753. — PORTER, J. W. G. (1953): Present knowledge of the metabolic role of vitamin B_{12} and related compounds, with particular reference to the role of cobalt in the ruminant metabolism. Proc. Nutrit. Soc. 12, 106-114. — RIEHM, H. (1955): Kobaltmangelerscheinungen im Schwarzwald und Wege zu ihrer Heilung. Landwirtsch. Forsch. 6, 139. — RUSOFF, L. L., & M. O. HAQ (1951): Effect of vitamin B_{12} (APF) on the growth of calves weaned from milk at an early stage. J. Animal Sci. 10, 331-334. — SKERMAN, K. D., & M. W. O'HALLORAN (1962): The effect of cobalt bullet treatment of Hereford cows on the birth weight and growth rate of calves. Austral. Vet. J. 38, 98-102. — SMITH, S. E., & J. K. LOOSLI (1957): Cobalt and vitamin B_{12} in ruminant nutrition — a review. J. Dairy Sci. 40, 1215-1227. — SVANBERG, O. (1951): Mangelkrankheiten bei den landwirtschaftlichen Nutztieren in Schweden und Norwegen. Schriftenreihe über Mangelkrankheiten, Heft 1. — UNDERWOOD, E. J., & R. J. HARVEY (1938): Enzootic marasmus: the cobalt content of soils, pastures and animal organs. Austral. Vet. J. 14, 183-189. — WEISSBACH, H., & H. DICKERMAN (1965): Biochemical role of vitamin B_{12}. Physiol. Rev. 45, 80-97.

Selenmangel

Die Ansicht, daß Selen in der Tierernährung nur in giftigen Mengen Bedeutung habe (S. 1161), machte erst 1957 der Erkenntnis Platz, daß ihm auch als unentbehrlichem Spurenelement wichtige Funktionen im Tierkörper zufallen. In der Ätiologie der *Muskeldystrophie des Kalbes* spielt aber nicht nur die unzureichende Versorgung mit Selen, sondern auch die Zufuhr ungenügender Mengen von Vitamin E eine ausschlaggebende Rolle; wegen der engen und bisher erst teilweise geklärten Wechselbeziehungen beider Stoffe im Krankheitsgeschehen dieses Leidens lassen sich die Auswirkungen des Selenmangels kaum von denen der Hypovitaminose E abgrenzen. Die komplexe Pathogenese, das klinische Bild sowie Vorbeuge und Behandlung der sogenannten ‚Weißfleischigkeit' der Kälber werden deshalb im Abschnitt über den *Vitamin-E-Mangel* besprochen (S. 1113).

Jodmangel (hypothyreoider Kropf der neugeborenen Kälber)

Wesen, Ursachen: Etwa die Hälfte des körpereigenen Jods ist in der Schilddrüse gespeichert, wo es als wesentlicher Bestandteil des Schilddrüsenhormons (Thyroxin = Tetrajodthyronin) zu dessen Synthese benötigt wird. Thyroxin steuert den Grundumsatz und beeinflußt die Sexualfunktionen; beim Wiederkäuer ist es auch an der in der Leber stattfindenden Umwandlung des Karotins in Vitamin A beteiligt. Der Jodbedarf laktierender Kühe wird auf 0,4 bis 0,8 mg pro Tier und Tag beziehungsweise auf 0,03 bis 0,06 ppm der Trockensubstanz des Futters geschätzt; sicherheitshalber werden aber vielfach etwas höhere Werte angesetzt: 1 bis 5 mg beziehungsweise 0,1 bis 0,4 ppm. Unzureichende Jodversorgung führt auf die Dauer zu kompensatorischer Hypertrophie des Schilddrüsenepithels (Kropf) und schließlich zu verminderter Thyroxinproduktion (Schilddrüseninsuffizienz) mit entsprechenden klinischen Ausfallerscheinungen (verminderte Fruchtbarkeit, Lebensschwäche der Neugeborenen) = *primärer oder unbedingter Jodmangel*.

Trotz normaler Jodzufuhr sind bei Schafen ähnliche Folgen gelegentlich auch nach anhaltender einseitiger Verfütterung bestimmter Pflanzen beobachtet worden, die kropfauslösende Substanzen enthalten. Die wichtigsten dieser natürlichen ‚Goitrogene' sind die Goitrine (vom Thiourazil-Typ) und die zyanogenen Glykoside, die im Tierkörper zu Thiozyanaten umgewandelt werden. Erstere kommen in unterschiedlicher Menge vor allem in Kreuzblütlern (Kohl, Kohlrüben, Wasserrüben, Raps und andere mehr) sowie in Sojabohnen vor; ihre strumogene Wirkung beruht auf Hemmung der Thyroxinproduktion; Thiozyanate behindern dagegen die selektive Jodanreicherungsfähigkeit der Schilddrüse. Solche Fälle von *sekundärem oder bedingtem Jodmangel* lassen sich durch Jodzulagen meist günstig beeinflussen; unter entsprechenden Fütterungsbedingungen spielen sie möglicherweise auch beim Rind eine gewisse Rolle.

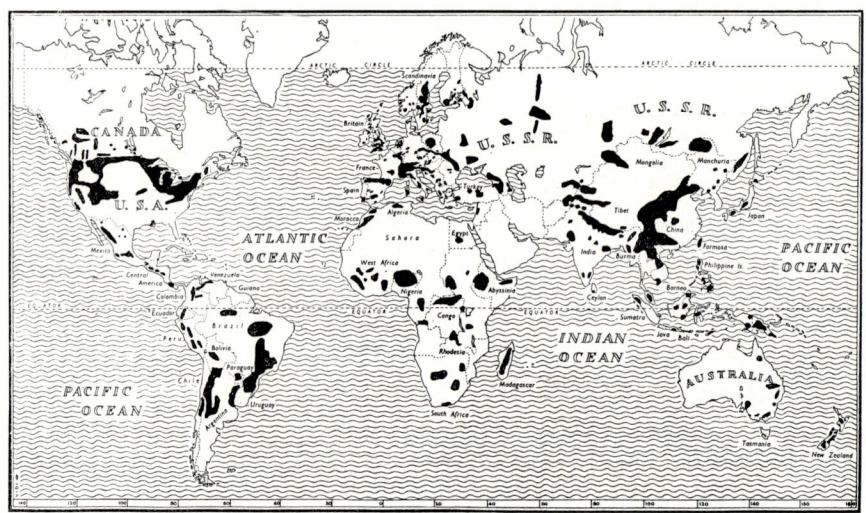

Abb. 549. Jodmangelgebiete der Erde (UNDERWOOD, 1962)

Vorkommen: In küstennahen Gebieten sind die Niederschläge (= verdunstetes Meerwasser) in der Regel so jodreich, daß die hier gewonnene pflanzliche Nahrung den Jodbedarf voll deckt. Ausgesprochene Jodmangelgebiete liegen deshalb vorwiegend weit im Innern des Festlandes, vielfach auf ausgewaschenen Kalkböden; sie entsprechen den Regionen, in welchen der endemische Kropf des Menschen gehäuft auftritt: Allgäu, Schwarzwald, Taunus, Westerwald, Pyrenäen, Alpenländer (französischer Jura, Schweiz, Österreich, Slowakei, Balkan, Ural); in den USA wird ein gürtelförmiger Streifen zwischen den großen Seen und dem Nordwesten des Landes ‚goiter belt' genannt; weitere Wiederkäuer-Kropfgegenden sind in England, Skandinavien, Israel, Australien, Neuseeland und Südamerika bekanntgeworden. Da die Ernährung der Haustiere heute kaum noch ausschließlich auf betriebseigenem Futter beruht, ist der primäre Jodmangel der Kälber selten geworden; dagegen scheinen die auf Goitrogenwirkung zurückzuführenden hypothyreoiden Zustände – zumindest beim Schaf – dort an Bedeutung zu gewinnen, wo die oben erwähnten Pflanzen in vermehrtem Umfange verfüttert werden.

Erscheinungen: Werden in Jodmangelgebieten keine Jodzulagen verabreicht, so kommt es vor allem unter den Neugeborenen zu Erkrankungen und Verlusten. Ausschließlich mit wirtschaftseigenen Futtermitteln aufgezogene *Jungrinder* zeigen hier verzögertes Wachstum und verspätete Geschlechtsreife. *Erwachsene weibliche Rinder* neigen in vermehrtem Maße zu schwacher, unregelmäßiger oder ausbleibender Brunst, in schweren Fällen auch zu Aborten, Früh- oder Totgeburten sowie zu Nachgeburtsverhaltungen. Bei *Bullen* führt anhaltende unzulängliche Jodversorgung zu verminderter Libido und Herabsetzung der Samenqualität. In Kropfgegenden erweist sich das durchschnittliche absolute und relative Gewicht der Schilddrüsen erwachsener Rinder zwar oft als erhöht (23 bis 37 g insgesamt, oder 5,7 bis 7,0 g pro 100 kg KGW, statt 17 bis 23 g,

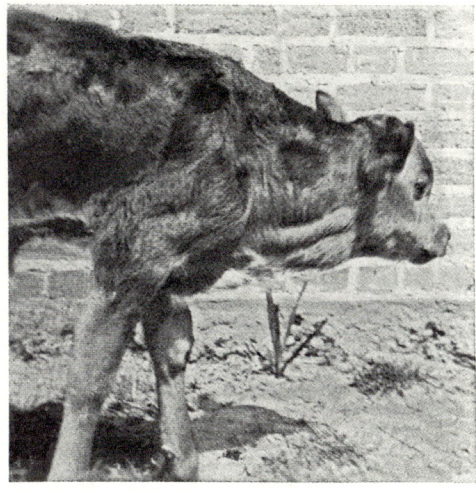

Abb. 550. Kalb mit jodmangelbedingtem Kropf (GIBBONS, siehe UDALL 1954)

oder 3,7 bis 4,3 g pro 100 kg KGW); die Vergrößerung der Thyreoidea ist bei ihnen aber nur selten so stark ausgeprägt, daß sich der Zustand bei der Adspektion und Palpation eindeutig feststellen läßt.

Die *Kälber* ausgesprochen jodarm ernährter Färsen und Kühe werden nicht selten vorzeitig tot oder unterentwickelt und lebensschwach geboren; manche von ihnen sind nicht in der Lage, sich auf den Beinen zu halten. Solche Kälber weisen recht häufig eine klinisch erkennbare und bei der Betastung mitunter schwirrend pulsierende Umfangsvermehrung der Schilddrüse und meist auch eine sich bis auf Kopf, Kehlgang, Hals und Vordergliedmaßen erstreckende pralle bis schwammig-derbe Verdickung (Myxödem) der Haut und Unterhaut auf (,Dickhals-' oder ,Dickkopfkälber'); in extremen Fällen wird die Atmung durch diese Anschwellung behindert. Gelegentlich liegen zudem örtliche oder allgemeine Haarlosigkeit, ausnahmsweise auch Kretinismus (Idiotie) vor. Das Schilddrüsengewicht der Patienten beträgt oft ein Mehrfaches der Norm: 5,4 bis 186 g statt 2,4 bis 6,5 g; bei weniger schwerwiegender Veränderung ist die Hypertrophie der Thyreoidea jedoch erst bei der Sektion festzustellen.

Beurteilung: Nicht zu schwer erkrankte Kälber erholen sich bei reichlicher Milchnahrung bald, wenn sie während des Tränkens unterstützt werden; ihr Kropf geht allerdings nur allmählich zurück. Bei erwachsenen Rindern lassen sich die Jodmangelfolgen durch Jodgaben therapeutisch und prophylaktisch gut beeinflussen.

Zerlegungsbefund: Haut, Unterhaut und Muskulatur im Kehlgang sowie Kapsel der Schilddrüse gelatinös, mitunter auch blutig infiltriert. Die vergrößerte Thyreoidea ist matt-gelblich, feinkörnig und manchmal sehr blutreich. Histologisch besteht ausgeprägte Hyperplasie des mehr zylindrisch als kubisch (normal) erscheinenden Epithels bei nur schwach angefärbtem, mengenmäßig vermindertem und stellenweise vakuolendurchsetztem Kolloid.

Erkennung und Unterscheidung: Die Diagnose des Jodmangels und seine Abgrenzung von anderweitigen mangel- oder infektionsbedingten Fertilitätsstörungen kann Schwierigkeiten bereiten, wenn keine eindeutigen Kropfbildungen nachweisbar sind. In Verdachtsfällen bietet die Ermittlung des Schilddrüsengewichtes geschlachteter Tiere oder die Bestimmung des Jodgehaltes in den in Übersicht 54 genannten Proben wertvolle Anhaltspunkte.

Bei ,wassersüchtigen' Kälbern ist differentialdiagnostisch die erblich bedingte Verstopfung der Lymphgefäße (S. 83) zu berücksichtigen.

Behandlung und Vorbeuge: Regelmäßige Verabreichung einer Mineralsalzmischung oder Auslegen von Salzlecksteinen, die 0,01 % Jodzusatz enthalten; da Kaliumjodid

Übersicht 54.

Beurteilung des Jodgehaltes von Schilddrüse, Blutplasma, Milch und Futter bei Verdacht auf Jodmangel

Probematerial	Jodgehalt	
	normal	Jodmangel
Schilddrüse:	2000—5000 ppm der Trockensubstanz	< 1200 ppm der Trockensubstanz
Blutplasma:[1]	2,5—6,5 µg P.B.I. pro 100 ml	< 2,5 µg P.B.I. pro 100 ml
Milch:[2]	20—90 µg pro Liter (Kolostralmilch: 200—350 µg pro Liter)	10—30 µg pro Liter
Futter:[3]	0,03—0,06 ppm der Trockensubstanz	< 0,03 ppm der Trockensubstanz

[1] Der im Blut festzustellende Gehalt von an Protein (vorwiegend Thyroxin) gebundenem Jod (= P.B.I.) gilt als Maßstab der Schilddrüsenaktivität; während der Trächtigkeit steigt er um 40 bis 50 % an und sinkt dann im Laufe der Laktation, etwa der Milchleistung entsprechend, wieder ab. Verfütterung von Silage führt auch ohne vermehrte Jodzufuhr zu einer P.B.I.-Steigerung. Bei Kälbern nimmt das P.B.I. nach Aufnahme des Kolostrums plötzlich zu, worauf innerhalb von 48 Stunden ein gewisser Abfall folgt; bis zum Alter von 18 Monaten liegen die P.B.I.-Werte jedoch höher als bei erwachsenen Rindern. Ein ständig unter 0,3 µg% bleibender P.B.I.-Spiegel läßt auf Unterfunktion der Thyreoidea bzw. auf Jodmangel schließen.

[2] Der Jodgehalt in der Milch ist vom Laktationsstadium (mit der Zeit absinkend) und von der Fütterung abhängig (niedrigere Werte während des Weideganges, höhere Werte während der Stallhaltung).

[3] Falls in der Nahrung Goitrogene enthalten sind, kann schon bei normalerweise ausreichender Jodzufuhr Hypothyreoidismus eintreten.

leicht verwittert, sind hierfür Kaliumjodat oder stabilisierte Jodsalze (Kaliumjodidstearat) geeigneter[1]. Erwachsenen Rindern können auch täglich 1 bis 4 mg Kaliumjodid getrennt zugeteilt werden; ebenso hat sich die wöchentlich zu wiederholende Aufpinselung von 4 ml Jodtinktur in der Flankengegend als wirksam erwiesen. Vor Überdosierungen ist wegen der Gefahr von Jodvergiftungen (S. 1184) zu warnen. Zur Jodanreicherung der Wiesen und Weiden wird Chilesalpeter (wegen seines Jodgehaltes) empfohlen, doch hält die Wirkung einer solchen Kunstdüngung nicht lange vor. Jodreich sind außer Fischmehl und getrocknetem Tang oder Algen auch die Preßrückstände der Pflanzenölgewinnung. Zur Verhütung des endemischen Kropfes beim Menschen ist verschiedentlich versucht worden, mit Hilfe dieser Futtermittel oder durch Jodsalzzulagen den Jodgehalt der Trinkmilch zu erhöhen; obwohl er sich auf diese Weise bei Tagesgaben von 10 bis 20 mg Jod pro Tier – unter gleichzeitiger Steigerung der Milchleistung – bis auf 250 mg pro Liter anheben läßt, hat das Verfahren wegen seiner Unsicherheit keine praktische Anwendung gefunden.

[1] 1 g Jod ist in 1,3 g Kaliumjodid (KJ) beziehungsweise in 1,7 g Kaliumjodat (KJO$_3$) enthalten.

SCHRIFTTUM

ALLCROFT, R., J. SCARNELL & S. L. HIGNETT (1954): A preliminary report on hypothyroidism in cattle and its possible relationship with reproductive disorders. Vet. Record 66, 367-371. — ASPLUND, R. O., G. A. MACLAREN, H. O. HENDERSON & I. D. PORTERFIELD (1959): Unusual magnitude and variation of plasma protein-bound idoine values of dairy cattle. J. Dairy Sci. 42, 1718-1723. — BAUER, H. (1953): Kropf der Jungtiere in Baden. Schriftenreihe über Mangelkrankheiten; Heft 3, S. 97-99. — BRAND, N., & I. GEDALIA (1963): The occurrence of goitre in Israel as related to iodine content of cow's milk and drinking water. J. South African Vet. Med. Ass. 34, 33-38. — BRAND, N., R. KATHEIN & G. HASIS (1963): Comparative study of endemic goitre in man and cattle in Israel. Acta Endocrinol. 42,

21-28. — DOLDER, W. (1927): Recherches sur le goitre des bovidés. Diss., Bern. — EVVARD, J. M. (1928): Iodine deficiency symptoms and their significance in animal nutrition and pathology. Endocrinology 12, 539-590. — JAMIESON, S., B. W. SIMPSON & J. B. RUSSELL (1945): Bovine congenital goitre. Vet. Record 57, 429-431. — KALKUS, J. W. (1920): Goiter and associated conditions in domestic animals. Washington State Agric. Exp. Stat. Bull. 155. — KIESEL, G. K., & M. J. BURNS (1960): A preliminary report on the serum protein-bound iodine in dairy cattle. Amer. J. Vet. Res. 21, 226-229. — KING, W. A., & J. LEE (1959): Source of iodine in salts affects proteinbound iodine content of bovine blood plasma. J. Dairy Sci. 42, 2003-2004. — KOETSVELD, E. E. VAN (1964): Der Jodmetabolismus der Milchkühe. Wien. Tierärztl. Mschr. 51, 73-83. — KOETSVELD, E. E. VAN (1965): Über Probleme des Jodstoffwechsels bei Wiederkäuern. Landwirtsch. Forschung 12: Sonderheft 19, 230-231. — LEE, J., W. A. KING & C. CONLEY (1960): Protein-bound iodine in the blood of dairy cattle fed a trace-mineralized salt. J. Dairy Sci. 43, 512-518. — LENNON, H. D., & J. P. MIXER (1959): Relationships between plasma protein-bound iodine and certain measures of reproductive and lactational performance in dairy cattle. J. Dairy Sci. 42, 327-332. — MILLER, J. K., & E. W. SWANSON (1963): Some factors affecting iodine secretion in milk. J. Dairy Sci. 46, 927-932. — MILLS, R. H. (1934): Calf losses due to iodine deficiency. J. Amer. Vet. Med. Ass. 85, 645-652. — MOBERG, R. (1961): Über die Einwirkung von Jod auf die Fortpflanzugsfunktionen beim Rind. Zuchthyg., Fortpfl.-störungen, Besamung Haustiere 5, 243-247. — NÉMETH, S. (1958): Kaliumjodatzusatz zu Viehsalz zwecks Erhöhung des Jodgehaltes der Kuhmilch. Z. Tierphysiol., Tierernähr., Futtermittelkunde 13, 59-63. — NÉMETH, S., V. STOLC & R. STUKOVSKY (1961): Iodine content of cow's milk and endemic goitre. Canad. J. Comparat. Med. Vet. Sci. 25, 247. — POST, T. B. (1963): Plasma protein-bound iodine and growth rates of beef cattle. Austral. J. Agric. Res. 14, 572-579. — SELIGMAN, M. B. (1904): Cretinism in calves. J. Pathol. Bacteriol. 9, 311-322. — SØRENSEN, H. P. (1958): Jodstofskifte og thyreoideafunktion hos kvaeg og svin. Beretn. Forsøgslab. 302, 1-159. — STROBEL, A., K. SCHARRER & W. SCHROPP (1927): Fütterungsversuche mit verschiedenen Jodgaben an Milchkühen. Biochem. Z. 180, 313-333. — STUKOVSKY, R., S. NÉMETH & J. PODOBA (1961): On the incidence of bovine and human goitre in Slovakia. Canad. J. Comparat. Med. Vet. Sci. 25, 24-25. — THOMSON, W. (1934): The effect of iodine supplements in the ration of dairy cows. Vet. J. 90, 48-51. — WELCH, H. (1917): Hairlessness and goiter in new-born domestic animals. Montana State Coll. Exp. Stat. Bull. Nr. 119. — WENGER, R. (1965): Jodmangel in der Ernährung. Zschr. Ernährungswiss. Suppl. 4, 175-185.

Vitaminmangel

Vitamine sind *lebensnotwendige organische Wirkstoffe,* die entweder als solche oder in Form ihrer Vorstufen (Provitamine) mit der Nahrung in genügender Menge aufgenommen oder aus dieser im Magendarmkanal gebildet werden müssen, weil sie vom Tierkörper – im Gegensatz zu anderen Biokatalysatoren (Hormone, Enzyme) – nicht synthetisiert werden können. Gemäß ihrer Löslichkeit wird zwischen fettlöslichen (Vitamin A, D, E, K) und wasserlöslichen Vitaminen (B-Komplex, Vitamin C) unterschieden. Wiederkäuer sind von der oralen Zufuhr der B-Vitamine und des Vitamines K weitgehend unabhängig, da diese normalerweise von den in ihren Vormägen lebenden symbiontischen Mikroorganismen in ausreichendem Maße erzeugt und dann aus dem Verdauungstrakt resorbiert werden. Vitamin C ist nur für neugeborene, bis zu zwei Wochen alte Kälber von einiger Bedeutung; bei älteren Tieren wird es im Organismus selbst gebildet und fällt somit für sie strenggenommen nicht mehr unter obige Definition der Vitamine. Von einigen Ausnahmen abgesehen (unterentwickelte, noch nicht zur Vitamin-Biosynthese befähigte Pansenflora und -fauna der Milchkälber oder schwere Schädigungen der Vormagenbakterien und -infusorien bei erwachsenen Rindern), spielen für das Rind deshalb vor allem die *fettlöslichen Vitamine A, D und E* eine praktisch wichtige Rolle.

Unzulängliche Vitaminversorgung führt in leichteren Fällen lediglich zu unspezifischen Mangelfolgen: verzögertes Wachstum, schlechtere Futterverwertung, unbefriedigende Milchleistung, verminderte Fruchtbarkeit und/oder vermehrte Anfälligkeit gegenüber Infektionen sowie Parasiteninvasionen. Schwerwiegendere Fehler in der Vitaminzufuhr äußern sich dagegen auf die Dauer in eindeutigeren Ausfallserscheinungen, welche für die betreffende Hypovitaminose pathognostisch sind. Der Bedarf an den einzelnen Vitaminen ist im Verlaufe der intrauterinen und jugendlichen Entwicklung sowie während der Trächtigkeit und Laktation wegen der hiermit verbundenen Stoffwechselbelastungen besonders groß; bei knappem Vitamingehalt des Futters werden diese Phasen daher leicht zu Versorgungsengpässen. Im Gegensatz zu den Mineralstoffmängeln, die sich in erster Linie auf tragende und hochlaktierende erwachsene Rinder auswirken (S. 985 ff.), werden von vitaminmangelbedingten Erkrankungen vor allem Kälber und Jungrinder bedroht, weil die körpereigenen Reserven des Muttertieres offenbar nur in begrenztem Umfange zur Versorgung des Fetus (diaplazentar) oder des Neugeborenen (über die Milch) herangezogen werden.

Viele *anderweitige Krankheiten* steigern den Verbrauch oder behindern die Verwertung der Vitamine und Provitamine; Synthese, Resorption und Nutzung mancher Vitamine können außerdem auch durch bestimmte, antagonistisch wirkende Nahrungsbestandteile (*Antivitamine*) so gestört werden, daß unter Umständen schon bei rein rechnerisch noch bedarfsdeckenden Vitamingaben ausgeprägte Mangelsymptome auftreten. Das klinische Bild eines solchen indirekten oder bedingten Vitaminmangels ist zwar das gleiche wie bei der direkten oder unbedingten Hypovitaminose; für die Verhütung weiterer Verluste ist die Aufklärung der Ursache jedoch mitunter von erheblichem Interesse.

SCHRIFTTUM

BRÜGGEMANN, J. (1962): Futterwerttabellen der DLG — Vitamine und Aminosäuren. Arbeiten der DLG, Band 85. DLG-Verlag, Frankfurt/Main. — GEBAUER (1961/62/63): Vitamine in der Tierfütterung. Tierernähr. *12*, 114-115, 129-130, 139-140; *13*, 9-10, 21-22, 34-35, 41-43, 51-53, 103-105, 121-122, 124, 132-134, 147-149; *14*, 24-25, 35, 62-63. — STEPP, W., J. KÜHNAU & H. SCHROEDER (1952/57): Die Vitamine und ihre klinische Anwendung. 7. Aufl., Enke, Stuttgart. — TANGL, H. (1959): Die Rolle der Vitamine, Hormone und Antibiotika in der Tierzucht. Akademie-Verlag, Budapest.

Vitamin-A-Mangel

Wesen, Ursachen: Eine ausreichende Versorgung mit Vitamin A ist Voraussetzung für die ständige Regeneration des Sehpurpurs, für ein geregeltes Wachstum der knöchernen Hüllen des zentralen Nervensystems sowie für die Aufrechterhaltung der normalen Epithelstruktur von Haut, Schleimhäuten, Drüsen und Netzhaut ('Epithelschutzvitamin', 'Retinol'); bei weiblichen Tieren ist Vitamin A auch für die ungestörte intrauterine Entwicklung der Frucht, bei männlichen für die Samenqualität mitverantwortlich (Schutzwirkung auf die Epithelien der Gebärmutter beziehungsweise der Hodenkanälchen). Anhaltender und schwerwiegender Mangel an Vitamin A führt bei Kälbern und Jungrindern zu Beeinträchtigungen des Sehvermögens, Steigerung des Liquordrucks und erhöhter Infektionsbereitschaft, bei Färsen und Kühen zu Aborten, Frühgeburten sowie zu Lebensschwäche oder Mißbildungen der Neugeborenen, bei Bullen zu verminderter Fruchtbarkeit.

Pflanzenfressern steht Vitamin A praktisch nur in Form seiner *Provitamine*, den Karotinen (vorwiegend als Beta-Karotin), und zwar im Grünfutter einschließlich Rübenblatt und in einigen Wurzelfrüchten (Mohrrüben, gelbe Kohl- und Stoppelrüben; nicht aber in anderen Futter- oder Zuckerrüben), reichlich zur Verfügung. Während des Weideganges sichert das Karotinangebot deshalb – außer bei anhaltender Trockenheit – nicht nur den vollen augenblicklichen Bedarf, sondern reicht auch zur Ansammlung beträchtlicher Vitamin-A-Vorräte im Tierkörper aus. Gutes, unter günstigen Bedingungen geworbenes Heu enthält zunächst noch etwa 60 %, künstlich getrocknetes Grün sogar bis zu 90 % der ursprünglich in ihm enthaltenen Karotinmenge; frisch gewonnene Silage ist karotinreicher als zuvor angewelktes Silagegut (80 % beziehungsweise 50 % des Anfangsgehaltes unmittelbar nach dem Einsilieren). Verregnetes, ausgebleichtes und schon auf dem Halm verdorrtes Heu ist dagegen ausgesprochen karotinarm. Bei der Lagerung der genannten Futtermittel treten im Verlauf des Winters noch weitere, zum Teil sogar recht erhebliche Karotinverluste ein; selbst bei guter, aber vitamin-A-zulagenfreier Ernährung muß deshalb gegen Ende der Stallperiode auf die körpereigenen *Vitamin-A-Reserven* zurückgegriffen werden. Magermilch, Magermilchpulver, Getreideschrote und Kraftfuttermehle sowie die zur Fütterung von Wiederkäuern üblichen

Industrieabfälle (Schlempe, Schnitzel, Rückstände der Ölgewinnung) sind äußerst arm an Karotin oder praktisch frei davon, wenn ihnen diese, oder Vitamin A, nicht künstlich beigemengt werden.

Die *Synthese des Vitamins A* aus den Karotinen erfolgt bei Wiederkäuern nicht nur in der Darmwand, sondern in wesentlichem Umfange auch in der Leber; bei optimaler Versorgung entwickelt 1 mg Beta-Karotin so die Wirkung von 400 IE Vitamin A; unzureichende oder übermäßige Karotinzufuhr bedingen jedoch eine weit schlechtere Ausnutzungsrate. Die normale Resorption und die Umwandlung von Karotin zu Vitamin A kann außerdem durch eine Reihe von Störfaktoren behindert werden: Lebererkrankungen, Unterfunktion der Schilddrüse (Jodmangel, S. 1095), unzulängliche oder überreichliche Phosphatzufuhr (S. 985 ff.), starker Nitratgehalt der Nahrung (S. 1165), hohe Umgebungstemperatur oder Vergiftung mit chlorierten Naphthalinen (Hyperkeratose, S. 1205). Dem Vitamin E fällt dagegen eine gewisse synergetische Wirkung zu, weil es die Oxydation von Vitamin A hemmt (S. 1113). Schließlich ist die Verwertbarkeit der Karotine auch von den in Leber und gelbem Körperfett gespeicherten Vitamin-A-Vorräten abhängig; sie wird bei fortschreitender Erschöpfung dieser Depots immer geringer. Kälber sind bis zum Alter von 6 Wochen auf die Zufuhr von Vitamin A selbst angewiesen, da sie bei der Geburt nur über geringe Reserven verfügen und noch nicht in der Lage sind, die Karotine auszunutzen.

Die hier nur angedeuteten komplexen Zusammenhänge des Vitamin-A-Stoffwechsels erschweren die Festlegung genauer *Bedarfsnormen* für das Rind, die zudem von Rasse, Verwendungszweck, Lebensalter, Gesundheitszustand und besonderen Belastungen beeinflußt werden. Zur Vermeidung schwerwiegender Mangelerscheinungen werden mindestens 20 bis 40 IE Vitamin A pro kg KGW und Tag benötigt; die zur optimalen Versorgung und Bevorratung empfohlenen täglichen Vitamin-A-Gaben liegen jedoch wesentlich höher:

Kälber (bis 3 Monate): 100 bis 250 IE/kg KGW (zur vollen Bedarfsdeckung) beziehungsweise 500 bis 800 IE/kg KGW (zur Ansammlung von Leberreserven)

Jungrinder (3 bis 18 Monate): 100 bis 500 IE/kg KGW (Bedarf mit zunehmendem Alter ansteigend)

Mastrinder: 60 bis 80 IE/kg KGW

Milchkühe: 200 bis 250 IE/kg KGW (nicht- oder frühtragend) beziehungsweise 250 bis 300 IE/kg KGW (während des letzten Drittels der Trächtigkeit: um Leberreserven beim Muttertier zu schaffen und den Vitamin-A-Gehalt der Kolostralmilch zu steigern).

Zuchtbullen: 60 000 bis 80 000 IE pro Tier.

In *Beta-Karotin* ausgedrückt beträgt der tägliche Minimalbedarf: zur Verhinderung von Nachtblindheit 30 µg, zur Sicherung des normalen Trächtigkeitsablaufes 200 µg und zur Erhaltung der Fruchtbarkeit bei Bullen 50 µg pro kg Körpergewicht.

Vorkommen: Deutliche Erscheinungen einer Hypovitaminose A setzen bei erwachsenen Rindern meist erst nach mehrmonatiger Mangelversorgung ein: aus schlechtem Heu, Stroh, Spreu, Futterrüben und Getreideschrot bestehendes ‚Durchhaltefutter' während der Stallhaltung oder längerdauernde Dürreperioden während des Weideganges. Auch die Intensivmast ohne oder mit nur wenig Grün und Heu führt zu den gleichen Folgen, wenn das Futter nicht durch Vitamin-A-Zulagen ergänzt wird. Kälber und Jungrinder sind dagegen besonders anfällig; ihre ohnehin nur geringen körpereigenen Reserven werden wegen des ziemlich hohen Bedarfes schon innerhalb weniger Wochen aufgebraucht, wenn die erforderlichen Vitamin-A-Mengen in der Nahrung nicht enthalten sind: Magermilch, Magermilchpulver, Kälbermehle und/oder Kraftfutter ohne künstlichen Vitamin-A-Zusatz; selbst die Vollmilch suboptimal versorgter Muttertiere erweist sich nicht selten als unzureichend. Aus den genannten Gründen erkranken zwar vorwiegend Kälber und Jungrinder (Mastbullen), doch sind Fälle von leichtem bis mäßigem (subklinischem) Vitamin-A-Mangel auch bei älteren Rindern weit häufiger, als man nach dem relativ selteneren Auftreten schwerwiegender (klinisch manifester) Symptome anzunehmen geneigt ist.

Erscheinungen: Das erste Anzeichen von offensichtlicher Hypovitaminose A sind bei *Kälbern* und *Jungrindern* bis zu anderthalb Jahren fast immer Beeinträchtigungen des Sehvermögens. Zunächst ist nur die Orientierung im Dunkeln gestört (Nachtblindheit); bald darauf stellt sich aber völlige Blindheit ein. Meist wird das Leiden vom Besitzer erst in diesem fortgeschrittenen Stadium erkannt. Die oft recht gut genährten Patienten stolpern über Unebenheiten und laufen – vor allem in unbekannter Umgebung – gegen Hindernisse (Wand, Freßgatter) oder sondern sich von den übrigen Tieren ab. Bis auf leichten oder mäßigen Exophthalmus („Froschaugen' mit kegelförmiger Vorwölbung der Hornhaut), maximale Erweiterung der auf Lichteinfall nicht reagierenden Pupille (Mydriasis) und deutlichen blaugrünlich-reflektorischen Schimmer des Augenhintergrundes (Tapetum lucidum), mitunter auch Ödem der Sehnervenpapille, erscheinen ihre Augen völlig unverändert: ‚Schönblindheit' (Taf. 23 d). Nur ausnahmsweise kommt es im weiteren Verlauf zu Tränenfluß, Konjunktivitis und Trübungen oder Geschwürsbildung an der Kornea (Xerophthalmie). Vor oder nach der Erblindung sind bei anhaltendem Vitamin-A-Mangel zudem Freßunlust, rauhes Haarkleid, schuppige Haut, verminderte Hitzetoleranz sowie gelegentlich auch zentralnervöse Symptome zu beobachten; letztere werden – ebenso wie die Sehstörungen – durch den auf 200 bis 300 mm Wassersäule (statt 70 bis 120 mm normal) erhöhten Liquordruck verursacht (Einengung der Schädelhöhle und des Wirbelkanales durch abnorme Aktivität der Osteoplasten). Betroffene Tiere zeigen steifen, tappenden, schwankenden oder überkötenden Gang, Ataxien, Inkoordinationen, vermehrte Erregbarkeit, Zittern, Zähneknirschen, plötzliches Niederstürzen oder epileptiforme Krämpfe mit vorübergehender Bewußtlosigkeit, Opisthotonus und Laufbewegungen. Sowohl die an deutlicher Hypovitaminose A leidenden Kälber und Jungrinder als auch ihre weniger schwer geschädigt erscheinenden Altersgenossen neigen in starkem Maße zu Infektionen des Atmungs- und Verdauungsapparates (Nasenausfluß, Husten, Bronchopneumonien, Durchfälle) sowie zu Parasiteninvasionen. Obwohl heute feststeht, daß der durch die Kolostralmilch vermittelte Schutz gegenüber solchen Krankheiten in erster Linie auf ihrem hohen Gehalt an Gamma-Globulinen (Immunantikörper) beruht, kommt der ungenügenden Versorgung mit Vitamin A offensichtlich eine nicht zu unterschätzende Bedeutung in der Pathogenese dieser Erkrankungen zu; außerdem ist zu bedenken, daß die Ausnutzung des mit der Nahrung zugeführten Vitamins A durch Enteritiden behindert wird.

Mastrinder zeigen außer der Blindheit zum Teil auch schlechtere Futterverwertung sowie gelegentliche Ohnmachtsanfälle bei körperlicher Anstrengung oder Beunruhigung. Mitunter stellen sich bei ihnen auch ödematöse Anschwellungen an den Gliedmaßenenden (bis auf das Anderthalbfache des normalen Umfanges und manchmal bis zur Schulter beziehungsweise zum Sprunggelenk reichend) und am Triel ein (Anasarka, ‚Wassermänner'); hierfür werden Serumeiweißverschiebungen verantwortlich gemacht (Abnahme der Albumine, Zunahme der Globuline). Möglicherweise stellt Vitamin-A-Mangel auch eine Hilfsursache der bei Mastochsen nicht seltenen Neigung zur Harnsteinbildung dar.

Bei *erwachsenen Rindern* äußert sich die Hypovitaminose A meist nur in mehr oder weniger ausgeprägten Störungen der Fruchtbarkeit; im Gegensatz zu jüngeren Tieren kommt es bei ihnen nur ausnahmsweise zu Nachtblindheit, zentralnervösen Symptomen oder Ödembildung. Bei Färsen und Kühen wird weniger die Konzeptionsrate (verlängerte Zwischenkalbezeiten infolge verzögerten Wiedereintritts der Brunst post partum; embryonaler Frühtod) als der normale Ablauf der Trächtigkeit beeinflußt: Aborte, Tot- und Frühgeburten sowie lebensschwache, blindgeborene oder anderweitig mißgebildete Kälber (behaarte Dermoidinseln auf der Hornhaut, Mikrophthalmie, Kieferspalten oder ähnliches), nicht selten auch Nachgeburtsverhaltung oder unbefriedigende Milchleistung. Bei männlichen Rindern führt ein schon vor der Geschlechtsreife einsetzender schwerer Mangel an Vitamin A zu dauernder, therapeutisch nicht mehr behebbarer Unfruchtbarkeit infolge Schädigung der Keimepithelien (Ausbleiben der Spermiogenese); wenn diese Veränderungen zeitlich mit der beginnenden Zuchtreife zusammenfallen, sind sie dagegen größtenteils reversibel. Mäßige Hypovitaminose A beeinträchtigt bei erwachsenen Bullen zwar die Samenqualität (verminderte Menge,

Spermiendichte sowie -beweglichkeit und Haltbarkeit des Ejakulates mit erhöhtem Anteil pathologischer Formen), doch bleibt die Libido meist erhalten; in hochgradigen Fällen kann allerdings auch das Deckvermögen (durch die zentralbedingten Bewegungsstörungen) behindert oder aufgehoben sein.

Beurteilung: Bei Vorliegen deutlicher zentralnervöser Symptome bestehen kaum noch Heilungsaussichten; die Krämpfe führen in der Regel schon nach kurzer Zeit zum Tode. Auch bei bereits völlig erblindeten Patienten ist von der Behandlung keine Wiederherstellung des Sehvermögens mehr zu erwarten; solche Tiere erweisen sich in der Folge oft als unwirtschaftlich oder fallen interkurrenten Sekundärinfektionen (Pneumonien, Enteritiden) zum Opfer. Dagegen lassen sich die subklinischen Folgen der Hypovitaminose A (Nachtblindheit, Fruchtbarkeitsstörungen erwachsener Rinder) durch Gaben von Vitamin A und Steigerung der Karotinzufuhr therapeutisch meist recht gut beeinflussen. Die Fütterung der Tiere sollte jedoch stets auch auf anderweitige Mängel (Kohlenhydrat-, Mineralstoffgehalt) überprüft und gegebenenfalls entsprechend ergänzt werden.

Zerlegungsbefund: In der Regel fehlen kennzeichnende makroskopische Veränderungen. Bei Kälbern sind jedoch nicht selten übermäßige grauweißliche Verdickungen der Schleimhautepithelien in Maul, Schlund und Vormägen und/oder sekundäre Komplikationen (Pneumonie, Enteritis) zu beobachten. Histologisch ist bei den erblindeten Tieren Schwund der Optikusganglienzellen in der Retina festzustellen, der in ausgeprägten Fällen von einem Ödem der Sehnervenpapille und von Degeneration der Neuroepithelschicht begleitet wird. Bei blindgeborenen oder schon frühzeitig und hochgradig erkrankten Kälbern ist zudem der Sehnerv in Höhe des Foramen opticum deutlich eingeschnürt und weist im fortgeschrittenen Stadium Verfettung oder Fibrose auf. Die Hypophyse ist dabei zystisch entartet. Als pathognostisch zuverlässiges Merkmal gilt die bei Vitamin-A-Mangel schon frühzeitig einsetzende metaplastische Verhornung des Ohrspeicheldrüsenganges.

Erkennung und Unterscheidung: Klinische Erscheinungen (Blindheit ohne sinnfällige Augenveränderungen) und Zusammensetzung der Ernährung geben bei Kälbern und Jungrindern in der Regel eindeutige diagnostische Hinweise; in subklinisch verlaufenden Fällen kann der Erfolg einer versuchsweisen Verabreichung von Vitamin A den Verdacht bestätigen. Differentialdiagnostisch sind Bleivergiftung (S. 1134), Tetanie der Milchkälber (S. 1042), Listeriose (S. 826), Enzephalomalazie (S. 640) und Tollwut (S. 792) in Betracht zu ziehen. Bei Fruchtbarkeitsstörungen erwachsener Rinder, die sich nicht auf anderweitige Ursachen (Genitalinfektionen, unzureichende Versorgung mit Spurenelementen oder Mineralstoffen; S. 1078 ff., 985 ff.) zurückführen lassen, sollte die Fütterung auf Karotinmangel überprüft werden. Läßt sich der Verdacht einer Hypovitaminose A an Ort und Stelle nicht sicher klären, so kann die Untersuchung von bioptisch oder bei der Schlachtung entnommenen Lebergewebsproben auf ihren Gehalt an Vitamin A beziehungsweise Karotin wertvolle Anhaltspunkte liefern; Blutanalysen sind dagegen nur dann aufschlußreich, wenn Proben mehrerer unbehandelter Tiere oder der gesamten Herde eingesandt und gemeinsam beurteilt werden (Übersicht 55).

Behandlung[1]*:* Umstellung der Ernährung beziehungsweise Anreicherung des Futters mit Vitamin A (siehe *Vorbeuge*); zur Vermeidung von Rückfällen ist bei Jungrindern und erwachsenen Tieren auch für eine Steigerung der Karotinzufuhr zu sorgen; diese Maßnahme reicht für sich allein aber nicht zur raschen Behebung der Mangelerscheinungen aus. Auch therapeutisch sind orale Gaben von Vitamin A in wasserdispergierbarer Form wegen der besseren Ausnutzung wirksamer und wirtschaftlicher als die intramuskuläre Verabreichung beziehungsweise ölige Emulsionen; letztere entfalten jedoch einen gewissen Depoteffekt. Von parenteral appliziertem Karotin ist kein nennenswerter Erfolg zu erwarten. Die intramuskulär zu injizierende therapeutische Dosis von Vitamin A beträgt mindestens 400 IE pro kg Körpergewicht (20 000 bis 40 000 IE für Kälber, 50 000 bis 100 000 IE für Jungrinder, 200 000 bis 500 000 IE

---

[1] 1 iE Vitamin A = 0,3 μg Vitamin A-Alkohol.

Übersicht 55.

Beurteilung des Gehaltes an Vitamin A und Beta-Karotin in Leber, Blutplasma und Milch bei Verdacht auf Vitamin-A-Mangel

Probe-material	Alters-stufe	Gehalt an Vitamin A und Beta-Karotin		
		normal	subklinischer Mangel	klinisch manifester Mangel
Leber:[1]	Kälber	> 0,6—3,0 μg Vitamin A/g (bei der Geburt) → 10—50 μg Vitamin A/g (nach Kolostrumaufnahme) 0,25—0,5 μg Karotin/g (bei der Geburt)	0,3—0,6 μg Vitamin A/g bei Geburt) bzw. 2 bis 10 μg Vitamin A/g (später)	< 0,3 μg Vitamin A/g (bei Geburt) bzw. < 2 μg Vitamin A/g (später)
	erwachsene Rinder	> 50—300 μg Vitamin A/g > 4—50 μg Karotin/g	3—50 μg Vitamin A/g 0,5—4 μg Karotin/g	< 3 μg Vitamin A/g < 0,5 μg Karotin/g
Blut-plasma:[2]	Kälber	0,6—8,0 μg Vitamin A/100 ml (bei der Geburt) → > 12 — > 30 μg Vitamin A/100 ml (nach Kolostrum-aufnahme) 0,8—6,5 μg Karotin/100 ml (bei der Geburt) → 30 — > 100 μg Karotin/100 ml (nach Kolostrum- bzw. Grünfütterung)	7—12 μg Vitamin A/100 ml 10—30 μg Karotin/100 ml	< 7 μg Vitamin A/100 ml < 10 μg Karotin/100 ml
	erwachsene Rinder	> 25—65 μg Vitamin A/ 100 ml 150—500 μg Karotin/100 ml (Winter, Frühjahr) bzw. 500—1500 μg Karotin/100 ml (Sommer, Herbst)	10—25 μg Vitamin A/100 ml 60—150 μg Karotin/100 ml	< 10 μg Vitamin A/100 ml < 60 μg Karotin/100 ml
Milch:[3]	erwachsene Rinder	> 80—170 μg Vitamin A/ 100 ml (Winter, Frühjahr bzw. Sommer, Herbst) > 30—370 μg Karotin/100 ml (Winter, Frühjahr bzw. Sommer, Herbst) Kolostralmilch: 150 bis 350 μg Vitamin A/100 ml und 210—850 μg Karotin/ 100 ml	50—80 μg Vitamin A/100 ml 20—30 μg Karotin/100 ml	< 50 μg Vitamin A/100 ml < 20 μg Karotin/100 ml

[1] Zur Beurteilung der Versorgung und Bevorratung sind die Ergebnisse von Leberanalysen (Biopsieproben) am zuverlässigsten.
[2] Bei unzureichender Zufuhr von Vitamin A und/oder Karotin fällt der Vitamin-A-Spiegel im Blutplasma oft erst nach Erschöpfung der Leberreserven und Einsetzen klinischer Mangelsymptome auf pathognostische Werte ab. Der Plasmakarotingehalt sinkt während der Trächtigkeit bis zum Puerperium innerhalb der normalen Schwankungsbreite ab.
[3] Vitamin A- und Karotingehalt des Milchfettes sind starken jahreszeitlichen bzw. fütterungsbedingten Schwankungen unterworfen; die Vitamin-A-Konzentration in der Kolostralmilch ist in hohem Maße von den Leberreserven des Muttertieres bzw. von seiner Versorgung während der Hochträchtigkeit abhängig.

für erwachsene Tiere); bei kranken Kälbern sollte sie in der ersten Woche täglich –, bei älteren Rindern nach zwei Wochen wiederholt werden. Eine Behandlung mit Vitamin A wirkt sich auch in manchen Fällen von therapieresistenter Azetonämie günstig aus.

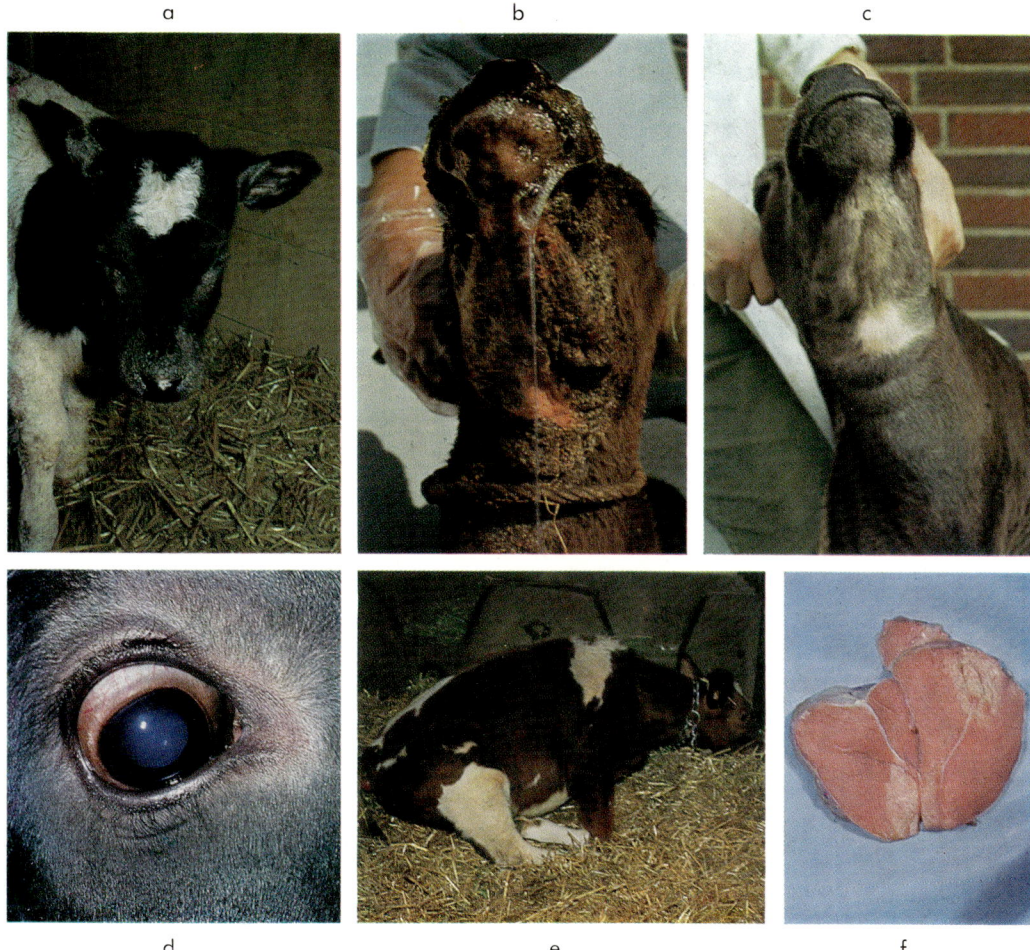

a. Kalb mit parakeratotischen Hautveränderungen und Haarausfall rings um Flotzmaul, Augen und Ohrgrund (Zinkmangel, S. 1083)
b. Kalb mit hochgradiger Parakeratose und sekundärer eitriger Dermatitis im Kehlgang infolge Zinkmangels (S. 1083)
c. Patient von Abbildung b nach 6wöchiger täglicher Verabreichung von 200 mg Zinkoxyd: Hautveränderungen völlig abgeheilt, nachgewachsene Haare pigmentarm (S. 1083).
d. Auge eines karotinarm ernährten jungen Mastbullen mit Exophthalmus und Amaurose (Schönblindheit) infolge Vitamin-A-Mangels (S. 669, 1100)
e. Enzootische Myodystrophie bei einem Jungrind: hundesitzige Stellung wegen hochgradiger Schwäche der Nachhand (S. 1113)
f. Querschnitt durch die Skelettmuskulatur eines ‚weißfleischigen' (=myodystrophischen) Kalbes (S. 1113)

animals. Amer. J. Vet. Res. *14*, 343-354. — HODGSON, R. E., S. R. HALL, W. I. SWEETMAN, H. G. WISEMAN & H. T. CONVERSE (1946): The effect of vitamin A deficiency on reproduction of dairy bulls. J. Dairy Sci. *29*, 669-697.

IBROVIĆ, M. (1963): Investigations on the influence of nitrate on the utilization of vitamin A in cattle. Vet. Arhiv *33*, 298-302.

JACOBSON, N. L., R. S. ALLEN, J. T. BLAKE & P. G. HOMEYER (1954): The effect of method of administration on the absorption and storage of vitamin A by dairy calves. J. Nutrit. *54*, 143-153. — JACOBSON, W. C., H. T. CONVERSE & L. A. MOORE (1949): Effects of vitamin A and carotene intake on depletion time of young dairy calves. J. Dairy Sci. *32*, 418-428. — JONES, I. R., P. H. WESWIG, J. F. BONE, M. A. PETERS & S. O. ALPAN (1966): Effect of high-nitrate consumption on lactation and vitamin A nutrition of dairy cows. J. Dairy Sci. *49*, 491-499.

KAHANE (1933): Gehäuftes Auftreten von Schädigungen des Auges beim Rinde. Tierärztl. Rundschau *39*, 294-296. — KEATING, E. K., W. H. HALE & F. HUBBERT (1964): In vitro degradation of vitamin A and carotene by rumen liquor. J. Animal Sci. *23*, 111-117. — KOLLER, R. (1961): Die Bedeutung des Karotinoid-Vitamin A-Komplexes für die Fruchtbarkeit der Haustiere. Zuchthyg., Fortpfl.-störungen und Besamung Haustiere *5*, 227-239. — KONERMANN, H., & W. ABOU EL FADLE (1966): Die Bedeutung von Karotin und Vitamin A für die Darmerkrankungen der Saugkälber. Dtsch. Tierärztl. Wschr. *73*, 543-546.

LILENKOV, I. P. (1965): Beurteilung der Applikationsmethoden von Vitamin A (russisch). Veterinarija *42*: 4, 66-67.

MADSEN, L. L., & J. P. EARLE (1947): Some observations on beef cattle affected with generalized edema or anasarca due to vitamin A deficiency. J. Nutrit. *34*, 603-619. — MASSLOW, N. F. (1960): Der Einfluß von Vitamin A auf die Spermaproduktion beim Bullen (russisch). Tierzucht (russisch) *22*: 12, 39-41. — MOORE, L. A. (1939): Relationship between carotene, blindness due to construction of the optic nerve, papillary edema and nyctalopia in calves. J. Nutrit. *17*, 443-459. — MOORE, L. A. (1941): Some ocular changes and deficiency manifestations in mature cows fed a ration deficient in vitamin A. J. Dairy Sci. *24*, 893-902.

NIELSEN, S. W., J. H. L. MILLS, C. G. WOELFEL & H. D. EATON (1966): The pathology of marginal vitamin A deficiency in calves. Res. Vet. Sci. *7*, 143-150.

PAGE, H. M., E. S. ERWIN & G. E. NELMS (1959): Effect of heat and solar radiation on vitamin A utilization by the bovine animal. Amer. J. Physiol. *196*, 917-918. — PAYNE, M. G., & H. E. KINGMAN (1947): Carotene blood levels and reproduction performance in range Hereford cattle. J. Animal Sci. *6*, 50-55.

RALSTON, A. T., & I. A. DYER (1959): Relationship of liver and plasma carotenoid and vitamin A content in cattle as affected by location and season. J. Animal Sci. *18*, 874-879. — RONNING, M., E. R. BEROPSEK, A. H. KUHLMAN & W. D. GALLUP (1953): The carotene requirements for reproduction in Guernsey cattle. J. Dairy Sci. *36*, 52-56. — ROSENBERGER, G. (1955): Die Erblindung der Jungrinder — eine A-Hypovitaminose. Dtsch. Tierärztl. Wschr. *62*, 121-126. — ROUSSEAU, J. E., H. D. EATON, C. F. HELMBOLDT, E. L. JUNGHERR, S. A. ROBRISH, G. BEALL & L. A. MOORE (1954): Relative value of carotene from alfalfa and vitamin A from a dry carrier fed at minimum levels to Holstein calves. J. Dairy Sci. *37*, 889-899. — ROUSSEAU, J. E., R. TEICHMANN, H. D. EATON, M. W. DICKS, K. L. DOLGE, C. F. HELMBOLDT & E. L. JUNGHERR (1958): Effect of initial vitamin A status on subsequent response of Holstein calves to carotene intake from artificially dehydrated alfalfa. J. Dairy Sci. *41*, 514-523. — ROUSSELL, J. D., T. E. PATRICK, H. C. KELLGREN, P. F. RANDEL & L. L. RUSOFF (1963): Influence of high level vitamin A supplement on semen characteristics and blood composition of breeding bulls. J. Dairy Sci. *46*, 583-585.

SCHARRER, K., & K. RÄKER (1955): Der Einfluß der Einsäuerung der Futtermittel auf deren Karotingehalt. Zschr. Tierernähr., Futtermittelkde. *10*, 275-300. — SCHARRER, K., & K. RÄKER (1956): Der Karotingehalt von Futter- und Gemüsepflanzen sowie von natürlich und künstlich getrocknetem Pflanzenmaterial. Z. Tierernähr., Futtermittelkde. *11*, 37-44. — SCHMIDT, H. (1941): Vitamin A deficiency in ruminants. J. Amer. Vet. Med. Ass. *99*, 203. — SCHOOP, G. (1954): Pränatale Jungtiersterblichkeit durch Vitamin A-Mangel. Tierärztl. Umschau *9*, 234-235. — SCHUH, J. D., M. RONNING & W. D. GALLUP (1959): Utilization of intravenously administered carotene by dairy calves. J. Dairy Sci. *42*, 159-165. — SHERMAN, W. C., G. O. KUHN, E. A. WHITE, W. D. LEWIS, W. M. REYNOLDS & H. G. LUTHER (1958): Utilization of vitamin A in different carriers by beef cattle. J. Animal Sci. *17*, 586-592. — SOLIMAN, K. N. (1953): Studies on the relationship of lungworm infestation in cattle and their liver vitamin A reserves. Brit. Vet. J. *109*, 148-154. — SPIELMAN, A. A. (1946): Carotene utilization of the newborn calf. J. Dairy Sci. *29*, 381-391. — SPIELMAN, A. A., J. W. THOMAS, J. K. LOOSLI, C. L. NORTON & K. L. TURK (1946): The placental transmission and fetal storage of vitamin A and carotene in the bovine. J. Dairy Sci. *29*, 707-715. — SPIELMAN, A. A., J. W. THOMAS, J. K. LOOSLI, F. WHITING, C. L. NORTON & K. L. TURK (1947): The relationship of prepartum diet to the carotene and vitamin A content of bovine colostrum. J. Dairy Sci. *30*, 343-350. — SPRATLING, F. R., P. S. BRIDGE, K. C. BARNETT, J. T. ABRAMS, A. C. PALMER & I. M. SHARMAN (1965): Experimental hypovitaminosis A in calves: clinical and gross post-mortem findings. Vet. Record *77*, 1532-1542. — STAHL, W., H. STEGER, K. KASDORF & F. PÜSCHEL (1958): Über den Einfluß der Lagerung und unterschiedlicher Heutrocknung auf den Karotingehalt des Rauhfutters. Z. Tierernährg., Futtermittelkde. *12*, 333-339. — STEWART, J., J. W. McCALLUM & P. S. WATTS (1952): The seasonal variations in the vitamin A reserves of cows. J. Comparat. Pathol. Therap. *62*, 237-243. — SWINGLE, K. F., & H. H. MARSH (1956): Vitamin A deficiency and urolithiasis in range cattle. Amer. J. Vet. Res. *17*, 415-424.

Thomas, O. O., W. D. Gallup & C. K. Whitehair (1953): Effect of phosphorus deficiency on metabolism of carotene and vitamin A by beef calves. J. Animal Sci. 12, 372-378. — Tillman, A. D. (1966): Urea, nitrates and vitamin A in ruminant nutrition. J. Amer. Vet. Med. Ass. 149, 1571-1575. — Weswig, P. H., I. R. Jones, R. G. Sprowls & J. F. Bone (1958): Carotene and vitamin A content of bovine liver before and after parturition. J. Dairy Sci. 41, 231-232.

Mangel an Vitaminen des B-Komplexes

Im Gegensatz zu den Fleisch- und Allesfressern sind Pflanzenfresser, insbesondere aber Wiederkäuer, von der oralen Zufuhr der *B-Vitamine* weitgehend unabhängig, da diese bei ihnen normalerweise von den Kleinlebewesen innerhalb der Vormägen in genügender bis überreichlicher Menge gebildet und dann vom Labmagen sowie vom Dünndarm aus resorbiert werden. Voraussetzungen für diese Biosynthese ist eine voll entwickelte, funktionstüchtige Pansenmikroflora und -fauna sowie ein ausreichender Gehalt der Nahrung an den für die Vermehrung der vitaminbildenden Bakterien und Infusorien erforderlichen Substraten; so scheint Stärke die Produktion von Thiamin und Niazin zu begünstigen, während die Synthese von Vitamin B_{12} durch Kobalt und Eiweiß gefördert wird. Unter den üblichen Fütterungs- und Haltungsbedingungen ist deshalb bei *älteren Kälbern, Jungrindern und erwachsenen Tieren* kaum mit einem Mangel an Vitaminen des B-Komplexes zu rechnen. Ausnahmesituationen können sich allenfalls beim Kobaltmangel (S. 1091) oder nach hochgradiger Schädigung der Vormagenmikroorganismen ergeben, etwa bei schwerwiegenden alimentären Indigestionen und Intoxikationen (zum Beispiel der Pansenazidose, S. 252) sowie nach längerdauernder Verweigerung der Nahrungsaufnahme. Bislang ist noch unbekannt, ob andere Futterinhaltsstoffe unter besonderen Umständen die Bildung, Resorption oder Verwertung der B-Vitamine beim Wiederkäuer nennenswert hemmen können: Im Gegensatz zum Pferd führt die Adlerfarnvergiftung beim Rind nicht zu Vitamin-B_1-Verarmung (S. 1260); dasselbe gilt wahrscheinlich für die Schachtelhalmintoxikation (S. 1286). Beobachtungen bei der bovinen Enzephalomalazie oder Zerebrokortikalnekrose (S. 640) sprechen jedoch für die pathogenetische Beteiligung einer – möglicherweise indirekten – Hypovitaminose des B-Komplexes bei diesem Leiden; außerdem kann die Nikotinsäuresynthese offenbar durch starke Verfütterung von Harnstoff (S. 1247) behindert werden. Daher scheinen versuchsweise Gaben der B-Vitamine in der Behandlung anhaltender Störungen der Vormagenverdauung durchaus angebracht (siehe Übersicht 56). Die gleiche Wirkung läßt sich oft wirtschaftlicher durch die orale Verabreichung von Bier- oder Bäckerhefe (250 bis 500 g pro Tier und Tag) erreichen; sie wird vorteilhafterweise mit der Übertragung von gesundem Pansensaft kombiniert (T. I.).

Neugeborene Kälber sind wegen ihrer noch fehlenden oder unterentwickelten Pansenflora und -fauna auf die Aufnahme der Vitamine des B-Komplexes angewiesen. Der Gehalt an diesen ist in der Kolostralmilch besonders hoch, doch reichen auch die mit fortschreitender Laktation absinkenden Konzentrationen zur vollen Bedarfsdeckung aus. Der zunehmende Einsatz von synthetischen Milchaustauschern und Kälbermehlen beinhaltet gegenüber der Ernährung mit Muttermilch eine gewisse Gefahr von Hypovitaminosen B bei jungen, grün- und rauhfutterlos ernährten Kälbern. Die dabei zu erwartenden Krankheitsbilder sind bislang allerdings nur durch experimentelle Mangelfütterung bekannt geworden. In Verdachtsfällen empfiehlt sich die parenterale Verabreichung der Vitamine des B-Komplexes in den auf Übersicht 56 genannten Dosen oder die Umstellung auf Milch beziehungsweise Kolostralmilch. Reich an B-Vitaminen sind außer Hefe (50 bis 100 g pro Kalb und Tag per os) auch gutes Grünfutter, frisches, einwandfrei gewonnenes Heu sowie Kleieschrote.

Übersicht 56.

Normaler Gehalt an Vitaminen des B-Komplexes in den Körperflüssigkeiten und in der Leber des Rindes sowie in der Hefe. Dosierungsangaben und klinische Erscheinungen bei künstlich erzeugtem Mangel an den einzelnen B-Vitaminen

Vitamine des B-Komplexes:	B_1 „Aneurin'	B_2	B_6 „Adermin'	Nikotin-säure „Vitamin PP'
Chemische Natur:[1]	Thiamin	Ribo- und Laktoflavin	Pyridoxin, Pyridoxal, Pyridoxinamin	Niazin (Nikotinsäureamid, Nikotinamid, Nikotylamid)
Gehalt im Blut (μg/100 ml):	5—7	15—22	25	600—1700
Gehalt in der Leber (mg/100 g Frischsubstanz):	0,26—0,42	2,0—4,5	0,2	10—25
Gehalt in der Milch (μg/100 ml):	35—50	60—340	50—70	80—100
Gehalt in der Kolostralmilch (μg/100 ml):	60—100	230—750		80—100
Gehalt in Hefe (mg/100 g Frischsubstanz):	6—90	2—4	3—4	30—100
Empfohlene therapeutische Dosis (in mg pro Tier und Tag, parenteral): Kalb:[2]	10—100	5	20—100	5—10
Erwachsenes Rind:[3]	250—1000	20	50	1000
Mangelerscheinungen bei neugeborenen Kälbern (experimentell ausgelöst):	Freßunlust, Tränen, Speicheln, Durchfall, Exsikkose, Schwäche, Inkoordination, Muskelzucken, Krämpfe, Tod (Polioenzephalomalazie? S. 640)	Tränen, Speicheln, Erosionen an Lippen und Nabel, schuppige Haut (Ohren), rauhes Haar, Haarausfall, Durchfall, schlechte Entwicklung, normozytäre, hypochrome Anämie	Freßunlust, Wachstumshemmung, Apathie, rauhes Haar, Haarausfall, epileptiforme Krämpfe, Tod, Poikilozytose	Freßunlust, Durchfall, Exsikkose, allgemeine Schwäche, Tod

[1] 0,003 mg Thiamin = 1 IE Vitamin B_1; für die übrigen Vitamine des B-Komplexes sind biologische Einheiten nicht festgelegt worden (Berechnung nach Gewicht).
[2] Die gleiche Dosis ist täglich bis zur Besserung zu verabreichen.

SCHRIFTTUM

BENEVENGA, N. J., R. L. BALDWIN & M. RONNING (1966): Alterations in liver enzyme activities and blood and urine metabolite levels during the onset of thiamine deficiency in the dairy calf. J. Nutrit. 90, 131-140. — BENEVENGA, N. J., R. L. BALDWIN, M. RONNING & A. L. BLACK (1967): Pyruvate metabolism in thiamine-deficient calves. J. Nutrit 91, 63-68. — BRISSON, G. J., & T. S. SUTTON (1951): The nutrition of the young dairy calf. 4. The minimum riboflavin requirement. J. Dairy Sci. 34, 28-36. — COLLINS, R. A., R. E. BOLDT, C. A. ELVEHJEM & E. B. HART (1953): Further studies on the folic acid and vitamin B_{12} content of cow's milk. J. Dairy Sci. 36, 24-28. — CONRAD, H. R., & J. W. HIBBS (1955): Thiamin and riboflavin in various fractions of rumen contents of young calves. J. Dairy Sci. 38, 548. — DRAPER, H. H., & B. C. JOHNSON (1952): The riboflavin requirement of the Holstein calf. J. Nutrit. 46, 37-44. — EICHEL, H., & W. SCHICKETANZ (1962): Die Rolle der Darmflora im Vitamin B-Haushalt unserer Haustiere. Arch. Tierernähr. 12, 37-51. — ESH, G. C., & T. S. SUTTON (1948): Effect

Biotin „Vitamin H"	Pantothen-säure	Cholin	Mesoinosit	Folsäure	Vitamin B_{12} APF
Alpha- und Beta-Biotin	Pantothen-säure	Cholin	Inosit, Myoinosit	Pteroyl-monoglut-aminsäure	Kobalamin
	15—200	10 000—30 000		3	0,025—0,035
	7—8	500	340		0,03 —0,18
2—5 2—8	275—400	13 000—15 000 70 000	13 000—18 000	0,1—0,4	21 —36
0,13	14—35		500		
0,1	100	1000—5000			0,025—0,035
	50				
Inkoordina-tion, Umfal-len, Lähmung der Nach-hand, Fest-liegen	Freßunlust, Nasenaus-fluß, rauhes Haar, schup-pige Haut (Augen), Ero-sionen am Unterkiefer, Durchfall, Wachstums-hemmung, Schwäche bzw. Unver-mögen zu stehen	Freßunlust, allgemeine Schwäche bzw. Unver-mögen aufzu-stehen, ange-strengte At-mung			siehe Kobalt-mangel (S. 1091)

[3] Zum Beispiel bei Polioenzephalomalazie (Hirnrindennekrose), Nervenlähmungen, schwerer Pansenazidose oder anhaltenden Störungen der Vormagenverdauung; die angegebene Dosis gilt für den ersten Tag der Behandlung; sie wird an den folgenden Tagen auf ein Drittel herabgesetzt.

of dietary tryptophan on the urinary excretion of niacin and its metabolites by young dairy calves. J. Dairy Sci. *31*, 909-912. — FRANK, O., H. BAKER & H. SOBOTKA (1963): Blood- and serum-levels of water-soluble vitamins in man and animals. Nature *197*, 490-491. — FRIESECKE, H. (1966): La suple-mentación de la vitamina B_6 en la nutrición animal. Ber. Welt-Kongr. Tierernährung — Madrid 2, 207-210. — GAZZI, C. (1954): Sindrome polineuritica da avitaminosi del complesso B in due vitelli. Clin. Vet. *77*, 339-340. — HENTSCHL, A. F., J. F. WALTON & E. W. MILLER (1966): Treatment of bovine encephalomalacia with vitamin B-complex. Mod. Vet. Practice *47*: 7, 72-74. — HOPPER, J. A., & B. C. JOHNSON (1955): The production and a study of an acute nicotinic acid deficiency in the calf. J. Nutrit. *56*, 303-310. — HYNEK, B. (1948): Acute B_1 avitaminoses in goats, cattle and horses. Čas. Českoslov. Vet. *3*, 255-258. — JOHNSON, B. C., H. H. MITCHELL, T. S. HAMILTON & W. B. NEVENS (1947): Vitamin deficiencies in the calf. Federation Proc. *6*, 410-411. — JOHNSON, B. C., A. C. WIESE, H. H. MITCHELL & W. B. NEVENS (1947): The metabolism of nicotinic acid and its role in the nutrition of the calf. J. Biol. Chem. *167*, 729-735. — JOHNSON, B. C., T. S. HAMILTON, W. B. NEVENS & L. E. BOLEY (1948):

Thiamine deficiency in the calf. J. Nutrit. *35*, 137-145. — JOHNSON, B. C., J. A. PINKOS & K. A. BURKE (1950): Pyridoxine deficiency in the calf. J. Nutrit. *40*, 309-322. — JOHNSON, B. C., H. H. MITCHELL, J. A. PINKOS & C. C. MORRILL (1951): Choline deficiency in the calf. J. Nutrit. *43*, 37-48. — KESLER, E. M., & C. B. KNODT (1950): Synthesis of certain B vitamins in the digestive tract of dairy calves. J. Dairy Sci. *33*, 381. — KESLER, E. M., & C. B. KNODT (1951): The relation between age of calf and levels of thiamine, riboflavine and nicotinic acid found in the digestive tract. J. Dairy Sci. *34*, 145-148. — KESLER, E. M., & C. B. KNODT (1951): Concentration of certain B vitamins in the digestive tract contents of young dairy calves. J. Dairy Sci. *34*, 506. — KIERMEIER, F., & K.-H. HAISCH (1961): Laktoflavin in Kuhmilch. Z. Lebensmittel-Unt. Forsch. *114*, 417-421. — KON, S. K., & J. W. G. PORTER (1947): The role of the microflora of the alimentary tract of herbivora with special reference to ruminants. 5. The synthesis of vitamins in relation to requirements. Nutrit. Abstr. Rev. *17*, 31-37. — MODI, V. V., E. C. OWEN & R. A. DARROCH (1959): Partition of riboflavin in cows milk. J. Dairy Res. *26*, 277-280. — NILSON, K. M., E. C. OWEN und C. E. GEORGI (1967): Effect of abrupt ration change on rumen microorganismus and the niacin and vitamin B_6 content of rumen fluid and milk. J. Dairy Sci. *50*, 1172-1173. — OWEN, E. C., & R. PROUDFOOT (1965): Riboflavine and fat in cow milk. Proc. Nutrit. Soc. *24*, XXII. — PEARSON, P. B., W. A. PERLZWEIG & F. ROSEN (1949): The metabolism of niacin in ruminants. Arch. Biochem. *22*, 191-194. — PILL, A. H. (1967): Evidence of thiamine deficiency in calves affected with cerebrocortical necrosis. Vet. Record *81*, 178-181. — POPPE, S. (1958): Einfluß verschiedener Faktoren auf die Biosynthese der Vitamine B_1 und B_2 bei Wiederkäuern. 1. Einfluß verschiedener Arten von Saftfutter auf die Biosynthese von Vitamin B_1 und B_2 bei Milchkühen. 2. Einfluß von Spurenelementen und Biomyzin auf die Biosynthese von Vitamin B_1 und B_2. 3. Die Dynamik der Biosynthese bei Rindern im ersten Lebensjahre unter dem Einfluß der Fütterung. Arch. Tierernähr. *8*, 9-21, 99-111, 259-270. — POTJANS, J. (1953): Der Gehalt an Tryptophan und Nikotinsäure in den Lebern gesunder und tuberkulöser Rinder. Diss., München. — REID, J. T., C. F. HUFFMANN & C. W. DUNCAN (1945): Therapeutic effect of yeast and pyridoxine on poikilocytosis in dairy cattle. J. Nutrit. *30*, 413-423. — RERAT, A. (1960): Place et conditions de la biosynthèse et de l'absorption des vitamines du complexe B chez les ruminants. Compt. Rend. 5. Congr. Int. Nutrit., Washington. — RERAT, A. (1964): Rôle de la flore digestive dans la production des vitamines chez les monogastriques et les polygastriques. Ann. Nutrit. Aliment. *18*, C 187-C 265. — RONNING, M., R. L. BALDWIN & B. C. TENNANT (1966): Study of nutritional defects of a nonfat milk, solids and glucose diet for young calves. J. Dairy Sci. *49*, 986-990. — ROYACKERS, K. (1953): Der Gehalt an Vitamin B_1 und B_2 in Lebern gesunder und tuberkulöser Rinder. Diss., München. — SHEPPARD, A. J., & B. C. JOHNSON (1957): Pantothenic acid deficiency in the growing calf. J. Nutrit. *61*, 195-205. — SMITH, Q. T., & R. S. ALLEN (1954): B-vitamin levels in the blood of young dairy calves fed a milk replacement diet with and without aureomycin. J. Dairy Sci. *37*, 1190-1197. — USUELLI, F. (1949): La sintesi microbiologica della vitamina B_1 dei suoi costituti ed il suo significato per gli herbivori. Zootecn. Vet. *4*, 152. — WAUGH, R. K., S. M. HAUGE & W. A. KING (1947): Relation of the choline content of colostrum and calf blood. J. Dairy Sci. *30*, 457. — WIESE, A. C., B. C. JOHNSON & W. B. NEVENS (1946): Biotin deficiency in the dairy calf. Proc. Soc. Exp. Biol. Med. *63*, 521-522. — WIESE, A. C., B. C. JOHNSON, H. H. MITCHELL & W. B. NEVENS (1947): Riboflavin deficiency in the dairy calf. J. Nutrit. *33*, 263-269.

Vitamin C

Aufgaben, Versorgung: Die Askorbinsäure (= Vitamin C) gilt als Aktivator des ganzen Zellstoffwechsels. Sie ist nicht nur für den normalen Aufbau und die Erhaltung der Interzellularsubstanzen (Knochen, Knorpel, Kollagen, ‚Gefäßkitt') verantwortlich, sondern scheint auch für die Funktion einiger endokriner Drüsen von Bedeutung zu sein, die sich durch besonders hohen Vitamin-C-Gehalt auszeichnen (Hypophyse, Nebenniere, Eierstock). Außerdem soll Vitamin C einen gewissen Spareffekt gegenüber anderen Vitaminen (A und E) ausüben (Hemmung der Oxydation); umgekehrt kann bei Hypovitaminose A oder E auch der Askorbinsäuregehalt in Blut und Organen deutlich vermindert sein. Endlich kommt dem ‚antiskorbutischen' Vitamin eine Schutzwirkung vor Infektionen zu.

Die körpereigene Synthese von Vitamin C läuft beim Rind in der Leber, möglicherweise auch in der Darmwand ab. Sein Bedarf wird auf diese Weise vollauf gedeckt, obwohl ein mehr oder weniger großer Teil der oral aufgenommenen Askorbinsäure offenbar im Pansen zerstört wird. Deshalb bleibt der Vitamin-C-Gehalt in Blut und Organen selbst bei mangelhafter Zufuhr der in Gras, Kartoffeln, Rüben und Rübenblatt reichlich enthaltenen Askorbinsäure (60 bis 600 mg pro kg) weitgehend konstant. Eine Ausnahme bilden lediglich neugeborene und bis zu vier Wochen alte Kälber: Sie sind zu einer solchen Selbstversorgung anscheinend noch nicht befähigt (physiologischer Abfall des Vitamin-C-Spiegels im Blut bis etwa zum 30. Lebenstag) und daher auf die Verabreichung der Vitamin-C-haltigen Kolostralmilch angewiesen; ihr Bedarf wird auf

250 mg Askorbinsäure pro Tier und Tag geschätzt; eine Unterversorgung ist jedoch nur bei muttermilchloser Ernährung denkbar.

Indikationen: Ein echter Mangel an Vitamin C ist beim Rind bislang nicht nachgewiesen worden. Einzelmitteilungen berichten zwar von einer während der Winterstallhaltung auftretenden *skorbutähnlichen Krankheit erwachsener Tiere* in Sibirien (Zahnfleischentzündung, Zahnausfall, Anämie, Unfruchtbarkeit, Versiegen der Milch) und einer in den USA, meist im Herbst, festgestellten *Dermatose bei Kälbern* (von den Ohren über Backen und Hals zur Schulter übergreifendes, mit Haarausfall verbundenes schuppig-krustiges Ekzem), welche mit niedrigen Vitamin-C-Werten im Blut einhergehen und durch parenterale Verabreichung von Askorbinsäure zu heilen sind; bis zur Bestätigung dieser Beobachtungen muß aber im Hinblick auf die leistungsfähige Eigensynthese angenommen werden, daß es sich nicht um primäre Hypovitaminosen C, sondern um sekundäre, symptomatische Störungen des Askorbinsäurehaushaltes gehandelt hat.

Übersicht 57.
Normaler Vitamin-C-Gehalt in Körperflüssigkeiten und Organproben des Rindes

Probematerial	Askorbinsäuregehalt (mg/100 ml bzw. mg/100 g Frischsubstanz)			
	erwachsene Rinder	Kälber		
		bei Geburt	1.—14. Tag	15.—30. Tag
Blutplasma:	0,2—0,5			
Vollblut:[1]	0,3—0,65	0,5—1,4	0,3—0,9	0,2—0,8
Blutserum:[1]	0,8—1,8		1,0—2,0	0,7—1,3
Leber:	15—30	20—60		
Niere:	6—16			
Nebenniere:	80—200	85—185		
Panseninhalt:	0,5—1,9			
Milch[2] frisch:	1,5—3,0			
pasteurisiert:	0,5—1,7			
Kolostrum:	3—10			

[1] Bei der Geburt und nach Kolostralmilchaufnahme weisen Kälber im Blut relativ hohe Werte auf; dann sinkt der Askorbinspiegel im Blut bis zur dritten oder vierten Lebenswoche hin allmählich ab, um von diesem Zeitpunkt an langsam wieder anzusteigen.

[2] Im Spätherbst und anfangs des Winters ist der Vitamin-C-Gehalt der Kuhmilch am höchsten; Lagerung, Erhitzung und Belichtung (vor allem Ultraviolettbestrahlung) verursachen zum Teil erhebliche Verluste.

Da bei der *Muskeldystrophie des Kalbes* (S. 1113) auch der Askorbinsäurespiegel in Blut und Organen oft deutlich vermindert ist, hat man dieses Leiden früher irrtümlicherweise als unmittelbare Folge eines Vitamin-C-Mangels angesehen; inzwischen hat sich jedoch herausgestellt, daß die ‚Weißfleischigkeit' auf unzureichende Versorgung mit Vitamin E und/oder Selen zurückzuführen ist und der Abfall der Askorbinsäurewerte eine unspezifische Begleiterscheinung darstellt. Auch die bei der Behandlung des *Weideemphysems* und des *Blutmelkens* mit parenteralen Askorbinsäuregaben erzielten Behandlungserfolge dürfen nach dem heutigen Stand der Kenntnisse nicht als Beweis für das Vorliegen eines Mangels, sondern allenfalls als sinnvolle Nutzanwendung der mannigfaltigen Schutzeffekte des Vitamins C gewertet werden. Die Vermutung, daß sich gewisse *Fruchtbarkeitsstörungen* weiblicher und männlicher Rinder durch Steigerung der oralen Zufuhr oder Injektionen von Askorbinsäure beheben lassen, konnte dagegen in Kontrollversuchen nicht bestätigt werden.

Die Verabreichung von Vitamin C ist somit als wertvolle Unterstützung der übrigen Behandlungsmaßnahmen vor allem bei solchen Krankheiten des Rindes angezeigt und aussichtsreich, bei denen seine gefäßabdichtenden und antioxydativen Eigenschaften zur Wirkung kommen: *Allergosen* (S. 1302 ff.), *hämorrhagische Diathesen* (S. 1311) sowie *Hypovitaminose A oder E* (S. 1100, 1113). Der Nutzen des antiinfektiösen Effektes der Askorbinsäure zur Prophylaxe und Therapie *ansteckender Kälberkrankheiten* ist noch umstritten.

Dosierung[1]: Kälber 250 bis 500 mg pro Tier und Tag per os (bis zur dritten Lebenswoche) beziehungsweise 0,5 bis 1,0 g parenteral (nach Einsetzen der Eigensynthese); Jungrinder und erwachsene Tiere 2 bis 10 g in 1%iger Lösung parenteral injiziert (bei akuten Allergosen langsame intravenöse Infusion bis zum Beginn des Wirkungseintrittes; Rest der Lösung intramuskulär oder subkutan; nach Bedarf wiederholen).

[1] 1 IE Vitamin C = 0,05 mg kristallisierte Askorbinsäure.

SCHRIFTTUM

CHRISTIAN, R. E., L. C. ULBER, P. H. PHILIPPS & L. E. CASIDA (1951): The response of low fertility cows to chlorobutanol and ascorbic acid administrations. J. Dairy Sci. *34*, 978-987. — COLE, C. L., R. A. RASSMUSSEN & F. THORP (1944): Dermatosis of the ears, cheeks and shoulders in young calves. Vet. Med. *39*, 204-206. — DVOŘÁK, M. (1964): Askorbinsäure im Blutserum von Kälbern, die mit pasteurisierter Milch unter Zusatz von 2% Fett gefüttert wurden (tschechisch). Veterinární Med. *9* (37), 471-478. — DVOŘÁK, M. (1965): Askorbinsäure in Leber und Nebenniere saugender Schlachtkälber (tschechisch). Wiss. Arb. Forsch.-anstalt Vet.-Wesen Tschechoslow. Akad. Landw.-Wiss. Brno *4*, 33-39. — ERB, R. E., F. N. ANDREWS & R. E. NICHOLS (1947): The pharmacodynamics of ascorbic acid in cattle. J. Dairy Sci. *30*, 649-671, 673-689. — HÜNI, K. (1941): Der Vitamin C-Gehalt verschiedener Wiesenpflanzen, des wachsenden Emdes und des Dürrfutters verschiedenen Gärungszustandes. Schweiz. landw. M.-hefte *19*, 81-92. — KANEKIYO, T., T. KIRISAWA, M. IIZUKA, J. KATSUYA, J. NOGUCHI, T. TSUNEKANE & N. YOSHIDA (1957/59): Vitamin C dosage for cows. Vitamin C in blood and milk. J. Japan. Vet. Med. Ass. *10*, 158-160; *12*, 451-455. — KING, A., P. H. PHILLIPS, M. E. NESBIT, I. W. RUPEL & G. ROHSTEDT (1940): The effect of avitaminosis A upon vitamin C in the bovine. J. Dairy Sci. *23*, 568. — KOLL, H. W. (1962): Zur Behandlung des Lungenemphysems beim Rind mit Vitamin C. Dtsch. Tierärztl. Wschr. *69*, 360-362. — LUNDQUIST, N. S., & P. H. PHILLIPS (1943): Certain dietary factors essential for the growing calf. J. Dairy Sci. *26*, 1023. — LYHS, L. (1965): Zu Fragen des Askorbinsäure-Haushaltes beim Wiederkäuer. M.-hefte Vet.-Med. *20*, 455-458. — MARTINYUK, D. F. (1952): Scorbutus of cattle (russisch). Veterinarija *29*, 21-22. — MIHELIĆ, F., & F. MIKIĆ (1961): Über die Veränderungen des Askorbinsäuregehaltes von Kuhmilch verschiedener Herkunft während des Jahres. Milchwiss. *16*, 635-639. — NATSCHEFF, B., & R. GEORGIEFF (1940): Über den Vitamin C-Gehalt einiger Organe des Pferdes, Rindes, Büffels, Lammes und Schweines (bulgarisch). Jahr.-Ber. Vet.-Med. Fak. Sofia *16*, 361-386. — PHILLIPS, P. H., H. A. LARDY, P. D. BOYER & G. M. WERNER (1941): The relationship of ascorbic acid to reproduction in the cow. J. Dairy Sci. *24*, 153-158. — RADEFF, T. (1940): Vitamin C-Gehalt des Blutserums von Pferd, Rind, Büffel, Schaf, Ziege und Schwein (bulgarisch). Jahr.-Ber. Vet.-Med. Fak. Sofia *16*, 189-197. — RYDELL, R. O. (1948): Dermatosis in calves. J. Amer. Vet. Med. Ass. *112*, 59. — SCHOOP, G. (1955): Vitamin C-Mangel als Ursache von Hämatogalaktie („Blutmelken"). Dtsch. Tierärztl. Wschr. *62*, 210-211. — SMIRNOV, A. M. (1962): Karotin- und Askorbinsäuregehalt im Kälberblut in Abhängigkeit von Alter und Gesundheitszustand (russisch). Veterinarija 39: 2, 48-50. — WALLIS, G. C. (1943): Evidence of the synthesis of vitamin C by the dairy cow. J. Dairy Sci. *26*, 401-408. — WEITZENBERG, R. (1939): Über den Askorbinsäuregehalt der Leber und Nebenniere einiger Haustiere. Arch. wiss. prakt. Tierheilk. *74*, 228-232.

Vitamin-D-Mangel

Die Aufgaben des Vitamins D im Mineralstoffwechsel sind durch gegenseitige Wechselbeziehungen aufs engste mit denen des *Kalziums* und des *Phosphors* verbunden. Daher können die bei unzureichender Vitamin-D-Versorgung eintretenden Ausfallserscheinungen nicht für sich gesondert betrachtet werden. Sie sind deshalb mit den Folgen des Kalzium- und Phosphormangels gemeinsam abgehandelt worden: *Knochenweiche* (Rachitis; S. 988), *Knochenerweichung* (Osteomalazie; S. 995), *Osteodystrophie* (S. 1007).

Vitamin-E-Mangel (Muskeldystrophie der Kälber)

Vorkommen, Wesen, Ursachen: Die schon seit Ende des vorigen Jahrhunderts bekannte Muskeldystrophie (Weißmuskelkrankheit, Fisch- oder Hühnerfleischigkeit) tritt heute infolge der intensiveren Kälberfütterung wesentlich häufiger auf als früher; in manchen Jahren führt sie in bestimmten Betrieben sogar zu erheblichen enzootischen Verlusten (vor allem in Kanada, den USA, England, Skandinavien, Frankreich, Italien, den Balkanländern, Rußland, Südafrika, Australien und Neuseeland); sie ist der Myodystrophie der Lämmer wesensgleich. Trotz umfangreicher Untersuchungen wurde die Ätiologie des Leidens erst teilweise geklärt: Die degenerativen Muskelveränderungen werden wahrscheinlich durch nahrungseigene Faktoren (Oxydantien) ausgelöst; diese können ihren schädlichen Einfluß aber offenbar nur dann ausüben, wenn das Futter zugleich ungenügende Mengen antioxydativ wirksame Substanzen (insbesondere Vitamin E und/oder Selen) enthält. Als besonders gefährliche oxydierende Faktoren sind ungesättigte Fettsäuren aus tierischen und pflanzlichen Ölen oder Fetten anzusehen (Leber- und Fischtran, Schweinefett, Lein-, Soja- oder Maisöl, Kokosmehl, Erdnuß-, Baumwollsaatkuchen und ähnliches mehr); sie neigen bei längerer Lagerung zum Ranzigwerden (= Autoxydation) und inaktivieren durch die dabei auftretenden Peroxyde die Tokopherole (→ Abnahme des Vitamin-E-Gehaltes der betreffenden Futtermischungen). Auch junge Leguminosen (insbesondere Luzerne) und das aus ihnen gewonnene Heu sollen unter Umständen pathogene Mengen ungesättigter Fettsäuren enthalten. Trocknung und Lagerung von Heu führen zu weit größeren Vitamin-E-Verlusten (80 bis 95 %) als die Silagekonservierung (10 %); deshalb ist schlecht geworbenes und überlagertes Heu besonders tokopherolarm. Die Muskeldystrophie wird des weiteren durch unzureichende Versorgung mit schwefelhaltigen Aminosäuren (Zystin, Methionin) und belastende Stress-Situationen gefördert: zum Beispiel anderweitige Ernährungsmängel, Infektionskrankheiten, unzuträgliche Umgebungstemperatur (Kälte, Hitze) sowie körperliche Anstrengungen (dichte Besetzung der Ställe, Unruhe der Kälber beim Tränken oder Umhertollen beim Weideauftrieb). Schließlich ist auch der Sulfatschwefelgehalt der Nahrung von pathogenetischer Bedeutung, weil Schwefel die Resorption und Verwertung des Selens behindert.

Aufgrund ihres synergistischen antioxydativen Effektes können sich Vitamin E und Selen in gewissem Umfange gegenseitig ersetzen: So läßt sich die auf Vitamin-E-Mangel beruhende Muskeldystrophie nicht nur durch Tokopherolgaben, sondern auch durch Selen prophylaktisch und therapeutisch beeinflussen; das gleiche gilt umgekehrt für die Verabreichung von Selen oder Vitamin E bei selenmangelbedingter Weißfleischigkeit. Im Gegensatz zu Vitamin E kommt dem Selen aber auch wachstumsfördernde Wirkung und Schutzfunktion gegenüber der auf Selenmangel beruhenden disseminierten Lebernekrose zu; andererseits sind nur die Tokopherole (nicht aber Selen) in der Lage, die durch Überschuß an ungesättigten Fettsäuren verursachte Myodystrophie zu verhüten oder zu heilen.

Die früher viel vertretene Annahme, daß dem Vitamin E als sogenanntem ‚Fertilitätsvitamin' eine Rolle in der Erhaltung und Wiederherstellung der Fruchtbarkeit zufalle, hat sich nach eingehender Überprüfung für das Rind nicht bestätigt; deshalb sind die Tokopherole richtiger unter dem Begriff ‚antimyodystrophisches Vitamin' zusammenzufassen.

Die vitamin-A-sparende Wirkung der Tokopherole ist darauf zurückzuführen, daß sie die Oxydation des Vitamins A im Futter und im Tierkörper hemmen.

Vitamin-E-Mangel wird vor allem in den Gebieten nördlicher Breiten mit relativ langdauernder Stallhaltungsperiode (Kanada, Nordstaaten der USA, England, Skandinavien), und zwar vorwiegend ausgangs des Winters und im Frühjahr, beobachtet. Bei Grünfütterung wird der Vitamin-E-Bedarf des Rindes in der Regel vollauf gedeckt; die während des Weideganges aufgenommenen Tokopherolmengen reichen meist auch zur Ansammlung körpereigener Reserven aus (Speicherorgane: Fett und Leber). Bei schrotloser, vorwiegend aus schlechtem, überlagertem Heu, Stroh und Hackfrüchten bestehender, also vitamin-E-armer Mangelernährung erschöpfen sich diese Vorräte jedoch allmählich. Trotzdem kommt es bei erwachsenen Rindern praktisch nicht zu nennenswerten Ausfallserscheinungen; solche sind bei ihnen auch experimentell nur unter extremen, langanhaltenden Mangelbedingungen auszulösen (→ plötzliche Todesfälle infolge Herzmuskelschädigung). Die Kälber von unzureichend mit Tokopherolen versorgten Kühen und Färsen werden jedoch nicht selten zu früh oder lebensschwach geboren; sie neigen während der ersten Lebensmonate in erhöhtem Maße zu Muskeldystrophie. Das gleiche gilt für Kälber, die überwiegend oder ausschließlich mit Magermilch beziehungsweise Magermilchpulver (= fett- und tokopherolarm) oder mit Milchaustauschermehlen (= oft reich an ungesättigten Fettsäuren) gefüttert werden. Erwachsene Rinder benötigen pro Tag etwa 1000 IE, Mastrinder 100 IE und Kälber 20 bis 30 IE Vitamin E; der Bedarf ist jedoch von der Selenversorgung der Tiere und vom Gehalt der Nahrung an ungesättigten Fettsäuren stark abhängig: Während die voll entwickelte Mikroflora und -fauna in den Vormägen älterer (wiederkauender) Rinder offenbar befähigt ist, die im Futter enthaltenen Peroxyde in gewissem Umfange zu reduzieren, führen diese bei Kälbern selbst dann leicht zu Muskeldystrophie, wenn ihre Tokopherolzufuhr theoretisch ausreichend ist (pro Gramm ungesättigter Fettsäuren braucht das Kalb eine Zulage von 1,5 bis 2,5 IE Vitamin E; 15 ml Lebertran können 50 IE Vitamin E inaktivieren).

Selenmangel ist meist an Böden gebunden, die weniger als 0,5 ppm Selen enthalten; oft weisen sie zudem einen relativ hohen Sulfatgehalt auf. Selenkonzentrationen im Futter von weniger als 0,1 ppm der Trockensubstanz gelten als absolut unzureichend. Auch bei einem Selengehalt der Nahrung von 0,1 bis 0,5 ppm der Trockensubstanz kann es infolge ungenügender Vitamin-E-Versorgung oder wegen des hemmenden Einflusses von Sulfatschwefel noch zu Ausfallserscheinungen kommen (relativer, bedingter Selenmangel); diese Faktoren wirken sich dagegen kaum krankmachend aus, wenn die Ernährung 0,5 bis 1,0 ppm der Trockensubstanz Selen enthält. Die klinischen Folgen des Selenmangels bestehen in vermehrtem Auftreten von Myodystrophie (Kälber), Entwicklungshemmung und gehäuften Durchfällen (Kälber und Jungtiere) sowie Neigung zu disseminierter Lebernekrose (Mastrinder).

Krankheitserscheinungen: Die auch ‚Kälberrheumatismus', ‚stiff calf disease' oder ‚myopathisch-dyspnoeisches Syndrom' genannte Muskeldystrophie tritt sowohl während der Stallhaltung (insbesondere ausgangs des Winters und im Frühjahr) als auch kurz nach dem Weideauftrieb auf. Sie verläuft in ausgeprägten Fällen perakut bis akut, bei weniger schwer erkrankten Tieren dagegen mehr schleichend. Die betroffenen Kälber erscheinen zunächst meist in gutem bis sehr gutem Ernährungszustand. Besonders anfällig ist die Altersstufe von 4 bis 6 Wochen; es kommen aber auch Erkrankungen bei jüngeren und älteren Tieren vor (wenige Tage nach der Geburt bis 4 Monate).

Die *perakute Form* äußert sich vor allem in Tachykardie, Herzrhythmusstörungen, Extrasystolie und rasch zunehmender allgemeiner Schwäche; etwaige Erscheinungen am Bewegungs- und Atmungsapparat sind in der Regel von untergeordneter Bedeutung. Schon nach wenigen Stunden tritt plötzlich der Tod durch Herzversagen (Myokarddegeneration) ein.

Bei der *akuten Form* wird das Krankheitsbild von muskulären und kardiorespiratorischen Ausfallsymptomen beherrscht, die vom Sitz (Gliedmaßen-, Rumpf-, Hals-, Zungen-, Schling-, Herz-, Zwischenrippen- oder Zwerchfellsmuskulatur) sowie dem Ausmaß der myodystrophischen Veränderungen bestimmt werden. Die kranken Tiere sind bewegungsunlustig, zeigen träg-steifen bis schwankenden, grätschenden oder überköteten Gang und ermüden leicht (Muskelzittern, seltener auch Schweißausbruch). Sie liegen viel (Brustlage, oft ohne die Vorderbeine einzuschlagen) und stehen nach dem Antreiben nur zögernd und mühsam auf (Verharren in karpender oder hundesitziger Stellung; Taf. 23 e). Mitunter ist ihr Rumpf zwischen den abblattenden und dorsal überstehenden Schulterblättern deutlich abgesunken und der Rücken aufgekrümmt. Die Vorderbeine werden vielfach gebeugt, die Hintergliedmaßen dagegen breitbeinig gestreckt gehalten. Manche Patienten sind auch unfähig den Kopf zu heben und saufen nur, wenn dieser unterstützend hochgehalten wird; im Liegen setzen sie den Kopf bei ausgestrecktem oder seitlich eingeschlagenem Hals auf den Boden auf. Bei Befall der Zungen- oder Rachenmuskeln können Schluckbeschwerden auftreten, welche die Tränkeaufnahme behindern oder unmöglich machen; solche Kälber zeigen dann zeitweilig leeres Kauen oder Zähneknirschen und blöken viel. Die stärker veränderten Muskelpartien fühlen sich gummiartig bis derb an, treten aber nur selten als deutliche Umfangsvermehrungen hervor (Hals, Schulter, Kruppe). Häufig ist auch die Atemmuskulatur beteiligt, was sich in beschleunigter und erschwerter (abdominaler) Atmung, unter Umständen auch in respiratorischen Rasselgeräuschen und blutig-schaumigem Nasenausfluß (Lungenödem) äußert. Am Herzen sind die gleichen Erscheinungen wie bei der perakuten Form festzustellen, jedoch in weniger ausgeprägtem Maße; das Elektrokardiogramm weist Veränderungen der P- und T-Zacke sowie Verlängerungen des P-R-, Q-T- und/oder des S-T-Intervalles auf. Bei ausbleibender Behandlung werden die Tiere rasch immer schwächer und kommen zum apathischen Festliegen in Seitenlage; sie sterben entweder infolge Versagens des Kreislaufs oder der Atmung, mitunter aber auch an sekundären Komplikationen (Infektionen, Schluckpneumonie).

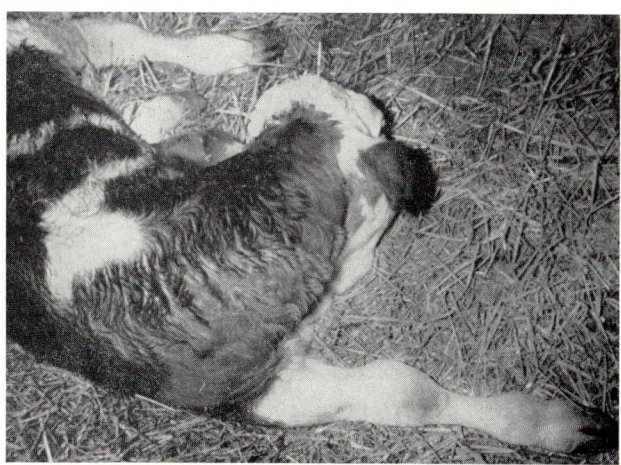

Abb. 551. Myodystrophiekrankes Kalb: starkes Schwitzen an Hals und Rücken, kennzeichnendes Vorstrecken der Vorderextremität (MATZKE & WEISS, 1967)

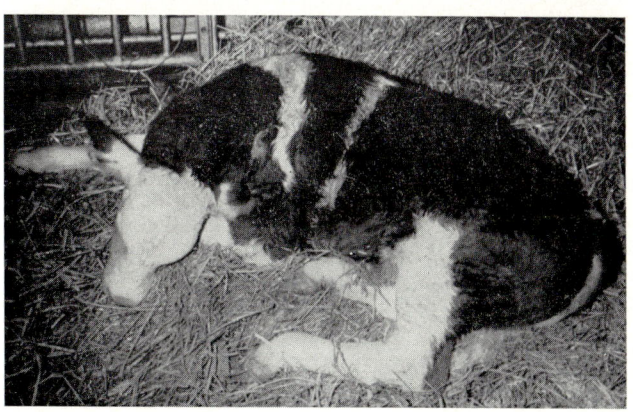

Abb. 552. Unvermögen den Kopf zu heben bei einem an Myodystrophie der Halsmuskulatur leidenden Kalb (MATZKE & WEISS, 1967)

Die *protrahierte Form* der Myodystrophie ist durch ähnliche Symptome wie die akute Form gekennzeichnet; diese sind dabei aber weniger schwerwiegend und der Verlauf langsamer; solche Kälber neigen leicht zu infektiösen Pneumonien und Enteritiden (Pasteurellose, Salmonellose und andere mehr).

Beurteilung: Die durchschnittliche Mortalität beträgt 15 bis 30 %; vor allem die schon festliegenden Patienten und solche mit hochgradiger Atembehinderung oder Kreislaufbeteiligung haben nur sehr geringe Heilungsaussichten. Bei weniger bedrohlich erkrankten Kälbern gehen die Symptome dagegen nach sachgemäßer Behandlung innerhalb von 1 bis 3 Wochen zurück; das Überleben des 3. Krankheitstages gilt als prognostisch günstiges Zeichen, doch muß auch dann noch mit Komplikationen gerechnet werden. Anhaltspunkte über das Ausmaß frischer myodystrophischer Veränderungen ergeben sich aus dem Anstieg der Aktivität der Serum-Glutamatoxalazetat-Transaminase: Je nach Schwere des Falles sind Werte zwischen 300 und bis über 5000 IE SGOT zu ermitteln, während der Normalwert beim Kalb nur 20 bis 100 IE SGOT pro ml Serum beträgt.

Zerlegungsbefund: In der Skelettmuskulatur sind die kennzeichnenden Veränderungen der rechten und linken Körperhälfte immer symmetrisch angeordnet; besonders häufig werden M. longissimus dorsi, M. psoas, M. biceps femoris, M. semitendineus, die Interkostalmuskeln sowie die Zwerchfellmuskulatur betroffen: streifige oder ausgedehntere, fleckige Bezirke von blaß-hellerer, weißgrauer bis gelblicher Färbung und derberer Konsistenz (Taf. 23 f). Stellenweise sehen diese Muskelpartien wie angekocht, fisch- oder hühnerfleischähnlich aus; sie können auch kleinere Blutungsherde enthalten. Die gleichen Verfärbungen sind oft auch im Herzmuskel, vor allem im Bereich der linken Kammer und der Kammerscheidewand, festzustellen; meist ist zudem das Lumen des Herzens deutlich erweitert. Herzbeutel- und Brusthöhlenflüssigkeit können gerötet sein. Die Lungen weisen nicht selten Ödem, Emphysem und/oder pneumonische Veränderungen auf. In der Leber befinden sich mitunter zahlreiche linsen- bis markstückgroße grauweiße bis gelbliche Herde, wodurch ihre Schnittfläche landkartenartig gemustert oder wie mit Sägemehl bestreut erscheint (,sawdust liver'). *Histologisch* liegt in den befallenen Muskeln eine hyaline Degeneration mit scholligem Zerfall der Muskelfasern, teilweise auch dystrophische Verkalkung vor. In fortgeschritteneren Fällen wird die Myodegeneration von reaktiv-entzündlichen und reparativen Vorgängen begleitet (Zellinfiltrationen, Zubildung von Bindegewebe). Am Herzen erweisen sich außer der Muskulatur auch die Purkinje'schen Fasern als betroffen. Die mikroskopischen Befunde in der Leber sind durch herdförmigen scholligen Zellzerfall, Kernpyknosen und Verfettung gekennzeichnet.

Erkennung und Unterscheidung: Klinisches Bild, Sektionsbefund und Fütterungsanamnese gestatten meist eine klare Diagnose. Sonst ist differentialdiagnostisch auch an Kälbertetanie (S. 1042), angeborene oder erworbene Verkrümmung der Vordergliedmaßen (S. 526), Botulismus (S. 816) und anderweitige Erkrankungen des Herzens oder der Lungen (Pneumonien) zu denken. Die Erkennung der Muskeldystrophie am lebenden Patienten wird durch Bestimmung der Aktivität der SGOT und der Kreatininausscheidung im Harn (bis über 1,0 g, statt 0,2 bis 0,3 g innerhalb von 24 Stunden) erleichtert. Des weiteren können auch Untersuchungen des Selen- oder Vitamin-E-Gehaltes in den auf Übersicht 58 genannten Proben nützlich sein. Entscheidend für die Sicherung der Diagnose ist schließlich der Erfolg oder Mißerfolg prophylaktischer oder therapeutischer Gaben von Vitamin E und Selen.

Behandlung[1]: Kranke Kälber einzeln, ruhig und mäßig warm (nicht heiß) halten und erforderlichenfalls beim Tränken durch Anheben des Kopfes unterstützen. Fütterung umstellen (tokopherolreich mit möglichst wenig ungesättigten Fettsäuren). Als besonders wirksam hat sich die gleichzeitige subkutane oder intramuskuläre Injektion von 3 mg Selen und 150 IE Vitamin E pro 50 kg KGW erwiesen. Sonst sind pro Kalb 3 bis 4 Tage lang je 750 bis 1000 IE Vitamin E in wasserlöslicher Form per os oder in öliger Suspension intramuskulär zu verabreichen. Zur Verhütung von Pneumonien sind bei Vorliegen von Atembeschwerden auch Gaben von Sulfonamiden oder Antibiotika ratsam.

Vorbeuge: Vitamin-E-reiche Ernährung der tragenden Färsen und Kühe während der Stallhaltung (Grassilage, Schrotzulagen); Zufütterung einer 0,1 bis 0,3 ppm

---

[1] 1 IE Vitamin E ist in 1,0 mg Alpha-Tokopherolazetat enthalten; die biologische Wirksamkeit von Beta-, Gamma- und Delta-Tokopherol beträgt nur 20 %, 1 % beziehungsweise weniger als 1 % derjenigen von Alpha-Tokopherol. 1 mg Selen ist in 2,2 mg wasserfreiem Natriumselenit (Na_2SeO_3), oder in 2,4 mg wasserfreiem Natriumselenat (Na_2SeO_4), oder in 4,7 mg hydriertem Natriumselenat enthalten.

Übersicht 58.

Beurteilung des Selen- und Vitamin-E-Gehaltes in Körperflüssigkeiten und Gewebsproben bei Verdacht auf Myodystrophie

Probe-material	normaler Gehalt	Gehalt bei Müttern myodystrophischer Kälber	Gehalt bei myodystrophischen Kälbern
Blut:[1]	0,1—0,2 ppm Selen (Kalb)		0,01—0,02 ppm Selen
Serum:[1]	20—100 ppm Vitamin E (Färse, Kuh) beziehungsweise 13—40 ppm Vitamin E (Kalb)	< 15 ppm Vitamin E	< 7 ppm Vitamin E
Leber:	> 0,2—0,8 ppm Selen 3—10 beziehungsweise 10—20 ppm Vitamin E bei Stallhaltung beziehungsweise Weidegang (Färse, Kuh) 10—30 ppm Vitamin E (Kalb)		< 0,2 ppm Selen 2 ppm Vitamin E
Haare:	< 5 ppm Selen	0,06—0,23 ppm Selen	
Milch:[2]	0,5—1,0 ppm Vitamin E (Kolostralmilch: 2—3 ppm)		

[1] Der Vitamin-E-Spiegel in Blut und Serum sinkt erst nach Rückgang der Leberreserven deutlich ab.
[2] Die Vitamin-E-Konzentration in der Milch ist stark vom jeweiligen Tokopherolgehalt der Fütterung abhängig.

Selen enthaltenden Mineralsalzmischung. Andernfalls sind gegen Ende der Trächtigkeit in vierwöchigen Abständen (zuletzt kurz vor dem Kalben) 2 oder 3 Injektionen zu je 25 bis 30 mg Selen und 1500 bis 2000 IE Vitamin E subkutan oder intramuskulär zu verabreichen. Vor unkontrollierten Selengaben ist wegen der Gefahr von Überdosierungen (S. 1161) zu warnen; das gilt insbesondere für die Anwendung von Selensalzen als Kunstdüngerzusatz, die zudem weniger wirksam ist als die direkte orale oder parenterale Prophylaxe.

In gefährdeten Beständen sollten Vitamin-E- und Selengehalt der Kälbernahrung[1] überprüft und nötigenfalls ergänzt werden. Als gute Vorbeuge haben sich tägliche orale Gaben von 0,25 mg Selen und 150 IE Vitamin E beziehungsweise die einmalige parenterale Injektion von 3 mg Selen und 150 IE Vitamin E bald nach der Geburt bewährt. Ähnlich gute Dienste leistet die intramuskuläre Verabreichung von 1000 IE Vitamin E am 2. Lebenstage mit Wiederholung in der 2. und 4. Woche. Unnötige Beunruhigungen der jungen Kälber sind tunlichst zu vermeiden: Boxen nicht zu dicht belegen; Tiere gleichzeitig, aber einzeln tränken und durch zunächst nur stundenweise gewährten Auslauf allmählich an den Weidegang gewöhnen.

[1] Fetthaltigen Futtermitteln können zur Verhütung der Autoxydation geeignete synthetische Antoxydantien (Butylhydroxytoluol, Butylhydrocyanisol und andere mehr) beigemengt werden.

SCHRIFTTUM

Aas-Hansen, M. (1962): Selén som profylaktikum og terapeutikum ved muskeldystrofi. Medl. Norske Vet.-Foren. *14*, 4-12. — Adams, R. S., J. E. Gander, T. W. Gullickson & J. H. Sautter (1959): Some effects of various filled milks to dairy calves. J. Dairy Sci. *42*, 1552-1591. — Allaway, W. H., D. P. Moore, J. E. Oldvield & O. H. Muth (1966): Movements of physiological levels of selenium from soils through plants to animals. J. Nutrit. *88*, 411-418. — Andersson, P. (1960): Nutritional muscular dystrophy in cattle. Acta Pathol. Microbiol. Scand. *48*, 7-91.

BLAXTER, K. L. (1962): Muscular dystrophy in farm animals: its cause and prevention. Proc. Nutrit. Soc. *21*, 211-216. — BLAXTER, K. L., & R. F. MAC GILL (1955): Muscular dystrophy. Vet. Rev. Annot. *1*, 91-114. — BLINCOE, C., & W. B. DYE (1958): Serum transaminase in white muscle disease. J. Animal Sci. *17*, 224-226.

COTTERAU, PH., & J.-D. PROY (1965): Les myopathies métaboliques non-inflammatoires des veaux, des agneaux et des porcs. Cahiers Méd. Vét. *34*, 39-73.

DARRASPEN, E., & F. LESCURE (1958): La myopathie dégénérative du veau. Rev. Méd. Vét. *21*, 665-675. — DIERNHOFER, K. (1964): Häufigere Feststellung der Muskeldystrophie in den Alpenländern. Nord. Vet.-Med. *16*: Suppl. 1, 348-351. — MACDONALD, A. M., K. L. BLAXTER, P. S. WATTS & W. A. WOOD (1952): Histopathology of muscular dystrophy and its relation to muscular chemistry. Brit. J. Nutrit. *6*, 164-169. — MACDONNOUGH, L. T. (1953): Vitamin E deficiency among dairy calves fed on coconut meal. Vet. Record *65*, 425-426. — DOTTA, U., T. BALBO & A. GAZZOLA (1964): Studio dei livelli sierici delle transaminasi glutamica, ossalacetica e glutamica piruvica in vitelli normali e in vitelli affetti da miodistrofia. Zooprofilassi *19*, 553-564. — DOTTA, U., T. BALBO & F. GUARDA (1967): The cardiac type of muscular dystrophy in calves. 1. Clinical and electrocardiographic studies. Ber. 18. Welt-Tierärztekongr. Paris *2*, 521. — DUNKLEY, W. L., A. A. FRANKE & J. ROBB (1968): Tocopherol concentration and oxidative stability of milk from cows fed supplements of d- or dl-alpha-tocopherol acetate. J. Dairy Sci. *51*, 531-534.

EGAN, D. A. (1966): Selenium in ruminant nutrition. Irish Vet. J. *20*, 182-186.

FERNEY, J. (1956/57): Syndrome dyspnéique des veaux de lait en Haute-Loire. Bull. Soc. Sci. Vét. Méd. Comp. *58/59*, 275-279. — FERRANDO, R., & A. PARODI (1964): La carence en vitamine E chez les animaux domestiques. Ann. Nutrit. Aliment. *18*, C 429-C 460.

GANTHER, H. E. (1965): The fate of selenium in animals. World Rev. Nutrit. Dietetics *5*, 338-366. — GILS, J. H. J. VAN, & I. ZAYED (1966/68): Myodegeneration in Friesian beef calves. 1. Experimental production of myodegeneration in newborn calves fed on α-tocopherol-deficient synthetic milk diet. Tijdschr. Diergeneesk. *91*, 1375-1421. — 3. Pathology of the central nervous system in naturally occurring and experimental cases of myodegeneration. Zbl. Vet.-Med. *A 15*, 99-103. — GUARDA, F., U. DOTTA & T. BALBO (1967): The cardiac type of muscular dystrophy in calves. 2. Anatomo-histopathologic study. Ber. 18. Welt-Tierärztekongr. Paris *2*, 522. — GULLICKSON, T. W., L. S. PALMER, W. L. BOYD, J. W. NELSON, F. C. OLSON, C. E. CALVERLEY & B. D. BOYER (1949): Vitamin E in the nutrition of cattle. 1. Effect of feeding vitamin E-poor rations on reproduction, health, milk production and growth. J. Dairy Sci. *32*, 495-508.

HIDIROGLOU, M., R. B. CARSON & G. A. BROSSARD (1965): Influence of selenium on the selenium contents of hair and on the incidence of nutritional muscular disease in beef cattle. Canad. J. Animal Sci. *45*, 197-202. — HOLCOMBE, R., & R. B. HOLCOMBE (1962): Selenium therapy in nutritional muscular dystrophy of cattle. Nord. Vet.-Med. *14*, 115-122.

JOLLY, R. D. (1960): A preliminary experiment on the effect of selenium on the growth rate of cattle. New Zealand Vet. J. *8*, 13.

KAAY, F. C. VAN DER (1947): Vitamine E en steriliteit bij paard en rund. Tijdschr. Diergeneesk. *72*, 571-598. — KUTTLER, K. L., & D. W. MARBLE (1958): Relationship of serum transaminase to naturally occurring and artificially induced white muscle disease in calves and lambs. Amer. J. Vet. Res. *19*, 632-636.

MAPLESDEN, D. C., & J. K. LOOSLI (1960): Nutritional muscular dystrophy in calves. 2. Addition of selenium and tocopherol to a basal dystrophogenic diet containing codliver oil. J. Dairy Sci. *43*, 645-653. — MAPLESDEN, D. C., J. D. HARVEY & H. D. BRANION (1960): Blood plasma tocopherol and phosphorus levels in a herd of beef cattle. J. Nutrit. *71*, 77-84. — MATZKE, P., & E. WEISS (1967): Zur Weißmuskelkrankheit der Kälber. Berl. Münch. Tierärztl. Wschr. *80*, 244-246. — MUTH, O. H. (1955): White muscle disease (myopathy) in calves and lambs. 1. Occurrence and nature of the disease under Oregon conditions. J. Amer. Vet. Med. Ass. *126*, 355-361. — MUTH, O. H. (1963): White muscle disease, a selenium-responsive myopathy. J. Amer. Vet. Med. Ass. *142*, 272-277. — MUTH, O. H., J. R. SCHUBERT & J. E. OLDFIELD (1961): White muscle disease in lambs and calves. 7. Etiology and prophylaxis. Amer. J. Vet. Res. *22*, 466-469. — MUTH, O. H., & W. H. ALLAWAY (1963): The relationship of white muscle disease to the distribution of naturally occurring selenium. J. Amer. Vet. Med. Ass. *142*, 1379-1384.

NATSCHEFF, B., P. GABRASCHANSKI, W. JELEFF & Z. PEJNIKOWA (1965): Untersuchungen über die Muskeldystrophie der Büffelkälber. Berl. Münch. Tierärztl. Wschr. *78*, 364-366.

OKSANEN, H. E. (1965): Studies on nutritional muscular degeneration in ruminants. Acta Vet. Scand. Suppl. *6*, 7-104.

PARRISH, D. B., G. H. WISE & J. S. HUGHES (1947): Properties of the colostrum of the dairy cow. 1. Tocopherol levels in the colostrum and in the early milk. J. Dairy Sci. *30*, 849-860. — PARRISH, D. B., G. H. WISE, C. E. LATSCHAR & J. S. HUGHES (1950): Effect of the prepartal diet of the cow on the placental and mammary transfer of tocopherols to the calf. J. Nutrit. *40*, 193-202. — PRAT, J. (1960/61): Contribution à l'étude du syndrome 'myopathie-dyspnée' des veaux de lait. Rev. Méd. Vét. *111/112*, 440-455, 510-518, 699-708; 100-108.

REINIUS, L., & V. MÄKINEN (1960): Plasma tocopherol in relation to muscular dystrophy of cattle in Finland. Nord. Vet.-Med. *12*, 563-572. — ROSENFELD, I., & O. A. BEATH (1964): Selenium: geobotany, biochemistry, toxicity and nutrition. Academic Press, New York und London — ROSSI, P. (1956/57): Dystrophies musculaires ou myopathies des jeunes veaux. Bull. Sci. Vét. Méd. Comp. *58/59*, 251-263. — ROUSSEAU, J., M. W. DICKS, R. TEICHMANN, C. F. HELMBOLDT, E. L. BACON, R. M. PROUTY,

K. L. Dolge, H. D. Eaton, E. L. Jungher & G. Beall (1957): Relationship between plasma, liver and dietary tocopherol in calves, lambs and pigs. J. Animal Sci. *16*, 612-622.
Safford, J. W., K. F. Swingle & H. Marsh (1954): Experimental tocopherol deficiency in young calves. Amer. J. Vet. Res. *15*, 373-384. — Safford, J. W., & K. F. Swingle (1955): Plasma and milk tocopherol levels of cows compared with the plasma tocopherol levels of their foster calves. Amer. J. Vet. Res. *16*, 64-68. — Sarkar, N. K. (1964): Biochemical changes in progressive muscular dystrophy. J. Nutrit. *83*, 193-201. — Schwarz, K. (1964): Selenium and tocopherol: what role in animal disease. Modern Vet. Practice *45*: 10, 59-63. — Sharman, G. A. M. (1954): Muscular dystrophy of beef calves in the north of Scotland. Vet. Record *66*, 275-279. — Slagsvold, P., & S. Tollersrud (1961): Muskeldystrofi hos kalv — forsøk med mjølkeerstatningsmidlet ‚Kip'. Medl. Norske Vet.-Foren *13*, 265-280. — Swart, F. W. J. (1963): Spierdystrofie. Tijdschr. Diergeneesk. *88*, 809-821. — Swingle, K. F., J. W. Safford & D. E. MacRoberts (1956): Tocopherol levels of the early milks of semirange cattle. Amer. J. Vet. Res. *17*, 28-35.
Tagirov, Ch. Z. (1965): Der Verlauf der Weißmuskelkrankheit bei Kälbern (russisch). Veterinarija *42*: 6, 62-63. — Todd, G. C., & L. Krook (1966): Nutritional hepatic necrosis in beef cattle. Pathol. Vet. *3*, 379-400. — Tollersrud, S. (1963): Ernaringsbetinget muskeldystrofi hos kalv. Nord. Vet.-Med. *15*, 541-551. — Touratier, L. (1959): L'administration de sélénium prévent l'apparition de la myodystrophie enzootique de veaux. Bull. Mens. Soc. Vét. Prat. France *43*, 321-323. — Tucker, J. A., & D. L. Mace (1963): Selenium — vitamin E therapy for reducing calf losses. Mod. Vet. Practice *44*: 8, 63.
Westermarck, H. (1964): Selenium in the prevention and therapy of white muscle disease in calves and heifers. Nord. Vet.-Med. *16*, 264-274.
Zayed, I., & J. H. J. van Gils (1968): Myodegeneration in beef calves. 2. A comparative histopathological study of skeletal muscle and kidney lesions in cases with experimental and spontaneous myodegeneration. Zbl. Vet.-Med. A *15*, 89-98.

Vitamin K

Bedeutung, Versorgung: Das in den Chloroplasten grüner Pflanzen (vor allem in Luzerne) und in den Mitochondrien der Leberzellen[1] enthaltene Vitamin K ist als Aktivator der Prothrombinsynthese für Tier und Mensch unentbehrlich (‚Koagulations-' oder ‚antihämorrhagisches Vitamin'). Es wird als einziges der fettlöslichen Vitamine unter dem Einfluß der symbiontisch in Vormägen und Darm lebenden Bakterien (insbesondere von E. coli) gebildet. Diese Synthese reicht sogar bei vitamin-K-freier Ernährung zur Sicherung des Bedarfes von Wiederkäuern völlig aus. Deshalb ist ein primärer Vitamin-K-Mangel beim Rind praktisch ausgeschlossen. Durch oral aufgenommene Kumarine kann jedoch das Vitamin K aus seinen normalen Funktionen verdrängt und eine sekundäre Hypovitaminose K mit Neigung zu spontanen Blutungen ausgelöst werden. Unter den auf diese Weise verursachten Blutungsübeln hat die ‚Süßkleevergiftung' (S. 1246) praktische Bedeutung, während Intoxikationen durch Rodentizide auf Kumarin- oder Indandionbasis beim Rind kaum vorkommen (S. 1198).

Indikationen, Dosierung: Die parenterale Verabreichung von Vitamin K ist somit vor allem bei den mit Prothrombinmangel einhergehenden hämorrhagischen Diathesen (S. 1311 ff.) angezeigt; sie erscheint auch bei manchen schweren Leberschädigungen sinnvoll, bei denen die Prothrombinsynthese gestört ist. Die empfohlene Menge beträgt 0,5 mg pro kg Körpergewicht intramuskulär (ölige Lösung) beziehungsweise intravenös oder intramuskulär (wasserlösliche Form). Dabei ist natürliches Vitamin K den synthetischen Menadionpräparaten an Wirksamkeit überlegen und auch in hohen Dosen gut verträglich.

[1] Der Vitamin-K-Gehalt der Leber beträgt 0,1 bis 0,2 mg pro 100 g Frischsubstanz, derjenige der Milch 0,015 mg pro 100 ml.

SCHRIFTTUM

McElroy, L. W., & H. Goss (1940): Vitamins in rumen contents. J. Nutrit. *20*, 527-540. — Green, J. P., E. Søndergaard & H. Dam (1956): Intracellular distribution of vitamin K in beef liver. Biochim. Biophysica Acta *19*, 182-183. — Hoffmann, W. (1942): Das Vitamin K und Vitamin K-wirksame Kunstprodukte. Dtsch. Tierärztl. Wschr. *50*, 427-429. — Kon, S. K., & J. W. G. Porter (1947): The synthesis of vitamins in relation to requirements. Nutrit. Abstr. Rev. *17*, 31-37.
(Weitere Schrifttumsangaben siehe unter ‚Süßkleevergiftung', S. 1246 f.)

VERGIFTUNGEN

Gegenüber den in den vorigen Kapiteln dieses Buches besprochenen Krankheiten des Rindes treten die Vergiftungen ihrer Häufigkeit nach zwar stark zurück; vorkommendenfalls sind sie jedoch aus verschiedenen Gründen von praktischer *Bedeutung*. So ist bei den aus dem Futter oder der Umwelt stammenden Intoxikationen oft der gesamte betroffene Bestand der Giftwirkung in gleicher Weise ausgesetzt. Dann besteht die Gefahr, daß ein großer Teil oder gar alle Tiere noch vor der Aufklärung und Beseitigung der Ursache erkranken. Auch die wirksame gezielte Behandlung der Patienten kann durch die mitunter schwierige und zeitraubende Sicherung der Diagnose verzögert werden, so daß leicht größere Verluste eintreten. Um solche zu vermeiden, gilt es deshalb, gegebenenfalls alle auf das Vorhandensein eines Giftes und seine Natur hinweisenden Fakten rasch, umsichtig und gründlich zu prüfen. Außerdem hat der Tierarzt in Vergiftungsfällen oft die Schuldfrage zu klären, da bei Fremdverschulden in der Regel Schadensersatzansprüche gestellt werden; diese müssen eindeutig begründet sein, wenn sie mit Aussicht auf Erfolg durchgefochten werden sollen.

Ihrem *Wesen* nach handelt es sich bei den Vergiftungen um lokale oder allgemeine, ein oder mehrere Organsysteme betreffende, vorübergehende oder dauerhafte Schädigungen, die durch die Aufnahme von (seltener auch durch den Kontakt mit) bestimmten chemisch definierten Substanzen oder Inhaltsstoffen gewisser Pflanzen, sei es in Form von Verunreinigungen des Futters, der Tränke oder der den Tieren zugänglichen Umgebung, unmittelbar oder mittelbar (bei Anwesenheit von Hilfsfaktoren oder nach Umwandlung im Tierkörper; zum Beispiel: Nitrate $\rightarrow$ Nitrite) ausgelöst werden, wenn sie solchen Gefahren infolge von Verwechslungen (etwa von Futterkalk mit Düngemitteln), Unkenntnis (zum Beispiel bei der Anwendung von Bleifarben) oder Unachtsamkeit (wie Nichteinhaltung von Schutzbestimmungen bei der Schädlingsbekämpfung) ausgesetzt sind und dabei die toxische Dosis des Giftes erreicht oder überschritten wird. Bei der heutigen innigen Verflechtung von Landwirtschaft und Industrie spielen des weiteren die Abfallprodukte letzterer (Abgase, Rauch, Abwässer und anderes mehr) eine zunehmende Rolle als Vergiftungsursache. Schließlich kann auch die Verwechslung oder Überdosierung von stark wirksamen Arzneimitteln zu Intoxikationen beim Rind führen.

Im *Verlauf* der Vergiftungen ist, ähnlich wie bei den Stoffwechsel- und Mangelkrankheiten, zwar eine anfängliche Phase mit vorwiegend funktionellen Störungen vom anschließenden Stadium mit zusätzlichen, fortschreitenden Organveränderungen zu unterscheiden, doch ist erstere bei vielen Giften oder bei schwerer Intoxikation nur verhältnismäßig kurz.

Die *Erkennung* von Vergiftungen und die Klärung der Art des jeweiligen Giftes ist oft durch folgende Umstände erschwert: Einmal ist das Symptombild vieler Intoxikationen nicht spezifisch und kann somit demjenigen andersbedingter Krankheiten ähneln oder gleich sein; zum anderen ist es häufig nicht bei allen betroffenen Tieren in vollem Umfange kennzeichnend ausgeprägt. Schließlich liegt das Gift selbst vielfach nicht offen zutage, sondern ist in der Umgebung (Futter, Stall, Weide und anderem mehr) verborgen, mitunter auch gar nicht mehr vorhanden (bereits verfüttert oder auf anderem Wege, unbewußt oder bewußt, beseitigt). Es sind deshalb alle bei den gleichzeitig oder kurz nacheinander erkrankten Patienten zu beobachtenden *klinischen Erscheinungen* möglichst wiederholt vergleichend zu prüfen und in ihrer Gesamtheit zu beurteilen. Der

TAFEL 24

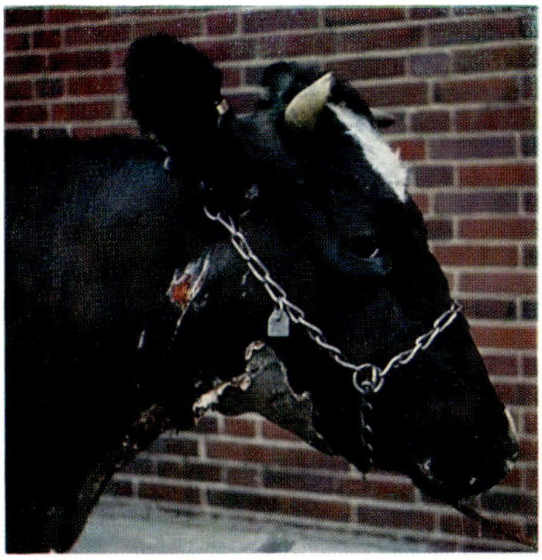

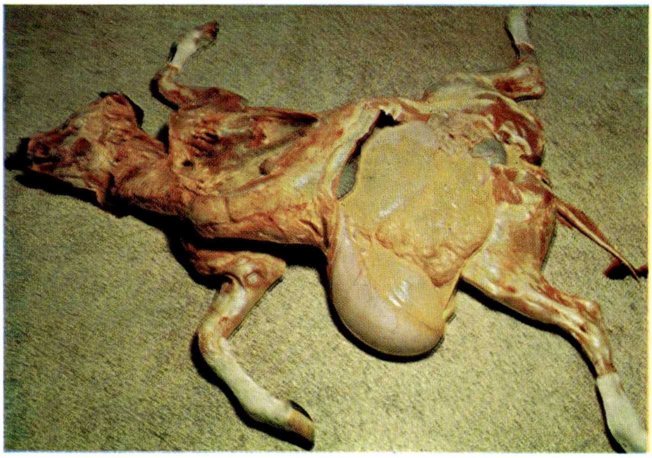

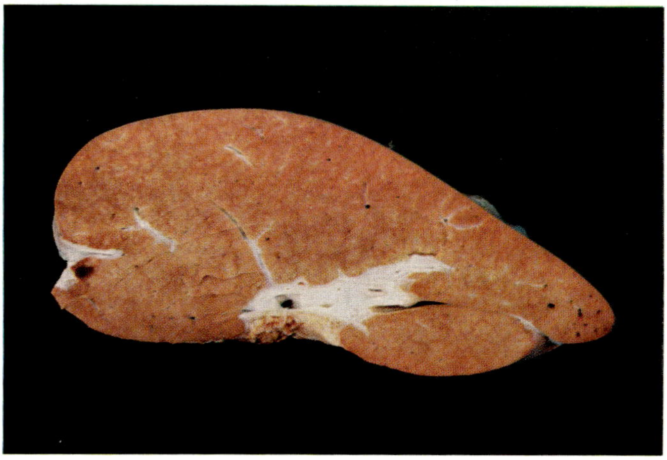

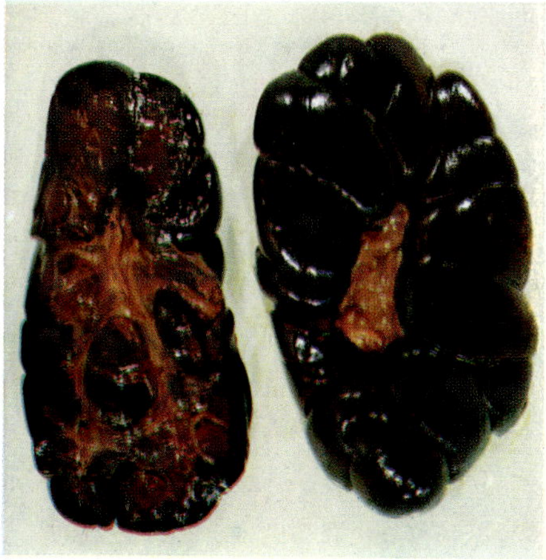

a. Kuh mit tiefen, in fortgeschrittener Demarkation begriffenen Verätzungen der Haut an Kopf und Hals nach Kontakt mit Natronlauge (infolge Unachtsamkeit bei der Stalldesinfektion; S. 1123)
b. Zerlegungsbefund bei einem 12 Wochen alten Kalb mit chronischer Kupfervergiftung: ausgeprägter Ikterus der Unterhaut und des großen Netzes (S. 1125; Weiss, Baur und Plank, 1967)
c. Subakute Dystrophie der Leber eines chronisch kupfervergifteten Kalbes, das nach 33tägiger Verfütterung eines mit 200 ppm Kupfer versetzten Milchaustauschers verendete (S. 1125; Weiss, Baur und Plank, 1967)
d. Nieren des Kalbes von Abbildung b mit hochgradiger, hämoglobinnephrosebedingter dunkelbraunroter Verfärbung (S. 1125; Weiss, Baur und Plank, 1967)

bei ‚unerklärlichen' Todesfällen oder gehäuften Erkrankungen leicht aufkommende Verdacht einer Vergiftung muß dann durch weitere Feststellungen erhärtet werden: Zunächst sind alle anderweitigen Ursachen auszuschließen, die erfahrungsgemäß rasch zum Tode (Milzbrand, Weidetetanie, Perikarditis, Hohlvenenthrombose und so weiter) oder zu Massenerkrankungen (seuchenhafte Infektionen und Parasitosen) führen können. Hierzu sollte neben der Untersuchung der Patienten unbedingt auch der *Zerlegungsbefund* der verendeten oder notgeschlachteten Tiere mit herangezogen werden. Wenn sich dabei Anhaltspunkte für die Bestätigung des Vergiftungsverdachtes ermitteln lassen, so ist der *Natur des Giftes* nachzugehen. Hierfür ergeben sich mitunter schon eindeutige Hinweise aus dem Vorbericht, den Begleitumständen oder den erhobenen klinischen und pathologisch-anatomischen Befunden. Meist sind dazu aber eingehende Nachforschungen und eine gründliche Kontrolle der gesamten Umweltverhältnisse erforderlich, vor allem bezüglich der genauen Zusammensetzung der Nahrung, eines etwaigen Futter- oder Weidewechsels, der Tränkebedingungen, der Anwendung von Reinigungs-, Desinfektions-, Arznei-, Dünge- oder Schädlingsbekämpfungsmitteln, der Ausführung von Maler-, Bau- und anderen Arbeiten sowie des Vorkommens von Haushalts-, landwirtschaftlichen oder industriellen Abfällen und dergleichen in der Umgebung der Tiere mit besonderer Berücksichtigung des unmittelbar voraufgegangenen Zeitraumes. Oft scheitert die Aufklärung von Erkrankungsfällen, die der Sachlage nach ganz offensichtlich vergiftungsbedingt sind, nur daran, daß diese Überprüfungen ohne den nötigen Nachdruck und mit mangelnder Sorgfalt vorgenommen wurden. Es muß ausdrücklich betont werden, daß dann auch die Untersuchung von wahllos entnommenem *Probematerial,* die dabei häufig ganz summarisch auf ‚Gifte' schlechthin verlangt wird, nicht zu einem klärenden Ergebnis führen kann. Die toxikologische Prüfung ist nur dann sinnvoll und lohnend, wenn sichere Anhaltspunkte für eine bestimmte Vergiftung oder eine begrenzte Zahl von Giften vorliegen (oder durch Nachforschungen ermittelt wurden) und wenn das eingesandte Material den Umständen nach gifthaltig erscheint. In den Ausführungen des folgenden Kapitels wird bei der Besprechung der einzelnen Vergiftungen jeweils angegeben, welche Proben (Organe, Vormageninhalt, Futter, Blut, Harn und so fort) sich am besten zur Einsendung an ein mit solchen Untersuchungen vertrautes Laboratorium (chemische, pharmakologische, toxikologische oder gerichtsmedizinische Institute der veterinär- oder humanmedizinischen Fakultäten und Hochschulen, Untersuchungs- und Forschungsanstalten der Landwirtschaftskammern) eignen. Das sauber entnommene Material wird zweckmäßigerweise getrennt nach den einzelnen Proben in reinen Plastikbeuteln oder Glasgefäßen, diese wiederum in versandfestem Behälter verpackt[1]. Jede Probe ist durch Aufschrift deutlich zu kennzeichnen (Inhalt, Ohrmarke des betreffenden Tieres, Entnahmedatum, Name und Anschrift des Besitzers). Für chemische Prüfungen darf kein Konservierungsmittel zugefügt werden; Gewebsproben für histologische Untersuchungen werden in 10 %iges Formalin gegeben. Im Begleitbericht sind die beobachteten Vergiftungserscheinungen und der nähere Sachverhalt zu schildern; es ist anzugeben, auf welches Gift oder welche Giftgruppe untersucht werden soll. Voraussetzung für die richtige *Beurteilung* des Untersuchungsergebnisses ist die Kenntnis der Toleranzgrenzen (maximal verträgliche und minimale toxische Dosis) sowie des normalen, verdächtigen und des krankhaft erhöhten Gehaltes der einzelnen toxischen Substanzen in den Organen, Körperflüssigkeiten und Futtermitteln. Soweit diese Werte im Schrifttum festliegen, werden sie in den Abschnitten über die betreffenden Vergiftungen angeführt. Im allgemeinen gelten nur die Befunde im pathologisch erhöhten Bereich als beweisend; mitunter kann jedoch das Vorliegen einer Vergiftung schon dann als gesichert angesehen werden, wenn das Ergebnis der toxikologischen Untersuchung zwar im verdächtigen Bereich liegt, außerdem aber auch alle charakteristischen Symptome des in Frage stehenden Vergiftungsbildes beobachtet worden sind. In besonders schwierig gelagerten Fällen mit gehäuften oder sich ständig wiederholenden Verlusten kann es unter Umständen nötig werden, die Giftigkeit der

---

[1] Bei Einsendung von Organteilen sind die Vorschriften der Bundesbahn für den Versand von tierischem Untersuchungsmaterial zu beachten.

einzelnen Futtermittel oder anderer, den Rindern zugänglicher Substanzen in einem kritisch überwachten *Tierversuch* zu prüfen.

Die exakte Klärung des zur Vergiftung führenden Vorganges ist endlich auch aus *forensischen Gründen* wichtig. Oft entschließt sich der Tierbesitzer erst nachträglich zur Klage gegen den Schuldigen. Dann ist es zur stichhaltigen Beweissicherung, zu welcher in der Regel auch der Befund der toxikologischen Untersuchung gehört, meist zu spät. Der zugezogene Tierarzt sollte sich deshalb von vornherein die näheren Begleitumstände der Vergiftung, die festgestellten Krankheitserscheinungen und die eingetretenen Verluste sowie die diesbezüglichen Zeugenaussagen datenmäßig notieren und damit für spätere Rückfragen (Versicherung, Gericht, Gutachten) festhalten, wenn fremdes Verschulden in Frage kommt.

Gegen die meisten der für das Rind gefährlichen Gifte ist kein spezifisches Antidot bekannt. Die *Behandlung* der Vergiftungen stützt sich deshalb vielfach auf die umgehende Beseitigung der Ursache sowie auf geeignete konservativ-palliative Maßnahmen gegen die im Vordergrund des Krankheitsbildes stehenden Symptome. Dabei sollten vorsichtshalber immer auch die zunächst nur leicht erkrankt scheinenden Tiere mitbehandelt werden. Schwerkranke, per os vergiftete Rinder werden vorteilhafterweise einer Rumentomie zur vollständigen Ausräumung des Panseninhaltes und anschließendem Ersatz desselben durch eingebrachtes Heu, normalen Pansensaft und Leinsamenschleim unterzogen (T. I.), wenn das Gift erst vor kurzem aufgenommen worden ist und der Zustand des Patienten den operativen Eingriff noch gestattet (Stehvermögen erhalten, Kreislaufbefunde nicht bedrohlich). Festliegende Tiere und solche mit hochgradigen Parenchymschädigungen (Kreislaufversagen, Leberinsuffizienz) haben dagegen meist nur noch geringe Heilungsaussichten und sollten deshalb besser umgehend nutzbringend verwertet werden. Die *Milch* vergifteter Kühe darf grundsätzlich nicht für menschlichen Genuß und nach Möglichkeit auch nicht als Kälbernahrung Verwendung finden.

Im folgenden werden die *wichtigsten Vergiftungen* des Rindes, aufgegliedert nach der Art und Herkunft des jeweiligen Giftes, besprochen; bezüglich der selteneren, auf Giftwirkung zurückzuführenden Krankheiten sei auf die Lehrbücher der Toxikologie verwiesen (siehe nachstehendes Schrifttumsverzeichnis). Die durch übermäßige Gaben an sich ungiftiger Futtermittel (wie Rübenblatt, Schrot oder andere) hervorgerufenen *alimentären Indigestionen* (Pansenazidose und ähnliches mehr) sind aus praktischen Erwägungen bei den Organkrankheiten des Verdauungsapparates abgehandelt worden. Dagegen finden hier abschließend noch die *Allergosen, hämorrhagischen Diathesen, elektrizitätsbedingten Unfälle* sowie die *Strahlenschädigungen* Erwähnung; ihrem Wesen nach stellen sie zwar keine echten Vergiftungen dar; sie haben jedoch viele Eigenheiten mit diesen gemein.

SCHRIFTTUM

Bentz, H. (1969): Nutztiervergiftungen (Erkennung und Verhütung). Fischer, Jena. — Blood, D. C., & J. A. Henderson (1968): Veterinary medicine. 3. Auflage. Baillière, Tindall und Cassell, London. — Clarke, E. G. C., & M. L. Clarke (1967): Garner's veterinary toxicology. 3. Aufl. Baillière, Tindall and Cassell, London. — Derivaux, J. (1962): Toxicologie vétérinaire. Vigot, Paris, und Desoer, Liège. — Fröhner, E., & R. Völker (1950): Lehrbuch der Toxikologie für Tierärzte. 6. Aufl., Enke, Stuttgart. — Gabriel, K. L. (1965): The selection and preservation of specimens for toxicologic analysis. J. Amer. Vet. Med. Ass. 147, 1408-1410. — Gibbons, W. J. (1963): Diseases of cattle. 2. Aufl., Amer. Vet. Publ., Wheaton. — Herter, R. (1958): Pathologia medicamentosa oder das therapeutische Risiko. Tierärztl. Umschau 13, 35-44. — Jubb, K. V. F., & P. C. Kennedy (1963): Pathology of domestic animals. Academic Press, New York und London. — Hulbert, Ll. C., & F. W. Oehme (1961): Plants poisonous to livestock. Kansas State Univ. Press, Manhattan. — Hungerford, T. G. (1953): Diseases of livestock. 3. Aufl., Angus und Robertson, Sydney, London, Melbourne, Wellington. — Jones, L. Meyer (1965): Veterinary pharmacology and therapeutics. 3. Aufl., Iowa State Univ. Press, Ames. — Kaiser, E., & H. Michel (1959): Die Biochemie der tierischen Gifte. Deuticke, Wien. — Karsten, G., U. Weber & E. Stahl (1962): Lehrbuch der Pharmakognosie. 9. Aufl., Fischer, Stuttgart. — Kingsbury, J. M. (1964): Poisonous plants of the United States and Canada. Prentice Hall, Englewood Cliffs. — Kraft, O. (1965): Die kriminalistische Untersuchung von Tiervergiftungen. Publ.-Abt. Min. des Innern, Berlin. — Král, F., & R. M. Schwartzman (1964): Veterinary and comparative dermatology. Lippingcott,

Philadelphia und Montreal. — MOESCHLIN, Sv. (1964): Klinik und Therapie der Vergiftungen. 4. Aufl., Thieme, Stuttgart. — NIEBERLE, K., & P. COHRS (1962): Lehrbuch der speziellen pathologischen Anatomie der Haustiere. 4. Aufl., Fischer, Jena. — RADELEFF, R. D. (1964): Veterinary toxicology. Lea und Febiger, Philadelphia. — RÎPEANU, M. D., & I. M. GAVRILĂ (1964): Toxicologie veterinară. Ed. Agrosilvică, Bukarest. — RUSSELL, F. C., & D. L. DUNCAN (1956): Minerals in pasture—deficiencies and excesses in relation to animal health. Commonwealth Agric. Bur. Farnham Royal, Slough, Bucks. Techn. Commun. 15. — SCHARRER, K. (1955): Biochemie der Spurenelemente. 3. Aufl., Paul Parey, Berlin und Hamburg. — SIEGMUND, O. H., & L. G. EATON (1967): The Merck veterinary manual. 3. Aufl., Merck & Co., Rahway (New Jersey). — SMITH, H. A., & TH. C. JONES (1966): Veterinary pathology. 3. Aufl., Lea & Febiger, Philadelphia. — UDALL, D. H. (1954): The practice of veterinary medicine. 6. Aufl., Banta Publ. Comp., Menasha. — UNDERWOOD, E. J. (1962): Trace elements in human and animal nutrition. 2. Aufl., Academic Press, New York und London. — WORLD HEALTH ORGANIZATION (1963): International standards for drinking water. 2. Aufl., W. H. O., Genf. — WILNER, A. M. (1959): Die Futtervergiftungen der landwirtschaftlichen Nutztiere (russisch). Slochgis, Leningrad. — ZUCKER, H. (1963): Wo erhält der Tierarzt Informationen über Fütterung auf Leistung und Gesundheit? Tierärztl. Umschau 18, 585-589.

Vergiftungen durch anorganische Stoffe

Die durch anorganische Verbindungen verursachten Intoxikationen sind nachstehend entsprechend der *chemischen Natur* des auslösenden Giftes in Schädigungen durch Säuren und Laugen sowie in solche durch die Salze der Metalle, Alkali- und Erdalkalimetalle, Halbmetalle, Nichtmetalle und der Halogene aufgegliedert worden.

Verätzungen durch Säuren oder Laugen

Wesen: Koagulationsnekrosen nach Säure- beziehungsweise Kolliquationsnekrosen nach Laugeneinwirkung, die sich auf die Haut, die Schleimhäute des Verdauungsapparates, der Atemwege oder der Augen erstrecken, je nachdem, ob das betreffende Mittel nur in äußeren Kontakt mit dem Tier gelangte, per os aufgenommen oder eingeatmet wurde. Neben diesen örtlichen Veränderungen tritt die resorptive Allgemeinwirkung (Azidose beziehungsweise Alkalose des Blutes) meist an Bedeutung zurück.

Vorkommen und Ursachen: Säure- und laugenbedingte Verätzungen sind beim Rind selten; sie ereignen sich in der Regel infolge unachtsamer Verwendung von Salz-, Schwefel- oder Salpetersäure (etwa zu Reinigungszwecken), von Ätzkalk oder Natronlauge zur Stalldesinfektion (Ausrutschen der Tiere, Aufnahme mit der Streu), von Salmiakgeist (gegendweise zur Tympaniebehandlung üblich) sowie nach Verwechslung (Soda statt Glaubersalz) oder fahrlässiger Verabreichung von verunreinigtem Futter oder Tränke (zum Beispiel soda- oder seifenhaltige Waschlauge).

Krankheitsgeschehen und Erscheinungen: Säuren verursachen am Ort ihrer äußeren Einwirkung einen ziemlich festen, trockenen Schorf, der eine kennzeichnende Färbung aufweist (HCl: weiß; H_2SO_4: weiß, später schwärzlich werdend; HNO_3: gelb); die damit verbundene Gerinnung des Zelleiweißes bringt die je nach Menge, Konzentration und Einwirkungsdauer der Säure unterschiedlich stark ausgeprägte Nekrose zum Stehen. Laugen bewirken dagegen eine Verflüssigung der Gewebe; dadurch wird die Demarkation der Nekrosen behindert, weshalb solche, zunächst sulzig-verquollen und gallertig, später stark gerötet bis bräunlichrot erscheinende Schädigungen häufig tiefer sind als die säurebedingten (Taf. 24a). Während sich das Krankheitsbild bei den rein äußerlichen Verätzungen im wesentlichen auf diese lokalen, von entzündlicher Reaktion umgebenen und später vernarbenden Veränderungen beschränkt, treten nach oraler Aufnahme der genannten Mittel Speicheln, Freßunlust, mitunter auch vermehrter Durst, bei Beteiligung von Schlund, Vormägen und Labmagendarmtrakt außerdem unter Umständen Schlingbeschwerden, Indigestion, Kolik sowie Durchfall hinzu; in besonders schweren Fällen kommt es rasch zum akuten Kreislaufversagen (S. 106). Reizungen der Atemschleimhäute (Schwefeldioxyd, Ammoniak) äußern sich in Nasenausfluß, Husten, Auswurf, Stöhnen und Atemnot, zu denen sich feuchte Rasselgeräusche und Dämpfungen im ventralen Lungenbereich gesellen können.

Verlauf, Folgekrankheiten: Bei rechtzeitiger, sachgemäßer Behandlung heilen die verätzten Haut- und Schleimhautbezirke nach Abstoßung des nekrotischen Gewebes (Geschwürsbildung) allmählich ab; dabei können aber noch Komplikationen im Schlund (Narbenstriktur, S. 213) oder im Labmagen (blutendes oder perforierendes Ulkus, S. 285) auftreten. Schwer oral vergiftete Patienten zeigen innerhalb von 1 bis 2 Tagen eine ausgeprägte Störung des Allgemeinbefindens und verenden rasch (Kollaps, Lungenödem). Inhalationsbedingte Affektionen neigen zu Sekundärinfektionen der Lunge.

Erkennung: Die Ursache der Verätzungen ist – insbesondere bei gehäuften Erkrankungsfällen – meist aus dem Vorbericht oder der Umgebung der Tiere zu ermitteln; sonst muß differentialdiagnostisch auch an anderweitige Hautentzündungen (S. 18 ff.) und Stomatitiden (S. 174 ff.) gedacht werden.

Beurteilung: Nicht allzu ausgedehnte örtliche Verätzungen ohne nennenswerte Allgemeinstörungen sind behandlungswürdig; bei Veränderungen großer Teile der Körperoberfläche oder Vorliegen der genannten Komplikationen ist dagegen die baldige Schlachtung vorzuziehen.

Zerlegungsbefund: Nach oraler Aufnahme finden sich die geschilderten Verätzungen (bei Säuren mit diphtheroiden, anfangs charakteristisch gefärbten Schorfen; bei Laugen ödematös und/oder stark gerötet) in Maul, Schlund und Labmagen, seltener auch in den Vormägen und im Darm, mitunter zusätzlich subseröse agonale Blutungen und Lungenödem. Nach Einatmung sind Rötungen oder Nekrosen an den Schleimhäuten der oberen Atemwege, in schwereren Fällen zudem Lungenödem festzustellen. Falls *Giftnachweis* erforderlich, eignen sich hierfür die möglichst innerhalb von 1 bis 2 Tagen entnommenen Schleimhautläsionen sowie der Mageninhalt.

Behandlung: Von außen zugängliche Verätzungen (Haut, Maul, Augen) sofort (!) gründlich und nachhaltig mit reinem Wasser (ohne ‚neutralisierende' Zusätze!) abspülen; veränderte Hautbezirke dann bis zur Abheilung täglich mit abdeckender Salbe bestreichen lassen. Nach innerlicher Aufnahme von Säuren 200 bis 500 g Magnesiumoxyd, Kalziumkarbonat oder Natriumbikarbonat –, nach Laugenvergiftung dagegen 1 bis 2 Liter Essig in reichlich Leinsamenschleim oder Milch per Nasenschlundsonde; Behandlung nach Bedarf mit halber Dosis wiederholen; in den ersten Tagen Schlappfutter oder zartes Gras. Zur Schockbekämpfung Hydrokortison und/oder Noradrenalin (langsam) intravenös, eventuell auch Transfusion von 500 ml Blut (T. I.). Bei Lungenödem Aderlaß sowie Kalziumboroglukonat subkutan.

SCHRIFTTUM

BLAXTER, J. R. (1928): Acid poisoning in cattle. Vet. Rec. *8*, 508. — EGGELING (1895): Vergiftungen von Kühen durch Soda. Arch. wiss. prakt. Tierheilk. *21*, 193-194. — EVDOKIMOV, E. S., I. A. IVANOV & A. M. SIDOROV (1963): Vergiftung von Rindern durch Ätznatron (russisch). Kolchozno-sovchozno proizvodsto Turkmenistana, Ašchabad 7:9, 23-24. — GIBBONS, W. J. (1966): Calcium oxide toxicity for cattle. Modern Vet. Practice 47:14, 86. — JOHNE (1880): Croupös-diphtheritische Entzündung des Labmagens infolge Schwefelsäurevergiftung bei einer Kuh. Ber. Vet.-Wesen Sachsen *25*, 38. — LEHMANN (1867): Vergiftung mit Soda. Mitt. tierärztl. Praxis preuß. Staate *16*, 178-179. — PRIETSCH (1877): Vergiftung durch Liquor ammonii caustici. Ber. Vet.-Wesen Sachsen. *22*, 119. — PRÖGER (1881): Vergiftung durch Ätzkalk bei drei Kühen. Ber. Vet.-Wesen Sachsen *26*, 125-126. — REICHE (1942): Vergiftungen durch Wasch- und Beizmittel. Dtsch. Tierärztl. Wschr. *50*, 450. — SCHAUBER (1902): Erkrankung einer Kuh nach Verabreichung von Liquor ammonii caustici. Wschr. Tierheilk. Viehzucht *46*, 587-588. — SEPP (1909): Erkrankung einer Kuh nach Verabreichung von reinem Salmiakgeist. Wschr. Tierheilk. Viehzucht *52*, 685-696. — ZÜNDEL, A. (1883): Schwefelsäurevergiftung bei drei Kühen. Gesundh.-zustand Haustiere Elsaß-Lothringen *1881/82*, 103.

Vergiftungen durch Metalle und deren Salze (Metallosen)

Unter den metallsalzbedingten Intoxikationen des Rindes kommt den durch orale Aufnahme von *Bleiverbindungen* verursachten Erkrankungen aufgrund ihrer Häufigkeit die größte praktische Bedeutung zu; demgegenüber spielen Vergiftungen durch andere Schwermetallsalze (Kupfer, Molybdän, Quecksilber, Zink, Thallium, Mangan, Kobalt, Eisen, Kadmium) eine untergeordnete, etwa in der angegebenen Reihenfolge abnehmende Rolle.

Kupfervergiftung (Kuprismus)

Wesen: Je nach Menge und Dauer der Kupferaufnahme werden die *akute* und eine sogenannte *‚chronische'* Form der Kupfervergiftung voneinander unterschieden. Erstere setzt bald nach einmaliger oder nur wenige Male wiederholter Gabe größerer Kupfersalzdosen ein und ist durch gastrointestinale sowie zentralnervöse Symptome gekennzeichnet; letztere tritt dagegen nach längerdauernder täglicher Aufnahme von an sich subtoxischen Kupfermengen auf, wobei nach einer anfänglichen symptomlosen Kumulationsphase (Kupferspeicherung in der Leber) plötzlich ein schwerer hämolytischer Ikterus folgt.

Vorkommen: Nachdem kupferhaltige Schädlingsbekämpfungsmittel heute weitgehend durch andere Pestizide abgelöst sind, ist die Kupfervergiftung beim Rind selten geworden.

Als *Ursachen* der *akuten* Intoxikation spielen eine Rolle: unachtsamer Umgang mit kupferhaltigen Spritzmitteln beziehungsweise Verfüttern von Gras und Laub aus mit Kupferkalkbrühe besprühten Obst- oder Weingärten sowie das Weiden auf mit Kupfersulfat (Schneckenbekämpfung) behandelten Wiesen. Kochsalzhungrige Rinder, die Zugang zu kupferhaltigen Lecksalzsteinen erhalten, können ebenfalls kurzfristig toxische Kupfersulfatmengen aufnehmen; ausnahmsweise sollen auch in Kupferkesseln aufbewahrte säuerliche Futterzubereitungen (Grünspanbildung) giftig wirken. *‚Chronische'* Kupfervergiftungen kommen dagegen vor allem als Rauchschäden (Emissionen kupferverarbeitender Erzgruben, Hütten oder Gießereien) und infolge längerdauernder Überdosierung von Kupfersulfat zur Vorbeuge des Kupfermangels (S. 1079), bei Kälbern neuerdings auch nach der Verabreichung von kupferreichen Milchaustauschmehlen vor. Das Abweiden von kupfersammelnden Pflanzen und die übermäßige Kupferdüngung des Bodens hat bislang offenbar nur bei Schafen zu Intoxikationen geführt.

Krankheitsgeschehen und Erscheinungen: Das Bild der innerhalb von 1 bis 3 Tagen nach der Kupferaufnahme ziemlich rasch und ausgeprägt einsetzenden *akuten* Vergiftung wird durch die *örtlich* reizende Ätzwirkung der Kupfersalze (meist $CuSO_4$) im Labmagendarmkanal bestimmt: Freßunlust, starker Durst, Speicheln, mitunter Würgen oder sogar Erbrechen blaugrüner Massen, Kolik, gespannte und schmerzhafte Bauchdecken, heftiger Durchfall mit oft auffallend bläulich-grün (Kupferchlorophyll) gefärbtem, mitunter auch blutigem Kot; hinzu kommen Niedergeschlagenheit, Zittern (seltener auch Konvulsionen), zunehmende Lähmung der Nachhand (schwankender Gang bis Festliegen) und Kreislaufschwäche. Die akut toxisch wirkende Menge beträgt für das erwachsene Rind bei einmaliger Aufnahme 200 bis 400 Gramm Kupfersulfat beziehungsweise mehr als 200 mg Cu pro kg Körpergewicht; unter Umständen treten aber schon nach niedrigeren Dosen Vergiftungen auf. Entscheidend für diese unterschiedlich starke Wirkung scheint neben dem Gesundheitszustand des Tieres auch die Verabreichungsform zu sein; so soll wäßrig gelöstes $CuSO_4$ giftiger sein als das trocken aufgenommene Salz.

Die auf die *resorptive* Wirkung der Kupferverbindungen zurückzuführende *‚chronische'* Intoxikation tritt erst nach mehrwöchiger bis monatelanger täglicher Aufnahme von 3 bis 5 Gramm (erwachsene Rinder) beziehungsweise von mehr als 1 bis 2 Gramm Kupfersulfat (Jungrinder) ein (mehr als 3 mg Cu pro kg Körpergewicht und Tag); für die laufenden Kupfergaben gegenüber offensichtlich empfindlicheren Kälber sind Futtermehle mit einem Gehalt von über 50 bis 80 ppm der Trockensubstanz Cu giftig. (Die Resorbierbarkeit der Kupferverbindungen nimmt beim Rind in der Reihenfolge $CuCO_3$, Cu_2O, CuO, $Cu(NO_3)_2$, $CuCl_2$, $CuSO_4$ ab, doch sind die Unterschiede nicht allzu groß.) Nach Überschreiten der Speicherfähigkeit der Leber gelangen dann plötzlich größere Mengen Kupfer in die Blutbahn; dieser Vorgang wird anscheinend durch Streßfaktoren (wie Aufregung, Transport, Futterwechsel, Hungern) begünstigt, da nicht alle Tiere mit abnorm erhöhtem Kupfergehalt der Leber erkranken, während andere selbst noch einige Zeit nach dem Absetzen der kupferhaltigen Fütterung krank werden. Das freigesetzte Kupfer löst eine schwere hämolytische Krise aus, die sich in Anämie, Hämoglobinämie und Hämoglobinurie sowie Ikterus äußert. Die Patienten werden rasch appetitlos, apathisch und schwach; ihre Schleimhäute erscheinen blaß und deutlich gelb verfärbt; im orangefarbenen Blutserum sowie im häufiger abgesetzten braunroten Harn sind freies Hämoglobin und vermehrt Gallenfarbstoffe nachzuweisen. Diese, bei weidenden Rindern mit Photosensibilisierung (S. 1323) einhergehende hochgradige Leberschädigung ist auch an der Aktivitätssteigerung der Serumglutamatoxalazetatesterase (S. 366) zu erkennen, welche schon vor der Hämolyse einsetzt. Bei Kühen geht die Milchleistung stark zurück.

Verlauf und Beurteilung: Die *akute* Vergiftung führt je nach der aufgenommenen Kupfermenge und der Wirksamkeit der Behandlung entweder bald zum Tode unter Kreislaufversagen oder allmählich zur Besserung; festliegende Patienten haben kaum noch Heilungsaussichten. Die ‚chronische' Form endet fast stets innerhalb von 1 bis 3 Tagen (seltener auch 1 Woche) tödlich, verläuft also ebenfalls akut (!); etwa überlebende Tiere bleiben noch lange Zeit lebergeschädigt.

Zerlegungsbefund: Bei *akuter* Intoxikation schwere ausgedehnte katarrhalische bis hämorrhagisch-ulzerierende Entzündung von Labmagen und Darm, deren Inhalt und Schleimhaut vielfach auffallend bläulichgrün gefärbt sind; übrige Organe meist nicht sinnfällig verändert. Bei ‚chronischer' Vergiftung generalisierter Ikterus, Leber ockerfarben bis orangegelb (histologisch zentrolobuläre oder die gesamten Läppchen umfassende Nekrosen mit peripherer Verfettung; nach längerer Krankheitsdauer auch Zirrhose), Rinde der mitunter leicht vergrößerten Nieren dunkelgefärbt (histologisch Glomerulo- und Tubulonephritis mit hämoglobinhaltigen Ausgüssen der Nierenkanälchen), Milz manchmal geschwollen (histologisch hämosiderinhaltige Makrophagen), Ansammlung von rötlicher Flüssigkeit in den serösen Höhlen (Taf. 24 b, c und d).

Erkennung und Unterscheidung: Akute Form: Vorbericht, Umgebungskontrolle, Farbe und Kupfergehalt des Kotes (0,1 bis 1 %); Blut, Leber und Nieren zur chemischen Untersuchung ungeeignet, da Kupferwerte praktisch normal (Übersicht 49). ‚Chronische' Form: Klinisches Bild und Sektionsbefund (hämolytischer Ikterus) rechtfertigen den Verdacht auf eine schleichende Kupfervergiftung, wenn andere Ursachen (Piroplasmose, S. 893; Leptospirose, S. 876; bazilläre-, puerperale-, Kohl- und Tränke-Hämoglobinurie, S. 881, 1075, 1257 und 1072) völlig ausgeschlossen werden können; zur Bestätigung Futter- und/oder Organanalysen auf Kupfer einleiten lassen. Hierzu sind die Nieren weniger geeignet als die Leber, da erstere nicht regelmäßig pathognostische Cu-Werte aufweisen, während der Cu-Gehalt letzterer stets mehr als 800 ppm (bis 3500 ppm) der Trockensubstanz beträgt; Werte zwischen 500 und 800 ppm der Trockensubstanz sind als verdächtig anzusehen. Der Blutkupferspiegel ist nur in der hämolytischen Krise deutlich erhöht (300 bis 1100 ppm); er kann also bei den übrigen in gleicher Weise exponiert gewesenen, aber selbst noch nicht erkrankten Tieren der Herde nicht als Diagnostikum oder Prognostikum herangezogen werden. Emissionsbedingte ‚chronische' Kupfervergiftungen verursachen durch weitere, in den Abrauchen enthaltene Gifte (Arsen, Blei, Schwefeldioxyd) ein kompliziertes Krankheitsbild mit schlechter Entwicklung, Abmagerung, schilfrig-faltigen Hautverdickungen, Haarausfall, unter Umständen auch Aborten und Unfruchtbarkeit.

Vorbeuge: Tierbesitzer über die Gefahren einer kritiklosen Dosierung von Kupfersulfat zur Prophylaxe des Spurenelementmangels (S. 1079) oder des Magendarmwurmbefalls (S. 920) sowie der Verfütterung von kupferreichen Kälbermehlen aufklären und deren Verabreichung sofort abstellen. Kupferhaltige Schädlingsbekämpfungsmittel außerhalb der Reichweite der Tiere und getrennt von den Futtervorräten lagern. Mit

Kupfersulfat behandelte Grünflächen nicht vor einem Vierteljahr, oder allenfalls nach ausgiebigen Regenfällen nutzen, wenn die blaugrünen Spuren abgewaschen sind; selbst dann ist noch Vorsicht geboten, da die Pflanzen das Kupfer unter Umständen absorbieren. Auf emissionsgeschädigten Weiden kommt die allerdings erst am Schaf laufend erprobte Zufütterung von Ammoniummolybdat und Natriumsulfat in Frage, welche bei gemeinsamer Verabreichung die Kupferresorption hemmen.

Behandlung: Akute Form: einhüllende, neutralisierende, adstringierende und absorbierende Mittel per os, wie reichlich Schleim, Milch und Eier (→ schwerlösliche Cu-Albuminate), 100 g Magnesiumoxyd oder Magnesiumkarbonat, 10 g Tannin, 200 bis 300 g Kohlepulver (Behandlung nach Bedarf wiederholen); als Antidot gilt Ferrozyankalium (3 bis 5 g in Wasser gelöst per os), das die Umwandlung in schwerlösliche Kupfersalze bewirkt; Kreislaufmittel (T. I.). ‚*Chronische' Form:* Erkrankte Tiere sind oft verloren; Blutübertragung sowie intravenöse Gaben von Kalziumversenat oder Dimerkaptopropanol kommen meist zu spät. Die übrigen exponierten Rinder müssen vor Stress-Situationen bewahrt werden; Versuche, das von ihnen in der Leber gespeicherte Kupfer mit Kalziumversenat (T. I.) oder Dimerkaptopropanol (5 mg pro kg Körpergewicht intramuskulär; nach Bedarf wiederholen) auszuschwemmen, erscheinen zwar bei wertvollen Tieren angebracht, doch liegen hierüber noch keine Erfahrungen vor.

SCHRIFTTUM

ALLCROFT, R. (1960): Copper poisoning. Vet. Record 72, 483. — ARNOLD, J. (1852): Grünspanvergiftung bei zwei Kälbern. Schweiz. Arch. Tierheilk. 12, 336-337. — BISCHOFF, O., & F. HAUN (1939): Vergiftungen durch kupfer- und arsenhaltigen Flugstaub bei Haustieren. Dtsch. Tierärztl. Wschr. 47, 442-447. — BUFALARI (1938): Contributo allo studio dell'avvelenamento da rame nei bovini. Clin. vet. 61, 684-689. — BURGISSER, H. (1965): Ictère du veau alimenté artificiellement. Schweiz. Arch. Tierheilk. 107, 101-105. — CHAPMAN, H. L., S. L. NELSON, R. W. KIDDER, W. L. SIPPEL & C. W. KIDDER (1962): Toxicity of cupric sulfate for beef cattle. J. Animal Sci. 21, 960-962. — CHAPMAN, H. L., & M. C. BELL (1963): Relative absorption and excretion by beef cattle of copper from various sources. J. Animal Sci. 22, 82-85. — COMAR, C. L., G. K. DAVIS & L. SINGER (1948): Fate of radioactive copper administered to the bovine. J. Biol. Chemistry 174, 905-914. — CUNNINGHAM, I. J. (1946): The toxicity of copper to bovines. N. Z. J. Sci. Technol. 27, 372-376. — DANCKWORTT, P. W. (1939): Tiervergiftungen durch Fabrikabgase. Dtsch. Tierärztl. Wschr. 47, 277-279. — DICK, A. T. (1953): The control of copper storage in the liver of sheep by inorganic sulfate and molybdenum. Austral. Vet. J. 29, 233-239. — ELLENBERGER, W. (1898): Über die physiologische Wirkung des Kupfers und die chronische Kupfervergiftung. Arch. wiss. prakt. Tierheilk. 24, 128-134. — HEINRICH, K. (1947): Kupfervergiftung bei einem Jungrind. Wiener Tierärztl. Mschr. 34, 219. — KIDDER, R. W. (1949): Symptoms of induced copper toxicity in a steer. J. Animal Sci. 8, 623-624. — LÜTJE (1939): Nochmals über Kupfervergiftungen bei Weidetieren. Dtsch. Tierärztl. Wschr. 47, 372-375. — MARSHALL, D. R., & J. R. TODD (1957): A case of acute copper oxychloride poisoning in cattle. Vet. Record 69, 77-78. — MÜLLER, R. W. (1956): Über Wirkungen von Kupfersalzen auf Wand und Inhalt des Pansens beim Rinde. Schweiz. Arch. Tierheilk. 98, 115-120. — NIE, C. J., VAN (1964): Subklinische koperintoxicatie bij kalveren. Tijdschr. Diergeneesk. 89, 956-957. — OHLER & M. ALBRECHT (1906): Magendarmentzündung beim Rinde infolge Fütterung von Weinlaub. Wschr. Tierheilk. Viehzucht 50, 641-643. — PADOVANI (1893): Colica per avvelenamento ramico in un bove. Giorn. Vet. Militar. 6, 457. — PLOTTI, G. B. (1899): Avvelenamento d'un bue per solfato di rame. Clin. vet. 99, 533-534. — PRIETSCH (1908): Kupfervergiftung. Ber. Vet.-wesen Sachsen 51, 88. — RAVAGLIA (1923): Avvelenamento per solfato di rame e calce. Clin. vet. 45, 388. — SCHAPER & LÜTJE (1931): Kupfervergiftungen unter Schafen und Rindern nach Bekämpfung der Obstbaumschädlinge mit Kupfersulfatlösung im Jahre 1928. Berl. Tierärztl. Wschr. 47, 36-39/49-54. — SHAND, A., & G. LEWIS (1957): Chronic copper poisoning in young calves. Vet. Record 69, 618-621. — THOONEN, J., W. OYAERT & J. HOORENS (1963): Chronische koperintoxicatie bij het rund. Vlaams diergeneesk. Tijdschr. 32, 29-35. — TODD, J. R., & J. F. GRACEY (1959): Chronic copper poisoning in a young heifer. Vet. Record 71, 145-146. — TODD, J. R., & H. J. GRIBBEN (1965): Suspected chronic copper poisoning in a cow. Vet. Record 77, 498-499. — TODD, J. R., & R. H. THOMPSON (1965): Studies on chronic copper poisoning. IV. Biochemistry of the toxic syndrome in the calf. Brit. Vet. J. 121, 90-97. — WEISS, E., & B. SCHIEFER (1966): Zur Ätiologie einer durch Ikterus und Leberzirrhose gekennzeichneten Kälberkrankheit. 4. Int. Tag. Rinderkrkh. Zürich, Ber. 43. — WEISS, E., P. BAUER & P. BLANK (1967): Die chronische Kupfervergiftung des Kalbes. Vet.-Med. Nachr. 1967, 35-51. — WEISS, E., & P. BAUR (1968): Experimentelle Untersuchungen zur chronischen Kupfervergiftung des Kalbes. Zbl. Vet.-Med. A 15, 156-184. — WIEMANN (1939): Kupfervergiftungen durch Hüttenrauch. Dtsch. Tierärztl. Wschr. 47, 279-281. — WILHELM (1898): Kupfervergiftung bei Rindern. Ber. Vet.-Wesen Sachsen. 43, 132. — WYSSMANN, E. (1945): Kupfervergiftung bei Rindern. Schweiz. Arch. Tierheilk. 87, 224-225.

Zinkvergiftung

Wesen: Soweit bekannt, lassen sich – je nach der Menge und der Dauer der *oralen* Giftaufnahme – eine akute und eine chronische Form der Zinkintoxikation unterscheiden; beide sind durch gastrointestinale Symptome sowie Muskelschwäche gekennzeichnet. Die *Einatmung* von Zinkoxyd führt dagegen zu einer plötzlichen fieberhaften Allgemeinstörung mit ausgeprägter Atembeschwerde.

Vorkommen, Ursachen: Das Leiden war früher in der Umgebung von Zinkhütten nicht ungewöhnlich, tritt heute jedoch nur noch selten auf und ist dann meist auf eine der folgenden Ursachen zurückzuführen: Aufbewahrung oder Transport von Futter beziehungsweise Tränke (mit sauren Bestandteilen) in galvanisch verzinkten Behältern oder Röhren, Aufnahme von Zinkfarben (ZnO, $ZnCO_3$), Verunreinigungen von Weiden oder Bächen durch Abrauche (vorwiegend ZnO) und Galmeiabwässer ($ZnCO_3$, Zn_2SiO_4) aus Zinkhütten, versehentliches Beimengen von Zinkoxyd (statt Magnesiumoxyd) zu Kraftfuttermitteln oder Einatmen zinkoxydhaltigen Rauches bei Schweißarbeiten im Stall. Die Giftigkeit des Zinkphosphids beruht auf dem sich hieraus im Verdauungskanal entwickelnden Phosphin (S. 1171).

Krankheitsgeschehen und Erscheinungen: Zink wird vom Labmagendarmkanal aus nur schlecht resorbiert (10 bis 20 %); außerdem lassen sich *experimentelle orale* Vergiftungen nur durch ziemlich hohe, in praxi kaum vorkommende Zinksalzdosen auslösen. Bei Kühen bewirken zum Beispiel 3monatige tägliche Gaben von 8 g ZnO lediglich ein Ansteigen des Zinkgehaltes der Milch, sechswöchige Verabreichung eines Futters mit 2000 ppm Zn eine Zunahme des Plasmazinkspiegels von 2,1 auf 7,5 ppm und selbst die einmonatige tägliche Aufnahme von 527 g $ZnCl_2$ keine Gesundheitsstörungen; oral aufgenommenes ZnO scheint bei erwachsenen Rindern in Tagesdosen von etwa 75 g innerhalb von 3 bis 4 Tagen toxisch, in solchen von ungefähr 150 g nach der gleichen Zeit letal zu wirken. Bei Kälbern, die offenbar relativ zinkempfindlich sind, führten nach einjähriger Ernährung mit 500, 1000, 2000 beziehungsweise 3000 ppm Zn enthaltendem Futter nur die über 1000 ppm liegenden Konzentrationen zu einer merklichen Entwicklungshemmung. Das Zustandekommen *spontaner* Zinkvergiftungen ist daher anscheinend mitunter noch von anderen Faktoren abhängig (Anfälligkeit des Tieres, Zusammensetzung des Futters, gleichzeitiges Einatmen von Zinkstaub oder Aufnahme anderer Metallsalze). Die *akute* Zinkintoxikation beruht auf der örtlichen Reizwirkung der oral aufgenommenen Zinkverbindungen: Kolik, Durchfall (teilweise blutig), Milchrückgang, allgemeine Schwäche und Herzinsuffizienz; dabei kommt es nur nach der Aufnahme hoher Zinkmengen zu einer deutlich von der Norm abweichenden Zunahme des Zinkgehaltes in den Organen. Die durch längerdauernde zinkhaltige Fütterung oder Tränkung ausgelöste *chronische* Form der Vergiftung kann ebenfalls mit Durchfall einsetzen, worauf eine ausgeprägte anhaltende Verstopfung mit eingedicktem Kot und vermehrtem Bauchumfang sowie geringer Milchleistung folgt; Kälber bleiben im Nährzustand und in der Entwicklung zurück. Die zunehmende Muskelschwäche führt schließlich dazu, daß die Patienten plötzlich umfallen, aber von selbst wieder aufstehen können. Außerdem ist gelegentlich auch Husten und auffälliges Gähnen festzustellen. Der Organzinkgehalt ist bei chronisch vergifteten Tieren immer vermehrt. Die durch *abrauch-* und *abwassergeschädigtes* Futter und Tränke bedingten Intoxikationen werden in ihrem Erscheinungsbild meist durch hierin zusätzlich enthaltenes Arsen (S. 1154), Blei (S. 1134) oder Kadmium (S. 1129) kompliziert, wenn sie nicht in erster Linie auf diese zurückzuführen sind. Nach dem *Einatmen* zinkoxydhaltiger Dämpfe kommt es zu einer plötzlichen Erhöhung der Körpertemperatur auf Werte um 40° C ('Zinkfieber') sowie zur Steigerung der Puls- und Atemfrequenz (auf 90 bis 120 beziehungsweise 80 bis 90 pro Minute); gleichzeitig entwickelt sich eine meist schwere exspiratorische Dyspnoe mit Lungen- und subkutanem Emphysem (Hals, Triel, Unterbrust) sowie Husten und Stöhnen.

Verlauf: Schwer erkrankte Patienten sind sowohl bei oraler als bei pulmonaler Vergiftung in der Regel verloren; leichtere Fälle heilen nach Abstellen der Ursache unter symptomatischer Behandlung aus.

Erkennung: Die Diagnose der Zinkvergiftung ist recht schwierig und meist nur bei einwandfrei zu klärender Gesamtsituation sicher möglich (stark erhöhter Zinkgehalt des Futters, klinisches Bild, Ausschluß anderweitiger Intoxikationen, Besserung nach Absetzen der zinkhaltigen Nahrung). Die Zinkkonzentration in der Leber des gesunden Rindes schwankt zwischen 20 und 150 ppm der Trockensubstanz; Werte über 250 ppm der Trockensubstanz sind als mäßig, solche über 500 ppm der Trockensubstanz dagegen als hochverdächtig für eine Zinkvergiftung anzusehen. Normales Heu enthält 20 bis 30 ppm, abrauchgeschädigtes jedoch 170 bis 230 ppm der Trockensubstanz Zink. Gras mit einem Zinkgehalt von mehr als 80 ppm der Trockensubstanz kann möglicherweise hemmend auf den Kupferstoffwechsel wirken und zu bedingtem Kupfermangel (S. 1079) führen.

Zerlegungsbefund: Nach *oraler* Zinkaufnahme vielfach nur wenig charakteristische herdförmige bis diffuse Gastroenteritis, in schweren Fällen zudem schlaffer Herzmuskel, fleckige Nierenblutungen und ausgeprägte Leberdegeneration mit Ikterus; bei chronischer Vergiftung zum Teil lederartige Verdickungen der Vormagenwand. Nach *Einatmung* von Zinkoxyd ausgeprägtes interstitielles Lungenemphysem, das sich über Mittelfell und retroperitonealen Raum (Nierenlager) bis in die Unterhaut an Hals und Brust fortsetzen kann.

Vorbeuge und Behandlung: Meiden beziehungsweise Abstellen der eingangs genannten Ursachen. Symptomatisch im akuten Stadium Adsorbentien und schleimige Mittel (siehe Kupfervergiftung, S. 1127); als Antidot wird Eisenhydroxydlösung (T. I.) empfohlen. Im chronischen Stadium kann Kalziumversenat (T. I.) versucht werden.

SCHRIFTTUM

ALLEN, G. S. (1968): An outbreak of zinc poisoning in cattle. Vet. Record 83, 8-9. — ARCHIBALD, J. G. (1944): Zinc in cows' milk. J. Dairy Sci. 27, 257-261. — BELLER, K. (1941): Zur Frage der Hüttenrauchschädigungen. Dtsch. Tierärztl. Wschr. 49, 325-328. — DANCKWORTT, P. W., & W. HOFFMANN (1941): Der Gehalt der Leber an Zink und anderen Metallen bei Tierschädigungen durch Fabrikabgase. Dtsch. Tierärztl. Wschr. 49, 523-525. — FEASTER, J. P., S. L. HANSARD, J. T. McCALL, F. H. SKIPPER & G. K. DAVIS (1954): Absorption and tissue distribution of radiozinc in steers fed high-zinc rations. J. Animal Sci. 13, 781-788. — GRINI, O. (1938): Sinkvorgiftninger hos husdyren samt en oversikt over sinkinnholdet i dyriske organer, animalske og vegetabilske naeringsemner. Norsk Vet.-Tidsskr. 50, 746-762. — HARRISON, D. L., & E. L. J. STAPLES (1955): Zinc chromate poisoning in calves. New Zealand Vet. J. 3, 63-73. — HOFFMANN, E. (1943): Nytt fall av zinkvörgiftning hos nöt till följd av svetsningsarbete i ladugård. Skand. Vet.-Tidskr. 33, 84-87. — JOHANSSON, A. (1942): Fall av zinkförgiftning hos nöt till följd av svetsningsarbete i ladugård. Svensk Vet.-Tidskr. 47, 163-172. — KOETSVELD, E. E. VAN, & J. J. LEHR (1961): Over het zinkgehalte van grond en gras in Nederland en de betekenis hiervan voor de voeding van het rundvee. Landbouwkund. Tijdschr. 73, 371-382. — MILLER, J. K., & R. G. CRAGLE (1965): Gastrointestinal sites of absorption and endogenous secretion of zinc in dairy cattle. J. Dairy Sci. 48, 370-373. — MILLER, W. J., C. M. CLIFTON, P. R. FOWLER & H. F. PERKINS (1965): Influence of high levels of dietary zinc on zinc in milk, performance and biochemistry of lactating cows. J. Dairy Sci. 48, 450-453. — OTT, T. A., W. H. SMITH, H. E. PARKER, R. B. HARRINGTON & W. M. BEESON: Zinc tolerance and toxicity studies with calves. J. Animal Sci. 23, 1217. — PICKUP, J., A. N. WORDEN & J. BUNYAN (1954): Chronic constipation in dairy cattle associated with a high level of zinc in the water supply. Vet. Record 66, 93-94. — PRZYBILKA (1852): Über ortseigene Krankheitsursachen (Galmeiwasser). Magazin ges. Tierheilk. 18, 496-498. — SCHÖBERL, A., & R. MUSCHE (1961): Erfahrungen bei Zinkbestimmungen in pflanzlichen und tierischen Materialien. Dtsch. Tierärztl. Wschr. 68, 471-473. — VALLEE, B. L. (1959): Biochemistry, physiology and pathology of zinc. Physiol. Rev. 39, 443-490. — WEYNEN (1839): Vergiftungen von Rindern durch Zinkhüttenabwässer. Vet.-Ber. 3. Quartal. — WILKINS, J. H. (1948): A note on the toxicity of zinc chloride. Vet. Record 60, 81-85.

Kadmiumvergiftung

Wesen: Kadmium verursacht beim Rind Wachstumshemmung beziehungsweise Abmagerung, Hodenschädigungen und – wahrscheinlich als Antagonist des Zinks – Parakeratose der Haut (siehe S. 1083).

Vorkommen und Ursachen: Spontane, allein auf Kadmium zurückzuführende Intoxikationen sind beim Rind bisher noch nicht nachgewiesen worden; die Möglichkeit zur

Aufnahme giftig wirkender Kadmiummengen ist jedoch in der Nähe von Zinkhütten (Abrauche), eventuell auch bei Benutzung von kadmiumbeschichteten eisernen Futterbehältern (saurer Inhalt) gegeben.

Krankheitsgeschehen und Erscheinungen: Die experimentelle Vergiftung äußert sich in vermindertem Appetit, schlechtem Entwicklungs- und Nährzustand, starker Exsikkose, rauhem Haarkleid mit trocken-schuppiger Haut und Haarausfall (Beine, Innenseite der Schenkel, Unterbrust, Triel), vermindertem Sehvermögen, bei männlichen Tieren außerdem in Schrumpfung, Schuppung und Ödematisierung des Skrotums sowie Unfruchtbarkeit (durch verzögerte Hodenentwicklung und Azoospermie oder pathologisch verformte Spermien).

Verlauf und Beurteilung: Bei laufender hoher Cd-Dosierung verenden die Tiere innerhalb von 2 bis 8 Wochen an Entkräftung. Nach dem Absetzen der gifthaltigen Nahrung tritt eine ziemlich rasche Besserung des Allgemeinbefindens und des Nährzustandes ein; bei Cd-geschädigten Bullen wird die volle Fruchtbarkeit dagegen offenbar nicht wiedererlangt.

Zerlegungsbefund: Mit Ausnahme der Haut- und Hodenveränderungen (teilweises oder völliges Fehlen der Spermiogenese) nichts Auffälliges.

Erkennung: Klinisches Bild; Ausschluß anderer Metallgifte; Nachweis eines erhöhten Kadmiumgehaltes im Futter (bis 40 ppm kaum –, um 160 ppm mäßig –, ab 640 ppm schwer toxisch) und in den Organen (Leber: normal 4 bis 5 ppm der Trockensubstanz; krankhaft 120 bis 1000 ppm der Trockensubstanz; Niere: normal unter 2 ppm der Trockensubstanz; krankhaft 150 bis 1000 ppm der Trockensubstanz).

Vorbeuge und Behandlung: Ursachen meiden beziehungsweise abstellen. Die gleichzeitige Verabreichung von Zink hat nur einen mäßig mildernden Einfluß auf die Toxizität des Kadmiums. Bei wertvollen Tieren erscheinen Versuche mit Dimerkaptopropanol (S. 1127) oder Kalziumversenat (T. I.) angebracht.

SCHRIFTTUM

MILLER, W. J., B. LAMPP, G. W. POWELL, C. A. SALOTTI & D. M. BLACKMON (1967): Influence of a high level of dietary cadmium on cadmium content in milk, excretion, and cow performance. J. Dairy Sci. 50, 1404-1408. — POWELL, G. W., W. J. MILLER, J. D. MORTON & C. M. CLIFTON (1964): Influence of dietary cadmium level and supplemental zinc on cadmium toxicity in the bovine. J. Nutrition 84, 205-214.

Quecksilbervergiftung (Merkurialismus)

Wesen: Rinder sind besonders quecksilberempfindlich. Nach *oraler* Aufnahme größerer Giftmengen erkranken sie *akut* unter vorwiegend gastrointestinalen Symptomen; überlebende Patienten zeigen später, ebenso wie *chronisch* mit niedrigeren Dosen vergiftete Tiere, respiratorische Erscheinungen, exanthematöse Hautveränderungen, erhöhte Blutungsbereitschaft der Schleimhäute und Serosen sowie Muskelschwäche. Ähnliche Folgen treten auch nach der *Einatmung* von Quecksilberdämpfen auf, wobei jedoch zunächst die Symptome seitens des Atmungsapparates im Vordergrund stehen können.

Vorkommen und Ursachen: Früher nach Anwendung von grauer Hg-Salbe (Läusebekämpfung, Euterbehandlung) ziemlich häufig (durch Ablecken, perkutane Resorption der Hg-Seifen und/oder Inhalation der Hg-Dämpfe); heute, nach Kenntnis der hohen Toxizität des Quecksilbers und seiner Verbindungen für das Rind, nur noch selten. Gelegentlich werden Vergiftungen beobachtet nach dem Verfüttern von gebeiztem Saatgetreide (organische Hg-Verbindungen), bei Stalldesinfektionen oder Gebärmutterspülungen mit Sublimatlösung ($HgCl_2$; Aussaufen, Ablecken beziehungsweise Resorption), nach Anwendung von Kalomel (Hg_2Cl_2) als Abführmittel sowie nach der Behandlung von im Rinderstall stehenden, selbst nicht erkrankenden (!) Pferden mit Hg-haltigen Salben (Einatmung).

Krankheitsgeschehen: Quecksilbersalze wirken örtlich stark ätzend (→ Stomatitis, Gastroenteritis); außerdem wird lösliches Quecksilber schnell resorbiert, in Nieren und Leber gespeichert und nur langsam wieder ausgeschieden (Nieren → Schädigungen der Tubuli; Maulschleimhaut → Geschwüre; Dickdarm → Blutungen; Haut → Exanthem). Die letale orale Dosis für erwachsene Rinder beträgt 5 bis 10 g Sublimat oder 10 g Kalomel; Stalluft mit einem Gehalt von 0,5 bis 2,5 mg Hg/m³ wirkt deutlich giftig.

Erscheinungen: Bei *akuter* Vergiftung Anorexie, manchmal Speicheln, schwere Abomasoenteritis mit aussetzender Pansenmotorik, fehlendem Wiederkauen, übelriechendem und teilweise blutigem

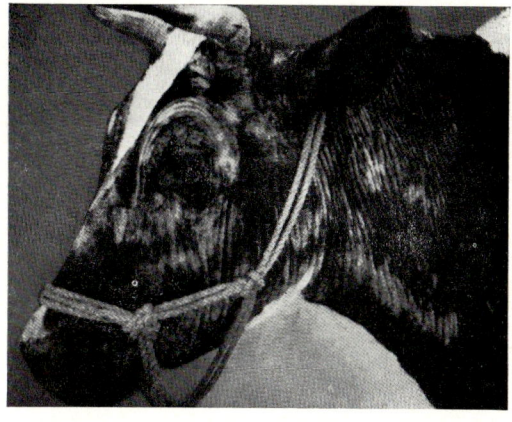

Abb. 553. Haarausfall und Hautverdickung im Kopfbereich bei schwerer Quecksilbervergiftung (Sonoda und Mitarbeiter, 1956)

Durchfall (mitunter auch Kolik), Zittern, Apathie, Kreislaufschwäche (schwacher, unregelmäßiger Puls) und Untertemperatur. Bei der *chronischen* Form tritt das klinische Bild unter Umständen erst 2 bis 4 Wochen nach Beginn der Giftaufnahme deutlich in Erscheinung; es ist nicht selten von Fieber begleitet und im übrigen gekennzeichnet durch Tränenfluß, Speicheln, üblen Maulgeruch, Geschwüre der Maulschleimhaut, Schluckbeschwerden, Freßunlust, Milchrückgang, Gewichtsverlust, Steifigkeit, Zittern oder Inkoordination der Nachhand (Überköten bis Festliegen), mehr oder weniger ausgeprägten Husten, Auftreten verdickter, zum Teil stark juckender, rauh-schuppiger bis feuchter exanthematöser Hautveränderungen verbunden mit Haarausfall (teils lokalisiert: Augenlider, Umgebung des Flotzmaules, Kopf, Hals, Schenkelinnenfläche; teils generalisiert am ganzen Körper), anämisch-blasse Schleimhäute mit Neigung zu Petechien und mehr oder weniger schwerwiegenden Blutungen (Augenbindehaut, Nase, Lungen, Maul, Darm, Scheide, Harnblase) sowie erhöhte Pulsfrequenz; der Harn ist nur in einem Teil der Fälle eiweiß-, hämoglobin- und/oder gallenfarbstoffhaltig. Nach *Einatmung* von Hg-Dämpfen: schleimiger bis blutiger Nasenausfluß, erhöhte Atemfrequenz mit deutlicher Dyspnoe, Husten und Lungenemphysem (eventuell auch Spitzenlappenpneumonie), Inappetenz, mäßiges Fieber sowie die geschilderten Haut- und übrigen Veränderungen.

Verlauf: Nach akuter Intoxikation meist baldiger Exitus im Kollaps, sonst Übergang in das chronische Stadium mit den oben genannten Erscheinungen, unter Umständen auch Aborte oder Frühgeburten; selbst nach längerer Krankheit ist noch mit Verlusten zu rechnen.

Zerlegungsbefund: Abomasoenteritis (Ödematisierung und Blutfülle beziehungsweise Blutungen in der Schleimhaut), auffallende petechiale Blutungen subepi- und subendokardial sowie an den übrigen serösen Häuten, Lymphknoten ödematös geschwollen, Nephritis (Tubulusepithelien degeneriert, nekrobiotisch oder verkalkt; fettige Degeneration der Henle'schen Schleifen), Leber fettig oder albuminoid degeneriert mit zentrolobulären Nekrosen, Dermatitis im Bereich der haarlosen Stellen; nach Einatmung Lungenödem oder -emphysem.

Erkennung: Vorbericht, klinisches Bild, Ausschluß anderweitiger Erkrankungen der Haut (S. 18 ff.), des Verdauungsapparates (S. 173 ff.) beziehungsweise der Lungen (S. 152 ff.), Giftnachweis im Futter und in den Organen (hierzu sind vor allem die Nieren geeignet). Bei quecksilbervergifteten Tieren sind folgende Werte gefunden worden: Niere 2,2 bis 86,0 ppm der Frischsubstanz (Gehalt der Nierenrinde wesentlich höher als im Nierenmark); Leber 0 bis 13,0 ppm der Frischsubstanz; Harn 0,3 bis 2,2 mg Hg/ Liter.

Vorbeuge: Hg-haltige Präparate und Desinfektionsmittel sind beim Rind und in dessen Umgebung grundsätzlich kontraindiziert; kein gebeiztes Saatgut verfüttern.

Behandlung: Ursache sofort abstellen oder beseitigen (Abwaschen der mit Hg-Salbe behandelten Hautstellen mit warmem Seifenwasser). Die Antidottherapie muß innerhalb der ersten Stunden nach der Giftaufnahme beginnen, sonst meist zu spät: Am wirksamsten ist Dimerkaptopropanol, sonst kann Natriumthiosulfat oder Kalziumversenat (siehe T. I.) versucht werden. Bei Hg-vergifteten Ratten hat sich auch Penicillamin gut bewährt. Außerdem erscheinen angebracht: Eisensulfat 100 bis 200 g und Schwefelblüte 50 bis 100 g zusammen mit Schleim oder Milch (kein Öl!) per os sowie zur Anregung der Diurese 500 bis 1000 ml physiologische Kochsalz- oder RINGER-Lösung intravenös und zur Förderung der Blutgerinnung Vitamin K (T.I.) per os sowie Blutübertragung (T.I.).

SCHRIFTTUM

ANONYM (1871): Quecksilbervergiftung. Mitt. tierärztl. Praxis preuß. Staate 18, 182-184. — APOSHIAN, H., & M. M. APOSHIAN (1959): N-acetyl-DL-penicillamine, a new oral protective agent against the lethal effects of mercuric chloride. J. Pharmacol. exp. Therapeut. 126, 131-135. — BESSON, M. Y. (1963): Intoxications par des organo-mercuriques chez des bovins. Essais de traitement par le formaldehydesulfoxylate de sodium. Bull. mens. Soc. Vét. prat. France 47, 145-152. — BOLEY, L. E., C. C. MORRILL & R. GRAHAM (1941): Evidence of mercury poisoning in feeder calves. North Amer. Vet. 22, 161-164. — DANCKWORTT, P. W., & P. LUY (1924): Quecksilbervergiftung durch graue Salbe. Dtsch. Tierärztl. Wschr. 32, 173-174. — EATON, G. (1933): Mercurialism in cattle. Vet. Record 13, 45-46. — FUJIMOTO, Y., K. OSHIMA, H. SATOH & Y. OHTA (1956): Pathological studies on mercury poisoning in cattle. Jap. J. Vet. Res. 4, 17-32. — GIOVANARDI, A. (1925): Avvelenamento di bovini con sublimato in seguito a desinfezione di stalla. Nuova Vet. 3, 48-49. — HARBITZ, F. (1941): Forgiftninger hos storfe ved inhalasjon av kvikksølvdampfer. Norsk Vet.-Tidskr. 53, 363-377. — HARVEY, F. T. (1932): Mercurialism in cattle. Vet. Record 12, 328-329. — HERBERG, W. W. (1954): Mercury poisoning in a dairy herd. Vet. Med. 49, 401-402. — HOFFMANN, J. A. (1924): Vergiftungen von Rindern durch Quecksilbersalbe. Dtsch. Tierärztl. Wschr. 32, 174-175. — JANSEN (1877/78): Quecksilbervergiftung beim Rinde. Mitt. tierärztl. Praxis preuß. Staate 4, 27. — LINK, R. P. (1959): Chemical poisonings in animals (Mercury). Mod. Vet. Practice 40: 1, 36-43. — LÜBKE (1896): Eine Quecksilbervergiftung beim Rind. Zschr. Vet.-kde. 8, 54-55. — LUGINGER, J. (1902): Zwei Fälle von Quecksilbervergiftung und deren Heilung. Berl. Tierärztl. Wschr. 18, 63-64. — NITZSCHKE, E. (1958): Betrachtungen über Futtervergiftungen in Beziehung zur Saatgutbeizung mit quecksilberhaltigen Präparaten. Mh. Tierheilk. 10, 372-380. — NITZSCHKE, E. (1958): Untersuchungen über eine wahrscheinlich durch quecksilberhaltige Saatbeizen bedingte Erkrankung bei Rindern, Ziegen und Schweinen in Nordhessen. Mh. Tierheilk. 10, 388-397. — OLIVER, W. T., & H. S. FUNNELL (1958): The quantitative determination of mercury in animal tissues. Amer. J. Vet. Res. 19, 999-1000. — PAYER, M. (1934): Ein Fall von Quecksilbervergiftung beim Rinde in meiner Praxis. Österr. Tierarzt 7, 57. — ORTMANN, W. (1902): Sublimatvergiftung zweier Kühe. Berl. Tierärztl. Wschr. 18, 173. — PETRELIUS, R. A. (1953): Poisoning of ruminants through the inhalation of mercury vapour from horses treated with mercury ointment. Proc. 15. Int. Vet. Congress, Stockholm. I/1, 506-512. — RAVAIOLI, L., & B. TESTI (1952): Avvelenamento da mercurio in giovani bovini. Arch. Vet. Ital. 3, 148-149. — REICHE (1908): Beitrag zur Quecksilbervergiftung bei Kälbern. Berl. Tierärztl. Wschr. 24, 475. — RING, K. G. (1929): Ett bidrag till kännedomen om kvicksilverförgiftning hos nöt. Svensk. Vet.-Tidskr. 34, 1-6 / 71-76. — ROEDIGER (1877/78): Quecksilbervergiftung beim Rind. Mitt. tierärztl. Praxis preuß. Staate 4, 27. — SCHACHE, J. (1919): Quecksilbervergiftung bei Rindern und Ziegen. Ber. Vet.-Wesen Sachsen 64, 92. — SCHMIDT (1900): Beiträge zur Kenntnis der Quecksilbervergiftung beim Rinde. Wschr. Tierheilk. Viehzucht 44, 61-64 / 69-72. — SMERČEK, Z., & S. DŽINIĆ (1957): Experimentelle Untersuchungen mit 2-3 Dimerkaptopropanol (BAL) bei Vergiftungen von Schafen mit Schwermetallen. I. Quecksilber (serbisch). Vet. Glasnik 11, 739-746. — SONODA, M., R. NAKAMURA, K. TOO, A. MATSUHASHI, H. ISHIMOTO, R. SASAKI, K. ISHIDA & M. TAKAHASHI (1956): Clinical studies on mercury poisoning in cattle. Jap. J. Vet. Res. 4, 5-16. — STEVENS, G. G. (1921): Mercurial poisoning in bovines. Cornell Vet. 11, 222-223. — STEVENS, G. G. (1938): Mercurial poisoning. Cornell Vet. 28, 50-52. — SYDOW (1942): Über die Giftigkeit fettlöslicher Quecksilberverbindungen in der grauen Salbe. Arch. Pharmazie 280, 320-339. — TURNER, J. P. (1904): Mercurial poisoning of cattle. Amer. Vet. Rev. 28, 669-671. — VOGL, A. (1931): Besonderer Fall von Quecksilbervergiftung bei einem Rinde (ungarisch). Allatorv. Lapok 54, 175-176. — WANNTORP, H. (1946): Något om förgiftningar hos husdjuren (kvicksilver). Skand. Vet.-Tidskr. 36, 223-229. — WERNER-TUTSCHKU, V. (1964): Eine resorptive Quecksilbervergiftung bei einer Kalbin. Wien. Tierärztl. Mschr. 51, 411. — WOBST, A. (1920): Quecksilbervergiftung bei Rindern. Ber. Vet.-Wesen Sachsen 65, 121-122. — WYSSMANN, E. (1945): Sublimatvergiftung bei Rindern. Schweiz. Arch. Tierheilk. 87, 226-228.

Aluminium (Alaunvergiftung)

Aluminium ist praktisch ungiftig. Aluminiumsulfat oder -oxyd werden zum Beispiel an fluorexponierte Rinder laufend als sogenannte ‚Alleviatoren' verabreicht (S. 1180). Essigsaure Tonerde ($[CH_3 COO]_2AlOH$) und Alaun ($KAl[SO_4]_2$) wirken in verdünnter Lösung angewandt adstringierend und desinfizierend. In hoher Konzentration verursachen sie jedoch Verätzungen der Haut beziehungsweise der Schleimhäute, ohne resorbiert zu werden. Nach Verwechslung von Glaubersalz mit Alaun sind beim Rind Verstopfung und Kolik (kleine Mengen: 125 g) beziehungsweise schwere korrosive Gastroenteritis (hohe Dosis: 500 g) beobachtet worden. Klinisches Bild und Behandlungsmaßnahmen entsprechen den Angaben bei der Säurevergiftung (S. 1123).

SCHRIFTTUM

NOACK (1906): Alaunvergiftung. Veröff. Jahresber. beamt. Tierärzte Preußens 1904, 5:II, 45. — SIEBERT (1900): Vergiftung durch Alaun. Arch. wiss. prakt. Tierheilk. 26, 363.

Thalliumvergiftung

In der Regel durch Aufnahme thalliumhaltiger Rodentizide (Zeliokörner oder -paste: Tl_2SO_4) verursacht, beim Rind jedoch selten vorkommend. Thallium wirkt im Verdauungskanal örtlich reizend und löst nach Resorption je nach der Giftmenge ein innerhalb von 1 bis 3 Tagen einsetzendes, entweder akut tödlich verlaufendes oder zu chronischem Siechtum führendes *Krankheitsbild* aus: verminderte Atemfrequenz mit häufigem Gähnen und leerem Schlucken, sägebockartiges Strecken des steifen Körpers, Muskelzittern sowie profuser, zunächst wäßriger, später zäherer Speichelfluß mit entzündlicher Rötung der Maul- und Rachenschleimhaut; dazu seröser, allmählich schleimig-eitrig werdender Nasenausfluß, Freßunlust und kolikartige Leibschmerzen mit häufigem Absatz von schleimüberzogenem bis blutigem Kot, dann Durchfall, schließlich mitunter Verstopfung (hämorrhagische bis ulzerierende Abomasoenteritis; fettige Leberdegeneration); vermehrter Durst und frequenter unter schmerzhaftem Drängen erfolgender Harnabsatz (Nierenerweichung mit petechialen Rindenblutungen: trübe Schwellung, herdförmige Koagulationsnekrosen, fettige Degeneration und interstitielle Proliferation); Muskelinkoordination, insbesondere der Nachhand, mit rasch zunehmender Abmagerung und allgemeiner Schwäche; im Endstadium auch Tympanie; im Gegensatz zu Fleischfressern und Schafen nur in seltenen Fällen Haarausfall, der zudem auf die Schwanzquaste begrenzt ist. Die akut letal wirkende Giftmenge beträgt für erwachsene Rinder 15 bis 25 mg Tl pro kg KGW; die einmalige Aufnahme von 8 bis 10 mg Tl pro kg KGW löst bei ihnen nur mäßige Krankheitserscheinungen aus, die innerhalb 1 Woche wieder abklingen; Kälber können durch die gleiche Dosis dagegen lebensgefährlich erkranken. *Nachweis des Tl:* Auf Glasschale 1 Tropfen 0,4 %iges Wismutnitrat in 20 %iger Salpetersäure, 1 Tropfen 10 %iges Natriumjodid und 1 Tropfen Urin mischen; roter Niederschlag = positiv (bei Anwesenheit von Eisen wird die Sicherheit der Probe durch Zusatz von 1 Tropfen gesättigter wäßriger Natriumthiosulfatlösung erhöht). *Behandlungsversuche* sind bei schwerer akuter Vergiftung wenig aussichtsreich; meist tritt der Tod innerhalb von 4 Tagen bis 2 Wochen ein. Eine gewisse Wirkung versprechen bei rechtzeitiger Verabreichung Natriumthiosulfat (T.I.) oder Natriumjodid (8 bis 10 %ig, 100 bis 500 ml) intravenös. Die übrigen Maßnahmen sind rein symptomatisch-palliativ. Die Giftquelle ist umgehend zu beseitigen.

SCHRIFTTUM

ANDREONI, R. (1942): Azione farmacologica e tossicologica del tallio negli animali di grossa mole. Profilassi 15, 49-53. — MC CRORY, B. R., & J. C. WARD (1936): The toxicity of thallium sulfate for cattle. J. Amer. Vet. Med. Ass. 89, 301-312. — FARBER, J. (1931): Thalliumvergiftung bei Haustieren.

Tierärztl. Rundschau *37*, 750. — GEILMANN, W., K. BEYERMANN, K.-H. NEEB & R. NEEB (1960): Thallium, ein regelmäßig vorhandenes Spurenelement im tierischen und pflanzlichen Organismus. Biochem. Zschr. *333*, 62-70. — NEWSOM, I. E., J. B. LOFTINS & J. C. WARD (1930): The toxicity of thallium sulfate for sheep. J. Amer. Vet. Med. Ass. *76*, 826-832. — WENGER, P., & Y. RUSCONI (1943): A new specific reaction for the identification of thallium. Helvet. Chimica Acta *26*, 2263-2264. — WILLSON, J. E. (1961): Thallotoxicosis. J. Amer. Vet. Med. Ass. *139*, 1116-1119.

Bleivergiftung (Saturnismus)

Wesen: Eine in der Regel durch die orale Aufnahme von Bleiverbindungen ausgelöste, meist *perakut* bis *akut* verlaufende und vielfach tödlich endende Intoxikation mit kennzeichnenden Symptomen an Nervensystem und Bewegungsapparat sowie am Verdauungskanal. Die nach fortgesetzter Ingestion (eventuell aber auch Inhalation) kleinerer Giftmengen auftretende seltenere *chronische* Form äußert sich in wenig charakteristischen Störungen der Entwicklung und des Nährzustandes sowie in Anämie; in ihrem Verlauf können entsprechend den Begleitumständen (Wechsel der Pb-Dosis; Überschreiten der Pb-Speicherfähigkeit des Organismus; Gesundheitszustand, Trächtigkeit, Laktation und andere Belastungen) bei einzelnen oder mehreren Tieren plötzlich akute Schübe mit den zuvor genannten Symptomen und Folgen einsetzen, während andere, in gleicher Weise exponierte Rinder der betreffenden Herde solche vermissen lassen.

Vorkommen und Bedeutung: Blei ist nach wie vor die häufigste Vergiftungsquelle beim Rind überhaupt. Die Nichtbeachtung der Giftigkeit bleihaltiger Verbindungen und der fahrlässige Umgang mit ihnen verursachen der Landwirtschaft jährlich hohe Verluste, von denen nur ein Teil ätiologisch geklärt wird. Außerdem zeigen Rinder einen auffallenden Drang, alle erreichbaren bleihaltigen Stoffe aufzunehmen beziehungsweise die damit behafteten Gegenstände zu belecken und zu benagen; sie entwickeln sogar eine erstaunliche Findigkeit, um an solche zu gelangen (Ausbrechen aus der Weideumzäunung; metertiefes Aufwühlen von Abfallhaufen etc.); im Stall ist gelegentlich sogar zu beobachten, daß der – offenbar bleihaltige – Speichel bleivergifteter Rinder von den Nachbartieren begierig aufgeleckt wird.

Unter den *Ursachen* sind an erster Stelle Bleifarben (Mennige: Pb_3O_4; Bleiweiß: $2\,PbCO_3 \cdot Pb[OH]_2$) zu nennen, die in offenen Behältern stehengeblieben oder beim Anstreichen von Zäunen, eisernen Brücken oder Leitungsmasten ins Gras getropft sind (Taf. 25 c). Auch die Farbanstriche selbst bieten oft Anlaß zu Vergiftungen, insbesondere an Krippen, Raufen, Tränkebecken, Silobehältern etc.; gelegentlich werden sie erst viele Jahre nach den Malerarbeiten gefährlich, wenn derartig vorbehandelte Eisenteile, Bretter oder ähnliches dann schließlich im Rinder- oder Kälberstall verwendet werden. Gleiches gilt für die von solchen Flächen abblätternden oder abgekratzten alten Farbreste; Glaserkitt kann ebenfalls Bleiweiß enthalten. Weitere Gelegenheiten zur Giftaufnahme ergeben sich aus der Benutzung von Bleirohren oder -behältern für die Tränkewasserversorgung (weiches, luft- oder nitrathaltiges Regenwasser wirkt bleilösend), aus der Verwechslung von Glaubersalz mit Bleizucker ($Pb \cdot [CH_3COO]_2$), von Futterkalk mit Bleiweiß, aus achtlos auf freiem Feld abgelassenem, mit Benzin-Blei angereichertem Motorenöl landwirtschaftlicher Fahrzeuge und Maschinen oder aus herumliegenden Akkumulatoren. In der Umgebung von Erzhütten und Batterieschmelzen spielen bleihaltige Abrauche (Taf. 25 a) und Abwässer eine erhebliche Rolle; dabei wird das Gift entweder unmittelbar (mit der Atemluft oder mit dem Tränkewasser) aufgenommen oder auf dem Umwege über bleihaltige Verunreinigungen (Rauchniederschläge; abgesetzter Schwemmsand und Schlamm nach Überschwemmungen) der Weide- und Ackerkulturen (Gras, Heu, Rüben etc.). Schließlich kommt es bei der Herstellung und beim Transport von Kraftfutter mitunter zur Beimengung von Bleierzen oder anderen Bleiverbindungen; ausnahmsweise kann auch die Aufnahme von metallischem Blei (Schrot und Kugeln auf Schießstandgelände) zur Vergiftung führen. Dagegen sind Schädigungen von Rindern durch Blei aus Autoabgasen (Benzin enthält Bleitetraäthyl als Antiklopfmittel) bislang selbst in der Nähe vielbefahrener Autobahnen trotz der dort im Gras ermittelten hohen Pb-Werte nicht bekanntgeworden. Die Giftwirkung des Bleiarsenats beruht in erster Linie auf dessen Arsenanteil und wird deshalb unter Arsen (S. 1154) besprochen.

Krankheitsgeschehen: Sämtliche Bleiverbindungen (auch Erze und metallisches Blei) werden vom Verdauungskanal aus in gewissem Umfange (beim Schaf 1 bis 2 %) resorbiert, wofür weniger die Wasserlöslichkeit dieser Stoffe als vielmehr ihr Zerkleinerungs- und Verteilungsgrad ausschlaggebend sind; das übrige Blei wird mit dem Kot wieder ausgeschieden. Von dem resorbierten Blei wird einiges über Leber (Galle), Darm (Kot), Nieren (Harn) und Euter (Milch) eliminiert; das im Körper verbleibende Blei findet sich bei akuter Vergiftung vor allem in der Niere (Rinde) und in der Leber, bei chronischer Intoxikation dagegen in den Knochen (Speicherblei). Im Verdauungskanal enthaltenes Blei wirkt örtlich reizend, während der resorbierte Anteil an psychischen, motorischen und vasomotorischen Hirnzentren sowie an den roten Blutkörperchen angreift. Die Angaben über die toxischen Dosen sind sehr unterschiedlich, da die Giftigkeit offensichtlich sehr von der aktiven Oberfläche der bleihaltigen Stoffe abhängt. Für Kälber werden als einmalige tödliche Menge 200 bis 400 mg Pb pro kg Körpergewicht, für erwachsene Rinder 10 bis 100 g Bleizucker genannt, doch kommen mitunter auch letal endende Vergiftungen bei wesentlich geringerer Dosis vor. Die toxische Grenze für chronische Bleivergiftungen wird bei 6 bis 7 mg Pb pro kg Körpergewicht und Tag angenommen.

Erscheinungen und Verlauf: Akut bleivergiftete Rinder zeigen am 1. bis 3. Tage nach der Giftaufnahme beginnend abwechselnd Phasen der Depression und der Exzitation; dabei sind nacheinander oder gleichzeitig folgende Symptome zu beobachten: Stursteifes Stehen, zum Teil mit unphysiologischer, gespreizter oder überkreuzter Stellung der Hintergliedmaßen; Absonderung von der Herde; zielloses, unstetes Umherwandern, wobei die betreffenden Tiere meist rastlos, mitunter auch leicht ataktisch entlang der Einfriedigung im Kreise ziehen. Besonders auffallend ist ihr starkes Drängen nach vorne bei beeinträchtigtem Sehvermögen oder völliger Blindheit: An ihrem Standplatz stehen die vergifteten Rinder so weit vorne, wie es die Anbindevorrichtung erlaubt, nicht selten sogar mit den Vorderbeinen in der Krippe (Abb. 554); im Laufstall drängen sie sich in den Ecken mit dem Kopf gegen die Wand, an der sie unter Umständen sogar

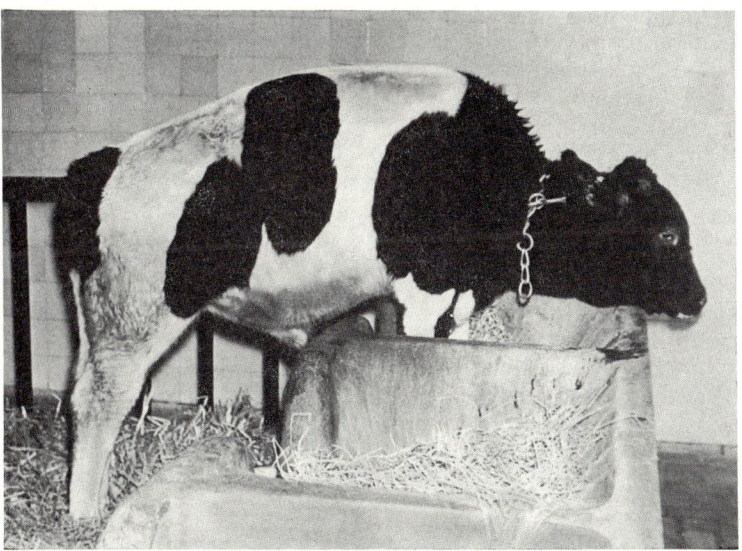

Abb. 554. Jungbulle mit akuter Bleivergiftung nach Aufnahme von Mennige: blindes Drängen nach vorn (in die Krippe), Speicheln

hochzusteigen versuchen; auf der Weide laufen sie gegen Hindernisse, verfangen oder verbeißen sich in der Umzäunung (Taf. 25 b) oder fallen in den Graben. Kau- und Schluckbeschwerden behindern die Aufnahme von Rauh- und Kraftfutter, während Tränke und Schlappfutter zunächst noch angenommen werden; dabei ist starkes Zähneknirschen und ständiges leeres, mehr hackend-beißendes als mahlendes Kauen mit Speicheln zu bemerken, weshalb das Leiden auch Hau-, Kau-, Gaffelkrankheit oder ‚Jammer' genannt wird. Die zunehmenden Schluckbeschwerden führen wahrscheinlich zu vermehrtem Durst; erkrankte Tiere zeigen jedenfalls zum Teil Interesse an Wasser, ohne zu saufen, und werden nicht selten im Wassergraben stehend oder dort verendet aufgefunden. Der Kot wird entweder verhalten (Kolik) oder ist schwärzlich und durchfällig; die Milchleistung geht zurück. Des weiteren zeigen die Patienten Hyperästhesie beziehungsweise Muskelzittern, vor allem an Ohren, Augenlidern, Flotzmaul sowie an den Mundwinkeln, oder rhythmisches Zucken und Nicken von Kopf und Hals; letzterer ist gelegentlich abnorm seitlich abgebogen oder wird S-förmig gekrümmt getragen. Zeitweilig, aber nicht in allen Fällen, treten – insbesondere ausgelöst durch den näheren Umgang mit den Tieren – kolikartige Unruhe (gespannte Bauchdecken, Schlagen und Umsehen nach dem Leib) und selbst tobsuchtartige Zustände auf mit Brüllen, mit Losreißen von der Kette oder sogar Ausbrechen aus dem Stall, Rasen, plötzliches Niederstürzen, konvulsivem Strampeln in Seitenlage mit Opisthotonus und frequenter, angestrengter Atmung. Sonst kommt es zu fortschreitender Inkoordination der Nachhand (ataktisch-taumelnder Gang, apathisches Festliegen), raschem Verfall und zur Abmagerung der Patienten, deren Kreislauf vor allem während der Exzitationsphasen angegriffen erscheint (Frequenz und Intensität des Herzschlages und des Pulses erhöht). Bei schwerer Erkrankung verenden die Tiere meist innerhalb von 2 bis 4 Tagen durch Atemstillstand. In *perakut* verlaufenen Fällen werden die bleivergifteten Rinder nicht selten tot aufgefunden, ohne daß zuvor Krankheitserscheinungen beobachtet wurden; auf dem Boden sind dann in der Nähe des Tierkörpers manchmal noch die Spuren der agonalen Lauf- und Ruderbewegungen zu erkennen. Während akute Vergiftungen meist die Folge freien Zuganges zu größeren Mengen bleihaltiger Stoffe sind, kommen *chronische* Intoxikationen vor allem unter dem Einfluß von Emissionen (Abwässer, Abrauche) der bleiverarbeitenden Industrie zustande; derartige Schädigungen können sowohl im Sommer (Weidegang auf exponierten Wiesen) als auch im Winter auftreten (Stallfütterung mit bleiverunreinigtem Heu, Silage, Rüben). Die betreffenden Herden zeigen zunächst wenig Auffälliges außer rauhem, verzögert gewechseltem und eventuell auch weniger intensiv pigmentiertem Haarkleid (zum Beispiel graubraun statt schwarz), mäßigem Nährzustand und steifem Gang, gelegentlich zudem verdickte Epiphysen an den Zehenknochen. Von Zeit zu Zeit treten jedoch immer wieder Erkrankungen und Todesfälle unter den oben geschilderten Erscheinungen auf. Die Untersuchung der übrigen Tiere ergibt dann eine mäßige Anämie (blasse Schleimhäute; 3,5 bis 4,5 Millionen Erythrozyten pro mm^3; Retikulozyten und basophil getüpfelte rote Blutkörperchen im Blutausstrich; Aktivierung der Erythropoese im Knochenmark), gelegentlich auch schwarze, zahnsteinartige, stark bleihaltige Ablagerungen bukkal an den Backenzahnhälsen.

Folgekrankheiten: Nach überstandener Bleivergiftung können verminderte Milchleistung oder Paresen der Nachhand zurückbleiben; mitunter sind Aborte beobachtet worden. Alle übrigen Erscheinungen, auch die Blindheit, sind reversibel. Immerhin ist noch bis zu 3 oder 4 Wochen nach dem Abstellen der Ursache mit vereinzelten Neu- oder Nacherkrankungen zu rechnen, insbesondere wenn es sich um grobkörnige Bleiverbindungen (Erze) handelte, die unter Umständen einige Zeit in den Vormägen sedimentieren, bevor sie in den Labmagen übertreten und dann dort, oder im Darm, in resorbierbare Verbindungen überführt werden.

Zerlegungsbefund: An Bleivergiftung verendete Rinder weisen nicht selten Bißverletzungen seitlich am Zungenrückenwulst auf (Kaukrämpfe!); im übrigen ist neben einer mehr oder weniger ausgeprägten Abomasoenteritis (Schleimhaut manchmal gräulichschwarz durch PbS-Bildung) wenig Besonderes (Leberdegeneration; Blutfülle,

TAFEL 25

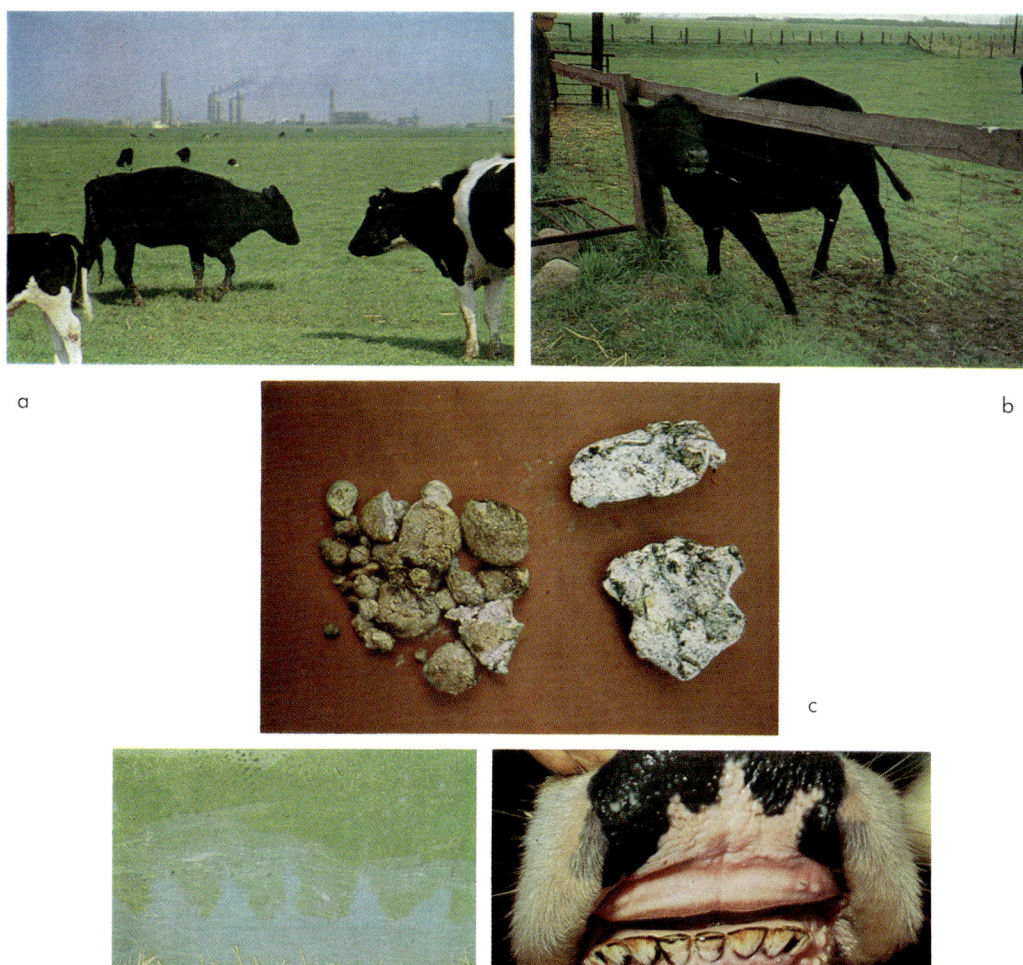

a. Vom Abrauch einer bleierzverarbeitenden Fabrik (Hintergrund) immissionsbedrohte Ammenkuhweide; in der Mitte ein infolge chronischer Bleivergiftung ziellos (blind) umherwanderndes Aberdeen-Angus-Tier (S. 1134)
b. Patient von Abbildung a einige Tage später mit ausgeprägter Bleivergiftung: blindes Drängen nach vorn, leeres Kauen, Speicheln, Inkoordination (S. 1134)
c. Links: Bleiweiß-Farbreste aus dem Netzmagen eines unter Vergiftungsverdacht rumentomierten Jungrindes (Ausräumung der Vormägen); rechts: Farbklumpen aus einem auf der Weide der betreffenden Herde gelegenen Abfallhaufen, an dem sich die vergifteten Rinder zuvor wiederholt aufgehalten hatten (S. 1134)
d. An das leewärtige Ufer eines Sees angeschwemmte ‚Wasserblüte'-Schwaden (Blaugrünalgen; S. 1284)
e. Schneidezähne (bleibendes Gebiß) einer mehrere Sommer lang in der Umgebung eines fluorausstoßenden Werkes geweideten Kuh: braunschwarze Verfärbung aller Inzisiven, bis zur Stummelbildung gehende vorzeitige Abnutzung der Zangen (chronische Fluorvergiftung, S. 1175)

Behandlung: Bleihaltige Fütterung abstellen beziehungsweise Giftquelle sofort ausschalten. Falls in den Vormägen der Tiere größere Bleimengen (Farbklumpen, Erze und ähnliches) zu vermuten sind, können diese bei wertvollen Rindern durch Rumentomie entfernt werden, solange das Allgemeinbefinden die Operation noch gestattet (Taf. 25 c). Sonst versucht man, das noch im Verdauungskanal befindliche Blei durch 200 bis 500 g Magnesiumsulfat (später mehrere Tage lang je 100 bis 200 g), in Schleim oder Wasser per os gegeben, in schwer lösliches Sulfat zu überführen; die Wirksamkeit dieser Maßnahme ist allerdings nicht erwiesen. Das Mittel der Wahl stellt heute das Chelat Kalziumversenat dar, welches – nötigenfalls nach vorheriger Gabe von Chloralhydrat oder eines Tranquilizers (zur Beruhigung des Patienten) – entsprechend der im therapeutischen Index genannten Dosierung verabreicht wird. Im Tierkörper bildet es mit dem Pb-Ion ein praktisch unlösliches Komplexsalz und steigert zugleich die Bleiausscheidung mit dem Harn auf das 20- bis 40fache der Norm. Durch die gleichzeitige Infusion reichlicher Mengen von physiologischer Kochsalz- oder Traubenzuckerlösung sollte die Diurese möglichst gefördert werden. Die Versenat-Injektionen sind bis zur Wiederkehr der Freßlust fortzuführen; dabei ist es wichtig, auch die zunächst nur leicht vergiftet erscheinenden Patienten mitzubehandeln und alle exponiert gewesenen Rinder gut überwachen zu lassen, damit Neuerkrankungen und Rezidive rechtzeitig erkannt und ebenfalls behandelt werden können. Mangels Kalziumversenates wird Natriumzitrat (10%ige Lösung, 50 bis 300 ml wiederholt intravenös) empfohlen, das mit Pb-Ionen ebenfalls eine komplexe Verbindung eingeht, aber ohne die Exkretion über die Nieren zu vermehren. Dimerkaptopropanol wirkt bei der akuten Bleivergiftung des Rindes offenbar schädlich und sollte deshalb nicht angewandt werden. Symptomatische Maßnahmen: Absondern der erkrankten Tiere von der übrigen Herde (Laufboxen), Anbieten von Schlappfutter, Beunruhigungen vermeiden.

Vorbeuge: Bleifarben in der Landwirtschaft entweder völlig meiden oder auf Gegenstände beschränken, die sicher nicht mit Rindern in Berührung kommen. Tierbesitzer über Gefährlichkeit der Bleiverbindungen für Rinder aufklären. Alle unter den Ursachen aufgezählten bleihaltigen Stoffe stets außerhalb der Reichweite der Tiere benutzen oder lagern; besonderer Nachdruck ist auch auf ihre spätere unschädliche Beseitigung zu legen.

SCHRIFTTUM

ANONYM, (1935/36): Bleivergiftung durch neuangelegte Bleirohre. Veröff. J.-Ber. beamt. Tierärzte Preußen *24:2*, 97. — ALLCROFT, R. (1950): Lead as a nutritional hazard to farm livestock. IV. Distribution of lead in the tissues of bovines after ingestion of various lead compounds. J. Comparat. Pathol. Therap. *60*, 190-208. — ALLCROFT, R. (1951): Lead poisoning in cattle and sheep. Vet. Record *63*, 583-590. — ALLCROFT, R., & K. L. BLAXTER (1950): Lead as a nutritional hazard to farm livestock. V. The toxicity of lead to cattle and sheep and an evaluation of the lead hazard under farm conditions. J. Comparat. Pathol. Therap. *60*, 209-218. — APPENRODT (1877/78): Vergiftungen von Rindern durch bleihaltigen Hüttenrauch. Mitt. tierärztl. Praxis preuß. Staate *4*, 24-25.

BACKSTRÖM, U. VON (1956): Atypical lead poisoning—bull—specific treatment with calcium disodium versenate. J. South African Vet. Med. Ass. *28*, 213-215. — BANG, O. (1923/24): Blyforgiftning hos kvaeg. Danske Maanedskr. Dyrlaeger *35*, 1-18. — BLAXTER, K. L. (1950): Lead as a nutritional hazard to farm livestock. 2. The absorption and excretion of lead by sheep and rabbits. 3. Factors influencing the distribution of lead in the tissues. J. Comparat. Pathol. Therap. *60*, 140-159, 177-189. — BLAXTER, K. L., & R. ALLCROFT (1950): Lead as a nutritional hazard to farm animals. 1. The determination of lead in biological material. J. Comparat. Pathol. Therap. *60*, 133-139.

CANNON, H. L., & J. M. BOWLES (1962): Contamination of vegetation by tetraethyl lead. Science *137*, 765-766. — CHRISTENSEN, J. (1922/23): Blyforgiftning hos kvaeg. Danske Maanedskr. Dyrlaeger *34*, 529-544.

DAMMANN (1904): Eine akute Massenvergiftung von Kühen durch Blei. Dtsch. Tierärztl. Wschr. *12*, 2-3. — DANCKWORTT, P. W., & K. HÖLL (1934): Chemische Untersuchungen über das normale Vorkommen von Blei in Organen und Knochen gesunder Haustiere. Dtsch. Tierärztl. Wschr. *42*, 586-589. — DANKS, A. G. (1955): Lead poisoning—a case report. North Amer. Vet. *36*, 556. — DONAWICK, W. (1966): Chronic lead poisoning in a cow. J. Amer. Vet. Med. Ass. *148*, 655-661.

MCEWEN, J. E. (1963): The seasonal incidence of lead poisoning in the North of Scotland. Vet. Record *75*, 515-516.

FEDOROV, V. A. (1961): Vergiftungen bei Rindern durch Bleiverbindungen (russisch). Veterinarija *38:* 11, 56-58. — FENSTERMACHER, R., B. S. POMEROY, M. H. ROEPKE & W. L. BOYD (1946): Lead poisoning of cattle. J. Amer. Vet. Med. Ass. *108,* 1-4. — FITZPATRICK, R. J. (1956): The treatment of poisoning with lead and other heavy metals. Vet. Record *68,* 559.

GARDNER, J. A. (1924): The ‚bellanding' or poisoning of land by lead-mine refuse. Vet. J. *80,* 13-19. — GIER, C. J. DE (1935): Een geval van lood-intoxicatie bij runderen. Tijdschr. Diergeneesk. *62,* 303-309.

HAMMOND, P. B., & D. K. SORENSEN (1957): Recent observations on the course and treatment of bovine lead poisoning. J. Amer. Vet. Med. Ass. *130,* 23-25. — HAMMOND, P. B., & A. L. ARONSON (1960): The mobilization and excretion of lead in cattle: a comparative study of various chelating agents. Ann. New York Acad. Sci. *88,* 498-511. — HAMMOND, P. B., & A. L. ARONSON (1964): Lead poisoning in cattle and horses in the vicinity of a smelter. Ann. New York Acad. Sci. *111:2,* 595-611. — HOLM, L. W., E. A. RHODE, J. D. WHEAT & G. FIRCH (1953): Treatment of acute lead poisoning in calves with Calcium-disodium-ethylene-diamine-tetraacetate. J. Amer. Vet. Med. Ass. *123,* 528-533. — HOSKAM, E. G. (1958): Vergiftiging in de praktijk — lood. Tijdschr. Diergeneesk. *83,* 413-423. — HUPKA, E. (1955): Über Flugstaubvergiftungen in der Umgebung von Metallhütten. Wien. Tierärztl. Mschr. *42,* 763-775. — HUTCHINS, D. R. (1955): Lead poisoning in cattle. Austral. Vet. J. *31,* 317-319. — HÜTTMANN, H. (1922): Die Einwirkung des Bleis auf den tierischen Organismus mit gleichzeitiger Berücksichtigung der Blutveränderungen. Diss. Hannover.

IOSIF, C. (1966): L'intoxication aigue et chronique par le plomb chez les bovins. Rec. Méd. Vét. *142,* 95-106.

JESSEN-KLINGENBERG, H. J. (1957): Fütterungsversuche an Rindern mit bleihaltigem Kalk. Diss. Hannover.

KAUMANN (1861): Bleizuckervergiftung bei Kühen. Magazin ges. Tierheilk. *27,* 364-368. — KETY, S. S., & T. V. LETONOFF (1941): Treatment of lead poisoning with sodium citrate. Proc. Soc. Exp. Biol. Med. *46,* 476-477. — KLOKE, A., & K. RIEBARTSCH (1964): Verunreinigung von Kulturpflanzen mit Blei aus Kraftfahrzeugabgasen. Naturwiss. *51,* 367-368. — KNESL, M. (1963): Außergewöhnliche Erkrankungen in einem Zentralkälberstall (tschechisch). Veterinařství *13,* 182-183. — KOOPMAN, J. J., & J. C. A. VAN DER MAAS (1960): Een geval van loodintoxicatie bij mestkalveren. Tijdschr. Diergeneesk. *85,* 1733-1734. — KRADEL, D. C., W. M. ADAMS & S. B. GUSS (1965): Lead poisoning and eosinophilic meningoencephalitis in cattle—a case report. Vet. Med. *60,* 1045-1050.

LEWIS, E. F., & J. C. MEIKLE (1956): The treatment of acute lead poisoning in cattle with calcium versenate. Vet. Record *68,* 98-99. — LEWIS, E. F., & J. C. MEIKLE (1958): Notes on the use of calcium-disodium-versenate in heavy metal poisoning of livestock. Brit. Vet. J. *114,* 69-71. — LIÉGOIS, F., J. DERIVAUX & A. DEPELCHIN (1961): L'intoxication saturnine chez les animaux. Ann. Méd. Vét. *105,* 57-81.

MARSHALL, S. P., F. W. HAYWARD & W. R. MEAGHER (1963): Effects of feeding arsenic and lead upon their secretion in milk. J. Dairy Sci. *46,* 580-581. — MORGAN, E. (1924): Chronic lead poisoning as observed in lead-mining districts. Vet. J. *80,* 2-12.

OESEN, W. VON DER (1942): Tierschäden durch Fabrikabgase an der Unterweser. Diss. Hannover.

PRINZ (1835): Eine Bleivergiftung und ihre Folgen bei Rindern. Magazin ges. Tierheilk. *1,* 281-290.

REMPT, D. (1962): Loodvergiftning tengevolge van het voeren van bietenavfalprodukten van een suikerfabriek aan rundvee. Tijdschr. Diergeneesk. *87,* 184-185. — ROEMMELE, O. (1950): Das Problem der Bleivergiftung bei Mensch und Tier. Tierärztl. Umschau *5,* 109-114. — RÜSSEL, H., & A. SCHÖBERL (1964): Abnorme Bleigehalte in tierischen Lebern. Dtsch. Tierärztl. Wschr. *71,* 537-538.

SCHÖBERL, A. (1958): Moderne Methoden für den Nachweis von Bleivergiftungen. Dtsch. Tierärztl. Wschr. *65,* 235-239. — SHREWSBURY, C. L., F. G. KING, E. BARRICK, J. A. HOEPER & L. P. DOYLE (1945): Diagnosis of poisoning of beef calves by lead paint. J. Animal Sci. *4,* 20-23. — STANG (1927): Bleivergiftung durch Ölkuchen. Dtsch. Tierärztl. Wschr. *35,* 57. — STÖBER, M. (1960): Zur Behandlung der Bleivergiftung beim Rind. Dtsch. Tierärztl. Wschr. *67,* 85-88.

TODD, J. R. (1957): Notes on the use of calcium versenate in acute lead poisoning. Vet. Record *69,* 31-32. — TODD, J. R. (1962): A knackery survey of lead poisoning incidence in cattle in Northern Ireland. Vet. Record *74,* 116-118. — TODD, J. R. (1964): The incidence of lead poisoning in calves in Northern Ireland. Vet. Record *76,* 845. — TURMEL, R. (1959): Contribution à l'étude de l'intoxication par le plomb et de son traitement par les chélateurs. Thèse, Alfort.

WAGENAAR, G. (1963): Een geval van chronische loodvergiftiging bij kalveren. Tijdschr. Diergeneesk. *88,* 826-834. — WANNTORP, H., & ST. BRICKMANN (1953): Blysulfidens och blysligens toxicitet för idisslare. Nord. Vet.-Med. *5,* 305-330. — WHITE, W. B., P. A. CLIFFORD & H. O. CALVERY (1943): The lethal dose of lead for the cow—the elimination of ingested lead through the milk. J. Amer. Vet. Med. Ass. *102,* 292-293. — WHITE, E. G., & E. COTCHIEN (1948): Natural and experimental cases of poisoning of calves by flaking lead paint. Vet. J. *104,* 75-91. — WIEMANN (1934): Bleivergiftungen in Bönkhausen. Dtsch. Tierärztl. Wschr. *42,* 765-766. — WYSSMANN, E. (1945): Bleivergiftung bei Rindern. Schweiz. Arch. Tierheilk. *87,* 147-152.

ZIMMERMANN, W. (1914): Bleivergiftungen von Haustieren im Bereich der Nordharzer Hüttenwerke. Tierärztl. Rundschau *20,* 72-74.

Molybdänvergiftung (Molybdänose)

Wesen: Echte Molybdänose beruht auf einem *absoluten* Molybdänüberschuß im Futter und tritt bei ausreichender Kupferversorgung auf (zum Beispiel der ‚Teart' in Somerset/England). Praktisch das gleiche Krankheitsbild wird bei knapper Kupferzufuhr schon durch wesentlich niedrigere, sonst noch als verträglich anzusehende Molybdänmengen verursacht, sobald die Kupferreserven des Tieres erschöpft sind (wie bei den ‚Peat scours' in Neuseeland = *relativer* Mo-Überschuß beziehungsweise bedingter Cu-Mangel); dieser Vorgang wird durch einen bestimmten Sulfatschwefelgehalt der Nahrung gefördert. Das Syndrom ist durch chronischen Verlauf mit enteritischen und lokomotorischen Erscheinungen, Leistungsminderung, Anämie sowie Veränderungen der Farbe und Struktur des Haarkleides, zum Teil auch durch Fruchtbarkeitsstörungen gekennzeichnet. Der Mo/Cu-Antagonismus kommt dabei durch das Abfallen des Leber- und Blut-Kupferspiegels zum Ausdruck *(sekundäre Hypokuprose)*. Somit ähnelt die Molybdänose weitgehend dem einfachen, *primären Kupfermangel* (S. 1079), von welchem sie aber aus ätiologischen, prophylaktischen und therapeutischen Erwägungen differentialdiagnostisch abzugrenzen ist.

Vorkommen, Ursachen und Bedeutung: Unter *natürlichen Bedingungen* ist die Molybdänose an Mo-reiche und teilweise zugleich Cu-arme, alkalische bis neutrale Liasböden gebunden; unter ihnen sind vor allem Abfluß-, Sicker- und Überschwemmungsbereiche größerer Flüsse und Seen gefährlich, die einen hohen Grundwasserspiegel haben. Häufigkeit und Schweregrad der Erkrankungen nehmen meist vom Frühjahr bis zum Spätsommer oder auch nach Regenfällen zu; nach den ersten Herbstfrösten sind die betreffenden Weiden in der Regel als nutzbar anzusehen (Mo in schwer resorbierbare Form überführt). Solche Molybdänosegebiete sind in England, Irland, Australien, Neuseeland, USA und Kanada bekannt geworden. In diesen Gegenden ist die Rinderhaltung stellenweise völlig unwirtschaftlich, wenn keine Meliorationsmaßnahmen getroffen werden oder außerdem auch gutes Weideland zur Verfügung steht. Im Emissionsbereich von Metallegierungswerken, Radioröhren-, Porzellan- und Farbenfabriken sowie von Ölraffinerien (Mo-Katalysatoren) können Verunreinigungen der Weiden durch molybdänhaltige *Abrauche* (MoO_3, MoS_2) auftreten, die mitunter so schwer sind, daß nicht nur das Grünfutter, sondern auch das von kontaminierten Wiesen gewonnene Heu giftig wirken. (Im Gegensatz hierzu ist das von natürlicherweise Mo-haltigen Böden geworbene Heu meist weniger toxisch, da das Molybdän infolge der Trocknung schlechter löslich ist.) Industriell bedingte Molybdänoseschäden nehmen nach starken Regenfällen ab (Auswaschung). Schließlich kann übermäßige *Molybdat-Kopfdüngung*, wie sie stellenweise zur Förderung des Pflanzenwuchses (insbesondere der Leguminosen) üblich ist, ebenfalls zu Vergiftungen von Rindern führen.

Bei jeder Form der Molybdänose zeigen sich Kälber und Jungrinder wesentlich anfälliger als erwachsene Tiere; in manchen Betrieben kann deshalb die eigene Nachzucht überhaupt nicht aufgezogen werden. Fleischrassen sind widerstandsfähiger gegenüber der Mo-Exposition als Milchrassen.

Krankheitsgeschehen und Erscheinungen: Molybdän ist ein lebenswichtiges Spurenelement für Pflanzen, die bei Mo-Überschuß sogar besonders gedeihen; so zeichnen sich Molybdänoseweiden meist durch guten Bewuchs aus. Die von Säugetieren benötigten Mo-Mengen sind dagegen offenbar sehr gering. Vom Verdauungskanal der Wiederkäuer wird Molybdän relativ gut resorbiert; auf gleichen Weiden laufende Pferde und Schweine erkranken in der Regel nicht. Die Mo-Verteilung im Organismus entspricht derjenigen des Phosphors: Speicherorgane sind Knochen, Leber, Nieren und Milz. Erhöhte Mo-Zufuhr führt beim Rind, vor allem in Anwesenheit von 0,3 % Sulfatschwefel und mehr, zu einem Absinken des Leber-Cu-Gehaltes von 100 bis 120 ppm (normal) auf 30 ppm und darunter, während gleichzeitig der Mo-Spiegel der Leber ansteigt. Ein normaler oder erhöhter Cu-Gehalt der Nahrung bremst bei vermehrter Mo-Aufnahme die Mo-Einlagerung in die Leber sowie die Molybdänosesymptome; gleichzeitig wird die Phosphorausscheidung über den Darm gesteigert, die Serumwerte für Ca und P bleiben jedoch im Normalbereich. Nach Absetzen der Mo-haltigen Fütterung wird das im Tierkörper enthaltene Molybdän ziemlich rasch über Harn, Kot und Milch ausgeschieden, bis in Blut und Organen wieder normale Werte erreicht werden; ihr Gehalt ist also nur während der vermehrten Mo-Aufnahme deutlich erhöht. Die Milch molybdänosekranker Kühe kann sogar Mo-Konzentrationen enthalten, welche für Kälber toxisch sind.

Die Molybdänose ist eine ausgesprochene *Weidekrankheit*, die oft schon innerhalb der ersten zehn Tage nach dem Austrieb, in leichteren Fällen aber erst Wochen danach (Erschöpfung der Cu-Reserven) mit einer durchschnittlichen Morbidität von 80 % einsetzt: Typisch ist zunächst der mehr oder weniger stark ausgeprägte Durchfall mit dünnbreiigem bis wäßrigem, übelriechendem Kot, der mit Gasblasen, zum Teil auch mit unverdauten Futterbestandteilen durchsetzt ist. Als Ursache dieser jeder herkömmlichen Behandlung trotzenden Diarrhoe wird eine Mo-bedingte Hemmung der Katechol-Bakteriostase im Verdauungskanal, also eine krankhafte Zusammensetzung der Vormagen- und Darmflora angenommen. In der Folge magern die Tiere bei meist unvermindertem Appetit immer mehr ab; die Milchleistung geht stark zurück. Etwa 6 bis 8 Wochen nach Beginn der Mo-Exposition fängt das Haarkleid an, sich zu verfärben, erst ,brillenartig' um die Augen, später auch am übrigen Körper. Schwarzes Haar bleicht dabei zu rostfarbenem bis mausgrauem –, dasjenige der rotbunten Rassen dagegen zu fahlgelbem aus, während weiße Haare silbern bis farblos werden; auf den schwarzpigmentierten Körperstellen können vereinzelt weiße Haare auftreten (Hypo- und Achromotrichie). Die straff-glänzende Struktur des Haarkleides weicht zudem allmählich einer rauh-matten bis baumwollartigen Beschaffenheit. Der Haarwechsel verzögert sich oder es tritt lokalisierter Haarausfall (besonders am Kopf) ein.

Bei schwerem Verlauf kommt es schließlich zu hochgradiger Abzehrung und Entkräftung der Patienten, die zur Notschlachtung zwingen oder gar zu Todesfällen führen können. Stets sind die in ihrer Entwicklung deutlich zurückbleibenden Kälber und Jungrinder am stärksten betroffen; vor allem bei ihnen sind des weiteren folgende Symptome zu beobachten: zunehmende hypochrome und mikrozytäre Anämie mit blassen Schleimhäuten, Hämoglobinwerten zwischen 5 und 6 g%, Erniedrigung des Hämatokrits bis auf 17 %, mitunter auch Jugularispulsation. Der Cu-Spiegel im Blut fällt auf 0,6 bis 0,2 ppm ab, während die Aktivität der alkalischen Serumphosphatase erhöht ist. Die kranken Tiere sind bewegungsunlustig und liegen viel. Angetrieben stehen sie zögernd auf und zeigen einen trägen, klamm-steifen oder stelzenden Gang ähnlich wie bei Klauenrehe; palpatorisch sind jedoch an den Extremitäten keine deutlich schmerzhaften Veränderungen feststellbar. Die Motorik der Hintergliedmaßen erscheint mitunter inkoordiniert. Manche erwachsenen Rinder bewegen sich im Paßgang; zum Teil weisen sie eine vermehrte Neigung zu Knochenbrüchen auf. Bei jüngeren Tieren können sich auffallende Knochenauftreibungen im Fesselbereich, am distalen Ende des Oberschenkelbeines sowie an den ventralen Rippenenden (,Rosenkranz') entwickeln. Schwer Mo-vergiftete Jungbullen verlieren ihre Libido völlig; bei weiblichen Tieren tritt gelegentlich eine Schwellung der Vulva und vorübergehende Sterilität ein. Alle Patienten zeigen eine heftige Begierde für angebotenes Kupfersulfat.

Verlauf und Beurteilung: Todesfälle treten im allgemeinen nur bei längerdauernder starker Mo-Exposition ein. Die meisten Symptome schwinden nach Umstellung der Tiere auf gesunde Weiden oder nach Aufstallung ziemlich rasch, wobei sich auch Nährzustand und Milchleistung bald wieder bessern. Das gleiche gilt für die Behandlung mit gezielten Kupfergaben. Bei industrieller Molybdänose ist die Heilung dagegen oft langwieriger.

Der *Zerlegungsbefund* bietet wenig Charakteristisches: leichte Abomasoenteritis, eventuell Leberschwellung (fettige Degeneration); mitunter soll eine blaugraue Verfärbung der Serosen auffällig sein. Bei Vorliegen von Skelettveränderungen sind histologisch Rarefaktion und Porose der Knochen (erwachsene Tiere) beziehungsweise Erosionen der Gelenkknorpel von Karpal- und Tarsalgelenk, unter Umständen sogar

Ankylosen (Jungrinder) nachweisbar. In den Hoden schwer Mo-geschädigter Jungbullen sind die Samenkanälchen degeneriert und enthalten keine Spermien.

Erkennung und Unterscheidung: Mo-haltige Weiden sind den örtlich ansässigen Landwirten und Tierärzten meist bekannt; sonst gründet sich der Verdacht auf die Erfolglosigkeit der eingeschlagenen Behandlung sowie den Ausschluß anderer chronischer Enteritiden (Paratuberkulose, S. 756; Magendarmwurmbefall, S. 920) und des primären Kupfermangels (S. 1079). In Gebieten, wo bodenständige Molybdänose auszuschließen ist, muß an industrielle Verunreinigungen gedacht werden. In Organen, Blut und Milch lassen sich nur während der vermehrten Mo-Aufnahme mit einiger Sicherheit erhöhte Mo-Werte nachweisen; deshalb sind möglichst auch Haar-, Futter- und Bodenproben mit einzusenden.

Übersicht 60.
Beurteilung des Molybdängehaltes in verschiedenen Probematerialien bei Verdacht auf Molybdänvergiftung

Molybdänose:	unwahrscheinlich	möglich	sicher
Blut:	< 0,1 ppm	0,1—0,7 ppm	> 0,7 (bis 4,0) ppm
Milch:	< 0,3 ppm	0,3—1,0 ppm	> 1,0 (bis 2,9) ppm
Leber:	< 2,0 ppm	2,0—5,0 ppm	> 5,0 (bis 100) ppm
Haar:	< 0,3 ppm	0,3—1,0 ppm	> 1,0 (bis 2,6) ppm
Weidegras:[1]	< 2,0 (maximal 5,0) ppm	5—10 ppm (bei unbekannter Cu-Versorgung)	> 10 (bis 100) ppm (bei normaler Cu-Versorgung: ~ 10 ppm Cu); > 1,0 (bis 10) ppm (bei Cu-Mangel: < 5 ppm Cu)
Boden:			> 20 (bis 100; bei industrieller Molybdänose bis 250) ppm

[1] Leguminosen enthalten etwa zehnmal soviel Molybdän wie Gräser.

Vorbeuge und Behandlung: Schwer Mo-verseuchte Wiesen erst nach Meliorierung (Drainage, Umpflügen, Gaben Cu-haltiger saurer Kunstdünger, eventuell auch vorübergehende Bepflanzung mit Kiefern → Mo-Entzug) beweiden. Andernfalls ist Halbtagsweide mit zusätzlicher Stallfütterung und Cu-Zulage zu empfehlen. Auf mäßig Mo-haltigen Böden genügt die Zufütterung von gesundem Klee- und Luzerneheu sowie Kraftfutter bei regelmäßiger Verabreichung von Kupfersulfat während der Weidezeit. Dies geschieht am einfachsten in Form von 1 beziehungsweise 2 Gramm $CuSO_4$ (Jungrinder beziehungsweise Kühe) pro Tier und Tag mit dem Kraftfutter oder der Tränke oder aber durch Auslegen von Salzlecksteinen, die je nach den Umständen 1 bis 5 % $CuSO_4$ enthalten. Wo die Cu-Versorgung des Einzeltieres damit nicht sichergestellt werden kann, ist die Cu-Injektion vorzuziehen: 0,5 g $CuSO_4$ in 500 ml Wasser intravenös oder 400 mg Cu-Glyzinat subkutan am Triel pro Tier beim Weideaustrieb; bei Bedarf nach drei Monaten zu wiederholen. Auf die Gefahr einer unkontrollierten Cu-Dosierung sei ausdrücklich hingewiesen (S. 1125). Auf Mo-armen Böden darf eine Mo-Kopfdüngung der Leguminosen nur bei saurer Reaktion vorgenommen werden.

SCHRIFTTUM

Archibald, J. G. (1951): Molybdenum in cows milk. J. Dairy Sci. *34*, 1026-1029. — Barshad, I. (1948): Molybdenum content of pasture plants in relation to toxicity for cattle. Soil Sci. *66*, 187-195. — Bell, M. C., B. G. Diggs, R. S. Lowrey & P. L. Wright (1964): Comparison of Mo^{99} metabolism in swine and cattle as affected by stable molybdenum. J. Nutrit. *84*, 367-372. — BOHMAN, V. R., M. A. WADE, C. TORELL, H. MELENDY & J. H. ROBERTSON (1959): The recovery of beef cattle from molybdenum toxicosis as influenced by different roughages. Growth *23*, 29-35. — BRANDENBURG, R. (1962): Untersuchungen über Molybdänvergiftung bei Rindern und deren Diagnose. Diss. Gießen. — BRITTON, J. W., & H. GOSS (1946): Chronic molybdenum poisoning in cattle of California. J. Amer. Vet. Med. Ass. *108*, 176-178. — BUXTON, J. C., & R. ALLCROFT (1955): Industrial molybdenosis of grazing cattle. Vet. Record *67*, 273-276. — COMAR, C. L., L. SINGER & G. K. DAVIS (1949): Molybdenum metabolism and interrelationships with copper and phosphorus. J. Biol. Chem. *180*, 913-922. — COOK, G. A., A. L. LESPERANCE, V. R. BOHMAN & E. H. JENSEN (1966): Interrelationship of molybdenum and certain factors to the development of the molybdenum toxicity syndrome. J. Animal Sci. *25*, 96-101. — CUNNINGHAM, H. M., J. M. BROW & A. E. EDIE (1953): Molybdenum poisoning of cattle in the Swan river valley of Manitoba. Canad. J. Agric. Sci. *33*, 254-260. — CUNNINGHAM, I. J. (1954): Molybdenum in animal health in New Zealand. New Zealand Vet. J. *2*, 29-35. — CUNNINGHAM, I. J. (1957): Molybdenum poisoning in cattle on pumice land and its control by injection of copper. New Zealand J. Agric. *95*, 219-222. — CUNNINGHAM, I. J., K. G. HOGAN & B. M. LAWSON (1959): The effect of sulphate and molybdenum on copper metabolism in cattle. New Zealand J. Agric. Res. *2*, 145-152. — CUNNINGHAM, I. J. (1960): Molybdate topdressing and animal health. New Zealand J. Agric. *100*, 419-428. — DAVIS, K. G., R. W. KIDDER & R. B. BECKER (1953): Relation of copper and molybdenum to cattle nutrition. Florida Agric. Exp. Stat. Bull. *513*, 32-51. — DAVIS, G. K. (1958): Inter-relations of dietary minerals. Modern Vet. Practice *39*:15, 22-27. — DICK, A. T. (1955): Copper, molybdenum and sulfate relationships. Nutrit. Rev. *13*, 142-144. — DYE, W. B., & J. L. O'HARA (1959): Molybdenosis. Nevada Agric. Exp. Stat. Bull. *208*. — FERGUSON, W. S., A. H. LEWIS & S. J. WATSON (1938): Action of molybdenum in nutrition of milking cattle. Nature *141*, 553. — FERGUSON, W. S., A. H. LEWIS & S. J. WATSON (1943): The teart pastures of Somerset. I. The course and cure of teartness. J. Agric Sci. *33*, 44-51. — FERGUSON, W. S. (1943): The teart pastures of Somerset. IV. The effect of continuous administration of copper sulphate to dairy cows. J. Agric. Sci. *33*, 116-118. — GARDNER, A. W., & P. K. HALL-PATCH (1962): An outbreak of industrial molybdenosis. Vet. Record *74*, 113-116. — McGOWAN, J. C., & P. W. BRIAN (1947): Inhibition of catechol bacteriostasis by molybdenates. Nature *159*, 373. — HALLGREN, W., N. KARLSSON & G. WRAMBY (1954): Molybdenförgiftning („molybdenos") hos nötkreatur i Sverige. Nord. Vet.-Med. *6*, 469-480. — HENDERSON, J. A. (1957): Conditioned copper deficiency in Canadian cattle. Canad. J. Comparat. Med. Vet. Sci. *21*, 332-335. — KUMANOV, S., N. IVANOV & A. ALEKSIEV (1964): Der Einfluß von mit Molybdän angereicherten Futtermitteln auf das Wachstum und die Verteilung von Mo, Cu und Fe sowie auf die Aktivität der alkalischen Phosphatase im Organismus von Jungrindern (bulgarisch). Izvest. Akad. Selskostopan. nauki, Zivotnov. nauki (Sofia) *1*:7, 35-43. — LESPERANCE, A. L., & V. R. BOHMAN (1963): Effect of inorganic molybdenum and type of roughage on the bovine. J. Animal Sci. *22*, 686-694. — LEWIS, A. H. (1943): The teart pastures of Somerset. II. Relations between soil and teartness. III. Reducing the teartness of pasture herbage. J. Agric. Sci. *33*, 52-57/58-63. — MARSTON, H. R. (1952): Cobalt, copper and molybdenum in the nutrition of animal and plant. Physiol. Rev. *32*, 66-121. — MEDVEDEV, I. K. (1964): Der Einfluß von Molybdän auf den physiologischen Zustand und die Leistungsfähigkeit bei Kühen (russisch). Trudy Vsesojuz. Inst. Eksperiment. Vet. (Moskau) *30*, 238-245. — MUIR, W. R. (1941): The teart pastures of Somerset. Vet. J. *97*, 387-400. — MUSCHE, R., & A. SCHÖBERL (1961): Zum Problem von Molybdänvergiftungen bei weidenden Rindern. Dtsch. Tierärztl. Wschr. *68*, 296-298. — MYLREA, P. J. (1958): Copper-molybdenum-sulfate-manganese interaction and the copper status of cattle. Austral. J. Agric. Res. *9*, 373-384. — PARKER, W. H., & T. H. ROSE (1955): Molybdenum poisoning (teart) due to aerial contamination of pastures. Vet. Record *67*, 276-279. — POHL, F. (1941): Fütterungsversuch mit molybdänhaltigem Fabrikstaub bei Rindern. Diss. Hannover. — LE RICHE, H. H. (1959): Molybdenum in the lower Lias of England and Wales in relation to the incidence of teart. J. Soil Sci. *10*, 133-136. — ROBINSON, G. A., A. McCARTER, H. C. ROWSELL, E. B. MEADS, P. E. RIDDELL & P. A. TAYLOR (1964): The biologic halflife time of molybdenum-99 in normal and nutritionally deficient cows. Amer. J. Vet. Res. *25*, 1040-1043. — SHIRLEY, R. L., R. D. OWENS & G. K. DAVIS (1950): Deposition and alimentary excretion of phosphorus-32 in steers on high molybdenum and copper diets. J. Animal Sci. *9*, 552-559. — THOMAS, J. W., & S. MOSS (1951): The effect of orally administered molybdenum on growth, spermatogenesis and testes histology of young dairy bulls. J. Dairy Sci. *34*, 929-934. — VANDERVEEN, J. E., & H. A. KEENER (1964): Effects of molybdenum and sulfate sulfur on metabolism of copper in dairy cattle. J. Dairy Sci. *47*, 1224-1230. — WERNER, A., & M. ANKE (1960): Der Spurenelementgehalt der Rinderhaare als Hilfsmittel zur Erkennung von Mangelerscheinungen. Arch. Tierernährung *10*, 142-153.

Mangan, Eisen, Kobalt

Vergiftungen von Rindern mit diesen, als Spurenelemente bedeutenden Schwermetallen (Mn: S. 1087; Fe: S. 1089; Co: S. 1091) sind außergewöhnlich und kaum zu erwarten, da die hierzu erforderlichen hohen Konzentrationen im Futter unter den üblichen Haltungs- und Ernährungsbedingungen nicht erreicht werden. Intoxikationen durch Mangan, Eisen oder Kobalt sind allenfalls nach industriellen Weideverunreinigungen (Abrauche, Unfälle) oder nach anhaltender extremer Überdosierung zur Prophylaxe von Spurenelementmängeln möglich. Gegebenenfalls wäre dann mit folgenden, bislang vorwiegend experimentell beobachteten Erscheinungen zu rechnen:

Mangan: Bei einem Gehalt von 100 bis 200 ppm Mn im Futter kann eine vorübergehende Senkung des Serum-Mg-Spiegels von 2,0 auf 1,5 mg% eintreten (→ Disposition zu Weidetetanie?). Außerdem erniedrigt sich auf Grund des Mn-Fe-Antagonismus der Eisengehalt der Leber. Entwicklung, Nährzustand und Hämoglobingehalt des Blutes gehen jedoch erst bei Mn-Werten von mehr als 1000 bis 2000 ppm der Trockensubstanz im Futter zurück.

Eisen wirkt hemmend auf den Mn-Stoffwechsel und könnte deshalb bei knapper Mn-Versorgung zu sekundärem Manganmangel (S. 1087) führen. Sonst verursacht sehr hohe Fe-Zufuhr aus der Weide (Gras: 770 bis 1800 ppm Fe; Tränkewasser: 200 ppm Fe) Osteoporose mit schokoladebraunem hyperplastischem Knochenmark (vor allem in Wirbeln, Brustbein und Rippen), während Leber und Nieren beziehungsweise Leber- und Pankreaslymphknoten eine ausgeprägte Siderose (5000 bis 45 000 ppm, 750 bis 2300 ppm beziehungsweise 18 400 ppm Fe), die Leber zudem einen mäßig erniedrigten Cu-Gehalt aufweisen. Der Gesundheitszustand solcher Rinder ist jedoch gut.

Kobalt ist erst von 80 bis 100 mg pro 100 kg Körpergewicht und Tag an deutlich toxisch für das Rind; das entspricht etwa dem Hundertfachen des bei der Verabreichung handelsüblicher Zusätze erzielten Angebotes. Saugkälber, deren Vormägen noch nicht funktionstüchtig sind, entwickeln dann eine Polyzythämie mit Erhöhungen des Hämoglobingehaltes, der Erythrozytenzahl sowie des Hämatokrits im Blut und Hyperplasie des Knochenmarks. Bei älteren Rindern sind schlechte Freßlust, Durst (akut) beziehungsweise verminderter Wasserverbrauch (chronisch), Gewichtsverlust, rauhes Haarkleid, unsicherer Gang, Festliegen, Tränen- und Speichelfluß sowie Atembeschwerden, in schweren Fällen auch tödliche Verluste festgestellt worden. In Leber und Nieren war dann ein erhöhter Co-Gehalt (60 bis 290 beziehungsweise 32 bis 200 ppm Co) nachzuweisen.

SCHRIFTTUM

Anonym (1964): A review of toxicology—feed additives. Modern Vet. Practice 45:20, 125-126. — Blakemore, F., J. A. Nicholson & J. Stewart (1937): Some effects of a high manganese content in the diet of animals with special reference to lactation tetany. Vet. Record 49, 415-422. — Cunningham, G. N., M. B. Wise & E. R. Barrick (1964): Further studies on the effects of elevated manganese levels on growth and blood constituents of calves. J. Animal Sci. 23, P 102. — Davis, G. K. (1958): ‚Trace elements'. Proc. Conf. Wooster, Ohio, S. 193. — Ely, R. E., K. M. Dunn & C. F. Huffmann (1948): Cobalt toxicity in calves resulting from high oral administration. J. Animal Sci. 7, 239-246. — Fair, P., J. Dennis & F. C. Harbough (1952): The effect of added manganese in feed on various mineral components of cattle blood. Amer. J. Vet. Res. 13, 438-350. — Hartley, W. J., J. Mullins & B. M. Lawson (1959): Nutritional siderosis in the bovine. New Zealand Vet. J. 7, 99-105. — Hawkins, G. E., G. H. Wise, G. Matrone & P. K. Waugh (1955): Manganese in the nutrition of young dairy cattle fed different levels of calcium and phosphorus. J. Dairy Sci. 38, 536. — Keenen, H. A., G. P. Percival, K. S. Morrow & G. H. Ellis (1947): Cobalt tolerance in young dairy cattle. J. Dairy Sci. 30, 557. — Kolb, E. (1959): Die Bedeutung des Mangans in der Tierernährung. Tierärztl. Umschau 14, 265-268. — Kolb, E. (1963): The metabolism of iron in farm animals under normal and pathologic conditions. Adv. Vet. Sci. 8, 50-114. — MacLaren, A. P. C., W. M. C. Johnston & R. C. Voss (1964): Cobalt poisoning in cattle. Vet. Record 76, 1148-1149. — Robinson, N. W., S. L. Hansard, D. M. Johns & G. L. Robertson (1960): Excess dietary manganese and feed lot performance of beef cattle. J. Animal Sci. 19, 1290.

Vergiftungen durch Salze der Alkali- und Erdalkalimetalle

Unter den in diesem Abschnitt zu besprechenden toxischen Schädigungen kommt in praxi vor allem der *Kochsalzvergiftung* sowie den bei der intravenösen und subkutanen Verabreichung von *Kalziumsalzlösungen* auftretenden Zwischenfällen Bedeutung zu.

Natrium (Kochsalzvergiftung)

Wesen: Durch unzureichende Wasserversorgung geförderte schwerwiegende Störung des Flüssigkeitshaushaltes und des Ionengleichgewichts infolge plötzlicher Aufnahme großer, oder aber laufender Ingestion übermäßiger Mengen von Kochsalz, mit perakutem bis akutem beziehungsweise protrahiertem Verlauf. Die Hauptsymptome betreffen den Magendarmkanal beziehungsweise die Produktivität (Wachstum, Nährzustand, Milchleistung), aber auch den Bewegungsapparat und das zentrale Nervensystem. Die Giftwirkung des Kochsalzes ist vor allem auf das Natrium-Ion zurückzuführen, da gleichartige Erscheinungen auch mit Natriumazetat auslösbar sind. (Schädigungen durch andere Natriumverbindungen werden bei den betreffenden Anionen besprochen: NaOH: S. 1123; $NaNO_3$ und $NaNO_2$: S. 1165; Na_2SO_4: S. 1174; $NaClO_3$: S. 1183.)

Vorkommen und Bedeutung: Nach Aufklärung der mit NaCl-Überdosierungen für Haustiere (vor allem Schweine und Geflügel) verbundenen Gefahren heute seltener, wegen der breiten Anwendung von Kochsalz in der Fütterung sowie des häufigen Vorkommens von Salz in der Umgebung von Rindern aber doch immer wieder auftretend und dann mitunter zu erheblichen Verlusten führend. Besonders gefährdet sind salzhungrige Milchkühe während der warmen Jahreszeit.

Ursachen und Krankheitsgeschehen: Die wichtigsten Möglichkeiten, Kochsalz in toxischen Mengen aufzunehmen, sind verregnete oder anderweitig naß gewordene Salzlecksteine, herumliegendes Viehsalz, Meer- und Brackwasser in Abzugsgräben oder Tümpeln von Marschweiden (vor allem bei Überflutungen oder Rückstau und nachfolgender Steigerung der Salzkonzentration durch Verdunsten), Abwässer (Sole) von Salzbergwerken oder Ölbohrungen, Tränkewasser aus Bohrbrunnen auf salzhaltigem Untergrund, überreichliche NaCl-Gaben durch Laien bei Lecksucht oder – mit anschließendem reichlichem Tränken – zur Erzielung eines hohen Lebendgewichtes vor der Schlachtung, gelegentlich auch Pökellake; in den USA schließlich die Selbstfütterung von Rindern mit Kraftfutter, dem zur Vermeidung eines zu raschen Verzehrs bis zu 30 % NaCl als ‚Inhibitor' beigemengt ist. Salzhungrige Tiere (S. 1047) nehmen erreichbares NaCl gierig auf und erkranken dann leichter als ausreichend versorgte oder schon an einen hohen Salzgehalt im Futter gewöhnte Tiere; in Wasser gelöstes NaCl wirkt im allgemeinen toxischer als das in trockener Form aufgenommene.

Entscheidend für das Zustandekommen der Intoxikation ist – außer in extremen Fällen – jedoch das *gleichzeitige Fehlen ausreichender Mengen von salzfreiem Tränkewasser;* sonst wird das im Übermaß aufgenommene und rasch resorbierte NaCl umgehend wieder über die Nieren ausgeschwemmt, ohne daß im Blut oder in den Geweben krankmachende Konzentrationen eintreten. Nur wenn die Exkretionsfähigkeit der Nieren (die Harn mit einer Konzentration von maximal 2,4 g% NaCl ausscheiden können) hierfür nicht ausreicht, wird NaCl in zunehmendem Maße retiniert und auch über den Darm eliminiert, wobei dann Krankheitserscheinungen auftreten.

Aus den genannten Gründen ist es schwierig, eine allgemein gültige *toxische Kochsalzdosis* für das Rind zu nennen: Einmalige Gaben von 2 g pro kg Körpergewicht und mehr sind bei unzulänglichem Tränken als gefährlich anzusehen; andererseits wird von entsprechend eingewöhnten, in der zuvor erwähnten Selbstfütterung stehenden Mastrindern die laufende Aufnahme von 1 bis 2 Pfund Salz täglich bei ungestörter Entwicklung gut vertragen, solange die Wasserversorgung gesichert ist. Steht Rindern als Tränke ausschließlich salzhaltiges Wasser zur Verfügung, so ist eine NaCl-Konzentration bis zu 1,0 % als verträglich, eine solche von 1,0 bis 1,5 % als ungünstig (für Milchkühe schon schädlich), und ein höherer Gehalt als 1,5 bis 2,0 % immer als giftig zu beurteilen[1]. Die genannten niedrigeren Konzentrationen führen lediglich zu einem vermehrten Tränkeverbrauch; dieser sinkt bei einem NaCl-Gehalt des Wassers von mehr als 1,5 % gegenüber der Norm ab; solche Tränke wird von den Tieren auch gemieden,

---

[1] Unverdünntes Meerwasser enthält im Mittel 2,7 % NaCl mit Ausnahme des Mittelmeeres (3 %) und des Toten Meeres (8 %).

wenn ihnen daneben einwandfreies Wasser zur Verfügung steht. (Über den Einfluß von Ca und Mg beziehungsweise von Nitraten oder Sulfaten im Trinkwasser siehe S. 1153, 1149, 1166).

Erscheinungen und Verlauf: Plötzlich mit NaCl schwer vergiftete Rinder zeigen ein perakutes bis akutes Krankheitsbild mit auffallendem Durst. Einem nicht immer voll ausgeprägten Erregungsstadium – mit Nervosität, Brüllen, Zittern und Zuckungen, eventuell auch Krämpfen, Umfallen, kolikartiger Unruhe oder teilweiser bis völliger Blindheit – folgen zunehmende Schwäche und Inkoordination der Nachhand (Überköten, Schwanken, Taumeln, Festliegen). Die Patienten fressen nicht; manche sind aufgebläht. Harn wird häufiger als normal, mitunter pressend abgesetzt. Bei näherer Untersuchung erweisen sich die Maulschleimhäute als pappig-trocken gerötet und die Ohren als kalt; Frequenz von Puls und Atmung sind erhöht, ihre Intensität herabgesetzt. Das Blut ist eingedickt (Anhydrämie mit mehr als 40 % Hämatokrit). Wenn keine Abhilfe geschaffen wird, verendet die Mehrzahl der Patienten innerhalb von ein bis drei Tagen nach Krankheitsbeginn, mitunter noch vor dem Einsetzen des bei den übrigen Tieren zu beobachtenden hochgradigen und zu raschem Gewichtsverlust mit tiefliegenden Augen führenden Durchfalls. Rinder, die *längere* Zeit reichlich Salz erhielten und vertrugen, können nach Drosselung der Wasserversorgung unter den gleichen Symptomen erkranken. Bei *dauerndem Tränken* mit mäßig salzhaltigem Wasser ist der Verlauf oft langsamer; dann stehen folgende Erscheinungen im Vordergrund: geringer Appetit, Entwicklungshemmung oder fortschreitende Abmagerung, geringe oder fehlende Milchsekretion, rauhes Haarkleid mit derber, lederbündiger und schuppiger Haut, starke Exsikkose, müder oder steifer, ataktischer Gang, anhaltender Durchfall; alle Tiere sind sehr durstig nach salzfreiem Wasser.

Zerlegungsbefund: keine pathognostischen Veränderungen. In akuten Fällen unterschiedlich ausgeprägte Abomasoenteritis (mitunter hämorrhagisch); Panseninhalt auffallend trocken; manchmal fettige Leberdegeneration oder petechiale Blutungen am Herz oder an den Serosen.

Erkennung: Vorbericht, Überprüfung der Umgebung der Tiere sowie der Durst der Patienten lenken den Verdacht auf eine Kochsalzvergiftung. Wegen der raschen Resorption sind erhöhte NaCl-Konzentrationen im Verdauungskanal nicht immer nachweisbar (Vergleichswerte gesunder Rinder: Panseninhalt 120 bis 190, Labmageninhalt 570 bis 700, Inhalt des Duodenums 560 bis 710, Inhalt des Enddarmes 90 bis 180 mg % NaCl); im Blutserum ist während der Phase vermehrter Resorption der NaCl-Spiegel erhöht (über 500 mg %).

Unterscheidung: Je nachdem, welche Erscheinungen das Krankheitsbild beherrschen, sind Tollwut (S. 792), Weidetetanie (S. 1024), Vergiftungen mit chlorierten Kohlenwasserstoffen (S. 1187), Arsen (S. 1154) oder Blausäure (S. 1265) beziehungsweise Magendarmwurmbefall (S. 920) und Paratuberkulose (S. 756) mit in Betracht zu ziehen; der anhaltende starke Durst der Patienten und die Klärung des Salzzusammenhanges gestatten es in der Regel aber, diese Krankheiten auszuschließen.

Vorbeuge: Lecksteine auf der Weide nur überdacht, im Stall nicht in der Nähe der Tränke auslegen; Viehsalzvorräte außerhalb der Reichweite der Rinder lagern. Bei jeder Form reichlicher Salzzufütterung (insbesondere als ‚Inhibitor' im Kraftfutter) für ununterbrochene Zufuhr von einwandfreiem Trinkwasser sorgen und die zugegebenen Salzmengen allmählich steigern (Eingewöhnung). Meerwasserüberflutete Weiden entweder erst nach ausgiebigen Regenfällen wieder nutzen, oder den Tieren genügend Süßwasser zur Verfügung stellen. Wo anderes Tränkewasser nicht vorhanden ist, sollte der NaCl-Gehalt 1,0 % möglichst nicht übersteigen.

Behandlung: Ursache sofort abstellen. Bei heißem Wetter sind die Patienten aufzustallen. Salzfreies Wasser geben: zunächst wiederholt in kleineren Portionen (sonst Gefahr, daß sich ein Gehirnödem entwickelt), erforderlichenfalls mit der Schlundsonde, dann zur freien Verfügung. Kalziumboroglukonat langsam, bis zur Normalisierung der Herztätigkeit, intravenös (physiologische Kochsalzlösung und andere Na- oder Cl-haltige Infusionen meiden); bei Bedarf auch Koffein. Der Durchfall wird symptomatisch mit Schleim, Paraffinöl oder Kohlepulver behandelt.

SCHRIFTTUM

ANONYM (1933/34): Vergiftung durch Heringslake. Veröff. J.-Ber. beamt. Tierärzte Preußen 23: 2, 135. — ANONYM (1939): Kochsalzvergiftung. Veröff. J.-Vet.-Ber. beamt. Tierärzte Preußen 24:2, 97-98. — BATTAGLINO, G. (1935): Contributo allo studio dell'avvelenamento dei bovini per sale pastorizo. Nuovo Ercol. 40, 288-292. — BOUDRY (1898): Kochsalzvergiftung bei Kühen. Schweiz. Arch. Tierheilk. 40, 273. — BUFFAGNI, V. (1935): Avvelenamenti da cloruro di sodio in suini e bovini. Profilassi 8, 53-54. — CLOUGH, G. W. (1929): Salt poisoning. Vet. Record 9, 1099. — McCONNELL, W. C. (1945): Salt water and oil pollution, and its relation to livestock losses. North Amer. Vet. 26, 600-601. — EICHHORN (1901): Vergiftung durch Pökellake. Ber. Vet.-Wesen Sachsen 46, 52. — ELAM, C. J., & L. K. AUTRY (1961): Effects of level of sodium chloride consumption on water and mineral balance in beef cattle. J. Animal Sci. 20, 670. — HARRIS, W. H. (1960): Salt poisoning—cattle. Modern Vet. Practice 41:21, 61. — HARTENSTEIN (1878): Chronische Kochsalzvergiftung bei Milchkühen. Ber. Vet.-Wesen Sachsen 23, 110. — HAUBOLD (1894): Kochsalzvergiftung. Ber. Vet.-Wesen Sachsen 39, 141-142. — HELLER, V. G. (1933): The effect of saline and alkaline water on domestic animals. Oklahoma Agric. Exp. Stat. Bull. 217, 23. — HELLER, V. G., & M. HADDACH (1936): Paths of excretion and mineral balance in animals drinking saline und alkaline waters. J. Biol. Chem. 112, 439-447. — HORN (1895): Massenvergiftung bei Rindern durch Viehsalzleckstein (Kochsalzvergiftung). Wschr. Tierheilk. Viehzucht 39, 185-187. — JONES, T. H. (1930): Salt poisoning in a cow. Vet. Record 10, 11. — KETZ, H.-A. (1960): Vergleichende Betrachtungen über die renale Elektrolytausscheidung bei den Haustieren. Zbl. Vet.-Med. 7, 327-338. — LANDEL (1859): Kochsalzvergiftung bei zwei Ochsen. Repertor. Tierheilk. 20, 184-185. — LEHMANN (1851): Krankheitserscheinungen bei einer Kuh, veranlaßt durch eine zu große Gabe von Kochsalz. Schweiz. Arch. Tierheilk. 11, 206-207. — LEHR, J. J. (1961): Verschijnselen van natriumarmoede bij het dier, alsmede de gevolgen van een te ruime dosering van keukenzout. Tijdschr. Diergeneesk. 86, 729-740. — LIEBAUG, E. (1960): Chloridbestimmungen im Magen- und Darminhalt von Schlachtrindern unter besonderer Berücksichtigung der Kochsalzvergiftung beim Rind. Diss. Leipzig. — PEIRCE, A. W. (1957): Saline content of drinking water for cattle. Vet. Rev. Annot. 3, 37-43. — PISTOR, W. J., J. C. NESBITT & B. P. CARDON (1950): The influence of high salt intake on the physiology of the ruminant. Proc. Book 87. Ann. Meet. Amer. Vet. Med. Ass. 154-158. — LENGEMANN, F. W., P. D. AINES & S. E. SMITH (1952): The normal chloride concentration of blood plasma, milk, and urine of dairy cattle. Cornell Vet. 42, 28-35. — MEYER, J. H., W. C. WEIR, N. R. ITTNER & J. D. SMITH (1955): The influence of high sodium chloride intakes by fattening sheep and cattle. J. Animal Sci. 14, 412-418. — NELSON, A. B., R. W. MACVICAR, W. J. VAN ARSDELL & A. E. DARLOW (1951): Salt as a means of regulating consumption of cottonseed meal by beef cattle. J. Animal Sci. 10, 1058. — OHMAN, A. F. S. (1939): Poisoning of cattle by saline bore water. Austral. Vet. J. 15, 37-38. — PFEFFER, E., J. BERTZBACH, B. HELFFERICH & W. LENKEIT (1965): Untersuchungen zur Beeinflussung des Stoffwechsels durch hohe Kochsalzzufütterung bei der Milchkuh. I. Veränderungen der Cl-Konzentration im Blut und in den Ausscheidungen bei allmählicher Steigerung der Kochsalzgabe. II. Veränderungen der Chlorid-Ausscheidungen und des Chlorid-Gehalts im Blut bei plötzlichem Entzug einer hohen Kochsalzzulage. Zschr. Tierphysiol. Tierernähr. Futtermittelk. 20, 305-312/312-317. — PICKERING, E. C. (1965): The role of the kidney in sodium and potassium balance in the cow. Proc. Nutr. Soc. 24, 73-80. — RAMBE, L. (1936): Undersökningar angående koksaltbelastnings inverkan på vissa fysiologiska funktioner hos nötkreatur. Svensk Vet.-Tidskr. 41, 349-358. — RATLIFF, F. D. (1942): Sodium chloride poisoning in cattle. Vet. Med. 37, 438-439. — REIMERS (1911): Massenerkrankungen von Rindvieh infolge Genusses von Seewasser. Berl. Tierärztl. Wschr. 27, 359-360. — RIGGS, J. K., R. W. COLBY & L. V. SELLS (1953): The effect of self-feeding salt-cottonseed meal mixtures to beef cows. J. Animal Sci. 12, 379-393. — ROSENKRANZ (1869): Kochsalzvergiftung. Ber. Vet.-Wesen Sachsen 14, 92. — SCOTT, W. M. (1924): Salt poisoning in cattle. Vet. J. 80, 19-26. — SVANBERG, O., S. NORDFELDT & O. JOHANSSON (1958): Den svenska vallvegetationens natriumhalt samt nötkreaturens koksaltbehov och salttolerans. Kungl. Skogs-Lantbruksakad. Tidskr. 97, 341-367. — UHLICH (1893): Kochsalzvergiftung. Ber. Vet.-Wesen Sachsen 38, 133-134. — VELU, H. (1938): Les eaux chlorurées sodiques conviennent-elles pour l'abreuvement du betail? Arch. Inst. Pasteur Algérie 14, 332-352. — WEETH, H. J. (1960): How much salt can livestock take in water? Modern Vet. Practice 41:18, 70. — WEETH, H. J., L. H. HAVERLAND & D. W. CASSARD (1960): Consumption of sodium chloride water by heifers. J. Animal Sci. 19, 845-851. — WEETH, H. J., & L. H. HAVERLAND (1961): Tolerance of growing cattle for drinking water containing sodium chloride. J. Animal Sci. 20, 518-521. — WEETH, H. J., J. E. HUNTER & E. L. PIPER (1962): Effect of salt water dehydration on temperature, pulse and respiration of growing cattle. J. Animal Sci. 21, 688-691. — WYSSMANN, E. (1945): Kochsalzvergiftungen bei Rindern. Schweiz. Arch. Tierheilk. 87, 153-154. — ZÜNDEL, A. (1881/82): Vergiftung mit Salzlake. Gesundh.-zustand Haustiere Elsaß-Lothringen, S. 102.

Kalium

Der Stoffwechsel der Wiederkäuer ist auf den Kaliumüberschuß der Pflanzennahrung (K-Gehalt: 1,5 bis 4,0 % der Trockensubstanz; K-Bedarf des Rindes: 0,3 bis 0,5 % der Trockensubstanz) eingespielt und vermag den Na/K-Haushalt auch bei relativ hohem K-Angebot im Futter durch Regulation der Ausscheidung sowie der Rückresorption

(Nieren, Dickdarm) auszugleichen. Kaliumvergiftungen von Rindern sind bislang nur nach exzessiven oralen oder intravenösen Gaben von *Kaliumchlorid* (mehr als 200 bis 500 g per os bei erwachsenen Rindern beziehungsweise 300 bis 600 mg pro KGW intravenös bei Kälbern) bekannt geworden. Die Resorption des oral aufgenommenen KCl (sowie von $KHCO_3$ und K_3PO_4) erfolgt beim Rind sehr schnell und fast vollständig, wobei im Blutplasma nach den genannten Dosen ebenso hohe K-Werte erreicht werden wie nach intravenöser Injektion. Der Ca-Gehalt des Serums bleibt dabei unbeeinflußt, während der Serum-Mg-Spiegel absinken kann; sobald der normalerweise 4 bis 5 mäqu/l betragende Plasma-K-Spiegel dabei 8 bis 15 mäqu/l überschreitet beziehungsweise der Serum-K-Gehalt von normal 18 bis 25 mg % auf über 30 bis 35 mg % ansteigt, treten tetanieähnliche Erscheinungen (erhöhte Erregbarkeit, Krämpfe, Niedergehen, häufiger und vermehrter Harnabsatz, Steigerung der Atemfrequenz und Herzversagen) auf, die unter Umständen zum Tode des Tieres führen; dabei steigt die Herzfrequenz zunächst an, um dann bis zum Herzstillstand abzufallen (fortschreitender intraventrikulärer Block mit Reizleitungsstörungen: QRS- und T-Erweiterung, deutliche T-Erhöhung, allmähliches Verschwinden von P im Elektrokardiogramm). Als wirksam hat sich die sofortige intravenöse Infusion von Kalziumboroglukonat erwiesen.

Im Gegensatz zu dieser perakuten Form der K-Vergiftung sind bei Kälbern durch fortgesetzte mäßig überhöhte K-Gaben im Futter (5,8 % der Trockensubstanz) Todesfälle unter ausgeprägter Schwäche und Atonie der Muskulatur (herabgesetzte Erregbarkeit der motorischen Nerven), Herzinsuffizienz und Ödembildung (Gliedmaßen, Lungen; Herzbeutelflüssigkeit vermehrt) ausgelöst worden; dabei trat keine wesentliche Steigerung des Serum-K-Spiegels ein (20 → 27 mg %).

Einseitige *Rübenblattfütterung* kann zu einer Erhöhung des K-Spiegels im Blutserum führen. Die Zusammenhänge zwischen dem K-Gehalt des Grases und der *Weidetetanie* werden auf Seite 1024 erörtert. Die Giftigkeit *anderer Kaliumverbindungen* beruht in erster Linie auf der Wirkung des Anions; sie werden deshalb andernorts abgehandelt (KOH: S. 1123; KNO_3 und KNO_2: S. 1165; KJ: S. 1184; KCN: S. 1265).

SCHRIFTTUM

ANDERSON, R. S., & E. C. PICKERING (1962): Effects of intravenous infusion of potassium chloride on potassium and sodium excretion and on the rate of urine formation in the cow. J. Physiol. *164*, 180 bis 188. — BERGMAN, E. N., & A. F. SELLERS (1953/1954): Studies on intravenous administration of calcium, potassium, and magnesium to dairy calves. I. Some biochemical and general toxic effects. II. Some cardiac and respiratory effects. Amer. J. Vet. Res. *14*, 520-528/*15*, 25-35. — BLAXTER, K. L., B. COWLISHAW & J. A. F. ROOK (1960): Potassium and hypomagnesaemic tetany in calves. Animal Prod. *2/1*, 1-10. — DENNIS, J., & F. G. HARBOUGH (1948): Experimental alteration of blood potassium and calcium levels in cattle. Amer. J. Vet. Res. *9*, 20-25. — KETZ, H.-A. (1960): Vergleichende Betrachtungen über die renale Elektrolytausscheidung bei den Haustieren. Zbl. Vet.-Med. *7*, 327-338. — KOETSVELD, E. E. VAN (1964): De invloed van verhoogde kaliumopname op de electrolyten-huishouding van verse melkkoeien. Tijdschr. Diergeneesk. *89*, 590-604. — KRONFELD, D. S. (1964): Potassium therapy for downer cows. Mod. Vet. Pract. *45*: 11, 64/66. — MEYER, H., W. SEELE & H. STEINBECK (1962): Über den Einfluß hoher Kalium- und Phosphorgaben auf den Kalium-, Natrium- und Wasserstoffwechsel beim Rind. Berl. Münch. Tierärztl. Wschr. *75*, 113-116. — PICKERING, E. C. (1965): The role of the kidney in sodium and potassium balance in the cow. Proc. Nutr. Soc. *24*, 73-80. — ROBERTS, W. K., & V. V. ST. OMER (1965): Dietary potassium requirements of fattening steers. J. Animal Sci. *24*, 902. — SANDER, B. (1956): Flammenphotometrische Kaliumbestimmungen im Blutserum gesunder Rinder, Pferde und Schafe. Diss., Hannover. — SEEKLES, L. (1960): Pathology of potassium in animals. Proc. 6. Congr. Int. Potash Inst. (Bern), Amsterdam, S. 349-379. — SEELE, W. (1961): Der Einfluß hoher Kaliumgaben auf den Mineralstoffwechsel (Mg, Ca, P, K, Na) beim Rind. Diss., Hannover. — SELLERS, A. F., T. L. GITIS & M. H. ROEPKE (1951): Studies of electrolytes in body fluids in dairy cattle. III. Effects of potassium on electrolyte levels in body fluids in midlactation. Amer. J. Vet. Res. *12*, 296-301. — MCSHERRY, B. J., & I. GRINYER (1954): The pH-values, carbon dioxide content, potassium, calcium, chloride and inorganic phosphorus in the blood serum of normal cattle. Amer. J. Vet. Res. *15*, 509-510. — SJOLLEMA, B., E. E. VAN KOETSVELD, J. GRASHUIS & J. J. LEHR (1955): Onderzoekingen over kopziekte. I. Voorjaarsproef 1953. II. Herfstproef 1953. Tijdschr. Diergeneesk. *80*, 579-604/1111-1134. — WARD, G. M. (1966): Potassium metabolism of domestic ruminants — a review. J. Dairy Sci. *49*, 268-276. — WARD, G. M. (1966): Oral potassium fatal to a cow. J. Amer. Vet. Med. Ass. *148*, 543-544.

Magnesium

Intoxikationen durch Magnesiumsalze werden beim Rind fast ausschließlich durch Behandlungsfehler (orale oder intravenöse Überdosierungen) verursacht. Die normale enterale Resorbierbarkeit nimmt vom Mg-oxyd, -chlorid und -phosphat zum Mg-azetat, -sulfat und -zitrat ab; Mg-karbonat wird praktisch nicht resorbiert. Weitere Einzelheiten über den Magnesiumstoffwechsel sind dem Abschnitt über die Weidetetanie (S. 1024) zu entnehmen.

Magnesiumoxyd ist in den zur Vorbeuge der Weidetetanie gebräuchlichen Tagesgaben (50 bis 100 g pro Tier) oral gut verträglich; dabei sollte aber die individuelle Dosierung durch entsprechende Maßnahmen (S. 1033 f.) sichergestellt sein: Schon nach einmaliger Aufnahme von 180 bis 300 g MgO tritt starker Durchfall ein; gleichzeitig steigt der Serum-Mg-Spiegel auf 3 mg % an.

Magnesiumchlorid wurde 1931 von SJOLLEMA, SEEKLES und VAN DER KAAY in die bis dahin zur Behandlung von Gebärparese und Tetanie angewandte reine $CaCl_2$-Lösung mitaufgenommen, um deren Schadwirkung auf das Herz zu mindern. Es wird in dem von ihnen empfohlenen Mischungsverhältnis (40 g $CaCl_2$ crist., 15 g $MgCl_2$ crist., 300 ml H_2O pro Tier, oder nach GÖTZE, 1934: 6 bis 8 g $CaCl_2$ crist., 2 bis 3 g $MgCl_2$ crist., 10 g Glukose, 100 ml H_2O pro 100 kg KGW) intravenös gut vertragen; Herzschädigungen, die bei der Infusion dieser oder ähnlicher, handelsüblicher Ca-Mg-Lösungen auftreten, sind auf ihren Ca-Anteil zurückzuführen (siehe S. 1149). Allein gegeben wirkt $MgCl_2$ erst toxisch, wenn bei der intravenösen Injektion 0,08 mäqu Mg pro kg KGW und Minute überschritten werden; nach Erreichen von 10 mäqu/l Blutplasma setzen Depressionen, Unempfindlichkeit, Dyspnoe und Zyanose ein; nach dem Niedergehen des Tieres kommt es bei Werten über 14 mäqu/l Plasma zum Tod durch Atemstillstand. Am Herzen treten dabei jedoch weder nennenswerte Frequenzänderungen noch Arrhythmien oder Extrasystolen auf; im Elektrokardiogramm wird sowohl die atrioventrikuläre als die ventrikuläre Reizleitung zunehmend verlangsamt (Verlängerung von QRS und T).

Magnesiumsulfat (Bittersalz) ist im allgemeinen unschädlich, wenn es in der üblichen abführenden Menge (erwachsene Rinder 300 bis 500 g, maximal 1000 g; Kälber 25 bis 50 g) und in ausreichender Verdünnung (6%ige Lösung) per os verabreicht wird. Bei nieren- oder darmkranken Patienten (insbesondere solchen mit Behinderung der Darmpassage oder voraufgegangener Darmoperation) sowie bei Anwendung zu hoher Dosen und Konzentrationen kann es aber lebensbedrohliche gebärpareseartige Krankheitserscheinungen auslösen: apathisches Festliegen mit seitwärts eingeschlagenem Kopf, völlige Reflexlosigkeit bis auf Lid- und Kornealreflex, Untertemperatur, Atmung verlangsamt und vertieft (mitunter Schnarchen) bei regelmäßiger Herztätigkeit. Ähnliche Folgen (Niedergehen, narkoseartige Lähmung, unter Umständen auch Atemstillstand) kann die in England bei der Weidetetanie gebräuchliche alleinige oder zusätzlich zur Ca-Therapie erfolgende intravenöse Verabreichung von $MgSO_4$ haben, wenn die Infusion zu rasch erfolgte (in weniger als 10 bis 15 Minuten) oder überdosiert wurde (mehr als 100 bis 200 ml der 25%igen Lösung); beim Übergang in das narkotische Stadium beträgt der Serum-Mg-Spiegel bei Wiederkäuern etwa 15 mg %; der Tod tritt ungefähr bei 20 mg % ein. Um solche Auswirkungen zu vermeiden, sollten die genannten Dosen und Konzentrationen nicht überschritten werden; anstelle der intravenösen Injektion von $MgSO_4$ ist, vor allem in leichteren oder fraglichen Tetaniefällen, die subkutane Verabreichung (200 bis 300 ml 25 % auf mehrere Stellen verteilt) vorzuziehen. Als Antidot der Mg-Vergiftung hat sich Kalziumchlorid bewährt, das bis zum Wirkungseintritt langsam intravenös verabreicht wird; unterstützend kann zudem Physostigmin (30 bis 60 mg subkutan) gegeben werden.

Im *Tränkewasser* (Bohrbrunnen etc.) sollte der Gesamtgehalt an alkalinen und salinen Salzen 1,0 % (für nichttragende Rinder maximal 1,5 %), der $MgCl_2$-Anteil aber 0,1 % nicht überschreiten; höhere Konzentrationen verursachen Freßunlust und Durchfall. Nach laufender Aufnahme von 150 g $MgSO_4$ pro erwachsenes Tier und Tag (einer Menge, die der Verunreinigung bestimmter Tränken entspricht) zeigen Rinder bei gleichzeitiger unzureichender P-Versorgung Lecksucht und erhebliche Ca-Verluste; beides kann durch entsprechende Zufuhr von phosphathaltigen Mineralsalzen behoben werden.

SCHRIFTTUM

ALLCROFT, W. M. (1947): The fate of calcium and magnesium in the blood stream of the ruminant, with special reference to treatment of metabolic disorders in the bovine. Vet. J. *103*, 157-176. — BERGMAN, E. N., & A. F. SELLERS (1953/1954): Studies on intravenous administration of calcium, potassium and magnesium in dairy calves. I. Some biochemical and general toxic effects. II. Some cardiac and respiratory effects. Amer. J. Vet. Res. *14*, 520-529/*15*, 25-35. — BLAKE, W. P. (1954): Magnesium sulfate poisoning in a cow. Vet. Med. *44*, 501. — CAMPBELL, T. (1887): Parturient apoplexy. Veterinarian *60*, 499-505. — CARE, A. D. (1960): The effect on cattle of high level magnesium supplementation of their diet. Vet. Record *72*, 517-519. — FÖNYEDI, K. (1962): Durch Magnesiumsulfatgabe ausgelöste gebärpareseähnliche Erkrankung bei der Kuh (ungarisch). Magyar allatorv. Lap. *17*, 184. — GÖTZE, R. (1934): Koma, Lähmungen und Krämpfe während der Mutterschaft und der Laktation. Berl. Münch. Tierärztl. Wschr. *50*, 849-854. — HELLER, V. G. (1933): The effect of saline and alkaline water on domestic animals. Oklahoma Agric. Exp. Stat. Bull. *217*, 23. — HUFFMAN, C. F., C. L. CONLEY, C. C. LIGHTFOOT & C. W. DUNCAN (1941): Magnesium studies in calves. II. The effect of Mg-salts and various natural feeds upon the Mg-content in the blood. J. Nutr. *22*, 609-620. — MARR, A. (1958): Hypocalcaemia and hypomagnesaemia in cattle. Vet. Record *70*, 945-949. — MEYER, H., & H. GRUND (1963): Über die Resorption des Magnesiums aus verschiedenen Verbindungen beim Rind. Tierärztl. Umschau *18*, 181-182. — MILLER, M. R. (1926): Alkali poisoning of livestock. Vet. Med. *21*, 268-273. — MITCHELL, T. M. (1947): Diskussionsbeitrag zu BODDIE, G. F.: Toxicological problems in veterinary practice. Vet. Record *59*, 483. — PALMER, L. S., C. H. EEKLES & D. J. SCHUTTE (1928/29): Magnesium sulfate as a factor in the retention of Ca and P in cattle. Proc. Soc. Exp. Biol. Med. *26*, 58-62. — PEIRCE, A. W. (1959): Studies on salt tolerance of sheep. II. The tolerance of sheep for mixtures of sodium chloride and magnesium chloride in the drinking water. Austral. J. Agric. Res. *10*, 725-735. — PULLES, H. A. (1933): Über die neuzeitliche Behandlung der Gebärparese und Grastetanie durch intravenöse Infusion von Calciumchlorid-Magnesiumchlorid-Lösung. Tierärztl. Rundschau *29*, 224-227. — SCHREIBER, G. (1959): Erfahrungen mit Magnesiumsulfat-Injektionen bei der Behandlung von stenokardischen Anfällen. Münch. Med. Wschr. *101*, 1796-1798. — SJOLLEMA, B., L. SEEKLES & F. C. VAN DER KAAY (1931): Wijziging van de calcium-therapie. Tijdschr. Diergeneesk. *58*, 415-417. — SJOLLEMA, B., L. SEEKLES & F. C. VAN DER KAAY (1932): Zur Kalziumtherapie bei der Gebärparese des Rindes. Dtsch. Tierärztl. Wschr. *40*, 149-150. — SJOLLEMA, B., & L. SEEKLES (1936): Zur Bedeutung des Magnesiums in der Calcium-Magnesium-Therapie der Gebärparese. Dtsch. Tierärztl. Wschr. *44*, 504-505. — WEHNER, W. (1964): Zum Festliegen des Rindes und der Kalzium-Magnesium-Therapie. Tierärztl. Umschau *19*, 563-565. — WOELFFER, D. (1962): Water pH for dairy cattle. Modern Vet. Practice *43:* 5, 56-57. — ZWILLINGER, L. (1935): Über die Magnesiumwirkung auf das Herz. Klin. Wschr. *14*, 1429-1433.

Kalzium

Kalziumbedingte Schadwirkungen sind meist auf die intravenöse Infusion von Ca-Salzlösungen zurückzuführen. Das von DRYERRE und GREIG (1925) sowie von SJOLLEMA (1928) in die Therapie der Gebärparese eingeführte Kalziumchlorid hat seitdem zwar in zahllosen Fällen lebensrettend gewirkt; durch die unsachgemäße oder kritiklose Anwendung von Ca-Präparaten ist aber auch immer wieder Schaden angerichtet worden. Ihre Verabreichung sollte sich möglichst auf die echten Ca-Indikationen beschränken: Hypokalzämie, Tetanie; allergische Reaktionen und hämorrhagische Diathesen = Entzündungshemmung und Gefäßabdichtung; als Gegenmittel von Vergiftungen durch Kochsalz, Kalium- oder Magnesiumsalze, Fluor (akute Intoxikation) oder chlorierte Kohlenwasserstoffe (Kontaktinzektizide).

Bei anderen Krankheiten läßt sich Kalzium meist durch Traubenzucker- oder die handelsüblichen ausbalanzierten Elektrolytlösungen (T. I.) ersetzen. Einzelheiten über den Ca-Stoffwechsel finden bei der Gebärparese (S. 1009) und bei den stoffwechselbedingten Osteopathien (S. 986 ff.) Erwähnung; Verätzung durch Branntkalk werden auf Seite 1123, Vergiftungen durch Kalksalpeter bei den Nitraten (S. 1165) besprochen.

Akute örtliche Schädigungen: Von den therapeutisch angewandten Ca-Verbindungen wirkt vor allem $CaCl_2$ stark gewebsreizend; bei parenteraler Gabe darf es deshalb nur streng intravenös infundiert werden. Selbst kleine Mengen paravenös oder subkutan injizierter CaCl$_2$-Lösung können zu schwerer Peri- und Thrombophlebitis mit Absterben der darüberliegenden Haut oder Abszedierung führen (S. 115). Deshalb ist CaCl$_2$ heute weitgehend von dem örtlich weniger irritierenden Ca-glukonat sowie dem subkutan und intramuskulär noch besser verträglichen und zudem leichter wasserlöslichen Ca-Boroglukonat abgelöst worden (DRYERRE und GREIG, 1935). Nach versehentlicher paravenöser oder subkutaner Injektion von CaCl$_2$-Lösung sind umgehend die auf Seite 117 geschilderten entzündungshemmenden Maßnahmen zu ergreifen. Für die subkutane und intramuskuläre Anwendung von zusatzfreiem Ca-glukonat sollte die Konzentration der Lösung 5 %, bei Ca-boroglukonat 20 bis 25 % nicht überschreiten; das auf Körpertemperatur vorgewärmte Mittel ist möglichst in Teildosen von 20 bis 50 ml an mehreren Körperstellen zu injizieren.

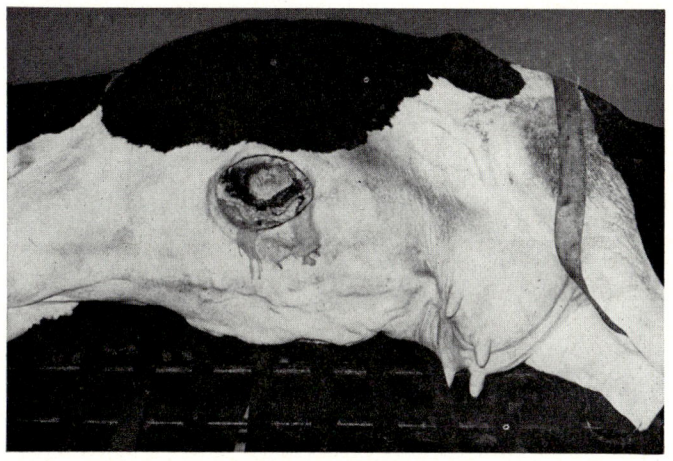

Abb. 555. Bis auf die Bauchmuskeln reichende ausgedehnte feuchte Gangrän der Haut im Bereich der V. subcutanea abdominis nach paravenöser Injektion einer kalziumchloridhaltigen Lösung

Die *akute allgemeine Toxizität* intravenös verabreichter Ca-Salze beruht auf ihrem schädigenden Einfluß auf die Erregbarkeit und Reizleitungsfähigkeit des Herzens. Dieser ist zwar bei den organischen Ca-Verbindungen etwas geringer als bei den anorganischen, im Prinzip aber allen therapeutisch in Frage kommenden Ca-Präparaten eigen: Während der Infusion steigt der Serum-Ca-Spiegel schnell auf 20 bis 25 mg % an; er sinkt dann in den folgenden 12 bis 24 Stunden wieder zur Norm oder auf den subnormalen Ausgangswert zurück (Ausscheidung über die Nieren). Diese plötzliche Zunahme der Ca-Ionenkonzentration löst zunächst eine Verstärkung der Systole (kräftigerer Herzschlag) aus, die von einer Verlangsamung der Herzschlagfolge begleitet wird. Bei fortgesetzter rascher Injektion folgt dann eine deutliche Steigerung der Herzfrequenz, die mit partiellem atrioventrikulärem Block, Arrhythmien beziehungsweise Extrasystolen und/oder Kammerflimmern einhergehen und zum Tod durch systolischen Herzstillstand führen kann. Das EKG zeigt dabei eine ausgeprägte Verzögerung der atrioventrikulären sowie eine leichte Verlangsamung der ventrikulären Reizleitung (Verlängerung der PQ-Strecke, Verkürzung der ST-Strecke sowie Vergrößerung der S-Zacke und der T-Welle). Außer den genannten Erscheinungen am Kreislauf sind Tränen- und Speichelfluß, Unruhe, Muskelzittern, vermehrte und intensivierte Atmung (bei einem Serum-Ca-Gehalt von 20 bis 30 mg %), in schwerwiegenderen Fällen auch zunehmende Schwäche, Schwanken und Festliegen (bei einem Serum-Ca-Spiegel von 40 bis 50 mg %) zu beobachten. Während derart gefährliche Folgen bei gesunden Rindern erst nach Ca-Dosen und einer Infusionsgeschwindigkeit eintreten, welche diejenige von 300 g Ca-glukonat pro 500 kg KGW innerhalb von 45 Minuten überschreiten (das entspricht 0,07 mäqu Ca pro kg KGW und Minute), erweisen sich kranke Tiere oft als wesentlich anfälliger. Vor allem bei Patienten, die bereits längere Zeit an Hypokalzämie leiden oder die schon mit Ca vorbehandelt wurden, sowie bei herz- und lebergeschädigten Rindern können selbst durch die therapeutisch üblichen Ca-Dosen lebensbedrohliche Symptome oder gar der Tod ausgelöst werden. Die geschilderten Anzeichen setzen dann zwar meist schon während oder unmittelbar nach der Infusion ein; mitunter äußert sich eine solche Ca-Intoxikation jedoch als Spätschädigung, die erst 24 bis 48 Stunden nach der Behandlung, unter Umständen selbst noch nach einer scheinbaren Besserung des klinischen Bildes unerwartet eintritt.

Zur Vermeidung derartiger Zwischenfälle sind folgende *Vorsichtsmaßregeln* einzuhalten: Ca-Präparate bei schwerkranken Rindern entweder ganz meiden (Herz- oder Leberbeteiligung) oder subkutan einspritzen; in anderen Fällen ist es oft ratsam, nur die Hälfte der Dosis intravenös, die andere (außer bei $CaCl_2$!) subkutan zu verabreichen. Die Ca-Lösung soll körperwarm, ungetrübt, pyrogenfrei und nicht zu hoch konzentriert sein (siehe Übersicht 61); organische Ca-Verbindungen sind dem $CaCl_2$ vorzuziehen.

Übersicht 61.
Kalziumverbindungen zur parenteralen Injektion beim Rind

Kalziumverbindung	Kalziumgehalt	Richtdosis für die intravenöse Behandlung bei 500 kg KGW	
kristallines Kalziumchlorid	18,3 %	30—50 g,	5—10 %ig
Kalziumglukonat	9 %	30—50 g,	10—20 %ig
Kalziumboroglukonat	9 %	40—80 g,	10—40 %ig
Kalziumglyzerinphosphat	16 %	30—50 g,	3 %ig
Kalziumlävulinat	14,8 %	30—60 g,	13 %ig
Kalziumlaktat	13 %	40—60 g	
Kalziummethionat	17,2 %	10—60 g,	10—15 %ig
Kalziumpropionat	19,7 %	50—60 g,	6 %ig
Kalziumkarboxymethyldextran	0,3 %	25—50 g,	6,5 %ig

Die intravenöse Infusion hat möglichst langsam zu erfolgen und sollte sich mindestens über 5 bis 10 Minuten (in schwerwiegenden Fällen besser über 15 Minuten) erstrecken; die Einflußgeschwindigkeit läßt sich durch Benutzung einer dünnlumigen Kanüle und nur leichtes bis mäßiges Anheben des Infusionskolbens drosseln. Während der Ca-Verabreichung ist das Herz laufend zu kontrollieren (Auskultation oder Palpation des Herzspitzenstoßes). Beim Auftreten von Arrhythmien oder beginnender Tachykardie sollte die Infusion vorübergehend unterbrochen werden; der Rest der Dosis kann subkutan gegeben werden, wenn der Zustand des Tieres dies erlaubt. Die subkutane Applikation hat den Vorteil, daß sie nur zu einer allmählichen Steigerung des Serum-Ca-Gehaltes führt, die im Gegensatz zu der durch intravenöse Injektion zu erzielenden 24 bis 48 Stunden lang anhält. Um erneute Ca-Belastungen zu umgehen, ist bei Patienten mit Gebärparese großer Wert auf die Rezidivprophylaxe (S. 1019 ff.) zu legen. Die zusätzlich oder schon vor der Ca-Infusion erfolgende Gabe von Adrenalin oder ähnlichen Mitteln ist wegen der additiven Herzwirkung kontraindiziert. Analeptika (Koffein, Nikethamid, Benzedrin), Strophantin oder Traubenzucker bieten keinen sicheren Schutz vor einer Ca-bedingten Herzschädigung. Eine gewisse Milderung des Ca-Effektes auf das Herz ist nach dem augenblicklichen Stand der Kenntnisse nur von der gleichzeitigen Verabreichung von Magnesiumchlorid (S. 1149) zu erwarten.

Neuerdings wird zur Behandlung der Gebärparese auch die *orale Verabreichung* von $CaCl_2$ empfohlen, weil es von den Vormägen her gut resorbiert wird; die Applikation muß wegen des bitteren Geschmacks mit der Nasenschlundsonde erfolgen. Nennenswerte schädliche Folgen (Magendarmreizungen, Kollaps) sollen ausbleiben, wenn die Dosis 0,6 bis 0,8 g $CaCl_2$ crist. pro kg KGW und die Konzentration der Lösung 10 % nicht überschreiten (GLAWISCHNIG und SAGMEISTER, 1963; OSINGA, 1965; RINGARP, 1965).

Chronische Vergiftungen durch CaCl$_2$, das mitunter als Streusalz auf vereisten Straßen Anwendung findet, sind beim Rind selbst nach wiederholter Aufnahme von 120 bis 150 g pro erwachsenes Tier und Tag nicht zu befürchten, solange der Phosphorhaushalt ausgeglichen ist (S. 986 ff.). Im Tränkewasser von Bohrbrunnen scheint CaCl$_2$ toxischer zu sein als NaCl (S. 1145, 1149): Wasser mit einem Gehalt von 0,3 % CaCl$_2$ wird nur von durstigen Tieren und beim Fehlen guter Tränkequellen angenommen; ihr Wasserbedarf steigt dann um 20 % an, während der Harn abnorm sauer wird (pH 5,8 bis 6,6) und einen hohen Chloridgehalt aufweist (bis 300 mäqu/l); außerdem setzen gastrointestinale Reizungen ein (Durchfall). Wasser mit 0,5 % und mehr CaCl$_2$ wird von den Rindern ganz abgelehnt. In Phosphormangelgebieten kann selbst ein mäßiger Kalziumgehalt des Tränkewassers die Neigung zu Osteomalazie (S. 995) durch Erweiterung des Ca : P-Verhältnisses fördern.

SCHRIFTTUM

ALBRIGHT, J. L., & T. H. BLOSSER (1957): Blood levels and urinary excretion of calcium in normal cows and in cows with parturient paresis after intravenous injections with calcium borogluconate. J. Dairy Sci. 40, 477-486.
BERGMAN, E. N., & A. F. SELLERS (1953/54): Studies on intravenous administration of calcium, potassium and magnesium to dairy calves. I. Some biochemical and general toxic affects. II. Some cardiac and respiratory effects. Amer. J. Vet. Res. 14, 520-529; 15, 25-35. — BLOOD, D. C., D. R. HUTCHINS & J. D. DUNSMORE (1955): The use of calcium laevulinate solution in the treatment of milk fever in dairy cows. Austral. Vet. J. 31, 245-246. — BUGGE-NAESS, R. (1933): Treatment with calcium preparation in veterinary practice. 4. Nord. Vet.-Kongr. Helsingfors, 268-290. — BÜHLMANN, H. (1955): Die physiologische Bedeutung des Kalziums und therapeutische Anwendung in der Human- und Veterinärmedizin. Diss., Bern.
CALDWELL, H. S. (1931): Observations on the injection of calcium gluconate. Brit. Vet. J. 87, 83-85. — CRAIGE, A. H. (1947): Physiologic reactions to intravenous calcium injection in the cow. Amer. J. Vet. Res. 8, 260-266. — CRAIGE, A. H., R. B. JOHNSON, E. G. BLACKBURN & J. M. COFFIN (1949): Renal excretion following intravenous injection of calcium salts in the normal cow. Amer. J. Vet. Res. 10, 217 bis 220. — CZUB, E. (1961): Die Herzfunktionen unter dem Einfluß von Kalziumlösungen beim Rind — Elektrokardiographische Untersuchungen unter besonderer Berücksichtigung der Rhythmusstörungen. Dtsch. Tierärztl. Wschr. 68, 298-301.
DETWEILER, D. K. (1956): Preventing fatalities following intravenous calcium therapy in cattle. North Amer. Vet. 37, 372-374. — DRYERRE, H., & R. GREIG (1925): Milk fever: its possible association with derangements in the internal secretions. Vet. Record 5, 225-231. — DRYERRE, H., & R. GREIG (1928): Further studies in the etiology of milk fever. Vet. Record 8, 721-726. — DRYERRE, H., & R. GREIG (1935): The specific chemo-therapy of milk-fever by the parenteral administration of calcium-borogluconate. Vet. Med. 30, 234-238; Vet. Record 15, 456-459.
EKWALL, P., W. HALLGREN & G. NORDSTRÖM (1957): Kalciumpropionat vid behandling av paresis puerperalis hos ko. Medl. Sveriges Vet.-förb. 9, 43-53. — ERIKSSON, S. (1958): Farmacevtiska synpunkter på kalciumlösningar för injektion. Medl. Sveriges Vet.-förb. 10, 142-146.
GLAWISCHNIG, E., & F. SAGMEISTER (1963): Die Harnprobe nach SULKOWITSCH in der buiatrischen Diagnostik und der Einfluß peroral verabreichter Kalziumpräparate auf den Blutkalziumgehalt und die renale Kalziumausscheidung. Wien. Tierärztl. Mschr. 50, 1045-1065. — GÖTZE, R. (1934): Koma, Lähmungen und Krämpfe während der Mutterschaft und der Laktation (Milchfieber). Berl. Münch. Tierärztl. Wschr. 50, 849-854. — GOULD, G. N. (1930): Calcium gluconate and milk fever. Vet. Record 10, 924 bis 925. — GREIG, J. R. (1930): Calcium gluconate as a specific in milk fever. Vet. Record 10, 115-120.
HALLGREN, W. (1931): Kalciumterapi vid paresis puerperalis. Svensk Vet.-Tidskr. 36, 333-336. — HALLGREN, W., & G. NORDSTRÖM (1962): Cadexil® för behandling av pareser och tetanier hos ko. Nord. Vet.-Med. 14, 788-806. — HAPKE, H.-J., R. BUDDEN & H. KONERMANN (1967): Herz- und Kreislaufwirkungen von Kalziuminfusionen bei Wiederkäuern. Dtsch. Tierärztl. Wschr. 75, 2-7. — HEPBURN, W. F. R. (1932): The value of calcium gluconate in milk fever. Vet. Record 12, 387-388. — HUPKA, E., & K. MEIER (1933): Die Therapie der Gebärparese mit Kalzium. Dtsch. Tierärztl. Wschr. 41, 33-37. — HUPKA, E., & G. MERZDORF (1942): Die Therapie der Gebärparese. Dtsch. Tierärztl. Wschr. 50, 73-75.
KOOI, W. VAN DER (1932): Techniek van de endoveneuze toediening van CaCl$_2$-oplossing bij het rund. Tijdschr. Diergeneesk. 59, 565-567. — KRÜGER (1931): Zur Kalziumtherapie bei der Gebärparese des Rindes. Dtsch. Tierärztl. Wschr. 39, 305-309.
LAGRANGE, W. E. (1958): The use and misuse of calcium in treatment. Canad. J. Comparat. Med. Vet. Sci. 22, 31-36. — LASCH, H. (1949): Subkutane Verträglichkeit organischer Kalzium- und Kalzium-Phosphor-Lösungen. Diss., Hannover.
MATHIEU, L. G., & R. P. PELLETIER (1966): A study to the oral toxicity of calcium chloride in dairy cows. Canad. J. Comparat. Med. Vet. Sci. 30, 35-40. — MERILLAT, L. A. (1935): The indications of

calcium gluconate. Vet. Med. *30*, 144-148. — MIERT, G. H. VAN, & J. S. REINDERS (1964): Pyrogeniteit van injectievloeistoffen ter behandeling van paris puerperalis. Tijdschr. Diergeneesk. *89*, 1724-1729.

NARVAEZ, R. P. (1952): Posibilidades de utilizacion del metionato de calcio en medicina veterinaria. Rev. Med. Vet. Parasitol. *11*, 157-194.

OSINGA, A. (1965): Onderzoek omtrent de invloed van de orale toediening van calcium en zuirvormende elementen op het herstel van kalfziekte. Tijdschr. Diergeneesk. *90, 1539-1547*.

PASCOE, R. R. (1966): A new calcium complex for the treatment of milk fever in cattle. Austral. Vet. J. *42*, 146-148/344-345. — PULLES, H. A. (1931): Iets over de intraveneuze infusie van geneesmiddelen, speciaal bij grastetanie en paresis puerperalis bovis. Tijdschr. Diergeneesk. *58*, 1334-1342.

REHFELDT, H.-H. (1951): Ein Beitrag zum Wirkungsmechanismus der intravenösen Kalziumtherapie. Diss., Hannover. — RINGARP, N. (1965): Om peroral kalciumterapi vid paresis puerperalis. Medl. Sveriges Vet.-förb. *17*, 234-237. — RINGARP, N., C. RYDBERG, O. DANBERG & B. BOSTRÖM (1967): Versuch einer vorbeugenden Behandlung der Puerperalparesis bei Kühen mittels peroraler Zufuhr von Kalziumchlorid-Gel. Zbl. Vet.-Med. *A 14*, 242-251.

SAXINGER, G. (1934): Organische und anorganische Kalziumlösungen zur parenteralen Kalziumtherapie? Tierärztl. Rundschau *40*, 341-342. — SCHLICHTING, H. (1932): Die Behandlung der Gebärparese mit Glukose, AOI-Bengen und Chlorkalziumlösungen. Berl. Tierärztl. Wschr. *48*, 196-198. — SCHMALZ, H. (1936): Untersuchungen über die Verträglichkeit und klinische Wirksamkeit der Kalziumpräparate Selvadin und Calden. Diss., Hannover. — SEEKLES, L. (1936): De werking van magnesiumzouten op het hart. Tijdschr. Diergeneesk. *63*, 543-546. — SEEKLES, L., B. SJOLLEMA & F. C. VAN DER KAAY (1930): Over de invloed eener injectie van calciumchloridoplossing bij kalfziekte en grastetanie op aard en frequentie van de hartslag; zoomede eenige opmerkingen over de invloed van enkele andere zoutoplossingen. Tijdschr. Diergeneesk. *57*, 1229-1244/1285-1300/1341-1346. — SEEKLES, L., B. SJOLLEMA & F. C. VAN DER KAAY (1932): Der Herz- und Lungeneffekt von intravenös zugeführtem Kalzium in Beziehung zu der Konzentration und dem chemischen Zustand des Kalziums im Blutserum nach Versuchen an Rindern. Arch. wiss. prakt. Tierheilk. *64*, 536-546. — SEIDEN, R. (1940): Calcium gluconate therapy (dicalcium-phosphogluconate). J. Amer. Vet. Med. Ass. *96*, 518-519. — SIMESEN, M. G., & CHR. HYLDGAARD-JENSEN (1964): Kaelvningsfeberbehandling. Cadexil-behandling sammenlignet med behandling med calciumboroglukonat. Nord. Vet.-Med. *16*, 1-17. — SJOLLEMA, B. (1928): Over het wezen en de therapie van paresis puerperalis. Tijdschr. Diergeneesk. *55*, 1017-1036/1085-1105/1121-1132/1187 bis 1205. — SJOLLEMA, B. (1930): Over het wezen en de therapie van kopziekte. Tijdschr. Diergeneesk. *57*, 67-79/149-171. — SJOLLEMA, B., L. SEEKLES & F. C. VAN DER KAAY (1931): Over de werking van injecties van organische calciumzouten, in het bijzonder van glukonzuur calcium, bij runderen. Tijdschr. Diergeneesk. *58*, 254-258. — SJOLLEMA, B., L. SEEKLES & F. C. VAN DER KAAY (1931): Wijziging van de calcium-therapie. Tijdschr. Diergeneesk. *58*, 415-417. — SÖDERLUND, H. (1933): Förlossningsförlamning hos ko i belysning av nyare undersökningar. 4. Nord. Vet.-Kongr. Helsingfors, 290-322. — SPAHN, G. (1949): Über die subkutane Verträglichkeit des Calcium gluconicum solutum 20 % cum acido borico bei Rindern und Schweinen. Diss., Hannover. — STALFORS, H., & N. LAGERLÖF (1930): Förloseigngslamhet, paresis puerperalis i belyssning av senare undersökningar. Svensk Vet.-Tidskr. *35*, 161-180. — STEWART, J., & H. T. MACPHERSON (1938): Calcium borogluconate. Brit. Vet. J. *94*, 220-222.

WEHNER, W. (1964): Zum Festliegen des Rindes und der Kalzium-Magnesium-Therapie. Tierärztl. Umschau *19*, 563-565. — WEISCHER & SONDERKAMP (1934): Erfahrungen mit der Kalzium-Therapie bei akuten Erkrankungen unter besonderer Berücksichtigung der Komplikationen und des Indikationsgebietes. Tierärztl. Rundschau *40*, 101-113.

Vergiftungen durch Halbmetalle und deren Verbindungen

Im folgenden Abschnitt werden die durch *Arsen-, Antimon-* und *Selenverbindungen* verursachten Intoxikationen besprochen. Erstere kommen auch heute noch relativ oft vor; Schädigungen durch den antimonhaltigen Brechweinstein sind beim Rind dagegen ziemlich selten, da dieses Mittel therapeutisch nur wenig angewandt wird. Die Selenose spielt in bestimmten Gebieten eine recht erhebliche Rolle.

Arsenvergiftung

Wesen: Durch orale Aufnahme oder perkutane Resorption löslicher Arsenverbindungen ausgelöste, meist akut und tödlich verlaufende, seltener zu chronischem Siechtum führende Intoxikation, deren Krankheitserscheinungen vorwiegend den Verdauungs- und Bewegungsapparat sowie den Kreislauf, mitunter aber auch die Haut betreffen.

Vorkommen und Ursachen: Arsenvergiftungen von Rindern stehen den bleibedingten Schadensfällen an Häufigkeit und Bedeutung kaum nach. Fahrlässigkeit bei der Lagerung und Anwendung As-haltiger Mittel in Land-, Obst- und Forstwirtschaft, die unachtsame Weiterbenutzung der mit solchen in Berührung gekommenen Behälter und die unzuverlässige Beseitigung der Rückstände führen immer wieder zu erheblichen Verlusten. Die wichtigsten Gefahrenquellen für *akute Intoxikationen* sind: Bestäubungen oder Besprühungen von Pflanzenkulturen mit Pestiziden, wie Kalkarsen, Bleiarsenat oder Kupferazetoarsenat, gegen Schadinsekten; Unkrautvernichtung mit As-haltigen Herbiziden (Na- oder K-arsenit, Thioarsenite); Arsenikbäder (sogenannte ‚dips') zur Zecken- und Läusebekämpfung; Saatgut- und Holzkonservierungsmittel mit As-Zusätzen; Arsenik enthaltende Rodentizid-Köder. Auf Kupferarsenat-Basis hergestellte grüne Farbe (alte Tapeten) hat dagegen heute keine große toxikologische Bedeutung mehr. *Chronische Arsenvergiftungen* beschränken sich auf die Umgebung bestimmter Kupferhütten, wo Böden, Pflanzen und Gewässer durch den arsenikhaltigen Flugstaub des ‚weißen' Hüttenrauches verunreinigt werden (Freiberg, Sachsen; Deer Lodge Valley, Montana).

Krankheitsgeschehen, Erscheinungen und Verlauf: Von den dreiwertigen As-Verbindungen sind die Arsenite (zum Beispiel Na_3AsO_3) giftiger als der Arsenik (As_2O_3); die fünfwertigen Arsenate und die nichtzyklischen organischen As-Verbindungen scheinen in dem Maße toxisch zu sein, wie sie im Tierkörper zu Arseniten reduziert werden. Lösliches Arsen wird vom Verdauungskanal her schnell resorbiert und bei nur mäßiger Retention (in Magendarmwand, Leber, Nieren und Milz) allmählich über Harn und Kot wieder ausgeschieden (subtoxische Dosen innerhalb von 14 Tagen); mit der Milch wird es offenbar nur ausnahmsweise in nennenswerter Konzentration eliminiert. Die bei äußerlicher Behandlung mit As-haltigen Lösungen eintretende perkutane Giftaufnahme kann leicht gefährliche Folgen haben, wenn die angewandte Konzentration zu hoch ist oder die Haut der Tiere krankhafte Veränderungen und Verletzungen aufweist. Die toxische Wirkung des Arsens beruht in schwerer Kapillarschädigung (Magendarmkanal, Haut) sowie auf seiner Reaktion mit den Sulfhydrilgruppen lebenswichtiger Eiweißkörper und Enzyme. Je nach Menge und Dauer der As-Aufnahme kommt es zur *akuten* oder *chronischen Vergiftung:* Erstere wird entweder durch orale Dosen ausgelöst, die 30 bis 50 mg Arsenik beziehungsweise 2 bis 7 mg Na-arsenit pro kg KGW entsprechen, oder durch die perkutane Resorption von etwa 2 g Arsenik; letztere tritt ein, wenn das Futter über längere Zeit 50 bis 300 ppm Arsenikstaub enthält.

Die Symptome der *akuten oralen As-Intoxikation* setzen 12 bis 48 Stunden nach der Giftaufnahme plötzlich ein: Speicheln, Muskelzittern, Kolik und rasch zunehmende Entkräftung; perakut verlaufende Fälle verenden schon in diesem Stadium; die Tiere werden deshalb mitunter unvermutet tot aufgefunden. Die meisten Patienten zeigen jedoch neben der besonders die Nachhand betreffenden Muskelschwäche (mühsames Aufstehen, schwankender oder steif-schleppender Gang, später Festliegen) bald auch profusen Durchfall: Der dünnflüssige Kot ist dunkelgefärbt, riecht übel (zum Teil knoblauchartig) und enthält oft Blut sowie Schleimhautfetzen. Dadurch kommt es zu rascher Exsikkose mit Bluteindickung (Hämatokrit bis 50 %). Die Dehydration führt zusammen mit den begleitenden Parenchymschädigungen zu frequentem schwachem Herzschlag (100 bis 150/Min. und mehr; später auch arrhythmisch mit unsauber abgesetzten Herztönen) und Puls, prallgefüllten Drosselvenen, erhöhter Atemfrequenz, Bilirubinämie (krankhafte Werte bei Leberfunktionsprüfung), Albuminurie und subnormaler Körpertemperatur. Die gelegentlich stöhnenden oder mit den Zähnen knirschenden Patienten versagen das Futter und haben vermehrten Durst; ausnahmsweise ist Würgen oder Erbrechen zu beobachten. Die sichtbaren Schleimhäute sind gerötet und ikterisch; das Haarkleid ist gesträubt. Die Milchmenge geht zurück oder versiegt völlig; trächtige Tiere können abortieren. Die meisten derart schwer As-vergifteten Rinder kommen innerhalb weniger Stunden bis einiger Tage nach Krankheitsbeginn zum apathischen Festliegen und zum Exitus durch Kreislaufkollaps. Bei nichttödlichem Ausgang zeigt sich nach 3 bis 5 Tagen eine allmähliche Besserung; die Tiere bleiben jedoch vielfach unwirtschaftlich in ihrer weiteren Entwicklung und Leistung.

Die *perkutane As-Vergiftung* führt je nach Giftmenge entweder nur zu oberflächlichen trockenen Hautabschilferungen oder zu schwerwiegenderen Veränderungen: trockene, papier- bis lederartige Haut mit Blasen, Rissen und später sich abstoßenden Nekrosebezirken, die sehr schlecht abheilen; nur selten auch ausgedehnter Haarausfall. Je nach dem Umfang der offenbar von der Hautdurchblutung abhängigen As-Resorption treten daneben auch die obengenannten allgemeinen Giftwirkungen ein, die das Krankheitsbild mitunter sogar beherrschen. Oft ist dabei aber nicht sicher auszuschließen, daß die betroffenen Tiere auch Bade- oder Waschflüssigkeit getrunken oder abgeleckt haben.

Die hüttenrauchbedingte *chronische Arsenikvergiftung* machte eine nutzbringende Viehhaltung in den Schadensgebieten früher fast unmöglich: Trotz reichlichen Futterangebotes blieben Entwicklung und Nährzustand der Tiere schlecht; sie erwiesen sich zudem als besonders anfällig gegen Infektions- und Invasionskrankheiten. Unfruchtbarkeit, Verkalbungen, Nachgeburtsverhaltungen und unbefriedigende Milchleistung zwangen zum Zukauf gesunder Rinder, die aber meist ebenfalls bald erkrankten. Eine Besserung war nur bei As-freier Stallfütterung oder durch Verschicken in nicht rauchbetroffene Weidegebiete möglich. Andernfalls traten in gewisser Abhängigkeit vom Arsenikausstoß der Hütte, der Witterung (Besserung nach starken Niederschlägen; Verschlechterung bei einfallendem Wind) und der Jahreszeit (Häufung bei Nachlassen der Vegetationsdichte im Herbst) ständig große Verluste ein. Das schleichende Krankheitsbild bestand in Abmagerung, rauhem Haarkleid, Haarausfall, lederbündiger Haut, allgemeiner Schwäche, Tränen, Speicheln, Nasenausfluß, Husten sowie wechselnder Freßlust, steif-schmerzhaftem oder schwankendem Gang, verdickten Gelenken, schleimüberzogenem oder durchfälligem Kot mit anfallsweisen Steigerungen der Symptome entsprechend denen der akuten As-Intoxikation. In vereinzelten Fällen wurden Durchbrüche von Labmagengeschwüren in die Bauchhöhle und selbst durch die Bauchwand nach außen beobachtet. Experimentell waren diese Erkrankungen auf den Arsenikgehalt des Flugstaubes zurückzuführen, dessen übrige giftige Bestandteile (SO_2, Zn, Pb; siehe S. 1173, 1128, 1134) lediglich eine untergeordnete Rolle spielten. Durch den Einbau wirksamer Staubfilter lassen sich solche chronischen As-Schäden heute weitgehend vermeiden.

Bei der *Zerlegung* weisen die Kadaver von an As-Vergiftung gefallenen Tieren oft eine auffallende Frische (Verzögerung der Zersetzung) und einen merkwürdigen, knoblauchartigen Geruch auf, der durch Kochen einer Probe (Magendarminhalt, Leber) deutlicher wird. In perakut verlaufenen Fällen können weitere Veränderungen völlig fehlen. Sonst zeigen die Schleimhäute des Verdauungskanales mehr oder weniger ausgeprägte Hyperämie sowie fleckige submuköse Blutungen (vor allem in Labmagen und Dünndarm, weniger in den Vormägen und im Dickdarm); Darmwand und Gekröse sind ödematös verdickt. Der Darminhalt ist flüssig und enthält neben Schleim und Blut vielfach Fetzen der abgelösten Darmschleimhaut. Nicht selten sind auch Hämorrhagien an der Gallenblase und am Endokard festzustellen. Das Herz ist in fortgeschrittenen Fällen schlaff und mürbe, die Leber lehmfarben und stumpfrandig; die Nieren erscheinen blutreich. Histologisch: Herzmuskelentartung; fettige Leberdegeneration, zum Teil mit zentrolobulären Nekrosen; mitunter Nephritis. Bei chronischer Arsenvergiftung ist der kachektische Tierkörper meist wäßrig; oft ist die seröse Flüssigkeit der Körperhöhlen deutlich vermehrt. Im Pylorusteil des Labmagens finden sich in der Regel deutlich hyperämisch oder geschwürig veränderte Bezirke, die sich manchmal bis in den Dünndarm fortsetzen; Luftröhre und Harnblase können ebenfalls Rötungen aufweisen. Herz, Leber und Nieren zeigen den gleichen Befund wie bei der akuten As-Intoxikation.

Erkennung und Unterscheidung: In akuten Fällen ist differentialdiagnostisch an Milzbrand (S. 852), Salmonellose (S. 752), Mucosal Disease (S. 742), Kochsalz- und Rizinusvergiftung (S. 1145, 1274) zu denken; bei chronischem Verlauf sind Magendarmwurmbefall (S. 920) und Fütterungsfehler auszuschließen. As-bedingte Hautschädigungen betreffen im Gegensatz zur Dermatitis solaris (S. 1323) auch die pigmentierte Haut. Krankheitsbild und Sektionsbefund sind bei der akuten As-Vergiftung meist eindeutig genug, um die Verdachtsdiagnose hierauf zu lenken. Diese muß dann durch den gelegentlich recht schwierigen Nachweis der Giftaufnahme beziehungsweise des Vorkommens von As-haltigen Mitteln in der Umgebung der Tiere gesichert werden. Bei Fremdverschulden sind folgende Proben zur chemischen Untersuchung einzusenden:

Übersicht 62.
Beurteilung des Arsenikgehaltes in Organproben, Körperflüssigkeiten, Haaren und Klauenhorn bei Verdacht auf Arsenvergiftung

Arsenvergiftung:	unwahrscheinlich	möglich	sicher
Leber, Niere:[1]	< 3 ppm	3—10 ppm	> 10—15 ppm
Magendarminhalt, Kot:[1]		3—5 ppm	> 5—30 ppm
Harn:[1]			> 5 ppm
Haare, Klauenhorn:[2]	< 5 ppm	5—20 ppm	> 20 ppm

[1] in akuten Fällen; [2] in chronischen oder länger zurückliegenden Fällen.

Dabei ist jedoch zu beachten, daß die As-Werte in den Organen und Ausscheidungen bald nach der Vergiftung absinken. Andererseits können Leberproben von gesunden, regelmäßig mit As-haltigen Lösungen behandelten Rindern bis zu 8 ppm Arsenik enthalten. Vor dem nächsten Haarwechsel entnommene Haare sowie Klauenhorn gestatten den Nachweis von 3 bis 6 Monate zurückliegenden Vergiftungen; vor der Analyse müssen sie von anhaftenden Verunreinigungen befreit werden. Die Milch arsenvergifteter Rinder enthält meist weniger als 0,06 ppm, ausnahmsweise jedoch bis zu 2,0 ppm Arsenik.

In dringlichen Fällen kann auch der REINSCH-Test an Ort und Stelle vorgenommen werden: Ein 500 ml fassendes Glasgefäß wird zu einem Viertel mit der zu untersuchenden Probe (Magendarminhalt, feinzerkleinerte Leber oder Niere, Futtermittel) gefüllt; dann werden 50 ml konzentrierte Salzsäure sowie 100 ml Wasser zugefügt und der Inhalt bis zum Kochen erhitzt. Nun wird ein durch kräftiges Reiben oder Eintauchen in Salpetersäure blankgemachtes Stück Kupfer (Münze, Drahtende) hineingeworfen und das Ganze 15 bis 30 Minuten zugedeckt kochen gelassen. Eine dunkle bis schwarze Verfärbung des Kupfers weist dann auf die Anwesenheit von Arsen hin; Antimon und Wismuth ergeben zwar ebenfalls eine Schwärzung, doch ist mit ihnen in diesem Zusammenhang kaum zu rechnen.

Beurteilung: Schwer akut As-vergiftete Rinder sind erfahrungsgemäß trotz aller Behandlungsmaßnahmen kaum zu retten; Patienten, die schon festliegen oder ausgeprägte Kreislaufinsuffizienz zeigen, sind deshalb umgehend notzuschlachten. Nach bisheriger deutscher Regelung wurde das Fleisch solcher Tiere beim Fehlen anderweitiger Veränderungen als unschädlich für menschlichen Genuß angesehen, da entsprechende Analysen stets Werte unter 0,5 ppm Arsenik ergaben; es wurden also nur die Organe untauglich beurteilt. Neuere Untersuchungen haben jedoch gezeigt, daß in der Muskulatur von As-vergifteten Rindern bis zu 8 und sogar 20 ppm Arsenik enthalten sein können; deshalb wird in Ungarn die Festlegung eines gesetzlichen Toleranzwertes von 5 ppm erwogen (Schweden: 0,2 ppm; Großbritannien: 0,1 ppm; USA: untauglich oder Karenzzeit von 40 Tagen vor der Schlachtung).

Die *Behandlung* aussichtsreich erscheinender Fälle muß so frühzeitig wie möglich einsetzen und bis zum Eintritt des Erfolges konsequent fortgesetzt werden. Das früher als Antidot der Arsenvergiftung angesehene Eisenhydroxyd (T. I.) ist nur wirksam, wenn es innerhalb der ersten fünf Minuten nach der Giftaufnahme verabreicht wird (Adsorption des As). Die Therapie mit wiederholten kombinierten oralen und intravenösen Gaben von Natriumthiosulfat (T. I.) sollte spätestens 12 Stunden danach beginnen; sie nutzt nur wenig, wenn die seitdem verstrichene Zeitspanne länger ist oder wenn die aufgenommene Giftmenge wesentlich mehr als die einfache letale As-Dosis beträgt.

Dimerkaptopropanol verbindet sich mit Arsen zu einem stabilen Komplex, der aus dem Körper ausgeschieden wird; es hat sich in der Humanmedizin gut bewährt, doch liegen für das Rind außer Dosierungsempfehlungen (T. I.) noch keine praktischen Erfahrungen hierüber vor. Bei wertvollen Tieren kann man versuchen, das noch nicht resorbierte Arsen durch rechtzeitige Rumentomie und gründliches Ausräumen sowie Auswaschen aus den Vormägen zu entfernen.

Neben diesen auf das Gift selbst gerichteten Maßnahmen ist die zusätzliche symptomatisch-palliative Therapie entscheidend für den Behandlungserfolg: Dem Flüssigkeitsverlust und der damit verbundenen Azidose ist durch intravenöse und subkutane (eventuell auch intraperitoneale) Infusionen größerer Mengen ausbalanzierter Elektrolytlösungen (T. I.) sowie von 5- bis höchstens 10 %iger Traubenzuckerlösung zu begegnen (alle 12 Stunden wiederholen; mindestens 2 bis 3 l pro Tier und Tag); im gleichen Sinne wirkt auch die Übertragung von Blut gesunder Tiere. Dem Gefäßkollaps ist durch Kreislaufmittel (T. I.) vorzubeugen. Es empfiehlt sich, den noch nicht laxierten Tieren 500 ml Leinöl einzugeben. Die durchfälligen Patienten erhalten dagegen schleimig-einhüllende, adsorbierende und leicht adstringierende Mittel per os (siehe T. I.).

Vorbeuge: Tierbesitzer, Personal sowie Schädlingsbekämpfer über die beim Umgang mit As-haltigen Präparaten für Haustiere bestehenden Gefahren aufklären. Giftvorräte und gebrauchsfertige Zubereitungen deutlich als Gift kennzeichnen und nicht in Reichweite der Tiere oder in Nähe der Futtermittel lagern. Alle Reste sind zuverlässig zu beseitigen, da sie sonst noch nach Jahren von Rindern gefunden werden (Aufwühlen von Abfallhaufen) und Anlaß zu Vergiftungen geben können. Beim Besprühen und Bestäuben auf Windrichtung achten, damit Verunreinigungen benachbarter Weiden und Futterpflanzungen sicher vermieden werden. Rinder neigen dazu, durch die Einfriedung hindurch von dem behandelten Grün zu fressen oder sogar nach dort auszubrechen (Zäune und angrenzende Randstreifen überprüfen). Für Badelösungen eine Konzentration von 0,18 bis 0,22 % Arsenik einhalten; zu Waschungen nicht mehr als 500 ml 1 %ige Arseniklösung verwenden. Badebehälter auf Undichtigkeiten kontrollieren; in heißem Klima auch die durch Verdunstung bedingte Konzentrationssteigerung der As-haltigen Lösung beachten. Tiere vor dem Durchtreiben durch das Dip ausgiebig tränken, danach auf dichter, umrandeter Auffangplatte gut abtropfen lassen; diese Reste ins Badewasser zurückführen oder unschädlich beseitigen.

Die als *chemische Kampfstoffe* (Blaukreuz) bekannten organischen Arsenchloride und -zyanide unterscheiden sich von den bisher besprochenen As-Verbindungen durch ihre teils örtlich reizende (Atemwege, Haut), teils allgemein-resorptive Giftwirkung; als Schadensursache kommt ihnen beim Rind, ebenso wie dem Hämolyse auslösenden *Arsenwasserstoff,* keine praktische Bedeutung zu.

SCHRIFTTUM

ADAMS, S. H., & L. E. HUGHES (1955): Arsenical poisoning—a description of an interisting outbreak. Vet. Record 67, 733-735.
BALAĆKY, K. P. (1965): Der Arsengehalt in den Geweben von Rindern bei Vergiftung. Ref. Landw. Zbl., IV. Vet.-Med. 4-66/10-0277. — BEIJERS, J. A. (1948): Acute arsenicumvergiftiging bij runderen. Tijdschr. Diergeneesk. 73, 915-921. — BENTZ, H., W. KÜHN & I. HERDMANN (1955): Zur Arsenvergiftung bei den Haustieren mit besonderer Berücksichtigung des As-Gehaltes von Haar und Klauen des nicht vergifteten Rindes. Berl. Münch. Tierärztl. Wschr. 68, 346-348. — BISCHOFF, O., & F. HAUN (1939): Vergiftungen durch kupfer- und arsenhaltigen Flugstaub bei Haustieren. Dtsch. Tierärztl. Wschr. 47, 442-447. — BLOOD, D. C., & I. G. WHITE (1947): BAL (British Anti-Lewisite) as an antidote to poisoning with inorganic arsenic. Austral. J. Sci. 9, 151-152. — BODDIE, G. F. (1947): Arsenic. Vet. Record 59, 477. — BOHOSIEWICZ, M., & W. JANOWSKI (1957): Arsenvergiftungen bei Rindern (polnisch). Med. Weteryn. 13, 549-553. — BRECHTEL (1911): Arsenikvergiftung bei einem Rinde. Münch. Tierärztl. Wschr. 55, 342. — BRUYÈRE, P. (1961): Contribution à l'étude de l'intoxication arsénicale chez les bovidés. Ann. Méd. Vét. 105, 147-165.
CAILLOT, E. (1935): Intoxications des bovidés par les solutions arsénicales utilisées en agriculture contre les parasites. Bull. Soc. Sci. Vét. Lyon 38, 131-146. — CARLSTRÖM, G. (1957): Ett enkelt sätt att påvisa arsenik i våminnehåll. Medl. Sver. Vet.-Förb. 9, 365-366. — CLOUGH, G. W. (1929): Arsenical

poisoning amongst domestic animals. Vet. Record 9, 992-994. — CRAIG, J. F., & D. KEHOE (1924): Arsenical poisoning in cattle. Brit. Vet. J. 80, 30-31. — McCULLOCH, E. C., & J. L. ST. JOHN (1940): Lead-arsenate poisoning of sheep and cattle. J. Amer. Vet. Med. Ass. 96, 321-326.
DALAUD, A. F. (1913): Toxische Dosen der arsenigen Säure. Österr. Wschr. Tierheilk. 3, 316. — DANCKWORTT, P. W., & E. PFAU (1926): Massenvergiftungen von Tieren durch Arsenbestäubung vom Flugzeug. Zschr. angew. Chemie 39, 1486-1487. — DAYUS, C. V. (1936): Notes on the arsenical poisoning of livestock. New Zealand J. Agric. 53, 282-286. — DINGLE, J. H. P. (1965): Some observations on the toxicity effects on bovines of dipping in arsenical dips. Austral. Vet. J. 41, 369-371. — DORMANN (1908): Arsenvergiftung. Preuß. Vet.-Ber. 9: 2, 38. — DURRÉCHOU (1895): Le peu de tolérance des bêtes bovines pour l'acide arsénieux. Revue Vét. 20, 385-387.
EDDS, G. T. (1950): BAL — antidote for arsenic and other metals. Proc. 87. Ann. Meet. Amer. Vet. Med. Ass. 149-153.
FITCH, L. W. N., R. E. R. GRIMMETT & E. M. WALL (1939): Occurrence of arsenic in soils and waters in the Waiotapu valley, and its relation to stock health. II. Feeding experiments at Wallaceville. New Zealand J. Sci. Technol. 21, 146 A-149 A. — FONTANA, S. (1933): Avvelenamento di due mucche dovuto all'arseniato di piombo ‚Silesia' (anticrittegamico). Nuovo Ercol. 38, 81-83. — FORTENBACHER (1906): Arsenikvergiftung. Preuß. Vet.-Ber. 7: 2, 29. — FREAN, J. R. (1956): REINSCH's test—a simple qualitative field test for arsenic. J. South Africa Vet. Med. Ass. 27, 139-140. — FROEHNER (1895): Vergiftung mit Schweinfurter Grün. Dtsch. Tierärztl. Wschr. 3, 130.
GEBAUER, H. (1955): Gefahr der Arsenvergiftung in unseren Tierbeständen. M.-hefte Vet.-Med. 10, 391-393. — GIAMPORCARO, S. (1937): Avvelenamento con arsenico e commestibilità delle carne. Clin. Vet. 60, 281-284. — GIBBONS, W. J. (1965): Old arsenic and death. Mod. Vet. Pract. 46: 8, 74. — GIBBONS, W. J. (1965/66): Arsenical poisoning. Mod. Vet. Pract. 46: 3, 99-100; 47: 6, 80. — GLOVER, R. C. (1952): Deaths of cattle from lead arsenate poisoning. Vet. Record 64, 548-550. — GÖHRE (1911): Arsenicismus acutus. Ber. Vet.-Wesen Sachsen 56, 80. — MacGREGOR, R. (1941): Peculiar symptoms of arsenical poisoning in buffaloes. Vet. Record 53, 684. — GRIMMETT, R. E. R., & I. G. McINTOSH (1939): Occurrence of arsenic in soils and waters in the Waiotapu valley, and its relation to stock health. New Zealand J. Sci. Technol. 21, 137 A-145 A. — GRIMMETT, R. E. R., I. G. McINTOSH, E. M. WALL & G. B. JONES (1939): Occurrence of arsenic in soils and waters in the Waiotapu valley, and its relation to stock health. III. Experiments, observations, and analytical results on form animals at Reporora. New Zealand J. Sci. Technol. 21, 150 A-160 A. — GRUMBACH, H. (1944): Tierschäden durch Arsen in den Hüttenrauchgebieten Sachsens. Zschr. Tierernährg. Futtermitt.-kde 8, 255-268.
HALLGREN, W. (1957): Arsenikförgiftning hos nötkreatur. Medl. Sver. Vet.-Förb. 9, 337-342. — HAMMOND, P. B., H. H. HOYT & B. J. NELSON (1957): Results with newer therapeutic methods in large animal practice. The role of fluid and electrolyte therapy in lead arsenate poisoning. J. Amer. Vet. Med. Ass. 131, 91-92. — HARKINS, W. D., & R. E. SWAIN (1908): Arsenic in vegetation exposed to smelter smoke. J. Amer. Chem. Soc. 30, 915-928. — HARKINS, W. D., & R. E. SWAIN (1908): The chronic arsenical poisoning of herbivorous animals. J. Amer. Chem. Soc. 30, 928-946. — HARRISON, D. L., & S. G. W. MASON (1959): The toxicity of wood preservatives to stock. The fixed arsenates. New Zealand Vet. J. 7, 120-125. — HAUBNER (1878): Die durch Hüttenrauch veranlaßten Krankheiten des Rindviehes im Hüttenrauchbezirk der Freiburger Hütten. Arch. wiss. prakt. Tierheilk. 4, 97-136/241-260. — HUSBAND, A. D., & J. R. DUGUED (1934): The toxicity to grazing animal of grass sprayed with a solution of sodium arsenate. Rhodesian Agric. J. 31, 25.
ISAKSSON, A. (1961): Arsenikförgiftning hos nötkreatur. Medl. Sver. Vet.-Förb. 13, 408/413.
JANUSCHKE (1927): Vergiftungen von Weidevieh gelegentlich einer Waldbestäubung mit Arsenik. Prager Arch. Tiermed. vgl. Pathol. 7 B, 237-238. — JÖHNK, M. (1919): Arsenik in der Behandlung der Räude. Berl. Tierärztl. Wschr. 35, 3-5. — JONES, W. G. (1958): Some cases of arsenical poisoning. Vet. Record 70, 785-786.
KINSLEY, A. T. (1929): Arsenical poisoning. Vet. Record 24, 445. — KOCH (1858): Arsenikvergiftung bei einer Kuh. Mitt. tierärztl. Praxis preuß. Staate 7, 182-183.
LAMONT, H. G. (1929): Arsenical poisoning. Vet. J. 85, 121-122. — LINK, R. P. (1959): Chemical poisoning in animals. Mod. Vet. Pract. 40: 1, 36-43.
MAAS, E. E. (1947): Arsenic content in urine from cattle dipped in arsenical solutions. J. Amer. Vet. Med. Ass. 110, 249-250. — MAAS, R. (1944): Arsenvergiftung bei 75 Rindern infolge Verfütterung eines arsenhaltigen Pflanzenschutzmittels. Berl. Münch. Tierärztl. Wschr. 60, 155-156. — MARSHALL, S. P., F. W. HAYWARD & W. R. MEAGHER (1963): Effect of feeding arsenic and lead upon their secretion in milk. J. Dairy Sci. 46, 580-581. — MIKLOVICH, N. (1965): Über die Beurteilung des Fleisches von arsenvergifteten Rindern. Acta Vet. Acad Sci. Hungar. 15, 111-116. — MORGAN, A. T., & E. I. WILLIAMS (1958): Arsenico-phenol poisoning in a dairy Shorthorn herd. Vet. Record 70, 99-100.
OLIVER, W. T., & K. L. MacGREGOR (1957): Lead arsenate poisoning in dairy cattle. Canad. J. Comparat. Med. Vet. Sci. 21, 248.
PAIGE, J. B. (1909): Cattle poisoning from arsenate of lead. Ann. Rep. Massachusetts Agric. Exp. Stat. 1908, 183-199. — PALMER, J. S., & R. D. RADELEFF (1963): The toxicologic effects of dual applications of Bayer 21/199 and an arsenical solution on cattle and calves. J. Amer. Vet. Med. Ass. 143, 1208 bis 1210. — PEOPLES, S. A. (1964): Arsenic toxicity in cattle. Ann. New York Acad. Sci. 111: 2, 664-649. — PEOPLES, S. A. (1961): The metabolic fate of arsenic in dairy cows. Fed. Proc. Amer. Soc. Exp. Biol. 20, 174. — PETZOLD (1862): Arsenikvergiftung. Ber. Vet.-Wesen Sachsen 7, 112. — PICKHAHN, W. (1960): Über die chronische Arsenvergiftung bei Rindern und kleinen Wiederkäuern. Diss., Leipzig. — PIERCY, S. E. (1946): The antidotal treatment of arsenical poisoning. J. Comparat. Pathol. Therap. 56, 237-245. — POLLOCK, N. F. (1929): Arsenical poisoning in the field. Austral. Vet. J. 5, 97-101.

RADELEFF, R. D. (1945): Accidental poisoning with arsenic dips. Vet. Med. *40*, 100-101. — ROTH, F. J., T. W. JACKSON & P. D. DELAY (1959): Simplified GUTZEIT test for arsenic. Vet. Med. *54*, 327-329.

SALMON, D. E. (1911/12): Arsenical poisoning from smelter smoke in the Deer lodge valley (Montana). Amer. Vet. Rev. *39*, 14-22/245-260/517-536; *40*, 164-178/579-590/739-747. — SATTLER, L. (1886/87): Massenvergiftung durch Schweinfurter Grün. Tiermed. Rundschau *1*, 89-90. — SCHELLNER, H., & A. DAIGELER (1955): Beitrag zur Beurteilung von Fleisch arsenvergifteter Tiere. Dtsch. Tierärztl. Wschr. *62*, 431-433. — SCHILD (1881/82): Arsenikvergiftung bei einer Kuh. Gesundh.-zustand Haustiere Elsaß-Lothringen 103. — SCHÖBERL, A., & R. MUSCHE (1963): Arsenhaltige Vergiftungsquellen für Tiere. Tierärztl. Umschau *18*, 462-464. — SCHÖNBERG, F. (1948): Zur Frage der Untersuchung und Beurteilung vergifteter und mit starkwirkenden Arzneimitteln behandelter notgeschlachteter Tiere. Dtsch. Tierärztl. Wschr. *55*, 141. — SCHOOP, G. (1931): Der biologische Nachweis von Arsenvergiftungen. Dtsch. Tierärztl. Wschr. *39*, 244-248. — SPALLANZANI, P., & R. ZAPPA (1886): L'arsenico nell'alimentazione. Clin. Vet. *9*, 517-540. — STAPLES, E. L. J. (1965): Ash from arsenic-treated (tanalised) timber—a danger to stock. New Zealand Vet. J. *13*, 65-67. — STEYN, D. G. (1934): Rapid methods of diagnosing hydrocyanic (prussic) acid and arsenical poisoning under field conditions. J. South Africa Vet. Med. Ass. *5*, 106-112. — STEYN, D. G. (1937): Treatment of arsenical poisoning in stock. Austral. Vet. J. *13*, 257-258. — STEYN, D. G. (1939): The diagnosis of arsenical poisoning of stock. J. South Africa Vet. Med. Ass. *10*, 151-156. — STEYN, D. G., & P. M. BEKKER (1938): The toxicity of some dipping fluid containing arsenic and sulphur. Onderstepoort J. Vet. Sci. *11*, 247-255. — SVOBODÁ, R., & T. MEDEK (1959): Arsengehalt in den Muskeln und Organen vergifteter Rinder (tschechisch). Sborník Českosl. Akad. Zeměd. Věd. Vet. Med. *4* (32), 929-936.

VOIGT, O. (1960): Die akute Arsenvergiftung unserer Haustiere mit besonderer Berücksichtigung der fleischbeschaulichen Beurteilung sowie ein Beitrag zur Normalwertbestimmung des Arsens in den Organen beim Rind. Diss., Leipzig. — VOIGT, O., & W. LEISTNER (1961): Das Arsen-Grenzwertproblem im Blickpunkt der Fleischbeschau. Fleischwirtschaft *13*, 1027-1028/1031-1034.

WANNTORP, H. (1943): Om förgiftningsfaran för husdjur av arsenikimpregnerat trävirke. Skand. Vet.-Tidskr. *33*, 385-427. — WEAVER, A. D. (1962): Arsenic poisoning in cattle following pasture contamination by drift of spray. Vet. Record *74*, 249-251. — WEIGEL (1876): Arsenvergiftung bei Rindern. Ber. Vet.-Wesen Sachsen *21*, 116-117. — WHITE, C. B. (1929): Sodium arsenate (acid) poisoning in cattle. North Amer. Vet. *10:* 6, 38. — WHITE, I. G., D. C. BLOOD & J. H. WHITTEM (1949): The toxicity of BAL (British Anti-Lewisite) for sheep. BAL (British Anti-Lewisite) as an antidote to poisoning with sodium arsenite in sheep. Austral. Vet. J. *25*, 1-7/8-11. — WOBST, A. (1925): Die Hüttenrauchkrankheiten im Freiburger Bezirk. Diss., Leipzig.

Antimon (Brechweinstein)

Dem *Brechweinstein* (Kalium-Antimon-Bitartrat) ist früher eine anregende Wirkung auf die Vormagenmotorik und das Wiederkauen zugeschrieben worden, weshalb er bei Indigestionen des Rindes oft angewandt wurde. Nachdem sich sein motilitäts- und

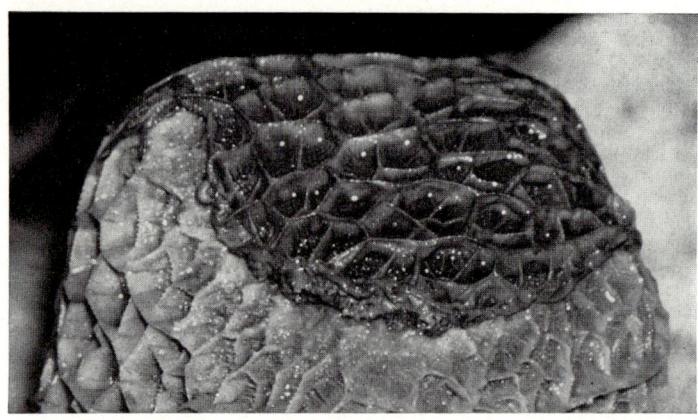

Abb. 556. Flächenhafte Schleimhautnekrose am Boden des Netzmagens nach oraler Verabreichung von Brechweinstein in ungelöster Form (STEVENS, HAMMOND & NIELSEN, 1959)

ruminationsfördernder Einfluß als fraglich und unsicher herausgestellt hat, ist der Brechweinstein aus dem buiatrischen Arzneischatz heute fast völlig verschwunden. In seiner Giftwirkung ähnelt Antimon weitgehend dem Arsen (Kapillar- und Enzymgift). Die früher nicht seltenen, durch orale Gaben von Brechweinstein bedingten Schädigungen, bestanden entweder in mehr oder weniger scharf begrenzten Reizungen der Schleimhäute (hochgradige, später in Nekrose übergehende und oft zu Peritonitis führende hämorrhagische bis diphtheroide Entzündung der Vormägen und/oder von Labmagen und Darm) oder in allgemeiner Vergiftung mit Symptomen wie bei der Arsenintoxikation (S. 1154). Die erstgenannten Veränderungen lassen sich auf die Verabreichung in ungelöster Form oder in zu hoher Konzentration zurückführen; letztere werden durch Überdosierungen bedingt. Wegen dieser Gefahren sollte Brechweinstein beim Rind nicht oder nur in therapeutischen Dosen (10 bis 20 g für 500 kg KGW) und in einem Liter Wasser oder Schleim gelöst angewandt werden. Die Behandlung von Vergiftungsfällen besteht in oralen Gaben von Kohlepulver, Gerbsäure oder Magnesiumoxyd (siehe T. I.).

Die einige Zeit gegen Trypanosomeninfektionen gebräuchlichen *organischen Antimonverbindungen* (wie Antimosan) können bei unterernährten Rindern zu Leberschädigungen führen; sie sind inzwischen weitgehend durch neuere Präparate abgelöst worden. *Antimontrichlorid* verursacht als Bestandteil mancher Enthornungspasten gelegentlich Verätzungen bei Kälbern (siehe Säuren und Laugen, S. 1123).

SCHRIFTTUM

Harms, C. (1872/73): Versuche mit Brechweinstein. Jahresber. Tierärztl. Hochschule Hannover *5*, 69-70; *6*, 71-72. — Rüffert (1856): Brechweinstein. Mitt. Tierärztl. Praxis Preuß. Staate *3*, 124 bis 125. — Stevens, C. E., P. B. Hammond & N. O. Nielsen (1959): Phlegmonous gastritis in cattle, resulting from ruminatoric doses of tartar emetic. J. Amer. Vet. Med. Ass. *134*, 323-327. — Wintersberger, J. (1928): Ein Fall von Antimonvergiftung bei einer Kuh. Wien. Tierärztl. Mschr. *15*, 464-465.

Selenvergiftung (Selenose)

Wesen: An Böden oder Pflanzen mit hohem Selengehalt örtlich gebunden auftretende, akut oder chronisch bis schubweise verlaufende Intoxikation, die sich entweder in zentral-nervösen Bewegungsstörungen und Abmagerung (akute Form und ‚blind staggers') oder aber in Klauenveränderungen und Haarausfall (‚alkali disease') äußert, je nachdem in welcher Form und Menge das Selen im Futter vorliegt.

Vorkommen und Bedeutung: Die Viehhaltung gewisser Gebiete (mittlerer Westen der USA sowie angrenzende Bezirke von Kanada und Mexiko; Kolumbien; Irland; Rußland; Israel; Australien) ist durch die bodenständige Selenose stark beeinträchtigt, stellenweise sogar praktisch unmöglich.

Ursachen: Tierverluste durch die zunächst irrtümlich dem Alkaligehalt des Tränkewassers zugeschriebene ‚alkali disease' sind in den Vereinigten Staaten schon Mitte des vorigen Jahrhunderts beobachtet worden; Erkrankungen vom Typ der ‚blind staggers' sind seit 1920 bekannt. Aber erst in den dreißiger Jahren gelang Knight, Robinson, Franke und Mitarbeitern, Taboury sowie Beath und Mitarbeitern die ätiologische Aufklärung dieser Leiden. Obwohl die experimentelle Verabreichung von Se-Salzen zu Vergiftungen beim Rind führt (dabei sind Selenite giftiger als Selenate), lassen sich die genannten, unter natürlichen Haltungs- und Fütterungsbedingungen auftretenden Krankheitsbilder mit ihnen nicht reproduzieren. Für ihr Zustandekommen ist die Aufnahme Se-haltiger Pflanzen entscheidend, unter denen drei Gruppen von Bedeutung sind:

Die *primären ‚Indikatorpflanzen'* gedeihen nur auf Se-Böden und nehmen aus diesen Selen in großen Mengen auf (1000 bis 10 000 ppm der Trockensubstanz); es handelt sich um bestimmte Arten von Astragalus, Stanleya, Oonopsis und Xylorhiza, die das Selen dabei in eine toxisch wirkende wasserlösliche, organisch-gebundene Form überführen (‚Umwandlerpflanzen'), welche wiederum als Se-Quelle für andere Pflanzen dienen kann. Zum Teil werden sie wegen ihres auf dem hohen Se-Gehalt beruhenden abstoßenden, knoblauchartigen Geruches und Geschmackes von Weidetieren gemieden, solange daneben noch genügend anderes Futter vorhanden ist. Sonst verursachen sie akute Vergiftungen oder das ‚blind-staggers'-Syndrom.

Die *sekundären „Selensammler'* sind dagegen auch auf weniger stark Se-haltigen Böden befähigt, sich bis zu einigen Hundert ppm ihrer Trockensubstanz mit Selen (vorwiegend als Selenate, weniger in organischer Bindung) anzureichern (gewisse Spezies von Aster, Atriplex, Castilleja, Comandra, Grayia, Grindelia, Gutierrezia und Machaeranthera); sie führen nach Aufnahme entsprechender Mengen ebenfalls zu akuten Intoxikationen oder aber zu ‚blind staggers'.

Auf Böden mit hohem Se-Anteil können schließlich einige *Getreidearten* (Mais, Weizen, Roggen, Hafer) und *Gräser* einen Gehalt von 10 bis maximal 30 ppm der Trockensubstanz an proteingebundenem, in Wasser relativ wenig löslichem Selen erreichen; sie lösen dann die ‚alkali disease' aus.

Erscheinungen und Verlauf sind bei den drei genannten Formen der Selenvergiftung unterschiedlich:

Akute Selenose wird meist schon durch die einmalige Aufnahme größerer Mengen stark selenhaltiger Pflanzen bedingt. Derart vergiftete Rinder wandern unstet umher und bleiben plötzlich mit gesenktem Kopf stehen. Sie zeigen des weiteren bald dunkelwäßrigen Durchfall, erhöhte Körpertemperatur, frequent-schwachen Puls, blasse Schleimhäute und erschwerte Atmung (mitunter blutigen Schaum vor der Nase), vielfach auch Bauchschmerzen, Tympanie, vermehrten Harnabsatz und weite Pupillen; innerhalb weniger Stunden bis einiger Tage folgen fast immer apathisches, kraftloses Festliegen und der Tod durch Versagen der Atmung.

‚Blind staggers' kommen erst nach mehrwöchiger Aufnahme mäßig toxischer Mengen von Se-haltigen Pflanzen (2 bis 3 mg Selen aus Indikatorpflanzen pro kg KGW und Tag) zum Ausbruch; die Bezeichnung ist insofern irreführend, als nicht alle erkrankten Rinder blind werden oder einen taumelnd-schwankenden Gang (staggers) zeigen. Mitunter wird das Krankheitsbild erst einige Zeit nach der Giftaufnahme durch besondere Anstrengungen (Transport, Umstellung auf Mast) ausgelöst. Die Patienten sondern sich von der Herde ab und wandern ziellos, gewöhnlich im Kreise, umher, wobei sie über Hindernisse stolpern oder mit dem Kopf gegen diese drängen. Weitere Frühsymptome sind Freßunlust oder Lecksucht, Speicheln, Tränenfluß bei geschlossenen, entzündlich verschwollenen Augenliedern, verminderte Sehkraft, später auch Hornhauttrübung. Im weiteren Verlauf tritt zunehmende Schwäche, vor allem der Vorderbeine, ein. Schließlich liegen die inzwischen meist stark abgemagerten Tiere in allgemeiner Lähmung (einschließlich der Zunge und der Schlingmuskeln) fest und zeigen Bauchschmerzen mit Zähneknirschen und Stöhnen, subnormale Körpertemperatur sowie blasse Schleimhäute. In diesem Stadium ist keine Heilung mehr möglich; der Tod tritt durch Stillstand der dann deutlich erschwerten Atmung ein.

‚Alkali disease' wird durch längerdauerndes Verfüttern von Getreide oder Gräsern mit mäßigem, proteingebundenem Se-Gehalt verursacht und ist durch chronisch-schleichenden bis schubweisen Verlauf gekennzeichnet. Die Patienten sind lustlos, anämisch und bewegen sich nur zögernd, teilweise mit stelzend-ataktischem Gang; in schweren Fällen haben sie steife Gelenke oder ‚knien' wegen der schmerzenden Klauen auf den Karpalgelenken. Die Lahmheit kann die Futteraufnahme trotz meist erhaltenen Appetits einschränken und zu Abmagerung führen; oft besteht auch Lecksucht. Die oft fälschlich als Erfrierungsfolgen (‚frozen foot') angesehenen Klauenveränderungen bestehen in ringförmigen Spaltbildungen entlang oder parallel zum Kronsaum, wobei Abstand und Tiefe der Ringe Anhaltspunkte für den Zeitpunkt und den Grad der durchgemachten Vergiftung geben; an den Hörnern können ähnliche Einschnürungen auftreten. Das Klauenhorn wird nur selten ganz abgestoßen (Ausschuhen), sondern wächst zu unförmigen, rissig-zerklüfteten und vorn hochstehenden Schnabelklauen aus. Neben rauhem Haarkleid zeigen die an ‚alkali disease' leidenden Rinder häufig auch Haarausfall an der Schwanzquaste. Mitunter werden Kälber kranker Kühe schon mit abnormen Klauen geboren, oder sie nehmen mit der Muttermilch soviel Selen auf, daß sie selbst vergiftet werden.

Zerlegungsbefund: Allen drei Formen der Selenose gemeinsam sind Degeneration (bei ‚blind staggers' und ‚alkali disease' auch Nekrose und Zirrhose) der Leber, akute oder aber chronische Nephritis, schlaffmürber Herzmuskel sowie Vermehrung der Bauchhöhlenflüssigkeit. Akute Fälle weisen zudem oft auch Lungenödem, multiple subseröse Blutungen sowie katarrhalische bis hämorrhagische Enteritis auf. Dagegen sind bei ‚blind staggers' und ‚alkali disease' vielfach die Gallenblase vergrößert und die Harnblase entzündet; Blutungen auf dem Perikard sind bei ‚blind staggers', Erosionen der Gelenkknorpel an den langen Röhrenknochen bei ‚alkali disease' meist deutlicher ausgeprägt.

Erkennung und Unterscheidung: Den in Selenosegebieten ansässigen Landwirten und Tierärzten sind die geschilderten Krankheitsbilder in der Regel wohlbekannt; sonst und auf erst neu bewirtschafteten Weiden kann ihre Aufklärung jedoch recht schwierig sein. Differentialdiagnostisch sind dann vor allem folgende Krankheiten mit in Betracht zu ziehen:

Akute Selenvergiftung: Intoxikation durch Arsen (S. 1154).

‚Blind staggers': Bleivergiftung (S. 1134), Vitamin-A-Mangel (S. 1100), Botulismus (S. 816), anderweitige zentralnervöse Störungen (S. 628 ff., 792 ff.).

‚Alkali Disease': einfache Klauenrehe (S. 558), Osteomalazie (S. 995), Mutterkornvergiftung (S. 1243), Fescue lameness (S. 1244). Für die endgültige Sicherung der Diagnose sind neben den klinischen Erscheinungen botanische Kontrollen der Vegetation auf selensammelnde Pflanzen und toxikologische Analysen derselben sowie von Organproben erkrankter Tiere entscheidend (siehe Übersicht 63).

Übersicht 63.
Beurteilung des Selengehaltes in Blut, Gewebs- und Futterproben bei Verdacht auf Selenvergiftung

Selenvergiftung:[1]	unwahrscheinlich	möglich	sicher
Blut:	< 1 ppm		akute Selenose: 10—25 ppm 'blind staggers': 2—4 ppm 'alkali disease': 1—2 ppm
Leber, Niere:	0,2—0,8 ppm		4—25 ppm
Haare:	< 5 ppm	5—10 ppm	> 10 ppm
Klauen:			> 5 ppm
Futter (Heu, Gras):	< 1 ppm	1—5 ppm	akute Selenose: > 200 ppm (wasserlöslich) 'blind staggers' und 10—40 ppm 'alkali disease': (proteingebunden)

[1] Anmerkungen: Die akute letale Minimaldosis beträgt für das Rind etwa 3 mg Selen (als Selenit) pro kg KGW. Der Selenanteil gefährlicher Böden liegt meist zwischen 1 und 6 ppm, gelegentlich aber zwischen 30 und 320 ppm; durch starke Niederschläge kann er vermindert werden. Im allgemeinen ist der Selengehalt der Organe bei raschem Krankheitsverlauf (akute Selenose, 'blind staggers') höher, derjenige von Haar und Klauen dagegen niedriger (oder normal) als bei chronisch kranken Tieren ('blind staggers', 'alkali disease'). Durch die vor allem über den Harn, weniger mit dem Kot erfolgende Ausscheidung sinkt die Selenkonzentration im Blut innerhalb von zwei Monaten nach Absetzen der gifthaltigen Fütterung zur Norm ab; in den Haaren finden sich sechs Monate nach der Exposition Werte von 0 bis 5 ppm Selen. Im Harn Se-vergifteter Rinder sind 0,1 bis 5 ppm, in ihrer Milch 0,02 bis 3 ppm Selen nachgewiesen worden.

Vorbeuge: Landwirte in Selenosegebieten auf Indikator- und Sammlerpflanzen hinweisen. Gefährdete Weiden möglichst meiden. Bei nicht allzuhohem Se-Gehalt des Bodens können sie mit schwachem Tierbesatz oder nach Ausrottung der Se-haltigen Flora durch Herbizide genutzt werden; ihre abgestorbenen Reste sind zuvor gründlich zu beseitigen, da sie anderen Pflanzen als Se-Quelle dienen. Flächen mit mäßigem Se-

Gehalt eignen sich mitunter zur Ansaat von Gräsern oder Luzerne. Von Selenoseböden geworbenes Futter kann durch Strecken mit entsprechenden Mengen einwandfreier Futtermittel brauchbar gemacht werden. Durch reichliche Zulagen von eiweißhaltigem Kraftfutter lassen sich die Se-bedingten Schadwirkungen in gewissem Umfange vermindern.

Behandlung: Bei akuter Selenvergiftung wegen zu später Diagnosestellung meist aussichtslos; sonst Ernährung sofort auf Se-freie Futtermittel umstellen. Außerdem können folgende Maßnahmen versucht werden, von denen nach vereinzelten Berichten ein gewisser Heilerfolg zu erwarten ist:

‚Blind staggers‘: Bei noch nicht festliegenden Rindern (sonst infaust!) wiederholte Gaben von mehreren Litern warmen Wassers (40° C) per os und parenterale Flüssigkeitszufuhr (T. I.); 2 bis 3 subkutane Injektionen von je 5 mg Strychninsulfat in 2- bis 3stündigen Abständen, oder aber 1 bis 2 mg Neostigminsulfat intramuskulär sowie 60 mg Neostigminbromid (am 2. Tag 40 mg, am 3. Tag 60 mg) in lauwarmem Wasser per os.

‚Alkali disease‘: Einige Linderung bringen Naphthalin per os (5 Tage lang 4 bis 5 g täglich; Wiederholung der Kur nach 5tägiger Pause) oder die laufende Zufütterung von 20 bis 40 ppm Arsenik beziehungsweise 50 bis 100 ppm Arsanilsäure während der Selenexposition.

Dimerkaptopropanol senkt zwar den Se-Gehalt der Leber, steigert aber gleichzeitig die Se-Toxizität für die Nieren und ist deshalb kontraindiziert.

SCHRIFTTUM

AMOR, A. J., & P. PRINGLE (1945): A review of selenium as an industrial hazard. Bull. Hyg. 20, 239 bis 241. — ANDERSON, M. S., H. W. LAKIN, K. C. BEESON, F. F. SMITH & E. THACKER (1961): Selenium in agriculture. U. S. Dep. Agric. Handbook No. 200. — BEATH, O. A., J. H. DRAIZE, H. F. EPPSON, C. S. GILBERT & O. C. MCCREARY (1934): Certain poisonous plants of Wyoming activited by selenium and their association with respect to soil types. J. Amer. Pharm. Ass. 23, 94-97. — BEATH, O. A., H. F. EPPSON & C. S. GILBERT (1935): Selenium and other toxic minerals in soils and vegetation. Wyoming Agric. Exp. Stat. Bull. No. 206. — DAVIDSON, W. B. (1940): Selenium poisoning. Canad. J. Comparat. Med. Vet. Sci. 4, 19-25. — DRAIZE, J. H., & O. A. BEATH (1935): Observations on the pathology of blind staggers and alkali disease. J. Amer. Vet. Med. Ass. 86, 753-763. — DURRELL, L. W., R. JENSEN & B. KLINGER (1950): Poisonous and injurious plants in Colorado. Colorado A. & M. College Bull. No. 412 A. — FLEMING, G. A., & T. WALSH (1957): Selenium occurrence in certain Irish soils and its toxic effects to animals. Proc. Royal Irish Acad. *B 58*, 151-166. — FRANKE, K. W. (1934): A new toxicant occurring naturally in certain samples of plant feedstuffs. I. Results obtained in preliminary feeding trials. J. Nutr. 8, 597-608. — KINGSBURY, J. M. (1964): Poisonous plants of the United States and Canada. Prentice-Hall, Englewood Cliffs. S. 44-50. — KNIGHT, S. H., & O. A. BEATH (1937): The occurrence of selenium and seleniferous vegetation in Wyoming. Wyoming Agric. Exp. Stat. Bull. No. 211. — KOLB, E. (1961): Das Selen — ein biologisch bedeutsames Spurenelement. Tierzucht 15, 358-360. — MAAG, D. D., J. S. OSBORN & J. R. CLOPTON (1960): The effect of sodium selenite on cattle. Amer. J. Vet. Res. 21, 1049-1053. — MILLER, W. T., & K. T. WILLIAMS (1940): Minimum lethal dose of selenium, as sodium selenite, for horses, mules, cattle, and swine. J. Agric. Res. 60, 163-173. — MINYARD, J. A. (1960): Effect of arsanilic acid in counteracting selenium poisoning in beef cattle. J. Dairy Sci. 19, 260-264. — MOXON, A. L. (1937): Alkali disease or selenium poisoning. South Dakota Agric. Exp. Stat. Bull. No. 311. — MOXON, A. L., A. E. SCHAEFER, H. D. LARDY, K. P. DUBOIS & O. E. OLSON (1940): Increasing the rate of excretion of selenium from selenized animals by the administration of p-bromobenzene. J. Biol. Chem. 132, 785-786. — MOXON, A. L., & M. RHIAN (1943): Selenium poisoning. Physiol. Rev. 23, 305-337. — MOXON, A. L., M. A. RHIAN, H. D. ANDERSON & O. E. OLSON (1944): Growth of steers on seleniferous range. J. Animal Sci. 3, 299-309. — MUTH, O. H., & W. BINNS (1964): Selenium toxicity in domestic animals. Ann. New York Acad. Sci. 111: 2, 583-590. — RAVIKOVITCH, S., & M. MARGOLIM (1957): Selenium in soils and plants. Agric. Res. Stat. Rehovot 7, 41-52. — ROBINSON, W. O. (1933): Determination of selenium in wheat and soils. J. Ass. Off. Agric. Chem. 16, 423-424. — ROSENFELD, I., & O. A. BEATH (1964): Selenium — Geobotany, biochemistry, toxicity, and nutrition. Acad. Press, New York und London. — SANTESSON, C. G. (1937): Selen-sjukdom hos husdjur. Svensk Vet.-Tidskr. 42, 131 bis 137. — SHARMAN, G. A. M. (1960): Selenium in animal health. Proc. Nutr. Soc. 19, 169-176. — TABOURY, F. (1932): Sur la présence accidentelle du sélenium dans certains végétaux. Compt. rend. Acad. Sci. 195, 171. — VOLCANI, R., A. BONDI, Y. LEWIN und CH. NEUMARK (1956): Maintenance of milk cows in a selenium affected area. Refuah Vet. 13, 192-188. — WALSH, T., G. A. FLEMING, R. O'CONNOR & A. SWEENEY (1951): Selenium toxicity associated with an Irish soil series. Nature 168, 881.

Vergiftungen durch Nichtmetalle und deren Verbindungen

Die im folgenden Abschnitt zu besprechenden Intoxikationen sind zwar im allgemeinen selten; vorkommendenfalls verdienen die auf ‚Nitrat'-Vergiftung sowie die auf der Einatmung von *schwefelwasserstoffhaltigen Jauchegasen* beruhenden Schadensfälle aber besondere Beachtung, da die hierdurch bedingten Erkrankungen meist sehr rasch und vielfach auch tödlich verlaufen.

Bor, Borate

Borax (Na-tetraborat) kann als Bestandteil einiger Herbizide (S. 1201) zu akuten Vergiftungen beim Rind führen. Die Erscheinungen bestehen in teilweise blutigem Durchfall, Zittern oder Krämpfen sowie rascher Entkräftung. Eine wirksame Behandlung ist nicht bekannt, doch soll sich reichliche parenterale Flüssigkeitszufuhr (T. I.) günstig auswirken; außerdem erscheinen orale Gaben abführender, adsorbierender und einhüllender Mittel (T. I.) angebracht. *Na-perborat* ist in manchen Waschmitteln (zum Beispiel Persil) enthalten.

Silizium, Silikate

In der Umgebung von Zementwerken kommt es gelegentlich zu mehr oder weniger starken Verunreinigungen der Wiesen und Äcker mit Ablagerungen des beim Brennen der Ausgangsprodukte anfallenden und über den Schornstein abgeblasenen *Zementstaubes*. Dieser besteht zum größten Teil aus Tri- und Dikalziumsilikat sowie Kalziumaluminaten, Tetrakalziumaluminatferrit, kleinen Mengen von Magnesia und Spuren von Kalium, Natrium, Karbonaten beziehungsweise Sulfaten. Die orale Aufnahme solcher Niederschläge ist für Rinder nur dann gesundheitsschädlich, wenn sie mit Fluor (S. 1175) verunreinigt sind. Andernfalls sind sie, selbst bei Einatmung größerer Mengen über längere Zeit hinweg, als praktisch ungefährlich anzusehen: ihre fibrogene Wirkung im Atmungsapparat (Staublunge, Silikose) hängt nämlich vom Gehalt an freier Kieselsäure ab, der in der Regel sehr gering ist. Wegen der großen Selbstreinigungsfähigkeit der Atemwege treten auch bei starker Belastung allenfalls geringfügige katarrhalische Erscheinungen und nur leichte Lungenverstaubungen bei ungestörtem Allgemeinbefinden auf.

SCHRIFTTUM

Cohrs, P., & G. Trautwein (1959): Experimentelle Untersuchungen über die Wirkung von Zementstaub auf Tiere. Arch. Exp. Vet.-Med. *13*, 403-421. — Fortmann, H. (1956): Der Flugstaubabgang von Zementwerken und seine Einwirkung im Umkreis der Werke. Arb. Landesanstalt Bodennutzungsschutz Nordrhein-Westfalen, Bochum. — Schürmann, E., & R. Hammer (1961): Zur Frage der Einwirkung von Abgasstaub aus Zementwerken auf den Gesundheitszustand von Rindern. Arch. Exp. Vet.-Med. *15*, 596 bis 619.

‚Nitrat'-Vergiftung

Wesen: Auf hohe *Nitrat*-Aufnahme zurückzuführende, meist akut und oft tödlich verlaufende Intoxikation mit ausgeprägter Atemnot und Kreislaufinsuffizienz; ihre eigentliche Ursache besteht jedoch in der Resorption der bei der Vormagenverdauung aus den Nitraten entstehenden *Nitrite*. Weniger schwerwiegende chronische Vergiftungen führen zu Aborten.

Vorkommen: Die typische ‚oat hay–poisoning' ist an bestimmte trockene Landstriche (USA, Australien) beziehungsweise an Dürreperioden gebunden, welche die Voraussetzungen für eine starke Nitratanreicherung in gewissen Pflanzen bieten. Gleichartige Vergiftungen können aber überall auch infolge unachtsamer Anwendung *salpeterhaltiger Düngemittel* (Chile-, Natron-, Kali-, Kalk-, Kalkammon-Salpeter) oder durch Tränken mit *nitrathaltigem Wasser* auftreten.

Ursachen: Vor allem die Halme und Blätter von *Hafer*, aber auch von Hirsegras, Raygras, Gerste, Weizen, Sonnenblumen und Mais, außerdem Rübenblatt sowie einige Unkräuter (Melde, Gänsefußarten, Franzosenkraut; siehe KINGSBURY, 1964) können auf nitratreichem oder stark stickstoffgedüngtem Boden und nach langer Brache- oder Trockenzeit mit nachfolgenden Niederschlägen einen toxisch wirkenden Gehalt an Nitraten (bis zu 10 bis 30 %, vorwiegend KNO_3) aufweisen (Stoppelweiden, Grünfutter); das gleiche trifft für das Gras von *Rieselwiesen* zu. Auch durch Herbizide (insbesondere 2,4-D; 2,4,5-D; MCP) wird die Eiweißsynthese in manchen *Unkrautpflanzen* (Disteln) auf der Nitratstufe gehemmt; solche welken, nitratangereicherten Kräuter werden von Weidetieren sogar dem ungeschädigten Gras vorgezogen. Schließlich kann sich bei feuchtwarmer Lagerung ein mehr oder weniger großer Teil der Nitrate in den zuvor genannten Futterpflanzen in *Nitrite* umwandeln, die etwa zehnmal so giftig sind wie jene (Heu, Silage). Erreichbare salpeterhaltige *Düngemittel* werden von Rindern gern aufgenommen; Schadensfälle können sich durch Weideverunreinigungen beim Bestreuen benachbarter Flächen, herumliegende Reste und verkrustete Säcke sowie durch die Verwechslung von Viehsalz, Futterkalk oder Bittersalz mit Kunstdünger ereignen. Besonders toxisch sind Nitrate und Nitrite im *Tränkewasser*, wohin sie aus in der Umgebung faulendem organischen Material (Fäkalien, Schlamm, Abwässer) gelangen können; in Stallungen ist zudem das an den Wänden herablaufende Schwitz- und Regenwasser mitunter sehr nitratreich durch ausgewaschenen Mauersalpeter. Nitrathaltige Pökellake und Sprengstoffe spielen als Vergiftungsursache gelegentlich ebenfalls eine Rolle.

Krankheitsgeschehen und Erscheinungen: Die spezifische Giftwirkung der *Nitrate* besteht in Reizung des Magen-Darm-Kanales und des Harnapparates; der hierauf zurückzuführende starke Durchfall mit Kolik, häufigem Harnabsatz und baldigem Kollaps steht vor allem bei schweren perakuten Vergiftungen durch Kunstdünger im Vordergrund. Andernfalls wird das klinische Bild durch die toxische Wirkung der *Nitrite* mitbestimmt oder beherrscht, die bei der Reduktion der Nitrate in den Vormägen anfallen (Nitrate → Nitrite → Hydroxylamin → Ammoniak); dieser Vorgang wird beim Fehlen leichtlöslicher Kohlenhydrate auf der Nitritstufe gebremst. In die Blutbahn resorbiertes Nitrit oxydiert den roten Blutfarbstoff zu Methämoglobin, das nicht zum Sauerstofftransport befähigt ist (innere Erstickung); außerdem verursacht es eine starke Gefäßerweiterung (Kollaps). Die nitritbedingten Vergiftungserscheinungen entsprechen etwa dem derart in Hämiglobin umgewandelten Anteil des Hämoglobins: Im Blut gesunder Rinder bestehen 1 bis 2 % (maximal 5 %) des roten Blutfarbstoffes aus Methämoglobin; bei ausreichender Ernährung wird ein Gehalt von 15 bis 40 % oft gut ertragen; bei Werten über 40 % erscheint das Blut schokoladefarben; von 50 bis 60 % an setzen vor allem bei belasteten Rindern (Mangelernährung, Futterumstellung, Witterungswechsel, Transport) mehr oder weniger bedrohliche Krankheitszeichen ein, die bei einem Hämiglobinanteil von mehr als 80 % auch ruhende unbelastete Tiere befallen und dann meist innerhalb weniger Stunden bis eines Tages zum Tode führen. Die in der Regel abrupt beginnende und rasch zunehmende Atemnot der Patienten äußert sich in Unruhe, frequenter, angestrengter bis keuchender Atmung (zum Teil Maulatmen mit vorgestreckter Zunge) und zyanotischen Schleimhäuten; sie wird begleitet von Speicheln, Stöhnen oder Zähneknirschen, hochfrequentem pochendem, später schwächer werdendem Herzschlag mit Venenpuls, Zittern, Taumeln, Niederstürzen, manchmal auch Krämpfen, Aufblähen, Durchfall oder vermehrtem Harnabsatz; in der Agonie werden die Tiere komatös. Nach überstandener Nitratvergiftung bleibt oft ein interstitielles Lungenemphysem zurück; tragende Rinder abortieren später häufig. Bei mäßiger *chronischer ‚Nitratvergiftung'* sind schlechter Nährzustand, rauhes Haarkleid, mangelhafte Milchleistung, rezidivierende Indigestionen, gelegentlich auch Störungen im Vitamin-A-

Haushalt (S. 1100), insbesondere aber Verkalbefälle („lowland abortion') und hohe Kälbersterblichkeit (infolge Versagens der Atmung) oft die einzigen Hinweise für einen toxischen Nitratgehalt im Futter. Meist erscheint bei solchen Tieren der Methämoglobingehalt nicht krankhaft vermehrt; die besondere Anfälligkeit der un- und neugeborenen Kälber erklärt sich wahrscheinlich durch die hohe Affinität der Nitrite zu fetalem Hämoglobin.

Zerlegungsbefund: Blut meist schokoladebraun (mitunter aber infolge Entwicklung von Stickoxydhämoglobin purpurrot), Fleisch dunkel gefärbt; dem frisch eröffneten Tierkörper entströmt manchmal stechender Geruch nach Nitrosegasen. Bei *Kunstdüngervergiftungen* stehen schwere hämorrhagische Entzündung in Vormägen, Labmagen und Darm, Nephritis sowie multiple subseröse und submuköse Blutungen im Vordergrund. Nach Intoxikation durch *nitratreiche Futtermittel* ist die Vor- und Labmagenschleimhaut stark blutgefüllt, ebenso die Lunge, die zudem graubraune Flecken sowie mitunter Emphysem aufweist; die Herzbeutelflüssigkeit ist sangiolent, die Leber hellbraun-geschwollen. Daneben bestehen mehr oder weniger ausgedehnte Blutungen an den Serosen und Schleimhäuten.

Infolge chronischer Nitratvergiftung *abortierte Kälber* sind gelegentlich mumifiziert; sonst zeigen sie folgende anoxiebedingte Veränderungen: Hydrothorax, Aszites, subepikardiale und perirenale Blutungen, Verdickung des Lungenfells, Degeneration und nekrotische Herde in der Leber sowie Nekrosen in der Milzpulpa; an ihren Eihäuten befinden sich zwischen den Kotyledonen umschriebene nekrotisch-verkalkte Herde. Bei den *Muttertieren* findet man Verdickungen der Pleura und Arteriolitis obliterans der Lungengefäße.

Erkennung: In typischen Fällen lenkt die plötzlich einsetzende Atemnot mit Zyanose und brauner Verfärbung des Blutes auf den Verdacht einer ‚Nitratvergiftung', der dann durch Umgebungskontrollen (Nitratquellen) sowie Untersuchungen des Futters zu bestätigen ist. Differentialdiagnostisch kommen Weidetetanie (S. 1024), Weideemphysem (S. 158), Nitrosegas- und Blausäurevergiftung (S. 1170, 1265) in Betracht. Ein pathognostischer Hinweis ist der prompte Erfolg der Behandlung mit Methylenblau. Blutproben zur Methämoglobinbestimmung müssen sofort nach der Entnahme im Verhältnis 1:20 bis 50 mit aqua dest. verdünnt (hämolysiert) und bis zur Untersuchung kühl gehalten werden, da ihr Hämiglobingehalt sonst rasch abfällt. Sicherer und einfacher ist der *Nitratnachweis,* der auch an Ort und Stelle mit Hilfe eines orientierenden Tests geführt werden kann: 0,5 g Diphenylamin in 20 ml aqua dest. lösen und dann vorsichtig 80 ml konzentrierte Schwefelsäure zugeben, mischen (in gut verschlossener brauner Flasche aufbewahren!). Auf eine Glasschale über weißer Unterlage werden nacheinander ein Tropfen der zu untersuchenden Flüssigkeit (Serum, Harn, gefilterter Pansensaft beziehungsweise Auszug der Futtermittel, Tränkewasser) und drei Tropfen des Reagenzes gegeben. Bei Anwesenheit von Nitraten oder Nitriten verfärbt sich die Mischung sofort deutlich blau beziehungsweise grünlich; andere positiv reagierende Stoffe[1] sind in den Körperflüssigkeiten kaum zu erwarten. Bei positiver Reaktion ist es angebracht, Proben zur quantitativen Analyse einzuschicken; Anhaltspunkte für die Beurteilung des gefundenen Nitratgehaltes ergeben sich aus Übersicht 64. Es muß jedoch betont werden, daß Rinder je nach ihrem Gesundheitszustand und ihrer Ernährung mitunter relativ große Nitratmengen schadlos vertragen oder aber schon durch ziemlich niedrige Nitratkonzentrationen vergiftet werden können, insbesondere wenn sie dazu noch besonderen Belastungen ausgesetzt sind. Offensichtlich spielt die Zusammensetzung des Futters (Gehalt an löslichen Kohlenhydraten) sowie der Vormagenflora und -fauna eine entscheidende Rolle für das Zustandekommen der Intoxikation.

Beurteilung: Bereits im Kollaps festliegende Rinder sind nur selten noch zu retten; andernfalls ist die Heilung durch sofortige gezielte Behandlung möglich.

---

[1] Bromide, Jodate, Chlorate, Selenite, Molybdate, Eisen, Antimon, Peroxyde.

Übersicht 64.

Beurteilung des Nitratgehaltes von Tränkewasser- und Futterproben

Nitratvergiftung:[1]	unwahrscheinlich	möglich	sicher
Tränkewasser:	langfristig < 5 ppm kurzfristig < 25 ppm	25—50 ppm	50—100 ppm (bis über 1000 ppm)
Futter (Trockensubstanz:	arm an löslichen Kohlenhydraten < 0,5 % reich an löslichen Kohlenhydraten < 1,5 %	0,5—4 %	> 4 %

[1] Die minimale letale Dosis für das Rind liegt bei etwa 300 mg Tränke-Nitrat beziehungsweise 750 bis 1500 mg Futter-Nitrat oder bei 80 bis 100 mg Nitrit pro kg KGW; Aborte können bei einem Nitratgehalt des Futters von 0,5 bis 1,0 % beziehungsweise nach laufender täglicher Aufnahme von 440 bis 660 mg Nitrat pro kg KGW auftreten. Wasser mit mehr als 8 ppm Nitrat wird von Rindern gemieden, wenn daneben einwandfreie Tränke zur Verfügung steht. Die letale Dosis von Dynamit (für Wiederkäuer schmackhaft!) beträgt 0,85 bis 1,0 g pro kg KGW.

Behandlung: Giftquellen ermitteln und beseitigen oder ausschalten; nitrathaltige Ernährung auf kohlenhydratreiche Fütterung umstellen. Patienten möglichst wenig beunruhigen. Bei rechtzeitiger Anwendung ist Methylenblau als Antidot wirksam (Reduktion des Methämoglobins zu Hämoglobin): 4 bis 8 mg pro kg KGW in gefilterter 4 %iger Lösung (Wasser oder 5 %ige Traubenzuckerlösung) langsam streng intravenös injizieren. Die Besserung setzt meist schon innerhalb von 10 bis 15 Minuten ein, insbesondere wenn zusätzlich Koffein oder handelsübliche Kreislaufmittel (T. I.) verabreicht werden. Behandelte Tiere müssen unter ständiger Kontrolle bleiben, da mitunter infolge der Resorption weiterer Nitritmengen Rezidive auftreten, die eine erneute Injektion von Methylenblau erfordern. Zusätzliche Maßnahmen: reichliches Tränken, Gaben von Vitamin A, gegebenenfalls auch Abführmittel.

Vorbeuge: Vorsicht beim Umgang mit salpeterhaltigem Kunstdünger; gedüngte Wiesen erst nach ausgiebigem Regen nutzen. Landwirte über die den nitratreichen Futter- und Unkrautpflanzen innewohnenden Gefahren aufklären. Unkräuter mit Herbiziden vernichten und vor dem Beweiden der betreffenden Flächen restlos beseitigen. Mäßig nitrathaltiges Futter kann bei entsprechenden Zulagen kohlenhydratreicher Nahrung (Schrote, Melasse) verbraucht werden; auch die Zumischung von 20 mg Tetrazyklin pro kg Futter kann die Gefahr einer Nitratvergiftung vorübergehend senken. Beim Ensilieren der eingangs genannten Pflanzen läßt sich ihr Nitratgehalt durch Zusatz von Kalziumkarbonat vermindern. Tränkewasser sollte nur aus einwandfreien Quellen bezogen werden, die nicht in der Nähe von Jauche- oder Sickergruben, Düngerstätten, Rieselfeldern oder ähnlichem liegen.

SCHRIFTTUM

ANONYM (1960): Nitrates or nitrites and abortion in cattle. Nutr. Rev. *18*, 175-177. — ASBURY, A. C., & E. A. RHODE (1964): Nitrite intoxication in cattle; the effects of lethal doses of nitrite on blood pressure. Amer. J. Vet. Res. *25*, 1010-1013.

BALKS, R., & E. PLATE (1955): Nitratgehalt von Heu- und Gärfutterproben. Landw. Forschung *7*, 203-211. — BARNETT, A. J. G., & I. B. R. BOWMAN (1957): In vitro studies on the reduction of nitrate by rumen liquor. J. Sci. Food Agric. *8*, 243-248. — BARTÍK, M., M. BAJO & J. MEZENCEV (1965): Festsetzung der Bedingungen für den Versand von Blutproben zur Untersuchung auf den Methämoglobingehalt (tschechisch). Veterinářství *15*, 264-266. — BECKER, M., & W. OSLAGE (1955): Über den Einfluß eines überdurchschnittlichen Gehaltes an Nitratstickstoff in Futterpflanzen nach Fütterungsversuchen an Wiederkäuern. Landw. Forschung *8*, 100-110. — BJORNSON, C. B., P. MCILWAIN, D. F. EVELETH & F. M. BOLIN (1961): Sources of nitrate intoxication. Vet. Med. *56*: 5, 198-200. — BRADLEY, W. B., H. F. EPPSON

& O. A. Beath (1940): Methylene blue as an antidote for poisoning by oat hay and other plants containing nitrates. J. Amer. Vet. Med. Ass. 96, 41-42. — Brakenridge, D. T. (1956): Nitrate poisoning caused by turnips and redroot. New Zealand Vet. J. 4, 165-166. — Burden, E. H. W. (1961): The toxicology of nitrates and nitrites with particular reference to the potability of water supplies. Analyst 86, 429-433.

Campbell, J. B., A. N. Davis & P. H. Myhr (1954): Methaemoglobinaemia of livestock caused by high nitrate contents of well water. Canad. J. Comparat. Med. Vet. Sci. 18, 93-101. — Case, A. A. (1957): Some aspects of nitrate intoxication in livestock. J. Amer. Vet. Med. Ass. 130, 323-329. — Crawford, R. F., W. K. Kennedy & K. L. Davison (1966): Factors influencing the toxicity of forages that contain nitrate when fed to cattle. Cornell Vet. 56, 3-17.

Davison, K. L., W. M. Hansel, L. Krook, K. Mc Entee & M. J. Wright (1964): Nitrate toxicity in dairy cattle—effects on growth, reproduction, lactation, and vitamin A nutrition. J. Dairy Sci. 47, 1065-1073. — Diven, R. H., W. J. Pistor, R. E. Reed, R. J. Trautman & R. E. Watts (1962): The determination of serum or plasma nitrate and nitrite. Amer. J. Vet. Res. 23, 497-499. — Dodd, D. C., & M. R. Coup (1957): Poisoning of cattle by certain nitrate-containing plants. New Zealand Vet. J. 5, 51-54.

Egyed, M., & A. Silberman (1961): Nitrate poisoning in cattle due to clover feeding. Refuah Vet. 18, 95-93. — Egyed, M., & A. Miller (1963): Nitrate poisoning in cattle due to feeding of Amaranthus retroflexus. Refuah Vet. 20, 169-167. — Emerick, R. J., & L. B. Embry (1961): Effect of chlortetracycline on methaemoglobinaemia resulting from the ingestion of sodium nitrate in cattle. J. Animal Sci. 20, 844-848.

Fincher, M. G. (1936): Sodium nitrate poisoning—a report of cases. Cornell Vet. 26, 271-273.

Garner, G. B. (1963): Nitrate—a factor in animal health. Proc. New Zealand Soc. Animal Prod. 23, 28-38. — Guerin, L. A. (1957): Nitrate poisoning in cattle—a review. Irish Vet. J. 11, 156-161.

Heidrich, H. J. (1958): Betrachtungen über die Vergiftung durch ein Düngemittel (schwefelsaurer Ammoniak-Kalkammonsalpeter) in einem Rinderbestand. Prakt. Tierarzt 39, 33-36. — Holm, L. W., L. F. Johnson & J. K. Critchlow (1952): Experimental poisoning of sheep and cattle with dynamite. Cornell Vet. 42, 91-96. — Holtenius, P. (1957): Nitrite poisoning in sheep, with special reference to the detoxification of nitrite in the rumen. Acta Agric. Scand. 7, 113-163. — Housholder, G. T., J. W. Dollahite & R. Hulse (1966): Diphenylamine for the diagnosis of nitrate intoxication. J. Amer. Vet. Med. Ass. 148, 662-665. — Hymas, T. A., & R. J. Mesler (1960): Effects of a synthetic nitrate concentrate administered orally to cattle. J. Amer. Vet. Med. Ass. 137, 477-480.

McIlwain, P. K., & I. A. Schipper (1963): Toxicity of nitrate nitrogen to cattle. J. Amer. Vet. Med. Ass. 142, 502-505.

Jainudeen, M. R., W. Hansel & K. L. Davison (1964): Nitrate toxicity in dairy heifers—erythropoietic responses to nitrate ingestion during pregnancy. J. Dairy Sci. 47, 1382-1387. — Jones, I. R., P. H. Weswig, J. F. Bone, M. A. Peters & S. O. Alpan (1966): Effects of high-nitrate consumption on lactation and vitamin A—nutrition of dairy cows. J. Dairy Sci. 49, 491-499.

Kendrick, J. W., J. Tucker & S. A. People (1955): Nitrate poisoning in cattle due to ingestion of variegated thistle (Silybum marianum). J. Amer. Vet. Med. Ass. 126, 53-56. — Kingsbury, J. M. (1964): Poisonous plants of the United States and Canada. Prentice Hall, Englewood Cliffs, S. 38-43. — Krakossewitsch, N. D. (1955): Erkrankungen von Kälbern infolge schlechten Wassers (russisch). Veterinarija 32: 12, 59-60. — Kuhl, W. (1965): Der Gehalt an Nitraten und Nitriten im Silofutter und seine Wirkung auf den Vitamin-A-Haushalt (polnisch). Przegląd Hodowlany 33: 5, 41-42.

Liebenow, H. (1964): Die Bedeutung des Nitrat- und Nitritgehaltes des Rieselgrünfutters im Hinblick auf Methämoglobinämien. M.-hefte Vet. Med. 19, 447-448. — Lindner, A. F. (1950): Nitrit-Vergiftungen bei Menschen und Tieren. Tierärztl. Umschau 5, 285-288. — Link, R. P. (1960): Treatment for nitrite poisoning. Mod. Vet. Practice 41: 2, 56.

Marich, K., & A. C. Asbury (1965): A practical method for the accurate determination of blood nitrite. Amer. J. Vet. Res. 26, 1473-1476. — Morris, M. P., B. Cancel & A. Gonzalez-Mas (1958): Toxicity of nitrates and nitrites to dairy cattle. J. Dairy Sci. 41, 694-696.

Nováček, E., & J. Hunges (1930): Vergiftung mit Chilesalpeter bei drei Tieren unter Berücksichtigung der Beurteilung des Fleisches (tschechisch). Zvěrol. Rozpravy 4, 2-9.

Olson, O. E., & A. L. Moxon (1942): Nitrate reduction in relation to oat hay poisoning. J. Amer. Vet. Med. Ass. 100, 403-406.

Pfander, W. H. (1961): Chronic nitrate toxicity. Vet. Med. 56, 228. — Prewitt, R. D., & C. P. Merilan (1958): Effect of potassium nitrate on dairy calves. J. Dairy Sci. 41, 807-811.

Rabotti, G. (1931): Intossicazione collettiva di bovini con nitrato di sodio. Nuovo Ercolani 36, 365-373. — Riggs, C. W. (1945): Nitrite poisoning from ingestion of plants high in nitrate. Amer. J. Vet. Res. 6, 194-197.

Simon, J., J. M. Sund, M. J. Wright, A. Winter & F. D. Douglas (1958): Pathologic changes associated with the lowland abortion syndrome in Wisconsin. J. Amer. Vet. Med. Ass. 132, 164-169. — Simon, J., J. M. Sund, F. D. Douglas, M. J. Wright & T. Kowalczyk (1959): The effect of nitrate or nitrite when placed in the rumen of pregnant dairy cattle. J. Amer. Vet. Med. Ass. 135, 311-314. — Simon, J., J. M. Sund, M. J. Wright & F. D. Douglas (1959): Prevention of noninfectious abortion in cattle by weed control and fertilization practices on lowland pastures. J. Amer. Vet. Med. Ass. 135,

315-317. — Smith, G. S. (1965): Diagnosis and causes of nitrate poisoning. J. Amer. Vet. Med. Ass. *147*, 365-366. — Smithcors, J. F. (1966): Nitrate toxicity for cattle. Mod. Vet. Practice *47:* 4, 22-23. — Sippel, W. L. (1960): Nitrate poisoning. Vet. Med. *55:* 5, 23-26. — Somora, J., Z. Knotek & P. Schmidt (1962): Mechanismus der Entstehung der Methämoglobinämie bei Saugkälbern durch Nitratgaben (tschechisch). Veterinární Med. *7 (35)*, 767-776. — Staskiewicz, C. (1964): Die Vergiftung mit salpetersauren Verbindungen und mit Nitrit bei Tieren (polnisch). Med. Weteryn. *20*, 608-611. — Stewart, G. A., & C. P. Merilan (1958): Effect of potassium nitrate intake on lactating dairy cows. Missouri Agric. Exp. Stat. Bull. Nr. 650, 1-11. — Stormorken, H. (1953): Methaemoglobinaemia in domestic animals. Proc. 15. Int. Vet. Congr., Stockholm *I:* 1, 501-506.

Tomov, A. (1960): Über die Giftigkeit des Ammonsalpeters (bulgarisch). Naucni Trudove Central. Naucnaizsledov. Inst. Nezaraz. Bolesti Zoochig. *5*, 129-134.

Wang, L. C., J. Garcia-Rivera & R. H. Burris (1961): Metabolism of nitrate by cattle. Biochem. J. *81*, 237-242. — Williams, C. H., & H. J. G. Hynes (1940): The toxic properties of Salivia reflexa. Austral. Vet. J. *16*, 14-20. — Winter, A. J. (1962): Studies on nitrate metabolism in cattle. Amer. J. Vet. Res. *23*, 500-505. — Winter, A. J., & J. F. Hokanson (1964): Effect of long-term feeding of nitrate, nitrite, or hydroxylamine on pregnant dairy heifers. Amer. J. Vet. Res. *25*, 353-361. — Woods, W. (1964): Verminderung des Nitratgehaltes von Silagen durch Kalksteinzusatz. Ann. Feed. Univ. Nebraska. — Wright, M. J., & K. L. Davison (1964): Nitrate accumulation in crops and nitrate poisoning in animals. Adv. Agronomy *16*, 197-247. — Wyssmann, E. (1945): Chilesalpetervergiftungen bei Rindern. Schweiz. Arch. Tierheilk. *87*, 152-153.

Nitrosegasvergiftung

Ursache: Bei der Ensilierung nitratreicher Pflanzen kann im Zuge der vor allem während der ersten Woche und bei warmem Wetter ablaufenden Denitrifizierung eine starke Entwicklung von Nitrosegasen (vorwiegend NO und NO_2) einsetzen; diese sammeln sich dann als gelbbraune, stechend-stickige Dämpfe in und über der Silage an, oder sie entweichen aus den Abzugsröhren und mit dem Sickersaft; mitunter verursachen sie sogar Siloexplosionen. NO_2-Konzentrationen in der Atemluft von mehr als 25 ppm sind für Mensch und Haustier gesundheitsschädlich (Augen-, Rachen-, Hustenreiz), solche über 100 bis 150 ppm lebensgefährlich; gelegentlich liegt der Gehalt in den Silos und deren unmittelbarer Umgebung wesentlich höher (mehrere 100 ppm bis zu 10 Volum-%). Die in der Nähe solcher Silos gehaltenen oder mit solcher Silage gefütterten Rinder erkranken nach dem Einatmen der Nitrosegase an einer nicht selten bedrohlichen Atembeschwerde, welche der ‚Silofüller-Krankheit' (Bronchiolitis fibrosa obliterans) des Menschen ähnelt; möglicherweise bestehen auch Zusammenhänge zwischen ihr und der Lungenadenomatose des Rindes.

Die *Krankheitserscheinungen* äußern sich in plötzlich auftretenden und zunächst oft unerklärlichen trockenen Hustenanfällen, gesteigerter Puls- und Atemfrequenz mit erschwerter Atmung (zum Teil Maulatmen mit vorgestreckter Zunge), Freßunlust (insbesondere Verweigern der Silage) und mäßiger Erhöhung der Körpertemperatur. In leichteren Fällen klingen diese Symptome bald ab, sonst können Unruhe, Speicheln, Tränen- und Nasenausfluß, Rasselgeräusche bei der Atmung sowie Schwäche und Taumeln oder Festliegen hinzukommen; dann ist auch ein Teil des Hämoglobins in Methämoglobin (S. 1166) umgewandelt.

Die *Zerlegung* umgestandener Tiere ergibt ausgeprägte Hyperämie, Ödem und Emphysem der Lungen, Fibrinablagerungen und Hyperplasie des respiratorischen Epithels (Bronchiolitis obliterans) sowie Koagulationsnekrosen in den proximalen Nierentubuli.

Die *Erkennung* ist bei deutlicher Nitrosegasentwicklung einfacher als danach; Hinweise ergeben sich aus dem Zusammenhang zwischen der Silagefütterung und dem Husten, der nach Futterwechsel in Besserung übergeht.

Behandlung: Absolute Ruhigstellung; weiteren Kontakt mit Nitrosegasen verhindern beziehungsweise Fütterung der betreffenden Silage einstellen. Aderlaß und wiederholte Gaben von Prednison, Antihistaminika oder Kalziumglukonat unter antibiotischem Schutz. *Vorbeugend* sind Silos mit frisch eingelagerten nitratreichen Pflanzen in der ersten Zeit laufend zu beobachten (bei Betreten Vorsicht: Lebensgefahr!); mitunter empfiehlt es sich auch, vor der Verabreichung neuer Silage an alle Rinder, eine Probefütterung an einem Tier vorzunehmen.

SCHRIFTTUM

Case, A. A. (1957): Some aspects of nitrate intoxication in cattle. J. Amer. Vet. Med. Ass. *130*, 323-329. — Cutlip, R. C. (1966): Experimental nitrogen dioxide poisoning in cattle. Pathol. Vet. *3*, 474-485. — Cutlip, R. C. (1967): Ruminal insufflation with nitrogen dioxide in cattle. Cornell Vet. *57*, 123-128. — Haynes, B. (1963): ‚Silo filler's disease' in dairy cattle. J. Amer. Vet. Med. Ass. *143*, 593-594. — Lowry, T., & L. M. Schuman (1956): ‚Silo filler's disease'—a syndrome caused by nitrogen dioxide. J. Amer. Med. Ass. *162*, 153-160. — Peterson, W. H., R. H. Burris, R. Sant & H. N. Little (1958): Production of toxic gas (nitrogen oxides) in silage making. J. Agric. Food. Chem. *6*, 121-126. — Scaletti, J. V. (1960): Nitrogen dioxide production from silage. Agronomy J. *52*, 369-372. — Seaton, U. A. (1957): Pulmonary adenomatosis in cattle produced by nitrogen dioxide poisoning. North. Amer. Vet. *38*, 109-111. — Seaton, U. A. (1958): Pulmonary adenomatosis in Iowa cattle. Amer. J. Vet. Res. *19*, 600-609. — Wang, L. C., R. H. Burris & R. P. Niedermeier (1958): Toxic gases from silage. J. Dairy Sci. *41*, 735. — Wang, L. C., & R. H. Burris (1960): Mass spectrometric studies of nitrogenous gases produced by silage. J. Agric. Food Chem. *8*, 239-242.

Phosphor

Vergiftungen durch *gelben Phosphor* kommen heute nur noch selten vor; ursächlich spielen ‚Kräheneier' und andere phosphorhaltige Stoffe (Brandmunition, Manövergelände) eine Rolle. Die letale Dosis für das Rind beträgt 0,5 bis 2,0 g Phosphor. Die Intoxikation setzt einige Stunden nach der Giftaufnahme plötzlich ein; meist verläuft sie akut unter folgenden, vielfach innerhalb von 2 bis 3 Tagen tödlich endenden Erscheinungen: Unruhe, kolikartiges Auf- und Niedergehen, Schlagen nach dem Leib, Zittern, später Festliegen und Krämpfe; Freßunlust, Speicheln, kein Wiederkauen, Durst, Flotzmaul warm und trocken, Skleralgefäße injiziert; beschleunigte, angestrengte Atmung; Kot entweder durchfällig oder dickbreiig und schleimüberzogen; Exkremente und Ruktusgase weisen in typischen Fällen einen knoblauch- oder karbidartigen Geruch und bläuliches Leuchten im Dunkeln auf; der Harn enthällt Gallenfarbstoffe, doch ist der Ikterus nicht immer ausgeprägt. Wenn die Patienten den 5. bis 7. Krankheitstag überleben, kann mit Heilung gerechnet werden. Bei der Zerlegung weist der Magen-Darm-Inhalt in frischen Fällen den obenerwähnten Geruch sowie Phosphoreszenz auf; außerdem findet man multiple subkutane und subseröse Blutungen, fettige Degeneration von Leber und Nieren sowie eine mehr oder weniger ausgeprägte entzündliche Rötung der Schleimhaut in Vormägen, Labmagen und Darm. Zur Sicherung der Diagnose ist Mageninhalt für die chemische Untersuchung einzusenden. Behandlungsversuche haben nur vor dem Einsetzen der schweren Leberschädigung Aussicht auf Erfolg: 1 bis 2 g Kupfersulfat in mehreren Liter Wasser gelöst per os; dazu Kohlepulver oder Paraffinöl (T. I.), aber keinesfalls andere öl- oder fetthaltige Mittel eingeben, da diese die P-Resorption fördern; nötigenfalls salinische Abführmittel; wiederholte Infusionen von 5 %iger Traubenzuckerlösung. Giftquellen beseitigen. Phosphorbedingte Hautreizungen mit verdünnter Chloramin- oder Kupfersulfatlösung gründlich waschen.

Zinkphosphid (P_2Zn_3) ist heute noch stellenweise als Rodentizid (Giftweizen zur Bekämpfung von Ratten und Kaninchen) in Gebrauch. Seine Giftwirkung beruht auf dem in feuchter Umgebung (Magen-Darm-Kanal) freiwerdenden Phosphorwasserstoff (PH_3); dessen Geruch gleicht demjenigen von Karbid, das meist Verunreinigungen von Zinkphosphid enthält. Nach der Aufnahme solcher, in der Regel rotgefärbter Köder erkranken Rinder innerhalb weniger Stunden: Freßunlust, mitunter Aufblähen, Bauchschmerzen, allmähliche Zunahme der Atem- und Pulsfrequenz, später keuchendes Atmen, Muskelzittern und Apathie, die sich bis zum anhaltenden Koma steigert (keine Krämpfe); der Tod tritt innerhalb von 2 bis 3 Tagen ein. Für Rinder liegt die toxische Dosis von Zinkphosphid bei 20 bis 40, die letale Dosis bei 40 bis 60 mg pro kg KGW. Bei der Zerlegung ist in Vormägen oder Labmagen nicht immer der charakteristische Geruch von PH_3 festzustellen; die Lungen sind blutreich und ödemhaltig; der Magen-Darm-Kanal in unterschiedlichem Grade gerötet; außerdem findet man mehr oder weniger ausgeprägte subseröse Blutungen. Wenn die Begleitumstände den Verdacht rechtfertigen (Auslegen von Ködern in der Umgebung der Tiere, Geruch der eröffneten Mägen, Auffinden gefärbter Köderreste im Magen-Darm-Inhalt) ist eine Probe des frisch entnommenen Eingeweideinhaltes in luftdicht verschlossenem Behälter einzusenden. Über erfolgversprechende Behandlungsmethoden ist nichts bekannt, da die Diagnose meist erst nach dem Tode der Tiere gestellt wird. Gegebenenfalls wären die bei der Phosphorvergiftung angegebenen Maßnahmen zu versuchen.

Im Gegensatz zu den Nitraten (S. 1165) spielt der Phosphatanteil von Kunstdüngern als Vergiftungsursache offenbar praktisch keine Rolle. Frisch mit *Phosphaten, Superphosphaten, Thomasmehl oder -schlacke* gedüngte Grünflächen können zu Freßunlust, schwerem Durchfall und Milchrückgang führen; sie sollten deshalb nicht vor ausgiebigen Regenfällen beweidet werden. Wahrscheinlich sind die in solchen Fällen beobachteten Krankheitserscheinungen in erster Linie auf andere Bestandteile der Phosphatdünger zurückzuführen (Kalium, Magnesium, Schwermetalle); diese können auch Fluor in toxischen Mengen enthalten (S. 1175).

Bezüglich der Vergiftungen durch *organische Phosphorsäureester* sei auf Seite 1192 verwiesen.

SCHRIFTTUM

Anonym (1942): Verfahren mit Tieren, Lebens- und Futtermitteln nach Einwirkung phosphorhaltiger Brandstiftungsmittel. Dtsch. Schlachthofztg. 42, 216. — Adutskevich, V. A., & A. G. Zaitseva (1944): Phosphorvergiftungen bei Haustieren und Vögeln (russisch). Veterinarija 22: 8/9, 40-43. — Audi, S., & B. Uhlik (1953): Phosphinvergiftungen (serbokroatisch). Vet. Glasnik 7, 336-344. — Brüggemann, J., & K. Bronsch (1959): Studie zur Verwendung von Thomasmehl als Mineralfutter. Zschr. Tierernährung Futtermittelkd. 14, 93-108. — Crowley, J. P., & M. A. Murphy (1962): Basic slag toxicity in cattle and sheep. Vet. Record 74, 1177-1178. — Danckwortt, P. W. (1935): Über die Zunahme von Phosphorvergiftungen bei den Haustieren. Dtsch. Tierärztl. Wschr. 43, 406-407. — Fitzpatrick, R. J., J. L. McGirr & D. S. Papworth (1955): The toxicity of rodenticides—red squill and zinc phosphide. Vet. Record 67, 142-145. — McGirr, J. L. (1953): Poisoning of livestock by the newer rodenticides, insecticides, and weed killers. Proc. 15. Int. Vet. Congr., Stockholm 1: 1, 479-480. — Hartenstein (1881): Phosphor-Vergiftung bei einer Kuh. Ber. Vet.-Wesen Sachsen 26, 125. — Jöhnk, M. (1954): Über Phosphorvergiftung. Dtsch. Tierärztl. Wschr. 61, 144-147. — Lalov, Ch. (1964): Erfahrungen in der Behandlung akuter Leberschädigungen durch Phosphor (bulgarisch). Vet.-Med. Nauki (Sofia) 1: 10, 21-29. — Orr, A. B. (1952): Zinc phosphide. Vet. Record 64, 339. — Peters (1891): Vergiftung von Kühen durch Phosphor. Arch. wiss. prakt. Tierheilk. 17, 367-368. — Radkevič, P. E., & G. F. Nesterov (1961): Fragen der Toxikologie und Behandlung von Tieren mit Zinkphosphidvergiftung (russisch). Veterinarija 38: 9, 54-56. — Rogalski, L. (1950): Beitrag zur Phosphorvergiftung beim Rindvieh (polnisch). Medyc. Weter. 6, 735-736. — Seddon, H. D. (1962): Chemical poisoning in animals—phosphorus. J. Dep. Agric. West. Austral. 3, 227-228. — Stewart, W. L., & Th. Brynmore (1930): A curious case of phosphorus poisoning in sheep. J. Min. Agric. (London) 37, 56-59. — Stümpfler, H. (1921): Phosphorvergiftung bei einem Rinde. Münchener Tierärztl. Wschr. 72, 629-631. — Swan, J. B., & I. G. McIntosh (1952): Toxicity of north african phosphate and superphosphate to milking cows. Proc. New Zealand J. Animal Prod. 12, 83-88.

Schwefel

Elementarer Schwefel ist relativ ungiftig; zudem kommen Rinder nur selten mit ihm in Berührung. Die Aufnahme größerer S-Mengen, vor allem in fein verteilter Form (Schwefelblüte), verursacht jedoch Intoxikationen durch den unter dem Einfluß der Eingeweideflora entstehenden Schwefelwasserstoff (örtlich reizende und allgemeinresorptive Wirkung). Während tägliche Gaben von 30 bis 45 g Schwefel von erwachsenen Rindern selbst über längere Zeit hinweg gut vertragen werden, sind einmalige Dosen von etwa 150 g an giftig oder tödlich. Schadensfälle ereignen sich gelegentlich nach der gegendweise noch üblichen Verabreichung von Schwefelpulver als ‚Kräftigungs'-, ‚Räude'- oder ‚Läusemittel' durch Laien, infolge Verwechslung mit Viehsalz oder Futterkalk, und durch Saufen von Schwefelkalkbrühe (Waschungen oder Bäder zur Ektoparasitenbekämpfung); diese ist heute weitgehend durch moderne Insektizide abgelöst worden. Das Krankheitsbild setzt 12 bis 24 Stunden nach der Giftaufnahme ein: Unruhe, nicht selten kolikartiges Auf- und Niedergehen, Zittern (Kaumuskeln, Augenlider, Ohren), Schwanken, später Apathie und schließlich Festliegen; Freßunlust, Vormagenstillstand; beschleunigte, angestrengte Atmung, gesteigerte Herzfrequenz, blaßschmutzige Schleimhäute, erhöhte (später subnormale) Körpertemperatur. Auffallend ist der hochgradige Durchfall: der dunkelgefärbte Kot riecht in schweren Fällen ebenso wie die Atemluft und die Ruktusgase deutlich nach H_2S (wie faule Eier). Die Patienten zeigen rasch zunehmende Exsikkose und verenden im Koma, zum Teil nach vorherigen Krämpfen. Selbst nach scheinbarer Besserung ist während der folgenden 8 bis 10 Tage noch mit tödlichen Verlusten zu rechnen. Bei der Zerlegung erweist sich die Bauchhöhlenflüssigkeit als vermehrt, die Leber als fahlgelbbraun, geschwollen und degeneriert; Labmagen und insbesondere der Dünndarm sind deutlich entzündet, die Lungen blutreich und ödemhaltig; in Brustfell, Lungen, Herz und Muskulatur finden sich petechiale Blutungen. Der Eingeweideinhalt riecht mehr oder weniger stark nach H_2S; in einigen Fällen ließen sich in ihm 0,04 bis 0,55 % Schwefel in der Trockensubstanz nachweisen. Bereits festliegende Patienten haben keine Heilungsaussichten mehr; sonst sind Versuche mit schleimig-einhüllenden Mitteln, Aderlaß und sofort anschließender Bluttransfusion, Koffein sowie Kreislaufmitteln (T. I.) angebracht.

Während die orale Schwefelvergiftung durch vorwiegend gastrointestinale Erscheinungen gekennzeichnet ist, wird das nach dem *Einatmen von Schwefelwasserstoff* einsetzende Krankheitsbild durch respiratorische und zentralnervöse Symptome bestimmt. Gefahrenquellen für dieses farblose, intensiv nach faulen Eiern riechende Gas (schwerer als Luft) sind, neben Abwässern, die in Gülle- und Schwemmentmistungsbetrieben mitunter in großen Mengen anfallenden Jauchegase (etwa 99 % CO_2, 0,97 % H_2S, 0,03 % NH_3). Zahlreiche Erkrankungen und Verluste von Haustieren durch schwefelwasserstoffhaltige Industrieabgase ereigneten sich 1950 in Poza Rica (Mexiko). Ein H_2S-Gehalt der Atemluft von mehr als 0,03 Volum-% ist gesundheitsschädlich (empfohlene maximale Konzentration 0,01 Volum-%), ein solcher um 0,1 Volum-% und darüber wirkt in kurzer Zeit tödlich. In schlecht gelüfteten, unhygienischen Stallungen werden derartige Werte erreicht und überschritten; die Gasentwicklung wird durch Beimengungen von Schweinekot, vor allem aber durch Betätigung des Rührwerkes begünstigt. Die in unmittelbarer Nähe der Jauchegrube oder der Verbindungsöffnungen zu dieser angebundenen Tiere können unvermutet tot aufgefunden werden oder folgende Erscheinungen zeigen: Atemnot, zyanotische Schleimhäute, Tränen-, Nasen- und Speichelfluß, Schaum vor den Nasenlöchern, Zittern, Krämpfe, Taumeln, komatöses Festliegen und Exitus durch Ersticken. Die Zerlegung ergibt schlecht gerinnendes, auffallend dunkel gefärbtes Blut, H_2S-Geruch der Organe, ausgeprägtes Lungenödem sowie Hyperämie oder katarrhalische Entzündung der oberen Luftwege und multiple Blutungen. Der Nachweis von H_2S wird mit feuchtem Bleiazetatpapier geführt, das sich im positiven Falle schwarz färbt; die Ergebnisse der Sulfhämoglobinbestimmung im Blut sind wenig zuverlässig. Bei längerdauernder mäßiger Jauchegasexposition zeigen Rinder Freßunlust, rauhes Haarkleid, unelastische Haut, Abmagerung, mangelhafte Milchleistung, gelegentlich auch Krämpfe, Anämie, subkutane Hämatome, wunde oder schmerzhafte Klauen sowie erhöhte Atem- und Pulsfrequenz; die Symptome sind mitunter so schwer, daß sie zur Notschlachtung zwingen.

Behandlungsmaßnahmen: Stall gründlich lüften oder Tiere ins Freie bringen; unter Umständen Beatmung mit Karbogen (95 % Sauerstoff, 5 % Kohlendioxyd); Aderlaß mit sofort anschließender Blutübertragung; Analeptika; Vorbeuge der sekundären Pneumonie mit Antibiotika oder Sulfonamiden. *Verhütungsmaßnahmen:* Jauchegrube in einiger Entfernung vom Stall anlegen; Verbindungsöffnungen vor dem Ingangsetzen des Rührwerkes luftdicht verschließen; zuverlässige Stallventilation.

In neuerer Zeit gewinnt das *Schwefeldioxyd* und die in Gegenwart von Feuchtigkeit aus ihm entstehende schweflige Säure zunehmende Bedeutung als Vergiftungsursache; das farblose, auf Schleimhäuten stark reizende Gas von erstickendem Geruch ist vor allem im Abrauch von Erzhütten und Kokereien enthalten. Ein größerer, auch Ausstellungsrinder betreffender Schadensfall durch SO_2-haltigen ‚Smog' ereignete sich 1952 in London. Die bei militärischen Übungen abgeblasenen Tarnnebel (Nebelmunition,

-kerzen) enthalten zum Teil ebenfalls SO_2; früher boten auch die vielbenutzten Räudebegasungen Gelegenheit zu SO_2-Vergiftungen. Ein Gehalt von 0,01 bis 0,05 Volum-% Schwefeldioxyd in der Atemluft wirkt schon innerhalb kurzer Zeit, ein solcher von 0,001 bis 0,01 Volum-% nach längerer Einatmung toxisch. Je nach der Dauer und dem Grad der Exposition entwickelt sich ein schweres akutes oder aber ein mehr chronisch verlaufendes Krankheitsbild: Inappetenz, anfallsweiser Husten, Tränen und Speicheln, schleimig-eitriger Nasenausfluß, mehr oder weniger ausgeprägte Entzündung der oberen Luftwege, Lungenödem, -emphysem und/oder Bronchopneumonie mit dyspnoeischer Atmung, gelegentlich Durchfall; sehr wahrscheinlich bestehen auch ursächliche Beziehungen zwischen der Einatmung SO_2-haltiger Nebel und dem ,Herbst-' oder ,Weideemphysem' des Rindes (S. 158, 1308). Bei der Zerlegung tödlich vergifteter Tiere findet man starke Hyperämie und Entzündung (vielfach Hämorrhagien) der oberen Luftwege, Lungenödem und -emphysem, Blutungen in den Lungen sowie subendokardial, mitunter Verfettung der Leber. Die Therapie besteht in Beseitigung der Ursache, Verbringung der Patienten in frische Luft (eventuell Karbogenbeatmung); in schweren Fällen Aderlaß und Pneumonieprophylaxe (Antibiotika, Sulfonamide).

Sulfite, *Metasulfite* (zum Beispiel aus damit konservierter Silage), *Sulfate* und *Thiosulfate* werden in den Vormägen der Wiederkäuer reduziert; sie geben nur in ungewöhnlich hohen Dosen Anlaß zur Bildung toxischer SO_2- oder H_2S-Mengen; der normale SO_4-Gehalt im Blutserum des Rindes beträgt 10 bis 20mg%.

Überdosierungen mit *Glaubersalz* (Na_2SO_4) lösen ein lähmungsartiges Krankheitsbild (apathisch-benommenes Festliegen in kalbefieberähnlicher Haltung) mit beschleunigter Atem- und Herztätigkeit, starkem Durst, schwerer Darmreizung und profusem Durchfall, teilweise auch kolikartigen Erscheinungen, Tenesmen und häufigerem Harnabsatz sowie Untertemperatur aus; zur Behandlung empfehlen sich Analeptika und schleimig-einhüllende Mittel. Bezüglich der Vergiftung durch *Magnesiumsulfat* sei auf Seite 1149 verwiesen.

SCHRIFTTUM

ANONYM (1931/32): Glaubersalzvergiftung. Veröff. Jahr.-Vet.-Ber. beamt. Tierärzte Preußen 22: 2, 99. — AKMAN, S. (1955): Schwefeldioxydvergiftungen bei Tieren, die in der Nähe von Kupferhütten weiden (türkisch). Ankara Univ. Vet. Fak. Dergisi 2, 24-52. — BANCHIERI, A. (1956): Avvelenamento da zolfo in una bovina. Progresso Vet. 11, 430-431. — BENGTSSON, G., I. EKEBO & S. O. JACOBSSON (1965): Ett presimptivt fall a kronisk gödselgasförgiftning. Svensk Vet. Tidning 17, 248-254. — BLASER, E. (1946): Ein Beitrag zur Kenntnis der Schwefelwasserstoffvergiftung beim Tier durch Jauchegase. Schweiz. Arch. Tierheilk. 88, 401-413, 433-446. — CATCOTT. E. J. (1959): Veterinary aspects of air pollution research. J. Amer. Vet. Med. Ass. 134, 434-436. — COGHLIN, C. L. (1944): Hydrogen sulphide poisoning in cattle. Canad. J. Comparat. Med. Vet. Sci. 8, 111-113. — COMBERG, G., & H. F. WOLFERMANN (1964): Der Kohlendioxyd-, Ammoniak- und Schwefelwasserstoffgehalt der Stalluft von Rinder- und Schweineställen mit Gitterrost und Spaltenboden. A.L.B.-Bericht 22, 19. — DOUGHERTY, R. W., R. WONG & B. E. CHRISTENSEN (1943): Studies of hydrogen-sulphide poisoning. Amer. J. Vet. Res. 4, 254-256. — MCFARLANE, D. F. (1952): Sulphur poisoning in cattle. Vet. Record 64, 345-347. — HAARTSEN, P. I. (1966): Gasvergifting in een rundveestal tengefolge van het roeren in de mestopslagkelder. Tijdschr. Diergeneesk. 91, 997-1001. — HARVEY, F. T. (1924): Sulphur poisoning. Vet. Record 4, 1023. — HESS, E. (1896): Glaubersalzvergiftung bei einem Rind. Schweiz. Arch. Tierheilk. 38, 245-247. — HOFMANN, P. (1928): Hygienische Luftuntersuchungen in Milchtierstallungen mit besonderer Berücksichtigung der sogenannten Güllestallungen. Zschr. Infekt.-krkh., parasit. Krkh. Hyg. Haustiere 34, 238-262. — HOLTENIUS, P., & O. HÖGSVED (1968): Liquid manure gas poisoning in cattle. Ber. 5. Int. Tag. Rinderkrankheiten, Opatija, S. 160-163. — JÖHNK, M. (1953): Über Giftwirkung von Tarnebeln. Dtsch. Tierärztl. Wschr. 60, 458-460. — KEENER, H. A., A. E. TEER, R. V. HARRINGTON & R. M. BALDWIN (1953): Metabolic fate of S^{35} in the lactating cow when fed $S^{35}O_2$-preserved silage. J. Dairy Sci. 36, 1205-1211. — LUEDKE, A. J., J. W. BRATZLER & H. W. DUNNE (1959): Sodium metabisulfite and sulfur dioxide (silage preservative) poisoning in cattle. Amer. J. Vet. Res. 20, 690-696. — LUNGWITZ (1898): Glaubersalzvergiftung. Ber. Vet.-Wesen Sachsen 43, 131. — SKRYPNIK, E. I. (1945): Vergiftungen von Rindern durch schwefelwasserstoff-, chlor- und chloridhaltiges Wasser (russisch). Veterinarija 22: 10, 42-44. — STEYN, D. G. (1934): The effect of sulphur on merino sheep and a further experiment to determine the safe dose of sulphur for cattle. J. South African Vet. Med. Ass. 5, 18-22. — TESINK, J. (1966): Luchtverontreiniging en gevolgen daarvon voor mens, dier en plant. Tijdschr. Diergeneesk. 91, 1015-1031. — WOELFFER, E. A. (1963): Sulfur poisoning. Modern Vet. Practice 44: 6, 80.

Vergiftungen durch Halogene und deren Verbindungen

Abgesehen von den ziemlich seltenen iatrogen bedingten Zwischenfällen bei der oralen oder intravenösen Behandlung mit *Jodsalzen* ist beim Rind in bestimmten industriellen Emmissionsbereichen vor allem die *chronische Fluorose* von praktischem Interesse. Vergiftungen durch *Chlorgas* oder *Chlorate* stellen dagegen recht ungewöhnliche Vorkommnisse dar.

Fluor

Wesen: Die Fluorose ist eine auf fortgesetzter oraler Aufnahme von Fluoriden beruhende, meist chronisch und schubweise verlaufende Vergiftung mit kennzeichnenden Veränderungen am Gebiß und am Skelett, wechselnder Lahmheit und mehr oder weniger ausgeprägten Allgemeinstörungen; bei der wesentlich selteneren akuten Fluorintoxikation stehen gastrointestinale und zentralnervöse Erscheinungen im Vordergrund des klinischen Bildes.

Vorkommen und Ursachen: Ein gefährlich hoher F-Gehalt im Tränkewasser oder an Futterpflanzen kommt unter natürlichen Bedingungen nur selten vor: So kann Bohrbrunnen- und Oberflächenwasser auf Rohphosphatgestein F-reich sein oder die Vegetation durch F-haltige Vulkanasche verunreinigt werden (= Ursache des ‚Darmous' in Marokko beziehungsweise des ‚Gaddur' in Island). Erheblich größere Bedeutung haben die im Zunehmen begriffenen Schadensfälle durch industrielle Emissionen: Vor allem in der Umgebung von Flußsäure-, Aluminium-, Emaillier-, Keramik-, Glas-, Stahl- und Superphosphatwerken sowie von Ziegeleien weist das Futter (Gras, Heu, Stroh, Rübenblatt und anderes mehr) an seiner Oberfläche nicht selten einen toxisch wirkenden Gehalt an leicht löslichen Fluoriden auf, die aus den Abgasen und Abrauchen dieser Fabriken stammen; hierdurch wird die Rinderhaltung in den betroffenen Gegenden mitunter unwirtschaftlich oder praktisch unmöglich. Dagegen sind die meisten Pflanzen nicht in der Lage, Fluor in nennenswertem Umfange zu resorbieren. Eine weitere Giftquelle stellen Roh- und Superphosphate mit einem hohen Anteil an schwer löslichen Fluoriden (bis zu 4 % beziehungsweise 1,2 % F) dar, wenn sie als Düngemittel oder Mineralstoffzulage verwendet werden. Auch F-haltige organische Schädlingsbekämpfungs- und Holzkonservierungsmittel können bei unachtsamem Gebrauch Anlaß zu F-Vergiftungen geben (S. 1199).

Chronische Fluorvergiftung

Krankheitsgeschehen und Erscheinungen: Nicht immer sind die für Haustiere gefährlichen F-Verunreinigungen der Vegetation so stark, daß sie auch zu Pflanzenschädigungen (gelbbraune Verfärbung) führen. Das Zustandekommen und das Ausmaß der Fluorose beim Rind ist von verschiedenen Faktoren abhängig. Freies Fluor und Flußsäure verbinden sich wegen ihrer großen chemischen Aktivität sofort mit anderen Elementen zu Fluoriden, deren Giftigkeit in toxischen Dosen etwa ihrer Wasserlöslichkeit entspricht: Natriumfluorid (NaF) > Natriumfluorsilikat (Na_2SiF_6) > Kryolith (Na_3AlF_6) > Apatit in Rohphosphaten ($Ca_5[PO_4]_3F$ = etwa halb so gefährlich wie NaF) > Flußspat (CaF_2); im Tränkewasser gelöste Fluoride sind wesentlich giftiger als F-Verunreinigungen der Futtermittel.

Das aufgenommene Fluor wird bei Wiederkäuern größtenteils schon vom Pansen her resorbiert und dann einerseits ziemlich rasch in Knochen und Zähnen eingelagert, andererseits allmählich über die Nieren wieder ausgeschieden. Auf diese Weise, notfalls auch durch Einschränkung des Futterverzehrs, gelingt es dem Tierkörper, bei mäßig vermehrter F-Aufnahme den F-Blutspiegel niedrig zu halten, dessen Ansteigen eine akute F-Intoxikation auslösen würde (S. 1181). Je nach der oft erheblichen Schwankungen unterworfenen F-Konzentration in der Nahrung vergehen Monate oder Jahre bis

Übersicht 65.

Beurteilung des Fluorgehaltes im Futter und im Tränkewasser

Chronische Fluorose:	unwahrscheinlich	möglich	sicher
Fluorgehalt im Futter[1] (Gesamtration-Trockensubstanz)			
leicht lösliche Fluoride: (NaF, Na$_2$SiF$_6$)	< 20 ppm oder < 1 mg/kg KGW	20—40 ppm oder 1—1,5 mg/kg KGW	> 40 ppm oder > 1,5 mg/kg KGW
schwer lösliche Fluoride: (Na$_3$AlF$_6$, Ca$_5$[PO$_4$]$_3$F)	< 50 ppm oder < 1,5 mg/kg KGW	50—100 ppm oder 1,5—3 mg/kg KGW	> 100 ppm oder > 3 mg/kg KGW
Fluorgehalt im Tränkewasser:	< 5 ppm	5—10 ppm	> 10 ppm

[1] Bei optimaler Versorgung mit Kalzium und Phosphor können die in der mittleren Spalte aufgeführten F-Mengen noch ohne nennenswerte Schädigungen einige Zeit vertragen werden; bei schlechter Mineralstoffbilanz wirken sich dagegen unter Umständen schon langfristige F-Konzentrationen im unteren Grenzbereich dieser Werte toxisch aus.

zum Auftreten der ersten klinischen Erscheinungen. Als besonders anfällig erweisen sich dabei Rinder, deren Mineralstoffwechsel größeren Anforderungen unterliegt (Wachstum, Trächtigkeit, hohe Milchleistung, Mangelernährung); sie erkranken in der Regel früher und stärker als die übrigen, in gleichem Maße exponierten Tiere.

Das *Krankheitsbild* der chronischen Fluorose ist vorwiegend schleichender Natur; bei plötzlicher starker Zunahme des F-Gehaltes im Futter (infolge vermehrten Rauchausstoßes oder Wechsels der Windrichtung) können jedoch schubweise Verschlimmerungen einsetzen. Meist wird tierärztliche Hilfe wegen der gehäuft, vor allem an den Vordergliedmaßen auftretenden und an Knochenweiche erinnernden *Lahmheiten* in Anspruch genommen: Die Patienten zeigen dabei in leichteren Fällen lediglich Bewegungsunlust, Zittern, Trippeln oder intermittierend einen klamm-gespannten, schmerzhaften Gang sowie Schwierigkeiten beim Aufstehen und Niederlegen (ständiges Liegen); bei längerer Beobachtung fällt auf, daß zunächst eine, nach einiger Zeit aber eine andere Gliedmaße mehr geschont wird („wechselnde' Lahmheit). Schwerer erkrankte Rinder weisen erbsen- bis walnußgroße oder mehr flächenhafte, harte exostotische Verdickungen an den Rippen sowie an der medialen Seite der Röhrbeine (oft im proximalen Drittel; Abb. 559), mitunter auch an anderen Gliedmaßenknochen und am

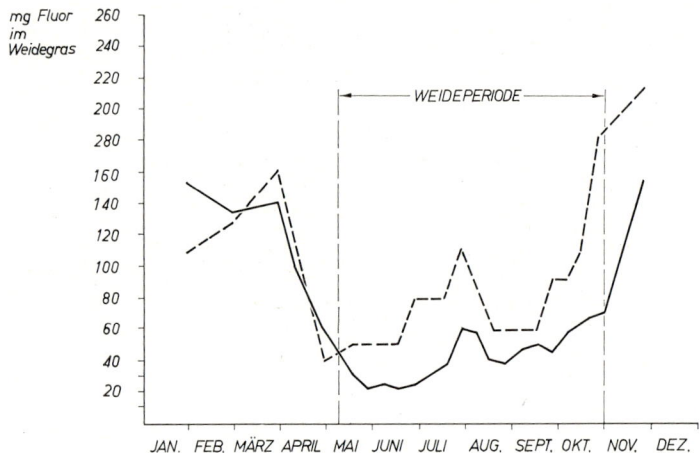

Abb. 557. Emissionsbedingte Fluorose: Fluorgehalt des Weidegrases in der Umgebung einer fluorausstoßenden Fabrik in Abhängigkeit von der Jahreszeit (das heißt von Menge und Wachstumsgeschwindigkeit der Pflanzen); ——— = mg F pro 100 g Trockensubstanz des Grases auf werksnahen Weiden; — — — = mg F pro 1000 g Trockensubstanz des Grases auf werksferneren Weiden

Oberkiefer (Tuber malare) oder seitlich am Unterkiefer auf; die Schmerzen an den Vordergliedmaßen können so hochgradig sein (Klauenbeinfraktur), daß die Tiere auf den Karpalgelenken ‚knien' bleiben oder sich auf diesen rutschend vorwärts bewegen (Abb. 561). Sie neigen aus relativ geringfügigen Anlässen zu ‚spontanen' Knochenfrakturen, insbesondere der Rippen, Klauenbeine und manchmal auch des Beckens, was nicht selten zum Festliegen führt. Die befallenen Knochen zeigen im Röntgenbild eine ziemlich schmale Kortikalis, reduzierte Kompakta, Erweiterung des Markraumes und Verdünnung der Spongiosatrabekel. Selbst bei schwersten Skelettveränderungen bleiben Kalzium- und Phosphorgehalt im Serum normal; dagegen nimmt die Aktivität der alkalischen Serumphosphatase infolge des gesteigerten Knochenumbaues entsprechend dem F-Gehalt der Nahrung zu.

Diese Lahmheiten lassen sich durch die Untersuchung der *Zähne*

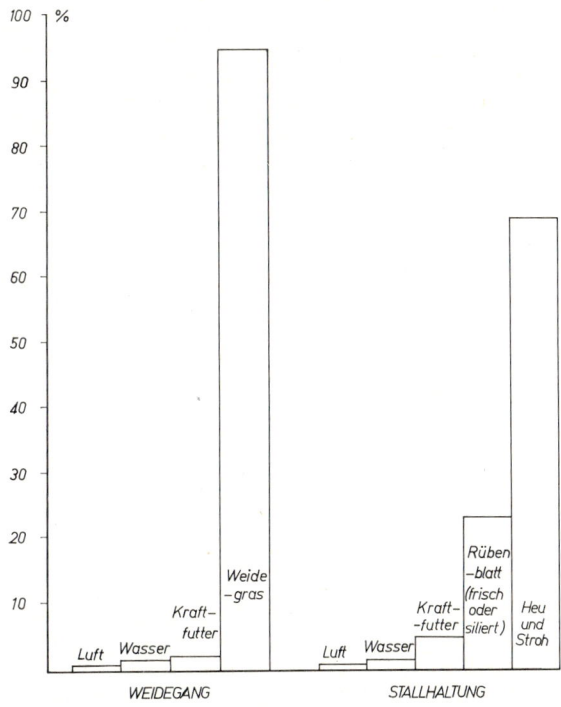

Abb. 558. Emissionsbedingte Fluorose: durchschnittliche Anteile der Fluoraufnahme mit Atemluft, Tränkwasser und Futter während des Sommers (Weidegang) und des Winters (Stallhaltung)

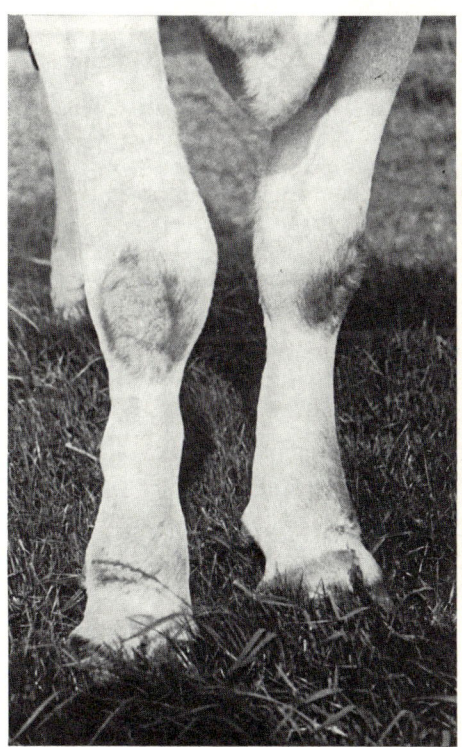

Abb. 559 (links). Exostotische Knochenauftreibungen lateral und medial am Röhrbein bei chronischer Fluorose

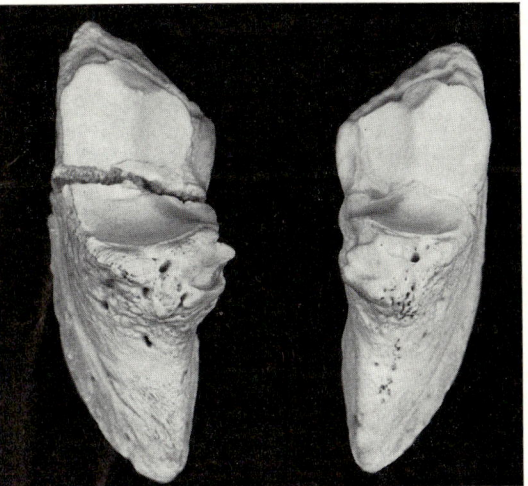

Abb. 560 (oben). Aus geringfügigem äußerem Anlaß entstandene Klauenbeinfraktur bei chronischer Fluorose (links); daneben zum Vergleich das nicht fluorgeschädigte Klauenbein eines gesunden Tieres (rechts)

mehrerer Tiere des Bestandes als fluorosebedingt klären; während die Milchschneidezähne allenfalls eine leichte gelbliche Längsstreifung aufweisen, zeigen die während der vermehrten F-Aufnahme noch in Entwicklung begriffenen und inzwischen durchgebrochenen bleibenden Zähne charakteristische Veränderungen, die rechts und links gleichartig (symmetrisch) sind. Sie bestehen in leichteren Fällen nur in matt-rauher Oberfläche und mäßiger gelbbrauner Verfärbung des Schmelzes; schwerer F-geschädigte Schneidezähne fallen durch einzelne bis zahlreiche, an ihrer schwarzbraunen Sprenkelung deutlich erkennbare Schmelzdefekte auf (Taf. 25 e). Wegen ihrer geringen Härte reiben sie sich schneller als die unter Umständen gesund gebliebenen Nachbarzähne ab (stumpfe Schneidekante, später teilweise Stummelbildung); das gleiche trifft für die F-beeinflußten Backenzähne zu, die in ausgeprägten Fällen meißelartige Spitzen und tiefe Kerben tragen; infolge der ungleichmäßigen Abnutzung der zu verschiedenen Zeitpunkten angelegten und daher unterschiedlich stark beeinträchtigten Antagonisten kann sich sogar ein regelrechtes Treppengebiß entwickeln (Abb. 562). Bei Rindern, deren bleibendes Gebiß zur Zeit der krankmachenden F-Belastung schon voll ausgebildet war, fehlen derartige Veränderungen der Zähne, nicht aber diejenigen der Knochen.

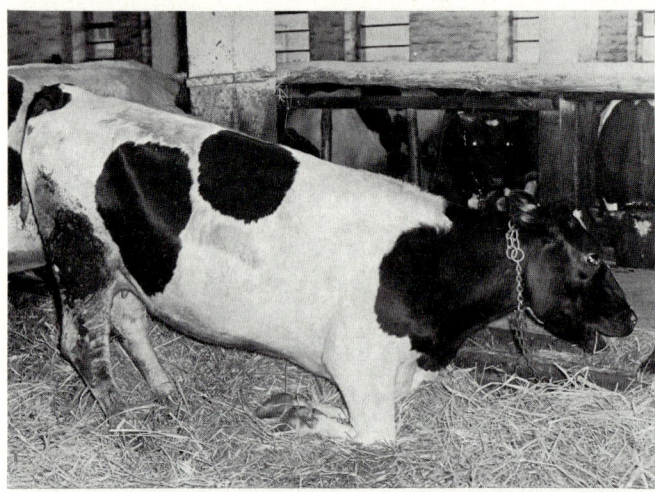

Abb. 561. Hochgradige Schmerzen an den Klauen der Vordergliedmaßen bei chronischer Fluorose: Futteraufnahme in ‚kniender' Stellung

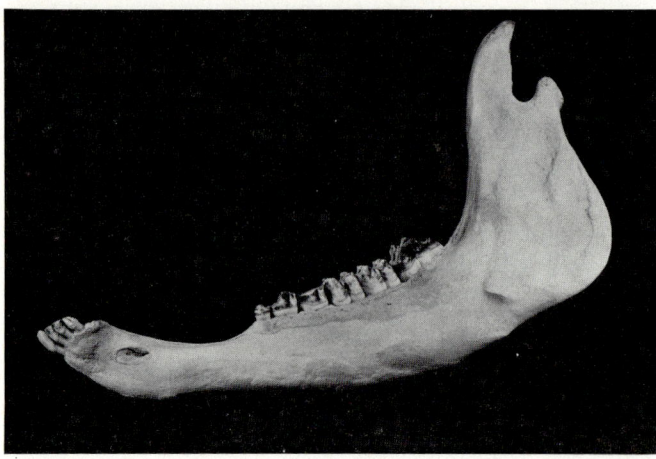

Abb. 562. Fluorosebedingte Meißelbildung (M_3) und vorzeitige Abnutzung (P_2, P_3, P_4) der Backenzähne

Vor allem bei schwer F-geschädigten Tieren treten teils primär, teils sekundär, als Folge ausgeprägter Lahmheiten (Bewegungsbehinderung beim Weidegang) und hochgradiger Zahnläsionen (Störungen bei der Aufnahme oder Zerkleinerung des Futters) *wirtschaftliche Verluste* auf. Sie bestehen in mangelnder oder wechselnder Freßlust und dementsprechender Entwicklungshemmung, Abmagerung (bis zu 100 kg innerhalb von 2 Monaten) sowie geringer Milchleistung; Störungen der Fruchtbarkeit sind sehr selten, können aber bei mehrjähriger Exposition vorkommen (Trinkwasser mit 8 bis 12 ppm Fluor: verzögertes Auftreten der ersten Brunst nach dem Kalben, verminderte Konzeptionsrate). Die Knochen neugeborener Kälber, deren Mütter im letzten Drittel der Trächtigkeit größere Fluormengen aufgenommen haben, weisen zwar einen entsprechend erhöhten F-Gehalt auf; offensichtliche Schädigungen der Nachzucht chronisch fluorosekranker Kühe über Plazenta oder Muttermilch (die maximal 0,5 ppm F enthält) sind aber nicht zu befürchten.

Die *Zerlegung* chronisch fluorosekranker Rinder ergibt außer den bereits geschilderten Merkmalen an

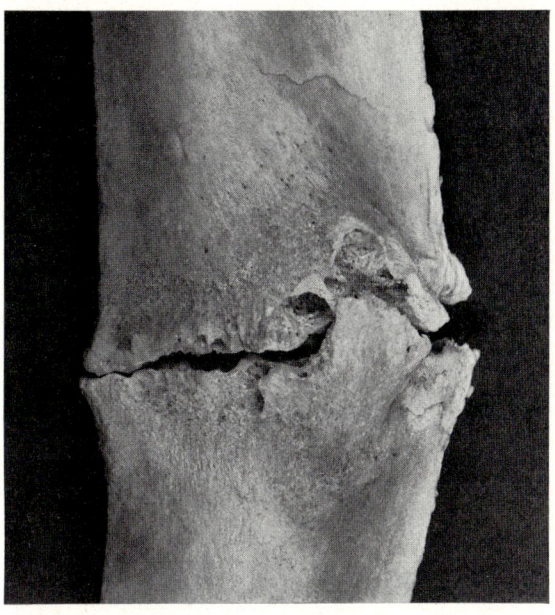

Abb. 563. Übermäßige Kallusbildung im Bereich einer alten Rippenfraktur bei einer fluorosekranken Kuh

Skelett und Zähnen keine auffallenden Abweichungen an anderen Organen. Befallene Knochen weisen eine relativ weiche, nach Mazeration kreideartig-rauhe Oberfläche mit mehr oder weniger ausgeprägten höckerigen Auftreibungen auf. Histologisch sind an ihnen osteoporotische und, besonders an den Ansatzstellen von Muskeln und Sehnen, auch hyperostotisch-sklerotische Veränderungen festzustellen; an den Epiphysen der langen Gliedmaßenknochen in Gelenknähe gelegene Läsionen können in schweren Fällen auch zu deformierender Arthrose führen. Im Bereich alter Frakturstellen (Rippen, Klauenbein) ist oft übermäßige Kallusbildung zu beobachten. In den Nieren finden sich nur nach extremer F-Belastung herdförmige Markverkalkungen (Tubuli und Interstitium).

Die *Erkennung* der chronischen Fluorose bereitet im allgemeinen keine Schwierigkeiten, wenn die typischen klinischen Erscheinungen ausgeprägt sind. Differentialdiagnostisch sind einfache Osteomalazie (S. 995), anderweitige Lahmheiten (vor allem Klauenrehe, Klauenbeinfrakturen S. 558, 567), die seltene Porphyrinurie (S. 1074), aber auch die chronische Bleivergiftung (S. 1134), Kupfer- und Manganmangel (S. 1079, 1087) zu bedenken. Bei weniger deutlichem Krankheitsbild und für Entschädigungsfälle sind zur Sicherung der Diagnose Futter-, Harn- und Knochenproben einzusenden (siehe Übersicht 66); falls Knochengewebe nicht bei einer Schlachtung gewonnen werden kann, so eignet sich hierfür die Entnahme von Schwanzwirbeln am lebenden Tier.

Beurteilung: Nach Aufstallung und Wechsel der Fütterung gehen mäßige fluorbedingte Erscheinungen, mit Ausnahme der irreversiblen Veränderungen der Hartgewebe, innerhalb von 2 bis 4 Wochen allmählich zurück; beim erneuten Auftrieb auf F-verunreinigte Weiden setzen sie jedoch bald wieder ein. *Forensisch* muß bei F-exponierten Rindern zwischen unwesentlichen symptomatischen Veränderungen (leichte bis mäßige Zahnverfärbungen, keine Lahmheit) und den wirtschaftlich ins Gewicht fallenden schwereren Erkrankungen (ausgeprägte Läsionen am Gebiß; eventuell Behinderung der Nahrungsaufnahme; deutliche Lahmheit; Abmagerung und andere zusätzliche Störungen) unterschieden werden. Brauchbare schematische Übersichten zur Abschätzung der eingetretenen Schädigung auf Grund der klinischen Befunde und chemischen Analysen sind von BURNS und ALLCROFT (1966) sowie von SHUPE (1966) veröffentlicht worden; mit ihrer Hilfe lassen sich Fälle mit sogenannter ‚undamaging fluorosis' von solchen mit ‚damaging fluorosis' abgrenzen.

Übersicht 66.
Beurteilung des Fluorgehaltes in den Körperflüssigkeiten und in Knochenproben bei Verdacht auch chronische Fluorvergiftung

Chronische Fluorose:	unwahrscheinlich	möglich	sicher
Harn:[1]	< 5 ppm	5—10 ppm	> 10 ppm
Blut:[2]	< 0,2 ppm	0,2—0,4 ppm	> 0,4 ppm
Milch:[2]	< 0,1 ppm	0,1—0,15 ppm	> 0,15 ppm
Knochen[3]			
fettfreie Trockensubstanz:	< 1000 ppm	1000—3000 ppm	> 3000 ppm
Asche:	< 3000 ppm	3000—5000 ppm	> 5000 ppm

[1] Bezogen auf spez. Gewicht 1,030; die F-Konzentration im Harn spiegelt die augenblickliche F-Aufnahme des Tieres wider.
[2] Zur Sicherung der Diagnose weniger geeignet.
[3] Der F-Gehalt der Knochen gibt Auskunft über die Gesamt-F-Aufnahme des Tieres; er sinkt nach der F-Exposition kaum ab. Deutliche Knochenveränderungen treten ab 4000 ppm in der Trockensubstanz beziehungsweise ab 6000 ppm F in der Asche auf.

Behandlung: Gesamte Herde auf gesunde Weiden verbringen oder aufstallen; Ernährung auf F-arme Futtermittel und eiweißreiches Kraftfutter umstellen; dazu täglich 50 bis 150 g F-armen phosphorsauren Futterkalk; Klauenbeschlag auf der gesunden Klaue bei etwa vorliegender Klauenbeinfraktur (S. 567, 596).

Vorbeuge: Filteranlagen der F-ausstoßenden Fabriken überprüfen lassen. Nicht allzustark mit Fluor verunreinigte Weiden können mitunter durch folgende Vorsichtsmaßnahmen nutzbar gemacht werden: jährliches Umpflügen und Neuansaat mit ausgiebiger Düngung (Verminderung der F-Konzentration im Gras durch stärkeren Pflanzenwuchs); Halbtagsweide oder reichliche Zufütterung von F-armem Heu oder Kraftfutter, Trockenschnitzel und Trebern sowie Zulagen von F-armem phosphorsaurem Futterkalk. Eine Minderung der F-Resorption um etwa 20 bis 30 % (infolge vermehrter Ausscheidung mit dem Kot) läßt sich durch die Zufütterung von Aluminiumsalzen (50 bis 100 g Al-sulfat, -chlorid oder -laktat beziehungsweise Mischungen hiervon pro Tier und Tag) erzielen; da diese ‚Alleviatoren' der Fluorvergiftung wenig schmackhaft sind, empfiehlt es sich, sie zusammen mit dem Kraftfutter zu pelletieren. Bei starker F-Exposition bieten sie jedoch keinen ausreichenden Schutz. F-kontaminiertes Gras und Stroh kann nach den Untersuchungen von KRÜGER (1944) sowie FLATLA und ENDER (1966) durch Säurebehandlung gereinigt und verwertbar gemacht werden; solche Verfahren sind aber aufwendig und haben deshalb noch keine breite Anwendung gefunden; das gleiche gilt für die Defluorisierung des Tränkewassers mit Kalk (50 g auf 100 Liter). In besonders F-gefährdeten Betrieben muß die Haltung von Milchvieh unter Umständen auf Rindermast oder Abmelkkühe umgestellt werden; erweist sich diese Maßnahme als unwirtschaftlich oder unmöglich, so bleibt nur der Wechsel auf Schweine- und Geflügelhaltung (diese Tierarten sind kurzlebiger und weniger F-empfindlich als Rinder) oder auf Ackerwirtschaft übrig.

Superphosphat sollte als Mineralstoffquelle für Rinder nur dann verwendet werden, wenn es weniger als 0,1 bis 0,3 % Fluor enthält; Roh- und Superphosphate mit einem F-Gehalt von mehr als 1 bis 3 % sind zur Düngung von Futterkulturen für Rinder ungeeignet.

Akute Fluorvergiftung

Nach der Aufnahme größerer Fluoridmengen (mehr als 250 ppm F in der Trockensubstanz) setzt innerhalb weniger Stunden ein oft bedrohliches *Krankheitsbild* ein mit völliger Inappetenz, vermehrtem Durst, ständigen Kaubewegungen, Speicheln, Zähneknirschen, kolikähnlichen Leibschmerzen, Vormagenstillstand, Verstopfung (später Durchfall) und starkem Milchrückgang; die Patienten sind leicht erregbar und zeigen als Folge des F-bedingten Kalziumentzuges fibrilläre Zuckungen der Körpermuskulatur oder tonisch-klonische Krämpfe. Unter zunehmender Entkräftung der Nachhand kommen sie bald zum Festliegen bei schwacher und unregelmäßiger Herztätigkeit; der seitlich zurückgewandte Kopf wird von Zeit zu Zeit hochgeworfen und fällt dann hart auf den Boden. Meist tritt schon am ersten Tage infolge Versagens des Kreislaufs der Tod ein. Bei der *Zerlegung* finden sich mehr oder weniger ausgebreitete Schleimhautätzungen im Verdauungskanal sowie merkliche Blutfülle der Lungen; mitunter ist das Blut auffallend dunkel gefärbt und nicht geronnen (kalziprive Wirkung des Fluors); Zahn- und Knochenveränderungen fehlen. Die *Erkennung* der akuten Fluorintoxikation ist meist schwierig und bedarf eingehender Umgebungskontrollen auf F-haltige Verbindungen; diese sind umgehend zu beseitigen. Differentialdiagnostisch ist vor allem an Bleivergiftung (S. 1134), Tetanie (S. 1024) und Tollwut (S. 792) zu denken. Unter Vermeidung unnötiger Beunruhigung besteht die *Behandlung* in sofortiger intravenöser Infusion von Kalziumglukonat oder -boroglukonat, der Verabreichung von Analeptika sowie von 200 bis 300 g Kalziumkarbonat in mehreren Liter Wasser per os; erforderlichenfalls sind auch salinische Abführmittel (T. I.) angezeigt.

SCHRIFTTUM

ALLCROFT, R., K. N. BURNS & C. N. HEBERT (1965): Fluorosis in cattle. 2. Development and alleviation. Ministry of Agriculture, Fisheries and Food, Animal disease survey report Nr. 2, part II. H. M. Stat. Off., London.
BARDELLI, P., & C. MENZANI (1935): Ricerche sulla fluorosi spontanea dei ruminanti. Ann. Igiene 45, 399-404. — BARTOLUCCI, A. (1927): Della fluorosi o cachessia fluorica nei bovini. Nuova Vet. 5, 18-52. — BÄUMLI, F. (1957): Untersuchungen über die medikamentöse Beeinflussung der chronischen Fluorose beim Rind. Diss. Bern. — BELL, M. C., G. M. MERRIMAN & D. A. GREENWOOD (1961): Distribution and excretion of F^{18} fluoride in beef cattle. J. Nutr. 73, 379-385. — BENTZ, H. (1958): Rindervergiftungen durch Holzschutzmittel. Dtsch. Tierärztl. Wschr. 65, 42-43. — BLAKEMORE, F., T. J. BOSWORTH & H. H. GREEN (1948): Industrial fluorosis of farms in England, attributable to the manufacture of bricks, the calcining of ironstone, and to enamelling processes. J. Comparat. Pathol. Therap. 58, 267-301. — BODDIE, G. F. (1955): Fluorine alleviators. 1. A review. Vet. Record 67, 827-830. — BODDIE, G. F. (1957): Fluorine alleviators. 2. Trials involving rats. Vet. Record 69, 483-488. — BODDIE, G. F. (1960): Fluorine alleviators. 3. Field trials involving cattle. Vet. Record 72, 441-445. — BRONSCH, K., & N. GRIESER (1964): Fluor und Fluortoleranzen in der Ernährung der Nutztiere. 2. Pathophysiologie des Fluors und Fütterungsversuche an Nutztieren. Berl. Münch. Tierärztl. Wschr. 77, 401-408. — BRONSCH, K., & H. LÜDERS (1966): Zur Frage der Fluortoleranzen in den Futterrationen der Rinder. Schweiz. Arch. Tierheilk. 108, 441-446. — BURNS, K. N. (1962): Fluorosis of non-industrial origin in a dairy herd. Vet. Record 74, 860-861. — BURNS, K. N. (1964): Types of lameness in industrial fluorosis in cattle. Nord. Vet.-Med. 16: Suppl. 1, 292-295. — BURNS, K. N., & R. ALLCROFT (1962): The use of tail bone biopsy for studying skeletal deposition of fluorine in cattle. Res. Vet. Sci. 3, 215-218. — BURNS, K. N., & R. ALLCROFT (1964): Fluorosis in cattle. 1. Occurence and effects in industrial areas of England and Wales 1954-57. Ministry of Agriculture, Fisheries and Food. Animals disease survey report No. 2, part I. H. M. Stat. Off., London.
COHRS, P. (1941): Zur pathologischen Anatomie und Pathogenese der chronischen Fluorvergiftung des Rindes. Dtsch. Tierärztl. Wschr. 49, 352-357. — CORSICO, G. (1955): Sui reperti istomorfologici sulla istogenesi della ostepatia da fluorosi nel bovino. Clin. Vet. 78, 385-392.
ENDER, F. (1958/59): Aluminiumforbindelser som profylaktikum ved fluorose. 8. Nord. Vet.-Möt. B, Rep. 19. — EVANS, R. J., P. H. PHILLIPS & E. B. HART (1938): Fluorine storage in cattle bones. J. Dairy Sci. 21, 81-84.
FLATLA, J. L., & F. ENDER (1966): Industrial fluorosis in cattle in Norway. 4. Int. Tag. Rinderkrkh., Zürich. S. 45-58.
GARLICK, N. L. (1955): The teeth of the ox in clinical diagnosis. 4. Dental fluorosis. Amer. J. Vet. Res. 16, 38-44. — GIBBONS, W. J., & C. B. HILL (1956): Fluorosis in cattle—case report. North. Amer. Vet. 37, 470-471. — GRIESER, N., & K. BRONSCH (1964): Fluor und Fluortoleranzen in der Ernährung der Nutztiere. 1. Zum Verhalten des Fluors im Stoffwechsel. Berl. Münch. Tierärztl. Wschr. 77, 373-379. —

GRÜNDER, H.-D. (1966): Der Einfluß von Fluor-Immissionen auf den Ernährungszustand beim Rind. Berl. Münch. Tierärztl. Wschr. 80, 61-63. — GRÜNDER, H.-D., D. MILIĆ & S. STAMATOVIĆ (1965): Bedeutung und Wirkung des Fluors beim Rind (serbokroatisch). Vet. Glasnik 19, 361-370.

HENGEN, A. (1927): Massenvergiftung durch Kieselfluornatrium. Münch. Tierärztl. Wschr. 78, 464 bis 465. — HUBER, H. J. (1966): Zum Fluorgehalt verschiedener Knochen des Rindes. 4. Int. Tag. Rinderkrkh., Zürich. Ber. 11. — HUPKA, E., & R. GÖTZE (1931): Zur Frage der Schädlichkeit des Fluors beim Rinde. Dtsch. Tierärztl. Wschr. 39, 203-204. — HUPKA, E. (1941): Klinische Beobachtungen über Fluorvergiftungen bei Weidetieren. Dtsch. Tierärztl. Wschr. 49, 349-352.

KRUG, O. (1927): Eine Vergiftung von Milchkühen durch Kieselfluornatrium. Zschr. Fleisch-Milchhyg. 37, 38-39. — KRÜGER, E. (1944): Die Verhütung der schädlichen Wirkung fluorhaltiger Industrieexhalationen. Dtsch. Tierärztl. Wschr. / Tierärztl. Rundschau 52/50, 271-273.

MANZ, D. (1961): Histologische Untersuchungen über die Osteogenese am Klauenbein des Rindes im Hinblick auf die osteomalazieähnlichen Veränderungen bei der Fluorvergiftung. Diss. Hannover. — MARIAKULANDAI, A., & P. VENKATARAMAIH (1955): Biochemical study of fluorine intoxication. 1. Etiology, prophylaxis and cure. Indian J. Vet. Sci. Animal Husbandry 25, 165-181. — MEYN, A., & K. VIEHL (1941): Über chronische Fluorvergiftungen bei Rindern. Arch. wiss. prakt. Tierheilk. 76, 329-339. — MILIĆ, D., & S. STAMATOVIĆ (1966): Über die Fluorose der Rinder in einem Teil Jugoslawiens (Serbien). 4. Int. Tag. Rinderkrkh., Zürich. Ber. 5. — MILLER, W. & J. L. SHUPE (1962): Alkaline bone phosphatase activity as related to fluoride ingestion by dairy cattle. Amer. J. Vet. Res. 23, 24-31. — MITCHELL, H. M., & M. EDMAN (1951/52): The fluorine problem in livestock feeding. Nutr. Abstr. Rev. 21, 787-804. — MORTENSON, F. N., H. M. BENEDICT, L. G. TRANSTRUM & W. S. WINTERS (1962): Method for determining fluorine intake of dairy cows under field conditions. J. Dairy Sci. 45, 74-78. — MORTENSON, F. N., L. G. TRANSTRUM, W. P. PETERSON & W. S. WINTERS (1964): Dental changes as related to fluorine content of teeth and bones of cattle. J. Dairy Sci. 47, 186-191. — MUSSILL, J. (1954): Beobachtungen bei Fabrikrauchschäden an Rindern. Wien. Tierärztl. Mschr. 41, 569-583.

NEWELL, G. W., & H. J. SCHMIDT (1957): The effects of feeding fluorine, as sodium fluoride, to dairy cattle—a six year study. Amer. J. Vet. Res. 18, 363-376.

PERKINSON, J., J. WHITNEY, R. MONROE, W. LOTZ & C. COMAR (1955): Metabolism of fluorine[18] in domestic animals. Amer. J. Physiol. 182, 383-389. — PHILLIPS, P. A., D. A. GREENWOOD, C. S. HOBBS, C. F. HUFFMAN & G. R. SPENCER (1960): The fluorosis problem in livestock. Nat. Res. Council Publ. No. 824. — PHILLIPS, P., & J. SUTTIE (1960): The significance of time in intoxication of domestic animals by fluoride. A. M. A. Arch. Industr. Health 21, 343-345. — PHILLIPS, P. H., J. W. SUTTIE & E. J. ZEBROWSKI (1963): Effects of dietary sodium fluoride on dairy cows. 7. Recovery from fluoride ingestion. J. Dairy Sci. 46, 513-516. — POMMER, A. (1954): Röntgenbefund an den Rippen fluorosekranker Rinder. Wien. Tierärztl. Mschr. 41, 583-589.

RAND, W. E., & H. J. SCHMIDT (1952): The effect upon cattle of Arizona waters of high fluoride content. Amer. J. Vet. Res. 13, 50-61. — REINHARD, H. (1959): Die Fluorschäden im unteren Fricktal. Schweiz. Arch. Tierheilk. 101, 1-14. — RENSBURG, S. W. J. VAN, & W. H. DE VOS (1966): The influence of excess fluorine intake in the drinking water on reproductive efficiency in bovines. Onderstepoort J. Vet. Res. 33, 185-194. — ROSENBERGER, G. (1962): Untersuchungen über die Fluorose des Rindes unter Einwirkung der Emissionen einer Flußsäurefabrik. Symposion Toxikologie des Fluors, Bern. S. 144-146. Schwabe, Basel/Stuttgart. — ROSENBERGER, G., & H.-D. GRÜNDER (1967): Zur Frage der Schädigung der Kälber bei chronischer Fluorose der Kühe. Berl. Münch. Tierärztl. Wschr. 80, 41-43. — ROSENBERGER, G., & H.-D. GRÜNDER (1968): Untersuchungen über Fluorimmissionswirkungen im Bereich einer Flußsäure-Fabrik. D. F. G.-Forsch.-Ber. Nr. 14 (Fluorwirkungen), 68-87. — RUMMLER, H. J. (1963): Verhütung von Tiervergiftungen durch Mastenschutzmittel. M.-hefte Vet.-Med. 18, 236.

SCHMID, G. (1957): Fluorose bei Rindern. Bull. Schweiz. Akad. Medizin. Wiss. 12, 397-418. — SCHMIDT, H. J., & W. E. RAND (1952): A critical study of the literature on fluoride toxicology with respect to cattle damage. Amer. J. Vet. Res. 13, 38-49. — SCHMIDT, H. J., G. W. NEWELL & W. E. RAND (1954): The controlled feeding of fluorine, as sodium fluoride, to dairy cattle. Amer. J. Vet. Res. 15, 232-239. — SCHNEIDER, H. (1954): Über die Verteilung und die klinischen Erscheinungen der Fluorschädigungen bei Rindern in der Umgebung einer fluorverarbeitenden Fabrik. Diss. Wien. — SHUPE, J. L. (1960): The chemistry, histology, and roentgenology of the teeth and bone of large animals as influenced by fluoride feeding. A. M. A. Arch. Industr. Health 21, 346. — SHUPE, J. L. (1966): Fluorosis in cattle. 4. Int. Tag. Rinderkrkh., Zürich. Ber. 1. — SHUPE, J. L. (1966): Diagnosis of fluorosis in cattle. 4. Int. Tag. Rinderkrkh., Zürich. 15-30. — SHUPE, J. L., M. L. MINER, L. E. HARRIS & D. A. GREENWOOD (1962): Relative effects of feeding hay atmospherically contaminated by fluoride residue, normal hay plus calcium fluoride, and normal hay plus sodium fluoride to dairy heifers. Amer. J. Vet. Res. 23, 777-787. — SHUPE, J. L., M. L. MINER, D. A. GREEENWOOD, L. E. HARRIS & G. E. STODDARD (1963): The effect of fluorine on dairy cattle. 2. Clinical and pathologic effects. Amer. J. Vet. Res. 24, 964-979. — SHUPE, J. L., L. E. HARRIS, D. A. GREENWOOD, J. E. BUTCHER & H. M. NIELSEN (1963): The effect of fluorine on dairy cattle. 5. Fluorine in the urine as an estimator of fluorine intake. Amer. J. Vet. Res. 24, 300-305. — SIMON, G., & W. LEEMANN (1965): Einfluß des Fluorgehaltes im Futter auf das Klauenwachstum des Rindes. Zbl. Vet.-Med. A 12, 41-44. — SNOOK, L. C. (1962): Rock phosphate in stock feeds — the fluorine hazard. Austral. Vet. J. 38, 42-47. — SUTTIE, J. W., R. F. MILLER & P. H. PHILLIPS (1957): Studies of the effects of dietary NaF on dairy cows. 1. The physiological effects and the developmental symptoms of fluorosis. J. Nutr. 63, 211-224. — SUTTIE, J. W., R. F. MILLER & P. H. PHILLIPS (1957): Effects of dietary NaF on dairy cows. 2. Effects on milk production. J. Dairy Sci. 40, 1485-1491. — SUTTTIE, J. W., & P. H. PHILLIPS (1959): Studies of the effects of dietary NaF on dairy cows. 5. A 3 year study on mature animals. J. Dairy Sci. 42, 1063-1069. — SUTTIE, J. W. & P. H. PHILLIPS (1960): Studies on the effects of dietary NaF on dairy cows. 4. Dental changes as the result of long-term fluorine ingestion. J. Nutr. 71, 109-114. — SUTTIE, J. W., R. GESTELAND & P. H. PHILLIPS (1961): Effects of dietary NaF on dairy cows. 6. In young heifers. J. Dairy Sci. 44, 2250-2258. — SUTTIE, J. W., & P. H. PHILLIPS (1962): Distribution of fluor in the bovine metatarsus. Amer. J. Vet. Res. 23, 1107-1109. — STODDARD, G. E., L. E. HARRIS, G. J. BATEMAN, J. L. SHUPE & D. A. GREENWOOD (1963): Effects of fluorine on dairy cattle. 1. Growth and feed consumption. J. Dairy Sci. 46, 1094-1102.

TESINK, J. (1955): Fluorvergiftiging bij runderen en haar beïnvloeding door het toedienen van aluminiumsulfaat. Tijdschr. Diergeneesk. 80, 230-246. — TESINK, J. (1958): Fluorvergiftiging bij runderen in de omgeving van een aluminiumfabriek. Tijdschr. Diergeneesk. 83, 189-195. — THOMANN, P. E. (1962): Die Beeinflussung verschiedener Stoffwechselabläufe durch Fluor. Diss. Zürich. — TRAUTWEIN K., & CH. KOPP (1966): Zur Variationsbreite der Symptomatik und von Analysenwerten bei der Fluorose des Rindes. 4. Int. Tag. Rinderkrkh., Zürich. 87-93. — TRAUTWEIN, K., & CH. KOPP (1968): Fluor-Wirkungen beim Rind unter experimentellen und praktischen Bedingungen. D. F. G.-Forsch.-Ber. Nr. 14 (Fluorwirkungen), 89-113.

VELU, H. (1934): Darmous (fluorose chronique) et arrêt du développement. Bull. Acad. Vét. France 7, 108-109.

WEST, J. L. (1954): A classification for the clinical interpretation of bovine dental fluorosis. Vet. Med. 49, 465-468. — WÖHLBIER, W., W. OELSCHLÄGER, G. GRONBACH & H. GIESSLER (1968): Die Resorption von Fluor durch Ochsen aus Erde und Flugstaub einer Aluminiumhütte. D. F. G.-Forsch.-Ber. Nr. 14 (Fluorwirkungen), 114-125.

ZIPKIN, I., E. D. EANES & J. L. SHUPE (1964): Effect of prolonged exposure to fluoride on the ash, fluoride, citrate, and crystallinity of bovine bone. Amer. J. Vet. Res. 25, 1595-1597.

Chlor

Vergiftungen von Haustieren durch *Chlorgase* kommen nur selten vor, etwa bei Industrieunfällen oder nach Desinfektionen mit Chlorkalk. Ein Gehalt von 0,2 mg Chlor pro Liter Atemluft ist gefährlich, ein solcher von 2 mg pro Liter wirkt in kurzer Zeit tödlich. Das gelbgrüne, stechend riechende molekulare Chlor verursacht heftigätzende Reizungen an den Schleimhäuten der Augen (Tränenfluß, Konjunktivitis, Keratitis) und der oberen Luftwege (Husten, Lungenödem und -emphysem): mehr oder weniger starke Dyspnoe, mitunter auch schleimiger bis schaumiger, gelblicher oder blutiger Nasenausfluß, Pulsbeschleunigung, Unruhe, Zittern, in besonders schweren Fällen zudem Schwanken, Festliegen und Tod durch Ersticken; nach Überstehen der Intoxikation Neigung zu sekundären Pneumonien. *Zerlegungsbefund:* Blut dunkel gefärbt; Luftröhre stark gerötet und schleim- oder schaumhaltig; Lungen glänzend-rot, vergrößert, ödematisiert und knisternd; Leber und Milz blutreich. Die Behandlungsmaßnahmen sind die gleichen wie bei Vergiftung durch Schwefelwasserstoff (S. 1173). *Chlorkalk* setzt in feuchter Umgebung Chlor frei; er ist in luftdichten Behältern zu lagern und sollte nur in unbesetzten Stallungen Anwendung finden, die danach längere Zeit gründlich gelüftet werden müssen. Verunreinigungen des Futters oder der Tränkegefäße mit Chlorkalk führen, ähnlich wie die Intoxikation durch Chlorate, zu Entzündungen der Magendarmschleimhaut.

Chlorate ($NaClO_3$ und $KClO_3$) können bei unachtsamer Anwendung als Unkrautoder Schädlingsvertilgungsmittel Vergiftungen verursachen; besprühte Pflanzen sowie herumliegende Herbizidreste werden wegen ihres salzigen Geschmackes von Rindern meist gierig aufgenommen. $NaClO_3$ ist auch Bestandteil bestimmter Sprengstoffe (Cheddit), die in der Nähe von Steinbrüchen oder Truppenübungsplätzen Rindern zugänglich sein können. Bei einmaliger Aufnahme beträgt die letale Dosis etwa 1 g $NaClO_3$ oder $KClO_3$ pro kg KGW. Im Magendarmkanal wirken die Chlorate örtlich reizend bis ätzend; resorbiertes Chlorat führt zur Methämoglobinbildung (innere Erstickung; s. S. 1166), in schweren Fällen auch zur Hämolyse (Hämoglobinämie und -urie). Die 12 bis 24 Stunden nach der Intoxikation einsetzenden Krankheitserscheinungen sind: Speicheln, Freßunlust, ausgeprägter und teilweise blutiger Durchfall, Bauchschmerzen oder Kolik, erhöhte Puls- und Atemfrequenz, zyanotisch-schmutzige Schleimhäute, rotbraune Verfärbung des Harnes (Hämoglobinurie, gelegentlich auch Hämaturie), Teilnahmslosigkeit sowie zunehmende Schwäche (Taumeln), schließlich komatöses Festliegen mit kaum wahrnehmbarer oberflächlicher Atmung und Tod, meist ohne Unruhe oder Krämpfe; die Körpertemperatur ist zunächst oft erhöht, im Endstadium jedoch subnormal. In langsamer verlaufenden Fällen tritt infolge der Hämolyse deutlicher Ikterus ein. Bei der Zerlegung erweist sich das Blut als dunkelbraun bis schokoladefarben und schlecht oder gar nicht geronnen; subkutan, intramuskulär und subserös finden sich zahlreiche bräunliche Petechien; Labmagen- und Darmschleimhaut erscheinen ebenfalls braun verfärbt, entzündlich verdickt und können Erosionen zeigen; Netz und Gekröse sind ödematös, Leber und Milz durch Blutstauung vergrößert; die Harnblase enthält kaffeefarbenen bis rötlichen Urin. Die Erkennung stützt sich auf die voraufgegangene Unkrautvernichtung oder das Auffinden von Sprengstoff und den chemischen Nachweis von Chloraten im Harn; differentialdiagnostisch ist an Milzbrand (S. 852) zu denken. Die Tiere sind unter Vermeidung von Beunruhigung aus der gefährdeten Weide zu entfernen; noch nicht festliegende Patienten werden durch orale Gaben schleimig-einhüllender und absorbierender Mittel, intravenöse Injektion von Methylenblau (notfalls wiederholt; S. 1168), Blutübertragung, Analeptika und parenterale Flüssigkeitszufuhr behandelt (T.I.). Zur Vermeidung derartiger Schadensfälle müssen die Herbizide außerhalb der Reichweite der Rinder gelagert werden; bei der Besprühung sind die Anwendungsvorschriften (Konzentration, Menge) einzuhalten und die an Weideflächen grenzenden Randstreifen unbehandelt zu lassen. Besprühtes Grünland darf erst nach Ablauf von 1 bis 2 Wochen, besser noch nach ausgiebigen Regenfällen beweidet werden. Herbizide auf Chloratbasis enthalten zur Verhinderung der Selbstentzündung zum Teil auch *Borate*, die ihrerseits giftig wirken können (S. 1165).

Vergiftungen durch *Kochsalz* (S. 1145) sowie die Intoxikationen durch *chlorhaltige organische Verbindungen* werden andernorts abgehandelt (Insektizide: S. 1187 ff.; Herbizide: S. 1202 ff.; Kampfstoffe: S. 1158).

SCHRIFTTUM

Fitch, C. P., W. L. Boyd & E. A. Hewitt (1929): Toxicity of sodium chlorate for cattle. Cornell Vet. 19, 373-375. — Harwood, P. M. A. (1953): Poisoning in dairy cattle by chemicals in common use. Vet. Record 65, 291-292. — Johnson, W. O. (1944): Sodium chlorate poisoning of cattle. J. Amer. Vet. Med. Ass. 105, 217. — Laird, G. (1941): Sodium chlorate poisoning in cattle. Vet. Med. 36, 318-319. — Moore, G. R. (1941): Sodium chlorate poisoning in cattle. J. Amer. Vet. Med. Ass. 99, 50-52. — Seddon, H. R., & T. T. McGrath (1930): Toxicity of sodium chlorate. Austral. Vet. J. 6, 112-113. — Sjöberg, K. (1933): Föreligger risk för kloratförgiftning av betande djur vid bekämpandet av berberisbusken? Svensk. Vet.-Tidskr. 38, 365-372. — Skjerven, O. (1944): Natriumklorat-forgiftning. Norsk Vet.-Tidskr. 56, 274-276. — Skrypnik, E. I. (1945): Vergiftungen von Rindern durch schwefelwasserstoff-, chlor- und chloridhaltiges Wasser (russisch). Veterinarija 22: 10, 42-44. — Stormorken, H. (1953): Methaemoglobinaemia in domestic animals Proc. 15. Int. Vet. Congr., Stockholm 1: 1, 501-506. — Svensson, S., & H. Hedström (1934): Chloratvergiftung bei Rindern. Skand. Vet.-Tidskr. 34, 329-352. — Völker, H. (1962): Kaliumchloratvergiftungen bei Rindern. M.-hefte Vet.-Med. 17, 237-240. — Vuillaume, R., & E. Tichit (1936): Empoisonnement des bovins par les explosifs. Bull. Soc. Sci. Vét. Lyon 39, 16-22. — Wanntorp, H., O. Swahn & O. Klyin (1951): Om toxiciteter hos kloramin och hypokloriter vör varmblodiga djur. Nord. Vet.-Med. 3, 459-476. — Williamson, G. (1940): The diagnosis of gas casualities. Vet. Record 52, 55-57.

Jod

Intoxikationen durch *Jod* und *Jodide* sind beim Rind fast immer auf tierärztliche Behandlungsmaßnahmen zurückzuführen. Die von Thomassen 1885 in die Therapie der Aktinomykose eingeführten Jodsalze werden nach äußerlicher oder oraler Applikation sowie nach dem Einbringen in Wund- oder Körperhöhlen (Abszeßbehandlung, Gebärmutterspülung) rasch resorbiert und dann bald, größtenteils über den Harn, aber auch mit der Milch, dem Speichel sowie dem Schweiß wieder ausgeschieden; sie werden nur in geringem Umfange gespeichert (das gleiche gilt für *Jodoform;* weitere Einzelheiten über Jodstoffwechsel siehe S. 1095 f.). Die individuelle Empfindlichkeit gegenüber Jodsalzen ist beim Rind sehr unterschiedlich: Manche Tiere zeigen schon nach einmaliger Gabe therapeutischer Dosen akute Unverträglichkeitsreaktionen; meist tritt jedoch erst nach wiederholter Verabreichung „Jodismus" ein, der als erwünschtes Zeichen der Wirksamkeit der Jodtherapie oder als harmlose Begleiterscheinung angesehen wird. Üblicherweise werden entweder 2 bis 3 Wochen lang täglich, je nach dem Gewicht des Patienten, 5 bis 10 g Kaliumjodid (in 0,5 Liter Wasser gelöst) per os gegeben, oder am ersten, fünften und zwölften Tag jeweils pro 100 kg KGW 15 ml der ‚Trijodid'-Stammlösung (1 g Jod, 12 g Kaliumjodid, 18 g Natriumjodid, 100 ml aqua dest.) mit der fünffachen Menge Wassers verdünnt intravenös injiziert. Die Infusion der Jodlösung muß unter ständiger Kontrolle des Patienten streng intravenös und langsam (5 bis 10 Minuten) erfolgen; bei schneller Einspritzung besteht die Gefahr eines plötzlichen Kollapses. Zeichen der *akuten Jodinkompatibilität* oder -überdosierung sind: Unruhe, Zittern, Speicheln, Tränenfluß, gesteigerte Puls- und Atemfrequenz, unter Umständen sogar Schwanken und Niedergehen (bei tragenden Rindern ausnahmsweise auch Abort); gegebenenfalls ist die Infusion sofort abzubrechen. Dann tritt in der Regel baldige Besserung ein; sonst eignen sich zur Behandlung solcher Zwischenfälle Analeptika, Antihistaminika sowie Natriumthiosulfat (T. I.). Die meist erst innerhalb einiger Tage (vor allem nach oralen Jodgaben) einsetzenden Erscheinungen des *chronischen Jodismus* bestehen in mangelnder Freßlust, Rückgang oder völligem Versiegen der Milchleistung, leicht bis mäßig erhöhter Körpertemperatur, Nasenausfluß („Jodschnupfen"), Tränen, trockenem Husten sowie mehr oder weniger tiefgreifenden flächenhaften Abschilferungen der Epidermis (nur selten auch nässende oder blutende Hautanschwellungen) an Kopf, Hals, Schulter, Rücken, Kruppe, Schwanzansatz, After und Euterspiegel oder Skrotum, die gelegentlich mit Sträubung des Haarkleides oder Haarausfall, aber nie mit Juckreiz verbunden sind (Jodexanthem). Solche Tiere können nach leichter Anstrengung Herzjagen, Zittern, Schwäche, unter Umständen sogar Basedow-ähnliche Symptome (Exophthalmus, Schwitzen, starke Abmagerung) zeigen. Beim Auftreten von Inappetenz oder deutlichen Hautveränderungen ist die orale Jodverabreichung vorübergehend oder ganz abzusetzen; eine Behandlung der Nebenerscheinungen wird dann meist nicht erforderlich. Das Fleisch kürzlich mit Jod oder Jodsalzen behandelter Rinder kann bei der Kochprobe erhebliche Geruchs- und Geschmacksabweichungen nach Jod aufweisen und deshalb ungenießbar sein.

SCHRIFTTUM

Anonym (1911): Jodvergiftung bei einer Kuh. Veröff. Jahr.-Vet.-Ber. beamt. Tierärzte Preußen *12:* 2, 17-18. — Benoit, R. (1939): Le danger de l'iode et de ses dérivés comme médicaments chez les veaux de boucherie. Schweiz. Arch. Tierheilk. *81,* 26-28. — Blaxter, K. L. (1946): Experiments with iodinated casein on farms in England and Wales. J. Agric. Sci. *36,* 117-150. — Ehrhardt, J. (1899): Kalium jodatum. Schweiz. Arch. Tierheilk. *41,* 33-36. — Farquharson, J. (1937): Intravenous use of sodium iodide in actinomycosis. J. Amer. Vet. Med. Ass. *91,* 551-554. — Götze, R. (1943): Behandlung der Aktinomykose des Rindes. Dtsch. Tierärztl. Wschr./Tierärztl. Rundschau *51/49,* 340-341. — Hixon, R. W. (1928): Iodism in a heifer. North Amer. Vet. *9:* 1, 40-41. — Hofmann, W. (1928): Jodgeruch des Fleisches omphalitiskranker Kälber. Schweiz. Arch. Tierheilk. *70,* 488-489. — Lacroix (1928): The dose of iodide of potassium for cattle. North Amer. Vet. *9:* 3, 25-26. — Niebuhr, L. (1949): Jodnachweis in Blut, Harn und Milch nach intravenöser Verabreichung von Jod-Jodalkalien beim Rind. Diss. Hannover. — Noskow, N.M. (1938): Intravenöse Verabreichung von Jodkalium (russisch). Sovet. Vet. *15:* 1, 71-74. — Ekman, L., O. Holmberg, I. Settergren & C. B. Thorell (1965): Resorption of iodine in Lugol's solution and in an iodophor from the uterus of cows. Nord. Vet.-Med. *17,* 391-396. — Krüger, A. (1926): Ein Fall von Idiosynkrasie bei einem Ochsen nach Injektion von Jodipinemulsion. Dtsch. Tierärztl. Wschr. *34,* 822-823. — Orr, J. B., A. Crichton & W. Middleton (1929): A note on the toleration of farm animals for high doses of iodine. Vet. Record *9,* 1055-1056. — Rasche, W. (1928): Über Jodausscheidung in der Milch bei Eingaben von Jodkalium. Diss. Gießen. — Remy (1899): Beitrag zur Jodkaliumtherapie der Aktinomykose des Rindes und der Struma des Hundes. Dtsch. Tierärztl. Wschr. *7,* 169-172. — Scherg (1916): Jodismus. Münch. Tierärztl. Wschr. *67,* 875. — Schindelka, H. (1908): Hautkrankheiten bei Haustieren. Braumüller, Wien, S. 373-374. — Schuester (1906): Jodvergiftung. Wschr. Tierheilk. Viehzucht *50,* 405-406. — Tavernier, H. (1950): Iodisme. Rev. Méd. Vét. *101,* 24-247. — Thomassen (1886): Die Aktinomykose und deren Therapie. Mschr. Ver. Tierärzte Österreich *9,* 37-39. — Upmann, A. (1949): Untersuchungen über den Jodgehalt von Lunge, Leber, Niere und Milz des Rindes nach intravenöser Infusion von Jod-Jodalkalien. Diss. Hannover. — Wester, J. (1894): Jodismus acutus bim Rind. Holländ. Zschr. Tierheilk. *24,* 334.

Vergiftungen durch organische Stoffe

Die durch organische Verbindungen ausgelösten Intoxikationen werden im folgenden nach dem *Verwendungszweck* beziehungsweise nach der *Herkunft* der einzelnen Gifte aufgegliedert, bei welchen es sich teils um synthetische Substanzen (Pestizide, Konservierungsmittel, Anthelmintika, Medikamente, Wirkstoffe), teils um Inhaltsstoffe bestimmter Pflanzen und Futtermittel oder um Toxine tierischer Herkunft handelt.

Schädlingsbekämpfungsmittel (Pestizide)

Die Bekämpfung tierischer und pflanzlicher Schädlinge ist in den beiden letzten Jahrzehnten in einem früher kaum vorstellbaren Maße intensiviert und inzwischen für die moderne Landwirtschaft unentbehrlich geworden. Sie stützt sich heute auf eine ständig zunehmende Zahl wirksamer synthetischer Präparate. Zwar sind viele dieser Mittel für Haustiere giftig, doch lassen sich Schadensfälle bei strikter Einhaltung der in den Gebrauchsanweisungen angegebenen Vorsichtsmaßregeln weitgehend vermeiden. Vergiftungen durch Pestizide sind daher meist auf *unachtsamen Umgang* oder *fahrlässige Anwendung* zurückzuführen (Einsatz zu hoher Dosen oder Konzentrationen; Verwechslung von Präparaten; Benutzung von Gerätschaften, die noch Reste anderer Mittel enthalten; Verunreinigungen von Futterpflanzen, -mitteln oder -gefäßen; Herumliegen der Bekämpfungsmittelvorräte oder der nicht verbrauchten Reste und anderes mehr). Für den zugezogenen Tierarzt ist es häufig schwierig, die exakte ätiologische Diagnose (Art des Giftes) allein aus den klinischen Symptomen zu stellen; er muß deshalb umgehend versuchen, den Namen und die chemische Zusammensetzung des benutzten Präparates zu ermitteln. Wenn sich hierfür nicht schon eindeutige Hinweise aus der Aufschrift der Verpackung ergeben, so empfiehlt es sich, das *Pflanzenschutzmittelverzeichnis* der Biologischen Bundesanstalt für Land- und Forstwirtschaft in Braunschweig (neueste Ausgabe) zu Rate zu ziehen. Einige in der Schädlingsbekämpfung gebräuchliche anorganische Gifte sind bereits in den vorigen Abschnitten erwähnt worden (Arsen, S. 1154; Blei, S. 1134; Borate, S. 1165; Chlorate, S. 1183; Kupfersalze, S. 1125; Phosphide, S. 1171; Quecksilber, S. 1130; Schwefel, S. 1172; Thallium, S. 1133); im folgenden Kapitel sollen die organischen Pestizide besprochen werden.

SCHRIFTTUM

ANDERSON, R. J. (1965): The responsibilities of veterinary practitioners as to the use of pesticides. J. Amer. Vet. Med. Ass. *147*, 1584-1587. — BECHER, J. (1953): Schädlingsbekämpfungsmittel. Knapp, Halle. — ERNE, K. (1958): Om möjligheterna att på kemisk väg påvisa bekämpningsmedelsförgiftningar. Medd. Stat. Vet.-Med. Anstalt, 1-7. — McGIRR, J. L. (1956): Maladies et accidents causés, chez le bétail, par diverses substances utilisés dans la pratique agricole. Bull. Off. Int. Epizoot. *46*, 244-250. — HASSALL, K. A. (1965): Pesticides: their properties, uses and disadvantages. I. General introduction; insecticides and related compounds. II. Fungicides and herbicides. Pesticides in relation to animals. Brit. Vet. J. *121*, 105-118/199-211. — HOLZ, W., & B. LANGE (1962): Fortschritte in der chemischen Schädlingsbekämpfung. 5. Aufl. Landwirtschaftsverlag Weser-Ems, Oldenburg. — KÖHLER, H. (1956): Pathologisch-anatomische Veränderungen bei Tieren durch moderne Rodentizide, Holzimprägnierungsmittel, Pflanzenschutzmittel, Insektizide und einige andere moderne Produkte der chemischen Industrie. M.-hefte Vet.-Med. *11*: Sonderheft 2, 669-675. — LIÈGEOIS, F., & J. DERIVAUX (1959): Sur un aspect actuel de la toxicologie vétérinaire: pesticides et produits phytosanitaires. Ann. Méd. Vét. *103*, 89-134. — MILLER, E. J. (1961): The safe use of pesticides in the United Kingdom. Vet. Record *73*, 1160-1162. — MINYARD, J. P., & E. R. JACKSON (1963): Pesticide residues in commercial animal feeds. J. Ass. Off. Agric. Chem. *46*, 843-859. — RADELEFF, R. D. (1958): The toxicity of insecticides and herbicides to livestock. Adv. Vet. Sci. *4*, 265-276. — RADELEFF, R. D. (1966): Disturbances to health of cattle by feed-stuffs and chemical agents used in agriculture or in the living space of cattle. 4. Int. Tag. Rinderkrkh. Zürich. 142-148. — SCOTT, W. N. (1964): Pesticides and animal poisoning. Vet. Record *76*, 964-967. — SCOTT, W. N. (1967): Pesticides toxic to vertebrates. Vet. Record *80*, 168-176. — TIELECKE, H. (1963): Pflanzenschutzmittel. Akademie-Verlag, Berlin. — ZWEIG, G. (1963/64): Analytical methods for pesticides, plant growth regulators and food additives. Academic Press, New York/London.

Insektizide und Akarizide

Während die Ektoparasitika pflanzlicher Herkunft, wie *Pyrethrin* (aus *Chrysanthemum cinerariaefolium*) und *Rotenon* (aus Derriswurzeln), für Warmblüter praktisch ungefährlich sind, weisen von den modernen Insektiziden die *chlorierten Kohlenwasserstoffe* eine leichte bis mäßige Toxizität, die *organischen Phosphorsäureester* und die *Karbamate* dagegen zum Teil eine erhebliche Giftigkeit für Haustiere auf.

SCHRIFTTUM

BORGMAN, R. (1951): Symptoms of poisoning by insecticides. Vet. Med. *46*, 237-240. — DALGAARD-MIKKELSEN, Sv. (1957): Forgiftninger hos husdyr med insekticider og herbicider. Medl. Danske Dyrlaegeforen. *40*, 2-10. — EICHLER, W.-D. (1954): Insektizide heutzutage. Volk und Gesundheit, Berlin. — MCGIRR, J. L., & D. S. PAPWORTH (1953): Toxic hazards of newer insecticides and herbicides. Vet. Record *65*, 857-862. — GOUGH, H. C. (1965): The safe and efficient use of insecticides. Vet. Record *77*, 1280-1284. — HAPKE, H.-J. (1966): Erkennung und Behandlung von Tiervergiftungen mit Insektiziden. Berl. Münch. Tierärztl. Wschr. *79*, 38-40/88-91. — HOFLUND, S. (1954): Förgiftning av husdjur genom de moderna medlen för bekämpande av insekter och växtparasiter. Medlemsbl. Sveriges Vet.-förbund *6*, 189-195. — RADELEFF, R. D., G. T. WOODARD, W. J. NICKMAN & R. C. BUSHLAND (1955): Acute toxicity of chlorinated hydrocarbon and organic phosphorus insecticides to livestock. U.S. Dep. Agric. Techn. Bull. 1122. — RADELEFF, R. D., & G. T. WOODARD (1956): The diagnosis and treatment of chemical poisoning with particular reference to insecticides. Proc. Ann. Meet. Amer. Vet. Med. Ass. *92*, 109-113 (1955). — SEIDEL, E. (1958): Gefährdung von Mensch und Haustier durch Kontaktinsektizide auf DDT-, HCH- und PE-Basis. Berl. Münch. Tierärztl. Wschr. *71*, 3-5/26-29/50-53. — THAMM, H. (1956): Die Giftwirkung der Kontaktinsektizide auf Haustiere. M.-hefte Vet.-Med. *11*, 293-297.

Chlorierte Kohlenwasserstoffe

Wesen: Durch orale, perkutane oder pulmonale Aufnahme toxischer Dosen von Kontaktinsektiziden der unten näher bezeichneten Gruppen verursachte, meist akut und mit neuromuskulären Erscheinungen verlaufende Vergiftung.

Ursachen: Bei der Bekämpfung von Schädlingen in Pflanzenkulturen, von Ektoparasiten der Haustiere oder bei der Entwesung von Stallungen und Vorratsräumen sowie infolge unachtsamer Lagerung der hierzu eingesetzten Mittel können Rinder mitunter gefährliche Mengen folgender und verwandter Kontaktinsektizide mit dem Futter oder durch die Haut aufnehmen beziehungsweise einatmen:

D D T - G r u p p e : DDT (Dichlordiphenyltrichloräthan); DDD (Dichlordiphenyldichloräthan = TDE); Methoxychlor (Trichlor-bis-[p-methoxyphenyl]-äthan); Perthan (Diäthyldiphenyldichloräthan).

H C H - G r u p p e : HCH (Hexachlorcyclohexan = BHC) und dessen wirksames γ-Isomer, das Lindan oder Gammexan.

D i e n g r u p p e : Aldrin (Hexachloro-hexahydro-endo-exo-dimethanonaphthalen = HHDN oder Octalen); Isodrin (= Isomer des Aldrins); Dieldrin (Hexachloro-epoxy-octahydro-endo-exo-dimethano-naphthalen = HEOD oder Octalox); Endrin (= Isomer des Dieldrins).

C h l o r i e r t e I n d e n e : Chlordan (Octachloro-tetrahydro-methano-indan = Octochlor); Heptachlor (Heptachloro-tetrahydro-methano-indan); Telodrin (Octachloro-hexahydro-methano-naphthalan).

C h l o r i e r t e T e r p e n e : Toxaphen (chloriertes Kamphen); Stroban.

E n d o s u l f a n e : Thiodan (Hexachloro-bicyclohepten-bis-oxy-methylensulfit).

Krankheitsgeschehen: Die Giftwirkung der aufgezählten Insektizide auf das zentrale Nervensystem ist noch nicht im einzelnen geklärt. Im allgemeinen ist ihre akute Toxizität bei oraler und pulmonaler Aufnahme am größten; das Ausmaß der intestinalen Resorption hängt wegen der Lipoidlöslichkeit dieser Stoffe stark vom Öl- und Fettgehalt der Nahrung ab. Auch nach äußerlicher Anwendung in öliger Lösung können rasch gefährliche Mengen resorbiert werden. Die genannten chlorierten Kohlenwasserstoffe werden in gewissem Umfange im Körperfett gespeichert; deshalb wirken sie bei abgemagerten Tieren oft giftiger als bei gutgenährten; bei letzteren kann jedoch das Vergiftungsbild unter Umständen durch späteres Fasten noch ausgelöst werden. Außerdem sind Kälber gegenüber den meisten dieser Mittel wesentlich empfindlicher als Jungrinder oder erwachsene Tiere. Die Ausscheidung resorbierter Mengen erfolgt, vor allem bei DDT und HCH, auch über die Milch (Anreicherung im Milchfett beziehungsweise in der Butter). Die nachstehende Übersicht der verträglichen und toxischen Dosen beruht auf experimentellen Untersuchungen, die aber zum Teil nur wenige Tiere umfaßten; sie kann deshalb keinen Anspruch auf absolute Gültigkeit erheben.

Übersicht 67.
Toxizitätsgrenzen der wichtigsten Insektizide auf Basis chlorierter Kohlenwasserstoffe

Präparat:	maximale verträgliche Dosis		minimale toxische Dosis	
	orale Gabe (mg/kg KGW)	Spray (Konzentration der wäßrigen Suspension in %)	orale Gabe (mg/kg KGW)	Spray (Konzentration der wäßrigen Suspension in %)
DDT:	100 (K)	5—8	250 (K)	
			500 (R)	
DDD:	100 (K)	8	250 (K)	
Methoxychlor:	250 (K)	8	500 (K)	
Perthan:		8	250 (K)	
Lindan:	2,5 (K)	0,025 (K)	5 (K)	0,05 (K)
	10 (R)	0,1 (R)	25 (R)	0,25 (R)
Aldrin:[1]	2,5 (K)	0,1 (K)	5 (K)	0,25 (K)
	10 (R)		25 (R)	
Dieldrin:	5 (K)	0,1 (K)	10 (K)	0,25 (K)
	10 (R)	1,0 (R)	25 (R)	2,0 (R)
Chlordan:	10 (K)	0,5 (K)	25 (K)	1,0 (K)
	75 (R)	2,0 (R)	90 (R)	
Heptachlor:[2]	15 (K)	0,25 (K)	25 (K)	0,5 (K)
		2,0 (R)		
Telodrin:		0,01 (K)		0,025 (K)
		0,05 (R)		
Toxaphen:	2,5 (K)	0,5 (K)	5 (K)	1,0 (K)
	10 (R)	2,0 (R)	25 (R)	4,0 (R)
Stroban:	10 (K)	1,0 (K)	25 (K)	2,0 (K)
Thiodan:				0,1 (R)

K = für Kälber; R = für erwachsene Rinder.
[1] Resorbiertes Aldrin wird im Fett des Tierkörpers als Epoxyd eingelagert.
[2] Heptachlor oxydiert auf besprühten Pflanzen teilweise zu einem fünf- bis zehnmal giftigeren Epoxyd.

Erscheinungen und Verlauf: Je nach Art und Menge des Präparates sowie seinem Lösungsmittel setzen die Vergiftungserscheinungen meist innerhalb von 30 Minuten bis zu 48 Stunden, seltener erst einige Tage nach seiner Aufnahme ein. Bei den Vertretern der DDT-Gruppe stehen Zittern, bei den Angehörigen der übrigen Gruppen dagegen Krämpfe der Skelettmuskulatur im Vordergrund des klinischen Bildes. Nicht bei jedem vergifteten Einzeltier sind sämtliche Erscheinungen voll ausgeprägt; die genaue Beobachtung aller Patienten der betroffenen Herde gibt das Syndrom in der Regel aber gut zu erkennen: Zunächst bestehen lediglich erhöhte Aufmerksamkeit sowie Schreckhaftigkeit, die in vermehrte Erregbarkeit auf akustische, taktile und optische Reize übergeht; durch solche wird zeitweiliges oder andauerndes Zucken und Zittern — erst am Kopf (Augenlider, Nystagmus, Ohren), dann auch auf den übrigen Körper (Hals, Rumpf, Gliedmaßen) übergreifend — ausgelöst. Dieser Zustand kann sich in der Folge bessern oder sich nach Frequenz und Intensität der nun auch spontan einsetzen-

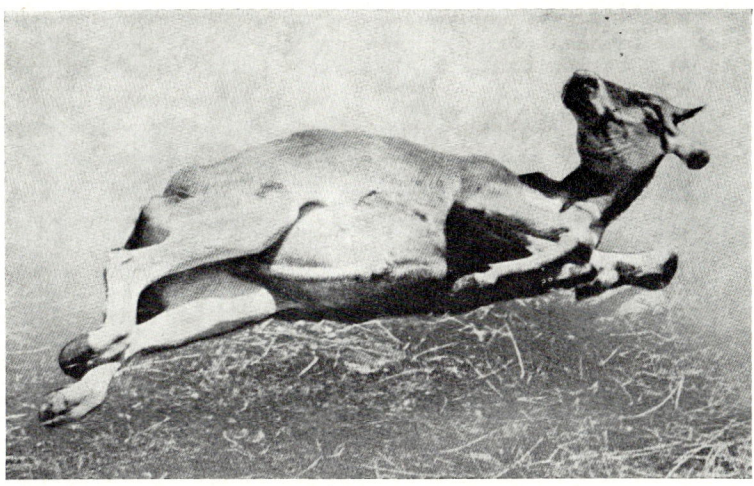
Abb. 564. Konvulsivischer Krampfanfall bei Dieldrinvergiftung (RADELEFF, 1964)

den Muskelkontraktionen bis zu tonisch-klonischen Krämpfen steigern; diese sind wiederum teils kurzfristig, teils anhaltend und mit Dyspnoe, Zyanose sowie hochfieberhafter Körpertemperatur (bei Toxaphenvergiftung) verbunden; im Krampf festliegende Rinder vollführen oft paddelnde Laufbewegungen. Vielfach sind in den anfallsfreien Intervallen inkoordinierte Motorik (Hochspringen, Taumeln, Schwanken, plötzliches Niederstürzen), anomale Stellungen und Haltungen (Opisthotonus, Einschieben des Kopfes zwischen die Vorderbeine, Ruhen auf dem Brustbein bei erhobenem Hinterkörper), Vor- oder Rückwärtsdrängen oder blindes Anrennen gegen Hindernisse, zielloses Umherwandern, Manegebewegungen, ständiges leeres Kauen oder Zähneknirschen mit Speicheln oder Stöhnen, komatöse Erschöpfung, mitunter auch tobsuchtsartige Angriffslust und Brüllen zu beobachten. Manche der erkrankten Tiere sind zudem durchfällig, ikterisch oder aufgebläht; Harn wird häufiger als normal abgesetzt. Andere, in völlig gleicher Weise vergiftete Rinder zeigen im Gegensatz hierzu vorübergehend oder ständig eine mehr oder weniger ausgeprägte Niedergeschlagenheit, fehlende Futter- und Tränkeaufnahme, Bewegungsunlust, steifen Gang und Abmagerung, Exsikkose sowie allgemeine Schwäche.

Die *prognostische Beurteilung* darf sich nicht nach dem Grad der festzustellenden nervösen Symptome richten, da nach anhaltenden Krämpfen plötzlich dauerhafte Besserung, nach kurzen Anfällen dagegen auch unerwartet der Tod eintreten kann. Im allgemeinen ist nach dem Überstehen der ersten 24 bis 36 Stunden mit komplikationsloser Ausheilung zu rechnen; mitunter halten aber Durchfall und Inappetenz, besonders bei schwer lebergeschädigten Patienten, wochenlang an und führen zu erheblicher Abmagerung. Bei Vergiftungen mit Chlordan, Aldrin oder Dieldrin können noch in der zweiten Woche Rückfälle und Verluste vorkommen. Der Tod tritt durch Atemlähmung (bei Aldrin und Dieldrin im Krampfstadium) ein.

Zerlegungsbefund: Bei rasch verendeten Tieren meist völlig negativ oder lediglich Zyanose der Schleimhäute. Nach längerem Kranksein Blutfülle und Degeneration in Nieren und Leber; Lungen ebenfalls blutreich und mitunter ödemhaltig (Schaum in Luftröhre und Bronchien); Herzstillstand in Systole mit mehr oder weniger ausgedehnten subepi- und subendokardialen Blutungen. Oft sind die Zerebrospinalflüssigkeit vermehrt und Gehirn sowie Rückenmark blutreich oder ödematisiert. Nach stark fieberhaftem Verlauf sehen Muskulatur und Eingeweide gebleicht aus.

Erkennung: Entscheidend für die Diagnose ist immer der Beweis der Giftaufnahme oder des Giftkontaktes (genauer Vorbericht) und das beobachtete klinische Bild. Der chemische Nachweis des betreffenden Insektizides oder seiner Abbauprodukte (im Haarkleid nach äußerlicher Verabreichung; im Vormageninhalt nach innerlicher Aufnahme; Proben in Kühlbehälter einsenden) ist für sich allein kaum beweisend. Die Untersuchung des Körperfettes ist nur sinnvoll, wenn frühere Expositionen der Tiere mit dem in Frage stehenden Mittel sicher auszuschließen sind: Bei chronischer Aufnahme kleinerer Dosen können sich nämlich im Laufe der Zeit beträchtliche Insektizidmengen im Fett ablagern, ohne Krankheitserscheinungen auszulösen. Differentialdiagnostisch sind zu berücksichtigen: Blei- und Kochsalzvergiftung (S. 1134, 1145), Tetanie (S. 1024), Tollwut (S. 792), AUJESZKY'sche Krankheit (S. 804) und andere Enzephalitiden (S. 628 ff., 792 ff.).

Behandlung: Patienten unter Vermeidung unnötiger Beunruhigung aus der Gefahrenzone bringen beziehungsweise Gift aus ihrer Umgebung beseitigen. Im Haarkleid befindliche Insektizidreste durch gründliches Abwaschen mit Wasser und Seife oder Detergentien entfernen. Nach oraler Giftaufnahme Tiere fettfrei füttern, Kälbern keine Milch geben! Im Verdauungskanal verbliebene Giftmengen können durch Paraffinum liquidum gebunden und/oder durch salinische Mittel abgeführt werden; ölige Laxantien unbedingt meiden! In schwereren Fällen Kalziumglukonat oder -boroglukonat in üblicher Dosis intravenös oder subkutan; nötigenfalls Tranquilizer geben oder bis zur Beruhigung langsam Chloralhydrat (5 %ige Lösung) oder Pentobarbital intravenös infundieren.

Vorbeuge: Vor Anwendung von Kontaktinsektiziden Zusammensetzung des Präparates feststellen, Gebrauchsanweisung lesen und genau einhalten. Vorräte und Reste der Mittel in für Haustiere unerreichbarer Form lagern. Rinder vor Waschungen oder Bädern (Dips) mit diesen Präparaten reichlich tränken und während der Behandlung an der Aufnahme der Lösung hindern. Bei Stallbesprühungen Futter, Krippen und Tränken gut abdecken. Mit Kontaktinsektiziden behandelte Pflanzen erst nach Ablauf der empfohlenen Wartefristen ernten und verfüttern.

SCHRIFTTUM

ALLEN, N. N., H. W. LARDY & H. F. WILSON (1946): The effect of ingestion of DDT upon dairy cows. J. Dairy Sci. *29*, 530-531.
BANN, J. M., TH. J. DE CINO, N. W. EARLE & Y. P. SCI (1956): The fate of aldrin and dieldrin in the animal body. J. Agric. Food. Chem. *4*, 937-941. — BIDDULPH, C., G. Q. BATEMAN, M. J. BRYSON, J. R. HARRIS, D. A. GREENWOOD, W. BINNS, M. L. MINER, L. E. HARRIS & L. L. MADSEN (1950): DDT in milk and tissues of dairy cows fed DDT-dusted alfalfa hay. Adv. Chem. *1*, 237-243. — BIDDULPH, C., G. Q. BATEMAN, J. R. HARRIS, F. L. MANGELSON, F. V. LIEBERMAN, W. BINNS & D. A. GREENWOOD (1952): Effect of feeding methoxychlor-treated alfalfa hay to dairy cows. J. Dairy Sci. *35*, 445-448. — BUCK, W. B., R. D. RADELEFF, J. B. JACKSON, H. V. CLABORN & M. C. IVEY (1959): Oral toxicity studies with heptachlor and heptachlor epoxide in young calves. J. Econ. Entomol. *52*, 1127-1129. — BUSHLAND, R. C., R. W. WELLS & R. D. RADELEFF (1948): Effects on livestock of sprays and dips containing new chlorinated insecticides. J. Econ. Entomol. *41*, 642-645. — BUSHLAND, R. C., H. V. CLABORN, H. F. BECKMER, R. D. RADELEFF & R. W. WELLS (1950): Contamination of meat and milk by chlorinated hydrocarbon insecticides used for livestock pest control. J. Econ. Entomol. *43*, 649-652.

CHAMBARD, P., A. TAPERNOUX & A. MAGAT (1955): Nouveaux insecticides chlorés. Rev. Méd. Vét. *18* (*106*), 353-369. — CLABORN, H. V., R. C. BUSHLAND, H. D. MANN, M. C. IVEY & R. D. RADELEFF (1960): Meat and milk residues from livestock sprays. J. Agric. Food Chem. *8*, 439-443. — CZECH, M. (1958): Die Wirkung der neuartigen Insektizide Thiodan und Alodan auf Warmblüter und Insekten. Med. Chemie *6*, 574-591.

DAVIDOW, B., & J. L. RADOMSKI (1952): Metabolite of heptachlor, its analysis, storage, and toxicity. Fed. Proc. Amer. Soc. Exp. Biol. *11*, 336. — DYBING, O., & H. O. FRIESTAD (1961): Et tilfelle av lindanforgiftning hos ku. Nord. Vet.-Med. *13*, 425-432.

ELY, R. E., L. A. MOORE, R. H. CARTER, H. D. MANN & F. W. POOS (1952): The effects of dosage level and various methods of administration on the concentration of DDT in milk. J. Dairy Sci. *35*, 266-271. — ELY, R. E., L. A. MOORE, H. D. MANN & R. H. CARTER (1952): The effect of various dosage levels of crystalline lindane on the concentration of lindane in cow's milk. J. Dairy Sci. *35*, 733-737. — ELY, R. E., J. N. UNDERWOOD, L. A. MOORE, H. D. MANN & R. H. CARTER (1953): Observations on lindane poisoning in dairy animals. J. Amer. Vet. Med. Ass. *123*, 448-449. — ELY, R. E., L. A. MOORE, P. E. HUSBANKS, R. H. CARTER & F. W. POOS (1954): Studies of feeding aldrin to dairy cows. J. Dairy Sci. *37*, 294-298. — ELY, R. E., L. A. MOORE, P. E. HUSBANKS, R. H. CARTER & F. W. POOS (1955): Excretion of heptachlor epoxide in the milk of dairy cows fed heptachlor-sprayed forage and technical heptachlor. J. Dairy Sci. *38*, 669-672. — McEnerny, P. J. (1951): Accidental poisoning of dairy calves by benzene hexachloride. Cornell Vet. *41*, 292-295.

Fahey, J. E., T. A. Brindley & M. L. Spear (1955): DDT residues in fat from steers pastured on corn stover in DDT-treated fields. J. Econ. Entomol. *45*, 606-607. — DeFoliart, G. R., & D. N. Willett (1961): Methoxychlor in milk of dairy cows treated with the wettable powder. J. Econ. Entomol. *54*, 871-873.

Gannon, N., & G. C. Decker (1960): The excretion of dieldrin, DDT and heptachlor epoxide in milk of dairy cows fed on pastures treated with dieldrin, DDT and heptachlor. J. Econ. Entomol. *53*, 411-415. — Gibbons, W. J. (1964): Dieldrin poisoning. Mod. Vet. Practice *45*, 74-75. — Gruch, W., & P. Steiner (1960): Zur Toxikologie der Insektizide. 2. Toxaphen-Gruppe. Mitt. Biol. Bundesanstalt Land- u. Forstwirtschaft. Nr. 102, 3—64.

Habersang, O., & M. Habersang (1950): Über Vergiftung von Jungrindern durch Stäube-Gesarol-Schering. M.-hefte Vet.-Med. *5*, 199-200. — Harris, J. R., G. E. Stoddard & G. Q. Bateman (1956): Effects of feeding dieldrin- and heptachlor-treated alfalfa hay to dairy cows. J. Agric. Food Chem. *4*, 694-696. — Holl, W. (1950): Über die Verträglichkeit von Hexachlorcyclohexan beim Rinde bei innerlicher Verabreichung. Tierärztl. Umschau *5*, 417-418. — Hurter, L. R. (1955): BHC-vergiftiging in kalwers. J. South African Vet. Med. Ass. *26*, 45-47.

Ivey, M. C. (1961): Insecticide residues, aldrin and dieldrin content of body tissues of livestock receiving aldrin in their diet. J. Agric. Food Chem. *9*, 374-376.

Jensen, H. K., & H. Eriksen (1965): Et forgiftningstilfaelde hos kalve forårsaget of lindan og aldrin. Medl. Danske Dyrlaegeforen. *48*, 335-336. — Jerome, Q. R. (1958): Endrin poisonings: a case report. Vet. Med. *53*, 409-412.

Kiigemagi, U., R. G. Sprowls & L. C. Terriere (1958): Endrin content of milk and body tissues of dairy cows receiving endrin daily in their diet. J. Agric. Food Chem. *6*, 518-521. — Kilchsperger, G. (1966): Über Vergiftungen von Nutztieren — Vergiftungen mit chlorierten Kohlenwasserstoffen. Schweiz. Arch. Tierheilk. *108*, 518-519. — Kitselman, C. H., P. A. Dahm & A. R. Borgman (1950): Toxicologic studies of aldrin in large animals. Amer. J. Vet. Res. *11*, 378-381. — Koger, L. M. (1955): Fly spray poisoning. J. Amer. Vet. Med. Ass. *126*, 140. — Konst, H., & P. J. G. Plummer (1946): Studies of the toxicity of DDT for domestic and laboratory animals. Canad. J. Comparat. Med. Vet. Sci. *10*, 128-136.

Link, R. P., W. N. Bruce & G. C. Decker (1964): The effects of chlorinated hydrocarbon insecticides on dairy cattle. Ann. New York Acad. Sci. *111*, 788-792.

Marsh, H., L. H. Johnson, R. S. Clark & J. H. Pepper (1951): Toxicity to cattle of toxaphene and chlordane grasshopper baits. Montana Agric. Exp. Stat. Bull. 477.

Nasarenko, J. K. (1952): Vergiftung von Rindern durch Hexachloran-bestäubtes Zuckerrübenblatt (russisch). Veterinarija *29*: 7.

Orr, L. W., & L. O. Mott (1945): The effects of DDT administered orally to cows, horses, and sheep. J. Econ. Entomol. *38*, 428-452.

Radeleff, R. D. (1948): Chlordane poisoning: symptomatology and pathology. Vet. Med. *43*, 343-347. — Radeleff, R. D. (1949): Toxaphene poisoning: symptomatology and pathology. Vet. Med. *44*, 436-442. — Radeleff, R. D. (1951): Effects of various levels of lindane in the feed of beef cattle. Vet. Med. *46*, 105-106/119. — Radeleff, R. D., & R. C. Bushland (1950): Acute toxicity of chlorinated insecticides to livestock. J. Econ. Entomol. *43*, 358-364. — Radeleff, R. D., H. V. Claborn, R. W. Wells & R. C. Bushland (1951): Toxaphene residues in fat of sprayed cattle. Vet. Med. *46*, 305-308. — Radeleff, R. D., H. V. Claborn, R. W. Wells & W. J. Nickerson (1952): Effects on beef cattle of prolonged treatment with a DDT-spray. Vet. Med. *47*, 94-96. — Radeleff, R. D., W. J. Nickerson & R. W. Wells (1960): Acute toxic effects upon livestock and meat and milk residues of dieldrin. J. Econ. Entomol. *53*, 425-429. — Rico, A. (1961): Les insecticides organiques de synthèse halogénés et leur toxicologie. Rec. Méd. Vét. *137*, 761-774. — Rothenbacher, H. (1963): Acute chlorinated hydrocarbon insecticide poisoning in feeder steers. Vet. Med. *58*, 734-736. — Roulston, W. J., L. F. Hitchcock, A. W. Turner & A. D. Campbell (1953): The effect on cattle of long-continued cutaneous applications of DDT. Austral. J. Agric. Res. *4*, 469-480. — Rousseau, M. M. (1957): Etude de la toxicité du toxaphène sur quelques animaux supérieures. Bull. Acad. Vét. France *29*, 97-101.

Seidel, E. (1958): Intoxikationen durch Kontaktinsektizide bei Haus- und Nutztieren. M.-hefte Vet.-Med. *13*, 289-290. — Seils, H. (1960): Über einen Fall von Vergiftung mit Lindan beim Rind. M.-hefte Vet.-Med. *15*, 453-455. — Steiner, P., & W. Gruch (1959): Zur Toxikologie der Insektizide. Mitt. Biol. Bundesanstalt Land- und Forstwirtsch. Nr. 95, 1-118.

Terriere, L. C., U. Kiigemagi & D. C. England (1958): Endrin content of body tissues of steers, lambs, and hogs receiving endrin in their daily diet. J. Agric. Food Chem. *6*, 516-518. — Thompson, G. E. (1966): Poisoning of cattle following accidental spraying with thiodan. J. South African Vet. Med. Ass. *37*, 81-83.

Wakeem, A. A. (1963): A case of gammexane-poisoning in dairy calves. Sudan J. Vet. Sci. Animal Husbandry *4*, 37-39. — Walker, W. (1964): Toxaphene poisoning in cattle. Canad. Vet. J. *5*, 211. — Ware, W. G., & L. O. Gillmore (1959): Excretion of BHC in milk from dairy cows fed known amounts of BHC. Ohio Agric. Exp. Stat. Res. Circ. Nr. 68, 3-15. — Westermarck, H. (1950): DDT-aerosol as a cause of poisoning in animals. Nord. Vet. Med. *2*, 302-308. — Winteringham, F. P. W., & J. M. Barnes (1955): Comparative response of insects and mammals to certain halogenated hydrocarbons used as insecticides. Physiol. Rev. *35*, 701-739.

Organische Phosphor- und Phosphonsäureester, Karbamate

Wesen: Vergiftungen infolge oraler Aufnahme oder perkutaner Resorption (seltener auch Inhalation) sogenannter ‚systemischer' Insektizide; der Verlauf ist in der Regel akut bis perakut und durch cholinergische Symptome gekennzeichnet.

Vorkommen und Bedeutung: Präparate, die noch nach ihrer Resorption durch Pflanzen oder im Tierkörper eine systemisch-insektizide Wirkung ausüben, werden heute in der Land- und Forstwirtschaft in steigendem Maße zur Schädlingsvernichtung eingesetzt. Einige der Phosphorsäureester haben sich beim Rind als wertvoll zur Dasselbekämpfung erwiesen; manche finden auch Anwendung zur Behandlung des Magen-Darm-Wurmbefalles. Bei diesen Gelegenheiten können einzelne Tiere oder ganze Herden mitunter auch mit toxischen Mengen dieser Mittel in Berührung kommen.

Ursachen: Zur raschen Orientierung bei Schadensfällen sind nachstehend die wichtigsten systemischen Insektizide aufgezählt; die Handelsbezeichnungen stehen jeweils in Klammern hinter dem betreffenden Freinamen:

Phosphor- und Phosphonsäureester: Azinphos (Guthion, Gusathion); Bromophos; Carbophenothion (Trithion, Methyltrithion); Chlorfenvinphos (Compound 4072); Chlorthion (Dicontal); Ciodrin; Coumaphos (Asuntol, Co-Ral, Muscatox, Potasan, Resistox); Crufomate (Chloromidate, Hypolin, Montrel, Narlene, Ruelene); Demeton (Mercaptofos, Systox); Diazinon (Basudin, Exodin); Dibrom (Naled); Dichlorphos (DDVP, Nuvan, Vapone); Dimethoat (Cygon, Fostion MM, Perfekthion, Rogor, Roxon); Dioxathion (Delnav, Dip-Tox, Endin, Navadel, Quimifos, Ruphos, Sikaden); Endothion (Endocide, Exothion, Phosphopyron); Ethion (Diethion, Ethicon, Etilon, Methion, Nialate, Tenathion); Famophos (Warbex); Fenchlorphos (Blitex, Dow ET 57, Ectoral, ET 14, Etrolene, Korlan, Nankor, Ronnel, Trolene); Fentrothion; Fenthion (Baycid, Baytex, Entex, Lebaycid, Tiguvon); Folithion (Sumithion); Imidan; Malathion (Celathion, Demeril, Enagthiogam, Enagthiominol, Karbofos, Malathon, Parasitol); Methyldemeton (Metasystox); Mipafox (Isopestox, Pestox XV); OMPA (Schradan, Pestox III, Systam); Parathion (Alkron, Aphamite, Borchers POX, DNTP, E 605, Folidol, Fosferno, Genithion, Lethalaire Phoskil, Muscaron, Niram, NIUIF 100, Penphos, SNP, Thiophos, Vapaphos); Phenkapton; Phorat (Thimet); Phosdrin (PD 5, Mervinphos); Phosphamidon (Dimecron, Merkon); Sulfotepp (Bladafum, Dithio, DithioTEPP, Thiotep); TEPP (Bladan, Killax, Mortopal, Nifos T, Vapoton, Tetron); Thiodemeton (Disulfon, Disyston, Dithiosystox); Trichlorphon (Dipterex, Dylox, Dyrex, Dyvon, Freed, Neguvon, Tugon); V-C 13 (Nemacide); Triamphos (Wepsyn).

Karbamate: Blattanex; Carbaryl (Agro-Ravin, Dicarbam, Pantrin, Sevin, Sevipur); Dimetan (Geigy 19 258); Dimetilan (Geigy 22 870, Snip-Fliegenband); Isolan (Geigy 23 611); Lizetan; Mesurol; Pyrolan (Geigy 22 008); Zectran.

Krankheitsgeschehen und Erscheinungen: Die aufgezählten Mittel und verwandte Präparate führen nach Resorption zu einer mehr oder weniger vollständigen und anhaltenden Hemmung der Cholinesterase (und wahrscheinlich auch anderer Enzyme), so daß das an den motorischen Nervenendigungen und den autonomen präganglionären sowie den parasympathischen postganglionären Faserenden als Überträgerstoff freigesetzte Azetylcholin nicht mehr genügend rasch abgebaut wird (endogene Azetylcholinvergiftung). Aus bislang nicht ganz geklärten Gründen ist der Grad der Intoxikationserscheinungen beim Rind jedoch nicht immer dem Ausmaß dieser Enzymblockierung proportional; von der Regel, daß eine über 60 bis 80 %ige Hemmung der Blutcholinesterase mit schweren Symptomen verbunden ist, kommen nicht selten Ausnahmen nach oben oder unten vor.

Für viele systemische Insektizide liegt die toxische Dosis nur wenig über der antiparasitär wirksamen Menge beziehungsweise Konzentration. Jungtiere sind diesen Präparaten gegenüber im allgemeinen wesentlich empfindlicher als erwachsene Rinder. Bei oraler Giftaufnahme wird das Zustandekommen der Intoxikation durch kräftige, eiweiß- oder fetthaltige Ernährung offensichtlich begünstigt, im Gegensatz zu knapper

Fütterung (Weidegang, Heu); auch anderweitige Erkrankungen (Parasitenbefall, Stoffwechselstörungen) wirken sich fördernd auf die Vergiftung aus. Einige Mittel werden nach der meist ziemlich rasch erfolgenden Resorption in unschädliche, andere aber in mehr toxische Abbauprodukte umgewandelt. Zudem bestehen bei einzelnen Rindern erhebliche Unterschiede in der individuellen Resistenz oder Anfälligkeit gegenüber die-

Übersicht 68.
Toxizitätsgrenzen der wichtigsten Insektizide auf Basis organischer Phosphor- und Phosphonsäureester

Präparat:	maximale verträgliche Dosis		minimale toxische Dosis	
	orale Gabe (mg/kg KGW)	Spray (Konzentration der wäßrigen Suspension in %)	orale Gabe (mg/kg KGW)	Spray (Konzentration der wäßrigen Suspension in %)
Azinphos:	0,1 (K)	0,1 (K)	0,5 (K)	0,25 (K)
Bromophos:	400 (R)		800 (R)	
Carbophenothion				
Trithion:		0,1 (R)		0,05 (K) 1,0 (R)
Methyltrithion:		0,25 (K) 0,5 (R)		
Chlorfenvinphos:		0,1 (K, R)	20 (K, R)	0,15 (K, R)
Chlorthion:	25 (K) 50 (R)		30—50 (K)	
Ciodrin:		0,5 (K) 2,0 (R)		2,0 (K)
Coumaphos:	5 (K) 10—25 (R)	0,25 (K) 1,0 (R)	5—10 (K) 25—50 (R)	0,5 (K)
Crufomate:	25 (K) 40—50 (R)		50 (K) 100 (R)	2,0 (K)
Diazinon:	0,5 (K) 10 (R)	0,05 (K) 0,25 (R)	2,5 (K) 25 (R)	0,1 (K)
Dichlorphos:		1,0 (R)	10 (K)	
Dimethoat:	10 (K, R)	1,0 (K, R)	50 (K) 25! (R)	
Dioxathion:		0,1 (K) 0,5 (R)	5 (K)	0,25 (K) 0,8 (R)
Ethion:		0,25 (K)		0,5 (K, R)
Famophos:			> 10 (K) > 50 (R)	
Fenchlorphos:	100 (R)	2,5 (K, R)	125 (R)	
Fenthion:	20 (R)	0,25 (K) 3,8 (R)	25 (R)	
Imidan:	10 (R)	0,5 (R)	25 (K, R)	1,0 (R)
Malathion:	10 (K) 50 (R)	0,5 (K) 2,0 (R)	20 (K) 100 (R)	2,0 (R)
Parathion:	0,25 (K) 25 (R)		0,5 (K) 50 (R)	0,01 (K)
Phosphamidon:			5 (R)	
Trichlorphon:	5 (K) 50 (R)	1,0 (K) 2,0 (R)	10 (K) 75 (R)	
V-C 13:				0,5 (K) 3,0 (R)

K = für Kälber; R = für erwachsene Rinder.

sen Präparaten: Manche Tiere vertragen schadlos weit höhere Dosen als auf der vorstehenden Übersicht angegeben, während andere unter Umständen schon nach Aufnahme relativ niedriger Mengen schwer erkranken; für gewisse Rinderrassen wird eine besondere Empfindlichkeit angenommen (Brahman, Hérens, Braunvieh). Die Werte der Übersicht 68 können deshalb nur als Richtzahlen angesehen werden.

Das klinische Bild der Vergiftung besteht aus *muskarin-* und *nikotinartigen Symptomen* entsprechend der Wirkung des Azetylcholins auf die parasympathisch innervierten Erfolgsorgane (glatte Muskulatur und Drüsen) beziehungsweise auf die autonomen Ganglien und die Skelettmuskeln; zur Muskarinwirkung sind auch die Störungen der Erregungsausbreitung im zentralen Nervensystem zu zählen. Die Erscheinungen setzen nach Intoxikation mit wasserlöslichen Phosphorsäureestern meist schneller (1 bis 2 Stunden) als nach Aufnahme fettlöslicher Phosphorsäureester oder von Karbamaten (8 bis 12 Stunden), in der Regel spätestens innerhalb von 24 bis 48 Stunden ein. Sie äußern sich in Muskelzittern, Paresen der Gliedmaßen (schwankend-schaukelnder oder steifer Gang, sägebockartige Haltung, später apathisches Liegen oder Festliegen), teils auch in tonisch-klonischen Krämpfen, Bradykardie und Atembeschwerden (Bronchospasmus, Lungenödem, Zyanose, vermehrte Atmung mit vorgestreckter Zunge und Stöhnen), die mit verstärkter Drüsensekretion und Peristaltik (Speicheln, Durchfall, Kolik, mitunter Aufblähen), Inappetenz, häufigerem Harnabsatz und Pupillenenge (Miosis) verbunden sind. In leichteren Fällen bessert sich dieser Zustand in kurzer Zeit von selbst; schwerer vergiftete Tiere erfordern umgehende gezielte Behandlung, weil sie sonst ersticken können (Lähmung des Atemzentrums und/oder der Atemmuskulatur).

Beurteilung: Nach dem Einsetzen von Krämpfen ist oft keine Heilung mehr möglich. Im allgemeinen gilt die Prognose als günstig, wenn die Patienten die ersten 24 bis 48 Stunden nach Krankheitsbeginn überstehen (Ausnahmen: Coumaphos, Fenchlorphos, Parathion). Weder bei männlichen noch bei weiblichen Rindern ist ein schädigender Einfluß auf die Fruchtbarkeit zu befürchten.

Der *Zerlegungsbefund* verendeter Tiere ist wenig charakteristisch: In rasch verlaufenen Fällen kann er völlig negativ sein; sonst finden sich Hypoxämie-bedingte subepi- und subendokardiale Blutungen sowie subseröse und submuköse Hämorrhagien im Darmkanal, die von kranial nach kaudal an Intensität zunehmen. Der Darm enthält oft nur Schleim, der manchmal mit Blut vermengt ist. Auch in der Harnblase können subseröse und submuköse Petechien auftreten. Die Lungen sind ebenfalls blutreich und oft ödemhaltig.

Erkennung und Unterscheidung: Bei gesichertem Giftkontakt und ausgeprägten klinischen Erscheinungen ist die Diagnose in der Regel leicht zu stellen; sonst müssen entsprechende Nachforschungen eingeleitet und auch anderweitige Erregungs- und Lähmungszustände in Betracht gezogen werden (S. 449 ff., 628 ff., 792 ff., 1284 ff.).

Der chemische Nachweis systemischer Insektizide im Vormageninhalt oder in Organen ist wegen der meist rasch erfolgenden Umwandlung in Abbauprodukte nur sehr schwierig zu führen. Vor allem die fettlöslichen Präparate und ihre Metaboliten werden eine Zeitlang auch mit der Milch ausgeschieden. Die Hemmung der Cholinesterase läßt sich durch folgenden Test prüfen: In einer Leukozytenpipette werden nacheinander 5 Teile Blut (aus skarifizierter Ohrvene) und, nach äußerlichem Abwischen, 6 Teile Bromthymolblaulösung (0,25 mg/ml) aufgesogen; der Inhalt wird geschüttelt und in ein Glasröhrchen ausgeblasen. Darauf werden weitere 11 Teile Bromthymolblaulösung und schließlich noch 11 Teile Azetylcholinjodidlösung (6 mg/ml) aufgezogen und in das gleiche Gefäß entleert. Dieses wird mit einem Gummistopfen verschlossen und nach gründlichem Schütteln 45 Minuten bei Körpertemperatur (Hosentasche) aufbewahrt. Die zunächst grün erscheinende Lösung nimmt innerhalb dieser Zeit normalerweise eine bernsteinfarbene Tönung an; bleibt sie dagegen grün oder wird sie nur olivgrün bis olivbraun, so liegt eine nennenswerte Blockierung des Enzymes vor.

Bei Einsatz von Phosphorsäureestern zur Dasselbekämpfung (S. 980 f.) werden außer in etwa 2 bis 10 % der Fälle auftretenden und meist harmlos verlaufenden echten

Intoxikationen mitunter Erkrankungen beobachtet, die auf anderen Ursachen beruhen: Wird die Behandlung zu einem Zeitpunkt vorgenommen, an dem sich die Mehrzahl der Wanderlarven im Wirbelkanal (Hypoderma bovis) oder in der Umgebung des Schlundes (Hypoderma lineatum) befindet, so kann ihr plötzliches Absterben lokale entzündliche Reizungen auslösen, die zu Nachhandlähmung (Taf. 21 c) beziehungsweise zu anhaltender Tympanie und Futterverweigerung führen; deshalb sollten solche Mittel im europäischen Raum in den Monaten Dezember bis Februar nur nach entsprechender Aufklärung angewandt werden. Ausnahmsweise verursacht die Auflösung der abgetöteten Dassellarven allergische Reaktionen mit schweren Allgemeinstörungen und subkutanen Ödemen (S. 1304). Naturgemäß sprechen alle nicht unmittelbar phosphorsäureesterbedingten Komplikationen auf die nachstehenden therapeutischen Maßnahmen nicht an.

Behandlung: Bei Vergiftungen mit organischen *Phosphorsäureestern* kann die *Muskarinwirkung* durch rechtzeitige Verabreichung von Atropin aufgehoben werden; als Antagonist des Azetylcholins macht es die parasympathisch innervierten Erfolgsorgane unempfindlich gegen diesen Übertragerstoff. Die hierzu erforderlichen Dosen beinhalten jedoch für gesunde und anderweitig erkrankte Rinder die Gefahr einer atropinbedingten Vergiftung; ihre Anwendung sollte sich deshalb möglichst auf eine gesicherte Diagnose stützen und unter folgenden Vorsichtsmaßregeln erfolgen: Die Anfangsmenge von 50 bis 200 mg Atropinsulfat (für erwachsene Rinder) wird je zur Hälfte intravenös und intramuskulär gegeben; die langsame intravenöse Injektion ist abzubrechen, sobald eine deutliche Steigerung der Herzfrequenz oder eine merkliche Erweiterung der Pupille eintreten. Die *Nikotinwirkung* der Intoxikationen durch Phosphorsäureester ist atropinresistent. In schwereren Fällen müssen deshalb außer Atropin auch Mittel zur Reaktivierung der an Phosphorester gebundenen Cholinesterase angewandt werden; hierzu eignen sich nach bisherigen Erfahrungen: Pyridin-2-Aldoxim-Methyljodid (Pralidoxim; PAM-Bayer oder Protopam-Campbell/New York: 20–50 mg/kg KGW), 1,1'-Trimethylen-bis-(4-hydroxyiminomethyl)-pyridinium-bromid (TMB$_4$-Aldrich Chemical/Milwaukee: 10 bis 30 mg/kg KGW) und Bis-(4-hydroxyiminomethyl-pyridinium-(1)-methyl)-ätherdichlorid (Toxogonin-Merck: 3 mg/kg KGW); diese Oxime werden entweder in 10 %iger wäßriger Lösung intravenös oder in 100 bis 250 ml physiologischer Kochsalzlösung an mehreren Stellen verteilt subkutan verabreicht. Die Patienten sollen dann ruhig und dunkel aufgestallt unter Aufsicht bleiben, damit die Behandlung beim Auftreten erneuter Vergiftungssymptome wiederholt werden kann (gegebenenfalls nur in halber Dosierung). Adrenalinähnliche Kreislaufmittel, Muskelrelaxantien und Tranquilizer sind kontraindiziert. Auf der Haut befindliche Insektizidreste sind mit 1 %iger Sodalösung gründlich abzuwaschen. Bei Intoxikationen durch *Karbamate* ist nur Atropin wirksam, weil die Carbamoyl-Cholinesterase durch Oxime nicht reaktiviert werden kann.

Vorbeuge: Mit organischen Phosphorsäureestern zu behandelnde Rinder eiweißarm-faserreich füttern und reichlich tränken; im übrigen haben die bei den Kontaktinsektiziden auf Basis chlorierter Kohlenwasserstoffe (S. 1190) erwähnten Vorsichtsmaßregeln Gültigkeit.

SCHRIFTTUM

ANDERSEN, A.-M., & O. KARLOG (1963): Elimination of parathion in cows after oral and dermal application. Acta Vet. Scand. *4*, 156-169.
BEHRENZ, W. (1959): Biologische Bestimmung des Wirkstoffgehaltes im Fleisch von Schafen und Rindern zu verschiedenen Zeiten nach peroraler Behandlung mit Neguvon. Vet.-Med. Nachr. *1959*, 41-45. — BEHRENZ, W. (1962): Über den Einfluß von Behandlungszeit und Laktationszustand der Euter auf den Wirkstoffgehalt der Milch nach oraler Anwendung von Neguvon bei Milchkühen. Vet.-Med. Nachr. *1962*, 95-100. — O'BRIEN, R. D. (1959): Comparative toxicology of some organophosphorous compounds in insects and mammals. Canad. J. Biochem. Physiol. *37*, 1113-1122. — O'BRIEN, R. (1960): Toxic phosphorus esters: chemistry, metabolism, and biologic effects. Academic Press, New York, London. — BROWN, F. G. (1966): Systemic insecticides in cattle: safety and side effects. 4. Tagung Weltgesellschaft Buiatrik, Zürich. 319-329.

Chary, R., R. Jayot & P. Bocquet (1961): Contribution à la toxicologie du bétail: titrage de l'activité cholinestérasique sanguine des bovins. Bull. Acad. Vét. France 34, 167-174. — Chiatti, C. (1963): Intossicazione da insetticidi organofosforici nel bovino: aspetti clinici e terapeutici. Veterinaria 12, 432-440. — Cox, D. H., & B. R. Barker (1958): A diagnostic test for organic phosphate insecticidal poisoning of cattle. J. Amer. Vet. Med. Ass. 132, 385-387.

Debackere, M. (1963): De toxikologie van de organische fosfaatesters bij de huisdieren. Vlaams Diergeneesk. Tijdschr. 32, 361-383. — Dybing, O., & A. Hjelle (1957): Kolinesteraseaktiviteten i blod hos storfe. Nord. Vet.-Med. 9, 41-48.

Egyed, M., & A. Hadani (1965): Effects of ruelene and malathion applied singly or together on the whole blood cholinesterase activity in cattle. Refuah Vet. 22, 200-195.

Fontanelli, E. (1955): Su due casi di avvelenamento nel bovino da estere dell'acido tiofosforico. Zooprofilassi 10, 486-492. — Fürst, K. (1965): Massive Vergiftungserscheinungen bei der Entdasselung mittels des Phosphorester-Präparates Neguvon. Wien. Tierärztl. Mschr. 52, 919-923.

Golz, H. H., & C. B. Shaffer (1955): Malathion: summary of pharmacology and toxicology. Amer. Cyanamid Techn. Bull. — Gusev, V. F., A. A. Stupnikov, A. F. Bašmurin, T. A. Motrič & E. A. Wilner (1962): Zur Frage der Toxizität von Dithiophos (russisch). Veterinarija 39: 7, 84-86.

Hallgren, W., & G. Essvik (1960): Förgiftning med tugon fluggift. Medl. Sveriges Vet.-förbund 12, 254-255. — Haufe, W. O. (1965): Bovine tolerance for malathion: an experiment in relation to a case report. Canad. J. Comparat. Med. Vet. Sci. 29, 102-107. — Hermenze, F., & W. J. Goodwin (1959): Normal cholinesterase activity in the erythrocytes of cattle. J. Econ. Entomol. 52, 66-68.

Jackson, J. B., R. D. Radeleff, R. H. Roberts, L. M. Hunt & W. B. Buck (1962): Acute toxicity of Delnav and its residues in tissues of livestock. J. Econ. Entomol. 55, 699-702. — Jasnova, G. P., & A. V. Akulov (1965): Pathologisch-anatomische Veränderungen bei akuten Vergiftungen mit organischen Phosphorverbindungen (russisch). Veterinarija 42: 9, 60-61. — Jolly, D. W. (1957): The toxicity of organic phosphorus insecticides. Vet. Record 69, 796-800. — Jolly, D. W., & B. D. Ratcliffe (1958): A field method for measuring blood cholinesterase of animals. Vet. Record 70, 289-290.

Karlog, O. (1960): Experimental studies on the effect of P-2-Am in acute poisoning with alkyl phosphates. Nord. Vet.-Med. 12, 37-46. — Karlog, O. (1964): Behandling af parationforgiftede kalve med pralidoxim. Nord. Vet.-Med. 16, 714-717. — Karlog, O., & F. Rasmussen (1964): Haemning af kolinesteraseaktiviteten efter vask af ungkreaturer med 0,0-dimetyl-2,2,2-triklor-1-hydroxj-aetylfosfat (Neguvon R). Nord. Vet.-Med. 16, 718-722. — O'Kelly, J. C. (1965): Observations on bovine blood cholinesterase levels. Austral. Vet. J. 41, 347-348. — Khan, M. A. (1961): Organophosphate poisoning in cattle with particular reference to Co-Ral. Canad. Vet. J. 2, 207-211. — Kolb, E. (1957): Untersuchungen über das Vorkommen von Cholinesterase im Blut und Serum von Haustieren (Rind, Schaf, Ziege, Pferd, Schwein, Hund) und ihre Beeinflussung durch Kontaktinsektizide (Metasystox und Diazinon). Zbl. Vet.-Med. 4, 967-982. — Kossakowski, S., & J. Kujawski (1965): Haustiervergiftungen mit organischem Phosphor enthaltenden Pflanzenschutzmitteln (polnisch). Med. Weter. 21, 513-517. — Kühnert, M., W. Dedek & H. Schwarz (1963): Untersuchungen über die Stoffwechselbeeinflussung und den Ausscheidungsmechanismus des Phosphonsäureesters Trichlorphon im Handelspräparat ‚Bubulin' mit Hilfe P^{32}-markierten Phosphors bei der intravenösen und intramuskulären Injektion an Rindern. Arch. Exp. Vet.-Med. 17, 403-417.

Lanz, E. (1963): Nachweisversuch einer rassengebundenen Überempfindlichkeit auf Neguvon-Bayer beim Braunvieh. Dtsch. Tierärztl. Wschr. 70, 652-654. — Lloyd, T. S. (1965): Deaths in cattle following warble-fly treatment. Vet. Record 77, 325. — Lovell, J. B. (1963): The relationship of anticholinesterase activity, penetration, and insect and mammalian toxicity of certain organophosphorus insecticides. J. Econ. Entomol. 56, 310-317. — Lützrodt, W. (1954): Tiervergiftungen durch das Pflanzenschutzmittel E 605 forte. Tierärztl. Umschau 9, 140-141.

Magat, A. (1964): Commentaires sur les applications des composés organophosphorés en médecine vétérinaire. Bull. Soc. Sci. Vét. Méd. Comp. Lyon 66, 427-442. — Marinov, M. (1962): Fälle einer schweren Massenvergiftung von Kühen mit Phonithion (bulgarisch). Vet. Sbirka 59:3, 19-20. — Möllhoff, E. (1967): Die Rückstandsfrage bei der Dasselbekämpfung mit systemischen Insektiziden. Vet.-Med Nachr. 1967, 240-252.

Nelson, D. L. (1966): Gross pathologic lesions associated with toxic doses of anticholinesterase insecticides. Vet. Med. 61, 64-65. — Nelson, D. L., A. D. Allen, J. O. Mozier & R. G. White (1967): Toxikologie des Tiguvon beim Rind. Vet.-Med. Nachr. 1967, 280-292.

Palmer, J. S. (1964): Oximes for treatment of coumaphos poisoning in cattle. J. Amer. Vet. Med. Ass. 145, 1206-1210. — Palmer, J. S. (1965): Oxime therapy for cattle with dioxathion poisoning. J. Amer. Vet. Med. Ass. 146, 697-700. — Palmer, J. S., & J. W. Danz (1964): Tolerance of Brahman cattle to organic phosphorus insecticides. J. Amer. Vet. Med. Ass. 144, 143-145. — Pickering, W. R. (1965): The acute toxicity of chlorfenvinphos to sheep and cattle when applied dermally. Vet. Record 77, 1140-1144. — Poulsen, E. (1959): Om kolinesterasehaemmende alkylfosfater. Nord. Vet.-Med. 11, 183-206.

Radeleff, R. D. (1954): TEPP (Tetraethyl-pyrophosphate) poisoning of cattle. Vet. Med. 49, 15-16. — Radeleff, R. D. (1960): Problems associated with the use of the newer insecticides for livestock pests. J. Amer. Vet. Med. Ass. 136, 529-537. — Radeleff, R. D., & G. T. Woodard (1956): Cholinesterase activity of normal blood of cattle and sheep. Vet. Med. 51, 512-514. — Radeleff, R. D., & G. T. Woodard (1957): The toxicity of organic phosphorus insecticides to livestock. J. Amer. Vet. Med. Ass. 130, 215-216. — Radeleff, R. D., & G. D. Woodard (1957): Toxicological studies of Dow ET-57 in cattle and sheep. J. Econ. Entomol. 50, 249-251. — Radeleff, R. D., J. B. Jackson, W. B. Buck, R. L. Younger, C. P. Weidenbach & R. H. Roberts (1963): Toxicity studies with Bayer 21/199 in livestock. J. Amer. Vet. Med. Ass. 142, 624-631. — Radeleff, R. D., J. B. Jackson, L. M. Hunt, W. B. Buck &

M. Wrich (1963): The acute toxicity of Ronnel applied dermally to cattle and sheep. J. Econ. Entomol. 56, 272-274. — Radkewitsch, P. J., B. I. Mamtschenko, A. I. Tkalitsch & W. S. Maiboroda (1960): Merkaptophos-Vergiftungen beim Rind und prophylaktische Maßnahmen (russisch). Veterinarija 37:7, 65-66. — Rich, G. B. (1965): Post-treatment reactions in cattle during extensive field tests of systemic organophosphate insecticides. Canad. J. Comparat. Med. Vet. Sci. 29, 30-37. — Richter, H. (1962): Zur Toxikologie von 0,0-Dimethyl-0-(2,4,5-trichlorphenyl)-thiophosphat. Acta Vet. Acad. Scient. Hungar. 12, 63-72. — Richter, H., & C. Thomssen (1959): Untersuchungen über die Toxikologie des Phosphonsäureesters ‚Emittol'. Arch. Exp. Vet.-Med. 13, 879-889. — Richter, H., O. Voigt & M. Möhring (1962): Studie zur Verträglichkeitssteigerung von PhE 8010 (Wotexit) am Rind unter Verwendung eines reaktivierenden Oxims neben Atropinsulfat. Arch. Exp. Vet.-Med. 16, 905-918. — Rosenberger, G. (1956): Die Anwendung des Phosphorsäureesterpräparates Neguvon-Bayer gegen Ektoparasiten des Rindes. Dtsch. Tierärztl. Wschr. 63, 429-431. — Rosenberger, G., R. Schade & E. Hempel (1961): Versuche zur Dasselbekämpfung mit den organischen Phosphorpräparaten Etrolene und Ruelene. Dtsch. Tierärztl. Wschr. 68, 547-551. — Rosenberger, G. (1967): Beitrag zur Frage der Verträglichkeit von systemisch wirkenden Präparaten zur Dasselbekämpfung. Schweiz. Arch. Tierheilk. 109, 21-27. — Rosenberger, G. (1967): Lähmungszustände mit Festliegen beim Rind nach Anwendung systemisch wirksamer Präparate zur Dasselbekämpfung. Dtsch. Tierärztl. Wschr. 74, 603-605. — Ruckebusch, Y., & A. Magat (1962): Diagnostic de l'intoxication des ruminants par les composés organo-phosphorés. Rev. Méd. Vét. 25 (113), 824-834.

Scharff, D. K., G. A. M. Sharman & P. Ludwig (1962): Illness and death in calves induced by treatments with systemic insecticides for the control of cattle grubs. J. Amer. Vet. Med. Ass. 141, 582-587. — Schneider, E. (1965): Über einen Fall von Vergiftung durch Kauen eines Fliegenbandes Snip-Geigy bei einem Kalb. Schweiz. Arch. Tierheilk. 107, 401-403. — Schrader, G. (1963): Die Entwicklung neuer insektizider Phosphorsäureester. Verlag Chemie, Weinheim. — Schulz, J. A., G. Wujanz & H. Richter (1959): Versuche über die klinische Verträglichkeit und biologische Wirksamkeit des mindertoxischen Phosphonsäureesters 8010 bei Rindern. M.-hefte Vet.-Med. 14, 750-754. — Storck, E. (1958): Toxikologische Untersuchungen des Phorsphorsäureesters Neguvon (Bayer). Diss., Gießen.

Tapernoux, A., & A. Magat (1961): Quelques notions sur la physicochimie et biochimie des insecticides organophosphorés. Cahiers Méd. Vét. 30 (34), 101-125. — Tapernoux, A., & L. Perrot (1963): Réflexions sur la toxicité de quelques composés organophosphorés. Rev. Méd. Vét. 26 (114), 262-268. — Tapernoux, A., R. Vuillaume & A. Magat (1962): Observations sur les accidents rencontrés en France chez les bovins à la suite du traitement de l'hypodermose à l'aide de composés organophosphorés appliqués par voie percutanée. 4. Tag. Weltgesellschaft Buiatrik, Zürich. 338-341. — Thamm, H. (1958): Experimentelle Prüfung der Einwirkungen von Phorsphorsäureester Wofatox auf Rinder und Schweine. M.-hefte Vet.-Med. 13, 193-201. — Thamm, H. (1960): Die Bedeutung der Phosphor- und Phosphonsäureester in der Veterinärmedizin vom Standpunkt der Veterinärhygiene. Druck- und Buchwerkstätten Merseburg. — Tracy, R. L. (1960): Toxicological aspects of 2,2-dichlorovinyldimethyl-phosphate (DDVP) in cows, horses, and white rats. J. Econ. Entomol. 53, 593-601.

Uilenberg, G., & R. Gaulier (1965): Intoxication accidentelle de bovins par douchage avec un insecticide organo-phosphoré, le carbophenothion. Rev. Élevage Méd. Vét. Pays Trop. 18, 175-181.

Weidenbach, C. P., & R. L. Younger (1962): The toxicity of ciodrin to livestock. J. Econ. Entomol. 55, 793. — Weidenbach, C. P., R. D. Radeleff & W. B. Buck (1962): Toxicologic studies of Ruelene. J. Amer. Vet. Med. Ass. 140, 460-463. — Welch, H. (1948): Tests of the toxicity to sheep and cattle of certain of the newer insecticides. J. Econ. Entomol. 41, 36-39. — Woodard, G. T. (1957): The treatment of organic phosphate insecticide poisoning with atropine sulfate and 2-PAM (2-pyridino-aldoxime-methiodide). Vet. Med. 52, 571-578. — Wright, F. C., R. L. Younger, B. N. Gilbert & J. C. Riner (1968): Hemic concentrations of oximes given intravenously to cattle. Amer. J. Vet. Research 29, 39-45.

Younger, R. L., R. D. Radeleff & J. B. Jackson (1963): Preliminary studies of the toxicity of carbophenothion and methyl-trithion in livestock. J. Econ. Entomol. 56, 757-758. — Younger, R. L., & R. D. Radeleff (1964): Use of pyridine-2-aldoxime-methochloride in the treatment of organic phosphorus compound poisoning in livestock. Amer. J. Vet. Res. 25, 981-987.

Zacherl, M. K., W. Stöckl, M. Weiser, G. Litschauer & A. Zuchi (1965): Chemische Untersuchungen nach Applikation von Warbex. Wien. Tierärztl. Mschr. 52, 669-675.

Rodentizide

Die Gefahr einer Vergiftung durch Mittel zur Vernichtung von Nagetieren ist für Rinder wesentlich geringer als für Fleischfresser und Schweine, da sachgemäß ausgelegte Köder für sie kaum zugänglich sind und in der Regel auch keine für Großtiere toxischen Giftmengen enthalten; gelegentlich können Rodentizide aber infolge Unachtsamkeit oder Verwechslung in das Rinderfutter gelangen. Deshalb sollen die wichtigsten Erscheinungen und Behandlungsmaßnahmen hier kurz besprochen werden; die gegen Nager anzuwendenden anorganischen Gifte sowie die in der Forstwirtschaft zu diesem Zweck benutzten Kontaktinsektizide sind schon andernorts erwähnt worden (Arsen: S. 1154; Thallium: S. 1133; Zinkphosphid: S. 1171; Endrin, Dieldrin, Toxaphen: S. 1187).

Meerzwiebel (Scilla maritima)

Mit Extrakten von roter Meerzwiebel versetzte Rattenköder werden wegen ihres abstoßenden Geschmacks von Rindern nicht gern gefressen; bei einem Giftgehalt von 3 % werden sie selbst von hungrigen Tieren abgelehnt. Deshalb wird die toxische Dosis (100 beziehungsweise 250 mg der handelsüblichen Pulver pro kg KGW bei Kälbern beziehungsweise bei erwachsenen Rindern) kaum erreicht. Gegebenenfalls setzt die durch das Scillarosid ausgelöste Vergiftung innerhalb von 6 bis 24 Stunden mit nervösen und/oder kardialen Symptomen ein: erhöhte Erregbarkeit, Zittern, Inkoordinationen, Muskelspasmen der Extensoren oder regelrechte Krämpfe, zunehmende Schwäche, Bradykardie, Herzarrhythmien mit Extrasystolen, Dyspnoe und Zyanose sowie Durchfall. Nach 1 bis 3 Tagen tritt infolge Herzstillstand der Tod ein, mitunter schon vor dem Krampfstadium; manche Rinder zeigen lediglich eine auffallende Depression. Bei der Zerlegung findet man eine mehr oder weniger ausgeprägte Abomasoenteritis und Blutfülle der Mesenterialgefäße. Da kein wirksames Antidot bekannt ist, besteht die Behandlung in absoluter Ruhigstellung sowie Verabreichung salinischer Abführmittel (T. I.); versuchsweise kann in achtstündigen Abständen Atropinsulfat (10 bis 30 mg) subkutan injiziert werden.

ANTU (α-Naphthylthioharnstoff)

Hochwirksames geschmack- und geruchloses Gift, dem gegenüber Rinder weniger empfindlich als Nagetiere und Schweine, aber empfänglicher als Geflügel sind; die toxische Dosis beträgt etwa 20 bis 40 mg pro kg KGW und ist für Kälber höher als für erwachsene Tiere. ANTU verursacht eine erhebliche Steigerung des intrathorakalen Lymphstromes und schädigt die Lungenkapillaren: schwere gemischte Dyspnoe mit Zyanose, Stöhnen, Husten, teilweise auch Vorstrecken der Zunge (auskultatorisch Rasselgeräusche, perkutorisch Dämpfung im ventralen Lungenfeld); die Herzfrequenz ist erhöht, doch sind die Herztöne später nur schwach zu hören (Hydrothorax); unter fortschreitender allgemeiner Erschöpfung (Schwanken, Festliegen) tritt meist innerhalb weniger Stunden bei absinkender Körpertemperatur der Tod durch Ersticken ein. Bei der Sektion sind Brusthöhlen- und Herzbeutelflüssigkeit stark vermehrt, die Lungen blutreich und hochgradig ödemhaltig (Schaum in den oberen Luftwegen); Luftröhre, Bronchien und Därme sind in unterschiedlichem Maße gerötet. Das Gift ist im Vormageninhalt nur bis zu 24 Stunden nach der Aufnahme chemisch nachweisbar. Die symptomatische Behandlung besteht in Ruhigstellung, Aderlaß und subkutaner Injektion von Kalziumboroglukonat; intravenöse Infusionen sind tunlichst zu vermeiden, auch sollten die Patienten nur knapp getränkt werden.

Kumarin- und Indandionderivate

Warfarin (Phenylazetyläthyloxykumarin), Fumarin (Azetonylfurfuryloxykumarin) und Cumachlor (Chlorphenylazetyläthyloxykumarin) sind Abkömmlinge des Dikumarins und wie dieses durch eine starke Antithrombin- und kapillarpermeabilitätssteigernde Wirkung gekennzeichnet; den gleichen Effekt haben auch die Arylindandionvertreter Pival, Pivalyn, Pindone, Valone und Radione. Alle diese Mittel sind geschmack- und geruchlos und im allgemeinen erst nach wiederholter Aufnahme, oder nach einmaliger Ingestion großer Mengen toxisch. Rinder vertragen wiederholte Dosen von 50 mg Warfarin pro kg KGW und werden erst nach mehrmaliger Verabreichung von 200 mg pro kg KGW krank; schädliche Beeinflussungen der Trächtigkeit und der Frucht sind aber schon nach wesentlich niedrigeren Gaben (10 Tage lang je 0,1 bis 0,3 mg pro kg KGW) zu befürchten. Das Krankheitsbild entspricht demjenigen der ‚Süßkleevergiftung': Aus geringfügigen Anlässen treten schwere Blutungen (subserös an inneren Organen, im Labmagendarmkanal, in der Unterhaut und in der Muskulatur) auf, die zu Nasenbluten, Anämie, Zyanose, blutigem Durchfall und steifem Gang (Muskelhämatome) führen; subkutane Hämorrhagien betreffen vor allem Körperteile über vorstehenden Knochenpunkten (Vor- und Unterbrust, seitliche Brustwand, Hüfthöcker). Die Blutgerinnungszeit der Patienten ist deutlich verzögert, ihr Prothrombinspiegel herabgesetzt. Der Tod tritt im allgemeinen unter fortschreitender Entkräftung und Apathie, seltener plötzlich (infolge Gehirnblutung) ein. Nach wiederholter Aufnahme kleinerer Mengen von Kumarinderivaten neigen tragende Rinder zu Früh- und Totgeburten sowie Aborten; ihre Kälber sind vielfach lebensschwach oder verenden bald infolge multipler Blutungen. Zerlegungsbefund: Blut schlecht geronnen, auffallende Ekchymosen an vielen oder allen inneren Organen, subkutane und intramuskuläre Hämatome, zum Teil auch Leber- und Nierendegeneration. Die Kumarinabkömmlinge sind im Vormageninhalt und in der Leber chemisch nachweisbar. Differentialdiagnostisch ist an ‚Süßkleevergiftung' (S. 1246), Intoxikation durch trichloräthylenextrahiertes Sojaschrot (S. 1249) und akute Adlerfarnvergiftung (S. 1260) zu denken. Behandlung: wiederholte Bluttransfusionen sowie Gaben von Vitamin K_1 (1000 bis 2000 mg intravenös); zur Unterstützung Leberschutztherapie.

Fluorazetate

Natriumfluorazetat (‚1080') und Methylfluorazetat (MFA) sind hochtoxische geschmack- und geruchlose Rodentizide, die auch bei Aufnahme vergifteter Nagetierkadaver noch gefährlich sind; sie wirken etwa von 0,3 mg pro kg KGW an schädlich durch Übererregung des zentralen Nervensystems und Schädigung der Herzfunktion. Fluorazetate werden im Tierkörper in Fluorzitrate umgewandelt, welche durch Blockierung der Akonitase den Trikarbonsäurezyklus hemmen. Die Intoxikation setzt 1 bis 2 Tage nach der Giftaufnahme ein und äußert sich bei Wiederkäuern in Freßunlust, Niedergeschlagenheit, Bewegungsträgheit, Zittern oder spasmodischen Kontraktionen der Kopf- und Halsmuskeln, die in kurzfristige klonische Krampfanfälle übergehen können; unruhiges Laufen (unter Umständen Niederstürzen) und apathisches Liegen wechseln miteinander ab; häufigerer Kot- und Harnabsatz; erhöhte und/oder unregelmäßige Herztätigkeit; Tod durch Herzversagen (Kammerflimmern). Bei der Zerlegung sind diastolischer Herzstillstand, subepi- und subendokardiale Blutungen, dunkles bis teerartiges Blut und Hämorrhagien im Dünndarm festzustellen. Das Gift läßt sich im Vormageninhalt chemisch nachweisen. Die symptomatische Behandlung besteht in der intravenösen Verabreichung von Barbituraten (bis zur Beruhigung) und von Kalziumboroglukonat; Glyzerinmonoazetat oder Azetamid sollen als spezifisches Antidot wirken, doch sind Dosierungen für das Rind nicht bekannt.

Vorsichtsmaßregeln gegen Rodentizidvergiftungen: Haustiere vor dem Auslegen der Gifte einsperren oder sicher von diesen fernhalten; nach Beendigung der Aktion alle übriggebliebenen Köder sowie Nagetierkadaver einsammeln und unschädlich beseitigen.

SCHRIFTTUM

Annison, E. F., K. J. Hill, D. B. Lindsay & R. A. Peters (1960): Fluoracetate poisoning in sheep. J. Comparat. Pathol. Therap. 70, 145-155. — Benz, H., & M. Kühnert (1959): Zur Vergiftung durch Cumarinderivate und deren Nachweis. M.-hefte Vet.-Med. 14: Sonderheft 1, 26-28. — Fitzpatrick, R. J. (1952): The toxicity of red squill raticide to domesticated animals. J. Comparat. Pathol. Therap. 62, 23-40. — Fitzpatrick, R. J., J. L. McGirr & D. S. Papworth (1955): The toxicity of rodenticides. 2. Red squill and zinc phosphide. Vet. Record 67, 142-145. — Garner, R. J. (1956): The detection of warfarin and coumachlor in relicta. Nord. Vet.-Med. 8, 514-516. — McGirr, J. L., & D. S. Papworth (1955): The toxicity of rodenticides. 1. Sodium fluoroacetate, ANTU and warfarin. Vet. Record 67, 124 bis 131. — Godfrain, J. C. (1957): Clinique et thérapeutique des intoxications animales par quelques rodenticides communs. Rev. Méd. Vét. 108, 158-172/217-226. — Jensen, R., J. W. Tobiska & J. C. Ward (1948): Sodium fluoracetate (compound 1080) poisoning in sheep. Amer. J. Vet. Res. 9, 370-372. — Kilchsperger, G. (1963): Über den toxikologischen Nachweis von Rattenvertilgungsmitteln auf Cumarinbasis in Futtermitteln. Schweiz. Arch. Tierheilk. 105, 320-325. — Lange, B., & G. Crüger (1957): Zur

Frage der Gefährdung von Weidevieh bei Anwendung der Flächenbehandlung gegen Feldmäuse (Microtus arvalis Pallas) auf Grünland. Anz. Schädlingskunde verein. Schädlingsbekämpf. *30,* 169-172. — MATHOIS, H., M. WEISER & T. E. KIM (1965): Toxikologische und pathophysiologische Studien an künstlich mit Kumachlor vergifteten Schafen. Arch. Exp. Vet.-Med. *19,* 915-926. — PUGH, D. M. (1966): Warfarin as a possible cause of foetal death and abortion in a dairy herd. 4. Tag. Welt-Gesellschaft Buiatrik, Zürich; Ber. 32. — PUGH, D. M. (1968): The abortifiant action of warfarin in cattle. Brit. J. Pharmacol. Chemotherap. *33,* 210 P. — RÜSSEL, H. (1964): Zum Nachweis von Cumarinvergiftungen. Dtsch. Tierärztl. Wschr. *71,* 612-613. — SCHNAUTZ, J. O. (1949): Sodium fluoroacetate (compound 1080) poisoning in cattle. J. Amer. Vet. Med. Ass. *114,* 435. — SCHÖBERL, A., & G. WIEHLER (1955): Thioharnstoff-Derivate als Rodentizide und ihr Nachweis bei Tiervergiftungen. Angew. Chemie *67,* 417-420. — SCHÖBERL, A., G. WIEHLER & U. REUSS (1957): Natriumfluorazetat als modernes Rodentizid und seine Identifizierung. Dtsch. Tierärztl. Wschr. *63,* 294-297.

Molluskizide

Bei Freilandaktionen zur Schneckenbekämpfung können Rinder mit den hierfür benutzten Mitteln in Berührung kommen. Die Vergiftung durch das unter anderem auch zu diesem Zweck gebräuchliche *Kupfersulfat* wurde bereits besprochen (S. 1125). Bezüglich des Zirams wird auf die Thiokarbamate (S. 1204) verwiesen.

Pentachlorphenolnatrium

Pentachlorphenolnatrium (Molluskizid, Herbizid und Holzschutzmittel) wird von Rindern wegen seines abstoßenden Geruchs und Geschmacks meist abgelehnt. In den zur Schneckenvertilgung üblichen Konzentrationen ist es bei Einhaltung einer achttägigen Wartefrist für Weidetiere offensichtlich ungefährlich. Kälber vertragen tägliche Gaben von 7,6 mg pro kg KGW (Trinkwasser mit 60 ppm Pentachlorphenolnatrium) fünf Wochen lang ohne schädliche Folgen. In konzentrierterer Form führt es zu Reizungen der Haut und der Kopfschleimhäute (Tränen, Nasenausfluß, Speicheln); nach täglicher oraler Aufnahme von 30 bis 60 mg pro kg KGW kommt es zu Stomatitis, Inappetenz, Steigerung der Atem- und Pulsfrequenz, Protein- und Bilirubinurie, Schwitzen sowie herabgesetzter oder ruhender Vormagenmotorik und fortschreitender Abmagerung; nach dem Absetzen des Giftes klingen diese Symptome bald von selbst wieder ab. 100 mg pro kg KGW sind für Rinder tödlich: Schwanken, Kollaps, schlaffe Lähmung, keuchende und frequente Atmung sowie asphyktisches Zittern, aber keine Krämpfe; nach dem Tode auffallend rasch einsetzende Totenstarre. Zerlegungsbefund: Labmagenentzündung.

Pentabromphenol

Pentabromphenol erwies sich bei fünfwöchiger täglicher oraler Verabreichung von 7,6 mg/kg KGW (51 beziehungsweise 46,5 ppm Molluskizid im Tränkwasser) als unschädlich für Kälber.

Metaldehyd

Metaldehyd ist geschmacklos und wasserunlöslich. Es wird in Ködern oder als Spray zur Schneckenbekämpfung und in Tablettenform als Trockenbrennstoff („Meta') benutzt; letztere können auf Campingplätzen oder in deren Umgebung von weidenden Rindern aufgenommen werden. Für Schafe liegt die toxische Dosis bei 0,3 g pro kg KGW. Im Tierkörper zerfällt Metaldehyd zu Azetaldehyd. Die Vergiftung äußert sich bei Wiederkäuern in Speicheln, Zittern, epileptiformen Krämpfen, Bewußtseinstrübung, Schwäche, Ataxien, Trismus, Nystagmus, Schwitzen und schwerem Durchfall; der Tod tritt im Koma ein. Zerlegungsbefund: hämorrhagische Enteritis und Leberdegeneration. Behandlung: Kalziumboroglukonat oder Traubenzuckerlösung, gegebenenfalls auch Barbiturate intravenös; schleimig-adsorbierende Mittel per os.

SCHRIFTTUM

Egyed, M. N., & Y. L. Brisk (1966): Metaldehyde poisoning in farm animals. Vet. Record 78, 753 bis 754. — Enigk, K., & D. Düwel (1960): Die Durchführung der Bekämpfung der Leberegelschnecke Galba truncatula (Limnaeidae). M.-hefte Tierheilk. 12, 259-280. — Harrison, D. L. (1959): The toxicity of wood preservatives to stock. 1. Pentachlorophenol. New Zealand Vet. J. 7, 89-98. — Herdt, J. R., L. N. Loomis & M. O. Nolan (1951): Effect on calves of prolonged oral administration of the potential molluscicides. Publ. Health Rep. (Washington) 66, 1313-1317. — Pfeilsticker, J. (1959): Verträglichkeitsversuche mit Pentachlorphenol-Natrium beim Rind. Diss., Hannover. — Spencer, G. R. (1957): Poisoning of cattle by pentachlorophenol in kerosene. J. Amer. Vet. Med. Ass. 130, 299-300.

Herbizide

Mittel zur Unkrautbekämpfung (sogenannte ‚weed killers') werden heute in Land- und Forstwirtschaft in steigendem Umfange eingesetzt; obwohl sie bei sachgemäßer Anwendung und Einhaltung der vorgeschriebenen Wartefristen für Haustiere als ungefährlich gelten, sind Schadensfälle, vor allem durch Gelbspritzmittel, verursacht worden. Bezüglich der anorganischen Herbizide sei auf *Arsen* (S. 1154), die *Borate* (S. 1165) und *Chlorate* (S. 1183) verwiesen.

Dinitroverbindungen

Zu den auch Gelbspritzmittel genannten Dinitrokresolen und Dinitrophenolen gehören DNOC (2,4-dinitroorthokresol), DNP (2,4-dinitrophenol), DNBP (2-butyl-4,6-dinitrophenol), DNHP (2-cyclohexyl-4,6-dinitrophenol) und deren Abkömmlinge. Sie werden zwar nicht nur nach oraler oder pulmonaler Aufnahme (Spray), sondern auch perkutan resorbiert, doch wird auf letztgenanntem Wege bei Rindern die toxische Dosis kaum erreicht; sie beträgt bei einmaliger oraler Gabe etwa 50 mg pro kg KGW, die doppelte Menge kann tödlich sein. (Tagesmengen von 3 bis 6 mg DNOC pro kg KGW per os führen binnen einiger Wochen lediglich zu verminderter Gewichtszunahme; tägliche Gaben von 12 mg pro kg KGW lösen nach 6 bis 7 Wochen mäßige, solche von 18 bis 25 mg pro kg KGW dagegen schon innerhalb einer Woche deutliche Vergiftungssymptome aus.) Resorbierte Dinitrokörper befinden sich zunächst fast vollständig im Blutserum; sie werden nur langsam mit dem Harn ausgeschieden, weshalb auch kumulative Vergiftungen möglich sind. Diese Mittel hemmen die Phosphorylierungsvorgänge und verursachen eine Steigerung des Grundumsatzes (→ erhöhter Sauerstoffbedarf); sie wirken deshalb bei heißem Wetter toxischer als bei kühler Umgebungstemperatur. Die Intoxikation setzt wenige Stunden bis 2 Tage nach der Giftaufnahme ein und führt innerhalb von 24 Stunden entweder zum Tode oder zur Erholung. Klinische Erscheinungen: Unruhe, teilweise Speicheln, Inappetenz, beschleunigte dyspnoeische Atmung, Puls schwach und frequent, Körpertemperatur fieberhaft erhöht, fortschreitende Apathie, manchmal auch Tremor und/oder Krämpfe sowie Schweißausbruch, Harn auffallend gelb und eiweiß-, mitunter auch hämoglobinhaltig, schließlich Tod im Koma durch Erschöpfung und Lähmung der Atemmuskulatur. Die Ursache ist meist an der anhaltenden intensiven Gelbfärbung der Haut in der Umgebung des Maules und an den Gliedmaßenenden leicht zu erkennen. Bei der Zerlegung erweisen sich die Schleimhäute des Verdauungskanales und die helleren Gewebe ebenfalls oft als gelb verfärbt; daneben sind diastolischer Herzstillstand, Lungenödem und subpleurale Ekchymosen festzustellen. Die Dinitrokörper lassen sich im Vormageninhalt sowie in Harn und Blut chemisch nachweisen. Eine spezifische Behandlung ist nicht bekannt: Patienten in schattige Umgebung bringen und zur Abkühlung mit kaltem Wasser übergießen lassen; intravenöse Infusionen von Traubenzucker- oder physiologischer Kochsalzlösung, nötigenfalls auch Barbiturate (keine Tranquilizer!), und Leberschutztherapie sowie orale Gaben salinischer Abführmittel oder von Paraffinum liquidum (keine ölhaltigen Präparate!) haben unterstützende Wirkung. Falls möglich, ist die künstliche Beatmung mit

Sauerstoff oder Karbogen zu empfehlen. Der Grundumsatz kann wahrscheinlich durch intravenöse Injektionen von Natriummethylthiourazil gebremst werden (Dosierung beim Menschen: 10 ml der 2,5%igen Lösung).

Wuchsstoffmittel („Pflanzenhormone")

Die chlorierten Phenoxyessigsäuren 2,4-D (2,4-dichlorphenoxyessigsäure), 2,4,5-T (2,4,5-trichlorphenoxyessigsäure), MCP (2-methyl-4-chlorphenoxyessigsäure) sowie ihre Salze, Ester und Amine sind die am häufigsten angewandten Herbizide; neuerdings sind analoge Abkömmlinge der 2-phenoxypropionsäure (2,4-DP, 2,4,5-TP, MCPP) und der 4-phenoxybuttersäure (2,4-DB, 2,4,5-TB, MCPB) sowie einiger anderer organischer Phenoxysäuren entwickelt worden, deren Giftigkeit für Warmblüter meist noch geringer ist als diejenige der Phenoxyessigsäurederivate. Beim Rind sind folgende orale Dosen als letal ermittelt worden: 2,4-D: 2malige tägliche Gabe von 250 oder einmalige Gabe von 400 mg pro kg KGW; 2,4,5-T: 7 Tagesdosen von je 250 mg/kg KGW; MCP: einmalige Verabreichung von 700 mg/kg KGW; 2,4,5-TP: 5 Tagesgaben von 250 mg/kg KGW. Kleinere Tagesmengen werden über lange Zeit hinweg offensichtlich komplikationslos vertragen. Da die genannten hohen Dosen mit Herbizid-behandelten Pflanzen in praxi nicht verzehrt werden, sind akute Vergiftungen durch diese Mittel fast ausschließlich auf die orale Aufnahme der Ausgangssubstanzen oder von konzentrierten Lösungen zurückzuführen; Inhalation (Spray) und perkutane Resorption spielen demgegenüber keine Rolle. Es liegen aber Anhaltspunkte dafür vor, daß durch die Behandlung mit Wuchsstoffen gewisse, sonst gemiedene Unkräuter und Giftpflanzen schmackhaft und deshalb von Weidetieren bevorzugt gefressen werden; außerdem kann unter dem Einfluß dieser Mittel in manchen Gräsern der Gehalt an Kaliumnitrat oder Blausäure kurzfristig gefährlich ansteigen (siehe S. 1165, 1265). Diese Möglichkeiten sind deshalb bei Verdacht auf Vergiftungen durch „Pflanzenhormone" mit in Betracht zu ziehen.

Die angeführten Mittel werden nach ihrer Resorption in das Blutserum fast ausschließlich mit dem Harn ausgeschieden; eine Elimination über die Milch ist nur in sehr geringem Umfange oder gar nicht festzustellen; ebenso verursachen sie praktisch keine Rückstände in den Geweben. Soweit bekannt, ist das in Vergiftungsfällen zu beobachtende Krankheitsbild bei allen bisher geprüften Wuchsstoffen ähnlich: Teilnahmslosigkeit, mitunter Zähneknirschen, mangelnde Freß- und Sauflust, trockenes Flotzmaul, Steifheit, Muskelschwäche oder Ataxien (besonders der Nachhand), verminderte oder ruhende Vormagentätigkeit, teilweise auch Durchfall und/oder Aufblähen, unter Umständen Exitus ohne Todeskampf innerhalb von 2 bis 3 Tagen. Zerlegungsbefund: Panseninhalt trocken, geruchlos und kaum zerkleinert (auffallend frische Pflanzenteile), mehr oder weniger stark ausgeprägte Labmagenentzündung, Mesenterialgefäße blutreich, Leber und Nieren geschwollen oder degeneriert, Lungenkongestion, Blutungen am Herzen und Vermehrung der Herzbeutelflüssigkeit. Die Pflanzenhormone sind im Vormageninhalt toxikologisch nachweisbar. Ein spezifisches Gegengift ist nicht bekannt; bei nicht allzuschwerer Intoxikation tritt nach dem Abstellen der Ursache in der Regel bald spontane Besserung ein.

Chlorazetate

Natriummonochlorazetat (MCA) ist wenig toxisch und wird wegen seines bittersauren Geschmackes auch kaum aufgenommen. 100 mg pro kg KGW wirken giftig, 150 mg pro kg KGW sind für Rinder tödlich. Das experimentelle Krankheitsbild besteht in Unruhe, Reizungen der Kopfschleimhäute, Schwäche, Inappetenz, Pansenparese, Muskelzuckungen, Kolik, Durchfall, später auch Atemnot, Erschöpfung und Tod im Koma. Bei der Sektion finden sich Muskeldegeneration, subseröse Petechien, katarrhalische Entzündung des Labmagens sowie Leber- und Nierendegeneration. Über

Behandlungsmaßnahmen ist nichts bekannt. *Natriumtrichlorazetat* (TCA) ist relativ harmlos; konzentrierte Lösungen können zu Reizungen der Haut und Schleimhäute sowie des Magendarmkanales führen.

Aminotriazine

Aminotriazine halten sich wegen ihrer geringen Wasserlöslichkeit lange im Boden. Experimentell wurden folgende Dosen als giftig oder als tödlich für Rinder ermittelt: Atrazin (2-chlor-4-äthylamino-6-isopropylamino-s-triazin): einmalig 250 mg/kg KGW = toxisch, Wiederholung dieser Menge wirkt letal; Propazin (2-chlor-4,6-bis-(isopropylamino)-s-triazin): vier aufeinanderfolgende Tagesgaben von 250 mg/kg KGW = toxisch; Simazin (2-chlor-4,6-bis-(äthylamino)-s-triazin): einmalige Verabreichung von 250 mg/kg KGW = toxisch. Die Vergiftung äußert sich in Zittern, Muskelschwäche, Inkoordination, Nachhandparese, Speicheln, Niesen, Husten, gespannten Bauchdecken, schließlich Festliegen und Tod. Sektionsbefund: Blutungen am Herzen sowie unter den Serosen, eventuell auch an den Nieren; Lungen kongestioniert, Leber vergrößert und degeneriert. Eine spezifische Behandlung ist nicht bekannt. Es liegen Hinweise dafür vor, daß die wiederholte Aufnahme von Aminotriazol zu adenomatösen Schilddrüsenveränderungen führt.

Vorsichtsmaßregeln gegen Herbizidvergiftungen: Vorgeschriebene Konzentrationen und Mengen pro Flächeneinheit sowie die bis zur Ernte oder zum erneuten Beweiden empfohlenen Wartefristen (meist 1 bis 2 Wochen) einhalten. Rinder von den Präparaten und Lösungen sowie benachbartem Weideland während deren Anwendung fernhalten; angrenzende Weiden nicht verunreinigen (Windrichtung beachten!). Unverbrauchte Reste unschädlich beseitigen, benutzte Gefäße gründlich säubern oder vernichten.

SCHRIFTTUM

ABONYI, L., & M. MIKLOVICH (1956): Durch Dinitro-ortho-kresol verursachte Vergiftungen bei Haustieren (ungarisch). Magyar Allatorv. Lapja *11*, 334-336. — AUDUS, J. L. (1964): The physiology and biochemistry of herbicides. Academic Press, New York-London. — BACHE, C. A., D. J. LISK, D. G. WAGNER & R. G. WARNER (1964): Elimination of 2-methyl-4-chlorophenoxyacetic acid and 4-(2-methyl-4-chlorophenoxy)-butyric acid in the urine from cows. J. Dairy Sci. *47*, 93-95. — BENTZ, H., & W. SCHULZE (1956): Über die Dinitrokresolvergiftung. M.-hefte Tierheilk. *7*, 147-151. — BJÖRKLUND, N.-E., & K. ERNE (1966): Toxicological studies of phenoxyacetic herbicides in animals. Acta Vet. Scand. *7*, 364 bis 390. — BUCK, W. B., W. BINNS, J. LINN & W. M. COBURN (1961): Results of feeding of herbicide-treated plants to calves and sheep. J. Amer. Vet. Med. Ass. *138*, 320-323. — CLARK, D. E., J. E. JOUNG, R. L. YOUNGER, L. M. HUNT & J. K. MCLARAN (1964): The fate of 2,4-D acid in sheep. J. Agric. Food Chem. *12*, 43-45. — CLARK, D. E., F. C. WRIGHT & L. M. HUNT (1967): Determination of 2,4-D residues in animal tissues. J. Agric. Food Chem. *15*, 171-173. — DALDGAARD-MIKKELSEN, S., & E. POULSEN (1962): Toxicology of herbicides. Pharmacol. Rev. *14*, 225-250. — EDSON, E. F., & M. L. FENWICK (1955): Laboratory diagnosis of dinitro-orthocresol poisoning in cattle. Vet. Record *67*, 450-451. — ERNE. K. (1966): Determination of phenoxyacetic herbicide residues in biological materials. Acta Vet. Scand. *7*, 77-96. — ERNE,, K. (1966): Distribution and excretion of chlorinated phenoxyacetic acids in animals. Acta Vet. Scand. *7*, 240-256. — FERTIG, S. N., & M. M. SCHREIBER (1961): Effects of herbicide ingestion; effect of dalapon ingestion on performance of dairy cattle and levels of residue in the milk. J. Agric. Food Chem. *9*, 369-374. — McGIRR, J. C., & D. S. PAPWORTH (1953): Toxic hazards of the newer insecticides and herbicides. Vet. Record *65*, 857-862. — GRIGSBY, B. H., & E. D. FARWELL (1950): Some effects of herbicides on pasture and on grazing livestock. Michigan State Univ. Agric. Exp. Stat. Quart. Bull. *32*, 378-385. — HAPKE, H.-J. (1966): Sind Vergiftungen der Weidetiere durch moderne Unkrautmittel möglich? Prakt. Tierarzt *47*, 105-106. — HAPKE, H.-J., H. RÜSSEL & S. UEBERSCHÄR (1965): Gefahren in der Anwendung von Aminotriazol. Dtsch. Tierärztl. Wschr. *72*, 204-206. — HARVEY, D. G. (1958): Some aspects of the metabolism of 4:6-dinitro-0-cresol (DNC) by the ruminant. J. Comparat. Pathol. Therap. *68*, 54-63. — HEINISCH, E., & G. PANSER (1963): Dinitro-ortho-kresol-Rückstände an verfütterbarem Pflanzenmaterial. Nachr.-bl. dtsch. Pflanzenschutz *17*, 85-91. — HIDIROGLOU, M., & H. J. KNUTTI (1963): Effects of treating forage with the herbicide MCPA on liver and plasma levels of carotene and vitamin A in beef calves. Canad. J. Animal Sci. *43*, 113-117. — HIDIROGLOU, M., H. J. KNUTTI & L. A. CHARETTE (1964): Données sur la composition en nitrates et carotene des plantes herbagères traitées à l'herbicide MCPA. Canad. Vet. J. *5*, 12-16. — LAUE, W. (1967): Die Gefährdung der Wiederkäuer durch Verfütterung DNOC-haltigen Pflanzenmaterials. M.-hefte Vet.-Med. *22*, 604 bis 608. — LISK, D. J., H. GUTENMANN, C. A. BACHE, R. G. WARNER & D. G. WAGNER (1963): Elimination of 2,4-D in the urine of steers fed 4-(2,4-DB) or 2,4-D. J. Dairy Sci. *46*, 1435-1437. — MITCHELL, J. W., R. E. HODGSON & C. E. GAETJENS (1946): Tolerance of farm animals to feed containing 2,4-dichlorophenoxyacetic acid. J. Animal Sci. *5*, 226-232. — PALMER, J. S. (1963): Chronic toxicity of 2,4-D alkanolamine salts to cattle. J. Amer. Vet. Med. Ass. *143*, 398-399. — PALMER, J. S., D. E. CLARK & L. M. HUNT (1964): Toxicologic effects of silvex on yearling cattle. J. Amer. Vet. Med. Ass. *144*, 750-755. — PALMER, J. S., & R. D. RADELEFF (1964): The toxicologic effects of certain fungicides and herbicides on sheep and cattle. Ann. New York Acad. Sci. *111:2*, 729-736. — PAYNTER, O. E., T. W. TUSING, D. D. MCCOLLISTER & V. K. ROWE (1960): Toxicology of dalapon sodium. J. Agric. Food Chem. *8*, 47-51. — RADELEFF, R. D. (1958): The toxicity of insecticides and herbicides to livestock. Adv. Vet. Sci. *4*, 265 bis 276. — ROWE, V. K., & T. A. HYMAS (1954): Summary of toxicological information on 2,4-D and 2,4,5-T type herbicides and an evaluation of the hazards to livestock associated with their use. Amer. J. Vet. Res. *15*, 622-629. — STAHLER, L. M., & E. I. WHITEHEAD (1950): The effects of 2,4-D on potassium nitrate levels in leaves of sugar beets. Science *122*, 749-751. — ST. JOHN, L. E., D. G. WAGNER & D. J. LISK (1964): Fate of atrazine, kuron, silvex and 2,4,5-T in the dairy cow. J. Dairy Sci. *47*, 1267 bis 1270. — SWANSON, R. C., & W. C. SHAW (1954): The effect of 2,4-D on the hydrocyanic acid and nitrate content of sudan grass. Agron. J. *46*, 418-421.

Fungizide und Konservierungsmittel

Bezüglich der verschiedenen arsen- (S. 1154), fluor- (S. 1175), kupfer- (S. 1125), quecksilber- (S. 1130) und zinkhaltigen (S. 1128) anorganischen Saatgut- und Holzschutzbeizen wird auf die betreffenden Abschnitte verwiesen; Dinitrokörper (S. 1201), Pentachlorphenolnatrium (S. 1200) sowie Phenole, Kresole und Teer (S. 1235 ff.) werden ebenfalls andernorts abgehandelt. In manchen Beizmitteln sind mehrere der genannten Verbindungen enthalten (gegebenenfalls Pflanzenschutzmittelverzeichnis zu Rate ziehen). Mit Ausnahme der höher chlorierten Naphthaline ist über die Giftigkeit der zahlreichen modernen organischen Fungizide und Konservierungsmittel nur wenig bekannt; die Schrifttumsangaben hierüber werden im folgenden zusammengefaßt.

Triphenylzinnazetat

Triphenylzinnazetat ist bei vorschriftsmäßiger Anwendung (Rübenblattbesprühung) als unschädlich für Rinder anzusehen. Es wird zu 90 % mit dem Kot, der Rest mit dem Harn und nur etwa $1/1000$ mit der Milch ausgeschieden; ungefähr $1/10$ der oral aufgenommenen Menge wird vorübergehend in Leber und Nieren gespeichert, aber innerhalb von 8 Wochen eliminiert. Beim Silieren von behandeltem Rübenblatt wird das Mittel innerhalb von 5 Wochen völlig abgebaut. Die für kleine Versuchstiere ermittelte tödliche Dosis liegt zwischen 21 und 136 mg pro kg KGW; ihre experimentelle Vergiftung äußert sich in Mattigkeit, Muskelschwäche, Inappetenz, Zittern, Ataxie, Abmagerung, Lähmungen, Dyspnoe und Tod im Koma.

Thiokarbamate

Thiokarbamate sind *Zineb* und *Maneb* (Zink- beziehungsweise Mangansalz der Äthylen-bis-dithiocarbaminsäure) sowie *Ferbam* und *Ziram* (Eisen- beziehungsweise Zinksalz der Dimethyldithiocarbaminsäure). Zineb ist für Schafe erst nach 15maliger täglicher oraler Gabe von 500 mg/kg KGW tödlich, wobei zuvor Abmagerung, Apathie, Freßunlust und Durchfall auftreten; Zerlegungsbefund: Blutfülle der Lungen, Leber- und Nierendegeneration, Nephritis. Dagegen werden von Rindern zehn solcher Tagesdosen schadlos vertragen. Mit Ziram behandelte Futterpflanzen (Gehalt 125 bis 282 ppm) sind als Ursache anhaltender und therapieresistenter schaumiger Gärungen beim Rind beschuldigt worden; das ohne weitere Vergiftungssymptome verlaufende Krankheitsbild ließ sich nur bei einem von 5 Tieren experimentell auslösen (600 bis 940 ppm

Ziram 40 bis 60 Tage lang) und klang erst 4 Monate nach dem Absetzen des Mittels wieder ab. Diese Versuche ergaben eine auf Ziram zurückzuführende negative Beeinflussung des Infusoriengehaltes sowie der Glykolyse und des Zelluloseabbaues im Panseninhalt.

Thiurame

Zu dieser Gruppe gehören *TMTD* (Tetra-methyl-thiuram-disulfid), *DPTD* (Dipyrollydil-thiuram-disulfid) und *Metiram* (Metall-Thiuram). Bei der Verfütterung von TMTD-behandeltem Mais sollten Tagesmengen von 0,57 mg dieser Mittel pro kg KGW beim Rind nicht überschritten werden. TMTD wird in den Vormägen weitgehend zu Metaboliten abgebaut, die möglicherweise selbst toxisch wirken (Schwefelkohlenstoff, Schwefelwasserstoff, Dimethylamin).

Captan

Captan (n-Trichlormethylmercaptocyclohexenyldicarboximid) ist erst in Dosen von 250 mg/kg KGW gefährlich für Rinder (Vergiftung nach 3tägiger, Tod nach 6tägiger Verabreichung); Krankheitserscheinungen bei Schaf und Rind: Absonderung von der Herde, Inappetenz, frequente Atmung, Apathie, Durchfall, unter Umständen Abort. Zerlegungsbefund: Bauch- und Brusthöhlenflüssigkeit können vermehrt und blutig sein, teilweise Petechien an der Leber und Labmagendarmentzündung. Behandlung: Futterumstellung.

SCHRIFTTUM

BARTH, K., J. BRÜGGEMANN, H. GÖTTE, J. HEROK, O. R. KLIMMER & K.-H. NIESAR (1964): Ernährungsphysiologische, analytische und toxikologische Untersuchungen mit dem Fungizid Triphenylzinnazetat. Zbl. Vet.-Med. *A 11*, 1-48. — BENTZ, H. (1958): Rindervergiftungen durch Holzschutzmaßnahmen. Dtsch. Tierärztl. Wschr. *65*, 42-43. — FOSTER, N. E. (1961): Policies and methods of the food and drug administration for fungicides on grain. Cereal Sci. Today *6*, 190-191. — GENTILE, G., & D. A. MADELLA (1966): Ricerche sulla tolleranza dei bovini allo Ziram. Nuova Vet. *42*, 199-205. — HAIKONEN, M. (1954): Om impregnerade trävarors giftighet för husdjuren. Nord. Vet.-Med. *6*, 533-546. — LOHWAG, K. (1961): Vergiftungen durch Holzschutzmittel. Wien. Tierärztl. Mschr. *48*, 528-531. — PALMER, J. S. (1963): Tolerance of sheep to Captan. J. Amer. Vet. Med. Ass. *143*, 513-514. — PALMER, J. S. (1963): Tolerance of sheep to the organic-zinc fungicide Zineb. J. Amer. Vet. Med. Ass. *143*, 994-995. — PALMER, J. S., & R. RADELEFF (1964): The toxicologic effects of certain fungicides and herbicides in sheep and cattle. Ann. New York Acad. Sci. *111*:2, 729-736. — PRÜVER, C. (1958): Die Gefährdung von Haustieren durch Holzschutzmaßnahmen. Diss., Gießen. — PILZ, W., E. SCHMITZ-HILLEBRECHT & R. WETZEL (1957): Toxizitätsprüfung mit dem Holzschutzmittel ‚Basilit UA' an Rindern. Vet.-Med. Nachr. *1957*, 78-80. — ROBBINS, R. C., & J. KASTELIC (1961): Rumen degradation of fungicides, fate of tetramethylthiuram disulfide in the digestive tract of the ruminant animals. J. Agric. Food Chem. *9*, 256-260. — SCHULZE, B. (1960): Kann Futtergetreide durch Lagerung auf chemisch geschütztem Holz vergiftet werden? Berl. Münch. Tierärztl. Wschr. *73*, 373-374.

Chlornaphthalinvergiftung

Durch orale Aufnahme, kutanen Kontakt, möglicherweise aber auch durch Inhalation von höher chlorierten Naphthalinen wird beim Rind eine meist schwerwiegende Intoxikation ausgelöst, die je nach der Menge des Giftes und der Dauer der Exposition akut (als sogenannte ‚bösartige Magendarmentzündung') oder chronisch (als Hyperkeratose) verläuft. Die Toxizität dieser früher in manchen technischen Binde-, Lösungs-, Konservierungs- und Schmiermitteln (Fette, Öle, Wachse), Isolierstoffen sowie Dachpappe – oft nur in geringer Konzentration – enthaltenen Verbindungen nimmt mit ihrem Chlorgehalt zu: während Tetrachlornaphthalin wenig giftig ist, können Penta- und Hexachlornaphthalin bei Kälbern schon in Dosen von 5 bis 20 mg pro kg KGW zum Tode

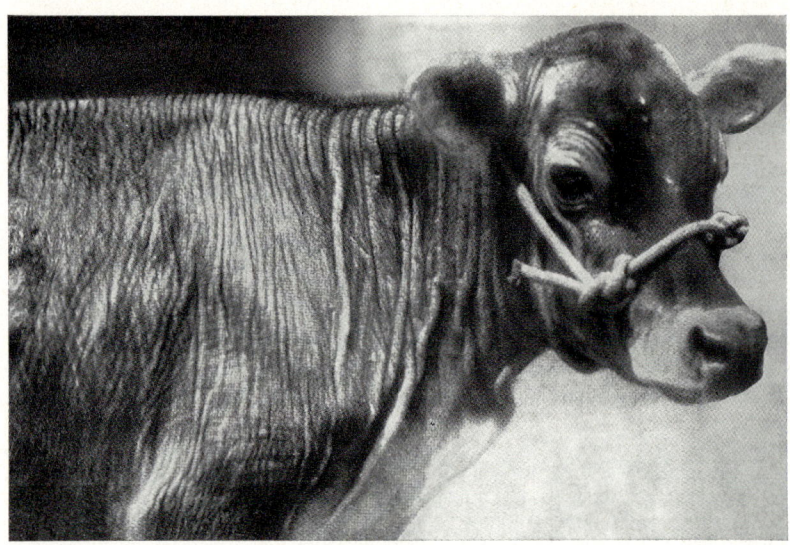
Abb. 565. Hochgradige Hyperkeratose der Haut nach der Aufnahme höherchlorierter Naphthaline

führen. Letztere verursachten der Rinderhaltung Europas und Nordamerikas von 1941 bis 1955 Verluste, welche diejenigen durch andere Vergiftungen weit übertrafen. Die versteckte Natur des Giftes erschwerte die ätiologische Aufklärung der Krankheit, die deshalb zunächst ‚X-Disease' genannt wurde. Durch umfangreiche Untersuchungen gelang es schließlich, die Chlornaphthaline als auslösenden Faktor zu ermitteln. Im einzelnen waren diese über schutzmittelbehandeltes Holz, Schmierölverunreinigungen aus Ernte- oder Pelletiermaschinen und über Bindegarnwachs in die damit in Berührung geratenen Futtermittel gelangt; auch die Aufnahme von Getriebeöl, seine Anwendung zur Ektoparasitenbekämpfung durch Laien, das Fressen von Dachpappe und der Einsatz gewisser öliger Trägerstoffe für Kontaktinsektizide haben zu Vergiftungen von Rindern geführt. Nachdem den genannten Mitteln keine Chlornaphthaline mehr zugesetzt werden, sind hierdurch bedingte Erkrankungen zwar selten geworden; gelegentlich werden aber heute noch Schadensfälle durch alte Öl- und Beizreste oder durch den engen Kontakt von Rindern sowie von Futter oder Heu mit Holzteilen verursacht, die schon vor mehreren Jahren mit chlornaphthalinhaltigen Präparaten behandelt worden sind und das bei hoher Umgebungstemperatur flüchtige Gift wieder abgeben. Die Chlornaphthaline sind für Kälber wesentlich gefährlicher als für erwachsene Rinder; daher erkranken erstere vorwiegend akut, letztere dagegen meist chronisch. Die toxische Wirkung beruht auf einer Störung des Vitamin-A-Stoffwechsels: durch Hemmung der Umwandlung von Karotin zu Vitamin A sinkt dessen Blutplasmaspiegel schon vor dem Auftreten klinischer Symptome rasch auf Werte um 5 bis 15 $\gamma^0/_0$ ab. Ein Teil der Vergiftungserscheinungen ähnelt deshalb denjenigen des Vitamin-A-Mangels (S. 1100).

Bei *akutem Verlauf* zeigen die Patienten schon wenige Tage nach Beginn der Giftaufnahme oder aber des Kontaktes mit diesem Tränen, Speicheln, Nasenausfluß, zunehmende Apathie, wechselnde Freßlust und Durchfall, Polyurie sowie Abmagerung; bei laktierenden Rindern geht die Milchleistung zurück oder versiegt völlig. An Naseneingang, Flotzmaul, Lippen, Dentalplatte, Gaumen, Wangen oder Zunge treten oft erbsen- bis walnußgroße papilläre Wucherungen und/oder Erosionen sowie Geschwüre auf (Abb. 457). Vergiftete Tiere neigen in vermehrtem Maß zu sekundärer Infektion (Nekrobazillose, Stomatitis papulosa, Abszesse, Pneumonien); vor allem Kälber und Jungrinder verenden vielfach schon innerhalb von 1 bis 2 Wochen, noch vor dem Auftreten erkennbarer Hautveränderungen.

Die *chronische Form* der Chlornaphthalinvergiftung wird durch eine neben den obengenannten Symptomen bestehende räudeähnliche Hyperkeratose der Haut gekennzeichnet, die etwa 3 bis 5 Wochen nach der ersten Giftberührung, meistens an Hals, Widerrist und Schultergegend, einsetzt und sich dann allmählich auf Backen, Rumpf, Innenfläche der Hinterschenkel und Hodensack beziehungsweise Euter ausdehnt; die Gliedmaßen bleiben in der Regel verschont. In den genannten Bereichen nimmt die sich zunehmend verdickende Haut eine lederartige, unelastisch-derbe Beschaffenheit an und weist schließlich eine waschbrettähnliche, trockene, von Schuppen und Borken bedeckte grobe Fältelung mit zahlreichen Rissen und Runzeln auf; diese nichtentzündlichen Veränderungen werden fast immer von Haarausfall, aber nicht von Juckreiz begleitet. Bei tragenden Rindern kommen gehäuft Aborte, Totgeburten oder verlängerte Tragzeiten, Nachgeburtsverhaltungen, später auch Euterentzündungen vor; die von ihnen geborenen Kälber sind oft lebensschwach. Außerdem enthält die Milch von hyperkeratosekranken Kühen mitunter genügend Chlornaphthaline, um die damit getränkten Kälber zu vergiften. Bei Bullen können die Epithelschädigungen in den akzessorischen Geschlechtsdrüsen ebenfalls zu Störungen der Fruchtbarkeit führen (Verminderung der Libido sowie der Menge und des Spermiengehaltes der Ejakulate).

Bei der *Zerlegung* sind folgende Veränderungen festzustellen: übermäßige Verhornung der Haut mit fingerartigen Vorsprüngen des Papillarkörpers; Umwandlung der Haarfollikel in keratinmassenhaltige Zysten; warzenähnliche papulöse Proliferationen, Erosionen, Nekrosen und Ulzera der Maul- und Schlundschleimhaut; teilweise Rötungen, Geschwüre und Retentionszysten im Labmagen sowie katarrhalische Enteritis mit zystischer Drüsenerweiterung im Anfangsteil des Dünndarmes; Degeneration und Fibrose der Leber mit Proliferation der kleineren Gallengänge und papillären Wucherungen sowie mukoiden Retentionszysten in der Schleimhaut der Hauptgallenwege und in der auffallend verdickten Wand der stark gefüllten Gallenblase; grauweiße strahlenförmige Streifung der Nierenrinde infolge Fibrose und Erweiterung der Harnkanälchen; schuppig-verhornende Epithelmetaplasien an den Speicheldrüsen, bei weiblichen Rindern auch im Gebärmutterhals und in den GÄRTNER'schen Gängen, bei Bullen in den Ausführungskanälchen der Hoden und in den akzessorischen Geschlechtsdrüsen.

Differentialdiagnostisch ist bei akuter Chlornaphthalinvergiftung vor allem an Mucosal Disease (S. 742), bösartiges Katarrhalfieber (S. 843), Stomatitis papulosa (S. 735) sowie Maul- und Klauenseuche (S. 835), in tropischen Gebieten zudem auch an Rinderpest (S. 848) zu denken; bei Hyperkeratose sind dagegen Räude (S. 956), Zinkmangel (Parakeratose, S. 1083) und die chronische Form der ‚moldy corn poisoning' (S. 1240) mit in Betracht zu ziehen. Der toxikologische Nachweis chlorierter Naphthaline ist schwierig zu führen; ihr Vorkommen in Futtermitteln, Holzschutzanstrichen etc. läßt sich aber durch kontrollierte Tierversuche feststellen.

Beurteilung: Hochgradig akut erkrankte Kälber und Jungrinder sind meist verloren; auch die schwer von der chronischen Form betroffenen Tiere bleiben oft in ihrer weiteren Entwicklung und Leistung unwirtschaftlich. Bei den übrigen Patienten ist nach Beseitigung der Ursache und wiederholten unterstützenden Gaben von Vitamin A und E (am besten als Dauermedikation mit dem Futter) allmähliche Heilung und auch Rückkehr der vollen Fruchtbarkeit zu erwarten. Bei fortgesetzter Exposition gegenüber Chlornaphthalinen erweist sich die Behandlung mit Vitamin A dagegen als wenig oder gar nicht wirksam.

Vorsichtsmaßregeln gegen Vergiftungen durch Fungizide und Konservierungsmittel: Gebeiztes Getreide nicht, oder nur unter strikter Einhaltung der einschlägigen Vorschriften verfüttern. Beiz- und andere Schutzmittel getrennt von den Futtervorräten lagern. Besondere Vorsicht ist beim Einbau von konserviertem Holz in Stall- und Vorratsräume geboten. Mit giftigen Präparaten imprägnierte Pfosten und Telegrafenmasten mit Stacheldraht umwickeln, um Weidetiere am Ablecken und Benagen zu hindern. Benutzte Gefäße sowie unverbrauchte Schutzmittelreste unschädlich beseitigen.

SCHRIFTTUM

Beer, J. (1956): Die sogenannte bösartige Magen-Darm-Entzündung der Rinder in Mitteldeutschland — eine Vergiftung mit Chlornaphthalinen (X-Krankheit, Hyperkeratose). Arch. Exp. Vet.-Med. *10*, 58 bis 86. — Bell, W. B. (1953): The relative toxicity of the chlorinated naphthalenes in experimentally produced bovine hyperkeratosis (X-disease). Vet. Med. *48*, 135-140, 146. — Bell, W. B. (1954): The production of hyperkeratosis (X-disease) by a single administration of chlorinated naphthalenes. J. Amer. Vet. Med. Ass. *124*, 289-290. — Chomse, H., & J. Arend (1956): Über die chemische Untersuchung von gewachstem Erntebindegarn, insbesondere über den Nachweis von chlorierten Naphthalinen. M.-hefte Vet.-Med. *11*, 148-151. — Copenhaver, J. S., & W. B. Bell (1954): The production of bovine hyperkeratosis (X-disease) with an experamentally made pellet feed. Vet. Med. *49*, 96-101, 106. — Dedié, K., L. F. Müller, R. Reichel & H. Bentz (1956): Die Chlornaphthalinvergiftung der Rinder in Mitteldeutschland 1954/55. Arch. Exp. Vet.-Med. *10*, 87-111. — Dodd, H. C., & R. A. Hall (1953): The experimental production of hyperkeratosis in young calves by the use of a pentachlorinated naphthalene compound. New Zealand Vet. J. *1*, 104-109. — McEntee, K., W. Hansel & P. Olafson (1951): The production of hyperkeratosis (X-disease) by feeding fractions of a processed concentrate. Cornell Vet. *41*, 237-239. — McEntee, K., & P. Olafson (1953): Reproduction tract pathology in hyperkeratosis of cattle and sheep. Fertility Sterility *4*, 128-136. — Gregory, R. P., J. C. Wise & D. Sikes (1954): Experimental production of bovine hyperkeratosis with a feed concentrate exposed to vapors of a highly chlorinated naphthalene. J. Amer. Vet. Med. Ass. *125*, 244-246. — Hansel, W., K. McEntee & P. Olafson (1951): The effects of two causative agents of experimental hyperkeratosis on vitamin A metabolism. Cornell Vet. *41*, 367-376. — Hansel, W., P. Olafson & K. McEntee (1953): Bovine hyperkeratosis: Studies on a German wood preservative. Cornell Vet. *43*, 311-324. — Hansel, W., P. Olafson & K. McEntee (1955): The isolation and identification of the causative agent of bovine hyperkeratosis (X-disease) from a processed wheat concentrate. Cornell Vet. *45*, 94-101. — Hansel, W., & K. McEntee (1955): Bovine hyperkeratosis (X-disease)—a review. J. Dairy Sci. *38*, 875-882. — Hoekstra, W. G., R. E. Hall & P. H. Phillips (1954): A study on the relationship of vitamin A to the development of hyperkeratosis (X-disease) in calves. Amer. J. Vet. Res. *15*, 41-46. — Hoekstra, W. G., R. J. Dicke & P. H. Phillips (1954): Production of hyperkeratosis in calves with a topically applied oil-based insecticide carrier. Amer. J. Vet. Res. *15*, 47-50. — Knocke, K.-W. (1961): Hyperkeratose in einem Rinderbestand 13 Jahre nach Anwendung eines Holzschutzmittels. Dtsch. Tierärztl. Wschr. *68*, 701-703. — Köhler, H. (1954): Zur Hyperkeratose bei Haustieren, eine Folge der Anwendung von Holzschutzmitteln. Arch. Exp. Vet.-Med. *8*, 163-198. — Lee, A. M. (1952): Our newer knowledge of bovine hyperkeratosis (X-disease). Proc. U.S. Livestock Sanit. Ass. *56*, 175-194. — Marsh, C. L., C. Olson & I. C. Blore (1956): Observations on collagen, vitamin A, and ascorbic acid in bovine hyperkeratosis. Amer. J. Vet. Res. *17*, 410-414. — Ohder, H. (1957): Chronische Chlornaphthalinvergiftung bei Rindern (Hyperkeratose). M.-hefte Vet.-Med. *12*, 128-131. — Olafson, P. (1947): Hyperkeratosis (X-disease) of cattle. Cornell Vet. *37*, 279-291. — Olson, C. (1953): Observations on a milk factor in bovine hyperkeratosis. J. Amer. Vet. Med. Ass. *122*, 25-28. — Olson, C., & R. H. Cook (1951): Attempts to produce bovine hyperkeratosis. Amer. J. Vet. Res. *12*, 261-272. — Olson, C., R. C. Cook & E. M. Brouse (1952): The reproductive ability of heifers recovered from bovine hyperkeratosis. J. Amer. Vet. Med. Ass. *120*, 186-189. — Pallaske, G. (1956): Zur pathologischen Anatomie der Chlornaphthalinvergiftung der Rinder in Mitteldeutschland 1954/55. Arch. Exp. Vet.-Med. *10*, 112-138. — Reber, E. F., J. Brader & R. P. Link (1956): Isolation and identification of a hyperkeratogenic material present in a commercial protein concentrate. Cornell Vet. *46*, 320-326. — Schulz, W. (1966): Ein Beitrag zur Hyperkeratose des Rindes, verursacht durch Pentachlordiphenyl. M.-hefte Vet.-Med. *21*, 699-705. — Schützler, H. (1962): Hyperkeratose bei Jungrindern nach Aufnahme von Dachpappe. M.-hefte Vet.-Med. *17*, 788-790. — Sikes, D., J. C. Wise & M. E. Bridges (1952): The experimental production of X-disease (hyperkeratosis) in cattle with chlorinated naphthalenes and petroleum products. J. Amer. Vet. Med. Ass. *121*, 337-344. — Teuscher, R. (1956): Ein seltener klinischer Fall von zweimaliger Vergiftung eines Rinderbestandes durch chlorierte Naphthaline. M.-hefte Vet.-Med. *11*: Sonderheft 2, 675-677. — Vlahos, K., K. McEntee, P. Olafson & W. Hansel (1955): Destruction and restoration of spermatogenesis in a bull experimentally poisoned with highly chlorinated naphthalene. Cornell Vet. *45*, 198-209. — Wagener, K. (1951): Hyperkeratosis of cattle in Germany. J. Amer. Vet. Med. Ass. *119*, 133-137. — Wagener, K. (1952): Die Hyperkeratose, eine neue Rinderkrankheit von weltweiter Bedeutung. Dtsch. Tierärztl. Wschr. *59*, 1-5.

Anthelmintika

Mittel zur Bekämpfung des Wurmbefalles bei Haustieren zählen zwar dem engeren Sinne nach nicht zu den Pestiziden; als Überleitung zu den eigentlichen Arzneimittelintoxikationen sollen im folgenden aber auch die Vergiftungen durch die wichtigsten anthelmintischen Präparate besprochen werden; die mit hierzu zählenden Phosphorsäureester wurden bereits bei den Insektiziden abgehandelt (S. 1192). Leider liegen von den meisten Mitteln nur unvollständige toxikologische Angaben für das Rind und kaum Mitteilungen über spezifische Gegenmaßnahmen bei etwaigen Unverträglichkeitsreaktionen oder Überdosierungen vor. Solche Zwischenfälle ereignen sich vor allem bei der antiparasitären Behandlung von geschwächten, kachektischen Patienten und bei unkontrollierter Verabreichung der Medikamente mit dem Futter an mehrere Tiere zugleich (Laufstallhaltung); einzelne, gieriger fressende Rinder können dann größere Rationen und damit toxische Dosen des Mittels aufnehmen. Bei der Anwendung mancher Präparate ist es erforderlich, bestimmte Diätvorschriften einzuhalten oder hochtragende Färsen und Kühe von der Behandlung auszuschließen, um Gesundheitsschädigungen zu vermeiden.

Leberegelmittel

Tetrachlorkohlenstoff

Tetrachlorkohlenstoff hat beim Rind, im Gegensatz zu anderen Haustierarten, nur eine geringe und zudem recht unsichere therapeutische Breite: Stoffwechselbelastete, hochtragende oder frischlaktierende Kühe und lebergeschädigte Patienten können mitunter schon durch orale oder intraruminale Gaben von 5 bis 10 ml CCl_4 tödlich vergiftet werden, während andere Tiere (insbesondere der robusteren Rassen Ost- und Südosteuropas, Büffel und Zebus) 20 ml und mehr schadlos vertragen. Eiweiß-, vor allem aber fetthaltige Kraftfütterung fördert die Toxizität; bei Weidegang und vorwiegend kohlenhydrat- beziehungsweise zellulosehaltiger Ernährung ist diese dagegen offensichtlich niedriger. Die Ausscheidung des CCl_4 erfolgt in der Hauptsache über die Lungen, nur in Spuren auch über Harn, Kot und Milch. Das Vergiftungsbild ist meist akut: Freßunlust, vermehrter Durst, Niedergeschlagenheit, Trägheit, schwankender Gang, vieles Liegen, Rückgang oder Versiegen der Milch, CCl_4-Geruch der Atemluft, Störungen der Leberfunktion (Bilirubinurie, gesteigerte Aktivität der Serumglutamatoxalazetattransaminase, Verzögerung der Blutgerinnung, Ikterus), teilweise blutigschleimiger Durchfall, Festliegen und Tod im Koma durch Atemlähmung innerhalb weniger Tage; in manchen Fällen werden auch Überempfindlichkeit, Unruhe, Zittern und tetanische Krämpfe beobachtet; der Serum-Kalziumspiegel ist meist verringert. (Beim Einschütten mit der Flasche kann CCl_4 auch leicht in die Lungen aspiriert werden; dann stehen narkotische Symptome und Atemstörungen im Vordergrund.) Zerlegungsbefund: katarrhalische bis hämorrhagische Abomasoenteritis; fettige Degeneration, später auch zentrolobuläre Nekrosen der Leber; Degeneration und Nekrosen der Nierentubuli; mehr oder weniger ausgeprägte subseröse und kardiale Blutungen. Tetrachlorkohlenstoff wird aus diesen Gründen beim Rind kaum noch innerlich angewandt; das gleiche gilt für die intraperitoneale Verabreichung. Subkutane und intramuskuläre Injektionen von CCl_4 (10 bis 30 ml) führen zu erheblichen lokalen Reizungen (Ödeme, Nekrosen, Gangrän, Abszesse), bei höhergezüchteten Rinderrassen auch zu schweren schmerzbedingten Erregungszuständen (kolikartige Unruhe, Losreißen) sowie je nach Dosis zu Allgemeinintoxikationen. Neuere Versuche, diese Reaktionen durch Mischungen etwa gleicher Teile von CCl_4 und Paraffinum liquidum beziehungsweise Pflanzenölen sowie Zusatz von Lokalanästhetika zu umgehen, haben bei den genannten widerstandsfähigen Rinderrassen zwar zu befriedigenden Erfolgen geführt; bei wertvolleren Tieren haben sich solche Mittel bislang wegen ihrer lokalen Nebenwirkungen aber nicht durchsetzen können. Für die Behandlung der CCl_4-Vergiftung werden empfohlen: salinische Abführmittel (ölige Präparate meiden!), Traubenzuckerlösung und Kalziumboroglukonat intravenös, Leberschutztherapie (T. I.), Gaben von Vitamin E sowie kohlenhydratreiche Ernährung.

SCHRIFTTUM

BASSETTE, R., S. ÖZERIS, E. F. BARTLEY & I. S. YADAVA (1963): Analysis of biological fluids for carbon tetrachloride after its administration into the bovine rumen. J. Dairy Sci. 46, 444-446. — BORAY, J. C. (1965): Local damage caused by intramuscular injection of carbon tetrachloride in sheep and cattle. Austral. Vet. J. 41, 291-294. — CIELESZKY, V., & F. KOVÁCS (1959): The effect of carbon tetrachloride on the milk and milk products of cattle. Acta Vet. Acad. Scient. Hung. *9*, 441-447. — EHRLICH, P. (1927): Beobachtungen über den Verlauf, die Erscheinungen und die Bekämpfung der Leberegelseuche des Rindes mit besonderer Berücksichtigung der Behandlung mit dem Tetrachlorkohlenstoffmittel T 53-Merck. Dtsch. Tierärztl. Wschr. *35*, 793-798. — ERNST, W. (1925): Leberegelmittel. Münch. Tierärztl. Wschr. *76*, 1109-1117. — EZZAT, M. A., G. TADROS & A. RIFAIES (1963): Parenteral treatment of fascioliasis in cattle and buffaloes in Egypt. Vet. Record *75*, 273-274. — FROMUNDA, V., E. SUTEU & M. MARCU (1962): Erfahrungen bei der praktischen Anwendung des Tetranols zur Behandlung der Leberegelkrankheit bei Rindern (rumänisch). Lucrările stiint. Inst. Patol. Ig. animală *12*, 387-400. — GALLAGHER, C. H. (1961): The pathology and prophylaxis of poisoning by carbon tetrachloride. Austral. Vet. J. *37*, 131-134. — GRAWERT & EICHMANN (1930): Halogenierte Kohlenwasserstoffe als Leberegelmittel für Rinder. Tierärztl. Rundschau *36*, 679-682/693-697/714-716. — HIEPE, TH. (1964): Zur medikamentellen Bekämpfung der Fasziolose in Rinder- und Schafbeständen durch parenterale Tetrachlorkohlenstoffanwendung. M.-hefte Vet.-Med. *19*, 654-656. — HORE, D. E. (1965): Intramuscular injection of carbon tetrachloride in the treatment of fascioliasis in cattle. Austral. Vet. J. *41*, 295-296. — JERROM, J. H. G. (1939): Liver fluke disease in Sind. Vet. J. *95*, 41-43. — JONES, T. H., & R. F. MONTGOMERIE (1928): A note on the treatment of liver rot of cattle with carbon tetrachloride. Vet. Record *8*, 269-271. — JORDANS, W. (1960): Treatment of fascioliasis. Vet. Record *72*, 785. — KENDALL, S. B. (1951): Carbon tetrachloride poisoning in cattle. Vet. Record *63*, 716. — KLOBOUK (1927). Tetrachlormethan als Mittel gegen Leberegelseuche (tschechisch). Zvěrolékařské rozpravy *1927*, 205-210/217-222/229-236. — KOVÁCS, F. (1959): Zur Therapie der Leberegelkrankheit von Rindern mit intramuskulär verabreichtem Tetrachlorkohlenstoff. Acta Vet. Acad. Scient. Hung. *9*, 197-211. — NICOL, G. (1961): The intramuscular injection of carbon tetrachloride (cattle and sheep). Austral. Vet. J. *37*, 467. — NIKOV, S., N. IBRIŠIMOV & V. ŽELEV (1963): Die Diagnose der toxischen Dystrophie der Leber beim Rind infolge Vergiftung mit Tetrachlormethan (bulgarisch). Naucni Trudove, Viss Vet.-Med. Inst. Prof. Dr. G. PAVLOV *11*, 153-162. — NORRIS, J. H. (1927): Toxicity of carbon tetrachloride to sheep and cattle. Vet. Record *7*, 598-599. — SINDEROEREDJO, R. S., R. T. ADIWINATA & J. HOLZ (1961): Erfahrungen mit dem parenteral applizierbaren Tetrachlormethan-Präparat ‚Ecobol pro inj.' bei der Therapie der Rinder-Distomatose. Dtsch. Tierärztl. Wschr. *68*, 551-553. — STEWART, W. L. (1931): Carbon tetrachloride poisoning in cattle. Vet. Record *11*, 283. — THIENEL, M. (1926): Serapis SP 444 in der großen Praxis. Münch. Tierärztl. Wschr. *77*, 125-126/137-138. — ULLRICH, K. (1962): Die parenterale Behandlung der Distomatose des Rindes. Dtsch. Tierärztl. Wschr. *69*, 167-169. — WESELOVA, T. P., & M. A. VOROB'EV (1964): Über Nebenwirkungen des Tetrachlorkohlenstoffes beim Rind nach intramuskulärer Injektion (russisch). Trudy Vsesojuz. Inst. Gelmintol. Imeni Akad. K. I. SKRJABINA *11*, 22-24. — WILSON, T., & F. BLAKEMORE (1930): A note on the susceptibility of cattle to carbon tetrachloride. Vet. Record *10*, 141-142. — WINTERHALTER, M., & M. DELAK (1956): Parenterale Verabreichung von Tetrachlormethan. 5. Subkutane Applikation bei Rindern (serbokroatisch). Vet. Arhiv *26*, 307-312. — WINTERHALTER, M., J. RUKAVINA & I. LEVI (1957): Die intraruminale Verabreichung von Tetrachlormethan zur Behandlung der Distomatose des Rindes (serbokroatisch). Vet. Arhiv *27*, 219-228. — WINTERHALTER, M. (1961): Behandlungsmöglichkeiten der Fasziolose des Rindes durch intramuskuläre Verabreichung einer Mischung von Tetrachlormethan und Paraffinum liquidum bzw. Pflanzenölen nebst Verwendung von Hyaluronidase (serbokroatisch). Vet. Arhiv *31*, 55-70. — WINTERHALTER, M. (1962): Pathologische Veränderungen an der Leber von Rindern nach intramuskulärer Verabreichung einer Mischung von Tetrachlormethan und Paraffin- oder Pflanzenöl bei gleichzeitiger Anwendung von Hyaluronidase (serbokroatisch). Vet. Arhiv *32*, 71-76.

Tetrachloräthylen

Tetrachloräthylen wurde zeitweilig gegen Leberegel und Magendarmrundwürmer angewandt. Schon 10 ml per os können bei Färsen toxisch wirken, während andererseits vielfach bis zu 35 ml symptomlos vertragen werden. Vergiftungserscheinungen und Zerlegungsbefunde ähneln der Intoxikation durch Tetrachlorkohlenstoff: Bewegungsunlust, Schwindel, Inkoordination, Unempfindlichkeit, Festliegen, leeres Kauen, unter Umständen Tod innerhalb kurzer Zeit (nach Eingießen durch das Maul auch Husten, Atemnot und Aufblähen); Verfettung oder zentrolobuläre Nekrosen in der Leber, Degeneration der Nierenkanälchen, Blutfülle der Milz. Behandlungsmaßnahmen wie bei CCl_4-Vergiftung (S. 1209).

SCHRIFTTUM

MCENTEE, K. (1957): Acute tetrachlorethylene poisoning in a heifer. J. Amer. Vet. Med. Ass. *130*, 297-298. — GIBSON, T. E. (1956): A controlled test of tetrachlorethylene as an anthelmintic against Trichostrongylus axei in cattle. Vet. Record *68*, 317-318. — ROBERTS, F. H. S. (1955): Field trials on the evaluation of tetrachlorethylene as an anthelmintic for cattle. Austral. Vet. J. *31*, 165-169. — SCHLINGMAN, A. S. (1925/26): Miscellaneous tests of tetrachlorethylene, a new anthelmintic. J. Amer. Vet. Med.

Ass. *68*, 741-754. — SCHLINGMAN, A. S. (1929): Further miscellaneous tests of tetrachlorethylene as an anthelmintic. J. Amer. Vet. Med. Ass. *75*, 74-85. — SCHLINGMAN, A. S., & O. M. GRUHZIT (1927): Studies on the toxicity of tetrachlorethylene, a new anthelmintic. J. Amer. Vet. Med. Ass. *71*, 189-209.

Tetrachlordifluoräthan

Tetrachlordifluoräthan ist etwas besser verträglich als die beiden vorgenannten Mittel; 100 mg pro kg KGW werden beim Rind im allgemeinen gut vertragen, ab 200 bis 300 mg pro kg KGW ist jedoch mit Nebenwirkungen zu rechnen: Anorexie, Ataxien, Trägheit, Milchrückgang, subkutane Ödeme am Unterbauch, blutiger Durchfall und Todesfälle. Sektion: vermehrte teerfarbene Bauchhöhlenflüssigkeit, hämorrhagische Abomasoenteritis, fahl-degenerierte Nieren. Die unsymmetrischen Isomere des Tetrachlordifluoräthans scheinen toxischer zu sein als die symmetrischen.

SCHRIFTTUM

BORAY, J. C., & I. G. PEARSON (1960): The anthelmintic efficiency of tetrachlorodifluoroethane in sheep infected with fasciola hepatica. Austral. Vet. J. *36*, 331-337. — GALLAGHER, C. H., J. C. BORAY & J. H. KOCH (1965): Toxicity of samples of tetrachlorodifluoroethane. Austral. Vet. J. *41*, 167-172. — HASHIZUMER, K., R. NODA, S. NODA & T. OSUGI (1961): Evaluation of fasciolicidal effect of tetrachlorodifluoroethane. J. Japan Vet. Med. Ass. *14*, 472-478. — ONO, Y., & S. KIMURA (1962): Studies on the treatment of fascioliasis. 3. Anthelmintic effect of tetrachlorodifluoroethane on Fasciola hepatica in ruminants. J. Japan Vet. Med. Ass. *15*, 11-15.

Hexachloräthan

Hexachloräthan findet in der Leberegelbekämpfung breite Anwendung. Auch dieses Mittel kann gelegentlich schon in therapeutischen (60 g für erwachsene Rinder) oder gar subtherapeutischen Dosen (30 g) zu Unverträglichkeitserscheinungen führen, und zwar vor allem bei hochträchtigen, frischmelkenden und besonders fetten oder aber leberkranken Tieren sowie bei öl-, fett- und eiweißreicher Fütterung oder vorwiegender Ernährung mit Rübenblatt; vielfach werden jedoch wesentlich höhere Gaben (100 g und mehr) gut toleriert. Bei Einhaltung der Dosierungs- und Diätvorschriften lassen sich Nebenreaktionen weitgehend vermeiden. Solche treten gegebenenfalls innerhalb weniger Stunden bis zu 3 Tagen auf: Inappetenz, Mattigkeit und rauschartige Benommenheit (seltener auch vorübergehende Erregung), Milchrückgang, mitunter auch kolikartige Leibschmerzen und/oder Tympanie beziehungsweise Durchfall, die in ein hypokalzämieähnliches Krankheitsbild mit erniedrigter Körpertemperatur, kalten Extremitäten, Schwanken, Festliegen (verlangsamte Atmung, Zucken der Gesichtsmuskeln) und Koma übergehen können; in seltenen Fällen tritt in diesem Stadium, oder aber kollapsartig, schon kurze Zeit nach der Verabreichung von Hexachloräthan, der Tod ein. Die Milch hiermit behandelter Kühe ist wegen des ihr anhaftenden Geruches und Geschmackes 3 Tage lang nicht für menschlichen Genuß brauchbar; auch das Fleisch dieser Tiere riecht 2 Tage lang nach Hexachloräthan. Bei der Zerlegung vergifteter Rinder findet man schwere akute Labmagendarmentzündung mit submukösem Ödem, teilweise auch blutigem Inhalt; Hyperämie und zentrolobuläre Nekrosen in der Leber; Degeneration und Nekrosen der Nierenkanälchen; gelegentlich zudem subepi- und subendokardiale Blutungen. Die Behandlung ist die gleiche wie bei der Intoxikation durch Tetrachlorkohlenstoff (S. 1209).

SCHRIFTTUM

BLIECK, L. DE, & E. A. R. F. BAUDET (1928): Hexachlooraethaan als middel tegen distomatosis bij het rund. Tijdschr. Diergeneesk. *55*, 429-435. — BRANAGAN, D. (1955): The toxicity of hexachloroethane. Vet. Record *67*, 440. — BYWATER, H. E. (1955): The toxicity of hexachloroethane. Vet. Record *67*, 382.

— DELAK, M., & S. SRBLJIĆ (1963): Vergleichende Untersuchungen über den Einfluß therapeutischer Dosen von Hexachlorophen und Hexachloräthan auf die Milchleistung der Kuh (serbokroatisch). Vet. Arhiv 33, 312-320. — EHRLICH, I., A. LUI & M. WINTERHALTER (1957): Der Einfluß von Hexachloräthan auf behandelte Rinder, Leberegel und deren Eier (serbokroatisch). Vet. Arhiv 27, 392-414. — HARROW, W. T. (1959): The toxicity of hexachlorethane. Vet. Record 71, 111-112. — NÖLLER, W., A. FLIETNER & F. SCHMID (1928): Über die Wirkung und die Verträglichkeit des Hexachloräthans in Kapseln bei der Leberegelseuche des Rindes. Tierärztl. Rundschau 34, 223-227. — SUGIURA, K., N. YO-SHIDA & S. WATANABE (1958): Studies on the detoxication of hexachloroethane preparations. 2. Experiments on cattle. Acta Vet. Japon. 3, 6. — SZWABOWICZ, A. (1962): Intoxikationen von Rindern mit Hexachloräthan (polnisch). Med. Weter. 18, 413-415. — WESSELOVA, T. P. (1966): Zur Toxizität des Hexachloräthans für das Rind (russisch). Veterinarija 42:4, 60-61.

Hexachlorophen

Hexachlorophen (Di-[3,5,6-trichloro-2-hydroxyphenyl]-methan) wird von Rindern in der üblichen oralen Dosis (15 bis 20 mg pro kg KGW) meist gut vertragen; schon die doppelte Menge führt oft zu mäßigen bis schweren Vergiftungserscheinungen; es sind aber auch unvorherzusehende Intoxikationen und Todesfälle nach einfacher Gabe bekanntgeworden. Ein Teil davon ist zwar auf ungenügendes Durchrühren der für mehrere Patienten zugleich angefertigten Suspension zurückzuführen, in welcher das Mittel sedimentierte, so daß die zuletzt behandelten Tiere mit dem dickeren Bodensatz zu hohe Dosen erhielten; das gleiche kann sich auch nach fehlerhafter Schätzung des Körpergewichtes ereignen; Hexachlorophen hat jedoch beim Rind offensichtlich nur eine enge therapeutische Breite. Etwaige Unverträglichkeits- oder Vergiftungserscheinungen treten in der Regel 1 bis 3 Tage nach der Verabreichung auf: Einer anfänglichen Exzitationsphase (Nystagmus, Schreckhaftigkeit, Zittern und Zucken der Muskeln an Kopf, Ohren, Hals und Vordergliedmaßen, seltener auch ausgesprochene klonische Krämpfe) folgt ein von zeitweiliger Erregung unterbrochenes Depressionsstadium (Aufstützen des Kopfes oder Drängen desselben gegen die Wand, zunehmende Schwäche oder Lähmung der Gliedmaßen, Festliegen); daneben sind Freßunlust, zum Teil leichte Tympanie und/oder Durchfall (mitunter blutig), vermehrte Puls- und Atemfrequenz, auffallendes Stöhnen bei der rektalen Untersuchung sowie Milchrückgang zu beobachten; Geschmack und Geruch der Milch werden nicht beeinträchtigt. In schwereren Fällen erweist sich die für Intoxikationen mit chlorierten Kohlenwasserstoffen empfohlene Behandlung (siehe Tetrachlorkohlenstoff, S. 1209) als wenig erfolgreich; der Tod tritt nach 1 bis 5 Tagen durch Kreislaufversagen ein. Das Sektionsbild ist wenig spezifisch: diffuse Leberverfettung, fettige Degeneration der Nierentubuli und interstitielle Nephritis, katarrhalische Abomasoenteritis, Lungenödem, Herzmuskelverfettung und subendokardiale sowie subseröse Blutungen. Subkutane Gaben von Hexachlorophen in verträglichen Lösungsmitteln verursachen lokal schwere entzündliche Schwellungen, gelegentlich auch vorübergehende Aufregung.

SCHRIFTTUM

BOSMAN, C. J., P. W. THOROLD & H. S. PURCHASE (1961): Investigation into and the development of hexachlorophene as an anthelmintic. J. South African Vet. Med. Ass. 32, 227-233. — DELAK, M. (1965): Erfahrungen mit Hexachlorophen in der Bekämpfung der Rinderfasziolose in Jugoslawien. Vet. Arhiv 35, 7-10. — DELAK, M., & M. SRBLJIĆ (1966): Parallel investigation on the effect of 1,4-bis-methyl-trichlorbenzol and hexachlorophene upon the quantity of milk in cows (serbokroatisch). Vet. Arhiv 36, 70-75. — DORSMAN, W. (1963): Bijdrage tot de bestrijding van distomatose. Tijdschr. Diergeneesk. 88, 763-769. — FEDERMANN, M. (1959): Die Behandlung des Leberregelbefalles bei Schafen und Rindern mit Bilevon. Dtsch. Tierärztl. Wschr. 66, 526-529. — HURISS, G. (1963): Traitement de la fasciolose hépatique des ovins et des bovins par l'hexachlorophène. Thèse, Alfort. — NEMESÉRI, L. (1960): Behandlung der Leberegelkrankheit der Rinder und Schafe mittels Hexachlorophen (ungarisch). Magyar Állatorv. Lapja 15, 85-95. — OSINGA, A. (1960): Toepassing van hexachlorofeen (G-11) bij distomatose van runderen en schapen. Tijdschr. Diergeneesk. 85, 529-533. — ULLRICH, K. (1962): Die parenterale Behandlung der Distomatose des Rindes. Dtsch. Tierärztl. Wschr. 69, 167-169. — ZARNOWSKI, E., W. CHOWANIEC & A. MALCZEWSKI (1964): Die Behandlung der Leberegelkrankheit der Rinder. 3. Hexachlorophen und 2,2-dichlor-4,4-dinitro-1,1-dioxydiphenyl (polnisch). Wiadomócsi Parazytol. 10, 483-485.

Bis-trichlormethyl-benzol

Bis-trichlormethyl-benzol hat im Gegensatz zu den bisher besprochenen Leberegelmitteln eine relativ große therapeutische Breite. Nach üblicher oraler Dosierung (125 bis 135 mg pro kg KGW) werden leichte bis mäßige Unverträglichkeitsreaktionen praktisch nur bei Rindern beobachtet, deren Futter vorwiegend aus Rübenprodukten (Blatt, Silage beziehungsweise Futter-, Zucker-, Steck- oder Kohlrüben) besteht. Sie äußern sich in Freßunlust, herabgesetzter Pansentätigkeit sowie Absinken der Milchleistung um 1 bis 2 Liter, und klingen innerhalb eines Tages wieder ab; gelegentlich treten auch völlige Futterverweigerung, Koliken unterschiedlicher Heftigkeit und Versiegen der Milch auf, die aber nach 3 bis 5 Tagen ebenfalls zurückgehen. Wirksame Gegenmaßnahmen sind unbekannt. Die Qualität von Milch und Fleisch wird nicht nachteilig beeinflußt. Von Rindern, deren Nahrung keine Rübenprodukte enthält, werden bis zu 250 mg Bis-trichlormethyl-benzol pro kg KGW per os meist ohne nennenswerte Symptome toleriert; bei höheren Dosen (bis zu 390 mg pro kg KGW geprüft) stellen sich 12 bis 24 Stunden anhaltende Trägheit und Inappetenz ein.

SCHRIFTTUM

Enigk, K., & D. Düwel (1960): Die Behandlung der Fasziolose des Rindes mit ‚Hetol'. Dtsch. Tierärztl. Wschr. 67, 535-539. — Lämmler, G. (1960): Chemotherapeutische Untersuchungen mit Hetol, einem neuen Leberegelmittel. Dtsch. Tierärztl. Wschr. 67, 408-413. — Zarnowski, E., W. Chowaniec & J. Darski (1964): Die Behandlung der Fasziolose bei Rindern. 2. Hexachloräthan und 1,4-bis-trichlormethyl-benzol (polnisch). Wiadomósci Parazytol. 10, 481-482.

Menichlopholan

Menichlopholan (2,2-Dihydroxy-3,3-dinitro-5,5-dichlordiphenyl) führt nach bisherigen Erfahrungen bei therapeutischer oraler Dosierung (3 bis 4 mg pro kg KGW) nur ausnahmsweise (0,35 %/o der Tiere) zu Unverträglichkeitserscheinungen, wie Unruhe, Futterverweigerung und Milchrückgang, die ohne Behandlung innerhalb von 24 Stunden wieder zurückgehen. Mengen von 8 bis 14 mg pro kg KGW werden, abgesehen von einem kurzfristigen Anstieg der Serum-Glutamat-Oxalazetat-Transaminase, ebenfalls gut vertragen. Dagegen setzt nach Gaben von 16 bis 20 mg Menichlopholan pro kg KGW eine bis zu 2 Wochen anhaltende Vergiftung ein, die durch Inappetenz, Polypnoe (bis 120/Minute), Schwitzen, hochfieberhafte Körpertemperatur (bis 42° C) sowie Abmagerung gekennzeichnet ist und gelegentlich zum Tode führen kann; dabei bleiben die Laboratoriumsbefunde (Blutbild, Leber- und Nierenfunktionsproben) mit Ausnahme einer starken Aktivitätssteigerung der SGOT unverändert. Bei der Zerlegung sind Blutungen unter dem Endokard und im zentralen Nervensystem festgestellt worden.

SCHRIFTTUM

Gründer, H.-D., & G. Redlich (1967): Untersuchungen über die Verträglichkeit und Wirksamkeit von Bilevon M-Bayer beim Leberegelbefall (Fasciola hepatica) des Rindes. Dtsch. Tierärztl. Wschr. 74, 641-645.

Tris-(chlorphenyl)-propionsäure-methylpiperazid-hydrochlorid

Tris-(chlorphenyl)-propionsäure-methylpiperazid-hydrochlorid, ein Mittel gegen den kleinen Leberegel, wird in therapeutischen Dosen (30 bis 40 mg pro kg KGW), selbst bei Rübenblatt- beziehungsweise Silagefütterung und auch von trächtigen Rindern, gut vertragen; während der ersten 30 Stunden nach der Verabreichung ist die Milch behandelter Tiere geruchlich und geschmacklich verändert. Gaben bis zu 120 mg pro kg KGW werden, mit Ausnahme einer vorübergehenden Abnahme der Eosinophilen im Blut, ebenfalls reaktionslos toleriert. Ab 180 mg pro kg KGW kommt es neben Eosinopenie zu einer zeitweiligen Aktivitätssteigerung der Serumglutamatoxalazetatesterase, nach 240 bis 300 mg pro kg KGW zudem zu deutlichen Allgemeinstörungen mit Apathie, Freßunlust, mäßiger Bradykardie, herabgesetzter Pansenmotorik, Eindickung des Kotes und leichtem Ikterus, während gleichzeitig die Leberfunktion beeinträchtigt und die biologische Aktivität des Vormageninhaltes vermindert ist (krankhafte Werte für die Bromsulphalein-Retention, SGOT und Serumbilirubin, Bilirubinurie; pH-Wert des Pansensaftes erhöht). Leberschädigung und Indigestion halten etwa 1 Woche lang an und klingen innerhalb einer weiteren Woche wieder ab. Noch höhere Gaben (360 bis 800 mg pro kg KGW) verursachen ein schwereres, aber nicht lebensbedrohliches Krankheitsbild, bei dem die genannten Erscheinungen besonders stark ausgeprägt sind; die geschädigten Funktionen normalisieren sich innerhalb von 2 bis 4 Wochen.

SCHRIFTTUM

GEBAUER, O. (1964): Behandlung des Lanzettegelbefalls der Rinder mit Hetolin. Wiener Tierärztl. Mschr. *51*, 518-523. — GRÜNDER, H.-D. (1963): Verträglichkeitsprüfungen mit dem neuen Präparat Hetolin-Hoechst beim Rind. Dtsch. Tierärztl. Wschr. *70*, 382-384. — HÄSSLER, L., P. HOLTENIUS & L. LJUNGBERG (1965): Prövning av ett nytt medel mot lilla leverflundran hos nötkreatur. Svensk Vet.-Tidn. *17*, 441-443. — LÄMMLER, G. (1963): Die experimentelle Chemotherapie der Dicrocoeliose mit Hetolin. Dtsch. Tierärztl. Wschr. *70*, 373-377. — RUOSCH, W. (1966): Zur Bekämpfung der Dicrocoeliose beim Rind. Schweiz. Arch. Tierheilk. *108*, 125-138.

Magendarmwurmmittel

Phenothiazin

Phenothiazin (Thiodiphenylamin) wird im Verdauungskanal vor seiner Resorption teilweise zu Phenothiazon und Phenothiazinsulfoxyd oxydiert; das Sulfoxyd wird in der Leber des Rindes nicht vollständig in Leukophenothiazon und dessen ätherisches Sulfat umgewandelt; es gelangt deshalb auch in das Kammerwasser des Auges, wo es als photodynamischer Faktor wirken kann (S. 1323). Die Ausscheidung von therapeutischen Gaben pulverförmigen Phenothiazins sowie seiner Metaboliten erfolgt vor allem über Harn (54 %) und Kot (23 %), aber nur in ungiftigen Spuren mit der Milch (0,3 %); diese kann dadurch 2 Tage lang rosa verfärbt sein. Bei phenothiazinbehandelten Rindern verfärbt sich der abgesetzte Urin unter Lufteinfluß vorübergehend rötlich; auch ihr mit dem Harn in Berührung geratenes Haarkleid nimmt in der Folge eine auffallende braunrote Färbung an (Hinterschenkel, Euterspiegel, Unterbauch). Nach der innerhalb von 5 bis 6 Tagen abgeschlossenen Elimination lassen sich in den Organen weder Phenothiazin noch seine Abbauprodukte mehr nachweisen. Bei üblicher Dosierung (20 g pro 100 kg KGW, maximal 60 bis 80 g pro Tier per os) sind Vergiftungen beim Rind zwar selten, doch liegen einzelne Berichte über solche Zwischenfälle vor, während andererseits mitunter erheblich größere Dosen symptomlos vertragen worden sind. Besonders empfindlich sind junge Kälber, heruntergekommene und durch Wurmbefall anämisch gewordene Jungrinder sowie eiweißarm ernährte Tiere; bei ihnen empfiehlt es sich deshalb, die zu verabreichende Gesamtmenge auf 2 bis 3 Tagesgaben zu verteilen. Bei Unverträglichkeit oder Überdosierung treten innerhalb von 12 bis 24 Stunden folgende Erscheinungen auf: Freßunlust und verminderte Tränkeaufnahme, Trägheit und Teilnahmslosigkeit, Injektion der Episkleralgefäße, Inkoordination der Nachhand, Muskelzittern, Niederfallen, Verstopfung, subnormale Körpertemperatur sowie Festliegen bei schwachem Puls und erhöhter Atemfrequenz, manchmal auch Aufblähen, Koliken oder klonische Krämpfe; Serumeiweißgehalt und Erythrozytenzahl sind leicht bis mäßig erniedrigt. In den meisten Fällen setzt innerhalb weniger Tage allmähliche Besserung ein, die durch salinische Abführmittel, parenterale Flüssigkeitszufuhr und Leberschutzbehandlung (T. I.) sowie wiederholtes Ausräumen des Mastdarmes unterstützt werden kann. Gelegentlich kommt es jedoch zu zunehmender

Apathie, Koma und Tod. Zerlegungsbefunde: phenolartiger Geruch des eröffneten Tierkörpers, Blutfülle und Verfettung der Leber, Petechien am Herzen und unter den serösen Häuten, katarrhalische Labmagenentzündung, Darminhalt eingedickt, Harn dunkel-bernsteinfarben. Die histologische Untersuchung der endokrinen Drüsen von chronisch mit Phenothiazin überdosierten Kälbern ergab Hypothyreose, Degeneration der Nebennierenrinde und Basophilie des Hypophysenvorderlappens.

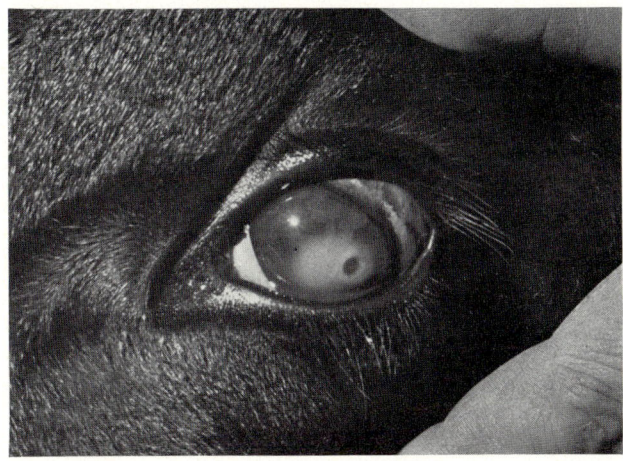

Abb. 566. Umschriebene Keratitis mit Hornhautgeschwür bei einem Jungrind nach Dauerbehandlung mit Phenothiazin während des Weideganges (Photosensibilitätsreaktion)

Insbesondere Kälber und Jungrinder sind nach den genannten Phenothiazin-Dosen 2 bis 3 Tage lang – bei metaphylaktischer Dauermedikation (1 bis 5 g Phenothiazin pro Tier und Tag) etwa vom 14. Tage an und für die Dauer der Verabreichung des Mittels photosensibilisiert. Ihre Empfindlichkeit gegenüber ultraviolettem Licht äußert sich in Form mehr oder weniger ausgeprägter Keratitiden, aber nur ausnahmsweise auch in Beteiligung der nichtpigmentierten Haut (Dermatitis solaris, siehe S. 1323). Die klinischen Erscheinungen setzen 6 bis 12 Stunden nach mitunter nur kurzfristiger Sonnenbestrahlung (1 Stunde) ein. Sie bestehen in beiderseitigem Tränenfluß, Lichtscheue, Blepharospasmus, Schwellung und Rötung der Bindehaut und einer ödembedingten Trübung der Kornea, die sich zunächst auf den lateralen Augenwinkel beschränkt und später als horizontal verlaufendes Band quer über den der Lidspalte entsprechenden Abschnitt der Hornhaut ausdehnt; teilweise kommt es zur Bläschen- und Ulkusbildung mit Neigung zu Sekundärinfektionen, aber nur selten zur Perforation der Kornea. Betroffene Tiere sind weniger lebhaft als gesunde Altersgenossen. Auf Grund des Vorberichtes, des gehäuften symmetrischen Auftretens und der Beschränkung auf die dem Sonnenlicht ausgesetzten Teile des Bulbus, der relativ geringen Vaskularisation und des Fehlens schwerwiegender Allgemeinsymptome können diese Veränderungen in der Regel leicht von anderen Augenleiden (angeborene Hornhauttrübung, S. 674; Weidekeratitis, S. 832; Katarrhalfieber, S. 843) abgegrenzt werden. In leichteren Fällen genügt es, die Patienten aufzustallen oder das Phenothiazin abzusetzen, um die baldige Heilung herbeizuführen; bei schwereren Läsionen empfiehlt es sich jedoch, auch antibiotika- oder glukokortikoidhaltige Salben in den Konjunktivalsack zu applizieren, um das Augenlicht der Tiere zu erhalten (nach Bedarf wiederholen). Solche Keratitiden lassen sich vermeiden, wenn die Phenothiazinbehandlung mit der Verabreichung von Vitamin A gekoppelt wird (250 000 bis 500 000 IE bei einmaliger therapeutischer Phenothiazingabe beziehungsweise täglich 20 000 bis 100 000 IE bei Phenothiazin-Dauermedikation, je nach Größe der Tiere). Bei unachtsamem Umgang kann der Kontakt mit Phenothiazin auch beim Tierarzt und Hilfspersonal zu unangenehmen Photosenbilitätsreaktionen führen.

SCHRIFTTUM

Alicata, J. E., & O. Wayman (1957): The effect of low-level and therapeutic administration of phenothiazine on the color of cow's milk. Vet. Med. *52*, 18-20. — Bolton, J. (1948): A case of phenothiazine poisoning in young bovines. Vet. Record *60*, 479. — Britton, J. W. (1941): The materia medica of phenothiazine. Cornell Vet. *31*, 1-12. — Cauthen, G. E. (1945): Test of the safety of phenothiazine for cattle. J. Amer. Vet. Med. Ass. *107*, 71-72. — Cauthen, G. E. (1953): The toxic effect of phenothiazine on cattle of the gulf coastal plain of Texas. Amer. J. Vet. Res. *14*, 33-34. — Chandler, R. L. (1956): An occurrence of toxicity associated with phenothiazine in West African cattle. Brit. Vet. J. *112*, 387-388. — Clare, N. T. (1947): A photosensitized keratitis in young cattle following the use of phenothiazine as an anthelmintic. 2. The metabolism of phenothiazine in ruminants. Austral. Vet. J. *23*, 340-344. — Clare, N. T., L. K. Whitten & D. B. Filmer (1947): A photosensitized keratitis in young cattle following the use of phenothiazine as an anthelmintic. 3. Identification of the photosensitizing agent. Austral. Vet. J. *23*, 344-348. — Dirksen, G., & C. Tammen (1964): Keratitis bei Jungrindern infolge Photosensibilität nach Phenothiazin-Dauermedikation. Dtsch. Tierärztl. Wschr. *71*, 545-548. — Ellison, T., & A. C. Todd (1957): The metabolism of phenothiazin N. F. in dairy calves. Amer. J. Vet. Res. *18*, 519-529. — Ellison, T., A. C. Todd & J. Harvey (1957): Isolation and identification of the phenothiazine urinary conjugate in dairy cows. Amer. J. Vet. Res. *18*, 956-958. — Euzéby, J. (1963): Thérapeutique anthelmintique des „strongyloses" gastro-intestinales des ruminants. Rev. Méd. Vét. *114* (*26*), 171-183. — Gopal, J. J., & I. P. K. Ramachandran (1967): Pathology of phenothiazin intoxication in cattle and sheep—endocrine organs. Ind. J. Vet. Sci. *37*, 165-171. — Oliver, W. T., H. S. Funnel & N. Platonow (1961): Estimation of phenothiazine and some of its oxidation products in biological material. J. Agric. Food Chem. *9*, 213-214. — Richardson, T., & A. C. Todd (1958): Elimination of phenothiazine by lactating dairy cows. Amer. J. Vet. Res. *19*, 610-619. — Riek, R. F. (1951): The use of phenothiazine against the nematode parasites of cattle. Austral. Vet. J. *27*, 197-202. — Rogers, R. L., F. N. Brooks & B. F. Higgs (1957): Toxicologic studies following massive dose of phenothiazine to a calf. Vet. Med. *52*, 219-224. — Ross, J. G., J. Armour & R. P. Lee (1959): The effect of phenothiazine on serum albumen levels and erythrocyte values of Nigerian zebu cattle. Vet. Record *71*, 477-480. — Skottke, M. (1966): Tiefgreifende Hautentzündung nach Phenothiazin-Behandlung beim Rind. Vet.-Med. Nachr. *1966*, 240. — Snyder, H. A. (1965): Prevention of eye irritation in phenothiazine-treated cattle. Vet. Med. *60*, 166-167. — Vujić, B., & N. Anić (1957): Begleiterscheinungen der Phenothiazinbehandlung bei Mensch und Tier (serbokroatisch). Vet. Glasnik *11*, 1177-1180. — Whitten, L. K., & D. B. Fischer (1947): A photosensitized keratitis in young cattle following the use of phenothiazine as an anthelmintic. 1. A clinical description with a note on its widespread occurrence in New Zealand. Austral. Vet. J. *23*, 336-340. — Wise, G., C. A. III James & G. W. Anderson (1947): Toxicity of phenothiazine derivatives excreted in the milk of dairy cows treated with massive doses of the drug. J. Dairy Sci. *30*, 55-59.

Piperazin

Piperazin (Diäthylenamin) sowie auch seine vor allem an Kälbern als Askaridenmittel geprüften Salze sind in therapeutischen Dosen (Zitrat und Adipat: 200 mg pro kg KGW; Hydrat und Phosphat: 185 mg pro kg KGW) praktisch ungiftig, da selbst dreifache Überdosierungen symptomlos vertragen werden; Intoxikationserscheinungen sind bislang bei Rindern nicht bekanntgeworden. Eine weitere Piperazinverbindung ist das als Lungenwurmmittel gebräuchliche Diäthylkarbamazin (S. 1219).

SCHRIFTTUM

Guilhon, J., & M. Graber (1963): Action du phloroglucinate de pipérazine à l'égard de divers helminthes parasites des bovidés. Rev. Élevage Méd. Vét. Pays Trop. *16*, 309-313. — Lee, R. P. (1955): The anthelmintic efficiency of piperazine adipate against Neoascaris vitulorum (Goeze, 1782). Vet. Record *67*, 146-149. — Riek, R. F., & R. K. Keith (1958): Studies on anthelmintics for cattle. 3. The efficiency of some piperazine compounds. Austral. Vet. J. *34*, 1-4. — Swanson, L. E., W. M. Stone & A. E. Wade (1957): Efficacy of piperazine citrate in removing worms from the alimentary tract of cattle. J. Amer. Vet. Med. Ass. *130*, 252-254. — Žuković, M., & T. Wikerhauser (1958): Contribution to the study of piperazine adipate and piperazine citrate against ascarids of the dog and those of cattle (serbokroatisch). Vet. Arhiv *28*, 150-157.

Methyridin

Methyridin (2-[β-methoxyäthyl]-pyridin) findet in der Dosierung von 200 mg pro kg KGW Anwendung gegen Magendarmrundwürmer und bei Lungenwurmbefall; es wird entweder per os verabreicht oder subkutan beziehungsweise intraperitoneal injiziert, wobei für schwerere Tiere eine Gesamtmenge von 54 g nicht überschritten werden soll. Das Mittel wird, unabhängig von der Applikationsweise, rasch resorbiert und innerhalb von 24 Stunden vor allem über Kot und Harn, dagegen kaum mit der Milch wieder ausgeschieden. Therapeutische Dosen führen beim Rind nur selten zu toxischen Allgemeinreaktionen (bei intraperitonealer eher als bei oraler oder subkutaner Gabe), die meist innerhalb eines Tages wieder abklingen. Wegen der Gefahr kumulativer Wirkungen darf die Methyridin-Behandlung aber nicht mit der Verabreichung anderer Anthelmintika kombiniert werden. Andernfalls können, ebenso wie bei Überdosierung, nach 1 bis 2 Stunden Unverträglichkeits- oder Vergiftungserscheinungen auftreten: Speicheln, Niedergeschlagenheit, Freßunlust, Taumeln, schlaffe Lähmung der Gliedmaßen, später auch verlangsamte Atmung und unter Umständen baldiger Tod durch Atemlähmung (nach 400 mg pro kg KGW); nach intraperitonealer Injektion sind vereinzelt auch Streckkrämpfe, Festliegen sowie starke Zunahme der Atem- und Herzfrequenz beobachtet worden. Wirksame Gegenmaßnahmen sind nicht bekannt; betroffene Tiere sollten warm gehalten und von Zeit zu Zeit umgebettet werden, um gefährliche Auskühlung und Dekubitalschäden zu vermeiden. Fleisch und Fett kürzlich mit Methyridin behandelter Rinder können einen unangenehmen Geruch aufweisen. Bei subkutaner Einspritzung (vorzugsweise am Triel oder an der seitlichen Brustwand, da in Gelenknähe mit Lahmheit zu rechnen ist) sollten pro Injektionsstelle nicht mehr als 10 bis 20 ml der Methyridin-Lösung appliziert werden, um die gelegentlich folgenden lokalen Reizungen (entzündliche Ödeme, seltener auch Nekrosen und Abszesse) möglichst zu vermeiden; nach versehentlicher subfaszialer, intramuskulärer oder retroperitonaler Injektion können diese örtlichen Reaktionen erheblich sein. Der behandelnde Tierarzt sollte Verunreinigungen mit Methyridin tunlichst meiden und gegebenenfalls die damit benetzte Haut umgehend abwaschen (Resorptionsgefahr).

SCHRIFTTUM

Broome, A. W. J. (1961): Preliminary observations on the mode of action of methyridine. Vet. Record 73, 168-169. — Burns, J. (1967): Absorption, distribution and metabolism of methyridine. Biochem. Pharmacol. 16, 463. — Euzéby, J. (1963): Thérapeutique anthelmintique des ‚strongyloses' gastrointestinales des ruminants. Rev. Méd. Vét. 114, 278-289. — Groves, T. W. (1961): A summary of anthelmintic and toxicity results from field trials with methyridine. Vet. Record 73, 196-201. — Gründer, H.-D. (1963): Behandlungsversuche mit Dekelmin bei der Lungenwurmerkrankung des Rindes. Dtsch. Tierärztl. Wschr. 70, 61-64. — Heidrich, H.-D. (1964): Über die Anwendung des injizierbaren Methoxyäthylpyridins zur Bekämpfung der Magen-Darm-Nematoden bei Rind und Schaf. M.-hefte Vet.-Med. 19, 921-923. — Johnston, R. W. (1962): A hazard of 2-(β-methoxyethyl)-pyridine. Vet. Record 74, 285. — Langeler, J. E. T. (1963): De werking van methyridine bij een groep kalveren, experimenteel geïnfecteerd met Cooperia, Ostertagia en Trichostrongylus. Tijdschr. Diergeneesk. 88, 1415-1428. — Macrae, R. R. (1961): A clinical evaluation of methyridine in normal veterinary practice. Vet. Record 73, 193-195. — Puymann, P. (1964): Zur Therapie der parasitären Erkrankungen der Rinder mit Dekelmin. Tierärztl. Umschau 19, 364-366. — Thorpe, E. (1962): Pathological effects of the administration of methyridine to rats, sheep and cattle. J. Comparat. Pathol. Threap. 72, 29-32. — Walley, J. K. (1961): Methyridine—a new anthelmintic for sheep and cattle. Vet. Record 73, 159-168. — Walley, J. K. (1962): The anthelmintic activity of methyridine by intraperitoneal injection in sheep and cattle. Vet. Record 74, 927-931.

Haloxon

Haloxon (0,0-di-[2-chloräthyl]-0-[3-chloro-4-methylkumarin-7-yl]-phosphat) zeichnet sich gegenüber anderen organischen Phosphorsäureestern (S. 1192) durch seine schwache Anticholinesterase-Wirkung und deshalb durch eine besonders gute Verträglichkeit aus. Bei therapeutischen Gaben (30 bis 50 mg pro kg KGW) und selbst nach Überdosierung (bis zu 100 mg pro kg KGW) sind keine Nebenreaktionen zu erwarten. Bei Wiederkäuern setzt erst nach 250 mg Haloxon pro kg KGW eine leichte Aktivitätsverminderung der Blutcholinesterase ein; sie scheint nicht die Ursache der nach ungewöhnlich hohen Dosen zu beobachtenden Intoxikationserscheinungen (Niedergeschlagenheit, Freßunlust, Durchfall) zu sein, die erst 1 bis 8 Tage später zum Tode führen können. Bei älteren Schafen sind nach Überdosierung Ataxien der Nachhand infolge Schädigung des Nervus ischiadicus festgestellt worden.

SCHRIFTTUM

Armour, J. (1964): A controlled anthelmintic trial with haloxon against Ostertagia ostertagi in calves. Vet. Record 76, 1364-1366. — Bosman, C. J. (1965): Anthelmintic tests with haloxon in cattle. J. South African Vet. Med. Ass. 36, 251-257. — Brown, N. C., D. T. Hollinshead, P. B. Kingsbury & J. C. Malone (1962): A new class of compounds showing anthelmintic properties. Nature 194, 379. — Chevalier, H.-D. (1965): Die Wirkung von Thiabendazol und Haloxon auf den Magendarmstrongylidenbefall der Rinder. Tierärztl. Umschau 20, 61-64. — Hart, J. A. (1964): The anthelmintic efficiency of haloxon against adult and immature stages of the gastro-intestinal stongyles of Nigerian zebu cattle. Vet. Record 76, 337-340. — Malone, J. C. (1964): Toxicity of haloxon. Res. Vet. Sci. 5, 17-31.

Thiabendazol

Thiabendazol (2-[4'-thiazolyl]-benzimidazol) wird nach oraler Verabreichung rasch resorbiert (maximaler Blutspiegel nach 4 bis 7 Stunden) und metabolisiert; innerhalb von 3 Tagen werden 65 % des Mittels und seiner Abbauprodukte (5-hydroxythiabendazol sowie dessen Glukuronid- und Sulfatester) mit dem Harn, 20 % mit dem Kot und nur 0,1 % mit der Milch wieder ausgeschieden. Thiabendazol hat eine große therapeutische Breite: In der üblichen oralen Dosierung von 100 mg pro kg KGW und in doppelt so hohen Gaben wird es von Kälbern, Jungrindern und selbst von hochtragenden Kühen fast ausnahmslos gut vertragen; Nebenerscheinungen treten im allgemeinen erst nach erheblichen Überdosierungen (400 bis 1000 mg pro kg KGW) auf: Speicheln, Schwäche, Appetitlosigkeit, Taumeln, schleimiger Durchfall, Festliegen und beschleunigte, pumpende Atmung. Die Sektion von tödlich vergifteten Schafen ergab Schwellung und fettige Degeneration der Leber, vergrößerte und blasse Nieren sowie hämorrhagische Abomasoenteritis.

SCHRIFTTUM

Bell, R. R., & T. J. Galvin (1962): Thiabendazole: clinical observations in cattle. Southwest. Vet. 15, 297-298. — Bell, R. R., T. J. Galvin & R. D. Turk (1962): Anthelmintics for ruminants. 6. Thiabendazole. Amer. J. Vet. Res. 23, 195-200. — Graber, M. (1965): Étude dans certaines conditions africaines de l'action antiparasitaire du thiabendazole sur divers helminthes des animaux domestiques. 1. Helminthes du zébu. Rev. Élevage Méd. Vét. Pays Trop. 18, 39-58. — Keith, R. K. (1963): Efficiency of thiabendazole against some gastrointestinal helminths of cattle. Austral. Vet. J. 39, 264-267. — McManus, E. C., F. V. Washko & D. J. Tocco (1966): Gastrointestinal absorption and secretion of thiabendazole in ruminants. Amer. J. Vet. Res. 27, 849-855. — Reinicke, R. K., & L. W. Rossiter (1962): Anthelmintic trials with thiabendazole. J. South African Vet. Med. Ass. 33, 193-199. — Tocco, D., J. Egerton, W. Bowers, V. W. Christensen & Ch. Rosenblum (1965): Absorption, metabolism, and elimination of thiabendazole in farm animals and a method for its estimation in biological materials. J. Pharmacol. Exp. Therap. 149, 263-271.

Tetramisol

Tetramisol (DL-2,3,5,6-tetrahydro-6-phenyl-imidazo[2,1-b]-thiazolhydrochlorid) wird bei Magendarmrundwurm- und Lungenwurmbefall subkutan (5 bis 10 mg pro kg KGW) und per os (10 bis 15 mg pro kg KGW) angewandt. Bei subkutaner Verabreichung ist, abgesehen von den etwa in 1 Woche zurückgehenden lokalen entzündlichen Anschwellungen, nach Gaben von mehr als 10 mg pro kg KGW mit Nebenerscheinungen zu rechnen; solche treten nach oraler Behandlung erst bei höherer Überdosierung auf. Unverträglichkeitsreaktionen setzen meist innerhalb weniger Minuten nach der Applikation ein und klingen in leichteren Fällen binnen 1 bis 1½ Stunden wieder ab: Speicheln, Tränen, Flehmen, Gähnen, Belecken des Flotzmaules und der Mundwinkel, an denen Muskelzuckungen auffallen, Schnappen, Ohrenspielen, Unruhe, Werfen des Kopfes, Schlagen und/oder anfallsweise erregtes, mitunter auch aggressives Umherrasen im Kreise beziehungsweise In-die-Krippe-Steigen, zum Teil auch unvermitteltes Husten und Niesen oder Treten gegen den Leib sowie häufigerer, unter Drängen erfolgender Kot- und Harnabsatz, beschleunigte Atmung, Herzarrhythmien, leeres Kauen und Zähneknirschen. Dosen von 75 mg pro kg KGW subkutan oder per os wirken regelmäßig tödlich; die betreffenden Patienten erscheinen wie toll und brechen vor der meist nur kurzen, mit Krämpfen verbundenen Agonie plötzlich zusammen.

SCHRIFTTUM

Enigk, K., M. Stoye & H. J. Bürger (1966): Zur Wirkung von Citarin auf den Strongylidenbefall des Rindes. Dtsch. Tierärztl. Wschr. 73, 441-445. — Graber, M. (1967): Etude du pouvoir anthelmintique et de la toxicité d'un nouveau médicament, le tetramisole, chez le mouton et chez le zébu des zones tropicales. Cahiers Méd. Vét. 36, 53-75. — Kaemmerer, K., & R. Budden (1966): Nebenwirkungen eines Anthelmintikums. Dtsch. Tierärztl. Wschr. 73, 235-243. — Reinders, S. J. (1966): Een praktijkonderzoek met Ripercol, een nieuw chemotherapeuticum bij longworm- en maagdarmworminfecties. Tijdschr. Diergeneesk. 91, 967-972. — Stampa, S., & F. M. R. Serrano (1966): Versuche über die Wirksamkeit von Citarin in der Behandlung der Magen-Darm-Helminthiasis der Wiederkäuer in Angola. Vet.-Med. Nachr. 1966, 333-335. — Supperer, R., & H. Pfeiffer (1966): Tetramisole, ein neues Anthelmintikum — Versuche an Rindern. Dtsch. Tierärztl. Wschr. 73, 513-518. — Thienpont, D., O. F. J. Vanperigo, A. H. M. Raegmakers, J. Vandenberk, P. J. A. Demoen, F. T. E. Allewun, R. P. H. Marsboon, C. J. E. Niemeegers, K. H. L. Schellekens & A. J. Janssen (1966): Tetramisole (R 8299), a new, potent broad spectrum anthelmintic. Nature 209, 1084-1086.

Lungenwurmmittel

Askaridol

Askaridol (1,4-peroxido-p-menthen[2]), der anthelmintisch wirksame Bestandteil des Oleum chenopodii, wird lungenwurmkranken Wiederkäuern in Aerosolform mit der Atemmaske verabreicht. Die wirksame Dosis (etwa 10 bis 20 ml während 15 bis 20 Minuten pro Tier vernebelt) kann bei heruntergekommenen, kachektischen Jungrindern gelegentlich zu Unverträglichkeitsreaktionen (Depression, Schwindel, Taumeln, Niederstürzen, leeres Kauen sowie Reizungen der Atemschleimhäute mit Dyspnoe und erhöhter Herzfrequenz) führen und deshalb zur Unterbrechung der Beatmungsbehandlung zwingen. An frischer Luft erholen sich die betreffenden Patienten in der Regel rasch wieder; andere Gegenmaßnahmen sind nicht bekannt.

SCHRIFTTUM

Enigk, K., D. Düwel & M. Federmann (1958): Zur Behandlung des Lungenwurmbefalles beim Rind. Dtsch. Tierärztl. Wschr. 65, 122-125. — Gierschik, H. (1960): Bekämpfungsmaßnahmen und neuere Behandlungsverfahren beim Lungenwurmbefall. Prakt. Tierarzt 41, 258-260/292-302/335-343. — Hiepe, Th., & R. Ribbeck (1966): Einsatz von Medikamenten gegen bedeutsame Parasitosen der Haustiere. 2. Fasziolose und Diktyokaulose. M.-hefte Vet.-Med. 21, 172-180.

Diäthylkarbamazin

Diäthylkarbamazin (1-diäthylkarbamoyl-4-methylpiperazin) hat als Zitrat größere Verbreitung gefunden als das entsprechende Chlorid und Phosphat. Es sollte nicht gleichzeitig mit Methyridin (S. 1216) angewandt werden: mitunter treten hiernach plötzliche Zwischenfälle auf mit stark erhöhtem, pochendem Herzschlag, schwerem Durchfall, angestrengter Atmung sowie Streckkrämpfen und spontaner Erholung oder aber tödlichem Ausgang innerhalb von 2 Stunden, seltener nach einigen Tagen. Allein gegeben ist Diäthylkarbamazin in therapeutischen Dosen (1mal 40 mg pro kg KGW oder an 3 aufeinanderfolgenden Tagen je 20 mg pro kg KGW intramuskulär beziehungsweise per os) gut verträglich. Erhebliche Überdosierungen (440 mg pro kg KGW) verursachen nach intramuskulärer Applikation lokale Muskelnekrosen; die orale Verabreichung der gleichen Menge führt innerhalb von 4 Stunden zu Erregbarkeit, Muskelzucken und folgendem Festliegen mit zur Brust eingeschlagenem Kopf; die Tiere erholen sich jedoch bald von selbst wieder.

SCHRIFTTUM

Harrow, W. T. (1962): Incompatibility of methyridine with diethylcarbamazine. Vet. Record 74, 1433-1434. — Parker, W. H. (1963): Lungworm infection in cattle—control and treatment. J. Amer. Vet. Med. Ass. 142, 743-750. — Parker, W. H., & T. F. Vallely (1960): Observations on husk in calves due to Dictyocaulus viviparus infestation with special reference to the therapeutic use of diethylcarbamazine. Vet. Record 72, 1073-1077.

Zyanazethydrazid

Zyanazethydrazid löst bei üblicher Dosierung (15 bis 20 mg pro kg KGW oral, intramuskulär oder subkutan) lediglich kurzfristiges Tränen, serösen Nasenausfluß sowie Speicheln und Schlucken aus; die Injektion bedingt vorübergehende Schmerzreaktionen. In der Milch ist das Mittel 12 Stunden lang in Spuren nachweisbar (maximal 2,5 ppm). Auch die doppelte therapeutische Menge verursacht nur bei einem Teil der Patienten Niedergeschlagenheit, Freßunlust oder leichte Konvulsionen, die rasch wieder abklingen. Nach Gaben von 200 mg pro kg KGW treten innerhalb von 2 Stunden schwere, mitunter letal verlaufende Intoxikationen auf: Springkrämpfe, Vorwärtsdrängen und Hochgehen an der Wand, tonisch-klonische Spasmen, Ataxien, Nystagmus, Schwitzen, Festliegen in Seitenlage mit gestreckten Gliedmaßen; die Herzfrequenz ist dabei zunächst erniedrigt, später stark erhöht und unregelmäßig. Als Gegenmittel haben sich Vitamin B_6 (Pyridoxin), in gleicher Dosis wie Zyanazethydrazid intravenös verabreicht, sowie Barbiturate bewährt; die Tiere verfallen danach in einen schlafähnlichen Zustand und erholen sich zum größten Teil innerhalb von 3 bis 5 Tagen wieder. Bei der Zerlegung tödlich vergifteter Rinder findet man Lungenödem sowie petechiale Blutungen am Herzen und an den serösen Häuten.

Das *Piperazinsalz des Lävulinhydrazons von Zyanazethydrazid* wird bei normaler Dosierung (60 mg pro kg KGW per os, maximal 20 g pro Tier; nötigenfalls Wiederholung am nächsten Tag), mit Ausnahme vereinzelt zu beobachtender vorübergehender Nachhandparesen, gut vertragen; nach 90 mg pro kg KGW sind derartige Lähmungen häufiger, zudem können Krämpfe auftreten.

SCHRIFTTUM

Enigk, K., & D. Düwel (1959): Die Wirksamkeit von Zyanazethydrazid beim Lungenwurmbefall des Rindes. Dtsch. Tierärztl. Wschr. 66, 379-382. — Barke, R. (1959): Zur Verträglichkeit des Zyanazethydrazids als Lungenwurmmittel. Tierärztl. Umschau 14, 268-271. — O'Donoghue, J. G. (1958): Clinical trials with cyanacethydrazide for the treatment of lungworms in cattle and sheep. Canad. J. Comparat. Med. Vet. Sci. 22, 237-239. — Gaede, G.-W., & W. Stendel (1961): Certuna bei der Bekämpfung des Lungenwurmbefalls der Jungrinder. Vet.-Med. Nachr. 1961, 110-111. — Groves, T. W. (1958): A field experiment to test the safety of cyanacethydrazide for the treatment of cattle. Vet. Record 70, 219-221. — Rosenberger, G., & W. Heeschen (1959): Beitrag zur Behandlung des Lungenwurmbefalls der Rinder mit Zyanazethydrazid. Dtsch. Tierärztl. Wschr. 66, 169-173. — Rosenberger, G., & W. Heeschen (1960): Behandlungsversuche gegen den Lungenwurmbefall der Rinder mit Certuna-Bayer. Dtsch. Tierärztl. Wschr. 67, 403-405. — Šimůnek, J. (1961): Zur Toxizität des Zyanazethydrazids (tschechisch). Sborník Vysoké Školy Zeměděl. Brně 9 (30), 35-40. — Walley, J. K. (1957): A new drug for the treatment of lungworms in domestic animals. Vet. Record 69, 815-824/850-853. — Walley, J. K. (1957): A new drug, cyanacethydrazide, for the oral and subcutaneous treatment of lungworm disease in animals. J. Amer. Vet. Med. Ass. 131, 539-544.

Arzneimittel und Wirkstoffe

Bei einer Reihe von Medikamenten und biologisch wirksamen Stoffen ergeben sich neben Fragen nach der Verträglichkeit für das behandelte Tier auch Probleme bezüglich der in tierischen Lebensmitteln (Fleisch, Molkereiprodukte) danach möglicherweise verbleibenden *Rückstände* und deren Auswirkungen auf den Verbraucher. Das trifft besonders für die hier zu besprechenden Mittel sowie die zuvor abgehandelten Pestizide (S. 1186 ff.) und Anthelmintika (S. 1208 ff.) zu, doch kann hierauf in diesem Buch nicht näher eingegangen werden; es sei deshalb auf die betreffenden Titel im Schrifttumsverzeichnis verwiesen. Die anorganischen Arzneimittel wurden bereits andernorts berücksichtigt: Kalzium (S. 1150), Magnesium (S. 1149), Kochsalz (S. 1145), Jod (S. 1184), Kupfersulfat (S. 1125).

SCHRIFTTUM

ANONYM (1966): A basic review of feed additives for cattle. Mod. Vet. Practice 47:7, 46-52. — BARKE, A. (1959): Bemerkungen zum Gesetz zur Änderung und Ergänzung des Lebensmittelgesetzes betreffend Verabfolgung von Antibiotika und Hormonen an Schlachttiere. Prakt. Tierarzt 40, 116/119. — BRÜHANN, W. (1960/61): Über das Arzneimittelgesetz. Dtsch. Tierärztebl. 8, 77-82; 9, 153-159. — COLLINS, J. H. (1957): Food additives and their relation to public health. Vet. Med. 52, 469-473. — LIEBSCHER, W. (1958): Die Wirkstoffe in der Ernährung der landwirtschaftlichen Nutztiere. Gerolds, Wien. — SCHULTZ, C. (1963): Die derzeitige rechtliche und wirtschaftliche Abgrenzung zwischen Arzneimitteln und Futtermitteln in ihrer Bedeutung für Tierarzt und Tierbesitzer. Dtsch. Tierärztebl. 11, 416-419. — TANGL, H. (1959): Die Rolle der Vitamine, Hormone und Antibiotika in der Tierzucht. Akademieverlag, Budapest. — TIEWS, J. (1962): Die Bedeutung des neuen Arzneimittelgesetzes für die Mischfutterherstellung und Vorschläge für die Abgrenzung zwischen den Disziplinen Tierernährung und Tiermedizin. Mitt. Tierhaltung Nr. 77, 20-23.

Antibiotika

In der Buiatrik sind *schwerwiegende Zwischenfälle nach der Behandlung mit Antibiotika* weit seltener als in der Humanmedizin, da toxische Dosen kaum erreicht und auch wiederholte Gaben meist gut vertragen werden. Immerhin ist eine Reihe von zum Teil sogar tödlich verlaufenen anaphylaktischen oder allergischen Reaktionen beim Rind bekanntgeworden; sie ereigneten sich innerhalb von 30 bis 90 Minuten, vor allem nach der Verabreichung von Penizillin oder Streptomyzin-Penizillin, vereinzelt auch von Oxytetrazyklin oder Neomyzin; es blieb jedoch bislang ungeklärt, ob die Ursache in den Antibiotika selbst oder in deren Trägersubstanzen zu suchen ist. Die Erscheinungen (Speicheln, Atemnot, Ödeme an Kehlkopf, Flotzmaul, Augenlidern, After und Scham, blaurote Verfärbung von Euter- und Zitzenhaut, Taumeln, Tympanie, Kollaps) ließen sich in der Mehrzahl der Fälle durch rechtzeitige Gaben von Adrenalin, Antihistaminika (T. I.) und Kalziumboroglukonat beherrschen.

Die heute vielfach gebräuchliche *laufende Verabreichung kleinerer Antibiotikamengen*, insbesondere von Tetrazyklinen, bewirkt in bisher nicht ganz geklärter Weise bei noch nicht wiederkauenden, umweltbelasteten und infektionsgefährdeten Milchkälbern eine gewisse Steigerung des Appetits und damit auch Beschleunigung der Gewichtszunahme sowie eine Verminderung der in diesem Alter sonst auftretenden Durchfälle; ihre ständige Beifütterung kann allerdings ausnahmsweise auch zur Resistenzbildung bei stallspezifischen E. Coli- und Salmonellen-Stämmen führen. Nach Entwicklung der Vormagenmikroflora und -fauna, also bei milchentwöhnten Fressern, Jung- und erwachsenen Rindern, ist dagegen von der regelmäßigen Antibiotikazufütterung kein nennenswerter Vorteil mehr zu erwarten; höhere Konzentrationen von Chloromyzetin, Aureomyzin, Terramyzin und Streptomyzin hemmen nach zum Teil in vitro erhaltenen Resultaten, zumindest vorübergehend, die Zellulosedigestion. Tetrazykline drängen die grampositiven milchsäurebildenden Bakterien des Pansensaftes zurück und eignen sich deshalb zur oralen Therapie der nach Überfütterung mit kohlenhydratreicher Nahrung auftretenden Pansenazidose (S. 252). Sonst ist für die antibiotische Behandlung erwachsener Rinder, außer bei bakteriell bedingten Enteritiden, die parenterale Verabreichung der Antibiotika vorzuziehen, um schädliche Auswirkungen auf die Vormagenverdauung zu vermeiden.

Die *Milch antibiotisch euterversorgter Kühe* sollte mindestens 3 Tage lang nicht in Verkehr gebracht werden, da sie zur Käsebereitung ungeeignet ist und zu Gesundheitsschädigungen beim Verbraucher führen kann; um die Einhaltung dieser Maßnahme sicherzustellen, ist verschiedentlich vorgeschlagen worden, den zur Mastitisbehandlung üblichen antibiotischen Präparaten auffallende Farbstoffe zuzusetzen. Versuche, die *Fleischqualität von Schlachttieren* (also auch die bakteriologische Untersuchung und die Beurteilung des Fleisches krankgeschlachteter Rinder) durch vorherige, therapeutisch nicht mehr sinnvolle Antibiotikagaben *absichtlich zu beeinflussen*, sind in der Bundesrepublik Deutschland nach dem Lebensmittelgesetz (§ 4, b, 1) verboten; die laufende Zufütterung subtherapeutischer Antibiotikamengen soll dagegen keine Auswirkungen auf den bakteriologischen Fleischbefund haben. Schließlich sei noch darauf hingewiesen, daß unachtsamer Umgang mit Penizillin oder Streptomyzin beim Menschen zu *Sensibilisierung und allergischen Reaktionen* führen kann.

SCHRIFTTUM

ANONYM (1959): Bundesärztekammer nimmt Stellung zur Frage der Fütterungsantibiotika. Med. Klin. *54*, 1407-1408. — ANONYM (1966): Regulations controlling the use of antibiotics for dairy cattle—advice for practising veterinary surgeons. Vet. Record *78*, 462-463. — ALBRIGHT, J. L., S. L. TUCKEY & G. T. WOODS (1961): Antibiotics in milk—a review. J. Dairy Sci. *44*, 779-807. — ANDERSSON, P. (1953): Aureomycinets inverkan på våmfloran hos mindre indissläre. Nord. Vet.-Med. *5*, 636-652. — ANDRES, J., & H. F. GLOOR (1966): Allergische Reaktionen beim Rind. Schweiz. Arch. Tierheilk. *108*, 159-160. — BEN-DAVID, A. (1953): Allergic reactions in cattle after treatment with sulfonamides and penicillins. Refuah Vet. *10*, 173-172. — BISPING, W. (1962): Die Kehrseite der Antibiotikatherapie aus der Sicht der Veterinärmedizin. Dtsch. Tierärztl. Wschr. *69*, 495-498. — BRISBANE, W. P. (1963): Antibiotic reactions in cattle. Canad. Vet. J. *4*, 234-235. — BRÜGGEMANN, J., & H. ZUCKER (1956): Zur Frage möglicher Gefahren und Nachteile der Antibioticafütterung. Zschr. Tierernährung Futtermittelkunde *11*, 65-88. — BRÜGGEMANN, J., & M. MERKENSCHLAGER (1958): Verbleib von Antibiotika im Tierkörper nach Fütterung und Schlachtung. Arch. Lebensmittelhyg. *9*, 197-199. — DALGAARD-MIKKELSEN, SV. (1962): Antibiotikaproblemet. Nord. Vet.-Med. *14*, 647-663. — DIRKSEN, G. (1967): Beitrag zur Biochemie der Pansenazidose des Rindes. Schweiz. Arch. Tierheilk. *109*, 28-34. — EASTICK, B. C. (1965): Use and abuse of antibiotics. Austral. Vet. J. *41*, 85-87. — ENGLISH, P. B. (1965): Antibiotics in veterinary practice. Austral. Vet. J. *41*, 80-84. — FORSCHNER, E. (1962): Hemmstoffe in Organen von Schlachttieren. Arch. Lebensmittelhyg. *13*, 242-246. — HANOLD, F. J., E. E. BARTLEY & F. W. ATKESON (1957): Effects of combinations of feedstuffs, with and without aureomycin, on in vitro digestion of cellulose by rumen microorganisms. J. Dairy Sci. *40*, 369-376. — HOLMQUIST, H. (1964): Sulfa- och antibiotikabehandling av slaktdjur — ett medicinskt och hygieniskt problem. Medl. Sverig. Vet.-Förb. *16*, 749-762. — KAMPELMACHER, E. H. (1964): Antibiotica in voeding van mens en dier. Tijdschr. Diergeneesk. *89*, 1923-1932. — KAMPELMACHER, E. H., P. A. M. GUINÉE & J. L. M. VAN NOORLE (1962): Een eenvoudige onderzoekmethode ter vaststelling van antibiotica bij slachtdieren, die tijdens het leven therapeutisch met antibiotica werden behandeld. Tijdschr. Diergeneesk. *87*, 16-29. — KÄSTLI, P., & F. BRUNSCHWILER (1961): Wie lange und in welchen Mengen werden Antibiotika bei der intramammären Behandlung der Kuh mit der Milch ausgeschieden? Pathol. Microbiol. *24*, 774-782. — KIND, H. (1966): Hemmstoffe unter besonderer Berücksichtigung der bakteriologischen Fleischuntersuchung. M.-hefte Vet.-Med. *21*, 903-910. — KÖSER, A., & H. VON SPROCKHOFF (1960): Der Einfluß von Antibiotika auf den Nachweis von Seuchenerregern durch die bakteriologische Untersuchung. M.-hefte Tierheilk. *12*, 322-335. — LANGE, M., & P. MADELUNG (1959): Antibiotikabehandling og bakteriologisk kødkontrol. Medl. Danske Dyrlaegeforen. *42*, 727-735. — LASSITER, C. A. (1955): Antibiotics as growth stimulants for dairy cattle—a review. J. Dairy Sci. *38*, 1102-1138. — LODGE, J. R., J. T. MILES, N. L. JACOBSON & L. Y. QUINN (1956): Influence of chlortetracycline on in vitro cellulose digestion by bovine rumen microorganisms. J. Dairy Sci. *39*, 303-311. — MEYN, A., J. KALICH & M. MERKENSCHLAGER (1960): Der Einfluß der Antibiotika-Beifütterung und der Antibiotika-Therapie auf das Ergebnis der bakteriologischen Fleischuntersuchung. Berl. Münch. Tierärztl. Wschr. *73*, 81-87. — REID, J. T., R. G. WARNER & J. K. LOOSLI (1954): Feed supplements: antibiotics in the nutrition of ruminants. J. Agric. Food Chem. *2*, 186-192. — SCHEIDY, S. F., & D. K. DETWEILER (1953): Antibiotics. Adv. Vet. Sci. *1*, 137-178. — SCHEIDY, S. F., & K. L. GABRIEL (1965): Antibiotics. Adv. Vet. Sci. *10*, 253-288. — VANSCHOUBROEK, F. (1959): Voor en tegen het gebruik van antibiotica in de dierenvoeding. Vlaams Diergeneesk. Tijdschr. *28*, 194-209. — VIVIANI, R., A. R. BORGATTI & G. GENTILE (1967): Effect of antibiotics on long chain fatty acids and DNA in cattle rumen fluid. Zbl. Vet.-Med. *A 14*, 189-197. — WALTER, A. M., & L. HEILMEYER (1969): Antibiotika-Fibel (Antibiotika und Chemotherapie). 3. Aufl. Thieme, Stuttgart. — WASSERMAN, R. H.,

C. W. Duncan, E. S. Churchill & C. F. Huffman (1952): The effects of antibiotics on in vitro cellulose digestion by rumen microorganisms. J. Dairy Sci. 35, 571-580. — Westfechtel, A. (1955): Untersuchungen über den Einfluß von Aureomyzin auf die Darmflora des Rindes. Diss. Hannover.

Sulfonamide

Entsprechend ihrer *enteralen Resorbierbarkeit* ist zwischen leicht und schwer resorbierbaren Sulfonamiden zu unterscheiden: Zu ersteren zählen Sulfanilamid, Sulfathiazol, Sulfadiazin, Sulfamerazin, Sulfamethazin, Sulfapyridin, Sulfaquinoxalin, Sulfazetamid, Sulfisoxazol und Sulfabromethazin, zu letzteren Sulfaguanidin, Sukzinylsulfathiazol, Phthalylsulfathiazol und Phthalylsulfazetamid. Im Tierkörper werden die einzelnen Sulfonamide in unterschiedlichem Maße azetyliert und proteingebunden; wahrscheinlich ist nur der in freier Form verbleibende Anteil chemotherapeutisch aktiv. Als wirksamer Blutspiegel werden im allgemeinen etwa 5 mg% freies Sulfonamid angenommen; zur Erreichung und Aufrechterhaltung dieses Wertes sind bei der Mehrzahl der bisher bekannten Präparate intravenöse oder orale Gaben von 100 bis 150 mg pro kg KGW und Tag erforderlich. Die *Ausscheidung* oral verabreichter Sulfonamide und ihrer Metaboliten erfolgt bei den einzelnen Mitteln mehr oder weniger rasch (‚Langzeitsulfonamide' sind Sulfaphenazol, Sulfadimethoxin, Sulfamethoxypyridazin und Sulfamethoxypyrimidin), und zwar entweder vorwiegend über den Harn oder über den Kot (leicht beziehungsweise schwer resorbierbare Sulfonamide), sowie in geringerem Umfange auch über die Milch. Die handelsüblichen Sulfonamide werden bei Einhaltung der Dosierungsvorschriften von Rindern meist gut vertragen (Sulfamerazin, Sulfamethazin und Sulfadiazin besser als Sulfanilamid, Sulfathiazol und Sulfapyridin). Unverträglichkeitsreaktionen sind nur vereinzelt, und zwar vor allem nach rascher und hochdosierter *intravenöser Infusion* beobachtet worden (bei Sulfathiazol, Sulfamethazin, Sulfapyridin, Sulfaquinoxalin, Sulfabromethazin und Sulfabenzpyrazin); sie werden einer schädlichen Beeinflussung des zentralen Nervensystems zugeschrieben und äußern sich in einem schockartig auftretenden, innerhalb von 15 Minuten bis 12 Stunden wieder abklingenden Zustand mit Erregbarkeit, Blindheit, Anlehnen, Taumeln, Zittern, Ataxien der Nachhand oder tonisch-klonischen Krämpfen, kollapsähnlichem Niedergehen und vorübergehender Bewußtlosigkeit. *Orale Gaben* therapeutischer Sulfonamiddosen wirken sich im allgemeinen auch nach 3- bis 5maliger Wiederholung nicht nennenswert schädigend auf die Vormagenverdauung aus; nach größeren einmaligen Mengen oder bei länger fortgesetzter Verabreichung können dagegen mitunter Störungen auftreten: Abgeschlagenheit, Freßunlust, Indigestion, Verstopfung oder Durchfall, Milchrückgang, Muskelschwäche, Inkoordination, ausnahmsweise auch Fieber, Leukopenie, Urtikaria oder Leberschädigung sowie die bereits geschilderten nervösen Schocksymptome (beobachtet bei Sulfanilamid, Sulfadiazin, Sulfapyridin, Sulfaquinoxalin, Sulfabenzpyrazin und Sulfaguanidin). Die Gefahr von Sulfonamidausfällungen in den Nieren ist bei Wiederkäuern wegen ihres relativ hohen Harn-pH wesentlich geringer als bei Fleischfressern. An diese Möglichkeit sollte jedoch bei der Behandlung mit bestimmten Präparaten gedacht werden (Sulfathiazol, Sulfadiazin, Sulfamethoxydiazin, Sulfaquinoxalin, Sulfabenzpyrazin und Langzeitsulfonamide), insbesondere wenn es sich um exsikkotische, durchfällige oder bereits nierenkranke Patienten handelt. Derartige Zwischenfälle verursachen zunächst nur Kristallurie, später aber Protein- und Hämaturie, schließlich Oligurie oder Anurie mit Inappetenz, rascher Abmagerung und Hinfälligkeit, Harndrang beziehungsweise Nierenkolik und Urämie, die meist tödlich endet. Bei der Zerlegung sind die Nieren solcher Tiere gelb oder rot gefleckt; in den Nierenkelchen und in der Harnblase finden sich dann graugelbe Konkremente. Histologisch sind die Epithelien der mit Zellzylindern und Kristallen gefüllten Harnkanälchen degeneriert; daneben besteht mehr oder weniger ausgeprägte interstitielle Nephritis. Zur Vorbeuge der renalen Auskristallisierung empfiehlt sich die kombinierte Anwendung zweier verschiedener Sulfonamide bei gleichzeitiger parenteraler Flüssigkeitszufuhr (T. I.); zur Behandlung von Erkrankungen des Harnapparates sind Sulfisoxazol oder Sulfazetamid vorzuziehen.

Vergiftungen

SCHRIFTTUM

BRIGHTENBACK, G. E., F. V. WASHKO & O. H. SIEGMUND (1958): Studies on the oral administration of sulfaquinoxaline in dairy cattle—pharmacology and pathology. Amer. J. Vet. Res. 19, 794-804. — DETWEILER, D. K., & S. F. SCHEIDY (1953): Sulfonamides. Adv. Vet. Sci. 1, 75-136. — EDELBECK-FREDERIKSEN, M. J. (1968): Nefrotoksik effekt af 5-methyl-2-sulfanilamidopyrimidin på husdyr. Nord. Vet.-Med. 20, 369-376. — EGETOFT, V., & F. RASMUSSEN (1963): Mammaer ekskretion af sulfaethoxypyridazin, sulfadimidin og sulfanilamid, samt sulfonamidbehandlingens effekt på vomflorans aktiviteit. Nord. Vet.-Med. 15, 313-331. — FORMAN, C. R., J. E. BURCH, C. E. DEE, L. KELLEY, J. E. MOUW, M. G. TEIGLAND & J. H. YARBOROUGH (1947): Use of sodium sulfonamides as single injection for specific treatment in footrot. J. Amer. Vet. Med. Ass. 111, 208-214. — FRANCIS, J. (1949): Blood- and milk-levels produced by sulphone, and various sulfonamides in domestic animals. J. Comparat. Pathol. Therap. 59, 245-264. — GABRIEL, K. L., & S. F. SCHEIDY (1965): Sulfonamides. Adv. Vet. Sci. 10, 245 bis 252. — GENAZZANI, E., & G. PAGNINI (1963): Binding capability of various sulfonamides to serums of different animal species. Amer. J. Vet. Res. 24, 1212-1216. — HEIDRICH, H. J., & M. MÜLLING (1960): Untersuchungen über die therapeutisch optimale Applikationsart und Dosierung von Sulmet bei Rindern, Kälbern und Schweinen durch Blutspiegelbestimmung unter Berücksichtigung der Verträglichkeit. 1. Untersuchungen an Rindern. Berl. Münch. Tierärztl. Wschr. 73, 205-209. — HEIDRICH, H. J., & H.-A. BENTHIEN (1960): 2. Untersuchungen an Kälbern. Berl. Münch. Tierärztl. Wschr. 73, 229-231. — KANEGIS, L. A., R. G. KELLY & R. W. CUNNINGHAM (1954): Observations on the absorption and excretion of sulfisoxazole, sulfadimetine and sulfamethazine in cattle. Proc. Ann. Meet. U.S. Livestock San. Ass. 57, 69-81. — KLEIN, L. A., A. L. KLECKNER & R. O. BILTZ (1941): Sulfapyridine in cattle—a contribution to its pharmacology. Amer. J. Vet. Res. 2, 333-339. — LANGER, P. H., R. L. BURKHART, C. R. SCHROEDER & M. WELSH (1948): Sulfamethazine blood and milk concentrations in dairy cows. J. Dairy Sci. 31, 103 bis 109. — LIVE, I., E. L. STUBBS & M. R. GARDINER (1943): The effect of sulfapyridine on cows known to eliminate Brucella abortus in milk. Amer. J. Vet. Res. 4, 276-286. — MEYER-JONES, L. (1947): The chemotherapy of calf pneumonia. 1. Some pharmacologic aspects of sulfonamide administration to normal calves. 2. The use of sulfathiazole, sulfapyridine, and sulfadiazine in the treatment of calf pneumonia. Amer. J. Vet. Res. 8, 1-13. — MEYER-JONES, L., H. A. SMITH & M. H. ROEPKE (1949): The effects of large doses of various sulfonamides injected intravenously in dairy cattle. Amer. J. Vet. Res. 10, 318-326. — NESIĆ, P., & M. IBROVIĆ (1962): Wirkung von Sulfadimidin, Sulfaguanidin und Nitrofurazon auf die fermentative Aktivität der Mikroorganismen in den Vormägen der Wiederkäuer. Berl. Münch. Tierärztl. Wschr. 75, 403-407. — OTTOSEN, H. E. (1949): A case of renal sulfathiazol concretions and nephrosis in a calf. Nord. Vet.-Med. 1, 410-415. — OYAERT, W., J. I. QUIN & R. CLARK (1951): The influence of sulfanilamide on the activity of the ruminal flora of sheep and cattle. Onderstepoort J. Vet. Res. 25, 59-65. — PAAR, G. E., R. Y. CANNON & G. E. HAWKINS (1964): Secretion of sulfonamides in milk following intramammary, oral, and parenteral administrations. J. Dairy Sci. 47, 251-253. — REHM, W. F., & J. RIEDER (1965): Untersuchungen zur Frage eines therapeutisch wirksamen Blutspiegels bei zwei Sulfonamiden (Sulfamethazin und Sulfadimethoxin). Arch. Exp. Vet.-Med. 19, 807-812. — SAUTTER, J.H., H. H. HOYT & C. M. STOWE (1957): Sulfonamide intoxication. J. Amer. Vet. Med. Ass. 130, 18-22. — SCHIPPER, I. A. (1964): Rates and routes of sulfonamide excretion in the cow-blood levels following single intravenous and oral administrations. Brit. Vet. J. 120, 273-278. — SCHIPPER, I. A. (1965): Milk and blood levels of chemotherapeutic agents in cattle. J. Amer. Vet. Med. Ass. 147, 1403-1407. — SCHIPPER, I. A., & D. F. EVELETH (1959): Rates and routes of sulfonamide excretion in the cow-milk levels following single intravenous and oral administrations. Amer. J. Vet. Res. 20, 714-717. — SIMESEN, B. (1955): Sulfabenzpyrazin til kvaeg. Nord. Vet.-Med. 7, 625-640. — STABLEFORTH, A. W., & S. L. HIGNETT (1942): Sulphanilamide in animals—dosage and tolerance. Vet. Record 54, 525-532. — STEWART, G. A., & R. PARIS (1962): Sulfamethoxypyridazine blood levels in horses, dogs, sheep and cattle following oral administration. Austral. Vet. J. 38, 535-541. — STOWE, C. M., D. PALLESEN & W. HARTMAN (1957): Studies on the pharmacology of sulfaquinoxaline in dairy cattle. Amer. J. Vet. Res. 18, 511-518. — STOWE, C. M., P. B. HAMMOND, A. L. ARONSON & F. H. KRIEWALDT (1957): A survey of the pharmacological properties of four sulfonamides in dairy cattle. Cornell Vet. 47, 469-479. — STOWE, C. M., A. L. ARONSON & K. JOHNSON (1958): The pharmacology of sulfabrommethazine, a new long-acting sulfonamide, in cattle. Amer. J. Vet. Res. 19, 345-353.

Nitrofurane

Nitrofurazon (= Furazin) führt nach 7tägiger oraler Verabreichung von je 15 mg pro kg KGW zu toxischen Leber- und Nierenveränderungen bei Kälbern; deshalb sollte bei ihnen die Maximaldosis von zweimal täglich 1 g pro Tier nicht überschritten und eine Behandlungszeit von höchstens 2 bis 3 Tagen eingehalten werden.

Furazolidon (= Furoxon) wird in gleicher Menge 3 Tage nacheinander von Kälbern gut vertragen; Überdosierungen (2 Tage lang morgens und abends je 2 g pro Tier oder 1,2 g pro Liter Milch) verursachen Intoxikation: Freßunlust, Speicheln, Unruhe, Erregbarkeit, Zittern und Zucken der Muskulatur, steppender Gang, Rötung der Konjunktiven und Koliken; die Erscheinungen klingen unter symptomatischer Behandlung (intravenöse Gaben von Kalziumboroglukonat, Traubenzuckerlösung und Vitamin B_1) nach 2 bis 3 Tagen wieder ab. Bei Euterbehandlungen sind Furazolidon und Nitrofurazon nach 1 bis 2 Tagen in der Milch nicht mehr nachweisbar.

Nifuraldezon (= Furamazon) wird vom Verdauungskanal aus nur wenig resorbiert und auch bei extremer Überschreitung der üblichen Dosis von zweimal täglich je 15 bis 20 mg pro kg KGW (3 Tage lang) von Kälbern gut toleriert.

SCHRIFTTUM

BULL, W. S. (1957): Entefur therapy in calf enteritis and winter dysentery. North Amer. Vet. *38*, 3-6. — CHOMENKO, V. S. (1966): Nitrofurane, ihre Eigenschaften und Anwendungsgebiete (russisch). Veterinarija *42:* 4, 58-59. — HAMMOND, D. M., D. L. FERGUSON & M. L. MINER (1960): Results of experiments with nitrofurazone and sulfamethazine for controlling coccidiosis in calves. Cornell Vet. *50*, 351-362. — HENNING, M. W. (1954): On the chemotherapy of calf paratyphoid. J. South African Vet. Med. Ass. *25:* 4, 1-7. — KUCAROV, S. (1965): Vergiftungen von Kälbern mit Furazolidon (bulgarisch). Veterinarna Sbirka *62:* 10, 25-26. — MARTIN, J. E. (1959): Characteristics and uses of the nitrofurans in veterinary medicine. MSU Vet. *19*, 95-101. — ROBERTS, H. D. B. (1959): The application of nitrofurans in veterinary medicine. MSU Vet. *19*, 171-173. — SHONE, D. K. (1965): Residue in milk following the infusion of the udder with a nitrofuran preparation. J. South African Vet. Med. Ass. *36*, 115-117. —

Kortisonderivate

Die *Glukokortikoide* haben sich in der Buiatrik wegen ihrer entzündungshemmenden, antiallergischen, antitoxischen und stoffwechselfördernden Wirkung (Eiweißabbau, Glukoneogenese; siehe S. 1052) ein breites Indikationsgebiet erschlossen. Da eine längerfristige Verabreichung dieser Mittel beim Rind kaum in Frage kommt, sind sie hier praktisch frei von örtlichen und allgemeinen Nebenwirkungen, sofern übliche Dosierung und sterile Injektionstechnik eingehalten werden. Allerdings ist bei Vorliegen von Infektionskrankheiten und bei erhöhter Infektionsgefahr (intrasynoviale Injektion, S. 542 f.) zu bedenken, daß die Abwehrvorgänge des Tierkörpers durch Glukokortikoide geschwächt werden; in solchen Fällen müssen deshalb gleichzeitig auch Antibiotika oder Sulfonamide gegeben werden. Septische Allgemeinerkrankungen stellen eine Kontraindikation für Kortisonderivate dar, da diese Vorsichtsmaßnahme bei ihnen oft nicht genügend wirksam ist. Extreme Prednisonüberdosierung (1 bis 2 g pro Tier) verursacht beim Rind ein der hypokalzämischen Gebärparese ähnelndes Vergiftungsbild. Ganz ausnahmsweise können therapeutische Dosen von Prednison (100 bis 120 mg auf 500 bis 650 kg KGW intramuskulär) zu vorübergehenden anaphylaktisch-allergischen Zwischenfällen mit Atemnot, Zittern, Schwitzen und Urtikaria führen, die in zeitweilige Apathie und Inappetenz, bei Bullen auch in Deckunlust übergehen.

SCHRIFTTUM

CHAMILLOT, B. (1966): Accidents dus à la corticothérapie. Schweiz. Arch. Tierheilk. *108*, 486-489. — JAHN, W. (1957): ACTH und Glukokortikoide. Dtsch. Tierärztl. Wschr. *64*, 446-450. — VIGUE, R. F. (1963): The use of adrenal corticosteroids in dairy cattle. Canad. Vet. J. *4*, 137-141.

Hypervitaminose A

Die *therapeutische Breite* von Vitamin A für das Rind ist sehr groß: Etwa das Hundertfache des Bedarfs, nämlich 7000 IE[1] pro kg KGW und Tag, werden von Jungrindern mit Ausnahme einer leichten Verringerung des Vitamin-E-Gehaltes von Leber und Blutplasma 5 Monate lang symptomlos vertragen; das gleiche gilt für Kühe (und die

---

[1] 1 IE ~ 0,3 γ Vitamin A; näheres über den Vitamin-A-Stoffwechsel siehe S. 1100 ff.

von ihnen geborenen Kälber), die während der letzten 3 Monate der Trächtigkeit wöchentlich einmal 1 Million IE Vitamin A erhielten. *Toxische Erscheinungen* treten erst nach besonders hohen, in praxi kaum erreichbaren Dosen von Vitamin A, dagegen nicht bei Überangebot an Karotinen, auf: Tägliche orale Gaben von 30 000 bis 100 000 IE Vitamin A führen bei Kälbern innerhalb von 2 bis 4 Wochen zu Freßunlust, Verzögerung des Wachstumes und der Gewichtszunahme, vermehrter Schweißabsonderung, Haarausfall und verdickter Haut ventral und kaudal am Bauch sowie der Schenkelinnenfläche, Hyperämie der sichtbaren Schleimhäute, Beschleunigung der Herzfrequenz (bis 135 pro Minute), Lahmheiten (durch Verzögerung des Knochenwachstumes mit gestörter Osteoidbildung, Osteoporose und Osteofibrose), Erniedrigung des Serumgehaltes an Albuminen und Phosphor, Zunahme der Serumglobuline und der Aktivität von Fermenten (SGOT, SGPT, alkalische Phosphatase) sowie Absinken des Drucks der Zerebrospinalflüssigkeit. Die Verminderung des Liquordrucks hängt wahrscheinlich mit einer Verknöcherungshemmung der Innenlamelle des Stirnbeines zusammen, infolge welcher die Stirnhöhle nicht von der Schädelhöhle abgegrenzt wird. Bei der Zerlegung weisen Herz, Leber, Nieren und Nebennieren vermehrte relative Organgewichte auf; der Vitamin-A-Gehalt in Leber und Körperfett liegt über 300 beziehungsweise 30 IE pro g. Orale Gaben von 130 000 IE Vitamin A pro kg KGW und Tag wirken bei Kälbern binnen 1 bis 2 Wochen tödlich.

SCHRIFTTUM

CALHOUN, M. C., J. E. ROUSSEAU, R. C. HALL, H. D. EATON, S. W. NIELSEN & J. J. LUCAS (1965): Cisternal cerebrospinal fluid pressure during development of chronic bovine hypervitaminosis A. J. Dairy Sci. *48*, 729–732. — GREY, R. M., M. C. CALHOUN, J. E. ROUSSEAU, C. G. WOELFEL, R. C. HALL, S. W. NIELSEN, H. D. EATON & J. J. LUCAS (1964): Cisternal and intraventricular cerebrospinal fluid pressure in chronic bovine hypervitaminosis A. J. Dairy Sci. *47*, 783–788. — GREY, R. M., S. W. NIELSEN, J. E. ROUSSEAU, M. C. CALHOUN & H. D. EATON (1965): Pathology of skull, radius, and rib in hypervitaminosis A of young calves. Pathol. Vet. *2*, 446–467. — HALE, W. H., E. HUBBERT & R. E. TAYLOR (1962): Performance and tissue vitamin A levels in steers fed high levels of vitamin A. Amer. J. Vet. Res. *23*, 992–996. — HAZZARD, D. G., C. G. WOELFEL, M. C. CALHOUN, J. E. ROUSSEAU, H. D. EATON, S. W. NIELSEN, R. M. GREY & J. J. LUCAS (1964): Chronic hypervitamanosis A in Holstein male calves. J. Dairy Sci. *47*, 391–401. — WEITS, J., J. M. KING & R. G. WARNER (1959): A study on the effect of a massive prophylactic dose of vitamin A and D on the neonatal dairy calf. Netherlands J. Agric. Sci. *7*, 190.

Hypervitaminose D

Die 1930 von GREIG vorgeschlagene und in den letzten Jahren durch HIBBS und POUNDEN sowie SEEKLES und Mitarbeiter eingeführte Vorbeuge der hypokalzämischen Gebärparese des Rindes durch massive Dosen[1] von Vitamin D (S. 1020) hat auch die Frage nach der Verträglichkeit dieser Maßnahme aufgeworfen. Die zunächst angewandte, sich möglichst auf 3 Tage vor und 2 Tage nach dem Kalben erstreckende *Zufütterung* von 30 Millionen IE Vitamin D_2 täglich führt bei Kühen zu vermehrter Resorption von Kalzium und Phosphor aus dem Darm, zu einer Steigerung des Kalzium- und anorganischen Phosphatgehaltes in Serum und Harn sowie zu einer Senkung des Serummagnesiumspiegels, mitunter bis auf hypomagnesämische Werte; gleichzeitig wird die Aktivität der dabei atrophierenden Nebenschilddrüsen gebremst. Nach 10-tägiger Verabreichung der genannten Vitamin-D_2-Menge kommt es zu mäßigen kardiovaskulären und renalen Verkalkungen, die bei längerdauernder Gabe (21 beziehungsweise 30 Tage) besonders ausgeprägt und mindesten noch 1 $^1/_2$ Jahre lang nachweisbar sind. Die klinischen Erscheinungen einer solchen *Vitamin-D-Vergiftung* bestehen beim Rind in Freßunlust, Niedergeschlagenheit, vermindertem Wiederkauen, Vormagenparese, starkem Milchrückgang, Gewichtsverlust, Bradykardie, Herzarrhythmien mit vorzeitiger Kammersystole, vermehrtem Harnabsatz und eingedicktem Kot. Nach den

---

[1] 1 IE ∼ 0,025 mg kristallisiertes Vitamin D_3 (siehe auch S. 986 ff., 989 ff., 995 ff.).

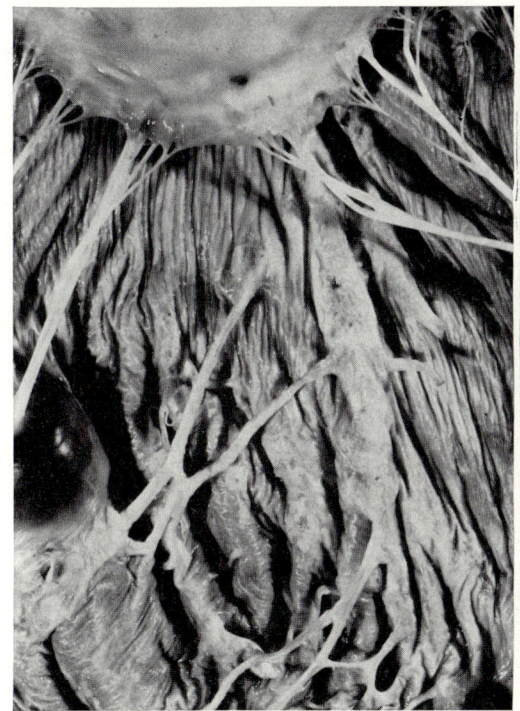 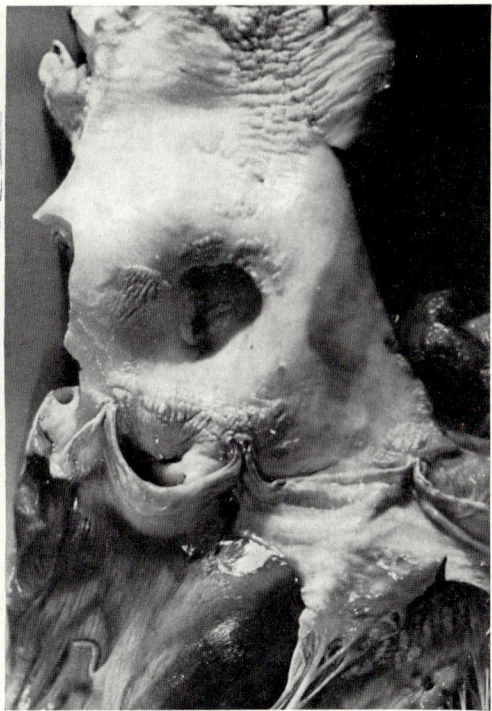

Abb. 567. Linke Herzkammer einer Kuh nach 30-tägiger oraler Verabreichung von je 30 Millionen IE Vitamin D_2: zahlreiche Fältchen und kleinherdförmige weißlich-opake Verdickungen des Endokards sowie der Chordae tendineae (CAPEN, HOLE und HIBBS, 1966)

Abb. 568. Subintimale Kalkeinlagerungen in der Aorta einer Kuh als Folge einer Überdosierung von Vitamin D (LINDT, 1968)

zu beobachtenden Verkalkungen zu urteilen, scheint die toxische Grenze bei 10tägiger oraler Verabreichung zwischen 10 und 20 Millionen IE Vitamin D_2 pro erwachsenes Tier und Tag zu liegen.

Die später praktizierte *intravenöse Injektion* von 1mal 10 Millionen IE Vitamin D_3 (etwa 1 Woche vor dem erwarteten Kalbetermin) hat verschiedentlich zu *schockartigen Unverträglichkeitsreaktionen* mit Zittern, Ataxie, Beschleunigung von Puls und Atmung sowie häufigerem Kot- und Harnabsatz geführt, die möglicherweise nicht auf das Vitamin selbst, sondern auf den Lösungsvermittler zurückzuführen sind; solche meist innerhalb einer halben Stunde wieder abklingenden Nebenwirkungen traten vor allem dann auf, wenn die Vitamin-D_3-Infusion am 8. Tage wiederholt werden mußte, weil die Geburt später als vermutet eintrat. (Die einmalige intravenöse Gabe von 20, 30 oder 50 Millionen IE Vitamin D_3 kann zu schwerer Vergiftung und innerhalb von 14 Tagen zum Tode führen.) Heute wird die *intramuskuläre Applikation* mit gleichem Dosierungsschema vorgezogen. Bei kalbefiebergefährdeten Kühen werden so im allgemeinen gute prophylaktische Resultate erzielt. Es liegen aber Hinweise dafür vor, daß die betreffenden Tiere gelegentlich vorübergehende Appetitstörungen, gesteigerten Harnabsatz oder leichten Gewichtsrückgang zeigen, daß mit vermehrter Neigung zu Nachgeburtsverhaltung zu rechnen ist und daß in der folgenden Laktation nicht immer die volle frühere Milchleistung erreicht wird. Selbst nach den heute üblichen und vorbeugend gut wirksamen 1- bis 2maligen Gaben von je 5 bis 10 Millionen IE Vitamin D_3 besteht aber die nicht zu vernachlässigende Gefahr von Gefäßverkalkungen; diese Veränderungen scheinen dabei vor allem bei kalziumreicher und zugleich phosphorarmer Fütterung aufzutreten, eine Voraussetzung, die gerade in ‚Milchfieberbeständen' oft gegeben ist.

Dagegen löst die intramuskuläre Injektion von 40 Millionen IE Vitamin D_3 die schon geschilderten Intoxikationssymptome und umfangreiche Verkalkungen aus.

Zerlegungsbefund nach Vitamin-D-Überdosierung: Subintimale Verkalkungen am Herzen (vor allem in Vorkammern und linker Kammer), in stärkerem Maße auch an den Koronargefäßen und den herznahen großen Gefäßstämmen (insbesondere Aorta und arterielle Aufzweigungsstellen); die sonst unveränderte Intima der Aorta ist waben- und querrinnenartig gefältelt; histologisch lassen sich die Kalkniederschläge bis in die Media hinein verfolgen, deren elastische Fasern zum Teil degeneriert sind. Der Querschnitt der größeren Arterien ist nicht rund, sondern flach-oval; sie knirschen unter dem Messer. Das Nierenmark weist eine trübgraue radiäre Streifung auf (Kalkniederschläge in den Sammelröhrchen); in den Nierenkelchen sind oft Kalkkonkremente zu finden.

Auf *Kälber* wirken wiederholte Gaben von 1 Million IE Vitamin D pro Tier und Tag toxisch, wobei neben den erwähnten Erscheinungen Jugularispulsation, Durchfall, verzögertes Wachstum, Steifigkeit und rasches Ermüden beim Stehen zu beobachten sind; das Sektionsbild ist das gleiche wie bei erwachsenen Rindern.

SCHRIFTTUM

BLACKBURN, P. S., K. L. BLAXTER & E. J. CASTLE (1957): Vitamin D3 toxicity in calves. Proc. Nutr. Soc. *16*, XVI. — CAPEN, C. C., A. KOESTNER & C. R. COLE (1965): The ultrastructure, histopathology and histochemistry of the parathyroid glands of pregnant and nonpregnant cows fed a high level of vitamin D. Lab. Invest. *14*, 1809-1825. — CAPEN, C. C., C. R. COLE & J. W. HIBBS (1966): The pathology of hypervitaminosis D in cattle. Pathol. Vet. *3*, 350-378. — CAPEN, C. C., C. R. COLE, J. W. HIBBS & A. R. WAGNER (1966): Bioassay and quantitative morphologic analysis of the parathyroid glands, and serum and urine changes of cows fed high levels of vitamin D. Amer. J. Vet. Res. *27*, 1177-1186. — COLE, C. R., D. M. CHAMBERLAIN, J. W. HIBBS, W. D. POUNDEN & C. R. SMITH (1957): Vitamin D poisoning in a cow, from a study on the prevention of parturient paresis. J. Amer. Vet. Med. Ass. *130*, 298-300. — GREGOROVIĆ, V., F. SKUŠEK, F. KESNAR & L. BEKŠ (1966): Kritische Auswertung der Wirkung unterschiedlicher Dosen von Vitamin D3 zur Vorbeuge der hypokalzämischen Gebärparese beim Rind. 4. Int. Tagung Weltges. Buiatrik, Zürich, Ber. 45. — GREIG, A. (1963): Hypervitaminosis D in cattle. Kongr.-Ber. 17. Welt-Tierärztekongr., Hannover, *1*, 233-234. — GREIG, J. R. (1930): Studies in the prevention of milk fever. Vet. Rec. *10*, 301-305. — HENDRIKS, H. J., & L. SEEKLES (1966): The influence of injected vitamin D3 on some aspects of mineral metabolism in normal nonpregnant cows. 2. The influence of vitamin D3 on the excretion of calcium, magnesium and phosphorus in urine. Tijdschr. Diergeneesk. *91*, 1100-1104. — JÖNSSON, G. (1958): Profylaxförsök vid paresis puerperalis. Nord. Vet.-Med. *10*, 21-37. — LEINATI, L., G. CORSICO & G. BIANCARDI (1954): Vitaminosi da iperdosaggio A e D3 nel vitello. Atti Soc. Ital. Sci. Vet. *8*, 502-505. — LINDT, S. (1968): D-hypervitaminotische Kalzinose bei verschiedenen Tieren. Wien. Tierärztl. Mschr. *55*, 148-164. — MANSTON, R. (1964): Investigation of the effects of vitamin D3 on calcium and phosphorus metabolism in cows, using calcium[45] and phosphorus[35]. Brit. Vet. J. *120*, 365-371. — MANSTON, R., & J. M. PAYNE (1964): Mineral imbalance in pregnant milk-fever-prone cows and the value and possible toxic effects of treatment with vitamin D3 and dihydrotachysterol. Brit. Vet. J. *120*, 167-177. — MANSTON, R., & M. J. VAGG (1964): The effect of vitamin D3 on the calcium, phosphorus, fat, and total solid concentrations of milk. Brit. Vet. J. *120*, 580-582. — MIZRACHI, M. (1962): The use of vitamin D3 for the prevention of milk fever. Refuah Vet. *19*, 108-106. — PAYNE, J. M. (1963): The danger of using massive doses of vitamin D3 in the prevention of milk fever. Vet. Record *75*, 848-849. — PAYNE, J. M., & R. MANSTON (1967): The safety of massive doses of vitamin D3 in the prevention of milk fever. Vet. Record *81*, 214-216. — SEEKLES, L., P. REITSMA, TH. J. DE MAN & J. H. G. WILSON (1958): Resultate van de tijdige intraveneuze toediening van hoge doseringen kristallijn vitamine D3 in gesolubiliseerde vorm aan rundvee ter voorkoming van melkziekte. Tijdschr. Diergeneesk. *83*, 125-136. — SEEKLES, L., N. C. W. HESSE & J. B. VAN DIJK (1961): Voorkoming van ongewenste bijverschijnselen bij de preventieve behandeling van melkziekte met behulp van parenterale toediening van vitamine D3 in gesolubiliseerde vorm. Tijdschr. Diergeneesk. *86*, 344-345. — SEEKLES, L., & J. H. G. WILSON (1964): Is the use of massive doses of vitamin D dangerous? Vet. Record *76*, 486-487. — SEEKLES, L., & H. J. HENDRIKS (1966): The influence of injected vitamine D3 on some aspects of mineral metabolism in normal nonpregnant cows. 1. The influence of vitamine D3 on the concentration of calcium, magnesium and inorganic phosphate in blood plasma, on the consumption of hay and on the production of urine and milk. Tijdschr. Diergeneesk. *91*, 1091-1099. — SWAN, J. B. (1952): The toxic effect of massive doses of calciferol on dairy cows. New Zealand Vet. J. *1*, 25-27. — TUTT, J. B. (1963): Report on a clinical trial of dulphafral D3-1000 for the prevention of hypocalcaemia in dairy cows. Vet. Record *75*, 469-470. — WEITS, J., J. M. KING & R. G. WARNER (1959): A study of the effect of a massive dose of vitamins A and D on the neonatal dairy calf. Netherlands J. Agric. Sci. *7*, 190-193. — WILSON, J. G. G. (1965): Over het melkziektesyndroom bij het rund. Tijdschr. Diergeneesk. *90*, 1053-1059.

Östrogene

Die Zufütterung oder subkutane Einpflanzung von *Diäthylstilböstrol* hat in der Rindermast der USA große Verbreitung gefunden[1]. Dieses synthetische Östrogen bewirkt in der üblichen Dosierung (10 mg pro Tier und Tag per os beziehungsweise einmalige Implantation von 24 oder 36 mg am Ohrgrund) wahrscheinlich infolge Anregung der Hypophyse zu vermehrter Ausschüttung von Wachstumshormon, vor allem bei Mastbullen und Stallhaltung, dagegen weniger bei Färsen oder Weidegang, bessere Gewichtszunahmen (15 bis 25 %) bei geringerem Futterverbrauch (10 % Einsparung); diese Maßnahme ist bei Kühen nicht wirksam. Die nach längerer Verabreichung, insbesondere aber nach Überdosierung auftretenden Nebenerscheinungen ähneln den auch nach der Aufnahme östrogenhaltiger Pflanzen (S. 1291) zu beobachtenden Symptomen: Bullen zeigen eine gewisse Feminisierung des Körperbaus, Zitzen von doppelt- bis dreifachnormaler Größe, Anhebung des Schwanzansatzes, seltener auch Atrophie der Hoden, sowie Deckunvermögen bei vorhandener Libido (sogenannte ‚hormonale Kastration‘, S. 409). Bei Färsen

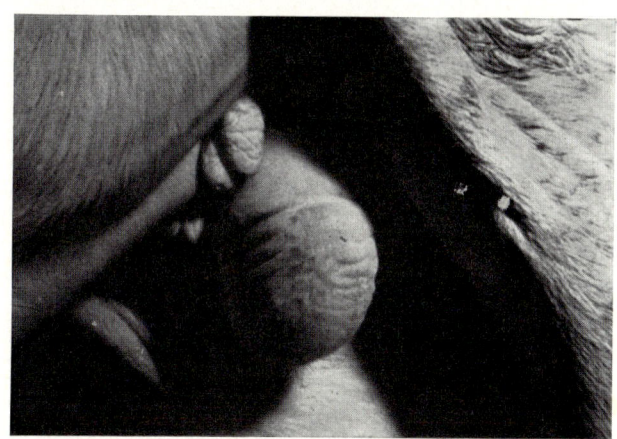

Abb. 569. Abnorme Zitzenentwicklung bei einem mit 1000 mg Östradiol behandelten Jungbullen (BRÜGGEMANN, BARTH und KARG, 1958)

verkürzen sich die Brunstintervalle auf 10 bis 14 Tage, wobei es zu Nymphomanie mit ständigem gegenseitigen Bespringen und Reiten kommen kann (→ Neigung zu Beckenfrakturen); die schlaff geöffnete Scham ist dann gerötet, ödematös geschwollen, die Rückenlinie am Schwanzansatz ansteigend; die breiten Beckenbänder werden lose, und gehäuft treten Mastdarm- oder Scheidenvorfälle auf; Zitzen und Euter vergrößern sich auf den bei tragenden Starken üblichen Umfang, mitunter setzt sogar Milchsekretion ein. Die Konzeptionsfähigkeit oral behandelter weiblicher Rinder ist nicht beeinträchtigt. In den beiden ersten Dritteln der Trächtigkeit löst eine 1malige Injektion von 50 bis 150 mg Diäthylstilböstrol in der Mehrzahl der Fälle Abort aus. Oral aufgenommenes Diäthylstilböstrol wird bei Einhaltung der genannten Dosierung praktisch nicht mit der Milch ($<$ 0,001 ppm), sondern zu 50 bis 60 % mit Kot und Harn ausgeschieden; die Verfütterung von Silage, die mit dem Dung östrogenbehandelter Bullen abgedeckt worden war, hat bei tragenden Färsen zu gehäuften Aborten und den übrigen geschilderten Erscheinungen geführt. Im Fleisch sind nur minimale, weit unter den in der Humanmedizin üblichen Dosen liegende Östrogenmengen nachweisbar ($<$ 1 ppm), wenn die orale Verabreichung von Diäthylstilböstrol 48 Stunden vor der Schlachtung beendet wird; andernfalls erweisen sich Nieren, Leber, Darm, Nierenfett und Muskulatur (in abnehmender Reihenfolge) im Mäusetest als östrogenhaltig. Bei der Schlachtung ist das Fleisch behandelter Rinder infolge des geringeren Fettgehaltes weniger marmoriert und erscheint manchmal auch dunkler als das normaler Tiere; Eiweiß- und Wassergehalt sind leicht vermehrt. Die Eierstöcke sind entweder atrophisch oder mit Zysten besetzt; Gebärmutter, Nebennieren und Hypophyse sind vergrößert. Histologisch ist bei östrogenbehandelten Bullen eine mehr oder weniger ausgeprägte

---

[1] In der Bundesrepublik Deutschland ist es nach dem Lebensmittelgesetz (§ 4, b, 2) verboten, lebenden Tieren östrogene Stoffe parenteral oder oral zu verabfolgen, um damit den Fleischansatz und den Masteffekt zu verbessern.

Degeneration der Hodenepithelien mit fehlender Spermiogenese und Vermehrung der LEYDIG'schen Zwischenzellen festzustellen; die Epithelien der akzessorischen Geschlechtsdrüsen weisen Hyperplasie oder schuppige Metaplasie auf.

SCHRIFTTUM

BEESON, W. M. (1957): Use of diethylstilboestrol and other hormon-like substances for livestock. North Amer. Vet. *38*, 265-268. — BUSH, L. J., & H. W. REUBER (1963): Effects of feeding diethylstilboestrol on the development and reproductive performance of dairy cattle. J. Dairy Sci. *46*, 740-742. — COWIE, A. T. (1944): Fracture of the pelvic bones in bovines implanted with tablets of synthetic oestrogens. J. Endocrinol. *4*, 19-22. — GIBBONS, W. J. (1960): Estrogens in cattle practice. Modern Vet. Practice *41:* 19, 38-39. — GOETSCH, D. D. (1955): The effects of feeding and implanting estrogenic substances in ruminants. J. Amer. Vet. Med. Ass. *127*, 531-533. — HALE, W. H., W. C. SHERMAN, E. A. WHITE, G. KUHN, R. B. SCHNELL, W. M. REYNOLDS & H. G. LUTHER (1959): Absorption of diethylstilboestrol pellets in steers. J. Animal Sci. *18*, 1201-1207. — HEIM, E. (1956): Ist Fleisch hormonal gemästeter Tiere gesundheitlich bedenklich? Fleischwirtschaft *7*, 303-305. — HERRICK, E. H., C. PAULSON, R. BARON & C. B. BROWNING (1959): Estrogenic activity in milk of cows and the bile of calves fed low levels of diethylstilbestrol. J. Dairy Sci. *42*, 1966-1969. — HILL, H. J., & R. E. PIERSON (1958): Repositol diethylstilbestrol as an abortifacient in feedlot heifers. J. Amer. Vet. Med. Ass. *132*, 507-512. — KARG, H. (1962): Tierarzt und Lebensmittelgesetz: Zur Frage der Östrogenanwendung in der Jungbullenmast. Berl. Münch. Tierärztl. Wschr. *75*, 124-126. — LEIDL, W., & K. ERNST (1967): Hormonale sexuelle Ruhigstellung von Jungtieren während der Mast. Tierärztl. Umschau *22*, 290-294. — MELAMPY, R. M., J. GURLAND & J. M. RAKES (1959): Estrogen excretion by cows ofter oral administration of diethylstilbestrol. J. Animal Sci. *18*, 178-186. — MELLIN, T. N., & R. E. ERB (1965): Estrogens in the bovine—a review. J. Dairy Sci. *48*, 687-700. — MITCHELL, G. E. (1959): Metabolism of tritium-labelled diethylstilbestrol by steers. J. Agric. Food Chem. *7*, 509-512. — NOBEL, T. A., Y. FOLMAN & R. VOLCANI (1961): A histopathological study of the genital organs of diethylstilbestrol-implanted bull-calves. Refuah Vet. *18*, 57-54. — OGILVIE, M. L., E. C. FALTIN, E. R. HAUSER, R. W. BRAY & W. G. HOEKSTRA (1960): Effects of stilbestrol in altering carcass composition and feed lot performance of beef steers. J. Animal Sci. *19*, 991-1001. — RANKIN, J. E. F. (1960): Abortions in heifers which had been fed silage containing hexoestrol. Vet. Record *71*, 924-926. — REUBER, H. W., C. C. PEARSON & L. S. POPE (1961): Genital effects of implanted and oral diethylstilbestrol on heifers. J. Amer. Vet. Med. Ass. *138*, 72-77. — STOB, M., T. W. PERRY, F. N. ANDREWS & W. M. BEESON (1956): Residual estrogen in the tissues of cattle treated orally with diethylstilbestrol, dienestrol, hexestrol and chlortetracycline. J. Animal Sci. *15*, 997-1002. — UMBERGER, E. J., J. M. CURTIS & G. H. GASS (1959): Failure to detect residual estrogenic activity in the edible tissues of steers fed stilbestrol. J. Animal Sci. *18*, 221-226. — VELLE, W. (1963): Gonadal hormones in domestic animals. Adv. Vet. Sci. *8*, 115-187. — VOLCANI, R., & Y. FOLMAN (1960): The effect of diethylstilboestrol implantation on the reproductive organs and on the potential sterilization of intact bull-calves. Refuah Vet. *17*, 165-154. — WILLIAMS, R. (1961): Effects of increased levels of ovarian hormones and duration of treatment on the experimental induction of growth of the cow's udder. J. Dairy Sci. *44*, 524-534. — WRENN, T. R., & J. F. SYKES (1957): Effects of feeding stilbestrol to lactating dairy cows. J. Dairy Sci. *40*, 1581-1584.

Thyroxin

Die ständige Verabreichung kleiner Mengen des *Schilddrüsenhormons* in Form von Thyroxin-Natrium (täglich 5 bis 8 mg subkutan beziehungsweise 50 bis 75 mg per os pro Tier) fördert bei Kühen die Milchleistung. Diese Maßnahme ist jedoch unwirtschaftlich, da gleichzeitig der Futterverbrauch ansteigt. Infolge Unverträglichkeit oder nach Überdosierung können Unruhe und Erregungszustände, Beschleunigung der Herz- und Atemfrequenz aus geringfügigen Anlässen und Entwicklungsstillstand oder Abmagerung eintreten (siehe auch chronische Jodvergiftung, S. 1184).

SCHRIFTTUM

HINDERY, G. A., & C. W. TURNER (1965): Effect of administration of L-thyroxin 25 % and 50 % above secretion rate on lactating cows. J. Dairy Sci. *48*, 596-601. — HUTTON, J. B. (1958): Effet de l'hormone de croissance sur la production de lait et sa composition chez la vache. J. Endocrinol. *16*, 115-125. — MILLER, J. K. (1963): Effect of feeding thyroxine on secretion of I^{131} in milk. J. Dairy Sci. *46*, 819-824. — PREMACHANDRA, B. N., & C. W. TURNER (1962): Thyreotropic hormone secretion in cattle after prolonged thyroxine therapy and after complete withdrawal. J. Dairy Sci. *45*, 1102-1105. — MCQUILLAN, M. T., V. M. TRIJOKUS, A. D. CAMPBELL & A. W. TURNER (1949): The prolonged administration of thyroxine to cows with particular reference to the effects on thyroid function and on pituitary thyreotropic hormone. Brit. J. Exp. Pathol. *29*, 93.

Thyreostatika

Methylthiourazil, Propylthiourazil und *Methimazol* verursachen bei laufender täglicher oraler Gabe von 0,5 bis 5,0, 0,25 bis 1,0 beziehungsweise 0,2 bis 0,8 g pro Rind eine Hemmung der Thyroxinproduktion der Schilddrüse und damit eine Senkung des Grundumsatzes; dabei nimmt das Organgewicht der Schilddrüse und der Hypophyse zu. Masttiere können auf diese Weise in den letzten 3 bis 4 Wochen vor der Schlachtung zwar bei gleichem oder geringerem Futterverzehr ein höheres Lebendgewicht erreichen als unbehandelte Kontrolltiere; der scheinbare Erfolg beruht jedoch in erster Linie auf einer Zunahme von Volumen und Inhalt des Vormagendarmtraktes sowie einem vermehrten Wassergehalt in Unterhaut und Muskulatur (Vorstufe des hypothyreoiden Myxödemes mit Schilddrüsenveränderungen beziehungsweise Kropf; siehe auch Jodmangel, S. 1095). In der Bundesrepublik Deutschland sind die parenterale und orale Anwendung von Thyreostatika zur Mast laut Lebensmittelgesetz (§ 4, b, 2) verboten.

SCHRIFTTUM

BRÜGGEMANN, J. (1964): Ist der Genuß von Fleisch von Tieren, die mit methylthiourazil-haltigem Mastfutter gefüttert wurden, für den Menschen unschädlich? Dtsch. Med. Wschr. 33, 1565-1566. — BURROUGHS, W., A. RAUN, E. CHENG & E. A. KLINE (1958): The effect of tapazol in beef cattle. Iowa State Animal Health Leaflet 229. — ENDRES, H., & L. SCHÖN (1965): Der Einfluß von Propylthiourazil auf den Schlachtwert von Jungbullen. Fleischwirtschaft 45, 1465-1467. — FILOTTO, U. (1963): Osservazione sulle cellule basofile della preipofiso di bovini trattati con metiltiouracile. Clin. Vet. 86, 504-510. — FRENS (1958): Methylthiourazil (Vevoron) als Futterzusatz bei Mästung von Abmelkkühen. Zschr. Tierphysiol., Tierernährg., Futtermittelk. 13, 289-290. — HAPKE, H.-J. (1967): Können Schilddrüsenhemmstoffe als Beruhigungsmittel in der Rinderpraxis benutzt werden? Tierärztl. Umschau 22, 599-602. — MORNER, E. (1962): Wie steht es mit dem Vertrieb der Masthilfsmittel — zur Auslegung von § 34, Abs. 1, des Arzneimittelgesetzes (Stellungnahme von W. BRÜHANN). Dtsch. Tierärztl. Wschr. 69, 692-696. — RAUN, A. P., E. W. CHENG & W. BURROUGHS (1960): Effects of orally administered goitrogens upon thyroid activity and metabolic rate in ruminants. J. Animal Sci. 19, 678-686. — TERPLAN, G., L. KOTTER, B. ROLLE & H. GEIST (1964): Zur Verwendung des Thyreostatikums Methylthiourazil in der Rindermast. Fleischwirtschaft 44, 457-462. — WÖHLBIER, W., & W. SCHNEIDER (1966): Der Stoffansatz bei Ochsen unter dem Einfluß von Methylthiourazil. Zschr. Tierphysiol., Tierernährg., Futtermittelk. 21, 35-40. — WOLFF, G. (1968): Ohnmacht unserer Gesundheitspolitik? Lehren aus dem MTU-Rindermastskandal. Dtsch. Tierärztebl. 16, 404-408.

Tranquilizer

In der Rinderpraxis werden die *Phenothiazinabkömmlinge* (Chlorpromazine, Promazine, Perphenazine und Mepazine) wegen ihrer guten sedierenden Wirkung vor allem zur Ruhigstellung ängstlicher, unleidiger oder aggressiver Patienten vor diagnostischen und operativen Eingriffen angewandt; die auf Verbesserung des Masteffektes abzielende Dauerverabreichung von Tranquilizern mit dem Futter ist dagegen, ebenso wie die auf Verhinderung von Transportbeschädigungen gerichtete einmalige Gabe vor dem Verladen, von geringem oder unsicherem Wert. Die genannten Mittel werden in der Leber langsam abgebaut und über die Nieren ausgeschieden. Sie bedingen, insbesondere nach rascher intravenöser Injektion, einen Blutdruckabfall um etwa 10 bis 20 % des Ausgangswertes; nach vorübergehendem Ansteigen von Herz- und Atemfrequenz sinken diese, wie auch die Körpertemperatur, leicht ab. Elektrokardiogramm und Leberfunktion werden nicht nennenswert oder dauerhaft beeinträchtigt. Der Eintritt der Sedation ist an der gesenkten Kopfhaltung, den halb geschlossenen Augenlidern, der Trockenheit des Flotzmaules und der fehlenden Abwehr beim Betasten der Ohrmuscheln zu erkennen. Die Standsicherheit bleibt im allgemeinen erhalten; manche Tiere neigen aber dazu, sich anzulehnen oder zeigen schleppenden Gang, wobei die Gliedmaßen über den Zehenrücken schleifend vorgeführt werden und gelegentlich überköten. Wegen der mitunter einen Tag lang anhaltenden Nachwirkung ist es ratsam, behandelte Tiere nicht gleich wieder mit der übrigen Herde zusammenzubringen, damit sie nicht belästigt und angegriffen werden. Bullen können ein vorübergehendes Nachlassen der Libido zeigen. Schwerwiegende Nebenerscheinungen sind bei Einhaltung der Dosierungsvorschriften sowie intramuskulärer oder mindestens 10 Sekunden dauernder intravenöser Applikation und Beachtung der Kontraindikationen (Erkrankungen von Herz, Lungen, Leber oder Nieren) selten. Gegebenenfalls äußern sich individuelle Unverträglichkeit oder Überdosierungsfolgen in Schwanken, Niederlegen (orthostatischer Kollaps) und längerdauerndem apathischem Festliegen in kalbefieberähnlicher Haltung mit verlangsamter Atmung. Zur Behandlung solcher Zustände sind adrenalinhaltige Präparate wegen der Adrenalinumkehrwirkung der Phenothiazinderivate ungeeignet; die Gefäßhypotonie kann nur mit Noradrenalin oder Vasopressin beeinflußt werden. ‚Paradoxe' parkinsonartige Reaktionen kommen beim Rind nach der Gabe von Tranquilizern nur ausnahmsweise vor; die dann einsetzende Unruhe und Erregung (mitunter nur Zucken des Flotzmaules, Zungenspielen, Tic-Bewegungen von Kopf und Hals) soll sich mit Methamphetamin beheben lassen (0,1 mg pro kg KGW intravenös; bei ausbleibendem Erfolg nach 15 bis 30 Minuten wiederholen).

Unachtsamer Umgang mit Phenothiazinabkömmlingen kann beim Menschen zu Ekzemen oder Photosensibilisierung führen.

SCHRIFTTUM

Anonym (1960): Is mass use of tranquilizers in beef cattle justified? J. Amer. Vet. Med. Ass. *137*, 267-268. — Bloch, K. (1960): Über die blutdrucksenkende Wirkung von Megaphen, Decentan und Combelen beim Rind. Diss. München. — Fritsch, R. (1964): Neuroplegika bei den Haustieren. Vet.-Med. Nachr. *1964*, 59-71. — Henrickson, R. L., G. V. Odell, W. J. Costello & H. W. Reuber (1960): Chlorpromazine residues in beef tissues. J. Animal Sci. *19*, 26-33. — Jones, R. S. (1963): Methylamphetamin as an antagonist of some tranquilizing drugs in the horse. Vet. Record *75*, 1157-1159. — Lank, R. B., & B. W. Kingrey (1959): Electrocardiography of tranquilized cattle. J. Amer. Vet. Med. Ass. *134*, 437-439. — Sommer, H., & W. Schneider (1965): Änderungen der Aktivität einiger Enzyme im Rinderserum nach Verabreichung von Neuroplegika. Berl. Münch. Tierärztl. Wschr. *78*, 141-144. — Stöber, M. (1958): Über die Wirkung und Anwendung neuerer Phenothiazinderivate (sog. ‚Tranquilizer') beim Rind. Dtsch. Tierärztl. Wschr. *65*, 229-235. — Tešić, D., & B. Dimitrijević (1959): Action of chlorpromazine in domestic animals. 2. Action on the triad of dogs, horses and cattle. Vet. Glasnik *13*, 356.

Narkotika

Die besonderen Schwierigkeiten und Gefahren einer allgemeinen Betäubung beim Rind wurden im Band über die klinische Untersuchung des Rindes eingehend besprochen; es finden sich auch nähere Angaben über die vor der Narkose zu treffenden Vorbereitungen, die Dosierung der einzelnen Narkotika und die zur Behandlung von Zwischenfällen geeigneten Maßnahmen.

SCHRIFTTUM

Rosenberger, G. (1964): Die klinische Untersuchung des Rindes. Paul Parey, Berlin und Hamburg, S. 27-32.

Babesizide und Trypanosomizide

Wegen der großen Bedeutung, die den durch Babesien (Piroplasmose) und Trypanosomen (Nagana, Surra, Theileriose) verursachten Rinderkrankheiten, vor allem in den Entwicklungsländern zukommt, sollen im folgenden die Nebenwirkungen der zu ihrer Bekämpfung üblichen Heilmittel kurz erwähnt werden. Unverträglichkeitserscheinungen treten zwar meist nur nach Überdosierung oder aber bei heruntergekommenen, eiweißarm ernährten Rindern sowie jungen Kälbern oder zuvor erregten Tieren (Einfangen) auf; toxische Reaktionen kommen mitunter aber auch bei sachgemäßer Behandlung vor.

Antimonverbindungen: siehe S. 1161.

Chinuroniumsulfat (N-N'[bis-methyl-chinolylium-methylsulfat-6]-karbamid = Acaprin, Acapron, Aciron, Babesan, Diveronel, Pirevan, Piroparv): Therapeutische Dosis 1 mg pro kg KGW in 5 %iger Lösung subkutan (nicht intravenös oder intramuskulär!); LD_{50} = 3 bis 8 mg pro kg KGW. Verursacht gelegentlich innerhalb von 15 bis 30 Minuten einsetzende parasympathikomimetische Symptome mit motorischer Unruhe, Speicheln, Zittern, Muskelspasmen, wiederholtem Kotabsatz oder Durchfall, Niederlegen und Atemnot, die meist nach kurzer Zeit wieder abklingen; bei bedrohlichem kollapsartigem Blutdruckabfall ist die Gabe peripher wirkender Kreislaufmittel angezeigt (0,2 mg Adrenalin pro kg KGW intravenös oder subkutan). Für labile Patienten empfiehlt es sich, die Gesamtdosis auf 2 bis 3, in einigen Stunden Abstand zu verabreichende Gaben zu verteilen. Mit Chinuroniumsulfat behandelte Rinder erweisen sich während der nächsten 2 bis 3 Monate einer erneuten Injektion gegenüber als besonders empfindlich. Als Antidot der Vergiftung soll die unmittelbar vor der Einspritzung von Chinuroniumsulfat erfolgende Verabreichung von Atropinsulfat wirksam sein (EYRE, 1966).

Diminazenazeturat (4,4'-diamidino-diazoaminobenzol-diazeturat = Azidin, Babesin, Berenil, Ganaseg): Therapeutische Dosis 3,5 mg pro kg KGW in 7 %iger wäßriger Lösung subkutan oder tief intramuskulär, pro Injektionsstelle nicht mehr als 10 bis 15 ml (lokale Schwellungen). Überdosierungen bis zu 20 mg pro kg KGW werden mit Ausnahme vorübergehender Nebenerscheinungen (Unruhe, Inkoordination, Muskeltremor der Hintergliedmaßen, Speicheln, Durchfall, Blutdruckabfall, Pulsbeschleunigung und verlangsamte Atmung; in schwereren Fällen Bradykardie und rasche, pumpende Atembewegungen sowie Inappetenz) vertragen. Die Behandlung kann gefahrlos wiederholt werden; das Mittel ist leberverträglich und führt nicht zu Photosensibilisierung.

Dimidiumbromid (2,7-diamino-9phenyl-10methyl-phenanthridinium-bromid): Therapeutische Dosis 1 mg pro kg KGW in 3 %iger Lösung intramuskulär. Bei einem Teil der behandelten Tiere treten verzögerte Leberschädigungen (Ikterus, periportale Verfettung) ein, in deren Gefolge mehr oder weniger schwere Photosensibilitätsreaktionen (S. 1323) mit zum Teil tödlichem Ausgang einsetzen; außerdem können gelegentlich Verdauungsstörungen oder nervöse Symptome beobachtet werden. Nach 3- bis 5facher Überdosierung kommt es zu kurzfristigem Speicheln, Inkoordination, ziellosem Umherwandern oder Zittern, Krämpfen, Unruhe, Niedergehen und spontaner Erholung, nach 6 mg pro kg KGW intravenös auch zu Todesfällen; die genannten Spätfolgen sind dann schwerwiegender. Dimidiumbromid wirkt kumulativ: In 1- bis 2wöchigen Abständen wiederholte Gaben sind ebenso toxisch wie entsprechend hohe einmalige Dosen.

Homidiumbromid (2,7-diamino-9phenyl-10äthyl-phenanthridinium-bromid = Ethidium): Therapeutische Dosis 1 mg pro kg KGW in 1 %iger Lösung, vorzugsweise tief intramuskulär (lokale Anschwellungen nach subkutaner Applikation). Ist besser verträglich als Dimidiumbromid und führt nicht zu Photosensibilisierung; gelegentlich sind vorübergehende Gleichgewichtsstörungen und Schwitzen zu beobachten. Die 5fache Menge bedingt, besonders bei geschwächten Tieren, vorübergehende Leberfunktionsstörungen; die 10fache Dosis führt zu schwererer, teilweise tödlicher Leberschädigung.

Pyrithidiumbromid (Prothidium): Therapeutische Dosis 2 mg pro kg KGW in 2 %iger Lösung intramuskulär oder subkutan (leichte entzündliche Schwellung). Nach 5 mg pro kg KGW können Leberfunktionsstörungen, Abmagerung und Tod eintreten, doch werden bis zu 10 mg pro kg KGW mitunter noch vertragen.

Chinopyraminsulfat (Antrycid): Therapeutische Dosis 4,4 mg pro kg KGW in 5- bis 10 %iger Lösung subkutan. Schon bei dieser Menge, insbesondere aber nach Überdosierung, können Speicheln, blutiger Durchfall, Freßunlust, Muskelzittern, Unruhe, leeres Kauen und Zähneknirschen auftreten; Mengen über 10 mg pro kg KGW wirken oft innerhalb von 1 bis 2 Wochen tödlich. Zerlegungsbefund: hämorrhagische Labmagendarmentzündung.

SCHRIFTTUM

Bauer, F. (1967): Über die Behandlung von Babesien-Infektionen mit Berenil. Blaue Hefte für den Tierarzt *33:* 7-13. — Bell, F. R. (1945): Further notes on the use of phenanthridinium compound 1553 in the treatment of Trypanosoma congolense infection in cattle. Vet. Record *57,* 449-450. — Bretter, F. (1938): Erfahrungen mit Acaprin als Piroplasmose-Heilmittel. Wiener Tierärztl. Mschr. *25,* 15-16. — Browne, T. G. (1937): Acaprin (aciron) in the treatment of redwater. Vet. Record *17,* 972. — Callow, L. L., & L. T. Mellors (1966): The use of atropine and adrenaline in quinuronium sulphate poisoning of cattle. Vet. Record *79,* 771-772. — Cernaianu, C., N. Gluhovschi & J. Radef (1935): Acrapin, ein neues Heilmittel für Piroplasmosen. Zschr. Infekt.-krkh. Haustiere *48,* 185-195. — Crawshaw, H. A. (1947): The prophylactic use of phenanthridinium 1553 against infections with T. congolense and T. vivax. J. Comparat. Pathol. Therap. *57,* 13-19. — Eyre, P. (1966): Quinuronium sulphate poisoning. Vet. Record *79,* 862. — Ford, E. J. H., E. C. Wilmshurst & A. A. Karib (1954): Studies on ethidium bromide. 3. Toxicity observations in Sudanese cattle. Brit. Vet. J. *110,* 96-100. — Garner, R. J. (1950): The toxicity of antrycide dimetho sulfate. Vet. Record *62,* 314-315. — Gretillat, E. H. (1953): Observations sur les accidents toxiques survenus à la suite du traitement de la trypanosomiase bovine par le bromure de dimidium dans quelques troupeaux du Kwango. Bull. Agric. Congo. Belge *44,* 797-812. — Kronfeld, D. S. (1959): In vivo studies on the toxicity of an aminoquinolin piroplasmocide. Austral. Vet. J. *35,* 415-419. — Lawrentjew, P. A. (1960): Die Behandlung von Hämosporidiosen des Rindes mit Berenil (russisch). Veterinarija *37:* 8, 21-22. — Plowright, W., M. L. Burdin & P. W. Thorold (1952): Investigations into delayed toxicity due to dimidium bromide. 2. The effects of the re-administration of dimidium bromide to Zebu cattle. J. Comparat. Pathol. Therap. *62,* 141-151. — Plowright, W., & M. L. Burdin (1952): Investigations into delayed toxicity due to dimidium bromide. 4. Effect of high dosage levels of dimidium bromide in cattle. J. Comparat. Pathol. Therap. *62,* 189-195. — Simić, C., V. Nevenić & S. Sibalić (1957): Behandlung der Schaf- und Rinderpiroplasmose mit Berenil (serbokroatisch). Acta Vet. *6,* 3-13. — Thorold, P. W., & W. Plowright (1952): Investigations into delayed toxicity due to dimidium bromide. 1. Field observations. J. Comparat. Pathol. Therap *62,* 136-140. — Wilson, A. A. (1954): Studies on ethidium bromide. 4. The toxicity of ethidium bromide for Englsih cattle. Brit. Vet. J. *110,* 233-237. — Wilson, S. G. (1949): Antrycide treatment of T. congolense—T. vivax relapses and infections. Vet. Record *61,* 395-397.

Äthylalkohol

Alkoholvergiftungen ereignen sich bei Rindern vor allem nach dem Verfüttern von mangelhaft destillierten Brennerei- und Brauereirückständen (Schlempe, Treber, Maische) oder gärendem Obst, nach der Verabreichung von Schnaps oder Wein durch Laien, seltener auch infolge spontaner Aufnahme von alkoholhaltiger Flüssigkeit (Branntwein, Bier). Die laufende Zufütterung kleiner Alkoholmengen scheint keine nennenswerten Vorteile für die Rindermast zu bieten. Unmäßige Rationen der genannten kohlenhydratreichen Destillationsabfälle können eine überschießende Milchsäurebildung, also eine Pansenazidose (S. 252), bedingen, die bei Vermutung einer Alkoholvergiftung differentialdiagnostisch mit in Betracht zu ziehen ist. Äthylalkohol wird innerhalb von 2 bis 4 Stunden fast vollständig von den Vormägen her resorbiert, deren Mikroorganismen ihn praktisch nicht verwerten, durch seine Anwesenheit aber zu vermehrter Bildung flüchtiger Fettsäuren (insbesondere Essigsäure) angeregt werden. Zur Erzielung eines narkotisch wirksamen Blutspiegels (100 mg%/o und mehr) sind beim Rind orale Alkoholgaben erforderlich, die 1 bis 1½ Gramm absolutem Alkohol pro kg KGW entsprechen (intravenös: 0,6 g/kg KGW). Die Intoxikationserscheinungen bestehen in anfänglicher trunkenhafter Unruhe, die bald in einen apathischen Lähmungszustand übergeht.

Exzitationsstadium: rauschartiges Benehmen mit gesenktem Kopf, glänzenden Augen und stier-verstörtem Blick, Verweigerung von Futter und Tränke, fehlendes Wiederkauen, Pansenstillstand, Tympanie, Hin- und Herschwanken, Taumeln, plötzliches Niederstürzen, Rückgang oder Versiegen der Milch (zum Teil nur wenig schleimig-fadenziehendes Sekret); die sichtbaren Schleimhäute sind gerötet, die Kapillaren injiziert; frequente, mitunter tumultuarische Herztätigkeit; angestrengte Atmung mit deutlichem Alkoholgeruch des Exspiriums; in schweren Fällen auch kolikartiges oder krampfhaftes Trampeln und Schlagen gegen den Leib sowie tobsüchtige, tollwutähnliche Erregung (Losreißen) und Angriffslust (Stoßen).

Depressionsstadium: Festliegen mit nach vorn gestrecktem und aufgestütztem oder seitwärts (kalbefieberartig) eingeschlagenem Kopf, trockenem Flotzmaul, kalter und empfindungsloser Körperoberfläche, zeitweiligem konvulsivischem Zucken von Hals oder Gliedmaßen, Zähneknirschen, Brummen, Stöhnen oder Röcheln bei kleinem, hartem Puls; nach hochgradiger Vergiftung Übergang in Koma und Tod durch Atemlähmung, sonst meist allmähliche Erholung innerhalb von 1 bis 2 Tagen; tragende Tiere können in der Folgezeit abortieren.

Zerlegungsbefund: Blutfülle in Gehirn und parenchymatösen Organen, auffallender Alkoholgeruch des Vormageninhaltes, Pansenschleimhaut ventral gerötet, zum Teil auch hämorrhagische Labmagendarmentzündung und subseröse Blutungen.

Behandlung: Ursache abstellen; Analeptika (Kaffee beziehungsweise Koffein) und peripher wirkende Kreislaufmittel, nötigenfalls auch salinische Laxantien (T. I.); Heudiät. Nach übermäßiger Aufnahme von gärendem Obst kann der Serumkalziumspiegel, möglicherweise infolge kalzipriver Wirkung der Obstsäuren, bis auf 5,5 mg% absinken; deshalb wird zur Behandlung solcher Intoxikationen auch Kalziumboroglukonat empfohlen.

SCHRIFTTUM

Bissauge (1895): Alcoolisme aigu chez les animaux domestiques. Rec. Méd. Vét. 2, 5-14. — Bouchet, M. (1928): Sur l'ivresse bovine. Bull. Acad. Vét. France 1, 85-86. — Dybing, O., & F. Dybing (1946): Alkoholvirknininger hos ku og hest belyst ved analyser av blodalkoholkonsentrasjonen. Norsk. Vet.-Tidsskr. 58, 238-244. — Eggeling (1905): Alkoholvergiftung. Veröff. Jahr.-ber. Beamt. Tierärzte Preußen 6: 2, 33. — Emert, M. S., T. R. Lewis, J. P. Everett & C. A. Lassiter (1959): Effect of ethanol on rumen fermentation. J. Dairy Sci. 42, 1182-1186. — Godet, M.-E.-R. (1928): De l'intoxication des bovins par l'alcool. Thèse, Alfort. — Haselbach (1884): Eine betrunkene Ochsenherde. Mschr. Ver. Tierärzte Österr. 7, 51-53. — Knipp (1876/77): Vergiftung durch Alkohol. Mitt. Tierärztl. Praxis Preuß. Staate NF 3, 126-128. — Kreutzer (1909): Alkoholvergiftung bei einer Kuh. Münchener Tierärztl. Wschr. 53, 766-767. — Leroy, F. (1964): Action de l'alcool éthylique sur la formation in vivo d'acides gras volatils et d'ammoniaque dans le rumen du mouton. Ann. Nutr. Aliment 3, 97-102. — Merrill, St. D. (1953): Apple poisoning in dairy cows. Vet. Med. 47, 405-406. — Perry, T. W. (1964): Alcohol in ruminant rations. Mod. Vet. Practice 45: 4, 66. — Schutt (1855): Vergiftung des Rindviehes durch Alkohol. Mag. ges. Tierheilk. 21, 379-380. — Uhlich (1886): Vergiftungen durch Lagerbier bei Kühen. Ber. Vet.-Wesen Sachsen 31, 112. — Uhlik, B., & V. Nowak (1958): Alkoholvergiftung bei Rindern (serbokroatisch). Vet. Arhiv 24, 185-187. — Wyssmann, E. (1945): Akute Alkoholvergiftung bei Rindern. Schweizer Arch. Tierheilk. 87, 144-146.

Natürliche und technische Kohlenwasserstoffe

Mineralöle: Infolge des großen Bedarfes an Erdölprodukten sind in letzter Zeit wiederholt Schadensfälle vorgekommen, bei denen durch unachtsames Verladen oder aus undicht gewordenen Lager- und Transportbehältern (Tanks, Rohrleitungen) größere Mengen von *Öl* beziehungsweise von *Brenn-, Schmier-* oder *Treibstoffen* in die freie Außenwelt und auch auf landwirtschaftlich genutzten Flächen gelangten (Abb. 570). Es besteht dann zunächst Explosionsgefahr, wenn das ausgetretene Öl viel flüchtige Bestandteile (Erdgas, Benzin, Leichtöl) enthält; die Einatmung dieser Dämpfe kann narkotisch wirken. Das nach ihrem Verfliegen zurückbleibende Öl ist je nach seiner Zusammensetzung[1] mehr oder weniger giftig. Viele Öle werden wegen ihres abstoßenden Geruches und Geschmackes nur bei starkem Durst, das mit ihnen verunreinigte Futter erst nach längerem Hungern freiwillig aufgenommen; manchmal werden sie aber wegen der in ihnen enthaltenen Zusätze von Rindern geradezu gierig verzehrt. Das gilt vor allem für Beimengungen von Blei (Motoren- und Getriebeöl) und die bei Erdölbohrungen anfangs austretende Mischung von Öl mit Salzsole; in solchen Fällen können Erscheinungen einer Blei- beziehungsweise Kochsalzvergiftung im Vordergrund stehen (S. 1134, 1145).

[1] Rohes Erdöl ist ein Gemisch von Paraffinen, Olefinen, Azetylenen, Naphthenen und Aromaten, deren Anteile je nach Herkunft schwanken (paraffinische, naphthenische, asphaltische, paraffin-naphthenische, naphthen-aromatische Öle etc.).

Die Giftigkeit von *Rohölen* hängt offenbar in erster Linie von ihrem Gehalt an niedersiedenden Anteilen ab. *Schwer-* und *Mittelöle* (Bunker-, Heizöl, Schmierstoffe) sind bis zu 0,5 bis 1,0 Liter für erwachsene Rinder wenig toxisch, wenn sie keine technischen Additive enthalten (darunter früher Chlornaphthaline; S. 1205). Größere Men-

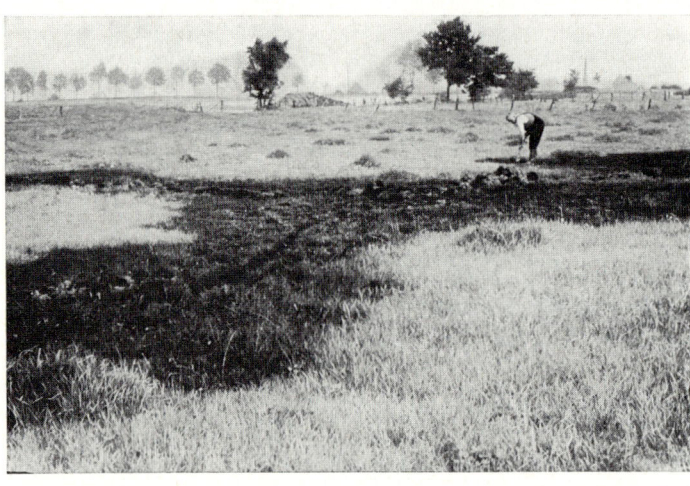

Abb. 570. Ausgedehnte Weidelandverunreinigungen mit Rohöl nach dem Bruch einer großen Ölleitung

gen verursachen Freßunlust, Niedergeschlagenheit, Hemmung der Vormagenmotorik (pH-Anstieg und Inaktivierung des Pansensaftes), Leberfunktionsstörung, Absinken des Serummagnesiumspiegels sowie des Lebergehaltes an Vitamin A und E, allgemeine Schwäche und Abmagerung; Atemluft und der geballte, öl- und schleimüberzogene Kot riechen einige Zeit lang deutlich nach Öl.

Die Aufnahme von *Heizölruß* führt, wahrscheinlich infolge seines Vanadiumgehaltes, zu Pulsbeschleunigung, Husten, Futterverweigerung, Indigestion, Milchrückgang und Inkoordination mit teilweise tödlichem Ausgang; Zerlegungsbefund: Leberdegeneration, Darmentzündung, subendokardiale Blutungen, in Leber und Nieren 1,5 bis 4,3 ppm der Frischsubstanz Vanadium.

Leuchtpetroleum wird von Laien mitunter zur äußerlichen Einreibung gegen Ektoparasiten angewandt. Es erweist sich dabei oft als unschädlich, doch sind nach Applikation von mehr als 60 g auch schwere Unverträglichkeitserscheinungen beobachtet worden: Erregung, Zittern, Steigerung von Herz- und Atemfrequenz, Inappetenz, Hämoglobinurie und ausgedehnte, später nekrotisierende Hautentzündung. Die stellenweise übliche orale Verabreichung von Petroleum gegen Magendarmwurmbefall oder schaumige Gärung wird in Gaben bis zu 250 ml meist ebenfalls toleriert oder führt nur zu kurzfristiger Indigestion; größere Dosen (0,5 bis 1,0 Liter) verursachen jedoch ernsthafte, zum Teil tödlich verlaufende Vergiftungen mit Exzitation, Speicheln, Tachykardie, Dyspnoe, kolikhaften Leibschmerzen, Aufblähen, Lähmungen und Kollaps; außer Atemluft, Kot und Milch weisen auch Mageninhalt und Fleisch solcher Tiere einen deutlichen Petroleumgeruch auf.

Nach der Aufnahme von *Treibstoffen* (Dieselöl, Benzin) oder *Getriebeöl* in Mengen von 0,5 bis 5 Litern kommt es beim Rind zu Intoxikationen, deren Symptome den ebengenannten weitgehend ähneln; außerdem zeigen die Patienten Kopfschütteln, Schwanken, Festliegen, Leberschädigung, zum Teil auch Würgen und Erbrechen von Öl mit Aspirationspneumonie, sowie sekundäre Azetonämie oder Abort. Das Eingeben von Motorenöl (auch ungebrauchtem) als Laxans ist nicht ratsam.

In diesem Zusammenhang ist zu erwähnen, daß selbst das als Erweichungs- und Abführmittel viel gebräuchliche *Paraffinöl* (Weißöl) entgegen früherer Ansicht in gewissem Umfange vom Tierkörper resorbiert, eingelagert oder abgebaut und wieder ausgeschieden wird; bei längerer Verabreichung hemmt es die Resorption der fettlöslichen Vitamine A und E.

Bitumen und Asphalt, die zähflüssigen Rückstände der Erdölraffination, sind für Rinder relativ ungefährlich, wenn sie keine toxischen Zusätze enthalten; der Phenolgehalt von Bitumen für Rinderstallböden oder Siloauskleidungen soll 5 mg% nicht überschreiten. Die laufende Aufnahme von phenolhaltigem Rauch in der Umgebung von Asphaltkochereien führt beim Rind zu Pulsbeschleunigung, Freßunlust, Tympanie, Erbrechen, Eindickung des stechend riechenden Kotes und Todesfällen; Sektionsbefund: Labmagendarmentzündung, Lebernekrosen, Nierenblutungen; Phenol in Mageninhalt, Harn und Organen nachweisbar.

Vorbeuge und Behandlung: Die genannten Ursachen meiden oder beseitigen. Verunreinigte Hautbezirke mit Alkohol oder warmem Seifenwasser (Detergentien) gründlich säubern. Nach oraler Aufnahme von Mineralölen empfiehlt sich bei wertvollen Tieren sofortige Rumentomie mit vollständigem Ausräumen und Spülen von Netzmagen und Pansen; anschließend Ersatz des Inhaltes durch gutes Heu, Leinsamenschleim und frischen Pansensaft von gesunden Spendern. Sonst Heudiät, parenterale Flüssigkeitszufuhr, künstliche Ernährung (mittels Nasenschlundsonde oder Pansenfistel; S. 240), Adsorbentien und salinische Abführmittel sowie Leberschutztherapie und Gaben von Vitamin A und E (T. I.).

Teer, ein Produkt der Stein-, Braunkohlen- und Holzdestillation, wirkt vor allem durch seinen Gehalt an Aromaten (Phenol, Kresol, Xylol, Benzol, Resorzinol und andere mehr) toxisch. *Kreosot* wird gelegentlich von Laien in Mischung mit Motorenöl oder ähnlichem zur Behandlung von Rindern mit Hautmykosen oder -parasitosen äußerlich angewandt, wonach diese unter Umständen giftige Mengen davon ablecken. *Dachpappe* kann neben Teer manchmal auch Chlornaphthalin (S. 1205) enthalten. Die Vergiftungserscheinungen sind den Symptomen nach Aufnahme von Mineralöl ähnlich: schwere Indigestion mit anfänglicher Exzitation und folgender Depression, ausgeprägter Leberschädigung (Ikterus) und zum Teil auch Photosensibilisierung der Haut (S. 1323); der Harn ist dunkelbraun und riecht, ebenso wie die Atemluft und der Kot, nach Teer. Bei der Zerlegung der manchmal erst nach 2 bis 3 Wochen stark abgemagert verendenden Tiere ist außer Leberschädigung und Magendarmentzündung gelegentlich Aszites festzustellen. Für Vorbeuge und Behandlung gilt das Gleiche wie für Intoxikationen durch Mineralöle.

SCHRIFTTUM

Anonym (1965): Fragen zur Toxizität von bitumenhaltigen Stoffen in der Tierhaltung. Staatl. Vet.-Med. Prüf.-Inst. Berlin, Plan 1707. — Bernhard, K., U. Gloor & E. Scheitlin (1952): Über den Abbau aliphatischer Kohlenwasserstoffe mit 8—18 C-Atomen im Tierkörper. Helvet. Chim. Acta 35, 1908-1913. — Blandford, T. B., J. Clark & R. Hardy (1968): Deaths following the use of a mixture of creosote and tractor vaporizing oil in cattle. Vet. Record 82, 325-326. — Eaton, G. (1943): Paraffin poisoning in cattle. Vet. Record 55, 19. — Gebhard (1902): Teervergiftung bei einer Kuh. Wschr. Tierheilk. Viehzucht 46, 587. — Gibbons, W. J. (1959): Poisoning with crank-case oil in cattle. Modern Vet. Practice 40: 22, 63. — Gibbons, W. J. (1965): Motor oil as a laxative for cattle. Mod. Vet. Practice 46: 2, 71. — Gibson, E. A., & J. L. Linzell (1948): Diesel oil poisoning in cattle. Vet. Record 60, 60-61. — McGillivray, W. A. (1956/57): Effects of ingestion of paraffin by ruminants. 3. Effect of paraffin oil on the blood levels of carotene and vitamine A in the blood plasma and milk fat of cows. New Zealand J. Sci. Technol. 38, 878-886. — Harris, W. F. (1962): Coal tar poisoning in cattle. Mod. Vet. Practice 43: 5, 58. — Harrison, D. L. (1959): The toxicity of wood preservatives to stock. 2. Coal tar creosote. New Zealand Vet. J. 7, 94-98. — Ter Heege, J. H. (1964): Een intoxicatie bij runderen door opname van stookolieroet. Tijdschr. Diergeneesk. 89, 1300-1304. — Hegemann, H. (1959): Behandlungsversuche der Tympanie des Rindes mit Petroleum. Diss. H.U. Berlin. — Hogstad, J. (1965): Røyforurensninger fra asfaltkokeanlegg som arsak til forgiftning hos storfe og sau. Nord. Vet.-Med. 17, 220-224. — Marsboom, R., & M. Brodsky (1957): Un cas d'intoxication aigue du bétail par le xylène. Bull. Agric. Congo

Belge *48*, 101-104. — NAEVERDAL, A. (1958): Forgiftninger hos storfe fremkalt ved slikking på kreosotimpregnert trevirke. Medl. Norske Vet.-Foren. *10*, 90-95. — PARKER, W. H., & T. F. WILLIAMSON (1951): Paraffin poisoning in cattle. Vet. Record *63*, 430-432. — RAINEY, J. W. (1958): Poisoning of cows by motor lubricant. Austral. Vet. J. *34*, 59. — SCHMEHLE (1926): Ein Fall von Benzolvergiftung bei einer Kuh. Zschr. Vet.-Kunde *38*, 21-24. — STÖBER, M. (1962): Verträglichkeitsprüfungen mit Roh- und Heizöl an Rindern. Dtsch. Tierärztl. Wschr. *69*, 386-390. — THIEME (1867): Vergiftungen durch Steinkohlenteer. Mitt. Tierärztl. Praxis Preuß. Staate *16*, 179-182. — WYSSMANN, E. (1945): Petroleumvergiftung bei Rindern. Schweizer Arch. Tierheilk. *87*, 225-226.

Arylphosphate

Vergiftungen durch die als sogenannte ‚Weichmacher' in der Kunststoffindustrie oder als Zusatz zu Brenn- und Schmierstoffen gebräuchlichen *aromatischen Phosphorsäureester* (Triorthokresyl-, Trixylylphosphat und andere mehr) sind bei Rindern bislang nur selten vorgekommen; sie verdienen aber Erwähnung wegen der hohen Toxizität dieser Stoffe (auch für den Menschen!) und der schwierigen Aufklärung des schleichenden Krankheitsbildes. Als Ursache kommt neben der spontanen Aufnahme von herumliegenden Weichplastikteilen (etwa Igelit) die Verabreichung von arylphosphat-verunreinigten Futtermitteln in Betracht, zum Beispiel von Melasse aus Behältern, die noch Reste von Arylphosphat (ölig-irisierende, stechend teerartig riechende Flüssigkeit) enthalten. Die Folgen treten erst 2 bis 3 Wochen nach Beginn der Fütterung oder einmaliger Giftaufnahme in Erscheinung: Husten, Durchfall (teilweise blutig), auffallender parästhesiebedingter Juckreiz an Hornbasis und Gliedmaßenenden mit unruhigem Scheuern und Schwanzschlagen; im weiteren Verlauf zunehmende Parese der Nachhand (weit unter den Bauch vorgeschobene Hinterbeine sowie Überköten) mit aufgekrümmtem Rücken und erschwertem Harnabsatz (Blasenblähung, Strangurie, Proteinurie); schließlich Festliegen mit schlaffer Lähmung und folgender Muskelatrophie der Hintergliedmaßen, zum Teil auch Herabsinken des oberen Augenlides und Stimmlosigkeit. Differentialdiagnostisch ist vor allem an AUJESZKY'sche Krankheit (S. 804) zu denken, die jedoch stets rasch zum Tode führt. Alle Behandlungsversuche mit herkömmlichen Mitteln bleiben erfolglos. Schlachtbefund: pneumonische Herde in den Lungen, Degeneration von Leber und Nieren; histologisch: Degeneration der Markscheiden sowie Schwellung und Fragmentierung der Achsenzylinder im Rückenmark und an den Spinalnerven (Myeloradiculitis).

SCHRIFTTUM

BJÖRKLUND, N.-E., K. ERNE, W. HALLGREN & F. SEVELIUS (1961): Trixylylfosfat som förgiftningsorsak hos kor. Nord. Vet.-Med. *13*, 225-241. — GENTILE, G., & R. GRUARIN (1965): Su un caso di avvelenamento da TOCP (triortocresilfosfato) in bovini. Nuova Vet. *41*, 115-125. — HEINRICH, H. (1952): Ein Fall von Igelitvergiftung beim Rind. M.-hefte Vet.-Med. *7*, 113-114.

Futtermittelintoxikationen

Die folgenden Abschnitte befassen sich mit den Krankheiten, die durch Aufnahme von verdorbenem Futter oder von Schad- und Giftpflanzen verursacht werden. Beim Rind können aber auch manche, normalerweise gut verträgliche Futtermittel zu Indigestion und selbst zu regelrechter Intoxikation führen, wenn sie in überreichlichen Mengen oder als alleinige Nahrung verabreicht werden. Auf die nach übermäßigen Gaben kohlenhydratreicher Futterstoffe (Silage, Rüben, Schnitzel, Kraftfuttermehle) eintretende ‚*Pansenazidose*' wird bei den Organerkrankungen des Verdauungsapparates näher eingegangen; dort finden sich des weiteren Angaben über die ‚*Vormagenalkalose*' (nach eiweißreich-rauhfutterarmer Ernährung), die ‚*Pansenfäule*' (infolge Überwucherns der Vormagenflora durch Keime der Coli-Proteus-Gruppe) und die *schaumige Gärung des Vormageninhaltes* (nach Leguminosenfütterung; siehe S. 252, 249, 250 und 265).

Verdorbenes Futter

Die Aufnahme von Futtermitteln, die bei der Werbung oder Lagerung schädlichen Einflüssen ausgesetzt waren, kann bei Rindern Gesundheitsstörungen auslösen, die ihrem Wesen nach auf der Grenze zwischen Ernährungsfehlern und echten Vergiftungen stehen: *Stark mit Erde verunreinigtes Futter* (Rüben, Silage) bedingt gelegentlich Passagestörungen im Verdauungskanal, die mit Kolik einhergehen (Magendarmversandung). *Gefrorene oder faulige Futterstoffe* können schwerwiegende Allgemeinstörungen mit Milchrückgang, Vormagenlähmung, Leibschmerzen, Durchfall, Leberbeteiligung und zum Teil tödlichem Ausgang verursachen. Einzelheiten über diese *alimentären Indigestionen* sind dem Abschnitt Organkrankheiten zu entnehmen (S. 246 ff.). *Botulismus* (‚forage poisoning') wird bei den Infektionskrankheiten besprochen, obwohl es sich dabei eigentlich nicht um Infektionen, sondern um Vergiftungen mit Toxinen von *Clostridium botulinum* handelt (S. 816); nach neuen Untersuchungen gelangt dieser Keim nicht nur in verwesenden Tierkadavern, sondern bei günstigen Umweltverhältnissen auch in faulendem Heu, verdorbener Silage oder verschmutzten stehenden Gewässern zur Vermehrung und Toxinbildung. Hochgradiger *Befall mit Milben* (*Tyroglyphidae*), wie er vor allem in länger feucht gelagerten Getreideschroten und -mehlen auftritt, hat verschiedentlich zu ausgeprägten Krankheitserscheinungen bei Rindern geführt, die teils auf die Milben und ihre Entwicklungsstadien (Milbenstaub) selbst, teils aber auf die durch sie verursachten Schädigungen der betreffenden Nährmittel zurückgeführt werden: Rötungen der Kopfschleimhäute, Speicheln, Tränen, Nasenausfluß, Magendarmentzündung, Klauenrehe, Hautausschläge, Lähmungen und Verkalben. Die nach Verabreichung von *pilzbefallenem Futter* vorkommenden Vergiftungen werden im nächsten Abschnitt behandelt.

SCHRIFTTUM

Davis, J. G. (1963): Examination of foods for foodpoisoning organisms. Dairy Industry *28*, 256-263. — Hoflund, S. (1967): Animal diseases associated with the use of deteriorated feeding stuffs under Swedish conditions. Vet. Bull. *37*, 701-717. — Nehring, K. (1952): Die Bedeutung der Milbenfrage in der Futtermittelwirtschaft. Hirzel, Leipzig. — Rosenberger, G. (1963): Die Indigestionen des Rindes in neuer Sicht. Vet.-Med. Nachr. *1963*, 112-126.

Mykotoxikosen

Hier sollen die wichtigsten Intoxikationen besprochen werden, die auf pilzbefallene Futtermittel zurückzuführen sind, wobei das auslösende Gift teils in den Myzelien oder Fruktifikationsorganen der Pilze selbst enthalten ist, teils von diesen an die Substratpflanzen abgegeben oder aber unter ihrem Einfluß in jenen gebildet wird (= *Mykotoxikosen*). Bezüglich der möglicherweise ebenfalls durch Verpilzung bedingten europäischen Form der *Lupinose* wird auf Seite 1280 verwiesen. Die durch Absiedlung und Vermehrung bestimmter Pilze auf oder in tierischen Organen (Haut, Lunge, Labmagen, Darm, Gebärmutter, Euter) verursachten und meist durch entzündlich-granulomatöse Veränderungen gekennzeichneten *Mykosen* zählen dagegen zu den Infektionskrankheiten (siehe dort).

SCHRIFTTUM

Ainsworth, G. C., & P. K. C. Austwick (1959): Fungal diseases of animals. Commonwealth Agric. Bur Farnham Royal, Bucks. — Forgacs, J., & W. T. Carll (1962): Mycotoxicoses. Adv. Vet. Sci. 7, 273-396. — Kingsbury, J. M. (1964): Poisonous plants of the United States and Canada. Prentice, Hall, Englewood Cliffs. — Steyn, D. G. (1933): Fungi in relation to health in man and animal. Onderstepoort J. Vet. Sci. *1*, 183-212.

Schimmel-, Rost- und Brandpilze

Aus dem umfangreichen Schrifttum über Krankheitsfälle bei Rindern nach dem Verzehr von verpilztem Futter geht oft nicht eindeutig hervor, ob es sich um echte Mykotoxikosen, um Schadwirkungen der verdorbenen Futtermittel als solcher, oder aber um Mykosen gehandelt hat; bislang ist nur für einige der dabei als Ursache angesehenen Pilze die Fähigkeit zur Toxinbildung (*) nachgewiesen worden, die sich zum Teil auf bestimmte Entwicklungsstadien derselben oder ihr Vorkommen auf bestimmten Pflanzen beschränkt. Fördernd auf die Entwicklung von Pilzen wirkt sich vor allem ein hoher Feuchtigkeitsgehalt der Futterpflanzen und -mittel (über 15 bis 20 %) sowie der umgebenden Luft auf.

Schimmelpilzvergiftungen (*Mucor, Penicillium rubrum*, – urticae**) sollen durch Freßunlust, Koliken, Tympanie, Verstopfung oder Durchfall (mitunter blutig), gelegentlich auch durch zentralnervöse Erregungs- oder Lähmungserscheinungen gekennzeichnet sein. Die zu dieser Gruppe zählende *Aspergillotoxikose* wird ihrer Bedeutung wegen ausführlicher besprochen (siehe unten).

Rostpilzvergiftungen (*Puccinia graminis*, – straminis, – coronata, – arundinacea, Uromyces*) sollen dagegen mit Hautentzündung beziehungsweise Urtikaria (Juckreiz), Entzündung der Schleimhäute des Verdauungstraktes (Kolik, Durchfall) und der Nieren sowie der Harnblase (Hämaturie) und Lähmungen (Niederstürzen, Festliegen) einhergehen.

Brandpilzvergiftungen (*Tilletia caries*, Ustilago maydis**) sollen sich in Reizungen und Entzündungen der oberen Luftwege, Pneumonie, Zittern, Taumeln sowie Lähmungen der motorischen und sensiblen Nerven oder in plötzlichen Todesfällen äußern.

Vorbeuge und Behandlung: Sachgemäße trockene Werbung und Lagerung der Futtermittel; Absetzen der pilzbefallenen Nahrung; schleimig-einhüllende und adsorbierende Mittel per os, Pansensaftübertragung, Gaben von gutem Heu und Gras.

SCHRIFTTUM

ANONYM (1939): Vergiftungen durch Schimmel-, Rost- und Brandpilze. Veröff. Jahr.-Ber. Beamt. Tierärzte Preußen *24:* 2, 100-102. — FRÖHNER, E., & R. VÖLKER (1950): Lehrbuch der Toxikologie für Tierärzte. S. 229-231/236-238. Enke, Stuttgart; 6. Aufl. — LEONHARDT, H. (1951): Über Vergiftungen durch brandpilzsporenbefallene Simsen (Scirpus). Berl. Münch. Tierärztl. Wschr. *64,* 179-180. — LEWANDOWSKI, L., & T. BAK (1963): Verfahren für die mengenmäßige Bestimmung von Schimmelpilzen im Kraftfutter (polnisch). Zesz. Nauk. Wysz. Szkoł. Rolnicz. Wrocł. *10:* 45, 187-196. — NOSKOV, A. I., & V. M. ŠARAPOV (1965): Toxizität verpilzter Mischfuttermittel (russisch). Veterinarija *41:* 1, 84-86. — RABL, F. R. (1957): Auftreten von Koliken bei Rindern nach Verfütterung von havariertem Futter. Wien. Tierärztl. Mschr. *43,* 617-622. — WYSSMANN, E. (1945): Vergiftung durch Schimmelpilze bei Rindern. Schweiz. Arch. Tierheilk. *87,* 229-230.

Aspergillotoxikose

Bestimmte Stämme von *Aspergillus flavus, – clavatus, – fumigatus, – chevalieri* und *– niger* sind in der Lage, auf gewissen Substraten (Mais, Erdnußschrot, Gerste, Malz, Baumwollschrot, Heu und anderen mehr) Mykotoxine zu bilden, die bei Rindern nach länger dauernder Aufnahme der betreffenden Futtermittel zu schwerwiegenden Vergiftungen führen können:

Die ‚*Moldy corn poisoning*' tritt vor allem nach dem Verfüttern von mit *Aspergillus flavus, – P_3, – fumigatus* und *– chevalieri* sowie *Penicillium rubrum* verpilztem Mais, seltener auch nach dem Verzehr anderer, hiermit befallener Pflanzen oder Silagen auf. Die *akute Form* ist durch multiple Blutungen in einzelnen oder mehreren Organen gekennzeichnet (äußere Haut, Schleimhäute, vordere Augenkammer, Muskulatur, Lymphknoten, Luftröhre, Lungen, Herz, Labmagen, Dünndarm, Leber, Nieren, zum Teil auch Hämothorax oder Hämoperikard); sie äußert sich klinisch in Niedergeschlagenheit, Speicheln, Tränen, mitunter auch Nasenbluten, ‚Blutschwitzen' oder Blutharnen sowie

Anämie, Freßunlust, Durchfall, Abmagerung, Exsikkose und endet meist tödlich. (Durch *A. fumigatus* sind gelegentlich auch schockartige letale Erkrankungen mit Husten, Atemnot, Lungenödem und -emphysem verursacht worden.) Die Zerlegung ergibt außer den genannten Blutungen Degeneration und Nekrosen in Leber und Nieren. Bei *chronischem Verlauf* stehen Lakrimation, runzlig-faltige hyperkeratotische Hautverdickungen an Kopf, Hals und Rumpf, Ikterus und Abmagerung im Vordergrund des Krankheitsbildes; histologisch finden sich Gallengangsproliferationen in der Leber. Differentialdiagnostisch sind anderweitige hämorrhagische Diathesen (S. 1311) beziehungsweise die Intoxikation durch Chlornaphthaline (S. 1205) mit in Erwägung zu ziehen. Zur Behandlung gehören sofortiges Absetzen der schädlichen Futtermittel, Leberschutztherapie, in akuten Fällen auch versuchsweise Blutübertragungen (T. I.).

Die ‚Erdnußvergiftung' wird durch das von *Aspergillus flavus* auf havariertem Erdnußschrot gebildete Aflatoxin ausgelöst. Nach 6 bis 12 Wochen dauernder Verfütterung von Erdnußmehl mit einem Aflatoxingehalt von 0,2 bis 15 ppm erkranken Kälber und Jungrinder unter Symptomen, die der *Senecio*-Vergiftung (S. 1282) ähneln: in schweren Fällen zielloses blindes Umherwandern im Kreise, Zucken mit den Ohren, Zähneknirschen, Niederstürzen, zunehmende Apathie, später Durchfall, Tenesmen (Mastdarmvorfall), Festliegen und rascher Tod; in leichteren Fällen anhaltende Entwicklungshemmung (Kälber) oder Gewichtsverluste (Mastrinder). Erwachsene Rinder sind weniger gefährdet und zeigen oft nur verminderten Appetit sowie Milchrückgang; das Gift wird auch mit der Milch ausgeschieden. Sektionsbefund: Aszites mit bis auf Labmagendarmtrakt übergreifendem mesenterialen Ödem; Leber blaß, stumpfrandig und derb, enthält nur noch Spuren von Vitamin A. Histologisch: Proliferation der Gallengangsepithelien, obliterierende Endophlebitis der zentrolobulären Lebervenen, diffuse Fibrose, auffallende Polymorphie der Leberzellen. Behandlungsversuche sind wenig aussichtsreich. In verdächtigen Erdnußschroten ist Aflatoxin fluoreszenz-chromatographisch oder mittels Tierversuch (Entenküken) nachweisbar; gegebenenfalls sollten sie nur an erwachsene Rinder und in kleinen Portionen verfüttert werden.

Mit *Aspergillus clavatus* verpilztes *Getreide* sowie *Malzkeime* können eine Mykotoxikose mit vorwiegend zentralnervösen Symptomen auslösen: Erregtes Umherlaufen, Stampfen, Berührungsempfindlichkeit beziehungsweise Aggressivität, Freßunlust, Verstopfung, Taumeln, Auf- und Niedergehen, fortschreitende Parese und Paralyse der Nachhand, erschwerter Harnabsatz (Harnträufeln), Festliegen und Todesfälle; das Bild ähnelt somit der AUJESZKY'schen Krankheit (S. 804) und der Tollwut (S. 792). Zerlegung: Leberverfettung, Schleimhautentzündung in Dünndarm und Harnblase; histologisch: Degeneration von Ganglienzellen. Zu Beginn sind Tranquilizer (T. I.) zur Ruhigstellung der Patienten brauchbar; Behandlungsversuche im fortgeschrittenen Stadium bleiben erfolglos.

SCHRIFTTUM

ABADIJEFF, W., H.-J. BÄR, J. BEYER, W. EHRENTRAUT, K. ELZE, W. FRITZSCH, W. LEIPNITZ, K. LINDNER, R. NEUNDORF, H. PANNDORF, W. PRIBOTH, K. SCHÜPPEL, P. STOLZENBURG, M. ULBRICH & O. VOIGT (1966): Intoxikationen bei Rindern durch Verfütterung pilzhaltiger Malzkeime. M.-hefte Vet.-Med. *21*, 452-458. — ALBRIGHT, J. L., S. D. AUST, J. H. BYERS, T. E. FRITZ, B. O. BRODIE, R. E. OHLSEN, R. P. LINK, J. SIMON, H. E. RHOADES & R. L. BREWER (1964): Moldy corn toxicosis in cattle. J. Amer. Vet. Med. Ass. *144*, 1013-1019. — ALLCROFT, R., & R. B. A. CARNAGHAN (1963): Groundnut toxicity: An examination for toxin in human food products from animals fed toxic groundnut meal. Vet. Record *75*, 259-263. — ALLCROFT, R., & G. LEWIS (1963): Groundnut toxicity in cattle: Experimental poisoning of calves and a report on clinical effects in elder cattle. Vet. Record *75*, 487-493. — BRUINS, B. (1953): Een allergisch ziektebeeld bij het rundvee tengevolge van contact met schimmelig voer en schimmelig strooisel. Tijdschr. Diergeneesk. *78*, 787-795. — BURNSIDE, J. E., W. L. SIPPEL, J. FORGACS, W. T. CARLL, M. B. ATWOOD & E. R. DOLL (1958): A disease of swine and cattle by eating moldy corn. 2. Experimental production with pure cultures of molds. Amer. J. Vet. Res. *18*, 817-824. — CARLL, W. T., J. FORGACS & A. S. HERRING (1953): Toxic aspergilli isolated from a food concentrate. Vet. Med. *48*, 324 und 342. — CARLL, W. T., J. FORGACS & A. S. HERRING (1954): Toxicity of fungi isolated from a food concentrate. Amer. J. Hyg. *60*, 8-14. — CARLL, W. T., J. FORGACS, A. S. HERRING & B. G. MAHLANDT (1955): Toxicity of Aspergillus fumigatus substrates to animals. Vet. Med. *50*, 210-212. — CLEGG, F. G., & H. BRYSON (1962): An outbreak of poisoning in store cattle attributed to

Brazilian groundnut meal. Vet. Record 74, 992-994. — Forgacs, J., W. T. Carll, A. S. Herring & B. G. Mahlandt (1953): Toxic fungus isolated from feed pellet. Vet. Med. 48, 410-411. — Hartley, R. D. (1963): Toxic metabolites of Aspergillus flavus. Nature 198, 1056-1058. — Horrocks, D., A. W. A. Burt, D. C. Thomas & M. C. Lancaster (1965): Effects of groundnut meal containing aflatoxin in cattle diets. Animal Product. 7, 253-261. — Jacquet, J., P. Boutibonnes & J.-P. Cicile (1963): Observations sur la toxicité d'Aspergillus clavatus pour les animaux. Bull. Acad. Vét. France 36, 199-208. — Linde, van der J. A., A. M. Frens, H. de Iongh & R. O. Vles (1964): Onderzoek van melk afkomstig van koeien gevoed met aflatoxinhoudend grondnotenmeel. Tijdschr. Diergeneesk. 89, 1082-1088. — Loosmore, R. M., & L. M. Markson (1961): Poisoning of cattle by Brazilian groundnut meal. Vet. Record 73, 813-814. — Moreau, Cl., & M. Moreau (1960): Un danger pour le bétail nourri de plantules fourragères cultivées en germoirs: la pullulation d'une moisissure toxique, l'Aspergillus clavatus, cause des accidents mortels. Lait 40, 512-517. — Schultz, J., R. Motz & M. Schäfer (1966): Zur Toxizität von Aspergillus flavus-haltigen Malzkeimen. M.-hefte Vet.-Med. 21, 458-461. — Sippel, W. L., J. E. Burnside & M. B. Atwood (1953): A disease of swine and cattle caused by eating mouldy corn. Proc. Ann. Meet. Amer. Vet. Med. Ass. 90, 174-181.

Stachybotryotoxikose

Bestimmte Stämme von *Stachybotrys alternans* (syn. – *atra*) bilden auf verdorbenem, schwarz verfärbtem Heu oder Stroh wasserunlösliche hitzestabile, aber alkaliempfindliche Mykotoxine. Seine Verfütterung verursacht nicht nur beim Pferd, sondern auch beim Rind schwere Erkrankungen: Innerhalb von 2 bis 3 Tagen setzen Apathie, Inappetenz, Vormagenatonie, Hyperämie der Schleimhäute mit Speicheln, Tränen und Nasenausfluß (mitunter blutig), Zittern, seltener auch Krämpfe, Fieber, Durst, Milchrückgang, Durchfall (zum Teil blutig) und Abmagerung ein, die nach 4 bis 6 Tagen unter zunehmender Atemnot zum Tod durch Kreislaufversagen, manchmal aber zur allmählichen Ausheilung führen; die Patienten weisen eine ausgeprägte Agranulozytose und Verzögerung der Blutgerinnung auf. Das Sektionsbild umfaßt neben Labmagendarmentzündung multiple Hämorrhagien an inneren Organen und entspricht somit demjenigen bei akuter ‚moldy corn poisoning' (S. 1240). Die Behandlung mittels Blutübertragung, Kalziumboroglukonat, Analeptika und Styptika ist nur bei rechtzeitigem Eingreifen und sofortigem Abstellen der Ursache befriedigend. Der Kontakt mit den pilzbefallenen Heu- und Strohvorräten ist auch für den Menschen gefährlich (Atemmaske aufsetzen!); sie können durch Behandlung mit Soda oder Ammoniak nutzbar gemacht werden.

SCHRIFTTUM

Dimov, I. (1964): Versuche über die Desinfektion von mit Stachybotrys alternans befallenem Stroh (bulgarisch). Nauč. Trudo. Visš. Vet.-Med. Inst. Prof. Pavlov 13, 361-365. — Forgacs, J., W. T. Carll, A. S. Herring & W. R. Hinshaw (1958): Toxicity of Stachybotrys atra for animals. Trans. New York Acad. Sci. 20, 787-808. — Fortuskny, V. A., A. M. Govrov, I. Z. Tebybenko, A. S. Biochenko & A. T. Kalitenko (1959): Die Stachybotryotoxikose beim Rind und ihre Behandlung (russisch). Veterinariya 36: 9, 67-70. — Kasabov, R., K. Kojčev, P. Penčev & P. Tenev (1964): Die Heilung der Stachybotryotoxikose bei Pferd und Rind durch Blutübertragung (bulgarisch). Vet. Sbirka 61: 7, 8-13. — Levenberg, I. G., L. I. Ivancov & M. P. Prostakov (1961): Über Erkrankungen des Rindes an Stachybotryotoxikose (russisch). Veterinariya 38: 10, 38-41. — Matusevič, V. F., M. N. Feklistov & V. A. Roždestvenskij (1962): Besonderheiten der Stachybotryotoxikose des Rindes (russisch). Veterinariya 39: 9, 23-25. — Moroškin, B. F., A. A. Kostina & E. B. Ivanskij (1964): Stachybotryotoxikose beim Rind (russisch). Veterinariya 41: 1, 98-100. — Noskov, A. I., S. T. Kalmykov, V. A. Sinicin, N. F. Krivonosov & V. A. Sanžarov (1966): Die Stachybotryotoxikose des Rindes (russisch). Veterinariya 42: 2, 42-43. — Zajčenko, G. V. (1961): Die Behandlung an Stachybotryotoxikose erkrankter Tiere (russisch). Veterinariya 38: 10, 44.

Fusariotoxikose

Getreide und Stoppelweiden, die mit toxinbildenden Stämmen von *Fusarium sporotrichioides* befallen sind, lösen bei damit gefütterten Rindern eine Mykotoxikose mit anfänglicher Exzitation und folgender Depression, Schlundkopflähmung, blutigem Durchfall (Mastdarmprolaps), inneren Blutungen und Tod durch Kreislaufinsuffizienz aus, welche der Stachybotryotoxikose weitgehend gleicht.

SCHRIFTTUM

Demakov, G. P. (1964): Fusariotoxikose bei Rindern (russisch). Veterinariya 41: 11, 59-60. — Kurmanov, I. A. (1961): Fusariumtoxikose im Bezirk Stawropol (russisch). Veterinariya 38: 11, 30-31. — Kurmanov, I. A. (1963): Zur Fusariotoxikose bei landwirtschaftlichen Nutztieren (russisch). Veterinariya 40: 10, 55-58.

Mutterkornvergiftung (Ergotismus)

Ursachen: Unter günstigen Bedingungen (Feuchtigkeit während der Vegetationsperiode) können nicht nur die Ähren des Roggens, sondern auch die Fruchtstände anderer Getreidearten (Hafer, Weizen, Gerste) oder Gräser (englisches Raygras, Knaul-, Kamm-, Wiesenliesch-, Strauß-, Rohrglanz- oder Honiggras, Reit- und Rispengräser, Riesenschwingel, Flaumhafer, Quecken, Strandgerste, Trespe) einen starken Befall mit Mutterkorn (*Secale cornutum*), den Sklerotien von *Claviceps purpurea,* in Form 1 bis 3 Zentimeter langer braunschwarzer, hörnchenartiger derber Gebilde aufweisen. Diese enthalten die giftigen Alkaloide Ergotamin, Ergotoxin und Ergometrin (Taf. 26 a).

Krankheitsgeschehen, Erscheinungen und Verlauf: Auf Rinder wirken die genannten Alkaloide nur nach Verfütterung großer Mengen schwer befallener Pflanzen oder mutterkornhaltiger Getreideabfälle toxisch, und zwar vor allem durch Verengerung peripherer Arteriolen. Experimentell sind 10 Tagesgaben von je 100 g Mutterkorn erforderlich, um das Krankheitsbild bei erwachsenen Tieren hervorzurufen. Unter natürlichen Bedingungen setzen die ersten Symptome frühestens 3 Tage, meist aber erst 2 bis 3 Wochen nach Beginn der gifthaltigen Fütterung ein. Zu Beginn sind lediglich Freßunlust, Durchfall, Fieber, Zittern, Muskelzucken, Bewegungsunlust, steif-stelzender ataktischer Gang und wiederholtes plötzliches Niederstürzen, Hochspringen oder gegenseitiges Angreifen, blasse Schleimhäute sowie beschleunigte Herz- und Atemfrequenz zu beobachten. Der weitere Verlauf ist schleichend und durch das allmähliche Absterben der Extremitätenenden gekennzeichnet: Dabei kommt es vor allem im distalen Bereich der Hintergliedmaßen (ein- oder beidseitig), gelegentlich aber auch an den Vorderbeinen zu umschriebenen, vom gesunden Teil der Extremität scharf abgesetzten Anschwellungen, die anfangs deutlich schmerzhaft sind; die hier von verkrusteten Haaren bedeckte Haut geht nach zeitweiliger Exsudation in trockene Gangrän über und löst sich schließlich ab. Die bei der Betastung auffallend kühl erscheinenden Veränderungen beschränken sich in leichteren Fällen auf den Bereich zwischen Afterklauen und Klauen; bei schwerer Mutterkornvergiftung liegt die später schnittlinienartig aufklaffende Demarkationslinie dagegen weiter proximal, in Höhe des Fesselgelenkes, der Röhrbeinmitte oder sogar des Sprunggelenkes. Dann sind in der Regel auch die tiefer gelegenen Gewebsschichten und der Knochen abgestorben sowie eitrig infiziert, so daß die Patienten entweder ausschuhen oder die betroffenen Klauen einschließlich Klauenbein verlieren, wenn nicht gar das gesamte Gliedmaßende, vom Fessel- oder Sprunggelenk an, schließlich abfällt. Die fortgeschrittenen Läsionen sind offenbar nicht mehr besonders empfindlich, da manche Rinder trotz hochgradiger Veränderungen noch laufen. Meist ergreift die Gangrän außerdem das Schwanzende, seltener auch die Ohrenspitzen oder das Flotzmaul; einige Tiere verlieren überhaupt nur die Schwanzquaste, andere die Hälfte des Schwanzes oder mehr. Mutterkornbedingte Aborte sollen beim Rind zwar vorkommen, doch scheinen sie ziemlich selten zu sein.

Erkennung: Nach Überprüfen des Futters ist die Diagnose auf Grund der kennzeichnenden Erscheinungen meist ziemlich sicher zu stellen. Wenn die frisch-nekrotisierenden Bezirke nur Flotzmaul und Zwischenklauenspalt umfassen, können sie zu Verwechslung mit Maul- und Klauenseuche (S. 835) führen; die Unterscheidung ist jedoch leicht, weil Veränderungen im Maul selbst fehlen und Nachbarherden nicht angesteckt werden. Differentialdiagnostisch ist des weiteren an die klinisch sehr ähnliche ‚Schwingelgras-Lahmheit' (S. 1244), an Schlempemauke (S. 1254) und an Selenvergiftung (‚alkali disease', S. 1162) zu denken.

Beurteilung: Wird die Gefahr des mutterkornbefallenen Futters rechtzeitig, noch vor dem Einsetzen irreversibler Schädigungen, erkannt und beseitigt, so ist die Prognose günstig; andernfalls sollte die baldige Schlachtung der leidenden und in der Folge stark abmagernden Tiere angeraten werden.

SCHRIFTTUM

Barron, N. S., & A. A. Kidd (1947): A case of ergotism in calves resembling foot-and-mouth disease. Vet. Record *59*, 575-576. — Cunningham, I. J. (1941): The chemistry, pharmacology, and toxicology of ergot (Claviceps purpurea). New Zealand J. Sci. Technol. *26*, 138A-145A. — Edwards, C. M. (1953): Ergot poisoning in young cattle. Vet. Record *65*, 158-159. — Goldstein (1894): Vergiftung durch Secale cornutum. Berl. Tierärztl. Wschr. *10*, 196-197. — Goodwin, D. E. (1967): Ergot poisoning of cattle grazing Dallisgrass. J. Amer. Vet. Med. Ass. *151*, 204-205. — Jones, E. B. (1953): Ergot poisoning in young cattle. Vet. Record *65*, 156-158. — Quinlan, J. (1956): A note on the occurrence of acute ergot (Claviceps purpurea) poisoning in steers. J. South African Vet. Med. Ass. *27*, 113-114. — Rankin, J. E. F. (1965): Abortions associated with ergotised pastures. Vet. Record *77*, 911-912. — Salmon, D. E. (1884): Enzootics of ergotism. U.S. Dep. Agric. Rep. *1884*: 212. — Woods, A. J., J. J. Bradley & P. G. Mantle (1966): An outbreak of gangrenous ergotism in cattle. Vet. Record *78*, 742-749.

‚Schwingelgras-Lahmheit' (Fescue foot)

Wesen, Vorkommen, Ursachen: Dieses Leiden zeichnet sich ebenso wie der Ergotismus (S. 1243) durch trockene Nekrosen der Haut im Bereich der Körperenden aus; diese beruhen jedoch auf Zirkulationsstörungen infolge allmählicher Verdickung der Gefäßwände. Es ist bislang vor allem in Nordamerika, aber auch in Neuseeland und Australien auf stark mit Rohrschwingel (*Festuca elatior* var. *arundinacea*, inbesondere der Stämme ‚Alta' sowie ‚Kentucky 30' und ‚31') bestandenen Weiden gehenden Rindern

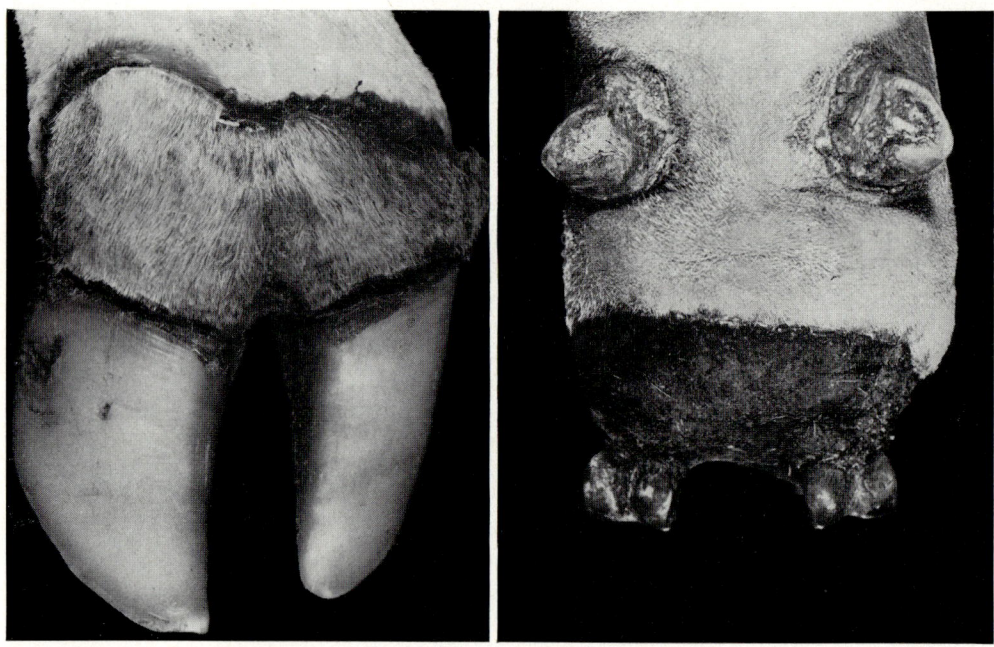

Abb. 571, 572. ‚Rohrschwingellahmheit'. Links: Hinterbeinende einer Färse (nach 70tägiger Verfütterung von Rohrschwingelgras) mit trockenem Gangrän und beginnender Lösung des abgestorbenen Gewebes; rechts: Ende der Hintergliedmaße einer Färse (nach 60tägiger Verabreichung von Rohrschwingel) mit freiliegenden Kronbeinen nach dem Abfallen der nekrotisch gewordenen Klauen (Jensen, Deem & Knaus, 1956)

beobachtet worden. Das Auftreten der Krankheit fällt meist mit Zeiten der Futterknappheit (Kälteperioden, Trockenzeit, abgeweidete Flächen) zusammen, da das ziemlich dürrebeständige Schwingelgras von den Tieren beim Vorhandensein anderer Pflanzen weitgehend gemieden wird. Die in ihm als auslösende Faktoren ermittelten Alkaloide gleichen biochemisch denjenigen des Mutterkornes; sie sind jedoch selbst in äußerlich völlig pilzfrei erscheinendem Rohrschwingel und dem hieraus gewonnenen Heu enthalten. Die gleichen Folgen (periphere Gangrän) kann auch die Verfütterung von *brandpilzbefallenem Mais* (corn smut) haben, in welchem ebenfalls Sekale-ähnliche Alkaloide nachgewiesen worden sind.

Erscheinungen, Unterscheidung: Das klinische Bild der etwa 10 bis 14 Tage nach Beginn der Rohrschwingelaufnahme einsetzenden Vergiftung wird durch die gleichen Hautveränderungen wie die Mutterkornvergiftung (S. 1243) gekennzeichnet. Im Gegensatz zu dieser, welche auf der Weide an die in den Herbst fallende Reifeperiode der Sklerotien von Claviceps purpurea gebunden ist, kann die Schwingelgras-Lahmheit jedoch zu jeder Jahreszeit auftreten. Außerdem beschränken sich die Nekrosen bei letzterer in der Regel auf die Hintergliedmaßen und befallen nur gelegentlich auch den Zwischenklauen- und Ballenbereich der Vorderbeine, ausnahmsweise zudem das Schwanzende und/oder die Ohrspitzen. Schließlich fehlen bei ihr die im Anfangsstadium des Ergotismus festzustellenden nervösen Erscheinungen.

Die *prognostische Beurteilung* ist wie beim Ergotismus vom Ausmaß der Veränderungen beziehungsweise vom Zeitpunkt abhängig, zu welchem die Ursache der Erkrankungen erkannt und durch Umtreiben der Tiere auf andere Weiden abgestellt wird. Wirksame Behandlungsmaßnahmen sind nicht bekannt. Zur *Vorbeuge* sollten stärker mit Rohrschwingel durchsetzte Weiden gemieden oder durch Ansaat von Leguminosen nutzbar gemacht werden.

SCHRIFTTUM

CASE, A. A. (1956): Corn smut in silage. J. Amer. Vet. Med. Ass. *129*, 404. — CUNNINGHAM, I. J. (1949): A note on the cause of tall fescue lameness in cattle. Austr. Vet. J. *25*, 27-28. — GOODMAN, A. A. (1952): Fescue foot in cattle in Colorado. J. Amer. Vet. Med. Ass. *121*, 289-290. — HORE, D. (1961): Tall fescue (Festuca arundinacea) poisoning in dairy cattle. Austr. Vet. J. *37*, 312-313. — MAAG, D. D., & J. W. TOBISKA (1956): Fescue lameness in cattle. 2. Ergot alkaloids in tall fescue grass. Amer. J. Vet. Res. *17*, 202-204. — PAPP, E. (1968): Fescue poisoning in Georgia cattle. Ber. 5. Int. Tag. Rinderkrankheiten, Opatija, S. 156-157. — RUE JENSEN, A., W. DEEM & D. KNAUS (1956): Fescue lameness in cattle. 1. Experimental production of the disease. Amer. J. Vet. Res. *17*, 196-201. — STEARNS, T. J. (1953): Fescue foot or ergot-like disease in cattle in Kentucky. J. Amer. Vet. Med. Ass. *122*, 388-389. — WATSON, D. F., J. R. ROONEY & W. G. HOAG (1957): Fescue foot lameness in cattle—some observations on the disease in Virginia. J. Amer. Vet. Med. Ass. *130*, 217-219.

‚Paspalum staggers'

Als ‚*Paspalum-Taumeln*' wird eine durch *Claviceps paspali* verursachte Mykotoxikose bezeichnet. Sie tritt nach der Verfütterung von grünem oder getrocknetem Dallis- oder Bermudagras (*Paspalum dilatatum* beziehungsweise *notatum*) auf, dessen Ähren mit den 2 bis 4 Millimeter großen rundlichen, gelb- bis orangefarbenen Sklerotien dieses Pilzes befallen sind; sie enthalten das giftige Lysergsäure-α-oxyäthylamid. Die Krankheitserscheinungen beginnen mit Erregung, ständigem Muskelzittern, Nasenausfluß, Milchrückgang und Durchfall; zum Laufen angetriebene Patienten vollführen eigentümlich ruckende bis schaukelnde Bewegungen, nicken mit dem Kopf oder gehen seitwärts; bei Aufregung stürzen sie nieder und kommen trotz rudernder Anstrengungen nicht mehr hoch. Die Behandlung besteht in sofortigem Futter- beziehungsweise Weidewechsel (Beunruhigungen vermeiden!), woraufhin innerhalb weniger Tage Heilung eintritt. Bei festliegenden Tieren kann es jedoch zu schwerwiegender Muskeldystrophie kommen.

SCHRIFTTUM

Bianchi, P., A. Pugliese, A. Tonolo & F. Valfré (1965): La tossicità degli sclerozi di Claviceps paspali Stev. et Hall su alcuni animali domestici. Zooprofilassi 20, 79-98. — Brown, H. B. (1916): Life history and poisonous properties of Claviceps paspali. J. Agric. Res. 7, 401-406. — Hopkirk, C. S. M. (1936): Paspalum staggers. New Zealand J. Agric. 53, 105-108.

‚Süßkleevergiftung'

Gelber Stein- oder Honigklee und weißer Steinklee (*Melilotus officinalis* und *– albus*) enthalten Kumaringlykoside, die normalerweise ungefährlich sind; unter dem Einfluß bislang nicht näher bestimmter Pilze entwickelt sich aus diesen jedoch das blutgerinnungshemmende *Dikumarin*. Deshalb ist die Verfütterung der nicht verpilzten grünen Pflanzen sowie von einwandfrei geworbenem Heu oder Silage dieser Kleearten für Rinder unschädlich, während manche, aber nicht alle durch Pilzbefall verdorbenen Weiden oder auch die Futterchargen eine schwerwiegende hämorrhagische Diathese auslösen. Die ersten Krankheitsfälle treten mitunter schon 2 bis 3 Wochen, manchmal aber erst 2 bis 3 Monate nach Beginn der laufenden Verabreichung von derart geschädigtem Süßklee ein, dessen Giftigkeit nicht immer dem Grad seiner Verpilzung entspricht. Kälber und Jungtiere sind dikumarinempfindlicher als erwachsene Rinder; neugeborene Kälber können in den ersten Lebenstagen verenden, obwohl die betreffenden Mütter noch gesund erscheinen; das Gift geht offenbar auf den Fetus und auch in die Milch über. Erkrankte Tiere zeigen zunächst geringeren Appetit und schwerfällig-steifen Gang; manche Patienten haben auch blutigen Nasenausfluß, bluthaltigen roten bis teerfarbenen Kot oder blutige Milch. Bei näherer Untersuchung sind meist mehr oder weniger umfangreiche Anschwellungen, vor allem an den mechanisch exponierten Körperstellen (Backen, Gliedmaßen, Umgebung der vorstehenden Knochenpunkte), festzustellen; sie sind bei der Palpation schmerzhaft, mäßig derb bis fluktuierend und nicht vermehrt warm; die ihnen zugrunde liegenden Blutungen befinden sich in der Unterhaut und im Bereich der Muskelfaszien. Die Tiere weisen neben blassen Schleimhäuten erhöhte Herz- und Atemfrequenz auf; ihr Blut ist portweinfarben. Blutgerinnungs- und Prothrombinzeit sind oft erheblich verzögert (20 bis 30 Minuten und mehr statt 5 bis 10 Minuten, beziehungsweise bis zu 400 Sekunden statt 20 Sekunden). Wenn die gifthaltige Fütterung nicht umgehend abgestellt wird, gehen die Patienten innerhalb weniger Tage unter zunehmender Anämie und Kreislaufschwäche an innerer Verblutung ein. In weniger schwer dikumaringeschädigten Herden werden Tierarzt und Besitzer gelegentlich erst durch die nach einfachen operativen Eingriffen (Enthornung, Kastration) bei praktisch allen Rindern einsetzenden starken und kaum stillbaren Blutungen auf den Süßkleefaktor aufmerksam. Bei der *Zerlegung* fallen der süßliche Geruch des Tierkörpers und die ausgedehnten, zum Teil nur schlecht geronnenen Blutungen auf (subkutan, intermuskulär und subserös an Brust- und Bauchfell, besonders im Nierenfett, sowie an Herz und Leber, nur selten auch an den Lungen oder submukös). Die *Unterscheidung* von Rauschbrand (S. 699) ist leicht, weil die Anschwellungen bei Betastung nicht krepitieren; Abgrenzung von anderen hämorrhagischen Diathesen kann dagegen schwieriger sein (siehe S. 1311). *Vorbeuge:* Verdorbenen Süßklee meiden oder nur an ältere Rinder und jeweils nicht länger als 2 Wochen verfüttern (dann Nahrungswechsel); der geschädigte Klee kann auch im Verhältnis 1 : 5 bis 1 : 10 zusammen mit anderen Futtermitteln verbraucht werden. *Behandlung:* Ursache sofort beseitigen; Übertragung von gesundem Spenderblut (500 bis 1000 ml) an alle krank erscheinenden Tiere; zusätzliche intravenöse Gaben von Vitamin K_1 (1000 bis 2000 mg) sind wertvoll, für sich allein verabreicht aber wenig wirksam.

SCHRIFTTUM

Fraser, C. M., & J. Nelson (1959): Sweet clover poisoning in young calves. J. Amer. Vet. Med. Ass. 135, 283-286. — Goplen, B. P., J. H. Linton & J. M. Bell (1964): Dicoumarol studies. 3. Determining tolerance limits of contamination in low coumarin sweet clover varieties using a cattle bio-assay.

Canad. J. Animal Sci. *44*, 76-86. — GOPLEN, B. P., & J. M. BELL (1967): Dicoumarol studies. 4. Antidotal and antagonistic properies of vitamins K1 and K3 in cattle. Canad. J. Animal Sci. *47*, 91-100. — LINTON, J. H., B. P. GOPLEN, J. M. BELL & L. B. JAQUES (1964): Dicoumarol studies. 1. Oral administration of synthetic dicoumarol to various classes of sheep and cattle. Canad. J. Animal Sci. *44*, 344-352. — LINTON, J. H., B. P. GOPLEN, J. M. BELL & L. B. JAQUES (1964): Dicoumarol studies. 2. The prothrombin time response of sheep to various levels of contamination in low coumarin sweet clover varieties. Canad. J. Animal Sci. *44*, 353-360. — RODERICK, L. M. (1929): The pathology of sweet clover disease in cattle. J. Amer. Vet. Med. Ass. *74*, 314-326. — SCHALK, A. F. (1926): Cattle disease resulting from eating damaged or spoiled sweet clover hay or silage. North Amer. Vet. *7*, 27-29. — SCHOFIELD, F. W. (1924): Damaged sweet clover—the cause of a new disease in cattle simulating hemorrhagic septicemia and blackleg. J. Amer. Vet. Med. Ass. *64*, 553-575. — STAHMANN, M. A., CH. F. HUEBNER & K. R. LINK (1941): Studies on the hemorrhagic sweet clover disease. 5. Identification and synthesis of the hemorrhagic agent. J. Biol. Chem. *138*, 513-527. — WHITE, W. J., J. E. R. GREENSHIELDS & W. CHUTABY (1954): The effect of feeding sweet clover silage on the prothrombin time of blood of cattle. Canad. J. Agric. Sci. *34*, 601-606. — WIGNALL, W. N., A. W. BANKS, E. HACKETT & E. A. IRVING (1961): Dicoumarol poisoning of cattle and sheep in South Australia. Austr. Vet. J. *37*, 456-459.

‚Facial eczema'

Durch Dürreperioden mit anschließendem stärkeren Regen verdorbenes deutsches Weidelgras (*Lolium perenne*) sowie auch das hieraus gewonnene Heu können bei Wiederkäuern Leberschädigungen (obliterierende Entzündung der Gallengänge) auslösen, die 1 bis 2 Wochen nach den Niederschlägen zu sekundärer, hepatogener Photosensibilisierung führen. Als Ursache wurde Befall mit dem Pilz *Sporodesmium bakeri* (syn. *Pythomyces chartarum*) festgestellt, der ein Lebertoxin (Sporodesmin) bildet. Die gleichen Erscheinungen werden auch durch frost- und feuchtigkeitsgeschädigtes Hundszahngras (*Cynodon dactylon*) verursacht, wenn dieses mit *Periconia minutissima* verpilzt ist. Das klinische Bild der Dermatitis solaris ist bei den Photosensibilitätsreaktionen (S. 1323) nachzulesen.

SCHRIFTTUM

GIBBONS, W. J. (1953): Photosensitization in cattle. Auburn Vet. *9*, 177. — KIDDER, R. W., D. W. BEARDSLEY & T. C. ERWIN (1961): Photosensitization in cattle grazing frosted common Bermuda grass. Univ. Florida Agric. Exp. Stat. Bull. *630*, 1-21. — MONLUX, A. W., B. L. GLENN, R. J. PANCIERA & J. B. CORCORAN (1963): Bovine hepatogenous photosensitivity associated with the feeding of Alfalfa hay. J. Amer. Vet. Med. Ass. *142*, 989-994. — THORNTON, R. H., & J. C. PERCIVAL (1959): A hepatotoxin from Sporidesmium bakeri capable of producing facial eczema disease in sheep. Nature *183*, 63.

Harnstoff

In der Ernährung heranwachsender und erwachsener Rinder gewinnt der Zusatz von Harnstoff (Karbamid) zum Kraftfutter als wertvolle *eiweißsparende Stickstoffquelle* zunehmende Bedeutung. Im Pansen wird er von ureasebildenden Bakterien in Kohlensäure und Ammoniak zerlegt; letzteres dient den Kleinlebewesen der Vormägen zum Aufbau von Bakterien- und Protozoeneiweiß, das die Wiederkäuer dann bei der Labmagenverdauung verwerten. Zu rasch oder im Überschuß freiwerdendes Ammoniak gelangt dagegen in die Blutbahn, bevor die Mikroorganismen es genutzt haben; die maximale Ammoniakkonzentration im Blut wird schon 45 bis 60 Minuten nach oraler Harnstoffaufnahme erreicht. Für Rinder ist ein Blutammoniakspiegel von mehr als 1 bis 2 mg% gesundheitsschädlich, ein solcher von 4 bis 5 mg% wirkt tödlich. Die Harnstoffintoxikation der Wiederkäuer ist somit strenggenommen eine *Vergiftung durch Ammoniak* (möglicherweise auch durch Ammoniumkarbamat). Resorbiertes Ammoniak wird in der Leber durch Rückumwandlung zu Harnstoff entgiftet; dieser wird teils durch die Nieren ausgeschieden, teils über den Speichel und über die Pansenwand wieder den Vormägen zugeleitet (,Harnstoffkreislauf'). Voraussetzung für einen zügigen mikrobiellen Verbrauch des in den Vormägen beim Harnstoffabbau anfallenden Ammoniaks ist das Vorhandensein ausreichender Mengen von energiehaltigen Futterstoffen (insbesondere Stärke); Harnstoff wird deshalb gern in Form von Amidschnitzeln verabreicht. Außerdem dürfen nach allgemeiner Faustregel 100 g Harnstoff pro erwachsenes Rind und Tag nicht überschritten und nicht mehr als ein Drittel des Nahrungseiweißes durch Karbamid ersetzt werden; bezogen auf die Trockensubstanz soll sein Anteil in der Gesamtration 1 %, im Kraftfuter 3 % nicht übersteigen. Experimentell erwiesen sich zwar zum Teil erheblich größere Mengen (bis zu 480 g täglich) oder Konzentrationen (bis zu 50 % des Eiweißbedarfes) als gut verträglich; hierzu müssen aber die mengenmäßigen Anteile aller Futterstoffe durch eingehende Berechnung aufeinander abgestimmt werden. (Durch übermäßige Harnstoffgaben kann unter Umständen auch die Biosynthese der zum Vitamin-B-Komplex zählenden Nikotinsäure im Pansen behindert werden; S. 1107.)

‚Harnstoffvergiftungen' sind meist auf folgende *Ursachen* zurückzuführen: Plötzliche Umstellung auf karbamidhaltige Fütterung (zur Vermeidung von Zwischenfällen ist eine 2- bis 4wöchige Eingewöhnungszeit mit allmählicher Steigerung der Harnstoffgaben ratsam; eine solche ist auch wieder erforderlich, wenn die Ernährung inzwischen vorübergehend harnstofffrei war). Verabreichung des Harnstoffes in flüssiger Form (da gelöstes Karbamid etwa doppelt so toxisch ist wie trockenes, sollten die betreffenden Futtermittel nicht mehr als 12 % Feuchtigkeit enthalten). Ungenügende Vermengung von Karbamid und Kraftfutter oder Zuteilung von Hand (weil kristalliner Harnstoff zur Verklumpung neigt, sind industrielle Granulate oder Fertigmischungen vorzuziehen). Unvermittelte Verringerung des Rauhfutteranteiles in der Nahrung (das Rauh-: Kraftfutter-Verhältnis sollte etwa 2 : 1 betragen, um den Vormagenmikroben die zum Umbau des Ammoniaks zu Eiweiß nötige Energie zu liefern). Verfütterung von Harnstoff zusammen mit ungenügend erhitztem Sojaschrot (dieses enthält das harnstoffspaltende Enzym Urease und kann somit eine überstürzte Freisetzung von Ammoniak auslösen). Beweiden von Grünland, das mit Harnstoff kopfgedüngt worden war (vor der Nutzung sind ausgiebige Regenfälle abzuwarten).

Das durch übermäßige Harnstoffgaben oder zu rasche Ammoniakbildung innerhalb der Vormägen verursachte *Krankheitsbild* verläuft perakut bis akut und ähnelt weitgehend demjenigen der Weidetetanie (S. 1024): Schon 20 bis 30 Min. nach Aufnahme des karbamidhaltigen Futters zeigen meist mehrere Tiere des Bestandes einen ängstlich-starren Blick, Nystagmus, Muskelzittern, erhöhte Erregbarkeit, motorische Unruhe oder Taumeln, zum Teil auch häufigeren Kot- und Harnabsatz. Innerhalb kurzer Zeit setzen dann bedrohliche Symptome ein: Exophthalmus, Speicheln, Kolik, Stöhnen, Niedergehen auf den stark nach vorn gestreckten Vorderbeinen und Schweißausbruch; dabei steigt die Frequenz des pochend und später unregelmäßig schlagenden Herzens bis auf 200 pro Minute an, und die Atmung wird zunehmend dyspnoeisch-keuchend; während der folgenden Konvulsionen setzt sie zeitweilig aus; die Atemluft riecht mehr oder weniger deutlich nach Ammoniak. Von den schweren generalisierten oder lokalisierten tonisch-klonischen Krämpfen werden vor allem die schon mit Opisthotonus auf der Seite festliegenden Patienten betroffen. Bei der Mehrzahl der Erkrankten tritt schließlich hochgradige Tympanie des gelähmten Pansen, bei manchen auch Erbrechen ein. Unbehandelte schwerkranke Tiere sterben meist nach 1 bis 3 Stunden. *Zerlegungsbefund:* Opisthotonus, leichtes bis mäßiges Lungenödem und -emphysem, Blutungen subepi- und subendokardial sowie in der Nierenrinde; Rötungen der Vormagenschleimhaut; Vormageninhalt stark alkalisch (bis pH 8,5); histologisch: Leber- und Nierendegeneration. Das Fleisch kann bei der Kochprobe einen deutlichen ammoniakalischen Geruch aufweisen. Die *Behandlung* im Krampfstadium kommt meist zu spät; sonst sind orale Gaben von 3 bis 5 Litern Essig (5 %ig, oder aber entsprechend verdünnte Essigsäure) oder von 100 bis 200 g Glutaminsäuregranulat (in reichlich Wasser gelöst) wirksam; zur Unterstützung werden Analeptika, langsame Infusionen von Kalzium-Magnesium-Salzlösungen oder parenterale Flüssigkeitszufuhr (T. I.) empfohlen.

SCHRIFTTUM

Abonyi, L., J. Kovács & M. Miklovich (1958): Über die Karbamidvergiftung des Rindes (ungarisch). Magyar Allatorv. Lapja 13, 132-134. — Bullington, Th. H., C. E. Byrd & T. W. Harris (1955): Urea poisoning in the bovine. North Amer. Vet. 36, 107-109. — Davis, G. K., & H. F. Roberts (1959): Urea toxicity in cattle. Bull. Florida Agric. Exp. Stat. 611, 1-6. — Feklistov, M. N. (1964): Die Chloralhydrat-Glukose-Behandlung bei der Harnstoffvergiftung des Rindes (russisch). Veterinariya 41:12, 51-52. — Fraser, C. M. (1963): Urea poisoning in cows at pasture. Canad. Vet. J. 4, 51-53. — Gibbons, W. J. (1966): Urea poisoning. Mod. Vet. Practice 47, 78-79. — Hale, W. H., & R. P. King (1955): Possible mechanism of urea toxicity in ruminants. Proc. Soc. Exp. Biol. Med. 89, 112-114. — Kaemmerer, K., & V. Bollmann (1968): Toxikologische Grundlagenuntersuchungen bei ad libitum-Fütterung von harnstoffhaltigen Brühschnitzeln. Tierärztl. Umschau 23, 100-108. — Koval', M. P., & I. V. Vaško (1964): Vergiftungsfälle durch Harnstoff bei Kühen (russisch). Veterinariya 41:10, 49-50. — Norton, C. L. (1961): Proper use of urea feeding. Vet. Med. 56, 53-55. — Puckett, L. W. (1958): Urea poisoning in dairy cows. Mod. Vet. Practice 39:2, 142. — Rummler, H. J., W. Laue & F. Berschneider (1962): Untersuchungen über die biochemischen Vorgänge und über therapeutische Maßnahmen bei der Harnstoffvergiftung der Rinder. M.-hefte Vet.-Med. 17, 156-161. — Szwabowicz, A. (1962): Harnstoffvergiftungen beim Rind (polnisch). Med. Weter. 18, 330-333. — Swenson, M. (1954): Urea poisoning in ruminants. J. Amer. Vet. Med. Ass. 125, 73. — Underbjerg, G. K. L. (1961): Ammonia in a urea feed sample. Vet. Med. 56, 5-6. — Wetterau, H., & W. Holzschuh (1963): Untersuchungen über den Abbau von Nicht-Protein-Stickstoff-Verbindungen im Pansen der Wiederkäuer. 2. Untersuchungen in vitro zur Frage der Ureasewirkung aus Sojaextraktionsschrot auf den Harnstoffabbau. Arch. Tierernährg. 13, 21-35.

Trichloräthylenbehandeltes Sojaschrot

Wesen, Ursachen und Bedeutung: Bei der Ölgewinnung aus Sojabohnen mittels Trichloräthylen entwickelt sich ein im Schrot oder Mehl verbleibender lagerungs- und hitzebeständiger toxischer Faktor (*S-[dichlorvinyl]-L-zystein*), der schon in Mengen von 4 mg pro kg KGW zu tödlich verlaufenden Knochenmarksschädigungen beim Rind führt. Pferde und kleine Wiederkäuer sind nach Verfütterung solcher Sojarückstände ebenfalls, aber in geringerem Maße gefährdet. Ein völlig gleichartig wirkendes Gift ist auch in trichloräthylen-extrahiertem Fleischmehl enthalten. (Dagegen sind mit Hilfe anderer Lösungsmittel [Alkohol, Benzin, Benzol, Hexan] gewonnene Sojaschrote sowie trichloräthylen-behandelte Expeller anderer Ölpflanzen frei von dem giftigen Faktor.) Intoxikationen mit derartigem Sojaschrot haben zwischen 1916 und 1925 vor allem in Schottland, Holland und Deutschland als sogenannte Stockman-Disease, Brabanter Rinderseuche oder Dürener Krankheit erhebliche Verluste verursacht. Seitdem wird Trichloräthylen zwar kaum noch zur Lösung von Sojaöl benutzt, doch sind bis in neuere Zeit vereinzelte Schadensfälle bekannt geworden.

Krankheitsgeschehen und Erscheinungen: Die Schädigung des Knochenmarks betrifft nur die Myelo- und Thrombozytopoese; die Zahl der roten Blutkörperchen sinkt erst infolge der Hämorrhagien ab; die Bezeichnung des Leidens als aplastische Anämie ist deshalb unzutreffend. Je nach dem Giftgehalt des betreffenden Sojaschrotes und der täglich hiervon verabreichten Menge treten die ersten Erkrankungen früher oder später auf; meist vergehen bis dahin 2 bis 4 Wochen, mitunter aber auch mehrere Monate, wobei Kälber und Hochleistungskühe in der Regel anfälliger sind als andere Rinder. Der toxische Faktor schädigt auch den Fetus, weshalb Kälber erkrankter Kühe oft schon kurze Zeit nach der Geburt verenden; er scheint jedoch nicht in die Milch überzugehen. Da schwerwiegendere Beeinträchtigungen der Knochenmarksfunktion irreversibel sind, können in den betroffenen Herden selbst 3 bis 6 Wochen nach dem Absetzen des schädlichen Schrotes noch weitere Krankheits- und Todesfälle auftreten; bei den übrigen Tieren halten die vergiftungsbedingten Veränderungen des Blutbildes noch einige Zeit an. Diese sind durch Thrombozytopenie (bis unter 100 000 oder 50 000 pro mm^3), verlängerte Blutungszeit, oft auch verzögerte Blutgerinnung (bis über 30 Minuten) und eine damit einhergehende Neigung zu spontanen Blutungen (infolge Permeabilitätsstörung der Gefäße) gekennzeichnet; daneben besteht eine mehr oder weniger ausgeprägte Leukozytopenie (bis unter 2000 pro mm^3) mit relativer Lymphozytose (bis über 90 %). Die ersten äußerlich erkennbaren Krankheitszeichen sind verminderte Freßlust sowie schleimig-blutiger Nasenausfluß, zum Teil auch bluthaltiger bis teerfarbener Durchfall, Leibschmerzen, blutiger Scheidenausfluß oder Blutmelken, zudem häufig hohes Fieber (bis zu 42° C). Danach setzen meist ziemlich rasch subkutane und innere Blutungen ein (Petechien an den auffallend blaß erscheinenden Schleimhäuten von Auge, Nase, Maul und Scheide), die unter Schwanken, Taumeln, Stöhnen, Zähneknirschen, Beschleunigung von Atem- und Herzfrequenz und Festliegen innerhalb von 1 bis 4 (spätestens aber 10) Tagen zum Tode führen. In einem Teil der Fälle sind möglicherweise sekundäre Besiedlungen der geschädigten Parenchyme mit Anaerobiern für den letalen Ausgang verantwortlich zu machen.

Zerlegungsbefund: Zahlreiche spritzerartige bis ausgedehnte, frische und ältere Blutungen subkutan, intramuskulär, subserös (Herz, Lungen, Brust- und Bauchfell), submukös (besonders im Atmungs- und Verdauungsapparat; Labmagengeschwüre), subperiostal und manchmal auch im Euter; histologisch: Degeneration und Nekrosen sowie hämorrhagische Infarkte in Leber und Nieren (Tubulusbereich).

Differentialdiagnostisch ist an hämorrhagische Septikämie (S. 730) und andere mit Blutungsneigung verbundene Krankheiten (S. 1311) zu denken, doch läßt sich die Ursache durch Kontrolle der Fütterung meist aufklären.

Die *Behandlung* manifest erkrankter und bereits anämischer Patienten ist trotz sofortiger Futterumstellung oft wenig aussichtsreich; in leichteren Fällen sind Bluttransfusionen sowie Gaben von Vitamin K, C, B_1 oder von Rutin versuchsweise angezeigt. Beunruhigungen der Tiere sollten tunlichst vermieden werden, da sie erneute Blutungen fördern. Außerdem empfiehlt sich Verabreichung von Antibiotika über einige Tage, da die Abwehrkräfte gegenüber Infektionserregern durch die Agranulozytose geschwächt sind.

SCHRIFTTUM

BRÜGGEMANN, J., K. BRONSCH, H. KARG & E. DAHME (1958): Pathophysiologische Studien und klinische Beobachtungen zur Dürener Krankheit. Zbl. Vet.-Med. 5, 634-664. — CROSS, R. F. (1953): Observations on the bovine hemorrhagic disease caused by trichloroethylene-processed soybean oil meal. J. Amer. Vet. Med. Ass. 122, 103-105. — FRENKEL, H. S. (1924): De rinderziekte in Limburg en Noord-Brabant. Tijdschr. Diergeneesk. 51, 478-479. — MÜNCH, S. (1956): Zur Dürener Krankheit des Rindes. Diss., München. — PRITCHARD, W. R., C. E. REHFELD, N. S. MIZUNO, J. H. SAUTTER & M. O. SCHULTZE (1956): Studies on trichloroethylene-extracted feeds. 1. Experimental production of acute aplastic anemia in young heifers. Amer. J. Vet. Res. 17, 425-429. — PRITCHARD, W. R., C. E. REHFELD, W. E. MATTSON, J. H. SAUTTER & M. O. SCHULTZE (1956): 2. The effects of feeding different levels of trichloroethylene-extracted soybean oil meal to young heifers. Amer. J. Vet. Res. 17, 430-436. — PRITCHARD, W. R., W. E. MATTSON, J. H. SAUTTER & M. O. SCHULTZE (1956): 3. Studies of various aspects of toxicity of trichloroethylene-extracted soybean oil meal. Amer. J. Vet. Res. 17, 437-440. — KLUSSENDORF, R. C. (1955): Hemorrhage from feeding soybean oil meal. North Amer. Vet. 36, 273-274. — REHFELD, C. E., V. PERMAN, J. H. SAUTTER & M. O. SCHULTZE (1958): Effect of trichloroethylene-extracted meat scrap on young cattle. J. Agric. Food Chem. 6, 227-230. — SCHULTZE, M. O., P. KLUBES, V. PERMAN, N. S. MIZUNO, F. W. BATES & J. H. SAUTTER (1959): Blood dyscrasia in calves induced by S-(dichlorovinyl)-cysteine. Blood 14, 1015-1525. — SETO, T. A., M. O. SCHULTZE, V. PERMAN, F. W. BATES & J. H. SAUTTER (1958): Properties of the toxic factor in trichloroethylene-extracted soybean oil meal. J. Agric. Food Chem. 6, 49-54. — STOCKMAN, ST. (1916): Cases of poisoning in cattle by feeding on meal from soyabean after extraction of the oil. J. Comparat. Pathol. Therap. 29, 95-107. — STRAFUSS, A. C., & J. H. SAUTTER (1967): Clinical and general pathologic findings of aplastic anemia associated with S-(dichlorovinyl)-L-cysteine in calves. Amer. J. Vet. Res. 28, 25-37. — STRAFUSS, A. C., & H. J. SAUTTER (1967): Pathologic characteristics of renal lesions induced by S-(dichlorovinyl)-L-cystein in calves and rats. Amer. J. Vet. Res. 28, 1805-1815.

Baumwollsaatkuchen

Die Drüsen des Baumwollsamens enthalten ein hitzelabiles, *Gossypol* genanntes, toxisches Pigment, das bei der Ölgewinnung (mechanische Zerkleinerung, Wässern) frei wird. In handelsfertigen Baumwollsaatkuchen ist es je nach Herkunft, Erntejahr und Art des Extraktionsprozesses in unterschiedlichen, heute meist aber für Rinder unschädlichen Konzentrationen enthalten. Wiederkäuer sind durch dieses Gift weniger gefährdet als Schweine, weil sie es innerhalb der Vormägen in gewissem Umfange durch irreversible Bindung an Lysin in verdauliches, untoxisches Eiweiß umwandeln. Bei einem Teil der nach dem Verfüttern von Baumwollsamenschrot beschriebenen ‚Vergiftungen' von Rindern hat es sich offensichtlich um Avitaminose A (S. 1100) gehandelt. Kälber, insbesondere solche bestimmter Rassen, sind gossypolempfindlicher als erwachsene Rinder: Ein zu 90 % aus Baumwollsaatmehl mit einem Gossypolgehalt von 0,08 beziehungsweise 0,68 % bestehendes Futter führte bei Holsteinkälbern, aber nicht bei Jerseykälbern, nach 150 beziehungsweise 60 Tagen zu Vergiftungen und Todesfällen. Die meist erst einige Wochen nach Beginn der Verabreichung von toxinhaltigem Schrot oder Mehl einsetzenden Krankheitserscheinungen äußern sich in leichteren Fällen lediglich durch verminderten Appetit und Wachstumshemmung; in schwereren Fällen kommt es dagegen zu Niedergeschlagenheit, Labmagendarmentzündung, Durchfall, rotbrauner Verfärbung des Harnes, Atemnot, Kreislaufschwäche und Krämpfen mit oft plötzlichem oder völlig unvermutet tödlichem Ausgang. Sektionsbefunde: Deutliche Vermehrung der Bauch-, Brusthöhlen- und Herzbeutelflüssigkeit, Ödem des Darmgekröses und der Lungen, subepi- und subendokardiale Blutungen, Degeneration und nekrotische Herde in der Leber, Nephritis und hämorrhagische Abomasoenteritis; histologisch: Herzmuskelentartung. Eine wirksame Behandlung ist nicht bekannt: Absetzen, zumindest aber Einschränken des Baumwollsaatanteiles in der Nahrung (für erwachsene Rinder höchstens 3 kg täglich); es können aber nach dem Futterwechsel noch einige Zeit lang Erkrankungen und Verluste auftreten.

SCHRIFTTUM

EDER (1902): Todesfälle durch zu reichliche Fütterung von Baumwollsaatmehl. Wschr. Tierheilk. Tierzucht *46*, 232-233. — GAUTIER, J. (1887): Eine durch Fütterung mit geschältem Baumwollsaatkuchen veranlaßte Krankheit der Kälber. Dtsch. Zschr. Tiermed. *12*, 377-414. — LEIGHTON, R. E., W. B. ANTHONY, J. S. HUFF & I. W. RUPEL (1953): Relation of breed and free gossypol levels to cottonseed meal toxicity in dairy calves. J. Dairy Sci. *36*, 601-602. — MOZGOV, I. E., A. K. DANILOVA, A. V. AKULOV & I. I. BUKHAROV (1941): Gossypolvergiftungen beim Rind und Schwein nach der Verfütterung von Baumwollsaatkuchen (russisch). Veterinariya *38:2*, 110-113. — REISER, R., & H. C. FU (1962): The mechanism of gossypol detoxification by ruminant animals. J. Nutrit. *76*, 215-218. — SMITH, H. A. (1957): Pathology of gossypol poisoning. Amer. J. Pathol. *33*, 353-365. — WITHERS, W. A., & F. E. CARRUTH (1916): Gossypol, the toxic substance in cottonseed meal. J. Agric. Res. *5*, 261.

Leinkuchen

Die Samen des Leins (*Linum usitatissimum*) enthalten das Glykosid *Linamarin*, dessen Konzentration in Flachssaat meist höher ist als in Ölleinsaat. Es ist nicht fettlöslich und verbleibt deshalb bei der Leinölgewinnung in den Extraktionsrückständen. In Gegenwart des in anderen Zellen der Leinsamen lokalisierten Enzymes Linamarase sowie von Wasser wird aus Linamarin Blausäure frei; diese hydrolytische Spaltung wird durch mäßige Wärme (Körpertemperatur) begünstigt. Früher wurden Leinkuchen und -mehle mit mehr als 100 bis 200 ppm Linamarin-Blausäure als gefährlich für Wiederkäuer angesehen. Es hat sich aber herausgestellt, daß das Zustandekommen von Vergiftungen nicht allein vom Gehalt an HCN abhängig ist, sondern daß hierfür vor allem der Zeitraum entscheidend ist, innerhalb dessen sie im Tierkörper abgespalten und resorbiert wird; dieser Vorgang wird aber vom Zerkleinerungsgrad und der Zubereitungsweise der Kuchen sowie von der Geschwindigkeit der Futteraufnahme stark beeinflußt. So löst die Verabreichung ziemlich hoch HCN-haltiger, trockener Leinkuchen an normal fressende Rinder selbst dann keine Intoxikation aus, wenn mit der Tagesration die theoretisch tödlich wirkende Blausäuredosis (etwa 2 mg pro kg KGW) erreicht oder gar überschritten wird. Offenbar wird die HCN hierbei mehr allmählich und jeweils nur in solchen Mengen freigesetzt, die umgehend von der Leber entgiftet werden können. Dagegen sind nach besonders gieriger Aufnahme von Leinölsaatrückständen mit 100 bis 600 ppm HCN schwere Vergiftungen und Verluste aufgetreten, wenn diese vorher in Wasser aufgeweicht worden waren. Das meist bei Kälbern beobachtete Krankheitsbild setzt schon 10 bis 15 Minuten nach dem Füttern plötzlich ein und endet in der Regel nach der gleichen Zeitspanne tödlich; die Erscheinungen sind ähnlich wie bei Intoxikation durch andere blausäurehaltige Pflanzen, die samt Behandlungsmaßnahmen auf Seite 1265 ff. erwähnt werden. Zur Vermeidung dieser Schadensfälle sollten Leinkuchen an Rinder entweder trocken verabreicht oder nach vorherigem Einweichen mindestens 10 Minuten lang kräftig aufgekocht werden; kurzes Überbrühen reicht zur sicheren Zerstörung der Linamarase nicht aus; das gleiche gilt für die Anfertigung von Leinsamenschleim.

SCHRIFTTUM

Bak, T., & Z. Bubien (1958): Die Vergiftung von Jungrindern mit Leinsamen (polnisch). Med. Weter. *14*, 24-27. — Cazaban, F., & J. Isnard (1935): Contribution à l'étude de la toxicité des tourteaux de lin. Rec. Méd. Vét. *111*, 542-545. — Delamare, J. A., J. Isnard & F. Cazaban (1934): Contribution à l'étude de la toxicité des tourteaux de lin. Rev. Méd. Vét. *86*, 314-317. — Dunne, G. T. (1924): Poisoning in calves by nascent hydrocyanic acid evolved by cake in solution. Brit. Vet. J. *80*, 40-42. — Isnard, J. (1939): Quel est le moins mauvais mode de distribution des tourteaux de lin cyanogénétiques? Rev. Méd. Vét. *91*, 212-219. — Maille, E., A. Maille & M. Maille (1959): Sur la répartition de la linamarine dans les tissus de la graine de lin. Compt. Rend. Acad. Sci. *249*, 1142. — Montgomerie, R. F. (1924): Hydrocyanic acid generated from linseed cake meal—a case of poisoning in calves. Brit. Vet. J. *80*, 311 bis 314. — Orth, A., & F. Mohr (1953): Fütterungsversuche an Jungrindern mit stark Blausäure abspaltenden Leinrückständen. Arch. Tierernährung *3*, 31-39. — Vuillaume, R., & J. Gillet (1942): Teneur en acide cyanhydrique de quelques tourteaux de lin. Compt. Rend. Soc. Biol. *136*, 614-616.

Pflanzliche Gifte

Im Rahmen dieses Buches ist es nicht möglich, alle für Rinder giftigen oder schädlichen Pflanzenarten (insgesamt über 200) zu besprechen; im folgenden Abschnitt ist deshalb eine *Auswahl der wichtigsten*, vorwiegend in Europa vorkommenden *toxischen Pflanzen* getroffen worden. Sie wurden entsprechend den in ihnen enthaltenen Giftstoffen beziehungsweise nach den durch sie in erster Linie beeinflußten Organsystemen zu Gruppen zusammengefaßt, um dem Leser das Auffinden im Bedarfsfall zu erleichtern. Für Intoxikationen durch seltenere oder tropische Pflanzen muß auf die im Schrifttumsverzeichnis angeführten Fachwerke verwiesen werden. In Gebieten mit intensiver Wiesen- und Weidewirtschaft sind giftpflanzenbedingte Erkrankungen und Verluste von Haustieren, im Gegensatz zu den sich in neuerer Zeit mehrenden Schäden durch industrielle Gifte und auch zu den bei extensiver Bewirtschaftung herrschenden Bedingungen, selten geworden. Viele der Schad- und Giftpflanzen werden zudem von weidenden Rindern weitgehend gemieden, solange daneben noch genügend anderes Futter vorhanden ist; die bloße Anwesenheit giftiger Pflanzen ist daher in der Regel noch nicht beweisend dafür, daß sie auch in gefährlichen Mengen aufgenommen worden sind. In Verdachtsfällen gilt es somit, zunächst alle anderen, unter ähnlichen oder gleichen Symptomen verlaufenden Rinderkrankheiten in Betracht zu ziehen und durch gründliche Untersuchung der Patienten sowie der Umgebungsverhältnisse möglichst sicher auszuschließen, bevor die von Laien oft voreilig geäußerte Vermutung einer pflanzlichen Intoxikation wirklich gerechtfertigt erscheint. Wenn sich die Ursache solcher meist gehäuft auftretender, vergiftungsartiger Erkrankungen an Ort und Stelle nicht restlos klären läßt, sollten typische Proben der ursächlich in Frage gezogenen Pflanzen (Wurzeln, Stengel, Blätter und Blüten oder Früchte) in frischem Zustand oder sachgemäß zwischen Zeitungspapier und Kartonblättern gepreßt, zusammen mit näheren Angaben über Standort und beobachtete Erscheinungen zur botanisch-toxikologischen Identifizierung eingesandt werden (Pflanzenschutzämter der Länder oder botanische Institute der Universitäten und Hochschulen). Bis zur Bestätigung oder Entkräftung des Verdachtes dürfen die betreffenden Weiden nicht mehr genutzt beziehungsweise die als schädlich angesehenen Pflanzen nicht weiter verfüttert werden. Auf ihr Vorhandensein im Vormageninhalt ist bei der Zerlegung umgestandener Tiere besonders zu achten. Um größere Schadensauswirkungen rechtzeitig zu unterbinden, ist es manchmal auch wichtig, benachbarte Kollegen und landwirtschaftliche Betriebe oder den Lieferanten der als giftig befundenen Futtermittel hiervon umgehend zu benachrichtigen.

SCHRIFTTUM

Forsyth, A. A. (1954): British poisonous plants. Bull. Min. Agric. Fish. Food, London, Nr. *161*. — Fowler, M. (1962): The veterinarian's role in poison plant problems. Mod. Vet. Practice *43:*3, 40-43. — Gessner, O. (1953): Die Gift- und Arzneipflanzen von Mitteleuropa. Winter, Heidelberg. — Hulbert, Ll. C., & Fr. W. Oehme (1961): Plants poisonous to livestock. Kansas State Univ., Manhattan. — Kingsbury, J. M. (1958): Plants poisonous to livestock—a review. J. Dairy Sci. *41*, 875-907. — Kingsbury, J. M. (1962): Dealing with poisonous plants. J. Amer. Vet. Med. Ass. *140*, 954-957. — Kingsbury, J. M. (1964): Poisonous plants of the United States and Canada. Prentice Hall, Englewood Cliffs.

Pflanzenbedingte Hauterkrankungen

Außer den in diesem Abschnitt zu erwähnenden Pflanzen können auch Rostpilze (S. 1240), Mutterkorn (S. 1243) und die ‚Rohrschwingellahmheit' (S. 1244) zu toxisch bedingten Hautveränderungen führen.

Photosensibilisierende Pflanzen

Die orale Aufnahme größerer Mengen bestimmter Futterpflanzen, Gräser oder Unkräuter kann bei Wiederkäuern auf direktem oder indirektem Wege zu *Lichtempfindlichkeit* der nichtpigmentierten Haut führen. Die betreffenden Pflanzen sollen hier nur aufgezählt werden. Näheres über die durch ihre Verfütterung und nachfolgende Sonnenbestrahlung ausgelöste Photosensibilitätsreaktion (*Dermatitis solaris*) ist auf Seite 1323 ff. nachzulesen.

Primär sensibilisierend wirken auf Grund der in ihnen enthaltenen photodynamischen Faktoren: Buchweizen (*Fagopyrum esculentum*) durch sein Fagopyrin sowie Johanniskraut (*Hypericum perforatum*) und andere Hypericum-Arten (*H. crispum, pulchrum, maculatum, ethiopicum, leucopticodes*) durch ihr Hyperizin (Taf. 26 b, c).

Dagegen verursachen folgende Pflanzen zunächst eine *toxische Leberschädigung,* in deren Gefolge die betroffenen Tiere erst *sekundär-hepatogen* lichtempfindlich werden: Blaugrünalgen (S. 1284); verdorbenes, mit Pilzen (*Sporodesmium bakeri, Periconia minutissima*) befallenes Heu von deutschem Weidelgras (*Lolium perenne*) oder Hundszahn (*Cynodon dactylon*; S. 1247); Hirsearten (*Panicum spp.*); Burzeldorn (*Tribulus terrestris*); Lupinen (*Lupinus spp.*, S. 1279); Eisenkrautgewächse (*Lanata spp.*); Kreuzkrautarten (*Senecio spp.*, S. 1282).

Bei einer Reihe weiterer Pflanzen ist schließlich die genaue Pathogenese der nach ihrer Verfütterung mitunter auftretenden Photosensibilisierung noch *ungeklärt:* Luzerne (*Medicago sativa, M. denticulata*); Rot- und Schwedenklee (*Trifolium pratense, T. hybridum*); Wicken (*Vicia spp.*); Knöterich (*Polygonum spp.*); Sudangras (*Sorghum vulgare* var. *sudanense*); gefleckte Wolfsmilch (*Euphorbia maculata*).

SCHRIFTTUM

Clare, N. T. (1952): Photosensitization in diseases of domestic animals. Commonwealth Agric. Bur., Farnham Royal, Bucks.

Kartoffel (Solanum tuberosum)

Das grüne Kraut (0,02 bis 0,09 %) sowie die Blüten (0,7 %), Früchte (1 %), Keimlinge (0,2 bis 0,8 %) und grünen Schalen der Kartoffeln enthalten unterschiedliche Konzentrationen des giftigen Glykoalkaloides *Solanin* (Werte in Klammern); in reifen

Kartoffelknollen beträgt sein Gehalt nur 0,002 bis 0,01 %. Beim Erhitzen zerfällt Solanin in Zucker sowie Solanidin und Solanein; letztere gehen in das Kochwasser über, das deshalb für Tränkezwecke ungeeignet ist (abgießen). Im allgemeinen bedarf es größerer Mengen solaninhaltiger Teile der Kartoffelpflanze, um Intoxikationen beim Rind hervorzurufen (etwa 5 bis 15 kg grünes Kraut). Schadensfälle ereignen sich meist dann, wenn aus Unkenntnis der Gefahr oder wegen Futtermangels auf die genannten Kartoffelabfälle zurückgegriffen wird. Experimentell erwiesen sich zwar Gaben von 5 bis 15 kg einwandfrei siliertem Kartoffelkraut pro Tier und Tag über längere Zeit hinweg als verträglich; in anderen Fällen haben gleiche Mengen aber zu Erkrankungen geführt. Möglicherweise ist nur die akute, mit zentralnervösen und gastrointestinalen Symptomen einhergehende Vergiftung wirklich auf das Solanin zurückzuführen; für den chronischen, durch Hautveränderungen gekennzeichneten Kartoffelausschlag spielen jedoch wahrscheinlich noch andere, bislang nicht näher bekannte Faktoren eine ursächliche Rolle (Mykotoxine aus verdorbenen Kartoffeln, allergische Reaktion oder Mangel an wichtigen Nähr- oder Wirkstoffen?).

Die *akute Vergiftung* wird meist durch keimende Kartoffeln, grüne Kartoffelschalen oder grünes Kartoffelkraut ausgelöst. Erkrankte Tiere sind, teilweise nach kurzfristiger Erregung, apathisch und freßunlustig; ihre Milchleistung sinkt rasch ab. Sie zeigen Speicheln, mitunter auch Nasenausfluß und entzündliche Rötungen oder Erosionen der Maulschleimhaut (ausnahmsweise Schmatzen) sowie zunehmende allgemeine Schwäche mit Zittern, Taumeln oder breitbeinigem Stehen, leichter bis mäßiger Tympanie und profusem, wäßrig-übelriechendem Durchfall (gelegentlich erst nach vorheriger Verstopfung). Die Herzfrequenz steigt bis auf 130 pro Minute an; der Puls ist klein; die Frequenz der meist erschwerten Atmung nimmt ebenfalls zu. Unter ausgeprägter Benommenheit (Erlöschen der Reflexe) kommen die Patienten bald zum Festliegen; schwer erkrankte Tiere verenden innerhalb von 1 bis 3 Tagen (Lähmung der Zentren für Kreislauf und Atmung), manchmal aber auch schon perakut im nervösen Stadium, das heißt vor dem Einsetzen der Magendarmreizung. Zerlegungsbefund: negativ oder Abomasoenteritis. Etwaiger Verdacht auf Maul- und Klauenseuche ist wegen des Fehlens der charakteristischen Aphthen und der ausbleibenden Weiterverbreitung des Leidens auf andere Tiere bald zu entkräften. Die Behandlung besteht in Umstellung der Ernährung, oralen Gaben von salinischen Abführmitteln und Adsorbentien sowie Verabreichung von Analeptika (T. I.).

Die Anzeichen der *chronischen Schädigung* treten in der Regel erst nach wochen- bis monatelanger Verfütterung größerer Tagesrationen von Kartoffelschlempe, -pülpe oder -kraut beziehungsweise von aus letzterem gewonnener Silage auf; Erscheinungen der „Schlempemauke" sind mitunter aber auch bei laufender Verabreichung von vorwiegend aus Kartoffelschalen bestehenden Großküchenabfällen oder beim Einstreuen von getrocknetem Kartoffelkraut zu beobachten: Vor allem distal an den Hinterbeinen (vom Kronsaum bis zum Fesselgelenk, unter Umständen sogar bis zum Sprunggelenk und höher), in schwereren Fällen aber auch an den Vorderbeinen, an Schenkelinnenflächen sowie Euter und Unterbauch, ausnahmsweise zudem noch an Hals, Umgebung des Afters und Schwanzansatz, schwellen Haut und Unterhaut mehr oder weniger stark an; in den genannten Bereichen sind dann die Haare gesträubt und die Haut gerötet, vermehrt warm und schmerzhaft. In der Folge entwickeln sich hier rasch aufplatzende Bläschen, die rote Flecken hinterlassen, sowie ein schweres nässendes Exanthem mit zahlreichen harten, gelblichen bis braunen Krusten und tiefen Zerklüftungen der Haut (Taf. 1 e). Diese Veränderungen sind in den Gelenkbeugen besonders ausgeprägt, wo sie zu Blutungen und sekundären Infektionen mit Eiter- oder Nekroseerregern neigen. Sie verursachen schmerzhaftes Trippeln, zeitweiliges Schonen einzelner Gliedmaßen und klamm-zögernden Gang oder aber vieles Liegen mit ausgestreckten Beinen. Wenn die Ursache nicht abgestellt wird, kann es schließlich zum Einbruch der komplizierenden Infekte in Sehnenscheiden oder Gelenke und zu Pyämie kommen. Da ein Teil der Patienten auch Rötungen oder nekrotisierende Geschwüre im Maul aufweist, wird gelegentlich an Maul- und Klauenseuche gedacht; der Zwischenklauenspalt ist jedoch bei Schlempemauke meist unbeteiligt. Die charakteristischen Hautläsionen und eine Überprüfung der Fütterung führen dann zur Klärung. Nach dem Absetzen der kartoffelhaltigen Nahrungsmittel heilen oberflächliche Veränderungen innerhalb von 1 bis 2 Monaten allmählich ab. Behandlung: möglichst weiche, saubere Streu; betroffene Hautstellen zur Erweichung der Krusten regelmäßig mit lauwarmem Seifenwasser oder milden Desinfektionslösungen abbaden, gründlich reinigen, trocknen und mit Lebertransalbe oder Zinkpaste bestreichen; tiefergehende Defekte chirurgisch versorgen und mit Schutzverband versehen.

Schwarzer Nachtschatten (*Solanum nigrum*), Bittersüß (*S. dulcamara*) sowie eine größere Zahl seltenerer Solanum-Arten enthalten ebenfalls Solanin und außerdem mydriatisch wirkende Nebenalkaloide; auch in Tomatenpflanzen (*Lycopersicon esculentum*) befinden sich solaninartige Toxine. Das Vergiftungsbild ähnelt der akuten Intoxikation durch Kartoffelkraut (S. 1254); auffällig ist der starre Blick der Patienten (Pupillenerweiterung); mitunter treten zudem auch Krämpfe und/oder Kehlkopfödem auf. Nur selten ist der Verlauf langsamer mit Erscheinungen wie bei der Schlempemauke (S. 1254). Zur Vorbeuge sind die genannten Pflanzen zu meiden oder vor Nutzung der damit bestandenen Grünflächen restlos zu beseitigen. (Schwarzer Nachtschatten kommt mitunter auf Rieselfeldern gehäuft vor.)

SCHRIFTTUM

ALBRECHT (1897): Erkrankungen des Rindes nach Fütterung mit gekeimten Kartoffeln. Dtsch. Tierärztl. Wschr. *5*, 43-45. — BARRAT (1926): Des intoxications par la douce-amère. J. Méd. Vét. Zootech. *72*, 545-552. — BONNER, W. G. (1938): Poisoning of cattle: black (or garden) nightshade. New Zealand J. Agric. *57*, 99-101. — BUCK, W. B., J. W. DOLLAHITE & T. J. ALLEN (1960): Solanum elaegnifolium, silver-leafed nightshade: poisoning in livestock. J. Amer. Vet. Med. Ass. *137*, 348-351. — CASE, A. A. (1955): Nightshade poisoning. South West. Vet. *9*, 140-143. — CASTOR (1858): Schlempeausschlag. Mitt. Tierärztl. Praxis Preuß. Staate *6*, 146-148. — HEISS, H. (1885): Vergiftungen bei Rindern durch Fütterung von Kartoffelkraut. Wschr. Tierheilk. Viehzucht *29*, 345-348. — HOHENLEITNER (1894): Vergiftungen mit Kartoffelkraut bei Kühen. Wschr. Tierheilk. Viehzucht *38*, 404-405. — KÖNIG, H. (1953): Untersuchungen über Solaninwirkung bei Rind und Schaf im Zusammenhang mit Kartoffelkraut-Fütterung. Schweizer Arch. Tierheilk. *95*, 97-120. — KUBIN, G. (1946): Kartoffelvergiftungen beim Rind. Wien. Tierärztl. Mschr. *33*, 76-78. — MICHAELIS (1895): Mauke und bullöse Maulentzündung nach Kartoffelfütterung. Berl. Tierärztl. Mschr. *11*, 17-18. — STÜMPFLER, H. (1922): Vergiftungserscheinungen im Anschluß an Kartoffelkrautfütterung. Münch. Tierärztl. Wschr. *73*, 145-148. — WIESNER, E. (1954): Solanum nigrum als Todesursache beim Rind. M.-hefte Vet.-Med. *9*, 427.

Pflanzenbedingte Schädigungen der Kreislauforgane, des Blutes oder der Blutbildung

Zu der im folgenden zu besprechenden Gruppe gehören ihrer Giftwirkung nach auch einige andernorts abgehandelte Pflanzen sowie bestimmte verdorbene Futtermittel:
Zu ausgeprägter Beeinträchtigung der *Kreislauforgane* führen: Stachybotryotoxikose (S. 1242), gossypolhaltiges Baumwollsaatschrot (S. 1250), Nachtschattengewächse (akute Solaninvergiftung, S. 1254) und Rizinussamen (S. 1274). Außer den in diesem Abschnitt genannten Pflanzen kann auch Raps (S. 1269) *Hämoglobinämie* auslösen. *Methämoglobinämie* wird durch nitrathaltige Pflanzen (S. 1165) verursacht. Mit *vermehrter Blutungsneigung* gehen einher: ‚moldy corn poisoning' (S. 1240), Stachybotryotoxikose (S. 1242), Fusariotoxikose (S. 1242), ‚Süßkleevergiftung' (S. 1246) und Intoxikationen durch trichloräthylen-behandeltes Sojaschrot (S. 1249); die hämorrhagischen Diathesen werden zudem auf Seite 1311 zusammenfassend erörtert.

Eibe (Taxus baccata)

Die vorwiegend als Zierstrauch oder -baum gehaltene und gegendenweise auch wildwachsende Eibe ist eine der für Haustiere gefährlichsten Giftpflanzen; die Alkaloide *Taxin I und II* sowie das Glykosid *Taxicatin* sind vor allem in den immergrünen Nadeln (möglicherweise in jahreszeitlich schwankender Konzentration) und in den Samen der beerenähnlichen roten Früchte, aber auch in der Rinde und im Holz enthalten; bei *T. cuspidata* und *T. brevifolia* konnte Taxin ebenfalls nachgewiesen werden. Die toxische Wirkung richtet sich in erster Linie auf das Herz; die oft auffallenden zentralnervösen Störungen sind Folgen der Kreislaufschädigung. Von Rindern werden die grünen Spitzen der Eibe gern verzehrt; Vergiftungen ereignen sich meist nach versehentlichem Verfüttern der beim Beschneiden von Taxushecken anfallenden Zweige oder nach dem Einbrechen weidender Tiere in Gärten oder Parks. Als tödliche Menge werden für erwachsene Rinder etwa 500 g Eibennadeln angegeben. Die in der Regel perakut bis akut verlaufende Vergiftung setzt innerhalb weniger Stunden bis 2 Tage nach der Aufnahme, unter Umständen erst nach dem nächsten Wiederkauakt ein. Nicht selten werden die betreffenden Patienten in der Agonie oder tot aufgefunden, nachdem sie am Abend zuvor noch völlig gesund erschienen. Schwer vergiftete Rinder brechen

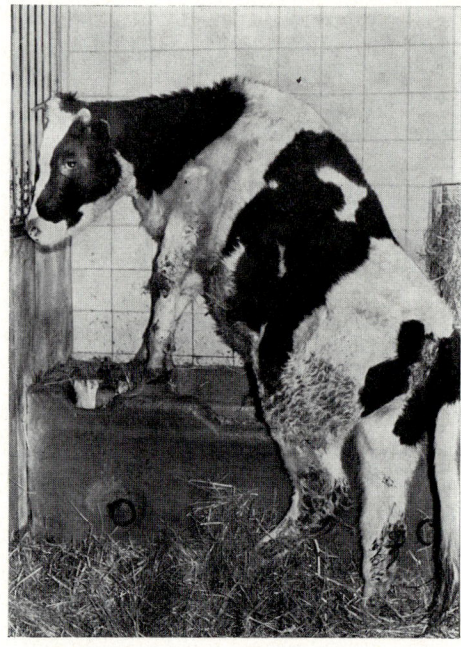

Abb. 573. Jungrind in der Exzitationsphase der Eibenvergiftung

ohne vorherige Anzeichen plötzlich zusammen und verenden innerhalb weniger Sekunden oder Minuten, wobei oft, aber nicht immer, Brüllen, Unruhe und Krämpfe zu beobachten sind. Andere vergiftete Tiere benehmen sich zeitweilig wie betäubt oder rennen aufgeregt, wie ‚betrunken' taumelnd und blind umher (zum Teil Rückwärtslaufen und/oder Niedergehen auf der Nachhand), um unvermutet niederzustürzen; nach unruhigem Rudern springen sie wieder auf und fallen bald erneut um, können sich aber auch vorübergehend ganz normal verhalten. Nach leichter Anstrengung (Heimtreiben der Herde) treten jedoch vielfach weitere Anfälle, oft mit tödlichem Ausgang auf. Bei langsamerem Verlauf von Fall zu Fall vorkommende Symptome sind: schwankender Gang, Zittern, Schäumen vor Nase und Maul, Würgen (nur selten auch Erbrechen), leichte bis mäßige Tympanie, Durchfall (mitunter blutig), häufigeres Harndrängen, erschwerte und beschleunigte Atmung sowie Tachykardie, die agonal in Bradykardie übergeht. Bei laktierenden Kühen gelangt das Gift auch in die Milch. *Zerlegungsbefund:* Eibennadeln im Vormageninhalt, katarrhalische bis nekrotisierende Labmagendarmentzündung, subepikardiale Petechien, Hyperämie des Gehirns mit Ödem der Großhirnrinde und des Kleinhirnmarkes, meningeale Blutungen; gelegentlich auch Lungenödem. Behandlungsversuche scheinen wenig aussichtsreich zu sein; Spontanheilungen kommen nur selten vor. Indiziert scheinen peripher wirksame Kreislaufmittel sowie orale Gaben salinischer Laxantien und schleimig-einhüllender Mittel; jede unnötige Beunruhigung der Patienten sollte tunlichst vermieden werden. Vorbeugend sind die Landwirte auf die ihnen oft unbekannte hohe Giftigkeit der Eibe für Haustiere hinzuweisen; in der Umgebung von Weiden oder Ausläufen stehende Eiben sind entweder zu beseitigen oder sicher einzuzäunen.

SCHRIFTTUM

ADELINE, A. (1931): Contribution à l'étude des intoxications par l'if à baies. Thèse, Alfort. — BANG, B. (1912/13): Taksforgiftning. Maanedskr. Dyrlaeg. *24,* 609-614. — BAXTER, J. N., B. LYTHGOE, B. SCALES, S. TRIPPETT & B. K. BLOUNT (1958): Taxine—the major alkaloid of the yew (Taxus baccata). Proc. Chem. Soc. *1958:* 9. — BROWN, R. G., & F. E. HULL (1951): Taxus (yew) poisoning of cattle. J.

Amer. Vet. Med. Ass. *118*, 398-399. — CONISBEE, E. G. (1927): Yew poisoning in cattle. Vet. Record *7*, 459-460. — GRAF, E., H. BOEDDEKER & R. ROSHA (1958): Taxin B — das Hauptalkaloid von Taxus baccata. Arch. Pharmakol. *291*, 443. — GRIMME (1907): Vergiftungen von Rindern durch Taxus baccata. Dtsch. Tierärztl. Wschr. *15*, 321-322. — KNOWLES, J. W. (1949): Yew poisoning in cattle. Vet. Record *61*, 421-422. — LEVENS, H. (1921): Vergiftung durch Taxusblätter. Tierärztl. Rundschau *27*, 1001-1002. — LINSERT, H. (1942): Beitrag zur Taxus-Vergiftung des Rindes. Tierärztl. Rundschau *48*, 319. — MASHETER, J. W. H. (1937): Yew poisoning in cattle. Vet. Record *49*, 265-266. — NEVOT, A. (1933): Intoxication de bovidés par l'if. Rec. Méd. Vét. *109*, 607-609. — SPANN, J. (1958): Die Giftigkeit der Eibe — ihre Auswirkung bei landwirtschaftlichen Nutztieren. Berl. Münch. Tierärztl. Wschr. *71*, 382 bis 384. — WINTER, C. E. (1924): Yew tree poisoning. Vet. J. *80*, 368-369.

Kohl (Brassica oleracea varr.)

Wesen, Ursache: Als Beifutter für Rinder werden verschiedene Kohlarten sehr geschätzt; einseitige Kohlernährung kann jedoch zu erheblichen Gesundheitsstörungen führen: ‚Kohlanämie' mit Hämoglobinämie und -urie (ROSENBERGER, 1939, 1942). Schadensfälle mit völlig gleichartigen Symptomen sind bislang nach Verabreichung größerer Mengen folgender Kohlsorten beobachtet worden: Markstamm-, Winter- oder Palmkohl *(Brassica oleracea var. acephala)*, Rosenkohl *(B. o. var. gemmifera)*, Blumenkohl *(B. o. var. botrytis)*, Wirsingkohl *(B. o. var. sabauda)* und Weißkohl *(B. o. var. capitata)*. Der offenbar allen Kohlsorten eigene, zu Hämolyse führende toxische Faktor ist noch nicht näher bekannt; Kohlstrünke scheinen höhere Konzentrationen des Giftes zu enthalten als Kohlblätter. Entsprechend dem Anteil des Kohls an der Ration treten die ersten Krankheitsfälle oder unerwarteten Verluste früher oder später (1 bis 6 Wochen) nach Beginn der Verfütterung ein; dabei erkranken hochträchtige, insbesondere aber frischmelkende Kühe in der Regel eher und schwerer als Jungtiere oder Mastrinder.

Erscheinungen: Die Symptome werden durch Zerfall der roten Blutkörperchen innerhalb der Gefäßbahn bestimmt: Appetitlosigkeit, allgemeine Schwäche und Apathie, tiefliegende glanzlose Augen, schwankender Gang, Abmagerung und schlaffes Euter. Bei näherer Untersuchung erweisen sich die Körperenden als kalt und die Schleimhäute als mehr oder weniger anämisch (blaß bis porzellanfarben), im fortgeschrittenen Stadium zudem als ikterisch. Die Frequenz der oberflächlichen Atmung ist, ebenso wie diejenige des stark pochenden Herzens, erhöht (bis auf 80 beziehungsweise 120 pro Minute); die Pulsschläge sind schwach, die Episkleralgefäße blutarm oder blutleer. Je nach Schwere des Falles werden auch Vormagenmotorik und Wiederkauen beeinträchtigt. Pathognostisch ist die rötlichbraune bis kaffeeartige Verfärbung des Harnes, in dem Hämoglobin, Eiweiß und oft auch Gallenfarbstoffe nachweisbar sind. Der Grad der Erkrankung läßt sich am besten nach dem roten Blutbild beurteilen: Verminderung der Erythrozytenzahl und des Hämoglobingehaltes im Sinne einer makrozytären, normochromen, später aber hypochromen Anämie (leicht: 3,5 bis 4,5, mäßig: 2,5 bis 3,5, schwer: 1,5 bis 2,5 Millionen rote Blutkörperchen pro mm^3); Auftreten von polychromatischen, anisozytotischen oder basophil getüpfelten Erythrozyten, nicht selten auch von Retikulozyten oder Erythroblasten. Die Milchleistung ist als Kriterium weniger brauchbar, da sie erst bei fortgeschrittener Anämie (weniger als 3 Millionen

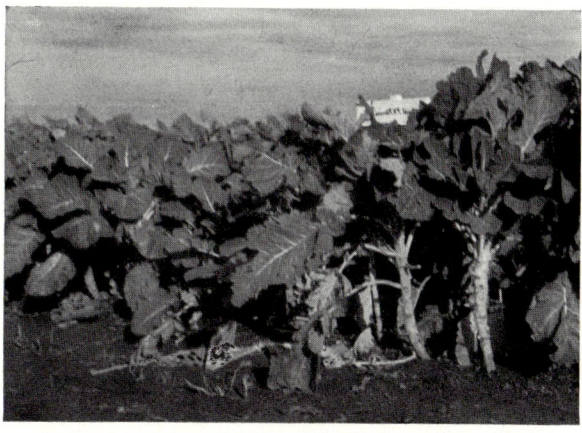

Abb. 574. Grüner Markstammkohl *(Brassica oleracea, var. acephala, subvar. medullosa, f. viridis)*

Erythrozyten pro mm³) deutlich absinkt. Außer den bereits offensichtlich kranken Patienten sind meist auch weitere Tiere betroffen, die ihrem äußeren Eindruck nach noch gesund erscheinen; deshalb ist es ratsam, den Kreislauf bei allen mit Kohl gefütterten Rindern des Bestandes zu kontrollieren.

Beurteilung: Wenn die Ursache nicht rechtzeitig abgestellt wird, tritt unter rascher Verschlechterung des Allgemeinbefindens (Festliegen) der Tod infolge Kreislauf- oder Leberinsuffizienz (Koma) ein. Bei sachgemäßer Behandlung dauert es nach dem Absetzen der Kohlfütterung 6 bis 8 Wochen, bis sich das rote Blutbild wieder normalisiert. In betroffenen Betrieben ist noch längere Zeit mit Fruchtbarkeitsstörungen zu rechnen (fehlende oder unregelmäßige Brunst, niedrige Konzeptionsrate); kohlanämiebedingte Aborte sind dagegen selten. Nach Genuß der Milch erkrankter Kühe sollen vereinzelt Kälber ebenfalls hämolytische Anämie gezeigt haben. Kohl enthält wie alle Brassica-Arten Senfölglykoside, darunter auch Progoitrin und Glukobrassizin; aus diesen entstehen unter dem Einfluß von Myrosinase (S. 1270) Vinylthioxazolidon und Thyozyanat, die in die Milch übergehen; sie wirken, zumindest bei kleinen Wiederkäuern, thyreostatisch beziehungsweise strumogen (siehe Jodmangel, S. 1095).

Zerlegungsbefund: Blutarmut, Ikterus, Milz blaßbraun und vergrößert, intralobuläre Nekrosen und Kapillarthrombosen in der Leber, trübe Schwellung der Nieren (Marksubstanz gestreift, Hämosiderose), rotbrauner Urin in der Harnblase.

Unterscheidung: Durch Überprüfen der Fütterung ist die Kohlanämie meist leicht von anderen Hämoglobinämien und -urien (S. 1074) abzugrenzen; wenn nur frischlaktierende Kühe erkrankt sind, ist eine Verwechslung mit puerperaler Hämoglobinurie (S. 1075) möglich. Raps kann zwar ebenfalls zu hämolytischer Anämie führen, doch stehen in der Regel gastrointestinale Symptome im Vordergrund des Krankheitsbildes (S. 1269).

Behandlung: Kohlfütterung sofort absetzen: reichlich gutes Heu, Kraftfutter sowie phosphathaltige Mineralsalze verabreichen; bei deutlich anämischen Tieren sind Blutübertragung (T.I.) und Leberschutzmaßnahmen (T.I.) angezeigt.

Vorbeuge: Bei entsprechenden Zulagen anderer Futtermittel sollte die tägliche Kohlration für Milchkühe 10 bis 15 kg, für Mastrinder 15 bis 20 kg nicht überschreiten; an diese Menge werden die Tiere möglichst durch allmähliche Steigerung der Tagesgaben gewöhnt. Der hämolytisch wirkende Faktor wird durch Ensilieren oder Heißlufttrocknung des Kohls zerstört.

SCHRIFTTUM

BLUM, H. (1953): Anämie durch Rosenkohl. M.-hefte Vet.-Med. *8*, 328. — CLEGG, F. G., & R. K. EVANS (1962): Haemoglobinaemia of cattle associated with the feeding of brassicae species. Vet. Record *74*, 1169-1176. — COHRS, P. (1943): Sektionsbefund und Pathogenese der Kohlanämie des Rindes. Dtsch. Tierärztl. Wschr. *51*, 67-69. — DUNBAR, G. M., & T. A. M. CHAMBERS (1963): Suspected kale poisoning in dairy cows. Vet. Record *75*, 566-567. — GRANT, C. A., P. HOLTENIUS, G. JÖNSSON & C. B. THORELL (1968): Kale anaemia in ruminants. 1. Survey of the literature and experimental induction of kale anaemia in lactating cows. Acta. Vet. Scand. *9*, 126-140. — MELROSE, D. R., & B. B. BROWN (1962): Some observations on the possible effect of kale feeding on fertility in dairy cattle. J. Reprod. Fert. *4*, 232. — MONACI, A. (1951): Anemia emolitica emoglobinurica da cavoli fioriti in bovini lattiferi. Zooprofilassi *6*, 361-363. — PENNY, R. H. C., J. S. E. DAVID & A. I. WRIGHT (1964): Observations on the blood picture of cattle, sheep and rabbits fed on kale. Vet. Record *76*, 1053-1059. — PIATKOWSKI, B., & H. STEGER (1965): Der Einfluß verschiedener Futterzusätze auf die Verdaulichkeit des Markstammkohles und die Auswirkungen auf das rote Blutbild bei Rindern. Arch. Tierernährung *15*, 447-453. — PULSS, G. (1965): Über das Vorkommen natürlicher Thyreostatika im Futter landwirtschaftlicher Nutztiere. Landwirtsch. Forschg. *19*, 233-238. — REBESKO, B. (1958): Vergiftungen von Rindern durch Weißkohl (serbokroatisch). Vet. Glasnik *12*, 728-729. — ROSENBERGER, G. (1939): Anämie und Hämoglobinurie beim Rinde nach Markstammkohlfütterung. Dtsch. Tierärztl. Wschr. *47*, 244-246. — ROSENBERGER, G. (1942): Über die Blutarmut des Rindes nach Kohlfütterung (Kohlanämie). Habil.-Schrift, Hannover. — ROSENBERGER, G. (1944): Kohlanämie und Unfruchtbarkeit. Dtsch. Tierärztl. Wschr./ Tierärztl. Rundschau *52/50*, 215-217. — SCHUBERT (1954): Intoxikationen nach Verfütterung von Weißkohl. Tierärztl. Umschau *9*, 179. — SINCLAIR, D. P., & E. D. ANDREWS (1954): Goitre in new-born lambs. New Zealand Vet. J. *2*, 72-79. — SPISNI, D., & C. GARAVAGLIA (1954): Variazioni istologiche della tiroide di ruminanti alimentati con foglie di cavofiore (Brassica oleracea var. botrytis). Vet. Ital. *5*, 883-895. — STEGER, H., B. PIATKOWSKI, B. BUSCH & F. PÜSCHEL (1964): Intensive Markstammkohlfütterung und ihr Einfluß auf Verdaulichkeit, Blutbild sowie Blut-, Milch- und Harnbestandteile von Kühen, Ochsen und Schafen. Arch. Tierernährung *14*, 113-126. — STEGER, H., B. PIATKOWSKI & B. BUSCH (1965): Der Einfluß von Heißlufttrocknung und Silierung auf den anämisierenden Faktor des Markstammkohls. Arch. Tierernährung *15*, 455-459. — STEGER, H., B. PIATKOWSKI, B. BUSCH & J. VOIGT (1968): Weitere Untersuchungen über die Wirkung von frischem und siliertem Markstammkohl auf die Verdauung und die Blutzusammensetzung. Arch. Tierernährung *18*, 331-338. — VIRTANEN, A. I. (1961): Über die Chemie der Brassica-Faktoren, ihre Wirkung auf die Funktion der Schilddrüse und ihr Übergehen in die Milch. Experientia *17*, 241-251.

Zwiebeln (Allium cepa)

Übermäßiger Verzehr von Zwiebeln (Pflanzen, Knollen) oder von verwandten, teils wildlebenden Alliazeen löst eine der Kohlvergiftung (S. 1257) ähnelnde Intoxikation aus, die mit hämolytischer Anämie, möglicherweise auch mit Knochenmarksschädigung einhergeht. Das in Zwiebelgewächsen enthaltene Gift soll den Senfölglykosiden oder den Alkaloiden nahestehen. Schadensfälle sind nach Verabreichung der Reste von Gemüsegroßmärkten sowie nach Weidegang in der Umgebung weggekippter Zwiebelüberstände oder auf stark mit *Allium canadense* beziehungsweise *A. validum* bestandenen Waldwiesen beobachtet worden. Die ersten Erkrankungen treten nach etwa einwöchiger, vorwiegend oder ausschließlich aus Zwiebelgewächsen bestehender Fütterung auf; dabei sind Jungtiere im allgemeinen widerstandsfähiger als erwachsene Rinder. Die Patienten erscheinen matt, freßunlustig und zeigen in schwereren Fällen taumelnden Gang sowie erhöhte Herz- und Atemfrequenz; nach anfänglicher Verstopfung setzt meist Durchfall ein. Atemluft, Kot und Harn weisen auffallenden Zwiebelgeruch auf (s. auch Knoblauchgeruch bei Phosphorvergiftung, S. 1171). Bei näherer Untersuchung erweisen sich die Schleimhäute als mehr oder weniger blaß-anämisch und ikterisch; der häufiger als normal abgesetzte, rötlichbraun verfärbte und kräftig schäumende Harn enthält Eiweiß, Hämoglobin und Gallenfarbstoffe. Das Blutbild zeigt Verminderung der Zahl der roten Blutkörperchen und des Hämoglobingehaltes, Leukopenie sowie relative Lymphozytose. In leichteren Fällen tritt nach Umstellung der Ernährung bald spontane Besserung ein; bei schwerer erkrankten Tieren dauert die völlige Ausheilung trotz Behandlung mitunter 1 bis 2 Monate. Patienten, die weiterhin Zwiebeln erhalten, kommen bald zum Festliegen und zum Tode infolge Kreislaufversagens. Als mögliche Komplikationen werden Tympanie, Erbrechen und hydrämisches Trielödem genannt; die zum Teil als Spätfolgen festzustellenden Hautnekrosen an Gliedmaßenenden und Schwanz sind jedoch wahrscheinlich auf Mykotoxine (S. 1239) aus verdorbenen, pilzbefallenen Zwiebeln zurückzuführen. Bei der Zerlegung umgestandener Tiere riechen Organe und das deshalb für menschlichen Genuß ungeeignete Fleisch deutlich nach Zwiebeln; in den entzündlich veränderten Vormägen sind reichlich Zwiebelreste vorhanden; im übrigen stimmen die Sektionsbefunde mit denen andersbedingter Hämoglobinurien (S. 1077) überein. Zur Behandlung gehören, neben sofortigem Absetzen der zwiebelhaltigen Fütterung, Abführmittel, bei ausgeprägter Blutarmut und Ikterus auch Bluttransfusionen und Leberschutztherapie (T.I.).

SCHRIFTTUM

GOLDSMITH, W. W. (1909): Onion poisoning in cattle. J. Comparat. Pathol. Exp. Therap. 22, 151. — JAMES, L. F., & W. BINNS (1966): Effects of feeding wild onions (Allium validum) to bred ewes. J. Amer. Vet. Med. Ass. *149*, 512-514. — KOGER, L. M. (1956): Onion poisoning in cattle. J. Amer. Vet. Med. Ass. *129*, 75. — MANDELLI, G., & G. PERSIANI (1964): Osservazioni su di un eposodio di avvelenamento da cipolla (Allium cepa) in bovini di allevamento. Clin. Vet. *87*, 1-8. — PIPAL, F. J. (1918): A suspected case of stock poisoning by wild onion (Allium canadense). Proc. Indiana Acad. Sci. *1917*, 139-143. — SEGALINI, E. (1966): Osservazioni cliniche sulla intossicazione da Allium cepa nei bovini. Veterinaria *15*, 45-48.

Bingelkraut (Mercurialis spp.)

Sowohl das einjährige („Ruhrkraut' [*Mercurialis annua*]) als das ausdauernde Bingelkraut („Kuhkraut' [*M. perennis*]) enthalten, vor allem im samentragenden Stadium, ein als Merkurialin bezeichnetes Gift, das nach Resorption hämolysierend wirkt. Die auch in getrocknetem Zustand gefährlichen Pflanzen werden von manchen Rindern verschmäht, von anderen (insbesondere bei Stallfütterung) aber ohne zu zögern gefressen. Die ersten Intoxikationserscheinungen treten meist erst einige Tage nach Beginn der Verabreichung größerer Bingelkrautmengen auf; das Krankheitsbild ist durch folgende Symptome gekennzeichnet: Speicheln, Freßunlust, unterdrücktes Wiederkauen, herabgesetzte Pansenmotorik, Teilnahmslosigkeit, mitunter Stöhnen, anfangs Fieber, später absinkende Körpertemperatur, Schleimhäute zunehmend anämisch und ikterisch, auffallend häufiger Absatz von dunkelrotem bis kaffeefarbenem, hämoglobinhaltigem Harn (früher fälschlich als „Blutharnen' angesehen), Verstopfung oder dünnbreiiger dunkelgefärbter Kot, pochender Herzschlag mit frequentem kleinem Puls, Rückgang der teilweise lachsfarbenen Milch; im weiteren Verlauf allmählich zunehmende Schwäche, Festliegen und Tod innerhalb weniger Tage. Das Leiden muß differentialdiagnostisch von anderen Hämoglobinurien (S. 381, 1074) und von Hämaturie (S. 382, 1260) abgegrenzt werden. *Zerlegungsbefunde:* Tierkörper ikterisch; Leberdegeneration mit zentrolobulären Nekrosen; Nieren dunkel gefärbt, vergrößert und degeneriert; Siderose der Milz; entzündliche, unter Umständen auch hämorrhagische Schwellung der Darmschleimhaut; Herzmuskel schlaff-mürbe, gelegentlich mit subepi- und subendokardialen Blutungen. *Behandlung:* Futterumstellung; Leberschutztherapie; Kardiaka; Blutübertragungen; schleimig-einhüllende Mittel per os.

SCHRIFTTUM

Belzig (1935/36): Vergiftung durch Wald-Bingelkraut (Mercurialis perennis). Veröff. J.-Vet.-Ber. beamt. Tierärzte Preußen 24:2, 101. — Barron, N. S. (1944): Poisoning of cattle by dog's mercury (Mercurialis annua). Vet. Record 56, 513. — Cocheril, J. (1930): Contribution à l'étude des hématuries toxiques chez les bovins (Intoxication par la mercuriale). Thèse, Alfort. — Diernhofer, K., & A. Kment (1943): Bingelkrautvergiftung beim Rind. Berl. Münch. Tierärztl. Wschr./Wien. Tierärztl. Mschr. 59/30, 316-319 und 336-338. — Ganter (1908): Vergiftung durch Mercurialis annua. Wschr. Tierheilk. Viehzucht 52, 133-134. — Grimm, R. (1913): Vergiftung durch Mercurialis perennis. Tierärztl. Zbl. 36, 130. — Harms, C. (1871): Vergiftung mit Mercurialis annua. Mag. ges. Tierheilk. 37, 386-387. — Kropf, R. (1933): Über Bingelkrautvergiftungen bei Rindern. Österr. Tierarzt 6, 99-100. — Polidori, F., & M. Maggi (1954): Su alcuni casi di avvelenamento da Mercurialis annua nei bovini. Nuova Vet. 30, 146-150. — Romagnoli, A. (1935): Avvelenamenti di bovini da Mercurialis annua. Nuova Vet. 13, 36-38. — Zinghi, A. (1936): Su alcuni casi di avvelenamento nei bovini da Mercurialis annua. Nuova Vet. 14, 252-254.

Adlerfarn (Pteridium aquilinum)

Wesen: Fortgesetzte Aufnahme von grünem oder getrocknetem Adlerfarn führt beim Rind nach symptomloser Anlaufzeit zu schwerer Schädigung des blutbildenden Knochenmarks, insbesondere der Thrombozyto- und Myelopoese; je nach Menge und Dauer der Farnfütterung äußert sich die Vergiftung dann entweder in einer perakut bis akut verlaufenden hämorrhagischen Diathese oder aber mehr schleichend als chronische vesikale Hämaturie.

Geschichte: Die Ätiologie der „akuten' Adlerfarnintoxikation („Blutschwitzen', maladie de Kerdilés, bracken poisoning) ist vor allem durch Untersuchungen von Stockman, Kerdilés, Guilhon und Mitarbeitern sowie Evans und Mitarbeitern aufgeklärt worden; dagegen wurde der ursächliche Zusammenhang zwischen Farnfütterung und chronischem Blutharnen („Stallrot') des Rindes — trotz zahlreicher, schon früher hierauf gerichteter Vermutungen — erst 1960 durch Rosenberger nachgewiesen und seitdem auch von Sofrenović, Stamatović und Bratanović (1965) sowie Pamukcu (1967) bestätigt.

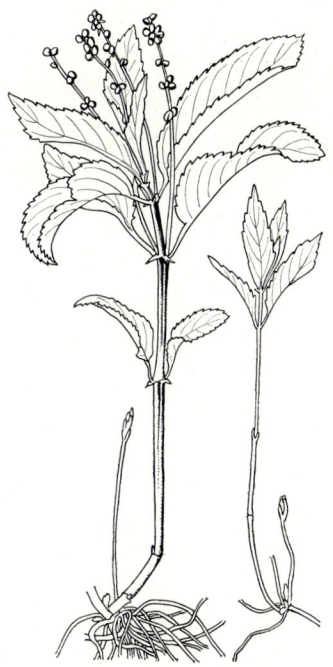
Abb. 575. Ausdauerndes Bingelkraut oder ‚Kuhkraut' (Mercurialis perennis; GARCKE)

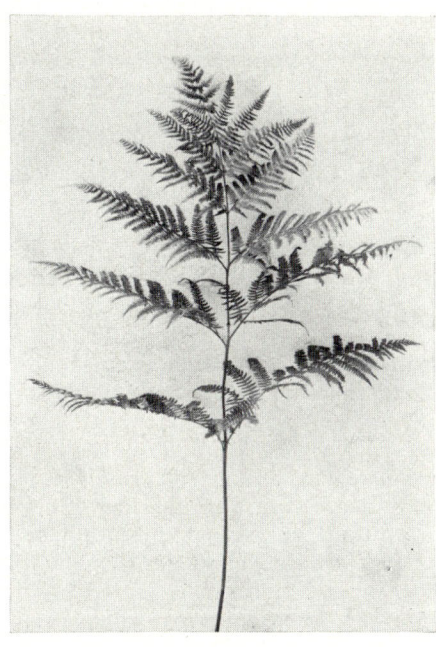
Abb. 576. Adlerfarn (*Pteridium aquilinum*)

Ursache: Kraut und Wurzelwerk[1] des Adlerfarns (Abb. 576) enthalten einen lagerungsbeständigen, thermolabilen und alkohollöslichen toxischen Faktor, der bei Wiederkäuern nach längerer Einwirkung die Bildung von Megakaryozyten (und damit von Thrombozyten) sowie von Granulozyten beeinträchtigt (sogenannte ‚radiomimetische Wirkung'; S. 1328 ff.). Er ist nicht mit der in dieser Pflanze ebenfalls vorkommenden Thiaminase identisch, welche beim Pteridismus des Pferdes für die Verarmung an Vitamin B_1 verantwortlich zu machen ist. Die Adlerfarnvergiftung des Rindes geht nicht mit Thiamin-Mangel einher, weil die Pansenmikroorganismen offenbar befähigt sind, die unter dem Einfluß der Thiaminase innerhalb der Vormägen anfallenden Abbauprodukte des Vitamins wieder zu resynthetisieren. Schadensfälle ereignen sich vor allem beim Beweiden von stark mit Adlerfarn bestandenen Mittelgebirgswiesen, Schonungen, Waldweiden, Ödland oder von gerodeten Grünflächen sowie nach Verabreichung des von diesen gewonnenen Grünfutters oder Heus, mitunter auch beim Einstreuen von getrocknetem Farnkraut; ein Besatz von mehr als 20 % Adlerfarn ist als gefährlich anzusehen. Gelegentlich sind auch Vergiftungen nach der Aufnahme der Farnwurzeln von frisch umgebrochenem Land vorgekommen.

Bedeutung: In manchen Gebirgslagen und Niederungsgegenden mit extensiver Weideführung besteht die Flora mangelhaft gepflegter, saurer und phosphorarmer Böden (meist auf sandigem, kiesigem oder granitenem Untergrund) großenteils oder überwiegend aus Adlerfarn; eine nutzbringende Viehzucht ist hier wegen der sich immer wieder häufenden Krankheitsfälle und Verluste oft sehr erschwert, mitunter sogar praktisch unmöglich. Die bekanntesten Schadensgebiete sind: in Deutschland Niederrhein, Solling, Hunsrück, Schwarzwald (Taf. 26 d) und Alpenvorland; in Frankreich Bretagne, Ardennen und Vogesen; in der Schweiz oberes Emmental, Züricher und St. Galler Oberland; in Österreich Steiermark und Grazer Bergland; auf dem Balkan praktisch sämtliche

---

[1] Die Rhizome von *Pteridium aquilinum* sind etwa fünfmal so giftig wie die oberirdischen Farnwedel.

Gebirgsregionen; entsprechendes gilt für England und die Mehrzahl der außereuropäischen Länder.

Bei der Schilderung des *Krankheitsverlaufes* und der *Erscheinungen* ist aus praktischen Erwägungen zwischen der ‚akuten' und der ‚chronischen' Adlerfarnvergiftung zu unterscheiden, obwohl beide Formen strenggenommen als chronische Intoxikation anzusehen sind, da die Symptome jeweils erst nach längerer, unter Umständen auch intermittierender Farnaufnahme klinisch manifest werden:

Die meist unerkannt bleibenden Vorboten der *akuten Vergiftung* sind mangelnde Freßlust, gestörtes Wiederkauen, zeitweilige Verstopfung und allmähliche Abmagerung. Etwa 1 bis 3 Monate nach Beginn einer zu 30 % und mehr aus Adlerfarnen bestehenden Fütterung beziehungsweise entsprechend stark farnhaltigen Einstreu setzt dann bei einzelnen oder mehreren Tieren plötzlich die *hämorrhagische Diathese* ein; in diesem Zeitraum haben sie in der Regel Farnmengen verzehrt, die etwa ihrem eigenen Körpergewicht gleichkommen. Bei laufender Kontrolle des Blutbildes kündet sich die Gefahr durch Abfall der Thrombozytenzahl (bis unter 100 000 pro mm^3) sowie zunehmende Leukopenie (weniger als 5000 bis 1000 weiße Blutkörperchen pro mm^3) mit Agranulozytose und relativer Lymphozytose (80 bis 99 %) an; die Zahl der roten Blutkörperchen sinkt dagegen erst infolge der Blutungen ab; in der akuten Phase ist schließlich auch die Blutgerinnungszeit deutlich verlängert, die Kapillardurchlässigkeit vermehrt und der Prothrombingehalt des Blutes vermindert sowie die Fibrinretraktion des Blutkuchengerinnsels verzögert. Entsprechend den im Vordergrund stehenden Erscheinungen wird zwar zwischen einer vor allem bei Kälbern und Jungrindern zu beobachtenden *laryngealen Form* und einer mehr die älteren Tiere befallenden *enteralen Form* unterschieden, welche beide mit fieberhafter Körpertemperatur einhergehen; bei nicht allzuraschem Verlauf sind jedoch fast immer auch enteritische Symptome festzustellen: allgemeine Schwäche und Niedergeschlagenheit, Inappetenz, serös-schleimiger Nasenausfluß, intermittierende oder anhaltende Blutungen aus Nase und Scham, teilweise auch Blutharnen, aber nicht immer ausgeprägtes ‚Blutschwitzen' aus flohstichartigen, möglicherweise durch Insektenstiche (Tabaniden) ausgelösten Hautläsionen (wobei die Patienten in einer Blutlache liegend aufgefunden werden können), Petechien an den sichtbaren, später zudem stark anämischen Schleimhäuten (Auge, Nase, Maul, Scheide), ausgedehntes Ödem im Bereich von Kehlgang und Rachen mit erschwerter, röchelnder Atmung (= laryngeale Form) und/oder schwärzlicher bis blutkoagulahaltiger, mitunter durchfälliger Kot (= enterale Form) sowie Beschleunigung der Atem- und Herzfrequenz. Bei der *Zerlegung* finden sich zahlreiche, mehr oder weniger ausgedehnte Petechien in der Unterhaut, subserös an Brust- und Bauchfell und den parenchymatösen Organen (Lungen, Herz, Leber, Nieren) sowie submukös an den Schleimhäuten des Atmungs-, Harn- und Verdauungsapparates (einschließlich der Gallenblase), außerdem blutende Geschwüre in Labmagen und Dünndarm und Hämosiderose der Milz, bei langsamerem Verlauf auch Degeneration und Nekrosen in der Leber oder aber auch bakterielle Infarkte in Lungen, Leber oder Nieren; das Knochenmark erscheint hellrot bis graugelb (statt dunkelrot) und kann von kleinen Blutungsherden durchsetzt sein. Nach Eintritt der hämorrhagischen Diathese ist die *Prognose* meist ungünstig: Trotz Behandlung gehen etwa 80 % der Patienten innerhalb von 3 bis 8 Tagen nach dem Temperaturanstieg unter zunehmender Anämie und Kreislaufschwäche ein; infolge der Darmläsionen und der herabgesetzten Abwehrkraft des Tierkörpers (Agranulozytose) besteht erhöhte Gefahr septikämischer Sekundärinfektionen. Blutbildkontrollen bei den übrigen, in gleicher Weise exponierten Rindern des Bestandes zeigen vielfach, daß diese ebenfalls schon subklinisch geschädigt sind; unter ihnen können noch bis zu 6 Wochen nach dem Absetzen der Farnfütterung weitere Erkrankungen und Verluste auftreten (kumulative Wirkung des toxischen Faktors). Die überlebenden Tiere entwickeln sich in der Folge oft schlecht oder magern ab.

Von *chronischer Adlerfarnvergiftung* werden nur erwachsene, mindestens 2- bis 3jährige, vorwiegend aber noch ältere Rinder befallen; nach längerer symptomloser

Anlaufzeit (ungefähr 2 Jahre) erkranken sie mehr oder weniger schwer an *vesikaler Hämaturie;* diese tritt zwar oft während der Stallhaltung in Erscheinung („Stallrot'), doch sind nach dem Auftrieb auf Farnweiden vielfach ebenfalls Häufungen und Verschlimmerungen des Leidens zu beobachten. Grad und Dauer der klinischen Erscheinungen entsprechen etwa den aufgenommenen Farnmengen, die in der Regel geringer und – je nach den Fütterungs- und Streuverhältnissen – wechselnder sind als bei der akuten, mit hämorrhagischer Diathese einhergehenden Intoxikation; zur experimentellen Auslösung des Blutharnens sind $1^{1}/_{2}$ bis 2 Jahre lang Tagesgaben von 500 bis 2000 g Adlerfarn erforderlich. Mechanische Belastungen innerhalb der Bauchhöhle und körperliche Anstrengungen werden als fördernde Faktoren angesehen („Tragerot' oder „Zugrot'). Die chronische vesikale Hämaturie kommt in den einleitend genannten Gebieten beziehungsweise auf sogenannten „Rothöfen' enzootisch vor; Erkrankungen und Verluste können hier sogar den natürlichen Nachwuchs übertreffen, wenn aus Futter- oder Streumangel vermehrt auf Adlerfarn zurückgegriffen wird. Der Verlauf ist meist schleichendintermittierend mit zeitweiliger Besserung und erneuter Verschlechterung; nach Steigerung der Farnration kann die chronische Erkrankung ausnahmsweise auch in die obengeschilderte akute Form übergehen. Kennzeichnend für das fieberlose Leiden ist Blutharnen von wechselnder Intensität; bei *Mikrohämaturie* sind nur im Harnsediment Erythrozyten in größerer Zahl mikroskopisch nachweisbar, während der Urin bei *Makrohämaturie* schon grobsinnlich bluthaltig erscheint. In leichteren Fällen ist lediglich die zuletzt abgesetzte Portion, sonst der gesamte Harn durch das beigemengte Blut deutlich rosa bis dunkelrot verfärbt und undurchsichtig (deckfarben); in schwereren Fällen enthält er zudem regelrechte Blutgerinnsel und Trübungen. Beim Stehenlassen sedimentiert das Blut, im Gegensatz zu dem unverändert lackfarben (transparent) bleibenden Urin bei Hämoglobinurie („Weiderot'); außerdem fehlt bei Hämaturiepatienten der bei hämoglobinämiekranken Rindern meist festzustellende Ikterus (S. 363). Der Harnabsatz ist im fortgeschrittenen Stadium, bedingt durch Blasenreizung und Blutgerinnsel, oft erschwert: häufigere, unter Drängen erfolgende Miktionen; bei weiblichen Rindern sind die Haare am unteren Schamwinkel, bei männlichen Tieren diejenigen der Vorhautöffnung blutig verklebt. Geringfügige Veränderungen der Harnblasenwand sind bei der rektalen Untersuchung palpatorisch kaum zu erfassen; schwerwiegendere Läsionen sind als mäßig derbe, mehr oder weniger höckerig erscheinende Verdickungen zu fühlen. Im Zweifelsfall läßt sich die *Diagnose* durch Zystoskopie sichern: Dabei sind die vorzugsweise im Blasendreieck (das heißt zwischen den beiden Harnleitermündungen und dem Blasenhals) gelegenen, etwa stecknadelkopfgroßen Blutungsherde zu erkennen, von denen aus Blut in schmalen Bahnen in den Harnsee fließt; gegebenenfalls sind auch die Komplikationen als linsen-, haselnuß- oder gar kartoffelgroße, dunkel- oder schwarzrote höckerige Schleimhautveränderungen zu sehen (Taf. 26 e, f). Die mit der Hämaturie einhergehenden Veränderungen des Blutbildes äußern sich in einer dem jeweiligen Blutverlust entsprechenden Verminderung der Erythrozytenzahl und des Hämoglobingehaltes (meist im Sinne einer normochromen Anämie); daneben besteht oft leichte bis mäßige Thrombo- und Leukopenie bei normaler Verteilung der weißen Blutzellen; Störungen des Blutgerinnungsvorganges sind nicht nachweisbar. Außer Blutarmut sowie Abmagerung oder Kachexie unterschiedlichen Grades sind bei der *Sektion* auffallende und kennzeichnende Veränderungen nur in der Harnblase festzustellen: punktförmige bis kleinflächige rote bis schwärzliche Blutungsherde, in fortgeschrittenen Fällen auch erbsen- bis blumenkohlähnliche Wucherungen der Schleimhaut; histologisch gehen die Hämorrhagien zunächst mit Gefäßerweiterungen (endotheliale Kapillarektasien, angiomatöse Kavernisation mit Tendenz zu sarkomatöser Entartung), später auch mit papillären und papillomatösen, mehr oder weniger stark vaskularisierten Epithelproliferationen einher; letztere neigen in fortgeschrittenen Fällen zu bösartiger kanzerogener Infiltration der gesamten Blasenwand, aber nur ausnahmsweise zur Metastasierung in den Beckenlymphknoten oder anderen Organen. *Prognostisch* ist die Haematuria vesicalis chronica im allgemeinen ungünstig zu beurteilen: Der Grad der Erscheinungen wechselt entsprechend dem Ausmaß und der Dauer des Blasenblutens; bei fortgesetzter Farnfütterung verschlechtert sich der Zustand allmählich, mitunter auch ziemlich schnell:

Apathie, Freßunlust, zeitweilig Verstopfung oder Durchfall, rauhes Haarkleid, bis zur Kachexie mit hydrämischen Senkungsödemen fortschreitende Abmagerung, rasche Ermüdung mit beschleunigter, oberflächlicher Atmung und starker Herzfrequenzsteigerung aus geringfügigen Anlässen; früher oder später tritt der Tod infolge allgemeiner Erschöpfung und Herzversagens ein. (Ausnahmsweise geht das Leiden terminal in hämorrhagische Diathese über.) Bei sachgemäßer Fütterung oder nach dem ‚Verstellen' auf farnfreie Höfe tritt zwar in der Regel allmähliche Besserung, aber keine vollständige anatomische Heilung ein; solche Patienten können ein hohes Alter erreichen, bleiben ihrer Leistung nach jedoch oft wenig wirtschaftlich; nach erneuter Aufnahme farnhaltigen Futters setzt bei ihnen bald wieder Blutharnen ein. Während der hämaturischen Phase besteht – vor allem bei männlichen Rindern – die Gefahr, daß der Harnabsatz durch Blutgerinnsel zeitweilig oder dauerhaft verlegt wird, was zu schwerwiegenden *Komplikationen* führen kann (Hydronephrose, urogen aufsteigende Infektionen mit Urozystitis und Pyelonephritis, Harnblasenruptur [S. 405]).

Unterscheidung: Die *akute Form* der Adlerfarnvergiftung hat große Ähnlichkeit mit anderen hämorrhagischen Diathesen (S. 1311); für die Klärung ist eine Überprüfung von Futter und Streu auf Farn entscheidend. Bei Erkrankung einzelner Tiere ist des weiteren an Enterotoxämie, hämorrhagische Septikämie, in Tropengebieten außerdem auch an Rinderpest zu denken (S. 760, 730, 848). Die *chronische Form* (Blutharnen) muß von Blasen- und Harnröhrenverletzungen (S. 398, 405), bakterieller Pyelonephritis (S. 764), Leptospirose (S. 876) sowie von den Hämoglobinurien (S. 381, 1074) abgegrenzt werden; hierbei ist ebenfalls eine kritische Kontrolle auf etwaiges Vorkommen von Adlerfarn wichtig.

Behandlung: Sofortiges Absetzen der adlerfarnhaltigen Fütterung oder Streu; wiederholte Blutübertragungen (T.I.) und Gaben von Eisendextranpräparaten (insbesondere bei hämorrhagischer Diathese) sowie schmackhafte, eiweißreiche Ernährung; die Verabreichung der Vitamine B_1 oder K ist nutzlos. Zur Vermeidung von Sekundärinfektionen sind bei der akuten Form hohe Dosen von Breitspektrumantibiotika (3 bis 5 Tage lang) angezeigt; wenn die Thrombozytenzahl noch nicht allzuweit abgesunken ist (noch über 100 000 pro mm^3), darf von DL-Batylalkohol eine gewisse Schutzwirkung auf das Knochenmark erwartet werden (5 Tage lang je 1 g in 10 ml Olivenöl intramuskulär). Bei Blutharnen werden die Heilungsvorgänge durch wiederholte Harnblasenspülungen unterstützt (körperwarme Lösungen von 1 bis 3 ‰ Akridin, 2 ‰ Silbernitrat oder 1 ‰ Alaun, am besten nach vorheriger kleiner sakraler Extraduralanästhesie).

Vorbeuge: Meiden und Beseitigungen des Adlerfarnes durch intensive Bodenmeliorisation (tiefes Umpflügen, Entfernen der Wurzelgeflechte, reichliche Kunstdüngung). Schwerere Schäden sollen sich dadurch verhüten lassen, daß jeweils nur 3 Wochen lang Farn verfüttert oder eingestreut wird (dann 3 Wochen lang farnfrei, und so fort); gute Grassilage mit einem Adlerfarnanteil von nicht mehr als 10 % scheint für Rinder ungefährlich zu sein.

SCHRIFTTUM

BRAID, K. W. (1959): Bracken — a review of literature. Commonwealth Agric. Bur. Publ. Nr. 3. — BRETZINGER, H. (1957): Untersuchungen über die Haematuria vesicalis bovis (Stallrot des Rindes) im badischen Schwarzwald. Diss., Gießen. — BUTOZAN, V. (1938): Die Verbreitung der chronischen Hämaturie des Rindes (Weiderot, Stallrot) in Jugoslawien (serbokroatisch). Vet. Arhiv *8*, 96-100. — DALTON, R. G. (1964): The effects of batyl alcohol on the haematology of cattle poisoned with bracken. Vet. Record *76*, 411-416. — EVANS, W. C., E. T. R. EVANS & L. E. HUGHES (1954): Studies on bracken poisoning in cattle. 1. Experimental production. 2. 1950 bracken poisoning experiments. 3. Field outbreaks of bovine bracken poisoning. Brit. Vet. J. *110*, 295-306/365-380/426-442. — EVANS, W. C., I. A. EVANS, A. J. THOMAS, J. E. WATKINS & A. G. CHAMBERLAIN (1958): Studies on bracken poisoning in cattle. 4. Experiments to isolate the causative agent. Brit. Vet. J. *114*, 180-198. — EVANS, I. A., A. J. THOMAS, W. C. EVANS & C. M. EDWARDS (1958): Studies on bracken poisoning in cattle. 5. Experimental treatment. Brit. Vet. J. *114*, 253-267. — EVANS, W. C., I. A. EVANS, A. G. CHAMBERLAIN & A. J. THOMAS (1959): Studies on bracken poisoning in cattle. 6. The causative agent. Brit. Vet. J. *115*, 83-85. — EVANS,

TAFEL 26

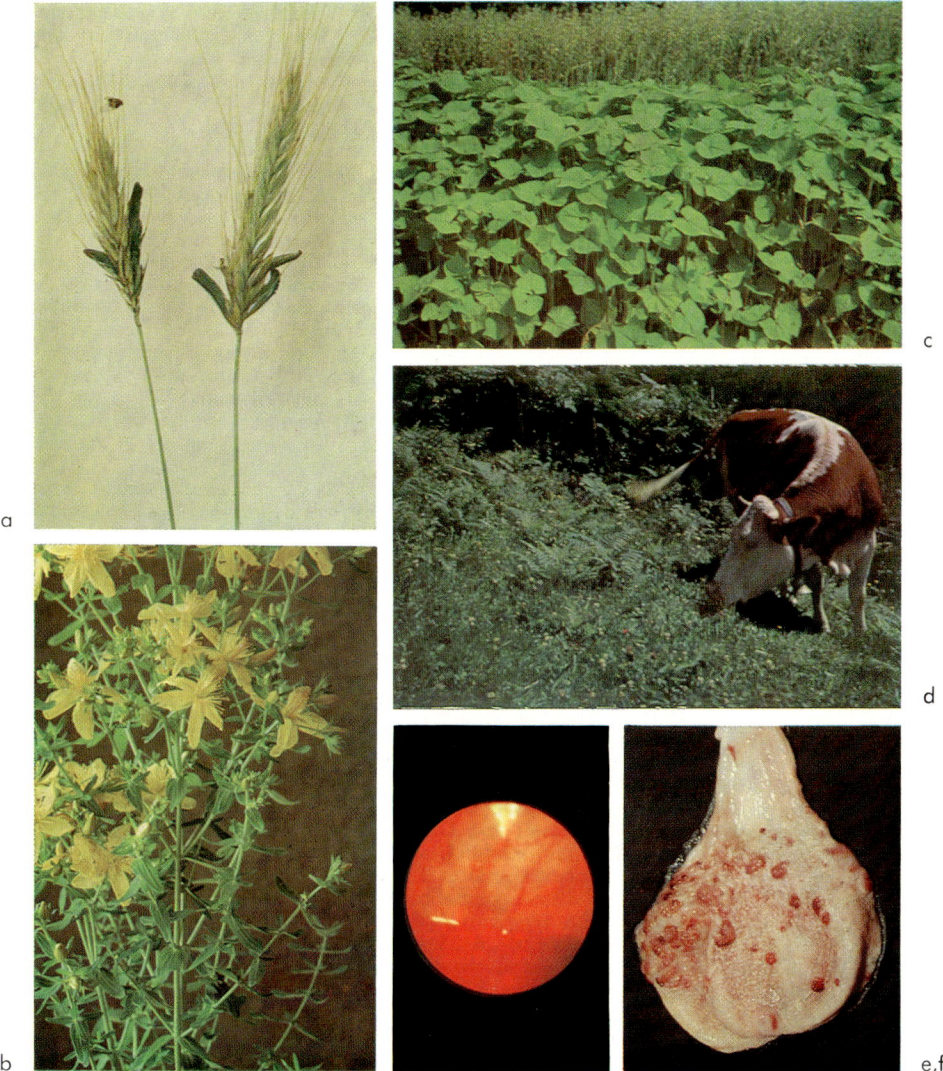

a. Mit Mutterkorn (Secale cornutum) befallener Roggen (S. 1243; K. MERKEL und E. MERKEL, 1968)
b. Johanniskraut (Hypericum perforatum, S. 1253, 1324; K. MERKEL und E. MERKEL, 1968)
c. Buchweizen (Fagopyrum esculentum, S. 1253, 1324; K. MERKEL und E. MERKEL, 1968)
d. Kuh einer von chronischer vesikaler Hämaturie befallenen Herde auf adlerfarnbestandener Weide im Schwarzwald (S. 1260)
e. Endoskopisches Bild der Harnblase einer an Haematuria vesicalis chronica leidenden Kuh: unten der bluthaltige Harnsee, darüber die sich aus geschädigten Schleimhautgefäßen ergießenden Blutrinnsale (S. 1260)
f. Eröffnete Harnblase einer hämaturiekranken Kuh mit hämorrhagischen papillomatösen Proliferationen (S. 1260)

zurückzuführen; pflanzenbedingte Schadensfälle spielen vor allem in Weidegebieten der USA, Südafrikas, Australiens, Neuseelands und Osteuropas eine Rolle. Einen besonders hohen Gehalt an zyanogenen Glykosiden besitzen Kerne und Blätter mancher *Pruneen* (Bittermandel, Kirschlorbeer, Pfirsich, Pflaume, Kirsche – Amygdalin, Prulaurasin, Prunasin), Früchte und Kraut der indischen Mondbohne (*Phaseolus lunatus* – Phaseolunatin) und Samen der wilden Futterwicke (*Vicia angustifolia* – Vizyanin); dagegen erreichen die Glykosidkonzentrationen in Sudangras, Mohren- und Aleppohirse (*Andropegon sudanense, A. vulgare, A. halepense* – Dhurrin), Pfeilgras (*Triglochina maritima, T. palustris*); Bermudagras (*Cynodon dactylon*), Schwadengräsern (*Glyceria aquatica, G. plicata*), Perlgras (*Melica uniflora*) sowie Leinsaat (*Linum usitatissimum* – Linamarin, S. 1251) nur unter bestimmten Bedingungen toxische Werte; ausnahmsweise soll dies auch für gewisse Stämme des Weißklees (*Trifolium repens* – Lotaustralin) zutreffen. Aus den genannten Glykosiden wird teilweise schon in den betreffenden Pflanzen, nach Verzehr derselben aber insbesondere innerhalb der Vormägen, unter dem Einfluß hydrolisierender Enzyme (Emulsin, Linamarase) Blausäure freigesetzt. Diese Enzyme sind entweder in denselben oder in anderen, gleichzeitig aufgenommenen Pflanzen enthalten; sie werden aber auch von Pansenbakterien gebildet.

Krankheitsgeschehen und -erscheinungen: Enzymatische Abspaltung und Resorption der Blausäure vollziehen sich im Tierkörper sehr schnell (5 bis 15 Minuten nach Aufnahme des betreffenden Futters); fast ebensorasch erfolgt die Entgiftung der Blausäure zu Thiozyanaten (Rhodaniden), die dann allmählich über den Harn ausgeschieden werden. Vergiftungen kommen deshalb nur dann zustande, wenn innerhalb entsprechend kurzer Zeit toxische HCN-Mengen (4 mg pro kg KGW) erreicht oder überschritten werden, was zuerst bei ausgehungerten oder besonders gierig fressenden Tieren der Fall ist. Dosen von 15 bis 50 mg HCN pro kg KGW werden jedoch schadlos vertragen, wenn sich ihre Aufnahme über den ganzen Tag verteilt. Im Übermaß resorbierte Blausäure blockiert die Zytochromoxydase der Zellatmung und führt so zu innerer Erstickung (Lähmung medullärer Zentren infolge Sauerstoffmangels). Dürre, Frost, Verbiß und Zertrampeln (möglicherweise auch die Anwendung bestimmter Herbizide, S. 1201) fördern durch Wachstumsbehinderung und Welken die Anreicherung von Blausäure und deren Glykosiden in den genannten Gräsern; der Giftgehalt ist besonders in jungen Pflanzen hoch. Unter diesen Voraussetzungen werden HCN-Intoxikationen in der Regel während der ersten 2 bis 3 Stunden nach Auftrieb auf derartige Weiden oder Ausbrechen in solche beobachtet.

Betroffene Rinder erkranken plötzlich und in rascher Folge unter Freßunlust, unruhigem Umherlaufen, Schwanken, Taumeln, zunehmender Atembeschwerde (frequente, dyspnoeische Atmung, zum Teil mit offenem Maul, Speicheln oder Schäumen, Nystagmus, Pupillenerweiterung, Tränenfluß) und erhöhter Pulsfrequenz; bei gesteigerter Erregbarkeit treten zeitweilig Muskelzuckungen oder tonisch-klonische Krämpfe, ausnahmsweise auch Erbrechen auf. In der Folge kommen die Patienten bald zum Festliegen, zunächst meist in Brustlage mit abduzierten Vordergliedmaßen; gleichzeitig nimmt die Dyspnoe weiter zu (Keuchen, Stöhnen, zyanotische Schleimhäute, Zähneknirschen, Schwitzen, mitunter auch Aufblähen); nicht selten weist die Atemluft einen deutlichen Geruch nach bitteren Mandeln auf. Bei absinkender Körperoberflächentemperatur und schwindendem Bewußtsein verlangsamt sich schließlich die immer unregelmäßiger und oberflächlicher werdende Atmung mehr und mehr, bis unter Strecken der Gliedmaßen und einem als kennzeichnend angesehenem Aufbrüllen der Tod eintritt. Der Krankheitsverlauf ist perakut (wenige Minuten bis eine halbe Stunde) und zieht sich nur selten über einige Stunden hin.

Beurteilung: Selbst nach sofortiger Futterumstellung sind Spontanheilungen sichtlich erkrankter Tiere sehr selten; die Patienten verenden meist schon vor dem Eintreffen tierärztlicher Hilfe. Andernfalls ist die rechtzeitige sachgemäße Behandlung aussichtsreich. Chronische, HCN-bedingte Gesundheitsstörungen sind bislang beim Rind nicht bekannt geworden (siehe auch Jodmangel, S. 1095).

Zerlegungsbefund: In frischeren Fällen auffallend hellrotes Blut und oft typischer Bittermandelgeruch beim Eröffnen des Tierkörpers; Muskulatur dunkel gefärbt; Blutfülle der Lungen; Petechien und Schaum in der Luftröhre; leichte Rötung der Pansen- und Labmagenschleimhaut.

Erkennung: Klinische Erscheinungen und Vorbericht beziehungsweise Futterkontrollen geben mitunter brauchbare Hinweise. In Verdachtsfällen können Zyanide mit Hilfe des Pikrat-Testes qualitativ nachgewiesen werden: Hierzu werden auf Filterpapier je 1 Tropfen Reagenz (5 g Natriumbikarbonat, 0,5 g Pikrinsäure, 100 ml aqua dest.) und Vormageninhalt beziehungsweise frisch angefertigtes Mazerat der Futterpflanzen miteinander in Berührung gebracht: Eine innerhalb von 10 Minuten eintretende deutliche Verfärbung von Gelb nach Rot spricht für HCN-Vergiftung. Gegebenenfalls empfiehlt es sich, zur forensischen Bestätigung weiteres Material für die quantitative Analyse einzusenden. Hierzu eignen sich Futter, Panseninhalt und Muskelfleisch; Proben der beiden letztgenannten müssen jedoch spätestens 12 beziehungsweise 20 Stunden post mortem entnommen werden, weil ihr HCN-Gehalt rasch absinkt. Aus dem gleichen Grunde muß das gewonnene Material sofort mit 1 bis 3 %iger Quecksilberchloridlösung versetzt (150 bis 300 ml auf 100 bis 200 g Probe) und das Fleisch unmittelbar vor der Konservierung in etwa nußgroße Stücke zerkleinert werden. Als beweisend für eine HCN-Intoxikation werden angesehen: Futter: mehr als 200 ppm HCN; Vormageninhalt: mehr als 10 ppm HCN; Muskulatur: mehr als 0,6 ppm HCN.

Unterscheidung: Differentialdiagnostisch kommen vor allem Weidetetanie (S. 1024), Weideemphysem (S. 158, 1308), Nitratvergiftung (S. 1165) und Algenintoxikation (S. 1284) sowie allergisch-anaphylaktische Erkrankungen (S. 1302 ff.) in Betracht.

Behandlung: Weitere Aufnahme zyanogener Pflanzen verhindern. Sofortige langsame intravenöse Injektion von 10 bis 15 ml 20 %iger Natriumnitritlösung und unmittelbar darauf 40 bis 50 ml 20 %iger Natriumthiosulfatlösung (auf 500 kg KGW); die Injektion von Natriumnitrit sollte wegen der dadurch ausgelösten Methämoglobinbildung tunlichst nicht wiederholt werden. Zur Entgiftung der in den Vormägen noch befindlichen Blausäure sind außerdem stündlich 30 g Natriumthiosulfat per os zu verabreichen. Im Vergleich zu dieser Therapie ist die früher übliche Behandlung mit Methylenblau (S. 1168) weniger wirksam.

Vorbeuge: Das Gras gefährlicher Weiden soll vor der Nutzung als Grünfutter oder zur Heuwerbung mindestens 50 bis 80 cm hoch gewachsen oder älter als 2 Monate sein. In Verdachtsfällen zunächst Futterproben untersuchen oder einzelne Tiere unter Kontrolle probeweise weiden lassen. Die in Pflanzen glykosidgebundene Blausäure wird nach Einsilierung innerhalb von 4 Monaten zum größten Teil freigesetzt und entweicht beim Ausbreiten der Silage rasch.

SCHRIFTTUM

BARBOU DE PLACES, F., A. TAPERNOUX, A. MAGAT & P. MACHINO (1959): Intoxication de bovins par le cyanure de sodium. Bull. Soc. Vét. Méd. Comp. (Lyon) 61, 251-255. — BRIESE, R. R., & J. F. COUCH (1940): Hydrocyanic acid in Sorghum silage. Vet. Med. 35, 86-88. — BUNYEA, H. (1935): Treatments for cyanide poisoning of sheep and cattle. J. Amer. Vet. Med. Ass. 86, 656-661. — CLARARD, G., A. TAPERNOUX & A. MAGAT (1961): Nouveau cas d'intoxication du bétail par des cyanures alcalins. Bull. Soc. Vét. Méd. Comp. (Lyon) 63, 351-354. — COLE, C. R. (1954): Field test for prussic acid. Vet. Med. 49, 300. — CONTESCU, D., & M. RÎPEANU (1958): Intoxicatii la bovine cu Glyceria plicata. Probl. Zootehn. Vet. 1958: 8, 27-31. — GORZELEWSKA, K., & T. JUSZKIEWICZ (1961): Toxikologische Untersuchungen über den HCN-Gehalt in Sorghum technicum, Var. Puławy (polnisch). Med. Weter. 17, 147 bis 150. — JAWORSKI, K., & S. GLODEK (1965): Pflaumenvergiftung bei Schweinen und Kühen (polnisch). Med. Weter. 21, 44. — JONES, T. J. (1952): Cyanide poisoning in cattle. North Amer. Vet. 33, 258. — LÉEMANN, A. C. (1935): Hydrocyanic acid in grasses. Onderstepoort J. Vet. Sci. Animal Ind. 5, 97-136. — MORAN, E. A. (1954): Cyanogenetic compounds in plants and their significance in animal industry. Amer. J. Vet. Res. 15, 171-176. — PRODANOW, P., & B. SHELESOWA (1958): Untersuchungen der Zyanogenität der in Bulgarien vorkommenden wildwachsenden Wickenarten (bulgarisch). Bull. Inst. Pathol. Comp. Anim. Domest. Acad. Bulg. Sci. 6, 283-305. — PRODANOW, P., & B. SHELESOWA (1962): Untersuchungen über den Blausäuregehalt der in Bulgarien vorkommenden Arten der Gattung Melica L. mit einem Vergiftungsanfall bei Rindern und Büffeln (bulgarisch). Bull. Inst. Pathol. Comp. Anim. Domest. Acad. Bulg. Sci. 9, 285-290. — ROSE, A. L. (1941): A clinical survey of intoxications of cattle by Sudan grass (Sorghum sudanese). Austral. Vet. J. *17*, 211-219. — SANGRET, P. (1963): Zwei Fälle von Vergiftungen durch Mohrenhirse beim Rind (tschechisch). Veterinářství *13*, 135. — SHARMAN, J. R. (1967): Cyanide poisoning of cattle grazing ‚reed sweet-grass'. New Zealand Vet. J. *15*, 7-8. — TERBLANCHE, M., J. A. MINNE & T. F. ADELAAR (1964): A diagnosis of prussic-acid poisoning in cattle made from a sample of muscular tissue. J. South African Vet. Med. Ass. *35*, 199-200. — TERBLANCHE, M., J. A. MINNE & T. F. ADELAAR (1964): Hydrocyanic acid poisoning. A note on the HCN content of animal tissue at various stages of decomposition. J. South African Vet. Med. Ass. *35*, 503-506. — THOLHUYSEN, L. J. T. (1960): Letal intoxication of two heifers caused by bitter almonds. Tijdschr. Diergeneesk. *85*, 1243-1244. — WALT, S. J. VAN DER (1944): Some aspects of the toxicity of hydrocyanic acid in ruminants. Onderstepoort J. Vet. Sci. Animal Ind. *19*, 79-160. — WORKER, N. A. (1957): A note on the detoxification of cyanide in the ruminant. New Zealand J. Sci. Technol. *A 38*, 709.

Pflanzenbedingte Intoxikationen mit vorwiegender Auswirkung auf den Verdauungskanal

Wegen der durch sie ausgelösten Kardinalsymptome werden nachstehende Futtermittel und Pflanzen an anderer Stelle besprochen, obwohl sie als Begleiterscheinung auch mehr oder weniger ausgeprägte Labmagendarmentzündung beziehungsweise Durchfall verursachen: selenhaltige Pflanzen (akute Selenose, S. 1162), nitrathaltige Pflanzen (S. 1165), Baumwollsaatmehl (leichtere Intoxikationen, S. 1250), schimmelpilzbefallenes Futter (gewisse Mykotoxikosen, S. 1239 ff.), grüne Kartoffeln und Kartoffelkraut (akute Solaninvergiftung, S. 1253), Eibe (bei langsamerem Vergiftungsverlauf, S. 1255), Adlerfarn (enterale Form der akuten Intoxikation, S. 1260), Buchs (S. 1277), Lupinen (Lupinose, S. 1279), Kreuz- und Jakobskraut (S. 1282), Blaugrünalgen (S. 1284) und Sumpfschachtelhalm (S. 1286).

Dagegen schädigen die im folgenden abgehandelten Giftpflanzen in allererster Linie die Schleimhäute des Digestionstraktes.

Hahnenfuß (Ranunculus spp.)

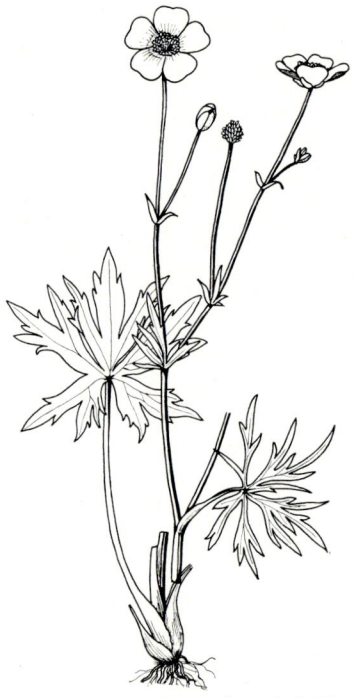

Abb. 577. Scharfer Hahnenfuß (*Ranunculus acer*; GARCKE)

Vorkommen, Ursachen: Die Angaben über die Schädlichkeit der weltweit verbreiteten Hahnenfußarten sind widersprüchlich; offenbar können alle gelbblühenden Arten unter gewissen Voraussetzungen gefährlich werden. Das gilt insbesondere für den ‚giftigen' Hahnenfuß (*Ranunculus sceleratus*), da er unter den Vertretern dieser Gattung den höchsten Protoanemoningehalt aufweist (in reifen Pflanzen: 2,5 g% der Trockensubstanz); dieser nimmt über flammenden H. (*R. flammula*), scharfen H. (*R. acer*), Knollen-H. (*R. bulbosus*: 1,5 g% der Trockensubstanz) zum kriechenden H. (*R. repens*: 0,3 g% der Trockensubstanz) ab. Das flüchtige, örtlich stark reizende Öl Protoanemonin ist das Aglukon des in vielen Ranunkulazeen (so zum Beispiel auch in Buschwindröschen [*Anemone nemorosa*], Küchenschellen [*A. pulsatilla*] und Sumpfdotterblumen [*Caltha palustris*]) vorkommenden, selbst aber ungiftigen Glukosides Ranunkulin; aus diesem wird es unter der Einwirkung von Enzymen leicht freigesetzt. Protoanemonin ist jedoch unbeständig und polymerisiert, vor allem bei der Trocknung, zu atoxischem Anemonin; in den genannten Pflanzen ist die Konzentration des Protoanemonins während der Blütezeit am höchsten. Die unterschiedliche Beurteilung der Hahnenfuß-Giftigkeit ist wahrscheinlich auf die angeführten komplexen toxikologischen Zusammenhänge (Art, Standort, Jahreszeit oder Reifezustand, verzehrte Menge, Aufnahmegeschwindigkeit, Art des übrigen Futters, Zusammensetzung des Panseninhaltes) zurückzuführen.

Krankheitsgeschehen und -erscheinungen: Die wegen ihres höheren Protoanemoningehaltes im Maul stärker reizenden giftigeren H.-Arten werden von weidenden Rindern vielfach gemieden, wenn genügend anderes Grün zur Verfügung steht; es sind aber auch Fälle bekanntgeworden, wo die Tiere *R. sceleratus* mit besonderer Vorliebe fraßen. Nach rascher Aufnahme relativ großer H.-Mengen erkranken Rinder innerhalb weniger Stunden unter folgenden, nicht immer gleichzeitig und voll ausgeprägten Symptomen: Speicheln (entzündliche Rötung der Maulschleimhaut), Zittern, kolikartige Unruhe (wiederholtes Auf- und Niedergehen, Umsehen nach dem Leib, Harndrang), zum Teil auch tobsuchtartiges Umherrennen und Brüllen, mitunter Würgen, Inappetenz, vermehrter Durst, vermindertes oder fehlendes Wiederkauen, herabgesetzte Pansentätigkeit (seltener auch Aufblähen) sowie starker, oft blutiger Durchfall; Atem- und Herzfrequenz sind erniedrigt, die Herzaktion ist geschwächt. Im weiteren, meist akuten bis perakuten Verlauf erscheinen die Patienten benommen; ihr Gang wird taumelndträge. In schwereren Fällen kommt es zu lähmungsartiger Unsicherheit der Nachhand, Festliegen (Stöhnen, Zähneknirschen, gelegentlich Schlucklähmung), Koma und plötzlichem Tod durch Kreislaufversagen (unter Umständen nach vorherigen Krämpfen); sonst führt die Intoxikation zu Milchrückgang, fortschreitender Abmagerung und allgemeiner Schwäche, manchmal angeblich auch zu Aborten.

Zerlegungsbefund: Schwere entzündliche Rötung im ventralen Bereich von Haube, Schleudermagen und Pansen (die große H.-Mengen enthalten) sowie im Labmagen und Dünndarm.

Behandlung und Vorbeuge: Sofortige Futterumstellung; orale Gaben von schleimigöligen und adsorbierenden Mitteln sowie von 50 bis 100 g Natriumbikarbonat oder Kalziumkarbonat; außerdem Analeptika. Stark mit blühendem Hahnenfuß bestandene Weiden meiden; die Giftwirkung des Protoanemonins geht bei der Heuwerbung, möglicherweise auch beim Einsilieren, verloren.

SCHRIFTTUM

Brause (1891): Vergiftung durch Ranunculus (Hahnenfuß). Arch. wiss. prakt. Tierheilk. *18,* 457 bis 458. — Eckenberg, H. (1953): Über die Giftstoffe der Hahnenfußarten und ihre Wirkung. Berl. Münch. Tierärztl. Wschr. *66,* 250-252. — Eggeling (1891): Vergiftung von Rindern durch Ranunkeln. Arch. wiss. prakt. Tierheilk. *17,* 372-373. — Graf, H. (1952): Über die Aufnahme des scharfen Hahnenfußes durch weidende Rinder. Schweiz. Arch. Tierheilk. *94,* 373-386. — Hill, R., & R. van Heyningen (1951): Ranunculin, the precursor of the vesicant substance of the buttercup. Biochem. J. *49,* 332-335. — Hidiroglou, M., & H. J. Knutti (1963): The effects of green tall buttercup in roughage on the growth and health of beef cattle and sheep. Canad. J. Animal Sci. *43,* 68-71. — Hönscher (1905): Vergiftung durch Ranunculus sceleratus bei Rindern. Zschr. Vet.-kde *17,* 107-108. — Juon, P. (1953): Über die Eigenschaften des Hahnenfußes als Silofutter. Schweiz. Arch. Tierheilk. *95,* 506-510. — Moran, E. A. (1956): Feedings of small-flowered buttercup not noticeably poisonous to a steer and sheep. J. Amer. Vet. Med. Ass. *129,* 426-427. — Müller (1858): Vergiftung von Rindvieh auf der Weide durch Ranunculus sceleratus. Mag. ges. Tierheilk. *24,* 385-398. — Müller, G., & C. Krause (1897): Über die Giftwirkung der Anemone nemorosa. Arch. wiss. prakt. Tierheilk. *23,* 326-335. — Schumacher, E., & E. Hulftegger (1958): Über die Wirkung des scharfen Hahnenfußes auf den pH-Wert und die Gasgärung im Panseninhalt und auf die Automatie der überlebenden Pansenwand des Rindes. Schweiz. Arch. Tierheilk. *100,* 415-427. — Shearer, G. D. (1938): Some observations on the poisonous properties of buttercups. Vet. J. *94,* 22-32. — Therrien, H. P., M. Hiridoglou & L. A. Charette (1962): Note on the toxicity of tall buttercup (Ranunculus acris) to cattle. Canad. J. Animal Sci. *42,* 123-124. — Trouette (1900): Treize cas d'empoisonnement par les renoncules. Rev. Vét. *25,* 264.

Raps (Brassica napus)

Wesen, Ursache: Wegen seiner milchleistungsfördernden Wirkung gilt Raps als wertvolles Nahrungsmittel für Rinder; er wird entweder grün oder als Rapskuchen, -schrot beziehungsweise -mehl (= bei der Gewinnung von Öl aus Rapssamen anfallender Rückstand) verfüttert. Die Pflanzen, insbesondere aber die Samenkörner des Rapses, enthalten – ebenso wie diejenigen der meisten übrigen Kreuzblütler – je nach Herkunft, Standort und Jahr unterschiedliche Konzentrationen von Senfölglykosiden sowie geringe Mengen des Enzymes Myrosinase; in den unzerstörten Samenkörnern sind beide jeweils in anderen Zellarten lokalisiert. Aus den an sich ungiftigen Senfölglykosiden werden unter dem Einfluß der Myrosinase die stark reizenden Senföle (Isothiozyanate) abgespalten, wenn erstere in Gegenwart von Wasser mit dem Enzym in Berührung kommen. Aus Rapssamen wird dabei vor allem Krotonylisothiozyanat freigesetzt; es ist etwas weniger toxisch als die unter gleichen Bedingungen aus Senfsamen entstehenden Isopropyl- und Allylsenföle (S. 1271 f.). Rapskuchen mit einem Senfölgehalt von 0,3 % und mehr sind für Rinder selbst dann gefährlich, wenn die Myrosinase bei der Warmextraktion des Öles zerstört wurde, da das Enzym in schlecht gelagerten, verdorbenen Kuchen auch von gewissen Pilzen gebildet werden oder aber in anderen, gleichzeitig mitverfütterten Pflanzen (zum Beispiel Kohl, Kohlrüben, Senf) enthalten sein kann. Schadensfälle ereignen sich deshalb meist beim Beweiden von grünem Raps, der schon Früchte angesetzt hat (insbesondere auch nach Frostschädigung) oder mit Senf verunkrautet ist; das gleiche gilt für die Verabreichung von kaltgepreßten Rapskuchen, vor allem wenn diese in eingeweichter Form oder zusammen mit anderen Kruziferen verfüttert werden. Rapsschrote, die mehr als 0,8 % Senföl enthalten, werden von Rindern wegen ihres scharfstechenden Geruches und Geschmackes nicht angenommen.

Das *Vergiftungsbild* ist nach Aufnahme senfölhaltiger Rapskuchen in erster Linie durch Reizungen der Schleimhäute des Verdauungskanales gekennzeichnet; bei Intoxikationen durch grünen Raps stehen von Fall zu Fall entweder Erscheinungen seitens der Digestions- oder Respirationsorgane, des zentralen Nervensystems oder Hämoglobinurie im Vordergrund; vielfach treten sie aber auch – unterschiedlich ausgeprägt – nebeneinander auf: Die *gastrointestinale Form* der Rapsvergiftung äußert sich in Freßunlust, fehlendem Wiederkauen, vermehrtem Durst, Speicheln, Milchrückgang, herabgesetzter oder aussetzender Vormagenmotorik, Kolik, teilweise auch Tympanie oder Schwitzen sowie anfänglicher Verstopfung mit schmierigem bis geballtem, schwärzlichem, schleim- oder blutüberzogenem Kot und anschließendem profusem, häufig auch blutigem Durchfall mit Drängen (Vorstülpen der Mastdarmschleimhaut) bei abgehaltenem Schwanz sowie häufigerem Harnabsatz. Die Maulschleimhaut ist entzündlich gerötet und kann ausgedehnte Erosionen oder diphtheroide Beläge aufweisen; Atem- und Pulsfrequenz sind zunächst mäßig erhöht, später wird die Herztätigkeit tumultuarisch; die Episkleralgefäße sind injiziert und verwaschen. Bei schwerer Erkrankung kommen die Patienten bald zum apathischen Festliegen mit kalter Körperoberfläche und verenden innerhalb von 1 bis 3 Tagen. Bei der *respiratorischen Form* zeigen die Tiere hochgradige Atembeschwerde infolge Lungenödems und -emphysems (Kapillarwirkung der resorbierten Senföle?). Bei der *nervösen Form* taumeln die Patienten oder wandern abseits der Herde ziellos im Kreise, wobei sie gegen Hindernisse rennen, niederstürzen oder sich in der Einzäunung verfangen; im Stall drängen sie mit dem Kopf gegen Krippe oder Wand; Krämpfe sind selten. Die erweiterten Pupillen der blinden Tiere reagieren nur langsam oder gar nicht auf Lichteinfall. Solche Rinder können mitunter erregbar, aggressiv und gefährlich sein, bevor sie schließlich erschöpft festliegen. Die Erscheinungen der *rapsbedingten Hämoglobinurie* (portwein- bis kaffeefarbener Harn) sind die gleichen wie bei der Kohlanämie (S. 1257); die damit einhergehende Leberschädigung kann zu sekundärer Photosensibilisierung (S. 1323) führen.

Zerlegungsbefunde: Bei der *gastrointestinalen Form* der Vergiftung findet man ausgeprägte, oft hämorrhagische, seltener sogar nekrotisierende Schleimhautentzündungen in Maul, Vormägen (Rötung der Submukosa), Labmagen und Darm, gallertige Exsudatmassen subserös oder auf dem Bauchfellüberzug des Pansens (besonders entlang den großen Furchen) und des Gekröses, Degeneration der Leber (zum Teil auch Nekrosen) und der blutreich erscheinenden Nieren sowie subepi- und subendokardiale Blutungen. Bei der *respiratorischen Form* sind die Magendarmveränderungen meist geringer; daneben besteht hochgradiges Ödem und Emphysem der Lungen. Die *nervöse Form* geht mit ähnlichen Läsionen des Verdauungskanales einher wie die gastrointestinale. Bei *rapsbedingter Hämoglobinurie* ist der Sektionsbefund, abgesehen von Reizungen des Magendarmtraktes, der gleiche wie bei der Kohlanämie (S. 1258).

Erkennung und Unterscheidung: Durch Überprüfen der Fütterung lassen sich Rapsvergiftungen meist aufklären. Bei Vorliegen gastrointestinaler Symptome ist auch an andere, zu Durchfall führende pflanzenbedingte Intoxikationen (S. 1268 ff.), bei auf Rapsfeldern eingetretener Atembeschwerde an Weideemphysem (S. 158, 1308) zu denken, während bei der nervösen Form vor allem die Bleivergiftung (S. 1134) und bei Hämoglobinurie anderweitige hämolytische Anämien (S. 381, 1074) differentialdiagnostisch mit in Betracht gezogen werden sollten.

Beurteilung: Nach Abstellen der gifthaltigen Fütterung bessert sich das Befinden nicht allzu schwer erkrankter Patienten unter symptomatischer Behandlung innerhalb einiger Tage bis einer Woche; die Tiere können in dieser Zeit aber erheblich abmagern. Festliegende Rinder sollten baldmöglichst durch Schlachtung verwertet werden. Bei rapsbedingter Erblindung kehrt die volle Sehkraft oft erst nach 4 bis 6 Wochen zurück; mitunter bleibt sie aber dauerhaft gestört. Durch Raps verursachte Aborte sind selten. Schließlich sei noch darauf hingewiesen, daß Raps gelegentlich einen schädlichen Nitratgehalt (S. 1165) aufweisen kann, und daß Rapssamen die gleichen thyreostatisch oder strumogen wirksamen Glykoside enthält wie Kohl (S. 1096, 1258).

Behandlung: Bei überwiegend gastrointestinalen Symptomen salinische Abführmittel im Stadium der Verstopfung beziehungsweise schleimig-einhüllende und absorbierende Mittel sowie parenterale Flüssigkeitszufuhr (T. I.) im Durchfallstadium. Bei Lungenödem mit Rücksicht auf die oft gleichzeitig vorliegende Hämolyse kein Aderlaß, sondern Kalziumboroglukonat intravenös sowie ACTH oder Antihistaminika subkutan. Patienten mit nervösen Erscheinungen unter Vermeidung unnötiger Beunruhigung aufstallen und anbinden; versuchsweise Chloralhydrat oder Barbiturate intravenös, sonst aber Tranquilizer intramuskulär geben (T. I.). Bei rapsbedingter Hämoglobinurie sind die gleichen therapeutischen Maßnahmen wie bei der Kohlanämie (S. 1258) anzuwenden.

Vorbeuge: Grünen Raps nur bis zur Blütezeit verfüttern oder beweiden; Tagesrationen allmählich steigern und daneben Grasweide beziehungsweise Heu oder Stroh zur freien Verfügung stellen. Rapskuchen sollten nur trocken und möglichst nicht zusammen mit Kohl, Kohlrüben oder Senf verabreicht werden; falls Zweifel am Senfölgehalt neugekaufter Rapskuchen oder -schrote bestehen, empfiehlt sich eine Probefütterung an 1 oder 2 Tieren vorzunehmen oder die in Wasser eingeweichten Kuchen in einem zugedeckten Gefäß stehenzulassen: positivenfalls entwickelt sich innerhalb 12 bis 24 Stunden ein beim Abheben des Deckels wahrnehmbarer starker senfartiger Geruch.

SCHRIFTTUM

BELL, J., & R. J. BELZILE (1967): Goitrogenic properties of rapeseed meal. Canad. Vet. J. *8,* 53-58. — BRUERE, N. (1956): Nitrite/nitrate poisoning of second-growth rape. New Zealand Vet. J. *4,* 128. — CAPORALI, G., & M. LUNARDINI (1954): Avvelenamento da Brassica napus (ravizzone) in un grupo di bovini. Croce Azzurra *4,* 80-87. — COTE, F. T. (1944): Rape poisoning in cattle. Canad. J. Comparat. Med. Vet. Sci. *8,* 38-41. — CRAWSHAW, H. A. (1953): Rape blindness. Vet. Record *65,* 254. — DALTON, P. J. (1953): Rape blindness. Vet. Record *65,* 298. — DEBACKERE, M., J. HOORENS & K. H. HAUSTRAETE (1966): Vergifting door koolzaad- en raapzaadschroot. Tijdschr. Diergeneesk. *91,* 393-399. — O'DRISCOLL, J. (1958): Rape poisoning in cattle. Irish Vet. J. *12,* 82. — EVANS, E. T. R. (1951): Kale and rape poisoning in cattle. Vet. Record *63,* 348-349. — HUEY, I. B. (1958): Rape poisoning in cattle. Irish Vet. J. *12,* 83. — PATRIZI, F., & M. MORICONI (1951): Morte di 10 bovini par avvelenamento da colza. Atti Soc. Ital. Sci. Vet. *5,* 225-227. — PAUL, A. (1949): Rapskuchen als Futtermittel und ihre Gefahren für die Tierernährung. Diss., Hannover. — WITTROCK (1893): Vergiftung durch Senföl. Arch. wiss. prakt. Tierheilk. *19,* 311.

Senf (Sinapis spp.)

Die Samen des Acker-, weißen und schwarzen Senfes (*Sinapis arvensis, S. alba, S. nigra*) sind reich an Senfölglykosiden (Sinarvin, Sinalbin beziehungsweise Sinigrin), aus denen – wie beim Raps (S. 1269 f.) geschildert – unter dem Einfluß von Myrosinase

Senföle (insbesondere Hydroxyphenyl-, Isopropyl- beziehungsweise Allylisothiozyanat) frei werden; das Allylsenföl des schwarzen Senfes ist das giftigste der genannten Isothiozyanate (toxische Dosis: 2 bis 3 mg pro kg KGW; letale Dosis: 5 bis 20 mg pro kg KGW). Die grünen fruchtlosen Pflanzen sind dagegen ungefährlich. Vergiftungen ereignen sich nach Verfütterung oder spontaner Aufnahme von älteren, schotentragenden Senfpflanzen, von mit Senf verunkrauteten Grünkulturen (Raps, Getreide), oder von unsachgemäß hergestelltem senfölhaltigem Senfschrot sowie auch von anderen, mit Senfsamen verunreinigten Ölextraktionskuchen, -schroten oder -mehlen. Myrosinasefreies Senfschrot kann toxisch wirken, wenn es zusammen mit myrosinasehaltigen Kreuzblütlern (S. 1271) verabreicht wird. Das meist schwere und oft tödlich verlaufende Krankheitsbild und die Zerlegungsbefunde der Senfintoxikation sind praktisch die gleichen wie bei der gastrointestinalen Form der Rapsvergiftung (S. 1270); gelegentlich werden zudem Husten beziehungsweise Atembeschwerden und Entzündungen im Bereich der Harnwege beobachtet. Behandlung und Vorbeuge entsprechen den im Abschnitt über Raps angegebenen Maßnahmen (S. 1271). Durch den Silierungsprozeß sollen die Senfsamen entgiftet werden.

SCHRIFTTUM

BREITENREITER (1909): Vergiftungserscheinungen bei Kühen nach Verfütterung von weißem Senf als Grünfutter. Zschr. Vet.-kunde 21, 496-497. — EATON, G., (1941): Suspected poisoning of bullocks by white mustard. Vet. Record 53, 146. — GALLIE, J. G. E., & J. D. PATERSON (1945): Charlock poisoning of lambs. Vet. Record 57, 198. — GWATKIN, R., & I. W. MOYNIHAN (1943): Wild mustard seed poisoning in cattle. Canad. J. Comparat. Med. Vet. Sci. 7, 76-77. — HOLMES, R. G. (1965): A case of suspected poisoning of dairy cows by white mustard seeds (Sinapis alba). Vet. Record 77, 480-481. — JARMER (1856/57): Meerrettig. Mitt. Tierärztl. Praxis Preuß. Staate 5, 180-181. — POULSEN, E. (1958): Forgiftning med myrosinasefri sennepsskrå hos kvaeg. Nord. Vet.-Med. 10, 487-497. — PRIETSCH (1869): Senfträber. Ber. Vet.-Wesen Sachsen 14, 92-93. — WIESNER, E. (1959): Futterschäden durch Senfschrotverfütterung. M.-hefte Vet.-Med. 14, 397-400.

Meerrettich (Amoracia lampathifolia)

Enthält sowohl in der Wurzel als auch in den oberirdischen Teilen Allyl- und Phenylsenfölglykoside; die Vergiftungserscheinungen ähneln weitgehend dem gastrointestinalen Syndrom der Rapsintoxikation (S. 1270).

Kornrade (Agrostemma githago)

Vorkommen, Ursachen: Die Kornrade tritt als rotblühendes Unkraut vor allem in Getreidefeldern (Weizen, Roggen), aber auch an Wegrändern auf. Ihre braunschwarzen Samen ähneln eingerollten stachligen Raupen; sie sind wegen des in ihnen in unterschiedlicher Konzentration (bis zu 7 g%) enthaltenen saponinartigen Glukosides Githagin giftig. Dieses wirkt örtlich stark schleimhautreizend, nach Resorption auch neuromuskulär lähmend und möglicherweise hämolysierend. Infolge der maschinellen Getreidereinigung sind Vergiftungen durch Kornradesamen heute selten geworden; früher kamen solche vor allem nach Verfüttern von Müllereiabfällen („Hinter'- oder ‚Nachkorn'), das heißt von erheblich mit Agrostemma githago durchsetztem Getreide, Kleie oder Mehl vor.

Krankheitsgeschehen und -erscheinungen: Verunreinigungen bis zu 0,1 % Kornradesamen im Getreide werden für den Menschen als unschädlich angesehen; für Rinder sollen etwa 2,5 g gemahlene Samen (beziehungsweise die doppelte Menge in unzerkleinertem Zustand) tödlich sein. Es wird aber auch über schadlose Verträglichkeit berichtet (wechselnder Giftgehalt?). Kälber sind anscheinend wesentlich empfindlicher als erwachsene Tiere, die möglicherweise sogar eine gewisse Gewöhnungstoleranz entwickeln können. Als Intoxikationssymptome werden angegeben: Freßunlust, Durst, Speicheln, Zähneknirschen, aussetzendes Wiederkauen, verminderte oder ruhende Vormagenmotorik, gelegentliche Tympanie, Zittern, kolikartige Unruhe, meist schwerer,

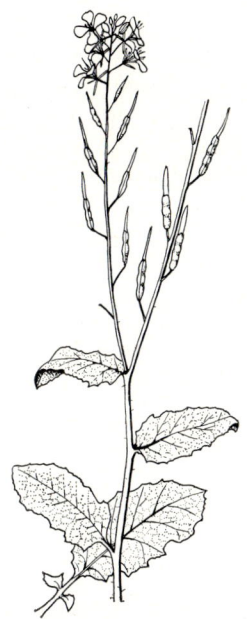
Abb. 578. Ackersenf (*Sinapis arvensis*; GARCKE)

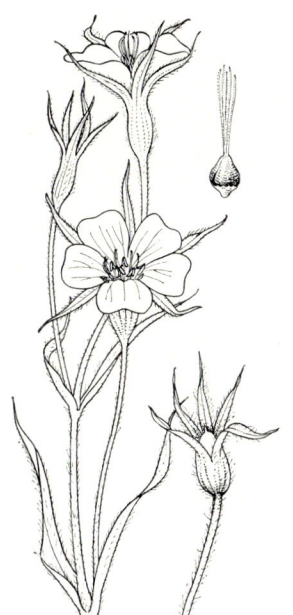
Abb. 579. Kornrade (*Agrostemma githago*; GARCKE)

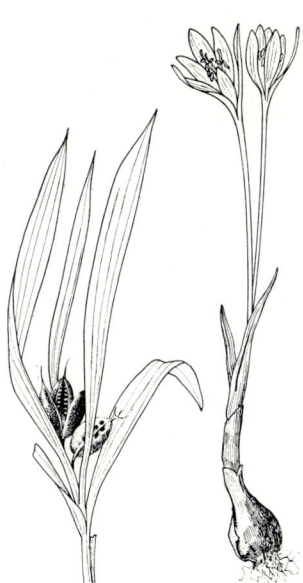
Abb. 580. Herbstzeitlose (*Colchicum autumnale*; GARCKE)

übelriechender Durchfall (seltener zunächst Verstopfung), Taumeln, allgemeine Mattigkeit und Lähmung (mitunter nur Schlingbeschwerden), Herzschwäche mit frequentem kleinen Puls, komatöses Festliegen, absinkende Körpertemperatur, Tod durch Versagen des Kreislaufes und der Atmung.

Zerlegungsbefund: Mehr oder weniger ausgeprägte Gastroenteritis mit Rötungen oder Blutungen in Vormagen, Labmagen und Darm; Leberdegeneration. An Hand ihrer kennzeichnenden Schale lassen sich Kornradesamen im Panseninhalt selbst in zermahlenem Zustand mikroskopisch leicht erkennen.

Behandlung: Futterwechsel; schleimig-einhüllende und adsorbierende Mittel per os; Analeptika; parenterale Flüssigkeitszufuhr (T. I.).

SCHRIFTTUM

BAK, T., & Z. BUBIÉN (1963): Verunreinigungen von Kraftfuttermitteln durch Kornradesamen, festgestellt bei Laboruntersuchungen (polnisch). Zesz. Nauk. Wyźs. Szkoł. Rolnicz. Wrocław. Zlootechn. *11*, 195-201. — BROHM (1908): Vergiftung mit Kornrade. Wschr. Tierheilk. Viehzucht *53*, 506-507. — HOLTERBACH (1909): Akute Vergiftung mit Kornrade bei einem Kalb. Berl. Tierärztl. Wschr. *25*, 802 bis 803. — MIESSNER, H. (1916): Über die Schädlichkeit der Kornradesamen. Dtsch. Tierärztl. Wschr. *24*, 399-400. — PUSCH (1890): Über die Schädlichkeit der Kornrade. Dtsch. Zschr. Tiermed. *16*, 209-225. — SAUNIER, H.-L. (1936): La nielle des blés — contribution à l'étude du githagisme et la githagine. Thèse Vét., Lyon. — STEINBRENNER, K. (1907): Kornradevergiftung bei Kühen. Wschr. Tierheilk. Viehzucht *52*, 323. — TABOURIN, F. (1876): Empoisonnement de veaux destinés à la boucherie par la nielle des blés. Rec. Méd. Vét. *3*, 1206-1219.

Herbstzeitlose (Colchicum autumnale)

Vorkommen, Ursachen: Die perennierende, im Herbst violett blühende, aber erst im nächsten Frühling zur Fruchtreife gelangende Herbstzeitlose ist ein auf manchen feuchten Wiesen massenhaft verbreitetes Unkraut, das keineswegs immer von Rindern gemieden wird. Das in allen Pflanzenteilen, auch im getrockneten Zustand, enthaltene giftige Alkaloid Kolchizin (Samen 0,4 g%, Blätter 0,3 g%, Wurzelknollen 0,2 g% der Trockensubstanz) ist durch seine mitosehemmende Wirkung bekanntgeworden; im Magendarmkanal führt es nach oxydativer Umsetzung zu schweren Reizungen der Schleimhäute. 0,25 mg Kolchizin pro kg KGW bewirken starken Durchfall, Dosen ab 1 mg pro kg KGW sind tödlich. Intoxikationen ereignen sich vor allem dann, wenn aus Futtermangel auf stark mit Herbstzeitlosen durchsetztes Grün oder Heu zurückgegriffen wird, sowie infolge achtlosen Herumliegenlassens der ausgejäteten Knollen und Pflanzen. Die meisten Schadensfälle werden durch das fruchttragende Stadium (April bis Juni) verursacht, doch kommen solche auch im Spätsommer (Blütestadium) vor.

Krankheitsgeschehen und -erscheinungen: Üblicherweise erkranken Rinder erst 1 bis 3 Tage nach der Aufnahme von Herbstzeitlosen (der Wirkungseintritt wird durch die Umsetzung des Giftes im Tierkörper verzögert); das dann einsetzende, akut bis perakut verlaufende Vergiftungsbild geht mit folgenden Symptomen einher: Inappetenz, teilweise Speicheln und/oder Schweißausbruch, Wiederkauen und Pansentätigkeit unterdrückt (seltener auch Tympanie), kolikartige Unruhe (erregtes Umherlaufen, Auf- und Niedergehen, Stöhnen, Würgen, Umsehen nach dem voll erscheinenden Leib, gespannte Bauchdecken, Vorpressen des Afters), später Zittern und Taumeln infolge lähmungsartiger Schwäche der Nachhand, kleiner frequenter Puls bei pochendem Herz, fortschreitende Teilnahmslosigkeit, schließlich Festliegen und Absinken der Körperoberflächentemperatur; die Milchleistung geht rasch stark zurück oder versiegt völlig. Kennzeichnend ist der profuse flüssige, oft gelblich-braune, gelegentlich auch blutige, und übelriechende Durchfall, der zu schneller Abmagerung führt und manchmal von gesteigertem Harndrang begleitet wird. Etwa in der Hälfte der Fälle tritt innerhalb von 12 Stunden bis einer Woche der Tod durch Versagen der Atmung ein; die übrigen Tiere genesen langsam wieder. Die Milch erkrankter Kühe kann bei den damit getränkten Kälbern ebenfalls Durchfall auslösen.

Zerlegungsbefund: Ausgeprägte Entzündung (Rötungen, Blutungen) der Schleimhäute in Vormägen, Labmagen und Darm; ‚Psalterverstopfung'; mitunter subendokardiale und/oder subseröse Blutungen. Im Mageninhalt lassen sich bei näherer Untersuchung meist noch Reste von Herbstzeitlosen oder deren Samen nachweisen.

Behandlung: Sofortiger Futterwechsel; im übrigen rein symptomatisch mit schleimig-einhüllenden und adsorbierenden Mitteln sowie Analeptika, in leichteren Fällen dagegen salinische Laxantien.

Vorbeuge: Stark mit Herbstzeitlosen bestandene Wiesen meiden oder diese vor der Nutzung durch Ausstechen gründlich beseitigen.

SCHRIFTTUM

ANONYM (1948): Colchicum autumnale poisoning (treatment for). Vet. Record 60, 590. — BARRAT & REMLINGER (1911): Empoisonnement en masse d'un troupeau de bovins par le colchique d'automne. Rec. Méd. Vét. 88, 617-620. — BAUMGARTNER (1893): Vergiftung eines ganzen Viehbestandes durch Colchicum autumnale. Dtsch. Tierärztl. Wschr. 1, 199. — BAUMGÄRTEL (1898): Vergiftung durch Herbstzeitlose. Ber. Vet.-Wesen Sachsen 43, 129-130. — CHABERT, A. (1935): Une étude de toxicologie végétale vétérinaire : le colchique d'automne (Colchicum autumnale). Thèse Vét., Lyon. — EHRMANN, — (1882): Herbstzeitlose. Repert. Tierheilk. 43, 200. — HETZEL (1889): Vergiftung durch Colchicum autumnale bei Kühen. Repert. Tierheilk. 50, 304-305. — KISS, F. (1927): Herbstzeitlosevergiftung bei Rindern (ungarisch). Allatorv. Lap. 50, 136-137. — KOLB (1872): Vergiftung durch die Blütenblätter des Colchicum autumnale. Mitt. Tierärztl. Praxis. Preuß. Staate 19, 176-177. — KÖSLER (1893): Vergiftung durch Colchicum autumnale. Dtsch. Tierärztl. Wschr. 1, 199-200. — MUSTERLE (1909): Colchicum-Vergiftung. Wschr. Tierheilk. Viehzucht. 53, 292-293. — SCHUESTER (1902): Colchicum-Vergiftung beim Rind. Wschr. Tierheilk. Viehzucht 46, 550.

Rizinussamen (Semen ricini communis)

Vorkommen, Ursachen: Der Wunderbaum *(Ricinus communis)* ist ein tropisch-subtropisches Gewächs, das in gemäßigten Zonen nur als Zierstrauch gedeiht. In allen Pflanzenteilen, insbesondere aber in den Samen, ist das thermolabile Toxalbumin Rizin in wechselnder Konzentration enthalten. Die etwa bohnengroßen Samen ähneln ihrer Gestalt nach reifen Zeckenweibchen (*Ixodes ‚ricinus'*); ihre glänzende Schale ist von rötlichgelber oder graubrauner Farbe und durch eine dunklere Sprenkelung oder Streifenzeichnung gekennzeichnet. Bei der Gewinnung des Rizinusöles verbleibt das fettunlösliche Rizin in den Preßrückständen; etwa 200 bis 300 g hiervon sind für erwachsene Rinder tödlich. Rizin hat außer seiner starken Reizwirkung auf die Verdauungsschleimhäute auch antigene Eigenschaften;

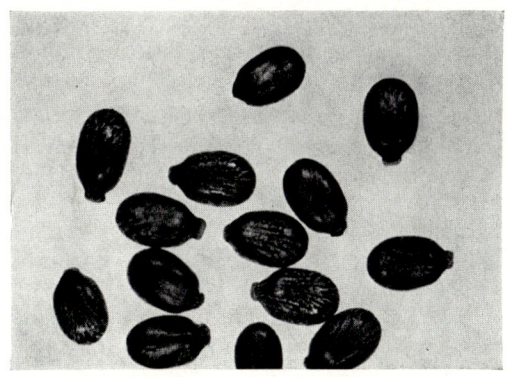

Abb. 581. Rizinussamen (*Semen ricini communis*)

durch allmählich gesteigerte Dosen können Tiere gegen das vom Magendarmkanal her resorbierte Gift dauerhaft immunisiert werden. Rizinvergiftungen bei Haustieren sind infolge der strengeren Futtermittelauswahl heute selten, vorkommendenfalls aber recht verlustreich; früher waren solche Schadensfälle ziemlich häufig, vor allem nach Verfütterung von Ölkuchen und -schroten (Lein-, Raps-, Sesam-, Baumwollsamen, Erdnüsse), die mit Rizinussamen oder deren Extraktionsrückständen verunreinigt waren.

Krankheitsgeschehen und -erscheinungen: Futter mit einem nennenswerten Anteil von Rizinussamen oder Rizinuskuchen wird von Rindern zwar nach der ersten Mahlzeit meist abgelehnt; die dabei aufgenommenen Giftmengen reichen jedoch fast immer schon für eine schwere Intoxikation aus. Diese setzt in der Regel erst nach einer Latenzzeit von einem halben bis 3 Tagen ein; der Verzehr großer Rizindosen kann aber gelegentlich auch schlagartig tödliche Verluste (ohne den sonst zu beobachtenden Durchfall) innerhalb weniger Stunden nach der Fütterung verursachen. Üblicherweise erkranken bald nacheinander alle Tiere, die von den rizinhaltigen Futtermitteln gefressen haben, unter folgenden, in ihrer Gesamtheit vielfach bedrohlich erscheinenden Symptomen: Verweigerung der Nahrung (insbesondere des verunreinigten Ölkuchens, -schrotes oder -mehles), anfangs Speicheln, oft vermehrter Durst; kolikartige, manchmal mit Schweißausbruch verbundene Anfälle (Unruhe, gelegentlich Brüllen, Stöhnen, Zähneknirschen, Bauchdecken schmerzhaft und gespannt, Drängen auf den Kot, Zittern, plötzliches Niedergehen, ausnahmsweise auch Krämpfe), Würgen oder Schlingbeschwerden, fehlendes Wiederkauen und ruhende Pansenmotorik (zum Teil mäßige Tympanie); dieses Erregungsstadium geht rasch in völlige Teilnahmslosigkeit über. Kennzeichnend ist der starke, dunkelbraune, oft mit Blut, Schleimfetzen und/oder Fibrinmassen durchsetzte wäßrige und übelriechende Durchfall, der die schwerer erkrankten Patienten so entkräftet, daß sie unter zunehmender Exsikkose zum lähmungsartigen Festliegen kommen. Die Auswirkungen des resorbierten Giftes auf den Kreislauf (Vasomotorenlähmung) machen sich durch pochende, teils tachykarde, teils bradykarde und/oder unregelmäßige Herztätigkeit, kleinen Puls sowie mehr oder weniger ausgeprägte Dyspnoe (Lungenödem und -emphysem, mitunter Husten) bemerkbar. Die Körpertemperatur kann zunächst fieberhaft erhöht sein und sinkt dann im weiteren Verlauf auf subnormale Werte ab. Das Leberperkussionsfeld ist vergrößert. Auffallend ist der plötzliche hochgradige Rückgang der nicht selten völlig versiegenden Milchsekretion; die noch ermolkene Milch kann deutlichen Rizinusgeruch aufweisen und zu Erkrankungen der damit getränkten Kälber führen; sie ist daher auch für menschlichen Genuß ungeeignet.

Beurteilung: Bei schwerer erkrankten Patienten ist erfahrungsgemäß trotz intensiver Behandlung mit rascher Verschlimmerung des Leidens und tödlichem Ausgang im Koma oder aber infolge Kreislaufkollapses zu rechnen; in solchen Fällen sollte deshalb mit dem Rat zur Notschlachtung nicht zu lange gezögert werden. Bis zu 8 Tage nach der Futterumstellung können noch weitere Neuerkrankungen und Verluste auftreten. Die deutlich vergifteten, aber überlebenden Rinder sind zunächst stark abgemagert; sie erholen sich meist nur langsam (3 bis 6 Wochen) und bleiben noch längere Zeit bezüglich Freßlust, Nährzustand und Milchleistung zurück; bei tragenden Tieren können auch Aborte eintreten.

Zerlegungsbefund: Außer in perakut verlaufenen Fällen ist fast immer eine schwere Abomasoenteritis mit fleckigen Rötungen und Schwellungen, teilweise auch mit Nekrosen und Geschwüren der Schleimhaut sowie Schwellung der Gekröslymphknoten festzustellen (rizinbedingte Blutgerinnung in den Kapillaren der Darmschleimhaut); der Psalter erscheint auffallend klein. Oft besteht ausgeprägtes Ödem und interstitielles Emphysem der Lungen und/oder ödematöse Verdickung von Leber und Milz oder von Nieren. Des weiteren sind vielfach subendokardiale und subseröse Petechien vorhanden. Im Vormageninhalt lassen sich durch mikroskopische Untersuchung die Schalenreste der Rizinussamen an ihrer kennzeichnenden Pallisadenzellschicht erkennen.

Erkennung: Die Abgrenzung der Rizinvergiftung von anderweitigen, toxisch, infektiös oder parasitär bedingten Enteritiden ist meist durch Kontrolle der Fütterung oder durch den Nachweis von Rizinussamenresten in den Ölkuchen und im Panseninhalt möglich. Zur forensischen Sicherung ist allerdings auch der Beweis der Giftigkeit derselben erforderlich, da diese durch geeignete Maßnahmen aufgehoben worden sein kann; hierzu empfiehlt sich der Tierversuch unter Zuhilfenahme von mit spezifischem Antiserum immunisierten Kontrolltieren; (serologische Methoden, wie Agglutination defibrinierter Erythrozyten, Präzipitations- und Komplementbindungsreaktion sind dagegen weniger zuverlässig oder nicht ganz spezifisch).

Behandlung: Rizinhaltige Futtermittel sofort absetzen und nach Möglichkeit schadlos beseitigen; in leichteren Fällen können zunächst salinische Abführmittel verabreicht werden; sonst sind schleimig-einhüllende und adsorbierende Mittel per os zu geben, außerdem Kardiaka, Analeptika und reichlich parenterale Flüssigkeitszufuhr (keine Kalziumchloridlösungen!). Am erfolgversprechendsten ist die Behandlung mit spezifischem Antirizin-Immunserum (möglicherweise auch mit Blut von Rindern, die bereits vor einiger Zeit eine Rizinvergiftung überstanden haben), doch ist solches in der Regel nicht oder nicht in genügender Menge verfügbar.

Vorbeuge: Nur rizinusfreie Ölsaatkuchen verfüttern (in England werden Verunreinigungen bis 0,002 % als unschädlich, das heißt als statthaft angesehen). Rizin kann durch bestimmte Behandlungsverfahren (Erhitzen durch Kochen, Heißdampf, Einwirkung von Formalin, Kochsalz und andere mehr) zerstört oder beseitigt werden; der mäßige Nährwert der Rizinuskuchen rechtfertigt solche aufwendigen Maßnahmen im allgemeinen aber nicht.

SCHRIFTTUM

ANDERSON, T. S. (1948): Castor poisoning in Ayrshire cattle. Vet. Record 60, 28. — BEIJERS, J. A. (1955): Een geval van ernstige ricinusvergiftiging bij rundvee. Tijdschr. Diergeneesk. 80, 214-218. — BIERBAUM, K. (1912): Der Nachweis von Bestandteilen des Rizinussamens in Futtermitteln mit Hilfe der Komplementablenkungsmethode. Zschr. Inf.-krkh., parasit. Krkh., Hyg. Haust. 12, 351-371. — CLARKE, E. G. C. (1947): Poisoning by castor seed. Brit. Vet. J. 103, 273-277. — CLARKE, E. G. C., & J. H. JACKSON (1956): The use of immune serum in the treatment of ricin poisoning. Brit. Vet. J. 112, 57-62. — CLEMENS, E. (1963): Über Toxizität und Verträglichkeit von Rizinusextraktionsschrot bei verschiedenen Tierarten. Zschr. landw. Forschg., Sonderheft Nr. 17, 202-211. — Fox, M. W. (1961): Castor seed residue poisoning in dairy cattle. Vet. Record 73, 885-886. — GEARY, T. (1950): Castor bean poisoning. Vet. Record 62, 472-473. — JELÍNKOVÁ, V., & V. ZDENĚK (1960): Prüfung von Rizinussamen auf Giftigkeit (tschechisch). Sborn. Česk. Akad. Zeměděsk. Věd, Vet. Med. 5 (33), 827-838. — LENSCH, J. (1966): Rizinvergiftung beim Rind. Tierärztl. Umschau 21, 21-22. — MÜLLER, W. (1911): Studien über die Giftigkeit der Rizinussamen und über den Nachweis des Giftes. Berl. Tierärztl. Wschr. 19, 433-436, 449 bis 453, 463-466. — RATH, U. (1955): Ricin poisoning of cattle. Refuah Vet. 12, 463-460. — RÖHRER, H. (1929): Verunreinigung von Erdnußkuchenmehl durch Rizinussamen. Berl. Tierärztl. Wschr. 45, 369. — SEVKOVIĆ, N., M. POPOVIĆ & L. BASARIĆ (1966): The possibility of castor oil utilization for the nutrition of cattle (serbokroatisch). Vet. Glasnik 20, 263. — WESTERMARCK, H. (1952): Ricinushaltiga linfrökakor, som orsak till dödsfall och produktionsminsking på nöt. Nord. Vet.-Med. 4, 1005-1008. — WILSON, H. M. (1936): Castor seed poisoning. Vet. Record 48, 913.

Buchs (Buxus sempervirens)

Der stellenweise wild vorkommende, vor allem aber als Heckenzierstrauch verbreitete Buchs zeichnet sich durch seine kleinen immergrünen, eiförmigen, auf der Oberseite glänzend-dunkleren, unterwärts matt-helleren, lederartigen Blätter aus. Sie enthalten drei Alkaloide – Buxin, Parabuxin und Buxinidin –, von denen ersteres toxikologisch am wichtigsten ist, sowie ätherische Öle. Die Giftwirkung des Buxins ähnelt derjenigen des Taxins (S. 1255 f.): zentralnervöse Lähmung nach voraufgegangener Erregung, entzündliche Reizung der Schleimhäute im Verdauungskanal. Intoxikationen von Rindern können sich nach dem Ausbrechen in Gärten oder Parks sowie nach Aufnahme der beim Beschneiden von Buchshecken anfallenden Zweige ereignen. Betroffene Tiere werden entweder völlig unvermutet tot aufgefunden oder verenden nach rasch verlaufender Krankheit (anfänglich Unruhe, später Niedergeschlagenheit, Durchfall) infolge Atemlähmung; Krämpfe sind beim Rind bislang nicht beschrieben worden. Zerlegungsbefund: Herzmuskelentartung, Ödem der Lungen und subserös am Pansen, petechiale Blutungen an Thymus und Vormagenwand, Darmkatarrh. Etwaige Behandlungsversuche sind rein symptomatisch (siehe Taxusvergiftung, S. 1256).

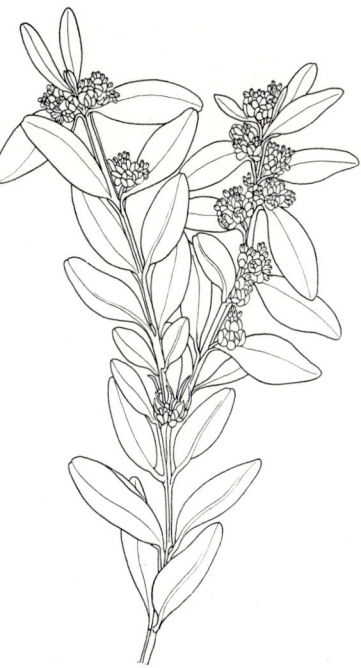

Abb. 582. Buchs *(Buxus sempervirens;* GARCKE)

SCHRIFTTUM

SOEST, H. VAN, W. M. GOTINK & L. J. VAN DER VOOREN (1965): Buxusvergiftiging bij varkens en runderen. Tijdschr. Diergeneesk. 90, 387-389.

Eichen (Quercus spp.)

Vorkommen, Ursachen: Vergiftungen durch knospendes Eichenlaub, junge Eichenzweige und Eicheln sind – insbesondere im Frühjahr – unter Rindern, die wegen Futterknappheit auf Lichtungen oder an Waldrändern weiden, nicht selten; in manchen Gegenden verursachen sie immer wieder erhebliche Verluste (Balkan, Rußland, England, USA, Kanada). Nach dem augenblicklichen Stand der Kenntnisse werden sämtliche Eichenarten als toxisch angesehen; möglicherweise ist ihre Giftigkeit in manchen Jahren höher als in anderen. Am gefährlichsten sind offensichtlich die grünen Eicheln; oft werden diese von Rindern sogar mit auffälliger, suchtartiger Gier gefressen. Sie enthalten, ebenso wie Eichenlaub und -rinde, reichliche Mengen Gerbsäure (Gallotannin, 7 bis 9 %), die nach wiederholter Aufnahme stark reizend auf die Labmagen- und Darmschleimhaut wirkt und in hydrolysierter Form resorbiert wird. Andere Inhaltsstoffe sind als Ursache der Vergiftung wahrscheinlich auszuschließen.

Krankheitserscheinungen: Die ersten Intoxikationsfälle werden in der Regel erst 3 bis 5 Tage nach Beginn der Aufnahme größerer Eichel- oder Eichenblattmengen beobachtet; in rascher Folge erkrankt dann meist auch die Mehrzahl der übrigen Tiere der Herde unter folgenden, oft schwerwiegenden Symptomen: Nach kurzfristiger, nicht immer ausgeprägter kolikähnlicher Unruhe (seltener auch deutlicher Erregung) Absonderung von den anderen Tieren, Verbleiben im Schatten beziehungsweise in Tränkenähe, steifer Gang, fortschreitende Teilnahmslosigkeit; Verweigerung des Futters (mit Ausnahme von Eicheln oder Eichenlaub), vermehrter Durst, Flotzmaul trocken oder mit Nasensekret verschmiert, Tränenfluß; Aussetzen von Wiederkauen und Vormagenmotorik, mitunter leichte Blähung des mit festem Inhalt überladen erscheinenden Pansens, gelegentlich auch Erbrechen; Bauchdecken aufgeschürzt und schmerzhaft; zu Beginn verzögerter Absatz von schwarzgrünem, geballtem und schleimüberzogenem Kot oder Verstopfung, dann aber anhaltender schwerer, übelriechender Durchfall (oft blut-, schleim- oder fibrinhaltig), der zu starker Abmagerung beziehungsweise zu Dehydration (tiefliegende Augen) und subnormaler Körpertemperatur führt. Nach anfänglicher Harnverhaltung wird auffallend häufig hellblasser Harn von erniedrigtem spezifischem Gewicht (unter 1,015) abgesetzt, der stets eiweißhaltig ist; im Blut erweist sich der Harnstickstoffgehalt als krankhaft erhöht (100 bis 240 mg%). (Ausnahmsweise sollen auch Hämoglobinurie oder Hämaturie beobachtet worden sein, doch ließen sich diese Befunde im Fütterungsversuch nicht bestätigen.) Herztätigkeit zum Teil bradykard, nicht selten unregelmäßig; Puls klein und hart; Schleimhäute blaß; Abnahme der Erythrozytenzahl im Blut, relative Lymphozytose. Die Milch geht rasch zurück oder versiegt völlig; sie weist einen bitteren Geschmack auf. Im weiteren Verlauf zunehmende Mattigkeit, Taumeln, schließlich Festliegen mit ausgestreckten Beinen oder in milchfieberähnlicher Haltung, Stöhnen und Zähneknirschen. Bei länger kranken Tieren treten subkutan ‚kalte' Ödeme auf, insbesondere an Hals (auch Rachen und Kehlkopf betroffen), Triel, Unterbrust und Unterbauch, Schenkelinnenflächen, Perinealregion sowie After.

Beurteilung: Deutlich erkrankte Patienten (mit blutigem Durchfall oder Ödemen) verenden in 50 bis 80 % der Fälle trotz Behandlung innerhalb von 1 bis 2 Wochen infolge Kreislaufversagens beziehungsweise Urämie; bei solchen Tieren sollte deshalb der Entschluß zur Notschlachtung möglichst rechtzeitig gefaßt werden. Nach Aufnahme besonders großer Eichenlaub- oder Eichelmengen kann die Intoxikation auch perakut, innerhalb von 24 Stunden (ohne Durchfall) zum Tode führen. Weitere Erkrankungen treten mitunter noch ein bis zwei Wochen nach Unterbrechung der Giftaufnahme auf. Die überlebenden Rinder magern zunächst meist erheblich ab, um sich dann nur langsam (2 bis 4 Wochen) wieder zu erholen; tragende Tiere können abortieren. Nicht selten verweigern die Patienten einige Zeit jegliches Futter, wenn dieses nicht mit Eicheln vermengt wird.

Zerlegungsbefunde: Tierkörper abgemagert; nach längerer Krankheit auch deutlicher Harngeruch (Fleisch für menschlichen Genuß ungeeignet) und gelblich-sulzige subkutane Ödeme an den obenerwähnten Stellen. Peritoneal-, Pleural- und Perikardialflüssigkeit stark vermehrt, gelblich bis rötlich. Zahlreiche punktförmige bis kleinfleckige, selten auch größere Blutungen subserös an Bauch- und Brustfell (insbesondere an Gekröse, im Bereich des Nierenlagers und auf den Lungen) sowie an Peri-, Epi- und Endokard. Darmgekröse und Mediastinum sulzig-ödematös. Ausgeprägte fleckige Abomasoenteritis (Rötungen, Blutungen, zum Teil auch Nekrosen und/oder Geschwüre); Darminhalt dunkelbraun bis schwärzlich, teerartig. Panseninhalt faulig riechend, reichlich mit Eichenlaub- oder Eichelresten durchsetzt. Nieren blaß, in akuten Fällen vergrößert, in chronischen dagegen kleiner und derber als normal (Fibrose); Blutungen in Kapsel und Rinde; histologisch: Erweiterung der proximalen Tubulusabschnitte, die mit nekrotischen Massen ausgefüllt sind und ihre epitheliale Auskleidung stellenweise völlig verloren haben; außerdem hyaline Zylinder in den Sammelröhrchen.

Erkennung: Meist ist die Diagnose schon auf Grund des Vorberichtes oder aber der Begleitumstände sowie des Auffindens von Eichelresten in erbrochenem Vormageninhalt oder im Kot zu stellen. Zur sicheren Unterscheidung von anderen, gehäuft auftretenden Enteritiden toxischer, infektiöser oder parasitärer Genese sowie von der mit entzündlichen Ödemen einhergehenden Pasteurellose sind die als spezifisch anzusehenden histologischen Nierenveränderungen mit heranzuziehen.

Behandlung: Aufnahme von Eichenzweigen und Eicheln unterbinden; Pansensaftübertragung, bei wertvollen Rindern auch Rumentomie und Ausräumen des Vormageninhaltes; Heudiät; reichlich schleimig-einhüllende Mittel sowie 50 bis 100 g Natriumbikarbonat oder Kalziumkarbonat; milde Laxantien nur im anfänglichen Stadium der Verstopfung; wiederholte parenterale Flüssigkeitszufuhr, Stimulantien und Leberschutztherapie (T. I.).

Vorbeuge: Eichenbestandene Weiden, vor allem im Frühjahr und nach starkem Sturm (viel heruntergefallene Zweige und Eicheln) meiden. Durch Beifütterung folgender, kalziumhydroxydhaltiger Mischung in Mengen von 0,5 bis 1,0 kg pro Tier und Tag sollen sich Vergiftungen trotz eichenlaub- oder eichelhaltiger Ernährung vermeiden lassen: Baumwollsaatschrot 50 %, getrocknetes Luzerneblatt 30 %, Pflanzenöl 5 %, Kalziumhydroxyd 15 %.

SCHRIFTTUM

Angeloff, St., & Zw. Thomoff (1939): Eine eigenartige, durch Fressen von Eichenknospen, jungen Eichenzweigen und -blättern hervorgerufene Erkrankung der Rinder und Büffel. Ber. 13. Int. Tierärztl. Kongreß, Zürich/Interlaken 1938, *1*, 306-318. — Bartels, A. P. C. (1965): Een geval van vermoedelijke eikelvergiftiging nij pinken. Tijdschr. Diergeneesk. *90*, 245-246. — Blin, P.-C., & P. Cuq (1957): L'intoxication par les glands. Rec. Méd. Vét. *132*, 674-687. — Boughton, I. B., & W. T. Hardy (1936): Oak poisoning in range cattle and sheep. J. Amer. Vet. Med. Ass. *89*, 157-162. — Clarke, E. C. G., & E. Cotchin (1956): A note on the toxicity of the acorn. Brit. Vet. J. *112*, 135-139. — Dollahite, J. W. (1961): Shin oak (Quercus havardi) poisoning in cattle. Southwest. Vet. *14*, 198-201. — Dollahite, J. W., G. T. Householder & B. J. Camp (1966): Effect of calcium hydroxide on the toxicity of post oak (Quercus stellata) in calves. J. Amer. Vet. Med. Ass. *148*, 908-912. — Fowler, M., & W. P. C. Richards (1965): Acorn poisoning in a cow and a sheep. J. Amer. Vet. Med. Ass. *147*, 1215-1220. — Householder, G. T., & J. W. Dollahite (1963): Some clinical and biochemical changes in the blood of calves fed Quercus havardi. Southwest. Vet. *16*, 107-113. — Kingery, B. W., W. R. Richter & R. M. Dingel (1959/60): Acorn poisoning in cattle. Iowa State Coll. Vet. *22*, 30-31. — Llewellyn, Ch. (1962): A case of chronic oak poisoning. Vet. Record *74*, 1238. — Malinowski, I. F. (1958): Vergiftungen von Rindern durch Eicheln (russisch). Veterinarija *35*: 11, 66. — Marsh, C. D., G. B. Clawson & H. Marsh (1919): Oak leaf poisoning of domestic animals. U.S. Dep. Agric. Bull. Nr. 767. — Smith, H. A. (1959): The diagnosis of oak poisoning. Southwest. Vet. *13*, 34-36. — Smrček, Z., & P. Nesić (1966): Über Eichenlaubvergiftungen bei Rindern in Bosnien und in der Herzegovina. Ber. 4. Tag. Welt-Ges. Buiatrik, Zürich, 228-231. — Södermarck, N. (1934): Ekollonförgiftning hos nött. Svensk. Vet.-Tidskr. *39*, 406 bis 409. — Tailhardat, B. (1952): Les intoxications animales par le gland. Rev. Méd. Vét. *103*, 853-861. — Towers, K. G. (1950): Acorn poisoning in heifers. Vet. Record. *62*, 74-75.

Mit Leberschädigung einhergehende Pflanzenvergiftungen

Mehr oder weniger ausgeprägte Störungen der Leberfunktionstüchtigkeit sind unter anderem im Verlauf von Intoxikationen durch nachstehende Futtermittel und Pflanzen zu beobachten: Befall mit gewissen Pilzen (Mykotoxikosen, S. 1239 ff.), mit Trichloräthylen extrahiertes Sojaschrot (S. 1249), Baumwollsaatschrot (S. 1250), zu hepatogener Photosensibilität führende Pflanzen (S. 1253, 1323), hämoglobinämieauslösende Pflanzen (S. 1074, 1255), Rizinussamen (S. 1274) und Blaugrünalgen (S. 1284). Im folgenden sollen die Lupine sowie die Vergiftungen durch Kreuzkraut und Jakobskraut besprochen werden, bei welchen die Leberschädigung im Vordergrund des klinischen Bildes steht.

SCHRIFTTUM

Bull, L. B. (1961): Liver diseases in livestock from intake of hepatotoxic substances. Austral. Vet. J. *37*, 126-130.

Lupinen (Lupinus spp.)

Wesen und Ursachen: Nach heutiger Kenntnis lassen sich zwei Formen lupinenbedingter Intoxikationen unterscheiden: Die *amerikanische Lupinenvergiftung* (,lupine poisoning') wird durch die in sämtlichen Lupinensorten enthaltenen Alkaloide (Lupinin, Lupinidin, Lupanin, Hydroxylupanin, Angustifolin, Spathulatin) ausgelöst; diese kommen in allen Teilen der Pflanze, in besonders hoher Konzentration aber in den Schoten und ihren bohnenförmigen Samen vor (Gesamtalkaloidgehalt der ‚bitteren' Lupinen: 0,7 bis 1,8 %). Sie erregen zunächst die Vasomotoren-, Atem-, Krampf- und Vaguszentren, um diese dann zu lähmen; das Vergiftungsbild ist deshalb durch zentralnervöse Symptome gekennzeichnet. Die *europäische Lupinose* (‚Lupinose') wird dagegen auf ein bislang nicht genau definiertes, ‚Iktrogen' genanntes Hepatotoxin zurückgeführt, das kein Alkaloid zu sein scheint; es wird in den Lupinen möglicherweise nur unter dem Einfluß von noch nicht näher untersuchten Befallpilzen gebildet. Wenn sich diese Vermutung bestätigt, wäre die mit schwerer Leberschädigung einhergehende Lupinose den Mykotoxikosen (S. 1239 ff.) zuzurechnen.

Vorkommen: Bedingt durch die unterschiedliche Haltung und Fütterung sind beide Formen der Intoxikation bei Schafen wesentlich häufiger als bei Rindern, deren Ernährung nur selten überwiegend aus Lupinen besteht. ‚Lupine poisoning' wird in den USA und Kanada nach Aufnahme einiger dort verbreiteter Lupinenarten beobachtet (*Lupinus leucophyllus, L. leucopsis, L. argenteus, L. sericeus, L. caudatus, L. perennis, L. pusillus, L. laxiflorus*). In Europa ist diese Form heute selten, weil bittere Lupinen praktisch nur noch zur Gründüngung angebaut werden und weil der Gesamtalkaloidgehalt der aus ihnen zu Fütterungszwecken gezüchteten ‚Süßlupinen'-Arten nur 0,01 bis 0,1 % beträgt; es kommen jedoch gelegentlich Schadensfälle infolge Verunreinigungen mit Bitterlupinen oder spontaner Rückmutationen süßer zu bitteren Lupinen vor. *Lupinose*-Erkrankungen sind beim Rind in Europa, Südafrika, vor allem aber in Australien, nach Verzehr von *L. luteus, L. angustifolius* oder *L. digitatus* aufgetreten.

Krankheitserscheinungen: Die Symptome der meist durch Aufnahme fruchttragender bitterer Lupinen ausgelösten ‚Lupine poisoning' werden für das Schaf wie folgt beschrieben: Muskelzittern, Erregung, zielloses Umherwandern und Anrennen beziehungsweise Drängen gegeneinander oder gegen Hindernisse, Taumeln, Niedergehen unter Krämpfen, rascher Tod oder stundenlanges komatöses Festliegen. Dagegen ist die *Lupinose* des Rindes gekennzeichnet durch Absonderung von der Herde (Aufsuchen schattiger Stellen), Freßunlust, Speicheln, Sekretperlen auf dem Flotzmaul, Tränen, Pansenstillstand, Verstopfung, ausgeprägten Ikterus und raschen Milchrückgang; die Patienten verfallen in einen schlummersüchtigen Zustand der Teilnahmslosigkeit, werden zunehmend schwächer und magern erheblich ab; gelegentlich sind auch leichter Durchfall, Trielödem und manchmal Unruhe, Angriffslust oder andere, auf zentralnervöse Störungen hinweisende Erscheinungen zu beobachten. Bei vorwiegend akutem Verlauf tritt der Tod in der Regel 1 bis 3 Tage nach Krankheitsbeginn beziehungsweise 5 bis 10 Tage nach Verfütterung der oft eindeutig pilzbefallenen Lupinen ein; überlebende oder nur subklinisch erkrankte Tiere erweisen sich als hepatogen photosensibilisiert (S. 1323); die Erholung ist langsam. Währen der Intoxikationsphase sind Serumbilirubinspiegel und Aktivität der Glutamatoxalazetattransaminase sowie der Laktatdehydrogenase im Serum stark erhöht.

Der *Zerlegungsbefund* ist bei ‚Lupine poisoning' meist völlig negativ. Bei *Lupinose* findet man dagegen neben ausgeprägtem Ikterus des gesamten Tierkörpers (insbesondere der Unterhaut und der Eingeweide) eine schwere Leberverfettung (hellgelbe bis orangefarbene, nach längerer Krankheit zudem zirrhotische Leber) und Überladung der Gallenblase mit dünnflüssigem, orangegrünem Inhalt; die Schleimhaut der Gallenblase kann zystisch entartet sein. Außerdem sind von Fall zu Fall in den Nieren fettige Degeneration und Nekrose der Tubulusepithelien, manchmal auch Siderose in Milz oder Nieren festzustellen.

Behandlung: Gegen ‚Lupine poisoning' ist keine wirksame Therapie bekannt. Bei *Lupinose* sind nach sofortigem Absetzen des lupinenhaltigen Futters versuchsweise Laxantien, Leberschutzmittel und Pansensaftübertragung (T. I.) anzuwenden; wegen der mit dieser Form der Intoxikation verbundenen Photosensibilisierung sollte die gesamte Herde zunächst aufgestallt bleiben.

Vorbeuge: ‚Lupine poisoning': Bittere Lupinen nicht oder nur in kleinen, sicher ungefährlichen Mengen (0,5 bis 1,0 kg pro Tier und Tag) zusammen mit anderen Futter-

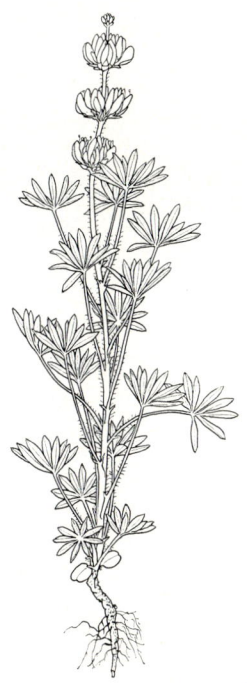

Abb. 583. Gelbe Lupine (*Lupinus luteus*; GARCKE)

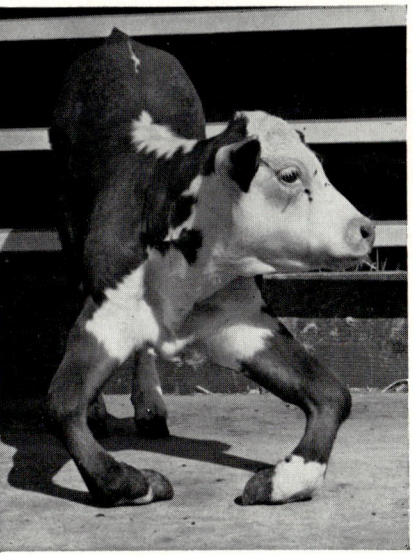

Abb. 584: Schwer verkrümmt geborenes Kalb („crooked calf syndrome'), dessen Mutter während des ersten Drittels der Trächtigkeit mit Lupinen (*Lupinus sericeus*) gefüttert worden war (SHUPE, BINNS, JAMES & KEELER, 1967)

mitteln verabreichen; auch das aus Bitterlupinen gewonnene Heu ist als giftig anzusehen, wenn Schoten und Samen nicht bei der Werbung entfernt wurden. Ihre Alkaloide lassen sich zwar durch Erhitzen oder Auslaugen unschädlich machen, doch ist diese Maßnahme im allgemeinen unrentabel. *Lupinose:* Süßlupinen sollten nur in einwandfreiem Zustand (pilzfrei) und nicht in übergroßen Mengen verfüttert werden.

‚*Verkrümmte Kälber'* (crooked calf syndrome): In den USA werden unter den Nachkommen von Rindern, deren Fütterung während des zweiten und dritten Trächtigkeitsmonates Lupinen (insbesondere L. sericeus und L. caudatus) enthielt, vermehrt mißgeborene Kälber mit Verkrümmungen der Gliedmaßen und der Wirbelsäule (Arthrogryposis, Ankylosen, Torticollis, Skoliosen) oder mit Gaumenspalten beobachtet. Diese Veränderungen sind nachweislich auf eine Schädigung des Fetus durch die lupinenhaltige Ernährung der Mutter zurückzuführen. Sie verursachen oft erschwerte Geburten; behaftete Kälber können wegen Behinderung ihres Steh- und Gehvermögens sowie der Tränkeaufnahme meist nicht aufgezogen werden. Bei lupinenfreier Fütterung ist ihre Nachzucht jedoch gesund.

SCHRIFTTUM

BEŁTOWSKI, M. (1953): Lupinenvergiftungen bei Pferden und Rindern (polnisch). Med. Weter. *9*, 501-502. — BOHOSIEWICZ, M. (1955): Haustiervergiftungen in Polen von 1951-1953 (polnisch). Weterynaria *1*, 135-144. — DEMME (1935): Ein interessanter Fall von Lupinose beim Rind. Tierärztl. Rundschau *41*, 64. — GARDINER, M. R. (1967): Cattle lupinosis—a clinical and pathological study. J. Comparat. Pathol. Therap. *77*, 63-69. — GARDINER, M. R. (1967): Lupinosis. Adv. Vet. Sci. *11*, 85-138. — MEYER-BAHLBURG (1949): Schwere Lupinose durch bitterstoff-freie Lupinen. Mitt. Dtsch. Landw.-Ges. *72*, 3. — SHUPE, J. L., W. BINNS, L. F. JAMES & R. F. KEELER (1967): Crooked calf syndrome, a plant induced congenital deformity. Zuchthygiene *2*, 145-151. — WIESNER, E. (1962): Untersuchungen zur Frage der sogenannten Lupinose. Arch. Tierernähr. *12*, 297-304. — WITTENBURG, H., & K. NEHRING (1967): Untersuchungen über den Alkaloidgehalt verschiedener Proben von Lupinus luteus, L. angustifolius und L. albus. Arch. Tierernähr. *17*, 227-231.

Jakobskraut und Kreuzkraut (Senecio jacobaea, S. vulgaris)

Vorkommen, Ursachen: Die zu den Kompositen zählende Gattung *Senecio* ist ungewöhnlich artenreich; in weltweiter Verbreitung umfaßt sie krautartige und strauchförmige Vertreter (über 1200 Spezies). Etwa 25 davon sind als sicher giftig bekannt; die auf sie zurückzuführenden Erkrankungen gehören zu den verlustreichsten pflanzenbedingten Intoxikationen bei Haustieren. In Europa ereignen sich derartige Schadensfälle meist nach Aufnahme von Jakobskreuzkraut (*S. jacobaea:* Wegränder, Bahndämme, Wälder, auch auf Wiesen und Weiden), gemeinem Kreuzkraut (*S. vulgaris*: Schutthaufen, Wegraine, umgebrochene Äcker, als Unkraut auf Klee- und Luzernefeldern), Wasserkreuzkraut (*S. aquaticus*: feuchte Moorwiesen, Uferränder) oder rauhem Kreuzbeziehungsweise Greiskraut (*S. squalidus*). In Nordamerika, Südafrika und Australien sind zudem Vergiftungen durch *S. riddellii, S. burchelli, S. ilifolius, S. longilobus, S. retrorsis, S. isatidus* und *S. cunninghami* aufgetreten. Alle genannten Arten enthalten toxische Alkaloide (Ester von Hydroxypyrollizidin-Basen), zum Beispiel Jakobin, Jakodin, Jakonin; diese üben nach längerdauernder Aufnahme eine kumulative und progressive Giftwirkung auf die Leber aus, die dadurch meist irreversibel geschädigt wird.

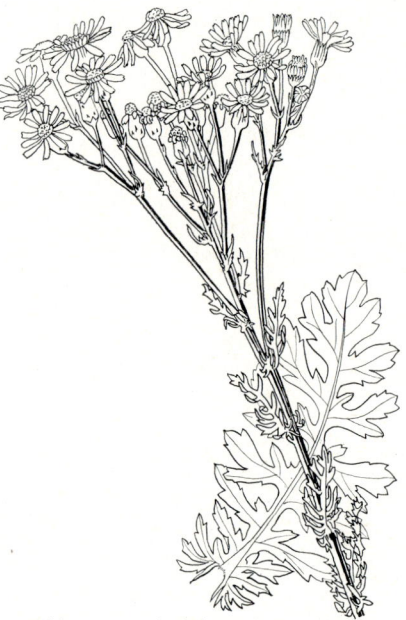

Abb. 585. Jakobskreuzkraut *(Senecio jacobaea;* GARCKE)

Krankheitsgeschehen und -erscheinungen: Die verschiedenen Kreuzkrautarten sind an sich wenig schmackhaft; bei Futtermangel oder solange die Pflanzen noch klein und im Weidegras versteckt sind, werden sie jedoch, ebenso wie in Heu und Silage, von Rindern gefressen. Diese erkranken an akuter Vergiftung, wenn die innerhalb eines bis weniger Tage verzehrte Senecio-Menge 1 bis 5 % ihres Körpergewichtes erreicht oder sogar überschreitet; kleinere, fortlaufend aufgenommene Portionen (12 bis 150 % des Körpergewichtes binnen 1 bis 5 Monaten) führen dagegen zu chronischer Seneciose. Die ersten Krankheitsfälle treten in der Regel erst einige Tage nach Beginn – die letzten mitunter erst mehrere Wochen nach Absetzen der kreuzkrauthaltigen Fütterung auf; häufig werden gegen 30 % der betroffenen Herde von der Intoxikation erfaßt. Diese ist durch folgende Symptome gekennzeichnet: Absonderung von der Herde, teilweise auch Unruhe, im Kreis gehen oder regelrechte tobsüchtige Erregung und Angriffslust; später zunehmende Schwäche mit stumpfer Niedergeschlagenheit und herabgesetzten Reflexen, unsicher-schwankendem Gang und schleppend-überkötendem Vorführen der Hintergliedmaßen, vermindertem Sehvermögen oder völliger Blindheit (Anrennen oder Drängen gegen Hindernisse). Der Appetit ist lustlos, der Durst vermehrt; nach anfänglicher Obstipation setzt unter Leibschmerzen und starkem, nicht selten zu Vorstülpung oder Vorfall des Mastdarmes führendem Pressen hartnäckiger Durchfall ein. Das Flotzmaul ist trocken-schuppig, die sichtbaren Schleimhäute sind blaß und deutlich ikterisch; im Serum ist der Bilirubingehalt krankhaft erhöht (bis zu 20 mg%); im Harn lassen sich Gallenfarbstoffe nachweisen. Die Körpertemperatur ist meist normal. Bei protrahiert verlaufenden Fällen treten ödematöse Anschwellungen der Haut auf (Photosensibilitätsreaktion?), die zum Teil mit serösen Ausschwitzungen oder Epithelabschilferungen verbunden sind, und – ebenso wie die Milch – einen eigentümlichen süßlichen Geruch aufweisen.

Verlauf, Beurteilung: Deutlich erkrankte Patienten verenden in der Regel innerhalb weniger Tage im Leberkoma (akute Seneziose); weniger schwer vergiftete Rinder können aber auch erst nach wochenlangem Siechtum, starker Abmagerung und Entkräftung zum Exitus kommen (chronische Seneziose). Heilungen sind trotz Futterumstellung und Behandlung nicht zu erwarten; deshalb sollten die offensichtlich betroffenen Tiere möglichst umgehend nutzbringend verwertet werden. Außerdem ist es ratsam, die übrigen, zunächst noch gesund erscheinenden Rinder der Herde mittels Leberfunktionsproben (LUGOL-, Bromsulphalein-Test) oder Leberbiopsie zu überprüfen, und alle Tiere mit nachweislicher Leberschädigung ebenfalls rechtzeitig – vor Ausbruch der sonst mit hoher Wahrscheinlichkeit zu erwartenden manifesten Erkrankung – schlachten zu lassen.

Zerlegungsbefund: Tierkörper ikterisch; Leber gelb-verfettet, von normaler Größe, in chronischen Fällen zudem derb-zirrhotisch; histologisch: fettige Degeneration, bis zur Verlegung des Lumens reichende Anschwellung der Wand in den mittleren und kleinen Venen, perivaskuläre Nekrosen beziehungsweise Fibrose. Subkutane und subseröse Petechien (akute Seneziose); mehr oder weniger ausgeprägter Aszites, Ödem des Gekröses sowie der Labmagenwand.

Erkennung: Die Diagnose stützt sich auf das klinische Bild, den Sektionsbefund und die eingehende Kontrolle der Fütterung; mitunter sind im Vormageninhalt Reste von Kreuzkraut zu finden. Die histologischen Leberveränderungen sind als weitgehend spezifisch anzusehen. Differentialdiagnostisch sollte an Tollwut (S. 792), Weidetetanie (S. 1024) und Bleivergiftung (S. 1134) gedacht werden, wenn die zentralnervösen Symptome ausgeprägt sind.

Behandlung: Erfahrungsgemäß aussichtslos (siehe *Beurteilung*); die kreuzkrauthaltige Fütterung muß sofort abgestellt werden.

Vorbeuge: Kreuzkraut durch Ausjäten beseitigen; die Senecio-Alkaloide werden durch Heuwerbung, Einsilieren oder Pelletieren nicht zerstört; derart gewonnenes, mit Kreuzkraut verunreinigtes Futter behält also seine Giftigkeit. Auf gefährlichen Weiden empfiehlt sich für größere wertvolle Herden eine laufende Kontrolle der Leberfunktionstüchtigkeit, um die einsetzende Vergiftung frühzeitig zu erkennen; dieses Verfahren ist allerdings mit einigem Aufwand verbunden.

SCHRIFTTUM

BERRY, D. M., & G. BRAS (1957): Venous occlusion of the liver in Crotalaria and Senecio poisoning. North. Amer. Vet. *38*, 323-326, 328. — BETTY, R. W., & L. M. MARKSON (1954): Liver biopsy in the diagnosis of ragwort (Senecio jacobaea) poisoning in a herd of cattle. Vet. Record *66*, 398-400. — CARTWRIGHT, C. W. (1936): An outbreak of poisoning by ragwort (Senecio jacobaea). Vet. Record *48*, 817 bis 818. — CLAWSON, A. B. (1933): The American groundsels species of Senecio as stock poisoning plants. Vet. Med. *28*, 105-110. — COCKBURN, R. S., G. EATON, J. R. HUDSON, K. G. MORGAN, E. C. WOOD & A. N. WORDEN (1955): Acute poisoning of cattle by common ragwort (Senecio jacobaea). Vet. Record *67*, 640. — CRAIG, J. F., W. KEARNEY & J. F. TIMONEY (1930): Ragwort poisoning in cattle. Vet. Record *10*, 159-164. — DONALD, L. G., & P. L. SHANKS (1956): Ragwort poisoning from silage. Brit. Vet. J. *112*, 307-311. — DUBNING, O., & A. HJELLE (1958): Den toxiske virkning av dikesvineblom, Senecio aquaticus. Nord. Vet.-Med. *10*, 719-729. — HOSKING, J. R., & C. W. BRANDT (1936): The toxic principle of ragwort (Senecio jacobaea). New Zealand J. Sci. Technol. *17*, 638-644. — JALVING, H. (1930): Cirrhosis hepatica enzootica bij het rund. Tijdschr. Diergeneesk. *57*, 328-341. — LLOYD, J. R. (1957): The use of a liver function test in the prognosis of ragwort poisoning in cattle. Vet. Record *69*, 623-625. — MARKSON, L. M. (1960): The pathogenesis of the hepatic lesion in calves poisoned experimentally with Senecio jacobaea. Proc. Royal Soc. Med. *53*, 283-284. — MUTH, O. H. (1968): Tansy ragwort (Senecio jacobaea), a potential menace to livestock. J. Amer. Vet. Med. Ass. *153*, 310-312. — PEER, H. (1966): Einige einheimische Senecio-Arten als Futterverderber. Wien. Tierärztl. Mschr. *42*, 542-545. — REYNOLDS, A. J. S. (1936): Ragwort poisoning in Pembrokeshire. Vet. Record *48*, 1407. — VARDIMAN, P. H. (1952): Experimental feeding of Senecio silage to calves. J. Amer. Vet. Med. Ass. *121*, 397-400. — VARDIMAN, P. H. (1953): The bromsulfalein liver function test and biopsy of the liver in the diagnosis of Senecio poisoning in cattle. Amer. J. Vet. Res. *14*, 175-178.

Pflanzenbedingte Intoxikationen mit Auswirkungen auf den Harnapparat

Bei einigen der andernorts besprochenen, auf Pflanzen zurückzuführenden Vergiftungen sind auch die Harnorgane beteiligt: die Rostpilzmykotoxikose (S. 1240), die akute Form der ‚moldy corn poisoning' (S. 1240) und die chronische Adlerfarnvergiftung

(S. 1260) gehen mit Entzündungen der harnableitenden Wege oder Hämaturie einher; die durch Raps (S. 1269), Kohl (S. 1257), Zwiebeln (S. 1259) und Bingelkraut (S. 1260) ausgelösten Krankheitsbilder sind, neben anderen Symptomen, durch Hämoglobinurie, die Intoxikationen durch Eichenlaub beziehungsweise Eicheln (S. 1277) dagegen durch Albuminurie gekennzeichnet; auffallendes Harndrängen ist nach der Aufnahme von Eibenzweigen (S. 1255), Hahnenfuß (S. 1268), Herbstzeitlose (S. 1273) sowie im fortgeschrittenen Stadium der Eichelvergiftung festzustellen.

Oxalathaltige Pflanzen

Großer und kleiner Sauerampfer (*Rumex acetosa, R. acetosella*), Sauerklee (*Oxalis acetosella*) und Rhabarber (*Rheum undulatum*) zeichnen sich, ebenso wie Futter- und Zuckerrübenblatt, durch ihren hohen Gehalt an oxalsauren Salzen aus. Die vier erstgenannten werden von Weidetieren wegen ihres sauren Geschmackes weitgehend gemieden; unter den üblichen Haltungs- und Fütterungsbedingungen ist es deshalb sehr unwahrscheinlich, daß die für eine Nierenschädigung erforderlichen Mengen überhaupt aufgenommen werden; außerdem ist die Pansenflora offenbar in der Lage, Oxalate in gewissem Umfange aufzuschließen. (In Australien spielen allerdings Intoxikationen durch *Oxalis cernua* beim Schaf eine praktisch wichtige Rolle.) Nach experimenteller Oxalatvergiftung sind beim Rind Albuminurie, Speicheln, Inappetenz, zentralnervöse Erscheinungen (Niederstürzen, Krämpfe) und Tod im Koma, histologisch hämorrhagische bis serofibrinöse Glomerulonephritis sowie Ausfällungen von Kalziumsalzen und Tripelphosphat in den Tubuli beobachtet worden.

SCHRIFTTUM

CRAIG, J. F., & D. KEHOE (1921): Investigations as to the poisonous nature of common sorrel (Rumex acetosa) for cattle. J. Comparat. Pathol. Therap. *34*, 27-35. — DODSON, M. E. (1959): Oxalate ingestion studies in sheep. Austral. Vet. J. *35*, 225-233. — KWATRA, M. S., & S. S. KHERA (1965): Pathology of oxalate poisoning in cattle. 1. Clinical observations. 2. Gross and microscopic pathology. Indian J. Vet. Sci. Animal Husband. *35*, 157-164 und 165-172.

Pflanzenbedingte Vergiftungen mit vorwiegender Beeinflussung des Nervensystems

Außer den in diesem Abschnitt zu besprechenden pflanzenbedingten Intoxikationen gehen auch einige, vorwiegend andere Organsysteme betreffende Vergiftungen durch Schadfutter oder Giftpflanzen mit zentralnervösen Erregungs- oder Lähmungserscheinungen einher: selensammelnde Pflanzen („blind staggers', S. 1161), gewisse Mykotoxikosen (S. 1239 ff.), Kartoffel (akute Solaninvergiftung, S. 1253), Eibe (S. 1255), blausäurebildende Pflanzen (S. 1251, 1265), Hahnenfuß (S. 1268), Raps (nervöse Form, S. 1269), Kornrade (S. 1272), Buchs (S. 1277), Lupine („lupine poisoning', S. 1279) und Kreuz- sowie Jakobskraut (S. 1282). Näheres über die durch die genannten Pflanzen verursachten Vergiftungen ist angegebenenorts nachzulesen.

Blaugrünalgen (Cyanophyceae)

Vorkommen, Ursachen: Bei anhaltender Wärme und beständigem Wind können sich am leewärtigen Ufer seichter, stehender Gewässer erhebliche Mengen von Blaugrünalgen ablagern (Taf. 25 d); Tiere auf angrenzenden Weiden nehmen dann mit solcher Tränke zwangsläufig auch von diesen, wie dicker Schaum oder blaugrüne Ölfarbe erscheinenden Massen („Wasserblüte') auf. Einige Zyanophyzeen bilden – wahrscheinlich in Abhängigkeit von ihrer bakteriellen Begleitflora und der Verunreinigung des Wassers mit organischen Substanzen – Toxine, die nicht nur für wilde und domestizierte Säugetiere, sondern auch für Vögel hochgiftig sind. Derartige, oft sehr verlustreiche Schadensfälle sind in Nordamerika, Südafrika und Europa bekannt geworden; die dabei vorwiegend festzustellenden Algen waren: *Microcystis aeruginosa, M. toxica, M. flos-aquae, M. incerta, Anabaena flos-aquae, A. torulosa, Anacystis cyanea, Aphanizomenon flos-aquae* und *Nostoc rivulare*. Experimentell konnten aus bestimmten Mikrozystis-Stämmen ein hepatotoxischer (Alkaloid), ein photosensibilisierender (Phyozyan) sowie ein langsam und ein schnell zum Tode führender Faktor (zyklische Polypeptide) isoliert werden; die drei erstgenannten sind möglicherweise bakterieller Herkunft, während letzterer aus den Algen selbst stammt.

Krankheitserscheinungen: Der Verlauf ist meist perakut, so daß vergiftete Tiere vielfach völlig unerwartet tot (in der Nähe des Ufers oder sogar noch im Wasser), nicht selten mit unter dem Leib zusammengeknickten Beinen, aufgefunden werden. Sonst sind wenige Minuten bis einige Stunden nach der Tränkeaufnahme folgende Symptome zu beobachten: Unruhe, Brüllen, kolikartiges Schlagen, Muskelzittern, beschleunigter kleiner und schwacher Puls, frequente oder dyspnoeische Atmung, blaß-zyanotische Schleimhäute, Stumpfsinnigkeit, taumelnd-schwankender Gang und Schwierigkeiten beim Aufstehen sowie plötzlicher Milchrückgang; bei etwas langsamerem Verlauf stellt sich meist profuser, teilweise blutiger Durchfall und Ikterus ein. Die Patienten werden rasch schwächer und liegen dann im agonalen Koma oder unter Krämpfen fest.

Beurteilung: Spontanheilungen sind nur bei den weniger schwer erkrankten Tieren innerhalb von 3 bis 5 Tagen zu erwarten. Die Mehrzahl der deutlich vergifteten Patienten verendet schon eine halbe bis 2 (höchstens 12) Stunden nach dem Auftreten der ersten Erscheinungen, wenn sie nicht rechtzeitig wirksam behandelt werden. Überlebende Rinder magern in der Folge oft ab und neigen zu hepatogenen Photosensibilitätsreaktionen (S. 1323). Unter den übrigen exponierten Tieren sind weitere Neuerkrankungen nicht mehr zu befürchten, sobald nach ihrer Entfernung aus der gefährlichen Weide 24 Stunden verstrichen sind.

Zerlegungsbefund: Blut dunkel, oft schlecht geronnen; Brust- und Bauchhöhlenflüssigkeit vermehrt; Leber leicht bis mäßig vergrößert, blutreich und mit gelbrötlichen Flecken durchsetzt; histologisch: zentrolobuläre Nekrosen und Blutungen sowie periphere Verfettung der Leberläppchen.

Erkennung: Beim Überprüfen der Umgebungsverhältnisse fällt die massenhaft angetriebene ‚Wasserblüte' meist sofort ins Auge. Differentialdiagnostisch sollte auch an Botulismus gedacht werden (S. 816).

Behandlung: Umgehende intravenöse Injektionen von Natriumnitrit und Natriumthiosulfat (wie bei der Blausäurevergiftung auf S. 1267 angegeben) sind einigermaßen erfolgversprechend; außerdem sind orale Gaben von schleimig-einhüllenden Mitteln sowie Leberschutzmaßnahmen (T. I.) angebracht. Patienten nach Besserung aufgestallt halten, um Photosensibilitätsschäden zu vermeiden.

Vorbeuge: Gefährdete Uferweiden nicht mehr beweiden, sobald die ersten Schwaden von ‚Wasserblüte' angetrieben werden. Mitunter lohnt es sich, die Blaugrünalgen durch Kupfersulfat oder andere Mittel zu bekämpfen; dabei kann jedoch der Fischbestand geschädigt werden.

SCHRIFTTUM

BRANDENBURGER, T. O., & F. M. SHIGLEY (1947): ‚Water bloom' as a cause of poisoning in livestock in North Dakota. J. Amer. Vet. Med. Ass. *110*, 384–385. — DAVIDSON, F. F. (1959): Poisoning of wild and domestic animals by a toxic waterbloom of Nostoc rivulare Kuetz. J. Amer. Water Works Ass. *51*, 1277. — MACDONALD, D. W. (1960): Algal poisoning in beef cattle. Canad. Vet. J. *1*, 108–110. — FITCH, C. P., L. M. BISHOP, W. L. BOYD, R. A. GORTNER, C. F. ROGERS & J. E. TILDEN (1934): ‚Water bloom' as a cause of poisoning in domestic animals. Cornell Vet. *24*, 30–39. — GORHAM, P. R. (1960): Toxic waterblooms of blue-green algae. Canad. Vet. J. *1*, 235–245. — GORHAM, P. R. (1962): Laboratory studies on the toxins produced by waterblooms of blue-green algae. Amer. J. Publ. Health *52*, 2100. — HINDERSSON, R. (1933): Förgiftning av nötkreatur genom sötvattens-plankton. Finsk Vet.-Tidskr. *39*, 179–189. — KONST, H., P. D. MCKERCHER, P. R. GORHAM, A. ROBERTSON & J. HOWELL (1965): Symptoms and pathology produced by toxic Mycrocystis aeruginosa NRC-1 in laboratory and domestic animals. Canad. J. Comparat. Med. Vet. Sci. *29*, 221-228. — STEWART, A. G., D. A. BARNUM & J. A. HENDERSON (1950): Algal poisoning in Ontario. Canad. J. Comparat. Med. Vet. Sci. *14*, 197-202. — STEYN, D. G. (1944): Poisoning of animals and human beings by algae. South African J. Sci. *41*, 243.

Schachtelhalme (Equisetum spp.)

Vorkommen, Ursachen: Während die Giftigkeit des Sumpfschachtelhalmes (*Equisetum palustre*) für Rinder seit langem bekannt ist, gehen die Meinungen über die Schädlichkeit des Ackerschachtelhalmes (*E. arvense*) für diese Tierart auseinander: es wird sowohl über gute Verträglichkeit als auch über nachgewiesene Intoxikationen berichtet. Dagegen soll der Waldschachtelhalm (*E. hiemale*) für große Wiederkäuer ungiftig sein. In der buiatrischen Praxis spielt vor allem der in sumpfigen Fluß- und Küstenniederungen Europas, Nordamerikas und Nordasiens weit verbreitete Sumpfschachtelhalm eine Rolle; dieses, auch Duwock, Schaftheu, Kuhtod, Pferdeschwanz, Haar- oder Kuhmoos genannte lästige Unkraut beeinträchtigt Ackerbau und Weideführung gegendenweise erheblich. Die genaue Natur und Wirkungsweise des im Duwock enthaltenen thermolabilen Giftes ist noch nicht geklärt; möglicherweise handelt es sich um alkaloidähnliche Substanzen (Equisetin, Palustrin). Obwohl Equisetum-Vergiftungen beim Pferd offensichtlich auf einem Thiaminase-artigen Faktor beruhen (Hypovitaminose B_1), erscheint eine solche Pathogenese für das Rind sehr fraglich, da seine Pansenmikroben das Aneurin resynthetisieren können (siehe auch Adlerfarnvergiftung, S. 1260).

Krankheitsbild: Nach kurzfristiger, einige Stunden bis wenige Tage dauernder Aufnahme von Grünfutter, Heu oder Kaltsilage, deren Duwockanteil mehr als 5 bis 10 % beträgt, erkranken Rinder unter plötzlichem starkem Milchrückgang und allmählich zunehmender Schwäche mit lähmungsartigen Symptomen, teilweise nach voraufgegangener Unruhe oder zeitweiliger vermehrter Erregbarkeit; ihre Bewegungen werden schwerfällig-träge und unsicher ('Taumelkrankheit'); die apathischen Tiere liegen viel und zeigen Schwierigkeiten beim Aufstehen und Niederlegen. In der Regel sind sie auf der Nachhand deutlich ataktisch. Bei fortdauernder Schachtelhalmfütterung wird die Intoxikation oft von hartnäckigem Durchfall begleitet, der zu fortschreitender Abmagerung und struppigem Haarkleid führt. Als Folgeschäden können Unfruchtbarkeit oder Aborte auftreten. Todesfälle ereignen sich meist erst, wenn schwerer erkrankte Tiere nach einigen Tagen zum paralytischen Festliegen gekommen sind; seltener ist ein akuter Verlauf zu beobachten. Auffallend ist die wäßrig-blaue Milch und die schmierigtalgige Beschaffenheit der aus ihr gewonnenen Butter sowie die Tatsache, daß die Patienten zwar duwockhaltige Nahrung ablehnen, alle anderen gebotenen Futtermittel aber gern fressen. Anhaltendes, schachtelhalmbedingtes Schwitzen ist nur bei Kälbern festgestellt worden.

Beurteilung, Behandlung und Vorbeuge: Nach Umstellung auf schachtelhalmfreie Ernährung erholen sich die kranken Tiere meist in kurzer Zeit wieder; nur bei schwerer Vergiftung sind zunächst Gaben von Analeptika (T. I.) sowie die versuchsweise Verabreichung von 100 bis 250 g Trockenhefe oder intramuskuläre beziehungsweise intravenöse Injektionen von 250 bis 1000 mg Vitamin B_1 pro Tier und Tag angebracht. Die Giftigkeit von E. palustre bleibt durch Heuwerbung und Kaltsilierung unbeein-

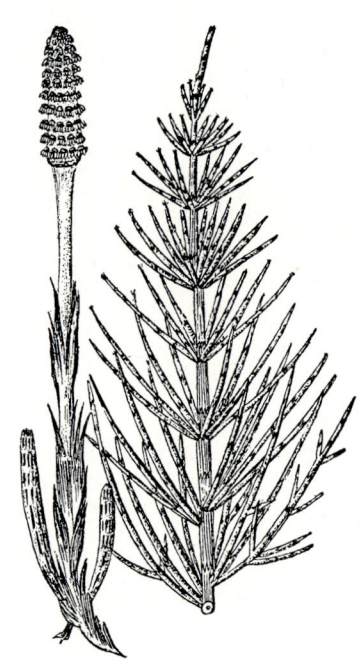

Abb. 586. Ackerschachtelhalm (*Equisetum arvense*; GARCKE)

flußt; beim Heißsilieren (Feimeverfahren) soll sie verlorengehen. Stark mit Schachtelhalmen bestandene Wiesen können durch tiefes Unterpflügen, besser noch durch gleichzeitiges Unterspritzen des Bodens mit bestimmten Herbiziden (MCPA) weitgehend von diesem Unkraut befreit werden.

SCHRIFTTUM

Bak, T., L. Lewandowski & K. Miedzobrodzki (1963): Die Toxikologie der Schachtelhalme (polnisch). Med. Weter. 19, 696-698. — Bünger, H., & P. Glet (1934): Untersuchungen über die Schädlichkeit des Sumpfschachtelhalms (Equisetum palustre) für die Milchviehhaltung und Maßnahmen zur Bekämpfung der Schäden. Ber. 10. Int. Milchwirtsch. Kongr. Rom und Mailand 1, 33-40. — Cane, J. (1931): Equisetum poisoning in a herd of cattle. Vet. J. 87, 247-248. — Davis, W. R. (1919): Poisoning by Equisetum. Vet. Record 31, 155. — Dekić, P. M. (1959): Ein interessanter Vergiftungsfall bei Rindern durch Ackerschachtelhalm (Equisetum arvense) — (serbokroatisch). Vet. Glasnik 13, 392-393. — Harms, C. (1872): Equisetum hyemale ist ein gutes Futter für Kühe. Jahr.-Ber. Tierarzneischule Hannover 5, 64-67. — Holz, W. (1963): Ein neues Verfahren zur Bekämpfung des Duwock (Equisetum palustre). Med. Landbouwhogeschool Opzoekingsstat. Staat Gent 28, 1139-1145. — Hudson, R. (1924): Poisoning by horsetail (Equisetum arvense). Vet. J. 80, 40. — Jouhier, C. (1961): Intoxications des animaux domestiques par les prêles. Thèse Vét., Alfort. — Kries, A. von (1962): Der Sumpfschachtelhalm (Equisetum palustre). Diss. Techn. Univ., Berlin. — Lindt, S. (1959): Über eine Schachtelhalmvergiftung bei Kälbern. Schweiz. Arch. Tierheilk. 101, 461-464. — Lohmann, C. E. (1904): Über die Giftigkeit der deutschen Schachtelhalmarten, insbesondere des Duwocks (Equisetum palustre). Arbeiten Dtsch. Landw.-Ges. Nr. 100. — Pichon & Baissas (1935): L'intoxication par les prêles chez les bovidés. Rec. Méd. Vét. 111, 587-592. — Plant, W. (1952): The control of horsetail in pastures with MCPA. Agric. 59, 86-88. — Uotila, I. (1956): Über die Schädlichkeit von Schachtelhalmen, insbesondere von Duwock (Equisetum palustre), bei der Fütterung von Haustieren und über die Verbreitung dieser Art in Finnland. Acta Agralia Fennica Nr. 90. — Viborg, E., & C. H. Hertwig (1867): Über die Schädlichkeit des Schaftheues (Schachtelhalm Equisetum) für das Hornvieh. Mag. Ges. Tierheilk. 33, 436-445.

Fleckschierling (Conium maculatum)

Vorkommen, Ursachen: Der an Graben- und Feldrändern, Zäunen, auf Ödland und Schutthalden wachsende Fleckschierling wird 1 bis 2 Meter hoch; er besitzt einen hohlen, bläulich bereiften und im unteren Teil rotviolett gefleckten Stengel, gefiederte möhrenähnliche Blätter, weiße Blütendolden sowie eine spindelförmige, meist unverzweigte Wurzel. Zerquetschte Pflanzenteile strömen einen kennzeichnenden widerlichen, an Mäuseurin erinnernden Geruch aus, der noch in hoher Verdünnung durch Erwärmen nachweisbar ist. Er ist auf den jahreszeitlich und standortbedingt wechselnden Gehalt an toxischen Alkaloiden (bis zu 2 %) zurückzuführen (Koniin, Konizin, Konizëin, Konhydrin, Pseudokonhydrin). Stengel und Blätter, vor allem aber die reifen Samen, sind wesentlich giftreicher als die Wurzel; 4 Kilogramm frischen Fleckschierlings gelten als tödliche Dosis für das Rind. Die Conium-Alkaloide sind zwar flüchtig, doch nimmt die Giftigkeit der Pflanze bei der Heuwerbung nur langsam ab.

Krankheitsgeschehen und -erscheinungen: Viele Weidetiere meiden den Fleckschierling wegen seines abstoßenden Geruches; mitunter wird er von Rindern aber trotz reichlich vorhandenen anderen Futters auffallend gern gefressen. Seine Alkaloide werden vom Verdauungskanal her rasch resorbiert und allmählich über Harn, Atemluft sowie Kot wieder ausgeschieden. Sie bewirken eine von den Gliedmaßen zum Rumpf und zum Kopf hin fortschreitende Muskellähmung in der Art einer von kaudal nach kranial aszendierenden Rückenmarksparalyse; nach Erreichen des Atemzentrums tritt durch Versagen der Atmung der Tod ein. Die ersten Vergiftungserscheinungen sind in der Regel eine halbe bis 3 Stunden nach Aufnahme gefährlicher Fleckschierlingsmengen zu beobachten: Speicheln, Tränen, glotzender Blick, Mydriasis, Nystagmus (zum Teil Blindheit), kolikähnliche Unruhe, Freßunlust, Aussetzen von Wiederkauen und Vormagenmotorik, mäßige bis ausgeprägte Tympanie, Zittern, zunehmende Niedergeschlagenheit, Muskelschwäche (unsicherer Gang, Taumeln, Schwanken) und Dyspnoe; Herztätigkeit zunächst verlangsamt, dann beschleunigt, Puls klein und schwach; Harn und Atemluft riechen mehr oder weniger deutlich nach Mäuseharn; manchmal ist die Intoxikation auch mit

Durchfall verbunden. In kurzer Zeit kommen die Patienten, teilweise nach schlagartigem Niederstürzen, somnolent-komatös zum Festliegen mit völlig erschlaffter Muskulatur (gelegentlich Heraushängen der Zunge).

Beurteilung: Oft ist der Ausgang trotz Behandlung oder wegen zu späten Eingreifens tödlich; weniger schwer erkrankte Tiere erholen sich nur langsam, innerhalb einiger Tage.

Zerlegungsbefund: Mit Ausnahme katarrhalischer Abomasoenteritis, epi- oder subendokardialer Blutungen, mitunter auch eines Lungenödemes, meist ohne Besonderheiten; Vormageninhalt durch Erwärmen auf Mäusegeruch prüfen.

Erkennung: Anhaltspunkte ergeben sich aus dem klinischen Bild und der Kontrolle der Weideflora; die Symptome können Anlaß zur Verwechslung mit Botulismus (S. 816) geben.

Behandlung: Weitere Aufnahme von Fleckschierling verhindern; unter Vermeidung unnötiger Beunruhigung orale Verabreichung von Gerbsäure, Kohlepulver und salinischen Abführmitteln; außerdem Analeptika (Koffein, Lobelin) sowie parenterale Flüssigkeitszufuhr (T. I.) zur Anregung der Harnausscheidung; erforderlichenfalls Trokarieren des geblähten Pansens.

Vorbeuge: Fleckschierling durch regelmäßiges Ausjäten oder Anwendung von Herbiziden ausrotten.

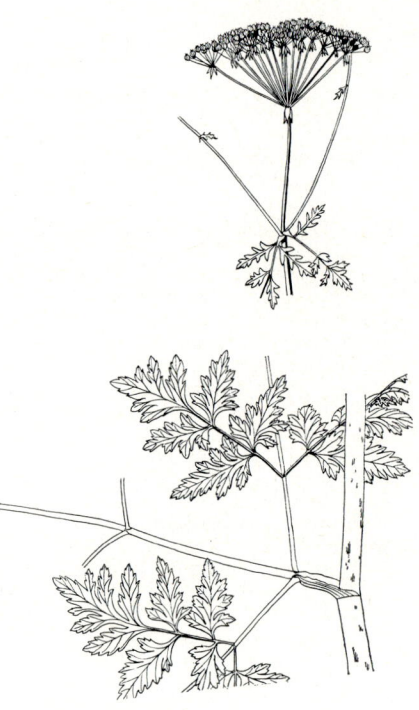

Abb. 587. Fleckschierling *(Conium maculatum;* GARCKE)

SCHRIFTTUM

DEICH (1916): Vergiftung einer Kuh mit Conium maculatum. Berichte Vet.-Wesen Sachsen *60*, 83. — GRAFFUNDER (1898): Vergiftung durch Conium maculatum. Arch. wiss. praktische Tierheilk. *24*, 299. — RUIS, F. (1931): Eine durch Conium maculatum verursachte Futtervergiftung bei Kühen. Prager Arch. Tiermed. vergl. Pathol. *11*, 212-213. — VOGL, A. (1928): Schierlingsvergiftung bei Rindern (ungarisch). Allatorv. Lap. *51*, 203-204. — WINTERHALTER, M. (1936): Über eine Vergiftung mit Schierling — Conium maculatum (serbokroatisch). Vet. Glasnik *16*, 486.

Gartenschierling (Aethusa cynapium)

Der Gartenschierling wird wegen seiner morphologischen Ähnlichkeit mit der Petersilie auch ‚Hundspetersilie' genannt; er unterscheidet sich von dieser aber durch seinen knoblauchähnlichen Geruch. Gartenschierling enthält ebenfalls Konizin, aber in wesentlich geringerer Konzentration als der Fleckschierling; er wirkt deshalb erst in relativ großen Mengen (etwa 15 kg pro Rind) toxisch. Das Vergiftungsbild ist das gleiche wie nach Aufnahme von *Conium maculatum*.

Wasserschierling (Cicuta virosa)

Vorkommen, Ursachen: Bevorzugte Standorte des Wasserschierlings sind Röhricht sowie Graben- und Uferränder stehender oder trägfließender Gewässer; die bis zu 1,5 Meter Höhe erreichende Pflanze besitzt einen feingerillten röhrigen Stengel, mehrfach gefiederte Blätter und blüht in weißen Dolden; an dem meist hohlen, durch Quer-

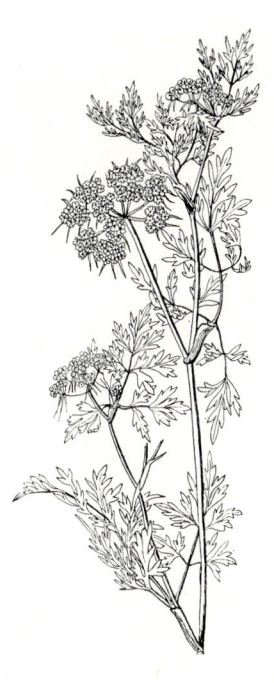

Abb. 588. Gartenschierling *(Aethusa cynapium;* GARCKE)

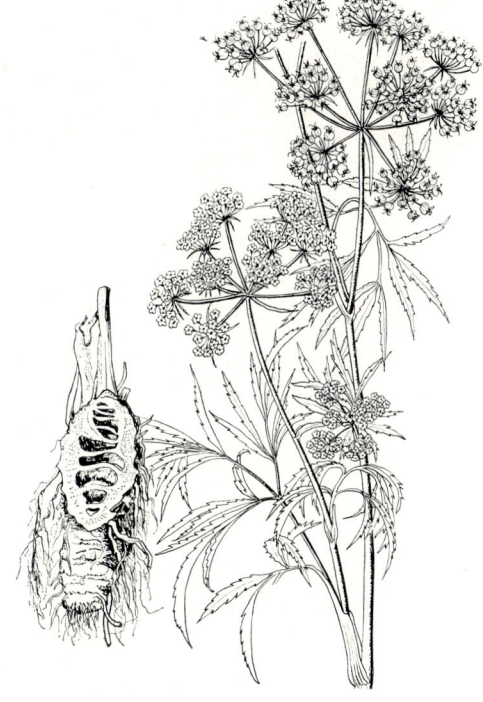

Abb. 589. Wasserschierling *(Cicuta virosa;* GARCKE)

wände unterkammerten Wurzelstock setzen mehrere Wurzelknollen an, die denen der Dahlien ähneln. Aus diesen Teilen tritt nach dem Anschneiden ein öliger, gelber bis rötlichbrauner und betäubend scharf nach Sellerie riechender Saft aus; er enthält das Zikutoxin, dessen Giftigkeit bei der Heuwerbung nicht verloren geht (0,2 beziehungsweise 3,5 % in frischen beziehungsweise getrockneten Wurzeln). Dieses, auch einigen anderen Cicuta-Arten (*C. bolanderi, C. bulbifera, C. californica, C. curtissii, C. douglasi, C. mackenziana, C. maculata, C. occidentalis, C. vagans*) eigene Gift zeichnet sich durch seine schnell einsetzende starke zentralnervöse Krampfwirkung aus; die für Rinder tödliche Zikutoxinmenge ist in einer knappen Handvoll Knollen des Wasserschierlings enthalten. Vergiftungen ereignen sich fast ausschließlich durch Aufnahme der bei Grabungsarbeiten, Hochwasser und Überschwemmung oder aber durch das Zertrampeln des Bodens freigelegten Wurzeln; diese werden von Rindern oft sogar mit besonderer Begierde gesucht und gefressen, so daß die Folgen nicht selten sehr verlustreich sind.

Krankheitserscheinungen: Wegen des raschen Verlaufes der bereits 1/2 bis 1 1/2 Stunden nach Verzehr der Wurzelstöcke oder Knollen einsetzenden Erscheinungen werden betroffene Rinder vielfach unerwartet tot aufgefunden (oft nicht weit vom Ufer oder von herumliegenden Schierlingswurzeln entfernt). Andernfalls sind folgende Symptome zu beobachten: Unruhe, Geifern, Schäumen, Zähneknirschen, wild-starrender Blick (später Augenlider halb geschlossen), Nystagmus oder Rollen der Augäpfel, injizierte Skleralgefäße, Pupillen erweitert (zum Teil auch Sehstörungen), weit geöffnete Nasenlöcher, heiseres Brüllen, Zittern, Muskelzuckungen, krampfartiges Absetzen von Kot und Harn, ruckartiges Hochwerfen des Kopfes, mehr oder weniger ausgeprägte Tympanie; Herz- und Atemfrequenz sind zunächst erhöht, die Herztätigkeit oft tumultuarisch, später bradykard. Im Anfangsstadium wechseln Erregungsphasen (Vorwärtsrennen, plötzliches Niederstürzen oder Überschlagen unter epileptiformen Krämpfen) mit zeitweiliger Apathie (stumpfsinniges, unsicher-breitbeiniges Stehen, ataktisch-inkoordinierter Gang, Hängenlassen von Kopf und Ohren) ab. Gelegentlich tritt auch Durchfall ein. Der Ausgang ist meist tödlich; dabei sterben die Patienten entweder schon nach wenigen Minuten, indem sie apoplektiform zusammenbrechen, oder innerhalb von 2 Stunden nach vorherigem von Konvulsionen oder Koma begleitetem Festliegen infolge Versagens der Atmung.

Zerlegungsbefund: Subkutane, auf das Stürzen und die Krämpfe zurückzuführende Blutungen; entzündliche Rötung der Vormagenschleimhaut; durch gründliches Suchen lassen sich im Panseninhalt fast immer Wurzelreste des Wasserschierlings nachweisen.

Behandlung: Tierärztliche Hilfe kommt meist zu spät; sie beschränkt sich vorwiegend auf symptomatische Maßnahmen: Beruhigung durch orale oder intravenöse Verabreichung von Cloralhydrat oder Barbituraten; salinische Laxantien sowie schleimige und adsorbierende Mittel per os; Analeptika (T. I.). Bei starker Tympanie ist der Pansen zu trokarieren.

Vorbeuge: Sorgfältiges Ausjäten und unschädliches Beseitigen des Wasserschierlings samt Wurzeln.

SCHRIFTTUM

FLEMING, C. E., & N. F. PETERSON (1920): The poison parsnip or water hemlock (Cicuta occidentalis), a plant deadly to livestock in Nevada. Nevada Agric. Exp. Stat. Bull. Nr. 100. — GRIMSTAED, E. E. (1937): Water hemlock poisoning. Vet. Med. *32*, 412. — HACKBARTH & COLLMANN (1883): Vergiftung durch Cicuta virosa. Mitt. Tierärztl. Praxis Preuß. Staate *8*, 29. — HANSEN, A. A. (1928): Cicuta or water hemlock poisoning. North Amer. Vet. *9*: 6, 34-38. — KYPKE (1910): Vergiftung durch Wasserschierling. Veröff. Jahr.-Vet.-Ber. beamt. Tierärzte Preußen *11*: 2, 47. — MANZETTI, G. (1929): Avvelenamento da Cicuta. Clin. Vet. *52*, 59-62. — PENNY, R. H. C. (1953): Hemlock poisoning in cattle. Vet. Record *65*, 669-670. — PLOTTI, G. B. (1899): Avvelenamento in una stalla in seguito a Cicuta virosa e Cicuta maior. Clin. Vet. *22*, 507-509. — KRUCKOW (1895): Vergiftung durch Wasserschierling bei Ochsen. Arch. wiss. prakt. Tierheilk. *21*, 193. — SPILLMANN, TH. (1910): Beitrag zur Kenntnis der Giftwirkung des Wasserschierlings (Cicuta virosa). Diss. Zürich. — WEIDMANN, J. J. (1946): Vergiftung durch Wasserschierling. Schweiz. Arch. Tierheilk. *8*, 193-196. — WERMBTER (1896): Vergiftung von Rindern durch Wasserschierling. Arch. wiss. prakt. Tierheilk. *22*, 348-349. — WARLAMOW, W. N. (1938): Massenvergiftung von Rindern durch Cicuta virosa (russisch). Sovet. Vet. *15*: 3, 77.

Rebendolde (Oenanthe crocata)

Wie der Wasserschierling ist auch die Rebendolde an feuchte Böden gebunden; sie blüht ebenfalls weiß und hat eine aus etwa fünf fingerförmig angeordneten Knollen zusammengesetzte Wurzel. Nach dem Zerquetschen sondert diese einen widerlich riechenden gelben Saft ab, der als giftiges Prinzip das dem Zikutoxin (S. 1289) verwandte trocknungsbeständige Oenanthotoxin enthält. Die Aufnahme von etwa 500 g Rebendoldenwurzeln führt beim Rind zu tödlicher Intoxikation. Die Begleitumstände der Vergiftung, die klinischen Erscheinungen sowie die therapeutischen und prophylaktischen Maßnahmen entsprechen voll und ganz den Angaben für auf Wasserschierling zurückzuführende Schadensfälle (S. 1288). Das gleiche gilt für Vergiftungen durch Oenanthe fistulosa (röhrige Rebendolde), Oe. aquatica (Wasserfenchel), Oe. phellandrium und Oe. silaifolia.

SCHRIFTTUM

BRETON, LE H. (1958): Intoxication des bovins par Oenanthe crocata. Thèse, Alfort. — CLARKE, E. G. C. (1966): Treatment for poisoning by Oenanthe crocata. Vet. Record *78*, 54. — CLEC'H, L. (1956): Observations sur quelques cas d'intoxication d'origine alimentaire. Rec. Méd. Vét. *132*, 468-472. — O'CONNOR, T. M. (1966): Poisoning by Oenanthe crocata. Vet. Record *79*, 157-158. — GAIGNARD, L. (1895): Empoisonnement par la racine d'Oenanthe. Rec. Méd. Vét. *2*, 284-286. — HOARE, E. (1888): Poisoning in cattle by Oenanthe crocata, or water parsnip. Vet. J. *26*, 156. — MIĘDZOBRODZKI, K. (1960): Vergiftung von Färsen durch Oenanthe aquatica (polnisch). Med. Weter. *16*, 608-609. — PRIOUZEAU, M.

(1951): Intoxication par la ciguë aquatique. Rec. Méd. Vét. *127*, 483-488. — SHILLABEER, E. H. (1966): Treatment for poisoning by Oenanthe crocata. Vet. Record *78*, 928. — WILSON, A. L., W. G. JOHNSTON, H. B. MCCUSKER & C. C. BANNATYNE (1958): Hemlock water-dropwort (Oenanthe crocata) poisoning in cattle. Vet. Record *70*, 587-590.

Pflanzenbedingte Beeinflussungen des Geschlechtsapparates

Von den bislang besprochenen Pflanzen, deren Schad- oder Giftwirkung vorwiegend auf Organe außerhalb des Genitales gerichtet ist, können Kohl (S. 1257) und Sumpfschachtelhalm (S. 1286) nach längerer Verfütterung zu Fruchtbarkeitsstörungen beim weiblichen Rind führen; Aborte sind nach der Aufnahme von nitrathaltigen Pflanzen (S. 1165), milbenbefallenem Futter (S. 1239), Mutterkorn (S. 1243), Hahnenfuß (S. 1268), Raps (S. 1269), Rizinussamen (S. 1274), Eichenlaub oder Eicheln (S. 1277) sowie von Schachtelhalmen (S. 1286) beobachtet worden. Die hier abzuhandelnden, durch ihren hohen Östrogengehalt ausgezeichneten Pflanzen beeinflussen dagegen praktisch ausschließlich die Geschlechtsorgane. Bezüglich der Auswirkung oral oder parenteral verabreichter synthetischer Östrogene wird auf Seite 1229 verwiesen.

Östrogen wirkende Pflanzen

Vorkommen, Ursachen: Kleinere Mengen der vor allem in gewissen Leguminosen (siehe unten) und Gräsern (Knaulgras, deutsches Weidelgras, Wiesenrispengras, Hafer, Roggen, Weizen) enthaltenen ‚Phytöstrogene' scheinen die Sexualfunktionen der Wiederkäuer günstig zu beeinflussen: die nach langer Winterstallhaltung zu Beginn der Weidezeit einsetzende deutlichere Ausprägung der Brunst sowie die Zunahme der Konzeptionsrate und der Milchleistung werden offenbar durch diese Substanzen mitbewirkt. Die übermäßige Aufnahme derartiger ‚Blühhormone' kann jedoch zu erheblichen Störungen der Fruchtbarkeit führen. Solche sind seit 1946 gehäuft bei auf Erdklee (*Trifolium subterraneum var. Dwalganup*) weidenden Schafherden aufgetreten; inzwischen liegen aus Australien, Israel sowie aus Finnland auch ähnliche Beobachtungen bei Rindern vor, die vorwiegend mit Erdklee, Luzerne (*Medicago sativa*) oder mit Rotklee (*Trifolium repens*) gefüttert worden waren. Als östrogen wirksame Substanzen sind aus den genannten Pflanzen bislang einige Isoflavone (Genistein, Biochanin A, Daidzein) sowie Kumöstrol isoliert worden; diese sind strenggenommen als Proöstrogene zu bezeichnen, da sie ihre östrogene Aktivität erst nach entsprechender Umwandlung innerhalb des Tierkörpers (Vormägen, Dünndarm oder Leber?) entfalten. Genistein ist in Rotklee bis zu 0,7 g% der Trockensubstanz, außerdem in Erd- und Ladinoklee enthalten; seine Wirksamkeit beträgt neun Millionstel derjenigen von Stilböstrol. Biochanin A kommt in Rotklee (bis zu 1 g% der Trockensubstanz), Erdklee und Luzerne vor; seine Aktivität ist etwas geringer als diejenige des Genisteins (zwei Drittel). Ladino-, Rot- und Erdklee weisen relativ niedrige Konzentrationen von Daidzein auf, dessen Östrogenwirkung sich auf etwa ein Viertel derjenigen des Genisteins beläuft. Kumöstrol wurde in Luzerne und Ladinoklee in Mengen bis zu 0,005 g% der Trockensubstanz sowie in Erd- und Rotklee nachgewiesen; es soll 30mal so aktiv sein wie Genistein. Der Gehalt an Proöstrogenen in den erwähnten Pflanzen ist je nach Varietät, Standort, Düngung, Jahreszeit und klimatischen Bedingungen starken Schwankungen unterworfen; in Leguminosen werden die höchsten Werte in der Regel kurz vor und während der Blüte, in den Gräsern dagegen zur Zeit des ersten raschen Wachstums im Frühjahr erreicht. Nach bisherigen Erfahrungen sind schwerwiegendere phytöstrogenbedingte Schädigungen bei Rindern nur dann zu erwarten, wenn ihre Ernährung längere Zeit überwiegend oder ausschließlich aus den genannten Leguminosen besteht; da deren östrogene Wirksamkeit bei der Trocknung nur teilweise verloren geht und durch den Silierungsprozeß kaum beeinflußt wird, sind nicht nur das betreffende Grünfutter, sondern auch hieraus gewonnenes Heu oder Silage als gefährlich anzusehen.

Krankheitserscheinungen: Das alimentär bedingte hyperöstrogene Syndrom ist bei Färsen meist ausgeprägter als bei Kühen; die ersten Symptome können schon nach 3wöchiger reichlicher Verfütterung proöstrogenhaltiger Pflanzen einsetzen: brünstiges Benehmen, glänzend-hyperämische Schwellung der Vulva unabhängig vom Zyklus, Vergrößerung der Vulva, seltener auch Scheidenvorfall, auffallend kräftiger Tonus der Gebärmutter, bullenähnliche Entwicklung des Kopfes, der Hörner und des Widerristes,

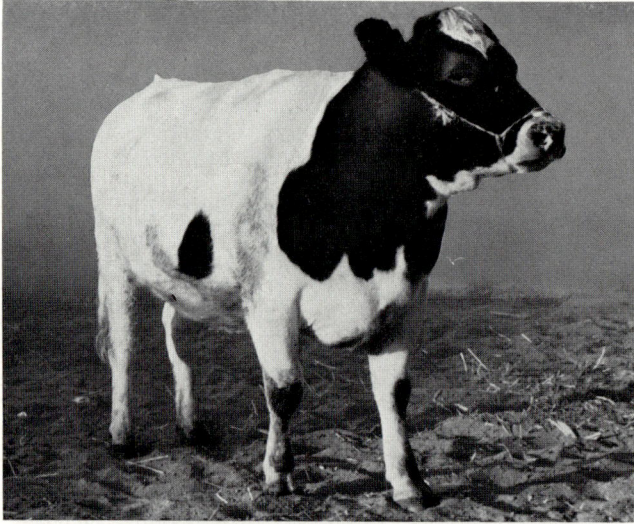

Abb. 590, 591. Hyperöstrogenes Syndrom nach übermäßiger Aufnahme phytöstrogenhaltiger Pflanzen (ADLER & TRAININ, 1960)

Abb. 590. Bullenartiger Körperbau bei einer Färse

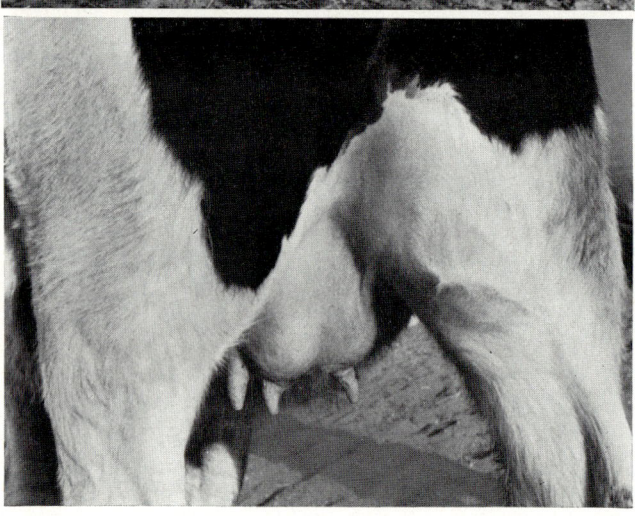

Abb. 591. Starke Euterentwicklung bei einer nichttragenden Färse

ödematöses Aufeutern bei Färsen (wobei das Euter den gleichen Umfang wie bei tragenden Kalbinnen erreichen und milchartiges Sekret in Mengen bis zu 100 ml absondern kann) beziehungsweise Rückgang der Milchleistung bei Kühen; Abnahme der Konzeptionsrate bis unter 25 %, wiederholte Brunst bei tragenden Tieren (vor allem im ersten Drittel der Trächtigkeit). In Einzelfällen liegen auch Anhaltspunkte dafür vor, daß gehäufte Aborte sowie vermehrtes Vorkommen von Mastitiden oder Festliegen nach der Geburt auf die gleiche Ursache zurückzuführen waren.

Zerlegungsbefund: Eierstöcke oft kleinzystisch entartet, Hydrosalpinx, Hörner und Körper der Gebärmutter dicker und länger als normal, zystische Erweiterung der Drüsen im Endometrium, teilweise auch entzündliche Veränderungen der Gebärmutterschleimhaut.

Erkennung: Bei gehäuft auftretenden Sexualstörungen der genannten Art sollte der Einfluß der Fütterung überprüft werden; die zur Bestimmung ihres Proöstrogengehaltes (Mäusetest) einzusendenden Pflanzenproben müssen jedoch sofort beim Einsetzen der ersten klinischen Erscheinungen entnommen werden, weil die gefundenen Werte sonst keinen sicheren Rückschluß mehr gestatten. Bei positivem Ausfall des Testes ist daran zu denken, daß Futtermittel (Silage) ausnahmsweise auch exogen mit synthetischen Östrogenen verunreinigt sein können (S. 1229).

Beurteilung, Behandlung: Bei rechtzeitiger Umstellung auf phytöstrogenarme Ernährung gehen die geschilderten Symptome allmählich wieder zurück; etwa persistierende Ovarialzysten sind in der üblichen Weise zu behandeln (Abdrücken und versuchsweise Injektion von follikelstimulierendem oder luteinisierendem Hormon oder von Progesteron).

Vorbeuge: Pflanzen mit hohem Proöstrogengehalt sollten nur in kleineren Mengen (das heißt als Bei-, nicht als Hauptfutter) verabreicht werden; andernfalls sind für den Anbau selektierte proöstrogenarme Leguminosenstämme vorzuziehen.

SCHRIFTTUM

ADLER, J. H., & D. TRAININ (1960): A hyperoestrogenic syndrome in cattle. Refuah Vet. 17, 115-108. — BICKOFF, E. M., A. L. LIVINGSTON, A. N. BOOTH, A. P. HENDRICKSON & G. O. KOHLER (1960): Estrogenic activity in dehydrated and suncured forages. J. Animal Sci. 19, 189-190. — BICKOFF, E. M., A. N. BOOTH, A. L. LIVINGSTON & A. P. HENDRICKSON (1961): Estrogenic activity of fresh and dried red and subterranean clovers. J. Animal Sci. 20, 133-136. — FOLTYN, E. (1966): Östrogene Störungen durch Isoflavone bei Kühen nach Fütterung mit Luzerne. 4. Int. Tag. Welt-Ges. Buiatrik, Zürich, S. 218 bis 227. — FRANK, N. A., V. L. SANGER, W. D. POUNDEN, A. D. Pratt & R. VAN KEUREN (1967): Forage estrogens and their possible influence on bovine mastitis. J. Amer. Vet. Med. Ass. 150, 503-507. — KALLELA, K. (1964): The incidence of plant oestrogens in Finnish pasture and fodder plants with special reference to their possible effects in cases of sterility in ruminants. Thesis, Helsinki. — LOTAN, E., & J. H. ADLER (1966): Early effects of excessive alfalfa feeding on bovine fertility. Refuah Vet. 23, 112 bis 108. — MOULE, G. R., A. W. H. BRADEN & D. R. LAMOND (1963): The significance of oestrogens in pasture plants in relation to animal production. Animal Breeding Abstr. 31, 139-157. — NILSSON, A. (1961): The influence of rumen microorganisms on the estrogenic activity of the plant estrogen biochanin A. Kungl. Lantbrukshögsk. Ann. 27, 335-342. — PIETERS, P. J. S., & F. N. ANDREWS (1956): The estrogenic activity of alfalfa and other feedstuffs. J. Animal. Sci. 15, 25-36. — PIETERS, P. J. S., & F. N. ANDREWS (1956): The estrogenic activity of legume, grass, and corn silage. J. Dairy Sci. 39, 81-89. — RANKIN, J. E. F. (1963): Natural oestrogens associated with abortion in cattle in Northern Ireland. Brit. Vet. J. 119, 30-34. — SCHOOP, G. (1959): Die Bedeutung der Phytöstrogene. M.-hefte Vet.-Med. 14, 6-8. — SCHOOP, G., H. KLETTE & G. RENNER (1955): Über den Östrogengehalt verschiedener Futtergräser. Fortpfl., Zuchthyg. Haustierbesamung 5, 103-108. — SCHULTZ, G. (1965): Östrogenwirksame Isoflavone in Trifolium pratense (Rotklee). Verteilung in den oberirdischen Pflanzenteilen und Vorkommen als ‚gebundene' Isoflavone. Dtsch. Tierärztl. Wschr. 72, 246-251. — STOB, M., B. J. WALKER & F. N. ANDREWS (1958): Factors affecting the estrogenic content of alfalfa silage. J. Dairy Sci. 41, 438-439. — THAIN, R. I. (1965): Bovine infertility possibly caused by subterranean clover. A preliminary report. Austral. Vet. J. 41, 277-281. — THAIN, R. I. (1966): Bovine infertility possibly caused by subterranean clover—further report and herd histories. Austral. Vet. J. 42, 199-203. — TRAININ, D., & T. A. NOBEL (1966): Östrogenüberschuß in Futterpflanzen und ihre Wirkung auf das Rind. 4. Int. Tag. Welt-Ges. Buiatrik, Zürich, S. 212-217.

Tierische Gifte

Die toxische Wirkung von stark mit *Milben* befallenem Futter wurde bereits auf Seite 1239 besprochen.

SCHRIFTTUM

KAISER, E., & H. MICHL (1958): Die Biochemie der tierischen Gifte. Deuticke, Wien.

Grassamen-Nematoden

Vorkommen, Ursachen: Stark mit Gallen des Grassamen-Älchens *Anguina agrostis* besetzter Rotschwingel (*Festuca rubra commutata*) oder Wimmera-Weidelgras (*Lolium rigidum*) lösen bei Haus- und Laboratoriumstieren tödlich verlaufende zentralnervöse Erscheinungen aus; die Toxizität enspricht dem Grad des Befalls mit diesem Parasiten. Das thermostabile alkohollösliche Gift ist noch nicht näher analysiert worden. Schadensfälle sind bislang vor allem in den USA und Australien nach Verfütterung von gallendurchsetzten Saatzuchtabfällen, aber auch von nematodenhaltigem Gras oder Heu aufgetreten. Weitere Substratpflanzen für *Anguina agrostis* sind: Wiesenrispengras, jähriges Rispengras, wolliges Honiggras, Ruchgras, Wiesenlieschgras, weißes und rotes Straußgras, Hunds- und Sumpfstrauchgras sowie Knaulgras.

Krankheitserscheinungen: Die ersten Anzeichen der Vergiftung machen sich einige Tage bis wenige Wochen nach Beginn der nematodenhaltigen Fütterung bemerkbar: Milchrückgang, Unruhe, Zucken mit den Ohren, Muskelzittern, stolpernder ataktisch-unkoordinierter Gang, Vorstrecken des Kopfes zwischen die Vorderbeine, Vornüberfallen oder Niederstürzen und Liegenbleiben in Bodenvertiefungen (→ Ertrinken in Wasserlöchern); bei raschem Verlauf baldiges Festliegen unter Krämpfen und tödlicher Ausgang, sonst fortschreitende Abmagerung.

Zerlegungsbefund: Mit Ausnahme einer leichten Vermehrung der Zerebrospinalflüssigkeit, gelegentlich auch subseröser Blutungen und/oder Leberverfettung ohne Besonderheiten.

Erkennung: Die Diagnose stützt sich auf den Nachweis von *Anguina agrostis* in den Grassamen; in warmem Wasser treten die Parasiten aus ihren Gallen aus.

Beurteilung, Behandlung: Schwer erkrankte Patienten sind meist verloren; sonst kann nach Futterumstellung allmähliche Besserung eintreten. Versuchsweise ist Vitamin B_1 (250 bis 1000 mg intravenös oder intramuskulär) zu verabreichen.

Vorbeuge: Anguina agrostis ist nur durch gründliche und aufwendige Maßnahmen (Abbrennen der Stoppeln, Anwendung von Chemikalien) auszurotten; in gelagerten Gallen bleibt der Parasit jahrelang lebensfähig.

SCHRIFTTUM

GALLOWAY, J. H. (1961): Grass seed nematode poisoning in livestock. J. Amer. Vet. Med. Ass. *139*, 1212-1214. — HAAG, J. R. (1945): Toxicity of nematode infested Chewings fescue seed. Science *102*, 406-407. — McINTOSH, G. H., R. RAC & M. R. THOMAS (1967): Toxicity of parasitized Wimmera ryegrass (Lolium rigidum) for sheep and cattle. Austral. Vet. J. *43*, 349-353. — SHAW, J. N., & O. H. MUTH (1949): Some types of forage poisoning in Oregon cattle and sheep. J. Amer. Vet. Med. Ass. *114*, 315 bis 317.

Raupen

In Jahren mit massenhaftem Auftreten gewisser schädlicher Schmetterlingsraupen können diese gelegentlich auch von Rindern in größeren Mengen aufgenommen werden (insbesondere bei Weidegang in Obstgärten oder Waldungen sowie neben Gemüsepflanzungen beziehungsweise bei der Verfütterung von Grün solcher Herkunft). Als krankmachend sind folgende Raupen bekannt: Kohlweißling, Baumweißling, Eichen-, Fichten- und Kiefernprozessionsspinner sowie Weidenbohrer, Bärenspinner und Weißdornspinner. Ihre toxische Wirkung beruht auf dem vor allem in den hohlen Haaren enthaltenen giftigen Drüsensekret, dessen chemische Struktur noch unbekannt ist; möglicherweise führen die Haare auch zu mechanischer Reizung der Schleimhäute des Verdauungsapparates. Die klinischen Erscheinungen setzen 12 bis 24 Stunden nach dem Verzehr der Raupen ein: Freßunlust, insbesondere Verschmähen festeren Futters, Speicheln, Würgen, auffallender Durst, deutliche Rötung der Maulschleimhaut und der Konjunktiven, Zittern, kolikartige Schmerzen und Unruhe, Rückgang der bitter schmeckenden Milch, leicht erniedrigte Körpertemperatur (37,8 bis 38,0° C); im weiteren Verlauf starker, übelriechender, zum Teil blutiger Durchfall, gelegentlich auch Tympanie, dann zunehmende Schwäche (Schwanken der Nachhand) und Dyspnoe, schließlich apathisches Festliegen; in schwereren Fällen tritt innerhalb von 2 bis 8 Tagen der Tod ein. Bei der Zerlegung findet man subkutane Ödeme, mehr oder weniger ausgeprägtes Lungenödem, Petechien am Herzen, trübe Degeneration der Leber, punktförmige subperitoneale Blutungen, hämorrhagische Bezirke in den Vormägen (vor allem im Psalter) sowie hyperämische Rötung der Darmschleimhaut und saftige Schwellung der Gekröslymphknoten. Die Behandlung besteht in sofortiger Umstellung der Ernährung auf weiches Gras und eingeweichtes Schlappfutter, Verabreichung salinischer Laxantien zusammen mit schleimig-einhüllenden und adstringierenden Mitteln, erforderlichenfalls auch parenteralen Gaben von Analeptika (T. I.). Leichter erkrankte Tiere erholen sich dann in einigen Tagen wieder.

Die *Kokons gewisser Raupen* können zu völliger Verfilzung des Vormageninhaltes mit letalem Ausgang führen, wenn sie in entsprechend großer Zahl aufgenommen werden.

SCHRIFTTUM

BERNDORFNER (1896): Schädigung durch Schmetterlingsraupen. Wschr. Tierheilk. Viehzucht *40*, 253. — EDWARDS, L. T. (1935): Impaction of the rumen in cattle due to the ingestion of the coccons of the caterpillar Gonometa rufobrunnea Auriv. J. South African Vet. Med. Ass. *6*, 188-191. — MAGGI, C. (1948): Avvelenamenti bovini da brucchi di processionaria. Clin. Vet. *71*, 90-91. — RÖPKE (1887): Vergiftung einer Kuh und eines Pferdes durch massenhafte Aufnahme von Raupen des Baumweißlings. Arch. wiss. prakt. Tierheilk. *13*, 131-132.

Zeckenparalyse

Massiver Befall mit bestimmten Zecken (*Haemaphysalis punctata, Dermacentor andersoni, Ixodes holocyclus, I. pilosus, I. rubicundus*), von denen nur die erstgenannte Art in Europa heimisch ist, kann zu einer fieberlos verlaufenden, von kaudal nach kranial fortschreitenden schlaffen motorischen Lähmung führen. Diese wird durch ein in den Speicheldrüsen der erwachsenen Zeckenweibchen gebildetes Neurotoxin verursacht, demgegenüber Jungrinder und erwachsene Rinder wesentlich weniger empfänglich sind als Kälber, Schafe, Hunde und der Mensch. Die Intoxikation setzt in der Regel erst nach längerem Saugen, eventuell sogar erst nach dem Abfallen der Zecken mit einer allmählich zunehmenden Inkoordination und Schwäche der Nachhand ein; diese greift dann auf die Vordergliedmaßen über, schließlich wird auch die Atemmuskulatur gelähmt. Schwer erkrankte Patienten kommen unter ausgeprägter abdominaler Dyspnoe mit Lähmung der Kaumuskeln, Speicheln und Mydriasis zum Festliegen und sterben nach 2 bis 3 Tagen infolge Versagens der Atmung. Bei der Zerlegung sind außer den Zeckenbißstellen keine Besonderheiten festzustellen. Differentialdiagnostisch sind Botulismus (S. 816) und Fleckschierlingvergiftung (S. 1287) mit in Betracht zu ziehen. Bei rechtzeitiger Entfernung der Zecken (Ablesen, Besprühen oder Waschen mit geeigneten Akariziden; siehe Zeckenbekämpfung, S. 964) tritt bei frisch sowie leichter vergifteten Tieren bald Besserung und Heilung ein. Um weitere Verluste zu vermeiden, muß die gesamte Herde gleichzeitig behandelt werden; hierfür ist dichtschließende Schutzkleidung ratsam. Die Vorbeuge richtet sich auf die Ausrottung der Zecken.

Eine weitere, bislang nur bei Kälbern in Mittel-, Ost- und Südafrika beobachtete zeckenbißbedingte Intoxikation ist die durch ein Dermotropin von *Hyalomma truncatum* ausgelöste *Schwitzkrankheit* (näheres hierüber bei NEITZ, 1964).

SCHRIFTTUM

MILJOWSKI, K. (1942): Untersuchungen über die Zeckenlähme in Bulgarien. Dtsch. Tierärztl. Wschr. *50*, 539-542. — LOOMIS, E. C., & R. B. BUSHNELL (1968): Tick paralysis in California livestock. Amer. J. Vet. Res. *29*, 1089-1092. — NEITZ, W. O. (1964): Tick-borne diseases as a hazard in the rearing of calves in Africa. Bull. Off. Int. Epizoot. *62*, 607-625.

Insektenstiche

Bezüglich der Insektenplage (*Dipterenbefall*, S. 968), des Fliegenmadenbefalls (*Myiasis*, S. 973) und des Dasselbefalls (*Hypodermose*, S. 975), die in der Regel nicht mit toxischen Auswirkungen verbunden sind, wird auf die genannten Abschnitte innerhalb des Kapitels der Parasitosen verwiesen.

Bienen, Hummeln, Wespen, Hornissen

Vorkommen, Ursachen: Unfälle durch Bienen-, Hummel-, Wespen- oder Hornissenstiche sind beim Rind wesentlich seltener als beim Pferd, welches diese Insekten durch seine Schweißabsonderung und sofortige heftige Abwehr leichter auf sich zieht. Das in der Giftdrüse des stachelbewehrten Hinterleibendes enthaltene toxische Sekret aller Akuleaten besitzt, ähnlich wie die Schlangengifte (S. 1301), neurotoxische, hämolysierende, hämorrhagieauslösende und krampferregende Wirkungskomponenten. Schwerwiegendere Intoxikationen treten in der Regel nur dann auf, wenn das betreffende Tier von einer großen Zahl der genannten Insekten zugleich gestochen wird (Umstoßen von Bienenkörben, Zertreten von Nestern, Angeflogenwerden in der Schwarmzeit); mitunter können aber schon einzelne Stiche lebensgefährlich werden (Aufnahme von Akuleaten mit dem Futter: hochgradige Behinderung der Atmung durch Anschwellen der Zunge, des Rachens oder Kehlkopfes; Anstechen eines Blutgefäßes: Schockwirkung). Für den Menschen gelten im allgemeinen 50 bis 500 Bienenstiche als tödliche Dosis, doch sind auch tödliche Unfälle nach Einzelstichen bei anaphylaktisch veranlagten Personen bekannt geworden.

Krankheitserscheinungen: Während und unmittelbar nach dem Überfall durch die genannten Insekten sind die Patienten sehr unruhig (Umherrasen, Auf- und Niedergehen, Schlagen mit den Beinen und dem Schwanz, Schleudern des Kopfes), um nach kurzer Zeit in zunehmende Teilnahmslosigkeit zu verfallen. An Rumpf und Gliedmaßen entwickeln sich rasch haselnuß- bis handtellergroße, zum Teil konfluierende quaddelartige und schmerzhafte Umfangsvermehrungen, in deren Zentrum nach Bienen- oder Hummelstichen noch der Stachel samt anhaftender Giftdrüse zu erkennen ist. Diese entzündlichen Ödeme erlangen an Kopf (Lippen, Flotzmaul, Augenlider), Vorhaut, Hodensack, Euter sowie in der Perinealgegend unförmige Ausmaße. Die Herztätigkeit ist beschleunigt-pochend, der Puls klein und hart, die Schleimhäute sind gerötet, die Atmung erscheint dyspnoeisch und die Körpertemperatur fieberhaft. Bald folgen Zittern, häufigerer Absatz von rötlichem, hämoglobinhaltigem Harn, Schwäche und Festliegen, unter Umständen auch Krämpfe.

Beurteilung: Bei ausbleibender Behandlung tritt der Tod innerhalb weniger Stunden bis 2 Tagen durch schockartigen Kollaps oder Versagen der Atmung ein. (*Zerlegungsbefund:* Unterhaut sulzig-blutig, allgemeine Blutfülle der Organe und Neigung zu subserösen Hämorrhagien). Weniger schwer geschädigte Tiere erholen sich nur langsam wieder; an den Stichstellen können sich bei ihnen in der Folgezeit multiple Nekrosen oder Abszesse entwickeln.

Behandlung: Betroffene Tiere sofort aus dem Gefahrenbereich entfernen und während der ersten Stunden wiederholt mit Eiswasser beziehungsweise Verdünnungen von Essig, essigsaurer Tonerde oder Salmiak begießen oder abwaschen; dann kortikosteroidhaltige Salben auftragen. Wichtig sind des weiteren Injektionen von Kalziumboroglukonat, peripher wirkenden Kreislaufmitteln, Analeptika, Antihistaminika und/oder Kortikosteroiden (T. I.); nötigenfalls ist ein Tracheotubus einzusetzen. Steckengebliebene Stacheln sollten baldmöglichst ohne Berührung des Giftapparates mit der Pinzette herausgezogen oder mit einer Rasierklinge abgeschnitten werden.

SCHRIFTTUM

ALBRECHT, M. (1892): Über Vergiftungen durch Bienenstiche. Mschr. prakt. Tierheilk. *3*, 241-254. — BEARD, R. L. (1963): Insect toxins and venoms. Ann. Rev. Entomol. *8*, 1-13. — BERGER (1899): Ver-

TAFEL 27

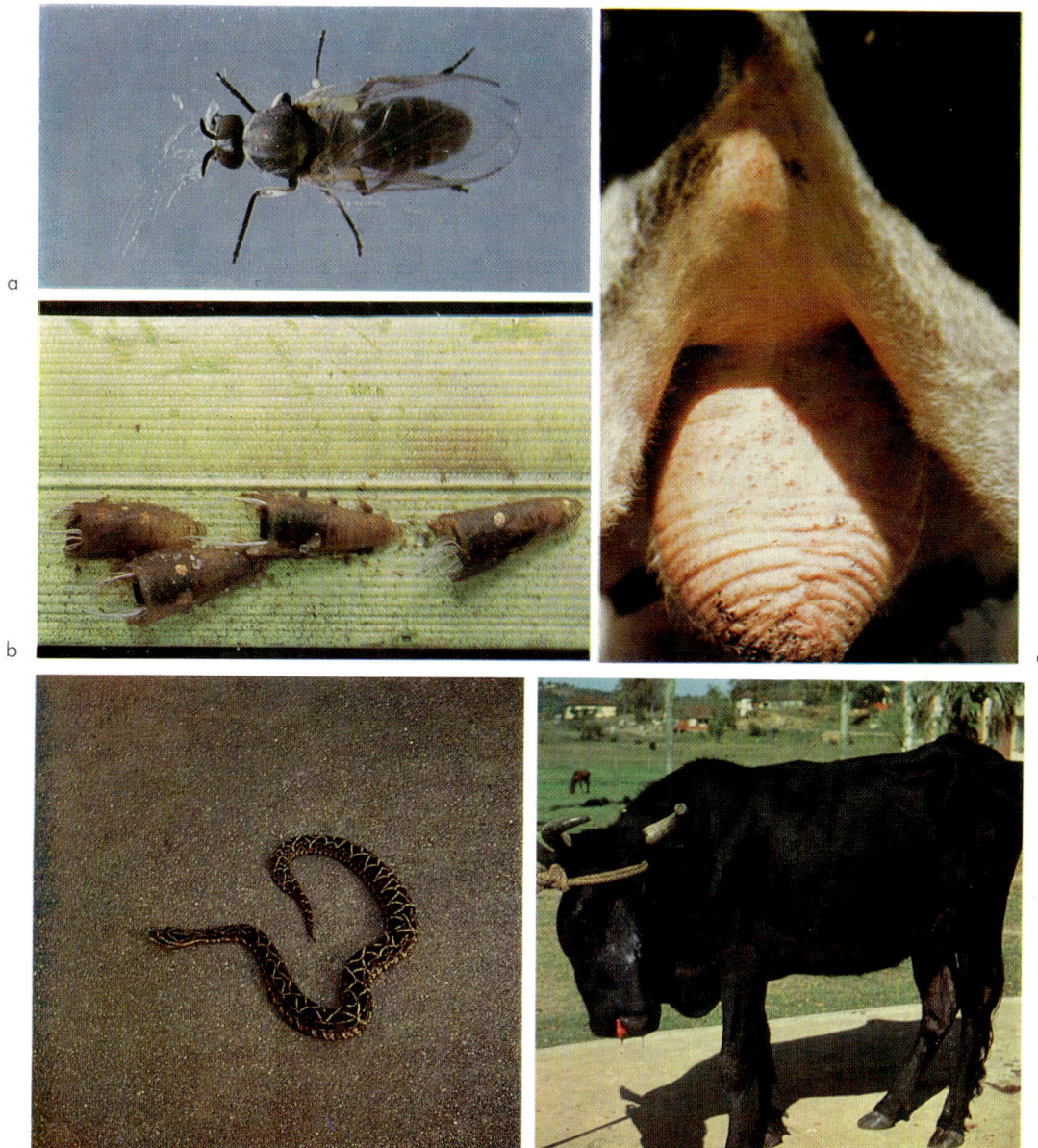

a. Kriebelmückenweibchen (Boophthora erythrocephala, S. 1297; etwa 15fach vergrößert; Rühm, 1969)
b. Kriebelmückenpuppen kurz vor dem Schlüpfen (S. 1297; etwa 4fach vergrößert; Rühm, 1969)
c. Petechien am Hodensack eines von Kriebelmücken gestochenen Bullen (S. 1297; Rühm, 1969)
d. Südbrasilianische Bothrops-Schlange (natürliche Größe etwa 90 cm; S. 1301; E. Grunert und D. Grunert, 1969)
e. Von einer Bothrops-Schlange in den Nasenrücken gebissene Kuh (Brasilien; S. 1301; E. Grunert und D. Grunert, 1969)

besitzt das Kriebelmückengift auch starke herz- und kapillarschädigende Allgemeinwirkung.

Erscheinungen: Die von den schwärmenden Kriebelmücken wie in Rauchwolken eingehüllt erscheinenden Tiere äußern das durch die unzähligen Stiche ausgelöste peinigende ‚Kribbeln' durch große Unruhe: panikartiges Umherrennen, Schleudern des Kopfes, Niesen, Prusten oder Husten, Aufsuchen schattiger Stellen oder Fliehen ins Wasser. Die Mücken bevorzugen die dünnere Haut der weniger stark behaarten Körperteile: Kopf, Hals, Unterbauch, Euter und Zitzen, Hodensack (Taf. 27 c), Schenkelinnenflächen, Perineum; oft dringen sie auch in größerer Zahl in die natürlichen Körperöffnungen ein: Nase, Maul, Rachen, Bindehautsack, Ohren, Vorhaut, Scheide, After. Das durch starken Simuliidenbefall ausgelöste Krankheitsbild ist durch perakuten Verlauf gekennzeichnet und ähnelt einem schweren anaphylaktischen Schock (S. 1302) mit Beteiligung von Kreislauf und Atmung; betroffene Tiere werden deshalb auch oft unerwartet tot aufgefunden. Sonst sind folgende Symptome zu beobachten: rasches entzündlich-ödematöses Anschwellen der Haut und Unterhaut in den befallenen Bereichen, insbesondere aber an Augenlidern, Ohren, Kehlgang, Triel und Unterbauch; pro Quadratzentimeter sind mitunter bis zu 10 oder 20 Stichstellen als punktförmige rote Flecke zu zählen, an deren Oberfläche ein Tröpfchen verkrustendes Serum oder Blut haftet. Schwer erkrankte Patienten werden bald apathisch; ihre Bewegungen sind durch die schmerzhaften Hautschwellungen erschwert, weshalb die Tiere bevorzugt liegen, wenn sie nicht sogar unter Zittern und Schwanken niederstürzen. Freßlust und Vormagentätigkeit setzen aus; gelegentlich bläht der Pansen auf; die Milchleistung geht schlagartig zurück. Die Herztätigkeit wird hochfrequent (bis über 120 pro Minute), später tumultuarisch mit unsauber abgesetzten Herztönen, der Puls klein und hüpfend; die Episkleralgefäße erscheinen verwaschen, die Drosselvenen stark gestaut. Das Blutbild zeigt Erythro- und Leukopenie bei relativer Lymphozytose (bis zu 90 %). Die zunehmende Erschwerung der hechelnden, dyspnoeischen und zeitweilig aussetzenden Atmung wird von Stöhnen und Röcheln begleitet. Die Körpertemperatur bewegt sich anfangs im normalen oder leicht fieberhaften Bereich, um dann auf hypotherme Werte (36,5° C) abzusinken. Bei manchen Patienten ist die Sehkraft deutlich beeinträchtigt. Der entweder auf Ersticken oder Kreislaufversagen zurückzuführende Tod tritt nach 1- bis 2stündiger, höchstens aber 1½tägiger Krankheitsdauer am komatös festliegenden, eventuell auch agonal aufbrüllenden Tier ein.

Zerlegungsbefund: Massenhaft flohstichartige Blutpunkte in Haut und sichtbaren Schleimhäuten im Bereich der genannten Prädilektionsstellen, serös-sulzige bis hämorrhagische Infiltration der Unterhaut (vor allem im Kehlgang), Vermehrung der Pleural-, Perikardial- und Peritonealflüssigkeit, mehr oder weniger ausgeprägtes Lungenödem (zum Teil auch Lungenemphysem), tote Mücken sowie intramuköse Blutungen in Nase, Rachen, Kehlkopf und Luftröhre, subepi- und subendokardiale Petechien, Herzmuskeldegeneration, mäßige Schwellung der Milz.

Beurteilung: Schwächer befallene und daher nur leicht erkrankte Patienten erholen sich innerhalb von 2 bis 3 Tagen; bei schwerer Simuliotoxikose ist der Ausgang in 50 bis 75 % der Fälle tödlich und auch therapeutisch kaum zu beeinflussen. Tiere, welche die Vergiftung überstanden haben, sind wegen der Anschwellungen an den Zitzen einige Zeit lang schlecht zu melken; unter Umständen treten sogar Euterphlegmonen oder Mastitiden hinzu. Tragende Rinder können in der Folge verkalben.

Behandlung: Tiere an Ort und Stelle mit Insektiziden besprühen, um die noch saugenden Kriebelmücken zu vertreiben. Gesamte Herde aufstallen, Patienten mit Fahrzeug transportieren. Zerstochene Hautbezirke wiederholt mit Essig- oder Seifenwasser, verdünnter essigsaurer Tonerde oder Salmiakgeist abwaschen. Bei deutlicher Erkrankung außerdem unbedingt auch parenterale Gaben von peripher wirkenden Kreislaufmitteln, Analeptika sowie Antihistaminika oder Kortikosteroiden (T. I.); erforderlichenfalls ist eine Luftröhrenkanüle einzusetzen (S. 148). Patienten in den folgenden Stunden unter Beobachtung halten.

Vorbeuge: Weidende Rinder beim ersten Auftreten größerer Kriebelmückenschwärme sofort aufstallen; Besitzer benachbarter Herden warnen. In besonders gefährdeten Gebieten empfiehlt sich Nachtweidegang (von 22 bis 5 Uhr) in der Zeit vom 15. April bis 31. Mai, da die Simuliidenweibchen erfahrungsgemäß nur tagsüber (und zwar besonders kurz nach Sonnenaufgang und vor Sonnenuntergang) stechlustig sind. Eine gewisse Hilfe bieten überdachte Weideschuppen, wo die Tiere Schutz suchen können, da die schwärmenden Mücken ihnen nicht in den Schatten folgen oder von hier wieder abfliegen (Phototaxis). Befall und Verluste können auch durch tägliches Besprühen der Weiderinder mit geeigneten Insektiziden (Ciodrin, Dichlorphos) oder Repellentien (Piperonylbutoxyd) erheblich vermindert werden. Dagegen ist das Abbrennen von Stroh oder ähnlichem (zur Rauchentwicklung) weniger wirksam und für die Praxis zu umständlich. Die Bekämpfung der Kriebelmücke stützt sich auf die Förderung ihrer natürlichen Feinde (Stör, Enten) und die Regulierung der Flußläufe, das heißt auf das Anlegen von Staustufen zur Verminderung ihrer Strömungsgeschwindigkeit; gewisse Erfolge sind auch durch das Besprühen von etwa 100 Meter breiten Geländestreifen längs der Ufer mit DDT oder Dieldrin zu erzielen, die aber alle 8 bis 10 Tage wiederholt werden müssen.

SCHRIFTTUM

Baranov, N. (1939): La mouche de Goloubatz. Bull. Off. Int. Epizoot. *18*, 311-322. — Barnett, J. F. (1927): Buffalo gnat (Eusimulium pecuarum, Riley)—a lethal insect. North. Amer. Vet. *8*, 47-48, 57. — Borchert, A. (1954): Die Kriebelmücken (Übersichtsreferat). M.-hefte Vet.-Med. *9*, 304-308, 331-332. — Enderlein, G. (1931): Zur Beurteilung und Bekämpfung der Kriebelmückenschäden des Leinegebietes. Arch. wiss. prakt. Tierheilk. *63*, 475-528. — Enigk, K. (1955): Zur Biologie und Bekämpfung der Kriebelmücke. Zschr. Tropenmed. Parasitol. *8*, 368-374. — Enigk, K. (1956): Versuche zur Bekämpfung der Kriebelmücken. Wien. Tierärztl. Mschr. *43*, 738-746. — Friederichs, K. (1922): Untersuchungen über Simuliiden. Zschr. angew. Entomol. *8*, 31-92. — Georgescu, L., N. Medrea, A. Ciolca, E. Serban, D. Negru & V. Stoicea (1961): Untersuchungen über die Biotope der Kolumbaczer Kriebelmücke und deren Ausbreitung in Rumänien (rumänisch). Lucrǎr. Știint. Inst. Patol. Ig. Animalǎ *11*, 439-448. — Götze, R., & O. Strütt (1952): Bekämpfung der Kriebelmücke durch Sprühmittel. Dtsch. Tierärztl. Wschr. *59*, 69-71. — Hallgren, W. (1959): Behandling av knottbett hos nötkreatur. Medl.-blad. Sverige Vet.-Förb. *11*, 321-323. — Lipzig, J. van, & M. Schyns (1967): Mass attacks of Simuliidae causing disease and death in cows. Tijdschr. Diergeneesk. *92*, 168-171. — Lohmann, R. (1941): Stand der Simuliidenforschung und Beitrag zur Immunitätsfrage. Diss. Hannover. — Luk'janow, N. I., & N.-M. Ivanenko (1965): Die Simuliotoxikose des Rindes (russisch). Veterinarija *42*: 6, 89-91. — Matsson, G., F. Ossiannilsson & S. Rubarth (1944): Knott (Simulium) som sjukdomsorsak hos våra husdjur. Skand. Vet.-Tidskr. *34*, 603-629. — Millar, J. L., & J. G. Rempel (1944): Live stock losses in Saskatchewan due to black flies. Canad. J. Comparat. Med. Vet. Sci. *8*, 334-337. — Rühm, W. (1969): Der Nachweis von Kriebelmücken (Simuliidae, Diptera) an Weidetieren und Brutstätten. Vet.-Med. Nachr. 1969, 33-41. — Rühm, W. (1969): Zur Biologie und Ökologie von Boophthora erythrocephala de Geer und einiger anderer mammalophiler Simuliidenarten (Diptera). Habil.-schrift, Hannover. — Schönauer, J. (1795): Geschichte der schädlichen Kolumbaczer Mücken im Banat. Patzowsky, Wien. — Stokes, I. H. (1914): A clinical, pathological and experimental study of the lesions produced by the black fly (Simulium venustum). J. Cutan. Dis. *32*, 751-769, 830-856. — Toupaitch, M. (1939): La mouche de Goloubatz et son rôle pathogène. Bull. Off. Int. Epizoot. *18*, 291-310. — Vaida, M. (1925): Weisungen zum Auffinden und Erkennen der Larven und Puppen der Kriebelmücken. Berl. Tierärztl. Wschr. *41*, 787-788. — Wilhelmi, J. (1920): Die Kriebelmückenplage. Fischer, Jena.

Spinnen und Skorpione

Unfälle durch Spinnenbisse oder Skorpionstiche sind auf das Verbreitungsgebiet dieser Gifttiere beschränkt (Abb. 592, 593). Sie spielen in Mitteleuropa bei Haustieren praktisch keine Rolle. Die einzelnen Raubspinnen- und Skorpionarten produzieren toxische Sekrete, die teils nur örtliche (Entzündung, Nekrose), teils aber schwere allgemeine Wirkungen (Hämolyse, Schädigung von Herz oder Gefäßen, Schmerzauslösung, nervöse Störungen) entfalten. Nähere Angaben über die verschiedenen hierdurch bedingten Krankheitsbilder sind bei Bücherl (1966) nachzulesen. Die Behandlung besteht in Maßnahmen zur Schockbekämpfung sowie der Verabreichung spezifischer oder polyvalenter Immunseren.

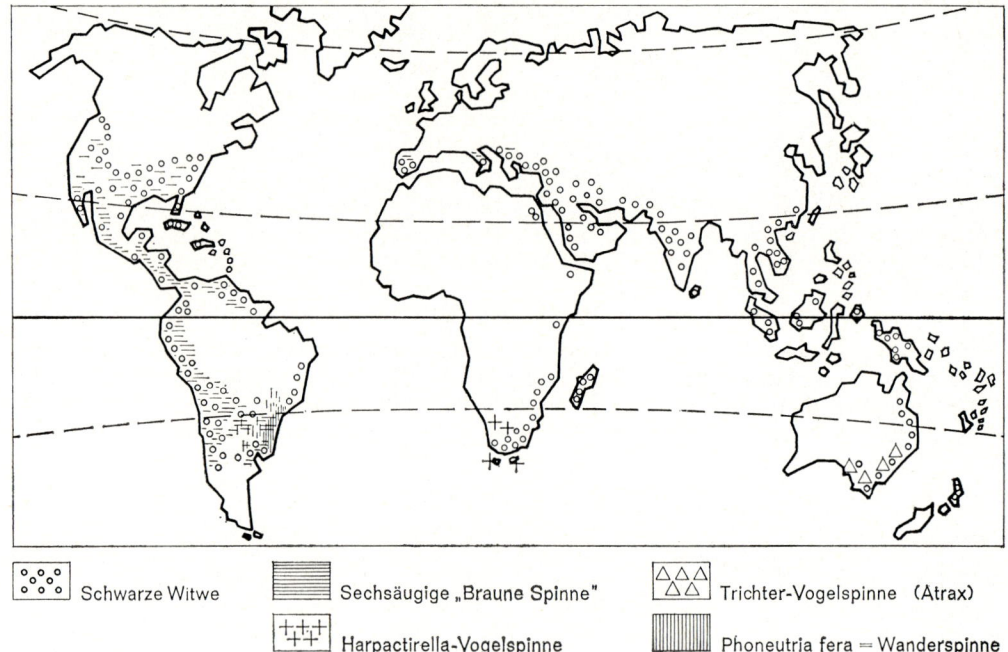

Abb. 592. Verbreitungsgebiete der wichtigsten giftigen Spinnenarten (BÜCHERL, 1966)

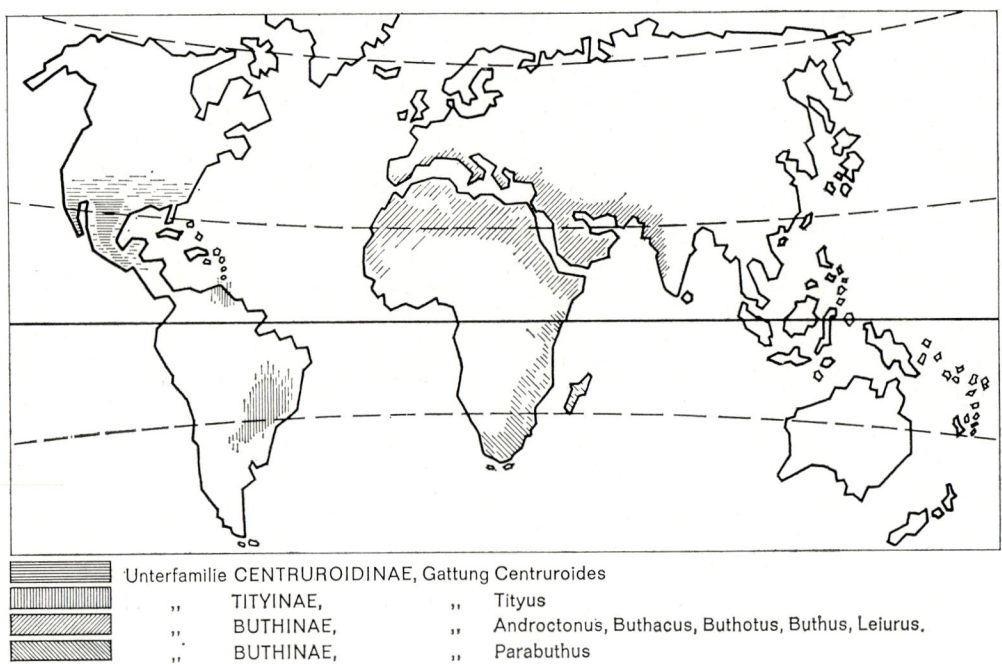

Abb. 593. Verbreitungsgebiete der wichtigsten Skorpiongattungen (BÜCHERL, 1966)

SCHRIFTTUM

BÜCHERL, W. (1966): Gefährliche Skorpione und Spinnen. Blaue Hefte für den Tierarzt Nr. 32, 25 bis 31. — TSCHEPORUW, CH. P., & W. B. WNAZAKANJAN (1961): Immunbiologische Präparate gegen Vergiftungen durch die Karakurtspinne (russisch). Veterinarija *38*: 6, 42-45.

Giftschlangen

Wesen, Ursachen, Erscheinungen: Auf der Erde sind etwa 400 Giftschlangenarten bekannt, die zu den Familien der Nattern (*Elapidae;* zum Beispiel: Kobras, Schmuckottern, Mambas, Korallenschlangen, Tigerottern), Ottern (*Viperidae;* zum Beispiel: Bauch-, Erd-, Sand-, Kröten- und Hornvipern, echte Ottern sowie Puffottern), Lochottern (*Crotalidae;* zum Beispiel: Dreiecksköpfe, Lanzenottern, Klapperschlangen, Buschmeister) oder zu den Seeschlangen (*Hydropheidae*) gehören. In Deutschland kommt nur der Kreuzotter (*Vipera berus*) praktische Bedeutung zu; im übrigen Europa sind außer ihr noch verbreitet: Sandviper (*Vipera ammodytes*), Aspisviper (*V. aspis*), Stülpnasenotter (*V. latasti*), Levanteviper (*V. lebetina*), Wiesenotter (*V. ursini*) und Bergotter (*V. xanthina*). Entsprechend ihrer toxischen Hauptwirkung werden die Schlangengifte in drei Hauptgruppen zusammengefaßt: *Bothropsgift* (Lanzenottern, Ottern, Buschmeister, zentral- und nordamerikanische Klapperschlangen) führt zu örtlichen Nekrosen und durch Koagulation sowie Proteolyse des Fibrins zu Ungerinnbarkeit des Blutes; *Crotalusgift* (südamerikanische Klapperschlangen) besitzt eine hämolysierende und eine neurotoxische Komponente; *Elapidengift* verursacht fast ausschließlich nervöse Symptome. Schadensfälle bei weidenden Haustieren sind in tropischen und subtropischen Regionen wesentlich häufiger als in gemäßigtem Klima; die meisten Giftschlangen beißen nur zu, wenn sie von grasenden Tieren gestört werden. Die punktförmigen ‚Fangmarken' finden sich in der Regel an Flotzmaul, Kopf, Unterseite des Halses, Unterbauch oder Euter, aber nur relativ selten an den Gliedmaßen. Bißunfälle durch *Bothropsgift* lösen örtlich starken Schmerz und rasch zunehmendes entzündliches Ödem (‚Nilpferdkopf') aus, das in Nekrose und jauchige Gangrän übergeht (Taf. 27 d, e); neben der durch die Anschwellungen im Kopfbereich bedingten Atemnot äußert sich die Störung des Allgemeinbefindens nach anfänglicher Unruhe in Apathie und schwankendem Gang oder Festliegen; in schweren Fällen kommt es zu Blutungen aus den natürlichen Körperöffnungen (Tod durch Kreislaufversagen). Die Folgen von *Crotalusgiftbissen* sind allgemeine Schmerzempfindung, Sehstörungen, Lähmung des oberen Augenlides sowie Hämoglobinurie (Tod durch Nierenschädigung). *Elapidenbisse* führen zu Empfindungslosigkeit in der Umgebung der Bißstelle, Beeinträchtigung der Sehkraft, teilweise auch zu Angriffslust, Tortikollis, Ptosis, allgemeiner Schwäche und fortschreitender Lähmung (Tod durch Ersticken).

Beurteilung: Bei erwachsenen Rindern verlaufen Kreuzotternbisse meist nicht tödlich; es treten aber in der Regel umfangreiche Gewebseinschmelzungen (Haut, Unterhaut) um die Bißstelle ein; Kälber sind wegen ihrer dünneren Haut und des geringeren Körpergewichtes mehr gefährdet. Nach Bissen durch andere Giftschlangen sind die Aussichten vielfach weniger günstig, insbesondere, wenn bis zur sachgemäßen Behandlung mehr als 4 bis 6 Stunden verstreichen; außerdem neigen manche Schlangenbißverletzungen zu schwerwiegenden sekundären Infektionen (Gasphlegmonen).

Behandlung: Wenn irgend möglich, ist die Schlangenart zu ermitteln, durch welche der Patient gebissen wurde, damit das gegen sie gerichtete spezifische Serum angewandt werden kann; in praxi ist die Schlange aber oft nicht mehr festzustellen. Falls sich der Biß an einer Gliedmaße befindet, ist proximal desselben sofort eine elastische Ligatur mäßig fest anzulegen, so daß bis zum Abschluß der örtlichen Versorgung und der Serumverabreichung die arterielle Blutzufuhr zwar erhalten bleibt, der venöse Abfluß aber verhindert wird. Bei rechtzeitiger, innerhalb von 1 bis 2 Stunden erfolgender Exzision der Bißstelle (Haut samt Unterhaut als rundes Stück von 7 cm Durchmesser) gelingt es noch, bis zu 90 %/o des Giftes zu entfernen; die Wunde ist offen zu lasen und antibiotisch zu versorgen; Ausbrennen oder Anwendung von Chemikalien sind kontraindiziert. Nicht ganz so aussichtsreich und komplizierter ist das alsbaldige kräftige Aussaugen der inzidierten Bißwunde mit Hilfe einer Milchpumpe oder aber mit dem Mund (Plastik- oder Gummifolie als Schutz auflegen). Bei verspäteter Hilfeleistung ist die Umgebung der Gifteintrittsstelle zu rasieren, gründlich zu desinfizieren und zwischen den beiden Fangmarken ein bis in die Unterhaut reichender Schnitt anzulegen. Bei erfahrungsgemäß mit Lebensgefahr verbundenen Schlangenbissen sollte baldmöglichst (innerhalb von 24 Stunden) das gegen die betreffende Schlangenart wirksame spezifische Immunserum (sonst das ortsübliche polyvalente Schlangengiftserum) herbeigeschafft und die Gesamtdosis von 50 bis 100 ml zu je einem Drittel als Infiltration des Bißbereiches, intramuskulär beziehungsweise intravenös (langsam, da Pferdeserum!) injiziert werden; je geringer das Körpergewicht des gebissenen Tieres, um so höher ist die zu wählende Serummenge. Von großer Wichtigkeit ist des weiteren die Vorbeuge oder Bekämpfung von Schockzuständen durch Ruhigstellen des Patienten (Aufstallen; nötigenfalls auch Tranquilizer in kleinen Dosen), intravenöse Infusionen von physiologischer Kochsalzlösung, 10 %iger Traubenzuckerlösung oder Kalziumboroglukonat; bei Unfällen durch Bothropsgift sind auch Blutübertragungen (T. I.) angezeigt. Von Glukokortikoiden ist allenfalls eine leichte Verminderung der entzündlich-nekrotisierenden Gewebsreaktion zu erwarten; vor der Anwendung von Antihistaminika wird gewarnt. Wegen der Gefahr von Sekundärinfektionen sollten außerdem unbedingt Breitspektrumantibiotika, eventuell auch Gasödemserum gegeben werden. Das kranke Tier muß bis zum Einsetzen einer deutlichen Besserung unter Beobachtung bleiben; die unmittelbare Todesgefahr ist im allgemeinen nach 3 Tagen überwunden.

Vorbeuge: Ausrottung der Giftschlangen; in gefährdeten Gebieten Vorrätighalten des Immunserums gegen die örtlich vorkommenden Schlangenarten.

SCHRIFTTUM

GRUNERT, E. (1967): Beobachtungen über Schlangenbißverletzungen bei großen Haustieren in Südbrasilien. Dtsch. Tierärztl. Wschr. *74*, 531-532. — GRUNERT, E., & D. GRUNERT (1969): Beobachtungen von Bothrops-Schlangenbißverletzungen bei Rind und Pferd in Rio Grande do Sul / Brasilien. Vet.-Med. Nachr. *1969*, 217-232. — HORAK, I. G. (1964): Observations on snake-bite in domestic animals in Northern Zululand. J. South African Vet. Med. Ass. *35*, 343-348. — KLEMMER, K. (1963): Liste der rezenten Giftschlangen. Behringwerke-Mitteilungen, Sonderheft, S. 255-464. — KLEMMER, K. (1965): Lebensgewohnheiten europäischer Giftschlangen. Blaue Hefte für den Tierarzt, Nr. 30, 1-4. — KOPPITZ, W. (1925): Kreuzotternbiß bei Kühen. Prager Arch. Tiermed. vergl. Pathol. *B 5*, 227-230. — LECLERC, J. (1965): Envénimation ophidiènne d'un veau zébu en Guyane française. Rec. Méd. Vét. *141*, 863-867. — LIESKE, H. (1963): Symptomatik und Therapie von Giftschlangenbissen. Behringwerke-Mitteilungen, Sonderheft, S. 121-160. — MASON, J. H. (1962): The treatment of snakebites in animals. J. South African Vet. Med. Ass. *33*, 583-587. — MACNAMEE, J. K. (1936): Physiological, pathological and toxicological effect of snake bites on domesticated animals. Vet. Med. *31*, 376-381. — PARRISH, H. M. (1957): A survey of poisonous snakebites among domestic animals in Florida. Vet. Med. *52*, 135-139. — PARRISH, H. M. (1958): The nature of poisonous snakebites—epidemiology, diagnosis and treatment. Vet. Med. *53*, 197-203. — ROSENFELD, G. (1963): Unfälle durch Giftschlangen. Behringwerke-Mitteilungen, Sonderheft, S. 161-202.

Allergosen, Sensibilitätsreaktionen, hämorrhagische Diathesen und Schädigungen durch physikalische Reize

Allergosen

Wesen: Als Allergie wird die nach Kontakt mit den verschiedensten, an sich zunächst apathogenen Antigenen (= *Allergene*) eintretende veränderte Reaktionslage des Organismus bezeichnet, die auf der Entwicklung spezifischer Antikörper (= *Reagine*) beruht und bei erneuter Auseinandersetzung mit dem gleichen, jetzt aber pathogen wirkenden Allergen zu einer von mehr oder weniger deutlichen Krankheitserscheinungen begleiteten Antigen-Antikörper-Reaktion (= *Allergose*) führt. Von besonderer praktischer Bedeutung ist die durch parenterale Einverleibung körperfremden Eiweißes hervorgerufene allergische Sensibilisierung (= *Anaphylaxie*), weil sie im Wiederholungsfalle ein bedrohliches, perakut verlaufendes Syndrom (= *anaphylaktischer Schock*) auslösen kann. Die genannten allergischen und anaphylaktischen Reaktionen gehen mit der Freisetzung von Histamin oder ähnlichen Substanzen einher; diese bewirken dann primäre Kontraktion der glatten Muskulatur, Bronchospasmus, sekundäre Gefäßerweiterung,

Blutdruckabfall, Ödembildung und unter Umständen auch Kreislaufkollaps. Die wichtigsten bei perakuten *Sofortreaktionen* betroffenen ‚Schockorgane' des Rindes sind Haut und Unterhaut (Urtikaria) sowie der Atmungsapparat (Glottisödem, Lungenödem und -emphysem), nach oraler Aufnahme des Antigens möglicherweise auch der Darm (Durchfall); bei den protrahiert bis rezidivierend verlaufenden *Spätreaktionen* sind allergosebedingte Veränderungen dagegen eher in den Klauen (Rehe), in den Gelenken (Polyarthritis), zum Teil aber auch in der Haut (nässendes Exanthem) oder in den Wandungen arterieller Gefäße (Polyarteriitis nodosa) lokalisiert. Der auf Sensibilisierung des Muttertieres gegen bestimmte, vom Vatertier ererbte Erythrozyteneigenschaften des Fetus beruhende und durch Aufnahme der antikörperhaltigen Kolostralmilch ausgelöste *hämolytische Ikterus der Neugeborenen* ist bislang nur bei Fohlen und Ferkeln, aber nicht bei Kälbern beobachtet worden; Versuche, ein solches Syndrom beim Rind künstlich auszulösen, sind negativ verlaufen.

Ursachen: Allergische und anaphylaktische Zwischenfälle sind beim Rind meist auf einen der folgenden, exo- oder endogen bedingten Sensibilisierungsvorgänge zurückzuführen:

Blutübertragungen: Die bei erstmaliger Transfusion auftretenden Unverträglichkeitsreaktionen beruhen entweder auf der Anwesenheit normaler Isoantikörper (primäre, angeborene Blutgruppeninkompatibilität; selten), oder aber auf der Verabreichung von verunreinigtem (keim- oder pyrogenhaltigem) beziehungsweise von gelagertem Blut. Das gleiche trifft auch für innerhalb von 8 bis 10 Tagen wiederholte Blutübertragungen zu. Nach Ablauf dieses Zeitraumes besteht jedoch zunehmende Gefahr, daß das Empfängertier inzwischen Antikörper gegen das Blut des Spenders, insbesondere aber gegen dasjenige des beim ersten Male zur Entnahme herangezogenen Rindes entwickelt hat (sekundäre, erworbene Unverträglichkeit); von diesen Antikörpern bedingen die Isohämagglutinine dann einen perakuten anaphylaktischen Transfusionsschock (Urtikaria), die Isohämolysine dagegen eine langsamer verlaufende, mit Hämoglobinurie und Ikterus einhergehende Blutauflösung.

Heil- und Schutzimpfungen: Bestimmte Impfstoffe können beim Rind nach etwaiger, in mehr als 2- bis 3wöchigem Abstand erfolgender erneuter Anwendung ebenfalls schwerwiegende Schockreaktionen auslösen. Das gilt vor allem für von anderen Tierarten gewonnene, also Fremdeiweiß enthaltende Immunseren (zum Beispiel Tetanus-, Milzbrand- oder Pasteurellose-Serum vom Pferd), für das choriogonadotrope Serum tragender Stuten, aber auch für Vakzinen, welche Reste des Kulturmediums beziehungsweise von tierischen Geweben enthalten (etwa MKS-, Brucellose-, Pasteurellose- und Leptospirose-Vakzinen), oder denen bei der Herstellung Antibiotika zugesetzt wurden (MKS-Vakzinen). Bei der Reihenvakzinierung gegen die Maul- und Klauenseuche treten außerdem nicht allzu selten auch verzögert einsetzende allergische Spätreaktionen auf (S. 1307).

Behandlung mit bestimmten Medikamenten: In größeren Zeitintervallen sich wiederholende Gaben von Antibiotika (unter anderem von Penizillin, Aureomyzin oder Tylosin) und die längerdauernde Verabreichung von Sulfonamiden sind mit einer gewissen Gefahr der Sensibilisierung des Patienten, also des Auftretens anaphylaktischer Reaktionen verbunden (S. 1221, 1223); ob diese auf die benutzten Arzneimittel selbst, auf ihre Lösungs- und Zusatzstoffe, oder aber auf die infolge einer solchen Behandlung freigesetzten bakteriellen Zerfallsprodukte zurückzuführen sind, konnte bislang noch nicht geklärt werden. Gegenüber bestimmten antibiotischen Präparaten können gelegentlich auch Rinder empfindlich werden, die früher mit antibiotikahaltiger MKS-Vakzine schutzgeimpft worden sind. Ausnahmsweise sollen ähnliche Zwischenfälle sogar nach der Verabreichung von Lokalanästhetika, Progesteron oder Prednison beobachtet worden sein.

Aufnahme antigen wirkender Nahrungsbestandteile: Einige eiweißreiche Futtermittel werden als möglicherweise allergisierend angesehen, zum Beispiel künstliche Trockenmilchpulver (Milchaustauscher), Sojamehl, Erdnuß- und Bohnenschrot, junges üppiges Weidegras (im Frühjahr oder aber beim zweiten Schnitt) sowie Luzerne, Kohl und Raps (respiratorische Form der Rapsvergiftung, S. 1269); sie können bei plötzlichem Futterwechsel gefährlich werden (Durchfall). Für einige dieser Nährmittel sind bei damit gefütterten Rindern Antikörper nachgewiesen worden (S. 349). Bei der Schlempemauke (S. 1254) und gewissen Erkrankungen durch schimmelpilzbefallenes Futter (S. 1240) ist eine allergische Pathogenese denkbar. Bei Kälbern, die mit der Kolostralmilch ihrer eigenen Mutter nicht –, mit derjenigen anderer Kühe aber gut gedeihen, wird ebenfalls eine derartige alimentäre Sensibilisierung vermutet.

Einatmung von Allergenen: Als auslösende Faktoren für das anaphylaktische Lungenödem (Weideemphysem, S. 158, 1308) des Rindes werden heute unter anderem folgende Möglichkeiten in Betracht gezogen: Inhalation bestimmter Bestandteile der Herbstnebel (Industrieabgase, insbesondere schweflige Säure, S. 1173), von Pflanzenpollen oder Staub aus multrigem Heu und Stroh, möglicherweise auch das Eindringen von Spinngeweben (,Altweibersommer') in die Atemwege.

Auseinandersetzung des Tierkörpers mit Infektionserregern: Nach überstandener Maul- und Klauenseuche können Rinder bei späterer Neuansteckung mit einem anderen MKS-Virustyp an hochgradiger allergisch-seröser Glossitis (gummiartige Anschwellung der Zunge mit Kehlgangsödem) erkranken; die gleichen Erscheinungen sind mitunter auch zu beobachten, wenn der MKS-Erreger intralingual injiziert wird, wie es bei der Virusproduktion (zur Vakzineherstellung) üblich ist. Örtlich begrenzte Infekte (mumifizierte Frucht, Nachgeburtsverhaltung, Gebärmutter- oder Eileiterentzündung, Eiterherde in den verschiedensten Organen) führen gelegentlich infolge Ausschüttung toxischer Erregerprodukte oder abgebauten körpereigenen Eiweißes ebenfalls zu allergisch-anaphylaktischer Sensibilisierung des betreffenden Tieres; die Reaktion wird dann unter Umständen erst im Rahmen einer späteren pyämisch-toxämischen Freisetzung größerer Erreger- oder Toxinmengen, oder einem späteren erneuten Kontakt mit diesen ausgelöst (S. 516).

Auseinandersetzung des Tierkörpers mit Parasiten: Auch das beim Absterben gewisser Endoparasiten freiwerdende Eiweiß kann als Allergen wirken. Am bekanntesten ist die durch spontanen Tod oder mechanische Zerstörung von Hypodermalarven (seltener auch nach medikamentöser Abdasselung, S. 980) auftretende Dasselanaphylaxie; bei derart sensibilisierten Rindern kann schon ein Stoß oder Schlag, mit dem zufällig eine Dassellarve zerquetscht wird, zu lebensgefährlichen Folgen führen, wie sie am häufigsten bei Ausdrücken der Dasselbeulen vorkommen. Ähnliche Umstände, nämlich das Eindringen von Diktyokauluslarven in die Lungen von erwachsenen Tieren, die früher bereits eine Lungenwurminvasion überstanden haben, werden heute als eine der Ursachen des Weideemphysems, dieses also als hyperergische Abwehrreaktion angesehen. Möglicherweise sind auch einige der durch Kriebelmückenbefall (S. 1297) oder Akuleatenstiche (S. 1296) bedingten schweren Zwischenfälle anaphylaktischer Natur.

Sensibilisierung durch die eigene Milch: Manche Kühe erkranken 18 bis 24 Stunden nach dem Trockenstellen, unter Umständen auch schon bei gelegentlichem Unterlassen des Melkens, an mehr oder weniger stark ausgeprägter und offensichtlich allergisch bedingter Urtikaria; als Ursache wird ein Übertreten von Eiweißkörpern der angestauten Milch in die Blutbahn vermutet.

Krankheitsbild: Beim Rind gilt eine allergische Pathogenese für die auf den folgenden Seiten (1305 bis 1311) geschilderten Syndrome als gesichert oder zumindest als sehr wahrscheinlich.

SCHRIFTTUM

AITKEN, M. M., & J. SANGFORD (1967): Anaphylaxis in cattle. Ber. 18. Welt-Tierärztekongr., Paris 2, 823. — BECK, W., & P. COHRS (1953): Allergische seröse Glossitis des Rindes bei MKS. Dtsch. Tierärztl. Wschr. *60*, 73-67. — BOOGAERDT, J., & E. E. VAN KOETSVELD (1961): Kunstmatige kalvermelk en voedings-anafylaxie. Tijdschr. Diergeneesk. *86*, 1287-1294. — BREWER, R. (1957): An allergic syndrome in Jersey cows. J. Amer. Vet. Med. Ass. *130*, 181-182. — BROWNLEE, A. J. (1940): Allergy in the domestic animal. J. Comparat. Pathol. Exp. Therap. 53, 55-74. — BROWNLEE, A., & C. L. BAIGENT (1964): Production of antibodies to food proteins in domestic cattle. Vet. Record 76, 1060-1065. — CHAVEZ, D. H. (1948): The transfer of immune isoantibodies to the newborn calf via the colostrum. Thesis, Ohio State University. — COLLINS, D. R. (1966): Allergy—a review for the practitioner. 1. Pathogenesis. 2. Diagnosis. 3. Treatment. Vet. Med. 61, 679-683, 761-764, 871-875. — FRENS, A. M., J. VAN DER GRIFT & J. DAMMERS (1961): Feedanaphylaxia in veal calves. Tijdschr. Diergeneesk. 86, 255-263. — GIBBONS, W. J. (1965): Hypersensitization. Mod. Vet. Practice 46: 2, 80-81. — GIBBONS, W. J. (1967): Allergic reactions in cattle. Mod. Vet. Practice 48: 2, 52. — HJALMARS, K. (1954): Antihistaminernas användning inom bujatriken. Medl. Sverig. Vet.-Förb. 6, 213-220. — JANIK, M. (1963): Antihistaminika und Kortikosteroide beim allergischen Geschehen. Schweiz. Arch. Tierheilk. 105, 154-161. — KIDDY, C. A., W. H. STONE, W. J. TYLER & L. E. CASIDA (1958): An attempt to produce haemolytic diseases in cattle by isoimmunisation. Acta Haematol. 20, 236-245. — LABUNSKIJ, V. M., & J. P. PUSTOVAR (1967): Anaphylaktoide Reaktionen nach der Bluttransfusion beim Rind (russisch). Veterinarija 44: 12, 75-77. — LYSTER, R. L. J., & J. V. WHEELOCK (1967): Occurrence of milk proteins in the blood of cows during an extended milking interval. J. Dairy Res. 34, 27-30. — RESCHKE, K. (1959): Literaturstudie über die allergischen Krankheiten der Haustiere. Diss. Leipzig. — ROBERTS, G. F. (1957): Comparative aspects of haemolytic disease of the newborn. Heinemann, London. — SCHMID, O. (1958): Über Bluttransfusionszwischenfälle beim Rind. M.-hefte Tierheilk. 10, 328-334. — WAGENER, K. (1953): Grundlagen und Grundbegriffe der Allergielehre. M.-hefte Vet.-Med. 8, 291-295. — Young, F. W. (1949): A letal disease of newborn calves. J. Amer. Vet. Med. Ass. 115, 53. — ZIPF, K. (1962): Pharmakologisch-toxikologische Vorgänge bei Bluttransfusionen. Berl. Münch. Tierärztl. Wschr. 75, 201-203.

Nesselfieber, Quaddelausschlag (Urticaria)

Das scheinbar spontan (ohne erkennbare Ursache) oder aber als Transfusions-, Serum-, Impf-, medikamentöser oder Abdasselungs-Schock auftretende Leiden wird landläufig ‚Blattern', ‚Höllenfeuer' oder ‚Rosenfieber' genannt. Es stellt das typische Beispiel der allergisch-anaphylaktischen *Sofortreaktion* dar und wird durch plötzlich (innerhalb weniger Minuten bis zu 2 Stunden nach erneutem Allergenkontakt) aufschießende herdförmige Ödeme der Haut und oft auch durch eine damit verbundene hochgradige Atembeschwerde, ausnahmsweise durch zusätzliche Kolikerscheinungen gekennzeichnet. In *leichteren Fällen* entwickeln sich am Kopf (Augenlider, Lippen, Flotzmaul, Kehlgang, seltener auch Ohrgrund), an Hals, Triel, After, Schamlippen, Euter und Zitzen beziehungsweise Hodensack, mitunter zudem an Rumpf, Schenkelinnenflächen oder Gliedmaßenenden, scharf begrenzte linsen- bis handtellergroße rundliche, flach-beetartige, teigige Anschwellungen der Haut, ohne daß das Allgemeinbefinden des Patienten erheblich gestört ist. In den veränderten Bereichen erscheinen die Haare gesträubt; Juckreiz (Belecken und Scheuern der betroffenen Körperteile) ist nicht immer vorhanden. An

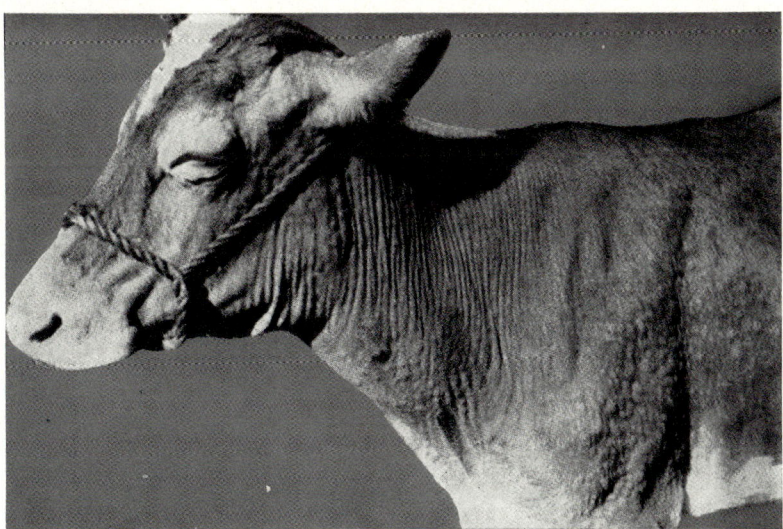

Abb. 594. Nesselfieber (Urtikaria) nach Blutübertragung (allergische Frühreaktion; KRÁL & SCHWARTZMAN, 1964)

weniger stark behaarten Stellen erscheinen die oft deutlich schmerzhaften Ödeme glasigglänzend und gerötet oder zyanotisch; ausnahmsweise kommt es auch zur Bläschenbildung oder zu serumartigen Ausschwitzungen. Bei *schwerer Erkrankung* nehmen die konfluierenden ödematösen Anschwellungen zum Teil unförmige Ausmaße an („Nilpferdkopf" mit zugequollenen Augenlidern) und greifen auch auf die Schleimhäute der natürlichen Körperöffnungen (Vorquellen der Lidbindehaut, des Afters, der Scheide oder der Vorhaut) sowie auf Rachen und Kehlkopf (Atemnot) über. Die befallenen Tiere sind zunächst unruhig-erregt (Zurücktreten von der Krippe, Ängstlichkeit, starrer Blick, Muskelzittern, Trippeln, Schlagen, Brummen, Brüllen, teilweise auch Aggressivität oder plötzliches krampfähnliches Niederstürzen), werden dann aber bald immer niedergeschlagener und zeigen dabei des weiteren folgende Erscheinungen: Freßunlust, Speicheln, Tränen, teilweise blutiger Nasenausfluß, Schweißausbruch (der mitunter auf die Umgebung der Injektionsstelle des allergenhaltigen Mittels beschränkt bleibt), zunehmende Muskelschwäche, mehr oder weniger deutliche Tympanie, Durchfall, häufigerer Kot- und Harnabsatz, stoßweiser Husten, keuchende oder schnarchende Atmung mit schwerer gemischter Dyspnoe (unter Umständen auch lungenödembedingtes Schäumen vor Nase und Maul oder Vorstrecken der Zunge); Atem- und Herzfrequenz sind erhöht, die sichtbaren Schleimhäute gerötet oder zyanotisch, die Drosselvenen prall gefüllt. Anfangs ist die Körpertemperatur manchmal fieberhaft, später kann sie auf subnormale Werte absinken. Trotz der oft recht bedrohlichen Symptome sind Todesfälle bei Urtikaria (insbesondere bei den scheinbar ‚spontan' auftretenden Erkrankungen) ziemlich selten. In der Regel erreichen die Ödeme ihr größtes Ausmaß innerhalb von 1 bis 3 Stunden, um spätestens im Verlauf weiterer 12 bis 24 Stunden wieder völlig abzuklingen. Die Atemnot kann jedoch gefährlich werden, wenn hochgradige Verschwellungen im Rachen- und Kehlkopfbereich oder aber ein schweres Lungenödem (feuchte Rasselgeräusche) vorliegen; eine besonders hohe Atemfrequenz (über 80 pro Minute) ist als Anzeichen der nahenden Erstickung zu werten. Iatrogen bedingte anaphylaktische Zwischenfälle enden mitunter auch infolge Kreislaufkollaps tödlich. Trächtige Tiere können in den folgenden Tagen abortieren. In manchen Fällen bleibt nach Überstehen des Schocks ein anhaltender Husten zurück. Außer den intra- und subkutanen Ödemen und der Blutfülle sämtlicher Organe sind bei der *Zerlegung* umgestandener Patienten Ödem und Emphysem der Lungen, subepi- und subendokardiale Blutungen, Herzmuskeldegeneration, Milzinfarkte sowie mehr oder weniger ausgebreitete subseröse und submuköse Petechien und Hämorrhagien (Brustfell, Bauchfell, obere Luftwege, Darm) festzustellen; histologisch erweisen sich Papillarkörper und Stratum spinosum der betroffenen Hautbezirke als mit eosinophilenhaltiger Flüssigkeit durchtränkt. *Differentialdiagnostisch* sind die Dermatitis solaris (S. 1323), das Frühstadium der lymphatischen Hautleukose (S. 78) und die ödematöse Form der Pasteurellose (S. 730) in Betracht zu ziehen. Die bei schwerer Urtikaria unverzüglich einzuleitenden *Behandlungsmaßnahmen* bestehen in der Verabreichung von peripher wirksamen Kreislaufmitteln (zum Beispiel 3 bis 8 ml Adrenalin 1 $^0/_{00}$ig subkutan), Kalziumboroglukonat, Antihistaminika, ACTH oder Glukokortikoiden (T. I.) und versuchsweise auch von Vitamin C (S. 1110). Bei Erstickungsgefahr ist ein Tracheotubus einzusetzen (S. 148); mitunter genügt dann auch ein mäßiger Aderlaß (T. I.). Der stark aufgeblähte Pansen muß nötigenfalls trokariert werden. Unterstützend wirken kühlende Umschläge auf den geschwollenen Hautpartien (verdünnter Essig oder essigsaure Tonerde) oder das Berieseln mit kaltem Wasser. Um anaphylaktischen Reaktionen *vorzubeugen*, sollten wiederholte Injektionen des gleichen Fremdeiweißes (Bluttransfusionen, Impfungen mit Pferdeserum) möglichst vermieden werden, wenn seit der ersten Applikation mehr als 2 bis 4 Wochen vergangen sind. Wenn sich die erneute Anwendung solcher Mittel aus äußeren Gründen nicht umgehen läßt, empfiehlt es sich, den Tierbesitzer auf die damit verbundene Gefahr aufmerksam zu machen und ihn zur Überwachung des Patienten während der folgenden Stunden anzuhalten. Ein Teil der zu erwartenden Zwischenfälle läßt sich verhüten oder in ihrer Auswirkung mindern, wenn die notwendige Wiederverabreichung des Fremdeiweißkörpers mit der gleichzeitigen Gabe peripherer Kreislaufmittel sowie von Kalziumboroglukonat kombiniert wird. Für Heilimpfungen beim

Rind sollten aber besser bovine Immunseren benutzt werden. Bei Blutübertragungen sind die hierfür erforderlichen Vorsichtsmaßregeln einzuhalten (biologische Vorprobe, T. I.). In den zunächst unerklärlich erscheinenden Fällen von Urtikaria sollte versucht werden, das auslösende Allergen durch Überprüfen des kranken Tieres, seiner Fütterung und Umgebung zu ermitteln, um zukünftige Expositionen nach Möglichkeit ausschalten zu können. Bei Verdacht einer auf einen bestimmten Stoff gerichteten Sensibilisierung kann die Reaktionslage des Patienten durch intrakutane Injektion von 0,1 bis 0,2 ml des in Frage stehenden Serums oder Medikamentes kontrolliert werden; positivenfalls entwickelt sich an der hierfür gewählten haar- und pigmentlosen Hautstelle innerhalb kurzer Zeit eine deutliche lokale Entzündung (Rötung und Schwellung), ähnlich wie bei der Tuberkulinprobe. Eine durch mehrfache Wiederholung derartiger Injektionen möglicherweise zu erreichende *Desensibilisierung* ist für das Rind in

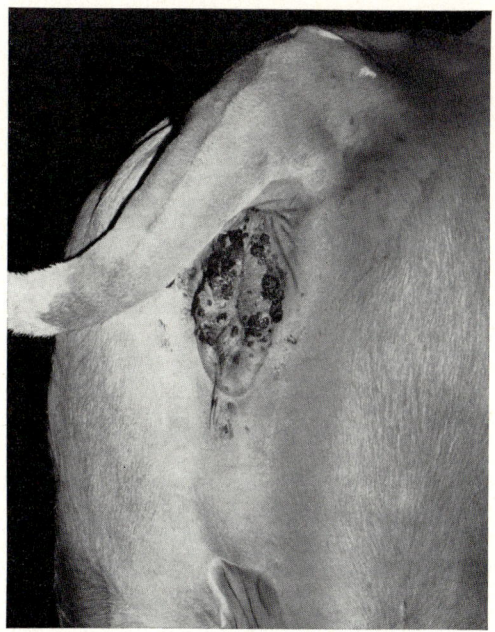

Abb. 595. Nässendes krustöses Exanthem nach Schutzimpfung gegen Maul- und Klauenseuche (allergische Spätreaktion)

praxi zu aufwendig; zu diesem Zweck sollen auch subkutan verabreichte Mineralölsuspensionen des betreffenden Allergens geeignet sein (COLLINS, 1966).

In letzter Zeit mehren sich im Zusammenhang mit der alljährlichen Reihenvakzinierung der Rinderbestände gegen die Maul- und Klauenseuche Beobachtungen von *allergischen Hautveränderungen* im Sinne sogenannter „Spätreaktionen"; sie werden als eiweißbedingt angesehen und sind möglicherweise auf den Antigenkomplex des MKS-Virus zurückzuführen (MAYR, 1968). Die betroffenen Tiere erkranken dabei erst einige Tage bis 3 Wochen nach der Impfung an einem chronischen nässenden Exanthem, das einzelne Hautabschnitte unterschiedlicher Größe befällt oder sogar generalisiert auftritt. Es äußert sich in bernsteinfarbenen serösen Ausschwitzungen, die zum Teil wochenlang anhalten oder sogar wiederholt eintrocknen und erneut auftreten. Dieses Exanthem (Abb. 595, Taf. 28 f) geht mit Juckreiz einher und heilt erst nach Entwicklung großflächiger Krusten almählich ab; es begünstigt die Ansiedlung von Sekundärerregern und von Hautpilzen (Trichophytie, S. 707), wodurch die Genesung des Patienten erheblich verzögert werden kann.

SCHRIFTTUM

ANDRES, J. (1967): Anaphylaxie und andere Störungen im Zusammenhang mit der Schutzimpfung gegen Maul- und Klauenseuche. Schweiz. Arch. Tierheilk. *109*, 338-343. — ANDRES, J., & H. F. GLOOR (1966): Allergische Reaktion beim Rind. Schweiz. Arch. Tierheilk. *108*, 159-160. — BAMBAUER L. (1933): Urtikaria beim Rind. Tierärztl. Rundschau *39*, 130. — CHELLE, P. (1930): L'urticaire du bœuf. Rev. Vét. *82*, 11-22. — GERLACH, F. (1921): Über Anaphylaxie nach Impfung von Rindern gegen Milzbrand. Berl. Tierärztl. Wschr. *37*, 32-33. — GÖTZE, R. (1934): Verluste und Erkrankungen bei der Abdasselung durch Dasselanaphylaxie. Dtsch. Tierärztl. Wschr. *42*, 258-260. — HADWEN, S. (1922): Effects following unproper methods of extracting Hypoderma larvae from the backs of cattle. J. Amer. Vet. Med. Ass. *60*, 724-728. — MAKAROWA, G. A., & M. M. INTIZAROW (1966): Komplikationen bei Rindern nach der Vakzination gegen Maul- und Klauenseuche (russisch). Veterinarija *43:* 6, 31-32. — MAYR, A. (1968): Zum Problem von Impfschäden im Anschluß an eine Impfung der Rinder gegen Maul- und Klauenseuche. Tierzüchter *19*, 662-664. — MAYR, A., J. RINGSEISEN, G. BALJER, B. BIBRACK, J. WALLNER & H. ZIMMER (1969): Untersuchungen über Art, Umfang und Ursachen von Impfschäden nach der Maul- und Klauenseuche-Schutzimpfung in Bayern in den Jahren 1967/1968. Zbl. Vet.-Med. *B 16*, 487-511. — MICHI, V. (1966): Manifestazioni di intolleranza alla vaccinazione antiaftosa nel bovino. Clin. Vet. *89*, 112-

113. — MURPHY, T. (1956): Post-vaccination shock in calves following use of Pasteurella (pneumonia) vaccine. Irish Vet. J. *10*, 179-184. — NEUENSCHWANDER, J. (1913): Beitrag zur Ätiologie und Symptomatologie der Urticaria symptomatica des Rindes. Schweiz. Arch. Tierheilk. *55*, 650-651. — NIELSEN, S. E. (1955): Hesteserumshock hos to ungtyre efter tetanus-profylaske. Medl. Danske Dyrl.-Foren. *36*, 431-432. — OPPERMANN, TH. (1919): Anaphylaxie bei Rindern nach Milzbrandserumimpfung. Dtsch. Tierärztl. Wschr. *27*, 390. — PIETROPAOLI, G. (1947): La cosidetta orticaria dei bovini. Zooprofilassi *2*, 15-17. — QUIROZ, R. DE, P. SUTMÖLLER & M. BARROETA (1964): Factors associated with anaphylactic reactions to chicken embryo foot-and-mouth disease vaccine and Flury rabies vaccine in cattle of Venezuela. Amer. J. Vet. Res. *25*, 1627-1634. — SATALOV, P. I., & M. G. ŠUBINA (1965): Anaphylaxie bei Kühen nach Anwendung von Serum oder Blut tragender Stuten (russisch). Veterinarija *42*: 5, 87-89. — SAUSSAGE, M. F. (1961): Deux cas d'urticaire des bovins attribuables à la présence de foetus momifiés. Bull. Mens. Soc. Vét. Pract. France *45*, 275. — TAPKEN, A. (1899): Über den Nesselausschlag beim Rind. M.-hefte Prakt. Tierheilk. *10*, 166-171. — WEISCHER, F., & A. H. HOLLE (1943): Wesen und Ursachen der ‚Riesen-Nesselquaddeln' des Rindes. Dtsch. Tierärztl. Wschr. *51*, 111-112. — WESSELS, T. C. (1964): Penicillin allergy. J. South Africa Vet. Med. Ass. *35*, 136. — WYSSMANN, E. (1942): Über die Urtikaria beim Rind. Schweiz. Arch. Tierheilk. *84*, 441-449.

Blutfleckenkrankheit (Morbus maculosus)

Die bislang vorliegenden kasuistischen Beiträge zur sogenannten ‚Blutfleckenkrankheit' des Rindes erlauben noch keine sicheren Schlußfolgerungen darüber, ob es sich dabei um echte anaphylaktische Reaktionen (S. 1302) oder nur um die direkte Auswirkung bestimmter Gifte und Toxine auf den Blutgerinnungsvorgang oder die Kapillarpermeabilität, also um einfache hämorrhagische Diathesen (S. 1311) gehandelt hat. Letztes scheint besonders für solche Fälle wahrscheinlich, bei welchen außer den multiplen bis massenhaften intra- und subkutanen, intra- und submukösen, intramuskulären sowie subserösen Blutungen (teilweise mit Blutaustritt aus der Haut und den natürlichen Körperöffnungen verbunden) nicht auch die für Allergosen typischen Ödeme beobachtet worden sind. Von den bei Morbus maculosus im Bereich der Haut und Unterhaut auftretenden Hämorrhagien werden allerdings die gleichen Prädilektionsstellen befallen wie bei der Urtikaria (S. 1305); Nasensekret, Milch, Harn und der oft durchfällige Kot können mit Blut vermengt sein. Die deutlich apathischen Patienten weisen mitunter fieberhafte Körpertemperaturen auf. Wenn sie nicht infolge zu starken Blutverlustes oder sekundärer Septikämie zu Grunde gehen, setzt innerhalb von 1 bis 3 Wochen allmähliche Heilung ein. Der Zerlegungsbefund stimmt mit dem bei hämorrhagischen Diathesen zu erhebenden überein (S. 1246). Zur Behandlung empfehlen sich außer Bluttransfusionen und Antibiotikagaben die bei der Therapie der Urtikaria aufgezählten Mittel (S. 1306).

SCHRIFTTUM

BECK, E. (1933): Blutfleckenkrankheit beim Rinde. Zschr. Fleisch-Milchhyg. *43*, 126-127. — JÖHNK, M. (1920): Morbus maculosus beim Rind. Berliner Tierärztl. Wschr. *36*, 247-248. — RICHTER, J. (1908): Ein Fall von Morbus maculosus beim Rind. Ber. Tierärztl. Hochschule Dresden *3*, 253-254. — STUHLENMILLER, M. (1929): Die Blutfleckenkrankheit des Rindes. Tierärztl. Rundschau *35*, 870-872. — VOGT (1923): Morbus maculosus beim Kalb. Berliner Tierärztl. Wschr. *39*, 467. — WYSSMANN, E. (1916): Zur Blutfleckenkrankheit des Rindes. Schweiz. Arch. Tierheilk. *58*, 523-534.

Weideemphysem (allergisch-anaphylaktisches Lungenödem)

Das durch akuten bis perakuten Verlauf und schwere, mitunter lebensbedrohliche Atembeschwerde gekennzeichnete Leiden tritt hierzulande fast ausschließlich bei Herbstweidegang auf Niederungswiesen (‚fog fever', ‚maladie de regain' = ‚Öhmdkrankheit') auf; andernorts wird es auch auf jungen Frühjahrsweiden beobachtet. Für eine allergisch-anaphylaktische Pathogenese spricht nicht nur das dem Weideemphysem vorausgehende Lungenödem, sondern auch die Tatsache, daß stets nur ältere Rinder befallen werden und daß die Krankheit sich durch die üblichen Antiallergika Kalziumchlorid, Antihistaminika, Glukokortikosteroide) und Adrenalin günstig beeinflussen läßt. Das ursächliche Allergen ist offenbar auf der Weide zu suchen, da entsprechende Erkrankungen bei Stallhaltung unbekannt sind oder allenfalls nach der Verfütterung von besonders üppig gewachsenem Gras des zweiten Schnitts auftreten. Als sensibilisierende Faktoren werden in Betracht gezogen: Lungenwurmreinvasionen bei Rindern, die nach überstandener Diktyokaulose gegenüber diesem Parasiten immun geworden sind; Einatmung von allergenhaltigen Herbstnebeln (Industrieabgase, schweflige Säure; S. 1173), Pflanzenpollen (Gräser, Kruziferen), Schimmelpilzen oder vom Wind vertriebener Spinnweben („Altweibersommer'). Die klinischen Erscheinungen des Lungenödems und des Weideemphysems werden samt den zu ihrer Behebung geeigneten Behandlungsmaßnahmen bei den Krankheiten des Atmungsapparates besprochen (S. 154, 158).

SCHRIFTTUM

BEGG, H., & W. A. WHITEFORD (1948): Acute interstitial pulmonary emphysema of bovines. Vet. Record 60, 12, 135. — BRUINS, B. (1953): Een allergisch ziektebild bij het rundvee tengevolge van contact met schimmelig voer en schimmelig strooisel. Tijdschr. Diergeneesk. 78, 787-795. — GIBBONS, W. J. (1962): Cause of bovine asthma. Mod. Vet. Practice 43: 1, 70. — JENKINS, P. A., & J. PEPYS (1965): Fog-fever: precipitin (FLH) reactions to mouldy hay. Vet. Record 77, 464-466. — MAKI, L. R., & J. O. TUCKER (1967): Bovine pulmonary emphysema associated with forage changes. J. Amer. Vet. Med. Ass. 150, 195. — MICHEL, J. F. (1954): A contribution to the etiology of fog fever. Vet. Record 66, 381-384. — PRIOUZEAU, M. (1954): Intoxications alimentaires à retentissement pulmonaire, chez les bovidés. Rec. Méd. Vét. 130, 81-104. — SMYTHE, R. H. (1954): A contribution to the aetiology of fog fever. Vet. Record 66, 477-478.

„Heuschnupfen' („summer snuffles')

Diese nur zur Zeit der Gräser-, Raps-, Koniferen- oder Baumwollblüte in manchen Gegenden (Kanalinseln, Indien, Rußland) bei Rindern zu beobachtende hartnäckige Rhinitis und Konjunktivitis ist wahrscheinlich eine echte Allergose; die Symptome bestehen in Rötung der Nasenschleimhaut und der Bindehäute, Nasenausfluß sowie Lakrimation.

SCHRIFTTUM

PASTERNAK, N. I., & V. G. BRYSIN (1965): Zur Pollenallergie bei Tieren (russisch). Veterinarija 42: 7, 68-69.

Allergische Klauenrehe (Pododermatitis serofibrinosa diffusa allergica)

Nichteitrige Entzündungen der gesamten Klauenlederhaut („laminitis') sind nur in einem Teil der Fälle auf übermäßige Belastungen zurückzuführen. Nicht selten werden sie unter dem Einfluß eines im Tierkörper selbst (Gebärmutterinhalt: „Geburtsrehe') oder in der Ernährung (plötzlicher Futterwechsel, eiweißhaltige, verdorbene oder verschimmelte Nahrungsmittel: „Fütterungsrehe') zu suchenden Faktors ausgelöst; dieser wirkt entweder unmittelbar giftig („toxische Rehe'), oder bedingt erst nach vorheriger Sensibilisierung des Organismus eine Permeabilitätsstörung der Lederhautkapillaren („allergische Rehe'). In praxi lassen sich toxische und allergische Klauenrehe meist nicht sicher voneinander abgrenzen; die einzuschlagende Behandlung ist jedoch für beide die gleiche. Sie wird, ebenso wie das klinische Erscheinungsbild der Rehe, bei den Krankheiten des Bewegungsapparates abgehandelt (S. 558).

SCHRIFTTUM

AKERBLOM, E. (1932): Till kännedomen om fangens etiologi. Svensk Vet.-Tidskr. 37, 77-83. — DUNAND, F. (1899): Fourbure de parturition chez la vache. Rec. Méd. Vét. 6, 213-215. — HAGEN, O. (1960): Forfangenhet hos ku. Medl. Norske Vet.-Foren. 12, 85-89. — NILSSON, S. A. (1963): A casuistic contribution to bovine laminitis. Nord. Vet. Med. 15, 862-880.

Allergische Polyarthritis

Beim Rind sind nicht alle im Gefolge schwerer örtlicher purulenter Infekte (Metritis, Mastitis, Peritonitis) oder von Allgemeininfektionen an mehreren Gelenken zugleich oder in zeitlichem Wechsel an verschiedenen Gelenken nacheinander auftretenden Entzündungen echte, also infizierte Metastasen; in manchen Fällen scheint vielmehr, ähnlich wie bei der Klauenrehe, eine direkte toxische Allgemeinwirkung (Polyarthritis toxica) oder aber eine allergische Sensibilisierung des Patienten gegenüber den betreffenden Erregern und deren Stoffwechselprodukten (Polyarthritis allergica) als Ursache verantwortlich zu sein. Näheres über die klinischen Symptome und die Therapie derartiger ‚rheumatoider' Polyarthritiden ist im Kapitel über die Krankheiten des Bewegungsapparates nachzulesen (S. 516).

SCHRIFTTUM

GLÄTTLI, H. (1957): Versuche mit dem Antiallergikum Antistin-Ciba bei der Behandlung der puerperalen Polyarthritis und Tendovaginitis (Saprämie oder Toxämie) des Rindes. Tierärztl. Umschau *12*, 155-158. — HARMS, C. (1872): Der akute Gelenkrheumatismus des Rindes. Jahr.-Ber. Tierärztl. Hochschule Hannover *5*, 31-37. — PELT, R. W. VAN, & R. F. LANGHAM (1966): Nonspecific polyarthritis secondary to primary systemic infection in calves. J. Amer. Vet. Med. Ass. *149*, 505-511. — PELT, R. W. VAN, & G. H. CONNER (1966): Pathologic findings associated with idiopathic arthritis in cattle. J. Amer. Vet. Med. Ass. *149*, 1283-1290.

Frühjahrsweidedurchfall

Für den unmittelbar nach Austrieb auf saftige Frühjahrsweiden bei Kühen nicht selten zu beobachtenden, mitunter mit Inappetenz und Milchrückgang verbundenen vorübergehenden profusen Durchfall (Abgang von Fibrinausgüssen des Darmes) wird neuerdings eine allergische Pathogenese angenommen, wenn sich anderweitige Ursachen (Infektionen, Parasitenbefall, Kupfermangel, Vergiftungen) ausschließen lassen.

SCHRIFTTUM

AMOR, O. F. (1967): Unusual cases of scour. Vet. Record *80*, 508.

Polyarteriitis nodosa

Die auch als knotige Periarteriitis bezeichneten Veränderungen kommen beim Rind ziemlich selten vor und gehen in der Regel nicht mit auffälligen klinischen Symptomen einher; gelegentlich sind Abmagerung, allgemeine Schwäche, Anämie und/oder subkutane Ödeme am Rumpf sowie an den Gliedmaßen zu beobachten. Die charakteristischen Läsionen betreffen vor allem die kleineren und mittleren Arterien, an denen sich – meist erst bei der Schlachtung – stecknadelkopf- bis erbsengroße, teilweise perlschnurartig aneinandergereihte grauweiße bis graugelbe, speckige

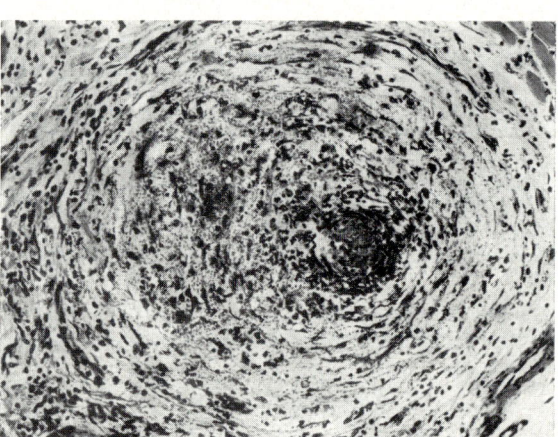

Abb. 596. Polyarteriitis nodosa: Wand eines frisch entzündeten arteriellen Gefäßes (Durchsetzung mit Erythrozyten, Media völlig aufgelockert, erste zellige Reaktionen in der Subintima; MARTIN, 1960)

Knötchen finden. Im Zentrum angeschnittener Knötchen ist oft noch das Gefäßlumen zu erkennen; es kann aber auch völlig verlegt sein. Stellenweise erscheinen die Arterienwandungen über längere Strecken hin als verdickt. Die histologischen Merkmale der Polyarteriitis nodosa bestehen in einer teils von der Adventitia, teils von der Media ausgehenden und auf die übrigen Wandschichten übergreifenden, bis zur Nekrose reichenden fibrinoiden Verquellung mit reaktiver entzündlicher Infiltration (Granulationsgewebe), die manchenorts zur Endothelruptur (intramurale Hämorrhagien und bräunliche Pigmenteinlagerungen), zu aneurysmatischen Aussackungen (geschlängelter Gefäßverlauf) oder zu erheblichen Intimaverdickungen (Endangitis obliterans), und im Endstadium zur Ausbildung von indifferentem Narbengewebe führt. Am häufigsten befallen werden die arteriellen Gefäße in Unterhaut, Skelett-, Zungen-, Zwerchfell- und Herzmuskulatur, Schlund, Herzbeutel, Luftröhre, Lungen, Leber, Gallenblase, Milz, Nieren, Harnblase, Darm, Netz und/oder Euter. An den betroffenen Organen können in der Folge ischämische Veränderungen eintreten. Als Ursache scheinen, in Analogie zu den Verhältnissen beim Menschen, intermittierende Sensibilisierungsvorgänge gegenüber Eiter- und Infektionserregern eine Rolle zu spielen; die ätiologischen Zusammenhänge bei der Polyarteriitis nodosa des Rindes, die mitunter mit Sarkosporidiose vergesellschaftet ist, blieben bislang jedoch ungeklärt.

SCHRIFTTUM

BISBOCCI, G. (1941): Contributo alla conoscenza della periarterite nodosa negli animali domestici — descrizione di un caso nel bovino. Arch. Ital. Anat. Istol. Pathol. *13*, 1-20. — CRAIG, J. F., & G. O. DAVIS (1941): Periarteriitis nodosa of cattle. Brit.Vet. J. *97*, 99-101. — HANSEN, H.-J., & M. SHAMS ELDIN MOUSTAFA (1956): Bovine periarteriitis nodosa. Vet. Med. J. (Kairo) *3*, 57-67. — HELMBOLDT, C. F. (1959): Polyarteriitis in sheep and in a heifer. J. Amer. Vet. Med. Ass. *134*, 556-561. — HOOGLAND, H. J. M. (1926): Periarteriitis nodosa beim Rind und beim Schwein. Arch. wiss. prakt. Tierheilk. *53*, 61 bis 75. — KNAPE, J. J. (1962): Periarteriitis nodosa bij een rund. Tijdschr. Diergeneesk. *87*, 1262-1265. — KNÖSEL, W. (1931): Periarteriitis nodosa beim Rind. Zschr. Fleisch-Milchhyg. *41*, 413-415. — MARTIN, J. (1960): Zum Problem der sogenannten Periarteriitis nodosa bei den Haustieren. Berl. Münch. Tierärztl. Wschr. *73*, 404-409. — MORI, L. (1964): Su di un caso di periarterite in un vitello. Nuova Vet. *40*, 331 bis 338. — NIEBERLE, K. (1928): Über das Vorkommen und das Wesen der Periarteriitis nodosa. Berl. Tierärztl. Wschr. *44*, 589-593. — SCHMIDT, W. (1931): Über einen Fall von Periarteriitis nodosa beim Rind. Diss., Leipzig. — SCHOON, J. G. (1934): Een geval van periarteriitis nodosa bij een slachtdier. Tijdschr. Diergeneesk. *61*, 287-288. — TRAWIŃSKI, A. (1929): Über Periarteriitis nodosa beim Rind. Arch. wiss. prakt. Tierheilk. *59*, 207-210. — WICKWARE, A. B. (1944): Periarteriitis nodosa in cattle. Canad. J. Comparat. Med. Vet. Sci. *8*, 303-307.

Hämorrhagische Diathesen

Wesen, Ursachen: Erkrankungen infolge vermehrter Neigung zu spontanen oder durch geringfügige mechanisch-traumatische Insulte ausgelösten, anhaltenden oder unstillbaren Blutungen sind beim Rind zwar nicht allzu selten; die Mehrzahl der beobachteten, meist sporadisch auftretenden Fälle ist jedoch wegen der dafür notwendigen komplizierten Laboratoriumsuntersuchungen ätiologisch oder pathogenetisch ungeklärt geblieben. Entsprechend den ihnen zugrunde liegenden krankhaften Veränderungen werden die hämorrhagischen Diathesen aufgegliedert in Störungen des komplexen Vorganges der Blutgerinnung, Thrombozytopenien sowie Schädigungen der Kapillardurchlässigkeit. Der augenblickliche Stand der Kenntnisse über die mit erhöhter Blutungsbereitschaft einhergehenden Rinderkrankheiten ist auf Übersicht 69 zusammengestellt.

Somit liegen den meisten der genannten Blutungsübel Vergiftungen zugrunde; in ähnlicher Weise ist wahrscheinlich auch die im Verlauf bestimmter Allgemeininfektionen (Milzbrand, Rinderpest, Pasteurellose = ‚hämorrhagische Septikämie', clostridienbedingte Enterotoxämien) zu beobachtende Blutungsneigung auf Gefäßwandschädigungen durch Toxine der betreffenden Erreger zurückzuführen. Die bei lokalisierten Eite-

Übersicht 69. Wesen und Ursachen der hämorrhagischen Diathesen des Rindes

Hämorrhagische Diathese	Ursache	Wesen
Angeborene Hämophilie (sogenannte ‚Bluterkälber'):	erblicher Faktor?	Blutgerinnungsstörung (Mangel an Prothrombin, Fibrinogen, Faktor V, möglicherweise auch Faktor IX)
Vermehrte Blutungsneigung bei schweren diffusen Leberparenchymerkrankungen (führt meist nicht zu spontanen Hämorrhagien):	Leberfunktionsstörung	Blockierung der Prothrombinsynthese
‚Hämatomkrankheit' = ‚Hämatomose' (als hämorrhagische Diathese sind nur Fälle mit multiplen, aus unerheblichem Anlaß auftretenden Blutergüsse anzusehen):	mineral- und spurenelementarme Mangelernährung; Leberschädigungen?	unbekannt
Subklinische, meist nur bei operativen Eingriffen erkennbare *Blutungsbereitschaft infolge übermäßiger Rübenblattfütterung:*	Pflanzeninhaltsstoffe oder Mykotoxine?	wahrscheinlich Störung der Prothrombinsynthese (etwa eintretende Verminderungen des Blutkalziumspiegels wirken sich auf die Blutgerinnung praktisch nicht aus)
‚Süßkleevergiftung' (S. 1246):	Dikumarol beziehungsweise Pilzbefall	Blockierung der Prothrombinbildung infolge Verdrängung des Vitamin K durch Dikumarol; Verzögerung der Prothrombinzeit und der Blutgerinnungsdauer
Kumarin- und Indandionvergiftung (Rodentizide, S. 1198):	Kumarin beziehungsweise Indandione	Blockierung der Prothrombinsynthese, erhöhte Kapillarpermeabilität
Akute Adlerfarnvergiftung (S. 1260):	thermolabiler alkohollöslicher Faktor	Knochenmarksschädigung mit Thrombozytopenie, vermindertem Prothrombinspiegel, verzögerter Blutgerinnung und vermehrter Kapillardurchlässigkeit
Chronische Adlerfarnvergiftung (Hämaturia vesicalis chronica, S. 1260):	möglicherweise wie bei der akuten Vergiftung	Schädigung der Kapillarpermeabilität (Blutgerinnungsvorgang normal)
Intoxikation durch trichloräthylenextrahiertes Sojaschrot (‚Dürener Krankheit', S. 1249):	S-(dichlorvinyl)-L-zystein	Thrombozytopenie infolge Knochenmarksschädigung (Permeabilitätsstörung)
Krankhafte Blutungsneigung bei gewissen Mykotoxikosen (‚moldy corn poisoning', S. 1240; Stachybotryotoxikose, S. 1242; Fusariotoxikose, S. 1242):	Befall des Rauhfutters mit Stachybotrys alternans oder Fusarium sporotrichoides; Befall von Mais, Silage o. ä. mit bestimmten Aspergillusstämmen	nicht sicher bekannt (Knochenmarksschädigung und/oder Verzögerung der Blutgerinnung)
Blutungen nach Giftschlangenbiß (S. 1301):	Bestandteile des Schlangengiftes	Gerinnungs- und/oder Permeabilitätsstörungen
Multiple intramuskuläre Blutungen bei gesunden Schlachttieren	zu langes Warten zwischen Betäubung und Entblutung (heftige Muskelanstrengungen)	Permeabilitätsstörung oder Gefäßzerreißungen (Blutgerinnungsvorgang normal)
Neigung zu spontanen Blutungen bei lymphatischer Jungtierleukose (S. 74):	massive lymphatische Infiltration des Knochenmarks	Hemmung der Megakaryozytopoese → Thrombozytopenie
Blutungsneigung (hämorrhagische Enteritis) *beim Strahlensyndrom* (S. 1328):	übermäßige Gamma-Bestrahlung	Schädigung der Megakaryozytopoese im Knochenmark, Thrombozytopenie, erhöhte Gefäßdurchlässigkeit, vielleicht auch Freisetzung von gerinnungshemmenden Stoffen

TAFEL 28

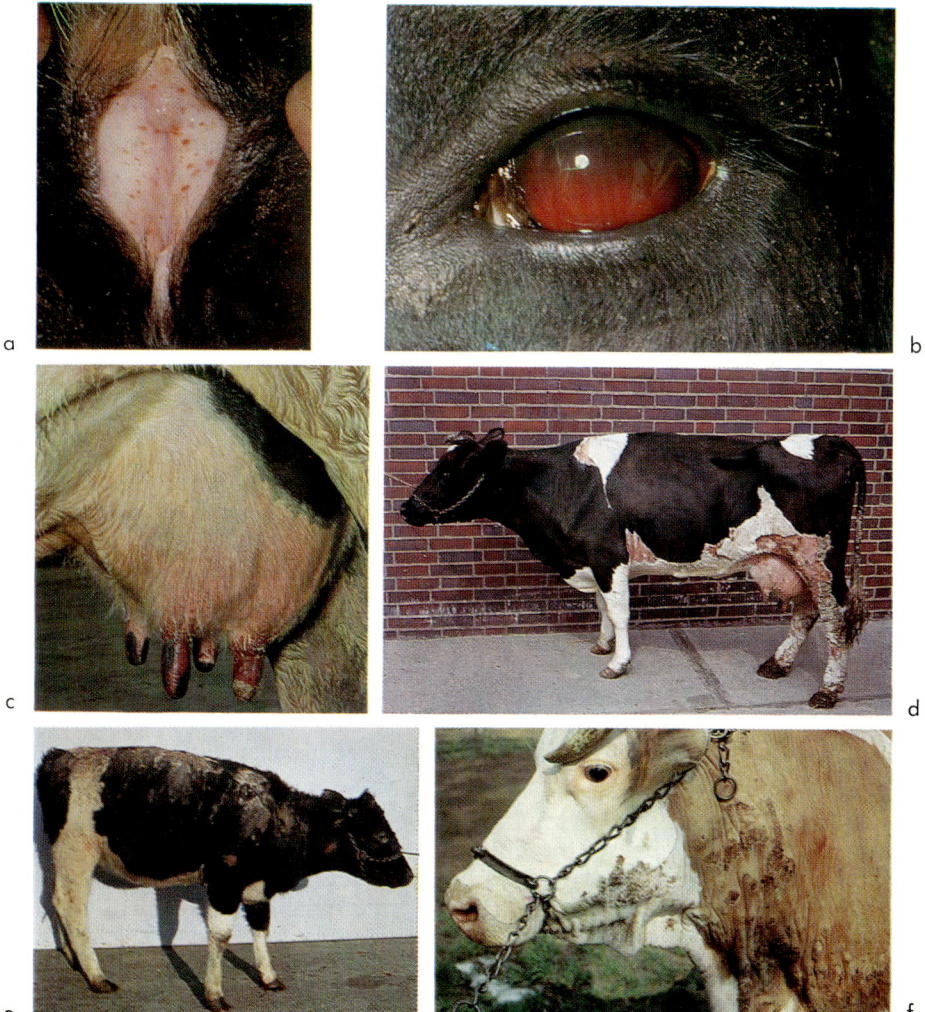

a. Scheidenvorhof eines Kalbes mit alimentär bedingter hämorrhagischer Diathese: Anämie, Petechien (S. 1311)
b. Blutung in die vordere Augenkammer bei hämorrhagischer Diathese (S. 1311)
c. Auf hepatogener Photosensibilisierung beruhende Dermatitis solaris an den Außenflächen der Zitzen (Frühstadium; S. 1323)
d. Schwere hepatogene Photosensibilitätsreaktion im Bereich der nichtpigmentierten, in Ablösung begriffenen Haut (fortgeschrittenes Stadium; S. 1323)
e. Jungrind mit ausgedehnten mittel- bis hochgradigen Hautverbrennungen im Bereich von Hals und Rücken (Stallbrandfolge; S. 1315)
f. Kuh mit allergisch bedingtem nässendem bis krustösem Exanthem an Kopf und Hals (Spätreaktion nach Vakzination gegen Maul- und Klauenseuche; S. 1307)

Einfluß der Fütterung von Zuckerrübenblatt auf die Blutgerinnung sowie den Kalziumgehalt in Blut und Harn (serbokroatisch). Vet. Arhiv 30, 300-306. — Gorišek, J. (1961): Über einige hämorrhagische Syndrome beim Rind. Dtsch. Tierärztl. Wschr. 68, 104-107. — Götze, R. (1941): Die Hämatomkrankheit (Hämatomosis) bei Rindern. Dtsch. Tierärztl. Wschr. 49, 9-10. — Gutbrod (1928): Ein Fall von Bluterkrankheit bei einer Kuh. Münch. Tierärztl. Wschr. 79, 215-216. — Muhren, M. E. (1946): Abnormal bleeding in farm livestock. J. Animal Sci. 5, 240. — Nansen, P. (1965): Et tilfaelde af thrombocytopeni hos en kvie. Medl. Danske Dyrlaeg.-Foren. 48, 827-831. — Schalm, O. (1965): Veterinary hematology. 2. Aufl. Lea und Febiger, Philadelphia. — Schubert, J. (1930): Untersuchungen über die Bedeutung der Blutgerinnung für die tierärztliche Praxis. Diss., Leipzig. — Stang, V., H. Gigas & G. Welte (1939): Über den Einfluß der Silagefütterung auf die Blutgerinnungszeit bei Rindern. Berl. Münch. Tierärztl. Wschr. 55, 722-724. — Thévenoz, L. (1935): Deux cas d'hématomes chez la vache. Schweiz. Arch. Tierheilk. 77, 31-33. — Whittem, J. H. (1960): Ecchymosis in beef cattle. Austral. Vet. J. 36, 122-124. — Wirth, D. (1944): Hämorrhagische Diathesen bei unseren Haustieren. Berl. Münch. Tierärztl. Wschr./Wien. Tierärztl. Mschr. 60/31, 197-202.

Schädigungen durch übermäßige thermische Reize

Sonnenstich (Insolatio) und Hitzschlag (Siriasis)

Wesen und Ursachen: Übermäßige Erwärmungen des Gehirnes verursachen plötzlich (Sonnenstich) oder mehr allmählich (Hitzschlag) einsetzende und oft schwerwiegende Krankheitserscheinungen, die in erster Linie auf Funktionsstörungen des Wärmeregulations- und des Vasomotorenzentrums beruhen. Der Temperatur-‚Behaglichkeitsbereich' für europäische Rinder (= ‚Halbschattentiere') liegt zwischen 0° und 15° C; anhaltende Umgebungstemperaturen von mehr als 30° C führen bereits zu Verminderungen der Futteraufnahme, des Körpergewichts, der Milchleistung, des Milchfettgehalts und auch der Fruchtbarkeit sowie zu erhöhtem Vitamin-A-Bedarf (S. 1100). Unter extremen Witterungsverhältnissen (heißschwüle ‚Hundstage', fehlender Schatten, hohe Luftfeuchtigkeit, Windstille) kann durch Sonneneinstrahlung auf den Schädel selbst (Sonnenstich) oder aber durch Weiterleitung der im Tierkörper angestauten Wärme auf dem Blutwege (Hitzschlag) im zentralen Nervensystem der gefährliche Temperaturwert von 40° C erreicht und überschritten werden. Außer durch die genannten Umstände werden Wärmestauungen auch durch alle Faktoren begünstigt, die zu vermehrter Wärmebildung (Muskelarbeit, langes Treiben, Unruhe beim Verladen oder Transport) oder zu Hemmung der Wärmeabgabe[1] (langes dichtes Haarkleid, dicke subkutane Fettpolster, Durst, enggedrängte Massierung größerer Herden, mangelhafte oder fehlende Ventilation in überbesetzten Stallungen, Fahrzeugen oder Ausstellungsräumen) führen.

Erscheinungen: Hitzebedingte Unfälle ereignen sich vor allem auf schattenlosen Weiden mit starkem Tierbesatz, bei Mast- und Schlachtrindertransporten in überbesetzten und schlecht gelüfteten Fahrzeugen, auf Tierschauen, gelegentlich auch bei arbeitendem Zugvieh. Sonnenstich und Hitzschlag bedingen ein durch Steigerung der Atem- und Herzfrequenz sowie der Körpertemperatur (bis über 42° C), Erweiterung der peripheren Venen und Bluteindickung gekennzeichnetes Krankheitsbild, das rasch lebensbedrohliche Formen annehmen kann, wenn die betroffenen Tiere nicht unverzüglich in gemäßigtere Umgebung verbracht werden. Die Patienten zeigen – teilweise nach anfänglicher Erregung oder Blindheit – Zittern und zunehmende Apathie, die agonal in Koma übergeht; ihr Gang ist unsicher, stolpernd, später stürzen die Tiere entweder nieder oder liegen vor Schwäche fest. Ihre Herztätigkeit ist pochend, schließlich unregelmäßig, der Puls frequent und schwach; die sichtbaren Schleimhäute erscheinen gerötet bis zyanotisch, die Venen an der Körperoberfläche stark blutgefüllt. Die Atmung ist dyspnoeisch-keuchend (manchmal mit vorgestreckter Zunge und Schaumbildung vor dem Maul). Harn wird nur selten oder gar nicht abgesetzt. In seltenen Fällen sind auch Krämpfe zu beobachten (s. auch Transporttetanie, S. 1039). Bei ausbleibender Abkühlung tritt im Verlauf von 2 Stunden bis 3 Tagen durch Aussetzen der langsamer und unregelmäßiger werdenden Atmung oder infolge Kreislaufkollaps (mitunter apoplekti-

---

[1] Im Gegensatz zu Pferd und Mensch spielt die Schweißdrüsentätigkeit für die Wärmeregulation beim Rind nur eine untergeordnete Rolle.

form) der Tod ein. *Differentialdiagnostisch* ist vor allem an Dermatitis solaris („Sonnenbrand', S. 1323) und erbliche Langhaarigkeit (S. 12) zu denken.

Zerlegungsbefund: In perakuten Fällen unter Umständen völlig negativ; sonst auffallend rasch einsetzende Totenstarre und Fäulnis, Hyperämie und Hämorrhagien im Gehirn (mehr oder weniger ausgeprägter Zellzerfall und Ödembildung), Blutfülle der Lungen und starke Erweiterung der mit schlecht gerinnendem Blut prall gefüllten Venen.

Behandlung: Patienten unter Vermeidung unnötiger Beunruhigung und Anstrengungen in kühle, schattige Umgebung verbringen; mit kaltem Wasser übergießen, Eisbeutel auf Stirn- und Drosselrinnenbereich packen, eventuell auch Mastdarmeinläufe mit kaltem Wasser, bis sich die Körpertemperatur wieder normalisiert hat. Des weiteren sind peripher wirksame Kreislaufmittel, bei schwerer Apathie auch Analeptika sowie parenterale Flüssigkeitszufuhr und wiederholtes Tränken angezeigt.

Vorbeuge: Einrichten schattenspendender Unterstellgelegenheiten auf der Weide; langhaarige Tiere scheren; Rinderherden in der heißen Jahreszeit über weitere Strecken nur nachts treiben; Aufregungen und Unruhe beim Verladen und Verfrachten meiden beziehungsweise durch Tranquilizergaben mindern; Transportfahrzeuge nicht überbesetzen und für ausreichende Tränke (S. 1070), gute Lüftung und gelegentliche Abkühlung (Abspritzen der Waggons, Klimaanlagen für Schiffstransporte) sorgen.

SCHRIFTTUM

BIANCA, W. (1959): Reaktionen des Rindes auf Kälte und Wärme. Züchtungskunde *31*, 476-489. — BIANCA, W. (1964): Haustier und Klima. Schweiz. Arch. Tierheilk. *106*, 535-559. — BOND, T. E., C. F. KELLY & H. HEITMAN (1958): Improving livestock environment in high temperature areas. J. Heredity *49*, 75-79. — CHOTTEAU, J. (1955): Contribution à l'étude comparée du coup de chaleur dans les diverses espèces animales. Thèse, Alfort. — MCDOWELL, R. E. (1958): Physiological approaches to animal climatology. J. Heredity *49*, 52-61. — DOWLING, D. F. (1959): The significance of the coat in heat tolerance of cattle. Austral. J. Agric. Res. *10*, 744-748. — FINDLAY, J. D. (1958): Temperature regulation in cattle at high temperature. Tijdschr. Diergeneesk. *83*, 992-1000. — FINDLAY, J. D., & D. L. INGRAM (1961): Brain temperature as a factor in the control of thermal polypnoea in the ox. J. Physiol. *155*, 72-85. — HARRIS, D. L., R. R. SHRODE, I. W. RUPEL & R. E. LEIGHTON (1960): A study of solar radiation as related to physiological and reproduction responses of lactating Holstein and Jersey cows. J. Dairy Sci. *43*, 1255-1262. — INGRAM, D. L., J. A. MCLEAN & G. C. WHITTOW (1963): The effect of heating the hypothalamus and the skin on the rate of moisture vaporization from the skin of the ox. J. Physiol. *169*, 394-403. — KEYSER (1930): Über die Behandlung des Hitzschlages. Tierärztl. Rundschau *36*, 787-788. — MOODY, E. G., P. J. VAN SOEST, R. E. MCDOWELL & G. L. FORD (1967): Effect of high temperature and dietary fat on performance of lactating cows. J. Dairy Sci. *50*, 1909-1916. — PAGE, H. M., E. S. ERWIN & G. E. NELMS (1959): Effect of heat and solar radiation on vitamin A utilization by the bovine animal. Amer. J. Physiol. *196*, 917-918. — WHITTOW, G. C. (1965): The effect of hyperthermia on the systemic and pulmonary circulation of the ox. Quart. J. Exp. Physiol. Cogn. Med. Sci. *50*, 300-311. — WILLIAMS, J. S., R. R. SHRODE, R. E. LEIGHTON & I. W. RUPEL (1960): A study of the influence of solar radiation on physiological responses of dairy cattle. J. Dairy Sci. *43*, 1245 bis 1254. — WITTKE, G. (1955): Beobachtungen über die Wärmepolypnoe zweier langhaariger Rinder. Berl. Münch. Tierärztl. Wschr. *68*, 356-360.

Verbrennungen und Erfrierungen (Combustiones et Congelationes)

Wesen: Extreme Hitze- oder Kältegrade führen zu mehr oder weniger tiefgreifenden Gewebszerstörungen an den exponierten Körperteilen. Leichtere *Verbrennungen* äußern sich in angesengtem Haarkleid, intensiver hyperämisch-entzündlicher Rötung sowie in schmerzhafter ödematöser Anschwellung der betroffenen Haut und Unterhaut, wonach Epithel und oberflächliche Hautschichten abschilfern oder sich unter Blasenbildung abheben. Bei schwererer Verbrennung sterben sämtliche Schichten der Haut ab (Koagulationsnekrose); diese wird dann nach dem Abklingen des Ödems unempfindlich, lederartig hart (trockene Gangrän) und stößt sich schließlich unter Hinterlassung haarloser, teils mit serösem Exsudat, teils mit verkrustetem Blut bedeckter Stellen in Fetzen ab; hier entwickeln sich in der Folge Brandschorfe und strahlige bis netzartige Narben, in

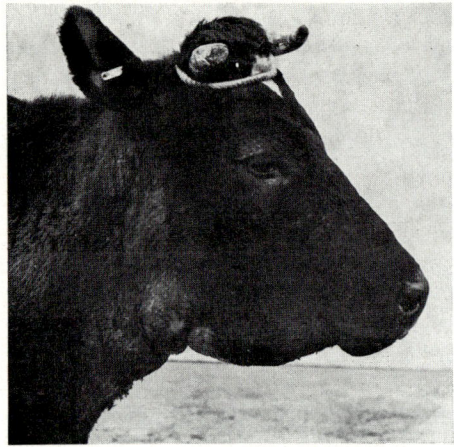
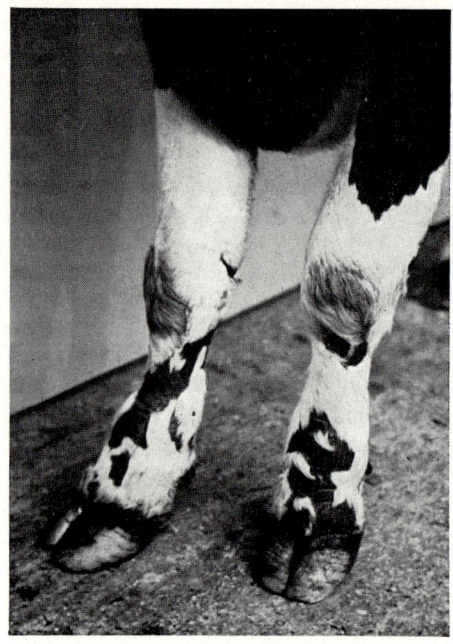

Abb. 597 (oben). Tiefreichende Verbrühung mit entzündlichem Ödem im Kehlgang und ventral am Hals nach Kontakt mit heißer Schlempe

Abb. 598 (rechts). Vom Kronsaum bis zum Karpalgelenk beider Vordergliedmaßen reichende, verbrühungsbedingte Hautnekrosen infolge Sturzes in einen mit frischgedämpften Kartoffeln gefüllten Silo

der Folge auch derbe verhornende Platten. Schwerste Verbrennungen gehen mit Verkohlung der Haut und Nekrosen in den darunter gelegenen Geweben einher; sie neigen besonders leicht zu eitrigen Sekundärinfektionen (feuchte Gangrän). Die Veränderungen bei örtlichen *Erfrierungen* sind durch anfängliche Blässe und eine nach dem Wiedererwärmen einsetzende entzündlich-ödematöse Verdickung, blaurötliche Verfärbung, Schmerzhaftigkeit und Juckreiz, in hochgradigen Fällen auch durch trockene oder feuchte Nekrosen gekennzeichnet, die sich später ebenfalls allmählich demarkieren.

Ursachen, Erscheinungen: Stallbrände führen entweder zu *Verbrennungen* an der dem Feuer zugewandten Körperseite (Rumpf, Gliedmaßen, Kopf), oder auf Rücken und Kopf (durch herunterfallende brennende Balken, Stroh, Heu; Taf. 28 e), oder an den Gliedmaßenenden, Unterbrust, Unterbauch, Euter beziehungsweise Hodensack (nach Flucht über die noch glühende Brandstätte); die letztgenannten Körperteile werden auch bei Boden- und Buschfeuern sowie bei Verbrühungen (Hineinfallen in mit frischgedämpften Kartoffeln gefüllte Silos oder ähnliches mehr) am häufigsten in Mitleidenschaft gezogen. Nach versehentlicher Verabreichung von zu heißem Futter (Schlempe) an gierig fressende Tiere beschränken sich die Veränderungen auf die Umgebung der Lippen und des Flotzmaules. Von den wesentlich selteneren *Erfrierungen* werden vor allem Ohrspitzen, Schwanzende, Schamlippen, Euterhaut und Zitzen beziehungsweise Skrotum, mitunter aber auch die Extremitäten befallen, wenn Weiderinder von starkem anhaltendem Frost oder Schneestürmen überrascht werden.

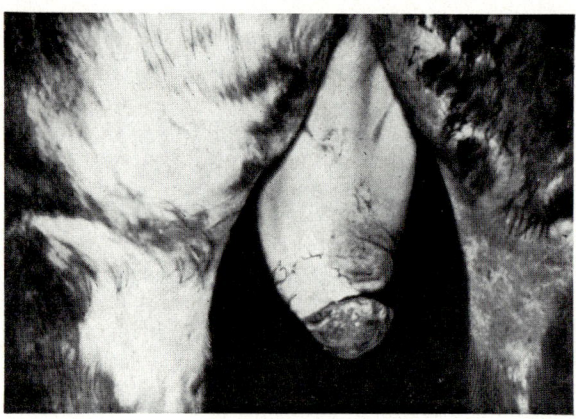

Abb. 599. Schneesturmbedingte Erfrierungen am Hodensack eines Bullen (FAULKNER und Mitarbeiter, 1967)

Erfrierungsbedingte Todesfälle betreffen meist Kälber, die bei großer Kälte im Freien geboren und so schwer unterkühlt wurden, daß ihre Körpertemperatur auf Werte unter 30° C abfiel; bei schwerem Schneesturm (Blizzard) können sich sogar bei ungeschützt stehenden erwachsenen Rindern die Nasenlöcher mit gefrorenem Schnee und Eis so zusetzen, daß die Tiere infolge Atemnot verenden.

Während Patienten mit lokalen *Erfrierungen* meist keine nennenswerten Allgemeinstörungen zeigen, ist das Befinden bei Rindern mit ausgedehnteren *Verbrennungen* in der Regel erheblich beeinträchtigt: Infolge der starken Schmerzen und des mit den umfangreichen Ödemen und serösen Ausschwitzungen verbundenen Flüssigkeits- und Eiweißverlustes sowie der Resorption toxischer Gewebszerfallsprodukte besteht während der ersten Tage Kollapsgefahr. Die Tiere sind niedergeschlagen, außerordentlich empfindsam und bewegen sich nur zögernd; bei vermindertem oder fehlendem Appetit ist der Durst oft deutlich vermehrt. Atem- und Pulsfrequenz sowie die Körpertemperatur sind mehr oder weniger stark erhöht; Harn und Kot werden unter offensichtlichen Beschwerden abgesetzt; im Kehlgang treten mitunter hydrämische Ödeme auf. Der Tod kann rasch (Kreislaufversagen), aber auch noch nach 2 bis 3 Wochen (infolge von Komplikationen: Rauchpneumonie, örtliche oder allgemeine Infektion, Autointoxikation, fortschreitende Abmagerung und Schwäche) eintreten.

Folgen: Schwerwiegendere Narbenkontrakturen der Haut am Übergang zwischen Rumpf und Gliedmaßen können mitunter zu Bewegungsstörungen, solche zwischen Euterhaut und Zitzen zu abnormer Stellung letzterer führen.

Zerlegungsbefund: Bei Erfrierungen mit Ausnahme der örtlichen Veränderungen ohne Besonderheiten; bei Verbrennungen daneben Blutfülle, Ödem oder Emphysem der Lungen, Leberdegeneration und Hämorrhagien in den Nieren.

Erkennung: Die Diagnose ist auf Grund der eindeutigen Begleitumstände meist leicht zu stellen; andernfalls sind Verätzungen durch Laugen oder Säuren (S. 1123), Dermatitis solaris (S. 1323) und Seleniumvergiftung („frozen feet', S. 1161) mit in Betracht zu ziehen.

Beurteilung: Örtliche *Erfrierungen* haben eine relativ günstige Prognose, wenn sie ordnungsgemäß versorgt werden und lebens- oder leistungswichtige Organe (Klauen oder ganzes Gliedmaßenende, Zitzen, Euter) nicht zu schwer betroffen sind; Erfrierungen des Skrotums können zu anhaltenden Störungen der Fruchtbarkeit (schlechte Spermaqualität) führen. Bei größeren *Brandunfällen* gilt es möglichst rasch zu entscheiden, welche Patienten aus Gründen des Tierschutzes umgehend zu schlachten oder wegen offensichtlicher Ungenießbarkeit des Fleisches an Ort und Stelle zu töten und der Tierkörperverwertung zu übergeben sind. Die Beurteilung der Heilungsaussichten sollte sich dabei vor allem auf die Flächenausdehnung und die Lokalisation der Verbrennungen stützen und erst in zweiter Linie den wegen der dicken Haut des Rindes zunächst oft nur schwierig abzuschätzenden Grad der bereits eingetretenen oder noch zu erwartenden Gewebsschädigung berücksichtigen, der anfangs erfahrungsgemäß meist unterbewertet wird. Als praktisch aussichtslos sind schwer geschockte und komatös festliegende Fälle sowie solche mit Verbrennungen von mehr als einem Drittel der Körperoberfläche oder mit hochgradiger, auf Rauchinhalation zurückzuführender Atembeschwerde (Lungenödem) anzusehen. Auch die Behandlung von Tieren mit schwerwiegenden Verbrennungen im Bereich des Maules (Behinderung der Futteraufnahme), der Augen (Lidnekrosen), an Euter und Zitzen (Unmelkbarkeit, Neigung zu Mastitiden) beziehungsweise am Skrotum, oder an den Gliedmaßenenden (Ausschuhen mehrerer Klauen, Tendenz zu tiefgreifender Gangrän mit Freilegung von Sehnen und Gelenken) ist wegen des damit verbundenen langwierigen Risikos und Aufwandes sowie der vielfach einsetzenden starken Abmagerung und Entkräftung kaum sinnvoll. Als Unterlage für spätere Schadensersatzansprüche sollten die an den einzelnen Patienten festgestellten Veränderungen und Verluste möglichst auch schriftlich (mit Zeugenunterschriften) festgehalten werden.

Behandlung: Patienten mit *Erfrierungen* baldmöglichst in geschützte, mäßig warme Umgebung verbringen; den ganzen Körper, insbesondere aber die gefährdeteren Teile (siehe oben) mit Tüchern oder Strohwischen bis zur langsamen Wiedererwärmung massieren; Tiere dann gut eindecken und warm tränken; nötigenfalls Herzmittel verabreichen. Erfrorene Stellen bis zum Abschluß der Demarkation regelmäßig mit lauwarmer Akridinlösung baden oder aber spülen lassen, dann trocken tupfen und mit gut haftenden Schutzsalben (Zinkoxyd, Lebertran) abdecken; bei größeren Gewebsdefekten auch örtliche oder allgemeine Antibiose.

Bei *Verbrennungen* gelten für die nach Aussonderung der prognostisch aussichtslosen Fälle verbleibenden Patienten folgende Richtlinien: Tiere in ruhige, rauchfreie Umgebung (Nachbargehöft) verbringen, reichlich tränken und wegen der Gefahr plötzlicher Verschlimmerung in der Folgezeit gut überwachen lassen; möglichst weiche, häufiger zu wechselnde Einstreu; eiweißreiche Fütterung. Zur Schock- und Entzündungsprophylaxe dienen parenterale Flüssigkeitszufuhr und die Verabreichung von peripher wirksamen Kreislaufmitteln, Antihistaminika oder ACTH beziehungsweise Kortikosteroiden (T. I.); bei ausgedehnteren Verbrennungen oder rauchbedingter Lungenentzündung sind auch Antibiotika oder Sulfonamide zu geben. An empfindlichen, dünnhäutigen Stellen (Augenlider, Lippen, Ohren, Zitzen, Euter, Hodensack, Perineum oder Schenkelinnenflächen) zunächst antihistaminika- oder kortikosteroidhaltige Salben, später abdeckende Pasten auftragen. Die im weiteren Verlauf nekrotisch werdenden Hautbezirke sollten nicht zu früh, sondern erst nach Abschluß der Demarkation entfernt werden; etwa auftretende örtliche Infektionen sind durch Spülungen (Akridinlösungen) und antibiotische Salben zu behandeln; hierzu eignen sich auch proteolytische Fermente, weil sie die reparatorische Granulation nicht beeinträchtigen.

Vorbeuge: Weiderinder bei *Frostgefahr* aufstallen oder Schutzdecken überlegen; Unterstellschuppen reichlich einstreuen und mit Windblenden versehen; zum Kalben anstehende Tiere vor nahenden Kälteeinbrüchen rechtzeitig in den Stall bringen. Zur Verhütung von *Verbrennungen* sollten die Ausgangsmöglichkeiten im Stall (2!) und die Anbindung der Tiere so eingerichtet sein, daß diese bei Feuergefahr in kürzester Zeit losgemacht werden und ins Freie gelangen können; Vorsicht bei Umgang mit offenem Feuer und bei der Einlagerung von Futtermitteln, die zur Selbsterhitzung neigen; schadhafte elektrische Leitungen immer sofort vom Fachmann reparieren lassen.

SCHRIFTTUM

Bolz, W. (1942): Erfrierungen. Tierärztl. Rundschau 48, 240-243. — Cooper, G. W. (1959): Thermal burns in large animals. Mod. Vet. Practice 40:19, 40-43. — Faulkner, L. C., M. L. Hopwood, J. F. Masken, H. E. Kingman & H. L. Stoddard (1967): Scrotal frostbite in bulls. J. Amer. Vet. Med. Ass. 151, 602-104. — Gessner, E., & U. Dietzmann (1960): Verbrennungen zweiten und dritten Grades beim Rind. M.-hefte Vet.-Med. 15, 115-120. — László, F. (1942): Verbrennungsbedingte Pachydermie bei einem ungarischen Ochsen. Dtsch. Tierärztl. Wschr. 50, 467-468. — Maglione, A. (1963): Sulle alterazioni renali di bovini colpiti da ustioni. Ann. Fac. Vet. Torino 13, 83-93. — Murkibhavi, G. R., P. P. Jamkhedkar & P. E. Kulkarni (1964): ,Livoderm' in the treatment of thermal burns in buffaloes. Ind. Vet. J. 41, 485-489. — Russinow, A. F. (1959): Die Behandlung thermischer und chemischer Brandwunden bei Tieren (russisch). Veterinarija 36:12, 49-52. — Willson, R. L. (1966): Assessment of bush fire damage to stock. Austral. Vet. J. 42, 101-103, 328-329.

Schädigungen durch übermäßige akustische oder optische Reize (Schreckreaktionen)

Wesen: Gegenüber den Einwirkungen ungewöhnlicher akustischer oder optischer Reize, die nach menschlichem Empfinden als höchst beunruhigende und seelisch belastende Vorkommnisse gelten, verhalten sich Rinder wegen ihrer stumpfen Psyche ziemlich indifferent und indolent. Erfahrungsgemäß wird von Tierbesitzern jedoch aus dem bloßen zeitlichen Zusammentreffen zwischen anscheinend ‚auslösendem' Schreckerlebnis und danach aufgetretener Schädigung oder Erkrankung leicht auch auf einen ursächlichen Zusammenhang zwischen beiden Ereignissen geschlossen; die daraufhin gestellten Schadensersatzansprüche gründen sich oft nur auf unzureichende Angaben, die nicht völlig überzeugend oder beweiskräftig sind.

Ursachen: Manche Rinder zeigen eine auffallende und offensichtlich an bestimmte Umstände (Begegnung mit Hunden, Katzen, Kleinraubtieren, Nagern oder Fahrzeugen; Erscheinen des Tierarztes im weißen Kittel und anderes mehr) oder Örtlichkeiten (dunkle Stallecke, Tenne, Straße, Gräben, Brücken etc.) gebundene Scheu, Furchtsamkeit oder Aufregung; dieses angeborene oder aus unliebsamer Erfahrung erworbene Verhalten führt nur ausnahmsweise zu Schadensfällen, für die gegebenenfalls der Tierhalter verantwortlich zu machen ist, wenn er trotz Kenntnis der Sachlage die erforderliche Sorgfalt außer acht gelassen hat. Beunruhigungen beim Einfangen, bei Zwangsmaßnahmen, tierärztlichen Untersuchungen oder harmlosen Eingriffen (Impfungen) lösen nicht selten eine vorübergehende ‚Angstdiarrhöe' aus. Schwerwiegendere Schreckerlebnisse stellen plötzliche Naturkatastrophen (starkes Gewitter, heftiger Hagelschlag, Überschwemmung, Erdbeben), das Hetzen durch wildernde Hunde, Einsturz des Stallgebäudes, Sprengungen, anhaltendes Schießen oder das Explodieren von Granaten und Bomben (Manöver, Kriegshandlungen) sowie der Lärm tieffliegender Düsenmaschinen dar.

Erscheinungen: Auf die genannten Ereignisse reagieren Rinder zwangsläufig eher durch ziellose Flucht als durch Abwehr oder Angriff. Für betroffene Herden ist vielfach das Verhalten der Leitkuh entscheidend, der die übrigen Tiere folgen und dabei unter Umständen panikartig aus dem Stall oder aus der Weide ausbrechen (Stampede). Sie bleiben dann bis zum Wiedereintritt gewohnter ruhiger Verhältnisse mehr oder weniger stark erregt (erhöhte Atem- und Pulsfrequenz, Flankenschlagen, Zittern, Schreckhaftigkeit, Brüllen, häufigerer Absatz von durchfälligem Kot, Milchrückgang); nennenswerte Folgen bleiben jedoch meist aus, wenn das Ausreißen (Überspringen der Umzäunung, Durchqueren von Gräben, Hineinrennen in Hindernisse, Stöße, Stürze) nicht zu Verletzungen (Hautabschürfungen, Quetschungen, Blutergüsse, Verstauchungen, Verrenkungen, Muskel- oder Sehnenrisse, Knochenbrüche) oder Überanstrengungen (Klauenrehe, Lungenemphysem, Kreislaufinsuffizienz) geführt hat. Auch die bei tragenden Rindern nach derartigen Schreckreaktionen mitunter eintretenden Verkalbefälle (sogenanntes ‚Versehen') sind – nach Ausschluß infektiöser Aborte – praktisch immer auf solche fluchtbedingte physische Belastungen und mechanische Insulte, nicht aber auf die damit verbundene ‚Gemütsbewegung' zurückzuführen.

Forensische Beurteilung: Für die geschilderten Folgen tritt die Haftpflicht des Verantwortlichen meist nur dann ein, wenn der kausale Zusammenhang zwischen dem erschreckenden Ereignis und den eingetretenen Schäden eindeutig nachgewiesen wird (Zeugenaussagen, tierärztliches Gutachten); außerdem müssen anderweitige, etwa hierfür in Frage kommende Ursachen (Kämpfe innerhalb der Herde, Vernachlässigung der Aufsichtspflicht, mangelhafte Einfriedung, infektionsbedingte Aborte etc.) sicher auszuschließen sein. Sogenannte ‚Schreckaborte' setzen in der Regel 1 bis 9 Tage nach dem Vorkommnis, ausnahmsweise aber auch erst später ein; dann können aus der Größe des Fetus und den an ihm festzustellenden Mazerations- oder Mumifikationsveränderungen noch gewisse Rückschlüsse auf den ungefähren Zeitpunkt des Fruchttodes gezogen werden.

SCHRIFTTUM

ANDRES, J. (1943): Der sogenannte Schreckabortus, zugleich eine Studie über die Ursachen der Trächtigkeitsstörungen bei den Haustieren, besonders beim Rinde. Schweiz. Arch. Tierheilk. *85,* 5-18, 49-65, 105-118, 160-168, 193-206, 239-250, 274-293. — ANGERMEIER, W. F. (1966): Versuche über die Furcht bei Tieren. Wiss. Zschr. Karl-Marx-Univ. Leipzig, mathemat.-naturwiss. Reihe *15,* 467-470. — BARTOLUCCI (1900): Wirkungen der Furcht auf unsere Haustiere (italienisch). Giorn. Reale Soc. Accad. Vet. Ital. *49,* 433. — BOUISSON, M.-F. (1965): Observations sur la hiérarchie sociale chez les bovines domestiques. Ann. Biol. Animale, Biochim., Biophys. *5,* 327-339. — FRAUCHIGER, E. (1960): Schmerz und Angst bei Tier und Mensch. Dtsch. Tierärztl. Wschr. *67,* 577-580. — KILIAN, E. F. (1964):

Wie verhalten sich Tiere bei Erdbeben? Naturwiss. Rundschau *17*, 135-139. — Mattioli, A. (1967): Interventi del servizio veterinario in occasione delle alluvioni e mareggiate del 4-5 novembre 1966. Nuova Vet. *43*, 119-121. — Scheiner, A. (1969): Gutachten aufgrund von Anträgen auf Entschädigung wegen des Verkalbens von Kühen infolge Lärmeinwirkung. Tierärztl. Umschau *24*, 248-250. — Seiferle, E. (1960): Schmerz und Angst bei Tier und Mensch. Dtsch. Tierärztl. Wschr. *67*, 275-278, 332-334. — Tönnies, G. (1965): Das Benehmen des Wildes bei Katastrophen. Dtsch. Jäger *82*, 445.

Schädigungen durch elektrische Reize
(Unfälle durch elektrischen Strom oder Blitzschlag)

Wesen, Ursachen: In Deutschland sind jährlich etwa 50 bis 100 menschliche Todesfälle infolge Einwirkung elektrischen Stromes oder durch Blitzschlag zu verzeichnen; bei Rindern dürften derartige Verluste in der gleichen Größenordnung, wenn nicht sogar darüber liegen. Nicht selten bedingen die Begleitumstände nämlich den gleichzeitigen Tod mehrerer Tiere: Weiderinder drängen sich bei schwerem Unwetter an der dem Wind abgewandten Seite der Umzäunung zusammen und stehen dort dann miteinander sowie mit dem Draht (Kopf, Hals, Vorderkörper) oft in enger Berührung, oder sie suchen unter Bäumen Schutz (Kontakt mit dem Stamm, dessen Wurzeln oder den näher daran stehenden Tieren); so werden sie leicht zu mehreren zusammen vom Blitz getroffen oder von herabfallenden Hochspannungsleitungen gemeinsam unter Strom gesetzt; wegen des relativ großen Abstandes zwischen Vorder- und Hinterbeinen sind Tiere zudem durch die in der Umgebung solcher Ereignisse auftretende ‚Schrittspannung' wesentlich stärker gefährdet als der Mensch. Solange die auf dem Boden, im Wasser oder auf dem Weidezaun liegenden Leitungen noch unter Strom stehen, können schließlich weitere Todesfälle dadurch eintreten, daß die zunächst unversehrt gebliebenen Rinder aus Neugierde an den Drähten oder ihren bereits verendeten Artgenossen schnuppern, oder auf andere Weise mit ihnen in Berührung kommen. Aufgestallte Rinder sind dagegen meist durch ihre Anbindevorrichtung, die Rohrleitung der Melkanlage oder durch die Selbsttränken alle in ähnlicher Weise exponiert, wenn diese mit elektrischen Leitungen in Kontakt kommen oder vom einschlagenden Blitz durchlaufen werden. Im Betrieb selbst liegende Ursachen sind in der Regel schadhafte elektrische Geräte (Melkmaschine, Wasserpumpe, Motoren, Heizapparate), mangelhaft isolierte oder unsachgemäß verlegte elektrische Leitungen und Anschlüsse, fehlende oder falsche Erdung (zum Beispiel an der Wasserleitung statt durch gesonderte Erdleitung) sowie zu starke oder geflickte Sicherungen. Das Ausmaß der klinischen Folgen hängt davon ab, wie eng die Berührung der einzelnen Tiere mit den stromführenden Teilen war; außerdem ist die durch ihren Körper fließende Strommenge auch von der Feuchtigkeit des Haarkleides und des Untergrundes (Stallboden, Jaucherinne) sowie der Dauer des Kontaktes abhängig. Die von intakten, ordnungsgemäß installierten elektrischen Weidezäunen ausgehenden elektrischen Schläge sind zu schwach und zu kurz, um nennenswerte Schädigungen zu verursachen; bei defekten Anlagen kann der Weidedraht jedoch durch Kontakt mit der Zuleitung ständig unter Starkstrom (220 Volt) stehen; ähnlich gefährlich wirken sich auch schadhafte Pendelunterbrecher aus (wechselstromartiger Vibrationseffekt).

Krankheitsgeschehen und Erscheinungen: Tödlich vom Blitz ereilte Rinder stürzen an Ort und Stelle ‚wie vom Blitz getroffen' zusammen (Lähmung lebenswichtiger Hirnzentren und des Herzens). Weniger schwer betroffene Tiere bleiben einige Zeit völlig betäubt liegen (schlaffe Lähmung, Kammerflimmern) und können noch innerhalb einiger Stunden infolge Kreislaufversagens verenden; die meisten erholen sich aber, oft sogar ziemlich rasch, wieder. Nur in einem kleinen Teil der überlebenden Fälle bleiben vorübergehende oder dauerhafte Schäden zurück (Benommenheit, Empfindlichkeit gegen Berührungen, Nystagmus, Sehstörungen, Fazialislähmung, abnorme Haltung von Kopf oder Hals, Ataxie oder Inkoordination, partielle oder vollständige Lähmung von Gliedmaßen). Blitzmarken (Rötungen beziehungsweise mehr oder weniger schwere lokale Verbrennungen, seltener auch regelrechte glattrandige oder zerfetzte Wunden) an der Eintrittsstelle des Blitzes in den Tierkörper (vorzugsweise an Kopf, Hals, Widerrist oder Kruppe) und Blitzfiguren (strich- bis schnurbreite, von der Marke ausgehende und sich in unterschiedlicher Weise in Richtung auf die Gliedmaßen hin verästelnde streifige Versengungen der Haare sowie Rötungen der Haut und Unterhaut) sind oft nur bei gründlicher Untersuchung, aber durchaus nicht bei allen vom Blitz erschlagenen Tieren nachzuweisen; bei den überlebenden Patienten können in der Folgezeit im

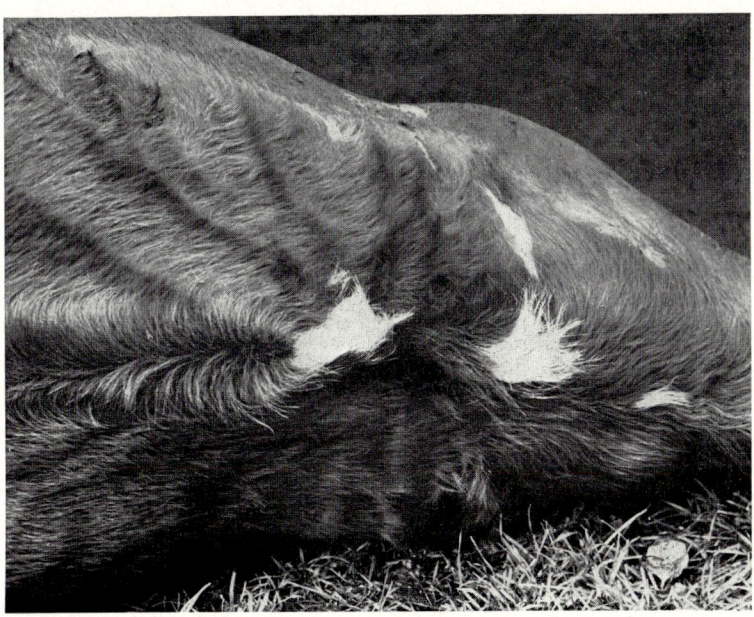

Abb. 600. Sternförmige ‚Blitzfigur' am Widerrist einer auf der Weide vom Blitz erschlagenen Kuh (THUMANN, 1960)

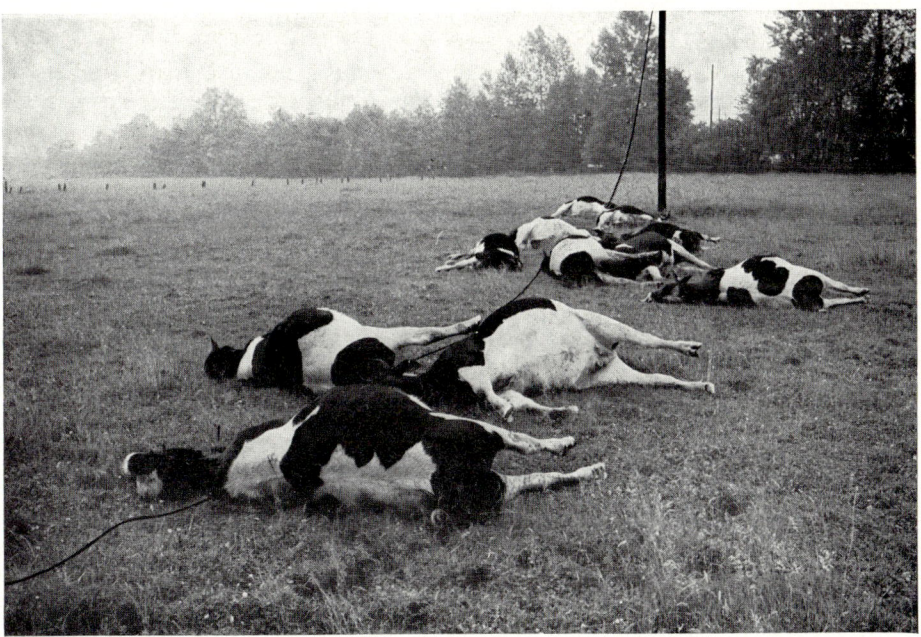

Abb. 601. Tod von 10 Jungbullen und 1 Färse durch Kontakt mit einer infolge Unwetters auf die Weide gefallenen Starkstromleitung (EICH, 1966)

Bereich der vom Blitz getroffenen Haut mehr oder weniger tiefgreifende Nekrosen auftreten, die sich allmählich abstoßen. Bei Unfällen durch Hochspannungsleitungen sind am Ort der Stromeinwirkung mitunter deutliche Verbrennungen festzustellen. Nach Elektrokution durch elektrischen Strom üblicher Spannung (220 Volt) fehlen äußere Veränderungen oft völlig; bei der Sektion können jedoch subkutane Rötungen oder Blutungen an der Stromeintrittsstelle zu finden sein. Rinder, die im Stall mit stromführenden Teilen in Berührung kommen, erscheinen wie ‚verrückt' oder ‚verhext': sie zeigen plötzlich starke Erregung, Brüllen, Zittern, Herumwerfen des Kopfes, wildes Ausschlagen, Aufbäumen oder Hochspringen, unter Um-

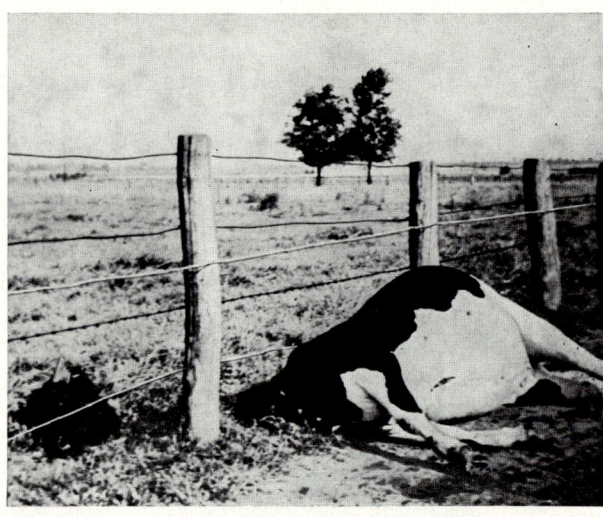

Abb. 602. Elektrokution eines Jungrindes nach Berührung der Einzäunung, die durch eine beim Bombenangriff (1944) gerissene Hochspannungsleitung unter Strom stand; durch die örtliche Hitzeentwicklung ist der Hals des Tieres durchgeschmort, so daß der Kopf vom Rumpf getrennt wurde (HUPKA, 1958)

ständen ruckartige Unterbrechung des (zum Kontakt führenden) Harnabsatzes, abruptes Niedergehen und Strecken der Gliedmaßen; nicht selten stürzen auch einzelne oder mehrere Tiere unerwartet tot zusammen (Kammerflimmern). Bei näherer Beobachtung fällt auf, daß die Patienten bestimmten Gegenständen (Krippe, Anbindevorrichtung, Selbsttränke etc.) ängstlich auszuweichen suchen; bei Berührung derselben erhält der Betreffende dann einen elektrischen Schlag (Vorsicht!). In anderen Fällen stellt sich heraus, daß die unerklärliche Unruhe im Stall immer wieder ausbricht, wenn bestimmte elektrische Geräte in Betrieb gesetzt oder das (gelegentlich flackernde) Licht eingeschaltet werden.

Zerlegungsbefunde: Außer den nicht immer ausgeprägten Strommarken oder Blitzfiguren auf oder unter der Haut meist keine kennzeichnenden Veränderungen; Anhaltspunkte für einen stattgehabten Todeskampf (aufgewühlter Boden) fehlen; mitunter ausbleibende oder nur kurzfristige Totenstarre, rasches Aufblähen, Futterreste in der Maulhöhle, Blut mäßig geronnen, Muskulatur dunkelgefärbt, Blutfülle in Milz, Leber und Lungen, Hämorrhagien subendokardial sowie submukös in der Luftröhre, die Schaum und Blut enthalten kann.

Behandlung: Elektrischen Strom sofort ausschalten; Fehlerquelle umgehend durch einen Fachmann ermitteln und sachgemäß beseitigen lassen, um weitere Unfälle zu verhüten. Geschockte Patienten erhalten nötigenfalls Analeptika oder Kreislaufmittel und parenterale Flüssigkeitszufuhr (T. I.). Etwaige örtliche Verbrennungen sind in üblicher Weise (S. 1318) zu behandeln. Bei Hochspannungsunfällen Vorsicht bei Annäherung an die verendeten Tiere, solange nicht feststeht, ob die Leitungen inzwischen stromlos sind!

Vorbeuge: Elektrische Anlagen stets vom hierfür befugten Fachmann einrichten und ausbessern lassen; für vorschriftsmäßige Erdung sämtlicher Geräte (möglichst auch der Weideumzäunung) sorgen; der Anschluß des Vakuumteiles der Melkmaschine an die Rohrleitung der Melkanlage sollte tunlichst über ein Schlauchstück erfolgen. In gefährdeten Gebieten empfiehlt es sich, eine Weideversicherung abzuschließen, die Schäden durch Blitzschlag miteinschließt.

Forensische Beurteilung: Erfahrungsgemäß hält nur etwa die Hälfte der als Blitzfolge angemeldeten Schadensfälle einer kritischen Prüfung stand; das zeitliche Zusammentreffen eines heftigen Gewitters mit Weidetierverlusten bietet zwar wertvolle Anhaltspunkte, ist aber für sich allein nicht beweisend für einen blitzschlagbedingten Tod. Wenn Blitzfiguren am Tierkörper fehlen, ist auch die nähere Umgebung des Kadavers auf blitzbedingte Veränderungen abzusuchen (abgeschlagene Baumwipfel oder Äste, geborstene Rinde, zersplitterte Wurzeln oder Weidepfosten, angeschmolzener Draht und ähnliches mehr); diese sollten möglichst durch schriftliche Aufzeichnungen (auch der Zeugenaussagen) und Fotos festgehalten werden. Anderweitige Todesursachen sind durch eingehende Zerlegung des ganzen Tieres auszuschließen.

SCHRIFTTUM

ALLEN, D. R. (1947): An unforeseen danger of lightning. Vet. Record *59*, 333-334. — ANDERSON, S. G., & R. R. BUGG (1941): An unusual case of lightning stroke in a herd of dairy cows. Vet. Record *53*, 555. — BARRON, N. S. (1944): Accidental electrocution of cows. Vet. Record *56*, 355. — BOVAIRD, J. (1943): The accidental electrocution of eight cows. Canad. J. Comparat. Med. Vet. Sci. *7*, 82-83. — BRIGHTWELL, A. H. (1968): Lightning stroke in livestock. Canad. Vet. J. *9*, 186-188. — CARMICHAEL, J. (1966): Lightning. Vet. Record *79*, 248-249. — DROMMER, W. (1966): Über Blitzschäden bei Tieren. Dtsch. Tierärztl. Wschr. *73*, 596-603. — FOX, F. H. (1954): Accidental electrocution of dairy cattle. Cornell Vet. *44*, 103-110. — GIBBONS, W. J. (1956): Lightning stroke. North Amer. Vet. *37*, 745-746. — HERBAUT, G. H. C. (1965): Des clôtures électriques. Thèse, Toulouse. — HERING, E. (1846): Über die Wirkung des Blitzes. Repert. Tierheilk. *7*, 273-285. — KOEPPEN, S. (1958): Kann die Berührung von Elektrozäunen mit Lebensgefahr verbunden sein? Münchener Med. Wschr. *100*, 1903. — LANGE, W., & W. DECKER (1965): Über die Wirkung von Hochspannungsimpulsen auf das Rind. M.-hefte Vet.-Med. *20*, 969-974. — LANGE, W., & W. DECKER (1965): Über Unfallmöglichkeiten durch Elektroweidezaunanlagen. M.-hefte Vet.-Med. *20*, 1004-1011. — LANGE, W. (1967): Verträglichkeitsuntersuchungen mit Hochspannungskondensatorenentladungen beim Rind. M.-hefte Vet.-Med. *22*, 896-898. — LAZER, H. (1936): Zum elektrischen Unfall bei Haustieren. Tierärztl. Rundschau *42*, 287-288. — METELMANN (1884): Tod zweier Kühe durch Blitzschlag. Wschr. Tierheilk. Viehzucht *28*, 273-274. — METZGER, H. J. (1936): Another death from electric shock. Cornell Vet. *26*, 341. — MOTTON, S. J. (1927): Lightning and electric shock in animals. Vet. Record *7*, 901-906. — NUSSHAG, W. (1936): Über den elektrischen Unfall bei Haustieren. Tierärztl. Rundschau *42*, 151-152. — SHORT, C. E. (1967): An evaluation of electroanaesthesia for domestic animals. Ber. 18. Welt-Tierärztekongr. Paris *1*, 77-80. — RAMSEY, F. K., J. R. HOWARD, H. GIESE, D. TYLER, J. R. DUNCAN & E. D. ROBERTS (1962): Responsability in lightning losses to livestock. Vet. Med. *57*, 809-812. — ROLLET (1935): Électrocution de quinze vaches à l'étable au Cergne (Loire). Bull. Sci. Vét. Lyon *38*, 106-108. — SLAGVOLD, L. (1934): Elektrisk strøms invirkning på dyr. Norsk Vet.-Tidskr. *46*, 261-282, 331-340. — TAPKEN, A. (1911): Tod durch Blitzschlag. Dtsch. Tierärztl. Wschr. *19*, 17-18. — THOMSON, W. M. (1936): Deaths from electric shock. Cornell Vet. *26*, 273 bis 274. — WULFSOHN, N. L., & J. D. H. POOLE (1966): Electrical anaesthesia. J. South African Vet. Med. Ass. *37*, 107-110.

Strahlenschädigungen

Photosensibilitätsreaktionen (Dermatitis solaris, ‚Sonnenbrand')

Wesen, Ursachen: Sonnenlichtbedingte Hautentzündungen werden landläufig meist ‚Sonnenbrand' genannt, obwohl unter diesem Begriff strenggenommen nur die Folgen übermäßiger Ultraviolettbestrahlung[1] bei nicht photosensibilisierten Individuen zu verstehen sind; im Gegensatz zum Menschen kommen derartige Erkrankungen bei Haustieren aber wegen ihres dichten Haarkleides kaum vor. Die Dermatitis solaris oder Lichtkrankheit des Rindes ist vielmehr fast immer auf die Anwesenheit eines *photodynamischen Faktors* im Tierkörper zurückzuführen, der die nichtpigmentierte Haut gegenüber Lichtstrahlen bestimmter Wellenlängen überempfindlich macht; diese entsprechen den Adsorptionsmaxima der sensibilisierenden Substanzen (meist fluoreszierende Verbindungen) und liegen vorwiegend im sichtbaren Bereich des Spektrums[2]. Fälle von sogenanntem ‚Sonnenbrand' beim Rind sind deshalb richtiger als *Photosensibilitätsreaktionen* zu bezeichnen. Im einzelnen werden dabei, je nach dem auslösenden Faktor sowie der Art seines Eindringens in den Blutkreislauf, unterschieden:

---

[1] Wellenlänge $4 \cdot 10^{-6}$ bis $2 \cdot 10^{-8}$ mm.
[2] Wellenlänge $8 \cdot 10^{-6}$ bis $4 \cdot 10^{-6}$ mm.

Primäre Photosensibilität: Die photodynamische Substanz ist entweder im Futter enthalten (zum Beispiel das *Fagopyrin* des Buchweizens und das *Hyperizin* der Johanniskrautarten → Fagopyrismus beziehungsweise Hyperizismus), oder sie wird als Medikament verabreicht (etwa Phenothiazin, das sich im Verdauungskanal zu *Phenothiazinsulfoxyd* umwandelt → Photokeratitis; S. 1214).

Sekundäre (hepatogene) Photosensibilität: Als photosensibilisierender Faktor wirkt das *Phylloerythrin*, ein im Verdauungskanal der Pflanzenfresser entstehendes und normalerweise über Galle und Darm ausgeschiedenes Abbauprodukt des Chlorophylls; es reichert sich nur dann in gefährlicher Menge im Tierkörper an, wenn seine Ausscheidung durch eine schwere Leberschädigung oder eine Störung des Gallenabflusses behindert wird[1]. Solche krankhaften Veränderungen im Bereich von Leber oder Gallenblase können die verschiedensten Ursachen haben: hämolytischer Ikterus (S. 363, 1074), hochgradiger Leberegelbefall, Gallenkolik (Verlegung der Hauptgallengänge durch fasziolosebedingte Konkremente oder Fibrin, S. 372), Infektionen und entzündliche oder degenerative Wandverschwellungen der Gallenwege, größere Leberabszesse, Intoxikationen durch leberschädigende Pflanzen (Lupinen, S. 1279; Kreuzkrautarten, S. 1282; Eisenkrautgewächse, Hirsearten, Burzeldorn sowie mit Sporodesmium bakeri oder Periconia minutissima befallenes Heu, S. 1247) oder bestimmte Medikamente (Dimidiumbromid, S. 1233). Auch Blaugrünalgen (S. 1284) führen zu hepatogener Photosensibilisierung, doch ist dabei außer Phylloerythrin vielleicht noch Phykozyanin als sensibilisierender Faktor wirksam.

Photosensibilität infolge gestörter Pigmentsynthese: Die Lichtempfindlichkeit porphyruriekranker Rinder (S. 1074) beruht auf der Anwesenheit von Uro- und Koproporphyrinen.

Photosensibilität ungeklärter Pathogenese: Nach Verfütterung bestimmter anderer Pflanzen tritt erfahrungsgemäß gelegentlich Dermatitis solaris auf (Luzerne, Rot- und Schwedenklee, Wicken, Raps und andere Kreuzblütler, Knöterich, Sudangras, gefleckte Wolfsmilch); bislang ist jedoch nicht bekannt, ob es sich dabei um primäre oder – was wahrscheinlicher ist – um sekundär-hepatogene Reaktionen handelt; möglicherweise spielen auch Befallspilze eine Rolle, da die gleichen Futtermittel normalerweise schadlos vertragen werden.

Erscheinungen: Photosensibilitätsreaktionen setzen immer auf der Weide (Sonnenlicht) ein; mitunter sind die charakteristischen Symptome zunächst aber nur wenig ausgeprägt oder durch Begleiterscheinungen (Störung des Allgemeinbefindens, Kolik oder ähnliches) so verdeckt, daß sie erst nach 1- bis 2tägiger Aufstallung der Patienten deutlich zu erkennen sind. Grad und Ausdehnung der Veränderungen werden nicht nur von der Dauer und Intensität der Sonnenbestrahlung, sondern auch von der Konzentration des photodynamischen Faktors im Blutkreislauf bestimmt. Mit Ausnahme der phenothiazinbedingten Lichtempfindlichkeit, bei welcher sich die pathologischen Läsionen meist auf die Kornea beschränken (S. 1215), ist das klinische Bild bei allen Photosensibilitätsreaktionen in seinen wesentlichen Punkten völlig gleich: Im *Frühstadium* (1 bis 2 Tage nach Krankheitsbeginn) erweist sich die nichtpigmentierte Haut als gerötet (Erythema solare), oft auch als verdickt, vermehrt warm und schmerzhaft (Dermatitis solaris); durch ihre ödematös-entzündliche Schwellung und einen schmalen Saum gesträubter Haare hebt sie sich von den unverändert bleibenden pigmentierten Bezirken ab. Diese Erscheinungen sind am Flotzmaul und Naseneingang, in der Umgebung der Augen, an den Seitenflächen der Zitzen sowie an Euterspiegel und Scham beziehungsweise am Hodensack wegen der hier fehlenden oder weniger dichten Behaarung stets am deutlichsten ausgeprägt; hier sondert die Haut nicht selten auch seröse Flüssigkeit ab. Dagegen sind die nichtpigmentierten Partien der stärker behaarten Haut an der Stirn, am Rücken, an der seitlichen Brust- und Bauchwand sowie an den Gliedmaßen zunächst

---

[1] Die im Blut leberkranker Rinder kreisenden Gallenfarbstoffe besitzen keine photodynamische Aktivität.

oft weniger schwer betroffen. Vielfach besteht zudem Konjunktivitis oder Lichtscheu. Im *fortgeschrittenen Stadium* (3 Tage bis 2 Wochen nach der Exposition) nehmen die entzündlichen Hautveränderungen anfangs noch an Intensität zu, um dann in mehr oder weniger tiefgreifende Nekrose überzugehen (Gangraena solaris). In leichteren Fällen schuppen sich lediglich die abgestorbenen oberflächlichen Schichten kleieartig ab (behaarter Bereich), oder sie lösen sich mehr flächenhaft wie abblätterndes bräunliches Pergament (unbehaarte Stellen). Bei schwerer geschädigten Tieren kommt es zu dunkelbraunroter Verfärbung und zunehmender Induration der weißen Haut, die dann am

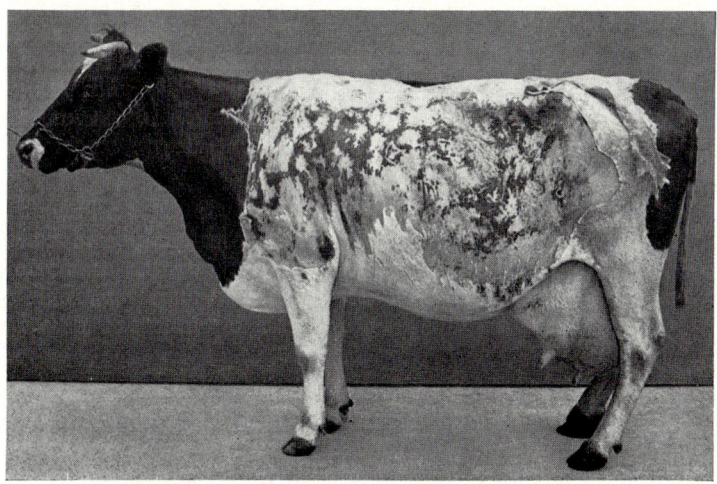

Abb. 603. Hochgradige Dermatitis solaris infolge hepatogener Photosensibilisierung durch Gallenstauung (Endstadium)

Körper waschbrettartig gewellt erscheint und sich auf ihrer Unterlage nicht mehr verschieben läßt; an den Zitzen treten schalenförmige derbe Krusten auf. Im weiteren Verlauf heben sich diese rissig werdenden Partien allmählich in Fetzen vom Rand her ab unter Hinterlassung einer zunächst oft haarlosen, teils trockenen, teils blutenden oder sogar geschwürig-eiternden Oberfläche. Die schon im fortgeschrittenen Stadium einsetzenden Reparationsvorgänge ziehen sich, vor allem bei schwereren Hautläsionen, bis in das *Endstadium* hin: Vom Rande und von weniger stark geschädigten Inseln her beginnt die Reepithelisierung; gleichzeitig wachsen auch die Haare, mitunter allerdings weniger dicht als zuvor, wieder nach. An besonders schwer betroffenen Stellen können strahlige oder netzförmige Narben, gelegentlich sogar bleibende dicke Hornplatten (karzinomähnliche Entartung) auftreten (Taf. 22 e; Taf. 28 c, d).

Neben den geschilderten Hautveränderungen zeigen die Patienten, vor allem zu Beginn, meist auch unspezifische Allgemeinstörungen, wie Unruhe (später Niedergeschlagenheit), Fieber, Freßunlust, vermehrten Durst, herabgesetzte Vormagentätigkeit, Verstopfung oder Durchfall und Milchrückgang. Bei hepatogener Photosensibilitätsreaktionen sind des weiteren mehr oder weniger stark ausgeprägte Symptome der zugrunde liegenden Leberfunktionsstörung zu beobachten: vergrößertes und empfindliches Leberperkussionsfeld, Ikterus, Gallenfarbstoffe in Serum und Harn, bei Verlegung des Gallenabflusses auch heftige Kolikerscheinungen (Trippeln, Schlagen, Auf- und Niedergehen, Wälzen).

Zerlegungsbefund: Außer den schon am lebenden Patienten erkennbaren Hautläsionen (im Frühstadium mitunter mit subkutanen Ödemen verbunden) sind bei hepatogen sensibilisierten Tieren die bereits unter den Ursachen aufgeführten Leberschädigungen festzustellen.

Erkennung und Unterscheidung: Die typischen, das heißt streng auf die unpigmentierten Hautbezirke beschränkten entzündlichen und nekrotisierenden Veränderungen gestatten in der Regel eine sichere differentialdiagnostische Abgrenzung von anderweitigen, mit Dermatitis oder Hautgangrän einhergehenden Intoxikationen (Schlempemauke, S. 1254; gewisse Mykotoxikosen, S. 1239 ff.) und von der allergiebedingten Urtikaria (S. 1305). Bei Vorliegen einer Gallenkolik wird der Verdacht des Untersuchenden anfangs leicht auf einen perakuten hochschmerzhaften Prozeß innerhalb der Bauchhöhle gelenkt, der – neben dem ‚Sonnenbrand' – ja auch tatsächlich besteht (Verstopfung größerer Gallengänge oder der Gallenblase; näheres hierüber im Abschnitt Gallenstauung, S. 372). Für die prognostische Beurteilung und die einzuschlagende Behandlung ist es wichtig, zwischen primären und sekundären Photosensibilitätsreaktionen zu unterscheiden[1]: Zu diesem Zweck ist die Fütterung zu überprüfen (Aufnahme photodynamisch wirksamer oder leberschädigender Pflanzen) und nachzuforschen, ob die Patienten etwa kurz zuvor mit Phenothiazin oder Trypanosomiziden behandelt worden sind; liegt die Ursache in der Ernährung oder in verabreichten Medikamenten, so erkranken in der Regel mehrere Rinder oder die ganze Herde zur gleichen Zeit. In Deutschland befällt die Dermatitis solaris jedoch meist nur einzelne Tiere, während die übrigen unter gleichen Bedingungen gehaltenen Rinder des Betriebes gesund bleiben; dann muß erfahrungsgemäß auf das Vorliegen einer schweren Leberschädigung geschlossen werden; sporadischer ‚Sonnenbrand' ist also hierzulande gewissermaßen als das positive Ergebnis einer ‚biologischen Leberfunktionsprobe' anzusehen und entsprechend zu beurteilen. Das im Blut hepatogen photosensibilisierter Patienten kreisende Phylloerythrin läßt sich durch spektralphotometrische Untersuchung des Serums nachweisen (Adsorptionsmaxima der Ätherphase bei 522, 561, 585–597 und 636 mμ).

Beurteilung und Behandlung: Selbst hochgradige Photosensibilitätsreaktionen sind prognostisch günstig zu beurteilen, wenn die betroffenen Tiere rechtzeitig aufgestallt werden und keine schwerwiegenden Leberveränderungen vorliegen; gegebenenfalls können letztere trotz fortschreitender Abheilung der Hautläsionen noch zur Notschlachtung zwingen. Etwaige Leberschädigungen müssen deshalb bei der Behandlung der Patienten mit berücksichtigt werden (Leberschutztherapie, Cholagoga). Die weitere Verfütterung photosensibilisierender oder leberschädigender Pflanzen ist sofort zu unterbinden. Zur Milderung der Hautentzündung sind während der ersten Tage an den besonders empfindlichen Stellen (Flotzmaul, Augenlider, Zitzen, Euterhaut beziehungsweise Skrotum) entzündungshemmende Salben aufzutragen und parenteral ebenfalls wiederholt Kortikosteroide oder Antihistaminika zu verabreichen; im fortgeschrittenen Stadium werden die veränderten Hautpartien von Zeit zu Zeit mit lauwarmer Akridinlösung gebadet, sorgfältig abgetrocknet und mit abdeckenden Pasten (Lebertran, Zinkoxyd) bestrichen; nekrotische Fetzen sollten erst nach Abschluß der Demarkation entfernt werden. Außerdem empfiehlt es sich, die Patienten für den Rest des Sommers vom Weidegang auszuschließen.

Vorbeuge: Alle Futterpflanzen meiden, die bekanntermaßen zu Lichtempfindlichkeit führen; Vorsicht bei der Verabreichung von pilzbefallenem Heu; Aufstellen von schattenspendenden Weideschuppen oder Anpflanzen breitkroniger Bäume; bei den ersten Anzeichen von ‚Sonnenbrand' sofortige Aufstallung der Patienten oder aber der gesamten Herde, wenn die Photosensibilisierung vom Futter ausgeht; außerdem Bekämpfung des Leberegels (da hierzulande die meisten Fälle von Dermatitis solaris auf fasziolosebedingte Leberschädigungen zurückzuführen sind).

SCHRIFTTUM

Case, A. A. (1957): Photosensitization syndrome in cattle, sheep and swine. North Amer. Vet. *38*, 161-163. — Clare, N. T. (1952): Photosensitization in diseases of domestic animals. Commonwealth Agric. Bureaux, Farnham Royal, Bucks. — Clare, N. T. (1955): Photosensitization in animals. Adv. Vet. Sci. *2*, 182-211. — Deerberg, F. (1964): Untersuchungen zur Frage der hepatogenen Photosensibili-

---

[1] Die porphyruriebedingte Dermatitis solaris spielt wegen ihrer Seltenheit nur eine untergeordnete Rolle; gegebenenfalls ist das Leiden an der bräunlichroten Verfärbung der Zähne zu erkennen (S. 1074).

sierung bei der Entstehung der Dermatitis solaris des Rindes in Nordwestdeutschland. Diss., Hannover.
— Gibbons, W. J. (1958): Green oats intoxication and icterogenic photosensitization in cattle. Vet. Med. 53, 297-300. — Hentscher, H. (1959): Über die Klee- und Lichtkrankheit und ihre Behandlung. Tierärztl. Umschau 14, 241-244. — Herrmann, H.-J., & G. Prietz (1966): Zur karzinomatösen Entdifferenzierung der Dermatitis solaris chronica des Rindes. M.-hefte Vet.-Med. 21, 826-832. — Monlux, A. W., B. L. Glenn, R. J. Panciera & J. B. Corcoran (1963): Bovine hepatogenous photosensitivity associated with the feeding of alfalfa hay. J. Amer. Vet. Med. Ass. 142, 989-994. — Natscheff, B., Tz. Kristannoff, N. Ibrischimoff & A. Konstantinoff (1960): Über den Luzerneausschlag bei Kühen und Kälbern. Berl. Münch. Tierärztl. Wschr. 73, 263-265. — Oehme, F. W., & C. A. Kirkbride (1967): Hepatogenous photosensitization. J. Amer. Vet. Med. Ass. 150, 184-188. — Pichon & Baissas (1953): Le fagopyrisme chez les bovidés. Rev. Gén. Méd. Vét. 44, 524-529. — Priouzeau, M. M. (1942): Fagopyrisme chez les bovidés. Rec. Méd. Vét. 118, 160-168. — Pulles, H. A. (1960): Über Ekzema solare oder Sonnenbrand (Klee- und Lichtkrankheit). Tierärztl. Umschau 15, 52-54. — Quin, J. I., C. Rimington & G. C. S. Roets (1935): Studies on the photosensitisation of animals in South Africa. 8. The biological formation of phylloerythrin in the digestive tracts of various domesticated animals. Onderstepoort J. Vet. Sci. 4, 463-478. — Rancien, P., & H. Quiquandon (1959): Sur une série d'accidents de photosensibilisation. Bull. Mens. Soc. Vét. Prat. France 43, 318-321. — Slater, T. F., & P. A. Riley (1965): Lysosomal damage and photosensitization produced by phylloerythrin. Biochem. J. 96, 39 P bis 40 P. — Stöber, M. (1961): Die Gallenkolik des Rindes. Dtsch. Tierärztl. Wschr. 68, 608-612, 647-651. — Stöber, M., & F. Deerberg (1964): Beitrag zum klinischen Bild und zur Ätiologie des sogenannten ‚Sonnenbrandes' beim Rind in Nordwestdeutschland. Nord. Vet.-Med. 16:Suppl. 1, 475-485.

Schädigung durch Röntgenstrahlen

In der Buiatrik spielen Unfälle durch übermäßige Röntgenstrahlenbelastung[1] keine große Rolle, da diagnostische Durchleuchtungen und Aufnahmen, insbesondere aber therapeutische Röntgenbestrahlungen nur selten vorgenommen werden. Kälber und Jungtiere sind empfindlicher gegen Röntgenüberdosierungen als erwachsene Rinder; außerdem wirkt sich die Dichte des Haarkleides auf den Grad der Röntgenschädigungen aus. Dabei sind örtliche und allgemeine Folgeerscheinungen zu unterscheiden:

Hautreaktion ersten Grades: Die zu Haarausfall führende Epilationsdosis beträgt etwa 1240 bis 1430 r (für jüngere beziehungsweise ältere Rinder).

Hautreaktion zweiten Grades: Erythemdosen (etwa gleicher Größenordnung) lösen schmerzhafte entzündliche Hautverdickungen mit Faltenbildung ähnlich wie bei Räude, Abschuppung der Oberhaut sowie Pigmentverlust aus.

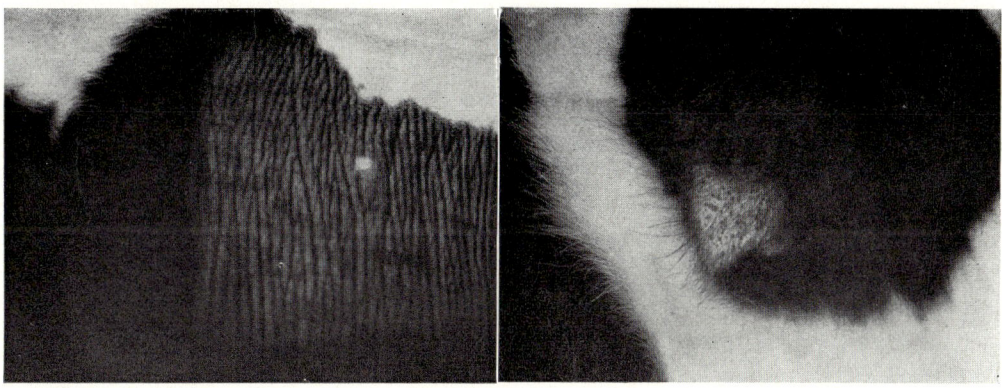

Abb. 604, 605. Röntgenstrahlenschädigung der Haut. Links: wulstige Faltenbildung 3 Wochen nach Applikation von 1240 r auf die geschorene Körperoberfläche; rechts: Entwicklung von unpigmentiertem Stichelhaar 121 Tage nach örtlicher Bestrahlung mit 1240 r (im Zentrum abgeheiltes krustöses Ekzem; Bolz, 1964).

---

[1] Röntgenstrahlen sind elektromagnetische Strahlen mit Wellenlängen zwischen 10^{-5} und 10^{-9} mm oder Frequenzen von 0,5 bis $2,5 \cdot 10^{20}$ Schwingungen pro Sekunde (weiche beziehungsweise harte Röntgenstrahlen); ihr Strahlenspektrum liegt also zwischen dem des ultravioletten Lichtes (S. 1323) und demjenigen der Gamma-Strahlung (S. 1329); ebenso wie letztere gehören die Röntgenstrahlen (Quantenenergie 0,02 bis $1 \cdot 10^6$ Elektronenvolt) zu den ionisierenden Strahlen.

Hautreaktion dritten Grades: Höhere Dosen (1400 bis 1860 r) verursachen exsudative Dermatitis mit Schorfbildung, Auftreten kahler Bezirke, gelegentlich auch Pachydermie.

Hautreaktion vierten Grades: Nach einmaliger Bestrahlung mit 2480 r treten Nekrose und Gangrän auf.

Die *Allgemeinreaktionen* (nach ein- oder mehrmaliger Röntgenbestrahlung des Brustkorbes mit den ebengenannten Dosen) bestehen in Frequenzsteigerung der oberflächlicher werdenden Atmung, bei Kälbern auch in Röcheln und doppelschlägiger Dyspnoe, serösschleimigem Nasenausfluß, trockenem Husten, vorübergehender Zunahme der Körpertemperatur um 0,5 bis 1,0° C, zum Teil auch in Abgeschlagenheit, Muskelzittern sowie vermindertem oder fehlendem Appetit. Im Blutbild ist nach kurzfristigem (¹/₂ Stunde dauerndem) Anstieg der Leukozytenzahl ein leichter Abfall derselben, insbesondere aber ein Absinken des Lymphozytenprozentsatzes festzustellen; mitunter ist nach Erstbestrahlung auch ein Rückgang der Thrombozytenzahl auf ein Drittel des Ausgangswertes zu beobachten.

Einmalige *Bestrahlung des Hodensackes* mit 500 r führt bei geschlechtsreifen Bullen innerhalb von 50 Tagen zu einer Abnahme der Spermiendichte im Ejakulat, die nach 70 bis 84 Tagen in Azoospermie übergeht; erst nach etwa 30 Wochen ist der Spermabefund wieder normal. Histologisch ist dabei eine Zerstörung der Spermatogonien nachweisbar; ihre Regeneration setzt um den 60. bis 80. Tag nach der Exposition ein und ist 220 bis 250 Tage danach abgeschlossen.

Zum *Schutz des Tierarztes* und des ihm assistierenden *Personales* sind bei Röntgenarbeiten die üblichen Vorsichtsmaßregeln (Fixation und Sedation des Patienten, Bleischürze und -handschuhe, Stativhalterung der Kassetten, regelmäßige Überprüfung der bei den Röntgenarbeiten getragenen Dosimeter) einzuhalten; die wöchentliche Röntgenstrahlenbelastung sollte beim Menschen 0,3 r keinesfalls überschreiten.

SCHRIFTTUM

Bolz, W. (1964): Die klinische Wirkung der Röntgenstrahlen auf die Haut des Rindes. Zbl. Vet.-Med. *11 A*, 343-357. — Bolz, W. (1964): Die klinische Allgemeinreaktion nach lokaler Röntgenbestrahlung bei Pferd und Rind. Zbl. Vet.-Med. *11 A*, 427-444. — Canalis, G. (1967): La Roentgen-thérapie en médecine vétérinaire. Ber. 18. Welt-Tierärztekongr. Paris *2*, 807. — Dyce, K. M., & A. E. Hawkins (1956): The avoidance of X-ray injury. Brit. Vet. J. *112*, 475-482. — Hartung, K. (1966): Zum Problem der Kassettenhalterungen in der Veterinär-Röntgenologie. Berl. Münch. Tierärztl. Wschr. *79*, 143 bis 144. — Leidl, W. (1964): Degeneration und Regeneration des Keimepithels beim Bullen nach Röntgenbestrahlung. Dtsch. Tierärztl. Wschr. *71*, 670-675. — Mehrkens, L. (1961): Die Strahlenbelastung bei Röntgendiagnostik und Röntgentherapie in der Veterinärmedizin. Berl. Münch. Tierärztl. Wschr. *74*, 286-290. — Pommer, A. (1958): X-ray therapy in veterinary medicine. Adv. Vet. Sci. *4*, 97-136.

Unfälle durch radioaktive Strahlen

Wesen, Ursachen[1]: Infolge der kernwaffenversuchsbedingten Zunahme des weltweiten Fallout (radioaktiver Niederschlag) und der 1952 in Oak Ridge sowie 1957 in Windscale eingetretenen Reaktorunfälle haben die Gefahren einer Schädigung durch radioaktive Strahlen auch in der Veterinärmedizin Bedeutung erlangt; dagegen spielen der Einsatz von Tracerisotopen (Stoffwechselanalysen) und die therapeutische Anwendung radioaktiver Stoffe (Tumorbehandlung) für den praktizierenden Tierarzt bislang keine wesentliche Rolle. Je nach der Herkunft der Strahlung ist zwischen natürlicher und künstlicher Radioaktivität zu unterscheiden; erstere geht von den natürlicherweise vorhandenen radioaktiven Elementen (in Form von Alpha-, Beta- oder Gamma-Strahlen),

---

[1] Die mit radioaktiven Schädigungen in Zusammenhang stehenden komplexen Probleme können hier nur angedeutet werden; für eingehendere Information sei auf die Werke von Mehlhorn (1964) und Wegener (1966) verwiesen.

letztere von künstlich – durch Kernzertrümmerung oder Kernverschmelzung – erzeugten Atomen (vorwiegend als Beta- und Gamma-Strahlung) aus. Die *Alpha-Strahlung* besteht aus den beim Kernzerfall ausgestoßenen Heliumkernen (Alpha-Teilchen); sie besitzt hohe Energie (2 bis $10 \cdot 10^6$ Elektronenvolt) und starke Ionisierungsfähigkeit, aber nur geringe Durchdringungskraft (in Körpergeweben 0,07 mm). Die *Beta-Strahlung* ist ebenfalls korpuskulärer Natur (Beta-Teilchen = Elektronen); ihre Energie liegt zwischen 0,015 und $12 \cdot 10^6$ Elektronenvolt, die maximale Durchdringung von Geweben bei 0,07 m; ihre Ionisationskapazität ist wesentlich geringer als diejenige der Alpha-Strahlung. Im Gegensatz hierzu handelt es sich bei den *Gamma-Strahlen*[1] um elektromagnetische Quantenstrahlen großer Härte (Wellenlänge etwa $6 \cdot 10^{-10}$ mm, Frequenz $5 \cdot 10^{20}$ Schwingungen pro Sekunde, Quantenenergie bis zu $2,2 \cdot 10^6$ Elektronenvolt), welche sich durch eine besonders starke Durchdringungskraft auszeichnen; sie bewirken zwar nur eine schwache direkte Ionisation, doch geht die von ihnen ausgelöste Sekundärstrahlung mit einer erheblichen indirekten Ionisation einher. Auch durch die bei Kernspaltungs- und -fusionsvorgängen freiwerdenden *Neutronen* können die in ihrer Umgebung befindlichen Atome sekundär radioaktiviert werden. Die Schadwirkung radioaktiver Strahlen im lebenden Organismus beruht auf ionisationsbedingten Veränderungen der energetischen Bindungen innerhalb der Moleküle; dabei können neben unmittelbaren Folgen auch giftige Produkte (Radiotoxine) auftreten. Haustiere können in folgenden Situationen durch radioaktive Strahlung gefährdet werden:

Aufenthalt im Wirkungsbereich einer Kernwaffendetonation: Hierbei sind die Schädigungen durch die als extreme Überdruck- und anschließende Unterdruckphase ablaufende *Druckwelle* (direkte Auswirkungen und Verletzungen durch Gebäudetrümmer) und durch die das gesamte Lichtspektrum (von ultraviolett bis infrarot) umfassende *Hitzestrahlung* (Verbrennungen, Verkohlungen) zumindest ebenso schwerwiegend wie die Folgen der durchdringenden *Sofortbestrahlung* (Beta- und Gamma-Strahlen) und der von dem unmittelbar einsetzenden radioaktiven Niederschlag bedingten *Reststrahlung* (Alpha-, Beta- und Gamma-Strahlen). Entsprechend den auf diese 4 Vorgänge entfallenden Energieanteilen dürften sich die hierauf zurückzuführenden Verluste etwa auf jeweils 50, 35, 5 beziehungsweise 10 % belaufen.

Aufenthalt im Wirkungsbereich des lokalen Fallout: Das Gebiet, innerhalb welchem die schwereren Partikel des noch ‚jungen' und daher besonders stark radioaktiven Niederschlages zu Boden sinken, erstreckt sich – je nach der Größe der Kernwaffe und der vorherrschenden Windrichtung – bis zu mehrere hundert Kilometer vom Explosionszentrum. Die in diesem Bereich im Freien befindlichen Lebewesen sind vor allem durch die *äußere Einwirkung* von Beta- und Gamma-Strahlen (Hautveränderungen beziehungsweise Strahlenkrankheit infolge Ganzkörper-Irradiation) gefährdet; wenn sie (unter Umständen auch im Stall) radioaktives Material einatmen oder mit dem Futter beziehungsweise der Tränke aufnehmen, kommen noch Inkorporationsschäden durch *innere Strahlenwirkung* hinzu; die Resorption durch Hautverletzungen spielt dagegen eine untergeordnete Rolle.

Aufenthalt im Wirkungsbereich des weltweiten Fallout: Die bei Atomexplosionen in die Tropo- und Stratosphäre hochgerissenen Partikel gelangen erst nach längerer Verteilung allmählich wieder auf den Erdboden; unter den in solchem Niederschlag enthaltenen radioaktiven Zerfallsprodukten sind auf Grund ihrer Konzentration, Halbwertszeit[2] und biologischen Wirksamkeit vor allem Jod-131 (Beta- und Gamma-Strahler), Strontium-89 und -90 (Beta-Strahler) sowie Zäsium-137 (Beta- und Gamma-Strahler) von Bedeutung; sie reichern sich nach Inkorporation in bestimmten

---

[1] Nach Art und Wirkung stehen die Gamma-Strahlen den Röntgenstrahlen (S. 1327) nahe.

[2] Physikalische Halbwertszeit = Zeitraum, innerhalb welchem die Hälfte der ursprünglich vorhandenen radioaktiven Kerne zerfallen ist; biologische Halbwertszeit = Zeitraum, innerhalb welchem die Hälfte des inkorporierten radioaktiven Elementes auf natürlichem Wege (Kot, Harn, Milch) ausgeschieden wird; aus der Kombination der physikalischen und der biologischen Halbwertszeit ergibt sich die effektive Halbwertszeit.

‚kritischen' Organen an (Jod – Schilddrüse, Strontium – Skelett, Zäsium – Muskelfleisch, Leber, Nieren) und werden auch in gewissem Umfange mit der Milch ausgeschieden (Jod 5 bis 10 %, Strontium 0,8 %, Zäsium 2 % der täglich aufgenommenen Menge). Weidende Wiederkäuer sind durch den weltweiten Fallout (kontaminiertes Futter und Erdreich) am meisten gefährdet.

Aufenthalt im Wirkungsbereich radioaktiver Verunreinigungen industriellen Ursprungs: Die unsachgemäße Beseitigung radioaktiver Abfallprodukte sowie Reaktorunfälle können zur Kontamination der Umgebung (Atmosphäre, Wasser, Boden, Vegetation) führen; die Folgen, von denen wiederum mit in erster Linie weidende Wiederkäuer betroffen werden, hängen von der Art und der Stärke der Verunreinigungen ab.

Erscheinungen: Alle Gewebe mit hoher Vermehrungsrate (Knochenmark, Stratum germinativum der Haut und der Schleimhäute, Spermatogonien, Eizellen, Embryonen und Feten) sind besonders strahlenempfindlich; dagegen gelten die Organparenchyme sowie Muskel- und Nervenzellen als relativ widerstandsfähig. Die Folgen übermäßiger radioaktiver Strahleneinwirkung äußern sich je nach der Exposition als Hautverbrennungen (initiale und residuale Beta-Strahlung), als Strahlensyndrom (Ganzkörperirradiation mit Gamma-Strahlen) oder als Inkorporationsschäden (Aufnahme radioaktiver Substanzen):

Beta-Verbrennungen der Haut sind meist auf lokalen Fallout (im Haarkleid haftenbleibende Beta-Partikel) zurückzuführen; sie werden nur selten und zwar bei solchen Tieren beobachtet, die einer gleichzeitigen letalen Gamma-Ganzkörperbestrahlung entgangen sind. Im Gegensatz zu thermischen Hautverbrennungen treten die Beta-Schäden erst einige Zeit nach der Exposition (mehrere Tausend rad[1]) ein; sie ähneln den durch Röntgenstrahlen verursachten Veränderungen (S. 1327) und den Photosensibilitätsreaktionen (S. 1323), doch sind pigmentierte und nichtpigmentierte Haut (vor allem am Rücken) gleichermaßen betroffen: fleckenweiser Haarausfall, Grauwerden der ursprünglich pigmentierten Haut und Haare, Abschilferung oberflächlicher Schichten, Akanthose, Hyperkeratose oder Ausbildung dicker verhornender Platten und von Hauthörnern, zum Teil auch karzinomatöse Entartung des Epithels.

Die *Strahlenkrankheit* wird durch Ganzkörperbestrahlung mit durchdringenden Gamma-Strahlen ausgelöst, wenn dabei Dosen von 100 bis 150 rad überschritten werden; die innerhalb von 30 Tagen nach Bestrahlung mit 25 bis 55 r pro Stunde bei der

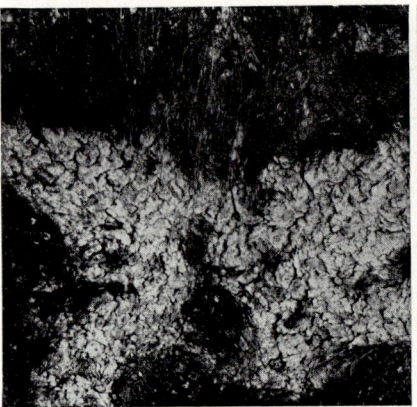 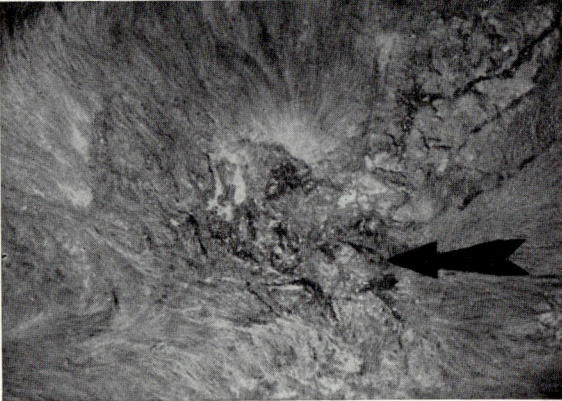

Abb. 606, 607. Beta-Strahlenschädigung der Haut nach Kontakt mit radioaktiven Niederschlägen anläßlich des ersten Atombombenversuchs (Juli 1945, Alamgordo – New Mexico). Links: hyperkeratotische Hautbezirke (Rücken) 3 Jahre nach der Exposition; rechts: Schuppenzellkarzinom (Kreuzbereich) 17 Jahre nach der Exposition (BROWN, REYNOLDS & JOHNSON, 1966)

---

[1] 1 rad (radiation absorbed dose) ist die Maßeinheit der absorbierten Strahlendosis und entspricht einer Energieabsorption von 100 erg pro Gramm.

Hälfte der exponierten Rinder zum Tode führende Dosis beträgt 520 bis 570 rad. Das Strahlensyndrom läuft auch bei großen Wiederkäuern in drei Phasen ab: Während der ersten 3 Tage sind die Patienten aufgeregt-scheu und zeigen lokalisiertes oder generalisiertes Muskelzittern sowie eine um 0,5 bis 1,5°C erhöhte Körpertemperatur. In den folgenden 7 bis 10 Tagen erscheint ihr Allgemeinbefinden dann bis auf vereinzelte Durchfälle ungestört. Erst 2 bis 3 Wochen nach der Strahlenexposition setzen ausgeprägte Symptome ein: Milchrückgang, Bewegungsunlust, Niedergeschlagenheit und allgemeine Schwäche, vor allem der Nachhand (Einknicken im Sprunggelenk) sowie zunehmende Inappetenz bei vermehrtem Durst; Haarausfall; schleimig-blutiger durchfälliger Kot, Anschwellung der Beine, Blutungen an den Schleimhäuten und inneren Organen (hämorrhagische Diathese, siehe S. 1311); frequente oberflächliche, später auch keuchende Atmung, teilweise verbunden mit schleimigem bis blutigem Nasenausfluß, Kehlkopfödem oder pneumonischen Rasselgeräuschen; Azeton- und Proteinurie; oft steigt in den letzten Tagen vor dem Tode die Körpertemperatur septikämiebedingt stark an (42,2 bis 43,3°C), während jegliche Futteraufnahme verweigert wird. Kälber und ältere Tiere sind im allgemeinen strahlenempfindlicher als Jungrinder. Noch höhere Strahlendosen als die obengenannten lösen einen rascheren Verlauf der Strahlenkrankheit mit höherer Letalität aus. Als prognostisch ungünstig sind schwerwiegendere Veränderungen des Blutbildes (Lympho-, Granulo- und Thrombozytopenie infolge Knochenmarksschädigung) sowie Blutungsneigung und starke Anämie zu werten. Die überlebenden Tiere sind zunächst mehr oder weniger abgemagert, erholen sich aber meist gut, wenn sie den 40. Tag nach der Bestrahlung überstanden haben. Gamma-Bestrahlungen tragender Rinder mit 200 bis 400 r (20 bis 40 r pro Stunde) führen – insbesondere am 31. bis 34. Tage der Trächtigkeit – zu Entwicklungsstörungen an den Gliedmaßen der Feten; von derart bestrahlten Müttern geborene Bullenkälber weisen später ein um die Hälfte vermindertes Hodengewicht und eine etwa ebenso stark reduzierte Spermienzahl im Ejakulat auf, während sich die von ihnen stammenden weiblichen Kälber zu 90% als fruchtbar erweisen.

Die nach oraler oder pulmonaler Aufnahme radioaktiver Partikel auftretenden *Inkorporationsschäden* sind von Art und Menge der betreffenden Substanzen (Strahlungsintensität) sowie von ihren biologischen Eigenschaften (bevorzugtes Speicherorgan) abhängig; die dabei ausgelösten klinischen Erscheinungen sind für das Rind bislang nur teilweise bekannt. Es gilt jedoch als sicher, daß inkorporierte Dosen, die bei Tieren noch keine offensichtlichen Schädigungen hervorrufen, schon eine Gefahr für den Verbraucher der von diesen stammenden Lebensmittel darstellen können.

Behandlung: In nuklearen Katastrophenfällen steht auch für den Tierarzt die erste Hilfe und Behandlung bei betroffenen Menschen im Vordergrund der zu ergreifenden Maßnahmen; erst dann kann er sich seiner eigentlichen Aufgabe, nämlich der Betreuung der Tierbestände zuwenden. Dabei gilt es zunächst, unter Hinzuziehung entsprechend geschulter Fachleute den Grad und die Art der radioaktiven Verseuchung zu ermitteln und zu entscheiden, welche Tiere wegen hochgradiger Schädigung aus Gründen des Tierschutzes und zur Vermeidung einer Gefährdung von Menschen unschädlich zu vernichten, welche zur Sicherung der Ernährung unter entsprechenden Vorsichtsmaßnahmen zu schlachten und welche weiterhin zu nutzen sind (aufstallen!). Eine Behandlung strahlenkranker Rinder dürfte wegen des damit verbundenen großen Aufwandes und der geringen Erfolgsaussichten nur in Sonderfällen in Betracht kommen. Gegebenenfalls sind mit Beta-Partikeln behaftete Tiere gründlich abzuwaschen (strahlensichere Schutzkleidung!); die durch mäßige bis mittelstarke Ganzkörper-Gamma-Bestrahlung ausgelösten Folgen lassen sich in gewissem Umfange durch Verabreichung von Antibiotika, ACTH, Antihistaminika, Vitamin C, parenterale Flüssigkeitszufuhr und Blutübertragung mildern. Vor dem Betreten kontaminierten Geländes ist zu prüfen (Szintillatoren), ob die damit für den Betreffenden verbundene Strahlenexposition vertretbar ist. Rinder können bei einer Wochendosis von 25 r noch gefahrlos auf die Weide gebracht und gewartet werden. Außerdem muß versucht werden, den Grad der radioaktiven Verseuchung der Futtermittel und der Tränke zu bestimmen, um über ihre weitere Verwendbarkeit entscheiden zu können. Für den Verbraucher der von strahlengeschädigten

Tieren stammenden Lebensmittel sind außer den organoleptischen Veränderungen derselben vor allem ihre äußere Kontamination (zum Teil durch Entfernen der äußeren Schicht zu beseitigen) und der Gehalt an inkorporierten radioaktiven Substanzen (sinkt bei Elementen mit kurzer Halbwertszeit bei der Lagerung ab) von Bedeutung; für die Dekontamination von Milch sind spezielle Verfahren entwickelt worden. Auf die Maßnahmen zur Feststellung, Beurteilung und Beseitigung solcher Lebensmittelverunreinigungen kann hier nicht näher eingegangen werden (siehe Schrifttum). Unter den Nachkommen strahlengeschädigter Tiere ist mit vermehrtem Auftreten genetisch bedingter Mißbildungen zu rechnen; die Merkmalsträger sind von der weiteren Zucht auszuschließen.

Vorbeuge: Verzicht auf Erprobung und militärischen Einsatz nuklearer Waffen; bei drohender Gefahr Aufstallung des Tierbestandes und Abdecken der im Freien lagernden Futtervorräte (Plastikplanen); kontaminierte Futtermittel entweder unschädlich beseitigen oder erst nach entsprechender Vorbehandlung beziehungsweise nach Abklingen der Radioaktivität verbrauchen.

SCHRIFTTUM

ANONYM (1961): Medical and nonmedical roles for veterinarians following nuclear attack. J. Amer. Vet. Med. Ass. *138*, 673-674. — BIRD, J. M. (1952): The effect of irradiation from A-bomb fallout upon a group of Hereford cattle. Univ. Tennessy Atomic Energy Comm. Agric. Res. Project Rep. AECU, 2695. — BLINCOE, C., & V. R. BOHMAN (1962): Bovine thyroid iodine-131 concentrations subsequent to Soviet nuclear weapon tests. Science *137*, 690-691. — BUNDESMINISTERIUM FÜR ERNÄHRUNG, LANDWIRTSCHAFT UND FORSTEN (1966): Wirkungen des radioaktiven Niederschlages auf die Nutztiere – ein Leitfaden für Tierärzte. Land- und Hauswirtschaftl. Inform.-Dienst, Bad Godesberg. — BROWN, D. G. (1962): Clinical observations on cattle exposed to lethal doses of ionizing radiation. J. Amer. Vet. Med. Ass. *140*, 1051-1055. — BROWN, D. G., R. A. REYNOLDS & D. F. JOHNSON (1966): Late effects in cattle exposed to radioactive fallout. Amer. J. Vet. Res. *121*, 1509-1514. — BUSH, D. L. (1951): Immediate effect of the atomic bomb on Japanese army animals with the Hiroshima division. J. Amer. Vet. Med. Ass. *118*, 221-227. — CRAGLE, R. G., J. K. MILLER, E. W. SWANSON & D. G. BROWN (1965): Lactation and radionuclide metabolism responses of dairy cattle to lethal doses of gamma and neutron radiation. J. Dairy Sci. *48*, 942-946. — CRONKITE, E. P., & U. P. BOND (1956): Effects of radiation on mammals. Ann. Rev. Physiol. *18*, 483-526. — EDMONDSON, L. F. (1964): Ion exchange processes for removing radioactive contamination from milk. J. Dairy Sci. *47*, 1201-1207. — EDMONDSON, L. F., A. R. LANDGREBE, A. M. SADLER & H. E. WALTHER (1965): Removal of radiostrontium from milk with tricalcium phosphate and resulting changes in milk composition. J. Dairy Sci. *48*, 1597-1601. — ERICKSON, B. H. (1966): Development and radio-response of the prenatal bovine ovary. J. Reproduct. Fertility *11*, 97 bis 105. — ERICKSON, B. H., & R. L. MURPHREE (1964): Limb development in prenatally irradiated cattle, sheep and swine. J. Animal Sci. *23*, 1066-1071. — MCFEE, A. F., R. L. MURPHREE & R. L. REYNOLDS (1965): Skeletal defects in prenatally irradiated sheep, cattle and swine. J. Animal Sci. *24*, 1131 bis 1135. — FREUND, M. (1960): Effect of whole body gamma-irradiations on the characteristics and metabolism of bull semen during the early post-irradiation period. J. Dairy Sci. *43*, 1130-1134. — GARNER, R. J. (1962): Fall-out and farm animals. Vet. Record *74*, 172. — GARNER, R. J. (1963): Environmental contamination and grazing animals. Health Physics *9*, 597-605. — GARNER, R. J., & B. F. SANSOM (1959): Transfer of iodine-131 and strontium-89 from diet to milk in cattle. Vet. Record *71*, 670-673. — HUTCHINSON, L. R., & R. F. SIS (1961/62): The veterinarian in civil defense. Iowa State Coll. Vet. *24*, 95-97. — KAHN, B., I. R. JONES, C. R. PORTER & C. P. STRAUB (1965): Transfer of radiostrontium from cows' feed to milk. J. Dairy Sci. *48*, 1023-1030. — KEULEN, A. VAN (1961): Some aspects of the incineration of radioactive animal material. Int. Symp. Ass. Vet. Food Hygienists, Basel 1960; *2*, 98-100. — KNOOP, E., & W. BUCHHEIM (1965): Literaturstudie über Möglichkeiten und Verfahren zur Dekontaminierung radioaktiv kontaminierter Milch. Kieler milchwirtsch. Forsch.-Ber. *17:*Sonderheft 2, 411-439. — KOTTER, L. (1961): Zur Dekontamination von Lebensmitteln tierischer Herkunft. Int. Symp. Ass. Vet. Food Hygienists, Basel 1960; *2*, 87-90. — KOTTER, L. (1961): Zur Radioaktivität in Lebensmitteln tierischer Herkunft (Beurteilungsfragen). Arch. Lebensmittelhyg. *12*, 9-12. — KOTTER, L., & W. KREUZER (1965): Zur Ausrüstung von Veterinäruntersuchungsämtern mit Geräten zur Messung der radioaktiven Kontamination von Lebensmitteln tierischer Herkunft. Zbl. Vet.-Med. B *12*, 633-637. — MEHLHORN, G. (1964): Grundlagen der Nuklearmedizin für Tierärzte. Fischer, Jena. — MIZUNO, N. S., V. PERMAN, D. D. JOEL, F. W. BATES, J. H. SAUTTER & M. O. SCHULTZE (1960): Survival of calves treated with autologous bone marrow after exposure to lethal dose of whole body irradiation. Proc. Soc. Exp. Biol. Med. *105*, 317-320. — PARISH, N. R., R. L. MURPHREE & E. W. HUPP (1962): Growth and sexual development of prenatally irradiated cattle. J. Animal Sci. *21*, 473-478. — SANSOM, B. F. (1964): The transfer of plutonium-239 from the diet of a cow to its milk. Brit. Vet. J. *120*, 158-161. — SCHULTZE, M. O., V. PERMAN, N. S. MIZUNO, F. W. SAUTTER, J. H. ISBIN & M. K. LOKEN (1959): Effects of gamma-radiation on calves. Rad. Res. *11*, 399-408. — SCHWEITZER, A. (1957): Atomgefahren. Vitalstoffe *2*, 74. — SHAN-

NON, R. O., R. O. McCLELLAN, C. R. WATSON & L. K. BUSTAD (1965): Public health aspects of cesium-137 in ruminants. J. Amer. Vet. Med. Ass. *147*, 1488-1491. — STEWART, H. F., G. M. WARD & J. E. JOHNSON (1965): Availablility of fallout Cs-137 to dairy cattle from different types of feed. J. Dairy Sci. *48*, 709-713. — SWANSON, E. W. (1965): Effects of irradiation upon lactation. J. Dairy Sci. *48*, 563 bis 568. — TESSMER, C. F. (1961): Effects of radioactive fallout on skin of Alamogordo cattle. Amer. Med. Ass. Arch. Pathol. *72*, 175-190. — THAMM, H., & H. GRUNEWALD (1965): Über die Dekontamination von Lebensmitteln tierischer Herkunft, von Wasser und Futtermitteln. M.-hefte Vet.-Med. *20*, 223 bis 228. — TRUM, B. F. (1953): External radiation studies with large animals. Univ. Tennessy Atomic Energy Comm. Agric. Res. Project Rep. ORO-133. — WEGENER, K. H. (1960): Jod-131 in der Kuhmilch nach dem Reaktorunfall in Windscale. Berl. Münch. Tierärztl. Wschr. *73*, 52-56. — WEGENER, K. H. (1965): Zur Frage der Untersuchung von Lebensmitteln tierischer Herkunft auf radioaktive Kontamination in den staatlichen Veterinäruntersuchungsanstalten. Zbl. Vet.-Med. *12 B*, 629-632. — WEGENER, K. H. (1966): Radioaktivität und Veterinärmedizin. Paul Parey, Berlin und Hamburg. — WISECUP, W. G. (1962): Fallout and livestock—some observations on the situation as it appears today. J. Amer. Vet. Med. Ass. *140*, 236-240.

THERAPEUTISCHER INDEX

Im nachstehenden Register werden diejenigen Arzneimittel und Therapieverfahren in alphabetischer Reihenfolge aufgeführt, die bei mehreren Rinderkrankheiten angezeigt sind und daher im Text über die Behandlung der einzelnen Leiden aus Gründen der Raumersparnis einen auf diesen Index verweisenden Vermerk (T. I.) erhielten. Ihre Zusammenstellung soll eine rasche Orientierung über die bei den verschiedenen Indikationen anzuwendenden Medikamente ermöglichen; sie enthält neben der *chemischen (Kurz-)Bezeichnung* jeweils eine Aufzählung der in Deutschland eingeführten und bekannten Handelspräparate mit dem Namen der betreffenden Herstellerfirma. Diese Angaben erheben keinen Anspruch auf Vollständigkeit; außerdem unterliegen sie den durch die Weiterentwicklung der pharmazeutischen Industrie bedingten Änderungen. Die Bedeutung der im folgenden benutzten Abkürzungen geht aus dem Verzeichnis auf Seite XXVIII hervor.

Abführmittel (Laxantien)

Indikationen: Abführmittel werden zur Entleerung der übermäßig gefüllten Vormägen (funktionelle Magenstenose, S. 240; Psalterparese, S. 279) oder des Labmagens und Darmes (Labmagenerweiterung, S. 291; Blinddarmerweiterung, S. 325; Darmkrampf, S. 329) und zur konservativen Behandlung der traumatischen Retikuloperitonitis (S. 225) eingesetzt. Gegebenenfalls dienen sie außerdem der raschen Entfernung reizender oder giftiger Stoffe aus dem Verdauungskanal (toxische Schlundkopflähmung, S. 199; Magendarmversandung, S. 310; alimentäre Indigestionen, S. 246 ff.; fütterungsbedingte Klauenrehe, S. 562; Vergiftungen: akute Fluorintoxikation, S. 1181; chlorierte Kohlenwasserstoffe, S. 1190; Meerzwiebel, S. 1198; Phenothiazin, S. 1214; Mineralöle, S. 1237; Nachtschattengewächse, S. 1254; Eibe, S. 1256; Zwiebeln, S. 1259; Raps und Senf, S. 1271; Herbstzeitlose, S. 1274; Rizinussamen, S. 1276; Eicheln und Eichenlaub, S. 1278; Lupinen, S. 1280; Schierling, S. 1288; und andere mehr).

Mittel und Dosierung: *Leinöl* (Oleum lini): 250 bis 500 ml p. o. (R).
Magnesiumsulfat (Magnesium sulfuricum, Bittersalz) und/oder
Natriumsulfat (Natrium sulfuricum, Glaubersalz): 100 bis 300 g p. o. (R); Abführpulver für Rinder — W. d. T.
Paraffinöl (Paraffinum liquidum): 500 bis 1000 ml p. o. (R).
Drastische Abführmittel (zum Beispiel Cholinester) sind beim Rind tunlichst zu meiden; ölige Laxantien sind bei Vergiftungen durch fettlösliche Stoffe kontraindiziert.

Aderlaß (Phlebotomie)

Indikationen: Der Aderlaß ist heute nur noch bei einigen wenigen Rinderkrankheiten üblich und angezeigt. Er wirkt durch raschen Blutentzug kreislaufentlastend und ödemwidrig (Lungenödem, S. 155; Lungenentzündung, S. 163); dabei werden gleichzeitig auch schädliche Stoffwechselprodukte oder Giftstoffe entfernt (Leberversagen, S. 367; Nierenversagen, S. 384; Klauenrehe, S. 562; Myoglobinurie, S. 1070; Intoxikationen: Nitrosegase, S. 1170; Schwefelkalk, S. 1173; Schwefelwasserstoff, S. 1173; Schwefeldioxyd, S. 1174; ANTU, S. 1198).

Technik: Zur Phlebotomie wird das kranke Rind gut am Kopf fixiert (Halskette, Nasengriff). Der Blutentzug erfolgt dann durch Punktion der gestauten V. jugularis mit einer weitlumigen Aderlaßkanüle. Das sich in kräftigem Strahl entleerende Blut sollte zur Feststellung der entnommenen Menge in einem Gefäß aufgefangen werden. Nach Abfluß von 2 bis 3 (maximal 5) Liter Blut wird die Venenstauung gelöst, die Kanüle herausgezogen und die Einstichstelle zur Verhütung von Nachblutungen kurzfristig kräftig komprimiert. Falls Symptome einer Kreislaufschwäche (Unruhe, Schwanken, Zittern, Tachykardie; S. 96) eintreten, muß der Aderlaß sofort abgebrochen werden.

Adrenokortikotropes Hormon (ACTH, Kortikotropin)

Indikationen: Das adrenokortikotrope Hormon des Hypophysenvorderlappens bewirkt bei Patienten mit erhaltener Nebennierenrindenfunktion eine vermehrte Ausschüttung von

Kortikosteroiden; es findet deshalb im wesentlichen bei den gleichen Krankheitszuständen Anwendung wie die Hormone der Nebennierenrinde (S. 1349). Bei gestörter adrenokortikaler Funktion sowie in Stress- und Schocksituationen sind letztere jedoch vorzuziehen. In der Buiatrik werden ACTH-Depotpräparate vor allem bei Stoffwechselstörungen (Azetonurie, S. 1062; Festliegen, S. 452, 1020), Allergosen (S. 1306), hämorrhagischen Diathesen (S. 1313), Verbrennungen (S. 1318), Strahlenschädigungen (S. 1326, 1331), im Rahmen der Leberschutzbehandlung (S. 1352; Leberentzündung, S. 367; Gallenstauung, S. 376; Babesiose, S. 896) und nach Bauchhöhlenoperationen eingesetzt.

Präparate und Dosierung: *Kortikotropin mit Depotwirkung:* ACTH — Chassot, — Friesoythe, — Frederiksberg, — W. d. T.; ACTH-Depot — Rentschler, — Schering; 50 bis 200 IE i. m. (R).

Adsorbentien, siehe einhüllende Mittel

Akridinfarbstoffe (Flavine)

Indikationen: Aufgrund ihrer bakteriziden Wirkung und guten Gewebsverträglichkeit eignen sich die Akridinfarbstoffe vor allem für antiseptische Spülungen bei eiternden Prozessen in Haut und Unterhaut (infiziertes Emphysem, S. 34; Phlegmone, S. 37; Abszeß, S. 38; Hämatom, S. 115), in synovialen Höhlen (S. 494, 545) und in Organhöhlen (Stirnhöhle, S. 143; Maulhöhle, S. 177; Harnblase, S. 395). Außerdem finden sie in Form desinfizierender Salben Anwendung auf der Haut (Wunden, Ulzera) oder den Schleimhäuten (insbesondere denjenigen des Genitales: Bläschenausschlag, S. 770; Vibriose, S. 775; Trichomoniasis, S. 908).

Präparate und Konzentrationen: *Akriflavin* (Acriflavinum chloratum): Acrilan — W. d. T. (Paste); Argotin-Salbe — Chassot (0,2 %ig); Bovoflavin — Hoechst (Salbe 5 %ig), Bovaginol — Hydrochemie (Salbe mit Oxychinolin); Trypaflavin — Hoechst (Anwendung in 0,1 %iger Lösung).
Äthakridin (Aethacridinum lacticum): Rivanol — Hoechst (Anwendung in 0,2- bis 1 ⁰/₀₀iger Lösung oder als 0,5- bis 1 %ige Salbe).
Äthakridin-Aminoakridin-Kombination: Entozon — Hoechst (Anwendung in 0,3- bis 0,5 ⁰/₀₀iger Lösung oder als 5 %ige Salbe).

Analeptika, siehe Kreislaufmittel

Analgetika, siehe entzündungshemmende und schmerzlindernde Mittel

Anregung der Pansenverdauung (Pansenstimulantien)

Indikationen: Die im Rahmen von Verdauungsstörungen eintretende Verlangsamung oder Einstellung der Vormagenmotorik der Wiederkäuer ist als Schutzmaßnahme des Tierkörpers aufzufassen, welche am besten durch Förderung der Mikrobenflora und -fauna innerhalb der Vormägen zu beheben ist. Das trifft sowohl für die primären als auch für die sekundären Indigestionen zu, mit der Einschränkung, daß bei letzteren möglichst auch das auslösende Primärleiden behandelt werden sollte (alimentäre Indigestionen, S. 246 ff.; Krankheiten des Blättermagens, S. 275 ff.; Labmagenerkrankungen, S. 282 ff.; Darmleiden, S. 311 ff.; Verdauungsstörungen im Zusammenhang mit Stoffwechselstörungen [S. 985 ff.], Mangelkrankheiten [S. 1078 ff.] oder Vergiftungen [S. 1123 ff.]). Bei den durch pH-Wertverschiebungen des Panseninhalts oder übermäßige Gasproduktion gekennzeichneten Indigestionen sind zusätzliche Maßnahmen zur Regulierung des Vormagenmilieus angezeigt (Verabreichung von Azida, Alkalien oder schaumbrechenden Mitteln; nötigenfalls auch Entleerung der veränderten Futtermassen), welche in den diesbezüglichen Abschnitten geschildert werden (Pansenalkalose, S. 249; Pansenfäulnis, S. 251; Pansenazidose, S. 257; akutes Aufblähen, S. 268).

Pansensaftübertragung: Diese Maßnahme bezweckt eine Aktivierung oder Erneuerung der geschädigten (reduzierten, abgetöteten oder fehlgesteuerten) Mikroflora und -fauna der Vormägen. Für eine solche Transfundierung eignet sich frisch entnommener Pansensaft eines gesunden, möglichst normal gefütterten erwachsenen Rindes des gleichen Bestandes am besten. Die Entnahme erfolgt vorzugsweise mit dem Gerät nach SCHAMBYE-SÖRENSEN (behelfsweise mit einer weitlumigen Schlundsonde) unter Zuhilfenahme einer Auffangflasche und einer Saugpumpe (siehe: Die klinische Untersuchung des Rindes, 1964). In Notfällen und bei Erkrankung des gesamten Bestandes kann auf den Pansensaft von Schlachttieren zurückgegriffen werden, der unmittelbar nach der Zerlegung durch Auspressen (Durchsieben) des Vormageninhaltes (bei Bedarf unter Zugabe von etwas lauwarmem Wasser) gewonnen wurde. Die Patienten erhalten hiervon mindestens 2 bis 5 Liter (bei schwerer Erkrankung täglich bis zur Besserung) mit der Nasenschlundsonde verabreicht; vielfach empfiehlt es sich, den Pansensaft vor der Applikation mit Leinsamenschleim oder Pansenstimulantien (siehe unten) zu vermischen.

Diätfütterung: Bei schwerer Störung der Vormagenverdauung wird den Patienten mehrere Tage lang ausschließlich gutes (zartes) Wiesenheu und Wasser ad libitum angeboten; leichter erkrankte oder in Genesung begriffene Tiere erhalten daneben auch kleine Mengen getrockneter Zuckerrübenschnitzel, Troblako, Kleie oder Haferschrot und etwas Futterrüben (insgesamt 1 bis 2 kg pro Tag). Diese Fütterung wird bis zur Wiederherstellung der normalen Pansendigestion beibehalten und dann im Verlauf von 1 bis 2 Wochen allmählich auf die Ration der übrigen Rinder des Bestandes umgestellt. (Bezüglich der Diätfütterung bei Kälberindigestionen wird auf Seite 263 verwiesen.)

Pansenstimulantien: In den beiden letzten Jahrzehnten sind die früher als sogenannte ‚Ruminatoria' eingesetzten drastischen Mittel (Parasympathikomimetika, Brechweinstein, Veratrin, Salzsäure) weitgehend von wiederkäuergerechteren vielseitigen (neutralisierenden, fiebersenkenden und entzündungswidrigen) Zubereitungen abgelöst worden; ihre Zusammensetzung ähnelt im Prinzip der DIERNHOFER'schen Mischung (Prodigest-Heilmittelwerke), die pro Dosis folgende Bestandteile enthält: Kalziumkarbonat 100 bis 300 g, Kalziumsaccharat 30 bis 120 g, Antipyretikum (zum Beispiel: Phenazon [Antipyrin — Hoechst, 15 bis 25 g], Aminophenazon [Pyramidon — Hoechst, 5 bis 10 g] oder Azetanilid [Antifebrin — Hoechst, 20 bis 40 g]), Adjuvantien (ätherische Öle und/oder Stomachika, zum Beispiel: Radix gentianae 15 bis 20 g, Herba absinthii 30 bis 50 g, oder Tinctura amara 50 ml). Derartige ‚Indigestionspulver' werden nach Bedarf einmal oder mehrere Tage nacheinander, meist zusammen mit einhüllenden Mitteln (etwa Leinsamenschleim, S. 1343) oder mikrobenfördernden Wuchsstoffen (Vitamine, S. 1357; Spurenelemente, S. 1078 ff.; Bäcker-, Bier- oder Trockenhefe, 100 bis 500 g) in wäßriger Lösung oder Aufschwemmung mit der Nasenschlundsonde eingegeben.

Fertigpräparate: Anamas — Veterinaria, Bykodigest — Byk Gulden, Friesodigest — Friesoythe, Hydrodigest — Hydrochemie, Indigestionspulver — Albrecht Aulendorf, Indigestionspulver — Marienfelde, Ketobyk — Byk Gulden, Mastigest — Hydrochemie, Normadigest — Hydrochemie, Pansenstimulans W. d. T., Rukultin — Rentschler, Ruminpulver — W. d. T., Therarumil — Therapogen.

Anthelmintika, siehe Leberegel-, Lungenwurm- und Magendarmwurmmittel

Antibiotika

Indikationen: Unter den Chemotherapeutika (Furanderivate, S. 1345; Sulfonamide, S. 1355) nehmen die Antibiotika als natürlicherweise von pflanzlichen Organismen produzierte Substanzen mit keimhemmender oder -tötender Wirkung eine Sonderstellung ein. Sie werden daher nicht nur zur Vorbeuge und Heilung von Infektionskrankheiten verschiedenster Art sondern in steigendem Umfange auch zum Zwecke der Wachstumsförderung (nutritive Zusätze) angewandt. Bei der Auswahl, Anwendung und Dosierung von Antibiotika für Rinder müssen jedoch folgende Eigenschaften mitberücksichtigt werden:
Die Beeinflussung der Vormagen- und Darmflora bei oraler Verabreichung (S. 1221),
das Wirkungsspektrum des Mittels (siehe Übersicht 70) und die Möglichkeit der Entwicklung resistenter Erregerstämme bei längerdauernder, wiederholter oder zu niedriger Dosierung (gegebenenfalls Resistenzbestimmung der beteiligten Keime einleiten),
das Auftreten von Antibiotika in der Milch sowie der Verbleib von Rückständen im Fleisch von Schlachttieren,
das Vorkommen von Überempfindlichkeitsreaktionen (Antibiotika-Allergie, S. 1221).

Das Indikationsgebiet der Antibiotika umfaßt die bakteriell bedingten oder besiedelten Entzündungen der Haut und Unterhaut (Akne, S. 15; Pyodermie, S. 26; Phlegmonen, S. 37; Thrombophlebitis, S. 117), der Atmungs- und Verdauungsorgane (Lungenentzündung, S. 162, 165, 166; Maul- und Rachenphlegmonen, S. 178, 198; Parotitis, S. 194; Schlundverletzung, S. 198, 202) sowie der Gallen- und Harnwege (Gallengangsentzündung, S. 371; Pyelonephritis, S. 766; Zystitis, S. 395; Urolithiasis, S. 405). Die orale Verabreichung von Antibiotika kommt vor allem bei bestimmten Indigestionen (Pansenfäule, S. 251; Pansenazidose, S. 257; Kälberindigestionen, S. 263) und Darmentzündungen (S. 345, 350) in Betracht. Außerdem stellen Antibiotika das Mittel der Wahl bei folgenden Infektionskrankheiten dar: Gasphlegmonen (S. 696), Pararauschbrand (S. 698), Rauschbrand (S. 700), Meningitis (S. 639), Kälberdiphtheroid (S. 739), Kolibazillose (S. 749), Salmonellose (S. 754), Pasteurellose (S. 731), Milzbrand (S. 854), Nekrobazillose (S. 876), Listeriose (S. 830), Leptospirose (S. 879), bazilläre Hämo-

Übersicht 70.

Wirkungsspektren der wichtigsten Chemotherapeutika

Wirksamkeit gegenüber:	großen Viren	Rickettsien	gramnegativen Bakterien						grampositiven Bakterien						Spirochäten	Protozoen
			Salmonellen	Brucellen	Pasteurellen	Pseudomonas	Proteus vulgaris	E. coli	Staphylokokken	Streptokokken	Corynebakterien	Clostridien	Aktinomyzeten	Mykobakterien		
Furanderivate:																Kokzidien
Sulfonamide:																Kokzidien
Penizilline:																
Streptomyzin:															Leptospiren	
Chloramphenikol:																
Tetrazykline:																Theilerien
Erythromyzin, Linkomyzin:																Kokzidien
Neomyzin, Kanamyzin:																
Colistin:																

Zeichenerklärung: ☐ keine Wirkung, ▨ Wirkung gegenüber einigen Erregern, ▧ Teilwirkung, ▓ volle Wirkung

globinurie (S. 882), Rickettsiosen (S. 884) und Theileriose (S. 898). Schließlich finden sie auch bei praktisch allen bakteriellen Sekundärinfektionen und insbesondere bei solchen des Bewegungsapparates lokale oder parenterale Anwendung (S. 539, 544, 545).

Präparate, Applikation und Dosierung: Für den veterinärmedizinischen Gebrauch steht eine Vielzahl antibiotikahaltiger Zubereitungen zur lokalen (Salben, Pasten, Puder, Sprays), oralen (Pulver, Kapseln, Preßlinge) und parenteralen Anwendung (Lösungen, Suspensionen) zur Verfügung; für besondere Indikationen (zum Beispiel Kälberaufzuchtkrankheiten) sind auch Kombinationen von Antibiotika mit anderen Chemotherapeutika, Kortikosteroiden oder Vitaminen entwickelt worden. Die Dosierung der antibiotischen Präparate ist so zu wählen, daß am Infektionsherd (Gewebe) oder im Blut (Blutspiegel) eine therapeutisch wirksame Konzentration des Mittels erreicht und genügend lange aufrechterhalten wird; der vor allem durch unzureichende Dosierung geförderten Entwicklung resistenter Keime ist durch entsprechend hohe Gaben oder durch Übergang auf Antibiotika einer anderen Gruppe entgegenzutreten.

Penizilline: *Benzyl-Penizillin:* Mamyzin — Veterinaria, Praepacillin — Grünenthal, Penicillin-Suspension 20 %ig — Friesoythe, Prokain-Penicillin — Alvetra, — Albrecht, — W. d. T., Veticillin — Cyanamid.
Benzathin-Penizillin: Tardomyocel ad us. vet. — Bayer.
Clemizol-Penizillin: Megacillin ad us. vet. — Grünenthal.
Mindestdosierung der Penizilline: 6000 IE pro kg KGW und Tag, i. m., s. c. oder i. p. (bezüglich der intrasynovialen Applikation wird auf S. 544 verwiesen).

Dihydrostreptomyzinsulfat: Dihydrostreptomycin — Marienfelde, Dihydrostreptomycinsulfat 20 %ig — Albrecht, — Hydrochemie, DH-Streptomycin Solutio — Veterinaria, Omnastrept (mit Omnadin) — Hoechst, Streptomycin A 10 000 — Alvetra, Streptomycinlösung 20 %ig — Friesoythe.
Dosierung des Streptomyzins: 10 bis 20 mg pro kg KGW und Tag, i. m. oder p. o.

Penizillin-Streptomyzin-Kombinationen: Benethamin — Alvetra, Benethamin-Penicillin S-forte — Cela, Benzacillin — Veterinaria, Biostrept — Hydrochemie, Cela-Penicillin S — Cela, Cobiotic — Pfizer, DH-Streptopenicillin — Veterinaria, Mamyzin S — Veterinaria, Maxicillin — Therapogen, Omnamycin (mit Omnadin) — Hoechst, Paratopen ad us. vet. — Grü-

nenthal, Parkemycetin — Parke Davis, Penamin S compositum — Friesoythe, Penicillin-Streptomycin — W. d. T., Streptokombin — Albrecht, Streptopenicillin — Alvetra, Streptopenicillin 25- und 40 %ig — Friesoythe, Streptoperitonin — Chassot, Streptyron — Byk Gulden, Supracillin A ad us. vet. — Grünenthal, Tardomyocel compositum — Bayer, Veracin — Albrecht, Veticillin S — Cyanamid, Vetramycin — Asid, Vimyx — Veterinaria.
Dosierung der Penizillin-Streptomyzin-Kombinationen: 5 000 bis 10 000 antibiotische Einheiten pro kg KGW und Tag, i. m., s. c. oder i. p. (bezüglich der intrasynovialen Applikation wird auf S. 544 verwiesen).

Chloramphenikol: Chloramphenikol 12,5- und 20 %ig — Albrecht, Chloramphenikol Byk ad us. vet. — Byk Gulden, Chloromycetin — Parke Davis, Ertilen 25 %ig — Ciba, Leukomycin ad us. vet. 20 %ig — Bayer.
Dosierung des Chloramphenikols: 10 bis 20 mg pro kg KGW alle 12 bis 24 Stunden, i. m., s. c. oder i. p.

Tetrazykline: *Chlortetrazyklin:* Aureomycin — Cyanamid, Masarun — Pfizer (mit Polymyxin B), Supramycin — Grünenthal (mit Tetrazyklin).
Oxytetrazyklin: Celasin — Cela, Terramycin — Pfizer.
Rolitetrazyklin: Reverin-Suspension ad us. vet. — Hoechst.
Tetrazyklin: Achromycin — Cyanamid, Friesomycin — Friesoythe, Hostacyclin ad us. vet. — Hoechst, Tetracyclin — Asid, — Grünenthal, — Veterinaria.
Dosierung der Tetrazykline: 5 bis 10 mg pro kg KGW und Tag, i. m. oder p. o. (bezüglich der intrasynovialen Applikation wird auf S. 544 verwiesen).

Erythromyzin: Erythrocin-Laktobionat — Abbott, Erythrocin-Vet. — Abbott. Dosierung: 5 bis 10 mg pro kg KGW alle 12 bis 24 Stunden, i. v. oder i. m.

Neomyzingruppe: *Colistin:* Colistin — Grünenthal. Dosierung: 5 bis 10 Millionen IE i. m. oder i. p. (R), 1 bis 2 Millionen IE i. m. oder p. o. (K).
Kanamyzin: Kanamycin — Grünenthal. Dosierung: 5 g i. m. oder i. p. (R).
Neomyzin-Kombinationen: Nebacetin — Byk Gulden, Neomycin-Framycetin — Hydrochemie, Parkestress — Parke Davis.
Tylosin: Elanco M 200 — Elanco, 4 bis 10 mg pro kg KGW i. m.

Kombinationen von Antibiotika mit Vitaminen und/oder Furanderivaten: Aureomycin-Konzentrat — Cyanamid, Aureomycin-Neomycin-Obletten — Cyanamid, AVE-Normilax — Friesoythe, Bykocillin — Byk Gulden, Celasin stress — Cela, DH-Strept — Veterinaria, Friesomix — Friesoythe, Inhalopen — Grünenthal, Mycibolets — Veterinaria, Mycimix — Veterinaria, Normimycin V-Lösung — Friesoythe, Parkestress — Parke Davis, Pen-Cholestin — Grünenthal, PNF-Suspension — Therapogen, Penivitamin — Hydrochemie, Polycillin — Byk Gulden, Streptavit C — Cela, Streptavitan — Friesoythe, Suovipen — Alvetra, Supervit — Friesoythe, Supramycin-Suspension — Grünenthal, Terramycin-Komplement-Super — Pfizer, Te-Vi-Cyclin — Asid, Vitabiotik — Chassot, Vitacyclin — Friesoythe, Vitaterpa-Konzentrat — Therapogen.

Kombinationen von Antibiotika mit Kortikosteroiden: AZ-Suspension — Therapogen, Bykomycin-F-Augensalbe — Byk Gulden, Moronalsalbe — Squibb, Mycicort — Veterinaria, Neofram — Hydrochemie, Parkemycetin P — Parke Davis, Penivitamin forte — Hydrochemie, PNF-Suspension mit Prednisolon — Therapogen, Streptopenicillin mit Prednisolon — Albrecht, Suovipen P — Alvetra, Terracortril — Pfizer, Vita-Biotik P — Chassot, Volonimatsalbe — Squibb.

Antihistaminika

Indikationen: Antihistaminika sind befähigt, die Wirkung des Histamins zu hemmen oder aufzuheben; sie werden daher hauptsächlich bei anaphylaktischen und allergischen Krankheitszuständen angewandt (allergische Rhinitis oder Stomatitis, S. 142, 178, 1309; Glottisödem, S. 148; Lungenödem, S. 155, 159; Polyarthritis, S. 519; Klauenrehe, S. 562; Nesselfieber, Quaddelausschlag, S. 1306; Arzneimittelallergien, S. 1221; und ähnliches mehr). Darüber hinaus haben sich die Antihistaminika auch bei der Behandlung solcher Leiden bewährt, die mit vermehrter Histaminfreisetzung einhergehen können (alimentäre Indigestionen, S. 246 ff.; Gallenstauung, S. 376; Myoglobinurie, S. 1070; Jodvergiftung, S. 1185; Kriebelmückenbefall, S. 1298; Verbrennungen, S. 1318; Strahlenschäden, S. 1326, 1331).

Präparate, Anwendung und Dosierung: Ihrer kurzen Wirkungsdauer (6 bis 12 Stunden) wegen müssen die meisten Antihistaminika mindestens einmal, besser zweimal täglich verabreicht werden.

Antazolin: Antistin — Ciba (H).
Diphenylhydramin: Benadryl parenteral — Parke Davis, 15 bis 20 ml der 1 %igen Lösung i. m. oder langsam i. v. (R); Benadryl Lotion — Parke Davis, 1 %ig zur örtlichen Behandlung; Diphenylhydraminhydrochlorid — Hydrochemie, 20 bis 30 ml der 1 %igen Lösung i. m. oder i. v. (R).
Mepyramin: Allergosin — Chassot, 5 bis 10 ml der 10 %igen Lösung i. v. oder s. c. (R).
Pheniramin: Avil — Hoechst (H).
Phenylbenzylaminopiperidin: Soventol — Knoll, 10 bis 20 ml der 5 %igen Lösung i. m., i. p. oder langsam i. v. (R); Soventol Gelee — Knoll, zur örtlichen Behandlung.
Promethazin: Atosil — Bayer (H).
Tripelenamin: Tripelenamin — Veterinaria; Vetibenzamin — Ciba, 8 bis 12 ml der 2 %igen Lösung i. m. oder langsam i. v. (R).

Antiphlogistika, siehe entzündungswidrige Mittel

Antiseptika, siehe Akridinfarbstoffe und Desinfektionsmittel

Antizymotika, siehe Seite 270

Atropinsulfat

Indikationen: Als Parasympathikolytikum hemmt Atropin die Tätigkeit der cholinergisch innervierten Drüsen; es wird daher zur Verminderung der Speichel- und der Bronchialsekretion eingesetzt (Speichelfluß, S. 196; Lungenödem und -emphysem, S. 155, 156, 159). In mittlerer Dosierung senkt Atropin auch den Tonus der glatten Muskulatur, weshalb es gelegentlich zur Behebung von Eingeweidespasmen Anwendung findet (Darmkrampf, S. 329); im allgemeinen sind für diese Indikation aber die modernen Spasmolytika (S. 1350) vorzuziehen. Schließlich stellt Atropin ein wichtiges Antidot bei Vergiftungen mit Cholinesterasehemmern dar (Phosphorsäureester, S. 1195; Meerzwiebel, S. 1198; Chinuroniumsulfat, S. 1233).

Anwendung und Dosierung: Atropinum sulfuricum solutio 1 %ig — W. d. T., 3 bis 10 ml s. c. (R); bei Vergiftung mit Cholinesterasehemmern 50 bis 200 mg, auch i. v. oder i. m. (R), nötigenfalls mit Wiederholung bis zum Wirkungseintritt.

Azetylmethionin, siehe Leberschutztherapie

Azidosebehandlung, siehe Elektrolyttherapie

Betäubungsmittel, siehe: Die klinische Untersuchung des Rindes (1964)

Blutersatzmittel (Plasmaexpander)

Indikationen: Zur Behebung von blutarmutbedingten Schockzuständen (S. 110) kommt ausschließlich die Bluttransfusion (S. 1340) infrage. Beim Volumenmangelkollaps (etwa nach Darmoperationen, S. 317, 326) können dagegen auch Blutplasma oder Plasmaersatzmittel angewandt werden; aus wirtschaftlichen und praktischen Erwägungen wird beim Rind in solchen Fällen jedoch meist ebenfalls die Vollblutübertragung vorgezogen. Die Verabreichung von ausbalanzierten Salzlösungen (Elektrolyttherapie, S. 1344) ist nur bei Kreislaufschwäche infolge Bluteindickung (Hämokonzentration, S. 125) angezeigt.

Präparate und Dosierung: Im Gegensatz zu Salzlösungen, welche die Blutbahn rasch wieder verlassen, werden die kolloidalen Blutersatzmittel erst innerhalb von 5 bis 10 Tagen langsam abgebaut oder ausgeschieden.
Dextran: Macrodex — Knoll (H); Rheomacrodex — Knoll (H), 0,5 bis 2,0 Liter der 6 %igen Lösung mit 0,9 % Kochsalzzusatz i. v. (R).
Gelatinehydrolysat: Haemaccel — Hoechst (H)
Polyvinylpyrrolidon: Periston — Bayer (H); Periston N — Bayer (H), 0,5 bis 2,0 Liter der 4 %igen Lösung mit 0,9 % Kochsalzzusatz i. v.; künstliches Plasma I. S. T. — Albrecht (mit Vitamin C und Ephedrinhydrochlorid), 1 bis 10 ml pro kg KGW langsam i. v.
Rinderplasma: Unter Praxisverhältnissen läßt sich Blutplasma vom Rind am einfachsten dadurch gewinnen, daß eine mit Natriumzitrat beschickte Transfusionsflasche (zum Beispiel Blukogerät — Asid) mit dem Blut eines gesunden Spendertieres gefüllt und danach zur Sedimentierung der Blutzellen 12 bis 24 Stunden lang mit der (verschlossenen) Öffnung nach unten aufgehängt wird; darauf werden die im Halsteil der Flasche befindlichen Blutkörperchen abgelassen. Das

in dem Gefäß verbleibende Plasma kann anschließend direkt transfundiert werden; zur Vermeidung der dabei gelegentlich zu beobachtenden Unverträglichkeitsreaktionen empfiehlt es sich jedoch, Mischplasma (von mehreren Spendern) zu verwenden.

Blutstillende Mittel (Hämostyptika)

Indikationen: Beim Rind erfolgt die Blutstillung vorwiegend durch einfache chirurgisch-operative Maßnahmen (S. 112). Bei besonderer Blutungsbereitschaft (S. 1313) sowie bei schwer zugänglichen inneren, okkulten oder kapillären Hämorrhagien sind gelegentlich aber auch hämostyptische Mittel angezeigt, deren Wirkung auf raschem lokalem Gefäßverschluß (blutstillende Tampons), auf Verengerung der blutenden Gefäße (Vasokonstriktion) oder auf einer Beschleunigung des Blutgerinnungsvorganges beruht.

Präparate, Anwendung und Dosierung: Zur örtlichen *Blutstillung* werden reizlose resorbierbare Stoffe mit großer aktiver Oberfläche benutzt, welche die Thrombenbildung fördern; bei schwächeren Blutungen kommen hierfür auch eiweißfällende Ätzmittel infrage.

Ätzstifte: Silbernitrat (Argentum nitricum, Höllenstein) oder Alaun (Kalium-Aluminium-Sulfat), zum Betupfen (notfalls auch Thermokaustik).
Gelatineschwämme: Gelita-Tampon — Braun (H), Spongioprot — Mack (H).
Metakresolsulfon: Lotagen-Konzentrat — Byk Gulden (zur Spülung oder Tamponade).
Oxyzellulose: Sorbacel — Hartmann (H).
Wasserstoffsuperoxyd in 3 %iger Lösung (zur Spülung blutender Wunden).

Blutgefäßverengernde und *gerinnungsfördernde Hämostyptika* können lokal und allgemein angewandt werden; Adrenalin (S. 1351) wird allerdings fast ausschließlich als blutungsmindernder Zusatz zu Lokalanästhetika (15 bis 20 Tropfen der 1 %igen Lösung auf 100 ml) benutzt. Kalziumsalze (S. 1348) sowie die Vitamine C und K (S. 1358 f.) finden aufgrund ihrer gefäßabdichtenden oder gerinnungsfördernden Eigenschaften ebenfalls häufig Anwendung zur Vorbeuge oder Behandlung von Blutungen; ihre blutstillende Wirkung wird aber von den koagulationsfördernden Organextrakten und Pektinpräparaten übertroffen. Schließlich kommt auch der Bluttransfusion (siehe unten) ein guter gerinnungsfördernder Effekt zu.

Naphthylaminosulfon: Hemoscon — Vemie, 50 bis 100 ml i. m. oder langsam i. v.
n-Butanol: Haemostypticum-Revici — Schwarzhaupt (H), 5 bis 10 ml pro 100 kg KGW i. m. oder langsam i. v.
Pektine mit Rutinzusatz: Sango-Stop — Turon (H).
Thrombin: Thrombotuffon — Lingnerwerke (H); Topostasin — Hoffmann-LaRoche (H) zur lokalen Anwendung.
Thrombokinasehaltige Organextrakte: Clauden — Luitpold, 50 bis 60 ml i. v. (R); Tachostyptan — Hormon-Chemie (H).

Blutübertragung (Bluttransfusion)

Indikationen: Intravenöse Vollblutinfusionen werden beim Rind in erster Linie zur Behebung der auf hochgradiger Blutarmut (Blutverlust, Hämolyse) beruhenden Kreislaufschwäche vorgenommen (Blutungen, S. 112; Hämatom, S. 115; Nasenbluten, S. 141; Lungenblutung, S. 154; Verletzung von Vormagengefäßen, S. 228; Nierenblutung, S. 392; Babesiose, S. 896; Theileriose, S. 898; Anaplasmose, S. 889; Kokzidiose, S. 904; Trichostrongylose, S. 930; Vergiftungen: Quecksilber, S. 1132; Chlorate, S. 1184; Kumarine, S. 1199; trichloräthylenextrahiertes Sojaschrot, S. 1250; Kohl, S. 1258; Zwiebeln, S. 1259; Bingelkraut, S. 1260; Adlerfarn, S. 1264; puerperale Hämoglobinurie, S. 1077; hämorrhagische Diathesen, S. 1308, 1313; etc.). Blutübertragungen sind des weiteren auch zur Auffüllung des Kreislaufs beim Volumenmangelkollaps (S. 110) angezeigt, etwa in Zusammenhang mit akuter Tympanie (S. 270) oder Bauchhöhlenoperationen (Darmresektion, S. 317; Zökotomie, S. 326). Bei großflächiger Dermatitis (S. 27), hochgradiger Leukopenie (S. 132), schwerer Leberschädigung (S. 367), Harnvergiftung (S. 385), Kolibazillose (S. 749) und parasitär bedingter Kachexie oder anderweitiger allgemeiner Schwäche hat die Verabreichung von Blut dagegen hauptsächlich substituierende, nutritive und stimulierende Wirkung. Die Lebensdauer der transfundierten Erythrozyten beträgt beim Rind nur 2 bis maximal 10 Tage.

Technik: Beim Rind sind indirekte Transfusionsverfahren (unter Verwendung gerinnungshemmender Zusätze) für Praxisverhältnisse am besten geeignet, da sie kein besonderes Instrumentarium erfordern; an der hannoverschen Klinik hat sich folgende Methode bei zahlreichen Blutübertragungen gut bewährt, durch welche schwerwiegendere Unverträglichkeitsreaktionen weitgehend ausgeschlossen werden können:

Als *Blutspender* wird ein klinisch gesundes jüngeres Tier des gleichen Bestandes gewählt; dabei sind Blutsverwandte des Empfängers (Mutter, Tochter, Zwillingsschwester) wegen der bei ihnen zu erwartenden besseren Übereinstimmung der Blutgruppenfaktoren zu bevorzugen. In Beständen, die durch chronische Infektionen (Leukose, Brucellose etc.) oder Invasionen (Babesiose und andere) verseucht sind, ist bei der Wahl des Spenders besondere Vorsicht geboten, um eine Erregerverschleppung zu vermeiden. Da es bei den Boviden über 60 verschiedene Blutgruppenfaktoren gibt, ist eine Transfusion gruppengleichen Blutes nur in Ausnahmefällen (eineiige Zwillinge) möglich; im allgemeinen wird die Ermittlung der Blutgruppenzugehörigkeit von Spender und Empfänger daher durch eine einfache *Verträglichkeitsprüfung des Spenderblutes* ersetzt. Hierzu wird wegen der Umständlichkeit und Unzuverlässigkeit der serologischen Prüfmethoden (Agglutination, Kreuzversuch) zur Erkennung etwaiger Unverträglichkeitsreaktionen des Soforttyps (S. 1303) unter Praxisbedingungen vorzugsweise die biologische Vorprobe nach OEHLECKER angewandt; sie besteht darin, die Auswirkungen der Infusion einer kleinen Menge (50 bis 100 ml) Bluts des gewählten Spenders auf den Empfänger zu kontrollieren. Etwaige Inkompatibilitätserscheinungen werden dann innerhalb einiger Minuten durch plötzliche Unruhe, Zittern oder Schwanken, erhöhte Atemfrequenz und/oder wiederholten Harn- oder Kotabsatz erkennbar (Hämolysereaktion, S. 1303); sie zwingen gegebenenfalls dazu, von einer weiteren Übertragung des gleichen Blutes Abstand zu nehmen. Da die selteneren, erst verzögert einsetzenden Unverträglichkeitsreaktionen im Rahmen dieser Vorprobe nicht sicher ermittelt werden können, sollte sich die bei einer Ersttransfusion übertragene Blutmenge auf 500 ml beschränken, damit schwerwiegendere Zwischenfälle vermieden werden. Wenn die Verabreichung gut vertragen wird (was erfahrungsgemäß bei Erstübertragungen auch meist der Fall ist), kann die Transfusion nach Ablauf von 6 bis 12 Stunden mit dem Blut des gleichen Spenders in Dosen von jeweils 1 bis 2 Litern bis zu eine Woche lang (nötigenfalls auch mehrmals täglich) gefahrlos wiederholt werden. Von Ausnahmefällen (rasches Verbluten) abgesehen, empfiehlt es sich beim Rind aber nicht, bei einmaliger Übertragung mehr als 1 bis 2 Liter Blut zu infundieren.

Als *Instrumentarium* für die Blutübertragung werden entweder gebrauchsfertig gelieferte, mit gerinnungshemmenden Stabilisatoren versehene Transfusionsgeräte (Bluko-Gerät für Großtiere — Asid; Transfusionsbesteck Moser-Braun — Braun), oder aber ein 500 ml fassender Standzylinder sowie ein einfacher Infusionskolben mit Schlauchansatz benutzt. Der zum Auffangen des Spenderblutes bestimmte Zylinder ist zu sterilisieren, mit 2 g Natriumzitrat, 1 g Askorbinsäure sowie 20 ml aqua dest. zu beschicken und mit einer doppelten Lage steriler Verbandsgaze zu bedecken. Die *Blutentnahme* erfolgt mittels Aderlaßkanüle aus der gestauten Drosselvene des Spendertieres; dabei sollte der Blutstrahl durch die Gaze auf die Wand des Auffanggefäßes gerichtet werden, um eine mechanische Hämolyse oder Schaumbildung möglichst zu vermeiden. Der Standzylinder wird während der Blutentnahme ständig leicht kreisförmig um seine Längsachse geschwenkt, damit sich das Blut möglichst rasch mit dem gerinnungshemmenden Zusatz vermischt. Anschließend wird das Blut direkt aus der Transfusionsflasche oder nach Umgießen (aus dem Standzylinder) in einen gleichfalls gazebedeckten Infusionskolben transfundiert. In der Zeitspanne (5 bis 10 Minuten) zwischen biologischer Vorprobe und Infusion der Hauptblutmenge empfiehlt es sich, durch die solange in der V. jugularis des Empfängers verbleibende Kanüle kleinere Mengen von Kalziumboroglukonatlösung (S. 1348 f.) oder einer traubenzuckerhaltigen Elektrolytlösung (S. 1344), zweckmäßigerweise mit Zusatz von Antihistaminika (S. 1338) und/oder Strophantinpräparaten (S. 1346 f.), zu verabreichen.

Chemotherapeutika, siehe Antibiotika, Furanderivate und Sulfonamide

Chloramin, siehe Desinfektionsmittel

Chloramphenikol, siehe Antibiotika

Cholagoga, siehe galletreibende Mittel

Cholinpräparate, siehe Leberschutztherapie

Desinfektionsmittel (Desinfizientien)

Indikationen: Die sachgemäße Entkeimung verfolgt den Zweck, Infektionen zu verhüten, die ohne eine solche von der Umgebung (Stall-, Instrumentendesinfektion), von der Haut oder den Schleimhäuten des Tieres (Hautdesinfektion vor operativen Eingriffen, Wunddesinfektion) oder von der Haut des Operateurs (Händedesinfektion) ausgehen könnten. Sie richtet sich entweder gegen die gewöhnlichen Umweltkeime oder aber gegen bestimmte Erreger;

im letztgenannten Falle sind dann unter Umständen spezifisch antiviral oder antibakteriell (zum Beispiel: Klauendesinfektion bei Zwischenklauennekrose, S. 583), antimykotisch (zum Beispiel: Trichophytiebekämpfung, S. 710) oder antiparasitär wirksame Mittel (zum Beispiel: Vernichtung von Kokzidienoozysten oder Spulwurmeiern, S. 904, 935) einzusetzen. Die Desinfektionsmaßnahmen bei den der staatlichen Bekämpfung unterliegenden Tierseuchen sind in den diesbezüglichen Vorschriften des Viehseuchengesetzes (§ 3 VG und Anlage A VAVG) enthalten.

Präparate und Anwendung: Unter den antimikrobiellen Stoffen ist je nach Applikations- und Wirkungsweise zwischen den außerhalb des Tierkörpers einzusetzenden Desinfektionsmitteln im engeren Sinne, den am Tierkörper anzuwenden Antiseptika und den im Tierkörper selbst wirksam werdenden Chemotherapeutika (Antibiotika, S. 1336; Furanderivate, S. 1345; Sulfonamide, S. 1355) zu unterscheiden. Jeder äußeren Entkeimung muß zunächst eine gründliche mechanische Säuberung der betreffenden Oberfläche (mit Wasser und Seife oder anderen Reinigungsmitteln) vorausgehen. Die nachfolgende Aufstellung stützt sich im wesentlichen auf die von der Deutschen Gesellschaft für Hygiene und Mikrobiologie herausgebrachte Liste der als wirksam befundenen Desinfektionsmittel (Stand 1. 5. 1968).

Grob- und Feindesinfektionsmittel: *Amphotenside:* Tego 51 — und Tego 103 G — Goldschmidt, 2- bis 5 %ig (auch antimykotisch wirksam); Tegoseptal — Goldschmidt.
Chlorbasis: Chlorkalkmilch, 10 %ig zur Flächendesinfektion bei einer Einwirkungszeit von 4 bis 6 Stunden (nicht gegen M. tuberculosis); Chloramin 80 — v. Heyden, 0,5- bis 1 %ig; Helotil — Henkel GmbH (desinfizierendes Scheuerpulver); Para-Caporit — Bayer, 0,5- bis 1 %ig.
Formaldehydbasis: Formalin 3 %ig, zur Flächendesinfektion (insbesondere gegen Staphylokokken, Hautpilze und Tuberkelbakterien); Bazillolspray — Dr. Bode; Buraton — Schülke & Mayr, 1- bis 3 %ig; Incidin — Desowag-Chemie, 0,5- bis 2 %ig; Korsoform — Dr. Bode, 0,5- bis 4 %ig; Korsolin — Dr. Bode, 1- bis 3 %ig; Lysoform — Lysoformwerke, 1- bis 5 %ig.
Natronlauge (Natriumhydroxyd): 1- bis 2 %ig zur Flächendesinfektion (vor allem gegen Erreger von Viruskrankheiten); Ätznatron — Albrecht, — Friesoythe, — Hoechst, — W. d. T.; Duramin — Marienfelde, 4 %ig.
Phenolderivate: Kresolseifenlösung 5 %ig zur Flächendesinfektion (vor allem auch gegen M. tuberculosis); Aminocid — Lysoformwerke, 0,5- bis 6 %ig; Bac — Dr. Bode, 0,5- bis 5 %ig; Baktol — Dr. Bode, 1,5- bis 5 %ig; Kreolin — Kreolinwerke, 2- bis 5 %ig; Delegol — Bayer, 1- bis 5 %ig; Gevisol — Schülke & Mayr, 0,5- bis 5 %ig; Hycolin — Kreolinwerke, 2- bis 5 %ig; Lysaton — Schülke & Mayr, 0,2 %ig (gegen Hautpilze); Lysol — Schülke & Mayr, 2- bis 5 %ig; Lysolin — Schülke & Mayr, 1- bis 5 %ig; Sagrotan — Schülke & Mayr, 1,5- bis 5 %ig; Therapogen neu — Therapogenwerke, 1,5- bis 5 %ig.
Quartäre Phosphoniumverbindungen: Myxal-S-Konzentrat — Basotherm, 2- bis 5 %ig; Includal-Spray — Basotherm.
Schwefelkohlenstoffhaltige Desinfizientien (zur Abtötung von parasitären Dauerformen, insbesondere von Kokzidienoozysten und Spulwurmeiern): Dekaseptol — Marienfelde, 6 %ig; Helasept — Dr. Hesse, 5 %ig; Lohmasept — Lohmann, 5 %ig; Salernil — Pfizer, 6 %ig.

Händedesinfektionsmittel: Nachstehende Desinfizientien sind außer zur hygienischen auch zur chirurgischen Entkeimung der Hände geeignet; bei Anwendung der Handelspräparate sind die Waschvorschriften der Herstellfirma einzuhalten.
Alkoholbasis: Äthylalkohol 70- bis 80 %ig; Einwirkungszeit mindestens 2 bis 5 Minuten; Chirosept — Lysoformwerke; Dyocid — Asid; H 5-Händedesinfiziens — Lysoformwerke; Rapidosept — Bayer; Satinazid — Mack; Septikal — Schülke & Mayr.
Amphotenside: Jonirol — Byk Gulden; Tegolan — Goldschmidt.
Hexachlorophen: Phisohex — Winthrop (für täglich zu wiederholende Desinfektionen).
Phenolderivate: Manosept-Gel — Dr. Bode.
Quartäre Ammoniumverbindungen: Baktonium — Dr. Bode; Baktosept — Dr. Bode; Killavon — Lysoformwerke; Quartamon — Schülke & Mayr; Zephirol — Bayer.

Antiseptika: *Akridinfarbstoffe,* siehe Seite 1335.
Äthyldimethylbenzylaminochlorid: Mefarol — Bayer, 1 %ig zur Hautdesinfektion.
Benzosulphonchloramid: Chloramin — W. d. T., 0,25- bis 0,5 %ig für antiseptische Spülungen.
Benzylhydroäthyldodezylammoniumchlorid: Absonal-Spray — Cela.
Chlorxylenol: Friesothan — Friesoythe, 1 %ig; Parachlorsol — W. d. T.; Valvanol — Asid, 2- bis 10 %ig.
Jodtinktur (Tinctura jodi, DAB): zur präoperativen Entkeimung der Haut.
Metakresolsulphon: Dermido — Byk Gulden; Lotagen — Byk Gulden, 3- bis 5 %ig; Pervalen — Asid.
Oxychinol: Chinosol — Chinosolfabriken; Vioform-Spray — Ciba.

Spiritus (Weingeist): zur Hautdesinfektion.
Wasserstoffsuperoxyd: 3 %ig für antiseptische Spülungen.

Diäthylkarbamazin, siehe Lungenwurmmittel

Digitalispräparate, siehe Herzmittel

Dimerkaprol (Dimerkaptopropanol, BAL = British-Anti-Lewisite)

Indikationen: Dimerkaprol bildet mit Metallionen stabile, gut nierengängige Ringkomplexe und wird daher als Antidot bei Vergiftungen mit Arsen (S. 1158), Kadmium (S. 1130), Kupfer (S. 1127), Quecksilber (S. 1132) und Zink (S. 1129) eingesetzt. Bei Intoxikationen durch Blei, Selen oder Thallium ist es unwirksam.

Präparate und Anwendung: Sulfactin — Homburg; Dithioglyzerin — Rodleben. Dosierung: 2 bis 4 mg pro kg KGW in 5- bis 10 %iger Lösung an mehreren Stellen verteilt i. m.; bei Bedarf Wiederholung nach 6 bis 12 Stunden.

Diuretika, siehe harntreibende Mittel

Einhüllende Mittel (Adsorbentien)

Indikationen: Die als Adsorption bezeichnete Oberflächenbindung gelöster Moleküle oder Ionen wird therapeutisch vor allem zur Entfernung toxischer oder schleimhautreizender Stoffe aus dem Verdauungskanal ausgenutzt. So kommen die Adsorbentien bei einer Reihe von Vormagen- und Darmerkrankungen entzündlicher Natur (S. 233, 346; Salmonellose, S. 754; Kokzidiose, S. 904) sowie bei vielen oralen Vergiftungen zur Anwendung (Verätzungen, S. 1124; Intoxikationen durch Schwermetalle, S. 1127, 1132; Kochsalz, S. 1146; Arsen, S. 1158; Antimon, S. 1161; Bor, S. 1165; gelben Phosphor, S. 1171; Schwefelverbindungen, S. 1174; Chlorate, S. 1184; Metaldehyd, S. 1200; Dinitroverbindungen, S. 1201; Mineralöle, S. 1237; solaninhaltige Pflanzen, S. 1254; Eibe, S. 1256; Bingelkraut, S. 1260; Hahnenfußgewächse, S. 1269; Raps und Senf, S. 1271; Kornrade, S. 1273; Rizinussamen, S. 1276; Blaugrünalgen, S. 1285; Fleckschierling, S. 1288; Raupen, S. 1295).

Präparate und Anwendung: Nachfolgend sind die wichtigsten einhüllenden Mittel in der Reihenfolge ihre Adsorbtionsfähigkeit aufgeführt worden. Sie bilden einen häufigen Bestandteil der handelsüblichen Styptika (S. 1355), werden vielfach aber auch zusammen mit den anschließend genannten einschleimenden Stoffen (Schutz der Magendarmschleimhäute) oder gemeinsam mit Abführmitteln (S. 1344) verabreicht.

Medizinalkohle (Carbo medicinalis DAB): 200 bis 500 g p. o. (R).
Tonerde (Bolus alba DAB): 500 bis 1000 g p. o. (R).
Magnesiumoxyd (Magnesia usta DAB): 50 bis 100 g p. o. (R).
Eisenhydroxydlösung: 100 ml 40 %ige Ferrisulfatlösung unmittelbar vor Gebrauch mit 120 g Magnesiumhydroxyd (Magnesiamilch), 40 g Kohlepulver und 800 ml Wasser vermischen; 200 bis 500 ml p. o., bei Bedarf wiederholen (gilt besonders als Antidot bei Arsen- oder Zinkvergiftungen).
Leinsamenschleim (Mucilago semen lini): 500 g Leinsamen auf 4 Liter Wasser, 10 Minuten kochen lassen.
Haferschleim: Hafer oder Haferflocken aufkochen.
Schleimbildende Handelspräparate: Gelamin-Sol — Friesoythe, Parachlorgel — W. d. T., Theragel — Therapogen, Viscogela — Marienfelde; 5 bis 10 Liter der nach Gebrauchsvorschrift angefertigten Lösung p. o. (R).
Paraffinöl (Paraffinum liquidum): 500 bis 1000 ml p. o. (R).

Eisenhydroxydlösung, siehe einhüllende Mittel

Eisenpräparate

Indikationen: Eisenmangel kann bei Rindern aller Altersklassen auf stärkerem Blutverlust (Hämorrhagie, Hämolyse) und bei ausschließlich mit Milch ernährten Kälbern auf unzureichender Eisenzufuhr (Milchanämie, S. 1089) beruhen. Die orale oder parenterale Verabreichung von Eisen ist bei allen Formen der hypochromen Anämie (Übersicht 8, S. 127) sowie in der regenerativen Erholungsphase nach hämorrhagisch oder hämolytisch bedingter Blutarmut angezeigt.

Präparate und Anwendung: Bei oraler Applikation werden nur die zweiwertiges Eisen enthaltenden Ferroverbindungen in ausreichendem Maße resorbiert.

Ferrosulfat (Ferrum sulfuricum DAB): 10 bis 15 g pro Tag p. o. (R), 3 g pro Tag p. o. (K).
Ferroglukonat (Ferrum gluconicum): 50 g pro Tag. p. o. (R).
Eisenpolysaccharidkomplexe: Centoferrum — Ciba, Dorefer — Rentschler, Eisendextrin — Cyanamid, Eisenpolygalaktose-Komplex — Grünenthal, — Veterinaria, Ferkomin ad us. vet. — Grünenthal, Myofer 100 — Hoechst, Pecuferol — Cela, Vetiron — Friesoythe; alle Lösungen enthalten 100 mg Eisen pro ml; Dosierung: 5 bis 10 ml i. m. (K), 10 ml i. m. (R).

Eisenpräparate mit Spurenelement- und/oder Vitaminzusätzen: Centoferrum-B_{12} — Ciba, 2 bis 6 ml i. m. (K), 4 bis 10 ml i. m. (R); Eisensaccharidkomplex 10 % — Hydrochemie, 2,5 bis 4 ml i. m. (K); Ferrovet-Injektionslösung — Albrecht; Pygmia — Albrecht, 3 bis 5 ml i. m. oder s. c. (K).

Eiweißtherapie, siehe unspezifische Reiztherapie

Elektrolyttherapie

Indikationen: Bei vielen schweren Krankheitszuständen kommt der rechtzeitigen Korrektur des gestörten Wasser- und Elektrolythaushaltes sowie des Säure-Basen-Gleichgewichtes erhebliche und oft sogar lebensrettende Bedeutung zu. Als Elektrolyttherapie wird die substituierende parenterale oder orale Verabreichung von Ionenlösungen bestimmter Konzentration bezeichnet, die häufig Zusätze kalorienreicher Nährsubstanzen (Zucker, Aminosäuren, Fettemulsionen) enthalten. Das Anwendungsgebiet solcher Elektrolytlösungen umfaßt alle mit stärkerem Flüssigkeitsverlust (Dehydration), Hämokonzentration und/oder Blutazidose einhergehende Leiden (großflächige Hautentzündung, S. 27; Verbrennungen, S. 1318; Pansenazidose, S. 258; Kälberindigestionen, S. 263; Labmagenentzündung oder -erweiterung, S. 284, 291; Darmentzündungen, S. 346, 350; Kolibazillose, S. 749; Vibrionenenteritis, S. 763; Kokzidiose, S. 904; Trichostrongylose, S. 930). Die Elektrolytbehandlung ist außerdem angezeigt bei bestimmten Formen der Kreislaufschwäche (S. 110; etwa in Zusammenhang mit chirurgischen Eingriffen in der Bauchhöhle), bei Niereninsuffizienz (S. 383) und festliegenden Patienten (S. 452) sowie bei zahlreichen Vergiftungen (Arsen, S. 1158; Selen, S. 1164; Borate, S. 1165; Chlorate, S. 1184; Phenothiazin, S. 1214; Sulfonamide, S. 1223; Harnstoff, S. 1248; verschiedene Giftpflanzen, S. 1271, 1273, 1276, 1279, 1288). Schließlich stellt die Infusion von Elektrolytlösungen vor allem bei Rindern mit gestörter Tränkeaufnahme eine wichtige Ergänzung der künstlichen Ernährung (S. 1351 f.) dar (Schlundentzündung, S. 202; Meningitis, S. 639; bösartiges Katarrhalfieber, S. 847; Tetanus, S. 824; Botulismus, S. 819; Weidetetanie, S. 1032; Sonnenstich und Hitzschlag, S. 1315).

Lösungen, Anwendung und Dosierung: Zur sicheren Erkennung und Unterscheidung der mannigfaltigen Störungen des Wasser- und Elektrolythaushaltes (hyper-, iso- oder hypotone Dehydration, metabolische Azidose, Hypokalzämie, Hyponatriämie) ist eine eingehende Blutanalyse (Hämatokrit, Ionogramm, Alkalireserve) erforderlich. Da derartige, an ein gut ausgerüstetes Labor gebundene Untersuchungen beim Rind unter Praxisverhältnissen kaum durchführbar sind, beschränken sich die therapeutischen Möglichkeiten im allgemeinen auf grobe Korrekturen, die unter laufender Überwachung des Allgemeinbefindens und vorsichtiger Dosierung (insbesondere bei Störungen der Nierenfunktion) mit einer bewährten ausbalanzierten Infusionslösung vorgenommen werden. Neugeborenen Kälbern können die Elektrolytlösungen intravenös, intraperitoneal oder mit der Maulsonde per os verabreicht werden, während bei älteren Rindern hierfür vor allem die langsame intravenöse Infusion oder die Dauertropfinfusion in die Ohrvene (S. 171 ff.) infrage kommt. Dagegen sollten subkutane Injektionen solcher Lösungen wegen der durch diese Applikation bedingten schlechteren Resorptionsbedingungen möglichst vermieden werden. Die günstigste Wirkung ist durch wiederholte Gabe kleinerer Mengen oder durch die mehrstündige Tropfinfusion zu erzielen, wobei entsprechend dem Grad der Dehydration pro kg KGW täglich 5 bis 10 ml, in schwereren Fällen auch bis zu 20 ml und mehr zu verabreichen sind. Außerdem sollte gleichzeitig stets einwandfreies Trinkwasser (bei Kälbern Kamillentee oder ähnliches) ad libitum angeboten werden.

Von nachfolgenden Lösungen eignet sich die erstgenannte zur Anregung der Diurese bei Schockgefahr und zum Ausgleich geringgradiger Dehydrations- und Hämokonzentrationszustände, die zweite zur Behebung metabolisch bedingter Azidosen. Bei schwerwiegender Exsikkose und Azidose sind die danach aufgeführten selbst zubereitbaren Lösungen vorzuziehen. Die abschließend genannten Elektrolytlösungen des Handels sollten in Fällen von hochgradiger Hämokonzentration mit gleichen Teilen destillierten Wassers verdünnt angewandt werden.

Traubenzucker-Kochsalz-Lösung: Glukose 20 bis 100 g, Natriumchlorid 2,5 bis 4,5 g, aqua dest. ad 1000 ml.
Natriumbikarbonat-Lösung: Natriumbikarbonat 15 g, aqua dest. ad 1000 ml.
Laktat-RINGER-Lösung: Natriumchlorid 6,0 g, Kaliumchlorid 0,3 g, Kalziumchlorid 0,2 g, Natriumlaktat 3,1 g, aqua dest. ad 1000 ml.
DARROW'sche Lösung: Natriumchlorid 3,0 g, Kaliumchlorid 2,0 g, Natriumlaktat 3,1 g, aqua dest. ad 1000 ml.
McSHERRY'sche Lösung: Natriumchlorid 5,0 g, Kaliumchlorid 0,75 g, Kalziumchlorid 0,3 g, Magnesiumchlorid 0,3 g, Natriumazetatanhydrid 7,5 g, aqua dest. ad 1000 ml.
Handelspräparate: Äquifusal — Asid, Elektrolysal D-Lösung — Cela, Sterofundin-G — Braun.

Entzündungswidrige und schmerzlindernde Mittel (Antiphlogistika, Analgetika)

Indikationen: Die Arzneimittel dieser Gruppe zeichnen sich durch unterschiedlich stark ausgeprägte antipyretische, analgetische und antiphlogistische (antirheumatische) Eigenschaften aus, deren Wirkungsmechanismus noch weitgehend ungeklärt ist. Die vorwiegend fiebersenkenden Stoffe (Phenazon, Aminophenazon, Phenazetin, Azetanilid) finden in der Buiatrik vor allem als Bestandteile von Indigestionspulvern (S. 1336) Anwendung, während andere Pyrazolderivate (zum Beispiel Novalgin — Hoechst) neben der analgetischen noch eine spasmolytische Komponente aufweisen (Spasmolytika, S. 1350). Der einer Kortikosteroidwirkung (S. 1349) nahekommende starke entzündungswidrige Effekt einzelner hier zu besprechender Substanzen wird jedoch in erster Linie zur Behandlung der verschiedensten schmerzhaft-entzündlichen Krankheitszustände im Bereich des Bewegungsapparates eingesetzt (traumatisch bedingtes Festliegen, S. 453; Kreuzdarmbeinluxation, S. 521; degenerative Osteoarthrosen, S. 1006; aseptische Synoviitiden, S. 543).

Präparate und Anwendung: Nachstehende Mittel müssen zur Erreichung eines therapeutischen Erfolges in der Regel mehrere Tage oder Wochen lang in ein- bis zweitägigen Abständen verabreicht werden.

Azetylsalizylsäure (Acidum acetylosalicylicum DAB): Aspirin — Bayer (H).
Jodphenyl-dimethyl-pyrazolon: Arthripur — Atarost, 10 ml i. v. oder i. m. (R).
Natriumsalizylat (Natrium salicylicum DAB): 80 g, wenn möglich in mehreren Teildosen, pro Tag p. o. (oder 20 g in 100 ml aqua dest. s. c.) 3 bis 5 Tage lang (R).
Oxyphenbutazon: Tanderil — Geigy (H).
Phenylbutazon: Butazolidin — Geigy (H).
Phenylbutazon-Aminophenazon-Kombination: Irgapyrin — Cela, 20 bis 30 ml i. v. oder i. m. (R); Mobuzon 30 % — Hydrochemie; Tomanol — Byk Gulden, 20 bis 50 ml langsam i. v. oder i. m. (R).
Salizylamid: Aubikal — Chemische Fabrik Aubing, 20 bis 30 ml langsam i. v., i. m. oder s. c. (R).

Expektorantien, siehe Hustenmittel

Flüssigkeitszufuhr (parenterale), siehe Elektrolyttherapie

Furanderivate

Indikationen: Die Furanverbindungen besitzen ein breites antimikrobielles Wirkungsspektrum (Übersicht 70) und sind daher anderen Chemotherapeutika (Antibiotika, S. 1336; Sulfonamide, S. 1355) in manchen Indikationen ebenbürtig oder sogar überlegen. Von den Vertretern dieser Gruppe wird das Nitrofurazon zur lokalen Wundbehandlung und als Kozidiostatikum, das Furazolidon als Spezifikum gegen Darminfektionen (Kälberenteritiden, S. 350; Kolibazillose, S. 749; Salmonellose, S. 754; Vibrionenenteritis, S. 763; Kokzidiose, S. 904) und das Nitrofurantoin bei bestimmten Harnwegsinfektionen prophylaktisch und therapeutisch eingesetzt.

Präparate und Anwendung: Zur Vermeidung von Furanvergiftungen (S. 1244) dürfen die im folgenden genannten therapeutischen Tagesdosen bei oraler Verabreichung, vor allem an Kälber, nicht überschritten und höchstens eine Woche lang gegeben werden.

Furazolidon: Furoxon-Reinsubstanz — Byk Gulden, 200 bis 400 g pro Tonne Kälber-Milchaustauscher (therapeutisch) oder 50 bis 80 g pro Tonne (prophylaktisch); Furazolidon 100 % — Friesoythe, — Prämix-Wirkstoff GmbH, — W. d. T., 50 bis 80 g pro Tonne Kälber-Milchaustauscher (prophylaktisch über mehrere Wochen); Furoxon suspendierbar 96 % — Friesoythe, — Prämix-Wirkstoff GmbH, therapeutisch 5 mg pro kg KGW und Tag oder 200 bis 400 mg pro

Tier und Tag (K), prophylaktisch 50 mg pro Tier und Tag mit der Tränke (K); Furazolidon-Tabletten — Marienfelde.
Furazolidon in Kombination mit Antibiotika und/oder Vitaminen: Amphurox — Byk Gulden, 2 bis 3 Kapseln zu 750 mg pro Tier und Tag p. o. (K); Enterotonon — Byk Gulden, 2mal 25 g pro Tier und Tag p. o. (K); Friesomix — Friesoythe, 0,25 g pro Tier und Tag p. o. (K).
Nitrofurantoin: Furadantin — Boehringer (H); Ituran — Promonta (H).
Nitrofurazon: Furacin-Sol — Byk Gulden; Furacin-Streusol — Byk Gulden; Furen-Sol — W. d. T.; Furen-Streusol — W. d. T.; Nitrofurazon 100 % — Prämix-Wirkstoff GmbH.

Galletreibende Mittel (Cholagoga)

Indikationen: Bei den galletreibenden Stoffen ist zu unterscheiden zwischen solchen, die eine verstärkte Absonderung von Gallenflüssigkeit bewirken (Choleretika), und jenen, welche die Entleerung der Gallenwege fördern (Cholekinetika). Erstere sind vor allem bei Gallenwegsentzündungen und -verstopfungen (S. 371, 374) angezeigt, während letztere in der Buiatrik mitunter zur Behandlung bei Leberfunktionsstörungen eingesetzt werden (Leberschutztherapie, S. 1352).

Präparate und Anwendung: Die reflektorische Entleerung der Gallenblase wird durch oral zu verabreichende salinische Abführmittel (S. 1334) ausgelöst, sobald diese in den Dünndarm gelangen.
Magnesiumsulfat (Magnesium sulfuricum): 100 bis 300 g in ein bis zwei Liter Wasser gelöst p. o. (R); bei Bedarf mehrere Tage lang täglich wiederholen.

Glukokortikoide, siehe Kortikosteroide

Hämostyptika, siehe blutstillende Mittel

Harntreibende Mittel (Diuretika)

Indikationen: Wegen der geringen Neigung des Rindes zur Ödembildung sind Mittel zur Steigerung der Nierenausscheidung von Wasser und Salzen bei dieser Tierart nur zur Behandlung bestimmter Ödemformen (Unterhautödem, S. 35; Höhenkrankheit, S. 96; Aszites, S. 362; Lungenödem, S. 155; Hirnödem, insbesondere bei Polioenzephalomalazie, S. 643; Amaurose, S. 669) sowie nach der Beseitigung von eingeklemmten Harnsteinen (S. 405) angezeigt. Bei östrogenbedingten Geburts- und Euterödemen sollen dagegen Progesteronpräparate den Diuretika an Wirksamkeit überlegen sein.

Präparate und Anwendung: Von den zahlreichen diuretisch wirkenden Stoffen werden beim Rind nur wenige therapeutisch eingesetzt. Eine osmotisch bedingte verstärkte Diurese kann durch intravenöse Verabreichung hypertonischer Lösungen von Harnstoff, Mannit oder Glukose (zum Beispiel 100 bis 200 g Traubenzucker in 5- bis 10 %iger Lösung) erreicht werden. Eine stärkere diuretische Wirkung kommt den Saluretika zu, die in nachstehender Dosierung mehrere Tage lang, bis zur Ödemausschwemmung zu verabfolgen sind.
Benzylhydroflumethiazid: Intolex — Cela, 5 bis 10 ml i. m. oder s. c., oder 0,5 mg pro kg KGW p. o. (R).
Furosemid: Lasix — Hoechst (H), 1 mg pro kg KGW i. m. oder 5 mg pro kg KGW p. o. (R).
Hydrochlorothiazid: Vetidrex — Ciba, 2 bis 4 mg pro kg KGW i. m. oder p. o.

Herzmittel (Kardiaka)

Indikationen: Die herzwirksamen Pflanzenglykoside erhöhen die Kontraktionskraft des insuffizienten Herzmuskels; sie werden daher bei Herzschwäche (S. 94), nach Perikardiotomie (S. 89), bei Höhenkrankheit (S. 96), hochgradiger Lungenentzündung (S. 162), Klauenrehe (S. 562) und schwerer Hämoglobinurie (S. 896, 1074) eingesetzt. Die beim Rind weit häufiger notwendig werdende Behandlung von Kreislaufschwächezuständen (Abb. 53) stützt sich dagegen auf Kreislaufmittel (S. 1351).

Präparate und Anwendung: Am kranken Rind finden vor allem die raschwirkenden Strophanthinglykoside (Wirkungsmaximum 1 Stunde nach intravenöser Injektion) und gelegentlich auch die mehrere Tage lang in zweitägigen Abständen zu verabreichenden Digitalisglykoside (Wirkungsmaximum nach 6 bis 12 Stunden) Verwendung.
Digitalispräparate: Digital-Lösung — W. d. T., 10 ml (R) bzw. 3 bis 5 ml (K) i. v. oder i. m.; Digimerck — Merck (H).
Strophanthinpräparate: Kombetin — Boehringer (0,5 mg pro ml), 2 bis 4 mg mit 100 bis 200 g Traubenzucker in 20- bis 50 %iger Lösung i. v. (R); Myokombin — Boehringer (H).

Strophanthinpräparate mit Honig- oder Traubenzuckerzusatz: Melostrophan — W. d. T., 40 bis 100 ml langsam i. v. (R); Stromeltin — Alvetra, 2 bis 4 mg oder 50 bis 100 ml i. v. (R); Strophanektan forte — Therapogen, 25 bis 50 ml (maximal 250 ml) i. v. (R) bzw. 12 bis 25 ml (maximal 75 ml) i. v. (K); Strophanthin-Traubenzucker — Albrecht, — Hydrochemie.

Hirudoidpräparate

Indikation: Heparin, Heparinoide und Hirudin hemmen die Blutgerinnung und fördern die Auflösung von Gefäßthromben; auf dieser Grundlage zubereitete Salben werden daher gelegentlich bei frischer Peri- und Thrombophlebitis (S. 117) äußerlich angewandt.

Präparate: Heparinsalbe — Hydrochemie, Hirudoidsalbe — Luitpold.

Hustenmittel (Expektorantien)

Indikationen: Die rein empirisch erfolgende Verabreichung von Expektorantien soll die Entfernung krankhafter Schleimhautsekrete und -exsudate aus den Atemwegen fördern (Laryngitis, S. 150; Tracheitis, S. 150; Bronchitis, S. 161); der pharmakologische und klinische Nachweis ihrer Wirksamkeit ist beim Rind jedoch noch nicht erbracht worden.

Präparate und Anwendung: *Ammoniumchlorid mit verschiedenen Zusätzen* (zur oralen Applikation): Benadryl-Expektorans — Parke Davis, Hustenmittel flüssig — Atarost, Hustenpulver für Großtiere — Hydrochemie, Hustenpulver für Pferde und Rinder — W. d. T. *Cyklohexylmethylaminodibrombenzylammoniumchlorid:* Bisolvon — Cela, 25 bis 30 ml i. m. (R); Bisolvonpulver — Cela, 10 bis 15 g p. o. (R).
Guajakoläther mit verschiedenen Zusätzen: Bronchokol — Alvetra, 10 bis 20 ml i. v. (R); Pulmocalcin — Therapogen.

Hyaluronidase-Präparate

Indikationen: Die Hyaluronidase fördert durch fermentative Spaltung der Hyaluronsäure, einer Bindegewebskittsubstanz, die Verteilung und die Resorption subkutan injizierter Lösungen (Lokalanästhetika; Dauertropfinfusion, S. 1061) sowie von in der Unterhaut befindlichem Blut oder Transsudat. Sie wird beim Rind vor allem nach versehentlicher paravenöser Injektion reizender Arzneimittel lokal infiltriert (S. 117), um der sonst eintretenden Peri- und Thrombophlebitis vorzubeugen.

Präparate: Apertase — Hoechst (H), Kinetin — Schering (H), Luronase — Bayer (H); 150 bis 300 IE pro Dosis.

Hyperämisierende Mittel

Indikationen: Mit Hilfe einer Reihe örtlich zu applizierender hautreizender Substanzen läßt sich eine mehr oder weniger tiefreichende Zunahme der Gewebsdurchblutung (Hyperämie) erzielen, deren resorptionsfördernde Wirkung vor allem bei fortgeschrittenen entzündlichen Prozessen in folgenden Geweben therapeutisch ausgenutzt wird: Unterhaut (Phlegmonen, S. 37; Abszesse, S. 39), Lähmungen oberflächlich verlaufender Nerven (N. radialis, S. 443; N. fibularis, S. 472), Muskeln (Myositis, S. 521), Gelenke, Sehnenscheiden und Schleimbeutel (S. 541), Kronsaum- und Ballenphlegmone (S. 586).

Präparate und Anwendung: Eine lokale Hyperämie läßt sich durch täglich zu wiederholendes, 10 bis 20 Minuten dauerndes Abbaden (mit 40 bis 50° C warmem Wasser), durch warme Packungen, Umschläge oder Verbände (Kataplasmen mit 40 bis 50° C warmem Leinsamen- oder Kartoffelbrei, 50 %iger Alkohol-Priessnitz) und durch das je nach Entwicklung des Leidens häufigere oder seltenere (schwächer oder konzentrierter zu dosierende) Einreiben mit hyperämisierenden Salben (keine quecksilberhaltigen Zubereitungen!, S. 1130) oder Linimenten erreichen. Im Bedarfsfalle kann durch Thermokaustik (Punktfeuer) ein stärkerer Reiz gesetzt werden; auf Scharfsalben (Kantharidin, Senföl etc.) sollte beim Rind möglichst verzichtet werden.
Bituminolum (Ammonium sulfichthyolicum): Balingan-Salbe — Albrecht, 20- bis 50 %ig; Ichthyolsalbe — Ichthyolgesellschaft, 40 %ig; Ichtulfonsalbe — Alvetra, 20- und 50 %ig; Phlegmonesalbe — W. d. T.; Unguentum ichthyoli — W. d. T., 20-, 40- und 50 %ig.
Jod: Jodsalunguene — W. d. T.
Kampfer: Kampfersalbe — Alvetra, — W. d. T., 10- und 20 %ig; Kampfersalbe — Friesoythe, 20 %ig; Kampfer-Salizyl-Salbe — Rentschler; Unguentum camphoratum salicylicum ad us. vet. — Bayer.
Nikotinsäurederivate: Finalgon — Cela; Rubriment — Nordmark (H).
Terpentin: Panaritiumsalbe — W. d. T.; Sanitas-Salbe — Alvetra.

Wirkstoffkombinationen: Antiphlegmonen-Salbe — Asid; Capsolin — Parke Davis; Dracodermalinsalbe — Dr. Atzinger; Jodlysin — W. d. T.; Jodrheumaterpa — Therapogen; Jokeuphon — Alvetra; Josorptol — Schürholz; Joterpa mit 5 % Kampfer — Therapogen; Joterpa mit 5 % Ichthyol — Therapogen; Mobilat-Salbe — Luitpold; Panaritiumsalbe — Therapogen; Phlegmalon-Salbe — Albrecht; Phlegmokulin-Salbe — Friesoythe; Phlegmaston — Hydrochemie; Rheumawarthol — Rentschler; Restitutionsfluid — W. d. T.; Ungulansalbe — Chassot.

Impfstoffe (Vakzinen und Seren)

Indikationen: Die aktive oder passive Immunisierung hat vor allem bei den seuchenhaft auftretenden Infektionskrankheiten Bedeutung; allerdings ist die Verabreichung von Immunseren in Form von Not- oder Heilimpfungen bei vielen bakteriell bedingten Leiden weitgehend durch die Behandlung mit Antibiotika verdrängt worden. Unter den in Deutschland auftretenden Infektionskrankheiten des Rindes kommt ein Impfstoffeinsatz bei Rauschbrand (S. 700), Pararauschbrand (S. 698), Papillomatose (S. 694), Parainfluenza-3 (S. 720), Enterotoxämie (S. 761), Salmonellose (S. 754), Tetanus (S. 825), Tollwut (S. 799), Maul- und Klauenseuche (S. 841) und Milzbrand (S. 854) in Betracht. In der Bekämpfung enzootischer Kälberinfektionen kann von γ-Globulinpräparaten und multivalenten Kälberaufzucht-Vakzinen wegen der immunbiologischen Sonderstellung der Neugeborenen und der Mannigfaltigkeit der beteiligten Erregerstämme meist nur ein Teilerfolg erwartet werden.

Präparate und Anwendung: Dosierung und Applikationsweise nachstehender Impfstoffe sind den Gebrauchsanweisungen der Hersteller zu entnehmen. Um die Wirksamkeit der Vakzinen und Seren nicht zu beeinträchtigen, sollten die Lagerungsvorschriften unbedingt eingehalten werden.

Clostridieninfektionen: Rauschbrand-, Pararauschbrand- und Gasödemserum — I. S. T.; Rauschbrand-, Pararauschbrand-Vaccine — Behringwerke; Ovipan-Enterotoxämievaccine — I. S. T.
Maul- und Klauenseuche: MKS-Hochimmunserum — Bayer, — Behringwerke; MKS-Konzentrat-Vaccine — Bayer, — Roger Bellon; MKS-Kultur-Vaccine — Bayer, — Behringwerke, — Wellcome; MKS-Vaccine — Rentschler.
Milzbrand: Milzbrand-Adsorbat-Impfstoff — Behringwerke; Milzbrandserum ad us. vet. — Behringwerke.
Papillomatose: Warzenextrakt — W. d. T.; Warzenvaccine — Friesoythe, — Rentschler (zur Schutz- und Heilimpfung).
Parainfluenza-3: Parainfluenza-3-Impfstoff (zur nasalen Applikation) — Rentschler.
Salmonellose: Paratyphus-Enteritis-Serum W (für Wiederkäuer) — W. d. T.; Paratyphus-Enteritis-Vaccine W (für Wiederkäuer) — W. d. T.
Tetanus: Tetanus-Serum — Asid, — Behringwerke, — Friesoythe, — Rentschler, — W. d. T.; Tetanus-Toxoid — Asid, — Behringwerke, — W. d. T.
Tollwut: Madevac — Behringwerke, Tollwutvaccine — Rentschler (inaktivierte Gewebekulturvakzinen).
γ-Globulin-Präparate: Coli-Gammaglobulin — Rentschler; Gammaglobulin vom Rind — Asid; Gammaglobulin — Rentschler; Gammatonin ad us. vet. — Hoechst; Globulactin — Byk Gulden; Septival — I. S. T.; Serimun — Biochema.
Multivalente Impfstoffe: Aggrecolin — Hoechst; Bovisan — Friesoythe; Coli-Serum — Rentschler; Coli-Pneumokokken-Vakzine — Rentschler; Coli-Pneumokokken-Serum — Rentschler; Coli-Serum W (für Wiederkäuer) — W. d. T.; Coli-Vaccine W (für Wiederkäuer) — W. d. T.; Diplokokken-Serum — W. d. T.; Diplokokken-Vaccine — W. d. T.; Gobanal — Asid; KAV 25 — Hoechst; Multigal — W. d. T.; Trivalentes Rinderserum — I. S. T.; Vituserum — Rentschler.

Indigestionspulver, siehe Anregung der Pansenverdauung

Jodtherapie, siehe unspezifische Reiztherapie

Kalzium-Salzlösungen

Indikationen: Aufgrund der vor allem für die Nerven- und Muskelfunktionen lebenswichtigen Bedeutung des Kalzium- und Magnesiumstoffwechsels haben anorganische und organische Kalzium-Salzlösungen (oft in Kombination mit Magnesiumverbindungen) beim Rind ein breites Anwendungsgebiet erlangt. In diesem steht die Substitutionsbehandlung bei Stoffwechselstörungen (hypokalzämische Gebärlähmung, S. 1017; hypomagnesämische Tetanien, S. 1032, 1039, 1041, 1045) und bei bestimmten Vergiftungen im Vordergrund (Kalium, S. 1148; Magnesium, S. 1149; akute Fluorintoxikation, S. 1181; Harnstoff, S. 1248). Eine Reihe weiterer Indikationen ergibt sich aus den gefäßabdichtenden und vegetativ stimulierenden Eigenschaften der Kalziumsalze (Schockbekämpfung, S. 110; Blutungen, S. 112; allergische Klauenrehe, S. 562; Unverträglichkeitsreaktionen nach Antibiotikatherapie, S. 1221; Urtikaria, S. 1306; Morbus maculosus, S. 1308; Kehlkopfödem, S. 148; Lungenödem und -emphysem, S. 155, 159; hämorrhagische Diathesen, S. 1313; Schockvorbeuge: im Rahmen von Bauchhöhlenoperationen, S. 317, 326; bei Darmlähmung, S. 328; und bei Vergiftungen mit chlorierten Kohlenwasserstoffen, ANTU, Fluorazetat, Metaldehyd, Furoxon oder Äthylalkohol, S. 1140, 1198, 1199, 1200, 1225, 1235). Bezüglich des Einsatzes von Kalzium-Salzlösungen bei Leberkrankheiten wird auf Seite 1151 f. und 1352 verwiesen. Die reinen Magnesium-Salzlösungen sind auf Seite 1353 f. aufgeführt.

Präparate und Anwendung: Die mit der intravenösen Verabreichung von Kalzium-Salzlösungen verbundenen Kreislaufwirkungen (S. 1151) erfordern eine strenge Indikationsabgrenzung, langsame — unter Herzkontrolle erfolgende — Infusion sowie eine dem Krankheitszustand angepaßte Dosierung (S. 1017 f., 1152). Kalziumchloridhaltige Lösungen sind streng intravenös zu infundieren, da sie bei versehentlicher paravenöser oder subkutaner Applikation schwere Gewebsnekrosen (S. 1150) verursachen; Zubereitungen auf der Basis von Kalziumboroglukonat können dagegen auch subkutan injiziert werden, wobei größere Dosen auf mehrere Stellen zu verteilen sind.

Kalzium-Magnesiumchloridlösungen: Calcimagon (Konzentrat) — Marienfelde; Calmadex (Konzentrat) — Friesoythe; Chlor-mag-kalz-Lösung (konzentriert) — W. d. T.

Kalzium-Magnesiumchloridlösungen mit Invert- oder Traubenzuckerzusatz: Calcium-Magnesium-Chlorid mit Invertzucker — Albrecht, — Hydrochemie; Calmadex mit Traubenzucker — Friesoythe; Tetanivert — Asid.

Kalzium-Magnesiumchloridlösungen mit weiteren Zusätzen (Kreislaufmittel, Spurenelemente, Vitamine): Kalzium-Magnesiumlösungen — Rentschler; Calmagen — Therapogen; Calmasol — Alvetra; Chlor-mag-kalz-Lösung — W. d. T.; Paresodrin — Asid.

Kalzium-Magnesiumchloridlösungen mit erhöhtem Magnesiumanteil: Calcium-Magnesium-Chlorid mit Traubenzucker — Albrecht, — Hydrochemie; Kalzium-Magnesium-Lösung — Rentschler; Calmadex forte — Friesoythe; Chlor-mag-kalz-Lösung — W. d. T.; Magnesal — Asid.

Kalziumboroglukonatlösung: Calcium-bor-gluconat 40 %ig — Veterinaria.

Kalziumboroglukonatlösungen mit Zusatz von Magnesiumchlorid und/oder Phosphorverbindungen: Calcium-bor-gluconicum 24- und 38 %ig — Albrecht, — Hydrochemie; Kalzium-borogluconicum 38 %ig — Parke Davis; Kalzium-Borglukonat-Lösung 38 %ig — Therapogen; Kalziumglukonikum-Lösungen — Rentschler (24-, 36- und 48 %ig); Calphon 24 %ig ad us. vet. — Bayer; Calphon forte 50 %ig ad us. vet. — Bayer; CMP-Lösung 24 %ig — Friesoythe; Glukonal 42 %ig — W. d. T.

Kalziumboroglukonatlösungen mit weiteren Zusätzen (Kreislaufmittel, Spurenelemente, Zukker): Calcium-bor-gluconicum 38 %ig — Albrecht, — Hydrochemie; Kalzium-bor-glukonat-Lösung 24-, 30- und 40 %ig — Friesoythe; Glukophon 24- und 50 %ig — Alvetra; Glumaphor 40 %ig — Asid; Neocalcina 20 %ig — Albrecht.

Kalziumversenat (Calciumdinatriumäthylendiaminotetraazetat, EDTA)

Indikationen: Die zu den Chelatbildnern gehörenden Versenate gehen mit Metallionen stabile, leicht renal eliminierbare Komplexverbindungen ein. Kalziumversenat wird daher bei bestimmten Schwermetallvergiftungen als gut wirksames Antidot eingesetzt (Kupfer, S. 1127; Kadmium, S. 1130; Quecksilber, S. 1132; Blei, S. 1138).

Präparate und Anwendung: *Kalziumtetrazemindinatrium:* Calcium — Hausmann (erhältlich bei W. Krebs, Offenbach/Main); Cobaltin forte — Cassella; Idranal III — Riedel de Haen; Titriplex III — Merck. Dosierung: 50 bis 80 ml (R) oder 20 bis 40 ml (K, Jungrinder) der 24 %igen Lösung i. v. oder s. c. unter gleichzeitiger parenteraler oder oraler Flüssigkeitszufuhr und Diureseanregung (Elektrolyttherapie, S. 1344, harntreibende Mittel, S. 1346); bei Bedarf Wiederholung nach 12 bis 24 Stunden, unter Umständen nur in halber Dosis.

Kardiaka, siehe Herzmittel

Kortikosteroide

Indikationen: Von den Hormonen der Nebennierenrinde haben sich die Glukokortikoide aufgrund ihrer besonderen pharmakodynamischen Eigenschaften (Aufrechterhaltung der Homöostase, Anregung der Glukoneogenese, Hemmung entzündlicher und allergischer Mesenchymreaktionen) einen außerordentlich breiten Anwendungsbereich erschlossen. Dieser umfaßt beim Rind unter anderem zahlreiche Hautkrankheiten (Seborrhoe, S. 18; Ekzem, S. 21; Dermatitis, S. 26; Verbrennungen, S. 1318; Photosensibilitätsreaktionen, S. 1326), prä- und postoperative

Schockzustände (bei chirurgischen Eingriffen an den Vormägen, S. 270; am Labmagen, S. 301; am Darm, S. 317, 326; oder an der Gallenblase, S. 376), Erkrankungen der Leber und der Gallenwege (Hepatitis und Hepatosen, S. 367; Gallenstauung, S. 376), Stoffwechselstörungen (Azetonämie, S. 1062), allgemeine Schwäche und Erschöpfung (Festliegen, S. 452), Allergosen (Glottisödem, S. 148); allergische Stomatitis, S. 178; Lungenödem und -emphysem, S. 159; Urtikaria, S. 1306) und hämorrhagische Diathesen (S. 1313) sowie entzündliche Leiden im Bereich des Bewegungsapparates (Arthrosen, S. 542; Myositiden, S. 521; Polyarthritis, S. 519; Klauenrehe, S. 562), des Auges (Keratitis, S. 665; Keratokonjunktivitis, S. 834; innere Augenentzündungen, S. 667; Amaurosis, S. 669) und anderer Organe (Thrombophlebitisvorbeuge, S. 117; bösartiges Katarrhalfieber, S. 847; Insektenstiche, S. 1296; Kriebelmücken-Intoxikation, S. 1298; etc.). Beim Vorliegen lokaler oder allgemeiner Infektionen sollten die Kortikosteroide entweder gemieden oder nur unter gleichzeitiger örtlicher oder parenteraler Antibiose (S. 1336) eingesetzt werden.

Präparate und Anwendung: Nachstehend sind die therapeutisch wichtigsten Kortikosteroide in der Reihenfolge steigender Wirksamkeit aufgeführt.

Kortison: Cortison — Hoechst (H); Scheroson-Depot — Schering (H); 500 bis 2000 mg i. m. (R).
Hydrokortison: Actocortin — Marienfelde; Scheroson-Kristallsuspension — Schering; 100 bis 500 mg i. v., i. m. oder intraartikulär (R). Scheroson F-Salbe — Schering (H), zur lokalen Anwendung.
Fluorhydrokortisonazetat: Scherofluron-Kristallsuspension — Schering (H); 9 bis 18 mg intraartikulär. Scherofluron-Salbe — Schering (H).
Prednisolon: Decortin H ad us. vet. — Merck; Deltacortril — Pfizer; Friesocortin-Lösung 1 %ig — Friesoythe; Friesocortin-Kristallsuspension 2,5 %ig — Friesoythe; Hostacortin H-Lösung 1 %ig — Hoechst; Hostacortin H-Kristallsuspension — Hoechst; Prednidoren 1- und 2 %ig — Rentschler; Prednisolon 1 %ig — Albrecht, — Asid, — Cela; Prednisolon-Suspension 1- und 2,5 %ig — Alvetra; Prednisolon-Suspension 2,5 %ig — Hydrochemie; Prednisolon 1 %ig — Veterinaria; Prednisolon pro injectione 2,5 %ig — Veterinaria; Scherisolon-Kristallsuspension 1 %ig — Schering (H); Vecortenol ad us. vet. — Ciba; Wedecort 1- und 2,5 %ig — W. d. T. 50 bis 500 mg i. m. (Lösungen auch i. v.) oder intraartikulär (R).
Dexamethason: Dexamethason-Suspension (1 mg pro ml) — Hydrochemie; Dexamethason-TMA-Kristallsuspension (5 mg pro ml) — W. d. T.; Dexa-Scheroson — Schering (H); Fortecortin-Lösung für Tiere — Merck; Voren (1 mg pro ml) — Cela. 10 bis 30 mg i. v., i. m. oder intraartikulär (R).
Flumethason: Cortexilar ad us. vet. — Grünenthal; 1 bis 2,5 mg i. v., i. m., s. c. oder intraartikulär (R).
Triamcinolon-Acetonid: Volon A-Kristallsuspension — Squibb; Volon A-40-Kristallsuspension — Squibb; 125 bis 200 mg i. m. oder 40 bis 80 mg intraartikulär. Volon A-Spray — Squibb, zur örtlichen Anwendung.
Kombinationspräparate: Dexamethason und Prednisolon — Diamond; Opticortenol S ad us. vet. — Ciba.
Kortikosteroidsalben mit antiseptischem Zusatz: Friesocortin-Salbe — Friesoythe; Myko-Jellin — Grünenthal; Schericur — Schering (H); Scheroson F-compositum — Schering (H); Vecortenol-Vioform-Salbe — Ciba.
Kombinationspräparate auf der Basis von Kortikosteroiden und Antibiotika: siehe Seite 1338.

Krampflösende Mittel (Spasmolytika)

Indikationen: Die im engeren Sinne krampflösend wirkenden Mittel setzen den Tonus der glatten Muskulatur herab und finden daher Anwendung bei Spasmen der Bronchien (Lungenemphysem, S. 156), des Magen-Darmkanales (Kälberindigestionen, S. 263; Darmkrampf, S. 329) oder der abführenden Gallen- und Harnwege (Gallengangsentzündung, S. 371; Gallenstauung, S. 374; Urolithiasis, S. 404). Bei Schlundentzündung (S. 202), Schlundkrampf (S. 215), Schlundverstopfung (S. 207) und Verlegung der Kardia (S. 244) kommt ihnen aufgrund ihrer analgetischen Komponente offenbar ebenfalls ein gewisser spasmolytischer Effekt zu, obwohl der Ösophagus des Rindes quergestreifte Muskulatur besitzt; bei den letztgenannten Leiden werden heute in zunehmendem Maße Tranquilizer (S. 1354) eingesetzt, welche auch den Tonus der Skelettmuskulatur vermindern und zudem eine allgemeine Ruhigstellung des Patienten bewirken.

Präparate und Anwendung: Als Spasmolytika im engeren Sinne werden in der Buiatrik vor allem krampflösende Pyrazolonderivate mit bestimmten atropin- oder papaverinähnlichen Zusätzen benutzt.

Biaetaminverinazetat: Spasta-Vet — Friesoythe, 20 bis 30 ml i. v., i. m. oder s. c. (R).

Butylscopolamin: Buskopan-compositum — Cela, 20 bis 25 ml (R) oder 5 bis 10 ml (K) i. v. oder i. m.
Papaverin-Abkömmlinge: Ebalgin — Rentschler, 10 bis 14 ml i .v. oder i. m. (R); Papaverin — Knoll (H); Paverin — Merck.
Phenyldimethylpyrazolon-Methylaminomethansulfon: Acabel-compositum — Grünenthal; Illagin — W. d. T.; Isaverin — Merck; Melufin ad us. vet. — Hoechst; Novalgin ad us. vet. — Hoechst; Rheumadon 50 %ig — Chassot. 5 bis 8 ml pro 100 kg KGW (R), 5 bis 15 ml (K), i. v. oder i. m.

Kreislaufmittel (Analeptika und Sympathomimetika)

Indikationen: Aufrechterhaltung, Stützung oder Anregung des Blutkreislaufes gehören bei vielen schweren Erkrankungen mit zu den wichtigsten therapeutischen Maßnahmen. Neben einer mitunter notwendig werdenden Stärkung des Herzmuskels durch Kardiaka (S. 1346) stellte die Vermehrung des Blutvolumens durch Bluttransfusion (S. 1340) sowie durch Verabreichung von Blutersatzmitteln (S. 1339) oder Elektrolytlösungen (S. 1344) bei allen Formen des Kreislaufschocks (Abb. 53) die vordringlichste Behandlungsaufgabe dar. Dagegen bleibt der Einsatz analeptisch und/oder sympathomimetisch wirkender Mittel auf Sonderfälle des zentralen und peripheren Kreislaufschocks (Asphyxia neonatorum, S. 152; Narkosezwischenfälle oder gewisse Vergiftungen) und Zustände von Kreislauflabilität beschränkt (etwa in Zusammenhang mit chirurgischen Eingriffen in der Bauchhöhle, S. 326; bei Niereninsuffizienz, S. 383; Allergosen, S. 1306; Sonnenstich und Hitzschlag, S. 1315; Verbrennungen, S. 1318; Unfällen durch elektrischen Strom, S. 1322; Vergiftungen: Arsen, S. 1158; Nitrate, S. 1168; Schwefelkalk, S. 1173; Schwefelwasserstoff, S. 1173; Fluor, S. 1181; Chlorate, S. 1184; Jod, S. 1185; Äthylalkohol, S. 1235; Harnstoff, S. 1284; bestimmte pflanzliche oder tierische Gifte, S. 1252 ff., 1293 ff.).

Präparate und Anwendung: Fast sämtliche Kreislaufmittel haben nur eine sehr kurze Wirkungsdauer. Diese beträgt bei den physiologischen Überträgerstoffen lediglich einige Minuten (weshalb Noradrenalin in Form der intravenösen Dauertropfinfusion zu verabreichen ist) und bei den übrigen Substanzen allenfalls mehrere Stunden (so daß Nachbehandlungen in Abständen von 3 bis 6 Stunden nötig sind). Wegen der Schwierigkeiten einer exakten differentialdiagnostischen Abgrenzung von peripher und zentral bedingter Kreislaufschwäche und des häufigen Vorkommens gemischten Kreislaufversagens ist es oft zweckmäßig, zur Sicherheit ein Kombinationspräparat (mit zentralem und peripherem Wirkungsangriff) zu wählen.

Kreislaufmittel mit überwiegend zentraler Wirkung: *Kampfer:* Hexeton-Lösung 8 %ig ad us. vet. — Bayer; 5 bis 10 ml i. m. oder, auf 200 ml verdünnt, langsam i. v. (R).
Koffein: Coffeinum natriumsalicylicum 50 %ig — Alvetra, — Friesoythe, — W. d. T.; 10 bis 20 ml i. v. oder s. c. (R).
Methylaminopyridin: Cardiovet — Hydrochemie, Theracarden — Therapogen; 4 bis 10 ml (R), 2 bis 3 ml (K), i. m. oder s. c.
Pentetrazol: Kardiazol — Knoll (H), Corsedrol — Rentschler; 10 bis 20 ml i. v., i. m. oder s. c. (R).
Theophyllin: Euphyllin — Byk Gulden, 6 bis 8 ml i. m. (R).
Kombinationspräparate mit zentraler und peripherer Wirkung: *Pentetrazol mit Zusatz von Ephedrin, Pholedrin oder Synephrin:* Analeptol — Friesoythe; Cardiaphren — Alvetra; Cardiovet neu — Hydrochemie; Corsedrin — Rentschler; Inocor — W. d. T.; Pentacor — Chassot. 10 bis 20 ml (R), 2 bis 5 ml (K), i. v., i. m. oder s. c.
Ephedrinkombinationspräparate: Cardialept — Asid; Codiphren — Alvetra. 10 bis 20 ml (R), 3 bis 5 ml (K), i. m. oder s. c.
Kreislaufmittel mit überwiegend peripherer Wirkung: *Adrenalin:* Suprarenin — Hoechst (als Zusatz zu Lokalanästhetika).
Adrenalin mit Ephedrinzusatz: Adrenaphrin — Alvetra; Ephedralin für Großtiere — Merck; Nephritinlösung — W. d. T.; Rephrin ad us. vet. — Hoechst. 5 bis 10 ml (R), 1 bis 5 ml (K), s. c.
Noradrenalin: Arterenol — Hoechst (H); Nor-Epirenan — Byk Gulden (H).
Pholedrin: Pregazol ad us. vet. — Hoechst (2 %ig), 2 bis 8 ml i. v. oder 3 bis 12 ml i. m. oder s. c. (R); Veritol — Knoll (H).
Synephrin: Effortil — Cela (10 mg pro ml), 8 bis 12 ml (R), 2 bis 4 ml (K), i. v., s. c. oder i. p. Sympathol — Boehringer (H).

Künstliche Ernährung

Indikationen: Die erzwungene Zufuhr von Nährstoffen, Salzen und Wasser wird vor allem bei der Behandlung solcher Leiden erforderlich, die mit schwerwiegenderen Störungen der

Futter- und Tränkeaufnahme einhergehen (Stomatitiden, S. 177; Zungenverletzungen, S. 180; Kaumuskellähmung, S. 189; Unterkieferfraktur, S. 191; Schlundkopfentzündung oder -lähmung, S. 197, 199; Botulismus, S. 819; Tetanus, S. 824).

Technik: Beim Rind erfolgt die künstliche Ernährung vorzugsweise mit Hilfe einer weitlumigen Maulsonde (Plastikschlauch; notfalls auch mit der Nasenschlundsonde), bei längerer Krankheitsdauer dagegen besser über eine zu diesem Zweck angelegte temporäre Pansenfistel (S. 239 f.). Da die auf eine derartige Nahrungszufuhr angewiesenen Patienten oft bald in zunehmendem Maße austrocknen, ist es meist ratsam, ihnen parenteral auch Salzlösungen (vorteilhafterweise unter Zusatz von Traubenzucker und Aminosäuren) zuzuführen (Elektrolyttherapie, S. 1344). Die alleinige intravenöse Verabreichung solcher Nährflüssigkeiten vermag den bei Unterbrechung der Futteraufnahme eintretenden Kräfteverfall aber nicht nennenswert aufzuhalten.

Bei völligem Ausfall der Wasseraufnahme werden erwachsenen Rindern täglich 2- bis 4mal je 10 Liter Wasser, Kälbern aber insgesamt 2 bis 5 Liter Elektrolytlösung (S. 1344), Milch oder Milchaustauscher verabreicht. Futtermittel werden Jungrindern und älteren Tieren in Form leicht applizierbarer suppiger Aufschwemmungen (Kleie, Troblako, Zuckerrübenschnitzel, feingehäckseltes weiches Heu oder Gras zusammen mit Leinsamenschleim und frischem Pansensaft, S. 1335 f.) verabfolgt, wobei zunächst nicht allzu große Mengen (maximal 10 Liter täglich), nach einigen Tagen aber 2mal täglich je 10 bis 15 Liter eines solchen Nährtrankes einzugeben sind. Bis zum Wiedereintritt der normalen Futteraufnahme sollten dann Pansenverdauung (Pansensaftprüfung zur Erkennung abnormer Säuerungs- oder Fäulnisvorgänge, S. 249, 255) und Kotkonsistenz regelmäßig kontrolliert und erforderlichenfalls reguliert werden (Indigestionspulver, S. 1336; Antibiotika, S. 1336; orale oder parenterale Flüssigkeitszufuhr, S. 1344).

Laxantien, siehe Abführmittel

Leberegelmittel

Indikation, Verabreichung und Dosierung der wichtigsten Medikamente zur Behandlung der Fasziolose gehen aus Übersicht 29 (S. 944) hervor; die Therapie des Befalls mit kleinen Leberegeln ist auf Seite 948 geschildert. Bezüglich der nach Anwendung dieser Mittel bei etwaiger Unverträglichkeit oder Überdosierung zu beobachtenden Symptome und der dann zu ergreifenden Maßnahmen wird auf Seite 1209 ff. verwiesen.

Präparate: *Hexachloräthan:* Distomatol — Alvetra; Egitol — Hoechst; Hexachloraethan-Pulver — W. d. T.
Hexachlorophen: Distomasan-Tabletten — W. d. T.; Distophen-Tabletten — Friesoythe; Fasciobitin — Friesoythe; Hexachlorophen-Tabletten — Hydrochemie.
Menichlopholan: Bilevon R — Bayer.
Oxyclozanid: Diplin — Cela; Zanil — I. C. I.
Tetrachlorkohlenstoff: Fasciol — I. S. T. (zur subkutanen Injektion).
Trichlormethylbenzol: Hetol — Hoechst.

Leberschutztherapie

Indikationen: Leberparenchymschäden beruhen beim Rind häufig auf schwerer Indigestion (S. 249), Labmagen- oder Darmerkrankung (S. 301, 306, 317, 346), auf einer Stoffwechselstörung (Azetonurie, S. 1063 f.; ‚puerperales Leberkoma', S. 1069; puerperale, parasitäre oder toxisch bedingte Hämoglobinurie, S. 1075, 893 ff., 1074) oder einer Vergiftung (Kumarine, S. 1199; Tetrachlorkohlenstoff, S. 1209; Tetrachlordiäthylen, S. 1210; Hexachloräthan, S. 1211; Mineralöle, S. 1237; Kohl, S. 1258; Zwiebeln, S. 1259; Bingelkraut, S. 1260; Eichenlaub, S. 1279; Lupinen, S. 1280; Kreuzkraut, S. 1282; Blaugrünalgen, S. 1285). In solchen Fällen ist ebenso wie bei den primären entzündlichen, degenerativen und stauungsbedingten Schädigungen der Leber (S. 367, 376) stets eine medikamentöse Förderung ihrer Funktionstüchtigkeit angezeigt.

Präparate und Anwendung: Die Möglichkeiten, solche Erkrankungen des Leberparenchyms therapeutisch zu beeinflussen, sind begrenzt. Der parenteralen Zufuhr gebräuchlicher Zucker- und Aminosäurelösungen kann nämlich außer einer Substitution fehlender Nährstoffe kein besonderer Heileffekt zugeschrieben werden. Auch den entzündungswidrigen Kortikosteroiden (S. 1349) und den Choleretika (etwa *Dehydrocholsäure:* Decholin — Riedel de Haen; oder *Genabilsäure:* Ido-Genabil — Hydrochemie) sowie den Vitaminen des B-Komplexes (S. 1358) kommt in diesem Zusammenhang nur symptomatische Wirkung zu. Bei schwerer Leberschädigung sollte von der Verabreichung kalziumhaltiger Lösungen besser Abstand genommen werden (S. 1069, 1152 f.).

Zuckerlösungen: Dextropurlösung 10-, 20-, 25-, 40- und 50 %ig — Deutsche Maizenawerke; Glykofusal — Asid; Invertzuckerlösung 50 %ig — W. d. T.; Trafulon — Rentschler; Traubenzuckerlösung 30 %ig — Albrecht; Traubenzuckerlösung 40 %ig — Friesoythe; Traubenzuckerlösung 20- und 40 %ig — W. d. T.
Aminosäurehaltige Präparate: Aminotylon — Friesoythe; Antitox — Alvetra; Hydro-Thionat — Hydrochemie; Methioninlösung 20 %ig — Chassot; Thioglutamat — Atarost; Vanaden — Therapogen.
Methionin-Kalzium-Traubenzucker-Zubereitungen: 70 ml Azetylmethionin 26 %ig, 100 ml Kalziumboroglukonat 24 %ig und 100 bis 200 g Traubenzucker, der sich bei leichter Erwärmung des Gemisches löst, i. v. (R); Calciometh mit Traubenzucker — Hydrochemie; Calcium-Methionin-Traubenzucker-Lösung — Albrecht; Methiosol — Alvetra.
Kombinationspräparate mit Cholin und/oder Vitaminen des B-Komplexes: Catosal ad us. vet. — Bayer; Energevet — W. d. T.; Essentiale 303 ad us. vet. — W. d. T.; Hepador — Hydrochemie; Methiovertan — Asid; Sedochol- B_{15} — I. S. T.

Lokalanästhetika, siehe: Die klinische Untersuchung des Rindes (1964)

Lungenwurmmittel

Indikation, Anwendung und Dosierung der wichtigsten, bei der Diktyokaulose des Rindes einzusetzenden Anthelmintika sind der Übersicht 26 (S. 919) zu entnehmen. Auf die in Zusammenhang hiermit gelegentlich auftretenden Unverträglichkeitserscheinungen und deren Behandlung wird auf Seite 1219 f. eingegangen.

Präparate: *Diäthylkarbamazin:* Carecid — Cyanamid; Diaethyl-Carbamazinzitrat — Alvetra; Digacid 40 %ig — Hydrochemie; Franocid — Friesoythe, — Veterinaria, — W. d. T.; Lungenwurmmittel — Marienfelde; Luwucit — Asid; Pulmocid 40 %ig — Albrecht; Pulmocid-Tabletten — Albrecht.
Lävuzon: Certuna — Bayer.
Methyridin: Dekelmin — Cela; Promintic — I. C. I.
Oleum chenopodii (Wirkstoff Peroxido-p-menthen): Askaridol — Knoll.
Tetramisol: Citarin — Bayer.
Zyanazethydrazid: Cyanacethydrazid — W. d. T.; Helmox — I. C. I.
Lungenwurmvakzine (zur vorbeugenden Immunisierung): Lungenwurmvakzine — W. d. T.

Magendarmwurmmittel

Indikation, Anwendung und Dosierung der wichtigsten, beim Magendarm-Rundwurmbefall des Rindes einzusetzenden Anthelmintika sind der Übersicht 28 (S. 922 f.) zu entnehmen. Piperazinpräparate sind vor allem beim Spulwurmbefall (S. 935) angezeigt. Näheres über die bei der Behandlung mit diesen Mitteln infolge Überdosierung vorkommenden Intoxikationen ist auf Seite 1214 ff. und 1192 ff. nachzulesen.

Präparate: *Phenothiazin:* Benzopar — Cela; Casaphen — Cassella; Phenothiazin — Friesoythe, — Marienfelde, — W. d. T.; Phenothiazin pulv — Alvetra; Phenothiazin-Pulver — Marienfelde; Phenothiazin S ad us. vet. — Hoechst.
Piperazin: Nemanex — Cassella; Piperazin — Cyanamid, — Veterinaria, — W. d. T.; Piperazin pulv — Alvetra; Piperazin-Pulver 36 %ig — Albrecht; Piperazin-Pulver — Friesoythe; Piperazin sol 25 %ig — Alvetra; Piperazin-Tabletten für Großtiere — Marienfelde; Piperazincitrat — Rentschler.
Phosphor- und Phosphonsäureester: Coumaphos: Asuntol — Bayer; *Haloxon:* Eustidil — Friesoythe, — Veterinaria; *Naphthalophos:* Maretin — Bayer; *Trichlorphon:* Neguvon — Bayer.
Methyridin: Dekelmin — Cela; Promintic — I. C. I.
Thiabendazol: Thibenzole — Therapogen.
Tetramisol: Citarin — Bayer.
Methylbutylbenzimidazolkarbamat: Parbendazole — Smith, Kline & French.

Magnesiumsalze

Indikationen: Die Verabreichung von Magnesiumsalzen ist bei allen Formen der hypomagnesämischen Tetanie angezeigt (Weidetetanie, S. 1032; Stalltetanie, S. 1039; Transporttetanie, S. 1041; Kälbertetanie, S. 1045).

Präparate und Anwendung: Reine Magnesium-Salzlösungen haben gegenüber den Kalzium-Magnesium-Salzlösungen (S. 1349) bei parenteraler Applikation den Vorteil der besseren Verträglichkeit. Zur Verhütung und zur Rezidivprophylaxe der Tetanien werden die Magnesiumsalze am besten als solche oral eingegeben oder mit dem Kraftfutter vermischt verabfolgt.

Magnesiumglukonat: Magnesium-Lösung 15 %ig — W. d. T., 200 bis 400 ml i. v. oder s. c. (R).
Magnesiumsulfat (Magnesium sulfuricum DAB): 300 bis 400 ml (R), 50 bis 100 ml (K), in 10- bis 15 %iger Lösung i. v. oder s. c.
Magnesiumoxyd: Magnesia usta (DAB oder technisch) 50 bis 75 g pro Tier und Tag p. o. (R); Magnesium-Briketts — Tranatogen-Werk; Tefumag (Magnesium-Tabletten) — Marienfelde.

Narkotika, siehe: Die klinische Untersuchung des Rindes (1964)

Natriumbikarbonat, siehe Elektrolyttherapie

Natriumkarbonat, siehe Anregung der Pansenverdauung

Natriumthiosulfat

Indikationen: Natriumthiosulfat dient als Antidot bei verschiedenen Vergiftungen (Quecksilber, S. 1132; Thallium, S. 1133; Arsen, S. 1157; Jod, S. 1185; Blausäure, S. 1267).

Anwendung und Dosierung: *Natrium thiosulfuricum* (DAB), 50 bis 100 ml einer 10- bis 20 %igen Lösung i. v. und gleichzeitig 25 bis 50 g in 200 ml Wasser p. o.; im Bedarfsfall Wiederholung nach 6 bis 12 Stunden.

Neuroplegika, siehe ruhigstellende Mittel

Pansensaftübertragung, siehe Anregung der Pansenverdauung

Penizilline, siehe Antibiotika

Phenylbutazonderivate, siehe entzündungswidrige Mittel

Phlebotomie, siehe Aderlaß

Piperazin, siehe Magendarmwurmmittel

Prednisolon, siehe Kortikosteroide

Ruhigstellende Mittel (Tranquilizer, Neuroleptika)

Indikationen: Zur Ruhigstellung des Rindes werden vorwiegend die am Zwischenhirn angreifenden Phenothiazinabkömmlinge benutzt, welche die spontane Motilität weitgehend herabsetzen, Angriffs- und Abwehrreaktionen ausschalten und den Tonus sowohl der glatten als auch der quergestreiften Muskulatur vermindern. Diese Mittel eignen sich in erster Linie zur Erleichterung des Umganges mit widersetzlichen Tieren (Transporte, diagnostische Maßnahmen) und chirurgischer Eingriffe (Enthornung, S. 49; Reposition des vorgefallenen Mastdarmes, S. 336; Knochenbruchbehandlung, S. 535; Kastrationen, S. 409, 422; Bullensterilisierung, S. 418; etc.); dabei ist zu beachten, daß sie keine nennenswerte analgetische Wirkung entfalten, weshalb bei schmerzhaften Operationen Xylazin vorzuziehen oder zusätzlich eine örtliche Betäubung vorzunehmen ist. Die Tranquilizer werden außerdem auch bei Krampfzuständen (Schlundverstopfung, S. 207; Verlegung der Kardia, S. 244; Darmspasmen, S. 329; Urolithiasis, S. 404) und bei Tetanus (S. 824) angewandt. Zur Behebung tetanischer Krämpfe (Sedation vor intravenöser Verabreichung von Kalzium-Magnesium-Salzlösungen bei hypomagnesämischer Tetanie, S. 1033, 1041, 1045) und bei toxisch bedingter Exzitation (Vergiftung mit Blei, S. 1138; chlorierten Kohlenwasserstoffen, S. 1190; Raps und Senf, S. 1271; oder Mykotoxikosen, S. 1241) werden dagegen vorzugsweise Barbiturate verabreicht.

Präparate und Anwendung: Die volle Wirkung der Tranquilizer tritt bei intravenöser Applikation innerhalb von 5 bis 10 Minuten, bei intramuskulärer Injektion nach 20 bis 30 Minuten ein; sie klingt je nach Dosierung 1 bis 2 Stunden später allmählich wieder ab (Restwirkung bis zu 12 oder 24 Stunden). Nach intravenöser Gabe und höherer Dosierung kann das Stehvermögen des sedierten Tieres vorübergehend beeinträchtigt sein, weshalb diese Mittel vor Bauchhöhlenoperationen am stehenden Rind zu meiden oder, wenn unumgänglich, vorsichtig zu dosieren und intramuskulär zu verabreichen sind.

Mittel zur Ruhigstellung: *Chlorpromazin:* Megaphen — Bayer (H), 0,5 bis 1,0 mg pro kg KGW i. v. oder i. m.
Mephenesin: Lissaphen — Abbott (H); Talserol — Squibb (H).
Perphenazin: Decentan für Tiere — Merck, 0,2 bis 0,3 mg pro kg KGW i. v., i. m. oder p. o.
Propionylpromazin: Combelen — Bayer, 1 bis 2 ml pro 100 kg KGW i. v. oder i. m., 2 bis 5 ml pro 100 kg KGW s. c.
Prothipendyl: Dominal — Cela, 5 bis 15 ml langsam i. v., i. m. oder s. c. (R).
Triflupromazin: Psyquil — Squibb, 0,1 bis 0,15 mg pro kg KGW i. v. oder 0,2 mg pro kg KGW i. m.
Mittel zur Ruhigstellung und Schmerzausschaltung: *Xylazin:* Rompun — Bayer, 0,05 mg pro kg KGW i. m. (zur Sedation und leichten Analgesie bei erhaltenem Stehvermögen) oder 0,1 bis 0,3 mg pro kg KGW i. m. (für stärkere Sedation, Analgesie und Relaxation bei unsicherem oder aufgehobenem Stehvermögen) und bis 0,5 mg pro kg KGW i. m. (für schmerzhafte Eingriffe am niedergelegten Tier).
Mittel zur Krampfausschaltung bei Tetanien: *Natriumvinylmethylbutylbarbiturat:* Silcover — Byk Gulden, 5 bis 10 ml langsam i. v. oder 10 bis 15 ml i. m. (R).
Pentobarbital: Nembutal — Abbott (H); Pentobarbital 20 %ig — Hydrochemie; Xenotet — W. d. T.; 5 bis 15 ml langsam i. v. oder s. c.

Saluretika, siehe harntreibende Mittel

Schaumbrechende und -hemmende Mittel, siehe Seite 270

Sedativa, siehe ruhigstellende Mittel

Spasmolytika, siehe krampflösende Mittel

Stopfende Mittel (Styptika)

Indikationen: Außer spezifisch antimikrobiell wirkenden Chemotherapeutika (Antibiotika, S. 1336; Furanderivate, S. 1345; Sulfonamide, siehe unten) und einhüllenden Mitteln (Adsorbentien, S. 1343) werden bei alimentär, infektiös, parasitär oder toxisch bedingten Labmagen-Darmerkrankungen häufig auch vielseitig zusammengesetzte Präparate von besonderer antidiarrhoeischer Wirkung oral verabreicht.

Präparate: *Gerbstoff- und/oder kieselsäurehaltige Zubereitungen:* Basex — W. d. T.; Farostip — Rentschler; Hydropermeal — Hydrochemie; Salicyltanalbin — W. d. T.; Stullmisan — Vereinigte Flußspatgruben GmbH; Styptikum — Alvetra; Tanalbin — Knoll (H).
Kohlehaltige Zubereitungen: Carbodalbeen — Chemische Fabrik Aubing; Carbostypt — Friesoythe; Enteroconpulver — W. d. T.
Kolloidales Silber enthaltende Zubereitungen: Adsorgan — v. Heyden; Arcol — W. d. T.; Styptivet — Alvetra; Ventrase — Asid.

Streptomyzin, siehe Antibiotika

Strophantinpräparate, siehe Herzmittel

Styptika, siehe stopfende Mittel

Sulfonamide

Indikationen: Die Sulfonamide waren die ersten Chemotherapeutika mit breiterem antimikrobiellen Wirkungsspektrum (Übersicht 70); ihr Indikationsbereich ist später von den rascher und stärker wirksamen Antibiotika (S. 1336) eingeengt worden. Heute besteht in der therapeutischen Anwendung keine strenge Abgrenzung zwischen den Mitteln dieser beiden Gruppen; Sulfonamide werden jedoch vorwiegend bei akuten und leichter beeinflußbaren Infektionen eingesetzt, wegen der Möglichkeit von Nebenwirkungen (S. 1223) dagegen bei jungen Kälbern sowie bei leber- und nierengeschädigten Patienten möglichst gemieden. In der Buiatrik liegt ihr Hauptanwendungsgebiet bei den lokalen bakteriellen Infektionen der Haut und Unterhaut (Dermatitis, S. 26; Phlegmonen, S. 37) sowie von Kopf, Rachen und Gliedmaßen (Maulphlegmonen, S. 178; Schlundkopfverletzung, S. 198; Parotitis, S. 194; Zwischenklauennekrose, S. 583; Kronsaum- oder Ballenphlegmone, S. 586; Osteomyelitis; etc.). Weitere Indikationen stellen die bakteriell bedingten Entzündungen der Darmschleimhaut (schwer resorbierbare Sulfonamide) sowie der Gallen- und Harnwege dar (S. 346, 371, 396). Außerdem kommen Sulfonamide bei verschiedenen Infektionskrankheiten (Gasphlegmonen, S. 696; Pararauschbrand, S. 698; Rauschbrand, S. 700; Aktinobazillose und Aktinomykose, S. 705; bakterielle Bronchopneumonien, S. 162; Pasteurellose, S. 731; Nekrobazillose, S. 875) und bei Kokzidiose (Übersicht 25, S. 904) zum Einsatz. Für die örtliche Wundbehandlung werden antibiotika- oder furanderivathaltige Kombinationspräparate bevorzugt.

Präparate, Anwendung und Dosierung: Zur raschen Erreichung einer wirksamen Sulfonamidkonzentration ist die Behandlung mit einer Maximaldosis zu beginnen; die danach in 12- bis 24stündigen Abständen und in der Regel über insgesamt 3 bis 5 Tage hinweg zu verabreichenden Erhaltungsdosen können je nach Verlauf des Leidens auf die Hälfte der Initialdosis reduziert werden. Bei den schwer resorbierbaren Sulfonamiden und den Kurzzeitsulfonamiden beträgt die Standarddosierung 50 bis 100 mg pro kg KGW und Tag; von den modernen Langzeitsulfonamiden sind dagegen täglich nur 20 bis 30 mg pro kg KGW erforderlich.

Schwer resorbierbare Sulfonamide: *Formophthalylsulfakarbamid:* Intestin-Euvernil ad us. vet. – v. Heyden.
Formosulfathiazol: Socatyl ad us. vet. – Ciba.
Sulfaguanidin: Resulfon – Nordmark (H); Sulfaguanidin-Tabletten – Friesoythe.
Sulfathiazol: Sulfathiazol 20 %ig – Alvetra; Sulfathiazol-Tabletten – W. d. T.
Kurzzeitsulfonamide: *Sulfakarbamid:* Euvernil – Heyden (H).
Sulfadimidin: Sulben – W. d. T.; Sulfadimidin 25 %ig – Albrecht, – Hydrochemie; Sulfadin 25 %ig – Alvetra; Sulfamethazin-Lösung 25 %ig – Friesoythe; Sulfatin – Veterinaria; Sulfatropin – Asid; Sulmet – Cyanamid.
Sulfanilamid: Sulfonamid-Streupulver – W. d. T.; Sulfanilamid – W. d. T.
Sulfisomidin: Aristamid – Nordmark (H); Aristonal-Lösung 35 %ig – Friesoythe.
Sulfonderivate: Baludon-Lösung 50 %ig – Bayer; Subsulfon – W. d. T.; Sulfowarthol – Rentschler.
Langzeitsulfonamide: *Sulfadimethoxin:* Theracanzan – Therapogen.
Sulfalene: Metrasulfon – Friesoythe.
Sulfamethoxypyridazin: Davosin – Parke Davis; Sulfapyrazin 25 %ig – Alvetra.
Sulfametin: Bayrena-Lösung 20 %ig – Bayer.
Sulfamoxol: Sulfamoxol – Grünenthal; Tardamid-Tabletten – Grünenthal.
Sulfaperin: Retardon 25- und 40 %ig – Chassot.
Sulfaphenazol: Eftolon – Pfizer.
Sulfapyridazin: Vetisulid ad us. vet. – Ciba.
Sulfonamidkombinationen: Diadon 15 %ig – Chassot; Marfanil-Prontalbin-Puder – Bayer; Polysulfan – Rentschler; Supronal – Bayer; Tetramidan 25 %ig – I. S. T.; Trisulvet-Tabletten – Chassot.
Sulfonamidkombinationen mit Furanderivaten und/oder Antibiotika: Aristocillin – Grünenthal; Colimycin – Alvetra; Cosumix – Ciba; Enterastrept cum sulfa – Heyl; Guanistrep-Tabletten – Rentschler; Laxostop-Furostrep – Rentschler; MDP-Puder – Bayer; Mykosulfon-Puder – Alvetra; Penicillin-Sulfonamid-Puder – Albrecht; PSR-Puder – Grünenthal; Streptosulf – Hydrochemie; Sulfonamid-Penicillin-Puder – Hydrochemie; Suprasulfon – Asid; Therapocillin-Puder – Therapogen; Therpoleucin-Lösung – Atarost; Vitazym-Kapseln für Kälber – Therapogen.

Sympathomimetika, siehe Kreislaufmittel

Tetrazykline, siehe Antibiotika

Tranquilizer, siehe ruhigstellende Mittel

Trinkvakzinen, siehe Lungenwurmmittel

Trichlorphon, siehe Magendarmwurmmittel

Unspezifische Reiztherapie

Indikationen: Die zur unspezifischen Anregung der körpereigenen Abwehrkraft geeignete parenterale Verabreichung bestimmter Substanzen (Bakterien-, Serum- oder Milcheiweiß, Jodverbindungen, Schlangengift etc.) hat seit der Einführung spezifisch antimikrobiell wirkender Chemotherapeutika stark an Bedeutung verloren; solche Mittel finden jedoch gelegentlich Anwendung bei anderweitig nur schwer zu beeinflussenden Hautkrankheiten (Alopezie, S. 12; Ekzem, S. 21), bei Neutropenie (S. 132) und chronisch verlaufenden entzündlichen Prozessen (Lungenentzündung, S. 162; Zungenlähmung, S. 182; Parotitis, S. 194; Pharyngitis, S. 197; Osteomyelitis, S. 516; Arthritiden und Synoviitiden, S. 544). Bezüglich der Behandlung der Aktinobazillose und Aktinomykose mit Jodsalzen wird auf Seite 705 verwiesen.

Präparate und Anwendung: Nachstehende Zubereitungen können gelegentlich fieberhafte Allgemeinreaktionen auslösen; sie werden in der Regel in 2- bis 5tägigen Abständen wiederholt verabreicht.
Eiweißhaltige Mittel: Eigenblutbehandlung, 50 bis 100 ml Nativblut unmittelbar nach der Entnahme s. c. oder i. m.; Dalbeen — Chemische Fabrik Aubing; Jodoxylan-Eugalaktan — W. d. T.; Katusan — Asid; Omnadin — Hoechst; Perlacar — Asid; Yatren-Casein — Bayer; Yatren-Vaccine E 104 — Hoechst; 5 bis 40 ml i. m. oder s. c. (R).
Jodhaltige Mittel: Cejakol — Atarost; Cerjidan-Terpen — Alvetra; Polytral — Chassot; Jociran — Alvetra; Viscojod — Marienfelde.
Zytotoxische Mittel: Lachesis — Alvetra, — W. d. T., 20 ml s. c. (R); Refaktor — Albrecht, 2 bis 5 ml s. c. (R).

Vitaminpräparate

Außer ihren lebenswichtigen enzymähnlichen Stoffwechselfunktionen haben die Vitamine keine besonderen pharmakodynamischen Wirkungen. Ihre Anwendung ist daher als rein substituierende Prophylaxe und Therapie von Mangelzuständen (S. 1099 ff.) aufzufassen. In praxi muß die Gabe von Vitaminen häufig ohne genaue Kenntnis der Versorgungslage, also rein empirisch oder ‚vorbeugend' erfolgen, wobei insbesondere der relativ hohe Vitaminbedarf der rasch wachsenden Jungtiere sowie hochtragender und laktierender Rinder zu berücksichtigen ist (S. 1101, 1108 f., 1112, 1114, 1119). In der Regel brauchen nur ein oder zwei Vitamine gleichzeitig verabreicht zu werden; gelegentlich sind jedoch Gemische mehrerer Vitamine sowie Kombinationspräparate von Vitaminen, Spurenelementen, Antibiotika (S. 1336) oder anderen Chemotherapeutika angezeigt (zum Beispiel: Seborrhoe, S. 18; Ekzeme, S. 21; Trichostrongylose, S. 930; Kälberaufzuchtkrankheiten).

Vitamin A (Axerophthol)

Indikationen: Vitamin-A-Mangel (S. 1100) tritt vor allem bei jüngeren Rindern auf, die vorwiegend mit Magermilch, karotinarmer Silage oder Trockenfuttermitteln ernährt werden. Aufzucht- und Mischfuttermittel sollten daher stets einen Vitamin-A-Zusatz enthalten. Die therapeutische Verabreichung von Vitamin A kommt außerdem in Betracht bei verschiedenen Hautleiden (Trichophytie, S. 711; und andere), zur Verhütung der Urolithiasis (S. 405), bei epithelschädigenden Infektionskrankheiten (Kälberenteritiden, S. 350, 749; und ähnliches mehr) und bei Mineralölvergiftungen (S. 1237). Da vielfach zugleich auch ein gewisser Mangel an Vitamin D und/oder E besteht, werden vorzugsweise Kombinationspräparate eingesetzt. Bezüglich der bei Überdosierung von Vitamin A bestehenden Gefahren wird auf Seite 1225 verwiesen.

Präparate, Anwendung und Dosierung: Die Ergänzung der Vitamin-A-Versorgung kann durch Futterzusätze oder mehrmalige Injektionen öliger Zubereitungen erfolgen; bei akuter Mangelsituation sind dagegen raschwirkende wäßrige Zubereitungen vorzuziehen. Die bei einmaliger Behandlung zu verabreichende Menge beträgt 400 IE Vitamin A pro kg KGW i. m., s. c. oder p. o. beziehungsweise 100 000 bis 400 000 IE (R) oder 20 000 bis 50 000 IE (K).
Axerophthol in wasserlöslicher Form: Avitan aquosum — Friesoythe; Duphar A 100 — Veterinaria; Duphasol A 100 — Veterinaria; Vitamin A — Asid, — Rentschler, — W. d. T.
Axerophthol in öliger Form: Vitamin A oleosum — Alvetra; Vitamin A forte — Alvetra; Vogan — Merck (H).
Kombinationspräparate mit Kalziferol und/oder Tokopherol: *Wasserlösliche Zubereitungen* (enthalten in der Regel 50 000 bis 100 000 IE Vitamin-A-Palmitat, 25 000 bis 50 000 IE Cholekalziferol und 20 bis 30 mg Alpha-Tokopherol pro ml): AD_3E-Grunovit ad us. vet. — Grünenthal; Adeol aquosum — Friesoythe; ADE-Vitamin — W. d. T.; Devidrei compositum — Therapogen; Duphasol AD_3E — Veterinaria; Trigantol ad us. vet. — Bayer; Turlin AD_3E — Byk Gulden; Vitamin AD_3E — Albrecht, Alvetra, — Ciba, — Hydrochemie, — Parke Davis, — Rentschler; Vitatropin — Asid.
Konzentrate (mit 200 000 bis 500 000 IE Vitamin-A-Palmitat): Biocalan forte ad us. vet. — Asid; Vitamin AD_3E forte — Ciba; Zoovit — Friesoythe.

Ölige Zubereitungen (enthalten in der Regel 20 000 IE Vitamin-A-Palmitat, 100 000 bis 200 000 IE Cholekalziferol und 50 mg Alpha-Tokopherol): ADE-Vitamin oleosum — W. d. T.; Dohyfral — Veterinaria; Vigantol E compositum ad us. vet. — Bayer; Vitadrei — Friesoythe; Vit-Asid AD₃E — Asid; Vitamin AD₃E — Albrecht, Alvetra, — Ciba.

Vitamine des B-Komplexes

Indikationen: Anwendungsbereich und Dosierung der Vitamine des B-Komplexes sind der Übersicht 56 (S. 1109 f.) zu entnehmen. Einige B-Vitamine kommen außerdem zum therapeutischen Einsatz in der Leberschutzbehandlung (S. 1352, Vitamin B_{12}), bei Pansenazidose (S. 258, Thiamin), Nervenlähmungen (S. 436, 443, 471, 472, 631; Thiamin), Meningitis (S. 639, B-Komplex), Polioenzephalomalazie (S. 643, B-Komplex) und bei Vergiftungen mit Zyanazethydrazid (S. 1220, Pyridoxin), Furoxon (S. 1225, Thiamin) oder Schachtelhalmen (S. 1286, Thiamin).

Präparate: Für veterinärmedizinischen Gebrauch stehen fast ausschließlich Kombinationspräparate (mit den Vitaminen B_1, B_2, B_6 und B_{12}) sowie Multivitamingemische (S. 1359) zur Verfügung.
Vitamin-B-Komplex-Präparate: B-Neuron — Chassot; Crescin — Friesoythe; Duphar-B-Komplex — Veterinaria; Vitamin-B-Komplex — W. d. T.
Vitamin B_{12} (Zyanokobalamin): Grisevit — Albrecht; B_{12} — Friesoythe.

Vitamin C (Askorbinsäure)

Indikationen: Obwohl ein echter Mangel an Vitamin C bei Wiederkäuern bislang noch nicht nachgewiesen werden konnte, kommt der Askorbinsäure auch beim Rind mitunter therapeutische Bedeutung zur Gefäßabdichtung bei Blutungen (S. 112), bei Bluttransfusionen (S. 1340) und bei hämorrhagischer Diathese (S. 1313) zu. Dosierung und Applikation sind auf Seite 1112 angegeben.

Präparate: l-Askorbinsäure (DAB); Cantan ad us. vet. — Hoechst; Cebion — Merck (H); Vitamin C forte — Chassot.

Vitamin D (Kalziferol)

Indikationen: Mangel an Vitamin D kann bei unzureichendem oder unausgeglichenem Kalzium-Phosphor-Angebot der Nahrung zu Störungen des Mineralstoffwechsels, insbesondere des Knochenaufbaus, führen (S. 985 ff.). Die therapeutische Verabreichung von Vitamin D_3 (Cholekalziferol) kommt daher vor allem bei Rachitis (S. 993) und Osteomalazie (S. 1001), darüberhinaus aber auch bei Knochenbrüchen (S. 536), Kreuzdarmbeinluxation (S. 445) und Krämpfigkeit (S. 502) in Betracht. Zur Verhütung der hypokalzämischen Gebärlähmung werden einige Tage vor dem erwarteten Kalbetermin hohe Dosen (5 bis 10 Millionen IE) Cholekalziferol verabreicht (S. 1020). Bezüglich der bei Überdosierung von Vitamin D bestehenden Gefahren wird auf Seite 1226 verwiesen.

Präparate, Anwendung und Dosierung: Bei Stalltieren kann die Ergänzung der Vitamin-D-Versorgung über vitaminierte Futtermittel oder durch intramuskuläre Injektion öliger Cholekalziferolzubereitungen erfolgen; für therapeutische Zwecke sind wegen des rascheren Wirkungseintrittes dagegen wasserlösliche Zubereitungen vorzuziehen. Der laufende Bedarf an Vitamin D beträgt 5 bis 10 IE pro kg KGW und Tag. Zur Stoßbehandlung werden 500 000 bis 1 Million IE (R) oder 50 000 bis 250 000 IE (K) Cholekalziferol verabreicht. Die Mehrzahl der handelsüblichen Präparate enthält 100 000 IE pro ml Vitamin D_3 und daneben vielfach auch Vitamin A (siehe S. 1357).
Cholekalziferol in wasserlöslicher Form: Duphar — Veterinaria; D_3-Vitamin — W. d. T.; Turlin D_3 — Byk Gulden; Vitamin D_3 — Alvetra, — Albrecht, — Rentschler.
Cholekalziferol in konzentrierter wasserlöslicher Form (zur Vorbeuge der hypokalzämischen Gebärlähmung, mit 1 Million IE Vitamin D_3 pro ml): Duphar D_3-1000 spezial — Veterinaria; D_3-Vitamin — Alvetra; Paresex — Friesoythe; Vitamin D_3-1000 — Ciba.
Cholekalziferol in öliger Form: Dohyfral — Veterinaria; D_3-Vitamin oleo — W. d. T.; Vigantol für Tiere — Bayer; D_3-Vitaminöl — Friesoythe; Vitamin D_3 oleo — Alvetra, — Hydrochemie.

Vitamin E (Tokopherol)

Indikationen: Außer bei der enzootischen Myodystrophie der Kälber (S. 1114) sind Tokopherolgaben auch bei anderen Muskelerkrankungen angezeigt (paralytische Myoglobinurie, S. 1070; Festliegen, S. 453; fibrilläre Muskelzerreißungen).

Präparate, Anwendung und Dosierung: Bei der Weißmuskelkrankheit werden pro kg KGW 150 mg Alpha-Tokopherol i. m. oder s. c. beziehungsweise 750 bis 1000 mg pro Tier p. o. verabreicht. Die meisten Vitamin-A- und D-Kombinationspräparate enthalten auch Tokopherol (S. 1357).

Alpha-Tokopherolazetat: Duphasol E-100 — Veterinaria; Enoulan forte — Knoll; Evitan — Friesoythe; Vitamin E — Albrecht, — Rentschler.

Vitamin K

Indikationen: Da Vitamin K normalerweise im Magendarmkanal der Wiederkäuer in ausreichender Menge synthetisiert wird (S. 1119), kommen Mangelzustände ausschließlich in Zusammenhang mit bestimmten Vergiftungen vor (Kumarine und Indandione, S. 1199; trichloräthylenextrahiertes Sojaschrot, S. 1250; ‚Süßkleevergiftung', S. 1246); außerdem finden Vitamin-K-Präparate auch bei anderen hämorrhagischen Diathesen (S. 1313) Anwendung. Dosierungen und Anwendung sind bei diesen Krankheiten angegeben.

Präparate: *Vitamin K_1* (Phyllochinon): Konakion — Hoffmann La Roche (H). *Vitamin K_3* (Menadion): Klotogen W — Abbott; Synkavit — Hoffmann La Roche.

Multivitamin-Präparate

Bejektal C — Abbott; Crescin forte — Friesoythe; Creskovit — Rentschler; Duphar multi — Veterinaria; Duphasol Vitaminkomplex — Veterinaria; Multivitamin-Kombination-Pulver — Albrecht; Multivitamin-Kombination aquosum — Hydrochemie; Multivitaminkonzentrat — W. d. T.; Trikreskovit — Rentschler; Vitakombex — Parke Davis; Vitazoon — Friesoythe.

SCHRIFTTUM

Allgemeines

ANONYM (1968): Deutsches Arzneibuch. 7. Ausgabe (DAB 7). Deutscher Apotheker-Verlag, Stuttgart. — BENTZ, H. (1962): Tierarzneimittelverzeichnis. Min. Landwirtsch., Erfassung Forstwirtsch., Abt. Vet.-Wesen. Fischer, Jena. — KUSCHINSKY, G., & H. LÜLLMANN (1966): Kurzes Lehrbuch der Pharmakologie. 2. Aufl. Thieme, Stuttgart. — MEYER-JONES, L. (1965): Veterinary pharmacology and therapeutics. 3. Aufl. Iowa State Univ. Press, Ames/Iowa. — MØLLER, K. O. (1966): Pharmakologie, als theoretische Grundlage einer rationellen Pharmakotherapie. 5. Aufl. Schwabe, Basel/Stuttgart. — MOESCHLIN, S. (1965): Therapie-Fibel der inneren Medizin für Klinik und Praxis. 2. Aufl. Thieme, Stuttgart. — NIEMAND, H. G. (1963): Arzneimittel-Synonyma. Paul Parey, Berlin/Hamburg. — STEINMETZER, K. (1955): Pharmakologie für Tierärzte einschließlich Verordnungslehre. 3. Aufl. Urban & Schwarzenberg, Wien. — WALTER, A. M., & L. HEILMEYER (1969): Antibiotika-Fibel (Antibiotika und Chemotherapie). 3. Aufl. Thieme, Stuttgart.

Aderlaß

FISCHER, J. (1952): Zur Physiologie des Aderlasses. Diss., Zürich.

Adrenokortikotropes Hormon

BRUSH, M. G. (1960): The effect of ACTH injections on plasma corticosteroid levels and milk yield in the cow. J. Endocrinol. *21*, 155-160. — FIRON, J. P. (1955): L'ACTH; ses applications en médecine vétérinaire. Thèse, Toulouse. — GRAUMANN, W. (1956): Zum Wirkungsmechanismus des Depot-Effektes von ACTH-Präparaten. Klin. Wschr. *34*, 1256-1257. — JAHN, W. (1957): ACTH und Glucocorticoide. Dtsch. Tierärztl. Wschr. *64*, 446-448. — LASCHET, U., & W. HOHLWEG (1962): Wirksamkeit und Wirkungsdauer von ACTH-Präparaten. Arzneimittel-Forschg. *12*, 501-503. — MADEJ, E. (1965): THORN-Test im Leukogramm bei Kühen nach intramuskulärer ACTH-Injektion (polnisch). Ann. Univ. M. Curie-Skłodowska, Sect. DD *20*, 213-220. — MEYER, W. (1962): Die Prüfung verschiedener Depot-ACTH-Präparate mit dem THORN-Test am Rind. Diss., Hannover. — PEHRSON, B., & O. WALLIN (1966): A test of adrenal cortical function in dairy cows by ACTH administration. Acta Vet. Scand. *7*, 35-46. — RHODE, CHR. (1961): Die Prüfung verschiedener ACTH-Präparate mit dem THORN-Test am Rind. Dtsch. Tierärztl. Wschr. *68*, 331-335. — TALSMA, D. (1956): Overgevveligheid bij het rund en ACTH. Tijdschr. Diergeneesk. *81*, 208-211.

Akridinfarbstoffe

JAHN, W. (1955): Entozon, Rivanol, Trypaflavin. Vet.-Med. Nachr. *1955*, 113-118.

Anregung der Pansenverdauung

Diernhofer, K. (1953): Diagnose und Behandlung der Indigestionen des Rindes. Wien. Tierärztl. Mschr. *40*, 531-547. — Genderen, H. van (1968): Pharmacology of rumen motility. Tijdschr. Diergeneesk. *93*, 1392-1401.

Antihistaminika

Glättli, H. (1957): Versuche mit dem Antiallergicum Antistin Ciba bei der Behandlung der puerperalen Polyarthritis und Tendovaginitis (Sapraemie oder Toxaemie). Tierärztl. Umschau *12*, 155-158. — Hjalmars, K. (1954): Antihistaminernas användning inom bujatriken. Medlemsbl. Sverig. Vet.-förb. *6*, 213-220. — Liebler, O., & P. Brockmann (1962): Antihistaminbehandlung in der tierärztlichen Praxis. Tierärztl. Umschau *17*, 398-400. — Müller, G. (1953/54): Über die Anwendung des Antihistaminicums Soventol in der Großtierpraxis. Prakt. Tierarzt *34*, 125-126; *35*, 252-257.

Antibiotika

Acred, P., P. J. Larkin & L. Mizen (1966): The distribution of orally administered ampicillin in calves. Vet. Record *79*, 103-104. — Bauer, F. (1959): Reverin, ein neues Antibioticum aus der Tetracyclin-Reihe. Blaue Hefte Tierarzt *1959*, 208-214. — Becker, W. (1956): Die Anwendung von Omnamycin in der tierärztlichen Praxis. Vet.-Med. Nachr. *1956*, 193-196. — Brock, Th. D. (1961): Chloramphenicol. Bacteriol. Rev. *25*, 32-48. — Brüggemann, J., & M. Merkenschlager (1957): Die Umstellung der Magen-Darmflora im Anschluß an die Zufütterung von Antibiotika an Wiederkäuer. Futter und Fütterung *8*, 33-34. — Brunner, R., & G. Machek (1965): Die Antibiotica. Hans Carl, Nürnberg. — Bunjes, H.-J. (1959): Prüfung von Xanthocillin bei Klauenkrankheiten des Rindes. Diss., Hannover. — Elliot, D. M. (1956): Chloramphenicol intramuscular in bovine practice. Canad. J. Comp. Med. Vet. Sci. *20*, 305-310. — English, P. B. (1968): Newer penicillins in veterinary practice. Austral. Vet. J. *44*, 174-178. — English, P. B. (1968): The therapeutic use of penicillin; the relationship between dose and plasma concentration after parenteral administration of benzylpenicillin (penicillin G). Vet. Record *77*, 810-814. — Genderen, H. van (1969): Residues of drugs and feed additives in foods of animal origin. Tijdschr. Diergeneesk. *94*, 33-46. — Gratzl, E., & W. Jaksch (1954): Aureomycinblutspiegelbestimmungen bei Pferd, Rind und Hund. Wien. Tierärztl. Mschr. *41*, 75-88. — Gyrd-Hansen, N., & F. Rasmussen (1967): Renal og mammaer ekskretion af lincomycin hos koer. Nord. Vet.-Med. *19*, 11-16. — Hammer, D. (1958): Diffusionsverhältnisse zwischen Blut und Synovialflüssigkeit nach Applikation von Antibiotika. M.-hefte Tierheilk. *10*, 2-13. — Høgh, P., & F. Rasmussen (1964): Koncentrationer af oxytetracyklin i bodplasma og moelk efter parenteral applikation af terramycin til koer. Nord. Vet.-Med. *16*, 997-1003. — Høgh, P., & F. Rasmussen (1966): Mammaer ekskretion af penicillin efter intramuskulaer injektion af leocillin (penthamate hydriodide) og penicillinprocain på koer. Nord. Vet.-Med. *18*, 545-554. — Jacobs, J. (1965): Kort- en langwerkende penicillinpreparaten. Tijdschr. Diergeneesk. *90*, 437-448. — Jahn, W. (1952): Penicillin und andere Antibiotika in der Tiermedizin. Terra, Konstanz. — Jahn, W. (1956): Über das Auftreten resistenter Infektionserreger nach der Anwendung von Antibiotika. Tierärztl. Umschau *11*, 164-168. — Joubert, L., G. Trouyez, J. Oudar & A. Pourcelot (1966): Sur une nouvelle technique de l'antibiogramme, le Dade S. T. A. T. Tray, en bactériologie vétérinaire. Bull. Soc. Sci. Vét. Comp. *68*, 63-68. — Kettner, H., & A. Braunsteiner (1960): Chloromycetin in der Großtierpraxis. Tierärztl. Umschau *15*, 249-255. — Kilian, J. G. (1967): Steroid-antibiotic combinations. Vet. Med. *62*, 173-177. — Kurzweg, W. (1963): Untersuchungs- und Erfahrungsbericht über die Anwendung eines neuentwickelten Langzeitantibioticum, Sulfastreptipen-Suspension, des VEB Serumwerk Bernburg. Medicamentum *1963*, 205-209. — Legay, C., & J. Vors (1963): La chlortétracycline injectable en clientèle rurale; bilan statistique de cinq années d'application. Bull. Mens. Soc. Vét. Prat. France *47*, 211-216. — Mansson, I., & P.-O. Nilehn (1959): Sensitivity of bacteria from veterinary clinics to various antibiotics. Nord. Vet.-Med. *11*, 289-297. — Marolt, J. (1968): Ein Beitrag zur Bedeutung und Indikation von Geomycin in Chirurgie und Ophthalmologie des Rindes. Ber. 5. Int. Tag. Rinderkrkh. Opatija, 247-249. — Milhaud, G. (1967): Essai de classification des antibiotique. Rec. Méd. Vét. *143*, 561-572, 685-705. — Münker, W. (1961): Über die Grundlagen der Anwendung der Sulfonamide und Antibiotika gegen bakterielle Infektionen. Berl. Münch. Tierärztl. Wschr. *74*, 392-397. — Rolinski, Z., & H. Fidecka (1966): Konzentration des halbsynthetischen Penicillins (Methizillin-Chinoin) in Blut und Milch von Kühen nach intramuskulärer Injektion des Antibiotikums (polnisch). Med. Weter. *22*, 741-745. — Schattner, F., & R. Gandras (1961): Zur Behandlung der Puerperalerkrankungen und der Kälberruhr mit einer Kombination von Chlortetracyclin und Tetracyclin. Tierärztl. Umschau *16*, 432-434. — Scheidy, S. F., & R. L. Gabriel (1965): Antibiotics. Adv. Vet. Sci. *10*, 253-301. — Schipper, I. A. (1965): Milk and blood levels of chemotherapeutic agents in cattle. J. Amer. Med. Vet. Ass. *147*, 1403-1409. — Schumacher, E. (1962): Chemie, Pharmazie und Pharmakologie der in der Veterinärmedizin gebräuchlichen Antibiotika. Schweiz. Arch. Tierheilk. *104*, 350-360. — Simezki, O. A. (1962): Anwendung von Polymyxin bei Krankheiten der Tiere (russisch). Veterinarija *39*: 5, 77-78. — Sonneck, A. (1966): Über Antibiotika; Wirtschaftlichkeit und Anwendung in der Großtierpraxis. Tierärztl. Umschau *21*, 264-266, 269-270, 273-274. — Teuscher, R. (1958): Zur lokalen Antibiotica-Anwendung in der Großtierchirurgie. Dtsch. Tierärztl. Wschr. *65*, 29-36. — Tournut, J., & J. Monnier (1962): Étude de la perméabilité du placenta de la vache à trois antibiotiques (pénicilline, oxytétracycline, chloramphénicol). Rev. Méd. Vét. *113*, 663-671. — Villemin, P. (1968): Les antibiotiques en thérapeutique vétérinaire. Cahiers Méd. Vét. *37*, 67-81. — Voets, J. (1967): De multipele resistentie van bakterien aan antibiotica. Vlaams Diergeneesk. Tijdschr. *36*, 484-491. — Yoder, H. W., & R. A. Packer (1954): Bovine blood serum concentrations of terramycin (oxytetracycline) following intravenous and intramuscular administration. Amer. J. Vet. Res. *15*, 412-416. — WAGNER, E. (1958): Praxiserfahrungen mit Aureomycin. Prakt. Tierarzt *39*, 368-372.

Blutersatzmittel

FISCHER, M. H. (1964): Blutersatzmittel (Plasmaexpander) in der Veterinärmedizin. Berl. Münch. Tierärztl. Wschr. *77*, 54-55. — HEIDRICH, H.-D. (1962): Dextran in der Veterinärmedizin. Medicamentum *1962*, 269-273. — KOSOVER, S. I. (1965): Blutersatzmittel — ein wirkungsvolles Therapeutikum (russich). Veterinarija *41*: 4, 70-71. — KUHN, W. R. (1950): Blut- und Plasmatransfusion bei den großen Haustieren. Schaper, Hannover. — LAMI, G. (1965): Über die Gestaltung des Plasmaspiegels von Dextran und Polyvinylpyrrolidon (ungarisch). Magyar Allatorv. Lap. *19*, 481-484. — OTTE, E. (1957): Zur Frage der Plasmatransfusion bei den großen Haustieren. Dtsch. Tierärztl. Wschr. *64*, 513-517, 536-540. — REPPE, W. (1954): Polyvinylpyrrolidon. Verlag Chemie, Weinheim. — TAMÁS, L. (1966): Plasmatransfusion bei Haustieren (ungarisch). Habil.-schrift, Budapest. — WUJANZ, G., & J. A. SCHULZ (1964): Ein Beitrag zur Anwendung von Oxygelatine Dessau in der Veterinärmedizin. M.-hefte Vet. Med. *19*, 730-733. — ZÖPHEL, D. (1965): Zur Anwendung der Oxygelatine Dessau als Plasmaexpander beim Rind. Diss., H. U. Berlin.

Blutstillende Mittel

ARCHER, R. K., & C. MILLER (1958): A brief review of blood coagulation and methods for the control of hemorrhage. Vet. Record *70*, 357-362. — BIZEUL, F. (1958): Un nouvel hémostatique de synthèse, l'alpha naphthylamine-4 sulfonate de sodium (naphthionine), son emploi en médecine vétérinaire. Thèse, Alfort. — FABER, T., & O. MERZ (1967): Haemostypticum — Revici in der Veterinärmedizin. Prakt. Tierarzt *48*, 103-104. — GRUPE, G. (1955): Fibrinschaum (Fibrospum) als Hämostyptikum in der kleinen Chirurgie. Prakt. Tierarzt *36*, 267-268. — SINGLETON, W. B. (1957): Preliminary report on the use of new hemostatic materials; gelatin sponge and gelatin sponge impregnated with dequadin chloride. Brit. Vet. J. *113*, 247-249. — TREMEL, W. (1941): Vergleichende Untersuchungen über den Einfluß einiger blutstillender Mittel auf die Blutgerinnungszeit beim Rinde. Diss., Berlin. — ZANGERLE, O. (1957): Erfahrungen mit Clauden in der tierärztlichen Praxis. Prakt. Tierarzt *38*, 136-137.

Blutübertragung

BOHN, F. K. (1964/65): Bluttransfusionsversuche beim Rind. Berl. Münch. Tierärztl. Wschr. *77*, 72-76; *78*, 169-170. — CAKAŁA, ST., & M. SAMOREK (1958): Bluttransfusionsversuche bei Rindern (polnisch). Med. Weter. *14*, 154-159. — DIETZ, O., & E. NAGEL (1959): Gewinnung, Konservierung und Übertragung von Vollblut bei Pferd, Rind, Schwein und Hund. M.-hefte Vet.-Med. *14*, 649-659. — GLÄTTLI, H. R. (1954): Zur Bluttransfusion in der Veterinärmedizin. Schweiz. Arch. Tierheilk. *96*, 364-374. — KOJČEV, K. (1967): Untersuchung der Reaktionen und der Komplikationen nach einer Bluttransfusion bei Haustieren. 4. Das Überleben der übertragenen Erythrozyten im Organismus bei Eintritt einer Isoerythroimmunisierung (bulgarisch). Naučni Trud. Inst. Prof. Dr. G. Pavlov (Sofija) *18*, 81-88. — KOJČEV, K. (1968): Modern aspects of blood transfusion in cattle. Ber. 5. Int. Tag. Rinderkrkh. Opatija, S. 231-233. — KUHN, W. R. (1950): Blut- und Plasma-Transfusion bei den großen Haustieren. Schaper, Hannover. — MCSHERRY, B. J, A. A. VAN DREUMEL & G. A. ROBINSON (1966): The fate of donor cattle cells following transfusion. Canad. Vet. J. *7*, 271-276. — SCHMID, D. O. (1963): Blutübertragung und Blutgruppen bei Tieren. Tierärztl. Umschau *18*, 501-505. — SCHNAPPAUF, H. P., R. DI GIACOMO & E. P. CRONKITE (1965): Survival of transfused homologous erythrocytes in cattle. Amer. J. Vet. Res. *26*, 1212-1214. — SWARBRICK, O. (1962): Blood and serum transfusion in cattle, a simple technique and its clinical uses. Vet. Record *74*, 206-209. — WUJANZ, G., & P. RITTENBACH (1966): Experimentelle Untersuchungen zur Hämolysereaktion beim Rind. M.-hefte Vet.-Med. *21*, 343-349.

Desinfektionsmittel

ARMISTEAD, W. W. (1956): The preoperative sterilization of skin. North. Amer. Vet. *37*, 675-678. — CARL, H., & H. SCHLEITER (1965): Untersuchungen über die Durchführung der Sterilisation von chirurgischem Zubehör an verschiedenen Tierkliniken. Arch. Exp. Vet.-Med. *19*, 1053-1076. — DELNON, I., & M. BERGER (1960): Untersuchungen mit Tegolan, einem neuen Händedesinfektionsmittel. Pathol. Microbiol. *23*, 594-596. — ENIGK, K., & P. HILBRICH (1968): Die Stalldesinfektion bei Parasitosen. Dtsch. Tierärztl. Wschr. *75*, 488-492. — KRAFT, A. (1962): Vergleichende Untersuchungen mit einigen Desinfektionsmitteln zur Handentkeimung vor geburtshilflichen Laparotomien. Wien. Tierärztl. Mschr. *49*, 169-175. — PRICE, W. J., J. M. BOWEN & R. E. WOOLEY (1968): Efficacy of ethyl alcohol in reducing canine and bovine cutaneous bacterial flora. J. Amer. Vet. Med. Ass. *152*, 990-995. — REBER, H., J. BIRCHER & P. GRUMBACH (1960): Zur chirurgischen Händedesinfektion mit Hexachlorophen. Pathol. Microbiol. *23*, 581-586. — REUSS, U. (1965): Die Verwendung des Desinfektionsmittels Tego 51 auf verschiedenen tierärztlichen Arbeitsgebieten unter besonderer Berücksichtigung seiner bakteriziden und viruziden Wirkung. Wien. Tierärztl. Mschr. *52*, 773-784. — SCHAAF, A. VAN DER, F. H. J. JAARTSVELD & P. H. A. M. VAN MAANEN (1960): Proeven over outsmetting van de huid. Tijdschr. Diergeneesk. *85*, 185-196. — SNYDERS, A. J. (1956): The germicidal effect of hexachlorophene soaps. J. South African Vet. Med. Ass. *27*, 127-132. — STELLMACHER, W. (1967): Zur Wirksamkeitsprüfung von Feindesinfektionsmitteln gegenüber Bakterien. Arch. Exp. Vet.-Med. *21*, 895-920. — STUTZ, L. (1968): Leitfaden der praktischen Desinfektion und Sterilisation. Enke, Stuttgart. — YILMAZ, S. (1959): Desinfektionsmittelprüfungen unter tierärztlichen Praxisverhältnissen. Diss., Hannover. — Symposium über Desinfektionsmittel und Antiseptika, 24. und 25. 9. 1965, Greifswald. Arch. Exp. Vet.-Med. *21*, 195-914.

Eisenpräparate

AMMERMANN, C. B., J. M. WING, B. G. DUNAVANT, W. K. ROBERTSON, J. P. FEASTER & L. R. ARRINGTON (1967): Utilization of inorganic iron by ruminants as influenced by the form of iron status of the animal. J. Animal Sci. *26*, 404-410. — BECKER, W. (1961): Die Anwendung von Myofer bei Kälbern. Blaue Hefte Tierarzt *1961*, 419-425. — CARLSON, R. H., M. J. SWENSON, G. M. WARD & N. H. BOOTH (1961): Effects of intramuscular injections of irondextran in newborn lambs and calves. J. Amer. Vet. Med. Ass. *139*, 457-461. — LANKES, H. (1962): Myofer in der Kälberpraxis. Blaue Hefte Tierarzt *1962*: 2, 19-21. — NIKOL'SKAJA, M. N., & D. P. IVANOV (1965): Zur Frage der Toxizität einiger Eisenpräparate (russisch). Veterinarija *42*: 2, 67-69. — ZIMMERMANN, D. R. (1960): A comparison of intramuscular and intraperitoneal injection of iron-dextran. J. Animal Sci. *19*, 484-487.

Elektrolyttherapie

ADAMEŞTEANU, I., V. SALANTIU, S. GHERGARIU & S. FAZAKAS (1968): Utilisation pratique de quelques eaux minérales Roumaines, remplacent le sérum aux électrolytes. Rec. Méd. Vét. *144*, 255-259. — CAMBEROS, H. (1967): Medikation von Elektrolyten beim Durchfall der Kälber (spanisch). Gac. Vet. (Buenos Aires) *29*, 332-336. — DARRASPEN, E., R. FLORIA, L. JOUBERT, PH. COTTERAU & H. DEBEAUVAIS (1959): Perturbations ioniques sanguines au cours des diarrhées des veaux. Bull. Soc. Sci. Vét. Méd. Comp. *61*, 189-196. — FAYET, J.-C. (1968): Recherches sur le métabolisme hydrominéral chez le veau normal ou en état de diarrhée. Rech. Vét. *1968*, 99-108. — GRÜNDER, H.-D. (1961): Die Dauertropfinfusion beim Rind. 1. Technik und Anwendungsmöglichkeiten. Dtsch. Tierärztl. Wschr. *68*, 161-169. — HOLLIS, R. H. (1960): Fluid therapy. Mod. Vet. Practice *41*: 12/13, 30-33, 37-46. — JANOWSKY, M., J. BILEK & B. HYNEK (1956): Parenterale Rehydration bei den Kälbern. M.-hefte Vet.-Med. *11*, 205-207. — KETZ, H. A. (1960): Vergleichende Betrachtungen über die renale Elektrolytausscheidung bei den Haustieren. Zbl. Vet.-Med. *7*, 327-338. — MEIER, H. (1958): Parenteral fluid therapy. Vet. Practice *39*: 7, 44-54. — PARKER, M., & R. H. HOLLIS (1958): A practical approach to fluid therapy in veterinary practice. Mod. Vet. Practice *39*: 14, 24-30. — RADOSTITS, O. M. (1965): Fluid therapy in calf diarrhea. Canad. Vet. J. *6*, 180. — ROY, J. H. B., K. W. G. SHILLAM, G. M. HAWKINS, J. M. LANG & P. L. INGRAM (1959): The effect of white scours on the sodium and potassium concentration in the serum of newborn calves. Brit. J. Nutr. *13*, 219-226. — SCHWAB, M., & K. KÜHNS (1959): Die Störungen des Wasser- und Elektrolytstoffwechsels. Springer, Berlin. — SEIDEN, R. (1963): Neue Anwendungsgebiete für oral zu verabfolgende Elektrolyte. Prakt. Tierarzt *44*, 128-130, 132, 180-182, 225-226. — SEILS, H. (1962): Die Anwendung von Dextrofusal und Vitafusal-Dessau zur Unterstützung postoperativer Maßnahmen in der Großtierchirurgie. Medicamentum *1962*, 373-378. — McSHERRY, B. J., & I. GRINYER (1954): Disturbances in acid-base balance and electrolyte in calf diarrhea and their treatment. Amer. J. Vet. Res. *15*, 535-541. — TASKER, J. B. (1966): Elektrolyte therapy in gastrointestinal disease. Vet. Med. *61*, 765-776. — VRZGULA, L. (1967): Rehydration als unumgänglicher Bestandteil der Therapie der Diarrhoe bei Saugkälbern. Fortpflanz., Besamung, Aufzucht Haustiere *3*, 406-411. — WATT, J. G. (1965): The use of fluid replacement in the treatment of neonatal diseases in calves. Vet. Record *77*, 1474-1482.

Entzündungswidrige Mittel

DUMORTIER, M. (1963): Phenylbutazone; utilisation dans le traitement des maladies des grands animaux. Thèse, Alfort. — EBERT, E. F. (1962): Clinical use of phenylbutazone in large animals. Vet. Med. *57*, 33-35. — HIEPE, TH., & R. LIPPMANN (1961): Klinische Erfahrungen mit Wofapyrin bei Großtieren. M.-hefte Vet.-Med. *16*, 339-341. — MASCHTOWSKI, L. (1966): Erfahrungen mit Tomanol bei Pferd und Rind. Tierärztl. Umschau *21*, 465-468, 471. — MUSSILL, J. (1946): Fiebermittel. Wien. Tierärztl. Mschr. *33*, 424-425.

Furanderivate

BÜRK, A. (1969): Erfahrungsbericht über die Anwendung von Nifurprazine wasserlöslich in Kälbermastbetrieben. Prakt. Tierarzt *50*, 151-155. — CAMPARA, L. (1963): Die Wirkung von Furaltadona (Valsyn water mix) bei der Verhütung bakterieller Infektionen des Darmes und der Luftwege bei Jungbullen (spanisch). Rev. Med. Vet. *44*, 189-194. — CHOMENKO, V. S. (1966): Nitrofurane, ihre Eigenschaften und Anwendungsgebiete (russisch). Veterinarija *42*: 4, 58-59. — FULFORD, J. F. (1961): The nitrofuranes in veterinary medicine. J. South African Vet. Med. Ass. *32*, 387-396. — GRISK, A. (1967): Zur Pharmakodynamik von Nitrofuranen. Arch. Exp. Vet. Med. *21*, 243-257. — NEŠIĆ, P., & M. IBROVIĆ (1962): Wirkung von Sulfadimidin, Sulfaguanidin und Nitrofurazon auf die fermentative Aktivität der Mikroorganismen in den Vormägen der Wiederkäuer. Berl. Münch. Tierärztl. Wschr. *75*, 403-407. — PAUL, H. E. (1961): Progress in nitrofuran research. Vet. Med. *56*, 532-535. — SCHAAF, A. VAN DER, J. BUYS, N. STEENKAMER, C. A. DE LEEDE & J. C. ATTEVELD (1967): Onderzoek naar de invloed van furazolidon in het rantsoen van mestkalveren op groeiresultaten, gezondheitstoestand en slachtkwaliteit. Tijdschr. Diergeneesk. *92*, 79-95. — TAPERNOUX, A., & A. MAGAT (1959): Pharmacologie et toxicologie des nitrofuranes. Rev. Méd. Vét. *110*, 513-521. — ZBIGNIEW, A. (1963): Antibakterielle Eigenschaften einiger Nitrofuranpräparate (polnisch). Med. Weter. *19*, 514-515.

Harntreibende Mittel

ANDERSON, R. S., & E. V. PICKERING (1964): Assessment of the action of acetazolamide and hydrochlorothiazide in the cow. Res. Vet. Sci. 5, 100-108. — BENTHIEN, H.-A., & M. MÜLLING (1962): Über die Behandlung von Ödemen verschiedener Genese, insbesondere von Euterödemen, mit dem Sali-Diuretikum Vetidrex. Prakt. Tierarzt 43, 3-7, 38-48. — FLÜCKIGER, U., & A. HOFER (1960): Die Bekämpfung ödematöser Zustände bei Nutztieren mit einem neuen Diuretikum. Schweiz. Arch. Tierheilk. 102, 27-33. — GRÜNDER, H.-D., & G. BRÜNING (1966): Untersuchungen über die Wirkung neuerer Diuretika beim Rind. 1. Die Wirkung von Furosemid Lasix-Hoechst. Berl. Münch. Tierärztl. Wschr. 79, 81-83. — GRÜNDER, H.-D., & H. SCHOLZ (1967): Untersuchungen über die Wirkung neuerer Diuretika beim Rind 2. Wirkungsvergleich von Azetazolamid, Hydrochlorothiazid und Benzylhydroflumethiazid. Berl. Münch. Tierärztl. Wschr. 80, 121-124. — ILLING, K. (1963): Zur Anwendung des Diuretikums Disalunil bei Rind und Pferd. M.-hefte Vet.-Med. 18, 612-616. — KATIC, J. (1963): Action of benzylhydroflumethiazid (centyl) on diuresis and electrolyt excretion in healthy cows. Nord. Vet.-Med. 15, 625-636. — MALZE, A. (1962): Praxiserfahrungen mit Intolex ad us. vet. Tierärztl. Umschau 17, 395-397. — SNIDER, G. W., G. E. BRIGHTENBACK & O. H. SIEGMUND (1962): A new approach to edematous conditions of cattle. Canad. Vet. J. 3, 150-155. — STEVENS, G. DE (1963): Diuretics, chemistry and pharmacology, medical chemistry. Academic Press, New York & London.

Herzmittel

PETTER, A. (1963): Elektrophysiologie der Herzirregularitäten und ihre pharmakologische Beeinflussung. Zbl. Vet.-Med. A 10, 576-593. — SCHATZMANN, H.-J. (1966): Der Wirkungsmechanismus der Herzglykoside. Schweiz. Arch. Tierheilk. 108, 675-681. — STEFFAN, H. (1941): Untersuchungsergebnisse über das Kombetin, das K-Strophantin Boehringer. Zschr. Vet.-kunde 53, 193-196.

Hustenmittel

BUCHER, K. (1958): Pathophysiology and pharmacology of cough. Pharmacol. Rev. 10, 43-55. — LIEBRICH, K. G., & H.-D. RENOVANZ (1965): Klinisch-statistische Untersuchungen zur Wirksamkeit von N-cyclohexyl-N-methyl -(2-amino-3,5-dibrombenzyl)-ammoniumchlorid. Arzneimittelforschung 15, 305-322.

Hyaluronidase

BRAUN, O., & G. WEBER (1951): Über den vasotropen Effekt der Hyaluronidase und ihren Einfluß auf die Gefäßpermeabilität. Klin. Wschr. 29, 504-506. — GRÜNDER, H.-D. (1961): Die Dauertropfinfusion beim Rind. 1. Technik und Anwendungsmöglichkeiten. Dtsch. Tierärztl. Wschr. 68, 161-169. — HARM, M. (1957): Die Hyaluronidase und ihre Anwendungsmöglichkeiten in der tierärztlichen Praxis. M.-hefte Vet.-Med. 12, 56-60. — MEYER, K. (1947): Hyaluronidase. Physiol. Rev. 27, 335. — WEST, W. R. (1951): The benefits in the use of hyaluronidase in hypodermoclysis. Vet. Med. 46, 98-99.

Kalziumsalzlösungen

BÜHLMANN, H. (1955): Die physiologische Bedeutung des Calciums und seine therapeutische Anwendung in der Human- und Veterinärmedizin. Diss., Bern. — DETWEILER, D. K. (1956): Preventing fatalities following intravenous calcium therapy in cattle. North Amer. Vet. 37, 372-374. — HAPKE, H.-J., R. BUDDEN & H. KONERMANN (1968): Herz- und Kreislaufwirkungen von Kalziuminfusionen bei Wiederkäuern. Dtsch. Tierärztl. Wschr. 75, 2-7. — LASCH, H. (1949): Subkutane Verträglichkeit organischer Calcium- und Calcium-Phosphor-Lösungen. Diss., Hannover. — MATHIEU, L. G., & R. P. PELLETIER (1966): A study of the oral toxicity of calcium chloride in dairy cows. Canad. J. Comp. Med. Vet. Sci. 30, 35-39. — MIERT, A. S. J. P. A. M. VAN (1966): Quality tests made in a number of commercial infusion fluids for treatment of grass tetany, paresis puerperalis and dehydration. Tijdschr. Diergeneesk. 91, 501-508. — REHFELDT, H.-H. (1951): Ein Beitrag zum Wirkungsmechanismus der intravenösen Calciumtherapie. Diss., Hannover. — SPAHN, G. (1949): Über die subkutane Verträglichkeit des Calcium gluconicum solutum 20 % cum acido borico bei Rindern und Schweinen. Diss., Hannover.

Kalziumversenat

STÖBER, M. (1960): Zur Behandlung der Bleivergiftung beim Rind. Dtsch. Tierärztl. Wschr. 67, 85-88.

Kortikosteroide

BARTLING, K. H. (1959): Über die lokale Anwendung von Nebennierenrinden-Hormonpräparaten bei verschiedenen Erkrankungen am Bewegungsapparat des Rindes. Diss., Hannover. — BEIJERS, S. J. (1961): Erfahrungen mit Depotcorticosteroiden in der Veterinärmedizin, vor allem mit Prednisolon TMA. Prakt. Tierarzt 42, 171-173. — BOUCHER, W. B., C. J. HOLLISTER & C. W. RAKER (1956): The use of hydrocortisone intravenously in animals under severe stress. Vet. Med. 51, 53-55. — BRÜNS, K. (1964): Vecortenol in der Praxis. Tierärztl. Umschau 19, 565-567. — DARRASPEN, E., & F. LESCURE (1962): La 6-méthyl-delta-1-hydrocortisone en thérapeutique vétérinaire. Rev. Méd. Vét. 25, 737-745. — FLORIO, R. (1957): Sur les principales indications de la corticothérapie en médecine vétérinaire. Rev. Méd. Vét. 20, 626-632. — GRANDADAM (1966): Modifications de la glycémie et de la formule sanguine de la vache sous l'influence des glucocorticoides. Écon. Méd. Anim. 7, 409-412. — GLÄTTLI, H. R. (1958): Klinische Anwendung von Ultracortenol in der Veterinärmedizin. Schweiz. Arch. Tierheilk. 100, 567-573. — HEIDRICH, J. (1963): Das Verhalten der Glukosewerte im Blut gesunder Rinder nach Dexamethason- und Dexamethason-TMA-Applikationen. Tierärztl. Umschau 18, 288-290. — JAHN, W. (1958): ACTH und Glucocorticoide. Dtsch. Tierärztl. Wschr. 64, 446-450. — JÖCHLE, W., & P. BARTELS (1966): Zur Anwendung eines neuen Cortison-Abkömmlings in der Praxis; Gedanken und Erfahrungen. Tierärztl. Umschau 21, 78-82, 85. — JONGH, D. K. DE (1960): Over de farmacologie der corticosteroiden. Tijdschr. Diergeneesk. 85, 1402-1410. — KURZWEG, W. (1966): Zur Glukokortikoid-Therapie in der Veterinärmedizin. M.-hefte Vet.-Med. 21, 941-945. — SCHILLE, M.-J. (1969): Voren in der Kälberpraxis. Tierärztl. Umschau 24, 85-88. — SCHWARZ, R., J. HARMEYER, S. UEBERSCHÄR, V. BOLLMANN & K. GABRYSCH (1966): Nebennierenrinde, Pharmakologie und Therapie. Dtsch. Tierärztl. Wschr. 73, 363-367. — STÖCKL, W., K. ONDERSCHEKA & M. K. ZACHERL (1969): Zur Frage des Eintritts und der Dauer von Corticoidwirkungen. Wien. Tierärztl. Mschr. 56, 229-236. — SYNTEX LABORATORIES INC. (1965/66): The steroids, what they are and what they do. Structure and nomenclature; structural interrelations. J. Amer. Vet. Med. Ass. 146, 886-887, 928-929; 148, 936-937. — SZUMLAKOWSKI, R., & K. SCHMIDT (1962): Ein Beitrag zur Anwendung der Corticosteroide in der Veterinärmedizin. Wien. Tierärztl. Mschr. 49, 509-521. — VIGUE, R. F. (1963): The use of adrenal corticosteroids in dairy cattle. Canad. Vet. J. 4, 137-141.

Krampflösende Mittel

DICK, U. (1955): Zur Pharmakologie des Phenyl-1-Methyl-Propyl-Essigsäure-β-Diäthylamino-Äthylesters. Diss., Hannover. — KELLER, E., & H. J. ENENKEL (1963): Über ein neues Spasmolytikum. Berl. Münch. Tierärztl. Wschr. 76, 348-350. — NATSCHEFF, B., P. GABRASCHANSKI & G. GRADINARSKI (1960): Über die Anwendung des Pendiomid als Spasmolytikum bei Pferd und Rind. Berl. Münch. Tierärztl. Wschr. 73, 287-290. — NOLTE, G. (1956): Über die spasmolytische Wirkung einiger Papaverinderivate. Diss., Gießen. — SCHULZ, J. A., & R. LIPPMANN (1966): Zur Anwendung des Spasmoanalgetikums Spasdolsin bei Großtieren. Medicamentum 7, 207-214. — WUNDERLICH, H. (1960): Über Spasmolytica. Pharmazie 15, 213-219.

Kreislaufmittel

FLORIO, R. (1957): Les analeptiques cardio-vasculaires et respiratoires en médecine vétérinaire. Rev. Méd. Vét. 20, 517-534. — HAPKE, H.-J. (1967): Langwirkende Kreislaufmittel. Kleintier-Praxis 12, 140-145.

Leberschutztherapie

GOETSCH, D. D., K. L. GRAVERS, L. UNDERBJERG & M. J. SWENSON (1956): The utilisation of intravenously administered glucose, invert sugar and fructose in cattle. Amer. J. Vet. Res. 17, 213-216. — GÖTZE, R., E. AEHNELT & U. FREESE (1953): Zur Methionintherapie bei Stoffwechsel- und Lebererkrankungen des Rindes. Berl. Münch. Tierärztl. Wschr. 66, 219-222. — STILINOVIĆ, Z. (1961): Dreifacher intravenöser Glukosetoleranztest bei trächtigen Kühen (serbokroatisch). Vet. Arhiv 11, 98-108.

Magendarmwurmmittel

BARKE, A. (1958): Piperazin als Anthelminthicum in der Tierheilkunde. Prakt. Tierarzt 39, 173-176. — BATTE, E. G. (1961): Studies on potentiation of phenothiazine. Vet. Med. 56, 281-284. — CAUTHEN, G. E. (1957): Low level phenothiazine administration to weaned beef calves. Amer. J. Vet. Res. 18, 612-613. — DENNIS, W. R., L. E. SWANSON & W. M. STONE (1955): Experimental feeding of low level phenothiazine to Florida cattle. Vet. Med. 50, 379-389, 392. — DOUGLAS, J. R., N. F. BADER & W. M. LONGHURST (1959): Further studies on the relationship between particle size and anthelmintic efficiency of phenothiazine. Amer. J. Vet. Res. 20, 201-205. — ENIGK, K., & J. ECKERT (1961): Die Bedeutung des Reinheitsgrades und der Partikelgröße des Phenothiazins für dessen anthelminthische Wirksamkeit. Dtsch. Tierärztl. Wschr. 68, 409-415, 437-440. — HERLICH, H., F. W. DOUVRES & T. B. STEWART (1954): Trials with phenothiazine variously administered to cattle. Vet. Med. 49, 503-505. — JAHN, F. (1966): Piperazin und seine Derivate. Wien. Tierärztl. Mschr. 53, 115-121.

Magnesiumsalze

FISCHER, W. (1968): Beitrag zur Behandlung der Weidetetanie. Dtsch. Tierärztl. Wschr. 75, 8-11.

Ruhigstellende Mittel

BALACI, P. (1958): Largaktil in der Veterinärmedizin (rumänisch). Probl. Zootehn. Vet. 1958: 5, 78-80. — BENTELE, W. (1959): Über die Verwendung von Combelen zur Beruhigung bösartiger Bullen. Vet.-Med. Nachr. 1959, 33-35. — BLOCH, K. (1960): Über die blutdrucksenkende Wirkung von Megaphen, Decentan und Combelen beim Rind. Diss., München. — BLOOD, D. C., & R. H. HAYMAN (1959): Chlorpromazine as a tranquilizing agent in cattle. Austral. Vet. J. 35, 248-253. — CLANTON, D. C., & J. K. MATSUSHIMA (1960): Injectable tranquilizers for weaning and shipping calves. J. Amer. Vet. Med. Ass. 137, 239-240. — McDONALD, M. A. (1964): The effect of acepromazine maleate on feeder steers in transit and feedlot. Canad. J. Comp. Med. Vet. Sci. 28, 89-92. — FAUSTMANN, D. (1965): Die Verwendbarkeit von Sernyl bei Haustieren. Diss., München. — FRITSCH, R. (1964): Neuroplegika bei den Haustieren. Vet.-Med. Nachr. 1964, 59-71. — GARTNER, R. J. W., J. W. RYLEY & A. W. BEATTIE (1965): The influence of degree of excitation on certain blood constituents in beef cattle. Austral. J. Exp. Biol. Med.

Sci. *43*, 713-724. — GEORGIEW, B., & D. DRUMOW (1966): Über die Wirkung einiger Neuroplegika und Tranquilizer auf Wiederkäuer (ungarisch). Acta Vet. Acad. Sci. Hung. *16*, 263-271. — GIERSCHIK, H. (1959): Tranquilizer in der Tiermedizin. Prakt. Tierarzt *40*, 199-201, 232-239, 266-268, 299-301. — HAPKE, H. J. (1969): Ein pharmakologisch begründetes System der Psychopharmaka in der Veterinärmedizin. Tierärztl. Umschau *24*, 315-324. — JOHANNES, G. (1961): Untersuchungen über die Verträglichkeit, Wirkung, Dosierung und praktische Anwendung des Phenothiazinderivates Combelen (= Propionylpromazin) Bayer beim Rind. Diss., Hannover. — KAEMMERER, K. (1961): Erfahrungen bei Transportversuchen unter Combelen-Schutz. Vet.-Med. Nachr. *1961*, 51-64. — KESSLER, H., R. LIEBETRAU & H. OETZEL (1966): Zur Anwendung des Perphenazinabkömmlings Frenolon-Egyt bei Rind und Schwein. M.-hefte Vet.-Med. *21*, 613-618. — KOCH, H. (1962): Erfahrungen mit Dominal ad us. vet. in der tierärztlichen Praxis. Tierärztl. Umschau *17*, 430-435. — LANZ, E. (1962): Erfahrungen mit Vetacalm, einem neuen Tranquilizer-Präparat, beim Rind. Schweiz. Arch. Tierheilk. *104*, 418-423. — LEPPERT, K. (1967): Das medikamentöse Niederlegen des Rindes mit dem Benzodiazepin-Derivat Ro 5-2807 (Hoffmann-La Roche). Diss., Gießen. — MANGELS, H. (1969): Vorläufige Mitteilungen über die Anwendung von Bay Va 1470 bei der Klauenbehandlung des Rindes. Berl. Münch. Tierärztl. Wschr. *82*, 102-104. — MOOR, A. DE, & C. VAN DEN HENDE (1968): Effect of propionylpromazine, promethazine and atropine on packed cell volume and circulating red cell mass in horses and cattle. Zbl. Vet.-Med. *A 15*, 544-548. — RICHTER, W. (1964): Untersuchungen über die Wirkungen der Tranquilizer Combelen-Bayer, Decentan-Merck und Dominal-Homburg (Cela) bei laktierenden Rindern unter besonderer Berücksichtigung ihres Einflusses auf die Milchleistung. Diss., FU Berlin. — ROSENBERGER, G., E. HEMPEL & M. BAUMEISTER (1968): Beitrag zur Wirkung und den Anwendungsmöglichkeiten des Präparates Rompun beim Rind. Dtsch. Tierärztl. Wschr. *75*, 572-578. — SAGNER, G., F. HOFFMEISTER & G. KRONEBERG (1968): Pharmakologische Grundlagen eines neuartigen Präparates für die Analgesie, Sedation und Relaxation in der Veterinärmedizin (Bay Va 1470). Dtsch. Tierärztl. Wschr. *75*, 565-572. — SOMMER, H., & W. SCHNEIDER (1965): Änderungen der Aktivität einiger Enzyme im Rinderserum nach Verabreichung von Neuroplegica. Berl. Münch. Tierärztl. Wschr. *78*, 141-144. — STÖBER, M. (1958): Über die Wirkung und Anwendung neuerer Phenothiazinderivate (sog. Tranquilizer) beim Rind. Dtsch. Tierärztl. Wschr. *65*, 229-235. — THERSTAPPEN, H. (1958): Untersuchungen über Verträglichkeit, Dosierung, Wirkung und Anwendungsbereich des Phenothiazinderivates Megaphen-Bayer beim Rind. Diss., Hannover. — WESTERMANN, K. (1960): Untersuchungen über die Verträglichkeit, Dosierung und praktische Anwendung von Decentan (= Perphenazin) Merck beim Rind. Diss., Hannover. — WOLLRAB, J. (1959): Über Wirkung und Anwendungsmöglichkeiten des Phenothiazinderivates Decentan-Merck (Perphenazin) beim Rind. M.-hefte Vet.-Med. *14*, 604-606.

Sulfonamide

ARCHIBALD, J. (1964): A clinical and laboratory evaluation of a new sulfonamide. Canad. Vet. J. *5*, 30-35. — AUSTIN, F. H., & W. R. KELLY (1966): Sulphamethylphenazole, a new long-acting sulphonamide. 1. Some pharmacodynamic aspects in cattle. Vet. Record *78*, 122-127. — BADER, F. (1964): Ergebnisse der therapeutischen Behandlung von Rindern mit Sulfonamid Ro 4-0517 und die Bestimmung des Sulfonamid-Blutspiegels der behandelten Tiere. Diss., Bern. — BENTHIEN, H.-A. (1959): Untersuchungen über Blutspiegel und Verträglichkeit des Sulmet bei Kälbern und Schweinen nach subkutaner, intramuskulärer und oraler Applikation. Diss., FU Berlin. — BLACKERT, W. (1938): Verträglichkeits- und Behandlungsversuche mit Prontosil bei Rindern. Diss., Hannover. — BOLLE, W. (1952): Untersuchungen über den Gehalt an Sulfonamiden im Blut von Haustieren nach Verabreichung von Baludon, Eleudron und Supronal. Vet.-Med. Nachr. *1952*, 49-73. — BUFF, B. (1962): Perorale Davosin-Medikation in der Kälberpraxis. Prakt. Tierarzt *43*, 178-180. — CLARK, J. G., D. R. MACKEY & E. H. SCHEEL (1966): Evaluation of sustained-release sulfamethazine in infectious diseases of cattle. Vet. Med. *61*, 1103-1105. — DALE, H. E., & A. W. UREN (1954): Blood concentration of sulfisoxazole following administration of a standard dose to cattle. Vet. Med. *49*, 19-20. — DEHRMANN, K. (1962): Untersuchungen über Blutspiegel und Verträglichkeit des langwirkenden Sulfonamides Sulfamethoxypyridazin Lederkyn bei Kälbern. Diss., FU Berlin. — DETWEILER, D. K., & S. F. SCHEIDY (1953): Sulfonamides. Adv. Vet. Sci. *1*, 75-136. — EGETOFT, V., & F. RASMUSSEN (1963): Mammaer ekskretion af sulfaethoxypyridazin, sulfadimidin og sulfanilamid, samt sulfonamidbehandlingens effekt på vomflorens aktivitet. Nord. Vet.-Med. *15*, 313-331. — ELLISON, T., S. F. SCHEIDY, S. TUCKER, G. C. SCOTT & C. B. BUCY (1967): Blood concentration studies in cattle of a sustained-release form of sulfamethazine. J. Amer. Vet. Med. Ass. *150*, 629-633. — FAUSTINI, R., & M. A. VAGHI (1962): Some pharmacologic properties of sulfamethoxypyradozine and a new sulfonamide, sulfapyrazinemethoxyn, in calves. Amer. J. Vet. Res. *23*, 58-64. — FLÜCKIGER, U., & A. HOFER (1960): Behandlung infektiöser Erkrankungen mit neuen Sulfonamiden. Schweiz. Arch. Tierheilk. *102*, 269-275. — GABRIEL, K. L., & S. F. SCHEIDY (1965): Sulfonamides. Adv. Vet. Sci. *10*, 245-252. — GLÄTTLI, H. (1959): Über Erfahrungen mit Formo-Cibazol. Schweiz. Arch. Tierheilk. *101*, 245-251. — GÖTZE, R. (1942): Die Sulfonamide in der Buiatrik und in der Geburtshilfe. Dtsch. Tierärztl. Wschr. *50*, 314-316. — HEIDRICH, H. J., & M. MÜLLING (1960): Untersuchungen über die therapeutisch optimale Applikationsart und Dosierung von Sulmet bei Rindern, Kälbern und Schweinen durch Blutspiegelbestimmungen unter Berücksichtigung der Verträglichkeit. 1. Untersuchungen an Rindern. Berl. Münch. Tierärztl. Wschr. *73*, 205-209. — HEIDRICH, H. J., & H.-A. BENTHIEN (1960): Untersuchungen über die therapeutisch optimale Applikationsart und Dosierung von Sulmet bei Rindern, Kälbern und Schweinen durch Blutspiegelbestimmungen unter Berücksichtigung der Verträglichkeit. 2. Untersuchungen an Kälbern. Berl. Münch. Tierärztl. Wschr. *73*, 229-231. — KJAERSGAARD, P., & F. RASMUSSEN (1967): Mammaer og renal ekskretion af sulfamethylphenazol hos køer. Nord. Vet.-Med. *19*, 1-10. — KÖHLER, H. (1951): Behandlungsversuche mit Sulfonaterpen und Vanaden bei fieberhaften Erkrankungen des Rindes. Diss., Hannover. — KRAATZ, F. (1965): Untersuchungen über die Verträglichkeit und die Wirkstoffkonzentrationen in Vollblut, Blutplasma und Milch nach parenteralen und enteralen Gaben von Sulfamethylphenazol (18 605-Ba-Ciba) beim Rind. Diss., FU Berlin. — LINKENHEIMER, W. H., S. J. STOLZENBERG & L. A. WOZNIAK (1965): The pharmacology of sulfaethoxypyridazine in the heifer. J. Pharmacol. Exp. Therap. *149*, 280-287. — MILLER, G. E., C. M. STOWE, A. JEGERS & C. B. BUCY (1969): Blood concentration studies of a sustained-release form of sulfamethazine in cattle. J. Amer. Med. Vet. Ass. *154*, 773-778. — MÜLLING, M., & H. A. BENTHIEN (1962): Klinische Erfahrungen mit dem Sulfamethazin Sulmet bei der Behandlung verschiedener fieberhafter Erkrankungen der Rinder, Kälber, Schafe und Schweine. Berl. Münch. Tierärztl. Wschr. *75*, 63-66. — MÜLLING, M., F. KRAATZ & W. RICHTER (1965): Untersuchungen an Rindern, Kälbern und Schweinen nach Applikationen des Sulfonamids Sulfamethylphenylpyrazol (Ciba 18 605-Ba); Verträglichkeit, Verhalten in Körperflüssigkeiten und therapeutischer Wert. Berl. Münch. Tierärztl. Wschr. *78*, 425-431. — NEŠIĆ, P., & M. IBROVIĆ (1962): Wirkung von Sulfamidin, Sulfaguanidin und Nitrofurazon auf die fermentative Aktivität der Mikroorganismen in den Vormägen der Wiederkäuer. Berl. Münch. Tierärztl. Wschr. *75*, 403-407. — QUERNHORST, J. H. (1958): Behandlungsversuche mit dem Sulfamethazin-Präparat Sulmet (Cyanamid GmbH) bei verschiedenen Krankheiten des Rindes. Diss., Hannover. — REHM, W. F., & J. P. WEBER (1966): Die Bestimmung der therapeutisch wirksamen Verweildauer im Organismus von Sulfonamiden in der Tiermedizin. Wien. Tierärztl. Mschr. *53*, 499-515. — SCHEIDY, S. F., & C. B. BUCY (1967): Evaluation of a prolonged-acting oral dose form of sulfamethazine in cattle. Vet. Med. *62*, 1161-1164. — SILVESTRI, R., P. MAGNIFICO & S. GLATSTEIN (1967): Long-acting sulfonamides in cattle; a study of pharmacology properties. Amer. J. Vet. Res. *28*, 1783-1797. — SONNTAG, E. (1968): Sulfa-methoxy-diazin, ein neues Sulfonamid für die Veterinärmedizin. Vet.-Med. Nachr. *1968*, 288-311. — STOWE, C. M., P. B. HAMMOND, A. L. ARONSON & F. H. KRIEWALDT (1957): A survey of some of the pharmacological properties of four sulfonamides in dairy cattle. Cornell Vet. *47*, 469-479. — STOWE, C. M., & C. S. SISODIA (1963): The pharmacologic properties of sulfadimethoxine in dairy cattle. Amer. J. Vet. Res. *24*, 525-536. — WERNER, L. (1968): Untersuchungen über die Verträglichkeit und den Sulfonamidgehalt im Blut und Plasma von Sulfametin, Bayrena-Bayer, und Sulfamethyl-Phenazol, Vesulong-Ciba, bei gesunden Rindern nach intraabdominaler und intrauteriner Applikation. Diss., FU Berlin.

Unspezifische Reiztherapie

BLOBEL, B. (1930): Omnadin in der Großtierpraxis. Berl. Tierärztl. Wschr. *46*, 601. — BUBLITZ, H. (1950): Zur Behandlung der Aktinomykose des Rindes mit Quecksilber und Jod. Diss., Hannover. — DETLEFSEN (1935): Yatren-Vaccine E 104 nach Prof. PFEILER in der tierärztlichen Praxis. Berl. Tierärztl. Wschr. *51*, 197-198. — EKMAN, L., O. HOLMBERG, I. SETTERGREN & C. B. THORELL (1965): Resorption of iodine in LUGOL's solution and in an iodophor from the uterus of cows. Nord. Vet.-Med. *17*, 391-396. — HABERSANG (1933): Vergleichende Untersuchung über die subkutane Anwendung des Introcids und der Jodcerlösung Bengen in der tierärztlichen Praxis. Berl. Tierärztl. Wschr. *49*, 97-101. — RIEDER, L. (1969): Über Probleme der unspezifischen Reizkörpertherapie. Tierärztl. Umschau *24*, 281-285. — SCHULZE-HÖCKELMANN, R. (1957): Morphologische Untersuchungen des Rinderblutes nach Verabreichung von Polyvinylpyrrolidon-Jod. Diss., Hannover. — SCHUNN, W. (1931): Über die Cerjod-Therapie (Cejodyl, Cejodyl-Terpen und Jocechinol). Tierärztl. Rundschau *37*, 886-888. — ZACHERL, M. K., W. STÖCKL & M. WEISER (1969): Der Jodgehalt in Blut, Harn und Milch von Kühen nach parenteraler Applikation jodhaltiger Präparate. Zbl. Vet.-Med. A *16*, 29-40. — ZEH, O. (1940): Das unspezifische Immuntherapeutikum Omnadin in Theorie und Praxis. Vet.-Med. Nachr. *1940*, 3-11.

Vitaminpräparate

ADRICHEM, P. W. M. VAN (1960): Een onderzoek naar de mogelijk schadelijke gevolgen van een stotdosis vitamines A—D_3 toegedient aan M. R. I.-kalveren. Tijdschr. Diergeneesk. *85*, 585-591. — BEHRENS, H., H. KUPFERSCHMIED, J. NADAI, W. REHM, E. SCHOLL & H. WEISER (1967): Untersuchungen über den Einsatz des hochkonzentrierten Vitamin-Kombinationspräparates Injacom ADE in der tierärztlichen Praxis. Tierärztl. Umschau *22*, 91-96. — BRÜGGEMANN, J., & J. TIEWS (1958): Qualitätsmerkmale von pulverförmigen Vitamin-A-Konzentraten. Kraftfutter *41*, 188-191. — CHRISTENSEN, N. O., R. ELKJAER, A. ENGELUND & P. TERP (1959): Studies on the absorption of vitamin D (calciferol). Nord. Vet.-Med. *11*, 65-80. — COMBERG, G., & H. G. Zschommler (1957): Ein Beitrag zur Frage von Vitaminstoßgaben bei der vollmilcharmen Aufzucht von Kälbern. Arch. Tierernährung *7*, 321-329. — DVOŘÁK, M. (1963): Vitamin-A-Resorption aus dem Verdauungskanal der Kälber (slowakisch). Vet. Med. (Brno) *8*, 23-30. — GEBAUER, H., H. ACKERMANN & H. TSCHAPKE (1957): Über Vitamin-D-Haltbarkeit in pharmazeutischen Präparaten sowie in Nährsalzgemischen. Pharmazie *12*, 265-268. — GIEFER, L. (1960): Beitrag zur Frage der Haltbarkeit von Vitaminen in pharmazeutischen Präparaten. Dtsch. Tierärztl. Wschr. *67*, 19-20. — GRIMINGER, P. (1966): Biological activity of the various vitamin K forms. Vitamins & Hormones *24*, 605-618. — HELLSTRÖM, V., A. HELLBERG, A. ANDERSON & ST. ERIKSSON (1962): Die Stabilität und Ausnutzung des A-Vitamins in pulverförmigen A-Vitaminkonzentraten. Zschr. Tierphysiol., Tierernährung Futtermittelkde. *17*, 205-212. — PILZ, W., & F. SCHENCK (1957): Über die Wirksamkeit intramuskulär injizierter öliger Vitamin-A-Lösungen. Tierärztl. Umschau *12*, 199-200. — PROHÁSZKA, L. (1962): Untersuchungen über die Resorptionsverhältnisse von A-Vitamin aus in Wasser bzw. Öl gelösten Präparaten (ungarisch). Magyar Allatorv. Lap. *16*, 245-248. — SCHOOP, G. (1956): Das Problem der Vitamin-A-Versorgung in der präventiven Veterinärmedizin. Tierärztl. Umschau *11*, 281-284.

SACHVERZEICHNIS

‚Abblatten' 438
Abführmittel 1334
Abomas-, siehe Labmagen
Abomasotomie 309 f
Abortus BANG 778
Abrachie 524
Abrauchschäden, siehe die einzelnen Gifte
Absidia corymbifera 733
Abszeß 37
   intraperitonealer 353
   Netzbeutel- 353
Abwässerschäden, siehe die einzelnen Gifte
Achillessehne
   Tenotomie 498
   Zerreißung 485
Achondroplasie 530
Achromotrichose 13
acid indigestion 252
Ackerschachtelhalm 1286
Ackersenf 1271
ACTH 1334
Actinobacillus lignièresi 701
Actinomyces bovis 701
Adduktorenzerreißung 468
Adenohypophyse, Aplasie 645
Aderhautentzündung 667
Aderlaß 1334
Adermin 1108
Aedes communis 968
Aethusa cynapium 1288
Adlerfarn-Vergiftung 1260
adrenokortikotropes Hormon 1334
Adsorbentien 1343
Aflatoxin, -toxikose 1241
After
   Lähmung 453, **631**
   Verschluß, angeborener 338
   -vorfall, -zwang 334
A-Gammaglobulinämie 747
Agranulozytose 130
Agrostemma githago 1272
Akarizide, Vergiftungen 1187 ff
Akne 14
Akridinfarbstoffe 1335
Akropachie 1008
Akroteriasis congenita 525
Aktinobazillose 700
Aktinomykose 700

Akuleatenstiche 1296
akustische Reize, Schadwirkungen 1318
AKZ-Testpapierstreifen 1034
Alaunvergiftung 1133
Albinismus 13
Aldrin-Vergiftung 1187
Aleppohirse 1266
‚alkali disease' 1161
Alkoholvergiftung 1234
Allergosen 1302 ff
   Sofortreaktion 1305
   Spätreaktion 1307
‚Allgäuer' Verfahren zur Klauenpflege 530 f
Allium spp. 1259
Alopezie 10
Alpha-Strahlen 1328
Aluminiumoxyd, -sulfat 1133
Alveolarperiostitis 186
Amaurose 669, 1102
Amblyomma spp. 962
Amelie 524
Amidschnitzel 1248
Aminotriazin-Vergiftung 1203
Ammoniak
   Einatmung 1123
   Harnstoffvergiftung 1247
   Nitratvergiftung 1166
Amputation
   Gliedmaßenende 505
   Hörner 45
   Klaue 603
   Mastdarm 336
   Schwanz 627
Amyloidnephrose 386
Amyloidose 134, 386
Anabaena spp. 1285
Anacystis cyanea 1285
Analeptika 1351
Analgetika 1345
Anämie 125
   hämolytische 127
   hämorrhagische 126
   hypoplastische 127
   der Milchkälber 1089
Anaphylaxie, anaphylaktischer Schock 1302
Anaplasma centrale,
   — marginale 888
Anaplasmose 888
Anasarka 34

anasarque du bœuf 910
Androctonus 1300
Andropogon spp. 1266
Anenzephalie 645
Aneurin 1108
Aneurysma 123
‚Angstdiarrhoe' 1319
Anguina agrostis 1294
Anidrosis 16
Animal Protein Factor 1091, 1109
Ankonäenmuskeln, Abriß 442
ankylosierende Spondylose 1003
Anoplozephalidose 952
Anthelmintika, Vergiftungen 1208 ff
Anthrax 852
Antibiotika 1336
   intrasynoviale Anwendung 544
   Schadwirkungen, Zwischenfälle 1221
Antihistaminika 1338
Antimon 1160
Antiphlogistika 1345
Antiseptika 1335, 1342
Antizymotika 270
ANTU-Vergiftung 1198
Anurie 626
Aorta
   Mißbildungen 104
   Verkalkung 1227
Apatit 1175
APF 1091, 1109
Äpfelvergiftung 252
Aphanizomenon flos-aquae 1285
Aphosphorose 995
Aphthae epizooticae 835
Apodie 524
Argasidae 962
Arhinenzephalie 645
Armgeflecht, Lähmung 436
arquure 527
Arsenvergiftung 1154
Arteria
   femoralis, Kompression 469
   —, Thrombose 460
   iliaca, Thrombose 460
   pulmonalis, Embolie 121

Arteria pulmonalis (Fortsetz.)
—, Mißbildungen 104
renalis, Embolie 122
Arterien 106 ff.
Aneurysma 123
Embolie 120
Geschwülste 123
Mißbildungen 123
Sklerose 123
Thrombose 120, 460
Verletzungen 110
Verstopfung 120
Wandveränderungen 123
Arthritis, siehe Entzündung der einzelnen Gelenke
Arthrogrypose 526
arthropodenbedingte Parasitosen 955 ff
Arthrose (siehe auch die einzelnen Gelenke) 1003
Arylindandionderivate, Vergiftung 1198
Arylphosphat-Vergiftung 1238
Arzneimittelvergiftungen 1208 ff, 1221 ff
Askaridol, Unverträglichkeit 1219
Askorbinsäure 1110, 1358
Aspergillose der Lungen 732
Aspergillotoxikose 1240
Aspergillus spp. 764, 1240
Asphalt, Giftwirkung 1237
Asphyxia neonatorum 152
Aspisviper 1301
Aster spp. 1162
Astragalus spp. 1161
Ataxie, spastische 647
Atemstillstand der Neugeborenen 152
Äthylalkohol, Vergiftung 1234
Atmung, künstliche 152
Atmungsapparat
Infektionskrankheiten 717 ff
Organkrankheiten 138 ff
Parasitosen 914, 953
Schädigungen durch Giftpflanzen 1265 ff
Atrazin-Vergiftung 1203
Atresia ani, — recti 338
Atrichose 10
Atriplex spp. 1162
Atropinprobe 238
Atropinsulfat 1339
Ätzkalk, Verätzung 1123
Aufblähen
akutes 265
chronisch-rezidivierendes 235, 273
der Kälber 260
Auge, -n
Aderhaut 666
-apfelentzündung 670

Auge, n (Fortsetzung)
Bindehaut 660
Enukleation 678
Eviszeration der Orbita 678
Exenteration 676
-fliege 968
Fremdkörper 661
Geschwülste 674, 675
-höhle 670
Hornhaut 662, 663
Infektionskrankheiten 832
Krebsauge 675
-lider
Anomalien, erworbene 658
Entzündungen 657
Entropium 659
Ptosis 658
Verletzungen 657
Linse 668
Mißbildungen 672
Netzhaut 669
operative Eingriffe 676
Organkrankheiten 656 ff
Parasitosen 912, 935
Regenbogenhaut 666
-rollen 672
Schielen 672, 674
Sehnerv 669
Verlagerungen 670
Verletzungen 657, 662, 670
-wassersucht 672
-wurmbefall 935
Ziliarkörper 666
-zittern 672
AUJESZKY'sche Krankheit 804
Avitellina centripunctata 952
Axerophthol 1100, 1357
Azetabulum, Bruch 457
Azetonämie, -urie 1051
Azetonreagenz 1058
Azinphos-Vergiftung 1192

Babesia spp. 893 f
Babesiose 893
Babesizide, Unverträglichkeit 1232 ff
Bacillus anthracis 852
Bacillus putrificus verrucosus 695
Backenabszeß 188
Bacterium proteus 695
BAGSHAW's Hebegerät (cattle hoist) 451
BAIBURTZJAN's Kastrationsmethode 416
BAL 1343
Ballen
-hornfäule 587
-,panaritium' 585
-phlegmone 585
-verletzung 555

bandwurmfinnenbedingte Parasitosen 953
Bandwurmkrankheit 952
BANG'sche Krankheit 778
‚Bärenfüßigkeit', -‚tatzigkeit' 513, 990
Bauchfell 351 ff
Abszesse (intraperitoneale) 353
Entzündung 358
traumatische 217
Wassersucht 361
Bauchhöhlenabszesse 353
Bauchmuskel, Abriß des geraden 619
Bauchspeicheldrüse
Entartung 379
Entzündung 379
Geschwülste 379
Steinbildung 378
Bauchwandbruch 619
Bauchwassersucht 361
Baumwollsaatkuchen, Vergiftung 1250
bazilläre Hämoglobinurie 881
Beatmung, künstliche 152
Becken
Bruch 455
-fugensprengung 458
Krankheiten im Bereich 449 ff
-nervenquetschung 459
Behaarung
mangelhafte 10
übermäßige 13
Benzin-Vergiftung 1235
Benzol, Giftwirkung 1237
Bergkrankheit 94
Bergotter 1301
Bermudagras 1266
Besnoitia besnoiti 910
Besnoitiose 910
Beta-Strahlen 1328
Beugesehne
Nekrose des Endes der tiefen 588
Resektion des Endes der tiefen 599
hohe Resektion der tiefen 601
Tenotomie der oberflächlichen 498
Verlagerung der oberflächlichen 494
Beugesehnenscheide
Entzündung, eitrige, der gemeinsamen digitalen 589
—, nichteitrige, der gemeinsamen digitalen 570
—, des tiefen Zehenbeugers 494
Punktion der gemeinsamen digitalen 571 f

Leberschutzbehandlung 1352
‚Lecksucht' 1080, 1092
Lederzecken 962
LEGAL'sche Probe 1058
Leinkuchen-Vergiftung 1250
Leinsamen-Vergiftung 1266
Leistenbruch 621
Leiurus 1300
Leptospira spp. 877
Leptospirose 876
Leuchtpetroleum-
    Vergiftung 1236
Leukoma corneae hereditarium
    674
Leukopenie 130
Leukose
    lymphatische, erwachsener
        Rinder 54
    lymphatische, der Haut 78
    lymphatische, der Kälber
        und Jungrinder 74
    Mastzellenretikulose 80
    Monozytenleukose 73
    -schlüssel 65
Leukotrichosis 13
Leukozytose 130
Levanteviper 1301
librillo, siehe Psalter
‚Lichtkrankheit' 1323
Liegebeule
    am Hüfthöcker 459
    am Knie 478
    am Sprunggelenk 491
    am Vorderfußwurzelgelenk
        447
Lien, siehe Milz
‚likzucht' 1092
Limax 563
    -Operation 565
Limnea truncatula 937
Lindan-Vergiftung 1187
Linognathus vituli 965
Linse
    Trübung 668
    Verlagerung 668
Linum usitatissimum 1255,
    1266
lipomatosis 351
Liponekrose 351
Lipoptena cervi 968
Listeria monocytogenes 826
Listeriose, Listerellose 826
Lizetan-Vergiftung 1192
‚lizuka' 1092
Lochottern 1301
‚lockjaw' 820
‚loin disease' 816
Lolium perenne 1247, 1253
Lolium rigidum 1294
‚Löserdürre' 275
lose Wand 554
louping ill 812
‚lowland abortion' 1167

Lucilia sericata 974
Luftröhre
    Entzündung, katarrhalische
        149
    Fremdkörper 150
    Geschwülste 151
    Granulome 151
Luftröhrenschnitt 148
Luftschnalzen 182
‚lumpy jaw' 700
lumpy skin disease 694
Lungen
    Atelektase 153
    Blutfülle, vermehrte 154
    -blutung 153
    Embolie 121
    Emphysem 155
        alveoläres akutes 156
        alveoläres chronisches 156
        interstitielles 157
        der Weiderinder **158**, 1308
    Entzündung, siehe Broncho-
        pneumonie
    Geschwülste 169
    Infektionskrankheiten 726 ff
    Luftfülle, vermehrte 155
    Ödem, allergisch-
        anaphylaktisches 158,
        1308
    Organkrankheiten 152 ff
    Verpilzung 732
    -wurmbefall 914
Lungenseuche 726
Lungenwurmkrankheit 914
Lungenwurmmittel
    Präparate 1353
    Überdosierungen,
        Vergiftungen 1219 f.
Lupinenvergiftung,
    amerikanische 1279
‚lupine poisoning' 1279
Lupinose, europäische 1280
Lupinus spp. 1297
Luxatio, siehe Verrenkung der
    einzelnen Gelenke
Luzerne 1291
Lycopersicon esculentum 1255
Lymphad-, siehe Leukose,
    Lymphknoten
Lymphang-, siehe Lymph-
    gefäße
Lymphapparat
    Infektionskrankheiten 714 f.
    Organkrankheiten 51 ff
    Leukosen 53 ff
Lymphgefäße
    Entzündung 51
    —, mykotische 714
    Verlegung, angeborene 83
Lymphknoten
    Entzündung 51
    —, am Kopf 199
    —, mykotische 714

Lymphknoten (Fortsetzung)
    Geschwülste 53 ff
    Granulome 51, 199
    Infektionskrankheiten
        714 f.
    Leukosen 53 ff
Lymphopenie 130
Lymphosarkom, siehe Leukose
Lymphozytose **65 f**, 89, 131,
    894
Lyperosia irritans 968
Lyssa 792

Macharanthera spp. 1162
‚mad itch' 804
Maduromykose 145
Magendarmentzündung (siehe
    auch Labmagen, Darm)
    verminöse 920
Magendarmwurmbefall,
    -krankheit, -seuche 920
Magendarmwurmmittel
    Präparate 1353
    Überdosierung,
        Vergiftungen 1214
Magenstenose, funktionelle
    235
Magenwurm, großer,
    brauner 922
maggots 973
Magnesit 1034
Magnesiumhaushalt, Störungen
    1024 ff
Magnesiumsalze, -lösungen
    Präparate 1353
    Überdosierung, Unverträg-
        lichkeit 1149
Magneten zur Fremdkörper-
    prophylaxe 89, 225, **228** f.
mal de altura 94
‚mal de cuisse' 699
maladie de KERDILÉS 1260
maladie de printemps 1025
maladie de regain 1308
maladie du chemin de fer
    1039
Malathion-Vergiftung 1192
malignant catarrhal fever,
    — head catarrh 843
malignes Ödem 696
Malleomyces pseudomallei
    882
Mallophagen 967
Malzkeime, verpilzte 1241
Maneb-Vergiftung 1204
Manganmangel 1087
Manganvergiftung 1143
Mangelkrankheiten 983 ff
‚Mania puerperalis' 1051,
    1067
Mansonia spp. 968
Marasmus, enzootischer 1093

MARIE'sche Krankheit 1008
Mastdarm
   Amputation des vorgefallenen 336
   Lähmung 453, **631**
   -scheidenfistel 331
   Verletzung 330
   Vorfall 334
   -zwang 334
Mastkälber, siehe Kälber
Mastozytom, Mastozytose 80
‚Maulgrind' **707**, 1083
Maulhöhle, -nschleimhaut
   Entzündungen, spezifische
     bläschenförmige 734
     bösartiges Katarrhalfieber 843
     diphtheroide 738
     geschwürige 736
     knötchenförmige 735
     Maul- und Klauenseuche 835
     mykotische 739, 740
     proliferative 737
     Rinderpest 848
     wuchernde 737
   Entzündungen, unspezifische
     bläschenförmige 175
     diphtheroide 175
     emphysematöse 175
     erosive 174
     katarrhalische 174
     phlegmonöse 175
     proliferative 175
     ulzerative 175
     vesikuläre 175
     wuchernde 175
   Geschwülste 183
   Spülung 177
   Zähne, siehe dort
   Zunge, siehe dort
Maul- und Klauenseuche 835
MCA-Vergiftung 1202
MCP-Vergiftung 1202
MCPB-Vergiftung 1202
MCPP-Vergiftung 1202
McSHERRY'sche Lösung 1345
Medicago sativa 1291
Medikamente, allergische
   Reaktionen 1303
   —, Vergiftungen 1208 ff, 1221 ff
‚Medizinalfuttermittel' 749
Meerrettich-Vergiftung 1272
Meerzwiebel-Vergiftung 1198
Meläna 61, 287
Melica uniflora 1266
Melilotus spp. 1246
Melioidose 882
‚Melkerknoten' 688
melkziekte 1009

Melomelie 524
Menichlopholan-Vergiftung 1213
Meningitis 634
Meningoencephalitis enzootica 812
Meningoenzephalitis, infektiöse thrombembolische 814
Mennige 1134
Mercurialis spp. 1260
Merenzephalie 645
Merkurialismus 1130
Mesoinosit 1109
Mesurol-Vergiftung 1192
Metakarpus, siehe Mittelfuß
Metaldehyd-Vergiftung (‚Meta') 1200
Metallschienen 537
Metasulfite 1174
Metatarsus, siehe Mittelfuß
Meteorismus 235, 265, 273
Methämoglobinämie 1166, 1183
Methimazol 1231
Methoxychlor-Vergiftung 1187
Methyldemeton-Vergiftung 1192
Methylfluorazetat-Vergiftung 1199
Methylthiourazil 1231
Methyridin-Vergiftung 1216
Metiram-Vergiftung 1205
MFA-Vergiftung 1199
Microcystis spp. 1285
MIESCHER'sche Schläuche 911
Mikroenzephalie 645
Mikrophthalmie 672
Mikrotie 685
Milben, im Futter 1239
‚Milchanämie' 1089
Milchfieber 1009
   —, schleichendes 1051
Milchindigestion der Kälber 260
Milchkälber, siehe Kälber
Milchsäuregärung 253
milk fever 1009
‚milklameness' 995
Milz
   Entzündung, eitrige 136
   —, traumatische 222
   Geschwülste 137
   ‚Gummimilz' 729
   Leukose 60
   Vergrößerung 137
   Zerreißung 60, 137
Milzbrand 852
Mineralöl-Vergiftung 1235
Mineralstoffwechsel, Störungen 985 ff

Mineralstoffzulagen 1001
Miosis 667
Mipafox-Vergiftung 1192
Mißbildungen, siehe die einzelnen Organe
Mittelfuß
   ‚Kettenhang', ‚Verfangen' 503
   Verletzungen 503
Mittelfußknochen
   Absprengfraktur 507
   Bruch 505
   Epiphysenlösung 507
   Impressionsfraktur 507
   Überbeine 507
Mittelnerv, Lähmung 443
Mittelohrentzündung 683
Miyagawanellen 718, 722, 730, 810
‚mjölkhälta' 995
Mohrenhirse 1266
‚moldy corn poisoning' 1240
Molluskizide, Vergiftungen 1200 f.
Molybdänose, -vergiftung 1140
Mondbohne, indische 1266
Moniezia spp. 952
Monieziose 952
Monilia albicans 733, 739
Moniliasis der Lungen 733
   — der Maulschleimhaut 739
Monobrachie 524
Monopodie 524
Monozytose 73, 131, 826
Moraxella bovis 832 f.
Morbus maculosus 1308
‚mossjuka' 1092
Motorenöl-Vergiftung 1235
Mucor corymbifera 733
Mucor spp. 764
Mucormykose der Lungen 733
Mucor-Mykotoxikose 1240
mucosal disease 742
‚mulot' 532
Multivitamin-Präparate 1359
Musca autumnalis 968
Muscina stabulans 974
muscular hypertrophy 532
Musculus, siehe die einzelnen Muskeln
Muskel
   Anomalien, Hintergliedmaßen 497 ff
   -dystrophie der Kälber 1113
   -entartung, vielörtliche 520, 1113
   -entzündung, vielörtliche **520**, 1069
   -hypertrophie, angeborene 532
   -‚rheumatismus' 520

Sachverzeichnis 1381

Mutterkornvergiftung 1243
‚Mutterwahn' 1067
‚muzzle disease' 740
Mycobacterium avium,
— bovis, — tuberculosis 858
Mucobacterium paratuberculosis 756
Mycoplasma mycoides 726
‚mycotic stomatitis' 740
Mydriasis 667
‚Myelose, eosinophile' 80
Myiasis 973
Mykobakterien bei Dermatitis nodosa 704
Mykosen, siehe die einzelnen Organe
Mykotoxikosen 1239 ff
Myodegeneration 520
Myodystrophie, enzootische der Kälber 1113
Myoglobinämie, -urie, paralytische 1069
Myoinosit 1109
Myokarditis, Myokardose 91
‚myopathisch-dyspnoeisches Syndrom' 1114
Myositis eosinophilica 522, 911
Myrosinase 1258, 1270, 1271
Myxovirus parainfluenza-3 718, 722, 730

Nabel
 -abszeß 612
 -bruch 615
  -operation 616
 -entzündung 612
Nachhand
 Arterienthrombose 460
 Lähmungen 449, 453, **631**
 siehe auch die einzelnen Nerven
 Paralyse, angeborene 647
Nachtblindheit 1102
Nagana 899
‚nakuruitis' 1092
α-Naphthylthioharnstoff-Vergiftung 1198
Nase, Nasen-
 -bluten 140
 —, falsches 153
 Geschwülste 145
 Granulome 145
 Rhinosporidiose 145
 -schleimhautentzündung 141
 Verletzungen 138
Nasen-Luftröhrenentzündung, ansteckende 724
Nasennebenhöhlen
 Entzündung 142, 144
 Geschwülste 145
 Granulome 145
Nasenring, Ausreißen des 139

Natriumarsenit-Vergiftung 1155
Natriumchlorat-Vergiftung 1183
Natriumfluorazetat-Vergiftung 1199
Natriumfluorid-Vergiftung 1175
Natriumfluorsilikat-Vergiftung 1175
Natriummangel 1047
Natriummonochlorazetat-Vergiftung 1202
Natriumperborat-Vergiftung 1165
Natriumsulfat-Vergiftung 1174
Natriumthiosulfat 1354
Natriumtrichlorazetat-Vergiftung 1202
Natrium-Vergiftung 1145
Natronlauge, Verätzung 1123
Natronsalpeter 1166
Nattern 1301
Naturkatastrophen 1319
Nebenhodenschwänze
 Resektion 418
 Veröden 420
Nebenschilddrüsen-Hormon, Wirkungsweise 987
necrotic anovulvitis 873
Nekrobazillose
 After 873
 Kehlkopf 738
 Klauen 580, 585
 Leber 118, 369
 Lungen 163
 Maulschleimhaut 738
 Pansen 252
 puerperale 873
 Scham 873
 Zwischenklauenspalt 580
nematodenbedingte Parasitosen 912 ff
Nematodirus spp. 922
Neoascaris vitulorum 933
Neoaskaridose 933
Nephrektomie 767
Nephri-, Nephro-, siehe Nieren
Nervus, Nervi
 facialis, Lähmung 187
 femoralis, Lähmung 473
 fibularis, Lähmung 471
 medianus, Lähmung 443
 ischiadicus, Entzündung 469
 —, Lähmung 470
 obturatorius, Lähmung 472
 opticus 669
 radialis, Lähmung 442
 suprascapularis, Lähmung 436
 thoracici, Lähmung 437

Nervus, Nervi (Fortsetzung)
 tibialis, Lähmung 470
 trigeminus, Lähmung 189
  ramus mandibularis, Lähmung 189
 ulnaris, Lähmung 443
 vagus, Schädigungen 235
Nervensystem
 Geschwülste des zentralen — 650, 654
 Infektionskrankheiten 792 ff
 Mißbildungen des zentralen — 644 ff
 Organkrankheiten des zentralen — 628 ff
 Parasitosen 912
 pflanzenbedingte Vergiftungen 1284 ff
Nesselfieber 1305
Netzbeutelentzündung, eitrige 353
Netzhaut
 Abhebung 669
 Entzündung 669
Netzmagen
 Abschnürung 245
 Entzündung, nichttraumatische 232, 252
 —, traumatische 217
 Eventration in die Brusthöhle 240
 Fremdkörper, spitze 217
 —, stumpfe 243
 funktionelle Stenose 235
 Geschwülste 245
 Granulome 245
 Mikroflora und -fauna, Inaktivität 246
 Motorik, Störungen 235, 244
 Passagebehinderungen 235, 243
 -psalteröffnung, Verstopfung 243
 -verdauung, Störung futterwechselbedingte 248
  Strukturmangel des Futters 259
 Verlagerung 240
 Versandung 308
Neurilemmome 654
Neurinome 654
Neurofibromatose 654
Neuroleptika 1354
Neuromyodysplasia congenita 526
Neutropenie 130
Neutrophilie 130
Niazin 1108
Niere, Nieren
 Atrophie 391
 Embolie 121

Niere, Nieren (Fortsetzung)
  Entartung, akute 385
  —, amyloide 386
  Entzündung, bakterielle 764
    —, metastatisch-eitrige 390
    —, nichteitrige 389
  -erkrankungen, Differentialdiagnose 388
  Exstirpation, operative 767
  -funktionsprüfung 383
  -funktionsstörungen 380
  Geschwülste 391
  Mißbildungen 391
  Verletzungen 391
  -versagen 382
Nierenbeckenentzündung, bakterielle 764
Nifuraldezon, Verträglichkeit 1224
Nikotinamid, -säureamid, Nikotylamid 1108
‚Nilpferdkopf‘ 1306
‚Nitrat‘-Vergiftung 1165
Nitrit-Vergiftung 1165
Nitrofurane, Nitrofurazon, Vergiftung 1224
Nitrosegasvergiftung 1170
Nocardia asteroides 714
Nocardia spp. 871 f.
Nocardiose 871
Nostoc rivulare 1285
Notomelie 524
Nystagmus 672

‚oat hay-poisoning‘ 1165
Oberarm, Krankheiten im Bereich 432 ff
Oberarmknochen, Bruch 439
Oberarmmuskeln, Verletzungen 439
Oberschenkel, Krankheiten im Bereich 466 ff
  —, Nervenlähmungen 469
Oberschenkelknochen, Bruch 466
Oberschenkelmuskel, Verlagerung und Zerreißung des zweiköpfigen 467
Oberschenkelmuskulatur, ischämische Nekrose 469
Oberschenkelnnerv, Lähmung 473
Oberschulternerv, Lähmung 436
Obstipatio, siehe Anschoppung, Überladung oder Verstopfung der einzelnen Organe
Obstructio lymphangiorum congenita 83

Octachlor-Vergiftung 1187
Octalen-Vergiftung 1187
Octalox-Vergiftung 1187
Odagmia ornata 1297
Ödeme 34
Odontoporose 187
Oenanthe spp. 1290
Oesophagostomum radiatum 922
‚Öhmdkrankheit‘ 1308
Ohr, Ohren
  Bluterguß 681
  Einkerbung, angeborene 685
  -fistel 685
  Gehörgangsentzündung 682
  Geschwülste 685
  Innenohrentzündung 683
  -milben 962
  Mißbildungen 685
  Mittelohrentzündung 683
  -muschelverletzung 681
Ohrspeicheldrüsenentzündung 193
Oidiomykose 716
Oleum chenopodii, Unverträglichkeit 1219
Omarthritis 433
omasal impaction 275
Omasus, siehe Psalter
Omentopexie 299
Omentum, siehe Gekröse
OMPA-Vergiftung 1192
Omphal-, siehe Nabel
Onchocerca spp. 912
Oonopsis spp. 1161
optische Reize, Schadwirkungen 1318
Orbi-Kastrierzange nach SCHECKER 415 f.
Organkrankheiten (siehe die einzelnen Organe und Organapparate) 8 ff
Ornithobilharzia 951
Ornithodorus spp. 962
Ösophagus, siehe Schlund
ostafrikanisches Küstenfieber 897
‚Osteitis‘ fibrosa 1007
‚Osteoarthritis‘ hypertrophierende 1003
Osteoarthropathie, ‚pulmonäre‘ 1008
Osteoarthrose, degenerative 1003
Osteodystrophia fibrosa 1007
Osteofibrose 1007
Osteomalazie 995
Osteomyelitis 515
Osteopathien, stoffwechselbedingte 986 ff.
Osteophagie 995
Osteoporose 1144

Osteosynthese 538
Ostertagia spp. 922
östrogen wirkende Pflanzen 1291
Östrogene, Überdosierung 1229
Othämatom 681
Otitis
  externa 682
  interna 684
  media 683
Otobius megnini 962
Otokephalie 685
‚Otterkälber‘ 525
Ottern 1301
Ovariotomie, siehe Kastration
overeating, acute 252
oxalathaltige Pflanzen 1284
Oxalis acetosella 1284
Oxalsäure 996, 1284
Oxydantien 1113

‚paardenbil‘ 532
‚Panaritium‘, siehe die Erkrankungen der einzelnen Abschnitte der Klauen
Panicum spp. 1253
Pankreas, siehe Bauchspeicheldrüse
Panleukopenie 130
Panophthalmie 670
Pansen
  -alkalose 249
  Aufblähen, akutes 265
    —, chronisch-rezidivierendes 235, 273
    —, der Kälber 260
  -ausräumen, operatives 257
  -azidose 252
  -drehung 245
  -egel 949
  Entzündung 232, 252
  Erweiterung, chronische 235
  -fäulnis 250
  -fistel, operatives Anlegen 263
  Fremdkörper, stumpfe 243
  Fremdkörperoperation 225 ff
  funktionelle Stenose 235
  Geschwülste 245
  Granulome 245
  -,leere‘ 1039
  Mikroflora und -fauna, Inaktivität 246
  -motorik, Störungen 235, 244
  Parakeratose 233
  Passagestörungen 235, 243
  Rumentomie 225 ff
    —, postoperative Komplikationen 228
  -saftübertragung 1335

Pansen, Rumentomie (Fortsetz.)
 -stich, -trokarierung 263, 269
 -stimulantien 1336
 Tympanie, siehe Aufblähen
 Überladung 235
 -verdauung
  Anregung 1335
  Störungen, futterwechselbedingte 248
  —, der Kälber 260
  —, infolge Strukturmangels des Futters 259
 Versandung 308
 Verstopfung 235
Pantoffelklauen 548
Pantothensäure 1109
Papeln, Papula 14
Papillomatose 691
Papilloretinitis 669
Parabuthus 1300
Parafilaria bovicola 912
Parainfluenza-3 717
Parakeratose 27, **1083**, 1129
Paralyse, siehe Lähmung der einzelnen Nerven und Organe
paralytische Myoglobinurie 1069
Paramphistomose 949
Paramphistomum spp. 949
Paramyoklonia posterior 500
paraplégie puerpérale 1009
Paraproteinämie 133
Pararauschbrand 696
parasitäre Krankheiten, Parasitosen 891 ff
Parathion-Vergiftung 1192
Paratuberkulinprobe 758
Paratuberkulose 756
‚Paratyphus' 752
Paravakzinevirus 689
Pärchenegelkrankheit 950
parenterale Flüssigkeitszufuhr 1344, 1351 f.
Paresis puerperalis 1009
Paronychia 580
Parotitis 193
parturient paresis 1009
‚paspalum staggers', ‚Paspalum-Taumeln' 1245
Pasteurella spp. 730
Pasteurellose 730
Patella, siehe Kniescheibe
‚peat scours' 1080, 1140
Pedikulose 965
Peitschenwurm 922
PELGER-HUET'sche Anomalie 131
Pelvomelie 524
Penicillium-Mykotoxikose 1240

Penizillin-Präparate 1337
Pentabromphenol-Vergiftung 1200
Pentachlornaphthalin-Vergiftung 1205
Pentachlorphenolnatrium-Vergiftung 1200
Periarteriitis nodosa 1310
Pericarditis 84
Periconia minutissima 1247, 1253
Perikard, siehe Herzbeutel
Perikardiotomie 88
Perineal-, siehe Damm
Periphlebitis **115**, 1151
péripneumonie bovine 726
Periton-, siehe Bauchfell
Perkussionsauskultation 294
Perlgras 1266
‚Perlsucht' 856
Peromelie 525
Perosomus elumbis 646
Perthan-Vergiftung 1187
peste bovine 848
Pestis bovina 848
Pestizide, Vergiftungen 1186 ff
Pfeilgras 1266
Pferdeausfliege 968
Pfirsich 1266
‚Pflanzenhormone', Vergiftungen 1202
pflanzliche Gifte 1252 ff
Pflaumen 1266
Pharynx, siehe Schlundkopf
Phaseolus lunatus 1266
Phenkapton-Vergiftung 1192
Phenole, Giftwirkung 1237
Phenothiazin-Vergiftung 1214
Phenoxyessigsäuren, Vergiftung 1202
Phenylbutazon 1345
Phlebektasie 123
Phlebotomie 1334
Phlegmone 35
Phokomelie 526
Phoneutria fera 1300
Phorat-Vergiftung 1192
Phosdrin-Vergiftung 1192
Phosphamidon-Vergiftung 1192
Phosphatdünger-Vergiftung 1172
Phosphathaushalt, Störungen 985
Phosphor, gelber, Vergiftungen 1171
Phosphorbedarf 986
Phosphorgehalt der Futtermittel 996
 der Milch 989
Phosphorsäureester
 aromatische, Vergiftungen 1238

Phosphorsäureester (Fortsetzung)
 organische, Vergiftungen 1192
photodynamische Faktoren 1323 f.
photosensibilisierende Pflanzen 1253
Photosensibilitätsreaktionen 1074, 1214, 1253, **1323**
Phthiriose 965
Phykozyanin, Phyozyanin 1284, 1324
Phylloerythrin 1324
physikalische Reize, Schadwirkungen 1302 ff
‚Phytöstrogene' 1291
‚Piephacke' 493
Pindone-Vergiftung 1198
‚pine' 1080
‚pining' 1092
‚pink eye' 832
‚pink tooth' 1074
Piperazin, Verträglichkeit 1216
Piroplasmose 893
Pityriasis 17
Pival-, Pivalyn-Vergiftung 1198
Plasmaexpander 1339
Plathelminten 937 ff
plattwurmbedingte Parasitosen 937 ff
Pleura, siehe Brustfell
Pleuropneumonia contagiosa 726
pleuro-pneumonia-like-organisms 726
Plexus brachialis, Lähmung 436
 —, Neurofibromatose 654
Plexus lumbalis, Quetschung 459
Plexus sacralis, Quetschung 459
Pneumo-Enteritis-Virus 718
Pneumokokkose 728
Pneumonie, siehe Bronchopneumonie
Pneumonomykosen 732
Pneumoperitoneum, künstliches 336
Pneumothorax 172
Pocken 688
 —, falsche 688
Pododerma-, siehe Klauenlederhaut
Polioenzephalomalazie 640
Polyarteriitis nodosa 1310
Polyarthritis **516**, 1310
Polyglobulie 128
Polymelie 524
Polymyopathien, -sitis 520
Polyodontie 186

Polysynoviitis **516**, 1310
Polyzythämie 125, 129
‚pommelière‘ 856
Porodontie 186
Porphyrie, Porphyrinämie,
 -urie **1074**, 1324
Posthitis infectiosa vesiculosa
 768
Posthornklauen 548
‚postparturient dyspepsia‘ 1051
Poxvirus 688
Prednisolon-Präparate 1350
Probierbullen 417
Prokt-, siehe Mastdarm
prolaps of the sole 576
Prolapsus, siehe Vorfall der
 einzelnen Organe
Proöstrogene 1291
Propazin-Vergiftung 1203
Propylthiourazil 1231
Proteinurie 380
Proteus vulgaris 695
Prothrombinsynthese, gestörte
 1119
protozoenbedingte Parasitosen
 693 ff
Provitamin A 1100
Provitamin D_2, — D_3 987
Psalter
 Anschoppung 275
 Austrocknung 275
 Blähung 280
 -blätter, Fensterung und
  Verklebung 281
 Entzündung 280
 Erweiterung 280
 -fistel 281
 Fremdkörper 243
 Geschwülste 281
 -massage 279
 Mißbildungen 281
 -‚parese‘ 275
 Tympanie 280
 Verdrehung, Verlagerung
  280
 Verstopfung 243, 275
Pseudoglobulie 128
Pseudomonas pseudomallei
 882
pseudorabies 804
‚Pseudorotz‘ 882
Pseudowut 804
Psorophora spp. 968
Psoroptes bovis 956
Pteridium aquilinum 1260
Pteroylmonoglutaminsäure 1109
Pterygium 673
Ptosis 658
Ptyalismus 196
Puccinia-Mykotoxikose 1240
puerperale Hämoglobinurie
 1075

‚puerperale Manie‘ 1067
‚puerperales Leberkoma‘ 1067
‚pulmonäre‘ Osteoarthropathie
 1008
Pupille
 Erweiterung 667
 Verengerung 667
Pusteln, Pustula 14
Pyämie 516 ff
Pyelonephritis bacteritica
 bovis 764
Pygomelie 524
Pyopericardium 84
Pyrithidiumbromid, Unverträg-
 lichkeit 1233
Pyrolan-Vergiftung 1192
Pythomyces chartarum 1247

Quaddelausschlag 1305
‚Quatschohr‘ 682
Quecksilbervergiftung 1130
Queensland fever 885
Quercus spp. 1277
Query-fever 885
Q-Fieber 885

rabbia, rabia 792
Rabies 792
Rachen, siehe Schlundkopf
Rachimeningozele 646
Rachimyelozele 646
Rachischisis 646
‚Rachitis‘ 988
 —, ‚fetale‘ 530
radioaktive Strahlen, Unfälle
 durch 1328
Radione-Vergiftung 1198
Radius, siehe Unterarmknochen
rage 792
‚railroad disease‘ 1039
Ranula inflammatoria 195
Ranunculus spp. 1268
Rapsvergiftung 1269
Rauchschäden, siehe die ein-
 zelnen Gifte
Räude 956
Rauhfutterindigestion der
 Kälber 260
Raupen, Schädigungen durch
 1294
Rauschbrand 699
Reaktorunfälle 1328
Rebendolde-Vergiftung 1290
Rectum, siehe Mastdarm
‚red nose‘ 724
‚red scours‘ 753, 901
red water disease 881
Regenbogenhaut
 Entzündung 667
 Verletzung 666

Regenbremse 968
Regurgitieren 274
Reheklauen 553, **559**
‚Reisefieber‘ 1039
Reiztherapie, unspezifische
 1356
Ren, siehe Nieren
Resorptionsikterus 363
Resorzinol, Giftwirkung 1237
Retentionsikterus 363
Reticulum, siehe Netzmagen
Retina, siehe Netzhaut
Retinol 1100
Rhabarber 1284
Rheum undulatum 1284
Rhin-, siehe auch Nase
Rhinosporidiose 145
Rhinosporidium seeberi 145
Rhinotracheitis infectiosa 724
Rhino-Viren 718, 722
Rhipicephalus spp. 962
RICHTER-REISINGER's
 Effeminator 426 f.
rickets 988
 adult — 995
Rickettsia conjunctivae 832 f.
Rickettsia ruminantium 884
Rickettsiosen 883
Ricolesia bovis 832 f.
Rieselwiesen (Nitratvergiftung)
 1166
Rifttal-Fieber 851
Rift-valley fever 851
Rinderbestand der Welt 4, 6
Rinderbremse 968
Rinderkliniken 3
Rinderpest 848
ringworm 707
Rippenbruch 610
Rizin-, Rizinussamen-
 Vergiftung 1274
Rodentizide, Vergiftungen
 1197 ff
ROECKL'sches Granulom 522
Rohöl-Vergiftung 1236
Rohphosphat-Vergiftung 1175,
 1180
Röhrbein
 Absprengfraktur 507
 Bruch 505
 Epiphysenlösung 507
 Impressionsfraktur 507
 Überbeine 507
Rollbein, Bruch 496
Rollklauen 548
Röntgenstrahlen, Schädigungen
 durch 1327
‚Rosenfieber‘ 1305
‚Rosenkranz‘, rachitischer 990
Rostpilz-Mykotoxikosen 1240
‚rote Ruhr‘ 753, 901
ROTHERA-Probe 1058

Rotklee 1291
Rotschwingel 1294
Rübenblatt
 -bedingte Hämoglobinurie 1075
 -intoxikation 252
 Oxalsäuregehalt 1284
Rückenmark
 Drucklähmungen **629**, 631
 Entzündung, sporadische 810
 Geschwülste **650**, 654
 -hautentzündung 634
 Mißbildungen 646
 Verletzungen 629
ruhigstellende Mittel 1354
‚Ruhrkraut'-Vergiftung 1260
Rumen, siehe Pansen
rumen acidosis 252
Rumentomie 225 ff
Ruminotoxämie 252
rundwurmbedingte Parasitosen 912 ff
Ruptur, siehe Zerreißung der einzelnen Organe
RUSTERHOLZ'sches Sohlengeschwür 576
rye staggers 1026

Saatgetreide, gebeiztes 1130
Saatschutzmittel, Vergiftungen 1204 ff
Salivatio 196
Salmiakgeist, Verätzung 1123
Salmonella enteritidis,
 — typhimurium 752
Salmonellose 752
salpeterhaltige Düngemittel 1166
Salpetersäure, Verätzung 1123
‚salt sickness' 1080, 1092
Saluretika 1346
Salz, siehe Kochsalz
Salzsäure, Verätzung 1123
Samenstranganästhesie 410
Sandfloh 968
Sandviper 1301
Sarcocystis spp. 911
Sarcophagidae 974
Sarcoptes bovis 956
Sarkosporidiose 911
Saturnismus 1134
Sauerampfer, -klee 1284
Säureverätzungen 1123
‚Sausebeutel' 123
sautante 812
Scapula, siehe Schulterblatt
Schachtelhalm-Vergiftung 1286
Schädlingsbekämpfungsmittel, Vergiftungen 1186 ff

Schafteu 1286
Schambein, Bruch 458
schaumbrechende und -hemmende Mittel 270
Scheidenkatarrh, ansteckender 768
Scheidenmastdarmfistel 331
Scherenklauen 548
Schielen 672, 674
Schienbein
 Bruch 483
 Epiphysenlösung 483
Schienbeinnerv, Lähmung 470
Schierling-Vergiftung 1287 ff
Schilddrüse, Kropf 1095
Schilddrüsenhormon, Überdosierung 1230
Schildzecken 962
Schimmelpilz-Mykotoxikosen 1240
Schistosoma spp. 951
Schistosomose 950
Schlangenbisse 1301
Schleimbeutelentzündung
 Behandlung 540
 Beurteilung 540
 Fersenhöcker 493
 Hüfthöcker 459
 Knie 478
 Sitzbeinhöcker 459
 Sprunggelenk 491
 Umdreher, großer 463
 Ursprungsehne des zweiköpfigen Oberarmmuskels 435
 Vorderfußwurzel 447
 Widerrist 609
Schleimhautkrankheit 742
‚Schlempemauke' 1254
‚Schlittenkälber' 528
Schlund
 Anästhesie 208
 Entzündung 201
 Erweiterung 214
 Fremdkörper 202
 Geschwülste 215
 -krampf 215
 -lähmung 215
 Massage 209
 Perforation 211
 -schnitt 209
 Verengerung 213
 Verletzung 211
 Verstopfung 202
 Zerreißung 211
Schlundkopf
 Entzündung 196
 Geschwülste 199
 Granulome 199
 Lähmung 198
 Verletzung 197
Schmeißfliegen 974

Schmerfluß 17
schmerzlindernde Mittel 1345, 1355
Schmierstoffe, Vergiftungen 1235
Schmutzmauke 19
Schnabelschuhklauen 548
‚Schnecke' 563
Schneckenbekämpfung 944
Schock 106
 —, anaphylaktischer 1302
‚Schönblindheit' 669
Schraubtrokar nach BUFF 263 f.
Schreckreaktionen 1318
Schrotüberladung 252
Schulter
 Abblatten 438
 Krankheiten im Bereich 432 ff
 -‚lahmheit' 432
 ‚lose' 438
 -muskeln, Verletzungen 439
Schulterblatt
 Bruch 436
 -knorpelnekrose 436
Schultergelenk
 Entzündung 433
 Punktion 433
 Verrenkung 434
Schultergürtelmuskulatur
 Lähmung 437
 Verletzung 439
 Zerreißung 437
Schwadengräser 1266
Schwannome 654
Schwanz
 Entzündung, eitrige 624
 Geschwülste 627
 Knickung 626
 Lähmung 453, **631**
 —, angeborene 626
 -losigkeit 626
 Mißbildungen 626
 ‚Sterzwurm' 624
 Verkrümmung 626
 Verletzung 624
 -wirbelbruch 624
 -wurzelekzem 1083
schwarzer Nachtschatten 1255
schwarze Witwe 1300
Schwefelbedarf, -mangel 1050
Schwefelblüte-Vergiftung 1172
Schwefeldioxyd-Vergiftung 1173
Schwefelsäure, Verätzung 1123
Schwefelvergiftung 1172
Schwefelwasserstoff-Vergiftung 1173
Schweißarbeiten (Zinkvergiftung) 1128
Schweißbildung, Störungen 16

Schwemmentmistungsgase, Vergiftung 1173
„Schwindsucht" 856
Schwingauskultation 294
„Schwingelgras-Lahmheit" 1244
Schwitzen 16
Scilla maritima 1198
„screw tail" 626
S-(dichlorvinyl)-L-zystein 1249
Seborrhoe 17
Secale cornutum 1243
Sedativa 1354
Sehnenanomalien, Hintergliedmaßen 497 ff, 526
—, Vordergliedmaßen 526
Sehnenscheidenentzündung, vielörtliche 516
Sehnenscheidenerkrankungen, siehe auch die einzelnen Sehnenscheiden
    Beurteilung 540
    Behandlung 540
Sehnervenkrankheiten 669
Sehnervenpapille, Entzündung 669
Selenmangel 1095, **1113**
Selenose, Selenvergiftung 1161
Semen ricini communis 1274
„Semper" 1092
Senecio spp. 1282
Seneciose 1282
Senfölglykoside 1258, 1270, 1271, 1272
Senf(schrot)-Vergiftung 1271
Senkobo disease 712
Sensibilitätsreaktionen 1302 ff
Seren 1348
Serumfermente 366
Sesambeinnekrose 588
Sesambeinresektion 599
Setaria spp. 912, 936
seuchenhaftes Verkalben 778
„shipping fever" 730
Sialoadenitis
    mandibularis 194
    parotidica 193
    sublingualis 194
Siebbeingeschwülste 145
Silikate, Verträglichkeit 1165
Siloexplosion 1170
„Silofüller-Krankheit" 1170
Simazin-Vergiftung 1203
Simuliotoxikose 1297
Simulium spp. 1297
Sinapis spp. 1271
Sinnesorgane
    Infektionskrankheiten (Auge) 832
    Organkrankheiten
        Auge 656 ff
        Ohr 680 ff
    Parasitosen 935, 961, 973

Sinusitis, siehe Kiefer- und Stirnhöhle
Siriasis 1314
Sitzbein, Bruch 458
Sitzbeinhöcker
    Bruch 458
    Schleimbeutelentzündung 459
Skabies 956
skin lesions 705
Sklerodermie 39
„Skorbut" 1111
Skorpionsstiche 1299
Skrofulose 856
„sleeper syndrome" 814
„slykkesyke" **1092**
„smog" 1173
snotziekte 844
Soda, Verätzung 1123
Sofortreaktion, allergische 1305
„Sohlengeschwür" 577
Sohlenlederhaut, siehe auch Klauenlederhaut
    -entzündung, umschriebene chronisch eitrig-nekrotisierende 576
„Sohlenwarze" 577
Sojaschrot, trichloräthylen-behandeltes 1249
Solanum spp. 1253, 1255
Solenopotes capillatus 965
Sommerwunden 912
„Sonnenbrand" 1323
Sonnenstich 1314
Soor 739
Spasmolytika 1350
Spasmus, siehe Krampf der einzelnen Organe
spastic syndrome 500
spastische Ataxie, angeborene 647
spastische Parese der Hintergliedmaßen **497**, 647
„Spat" des Rindes 491
Spätreaktion, allergische 1307
Speiche, Bruch 444
Speicheldrüsen
    Entzündung 193 ff
    Verletzungen 195
Speichelfluß 196
Speichennerv, Lähmung 442
Speiseröhre, siehe Schlund
Sphaerophorus necrophorus 580, 738, **873**
Spinnenbisse 1299
Spirochätose 880
Splen, siehe auch Milz
splenic fever 852
Splenomegalie 137
Spondylose, ankylosierende 1003

sporadic bovine encephalomyelitis 810
Sporodesmium bakeri 1247, 1253
Spreizklauen 549
Sprengstoff-Vergiftung 1183, 1168
Springkrankheit 812
Sprunggelenk
    Arthrose 488
    Entzündung 488
    —, periartikuläre 491
    Hydrops 489
    Liegebeule 491
    Punktion 490
    „Spat" 491
    Verrenkung 496
Spulwurmkrankheit 933
Spurenelementmangel 1078 ff
Stachybotryotoxikose 1242
„Stallähme" 995
Stallfliege 974
„Stallklauen" 548
„Stallkrampf" 500
„Stallrot" 1260
Stalltetanie 1038
Stanleya spp. 1161
Star
    grauer 668
    schwarzer 669
Starkstrom, Unfälle 1320
Starrkrampf 820
Stauungsikterus 363, 372
Stechfliegen, -mücken 968
„steelband"-Effekt 294
Steinklee 1246
„Steinpocken" 688
„Stelzfuß" 513, 526
Stelzklauen 548
Stenose, siehe Verengerung der einzelnen Organe
Stephanofilaria spp. 912
Stephanofilariose 912
Sterilisierung männlicher Rinder 417
„Sterzwurm" 624
Stichelhaarigkeit 13
Stickoxyd, -stoffdioxyd 1170
Stickoxydhämoglobin 1167
„stiff calf disease" 1114
„stiffs" 995
Stilböstrol, Überdosierung 1229
Stilesia globipunctata 952
Stirnbein, Bruch 44
Stirnhöhle
    Entzündung 142
    Spülung 143
    Trepanation 143
Stirnzapfen, Bruch 42
STOCKMAN-disease 1249
Stoffwechselkrankheiten 983 ff

Stoma-, siehe auch Maulhöhle, Maulschleimhaut
Stomatitis infectiosa
  diphtheroidea 738
  mykotica 739, 740
  papulosa 735
  proliferativa 737
  ulcerosa 736
  vesicularis 734
Stomoxys calcitrans 968
stopfende Mittel 1355
Strabismus 672, 674
Strahlen, Schädigungen durch
  Sonnenstrahlen 1253, **1323**
  radioaktive Strahlen 1328
  Röntgenstrahlen 1327
Strahlenkrankheit, -syndrom 1312, **1330**
‚Strahlenpilz-Krankheit‘ 700
Strangulatio, siehe Abschnürung der einzelnen Organe
Streptomyzin-Präparate 1337
Streptothrix farcinica 714
Streptotrichose 712
‚stretches‘ 500
‚Streukrampf‘ 503
Streusalz, Unverträglichkeit 1153
Stroban-Vergiftung 1187
Strongyloides spp. 932
Strongyloidose 932
Strophantin-Präparate 1346 f.
Stülpnasenotter 1301
Stummelohren 685
Stummelschwänzigkeit 626
styfziekte 816, **995**
Styptika 1355
Sublimat-Vergiftung 1130
Suchbullen 417
Sudangras 1266
‚sudden death‘ 1079
‚sukhota‘ 1092
Sulfate, Sulfite 1174
Sulfhämoglobinämie 1173
Sulfonamide
  intrasynoviale Anwendung 544
  Präparate 1355
  Schadwirkungen, Unverträglichkeit 1223
Sulfotepp-Vergiftung 1192
‚summer snuffles‘ 1309
Sumpfschachtelhalm 1286
Superfunktionsikterus 363
Superphosphat, Schadwirkungen 1001, 1172, 1175, 1180
Surra 899
‚Süßkleevergiftung‘ 1246
Sykosis 14
Sympathomimetika 1351
Symphyse, siehe Beckenfuge und Unterkiefer
Synotie 685
Synovektomie 543

Tabanus bovinus 968
Tachykardie 96
Taeniasis 952
Talgdrüsen
  Entzündung 14
  Funktionsstörung 17
Talgfluß 17
Tarsalgelenk, siehe Sprunggelenk
‚Taumelkälber‘ 647
‚Taumelkrankheit‘ 1286
Taxus spp. 1255
2,4,5-TB-Vergiftung 1202
TCA-Vergiftung 1203
TDE-Vergiftung 1187
‚teart‘ 1140
Teer, Giftwirkung 1237
‚Teigmaul‘ 707, 1083
teigne 707
‚Telemarkkälber‘ 531
Telodrin-Vergiftung 1187
Temperatur-,Behaglichkeitsbereich‘ 1314
Tendovaginitis, siehe Sehnenscheiden
Tenesmus ani et recti 334
Tenotomie
  Achillessehne und oberflächliche Beugesehne 498
  bei Gliedmaßenverkrümmung 529
  mediales gerades Kniescheibenband 481 f.
TEPP-Vergiftung 1192
tétanie d'herbage 1025
Tetanien, hypomagnesämische 1024 ff
  Kälbertetanie 1042
  Stalltetanie 1038
  Transporttetanie 1039
  Weidetetanie 1024
Tetanus 820
Tetrachloräthylen-Vergiftung 1210
Tetrachlordifluoräthan-Vergiftung 1211
Tetrachlorkohlenstoff-Vergiftung 1209
Tetramisol-Vergiftung 1218
Tetrazyklin-Präparate 1338
Texasfieber 893
Thalliumvergiftung 1133
Theileria spp. 897
Theileriose 897
Thelazia spp. 936
Thelaziose 935
therapeutischer Index 1334
thermische Reize, Schadwirkungen 1314
Thermoregulation 1314
Thiabendazol, Unverträglichkeit 1218
Thioarsenite, Vergiftung 1155

Thiodan-Vergiftung 1187
Thiodemeton-Vergiftung 1192
Thiodiphenylamin-Vergiftung 1214
Thiokarbamat-Vergiftung 1204
Thiosulfate 1174
Thiourazile 1096, 1231, 1258
Thiozyanate 1096, 1258, 1270, 1272
Thiuram-Vergiftung 1205
Thomasmehl, -schlacke, Unverträglichkeit 1001, 1172
THOMAS-Schiene 440, **537**
Thorakomelie 524
Thrombophlebitis **115**, 1151
Thrombose, siehe Arteria, Arterien, Vena, Venen
Thymus
  Leukose 74
  Thymozytom 77
Thyreostatika, Verabreichung, Wirkungsweise 1231
Thyroxin, Überdosierung 1230
Thysanieza giardi 952
T. I. (therapeutischer Index) 1334
Tibia, siehe Unterschenkelknochen
‚Tick‘ 503
tick-borne fever 887
‚Tiefschwanz‘ 632
Tierärzte, Anzahl 7
Tilletia-Mykotoxikose 1240
Tityinae 1300
TMTD-Vergiftung 1205
Tokopherole 1113, 1358
Tollwut 792
Tollwutschutzimpfung 801 f.
Tomatenpflanzen 1255
‚törrsot‘ 1092
Torsio, siehe Verdrehung der einzelnen Organe
Torticollis 608
Toxaphen-Vergiftung 1187
Toxoplasma gondii 909
Toxoplasmose 909
2,4,5-TP-Vergiftung 1202
Trachea, siehe Luftröhre
Tracheotomie, -tubus 148
‚Tragerot‘ 1263
Tränkehämoglobinurie 1072
Tränkewasser, siehe auch die einzelnen Gifte
  Bedarf 1070
  Fluorgehalt 1175
  Kalziumgehalt 1153
  Kochsalzgehalt 1145
  Magnesiumgehalt 1149
  Nitratgehalt 1166
  Weidetränke, hygienische 945

Tranquilizer
  Nebenwirkungen 1232
  Präparate 1354
transit tetany 1039
transmissible serositis 810
transport staggers, — tetany 1039
Transporttetanie 1038
Treibstoffe, Vergiftung 1235
trematodenbedingte
  Parasitosen 937 ff
,trembling ill' 812
Triamphos-Vergiftung 1192
Tribulus terrestris 1253
Trichiasis 660
trichloräthylenbehandeltes
  Sojaschrot 1249
Trichlorphon-Vergiftung 1192
Trichodektose 967
Trichomonadenseuche 905
Trichomonas genitalis 905
Trichomonas ruminantium 908
Trichomoniasis bovis 905
Trichophytie 707
Trichophyton verrucosum 707
Trichorrhexis 10
Trichostrongylose 920
Trichostrongylus spp. 922
Trichuris ovis 922
Trifolium repens 1266, 1291
Trifolium subterraneum 1291
Triglochina spp. 1266
Triorthokresylphosphat-
  Vergiftung 1238
Triphenylzinnazetat-
  Vergiftung 1204
Tris-(chlorphenyl)-propion-
  säure-methylpiperazid-
  hydrochlorid, Unverträg-
  lichkeit 1213
Trismus 190
Trixylylphosphat-
  Vergiftung 1238
Trokar nach BUFF 263 f.
Trokarierung 263, 269
  Komplikationen 353, 358
Trommelsucht 235, 265, 273
Trypanosoma spp. 899
Trypanosomizide,
  Unverträglichkeit 1232 ff
Trypanosomosen 899
Tsetsekrankheit 899
Tuberkulinprobe
  einfache 867
  simultane 868
Tuberkulose 856
Tumoren, siehe Geschwülste
  der einzelnen Organe
Tunga penetrans 968
2,4,5-T-Vergiftung 1202
,Tylom' 23, 27, 563
Tympanie
  akute 265

Tympanie (Fortsetzung)
  chronisch-rezidivierende 235, 273
  der Kälber 260
Tyroglyphidae 1239

,Überwurf' des Ochsen 318
ulcer of the sole 576
Ulna, siehe Elle
ultraviolettes Licht 1323
Universalkastrator nach
  BLENDINGER 412
unspezifische Reiztherapie 1356
Unterarm, Krankheiten im
  Bereich 441 ff
Unterarmknochen, Bruch 444
Unterhaut
  Abszeß 37
  Bluterguß 113
  Emphysem 32
  Infektionskrankheiten 688 ff
  Ödem 34
  Organkrankheiten 32 ff
  Parasitosen 910, 912, 950, 973, 975
  Phlegmone 35
  Verhärtung 39
Unterkieferfraktur 190
Unterkieferspeicheldrüse,
  Entzündung 194
Unterschenkel
  Krankheiten im Bereich 483 ff
  Nervenlähmungen 469 ff
Unterschenkelknochen, Bruch 483
Unterzungenspeicheldrüse,
  Entzündung 194
Urachusfistel 612
Urämie 383
Ureter, siehe Harnleiter
Urethra, siehe Harnröhre
Urolithiasis 401
Uromyces-Mykotoxikose 1240
Uroporphyrine 1074
Urtikaria 1305
Ustilago-Mykotoxikose 1240

Vagusschädigungen 235
Vakzinen 1348
Valone-Vergiftung 1198
Vanadiumvergiftung 1236
Varicellae 688
Variola vaccina 688
Varix, Varizen 123
Vasektomie 418
V-C 13-Vergiftung 1192
Vena, Venen
  cava caudalis, Arrosion und
    Thrombose 118
  Entzündung 115, 1151

Vena, Venen (Fortsetzung)
  Geschwülste 123
  Mißbildungen 123
  Thrombophlebitis 115, 1151
  Varizen 123
  Verletzungen 123
  Wandveränderungen 123
Verätzungen 1123
Verbrennungen,
  Verbrühungen 1315
Verdauungsapparat
  Infektionskrankheiten 734 ff
  Organkrankheiten 173 ff
  Parasitosen 901, 920, 932, 933, 949, 952
  Vergiftungen, siehe auch die
    einzelnen Gifte
  pflanzenbedingte 1268 ff
Verdursten 1070
Vergiftungen (siehe auch die
  einzelnen Gifte) 1120 ff
  Akarizide 1187 ff
  Alkalisalze 1144 ff
  anorganische Stoffe 1123 ff
  Anthelmintika 1208 ff
  Arzneimittel 1221 ff
  Erdalkalisalze 1144 ff
  Fungizide 1204 ff
  Futtermittel 1238 ff
  Halbmetalle und -verbindun-
    gen 1154 ff
  Halogene und -verbindun-
    gen 1175 ff
  Herbizide 1201 ff
  Insektizide 1187 ff
  Konservierungsmittel 1204 ff
  Medikamente 1221 ff
  Metalle und -salze 1124 ff
  Molluskizide 1200
  Nichtmetalle und -verbin-
    dungen 1165 ff
  organische Stoffe 1186 ff
  Pestizide 1186 ff
  pflanzliche Gifte 1252 ff
  Rodentizide 1197 ff
  Schädlingsbekämpfungs-
    mittel 1186 ff
  tierische Gifte 1293 ff
  Wirkstoffe 1221 ff
,Vergrätschen', ,Vergritten' 468
Vergrittungsgeschirr 468 f.
,verkrümmte Kälber' 1281
Verstopfungsnerv, Lähmung 472
Vestibulitis infectiosa vesicu-
  losa 768
Vibrio foetus 773
Vibrio jejunum 762
Vibrionen-Enteritis 762
vibrionic abortion 773
Vibriosis genitalis 773
Vicia angustifolia 1266
Vinylthiourazolidon 1258

Vipera spp. 1301
Virusdiarrhoe — Mucosal disease 742
virus fixe, — des rues 792
virus paralyssa 794
Vitamin A
 Mangel 1100
 Präparate 1357
 Überdosierung 1225
Vitamin-B-Komplex 1108 f.
 Bedarf, Mangel 1107
 Präparate 1358
Vitamin C 1110, 1358
Vitamin D
 Bedarf 986
 Gehalt der Milch 989
 Mangel **988**, **995**, 1112
 Präparate 1358
 Überdosierung 1226
 Versorgungsstörungen 985
 Wirkungsweise 987
Vitamin E
 Mangel 1113
 Präparate 1358 f.
Vitamin H 1109
Vitamin K
 Präparate 1359
 Synthesestörungen 1119
Vitaminmangel 1099 ff
Vitamin PP 1108
Vitamin-Präparate 1357
Vitia cordis 99
Vitiligo 13
Vogelspinne 1300
Volvulus, siehe Darm
Vomitus 274
voorjaarsziekte 1025
Vorderfußwurzel
 Bänderrisse 449
 Knochenbrüche 449
 Krankheiten im Bereich 445
 Schleimbeutelentzündung 447
 Sehnenscheidenentzündung 449
Vorderfußwurzelgelenk
 Arthrose 445
 Entzündung 445
'Voreuterekzem' 912
Vormägen, siehe auch Netzmagen, Pansen, Psalter
Vormagenverdauung, Anregung der 1335
'vosk', 'voskhed' 1092
Vulnera, Vulnus, siehe Verletzungen der einzelnen Organe
Vulvovaginitis, infektiöse pustulöse 768

Wadenbeinmuskel, Zerreißung des dritten 487
Wadenbeinnerv, Lähmung 471

Wadenmuskel, Zerreißung 485
Wadenstecher 968
Waldschachtelhalm 1286
Wand, hohle oder lose 554
Wanderspinne 1300
Warfarin-Vergiftung 1198
Wärmepolypnoe 13
Wärmestauung 1314
Warzen 691
Waschmittel-Vergiftung 1123, 1165
'Wasenmeisterkrankheit' 816
Wasser, siehe auch Tränkewasser
'Wasserblüte' 1284
Wasserfenchel-Vergiftung 1290
Wasserhaushalt, Störungen 1070 ff
'Wasserintoxikation' 1072
Wasserkopf 645
Wasserkreuzkraut 1282
'Wassermänner' 1102
'Wasserpocken' 688
Wasserscheu 792
Wasserschierling-Vergiftung 1288
'wasting disease' 1092
'weed killers' 1201
'Weichmacher'-Vergiftung 1238
Weidedurchfall im Frühjahr 1310
Weideemphysem **158**, 1308
Weidehämoglobinurie 893
Weidekeratitis 832
'Weiderot' 893
Weidetetanie 1024
Weidetränke, hygienische 945
'weiße Ruhr' 748
Weißklee 1266
Weißmuskelkrankheit 1113
Wespenstiche 1296
wheat poisoning 1026
'white scours' 748
Wiesenotter 1301
'Wild- und Rinderseuche' 730
Wilhelmia spp. 1297
Wimmera-Weidelgras 1294
'Windpocken' 688
Winter-Dysenterie 762
winter tetany 1026, 1029
Wirbelbruch 610, 624, 629
Wirkstoffe, Vergiftungen 1221 ff
Wohlfartia magnifica 974
'wry tail' 626
Wuchsstoffmittel, Vergiftungen 1202
Wundstarrkrampf 820
Wutkrankheit 792

'X-disease' 1206
Xylol, Giftwirkung 1237
Xylorhiza spp. 1161

Zahnkrankheiten 185
Zahnwechselstörungen 185
Zecken
 -befall 961
 -bekämpfung 964
 durch — übertragene Krankheiten 963
Zeckenenzephalitis 812
Zeckenfieber 887
Zeckenparalyse 1295
Zectran-Vergiftung 1192
Zehenbeuger
 Entzündung der Sehnenscheide des tiefen 494
 Verlagerung der Sehne des oberflächlichen 494
Zeliokörner, -paste 1133
Zementstaub 1165
zentrales Nervensystem, siehe Gehirn, Nervensystem, Rückenmark
Zerebrokortikalnekrose 640
zestodenbedingte Parasitosen 952
Ziliarkörper, Entzündung 667
Zineb-Vergiftung 1204
Zinkmangel 1083
Zinkphosphid-Vergiftung 1171
Zinkvergiftung 1128
Ziram-Vergiftung 1204
'Zitterkrankheit' der Kälber und Jungrinder 523
Zökotomie 325
Zökum, siehe Blinddarm
Zuckfuß 503
'Zugrot' 1263
Zunge, Zungen
 Aktinobazillose 179, 700
 Entzündung 178
 Geschwülste 183
 Lähmung 181
 Ödem 180, 1304
 -rückengeschwür 178
 -schlagen, -spielen 182
 Verletzungen 179
Zungenfliegen 968
Zungenspielerring 183
Zwangklauen 548
Zwerchfell
 Bruch 240
 Defekte 240
 Entzündung, traumatische 217
 Krampf 623
 Lähmung 623
 Zerreißung 240
Zwergfadenwurmkrankheit 932

Zwergschlammschnecke 938
Zwiebelvergiftung 1259
Zwischenklauenbänder,
  Ruptur 555
Zwischenklauennekrose,
  -,panaritium' 577

Zwischenklauenschwiele,
  -warze, -wulst 563
Zwischenklauenspalt-
  Verletzung 555
Zyanazethydrazid-
  Vergiftung 1220

Zyankobalamin 1091, 1109
Zyklochorioiditis 667
Zyklopie, otokephale 685
Zyst-, siehe Harnblase
Zystizerkose 953